AF878448

Ediciones Journal le da la bienvenida a su biblioteca digital

EDICIONES
journal
eBook

Medicina interna pediátrica

Medicina interna pediátrica

Juan B. Dartiguelongue
Pediatra especialista en Medicina interna pediátrica.
Jefe de Sección de Clínica pediátrica, Hospital de Niños Ricardo Gutiérrez.
Director de la Carrera de especialista en Medicina interna pediátrica, sede Hospital de Niños Ricardo Gutiérrez, Facultad de Medicina, Universidad de Buenos Aires.
Docente adscripto de Pediatría, Fisiología y Biofísica, Facultad de Medicina, Universidad de Buenos Aires.
Secretario de Educación Continua, Sociedad Argentina de Pediatría.
Buenos Aires, Argentina.

Ariel Cheistwer
Pediatra especialista en Medicina interna pediátrica.
Médico legista.
Médico de planta, Hospital de Niños Ricardo Gutiérrez.
Subdirector de la Carrera de especialista en Medicina interna pediátrica, sede Hospital de Niños Ricardo Gutiérrez, Facultad de Medicina, Universidad de Buenos Aires.
Buenos Aires, Argentina.

Daniel Montero
Pediatra.
Jefe de Sección de Clínica pediátrica, Hospital de Niños Ricardo Gutiérrez.
Profesor asociado de Pediatría, Facultad de Medicina, Universidad del Salvador.
Buenos Aires, Argentina.

EDICIONES Journal

Dartiguelongue, Juan B.
Medicina interna pediátrica / Juan B. Dartiguelongue; Ariel Cheistwer; Daniel Montero.
1ª ed.- Ciudad Autónoma de Buenos Aires: Journal, 2023.
971 p.; 28 x 21 cm.

ISBN 978-987-8452-39-5

1. Medicina Interna. 2. Pediatría. I. Cheistwer, Ariel. II. Montero, Daniel. III. Título.
CDD 618.92

Viamonte 2146 1 "A" (C1056ABH) CABA, Argentina
ediciones@journal.com.ar | www.edicionesjournal.com

Producción editorial: Ediciones Journal S.A.
Diagramación: Helena Ribero Farfán y Diego Stegmann
Diseño de tapa: Le Voyer
Ilustraciones: Karina Barbieri | divisual

Libro de edición argentina
Impreso en India – Printed in India, 11/2022.
Replika Press Pvt Ltd, Haryana, 131028.

Queda hecho el depósito que establece la Ley 11.723
Se imprimieron 3000 ejemplares

A los pediatras en formación,
en cuya motivación descansa el futuro de la especialidad.
A todos los pediatras que se desempeñan cotidianamente
en la atención de pacientes internados.

Agradecimientos

En primer lugar, queremos agradecer al equipo de Ediciones Journal por la confianza en el proyecto, el acompañamiento permanente y la calidez humana y profesional.

A los colaboradores de esta obra, pertenecientes a los centros pediátricos más destacados de la Argentina, que a través de sus invaluables aportes han contribuido enormemente con la calidad científica del libro.

A los doctores Jorge Grichener y Julián Onaindia, quienes en su calidad de maestros y amigos nos inculcaron el compromiso y la pasión por la Medicina interna pediátrica.

A nuestros colegas del Hospital de Niños Ricardo Gutiérrez, con quienes compartimos a diario el desafío y la responsabilidad de ser pediatras.

Por último, queremos agradecer a nuestras familias y amigos, por el apoyo incondicional y la motivación permanente.

Juan B. Dartiguelongue
Ariel Cheistwer
Daniel Montero

Colaboradores

Coordinadores

Díaz Pumará, Estanislao
Pediatra. Médico de planta, Hospital de Niños Ricardo Gutiérrez. Docente adscripto de Pediatría, Facultad de Medicina, Universidad de Buenos Aires. Buenos Aires, Argentina.

Mirón, Lorena
Pediatra especialista en Medicina interna pediátrica. Médica legista. Médica de planta, Hospital de Niños Ricardo Gutiérrez. Buenos Aires, Argentina.

Aguirre, Adolfo
Pediatra y neonatólogo. Jefe del Servicio de Internación pediátrica III, Hospital Pediátrico Humberto Notti. Profesor asociado de la Cátedra de Fisiopatología y Dietoterapia, Facultad de Nutrición, Universidad de Mendoza. Jefe de trabajos prácticos de Pediatría y Práctica final obligatoria, Facultad de Medicina, Universidad de Mendoza y Universidad del Aconcagua. Mendoza, Argentina.

Aguirre, Juan
Pediatra especialista en Medicina interna pediátrica. Asistente de Clínica en sala de internación, Hospital de Pediatría Juan P. Garrahan. Miembro del Comité de Medicina Interna, Sociedad Argentina de Pediatría. Buenos Aires, Argentina.

Álvarez, Marcela Beatriz
Reumatóloga pediatra. Médica de planta, Servicio de Reumatología, Hospital de Niños Ricardo Gutiérrez. Coordinadora del Grupo de Estudio Pediátrico, Sociedad Argentina de Reumatología. Buenos Aires, Argentina.

Arpí, Lucrecia
Pediatra especialista en Medicina interna pediátrica. Diplomada en Educación Médica. Diplomada en Calidad de Atención y Seguridad del Paciente, Comité de Seguridad del Paciente, Hospital de Pediatría Juan P. Garrahan. Coordinadora de la sala de internación y del Comité de Seguridad del Paciente, Hospital de Pediatría Juan P. Garrahan. Prosecretaria general, Sociedad Argentina de Pediatría. Buenos Aires, Argentina.

Astbury, María de los Ángeles
Infectóloga pediatra. Médica de planta, Hospital de Niños Zona Norte Dr. Roberto M. Carra. Docente de la Carrera de posgrado de Pediatría, Universidad Nacional de Rosario. Santa Fe, Argentina.

Bakir, Julia
Pediatra. Médica de planta, División de Promoción y Protección de la salud, área Control de Infecciones, Hospital de Niños Ricardo Gutiérrez. Miembro de la Subcomisión de Epidemiología, Sociedad Argentina de Pediatría. Diplomada en Salud Pública, Sociedad Mexicana de Salud Pública. Buenos Aires, Argentina.

Baleani, Silvia
Pediatra especialista en Medicina interna pediátrica. Médica de planta, Hospital de Niños Ricardo Gutiérrez. Docente auxiliar de la Cátedra de Pediatría, Facultad de Medicina, Universidad del Salvador. Buenos Aires, Argentina.

Bastianelli, Cinthia
Gastroenteróloga y hepatóloga pediatra. Médica de planta, Hospital Público Materno Infantil. Salta, Argentina.

Boggio Marzet, Christian Germán
Gastroenterólogo pediatra. Director de la Maestría en Gastroenterología, Hepatología y Nutrición pediátrica, Facultad de Medicina, Universidad del Salvador. Director de la Carrera de especialista en Gastroenterología pediátrica, Facultad de Medicina, Universidad de Buenos Aires. Coordinador del Grupo de Trabajo en Gastroenterología y Nutrición pediátrica, Hospital General de Agudos Dr. Ignacio Pirovano. Buenos Aires, Argentina.

Buscio, Mariela
Pediatra especialista en Medicina interna pediátrica. Asistente de Clínica en sala de internación, Hospital de Pediatría Juan P. Garrahan. Vocal suplente del Comité de Medicina interna, Sociedad Argentina de Pediatría. Buenos Aires, Argentina.

Cafiero, Pablo
Pediatra con orientación en Pediatría del desarrollo. Jefe de Clínica, Servicio de Clínicas Interdisciplinarias del Neurodesarrollo, Hospital de Pediatría Juan P. Garrahan. Docente adscripto de Pediatría, Facultad de Medicina, Universidad de Buenos Aires. Buenos Aires, Argentina.

Calvo, Carina
Hematóloga pediatra. Médica de planta, Hospital Pediátrico Humberto Notti. Docente de Pediatría, Facultad de Medicina, Universidad del Aconcagua. Expresidenta de la Sociedad Argentina de Pediatría, Filial Mendoza. Mendoza, Argentina.

Canle, Oscar Antonio
Pediatra especialista en Medicina transfusional e Inmunohematología. Jefe de Unidad de Hemoterapia, Hospital de Niños Ricardo Gutiérrez. Docente de Medicina transfusional, Facultad de Medicina, Universidad Favaloro. Buenos Aires, Argentina.

Casais, Gabriela
Pediatra especialista en Emergentología pediátrica. Médica de planta, Unidad de Emergencias, Hospital de Pediatría Juan P. Garrahan. Buenos Aires, Argentina.

Ciruzzi, Susana
Abogada. Doctora en Derecho Penal. Magíster en Bioética. Posdoctora en Derecho Penal y Bioética. Jefa del Departamento Sumarios, Dirección Jurídica, Hospital de Pediatría Juan P. Garrahan. Docente de Posgrado y Doctorado, Universidad de Buenos Aires. Becaria del Sherwin B. Nuland Summer Institute in Bioethics 2021, Yale University. Buenos Aires, Argentina.

Clausen, Marcos
Pediatra. Médico de planta, Hospital Zonal Ramón Carrillo (Bariloche). Río Negro, Argentina.

Colazo, Anabella
Nefróloga pediatra. Médica de planta, Unidad de Nefrología infantil, Hospital San Roque (Paraná). Entre Ríos, Argentina.

Dackiewicz, Nora
Pediatra. Médica legista. Magíster en Economía y Gestión de salud. Directora asociada de Atención pediátrica y excoordinadora del Comité de Seguridad del Paciente, Hospital de Pediatría Juan P. Garrahan. Expresidenta de la Subcomisión de Calidad de Atención y Seguridad del Paciente, Sociedad Argentina de Pediatría. Buenos Aires, Argentina.

Dalieri, Marcela
Pediatra especialista en Nutrición infantil. Experta en Soporte nutricional. Jefa del Servicio de Nutrición y Dietoterapia, Hospital de Niños Superiora Sor María Ludovica de La Plata. Buenos Aires, Argentina.

De Lillo, Leonardo
Pediatra especialista en Medicina interna pediátrica. Especialista en Terapia Intensiva, Emergentología y Neumonología pediátrica. Jefe de Unidad de Clínica pediátrica, Hospital de Niños Pedro de Elizalde. Jefe de la Unidad de Cuidados Intensivos, Hospital Municipal de Pediatría Federico Falcón. Docente adscripto de Pediatría, Facultad de Medicina, Universidad de Buenos Aires. Buenos Aires, Argentina.

Della Latta, M. Paula
Infectóloga pediatra. Medica de planta, División Promoción y Protección de la Salud, área de Epidemiologia, Hospital de Niños Ricardo Gutiérrez. Infectóloga del Departamento de Pediatría, Hospital Alemán de Buenos Aires. Vocal titular del Comité Nacional de Infectología, Sociedad Argentina de Pediatría. Asesora del Programa Nacional de Epidemiología y Control de Infecciones Hospitalarias, Ministerio de Salud de la Nación. Buenos Aires, Argentina.

Delmonte, Gisela
Pediatra especialista en Medicina paliativa pediátrica. Médica de Cuidados Paliativos, Hospital de Niños Ricardo Gutiérrez. Prosecretaria del Comité Nacional de Cuidados Paliativos Pediátricos, Sociedad Argentina de Pediatría. Buenos Aires, Argentina.

Díaz Sánchez, Daniel
Hematólogo pediatra. Especialista en Hemoterapia e Inmunohematología. Médico de planta, Hospital de Niños Ricardo Gutiérrez. Docente de Medicina transfusional, Facultad de Medicina, Universidad Favaloro. Buenos Aires, Argentina.

Donato, Lorena
Pediatra especialista en Medicina interna pediátrica. Asistente de Clínica en sala de internación, Hospital de Pediatría Juan P. Garrahan. Vocal suplente del Comité de Medicina interna, Sociedad Argentina de Pediatría. Buenos Aires, Argentina.

Elías Costa, Chris
Nefróloga pediatra. Médica de planta de la Unidad de Nefrología y Secretaria académica del Comité de Docencia e Investigación, Hospital de Niños Ricardo Gutiérrez. Buenos Aires, Argentina.

Espada, Graciela
Reumatóloga pediatra. Jefa del Servicio de Reumatología, Hospital de Niños Ricardo Gutiérrez. Coordinadora de la residencia posbásica de Reumatología infantil, Hospital de Niños Ricardo Gutiérrez. Miembro activo del Grupo de Reumatología pediátrica de PANLAR (Liga Panamericana de Asociaciones de Reumatología). Buenos Aires, Argentina.

Ferraris, Jorge R.
Nefrólogo pediatra. Jefe honorario, Servicio de Nefrología y Trasplante renal pediátrico, Hospital Italiano de Buenos Aires. Profesor titular consulto de Pediatría, Facultad de Medicina, Universidad de Buenos Aires. Buenos Aires, Argentina.

Ferraris, Verónica
Nefróloga pediatra. Subjefa del Servicio de Nefrología y Trasplante renal pediátrico, Hospital Italiano de Buenos Aires. Docente adscripta de Pediatría, Facultad de Medicina, Universidad de Buenos Aires. Buenos Aires, Argentina.

Fidalgo Alvite, Rocío
Pediatra. Médica de planta, Hospital de Pediatría Juan P. Garrahan. Buenos Aires, Argentina.

Firenze, Lorena
Pediatra. Médica de planta, Hospital de Niños Ricardo Gutiérrez. Docente adscripta de Pediatría, Facultad de Medicina, Universidad de Buenos Aires. Buenos Aires, Argentina.

Fustiñana, Ana Laura
Pediatra especialista en Emergentología pediátrica. Médica de planta, Unidad de Emergencias, Hospital de Pediatría Juan P. Garrahan. Buenos Aires, Argentina.

Galicchio, Miguel
Pediatra especialista en Inmunología pediátrica. Servicio de Alergia e Inmunología, Hospital de Niños Víctor J. Vilela. Docente invitado de la Carrera de Pediatría, Universidad Nacional de Rosario. Santa Fe, Argentina.

Galoppo, Cristina
Hepatóloga pediatra. Directora médica, Hospital de Niños Ricardo Gutiérrez. Directora de la Carrera de Médico especialista en Hepatología pediátrica, Facultad de Medicina, Universidad de Buenos Aires. Buenos Aires, Argentina.

Galoppo, Marcela
Hepatóloga pediatra. Médica de planta, Hospital de Niños Ricardo Gutiérrez. Subdirectora de la Carrera de Médico especialista en Hepatología pediátrica, Facultad de Medicina, Universidad de Buenos Aires. Buenos Aires, Argentina.

Galvagno, Inés
Pediatra especialista en Medicina interna pediátrica. Asistente de Clínica en sala de internación, Hospital de Pediatría Juan P. Garrahan. Miembro del Comité de Medicina interna, Sociedad Argentina de Pediatría. Buenos Aires, Argentina.

Gattari, Alejandro
Intensivista pediátrico. Medico de planta, Unidad de Terapia Intensiva, Hospital de Niños Ricardo Gutiérrez. Coordinador de Pediatría y Terapia Intensiva pediátrica, Sanatorio Anchorena de San Martín. Buenos Aires, Argentina.

Gentile, Ángela
Infectóloga y epidemióloga pediatra. Jefa del Departamento de Epidemiología, Hospital de Niños Ricardo Gutiérrez. Secretaria de Asuntos Institucionales, Facultad de Medicina, Universidad de Buenos Aires. Miembro de la Carrera de Investigador, Gobierno de la Ciudad de Buenos Aires. Miembro del Comité Nacional Asesor de Ética en Investigación y miembro de la Comisión Nacional en Seguridad en Vacunas (CONASEVA), Ministerio de Salud de la Nación. *Chair* del Comité Regional de Seguridad en Vacuna, OPS/OMS. Expresidenta de la Sociedad Argentina de Pediatría. Expresidenta de las Sociedades de Pediatría del Cono Sur (FOSPECS). Presidenta del Comité de Vacunas de la Sociedad Latinoamericana de Infectología Pediátrica (SLIPE). Buenos Aires, Argentina.

Giubergia, Verónica
Neumonóloga pediatra. Jefa de Clínica, Servicio de Neumonología, Hospital de Pediatría Juan P. Garrahan. Buenos Aires, Argentina.

González, Natalia L.
Pediatra especialista en Medicina interna pediátrica. Médica de planta, Hospital de Niños Ricardo Gutiérrez. Profesora del Internado anual rotatorio, Universidad Nacional de La Matanza y Universidad del Salvador. Buenos Aires, Argentina.

Grichener, Jorge
Pediatra. Exjefe de Unidad de Clínica pediátrica, Hospital de Niños Ricardo Gutiérrez. Profesor adjunto de la Cátedra de Pediatría, Facultad de Medicina, Universidad del Salvador. Exintegrante del Grupo Cochrane del Hospital de Niños Ricardo Gutiérrez. Buenos Aires, Argentina.

Grinenco, Sofía
Cardióloga pediatra. Médica de planta, Hospital Italiano de Buenos Aires. Buenos Aires, Argentina.

Guerini, Lorena
Reumatóloga pediatra. Médica de planta, Servicio de Reumatología, Hospital de Niños Dr. Ricardo Gutiérrez. Buenos Aires, Argentina.

Hernández, Eugenia
Pediatra especialista en Emergentología pediátrica. Médica de planta, Unidad de Emergencias, Hospital de Pediatría Juan P. Garrahan. Buenos Aires, Argentina.

Hualde, Gabriela
Pediatra especialista en Emergentología pediátrica. Medica de planta de la Unidad de Emergencias y Coordinadora del Programa de Capacitación en Emergencias Pediátricas, Hospital de Pediatría Juan P. Garrahan. Buenos Aires, Argentina.

Indart de Arza, Miguel Javier
Pediatra y psiquiatra infantojuvenil. Director médico, Hospital de Niños Pedro de Elizalde. Vicepresidente primero, Sociedad Argentina de Pediatría. Buenos Aires, Argentina.

Irurzun, Inés
Dermatóloga pediatra. Médica de planta, Servicio de Dermatología, Hospital de Niños Ricardo Gutiérrez. Buenos Aires, Argentina.

Juárez, María del Valle
Epidemióloga pediatra. Magíster en Salud Pública. Médica de planta, División Promoción y Protección de la Salud, área de Epidemiología, Hospital de Niños Ricardo Gutiérrez. Integrante del área científica de la Dirección de Control de Enfermedades Inmunoprevenibles, Ministerio de Salud de la Nación. Secretaria de la Subcomisión de Epidemiología, Sociedad Argentina de Pediatría. Buenos Aires, Argentina.

Kofman, Carlos
Neumonólogo pediatra. Médico de planta, Centro Respiratorio, Hospital de Niños Ricardo Gutiérrez. Buenos Aires, Argentina.

Kohn Loncarica, Guillermo
Pediatra especialista en Emergentología pediátrica. Jefe de Clínica, Unidad de Emergencias, Hospital de Pediatría Juan P. Garrahan. Miembro fundador y exvicepresidente de la Sociedad Latinoamericana de Emergencia Pediátrica (SLEPE). Buenos Aires, Argentina.

Lamberti, Magdalena
Dermatóloga pediatra. Exjefa de residentes, Servicio de Dermatología, Hospital de Niños Ricardo Gutiérrez. Buenos Aires, Argentina.

Lascar, Eulalia
Pediatra especialista en Medicina paliativa pediátrica. Coordinadora del Grupo de Trabajo de Cuidados Paliativos, Hospital de Niños Ricardo Gutiérrez. Miembro Asesor del INC. Presidenta de la Fundación Pequeños Peregrinos. Buenos Aires, Argentina.

Latella, Antonio
Pediatra. Jefe de Clínica, Centro de Atención Integral del Paciente Hematooncológico, Hospital de Pediatría Juan P. Garrahan. Buenos Aires, Argentina.

Lezama Elecharri, Carol
Hepatóloga pediatra. Médica de planta, Hospital de Niños Ricardo Gutiérrez. Docente de la Carrera de Médico especialista en Hepatología pediátrica, Facultad de Medicina, Universidad de Buenos Aires. Buenos Aires, Argentina.

Llera, Julián
Pediatra. Jefe del Departamento de Pediatría y de la Sección de Medicina interna pediátrica, Hospital Italiano de Buenos Aires. Profesor titular y Director de la Carrera de especialista universitario en Pediatría, Instituto Universitario Hospital Italiano de Buenos Aires. Buenos Aires, Argentina.

Lución, María Florencia
Pediatra. Médica de planta, División Promoción y Protección de la Salud, área de Epidemiología, Hospital de Niños Ricardo Gutiérrez. Magíster en Efectividad Clínica, IECS, Facultad de Medicina, Universidad de Buenos Aires. Buenos Aires, Argentina.

Maffey, Alberto
Neumonólogo pediatra. Médico de planta, Centro Respiratorio, Hospital de Niños Ricardo Gutiérrez. Docente autorizado de Pediatría, Facultad de Medicina, Universidad de Buenos Aires. Investigador independiente del Gobierno de la Ciudad de Buenos Aires. Buenos Aires, Argentina.

Malagrino, Pablo J.
Gastroenterólogo pediatra. Médico de planta, Servicio de Gastroenterología, Hospital de Niños Ricardo Gutiérrez. Buenos Aires, Argentina.

Manfrin, Lisandro
Pediatra especialista en Medicina interna pediátrica. Coordinador de Cuidados Intensivos y Moderados (CIM 43), Hospital de Pediatría Juan P. Garrahan. Docente adscripto de Pediatría, Facultad de Medicina, Universidad de Buenos Aires. Buenos Aires, Argentina.

Martín, María Laura
Hematóloga pediatra. Médica de planta, Servicio de Hematología, Hospital Pediátrico Humberto Notti. Mendoza, Argentina.

Martin, Sandra
Nefróloga pediatra. Médica de planta, Hospital de Niños Pedro de Elizalde. Buenos Aires, Argentina.

Martirén, Soledad
Infectóloga pediatra. Hospital Interzonal General de Agudos Abraham Piñeyro (Junín). Buenos Aires, Argentina.

Molina, Fabiana
Pediatra especialista en Medicina interna pediátrica. Directora asociada de Docencia e Investigación, Hospital de Niños Dr. Orlando Alassia. Jefa de trabajos prácticos, Facultad de Ciencias Médicas, Universidad Nacional del Litoral. Vicepresidenta segunda, Sociedad Argentina de Pediatría. Santa Fe, Argentina.

Nallar, Martín
Pediatra especialista en Medicina paliativa pediátrica. Médico de planta, Grupo de Trabajo de Cuidados Paliativos, Hospital de Niños Ricardo Gutiérrez. Docente adscripto de Pediatría, Facultad de Medicina, Universidad de Buenos Aires. Buenos Aires, Argentina.

Nana, Mariana
Hematooncóloga pediatra. Médica de planta, Servicio de Oncohematología pediátrica, Hospital de Clínicas José de San Martín, Universidad de Buenos Aires. Buenos Aires. Argentina.

Nápoli, Natalia
Cardióloga pediatra. Médica de planta, Hospital Italiano de Buenos Aires. Buenos Aires, Argentina.

Napoli, Silvana
Pediatra con orientación en Pediatría del desarrollo. Médica especialista asociada, Servicio de Clínicas Interdisciplinarias del Neurodesarrollo, Hospital de Pediatría Juan P. Garrahan. Profesora regular adjunta de Fundamentos pediátricos del desarrollo del niño sano, Universidad Nacional de San Martín. Buenos Aires, Argentina.

Negrette, Claudia
Pediatra especialista en Medicina interna pediátrica. Jefa de Clínica de la sala de internación y miembro del Comité de Seguridad del Paciente, Hospital de Pediatría Juan P. Garrahan. Presidenta de la Subcomisión de Calidad de Atención y Seguridad del Paciente, Sociedad Argentina de Pediatría. Buenos Aires, Argentina.

Neira, Pablo
Intensivista pediátrico. Jefe de la Unidad de Terapia Intensiva, Hospital de Niños Ricardo Gutiérrez. Subdirector de la Carrera de especialista en Terapia Intensiva pediátrica, sede Hospital de Niños Ricardo Gutiérrez, Facultad de Medicina, Universidad de Buenos Aires. Especialista en Administración hospitalaria, Universidad ISALUD. Buenos Aires, Argentina.

Neyro, Silvina
Infectóloga pediatra. Médica de planta, Servicio de Infectología, Hospital de Niños Ricardo Gutiérrez. Docente experta invitada nacional, Cátedra de Vacunología, Facultad de Medicina, Universidad del Salvador. Buenos Aires, Argentina.

Núñez, Pedro V.
Pediatra especialista en Emergentología pediátrica. Médico asistente de la Unidad de Emergencias, Hospital de Pediatría Juan P. Garrahan. Buenos Aires. Argentina.

Onaindia, Julián
Pediatra, psiquiatra infantojuvenil y especialista en Atención Primaria de la Salud.
Exjefe de Sección de Clínica pediátrica y médico de planta de la Unidad de Salud Mental, Hospital de Niños Ricardo Gutiérrez. Buenos Aires, Argentina.

Ortolá, Rosario
Pediatra. Residente de Neurología infantil, Hospital Italiano de Buenos Aires. Buenos Aires, Argentina.

Ottino, Marco Flavio
Gastroenterólogo pediatra. Miembro del Grupo de Trabajo en Gastroenterología y Nutrición pediátrica, Hospital General de Agudos Dr. Ignacio Pirovano. Buenos Aires, Argentina.

Pace, Alejandro
Pediatra especialista en Medicina interna pediátrica. Médico de planta, Hospital de Niños Ricardo Gutiérrez. Docente de Pediatría, Facultad de Medicina, Universidad de Buenos Aires. Buenos Aires, Argentina.

Paniagua Lantelli, Guadalupe
Pediatra especialista en Emergentología pediátrica. Médica de planta, Hospital de día polivalente, Hospital de Pediatría Juan P. Garrahan. Buenos Aires, Argentina.

Pascual, Carolina
Pediatra. Médica de planta y coordinadora del Programa de residencia de Clínica pediátrica, Hospital de Niños Ricardo Gutiérrez. Profesora adjunta de Pediatría, Facultad de Medicina, Universidad del Salvador. Secretaria técnica del Consejo de Evaluación Profesional, Sociedad Argentina de Pediatría. Buenos Aires, Argentina.

Peretti Ratto, María Gabriela
Neuróloga pediatra. Médica de planta, Servicio de Neurología, área Patología Neuromuscular, Hospital de Niños Ricardo Gutiérrez. Buenos Aires, Argentina.

Pérez, Guadalupe
Infectóloga pediatra. Jefa de Clínica en Epidemiología, Hospital de Pediatría Juan P. Garrahan. Buenos Aires, Argentina.

Raddavero, Claudia A.
Nefróloga pediatra. Médica de planta, Servicio de Nefrología y Trasplante Renal Pediátrico, Hospital Italiano de Buenos Aires. Buenos Aires, Argentina.

Ramírez, Flavia B.
Nefróloga pediatra. Jefa del Sector de Nefrología Infantil, Hospital Provincial de Neuquén Dr. Eduardo Castro Rendón. Docente de la Cátedra de Medicina infantil, Facultad de Ciencias Médicas, Universidad Nacional del Comahue. Secretaria del Comité Nacional de Nefrología, Sociedad Argentina de Pediatría (2019-2021). Neuquén, Argentina.

Rey, Rodolfo A.
Investigador superior y director del Centro de Investigaciones Endocrinológicas Dr. César Bergadá (CEDIE), CONICET -FEI- División de Endocrinología, Hospital de Niños Ricardo Gutiérrez. Profesor adjunto de Histología, Embriología, Biología Celular y Genética, Facultad de Medicina, Universidad de Buenos Aires. Buenos Aires, Argentina.

Reyes, Laura
Licenciada en Trabajo Social. Residencia posbásica de Cuidados Paliativos. Trabajadora social de planta, Hospital de Niño Ricardo Gutiérrez. Integrante del Equipo de Cuidados Paliativos. Buenos Aires, Argentina.

Rino, Pedro B.
Pediatra especialista en Emergentología pediátrica. Coordinador de la Unidad de Emergencias, Hospital de Pediatría Juan P. Garrahan. Director de la Carrera de Médico especialista en Emergentología pediátrica, Facultad de Medicina, Universidad de Buenos Aires. Coordinador de la Red de Investigación y Desarrollo de la Emergencia Pediátrica Latinoamericana (RIDEPLA, SLEPE). Buenos Aires, Argentina.

Rivas Pereira, M. Fernanda
Pediatra. Jefa de Unidad de Clínica pediátrica, Hospital de Niños Ricardo Gutiérrez. Buenos Aires, Argentina.

Robledo, Cecilia
Pediatra. Médica de planta, Hospital de Niños Ricardo Gutiérrez. Docente de Pediatría, Facultad de Medicina, Universidad de Buenos Aires. Buenos Aires, Argentina.

Rodríguez, Viviana A.
Neumonóloga pediatra. Médica de planta, Centro Respiratorio, Hospital de Niños Ricardo Gutiérrez. Buenos Aires, Argentina.

Rodríguez Goñi, Eugenia
Licenciada en Psicología. Terapeuta familiar. Magíster en Cuidados Paliativos. Psicóloga del Equipo de Cuidados Paliativos, Hospital de Niños Ricardo Gutiérrez. Exdocente de la Universidad del Salvador. Buenos Aires, Argentina.

Rossi, Santiago
Pediatra. Médico de planta, Hospital de Niños Ricardo Gutiérrez. Docente de Pediatría, Facultad de Medicina, Universidad de Buenos Aires. Buenos Aires, Argentina.

Roussos, Adriana
Pediatra especialista en Nutrición. Médica de planta, Servicio de Nutrición y Diabetes, Hospital de Niños Ricardo Gutiérrez. Docente adscripta de Pediatría, Facultad de Medicina, Universidad de Buenos Aires. Buenos Aires, Argentina.

Rowensztein, Hernán
Pediatra especialista en Medicina interna pediátrica. Coordinador de Formación de Recursos Humanos, Hospital de Pediatría Juan P. Garrahan. Magíster en Educación de Profesionales de la Salud. Subdirector de la Carrera de especialista en Pediatría, sede Hospital de Pediatría Juan P. Garrahan, Facultad de Medicina, Universidad de Buenos Aires. Buenos Aires, Argentina.

Santos, César M.
Pediatra especialista en Emergentología pediátrica. Médico de planta, Servicio de Emergencias, Hospital Fermín Salaberry. Docente de la Carrera de especialista en Emergentología, Sociedad Argentina de Emergencias. Socio fundador, Sociedad Latinoamericana de Emergencia Pediátrica (SLEPE). Entre Ríos, Argentina.

Santucho, Mercedes
Licenciada en Enfermería. Especialista en Neonatología. Enfermera en Cirugía cardiovascular, Hospital de Niños Ricardo Gutiérrez. Buenos Aires, Argentina.

Savransky, Andrea
Neuróloga pediatra. Médica de planta, Servicio de Neurología, Hospital de Pediatría Juan. P Garrahan. Buenos Aires, Argentina.

Schiariti, Verónica
Pediatra. Subespecialidad en Neurodesarrollo, Magíster en Servicios de salud y doctora en Filosofía, Universidad de British Columbia. Profesora asociada adjunta, División de Ciencias Médicas, Universidad de Victoria. Posdoctorado en Rehabilitación Integral, NeuroDevNet. Referente en aplicación de la CIF en poblaciones pediátricas. Consultora OPS y UNICEF en Uruguay. British Columbia, Canadá.

Shaieb, Agustín Guido
Pediatra. Médico de planta de Terapia Intermedia e instructor de la residencia de Clínica pediátrica, Hospital de Niños Superiora Sor María Ludovica de La Plata. Prosecretario del Comité de Medicina Interna, Sociedad Argentina de Pediatría. Buenos Aires, Argentina.

Spossito, Lucía
Pediatra especialista en Inmunología pediátrica. Médica de planta, Hospital de Niños Dr. Orlando Alassia. Santa Fe, Argentina.

Tabacco, Omar
Gastroenterólogo pediatra. Presidente de la Sociedad Argentina de Pediatría (2019-2021). Jefe del Servicio de Gastroenterología y Nutrición y director de la residencia de Gastroenterología pediátrica, Sanatorio de Niños de Rosario. Docente invitado de posgrado de la Carrera de Gastroenterología Pediátrica, Universidad Nacional de Rosario. Santa Fe, Argentina.

Taicz, Moira
Infectóloga pediatra. Hospital de Pediatría Juan P. Garrahan. Buenos Aires, Argentina.

Tatay, Daniel
Pediatra. Médico de planta, sala de Internación pediátrica, Hospital de Niños de la Santísima Trinidad de Córdoba. Jefe de trabajos prácticos, Cátedra de Pediatría, Universidad Nacional de Córdoba. Córdoba, Argentina.

Tenembaum, Silvia
Neuróloga pediatra. Jefa de Clínica, Servicio de Neurología, Hospital de Pediatría Juan P. Garrahan. Profesora asociada de Neurología, Escuela de Medicina, Universidad de Chile (Campus Norte). Miembro del Comité Ejecutivo de la Asociación Internacional de Neurología Infantil (ICNA). Buenos Aires, Argentina.

Tennina, Cecilia
Gastroenteróloga pediatra. Médica de planta, Servicio de Gastroenterología, Hospital de Niños Ricardo Gutiérrez. Buenos Aires, Argentina.

Teper, Alejandro
Neumonólogo pediatra. Jefe del Centro Respiratorio, Hospital de Niños Ricardo Gutiérrez. Buenos Aires, Argentina.

Tonietti, Miriam
Pediatra especialista en Nutrición y Nutrición pediátrica. Magíster en Diabetes.
Médica de planta a cargo de la Sección de Nutrición y Diabetes, Hospital de Niños Ricardo Gutiérrez. Subdirectora de la Carrera de especialista en Nutrición pediátrica, Facultad de Medicina, Universidad de Buenos Aires. Buenos Aires, Argentina.

Trifone, Liliana
Pediatra especialista en Diabetes, Nutrición y Nutrición pediátrica. Exjefa de la Sección de Nutrición y Diabetes, Hospital de Niños Ricardo Gutiérrez. Directora de la Carrera de especialista en Nutrición pediátrica, Facultad de Medicina, Universidad de Buenos Aires. Buenos Aires, Argentina.

Vainstein, Eduardo
Pediatra especialista en Medicina interna pediátrica. Jefe de Unidad de Clínica pediátrica, Hospital de Niños Ricardo Gutiérrez. Coordinador del Grupo de Diagnóstico, Seguimiento e Investigación de Enfermedad de Kawasaki, Hospital de Niños Ricardo Gutiérrez. Buenos Aires, Argentina.

Vassallo, Juan Carlos
Intensivista pediátrico. Coordinador de la dirección asociada de Docencia e Investigación, Hospital de Pediatría Juan P. Garrahan. Docente autorizado y director de la Carrera de especialista en Terapia Intensiva pediátrica, Facultad de Medicina, Universidad de Buenos Aires. Magíster en Efectividad Clínica y Sanitaria, Facultad de Medicina, Universidad de Buenos Aires. Profesor asociado de Pediatría, Instituto Universitario CEMIC. Buenos Aires, Argentina.

Vitale, María Paula
Pediatra con orientación en Pediatría del desarrollo. Médica de planta, Hospital Provincial de Neuquén Dr. Castro Rendón. Neuquén, Argentina.

Waisburg, Claudio G.
Neurólogo pediatra. Director Médico, Instituto SOMA. Profesor adjunto, Facultad de Medicina, Universidad Favaloro. Buenos Aires, Argentina.

Waisburg, Héctor A.
Neurólogo pediatra. Consultor del Servicio de Clínicas Interdisciplinarias del Neurodesarrollo, Hospital de Pediatría Juan P. Garrahan. Profesor de posgrado, Universidad del Museo Social Argentino. Buenos Aires, Argentina.

Prólogo

La medicina en general y, en este caso, la clínica pediátrica en particular, cumplen con la premisa de ser un arte, y para ejercerlo como tal, el médico debe aprender los secretos de la ciencia. El rápido avance de los conocimientos científicos impone la necesidad de una actualización permanente con el fin de ejercer la profesión a la altura de los tiempos que corren.

La Medicina interna pediátrica, disciplina que se encarga de la visión integral del paciente pediátrico en el ámbito de la internación, posee identidad propia dentro de la Pediatría. En efecto, actualmente es considerada una subespecialidad pediátrica. El lector tiene en sus manos el primer libro que aborda exclusivamente temas y competencias de Medicina interna pediátrica, en base a su frecuencia, complejidad y relevancia.

Una vez más, el Hospital de Niños Ricardo Gutiérrez de Buenos Aires, a través de sus casi 150 años de historia, se convierte en pionero de una nueva subespecialidad pediátrica con la publicación de esta obra. Todas las subespecialidades tuvieron origen en su seno, lo que lo convierte en el lugar de referencia para los jóvenes colegas en la formación profesional, así como en un centro de atención de primer nivel.

Los autores surgen de este semillero de excelentes profesionales, con la formación médica de esta casa. Reúnen la atención de alta complejidad con el humanismo poniéndose al servicio del niño y su familia. El compromiso y la dedicación los distinguen. Este libro los representa cabalmente y será de gran utilidad, sin duda alguna, para los pediatras en formación, así como también para los que se desempeñan cotidianamente en la atención de pacientes internados.

Los diversos temas son agrupados de manera original, tratados en profundidad en sus aspectos clínicos, fisiopatológicos y epidemiológicos, a los efectos de brindar las herramientas necesarias para llegar a un diagnóstico y tratamiento adecuados.

Es un proyecto ambicioso y, como tal, refleja la experiencia de muchos colaboradores de nuestro hospital y también del resto de los principales centros de atención pediátrica de la Argentina. Como resultado, se logró reunir un material de excelencia, altísimo valor científico, práctico, pedagógico y original.

El prólogo es una breve presentación; el verdadero disfrute estará en la lectura de esta obra. Los invito entonces a compartir los conocimientos de la mano de sus autores, a quienes felicito por el excelente trabajo realizado.

Dra. Cristina Galoppo
Directora médica, Hospital de Niños Ricardo Gutiérrez.
Buenos Aires, Argentina.

Prefacio

Una de las características distintivas de la clínica pediátrica es el abordaje integral del paciente y de su familia, tanto en la atención ambulatoria como en el ámbito de la internación. El incremento progresivo de la complejidad médica, la realidad social cambiante y los avances en las técnicas de diagnóstico y tratamiento, representan un desafío cotidiano para el pediatra, particularmente en los cuidados y seguimiento del paciente internado.

El Dr. Carlos Gianantonio definió al pediatra internista sobre la base de su rol esencial en el ámbito hospitalario: "es el pivote de convergencia, conceptual y práctico, de los múltiples subespecialistas que ejercen la medicina curativa; es el médico del paciente y su familia, el que dirige y armoniza las tareas diagnósticas y terapéuticas, y facilita el diálogo entre las disciplinas".

La Medicina interna pediátrica se presenta, entonces, como una subespecialidad troncal, encargada de la mirada integral y el seguimiento exhaustivo del paciente internado. En este contexto, el pediatra internista es el responsable de comprender e integrar los diferentes aspectos del paciente en cada escenario clínico, con el fin de conducir los procesos diagnósticos y terapéuticos. Asimismo, debe encabezar la comunicación institucional y encargarse responsablemente del diálogo y del acompañamiento del paciente y su familia. De esta miríada de tareas se desprende, indudablemente, que las áreas de competencia profesional son sumamente diversas, complejas y extensas, por lo que la Medicina interna pediátrica adquirió en su justa medida una identidad propia dentro de la Pediatría.

Este es el primer libro que aborda exclusivamente una amplia y destacada selección de contenidos que conforman la Medicina interna pediátrica, seleccionados según su frecuencia, relevancia y complejidad. Como tal, ofrece las herramientas necesarias para resolver adecuadamente la inmensa mayoría de las situaciones clínicas que se presentan en el ámbito hospitalario.

Medicina interna pediátrica se encuentra estructurado en 15 secciones y un apéndice con un total de 91 capítulos, agrupados para ofrecerle al lector una mirada original y práctica. Se traza una secuencia que dispone la información a la medida de los problemas que enfrenta el pediatra en la internación, y que, a su vez, resulta de suma utilidad pedagógica para los pediatras en formación y los estudiantes de Medicina.

En cada capítulo, además de un enfoque práctico y actualizado, se desarrollan con detalle los aspectos fisiopatológicos, clínicos y epidemiológicos de cada entidad. También se describen pormenorizadamente las estrategias diagnóstico-terapéuticas con una perspectiva racional y escalonada, sobre la base de la mejor evidencia disponible y de acuerdo con estándares nacionales e internacionales.

Otra característica distintiva es el abordaje detallado de las alteraciones hidroelectrolíticas y del equilibrio ácido-base, particularmente frecuentes en la población pediátrica, con el empleo de ejemplos clínicos que favorecen la comprensión de los diversos trastornos. Además, se destinaron secciones específicas para las estrategias de reposición de volumen, hemocomponentes y hemoderivados, así como para el manejo de la emergencia, los aspectos nutricionales y los trastornos metabólicos, infectológicos, clínico-quirúrgicos y del resto de los órganos y sistemas. El compromiso de la oferta distal de oxígeno y la inflamación sistémica ocupan dos secciones específicas, en cuyos capítulos se conjugan de manera original los aspectos clínicos y fisiopatológicos de una serie de entidades pediátricas frecuentes y sumamente relevantes. A las enfermedades crónicas y oncohematológicas, el manejo del dolor y los cuidados clínicos del paciente trasplantado se le han asignado secciones propias, en relación con su complejidad y particularidades del manejo. Asimismo, cabe destacar que se destinó una sección específica para diversos temas de relevancia capital en el ámbito hospitalario, como la comunicación en los equipos de salud, la seguridad del paciente, el abordaje interdisciplinario del maltrato infantil, los cuidados de fin de vida, la medicina basada en la evidencia y la lectura crítica de la literatura, entre otros. En la última sección, se ofrece una guía detallada de las prácticas y procedimientos esenciales para el pediatra internista, destrezas que cotidianamente son llevadas a cabo durante los cuidados clínicos en las salas de internación.

El propósito de este libro es ofrecer un recurso que combine la utilidad práctica con la comprensión acabada de los diferentes escenarios clínicos que integran la Medicina interna pediátrica, al alcance de todos los pediatras que atienden pacientes internados, así como del resto de los subespecialistas pediátricos, los pediatras en formación y los estudiantes de Medicina. A su vez, procura contribuir con una atención pediátrica integral, segura y de calidad, en lo referente a los aspectos técnicos, científicos y humanos. Alcanzar este ambicioso objetivo es el motor implícito de esta obra; en caso de conseguirlo, el esfuerzo cobrará un sentido especial, dado que invariablemente se traducirá en una mejor atención para los niños, niñas y adolescentes que transitan el ámbito de la internación.

Juan B. Dartiguelongue
Ariel Cheistwer
Daniel Montero

Índice

Acceda al eBook para consultar la lista de bibliografía. Consulte las indicaciones en la retiración de tapa.

Sección 1

Fluidos, electrolitos y equilibrio ácido-base

1

Metabolismo del agua, fluidos de mantenimiento, deshidratación y edema

Juan B. Dartiguelongue

Metabolismo del agua

Propiedades físicas y biológicas del agua

El agua es la molécula esencial para el desarrollo de la vida y el componente más abundante de la mayoría de los organismos. La química y la fisiología de estos organismos se basan, en gran medida, en las propiedades físicas del agua. De hecho, no existe proceso vital alguno que pueda concebirse en forma independiente de la participación directa o indirecta del agua.

Su carácter polar le permite disolver compuestos iónicos y la mayoría de las sustancias presentes en los seres vivos. Asimismo, su incapacidad para solubilizar sustancias no polares (hidrófobas) como los ácidos grasos, y dadas las propiedades anfipáticas de los fosfolípidos, propicia el ambiente para el desarrollo de las membranas biológicas y compartimentalizar los espacios. Funciona, a su vez, como un excelente vehículo de sustancias, participa activamente en la hidrólisis de proteínas e hidratos de carbono y permite el fenómeno biológico gracias a su conductividad térmica, alto calor específico y calor latente de evaporación.

Estructura y capacidad térmica

En el agua (H_2O), el oxígeno está unido mediante enlaces covalentes simples con dos átomos de hidrógeno en una conformación espacial angular (104,5°) (Figura 1.1 a). Si bien la molécula es eléctricamente neutra, la diferencia entre los valores de electronegatividad de sus componentes hace que los electrones de las uniones se encuentren desplazados hacia el oxígeno, quedando desnudos los átomos de hidrógeno. Como la conformación angular de la molécula sitúa la resultante de las cargas positivas en un punto distinto del de las negativas, se forma un dipolo eléctrico (negativo sobre el oxígeno y positivo entre los hidrógenos) y la molécula, en conjunto, resulta polar (*v.* Figura 1.1 a). Esta polaridad les permite a las moléculas de agua atraerse electrostáticamente entre sí. La carga parcial positiva de un hidrógeno de una molécula es atraída por la carga parcial negativa del oxígeno de otra molécula, estableciendo así enlaces o puentes de hidrógeno (Figura 1.1 b). Esta unión es la que le confiere al agua propiedades físicas extraordinarias, distintas de las de otros compuestos del mismo tipo. Solo alrededor del 15% de estas uniones se rompen al pasar del estado sólido al líquido (fusión). Para romper todos los puentes de hidrógeno en estado líquido y evaporar el agua, se debe entregar una gran cantidad de energía, que se absorbe en forma de calor. Por esta razón, el calor de evaporación del agua es muy alto. Como componente más abundante del ser humano (*v.* más adelante), esta propiedad resulta vital para el mantenimiento de la homeostasis. De hecho, permite mantener la temperatura corporal dentro de su rango normal, pese a variaciones metabólicas muy amplias como durante el sueño, el período posprandial o la realización de actividad física.

Si el agua tuviese la baja capacidad térmica de la mayoría de los compuestos, la actividad metabólica diaria de un lactante (120-150 kcal/kg) elevaría la temperatura corporal por encima de los 70°C, incompatible con la estabilidad proteica. Esta propiedad se combina con la dinámica del flujo y el tono vascular, que mediante la regulación neuroendocrina de lechos específicos (circulación acra, por ejemplo) favorecen la pérdida o la conservación de calor. Asimismo, permitieron al ser humano habitar los ambientes fríos y calurosos del planeta Tierra.

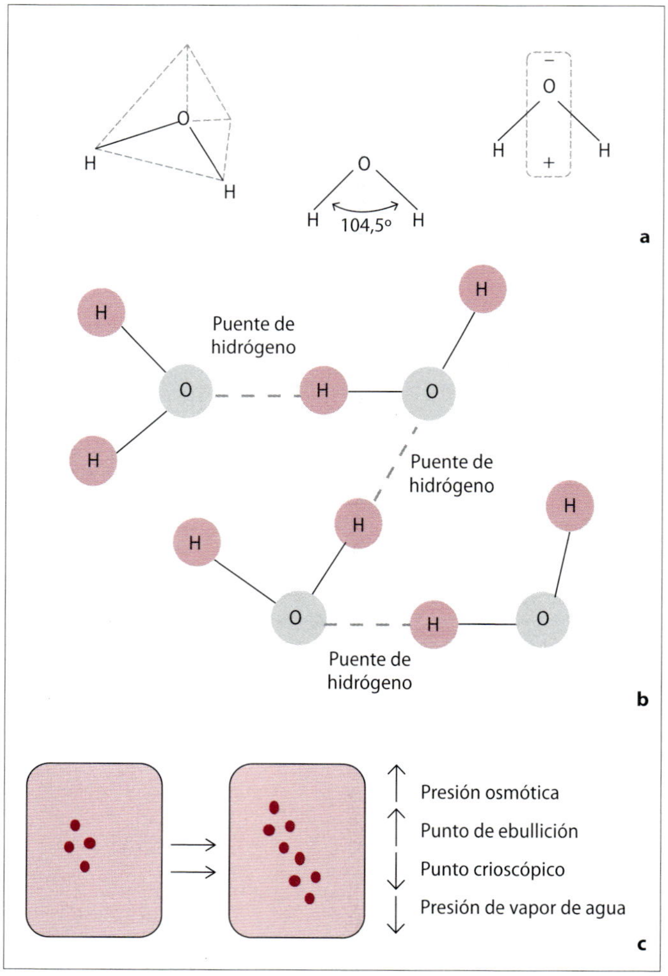

Figura 1.1 a Estructura de la molécula de agua, conformación espacial angular y resultante de cargas eléctricas. **b** Formación de puentes de hidrógeno entre moléculas de agua. **c** El aumento de partículas en disolución modifica las propiedades coligativas del agua.

Propiedades coligativas

Son propiedades de las soluciones acuosas que varían en relación con la osmolalidad, es decir, con el número de partículas disueltas (*v.* más adelante), en forma independiente a su tamaño, carga eléctrica u otra característica. Dichas propiedades son la presión del vapor de agua, la presión osmótica, el punto de ebullición y el punto crioscópico. El aumento del número de partículas disueltas incrementa la presión osmótica y el punto de ebullición (ascenso ebulloscópico), mientras que disminuye la presión de vapor de agua (depresión) y el punto crioscópico (descenso crioscópico) (Figura 1.1 c). Los cambios en algunas de estas propiedades son utilizados por distintos dispositivos (osmómetros) para medir la osmolalidad de los líquidos orgánicos, particularmente la del plasma.

Medio interno, homeostasis y compartimientos acuosos

Perspectiva evolutiva y conceptos clásicos

La vida se originó en el agua hace más de cuatro mil millones de años. Los primeros organismos unicelulares intercambiaban productos con el medio externo y, muy probablemente, su composición intracelular se asemejaba a la del mar primigenio que los rodeaba. Este mar constituyó un medio ideal para el comienzo de la vida, pues era rico en potasio y tenía una concentración de hidrógeno muy estable, que lo hacía una solución amortiguadora. Por su enorme volumen, la concentración de solutos era constante y los fenómenos climáticos o la temperatura ambiente no cambiaban sus condiciones térmicas, salvo en lugares poco profundos. Miles de millones de años después, durante el período cámbrico, la vida evolucionó hacia formas más complejas de organismos pluricelulares. Estos organismos radiaron desde el océano en el período devónico, llevándose dentro de sí aquella composición ancestral. La conservación del medio acuoso que rodea las células, con una composición electrolítica estable y similar a la del mar primigenio, fue una condición necesaria para que la vida se desarrollara fuera del mar.

La expansión hacia aguas salobres y dulces expuso a los organismos a un medio externo hipotónico. La necesidad de mantener el volumen acuoso y la concentración de electrolitos impulsó el desarrollo de sistemas específicos para regular la conservación y la excreción de estos compuestos, cuya complejidad fue solidaria con el proceso evolutivo. Así surgieron, progresivamente, tegumentos parcialmente permeables al agua y los electrolitos, el ovillo capilar glomerular (para filtrar el exceso hidrosalino), el túbulo proximal (para la reabsorción isotónica de agua y sal) y el túbulo distal (para eliminar el exceso de agua libre). Estos sistemas permitieron resistir, cada vez con mayor eficacia, la baja tonicidad del medio externo.

Muchos millones de años después, el traslado de algunas especies de vertebrados hacia el hábitat terrestre (aves y mamíferos, por ejemplo), generó la necesidad de resistir un medio externo esencialmente seco. En ocasiones, alejado de las fuentes naturales de agua por períodos prolongados de tiempo. En base a esto, se desarrollaron los mecanismos de concentración urinaria (el asa de Henle, el túbulo colector y el sistema de multiplicación e intercambio por contracorriente) para conservar el agua corporal.

Los organismos que representan las etapas más recientes del proceso evolutivo, como el ser humano, constituyen sistemas de extrema complejidad. Limitando su definición a un modelo termodinámico, el ser humano es un sistema abierto en estado estacionario. Es decir, un conjunto de compartimientos acuosos (intracelular y extracelular) entre los que existe un flujo permanente de materia y energía (Figura 1.2). Este intercambio sucede, asimismo, con el medio externo. Un sistema en estado estacionario mantiene constantes sus variables (temperatura, pH, osmolalidad y composición iónica de los compartimientos, etc.) pese a la existencia de estos intercambios, mediante el gasto de energía. Esta energía se obtiene, fundamentalmente, de la liberada en la degradación de ciertas estructuras químicas, que en algún momento estuvo almacenada en los alimentos.

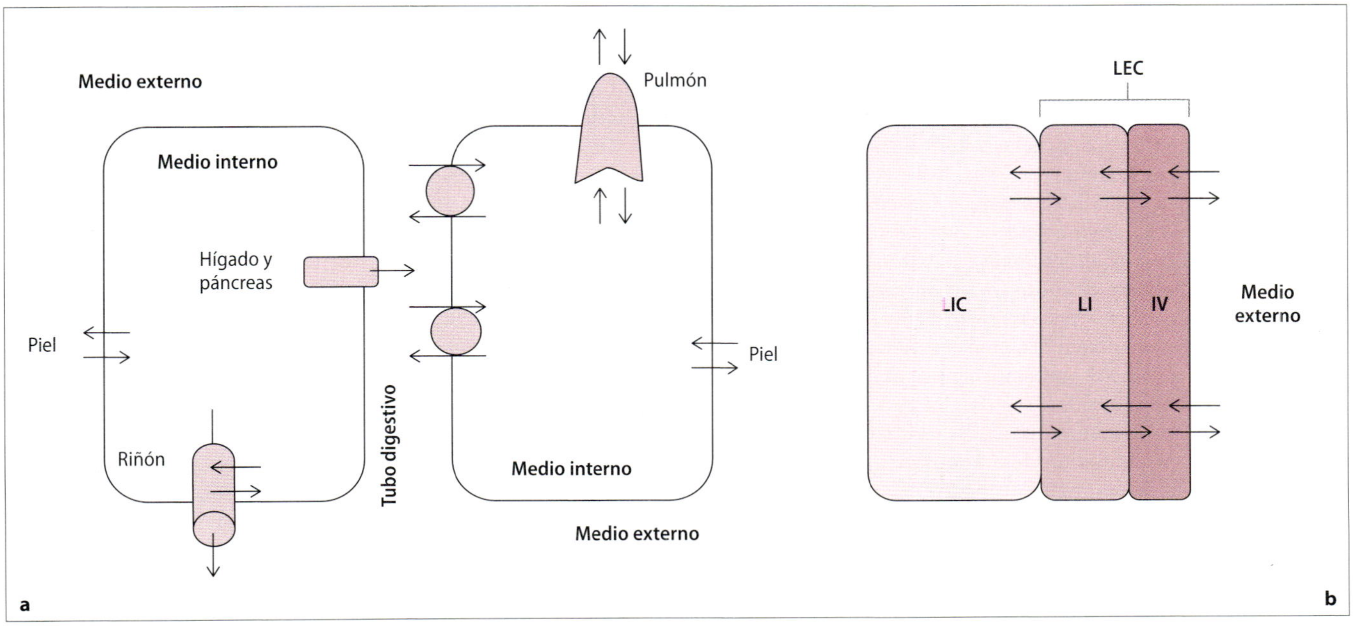

Figura 1.2 a Representación del medio interno mediante un sistema de compartimientos que intercambian matera y energía con el medio externo. **b** División compartimental del agua corporal en el líquido intracelular (LIC) y el líquido extracelular (LEC). Este último está conformado por sus dos subdivisiones, el compartimiento intersticial (LI) y el intravascular (IV).

Las células humanas aisladas no han desarrollado mecanismos eficientes para mantenerse vivas si el medio que las rodea (líquido extracelular) cambia bruscamente su composición. Este hecho encuentra su explicación en el proceso evolutivo de los organismos pluricelulares. Durante la filogenia, estos organismos se desarrollaron sobre la dependencia del mantenimiento constante del medio extracelular. Por consiguiente, la constancia de este compartimiento resulta vital para la supervivencia. El conjunto de mecanismos tendentes a mantener la constancia del medio extracelular, que en el ser humano no es ni más ni menos que la del medio interno, es lo que el fisiólogo Walter Cannon denominó en 1928 con el término "homeostasis". Por lo tanto, la constancia del medio interno (composición y función del líquido extracelular) es condición necesaria para el mantenimiento de la vida.

Desde esta perspectiva clásica, el medio interno se presenta como un sistema acuoso bipolar, conectado tanto con el medio externo como con el compartimiento intracelular. La conexión con el medio externo, del cual toma los requerimientos nutricionales, hídricos y electrolíticos y hacia el cual vuelca los productos de desecho metabólico, se efectúa a través del compartimiento intravascular, mediante redes de capilares que se encuentran funcionalmente acoplados con células epiteliales especializadas (*v.* Figura 1.2). Estos son:

- Los capilares alveolares, que toman oxígeno de la atmósfera y ceden dióxido de carbono y agua (como vapor de agua) hacia esta.
- Los capilares de la mucosa intestinal, que absorben agua, electrolitos y nutrientes.
- Los capilares de la piel, que pierden agua por perspiración y agua junto con electrolitos por sudoración.
- Los capilares glomerulares y peritubulares renales, que al intervenir en la filtración, la secreción y la reabsorción de agua, electrolitos y otros solutos, se encargan de la regulación fina de la composición del medio interno.

La conexión con el compartimiento intracelular se logra a través del líquido intersticial (*v.* Figura 1.2 b), que ofrece a las células sus requerimientos, recibe de estas sus productos y se encuentra íntimamente relacionado con la generación y la conducción de biopotenciales eléctricos.

Conceptos actuales

Si bien el concepto clásico del medio interno como equivalente al líquido extracelular puede considerarse válido, desde una perspectiva clínica y analítica muchas de sus alteraciones suceden en función de fenómenos que ocurren en el ámbito celular y molecular. Por ejemplo, alteraciones del medio interno relacionadas con el metabolismo del potasio, los hidratos de carbono o el magnesio, suelen suceder por trastornos intracelulares, con impacto genético y epigenético. En consecuencia, el medio interno puede entenderse como el ambiente acuoso del organismo donde se cumplen los fenómenos que regulan los procesos vitales, y que se divide en un compartimiento intracelular y otro extracelular.

Por su parte, la definición de homeostasis corporal también se expande más allá del mantenimiento del medio interno. Al vincularse con funciones tan variadas como la presión arterial, la temperatura corporal y la regulación de la conducta, entre otras, es más apropiado referirse a aquella como el conjunto de mecanismos de regulación y control que contribuyen a mantener o adecuar los valores de las variables a las necesidades de las circunstancias, manteniéndolas en cada caso dentro de límites que permitan la supervivencia del individuo y de la especie.

Distribución del agua orgánica

En el ser humano, el agua corporal total (ACT) se divide en dos compartimientos principales, el líquido intracelular (LIC) y el líquido extracelular (LEC) (*v.* Figura 1.2 b). Ambos compartimientos se encuentran separados por la membrana plasmática y sufren modificaciones durante el crecimiento (Figura 1.3 a-b). El LEC se subdivide, asimismo, en dos compartimientos desiguales, el líquido intersticial (LI) y el líquido intravascular (IV), separados entre sí por la pared vascular (*v.* Figura 1.2 b). Vale aclarar que el compartimiento IV se refiere, principalmente, al plasma. Los elementos formes de la sangre (eritrocitos, glóbulos blancos y plaquetas) forman parte del compartimiento intracelular, por lo que los términos "IV" y "plasma" serán usados como sinónimos.

Tanto el ACT como su distribución entre el LEC y el LIC varían con la edad, a excepción del intravascular que en todas las edades representa, aproximadamente, el 5% del peso corporal. Al comienzo de la vida fetal, el ACT representa alrededor de un 90% a un 95% del peso corporal. Mientras que la gestación avanza, el ACT disminuye progresivamente, sobre todo a expensas del LEC (*v.* Figura 1.3 a). Constituye entre el 75% y el 80% del peso fetal hacia el final del embarazo. Esta disminución del LEC se produce por la ganancia proteica, de minerales y tejido adiposo que se produce durante el crecimiento fetal, y por disminución progresiva del contenido intersticial de ácido hialurónico (con su alta capacidad para atraer agua) a medida que la gestación se aproxima al término. A diferencia de lo que sucede con el LEC, el LIC experimenta un incremento progresivo (*v.* Figura 1.3 a) que se justifica por el crecimiento celular que acontece a partir de la segunda mitad de la gestación. En las primeras 24 a 48 horas de vida extrauterina, el LEC se reduce aún más, como consecuencia del balance hidrosalino negativo que sucede en el período posnatal inmediato. Esta reducción isotónica del LEC es responsable del descenso del 10% del peso corporal, que normalmente tiene lugar luego del nacimiento. Forma parte de las complejas adaptaciones fisiológicas a la vida extrauterina, en la transición ontogénica desde un ambiente acuático (la cavidad amniótica) hacia la atmósfera terrestre.

Las variaciones posnatales en el volumen de los compartimientos corporales pueden verse en la Figura 1.3 a-b. En el nacido de término, el ACT representa el 75% del peso corporal, con un 30% en el LIC y un 45% en el LEC. Con el crecimiento somático, el agua presente en el LEC disminuye progresivamente, mientras que la del LIC aumenta (*v.* Figura 1.3 a-b). Esto se relaciona con el desarrollo de los diferentes parénquimas, principalmente la masa muscular (*v.* Figura 1.3 c). A partir del segundo año de vida, la distribución del agua corporal adquiere valores similares a los del adulto.

El compartimiento transcelular representa entre el 2% y el 3% del peso corporal. Se diferencia del líquido intersticial por estar separado del plasma no solamente por la pared vascular, sino también por una capa continua de células epiteliales. Ejemplos de este compartimiento son el líquido cefalorraquídeo, el líquido pleural, el líquido sinovial y los fluidos intraoculares, entre otros. Los distintos líquidos transcelulares poseen composiciones muy variadas, adaptadas a sus respectivas funciones, que los diferencia del líquido intersticial que, en general, mantiene una composición constante y homogénea.

Composición y función de los compartimientos acuosos

Las propiedades de los líquidos orgánicos, además de las relacionadas con el agua y el número de partículas en solución (osmolalidad), dependen de la carga eléctrica de los electrolitos,

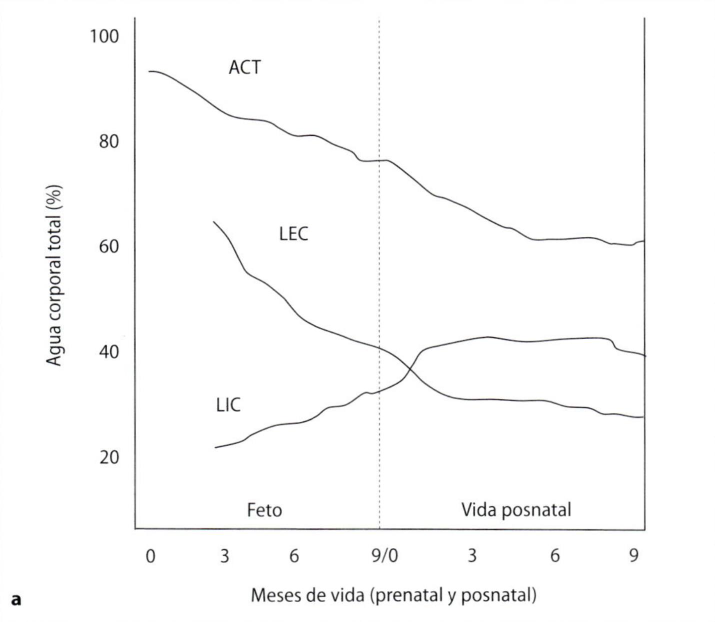

Edad	ACT (%)	LEC (%)	LIC (%)
Pretérmino	80	50	30
Término	75	45	30
1-6 meses	70	40	30
6-12 meses	70	35	35
1-2 años	70	30	40
Mujer adulta	55	20	35
Varón adulto	60	20	40

b

Tejido	% de agua
Músculo (estriado)	79
Piel	70
Adiposo	10
Conectivo	60
Hueso	25-30

c

Figura 1.3 **a** Contenido de agua corporal total (ACT) y distribución entre el líquido extracelular (LEC) y el líquido intracelular (LIC) en humanos desde la vida fetal hasta los primeros 9 meses de vida posnatal. Modificada de: Friis-Hansen B: Body water compartments in children: changes during growth and related changes in body composition, Pediatrics 28:169, 1961. **b** Porcentaje del peso corporal atribuible al agua corporal total (ACT) y a sus dos divisiones, el líquido extracelular (LEC) e intracelular (LIC). **c** Contenido de agua de los distintos tejidos.

de los coloides anfotéricos, como las proteínas, y de solutos no electrolitos, como la urea, la glucosa y los aminoácidos.

Concentración de partículas

Los compartimientos corporales se encuentran formados por diferentes partículas en disolución con el agua. La concentración de estos compartimientos se expresa en función del número total de partículas como cantidad de osmoles por kilo de agua, es decir, como osmolalidad. Esta forma de expresar concentración se mide en el laboratorio mediante un osmómetro, que calcula los cambios en las propiedades coligativas del agua de acuerdo al número de partículas disueltas. Su valor normal es entre 285 y 295 mOsm/kg, tanto para el LIC como para el LEC. La osmolalidad plasmática, en equilibrio osmótico con el resto de los compartimientos, es la que se mide habitualmente. Como el solvente de los líquidos orgánicos es el agua, y 1 litro de agua pesa 1 kilo, dicha concentración también suele expresarse en función de la cantidad de osmoles por litro de agua, es decir, como osmolaridad. Este valor suele ser calculado en base a todos los solutos osmóticamente activos presentes en el plasma. Sin embargo, como algunos de estos solutos atraviesan libremente las membranas biológicas y no permanecen efectivamente en el compartimiento extracelular (la urea, por ejemplo), desde un punto de vista clínico resulta más útil el cálculo de la osmolaridad plasmática efectiva, que considera exclusivamente a los osmoles efectivos, es decir, aquellos solutos que no atraviesan las membranas biológicas y permanecen en el espacio extracelular. Los osmoles efectivos del LEC son el sodio, sus aniones acompañantes y la glucosa (Figura 1.4).

$$\text{Osmolaridad plasmática efectiva} = (Na^+ \times 2) + \frac{\text{glucemia (mg/dL)}}{18}$$

Figura 1.4 Cálculo de la osmolaridad plasmática efectiva.

La tonicidad de una solución hace referencia a su presión osmótica, la cual depende del número de partículas disueltas. Como sucede con la osmolaridad, la presión osmótica efectiva depende de los osmoles efectivos disueltos que, asimismo, determinan la osmolaridad efectiva. En consecuencia, puede afirmarse que dos soluciones son isotónicas cuando poseen la misma osmolaridad efectiva y no generan cambios de volumen entre los compartimientos que integran. Por lo expuesto, las variaciones de los osmoles efectivos son las que producen cambios en el volumen del LIC y del LEC y, consecuentemente, regulan la distribución del agua entre los compartimientos corporales (*v.* más adelante).

La glucosa es la única partícula que contribuye con la osmolalidad sin ser un electrolito. Su capacidad para atravesar las membranas biológicas depende de la insulina, y se relaciona con los estados clínico y metabólico del individuo. Para concentraciones plasmáticas normales de entre 70 y 100-110 mg/dL aporta, en promedio, 5 mOsm/kg. Su contribución es mucho mayor en situaciones patológicas que cursan con ausencia o resistencia a la insulina (*v.* Capítulo 20).

Las proteínas plasmáticas son macromoléculas muy voluminosas. Para una concentración plasmática normal de 7 g/dL, y en base a un peso molecular promedio de 54 000 daltons, su contribución con la osmolalidad es cercana a 1 mOsm/kg, operativamente despreciable. Sin embargo, dado que en condiciones normales no abandonan el compartimiento IV, su relevancia, en términos compartimentales, estriba en la presión osmótica efectiva que de ellas deriva (presión oncótica capilar) que participa de los intercambios hídricos con el medio intersticial y asegura el mantenimiento del contenido acuoso del plasma (*v.* más adelante).

Distribución de partículas

El LIC y el LEC son compartimientos acuosos electroneutros de composición desigual (Figura 1.5). Esto se relaciona con los

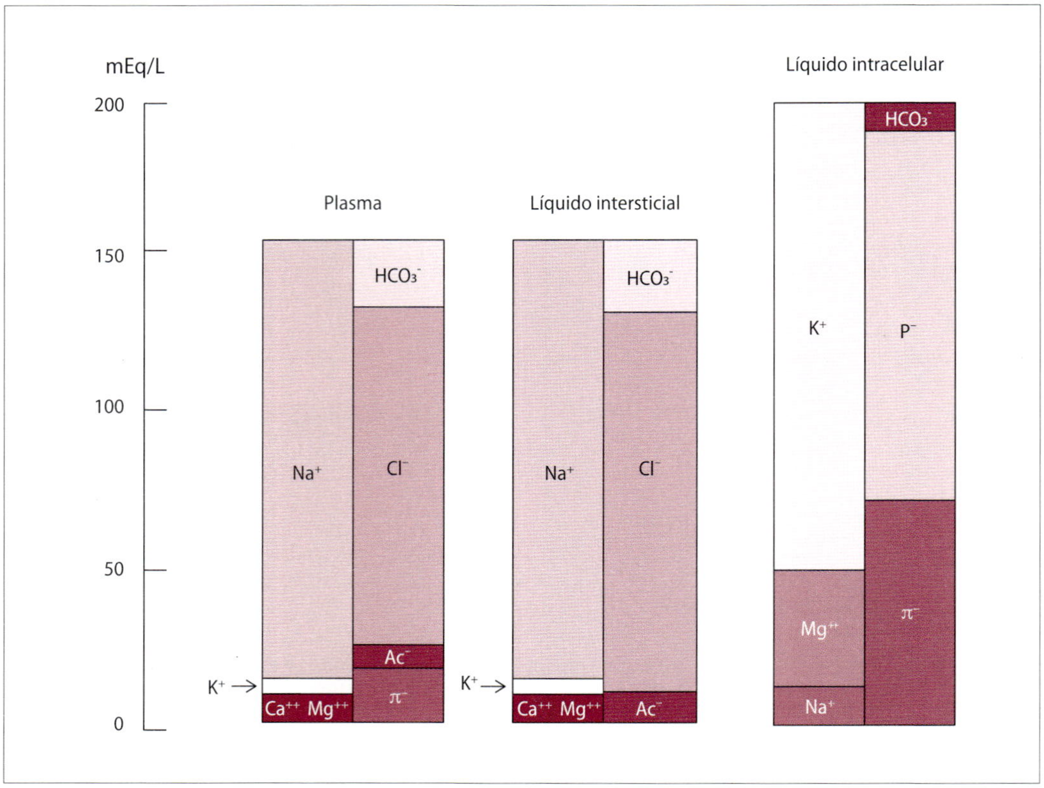

Figura 1.5 Composición electrolítica de los compartimientos corporales. Ac⁻: ácidos orgánicos e inorgánicos; π⁻: proteínas; P⁻: fosfatos.

diferentes procesos biológicos que se cumplen a uno y otro lado de la membrana, y con la generación y la conducción de biopotenciales eléctricos por las células excitables. El catión predominante del LIC es el potasio, seguido por el magnesio y escasas cantidades de sodio. Los aniones más importantes son los fosfatos y las proteínas que, al mismo tiempo, son los amortiguadores principales de este compartimiento.

El sodio es el catión más abundante del LEC, seguido del calcio, el potasio y el magnesio. El cloro es el anión principal, seguido del bicarbonato. Si bien este último representa el 17% de los aniones, posee un valor biológico adicional, pues conforma el sistema amortiguador principal del LEC. El resto de la carga aniónica está formada por las proteínas (principalmente la albúmina) que junto con los fosfatos, los sulfatos y otros ácidos orgánicos (citrato, piruvato, lactato, etc.) conforman la brecha aniónica (anión GAP).

El hidrógeno se distribuye homogéneamente en ambos compartimientos. Los sistemas amortiguadores mantienen sus concentraciones en órdenes muy bajos (nEq/L) para regular el pH de los líquidos orgánicos (*v.* Capítulo 7).

Las diferencias de concentración de los electrolitos entre el LEC y el LIC son mantenidas por la permeabilidad selectiva de la membrana plasmática en reposo y la actividad de la bomba Na^+/K^+ ATPasa, encargada de mantener los gradientes iónicos y el potencial de equilibrio para cada ion.

La libre difusión de agua y electrolitos a través de la membrana capilar explica la semejanza entre la composición del plasma y la del LI, si bien no son exactamente iguales. La diferencia entre ambas se genera por la escasa cantidad de proteínas en el LI, debido a la baja permeabilidad de la membrana capilar a estas moléculas. De acuerdo al equilibrio de membranas de Gibbs-Donnan, la ausencia de la carga aniónica de las proteínas obliga al LI a retener una concentración de cloro algo mayor (y en menor medida, de ácidos orgánicos e inorgánicos) y de sodio algo menor, para mantener la neutralidad eléctrica del compartimiento (*v.* Figura 1.5). En base a esto, la concentración de cationes y de aniones monovalentes en el LI se calcula de acuerdo al factor Donnan, que para los primeros es cerca de 0,95 y para los segundos, cerca de 1,05. Una de las implicancias clínicas de este fenómeno estriba sobre el umbral renal del bicarbonato, que no es idéntico a su concentración plasmática sino a la intersticial, pues es la que corresponde al ultrafiltrado glomerular.

Por otra parte, el plasma normal posee 930 mL de agua y 70 g de sólidos (proteínas y lípidos) por cada litro. Esto determina que la fase acuosa del plasma represente el 93% del compartimiento IV. El sodio y el resto de los electrolitos se encuentran disueltos exclusivamente en la fase acuosa del plasma. Si bien sus concentraciones suelen expresarse por litro de plasma total, estrictamente, la concentración en la fase acuosa es 1,07 veces mayor. El LI se encuentra prácticamente desprovisto de sólidos, por lo que la concentración de electrolitos en este compartimiento es muy similar, pero no idéntica (factor Donnan), a la de la fase acuosa del plasma. La concentración plasmática de sodio normal es de entre 135 y 145 mEq/L, que en la fase acuosa y en el LI representan, aproximadamente, entre 145 y 155 mEq/L. La relevancia clínica y fisiológica de este fenómeno radica en que el LI toma contacto directo con las células, la interfaz donde ocurren los intercambios osmóticos entre compartimientos (*v.* más adelante). La solución salina al 0,9% posee 154 mEq/L de sodio y de cloro (308 mOsm/kg); por lo tanto, es isotónica con la fase acuosa del plasma y con el LI. Diversas situaciones clínicas en pediatría requieren del aporte exclusivo de fluidos endovenosos. Para mantener inalterada la homeostasis osmótica entre el LIC y el LEC y evitar intercambios bruscos entre compartimientos, los fluidos administrados deben tener la misma tonicidad que los líquidos orgánicos.

Balance interno de agua

Intercambios entre el extracelular y el intracelular

La distribución del agua entre el extracelular y el intracelular depende de las partículas en solución (osmoles efectivos), pues en base a las diferencias de osmolalidad el agua difunde libremente a través de las membranas biológicas (ósmosis). Esto sucede hasta que la actividad del agua tiende a equilibrarse, cuando a cada lado de la membrana se equipara la osmolalidad entre los compartimientos. El aumento de osmoles efectivos en un compartimiento induce el desplazamiento de agua desde el otro, que aumenta el volumen del primero y contrae el del segundo (Figura 1.6). En consecuencia, la ganancia o la pérdida de osmoles efectivos (sodio y cloro, por ejemplo) condiciona el volumen de los compartimientos, mientras que la ganancia o la pérdida de agua condiciona su osmolalidad. Estos conceptos permiten afirmar que el balance de sodio (y de sus aniones acompañantes) regula el volumen del líquido extracelular, mientras que el balance de agua regula su osmolalidad.

Cabe destacar que las variaciones de la concentración de partículas por lo general comienzan en el líquido extracelular, pues se trata de un compartimiento abierto, expuesto a los intercambios con el medio externo. Generalmente, estas variaciones se relacionan con el balance externo de agua o con una respuesta inadecuada en los trastornos del balance externo del sodio (*v.* Capítulos 2 y 6).

Intercambios entre el intravascular y el intersticial

El flujo de agua entre los compartimientos intravascular e intersticial se rige, fundamentalmente, por las variables que regulan el intercambio a través de la membrana capilar (presiones hidrostática y oncótica transcapilar), de acuerdo con la ley de Starling (Figura 1.7), y por el balance entre la permeabilidad vascular y la función linfática. Normalmente, el 1% del plasma se filtra a través del extremo arterial del capilar tisular, del cual el 90% es reabsorbido en el extremo venoso y el 10% restante por el sistema de vasos linfáticos. Alteraciones en alguna de estas variables pueden condicionar el desarrollo de edema (*v.* más adelante).

La homeostasis hídrica entre estos compartimientos es diferente en el recién nacido en comparación con niños mayores y adultos. Se caracteriza por bajas presiones hidrostática y oncótica, alta permeabilidad capilar y elevado flujo linfático. La presión oncótica es baja en el recién nacido debido a la baja concentración de albúmina. Aumenta de 2 g/dL durante la gestación a 3 g/dL luego del nacimiento. Asimismo, en el recién nacido la pared capilar es significativamente más permeable a la albúmina que en el adulto, con una tasa de fuga transcapilar cerca de cuatro veces mayor. El flujo linfático durante este período también es mayor que en la edad adulta, y es un indicador del elevado volumen intersticial y de la marcada permeabilidad capilar. A medida que la vida posnatal avanza, tanto la presión hidrostática como la oncótica aumentan, la fuga capilar de albúmina disminuye, el volumen intersticial se reduce y el flujo a través de los vasos linfáticos cae progresivamente.

Balance externo de agua

El balance externo de agua regula la osmolalidad del líquido extracelular. Esto se consigue mediante un complejo sistema de control, que normaliza la ingesta hídrica de acuerdo con las necesidades diarias (según el estado metabólico del individuo) y controla la excreción mediante diversos mecanismos que suceden, fundamentalmente, en los segmentos distales del nefrón. Los osmorreceptores orofaríngeos, del sistema porta y del sistema nervioso central (SNC) se encargan de monitorizar la osmolalidad del LEC y, mediante el estímulo de la sed y la secreción de arginina vasopresina (AVP), regulan los intercambios con el medio externo (Figura 1.8). La secreción de AVP también es regulada por el reflejo de los barorreceptores y por la angiotensina II, de acuerdo con el volumen efectivo circulante (*v.* Figura 1.8). Asimismo, numerosos estímulos no osmóticos pueden inducir su liberación (Tabla 1.1).

El mantenimiento de la osmolalidad plasmática dentro de sus estrechos márgenes de normalidad (285-295 mOsm/kg) permite sostener el equilibrio osmótico entre compartimientos y los procesos metabólicos que normalmente se producen dentro de todas las células del organismo. Para que esto sea posible, las pérdidas sensibles e insensibles de agua (*v.* más adelante) deben reponerse diariamente, lo cual depende de la integridad del mecanismo de la sed, del acceso al agua y del aporte externo. Asimismo, la

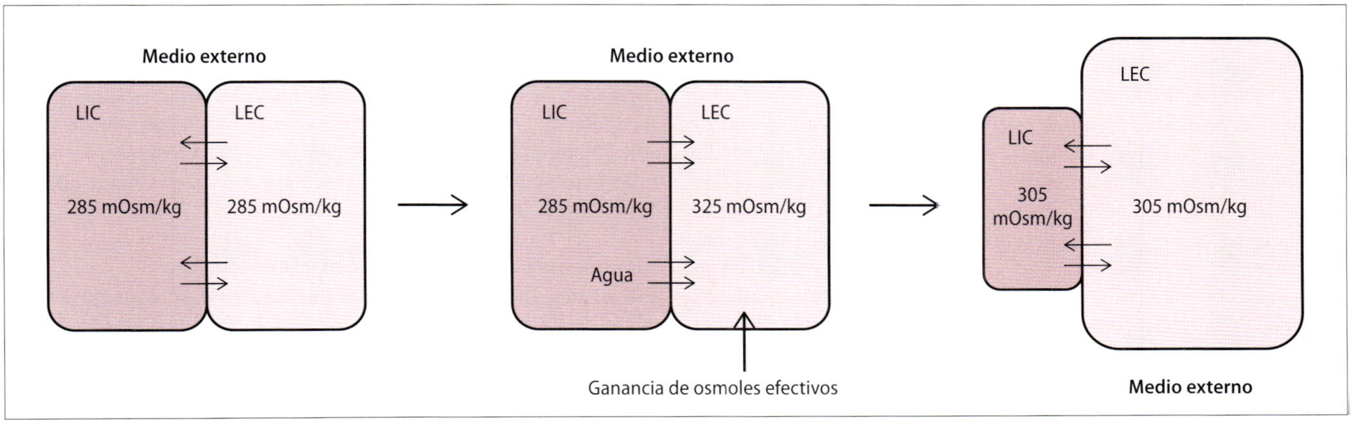

Figura 1.6 La ganancia de osmoles efectivos en un compartimiento induce el desplazamiento de agua desde el otro hasta que la actividad del agua se equilibra. Los osmoles efectivos regulan el volumen de los compartimientos.

$$Q = K_f\ [(P_{hc} - P_{hi}) - (\pi_c - \pi_i)]$$

	Extremo arterial	Extremo venoso
P_{hc}	40 mmHg	10 mmHg
P_{hi}	2 mmHg	2 mmHg
π_c	25 mmHg	25 mmHg
π_i	3 mmHg	3 mmHg
PF	+16 mmHg	-14 mmHg

Figura 1.7 Principio de Starling para la regulación del intercambio acuoso entre el intravascular y el intersticial, junto con los valores normales de las variables que lo integran. Q: flujo de agua; K_f: coeficiente de permeabilidad capilar; P_{hc}: presión hidrostática capilar; P_{hi}: presión hidrostática intersticial; π_c: presión oncótica capilar; π_i: presión oncótica intersticial; PF: presión neta de filtración.

Tabla 1.1 Estímulos hemodinámicos y no hemodinámicos para la liberación de AVP

Estímulos hemodinámicos	Estímulos no hemodinámicos
▪ Depleción de volumen ▪ Sepsis, hipotensión ▪ Insuficiencia cardíaca ▪ Cirrosis hepática ▪ Síndrome nefrótico ▪ Insuficiencia adrenal	▪ Dolor, inflamación y estrés ▪ Náuseas y vómitos ▪ Hipoxemia e hipercapnia ▪ Hipoglucemia, estado perioperatorio ▪ Cáncer y diversas drogas ▪ Afecciones respiratorias y del SNC

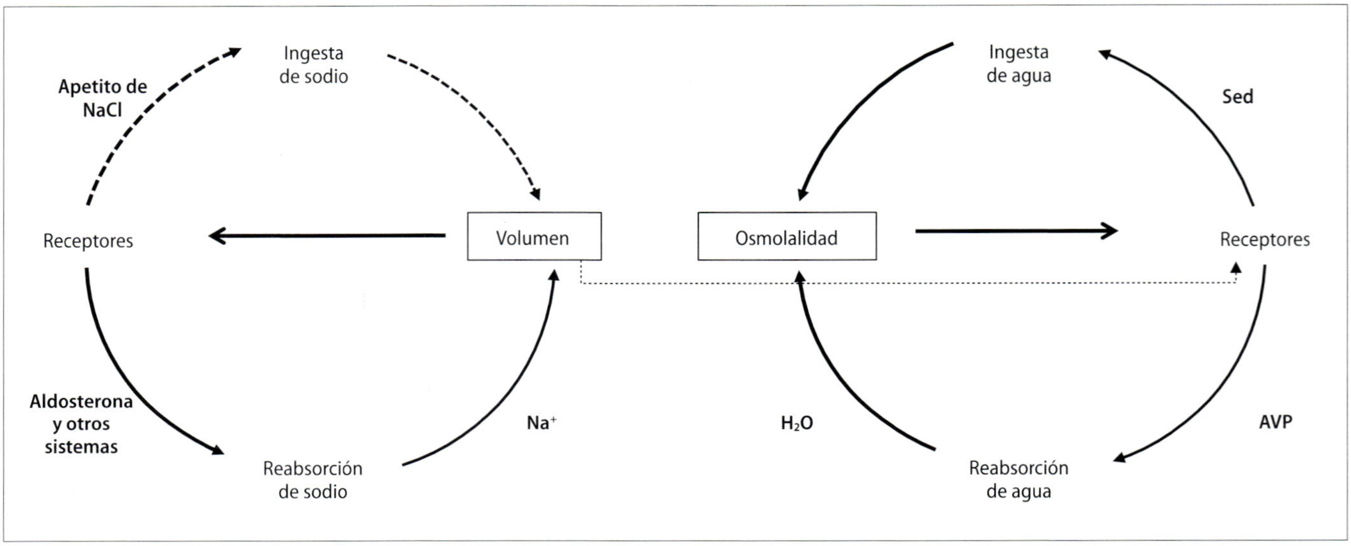

Figura 1.8 Esquema simplificado de los mecanismos de control y mantenimiento del volumen y la osmolalidad del LEC. El balance de sodio (y de sus aniones acompañantes) regula el volumen del LEC, mientras que el de agua regula su osmolalidad. Por estímulo de los barorreceptores, el balance de agua también contribuye, en cierta medida, con el mantenimiento del volumen del LEC.

acción concertada entre la AVP y su sistema efector renal regula la excreción urinaria de agua libre, en base al estado osmótico y la volemia del individuo.

Sistema de la hormona antidiurética

Función y secreción normal

Este sistema es el regulador principal del balance externo de agua. En condiciones normales, mantiene la osmolalidad del LEC al regular la concentración y dilución de la orina (excreción de agua libre). El gatillo osmótico para la secreción AVP se ajusta alrededor de 282 mOsm/kg, mientras que con 10 mOsm/kg más se activa el mecanismo de la sed (Figura 1.9). Los osmorreceptores del SNC forman parte de los órganos circunventriculares, ubicados en torno al tercer y al cuarto ventrículo. Estas regiones del SNC están desprovistas de barrera hematoencefálica, lo que les permite el patrullaje osmótico directo del LEC. Mediante conexiones con el eje hipotálamo-hipofisario, estimulan la liberación neurohipofisaria de AVP, cuya actividad máxima se alcanza, aproximadamente, con una osmolalidad de 295 mOsm/kg (estado de AVP máxima o de antidiuresis) (*v.* Figura 1.9). En dichas circunstancias y con el individuo normovolémico, la orina se emite en su máxima concentración, la cual depende del grado de maduración renal (Tabla 1.2). Por el contrario, con una osmolalidad plasmática de 280 mOsm/kg se registran niveles mínimos de AVP y la orina se emite en su mínima concentración, que corresponde a 50 mOsm/kg para las diferentes edades (diuresis acuosa). Clínicamente, resulta más práctico comprender que, con glucemia normal, la AVP comienza a secretarse con natremias cercanas a 140 mEq/L y alcanza sus niveles máximos con 145 mEq/L (*v.* Figura 1.9).

Variaciones de acuerdo al volumen intravascular

Los mecanismos y los valores expuestos con respecto a la regulación de la AVP son válidos para individuos cuyo volumen efectivo circulante es normal. Cuando existe contracción del IV, que puede ser subclínica en numerosas ocasiones, se observa un desplazamiento hacia la izquierda de la curva de secreción de AVP (Figura 1.10). Es decir, hay mayor secreción de AVP para un mismo estímulo osmótico, lo cual, si se acompaña del aporte

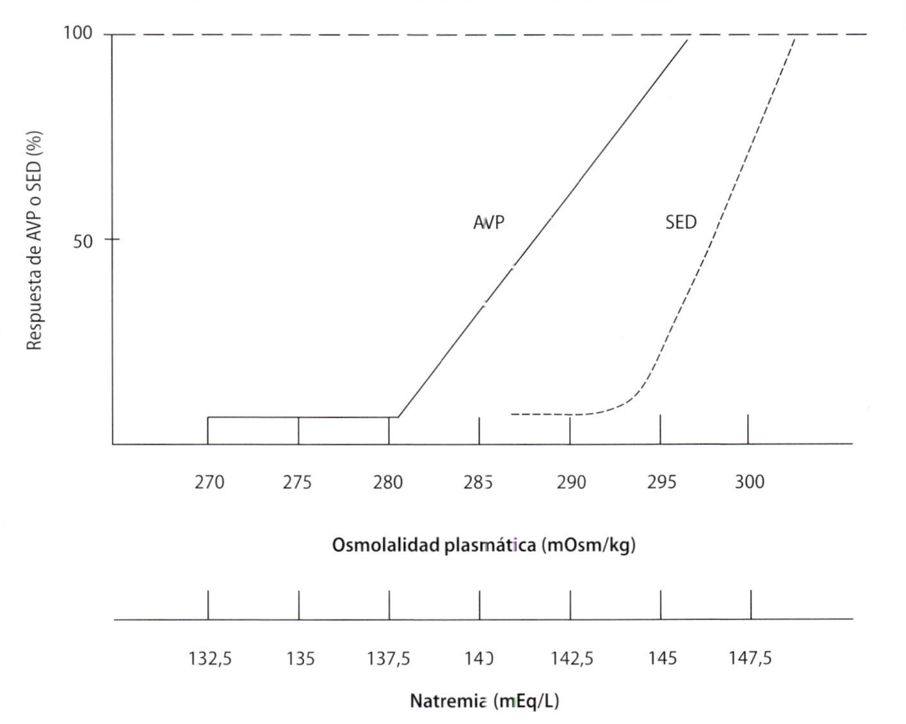

Figura 1.9 Relación entre la osmolalidad plasmática, la natremia, la secreción de AVP y el estímulo para la sed. (Modificada de: Ayus JC, Caputo DG, Eghi CE. Trastornos del equilibrio ácido base e hidroelectrolíticos. 1° ed. Ciudad Autónoma de Buenos Aires: Ediciones Journal, 2019).

de agua, propicia el desarrollo de hiponatremia dilucional. Lo inverso sucede en caso de hipervolemia (*v.* Figura 1.10).

El primer escenario descrito tiene relevancia clínica en pediatría. Frecuentemente, los pacientes internados poseen más de un estímulo no osmótico para liberar AVP (*v.* Tabla 1.1) y, asimismo, pueden presentar diferentes grados de contracción del IV, incluso sin que sea clínicamente evidente. En consecuencia, convergen mecanismos tendentes a diluir el LEC, más aún si estos pacientes reciben fluidos endovenosos (EV) hipotónicos. En base a estos postulados y a la evidencia clínica de los últimos veinte años, el aporte de fluidos EV isotónicos disminuye marcadamente el riesgo de hiponatremia dilucional en estos escenarios (*v.* más adelante).

Las variaciones en la curva de secreción de AVP se explican por las jerarquías biológicas que se establecen en la regulación de la homeostasis corporal. Si bien la AVP es más sensible a cambios osmóticos que en el volumen IV, el mantenimiento de la volemia se encuentra por encima del de la osmolalidad. Asimismo, vale aclarar que la variación de la respuesta osmótica frente a distintos volúmenes circulantes sucede en forma independiente al volumen total del LEC. Por ejemplo, en el síndrome ascítico edematosos (por cirrosis hepática), en el síndrome nefrótico o en la insuficiencia cardíaca, el volumen total del LEC se encuentra aumentado, pero el volumen IV está disminuido. Por lo tanto, en estas situaciones clínicas la curva de secreción de AVP se desplaza hacia la izquierda, de acuerdo con lo descrito.

Concentración urinaria

Entre otras funciones, la AVP permeabiliza el túbulo colector al agua, la cual es reabsorbida a favor de un gradiente osmótico gracias a la hipertonicidad de la médula renal. Como fue mencionado, la habilidad para concentrar y diluir la orina representa una ventaja evolutiva que permitió durante la filogenia expandir los posibles ambientes habitables. Para alcanzarla, es necesario que se establezca y preserve el gradiente hipertónico creciente en el intersticio medular, extendido desde la unión córtico medular hacia la papila renal. Esto requiere de una serie de condiciones fisiológicas:

- Longitud adecuada del asa de Henle: a mayor longitud, mayor capacidad de concentración urinaria.
- Tasa de reabsorción activa de sodio y cloro en la rama ascendente gruesa de Henle: depende de la tasa de filtrado glomerular (TFG), del aporte luminal de sodio y de la actividad concertada entre el cotransportador luminal $Na^+/K^+/2Cl^-$ y la bomba Na^+/K^+ ATPasa basolateral.
- Contenido proteico de la dieta: una dieta rica en proteínas favorece la producción de urea y su acumulación en el intersticio medular.
- Flujo sanguíneo medular: si es bajo, favorece la conservación de la osmolalidad intersticial.

Tabla 1.2 Osmolalidades urinarias máximas alcanzadas a lo largo de la vida posnatal

Edad	Máxima osmolalidad urinaria (mOsm/kg de agua)
Tercer día	515
Sexto día	663
Primer mes (10-30 días)	896
1-2 meses	1054
Final del primer año	1118
Pubertad (14-18 años)	1362

Modificado de: Polacek E, Vocel J, Neugebauerova L, et al. The osmotic concentrating ability in healthy infants and children. Arch Dis Child 1965; 40: 291.

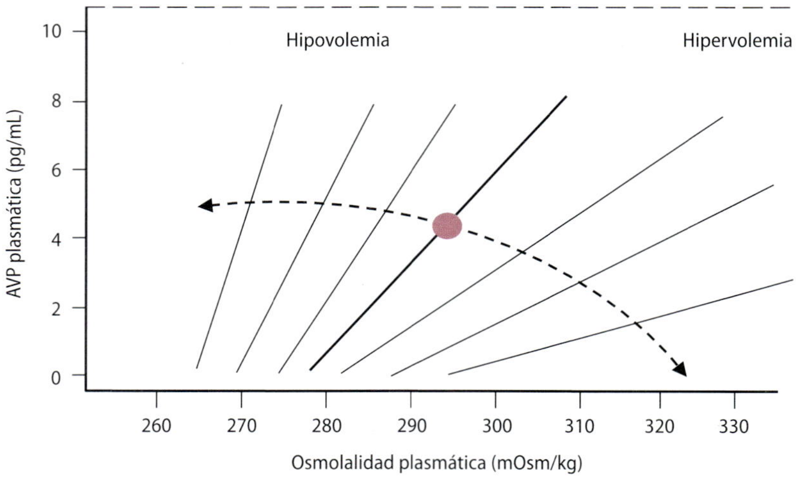

Figura 1.10 Desplazamiento de la curva de secreción de AVP de acuerdo con el volumen efectivo circulante.

- Permeabilidad osmótica de los túbulos y el conducto colector al agua: la acción de la AVP a través de las acuaporinas 2 (AQP2) regula esta función.
- Flujo tubular en el asa de Henle y en el conducto colector: un flujo alto disminuye la eficacia del multiplicador por contracorriente y reduce la osmolalidad del intersticio medular.

Maduración de la capacidad de concentración urinaria

Las variables que establecen y mantienen la hipertonicidad de la médula renal completan su maduración durante los primeros meses de vida posnatal. Los recién nacidos y los niños pequeños tienen una capacidad limitada para concentrar la orina. Esto les confiere mayor susceptibilidad frente a situaciones clínicas que impliquen pérdida extrarrenal de agua y electrolitos. Tales son los casos de la diarrea aguda, los vómitos o el aumento de las pérdidas insensibles, que pueden conducir a la deshidratación (*v.* más adelante). Sin embargo, la capacidad de concentración experimenta un aumento notable luego del nacimiento (*v.* Tabla 1.2). En la vida fetal oscila entre 100 y 250 mOsm/kg. Hacia el final de la primera semana de vida posnatal, la capacidad máxima de concentración excede los 600 mOsm/kg. Aumenta por encima de 1000 mOsm/kg al segundo mes de vida, y es mayor de 1100 mOsm/kg hacia el final del primer año. Aproximadamente, entre los 2 y 3 años de edad se alcanza la capacidad máxima de concentración del adulto (1300-1400 mOsm/kg).

Varios factores, tanto anatómicos como funcionales, contribuyen con la inmadurez en la capacidad de concentración. La generación y el mantenimiento del gradiente hipertónico medular se ven limitados inicialmente por la menor longitud del asa de Henle, la mayor proporción del flujo sanguíneo renal (FSR) que se dirige hacia la *vasa recta*, la menor TFG, la inmadurez del cotransportador $Na^+/K^+/2Cl^-$ y de la bomba Na^+/K^+ ATPasa, y la menor generación de urea. Con el crecimiento y la maduración renal, el asa de Henle aumenta su longitud, la cantidad del FSR que recibe la *vasa recta* es cada vez menor, la TFG se incrementa progresivamente, mejora la conductividad de los transportadores en la rama ascendente gruesa de Henle, aumenta la producción de urea y su circulación renal, y las uniones estrechas del túbulo colector maduran progresivamente, lo que permite mantener las diferencias de tonicidad entre el líquido tubular y el intersticio medular.

Durante la vida intrauterina y los primeros meses de vida posnatal, la respuesta tubular a la AVP es parcial. Tanto los niveles plasmáticos de AVP como los mecanismos de secreción y su sensibilidad son adecuados al nacimiento. Efectivamente, el umbral osmótico para liberar AVP se ajusta en 282 mOsm/kg en el recién nacido de término, un valor similar al de niños mayores y adultos. Sin embargo, la baja acción sobre el túbulo colector se debe, por un lado, a la menor capacidad del receptor V_2 para activar la producción de adenosín-monofosfato cíclico (AMPc) a través de la enzima adenilato ciclasa. Esto restringe la integración de las AQP2 a la membrana luminal, lo que limita la permeabilidad osmótica al agua. Sumado a esto, el efecto inhibitorio que ejercen las prostaglandinas sobre la AVP y la menor expresión de AQP2 en el período neonatal confinan aún más la permeabilidad al agua. Todas estas funciones maduran durante los primeros meses luego del nacimiento, y se reflejan en el aumento progresivo que experimenta la capacidad máxima de concentración urinaria (*v.* Tabla 1.2).

Dilución urinaria

A diferencia de lo que sucede con la capacidad de concentración, el mecanismo de dilución urinaria es eficaz en el recién nacido, incluso en el nacido antes de término. Después de una sobrecarga hídrica se pueden alcanzar valores de osmolalidad urinaria inferiores a 50 mOsm/kg, similares al alcanzado por el riñón de niños mayores y adultos. Sin embargo, vale la pena aclarar que si bien el recién nacido y el lactante pueden eliminar una orina diluida, son incapaces de excretar una sobrecarga acuosa importante con la misma eficacia que los niños mayores, debido a la limitación que les impone la baja TFG. Esto los hace particularmente vulnerables a la posibilidad de intoxicación hídrica, por ejemplo, ante la administración de un exceso de líquidos hipotónicos.

Cuantificación de la excreción de agua libre

El ser humano, a diferencia de otros animales, requiere de una cierta cantidad de agua para excretar los productos de desecho provenientes del metabolismo orgánico. Asimismo, la eliminación o la conservación de agua libre son los mecanismos de los que dispone el nefrón distal, dependientes de la acción de la AVP, para regular la osmolalidad de los líquidos corporales.

La medición de la osmolalidad urinaria (U_{osm}) es un índice simple para evaluar en forma cuantitativa el funcionamiento de los mecanismos de concentración y dilución de la orina. Se debe interpretar en conjunto con la osmolalidad del plasma (P_{osm}).

El aclaramiento osmolar (C_{osm}) se define como el volumen de plasma completamente depurado de solutos osmóticamente activos en la unidad de tiempo (Figura 1.11 a). Representa el flujo urinario hipotético que sucedería si la orina fuese isotónica con el plasma, y hace referencia a la habilidad renal para excretar solutos. El aclaramiento de agua libre (C_{H_2O}) (Figura 1.11 b) representa el volumen de agua libre de solutos que es excretado, es decir, el volumen de agua en exceso del aclaramiento osmolar. Se calcula en base a la diferencia entre el flujo urinario (V) y el C_{osm}. Manifiesta la habilidad del riñón para mantener la osmolalidad del LEC, pues supone la cantidad de agua (conservada o excretada) que efectivamente puede modificarla.

Si se elimina una orina isotónica, el C_{osm} es idéntico al flujo urinario, por lo que no hay ganancia ni pérdida de agua libre y la osmolalidad del plasma no varía. En presencia de AVP se reabsorbe una fracción de agua libre proporcionalmente mayor que los solutos filtrados, lo cual resulta en la producción de una orina concentrada o hipertónica con respecto al plasma ($C_{osm} > V$). En este escenario, el C_{H_2O} toma un valor negativo. Como representa la cantidad de agua libre reabsorbida en el túbulo colector (T_{CH_2O}) por acción de la AVP (para mantener la osmolalidad del plasma), al expresarse como T_{CH_2O} se enuncia como un valor positivo (Figura 1.11 c).

Por el contrario, en ausencia de AVP se excreta una fracción de agua libre proporcionalmente mayor que los solutos filtrados, lo cual resulta en la producción de una orina diluida o hipotónica ($C_{osm} < V$). En este escenario, el C_{H_2O} toma un valor positivo y refleja la cantidad de agua libre excretada para mantener la osmolalidad del plasma dentro de su rango normal.

Por lo expuesto, los cambios en la excreción y la reabsorción de agua libre ocurren de manera independiente de los cambios en la excreción de solutos (C_{osm}). Todos estos conceptos poseen validez clínica siempre y cuando se sostenga la interpretación del ser humano como un sistema abierto en estado estacionario, es decir, con intercambios permanentes de materia y energía con el medio externo. Desde esta perspectiva, la excreción de agua libre debe compararse con el aporte de agua libre de electrolitos, tanto endovenoso como por vía oral, para poder predecir los cambios en la osmolalidad del plasma.

$$C_{osm} = \frac{U_{osm} \times V}{P_{osm}}$$

a

$$C_{H2O} = V - C_{osm}$$

b

$$T_{CH2O} = C_{osm} - V$$

c

Figura 1.11 a Cálculo del aclaramiento osmolar (Cosm). **b** Cálculo del aclaramiento de agua libre (CH_2O). **c** Cálculo de la reabsorción del túbulo colector de agua libre (TCH_2O). Uosm: osmolalidad urinaria; Posm: osmolalidad plasmática; V: flujo urinario.

Fluidos de mantenimiento

Los fluidos EV de mantenimiento tienen como objetivo conservar el volumen extracelular y mantener el equilibrio osmótico y electrolítico entre compartimientos. La cantidad y la composición de estos fluidos deben indicarse cuidadosamente, para garantizar la constancia del medio interno. Este aspecto resulta fundamental, porque la homeostasis corporal de los pacientes que no reciben aportes por vía oral se mantiene, fundamentalmente, gracias a la administración de estos fluidos.

Actividad metabólica y requerimientos hídricos

Los requerimientos hídricos están en íntima relación con la actividad metabólica. Diariamente, la carga de solutos generada por el metabolismo oxidativo es vehiculizada hacia el exterior por el agua, a través de la orina. La cantidad de agua excretada por esta vía depende del estado del balance hídrico y de la magnitud de la carga de solutos presentada al riñón. Asimismo, el metabolismo oxidativo produce calor y dióxido de carbono. El primero es amortiguado mediante la pérdida cutánea de agua (perspiración), mientras que el segundo se mantiene constante gracias la ventilación alveolar, que con cada ciclo ventilatorio emite vapor de agua hacia la atmósfera. Ambas pérdidas de agua se reducen casi a cero cuando la humedad ambiente se eleva al 100%, y pueden duplicarse con el individuo desnudo o en la hiperpnea sostenida. Una fracción de agua mucho menor se elimina diariamente con las heces.

En condiciones normales, la actividad metabólica se compone del metabolismo basal, la acción dinámica específica (calorías consumidas en el proceso de la alimentación), la actividad muscular y el crecimiento, que depende de la edad del niño. Sin embargo, el gasto calórico del paciente internado que requiere exclusivamente fluidos EV es diferente del definido para las condiciones normales. En este escenario clínico, la actividad metabólica se reduce, pues desaparece la atribuible a la acción dinámica específica y disminuye la vinculada con la actividad muscular. Por lo tanto, en condiciones de mantenimiento, la tasa metabólica está compuesta por el metabolismo basal, el crecimiento y cierto grado de actividad muscular (Figura 1.12 a).

Puede concluirse, entonces, que las necesidades de mantenimiento son los requerimientos diarios de agua y electrolitos que suplen el consumo metabólico y las pérdidas fisiológicas por diuresis, piel y el aparato respiratorio, en las condiciones de mantenimiento en las que se encuentra el paciente internado.

Necesidades de mantenimiento de agua

En 1957, Holliday y Segar publicaron en su artículo *The Maintenance Need for Water in Parenteral Fluid Therapy* las bases del aporte diario de fluidos EV en función del cálculo de las kilocalorías (kcal) metabolizadas diariamente por el paciente internado. Ellos demostraron que las necesidades de agua en mililitros por día eran iguales a la energía consumida diariamente (100 mL de agua son necesarios para suplir 100 kcal de gasto calórico), y que, a su vez, el gasto calórico dependía del peso del paciente, pues cuanto más pequeño es el niño, mayor es su actividad metabólica vinculada con el crecimiento (*v.* Figura 1.12 a).

El gasto calórico diario de un niño internado menor de 10 kg es de 110-120 kcal/kg. Lo que implica que los requerimientos diarios de agua sean de 110-120 mL/kg. Diariamente, el metabolismo oxidativo (a través del ciclo de Krebs) aporta 10-20 mL/kg de agua (agua endógena), por lo que para un niño menor de 10 kg los restantes 100 mL/kg/día deben ser aportados. Estas constituyen sus necesidades de mantenimiento de agua (*v.* Figura 1.12 a-b).

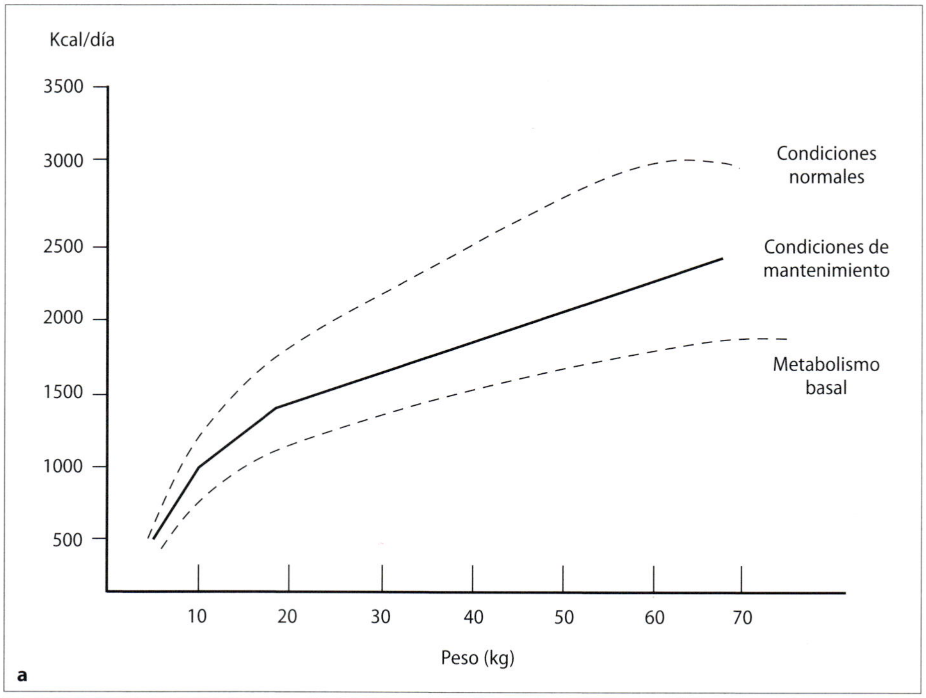

Peso	Líquidos diarios	Ritmo de infusión
0 a 10 kg	100 mL/kg/día	4 mL/kg/h
10 a 20 kg	1000 mL + 50 ml/kg por cada kg que exceda los primeros 10 kg	40 mL/h + 2 mL/kg/h por cada kg que exceda los primeros 10 kg
20 a 30 kg	1500 mL + 20 mL/kg por cada kg que exceda los primeros 20 kg	60 mL/h + 1 mL/kg/h por cada kg que exceda los primeros 20 kg

b

$$SC = \frac{(\text{Peso} \times 4) + 7}{\text{Peso} + 90}$$

c

Figura 1.12 a Actividad metabólica en condiciones basales (metabolismo basal), en condiciones de mantenimiento y en condiciones normales de acuerdo al peso corporal. (Modificada de: Holliday MA, Segar WE. The maintenance need for water in parenteral fluid therapy. Pediatrics 1957; 19 (5): 823-32). **b** Requerimientos diarios de líquidos y ritmo de infusión de los líquidos de mantenimiento de acuerdo al cálculo de Holliday y Segar. **c** Cálculo de la superficie corporal.

Las pérdidas de agua por diuresis son de 55-60 mL cada 100 kcal. Como son pérdidas medibles, se las conoce como pérdidas sensibles. Dado que las pérdidas de agua a través de la piel (perspiración) y del aparato respiratorio no son pasibles de ser medidas, se las conoce como pérdidas insensibles. Su valor aproximado es de 40-45 mL cada 100 kcal en condiciones habituales de mantenimiento, de las cuales aproximadamente 15 mL cada 100 kcal se pierden por el aire espirado y 30 mL cada 100 kcal por la piel.

En niños más grandes, el incremento del gasto calórico diario entre los 10 y los 20 kg es de 50 kcal/kg; mientras que entre los 20 y los 30 kg es de 20 kcal/kg. Esto significa que por cada kilogramo entre los 10 y los 20 kg se requieren 50 mL/kg/día de agua adicionales a los 1000 mL/día correspondientes a los primeros 10 kg; y que por cada kilogramo entre los 20 y los 30 kg se requieren 20 mL/kg/día de agua adicionales a los 1500 mL/día correspondientes a los primeros 20 kg (*v.* Figura 1.12 a-b).

En pacientes mayores de 20 kg, las necesidades de mantenimiento se calculan más precisamente en base a la superficie corporal (*v.* Figura 1.12 c), y son de 1500 mL/m^2/día. Para este cálculo, las pérdidas insensibles se corresponden con 300-400 mL/m^2/día. En pacientes obesos, debe calcularse el requerimiento hídrico de acuerdo con su peso magro (percentil 50 para la talla).

Diversas circunstancias pueden aumentar la tasa metabólica del paciente internado y, por lo tanto, sus requerimientos de agua. El estado febril, por ejemplo, aumenta la tasa metabólica entre un 10% y un 15% por cada grado centígrado por encima de la temperatura normal. La taquipnea persistente, la sudoración profusa, la poliuria y las quemaduras también aumentan los requerimientos hídricos diarios.

Composición de las soluciones parenterales de mantenimiento

Electrolitos

Si bien el cálculo de Holliday y Segar sigue teniendo vigencia en lo referente a las necesidades de mantenimiento de agua, el cálculo de las necesidades de mantenimiento de sodio (2-3 mEq/kg/día), cloro (2 mEq/kg/día) y potasio (1-2 mEq/kg/día), estimado en base a un promedio del contenido en la leche humana y de vaca, motivó a que las infusiones parenterales de líquidos fuesen hipotónicas. Esto implicaba que la tonicidad (u osmolaridad efectiva) de dichas soluciones rondara los 80-100 mOsm/L, francamente hipotónicas con respecto al plasma. A lo largo de los años, la evidencia demostró la elevada incidencia de hiponatremia, e incluso de encefalopatía hiponatrémica, en pacientes que recibían estas soluciones, particularmente en situaciones clínicas que se acompañan de liberación no osmótica de AVP.

A la luz de dichos conocimientos, actualmente se recomienda el aporte de líquidos parenterales isotónicos al administrar las necesidades de mantenimiento. Esto implica la administración de sodio (generalmente como cloruro de sodio) entre 131 y 154 mEq/L (recomendado 140 mEq/L) acompañado de potasio (generalmente como cloruro de potasio) a 10 mEq/L en niños menores de 10 kg y a 20 mEq/L en niños mayores. La osmolaridad efectiva de estas soluciones ronda los 300 mOsm/L.

Algunos pacientes se encuentran fuera de esta recomendación: recién nacidos críticamente enfermos, pacientes hipertensos, grandes quemados, pacientes con nefropatías o cirrosis y pacientes con cardiopatías congénitas. Aún no se dispone de evidencia suficiente sobre la composición ideal de las soluciones de mantenimiento para estos pacientes. Sin embargo, y de acuerdo con los principios fisiológicos que regulan el volumen y la osmolalidad del LEC desarrollados en este capítulo, las soluciones parenterales isotónicas representarían una opción segura y eficaz, siempre que se controlen su volumen y ritmo de infusión.

Glucosa

En pacientes que reciben exclusivamente líquidos EV por un tiempo superior al ayuno fisiológico (Tabla 1.3), además de suministrar el volumen y la tonicidad adecuados, es necesario administrar un sustrato metabólico capaz de mantener la glucemia en sus valores normales y evitar la cetogénesis.

La administración a necesidades de mantenimiento de una solución de dextrosa al 5% (5 g de glucosa en 100 mL de agua) asegura el aporte del 20% del requerimiento metabólico diario, suficiente para evitar tanto la hipoglucemia como la lipólisis y producción de cuerpos cetónicos. Asimismo, dicha solución infundida a necesidades de mantenimiento asegura un flujo de glucosa de entre 3-4 mg/kg/min que no eleva la glucemia por encima de su umbral de reabsorción renal, por lo que no produce poliuria por arrastre osmótico.

Cabe destacar que si bien la solución de dextrosa al 5% puede considerarse isosmótica con el plasma (278 mOsm/L) no es isotónica, pues luego de infundidas las moléculas de glucosa se redistribuyen rápidamente desde el LEC hacia el LIC. Por lo tanto, el aporte de glucosa tiene valor metabólico y no osmótico. La osmolaridad efectiva (tonicidad) de las soluciones parenterales es otorgada por los electrolitos, principalmente el sodio y el cloro.

Tabla 1.3 Duración del ayuno fisiológico según la edad

Edad	Duración del ayuno fisiológico
Neonatos y < de 6 meses	4 horas
6 meses a 2 años	6 horas
Niños mayores y adultos	8 horas

Representa el tiempo en el cual el organismo se mantiene en un aceptable equilibrio hidroelectrolítico y metabólico luego de una ingesta adecuada.

Soluciones salinas y soluciones balanceadas

La primer referencia en la bibliografía científica a la solución salina al 0,9% (estrictamente, al 0,92%) fue en un artículo publicado en 1896, donde Lazarus y Barlow citan a Hamburger, un fisiólogo holandés, quien sugería que la solución salina al 0,92% era normal o fisiológica para la sangre de mamíferos, pues poseía un punto crioscópico de −0,52 °C, casi idéntico al del plasma (−0,55 °C), y los eritrocitos suspendidos en esa solución no desarrollaban cambios de volumen.

Como fue comentado, la solución salina al 0,9% posee 154 mEq/L de sodio, una concentración muy similar a la de la fase acuosa del plasma y a la del LI. Sin embargo, la concentración de cloro (154 mEq/L) resulta suprafisiológica. La presencia de otros aniones en el plasma es responsable de la relación sodio/cloro normal, que toma valores de entre 1,21/1 y 1,54/1, distintos del de la solución salina al 0,9% (*v.* Tabla 1.3). El aporte rápido de grandes volúmenes de esta solución, como durante el intraoperatorio o la reanimación enérgica con fluidos endovenosos, se asoció en adultos con el desarrollo de acidosis metabólica hiperclorémica, disminución del flujo sanguíneo renal y de la TFG (el cloro funciona como un vasoconstrictor renal), que en ocasiones condujo a la necesidad de terapia de reemplazo renal. Sin embargo, esto no fue demostrado en niños ni en adultos cuando se utiliza la solución salina al 0,9% como fluido de mantenimiento por menos de 72 horas.

Las soluciones balanceadas como el Plasma-lyte (Tabla 1.4) poseen relaciones sodio/cloro más parecidas a las fisiológicas, pues reemplazan parcialmente la carga aniónica del cloro con ácidos orgánicos (acetato, gluconato, etc.). Asimismo, incluyen potasio y otros cationes en su conformación. Empero, ninguna solución electrolítica balanceada tiene todas las características del plasma (*v.* Tabla 1.4). A su vez, vale aclarar que si bien el Ringer lactato es una solución balanceada, a diferencia del Plasma-lyte resulta ligeramente hipotónica con respecto al plasma.

Tabla 1.4 Composición de la solución salina y de distintas soluciones balanceadas

	Solución salina al 0,9%	Ringer lactato	Plasma-lyte 148	Plasma-lyte pH 7,4
Osmolalidad (mOsm/kg)	308	273	295	295
pH	4,0-7,0	6,0-7,5	4,0-8,0	7,4
Sodio (mEq/L)	154	130	140	140
Cloro (mEq/L)	154	109	98	98
Potasio (mEq/L)	0	4	5	5
Calcio (mmol/L)	0	1,4	0	0
Magnesio (mmol/L)	0	0	1,5	1,5
Acetato (mmol/L)	0	0	27	27
Lactato (mmol/L)	0	28	0	0
Gluconato (mmol/L)	0	0	23	23
Relación Na^+/Cl^-	1/1	1,19/1	1,43/1	1,43/1

Al momento actual, no hay estudios que demuestren si las soluciones balanceadas son superiores a las soluciones salinas como fluidos de mantenimiento.

Confección del plan de hidratación parenteral y límites de seguridad

En caso de que no se disponga de soluciones isotónicas preformadas para administrar las necesidades de mantenimiento diarias, pueden administrarse mediante la confección de un plan de hidratación parenteral (PHP) en 24 horas. Las necesidades de agua se entregan con una solución dextrosada al 5% (que además de agua, aporta el sustrato metabólico), con el agregado de 140 mEq/L de cloruro de sodio y 10-20 mEq/L de cloruro de potasio. Cabe considerar que la solución así formada resulta isotónica con el plasma. La concentración ideal de potasio para estas soluciones se encuentra actualmente en revisión.

En la Figura 1.13 a se muestra cómo confeccionar el PHP a necesidades de mantenimiento para un paciente de 10 kg. La Figura 1.13 b muestra cómo indicar a enfermería el PHP confeccionado.

Los límites de seguridad de un PHP hacen referencia, principalmente, al flujo de potasio y de glucosa, y a la concentración de ambos solutos (Figura 1.13 c). Al administrar fluidos de mantenimiento, el flujo de potasio no debe superar los 0,3-0,5 mEq/kg/h, para evitar el desarrollo de arritmias. Si el paciente recibe en simultáneo otro aporte EV de potasio, el flujo se calcula en base a la sumatoria de ambos aportes por separado. Para su cálculo en estrategias de hidratación en 24 horas (fluidos de mantenimiento), puede utilizarse la siguiente fórmula:

$$\text{Flujo de potasio} = \frac{[(\text{mL/kg de agua}) \times (\text{concentración de potasio})]}{24\,000}$$

El flujo de glucosa tiene en consideración los mg/kg/min vehiculizados a través del PHP, para no elevar la glucemia por encima del umbral renal (180 mg/dL) e impedir que se generen glucosuria y poliuria por efecto osmótico. Normalmente, esto no sucede cuando se administran flujos de 3-6 mg/kg/min. Para su cálculo en estrategias de hidratación en 24 horas (fluidos de mantenimiento), puede utilizarse la siguiente fórmula:

$$\text{Flujo de glucosa} = \frac{(\text{mL/kg de agua}) \times (\%\ \text{dextrosado}) \times 10}{1440}$$

Para evitar el desarrollo de flebitis, la concentración de potasio no debe superar los 60 mEq/L a través de un acceso vascular periférico, y la de glucosa los 12,5 g en 100 mL de agua (dextrosado al 12,5%). En caso de un acceso vascular central, la concentración de potasio puede alcanzar los 120-150 mEq/L, mientras que la de glucosa, los 25-50 g en 100 mL de agua (dextrosados al 25% y al 50%, respectivamente).

Controles clínicos y analíticos

El aporte de fluidos EV de mantenimiento requiere del control clínico estricto, junto con la monitorización del peso, del balance de ingresos y egresos y de ciertas determinaciones de laboratorio.

Peso. Se recomienda pesar al paciente antes de iniciar la fluidoterapia EV y posteriormente cada 24 horas, mientras continúe la administración de líquidos parenterales. Si existen grandes pérdidas de líquidos o cambios clínicos (oliguria, poliuria, etc.), si el paciente se encuentra deshidratado o si aparecen edemas, debe aumentar la frecuencia con la que se pese al paciente.

Balance de ingresos y egresos. El detallado registro de los ingresos y egresos (dentro de los cuales también deben incluirse las pérdidas insensibles) de líquidos permite conocer si las indicaciones médicas se llevan a cabo de acuerdo con lo planificado, y tener un control cercano de la terapéutica del paciente. Se recomienda realizarlo cada 4-6 horas durante las primeras 24 horas, y luego ajustarlo de acuerdo con la evolución clínica.

Determinaciones de laboratorio. Los pacientes que reciben exclusivamente líquidos EV por períodos mayores de 24 horas deben tener un análisis de laboratorio al inicio de la fluidoterapia y luego a razón de uno por día. Debe incluir la monitorización de la glucemia, estado ácido-base, ionograma, urea y creatinina plasmáticas. Si el paciente presenta un sodio plasmático < 130 mEq/L se recomienda realizar determinaciones de laboratorio con mayor frecuencia (cada 4-6 horas), además de un estricto control clínico para detectar precozmente signos y síntomas atribuibles a hiponatremia o a sus posibles causas (secreción inadecuada de AVP, etc.) (*v.* Capítulos 2 y 5).

Deshidratación

Clásicamente, la deshidratación se define como el balance negativo de agua y electrolitos. Sin embargo, es más apropiado referirse a esta como la condición de pérdida exclusiva de agua, cuya manifestación es la hipernatremia, capaz de movilizar agua desde el LIC hacia el LEC. La depleción de volumen, en cambio, hace referencia a cualquier condición que curse con disminución del volumen efectivo circulante, que puede ser ocasionada por

Agua = 100 mL/kg/día
Electrolitos = 140 mEq/L de sodio
= 10 mEq/L de potasio
↓

	Agua	Sodio	Potasio
mL/kg o mEq/kg	100	14	1
mEq/L		140	10

a

Indicación a enfermería

Dextrosa al 5% —— 500 mL
NaCl al 20% —— 20,5 mL
KCl 3M —— 3,3 mL
} Goteo = 40 mL/h

b

Límite de seguridad	Valor	VU
Flujo de K^+	0,08 mEq/kg/h	0,3-0,5
Concentración de K^+	10 mEq/L	10-60*
Flujo de glucosa	3,5 mg/kg/min	3-6

c

Figura 1.13 a Confección de un PHP isotónico a necesidades de mantenimiento para un paciente de 10 kg. **b** Modo de indicación a enfermería del PHP confeccionado. El cloruro de sodio al 20% (NaCl al 20%) posee 3,4 mEq de sodio por cada mililitro. El cloruro de potasio 3 molar (KCl 3M) posee 3 mEq de potasio por cada mililitro. **c** Límites de seguridad del PHP confeccionado y los respectivos valores usuales (VU). *: representa la concentración de K^+ recomendada para infundir a través una vía periférica. Por una vía central, la concentración máxima recomendada es entre 120 y 150 mEq/L.

pérdida de agua y electrolitos (diarrea, vómitos, etc.) o solo de agua (diabetes insípida, aumento de las pérdidas insensibles, etc.). Estos términos, por lo tanto, diferencian las condiciones fisiopatológicas que resultan de la pérdida de distintos tipos de fluidos. No obstante, ambos son utilizados frecuentemente como sinónimos, independientemente del tipo de déficit que originó la contracción de volumen. En este apartado, uno y otro término serán utilizados indistintamente.

Causas

La causa más frecuente de deshidratación es la diarrea aguda (mayoritariamente de origen viral). También puede producirse por vómitos, hipoaporte, poliuria (diabetes mellitus, diabetes insípida, etc.) y aumento de las pérdidas insensibles de agua (taquipnea, quemaduras, fiebre persistente, calor ambiental excesivo, etc.). La diferenciación entre pacientes deshidratados por diarrea y mecanismos distintos de la diarrea permite, en cierta medida, predecir la morbilidad electrolítica y ácido-básica asociada, lo que orienta el enfoque diagnóstico y terapéutico de cada uno de los grupos.

Fisiopatología

Hidrolabilidad

Además de la elevada incidencia de gastroenteritis viral en la infancia, la deshidratación es frecuente en lactantes y niños pequeños por su marcada hidrolabilidad. Esta se explica por varias razones. A pesar de que el porcentaje del peso corporal atribuible al agua es mayor en lactantes que en niños mayores y adultos (70% y 60%, respectivamente), los lactantes y los niños pequeños son, en términos funcionales, hidropénicos. Esto se atribuye a sus elevados requerimientos hídricos diarios relacionados con la actividad metabólica (más del triple que la del adulto) con tan solo un 10% más de ACT. Asimismo, la fracción cuantitativamente más importante del ACT se encuentra ubicada en el LEC, compartimiento hidrosalino expuesto a los intercambios con el medio externo. Un lactante de 6 kg, por ejemplo, pierde y repone diariamente (por la actividad metabólica) 150 mL/kg de agua, es decir, 900 mL totales. Como su LEC posee 2400 mL de agua (el 40% del peso corporal), esto implica que diariamente intercambia entre la mitad y una tercera parte del LEC. Mientras que un adulto moviliza por día una quinta parte de su agua extracelular. A su vez, los lactantes tienen más pérdidas insensibles de agua que los niños mayores y adultos, porque su superficie corporal es proporcionalmente mayor por unidad de peso.

Contribuye con la labilidad hídrica la menor capacidad renal para amortiguar las pérdidas de agua y electrolitos. Esto se debe a la inmadurez de numerosos mecanismos de reabsorción tubular y a la menor capacidad de concentración urinaria. Por último, los lactantes y los niños pequeños son incapaces de ingerir agua por sus propios medios.

Respuesta a la contracción del LEC

La depleción de volumen produce una respuesta adaptativa renal conocida como "estadio prerrenal". Se trata de una adaptación fisiológica adecuada, cuyo objetivo es preservar el volumen intravascular. Se caracteriza por una disminución de la TFG (secundaria a la menor perfusión renal), con parénquima renal funcionante.

La baja presión de perfusión renal estimula la secreción de renina por las células granulares del aparato yuxtaglomerular, que activa el sistema renina-angiotensina-aldosterona. A su vez, la disminución de la frecuencia de descarga de los barorreceptores aórticos y carotídeos determina la activación del sistema nervioso simpático que, mediante la liberación de noradrenalina, también estimula la secreción de renina. Asimismo, tanto la angiotensina II como el reflejo de los barorreceptores estimulan la secreción neurohipofisaria de AVP (*v.* Figura 1.8). Los cambios en la hemodinamia glomerular y peritubular inducidos por estos mediadores, junto con el aumento de la reabsorción tubular de sodio y agua (angiotensina II, aldosterona, AVP, etc.), confluyen para intentar restablecer el volumen intravascular. En consecuencia, se generan oliguria, una orina concentrada (U_{osm} > 500 mOsm/kg, densidad urinaria > 1020) y una excreción fraccionada de sodio (FE_{NA}) < 1%. La creatinina plasmática aumenta ligeramente (entre un 10% y un 15%), pues al disminuir la TFG aumenta su secreción tubular. Asimismo, la contracción del LEC disminuye la eliminación renal de ácido úrico por aumento de su reabsorción proximal, lo cual se traduce en un aumento de sus niveles circulantes. Por último, la concentración plasmática de urea también aumenta (relación urea/creatinina plasmáticas > 40), por mayor reabsorción proximal y distal.

Clasificación y manifestaciones clínicas

De acuerdo con la magnitud de las pérdidas

Con fines prácticos, la deshidratación se clasifica en leve, moderada y grave. Esta clasificación se fundamenta en la estimación clínica del porcentaje de pérdida de peso secundario a la contracción del LEC, basada en los antecedentes y los hallazgos al examen físico (Tabla 1.5). La deshidratación leve se caracteriza por ser asintomática o levemente sintomática y le corresponde una estimación clínica de pérdida de peso menor del 5%. La deshidratación moderada se caracteriza por la presencia de signos y síntomas atribuibles a la contracción del LEC y le corresponde una estimación clínica de pérdida de peso entre el 5% y el 10%. Mientras que la deshidratación grave se caracteriza por el compromiso hemodinámico, evidenciado

Tabla 1.5 Clasificación de la deshidratación de acuerdo con la magnitud de las pérdidas, junto con las características clínicas principales de cada una

	Deshidratación leve (pérdida estimada < 5% del peso corporal)	Deshidratación moderada (pérdida estimada entre el 5% y el 10% del peso corporal)	Deshidratación grave (pérdida estimada > 10% del peso corporal)
Característica principal	Es asintomática o levemente sintomática	Presenta signos y síntomas de deshidratación	Presenta compromiso hemodinámico
Hallazgos clínicos	▪ Orina concentrada (densidad urinaria > 1020) ▪ El paciente puede referir sed	▪ Mucosas secas ▪ Enoftalmos ▪ Signo del pliegue ▪ Fontanela deprimida ▪ Oliguria ▪ Depresión del sensorio	Signos y síntomas de deshidratación asociados con: ▪ Relleno capilar enlentecido (> 3 segundos) ▪ Extremidades frías y moteadas ▪ Letargo, hipotensión

clínicamente por un relleno capilar enlentecido (> 3 segundos) y, en los casos más graves, hipotensión e inminencia de *shock* hipovolémico. A este tipo de deshidratación le corresponde una estimación clínica de pérdida de peso mayor del 10% (*v.* Tabla 1.5).

De acuerdo con la natremia

Normalmente, las pérdidas enterales por diarrea poseen entre 40-100 mEq/L de sodio, hipotónicas con respecto al LEC. Sin embargo, la deshidratación por diarrea suele ser isonatrémica (sodio entre 130-150 mEq/L), gracias a la reposición de líquidos hipotónicos por vía oral y a la reabsorción de agua libre por acción de la AVP.

El desarrollo de hiponatremia (sodio < 130 mEq/L) no se justifica por las pérdidas enterales, ya que suelen excretarse menos solutos que agua libre. Por lo general, se debe a la sobreoferta oral de líquidos hipotónicos y al efecto dilucional de la AVP. En este tipo de deshidratación (hipotónica), los signos clínicos de contracción del LEC son más precoces y manifiestos. A su vez, dependiendo de la magnitud y del tiempo de instalación de la hiponatremia, pueden asociarse debilidad, letargia, cefalea, confusión, convulsiones, depresión respiratoria y coma (*v.* Capítulo 2).

La deshidratación hipernatrémica (sodio > 150 mEq/L) suele producirse cuando, además de las pérdidas enterales que tienden a concentrar el LEC, coexisten mecanismos adicionales de pérdida de agua libre (fiebre, taquipnea, calor ambiental excesivo, etc.), y la reposición de agua por vía oral es escasa o nula. El ejemplo más ilustrativo de deshidratación hipernatrémica es en la diabetes insípida (*v.* Capítulo 5), cuando no hay reposición o acceso al agua. En este tipo de deshidratación (hipertónica) los signos clínicos de contracción del LEC son menos evidentes, pues la deshidratación se produce, fundamentalmente, a expensas del LIC. Dependiendo del tiempo de instalación de la hipernatremia, pueden asociarse cefalea, irritabilidad y convulsiones (*v.* Capítulo 2). Menos del 5% de los episodios de deshidratación por diarrea cursan con hipernatremia.

Diagnóstico

El diagnóstico de la deshidratación es clínico y se fundamenta en los antecedentes y en la exploración física de los signos y síntomas atribuibles a la contracción del LEC (*v.* Tabla 1.5). Sin embargo, muchas veces la valoración clínica es subjetiva e inexacta, por lo que se puede subestimar o sobreestimar la contracción de volumen. Si bien es poco frecuente en la práctica habitual, la comparación con un peso confiable de normohidratación permite definir con exactitud la magnitud de las pérdidas y orientar el tratamiento.

Los estudios complementarios no se encuentran indicados de rutina. Se sugiere la detección de alteraciones en la función renal, electrolíticas y en el equilibrio ácido-base en las siguientes situaciones clínicas: deshidratación grave, deshidratación exclusiva por vómitos o por pérdidas extradigestivas, sospecha de intoxicación, presencia de una enfermedad de base o de comorbilidades, clínica de acidosis metabólica, sospecha de síndrome urémico hemolítico y sospecha clínica de hipernatremia (coexistencia de mecanismos, irritabilidad, pliegue pastoso, etc.).

Tratamiento

Deshidratación leve y moderada

El tratamiento de elección para la deshidratación leve y moderada es la rehidratación por vía oral con sales de rehidratación oral (SRO). Su composición y eficacia se fundamentan en la presencia de concentraciones equimolares de sodio y glucosa. La absorción enteral de ambos solutos a través del cotransportador luminal SGLT1 (Figura 1.14 a) genera la fuerza osmótica impulsora que favorece la absorción de agua, principalmente por vía paracelular. Actualmente, se recomienda la utilización de SRO de baja osmolalidad (OMS 2002) (Figura 1.14 b), con concentraciones de sodio de entre 60-90 mEq/L.

Por cada 1% de porcentaje estimado de pérdida de peso secundario a la contracción del LEC (déficit previo) se deben administrar 10 mL/kg de SRO. De modo tal que para el tratamiento de la deshidratación leve y moderada deben administrarse

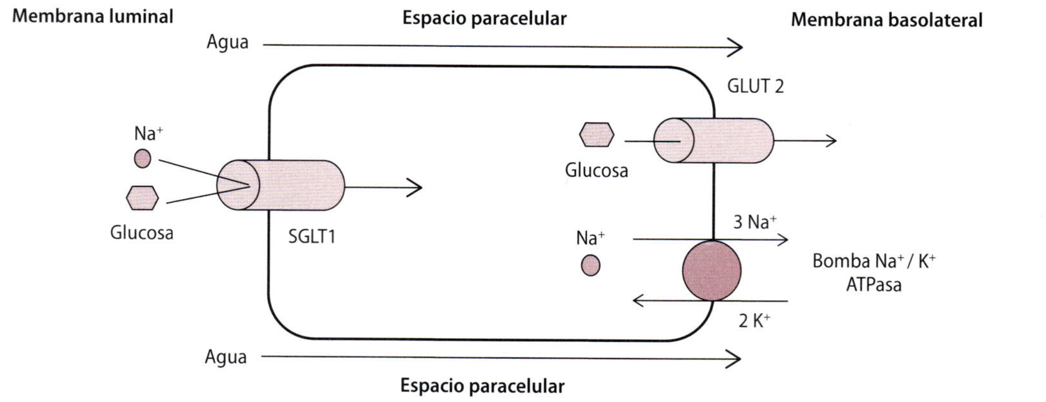

a

b

Sales de RHO	Glucosa (mmol/L)	Sodio (mEq/L)	Potasio (mEq/L)	Bases (mEq/L)	Osmolalidad (mOsm/kg)
OMS (1975)	111	90	30	30	310
OMS (2002)	75	75	20	30	245

Figura 1.14 a Mecanismo de absorción enteral de sodio y glucosa a través del cotransportador luminal SGLT1. El agua se absorbe por vía paracelular a través de las uniones estrechas. **b** Composición de las distintas sales de rehidratación oral.

entre 50-100 mL/kg de SRO en 3-4 horas, con control clínico horario. Si en el curso de la rehidratación el paciente presenta deposiciones diarreicas o vómitos (pérdidas concurrentes), se deben reponer 10 mL/kg de SRO luego de cada deposición diarreica y 2 mL/kg luego de cada vómito. En caso de vómitos clínicamente significativos, puede indicarse una dosis única de ondansetrón por vía oral o endovenosa, de 0,15-0,3 mg/kg/dosis (dosis máxima 16 mg/dosis). Asimismo, si el paciente se niega a tomar las SRO, puede administrarse el volumen calculado a través de una sonda nasogástrica, en 3-4 horas. Se recomienda pesar al paciente antes de iniciar la rehidratación y una vez finalizada esta. Alcanzada la normohidratación, el paciente puede comenzar con la alimentación.

Esta estrategia de rehidratación es altamente segura y eficaz. Además, disminuyó significativamente el número de internaciones por diarrea aguda y produjo una sensible reducción de la mortalidad.

Las contraindicaciones para la rehidratación inicial por vía oral son alteración del estado de conciencia que implique riesgo de aspiración (depresión del sensorio grave, convulsiones, coma); acidosis metabólica grave, íleo; síndrome malabsortivo; vómitos incoercibles; empeoramiento o falta de mejoría con la rehidratación oral, y *shock* o deshidratación grave. En estos casos, la rehidratación inicial debe ser por vía endovenosa. A su vez, si la estrategia de rehidratación oral fracasa, también se debe indicar la rehidratación por vía endovenosa.

Deshidratación grave

El tratamiento de la deshidratación grave comienza con la restitución enérgica del volumen intravascular, mediante la administración rápida de expansores cristaloides isotónicos (solución salina al 0,9%), a 20 mL/kg en 10-20 min. Esta expansión (en términos de relación volumen/tiempo) permite mejorar la perfusión distal al recomponer parcialmente el volumen del LEC y favorece el desempeño contráctil ventricular a través del mecanismo de Frank-Starling. Una vez revertido el compromiso hemodinámico (normalización del relleno capilar), que por lo general se alcanza con 20-40 mL/kg (de no recuperarse con ese volumen, es probable que el paciente, además, se encuentre séptico), debe comenzarse con la rehidratación.

Habiendo documentado mejoría hemodinámica y en el estado de conciencia, puede intentarse la rehidratación por vía oral mediante la administración de 100 mL/kg de SRO en 4 horas (25 mL/kg/h), en forma espontánea o a través de una sonda nasogástrica. Las pérdidas concurrentes deben reponerse en el curso de la rehidratación como fue comentado, y en caso de vómitos clínicamente significativos puede utilizarse la dosis única de ondansetrón.

Si esta estrategia de rehidratación oral fracasa, es indicación para iniciar la rehidratación por vía endovenosa, que puede instrumentarse en sus modalidades rápida o convencional con fluidos isotónicos. Para un análisis detallado de estas estrategias de reposición de volumen, sugerimos consultar el Capítulo 12.

Edema

El edema es la situación clínica caracterizada por la expansión patológica del volumen intersticial (localizada o generalizada) o del compartimiento transcelular (ascitis, derrame pleural, etc.). El volumen de estos compartimientos se regula mediante el balance entre la permeabilidad capilar, el flujo linfático y las fuerzas que gobiernan el movimiento hídrico a través de los vasos (presión hidrostática y oncótica transcapilar).

Fisiopatología, clasificación y causas

De acuerdo con el mecanismo generador

Siguiendo el esquema mecánico propuesto por la ley de Starling (*v.* Figura 1.7), el edema puede producirse por la alteración de uno o más de los factores de la ecuación, que resulta en un aumento de la filtración o en una disminución de la reabsorción en los extremos arterial y venoso del capilar, respectivamente. A esto se añaden las alteraciones del flujo linfático.

Clínicamente, puede presentarse en cuatro circunstancias:

- Disminución de la reabsorción por aumento de la presión hidrostática del extremo venoso.
- Aumento de la filtración por disminución de la presión oncótica del extremo arterial.
- Aumento de la permeabilidad capilar.
- Disminución de la reabsorción linfática.

La hipertensión arterial no es causa de edema por la presencia del esfínter precapilar, que modifica el calibre vascular para mantener constante la presión intracapilar (autorregulación). Por lo tanto, el edema se genera por un aumento de la presión hidrostática del extremo venoso del capilar. Esto puede responder a causas locales (trombosis venosa, tromboflebitis, etc.) o generales, como en la insuficiencia cardíaca congestiva (por transmisión retrógrada de presión) y en la hipervolemia por glomerulonefritis, lesión renal aguda o expansión IV transitoria por exceso de líquidos parenterales.

La disminución de la presión oncótica que favorece la filtración transcapilar en el extremo arterial se observa con cifras de albúmina inferiores a 2-2,5 g/dL. Esto puede suceder por disminución de su síntesis (hepatopatías crónicas, cirrosis), mayor consumo (estados hipercatabólicos prolongados), fuga transcapilar (sepsis y mecanismos inmunoalérgicos de activación endotelial), pérdidas enterales (síndromes malabsortivos) o renales (síndrome nefrótico) y desnutrición grave.

El aumento de la permeabilidad capilar origina un edema cuya característica distintiva es la presencia de proteínas por pasaje hacia el LI. Este edema, por lo general de etiología inflamatoria, puede deberse a trastornos sistémicos (sepsis, vasculitis, anafilaxia, reacciones de hipersensibilidad a fármacos, etc.) o locales (alergias, traumatismos, celulitis, quemaduras, etc.).

La perturbación del drenaje linfático puede originar el linfedema idiopático o primario, o bien producirse en forma secundaria a causas bien definidas como neoplasias, luego de un procedimiento quirúrgico o por la radioterapia, entre otras.

De acuerdo con el volumen arterial efectivo

Desde un punto de vista clínico y fisiopatológico, es útil distinguir los edemas acompañados por disminución de la volemia arterial efectiva de aquellos que cursan con hipervolemia. Vale aclarar que se encuentran funcionalmente excluidos de la volemia efectiva los volúmenes alojados en las cavidades cardíacas dilatadas y en las regiones venosas de gran capacitancia.

Edemas con hipovolemia arterial efectiva

En estos edemas, el desplazamiento del líquido intravascular hacia el espacio intersticial origina la reducción del volumen circulante. Esto da lugar a una serie de respuestas fisiológicas tendentes a restituir el volumen IV (*v.* Figura 1.8). Los mecanismos puestos en marcha conducen a la retención de agua y sodio que, mientras se sostenga el desequilibrio capilar inicial, tienden a perpetuar el edema. Las siguientes son las causas principales de este tipo de edemas:

- Insuficiencia cardíaca congestiva: aumento retrógrado de la presión hidrostática del extremo venoso del capilar y disminución del volumen minuto cardíaco.
- Cirrosis hepática (síndrome ascítico edematoso): disminución de la presión oncótica (hipoalbuminemia), junto con cambios hemodinámicos vinculados con vasodilatación arteriolar y venular.
- Síndrome nefrótico: disminución de la presión oncótica por proteinuria masiva.

Es frecuente que, a raíz de la respuesta fisiológica para revertir la hipovolemia (angiotensina II, aldosterona, sistema simpático, AVP, etc.) se desarrolle hiponatremia dilucional. Si bien hay balance positivo tanto de agua como de sodio (el sodio corporal total se encuentra aumentado), el primero prima por sobre el segundo y diluye el LEC. De aquí se desprende que la hiponatremia no es sinónimo de déficit corporal de sodio (*v.* Capítulo 2). En estos escenarios, el sodio urinario suele ser bajo (10-20 mEq/L), lo cual expresa que su balance se regula en torno a la conservación del volumen del LEC, censado en el IV.

Edemas con aumento de la volemia arterial efectiva

Menos frecuentemente, los edemas responden a un aumento de la volemia efectiva por una falla renal primaria que perturba la excreción de sodio y agua. Esto sucede en la lesión renal aguda (LRA) oligúrica y en las glomerulonefritis agudas (GNA). Asimismo, puede suceder en circunstancias de expansión no controlada del IV por la administración de soluciones salinas, que supera la capacidad de excreción renal. Para que la hipervolemia sea posible y aumente la presión hidrostática del extremo venoso del capilar, es necesario que el aporte EV de estos fluidos sea excesivo y en un corto plazo. A su vez, sucede cuando existe un trastorno renal intrínseco (LRA, GNA) que impide el establecimiento de la respuesta natriurética que normalmente se instaura cuando se expande el LEC (péptidos natriuréticos, el tercer factor, etc.).

En algunos casos de síndrome nefrótico con albúmina mayor de 2 g/dL, pueden existir edemas asociados con hipervolemia, debido a una alteración intrarrenal del túbulo colector.

Manifestaciones clínicas

El edema comienza a ser clínicamente evidente cuando la retención hidrosalina determina aumentos del 5%-10% del peso corporal. Por lo general, suele afectar las zonas declives, y se explora clínicamente en sitios en los que existe un plano rígido óseo cercano (maléolos, tibia o sacro). La impronta al retirar un estímulo aplicado con cierta presión deja una depresión conocida como fóvea o signo de Godet, cuya magnitud se mide de acuerdo con el grado de depresión y el tiempo de recuperación.

El linfedema puede considerarse una forma especial de edema. Su carácter crónico y el alto contenido proteico favorecen la proliferación de fibroblastos que lo tornan duro, elástico, y no deja fóvea o Godet a la presión digital. En el mixedema (hipotiroidismo), los mucopolisacáridos que infiltran e induran la piel justifican la ausencia de Godet a la presión digital.

La anasarca hace referencia al estado edematoso generalizado, que afecta tanto el compartimiento intersticial como el transcelular (ascitis, derrame pleural, etc.).

La valoración del balance de ingresos y egresos, así como del peso, es fundamental en pacientes con edema. Asimismo, ciertas determinaciones de laboratorio (estado ácido base; ionograma plasmático y urinario; sedimento de orina con proteinuria; albúmina, urea y creatinina plasmáticas, etc.) se realizarán de acuerdo con la evolución clínica y la situación que genera el edema.

Tratamiento

El tratamiento del edema debe estar orientado a la causa que lo produce, con especial atención si se desarrolla en el marco de aumento o disminución de la volemia efectiva circulante. Por lo general, la resolución de la causa primaria se acompaña de la resolución del edema.

La restricción del aporte de sodio a 1-3 mEq/kg/día (o 2-3 g/día si se emplea vía oral) es una medida útil en edemas generalizados producidos por LRA, GNA, síndrome ascítico edematoso, insuficiencia cardíaca y síndrome nefrótico.

Los diuréticos de asa como la furosemida (1-3 mg/kg/día) son útiles en la insuficiencia cardíaca congestiva con aumento retrógrado de la presión hidrostática capilar, así como en la LRA y en la GNA. La espironolactona (3-6 mg/kg/día) es útil en el síndrome ascítico edematoso, y se la prefiere frente a la furosemida por la presencia de hiperaldosteronismo secundario y para evitar la alcalosis metabólica hipopotasémica, capaz de empeorar la hiperamonemia.

La infusión EV de albúmina junto con furosemida se encuentra indicada en casos de hipoalbuminemia secundaria a síndrome nefrótico o síndrome ascítico edematoso, cuando hay ascitis o derrame pleural graves que se asocian con restricción respiratoria (*v.* Capítulos 48.3 y 71). Se administra 1 g/kg de albúmina al 20% en 3-6 horas, junto con 0,5 mg/kg de furosemida a la mitad y 0,5 mg/kg al final de la infusión. Se sugiere establecer un control clínico estricto durante la infusión.

Acceda al eBook para consultar la lista de bibliografía. Consulte las indicaciones en la retiración de tapa.

2

Hiponatremia e hipernatremia

Juan B. Dartiguelongue • Ariel Cheistwer • Daniel Montero

El balance de sodio regula el volumen del líquido extracelular (LEC), mientras que el balance de agua regula la osmolalidad. Dado que el sodio y sus aniones acompañantes son los determinantes principales de la osmolalidad del plasma (*v.* Capítulo 1), las alteraciones del balance externo de agua se reflejan en la concentración plasmática de este ion, que se encuentra determinada principalmente por el agua corporal total. En consecuencia, el sodio plasmático es un indicador del equilibrio hídrico.

Para mantener estable el balance corporal de agua, los cambios de la osmolalidad del LEC son monitoreados por un complejo sistema de osmorreceptores ubicados en el sistema nervioso central (SNC). Estos regulan el mecanismo de la sed y la secreción neurohipofisaria de hormona antidiurética, actualmente referida como arginina vasopresina (AVP). Tanto la AVP como la sed cumplen un rol central en el balance externo de agua. La AVP regula la cantidad de agua libre excretada diariamente en la orina para mantener la osmolalidad del LEC dentro su valor normal (285-295 mOsm/kg), mientras que el mecanismo de la sed normaliza la ingesta hídrica de acuerdo con las necesidades diarias (según el estado metabólico del individuo). En consecuencia, ambos mecanismos participan de la regulación y mantenimiento de la concentración plasmática de sodio, que normalmente varía entre 135-145 mEq/L.

Asimismo, existe una interrelación fisiológica entre el control del volumen y de la osmolalidad del LEC. Se establece a partir del reflejo de los barorreceptores aórticos y carotídeos y a la acción de la angiotensina II; ambos factores participan de la regulación de la secreción de AVP y, en menor medida, del mecanismo de la sed.

En los Capítulos 1 y 5 se describe la regulación del balance externo de agua, así como el rol fisiológico de la AVP y las alteraciones de su metabolismo y acción. Mientras que en el Capítulo 6 se describe la regulación del balance de sodio, el control del volumen del LEC y sus alteraciones. En este capítulo se desarrollan el resto de las alteraciones del balance externo de agua, en ocasiones asociadas con alteraciones del balance de sodio, que conducen al desarrollo de hiponatremia e hipernatremia.

Hiponatremia

Como fue mencionado, la hiponatremia se establece sobre la base de una alteración primaria del balance externo de agua. En el marco de la contracción del LEC, p. ej., también se acompaña de un trastorno en el balance externo de sodio.

La incapacidad para excretar agua libre, sumado al aporte de un exceso de agua libre por vía oral o parenteral, generan hiponatremia. En efecto, para que la hiponatremia se establezca siempre es necesaria la participación de ambos componentes. Es decir, que aun cuando se produce un aumento de la AVP circulante con menor capacidad renal para excretar agua (*v.* más adelante), no se genera hiponatremia sin el aporte simultáneo de agua por vía oral o de soluciones hipotónicas por vía parenteral. Un caso especial representa la polidipsia psicógena o primaria, en la que puede generarse hiponatremia (además de poliuria) cuando se supera la capacidad renal para excretar agua (*v.* más adelante).

Incidencia

La hiponatremia es el trastorno hidroelectrolítico más frecuente en pediatría. Afecta globalmente hasta el 25% de los niños internados, con cifras que varían desde el 5% en las salas de clínica general, hasta el 30%-35% en las unidades de cuidados intensivos pediátricos (UCIP). Asimismo, durante el período posquirúrgico la incidencia es cercana al 30%. La explicación a este fenómeno resulta de la combinación de situaciones clínicas que propician un exceso de AVP (*v.* más adelante), junto con un aporte exagerado e inapropiado de líquidos hipotónicos, por lo general a través de planes de hidratación parenteral (*v.* Capítulo 1).

De acuerdo con patologías específicas, la hiponatremia se ha reportado hasta en el 50% de los pacientes sépticos, el 45%-60% de los pacientes con meningoencefalitis, el 30%-45% de los pacientes con bronquiolitis o neumonía, y hasta en el 13% de los que desarrollan convulsiones.

Cabe destacar que el desarrollo de hiponatremia se asocia con un aumento de la mortalidad, mayor riesgo de complicaciones y prolongación de la estadía en el hospital.

Definición

Si bien para numerosos autores la hiponatremia se define con un sodio plasmático < 135 mEq/L, desde un punto de vista práctico y en función de las manifestaciones clínicas y su relación con el tratamiento (*v.* más adelante), la hiponatremia puede definirse y estratificarse de la siguiente manera:

- Hiponatremia leve: sodio entre 125-130 mEq/L.
- Hiponatremia moderada: sodio entre 120-125 mEq/L.
- Hiponatremia grave: sodio < 120 mEq/L.

Cabe destacar que, en forma independiente de la magnitud del descenso del sodio, la hiponatremia siempre se considera grave cuando se acompaña de encefalopatía hiponatrémica (*v.* más adelante).

Clasificación y causas

Desde un punto de vista clínico y fisiopatológico, resulta de suma utilidad clasificar a las hiponatremias de acuerdo con la ausencia o la presencia de un aumento de la AVP (Figura 2.1). En pediatría, la causa más frecuente de hiponatremia es la depleción de volumen en el marco de la diarrea aguda (*v.* Capítulo 1). Este escenario clínico se caracteriza por la combinación de la contracción del LEC, aumento de la AVP y el aporte frecuente de un exceso de líquidos hipotónicos por vía oral, situaciones que en conjunto propician el desarrollo de hiponatremia.

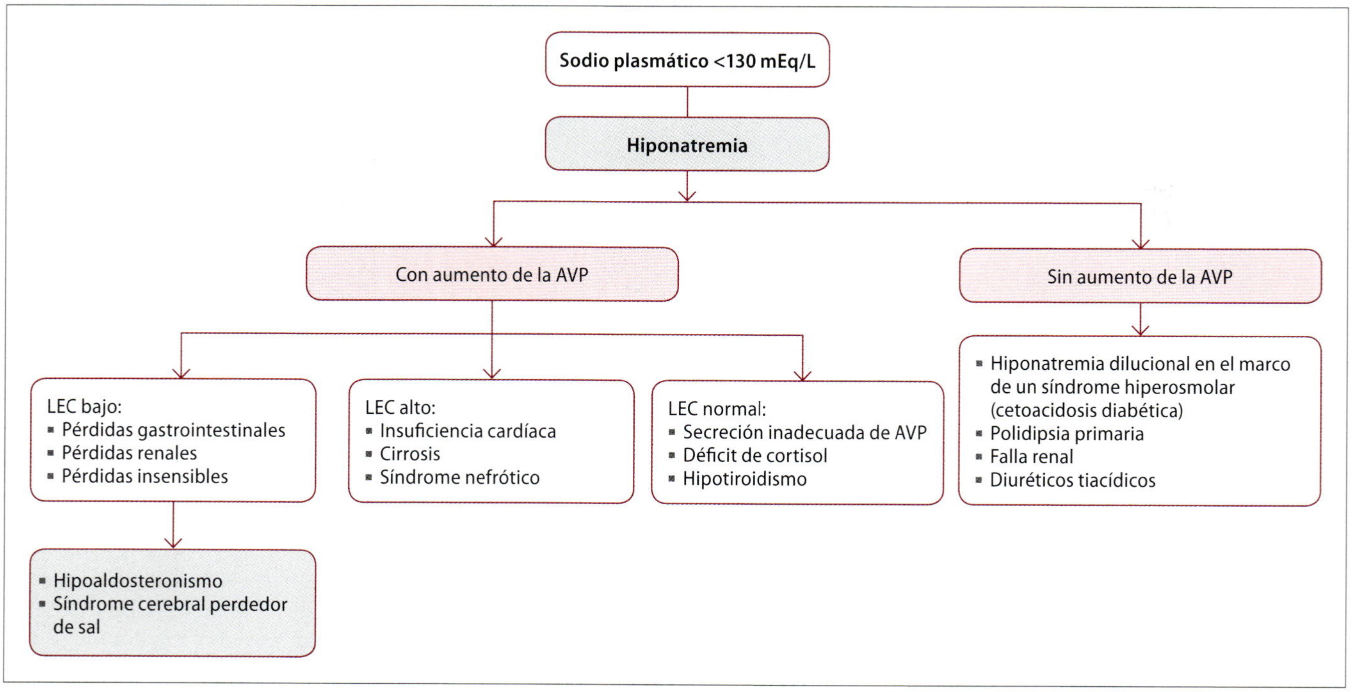

Figura 2.1 Clasificación de las causas más relevantes de hiponatremia en pediatría, en función de la ausencia o la presencia de un aumento de la arginina vasopresina (AVP). LEC: líquido extracelular.

Hiponatremias sin aumento de la AVP

Este tipo de hiponatremias se caracterizan por la ausencia de un exceso de AVP circulante, y representa el grupo menos frecuente en pediatría. Dejando de lado la seudohiponatremia, cada vez menos observada con la determinación del sodio plasmático mediante el método ion selectivo directo, se describen tres situaciones clínicas que vale la pena mencionar:

- Hiponatremia dilucional en el marco de un síndrome hiperosmolar (cetoacidosis diabética).
- Polidipsia primaria.
- Falla renal.

La hiponatremia asociada con el uso de tiazidas, frecuente en adultos pero excepcional en pediatría, también se encuentra dentro de este grupo. El bloqueo del cotransportador Na^+/Cl^- del túbulo contorneado distal (NCC) interfiere con la dilución del líquido tubular, restringe la capacidad de dilución urinaria y conduce a una menor excreción de agua libre.

Hiponatremia dilucional en el marco de un síndrome hiperosmolar

La causa más frecuente de este trastorno es la hiperglucemia que acompaña a la cetoacidosis diabética (*v.* Capítulo 20). La hipertonicidad extracelular generada por la hiperglucemia induce el desplazamiento de agua desde el líquido intracelular (LIC) hacia el LEC, lo que diluye el sodio plasmático y produce hiponatremia. Este fenómeno se revierte con la corrección de la hiperglucemia.

Clásicamente, se describe que este mecanismo dilucional propicia un descenso del sodio plasmático en 1,6 mEq/L por cada 100 mg/dL que aumenta la glucemia por encima de 100 mg/dL. Sin embargo, diversos autores describen que esta relación puede cambiar cuando la glucemia es mayor de 400 mg/dL (el sodio podría disminuir ~2,4 mEq/L por cada 100 mg/dL por encima de 400 mg/dL).

El cálculo del sodio corregido (Figura 2.2) permite conocer la concentración de sodio esperada en ausencia de hiperglucemia.

Se debe mencionar que en la cetoacidosis diabética, si bien la deshidratación es principalmente intracelular, suele haber cierto grado de contracción concomitante del LEC (*v.* Capítulo 20) y aumento de la AVP; sin embargo, este aumento no representa el mecanismo principal de generación de hiponatremia en esta entidad.

Polidipsia primaria

El flujo urinario está determinado por el aporte de agua, y el volumen máximo de orina que puede ser emitido diariamente se encuentra limitado por la carga renal de solutos (CRS, *v.* Capítulo 8). Normalmente, la CRS es cercana a 10 mOsm/kg/día (entre 100-600 mOsm/día, según el tipo de dieta y la edad).

La capacidad máxima de dilución urinaria permite emitir una orina con una osmolalidad de 50 mOsm/kg, propiedad que se encuentra madura desde el nacimiento, si bien se ve limitada por la menor tasa de filtrado glomerular (*v.* Capítulo 1). Por el contrario, la capacidad máxima de concentración urinaria varía con la edad; es mayor de 1100 mOsm/kg hacia el final del primer año de vida, y entre los 2-3 años se alcanza la capacidad máxima de concentración del adulto (1200-1400 mOsm/kg).

Si se toma el ejemplo de un paciente de 5 años que pesa 20 kg, diariamente debería excretar una CRS de 200 mOsm

$$\text{Na}^+ \text{ corregido} = \text{Na}^+ \text{ medido} + \left(2 \times \frac{\text{glucemia (mg/dL)} - 100}{100}\right)$$

Figura 2.2 Cálculo del sodio corregido en el marco de la hiperglucemia.

(10 mOsm/kg). En base a la capacidad de concentración y dilución urinaria, los volúmenes de orina comprometidos osmóticamente con esa CRS son los siguientes:

- Mínimo volumen diario de orina: 166 mL/día (200 mOsm / 1200 mOsm/kg).
- Máximo volumen diario de orina: 4 mL/día (200 mOsm / 50 mOsm/kg).

En este ejemplo, una ingesta hídrica que supere los 4 litros por día excede la capacidad renal para excretar el exceso de agua libre. En la polidipsia primaria, suelen ingerirse grandes volúmenes de agua; cuando estos volúmenes superan la capacidad de excretar el exceso de agua libre, se genera hiponatremia. Cabe destacar que según su magnitud y velocidad de instalación, también puede conducir al desarrollo de encefalopatía hiponatrémica. En el Capítulo 8 se ofrece una descripción adicional de esta entidad, junto con sus diagnósticos diferenciales.

Falla renal

La disminución de la tasa de filtrado glomerular (TFG), tanto en la lesión renal aguda (LRA) como en la enfermedad renal crónica (*v.* Capítulos 48.1 y 72, respectivamente) puede comprometer la capacidad de excreción urinaria de agua libre. Este efecto es más marcado cuanto mayor sea la caída de la TFG. Asimismo, el defecto de concentración que suele acompañar a ambos trastornos propicia el desarrollo de hiponatremia cuando se acompaña del aporte de grandes volúmenes de agua y dietas con bajo contenido de sodio.

Hiponatremias con aumento de la AVP

Normalmente, existen numerosos estímulos para la síntesis y liberación neurohipofisaria de AVP. El aumento de la osmolalidad del plasma por encima de 282 mOsm/kg (gatillo osmótico) representa el estímulo más sensible, y junto con el estímulo hemodinámico mediado por el reflejo de los barorreceptores y la angiotensina II, representan los principales reguladores fisiológicos de este sistema (*v.* Capítulos 1 y 5). Asimismo, una serie de estímulos no osmóticos ni hemodinámicos son capaces de inducir la liberación de AVP (Tabla 2.1).

Para comprender la fisiopatología de las hiponatremias con aumento de la AVP, cabe recordar que la respuesta de los osmorreceptores al estímulo osmótico se encuentra modulada por la actividad de los barorreceptores aórticos y carotídeos. La hipovolemia determina una mayor respuesta al estímulo osmótico, mientras que la hipervolemia determina lo contrario. En consecuencia, los estados de baja volemia arterial efectiva, ya sea que se acompañen o no de la disminución del volumen total del LEC, poseen mayor secreción de AVP para un mismo estímulo osmótico, lo que favorece el desarrollo de hiponatremia si al mismo tiempo se aporta agua libre por vía oral o parenteral (*v.* Capítulos 1 y 5). Esta modulación se relaciona con la jerarquía homeostática, que tiende a preservar la estabilidad hemodinámica por sobre la osmolalidad de los fluidos corporales.

Este tipo de hiponatremias pueden subclasificarse en tres grupos, de acuerdo con el estado del volumen del líquido extracelular:

- LEC bajo.
- LEC alto.
- LEC normal (o levemente aumentado)

El estado posquirúrgico supone una situación clínica y fisiopatológica particular, caracterizada por la presencia de múltiples estímulos no osmóticos para la liberación de AVP (dolor, estrés, inflamación, nauseas, vómitos, fármacos, etc.). El aporte de fluidos isotónicos en una cantidad que asegure el manteniendo del volumen del LEC cobra particular relevancia en este escenario. Para un análisis detallado de las estrategias de fluidoterapia perioperatoria en pacientes pediátricos, se sugiere consultar el Capítulo 9.

Líquido extracelular bajo

Este tipo de hiponatremia es la más frecuente en la edad pediátrica, vinculada principalmente con la deshidratación por diarrea aguda. La pérdida de agua y sodio es responsable de la contracción del LEC, con disminución de la volemia arterial efectiva. Menos frecuentemente, las pérdidas pueden ser por ileostomías, colostomías u otros drenajes, así como también a través de la piel por sudor excesivo, quemaduras, etc. En estas situaciones, si la función renal es normal, la contracción del LEC se acompaña de un sodio urinario bajo (< 20-30 mEq/L) y de una fracción excretada de sodio (FE_{NA}) < 1% (Figura 2.3 a).

Las pérdidas de agua y sodio también pueden suceder por vía renal, por ejemplo, con el empleo de diuréticos de asa (furosemida), por diuresis osmótica, en la fase poliúrica de la necrosis tubular aguda, por poliuria posobstructiva o nefritis tubulointersticial. Cabe destacar que estas pérdidas, al igual que las enterales y las pérdidas insensibles, suelen ser hipotónicas con respecto al LEC.

Como fue mencionado, la baja volemia arterial efectiva estimula la secreción de AVP con valores de osmolalidad plasmática por debajo de los fisiológicos. Dado que las pérdidas por diarrea poseen entre 40-100 mEq/L de sodio (hipotónicas, al igual que la mayoría de las pérdidas), para que la hiponatremia se establezca siempre es necesario que el aumento de la AVP se acompañe

$$FE_{NA} = \frac{(U_{Na} / P_{Na})}{(U_{Cr} / P_{Cr})}$$

a

$$FE_{UREA} = \frac{(U_{Urea} / P_{Urea})}{(U_{Cr} / P_{Cr})}$$

b

$$FE_{ÚRICO} = \frac{(U_{Úrico} / P_{Úrico})}{(U_{Cr} / P_{Cr})}$$

c

Figura 2.3 Cálculo de las fracciones excretadas. **a** Fracción excretada de sodio (FE_{NA}). **b** Fracción excretada de urea (FE_{UREA}). **c** Fracción excretada de ácido úrico ($FE_{ÚRICO}$). U: concentración urinaria. P: concentración plasmática. Na: sodio. Cr: creatinina. Cuando el volumen del LEC se encuentra disminuido, la FE_{NA} es < 1%, la FE_{UREA} es < 55% y la $FE_{ÚRICO}$ es < 4%. Cuando el volumen del LEC es normal o levemente aumentado, la FE_{NA} es > 1%, la FE_{UREA} es > 55% y la $FE_{ÚRICO}$ es > 4%.

Tabla 2.1 Estímulos no osmóticos ni hemodinámicos para la liberación de AVP

- Dolor, inflamación y estrés
- Náuseas y vómitos
- Hipoxemia e hipercapnia
- Hipoglucemia, estado perioperatorio
- Cáncer y diversas drogas
- Afecciones respiratorias y del SNC

SNC: sistema nervioso central.

del aporte de agua libre por vía oral o parenteral, situación que sucede frecuentemente.

En el hipoaldosteronismo por insuficiencia corticosuprarrenal primaria (*v.* Capítulos 6 y 23), la pérdida renal de sodio genera hipovolemia efectiva, que se acompaña de hiponatremia por un exceso de AVP, el aporte de agua libre y la ausencia de cortisol. El déficit de esta última hormona aumenta indirectamente la concentración plasmática de la hormona liberadora de adrenocorticotrofina (CRH), que funciona como un secretagogo de la AVP. Asimismo, se pierde la inhibición que naturalmente ejerce el cortisol sobre la secreción de AVP. En consecuencia, se amplifica la reabsorción distal de agua libre, la dilución del líquido extracelular y el desarrollo de hiponatremia.

El síndrome cerebral perdedor de sal se caracteriza por natriuresis inapropiada, poliuria, contracción del LEC e hiponatremia. Es una causa muy poco frecuente de hiponatremia en la edad pediátrica, pero por sus particularidades se lo describe por separado más adelante.

Líquido extracelular alto

Los estados edematosos como la insuficiencia cardiaca congestiva, el sindrome ascítico edematoso (en el marco de la hepatopatía crónica, la cirrosis y la hipertensión portal) y el síndrome nefrótico, suelen acompañarse de una disminución del volumen efectivo circulante, con volumen del LEC aumentado, edemas y, eventualmente, ascitis grave o derrame pleural. La hipovolemia efectiva estimula el sistema renina-angiotensina-aldosterona (SRAA), que genera un balance positivo de sodio, con la consecuente expansión del LEC.

Al igual que en las hiponatremias con LEC bajo, la disminución de la volemia arterial efectiva estimula la secreción de AVP con valores de osmolalidad plasmática menores a los fisiológicos. Frente a esta situación, el aporte de agua libre genera hiponatremia.

Cabe destacar que la magnitud de la hiponatremia se relaciona con el grado de compromiso del volumen arterial efectivo, y puede ser empleado como un parámetro hemodinámico de progresión de la enfermedad.

Líquido extracelular normal

En este grupo se encuentran una serie de trastornos no relacionados entre sí. La característica común es la presencia de cantidades anormalmente altas de AVP, según mecanismos de producción distintos.

Secreción inadecuada de AVP o síndrome de antidiuresis inadecuada. En este síndrome, la secreción de AVP no es regulada por el estímulo osmótico ni hemodinámico, lo que impide alcanzar una completa dilución de la orina. En consecuencia, se genera mayor retención de agua libre, que produce una expansión leve del volumen extracelular, con oliguria inicial. La expansión del LEC produce distensión auricular y ventricular, que estimula la liberación de péptidos natriuréticos (ANP y BNP). Estos péptidos actúan como antagonistas fisiológicos del SRAA y de la AVP. Consecuentemente, favorecen la natriuresis y la restitución parcial o total del volumen del LEC, y también aumentan la fracción excretada de urea y ácido úrico (*v.* Figura 2.3 b-c). Asimismo, el aumento transitorio de la presión hidrostática peritubular propicia el aumento de la natriuresis (efecto del tercer factor) y se reprograma el umbral para la sed en un valor de osmolalidad plasmática menor que la fisiológica. Esto último explica la baja adherencia de los pacientes a la restricción hídrica (*v.* Capítulo 5).

En pediatría, este síndrome suele ser autolimitado y de corta duración, por lo que el fenómeno de escape a la AVP (disminución de los receptores V_2, internalización de las acuaporinas 2 y diuresis acuosa) no suele observarse. Clásicamente, se describen cinco patrones de alteración de la secreción de AVP (*v.* Capítulo 5).

Las causas de este síndrome son múltiples y variadas, y suelen estar relacionadas con las situaciones que propician la liberación no osmótica ni hemodinámica de AVP (*v.* Tabla 2.1). La hiponatremia se establece siempre que el aporte de agua exceda la cantidad de agua libre excretada en la orina. En el Capítulo 5 se ofrece una descripción detallada de este síndrome.

Déficit aislado de cortisol. El hipocortisolismo por alteración de la síntesis y liberación de adrenocorticotrofina (ACTH) se acompaña de la pérdida del estímulo inhibitorio del cortisol sobre la AVP, la cual se encuentra aumentada a pesar de que la osmolalidad del plasma esté por debajo del valor normal. Como en el resto de los escenarios con aumento de la AVP, es necesario el aporte de agua para que la hiponatremia se establezca. El aporte exógeno de glucocorticoides reestablece el patrón de secreción normal de AVP.

Hipotiroidismo. Es una causa excepcional de hiponatremia en pediatría, cuyo mecanismo de producción es multifactorial y el paciente se recupera con la terapia hormonal de reemplazo.

Síndrome cerebral perdedor de sal

El síndrome cerebral perdedor de sal (CSW, por sus siglas en inglés) es un trastorno poco frecuente que merece un apartado especial, dado que generalmente suele ser sobrediagnosticado en el ámbito de la internación pediátrica y de la UCIP.

Si bien su fisiopatología no se encuentra completamente dilucidada y muchos autores descreen de su verdadera existencia, se caracteriza por una natriuresis inapropiadamente alta para el estado de contracción del LEC, en un paciente poliúrico, con un trastorno infeccioso, metabólico, traumático o tumoral del SNC (la hemorragia subaracnoidea suele ser el trastorno más frecuente), en el que además no hayan sido administrados fluidos isotónicos o hipertónicos por vía endovenosa, que justifiquen la poliuria y la natriuresis. En general, aparece dentro de las primeras 48 horas de la lesión cerebral y tiende a autolimitarse en 10-15 días. La contracción del LEC y el desarrollo de hiponatremia se establecen a partir de la combinación de una serie de factores:

- Menor actividad del sistema nervioso simpático: esto disminuye la reabsorción proximal de sodio y la activación del SRAA. Ante la ausencia de reabsorción proximal de sodio, sería esperable que la carga aumentada de sodio que se entrega al nefrón distal propicie un aumento de la excreción urinaria de potasio (*v.* Capítulo 3); sin embargo, esta situación no ocurre en el CSW, lo que pone de relieve la incapacidad de aumentar la liberación de aldosterona, a pesar de que el volumen del LEC se encuentre disminuido y de que su sistema efector renal sea normal.
- Secreción de un péptido natriurético de origen cerebral (el BNP parece ser el más probable), que antagoniza la reabsorción tubular de sodio y favorece la natriuresis. Se postula que este péptido también podría estar relacionado con la inhibición simpática y con la eliminación urinaria de urea y ácido úrico.
- Disminución de la volemia arterial efectiva, que genera liberación de AVP, aún con valores de osmolalidad plasmática menores que los fisiológicos. Esto favorece el desarrollo de hiponatremia, particularmente cuando se acompaña del aporte oral o parenteral de agua libre.

Diagnóstico

El diagnóstico de esta entidad suele ser dificultoso y se presta a confusión, dado que muchos de los pacientes se encuentran en estado crítico y reciben o recibieron grandes cantidades de fluidos isotónicos o hipertónicos por vía endovenosa; frente a esta situación, los indicadores urinarios pierden valor diagnóstico, dado que la natriuresis y la poliuria representan mecanismos esperables.

El diagnóstico podría establecerse con mayor precisión en un paciente con un trastorno del SNC y evidencia clínica de contracción del LEC (situación difícil de definir en muchas oportunidades), junto con poliuria, sin haber recibido líquidos isotónicos o hipertónicos endovenosos y que presente los siguientes indicadores:

- Hiponatremia y baja osmolalidad plasmática.
- Osmolalidad urinaria inapropiadamente alta (por lo general > 300 mOsm/kg).
- Sodio urinario > 40 mEq/L (por lo general > 80 mEq/L).
- Hipouricemia.

Cabe destacar que la evidencia clínica de contracción del LEC resulta fundamental para el diagnóstico del CSW, dado que los indicadores descritos son virtualmente idénticos a los que pueden encontrarse en la secreción inadecuada de AVP, donde el volumen del LEC es normal (o levemente aumentado) y puede haber oliguria inicial (*v.* Capítulo 5).

Tratamiento

Como se describe en el Capítulo 5, el tratamiento de la secreción inadecuada de AVP consiste, fundamentalmente, en la restricción hídrica; mientras que en el CSW el tratamiento se basa en la expansión del volumen extracelular con soluciones isotónicas. En caso de encefalopatía hiponatrémica, debe ser tratada urgentemente (*v.* más adelante).

Las pérdidas renales cuantificadas deben reponerse volumen por volumen; la reposición de estas pérdidas no solo debe ser isotónica con respecto al plasma, sino que además no debe tener una tonicidad menor que la de las propias pérdidas. Para tal fin, se deben medir los electrolitos urinarios y el aporte de sodio no debe ser menor que la suma del sodio y el potasio urinarios. Mientras dure el tratamiento, el monitoreo clínico y de laboratorio debe ser frecuente.

En algunos pacientes, el aporte enérgico de agua y sodio propicia una mayor eliminación renal de estos compuestos, motivo por el cual se podría considerar la administración de fármacos con efecto mineralocorticoide (p. ej., fludrocortisona 0,1-0,2 mg/día). Sin embargo, la escasa evidencia al respecto es controversial.

Manifestaciones clínicas de la hiponatremia aguda

Encefalopatía hiponatrémica

Se define por el desarrollo de edema cerebral, asociado con signos y síntomas de compromiso del SNC. Es consecuencia de la disminución de la osmolalidad del LEC en el marco de la hiponatremia aguda. Puede establecerse desde pocas horas hasta varios días desde el inicio del cuadro.

La capacidad cerebral de amortiguar los cambios en la tonicidad extracelular se fundamenta en el efecto protector de la barrera hematoencefálica; particularmente, por las prolongaciones podálicas o pies de los astrocitos. Pocas horas después de establecerse la hiponatremia, se produce la extrusión de electrolitos intracelulares (salida de sodio a través de la bomba Na^+/K^+ ATPasa y de potasio por canales específicos) y de aminoácidos y otros solutos orgánicos. Este efecto mitiga el impacto osmótico de la baja tonicidad e intenta restablecer el equilibrio osmótico entre compartimientos.

Si la capacidad de amortiguación cerebral es superada o inapropiada, se establece la clínica de encefalopatía hiponatrémica. En niños, la relación del tamaño cerebral con respecto al tamaño del cráneo es mayor que en adultos, por lo que, una vez cerradas las fontanelas, hay menor posibilidad de expansión cerebral sin que se traduzca en un aumento de la presión endocraneana. Asimismo, el parénquima cerebral posee menor acción de la bomba Na^+/K^+ ATPasa (por inmadurez funcional), lo que dificulta el proceso de adaptación descrito.

Estos mecanismos de adaptación son tanto menos efectivos cuanto más rápido se instale la hiponatremia. Además, la hipoxemia y los estrógenos interfieren con la actividad de la bomba Na^+/K^+ ATPasa, lo que también reduce la capacidad de adaptación cerebral. Por otra parte, aquellos pacientes con lesiones estructurales o funcionales del SNC que comprometan la integridad de la barrera hematoencefálica, poseen menor capacidad de adaptación osmótica en las regiones afectadas.

Las manifestaciones clínicas pueden ir desde anorexia, cefalea, náuseas y vómitos, hasta letargia, temblores, confusión, hiporreflexia, convulsiones, coma y depresión respiratoria y muerte.

Diagnóstico

El diagnóstico de hiponatremia se establece a partir de la sospecha clínica, de acuerdo con la presencia de las situaciones clínicas o mecanismos de producción descritos. Por lo general, las manifestaciones clínicas son las propias de la causa subyacente (contracción del LEC, edemas, trastornos neurológicos, etc.) y eventualmente pueden observarse las relacionadas con la encefalopatía hiponatrémica.

El examen físico debe ser completo e incluir una exploración detallada del estado de hidratación, la circulación y el estado neurológico.

Exámenes complementarios

El diagnóstico se confirma mediante la determinación del sodio plasmático, que debe acompañarse del resto del ionograma y del estado ácido-base, así como de la determinación de la función renal (urea, creatinina y ácido úrico), la glucemia y la osmolalidad plasmática (o bien, realizar el cálculo de la osmolaridad plasmática efectiva, *v.* Capítulo 1). Para completar o definir con más certeza la causa, se debe determinar el ionograma urinario, junto con la urea, creatinina, osmolalidad y densidad urinarias.

Tratamiento

Actualmente, existe consenso en que el tratamiento de la hiponatremia debe establecerse en función de la presencia de signos y síntomas.

Tratamiento de la hiponatremia sintomática

La hiponatremia que se desarrolla en menos de 24 horas, particularmente si es moderada o grave, posee mayor riesgo de compromiso agudo del SNC, así como de secuelas neurológicas permanentes en caso de no ser adecuadamente tratada; mientras que la que se instala en > 24-48 horas, posee mayor riesgo de desmielinización osmótica si la corrección es excesiva.

Los niños suelen presentar síntomas de encefalopatía hiponatrémica con valores de sodio más altos que los adultos. De hecho, cerca del 50% de los pacientes pediátricos presenta alguna manifestación compatible con encefalopatía hiponatrémica (cefalea, depresión del sensorio, náuseas, vómitos temblores, etc.) con sodio < 125 mEq/L. La incidencia de manifestaciones clínicas graves (convulsiones, coma) aumenta marcadamente cuando el sodio es < 120 mEq/L. Esto se atribuye, al menos en parte, al reducido espacio del cráneo con respecto al tamaño cerebral. Los signos y síntomas de encefalopatía son raros cuando el sodio es > 125 mEq/L. Cabe destacar que la encefalopatía hiponatrémica es un trastorno grave, con una morbimortalidad cercana al 20%, aun cuando se establece un tratamiento adecuado.

En la actualidad, existe consenso en que la encefalopatía hiponatrémica debe ser tratada urgentemente con soluciones hipertónicas de cloruro de sodio al 3% (0,51 mEq de sodio por mL). Cuando esta solución no se encuentre disponible, puede confeccionarse mediante la combinación siguiente:

- Agua destilada: 85 mL.
- Cloruro de sodio al 20%: 15 mL.

La solución de cloruro de sodio al 3% puede administrarse de manera segura y rápida por un acceso vascular periférico. La recomendación terapéutica actual es la siguiente (Figura 2.4):

- Dosis: 2 mL/kg de cloruro de sodio al 3% (1 mEq/kg de sodio) en bolo endovenoso (EV).
- Tiempo de infusión: 10-15 min.
- Dosis máxima: 100 mL.

El objetivo terapéutico es aumentar la natremia 3-5 mEq/L, que suele ser suficiente para mejorar los síntomas, o hasta la desaparición de la sintomatología neurológica. El bolo puede repetirse 2-3 veces cada 15-30 min si no existe mejoría clínica o en caso de que no se modifique la natremia.

Se debe evitar corregir el sodio más de 8-10 mEq/L en las primeras 24 horas, y no más de 16-18 mEq/L en 48 horas (o 15-20 mEq/L, según diferentes autores). En ningún caso se debe alcanzar un sodio plasmático ≥ 140 mEq/L (sobrecorrección).

Si el paciente no mejora la clínica neurológica tras un aumento del sodio plasmático ≥ 5 mEq/L, o con un sodio plasmático ≥ 125 mEq/L, se deben descartar otras causas de compromiso neurológico.

El control clínico debe ser estricto mientras se establece el tratamiento. Se debe determinar nuevamente el sodio plasmático una vez finalizada la infusión, al igual que luego de cada bolo en caso de que se haya repetido, y cada 2 horas hasta que el paciente se encuentre estable. Durante las primeras 24-48 horas de finalizado el tratamiento se sugiere controlar el sodio plasmático cada 4-6 horas, o según la evolución clínica.

Actualmente, no se recomienda el empleo de fórmulas para el cálculo del déficit corporal de sodio, dado que suelen ser poco exactas y además no consideran las pérdidas concomitantes de agua y electrolitos mientras se realiza la corrección (sistema abierto).

Cabe destacar que los pacientes con defectos reversibles de la dilución de la orina, como la polidipsia primaria o la contracción del LEC, son quienes que tienen más riesgo de sobrecorregir la hiponatremia y desarrollar complicaciones neurológicas graves (*v.* más adelante). Sobre esta base, se recomienda monitorear la diuresis durante el tratamiento para detectar precozmente la aparición de diuresis acuosa y considerar en forma individualizada la necesidad de utilizar desmopresina para prevenir la sobrecorrección. Sin embargo, hay escasa evidencia en pediatría con respecto a esta conducta.

Una vez resuelta la clínica de encefalopatía hiponatrémica, y alcanzado un valor seguro de sodio plasmático, el tratamiento debe continuar según la causa de la hiponatremia (rehidratación en el paciente deshidratado, restricción hídrica en la secreción inadecuada de AVP, etc.).

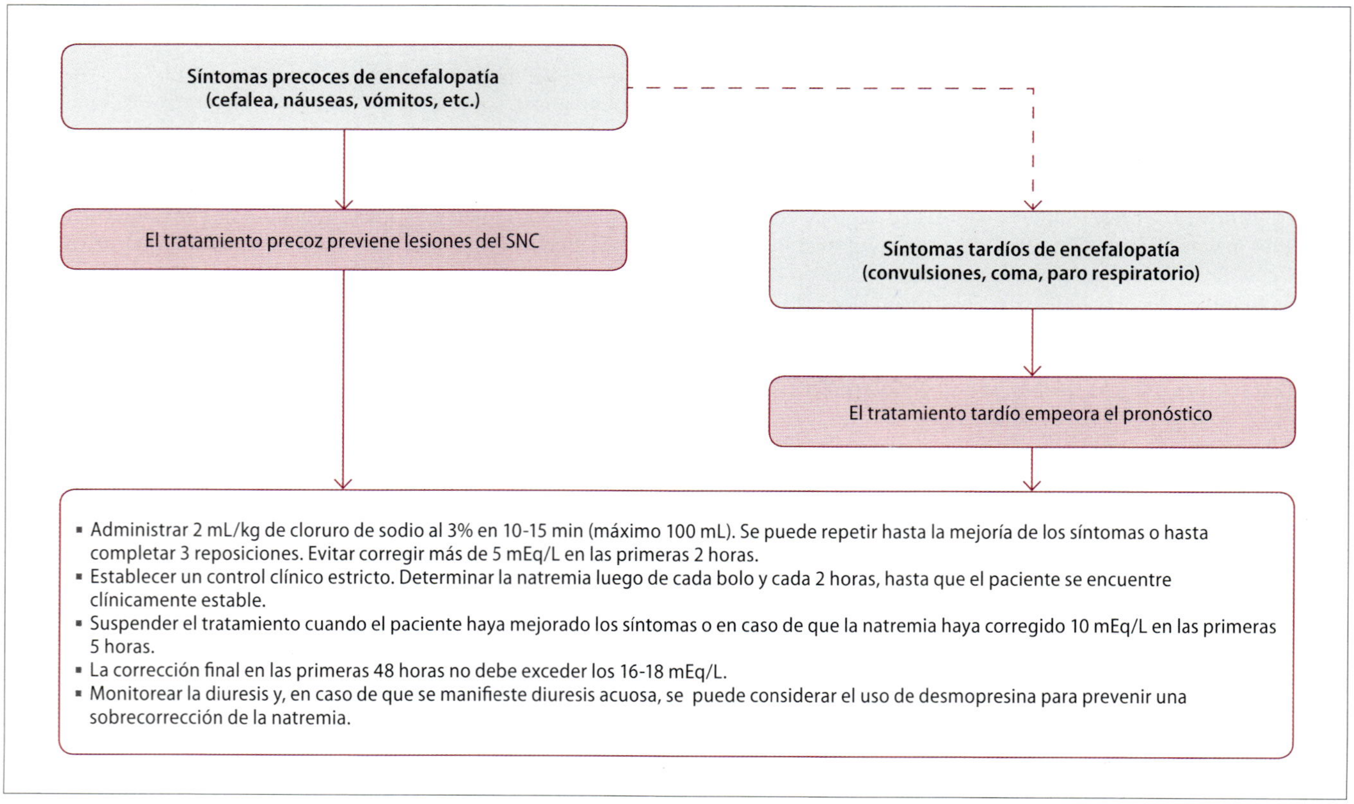

Figura 2.4 Tratamiento de la encefalopatía hiponatrémica.

Ejemplo clínico

Paciente de 15 kg, previamente sano, presenta deshidratación grave por diarrea aguda de 24 horas de evolución. Una vez estabilizado hemodinámicamente, se obtiene un laboratorio que informa un sodio plasmático de 122 mEq/L. Pocos minutos después, el paciente comienza con depresión progresiva del sensorio y una convulsión tónico-clónica generalizada. Se asume el cuadro como una encefalopatía hiponatrémica y se establece el tratamiento siguiente:

- Confección del cloruro de sodio al 3%: 85 mL de agua destilada + 15 mL de cloruro de sodio al 20%.
- Dosis: 2 mL/kg de cloruro de sodio al 3% (1 mEq/kg de sodio) = 30 mL de cloruro de sodio al 3% en bolo EV.
- Tiempo de infusión: 10-15 min.
- Una vez finalizada la infusión, determinar nuevamente el sodio plasmático. En caso de persistencia de la clínica o si el sodio no aumenta, se puede repetir el bolo EV de sodio.

Una vez resuelta la sintomatología neurológica y con un valor de sodio plasmático seguro, se debe continuar con el tratamiento de la deshidratación grave (*v.* Capítulos 1 y 12).

Tratamiento de la hiponatremia asintomática

En caso de hiponatremia y ausencia de manifestaciones clínicas compatibles con encefalopatía hiponatrémica, el tratamiento es el de la causa.

En la hiponatremia con LEC bajo, cuya causa más frecuente en pediatría es la deshidratación por diarrea aguda, debe asegurarse la estabilidad hemodinámica y establecerse la rehidratación por vía oral con sales de rehidratación oral (*v.* Capítulo 1). Si esta estrategia no es posible, la rehidratación EV, tanto rápida como convencional, debe implementarse siempre con fluidos isotónicos (*v.* Capítulos 1, 11 y 12). El enfoque terapéutico del CSW ya fue propuesto en la sección correspondiente. En el Capítulo 23 se describe el tratamiento de la insuficiencia corticosuprarrenal.

En la hiponatremia con LEC alto y estados edematosos como la insuficiencia cardíaca, el síndrome ascítico edematoso o el síndrome nefrótico, el tratamiento apropiado es el de la enfermedad de base (*v.* Capítulos 25, 71 y 48.3, respectivamente).

En la hiponatremia con LEC normal por déficit de cortisol o hipotiroidismo, se puede indicar la restricción hídrica hasta que sea efectiva la terapia de reemplazo hormonal. Asimismo, el tratamiento principal de la secreción inadecuada de AVP es la restricción del aporte de agua entre el 60%-70% de las necesidades de mantenimiento diarias, y se describe con detalle en el Capítulo 5.

Complicaciones del tratamiento

Desmielinización osmótica

Clásicamente denominada mielinolisis pontina, hace referencia al cuadro caracterizado por la presencia de lesiones desmielinizantes que ocurren luego de un estrés osmótico sobre el SNC, como al corregir rápidamente la hiponatremia. Es un trastorno poco frecuente, que sobre todo se encuentra relacionado con la corrección de más de 22-24 mEq/L en las primeras 48 horas del tratamiento.

Si bien los núcleos de la protuberancia son los más sensibles al estrés osmótico, la desmielinización puede aparecer en otros núcleos del tronco del encéfalo, así como en el cerebro o el cerebelo.

Las manifestaciones clínicas pueden aparecer desde poco después de corregida la hiponatremia, hasta dos semanas más tarde. Los síntomas pueden ser leves o moderados, como somnolencia, letargia, disartria y ataxia, o bien progresar hasta el desarrollo de convulsiones, coma o síndrome de enclaustramiento. La resonancia magnética confirma el diagnóstico de las lesiones desmielinizantes, que típicamente suelen observarse mejor luego de 10-15 días de la agresión osmótica.

La única estrategia validada en pediatría para prevenir estas lesiones es la corrección lenta de la hiponatremia, como fue descrito.

Hipernatremia

La hipernatremia es un trastorno que suele observarse en el ámbito hospitalario y se asocia con un aumento marcado de la morbimortalidad.

El sistema de la hormona antidiurética, exquisitamente sensible, y el potente mecanismo de la sed son los dos componentes de los que dispone el organismo para mantener la homeostasis hídrica y osmolal, y así prevenir el desarrollo de hipernatremia. Si alguno de estos componentes falla y el acceso al agua no está asegurado, la hipernatremia puede establecerse. En este punto, cabe destacar que a pesar de que un paciente presente un trastorno que le impida conservar adecuadamente el agua (p. ej., la diabetes insípida, *v.* Capítulo 5), si el acceso al agua está asegurado y el mecanismo de la sed se encuentra intacto, es probable que nunca desarrolle hipernatremia.

Sobre esta base se describen poblaciones de riesgo en las cuales, por diversos motivos, el acceso al agua se encuentra restringido. Lactantes y niños pequeños, pacientes con hipodipsia o adipsia, o bien alguna otra condición que propicie un acceso restringido al agua (trastornos neurológicos, vómitos persistentes, estado posquirúrgico, sedación, ventilación mecánica, etc.) definen el escenario donde la hipernatremia puede instalarse.

La diarrea aguda es la principal causa de hipernatremia en pediatría; sin embargo, la deshidratación hipernatrémica da cuenta de menos del 5% de los casos de deshidratación (*v.* Capítulo 1). Suele producirse cuando, además de las pérdidas enterales que tienden a concentrar el LEC, coexisten mecanismos adicionales de pérdida de agua libre (fiebre, taquipnea, calor ambiental excesivo, etc.) y la reposición de agua por vía oral es escasa o nula. La técnica de lactancia inadecuada también se asocia con deshidratación hipernatrémica, especialmente en el primer mes de vida.

Definición

La hipernatremia puede definirse con un valor de sodio plasmático > 145-150 mEq/L, según diferentes autores. Asimismo, por su asociación con manifestaciones clínicas de riesgo, algunos autores definen a la hipernatremia grave cuando el sodio plasmático es > 160 mEq/L.

Causas y mecanismos de producción

Como fue mencionado, la causa más frecuente de hipernatremia en pediatría es la deshidratación hipernatrémica. Cabe reiterar que para que la hipernatremia se establezca, suele ser necesario que existan causas concomitantes de pérdida de agua libre, junto con la restricción o imposibilidad de ingerir líquidos. Se describen tres mecanismos principales que a su vez poseen diversas causas, a partir de los cuales la hipernatremia puede establecerse:

- Pérdida de agua libre.
- Aporte inadecuado de agua.
- Aporte excesivo de sodio.

Pérdida de agua libre

La pérdida primaria de agua puede clasificarse de acuerdo con su origen en renal o extrarrenal. En ambos casos, es necesario que el paciente no haya tenido acceso al agua o que el mecanismo de la sed no esté conservado para que la hipernatremia se establezca.

Pérdidas renales

Diabetes insípida (DI). Se define por la incapacidad para reabsorber agua libre en los segmentos distales del nefrón, ya sea por ausencia de AVP (DI central) o por resistencia tubular a la acción de esta hormona (DI nefrogénica). En el Capítulo 5 se describen con detalle ambas entidades, en las que característicamente se produce diuresis acuosa.

Diuresis osmótica. La excreción renal de solutos osmóticamente activos puede generar un aumento de la excreción urinaria de agua libre cuando el principal soluto involucrado no es un electrolito. En la diuresis osmótica por glucosuria o por urea, la suma del sodio y el potasio en orina suele resultar menor que la natremia; por lo tanto, si bien la osmolalidad de la orina es mayor que la del plasma, la baja excreción urinaria de electrolitos predice un efecto de pérdida de agua libre. La diuresis osmótica con electrolitos (sodio, potasio, etc.) como solutos urinarios osmóticamente activos predominantes (p. ej., en la fase poliúrica que sigue a la resolución de la LRA y en la poliuria posobstructiva, en ambos casos junto con la urea), o bien en diversas tubulopatías (*v.* Capítulo 48.4), puede generar pérdida de agua libre cuando la suma del sodio y el potasio urinarios sea menor que la natremia.

En caso de que la pérdida de agua libre se acompañe del balance negativo de sodio, concomitantemente se produce contracción del LEC.

Pérdidas extrarrenales

Las pérdidas gastrointestinales y las pérdidas insensibles suelen asociarse con cierto grado de contracción del LEC, es decir, que el balance negativo de agua se acompaña del balance negativo de sodio:

- Pérdidas gastrointestinales: diarrea aguda, vómitos, pérdidas por colostomía, ileostomía, derivaciones biliopancreáticas, malabsorción, etc.
- Pérdidas insensibles: nacidos pretérmino (luminoterapia y cunas radiantes), fiebre persistente, taquipnea sostenida, calor ambiental excesivo, quemaduras.

Aporte inadecuado de agua

Lactancia materna inefectiva, hipodipsia o adipsia por trastornos hipotalámicos primarios o secundarios, otros trastornos neurológicos y falta de acceso al agua (lactantes y niños pequeños que dependen de sus cuidadores). En la mayoría de estos casos, el volumen del LEC se encuentra disminuido.

Aporte excesivo de sodio

Esto puede observarse con la administración de soluciones hipertónicas, p. ej., durante la reanimación hemodinámica hipertónica en los pacientes neurocríticos, para mejorar la perfusión cerebral. También puede producirse por el uso de enemas con soluciones hipertónicas, o por la ingesta de sodio (toxicidad por sal), leche de fórmula mal reconstituida o agua de mar. En todos estos casos, al igual que en el hiperaldosteronismo primario (*v.* Capítulo 6), el volumen del LEC suele estar aumentado. La persistencia de la hipervolemia puede inducir la reprogramación de los osmorreceptores en una osmolalidad plasmática mayor, por lo que la sed y la secreción de AVP se reajustan para mantener la natremia por encima del valor normal.

Manifestaciones clínicas

La hipernatremia da como resultado la salida de agua desde el espacio intracelular al espacio extracelular, para mantener el equilibrio osmótico entre compartimientos. Esto produce contracción neuronal y cerebral transitoria.

La adaptación a la reducción de volumen es muy rápida y efectiva. En poco tiempo (30-60 min) se genera la ganancia intracelular de electrolitos (sodio y potasio), aminoácidos y solutos no medidos, conocidos como osmoles idiogénicos, que permiten que en forma relativamente rápida el parénquima cerebral restablezca su volumen habitual.

Cuando la hipernatremia es grave (sodio > 160 mEq/L) y se instala rápidamente, es posible que la ganancia de osmoles efectivos intracelulares no sea lo suficientemente rápida para preservar el volumen cerebral, lo que puede asociarse con cambios estructurales y manifestaciones clínicas. La contracción del parénquima cerebral puede inducir rupturas vasculares que producen hemorragia subdural, subaracnoidea o intraparenquimatosa. Asimismo, el estrés osmótico inducido por la hipertonicidad extracelular puede asociarse con lesiones desmielinizantes.

Clínicamente, esto se traduce en cefalea, náuseas, vómitos, taquipnea y debilidad con hiperexcitabilidad muscular. Manifestaciones más graves incluyen meningismo, letargia, irritabilidad, convulsiones y coma, que pueden poner en riesgo la vida del paciente.

Las complicaciones trombóticas son menos frecuentes, e incluyen trombosis del seno dural, accidente cerebrovascular arterial isquémico y trombosis de vasos periféricos.

La hipernatremia grave con síntomas de compromiso del SNC se asocia con elevada mortalidad, particularmente en la población pediátrica.

Cabe destacar que en la toxicidad por sal, resultado de un aporte masivo de sodio y no de la pérdida de agua libre, no se produce la síntesis de osmoles idiogénicos. Esto le adjudica mayor gravedad potencial al trastorno y, como se describe más adelante, posee implicancias terapéuticas.

Diagnóstico

El diagnóstico se establece sobre la base de la sospecha clínica, de acuerdo con la presencia de mecanismos o causas predisponentes y sus manifestaciones clínicas acompañantes, junto con la eventual presencia de signos y síntomas de compromiso del SNC. En la anamnesis, se debe indagar acerca de los antecedentes personales y familiares, la presencia de poliuria y polidipsia, episodios previos de deshidratación, enfermedades de base, tipo de alimentación y forma en que se reconstituye la leche, consumo de sal en exceso, etc. Asimismo, se debe reconstruir el historial reciente de líquidos aportados por vía oral, cantidad y tonicidad de los líquidos administrados por vía EV, y si hubo acceso restringido al agua.

Al examen físico resulta fundamental determinar los signos vitales, el estado de hidratación y los signos y síntomas asociados. Cabe destacar que en la deshidratación hipernatrémica los signos clínicos de contracción del LEC son menos evidentes, pues la deshidratación ocurre, fundamentalmente, a expensas del LIC (*v.* Capítulo 1). Asimismo, debe valorarse la integridad del mecanismo de la sed y se recomienda realizar una exploración neurológica completa.

Exámenes complementarios

Al igual que en la hiponatremia, el diagnóstico se confirma mediante la determinación del sodio plasmático, que debe acompañarse del resto del ionograma y del estado ácido-base, así como de la determinación de la función renal (urea, creatinina y ácido úrico), la glucemia y la osmolalidad plasmática (o bien, realizar el cálculo de la osmolaridad plasmática efectiva, *v.* Capítulo 1). Para completar o definir con más certeza la causa, se debe determinar el ionograma urinario, junto con la urea, creatinina, osmolalidad y densidad urinarias.

Tratamiento

Dado que en pediatría la causa más frecuente de hipernatremia es la deshidratación hipernatrémica, el tratamiento se focaliza en esta entidad. El manejo terapéutico de la diabetes insípida central y nefrogénica se describe en el Capítulo 5.

Se debe remarcar que la readaptación cerebral a la disminución de la tonicidad plasmática es un proceso que sucede lentamente, a partir de la expulsión de los solutos incorporados para amortiguar la hipertonicidad extracelular. Por lo tanto, la corrección de la hipernatremia debe realizarse de manera tal de minimizar el riesgo de generar edema cerebral durante el tratamiento. Clásicamente, se recomienda disminuir la natremia a un ritmo ≤ 0,5 mEq/L/hora (o 10-12 mEq/L/día).

Inicialmente, se debe valorar el estado hemodinámico y el grado de contracción del LEC. En caso de hipovolemia grave y compromiso hemodinámico (poco frecuente en pacientes hipernatrémicos), debe administrarse solución salina al 0,9% en bolos de 20 mL/kg en 10-20 min hasta la recuperación hemodinámica (*v.* Capítulos 11 y 12).

Tratamiento de la deshidratación hipernatrémica

Con el paciente hemodinámicamente estable, al igual que para la deshidratación isonatrémica e hiponatrémica, la rehidratación por vía oral o enteral con sales de rehidratación oral es la vía de elección (*v.* Capítulo 1). En caso de fracasar o estar contraindicada, se recomienda implementar una estrategia de rehidratación EV convencional en 24 horas con fluidos isotónicos (*v.* Capítulo 12). Para evitar el desarrollo de edema cerebral, la reposición del déficit previo debe ser lenta, en un tiempo que asegure un descenso de la natremia a un ritmo ≤ 0,5 mEq/L/h (10-12 mEq/L/día), que por lo general toma 24-48 horas (Tabla 2.2). El monitoreo clínico y de laboratorio debe ser frecuente durante la rehidratación. Asimismo, las indicaciones iniciales se deben revalorar permanentemente, según la evolución clínica y bioquímica del paciente, y las pérdidas concurrentes deben reponerse volumen por volumen con cristaloides isotónicos.

Si el descenso del sodio plasmático es más rápido de lo esperado, se recomienda disminuir la velocidad de infusión del plan de hidratación parenteral. Si aparecen convulsiones durante el curso de la corrección de la hipernatremia, se puede asumir que es debido al desarrollo de edema cerebral; por lo tanto, se debe detener la infusión y administrar la solución de cloruro de sodio al 3% (*v.* más atrás) para revertir el edema.

Ejemplo clínico

Paciente de 8 kilos, con deshidratación grave hipernatrémica. Una vez estabilizado hemodinámicamente, demuestra intolerancia franca a la rehidratación por vía oral. Sodio plasmático: 162 mEq/L. Déficit previo estimado: 10% del peso corporal (deshidratación grave). Se diseña una estrategia de rehidratación EV en 24 horas:

- Necesidades de mantenimiento: 100 mL/kg/día.
- Déficit previo: 50 mL/kg/día (100 mL/kg totales a ser administrado en dos días).

Tabla 2.2 Tiempo de reposición del déficit previo de acuerdo con el valor de sodio plasmático

Sodio (mEq/L)	Tiempo (horas)
145-157	24
158-170	48
171-183	72
184-196	84

No se recomienda disminuir la natremia más de 10-12 mEq/L/día.

- Administrar 150 mL/kg/día de una solución parenteral isotónica (*v.* Capítulos 1 y 12).
- Tiempo de corrección del déficit previo: 48 horas (para que el descenso de la natremia no supere los 10-12 mEq/L/día).
- Medir las eventuales pérdidas concurrentes y reponerlas en paralelo, volumen por volumen, con cristaloides isotónicos, en intervalos de 4-6 horas.
- Monitorear frecuentemente el sodio plasmático. Ajustar la estrategia de rehidratación de acuerdo con la evolución clínica y de laboratorio.

Tratamiento de la hipernatremia con síntomas graves

Dado que la adaptación cerebral a la hipernatremia es rápida y efectiva, el desarrollo de síntomas graves como convulsiones o coma no suele ser frecuente. Sin embargo, en caso de estar presentes, pueden poner en riesgo la vida del paciente.

Frente a esta situación, algunos autores plantean la administración rápida de agua libre endovenosa con dextrosa al 5%, hasta que resuelvan los síntomas neurológicos (convulsiones, coma). La estrategia de administración parte de la premisa de que 4 mL/kg de agua libre disminuyen el sodio plasmático en 1 mEq/L. Pueden administrarse bolos sucesivos de 4 mL/kg de dextrosa al 5% en 10-15 min hasta revertir la sintomatología, o bien calcularse el déficit de agua libre (*v.* Capítulo 5) y administrar en forma EV rápida la fracción necesaria del volumen calculado hasta la mejoría clínica:

$$\text{Déficit de agua libre (mL)} = 4\ \text{mL/kg} \times (\text{Na}^+\ \text{real} - 140\ \text{mEq/L})$$

Cabe reiterar que, del volumen calculado a partir de esta fórmula, solo se administra en forma EV rápida la cantidad necesaria para revertir los síntomas. Luego, el tratamiento continúa según la causa de la hipernatremia.

El control clínico debe ser estricto, y se debe determinar nuevamente la natremia una vez que hayan cedido los síntomas. Esta estrategia debe ser implementada por profesionales con experiencia, idealmente en un ámbito con acceso rápido a la UCIP.

Aporte del déficit de agua libre en ausencia de síntomas graves

Vale aclarar que en ausencia de síntomas graves, la administración lenta del déficit calculado de agua libre, es decir, en un tiempo acorde con el descenso seguro de la natremia (≤ 0,5 mEq/L/h), debe emplearse en la diabetes insípida que desarrolla hipernatremia (*v.* Capítulo 5). En la toxicidad por sal puede implementarse en un tiempo menor, dado que en esta entidad característicamente no se produce la síntesis de osmoles idiogénicos dentro de las neuronas. La tonicidad del líquido utilizado para corregir el déficit de agua libre debe adaptarse a cada situación clínica y a su gravedad.

Acceda al eBook para consultar la lista de bibliografía. Consulte las indicaciones en la retiración de tapa.

3

Metabolismo del potasio, hipopotasemia e hiperpotasemia

Juan B. Dartiguelongue

Metabolismo y balance del potasio

El potasio regula la excitabilidad neuromuscular mediante su contribución con la generación y conducción de biopotenciales eléctricos. Asimismo, participa de diversos procesos biológicos relacionados con el metabolismo celular. El 98% del potasio corporal se encuentra en el compartimiento intracelular. El 2% restante determina la concentración extracelular normal de potasio, que varía según la edad (Tabla 3.1). Los recién nacidos y menores de 1 año poseen valores de potasio extracelular más altos por la menor excreción urinaria y menor captación intracelular de este ion (*v.* más adelante).

El contenido corporal de potasio se regula mediante el balance externo, mientras que la capacidad del potasio, es decir, la habilidad para mantener el potasio en el compartimiento intracelular, depende del balance interno. En base a la combinación de ambos balances se regula la homeostasis de este ion. Esta interacción puede verse de manifiesto luego de una ingesta rica en potasio. Para mantener el potasio extracelular normal, la excreción urinaria aumenta por mecanismos dependientes e independientes de la aldosterona (*v.* más adelante), y la insulina estimula su pasaje al espacio intracelular.

Cabe destacar que la distribución desigual del potasio entre el espacio intracelular y extracelular crea una relación no lineal entre el potasio corporal total y el potasio plasmático (Figura 3.1).

Tabla 3.1 Valores normales de potasio según la edad

Edad	Rango (mEq/L)
Nacido pretérmino	4-6,5
Neonato	3,7-5,9
1-12 meses	4,1-5,6
> 1 año	3,5-5,1*

* Después del año, los valores normales de potasio son 4,3 ± 0,4 mEq/L. Esto representa la media ± el desvío estándar (DE), lo que da una dispersión, con 2 DE, de 3,5-5,1 mEq/L, o con 3 DE de 3,1-5,5 mEq/L. Utilizando estos valores, también se enuncia como normal una dispersión de 2 DE por debajo y 3 DE por arriba de la media: 3,5-5,5 mEq/L.

La depleción del potasio corporal ocasiona un menor cambio del potasio plasmático que su exceso. Esto puede explicarse por la capacidad del potasio intracelular de restituir los déficits extracelulares. En cambio, la correlación entre el potasio plasmático y el exceso de potasio corporal es más lineal (*v.* Figura 3.1). Este fenómeno pone de relieve la menor capacidad biológica para amortiguar el exceso de potasio, que puede conducir rápidamente al desarrollo de hiperpotasemia (*v.* más adelante).

Al igual que con el sodio, el crecimiento somático se acompaña de un aumento del potasio corporal, que aumenta de 8 mEq/kg al nacimiento a 43-49 mEq/kg en la edad adulta. Para que esto sea posible, el balance externo debe ser positivo. Esto se logra

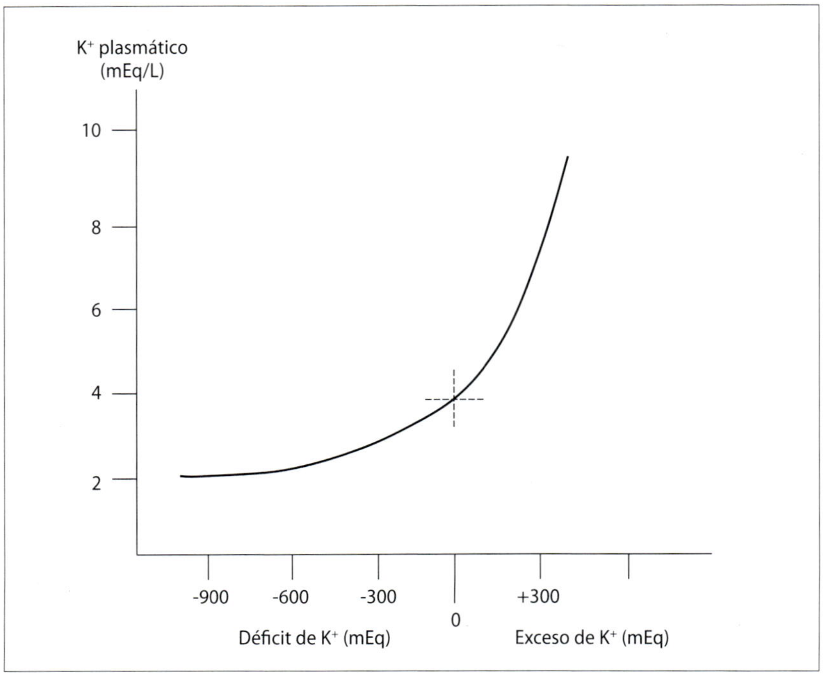

Figura 3.1 Relación entre el potasio plasmático y el potasio corporal total a diferentes niveles de déficit y exceso. (Modificado de: Paul L. Marino. Medicina Crítica y Terapia Intensiva. 1º ed. Ciudad Autónoma de Buenos Aires: Editorial Médica Panamericana, 1993).

durante la vida posnatal gracias a una mayor absorción intestinal y a la menor excreción renal. Cuando el crecimiento somático finaliza, el balance externo de potasio debe ser neutro.

Balance externo

Como fue mencionado, el contenido corporal de potasio depende del balance externo, es decir, el balance entre los ingresos a través de la dieta (o soluciones parenterales) y los egresos a través de la orina, el tubo digestivo y el sudor.

Los requerimientos diarios de potasio son entre 2-3 mEq/kg/día. El tracto gastrointestinal absorbe el 85% de la ingesta a través de mecanismos específicos de transporte. El riñón es el órgano encargado de su excreción (~ 90%), y es el principal responsable de la regulación del balance externo. Una fracción menor es eliminada por el tubo digestivo (< 10%) y el sudor (2%-3%).

Aproximadamente el 90% del potasio filtrado es reabsorbido en el túbulo proximal (60%-70%) y el asa ascendente gruesa de Henle (20%-30%), en forma independiente de la ingesta. El 10% restante alcanza el nefrón distal. En el túbulo colector puede o continuar reabsorbiéndose a través de la bomba H^+/K^+ ATPasa de las células intercalares, o bien secretarse a través de las células principales. El ajuste fino de este mecanismo determina la magnitud del potasio excretado.

Las células principales pueden secretar potasio a través de dos canales específicos: canales ROMK (*Renal Outer Medullary Potassium Channel*) y canales BK (*Big Conductance*), que también se expresan en las células intercalares. La secreción a través de ambos ocurre gracias a la generación de un gradiente electroquímico (diferencia de potencial transepitelial), secundario a la reabsorción de sodio a través del canal ENaC (*Epithelial Sodium Channel*). Cuanto más sodio es reabsorbido a través de este canal, mayor cantidad de potasio puede ser secretada. Ambos procesos se encuentran regulados, fundamentalmente, por la actividad de la aldosterona. Asimismo, tanto los canales ROMK como los BK aumentan su expresión (*up regulation*) en respuesta a la hiperpotasemia, por mecanismos dependientes e independientes de la aldosterona.

El canal ROMK secreta potasio en condiciones basales de acuerdo con un ritmo circadiano (es mayor cerca del mediodía y menor durante la noche) y su conductancia depende del magnesio intracelular (*v.* más adelante). La densidad de los canales BK suele ser baja, su apertura es poco frecuente y están, sobre todo, relacionados con la secreción de potasio estimulada por la velocidad del flujo tubular, la aldosterona y la alcalosis metabólica.

Durante el primer año de vida, varios mecanismos disminuyen la excreción urinaria de potasio. El más importante es la baja capacidad de secreción distal. Se produce por una menor expresión de los canales ROMK y por la ausencia de la respuesta secretora de los canales BK al aumento de la velocidad del flujo tubular. Adicionalmente, la bomba H^+/K^+ ATPasa de las células intercalares absorbe un 25% más de potasio que el riñón maduro.

Si bien maduran rápidamente luego del nacimiento, la baja bioactividad de la aldosterona y la inmadurez de la bomba Na^+/K^+ ATPasa favorecen la retención corporal de potasio. La relación entre las concentraciones urinarias de potasio y sodio (U_K/U_{Na}) sigue una relación lineal con la cantidad de aldosterona excretada en la orina. Esto demuestra el aumento progresivo de su producción y sensibilidad tubular. El cálculo del gradiente transtubular de potasio (GTTK) (Figura 3.2 a) constituye una medida indirecta de la actividad tubular de la aldosterona.

En condiciones normales, la fracción excretada de potasio (FE_K) es entre el 10% y el 15% (Figura 3.2 b).

$$GTTK = \frac{(U_K / P_K)}{(U_{osm} / P_{osm})}$$

a

$$FE_K = \frac{(U_K / P_K)}{(U_{Cr} / P_{Cr})}$$

b

Figura 3.2 a Cálculo del gradiente transtubular de potasio. Su valor es una medida indirecta de la bioactividad de la aldosterona en los túbulos. **b** Cálculo de la fracción excretada de potasio. U_{osm}: osmolalidad urinaria; P_{osm}: osmolalidad plasmática; U_K: concentración urinaria de potasio; P_K: concentración plasmática de potasio; U_{Cr}: concentración urinaria de creatinina; P_{Cr}: concentración plasmática de creatinina.

Relación con el filtrado glomerular

El potasio corporal no suele variar hasta que la tasa de filtrado glomerular (TFG) disminuye por debajo de 20-30 mL/min/1,73 m^2. Esto se debe a que la excreción de potasio se relaciona, principalmente, con el proceso de secreción tubular. De hecho, la hiperpotasemia suele manifestarse en pacientes anúricos o con oliguria marcada (*v.* Capítulo 48.1), en los cuales la reducción del sodio filtrado es tal que la cantidad entregada al nefrón distal no es suficiente para promover la secreción de potasio.

Relación con el equilibrio ácido-base

En la alcalosis metabólica (*v.* Capítulo 7) se produce un aumento de la excreción urinaria de potasio. El incremento del bicarbonato plasmático resulta en una carga filtrada que supera el umbral de reabsorción renal. Esto genera una mayor entrega de bicarbonato de sodio al nefrón distal. Como en este segmento del nefrón la reabsorción de sodio es dependiente de la carga, se produce un aumento de la diferencia de potencial transepitelial que favorece la secreción de potasio. A esto se añade el hiperaldosteronismo secundario que suele acompañar a la alcalosis metabólica (p. ej., en la contracción del volumen efectivo circulante), con lo que se amplifica la pérdida urinaria de potasio.

Excreción de aniones no reabsorbibles

El aumento de aniones no reabsorbibles en el nefrón distal (bicarbonato, sulfato, fosfato o cetoaniones) incrementa la electronegatividad intraluminal y estimula la secreción de potasio.

Señalización entero-renal

Se especula sobre la existencia de un eje entero-renal que actuaría rápidamente ante un amento en la ingesta de potasio, sin necesidad de que el potasio plasmático aumente. Estaría relacionado con la disminución de la actividad del cotransportador Na^+/Cl^- (NCC) del túbulo distal y los segmentos proximales del túbulo colector, lo que aumentaría el aporte de sodio a los segmentos distales y, por lo tanto, la secreción de potasio.

Balance interno

Si bien el potasio extracelular representa solo el 2% del potasio corporal, el mantenimiento de su concentración dentro de un estrecho rango (*v.* Tabla 3.1) es muy importante, pues en estado estacionario con otros cationes (sodio, calcio y magnesio) regula la excitabilidad neuromuscular. Pequeñas modificaciones del potasio extracelular pueden tener efectos marcados sobre las células miocárdicas y la función neuromuscular (*v.* más adelante).

El potasio ingresa a las células por un proceso activo mediado, fundamentalmente, por la bomba Na^+/K^+ ATPasa. En este estado estacionario, ajusta su salida a través de canales iónicos específicos de acuerdo con su potencial de equilibrio y el estado de polarización de la membrana celular. El balance interno, también llamado capacidad del potasio, implica justamente la capacidad del organismo de mantener el potasio en el espacio intracelular.

Diversos factores afectan el desplazamiento transcelular de potasio. La insulina es la hormona más importante en la regulación del balance interno. A través de la estimulación de la bomba Na^+/K^+ ATPasa, favorece su translocación al espacio intracelular en el músculo esquelético, riñón, tejido adiposo y sistema nervioso central, entre otros. Este efecto es independiente del efecto sobre el metabolismo de los hidratos de carbono. De manera similar, la estimulación de los receptores β_2-adrenérgicos aumenta la actividad de la bomba Na^+/K^+ ATPasa, lo que favorece la captación intracelular. En ambos casos, el efecto es parcial en recién nacidos y niños pequeños, debido a la inmadurez de la bomba Na^+/K^+ ATPasa. La aldosterona y las hormonas tiroideas ejercen un efecto análogo, y estimulan la captación intracelular de potasio.

El anabolismo, el crecimiento celular y la reparación tisular aumentan la captación de potasio hacia el intracelular, mientras que la hiperosmolalidad (arrastre por solvente), el catabolismo y la destrucción celular favorecen la salida del potasio hacia el espacio extracelular.

Relación con el equilibrio ácido-base

En la alcalemia, ya sea por alcalosis metabólica o respiratoria, la salida de los protones al espacio extracelular (por el aumento del pH) favorece el ingreso neto de potasio al intracelular, con el fin de mantener la electroneutralidad del compartimiento. Este movimiento iónico sigue una relación que implica un descenso de 0,4 mEq/L de potasio por cada 0,1 unidades que aumenta el pH.

En cambio, en las acidosis metabólicas disminuye la cantidad de potasio que ingresa a las células a través de la bomba Na^+/K^+ ATPasa. De acuerdo con la teoría de Stewart (*v.* Capítulo 7), la magnitud de este efecto depende del tipo de acidosis. En las hiperclorémicas, dado que la membrana plasmática en reposo es muy poco permeable al cloro, el menor pH extracelular disminuye el intercambio Na^+/H^+, lo cual reduce la entrada de sodio y la salida de protones. Con el menor ingreso de sodio a la célula, la actividad de la bomba Na^+/K^+ ATPasa disminuye, lo que genera una reducción neta del ingreso de potasio al espacio intracelular. En consecuencia, el potasio aumenta 0,6 mEq/L por cada 0,1 unidades que disminuye el pH. Cuando la acidosis metabólica es por acumulación de ácidos orgánicos (aumento del anión GAP), el efecto sobre el potasio es menos marcado. Puede aumentar en un rango de 0,1-0,4 mEq/L por cada 0,1 unidades que disminuye el pH. Esto se debe a que los ácidos orgánicos pueden difundir pasivamente, en mayor o menor medida, hacia el espacio intracelular. La caída resultante del pH intracelular estimula el ingreso de sodio (intercambio Na^+/H^+) y mantiene la actividad de la bomba Na^+/K^+ ATPasa, lo que minimiza la acumulación extracelular de potasio. De acuerdo con esta hipótesis, son los cambios en el movimiento del sodio (catión fuerte) los que regulan el balance interno de potasio en el marco de las acidosis metabólicas.

Regulación del potencial de membrana

La relación entre la concentración intra y extracelular de potasio es uno de los factores más relevantes en el establecimiento del potencial de membrana de las células excitables, con particular relevancia en las células miocárdicas.

Durante el potencial de reposo de una fibra miocárdica (-80 mV a -90 mV), la permeabilidad de la membrana plasmática al potasio es muy elevada, lo que le permite abandonar libremente la célula a favor de su gradiente electroquímico. Sin embargo, el valor de dicho potencial no se ajusta exactamente al potencial de equilibrio para este ion (-90 mV a -95 mV) gracias a que pequeñas cantidades de sodio ingresan a la célula.

La hiperpotasemia aguda reduce el gradiente de salida de potasio por aumento de su potencial de equilibrio (de acuerdo con la ecuación de Nernst). Esto despolariza parcialmente la membrana celular y acerca el potencial de reposo al potencial umbral (Figura 3.3), lo que aumenta la excitabilidad miocárdica y favorece el desarrollo de arritmias. Sin embargo, el aumento sostenido del potasio plasmático disminuye gradualmente la velocidad de conducción miocárdica (*v.* más adelante).

La hipopotasemia aguda, en cambio, disminuye el potencial de equilibrio para este ion, lo que favorece su salida hacia el medio extracelular. Esto aleja el potencial de reposo del potencial umbral, lo que da como resultado una fibra miocárdica menos excitable (*v.* Figura 3.3).

Como puede observarse en la Figura 3.3 a, las variaciones del calcio iónico influyen sobre el valor del potencial umbral (*v.* Capítulo 4).

Hipopotasemia

La hipopotasemia es una de las alteraciones electrolíticas más frecuentes en los pacientes internados. De acuerdo con su magnitud, se la clasifica en:

- Hipopotasemia leve: potasio entre 3 y 3,5 mEq/L.
- Hipopotasemia moderada: potasio entre 2,5 y 3 mEq/L.
- Hipopotasemia grave: potasio $< 2,5$ mEq/L.

Con objetivos de categorización de riesgo y de manejo, y dada su elevada morbimortalidad, algunos autores proponen utilizar el término hipopotasemia crítica cuando existen valores de potasio plasmático < 2 mEq/L.

Causas

En términos generales, la hipopotasemia puede ser el resultado de tres mecanismos principales:

- Aumento de las pérdidas (gastrointestinales o renales).
- Desplazamiento hacia el espacio intracelular.
- Disminución de los ingresos.

Los descensos rápidos del potasio plasmático suelen deberse al desplazamiento transcelular, mientras que las alteraciones del balance externo suelen tener un período de instalación mayor. Cabe destacar que en varios escenarios clínicos puede existir más de un mecanismo causal.

Aumento de las pérdidas

Pérdidas gastrointestinales

La gastroenteritis aguda es la causa más frecuente de hipopotasemia en la edad pediátrica. Las pérdidas por diarrea son altas (20-50 mEq/L) en comparación con otros fluidos biológicos. Si bien las pérdidas por vómitos o sonda nasogástrica son menores (5-10 mEq/L), estos escenarios se acompañan frecuentemente de alcalosis metabólica, hipovolemia e hiperaldosteronismo secundario, situaciones que propician la pérdida urinaria de potasio.

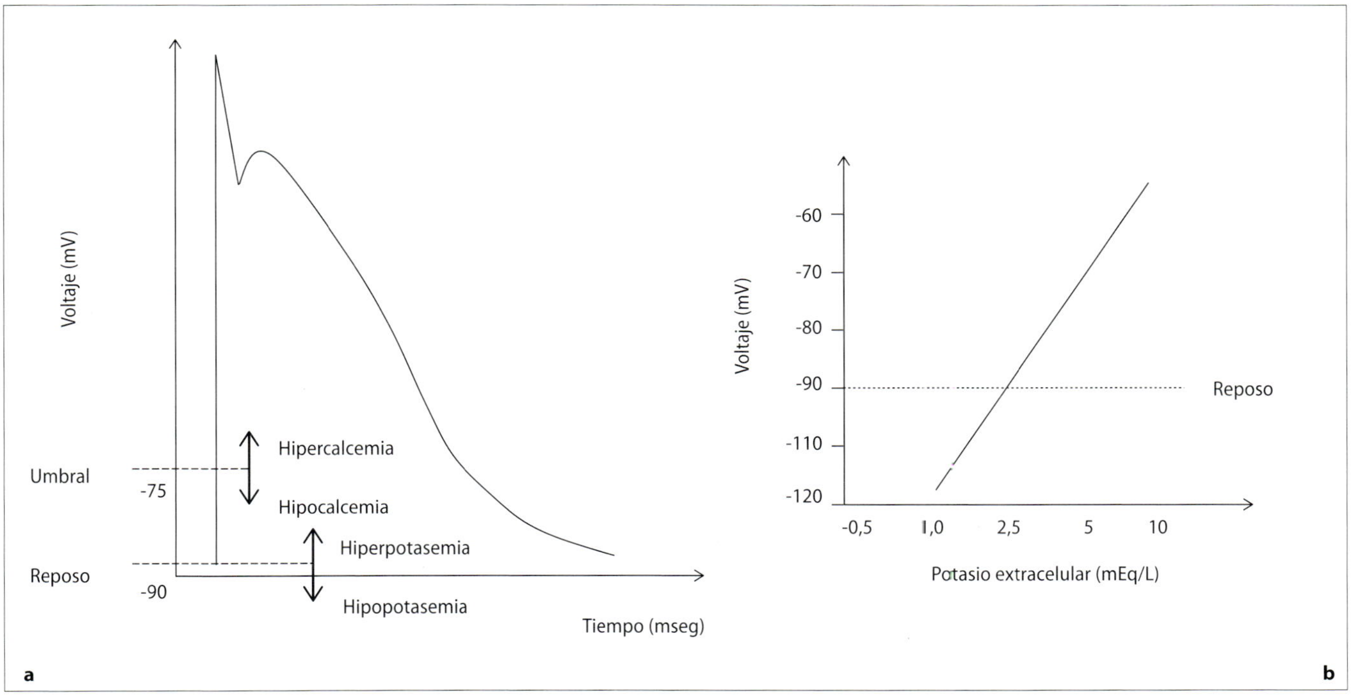

Figura 3.3 a Potencial de acción de una fibra miocárdica ventricular de conducción rápida, donde se observa la influencia del potasio y del calcio sobre el potencial de membrana en reposo y el potencial umbral, respectivamente. **b** Variación del voltaje de la membrana celular de acuerdo con el valor de potasio extracelular. (Modificado de: Dartiguelongue JB. Fisiología pediátrica aplicada a la clínica. 1° ed. Ciudad Autónoma de Buenos Aires: Ediciones Journal, 2020).

Pérdidas renales

Como ya fue comentado, la excreción urinaria de potasio se regula en base a la secreción distal por las células principales del túbulo conector y el túbulo colector cortical. El aumento de las pérdidas urinarias puede suceder por diversas causas, que comparten varios mecanismos:

- Aumento de la actividad mineralocorticoide: en pediatría, la depleción de volumen es la causa más frecuente de pérdida urinaria de potasio, y se produce por hiperaldosteronismo secundario en el marco de la diarrea aguda, los vómitos, el uso prolongado de diuréticos, etc. Menos frecuentemente, puede haber un exceso primario de mineralocorticoides, tanto real como aparente (*v.* Capítulo 6).
- Aumento de la carga de sodio entregada al nefrón distal: diuréticos (furosemida, tiazidas); alcalosis metabólica; acidosis tubular renal proximal (tipo II); cetoacidosis diabética; diuresis osmótica; tubulopatías (síndromes de Fanconi, de Bartter y de Gitelman); lesión de las células tubulares (necrosis tubular aguda, nefritis tubulointersticial, cisplatino).
- Bajo magnesio corporal: la hipopotasemia es un trastorno que frecuentemente acompaña al bajo magnesio corporal (40%-60% de los casos). Esto se relaciona, en parte, con que algunos de los mecanismos que producen ambos trastornos son compartidos (diarrea aguda, tratamiento diurético, uso de cisplatino, etc.). Sin embargo, el bajo magnesio corporal favorece la excreción urinaria de potasio por aumento de su secreción en el asa ascendente gruesa de Henle, el túbulo conector y el túbulo colector cortical (Figura 3.4). Normalmente, en estos segmentos del nefrón, una fracción del potasio reabsorbido es secretada al líquido tubular a través de los canales luminales ROMK. Esto genera la diferencia de potencial transepitelial necesaria para la reabsorción paracelular de otros cationes, principalmente calcio y magnesio. La actividad del canal ROMK es regulada por el magnesio intracelular. Su presencia disminuye la actividad del canal, mientras que su ausencia la aumenta (*v.* Figura 3.4). El bajo magnesio intracelular, entonces, favorece la secreción de potasio a favor de su gradiente electroquímico, lo que aumenta las pérdidas urinarias. La hipopotasemia concomitante es relativamente refractaria a la administración de potasio y requiere el aporte del déficit de magnesio para su corrección.
- Otros mecanismos: mutación activante del canal ENaC (síndrome de Liddle); disrupción epitelial y aumento de la permeabilidad del nefrón distal (anfotericina B); aumento de la secreción de potasio para mantener la electroneutralidad tubular por defecto de la acidificación distal (acidosis tubular renal distal o tipo I).

Desplazamiento hacia el espacio intracelular

Como ya fue mencionado, el ingreso de potasio al espacio intracelular se debe a la actividad de la bomba Na^+/K^+ ATPasa. La insulina puede promover el desarrollo de hipopotasemia durante el tratamiento de la cetoacidosis diabética (*v.* Capítulo 20) o en el síndrome de realimentación (*v.* Capítulo 19), mientras que el uso prolongado de agonistas β_2-adrenérgicos (salbutamol) también puede producir hipopotasemia en ciertas ocasiones.

La parálisis periódica hipopotasémica es un trastorno neuromuscular poco frecuente, caracterizado por el desarrollo súbito de debilidad muscular, hipotonía, hiporreflexia e hipopotasemia. Los episodios pueden ser desencadenados por situaciones que aumentan el tono adrenérgico, como el ejercicio físico (o el reposo posejercicio), el frío y el estrés, o bien por la ingesta de hidratos de carbono o alcohol. En la mayoría de los casos, se debe a un defecto en la subunidad α de los canales de calcio dependientes de

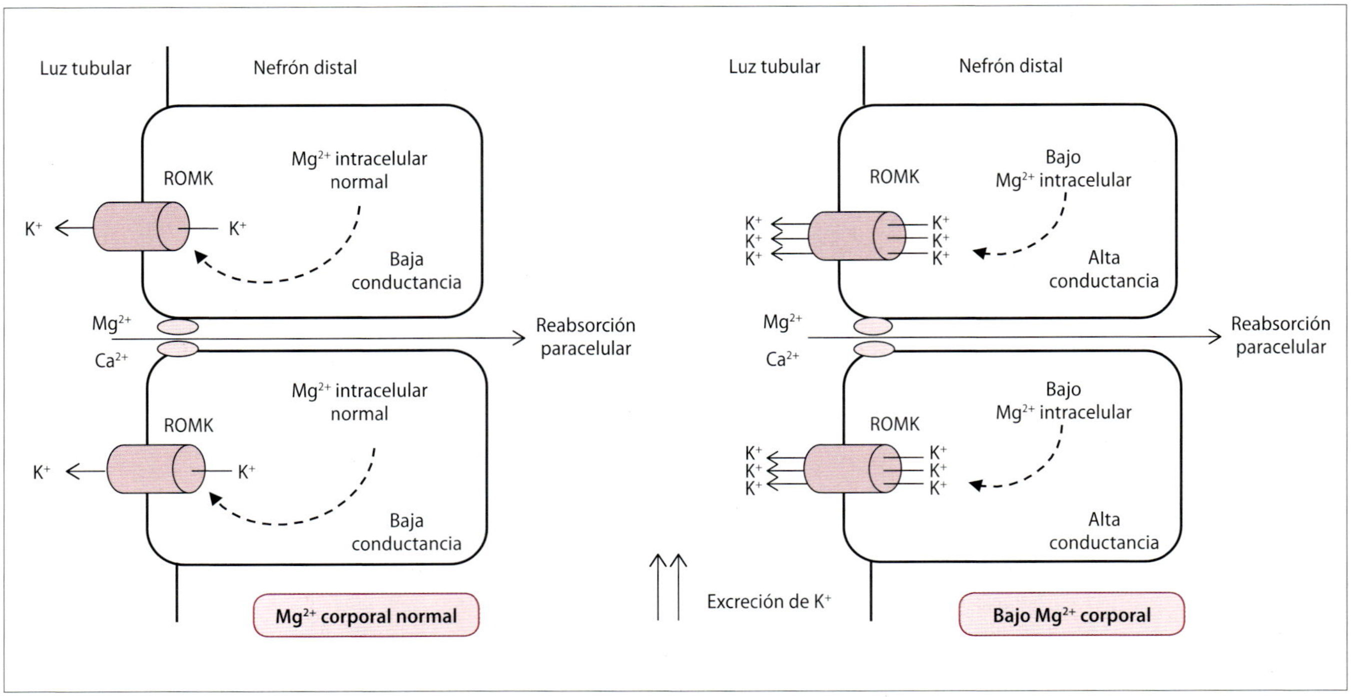

Figura 3.4 Regulación de la conductancia del canal ROMK por el magnesio intracelular.

voltaje presentes en el sistema de túbulos T del músculo esquelético (mutación del gen *CACNA1S*, herencia autosómica dominante). En ocasiones, puede asociarse con el hipertiroidismo (parálisis periódica tirotóxica). En ambos casos, una serie de corrientes iónicas complejas determinan el ingreso de potasio a las células musculares, que se tornan menos excitables.

Por último, la alcalemia también induce el desplazamiento del potasio hacia el espacio intracelular y puede producir hipopotasemia.

Disminución de los ingresos

La disminución aislada de la ingesta de potasio suele ser una causa poco frecuente de hipopotasemia en niños previamente sanos. Sin embargo, la desnutrición grave y las pérdidas por diarrea frecuentemente coexisten (*v.* Capítulo 18). En este escenario, la hipopotasemia es frecuente y se asocia con un aumento marcado de la morbimortalidad. Asimismo, la hipopotasemia puede observarse en niños y adolescentes con trastornos de la conducta alimentaria.

Manifestaciones clínicas

La presentación clínica varía de acuerdo con la gravedad y el tiempo de instalación. Por lo general, los signos y síntomas se presentan con valores de potasio < 3 mEq/L, salvo que se produzca una caída rápida del potasio plasmático. Las manifestaciones clínicas incluyen:

- Debilidad y parálisis muscular.
- Cambios electrocardiográficos y arritmias cardíacas.
- Alteraciones renales.

Debilidad y parálisis muscular

La debilidad muscular, por lo general, aparece con valores de potasio < 2,5 mEq/L. Afecta inicialmente a los músculos proximales de los miembros inferiores, y luego progresa al tronco y los miembros superiores. Puede acompañarse de hipotonía. Con valores más bajos de potasio (< 2 mEq/L), pueden aparecer síntomas graves (parálisis muscular), con debilidad progresiva que afecta al diafragma y los músculos respiratorios, lo cual conduce al desarrollo de insuficiencia respiratoria aguda. Asimismo, la depleción corporal grave de potasio se asocia con calambres y fasciculaciones musculares, rabdomiolisis y mioglobinuria.

El compromiso del músculo liso del tubo digestivo produce íleo, que clínicamente se manifiesta con distensión y dolor abdominal, anorexia, náuseas, vómitos y constipación. Con menor frecuencia, puede producirse retención aguda de orina.

Cambios electrocardiográficos y arritmias cardíacas

La concentración de potasio afecta el potencial de membrana en reposo y la repolarización de las fibras miocárdicas mediante su efecto sobre la conductancia de la corriente rectificadora de salida (I_{Kr}) que ocurre durante la fase 3 del potencial de acción (la conductancia es proporcional a la concentración de potasio).

En la hipopotasemia, además de disminuir el potencial de reposo (*v.* Figura 3.2 a), la disminución de la conductancia de I_{Kr} aumenta la duración del potencial de acción y del período refractario, lo que puede asociarse con el desarrollo de arritmias.

Las manifestaciones electrocardiográficas son consecuencia de las alteraciones electrofisiológicas descritas. Varían según la gravedad de la hipopotasemia, pero no poseen una relación directa con los valores de potasio plasmático. Se encuentran únicamente presentes en el 10% de los pacientes con potasio entre 3-3,5 mEq/L, mientras que se observan en más del 80% de los pacientes con potasio < 2,7 mEq/L. Estas incluyen (Figura 3.5 a):

- Reducción de la amplitud de la onda T.
- Depresión del segmento ST.

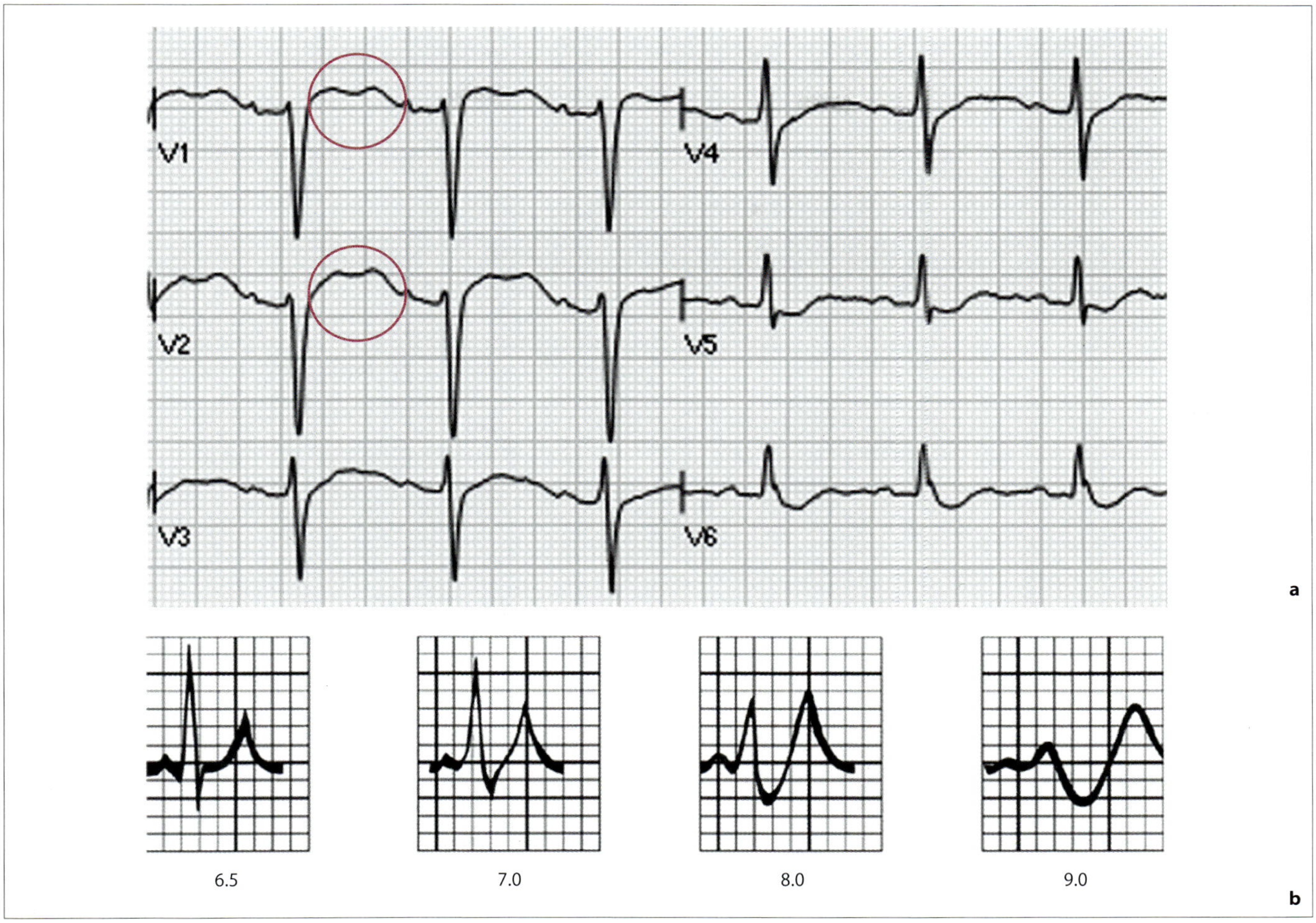

Figura 3.5 a Derivaciones precordiales donde se observa el aplanamiento de la onda T y la aparición de la onda U que corresponden con la hipopotasemia. **b** Cambios electrocardiográficos relacionados con distintos valores de potasio en la hiperpotasemia.

- Aparición de ondas U, observadas como pequeñas deflexiones positivas que siguen a la onda T. Son más evidentes en las derivaciones precordiales V2 y V3. En ocasiones, las ondas T y U pueden fusionarse y simular una prolongación del intervalo QT.
- Con menor frecuencia, puede observarse: prolongación del intervalo PR, aumento de la duración y amplitud de la onda P, ensanchamiento del QRS e inversión de la onda T. En presencia de bajo magnesio corporal, se observa prolongación del intervalo QT, aun en ausencia de ondas U.

Las arritmias que pueden aparecer en la hipopotasemia grave son extrasístoles auriculares o ventriculares, taquicardia ventricular (predominantemente polimorfa) y fibrilación ventricular. El riesgo de arritmias aumenta en presencia de bajo magnesio corporal.

Alteraciones renales

La hipopotasemia persistente o sostenida se asocia con diversas alteraciones de la función renal. No obstante, cabe enfatizar que la capacidad para conservar potasio no se encuentra comprometida, salvo que se trate de un trastorno renal primario o secundario. En la hipopotasemia de origen extrarrenal, el nefrón distal aumenta la reabsorción activa y disminuye la secreción tubular. Esto resulta de utilidad para discriminar entre las causas renales y extrarrenales de hipopotasemia, cuando el diagnóstico no es del todo claro (*v.* más adelante). Las alteraciones renales asociadas con la hipopotasemia sostenida son las siguientes:

- Disminución de la capacidad de concentración urinaria: se produce por menor respuesta tubular a la acción de la arginina vasopresina (diabetes insípida nefrogénica). Probablemente, esto se deba a la menor expresión de las acuaporinas 2 en el túbulo colector y a la menor actividad del cotransportador $Na^+/K^+/2Cl^-$ del asa ascendente gruesa de Henle, con la consecuente pérdida de la multiplicación por contracorriente y disminución del gradiente hipertónico medular (*v.* Capítulos 1 y 5). Si bien el defecto de concentración suele ser leve, clínicamente puede presentarse con poliuria y polidipsia.
- Alcalosis metabólica: la disminución del potasio corporal genera una salida neta de este ion hacia el espacio extracelular, que es balanceada eléctricamente por el ingreso neto de protones a la célula. En consecuencia, se produce acidosis intracelular y alcalosis extracelular. En las células del túbulo proximal, la acidosis intracelular estimula la producción de amoníaco (NH_3) a partir de la glutamina. El amoníaco puede difundir a la luz tubular para amortiguar la secreción distal de protones (formación de NH_4^+), o bien difundir hacia a los capilares peritubulares. A su vez, la acidosis intracelular

aumenta la secreción de protones al líquido tubular, que favorecen tanto la reabsorción proximal del bicarbonato filtrado como la generación de nuevo bicarbonato en el nefrón distal (formación de NH_4^+). Ambos mecanismos contribuyen con el mantenimiento de la alcalosis metabólica al impedir la excreción urinaria del exceso de bicarbonato. Adicionalmente, la hipopotasemia estimula la actividad de la bomba H^+/K^+ ATPasa de las células intercalares α del nefrón distal con el fin de disminuir la excreción urinaria de potasio. La actividad de esta bomba produce mayor secreción de protones, que también contribuyen con el mantenimiento de la alcalosis metabólica. Cabe agregar que la acidosis intracelular produce un aumento de la reabsorción de sodio en el túbulo proximal por mayor actividad del intercambiador Na^+/H^+.
- Nefropatía hipopotasémica: la hipopotasemia crónica produce lesiones vacuolares características (pero inespecíficas) en las células del túbulo proximal y, menos frecuentemente, en las del túbulo distal. Revierten con la repleción del potasio corporal. De sostenerse en el tiempo, estas lesiones pueden progresar a nefritis intersticial, fibrosis y atrofia tubular con formación de quistes, más frecuentes en la médula renal.

Evaluación diagnóstica

En la mayoría de los casos, la situación clínica que condujo al desarrollo de la hipopotasemia permite identificar su causa, que, por lo general, se trata de una gastroenteritis aguda asociada o no con disminución del volumen efectivo circulante e hiperaldosteronismo secundario.

Cuando la causa no se encuentra claramente establecida, una anamnesis completa (historial de crecimiento, tipo de dieta, pérdidas digestivas, diuresis, uso de medicación, antecedentes familiares y personales, etc.) junto con un examen físico exhaustivo y ordenado (que incluya la toma de la presión arterial) permiten aproximar la causa y evaluar la presencia de signos y síntomas compatibles con hipopotasemia. A su vez, conjuntamente con la determinación del potasio plasmático, se recomienda realizar las siguientes determinaciones de laboratorio iniciales:
- Estado ácido-base, ionograma plasmático y urinario.
- Calcio, fósforo y magnesio.
- Urea y creatinina plasmáticas; creatinina urinaria.

Ante la presencia de signos o síntomas de hipopotasemia, si esta es moderada o grave, o bien si existe la sospecha clínica de que el paciente se encuentre en riesgo arritmogénico, se sugiere realizar un electrocardiograma (ECG) para evaluar posibles alteraciones electrofisiológicas, así como su magnitud, con el fin de orientar el tratamiento.

Valoración de las pérdidas renales

Cuando la causa de la hipopotasemia sea incierta, se sugiere valorar si se debe o no al aumento de las pérdidas renales. Para tal fin, se recomiendan los siguientes métodos.

Potasio urinario en muestra única. Este método simple resulta útil como una aproximación inicial. Un valor < 15-20 mEq/L es esperable cuando el potasio plasmático es < 3 mEq/L y existe indemnidad de la función tubular. Valores más elevados son sugestivos de pérdidas renales de este ion por exceso de la actividad mineralocorticoide u otra causa. Empero, se debe tener en consideración que esta determinación es válida cuando el paciente se encuentra euvolémico, pues durante la contracción de volumen disminuye la carga de sodio entregada al nefrón distal. Asimismo, puede resultar engañosa en el marco de la poliuria y la oliguria (*v.* Capítulo 8), dado que su valor se encuentra relacionado con el contenido de agua en la orina.

Cálculo del GTTK. Como fue mencionado, el potasio en muestra única se encuentra influenciado por el estado de concentración o dilución de la orina. Para corregir el potasio urinario a la reabsorción de agua libre en el túbulo colector, se calcula el GTTK (*v.* Figura 3.2 a), que permite valorar la existencia y la magnitud de la acción mineralocorticoide en el túbulo distal. Para que la interpretación de este método sea apropiada, la osmolalidad urinaria debe ser mayor que la plasmática y debe existir un adecuado aporte distal de sodio (Na^+ urinario > 25 mEq/L). Valores de GTTK bajos (menor a 5 en lactantes y menor a 4 en niños mayores) indican ausencia de actividad mineralocorticoide (pérdidas extrarrenales o desplazamiento transcelular), mientras que valores > 7 indican presencia de actividad mineralocorticoide.

Cociente K^+ urinario/creatinina urinaria (U_k/U_{Cr}) en muestra única de orina. Es un método de uso creciente que se basa en la excreción constante de la creatinina, lo que permite eliminar, al igual que con el GTTK, la influencia de la concentración o dilución de la orina. La determinación de este cociente debe realizarse en pacientes con función renal normal. En presencia de hipopotasemia, un valor < 15 mEq/gramo implica pérdidas gastrointestinales o desplazamiento transcelular. Mientras que un valor > 15 mEq/gramo sugiere pérdidas renales de potasio por aumento de la actividad mineralocorticoide, disfunción tubular u otras causas.

Cálculo de la FE_K (*v.* Figura 3.2 b). Representa la proporción entre la cantidad de potasio excretada y filtrada, en presencia de un filtrado glomerular constante y normal. En la hipopotasemia, un valor < 6% es sugestivo de una adecuada función tubular y orienta hacia el origen extrarrenal del trastorno. Sin embargo, su interpretación varía de acuerdo con la carga de sodio entregada al nefrón distal y el grado de concentración o dilución urinaria.

Evaluaciones adicionales

En aquellos casos en los que se hayan documentado pérdidas renales de potasio sin una etiología clara, se recomienda continuar la evaluación diagnóstica en base a la presión arterial del paciente.

En los pacientes hipertensos se sugiere determinar las concentraciones plasmáticas de renina y aldosterona:
- El aumento exclusivo de la aldosterona es sugestivo de hiperaldosteronismo primario (alteraciones de la glándula suprarrenal). Estos trastornos suelen acompañarse de alcalosis metabólica (*v.* Capítulo 6).
- Si tanto la renina como la aldosterona plasmáticas son normales, puede tratarse de la actividad de un mineralocorticoide distinto de la aldosterona (exceso aparente de mineralocorticoides, *v.* Capítulo 6), o bien ser el caso del síndrome de Liddle (*v.* Capítulo 48.4).

En los pacientes con presión arterial normal, la evaluación estriba sobre la situación ácido-básica acompañante:
- Con acidosis metabólica: acidosis tubular renal tipo I o tipo II (hiperclorémicas, *v.* Capítulo 7); cetoacidosis diabética (con aumento del anión GAP).
- Con alcalosis metabólica: uso crónico de diuréticos, vómitos persistentes, tubulopatías (síndromes de Bartter y de Gitelman, *v.* Capítulo 48.4).
- Con estado ácido-base normal: bajo magnesio corporal o diuresis osmótica.

Tratamiento

La urgencia y el tipo de intervención dependen de la causa, la magnitud de la hipopotasemia y, sobre todo, de las manifestaciones clínicas (Algoritmo 3.1). El objetivo de la reposición de potasio es prevenir o tratar situaciones críticas que pueden poner en riesgo la vida del paciente, como arritmias cardíacas, parálisis o debilidad muscular generalizada, rabdomiolisis e insuficiencia respiratoria aguda (por paresia o parálisis diafragmática). Estas manifestaciones, por lo general, se asocian con la hipopotasemia grave. Conjuntamente, se debe detectar y corregir la causa primaria.

Siempre que sea factible, se debe intentar el aporte de potasio por vía oral, dado que representa una vía segura, de rápida absorción y con una eficacia similar a la endovenosa.

Vale aclarara que en algunos casos de hipopotasemia debida exclusivamente al desplazamiento transcelular (p. ej., el uso breve de salbutamol), la corrección o eliminación de la causa primaria suele ser suficiente, salvo que se presenten síntomas graves.

El uso de diuréticos ahorradores de potasio (amiloride) se reserva para ciertas tubulopatías, como los síndromes de Bartter o de Gitelman. Asimismo, en los pacientes con hiperaldosteronismo primario puede ser beneficioso el uso de espironolactona.

Hipopotasemia asintomática o con síntomas leves

Hipopotasemia leve

Por lo general, es asintomática, y el aporte de potasio por vía oral es de elección. Suele ser suficiente con la corrección de la causa primaria y el aporte oral con alimentos ricos en potasio. En caso de ser necesaria la suplementación, se recomienda administrar 2-5 mEq/kg/día repartidos en 3-4 tomas diarias (dosis máxima 40 mEq/dosis). Pueden utilizarse el cloruro de potasio 3M (1 mL = 3 mEq) o el gluconato de potasio (15 mL = 20 mEq).

Si el paciente no tolera o tiene contraindicada la vía oral, el potasio debe administrarse a través de un plan de hidratación

Algoritmo 3.1 Enfoque terapéutico de la hipopotasemia

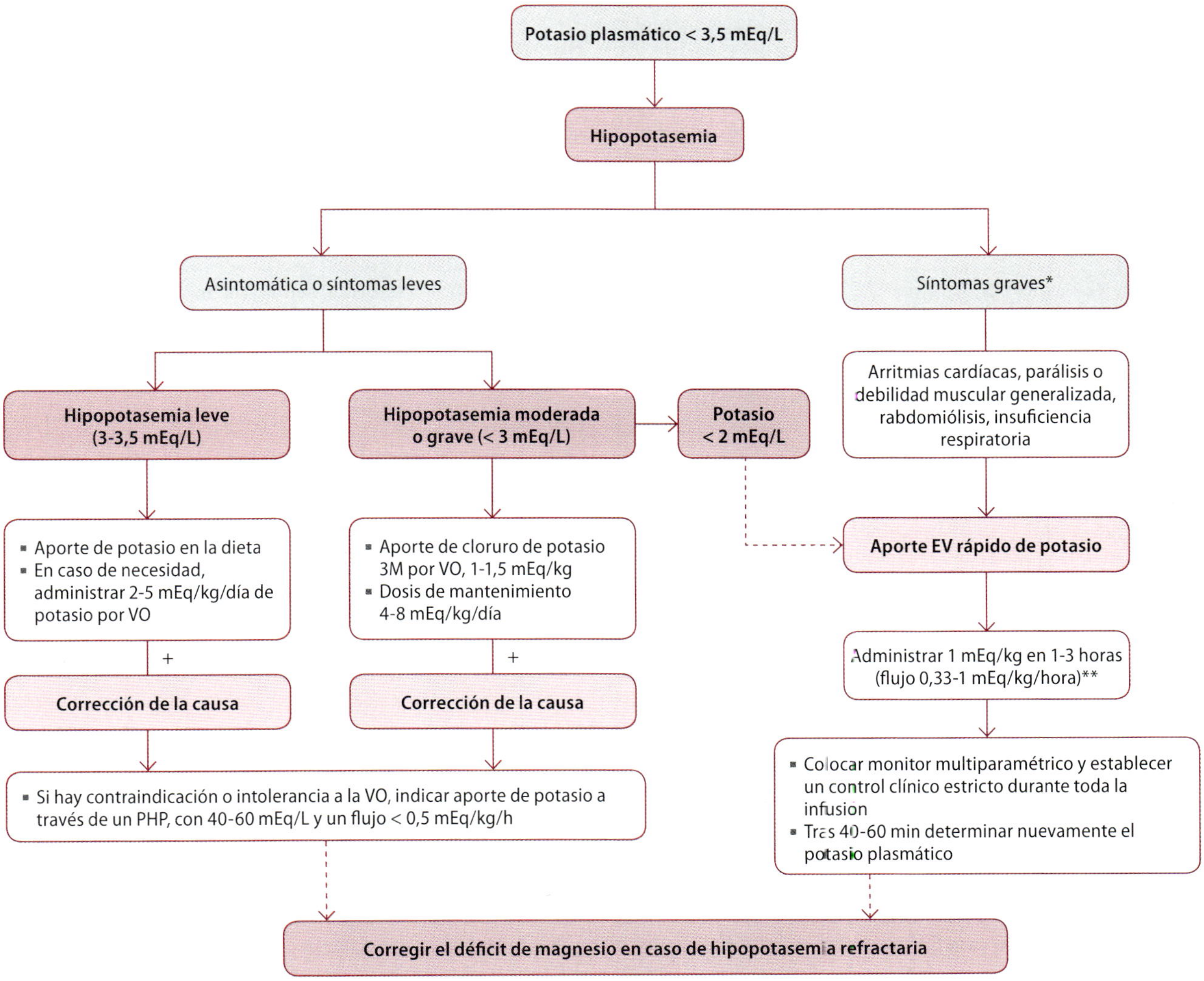

VO: vía oral; EV: endovenoso; PHP: plan de hidratación parenteral.
* Si el riesgo de vida es alto, se sugiere manejar al paciente en la unidad de cuidados intensivos pediátricos.
** Si se deciden empelar altos flujos EV de potasio (1-2 mEq/kg/hora), se sugiere manejar al paciente en la unidad de cuidados intensivos pediátricos.

parenteral (*v.* Capítulo 1), a una concentración entre 40-60 mEq/L y con un flujo que no supere los 0,5 mEq/kg/hora (por lo general, los flujos suelen ser mucho menores).

Hipopotasemia moderada y grave

En ausencia de síntomas graves, el aporte de potasio por vía oral es de elección. La dosis es de 1-1,5 mEq/kg/dosis (dosis máxima 40 mEq/dosis). El preparado recomendado es el cloruro de potasio 3M (1 mL = 3 mEq), dado que logra ascensos más rápidos del potasio plasmático. Luego, la dosis de mantenimiento es de 4-8 mEq/kg/día cada 6 a 8 horas, que debe ajustarse según la causa, evolución clínica y las determinaciones del potasio plasmático.

Si el paciente no tolera o tiene contraindicada la vía oral, el potasio debe administrarse a través de un plan de hidratación parenteral, a una concentración entre 40-60 mEq/L y con flujos menores a 0,5 mEq/kg/hora.

Por la elevada asociación con síntomas graves, en pacientes con potasio plasmático < 2 mEq/L se recomienda el aporte endovenoso (EV) rápido de potasio (*v.* más adelante).

Hipopotasemia con síntomas graves

Como fue mencionado, los síntomas graves (arritmias cardíacas, parálisis o debilidad muscular generalizada, rabdomiolisis, insuficiencia respiratoria aguda) representan una emergencia médica, ya que pueden poner en riesgo la vida del paciente. En este escenario, el tratamiento debe ser instaurado de inmediato, y es prioritario por sobre cualquier evaluación diagnóstica.

Para revertir esta situación de riesgo, además de asegurar la vía aérea, la ventilación y la perfusión, se debe corregir la hipopotasemia mediante el aporte EV rápido de potasio:

- Dosis: 1 mEq/kg/dosis (dosis máxima 40 mEq).
- Tiempo de infusión: 1-3 horas (flujo de potasio 0,33-1 mEq/kg/hora).
- Preparación: cloruro de potasio 3M (1 mL = 3 mEq de potasio) diluido en solución salina al 0,9% (las soluciones con dextrosa pueden empeorar la hipopotasemia al estimular la secreción de insulina).
- Concentración: 40-60 mEq/L por acceso vascular periférico (concentraciones mayores pueden ocasionar flebitis); 120-150 mEq/L por acceso vascular central.
- Controles: se sugiere colocar un monitor multiparamétrico y establecer un control clínico estricto durante toda la infusión. Tras 40-60 minutos de finalizada la infusión, se recomienda determinar nuevamente el potasio plasmático.

Como fue mencionado, por la elevada asociación con síntomas graves, también se recomienda el aporte EV rápido de potasio con valores de potasio plasmático < 2 mEq/L. Si el riesgo de vida es alto, se sugiere manejar al paciente en la unidad de cuidados intensivos pediátricos (UCIP). Esto también es recomendable cuando se deciden empelar altos flujos EV de potasio (1-2 mEq/kg/hora).

Asimismo, no es aconsejable administrar otras infusiones parenterales en simultáneo (por una segunda vía o por el lumen adicional de un catéter central) mientras dure la infusión EV de potasio.

Cabe recordar que el bajo magnesio corporal, que frecuentemente acompaña a la hipopotasemia, puede ser responsable de la ausencia de respuesta al aporte EV de potasio (por aumento de su excreción urinaria). En esta situación se debe corregir el déficit de magnesio, aun con magnesio plasmático normal (*v.* Capítulo 4).

Una vez completado el aporte EV rápido de potasio, la necesidad de un nuevo aporte depende de la persistencia de los síntomas y del valor plasmático alcanzado. De acuerdo con la situación clínica, se debe asegurar un aporte posterior de 4-8 mEq/kg/día, ya sea por vía oral o parenteral.

Ejemplo clínico

Paciente de 10 kg que presenta hipopotasemia por diarrea aguda, asociada con síntomas graves. Una vez aseguradas la vía aérea, la ventilación y la perfusión, se administra un aporte EV rápido de potasio:

- Dosis: 10 mEq (1 mEq/kg/dosis) = 3,3 mL de cloruro de potasio 3M.
- Tiempo de infusión: 2 horas (flujo de potasio 0,5 mEq/kg/hora).
- Concentración 60 mEq/L:
  - 60 mEq de potasio: 1000 mL de solución salina al 0,9%.
  - 10 mEq de potasio: 167 mL de solución salina al 0,9%.
- Indicación a enfermería:
  - Cloruro de potasio 3M: 3,3 mL.
  - Solución salina al 0,9%: 167 mL.
  - Goteo: 85 mL/h (2 horas de infusión).
- Monitoreo multiparamétrico y control clínico estricto durante toda la infusión. Tras 40-60 minutos de finalizada, evaluar el valor de potasio plasmático.

Hiperpotasemia

Es uno de los trastornos electrolíticos más graves, dado que puede provocar arritmias ventriculares potencialmente mortales en pocos minutos. Se considera que la hiperpotasemia es clínicamente significativa cuando el potasio plasmático es > 5,5 mEq/L. De acuerdo con su magnitud, se la clasifica en:

- Hiperpotasemia leve: potasio entre 5,5-6 mEq/L.
- Hiperpotasemia moderada: potasio entre 6-7 mEq/L.
- Hiperpotasemia grave: potasio > 7 mEq/L.

Si bien es un trastorno menos frecuente que en la edad adulta, la hiperpotasemia grave o sintomática requiere ser tratada en forma inmediata para evitar complicaciones que pongan en riesgo la vida del paciente.

Causas

En términos generales, la hiperpotasemia puede ser el resultado de tres mecanismos principales:

- Desplazamiento hacia el espacio extracelular.
- Disminución de la excreción renal.
- Aumento de los ingresos.

La hiperpotasemia aguda suele estar relacionada con la transferencia de potasio al espacio extracelular, mientras que la hiperpotasemia persistente suele asociarse con alguna alteración subyacente de la excreción renal. Cabe destacar que más de un mecanismo puede estar presente en diversos escenarios clínicos.

La seudohiperpotasemia se produce cuando la muestra de sangre se encuentra hemolizada, lo cual sucede frecuentemente en pediatría por la dificultad en la extracción de sangre. Por esta razón, salvo ante la presencia de síntomas o alteraciones electrocardiográficas características (*v.* más adelante), se recomienda confirmar el valor de potasio con una nueva determinación. Asimismo, el potasio puede ser mayor en el suero de la muestra que en el plasma del paciente en la trombocitosis (aumenta ~ 0,15 mEq/L por cada 100 000/mm^3 plaquetas por encima del valor normal) o en la leucocitosis marcada (> 50 000-200 000/mm^3). Esto se produce por la liberación de potasio durante el proceso de formación del coágulo.

Desplazamiento hacia el espacio extracelular

Lesión y destrucción celular

La ruptura celular y tisular produce la liberación de grandes cantidades de potasio al espacio extracelular. Según la extensión y velocidad del proceso, esto pude ocasionar un rápido ascenso del potasio plasmático hasta valores críticos (> 7-8 mEq/L), con las consecuentes alteraciones miocárdicas y neuromusculares.

Las causas más frecuentes en pediatría son: rabdomiolisis traumática (politraumatismo, colisión vehicular, etc.); síndrome de lisis tumoral (*v.* Capítulo 63) y hemólisis grave. En adolescentes puede haber lesión muscular y rabdomiolisis por la realización de ejercicio físico extenuante.

Acidosis metabólica e hiperosmolalidad

El efecto de la acidosis metabólica sobre el desplazamiento transcelular de potasio ya fue comentado. La hipertonicidad extracelular induce el desplazamiento de agua desde el interior de las células hacia el espacio extracelular. Durante este movimiento, las fuerzas de fricción entre el agua y los solutos generan que el potasio se transporte junto con el agua a través de la membrana plasmática, en un proceso conocido como arrastre por solvente (*solvent drag*). Asimismo, la salida de agua desde el espacio intracelular concentra el potasio en este compartimiento. El aumento concomitante de su gradiente electroquímico lo moviliza pasivamente hacia el espacio extracelular a través de canales iónicos específicos. En la cetoacidosis diabética, p. ej., se combinan la acidosis metabólica, la hiperosmolalidad (hiperglucemia) y el déficit de insulina (menor actividad de la bomba Na^+/K^+ ATPasa), que favorecen el aumento del potasio extracelular. Sin embargo, el aumento de la excreción urinaria de este ion produce una marcada reducción del potasio corporal en esta entidad (*v.* Capítulo 20).

Disminución de la excreción renal

Como fue mencionado, la excreción urinaria de potasio se regula en base a los mecanismos de secreción distal (Figura 3.6). Estos se encuentran comprometidos cuando la TFG cae por debajo de 20-30 mL/min/1,73m^2 (menor entrega de sodio al nefrón distal) o por alteraciones de la función tubular. En la enfermedad renal crónica, p. ej., se combinan ambos mecanismos (*v.* Capítulo 72).

La disfunción tubular por resistencia a la aldosterona puede observarse en la uropatía obstructiva, la pielonefritis y en el sufrimiento isquémico de la médula renal (anemia de células falciformes). Asimismo, hay menor actividad mineralocorticoide en el hipoaldosteronismo hiporreninémico, la hiperplasia suprarrenal congénita y la insuficiencia corticosuprarrenal (*v.* Capítulo 23). El seudohipoaldosteronismo es una causa menos frecuente. El tipo I se produce por alteración del receptor tubular de la aldosterona (RM) o por mutaciones inactivantes del canal ENaC, mientras que el tipo II (o síndrome de Gordon) se produce por activación de la reabsorción de sodio en el túbulo contorneado distal a través del canal NCC (*v.* Figura 3.6), que conlleva a una menor entrega de sodio al canal ENaC. Todas estas entidades pueden asociarse con acidosis tubular renal tipo IV o hiperpotasémica.

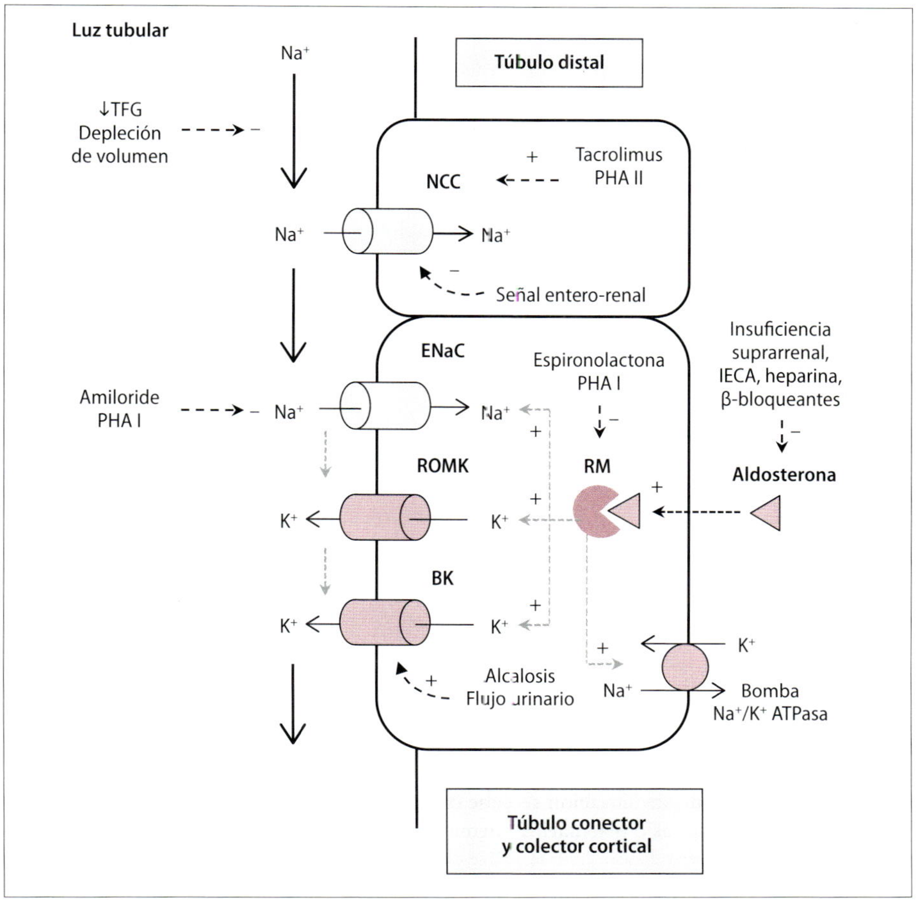

Figura 3.6 Regulación de la secreción distal de potasio y mecanismos renales involucrados en la generación de hiperpotasemia. RM: receptor de mineralocorticoides; PHA I y II: seudohipoaldosteronismo tipos I y II.

En la hipovolemia efectiva circulante, el aumento de la reabsorción de sodio y agua en los segmentos proximales del nefrón disminuye la carga de sodio entregada al nefrón distal y, por lo tanto, la secreción de potasio (y protones). En este escenario, aumenta el riesgo de desarrollar hiperpotasemia con el aporte parenteral de este ion.

Ciertos fármacos disminuyen la excreción renal de potasio por interferencia con el sistema renina-angiotensina-aldosterona. Los más relevantes son los inhibidores de la enzima convertidora de angiotensina II (IECA), los antagonistas de los receptores de angiotensina II y los diuréticos ahorradores de potasio (espironolactona). Estos fármacos suelen ser utilizados en pacientes con disfunción renal o cardiovascular primaria, por lo que el riesgo de hiperpotasemia aumenta gracias a la coexistencia de una menor TFG o de hipovolemia efectiva circulante. A su vez, se describen otros fármacos relacionados con este mecanismo: β–bloqueantes y ciclosporina (inhibición de la secreción de renina), tacrolimus (activación indirecta del canal NCC y menor entrega de sodio al canal ENaC); heparina (el uso crónico inhibe la síntesis de aldosterona) y altas dosis de digoxina (inhibe la bomba Na^+/K^+ ATPasa).

Aumento de los ingresos

En niños sanos, los mecanismos vinculados con el balance externo e interno de potasio son capaces de amortiguar el aumento del potasio extracelular tras una ingesta elevada de este ion. Por lo tanto, es una causa poco frecuente de hiperpotasemia en la edad pediátrica. Sin embargo, la entrega de cantidades exageradamente altas de potasio por vía parenteral (planes de hidratación, nutrición parenteral, medicación endovenosa o transfusiones masivas) puede conducir al desarrollo de hiperpotasemia, particularmente si hay compromiso de la función renal o contracción del volumen efectivo circulante.

Manifestaciones clínicas

La presentación clínica varía según la gravedad y el tiempo de instalación. En la mayoría de los casos, la hiperpotasemia suele ser leve o moderada, es un hallazgo de laboratorio y se presenta asintomática u oligosintomática. Las manifestaciones más graves son las arritmias cardíacas, que suelen aparecer con potasio plasmático > 7 mEq/L (hiperpotasemia grave), o con un valor menor si el aumento del potasio fue rápido. Asimismo, puede haber trastornos neuromusculares como debilidad y parálisis muscular.

Se debe tener en consideración que los pacientes con hiperpotasemia leve o moderada pueden tener alteraciones electrocardiográficas, aun en ausencia de otras manifestaciones clínicas. Por esta razón, de confirmarse la hiperpotasemia, siempre se recomienda realizar un ECG, dado que la presencia de estas alteraciones posee implicancias terapéuticas (*v.* más adelante).

Debilidad y parálisis muscular

La debilidad muscular por lo general es ascendente. Comienza en los miembros inferiores y progresa hacia el tronco y los miembros superiores. Puede asociarse con hipotonía y parestesias, y devenir en parálisis muscular.

Cambios electrocardiográficos y arritmias cardíacas

La toxicidad cardíaca usualmente precede a las manifestaciones neuromusculares. Como fue mencionado, el aumento del potasio plasmático tiene implicancias sobre el potencial de membrana en reposo y la repolarización.

La despolarización parcial de la membrana (*v.* Figura 3.2 a) ejerce un efecto bifásico sobre la excitabilidad miocárdica y la velocidad de conducción. Inicialmente, la excitabilidad y la velocidad de conducción aumentan a medida que el potencial de reposo se acerca al potencial umbral. Asimismo, se acelera la repolarización por la activación de la corriente rectificadora de salida (I_{Kr}). El efecto neto es que mientras que el potasio plasmático aumenta, la duración del potencial de acción se acorta, lo cual se manifiesta como ondas T simétricas y picudas en el ECG.

Aumentos adicionales del potasio extracelular reducen la velocidad de conducción (prolongación del intervalo PR y del QRS) y aumentan el período refractario, lo que puede impedir el desarrollo de un nuevo potencial de acción y promueve los bloqueos de conducción. A medida que la despolarización se fusiona con la repolarización precoz, puede haber acortamiento del intervalo QT (y aparente elevación del segmento ST), desaparición de la onda P y supresión de la conducción aurículo-ventricular, que resulta en ritmos de escape.

Los cambios electrocardiográficos se relacionan no solo con el valor del potasio plasmático, sino también con la velocidad con la que se haya producido su aumento. Estos son (*v.* Figura 3.5 b):

- Potasio entre 5,5-6,5 mEq/L: ondas T picudas y simétricas, con base angosta.
- Potasio entre 6,5-8 mEq/L: ondas T picudas, prolongación de intervalo PR, disminución de la amplitud o desaparición de la onda P, ensanchamiento del QRS.
- Potasio > 8 mEq/L: ausencia de la onda P, ensanchamiento progresivo del QRS, que puede fusionarse con la onda T en un patrón o morfología sinusoidal, arritmias o asistolia.

Las arritmias van desde bloqueos de conducción y fibrilación auricular hasta taquicardia ventricular y fibrilación ventricular. Como fue mencionado, suelen observarse con valores > 7 mEq/L. No obstante, pueden aparecer con valores más bajos cuando la hiperpotasemia se instala rápidamente (p. ej., en el síndrome de lisis tumoral).

La sensibilidad y especificidad de los cambios en el ECG son bajas, por lo que su ausencia no excluye la necesidad de instaurar un tratamiento urgente ante el aumento significativo del potasio plasmático (*v.* más adelante).

Manejo

Dado que la hiperpotasemia es un trastorno que puede poner en riesgo la vida del paciente, el manejo terapéutico tiene lugar por sobre cualquier evaluación diagnóstica. En la mayoría de los casos, los antecedentes, la anamnesis y el examen físico son concluyentes y permiten arribar a la causa.

La urgencia y el tipo de intervención dependen de la magnitud de la hiperpotasemia, la velocidad de ascenso del potasio plasmático, las manifestaciones clínicas y los hallazgos electrocardiográficos (Algoritmo 3.2). De acuerdo con la gravedad del paciente, puede optarse por su manejo en la UCIP. Las medidas generales incluyen la estabilización eléctrica del miocardio, disminuir el potasio extracelular, reducir el potasio corporal total, disminuir el ingreso de potasio y corregir la causa primaria.

Cabe remarcar que la hiperpotasemia puede poner en riesgo la vida del paciente, aun en ausencia de alteraciones en el ECG. Cerca de la mitad de los pacientes con potasio > 6 mEq/L poseen un ECG normal. Por otro lado, ante la presencia de un potasio plasmático elevado en pacientes asintomáticos que clínicamente poseen bajas probabilidades de tener hiperpotasemia, se recomienda repetir la muestra por la posibilidad de que se trate de una seudohiperpotasemia.

Algoritmo 3.2 Enfoque terapéutico de la hiperpotasemia

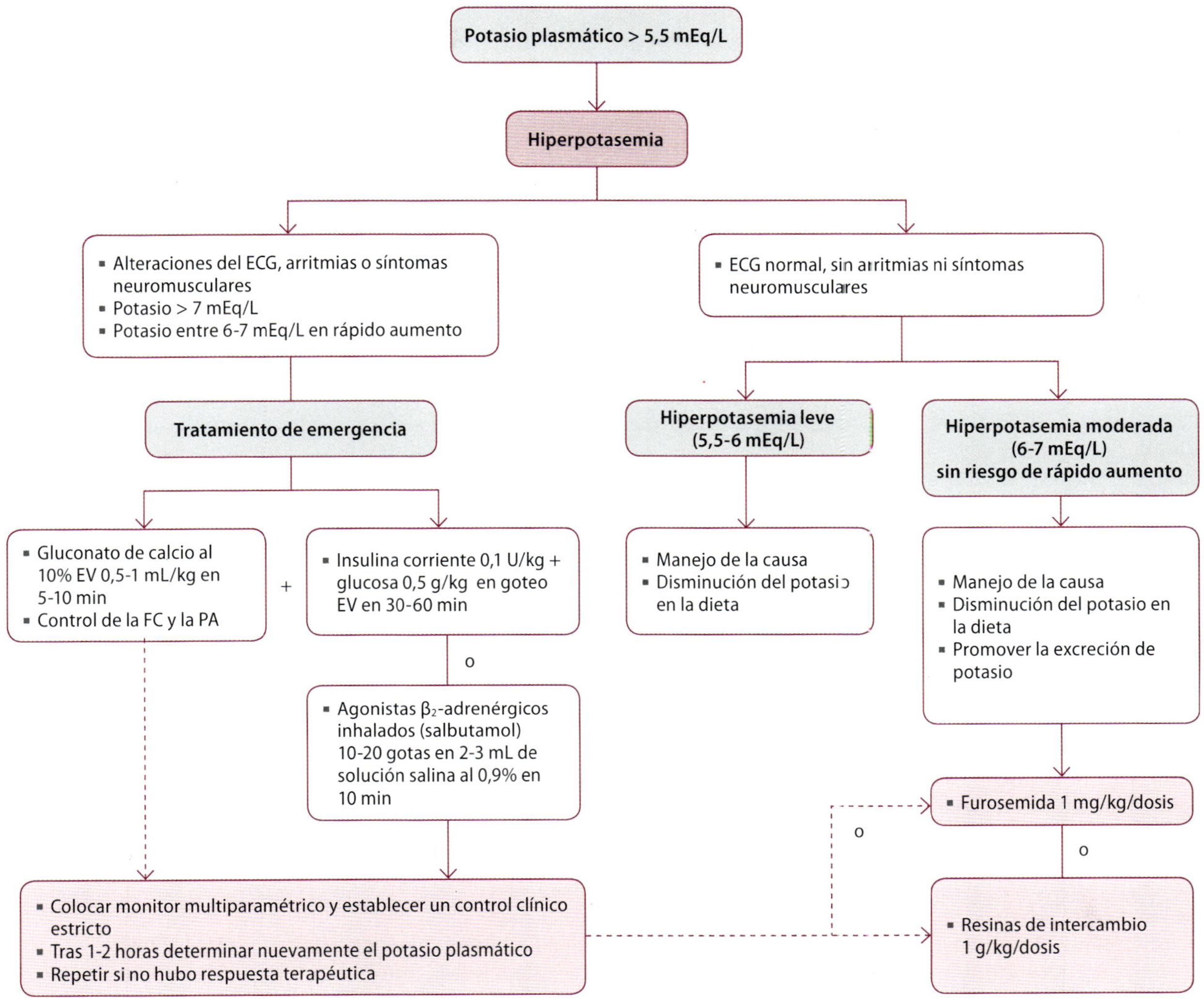

ECG: electrocardiograma; FC: frecuencia cardíaca; PA: presión arterial; EV: endovenoso.

Tratamiento de emergencia en pacientes de alto riesgo

Los pacientes de alto riesgo que requieren tratamiento inmediato son los siguientes:

- Pacientes con alteraciones electrocardiográficas, arritmias o síntomas neuromusculares.
- Pacientes asintomáticos con hiperpotasemia grave (potasio > 7 mEq/L).
- Pacientes asintomáticos con hiperpotasemia moderada (potasio 6-7 mEq/L) con aumento rápido del potasio plasmático (síndrome de lisis tumoral, rabdomiolisis traumática).

En primer lugar, se debe asegurar la vía aérea, la ventilación y la perfusión. Asimismo, se sugiere colocar un monitor multiparamétrico o realizar monitoreo electrocardiográfico continuo durante todo el manejo.

Las medidas terapéuticas incluyen la estabilización eléctrica de la membrana miocárdica y el desplazamiento de potasio al espacio intracelular. Estas medidas son transitorias, por lo que de ser necesario pueden repetirse, y deben continuarse con otras que promuevan la excreción de potasio para reducir el contenido corporal de este ion (*v.* más adelante). En caso de ser posible, también deben acompañarse del tratamiento de la causa subyacente.

Estabilización eléctrica de la membrana miocárdica

La administración EV de calcio disminuye la excitabilidad miocárdica al contribuir con la separación de los potenciales de reposo y umbral (*v.* Figura 3.3 a). Esto disminuye el riesgo de trastornos de la conducción y arritmias. Puede utilizarse el gluconato de calcio al 10% o el cloruro de calcio al 10%:

- Gluconato de calcio al 10%: es el preparado de elección. La dosis es de 0,5-1 mL/kg (dosis máxima 10 mL). Se administra en 5-10 minutos (velocidad de infusión 0,5-1 mL/min) con control de la frecuencia cardíaca (FC) y la presión arterial (puede producir bradicardia e hipotensión). Si la FC disminuye a menos del 20%-25% del valor de base, disminuir la velocidad de infusión o suspenderla. Puede administrarse puro o diluido en solución salina al 0,9% o dextrosa al 5%. El efecto terapéutico comienza 1-3 minutos luego de la infusión, y dura alrededor de 30-60 minutos. Si la arritmia o los trastornos del ECG persisten, puede repetirse la dosis. La extravasación produce necrosis tisular.

- Cloruro de calcio al 10%: se recomienda utilizarlo a través de una vía central, dado que puede ser muy irritante si se administra por una vía periférica. Por lo general, es utilizado cuando hay inminencia de paro cardíaco o paro cardíaco establecido porque eleva más rápidamente el calcio plasmático (contiene mayor cantidad de calcio por mL que el gluconato de calcio). La dosis es de 0,1-0,3 mL/kg (dosis máxima 3 mL). Se administra en 10 minutos, con control de la FC. Puede administrarse puro o diluido en solución salina al 0,9% o dextrosa al 5%. La extravasación produce necrosis tisular.

Desplazamiento de potasio al espacio intracelular

La combinación de insulina con glucosa es el método de elección para inducir el desplazamiento transcelular de potasio. Otras estrategias incluyen la administración inhalada de agonistas β_2-adrenérgicos (salbutamol) y la infusión EV de bicarbonato de sodio:

- Insulina + glucosa: se administran 0,1 U/kg de insulina corriente (dosis máxima 10 U) junto con 0,5 g/kg de glucosa (5 mL/kg de un dextrosado al 10%) en goteo EV durante 30-60 minutos. El efecto terapéutico comienza a los 10-20 minutos, y tiene un pico a los 30-60 minutos. La glucosa se emplea para prevenir la hipoglucemia. Se recomienda medir la glucemia una hora luego de la administración de insulina.
- Agonistas β_2-adrenérgicos inhalados: son una alternativa a la infusión EV de insulina con glucosa cuando no se dispone de un acceso vascular seguro. No se recomiendan en pacientes con arritmias preexistentes. En pacientes < 25 kg se administran 2,5 mg de salbutamol nebulizado (0,5 mL o 10 gotas) en 2-3 mL de solución salina al 0,9% en 10 minutos. En pacientes > 25 kg se administran 5 mg de salbutamol nebulizado (1 mL o 20 gotas) en 2-3 mL de solución salina al 0,9% en 10 minutos. El salbutamol también puede administrarse mediante inhalador de dosis medida con aerocámara, 4-8 aplicaciones (1 aplicación = 100 µg). El efecto terapéutico comienza a los 20-30 minutos y tiene una duración de 2-4 horas. A los 60 minutos de administrado, el potasio plasmático puede descender 0,5-1,5 mEq/L. Posee un efecto aditivo cuando se lo utiliza junto con la insulina. Asimismo, puede utilizarse luego de la insulina en pacientes en los que no hubo respuesta terapéutica. Puede producir taquicardia y temblores musculares.
- Bicarbonato de sodio: es una opción ante la presencia de acidosis metabólica. Sin embargo, su utilidad clínica es cuestionada y no se lo recomienda como único tratamiento para inducir el desplazamiento transcelular de potasio. Se administran 1-2 mEq/kg EV (dosis máxima 50 mEq) en 10-15 minutos. El efecto terapéutico comienza 1-3 minutos luego de la infusión.

Controles durante el tratamiento

El control clínico estricto y el monitoreo cardiovascular continuo deben acompañar el tratamiento de emergencia. El potasio plasmático se debe determinar 1-2 horas luego del comienzo del tratamiento. Las determinaciones posteriores dependen del valor de potasio, la evolución clínica y la respuesta terapéutica. En pacientes que recibieron insulina con glucosa, se debe controlar la glucemia en forma horaria por las primeras 4-6 horas, para detectar precozmente el desarrollo de hipoglucemia.

El tratamiento de emergencia puede repetirse ante la falta de respuesta terapéutica:

- Potasio > 7 mEq/L.
- Persistencia de las alteraciones del ECG, arritmias o síntomas neuromusculares.
- Aumento continuo del potasio plasmático.

Si la respuesta fue adecuada, a continuación se deben implementar medidas que promuevan la excreción corporal de potasio (furosemida o resinas de intercambio).

Tratamiento de la hiperpotasemia leve y moderada asintomáticas

Los pacientes de este grupo se presentan asintomáticos, con ECG normal y no se encuentran en riesgo de desarrollar un aumento rápido del potasio plasmático. El tratamiento debe ser implementado oportunamente, pero no representa una emergencia. Se fundamenta en la detección y tratamiento de la causa subyacente, la disminución del ingreso de potasio y la implementación de medidas para remover el exceso corporal de este ion.

Ejemplos de algunas causas reversibles que pueden producir hiperpotasemia son:

- Hipovolemia efectiva circulante, que se corrige con la reposición adecuada del volumen intravascular (*v.* Capítulos 11 y 12).
- Hiperplasia suprarrenal congénita o insuficiencia corticosuprarrenal (*v.* Capítulo 23), que se corrigen con el tratamiento hormonal de reemplazo.
- Uso de medicación (p. ej., IECA o espironolactona), que se corrige con la disminución de la dosis o al retirar el tratamiento.
- Uso de infusiones parenterales con cantidades anormalmente altas de potasio, que deben ser suspendidas.
- Acidosis metabólica o estados hipertónicos, que deben ser correctamente tratados.

Hiperpotasemia leve (potasio entre 5,5-6 mEq/L)

En este escenario, por lo general, suele ser suficiente con el manejo de la causa y la disminución del ingreso de potasio en la dieta.

Hiperpotasemia moderada (potasio entre 6-7 mEq/L)

Además del manejo de la causa y disminuir el ingreso de potasio, es necesario promover su excreción. Esto puede realizarse a través de las siguientes modalidades:

- Furosemida: este diurético aumenta la excreción renal de potasio en pacientes con función renal conservada y volumen efectivo circulante normal. Asimismo, puede ser utilizado en la hiperpotasemia persistente por hipoaldosteronismo. La dosis empleada es de 1 mg/kg (dosis máxima 40 mg). El comienzo de acción es a los 5 minutos y la duración del efecto es entre 4-6 horas. Si hay respuesta terapéutica, puede ser utilizada cada 6 horas.
- Resinas de intercambio: el sulfato de poliestireno sódico es la resina de intercambio catiónico más utilizada. Intercambia sodio por potasio en la luz intestinal, y el potasio es eliminado con la materia fecal. Puede ser utilizada por vía oral o rectal en pacientes sin patología digestiva ni administración concomitante de opioides. La dosis es de 1 g/kg (dosis máxima 30 g) cada 6 horas. Por vía oral se administra con 3-4 mL de agua por cada gramo. Por vía rectal se administra con 3-4 mL de un dextrosado al 10% por cada gramo, en enema a retener por 30-60 minutos. El efecto terapéutico comienza luego de 1-2 horas de la administración, y tiene una duración de 4-6 horas.
- Diálisis: En pacientes que no responden al tratamiento con diuréticos o resinas de intercambio, o bien aquellos con compromiso grave de la función renal, puede ser necesario el

tratamiento dialítico. La hemodiálisis suele ser la modalidad de elección, y es un método seguro y efectivo. La diálisis peritoneal puede considerarse como alternativa en lactantes.

Hiperpotasemia crónica

Suele producirse en el marco de la enfermedad renal crónica (*v.* Capítulo 72). El manejo se fundamenta en disminuir el potasio de la dieta, el uso de diuréticos de asa, la corrección de la acidosis metabólica y evitar fármacos que aumentan el potasio plasmático (espironolactona, IECA, antagonistas de los receptores de angiotensina II). Si estas medidas resultan insuficientes, se debe considerar la terapia dialítica.

Acceda al eBook para consultar la lista de bibliografía. Consulte las indicaciones en la retiración de tapa.

4

Metabolismo del calcio, fósforo y magnesio, y sus alteraciones

Lorena Mirón • Juan B. Dartiguelongue

Homeostasis del calcio

El calcio es de vital importancia para la adecuada mineralización, crecimiento y desarrollo del esqueleto óseo, tanto en la vida fetal como durante el crecimiento posnatal. Al igual que para el resto de los electrolitos, el crecimiento somático requiere de su balance positivo.

El calcio iónico forma parte de múltiples y variados procesos biológicos. Entre ellos se encuentran la excitabilidad neuromuscular (Figura 4.1), la contracción muscular, la secreción hormonal, la neurotransmisión, la coagulación, diversas reacciones enzimáticas, la división y el crecimiento celular, etc. El 99% del calcio corporal forma parte de la matriz ósea y conforma un compartimiento dinámico.

La regulación fina de la calcemia iónica (0,75-1,1 mmol/L) se alcanza gracias al equilibrio entre la movilización y el depósito en su reservorio óseo, y a la regulación de su excreción urinaria. Ambos mecanismos se encuentran bajo el control de la parathormona (PTH) y la vitamina D.

En condiciones normales, la síntesis de 1,25 dihidroxivitamina D_3 (forma biológicamente activa de la vitamina D) es estimulada por la PTH, gracias a la estimulación de la enzima 1α-hidroxilasa tubular. La forma activa de la vitamina D estimula tanto la absorción intestinal como la reabsorción tubular de calcio y de fósforo. Por su parte, la hipocalcemia y la hiperfosfatemia estimulan la síntesis y liberación de PTH, que favorece la resorción ósea, la reabsorción tubular de calcio y la excreción urinaria de fósforo (y de bicarbonato).

Durante el desarrollo fetal, la maduración de los mecanismos tubulares que regulan el manejo del calcio es incompleta, por lo que la excreción urinaria de este ion es alta en el recién nacido y el lactante. No obstante, el rol del riñón fetal y neonatal en la homeostasis del calcio se relaciona principalmente con el metabolismo de la vitamina D en su forma activa, función que se encuentra madura al nacimiento.

Durante la vida posnatal, la excreción urinaria de calcio disminuye progresivamente. Valorada como cociente calciuria/

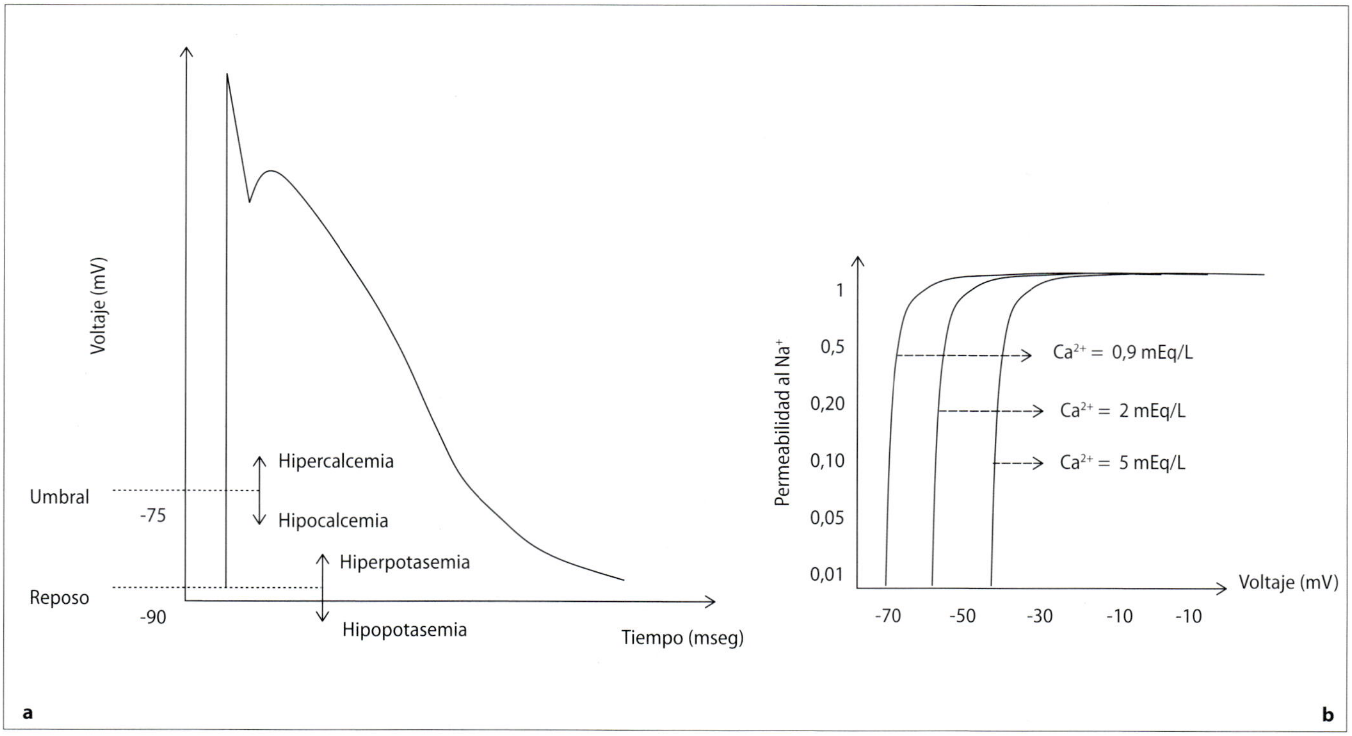

Figura 4.1 a Potencial de acción de una fibra miocárdica ventricular de conducción rápida, donde se observa la influencia del potasio y del calcio sobre el potencial de membrana en reposo y el potencial umbral, respectivamente. **b** Regulación del voltaje de apertura (potencial umbral) de los canales de sodio voltaje dependientes por la concentración extracelular de calcio iónico. (Modificado de: Dartiguelongue JB. Fisiología pediátrica aplicada a la clínica. 1º ed. Ciudad Autónoma de Buenos Aires: Ediciones Journal, 2020).

creatininuria en muestra única de orina, es considerada normal hasta 0,8 los primeros 6 meses de vida, hasta 0,6 los segundos 6 meses, hasta 0,4-0,5 durante el segundo año de vida y hasta 0,2 más allá de ese período. Esto refleja la maduración gradual de la capacidad de recuperación tubular, probablemente ligada al aumento progresivo de la sensibilidad a la PTH.

El calcio filtrado se reabsorbe en el túbulo proximal (70%), en la rama ascendente gruesa de Henle (20%-25%) y en el nefrón distal (5%-10%). En los primeros dos segmentos se realiza por mecanismos comunes con el sodio, mientras que en el nefrón distal comprende un mecanismo de intercambio con fosfato. La PTH estimula en forma directa la reabsorción de calcio y la excreción de fosfato, tanto en el asa de Henle como en el nefrón distal, mientras que la vitamina D estimula la reabsorción de ambos compuestos. Normalmente, la excreción diaria de calcio no supera los 4 mg/kg/día.

Además de la acción de las dos hormonas mencionadas, otras variables regulan la reabsorción tubular de calcio: la expansión del volumen efectivo circulante y la acidosis metabólica la disminuyen, mientras que la contracción del líquido extracelular (LEC) y la alcalosis metabólica la aumentan.

Hipocalcemia

Definición

La hipocalcemia verdadera se define como una disminución de la concentración plasmática de calcio iónico, que es el calcio libre y biológicamente activo. Si bien las concentraciones de calcio iónico y de calcio total se encuentran estrechamente relacionadas (Tabla 4.1), esta relación puede variar en el contexto de alteraciones de la concentración plasmática de albúmina (su principal proteína transportadora), cuando suceden cambios en el pH o por aumento de la concentración plasmática de aniones, como el fosfato, citrato, bicarbonato o sulfato:

- Por cada g/dL que la albúmina disminuye por debajo de su concentración normal (4 g/dL), la concentración de calcio total disminuye 0,8 mg/dL, sin afectar la concentración de calcio iónico. Para su cálculo, puede emplearse la fórmula siguiente:

$$Ca^{2+} \text{ corregido: } 4 - [\text{concentración de albúmina (g/dL)} \times 0{,}8] + Ca^{2+} \text{ total (mg/dL)}$$

- Por cada 0,1 unidades de pH por encima o por debajo de 7,40, se modifica en sentido inverso la unión del calcio con la albúmina, lo que produce cambios transitorios del calcio iónico en 0,04 mmol/L. La acidemia aumenta el calcio iónico, mientras que la alcalemia lo disminuye (*v.* Capítulo 7). Esta relación tiene importancia clínica al momento de indicar una corrección con bicarbonato en la acidosis metabólica. Dado que en esta situación la albúmina expone menos cargas negativas (que operan como sitios de unión para el calcio), la corrección de la acidemia puede poner de manifiesto una tetania latente. Por el contrario, en la alcalemia (por alcalosis metabólica o respiratoria) el calcio iónico disminuye dado que aumentan los sitios de unión con la albúmina, por lo que su corrección tiende a elevar el calcio iónico.
- El incremento en la concentración plasmática de aniones (fosfato, citrato, bicarbonato o sulfato) reduce el calcio iónico por formación de complejos con este.

Tabla 4.1 Concentraciones plasmáticas de calcio iónico y calcio total por debajo de las cuales se define la hipocalcemia

Edad	Calcio total mg/dL	Calcio iónico mmol/L*	Calcio iónico mg/dL*
Nacido pretérmino	< 7	< 0,6	< 2,4
Nacido de término	< 8	< 0,8	< 3,2
Lactantes y niños	< 8,5	< 0,75	< 3

* Según el método bioquímico empleado para su determinación.

Causas

Las causas de hipocalcemia son muy variadas (Tabla 4.2). El periodo neonatal representa el momento de mayor riesgo para el desarrollo de hipocalcemia. Puede presentarse entre las 12-72 horas de vida, sobre todo en los nacidos pretérmino, en los recién nacidos con asfixia y en los hijos de madres diabéticas (hipocalcemia neonatal precoz). Tras el tercer día y durante la primera semana de vida, el tipo de alimentación también es un determinante del nivel de calcio plasmático, si bien la incidencia de hipocalcemia disminuyó de manera significativa con la reducción del contenido de fósforo en las fórmulas lácteas (hipocalcemia neonatal tardía). Asimismo, se ha descrito como factor patogénico la inmadurez funcional de las glándulas paratiroides. En los lactantes con hipocalcemia idiopática transitoria (1-8 semanas de vida), los niveles plasmáticos de PTH son significativamente más bajos.

En los niños mayores, los niveles plasmáticos de fósforo orientan hacia la etiología de la hipocalcemia (Algoritmo 4.1), aun sin disponer de los resultados hormonales. La hipocalcemia con hiperfosfatemia puede presentarse en el hipoparatiroidismo o el seudohipoparatiroidismo (por la ausencia de la acción fosfatúrica de la PTH). Si el valor del fósforo plasmático es normal, puede deberse al resto de las causas, entre las que se encuentra la deficiencia de vitamina D.

Hipoparatiroidismo

Las causas de hipoparatiroidismo que se acompañan de hipocalcemia, hiperfosfatemia y PTH baja son múltiples. Dentro de las congénitas hay formas familiares (de herencia autosómica dominante, recesiva o ligada al X) en las que se produce una PTH inactiva o una PTH activa pero de expresión disminuida. El síndrome de DiGeorge es otra patología en la que existe agenesia o disfunción congénita de las glándulas paratiroides, asociada con defectos cardíacos, dismorfia facial y susceptibilidad a las infecciones. En este mismo grupo, se incluyen pacientes con hipocalcemia autosómica dominante que presentan mutaciones del sensor de calcio de las glándulas paratiroides, lo que produce una inhibición de la secreción de PTH con valores de calcio más bajos de lo normal.

Las causas de hipoparatiroidismo adquirido pueden deberse a enfermedades por depósito o infiltrativas (enfermedad de Wilson o procesos granulomatosos), enfermedades autoinmunes que producen destrucción glandular (enfermedad poliglandular autoinmune tipo I), radioterapia o cirugía. Asimismo, hay secreción anormal de PTH en pacientes críticos y en la hipomagnesemia (*v.* más adelante).

Seudohipoparatiroidismo

La hipocalcemia puede ser ocasionada también por el seudohipoparatiroidismo (con hiperfosfatemia y PTH elevada), donde se produce resistencia a la acción de la PTH por mutación de factores que intervienen en la transducción de las señales iniciadas por el receptor de la PTH.

Tabla 4.2 Causas de hipocalcemia

Recién nacido	Lactante y niño mayor

Hipocalcemia neonatal precoz (< 72 horas de vida):
▪ Prematurez, bajo peso al nacer, retardo del crecimiento intrauterino.
▪ Asfixia perinatal, sepsis.
▪ Hijos de madres diabéticas (diabetes permanente o gestacional).
▪ Preeclampsia materna.
▪ Uso materno de anticonvulsivantes.
▪ Hipoparatiroidismo: síndrome de DiGeorge, hiperparatiroidismo materno, hipomagnesemia.
 	
Hipocalcemia neonatal tardía (> 72 horas de vida):
▪ Alimentación con fórmulas con alto contenido de fósforo.
▪ Neonatos gravemente enfermos o pretérmino expuestos a:
  ▪ Infusiones de bicarbonato, transfusiones con sangre citratada, infusiones lipídicas, nutrición parenteral con aporte inadecuado de calcio.
  ▪ Fototerapia por hiperbilirrubinemia.
  ▪ Deficiencia materna de vitamina D (rol poco claro).
	Con PTH baja (hipoparatiroidismo):
	▪ Síntesis o secreción disminuida de PTH:
	  ▪ Síndrome de DiGeorge.
	  ▪ Mutaciones genéticas que interfieren con la producción de PTH (autosómica dominante, autosómica recesiva).
	  ▪ Síndrome HDR (hipoparatiroidismo, sordera, displasia renal).
	  ▪ Síndromes Sanjad-Sakati o Kenny-Caffey.
	  ▪ Mutaciones en el CaSR y proteínas relacionadas (hipocalcemia autosómica dominante).
	  ▪ Mutaciones que interfieren con el desarrollo de la glándula paratiroides (ligado al X).
	  ▪ Desórdenes mitocondriales (por ejemplo, síndromes MELAS, Kearns-Sayre y síndrome de deficiencia proteica trifuncional mitocondrial).
	▪ Autoinmune:
	  ▪ Síndrome poliglandular autoinmune tipo 1.
	  ▪ Otros:
	    ▪ Cirugía de glándula tiroides o paratiroides.
	    ▪ Infiltración de glándulas paratiroides (por ejemplo, hierro).
	
	Con PTH alta:
	▪ Deficiencia de vitamina D/raquitismo vitamina D dependiente.
	▪ Resistencia a la acción de la PTH o seuhipoparatiroidismo.
	
	Miscelánea:
	▪ Síndrome de hueso hambriento, sepsis, osteopetrosis, alcalosis, pancreatitis, infusiones intravenosas con citrato o lactato, hiperfosfatemia, drogas (bifosfonatos, calcitonina, foscarnet, algunos quimioterápicos), hipomagnesemia.

PTH: parathormona; CaSR: receptor sensible al calcio.

Algoritmo 4.1 Diagnóstico de hipocalcemia

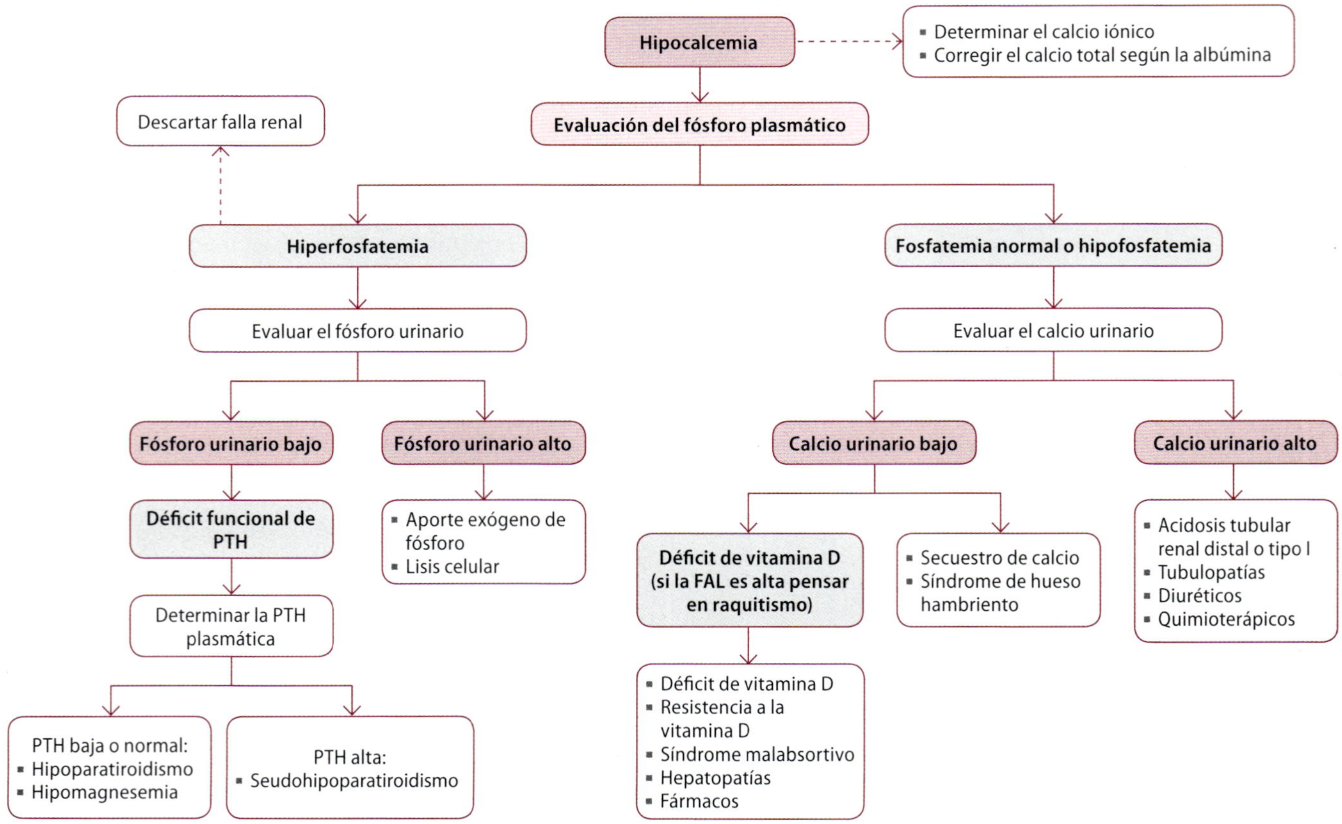

PTH: parathormona; FAL: fosfatasa alcalina.

Deficiencia real o funcional de vitamina D

Otra causa de hipocalcemia es la inadecuada acción de la vitamina D, caracterizada por hipocalcemia, fosfatemia variable y valores adecuados de PTH. Puede ser ocasionada por deficiencia absoluta de vitamina D (baja ingesta, enfermedad hepática que impide la 25-hidroxilación o drogas que metabolizan la vitamina D a formas inactivas), o bien por resistencia a la acción tisular de esta vitamina (deficiencia de la 1α-hidroxilasa tubular o alteración de los receptores de la 1,25 dihidroxivitamina D_3).

Compromiso de parénquimas y otras causas

El compromiso de los órganos que intervienen en la homeostasis del calcio, como es el caso de la enfermedad renal crónica (*v.* Capítulo 72), la acidosis tubular renal distal o tipo I (*v.* Capítulo 7), la malabsorción intestinal o, menos frecuentemente, el síndrome de hueso hambriento (hipocalcemia posparatiroidectomía inducida por el hiperparatiroidismo previo), pueden producir o acompañarse de hipocalcemia.

Otras causas son la hipomagnesemia (resistencia a la acción de la PTH e inhibición de su secreción, *v.* más adelante), la hiperfosfatemia, el síndrome de lisis tumoral (*v.* Capítulo 63), la rabdomiólisis, el secuestro de calcio por los ácidos grasos libres en la pancreatitis, la presencia de citrato en las exanguinotransfusiones, y el uso de drogas como la furosemida (favorece la excreción urinaria de calcio), los bifosfonatos y la calcitonina (por inhibición del recambio óseo).

Manifestaciones clínicas

El espectro de manifestaciones clínicas varía desde ningún o pocos síntomas (cuando es leve o crónica), a la presencia de síntomas de riesgo, como convulsiones, insuficiencia cardíaca o laringoespasmo (cuando es grave o aguda) (Tabla 4.3). Además de la gravedad, la velocidad con la que se instala el trastorno y su cronicidad son determinantes del espectro clínico de presentación.

Tabla 4.3 Manifestaciones clínicas de la hipocalcemia

Agudas	▪ Irritabilidad neuromuscular (tetania): ▪ Parestesias (periorales, extremidades) ▪ Espasmos musculares ▪ Espasmo carpopedal ▪ Signo de Trousseau ▪ Signo de Chvostek ▪ Convulsiones ▪ Laringoespasmo ▪ Broncoespasmo ▪ Cardíacas: ▪ Alteraciones electrocardiográficas: prolongación del segmento ST e intervalos QTc y QoT ▪ Arritmias: bloqueos, arritmias ventriculares (poco frecuentes) ▪ Hipotensión ▪ Insuficiencia cardíaca ▪ Papiledema ▪ Manifestaciones psiquiátricas: ▪ Ansiedad ▪ Labilidad emocional ▪ Depresión
Crónicas	▪ Calcificación ectópica (ganglios de la base) ▪ Signos extrapiramidales ▪ Parkinsonismo ▪ Demencia ▪ Catarata subcapsular ▪ Alteraciones dentarias ▪ Piel seca

La tetania, el papiledema y las convulsiones pueden presentarse en pacientes con hipocalcemia aguda. Mientras que los cambios ectodérmicos y dentarios, las cataratas, la calcificación de los ganglios de la base y las manifestaciones extrapiramidales (parkinsonismo, demencia) suelen observarse en la hipocalcemia crónica. Estos últimos hallazgos son más comunes en los pacientes con hipoparatiroidismo.

Manifestaciones agudas

La tetania es la manifestación típica de la hipocalcemia aguda, caracterizada por la irritabilidad neuromuscular. Los síntomas vinculados con la tetania pueden ser leves (parestesias periorales, parestesias de manos y pies, calambres musculares) o graves (espasmo carpopedal, laringoespasmo y convulsiones focales o generalizadas, que deben distinguirse de las contracciones musculares tónicas y generalizadas que ocurren en la tetania grave). Otros pacientes manifiestan síntomas menos específicos, como fatiga, irritabilidad, ansiedad y depresión. Cabe destacar que algunos pacientes, aun con hipocalcemia grave, no desarrollan síntomas neuromusculares.

Tetania

La hiperexcitabilidad de las neuronas periféricas es probablemente el efecto fisiopatológico más destacado de la hipocalcemia; sin embargo, puede ocurrir en todos los niveles del sistema nervioso.

La velocidad de instalación de la hipocalcemia es un factor determinante sobre la gravedad de los síntomas. En efecto, cuando se desarrolla en forma gradual suele haber menos síntomas con la misma concentración de calcio. Otros factores que determinan la frecuencia y gravedad de los síntomas son los trastornos concomitantes del estado ácido-base, la hipomagnesemia y el balance corporal de potasio.

La hipocalcemia y la alcalosis actúan sinérgicamente para producir tetania. Aunque la alcalemia disminuye el calcio iónico, el aumento del riesgo de tetania se debe solo en parte a este fenómeno, ya que la disminución del calcio es relativamente pequeña. La alcalosis respiratoria por sí sola (p. ej., durante la hiperventilación) puede causar tetania, incluso en ausencia de hipocalcemia subyacente. Por el contrario, la tetania es poco frecuente entre los pacientes con enfermedad renal crónica e hipocalcemia (en ocasiones grave), debido al efecto protector que ejerce la acidosis metabólica. La tetania se manifiesta clínicamente por alteraciones sensitivas y motoras:

- Los síntomas generalmente comienzan con parestesias periorales, en manos y pies. Estos síntomas pueden causar hiperventilación, lo que produce alcalosis respiratoria y alcalemia que exacerba las parestesias.
- Los signos y síntomas motores incluyen rigidez, mialgias, espasmos y contracturas musculares. En las manos se produce la aducción forzada del pulgar, flexión de las articulaciones metacarpofalángicas y muñecas, con extensión de los dedos (espasmo carpiano). El espasmo de los músculos respiratorios y de la glotis (estridor laríngeo) puede causar cianosis.

Los hallazgos clínicos clásicos en pacientes con tetania latente son los signos de Chvostek y Trousseau. Un signo de Chvostek positivo ocurre cuando al percutir el nervio facial por delante del orificio del conducto auditivo externo, se produce la contractura del labio superior o de toda la boca. Es un signo poco específico, ya que es positivo en aproximadamente el 10% de los individuos sanos. El signo de Chvostek falsamente positivo es muy frecuente en neonatos. El signo de Trousseau se manifiesta al inflar un manguito de presión ligeramente por encima de la presión arterial sistólica por 3 minutos; si hay hipocalcemia se produce espasmo carpopedal como resultado de la isquemia de los nervios motores. Aunque el signo de Trousseau es más específico que el de Chvostek, es más molesto y ambos pueden ser negativos en pacientes con hipocalcemia.

Convulsiones

Pueden ser el síntoma de presentación inicial de la hipocalcemia, especialmente en lactantes. Pueden ser focales o tónico clónicas generalizadas.

Manifestaciones cardiovasculares

En la hipocalcemia se produce prolongación de la fase 2 del potencial de acción y aumento del período refractario, que se manifiestan en el trazado electrocardiográfico como prolongación del segmento ST y de los intervalos QTc y QoT (más específico) (Figura 4.2). Aunque las alteraciones electrocardiográficas son comunes, las arritmias graves como los bloqueos de conducción o las arritmias ventriculares, son poco frecuentes. Asimismo, la hipocalcemia puede ocasionar hipotensión e insuficiencia cardíaca.

Papiledema

El papiledema puede presentarse con la hipocalcemia grave de cualquier causa, y generalmente se revierte con el tratamiento. Puede acompañarse o no del aumento de la presión del líquido cefalorraquídeo (hipertensión endocraneana benigna). Raramente, en lugar de papiledema, puede presentarse neuritis óptica.

Manifestaciones psiquiátricas

La hipocalcemia puede ocasionar síntomas psiquiátricos, especialmente ansiedad, labilidad emocional y depresión. Menos frecuentemente, puede presentar estado confusional, alucinaciones y psicosis. Todos se revierten con el tratamiento.

Manifestaciones crónicas

Desórdenes extrapiramidales

La calcificación de los ganglios de la base es una manifestación del hipoparatiroidismo de larga evolución. Algunos pacientes pueden ser asintomáticos y otros manifestar parkinsonismo, movimientos anormales (distonía, hemibalismo, coreoatetosis y crisis oculógiras) o demencia.

Enfermedad ocular

La hipocalcemia crónica, especialmente en el hipoparatiroidismo, puede ocasionar cataratas y queratoconjuntivitis. El tratamiento de la hipocalcemia detiene su progresión.

Anormalidades dentarias

Ocurren cuando la hipocalcemia se presenta durante el desarrollo temprano. Incluye hipoplasia dental, falta de erupción dental y defectos del esmalte. El tratamiento temprano de la hipocalcemia puede revertir los síntomas.

Manifestaciones ectodérmicas

La piel suele ser seca y gruesa. Otras manifestaciones son el cabello grueso, quebradizo y escaso, con alopecia irregular y uñas quebradizas con los característicos surcos transversales. Se correlacionan con la gravedad y cronicidad de la hipocalcemia, y suelen revertirse con el tratamiento.

Diagnóstico

Se debe realizar una anamnesis y un examen físico detallado en busca de datos que orienten hacia la etiología probable. El enfoque diagnóstico inicial debe incluir:

- Determinación plasmática del calcio total e iónico, fósforo, estado ácido-base, sodio, potasio, cloro, magnesio, fosfatasa alcalina, proteínas totales y albúmina, urea y creatinina.
- Dosaje de PTH y 25-hidroxivitamina D_2 (ergocalciferol).
- Determinación en una muestra única de orina del cociente calciuria/creatininuria y el fósforo urinario.

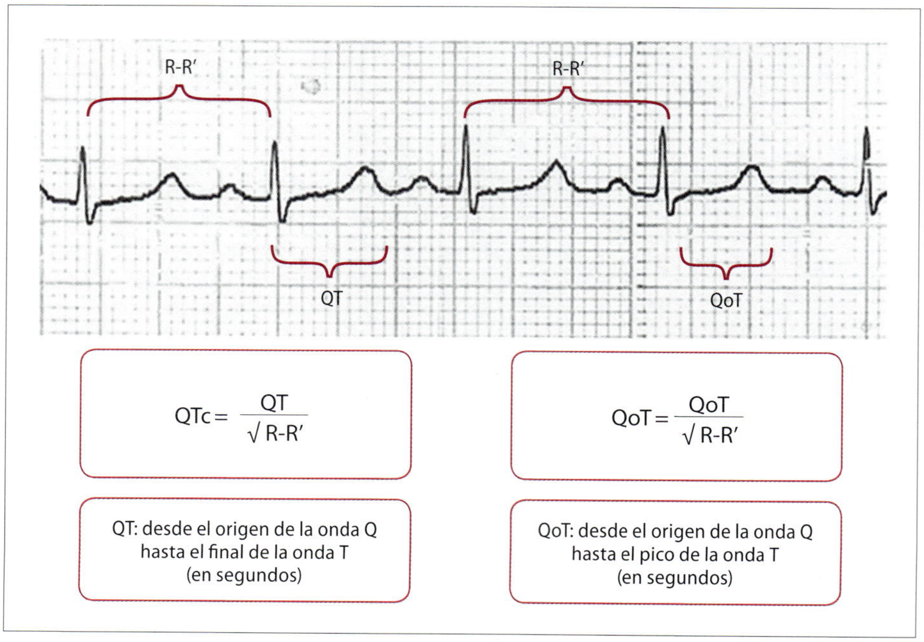

Figura 4.2 Manifestaciones electrocardiográficas de la hipocalcemia. Cálculo de QTc y del QoT. El valor normal del QTc es de 0,4 ± 0,04 s. El valor normal del QoT es de 0,2 ± 0,02 s.

Luego, en función de la presunción diagnóstica, se puede completar el estudio con la determinación de la 1,25 dihidroxivitamina D_3, estudios por imágenes o genéticos.

Tratamiento

El tratamiento de la hipocalcemia varía según la gravedad del cuadro, el tiempo de evolución y la etiología.

Hipocalcemia aguda sintomática

Debe tratarse en forma urgente. El gluconato de calcio al 10% endovenoso (la ampolla de 10 mL contiene 90 mg de calcio elemental y 1 g de gluconato) es la terapia de elección:

- Dosis: 1-2 mL/kg (100-200 mg/kg de gluconato).
- Dosis máxima: 10-20 mL/dosis (1-2 g de gluconato).

Si bien puede administrarse puro, se sugiere administrarlo diluido en solución salina al 0,9% o dextrosa al 5%, en forma de bolo endovenoso (EV) lento, sin superar una velocidad máxima de infusión de 0,5-1 mL/min (50-100 mg/min), con control de la frecuencia cardíaca (FC) y la presión arterial por el riesgo de bradicardia e hipotensión. Si la FC disminuye un 20%-25% del basal, se debe disminuir la velocidad de infusión. Si no hay respuesta, la dosis puede repetirse a los 10 minutos. La titulación del tratamiento se fundamenta en la reversión de los síntomas y en la determinación de la calcemia (40-60 min luego de la dosis).

La dosis de gluconato de calcio eleva la concentración plasmática de calcio solamente por 2-3 horas. Por lo tanto, una vez estabilizado el paciente y ante la presencia de hipocalcemia persistente, se recomienda continuar con la infusión de calcio mediante un goteo EV continuo. Esta estrategia puede emplearse hasta que el calcio se mantenga normal en forma sostenida. Luego, se puede intentar administrarlo por vía oral (*v.* más adelante). La dosis recomendada de gluconato de calcio al 10% es de 0,05-0,15 mL/kg/h, que equivale a 5-15 mg/kg/h de gluconato o ~0,5-1,5 mg/kg/h de calcio elemental.

Para armar el goteo EV y vehiculizar la dosis descripta, puede emplearse una solución EV que contenga 2 mg/mL de calcio elemental. Esta se prepara con el agregado de 11 g de gluconato de calcio al 10% (11 ampollas de 10 mL, equivalente a ~1 gramo de calcio elemental) en solución salina 0,9% o dextrosa al 5%, hasta alcanzar un volumen final de 500 mL. La solución así conformada contiene 2 mg de calcio elemental por cada mililitro.

Ejemplo clínico

Paciente de 10 kg con hipocalcemia aguda sintomática. Recibió dos dosis de 1 mL/kg de gluconato de calcio al 10% EV, tras lo cual revirtió la sintomatología. Luego de 60 minutos persiste con hipocalcemia. Se decide administrar calcio en goteo EV continuo:

- Dosis: 1 mg/kg/h de calcio elemental = 10 mg/h.
- Armado de la solución EV:
  - Gluconato de calcio al 10%: 110 mL (11 ampollas).
  - Solución salina al 0,9%: 390 mL.
- Como la solución preparada contiene 2 mg/mL de calcio elemental, un goteo de 10 mL/h equivale a una dosis de 20 mg/h.
- Indicación del goteo EV continuo: 5 mL/h (10 mg/h).

El control clínico debe ser estricto y las determinaciones de laboratorio frecuentes, mientras se sostenga el goteo EV. El objetivo es mantener la calcemia en su valor normal, para luego intentar rotar el goteo al aporte de calcio por vía oral.

Recomendaciones generales para la infusión EV de calcio

Se recomienda que la infusión sea preparada en base a las siguientes consideraciones:

- Diluir el calcio en una solución que contenga dextrosa al 5% o solución salina al 0,9%, dado que las soluciones concentradas son irritantes para las venas. Asimismo, la extravasación puede producir necrosis.
- La solución EV no debe contener bicarbonato ni fosfato, ya que pueden formar sales de calcio insolubles.
- Realizar monitoreo electrocardiográfico durante la infusión del bolo EV. De no ser posible, controlar la frecuencia cardíaca y, si disminuye un 20%-25% del valor basal, disminuir la velocidad de infusión. También se debe controlar la presión arterial.
- No se debe exceder la velocidad máxima de infusión recomendada por el riesgo de presentar arritmias cardíacas graves, e incluso paro cardíaco.
- Los pacientes que reciben digoxina deben ser monitorizados estrictamente, ya que pueden presentar toxicidad digitálica aguda.

Hipocalcemia asintomática

El tratamiento de elección es por vía oral, con aportes de calcio elemental de 40-50 mg/kg/día en forma de carbonato de calcio, fraccionado en 3 o 4 dosis diarias. Debe administrarse lejos de las comidas y con una dosis máxima inicial de 1500-2000 mg/día.

El carbonato de calcio posee un 40% de calcio elemental, de manera tal que 1250 mg de carbonato de calcio contienen 500 mg de calcio elemental. El objetivo es mantener valores de calcio que no ocasionen síntomas, y prevenir la hipercalcemia, la hipercalciuria concomitante (mantener un índice de calciuria/creatininuria < 0,2 para evitar la nefrocalcinosis) y el depósito de complejos fosfocálcicos en los tejidos (mantener el producto fosfocálcico < 70 mg^2/dL^2).

Además de calcio, los pacientes con deficiencia de vitamina D o hipoparatiroidismo requieren suplementos de esta vitamina, lo que suele permitir la administración de dosis más bajas de calcio.

En los casos de hipoparatiroidismo, seudohipoparatiroidismo, enfermedad hepática o renal, debe administrarse calcitriol (1,25 dihidroxivitamina D_3) a dosis de 0,01-0,05 mcg/kg/día. En los pacientes con deficiencia aislada de vitamina D el tratamiento con calcitriol no es necesario, ya que no hay un defecto primario en la producción de la forma activa de esta vitamina, por lo que puede indicarse el ergocalciferol a 1200-1600 U/día por vía oral.

Cabe destacar que, en pacientes con depleción de magnesio corporal, la hipocalcemia suele ser de difícil manejo (*v.* más adelante), por lo que debe aportarse el déficit de este ion para poder corregir la hipocalcemia.

Hipercalcemia

Definición

La hipercalcemia es un desorden electrolítico poco frecuente en la edad pediátrica. Presenta manifestaciones clínicas inespecíficas que dificultan la sospecha diagnóstica, por lo que suele ser un hallazgo en determinaciones de laboratorio. Se define como una concentración plasmática de calcio total > 11 mg/dL, corregido para albúmina y pH, o bien un calcio iónico > 1,4 mmol/L (> 5,6 mg/dL). De acuerdo con los valores plasmáticos de calcio total, se clasifica convencionalmente de la siguiente manera:

- Hipercalcemia leve: < 12 mg/dL.
- Hipercalcemia moderada: 12-15 mg/dL.
- Hipercalcemia grave: > 15 mg/dL.

Causas

Las causas de hipercalcemia son numerosas y varían en relación con la edad. Resulta de utilidad diferenciar las causas que se manifiestan en el periodo neonatal (20%) de las que se presentan en los lactantes y niños mayores (80%). Asimismo, es útil clasificarlas en función de los niveles de PTH circulante (Tabla 4.4).

Hipercalcemia con PTH elevada

El adenoma paratiroideo aislado es la causa más frecuente de hiperparatiroidismo aislado esporádico (50%-70%), seguido de las formas de hiperparatiroidismo familiar primario (15%-30%) que incluyen el hiperparatiroidismo neonatal grave, el trastorno autosómico recesivo que produce ausencia de los receptores funcionales sensibles al calcio en la glándula paratiroides, y un amplio grupo de enfermedades que se originan por mutaciones de protooncogenes y genes supresores de tumores. Estas son causa del hiperparatiroidismo familiar aislado (gen *PRAD1*), del síndrome de hiperparatiroidismo/tumor mandibular (gen *HRPT2*) y de los síndromes de neoplasia endocrina múltiple MEN tipo 1 (gen *MEN1*) y MEN tipo 2A (protooncogen *RET*). Estos trastornos producen hiperplasia de la glándula paratiroides.

Hipercalcemia con PTH normal

La hipercalcemia hipocalciúrica familiar es un trastorno hereditario autosómico dominante, ocasionado por una mutación del receptor sensible al calcio (CaSR). Posee buen pronóstico, a diferencia del hiperparatiroidismo neonatal grave. La mitad de estos receptores es defectuosa, por lo que la glándula no recibe una señal adecuada del calcio circulante. En consecuencia, aumenta la secreción de PTH para mantener calcemias ligeramente superiores a las normales. En el túbulo renal, la disfunción de este receptor produce hipocalciuria.

Hipercalcemia con PTH baja

Se produce por causas genéticas y secundarias. Dentro de las genéticas se encuentran el síndrome de Williams-Beuren (hipercalcemia, anomalías faciales y cardiovasculares, retardo mental), la condrodisplasia metafisaria de Jansen (dismorfias faciales y retardo grave del crecimiento, con desproporción de los segmentos corporales y deformidades esqueléticas) y la hipercalcemia idiopática de la infancia (síndrome de Lightwood) que se presenta con hipercalcemia en el primer año de vida. Dentro de las causas secundarias se encuentra la hipercalcemia maligna, presente en menos del 1% de los pacientes con tumores sólidos y leucemias; está determinada por la capacidad que tienen las células malignas de sintetizar un péptido relacionado con la PTH (PTHrP), así como 1,25 dihidroxivitamina D_3 y diversas citoquinas que, por estímulo de los osteoclastos, aumentan la calcemia. Otras causas secundarias son: intoxicación por vitamina D; enfermedades granulomatosas (tuberculosis, sarcoidosis) y necrosis grasa subcutánea, que aumentan la producción de 1,25 dihidroxivitamina D_3 gracias a la expresión de la enzima 1α-hidroxilasa; excesiva ingesta de calcio y déficit en la ingesta de fosfatos; tratamiento con tiazidas (por mayor reabsorción de calcio); inmovilización prolongada e hipertiroidismo (por estímulo de la actividad de los osteoclastos); insuficiencia corticosuprarrenal y feocromocitoma, por mecanismos no del todo conocidos.

Manifestaciones clínicas

Las manifestaciones clínicas son inespecíficas y están relacionadas con la magnitud y velocidad de instalación de la hipercalcemia. Los pacientes con hipercalcemia leve suelen ser asintomáticos, y el diagnóstico es producto de un hallazgo en una prueba de laboratorio.

Los pacientes con hipercalcemia moderada o grave presentan manifestaciones clínicas inespecíficas (Tabla 4.5). Las manifestaciones gastrointestinales son, en general, las primeras en aparecer (naúseas, vómitos, anorexia, dolor abdominal, constipación, úlcera gástrica y pancreatitis). Suelen ir seguidas de manifestaciones renales, como poliuria (por diabetes insípida nefrogénica, *v.* Capítulo 5), nefrocalcinosis, nefrolitiasis, acidosis tubular renal distal (*v.* Capítulo 7) y, en casos de larga evolución, falla renal. Asimismo, puede haber manifestaciones neurológicas y neuromusculares (confusión, somnolencia, alucinaciones, coma, hipotonía), cardiovasculares (hipertensión, arritmias y en el trazado electrocardiográfico un segmento ST acortado o ausente, con disminución del intervalo QoT y QTc) y somáticas (pérdida de peso y retardo del crecimiento). En los neonatos, la forma de presentación puede ser hipotonía, apneas y distrés respiratorio. Los lactantes suelen presentar disminución de la ingesta, vómitos y retardo del crecimiento.

Tabla 4.4 Causas de hipercalcemia

PTH elevada	PTH normal	PTH baja

▪ Hiperparatiroidismo aislado esporádico (adenoma paratiroideo)
▪ Hiperparatiroidismo familiar primario:
  ▪ Hiperparatiroidismo neonatal grave
  ▪ Hiperparatiroidismo familiar aislado
  ▪ Síndrome de hiperparatiroidismo/tumor mandibular
  ▪ Síndromes de neoplasias endócrinas múltiples (NEM tipo 1 y NEM tipo 2A)
	▪ Hipercalcemia hipocalciúrica familiar	▪ Causas genéticas:
		  ▪ Síndrome de William-Beuren
		  ▪ Condrodisplasia metafisaria de Jansen
		  ▪ Hipercalcemia idiopática de la infancia (síndrome de Ligthwood)
		▪ Causas secundarias:
		  ▪ Hipercalcemia maligna
		  ▪ Intoxicación por vitamina D
		  ▪ Enfermedades granulomatosas
		  ▪ Necrosis grasa subcutánea
		  ▪ Excesiva ingesta de calcio
		  ▪ Déficit de ingesta de fosfatos
		  ▪ Tratamiento con tiazidas
		  ▪ Inmovilización prolongada
		  ▪ Hipertiroidismo
		  ▪ Insuficiencia suprarrenal
		  ▪ Feocromocitoma

PTH: parathormona.

Tabla 4.5 Manifestaciones clínicas de la hipercalcemia

Gastrointestinales	▪ Náuseas ▪ Vómitos ▪ Anorexia ▪ Dolor abdominal ▪ Constipación ▪ Úlcera gástrica ▪ Pancreatitis
Renales	▪ Poliuria (diabetes insípida nefrogénica) ▪ Nefrocalcinosis ▪ Nefrolitiasis ▪ Acidosis tubular renal distal ▪ Falla renal (larga evolución)
Neurológicas y neuromusculares (calcemia > 15 mg/dL)	▪ Confusión ▪ Somnolencia ▪ Alucinaciones ▪ Coma ▪ Hipotonía
Cardiovasculares	▪ Alteraciones electrocardiográficas (segmento ST acortado o ausente, disminución de los intervalos QoT y QTc) ▪ Hipertensión ▪ Arritmias
Somáticas	▪ Pérdida de peso ▪ Retardo del crecimiento

Diagnóstico

En la evaluación del paciente con hipercalcemia, la estrategia diagnóstica más importante consiste en determinar el índice de excreción urinaria de calcio y la concentración plasmática de PTH (Algoritmo 4.2). La determinación de la PTH permite distinguir el hiperparatiroidismo primario de las demás causas de hipercalcemia, en las que la propia elevación del calcio plasmático inhibe su secreción (a excepción de la hipercalcemia hipocalciúrica familiar). El diagnóstico de hiperparatiroidismo primario se confirma por la presencia de niveles muy elevados de PTH, asociados con hipercalciuria.

La combinación de hipercalcemia, concentraciones plasmáticas de PTH normales e hipocalciuria, orienta el diagnóstico hacia la hipocalciúrica familiar. Asimismo, la presencia de niveles bajos de PTH orienta hacia el resto de las causas. Con respecto a estas, el diagnóstico diferencial se establece sobre la base de la anamnesis, el examen físico y determinaciones específicas, como la 25-hidroxivitamina D_2, 1,25 dihidroxivitamina D_3 y PTHrP.

Otros exámenes complementarios incluyen la radiografía de huesos largos y de tórax, ecografía y centellografía cervical, función tiroidea y suprarrenal, ecografía abdominal y renal.

Tratamiento

El abordaje terapéutico depende de la gravedad de la hipercalcemia y de la causa. La hipercalcemia leve y moderada asintomática no requiere tratamiento inmediato.

En las formas graves o sintomáticas se debe iniciar el tratamiento en forma inmediata, aun sin diagnóstico etiológico. Las medidas generales incluyen:

- Disminuir el aporte de calcio.
- Restaurar el volumen intravascular.
- Aumentar la excreción urinaria de calcio.

Como primer nivel terapéutico, se indica la hiperhidratación con solución salina al 0,9% a 3000 mL/m²/d durante las primeras 24-48 h, lo que permite restaurar el volumen intravascular, incrementar el filtrado glomerular y diluir el calcio plasmático. Una vez restablecido el volumen plasmático, se indican diuréticos de

Algoritmo 4.2 Diagnóstico de la hipercalcemia

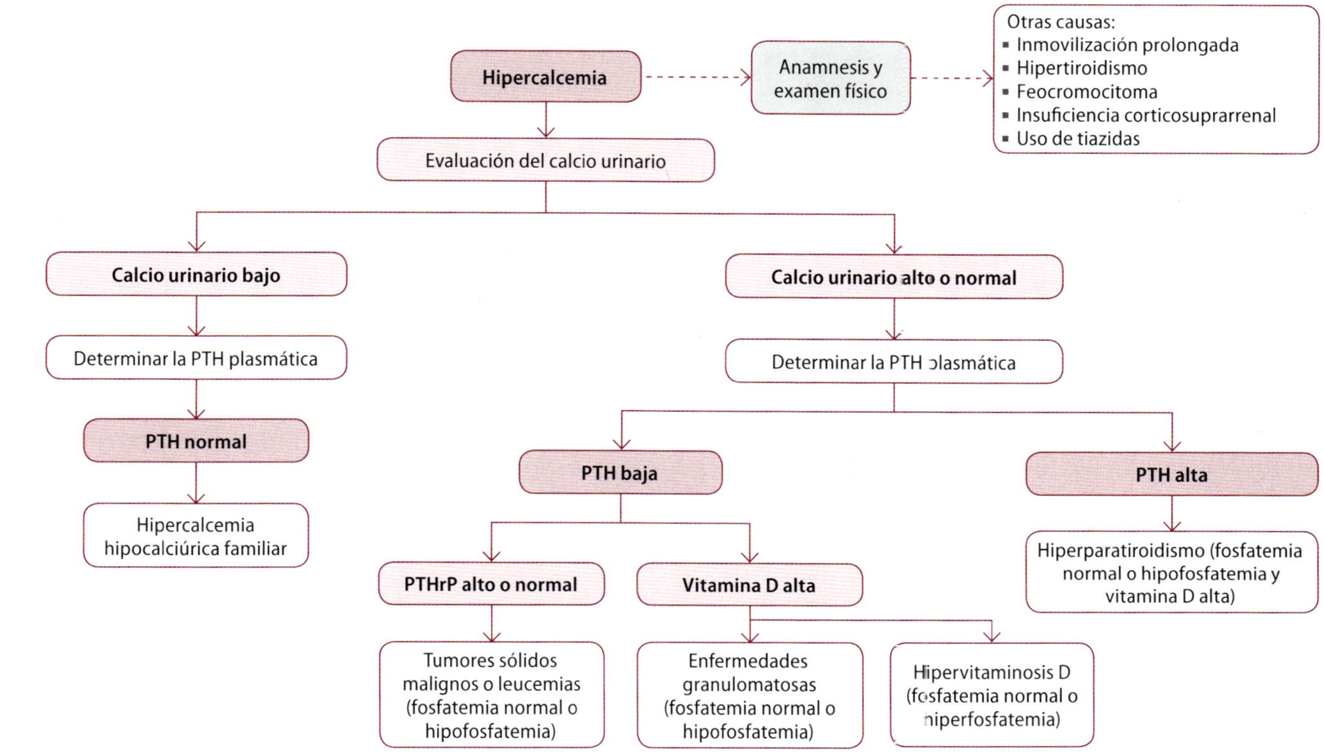

PTH: parathormona; PTHrP: péptido relacionado con la parathormona.

asa como la furosemida, 1-2 mg/kg/dosis cada 4 a 6 h, con el objetivo de promover la excreción urinaria de sodio y calcio, y prevenir la sobrecarga hídrica. Se deben monitorizar los niveles plasmáticos de sodio, potasio, cloro y magnesio.

Cuando la hipercalcemia no responde a las medidas descritas, o bien cuando se debe a un aumento del recambio óseo, puede indicarse la calcitonina (4 U/kg EV cada 12 h), aunque su empleo continuo disminuye el efecto terapéutico por taquifilaxia.

En casos de hipercalcemia por movilización ósea, ya sea por malignidad, hiperparatiroidismo grave o inmovilización, se han utilizado los bifosfonatos; sin embargo, la información acerca del impacto de estos fármacos sobre el crecimiento es limitada. El etidronato a 7,5 mg/kg/día y el pamidronato a 0,5-1 mg/kg/dosis (dosis única EV) pueden ser de utilidad.

Cuando la hipercalcemia se debe al aumento de la vitamina D, los glucocorticoides (prednisona 1 mg/kg/día) pueden ser efectivos, ya que inhiben la enzima 1α-hidroxilasa y la absorción intestinal de calcio. Los casos graves refractarios al tratamiento, con falla renal o insuficiencia cardíaca, pueden requerir diálisis.

Homeostasis del fósforo

La importancia del mantenimiento de un adecuado balance corporal de fósforo puede verse reflejada por la relevancia y variedad de sus funciones biológicas. Integra moléculas con enlaces de alta energía (ATP, ADP), forma parte de coenzimas y moléculas de señalización intracelular y es un constituyente principal del hueso, el músculo y los fosfolípidos que conforman todas las membranas biológicas. Al igual que para el calcio, su homeostasis se mantiene gracias a un sistema hormonal (PTH y vitamina D) que regula los mecanismos de absorción enteral y reabsorción tubular. El 80% del fósforo es intracelular y se encuentra principalmente en el hueso y el músculo.

La reabsorción tubular de la fracción filtrada madura precozmente durante la gestación. Tal es así que la excreción fraccionada de fósforo (FE_P) es muy baja en el recién nacido (entre el 0,5% y el 1%). Tanto este fenómeno como los elevados valores plasmáticos que se observan en lactantes y niños pequeños (*v.* más adelante), se explican por la baja sensibilidad tubular a la PTH. La maduración posnatal de los mecanismos de respuesta a esta hormona disminuye progresivamente la reabsorción de fosfato, lo que aumenta la FE_P al 6,5% hacia el final de la primera semana, y al 10%-15% luego del primer año de vida. Por lo general, la FE_P es del 5%-15%.

La reabsorción del fosfato filtrado se produce fundamentalmente en el túbulo proximal (del 75% al 85%) a través de un cotransporte Na^+/fosfato por la familia de canales NaPi (NaPi IIa y IIc). Presenta una cinética de reabsorción limitada por transporte máximo (Tm), por lo que el aumento del fosfato plasmático puede dar como resultado un aumento en su excreción urinaria. El 10% restante se reabsorbe en el asa de Henle y el nefrón distal. La vitamina D favorece su reabsorción.

Al igual que para el calcio, la expansión del LEC disminuye su reabsorción, mientras que la contracción la aumenta. Como sucede con el potasio, algunas variables regulan el desplazamiento transcompartimental de fosfato hacia el intracelular. La insulina, la alcalemia y los agonistas β_2-adrenérgicos favorecen su ingreso a la célula.

Hipofosfatemia

Definición

Debido a que las concentraciones plasmáticas de fósforo varían con la edad (Tabla 4.6), la hipofosfatemia se define como un valor plasmático de fósforo por debajo del valor normal para cada edad. En función del riesgo y de las manifestaciones clínicas asociadas, puede clasificarse de la siguiente manera:

- Hipofosfatemia leve: entre 2,5 mg/dL y el valor normal según la edad.
- Hipofosfatemia moderada: 1-2,5 mg/dL.
- Hipofosfatemia grave: < 1 mg/dL.

Tabla 4.6 Concentraciones plasmáticas normales de fósforo según la edad

Edad	Fósforo plasmático (mg/dL)
0-5 días	4,8-8,2
1-3 años	3,8-6,5
4-11 años	3,7-5,6
12-15 años	2,9-5,4
16-19 años	2,7-4,7

Causas

La hipofosfatemia puede producirse por tres mecanismos principales (Tabla 4.7):

- Aumento de la excreción urinaria.
- Disminución de la absorción intestinal.
- Desplazamiento hacia el espacio intracelular (redistribución interna).

Los mecanismos renales y gastrointestinales pueden producir hipofosfatemia tanto aguda como crónica, mientras que el desplazamiento transcelular suele causar hipofosfatemia aguda. Cabe destacar que en un mismo paciente pueden coexistir más de un mecanismo.

La sepsis representa una situación particular (*v.* Capítulos 32 y 53). Frecuentemente se acompaña de hipofosfatemia, que por lo general es leve o moderada. El mecanismo propuesto se relaciona con la hiperactivación metabólica y el consumo del fosfato intracelular, que a su vez contribuye con el compromiso de la oferta distal de oxígeno (*v.* más adelante).

Tabla 4.7 Causas de hipofosfatemia

Aumento de la excreción urinaria	• Hiperparatiroidismo • Deficiencia o resistencia a la vitamina D • Raquitismo hipofosfatémico (ligado al X, autosómico dominante, autosómico recesivo, inducido por algún tumor) • Síndrome de Fanconi • Diuresis osmótica • Diuréticos de acción proximal • Expansión de volumen • Glucocorticoides • Drogas quimioterápicas • Acidosis metabólica
Disminución de la absorción intestinal	• Baja ingesta o lactantes de muy bajo peso al nacer • Antiácidos con hidróxido de aluminio y otros quelantes de fósforo • Deficiencia o resistencia a la vitamina D • Malabsorción intestinal
Desplazamiento transcelular	• Infusión de glucosa • Aumento de la secreción de insulina, particularmente durante la realimentación • Alcalosis respiratoria aguda • Síndrome de hueso hambriento

Aumento de la excreción urinaria

El aumento de las pérdidas renales de fósforo ocurre en el marco de varios trastornos, tanto adquiridos como hereditarios. La excreción inapropiadamente alta de fósforo puede deberse a la presencia de factores que promueven las pérdidas urinarias de este compuesto, como la PTH o ciertas fosfatoninas (p. ej., el factor de crecimiento fibroblástico FGF-23), o a un defecto intrínseco del transporte tubular de fósforo. La fosfotonina FGF-23 se sintetiza en el hueso, es volcada a la circulación y actúa en los túbulos renales sobre receptores de FGF, donde disminuye la reabsorción proximal de fosfato y la producción de 1,25 dihidroxivitamina D_3, al tiempo que incrementa su degradación.

Hiperparatiroidismo primario y secundario

Cualquier causa de hipersecreción de PTH puede producir hipofosfatemia. Ocurre en el hiperparatiroidismo primario (si bien la hipercalcemia es la alteración más destacada) y en el hiperparatiroidismo secundario, inducido por cualquier causa de deficiencia de vitamina D. La mayoría de los pacientes con hiperparatiroidismo primario tienen hipofosfatemia leve, mientras que aquellos con deficiencia de vitamina D e hiperparatiroidismo secundario desarrollan formas más graves, dado que además de aumentar la excreción urinaria, disminuye la absorción intestinal.

Deficiencia o resistencia a la vitamina D

Como fue mencionado, en este escenario la hipofosfatemia se produce por disminución de la absorción intestinal y por el hiperparatiroidismo secundario a la hipocalcemia, que resulta en un incremento de la excreción urinaria de fosfato. La deficiencia de vitamina D puede suceder por disminución de la ingesta o menor absorción intestinal, baja exposición al sol, aumento del metabolismo hepático, disminución de la síntesis endógena o resistencia de los órganos blancos.

Pérdida renal primaria de fosfato

Existen varios síndromes raros, caracterizados por la pérdida renal aislada de fosfato. Como resultado, la hipofosfatemia es la causa primaria del raquitismo y, a diferencia de la deficiencia o resistencia a la vitamina D, no se produce hipocalcemia concomitante.

Síndrome de Fanconi

Sucede por un compromiso generalizado de la función del túbulo proximal, que ocasiona la pérdida de sustancias que normalmente son reabsorbidas en este segmento del nefrón (*v.* Capítulo 48.4). Como consecuencia, se produce hipofosfatemia, glucosuria, hipouricemia, aminoaciduria y acidosis tubular renal proximal o tipo II, debido a la pérdida urinaria de bicarbonato (*v.* Capítulo 7). Las concentraciones plasmáticas de 1,25 dihidroxivitamina D_3 son bajas o inapropiadamente normales.

Otras causas

Acidosis metabólica, diuresis osmótica (glucosuria, manitol), diuréticos que actúan en el túbulo proximal (acetazolamida), expansión del volumen extracelular (disminuye la reabsorción proximal de sodio), trasplante renal (por hiperparatiroidismo terciario), glucocorticoides y drogas quimioterápicas.

Disminución de la absorción intestinal

Ingesta inadecuada

La deficiencia nutricional de fósforo es poco frecuente, ya que la mayoría de los alimentos contienen este elemento. Sin embargo, los lactantes son particularmente susceptibles debido al mayor requerimiento esquelético (alta tasa de crecimiento). Este requerimiento es aún mayor en lactantes de muy bajo peso al nacer, por lo que pueden presentar deficiencia de fósforo y raquitismo si no reciben un aporte adicional de calcio y de fósforo (complemento o fórmulas especiales para prematuros).

Drogas

Los antiácidos que contienen hidróxido de aluminio se unen al fósforo de la dieta y al fósforo secretado, y evitan su absorción. Este proceso puede causar déficit de fósforo y raquitismo en la etapa de crecimiento, por lo que deben ser evitados. Un mecanismo similar puede producir hipofosfatemia en pacientes con hiperfosfatemia tratados en exceso con quelantes de fósforo.

Malabsorción intestinal

La esteatorrea y la diarrea crónica pueden causar hipofosfatemia por disminución de la absorción intestinal de fósforo, junto con la pérdida urinaria ocasionada por el hiperparatiroidismo secundario a la deficiencia concomitante de vitamina D.

Redistribución interna

La estimulación de la glucólisis incrementa la formación de carbohidratos fosforilados en el hígado y el músculo esquelético. El origen del fósforo es el fosfato inorgánico del líquido extracelular; como consecuencia, la concentración plasmática de fósforo y la excreción urinaria de fosfato disminuyen rápidamente. Esto ocurre en varias situaciones.

Aumento de la secreción de insulina

En pacientes sanos, la administración de insulina o glucosa (que estimula la liberación de insulina), produce una pequeña disminución del fósforo plasmático. En cambio, si existe una depleción subyacente de fósforo, puede precipitar el desarrollo de hipofosfatemia grave. Esta situación puede suceder durante el tratamiento de la cetoacidosis diabética (*v.* Capítulo 20) o de la hiperglucemia no cetósica (la glucosa induce diuresis osmótica que ocasiona la pérdida urinaria de fosfato), y durante la realimentación con carbohidratos en pacientes desnutridos (*v.* Capítulo 19).

Alcalosis respiratoria aguda

La disminución de la presión parcial de dióxido de carbono se transmite rápidamente al espacio intracelular, dado que este gas difunde muy fácilmente a través de la membrana plasmática. El aumento resultante del pH intracelular estimula la actividad de la enzima fosfofructoquinasa, que estimula la glucólisis y puede producir hipofosfatemia.

Síndrome de hueso hambriento

La paratiroidectomía (por hiperparatiroidismo primario o terciario) o, raramente, la tiroidectomía (por hipertiroidismo), en pacientes con osteopenia preexistente, puede resultar ocasionalmente en el depósito marcado de calcio y fósforo en el hueso durante el posoperatorio inmediato. Este fenómeno puede asociarse con hipocalcemia marcada (puede ser sintomática) e hipofosfatemia.

Manifestaciones clínicas

Las manifestaciones clínicas de la hipofosfatemia resultan del déficit intracelular de fosfatos, y se asocian con signos y síntomas de afectación multiorgánica, dado que el fósforo cumple un papel fundamental en el balance energético intracelular. Por lo general, suelen ponerse de manifiesto cuando el fósforo es < 1-1,5 mg/dL. Las variables que regulan la oferta distal de oxígeno pueden estar comprometidas (Figura 4.3) y la magnitud de estas manifestaciones depende de la gravedad y la duración del trastorno.

La hipofosfatemia grave (< 1 mg/dL) generalmente se asocia con síntomas de riesgo. Puede producir depresión miocárdica, hipotensión, hemólisis, menor entrega de oxígeno a los tejidos (disminución del 2,3 difosfoglicerato intraeritrocitario), rabdomiólisis, debilidad muscular, compromiso respiratorio, y síntomas neurológicos como temblor, parestesias, ataxia, convulsiones, delirio y coma. Asimismo, puede haber alteración de la funcionalidad de los glóbulos blancos (disminución de la quimiotaxis y fagocitosis) y de las plaquetas (defectos en la retracción del coágulo y plaquetopenia).

El déficit prolongado de fósforo puede causar raquitismo, así como debilidad y atrofia muscular proximal.

Diagnóstico

La historia clínica y los exámenes básicos de laboratorio a menudo sugieren la etiología de la hipofosfatemia. Debe indagarse acerca de la nutrición, el uso de fármacos y los antecedentes familiares. La presencia de hipofosfatemia y raquitismo en niños pequeños sugiere un defecto genético en la conservación renal del fósforo (como el síndrome de Fanconi), el uso inapropiado de antiácidos, mala nutrición, déficit de vitamina D o un defecto genético en el metabolismo de esta vitamina. La determinación de la 25-hidroxivitamina D_2 y la 1,25 dihidroxivitamina D_3, el calcio y la PTH diferencia los trastornos que cursan con déficit de vitamina D de la pérdida renal primaria de fósforo. Por su parte, el hiperparatiroidismo se distingue por valores de PTH y calcemia elevados.

En las situaciones en las que el diagnóstico sea poco claro, la determinación de la excreción urinaria de fósforo puede ser de utilidad. Se mide en una muestra de orina de 24 horas (excreción normal 15-25 mg/kg/día), o bien mediante el cálculo de la excreción fraccionada de fósforo (FE_P) o de su reabsorción tubular (RT_P) en una muestra única de orina (Figura 4.4).

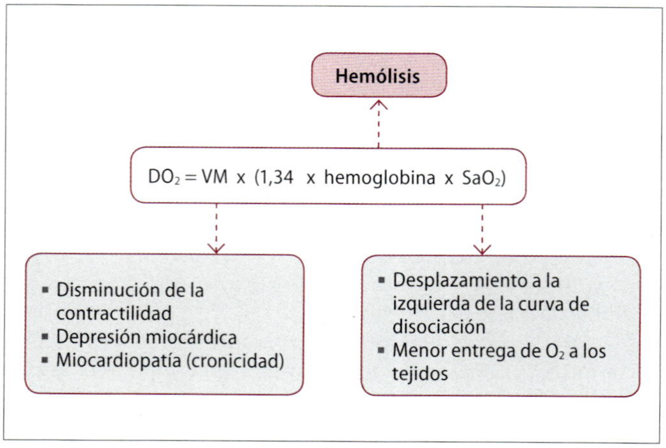

Figura 4.3 Efectos potenciales de la hipofosfatemia sobre la oferta distal de oxígeno (DO_2). VM: volumen minuto cardíaco; SaO_2: saturación arterial de oxígeno.

$$FE_P = \frac{(U_P / P_P)}{(U_{Cr} / P_{Cr})} \times 100$$

a

$$RT_P = 100 - FE_P$$

b

Figura 4.4 a Cálculo de la excreción fraccionada de fósforo (FE_P). Su valor normal es del 5%-15%. **b** Cálculo de la reabsorción tubular de fósforo (RT_P). Su valor normal es del ~85%. U_P: concentración urinaria de fósforo; P_P: concentración plasmática de fósforo; U_{Cr}: concentración urinaria de creatinina; P_{Cr}: concentración plasmática de creatinina.

En los pacientes con hipofosfatemia, una FE_P > 15% y una RT_P < 85% es indicativo de la pérdida urinaria de fósforo, lo que sugiere que la hipofosfatemia es de causa renal. En cambio, si la FE_P es < 5% y la RT_P es > 85% indica una adecuada excreción renal de fósforo, lo que sugiere que la causa de la hipofosfatemia es extrarrenal (redistribución interna o disminución de la absorción intestinal).

Tratamiento

El enfoque terapéutico está determinado por la concentración plasmática de fósforo, la presencia de síntomas y la coexistencia de depleción crónica o de pérdidas urinarias persistentes.

La hipofosfatemia leve y moderada (tener en cuenta los valores normales para cada edad) por lo general no requiere tratamiento, salvo que la situación clínica sugiera la presencia de depleción crónica de fósforo, o bien, existan pérdidas persistentes. En estos casos, se sugiere iniciar el tratamiento con fósforo por vía oral a 1-1,6 mmol/kg/día (30-50 mg/kg/día). Debido a que el fósforo oral puede producir diarrea, la dosis diaria debe fraccionarse en 3-4 tomas. La dosis diaria recomendada es de 4 gramos. Los preparados orales de fósforo están disponibles con cantidades variables de sodio o de potasio. Esta consideración es importante, dado que algunos pacientes pueden no tolerar el aporte de potasio, mientras que en otros puede resultar beneficioso.

El tratamiento con fósforo EV (Tabla 4.8) está indicado en pacientes con hipofosfatemia grave (< 1 mg/dL) o que no toleren el aporte por vía oral. Debe administrarse hasta alcanzar un valor ≥ 1,5 mg/dL, y luego se puede continuar con el tratamiento oral de mantenimiento. El fósforo EV puede producir hiperfosfatemia, que eventualmente resulta en complicaciones graves como hipocalcemia, lesión renal aguda y arritmias.

Tabla 4.8 Recomendaciones para el tratamiento endovenoso con fósforo

- **Dosis:** 0,08-0,16 mmol/kg/dosis (2,5-5 mg/kg/dosis) a infundir en 2-6 horas
- **Dosis máxima:** 2 gramos
- **Dilución:** 0,05 mmol (1,56 mg) en 1 mL de solución salina al 0,9%
- **Presentación:**
  - Ampolla de 10 mL de solución de fosfato de sodio o de potasio 3M = 3 mmol de fosfato (93 mg de fósforo elemental) en 1 mL (31 mg de fósforo elemental = 1 mmol de fosfato)
  - 1 mL = 4,4 mEq de potasio o 4 mEq de sodio (según se trate de fosfato de potasio o de sodio)

Se encuentra disponible como fosfato de sodio o de potasio; la elección se basa en los valores plasmáticos de potasio. La dosis inicial es de 0,08-0,16 mmol/kg/dosis (2,5-5 mg/kg/dosis) a infundir en 2-6 horas (*v.* Tabla 4.8). La dosis de mantenimiento oral es de 2-3 mmol/kg/día (60-90 mg/kg/día), fraccionada en 3-4 tomas.

Hiperfosfatemia

Definición y causas

La hiperfosfatemia se define por un valor plasmático de fósforo por encima del valor normal para cada edad (*v.* Tabla 4.6). Puede producirse por los siguientes mecanismos:

- Disminución de la excreción urinaria de fosfato.
- Aumento primario de la reabsorción tubular.
- Sobrecarga de fósforo.
- Desplazamiento transcelular agudo.

La lesión renal aguda o la enfermedad renal crónica son las causas más frecuentes. Se produce cuando el filtrado glomerular es < 20-25 mL/min/1,73 m^2, debido a la menor filtración y excreción de fosfato.

El aumento de la reabsorción tubular se produce en el hipoparatiroidismo o el seudohipoparatiroidismo, la acromegalia (la hormona de crecimiento aumenta la reabsorción de fosfato), el tratamiento con bifosfonatos (por estimulación directa de la reabsorción), la hipervitaminosis D y la calcinosis familiar tumoral (enfermedad autosómica recesiva que se caracteriza por hiperfosfatemia debida a un aumento de la reabsorción renal, generalmente asociada con una concentración de 1,25 dihidroxivitamina D_3 sérica aumentada).

La hiperfosfatemia por sobrecarga de fósforo puede deberse al aporte nutricional excesivo, ya sea por ingerir leche o cereales con alto contenido de fósforo, o bien por aportes elevados a través de la nutrición parenteral. Además, la administración de laxantes que contienen sales de fósforo puede producir sobrecarga de este compuesto. La hipervitaminosis D o A también puede producir hiperfosfatemia, dado que aumenta el recambio óseo.

Por último, hay algunas situaciones en las que se produce hiperfosfatemia debido a la movilización de fosfato desde el espacio intracelular. Esto puede observarse en la cetoacidosis diabética (si bien suele haber depleción de este ion), en la acidosis láctica, en el síndrome de lisis tumoral (*v.* Capítulo 63) y en la rabdomiólisis.

Tratamiento

El manejo de la hiperfosfatemia suele basarse en la corrección del trastorno subyacente. Asimismo, difiere si la hiperfosfatemia es aguda o crónica.

La hiperfosfatemia aguda con hipocalcemia sintomática puede poner en riesgo la vida del paciente. Si la función renal es normal, la hiperhidratación con solución salina al 0,9% puede incrementar la excreción urinaria de fósforo y resolver la hiperfosfatemia dentro de las 6-12 horas siguientes, si bien es capaz de disminuir aún más la concentración plasmática de calcio por dilución. En los casos refractarios, puede estar indicado el uso de furosemida (1-2 mg/kg/dosis). La hemodiálisis puede ser necesaria en pacientes con hipocalcemia sintomática, especialmente si hay compromiso de la función renal.

El tratamiento de la hiperfosfatemia crónica consiste en disminuir la absorción intestinal mediante una dieta restringida en fósforo y quelantes de este compuesto. Estos deben ser administrados con las comidas e incluyen el carbonato de calcio (50 mg/kg/dosis) y el hidróxido de aluminio (30-50 mg/kg/dosis). Los quelantes de fósforo que contienen aluminio no están indicados en los pacientes con enfermedad renal crónica, debido al riesgo de toxicidad por aluminio.

Homeostasis del magnesio

El magnesio es el segundo catión intracelular más abundante, luego del potasio. De manera similar al calcio y al fósforo, el magnesio cumple múltiples funciones biológicas de relevancia. Regula la excitabilidad neuromuscular, la neurotransmisión, el tono vascular y la presión arterial. Forma parte de reacciones enzimáticas vinculadas con la hidrólisis de ATP y la síntesis proteica, participa en la producción (y reparación) del ADN y el ARN y cumple funciones inmunológicas, entre otras.

Uno de los rasgos característicos del balance de magnesio es su distribución no uniforme en los compartimientos líquidos del organismo. El 99% es intracelular. Entre el 50%-60% se encuentra en el hueso, el 25% en el músculo y el resto en diversos tejidos. Del 1% del magnesio plasmático, aproximadamente el 30% se encuentra unido a proteínas. Del 70% restante, una fracción cercana al 70% está ionizada y un 30% forma complejos con los mismos aniones que el calcio (fosfato, sulfato, citrato, etc.).

Normalmente, se reabsorbe entre el 90%-99% del magnesio filtrado. Se produce en el túbulo proximal, la rama ascendente gruesa de Henle y el túbulo distal. Este mecanismo es maduro desde el nacimiento y se observan excreciones fraccionadas similares a las del adulto (entre el 2%-8%). Su metabolismo, absorción enteral y manejo tubular no se encuentran regulados por un sistema hormonal. Sin embargo, el magnesio es necesario para la secreción y acción biológica de la PTH.

Al igual que para el calcio y el fósforo, la expansión del LEC disminuye su reabsorción tubular. Asimismo, la acidemia favorece la salida desde el intracelular y su excreción urinaria.

El magnesio sérico no constituye una medida fidedigna de su equilibrio corporal total, y los niveles plasmáticos pueden ser normales frente a una depleción o un exceso de este ion. Esto puede originar problemas en el diagnóstico de las alteraciones de su equilibrio, que suelen ser difíciles de detectar en ausencia de marcadores clínicos (*v.* más adelante).

La disminución del aporte de magnesio o las pérdidas extrarrenales de este ion, generan una respuesta renal conservadora que implica un descenso marcado de su excreción urinaria, gracias a lo cual el magnesio plasmático disminuye de manera más gradual (Figura 4.5). Por consiguiente, el magnesio urinario es un indicador mucho más sensible de su equilibrio corporal. Los agentes que interfieren con este mecanismo (diuréticos, quimioterápicos, aminoglucósidos, etc.) eliminan esta capacidad de adaptación.

De acuerdo con numerosos autores, la depleción corporal de magnesio puede ser la alteración electrolítica más frecuente del paciente internado. Esto se debe a una combinación entre sus causas (deshidratación por diarrea aguda, etc.), la ausencia de un ingreso diario por el uso de soluciones parenterales sin magnesio, y el efecto de fármacos que aumentan su excreción urinaria, como el cisplatino, los diuréticos o los aminoglucósidos, capaces de mitigar la respuesta renal antes mencionada.

Hipomagnesemia

Definición y causas

El déficit de magnesio se define por la disminución del magnesio corporal total, que suele reflejarse en una concentración plasmática baja (< 1,3-1,5 mg/dL). Como fue mencionado, la hipomagnesemia es un trastorno electrolítico frecuente en los

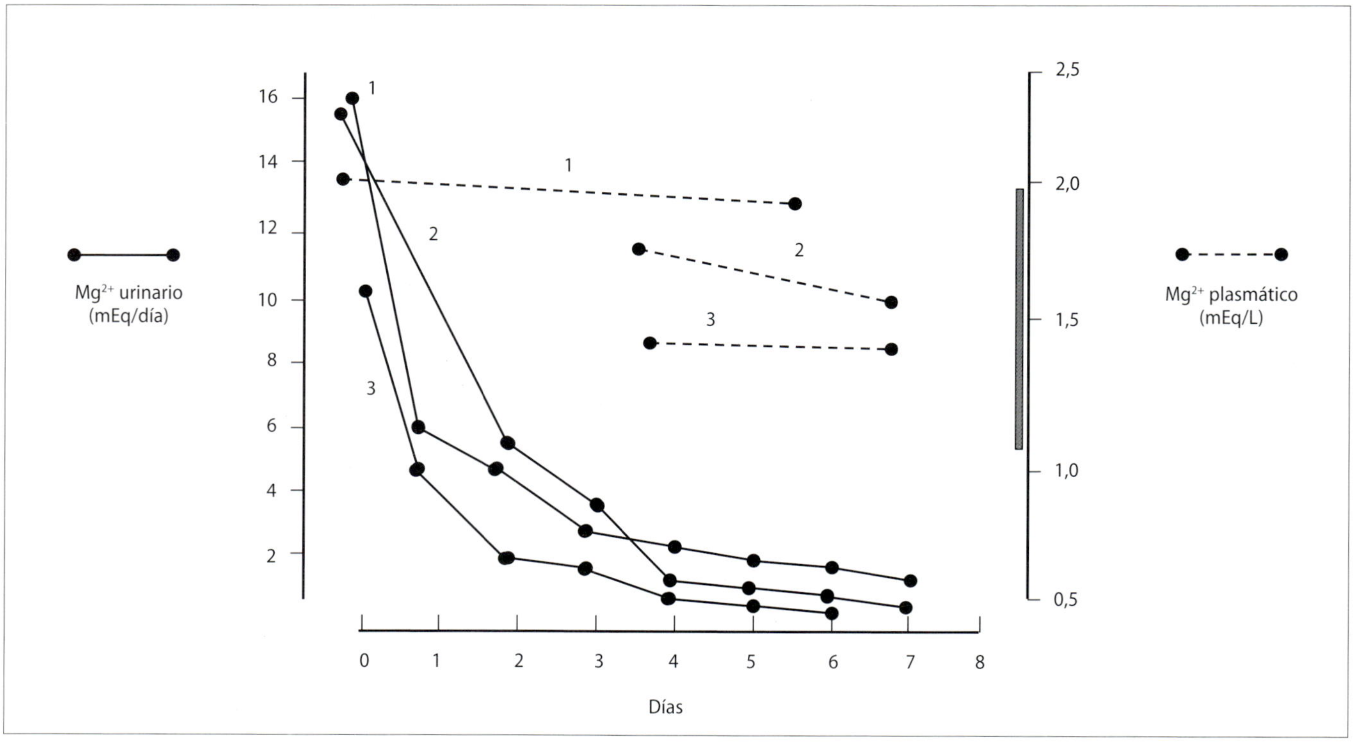

Figura 4.5 Niveles plasmáticos y urinarios de magnesio en tres voluntarios sanos durante la primera semana de supresión del aporte de magnesio en la dieta. Los números 1, 2 y 3 representan los valores urinarios y plasmáticos obtenidos en cada sujeto. (Modificado de: De Shils M. E. Experimental human magnesium deficiency. Medicina 1969; 48: 61-82).

pacientes internados. Puede afectar alrededor del 60%-65% de los pacientes en unidades de cuidados intensivos, en los cuales la nutrición, la hipoalbuminemia, el uso de diuréticos y de aminoglucósidos juega un rol importante.

Hay dos mecanismos principales por los cuales puede disminuir el magnesio corporal:

- Pérdidas gastrointestinales.
- Pérdidas renales.

Otros mecanismos menores son la redistribución celular y la deprivación en la dieta. Además, la hipomagnesemia suele estar asociada con hipopotasemia (debido a la pérdida urinaria de potasio, *v.* más adelante) e hipocalcemia (menor secreción y acción periférica de la PTH, *v.* más adelante).

Pérdidas gastrointestinales

Las pérdidas de magnesio, tanto por vómitos como por diarrea, pueden producir hipomagnesemia. Sin embargo, la depleción de magnesio es mucho más frecuente en la diarrea, dado que el contenido de magnesio en las secreciones del tracto gastrointestinal inferior (~10-15 mEq/L) es significativamente más alto que en las del tracto gastrointestinal superior (1-2 mEq/L). Por lo expuesto, la hipomagnesemia puede presentarse en la diarrea aguda o crónica, la malabsorción o luego de una cirugía de resección o derivación del intestino delgado.

La hipomagnesemia con hipocalcemia secundaria puede producirse por un desorden familiar autosómico recesivo, caracterizado por un defecto selectivo en la absorción de magnesio (hipomagnesemia intestinal primaria). Se presenta en el periodo neonatal con hipocalcemia que responde a la administración de magnesio.

El uso prolongado (usualmente por más de un año) de inhibidores de la bomba de protones, puede producir hipomagnesemia. El mecanismo presuntamente involucrado es el compromiso de la absorción de magnesio por inhibición de los receptores TRPM6 y los canales TRPM 7 del epitelio intestinal, con una respuesta renal adecuada (excreción urinaria de magnesio apropiadamente baja). Asimismo, se ha observado una prevalencia más alta de hipomagnesemia en pacientes que reciben tratamiento diurético.

Pérdidas renales

Las pérdidas urinarias de magnesio pueden producirse tanto por mecanismos adquiridos como intrínsecos.

Drogas. Los diuréticos de asa y las tiazidas pueden inhibir la reabsorción de magnesio. El grado de hipomagnesemia por lo general es leve, y esto se debe en parte a que la contracción de volumen asociada tiende a incrementar la reabsorción proximal de sodio, agua y magnesio. Además de los diuréticos, otras drogas nefrotóxicas pueden producir pérdida urinaria de magnesio. Estas incluyen: aminoglucósidos, anfotericina B, cisplatino, pentamidina, inhibidores de calcineurina (ciclosporina, tacrolimus), manitol, inhibidores del factor de crecimiento epidérmico, etc.

Expansión del volumen del líquido extracelular y menor reabsorción secundaria de sodio y agua. Esto disminuye el transporte pasivo de magnesio.

Diabetes mellitus mal controlada. Está asociada con un aumento de la excreción urinaria de magnesio, que se revierte con la corrección de la hiperglucemia con insulina.

Hipercalcemia. El calcio en exceso compite por el transportador del asa ascendente gruesa de Henle y disminuye la reabsorción de magnesio.

Otras causas de disfunción tubular adquirida. La pérdida de magnesio puede observarse como parte de la disfunción tubular asociada con la fase de recuperación de la necrosis tubular aguda, postrasplante renal o durante la nefropatía posobstructiva.

Pérdida renal familiar de magnesio. La pérdida renal primaria de magnesio es un desorden poco frecuente que se puede presentar en forma espontánea o como parte de una enfermedad familiar. El diagnóstico es de exclusión, al demostrar una excreción urinaria inapropiadamente alta de magnesio, en ausencia de cualquier otra causa aparente.

Síndromes de Gitelman y de Bartter. El síndrome de Gitelman es la forma más común de pérdida renal familiar de magnesio. Se transmite de forma autosómica recesiva y se produce por un defecto en el cotransportador de sodio y cloro NCC sensible a tiazidas del túbulo distal. Se acompaña de pérdida de sal, alcalosis metabólica hipopotasémica e hipocalciuria. El síndrome de Bartter, también de transmisión autosómica recesiva, particularmente en la forma de inicio tardío, puede presentarse con hipomagnesemia debido a defectos en la reabsorción en la rama ascendente gruesa de Henle (*v.* Capítulo 48.4).

Síndrome de EAST. Es un desorden autosómico recesivo que se presenta en la infancia con epilepsia, ataxia, sordera neurosensorial, retardo mental y pérdida renal de sal. La tubulopatía se asemeja al síndrome de Gitelman y se manifiesta con alcalosis metabólica con hipopotasemia e hipomagnesemia.

Hipomagnesemia familiar con hipercalciuria y nefrocalcinosis. Es una forma de pérdida renal primaria de magnesio, de herencia autosómica recesiva y asociada con hipercalciuria; los pacientes usualmente se presentan en la niñez y adolescencia con hipocalcemia sintomática. Se acompaña de nefrolitiasis recurrente y nefrocalcinosis. La progresión a la falla renal y los defectos de acidificación son frecuentes.

Hipomagnesemia aislada autosómica recesiva con normocalciuria. Se manifiesta con convulsiones, retraso psicomotor e hiperreflexia.

Síndrome de quistes renales y diabetes. Producido por mutaciones en el gen del factor nuclear hepatocitario 1β, causa hipomagnesemia en asociación con diabetes de inicio temprano y malformaciones renales, que incluye la enfermedad displásica multiquística y la uropatía obstructiva.

Redistribución celular

Síndrome de hueso hambriento. Tras la paratiroidectomía en pacientes con hiperparatiroidismo, o bien tras la tiroidectomía en pacientes con hipertiroidismo, el magnesio se introduce en el hueso como resultado de una formación ósea acelerada. Se acompaña de hipocalcemia e hipofosfatemia por el mismo mecanismo.

Hiperinsulinemia. La hipomagnesemia puede ocurrir por aumento de la insulina durante el tratamiento de la cetoacidosis diabética, en el síndrome de realimentación o durante la infusión intravenosa de glucosa. La insulina estimula la captación de magnesio por las células, en pacientes que suelen presentar disminución del magnesio corporal total.

Pancreatitis aguda. Puede producirse hipomagnesemia por saponificación de magnesio y calcio en áreas de necrosis grasa peripancreática.

Deprivación en la dieta

La hipomagnesemia por deprivación dietaria es rara, dado que casi todos los alimentos contienen cantidades significativas de magnesio, y la adaptación renal para conservar este ion es altamente eficiente. Sin embargo, puede presentarse en pacientes internados que reciben únicamente fluidos EV sin magnesio en forma prolongada.

Manifestaciones clínicas

La depleción sintomática de magnesio suele estar asociada con otras alteraciones del medio interno, como hipopotasemia, hipocalcemia y alcalosis metabólica. Por lo tanto, es difícil atribuirle específicamente al déficit de magnesio manifestaciones clínicas específicas. Las principales son las siguientes (Tabla 4.9):

- Neuromusculares: incluyen hiperexcitabilidad neuromuscular (temblores, tetania, convulsiones, movimientos involuntarios coreiformes o atetoides), debilidad, apatía, delirio, coma y nistagmo vertical (signo poco frecuente pero útil para el diagnóstico de hipomagnesemia grave).
- Cardiovasculares: ensanchamiento del complejo QRS y ondas T picudas en la depleción moderada; prolongación del intervalo PR, aplanamiento de las ondas T y arritmias ventriculares en los casos de depleción grave.

Tabla 4.9 Manifestaciones clínicas de la hipomagnesemia

Neuromusculares	• Hiperexcitabilidad neuromuscular (temblores, tetania, convulsiones, movimientos involuntarios) • Debilidad • Apatía • Delirio • Coma • Nistagmo vertical
Cardiovasculares	• Ensanchamiento del QRS con ondas T picudas (aplanamiento en la hipomagnesemia grave) • Prolongación del intervalo PR • Arritmias ventriculares
Metabólicas	• Hipopotasemia • Hipocalcemia

Hipopotasemia e hipocalcemia refractarias

Es frecuente que en la práctica clínica algunos pacientes que presentan hipopotasemia o hipocalcemia que no responden al tratamiento habitual, mejoren con la administración empírica de magnesio, aun con magnesio plasmático normal.

Hipopotasemia

La hipopotasemia es un trastorno que frecuentemente acompaña al bajo magnesio corporal (del 40% al 60% de los casos). Esto se relaciona, en parte, a que algunos de los mecanismos que producen ambos trastornos son compartidos (diarrea aguda, tratamiento diurético, etc.). Sin embargo, el bajo magnesio corporal favorece la excreción urinaria de potasio por aumento de su secreción en el asa ascendente gruesa de Henle, el túbulo conector y el túbulo colector cortical. Normalmente, en estos segmentos del nefrón una fracción del potasio reabsorbido es secretada al líquido tubular a través de los canales luminales ROMK. Esto genera la diferencia de potencial transepitelial necesaria para la reabsorción paracelular de otros cationes, principalmente calcio y magnesio (Figura 4.6). La actividad del canal ROMK es regulada por el magnesio intracelular. Su presencia disminuye la actividad del canal, mientras que su ausencia la aumenta (*v.* Figura 4.6). El bajo magnesio intracelular, entonces, favorece la secreción de potasio a favor de su gradiente electroquímico, lo que aumenta las pérdidas urinarias.

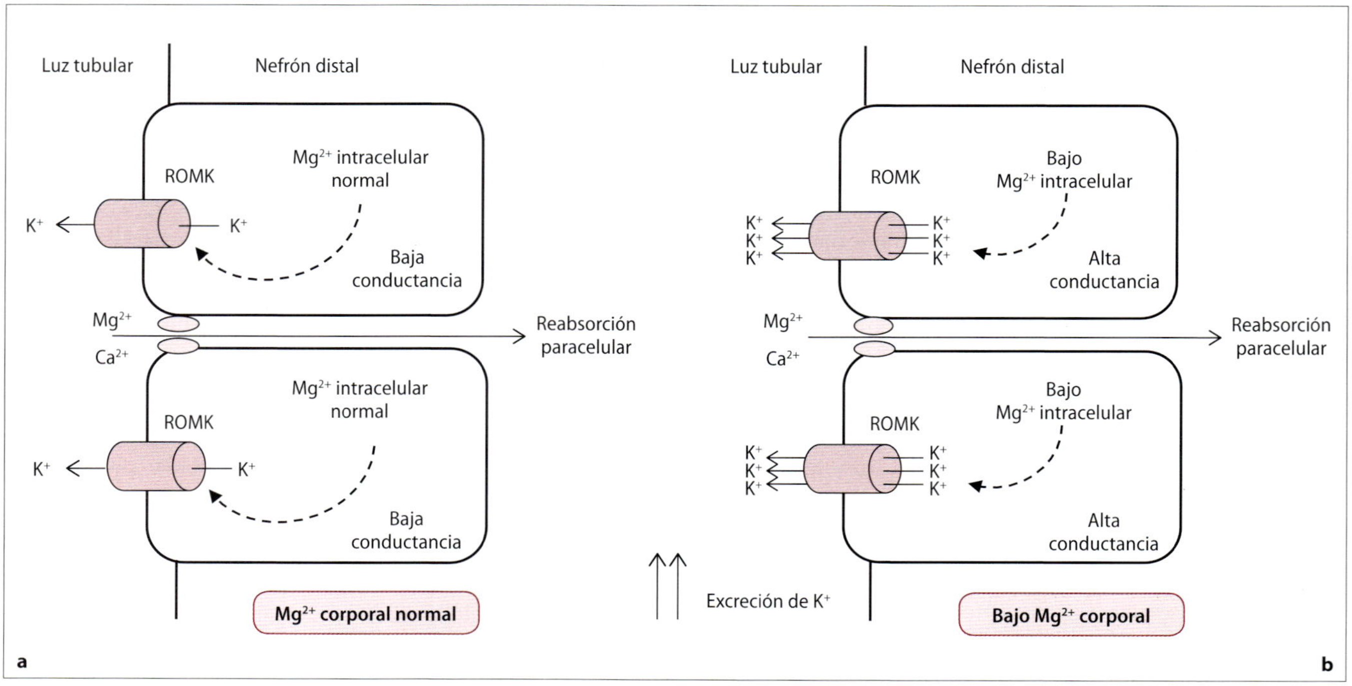

Figura 4.6 Magnesio intracelular y regulación de la conductancia del canal ROMK en el nefrón distal.

La hipopotasemia concomitante es relativamente refractaria a la administración de potasio, por lo que requiere el aporte del déficit de magnesio para su corrección.

Hipocalcemia

Además de ser necesario para la liberación de PTH, el magnesio intracelular está implicado en la respuesta tisular a esta hormona, particularmente en el hueso y el riñón. Su depleción disminuye la generación de AMPc en los osteoblastos (inducida por la PTH) por interferencia con la activación de la proteína G_s. Esto conduce a una menor producción de RANK ligando, necesario para estimular la resorción ósea por parte de los osteoclastos. Asimismo, el bajo magnesio corporal se asocia con menor actividad renal de la enzima 1α-hidroxilasa tubular, que conduce a una menor producción de 1,25 dihidroxivitamina D_3. La hipocalcemia resultante suele ser refractaria a la administración exclusiva de calcio.

El aporte del déficit de magnesio produce un rápido incremento de la secreción de PTH, que favorece la corrección de la hipocalcemia. Temporalmente, este fenómeno precede a la recuperación de la respuesta tisular y al aumento de los niveles circulantes de vitamina D.

Diagnóstico

La causa de la hipomagnesemia suele determinarse mediante la anamnesis y el examen físico. Cuando la etiología no es clara, la evaluación de las pérdidas urinarias de magnesio permite distinguir entre las causas renales y extrarrenales del trastorno. Para tal fin, se determina la excreción fraccionada de magnesio (FE_{Mg}) en una muestra única de orina (Figura 4.7).

$$FE_{Mg} = \frac{[U_{Mg} / (0,7 \times P_{Mg})]}{(U_{Cr} / P_{Cr})} \times 100$$

Figura 4.7 Cálculo de la excreción fraccionada de magnesio (FE_{Mg}). La concentración de magnesio en plasma se multiplica por 0,7 porque aproximadamente el 70% del magnesio circula en forma libre (no está unido a la albúmina) y se filtra en el glomérulo. U_{Mg}: concentración urinaria de magnesio; P_{Mg}: concentración plasmática de magnesio; U_{Cr}: concentración urinaria de creatinina; P_{Cr}: concentración plasmática de creatinina.

La FE_{Mg} no presenta modificaciones con la edad, y varía en función de los valores plasmáticos de magnesio. Normalmente, su valor es entre el 2% y el 8%. Cuando la hipomagnesemia se produce por causas extrarrenales, la FE_{Mg} es baja, en general < 2%, debido al aumento de la reabsorción renal de este ion. La FE_{Mg} es alta cuando las pérdidas son renales, con valores frecuentemente mayores al 10%.

Tratamiento

La vía de administración y la dosis de reposición de magnesio dependen de la gravedad de las manifestaciones clínicas.

Pacientes con síntomas graves

Los pacientes con síntomas como tetania, arritmias o convulsiones deben recibir magnesio EV en forma de sulfato de magnesio al 25%, con monitoreo cardíaco continuo:

- Dosis: 0,8-1,6 mEq/kg/dosis (dosis máxima 16 mEq), puede repetirse cada 6 horas.
- Velocidad de infusión: no debe superar 1 mEq/kg/h. Si el paciente presenta diaforesis o hipotensión, se debe disminuir la velocidad de infusión.
- Relación de conversión del sulfato de magnesio al 25%: 1 mL = 250 mg de sulfato de magnesio = 25 mg de magnesio elemental = 2 mEq de magnesio elemental.

Pacientes con síntomas leves o asintomáticos

Si el paciente posee buena tolerancia, el aporte por vía oral es de elección para iniciar el tratamiento. En caso de no ser posible, la suplementación debe ser EV.

La dosis oral es de 0,8-1,6 mEq/kg/dosis cada 6 h, para disminuir el riesgo de efectos adversos gastrointestinales (diarrea). La dosis máxima diaria es de 20-60 mEq/día. Existen distintas sales de magnesio disponibles. La dosis EV recomendada para esta situación es de 0,2-0,5 mEq/kg/día, fraccionada en 4 dosis. La dosis máxima diaria es 8-16 mEq/día.

Los suplementos de magnesio deben ser indicados con precaución en pacientes con compromiso de la función renal.

Hipermagnesemia

Definición

La hipermagnesemia (magnesio plasmático > 3 mg/dL) es un trastorno poco frecuente en ausencia de falla renal o excesivo aporte de magnesio. Cuando ocurre, generalmente es leve y asintomática. Los síntomas pueden presentarse con concentraciones mayores de 4,8 mg/dL.

Causas

La eficacia de la respuesta renal a la carga de magnesio es tal que la hipermagnesemia se presenta en forma primaria solo en dos contextos: cuando existe falla renal o cuando se administra una gran cantidad de magnesio en forma EV, oral o como enema.

Manifestaciones clínicas

La signosintomatología se puede dividir en cuatro categorías:

- Generales: naúseas y vómitos.
- Neuromusculares: somnolencia, hiporreflexia, parálisis muscular, cuadriplejía fláccida e insuficiencia respiratoria.
- Cardiovasculares: hipotensión, bradicardia y asistolia.
- Hipocalcemia: se produce por inhibición de la secreción de PTH. Usualmente es transitoria y asintomática, pero en algunos casos pueden presentarse alteraciones electrocardiográficas.

Diagnóstico

Requiere un alto índice de sospecha y una buena historia clínica. La prevención es esencial, la administración de magnesio debe ser indicada con precaución en los pacientes con lesión renal aguda o enfermedad renal crónica.

Tratamiento

Si la función renal es normal, al interrumpirse el aporte de magnesio los niveles de magnesio plasmático tienden a normalizarse. La hiperhidratación y la administración de diuréticos de asa pueden indicarse para aumentar la excreción renal de magnesio. En los casos graves, especialmente en los pacientes con falla renal, puede ser necesaria la diálisis. Mientras se prepara la hemodiálisis (actúa más rápidamente que la diálisis peritoneal), el gluconato de calcio (*v.* dosis en tratamiento de la hipocalcemia) puede administrarse como antagonista del magnesio para revertir los efectos neuromusculares y cardíacos de la hipermagnesemia.

Acceda al eBook para consultar la lista de bibliografía. Consulte las indicaciones en la retiración de tapa.

5

Trastornos del metabolismo y acción de la arginina vasopresina

Juan B. Dartiguelongue

Sistema de la hormona antidiurética

Síntesis, liberación y función

La hormona antidiurética, actualmente referida como arginina vasopresina (AVP), es un nonapéptido producido por las neuronas de los núcleos supraóptico y paraventricular del hipotálamo. Los axones de estos núcleos alcanzan la neurohipófisis, donde la AVP es almacenada y liberada en respuesta a una serie de estímulos. Se sintetiza a partir de la provasopresina, una prohormona que es luego escindida en tres péptidos: copeptina, neurofisina II y AVP.

Esta hormona forma parte de un complejo sistema encargado de la regulación del balance externo de agua (*v.* Capítulo 1), por lo que cumple un rol central en la regulación de la osmolalidad del líquido extracelular (LEC). En efecto, la osmolalidad plasmática es el estímulo más sensible para su síntesis y liberación (Figura 5.1).

El patrullaje osmótico del LEC es ejercido por los osmorreceptores del sistema nervioso central (SNC), que forman parte de los órganos circunventriculares (exentos de barrera hematoencefálica) en torno al tercer y al cuarto ventrículo. Mediante conexiones con el eje hipotálamo hipofisario, estimulan la liberación de AVP cuando la osmolalidad extracelular es cercana a 282 mOsm/kg (gatillo osmótico), mientras que con 10 mOsm/kg más activan el mecanismo de la sed (*v.* Figura 5.1). La secreción de AVP también es regulada por el reflejo de los barorreceptores y por la angiotensina II, de acuerdo con el estado del volumen efectivo circulante (la hipovolemia estimula su secreción). Esto implica la interrelación fisiológica entre el control del volumen (regulado por el balance de sodio) y de la osmolalidad (regulado por el balance de agua) del líquido extracelular. Asimismo, numerosos estímulos no relacionados con la osmolalidad ni el estado hemodinámico pueden inducir la liberación de AVP (Tabla 5.1).

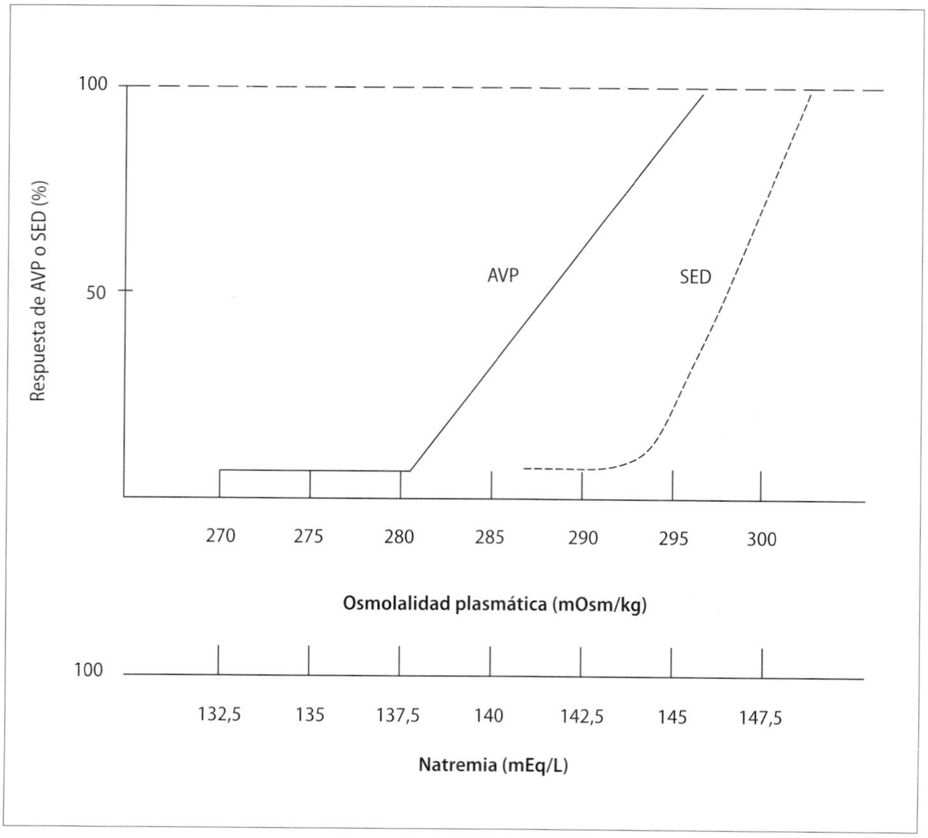

Figura 5.1 Relación entre la osmolalidad plasmática, la natremia, la secreción de AVP y el estímulo para la sed. (Modificado de: Ayus JC, Caputo D, Eghi C. Trastornos del equilibrio ácido base e hidroelectrolíticos. 1° ed. Ciudad Autónoma de Buenos Aires: Ediciones Journal, 2019).

Tabla 5.1 Estímulos no osmóticos ni hemodinámicos para la liberación de AVP

- Dolor, inflamación y estrés
- Náuseas y vómitos
- Hipoxemia e hipercapnia
- Hipoglucemia, estado perioperatorio
- Cáncer y diversas drogas
- Afecciones respiratorias y del SNC

SNC: sistema nervioso central.

Tabla 5.2 Osmolalidades urinarias máximas alcanzadas a lo largo de la vida posnatal

Edad	Máxima osmolalidad urinaria (mOsm/kg de agua)
Tercer día	515
Sexto día	663
Primer mes (10-30 días)	896
1-2 meses	1054
Final del primer año	1118
Pubertad (14-18 años)	1362

Modificado de: Polacek E, Voce J, Neugebauerova L, et al. The osmotic concentrating ability in healthy infants and children. Arch Dis Child 1965; 40: 291.

El mantenimiento de la osmolalidad plasmática dentro de su estrecho rango de normalidad (285-295 mOsm/kg) resulta fundamental para mantener el equilibrio osmótico entre compartimientos, lo que posibilita los procesos metabólicos que normalmente ocurren dentro de todas las células.

Entre otras funciones, la AVP permeabiliza el túbulo colector al agua, que es reabsorbida a favor de un gradiente osmótico gracias a la hipertonicidad de la médula renal (el líquido tubular es hipotónico en este segmento del nefrón) y a la presencia de canales específicos para el agua denominados acuaporinas 2 (AQP2), cuya función depende de la AVP. De esta manera, la acción concertada entre la AVP y su sistema efector renal regula la excreción urinaria de agua libre mediante la concentración y dilución de la orina, en función del estado osmótico y la volemia del individuo.

Si el volumen efectivo circulante es normal, una osmolalidad plasmática de 295 mOsm/kg genera un estado de AVP máxima o de antidiuresis (*v.* Figura 5.1) y la orina se emite en su máxima concentración, que depende del grado de maduración renal (Tabla 5.2). Por el contrario, con una osmolalidad plasmática de 280 mOsm/kg se registran niveles mínimos de AVP y la orina se emite en su mínima concentración, que corresponde a 50 mOsm/kg para las diferentes edades (diuresis acuosa). Como el sodio y sus aniones acompañantes son los determinantes principales de la osmolalidad plasmática (*v.* Capítulo 1), resulta de mayor utilidad clínica comprender que, con glucemia normal, la AVP comienza a secretarse con un sodio de 140 mEq/L y alcanza sus niveles máximos con un sodio de 145 mEq/L (*v.* Figura 5.1).

Cabe destacar que para que el control de la osmolalidad del LEC sea efectivo, las pérdidas sensibles e insensibles de agua deben reponerse diariamente (*v.* Capítulo 1), lo cual depende de la integridad del mecanismo de la sed, del acceso al agua y de su aporte externo.

Relación con el volumen efectivo circulante

Como fue mencionado, el reflejo de los barorreceptores y la angiotensina II regulan la secreción de AVP en respuesta a los cambios del volumen efectivo circulante. Si bien este mecanismo es menos sensible que el mediado por los osmorreceptores, en términos homeostáticos el mantenimiento de la volemia se encuentra por encima que el de la osmolalidad. De hecho, la respuesta de los osmorreceptores al estímulo osmótico se encuentra modulada por la actividad de los barorreceptores. La hipovolemia determina una mayor respuesta al estímulo osmótico, mientras que la hipervolemia induce lo contrario.

Este fenómeno se pone de manifiesto con el desplazamiento de la curva de respuesta de la AVP al estímulo osmótico frente a los cambios del volumen circulante (Figura 5.2). En la hipovolemia, se produce mayor secreción de AVP para un mismo estímulo osmótico que en la normovolemia (*v.* Figura 5.2). Bajo estas condiciones, el aporte de agua libre puede propiciar el desarrollo de hiponatremia dilucional, y lo contrario sucede en la hipervolemia. Esta variación de la respuesta osmótica frente a distintos volúmenes circulantes sucede en forma independiente al volumen total del LEC. Por ejemplo, en el síndrome ascítico edematoso, el síndrome nefrótico o la insuficiencia cardíaca, el volumen total del LEC se encuentra aumentado, pero el volumen intravascular se encuentra disminuido. Por lo tanto, la curva de secreción de AVP se desplaza hacia la izquierda, de acuerdo con el mecanismo descrito.

Efectores renales

El sistema efector renal se encuentra compuesto por el receptor tubular V_2 para la AVP, las AQP2 y el gradiente hipertónico creciente del intersticio medular, extendido desde la unión córtico medular hasta la papila renal (Figura 5.3).

Poco tiempo luego del nacimiento, las variables que determinan el establecimiento y preservación del gradiente hipertónico medular (multiplicación e intercambio por contracorriente, respectivamente) maduran precozmente, lo que permite aumentar la capacidad de concentración urinaria y limitar la cantidad de agua excretada para vehiculizar la carga renal de solutos (*v.* Capítulo 8). Asimismo, gracias a este fenómeno madurativo la carga de solutos puede ser excretada en concentraciones variables, lo que permite una mayor o menor excreción de agua libre de acuerdo con el tenor de AVP.

La permeabilidad osmótica del túbulo colector al agua es regulada por la interacción de la AVP con su receptor de membrana. Esto desencadena la activación de la enzima adenilato ciclasa, con la generación consecuente de adenosín monofosfato cíclico (AMPc). Este intermediario inicia de una serie de eventos intracelulares que permiten al sistema de microtúbulos vehiculizar y fusionar con la membrana luminal vesículas citoplasmáticas que contienen AQP2, gracias a lo cual se reabsorbe agua a favor de un gradiente osmótico. Luego, el agua atraviesa la membrana basolateral a través de las AQP3 y AQP4, cuya expresión es constitutiva e independiente de la acción de la AVP (*v.* Figura 5.3).

Aproximadamente, entre los 2 y los 3 años se alcanza la capacidad máxima de concentración urinaria del adulto (1200-1400 mOsm/kg, *v.* Tabla 5.2). Cabe agregar que si bien el recién nacido y el lactante pueden eliminar una orina diluida (50 mOsm/kg), son incapaces de excretar una sobrecarga acuosa con la misma eficacia que los niños mayores, debido a la limitación que les impone la baja tasa de filtrado glomerular (*v.* Capítulos 8 y 48.1). Esto los hace particularmente vulnerables a la intoxicación hídrica, particularmente ante la administración de un exceso de líquidos hipotónicos.

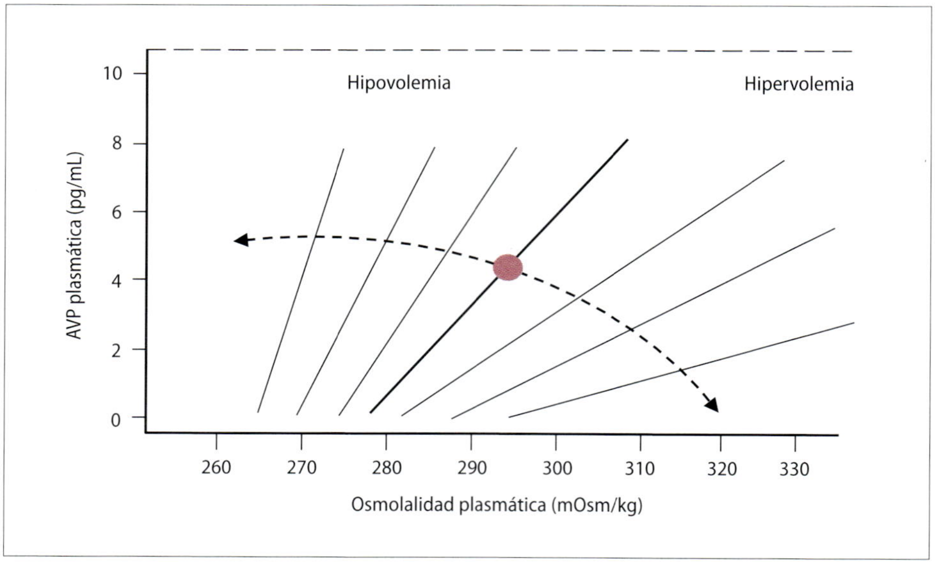

Figura 5.2 Desplazamiento de la curva de secreción de AVP de acuerdo con el volumen efectivo circulante. (Modificado de: Ayus JC, Caputo D, Eghi C. Trastornos del equilibrio ácido base e hidroelectrolíticos. 1º ed. Ciudad Autónoma de Buenos Aires: Ediciones Journal, 2019).

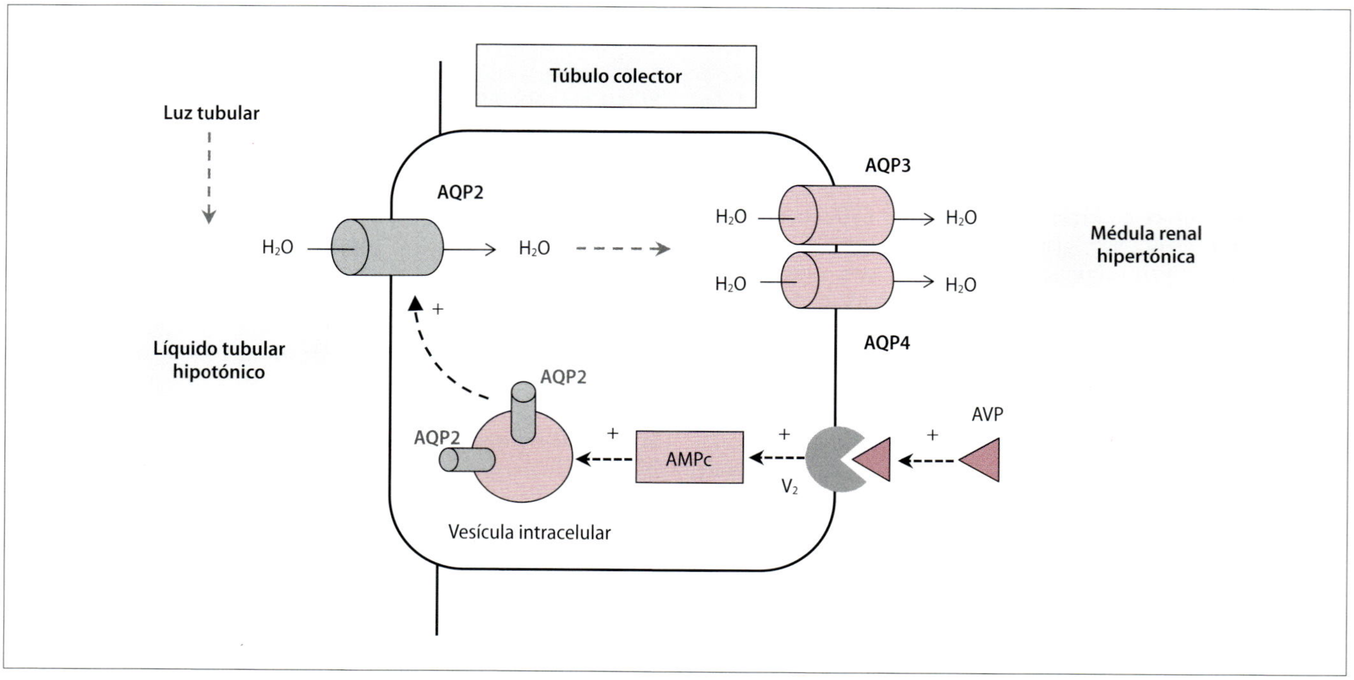

Figura 5.3 Acoplamiento de la arginina vasopresina (AVP) con su receptor V_2, integración de las acuaporinas 2 (AQP2) a la membrana luminal y reabsorción de agua a favor de un gradiente osmótico. AQP3: acuaporinas 3. AQP4: acuaporinas 4.

Alteraciones del balance externo de agua

Los trastornos clínicos ocasionados por alteraciones del balance externo de agua se reflejan en la concentración plasmática de sodio, dado que se encuentra determinada principalmente por el agua corporal total. Por lo tanto, el sodio plasmático es un indicador del equilibrio hídrico, y los trastornos del metabolismo y acción de la AVP se relacionan, generalmente, con el desarrollo de hiponatremia o hipernatremia (*v.* Capítulo 2). Sin embargo, vale aclarar que para que estas alteraciones electrolíticas se establezcan, es necesario la presencia de un mecanismo adicional vinculado con el ingreso de agua al espacio extracelular. Por ejemplo, si existe un trastorno relacionado con la menor excreción urinaria de agua libre como la secreción inadecuada de AVP (*v.* más adelante), la hiponatremia no se pone de manifiesto salvo que concomitantemente se administre agua por alguna vía (oral o parenteral). Mientras que si el trastorno se produce por mayor excreción urinaria de agua libre como en la diabetes insípida (*v.* más adelante), la hipernatremia no se pone de manifiesto salvo que se encuentre comprometida la sed, la capacidad para saciarla o el acceso al agua (el aporte de agua libre previene el desarrollo de hipernatremia).

En este capítulo se describen dos entidades paradigmáticas que representan alteraciones del balance externo de agua. Ambas suceden por trastornos del metabolismo y acción de la AVP:

- Secreción inadecuada de AVP o síndrome de antidiuresis inadecuada.
- Diabetes insípida central y nefrogénica.

Secreción inadecuada de AVP o síndrome de antidiuresis inadecuada

Definición, características clínicas y diagnóstico

Es un trastorno caracterizado por la disminución de la excreción urinaria de agua libre, debido a que la secreción de AVP escapa a la regulación habitual mediada por la osmolalidad del plasma y el volumen efectivo circulante. En consecuencia, disminuye la capacidad de dilución urinaria. La ausencia o modificación del gatillo osmótico, o bien, la desensibilización al efecto de los barorreceptores justifican este fenómeno. Si el ingreso de agua, tanto por vía oral como parenteral, excede su excreción urinaria, puede desarrollarse hiponatremia (Na^+ < 130 mEq/L). En pediatría, suele tratarse de un trastorno de instauración rápida y corta duración.

Esta entidad debe sospecharse frente a un paciente con una condición clínica que favorezca su aparición (*v.* más adelante) y que se encuentre oligúrico, hiponatrémico, con baja osmolalidad plasmática (P_{osm}) y elevada osmolalidad urinaria (U_{osm}). El sodio urinario es cercano a 40 mEq/L y su fracción excretada (FE_{NA}) es > 2%. No suelen desarrollarse trastornos asociados del potasio ni del equilibrio ácido-base.

Por lo general, el volumen del LEC es normal o se encuentra ligeramente aumentado, gracias a los mecanismos de respuesta al aumento de la reabsorción inicial de agua libre (liberación de péptidos natriuréticos y aumento de la presión intersticial peritubular). Esto determina que no sean frecuentes los hallazgos clínicos compatibles con la expansión del LEC.

La hiponatremia, en caso de establecerse, suele ser leve o moderada (Na^+ entre 120-129 mEq/L, *v.* Capítulo 2). Sin embargo, según la magnitud y el tiempo de instalación del trastorno, puede ser sintomática y producir manifestaciones clínicas de encefalopatía hiponatrémica como náuseas, vómitos, debilidad, letargia, cefalea, confusión, convulsiones, depresión respiratoria y coma (*v.* Capítulo 2). Estas manifestaciones señalan que los mecanismos de adaptación cerebral a la hipotonicidad fueron superados o no funcionan adecuadamente.

Pueden resumirse, entonces, las características clínicas más destacadas de este síndrome, que a su vez resultan de utilidad para el diagnóstico:

- Signos y síntomas atribuibles a la causa que le da origen.
- Leve y transitorio aumento de peso.
- Oliguria inicial.
- Menor capacidad de dilución urinaria, con orina concentrada (U_{osm} > 100 mOsm/kg, por lo general con valores más altos; densidad urinaria > 1010).
- Sodio urinario ~40 mEq/L y FE_{NA} > 2%.
- Osmolalidad plasmática disminuida (P_{osm} < 280 mOsm/kg) e hiponatremia (sodio < 130 mEq/L), en caso de que el aporte de agua supere el volumen de agua libre excretado en la orina.
- Aumento de la fracción excretada de urea y ácido úrico.
- Hipouricemia.

Fisiopatología

Normalmente, la concentración plasmática de AVP es mínima cuando la osmolalidad se encuentra por debajo de 280 mOsm/kg. Esto permite la excreción del exceso de agua libre (diuresis acuosa) para restablecer la osmolalidad del plasma a su valor normal.

La característica principal de este síndrome es que la regulación fisiológica de la secreción de AVP se encuentra comprometida, y la ingesta de agua no es capaz de suprimirla. La expansión inicial del LEC distiende la pared auricular y ventricular, lo que estimula la secreción del péptido natriurético auricular (ANP, por sus siglas en inglés) y del péptido natriurético tipo B de origen ventricular (BNP, por sus siglas en inglés). Estos péptidos actúan como antagonistas fisiológicos del sistema renina-angiotensina-aldosterona y de la AVP. Consecuentemente, favorecen la natriuresis y la restitución parcial o total del volumen del LEC, y también aumentan la fracción excretada de urea y ácido úrico. Asimismo, la expansión inicial de volumen aumenta la presión intersticial peritubular (efecto del tercer factor), que disminuye la reabsorción tubular de sodio y también favorece la natriuresis. Estos dos mecanismos contribuyen con el desarrollo de hiponatremia, particularmente si el agua aportada excede la cantidad de agua excretada. Cabe destacar que en este síndrome suele producirse una reprogramación del umbral para la sed en un valor de osmolalidad plasmática menor que la fisiológica. Esto explica la baja adherencia de los pacientes cuando se les indica la restricción hídrica (*v.* más adelante).

Se describen cinco patrones de alteración de la secreción de AVP, cuya prevalencia es variable de acuerdo con las distintas series.

Tipo A. La secreción de AVP es completamente independiente del estímulo osmótico, con valores plasmáticos por encima de los necesarios para alcanzar la antidiuresis (suprafisiológicos), por lo que la concentración urinaria suele ser máxima (Figura 5.4). Puede implicar la producción ectópica de AVP.

Tipo B. La secreción de AVP responde al estímulo osmótico, pero con un gatillo más bajo; es decir, el sistema se torna más sensible a la osmolalidad. Se produce un reajuste a un nivel de osmolalidad menor, a partir del cual la curva de secreción de AVP aumenta linealmente con el aumento progresivo de la osmolalidad (*v.* Figura 5.4). Esto se conoce como reprogramación de los osmorreceptores (*reset osmostat*). El reconocimiento de esta variante es fundamental. A diferencia de los otros patrones, en caso de haber hiponatremia es poco probable que el sodio plasmático disminuya aún más en ausencia de tratamiento, dado que la secreción de AVP se inhibe por debajo del nuevo gatillo osmótico.

Tipo C. La secreción de AVP se mantiene persistentemente en rango fisiológico, dado que no es completamente estimulada ni inhibida por el aumento o la disminución de la osmolalidad, respectivamente (*v.* Figura 5.4). A diferencia del tipo A, los niveles plasmáticos no son suprafisiológicos; sin embargo, al igual que el tipo A, puede implicar la producción ectópica de AVP.

Tipo D. La secreción de AVP se regula normalmente con los cambios de la osmolalidad, pero la concentración urinaria persiste aun cuando la liberación de AVP es inhibida. Un mecanismo que puede explicar este patrón es la mutación activante del receptor tubular V_2, que permanece constitutivamente activo. Otros mecanismos posibles son la presencia de una sustancia con propiedades antidiuréticas distinta de la AVP, o alguna alteración activante posreceptor vinculada con el tráfico intracelular de

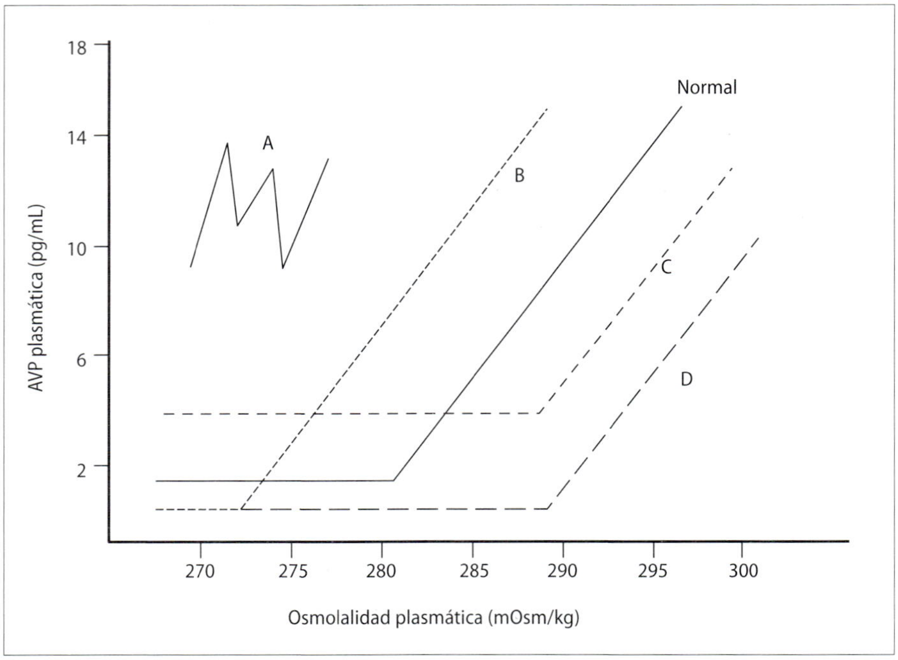

Figura 5.4 Patrones de alteración y subtipos clásicos de secreción inadecuada de AVP.

las AQP2. Este tipo no representa *per se* una alteración de la secreción de AVP (trastorno nefrogénico).

Tipo E. La secreción de AVP varía marcadamente frente a cambios sutiles del volumen efectivo circulante. Aparentemente, se produce una reprogramación o defecto aferente de los barorreceptores, de modo tal que, aun en normovolemia, una disminución sutil del volumen plasmático aumenta marcadamente la secreción de AVP, mientras que un aumento sutil del volumen plasmático disminuye marcadamente la secreción de AVP.

La determinación plasmática de la copeptina, más estable y fácil que la de la AVP, también permite definir los patrones de alteración de la secreción de esta hormona, dado que las fluctuaciones de la copeptina en respuesta a la osmolalidad son similares a las de la AVP.

Como fue mencionado, dado que este trastorno es de corta duración, el fenómeno de escape a la AVP (disminución de los receptores V_2, internalización de las AQP2 y diuresis acuosa) no suele observarse en pediatría.

Causas

Las causas de este síndrome son múltiples y variadas, y suelen estar relacionadas con las situaciones que propician la liberación no osmótica ni hemodinámica de AVP (*v.* Tabla 5.1). Puede producirse en el curso de diversas alteraciones del sistema nervioso central (tumores, traumatismos, infecciones, convulsiones, hemorragias, etc.) o por afecciones respiratorias primarias (neumonía, supuración pleuropulmonar, bronquiolitis, crisis asmática, etc.). Asimismo, puede ser gatillado por el dolor, el estrés, la inflamación, las náuseas, los vómitos, el estado periquirúrgico o por la acción de diversos medicamentos (carbamazepina, ácido valproico, clorpropamida, opioides, AINE, ciclofosfamida, cisplatino, vincristina etc.). Los tumores son una causa poco común en pediatría, salvo en el contexto de ciertas leucemias y linfomas. Asimismo, el hipotiroidismo se encuentra relacionado con esta entidad, y se corrige con la suplementación hormonal.

Tratamiento

El tratamiento, de ser posible, debe estar dirigido a la causa que dio origen a la secreción inadecuada de AVP (afecciones respiratorias, alteraciones del SNC, dolor, náuseas, vómitos, etc.). Asimismo, es necesario suspender o rotar cualquier medicación capaz de precipitarla.

En pediatría, la mayoría de los episodios suelen ser asintomáticos y de corta duración, por lo que es frecuente que pasen inadvertidos y no requieran intervenciones terapéuticas adicionales. Sin embargo, en raras ocasiones puede producirse hiponatremia grave ($Na^+ < 120$ mEq/L) y encefalopatía hiponatrémica, o bien, el episodio puede prolongarse en el tiempo. Frente a estas situaciones, resulta evidente la necesidad de establecer un tratamiento adecuado.

Corrección de la hiponatremia y eliminación del agua

En caso de hiponatremia con síntomas de riesgo (convulsiones, coma u otros indicadores clínicos de encefalopatía hiponatrémica) se debe corregir rápidamente el sodio plasmático de acuerdo con las recomendaciones vigentes (*v.* Capítulo 2).

Una vez resuelta la emergencia, así como en pacientes con hiponatremia sin encefalopatía, se debe implementar alguna estrategia para disminuir el agua corporal. En individuos sanos, el flujo urinario se encuentra determinado principalmente por el aporte de agua. Un amento del aporte de agua genera un aumento del flujo urinario, y viceversa. En la secreción inadecuada de AVP, un aumento del aporte de agua no genera un aumento del flujo urinario, dado que la liberación de AVP es relativamente constante. En consecuencia, la carga renal de solutos es la que determina el flujo urinario, en relación con el valor fijo de osmolalidad urinaria determinado por la liberación constante de AVP.

Por ejemplo, si la carga diaria de solutos que se excretan exclusivamente por vía renal (electrolitos, urea y ácido úrico, *v.* Capítulo 8) es de 800 mOsm y la osmolalidad urinaria se encuentra fija en 800 mOsm/kg, el volumen de orina necesario para vehiculizar esta carga es de 1 litro por día (800 / 800 = 1).

Un aumento de la carga renal de solutos a 1200 mOsm/día determina un flujo urinario mayor, dado que la osmolalidad urinaria permanece en 800 mOsm/kg; por lo tanto, el volumen de orina necesario para vehiculizar esta carga es de 1,5 litros por día (1200 / 800). A partir de lo expuesto, esta estrategia aumenta la excreción renal de agua. Sobre este postulado se basa la indicación de una dieta hiperproteica y con alto contenido de sodio, o bien la administración oral de sal o de urea. Sin embargo, estas opciones terapéuticas no son de primera elección en pediatría.

Otra estrategia consiste en la restricción del aporte de agua entre el 60%-70% de las necesidades de mantenimiento diarias (*v.* Capítulo 1). Como la eliminación de solutos y la osmolalidad urinaria son constantes, un menor aporte de agua resulta en una disminución análoga del agua corporal (balance negativo de agua). Si bien esta estrategia no suele tener buena adherencia, representa una modalidad segura, reduce el agua corporal y propicia un aumento lento y sostenido de la natremia, por lo que representa la terapia de elección en pediatría. Debe mantenerse hasta que se haya resuelto el síndrome y corregido la hiponatremia (Na^+ > 130 mEq/L). Cabe destacar que el control clínico y del peso, así como el balance de ingresos y egresos y las determinaciones de laboratorio, deben ser frecuentes mientras se sostenga la restricción hídrica, dado que las modificaciones clínicas y el ascenso del sodio deben ser monitorizados de cerca.

Algunos autores proponen agregar a las medidas descriptas el uso de diuréticos de asa como la furosemida, en particular cuando la osmolalidad urinaria es muy alta (> 600-700 mOsm/kg). El efecto terapéutico se debe a su capacidad para interferir con la multiplicación por contracorriente y disminuir el gradiente hipertónico medular. Esta modalidad no ha sido completamente evaluada en la edad pediátrica. Asimismo, se debe comentar que no hay evidencia sobre el uso de los antagonistas de los receptores V_2 en pediatría (tolvaptan, mozavaptan, etc.).

Finalmente, cabe aclarar que en aquellos pacientes en los que el patrón de secreción inadecuada de AVP se debe a la reprogramación de los osmorreceptores (tipo B o *reset osmostat*), no es necesaria ninguna intervención terapéutica. La función de los osmorreceptores es normal, pero en un rango de osmolalidad menor (*v.* Figura 5.4). Los pacientes por lo general se encuentran asintomáticos, con sodio plasmático entre 125-135 mEq/L, y las variaciones de la ingesta de agua no suelen modificar la natremia.

Diabetes insípida

La diabetes insípida (DI) es la incapacidad para reabsorber agua libre en los segmentos distales del nefrón, ya sea por ausencia de AVP (DI central) o por resistencia tubular a la acción de esta hormona (DI nefrogénica). En esta situación, la capacidad para regular la osmolalidad del LEC se encuentra comprometida. Ambas formas del trastorno se caracterizan por la presencia de poliuria (*v.* Capítulo 8) y una orina diluida, cuya osmolalidad es < 250-300 mOsm/kg. Asimismo, tanto en la DI central como nefrogénica el grado de afectación puede ser parcial o total, de acuerdo con la causa o el mecanismo de producción subyacente.

El mantenimiento de la osmolalidad normal y el desarrollo de hipernatremia dependen de la integridad del mecanismo de la sed y del acceso al agua. Es decir, si la sed se encuentra intacta y el acceso al agua está asegurado, la reposición de agua libre por vía oral previene la hiperosmolalidad por hipernatremia (Na^+ > 145-150 mEq/L), al tiempo que amplifica la poliuria. De acuerdo con este postulado, ambas formas de DI pueden presentarse con sodio plasmático normal o con hipernatremia. Por lo general, los pacientes con hipodipsia o adipsia, o bien, aquellos con acceso limitado al agua (lactantes y niños pequeños, trastornos neurológicos, estado posquirúrgico, etc.) suelen desarrollar hipernatremia.

Diabetes insípida central

Definición y causas

Este trastorno se caracteriza por una diminución de la liberación neurohipofisaria de AVP, que resulta en el desarrollo de poliuria de grado variable. La DI central puede ser idiopática en el 30%-50% de los casos, y se sospecha que puede estar relacionada con una causa autoinmune. Asimismo, puede ser de origen tumoral primario, infiltrativa (histiocitosis de células de Langerhans, sarcoidosis, etc.), traumática, inflamatoria (granulomatosis con poliangeítis, hipofisitis, etc.), infecciosa (citomegalovirus, tuberculosis, toxoplasmosis, encefalitis, meningitis, etc.), hipóxica o producirse tras un procedimiento neuroquirúrgico. Algunas de estas causas producen formas transitorias de DI, que mejoran con el tiempo (traumáticas y posquirúrgicas) o se revierten con el tratamiento de la causa (tumoral, infiltrativa, inflamatoria, hipóxica e infecciosa). Por lo general, cuando esta afección es idiopática se establece de forma permanente.

La DI central de causa neuroquirúrgica o traumática suele ser muy relevante en el paciente internado. El abordaje transesfenoidal se relaciona con esta alteración en el 10%-20% de los casos, que aumenta hasta el 75% cuando se reseca un craneofaringioma. Si la cirugía se realiza por vía transfrontal, limitada a la fosa pituitaria, el 50% de los pacientes desarrollan un déficit de AVP que por lo general dura 2-5 días, pero que puede ser permanente hasta en un tercio de los casos.

Por último, existen formas familiares poco frecuentes, de herencia autosómica recesiva, ocasionadas por mutaciones en el gen que codifica para la AVP. Otras causas de origen genético son el síndrome de Wolfram, la deficiencia del gen *PCSK1*, la displasia septo-óptica y el hipopituitarismo congénito.

Manifestaciones clínicas

Sin tratamiento, la DI central característicamente se asocia con poliuria, nocturia y, tras el aumento inicial de la osmolalidad plasmática, polidipsia (si el mecanismo de la sed se encuentra intacto). Asimismo, pueden estar presentes los signos y síntomas neurológicos vinculados con la causa subyacente. El sodio plasmático suele encontrarse cerca del límite superior de la normalidad, lo que provee el estímulo osmótico para la sed y la reposición de las pérdidas urinarias de agua. Como fue mencionado, la ausencia de este mecanismo o del acceso agua propicia el desarrollo de hipernatremia.

Tras la resección quirúrgica de un craneofaringioma, generalmente con daño hipotalámico grave, o bien luego de un traumatismo, puede desarrollarse una respuesta trifásica (Figura 5.5):

- Fase poliúrica inicial, que comienza a las 24 horas y puede extenderse por 4-5 días. Se caracteriza por la inhibición de la liberación de AVP secundaria a la disfunción hipotalámica, con diuresis acuosa.
- Fase oligúrica o de antidiuresis, que puede extenderse por 1-14 días. Se caracteriza por la liberación sostenida de la AVP acumulada en las neuronas hipotalámicas en degeneración. Durante esta fase, que representa una forma transitoria de secreción inadecuada de AVP, si el aporte de agua supera el agua excretada en la orina puede producirse hiponatremia.
- Fase de instalación de la DI central, ya sea parcial o completa, una vez que se han agotado los depósitos de AVP.

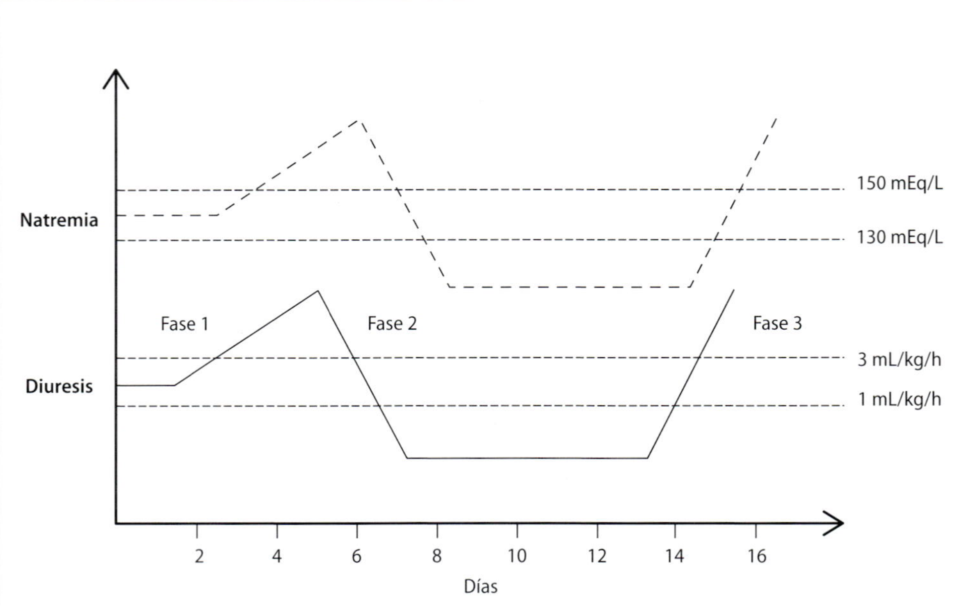

Figura 5.5 Modelo esquemático de las modificaciones de la diuresis y cambios potenciales de la natremia, según el patrón trifásico de secreción de AVP tras la resección quirúrgica de un craneofaringioma.

La posibilidad de este patrón trifásico debe ser tenida en consideración, con el fin de adecuar los controles y el tratamiento, y evitar el desarrollo de hipernatremia o hiponatremia. Más aún, algunos pacientes pueden desarrollar un patrón bifásico, que comienza con la fase oligúrica (sin estar precedida de la fase poliúrica) y luego de un tiempo variable recupera por completo o desarrolla una DI central.

En aproximadamente dos terceras partes de los casos, la DI no es permanente. En las lesiones hipotalámicas leves o moderadas el trastorno puede comenzar luego de 24-48 de la cirugía y extenderse poco más de una semana hasta su resolución.

Diagnóstico

El diagnóstico se basa en la identificación de la causa primaria, las características clínicas y la presencia de poliuria con una orina diluida (densidad urinaria < 1005; U_{osm} < 250-300 mOsm/kg) que puede acompañarse de osmolalidad plasmática aumentada (> 300 mOsm/kg) en caso de hipernatremia. Si el origen de la poliuria no es claro, o bien es necesario diferenciar este trastorno de la DI nefrogénica, se puede realizar la prueba de restricción hídrica y luego evaluar la respuesta a la desmopresina (*v.* más adelante).

Tratamiento

Además del tratamiento de la causa, se describen tres modalidades terapéuticas para este trastorno, cuya utilidad depende del grado de afectación y de la situación clínica del paciente. El objetivo es disminuir la excreción urinaria de agua libre y evitar el desarrollo de hipernatremia. Estas modalidades son:

- Administración de desmopresina, análogo sintético de la AVP. Representa la modalidad de elección para la mayoría de los pacientes.
- Administración de otros grupos de drogas que en este escenario clínico disminuyen la excreción urinaria de agua libre, como la hidroclorotiazida y los AINE.
- Administración de una dieta baja en solutos (hiposódica y con bajo contenido proteico). Cuando la osmolalidad urinaria es fija, como sucede en la DI o en la secreción inadecuada de AVP, la carga renal de solutos modifica el flujo urinario. Si esta carga es baja, el volumen de orina necesario para eliminarla es menor, lo que disminuye la excreción urinaria de agua.

Si la DI es de afectación parcial y la poliuria es leve o moderada, puede emplearse una dieta baja en solutos y, de ser necesario, agregarse hidroclorotiazida a 1-2 mg/kg/día (dosis máxima 37,5 mg/día). Si esta opción terapéutica no es tolerada, no cumple con su objetivo terapéutico o la poliuria es marcada, la desmopresina suele ser necesaria para el control de los síntomas.

En la edad pediátrica, es recomendable la combinación de una dieta baja en solutos con la desmopresina. De ser necesario, también puede utilizarse la hidroclorotiazida o los AINE, de elección para la DI nefrogénica (*v.* más adelante).

La desmopresina posee diferencias estructurales con la AVP (sustitución de dos aminoácidos) que le confieren mayor actividad antidiurética, prácticamente desprovista del efecto vasopresor. La dosificación de este fármaco es un proceso empírico, que combina la titulación del efecto terapéutico (disminución de la poliuria) con la prevención de la sobredosificación (hiponatremia). En efecto, el tratamiento debe comenzar con dosis bajas, que pueden aumentarse hasta el control de los síntomas. Se dispone de preparados para administración por vía oral, intranasal, sublingual, subcutánea o endovenosa. Las dos primeras son las vías más utilizadas. La estrategia de dosificación se describe a continuación.

Desmopresina oral. Dosis de inicio 0,05 mg (medio comprimido de 0,1 mg) una vez por día durante la tarde-noche. Esta dosis debe ser titulada hasta alcanzar la respuesta terapéutica deseada, con una dosis máxima diaria de 1,2 mg (0,8 mg en < 12 años), que puede administrarse dos o tres veces por día. Por lo general, la dosis de mantenimiento suele ser de 0,1-0,8 mg/día en dos dosis diarias. Cabe destacar que la absorción intestinal es del 5% de la dosis administrada y que esta se reduce un 40%-50% si se administra con las comidas. El efecto terapéutico comienza aproximadamente 2 horas luego de la administración, con un pico de acción a las 4 horas.

Desmopresina intranasal. Dosis de inicio 5 mcg una vez por día durante la tarde-noche. Esta dosis debe ser titulada hasta alcanzar la respuesta terapéutica deseada, con una dosis máxima diaria de 40 mcg (30 mcg en < 12 años), que puede administrarse dos o tres veces por día. Por lo general, la dosis de mantenimiento suele ser de 5-20 mcg/d una o dos veces al día. El efecto terapéutico comienza mucho más rápido que por vía oral.

En caso de emplearse la vía sublingual (comprimidos bucodispensables de 120 mcg), la equivalencia aproximada de dosis es la siguiente: 0,1 mg por vía oral ≈ 5 mcg por vía intranasal ≈ 60 mcg por vía sublingual. La presentación de los comprimidos para la vía sublingual puede variar en las diferentes regiones.

En pacientes sin acceso asegurado al agua, como lactantes y niños pequeños, pacientes con hipodipsia o adipsia, trastornos neurológicos o estado posquirúrgico, es fundamental asegurar la reposición de las pérdidas urinarias de agua, volumen por volumen, con agua libre por vía oral o enteral. En caso de que esta vía se encuentre contraindicada, el agua libre puede reponerse por vía endovenosa con solución salina al 0,45%, donde la mitad del volumen infundido representa agua libre de electrolitos (1 L de solución salina al 0,45% contiene 500 mL de agua libre). Asimismo, es fundamental establecer un control clínico estricto, con control del peso, ritmo diurético y balance de ingresos y egresos frecuente (cada 4-6 horas, según la situación clínica). A su vez, se deben realizar controles periódicos de laboratorio para evaluar el estado de la natremia (cada 12-24 horas, según la evolución o frente a cambios clínicos). La terapia con desmopresina debe continuar mientras el paciente posea DI central sintomática. Como fue mencionado, este trastorno es transitorio en más de la mitad de los casos.

En caso de hipernatremia, debe corregirse el déficit de agua libre para restituir el sodio plasmático a su valor normal (*v.* más adelante).

Diabetes insípida nefrogénica

Definición y causas

Es la alteración de la capacidad de concentración urinaria por resistencia tubular a la acción de la AVP. La DI nefrogénica se produce más comúnmente por defectos hereditarios. El más frecuente (90% de los casos) es de herencia recesiva ligada al cromosoma X por mutaciones del gen *AVPR2*, que codifica para el receptor tubular V_2 de AVP. El 10% restante es de herencia autosómica recesiva o dominante, por mutaciones en los genes de las AQP2.

Menos frecuentemente, puede producirse por hipopotasemia o hipercalcemia prolongadas. En ambos trastornos se produce menor respuesta tubular a la acción de la AVP. Esto probablemente se deba a la menor expresión de las AQP2 en el túbulo colector y a la menor actividad del cotransportador $Na^+/K^+/2Cl^-$ del asa ascendente gruesa de Henle, con la consecuente pérdida de la multiplicación por contracorriente y disminución del gradiente hipertónico medular.

Asimismo, diversas enfermedades renales pueden cursar con defecto de concentración. Tal es el caso de la lesión renal aguda (si bien la caída del filtrado glomerular produce oliguria e isostenuria), el síndrome de Bartter acompañado de alcalosis metabólica e hipopotasemia (*v.* Capítulo 48.4), la obstrucción del tracto urinario, la enfermedad renal poliquística y la enfermedad renal crónica (*v.* Capítulo 72), entre otras. Otra causa es la administración de fármacos como el litio, el foscarnet, la anfotericina B, la ifosfamida, el orlistat, etc. El síndrome de Bardet-Biedl es un trastorno autosómico recesivo que presenta obesidad (*v.* Capítulo 21) y una serie de anormalidades asociadas (hipogonadismo, malformaciones renales, polidactilia, etc.), entre las que se encuentran la poliuria, polidipsia y resistencia tubular a la AVP por alteración de la función del receptor V_2.

En raras ocasiones, el craneofaringioma puede producir DI nefrogénica poco tiempo después de la resección transfrontal. Esto se debe a la liberación de un precursor hipotalámico de la AVP que compite por los receptores V_2, pero sin estimularlos. En consecuencia, se producen poliuria y DI nefrogénica, con resistencia a la sustitución hormonal con desmopresina.

Manifestaciones clínicas

Las manifestaciones de esta entidad resultan de la combinación entre el defecto de concentración urinaria y la patología que le da origen. Clínicamente, se presenta con poliuria, nocturia, polidipsia, constipación, irritabilidad, rechazo del alimento, mal progreso de peso y episodios de deshidratación. Al igual que en la DI central, el desarrollo de hipernatremia depende de la capacidad individual para acceder al agua y reponer las pérdidas por diuresis. Por lo general, el sodio plasmático se encuentra cerca del límite superior de la normalidad, lo que provee el estímulo osmótico para la sed y la reposición de agua. Asimismo, esta entidad puede acompañarse de manifestaciones relacionadas con hipopotasemia (*v.* Capítulo 3) o hipercalcemia (*v.* Capítulo 4) persistentes, en caso de que estas alteraciones sean las responsables del trastorno.

Diagnóstico

El diagnóstico se basa en los antecedentes, la presentación clínica y la presencia de poliuria con una orina diluida (densidad urinaria < 1005; U_{osm} < 250-300 mOsm/kg) acompañada de osmolalidad plasmática aumentada (> 300 mOsm/kg) en caso de haberse desarrollado hipernatremia. Si el origen de la poliuria no es claro, o bien, es necesario diferenciar este trastorno de la DI central, se puede realizar la prueba de restricción hídrica y luego evaluar la respuesta a la desmopresina (*v.* más adelante).

Tratamiento

Cuando se identifique una causa desencadenante (hipopotasemia, hipercalcemia, fármacos, etc.), el tratamiento debe estar dirigido a su corrección, lo que generalmente se acompaña de la resolución del cuadro. Dado que en este trastorno la desmopresina carece de utilidad (salvo en algunas formas parciales o adquiridas de la entidad), las medidas destinadas a reducir la excreción de agua libre y evitar el desarrollo de hipernatremia son las siguientes.

Dieta baja en solutos. Es decir, hiposódica (2-3 g/día de sodio) y con bajo contenido proteico (≤ 1 g/kg/día). Como fue mencionado, cuando la osmolalidad urinaria es fija, como sucede en la DI o en la secreción inadecuada de AVP, la carga renal de solutos modifica el flujo urinario. Por ejemplo, si la osmolalidad urinaria se encuentra fija en 100 mOsm/kg y la carga renal de solutos es de 600 mOsm/día, el volumen de orina necesario para vehiculizar esta carga es de 6 litros por día (600/100 = 6). Si la carga de solutos disminuye a 300 mOsm/día, y la osmolalidad urinaria continúa en 100 mOsm/kg, el volumen de orina necesario para eliminar esta carga es de 3 litros por día (disminuye a la mitad). Tomando como punto de partida este ejemplo, puede deducirse que la reducción del flujo urinario es directamente proporcional a la disminución del aporte de solutos. Cabe destacar que el beneficio de esta intervención debe ser balanceado con sus potenciales efectos adversos, dado que el aporte de solutos es necesario para el crecimiento somático. Según la causa de la DI y la duración del tratamiento, debe decidirse si esta estrategia es factible.

Diuréticos. La administración de hidroclorotiazida a 1-2 mg/kg/día (dosis máxima 37,5 mg/día) es la primera línea de tratamiento en la DI nefrogénica. Administrada sola o en conjunto con la dieta hiposódica, genera un estado de contracción de volumen que favorece la reabsorción proximal de sodio y agua, con lo que disminuye la entrega de agua a los segmentos del nefrón dependientes de AVP. Este mecanismo reduce la excreción urinaria de agua libre.

AINE. Por su interferencia con la síntesis de prostaglandinas, disminuyen la tasa de filtrado glomerular y pueden reducir en un 25%-50% la poliuria. Este efecto se añade al logrado con el uso de hidroclorotiazida. Suele emplearse el ibuprofeno a 6 mg/kg/día. La utilización de AINE resulta particularmente beneficiosa en el síndrome de Bartter, donde las prostaglandinas cumplen un rol destacado en la fisiopatología del trastorno.

En caso de hipernatremia, debe corregirse el déficit de agua libre para restituir el sodio plasmático a su valor normal.

Corrección del déficit de agua libre

Como fue mencionado, los pacientes sin acceso al agua o que no repongan las pérdidas urinarias de este compuesto son capaces de desarrollar hipernatremia en el curso de la DI, tanto de origen central como nefrogénica. Este trastorno electrolítico puede estar presente al momento del diagnóstico, o bien, producirse en el curso de la entidad. En cualquier circunstancia, la hipernatremia debe ser corregida por las complicaciones potenciales que acarrea (*v.* Capítulo 2). Las estrategias descriptas para mitigar las pérdidas urinarias de agua libre son tendientes a corregir o prevenir la hipernatremia. Sin embargo, cuando esta se pone de manifiesto, es necesario aportar el déficit de agua para restablecer el sodio plasmático a su valor normal.

El cálculo del déficit de agua libre se fundamenta en que la disminución del agua corporal total (ACT) es proporcional al incremento del sodio plasmático (a menor ACT, mayor sodio plasmático) (Figura 5.6 a), dado que la hipernatremia es consecuencia de la pérdida de agua. El ACT normal varía con la edad (*v.* Capítulo 1); puede generalizarse como el 60% del peso magro (en kg) y se presume para un sodio plasmático normal de 140 mEq/L. La diferencia entre el ACT normal y el ACT real representa el déficit de agua libre expresado en litros (*v.* Figura 5.6 a).

Dado que la capacidad de adaptación cerebral a la hipertonicidad es mucho más efectiva que para la hipotonicidad (*v.* Capítulo 2), la corrección de la hipernatremia debe establecerse con cautela, para no inducir el desarrollo de edema cerebral. Por lo tanto, el sodio plasmático no debe disminuir más de 10-12 mEq/L/día. Sobre esta base, de acuerdo con la magnitud de la hipernatremia, se define el tiempo de reposición del déficit de agua libre (Figura 5.6 b).

Una manera más simple de calcular el déficit de agua libre parte de la premisa de que 4 mL/kg de agua libre disminuyen 1 mEq/L el sodio plasmático. Entonces, el déficit de agua libre expresado en mililitros puede calcularse de la siguiente manera:

$$\text{Déficit de agua libre} = 4\ \text{mL/kg} \times (\text{Na}^{+}\ \text{real} - 140\ \text{mEq/L})$$

Independientemente de la fórmula utilizada, que arriba a resultados equiparables, el déficit de agua debe reponerse por vía oral o enteral. En caso de no ser posible, se puede emplear la vía endovenosa con solución salina al 0,45%, donde por cada litro de esta solución se aportan 500 mL de agua libre de electrolitos. Este déficit se añade al aporte de las necesidades de mantenimiento diarias (*v.* Capítulo 1).

El cálculo del déficit de agua libre representa una estimación inicial, que debe ser revalorada permanentemente. Asimismo, dado que el ser humano es un sistema abierto, las pérdidas concurrentes de agua deben medirse y reponerse en paralelo durante la reposición del déficit. Aun así, es muy probable que la estimación de ascenso de la natremia sea inexacta, por la secuencia de epifenómenos vinculados con la fisiopatología de esta entidad. En consecuencia, el monitoreo clínico (control del peso, balance, ritmo diurético, etc.) y la determinación de la natremia resultan fundamentales, y permiten corregir los desvíos naturales de la estimación inicial.

Ejemplo clínico

Paciente de 10 kg con diabetes insípida nefrogénica de causa hereditaria. Presenta poliuria y un sodio plasmático 165 mEq/L. Se establece el cálculo inicial del déficit de agua libre:

$$\text{ACT real} = 140\ \text{mEq/L} \times (0{,}6 \times 10\ \text{kg}) / 165\ \text{mEq/L} = 5\ \text{L}$$
$$\text{Déficit de agua libre} = 6\ \text{L} - 5\ \text{L} = 1\ \text{L}$$

Asimismo, puede emplearse la fórmula alternativa planteada:

$$\text{Déficit de agua libre} = (4\ \text{mL} \times 10\ \text{kg}) \times (165\ \text{mEq/L} - 140\ \text{mEq/L}) = 1000\ \text{mL}$$

Como puede observarse, el empleo de ambas fórmulas permite arribar a resultados equiparables. El volumen calculado (1 litro) deber ser aportado idealmente por vía oral o enteral. En caso de no ser posible, se aporta por vía endovenosa con solución salina al 0,45% (2 litros de esta solución aportan 1 litro de agua libre). Asimismo, para prevenir el desarrollo de edema cerebral, el sodio de 165 mEq/L debe corregirse en 48 horas (< 10-12 mEq/L/día). La indicación final de agua libre para este paciente, según se administre por vía oral o endovenosa, es la siguiente:

- Vía oral o enteral: administrar 1 L de agua libre en 48 h (500 mL/día).
- Vía endovenosa: administrar 2 L de solución salina al 0,45% en 48 h (1 L/día).

Este déficit se añade al aporte de las necesidades de mantenimiento diarias. Las pérdidas concurrentes de agua deben medirse y reponerse en paralelo durante la reposición del déficit de agua libre. El control clínico y de laboratorio debe ser frecuente.

Poliuria y diagnóstico diferencial entre DI central y nefrogénica

Frente a un paciente con poliuria, particularmente si el sodio plasmático es normal y los antecedentes y hallazgos clínicos no son sugestivos de DI, la realización de la prueba de restricción hídrica puede resultar de utilidad para diferenciarla de la polidipsia primaria (*v.* Capítulo 8).

Asimismo, puede ser necesario distinguir la DI central de la nefrogénica, cuando clínicamente no hay hallazgos que orienten hacia el origen del trastorno. En este escenario, luego de la restricción hídrica se debe determinar la respuesta a la administración de desmopresina. Para un análisis detallado de estas pruebas y su interpretación, se sugiere consultar el Capítulo 8.

En la DI central con afectación completa, la administración de desmopresina aumenta a más del doble la osmolalidad urinaria, con un descenso equivalente del flujo urinario. En las formas parciales, la osmolalidad urinaria aumenta entre el 15% y el 50%, siempre con valores absolutos > 300 mOsm/kg.

En la DI nefrogénica con afectación completa, la osmolalidad urinaria no aumenta o aumenta muy poco (< 9%) tras la administración de desmopresina. En las formas parciales,

$$Na^+ \text{ real} \uparrow \times \text{ACT real} \downarrow = Na^+ \text{ normal} \times \text{ACT normal}$$

$$\text{ACT real} \downarrow = \frac{140 \text{ mEq/L} \times (0{,}6 \times \text{peso})}{Na^+ \text{ real} \uparrow}$$

$$\text{Déficit de agua libre} = \text{ACT normal} - \text{ACT real}$$

a

Sodio (mEq/L)	Tiempo (horas)
145-157	24
158-170	48
171-183	72
184-196	84

b

Figura 5.6 a Cálculo del déficit de agua libre. **b** Tiempo de reposición del déficit de agua libre de acuerdo con el valor de sodio plasmático. No se recomienda disminuir la natremia más de 10-12 mEq/L/día.

puede aumentar hasta un 45%, pero siempre con valores absolutos < 300 mOsm/kg. Los resultados de estas pruebas se deben interpretar en relación con el estado clínico del paciente y las causas que producen estas alteraciones.

La determinación de la copeptina plasmática puede contribuir con el esclarecimiento del diagnóstico diferencial, cuando la causa de la poliuria no resulta del todo clara.

Acceda al eBook para consultar la lista de bibliografía. Consulte las indicaciones en la retiración de tapa.

6

Trastornos del metabolismo y acción de la aldosterona

Juan B. Dartiguelongue

Metabolismo de la aldosterona

Síntesis, liberación y función

La aldosterona es una hormona mineralocorticoide sintetizada por las células glomerulares de la corteza suprarrenal. Posee un rol fisiológico triple, vinculado con la regulación del volumen del líquido extracelular (LEC), el balance externo de potasio y, en menor medida, el equilibrio ácido-base. De acuerdo con su función biológica, posee dos estímulos principales para su liberación:

- La angiotensina II, como parte del sistema renina-angiotensina-aldosterona (SRAA). Implica su relación con la regulación fina del balance de sodio y, por lo tanto, del volumen del LEC.
- El aumento de la concentración plasmática de potasio. Implica su relación con la regulación del balance externo de este ion, fundamental para el mantenimiento de la excitabilidad neuromuscular (*v.* Capítulo 3).

A diferencia del cortisol, la adrenocorticotrofina (ACTH) no desempeña un papel fisiológico relevante en la síntesis y liberación de aldosterona. Como sucede con el resto de los esteroides suprarrenales, no hay depósitos de aldosterona previamente sintetizada en las células granulares, por lo que su tasa de liberación depende de la velocidad de síntesis glandular.

En términos simplificados, una vez liberada a la circulación la aldosterona actúa sobre las células principales del túbulo colector y estimula la reabsorción de sodio a través del canal luminal ENaC (*Epithelial Sodium Channel*), junto con la acción concertada de la bomba Na^+/K^+ ATPasa basolateral. Esto favorece la reabsorción de agua y propicia la electronegatividad luminal necesaria para la secreción de potasio y protones (*v.* más adelante). Mediante este efecto triple, se vincula con la homeostasis del volumen extracelular, del potasio y del equilibrio ácido-base.

Puede inferirse, entonces, que los trastornos del metabolismo y acción de la aldosterona impactan sobre el volumen del LEC (hipovolemia o hipervolemia), la concentración plasmática de potasio (hipopotasemia o hiperpotasemia) o el desarrollo de acidosis o alcalosis metabólica. Sin embargo, cabe destacar que las implicancias sobre el potasio suelen ser de mayor relevancia clínica que las relacionadas con el volumen del LEC, probablemente por la existencia de mecanismos adicionales que contribuyen con la regulación del balance de sodio (control de la ingesta de sodio, actividad del sistema nervioso simpático y de los péptidos natriuréticos, efecto de la presión intersticial peritubular, acción de la hormona antidiurética, etc.). Asimismo, el déficit de aldosterona puede asociarse con hipersecreción de arginina vasopresina (*v.* más adelante), que conduce al desarrollo de hiponatremia.

Regulación del balance de sodio y del volumen extracelular

Sistema renina-angiotensina-aldosterona

La aldosterona se encuentra fisiológicamente ligada al SRAA, componente principal de la regulación del balance de sodio y del volumen extracelular. Desde una perspectiva evolutiva, este sistema y el de la hormona antidiurética permitieron la expansión de los ambientes habitables, dado que favorecen la conservación del volumen y la tonicidad de los compartimientos acuosos del organismo (*v.* Capítulo 1). En efecto, la acción concertada de la angiotensina II y los barorreceptores refleja la interrelación fisiológica de ambos sistemas, al controlar en paralelo la liberación de aldosterona, la activación del sistema nervioso simpático (SNS) y la liberación de arginina vasopresina (AVP) (*v.* Capítulo 5).

Para comprender la relevancia del balance de sodio como regulador del volumen del LEC, vale la pena detenerse en algunos aspectos. A diferencia de la excreción renal de otros electrolitos, la excreción de sodio depende de la cantidad de este ion en el organismo y no de su concentración extracelular, que es función del balance de agua y del control de la osmolalidad (*v.* Capítulos 1 y 5). Como la cantidad de sodio es el producto del volumen del LEC por la concentración plasmática de este ion (Figura 6.1), y dado que el sistema osmorregulador mantiene constante la osmolalidad del plasma dentro de un estrecho margen, es el volumen del LEC el que actúa como señal para la homeostasis del sodio. Más específicamente, la regulación fisiológica se establece según el volumen efectivo circulante, es decir, la fracción del LEC cuya integridad y magnitud puede ser determinada mediante el sistema de barorreceptores de alta y baja presión (renales, carotídeos, aórticos y auriculares). Normalmente, los cambios del volumen efectivo circulante discurren en paralelo con los del volumen total del LEC. Sin embargo, esta relación puede verse distorsionada en los síndromes edematosos (insuficiencia cardíaca, síndrome nefrótico y síndrome ascítico edematoso) o en la sepsis, donde la baja volemia efectiva circulante condiciona la retención urinaria de sodio, aun cuando el volumen total del LEC se encuentre aumentado o sea normal.

Cuando el volumen efectivo circulante se contrae (sepsis, deshidratación, etc.), la activación del SRAA es iniciada por la baja perfusión renal (barorreceptores de la arteriola aferente y retroalimentación túbulo-glomerular) y por la activación del SNS (reflejo de los barorreceptores aórticos y carotídeos). Tanto la angiotensina II como la aldosterona son los efectores de este sistema. El primero es un potente vasoconstrictor sistémico y un agente inotrópico positivo. Asimismo, es capaz de mediar diversas acciones biológicas tendientes a mantener o restituir el volumen del LEC, como la regulación de la hemodinamia glomerular y peritubular, la reabsorción de sodio y agua en el túbulo proximal y en

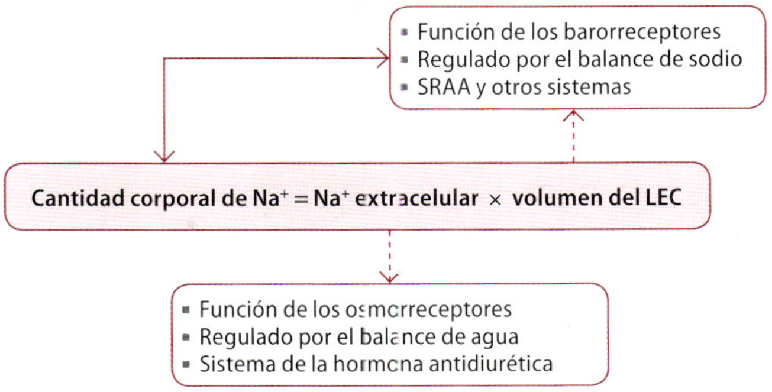

Figura 6.1 Interrelación entre la cantidad corporal de sodio y el volumen del líquido extracelular (LEC). SRAA: sistema renina-angiotensina-aldosterona.

el asa ascendente gruesa de Henle, la potenciación de la actividad simpática y la estimulación de la secreción de AVP y de la sed, entre otras funciones. Por su parte, la aldosterona se encarga de la regulación fina de la cantidad de sodio excretada en la orina al favorecer la reabsorción distal de este compuesto. Interactúa con el receptor mineralocorticoide de las células principales del túbulo colector, tras lo cual aumenta la expresión y conductividad del canal ENaC, así como la actividad simultánea de la bomba Na^+/K^+ ATPasa basolateral (Figura 6.2). La reabsorción de sodio por este mecanismo es dependiente de la carga y propicia la fuerza osmótica impulsora para la reabsorción concomitante de agua.

Es interesante remarcar que modificaciones relativamente pequeñas en la excreción renal de sodio inducen cambios notorios en el volumen del LEC. Este postulado pone de relieve la función de la aldosterona, ya que, mediante la regulación de la reabsorción o excreción distal de sodio, establece el ajuste definitivo del volumen del líquido extracelular. El mecanismo descrito madura con el crecimiento y desarrollo, en relación con la función de la bomba Na^+/K^+ ATPasa basolateral y la respuesta tubular a la acción mineralocorticoide (expresión y conductividad del canal ENaC). En efecto, la relación entre las concentraciones urinarias de potasio y de sodio (U_K/U_{Na}) sigue una relación lineal con la cantidad de aldosterona excretada en orina, lo que refleja un incremento progresivo de la sensibilidad tubular a la acción de esta hormona cuando aumenta su producción.

Otros sistemas

La actividad simpática, los péptidos natriuréticos y la presión intersticial peritubular también regulan el balance de sodio y el volumen del LEC.

La noradrenalina, al actuar sobre receptores α_1-adrenérgicos del túbulo proximal, favorece la reabsorción de sodio mediante la estimulación directa del intercambiador NHE3. A su vez, estimula la liberación de renina por las células granulares del aparato yuxtaglomerular, con la consecuente generación de angiotensina II y aldosterona.

Los péptidos natriuréticos (ANP y BNP) son liberados por los miocitos auriculares y ventriculares en respuesta al estiramiento celular. Inhiben la liberación renal de renina, suprarrenal de aldosterona y neurohipofisaria de AVP. Asimismo, disminuyen la reabsorción de sodio tanto en el túbulo proximal como en el nefrón distal. Sin embargo, su acción más relevante es la modulación de la hemodinamia renal; aumentan la tasa de filtrado glomerular y el flujo sanguíneo renal, tanto en la corteza como en la médula renal.

Las variaciones de la presión intersticial peritubular que siguen a la contracción o expansión del LEC, generan cambios en dirección contraria sobre la reabsorción de sodio en diversos segmentos del nefrón (cuando el LEC se contrae, la reabsorción de sodio aumenta). Esto es lo que se conoce como efecto del tercer factor.

Balance de sodio, crecimiento somático y distribución corporal

Cabe agregar que el balance de sodio no solo implica la regulación de su excreción urinaria (función de la aldosterona y del resto de los sistemas) sino que también se relaciona con sus ingresos por vía oral. La ingesta de sodio es baja en lactantes y niños pequeños. Esto se debe a que tanto la leche materna como otras fórmulas lácteas constituyen fuentes limitadas de sodio. No obstante, se produce un balance positivo de este ion durante el crecimiento somático. El aumento consecuente del volumen extracelular es solidario con el aumento del tamaño corporal; sin embargo, la relación del LEC con el agua corporal total no aumenta, sino que disminuye con el crecimiento (*v.* Capítulo 1). Esto se debe a que el 25%-30% del sodio corporal se encuentra ligado en forma de compuestos de apatita en el hueso, el 5%-10% es intracelular y el 65% restante representa el sodio extracelular.

El principal anión acompañante del sodio es el cloro, que en términos generales se regula por mecanismos similares a los del sodio y varía en la misma dirección que este, salvo en ciertos trastornos del equilibrio ácido-base (*v.* Capítulo 7).

Cuando el crecimiento somático finaliza, normalmente la ingesta de sodio es igualada, en un estado estacionario, por la salida de este compuesto principalmente por vía renal (balance neutro).

Regulación del balance externo de potasio

El segundo estímulo fisiológico para la síntesis y liberación de aldosterona es la concentración extracelular de potasio. Al igual que sucede con el sodio, el ajuste fino de la excreción urinaria de potasio se establece en el nefrón distal por la acción de la aldosterona (*v.* Figura 6.2). Este mecanismo es el determinante principal del balance externo de este ion (*v.* Capítulo 3).

Las células principales del túbulo colector pueden secretar potasio a través de los canales ROMK (*Renal Outer Medullary Potassium Channel*) y BK (*Big Conductance*), que también se expresan en las células intercalares (*v.* Figura 6.2). La secreción a través de ambos ocurre gracias a la diferencia de potencial transepitelial (electronegatividad luminal) generada por la reabsorción de sodio a través del canal ENaC. Cuanto más sodio se

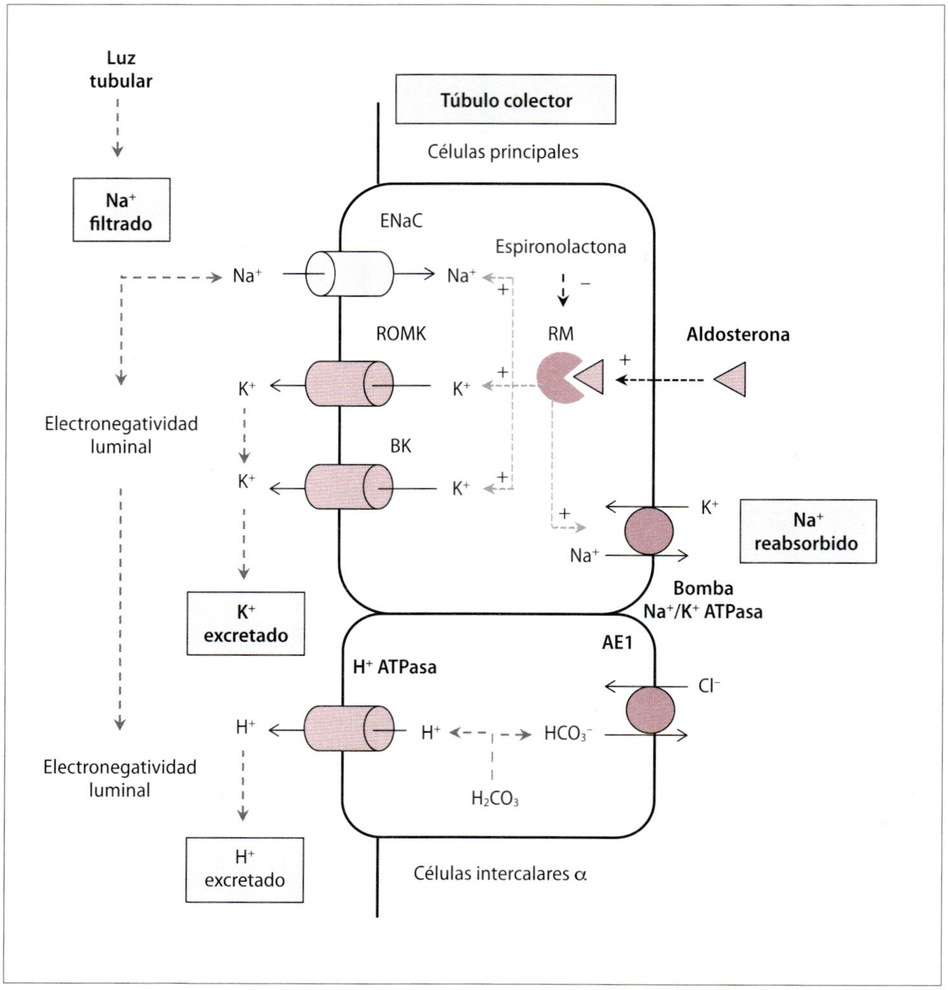

Figura 6.2 Funciones de la aldosterona en las células principales e intercalares α del túbulo colector. RM: receptor mineralocorticoide.

reabsorbe a través de este canal, más cantidad de potasio puede ser secretada. Ambos procesos se encuentran regulados, fundamentalmente, por la actividad de la aldosterona. El cálculo del gradiente transtubular de potasio (GTTK) constituye una medida indirecta de la bioactividad tubular de esta hormona (*v.* Capítulo 3).

Regulación del equilibrio ácido-base

Los mecanismos de acidificación urinaria son necesarios para la generación de nuevo bicarbonato y para desembarazar al organismo de una sobrecarga ácida (*v.* Capítulo 7). La tasa de secreción de protones por las células intercalares α del túbulo colector se ve favorecida, en gran medida, por la diferencia de potencial transepitelial generada por la reabsorción de sodio (*v.* Figura 6.2). En consecuencia, la aldosterona participa indirectamente de la acidificación urinaria. Asimismo, al estar relacionada con el balance externo de potasio, se vincula secundariamente con la secreción proximal de protones, la amoniogénesis y la regulación del equilibrio ácido-base (*v.* Capítulos 3 y 7).

Las situaciones clínicas que se acompañan de un aumento de la aldosterona circulante, como la deshidratación o la hipovolemia efectiva circulante, se asocian con mayor acidificación urinaria; lo contrario sucede cuando el LEC se expande.

Hipoaldosteronismo y resistencia tubular a la aldosterona

Hipoaldosteronismo primario

Definición, causas y características generales

El hipoaldosteronismo se define como la deficiencia o acción insuficiente de la aldosterona. La disminución de su síntesis o liberación deriva de una afectación primaria de la glándula suprarrenal. En términos generales, puede formar parte de la insuficiencia corticosuprarrenal (ICS) primaria y acompañarse del déficit de cortisol (*v.* Capítulo 23), o bien, presentarse en forma aislada como un hipoaldosteronismo congénito. Este trastorno es muy poco frecuente, de herencia autosómica recesiva, y se produce por dos tipos de deficiencia de la enzima aldosterona sintetasa (tipo I y tipo II), basándose en mutaciones del gen *CYP11B2*. El curso clínico suele ser grave, con episodios de vómitos y deshidratación, retardo del crecimiento y alteraciones electrolíticas. Comienza en los primeros años de vida y el tratamiento se basa en la sustitución hormonal (*v.* más adelante). Al igual que la ICS primaria, se acompaña de un aumento de la actividad de la renina plasmática (determinación funcional de la enzima, que evalúa su capacidad para generar angiotensina I).

El hipoaldosteronismo, a su vez, puede ser consecuencia de la utilización de fármacos que bloquean algunos de los componentes del SRAA. Además de los inhibidores de la enzima convertidora de angiotensina I (IECA) y los antagonistas del receptor de angiotensina II (ARA II), otros fármacos pueden interferir con la síntesis y liberación de aldosterona. Por ejemplo, los AINE y los β-bloqueantes interfieren con la producción de renina; los inhibidores de la calcineurina inhiben la liberación de renina y la secreción de aldosterona; la heparina de bajo peso molecular y el ketoconazol pueden interferir con la síntesis suprarrenal de aldosterona, etc. (Figura 6.3).

El hipoaldosteronismo hiporreninémico es poco frecuente en la edad pediátrica. Deriva de una afectación renal primaria, por lo general en el marco de la enfermedad renal crónica (*v.* Capítulo 72), que compromete la síntesis y liberación de renina. Característicamente, la actividad de la renina plasmática se encuentra disminuida o ausente.

Para un análisis detallado de las causas y el manejo de la ICS, se recomienda consultar el Capítulo 23.

Manifestaciones clínicas y electrolíticas

Clínicamente, el hipoaldosteronismo produce síntomas gastrointestinales (náuseas, vómitos, anorexia), fatiga, mareos, debilidad muscular, pérdida de peso, episodios de deshidratación y trastornos hidroelectrolíticos vinculados con la disminución o ausencia del efecto mineralocorticoide. Entre estos se destacan la hipovolemia, hiponatremia, hiperpotasemia y acidosis metabólica hiperclorémica (con anión GAP normal). Las manifestaciones adicionales se relacionan con la causa de la ICS (*v.* Capítulo 23), el déficit asociado de cortisol, el uso concomitante de fármacos o hallazgos vinculados con la enfermedad renal crónica (hipoaldosteronismo hiporreninémico).

La hipovolemia es producto del balance negativo de sodio. En este escenario, se activan tanto el SRAA (con baja o nula respuesta suprarrenal) como el SNS y la secreción de AVP. La hiponatremia se desarrolla a partir de la hipersecreción de esta hormona, que sucede por dos mecanismos distintos:

- La hipovolemia modifica el gatillo osmótico para la secreción de AVP (*v.* Capítulos 1 y 5) y, asimismo, estimula su liberación mediante el reflejo de los barorreceptores. En consecuencia, la cantidad circulante de esta hormona es mucho mayor que la que normalmente se observa para una misma osmolalidad del plasma. En esta situación, la reabsorción de agua libre supera la tasa de recuperación del sodio filtrado (estimulada por el resto de los sistemas), lo que conduce al desarrollo de hiponatremia.
- El déficit asociado de cortisol (*v.* Capítulo 23) aumenta indirectamente la concentración plasmática de la hormona liberadora de ACTH (CRH), que funciona como un secretagogo de la AVP. Asimismo, se pierde la inhibición que naturalmente ejerce el cortisol sobre la secreción de AVP. En consecuencia, se amplifica la reabsorción distal de agua libre, la dilución del líquido extracelular y el desarrollo de hiponatremia.

La hiperpotasemia es consecuencia directa del déficit de mineralocorticoides, en función de la disminución de la secreción de potasio en el nefrón distal. Asimismo, junto con la menor capacidad de acidificación urinaria, es responsable de la generación de acidosis tubular renal hiperpotasémica o tipo IV, que se describe en detalle en el Capítulo 7.

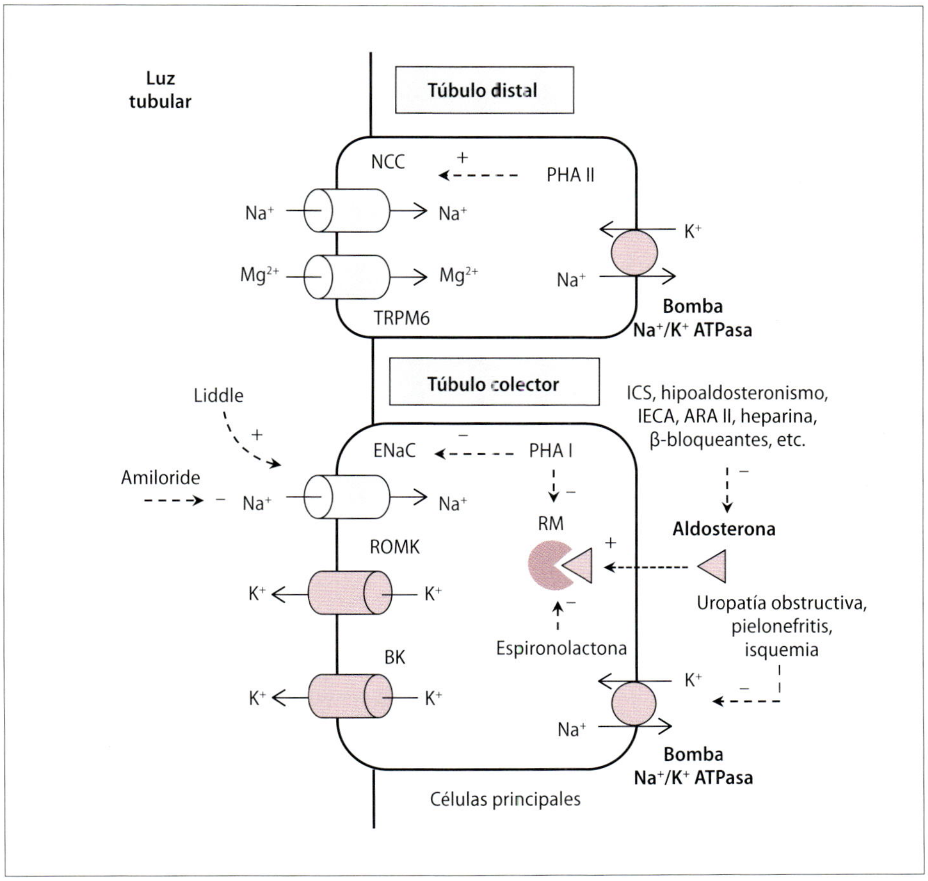

Figura 6.3 Diferentes interferencias con la acción tubular de la aldosterona. RM: receptor mineralocorticoide; ICS: insuficiencia corticosuprarrenal primaria; PHA I: seudohipoaldosteronismo tipo I; PHA II: seudohipoaldosteronismo tipo II; IECA: inhibidores de la enzima convertidora de angiotensina I; ARA II: antagonistas de los receptores de angiotensina II.

Diagnóstico

Las manifestaciones clínicas y electrolíticas descritas, junto con la presencia de una causa subyacente que justifique el desarrollo de ICS primaria (*v.* Capítulo 23) o que comprometa el SRAA (fármacos, hipoaldosteronismo congénito, enfermedad renal crónica, etc.) establecen la sospecha de esta entidad. La confirmación del diagnóstico clínico de ICS primaria puede efectuarse mediante la determinación de cortisol, aldosterona y ACTH (*v.* Capítulo 23), junto con la actividad de la renina plasmática. Salvo en la enfermedad renal crónica y por el uso de ciertos fármacos, la determinación funcional de esta enzima suele estar aumentada. Cabe aclarar que la ICS secundaria no produce defecto mineralocorticoide.

Tratamiento

El tratamiento se basa en el manejo de la causa del hipoaldosteronismo, la reposición de volumen y la corrección de las alteraciones electrolíticas.

En los pacientes con ICS primaria, el tratamiento consiste en la terapia de reemplazo fisiológico de glucocorticoides y mineralocorticoides. La fludrocortisona 0,1 mg/d es el mineralocorticoide de elección, administrado junto con la hidrocortisona por su efecto glucocorticoide (*v.* Capítulo 23). En el hipoaldosteronismo congénito también se emplea la terapia de reemplazo con fludrocortisona, con dosis que pueden ser más altas que las utilizadas en la ICS primaria. Por su parte, en el hipoaldosteronismo inducido por fármacos se debe intentar disminuir la dosis, suspender o reemplazar la medicación.

La hiponatremia de esta entidad no suele ser grave ni relacionarse con el desarrollo de encefalopatía hiponatrémica (*v.* Capítulo 2). Por lo general, se corrige fácilmente con la reposición de volumen (*v.* Capítulos 11 y 12) y el reemplazo con glucocorticoides, dado que ambas intervenciones mitigan la hipersecreción de AVP. El manejo de la hiperpotasemia y de la acidosis tubular renal hiperpotasémica o tipo IV se describe en los Capítulos 3 y 7.

Resistencia tubular a la aldosterona

Este fenómeno puede observarse en la uropatía obstructiva, la pielonefritis y el sufrimiento isquémico de la médula renal (p. ej., en la anemia de células falciformes), por el compromiso funcional de la bomba Na^+/K^+ ATPasa y de la interacción de la aldosterona con su receptor. En estos casos, las manifestaciones clínicas dependen de la causa subyacente, y pueden producirse las mismas alteraciones hidroelectrolíticas que en el hipoaldosteronismo primario.

El seudohipoaldosteronismo es una causa menos frecuente. Se trata de dos alteraciones tubulares diferentes, que afectan uno o varios de los mecanismos de acción de la aldosterona. El tipo I se produce por alteración del receptor tubular de la aldosterona (RM) o por mutaciones inactivantes del canal ENaC, mientras que el tipo II (o síndrome de Gordon) se produce por activación de la reabsorción de sodio en el túbulo contorneado distal a través del canal NCC, que conlleva a una menor entrega de sodio al canal ENaC (*v.* Figura 6.3). A diferencia del tipo I y del hipoaldosteronismo, el síndrome de Gordon cursa con hipertensión arterial. Ambas formas de seudohipoaldosteronismo se describen en el Capítulo 48.4.

El empleo de diversos fármacos también interfiere con la acción tubular de la aldosterona. La espironolactona inhibe la unión de esta hormona con su receptor, mientras que el amiloride y el triamtereno inhiben la actividad del canal luminal ENaC (*v.* Figura 6.3).

Hiperaldosteronismo y exceso aparente de mineralocorticoides

Hiperaldosteronismo primario

Definición, causas y características generales

El hiperaldosteronismo primario se define por el aumento de la síntesis y liberación suprarrenal de aldosterona, en forma independiente del SRAA. Es un trastorno poco frecuente en pediatría, caracterizado por el desarrollo de hipertensión arterial (HTA), hipopotasemia y alcalosis metabólica. En el 60%-70% de los casos se produce por hiperplasia bilateral idiopática de la glándula suprarrenal (hiperaldosteronismo bilateral idiopático). El 30%-40% restante es producido por adenomas productores de aldosterona. Menos frecuentemente, puede producirse por hiperplasia suprarrenal unilateral o por mutaciones genéticas asociadas con hiperaldosteronismo familiar (tipos I al IV).

Característicamente, el aumento de la aldosterona plasmática y la HTA se acompañan de una disminución marcada de la actividad de la renina plasmática. Esto permite diferenciar este trastorno de las formas secundarias hiperrreninémicas de HTA, como la hipertensión renovascular o la coartación de la aorta (*v.* Capítulo 50.3).

Manifestaciones clínicas y electrolíticas

El aumento de la aldosterona circulante expande inicialmente el volumen del LEC y conduce al desarrollo de HTA. Sin embargo, este mecanismo es parcialmente mitigado luego de un tiempo, de acuerdo con una respuesta diurética adaptativa conocida como escape a la aldosterona. Los mecanismos que sustentan el escape a la hipervolemia inicial resultan de la combinación entre la acción de los péptidos natriuréticos, la disminución de la expresión y actividad del cotransportador Na^+/Cl^- del túbulo distal (NCC) y el aumento de la presión intersticial peritubular (natriuresis por efecto del tercer factor).

Asimismo, el hiperaldosteronismo se asocia con el desarrollo de hipopotasemia. Sin embargo, tan solo del 10% al 40% de los pacientes efectivamente exhiben este trastorno, dado que la propia hipopotasemia estimula una serie de mecanismos renales tendientes a la conservación de este ion (*v.* Capítulo 3). A su vez, tanto la hipopotasemia como el hiperaldosteronismo favorecen una mayor excreción urinaria de protones, que conduce al desarrollo de alcalosis metabólica (*v.* Capítulo 7). Además de la hipertensión, los pacientes pueden presentar manifestaciones clínicas relacionadas con los trastornos electrolíticos descritos (hipopotasemia y alcalemia), así como por el bajo magnesio corporal (*v.* Capítulo 4), que en ocasiones acompaña a este trastorno.

Cabe destacar que la persistencia de la hipervolemia puede inducir la reprogramación de los osmorreceptores en una osmolalidad plasmática mayor (*v.* Capítulo 5), por lo que la sed y la secreción de AVP se reajustan para mantener la natremia entre 143-147 mEq/L.

Por otra parte, el hiperaldosteronismo sostenido se asocia con un aumento del riesgo cardiovascular, además de un aumento de la tasa de filtrado glomerular que induce la excreción patológica de albúmina en la orina.

Diagnóstico

La identificación del hiperaldosteronismo primario resulta muy importante, dada su relación con el aumento de la morbimortalidad cardiovascular. La determinación de la concentración de aldosterona y la actividad de la renina plasmática deben ser efectuadas frente a la sospecha clínica de esta entidad:

- HTA acompañada de hipopotasemia o alcalosis metabólica no relacionadas con otra causa.
- HTA con antecedentes familiares de hipertensión en edades tempranas (< 40 años), de difícil manejo, asociada con accidente cerebrovascular o insuficiencia cardíaca.
- HTA con familiares de primer grado con diagnóstico de hiperaldosteronismo.

La sospecha diagnóstica se confirma con una actividad de la renina plasmática marcadamente baja o ausente (< 1 ng/mL/h) junto con valores de aldosterona inapropiadamente altos para la actividad de la renina (característicamente > 15 ng/dL). Si estos resultados no son definitorios, puede evaluarse la excreción urinaria de aldosterona y las variaciones electrolíticas frente a una carga oral de cloruro de sodio (prueba de supresión de la aldosterona), previa corrección de la presión arterial y la hipopotasemia. Los estudios por imágenes en muchos casos permiten definir la presencia de alteraciones suprarrenales, y pueden ser necesarios para planificar la estrategia terapéutica.

Cabe agregar que la presencia de una actividad de la renina plasmática marcadamente baja o ausente, junto con aldosterona plasmática baja, HTA e hipopotasemia, puede señalar la presencia de un mineralocorticoide distinto de la aldosterona (*v.* más adelante).

Tratamiento

El objetivo del tratamiento es prevenir la morbimortalidad relacionada con la HTA, la hipopotasemia, la albuminuria y el deterioro cardiovascular.

En pacientes con enfermedad suprarrenal exclusivamente unilateral (hiperplasia o adenoma), la adrenalectomía laparoscópica representa la terapia electiva. En pacientes que no son candidatos a la resolución quirúrgica, como en el hiperaldosteronismo bilateral idiopático, los antagonistas del receptor mineralocorticoide (espironolactona 3-6 mg/kg/día) representan el tratamiento de elección. En caso de no haber tolerancia a este grupo de fármacos, puede emplearse el amiloride.

Exceso aparente de mineralocorticoides

Definición y fisiopatología

Es un trastorno genético poco frecuente, de herencia autosómica recesiva, que comparte las características clásicas del hiperaldosteronismo primario (HTA, hipopotasemia y alcalosis metabólica), pero con niveles bajos de aldosterona circulante. Se produce por la alteración de la enzima 11β-hidroxiesteroide deshidrogenasa tipo 2 (11β-HSD2) del nefrón distal. Normalmente, esta enzima media la conversión del cortisol en cortisona, un esteroide que no posee afinidad por el receptor mineralocorticoide (RM). El efecto de esta enzima posee relevancia fisiológica sobre la base de dos postulados cardinales:

- El RM es capaz de unirse al cortisol con una afinidad similar que por la aldosterona.
- Normalmente, la concentración de cortisol es más de 100 veces mayor que la de aldosterona.

Al mediar la conversión en cortisona, la 11β-HSD2 mitiga el efecto mineralocorticoide potencial del cortisol. La deficiencia parcial o total de esta enzima (mutaciones que afectan el gen *HSD11B2*) limita o inhibe la generación de cortisona, por lo que el cortisol es capaz de activar libremente al RM. Efectivamente, el cortisol es el responsable del efecto mineralocorticoide que caracteriza a esta entidad.

Manifestaciones clínicas y electrolíticas

Este trastorno se caracteriza por presentar bajo peso de nacimiento, retardo del crecimiento e HTA grave en la primera infancia, que suele ser de difícil manejo y genera compromiso de los órganos blancos. Asimismo, puede acompañarse de hipercalciuria y nefrocalcinosis (por un mecanismos desconocido) y compromiso de la función renal. Como fue mencionado, estas manifestaciones se acompañan de las clásicamente descritas para el hiperaldosteronismo primario (hipopotasemia, alcalosis metabólica y baja actividad de la renina plasmática), pero con aldosterona circulante normal. En estos pacientes, la hipopotasemia crónica puede producir debilidad muscular, poliuria y diabetes insípida nefrogénica (*v.* Capítulo 5).

Diagnóstico

El diagnóstico se fundamenta en las características clínicas descritas, a lo cual se añade la presencia de hipopotasemia, alcalosis metabólica, baja actividad de la renina plasmática y bajos niveles de aldosterona. La determinación de la relación entre el cortisol libre urinario y la cortisona libre urinaria en una muestra de orina de 24 horas resulta de utilidad para la confirmación diagnóstica. Si la función de la 11β-HSD2 es normal, los niveles de cortisona libre urinaria exceden marcadamente los de cortisol, con una relación cortisol/cortisona de 0,3/0,5. En este trastorno, la cortisona libre urinaria es muy baja o indetectable, por lo que la relación cortisol/cortisona es muy alta (~5).

Diagnósticos diferenciales

Existen otras situaciones clínicas que se asocian con muchas de las características del exceso aparente de mineralocorticoides (y del hiperaldosteronismo primario), pero con función de la enzima 11β-HSD2 normal. Entre estas se describen las siguientes:

- Ciertos tipos de hiperplasia suprarrenal congénita, como el déficit de 11β-hidroxilasa o 17α-hidroxilasa, en los que se produce hipertensión arterial, hipopotasemia y alcalosis metabólica por hipersecreción del mineralocorticoide desoxicorticosterona.
- En el síndrome de Cushing por aumento de la síntesis y secreción de cortisol (liberación ectópica de ACTH), o bien secundario al tratamiento con dosis altas de glucocorticoides, puede excederse la capacidad metabólica de la 11β-HSD2 y así liberar el efecto mineralocorticoide de los glucocorticoides. Asimismo, concentraciones altas de ACTH pueden inhibir la función de la 11β-HSD2 y aumentar la secreción de otros mineralocorticoides, como la desoxicorticosterona y la corticosterona.
- El síndrome de Liddle (*v.* Capítulo 48.4) se produce por una mutación con ganancia de función en los genes que codifican el canal ENaC. Comparte muchas de las características del exceso de mineralocorticoides, pero con actividad de la renina plasmática baja (*v.* Figura 6.3).
- Tumores suprarrenales productores de desoxicorticosterona, que pueden ser detectados por tomografía computarizada o resonancia magnética.

El consumo crónico de regaliz (presente en algunos chicles, tabacos y tés) induce un estado similar al exceso aparente de mineralocorticoides dado que contiene ácido glicirretínico, un esteroide que inhibe competitivamente y reduce la expresión de la enzima 11β-HSD2.

Tratamiento

El tratamiento se basa en la disminución de la producción endógena de cortisol o en el bloqueo del receptor mineralocorticoide. La administración de dexametasona a 1,5-2 mg/día puede suprimir la secreción endógena de ACTH y reducir la síntesis de cortisol, sin activar el RM. Sin embargo, no es útil para la corrección de la hipopotasemia y la hipertensión en todos los pacientes, y el uso prolongado se asocia con efectos adversos.

El tratamiento de elección consiste en la administración de espironolactona 3-6 mg/kg/día, en función de su bloqueo del RM. También puede emplearse el amiloride. Al inicio del tratamiento, pueden ser necesarios los suplementos de potasio (*v.* Capítulo 3). En caso de hipercalciuria o nefrocalcinosis, se puede utilizar la hidroclorotiazida 1-2 mg/kg/día.

Acceda al eBook para consultar la lista de bibliografía. Consulte las indicaciones en la retiración de tapa.

7

Alteraciones del equilibrio ácido-base

Juan B. Dartiguelongue

Homeostasis ácido-base

Ácidos, bases y pH

La concentración de protones (H^+) en los líquidos orgánicos se mantiene en valores extremadamente bajos (40 nEq/L), gracias a la participación respiratoria y renal junto con la presencia de un sistema de amortiguadores, es decir, sustancias capaces de aceptar o ceder H^+ cuando se añade un ácido o una base a una solución acuosa (compartimientos corporales). En este punto, cabe recordar que un ácido es una sustancia capaz de ceder H^+ al medio, mientras que una base es una sustancia capaz de aceptar H^+ del medio. Esto implica, asimismo, la formación de pares ácido-base. Cuando una sustancia cede un H^+ (ácido), se forma su base conjugada; mientras que cuando una sustancia acepta un H^+ (base), se forma su ácido conjugado (Figura 7.1). En relación con su naturaleza electrolítica, los ácidos y bases pueden ser fuertes (cuando se disocian completamente en solución acuosa) o débiles (cuando se disocian parcialmente en solución acuosa). Una generalización útil acerca de las fuerzas relativas de los pares ácido-base es que, si un ácido es fuerte, su base conjugada es débil y, si una base es fuerte, su ácido conjugado es débil.

El manejo de magnitudes tan pequeñas de concentración de H^+ resulta engorroso y poco práctico, razón por la cual se procuró simplificar su expresión. El pH es una notación útil para expresar la concentración de H^+ libres en una solución. Se calcula como el logaritmo negativo (de base diez) de la concentración de H^+:

$$pH = -\log [H^+]$$

Para una concentración de H^+ libres de 40 nEq/L (que es igual a 0,00000004 mEq/L), el pH es de 7,40. La compleja interacción entre el sistema de amortiguadores, la ventilación alveolar y la función renal (*v.* más adelante), establece la regulación homeostática del pH en un estrecho margen, solidario con la viabilidad biológica, que se ajusta en 7,40 ± 0,04. Sobre la base de este rango de normalidad, se establecen las definiciones siguientes:

- Eudremia: pH 7,36-7,44.
- Acidemia: pH < 7,36.
- Alcalemia: pH > 7,44.

El control preciso del pH resulta uno de los eventos más relevantes para el mantenimiento de la homeostasis corporal, dado que sus trastornos se asocian con cambios marcados en la estructura de las proteínas, numerosas reacciones enzimáticas y las propiedades biológicas de la membrana plasmática. Esto altera el funcionamiento miocárdico, vascular, óseo y del sistema nervioso central (SNC), y compromete la oferta distal de oxígeno (O_2) (Tablas 7.1 y 7.2).

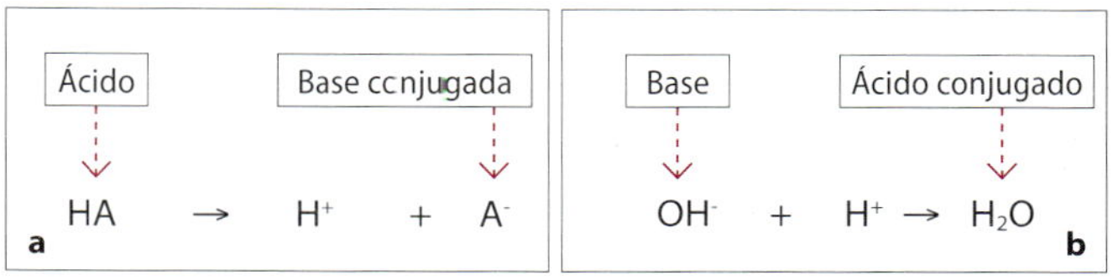

Figura 7.1 Formación de pares acido-base. **a** Cuando un ácido cede un protón, se forma su base conjugada. **b** Cuando una base acepta un protón, se forma su ácido conjugado.

Si bien la concentración de H^+ se expresa mediante el pH, esta puede calcularse rápidamente al emplear la relación siguiente:

$$[H^+] = 10^{-pH}$$

A su vez, puede utilizarse un método rápido para estimar una concentración aproximada de H^+, para un rango de pH entre 7,30-7,50. Este método parte de la premisa de que un pH de 7,40 se corresponde con una concentración de H^+ de 40 nEq/L, y que el cambio de 0,01 unidades de pH a partir de 7,40 se corresponde con un cambio inverso de aproximadamente 1 nEq/L en la concentración de H^+ (Tabla 7.3). De esta manera, para un pH de 7,36-7,44 corresponde una concentración de H^+ de 44-36 nEq/L. Como se verá más adelante, estos conceptos resultan de utilidad para el análisis de la coherencia interna de un protocolo ácido-base.

Amenazas fisiológicas al pH

Diariamente, el organismo debe sortear una serie de amenazas al pH, proveniente del metabolismo de los diferentes tipos de nutrientes. La homeostasis ácido-base se mantiene gracias a

Tabla 7.1 Consecuencias sistémicas de la acidemia

▪ Disminución del tono vascular
▪ Alteraciones de la conducción auriculoventricular y arritmias
▪ Depresión del sistema nervioso central
▪ Vasodilatación y edema cerebral, con aumento de la presión intracraneal
▪ Disminución de la mineralización ósea

Tabla 7.2 Consecuencias sistémicas de la alcalemia

▪ Aumento de la excitabilidad miocárdica y arritmias
▪ Disminución del flujo sanguíneo cerebral
▪ Disminución del umbral convulsivo
▪ Menor entrega de oxígeno a los tejidos (desviación a la izquierda de la curva de disociación de la hemoglobina)
▪ Parestesias y tetania por hipocalcemia secundaria

Tabla 7.3 Correlación entre el pH y la concentración estimada y real de H^+

pH	$[H^+]$ estimada (nEq/L)	$[H^+]$ real (nEq/L)
7,30	50	50
7,35	45	44,7
7,40	40	40
7,45	35	35,5
7,50	30	32

la presencia de mecanismos capaces de neutralizar la carga ácida diaria. Estos ácidos pueden clasificarse en tres categorías.

Ácidos volátiles (dióxido de carbono [CO_2]). Es el producto final del metabolismo oxidativo de los hidratos de carbono, lípidos y aminoácidos. Se lo considera un ácido en virtud, por su capacidad para reaccionar con el agua y formar ácido carbónico (H_2CO_3), que a su vez puede disociarse en H^+ y bicarbonato (HCO_3^-). La tasa de producción de CO_2 se relaciona directamente con la actividad metabólica y, por lo tanto, con la edad del paciente (a menor edad, mayor actividad metabólica). Como se trata de un gas, es eliminado del organismo con cada ciclo ventilatorio y, en efecto, su tasa de producción determina la magnitud de la ventilación alveolar.

Ácidos fijos (ácido sulfúrico y ácido fosfórico). El ácido sulfúrico es el producto final de la oxidación de los aminoácidos que contienen azufre (metionina y cisteína), mientras que el ácido fosfórico se forma en el metabolismo de los fosfolípidos, ácidos nucleicos, fosfoproteínas y fosfoglicéridos. La producción de ambos varía con la dieta y con la edad, y por lo general es de 1-3 mEq/kg/día. Esta carga ácida es amortiguada con la generación de cantidades equimolares de nuevo bicarbonato por el nefrón distal (eliminación de amonio y ácidos titulables, *v.* más adelante).

Ácidos orgánicos. El ácido láctico, el acetoacetato y el β-hidroxibutirato se forman durante el metabolismo de los hidratos de carbono y los lípidos. Normalmente, son luego oxidados a CO_2 y agua, por lo que no suelen afectar directamente el pH de los líquidos orgánicos. No obstante, pueden aumentar en diversas situaciones patológicas, como en la acidosis láctica o la cetoacidosis diabética (*v.* Capítulo 20).

Sistema de amortiguadores

Los amortiguadores corporales confieren la defensa inmediata contra los cambios de pH. Se trata de ácidos débiles que se encuentran como una combinación entre una forma capaz de ceder H^+ y una forma capaz de aceptar H^+, en el rango de pH de los líquidos orgánicos.

La ecuación de Henderson-Hasselbalch puede utilizarse para ilustrar la forma en que un ácido débil funciona como un amortiguador:

$$pH = pKa + \log([A^-] / [HA])$$

El pKa es una magnitud que cuantifica la tendencia que tienen las moléculas a disociarse en solución acuosa. [HA] representa la concentración del ácido débil en los líquidos orgánicos, y $[A^-]$ la concentración de su base conjugada.

La capacidad de un sistema amortiguador para frenar los cambios de pH producidos por la adición de ácidos o bases es máxima cuando el pH del medio es igual al pKa del ácido débil que compone el sistema amortiguador. Sobre esta base, el pKa puede entenderse como el pH del medio acuoso para el cual una sustancia se encuentra mitad disociada y mitad sin disociar. Asimismo, otro factor que determina la efectividad amortiguadora de un ácido débil es la concentración total de este ácido en los líquidos orgánicos.

Por lo expuesto, resulta evidente que el sistema amortiguador ideal para mantener el pH de los líquidos corporales debería tener un pKa ~7,40 y estar presente en una concentración alta. Si bien el organismo carece de un sistema amortiguador óptimo que posea estas características, a continuación se describen los de mayor relevancia clínica y fisiológica.

Bicarbonato-ácido carbónico

Este sistema amortiguador es el más importante del líquido extracelular (LEC). De hecho, la participación renal y respiratoria en la regulación del pH se encuentra íntimamente ligada con este sistema. Comprende al ácido carbónico (H_2CO_3), un ácido débil que en solución sufre la siguiente reacción de disociación:

$$H_2CO_3 \leftrightarrow H^+ + HCO_3^-$$

El ácido carbónico, en realidad, se encuentra disuelto en forma de gas como CO_2, y la concentración de H_2CO_3 se calcula, de acuerdo con la ley de Henry, multiplicando el coeficiente de disolución del gas (α = 0,03) por la presión parcial de CO_2 (pCO_2). De esta manera, la ecuación de Henderson-Hasselbalch para este sistema es la siguiente:

$$pH = pKa + \log([HCO_3^-] / [H_2CO_3]) \text{ o, lo que es lo mismo, }$$
$$pKa + \log([HCO_3^-] / 0{,}03 \times pCO_2)$$

El pKa de la segunda ecuación es de 6,1, es decir, no representa un valor que componga un sistema amortiguador ideal. Sin embargo, la importancia clínica y fisiológica de este sistema radica en que es el único en el que sus dos componentes, la base conjugada (HCO_3^-) y el ácido débil (pCO_2), son determinados fácilmente en el plasma y se regulan en forma independiente a través de la función renal (recuperación del bicarbonato filtrado y acidificación urinaria) y de la ventilación alveolar, respectivamente (sistema abierto). Asimismo, es el sistema amortiguador cuantitativamente más importante.

Así queda de manifiesto que, de acuerdo con la ecuación de Henderson-Hasselbalch, el pH de una solución que contiene un amortiguador (ácido débil), está determinado por el cociente de las dos formas del amortiguador (base conjugada y ácido débil). Es decir, que al regular la concentración plasmática de HCO_3^- (base conjugada o componente metabólico) y la pCO_2 (ácido débil o componente respiratorio), los riñones y los pulmones regulan el pH de los líquidos corporales.

Por su parte, el resto de los sistemas de amortiguación (hemoglobina, otras proteínas, fosfato, carbonato, etc.), si bien pueden proteger a los líquidos corporales contra agresiones al pH, no pueden utilizarse como mecanismo primario para ajustar el pH de estos (sistemas cerrados).

Asimismo, de acuerdo con el principio isohídrico (estado de equilibrio químico entre los múltiples pares ácido-base que conforman el sistema de amortiguadores), cualquier cambio en el cociente HCO_3^-/pCO_2 también afecta los cocientes de concentración del resto de los amortiguadores, dado que se amortiguan unos con otros al intercambiar H^+ entre ellos. La importancia clínica de este principio radica en que, al determinar directamente el estado de un único par ácido-base (usualmente el sistema bicarbonato-ácido carbónico) puede conocerse, de forma indirecta, el estado de todos los otros amortiguadores del organismo y así evaluar las alteraciones del equilibrio ácido-base.

Hemoglobina y otras proteínas

Las proteínas contienen numerosos grupos ionizables que son ácidos débiles. En muchas de ellas, el grupo imidazol de la histidina y los grupos N-terminal tienen un pKa suficientemente cercano a 7,4 como para permitirles funcionar como amortiguadores efectivos. Asimismo, están presentes en concentraciones relativamente elevadas, tanto en el compartimiento intracelular como extracelular, lo que contribuye aún más con su efectividad amortiguadora.

Las proteínas intracelulares pueden aceptar H^+ mediante un intercambio con iones unidos a proteínas (Na^+ y K^+), los cuales, a su vez, aumentan en el espacio extracelular para mantener la electroneutralidad (mecanismo de intercambio iónico con el compartimiento intracelular).

La hemoglobina representa cerca del 75% de los amortiguadores no bicarbonato de la sangre, y es un amortiguador proteico particularmente efectivo. Justamente, posee entre 5 y 6 veces el efecto amortiguador de las proteínas plasmáticas, debido a su elevada concentración y a sus abundantes residuos de histidina (más del doble que los de la albúmina). El 90% del CO_2 producido en el metabolismo oxidativo tisular es captado por los eritrocitos, y se transporta como HCO_3^- tras reaccionar con el agua y disociarse rápidamente dentro de los hematíes. Los H^+ generados en esta reacción son amortiguados por la hemoglobina. De hecho, los grupos imidazol de la hemoglobina desoxigenada poseen un pKa algo mayor que los de la hemoglobina oxigenada, lo que contribuye con su efectividad amortiguadora. Por lo tanto, una vez que entrega el O_2 a los tejidos, la hemoglobina es capaz de aceptar más H^+ provenientes del CO_2.

Fosfato y amortiguadores intracelulares

El compartimiento intracelular, en particular el hueso, es capaz de amortiguar hasta el 55% del exceso de H^+, y entre sus amortiguadores se encuentran las proteínas, los carbonatos y el fosfato. Con respecto a este, se trata del ácido débil $H_2PO_4^-$, que sufre la siguiente reacción de disociación:

$$H_2PO_4^- \leftrightarrow H^+ + HPO_4^{2-}$$

El pKa para esta reacción es de 6,8, lo que hace de este sistema un candidato aceptable como amortiguador de los líquidos orgánicos. Esto sucede particularmente en el líquido intracelular (LIC), donde su concentración es mucho mayor que en el LEC, y en el líquido tubular del nefrón distal, donde la reabsorción de agua es mayor que la de fosfatos (alcanza una concentración mayor) y el bajo pH intraluminal se asemeja más a su pKa. De hecho, en el líquido tubular se comporta como el componente principal de los ácidos titulables (*v.* más adelante).

El rol amortiguador del hueso cobra particular importancia en el contexto de la acidosis metabólica crónica, como sucede en la enfermedad renal crónica, en la que la parathormona juega un papel fundamental (*v.* Capítulo 72).

Participación respiratoria y renal

El sistema de amortiguadores permite que el organismo resista cambios agudos en el pH. No obstante, la capacidad para neutralizar una carga ácida podría agotarse si los ácidos fueran agregados de forma continua y no existiesen mecanismos adicionales para mantener el equilibrio ácido-base.

Como fue mencionado, la carga diaria de ácidos se relaciona con la producción de ácidos volátiles (CO_2) según la tasa metabólica, y con la producción de ácidos fijos según el tipo de dieta y la edad (alrededor de 1-3 mEq/kg/día). La excreción de ambos se efectúa a través de dos mecanismos distintos: respiratorio y renal.

Excreción respiratoria de ácidos volátiles

Normalmente, la ventilación alveolar (V_A) es regulada por la producción de CO_2, con el fin de mantener la presión arterial de CO_2 ($PaCO_2$) dentro de límites normales, es decir, entre 35-45 mmHg (Figura 7.2). Si la producción de CO_2 aumenta, el aumento de la frecuencia respiratoria o del volumen corriente mantienen estable la $PaCO_2$, gracias al aumento concomitante de la V_A (*v.* Figura 7.2). Esto se logra mediante la interacción de los quimiorreceptores centrales y periféricos con diversos efectores neuromusculares.

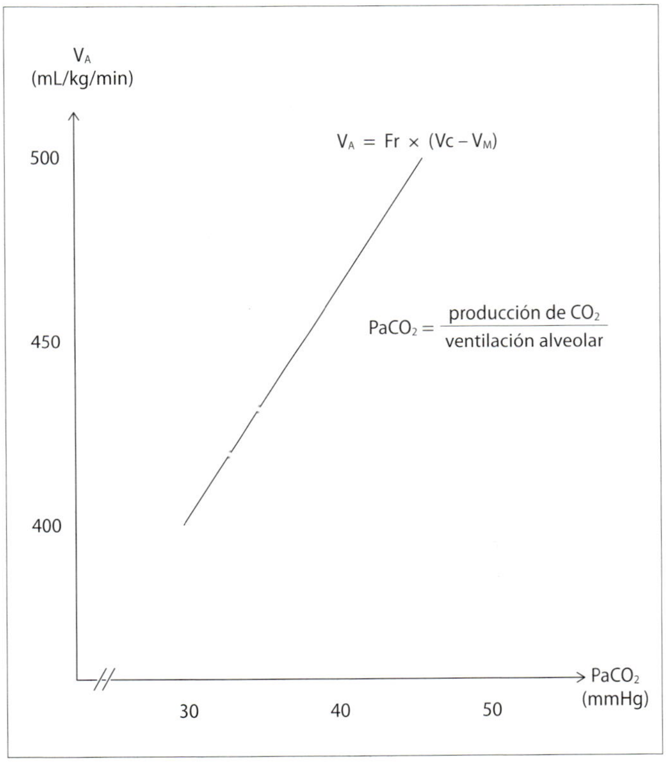

Figura 7.2 Curva de respuesta ventilatoria al incremento de la $PaCO_2$ para una presión arterial de O_2 normal. V_A: ventilación alveolar; Fr: frecuencia respiratoria; Vc: volumen corriente; V_M: espacio muerto. (Modificado de: Dartiguelongue JB. Fisiología pediátrica aplicada a la clínica. 1° ed. Ciudad Autónoma de Buenos Aires: Ediciones Journal, 2020).

Los recién nacidos y niños pequeños responden a la hipercapnia mediante el aumento la V_A, pero en menor medida que los niños mayores y adultos. La capacidad de respuesta al incremento de la $PaCO_2$ aumenta con la edad gestacional y a medida que la vida posnatal avanza. Esto se relaciona con la maduración de los quimiorreceptores (en particular los centrales) y con la mayor efectividad de los mecanismos de respuesta y amortiguación del sistema respiratorio.

Excreción renal de ácidos fijos y recuperación del bicarbonato filtrado

El riñón participa activamente de la regulación del pH de los líquidos orgánicos mediante la combinación de dos mecanismos básicos:

- Regulación de la concentración plasmática de bicarbonato, gracias a la reabsorción del bicarbonato filtrado.
- Generación diaria de nuevo bicarbonato, gracias a los mecanismos de acidificación urinaria (excreción de ácidos fijos).

En el riñón maduro, el túbulo proximal se encarga de reabsorber entre el 85% y el 90% del bicarbonato filtrado (Figura 7.3). La reabsorción de bicarbonato, al igual que su umbral renal, es inmadura luego del nacimiento. Esto se debe a la maduración incompleta y expresión parcial del intercambiador luminal Na^+/H^+ (NHE3) y de la enzima anhidrasa carbónica, fundamentalmente las isoformas II y IV. A raíz de este fenómeno, el umbral renal para el bicarbonato y, en consecuencia, el bicarbonato plasmático normal, varía según la edad:

- Nacidos pretérmino: 16-18 mEq/L.
- Nacidos de término al primer mes: 20 mEq/L.
- Primer mes hasta los 2 años: 22 mEq/L.
- Dos años en adelante: 24 ± 2 mEq/L.

La maduración de la reabsorción de bicarbonato ocurre en paralelo al aumento de la actividad de la bomba Na^+/K^+ ATPasa basolateral. En condiciones fisiológicas, el asa ascendente gruesa de Henle y el nefrón distal se encargan de la reabsorción del 10% al 15% restante del bicarbonato, a través de mecanismos similares a los del túbulo proximal (*v.* Figura 7.3).

A diferencia de lo que sucede con la reabsorción de bicarbonato, la acidificación urinaria distal y la generación renal de nuevo bicarbonato maduran mucho más precozmente. La capacidad de acidificación alcanza valores maduros (120 ± 20 μEq/min/1,73 m^2) alrededor del primer mes de vida. La aldosterona también posee un rol importante en la secreción distal de H^+. Estos se excretan en la orina en forma de ácidos titulables (~30%, principalmente con el fosfato) y con el amonio (~70%). La excreción ácida mediante ambos mecanismos se asocia con la ganancia equimolar de bicarbonato (generación de nuevo bicarbonato), es decir, los aproximadamente 1-3 mEq/kg/día consumidos en la amortiguación de los ácidos fijos (Figura 7.4).

La excreción de ácidos titulables se encuentra limitada por la carga filtrada de fosfato, su componente principal. Además, la cantidad de fosfato disponible suele permanecer relativamente constante, aún frente a una acidemia. Sin embargo, el parénquima renal es capaz de generar su propio amortiguador, el amoníaco (NH_3), con lo que aumenta marcadamente la capacidad para excretar ácidos en forma de amonio (NH_4^+) (*v.* Figura 7.4). Esto permite eliminar el exceso de H^+ sin generar una orina excesivamente ácida (el menor pH que puede alcanzarse en el nefrón distal es de 4,5) y representa un mecanismo fundamental en la respuesta a las alteraciones del equilibrio ácido-base.

A pesar de que la capacidad de excretar ácidos se encuentra bien desarrollada en el recién nacido y el lactante, el rápido crecimiento corporal y la carga ácida impuesta por la ingesta proteica generan que estos mecanismos trabajen al límite de su reserva funcional. En efecto, la capacidad para aumentar aún más la excreción neta de ácidos (ácidos titulables y NH_4^+) es limitada. Esta situación le confiere al recién nacido y al lactante cierta labilidad ácido-base en escenarios clínicos que implican mayor estrés metabólico, como la sepsis, el *shock* o el distrés respiratorio agudo.

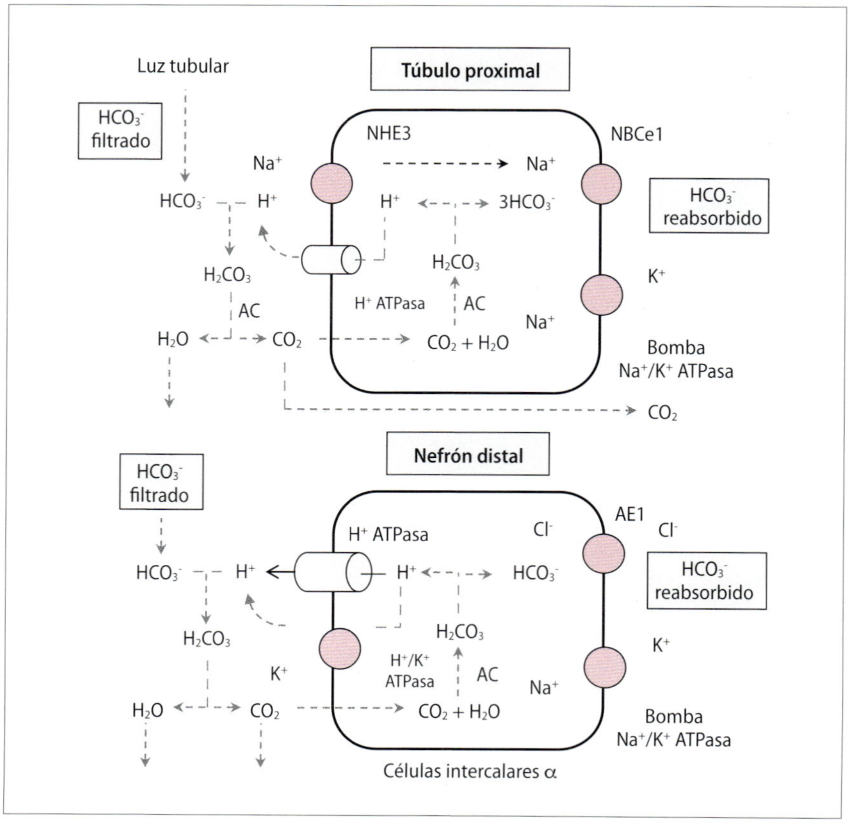

Figura 7.3 Reabsorción del bicarbonato filtrado. En el túbulo proximal, el intercambiador Na^+/H^+ (NHE3) secreta los H^+ provenientes de la disociación intracelular del H_2CO_3 (catalizada por la anhidrasa carbónica [AC] tipo II intracelular). En menor medida, los protones también pueden ser secretados por la bomba H^+ ATPasa. En la luz tubular, estos protones reaccionan con el HCO_3^- filtrado y forman H_2CO_3, que posteriormente se disocia en H_2O (que se excreta con la orina) y CO_2 (que puede difundir a las células epiteliales o al capilar peritubular). Esta última reacción es catalizada por la AC tipo IV, abundante en el ribete en cepillo del túbulo proximal. Por su parte, el HCO_3^- proveniente de la disociación intracelular del H_2CO_3 se cotransporta con el sodio a través de la membrana basolateral, por el cotransportador electrogénico NBCe1 (tres HCO_3^- se cotransportan con un Na^+). El resultado neto de la reacción entre los H^+ secretados y el HCO_3^- filtrado es la desaparición de este del líquido tubular y su adición en el líquido peritubular, lo que resulta en la reabsorción del HCO_3^- filtrado. En el nefrón distal, los H^+ provenientes de la disociación intracelular del H_2CO_3 son secretados por la bomba H^+ ATPasa y, en menor medida, por la bomba H^+/K^+ ATPasa de las células intercalares α. Al igual que en el túbulo proximal, reaccionan con el HCO_3^- que no fue reabsorbido en los segmentos proximales del nefrón, y forman H_2CO_3. La disociación de este compuesto en H_2O y CO_2 es más lenta en este segmento del nefrón, dado que carece de la anhidrasa carbónica extracelular (tipo IV).

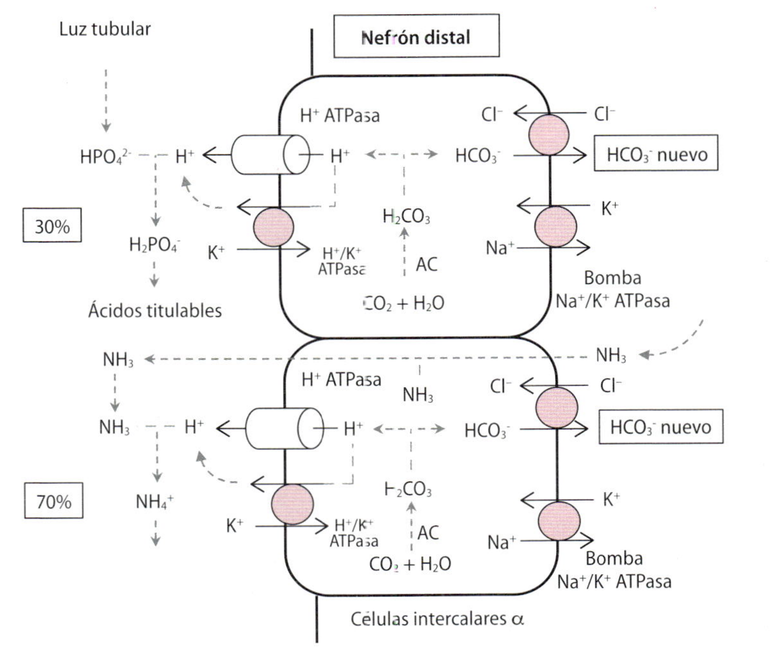

Figura 7.4 Acidificación urinaria y generación de nuevo bicarbonato. Cuando los H^+ en exceso, derivados de la disociación intracelular del H_2CO_3, se unen en el líquido tubular con un amortiguador diferente del HCO_3^-, el resultado neto es la adición o ganancia de HCO_3^- en el líquido peritubular (generación de nuevo bicarbonato). Estos amortiguadores son el fosfato (HPO_4^{2-}), integrante principal de los ácidos titulables, y el amoníaco (NH_3). La mayor parte del NH_3 es sintetizado por las células del túbulo proximal (donde puede secretarse, o bien recircular hacia los segmentos distales), y en menor medida por las células del nefrón distal, a partir de los aminoácidos glutamina (60%), alanina y glicina. El NH_3 abandona las células a favor de su gradiente de concentración hacia la luz tubular, donde inmediatamente reacciona con los H^+ secretados para formar NH_4^+, que por su carácter polar es luego excretado en la orina (fenómeno de atrapamiento iónico). Este mecanismo genera un gradiente de secreción permanente, que le permite al NH_3 reaccionar virtualmente con todos los H^+ secretados que excedan la capacidad amortiguadora del fosfato. La capacidad renal para aumentar la producción de NH_3 (y la excreción de NH_4^+) ante una sobrecarga ácida (acidemia), resulta un mecanismo fundamental en la respuesta a las alteraciones del equilibrio ácido-base.

Regulación de la secreción de H^+

Dado que tanto la recuperación del bicarbonato filtrado como la generación de nuevo bicarbonato dependen de la secreción de H^+ (*v.* Figuras 7.3 y 7.4), la regulación de este mecanismo tiene una relación directa sobre el pH de los líquidos corporales. Las variables que pueden modificarlo se describen a continuación.

pH intracelular. En las células del túbulo proximal y del nefrón distal, la secreción de H^+ aumenta a medida que el pH intracelular cae, y disminuye a medida que este aumenta. A su vez, el pH intracelular se encuentra determinado por el pH plasmático (la acidemia y la alcalemia se acompañan de cambios análogos en el espacio intracelular) y por el potasio extracelular. Con respecto a este, la hipopotasemia genera una salida neta de este ion hacia el espacio extracelular, que es balanceada eléctricamente por el ingreso neto de H^+ a la célula (menor pH intracelular). Lo contrario sucede en la hiperpotasemia (*v.* Capítulo 3). En consecuencia, la secreción de H^+ aumenta en la hipopotasemia y disminuye en la hiperpotasemia. Adicionalmente, la hipopotasemia estimula la actividad de la bomba H^+/K^+ ATPasa de las células intercalares α del nefrón distal (*v.* Figuras 7.3 y 7.4), con el fin de disminuir la excreción urinaria de potasio. La actividad de esta bomba produce mayor secreción de H^+.

Además, cabe destacar que la formación de NH_3 a partir de la glutamina también depende del pH intracelular. Aumenta cuando el pH disminuye, gracias al incremento en la actividad de la enzima glutaminasa (implicada en la síntesis de NH_3) y por el mayor transporte de glutamina hacia el interior de las mitocondrias, donde ocurre su conversión en ácido glutámico (mediada por la glutaminasa). Este mecanismo, que implica una mayor capacidad para excretar H^+ como NH_4^+, resulta fundamental para restituir el equilibrio ácido-base en el marco de las acidemias.

Reabsorción proximal de sodio. La secreción de H^+ en el túbulo proximal se encuentra mayormente acoplada con la reabsorción de sodio a través del intercambiador NHE3 (*v.* Figura 7.3). Este proceso está influenciado por los cambios en el volumen efectivo circulante, en relación con la actividad, en más o en menos, de una serie factores (sistema simpático, balance glomérulo-tubular, angiotensina II, presión hidrostática peritubular y péptidos natriuréticos). La reabsorción de sodio aumenta en la depleción de volumen y disminuye con su expansión; por lo tanto, la secreción de H^+ aumenta y disminuye en las mismas circunstancias.

Carga de sodio entregada al nefrón distal y acción de la aldosterona. En este segmento del nefrón, la cantidad de sodio reabsorbida depende de la carga de sodio entregada y de la presencia y actividad de la aldosterona. Cuanto más sodio es ofrecido al nefrón distal, más sodio es reabsorbido a través del canal ENaC (*Epithelial Sodium Channel*). Dado que se trata de un epitelio cerrado (uniones intercelulares relativamente impermeables), la mayor reabsorción de sodio aumenta la magnitud de la diferencia de potencial transepitelial (mayor electronegatividad luminal) y favorece la secreción de H^+. Un ejemplo de esta situación puede ser con el uso de diuréticos, como la furosemida o la hidroclorotiazida. Por su parte, la aldosterona liberada en respuesta a la disminución del volumen efectivo circulante aumenta la reabsorción de sodio a través del canal ENaC y, en consecuencia, la secreción de H^+.

Presencia de aniones no reabsorbibles. En el nefrón distal, los sulfatos, nitratos, cetoaniones o el propio bicarbonato que escapa a la reabsorción en el túbulo proximal (acidosis tubular renal proximal, *v.* más adelante) incrementan la electronegatividad intraluminal y la diferencia de potencial transepitelial, lo que promueve una mayor secreción de H^+.

Evaluación clínica de la excreción urinaria de ácidos

La excreción neta de ácidos resulta de la sumatoria de los H^+ excretados con el fosfato (ácidos titulables) y con el NH_4^+. En condiciones normales, diariamente se excreta una cantidad de ácidos idéntica a la cantidad generada de nuevo bicarbonato (1-3 mEq/kg/día).

La evaluación clínica de la capacidad de acidificación urinaria resulta de mucha utilidad en el estudio de ciertas acidosis metabólicas (*v.* más adelante), dado que permite valorar la participación renal en el trastorno. Como la determinación de los ácidos titulables es engorrosa y poco práctica, y además su excreción permanece relativamente constante aún en situaciones de acidemia, puede evaluarse indirectamente la excreción urinaria de NH_4^+ (sin medirlo directamente), mediante el cálculo del hiato amónico o GAP urinario:

$$\text{GAP urinario} = Na^+ \text{ urinario} + K^+ \text{ urinario} - Cl^- \text{ urinario}$$

Dado que normalmente el 99,9% del bicarbonato filtrado se reabsorbe, su excreción es despreciable y el cloro representa el anión dominante del líquido tubular (y de la orina emitida). Como el NH_4^+ es un catión no medido, su excreción se ve reflejada indirectamente como un exceso de cloro en relación con los cationes sodio y potasio urinarios. En efecto, la secreción distal de cloro contribuye con la electroneutralidad del líquido tubular cuando se secretan H^+ que se unen al NH_3 y forman NH_4^+. Sobre esta base, se acepta que un cloro urinario mayor que la sumatoria del sodio y del potasio urinarios refleja que el riñón excreta NH_4^+ en la orina (GAP urinario negativo)

De esta manera es esperable que, si la función renal es adecuada, la acidificación urinaria debe aumentar en las acidemias y, por lo tanto, el GAP urinario debe ser negativo. Por el contrario, un GAP urinario positivo sugiere la escasez o ausencia de NH_4^+ en la orina, que se evidencia como una baja cantidad de cloro con respecto a la concentración urinaria de sodio y potasio. Esto sugiere cierta responsabilidad renal en la generación del trastorno (*v.* más adelante).

Excreción de bases y mecanismo de alcalinización urinaria

Además de la capacidad para eliminar ácidos fijos y un exceso de ácidos a través los mecanismos descriptos, el riñón dispone de mecanismos adicionales para desembarazar al organismo de una carga alcalina en situaciones patológicas (alcalosis metabólica y respiratoria, *v.* más adelante). Estos mecanismos están compuestos por la menor excreción neta de ácidos y por la alcalinización urinaria, mediada por las células intercalares β del nefrón distal (Figura 7.5), cuyo funcionamiento es esencialmente una imagen especular de la acidificación urinaria.

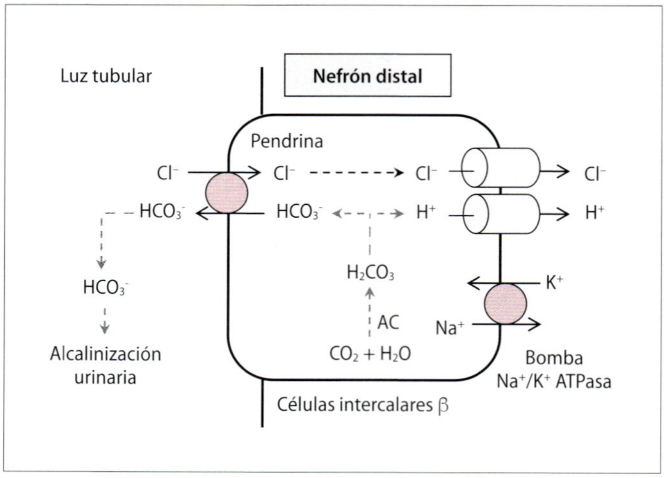

Figura 7.5 Alcalinización urinaria. Durante la alcalosis metabólica, las células intercalares β del nefrón distal aumentan la expresión y actividad del intercambiador luminal Cl^-/HCO_3^- (pendrina), responsable de la secreción de HCO_3^-. Durante la acidosis metabólica sucede el mecanismo opuesto. AC: anhidrasa carbónica.

Integración de la participación respiratoria y renal

De acuerdo con los mecanismos respiratorios y renales expuestos, tendientes a mantener estables la pCO_2 y la concentración de HCO_3^-, y según el funcionamiento amortiguador expresado a través de la ecuación de Henderson-Hasselbalch, es posible expresar lo siguiente:

$$pH = 6{,}1 + \log(\sim 24 \text{ mEq/L} / 0{,}03 \times \sim 40 \text{ mmHg})$$
$$pH = \sim 7{,}40$$

Esto pone de relieve la importancia clínica y fisiológica del sistema bicarbonato-ácido carbónico, junto con la regulación independiente de la relación entre su componente metabólico (HCO_3^-) y respiratorio (pCO_2), para controlar el pH de los líquidos corporales y mantener la homeostasis ácido-base.

Desequilibrios ácido-base

El equilibrio ácido-base puede ser perturbado por diversas situaciones clínicas, algunas de ellas particularmente frecuentes en la edad pediátrica (p. ej., la diarrea aguda).

El enfoque de estos trastornos suele establecerse según el método fisiológico, es decir, en torno al análisis de la alteración del sistema amortiguador bicarbonato-ácido carbónico y a la regulación fisiológica de su componente metabólico (HCO_3^-) y respiratorio (pCO_2) a través de la función renal y la ventilación alveolar, respectivamente. Este método es utilizado en este capítulo para analizar las alteraciones del equilibrio ácido-base, dado que conjuga efectivamente la química ácido-base con la fisiología ácido-base y la fisiopatología. Asimismo, su eficacia diagnóstica se encuentra demostrada en términos de la relación causa-efecto, y posee una clara proyección terapéutica.

Si bien resultan complejos y su utilidad puede ser cuestionada, el método de Stewart (enfoque fisicoquímico) y el método de Siggaard-Andersen (enfoque del exceso de base), con sus postulados y limitaciones, se describen brevemente al final de este capítulo, dado que en ocasiones son utilizados para establecer el análisis del estado ácido-base.

Cabe destacar que, independientemente del método utilizado, la adecuada valoración clínica del paciente resulta fundamental para comprender el escenario clínico. Incluye una anamnesis detallada y un examen físico completo, que orienten hacia la probable causa del trastorno. De hecho, la interpretación clínica debe conducir la investigación diagnóstica y el manejo terapéutico de los complejos trastornos del equilibrio ácido-base.

Método fisiológico

Tanto la acidemia como la alcalemia pueden ser ocasionadas por trastornos metabólicos (vinculados con el HCO_3^-) o respiratorios (vinculados con la pCO_2), que pueden presentarse en forma aislada o combinada. Una alteración primaria en la concentración de HCO_3^- produce una respuesta secundaria (adaptativa) en la pCO_2, y viceversa. La presencia de alteraciones agregadas que impidan o superen la respuesta adaptativa en la pCO_2 o en la concentración de HCO_3^-, implican la existencia de un mecanismo adicional en el desequilibrio ácido-base. Se describen así dos procesos fisiopatológicos básicos y cuatro trastornos primarios:

- Acidosis: proceso fisiopatológico que produce un aumento en la concentración de H^+.
  - Acidosis metabólica: disminución primaria de la concentración de HCO_3^-.
  - Acidosis respiratoria: aumento primario de la pCO_2.
- Alcalosis: proceso fisiopatológico que produce una disminución en la concentración de H^+.
  - Alcalosis metabólica: aumento primario de la concentración de HCO_3^-.
  - Acidosis respiratoria: disminución primaria de la pCO_2.

De acuerdo con la ausencia o la presencia de mecanismos adicionales, ambos procesos pueden asociarse o no con el desarrollo de acidemia o alcalemia.

Por ejemplo, en una acidosis metabólica (disminución primaria de la concentración de HCO_3^-) la disminución secundaria o adaptativa de la pCO_2 (*v.* más adelante) intenta frenar una desviación aún mayor del pH, pero sin normalizarlo totalmente (adaptación no es sinónimo de corrección). Por lo tanto, se produce una acidosis metabólica con acidemia y adecuada adaptación respiratoria. Si, por el contrario, la pCO_2 se encuentra por debajo del valor adaptativo esperado (*v.* más adelante), es probable que el paciente posea un pH normal, lo que no significa que su equilibrio ácido-base se haya restablecido. Este segundo ejemplo implica la presencia de una acidosis metabólica junto con una alcalosis respiratoria, con pH normal.

Sistemática de análisis

Para esclarecer el pensamiento clínico y favorecer un análisis ordenado, es recomendable respetar una sistemática determinada para analizar los trastornos del equilibrio ácido-base. Si bien puede optarse por cualquiera de las estrategias descritas en la literatura médica, se propone la utilización de la siguiente sistemática:

- Predicción del trastorno a partir del diagnóstico clínico (coherencia externa).
- Verificación de la confiabilidad de los datos (coherencia interna).
- Determinación del trastorno primario, la respuesta adaptativa y la presencia o ausencia de un trastorno adicional.
- Evaluación del equilibrio iónico acompañante (anión GAP, cloro, balance de potasio y de calcio).

En el Anexo 7.1 se describen cuatro ejemplos clínicos en los que se aplica la sistemática de análisis propuesta.

Predicción del trastorno a partir del diagnóstico clínico (coherencia externa)

Indudablemente, el primer paso en la valoración de un desequilibrio ácido-base es establecer un adecuado diagnóstico de la situación clínica que produjo la alteración.

No es posible efectuar un análisis correcto del protocolo ácido-base sin la completa claridad del escenario clínico, responsable de la generación del desequilibrio. Por tal motivo, se pone de relieve que los hallazgos en el estado ácido-base deben justificarse siempre por la patología que les dio origen. De hecho, en la mayoría de los casos deberían representar hallazgos meramente confirmatorios del pensamiento *a priori*, según el diagnóstico del paciente.

Esto puede interpretarse como la coherencia externa o coherencia clínica, es decir, la relación predecible entre el trastorno ácido-base esperado y el encontrado posteriormente. En caso de que los hallazgos ácido-base no coincidan o no puedan ser justificados por la situación subyacente, es necesario reevaluar clínicamente al paciente y profundizar la anamnesis (muchas intoxicaciones suelen pasar inadvertidas en la evaluación inicial). Si los datos clínicos continúan sin aportar información adicional y las determinaciones de laboratorio son confiables (coherencia interna, *v.* más adelante), probablemente sea necesario repetir el protocolo ácido-base.

Verificación de la confiabilidad de los datos (coherencia interna)

Normalmente, en el laboratorio se determinan de forma directa la pCO_2 y el pH, mientras que el HCO_3^- es calculado. Por lo tanto, se recomienda verificar la confiabilidad de los datos, es decir, evaluar si se conserva la relación entre los datos medidos y calculados (coherencia interna). Para tal fin puede utilizarse la ecuación de Kassirer-Bleich (derivada de la ecuación de Henderson-Hasselbalch):

$$[H^+] = 24 \times (pCO_2 / [HCO_3^-])$$

Esta ecuación permite calcular la concentración de cualquier componente del sistema bicarbonato-ácido carbónico, siempre y cuando se conozcan las concentraciones de los otros dos componentes. Tanto la pCO_2 como el HCO_3^- son informados en el protocolo ácido-base. La $[H^+]$ que le corresponde a cada pH puede observarse en la Tabla 7.4, que muestra esta relación para el rango de pH compatible con la viabilidad biológica (6,80-7,80).

Determinación del trastorno primario, la respuesta adaptativa y la presencia o ausencia de un trastorno adicional

En primer lugar, se debe evaluar el pH y determinar la presencia de eudremia (pH 7,36-7,44), acidemia (pH < 7,36) o alcalemia (pH > 7,44). Luego, cabe analizar los valores de HCO_3^- y pCO_2.

Trastornos metabólicos primarios

Por lo general, se acepta que existe un trastorno metabólico primario si el pH y la pCO_2 cambian en la misma dirección y el pH no es normal. En esta situación se cumple lo siguiente:

- Con acidemia y HCO_3^- por debajo del valor normal, el trastorno primario es una acidosis metabólica.
- Con alcalemia y HCO_3^- por encima del valor normal, el trastorno primario es una alcalosis metabólica.

Tabla 7.4 Concentración de H^+ que le corresponde a cada valor de pH

pH	$[H^+]$ nEq/L
7,80	16
7,70	20
7,60	26
7,50	32
7,40	40
7,30	50
7,20	63
7,10	80
7,00	100
6,90	125
6,80	160

Luego, se debe valorar si la respuesta adaptativa de la pCO_2 se corresponde con el valor esperado para el trastorno metabólico primario:

- En la acidosis metabólica: pCO_2 esperada = 1,5 x [HCO_3^-] + 8 (± 2). Es decir, que por cada mEq/L que el HCO_3^- disminuye, la pCO_2 debe disminuir 1-1,5 mmHg.
- En la alcalosis metabólica: pCO_2 esperada = 0,7 x [HCO_3^-] + 20 (± 1,5). Es decir, que por cada mEq/L que el HCO_3^- aumenta, la pCO_2 debe aumentar 0,5-0,8 mmHg.

La adaptación respiratoria completa a un trastorno metabólico primario ocurre muy rápidamente (en horas). Para ambos trastornos, si la pCO_2 es mayor de la esperada, existe una acidosis respiratoria asociada; mientras que si la pCO_2 es menor de la esperada, existe una alcalosis respiratoria asociada.

La respuesta respiratoria a la acidosis metabólica (disminución secundaria de la pCO_2) es predecible sobre la base de la fórmula expuesta cuando el HCO_3^- posee valores entre 7-22 mEq/L. Con valores < 7 mEq/L, la pCO_2 debe alcanzar el máximo rango de reducción, es decir, 8-12 mmHg. Cabe destacar que este es el valor más bajo fisiológicamente alcanzable. Asimismo, pueden utilizarse dos estrategias simplificadas para estimar la pCO_2 esperada en la acidosis metabólica:

- pCO_2: HCO_3^- + 15.
- La pCO_2 esperada puede equipararse a los dos dígitos decimales del pH (p. ej., si el pH es 7,30, la pCO_2 debe ser ~30 mmHg).

En la alcalosis metabólica, los valores de pCO_2 esperada por lo general suelen coincidir con los descritos para el rango de normalidad de esta variable (35-45 mmHg), dado que resulta dificultoso hipoventilar para amortiguar un aumento del HCO_3^- (salvo que exista un trastorno respiratorio o muscular asociado). Esto cobra particular relevancia cuando el HCO_3^- se encuentra por encima de 40 mEq/L. Al igual que en la acidosis metabólica, puede utilizarse una estrategia simplificada para estimar la pCO_2 esperada en la alcalosis metabólica (válida con HCO_3^- < 40 mEq/L):

- pCO_2: HCO_3^- + 10

Trastornos respiratorios primarios

Por lo general, se acepta que existe un trastorno respiratorio primario si el pH y la pCO_2 cambian en dirección opuesta y el pH no es normal. En esta situación se cumple lo siguiente:

- Con acidemia y $PaCO_2$ > 45 mmHg, el trastorno primario es una acidosis respiratoria.
- Con alcalemia y $PaCO_2$ < 35 mmHg, el trastorno primario es una alcalosis respiratoria.

Cabe destacar que, para definir los trastornos respiratorios primarios, es necesaria la determinación de la gasometría arterial. Luego, se debe valorar si la respuesta adaptativa de la concentración de HCO_3^- se corresponde con el valor esperado para el trastorno respiratorio primario, según sea agudo o crónico:

- En la acidosis respiratoria aguda: el HCO_3^- debe aumentar 1 mEq/L por cada 10 mmHg que aumenta la $PaCO_2$.
- En la acidosis respiratoria crónica: el HCO_3^- debe aumentar 3-5 mEq/L por cada 10 mmHg que aumenta la $PaCO_2$.
- En la alcalosis respiratoria aguda: el HCO_3^- debe disminuir 2 mEq/L por cada 10 mmHg que disminuye la $PaCO_2$.
- En la alcalosis respiratoria crónica: el HCO_3^- debe disminuir 4-5 mEq/L por cada 10 mmHg que disminuye la $PaCO_2$.

La adaptación metabólica completa a un trastorno respiratorio primario ocurre lentamente (2-5 días). Esto se encuentra relacionado con la capacidad renal de excretar una mayor carga de ácidos (síntesis de NH_3 y excreción de NH_4^+) o de álcalis (*v.* más atrás). Para los dos trastornos, ya sean agudos o crónicos, si la concentración de HCO_3^- es menor de la esperada, existe una acidosis metabólica asociada; mientras que si la concentración de HCO_3^- es mayor de la esperada, existe una alcalosis metabólica asociada.

Trastornos mixtos con pH normal

Cabe recordar que la presencia de eudremia no significa, necesariamente, que el sistema se encuentra en equilibrio. Puede indicar la presencia de un mecanismo adicional, en sentido inverso, del otro componente del sistema bicarbonato-ácido carbónico.

Por lo general, se acepta que existe un trastorno metabólico-respiratorio mixto si el pH es normal y la pCO_2 es anormal. En esta situación se cumple lo siguiente:

- Una pCO_2 alta junto con un HCO_3^- alto indican la presencia de acidosis respiratoria + alcalosis metabólica.
- Una pCO_2 baja junto con un HCO_3^- bajo indican la presencia de alcalosis respiratoria + acidosis metabólica.

Asimismo, si el pH es normal y tanto la pCO_2 como el HCO_3^- son normales, puede ser una situación ácido-base normal, o bien tratarse de un trastorno metabólico-metabólico mixto (acidosis metabólica + alcalosis metabólica). En esta situación resulta de mucha utilidad el cálculo del anión GAP (un valor ≥ 20 mEq/L siempre indica la presencia de acidosis metabólica) y del resto del equilibrio iónico acompañante (cloro, potasio y calcio). Más adelante en este capítulo se describe este trastorno, así como el resto de los trastornos mixtos del equilibrio ácido-base. Asimismo, en el Anexo 7.1 se desarrolla el análisis de cuatro ejemplos clínicos.

Evaluación del equilibrio iónico acompañante

La evaluación del equilibrio ácido-base resulta incompleta sin la valoración concomitante del equilibrio iónico acompañante. Este implica el análisis del anión GAP, del cloro y el balance asociado de potasio y de calcio.

Anión GAP

Representa la concentración de aniones no medidos que contribuyen con la electroneutralidad del líquido extracelular. Se calcula en base a la diferencia entre los cationes y los aniones predominantes medidos:

$$\text{Anión GAP} = Na^+ - (Cl^- + HCO_3^-)$$

Su cálculo resulta esencial ante la presencia de una acidosis metabólica. El valor normal depende del analizador que utilice cada centro para la determinación de los electrolitos, y suele ser de 12 ± 2 mEq/L. Se encuentra compuesto por ácidos orgánicos e inorgánicos (~50%, lactato, piruvato, sulfato y fosfato) y por las cargas negativas de la albúmina (~50%). El valor normal del anión GAP se establece para valores de pH y de albúmina normales. Por cada gramo de albúmina que disminuye por debajo de 4 g/dL, el anión GAP disminuye ~2,5 mEq/L. Asimismo, durante la acidemia, la naturaleza catiónica de los H^+ no amortiguados disminuye la cantidad de cargas negativas expuestas por la albúmina, de manera tal que por cada 0,1 unidades de pH por debajo de 7,40, el valor del anión GAP disminuye 1-3 mEq/L.

En el marco de una acidosis metabólica, un anión GAP aumentado señala el consumo de HCO_3^- por el aumento de ácidos orgánicos (cetoácidos, ácido láctico, etc.) o inorgánicos (ácido fosfórico, ácido salicílico, etc.) en lo que se conoce como acidosis metabólica con anión GAP aumentado (*v.* más adelante).

Para evaluar la presencia de un trastorno metabólico adicional, resulta de utilidad el cálculo del $\Delta GAP/\Delta HCO_3^-$ (*v.* más adelante) y la determinación del cloro. En la Tabla 7.5 se exponen las causas de aumento del anión GAP diferentes de la acidosis metabólica.

Cloro

Como anión más abundante del LEC, lleva una relación normal de electroneutralidad que ajusta su concentración plasmática al 75% del sodio, de acuerdo con el equilibrio de membranas de Gibbs-Donnan (*v.* Capítulo 1). En el marco de una acidosis metabólica, un valor de cloro superior al 75% del sodio señala la pérdida de HCO_3^-, ya sea enteral o renal (*v.* más adelante), o la disminución de la generación de nuevo HCO_3^-. En ambas situaciones se produce hipercloremia secundaria para mantener la electroneutralidad, en lo que se conoce como acidosis metabólica hiperclorémica (*v.* más adelante). Asimismo, puede suceder por el aporte de grandes volúmenes de solución salina al 0,9%. Para evaluar la presencia de un trastorno metabólico adicional, simultáneamente debe calcularse el anión GAP y, en caso de estar aumentado, el $\Delta GAP/\Delta HCO_3^-$ (*v.* más adelante).

Potasio

En las acidosis metabólicas con acidemia, disminuye la cantidad de potasio que ingresa a las células a través de la bomba Na^+/K^+ ATPasa, lo que aumenta la concentración extracelular de este ion (*v.* Capítulo 3). De acuerdo con la teoría de Stewart (*v.* más adelante), la magnitud de este efecto depende del tipo de acidosis. En las hiperclorémicas, dado que la membrana plasmática en reposo es muy poco permeable al cloro, el menor pH extracelular disminuye el intercambio Na^+/H^+, lo cual reduce la entrada de sodio y la salida de H^+. Con el menor ingreso de sodio a la célula, la actividad de la bomba Na^+/K^+ ATPasa disminuye, lo que genera una reducción neta del ingreso de potasio al espacio intracelular. En consecuencia, el potasio aumenta 0,6 mEq/L por cada 0,1 unidades que disminuye el pH. Cuando la acidosis metabólica es por acumulación de ácidos orgánicos (aumento del anión GAP), el efecto sobre el potasio es menos marcado. Puede aumentar en un rango de 0,1-0,4 mEq/L por cada 0,1 unidades que disminuye el pH. Esto se debe a que los ácidos orgánicos pueden difundir pasivamente, en mayor o menor medida, hacia el espacio intracelular. La caída resultante del pH intracelular estimula el ingreso de sodio (intercambio Na^+/H^+) y mantiene la actividad de la bomba Na^+/K^+ ATPasa, lo que minimiza la acumulación extracelular de potasio.

En la alcalemia, ya sea por alcalosis metabólica o respiratoria, la salida de los H^+ al espacio extracelular (por el aumento del pH) favorece el ingreso neto de potasio al espacio intracelular, con el fin de mantener la electroneutralidad del compartimiento. Este movimiento iónico sigue una relación que implica un descenso de 0,4 mEq/L de potasio por cada 0,1 unidades que aumenta el pH.

Los cambios descritos, tanto en la acidemia como en la alcalemia, determinan la concentración plasmática real de potasio mientras dure el trastorno, es decir, aquella que regula efectivamente la excitabilidad miocárdica y neuromuscular, entre otras funciones. La interpretación de este escenario cobra sentido para predecir los cambios inversos que pueden suceder cuando el equilibrio ácido-base se restablezca. Esto implica una disminución del potasio plasmático con la corrección de la acidemia y un aumento con la corrección de la alcalemia.

Tabla 7.5 Causas de aumento del anión GAP diferentes de la acidosis metabólica

- Disminución de cationes plasmáticos (K^+, Ca^{2+}, Mg^{2+})
- Contracción de volumen
- Alcalosis metabólica
- Algunas penicilinas

Calcio

Como fue mencionado, la acidemia disminuye la cantidad de cargas negativas expuestas por la albúmina, que operan como sitios de unión y transporte para el calcio. Asimismo, los H^+ no amortiguados compiten por estos sitios de unión. Esto produce un aumento transitorio de la calcemia iónica (por desplazamiento desde la albúmina), en una relación de 0,04 mmol/L por cada 0,1 unidades de pH por debajo de 7,40. Al igual que lo señalado para el potasio, este fenómeno determina la calcemia iónica real mientras dure el trastorno, y predice su descenso cuando el equilibrio ácido-base se restablezca. Un fenómeno similar, pero de menor magnitud, sucede con el magnesio.

Acidosis metabólica

Definición, clasificación y mecanismos de producción

Se trata del trastorno más frecuente del equilibrio ácido-base. Como fue mencionado, el umbral renal para el bicarbonato y, por lo tanto, su concentración plasmática, varían con la edad. En consecuencia, también varía la definición de acidosis metabólica, que puede sintetizarse de la siguiente manera:

- Nacidos pretérmino: bicarbonato < 16 mEq/L.
- Nacidos de término al primer mes: bicarbonato < 20 mEq/L.
- Primer mes en adelante: bicarbonato < 22 mEq/L.

La disminución primaria de la concentración plasmática de bicarbonato puede suceder por cuatro mecanismos principales, que producen dos tipos de acidosis metabólicas (Figura 7.6):

- Pérdida de bicarbonato (enteral o renal).
- Aporte de grandes volúmenes de solución salina al 0,9%.
- Aumento de la generación de ácidos endógenos o aporte excesivo de ácidos exógenos.
- Disminución de la excreción renal de ácidos.

Los dos primeros mecanismos producen acidosis metabólica hiperclorémica, mientras que el tercer mecanismo produce acidosis metabólica con aumento del anión GAP. Por su parte, la disminución de la excreción renal de ácidos puede suceder en dos escenarios clínicos distintos, que se asocian con diferentes tipos de acidosis metabólica:

- Disminución de la tasa de filtrado glomerular (tanto en la lesión renal aguda como en la enfermedad renal crónica), donde la reducción de la excreción renal de ácidos (lactato, sulfato, fosfato, urato, etc.) origina una acidosis metabólica con aumento del anión GAP. Por lo general, esto sucede cuando la tasa de filtrado glomerular (TFG) cae por debajo de 20-25 $mL/min/1{,}73\ m^2$.
- Alteración de la función tubular en el nefrón distal, donde la incapacidad para acidificar la orina y excretar el exceso de ácidos impide la generación de nuevo bicarbonato. En este caso, se produce una acidosis metabólica hiperclorémica (acidosis tubular renal tipo I y tipo IV, *v.* más adelante).

Cabe destacar que estas dos alteraciones pueden coexistir en la enfermedad renal crónica, y que más de un trastorno metabólico puede estar presente en un mismo paciente.

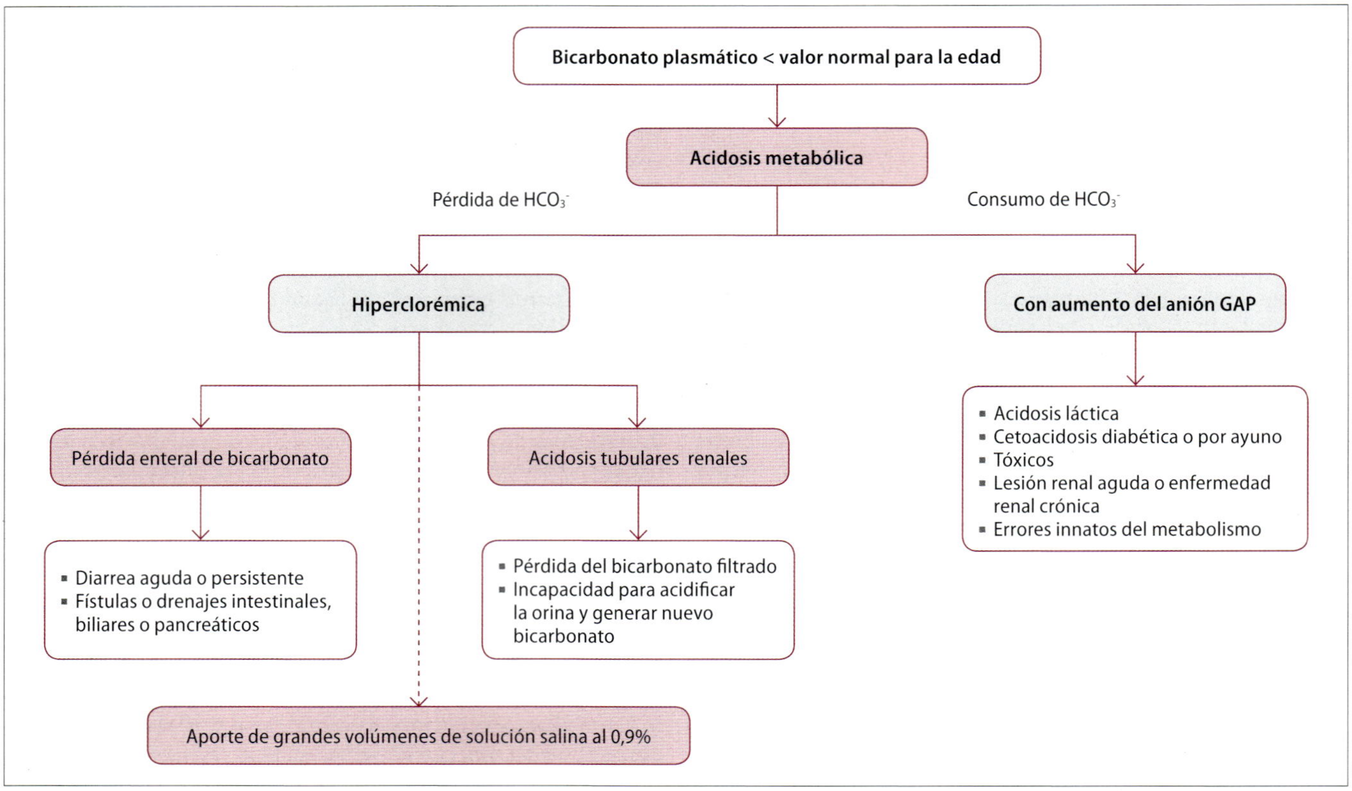

Figura 7.6 Clasificación y causas de acidosis metabólica.

De acuerdo con la magnitud de la disminución del bicarbonato plasmático y de la acidemia, y a partir del riesgo asociado y de sus implicancias terapéuticas, las acidosis metabólicas también pueden clasificarse de la siguiente manera:

- Leve: bicarbonato entre 15-22 mEq/L o pH entre 7,20-7,36.
- Moderada: bicarbonato entre 10-15 mEq/L o pH entre 7,10-7,20.
- Grave: bicarbonato < 10 mEq/L o pH < 7,10.

A continuación, se describen los dos tipos de acidosis metabólicas (hiperclorémica y con aumento del anión GAP) y los trastornos metabólicos mixtos.

Acidosis metabólica hiperclorémica (con anión GAP normal)

En este tipo de acidosis, la disminución primaria del bicarbonato plasmático se acompaña del aumento concomitante del cloro, con el fin de mantener la electroneutralidad del líquido extracelular (*v.* Figura 7.6).

La causa más frecuente es la pérdida de bicarbonato a través del tubo digestivo en el marco de la diarrea aguda. En este escenario, se pierden aproximadamente 30 mEq/L de HCO_3^- y un valor aún mayor de sales de ácidos orgánicos (propionato, lactato, acetato y butirato) que fisiológicamente, en términos ácido-base, es equivalente a la pérdida de sales de bicarbonato (bicarbonato de sodio o de potasio). Los ácidos orgánicos representan el bicarbonato fecal descompuesto, dado que en el colon titula los H^+ provenientes de estos ácidos. Menos frecuentemente, la pérdida de bicarbonato puede suceder por fístulas o drenajes intestinales, biliares o pancreáticos.

Las acidosis tubulares renales (ATR) son formas especiales de acidosis metabólica hiperclorémica, en las cuales puede producirse la pérdida del bicarbonato filtrado, o bien, haber incapacidad para acidificar la orina y generar nuevo bicarbonato. Por sus particularidades clínicas y fisiopatológicas, las ATR se describen más adelante en un apartado individual.

El aporte de grandes volúmenes de solución salina al 0,9%, el cristaloide más utilizado como fluido de reanimación y en la rehidratación endovenosa rápida (*v.* Capítulos 11 y 12), produce acidosis metabólica hiperclorémica por su contenido suprafisiológico de cloro (*v.* Capítulo 1), que fuerza una disminución del bicarbonato plasmático. Esto puede suceder en el trauma o en las grandes cirugías, y se acompaña frecuentemente de signos clínicos de sobrecarga de volumen (p. ej., edema periorbitario o pretibial).

Acidosis metabólica con aumento del anión GAP

En este tipo de acidosis, la disminución primaria del bicarbonato plasmático se produce por titulación de los H^+ provenientes de ácidos orgánicos e inorgánicos, que representan el anión GAP. Puede suceder por aumento de la producción de ácidos endógenos, por aporte excesivo de ácidos exógenos o por disminución de la excreción renal de ácidos (*v.* Figura 7.6). Entre sus causas se describen las siguientes:

- Acidosis láctica (L-lactato o D-lactato).
- Cetoacidosis diabética (*v.* Capítulo 20) y, menos frecuentemente, cetoacidosis por ayuno prolongado.
- Intoxicaciones (ácido acetilsalicílico, paracetamol, 5-oxoprolina, alcoholes, paico, anís estrellado, etc.).
- Lesión renal aguda o enfermedad renal crónica con TFG < 20-25 mL/min/1,73 m^2.

- Errores innatos del metabolismo (acidemias orgánicas, alteraciones del metabolismo de los hidratos de carbono, enfermedad de la orina con olor a jarabe de arce, etc.).

Acidosis láctica

La acidosis láctica es una de las causas más frecuentes de acidosis metabólica con aumento del anión GAP. Por lo general, se produce en escenarios clínicos en los que aumenta la producción o disminuye el aclaramiento del L-lactato, isómero óptico dominante del ácido láctico (su enantiómero es el D-lactato). La concentración plasmática normal del L-lactato es de 0,5-1,8 mmol/L y, dado que se trata de un ácido fuerte, se encuentra completamente disociado en lactato y H^+ al pH de los líquidos orgánicos. Normalmente, se produce durante la glucólisis anaerobia a partir del piruvato, por acción de la enzima lactato deshidrogenasa (LDH), que mantiene una relación estable lactato/piruvato de 10/1.

Se denomina acidosis láctica tipo A cuando es ocasionada por una disminución del aporte de O_2 a los tejidos. Esto puede suceder en la hipovolemia grave, la sepsis, el *shock* séptico, la hipoxemia grave o en otras situaciones que comprometan la entrega tisular de O_2 (*v.* Capítulo 26). Asimismo, puede generarse por la realización de actividad física extenuante, aunque es una causa poco frecuente en la edad pediátrica.

Actualmente, se encuentra en revisión el significado biológico del lactato en la hipovolemia grave, la sepsis y el *shock* (*v.* Capítulo 53). Si bien por mucho tiempo fue asimilado como un marcador bioquímico de bajo aporte de O_2 a los tejidos e ingreso en anaerobiosis, numerosos estudios señalan que su aumento es un marcador del estado hiperadrenérgico que acompaña al *shock* séptico y a la hipovolemia grave, con hiperactivación del metabolismo aerobio, aumento de la síntesis de piruvato y saturación de los transportadores mitocondriales y sistemas enzimáticos. Esto supera la capacidad de oxidación mitocondrial del piruvato en acetil-CoA, mediada por la enzima piruvato deshidrogenasa, lo que incrementa la producción de lactato por la ley de acción de masas (Figura 7.7). Estos datos se contraponen con el concepto clásico del L-lactato como marcador de hipoxia. Más aún, la reacción catalizada por la enzima LDH produce L-lactato y no ácido láctico, y se consumen H^+ en el proceso. Por lo tanto, no parecen ser estos los H^+ relacionados con la generación de acidosis metabólica.

Entonces ¿por qué se produce la acidosis láctica? En la hipovolemia grave, la sepsis y el *shock* séptico es frecuente observar acidosis metabólica con aumento del anión GAP y un dosaje de lactato por encima del valor normal. El mecanismo de producción de esta acidosis podría ser explicado mediante la teoría de Stewart (*v.* más adelante), según la cual el equilibrio ácido-base se encuentra determinado por los cambios en el grado de disociación del agua, que son impulsados por la interacción de tres variables independientes (*v.* más adelante). Una de ellas es la diferencia de iones fuertes (cationes fuertes - aniones fuertes). Como fue mencionado, el ácido láctico es un ácido fuerte que se encuentra completamente disociado al pH de los líquidos orgánicos. Tras su aumento, se produce una disminución de la diferencia de iones fuertes (aumenta la carga aniónica) y esto afecta el grado de disociación del agua plasmática (el aumento del lactato entraña un aumento de la concentración de H^+), con lo que se produce acidosis metabólica. Para completar el análisis del equilibrio ácido-base mediante el enfoque de Stewart, se recomienda leer el apartado correspondiente más adelante en este capítulo.

La acidosis láctica tipo B, mucho menos frecuente, se produce en escenarios clínicos en los que no se ve comprometida la entrega de O_2 a los tejidos. Sin embargo, muchos de estos escenarios se producen por interferencia con la utilización tisular de O_2. La intoxicación por cianuro (*v.* Capítulo 26), el metanol y los salicilatos interfieren con la fosforilación oxidativa y conducen al desarrollo de acidosis láctica. La metformina inhibe el complejo 1 de la cadena de transporte de electrones mitocondrial y suprime la gluconeogénesis hepática, con lo que también puede producir acidosis láctica. Otras causas son la insuficiencia hepática aguda (disminución del aclaramiento hepático de lactato), el estado epiléptico y la rabdomiólisis. Un escenario puntual lo representa el MELAS (por las siglas en inglés de encefalopatía mitocondrial, acidosis láctica y accidente cerebrovascular), donde la mutación del gen *MT-TL1* genera una disminución del metabolismo energético mitocondrial. El déficit de tiamina también es una causa reconocida de acidosis láctica, dado que funciona como un cofactor de la enzima piruvato deshidrogenasa.

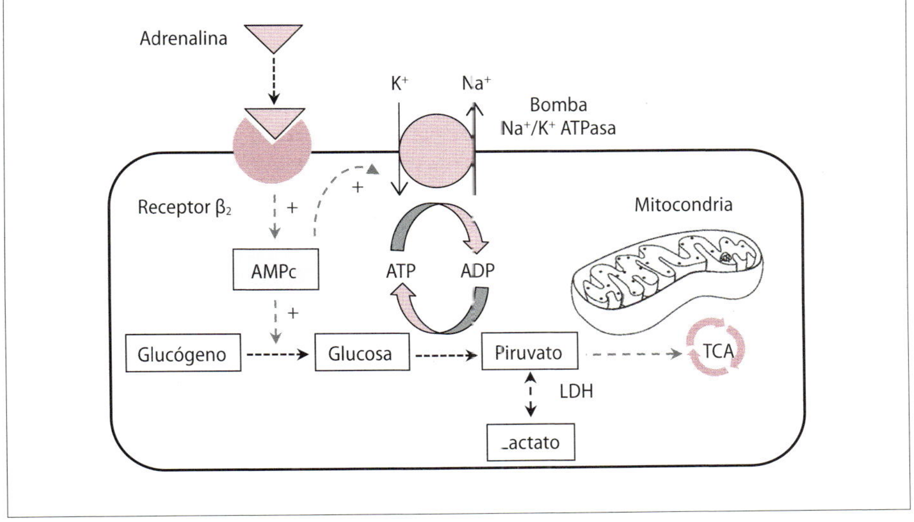

Figura 7.7 Activación del metabolismo celular por las catecolaminas. La adrenalina, al actuar sobre receptores β_2-adrenérgicos, estimula la formación de adenosín monofosfato cíclico (AMPc). Este compuesto es capaz de activar la glucogenólisis, la glucólisis y la actividad de la bomba Na^+/K^+ ATPasa. El consumo de ATP por esta bomba produce ADP, que reactiva la glucólisis, la generación de piruvato y, por lo tanto, la generación de lactato. La oxidación del piruvato en acetil-Coa y el ciclo de los ácidos tricarboxílicos (TCA) ocurren dentro de la mitocondria. LDH: enzima lactato deshidrogenasa. (Modificado de: García-Álvarez M, Marik P, Bellomo R. Sepsis-associated hyperlactatemia. Crit Care 2014; 18 (5): 503).

La D-lactoacidosis representa una entidad clínica particular. Como fue mencionado, el D-lactato y el L-lactato son isómeros ópticos. El segundo es la forma predominante en los seres humanos y mamíferos, y se encuentra en concentraciones más de 100 veces superiores que el D-lactato en el plasma. La enzima LDH es isómero específica, por lo que el L-lactato es metabolizado por la L-LDH y el D-lactato por la D-LDH. La L-LDH es la única forma de la enzima presente en los mamíferos. La D-lactoacidosis es una complicación del síndrome de intestino corto (*v.* Capítulo 61), donde se conjugan las siguientes situaciones:

- Malabsorción de hidratos de carbono y aumento consiguiente de la oferta de estos compuestos al colon.
- Presencia de flora bacteriana capaz de fermentar los hidratos de carbono y producir ácido D-láctico (*Lactobacillus acidophilus, Lactobacillus fermenti, Bifidobacterium* spp., etc.).
- Ingesta de grandes cantidades de hidratos de carbono.
- Disminución de la motilidad colónica, lo que aumenta el tiempo de fermentación bacteriana y favorece la absorción del D-lactato, cuyas concentraciones plasmáticas aumentan.

Como el D-lactato circulante no puede ser metabolizado por la L-LDH, es parcialmente transformado en piruvato por la enzima D-2-hidroxiácido-deshidrogenasa, en un proceso poco eficiente. En consecuencia, se produce una acumulación tóxica del D-lactato que genera acidosis metabólica con aumento del anión GAP. El valor del L-lactato, isómero habitualmente medido, suele ser normal; por esta razón se sugiere, en caso de estar disponible, realizar la determinación específica del D-lactato ante la sospecha clínica. Un valor > 3 mmol/L, junto con la presencia de acidosis metabólica y acidemia, confirma el diagnóstico. Clínicamente, esta acidosis se caracteriza por presentar síntomas neurológicos muy variados, como náuseas, visión borrosa, disartria, confusión, incapacidad para concentrarse, somnolencia, alucinaciones, debilidad, ataxia, marcha inestable, nistagmo, irritabilidad, sensorio alternante y alteraciones conductuales. Estas manifestaciones se deben al efecto tóxico del D-lactato sobre el SNC. Este parénquima carece de la enzima D-2-hidroxiácido-deshidrogenasa, lo que genera una acumulación excesiva de D-lactato intraneuronal, con disminución del pH intracelular. El bajo pH inhibe la oxidación del piruvato al alterar el funcionamiento de la piruvato deshidrogenasa y, por lo tanto, disminuye la producción de acetil-CoA y ATP, que finalmente altera la síntesis de neurotransmisores. Asimismo, debido a que el cerebelo contiene mínimas reservas de piruvato deshidrogenasa, las manifestaciones cerebelosas suelen ser prominentes en esta entidad.

El tratamiento de la D-lactoacidosis se fundamenta en la corrección de la acidosis metabólica (*v.* más adelante), la restricción de los hidratos de carbono de la dieta y la administración de antibióticos no absorbibles por vía oral, como la neomicina 100 mg/kg/día o el metronidazol 30 mg/kg/día. La duración del tratamiento es variable (10-14 días). Asimismo, algunos autores sugieren realizar ciclos de 5-7 días de profilaxis antibiótica una vez por mes, mientras que otros proponen la administración de probióticos que únicamente generen ácido L-láctico (*Lactobacillus casei* o *Bifidobacterium brebe*).

Trastornos metabólicos mixtos

En ocasiones, puede suceder que en un mismo paciente coexistan condiciones fisiopatológicas que produzcan acidosis metabólica hiperclorémica y con anión GAP aumentado, o bien, que sucedan en simultáneo una acidosis metabólica y una alcalosis metabólica. Para poder despejar este complejo escenario, a la sospecha clínica de coexistencia de mecanismos (p. ej., diarrea aguda + intoxicación; *shock* séptico + diarrea aguda; etc.) cabe añadirle el cálculo del $\Delta GAP/\Delta HCO_3^-$. Este cociente evalúa la relación existente entre la diferencia del anión GAP (GAP del paciente - GAP esperado) y la diferencia del HCO_3^- (HCO_3^- normal - HCO_3^- del paciente).

Por lo tanto, se emplea para evaluar la presencia de un trastorno metabólico adicional en las acidosis metabólicas con aumento del anión GAP. En este tipo de acidosis, el aumento del anión GAP es mayor que el descenso del HCO_3^-. Esto sucede porque más del 50% del exceso de ácidos es amortiguado en el compartimiento intracelular y en el hueso, es decir, por amortiguadores distintos del bicarbonato; mientras que la mayoría de los aniones orgánicos permanecen en el LEC, debido a la permeabilidad selectiva de la membrana plasmática. Sobre esta base, se puede inferir lo siguiente.

$\Delta GAP/\Delta HCO_3^-$ entre 1 y 2. Implica la presencia de acidosis metabólica únicamente por aumento del anión GAP. En la acidosis láctica, por ejemplo, este cociente suele ser de ~1,6, es decir, el aumento del anión GAP es superior a la caída del HCO_3^-, dado que este titula aproximadamente la mitad de la carga ácida aportada.

$\Delta GAP/\Delta HCO_3^- < 1$. Implica una doble agresión a las bases, es decir, el HCO_3^- se titula (aumento del anión GAP) y se pierde o no se genera nuevo HCO_3^- (hipercloremia). En esta situación, la disminución del HCO_3^- es mayor de la esperada por el aumento del anión GAP, dado que se añade a la ganancia de ácidos un mecanismo adicional (pérdida enteral o renal de HCO_3^-, o incapacidad para acidificar la orina y generar nuevo HCO_3^-). Así, un $\Delta GAP/\Delta HCO_3^- < 1$ indica la presencia de una acidosis metabólica mixta (hiperclorémica y con aumento del anión GAP). Clínicamente, esto puede suceder en numerosos escenarios. Por ejemplo, cuando el *shock* séptico (acidosis láctica) coexiste con la diarrea aguda (acidosis hiperclorémica); cuando un paciente con diarrea aguda (acidosis hiperclorémica) recibe un preparado con paico o anís estrellado para la rehidratación (intoxicación y aumento del anión GAP); o cuando un paciente con diarrea aguda (acidosis hiperclorémica) se complica con una deshidratación grave, capaz de inducir una hipoperfusión tisular sostenida (acidosis láctica).

$\Delta GAP/\Delta HCO_3^- > 2$. Implica una disminución del HCO_3^- menor de la esperada por el aumento del anión GAP. Esto puede suceder si en forma concomitante existe un proceso que aumente la concentración plasmática de HCO_3^-, es decir, una alcalosis metabólica. Por lo tanto, un $\Delta GAP/\Delta HCO_3^-$ > 2 es indicativo de la presencia de una acidosis metabólica con anión GAP aumentado (*shock* séptico, hipovolemia grave, etc.) con alcalosis metabólica (vómitos abundantes, fibrosis quística, etc.). Cabe agregar que un cociente con este valor también puede encontrarse en pacientes con acidosis respiratoria crónica, cuya adaptación al trastorno primario es el aumento del HCO_3^- plasmático (*v.* más atrás).

En todos los casos descriptos, se toma como valor normal del anión GAP 12 mEq/L, salvo que deba ser ajustado de acuerdo con el pH y la albúmina (*v.* más atrás). Asimismo, cabe recordar que el HCO_3^- normal varía con la edad.

Manifestaciones clínicas de la acidosis metabólica

Las manifestaciones clínicas suelen estar relacionadas con la causa de la acidosis metabólica (diarrea aguda, deshidratación grave, sepsis, *shock* séptico, intoxicación, etc.). Sin embargo, ciertos hallazgos pueden atribuirse al exceso de protones no amortiguados, y la presentación clínica varía según se trate de un trastorno agudo o crónico.

Acidosis metabólica aguda

La taquipnea es la manifestación clínica más común en lactantes y niños pequeños, y refleja la adaptación respiratoria al desequilibrio ácido-base. En niños mayores y adolescentes también puede observarse hiperpnea (respiración acidótica de Kussmaul), en un intento aún mayor para frenar la desviación del pH.

Asimismo, en la acidosis metabólica grave pueden presentarse náuseas, vómitos, confusión, letargia y depresión del sensorio, más frecuentes en la cetoacidosis diabética (*v.* Capítulo 20). Sin embargo, estos hallazgos a menudo se superponen con los de la sepsis, la deshidratación y la intoxicación, por lo que suelen resultar de poca utilidad clínica. En algunos pacientes, la acidemia grave (pH < 7,10) también puede asociarse con el desarrollo de arritmias ventriculares, disminución de la contractilidad miocárdica y del tono vascular, si bien tampoco representan hallazgos constantes.

Cabe destacar que, en ocasiones, la acidemia puede producir hiperpotasemia. Si bien se resuelve con la restitución del equilibrio ácido-base, en caso de ser grave implica un elevado riesgo arritmogénico, y debe ser adecuadamente tratada (*v.* Capítulo 3).

Acidosis metabólica crónica

Puede ser asintomática o presentarse con afectación multisistémica, según la magnitud y la duración del trastorno. La acidosis metabólica crónica ocasionada por las ATR (*v.* más adelante) o la enfermedad renal crónica, se asocia con retardo del crecimiento y una marcada disminución de la masa muscular, por secreción aberrante de la hormona de crecimiento y resistencia tisular a los factores de crecimiento insulino-símiles.

El raquitismo también suele observarse en la acidosis metabólica crónica, por alteración de la mineralización ósea secundaria al efecto amortiguador del hueso. Esto se asocia, asimismo, con hipercalciuria resultante de la movilización ósea de calcio, que puede producir nefrolitiasis y nefrocalcinosis. La hipocitraturia, también presente en la acidosis metabólica crónica (aumento de la reabsorción de citrato en el túbulo proximal) limita la capacidad de reabsorción del calcio filtrado y favorece el desarrollo de nefrolitiasis.

Diagnóstico

El diagnóstico de acidosis metabólica se establece a partir de la identificación de la situación clínica del paciente, junto con la sistemática de análisis del equilibrio ácido-base propuesta; esto contribuye con la comprensión global del escenario clínico y su gravedad.

Si bien en la mayoría de los casos la causa es clínicamente evidente (diarrea aguda, sepsis, *shock*, etc.), puede suceder que frente a la presencia de una acidosis metabólica hiperclorémica sea necesario determinar la integridad de la función renal en términos de la capacidad de excreción urinaria de ácidos. Para tal fin, resulta de mucha utilidad el cálculo del hiato amónico o GAP urinario, mediante la simple determinación del ionograma en orina (*v.* más atrás). Esta estrategia resulta fundamental para el diagnóstico diferencial de las ATR.

Asimismo, cabe destacar que la estratificación de la magnitud de la acidosis metabólica en leve, moderada o grave cobra importancia por sus riesgos asociados e implicancias terapéuticas.

Tratamiento

Inicialmente, el tratamiento debe estar dirigido a la causa que produce la acidosis metabólica (restitución de la perfusión tisular, uso de drogas vasoactivas, rehidratación oral o endovenosa, etc.). Luego, el tratamiento específico depende de la gravedad de la acidosis y de la presencia o ausencia de manifestaciones clínicas.

Actualmente, la terapia endovenosa (EV) con bicarbonato es motivo de controversia, y no se dispone de criterios universales de manejo. Su efecto terapéutico puede mejorar o incluso revertir la acidosis metabólica, pero es solo transitorio y no actúa sobre la causa primaria. Sin embargo, puede resultar de suma utilidad cuando el pH se reduce a valores que pueden poner en riesgo la integridad eléctrica y mecánica del sistema cardiovascular (pH < 7,0-7,10), o bien cuando la acidosis metabólica es clínicamente manifiesta, si bien la evidencia también es contradictoria con respecto a estos postulados. No obstante, cuando el pH es < 7,10, pequeños cambios en la pCO_2 o en el HCO_3^- pueden asociarse con grandes amenazas al pH. Según lo expuesto, se recomienda la administración EV de bicarbonato en las siguientes situaciones:

- Pacientes con síntomas manifiestos de acidosis metabólica aguda y acidemia (arritmias, disminución de la contractilidad miocárdica, taquipnea, compromiso neurológico, etc.).
- Pacientes asintomáticos con pH < 7,0-7,10 o bicarbonato < 5-10 mEq/L (acidosis metabólica grave).
- Pacientes con lesión renal aguda o enfermedad renal crónica con disminución grave de la TFG (< 20-25 mL/min/1,73 m^2) y pH < 7,20.

Consideraciones previas a la administración EV de bicarbonato

Como fue mencionado, tanto el potasio como el calcio iónico aumentan, por mecanismos distintos, durante la acidemia. Cuando esta se corrija, el potasio puede ingresar nuevamente a las células a través de la bomba Na^+/K^+ ATPasa, y la albúmina expone nuevamente las cargas negativas que sirven de unión y transporte para el calcio, por lo que disminuye la fracción iónica o libre de este ion. En consecuencia, se recomienda establecer valores seguros tanto de potasio como de calcio previo a la administración EV de bicarbonato, con el fin de minimizar el riesgo de hipopotasemia e hipocalcemia secundarias:

- Potasio > 3,5 mEq/L.
- Calcio iónico > 1 mmol/L.

En caso de que el potasio sea más bajo, el aporte de potasio por vía oral es de elección (si la situación clínica lo permite). La dosis es de 1-1,5 mEq/kg/dosis (dosis máxima 40 mEq/dosis). El preparado recomendado es el cloruro de potasio 3M (1 mL = 3 mEq). Si hay intolerancia o la vía oral se encuentra contraindicada, se debe realizar un aporte endovenoso rápido de potasio a 1 mEq/kg en 2-3 horas (dosis máxima 40 mEq). Tras 40-60 min de finalizada la infusión, se recomienda determinar nuevamente el potasio plasmático (*v.* Capítulo 3).

En caso de que el calcio iónico sea más bajo, se sugiere administrar gluconato de calcio al 10%, 0,5-1 mL/kg (dosis máxima 10 mL) en 5-10 minutos (velocidad de infusión 0,5-1 mL/min) con control de la frecuencia cardíaca y la presión arterial. Tras 40-60 minutos de finalizada la infusión, se recomienda determinar nuevamente el calcio iónico (*v.* Capítulo 4).

Administración EV de bicarbonato en la emergencia

El preparado más utilizado es el bicarbonato de sodio 1M (1 mL = 1 mEq). Dado que se trata de una solución hipertónica (2000 mOsm/L), debe diluirse con agua destilada a una sexta parte (cinco partes de agua destilada por cada parte de bicarbonato) para alcanzar una concentración compatible con la infusión EV (~330 mOsm/L).

La dosis empírica en la emergencia es de 1-2 mEq/kg (dosis máxima 50 mEq), que es lo mismo que 1-2 mL/kg (dosis máxima 50 mL), en 30-60 minutos. Luego de 5-15 minutos de finalizada la infusión, se debe determinar nuevamente el estado ácido-base con ionograma y calcio iónico, para valorar el aumento del HCO_3^- plasmático y detectar precozmente el desarrollo de hipopotasemia o hipocalcemia secundarias.

Ejemplo clínico. Paciente de 10 kg que presenta deshidratación grave por diarrea aguda, junto con acidosis metabólica hiperclorémica grave, con acidemia y síntomas manifiestos. Una vez estabilizado hemodinámicamente, y con valores de potasio y de calcio iónico seguros, se administra un aporte EV de bicarbonato de sodio:

- Dosis: 20 mEq (2 mEq/kg) = 20 mL de bicarbonato de sodio 1M.
- Tiempo de infusión: 60 minutos.
- Indicación a enfermería:
  - Bicarbonato de sodio 1M: 20 mL.
  - Agua destilada: 100 mL.
  - Goteo: 120 mL/h (60 minutos de infusión).
- Tras 5-15 minutos de finalizada la infusión, determinar nuevamente el estado ácido-base con ionograma y calcio iónico.

Espacio de distribución virtual y cálculo del déficit de HCO_3^-

En situaciones clínicas en las que no sea necesario el aporte EV de una dosis empírica de bicarbonato (tratamiento de emergencia), pero que el paciente requiera la administración de este compuesto por la persistencia del mecanismo que genera la acidosis metabólica (p. ej., persistencia de la diarrea), puede calcularse el espacio de distribución virtual del HCO_3^- y aportarse por vía oral o EV a partir del cálculo del déficit corporal:

$$\text{Déficit corporal de } HCO_3^- = \text{espacio de distribución del } HCO_3^- \times ([HCO_3^-] \text{ deseado} - [HCO_3^-] \text{ real})$$

Una vez infundido, el HCO_3^- puede distribuirse en el compartimiento intracelular, amortiguar protones extracelulares liberados por otros amortiguadores (principio isohídrico) o titular el exceso de protones provenientes del mecanismo que genera la acidosis metabólica. La distribución física del HCO_3^- y su consumo por titulación determinan el espacio de distribución virtual de este compuesto. Por una serie de complejos fenómenos relacionados con su mecanismo amortiguador, y dado que forma parte de un sistema de amortiguación abierto (la pCO_2 puede variar sustancialmente con las modificaciones de la ventilación alveolar), el espacio de distribución del HCO_3^- no es fijo, sino que varía de acuerdo con su valor plasmático y la capacidad del resto de los sistemas de amortiguación. En efecto, aumenta a medida que su concentración plasmática disminuye, y puede ser calculado a través de la siguiente fórmula:

$$\text{Espacio de distribución del } HCO_3^- = [0{,}4 + (2{,}6 / [HCO_3^-])] \times \text{peso corporal}$$

Puede inferirse, entonces, que para cada valor de HCO_3^- plasmático le corresponde un espacio de distribución distinto. En las acidosis metabólicas hiperclorémicas, el objetivo terapéutico es alcanzar un HCO_3^- cercano a 15 mEq/L (HCO_3^- deseado); mientras que en las acidosis metabólicas con aumento del anión GAP, el HCO_3^- deseado es cercano a 12 mEq/L dado que varios ácidos orgánicos representan bicarbonato potencial (cuerpos cetónicos, lactato, etc.). El espacio de distribución se calcula sobre la base del valor intermedio entre el HCO_3^- deseado y el HCO_3^- real para cada situación clínica.

Por ejemplo, en un paciente de 15 kilos que presenta diarrea persistente y acidosis metabólica hiperclorémica (HCO_3^- real 10 mEq/L), el HCO_3^- deseado es de ~15 mEq/L, de modo tal que el espacio de distribución se calcula para un HCO_3^- de 12,5 mEq/L:

$$\text{Espacio de distribución del } HCO_3^- = [0{,}4 + (2{,}6 / 12{,}5 \text{ mEq/L})] \times 15 \text{ kg} = 0{,}6 \times 15 \text{ kg}$$

De esta manera, el espacio de distribución del HCO_3^- para esta situación clínica es aproximadamente el 60% del peso corporal, valor que resulta de utilidad para el cálculo del déficit de HCO_3^-:

$$\text{Déficit corporal de } HCO_3^- = 0{,}6 \times 15 \times (15 \text{ mEq/L} - 10 \text{ mEq/L}) = 45 \text{ mEq}$$

Este déficit puede ser administrado en 8-24 horas, tanto por vía oral como EV. Es necesario aclarar que este cálculo es una aproximación útil para iniciar el aporte de HCO_3^- en un momento determinado y para un valor específico de HCO_3^- real, por lo que la conducta terapéutica debe ajustarse permanentemente según la evolución clínica y los resultados de las determinaciones seriadas de laboratorio.

Acidosis tubulares renales

Son acidosis metabólicas hiperclorémicas que pueden producirse por disminución de la reabsorción del bicarbonato filtrado (ATR proximal o tipo II), por alteración de la capacidad de acidificación urinaria (ATR distal o tipo I) o por hipoaldosteronismo o defecto dependiente de voltaje (ATR hiperpotasémica o tipo IV). Asimismo, existe una forma mixta muy poco frecuente (ATR tipo III), que se produce por mutaciones del gen *CA2* que codifica para la enzima anhidrasa carbónica tipo II.

Para el diagnóstico diferencial de estas entidades, además de la presentación clínica acompañante, resulta de suma utilidad valorar el estado del potasio corporal, el pH urinario (pH_u) y el GAP urinario (Figura 7.8).

ATR proximal (tipo II)

Se debe a una alteración en la reabsorción proximal del bicarbonato filtrado por disminución de su umbral de excreción. La gravedad de la acidosis metabólica depende del grado de afectación del túbulo proximal y de la capacidad del nefrón distal para reabsorber la carga aumentada de bicarbonato. Por lo general, el bicarbonato no desciende más allá de 12-14 mEq/L. Puede ser esporádica, familiar o secundaria al síndrome de Fanconi (primario, secundario o adquirido, *v.* Capítulo 48.4) o asociarse con otras enfermedades renales.

Clínicamente, se presenta con retardo del crecimiento, poliuria, polidipsia, episodios de deshidratación, vómitos, anorexia e hipotonía. El potasio suele ser normal o puede haber hipopotasemia leve. El pH_u es ácido (< 5,5) dado que los mecanismos distales de acidificación urinaria se encuentran conservados. El GAP urinario ($Na^+ + K^+ - Cl$) es negativo. Al estar preservada la acidificación distal, la amoniogénesis y la excreción urinaria de NH_4^+ son adecuadas. Esta se evidencia indirectamente a través de la excreción urinaria de cloro, responsable del mantenimiento de la electroneutralidad del líquido tubular. Para confirmar el diagnóstico, puede evaluarse la excreción fraccionada de bicarbonato. Normalmente es menor del 0,1% y, tras sobrecarga alcalina, entre el 1% y el 5%. Un valor mayor del 10%-15% tras sobrecarga alcalina confirma el diagnóstico.

El tratamiento consiste en administrar dosis altas de bicarbonato (15-20 mEq/kg/día) cada 4 horas, la mitad como bicarbonato de sodio y la otra mitad como citrato de potasio, para

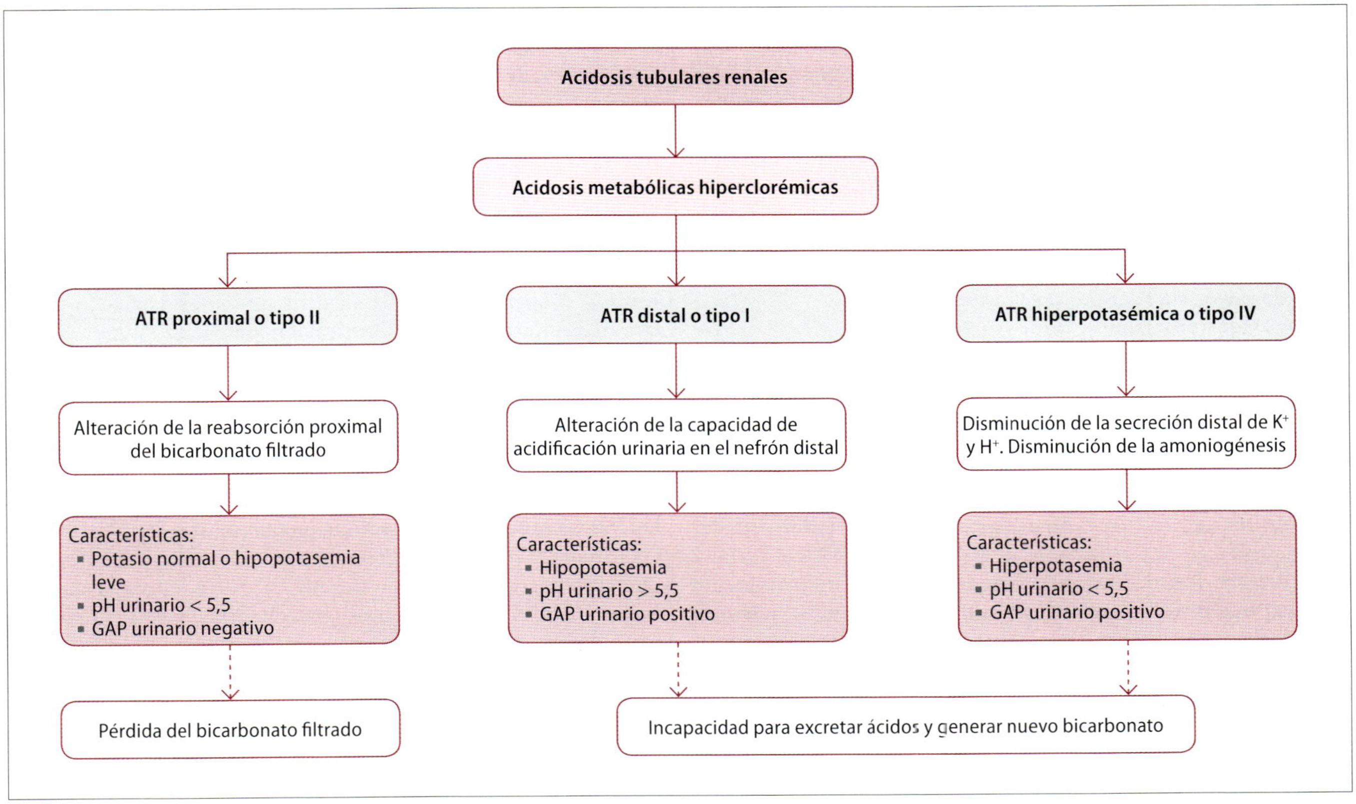

Figura 7.8 Características generales y diagnóstico diferencial de las acidosis tubulares renales (ATR).

evitar la hipopotasemia secundaria al tratamiento. Esta puede producirse por dos mecanismos:

- El aumento del bicarbonato entregado al nefrón distal funciona como un anión no reabsorbible, que incrementa la electronegatividad intraluminal y estimula la secreción de potasio.
- La mayor entrega de bicarbonato de sodio al nefrón distal aumenta la reabsorción de sodio (reabsorción dependiente de la carga). Esto produce un aumento de la diferencia de potencial transepitelial y, consecuentemente, favorece la secreción de potasio.

Asimismo, se recomienda indicar una dieta hiposódica (2-3 g/día de sodio) y, en algunos casos, es necesario administrar hidroclorotiazida 1-2 mg/kg/día, ya que el estado de contracción del LEC favorece la actividad del túbulo proximal (mayor reabsorción de sodio por el intercambiador luminal Na^+/H^+ NHE3), lo que aumenta el umbral renal para el bicarbonato.

ATR distal (tipo I)

Se produce por alteración de la capacidad de acidificación urinaria en el nefrón distal. El bicarbonato suele caer a valores más bajos que en la ATR proximal, y puede llegar 8-10 mEq/L sin tratamiento. Por lo general, estos pacientes presentan hipercalciuria secundaria a la acidosis metabólica crónica (desmineralización ósea y excreción urinaria de calcio), con hipocitraturia (mayor reabsorción de citrato en el túbulo proximal). Puede ser esporádica, familiar o secundaria a enfermedades autoinmunes (síndrome de Sjögren, artritis reumatoidea juvenil, lupus eritematoso sistémico, etc.), por drogas (ifosfamida, anfotericina B, ibuprofeno, etc.), por la uropatía obstructiva, o asociarse con otras enfermedades renales o hematológicas (anemia de células falciformes, esferocitosis hereditaria, etc.).

Clínicamente, se presenta con retardo del crecimiento, episodios de deshidratación, vómitos, anorexia, nefrocalcinosis y nefrolitiasis. Asimismo, puede asociarse con manifestaciones clínicas de hipopotasemia crónica (poliuria, polidipsia, debilidad y fatiga).

La alteración de la acidificación urinaria puede deberse, fundamentalmente, a dos mecanismos:

- Disminución de la actividad de la ATPasa de H^+ apical de las células intercalares α (el defecto más frecuente).
- Aumento de la permeabilidad luminal con retrodifusión de los H^+ secretados e incapacidad para mantener diferencias transepiteliales de pH.

En ambos casos, hay hipopotasemia por mayor secreción distal de este ion, con el fin de mantener el intercambio electroneutro con el Na^+. El pH_u es mayor de 5,5 y el GAP urinario es positivo, lo que refleja la baja excreción urinaria de cloro en relación con la menor generación de NH_4^+. Para confirmar el diagnóstico, puede realizarse la prueba de acidificación urinaria con furosemida (2 mg/kg/dosis). Al aumentar la carga de sodio entregada al nefrón distal tras su administración, normalmente el pH_u debe ser menor de 5,8 luego de 120 minutos (por mayor secreción de H^+). Si el pH_u es más alto, existe un defecto de acidificación.

El tratamiento consiste en administrar bicarbonato entre 1-3 mEq/kg/día, la mitad junto con potasio (citrato de potasio) para corregir la hipopotasemia.

ATR hiperpotasémica (tipo IV)

La menor reabsorción distal de sodio que acontece en este trastorno disminuye la secreción de K^+ y H^+, lo que favorece el desarrollo de hiperpotasemia y acidosis metabólica hiperclorémica. Sin embargo, la hiperpotasemia constituye el principal determinante en la generación de la acidosis metabólica. El elevado potasio intracelular inhibe la enzima glutaminasa renal, lo que disminuye la amoniogénesis y la excreción urinaria de NH_4^+. De hecho, es muy frecuente que, con la corrección de la hiperpotasemia, corrija la acidosis metabólica. La menor reabsorción distal de sodio puede suceder por dos mecanismos:

- Hipoaldosteronismo.
- Defecto dependiente de voltaje.

La deficiencia o resistencia tubular a la aldosterona genera una acidosis menor que el defecto dependiente de voltaje, con bicarbonatos que rara vez son inferiores a 15 mEq/L. Las causas de hipoaldosteronismo son múltiples (enfermedad suprarrenal, hipoaldosteronismo hiporreninémico o seudohipoaldosteronismo) y las manifestaciones clínicas dependen de las enfermedades que lo producen (*v.* Capítulos 6, 23 y 48.4).

El defecto dependiente de voltaje se produce por disminución de la entrega distal de sodio (por bajo sodio corporal o aumento de la reabsorción proximal), o por defectos de las células principales del túbulo colector. Se observa en la hipovolemia grave, en la obstrucción del tracto urinario (por alteración funcional de la bomba Na^+/K^+ ATPasa), por la acción de diversas drogas (amiloride, litio) o en el contexto de enfermedades sistémicas con impacto renal (lupus eritematoso sistémico, anemia de células falciformes, etc.).

A pesar de haber menor secreción neta de H^+, el pH_u es inferior de 5,5 (particularmente en el hipoaldosteronismo). Esto se debe a que la capacidad del túbulo distal para generar diferencias de pH está intacta y, al haber menor amortiguación de los H^+ secretados por menor disponibilidad de NH_3 en el líquido tubular, el pH urinario puede acidificarse fácilmente. El GAP urinario es positivo, lo que refleja la escasa excreción de NH_4^+ y, por ende, de cloro. Para aproximar el diagnóstico, el cálculo del GTTK (*v.* Capítulo 3) puede resultar de utilidad. Permite evaluar la actividad tubular de la aldosterona. Valores bajos (menor a 5 en lactantes y menor a 4 en niños mayores) pueden indicar baja bioactividad de esta hormona. Cabe destacar que para que la interpretación de este método sea apropiada, la osmolalidad urinaria debe ser mayor que la plasmática, y debe existir un adecuado aporte distal de sodio (Na^+ urinario > 25 mEq/L, *v.* Capítulo 3).

El tratamiento debe estar orientado a la enfermedad de base que produce el trastorno. Debe incluir la corrección precoz de la hiperpotasemia y el aporte de bicarbonato a 1-5 mEq/kg/día.

Alcalosis metabólica

Definición y mecanismos de producción

La alcalosis metabólica, usualmente acompañada de hipopotasemia (*v.* Capítulo 3), es un trastorno frecuente, particularmente en los pacientes internados. Se caracteriza por un aumento primario del HCO_3^- plasmático por encima del valor normal para cada edad (*v.* más atrás). Puede generarse por diversos mecanismos, varios de los cuales suelen coexistir en un mismo escenario clínico.

Depleción de volumen o hipovolemia arterial efectiva. (Vómitos, tratamiento diurético, insuficiencia cardíaca congestiva, síndrome nefrótico, síndrome ascítico edematoso, etc.). La estimulación simpática, junto con el aumento de la angiotensina II, la aldosterona y otros factores, aumentan simultáneamente la reabsorción de Na^+ y la secreción de H^+ en el túbulo proximal y en el nefrón distal. Esto se traduce en un incremento de la reabsorción del HCO_3^- filtrado y de la generación de nuevo HCO_3^-. Asimismo, aumenta la reabsorción proximal de cloro y disminuye su entrega al nefrón distal, por lo que no puede ser intercambiado con HCO_3^- en las células intercalares β. Esto limita marcadamente la excreción urinaria de HCO_3^- y propicia el mantenimiento de la alcalosis metabólica.

Pérdida de H^+ y de Cl^- a través del tubo digestivo por vómitos o aspiración nasogástrica. Este escenario suele asociarse con depleción de volumen, activación simpática e hiperaldosteronismo secundario, que asimismo propicia la pérdida urinaria de potasio.

Hipopotasemia. Como consecuencia de este trastorno, se produce la salida neta de potasio hacia el espacio extracelular, que es balanceada por el ingreso neto de H^+ al espacio intracelular; esto genera alcalosis extracelular y acidosis intracelular. En las células tubulares, la disminución del pH intracelular estimula la amoniogénesis y la secreción proximal y distal de H^+, con lo que aumenta la reabsorción del HCO_3^- filtrado y la generación de nuevo HCO_3^-, mecanismos que contribuyen con el mantenimiento de la alcalosis metabólica. Adicionalmente, la hipopotasemia estimula la actividad de la bomba H^+/K^+ ATPasa de las células intercalares α del nefrón distal, que amplifica la secreción de H^+ y también contribuye con el mantenimiento de la alcalosis. Por último, la hipopotasemia crítica (< 2 mEq/L) puede aumentar la reabsorción distal de HCO_3^- por un mecanismo no del todo dilucidado, secundario a una menor reabsorción de cloro. Esto produce un aumento inusual de la electronegatividad intraluminal, que promueve la secreción de H^+. Cabe destacar que la hipopotasemia puede ser tanto la causa como una consecuencia de la alcalosis metabólica, y suele contribuir con su mantenimiento.

Aumento de la reabsorción distal de sodio. Puede suceder por un exceso primario de mineralocorticoides, tanto real (hiperaldosteronismo primario) como aparente (déficit de 11β-hidroxiesteroide deshidrogenasa tipo 2), o por el síndrome de Liddle (*v.* Capítulo 48.4). También puede ocurrir por el aumento de la carga de sodio entregada al nefrón distal (furosemida, hidroclorotiazida, síndromes de Bartter o de Gitelman). En ambas situaciones, aumenta la reabsorción de sodio y la diferencia de potencial transepitelial, lo que favorece la secreción de potasio y H^+.

Poshipercapnia. En la acidosis respiratoria crónica, la adaptación renal al trastorno aumenta la concentración plasmática de HCO_3^-. Si la pCO_2 disminuye rápidamente (p. ej., por cambios en el ajuste de la ventilación mecánica) el HCO_3^- puede permanecer elevado, particularmente si hay depleción de volumen (por uso concomitante de diuréticos), hipocloremia (por balance negativo de cloro durante la adaptación renal a la acidosis) o disminución de la función renal.

Sobrecarga alcalina. Normalmente, el álcali infundido se excreta con rapidez en la orina (*v.* Figura 7.5). Sin embargo, puede generar alcalosis metabólica cuando existen alteraciones concomitantes que interfieren con la excreción de HCO_3^-, como la disminución de la función renal, la depleción de volumen o la hipocloremia. Las fuentes de álcali pueden provenir de grandes cantidades de bicarbonato de sodio, grandes volúmenes de Ringer lactato, el acetato (nutrición parenteral) o el citrato (presente en las bolsas de sangre).

Pérdida primaria de cloro e hipocloremia. Sucede en la fibrosis quística (a través del sudor) y en la diarrea congénita perdedora de cloro (*v.* Capítulo 49.2). Estas situaciones, a su vez, pueden generar depleción de volumen y sostener la alcalosis metabólica.

Una de las características más relevantes de la alcalosis metabólica, más importante aún que su mecanismo de producción, es su capacidad para perpetuarse por factores que limitan la excreción renal de HCO_3^-. Entre estos se encuentran la hipovolemia arterial efectiva, la hipopotasemia, el exceso real o aparente de mineralocorticoides, la disminución de la función renal y la depleción de cloro e hipocloremia (casi siempre asociada con la depleción de volumen).

Por otra parte, es un trastorno que conlleva mayor gravedad potencial, dado que la respuesta adaptativa de la pCO_2 se encuentra más restringida que en la acidosis metabólica, por la limitación que le impone el funcionamiento normal de los quimiorreceptores a la capacidad de hipoventilación.

Clasificación

La alcalosis metabólica puede clasificarse según su respuesta a la terapéutica con cloro, en cloro sensible y cloro resistente (Figura 7.9). Esta clasificación se fundamenta en el mecanismo de producción y mantenimiento del trastorno, y posee implicancias terapéuticas.

La sensibilidad o la resistencia al cloro se definen basándose en el cloro urinario. Una concentración de cloro en orina < 20 mEq/L identifica una alcalosis metabólica sensible al cloro, mientras que una concentración > 20 mEq/L identifica una alcalosis metabólica resistente a este. La excepción a esta regla está constituida por el tratamiento diurético (luego de su uso), el cual ocasiona una alcalosis metabólica sensible al cloro, con cloro urinario elevado.

Alcalosis metabólica cloro sensible

Este tipo de alcalosis se caracteriza por la depleción de cloro y de volumen, y es la forma más frecuente de alcalosis metabólica. Sus causas presentan en común un cloro urinario < 20 mEq/L, salvo en el tratamiento diurético. Por lo general, resulta de las situaciones siguientes:

- Vómitos o aspiración nasogástrica.
- Depleción de volumen o hipovolemia arterial efectiva.
- Diuréticos de asa y tiazidas (luego de su uso).
- Poshipercapnia.
- Fibrosis quística.
- Diarrea congénita perdedora de cloro.

Alcalosis metabólica cloro resistente

Este tipo de alcalosis se caracteriza por la expansión de volumen y la depleción de potasio (que a su vez perpetúa la alcalosis metabólica), causadas por un exceso primario de mineralocorticoides. Se trata de trastornos poco frecuentes, que suelen cursar con hipertensión arterial. Menos frecuentemente, puede producirse por tubulopatías que cursan presión arterial normal o hipovolemia, hipopotasemia e hipocloremia (*v.* Capítulo 48.4). Asimismo, la hipopotasemia también es capaz de generar este tipo de alcalosis metabólica. Todas presentan en común un cloro urinario > 20 mEq/L (muchas veces > 40 mEq/L). Entre sus causas se destacan las siguientes:

- Hiperaldosteronismo primario.
- Terapia con corticoides.
- Síndrome de exceso aparente de mineralocorticoides (déficit 11β-hidroxiesteroide deshidrogenasa tipo 2).
- Hipopotasemia.
- Síndrome de Liddle.

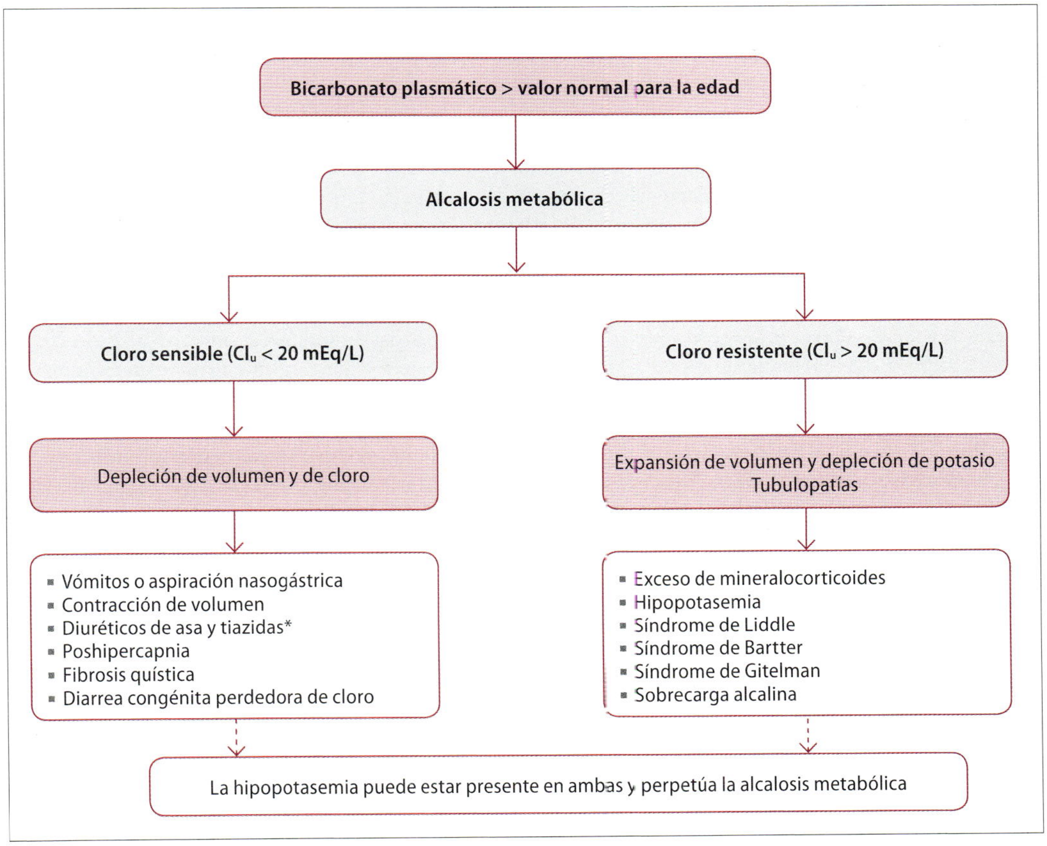

Figura 7.9 Clasificación y causas de alcalosis metabólica. *: los diuréticos poseen cloro urinario alto, pero responden a la terapéutica con cloro una vez suspendidos. Cl_u: cloro urinario.

- Síndrome de Bartter.
- Síndrome de Gitelman.
- Sobrecarga alcalina.

Manifestaciones clínicas de la alcalosis metabólica

Las manifestaciones clínicas suelen relacionarse con el trastorno de base que produjo la alcalosis metabólica (vómitos, depleción de volumen, hipopotasemia, uso de diuréticos, etc.). La alcalosis en sí misma puede ser asintomática, o bien presentar manifestaciones relacionadas con la alcalemia, que en términos generales suelen ser atribuibles a los trastornos electrolíticos concomitantes. La hipocalcemia y la hipomagnesemia que frecuentemente acompañan a este trastorno son potenciadas por la alcalemia (*v.* más atrás), y pueden generar espasmos musculares, parestesias y tetania. También puede haber agitación psíquica, desorientación, convulsiones y arritmias.

El modelo clínico de la alcalemia además implica un estado de desequilibrio entre la oferta y el consumo de O_2. Potencialmente, es capaz de reducir el volumen minuto cardíaco, desplazar la curva de disociación de la hemoglobina hacia la izquierda (efecto Bohr) y aumentar el consumo tisular de O_2 por estímulo de la glucólisis. Por consiguiente, la alcalosis disminuye el aporte de O_2 y aumenta su demanda.

Diagnóstico

Al igual que en la acidosis metabólica, el diagnóstico de alcalosis metabólica se establece a partir de la identificación de la situación clínica del paciente, junto con la sistemática de análisis del equilibrio ácido-base propuesta. A esto se añade la determinación del cloro urinario, que permite subclasificar el trastorno y definir la conducta terapéutica.

La evaluación diagnóstica de las causas de alcalosis metabólica cloro resistente (poco frecuentes), como el exceso de mineralocorticoides o las tubulopatías, se describe en los Capítulos 6 y 48.4, respectivamente.

Tratamiento

El tratamiento debe estar dirigido a la causa que produce la alcalosis metabólica y a los mecanismos capaces de perpetuarla. Esto implica restituir el volumen arterial efectivo (*v.* Capítulos 1, 11 y 12), corregir la hipopotasemia (*v.* Capítulo 3), tratar la causa de los vómitos, reducir o discontinuar la aspiración nasogástrica, reducir el contenido ácido de la secreción gástrica (bloqueantes de los receptores H_2 o inhibidores de la bomba de protones), suspender o reducir el tratamiento diurético (furosemida o hidroclorotiazida) y discontinuar el aporte exógeno de álcalis, entre otras medidas.

Sobre la base del mecanismo de generación y mantenimiento, y de acuerdo con las características clínicas de cada paciente, puede optarse por alguna de las diferentes estrategias descritas.

Tratamiento de la alcalosis metabólica cloro sensible

Como fue mencionado, la depleción de volumen (vómitos, aspiración nasogástrica, diuréticos, sudor excesivo, fibrosis quística, pérdida de cloro con la diarrea, etc.), que casi invariablemente se encuentra asociada con la hipocloremia, es el principal mecanismo que genera y perpetua la alcalosis metabólica. En este escenario, el aporte de solución salina al 0,9% representa la estrategia terapéutica principal, dado que simultáneamente restablece el volumen arterial efectivo, corrige el déficit de cloro y favorece la excreción renal de HCO_3^-. En efecto, salvo en los síndromes edematosos, el resto las alcalosis metabólicas cloro sensibles son candidatas para recibir este tratamiento. Se puede optar por alguna de las dos estrategias de administración siguientes:

- Cálculo del déficit de cloro (mEq) = 0,27 x peso x ([Cl^-] deseado - [Cl^-] real). El cloro deseado debería representar el 75% del sodio real del paciente. Se administra con solución salina al 0,9% (154 mEq/L de cloro) EV en 1-2 horas.
- Aporte EV de alícuotas de 20 mL/kg de solución salina al 0,9% en 1-2 horas hasta restablecer el volumen arterial efectivo y corregir la hipocloremia.

Cabe destacar que la hipovolemia grave debe ser corregida en forma rápida y enérgica (*v.* Capítulo 11). Asimismo, es frecuente que los mismos mecanismos que generan y sostienen este tipo de alcalosis produzcan hipopotasemia. Como fue mencionado, este trastorno contribuye con el mantenimiento de la alcalosis metabólica y, en caso de estar presente, debe ser tratado para permitir la corrección adecuada de esta entidad (*v.* Capítulo 3).

En los síndromes edematosos, como la insuficiencia cardíaca congestiva, el síndrome nefrótico o el síndrome ascítico edematoso, la alcalosis metabólica se genera por la combinación entre la hipovolemia arterial efectiva y el uso de diuréticos. En este escenario, no se recomienda el uso de solución salina al 0,9% por la posibilidad de empeorar el edema y porque es incapaz de corregir la alcalosis metabólica, dado que el mecanismo primario (mayor reabsorción de Na^+ y Cl^-, mayor secreción de H^+ e imposibilidad de excretar HCO_3^-) persiste a pesar de su administración. Como estos pacientes frecuentemente se encuentran hipopotasémicos, la corrección de este trastorno suele mejorar la alcalosis metabólica. Asimismo, tanto la insuficiencia cardíaca como el síndrome ascítico edematoso pueden beneficiarse con el uso de espironolactona 2-3 mg/kg/día. En caso de ser necesario, puede agregarse acetazolamida, 5 mg/kg/dosis, una vez al día por 3 días. Como es un inhibidor de la anhidrasa carbónica, disminuye la reabsorción proximal de HCO_3^- y favorece su excreción urinaria. Puede producir hipopotasemia, por lo que el potasio plasmático debe monitorizarse con frecuencia.

Por último, la alcalosis metabólica grave y sintomática puede requerir hemodiálisis cuando se asocia con disminución de la función renal.

Tratamiento de la alcalosis metabólica cloro resistente

Este tipo de alcalosis no se beneficia con el aporte de solución salina al 0,9%, dado que subyace un mecanismo fisiopatológico distinto de la depleción de volumen y de cloro.

En primer lugar, debe corregirse la hipopotasemia en caso de estar presente (*v.* Capítulo 3). Asimismo, el aporte exógeno de corticoides debe suspenderse o se debe disminuir la dosis.

En el exceso de mineralocorticoides resulta de utilidad el uso de fármacos que bloquean el sistema renina-angiotensina-aldosterona, como los inhibidores de la enzima convertidora de angiotensina I (IECAs), los antagonistas de los receptores de angiotensina II (ARA II) o la espironolactona. El manejo de los síndromes de Liddle, Bartter y Gitelman se describe en el Capítulo 48.4.

Trastornos respiratorios

Acidosis respiratoria

Se trata de un trastorno del equilibrio ácido-base caracterizado por el aumento primario de la pCO_2, definido por una $PaCO_2$ > 45 mmHg (hipoventilación o hipercapnia) con acidemia de instalación rápida, salvo que en simultáneo se produzca un mecanismo adicional.

En condiciones normales, el aumento de la producción de CO_2 genera un aumento concomitante de la ventilación alveolar, que mantiene constante la $PaCO_2$ (*v.* Figura 7.2). Esto es posible gracias a la compleja interacción entre los quimiorreceptores centrales y periféricos, los efectores neuromusculares y los componentes del sistema respiratorio.

Para que la acidosis respiratoria se establezca, debe existir una alteración primaria o secundaria en alguno de los integrantes de este sistema, que conduzca al desarrollo de hipoventilación (Tabla 7.6). En términos generales, puede suceder por trastornos neuromusculares, depresión del SNC, trastornos de la pared del tórax y por compromiso pulmonar obstructivo o restrictivo, tanto agudo como crónico. En el Capítulo 24 se desarrollan los mecanismos que generan hipoventilación en el marco de la insuficiencia respiratoria aguda, dado que la hipercapnia invariablemente se acompaña de hipoxemia.

El aumento agudo de la pCO_2 es amortiguado rápidamente en el compartimiento intracelular. En los hematíes, los H^+ derivados de la hidratación del CO_2 son amortiguados por la hemoglobina, mientras que el HCO_3^- abandona la célula hacia el plasma en un intercambio con el Cl^-. Esta respuesta se produce entre los 10-15 min de iniciado el trastorno. Por su parte, la adaptación renal (excreción de ácidos, excreción de Cl^- y retención de HCO_3^-) es más relevante en la acidosis respiratoria crónica, dado que tarda entre 2-5 días en establecerse por completo.

Clínicamente, la acidosis respiratoria aguda puede producir cefalea, náuseas, vómitos, confusión, irritabilidad, ansiedad e insomnio, indicadores clínicos que suelen solaparse con los de la hipoxemia. En caso de sostenerse en el tiempo, puede haber signos de hipertensión endocraneana crónica (edema de papila), somnolencia y coma. Cabe destacar que la gravedad de la presentación clínica depende sobre todo de la velocidad con la que aumenta la pCO_2, más que con su valor absoluto.

El tratamiento debe estar dirigido a la causa de la acidosis respiratoria, y consiste en la administración de O_2 para corregir la hipoxemia (*v.* modalidades de oxigenoterapia en el Capítulo 24) y en aumentar la ventilación alveolar, que de no ser factible al revertir la causa (o si esta no puede ser revertida), muchas veces requiere ventilación mecánica. En la acidosis respiratoria crónica, se sugiere establecer un descenso gradual de la pCO_2 mediante la ventilación mecánica, ya que una disminución rápida puede asociarse con el desarrollo de alcalosis metabólica potencialmente grave (alcalosis poshipercapnia, *v.* más atrás).

Tabla 7.6 Causas de acidosis respiratoria

Compromiso del sistema respiratorio	▪ Obstructivo: ▪ Bronquiolitis grave ▪ Crisis asmática grave ▪ Laringitis grave ▪ Presencia de un cuerpo extraño ▪ Enfermedad pulmonar crónica posviral ▪ Síndrome de apnea obstructiva del sueño ▪ Restrictivo: ▪ Distrés respiratorio agudo ▪ Edema agudo de pulmón ▪ Neumotórax ▪ Supuración pleuropulmonar ▪ Hemotórax ▪ Fibrosis pulmonar
Alteraciones de la pared del tórax o de los músculos respiratorios	▪ Miopatías, distrofias musculares ▪ Miastenia *gravis*, síndrome de Guillain-Barré ▪ Hipopotasemia e hiperpotasemia graves ▪ Hipofosfatemia grave ▪ Cifoescoliosis marcada
Alteraciones del sistema nervioso central	▪ Depresión metabólica o farmacológica del centro respiratorio ▪ Enfermedades neurodegenerativas ▪ Lesión medular traumática, inflamatoria o infecciosa ▪ Encefalitis ▪ Hipoventilación alveolar primaria ▪ Apnea del sueño de origen central

Alcalosis respiratoria

Este trastorno se caracteriza por la disminución primaria de la pCO_2, y se encuentra definido por una $PaCO_2 < 35$ mmHg (hiperventilación o hipocapnia) con alcalemia de instalación rápida, salvo que en simultáneo se produzca un mecanismo adicional.

Puede ocurrir en el marco de la ansiedad, el llanto o el dolor (hiperventilación psicógena o voluntaria), en respuesta a la hipoxemia (*v.* Capítulo 24), por afectación del SNC (traumatismos, tumores o infecciones), por efecto de fármacos o tóxicos (salicilatos, catecolaminas, nicotina, xantinas), en la sepsis, la insuficiencia hepática, la fiebre o la hipobaria.

En la alcalosis respiratoria aguda, los fosfatos, la hemoglobina y otras proteínas intracelulares liberan rápidamente H^+, que luego son extruidos al líquido extracelular donde se combinan con el HCO_3^-. Si el trastorno persiste por más de seis horas, comienza la respuesta adaptativa renal que implica menor excreción neta de ácidos y mayor secreción de HCO_3^- por las células intercalares β del nefrón distal. Esta respuesta se completa 2-5 días de instalado el trastorno.

La alcalemia generada por la alcalosis respiratoria puede producir rápidamente diversas manifestaciones clínicas, dado que, a diferencia de la alcalosis metabólica, los cambios de la pCO_2 se trasmiten casi inmediatamente al SNC y al compartimiento intracelular, donde aumenta el pH. En consecuencia, se producen náuseas, mareos, alteraciones del nivel de conciencia, parestesias, espasmos musculares y arritmias. Estos fenómenos se ven favorecidos por la hipocalcemia (y en menor medida la hipomagnesemia) que acompaña a la alcalemia.

Al igual que en la acidosis respiratoria, el tratamiento de la alcalosis respiratoria se basa exclusivamente en el manejo de la causa subyacente. En la hiperventilación psicógena, puede resultar de utilidad hacer respirar al paciente en un circuito cerrado (una bolsa o un reservorio), lo que aumenta la pCO_2.

Métodos complementarios o alternativos para el análisis del equilibrio ácido-base

Método de Stewart

Entre finales de la década de 1970 y principios de la década de 1980, Peter Stewart, un fisiólogo canadiense, propuso un enfoque para la fisiología y las alteraciones del equilibrio ácido-base a partir de un modelo matemático complejo, que considera a los fluidos corporales como un sistema fisicoquímico donde se cumplen tres principios básicos:

- Preservación del equilibrio eléctrico (principio de electroneutralidad).
- La ley de conservación de la materia.
- La ley de acción de masas.

En términos simplificados, el modelo de Stewart incluye el análisis de la relación de varios componentes de los líquidos orgánicos con estas leyes, que regulan el grado de disociación del agua plasmática. La regulación de la concentración de HCO_3^- se plantea como una variable dependiente, y establece que los cambios en la concentración de H^+ y, por lo tanto, del pH solo pueden producirse mediante la modificación de tres variables independientes: la pCO_2, la concentración total de ácidos débiles no volátiles (A_{TOT}) y la diferencia entre iones fuertes (SID, por sus siglas en inglés). La A_{TOT} se encuentra representada por la albúmina y el fosfato, se calcula mediante una fórmula y su valor medio de referencia es de 15 mEq/L. La diferencia aparente entre iones fuertes (SIDa) implica la diferencia entre la suma de los cationes fuertes (sodio, potasio, calcio y magnesio) y la suma de los aniones fuertes (cloro, sulfato y lactato), que al estar totalmente disociados en el plasma no participan en reacciones de transferencia de H^+. Debido a su magnitud, las concentraciones de sodio y cloro, y en menor medida de potasio, son los determinantes principales de la SIDa, que toma un valor ~40 mEq/L. Por su parte, la diferencia efectiva entre iones fuertes (SIDe) es la SID real en un momento determinado. Se predice a partir del pH, la pCO_2 y la A_{TOT}, es decir, que incluye además a los ácidos débiles. Representa la suma del HCO_3^- con la equivalencia aniónica de la albúmina y el fosfato (amortiguadores no bicarbonato), y se calcula mediante una fórmula o un nomograma. En condiciones normales, SIDa es igual a SIDe. La diferencia entre ambas (SIDa - SIDe) es la SIG (brecha o GAP de iones fuertes). Una SIG aumentada indica la presencia de otros aniones no medidos (como los cetoácidos, los sulfatos, los uratos, el citrato, el piruvato, el acetato y el gluconato), de manera análoga a lo que representa el anión GAP en el método fisiológico.

De acuerdo con este enfoque, el equilibrio ácido-base se encuentra determinado por los cambios en el grado de disociación del agua, que son impulsados por la interacción de las tres variables independientes. La presencia de un catión o de un anión altera la carga eléctrica del agua, que genera la disociación en cargas negativas u oxidrilos (OH^-) (cuando se añade un catión), o en cargas positivas o H^+ (cuando se añade un anión). Esto determina mecánicamente la concentración de HCO_3^- y de H^+ (variables dependientes) y, en consecuencia, el pH de los líquidos corporales.

Los iones débiles H^+ y OH^- pueden ser generados o consumidos en función del grado de disociación del agua plasmática. Por lo tanto, un aumento del Cl^- entraña un aumento de la concentración de H^+, mientras que un aumento del Na^+ conduce a una disminución de la concentración de H^+.

La acidosis metabólica resulta, entonces, de un aumento de la disociación del agua plasmática. Puede ser generada por una disminución de la diferencia entre cationes y aniones fuertes (SID baja) o por un aumento de la concentración de ácidos débiles no volátiles (A_{TOT}). Se reconocen así seis trastornos ácido-base primarios, que reflejan los cambios en SIDe o A_{TOT} (trastornos metabólicos), o en la pCO_2 (trastornos respiratorios):

- SIDe baja: acidosis metabólica (acidosis SID). Puede haber una SIG elevada (retención de ácidos) o normal (diarrea).
- SIDe alta: alcalosis metabólica (alcalosis SID).
- A_{TOT} alta: acidosis metabólica (acidosis hiperalbuminémica).
- A_{TOT} baja: alcalosis metabólica (alcalosis hipoalbuminémica).
- pCO_2 alta: acidosis respiratoria.
- pCO_2 baja: alcalosis respiratoria.

Los conceptos desarrollados pueden sintetizarse sobre la base de la siguiente expresión ilustrativa:

$$pH \approx (SIDe - A_{TOT}) / pCO_2$$

Como puede apreciarse en función de lo expuesto, el enfoque de Stewart, si bien resulta preciso para describir una serie de fenómenos, implica la realización de cálculos engorrosos, su interpretación y aplicación resultan complejas y muchos autores cuestionan la validez de algunos de sus postulados *in vivo*, debido, por ejemplo, a la ausencia de evidencia sobre la regulación fisiológica de los valores de albúmina para preservar la homeostasis ácido-base. Por otra parte, requiere mediciones de varios iones y el uso de programas informáticos. Asimismo, cabe destacar que la precisión matemática *in vitro* no establece necesariamente las relaciones de causa y efecto de las variables ácido-base *in vivo*, como sí sucede con el empleo del método fisiológico. En efecto, algunos autores consideran que los cambios de la SID podrían ser meras consecuencias y no las causas de las alteraciones ácido-base.

El enfoque fisicoquímico, al igual que el fisiológico, es matemáticamente correcto. Sin embargo, solo el enfoque fisiológico conjuga efectivamente la química ácido-base con la fisiología ácido-base y la fisiopatología. Por esta razón, muchos autores sostienen que el enfoque fisiológico, probado a lo largo del tiempo, es el enfoque recomendado para evaluar el equilibrio ácido-base.

Método de Siggaard-Andersen

Otro enfoque propuesto en el año 1960 por Siggaard-Andersen es la utilización del exceso de base (EB), que valora la magnitud de la anormalidad metabólica. Representa la cantidad de mEq adicionales de ácido o base que deben agregarse a un litro de sangre para normalizar el pH a una temperatura de 37 °C. Para su cálculo, se tienen en consideración la pCO_2 y el pH medidos. Aunque este cálculo es bastante exacto *in vitro*, aparece cierta inexactitud cuando se aplica *in vivo*, ya que el EB cambia con las modificaciones en la pCO_2. Asimismo, el EB es una medición *in vitro* que no tiene en consideración la continuidad entre los compartimentos intravascular e intersticial (cuya capacidad amortiguadora es menor), por lo que tiende a sobrevalorar el EB. Para soslayar este problema, se propuso calcular el EB estándar (EBE), en el que se asume una concentración de hemoglobina de 5 g/dL, considerada como la concentración que tendría la hemoglobina si se distribuyera en el mismo volumen que el HCO_3^-. Para sustentar esta modificación, se argumenta que el espacio extracelular completo está implicado en el establecimiento del equilibrio ácido-base, ya que los fluidos se desplazan a través de los vasos sanguíneos y linfáticos, y se mezclan constantemente.

En consecuencia, el valor del EBE cuantifica el cambio del componente metabólico del estado ácido-base *in vivo*. Su rango de referencia es de ± 3 mEq/L. Un valor menor de -3 mEq/L es indicativo de acidosis metabólica, mientras que valores por encima de +3 mEq/L indican alcalosis metabólica.

El EBE tiene una relación directa con los cambios en la SID y la concentración total de ácidos débiles no volátiles (A_{TOT}). En caso de un EBE más negativo de lo normal, su valor se refiere a la cantidad de SID que debería incrementarse. Esto es debido a que la SID es, en esencia, igual que la base amortiguadora, y el EBE cuantifica el cambio de esta. Asimismo, el EBE da una estimación de la cantidad de aniones fuertes que requieren ser removidos o de cationes fuertes que tienen que ser agregados para normalizar el pH. Por lo tanto, representa una medida confiable del componente metabólico y puede resultar en una herramienta clínica práctica.

La limitación principal del EBE es no poder determinar la causa de la acidosis metabólica. Asimismo, el exceso de base asume concentraciones de albúmina y fosfato normales, condición que no necesariamente es válida en la mayoría de los pacientes críticos. Por otro lado, de acuerdo con el principio isohídrico, puede resultar un dato redundante cuando simultáneamente se emplea el método fisiológico.

Anexo 7.1

Ejemplos clínicos de la sistemática de análisis ácido-base mediante el método fisiológico

Ejemplo clínico 1

Paciente de 1 año y 6 meses, previamente sano, presenta deshidratación grave secundaria a diarrea aguda de 72 horas de evolución. Recibió 20 mL/kg de solución salina al 0,9% en 10 min, tras lo cual se observó recuperación hemodinámica. Se obtuvieron los siguientes resultados de laboratorio:

Estado ácido-base	pH: 7,30; pCO_2: 31 mmHg; HCO_3^-: 15 mEq/L
Ionograma	Na^+: 136 mEq/L; K^+: 3,9 mEq/L; Cl^-: 109 mEq/L; Ca^{2+}: 1,05 mmol/L
Albúmina	3,9 g/dL

- Predicción del trastorno según el diagnóstico clínico: es esperable que, de haberse producido un desequilibrio ácido-base, sea por la pérdida enteral de bicarbonato a causa de la diarrea aguda. Esto resulta en la ganancia de cloro y el establecimiento de una acidosis metabólica hiperclorémica (anión GAP normal). El desarrollo de acidemia concomitante depende de la capacidad de adaptación respiratoria al trastorno y de la presencia de algún mecanismo adicional.
- Verificación de la confiabilidad de los datos (coherencia interna): para tal fin se aplica la ecuación de Kassirer-Bleich:

  $[H^+] = 24 \times (pCO_2 / [HCO_3^-]) = 24 \times (31 \text{ mmHg} / 15 \text{ mEq/L}) = \sim 50 \text{ nEq/L}$

  En la Tabla 7.4 puede observarse que para una $[H^+]$ de ~50 nEq/L le corresponde un pH de 7,30, por lo que puede asumirse que el protocolo ácido-base posee coherencia interna.
- Determinación del trastorno primario, la respuesta adaptativa y la presencia o ausencia de un trastorno adicional: el pH de 7,30 define una acidemia. Como la pCO_2 cambia en la misma dirección que el pH, un HCO_3^- de 15 mEq/L señala la presencia de una acidosis metabólica como trastorno primario. Se define ahora si la respuesta adaptativa de la pCO_2 es adecuada para este trastorno: 1,5 x 15 + 8 = 30,5 (± 2). La pCO_2 de 31 mmHg implica una adecuada adaptación respiratoria a la acidosis metabólica primaria.
- Evaluación del equilibrio iónico acompañante: en primer lugar se establece el valor del anión GAP: 136 mEq/L - (109 mEq/L + 15 mEq/L) = 12 mEq/L. Como la albúmina del paciente es normal, solo debe corregirse el valor del anión GAP al pH de 7,30 (disminuye 1-3 mEq/L por cada 0,1 unidades de pH por debajo de 7,40), por lo que el anión GAP normal de este paciente es de ~10,5 mEq/L ± 2. De esta manera, un anión GAP de 12 mEq/L es normal. Con respecto al cloro, normalmente debe representar el 75% del sodio: 0,75 x 136 mEq/L = 102 mEq/L. Un cloro de 109 mEq/L señala la presencia de hipercloremia. Tanto el potasio como el calcio son normales.

Diagnóstico. Acidosis metabólica hiperclorémica leve, con acidemia y adecuada adaptación respiratoria. Este hallazgo posee coherencia clínica con el diagnóstico *a priori* del paciente.

Tratamiento. En caso de que la recuperación hemodinámica se sostenga y el estado de consciencia lo permita, se debe intentar rehidratar al paciente por vía oral con sales de rehidratación oral (*v.* Capítulo 1). Si esta estrategia fracasa, se indica la rehidratación EV (*v.* Capítulo 12).

Ejemplo clínico 2

Paciente de 2 años, sin antecedentes patológicos, presenta diarrea abundante de 48 horas de evolución. Se encuentra taquipneico, con tendencia al sueño y manifestaciones clínicas compatibles con deshidratación moderada. La madre refiere haberle administrado un preparado hogareño para reponer las pérdidas. Se obtienen los siguientes resultados de laboratorio:

Estado ácido-base	pH: 7,21; pCO_2: 23 mmHg; HCO_3^-: 9 mEq/L
Ionograma	Na^+: 138 mEq/L; K^+: 3,5 mEq/L; Cl^-: 110 mEq/L; Ca^{2+}: 1,1 mmol/L
Albúmina	4 g/dL

- Predicción del trastorno según el diagnóstico clínico: en caso de producirse un desequilibrio ácido-base, es probable que se trate de una acidosis metabólica vinculada con la pérdida enteral de bicarbonato (hiperclorémica), o bien con la posibilidad de ganancia exógena de ácidos por el preparado administrado (aumento del anión GAP). El desarrollo de acidemia concomitante depende de la capacidad de adaptación respiratoria al trastorno y de la presencia de algún mecanismo adicional.
- Verificación de la confiabilidad de los datos (coherencia interna): para tal fin se aplica la ecuación de Kassirer-Bleich:

  $[H^+] = 24 \times (pCO_2 / [HCO_3^-]) = 24 \times (23 \text{ mmHg} / 9 \text{ mEq/L}) = \sim 61 \text{ nEq/L}$

  En la Tabla 7.4 puede observarse que para una $[H^+]$ de ~61 nEq/L le corresponde un pH cercano a 7,21, por lo que puede asumirse que el protocolo ácido-base posee coherencia interna.
- Determinación del trastorno primario, la respuesta adaptativa y la presencia o ausencia de un trastorno adicional: el pH de 7,21 define una acidemia. Como la pCO_2 cambia en la misma dirección que el pH, un HCO_3^- de 9 mEq/L señala la presencia de una acidosis metabólica como trastorno primario. Se define ahora si la respuesta adaptativa de la pCO_2 es adecuada para este trastorno: 1,5 x 9 + 8 = 21,5 (± 2). La pCO_2 de 23 mmHg implica una adecuada adaptación respiratoria a la acidosis metabólica primaria.
- Evaluación del equilibrio iónico acompañante: en primer lugar, se establece el valor del anión GAP: 138 mEq/L - (110 mEq/L + 9 mEq/L) = 19 mEq/L. Como la albúmina del paciente es normal, solo debe corregirse el valor del anión GAP al pH de 7,21 (disminuye 1-3 mEq/L por cada 0,1 unidades de pH por debajo de 7,40), por lo que el anión GAP normal de este paciente es de ~9 mEq/L ± 2. De esta manera, un valor de 19 mEq/L representa un aumento del anión GAP. Con respecto al cloro, normalmente debe representar el 75% del sodio: 0,75 x 138 mEq/L = 103,5 mEq/L. Un cloro de 110 mEq/L señala la presencia de hipercloremia. Para confirmar la sospecha de un trastorno metabólico mixto, es útil calcular el $\Delta GAP/\Delta HCO_3^-$: (19 mEq/L - 9 mEq/L) / (24 mEq/L - 9 mEq/L) = 0,66. El $\Delta GAP/\Delta HCO_3^- < 1$ confirma la existencia de una acidosis metabólica con anión GAP aumentado e hiperclorémica. Tanto el potasio como el calcio se encuentran en valores seguros.

Diagnóstico. Acidosis metabólica con anión GAP aumentado e hiperclorémica grave, con acidemia y adecuada adaptación respiratoria. Este hallazgo posee coherencia clínica con el diagnóstico *a priori* del paciente.

Tratamiento. Por la gravedad del trastorno y la clínica de acidemia (taquipnea y depresión del sensorio), es probable que sea necesario administrar una dosis EV empírica de bicarbonato 1-2 mEq/kg en 30-60 min. Los valores de potasio y de calcio permiten esta administración. Una vez corregido el trastorno, debe indicarse la terapia de rehidratación oral (*v.* Capítulo 1).

Ejemplo clínico 3

Paciente de 4 meses, sin antecedentes patológicos a destacar, presenta deshidratación moderada secundaria a vómitos propulsivos y abundantes de 36 horas de evolución. Los vómitos ocurren exclusivamente luego de la alimentación y son de contenido gástrico. Clínica y ecográficamente se establece el diagnóstico de estenosis hipertrófica del píloro, y se obtienen los siguientes resultados de laboratorio:

Estado ácido-base	pH: 7,50; pCO_2: 42 mmHg; HCO_3^-: 32 mEq/L
Ionograma	Na^+: 142 mEq/L; K^+: 3,1 mEq/L; Cl-: 97 mEq/L; Ca^{2+}: 0,76 mmol/L
Albúmina	4,1 g/dL

- Predicción del trastorno según el diagnóstico clínico: en caso de presentar un desequilibrio ácido-base, es esperable que sea por la pérdida de protones y de cloro a través de los vómitos, sumado a la depleción de volumen. Esto resulta en la ganancia de bicarbonato y el establecimiento de una alcalosis metabólica. El desarrollo de alcalemia concomitante depende de la capacidad de adaptación respiratoria al trastorno y de la presencia de algún mecanismo adicional.
- Verificación de la confiabilidad de los datos (coherencia interna): para tal fin se aplica la ecuación de Kassirer-Bleich:

  $[H^+] = 24 \times (pCO_2 / [HCO_3^-]) = 24 \times (42 \text{ mmHg} / 32 \text{ mEq/L}) = 31{,}5 \text{ nEq/L}$

  En la Tabla 7.4 puede observarse que para una $[H^+]$ de 31,5 nEq/L le corresponde un pH de ~7,50, por lo que puede asumirse que el protocolo ácido-base posee coherencia interna.
- Determinación del trastorno primario, la respuesta adaptativa y la presencia o ausencia de un trastorno adicional: el pH de 7,50 define una alcalemia. Como la pCO_2 cambia en la misma dirección que el pH, un HCO_3^- de 32 mEq/L señala la presencia de una alcalosis metabólica como trastorno primario. Se define ahora si la respuesta adaptativa de la pCO_2 es adecuada para este trastorno: 0,7 x 32 + 20 = 42,4 (± 2). La pCO_2 de 42 mmHg implica una adecuada adaptación respiratoria a la alcalosis metabólica primaria.
- Evaluación del equilibrio iónico acompañante: en primer lugar, se debe determinar si el valor de cloro es normal: 0,75 x 142 mEq/L = 106,5 mEq/L. Un cloro de 97 mEq/L señala la presencia de hipocloremia. Asimismo, hay hipopotasemia leve (3,1 mEq/L) y el calcio iónico se encuentra en el límite inferior de la normalidad (0,76 mmol/L).

Diagnóstico. Alcalosis metabólica con alcalemia y adecuada adaptación respiratoria; hipocloremia e hipopotasemia leve. Estos hallazgos poseen coherencia clínica con el diagnóstico *a priori* del paciente.

Tratamiento. Previo a la corrección quirúrgica del trastorno, es recomendable corregir la alcalosis metabólica. El aporte de solución salina al 0,9% puede establecerse mediante el cálculo del déficit de cloro (*v.* más atrás), o bien con la administración de alícuotas de 20 mL/kg hasta restablecer el volumen arterial efectivo y corregir la hipocloremia.

Ejemplo clínico 4

Paciente desnutrido de 4 años de edad, presenta deshidratación moderada secundaria a diarrea aguda de 5 días de evolución. Por el riesgo vinculado con la patología de base, se extrae una muestra de sangre para realizar determinaciones de laboratorio, lo cual resultó muy dificultoso por el llanto persistente. Se obtienen los siguientes resultados:

Estado ácido-base	pH: 7,40; pCO_2: 28 mmHg; HCO_3^-: 17 mEq/L
Ionograma	Na^+: 136 mEq/L; K^+: 4,3 mEq/L; Cl-: 108 mEq/L; Ca^{2+}: 0,98 mmol/L
Albúmina	3 g/dL

- Predicción del trastorno según el diagnóstico clínico: en caso de producirse un desequilibrio ácido-base, es probable que se trate de una acidosis metabólica vinculada con la pérdida enteral de bicarbonato (hiperclorémica). El desarrollo de acidemia concomitante depende de la capacidad de adaptación respiratoria al trastorno y de la presencia de algún mecanismo adicional.
- Verificación de la confiabilidad de los datos (coherencia interna): para tal fin se aplica la ecuación de Kassirer-Bleich:

  $[H^+] = 24 \times (pCO_2 / [HCO_3^-]) = 24 \times (28 \text{ mmHg} / 17 \text{ mEq/L}) = \sim 40 \text{ nEq/L}$

  En la Tabla 7.4 puede observarse que para una $[H^+]$ de ~40 nEq/L le corresponde un pH de 7,40, por lo que puede asumirse que el protocolo ácido-base posee coherencia interna.
- Determinación del trastorno primario, la respuesta adaptativa y la presencia o ausencia de un trastorno adicional: el pH de 7,40 define el estado de eudremia. En este escenario, una pCO_2 baja junto con un cambio en la misma dirección del HCO_3^-, sugiere la posibilidad de un trastorno metabólico-respiratorio mixto. Un HCO_3^- de 17 mEq/L señala la presencia de una acidosis metabólica. Se define ahora si la respuesta adaptativa de la pCO_2 es adecuada para este trastorno: 1,5 x 17 + 8 = 33,5 (± 2). La pCO_2 de 28 mmHg implica la presencia de una alcalosis respiratoria asociada (llanto persistente).
- Evaluación del equilibrio iónico acompañante: en primer lugar, se establece el valor del anión GAP: 136 mEq/L - (108 mEq/L + 17 mEq/L) = 11 mEq/L. Como el pH del paciente es normal, solo debe corregirse el valor del anión GAP a la albúmina de 3 g/dL (por cada gramo de albúmina por debajo de 4 g/dL, el anión GAP disminuye ~2,5 mEq/L), por lo que el anión GAP normal de este paciente es de ~9,5 mEq/L ± 2. De esta manera, un anión GAP de 11 mEq/L es normal. Con respecto al cloro, normalmente debe representar el 75% del sodio: 0,75 x 136 mEq/L = 102 mEq/L. Un cloro de 108 mEq/L señala la presencia de hipercloremia. Tanto el potasio como el calcio son normales.

Diagnóstico. Acidosis metabólica hiperclorémica leve con alcalosis respiratoria asociada y pH normal. Este hallazgo posee coherencia clínica con el diagnóstico *a priori* del paciente.

Tratamiento. Rehidratación por vía oral con sales de rehidratación oral (*v.* Capítulo 1).

8

Enfoque clínico de la oliguria y la poliuria

Juan B. Dartiguelongue

La valoración del flujo urinario es un recurso de importancia capital en la evaluación clínica del paciente internado, así como en el control y el seguimiento de numerosas entidades clínicas. Tanto la oliguria (diuresis entre 0,5 y 1 mL/kg/h en lactantes y niños pequeños, y entre 100 y 500 mL/1,73 m^2/día en niños mayores), como la poliuria (diuresis > 3 mL/kg/h en lactantes y niños pequeños, y > 2000 mL/1,73 m^2/día en niños mayores) pueden presentarse frecuentemente en diferentes situaciones durante la internación. Si bien cada una suele interpretarse en base a mecanismos de producción distintos, existen entidades clínicas que, de acuerdo con su estadio, pueden ocasionar tanto una como la otra (p. ej., la lesión renal aguda).

En condiciones normales, la magnitud del flujo urinario depende de la regulación de la osmolalidad (balance de agua) y del volumen (balance de sodio) del líquido extracelular (LEC). Como fue comentado en el Capítulo 1, el volumen de orina emitido puede concebirse como integrado por dos subvolúmenes de agua. Uno de ellos se encuentra ligado osmóticamente a los solutos que se excretan exclusivamente por vía renal (fundamentalmente el sodio, sus aniones acompañantes y la urea), y está representado por el aclaramiento osmolar (C_{osm}), es decir, el flujo urinario hipotético que sucedería si la orina fuese isotónica con el plasma, que hace referencia a la habilidad renal para excretar solutos (Figura 8.1 a). El otro es el agua libre de solutos y está representado por el aclaramiento de agua libre (C_{H_2O}), es decir, el volumen de agua libre excretado en exceso del aclaramiento osmolar (Figura 8.1 b). Por lo tanto, el flujo urinario resulta de la sumatoria de ambos aclaramientos:

$$\text{Flujo urinario} = C_{osm} + C_{H_2O}$$

En base a esto, se puede inferir que la oliguria se presenta cuando disminuyen los solutos en la orina, cuando disminuye el agua libre excretada, o bien cuando se produce una combinación de ambos mecanismos. Mientras que la poliuria tiene lugar cuando aumentan los solutos en la orina o el agua libre excretada, o bien cuando se produce una combinación de ambos mecanismos. Por lo expuesto, variaciones en la regulación de la osmolalidad (C_{H_2O}) o del volumen (C_{osm}) del LEC se asocian, invariablemente, con modificaciones del flujo urinario.

La evaluación e interpretación del contexto clínico, junto con algunas determinaciones en sangre y orina, resultan de gran utilidad para arribar a la causa que justifica los cambios en el flujo urinario. En términos generales, la medición de la osmolalidad urinaria (U_{osm}) es un índice simple para evaluar en forma cuantitativa el funcionamiento de los mecanismos de concentración y dilución de la orina. En caso de no estar disponible, puede determinarse la densidad urinaria. Ambas se deben interpretar en conjunto con la osmolalidad del plasma (P_{osm}).

$$C_{osm} = \frac{U_{osm} \times V}{P_{osm}} \quad \textbf{a}$$

$$C_{H_2O} = V - C_{osm} \quad \textbf{b}$$

$$FE_{NA} = \frac{U_{Na} / P_{Na}}{U_{Cr} / P_{Cr}} \times 100 \quad \textbf{c}$$

Figura 8.1 **a** Cálculo del aclaramiento osmolar (C_{osm}). **b** Cálculo del aclaramiento de agua libre (CH_2O). **c** Cálculo de la excreción fraccionada de sodio (FE_{NA}). U_{osm}: osmolalidad urinaria; P_{osm}: osmolalidad plasmática; V: flujo urinario; U_{Na}: concentración urinaria de sodio; P_{Na}: concentración plasmática de sodio; U_{Cr}: concentración urinaria de creatinina; P_{Cr}: concentración plasmática de creatinina.

Regulación de la osmolalidad del líquido extracelular

La cantidad de agua libre excretada varía en función de la osmolalidad del plasma y del volumen efectivo circulante (*v.* más adelante), gracias a la liberación neurohipofisaria de arginina vasopresina (AVP), a la integridad de su sistema efector renal (receptores V_2, acuaporinas 2, etc.) y al mantenimiento de la hipertonicidad del intersticio medular. La actividad máxima de la AVP se alcanza con una osmolalidad plasmática cercana a 295 mOsm/kg (estado de AVP máxima o de antidiuresis) y la orina se emite en su máxima concentración (Figura 8.2), de acuerdo con la edad y el grado de maduración renal (Tabla 8.1). En este ejemplo, se reabsorbe una fracción de agua libre proporcionalmente mayor que los solutos filtrados, lo cual resulta en la producción de una orina concentrada o hipertónica con respecto al plasma. El volumen de agua reabsorbido en el túbulo colector (TC_{H_2O}) refleja la cantidad de agua libre conservada para

Tabla 8.1 Osmolalidades urinarias máximas alcanzadas a lo largo de la vida posnatal

Edad	Máxima osmolalidad urinaria (mOsm/kg de agua)
Tercer día	515
Sexto día	663
Primer mes (10-30 días)	896
1-2 meses	1054
Final del primer año	1118
Pubertad (14-18 años)	1362

Modificado de: Polacek E, Vocel J, Neugebauerova L, et al. The osmotic concentrating ability in healthy infants and children. Arch Dis Child 1965; 40: 291.

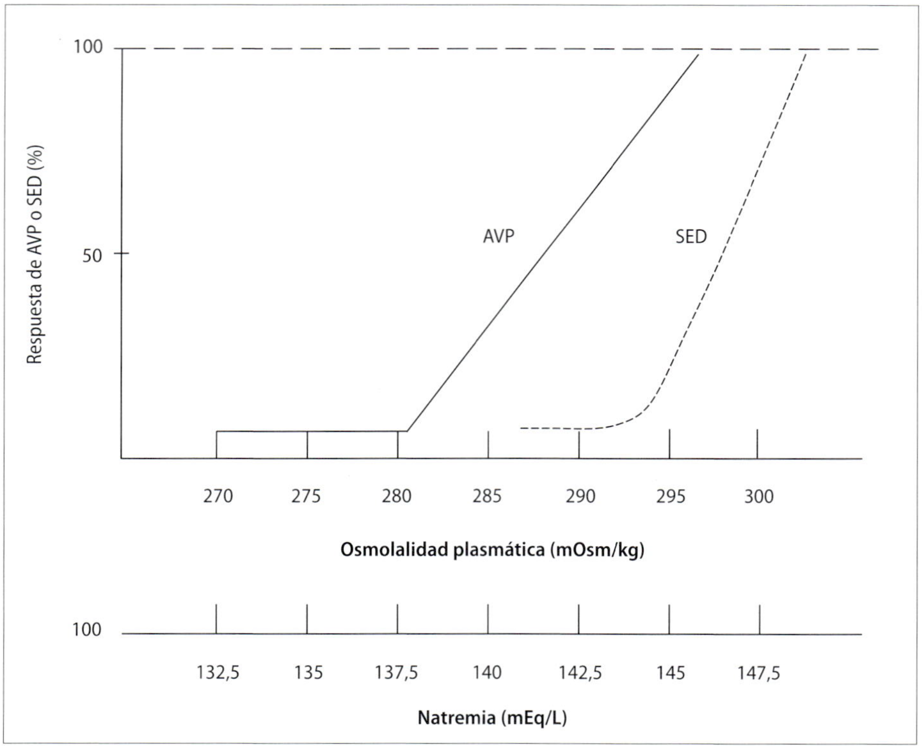

Figura 8.2 Relación entre la osmolalidad plasmática, la natremia, la secreción de AVP y el estímulo para la sed. (Modificada de: Ayus JC; Caputo DG; Eghi CE. Trastornos del equilibrio ácido-base e hidroelectrolíticos. 1º ed. Ciudad Autónoma de Buenos Aires: Ediciones Journal, 2019).

mantener la osmolalidad del plasma dentro de su rango normal (285-295 mOsm/kg).

Por el contrario, con una osmolalidad plasmática de 280 mOsm/kg se registran niveles mínimos de AVP (*v.* Figura 8.2) y la orina se emite en su mínima concentración, que corresponde a 50 mOsm/kg para las diferentes edades (diuresis acuosa). En este ejemplo, se excreta una fracción de agua libre proporcionalmente mayor que los solutos filtrados, lo cual resulta en la producción de una orina diluida o hipotónica con respecto al plasma. El volumen de agua excretado (C_{H_2O}) refleja la cantidad de agua libre eliminada para mantener la osmolalidad del plasma dentro de su rango normal. Clínicamente, resulta más práctico comprender que, con glucemia normal, la AVP comienza a secretarse con natremias cercanas a 140 mEq/L y alcanza sus niveles máximos con 145 mEq/L (*v.* Figura 8.2).

Si se elimina una orina isotónica, el flujo urinario es idéntico al C_{osm}, por lo que no hay ganancia ni pérdida de agua libre y la osmolalidad del plasma no varía. Vale aclarar que los cambios en la excreción y la reabsorción de agua libre ocurren de manera independiente a los cambios en la excreción de solutos (C_{osm}). Asimismo, la excreción de agua libre debe compararse con el aporte de agua libre de electrolitos, tanto endovenoso como por vía oral, para poder predecir los cambios en la osmolalidad del LEC.

Regulación del volumen del líquido extracelular

En condiciones normales, una serie de mecanismos de conservación y excreción urinaria de sodio regulan el volumen del LEC (*v.* Capítulo 6). Cuando este se contrae, o bien cuando existe hipovolemia efectiva circulante sin disminución del LEC (sepsis, insuficiencia cardíaca, etc.), se ponen en marcha diversos mecanismos que en forma sinérgica tienden a disminuir la excreción urinaria de sodio (sistema nervioso simpático, angiotensina II, aldosterona, etc.) para restablecer el volumen del LEC (Figura 8.3). Asimismo, el estímulo barorreflejo favorece la secreción de AVP, cuyo efecto amplifica la restitución del volumen extracelular (*v.* Figura 8.3). Estos mecanismos reducen el flujo urinario por disminución tanto del C_{osm} como del C_{H_2O}.

Por el contrario, cuando el volumen intravascular se expande, los péptidos natriuréticos (ANP, BNP) y el aumento de la presión intersticial peritubular (tercer factor) favorecen la excreción urinaria de sodio. Esto aumenta el flujo urinario, principalmente por aumento del C_{osm}.

En síntesis, la eliminación urinaria de sodio se reduce a medida que el LEC se contrae, y aumenta a medida que este se expande. La fracción excretada de sodio (FE_{NA}) representa la fracción del sodio filtrado que se excreta en la orina. Se determina mediante la comparación entre el aclaramiento de sodio y el de creatinina (*v.* Figura 8.1 c). Constituye el índice más sensible para evaluar la funcionalidad tubular y, en base a lo expuesto, su cálculo completa el análisis clínico del estado del LEC. Si hay indemnidad de la función tubular, es < 1% cuando el LEC se contrae y > 2% cuando el LEC se expande. Asimismo, el daño del parénquima renal (lesión renal aguda parenquimatosa) se acompaña de un aumento de este índice (FE_{NA} > 2%). Vale aclarar que para que el cálculo de este índice sea válido, el paciente no debe estar en tratamiento diurético, ni debe estar recibiendo soluciones parenterales isotónicas, pues aumentan la carga filtrada y la carga excretada de sodio.

Enfoque clínico de la oliguria

La formación de orina es un complejo proceso que requiere de tres condiciones principales: adecuada perfusión renal, esto es, un flujo sanguíneo renal (FSR) que asegure el mantenimiento de la tasa de filtrado glomerular (TFG); indemnidad estructural y funcional del parénquima renal, y libre salida de la orina formada al exterior.

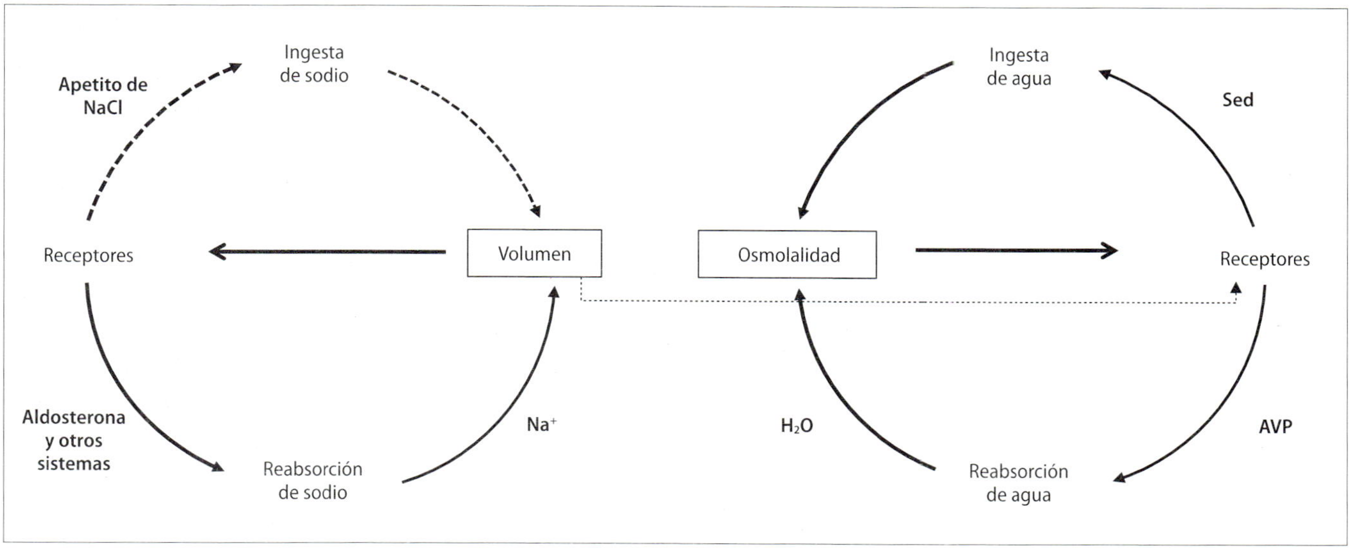

Figura 8.3 Esquema simplificado de los mecanismos de control y mantenimiento del volumen y la osmolalidad del LEC. El balance de sodio (y de sus aniones acompañantes) regula el volumen del LEC, mientras que el de agua regula su osmolalidad. Por estímulo de los barorreceptores, el balance de agua también contribuye, en cierta medida, con el mantenimiento del volumen del LEC.

La cantidad mínima de agua que debe ser excretada diariamente a través de la orina es la cantidad requerida por la carga renal de solutos (CRS), es decir, la suma de los solutos endógenos y exógenos que se excretan únicamente por vía renal. Asimismo, este volumen depende de la capacidad de concentración urinaria, que varía con la edad (*v.* Tabla 8.1). La CRS está compuesta por electrolitos que se encuentran por encima de las necesidades fisiológicas (principalmente sodio y cloro; en menor medida, potasio y fósforo) y por el producto final del catabolismo proteico (urea) y de los ácidos nucleicos (ácido úrico) de la dieta. En base a una CRS que varía entre 100 y 600 mOsm/día (~ 10 mOsm/kg/día, según el tipo de dieta y la edad), y asumiendo una capacidad de concentración urinaria máxima que varía entre 900 y 1300 mOsm/kg (según la edad, *v.* Tabla 8.1), se requiere un flujo urinario mínimo para eliminar la CRS superior a 0,5-1 mL/kg/h en lactantes y niños pequeños, y superior a 100-500 mL/1,73 m^2/día en niños mayores, por lo que estos intervalos se aceptan para definir la oliguria.

A diferencia de la poliuria, que puede resultar fisiológica en respuesta a la ingesta de grandes volúmenes de agua (aumenta el C_{H_2O} y, en consecuencia, el flujo urinario), la oliguria responde a mecanismos adaptativos o a consecuencias funcionales en el marco de tres situaciones patológicas.

Estadio prerrenal. La causa más frecuente es la contracción del LEC por deshidratación. Asimismo, puede producirse por hipovolemia efectiva circulante en el contexto de la sepsis, la insuficiencia cardíaca congestiva, la generación de un tercer espacio, el síndrome nefrótico o el síndrome ascítico-edematoso. Menos frecuentemente, puede deberse a hemorragias, quemaduras, pericarditis o taponamiento cardíaco.

Lesión renal aguda (LRA). La lesión celular y del parénquima renal (LRA parenquimatosa) puede ser de origen hipóxico-isquémico en situaciones de hipoperfusión renal prolongada (deshidratación grave, sepsis, *shock*, etc.); puede tratarse de una lesión tóxica (fármacos, toxinas tubulares, sustancias de contraste radiológico, etc.); puede ser secundaria a lesiones vasculares (glomerulonefritis, síndrome urémico hemolítico, trombosis de la arteria renal) o intersticiales (nefritis tubulointersticial); o bien, producirse por obstrucción del flujo urinario (LRA posrenal). Aproximadamente, la mitad de las LRA son oligúricas. Cuando es de origen tóxico, el flujo urinario suele estar menos afectado.

Secreción inadecuada de AVP o síndrome de antidiuresis inadecuada. Sucede en diversas situaciones clínicas que se acompañan de estímulos no osmóticos para liberar esta hormona (*v.* Capítulos 1 y 5), así como por efecto de diversos fármacos.

Estadio prerrenal

Tanto la deshidratación como la hipovolemia efectiva circulante disminuyen el FSR, lo que provoca una respuesta adaptativa renal referida como estadio prerrenal. Se trata de una adaptación fisiológica adecuada, cuyo objetivo es preservar el volumen intravascular. Se caracteriza por una disminución de la TFG (secundaria a la menor perfusión renal), con parénquima renal funcionante.

La baja presión de perfusión renal estimula la secreción de renina por las células granulares del aparato yuxtaglomerular, que activa el sistema renina-angiotensina-aldosterona. A su vez, la disminución de la frecuencia de descarga de los barorreceptores aórticos y carotídeos determina la activación del sistema nervioso simpático que, mediante la liberación de noradrenalina, también estimula la secreción de renina. Asimismo, tanto la angiotensina II como el reflejo de los barorreceptores estimulan la secreción neurohipofisaria de AVP (*v.* Figura 8.3). Los cambios en la hemodinamia glomerular y peritubular inducidos por estos mediadores, junto con el aumento de la reabsorción tubular de sodio y agua (angiotensina II, aldosterona, AVP, etc.), confluyen para intentar restablecer el volumen intravascular. En consecuencia, se generan:

- Oliguria.
- Orina concentrada (U_{osm} > 500 mOsm/kg, densidad urinaria > 1020).
- FE_{NA} < 1% (< 2% en recién nacidos).

La creatinina plasmática aumenta ligeramente (entre un 10% y un 15%), pues al disminuir la TFG aumenta su secreción tubular. Asimismo, la contracción del LEC disminuye la eliminación renal de ácido úrico por aumento de su reabsorción proximal, lo cual se traduce en un aumento de sus niveles circulantes. Por último, la concentración plasmática de urea también aumenta (relación urea/creatinina plasmáticas > 40), por mayor reabsorción proximal y distal. La menor excreción urinaria de sodio, sus aniones acompañantes, urea y ácido úrico disminuye, principalmente, el C_{osm} (Figura 8.4).

Lesión renal aguda

Tanto la isquemia como diversos agentes nefrotóxicos dañan no solo el epitelio tubular, sino también el endotelio capilar. Este daño amplifica el fenómeno isquémico, lo que compromete aún más la vascularización del parénquima renal. La lesión endotelial genera un disbalance entre la acción de los vasodilatadores (óxido nítrico, prostaglandinas) y los vasoconstrictores (angiotensina II, endotelina 1) a favor de estos últimos, induciendo una intensa vasoconstricción arteriolar y capilar. La lesión isquémica y la disfunción endotelial gatillan, además, la liberación de mediadores de la inflamación que promueven, entre otros efectos, un fenómeno de estasis vascular congestivo (mediado por eritrocitos, leucocitos y plaquetas) que afecta principalmente a la médula externa y a la *vasa recta*. La disminución consecuente del 40% al 50% del FSR incrementa el estado habitual de hipoxia medular que agota los depósitos energéticos. Esto ocasiona una extensa necrosis celular, particularmente en el segmento S3 del túbulo proximal y en el asa ascendente gruesa de Henle. A su vez, los mediadores de la inflamación estimulan la muerte celular por apoptosis y junto con la disfunción endotelial alteran la polaridad y el funcionamiento de una gran población de células tubulares.

La consecuencia de esta sumatoria de efectos es una disminución brusca de la TFG por obstrucción tubular secundaria a la destrucción y a la disfunción celular. Se genera así la retrodifusión del filtrado glomerular, es decir, la transferencia no regulada del agua y los solutos filtrados desde la luz tubular al intersticio renal, y de ahí a los capilares venosos y venas renales. Esto disminuye tanto el C_{osm} como el C_{H_2O} (*v.* Figura 8.4).

Este deterioro de la función renal genera una alteración en la regulación del medio interno potencialmente fatal. Según la magnitud de la caída del filtrado glomerular, pueden producirse acidosis metabólica secundaria a la retención de ácidos fijos, hipervolemia, hiponatremia dilucional y, eventualmente, hiperpotasemia. Clínicamente se observa lo siguiente:

- Oliguria (en el 50% de los casos).
- Isostenuria (U_{osm} ~ 300 mOsm/kg, densidad urinaria 1005-1010).
- FE_{NA} > 2% (> 3% en recién nacidos).

El aclaramiento de urea y creatinina se encuentra disminuido, lo que aumenta sus niveles plasmáticos y disminuye marcadamente su excreción urinaria.

En el caso de las glomerulonefritis, la TFG está disminuida debido a la infiltración inflamatoria de los glomérulos y a la alteración de la permeabilidad de la membrana basal glomerular, con función tubular conservada. Inicialmente, esto genera mayor reabsorción de agua y solutos de los segmentos proximal y distal del nefrón, con la consecuente oliguria, aumento de la densidad y osmolalidad urinarias, y disminución de la natriuresis (FE_{NA} < 1%). Para un análisis detallado de la LRA, sugerimos consultar los Capítulos 48.1, 48.2 y 48.3.

Secreción inadecuada de AVP o síndrome de antidiuresis inadecuada

Es un trastorno caracterizado por la disminución de la excreción urinaria de agua libre (menor C_{H_2O}, *v.* Figura 8.4), debido a que la liberación de AVP escapa a la regulación habitual mediada por la osmolalidad del plasma y el volumen efectivo circulante, lo que imposibilita la dilución máxima de la orina. La ausencia o modificación del gatillo osmótico, o bien la desensibilización al efecto de los barorreceptores, justifican este fenómeno. La mayor reabsorción distal de agua expande inicialmente el volumen del LEC, lo que genera oliguria inicial y, si el aporte de agua libre por vía oral o parenteral supera la cantidad de agua libre excretada, se genera hiponatremia por un mecanismo dilucional. La expansión inicial del LEC aumenta la excreción urinaria de sodio (mediada

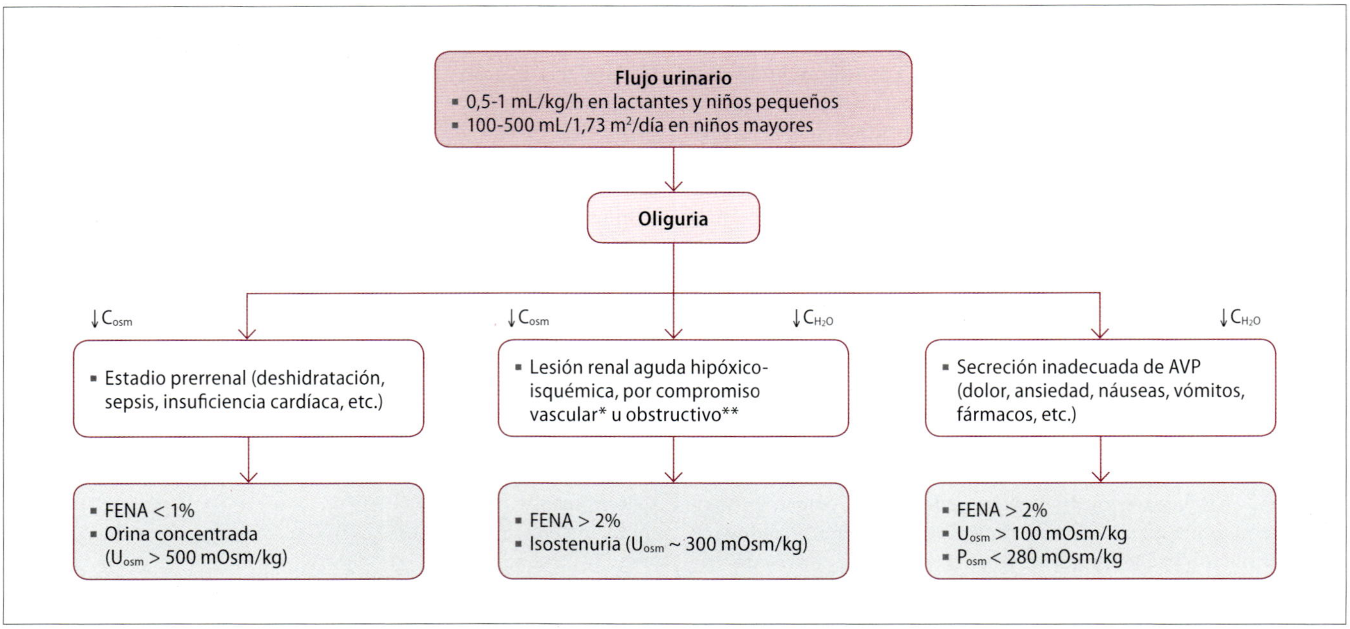

Figura 8.4 Enfoque diagnóstico de la oliguria. *: en la LRA por compromiso vascular (glomerulonefritis, síndrome urémico hemolítico, trombosis de la arteria renal) inicialmente y mientras la función tubular se encuentre conservada, la FE_{NA} es < 1%. **: en la LRA posrenal la FE_{NA} es variable.

por el ANP, el BNP y el aumento de la presión intersticial peritubular) para retornar el volumen del LEC a la normalidad.

Clínicamente, se caracteriza por los factores siguientes:

- Oliguria inicial.
- Menor capacidad de dilución urinaria, con orina concentrada (U_{osm} > 100 mOsm/kg, por lo general con valores más altos; densidad urinaria > 1010).
- Osmolalidad plasmática disminuida (P_{osm} < 280 mOsm/kg) e hiponatremia (sodio < 130 mEq/l), en caso de que el aporte de agua supere el volumen de agua libre excretado en la orina.
- FE_{NA} > 2%.

Esta situación puede producirse en el curso de diversas alteraciones del sistema nervioso central (tumores, infecciones, hemorragias, etc.) o por infecciones respiratorias (neumonía, bronquiolitis, etc.). Asimismo, puede ser gatillada por el dolor, el estrés, las náuseas, los vómitos o por la acción de diversos medicamentos (carbamazepina, opioides, ciclofosfamida, etc.). Por lo general, se trata de un trastorno de instauración rápida y corta duración. Para un análisis detallado de esta entidad sugerimos consultar los Capítulos 2 y 5.

Enfoque clínico de la poliuria

La poliuria se define como la eliminación de un flujo urinario > 3 mL/kg/h en lactantes y niños pequeños, y > 2000 mL/1,73 m²/día en niños mayores. La poliuria fisiológica es una respuesta diurética normal frente al aumento excesivo de la ingesta de agua libre, que puede ser ocasional o persistente en los casos de polidipsia psicógena o primaria (*v.* más adelante). El mecanismo de dilución urinaria es efectivo desde el nacimiento. Después de una sobrecarga hídrica, se pueden alcanzar valores de osmolalidad urinaria inferiores a 50 mOsm/kg, un valor similar al alcanzado por el riñón de niños mayores y adultos. Sin embargo, vale la pena aclarar que si bien el recién nacido y el lactante pueden eliminar una orina diluida, son incapaces de excretar una sobrecarga acuosa con la misma eficacia que niños mayores, debido a la limitación que les impone la baja TFG (Tabla 8.2). Esto los hace particularmente vulnerables a la posibilidad de intoxicación hídrica, por ejemplo, ante la administración de un exceso de líquidos hipotónicos por vía oral o endovenosa.

Fundamentalmente, hay dos mecanismos en base a los cuales se genera la poliuria: diuresis osmótica (aumento del C_{osm}) y

Tabla 8.2 Aumento de la TFG luego del nacimiento

Edad	TFG (mL/min/1,73 m²)
Nacimiento	20,8 +/- 1,9
1-2 semanas	46,6 +/- 5,2
3-5 semanas	60,1 +/- 4,6
6-9 semanas	67,5 +/- 6,5
3-6 meses	73,8 +/- 7,2
6 meses-1 año	93,7 +/- 14
1-2 años	99,1 +/- 18,7
2-5 años	126,5 +/- 24
5-15 años	116,7 +/- 20,2

Modificado de: Guignard JP, Drukker A. Clinical nephrology. En: Barratt TM, Avner ED, Harmon WE (eds). Pediatric Nephrology. Baltimore: Lippincott Williams & Wilkins, 1999.

Algoritmo 8.1 Enfoque diagnóstico de la poliuria

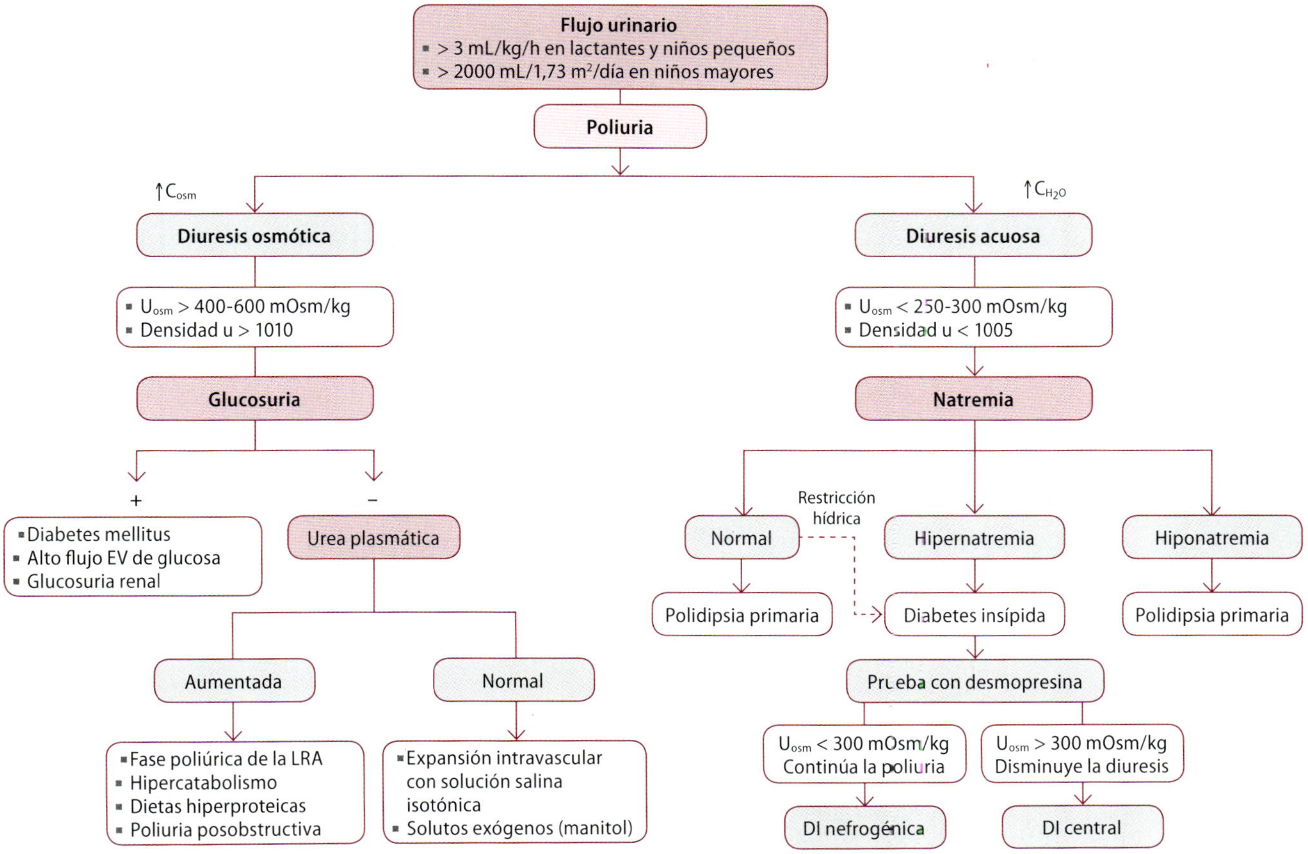

diuresis acuosa (aumento del C_{H_2O}) (Algoritmo 8.1). En ocasiones, puede suceder una combinación entre ambos.

La causa más común de poliuria por diuresis osmótica es la glucosuria secundaria a la hiperglucemia, en pacientes con diabetes mellitus y mal control metabólico. Asimismo, puede suceder por aumento de la excreción de urea, sodio u osmoles exógenos (manitol, etc.).

Las tres causas que más frecuentemente producen diuresis acuosa son la polidipsia primaria, la diabetes insípida (DI) central y la DI nefrogénica. En todas, aumenta el C_{H_2O}.

Diuresis osmótica

El mecanismo que ocasiona este tipo de poliuria es la incapacidad tubular para reabsorber una parte importante de la carga filtrada de uno o más solutos, y suele ser de instauración aguda. Característicamente, la osmolalidad urinaria es > 400-600 mOsm/kg.

La hiperglucemia es la causa más frecuente. La diabetes mellitus con mal control metabólico o el aporte de grandes volúmenes de líquidos endovenosos que contienen glucosa (*v.* Capítulo 1) pueden aumentar la glucemia por encima de su umbral renal (alrededor de 180 mg/dL) y comenzar a saturar la capacidad de reabsorción tubular (Figura 8.5). En consecuencia, la glucosa comienza a excretarse en la orina y genera diuresis osmótica (aumenta el C_{osm}). Este fenómeno es tanto mayor cuanto más alta sea la glucemia. El transporte máximo de glucosa (Tm), es decir, la capacidad máxima de reabsorción tubular de este compuesto, se alcanza cuando la glucemia se encuentra en alrededor de 320 mg/dL, por lo que un aumento de la glucemia por encima de ese valor incrementa linealmente su excreción urinaria (*v.* Figura 8.5); esto acrecienta aún más el flujo urinario (*v.* Algoritmo 8.1). La glucosuria sin hiperglucemia (glucosuria renal) es un trastorno primario causado por una mutación del gen *SLC5A2*, que codifica la proteína transportadora SGLT2 (*Sodium-Glucose Cotransporter 2*) del segmento contorneado del túbulo proximal, donde se reabsorbe el 90% de la glucosa filtrada. Esta mutación disminuye la reabsorción de glucosa. Se caracteriza por ser un trastorno benigno, que eventualmente puede producir poliuria e hipoglucemia. Asimismo, puede haber glucosuria sin hiperglucemia en el contexto del síndrome de Fanconi (*v.* Capítulo 48.4).

La urea puede inducir diuresis osmótica en diversos escenarios. La fase poliúrica que sigue a la resolución de la LRA se debe, fundamentalmente, al aumento de la excreción urinaria de urea. Asimismo, el aumento del catabolismo proteico (desnutrición grave, corticoterapia prolongada, etc.) y las dietas hiperproteicas también aumentan el flujo urinario por este mecanismo (*v.* Algoritmo 8.1).

La excreción urinaria de sodio que sigue a la expansión enérgica del volumen intravascular con solución salina isotónica, o bien, tras la desobstrucción del tracto urinario, es responsable de la poliuria que se genera en ambas situaciones. Vale aclarar que este mecanismo resulta adecuado para restablecer el volumen del LEC. Asimismo, cuando se libera la obstrucción urinaria la excreción de la urea retenida también contribuye con la poliuria osmótica desobstructiva (*v.* Algoritmo 8.1).

La administración de osmoles exógenos como el manitol, por ejemplo, para el tratamiento del edema cerebral en la cetoacidosis diabética (*v.* Capítulo 20), induce poliuria por diuresis osmótica, al no ser reabsorbido en ningún segmento del nefrón (*v.* Algoritmo 8.1).

Diuresis acuosa

El mecanismo que ocasiona este tipo de poliuria es un aumento del C_{H_2O} por ingesta excesiva de agua (polidipsia primaria) o incapacidad para reabsorberla en los segmentos distales del nefrón (DI central o nefrogénica). En ambas, se excreta una orina diluida cuya osmolalidad es < 250-300 mOsm/kg (*v.* Algoritmo 8.1). La respuesta diurética a la polidipsia primaria es adecuada, mientras que en ambas formas de DI la pérdida de agua libre resulta patológica.

La DI central puede ser idiopática en el 30% al 50% de los casos. Asimismo, puede ser de origen tumoral primario, infiltrativo, traumático, inflamatorio, infeccioso o producirse tras un procedimiento neuroquirúrgico. La DI nefrogénica se produce más comúnmente por defectos hereditarios. El más frecuente (90% de los casos) es de herencia recesiva ligada al cromosoma X por mutaciones del gen *AVPR2*, que codifica para el receptor tubular V_2 de AVP. El 10% restante es de herencia autosómica recesiva o dominante, por mutaciones en los genes de las acuaporinas 2. Menos frecuentemente, puede producirse por hipopotasemia o hipercalcemia prolongadas, fármacos (litio, foscarnet, etc.) o trastornos renales como el síndrome de Bartter, la obstrucción del tracto urinario o la enfermedad renal crónica.

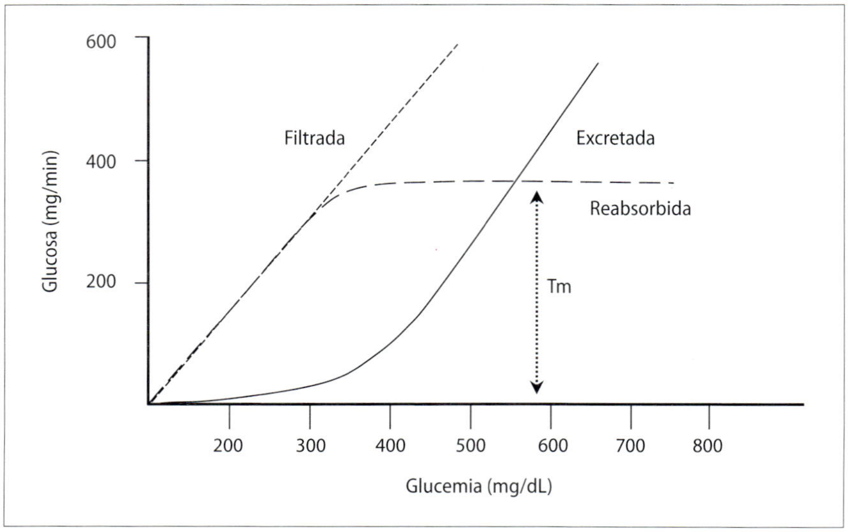

Figura 8.5 Cinética de filtración, reabsorción y excreción urinaria de glucosa de acuerdo con la glucemia y el Tm.

Polidipsia primaria

Se caracteriza por el desarrollo de poliuria, y de acuerdo con el volumen de agua ingerido y el tiempo de evolución puede asociarse con sodio plasmático normal o con hiponatremia, cuando el volumen ingerido supera la capacidad renal de excretar el exceso de agua libre (*v.* Capítulo 2). (*v.* Algoritmo 8.1). En los casos en que por los antecedentes y la evaluación clínica el diagnóstico de polidipsia primaria no sea claro, y el paciente además posea un sodio plasmático normal, puede instrumentarse la prueba de restricción hídrica para diferenciarla de la DI. Esta prueba debe ser realizada en el ámbito de la internación, bajo una cuidadosa observación clínica. El objetivo es evaluar los cambios de la osmolalidad urinaria, plasmática y de la diuresis a medida que el aporte de agua se restringe. La prueba se realiza luego de la primera orina de la mañana, y no se administran fluidos hasta que finaliza (Tabla 8.3).

Tras la prueba, la polidipsia primaria se asocia con disminución de la diuresis y aumento de la osmolalidad urinaria, sin modificaciones o con un incremento leve de la osmolalidad plasmática. Esta respuesta, por efecto de la AVP, genera una relación $U_{osm}/P_{osm} > 2$, con una P_{osm} final de 285-295 mOsm/kg. La U_{osm} no suele aumentar más allá de 500-600 mOsm/kg, pues la capacidad de concentración urinaria máxima se encuentra disminuida en este trastorno. Esto se debe, principalmente, a dos consecuencias de la polidipsia y la poliuria crónicas:

- Lavado del gradiente hipertónico de la médula renal por interferencia con el intercambio y la multiplicación por contracorriente.
- Desensibilización osmótica de la liberación de AVP y de sus efectores periféricos.

Si la secreción o efecto periférico de la AVP se encuentran afectados (DI), la prueba de restricción hídrica producirá un aumento de la osmolalidad plasmática (> 295 mOsm/kg) con incapacidad para concentrar la orina (relación $U_{osm}/P_{osm} < 1,5$) y escasa disminución del flujo urinario. Si al finalizar la prueba el diagnóstico permanece incierto (formas parciales de DI que pueden tener cierta capacidad de concentración urinaria), se puede determinar la respuesta a la administración de desmopresina, un análogo de la AVP (*v.* más adelante). En la polidipsia primaria no suele haber una respuesta clínicamente significativa, pues el efecto endógeno de la AVP se mantiene.

Diabetes insípida

Las alteraciones de la secreción o acción periférica de la AVP producen diuresis acuosa por pérdida de agua libre. En ambas, el grado de afectación puede ser completo o parcial, de acuerdo con la causa o el mecanismo de producción subyacente (*v.* Capítulo 5).

El mantenimiento de la osmolalidad del LEC y el desarrollo de hipernatremia dependen de la integridad del mecanismo de la sed y del acceso al agua. Es decir, si la sed se encuentra intacta y el acceso al agua está garantizado, la reposición de agua libre por vía oral previene la hiperosmolalidad por hipernatremia, al tiempo que amplifica la poliuria. De acuerdo con esto, ambas formas de DI pueden presentarse con sodio plasmático normal o con hipernatremia (*v.* Algoritmo 8.1). Por lo general, los pacientes con hipodipsia o adipsia, o bien aquellos con acceso limitado al agua (lactantes y niños pequeños, trastornos neurológicos, estado posquirúrgico, etc.), suelen desarrollar hipernatremia.

En los pacientes cuyo sodio plasmático es normal, particularmente si los antecedentes y los hallazgos clínicos no son característicos de DI, la realización de la prueba de restricción hídrica puede resultar de utilidad para diferenciarla de la polidipsia primaria (*v.* Algoritmo 8.1). En este caso, tras la ejecución de la prueba el flujo urinario varía muy poco, la osmolalidad plasmática es > 295 mOsm/kg, con una relación $U_{osm}/P_{osm} < 1,5$. Asimismo, para distinguir la DI central de la nefrogénica, luego de la restricción hídrica se debe determinar la respuesta a la administración de desmopresina (*v.* Algoritmo 8.1). Se utilizan 5-10 µg por vía intranasal, o 2-4 µg por vía subcutánea o endovenosa en 20 minutos (dosis máxima 0,4 µg/kg). Se determina la osmolalidad plasmática y urinaria antes de iniciar la prueba, y luego cada 30 minutos por dos horas. Asimismo, se registra el flujo urinario durante toda la prueba.

En la DI central con afectación completa, la administración de desmopresina aumenta a más del doble la osmolalidad urinaria, con un descenso equivalente del flujo urinario. En las formas parciales, la osmolalidad urinaria aumenta el 15%-50%, siempre con valores absolutos > 300 mOsm/kg (*v.* Algoritmo 8.1).

En la DI nefrogénica con afectación completa, la osmolalidad urinaria no aumenta o aumenta muy poco (< 9%) tras la administración de desmopresina. En las formas parciales, puede aumentar hasta un 45%, pero siempre con valores absolutos < 300 mOsm/kg (*v.* Algoritmo 8.1).

Los resultados de estas pruebas se deben interpretar en función del estado clínico del paciente y de las causas que producen estas alteraciones. Para un análisis detallado de los trastornos del metabolismo y acción de la AVP, sugerimos consultar el Capítulo 5.

Diuresis osmótica y diuresis acuosa

Una combinación de ambos mecanismos puede suceder en niños con uropatías obstructivas de afectación bilateral. El aumento retrógrado de la presión del sistema tubular induce una resistencia a la AVP (DI nefrogénica) capaz de comprometer significativamente la capacidad de concentración urinaria. Una vez liberada la obstrucción, se producen diuresis osmótica por la excreción forzada de sodio y urea, y diuresis acuosa por la incapacidad de concentración urinaria, lo cual puede conducir al desarrollo de hipernatremia.

Tabla 8.3 Características de la prueba de restricción hídrica

▪ Pesar, controlar los signos vitales y determinar U_{osm} y P_{osm} antes de comenzar con la prueba	
▪ Restringir completamente el aporte de fluidos	
▪ Controlar el peso y los signos vitales cada dos horas (primeras 4 horas). Luego en forma horaria hasta finalizar la prueba	
▪ Registrar el volumen urinario y determinar la U_{osm} con cada diuresis	
▪ Determinar la P_{osm} a las 4 horas, y luego cada 2 horas hasta finalizar la prueba	
Duración máxima de la prueba: ▪ 6 horas en menores de 6 meses ▪ 8 horas entre los 6 meses y los 2 años ▪ 12 horas en niños mayores	Criterios para finalizar la prueba: ▪ Descenso ≥ 5% del peso corporal ▪ P_{osm} > 295-300 mOsm/kg ▪ U_{osm} ≥ 600 mOsm/kg
▪ Al finalizar la prueba, pesar y controlar los signos vitales del paciente. Determinar U_{osm} y P_{osm}	

Acceda al eBook para consultar la lista de bibliografía. Consulte las indicaciones en la retiración de tapa.

9
Fluidoterapia perioperatoria

Juan B. Dartiguelongue

La fluidoterapia perioperatoria tiene como finalidad conservar la homeostasis corporal mediante la administración de fluidos endovenosos (EV). Su implementación asegura el mantenimiento del volumen intravascular, capaz de sostener la oferta distal de oxígeno para satisfacer las demandas metabólicas en el contexto del estrés quirúrgico y los agentes anestésicos. Esto se logra mediante la administración de volúmenes calculados de fluidos EV (cantidad), que posean la tonicidad y el sustrato metabólico (calidad) capaces de prevenir ciertas complicaciones. Las más frecuentes son la contracción de volumen, la hiponatremia y la hipoglucemia. Asimismo, el mantenimiento del volumen intravascular antes, durante y después de un evento anestésico-quirúrgico facilita la colocación de accesos vasculares, permite mantener la estabilidad hemodinámica durante la inducción anestésica, genera mejor tolerancia al procedimiento y disminuye el riesgo de complicaciones.

Los lactantes y los niños pequeños son más propensos a la contracción de volumen. Esto se debe a su condición de hidropénicos funcionales, a los abundantes intercambios diarios con el medio externo y a la inmadurez de los mecanismos renales y cardiovasculares tendentes a conservar el volumen del líquido extracelular (LEC) (*v.* Capítulo 1).

La hiponatremia es la alteración hidroelectrolítica más frecuente en la infancia. Afecta globalmente al 25% de los niños internados y a cerca del 30% durante el período posquirúrgico. Por lo general, sucede por la combinación entre el aporte de fluidos EV hipotónicos y el efecto de la arginina vasopresina (AVP). El estado perioperatorio se caracteriza por la presencia de múltiples estímulos no osmóticos para liberar AVP (contracción de volumen, estrés, náuseas, vómitos, dolor, ansiedad y fármacos analgésicos). Al favorecer la reabsorción de agua libre en los segmentos distales del nefrón, la AVP vigoriza el efecto dilucional de los fluidos hipotónicos, que conduce al desarrollo de hiponatremia (*v.* Capítulos 1, 2 y 5).

Asimismo, los lactantes y los niños pequeños pueden desarrollar hipoglucemia fácilmente durante el período de ayuno. En el contexto perioperatorio, este período puede extenderse más allá del tiempo de ayuno fisiológico (*v.* más adelante). Por lo tanto, además de controlar el volumen y la tonicidad de los fluidos administrados, se debe asegurar un aporte de glucosa que impida el desarrollo de hipoglucemia y la generación de cuerpos cetónicos.

En este capítulo se describirá el manejo de los fluidos en las etapas prequirúrgicas y posquirúrgicas. La utilización de fluidos durante el procedimiento quirúrgico, resorte del anestesiólogo pediátrico, será mencionada brevemente, teniendo en consideración su impacto sobre el posoperatorio.

Fluidoterapia preoperatoria

Consideraciones generales

La valoración clínica preoperatoria permite seleccionar las estrategias más adecuadas para asegurar el mantenimiento del volumen efectivo circulante, de acuerdo con la situación que motive el procedimiento quirúrgico.

En situaciones de emergencia que producen inestabilidad hemodinámica, como politraumatismos, hemorragias o la generación de un tercer espacio, el volumen intravascular debe ser restituido enérgicamente antes del procedimiento quirúrgico. No obstante, dependiendo de la naturaleza y la urgencia del procedimiento, frecuentemente es realizado dentro del quirófano. Los fluidos de reanimación iniciales son los expansores cristaloides, como la solución salina al 0,9% o el Ringer lactato. Los expansores coloides no han demostrado beneficios adicionales en estos escenarios. Los cristaloides se administran a dosis de 20 mL/kg en 10-20 min, con evaluación concomitante de la respuesta clínica. Si la estabilidad hemodinámica no se alcanza tras 40-60 mL/kg, se sugiere valorar al paciente en conjunto con un intensivista pediátrico, para evaluar la necesidad de soporte inotrópico con el paciente monitorizado en una unidad de cuidados intensivos. En caso de hemorragias graves, debe evaluarse la posibilidad de transfundir glóbulos rojos y hemoderivados, de acuerdo con la edad y las características clínicas del paciente.

Si el paciente se encuentra deshidratado, idealmente debe completar la rehidratación antes de la cirugía. Esto implica, de ser posible, la administración del déficit previo por vía oral con sales de rehidratación oral de baja osmolalidad (*v.* Capítulo 1). De acuerdo con el grado de deshidratación, deben aportarse entre 50-100 mL/kg en 3-4 horas. Si la vía oral se encuentra contraindicada, si hay intolerancia o fracaso a la rehidratación por vía oral o enteral, debe implementarse la rehidratación por vía EV en sus modalidades rápida o convencional (*v.* Capítulos 1 y 12), de acuerdo con la complejidad y la situación clínica del paciente.

Si la cirugía es programada y el paciente se encuentra normohidratado, el tipo de cirugía y el tiempo de ayuno prequirúrgico determinarán la necesidad de utilizar fluidos EV. En todos los casos antes mencionados, de coexistir alteraciones electrolíticas o en el equilibrio ácido-base, deben corregirse antes del procedimiento quirúrgico.

Ayuno preoperatorio

El ayuno prequirúrgico es el tiempo estipulado que asegura un correcto vaciamiento gástrico (de acuerdo a su contenido), para prevenir la broncoaspiración durante el procedimiento anestésico-quirúrgico. Como constituye una situación de falta de aporte de líquidos, electrolitos y sustrato metabólico, su duración debe estar comprendida en un tiempo que minimice las posibilidades de aspiración pulmonar y que no produzca reducciones hidroelectrolíticas ni calóricas importantes.

Por lo expuesto, se recomiendan las siguientes horas de ayuno previo a un procedimiento quirúrgico programado, de acuerdo con la naturaleza del contenido gástrico:

- Líquidos claros: 2 horas de ayuno.
- Leche materna: 4 horas de ayuno.
- Leche de fórmula y comidas ligeras: 6 horas de ayuno.

En niños, beber líquidos claros (por ejemplo, agua, jugos sin pulpa, gelatina o caldos) hasta dos horas antes de la anestesia puede producir una experiencia preoperatoria más confortable, que disminuye la sed y el hambre, y mejora el comportamiento. Asimismo, los pacientes pueden masticar chicles hasta el momento de la inducción anestésica, ya que no aumentan el volumen ni la acidez gástrica, y mejora el confort del paciente. En cuanto a la medicación oral preoperatoria, esta puede recibirse hasta una hora antes de la inducción anestésica, con el mínimo volumen de líquido necesario para acompañar la toma.

El llamado ayuno fisiológico es el tiempo en el cual el organismo se mantiene en un aceptable equilibrio hidroelectrolítico y metabólico luego de una ingesta adecuada. En la Tabla 9.1 se exponen los tiempos de ayuno fisiológico para los pacientes según su edad. Existe suficiente evidencia que demuestra que ayunos superiores a 8 horas se asocian con el desarrollo de hipoglucemia en niños. Asimismo, de acuerdo con el ritmo circadiano del cortisol, la incidencia de hipoglucemia en los niños que ayunan durante el día es mayor que la de aquellos que lo hacen durante la noche. Esto se debe a que las concentraciones plasmáticas de cortisol son mayores durante la mañana y por la tarde, al igual que su efecto hiperglucemiante.

La administración de fluidos EV durante el ayuno preoperatorio se realiza para prevenir la hipoglucemia y otras alteraciones hidroelectrolíticas, así como para inhibir el desarrollo de acidosis metabólica vinculada con la generación de cuerpos cetónicos. No obstante, se debe tener en cuenta que la administración de fluidos EV es necesaria en el caso de ayunos prolongados o de niños muy pequeños que toleren peor el ayuno. Siguiendo esta observación, los siguientes son los candidatos a recibir fluidos EV durante el ayuno preoperatorio:

- Pacientes que no toleren o tengan contraindicada la vía oral.
- Pacientes con mayor riesgo de hipoglucemia (desnutridos, niños con diabetes tipo I, en tratamiento con propanolol, hijos de madres diabéticas, niños con retraso del crecimiento intrauterino, trastorno del metabolismo como el síndrome de Beckwith-Wiedemann, adenoma o carcinoma de células pancreáticas, disfunción hepática, grandes sarcomas o fibromas, hipopituitarismo e insuficiencia adrenal).
- Aquellas situaciones en las que el tiempo de ayuno preoperatorio supere el tiempo de ayuno fisiológico.
- Cuando exista la posibilidad de que el tiempo de ayuno real sea mucho mayor al tiempo de ayuno programado.

Tabla 9.1 Duración del ayuno fisiológico

Edad	Duración del ayuno fisiológico
Neonatos y < de 6 meses	4 horas
6 meses a 2 años	6 horas
Niños mayores y adultos	8 horas

En estas circunstancias, el mantenimiento de la homeostasis corporal depende del aporte de fluidos EV. Deben ser administrados de acuerdo con las necesidades de mantenimiento, y poseer la tonicidad y el flujo de glucosa necesarios para prevenir complicaciones.

Fluidos endovenosos a necesidades de mantenimiento

Las necesidades de mantenimiento son los requerimientos diarios de agua y electrolitos que suplen el consumo metabólico y las pérdidas fisiológicas por diuresis, la piel y el aparato respiratorio, en las condiciones metabólicas de mantenimiento en las que se encuentra el paciente internado (*v.* Capítulo 1).

Cálculo de las necesidades de mantenimiento de agua

En 1957, Holliday y Segar publicaron en su artículo *The Maintenance Need for Water in Parenteral Fluid Therapy* las bases del aporte diario de fluidos EV en función del cálculo de las kilocalorías (kcal) metabolizadas diariamente por el paciente internado. Ellos demostraron que las necesidades de agua en mililitros por día eran iguales a la energía consumida diariamente (100 mililitros de agua son necesarios para suplir 100 kcal de gasto calórico), y que, a su vez, el gasto calórico dependía del peso del paciente, pues cuanto más pequeño es el niño mayor es su actividad metabólica vinculada con el crecimiento (Figura 9.1 a).

El gasto calórico diario de un niño internado menor de 10 kg es de entre 110 y 120 kcal/kg. Lo que implica que los requerimientos diarios de agua sean de entre 110 y 120 mL/kg. Diariamente, el metabolismo oxidativo (a través del ciclo de Krebs) aporta entre 10 y 20 mL/kg de agua, por lo que para un niño menor de 10 kg los restantes 100 mL/kg/día deben ser aportados. Estas constituyen sus necesidades de mantenimiento de agua (*v.* Figura 9.1 a).

Las pérdidas de agua por diuresis son de 55-60 mL cada 100 kcal. Como son pérdidas medibles, se las conoce como

Peso	Líquidos diarios	Ritmo de infusión
0 a 10 kg	100 mL/kg/día	4 mL/kg/h
10 a 20 kg	1000 mL + 50 mL/kg por cada kg que exceda los primeros 10 kg	40 mL/h + 2 mL/kg/h por cada kg que exceda los primeros 10 kg
20 a 30 kg	1500 mL + 20 mL/kg por cada kg que exceda los primeros 20 kg	60 mL/h + 1 mL/kg/h por cada kg que exceda los primeros 20 kg

a

$$SC = \frac{(\text{Peso} \times 4) + 7}{\text{Peso} + 90}$$

b

Figura 9.1 a Requerimientos diarios de líquidos y ritmo de infusión de los líquidos de mantenimiento de acuerdo al cálculo de Holliday y Segar. **b** Cálculo de la superficie corporal.

pérdidas sensibles. Dado que las pérdidas de agua a través de la piel (perspiración) y del aparato respiratorio no son pasibles de ser medidas, se las conoce como pérdidas insensibles. Su valor aproximado es de 40-45 mL cada 100 kcal en condiciones habituales de mantenimiento, de las cuales aproximadamente 15 mL cada 100 kcal se pierden por el aire espirado y 30 mL cada 100 kcal por la piel.

En niños más grandes, el incremento del gasto calórico diario entre los 10 y los 20 kg es de 50 kcal/kg; mientras que entre los 20 y los 30 kg es de 20 kcal/kg. Esto significa que por cada kilogramo entre los 10 y los 20 kg se requieren 50 mL/kg/día de agua adicionales a los 1000 mL/día correspondientes a los primeros 10 kg; y que por cada kilogramo entre los 20 y los 30 kg se requieren 20 mL/kg/día de agua adicionales a los 1500 mL/día correspondientes a los primeros 20 kg (*v.* Figura 9.1 a).

En pacientes mayores de 20 kg, las necesidades de mantenimiento se calculan más precisamente en base a la superficie corporal (Figura 9.1 b), y son de 1500 mL/m^2/día. Para este cálculo, las pérdidas insensibles se corresponden con 300-400 mL/m^2/día. En pacientes obesos, debe calcularse el requerimiento hídrico de acuerdo con su peso magro (percentil 50 para la talla).

Composición de los fluidos EV de mantenimiento

Electrolitos

Si bien el cálculo de Holliday y Segar sigue teniendo vigencia en lo referente a las necesidades de mantenimiento de agua, el cálculo de las necesidades de mantenimiento de sodio (2-3 mEq/kg/día), cloro (2 mEq/kg/día) y potasio (1-2 mEq/kg/día), estimado en base a un promedio del contenido en la leche humana y de vaca, motivó que las infusiones parenterales de líquidos fuesen hipotónicas. Esto implicaba que la tonicidad (u osmolaridad efectiva) de dichas soluciones rondara los 80-100 mOsm/L, francamente hipotónicas con respecto al plasma (285-295 mOsm/kg) (Figura 9.2). A lo largo de los años, la evidencia demostró la elevada incidencia de hiponatremia, e incluso de encefalopatía hiponatrémica, en pacientes que recibían estas soluciones, particularmente en situaciones clínicas que se acompañan de liberación no osmótica de AVP.

A la luz de dichos conocimientos, actualmente se recomienda el aporte de líquidos parenterales isotónicos al administrar las necesidades de mantenimiento. Esto implica la administración de sodio (generalmente como cloruro de sodio) entre 131 y 154 mEq/L (recomendado 140 mEq/L) acompañado de potasio (generalmente como cloruro de potasio) a 10 mEq/L en niños menores de 10 kg y a 20 mEq/L en niños mayores. La osmolaridad efectiva de estas soluciones ronda los 300 mOsm/L.

Algunos pacientes se encuentran fuera de esta recomendación: recién nacidos críticamente enfermos, pacientes hipertensos, grandes quemados, pacientes con nefropatías o cirrosis y pacientes con cardiopatías congénitas. Aún no se dispone de evidencia suficiente sobre la composición ideal de las soluciones de mantenimiento para estos pacientes.

$$\text{Osmolaridad plasmática efectiva} = (Na^+ \times 2) + \frac{\text{glucemia (mg/dL)}}{18}$$

Figura 9.2 Cálculo de la osmolaridad plasmática efectiva.

Glucosa

En pacientes que reciben exclusivamente líquidos EV durante el ayuno preoperatorio (o bien, durante el posoperatorio inmediato), además de suministrar un volumen y una tonicidad adecuados, es necesario administrar un sustrato metabólico capaz de mantener la glucemia dentro sus valores normales y evitar la cetogénesis.

La administración a necesidades de mantenimiento de una solución de dextrosa al 5% (5 g de glucosa en 100 mL de agua) asegura el aporte del 20% del requerimiento metabólico diario, suficiente para evitar tanto la hipoglucemia como la lipólisis y la producción de cuerpos cetónicos. Asimismo, dicha solución infundida a necesidades de mantenimiento asegura un flujo de glucosa de 3-4 mg/kg/minuto que no eleva la glucemia por encima de su umbral de reabsorción renal, por lo que no produce poliuria por arrastre osmótico.

Cabe destacar que si bien la solución de dextrosa al 5% puede considerarse isosmótica con el plasma (278 mOsm/L), no es isotónica, pues luego de infundidas las moléculas de glucosa se redistribuyen rápidamente desde el LEC hacia el LIC. Por lo tanto, el aporte de glucosa tiene valor metabólico y no osmótico. La osmolaridad efectiva (tonicidad) de las soluciones parenterales es otorgada por los electrolitos, principalmente el sodio y el cloro.

Confección del plan de hidratación parenteral

En caso de que no se disponga de soluciones isotónicas preformadas, los pacientes candidatos a recibir fluidos EV durante el ayuno preoperatorio deben recibir las necesidades de mantenimiento de agua con una solución dextrosada al 5% (que además de agua, aporta el sustrato metabólico), con el agregado de 140 mEq/L de cloruro de sodio y 10-20 mEq/L de cloruro de potasio. Cabe considerar que la solución así formada resulta isotónica con el plasma. La concentración ideal de potasio para estas soluciones se encuentra actualmente en revisión.

Si el paciente se encuentra deshidratado, se agregará en la confección del plan de hidratación parenteral (PHP) el déficit previo (*v.* Capítulos 1 y 12) y, si existiesen pérdidas concurrentes, se repondrán en paralelo al PHP con cristaloides isotónicos (por ejemplo, solución salina al 0,9%) volumen a volumen.

En la Figura 9.3 a se muestra cómo confeccionar el PHP a necesidades de mantenimiento para un paciente de 10 kg durante el ayuno preoperatorio. La Figura 9.3 b muestra cómo indicar a enfermería el PHP confeccionado. La Figura 9.3 c expone los límites de seguridad del PHP confeccionado con los respectivos valores usuales (VU) (*v.* Capítulo 1).

Fluidoterapia intraoperatoria

En 1988 Lindhal observó por calorimetría indirecta que en el niño anestesiado las necesidades calóricas eran aproximadamente el 50% de las anteriormente definidas por Holliday y Segar para el niño internado. Sin embargo, las necesidades hídricas eran semejantes.

El ayuno que no supere las horas de ayuno fisiológico es bien tolerado por el paciente que no recibió líquidos parenterales, por lo que no debe ser repuesto como un déficit previo durante la cirugía.

Los fluidos administrados durante el procedimiento quirúrgico deben ser isotónicos y respetar las necesidades de mantenimiento, para asegurar la integridad del volumen efectivo circulante. Si bien el procedimiento quirúrgico es un estímulo hiperglucemiante, se recomienda en cirugía menor y mayor sin hemorragias la administración de un flujo de glucosa menor

Agua = 100 mL/kg/día
Electrolitos = 140 mEq/L de sodio
= 10 mEq/L de potasio

	Agua	Sodio	Potasio
mL/kg o mEq/kg	100	14	1
mEq/L		140	10

a

Indicación a enfermería

Dextrosa al 5%	500 mL	Goteo = 40 mL/h
NaCl al 20%	20,5 mL	
KCl 3M	3,3 mL	

b

Límite de seguridad	Valor	VU
Flujo de K^+	0,08 mEq/kg/h	0,3-0,5
Concentración de K^+	10 mEq/L	10-60 *
Flujo de glucosa	3,5 mg/kg/min	3-6

c

Figura 9.3 **a** Confección de un PHP isotónico a necesidades de mantenimiento para un paciente de 10 kg. **b** Modo de indicación a enfermería del PHP confeccionado. El cloruro de sodio al 20% (NaCl al 20%) posee 3,4 mEq de sodio por cada mililitro. El cloruro de potasio 3 molar (KCl 3M) posee 3 mEq de potasio por cada mililitro. **c** Límites de seguridad del PHP confeccionado y los respectivos valores usuales (VU). *: representa la concentración de K^+ recomendada para infundir a través una vía periférica. Por una vía central, la concentración máxima recomendada es de entre 120 y 150 mEq/L.

de 2 mg/kg/min para mantener la glucemia y prevenir la movilización lipídica. Esto se logra con el aporte de una solución de dextrosa al 2,5% o menor a necesidades de mantenimiento. Se recomienda la monitorización de la glucemia durante todo el procedimiento.

Los pacientes que antes de la cirugía venían recibiendo nutrición parenteral total o altos flujos de glucosa por vía EV, presentan altos niveles de insulina circulantes. De modo tal que deben continuar recibiendo la nutrición parenteral o flujos de glucosa equivalentes durante el procedimiento quirúrgico para evitar la hipoglucemia.

Además de los fluidos de mantenimiento, para mantener la volemia del paciente durante el procedimiento quirúrgico deben reponerse el déficit previo de líquidos si existiese y las pérdidas por sangrados, a un tercer espacio o por evaporación. Los líquidos de reposición también deben ser isotónicos con el plasma (por ejemplo, solución salina al 0,9%).

Fluidoterapia posoperatoria

Consideraciones generales

Antes de diseñar una estrategia de aporte de fluidos durante el posoperatorio inmediato, es fundamental realizar una meticulosa evaluación clínica del paciente que incluya la valoración de su estado hemodinámico y de hidratación. Además, se debe hacer un análisis detallado de la cantidad y la calidad de los líquidos recibidos durante el procedimiento quirúrgico, así como de la naturaleza del procedimiento y de si existieron o no complicaciones.

Como fue mencionado, el período posoperatorio constituye un período de particular vulnerabilidad frente al desarrollo de hiponatremia. Aproximadamente la mitad de las encefalopatías hiponatrémicas en niños se producen durante este período, fundamentalmente luego de procedimientos menores. Esto se debe a una combinación entre la liberación no osmótica de AVP y el eventual aporte de fluidos hipotónicos durante el procedimiento quirúrgico, tanto para las necesidades de mantenimiento como para la reposición de las pérdidas.

El seguimiento clínico y analítico del paciente, así como la valoración de su peso y la cuantificación estrecha de ingresos y egresos de líquidos, son medidas fundamentales para monitorizar correctamente la fluidoterapia posoperatoria.

Manejo de fluidos en el posoperatorio

Algunos pacientes desarrollan inestabilidad hemodinámica en las primeras horas posquirúrgicas, con taquicardia, taquipnea, extremidades frías y palidez. Suele deberse a un fenómeno de mala distribución de volumen. Tras descartar la hipotermia y el dolor como causas, se debe expandir al paciente con 10-40 mL/kg de solución salina al 0,9%, lo que habitualmente mejora la perfusión periférica. Si la inestabilidad hemodinámica persiste, es probable que el paciente se encuentre en *shock* hipovolémico por sangrado oculto o en falla de bomba.

En el caso de una cirugía electiva menor, con un aporte intraoperatorio de líquidos adecuado, no es necesaria la administración sistemática de líquidos EV en el posoperatorio. Se realizará solamente frente a la incapacidad de tolerar líquidos por vía oral.

Aquellos pacientes que no toleren o no deban recibir líquidos por vía oral, deben recibir fluidos por vía EV. Si bien durante muchos años se planteó la posibilidad de restringir el aporte de fluidos EV por debajo de las necesidades de mantenimiento en el posquirúrgico, actualmente se recomienda administrar fluidos isotónicos a necesidades de mantenimiento de acuerdo al cálculo de Holliday y Segar (*v.* Figura 9.1 a). Al igual que lo descrito para el ayuno preoperatorio, los líquidos se administran con una solución de dextrosa al 5% para mantener la glucemia en valores normales y evitar la cetosis, especialmente en niños menores de 6 años (*v.* Figura 9.3 a-c).

Las pérdidas concomitantes por drenajes o sonda nasogástrica deben ser medidas horariamente y reponerse cada 2 a 4 horas (dependiendo de su magnitud) con cristaloides como la solución salina al 0,9% (con o sin potasio) o el Ringer lactato.

En caso de pacientes con pérdidas muy voluminosas por diarrea, vómitos o drenajes enterales, como se encuentran en mayor riesgo de desarrollar tanto hiponatremia como hipernatremia, se recomienda ajustar la reposición de las pérdidas con fluidos que se asemejen a la composición hidroelectrolítica de estas. Para tal fin, se sugiere realizar un ionograma de las pérdidas. Esto permite conocer con exactitud la magnitud de la pérdida hidroelectrolítica y ajustar exactamente su reposición.

En estados edematosos, tales como la insuficiencia cardíaca congestiva, el síndrome nefrótico, la cirrosis o la hipoalbuminemia, o bien en el contexto de una lesión renal aguda, siempre es aconsejable priorizar el aporte de fluidos por vía oral. Si no es posible, algunos autores plantean, para el posquirúrgico, restringir la fluidoterapia de acuerdo al estado clínico del paciente, para prevenir la sobrecarga de volumen. El grado de restricción dependerá de los signos clínicos y de las modificaciones en el peso y se irá ajustando de acuerdo con la evolución del paciente. Inicialmente se sugiere una restricción que aporte entre el 25% y el 40% del volumen de mantenimiento calculado.

Cuando el estado clínico del paciente lo permita, se debe comenzar a probar tolerancia a líquidos por vía oral. Si los líquidos son bien tolerados y su ingreso se aproxima al flujo de líquidos de mantenimiento por vía EV, podrá suspenderse la administración de fluidos parenterales.

Control del aporte de fluidos posoperatorios

Para una adecuada monitorización de la fluidoterapia durante el período posoperatorio, es fundamental establecer un control clínico estricto. Asimismo, deben controlarse el peso, el balance de ingresos y egresos de líquidos y realizar determinaciones de laboratorio.

Peso. Se recomienda pesar al paciente antes de iniciar la fluidoterapia EV y, luego, cada 24 horas mientras continúe la administración de líquidos parenterales. En caso de que existan grandes pérdidas de líquidos, cambios clínicos (oliguria, poliuria, etc.), si el paciente se encuentra deshidratado o aparecen edemas, se podrá aumentar la frecuencia con la que se pese al paciente.

Balance de ingresos y egresos. El detallado registro de los ingresos y los egresos (dentro de los cuales también deben incluirse las pérdidas insensibles) de líquidos permite conocer si las indicaciones médicas se llevan a cabo de acuerdo con lo planificado, y tener un control más cercano de la terapéutica del paciente. Se recomienda realizarlo cada 4-6 horas durante las primeras 24 horas, y luego ajustarlo de acuerdo con la evolución clínica del paciente.

Determinaciones de laboratorio. Los pacientes que reciben exclusivamente líquidos EV por períodos mayores de 24 horas deben tener un análisis de laboratorio al inicio de la fluidoterapia y, luego, a razón de uno por día. Debe incluir la monitorización de la glucemia, estado ácido-base, ionograma, urea y creatinina plasmáticas. Si el paciente presenta un sodio plasmático < 130 mEq/L, se recomienda realizar determinaciones de laboratorio con mayor frecuencia (cada 4-6 horas), además de un estricto control clínico para detectar precozmente signos y síntomas atribuibles a hiponatremia o a sus posibles causas (secreción inadecuada de AVP, ileostomías o drenajes biliares, poliuria posobstructiva, pérdida de sal central, etc.). En el caso del posoperatorio que no requiera líquidos EV por más de 24 horas, se realizarán determinaciones de laboratorio en sangre y orina ante la presencia de hallazgos clínicos sugestivos de hiponatremia (letargia, confusión, cefalea, depresión del sensorio, convulsiones, depresión respiratoria y coma) o hipernatremia (hiperpnea, espasmos musculares, cefalea, irritabilidad y convulsiones). Todos los controles deben ajustarse a la evolución y los cambios clínicos que puedan suceder durante todo el período posoperatorio.

Acceda al eBook para consultar la lista de bibliografía. Consulte las indicaciones en la retiración de tapa.

10
Manejo hidroelectrolítico del paciente quemado

Estanislao Díaz Pumará • Lorena Mirón

Las quemaduras son una de las causas más frecuentes de lesiones no intencionales y muerte en la edad pediátrica. Se producen por la exposición de los tejidos a agentes térmicos, químicos, eléctricos o radiantes, que generan un daño total o parcial. Su etiología y mecanismo varían de acuerdo con la edad y el desarrollo madurativo. Las escaldaduras (lesiones por líquidos calientes) y las lesiones por electrocución son más frecuentes en niños pequeños, mientras que las quemaduras por fuego lo son en niños mayores y adolescentes. Alrededor del 90% de estas lesiones se producen en el hogar, y son más frecuentes en varones.

El pronóstico a largo plazo se encuentra determinado por la evaluación y el tratamiento inicial. La resucitación con fluidos y el manejo hidroelectrolítico son algunos de los aspectos más importantes en esta etapa, y deben ser implementados en forma inmediata para evitar la progresión hacia el *shock* y la falla multiorgánica. Las características fisiológicas del paciente pediátrico (*v.* Capítulo 1) hacen que esto represente un verdadero desafío.

En este capítulo se abordan los aspectos fundamentales del manejo inicial del paciente pediátrico quemado, con especial énfasis en el manejo de los fluidos y los electrolitos.

Fisiopatología de la lesión

Las lesiones por quemadura desencadenan una respuesta fisiopatológica local y sistémica, que aumenta en intensidad en relación con su extensión y profundidad.

En la superficie quemada, se produce necrosis por coagulación directa de la piel y el tejido celular subcutáneo, que se acompaña de una respuesta inflamatoria con trombosis y vasoconstricción en la microvasculatura de los tejidos circundantes. Este fenómeno induce la necrosis de estos tejidos, que justifica la observación clínica de que la quemadura puede extenderse o profundizarse en el transcurso de las horas o días siguientes. La magnitud de esta progresión es difícil de predecir, y puede verse exacerbada por el impacto sistémico de la quemadura y por la presencia de hipotensión, hipotermia e infección. Los cambios sistémicos son mínimos cuando la superficie quemada es menor al 10% de la superficie corporal (SC). Por el contrario, en quemaduras extensas (mayores al 15%-20% de la SC), se observan diversas manifestaciones caracterizadas por cambios neurohormonales, pérdida masiva de líquidos, electrolitos, proteínas y modificaciones hemodinámicas. Esto deviene en un síndrome de respuesta inflamatoria sistémica en ausencia de infección, que puede evolucionar hacia el *shock*, la falla multiorgánica y, eventualmente, la muerte.

Tras padecer una quemadura extensa, se describen dos etapas. En las primeras 24-36 horas predomina un estado hipodinámico, con disminución de la función cardiovascular y con una tasa metabólica normal. Luego, sobreviene una etapa hiperdinámica con aumento de la tasa metabólica, que puede alcanzar el doble de su valor basal en niños con quemaduras del 50% de la SC. Este fenómeno conlleva importantes implicancias nutricionales (*v.* más adelante).

Evaluación inicial

Al igual que en otras situaciones de emergencia, se recomienda seguir la cronología ABCDE, a lo que se agrega, en este tipo de lesiones, la estimación de su extensión y profundidad. Se expondrán los aspectos particulares que tiene este abordaje en el paciente quemado.

Vía aérea (A)

El menor diámetro de la vía aérea superior expone a los niños a un mayor riesgo de obstrucción. A su vez, por sus características anatómicas, la intubación endotraqueal resulta más dificultosa. Es por esto que se debe prestar particular atención a la posibilidad de lesión por inhalación y a la presencia de edema en la vía aérea. La presencia de disfonía, estridor, esfuerzo respiratorio (tiraje), sibilancias y taquipnea, así como la observación de vellos nasales y cejas quemadas, edema lingual, sialorrea, ampollas orofaríngeas o esputo carbonáceo, deben hacer sospechar la presencia de lesión por productos tóxicos de la combustión. Estas situaciones clínicas ameritan la intubación endotraqueal precoz con el fin de evitar la progresión a la obstrucción de la vía aérea. Asimismo, la intubación debe considerarse en todo niño con quemaduras en la cara (aun en ausencia de los signos antes mencionados) y cuando la lesión es mayor al 40% de la SC, dado que puede desarrollarse edema de la vía aérea por la resucitación con fluidos, más allá de la presencia de quemaduras en esta.

Ventilación (B)

Está indicado administrar oxígeno en forma sistemática hasta lograr la estabilización del paciente. Según la etiología de la quemadura, se debe considerar la posibilidad de lesión pulmonar inhalatoria. Esta se produce por la combinación del daño directo por la inhalación de partículas y el daño secundario desencadenado por la reacción inflamatoria, que genera un aumento de la permeabilidad vascular, aumento de la secreción mucosa y descamación epitelial. Estos fenómenos, junto con la disrupción del aclaramiento mucociliar, predisponen al desarrollo de infecciones.

Cuando se producen lesiones en contexto de incendios en espacios cerrados, se debe considerar y detectar la presencia de intoxicación por monóxido de carbono y cianuro (*v.* Capítulo 26).

Sostén cardiovascular y manejo hidroelectrolítico (C)

El componente esencial en la atención inicial del paciente quemado está relacionado con el adecuado aporte hidroelectrolítico. Estas lesiones combinan la pérdida directa de plasma por los tejidos lesionados, junto con un estado inflamatorio sistémico que ocasiona vasodilatación generalizada y aumento de la permeabilidad vascular. Como resultante, el paciente puede evolucionar rápidamente a un estado de hipovolemia y *shock*. El retraso en el inicio de la reanimación con fluidos puede producir una lesión por perfusión-reperfusión que amplifica la respuesta inflamatoria sistémica con liberación de radicales libres. La demora de más de una hora para colocar un acceso venoso y de más de 2 horas para iniciar el aporte de fluidos se asocia con un significativo aumento de la sepsis, lesión renal aguda y mortalidad.

Acceso vascular

Se deben obtener dos accesos venosos periféricos o centrales. Preferentemente, se deben colocar en zonas de piel sana, pero la evidencia indica que también pueden colocarse en forma segura a través de la piel lesionada. Se debe evitar ubicarlos en forma distal a una quemadura circunferencial. De resultar dificultoso obtener un acceso venoso, es posible colocar en forma temporaria un acceso intraóseo (*v.* Capítulo 87).

Estimación de la extensión y profundidad

Para asegurar un adecuado aporte hidroelectrolítico, se debe realizar un cálculo lo más preciso posible de la SC quemada y de su profundidad. La relación entre la superficie corporal y el peso es mayor en niños que en adultos. Esto los hace más susceptibles a la hipotermia y determina un requerimiento relativo de líquidos mayor en relación con un adulto con la misma SC comprometida. Además, la superficie corporal que corresponde a la cabeza y el cuello es mayor y la relacionada con los miembros inferiores es menor, situación que se modifica con la edad. La tabla de proporciones corporales modificadas de Lund y Browder (Figura 10.1) refleja estas diferencias, y es la herramienta de preferencia para el cálculo de la extensión de la lesión. En pacientes mayores de 15 años se puede utilizar la regla de los 9, al igual que en los adultos. Otra opción, aunque menos exacta, y por lo tanto menos recomendada, es el cálculo que asigna un 1% de SC a la palma de la mano y los dedos del niño. Esta puede aplicarse en quemaduras pequeñas o irregulares.

A pesar de los esfuerzos por adaptar las escalas a la población pediátrica, siguen existiendo discrepancias con subestimaciones o, más frecuentemente, sobreestimaciones en el cálculo de la SC quemada, lo que puede llevar a un inadecuado aporte inicial de fluidos.

El cálculo de la profundidad de la lesión requiere de un observador experimentado, ya que inicialmente puede resultar dificultoso y muchas veces es subestimado debido a que la extensión completa de la necrosis puede tardar algunos días en manifestarse. Además, se debe considerar que los niños tienen la piel más delgada, lo cual determina que sufran lesiones más profundas que los adultos frente a una misma exposición térmica. La clasificación de profundidades se resume en la Tabla 10.1. Se debe tener en cuenta que, para el cálculo de la SC quemada, se consideran las lesiones a partir de aquellas de espesor parcial superficial (tipo A flictenular).

Aporte hidroelectrolítico inicial

Si el paciente se presenta con signos de *shock* (el hipovolémico es el más frecuente), se deben indicar bolos de cristaloides isotónicos según la recomendación para este escenario (*v.* Capítulo 11). Fuera de esta situación, los bolos de fluidos no están recomendados debido a que exacerban la formación de edemas.

Como fue mencionado, la correcta evaluación del paciente en cuanto a la extensión y profundidad de la quemadura permite realizar un cálculo adecuado del volumen de fluidos a infundir. Esto resulta de vital importancia, dado que tanto la subhidratación como la sobrehidratación resultan nocivas.

Las quemaduras menores al 10% de la SC pueden ser tratadas con líquidos por vía oral y en forma ambulatoria. Aquellos

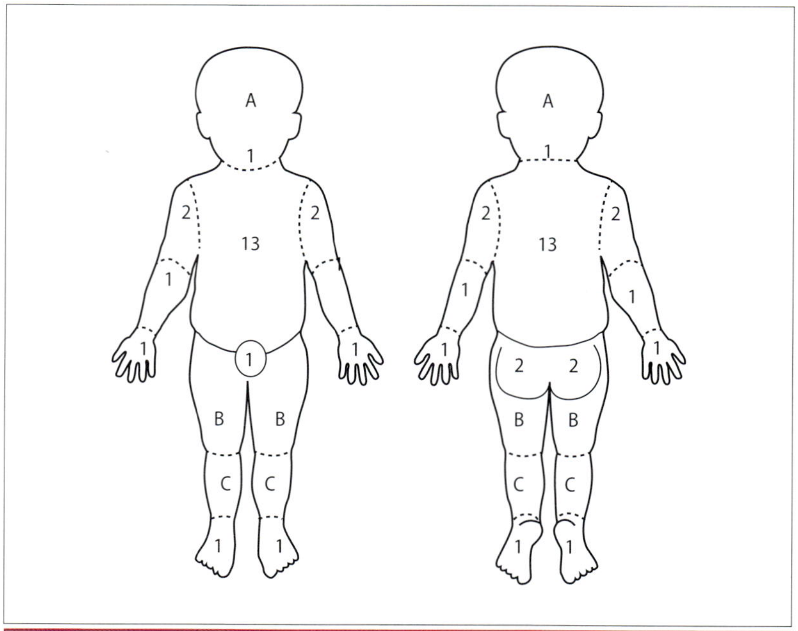

Edad (años)	0-1	1-4	5-9	10-14	≥ 15
A-1/2 de la cabeza	9,5%	8,5%	6,5%	5,5%	4,5%
B-1/2 del muslo	2,75%	3,25%	4%	4,25%	4,5%
C-1/2 de la pierna	2,5%	2,5%	2,75%	3%	3,25%

Figura 10.1 Proporciones corporales modificadas de Lund y Browder para el cálculo de la superficie corporal quemada. En lesiones circunferenciales, la superficie se calcula duplicando el número mostrado.

pacientes que presentan una SC quemada mayor se deben internar y recibir fluidos endovenosos. También se sugiere la internación de todos los pacientes con sospecha de lesión inhalatoria o quemadura eléctrica. Si la lesión supera el 20% de la SC, se sugiere, además, la derivación del paciente a un centro con experiencia en el manejo de pacientes quemados. Si el maltrato infantil se sospecha como causa de la lesión, se sugiere valorar al paciente en el ámbito de la internación.

Desde el siglo XVIII ya se aportaban líquidos para hidratar a los pacientes quemados, pero fue en la década de 1930 cuando Frank Underhill analizó el fluido contenido en las ampollas de quemaduras de pacientes y encontró que su composición era similar a la del plasma. En la década de 1940 se reconoció la relación entre la extensión de la SC quemada y la cantidad de fluidos que requería el paciente, y fue así como apareció la primera fórmula para el cálculo de los fluidos endovenosos, que combinaba partes iguales de plasma y solución salina. Se administraba en forma asimétrica a un volumen de 150 mL por cada 1% de SC quemada durante las primeras 24 horas, a lo que se adicionaban las necesidades de mantenimiento (NM). Así fue como se establecieron las bases de las fórmulas que combinan el aporte de fluidos por la SC quemada junto con las NM. De ellas derivan las fórmulas que se utilizan actualmente en los pacientes pediátricos quemados.

A diferencia de las fórmulas descritas, los cálculos con fórmulas únicas se han convertido en la piedra angular de la hidratación en adultos. La fórmula de Parkland y la de Brooke modificada son las más utilizadas en la actualidad. Ambas comparten el aporte único de cristaloides según SC quemada (2-4 mL/kg/% SC quemada en 24 horas), en forma asimétrica y sin el uso de coloides.

Como fue mencionado, existen importantes diferencias fisiológicas entre los niños y los adultos. Sobre la base de estas, se justifica el uso de diferentes fórmulas y composiciones de fluidos. Si bien sufrieron modificaciones a través de los años, la mayoría de las fórmulas comparten las siguientes características:

- Incluir las NM, además del aporte según SC quemada.
- Utilizar líquidos isotónicos con dextrosa (mayor susceptibilidad a la hipoglucemia) y aportar coloides en alguna fase de la hidratación con el objetivo de disminuir el requerimiento de volumen y el riesgo de edemas y sus complicaciones asociadas.
- En la actualidad, las dos fórmulas más utilizadas son la de Galveston y la de Cincinnati. Esta última, a su vez, tiene una versión para niños mayores y menores de 2 años. Sus principales características y formas de administración se exponen en la Tabla 10.2. Ambas utilizan la solución cristaloide de Ringer Lactato (RL).
- Los autores de este capítulo sugieren el aporte de fluidos mediante la utilización de soluciones cristaloides isotónicas junto con dextrosa al 5% (5 g de glucosa en 100 mL) con el objetivo de prevenir la hipoglucemia. Se recomiendan las siguientes opciones:
  - Opción 1: agregar 50 mL de una solución dextrosada al 50% (50 g de glucosa en 100 mL) en 500 mL de Ringer Lactato o solución salina al 0,9%. La solución así conformada posee 5 g de glucosa en 100 ml (dextrosa al 5%).

Tabla 10.1 Clasificación de las quemaduras según la profundidad

Profundidad	Tejido dañado	Aspecto	Dolor	Evolución
Superficial 1º grado Tipo A eritematoso	Epidermis	Eritematosa no exudativa	Dolor espontáneo	7-10 días sin cicatriz
Espesor parcial superficial 2º grado superficial Tipo A flictenular	Dermis superficial	Flictena exudativa; rosada brillante, húmeda	Muy dolorosa	2-3 semanas sin cicatriz
Espesor parcial profundo 2º grado profundo Tipo AB	Dermis profunda	Escara intermedia; pálida, blanquecina	Hipoalgesia	3-6 semanas con cicatriz
Espesor completo 3º grado Tipo B	Profunda (celular subcutáneo, fascia, músculo, tendón, hueso)	Escara profunda; blanca o negra	Analgesia	Requiere injerto para curación

Tabla 10.2 Fórmulas de Galveston y de Cincinnati para el cálculo de fluidos en el paciente pediátrico quemado

Fórmula	Cristaloide	Coloide	Glucosa	Tiempo
Galveston	Ringer lactato 5000 mL/m^2 de SCQ + 2000 mL/m^2 de NM*	12,5 g de albúmina al 25% por cada litro de cristaloide	Dextrosa al 5% (adecuar según glucemia)	• 0-8 h: 50% del volumen • 8-24 h: 50% del volumen
Cincinnati (niños < 2 años)	Ringer lactato 4 mL/kg/% SCQ + 1500 mL/m^2 de NM	12,5 g de albúmina al 25% por cada litro de cristaloide (horas 16-24)	Dextrosa al 5% (adecuar según glucemia)	• 0-8 h: 50% del volumen con RL + 50 mEq/L de $NaHCO_3$ • 8-16 h: 25% del volumen con RL solo • 16-24 h: 25% del volumen con RL + albúmina
Cincinnati (niños > 2 años)	Ringer lactato 4 mL/kg/% SCQ + 1500 mL/m^2 de NM	No	Dextrosa al 5% (adecuar según glucemia)	• 0-8 h: 50% del volumen • 8-24 h: 50% del volumen

SCQ: superficie corporal quemada; NM: necesidades de mantenimiento; RL: Ringer Lactato; $NaHCO_3$: bicarbonato de sodio.
* La fórmula de Galveston considera las necesidades de mantenimiento como 2000 mL/m^2.

- Opción 2: utilizar una solución dextrosada al 5% con el agregado de 20,5 mL de cloruro de sodio al 20% (1 mL = 3,4 mEq de sodio y de cloro) cada 500 mL de solución. Esta preparación contiene aproximadamente 140 mEq/L de sodio (solución parenteral isotónica).

El aporte de glucosa debe adecuarse según la glucemia. El aporte de fluidos se administra en forma asimétrica. Se infunde la mitad del volumen en las primeras 8 horas y la otra mitad, en las 16 horas restantes. Incluye el agregado de coloides (albúmina al 25%) en algún momento de las 24 horas iniciales.

Como puede observarse en la Tabla 10.2, la fórmula de Cincinnati es algo más compleja debido a que se debe modificar cada 8 horas, pero predice más fisiológicamente las pérdidas. Por el contrario, la de Galveston resulta más práctica, y quizás por esta razón sea la más utilizada en la Argentina. Más allá de esta diferencia, no se han realizado estudios comparativos que evalúen la superioridad de una sobre la otra. En la Tabla 10.3 se describe un ejemplo de aplicación de ambas fórmulas en un paciente de 18 meses de edad y 11 kg de peso.

No se debe olvidar que se considera como hora cero a la hora en que se produjo la quemadura, y por este motivo, se debe acelerar el ritmo de infusión en caso de aportes previos insuficientes o retraso en el inicio.

Estos cálculos son estimaciones de la cantidad de fluidos que requiere el paciente. Por lo tanto, resulta fundamental la evaluación y el ajuste horario de esta estrategia. Múltiples parámetros deben ser tenidos en consideración para este ajuste, pero de ellos el más relevante es el ritmo diurético (RD). El objetivo es obtener un RD de 1-2 mL/kg/hora en pacientes con un peso < 30 kg, y de 0,5-1 mL/kg/hora con un peso ≥ 30 kg. La presencia de RD mayores o menores obliga a realizar un ajuste del 10% en los aportes. Otros parámetros clínicos por considerar son la frecuencia cardíaca, los pulsos, la presión arterial y el sensorio. En pacientes con quemaduras superiores al 40% de la SC, se recomienda realizar un monitoreo invasivo (presión venosa central, presión arterial continua, etc.).

El desafío consiste en encontrar el equilibrio entre un aporte de líquidos que asegure una perfusión adecuada y que evite el exceso de volumen, que también resulta perjudicial. La sobrehidratación puede propiciar el desarrollo de edema pulmonar y de síndrome compartimental en miembros o abdomen, mientras que el aporte escaso de fluidos contribuye con el desarrollo de hipoperfusión, lesión renal aguda, *shock* y falla orgánica múltiple.

Se debe detectar precozmente el déficit de electrolitos (potasio, magnesio) y tratarse de acuerdo con las recomendaciones vigentes (*v.* Capítulos 3 y 4).

Áreas de controversia

La necesidad de administrar grandes volúmenes de cristaloides disminuye la concentración de proteínas plasmáticas, lo cual exacerba el edema. El reemplazo de cristaloides por coloides (albúmina, gelatinas; *v.* Capítulo 11) podría, teóricamente, mitigar este efecto. Sin embargo, durante las primeras horas de la resucitación con fluidos, la integridad capilar se encuentra tan afectada que no le permite al coloide influir sobre la presión oncótica del plasma, y su administración puede aumentar el edema pulmonar. Este efecto parece revertirse, en parte, con el transcurso de las horas. Por esta razón, la administración de coloides en la segunda mitad del primer día, aunque no ha demostrado cambios en la mortalidad, disminuye el requerimiento de volumen y sus efectos deletéreos. Se requieren más estudios para evaluar los beneficios de la administración precoz de coloides en la edad pediátrica.

Otros aspectos

Manejo de la herida

Luego de la estabilización inicial, se debe proceder con el tratamiento de la herida. Se debe remover toda la ropa, examinar la superficie corporal completa para determinar la extensión y profundidad de la lesión, y luego cubrirla inmediatamente. Asimismo, se debe prestar especial atención a la prevención de la hipotermia (enfriar la quemadura y calentar al paciente). Esto puede lograrse con la administración de fluidos endovenosos entibiados y la colocación de mantas tibias.

De existir un síndrome compartimental por quemaduras circunferenciales en miembros, cuello o abdomen, se debe considerar la escarectomía en forma precoz. Las fasciotomías no suelen ser necesarias, excepto en lesiones eléctricas por alto voltaje.

De no contar con un equipo quirúrgico correctamente formado y equipado para la curación de quemaduras, debe realizarse la derivación en forma oportuna.

Prevención y control de infecciones

La infección es la complicación más frecuente en estos pacientes. La correcta higiene de manos, el tratamiento tópico de la

Tabla 10.3 Ejemplo de aplicación de las fórmulas de Galveston y de Cincinnati en un paciente de 18 meses y 11 kg de peso (SC: 0,5 m^2; SCQ: 30% [0,15 m^2]; espesor parcial superficial/profundo)

	Cristaloide (RL) + Dx al 5% en 24 h	Albúmina al 25%	0-8 h	8-16 h	16-24 h
Galveston	5000 mL x 0,15 m^2 SCQ = 750 mL + NM: 2000 mL x 0,5 m^2 SC = 1000 mL Total: 1750 mL	21 g (85 mL)	917 mL (115 mL/h)	917 mL (57 mL/h)	
Cincinnati (niños < 2 años)	4 mL x 11 kg x 30% SCQ = 1320 mL + NM: 1500 mL x 0,5 m^2 SC = 750 mL Total: 2070 mL	6,5 g (25 mL), solo en horas 16-24	1035 mL (129 mL/h) + $NaHCO_3$ 52 mEq	517 mL (65 mL/h)	517 mL + 25 mL albúmina (68 mL/h)

SC: superficie corporal; SCQ: superficie corporal quemada; NM: necesidades de mantenimiento; RL: ringer lactato; $NaHCO_3$: bicarbonato de sodio.
Se debe monitorear el ritmo diurético en forma horaria. El volumen de líquidos se debe ajustar a razón del 10%, en más o en menos, de acuerdo con el ritmo diurético.

herida, el manejo quirúrgico adecuado y el sostén nutricional son los factores fundamentales en la prevención de las infecciones.

No se recomienda la utilización de antibióticos profilácticos sistémicos porque selecciona flora y aumenta el riesgo de infecciones por gérmenes multirresistentes.

La fiebre es frecuente luego de una quemadura, lo cual torna dificultoso el diagnóstico de infección. El foco cutáneo debe ser el primero en ser considerado, seguido por el respiratorio, particularmente en caso de lesiones inhalatorias. Frente a la sospecha de infección, se deben indicar antibióticos por vía endovenosa junto con la remoción inmediata de los vendajes que cubren las lesiones. Siempre se debe asegurar la cobertura con vacunación antitetánica.

Analgesia

Este aspecto debe ser considerado y abordado desde el inicio. Se debe intentar categorizar la magnitud del dolor y de la ansiedad mediante las diferentes escalas disponibles según la edad (*v.* Capítulo 77). Los antiinflamatorios no esteroideos junto con los opioides (morfina) son opciones terapéuticas adecuadas. Para controlar el dolor y la ansiedad en las curaciones, en caso de no ser realizadas en quirófano, se recomienda el uso de ketamina. Pueden requerirse benzodiacepinas de acción corta si el componente de ansiedad es muy importante (*v.* Capítulo 78).

Sostén nutricional

Luego de 24-36 horas de producida la quemadura, se inicia una segunda etapa caracterizada por un hipermetabolismo que puede prolongarse hasta por 6 meses. Su magnitud es proporcional a la extensión de la lesión. El abordaje nutricional precoz y agresivo resulta fundamental en este escenario. La desnutrición posee implicancias directas sobre el tiempo de cicatrización de las heridas y la rehabilitación. La vía enteral es la preferida en estos casos y, de no haber contraindicaciones, debe ser iniciada dentro de las 24 horas. El cálculo del objetivo calórico según la edad y SC quemada se puede realizar mediante la fórmula que se presenta en la Tabla 10.4. Además, se recomienda que la composición nutricional tenga un alto contenido proteico (3 g/kg/día).

Tabla 10.4 Fórmula para el cálculo del objetivo calórico según la edad y SC quemada

Edad	Calorías requeridas
< 1 año	2100 kcal/m² + 1000 kcal/m² de SCQ
1-11 años	1800 kcal/m² + 1300 kcal/m² de SCQ
> 11 años	1500 kcal/m² + 1500 kcal/m² de SCQ

SCQ: superficie corporal quemada.

Pronóstico

La supervivencia del niño quemado ha aumentado en los últimos 40 años. El inicio precoz y adecuado de la resucitación inicial, con énfasis en el manejo de la vía aérea y el aporte hidroelectrolítico, es, en gran medida, el responsable de la disminución de la morbimortalidad. Asimismo, el tratamiento inicial de la herida y la derivación oportuna a centros con experiencia en el manejo de quemaduras son otros aspectos que mejoran el pronóstico.

Puntos clave

- Realizar intubación precoz en caso de signos de lesión por inhalación o de edema de la vía aérea.
- En lesiones en contexto de incendios, se debe detectar la presencia de intoxicación por monóxido de carbono y cianuro.
- El aporte hidroelectrolítico precoz, adecuado a la superficie corporal quemada y la profundidad de la lesión, es fundamental y tiene una relación directa con el pronóstico del paciente.
- Se recomienda utilizar las fórmulas de Galveston o Cincinnati, que contemplan el aporte de cristaloides isotónicos con dextrosa al 5% y coloides (albúmina 25%), en forma asimétrica y adicionando necesidades de mantenimiento.
- El manejo de la herida y las curaciones deben ser realizados por personal con experiencia en este tipo de lesiones.

Acceda al eBook para consultar la lista de bibliografía. Consulte las indicaciones en la retiración de tapa.

Sección 2

Estrategias de reposición de volumen, hemocomponentes y hemoderivados

11

Expansores cristaloides y coloides

Juan B. Dartiguelongue

La expansión del compartimiento intravascular (IV) con fluidos endovenosos (EV) es una de las intervenciones más difundidas en la urgencia pediátrica, y forma parte de las estrategias iniciales de recuperación hemodinámica en la hipovolemia grave, la sepsis y el *shock*. La elección del tipo de fluido EV estriba sobre principios fisiopatológicos y el análisis de la evidencia disponible. Asimismo, se encuentra sujeta a las preferencias individuales, la disponibilidad, el objetivo terapéutico y los diferentes protocolos institucionales, que varían notablemente entre las regiones. El mecanismo que origina la hipovolemia, las condiciones clínicas del paciente y las posibles contraindicaciones deben formar parte de este análisis, con el fin de optimizar la eficacia y minimizar los efectos adversos.

El fluido de reanimación ideal debería producir un aumento predecible y sostenido del volumen intravascular; tener una composición química similar a la del líquido extracelular; ser metabolizado y excretado completamente, sin acumularse en los tejidos; no producir efectos adversos metabólicos o sistémicos, y poseer un análisis costo-beneficio favorable. En la actualidad, no se dispone de un fluido EV que reúna todas estas características.

Si bien distan de ser ideales, actualmente existen dos tipos de fluidos de reanimación: los cristaloides y los coloides. La diferencia más importante entre ambos reside en la capacidad de los coloides de generar presión osmótica efectiva una vez infundidos y, en consecuencia, expandir más enérgicamente y por un tiempo mayor el compartimiento IV. A pesar de lo que podría inferirse en base a este principio fisiopatológico, numerosos estudios y metaanálisis realizados en adultos no demostraron superioridad de los coloides sobre los cristaloides en cuanto a su efecto hemodinámico. Asimismo, la seguridad fue similar para ambos tipos de fluidos y la utilización de uno u otro no produjo cambios en la mortalidad. Sin embargo, presentan diferencias notables en relación con su disponibilidad, costos y posibles efectos adversos.

Cristaloides

Los cristaloides son soluciones iónicas compuestas por solutos fisiológicamente activos, de los cuales el sodio y sus aniones acompañantes son los componentes principales. La distribución compartimental del sodio determina la distribución del volumen infundido del cristaloide. Como el sodio es el soluto principal del líquido extracelular, y entre el 75%-80% de este líquido es extravascular, los cristaloides expanden principalmente el compartimiento intersticial. Esto los hace particularmente adecuados para la reposición de volumen cuando hay una pérdida global del líquido extracelular (IV e intersticial) como, por ejemplo, durante la deshidratación.

Por el considerable nivel de evidencia, bajo costo, alta disponibilidad y larga trayectoria de uso, suelen preferirse sobre los coloides para la reanimación inicial en pacientes con hipovolemia grave, sepsis y *shock*. De acuerdo con su composición, se pueden dividir en dos subtipos:

- Solución salina al 0,9%.
- Soluciones balanceadas (Ringer lactato, Plasma-lyte, etc.).

La diferencia entre ambas radica en la cantidad de sodio, cloro y otros aniones que las componen (Tabla 11.1), lo cual les confiere propiedades físicas propias, así como diferentes complicaciones posibles asociadas con su administración.

Debido a que atraviesan libremente la pared vascular de acuerdo con el volumen de distribución del sodio, únicamente el 20%-25% del volumen infundido permanece en el compartimiento IV tras equilibrarse con el intersticio, y el efecto de esta expansión dura 1-4 horas (Tabla 11.2). Por esta razón, suele ser necesario administrar entre 1,5 y 3 veces más volumen que al administrar coloides, para alcanzar un mismo efecto hemodinámico (Figura 11.1). No obstante, los coloides no demostraron una superioridad clínicamente significativa como fluidos de reanimación inicial.

Por su distribución transcompartimental, la administración rápida de grandes volúmenes (> 60-80 mL/kg) puede generar edema intersticial. Asimismo, cuando aumenta la permeabilidad de los capilares pulmonares, como durante el distrés respiratorio agudo que suele acompañar a la sepsis, pueden favorecer el desarrollo de edema agudo de pulmón.

Tabla 11.1 Composición de la solución salina isotónica y de distintas soluciones balanceadas

	Solución salina al 0,9%	Ringer lactato	Plasma-lyte 148	Plasma-lyte pH 7,4
Osmolalidad (mOsm/kg)	308	273	295	295
pH	4,0 - 7,0	6,0 - 7,5	4,0 - 8,0	7,4
Sodio (mEq/L)	154	130	140	140
Cloro (mEq/L)	154	109	98	98
Potasio (mEq/L)	0	4	5	5
Calcio (mmol/L)	0	1,4	0	0
Magnesio (mmol/L)	0	0	1,5	1,5
Acetato (mmol/L)	0	0	27	27
Lactato (mmol/L)	0	28	0	0
Gluconato (mmol/L)	0	0	23	23
Relación Na^+/Cl^-	1/1	1,19/1	1,43/1	1,43/1

Tabla 11.2 Características fisiológicas y efectos clínicos de las soluciones cristaloides y coloides más utilizadas

	Albúmina		Almidones	Gelatinas	Cristaloides	
	4%, 5%	20%, 25%	HEA 3%, 6%, 10%	▪ Succinato ▪ Unido a urea	Solución salina al 0,9%	Ringer lactato
Peso molecular (kD)	69	69	450	30-35	0	0
Osmolalidad (mOsm/kg)	290	310	300-310	300-350	308	273
Presión osmótica (mmHg)	20-30	70-100	23-50	25-42	0	0
Máxima expansión de volumen (%)*	70-100	300-500	100-200	70-80	20-25	20-25
Duración de la expansión de volumen (h)	12-24	12-24	8-36	≤ 4-6	1-4	1-4
Vida media plasmática (h)	16-24	16-24	50	2-9	0,5	0,5

HEA: hidroxietil almidón.
* Expresado como porcentaje del volumen administrado.
Modificado de: American Thoracic Society. Evidence-based colloid use in the critically ill: American Thoracic Society Consensus Statement. Am J Respir Crit Care Med 2004; 170 (11): 1247-59.

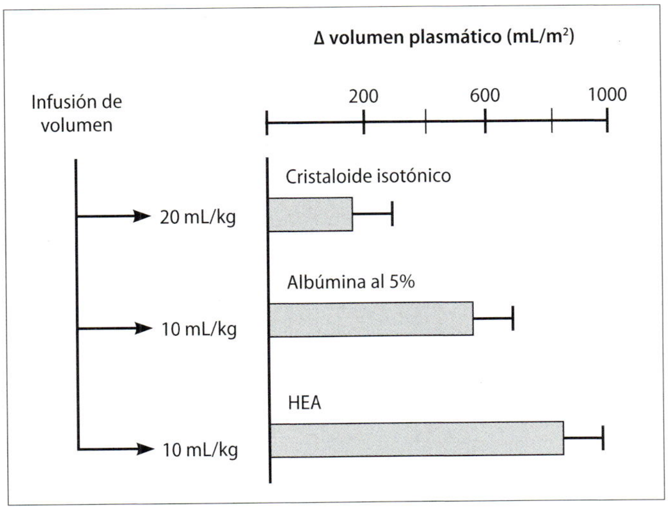

Figura 11.1 Influencia de la infusión de cristaloides y coloides sobre la expansión del volumen plasmático. HEA: hidroxietil almidón.

La ausencia de un cristaloide ideal plantea la necesidad de un enfoque individualizado al momento de elegir el fluido de reanimación. Esta perspectiva contempla los estados clínico, bioquímico, ácido-básico y electrolítico del paciente, así como los potenciales efectos adversos, la disponibilidad y las preferencias individuales e institucionales.

Solución salina al 0,9%

La solución salina al 0,9%, también llamada "solución salina isotónica", es el cristaloide globalmente más utilizado de todos (*v.* Capítulo 1). Es un recurso efectivo, disponible y de bajo costo para la reanimación inicial con fluidos EV en la hipovolemia grave, la sepsis y el *shock*. Posee 154 mEq/L de sodio, una concentración muy similar a la de la fase acuosa del plasma, por lo que resulta isotónica con respecto a esta. Sin embargo, la concentración de cloro (154 mEq/L) es suprafisiológica. En consecuencia, la administración de grandes volúmenes de esta solución puede producir acidosis metabólica hiperclorémica, que en ocasiones genera una disminución de la tasa de filtrado glomerular, lesión renal aguda y compromiso inmunológico, con implicancias clínicas variables y poco claras. Estos efectos fueron observados únicamente en adultos, y no hay evidencia clínica que evalúe este fenómeno en niños.

Al igual que el resto de los cristaloides, la distribución mayoritariamente extravascular de esta solución resulta beneficiosa para el tratamiento de la hipovolemia ocasionada por deshidratación, donde se pierden tanto el líquido IV como el intersticial. A su vez, por sus propiedades electrolíticas podría resultar de mayor utilidad en casos en los que exista alcalosis metabólica hipoclorémica por contracción de volumen.

La relación volumen/tiempo recomendada para expandir inicialmente el compartimiento IV, depende de la causa y la gravedad del escenario clínico:

- Hipovolemia grave: 20 mL/kg en 10-20 min.
- *Shock*: 20 mL/kg en 5-10 min.

La evaluación de la respuesta hemodinámica debe ser inmediata tras la administración de la expansión. Al mismo tiempo, debe controlarse la aparición de signos de sobrecarga de volumen (hepatomegalia, estertores crepitantes, tos y tercer ruido cardíaco). Si luego de administrar 40-60 mL/kg no se observa recuperación hemodinámica, se recomienda comenzar precozmente con el goteo endovenoso de catecolaminas de acción directa (adrenalina o noradrenalina) (*v.* Capítulos 32 y 53).

En niños con cardiopatías congénitas complejas, insuficiencia cardíaca congestiva o riesgo de desarrollar miocardiopatía tras la administración de fluidos EV (desnutridos, antecedente de miocarditis, pacientes oncológicos que recibieron o reciben antraciclínicos, etc.), se recomienda iniciar el aporte de solución salina al 0,9% a razón de 5-10 mL/kg en no menos de 20 min, seguido del control estrecho de los signos de sobrecarga de volumen.

Soluciones balanceadas

A diferencia de la solución salina al 0,9%, los cristaloides balanceados como el Ringer lactato y el Plasma-lyte poseen una composición más similar a la del líquido extracelular, pues reemplazan parcialmente la carga aniónica del cloro con ácidos orgánicos (acetato, gluconato, etc.), ya que las soluciones con bicarbonato suelen ser inestables en los recipientes plásticos. Asimismo, incluyen potasio y otros cationes en su conformación (*v.* Tabla 11.1). Sin embargo, ninguna solución electrolítica balanceada posee todas las características del plasma. Además, el Ringer lactato resulta hipotónico con respecto a este, dado que posee 130 mEq/L de sodio y una osmolalidad de 273 mOsm/kg (*v.* Tabla 11.1).

El empleo de estas soluciones puede ser beneficioso en pacientes con acidosis metabólica hiperclorémica, en los cuales el uso de grandes volúmenes de solución salina al 0,9% podría empeorar esta situación. Asimismo, representan una alternativa válida como fluidos de reanimación inicial, o bien de segunda línea, en caso de que se requieran grandes volúmenes de fluidos o si hubiera riesgo de acidosis metabólica hiperclorémica.

La relación volumen/tiempo recomendada para administrar estos cristaloides, así como las precauciones y los controles asociados con su utilización, son los mismos que para la solución salina al 0,9%.

La administración excesiva de soluciones balanceadas puede producir alcalosis metabólica e hiponatremia. Esta sucede más frecuentemente con el uso del Ringer lactato. Como posee 130 mEq/L de sodio, tiene el riego potencial de diluir el líquido extracelular, particularmente en contextos clínicos con estímulos no osmóticos para liberar arginina vasopresina (*v.* Capítulos 1 y 2). La hiperpotasemia es poco frecuente, salvo que se administren grandes volúmenes.

Coloides

Los coloides son moléculas de alto peso molecular que no atraviesan fácilmente la pared vascular, por lo que una vez infundidas permanecen por un tiempo variable dentro de los vasos, y contribuyen con la presión oncótica del plasma.

El principio que rige la administración de coloides se fundamenta en que su poder osmótico induce una expansión IV más rápida y duradera que la de los cristaloides. De hecho, son capaces de alcanzar el mismo objetivo de recuperación hemodinámica con menos de la mitad del volumen infundido (*v.* Figura 11.1). Sin embargo, diversos estudios y metaanálisis no han podido demostrar de manera convincente un beneficio clínicamente significativo derivado de esta ventaja fisiopatológica.

La albúmina al 4%-5% es el coloide de referencia y se obtiene a partir del fraccionamiento del plasma humano. Los coloides sintéticos más difundidos son los almidones y las gelatinas. La administración de cada uno se asocia con riesgos potenciales o reales, como la transmisión de infecciones, el desarrollo de trastornos de la coagulación, hipocalcemia, reacciones anafilácticas o lesiones órgano-específicas (Tabla 11.3).

Los coloides rara vez son utilizados como fluidos de primera línea en el tratamiento de la hipovolemia grave, la sepsis o el *shock*. La albúmina podría ser utilizada en el *shock* séptico con escasa respuesta a los cristaloides o cuando se sospecha que la hipoalbuminemia contribuye con el estado de *shock*, si bien existe muy poca evidencia que respalde esta indicación. Aunque no se dispone de estos datos en niños (salvo en recién nacidos de alto riesgo), es muy probable que los mismos principios se apliquen durante toda la infancia.

Tabla 11.3 Efectos adversos potenciales y reales de los coloides y los cristaloides

Albúmina	• Reacciones alérgicas • Transmisión de infecciones
Almidones	• Lesión renal aguda • Coagulopatía • Prurito • Reacciones anafilácticas
Gelatinas	• Reacciones anafilácticas
Solución salina al 0,9%	• Acidosis metabólica hiperclorémica • Edema intersticial
Ringer lactato	• Hiponatremia • Hiperpotasemia • Edema intersticial

Albúmina

La albúmina es responsable de más del 80% de la presión oncótica del plasma y de hasta el 50% del contenido corporal de albúmina se encuentra en el espacio extravascular (intersticio).

La albúmina humana fraccionada del plasma se ofrece como una solución hiperoncótica al 20%-25% Suele administrarse en diluciones al 4%-5% para que sea isooncótica con el plasma. Ambas formulaciones tienen la misma cantidad de sodio, por lo que con soluciones más concentradas e igual dosis de expansión, se aporta una carga de sodio menor. Posee una vida media plasmática de entre 16-24 horas, y su efecto osmótico expansor se extiende por 12-24 horas (*v.* Tabla 11.2).

La administración de albúmina al 5% produce una expansión del volumen IV idéntica al volumen infundido (*v.* Tabla 11.2), junto con una expansión equivalente del volumen intersticial. Si bien representa una intervención hemodinámicamente efectiva, es un recurso costoso, poco disponible y la evidencia no demostró beneficios sobre los cristaloides como fluido de reanimación inicial.

La albúmina al 5% podría ser utilizada en el *shock* séptico si tras la administración de 40-60 mL/kg de cristaloides isotónicos no se observa recuperación hemodinámica. La evidencia que sustenta esta recomendación es débil, y no debe reemplazar la administración EV precoz de catecolaminas de acción directa (adrenalina y noradrenalina). La relación dosis/tiempo de albúmina al 5% para expandir el compartimiento IV es la siguiente:

- 10-20 mL/kg (0,5-1 g/kg/dosis) en 5-10 min.
- La respuesta clínica se evalúa en los primeros 30 minutos. Si no hay recuperación hemodinámica, se puede evaluar la posibilidad de repetir la dosis trascurrido ese tiempo.

Asimismo, se postula que el riesgo de edema pulmonar se reduce con la administración de albúmina, pues la distribución del volumen infundido es predominantemente IV y no disminuye la presión oncótica del plasma por hipoalbuminemia dilucional. Empero, aún no se dispone de evidencia que confirme esta hipótesis.

Adicionalmente, algunos estudios de investigación básica señalan que la albúmina es capaz de reducir la liberación de citoquinas proinflamatorias en modelos experimentales de *shock*, y que la administración continua durante la sepsis reduce la lesión microvascular y mejora la perfusión tisular.

La infusión EV de albúmina hiperoncótica (al 20% o al 25%) junto con furosemida se encuentra indicada en casos de hipoalbuminemia secundaria a síndrome nefrótico o síndrome ascítico edematoso, cuando hay ascitis o derrame pleural graves que se asocian con restricción respiratoria (*v.* Capítulos 48.3 y 71). Se administra 1 g/kg en 3-6 horas, junto con 0,5 mg/kg de furosemida a la mitad y 0,5 mg/kg al final de la infusión. Se sugiere establecer un control clínico estricto durante la infusión.

Coloides sintéticos

La baja disponibilidad y el alto costo de la albúmina humana motivaron el desarrollo de coloides sintéticos durante los últimos cuarenta años. El hidroxietil almidón (HEA) se produce por hidrólisis parcial de la amilopectina, seguida de la sustitución de grupos hidroxietílicos. Fue desplegado inicialmente como una alternativa de menor costo para la albúmina, con presentaciones para uso clínico al 3%, al 6% y al 10%. Posee una vida media plasmática más larga que la albúmina (cerca de 50 horas) y su efecto osmótico expansor se encuentra presente en un 50% a las 24 horas y puede extenderse por 36 horas (*v.* Tabla 11.2). Su larga duración de acción se debe a la resistencia al efecto de las amilasas plasmáticas, que evita la hidrólisis y prolonga su vida media. Sin embargo, esto aumenta el riesgo de acumulación en las células del sistema reticuloendotelial de tejidos como la piel (que ocasiona prurito), el hígado y los riñones.

Estas formulaciones hiperoncóticas de alto peso molecular (*v.* Tabla 11.2) se asocian con alteraciones de la coagulación (por cambios hemorreológicos y en el proceso fibrinolítico), y en adultos sépticos aumentan el riesgo de lesión renal aguda, necesidad de terapia de reemplazo renal y muerte. La falta de beneficios sobre los cristaloides, el alto costo y el riesgo de complicaciones graves motivaron que actualmente no se recomiende a los almidones como fluidos de reanimación.

Las gelatinas se obtienen por hidrólisis del colágeno bovino. Son isooncóticas con el plasma (*v.* Tabla 11.2). Sus pequeñas partículas ejercen un efecto osmótico inicial muy importante, pero rápidamente desaparecen de la circulación por filtración glomerular, lo que provoca un efecto expansor de corta duración (≤ 4-6 horas), y una vida media plasmática de entre 2-9 horas. Se eliminan exclusivamente por vía renal sin producir lesión renal aguda y favorecen la diuresis osmótica. La gelatina unida a urea tiene mayor concentración de calcio (6,26 mmol/L) y potasio (5,1 mEq/L) que la gelatina succinato. Son los expansores coloides más económicos. Si bien son efectivas para expandir el volumen IV, no fueron lo suficientemente estudiadas para ser recomendadas como fluidos de reanimación inicial.

Acceda al eBook para consultar la lista de bibliografía. Consulte las indicaciones en la retiración de tapa.

12

Rehidratación endovenosa rápida y convencional

Juan B. Dartiguelongue

La deshidratación es la complicación más frecuente de la diarrea aguda, fundamentalmente en los países en vías de desarrollo (*v.* Capítulo 1). Es una de las principales causas de mortalidad en menores de 5 años, sobre todo entre los 6 meses y los 2 años de edad. Asimismo, puede ser ocasionada por causas distintas de la diarrea, como vómitos, hipoaporte, poliuria (diabetes mellitus, diabetes insípida, etc.) y aumento de las pérdidas insensibles de agua (taquipnea, quemaduras, fiebre persistente, calor ambiental excesivo, etc.).

La gravedad de la deshidratación depende de la magnitud y la velocidad con la que se instala la pérdida de líquidos y electrolitos, así como del estado nutricional, la edad y la presencia de enfermedades concomitantes. La valoración clínica de la contracción de volumen suele ser subjetiva e inexacta. De hecho, numerosos estudios demostraron la baja especificidad de las escalas o sistemas de puntuación utilizados para estimar el grado de deshidratación, incluso de la CDS (*Clinical Dehydration Scale*) propuesta por la Organización Mundial de la Salud (OMS). El bajo rendimiento de estos sistemas se debe a la variabilidad individual en la expresión de los signos y los síntomas vinculados con la contracción de volumen, junto con la velocidad con la que sucede la deshidratación, de acuerdo con la etiología de la diarrea y el resto de las causas.

Empero, el diagnóstico de la deshidratación es clínico, y operativamente su gravedad se clasifica de acuerdo con la estimación de la magnitud de las pérdidas mediante la presencia de signos y síntomas atribuibles a la contracción del líquido extracelular (Tabla 12.1).

Como fue comentado en el Capítulo 1, la rehidratación por vía oral (o a través de una sonda nasogástrica) con sales de rehidratación oral de baja osmolalidad en 3-4 horas es la vía de elección para el tratamiento de la deshidratación leve y moderada, así como para el de la deshidratación grave una vez alcanzada la estabilidad hemodinámica. Esta estrategia es altamente segura y eficaz, disminuyó significativamente el número de internaciones por diarrea aguda y produjo una sensible reducción de la mortalidad.

Sin embargo, si la rehidratación oral fracasa o se encuentra contraindicada (Tabla 12.2), se requiere de la rehidratación por vía endovenosa (EV) (Figura 12.1). Tradicionalmente, esta estrategia fue diseñada para 24 horas (rehidratación convencional), por lo que el tiempo necesario para alcanzar la normohidratación suele ser prolongado, al igual que la duración de la internación.

Tabla 12.2 Contraindicaciones para la rehidratación por vía oral

- *Shock* o deshidratación grave sin mejoría hemodinámica o del estado de conciencia
- Alteración del estado de conciencia que implique riesgo de aspiración (depresión del sensorio grave, convulsiones, coma)
- Acidosis metabólica grave
- Empeoramiento o falta de mejoría con la rehidratación oral
- Vómitos incoercibles
- Íleo
- Síndrome malabsortivo

Con el fin de evitar o reducir el número de internaciones, así como de acortar la duración de estas, numerosos centros desarrollaron estrategias más rápidas de rehidratación EV, evaluadas en diferentes estudios de investigación. La base de estas estrategias es la reposición rápida del volumen efectivo circulante, que mejora la perfusión renal e intestinal. Esto favorece la corrección de las alteraciones electrolíticas y del equilibrio ácido-base, permite la realimentación precoz y genera una recuperación más rápida del paciente, lo que acorta la duración de la internación. Sin embargo, existen controversias y una llamativa heterogeneidad en las estrategias de rehidratación EV rápida propuestas, que varían en cuanto al volumen y la velocidad de la infusión.

Al momento actual no se dispone de evidencia clara sobre qué ritmo de rehidratación EV es el más seguro y eficaz para el tratamiento de la deshidratación grave y moderada, cuando fracasa o se encuentra contraindicada la rehidratación por vía oral.

Para la deshidratación grave, el tratamiento comienza con la expansión rápida del volumen intravascular mediante la administración de cristaloides isotónicos (solución salina al 0,9%), a 20 mL/kg en 10-20 min. La recuperación hemodinámica por

Tabla 12.1 Clasificación de la deshidratación de acuerdo con la magnitud de las pérdidas y las características clínicas principales de cada una

	Deshidratación leve (pérdida estimada <5% del peso corporal)	Deshidratación moderada (pérdida estimada entre el 5% y el 10% del peso corporal)	Deshidratación grave (pérdida estimada >10% del peso corporal)
Característica principal	• Es asintomática o levemente sintomática	• Presenta signos y síntomas de deshidratación	• Presenta compromiso hemodinámico
Hallazgos clínicos	• Orina concentrada (densidad urinaria > 1020) • El paciente puede referir sed	• Mucosas secas • Enoftalmos • Signo del pliegue • Fontanela deprimida • Oliguria • Depresión del sensorio	• Signos y síntomas de deshidratación asociados con: ▪ Relleno capilar enlentecido (> 3 segundos) ▪ Extremidades frías y moteadas ▪ Letargo, hipotensión

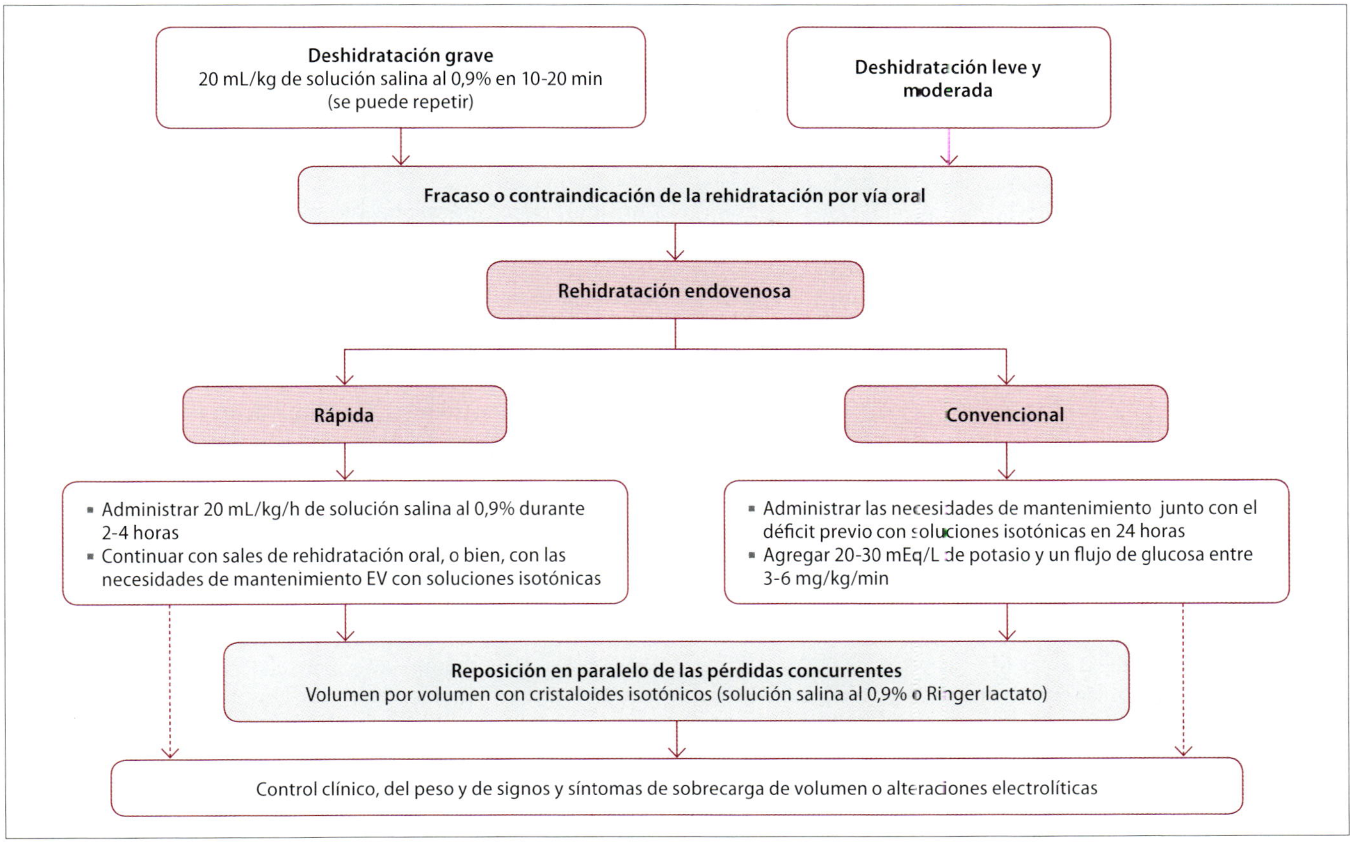

Figura 12.1 Esquema simplificado de las estrategias de rehidratación EV rápida y convencional.

lo general se alcanza con 20-40 mL/kg (de no recuperarse con ese volumen, es probable que el paciente, además, se encuentre séptico). Luego, debe comenzar la rehidratación.

Rehidratación endovenosa rápida

Las estrategias propuestas para este tipo de rehidratación varían notablemente según los centros tratantes, y si se refieren o no a países de escasos recursos. Si bien todas se basan en el aporte rápido de fluidos EV para mejorar la perfusión renal y enteral, y corregir precozmente la deshidratación, existen dudas acerca de su seguridad en relación con la capacidad miocárdica para tolerar grandes volúmenes y el desarrollo de alteraciones electrolíticas.

La administración ultrarrápida de solución salina al 0,9% (60 mL/kg en 1 hora) no demostró beneficios adicionales sobre otras estrategias de rehidratación EV rápida. Probablemente, la sobrecarga de cloro y la acidosis metabólica hiperclorémica concomitante sean las responsables de este resultado. El aporte rápido de grandes volúmenes de solución salina al 0,9% puede producir una disminución del flujo sanguíneo renal y de la tasa de filtrado glomerular (el cloro funciona como un vasoconstrictor de la vasculatura renal), que enlentece la recuperación de la deshidratación.

Otras estrategias proponen la administración EV de solución salina al 0,9% en ritmos que varían entre 20-50 mL/kg/h, por 1-4 horas. Si bien el nivel de evidencia es bajo, todas demostraron una eficacia similar.

Plan C de la OMS

En el año 2012 la OMS elaboró una estrategia de rehidratación EV rápida denominada "plan C". Fue desarrollada fundamentalmente para países de escasos recursos, en base a recomendaciones de expertos. Esta estrategia propone administrar 100 mL/kg de solución salina al 0,9% (consistente con la reposición de un déficit previo del 10% del peso corporal) en 3-6 horas, dependiendo de la edad, de acuerdo con los pasos siguientes:

- Paso 1: administrar 30 mL/kg en 30 minutos (o en 1 hora en < 1 año).
- Paso 2: administrar 70 mL/kg en 2,5 horas (o en 5 horas en < 1 año).

En pacientes con deshidratación grave que requieren la expansión rápida del volumen intravascular (hasta 60 mL/kg), la rehidratación continúa con el paso 2 en el tiempo correspondiente para cada edad.

Mientras que este aporte agresivo de fluidos EV puede ser efectivo para el cólera, no es necesariamente generalizable al resto de los episodios de deshidratación por diarrea aguda, mayoritariamente de origen viral. Recientemente, fue comparado con la administración más lenta (en 8 horas) del mismo volumen (100 mL/kg) de solución salina al 0,9%, sin observarse diferencias significativas entre los grupos en cuanto al tiempo necesario para corregir la deshidratación, para lograr tolerancia a líquidos por vía oral y el tiempo de estadía en el hospital.

Tendencia actual

En caso de optar por una estrategia de rehidratación EV rápida (*v.* Figura 12.1), actualmente la recomendación más segura consiste en administrar 20 mL/kg/h de solución salina al 0,9%, durante 2-4 horas, que aporta un déficit previo de entre el 4% y el 8% del peso corporal. De acuerdo con la situación clínica del paciente, la rehidratación puede continuar con la administración de sales de rehidratación oral, o bien con el aporte de soluciones parenterales isotónicas de mantenimiento que contengan potasio (20-30 mEq/L), un flujo de glucosa de 3-6 mg/kg/min (*v.* Capítulo 1) y, en caso de ser necesario, completar la reposición del déficit previo y aportar en paralelo las eventuales pérdidas concurrentes (volumen por volumen con cristaloides isotónicos).

Como la estimación clínica del déficit previo suele ser subjetiva e inexacta, se recomienda establecer un control clínico estricto durante la rehidratación, y revalorar la conducta inicial de acuerdo con la evolución clínica. Asimismo, se debe estar atento a la aparición precoz de signos y síntomas vinculados con sobrecarga de volumen o alteraciones electrolíticas. Se recomienda pesar al paciente al comienzo de la rehidratación, y luego de acuerdo con la evolución.

Ejemplo clínico

Paciente de 7 kilos con deshidratación moderada secundaria a gastroenteritis aguda (déficit previo estimado clínicamente: 6% del peso corporal) que presenta vómitos incoercibles a pesar de la administración de sales de rehidratación oral por una sonda nasogástrica, y de una dosis única de ondansetrón de 0,15 mg/kg. Se indica rehidratación EV rápida de la siguiente manera:

- Administrar 20 mL/kg/h de solución salina al 0,9% por 3 horas (60 mL/kg totales).
- Si tolera líquidos por vía oral, continuar con la hidratación oral.
- Si no tolera líquidos por vía oral, continuar con la administración parenteral de las necesidades de mantenimiento con soluciones isotónicas, con el agregado de 20-30 mEq/L de potasio y un flujo de glucosa de 3-6 mg/kg/min. De existir pérdidas concurrentes, reponerlas en paralelo volumen por volumen con cristaloides isotónicos.

Rehidratación endovenosa convencional

Esta estrategia clásica se fundamenta en el aporte de las necesidades de mantenimiento (*v.* Capítulo 1) junto con el déficit previo, de acuerdo con la estimación clínica del grado de deshidratación (*v.* Tabla 12.1), en una cinética de 24 horas (*v.* Figura 12.1). Asimismo, las pérdidas concurrentes medidas se reponen en paralelo con cristaloides isotónicos, volumen por volumen, de a intervalos de entre 4-6 horas.

Como la estimación del grado de deshidratación puede ser imprecisa, y el déficit previo suele sobreestimarse o subestimarse, la formulación de un plan de hidratación parenteral para 24 horas es solo el comienzo del tratamiento. Esto implica que las indicaciones iniciales se deben revalorar permanentemente, en base a la evolución clínica y bioquímica del paciente. Al igual que para la rehidratación EV rápida, se debe pesar al paciente al comienzo de la rehidratación, y luego de acuerdo con la evolución clínica.

Ejemplo clínico

Paciente de 12 kilos que presenta deshidratación grave secundaria a diarrea aguda. Se administran 20 mL/kg de solución salina al 0,9% en 10-20 min con buena respuesta clínica y hemodinámica. Sin embargo, persiste con depresión del sensorio, por lo que no se intenta la rehidratación con sales de rehidratación oral y se indica una estrategia de rehidratación EV en 24 horas:

- Necesidades de mantenimiento: 90 mL/kg/día.
- Déficit previo: 100 mL/kg/día (10% del peso corporal).
- Administrar 190 mL/kg/día de una solución parenteral isotónica, con 20-30 mEq/L de potasio y un flujo de glucosa de 3-6 mg/kg/min.
- Medir las eventuales pérdidas concurrentes y reponerlas en paralelo, volumen por volumen, con cristaloides isotónicos, de a intervalos de entre 4-6 horas.

Consideración especial: deshidratación hipernatrémica

Si bien la deshidratación hipernatrémica es únicamente responsable del 1%-4% de las deshidrataciones por diarrea aguda, ni el plan C de la OMS ni las estrategias de rehidratación EV rápida discriminan o plantean consideraciones especiales para el tratamiento del paciente deshidratado hipernatrémico.

En términos generales, al igual que para la deshidratación isonatrémica e hiponatrémica, la rehidratación por vía oral (o nasogástrica) con sales de rehidratación oral es la vía de elección. En caso de fracasar o estar contraindicada, se recomienda instalar una estrategia de rehidratación EV convencional en 24 horas.

Para evitar los desequilibrios osmóticos entre compartimientos que puedan generar lesiones neuronales (*v.* Capítulo 2), la reposición del déficit previo debe ser lenta, en un tiempo que asegure un descenso de la natremia a un ritmo ≤ 0,5 mEq/L/h (10-12 mEq/día), que por lo general toma entre 24-48 horas (Tabla 12.3). Tanto las necesidades de mantenimiento como el déficit previo deben administrarse con soluciones isotónicas. Durante la rehidratación, el monitoreo del sodio plasmático debe ser frecuente.

Ejemplo clínico

Paciente de 10 kilos con deshidratación moderada hipernatrémica, secundaria a diarrea aguda (déficit previo estimado clínicamente: 8% del peso corporal), en el cual fracasó la rehidratación por vía oral. Sodio plasmático 160 mEq/L. Se indica una estrategia de rehidratación EV en 24 horas:

- Necesidades de mantenimiento: 100 mL/kg/día.
- Déficit previo: 40 mL/kg/día (80 mL/kg totales en dos días).
- Administrar 140 mL/kg/día de una solución parenteral isotónica, con 20-30 mEq/L de potasio y un flujo de glucosa de 3-6 mg/kg/min.
- Medir las eventuales pérdidas concurrentes y reponerlas en paralelo, volumen por volumen, con cristaloides isotónicos, de a intervalos de entre 4-6 horas.

Tabla 12.3 Tiempo de reposición del déficit previó de acuerdo con la magnitud de la hipernatremia

Sodio (mEq/L)	Tiempo (horas)
145-157	24
158-170	48
171-183	72
184-196	84

Acceda al eBook para consultar la lista de bibliografía. Consulte las indicaciones en la retiración de tapa.

13

Introducción al uso racional de hemocomponentes en pediatría

Oscar Antonio Canle • Daniel Díaz Sánchez

La transfusión de componentes sanguíneos representa un tratamiento de gran valor, que se utiliza en una variedad de condiciones médicas. Debido a que estos componentes no pueden producirse en forma sintética, se trata de un recurso limitado cuyo uso debe decidirse racionalmente. En muchos países, como en Argentina, la disponibilidad se apoya fundamentalmente en la donación voluntaria.

El uso e indicaciones han evolucionado en las últimas décadas, y se sustenta en prácticas basadas en la evidencia con sólido fundamento científico. Sin embargo, en la población pediátrica existe menor volumen de evidencia por la falta de estudios de alta calidad y de guías de práctica clínica, por lo que muchas de las prácticas se extrapolan de la población adulta o se basan en guías locales y en la experiencia del centro asistencial.

Como todo procedimiento médico, no está exento de riesgos, por lo que estos deben ser adecuadamente sopesados en función de sus beneficios al momento de realizar la indicación.

Cabe destacar que actualmente no se dispone de evidencia que justifique la premedicación rutinaria con difenhidramina, paracetamol o hidrocortisona en pacientes que reciben transfusiones de componentes sanguíneos. Podría considerarse cuando exista el antecedente personal de una reacción febril no hemolítica (incremento de la temperatura corporal ≥ 1 °C en asociación con la transfusión, sin otra causa que la justifique) o una reacción alérgica (eritema, urticaria, prurito, angioedema, etc.) con transfusiones previas. En estos casos, la decisión debe tomarse en forma individualizada.

Transfusión de glóbulos rojos desplasmatizados

La transfusión de glóbulos rojos desplasmatizados (GRD) está principalmente indicada en el tratamiento de la hemorragia aguda, la anemia aguda y la anemia crónica, con el objetivo de aumentar los niveles de hemoglobina (Hb) circulantes, restablecer la capacidad de transporte de oxígeno y la perfusión tisular. En algunas condiciones, como en las hemoglobinopatías, también puede utilizarse para prevenir las complicaciones resultantes de la presencia de variantes anormales de la hemoglobina.

En los últimos años, ha ganado terreno la estrategia transfusional restrictiva en niños, ya que ha demostrado no ser inferior a estrategias más liberales y, además, reduce la exposición a los hemocomponentes. A pesar de esto, los estudios muestran que el umbral de Hb para la solicitud de transfusión sigue siendo más alto que lo recomendado en la evidencia, lo que expone al niño a potenciales complicaciones asociadas con estos procedimientos.

Descripción del componente

Una unidad de GRD suele ser de 300 mL, que contiene aproximadamente 200 mL de glóbulos rojos con 30-50 mL de plasma y solución anticoagulante. Existen bolsas que tienen aditivos para prolongar la vida media de los hematíes. El hematocrito de la bolsa es de 55%-60%, y puede ser hasta 70%-80% en las que no poseen aditivos.

Transfusión de GRD en niños menores de 4 meses

En medicina transfusional se considera a este grupo etario dentro de la edad neonatal, dado que comparten las indicaciones. Los GRD se administran con el objetivo fundamental de mejorar la oxigenación tisular. Cada transfusión debería basarse en la hemoglobina, el hematocrito y la presencia de manifestaciones clínicas de anemia (*v.* Capítulo 47.1), sumado a los factores de riesgo de cada paciente.

Durante el periodo neonatal, los recién nacidos de término (RNT) presentan niveles de hemoglobina de 14-20 g/dL, que luego descienden hasta 11-12 g/dL (*v.* Capítulo 47.1). Si bien existen estudios limitados acerca de cuándo indicar una transfusión, queda claro que la situación clínica resulta orientativa, p. ej., ante la presencia de síntomas como apnea, taquipnea, taquicardia o escaso aumento de peso. En niños nacidos pretérmino, la anemia suele ser proporcional al grado de prematurez; con un peso de nacimiento entre 1000-1500 g la media de hemoglobina es de 8 g/dL, y con menos de 1000 g es de 7g/dL; en ambos casos, los valores de hemoglobina disminuyen durante el primer año de vida (transición fisiológica de los valores posnatales de hemoglobina, *v.* Capítulo 47.1), y alcanzan un nadir más profundo alrededor del segundo al sexto mes de edad cronológica. Este fenómeno, sumado a las múltiples extracciones de sangre y a la incapacidad para aumentar la eritropoyetina (EPO), hace que estos pacientes presenten reticulocitopenia y necesiten ser transfundidos con valores de 7 g/dL y síntomas de anemia.

Dosis recomendada

La dosis recomendada es de 15 mL/kg, que aumenta la hemoglobina entre 2-3 g/dL. Normalmente, se administra en un promedio de 2 horas, sin superar las 4 horas. Esto es para evitar el riesgo de contaminación bacteriana de la unidad transfundida. No obstante, siempre se debe ajustar la velocidad de infusión al estado clínico del paciente.

Guía para su administración

Los datos obtenidos de los ensayos clínicos a la fecha están a favor de los umbrales transfusionales restrictivos. Se pueden considerar umbrales similares para recién nacidos pretérmino (RNPT) o RNT:

- Hb < 7-8 g/dL:
  - Sin requerimiento de oxígeno suplementario desde la segunda semana de vida en adelante.
  - Puede incluirse a lactantes oxígeno-dependientes de más de 28 días de vida con reticulocitos adecuados.

- Hb < 9 g/dL:
  - Con ventilación de presión positiva no invasiva (NIPPV, por sus siglas en inglés).
  - Después de la segunda semana hasta los 28 días de vida.
  - Candidato a cirugía cardiovascular con *bypass* (inmediatamente antes de la cirugía).
- Hb < 10 g/dL:
  - Ventilado, desde la segunda semana de vida en adelante.
  - Sin requerimiento de oxígeno suplementario luego de la segunda semana de vida.
- Hb < 12 g/dL:
  - Primeras 24 horas ventilado o con NIPPV.
  - Primer semana ventilado o con NIPPV.
  - Oxigenación por membrana extracorpórea (ECMO).
  - Pérdida de sangre aguda mayor al 10%.

Transfusión de GRD en niños mayores de 4 meses

A diferencia del niño menor de 4 meses, las manifestaciones de patologías clínicas, quirúrgicas (entre estas, las cardíacas complejas) y oncohematológicas pasan a ser el eje central del soporte transfusional en el niño mayor.

Un tema de importancia en cualquier práctica de transfusión es la estimación de la volemia de los pacientes, que se modifica por su rápido crecimiento. Diversos estudios proponen hacerlo a través de una serie de fórmulas, que involucran el volumen de glóbulos rojos o el volumen de plasma. Otros estiman el volumen de sangre en función de la altura y el peso. Sin embargo, al comparar todos estos métodos, hay una amplia variación en las volemias estimadas. Claramente, es necesario seguir trabajando para mejorar las mediciones del volumen sanguíneo en los niños. Actualmente, las pautas recomendadas se han elaborado en función del peso corporal y sobre la medición o el cálculo real de los volúmenes sanguíneos, para simplificar el cálculo de la dosis. Sobre esta base, se establece la indicación de 10 mL/kg.

Uno de los puntos más importantes a la hora de elaborar la solicitud es no dejar de lado los datos clínicos ni de laboratorio y tener en claro cuál es el objetivo final con la transfusión. En las dosis a transfundir (10 mL/kg), existe un resultado esperado de incremento de la Hb. Debido a que a menudo se desconoce con exactitud el contenido real del componente sanguíneo administrado, con frecuencia es necesario realizar pruebas posteriores a la transfusión para determinar si se logró el incremento esperado. Este aumento de la Hb es mayor a menor peso del paciente y, por lo general, se espera que oscile entre 1-3 g/dL.

Para aquellos pacientes que pesan 30 ± 5 kg, la transfusión de GRD a 10 mL/kg genera un fastidio, debido a que las unidades de GRD almacenadas promedian los 300 mL, con hematocritos diferentes que oscilan entre 55%-75% en función de la solución aditiva para preservarlos. Por ejemplo, en un paciente de 35 kg relativamente estable (cirugía traumatológica, sin sangrado activo) que recibe la unidad de GRD de 280 mL, no es necesario abrir otra unidad de GRD para completar los 70 mL restantes. La buena práctica transfusional implica el control clínico y, con un nuevo hemograma, observar el aumento de la Hb.

En el otro extremo, y nuevamente a modo de ejemplo, en un paciente oncológico de 70 kg que ha recibido quimioterapia y se encuentra internado con síntomas clínicos de anemia y una Hb de 7 g/dL, es prudente administrar una unidad de GRD y controlar su evolución. En esta situación se aplican dos variables: la primera es que se transfunde para corregir los síntomas de anemia, y no la anemia en sí misma; y la segunda es el concepto y paradigma transfusional moderno que es la transfusión restrictiva, un modelo en evolución que comenzó por el soporte en adultos y que ya se aplica en pediatría. Consiste en administrar la dosis mínima necesaria transfusional para mitigar los signos y síntomas clínicos que presenta un paciente. Por este motivo, ya han desaparecido casi por completo las indicaciones clínicas de soporte transfusional de 2 unidades de GRD en un paciente relativamente estable.

En muchos casos, las condiciones y enfermedades particulares de los pacientes requieren la individualización de la práctica transfusional, ya que las pautas descritas en las guías pueden no ser adecuadas o no están contempladas. Otro ejemplo concreto son los pacientes que presentan anemias hemolíticas autoinmunes por autoanticuerpos calientes, dado que constituyen un dilema sobre si es necesario transfundir o no. Esto es debido al serio problema inmunohematológico que implica la transfusión, y por este motivo se los suele transfundir con GRD de características muy específicas y con valores de Hb más bajos (p. ej., < 5 g/dL), en donde otros pacientes ya se encontrarían transfundidos.

Guía para su administración

A continuación, se proponen los principales criterios de transfusión en niños mayores de 4 meses:

- Procedimiento quirúrgico de urgencia en paciente con anemia preoperatoria significativa.
- Anemia preoperatoria cuando no se dispone de otra terapia correctiva.
- Pérdida de sangre intraoperatoria ≥ 15% del volumen sanguíneo total.
- Hematocrito < 24% (Hb < 8 g/dL):
  - En período perioperatorio con signos y síntomas de anemia.
  - Mientras recibe quimioterapia o radioterapia.
  - Anemia sintomática congénita o adquirida crónica.
- Pérdida aguda de sangre con hipovolemia que no responde a otra terapia.
- Hematocrito < 30% (Hb < 10 g/dL):
  - Enfermedad pulmonar grave.
  - ECMO.
- Anemia de células falciformes:
  - Accidente cerebrovascular.
  - Síndrome torácico agudo.
  - Secuestro esplénico.
  - Priapismo recurrente.
  - Preoperatoriamente, cuando se planea que la anestesia general alcance un nivel de hemoglobina de 10 g/dL.
- Programas de transfusión crónica para trastornos de la producción de glóbulos rojos (como β-talasemia mayor y síndrome de Blackfan-Diamond que no responde a la terapia, *v.* Capítulo 47.1).

Transfusión en niños con hemoglobinopatías

La anemia de células falciformes, junto con los trastornos de la producción de glóbulos rojos y una variedad de afecciones adquiridas que involucran anemia, son de especial preocupación en la población pediátrica.

En lo que respecta a la drepanocitosis, si bien no es frecuente en la Argentina como en otras latitudes, es necesario conocerla como cualquier otra enfermedad en un mundo globalizado como el actual.

Estos pacientes requieren de un abordaje clínico interdisciplinario, y en lo transfusional una cuidadosa atención con base a las múltiples intervenciones que existen desde la medicina transfusional: desde el aporte de GRD ante situaciones agudas como una crisis hemolítica, un recambio eritrocitario manual o por aféresis frente a un síndrome torácico agudo, hasta protocolos de recambio eritrocitario por aféresis crónica en aquellos pacientes con antecedentes de un primer accidente cerebrovascular, mediante un programa de transfusión crónica.

Los pacientes que reciben transfusiones de forma crónica tienen más posibilidades de desarrollar aloanticuerpos anti-eritrocitarios; por lo tanto, es de buena práctica realizar el fenotipo eritrocitario ampliado antes de iniciar la primera transfusión. Esto incluye no solo el sistema antigénico ABO y Rh-Hr, sino también los sistemas de grupos sanguíneos Kell-Cellano, Kidd, Duffy y MNSs. El objetivo es doble: por un lado, conocer los antígenos ausentes en los eritrocitos del paciente; por el otro, elegir y destinar unidades de GRD semejantes a los glóbulos rojos del paciente a la hora transfundir. El objetivo final es disminuir al máximo la posibilidad de que se generen aloanticuerpos con el inconveniente que esto produce, no solo de reacciones transfusionales sino también de acotar la cantidad de unidades compatibles.

En general, en pacientes con anemias hereditarias que reciben transfusiones en forma crónica, se recomienda seleccionar unidades de GRD de menos de 7 días con las características inmunohematológicas fenotípicas referidas y, por supuesto, leucorreducidas (*v.* más adelante).

Transfusión de concentrado de plaquetas

Se trata del segundo componente sanguíneo más transfundido luego de los glóbulos rojos. Los concentrados de plaquetas (CP) son obtenidos de dos formas:

- Por centrifugación de la sangre entera: se obtiene el CP con un recuento de 5,5 x 10^{10} plaquetas, suspendidas en 50-70 mL de plasma, y un promedio de 0,5 mL de glóbulos rojos.
- Por aféresis: se realiza a través de procesadores celulares, con los que se obtiene un concentrado de plaquetas de donante único (CPDU). Disponen de un recuento de 3,3 x 10^{11} plaquetas en 300 mL. Con ese valor mínimo extraído se obtiene el equivalente a 6 CP, todos del mismo donante, inclusive con la posibilidad de dividir en alícuotas.

Su vida útil es acotada y se deben conservar a 18-22 °C por 5 días, en agitación continua. Esta situación, sumado a la cantidad que se transfunde, lo convierte en un componente muy preciado, cuyas indicaciones deben ser evaluadas minuciosamente.

Indicaciones

Es fundamental establecer la causa de la trombocitopenia, dado que su sola presencia no es sinónimo de indicación transfusional, y hasta podrían estar contraindicadas (p. ej., en las microangiopatías trombóticas). Para esto, se debe realizar una adecuada evaluación clínica, y no basar la decisión de transfundir al paciente únicamente en el recuento plaquetario.

Las siguientes son algunas preguntas que es necesario hacerse en pos de optimizar su indicación:

- ¿Cuál es el estado clínico del paciente? ¿Existe sangrado activo, fiebre, esplenomegalia o anemia?
- ¿Existe una producción inadecuada de plaquetas, está aumentada la destrucción o se trata de una disfunción plaquetaria?
- ¿Se dispone del recuento de plaquetas en el momento de la indicación?
- ¿El paciente se encuentra bajo tratamientos farmacológicos concomitantes (anfotericina, vancomicina, antiagregantes plaquetarios)?
- ¿Cómo se encuentra su hemostasia en general?
- ¿Requiere de procedimientos invasivos?
- Si ha sido transfundido previamente ¿cuál ha sido la respuesta?

Dosis y administración

La dosis suele ser de 5-10 mL/kg o de 1 CP cada 10 kg, la cual aumentaría el recuento de plaquetas en 50 000/mm^3 en condiciones de respuesta ideal. Se debe tener presente siempre que incluso en el caso de coagulopatías por consumo, como la coagulación intravascular disemina (CID), la sepsis o la acidosis, ese puede no ser el aumento esperado.

Es condición, como todo componente que contiene plasma, que sea ABO compatible para minimizar el riesgo de hemólisis. Por lo tanto, el grupo ABO de los CP debe ser respetado tanto como sea posible. El factor Rh no es indispensable que sea igual, dado que las plaquetas no presentan sistema de grupo sanguíneo Rh-Hr.

Asimismo, se debe tener presente que las plaquetas expresan antígenos ABO; por lo tanto, la transfusión de plaquetas A en pacientes 0, comparada con la transfusión de plaquetas ABO compatibles, resulta en una reducción en la respuesta de la recuperación *in vivo*.

La citada incompatibilidad ABO se refiere tanto al antígeno presente en las plaquetas como a las isohemaglutininas del plasma que contienen los concentrados plaquetarios, y debe tenerse en cuenta que su presencia en un concentrado de plaquetas de un donante 0 destinado a un receptor A o B puede producir hemólisis cuando su título supera el valor de 1 : 64. La prevalencia de donantes del grupo 0 con este título de isohemaglutininas varía entre el 10% y el 20%. Es por esto que se recomienda reducir el volumen de plasma en el caso de plaquetas ABO incompatibles, y este tipo de transfusiones debe ser considerado como causa de refractariedad plaquetaria, es decir, de una respuesta inadecuada (*v.* más adelante).

En caso de no disponer de plaquetas ABO compatibles, una posibilidad es centrifugar el CP y volverlas a suspender en plasma compatible con el receptor. Esto hace que se pierda más o menos el 33% de las plaquetas.

Guías para su indicación

La forma más práctica es dividir las indicaciones: en profilácticas, donde el objetivo es prevenir el sangrado; y terapéuticas, donde se encuentra instaurada una hemorragia y es necesaria una evaluación del contexto clínico del paciente.

Indicaciones profilácticas

Insuficiencia medular

Está basada en el concepto de mantener un mínimo recuento de plaquetas para prevenir una hemorragia. Hay una considerable cantidad de estudios que demuestran que un umbral de plaquetas de 10 000/mm^3 es seguro en pacientes sin factores de riesgo adicionales, tales como fiebre persistente > 38 °C, sepsis, uso concomitante de determinadas drogas, otras alteraciones de la hemostasia o esplenomegalia.

Por lo expuesto, se recomienda un umbral de plaquetas para indicar la transfusión de 10 000/mm^3 en pacientes con insuficiencia medular secundaria a aplasia medular, enfermedades hematooncológicas, quimioterapia o trasplante de células progenitoras hematopoyéticas.

Procedimientos invasivos

Existen pocos estudios que hayan evaluado el umbral apropiado de plaquetas en pacientes que van a ser sometidos a procedimientos invasivos o cirugías. Si bien se estableció por consenso general la necesidad de un recuento previo a la mayor parte de los procedimientos quirúrgicos de 50 000 plaquetas/mm^3, esta es una recomendación con escasa evidencia científica. La literatura reciente sugiere que un nivel de 50 000/mm³ resulta un requerimiento demasiado alto para determinados procedimientos, como p. ej., la biopsia hepática, la punción lumbar o la colocación de catéteres vasculares.

Son múltiples los factores de riesgo que predisponen al sangrado. El mejor predictor de hemorragia durante un procedimiento no es el recuento de plaquetas previo, sino la historia de sangrado reciente, lo que se debe a la alteración en la integridad del endotelio, lesiones mucosas locales o defectos anatómicos. Otro punto a tener presente es la destreza del operador y las complicaciones relacionadas con el procedimiento en sí.

Biopsia hepática. La recomendación actual es la necesidad de un nivel de plaquetas de 50 000/mm³. Existen estudios que avalan un recuento de plaquetas de 30 000/mm³ en pacientes sometidos a una biopsia hepática por vía transyugular. La experiencia del operador y el tamaño del hígado son factores determinantes vinculados con el sangrado.

Fibrobroncoscopía y lavado broncoalveolar. En estos procedimientos, el valor aceptado de plaquetas es de 20 000/mm³. Las complicaciones se vinculan con la duración del procedimiento y la edad de los pacientes.

Colocación de catéteres centrales. Este es sin lugar a dudas uno de los puntos que ha sido revisado más extensamente. Un umbral de plaquetas ≥ 40 000/mm³ sería suficiente. En esta situación es donde más se pone en relieve el vínculo del sangrado con la experiencia del operador, aun en pacientes con alteraciones de la hemostasia y trombocitopenia asociada. Cabe destacar que es factible encontrar en la literatura actual cierta variabilidad numérica en cuanto al recuento mínimo que debería tener el paciente.

Punción lumbar. Por lo general, se acepta que este procedimiento se realice con un umbral de plaquetas ≥ 40 000/mm³.

Cirugía cardiaca de *bypass* cardiopulmonar. Las transfusiones de plaquetas en estos pacientes deben estar indicadas ante un sangrado grave (habiendo descartado otras causas de alteración de la hemostasia y un sangrado quirúrgico), o cuando el paciente tiene un recuento de plaquetas < 50 000/mm³.

Otros procedimientos invasivos. En la biopsia transbronquial, la endoscopía digestiva, la punción biopsia de médula ósea y la laparotomía se asume como nivel seguro de plaquetas un recuento ≥ 40 000/mm³, número basado en consenso de expertos.

En términos generales, la transfusión debe realizarse inmediatamente antes del procedimiento, o bien una vez que el paciente se encuentre en el ámbito donde se llevará a cabo el procedimiento. Efectuada una transfusión de plaquetas previo a todo procedimiento es importante determinar el recuento postransfusional.

Indicaciones terapéuticas

Insuficiencia medular

En esta situación, donde existe trombocitopenia asociada con sangrado activo, en particular gastrointestinal, pulmonar y del sistema nervioso central (SNC), se indica la transfusión de plaquetas para mantener un recuento ≥ 50 000/mm³.

Aumento de la destrucción periférica de origen inmunológico

Estos cuadros se producen en las trombocitopenias graves con rápido consumo periférico por autoanticuerpos, como la púrpura trombocitopénica inmune (*v.* Capítulo 47.2) y las trombocitopenias asociadas con enfermedades autoinmunes o al sida, entre otras. En estas situaciones la transfusión profiláctica no está indicada, dada la fisiopatología de la plaquetopenia. Son afecciones que requieren del tratamiento médico inmunomodulador para bloquear el consumo de las plaquetas rodeadas por anticuerpos y la actividad del sistema inmune. Se reserva la indicación transfusional, como excepción, en pacientes que presenten hemorragia del SNC, en el fondo de ojo o gastrointestinal activa.

Aumento de la destrucción periférica de origen no inmunológico

En este grupo se encuentra la CID, las microangiopatías trombóticas (MAT) y el síndrome de Kasabach-Merrit. En estos casos se requiere de una profunda evaluación clínica y de laboratorio, en forma previa a la indicación, que debe ser individualizada.

Almacenamiento y distribución inadecuados

El consumo y secuestro plaquetario por hiperesplenismo se encuentran en esta categoría. La transfusión de CP debe ser considerada en situaciones de trombocitopenia grave, en particular en pacientes con sangrado activo o con riesgo de sangrado (previo a un procedimiento invasivo). En estos casos, se recomienda intentar mantener el nivel de plaquetas ≥ 50 000/mm³.

Disfunción plaquetaria

Los trastornos funcionales, tanto de adhesión como de agregación plaquetaria, pueden ser secundarios a fármacos, sepsis, uremia o por enfermedades congénitas (síndrome de Bernard-Soulier y tromboastenia Glanzmann). Independientemente del número de plaquetas, ante la presencia de sangrados debe indicarse la transfusión, que debe ser monitoreada por el pediatra, el hematólogo infantil tratante y por el especialista en medicina transfusional.

Indicaciones de CP en el período neonatal

Básicamente, las transfusiones de plaquetas se indican para tratar hemorragias causadas por trombocitopenia o disfunción plaquetaria, ya sea por defectos congénitos o adquiridos.

Existen condiciones que son propias de esta edad, como la trombocitopenia neonatal aloinmune (TNA, *v.* Capítulo 47.2) o la dilución secundaria durante las transfusiones masivas, en exanguinotransfusión. A su vez, se debe tener en cuenta la inmadurez global de todo el sistema hemostático, que conduce a un mayor riesgo de sangrado. En los nacidos pretérmino, siempre está la posibilidad de la hemorragia intracraneal silente, y esta es mayor en pacientes con trombocitopenia.

Se deben administrar CP ante toda hemorragia constatada mientras se investiga la etiología o se llevan a cabo otras terapias. Con valores menores de 50 000 plaquetas/mm³ se deben administrar plaquetas cuando haya un sangrado o ante un procedimiento invasivo.

Con respecto a las causas de origen inmune, vale la pena tener en cuenta dos de ellas:

- Secundaria a plaquetopenia materna autoinmune, la cual suele ser autolimitada, raramente requiere transfusiones y se la puede tratar con gammaglobulina o corticoides.
- TNA: es equivalente a la enfermedad hemolítica del recién nacido. Aloanticuerpos de tipo IgG maternos están dirigidos contra aloantígenos específicos plaquetarios presentes en las plaquetas del feto heredados del padre (*v.* Capítulo 47.2). La consecuencia más grave es el desarrollo de hemorragia intracraneal, que suele ocurrir en el 10% de los casos, con consecuencias potencialmente graves. Es necesario

administrar plaquetas con recuento < 30 000/mm^3, dado que con < 50 000/mm^3 existe el riesgo de hemorragia intracraneal. El aporte transfusional ideal son plaquetas que carecen del antígeno que generó la respuesta inmune. La administración de gammaglobulina intravenosa suele ser efectiva en el 75% de los casos, además de reducir el período de dependencia de plaquetas.

Refractariedad plaquetaria

Este concepto se define como la falta de aumento en el recuento de plaquetas luego de una transfusión adecuada. Las causas de la refractariedad pueden ser clasificadas en inmunológicas y no inmunológicas:

- Causas inmunológicas: mediadas por anticuerpos antiplaquetarios o complejos inmunes.
- Causas no inmunológicas: infecciones, sepsis, drogas (anfotericina B, vancomicina, heparina), esplenomegalia, CID, sangrados.

Transfusiones que promueven la hemostasia

Plasma fresco congelado (PFC)

Se obtiene a través del centrifugado y separado de los glóbulos rojos, y es congelado antes de las 6 horas de extraída la unidad de sangre. Se puede almacenar a una temperatura de -30 °C por un año. El volumen es de 200-250 mL, y por cada mililitro presenta 1 UI de actividad coagulante. Es posible también obtenerlo mediante la técnica de aféresis.

Contiene todos los factores lábiles de la coagulación; una vez descongelado en una situación controlada de 37 °C debe ser usado dentro de las 24 horas para evitar la pérdida de actividad de estos factores. Cuanto antes se lo administre mejor.

Indicaciones

Se indica cuando un paciente con alteraciones documentadas en las pruebas de coagulación presenta un sangrado o debe someterse a un procedimiento invasivo. Siempre que sea posible, es muy útil conocer cuáles son los factores deficitarios.

En general existe un uso inadecuado del PFC. Su indicación incorrecta puede resultar un peligro potencial para el paciente con posibilidad de producir reacciones alérgicas, complicaciones infecciosas, hemólisis, sobrehidratación, lesión pulmonar aguda relacionada con la transfusión, inmunosupresión y otros efectos adversos de muy poca frecuencia. Actualmente, puede utilizarse en las situaciones siguientes:

- Terapia de reemplazo:
  - Cuando los concentrados de factores no están disponibles, que incluye, pero no limitado, a los factores II, V, X y XI, proteínas C o S
  - Tempo de protrombina (TP) > 1,5 veces por encima del rango medio del valor normal para la edad o tiempo de activación parcial de la tromboplastina (APTT) > 1,5 veces del valor más alto normal para la edad.
  - Púrpura trombocitopénica trombótica congénita o adquirida (*v.* Capítulo 47.2).
  - Para la reconstitución de sangre en exanguinotransfusión (EXT) o ECMO.
  - En transfusión masiva, por consumo o dilución de factores.
  - Insuficiencia hepática grave.
- Déficit de vitamina K en casos que no permiten esperar la respuesta a su administración endovenosa o intramuscular, o bien, si no hay respuesta.

En relación con las deficiencias de factores de la coagulación aisladas hereditarias, el PFC únicamente debe utilizarse para el reemplazo de factores de la coagulación para los cuales no existan productos fraccionados libres de virus disponibles. Esto se aplica para el déficit de factor V, el déficit de factor XI y la púrpura trombocitopénica trombótica congénita.

En los casos en los que haya pequeñas alteraciones del TP, no hay evidencia de que el uso de PFC las corrija y tampoco hay riesgo de hemorragia por la llamada reserva fisiológica.

El efecto excesivo de los anticoagulantes orales puede ser revertido de diferentes maneras; una es el PFC. La elección debe tomarse en forma individualizada y consensuada con los subespecialistas.

Dosis y administración

La dosis a administrar es variable, según la situación, y debe evaluarse por criterios clínicos, pruebas de coagulación o dosificación de factores; en general, es de 10-15 mL/kg. Debería medirse el aumento esperado, que se estima en el 10%-20% en condiciones ideales.

Contraindicaciones y precauciones

En general, siempre que no exista una indicación formal, se considera que su uso está contraindicado, sobre todo en todas aquellas situaciones que puedan resolverse por terapéuticas alternativas o coadyuvantes. Ejemplos de estas situaciones son:

- Como expansor de volumen o mantenimiento de la presión oncótica.
- En esquemas de reposición predeterminados en transfusión masiva.
- Para prevenir la hemorragia intraventricular del recién nacido prematuro.
- Como aporte de inmunoglobulinas o soporte nutricional, en el curso de alimentación parenteral prolongada
- Como indicación inespecífica en el paciente séptico.
- Corrección del efecto anticoagulante de la heparina.

Crioprecipitados

Es la porción criosoluble del plasma fresco que precipita al descongelarlo en forma controlada a 4° C en la heladera. Este contiene fibrinógeno, factor VIII: C (la fracción procoagulante), factor XIII y factor de von Willebrand (FvW), en un volumen de tan solo 25 mL. Esta concentración es ideal, dado el pequeño tamaño de los pacientes. Permite reemplazar los factores específicos en un volumen que en una unidad de PFC sería de alrededor de 200 mL, con lo que se evita la sobrecarga de volumen.

Cada unidad de crioprecipitados contiene un mínimo de 80-100 unidades de factor VIII, por lo menos 150 mg de fibrinógeno, 20%-30% de factor XIII y entre el 40%-70% de FvW del original del PFC.

Indicaciones

Es utilizado como fuente de fibrinógeno, factor VIII y factor XIII. No debería ser el componente de elección en caso de estar frente a un paciente con hemofilia, y se reserva su uso para emergencias donde no se disponga del factor de origen comercial. Por otro lado, aquellos pacientes con enfermedad de von Willebrand en primera instancia deberían ser tratados con agentes farmacológicos como la desmopresina o concentrados comerciales del FvW (*v.* Capítulo 47.2).

La terapia con productos que contengan factor VIII y FvW es la opción de elección en pacientes que no responden a la desmopresina.

Dosis y administración

Con 1-2 unidades cada 10 kg el aumento del fibrinógeno suele ser de 60-100 mg/dL. Es una condición importante que sea ABO compatible con el receptor, dado que, como todo componente plasmático, en caso de incompatibilidad podría generar hemólisis por la presencia de isohemaglutininas en el plasma.

Concentrado de granulocitos

Existe una gran controversia de si realmente es un producto útil. Esta práctica no es de rutina en los servicios de hemoterapia, ya que se obtienen mediante la técnica de aféresis. Lo ideal es que el donante reciba estimulante de colonias de granulocitos y corticoides el día previo, en pos de una buena recolección. El producto final debe contener por lo menos 1×10^{10} granulocitos.

Es importante tener presente que el componente obtenido debe ser ABO compatible, debido a que también se recolectan glóbulos rojos y plaquetas. Son almacenados a temperatura ambiente, irradiados y deben transfundirse tan pronto como sea posible, no más allá de las 24 horas.

Indicaciones

Aún no se ha podido demostrar su eficacia en trabajos controlados. Por lo tanto, se abre un gran interrogante en cuanto a su utilidad.

Los neonatos, particularmente los prematuros, tienen un riesgo aumentado de sepsis bacteriana. El agotamiento del compartimiento de reserva medular de neutrófilos en este tipo de pacientes tiene como resultado la neutropenia. En ese punto, tal vez, los granulocitos puedan ser exitosos junto con la terapia antibiótica apropiada.

Contraindicaciones y precauciones

Es una terapia de soporte coadyuvante, que debería ser usada junto con otras terapias, como antibióticos y factor estimulante de colonias, a la espera de una recuperación medular. Al administrar el concentrado en forma lenta, es posible que el receptor presente escalofríos, fiebre y reacciones alérgicas; pero sin lugar a dudas el efecto más temido es una reacción pulmonar grave. Esta se potencia en el caso de administrar conjuntamente anfotericina B, probablemente debido a un aumento de la agregación pulmonar.

Dosis y administración

La dosis recomendada es 10-15 mL/kg de por lo menos 1-2 x 10^9 polimorfonucleares/kg. La eficacia suele ser dosis dependiente. Es importante disponer de un plan de múltiples donantes para sostener el aporte en el tiempo. Para evitar o minimizar los efectos adversos, es útil medicar pretransfusional con antipiréticos, antihistamínicos y corticoides. Se deben infundir en forma lenta, con precaución ante la aparición de efectos adversos.

Leucorreducción e irradiación de hemocomponentes

Leucorreducción

La leucorreducción tiene como finalidad disminuir los leucocitos a valores menores de 5×10^6 por unidad de glóbulos rojos o una dosis terapéutica de plaquetas. Esta intervención al componente celular tiene como objetivo disminuir las células presentadoras de antígenos y linfocitos, y por ende las reacciones transfusionales secundarias a la interacción antígeno-anticuerpo, la transmisión de citomegalovirus (CMV) y otros patógenos intraleucocitarios.

Principales indicaciones

- Profilaxis de la recurrencia de la reacción febril no hemolítica (RFNH).
- Reducción de los riesgos de alosensibilización HLA.
- Prevención de la refractariedad plaquetaria.
- Prevención de la transmisión de CMV.
- Prevención de lesión pulmonar post-*bypass* cardiopulmonar.

Irradiación

La enfermedad de injerto contra huésped asociada con la transfusión (EICHAT) es una complicación rara, generalmente fatal, que sucede con la transfusión de componentes sanguíneos que contienen linfocitos T. Estos linfocitos viables presentes en el componente, los que el receptor no reconoce como extraños, proliferan y agreden al receptor.

La única forma de prevenir este efecto adverso es la irradiación gama de los componentes celulares a administrar. Se debe remarcar que la leucorreducción no alcanza para este objetivo. El efecto adverso fue descrito por primera vez en receptores inmunodeprimidos transfundidos, así como en otras situaciones clínicas. Posteriormente, sucedió en los pacientes inmunocompetentes, especialmente si los componentes de la sangre transfundida derivan de un consanguíneo de primer o segundo orden, miembro de la familia o donante no relacionado HLA idéntico.

La hipótesis actual es que el riesgo asociado con una transfusión individual depende del número y la viabilidad de los linfocitos contaminantes, la susceptibilidad del sistema inmunológico del receptor a su injerto y el grado de disparidad inmunológica (HLA) entre el donante y el paciente. No se conoce cuál es el número mínimo de linfocitos transfundidos necesario para provocar una reacción de EICHAT.

Todo componente celular de la sangre, incluidos los GRD, concentrados de plaquetas y de granulocitos, que contienen linfocitos T viables e inmunocompetentes, podrían estar implicados en el desarrollo de EICHAT.

Principales indicaciones

- Transfusión intrauterina (TIU).
- Exanguinotransfusión.
- Transfusión de pequeños volúmenes: recién nacido prematuro o de término con competencia inmune desconocida.
- Inmunodeficiencia celular congénita o sospechada, o posterior a una TIU.
- Cirugía cardiovascular.
- Inmunodeficiencia congénita conocida o sospechada.
- Enfermedad de Hodgkin.
- Trasplante de células progenitoras hematopoyéticas.
- Enfermedades hematológicas malignas.
- Leucemias crónicas y con tratamiento con análogos de la purina (drogas altamente inmunosupresoras), como la fludarabina.
- Tumores sólidos bajo quimioterapia intensiva.
- Trasplante de órganos sólidos.

Acceda al eBook para consultar la lista de bibliografía. Consulte las indicaciones en la retiración de tapa.

14
Administración de hemoderivados

Daniel Díaz Sánchez • Oscar Antonio Canle

En el Capítulo 13 se realiza una introducción al uso de los componentes sanguíneos en pediatría. En este capítulo, se describen diversos productos que la industria provee para administrar en varias situaciones clínicas, los denominados hemoderivados. Su producción se realiza mayoritariamente a partir del plasma remanente que no fue administrado en ninguna transfusión. De este concepto se desprende que una correcta administración de plasma redunda en una mayor cantidad de materia prima para desarrollar estos productos. Tanto es así, que el plasma vuelve al sistema de salud en forma de hemoderivados, un verdadero ciclo.

A continuación, se desarrollan lineamientos generales que no pretenden reemplazar la lectura de cada una de las patologías por separado, ni tampoco la consulta oportuna con el subespecialista a la hora de decidir su administración.

Gammaglobulina

La gammaglobulina humana se prepara por fraccionamiento, a partir de grandes cantidades de plasma de donantes de sangre entera o por un proceso de aféresis. Las preparaciones de inmunoglobulina se concentran, purifican y esterilizan, lo que prácticamente anula el riesgo de infecciones transmisibles por transfusión. Se elaboran preparaciones para uso intramuscular o endovenoso. Sus indicaciones son múltiples y variadas.

Inmunoglobulina intravenosa (IGIV)

Consiste en un producto altamente purificado, constituido en mayor medida por inmunoglobulina G (IgG). Su vida media se extiende entre los 21-28 días. Se utiliza principalmente para sustituir la IgG en los pacientes con hipogammaglobulinemias congénitas. También posee propiedades inmunomoduladoras, lo que le confiere una lista creciente de indicaciones.

Mecanismo de acción

En los pacientes con déficit congénito o adquirido de inmunoglobulinas, la IGIV suplementa o reemplaza los componentes humorales antígeno-específicos del sistema inmune. Como la IGIV contiene una colección diversa de especificidades anticorpóreas, disminuye la susceptibilidad a infecciones mediante la eliminación de organismos opsonizados, por citotoxicidad mediada por anticuerpos o activación del complemento. Estos procesos son continuados por lisis o neutralización de proteínas infecciosas solubles, y por la formación y eliminación de inmunocomplejos a través del sistema retículoendotelial.

En el tratamiento de las enfermedades autoinmunes, la IGIV resulta en la inmunomodulación y puede aliviar los síntomas de la enfermedad. Los mecanismos inmunomoduladores no se encuentran completamente dilucidados, e incluyen:

- Bloqueo del receptor Fc del macrófago, por inmunocomplejos formados entre la IGIV y los anticuerpos nativos.
- Modulación del complemento.
- Supresión de la síntesis de anticuerpos, por medio de la unión del Fc de baja afinidad de los linfocitos B.
- Supresión de citoquinas y quimioquinas inflamatorias, o regulación de la red idiotipo antiidiotipo; por ende, intervienen en la regulación de las células B autorreactivas.

Preparación y administración

La materia prima debe ser el plasma obtenido de un *pool* mínimo de 10 000 donantes. Debe reunir las siguientes características:

- Contenido de IgA y niveles de agregados de IgG tan bajos como sea posible.
- La IgG debería mantener actividad de opsonina, unión al complemento y otras actividades biológicas.
- Las subclases de IgG deberían estar presentes en similares proporciones que las de un *pool* de plasma normal.
- Deberían determinarse niveles de anticuerpos contra al menos dos especies de bacterias (o toxinas) y dos virus.
- El producto debe demostrar al menos 0,1 UI de anticuerpo de hepatitis B por mL, y un título por radioinmunoensayo de hepatitis A de al menos 1 : 1000.
- El fabricante debería especificar los contenidos del producto final, incluyendo los diluyentes, otros aditivos y cualquier modificación química de la IgG.

La tasa de infusión para aquellos que no han sido previamente expuestos a la IGIV es baja, de 0,01-0,02 mL/kg/min, para luego ir subiendo gradualmente a 0,03-0,06 mL/kg/min, hasta una tasa máxima de 0,06-0,10 mL/kg/min, según el producto (consultar el inserto o prospecto). Se sugiere premedicar media hora antes con difenhidramina 1 mg/kg (por vía endovenosa o por vía oral) y luego iniciar el goteo endovenoso a un ritmo creciente según la tolerancia del paciente.

La infusión en un paciente con riesgo de falla renal o trombosis debería ser a un ritmo bajo. Se deben controlar los signos vitales cada 15 minutos durante la primera hora, y luego cada 30-60 minutos. Las reacciones adversas más comunes, como cefalea, náuseas, vómitos, escalofríos, fiebre y malestar, parecen relacionarse con la tasa y la dosis de infusión.

Indicaciones y uso

Actualmente, se describen las siguientes indicaciones aprobadas por la *Food And Drug Administration* (FDA) para el uso de IGIV:

- Errores innatos de la inmunidad: estos pacientes tienen niveles bajos de IgG y mayor susceptibilidad a contraer infecciones. La administración de IGIV reduce el número y la duración de estas. La dosis de mantenimiento es de 200-600 mg/kg, según la recomendación de cada fabricante (*v.* Capítulo 46.3).
- Inmunodeficiencias secundarias: leucemia linfocítica crónica de células B, infección por VIH o tratamiento inmunosupresor;

p. ej., por transplante de células progenitoras hematopoyéticas. Es debatible la relación costo/beneficio en estos escenarios. La dosis típica de IGIV es de 400 mg/kg cada 3-4 semanas, pero se emplea una amplia variedad de esquemas en diferentes grupos de trabajo.

- Púrpura trombocitopénica inmune (PTI): los tratamientos más eficaces conocidos para la PTI aguda son los corticoides, la IGIV y la inmunoglobulina anti Rh (RhIg), que solo puede utilizarse en los individuos Rh (D) positivos que no están esplenectomizados. Tanto la IGIV como la RhIg producen una respuesta rápida pero temporal. Los esquemas de IGIV son de 0,8-1 g/kg (*v.* Capítulo 47.2).
- Enfermedad de Kawasaki: con el objetivo de prevenir los aneurismas coronarios, se administra gammaglobulina junto con aspirina entre los 5-10 días desde el comienzo del cuadro. La dosis típica es de 2 g/kg como infusión única.

Asimismo, existe una creciente lista de usos fuera de prospecto. Las indicaciones más importantes a destacar son las siguientes:

- Anemia aplásica secundaria a parvovirus B19.
- Dermatomiositis.
- Síndrome de Guillain-Barré.
- Enfermedad hemolítica perinatal (EHPN).
- Síndrome miasteniforme de Lambert-Eaton.
- Esclerosis múltiple.
- Encefalomielitis diseminada aguda (EDA).
- Encefalitis autoinmunes.
- Miastenia *gravis*.

Efectos adversos

Aparecen entre el 2% y el 10% de las infusiones, e incluyen eritema, flebitis, eccema, fiebre, escalofríos, mialgias, malestar, rubicundez, diaforesis, prurito, broncoespasmo, dolor torácico, dolor lumbar, mareo, cambios en la presión arterial, náuseas, vómitos y cefalea. Las reacciones son producidas tanto por alergia como por la tasa de infusión. Aquellas relacionadas con la dosis pueden atenuarse al descender el ritmo de infusión. Además, las reacciones adversas difieren entre preparaciones, de tal forma que los pacientes pueden tolerar un producto mejor que otro:

- Reacciones anafilácticas: los individuos con déficit de IgA que además tienen anticuerpos anti-IgA pueden tener reacciones anafilácticas a la IGIV. Existen productos con baja IgA (menos de 2,2 mcg/mL) para estos pacientes.
- Meningitis aséptica: se caracteriza por cefalea intensa, rigidez de nuca, somnolencia, fiebre, fotofobia, dolor a la movilización ocular, náuseas y vómitos. Estos síntomas comienzan entre las 6 y las 48 horas luego de la infusión. Los pacientes con historia de migraña y aquellos que recibieron tratamiento en altas dosis parecen ser más susceptibles a ellos. El análisis del LCR revela pleocitosis e hiperproteinorraquia. Los síntomas remiten en horas o días.
- Lesión renal aguda.
- Eventos tromboembólicos: se ha asociado con trombosis venosa profunda, infarto de miocardio, accidentes cerebrovasculares, trombosis de seno venoso transverso y embolia pulmonar. Posiblemente por aumento de la viscosidad sanguínea. Los pacientes con sobrepeso, ancianos, con enfermedad cardiovascular o con inmovilización prolongada son más proclives a padecer esta complicación.
- Resultados serológicos falsos positivos: los pacientes que reciben IGIV pueden adquirir pasivamente anticuerpos anti-hepatitis B (HBc) y anti-citomegalovirus (CMV), lo que puede resultar en falsos positivos.
- Reacción hemolítica transfusional: se ha comunicado una incidencia del 1,6% de descenso de la hemoglobina luego de la administración de IGIV, especialmente en mujeres no 0 en estado inflamatorio. El mecanismo propuesto son los anticuerpos anti-A y anti-B transfundidos en el producto.
- Transmisión de enfermedades infecciosas: el riesgo es cercano a cero, debido a la entrevista y tamizado serológico de los donantes, así como al fraccionamiento y ulteriores pasos como la ultrafiltración, que resultan en la reducción viral.

Gammaglobulina hiperinmune

Se produce a partir de donantes con altos títulos de la inmunoglobulina de interés. Estos se logran ya sea por la inmunidad adquirida de causa natural, por la inmunización preventiva o por la inmunización dirigida. Estos productos deben contener un título al menos cinco veces mayor cuando se comparan con las preparaciones de IGIV habituales. Transfieren inmunidad pasiva para una variedad de enfermedades.

La gammaglobulina hiperinmune se produce y administra en forma similar a la IGIV o por vía intramuscular, y sus efectos adversos también son similares. Los usos más frecuentes en la práctica pediátrica son la profilaxis posexposición de hepatitis A, hepatitis B, varicela, rabia y tétanos, entre otros (*v.* Capítulo 44).

Inmunoglobulina anti-RH

Es un producto derivado del plasma humano, consistente en anticuerpos IgG contra el antígeno D. Se usa por lo general para prevenir la inmunización al antígeno D en individuos D negativos y para el tratamiento de la PTI (*v.* Capítulo 47.2).

La administración perinatal ha disminuido el riesgo de formar anticuerpos anti-D en mujeres D negativas madres de recién nacidos D positivos, del 13% al 0,1%, y ha reducido sustancialmente el riesgo de enfermedad hemolítica del feto y del recién nacido. La vida media es de 21 días. El mecanismo de acción es probablemente debido a la neutralización del antígeno D en los eritrocitos D positivos, pero se desconoce el mecanismo exacto.

También se puede utilizar para tratar pacientes D positivos con PTI y bazo intacto. Se piensa que actúa por la unión al antígeno D de los glóbulos rojos, lo que bloquea la fagocitosis mediada por receptores en el bazo; asimismo, se postulan mecanismos adicionales, como la modulación del receptor Fc gamma, de la red idiotipo antiidiotipo e inmunomodulación. La dosis recomendada es de 50-75 mcg/kg en dosis única. La administración de RhIg en estos casos puede producir un descenso de la hemoglobina (Hb), y por lo tanto debería utilizarse con precaución en pacientes con Hb menor de 8 g/dL. Se puede aplicar una segunda dosis cuando no hay respuesta a la primera.

Preparación y administración

La RhIg se presenta en preparaciones para uso intramuscular y endovenoso. La preparación endovenosa se recomienda en los pacientes con PTI u otros pacientes con trombocitopenia, para prevenir hematomas musculares.

Reacciones adversas

Las reacciones a las bajas dosis de RhIg incluyen fiebre, escalofríos, dolor en el sitio de la inyección y raramente reacciones de hipersensibilidad. La administración de grandes dosis de RhIg para el tratamiento de la PTI puede resultar en una reacción hemolítica leve en aproximadamente el 20% de las infusiones, y en hemólisis intravascular en aproximadamente el 0,7%, con complicaciones que incluyen hemoglobinuria, palidez, hipotensión, taquicardia sinusal, oliguria, edema, disnea y equimosis.

Concentrados de factores de la coagulación

Concentrado de factor VII

El factor VII activado recombinante (rVIIa) está aprobado para el uso en pacientes con hemofilia congénita con inhibidor y en pacientes con inhibidor adquirido del factor VIII y deficiencia del factor VII. Además, hay indicaciones fuera de prospecto que incluyen trauma, cirugía y reversión de emergencia de la warfarina, con éxito variable.

Mecanismo de acción

En las dosis utilizadas en forma sustitutiva (fisiológicas), el rVIIa funciona mediante la unión al factor tisular. Cuando se utiliza para el tratamiento de hemofilia con inhibidores, se usan dosis suprafisiológicas y actúa uniéndose a la superficie de las plaquetas activadas, con lo que activa directamente al factor X (FX), con la subsiguiente activación de la trombina y la conversión del fibrinógeno a fibrina; esto permite que el rVIIa saltee los inhibidores dirigidos contra los factores de la vía intrínseca. Por esto, se requiere la presencia de plaquetas y factores de la coagulación de la vía distal al FX para promover la hemostasia (*v.* Capítulo 47.2).

Dosificación

- Hemofilia con inhibidores: de 90-120 mcg/kg infundidos entre 2-5 minutos. Se debe repetir cada 2-3 horas, por su vida media, hasta que se haya logrado la hemostasia.
- Presencia de inhibidores adquiridos del factor VIII: de 70-90 mcg/kg. Debe repetirse cada 2-3 horas hasta que se haya logrado la hemostasia.
- Deficiencia del factor VII: de 15-30 mcg/kg, con el objetivo de reemplazar el factor ausente.

El intervalo y la dosis utilizada deberían basarse en la evaluación clínica de la hemostasia. En el contexto de una hemorragia grave o de un posquirúrgico, el tratamiento debería continuar hasta pasar el punto en que se ha logrado la hemostasia, para asegurar su mantenimiento.

Reacciones adversas

- Reacción alérgica.
- Debido a que el rVIIa se une al factor tisular e inicia la coagulación, debería evitarse en situaciones clínicas en las que se incrementa la expresión del factor tisular, como la coagulación intravascular diseminada (CID), la sepsis y la lesión por aplastamiento.
- Eventos tromboembólicos arteriales y venosos, con el uso en pacientes con inhibidores adquiridos del factor VIII.

Concentrado de factor VIII

Se produce a través de la manufactura del plasma humano o a través de tecnología de ingeniería genética (FVIIIr). Los concentrados de factor VIII se indican en el tratamiento de la hemofilia A. Los productos de pureza intermedia que contienen factor de von Willebrand (FvW), utilizados previamente para el tratamiento de la hemofilia A, se utilizan actualmente para tratar la enfermedad de von Willebrand (*v.* Capítulo 47.2).

Dosificación y administración

Luego de la reconstitución con el solvente provisto, el producto se administra en bolo endovenoso lento. En general, una dosis de una unidad/kg incrementa el nivel plasmático en un 2%. La vida media del producto infundido es en promedio de 12 horas, pero puede ser menor en niños pequeños. En la Tabla 14.1 se resumen las dosificaciones más frecuentes, según el tipo de hemorragia, en pacientes con hemofilia A.

Complicaciones

- Desarrollo de anticuerpos antifactor VIII (inhibidores): aparecen hasta en el 30% de los pacientes con hemofilia A. Debido a que la proteína está ausente o se encuentra muy alterada en los pacientes hemofílicos (*v.* Capítulo 47.2), la infusión de factor VIII representa un antígeno extraño para el sistema inmune. Se ha sugerido que los productos derivados del plasma que contienen FvW pueden ser menos inmunogénicos.
- Infección: aunque se han hecho grandes esfuerzos para el tamizado de donantes, purificar los productos y tratarlos con tecnología de inactivación de patógenos, el riesgo de transmisión potencial no es cero. Además, la efectividad de los pasos actuales de inactivación de patógenos es desconocida para la remoción de priones; de allí que la transmisión de encefalopatía espongiforme es un riesgo teórico.
- Reacción alérgica: las trazas de proteínas contaminantes pueden inducir respuestas alérgicas en individuos hipersensibles.

Concentrados de factor VIII ricos en factor de von Willebrand

Todos los productos son derivados del plasma humano. Está indicado en pacientes con enfermedad de von Willebrand (EvW) que no responden a la desmopresina (*v.* Capítulo 47.2).

Indicaciones

La mayoría de los pacientes con EvW (75%-85%) son de tipo 1 (defecto cuantitativo del factor) y responden habitualmente a la desmopresina. Aquellos que no lo hacen pueden necesitar reemplazo con productos que contengan el factor.

Tabla 14.1 Posología más frecuente del concentrado de factor VIII según el tipo de hemorragia

Sitio de hemorragia	Porcentaje de actividad deseada	U/kg	Días de tratamiento
Sistema nervioso central	100	50	7-14 días; luego considerar profilaxis por un mínimo de 6 meses
Mucoso u oral persistente	30-60	15-30	3-7 días
Retrofaríngeo	80-100	40-50	7-14 días
Nasal persistente	30-60	15-30	1-3 días
Gastrointestinal	40-80	20-40	3-7 días
Urinario (grosero o persistente)	40-60	20-30	1-3 días
Muscular	40-80	20-40	Día por medio hasta que el movimiento sea indoloro
Psoas ilíaco	80-100	40-50	Hasta evidencia radiográfica de resolución
Articular	40-80	20-40	1-2 días
Articular blanco	80 el día 1	40	3-4 días

El tipo 2, con sus diferentes subtipos, posee distintos grados de defecto cualitativo, y el tratamiento con desmopresina puede resultar ineficaz, por lo que para estos pacientes puede preferirse reemplazo con FvW. Los pacientes con el tipo 3 no tienen gen funcional de FvW, y el factor VIII se degrada rápidamente, por lo tanto es esencial que reciban un producto que contenga ambos compuestos.

Cuando se considera el tratamiento para la hemorragia o la profilaxis en un paciente que necesite estos productos, es importante considerar la función del FvW y del factor VIII cuando se delinea un plan terapéutico.

Concentrado de factor IX

Se indica para el tratamiento de la hemofilia B; proviene del plasma humano (FIXp) o bien de tecnología de ingeniería genética, sin el uso de plasma o proteínas de origen humano (FIXr).

Indicaciones, dosis y administración

El concentrado debe reconstituirse inmediatamente antes de su administración para evitar la pérdida de actividad y minimizar el riesgo de contaminación bacteriana. Luego de la reconstitución con el diluyente provisto, el producto se administra por bolo endovenoso lento. En general, una unidad/kg de FIXp aumenta el nivel plasmático de factor IX un 1%. La vida media del producto infundido es en promedio de 24 horas, pero varía entre pacientes. El FIXr debería administrarse en dosis de 1,4 unidades/kg en niños pequeños y de 1,2 unidades/kg en adultos para lograr un nivel plasmático del 1%. El tratamiento debe ser individualizado.

Complicaciones

- Desarrollo de inhibidores: se da por el desarrollo de anticuerpos contra la proteína infundida. Además de la limitación de la eficacia debido a la inhibición de la actividad del factor IX infundido, los pacientes pueden tener anafilaxia o síndrome nefrótico cuando reciben estos productos. La tasa de formación de anticuerpos parece ser similar entre el FIXp y el FIXr.
- Infección y alergias: en forma similar a lo que sucede con el factor VIII.

Concentrado de complejo protrombínico (CCP) y concentrado de complejo protrombínico activado (CCPa)

Son producidos a partir del plasma donado remanente. Contienen factores vitamina K dependientes, aunque su proporción relativa varía. Los CCP consisten mayormente de factores II, VII, IX y X no activados, pero también contienen proteína C, proteína S y pequeñas cantidades de factores activados. Los CCPa también consisten principalmente de factores II, VII, IX y X no activados, pero, a diferencia de los CCP, tienen mayor cantidad de factores en forma activada, como el VIIa y el Xa; se cree que la protrombina y el factor Xa son los componentes críticos para la acción hemostática de los CCPa.

Indicaciones

CCP:

- Deficiencia congénita de protrombina o factor X.
- Hemorragia asociada con los anticoagulantes orales. Su uso es fuera de prospecto.

La dosis no está establecida en pediatría, por lo que se debe consultar al subespecialista a la hora de considerar su administración.

CCPa:

- Hemorragias agudas en pacientes con hemofilia A o B (deficiencia de factor VIII o de factor IX, respectivamente) con inhibidores. También se ha utilizado con éxito en pacientes con inhibidores adquiridos del factor VIII. Una alternativa para estos pacientes es el uso de factor VIIa recombinante.

Concentrados de factores anticoagulantes

Concentrados de antitrombina (AT)

Se utilizan en pacientes con déficit de antitrombina III (ATIII) para prevenir eventos trombóticos. La ATIII es una glucoproteína inhibidora de la serinoproteasa (serpina). Tiene una marcada actividad anticoagulante, que está potenciada significativamente por la heparina y los glucosaminoglicanos de la pared vascular. Inhibe la acción de varios factores de la coagulación activados, sobre todo la trombina y el factor Xa, pero también los factores IXa y XIa.

Indicaciones

- Deficiencia hereditaria de ATIII: es un trastorno autosómico dominante con una prevalencia de 1:2000 adultos. Aproximadamente, el 50% de los individuos con deficiencia de ATIII tendrá un evento trombótico. El tratamiento convencional con heparina del tromboembolismo venoso agudo en los pacientes con déficit de ATIII puede ser eficaz; sin embargo, cuando coexisten factores trombogénicos adicionales, como el embarazo, hay una respuesta variable a la heparina, y los síntomas pueden progresar. En tales circunstancias, puede ser necesario el soporte adicional con concentrados de AT. Además, se han utilizado en el período perioperatorio en pacientes con deficiencia conocida de AT.
- Deficiencia adquirida de ATIII: es más frecuente que la congénita. En el período neonatal, los niveles están reducidos en prematuros, en neonatos con síndrome de dificultad respiratoria, enterocolitis necrosante, sepsis y CID. Luego del período neonatal, la deficiencia adquirida aparece en la CID, hepatopatías (síntesis disminuida), síndrome nefrótico (excreción urinaria aumentada) y medicaciones como los anticonceptivos orales, terapia de reemplazo estrogénico, heparina y L-asparaginasa. El uso de AT en estas situaciones no está aprobado.

Dosificación

Cuando se indica la infusión de concentrados de AT en un paciente con deficiencia hereditaria, para controlar o prevenir un episodio trombótico luego de procedimientos quirúrgicos u obstétricos, es deseable llevar su nivel al valor normal y mantenerlo 2-8 días. La administración conjunta de heparina debería basarse en el criterio clínico del médico tratante en cada situación individual.

Efectos adversos

En los estudios clínicos con AT se han comunicado reacciones adversas asociadas en 17 de 340 infusiones (5%). Estas incluyeron mareo, opresión torácica, dolor torácico, náuseas, disgeusia, escalofríos, cólicos, disnea, película sobre el ojo, sensación de plenitud, ronchas, fiebre, hemorragia y formación de hematomas. Si se experimenta una reacción adversa, debería disminuirse o suspenderse la infusión hasta que los síntomas cedan. El reinicio queda a criterio médico.

Concentrados de proteína C

La proteína C es un anticoagulante natural. Luego de su activación, y en complejo con su cofactor (proteína S), la proteína C activada (PCa) ejerce su efecto predominantemente a través de la inhibición de los factores Va y VIIIa. Además, se ha comprobado que tiene efectos profibrinolíticos.

Los pacientes pueden tener disminución de la proteína C a causa de una deficiencia genética de esta, pero en los adultos los niveles bajos son más frecuentemente una condición adquirida. La proteína C es producida por el hígado como una proteína K dependiente. Tanto es así, que en la insuficiencia hepática, en la deficiencia de vitamina K o en la administración de warfarina pueden verse niveles bajos de esta. Asimismo, puede haber depleción como resultado de una coagulopatía por consumo.

El reemplazo de la proteína C es el pilar del tratamiento en la deficiencia congénita. En el caso de la deficiencia adquirida, como la proteína C trabaja en balance con otros múltiples factores de la coagulación, la elección para reemplazarla debe hacerse siempre en el contexto del cuadro clínico global y en conjunto con el subespecialista.

Indicaciones

Existen dos productos disponibles en el mercado:

- El Ceprotin: elaborado a partir de plasma humano purificado, se utiliza como reemplazo para pacientes con déficit congénito de proteína C y para prevención y tratamiento de la trombosis venosa profunda y *púrpura fulminans* secundaria a la deficiencia de proteína C. Está aprobada tanto para uso en adultos como en niños.
- El Xigris: es una forma recombinante de PCa, cuyo uso clínico se focaliza en las propiedades antiinflamatorias de esta proteína y ha sido aprobada para el tratamiento de la sepsis en adultos.

Efectos adversos

- Hipersensibilidad o alergia (erupción y prurito) y mareo.
- Hemorragia.

Albúmina

La albúmina es la proteína más abundante del plasma y constituye entre el 50%-60% del total. Su utilización como expansor coloide se describe en el Capítulo 11. En este apartado se hace referencia a su utilización por fuera de esa indicación.

Obtención

Se obtiene a partir del fraccionamiento de la sangre donada o por aféresis. Contiene un 96% de albúmina y un 4% de otras proteínas, como activador de precalicreina, bradiquinina, trazas de metales, sodio, potasio y estabilizadores.

Almacenamiento

Se almacena a temperatura ambiente en frascos de vidrio, y su duración es de dos años.

Preparación y administración

Se encuentra disponible en frascos de 50 mL de albúmina al 20% y en frascos de 500 mL de albúmina al 4%. Como expansor de volumen se utiliza la albúmina al 4%-5% (*v.* Capítulo 11). En el caso de utilizarse como líquido de reposición para procedimientos de aféresis, se reconstituye al 4% en solución salina al 0,9% (50 mL de albúmina al 20% por cada 200 mL de solución). La reconstitución con agua destilada o dextrosa está contraindicada porque puede llevar a hemólisis o edema cerebral y muerte por hipotonicidad.

Dosis

Una dosis típica es de 0,5-1 g/kg/dosis, que puede repetirse cada 1-2 días. Las tasas de infusión dependen de la concentración de albúmina para prevenir las complicaciones de una rápida expansión del volumen plasmático; por lo general, la infusión se realiza entre 3-6 horas.

Indicaciones

- Plasmaféresis: la solución de albúmina es el principal líquido de reemplazo para la plasmaféresis, excepto que se requiera reemplazo de factores específicos en el plasma.
- Hipoalbuminemia: su indicación es controvertida. Puede ser secundaria a déficit de producción o pérdida excesiva.
- Cirrosis con ascitis refractaria a diuréticos: principalmente, cuando se va a realizar una punción evacuadora con el objetivo de mitigar la disfunción renal y circulatoria (*v.* Capítulos 71 y 88).
- Cirrosis o síndrome nefrótico con ascitis o derrame pleural graves, que se asocian con restricción respiratoria (*v.* Capítulos 48.3 y 71).

Contraindicaciones

- Cualquier enfermedad que pudiera exacerbarse por la expansión de volumen: anemia grave, insuficiencia cardíaca congestiva y edema pulmonar.
- Pacientes que han sufrido anafilaxia luego de recibirla.

Acceda al eBook para consultar la lista de bibliografía. Consulte las indicaciones en la retiración de tapa.

Sección 3

Nutrición y metabolismo

15

Requerimientos nutricionales de mantenimiento y en situaciones especiales

Agustín Guido Shaieb • Marcela Dalieri

En la edad pediátrica, los requerimientos nutricionales se definen como la cantidad de energía y nutrientes necesarios en cada etapa para mantener la salud y el estado nutricional, asegurar el crecimiento, evitar enfermedades y permitir niveles de actividad física según la edad y el sexo.

Las necesidades de cada individuo pueden variar según sus características genéticas, ambientales y metabólicas, y están condicionadas por el estado de salud o enfermedad y las interacciones fármaco-nutrientes. Cabe destacar que el estado nutricional de un niño puede afectarse antes de la detección de signos y síntomas propios de cualquier enfermedad.

El seguimiento adecuado del crecimiento lineal y del complejo proceso de salud-enfermedad, junto con la estimación de la ingesta y la actividad, permiten detectar y corregir deficiencias o excesos en los aportes de energía y nutrientes.

Generalidades y conceptos

La determinación de las necesidades nutricionales es un proceso complejo que está sujeto a revisión permanente por parte de organismos internacionales, como la Organización Mundial de la Salud (OMS), la *Food and Agriculture Organization* (FAO), la *Food and Drug Administration* (FDA), y el aporte de distintas sociedades científicas.

En 1975, la OMS estableció por primera vez las recomendaciones mínimas diarias de energía y nutrientes para mantener el estado de salud según la edad y el sexo, las cuales fueron actualizadas en el año 2004. Desde 1997, el *Institute of Medicine* de los Estados Unidos (IOM) incorpora el concepto de ingestas dietéticas de referencia (IDR), que expresan las cantidades estimadas de un nutriente para cubrir las necesidades nutricionales de la población sana. Estas, a su vez, incluyen otras definiciones:

- *Estimated Average Requeriment* (EAR): ingesta diaria de un nutriente que se estima adecuada para cubrir los requerimientos de la mitad (el 50%) de los individuos sanos de un grupo de población según edad y sexo.
- *Recomended Dietary Allowances* (RDA): ingesta dietética diaria suficiente para cubrir las necesidades de un nutriente del 97%-98% de los individuos sanos según grupo de edad y sexo.
- *Adecuate Intake* (AI): cantidad adecuada de un nutriente cuando no existen datos suficientes para estimar las necesidades de una población.
- *Tolerable Upper Intake Level* (UL): cantidad máxima de ingesta de un nutriente por encima de la cual provocaría un daño a la salud.

En pediatría, la mayoría de las recomendaciones se incluyen dentro de las AI. Provienen de estimaciones que surgen de observaciones y proyecciones con base en las ingestas de niños sanos que mantienen su crecimiento dentro de los parámetros normales. Para los lactantes de 0-6 meses, la referencia la constituyen aquellos niños que reciben lactancia materna exclusiva (madres sanas con adecuado estado nutricional), que sostienen un crecimiento normal y no presentan enfermedades limitantes; en el grupo de 6-12 meses, se considera también el aporte de la alimentación complementaria.

Las IDR solo deben ser utilizadas para estimar los requerimientos de nutrientes para aportes que se realizan por vía digestiva (oral o enteral). Para la indicación de alimentación parenteral, se deben utilizar las recomendaciones nutricionales específicas de este soporte (*v.* Capítulo 17).

Requerimientos

Energía

Los requerimientos energéticos de los lactantes y niños mayores se definen como la cantidad de energía alimentaria necesaria para equilibrar el gasto energético total (GET) a un nivel deseable de actividad física y permitir un crecimiento y desarrollo óptimos.

Las necesidades energéticas dependen del estado nutricional, la genética individual, la presencia de enfermedades de base, el nivel de ingesta, las pérdidas, la edad y el sexo.

Los requerimientos de energía se determinan por el promedio (± 50%) de las necesidades estimadas para evitar aportes deficientes que lleven a la desnutrición o excesivos que provoquen sobrepeso u obesidad.

Componentes del GET

El GET de un individuo está determinado por la suma de varios componentes:

- Gasto metabólico basal (GMB): es la energía mínima necesaria para mantener el metabolismo celular, la temperatura corporal, el mínimo trabajo cardíaco y de los músculos respiratorios y asegurar la vitalidad de todos los tejidos en reposo. El GMB se mide en reposo, acostado y en relajación, en ambiente térmico neutral y en ayuno. En niños, se redefine como gasto energético en reposo (GER), ya que no se puede cumplir con la condición del ayuno prolongado ni el reposo absoluto para su determinación.
- Efecto térmico de los alimentos: es la energía que requieren los procesos de ingesta, transporte, digestión y absorción de los alimentos en el aparato digestivo. Representa cerca del 10% del GET, y no se considera en pacientes que reciben alimentación parenteral.
- Actividad física: es el componente más variable y difícil de determinar en niños pequeños; abarca actividades mínimas obligatorias y voluntarias.
- Costo energético del crecimiento: es la energía necesaria para la síntesis de tejido nuevo. Es relativamente bajo, excepto en los primeros meses de vida: al mes, es cercano al 35% del

GET; disminuye progresivamente hasta el 3% a los 12 meses y en el empuje puberal asciende al 4% del GET. Esto representa 175 kcal/día en el grupo de 0-3 meses; 60 kcal/día en el de 4-6 meses y 20 kcal/día en el de 7-12 meses de edad.

Las necesidades energéticas pueden ser evaluadas utilizando técnicas específicas, como la calorimetría indirecta o el agua doblemente marcada.

La calorimetría indirecta es el método más exacto para calcular el gasto energético y estimar la proporción de macronutrientes utilizados. Es una herramienta de investigación y de utilidad clínica en situaciones particulares, como en pacientes críticos, obesos graves, enfermedades del metabolismo y ajustes en la prescripción nutricional de niños con enfermedades crónicas, entre otras.

En la práctica cotidiana, se utilizan ecuaciones estandarizadas modificadas con factores de corrección, según la presencia y gravedad de una enfermedad, actividad física y necesidad de recuperación nutricional para cada individuo.

El componente principal que determina el gasto energético en las ecuaciones es el peso. La talla participa en la variabilidad del cálculo al tener una estrecha relación con la masa magra que posee alta actividad metabólica.

En las Tablas 15.1 y 15.2 se presentan los datos absolutos y por kilogramos de peso de los requerimientos energéticos para niños y niñas (0-12 meses y 1-18 años) elaborados por el IOM en el año 2002 y la FAO, la OMS y la UNU en el año 2004. Estos son calculados con base en las necesidades para el crecimiento ideal de un niño con un peso correspondiente a la media del peso para la edad (P/E), con actividad física moderada.

Ante la necesidad de realizar un soporte nutricional, o en pacientes que cursan una enfermedad aguda, internación o presentan alteración del estado nutricional, es recomendable utilizar ecuaciones para el cálculo individual de los requerimientos energéticos. La ecuación de Schofield (1985) es la recomendada en la edad pediátrica. Se utilizan el peso y la talla actual del paciente para estimar el gasto energético en reposo, y se multiplica el resultado por factores de corrección según el grado de actividad y estrés (Tabla 15.3).

Los niños desnutridos requieren calorías y nutrientes extras para corregir las deficiencias. El cálculo del aporte calórico para la recuperación del peso (déficit del peso para la talla [P/T]) puede realizarse utilizando el peso estimado según el percentil de crecimiento antes del inicio de la enfermedad.

En presencia de desnutrición crónica con afectación del peso y la talla, el GER suele ser menor en relación con la edad. Por lo tanto, en el cálculo del aporte calórico para la recuperación del peso se recomienda utilizar como objetivo el GER calculado con base en el peso real multiplicado por un factor de corrección de 1,2 a 1,5 o mayor, en casos graves de retardo del crecimiento.

Es imperativo que los aportes sean escalonados hasta alcanzar el objetivo establecido. Se deben realizar controles clínicos y bioquímicos frecuentes para evitar el síndrome de realimentación (*v.* Capítulo 19). Estos aportes deben ser revalorados y adecuados según la evolución clínica y nutricional.

En niños y adolescentes con sobrepeso u obesidad, se sugiere calcular los aportes energéticos con base en el peso ideal para la talla sin el agregado de factores de corrección, o bien con base en un descenso de aproximadamente el 30% de la ingesta habitual. En este grupo de pacientes, la intervención nutricional no debe demorarse más que en el resto de los niños internados, ya que su estado nutricional y, particularmente, sus reservas de masa magra se deterioran en presencia de enfermedades concomitantes al igual que en el resto de la población.

Líquidos y electrolitos

Las necesidades hídricas dependen de la edad del niño en acuerdo con la composición corporal de cada etapa. Las AI para el agua se establecieron con el objetivo de prevenir la deshidratación.

Es necesario aportar al menos 1 mL de agua por cada 1 kcal para cubrir las demandas metabólicas. La demanda basal de electrolitos corresponde aproximadamente a 2-3 mEq/kg/día de sodio, 2 mEq/kg/día de potasio y 2-3 mEq/kg/día de cloro. Asimismo, se deben tener en cuenta las pérdidas por sudor y por tracto gastrointestinal y urinario (Tabla 15.4).

Proteínas

Las proteínas son necesarias para la renovación tisular, la acreción de masa magra y el crecimiento. Estas moléculas se encuentran en permanente recambio, con base en su degradación y síntesis. Los requerimientos proteicos se definen como la mínima

Tabla 15.1 Requerimientos energéticos para niños y niñas en el primer año de vida

	2002 IOM		2004 FAO/OMS/UNU			
Edad (meses)	**Niños**	**Niñas**	**Niños**	**Niñas**	**Niños**	**Niñas**
	kcal/día		**kcal/día**		**kcal/kg/día**	
0-1	472	438	518	464	113	107
1-2	567	500	570	517	104	101
2-3	572	521	596	550	95	94
3-4	548	508	569	537	82	84
4-5	596	553	608	571	81	83
5-6	645	593	639	599	81	82
6-7	668	608	653	604	79	78
7-8	710	710	680	629	79	78
8-9	746	678	702	652	79	78
9-10	793	717	731	676	80	79
10-11	817	742	752	694	80	79
11-12	844	768	775	712	81	79

Modificado de: FAO/WHO/UNU. Expert Consultation. Human energy requirements. Roma: World Health Organization, 2004. Institute of Medicine Food and Nutrition Board: Dietary Reference Intakes: Energy, carbohydrate, Fiber, fat, fatty acids, Cholesterol, Proteins and Amino Acid. 5º ed. Washington: National Academies of Science, 2002/2005.

Tabla 15.2 Requerimientos energéticos para varones y mujeres de 1-18 años

Edad (años)	2002 IOM		2004 FAO/OMS/UNU			
	Varones	Mujeres	Varones	Mujeres	Varones	Mujeres
	kcal/día		kcal/día		kcal/kg/día	
1-2	930	864	950	850	82	80
2-3	1120	1072	1125	1050	84	81
3-4	1485	1395	1250	1150	80	77
4-5	1566	1475	1350	1250	77	74
5-6	1658	1557	1475	1325	74	72
6-7	1742	1642	1575	1425	73	69
7-8	1840	1719	1700	1550	71	67
8-9	1931	1810	1825	1700	69	64
9-10	2043	1890	1975	1850	67	61
10-11	2149	1972	2150	2000	65	58
11-12	2279	2071	2350	2150	62	55
12-13	2428	2183	2550	2275	60	52
13-14	2618	2281	2775	2375	58	49
14-15	2829	2334	3000	2450	56	47
15-16	3013	2362	3175	2500	53	45
16-17	3152	2368	3325	2500	52	44
17-18	3226	2336	3400	2500	50	44

Modificado de: FAO/WHO/UNU. Expert Consultation. Human energy requirements. Roma: World Health Organization, 2004. Institute of Medicine Food and Nutrition Board: Dietary Reference Intakes: Energy, carbohydrate, Fiber, fat, fatty acids, Cholesterol, Proteins and Amino Acid. 5º ed. Washington: National Academies of Science, 2002/2005.

Tabla 15.3 Ecuación de Schofield y ecuación de la OMS para el cálculo de los requerimientos energéticos

GER	Con peso (kg) y talla (cm)	Con peso (kg)	Ecuación OMS 1985
Niños			
0-3 años	0,167 x P + 1517,4 x T - 617,6	59,48 x P - 30,33	60,9 x P - 54
3-10 años	19,6 x P + 130,3 x T + 414,9	22,7 x P + 505	22,7 x P + 495
10-18 años	16,25 x P + 137,2 x T + 515,5	13,4 x P + 693	17,5 x P + 651
Niñas			
0-3 años	16,25 x P + 1023,2 x T - 413,5	58,29 x P - 31,05	61 x P - 51
3-10 años	16,97 x P + 161,8 x T + 371,2	20,3 x P + 486	22,4 x P + 499
10-18 años	8,365 x P + 465 x T + 200	17,7 x P + 659	12,2 x P + 746
Factores de corrección			
GER x 1,3	Niños con buen estado nutricional en cama, nivel de estrés leve a moderado		
GER x 1,5	Niños con actividad normal y nivel de estrés leve a moderado; niño inactivo con estrés moderado o alto (trauma, cáncer, lesión o inflamación grave), o niño con actividad mínima con desnutrición que necesite crecimiento de recuperación		
GER x 1,7	Niño activo que necesite crecimiento de recuperación o niño inactivo con estrés grave		

P: peso; T: talla.

Tabla 15.4 Requerimientos de proteínas y agua para lactantes, niños y adolescentes

Edad	Proteínas			Agua
	EAR g/kg/día	RDA seguro g/kg/día	Ingesta g/día	Ingesta (l/día)
0-6 meses	1,52 (AI)		9,1(AI)	0,7
7-12 meses	1	1,2	11	0,8
1-3 años	0,87	1,05	13	1,3
4-8 años	0,76	0,95	19	1,7
9-13 años	0,76	0, 95	34	2,4
14-18 años (varones)	0,73	0,85	52	3,3
14-18 años (mujeres)	0,71	0,85	46	2,3

EAR: *Estimated Average Requeriment;* RDA: *Recomended Dietary Allowances*; AI: *Adequate Intake.*
Modificado de: Institute of Medicine Food and Nutrition Board: Dietary Reference Intakes: Energy, carbohydrate, Fiber, fat, fatty acids, Cholesterol, Proteins and Amino Acid. Washington: National Academies, 2005.

ingesta de proteínas de alta calidad que pueden mantener una adecuada composición corporal y crecimiento (*v.* Tabla 15.4).

Las necesidades de proteínas varían de acuerdo con la edad y la situación clínica del individuo. Son mayores en relación con el peso corporal en lactantes que en niños mayores y adultos. Los lactantes necesitan mayor proporción de aminoácidos esenciales que los adultos y, además, algunos son considerados condicionalmente esenciales o semiesenciales por un metabolismo insuficiente.

Para optimizar la utilización del nitrógeno proteico, se recomienda que el aporte proteico acompañe proporcionalmente al aporte de energía. Esta relación proteico-calórica debería mantenerse para los lactantes en el rango de 7,2%-12% de proteínas/calorías.

Lípidos

Los lípidos cumplen diversas funciones importantes: son la principal fuente de energía de lactantes y niños pequeños, forman parte de la estructura de las membranas celulares y son necesarios para la absorción de las vitaminas liposolubles A, D, E y K.

Los ácidos grasos participan en la regulación de genes en forma directa o a través de su intervención en la transcripción. Los ácidos grasos ω-6 y ω-3 son esenciales para el crecimiento y el desarrollo.

Las grasas proveen sabor y textura a los alimentos, y la calidad y composición de estas son factores claves para regular el riesgo cardiovascular, la obesidad y la diabetes.

Acorde al modelo de lactancia materna, la ingesta de lípidos constituye el 40%-60% de la energía total, con una relación ω-6/ω-3 de 5-10/1, con menos del 1% como grasas trans.

El porcentaje de grasas de la dieta se reduce progresivamente al 35% a los 24 meses de edad. Luego de los 2 años, deben proveer entre el 25% y el 35% de la energía, los ω-6 el 4%-10% y los ω-3 el 1%-2% de la energía. Las grasas saturadas deben representar menos del 8% y las trans, menos del 1% del aporte total.

Carbohidratos

Los hidratos de carbono digeribles son la principal fuente de energía de la dieta; la lactosa durante los primeros meses de vida y los almidones y azúcares simples en adelante.

La ingesta recomendada es del 45%-65% de la energía total ingerida. Se debe promover el aporte de carbohidratos complejos, de absorción más lenta, y la incorporación de fibra insoluble para facilitar el tránsito intestinal.

Los prebióticos son hidratos de carbono no digeribles (fructooligosacáridos, galactooligosacáridos e inulina) que estimulan el crecimiento y la actividad de la flora bacteriana intestinal. El predominio de esta flora, constituida principalmente por bifidobacterias y lactobacilos, mejora la función de la barrera intestinal y la inmunidad del huésped, y, asimismo, evita la colonización por microorganismos patógenos.

Vitaminas, minerales y micronutrientes

El aporte de vitaminas, minerales y micronutrientes es necesario para el funcionamiento normal del organismo, ya que cumplen funciones en la estructura, homeostasis y regulación hormonal, y son cofactores en el metabolismo de los macronutrientes y en la replicación celular. Todo aporte de proteínas, carbohidratos y lípidos debe acompañarse de una adecuada provisión de vitaminas, minerales y oligoelementos para posibilitar su metabolismo y utilización.

Una alimentación natural y apropiada para cada edad suele asegurar estas necesidades. En niños con enfermedades agudas o crónicas, pueden aumentar los requerimientos y manifestarse algunas carencias. Las deficiencias de hierro, zinc y vitaminas A, D y C son las más prevalentes en la población pediátrica. Las recomendaciones varían según la edad, y se deben tener en cuenta las condiciones clínicas que pueden ocasionar un aumento de las demandas, p. ej., pérdidas digestivas (zinc y magnesio), inmovilización (Ca^{2+}, vitamina D), etc.

En las Tablas 15.5 y 15.6 se detallan las recomendaciones de vitaminas, minerales y oligoelementos según la edad.

Requerimientos en situaciones especiales

Consideraciones del estado nutricional del niño internado: malnutrición hospitalaria

El estado nutricional de los niños suele afectarse durante la internación. Las principales causas que explican el desbalance

Tabla 15.5 Ingesta dietética diaria de referencia para vitaminas (RDA y AI)

Nutriente	0-6 meses	6-12 meses	1-3 años	4-8 años	9-13 años	14-16 años	
						Niños	Niñas
Vit A (μg)*	400	500	300	400	600	900	700
Vit D (μg)**	10	10	15	15	15	15	15
Vit E (mg)	4	5	6	7	11	15	15
Vit C (mg)	40	50	25	25	45	75	65
Tiamina (mg)	0,2	0,3	0,5	0,6	0,9	1,2	1,0
Riboflavina (mg)	0,3	0,4	0,5	0,6	0,9	1,3	1,2
Niacina (mg)	2	4	6	8	12	16	14
Vit B_6 (mg)	0,1	0,3	0,5	0,6	1	1,3	1,2
Folato (μg)	65	80	150	200	300	400	400
Vit B_{12} (μg)	0,4	0,5	0,9	1,2	1,8	2,4	2.4
Ac. pantoténico (mg)	1,7	1,8	2	3	4	5	5
Biotina (μg)	5	6	8	12	20	25	25
Colina (mg)	125	150	200	250	375	550	400
Vit K (μg)	2	2,5	30	55	60	75	75

* Como equivalentes de la actividad de retinol (RAE), 1 RAE = 1 μg de retinol, 12 μg de β-caroteno, 24 μg de α-caroteno o 24 μg de β-criptoxantina en los alimentos.
** 1 μg de colecalciferol = 40 UI de vitamina D.

Tabla 15.6 Ingesta dietética diaria de referencia para minerales y oligoelementos (RDA y AI)

Nutriente	0-6 meses	6-12 meses	1-3 años	4-8 años	9-13 años		14-18 años	
					Niños	Niñas	Niños	Niñas
Sodio (g)	0,12	0,37	1	1,2	1,5	1,5	1,5	1,5
Potasio (g)	0,4	0,7	3	3,8	4,5	4,5	4,7	4,7
Cloro (g)	0,18	0,57	1,5	1,9	2,3	2,3	2,3	2,3
Calcio (mg)	200	260	700	1000	1300	1300	1300	1300
Fósforo (mg)	100	275	460	500	1250	1250	1250	1250
Magnesio (mg)	30	75	80	130	240	240	410	360
Hierro (mg)	0,27	11	7	10	8	8	11	15
Cobre (µg)	200	220	340	440	700	700	890	890
Zinc (mg)	2	3	3	5	8	8	11	9
Selenio (µg)	15	20	20	30	40	40	55	55
Manganeso (mg)	0,003	0,6	1,2	1,5	1,9	1,6	2,2	1,6
Molibdeno (µg)	2	3	17	22	34	34	43	43
Flúor (mg)	0,01	0,5	0,7	1	2	2	3	3
Yodo (µg)	110	130	90	90	120	120	150	150
Cromo (µg)	0,2	5,5	11	15	25	21	35	24

entre los ingresos y los egresos que conduce al deterioro nutricional son:

- Ingesta inadecuada.
- Incremento de los requerimientos energéticos por la enfermedad.
- Interacción de drogas y nutrientes.
- Aumento de las pérdidas (diarreas, vómitos, fístulas, etc.).

La desnutrición hospitalaria es la presentación más común de la afectación del estado nutricional, y su prevalencia oscila entre el 10% y el 41%, según el criterio diagnóstico utilizado y el hospital estudiado. Estas cifras se repiten desde hace décadas, a pesar de los progresos en el conocimiento y en la asistencia médica, que incluye el soporte nutricional. A la desnutrición hospitalaria se suman los casos crecientes de sobrepeso y obesidad de niños y adolescentes (*v.* Capítulo 21).

De esta manera, coexisten, en la internación, todas las formas de alteración del estado nutricional: desnutrición (de ingreso u hospitalaria), sobrepeso, obesidad, cambios en la composición corporal por los distintos grados de inflamación y deficiencias de nutrientes específicos. El término malnutrición hospitalaria puede utilizarse para abarcar este amplio espectro de presentación.

La malnutrición puede provocar complicaciones agudas (metabólicas, mala respuesta a los tratamientos, susceptibilidad a las infecciones, aumento de la morbilidad general y mayor estadía hospitalaria), impactar en la enfermedad de base y afectar el crecimiento y desarrollo normal.

A todos los factores antes mencionados, debe agregarse una serie de prácticas habituales que actúan en detrimento del estado nutricional de los niños internados:

- Del paciente:
  - Edad y dependencia de un cuidador para alimentarse.
  - Cambio de hábitos y situación emocional.
  - Gravedad y tipo de enfermedad.
  - Imposibilidad de una ingesta suficiente (p. ej., por trastornos deglutorios).
- De las prácticas:
  - Omitir la anamnesis del aspecto nutricional.
  - Falta de evaluación nutricional (frecuentemente, la talla).
  - Omisión de indicación de alimentos.
  - Ayunos injustificados o por la realización de estudios.
  - Dietas monótonas o sin adecuación individual.

La historia clínica del niño y la evaluación antropométrica son las herramientas principales para el diagnóstico del estado nutricional. Es necesario, además, tener en cuenta el riesgo nutricional de cada paciente. Este se define como la posibilidad de desarrollar malnutrición durante la internación en relación con las características de la enfermedad y la evolución esperada del proceso patológico. La relevancia del concepto radica en considerar la probabilidad de desarrollar algún grado de malnutrición, aun en niños que se presenten bien nutridos al momento de la internación, y permitir desplegar acciones de prevención y tratamiento.

Tamizaje nutricional

La valoración del riesgo nutricional se debe plasmar en una herramienta de tamizaje que permita detectar a los niños malnutridos o en riesgo de desarrollar desnutrición. En la actualidad, existen varias herramientas de tamizaje, aunque no todas se encuentran validadas para distintas poblaciones (pacientes internados en áreas con distintos niveles de complejidad o en áreas quirúrgicas). Se deben realizar dentro de las 48 horas del ingreso hospitalario y repetirse con periodicidad según el resultado obtenido.

Tienen en común la ponderación de varios aspectos: datos antropométricos, tipo y gravedad de la enfermedad, nivel de ingesta (cobertura del 50% de las IDR), alteraciones gastrointestinales (diarrea, vómitos) o presencia de dolor. Se aplican desde el mes de vida hasta los 16-18 años, según la fuente.

Es importante que cada institución considere la utilización de una escala de valoración de riesgo nutricional y seleccione la herramienta de tamizaje más apropiada en relación con las características del hospital y la población que asiste. En la Tabla 15.7 se presentan algunas de las más utilizadas.

Requerimientos especiales

Estimar los requerimientos nutricionales y energéticos de niños enfermos implica conocer el grado de afectación de la patología (leve, moderada o grave), la temporalidad (aguda o crónica) y las carencias propias de la enfermedad subyacente.

Tabla 15.7 Herramientas de tamizaje nutricional para la edad pediátrica

Herramienta	Origen	Población	Factores evaluados	Clasificación de riesgo
PNRS	Francia	n: 296 1 mes-18 años Médico-quirúrgico	Ingesta < 50% de las IDR, dolor, capacidad de ingesta, gravedad de la enfermedad	Bajo (0) Moderado(1-2) Alto (> 2)
STRONG kids	Holanda	n: 424 1 mes-18 años Médico-quirúrgico	Valoración nutricional subjetiva, patologías de alto riesgo, ingesta y pérdidas, pérdida o poca ganancia de peso	Bajo (0) Moderado (1-3) Alto (4-5)
STAMP	Reino Unido	n: 238 2 meses -17 años Médico-quirúrgico	Antropometría (peso y talla), diagnóstico clínico, ingesta	Bajo (0-1) Moderado (6-8) Alto (> 8)
PYMS	Reino Unido	n: 247 1 mes -17 años Médico-quirúrgico	IMC, pérdida de peso reciente, ingesta y gravedad de la enfermedad	0-7

IDR: ingestas dietéticas recomendadas; IMC: índice de masa corporal.

Enfermedades con alto riesgo nutricional

Las diferentes herramientas de evaluación del riesgo nutricional establecen una serie de patologías que se asocian con un mayor deterioro del estado nutricional a causa del impacto del estado inflamatorio, el aumento de los requerimientos o de las pérdidas y la imposibilidad de la ingesta. Se deben tener en cuenta al momento del diagnóstico para planificar su abordaje (Tabla 15.8).

Estrategias generales

En primera instancia, se debe adecuar la dieta a las necesidades del paciente; si esta medida no es suficiente, el próximo paso es la indicación de suplementos orales para reforzar la dieta.

Cuando la ingesta oral cubra menos del 60% al 80% de los requerimientos estimados para la edad durante 10 días (5 días en mayores de 1 año o 3 días en menores de 1 año), o el tiempo empleado para la alimentación sea mayor a 4-6 horas/día en niños con alteraciones neurológicas o deglutorias, se debe considerar el uso de un soporte nutricional enteral, siempre que el tracto gastrointestinal sea apto y funcionante y no existan contraindicaciones de uso (p. ej., íleo). En relación con el estado nutricional, se debe indicar el soporte nutricional cuando el niño presente:

- Crecimiento o ganancia de peso inadecuado por más de un mes en < 2 años de edad.

Tabla 15.8 Enfermedades con alto riesgo nutricional

- Anorexia nerviosa
- Quemados
- Displasia broncopulmonar (riesgo máximo a los 2 años de edad)
- Fibrosis quística
- Enfermedad celíaca
- Prematuros (riesgo máximo a los 6 meses de edad corregida)
- Cardiopatías
- Sida
- Cáncer
- Enfermedad hepática crónica
- Pancreatitis
- Síndrome de intestino corto
- Enfermedad inflamatoria intestinal
- Enfermedades musculares
- Traumatismos
- Enfermedad neurológica
- Cirugía mayor

Modificado de: Hulst JM, Zwart h, hop W, et al. Dutch national survey to test the STRONG kids screening tool in hospitalized children. Clin Nutr 2010; 29: 106-11.

- Estancamiento o pérdida de peso por más de 3 meses en > 2 años de edad.
- Descenso de 2 carriles del percentil de la curva de P/E.
- Pliegue tricipital persistentemente debajo del percentil 5 para la edad.
- Caída en la velocidad de talla/edad > 0,3 desviaciones estándar por año.
- Descenso en la velocidad de talla/edad > 2 cm/año del año previo en la pubertad temprana o media.

La alimentación parenteral debe considerarse en:

- Todo paciente pediátrico que requiere un ayuno absoluto durante un período igual o superior a 5 días.
- Todo paciente pediátrico en el que no sea posible la vía enteral, con una ingesta inferior al 50% de sus necesidades durante 7 días, o antes si ya era un paciente desnutrido.

Enfermedades hepáticas

Los problemas nutricionales son habituales en niños con afectación hepática, y los disturbios más importantes ocurren en aquellos con hepatopatías crónicas (*v.* Capítulo 71). La desnutrición que acontece es multifactorial:

- Disminución de la ingesta por náuseas, vómitos, anorexia (aumento de la actividad serotoninérgica cerebral, disgeusia, dietas hiposódicas), visceromegalias, ascitis y depresión.
- Alteración en los procesos digestivos y absortivos por disminución de las sales biliares y cierto grado de insuficiencia pancreática asociada.
- Aumento del gasto energético por intercurrencias infecciosas y ciclos energéticos fútiles.

Estos niños presentan un alto riesgo nutricional. Deben tener un seguimiento clínico y nutricional estricto que contemple tempranamente el soporte nutricional.

Se recomienda un aporte energético del 130%-150% según el estimado para la edad. Los aportes proteicos deben ser de 3-4 g/kg/día, considerando que aportes menores a 2 g/kg/día promueven el catabolismo endógeno. Solo en presencia de encefalopatía se debe limitar el aporte a 1-1,5 g/kg/día en niños y a 0,4-1 g/kg/día en adolescentes (la presencia de hiperamoniemia no justifica la restricción).

Del 30%-50% de los lípidos aportados deben ser como triglicéridos de cadena mediana para favorecer su absorción. Al menos el 10% de las grasas totales deben ser poliinsaturadas para asegurar la provisión de ácidos grasos esenciales.

Se debe tener especial consideración al aporte adicional de vitaminas, principalmente las liposolubles, y de minerales, y adecuar las dosis según los dosajes (Tabla 15.9).

Enfermedad renal

Las recomendaciones nutricionales dependen del tipo y estadio de la enfermedad renal (*v.* Capítulo 72) y de la modalidad de la terapia de reemplazo. La afectación del crecimiento es más frecuente y grave en los casos de anomalías renales congénitas o cuando el fallo renal se instala antes de los 2 años de edad.

Las causas que explican el deterioro nutricional son: acidosis metabólica crónica, estado urémico, disgeusia, dietas hiposódicas, efectos secundarios de las drogas (corticoterapia), disfunción del eje de la hormona de crecimiento-IGF-1, anorexia, pérdidas por diálisis e intercurrencias infecciosas, entre otras.

Los trastornos del metabolismo fosfocálcico se aprecian en etapas tempranas, y la osteodistrofia renal resulta de las alteraciones metabólicas que provocan lesiones esqueléticas de distinta gravedad.

Los requerimientos energéticos para niños con enfermedad renal crónica en hemodiálisis o diálisis peritoneal corresponden a las RDA para la edad cronológica, y se deben modificar según la evolución clínica.

La indicación de proteínas no debe ser menor a las recomendaciones según la edad. El 50% de las proteínas aportadas deben ser de alto valor biológico (Tabla 15.10).

El aporte de vitaminas del complejo B, C, A, E, K, ácido fólico, cobre y zinc debe ser el 100% de las IDR para la edad. Deben controlarse y adecuarse en caso de déficits. Los niños en diálisis también deben suplementarse con vitaminas hidrosolubles.

Se debe controlar la ingesta de fósforo cuando el filtrado glomerular cae a < 70 mL/min/1,73 m^2. Se sugiere mantener la menor ingesta posible (contenido principalmente en las proteínas); en estadios 4-5 de la enfermedad, se sugiere aportar el 100% de las IDR/edad. Con respecto al calcio, desde estadios tempranos de la enfermedad se sugiere aportar del 100% al 200% de las IDR/edad, según la evolución clínica y controles bioquímicos.

La anemia que presentan estos pacientes obliga, en casi la totalidad de los casos, a la administración de suplementos de hierro, ácido fólico y vitamina B_{12} para atenuar los déficits. En caso de poliuria y pérdidas hidroelectrolíticas, deben ser suplementadas volumen por volumen.

Enfermedades neurológicas

Los niños con enfermedades neurológicas presentan una serie de disfunciones que afectan su estado nutricional y su desarrollo. La mayoría desarrolla algún grado de malnutrición, que va desde la desnutrición hasta la obesidad, con deficiencias de micronutrientes. Suele producirse por una ingesta inadecuada, junto con la interacción medicamentosa. Asimismo, los trastornos deglutorios y la constipación son muy frecuentes en estos pacientes.

La evaluación antropométrica es, a menudo, dificultosa. La talla puede calcularse mediante la medición de segmentos corporales (longitud del brazo, rodilla-talón, etc.) y se dispone de herramientas específicas para evaluar el crecimiento en pacientes con parálisis cerebral de 2 a 20 años. Estos niños suelen tener

Tabla 15.9 Aporte de vitaminas y minerales en enfermedad hepática

Vitaminas y minerales	Dosis (VO) Mantenimiento	Dosis (VO) Tratamiento del déficit
Vitamina A (retinol)	5000-25 000 U/día	5000-25 000 U/día
Vitamina D (colecalciferol)	400-1200 U/día	1200-5000 U/día
Vitamina K (fitomenadiona)	1-3 mg/día	3-10 mg/día
Vitamina E	-	Tocoferol 50-200 mg/día Succinil α-tocoferol hidrosoluble 15-25 U/kg/día
Vitaminas hidrosolubles	RDA x 2	–
Calcio	25-100 mg/kg/día	–
Fósforo	25-50 mg/kg/día	–
Zinc	1 mg/kg/día	–

VO: vía oral; RDA: *Recomended Dietary Allowances.*
Modificado de: Nightingale, Ped Clin Nutr Am 2009. Baker. Pediatr Transplant 2007.

Tabla 15.10 Requerimientos proteicos en enfermedad renal

Edad	Energía kcal/kg/día	Proteínas g/kg/día	Estadio 3 (FG: 30-59 mL/min/1,73 m^2) Aportar 100%-140% de las IDR	Estadio 4-5 (FG: 15-29 mL/min/1,73 m^2 o diálisis) Aportar 100%-120% de las IDR	Hemodiálisis (IDR + 0,1 g/kg/día para compensar las pérdidas)	Diálisis peritoneal (IDR + 0,15-0,3 g/kg/día s/edad)
0-6 meses	82-107	1,5	1,5-2,1	1,5-1,8	1-6	1,8
7-12 meses	79-81	1,2	1,2-1,7	1,2-1,5	1,3	1,5
1-3 años	80-84	1,05	1,05-1,5	1,05-1,25	1,15	1,3
4-13 años	52-80	0,95	0,95-1,35	0,95-1,15	1,05	1,1
14-18 años	44-56	0,85	0,85-1,2	0,85-1,05	0,95	1

FG: filtrado glomerular; IDR: ingestas dietéticas recomendadas.
Modificado de: FAO/WHO/UNU. Expert Consultation. Human Energy Requirements. Roma: World Health Organization, 2004. Institute of Medicine Food and Nutrition Board. Dietary Reference Intakes: Energy, carbohydrate, Fiber, fat, fatty acids, Cholesterol, Proteins and Amino Acid. 5º ed. Washington: National Academies of Science, 2002/2005.

disminución de la masa muscular en comparación con niños sanos de igual peso.

En general, los requerimientos nutricionales son más bajos que los niños de igual edad y sexo. Son de aproximadamente el 60% ± 15% de las RDA. En el cálculo de los requerimientos calóricos, debe considerarse el grado de afectación, el tono muscular, la actividad física, la necesidad de recuperación pondoestatural o la presencia de sobrepeso u obesidad.

Se deben monitorear los aportes de calcio y vitamina D, ya que la inmovilización, la poca exposición solar, los fármacos anticonvulsivantes y la escasa ingesta confluyen en el deterioro de la masa ósea.

Enfermedades oncohematológicas

Los niños con cáncer suelen presentar, en mayor o menor medida, cierta repercusión en el estado nutricional. Esto puede suceder al inicio de la enfermedad o como consecuencia del tratamiento instaurado (quimioterapia, radioterapia o cirugía), de acuerdo con el tipo de tumor y su estadio. Las tasas de desnutrición son variables, y se encuentran en un rango del 10% al 50%, con pérdida de peso incluso antes del diagnóstico.

La instalación o el agravamiento de la desnutrición dependen de diversos factores. Los más comunes son: disminución de la ingesta, efectos adversos del tratamiento oncológico, alteraciones mecánicas o funcionales en el proceso de digestión y absorción de nutrientes (estenosis, obstrucción intestinal, síndrome de malabsorción), cambios metabólicos y trastornos psicológicos, como el cambio de la rutina familiar, entre otros.

La quimioterapia puede producir una alteración en la percepción del olor y el sabor, náuseas, vómitos y mucositis. Esta última es el principal factor agravante del estado nutricional. Los pacientes en protocolo de quimioterapia por leucemias mieloides agudas, linfomas no Hodgkin y bloques de alto riesgo en las leucemias linfoblásticas agudas y los tumores sólidos alcanzan tasas de mucositis que superan el 70%, que en ocasiones son graves. Asimismo, la radioterapia corporal total, de cabeza y cuello y el acondicionamiento pretrasplante de células progenitoras hematopoyéticas conlleva un alto riesgo de mucositis y desnutrición.

La intervención nutricional adecuada se relaciona con una mejor tolerancia y eficacia de los tratamientos, menores retrasos y reducciones de dosis, un aumento de la supervivencia, una mejor calidad de vida y un menor riesgo de infecciones.

Para estratificar el riego nutricional, se debe tener en consideración el tipo de tumor, la extensión, la estrategia terapéutica, el estadio del tratamiento, la historia dietética, los datos antropométricos del paciente, efectos adversos relacionados con el tratamiento (anorexia, náuseas, vómitos, disgeusia, etc.), diversas determinaciones bioquímicas y la calidad de vida. Basándose en estas variables, se puede identificar a los pacientes con mayor riesgo de desnutrición:

- Edad < 1 año.
- Pérdida de peso > 5% respecto al peso habitual.
- Peso para la talla < 90% con respecto al percentil 50 para la edad.
- Descenso de 2 percentiles de peso en relación con la situación previa a la enfermedad.
- Ayuno > 5 días por el tratamiento.
- Tumores de alto riesgo nutricional.
- Ingesta < 70% de los requerimientos estimados durante 5 días en pacientes bien nutridos.

El aporte calórico recomendado es alrededor del 130% del GER. El aporte proteico recomendado para preservar la masa magra es de 1-1,5 g/kg/día, y de 2 g/kg/día cuando hay depleción proteica.

Las necesidades de micronutrientes son las recomendadas para la edad y el sexo. Sin embargo, algunos quimioterápicos se asocian con alteraciones de determinados micronutrientes. Por ejemplo, el cisplatino aumenta marcadamente la excreción urinaria de calcio, fósforo y magnesio.

Cuando no se cubran las necesidades estimadas de mantenimiento o recuperación por vía oral y el tracto gastrointestinal mantenga su integridad, puede ser necesario añadir fórmulas enterales hipercalóricas (1,5 kcal/mL) en algún momento del día, además de las comidas habituales. El uso de nutrición enteral puede verse dificultado por la presencia de mucositis y trombocitopenia.

La nutrición parenteral está indicada en aquellos casos en los que el tracto gastrointestinal no sea viable: cirugía, vómitos incoercibles persistentes, diarrea intratable, enfermedad injerto contra huésped, íleo, neumatosis intestinal, enteritis rádica grave, etc.

Enfermedad pulmonar

Displasia broncopulmonar

Los neonatos prematuros con diagnóstico de displasia broncopulmonar (DBP) suelen presentar algún grado de malnutrición y una marcada predisposición al deterioro de su estado nutricional. Esto se debe al aumento del gasto energético, y se traduce en la necesidad de un mayor aporte calórico que cubra sus necesidades, habida cuenta de la limitación del aporte hídrico que requieren estos pacientes.

Las consideraciones especiales son:

- En la DBP moderada se establece una restricción hídrica a 150-160 mL/kg/día. En los casos más graves, la restricción es hasta 120-130 mL/kg/día.
- Aumento de las necesidades energéticas, con un aporte calórico de 160 kcal/kg/día (125%-150% de los requerimientos de un neonato sano). En los casos más graves o en períodos de exacerbación, se deben aportar hasta 160-180 kcal/kg/día. Para disminuir el cociente respiratorio, y por lo tanto reducir la producción de CO_2, se debe establecer el aporte de calorías mediante la administración de lípidos en lugar de hidratos de carbono.
- También se recomienda aumentar el aporte proteico (> 3 g/kg/día).
- El uso de diuréticos, tanto en la prevención como en el tratamiento de los recién nacidos prematuros con DBP, puede tener efecto sobre los minerales y oligoelementos; motivo por el cual se deben monitorizar, ya que pueden requerir suplementación.

Se debe asegurar una adecuada ingesta de calorías, proteínas y micronutrientes para la edad corregida e iniciar un soporte nutricional enteral si el crecimiento no es el adecuado.

Fibrosis quística

El impacto nutricional en la fibrosis quística es el resultado del mayor gasto metabólico basal, la disminución de la ingesta por anorexia e infecciones y el incremento de las pérdidas por digestión insuficiente y malabsorción (*v.* Capítulo 68). El tratamiento de reemplazo con enzimas pancreáticas es fundamental en los pacientes que presentan malabsorción. Asimismo, las pérdidas aumentadas de cloruro de sodio a través del sudor, particularmente en época estival, pueden ser causa de alcalosis metabólica hipoclorémica e hiponatremia.

La intervención nutricional temprana resulta fundamental, y puede modificar el pronóstico de la enfermedad pulmonar cuando es indicada en los primeros años de vida.

Requerimientos nutricionales

- Macronutrientes:
  - Los requerimientos de energía están aumentados en comparación con los individuos sanos. En lactantes varían entre el 110% y el 200% de las RDA, mientras que para el resto de las edades es del 120%.
  - Proteínas: 12%-15% de las necesidades calóricas diarias. No requieren dietas hiperproteicas.
  - Grasas: es necesario un aporte que represente el 35%-40% del aporte calórico total, sobre todo de grasas monoinsaturadas o poliinsaturadas y ácidos grasos esenciales ω-3 y ω-6.
  - Hidratos de carbono: 45% de las necesidades calóricas diarias, en forma de hidratos de carbono complejos y fibra, evitando azúcares simples.
- Vitaminas:
  - El 85%-90% de los pacientes con fibrosis quística presentan insuficiencia pancreática, motivo por el cual requieren suplementación con vitaminas liposolubles (A, D, E, K) durante toda su vida. Los pacientes con suficiencia pancreática habitualmente también requieren suplementación, con adecuación de dosis según las determinaciones analíticas.
- Minerales y oligoelementos:
  - Sodio: se recomienda un aporte extra de cloruro de sodio a 2 mEq/kg/día en lactantes, y en niños mayores cuando hay diarrea, fiebre, pérdidas por ileostomía o altas temperaturas. Se debe medir el sodio urinario como guía para modificar la dosificación.
  - Zinc: se recomienda un aporte de 5-10 mg en niños, y de 15 mg/día en adultos. En lactantes puede sospecharse su déficit ante el estancamiento ponderal, malabsorción o déficit refractario de vitamina A.
  - Hierro: en lactantes y niños pequeños se aportan 2-4 mg/kg/día en forma de sulfato ferroso. En niños mayores y adolescentes se aportan 80-100 mg/día.
  - Calcio: se recomienda aportar 500 mg de calcio elemental por día. En osteopenia u osteoporosis se deben administrar 1000-1500 mg/día de calcio elemental.

Acceda al eBook para consultar la lista de bibliografía. Consulte las indicaciones en la retiración de tapa.

16
Nutrición enteral

Omar Tabacco

Se entiende por nutrición enteral (NE) la administración de nutrientes a través del tubo digestivo, mediante distintas vías de abordaje. La más fisiológica y utilizada es la vía oral, mediante la oferta de distintas dietas o productos, con propósitos específicos de acuerdo con las necesidades del paciente. Cuando el paciente es incapaz por sus propios medios de incorporar los nutrientes necesarios, se pueden utilizar abordajes gástricos (sonda oro o nasogástrica, gastrostomías) o yeyunales (sonda nasoyeyunal, gastroyeyunostomía o yeyunostomía quirúrgica).

El cuidado de la nutrición, en todas las edades y patologías, es uno de los pilares fundamentales de cualquier plan terapéutico. Un elevado porcentaje de los pacientes internados requiere de algún tipo de asistencia nutricional, lo cual pone de manifiesto la necesidad de conocer y familiarizarse con las indicaciones y usos de las distintas técnicas. En pediatría, los propósitos fundamentales de este tipo de intervenciones son mejorar la salud del niño y asegurar un adecuado crecimiento y desarrollo.

Indicaciones

El abordaje inicial de cualquier paciente debe incluir un análisis clínico de su situación nutricional. Ante la incapacidad de cubrir sus necesidades energéticas por sus propios medios, se debe recurrir a algún tipo de asistencia nutricional por sonda, cuando el paciente no puede o no quiere alimentarse en forma completa por vía oral.

En algunas situaciones, los requerimientos son exagerados y a pesar de la buena predisposición del paciente, es necesario un aporte extra (p. ej., fibrosis quística, cardiopatías congénitas, sepsis, colestasis crónicas, etc.), o bien, la situación metabólica del paciente amerita aportes en momentos especiales (perfusión continua nocturna en las glucogenosis). En otras circunstancias, el paciente está incapacitado para una deglución segura y efectiva (trastornos neurológicos, atresia de esófago) o existe un rechazo absoluto a la ingesta (anorexia nerviosa). En todos los casos, y en la medida que el paciente sea capaz de ingerir por vía oral en forma placentera, segura y efectiva, se debe continuar con la oferta por esta vía, simultáneamente o cíclicamente con la perfusión, siendo necesario asegurar entre ambas el adecuado aporte de macro y micronutrientes.

Independientemente de las causas que motivan la indicación de una NE, y además del objetivo primordial que es la conservación o restauración de una situación nutricional dada, también es muy importante destacar el valor de la protección de infecciones secundarias en pacientes internados, cuando se perfunde su intestino. Esto puede alcanzarse con la optimización o mejora de los elementos intestinales vinculados con la seguridad alimentaria (microbiota, permeabilidad intestinal, hormonas intestinales, sistema inmune asociado al intestino, circulación mesentérica), con el objetivo primario de disminuir la translocación bacteriana.

Cuando la necesidad del soporte nutricional se prolonga en el tiempo, se debe pensar en hacerlo mediante algún tipo de ostomía, que permita la administración segura de una mayor variedad de nutrientes, y también se debe programar una NE domiciliaria (*v.* más adelante).

Se debe adoptar la conducta nutricional de acuerdo con una posible cascada de intervenciones, que se inician según la condición clínica basal del paciente y su evolución (Algoritmo 16.1).

Cálculo de los requerimientos

Una vez evaluada la necesidad de recibir un soporte nutricional enteral, se deben considerar los requerimientos. Es necesario tener en consideración el aporte de líquidos y electrolitos, energía, proteínas, hidratos de carbono, lípidos, vitaminas, minerales y elementos traza.

Agua y electrolitos

Los requerimientos de agua por vía enteral son semejantes a los de la vía parenteral, pues en un niño sin diarrea, casi toda el agua aportada por este medio se asume que es absorbida.

El requerimiento hídrico puede calcularse en relación con el gasto energético diario (*v.* Capítulo 1). Una fórmula sencilla, sobre la base del cálculo de Holliday-Segar, se aplica de acuerdo al peso corporal. Las necesidades de agua en mililitros son iguales a la energía consumida diariamente (100 mL de agua son necesarios para suplir 100 kcal de gasto calórico), que a su vez depende del peso del paciente (a menor peso, mayor actividad metabólica). Sobre esta base se estiman las necesidades de mantenimiento diarias de agua, que para el paciente internado son las siguientes:

- 100 mL/kg en pacientes de < 10 kg.
- 1000 mL + 50 mL/kg por cada kilo de peso entre los 10 y los 20 kg.
- 1500 mL + 20 mL/kg por cada kilo de peso más allá de los 20 kg.

Cabe destacar que en pacientes mayores de 20 kg, las necesidades de mantenimiento se calculan más precisamente basándose en la superficie corporal, y son de 1500 mL/m^2/día (*v.* Capítulo 1). Del aporte de las necesidades de mantenimiento, el 60% corresponde a las pérdidas sensibles y el 40% a las pérdidas insensibles.

Deben considerarse, además, las necesidades extra surgidas de la patología de base (diarrea, fiebre, fístulas). En las pérdidas enterales, el líquido debe ser repuesto volumen por volumen, y ajustar los electrolitos a la composición del fluido perdido (pérdidas gástricas o intestinales). Esto se realiza mediante la determinación del ionograma de las pérdidas. En los casos de fiebre persistente, el cálculo contempla aumentar los aportes como pérdidas insensibles (a razón de 5 mL/kg/día por cada grado por encima de los 38 °C). Asimismo, es frecuente que se deban

Algoritmo 16.1 Cascada de intervenciones vinculadas con la conducta nutricional

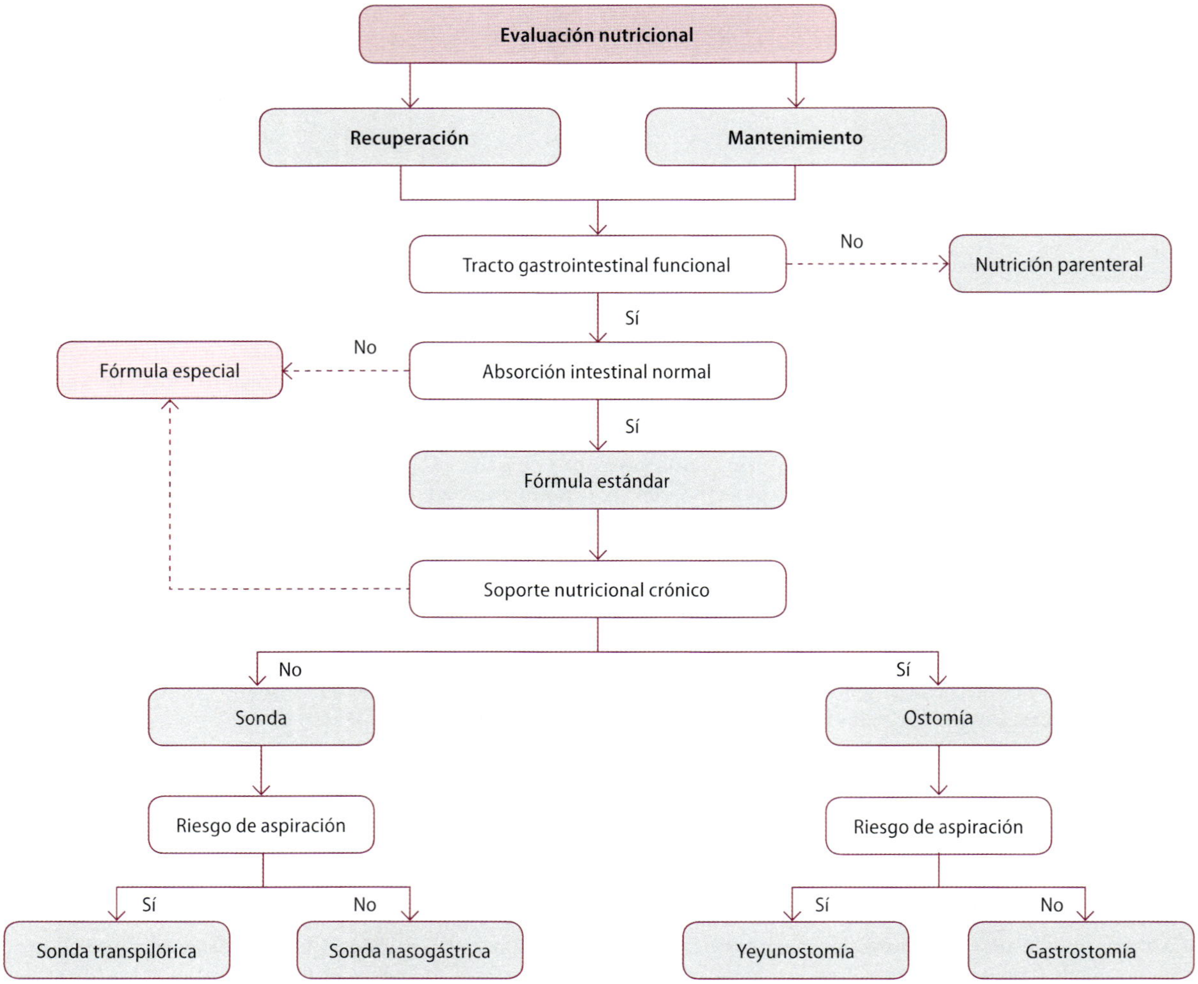

considerar posibles limitaciones al aporte de líquidos, vinculadas con la patología de base del paciente (cardiopatías, falla renal, enfermedades respiratorias, etc.), si bien el aporte enteral suele ser mucho más seguro para estos pacientes que el aporte parenteral.

Con relación a los electrolitos, los más importantes son el sodio, el cloro y el potasio. En la mayoría de los casos, su pérdida ocurre casi exclusivamente por vía urinaria, y, en condiciones de mantenimiento, el requerimiento de sodio es de ~3 mEq/kg/día, el de potasio de ~2 mEq/kg/día y el de cloro de 2-5 mEq/kg/día. En soportes prolongados, también deben tenerse en cuenta los requerimientos de calcio, que se ajustan de acuerdo con la edad del paciente (*v.* Capítulo 15), pero se debe recordar que la mayor parte de los pacientes se soportan con fórmulas sobre base láctea, con un alto aporte de este mineral.

Energía

El cálculo se puede realizar de acuerdo con distintas ecuaciones, como la de Harris-Benedict modificada, o nomogramas estándares. Ambos métodos tienen en cuenta la edad del niño y su peso, y consideran la energía necesaria para sus requerimientos de mantenimiento y el crecimiento (Tabla 16.1). Estos aportes energéticos se ajustan luego de acuerdo con la patología de base del paciente, y este aumento es del 20%-50% por encima de las necesidades de mantenimiento (*v.* Capítulo 15). En ocasiones, este aumento puede ser mayor.

Tabla 16.1 Necesidades energéticas diarias estimadas por edad

Edad (años)	Necesidades energéticas diarias (kcal/kg/día)
0-1	90-120
1-7	75-90
7-12	60-75
12-18	30-60
> 18	25-30

Proteínas

Los requerimientos de proteínas varían de acuerdo con la edad del paciente (Tabla 16.2). Son proporcionalmente mayores en el prematuro y el recién nacido con respecto a niños mayores, y otro rasgo importante es que en el recién nacido existen algunos aminoácidos (especialmente la histidina) que son

Tabla 16.2 Requerimientos proteicos diarios estimados para pacientes pediátricos

Edad	Requerimiento proteico (g/kg/día)
Bajo peso al nacer	3-4
Nacido de término	2-3
1-10 años	1-1,2
Adolescentes varones	0,9
Adolescentes mujeres	0,8
Niños o adolescentes críticos	1,5

condicionalmente esenciales, por la baja capacidad de producirlos metabólicamente. También cabe destacar la importancia de la calidad de las proteínas aportadas, que está en relación con su contenido de aminoácidos esenciales. En este sentido, las proteínas de origen animal son las consideradas de alta calidad biológica por su PDCAAS (Puntaje de Aminoácidos Corregido por Digestibilidad de Proteínas). Solamente la proteína aislada de soja dentro del reino vegetal equipara este índice de las proteínas animales. El cálculo de requerimientos se basa en distintas técnicas, como valoración radioisotópica, niveles de aminoácidos plasmáticos, estándares de crecimiento, etc. En el primer año de vida, y especialmente en el primer semestre, el contenido de aminoácidos de la leche materna es el parámetro de elección para su estimación (*v.* Capítulo 15).

Se debe tener en cuenta el aporte de calorías no proteicas simultáneas, para garantizar el aprovechamiento metabólico de las proteínas aportadas; esta relación no debe ser menor de 120 calorías no proteicas por cada gramo de nitrógeno aportado. En forma proporcional, idealmente el aporte calórico proteico no debe superar el 15% del aporte energético total. En diversas patologías, y de acuerdo con el mantenimiento de las proporciones en la distribución energética ya mencionada, el aporte de proteínas está en el orden del 50% por encima de las necesidades básicas.

Hidratos de carbono

No existe una estimación precisa de los requerimientos de hidratos de carbono en la alimentación del niño, pues el organismo es capaz de generarlos *de novo* a partir de la metabolización de grasas y proteínas. No obstante, su aporte es imprescindible para evitar el catabolismo proteico. Constituyen la principal base energética, ya sea que el paciente se alimente por vía oral, enteral o parenteral; por lo tanto, está establecido que deben constituir el 40%-50% del aporte energético total de una dieta. Por vía enteral pueden ser aportados como monosacáridos (glucosa y fructosa), disacáridos (lactosa, sacarosa y maltosa) o como hidratos de carbono complejos (almidones). En el primer año de vida, la lactosa es el principal hidrato de carbono de la dieta del niño, y su intolerancia primaria es extremadamente rara, por lo que las fórmulas que la contienen son toleradas por la mayor parte de los pacientes con NE. En los nacidos pretérmino, puede ser relativamente deficitaria. La sacarasa-isomaltasa es una enzima intestinal muy bien desarrollada a partir de la semana 32 de gestación (posee el 70% de la actividad del recién nacido a término), por lo cual las maltodextrinas constituyen una buena opción de hidratos de carbono en las fórmulas para prematuros.

Lípidos

El aporte recomendado de lípidos en la dieta de un niño sano ha sufrido modificaciones en los últimos años, merced al aumento a nivel mundial de la tasa de sobrepeso y obesidad en la edad pediátrica, con la temida traslación de este problema nutricional hacia el adulto y el consecuente aumento de sus complicaciones metabólicas. La ingesta irrestricta por debajo de los dos años parece ser una recomendación muy atinada, habida cuenta de la importancia de las grasas (incluidas las saturadas) para los procesos de neurogénesis y mielinización, implicados en el desarrollo motor y cognitivo. Sin dudas este es un factor a tener en cuenta en los soportes prolongados, y con mucha menos importancia en un tratamiento corto, cuando se pueden requerir aportes superiores ante necesidades energéticas elevadas, y el agregado de grasas sea el método elegido para aumentar el aporte calórico de una dieta.

En términos generales, se debe considerar que las grasas deben aportar el 30%-40% del aporte energético total de una dieta, con una cantidad mínima de 1%-2% de la energía aportada como ácido linoleico (ω-6) y del 0,5% como ácido α-linolénico (ω-3) para garantizar un aporte mínimo de ácidos grasos esenciales que eviten su carencia. Cabe destacar que estos ácidos grasos esenciales se encuentran en los triglicéridos de cadena larga (más de 8 átomos de carbono).

Los triglicéridos de cadena media son grasas de absorción enterocitaria directa (90%), con transporte hacia el hígado por vía porta y rápida metabolización mitocondrial, sin requerir carnitina, por el mecanismo de β-oxidación; por esta razón, brindan un aporte inmediato de energía. Como contrapartida, según la mencionada vía de metabolización, los triglicéridos son cetogénicos, y si bien la absorción grasa es mayor esto no se expresa necesariamente en una mayor absorción ni retención de calcio y fósforo. Tampoco su empleo en fórmulas cuyo aporte sea superior al 40% del total de lípidos ha demostrado mejorar el gasto energético ni aumentar las reservas de energía. Su uso en cantidades superiores a esta proporción puede producir diarrea, flatulencias y vómitos. Su indicación fundamentalmente se justifica en aquellas patologías con colestasis (no requieren de la micelización de sales biliares), la insuficiencia pancreática (no requieren la acción de la lipasa) y las obstrucciones linfáticas (p. ej., la linfangiectasia), por su absorción directamente por vía porta.

Vitaminas y elementos traza

La carencia de estos nutrientes constituye un capítulo especial en los pacientes alimentados con nutrición parenteral (*v.* Capítulo 17). En la NE, salvo excepciones con patologías específicas y altos requerimientos, su aporte está garantizado a partir de cualquiera de las fórmulas elegidas para la alimentación.

Como dato importante, cabe destacar que el aporte de vitaminas y minerales no modifica la capacidad del organismo para ganar peso, y que en pacientes desnutridos su administración no es necesaria al inicio, y deben aportarse al momento de comenzar con la recuperación nutricional, expresada en la ganancia ponderal sostenida de varios días (*v.* Capítulo 18).

Vías de administración

Como fue mencionado, al momento de elegir la ruta para perfundir los nutrientes seleccionados, es necesario considerar la vía más segura y efectiva para cada situación.

Sondas

Administración gástrica

La vía gástrica es la más fisiológica y segura, y de ser posible es la de elección. La instilación gástrica de los alimentos permite la participación de los jugos gástricos en su digestión, que además intervienen en la vía endócrina de secreción de coleréticos para una mejor digestión yeyunal. Asimismo, se debe recordar que la acidez gástrica es una de las principales barreras de protección del tubo digestivo, por lo que son mucho menores los riesgos de complicaciones infecciosas. También es muy importante la buena tolerancia del estómago a los aumentos de la osmolalidad de la fórmula, herramienta frecuentemente utilizada en el soporte nutricional de aquellos pacientes en los cuales es necesario ser cauteloso con el volumen de líquidos (p. ej., las cardiopatías). En estos casos, se procede a vehiculizar concentraciones mayores a las habituales, o bien al agregado de lípidos o hidratos de carbono para aumentar el tenor energético de la alimentación.

El efecto de recipiente del estómago, con válvula de entrada y salida, permite que la administración de alimentos sea realizada por goteo, o bien por *gavage*, en raciones ofrecidas rápidamente, con períodos de descanso en los cuales se puede evaluar el vaciamiento gástrico (método frecuentemente utilizado en neonatología, con medición del residuo gástrico antes de la siguiente ración). Asimismo, la administración de alimentos licuados modulares (p. ej., por gastrostomías) debe realizarse siempre en el estómago.

Los únicos factores limitantes de esta vía son el volumen y la velocidad de instilación, por el riesgo de vómitos (pacientes con reflujo gastroesofágico) y broncoaspiración (especialmente en pacientes con compromiso del sensorio).

Administración yeyunal

La alimentación yeyunal tiene como ventajas potenciales la mejor tolerancia al volumen de perfusión y el menor riesgo de vómitos del alimento.

La perfusión transpilórica debe realizarse en forma ideal en el yeyuno, y el goteo debe ser controlado con nutribomba, habida cuenta del riesgo de diarrea ante velocidades excesivas o errores en la perfusión. El acceso del sistema de alimentación al yeyuno puede ser logrado mediante sondas nasoyeyunales, *set* de gastroyeyunostomía o a través de un catéter yeyunal colocado quirúrgicamente. Solamente pueden perfundirse fórmulas líquidas, y se debe ser cauteloso con la osmolalidad de estas, pues se puede generar diarrea osmótica. El riesgo de complicaciones infecciosas es mayor por la falta de la acidez gástrica como barrera protectiva del ingreso de gérmenes con la fórmula.

La correcta posición de una sonda transpilórica debe ser controlada al momento de su colocación, y regularmente una vez iniciada la alimentación. Para esto, puede utilizarse el método radiológico o idealmente la medición del pH del material obtenido por aspiración; la certeza de adecuada posición duodenal es cercana al 97% cuando el pH es superior a 6.

Por lo expuesto, en la actualidad se prefiere firmemente la alimentación enteral en estómago frente a la yeyunal; esta se reserva para situaciones con riesgo cierto de broncoaspiración y en pacientes neurológicos con gastroparesia.

Material

En lo relacionado con el material a utilizar para la alimentación por sonda, se prefieren las de menor calibre de acuerdo con la edad y tamaño del paciente, y las de mayor flexibilidad (silastic o siliconas). Esto otorga mayor comodidad, genera menor daño de las mucosas y favorece una permanencia prolongada, sin interactuar con las secreciones del paciente. No obstante, se debe considerar que las sondas de mayor flexibilidad son más difíciles de mantener en su ubicación adecuada (retroceso espontáneo o por tracción del paciente), hecho muy importante en pediatría, y que son más difíciles de destapar en caso de oclusión (por lo general, en la punta del sistema), por la mayor distensibilidad de la pared. También debe tenerse en cuenta que, ante calibres externos equivalentes, las sondas de silastic tienen menor calibre interno que las de poliuretano, por lo que son más propensas a ocluirse. Por los motivos expuestos, en la mayoría de los casos se recomienda utilizar sondas de poliuretano, con recambio frecuente de la narina de acceso (cada 7-10 días). El recambio más frecuente, cada tres días, como concepto arraigado en los internistas y en el personal de enfermería, es válido para las sondas de drenaje y descompresión, más gruesas y rígidas que las de alimentación.

En las sondas de alimentación transpilórica o nasoyeyunal, suele haber algún tipo de tutor interno, que permite darle más rigidez a la sonda para facilitar su colocación bajo control radioscópico; asimismo, poseen un extremo distal con un dispositivo metálico, que facilita su persistencia yeyunal a partir de la tracción distal del peristaltismo sobre este segmento más rígido.

Ostomías de alimentación

En los últimos años, las ostomías de alimentación han resuelto el tema de los soportes prolongados, permitiendo una alimentación más segura, completa, sencilla y eficaz en aquellos pacientes que requieren la asistencia por meses.

Nuevamente, el acceso gástrico es el preferido, y su realización puede ser mediante técnicas quirúrgicas, endoscópicas o radiológicas (*v.* Capítulo 90).

La gastrostomía quirúrgica, con técnica convencional o más recientemente videolaparoscópica, ha sido durante muchos años la única técnica utilizada, y su ventaja potencial reside en la realización simultánea de una fundoplicatura, para intentar resolver el reflujo gastroesofágico (RGE), entidad frecuente en los pacientes que requieren este tipo de asistencia nutricional prolongada (parálisis cerebral en su gran mayoría). Por otro lado, es la única forma de acceso al tubo digestivo en aquellos pacientes en los cuales no se puede realizar una endoscopía alta (atresia de esófago, malformaciones craneofaciales, etc.), y es la técnica de elección cuando al paciente se le debe realizar una cirugía abdominal simultánea por otra razón (p. ej., quiste peritoneal en una derivación ventrículoperitoneal por hidrocefalia). Asimismo, en algunas patologías (p. ej., la atrofia muscular espinal) en las cuales el componente respiratorio implica un alto riesgo anestésico y el RGE es muy frecuente como componente natural de la enfermedad, la realización de una fundoplicatura al momento de realizar la gastrostomía es la recomendación más operativa.

Desde el trabajo original presentado por Gauderer y Ponsky en el año 1980, la gastrostomía endoscópica percutánea (GEP) ha ganado espacio como el método de elección, habida cuenta de los tiempos anestésicos más breves, el menor trauma quirúrgico y la realimentación más precoz (a las 6 horas del procedimiento), debido a la mínima paresia gástrica posprocedimiento (la administración de medicamentos de bajo volumen, p. ej., anticonvulsivantes o miorrelajantes, se puede realizar a las 2 horas posteriores). Su realización segura requiere exámenes preanestésicos habituales y anestesia general, con intubación endotraqueal, para proteger la vía aérea de su compresión al momento de la colocación del endoscopio y del pasaje del *set* de gastrostomía.

Continúa siendo tema de controversia la realización de otros estudios antes del procedimiento (estudios radiológicos para determinar la morfología gástrica y su relación con el colon transverso, pHmetría esofágica para evaluar RGE). Según la experiencia del autor, luego de 25 años de desarrollo de la técnica endoscópica, no se recomienda realizar estudios previos específicos. La punción gástrica debe realizarse si se obtiene una completa transiluminación gástrica, con visión clara de la impronta del dedo de exploración abdominal (lo que descarta la interposición del colon transverso entre la pared abdominal y el estómago). Asimismo, si los vómitos no han sido un problema clínico de jerarquía durante la alimentación con sonda nasogástrica (casi todos los pacientes pasan por esta instancia previa a la decisión de la ostomía), se considera que con la gastrostomía endoscópica no se exacerbaría esta complicación.

Con el empleo de estos criterios, en la experiencia del autor con 328 pacientes, no se ha documentado ninguna complicación con perforación colónica al momento de la realización de la ostomía. Solamente en 4 pacientes, por no estar clara la impronta intragástrica del dedo abdominal, fue rechazada la realización endoscópica y en el momento se reconvirtió a la realización por cirugía. En el 3% de los pacientes se ha tenido que realizar una fundoplicatura en un segundo tiempo, por complicaciones vinculadas con el RGE (en forma alejada de la ostomía inicial, y por complicaciones de esofagitis desarrolladas posteriormente). Si aparecen vómitos incoercibles, se puede transformar la alimentación a gastroyeyunal.

El tiempo medio anestésico actual de este equipo es de 20 minutos, y la duración del procedimiento propiamente dicho es de 7 minutos. La realimentación comienza formalmente por goteo a las 6 horas del procedimiento, pero a partir de las 2 horas es posible instilar en estómago los medicamentos de la patología de base del paciente (especialmente los anticonvulsivantes).

Es muy importante en todos los casos aclarar a la familia del paciente, y a los integrantes del equipo terapéutico, que la realización de la gastrostomía no conlleva ningún tipo de limitación en la vida diaria (al contrario, reduce los tiempos dedicados a la alimentación) y que podrá continuar regularmente con toda la estimulación (motriz y deglutoria), tratando de transmitir la sensación de que es un paso adelante en el tratamiento, y no un retroceso sin retorno, pues si con la mejoría de su patología de base el paciente puede alimentarse regularmente por boca, la ostomía se retira, y el defecto se cierra espontáneamente en el término de 48-72 horas.

En los pacientes en soporte nutricional, cuando el RGE es un problema alimentario o respiratorio y no se puede realizar una fundoplicatura quirúrgica, se utiliza la alimentación yeyunal. En pacientes con sonda, la alimentación nasoyeyunal puede brindar una solución transitoria, habida cuenta de la dificultad (especialmente en pediatría) de mantener la ubicación adecuada del extremo distal (frecuente oclusión, salida o retroceso al estómago).

En los casos de alimentación yeyunal prolongada, también se debe utilizar una ostomía, accediendo al tubo digestivo a través del estómago, y mediante un *set* de gastroyeyunostomía, pues este permite drenar secreciones gástricas mediante el puerto gástrico (para evitar broncoaspiración de las propias secreciones del paciente y descomprimir el estómago en casos de gastroparesia), y su recambio se realiza bajo control radioscópico, sin requerir nuevas anestesias. Cuando la yeyunostomía es quirúrgica, mediante la colocación de un catéter yeyunal, no se dispone de estos beneficios potenciales.

Fórmulas de alimentación

La elección de la fórmula a utilizar en la NE del paciente pediátrico depende de la edad, su capacidad digestoabsortiva y su patología de base.

De acuerdo con estos tres principios, se puede recurrir a la leche materna, fórmulas para prematuros, fórmulas maternizadas regulares, fórmulas semielementales, elementales, específicas para errores innatos del metabolismo o nutracéuticos.

Leche materna

La leche de madre es el alimento más adecuado para la NE en el recién nacido y en los primeros meses de vida, en estado de salud y enfermedad. Además de cubrir todas las necesidades nutricionales del lactante, es una fuente indispensable de transferencia de la experiencia inmunológica materna y una herramienta fundamental para mantener el apego en el binomio madre/hijo. Su aporte de energía está en el orden de 0,7 kcal/mL y la distribución de nutrientes se adapta específicamente a los requerimientos de esta etapa crítica del crecimiento somático y cerebral. Además, por su alto contenido de prebióticos específicos para el desarrollo de las bacterias más beneficiosas (*Lactobacillus* y bifidobacterias), y merced a la ruta enteromamaria de estos mismos gérmenes desde el intestino materno (microbiota de la leche materna), se obtiene una microbiota intestinal saludable en el paciente, con importantísimos efectos inmunológicos, nutricionales y sobre el neurodesarrollo.

Fórmulas poliméricas

Cuando la leche de madre no es suficiente, se puede recurrir a fórmulas poliméricas conocidas como maternizadas. Todas ellas tratan de asemejarse a la leche de madre en la distribución de sus componentes (proteínas, lípidos, hidratos de carbono) y están fortificadas con minerales y vitaminas de acuerdo con las recomendaciones generales. Están disponibles en polvos para reconstituir, o bien en su forma líquida, listas para usar. La concentración estándar es al 15%, con lo cual se obtiene una fórmula con una densidad energética de 0,7 kcal/mL y su baja osmolalidad (285 mOsm/kg) permite su concentración al 20%, con lo cual se puede obtener una densidad calórica aproximada de 0,95 kcal/mL (herramienta de uso frecuente para aumentar las calorías en el soporte de pacientes con limitaciones hídricas).

Existen alternativas de fórmulas especiales, para propósitos específicos, de acuerdo con la patología del paciente. Así, se dispone de fórmulas sin lactosa cuando existe una malabsorción de este disacárido (generalmente, secundaria a un daño intestinal grave), y es reemplazada por otros hidratos de carbono, para mantener la densidad energética. Para los pacientes con alergia a las proteínas de la leche de vaca o con daño enterocitario grave, con riesgo potencial de absorción de macromoléculas, se pueden utilizar fórmulas con hidrolizados proteicos, parciales o extensos; para tal fin, se utilizan proteínas del suero bovino o caseína. También pueden utilizarse, en niños mayores de un año y merced a su menor costo, para los mismos pacientes, fórmulas con proteína aislada de soja como sustrato proteico (también considerada de alto valor biológico por su contenido de aminoácidos esenciales, homologable a las de origen animal). Para los pacientes con daño intestinal, y especialmente para aquellos con dificultades en la etapa preepitelial de la digestión de lípidos (colestasis crónica, insuficiencia pancreática), pueden utilizarse fórmulas cuyo contenido de lípidos está cubierto parcialmente por triglicéridos de cadena mediana, de absorción enterocitaria. Todas estas fórmulas especiales también poseen una densidad energética de 0,7 kcal/mL, y todas se encuentran disponibles en polvos para reconstituir (no líquidas).

Por último, en niños mayores de dos años, pueden utilizarse fórmulas hipercalóricas conocidas como nutracéuticos, con alta densidad energética (1 kcal/mL y hasta 1,2 kcal/mL), pero con osmolalidad también elevada, factor que muchas veces limita su tolerancia. Se comercializan en polvos para reconstituir y en fórmulas líquidas listas para usar, en volúmenes de 250 mL, 500 mL y 1000 mL.

Con respecto a los pacientes alimentados por gastrostomía, además de poder utilizarse todas las fórmulas hasta aquí mencionadas, en mayores de seis meses puede utilizarse alimentación semisólida mediante licuados llamados modulares, que contemplan un contenido equilibrado de proteínas, lípidos, hidratos de carbono, vitaminas y minerales, y que pueden ser administrados con jeringas especiales, de pico cónico, adaptables a los conectores del dispositivo aplicado al paciente.

En los últimos años, con el aumento del conocimiento de los efectos funcionales favorables de los prebióticos y probióticos sobre la microbiota del huésped, especialmente como factor preventivo en los niños sanos y en consonancia con las múltiples alteraciones y agresiones de la microbiota en los pacientes internados y críticos, su uso como complemento de las fórmulas ha generado un entusiasmo empírico, que todavía no ha podido ser demostrado con evidencia científica robusta. Los trabajos adolecen de diseño científico uniforme en lo relacionado con el tipo y cantidad de bacterias utilizadas, los objetivos primarios del estudio, la cantidad y el tipo de pacientes evaluados, etc., de manera tal que todavía su uso no es recomendado ampliamente en el soporte nutricional enteral.

Complicaciones

Las posibles complicaciones que pueden surgir en una alimentación enteral son poco frecuentes, relativamente fáciles de detectar y corregir, y mucho menos graves que las de una alimentación parenteral. Se pueden clasificar en tres categorías:

- Mecánicas.
- Infecciosas.
- Metabólicas.

Mecánicas

Son las relacionadas con la posición u oclusión de la sonda. Las primeras deben ser prevenidas al momento de colocar la sonda y con la monitorización frecuente de su correcta posición, en días posteriores (especialmente necesario en las alimentaciones transpilóricas). Existen técnicas sencillas para controlar la adecuada colocación en estómago de una sonda nasogástrica (aspiración del material con control del pH o instilación de aire con la simultánea auscultación en epigastrio), sin requerirse el monitoreo radiológico, salvo en casos excepcionales de dudas en las maniobras clínicas.

En las sondas transpilóricas, por el contrario, el control radiológico durante su colocación bajo pantalla, o el control poscolocación, son habitualmente necesarios, habida cuenta de que son utilizadas en pacientes con riesgo cierto de broncoaspiración o con gastroparesias importantes. La incorrecta posición de una sonda puede aumentar el riesgo de broncoaspiración (colocación intraesofágica o directamente bronquial), así como también su ubicación demasiado larga en el intestino puede producir diarrea, por desaprovechamiento de un segmento intestinal de digestoabsorción.

En relación con las oclusiones de las sondas de alimentación, estas ocurren tanto más frecuentemente cuanto menor sea su calibre y mayor la densidad de la fórmula utilizada. Asimismo, pueden suceder cuando se agregan productos energéticos (hidratos de carbono o lípidos). Ocurren más frecuentemente cuando se utilizan fórmulas en polvo reconstituidas y en las perfusiones cicladas, con períodos de descanso, comparadas con la perfusión continua con nutribomba. Otra causa frecuente de oclusión es la utilización de las sondas de alimentación para la administración de medicamentos, especialmente comprimidos triturados. Su desobstrucción se centra en la presión mecánica que se ejerce en el extremo externo de la sonda, intentando transmitir la presión en el extremo interior, que es donde se genera el coágulo del nutriente. Para que esto sea efectivo, se requiere cierta resistencia de la pared de la sonda, por lo cual son mucho más fáciles de destapar las sondas de poliuretano que las de silastic, que se dilatan y no transmiten distalmente la presión. Con las sondas transpilóricas blandas de silastic, con extremo distal mecánico muy corto, también pueden producirse nudos reales que ameritan el retiro del dispositivo.

Infecciosas

La contaminación de la fórmula de perfusión puede generar cuadros infecciosos; habitualmente son cuadros locales con diarrea como principal manifestación clínica, y más raramente sistémicos (especialmente, en pacientes inmunosuprimidos o en la unidad de cuidados intensivos). Como fue mencionado, ocurren generalmente en alimentaciones transpilóricas, por falta del componente defensivo de la acidez gástrica, pero también debe tenerse en cuenta la utilización en pacientes críticos de inhibidores de la secreción ácida gástrica, especialmente los inhibidores de la bomba de protones, que predisponen a este tipo de complicación. Al producirse una diarrea en un paciente con alimentación enteral, el diagnóstico diferencial principal con los cuadros infecciosos es la mala tolerancia a alguno de los componentes de la fórmula (especialmente, hidratos de carbono o proteínas). Su tratamiento depende de la circunstancia en la cual ocurre (cuadro sistémico con fiebre o solamente diarrea), de la capacidad inmunológica del huésped (inmunocompetente o inmunosuprimido) y del ámbito del tratamiento (internado o en su domicilio). Independientemente del uso o no de antibióticos u otras medicaciones, generalmente es necesaria una disminución del aporte enteral en volumen o densidad energética, o la suspensión de la perfusión ante vómitos importantes o distensión con dolor abdominal.

La prevención de estas complicaciones infecciosas se basa en la correcta manipulación de todos los elementos utilizados, con normas higiénicas al momento de reconstituir una fórmula en polvo (lavado de manos, uso de agua potable, higiene de contenedores, etc.). Asimismo, se sugiere el recambio frecuente del contenedor con la fórmula en casos de perfusiones continuas o prolongadas (cada 3 horas en instituciones y cada 6 horas en el domicilio).

Metabólicas

En esta categoría se encuentran especialmente los síntomas vinculados con la mala tolerancia a alguno de los componentes de la fórmula utilizada. La principal manifestación clínica es la diarrea. Ocurre frecuentemente por mala tolerancia a los hidratos de carbono de la fórmula, especialmente a la lactosa, que puede deberse a una intolerancia primaria o secundaria a este compuesto (p. ej., antecedente de falta de aporte de lactosa y menor expresión consecuente de lactasa). Suele haber diarrea líquida, con flatulencias, distensión abdominal e irritación anogenital. En lactantes, especialmente del primer semestre, o en casos de daño enterocitario grave, se puede producir una alergia a las proteínas de la leche de vaca (diarrea con sangre) que amerita el uso de hidrolizados de proteínas. Asimismo, en casos de daño intestinal importante, colestasis o insuficiencia pancreática, se deben utilizar fórmulas con aporte parcial de grasas como triglicéridos de cadena mediana (esteatorrea).

También se encuadran dentro de esta categoría posibles complicaciones del medio interno. Suelen ser poco frecuentes y fáciles de prevenir y tratar. La hipoglucemia puede ocurrir en los períodos de descanso de la perfusión, cuando las administraciones son cicladas con períodos largos de ayuno; la hiperglucemia se puede producir al utilizar grandes cantidades de hidratos de carbono de rápida absorción (glucosa), en pacientes con dificultades para el manejo de esta carga (p. ej., diabéticos). Asimsimo, se debe controlar el aporte de hidratos de carbono en pacientes con insuficiencia respiratoria, pues su exceso debe ser eliminado como dióxido de carbono, con la sobrecarga funcional que implica para su cuadro de base. En estos casos, que habitualmente también tienen limitaciones en cuanto al volumen del aporte, se prefiere aumentar el tenor energético de la fórmula con una mayor concentración, o bien mediante la utilización de grasas. Se debe controlar y evitar el desarrollo de hipofosfatemia, hipopotasemia, hipomagnesemia e hipoglucemia en pacientes gravemente desnutridos al momento de iniciar el soporte (síndrome de realimentación, *v.* Capítulo 19). Para esto, la realimentación debe ser lenta y progresiva, y el monitoreo de estos parámetros debe ser estricto.

Nutrición enteral domiciliaria

Ante la necesidad de continuar un soporte nutricional enteral por tiempo prolongado, es necesario implementar este tipo de tratamiento en el domicilio del paciente. Esto conlleva múltiples ventajas para el paciente y su familia (menor riesgo de infecciones agregadas, reforzamiento del vínculo afectivo familiar, rehabilitación más efectiva, reinserción laboral y social de los padres), para las instituciones (liberación de camas) y para los financiadores (costos operativos notablemente inferiores a los requeridos en una internación prolongada).

Existen una serie de requisitos mínimos indispensables para que este tipo de asistencia pueda realizarse. Sin embargo, cabe destacar que en la mayoría de los casos puede desarrollarse exitosamente. Estos requisitos son los siguientes:

- Condición clínica y metabólica estable.
- Entrenamiento familiar, de los cuidadores y acompañantes.
- Condiciones habitacionales de salubridad (agua potable, cloacas, luz eléctrica, heladera).
- Equipo tratante con experiencia, de fácil acceso telefónico y rápida respuesta.
- Estructura administrativa y de insumos.
- Servicio de internación de apoyo logístico ante complicaciones.
- Ente financiador público o privado.

En pediatría y adolescencia, sin lugar a dudas los pacientes con daño neurológico y trastornos deglutorios constituyen la mayor proporción de pacientes tratados con este sistema. Otras indicaciones frecuentes son las cardiopatías congénitas, la enfermedad inflamatoria intestinal, el síndrome de intestino corto, la atresia de esófago, trastornos genéticos, fibrosis quística, cáncer, anorexia nerviosa, insuficiencia respiratoria crónica, colestasis crónica, errores innatos del metabolismo, etc.

La tasa de complicaciones en NE domiciliaria es muy baja, y frecuentemente los motivos de internación están vinculados solamente con la patología de base, y no con complicaciones propias del soporte.

El equipo de trabajo del autor, en los últimos veinte años, ha tratado con soporte nutricional domiciliario a 881 pacientes pediátricos, con un rango etáreo de 33 días a 22 años, con indicaciones dentro de las mencionadas. No hubo complicaciones letales atribuibles al soporte, y las estadísticas de satisfacción fueron cercanas al 92%. Este hecho es sumamente importante, pues debido a las patologías de base las encuestas de calidad de vida de estos pacientes son muy inferiores a este valor. Esta satisfacción está sustentada en una menor tasa de complicaciones e internaciones por la patología de base, cuando se compara con la etapa previa a la intervención nutricional, con un peor estado nutricional.

Acceda al eBook para consultar la lista de bibliografía. Consulte las indicaciones en la retiración de tapa.

17

Nutrición parenteral

Omar Tabacco

El desarrollo de la nutrición artificial y el invento de la penicilina son considerados los adelantos de mayor importancia en la medicina del siglo XX. La historia de la nutrición parenteral (NP) comienza en los años 1600. Con el descubrimiento de la circulación de la sangre, se llevaron a cabo múltiples experimentos que infundieron diferentes fluidos con fines nutricionales en animales. Fue en el año 1937 cuando Robert Elman introdujo el término nutrición parenteral a la infusión de preparados de glucosa, aminoácidos y lípidos por vía periférica, con una alta tasa de fracaso tras complicaciones vasculares y tóxicas. En 1967, Stanley J. Dudrick y cols. fueron quienes establecieron los fundamentos de la NP que se conocen al momento actual. Esto fue logrado una vez conocida la utilidad de los accesos venosos centrales, sumado a la obtención de aminoácidos sintéticos, emulsiones de grasa no tóxicas, materiales plásticos mejor tolerados y el más amplio conocimiento de los efectos deletéreos de un catabolismo prolongado.

La NP consiste en la provisión de nutrientes por vía intravenosa a través de catéteres específicos. Está indicada en niños cuya situación nutricional se encuentra afectada, en forma aguda o crónica, y que no se encuentran en condiciones de recibir los aportes nutricionales necesarios por vía enteral (intestino no funcional, imposibilidades de acceso enteral o riesgo de nutrición enteral innecesariamente elevado).

La finalidad de la NP es cubrir los requerimientos energéticos, hidroelectrolíticos, minerales y vitamínicos para mantener la salud y el crecimiento de los pacientes. Cuando la NP constituye el único aporte de nutrientes, se habla de nutrición parenteral total, y se considera parcial cuando es un complemento de la alimentación por vía enteral.

Indicaciones

Las cifras de desnutrición hospitalaria son variables, pero en pediatría se estima una prevalencia del 25% al 50% de los pacientes. Existen situaciones de riesgo nutricional que deben ser identificadas precozmente a los efectos de valorar la utilización de la nutrición parenteral total (NPT). Estas son:

- Estado nutricional deficitario al momento de iniciar el tratamiento de la patología de base.
- Ayuno prolongado.
- Dietas especiales asociadas con ciertas patologías.
- Hidratación parenteral prolongada.
- Tiempo prolongado de internación

La NP debe ser utilizada en todo niño desnutrido o con riesgo de desnutrición secundario a una patología digestiva o extradigestiva, aguda o crónica, con incapacidad para recibir los nutrientes necesarios por vía enteral.

En líneas generales, es posible agrupar las contraindicaciones de la nutrición enteral en la insuficiencia intestinal aguda (posquirúrgico, mucositis grave, obstrucción intestinal, prematurez, enterocolitis necrosante) o crónica (seudoobstrucción intestinal, intestino corto, diarrea congénita), o bien, por la imposibilidad de acceder al tubo digestivo (mucositis grave, atresia de esófago, malformaciones orofaciales o tumores nasofaríngeos).

Los niños son particularmente sensibles a las restricciones energéticas debido a que deben contemplarse, además de los requerimientos para hacer frente a su patología, las necesidades para mantener un crecimiento óptimo, fundamentalmente en las edades de máximo desarrollo. Por esta razón, pueden considerarse como guía general para comenzar con la NP las indicaciones siguientes:

- Todo paciente pediátrico que requiera un ayuno absoluto durante un periodo ≥ 5 días.
- Todo paciente pediátrico (en el que no sea posible la vía enteral) que reciba un aporte inferior al 50% de sus necesidades durante 7 días, o antes si ya era un paciente desnutrido.
- En recién nacidos pretérmino (RNPT), especialmente en prematuros extremos, la NP debe iniciarse en las primeras 24 horas de vida.

La NP debe mantenerse hasta que se consiga una adecuada transición a la nutrición enteral (NE), es decir, cuando los aportes por esta última vía alcancen al menos dos terceras partes de los requerimientos nutricionales estimados.

Es muy importante el concepto de nutrición enteral trófica, que consiste en administrar pequeños volúmenes por vía enteral, si la situación clínica del paciente lo permite, con la finalidad de conservar el trofismo de la mucosa intestinal. Esto permite evitar complicaciones metabólicas e infecciosas secundarias a la NP, como consecuencia del aumento de la permeabilidad del tubo digestivo.

Requerimientos

Se debe tener en consideración que en pediatría se debe elaborar una NP específica para cada paciente, mediante el cálculo de sus requerimientos diarios y en base a su situación clínica, habida cuenta de que no existen en Argentina bolsas estándar para las distintas edades, a diferencia del adulto donde se cuenta con bolsas prediseñadas estables durante un tiempo prolongado, con diseño de tres compartimientos separados que se unen al momento de iniciar la perfusión. Por este motivo, al momento de realizar la formulación es necesario establecer las necesidades diarias del paciente en relación con el volumen, los electrolitos y la energía. Este aspecto obliga a solicitar la cantidad adecuada de glucosa, lípidos, aminoácidos, vitaminas, minerales y elementos traza.

Desde el punto de vista práctico, una vez establecido el requerimiento de proteínas, el de glucosa es el resultado de multiplicar la cantidad diaria de proteínas por 4 o 5, a lo que luego se añaden los aportes de lípidos de acuerdo con los requerimientos diarios (*v.* más adelante).

Agua y electrolitos

El requerimiento hídrico puede calcularse en relación con el gasto energético diario (*v.* Capítulo 1). Una fórmula sencilla, en base al cálculo de Holliday-Segar, se aplica de acuerdo al peso corporal. Las necesidades de agua en mililitros son iguales a la energía consumida diariamente (100 mL de agua son necesarios para suplir 100 kcal de gasto calórico), que a su vez depende del peso del paciente (a menor peso, mayor actividad metabólica). Sobre esta base se estiman las necesidades de mantenimiento diarias de agua, que para el paciente internado son las siguientes:

- 100 mL/kg en pacientes de < 10 kg.
- 1000 mL + 50 mL/kg por cada kilo de peso entre los 10 y los 20 kg.
- 1500 mL + 20 mL/kg por cada kilo de peso más allá de los 20 kg.

Cabe destacar que, en pacientes mayores de 20 kg, las necesidades de mantenimiento se calculan más precisamente en base a la superficie corporal, y son de 1500 mL/m^2/día (*v.* Capítulo 1). Del aporte de las necesidades de mantenimiento, el 60% corresponde a las pérdidas sensibles y el 40% a las pérdidas insensibles. A las necesidades de mantenimiento deben agregarse las pérdidas concurrentes que se generan, p. ej., por fiebre, diarrea, vómitos, ostomías o drenajes. Asimismo, se les deben restar los líquidos que ingresan junto con medicaciones endovenosas o por aportes enterales (*v.* Capítulo 1).

En algunos pacientes, las necesidades hídricas deben restringirse de acuerdo con determinadas situaciones clínicas (cardiopatías, falla renal, enfermedades respiratorias o del sistema nervioso central, etc.). El monitoreo del aporte de líquidos debe establecerse con el balance hídrico (los ingresos menos los egresos por todas las vías, junto con el peso del paciente). Lógicamente, estos controles son tanto más estrictos cuanto menor sean la edad y el peso del paciente, y mayor su labilidad clínica.

En relación con las necesidades de electrolitos, normalmente se pierden casi exclusivamente por vía urinaria. Las pérdidas adicionales (diarrea, drenajes biliares, pancreáticos o intestinales, etc.), deben reponerse de acuerdo con la constitución del fluido perdido.

En condiciones de mantenimiento (*v.* Capítulo 1), el requerimiento de sodio es de ~3 mEq/kg/día, el de potasio de ~2 mEq/kg/día y el de cloro de 2-5 mEq/kg/día. Desde el punto de vista nutricional, es de mucha importancia el aporte adecuado de sodio (que puede ser tan alto como 8-10 mEq/kg/d en ciertas ocasiones), habida cuenta de que se trata de un nutriente con mucha influencia en la ganancia de peso. Asimismo, el niño en crecimiento se encuentra en continua remodelación de la matriz ósea, por lo que debe presentar un balance positivo de calcio. Este elemento resulta particularmente importante en las NP prolongadas, como por ejemplo en casos de intestino corto (*v.* Capítulo 61). La administración endovenosa de calcio se ve limitada por su baja solubilidad, con tendencia a la precipitación en las fórmulas de NP.

Energía

Desde el punto de vista del aporte energético, es necesario considerar que las necesidades generales diarias deben ser cubiertas merced a los hidratos de carbono, lípidos y proteínas, en una proporción estimada del 50%, 35% y 15%, respectivamente.

El cálculo del aporte energético diario requerido por el paciente debe tener en cuenta el gasto calórico basal, las pérdidas calóricas de la patología de base, el estado nutricional previo y el crecimiento (en las NP prolongadas). Al momento de establecer el aporte energético por vía parenteral, se debe considerar que no existen gastos derivados del proceso digestivo ni pérdidas intestinales, como ocurre en las nutriciones enterales.

Existen distintos métodos para evaluar estos requerimientos; el método de referencia (*gold standard*) es la calorimetría indirecta, pero esta no se encuentra disponible en la práctica cotidiana del médico internista. Se debe recurrir, por lo tanto, a distintas ecuaciones que tienen en cuenta la edad y el peso del paciente, pero también es importante considerar la talla y el sexo (*v.* Capítulo 15). La ecuación de Schofield considera en forma integral todas estas variables (Tabla 17.1).

En estados hipercatabólicos (quemaduras, posoperatorio, sepsis) los requerimientos energéticos se encuentran aumentados, por lo que debe considerarse un aporte extra que en general está en el orden del 20%-30% de las necesidades de mantenimiento, pero que en algunas circunstancias puede alcanzar un 50% por encima de esos valores. En estos pacientes, que en general se encuentran internados en la unidad de cuidados intensivos pediátricos (UCIP), el momento de inicio de la NP es controvertido; se acepta habitualmente que comience luego de las primeras 48 horas desde el inicio del tratamiento, pero como concepto general debe ser lo más precozmente posible, y siempre considerando la posibilidad previa de nutrición enteral exclusiva (o mínima asociada), por las múltiples ventajas de la perfusión intestinal en el paciente crítico. Como fue mencionado, esto se encuentra especialmente destinado a mantener la menor permeabilidad intestinal posible, para evitar la translocación bacteriana, la generación de mediadores proinflamatorios y la absorción de macromoléculas.

En un metaanálisis reciente, se ha establecido en los pacientes críticos (como cifras generales) que a partir de un aporte energético mínimo de 57 kcal/kg/día y de 1,5 g/kg/día de proteínas, se alcanzaría en la mayoría de los casos un estado anabólico, luego de superado el momento agudo del padecimiento.

En el RNPT, con múltiples inmadureces metabólicas y déficit en el peso de nacimiento, existen otras consideraciones especiales. En el primer día de vida de un prematuro se recomienda un aporte energético de 45-55 kcal/kg/día para las necesidades de mantenimiento, lo que evita el catabolismo. Una vez alcanzada la estabilidad clínica, se debe intentar llegar a 90 kcal/kg/día y, en el prematuro extremo de muy bajo peso, a una cantidad de 90-120 kcal/kg/día. Como meta nutricional, se debe intentar llegar a un crecimiento semejante a la vida intrauterina, lo que corresponde a una ganancia de 17-20 g/día en los recién nacidos de muy bajo peso.

Proteínas

El aporte proteico recomendado para las distintas edades debe ser el adecuado para obtener un balance nitrogenado positivo, y en situaciones de NP prolongada garantizar un correcto

Tabla 17.1 Ecuación de Schofield

Edad	Niños	Niñas
0 a 3 años	59,48 x (peso en kg) - 30,33	58,3 x (peso en kg) - 31,05
3 a 10 años	22,7 x (peso en kg) + 505	20,3 x (peso en kg) + 486
10 a 18 años	13,4 x (peso en kg) + 693	17,7 x (peso en kg) + 659

crecimiento (Tabla 17.2). Para ello, las variables a considerar, además de la edad, son el estado nutricional, la situación clínica de catabolismo del paciente, la función renal y hepática y el aporte de calorías no proteicas que facilitan la acreción de lo aportado. En este último aspecto, la recomendación es aportar 30-40 calorías no proteicas por cada gramo de proteína aportada.

En cuanto al tipo de aminoácidos aportados, se recomiendan los que mayor contenido de aminoácidos esenciales presenten, y disminuir el aporte de metionina en menores de un año. En neonatología, especialmente en pacientes prematuros, deben considerarse además de los 9 aminoácidos esenciales, algunos potencialmente esenciales (Tabla 17.3), como consecuencia de la inmadurez metabólica.

Hidratos de carbono

La glucosa es el monosacárido del que disponen los tejidos como su principal fuente de energía. Es la fuente obligada de energía para el cerebro, la médula renal y los eritrocitos, pero también la utilizan otros órganos como el hígado, músculos, corazón e intestinos. Como fue mencionado, corresponde al 40%-60% del aporte energético total en una NP, y por esta vía se aporta como dextrosa (D-glucosa). De los distintos componentes de una NP, es el que más influye en la osmolalidad final de una fórmula.

El cálculo de su aporte debe tener en consideración el ritmo de su oxidación y los riesgos de la administración excesiva (hiperglucemia y poliuria) o insuficiente (hipoglucemia). Para ello, además del peso y la edad del paciente, se debe considerar la situación clínica, el aporte de otras fuentes de energía en la NP (proteínas y lípidos) y si se asocia o no con alguna otra vía de aporte, como la nutrición enteral y las medicaciones recibidas (Tabla 17.4).

En pacientes críticos y en neonatos, el ritmo de utilización tisular de la glucosa puede verse comprometido; por lo tanto, existe cierta tendencia a la hiperglucemia en estas circunstancias. Además, si bien un mayor aporte de glucosa puede mejorar el aprovechamiento de las proteínas infundidas, también es verdad que en estados críticos no es capaz de disminuir el catabolismo proteico en forma tan eficiente.

Tabla 17.2 Requerimientos proteicos diarios

Edad	Requerimiento proteico (g/kg/día)
Bajo peso al nacer	3-4
Nacido de término	2-3
1-10 años	1-1,2
Adolescentes varones	0,9
Adolescentes mujeres	0,8
Niños o adolescentes críticos	1,5

Tabla 17.3 Perfil de aminoácido

Esenciales	No esenciales	Potencialmente esenciales
▪ Histidina	▪ Alanina	▪ Arginina
▪ Isoleucina	▪ Ácido aspártico	▪ Glicina
▪ Leucina	▪ Asparagina	▪ Prolina
▪ Lisina	▪ Ácido glutámico	▪ Tirosina
▪ Metionina	▪ Serina	▪ Cisteína
▪ Fenilalanina		▪ Glutamina
▪ Treonina		
▪ Triptofano		
▪ Valina		

Tabla 17.4 Recomendaciones del aporte parenteral de glucosa de acuerdo con el peso corporal y la condición clínica del paciente

Edad o peso	Fase aguda	Fase estable	Recuperación
28 días a 10 kg	2-4 (2,9-5,8)	4-6 (5,8-8,6)	6-10 (8,6-14)
11 kg a 30 kg	1,5-2,5 (3,6-2,9)	2-4 (2,8-5,8)	3-6 (4,3-8,6)
31 kg a 45 kg	1-1,5 (1,4-2,2)	1,5-3 (2,2-4,3)	3-4 (4,3-5,8)
Más de 45 kg	0,5-1 (0,7-1.4)	1-2 (1,4-2,9)	2-3 (2,9-4,3)

Fase aguda: paciente con soporte vital; fase estable: paciente sin soporte vital; recuperación: paciente con movilidad; cifras libres: g/kg/día; cifras entre paréntesis: flujo de glucosa en mg/kg/min.
Modificado de: Clinical Nutrition. ESPGHAN/ESPEN/ESPR/CSPEN. Guidelines of Pediatrics Parenteral Nutrition. Carbohydrates, 2018.

El cálculo del aporte debe expresarse en mg/kg/min de perfusión (flujo de glucosa), que se obtiene de dividir el aporte diario en miligramos totales de dextrosa por el peso del paciente y por 1440 (minutos totales en un día) (*v.* Capítulo 1). Como ejemplo, en neonatología la base para obtener las recomendaciones deriva del aporte que recibe el feto a través de la placenta, que está en el orden de los 5 mg/kg/min.

El riesgo de hiperglicemia, ya expresado en situaciones críticas como la UCIP o neonatología, es un riesgo concreto en el momento más crítico de la enfermedad. Debe evitarse, habida cuenta de que se asocia con una mayor morbimortalidad. Una cifra > 145 mg/dL debe considerarse elevada y obliga a disminuir el aporte de glucosa, así como una cifra sostenida > 180 mg/dL ha de requerir tratamiento con insulina.

La frecuencia de hipoglucemia en un paciente con NP es menor, y sus efectos son menos deletéreos a corto y largo plazo. Los últimos metaanálisis proponen considerar hipoglucemia a un valor < 40 mg/dL en neonatos, y < 50 mg/dL en niños mayores. Sin embargo, actualmente se prefiere definirla como aquel valor que genere signos y síntomas compatibles con este trastorno (*v.* Capítulo 22). Cabe destacar que, en caso de suspensión brusca, accidental o no planeada de la NP, se debe indicar rápidamente un plan de hidratación parenteral que aporte un flujo de glucosa equivalente (*v.* Capítulo 1), con el fin de prevenir la hipoglucemia.

El ritmo de los controles de estos parámetros depende de la edad, el peso y la situación clínica del paciente, y son más alejados una vez conseguida la estabilidad en la NP.

Lípidos

El aporte de lípidos en la NP es fundamental para mejorar el tenor energético de la fórmula y prevenir el déficit de ácidos grasos esenciales. Por tratarse de moléculas de gran tamaño, aportan poco a la osmolalidad final.

En los últimos años, se ha revisado la composición de las soluciones lipídicas endovenosas en función del aporte de ácidos grasos esenciales y la disminución de sus potenciales efectos colaterales. En la actualidad, se recomienda el uso de emulsiones lipídicas compuestas (con distinta fuente vegetal de aceites, con o sin aceite de pescado), con menor carga de omega 6 (ácido graso de cadena larga poliinsaturado), menor relación omega 6/omega 3, menor contenido de fitoesteroles y mayor contenido de alfatocoferol y triglicéridos de cadena mediana (TCM).

La remoción y aprovechamiento de las partículas lipídicas perfundidas tiene un manejo semejante al de los quilomicrones, que incluye la participación de la lipoproteinlipasa endotelial y la lipasa hepática. Este complejo mecanismo determina que existan limitaciones al aporte de lípidos endovenosos, con consecuencias asociadas fundamentalmente al aumento de los triglicéridos plasmáticos en casos de aportes mayores.

A su vez, la lipoproteinlipasa endotelial ve regulado su funcionamiento por el estado nutricional, la prematurez, la acidosis metabólica, la hipoalbuminemia y las altas concentraciones de triglicéridos plasmáticos. Se considera como hipertrigliceridemia una concentración plasmática > 265 mg/dL en lactantes y > 400 mg/dL en niños mayores. En estas situaciones, debe considerarse la posibilidad de lipogénesis por los hidratos de carbono aportados, y por lo tanto se debe plantear la reducción de estos antes que disminuir el aporte lipídico.

La cifra máxima de perfusión de lípidos en neonatos (prematuros y a término) es de 4 g/kg/día, y de 3 g/kg/día en niños mayores. Por otro lado, para evitar el déficit de ácidos grasos esenciales, se debe garantizar un aporte diario de 0,25 g/kg/día de ácido linoleico en prematuros y de 0,1 g/kg/día en recién nacidos a término y niños mayores. Existen una serie de condiciones clínicas en las cuales se aconseja la disminución o suspensión de los lípidos endovenosos (Tabla 17.5).

En el recién nacido, el desplazamiento de la bilirrubina desde la albúmina a través de los lípidos fue planteado en algún momento como una circunstancia predisponente al *kernicterus*; no obstante, esto ocurre solamente ante una relación molar entre ácidos grasos/albúmina > 5; si se respeta el máximo de perfusión de esta edad (4 g/kg/día), esta relación no supera un valor de 3.

El sindrome de sobrecarga lipídica está constituido por cefalea, ictericia, fiebre, hepatoesplenomegalia, distrés respiratorio, leucopenia, trombocitopenia, anemia y hemorragias espontáneas. Puede ocurrir por un exceso en la cantidad perfundida o por un ritmo de infusión demasiado rápido, que supere la capacidad de la lipoproteinlipasa de aclarar el plasma, por lo que esta función es relevada por el sistema retículoendotelial. Se la describe con una frecuencia mayor en los pacientes que cursan simultáneamente un episodio de sepsis.

Vitaminas

Las vitaminas son necesarias para el crecimiento y desarrollo. En la NP, su aporte se establece a través de preparados polivitamínicos prearmados, que contemplan el aporte de vitaminas liposolubles e hidrosolubles en forma conjunta.

Poco se ha publicado en los últimos 30 años en relación con el aporte más adecuado. Las recomendaciones actuales se basan en el uso y costumbre de estos aportes, que demuestran un rango de seguridad adecuado, sin manifestaciones de déficits importantes, especialmente en las NP de corta duración (Tabla 17.6).

Tabla 17.5 Situaciones en las que se aconseja la disminución o suspensión de los lípidos endovenosos

Disminución de la perfusión de lípidos:
- Hipertrigliceridemia:
  - Lactantes con valores plasmáticos superiores a 265 mg/dL
  - Niños mayores con valores plasmáticos superiores a 400 mg/dL
- Síndrome de sobrecarga lipídica
- Sangrado activo por coagulopatía o trombocitopenia
- Trombocitopenia grave

Considerar en:
- Hiperbilirrubinemia
- Enfermedad hepática progresiva
- Inestabilidad hemodinámica por sepsis

Modificado de: Guía clínica para el manejo de la falla intestinal secundaria a intestino corto en pediatría. Arch Argent Pediatr 2021; 119 (5): e441-e442.

Es necesario el monitoreo más cercano en los pacientes con NP prolongada, en general domiciliaria.

Hierro y elementos traza

El hierro es un nutriente esencial para prevenir la anemia y para el neurodesarrollo. En tanto sea factible, su aporte en el soporte nutricional debe realizarse por vía enteral, dado que se aprovecha la capacidad regulatoria del intestino para su absorción.

Cuando esto no es posible, y es necesario el aporte parenteral, puede realizarse en forma continua acompañando a la bolsa de NP sin lípidos (en forma de dextranos), o bien, en forma intermitente mediante una administración EV independiente (p. ej., hierro sucrosa). Los efectos adversos con la administración de hierro EV son frecuentes, y debe ser monitorizada en forma cercana. En NP cortas, menores de tres a cuatro semanas, no es necesario agregar hierro en el aporte EV; en NP prolongadas el estado del hierro corporal debe ser controlado frecuentemente.

Además de la anemia como mayor expresión de déficit de hierro, se debe tener en cuenta su sobrecarga, debido a la imposibilidad del organismo de eliminar el exceso de este compuesto. En algunos casos, debe recurrirse al tratamiento con quelantes.

En base a cálculos factoriales, se estima que los requerimientos diarios de hierro están en el orden de 200-250 mcg/kg/día en prematuros, y de 50-100 mcg/kg/día en recién nacidos de término y niños mayores (Tabla 17.7).

El resto de los elementos traza deben ser monitoreados, especialmente en NP prolongadas. Habitualmente, su aporte EV se encuentra calculado de acuerdo con la edad del paciente, y las formulaciones cuentan con valores estandarizados (*v.* Tabla 17.7).

Vías de acceso

Las vías de acceso venoso para NP pueden ser centrales o periféricas. La elección depende del tiempo previsto de tratamiento, de los requerimientos nutricionales del paciente, de la enfermedad de base, el estado nutricional y de los accesos vasculares disponibles. Asimismo, pueden clasificarse en temporarios (percutáneos) cuando la duración de la NP se estima por un tiempo menor de 3 semanas, o prolongados (tunelizados ó implantables) cuando el tratamiento nutricional es más prolongado (*v.* Capítulo 89).

Tablas 17.6 Requerimientos de vitaminas en niños

Vitaminas	Enteral	Parenteral
Tiamina	0,3-0,4 mg	1,2 mg
Riboflavina	0,4-0,5 mg	1,4 mg
Niacina	5-6 mg	17 mg
Ácido fólico	25-35 mcg	140 mcg
Acido pantoténico	2-3 mg	5 mg
Vitamina B_6	0,3-0,6 mg	1 mg
Vitamina B_{12}	0,3-0,5 mcg	1 mcg
Biotina	10-15 mcg	20 mcg
Ácido ascórbico	30-35 mg	80 mg
Vitamina A	375 mcg (eq. retinol)	700 mcg (eq. retinol)
Vitamina D	7,5-10 mcg (retinol)	10 mcg
Vitamina E	3-4 mg	7 mg
Vitamina K	5-10 mcg	200 mcg
Carnitina	No recomendada	2-10 mg/kg

Tabla 17.7 Requerimientos estimados de hierro y elementos traza (en mcg/kg/día)

Mineral	Pretérmino	0 a 3 meses	3 a 12 meses	1 a 18 años	Dosis máximas
Hierro	200-250	50-100	50-100	50-100	5 mg/día
Zinc	400-500	250	100	50	5 mg/día
Cobre	40	20	20	20	0,5 mg/día
Yodo	1-10	1	1	1	
Selenio	7	2-3	2-3	2-3	100 mcg/día
Manganeso	Hasta 1	Hasta 1	Hasta 1	Hasta 1	50 mcg/día
Molibdeno	1	0,25	0,25	0,25	5 mcg/día
Cromo					5 mcg/día

Modificado de: Clinical Nutrition. ESPGHAN/ESPEN/ESPR/CSPEN. Guidelines of Pediatrics Parenteral. Nutrition. Iron and Trace Minerals 2018.

Accesos venosos centrales (vías centrales)

Se denomina de esta forma a todo acceso que se dirige a una vena central. Los catéteres venosos centrales (CVC) son vías que se insertan percutáneamente, o bien por disección quirúrgica, en la vena yugular interna, subclavia, yugular externa, femoral, safena, ilíaca o umbilical, y la punta del catéter se sitúa en la vena cava superior, vena cava inferior o próxima a la entrada de la aurícula derecha.

Existen varios tipos de catéteres para el acceso venoso central: umbilicales, catéteres centrales de inserción periférica (PICC) y catéteres centrales para tratamientos domiciliarios o de larga duración (*v.* Capítulo 89). Estos últimos se recomiendan cuando se estima que la duración de la NP sea superior a 3-4 semanas. Pueden ser tunelizados (tipo Hickman®, Broviac®, Groshong®) o implantados (reservorios subcutáneos). El diámetro del CVC debe ser el más pequeño posible para minimizar el riesgo de lesión de la vena. Los catéteres pueden tener uno o varios lúmenes (*v.* Capítulo 89).

La localización de una vía central necesita siempre ser confirmada radiológicamente, excepto en los casos de colocación bajo control fluoroscópico. La localización central facilita que los nutrientes de la NP se diluyan en el flujo rápido, y permite tolerar osmolalidades superiores a 900 mOsm/kg. De esta manera, pueden emplearse fórmulas con mayor densidad calórica.

En el Capítulo 89 se describe con detalle el tipo, clasificación y manejo de los CVC.

Accesos venosos periféricos (vías periféricas)

Se sitúan en venas subcutáneas. Son de corta duración, a través de los cuales pueden infundirse soluciones con una osmolalidad máxima de 600-800 mOsm/kg. Por lo tanto, permiten un aporte de nutrientes limitado.

La NP por vía periférica se utiliza solo como medida temporal, cuando los requerimientos del paciente son bajos por ser un complemento de la NE, o bien porque no se pueden conseguir accesos venosos centrales. Asimismo, es utilizada en neonatología en los pacientes prematuros, en los cuales es indispensable iniciar el soporte nutricional en las primeras 24 horas de vida y suelen presentar limitaciones para conseguir una vía central. A través de esta vía puede utilizarse una formulación conocida como bolsa cero, que consiste en una fórmula de dextrosa (15,66 g) y aminoácidos (3,75 g), en dos cámaras separadas, que se mezclan inmediatamente antes de iniciar la perfusión, con un volumen total de 150 mL y cuya osmolalidad es tolerada por una vena periférica. Esta fórmula, perfundida a 80 mL/kg/día, aporta un flujo de 5,7 mg/kg/min de glucosa y 2 g de proteínas.

Perfusión

En el paciente internado que recibe NP por menos de tres semanas, es aconsejable establecer la perfusión en forma continua, las 24 horas del día, con bomba de infusión. Existen ciertas premisas básicas vinculadas con la administración de la NP que deben tenerse en cuenta:

- Usar siempre bomba de infusión.
- Controlar la temperatura antes de perfundir la solución, ya que su almacenamiento es en la heladera. Las soluciones deben perfundirse siempre a temperatura ambiente.
- Cambiar el equipo de la bomba de perfusión cada 24 horas.
- Controlar la turbidez y precipitaciones de la solución antes de perfundir.
- No dejar la mezcla más de 24 horas colgada.
- Usar filtro en línea.
- Utilizar la vía central para la perfusión exclusiva de la NP.
- En neonatos que reciben fórmulas con lípidos, cubrir siempre la solución y el equipo de la bomba de la luz, para evitar la oxidación de estos.

En pacientes con NP prolongadas (p. ej., insuficiencia intestinal con NP domiciliaria), se recomienda la perfusión ciclada, que aporta los nutrientes endovenosos en 16-18 horas diarias, con descanso las horas restantes, mientras se mantiene la permeabilidad del catéter mediante su heparinización. Este tipo de alimentación puede realizarse una vez estabilizado el paciente, con un descenso programado del ritmo de perfusión para evitar la hipoglucemia; es más seguro en el paciente que tiene simultáneamente alguna ingesta oral. La principal ventaja del ciclado, más allá del confort del paciente para la deambulación y la realización de otras actividades, consiste en la prevención de la hepatopatía asociada con la NP prolongada (*v.* Capítulo 61), que, en los pacientes con insuficiencia intestinal en plan de rehabilitación intestinal, puede ser una de las indicaciones de trasplante intestinal. En efecto, el ciclado se traduce en una reducción del hiperinsulinismo y de la esteatosis hepática.

Complicaciones

Vinculadas con el catéter venoso central

Infección

Las infecciones asociadas a los CVC empleados para la NP tienen una frecuencia reportada de 3,8 a 11,3 por 1000 catéteres por día. Pueden ser de cuatro tipos:

- Infección del sitio de inserción.
- Infección del túnel subcutáneo o del bolsillo del catéter.
- Colonización del catéter.

- Bacteriemia asociada al catéter (infección más común y potencialmente más grave).

Los gérmenes más frecuentes son los estafilococos coagulasa negativa (30%-40%) o positiva (7%-15%), bacterias gram negativas (30%-40%), hongos (6%-8%) y flora polimicrobiana (12%).

Se describen factores predisponentes, como la prematurez, la presencia de ostomías, cirugías abdominales previas, catéteres de uso prolongado, enfermedad oncológica y el uso de antiácidos.

Desde el punto de vista práctico, todo proceso febril que se presente en un paciente en NP debe considerarse como un potencial proceso infeccioso asociado con esta, y se deben tomar muestras simultáneas de hemocultivos periféricos y a través del catéter (*v.* la estrategia e interpretación en el Capítulo 36).

Hasta tanto se obtengan los resultados de los cultivos, el tratamiento antibiótico empírico debe establecerse según la epidemiología de cada institución y la colonización previa del paciente (si la hubiera). Por lo general, es necesario cubrir los cocos gram positivos y, de acuerdo con cada institución y el tipo de huésped, se debe considerar también la cobertura para bacilos gram negativos, atendiendo al patrón de sensibilidad local (*v.* Capítulo 36). La remoción del catéter depende de varias circunstancias, como el tiempo de uso, el resultado de los cultivos, la respuesta al tratamiento antibiótico, el desarrollo de complicaciones (*shock* séptico, trombosis, tromboflebitis, émbolos sépticos, infección del túnel o del bolsillo del catéter, etc.) y la disponibilidad de otras vías centrales para continuar con la terapia. Esto último es particularmente relevante, dado que en pacientes con insuficiencia intestinal el pronóstico depende en gran medida del capital venoso, por lo que el intento de preservar los accesos venosos es muy importante. Las indicaciones de remoción del catéter pueden consultarse en el Capítulo 36.

El tiempo de duración de la terapia antibiótica varía según el germen responsable, la respuesta al tratamiento, el desarrollo de complicaciones y si el catéter fue removido o no (*v.* Capítulo 36).

Obstrucción

Los eventos obstructivos del catéter pueden clasificarse en las oclusiones mecánicas y en los accidentes trombóticos. Ocurren con una frecuencia de 3,7 por 1000 catéteres por día.

Oclusión mecánica

Puede ser por acodamiento del catéter, compresión extrínseca o posicionamiento del orificio distal contra la pared vascular. El diagnóstico puede realizarse en forma clínica al no obtenerse retorno de sangre ante la aspiración del catéter, y puede confirmarse mediante un estudio contrastado. Las obstrucciones endoluminales se producen por el uso de medicamentos incompatibles con la NP por la misma luz del catéter, o por la precipitación de alguno de los componentes de la fórmula de NP (en general, lípidos o el complejo calcio-fósforo). Las obstrucciones causadas por medicamentos pueden ser tratadas modificando el pH de la luz (p. ej., con fenitoína se debe aplicar bicarbonato para alcalinizar la luz, o con la vancomicina se debe acidificar con ácido clorhídrico), mientras que la oclusión por lípidos puede tratarse con alcohol etílico al 70%. Como concepto general, la prevención de las obstrucciones del catéter implica tratar de no utilizar la misma vía de la NP para la administración de medicamentos u otros fluidos endovenosos.

Oclusión trombótica

Las trombosis asociadas a catéteres pueden comprometer la punta, todo el trayecto o el vaso sanguíneo utilizado. La mayoría son asintomáticas, de allí que su frecuencia es difícil de establecer y depende de su búsqueda activa.

La oclusión trombótica del catéter puede ser tratada con distintos fibrinolíticos. Entre estos, se encuentran el activador tisular de plasminógeno (alteplasa), la urocinasa o urocinasa recombinante. En los casos de trombosis venosas vinculadas con el catéter, se debe iniciar el tratamiento anticoagulante con heparina de bajo peso molecular (*v.* Capítulo 47.2), con el objetivo de evitar el crecimiento del trombo y, fundamentalmente, su embolización. La terapia trombolítica directa debe ser muy bien evaluada frente a la anticoagulación, y realizarse solamente si el trombo compromete un órgano o un miembro en las primeras dos semanas desde el inicio de los síntomas (*v.* Capítulo 47.2).

Extravasación

La extravasación de la NP es un evento muy poco frecuente en los CVC, y muy raramente puede causar accidentes con riesgo de vida, como derrame pleural o pericárdico con taponamiento cardíaco. Han sido reportados casos excepcionales de extravasación en la pelvis renal, espacio peridural, parénquima pulmonar y espacio retroperitoneal. Independientemente de su buena fijación, los catéteres pueden sufrir migración e inclusive se ha descrito en menos del 1% de los casos la migración de fragmentos del catéter, que deben ser retirados inmediatamente mediante técnicas percutáneas o cirugía.

Síndrome de realimentación

Se trata de una complicación metabólica, que se produce en pacientes con desnutrición grave al momento de iniciar el soporte nutricional. En los pacientes desnutridos, en especial los de larga data, se ponen en funcionamiento mecanismos compensatorios que implican la utilización de las proteínas musculares y la grasa corporal como principales fuentes energéticas. Cuando se reinicia la alimentación, especialmente con un alto aporte de hidratos de carbono, aumentan los niveles circulantes de insulina, que determinan el ingreso masivo de potasio, magnesio y fosfato al espacio intracelular, con la caída brusca y consecuente de sus valores plasmáticos. Clínicamente, resulta de particular relevancia la disminución del fosfato, que genera anemia hemolítica, debilidad muscular y, en los casos más graves, claudicación cardíaca con arritmias y muerte (*v.* Capítulo 4).

Su prevención incluye la realización de exámenes de laboratorio iniciales, que contemplen la determinación de estos electrolitos, junto con un seguimiento clínico estrecho. Para una descripción detallada de este síndrome se sugiere la lectura del Capítulo 19.

NP domiciliaria (NPD)

En los casos de insuficiencia intestinal, el tratamiento se basa en la NP prolongada, realizada en el domicilio del paciente. La causa más frecuente de esta insuficiencia en pediatría es el síndrome de intestino corto (*v.* Capítulo 61). Su incidencia está en el orden de 24,5 por cada 100 000 nacimientos vivos, con una elevada morbimortalidad.

Las causas son generalmente neonatales, y la insuficiencia intestinal es consecuencia de resecciones intestinales amplias, producto de malformaciones congénitas o enterocolitis necrosante.

Esta insuficiencia puede llegar a ser reversible mediante distintas terapéuticas clínicas y quirúrgicas (elongaciones intestinales), conocidas como rehabilitación intestinal. El objetivo de la NP es garantizar el correcto crecimiento y desarrollo de estos pacientes.

Actualmente, el trasplante intestinal es la última opción terapéutica, habida cuenta de sus magros resultados. Generalmente, se accede a esta instancia debido a la falta de sustentabilidad de la NP domiciliaria como consecuencia de la pérdida del capital venoso o el desarrollo de la hepatopatía asociada con la NP, o bien por el fracaso de la NP en lograr sus objetivos básicos.

La NPD debe ser realizada por un equipo interdisciplinario con experiencia en este tipo de terapéutica. Es fundamental el entrenamiento de la familia en relación con la conexión y desconexión de la NP, los cuidados generales del acceso venoso y los signos precoces de complicaciones infecciosas o metabólicas. Este equipo debe estar integrado por el pediatra, el subespecialista en nutrición pediátrica, enfermeros, licenciadas en nutrición, cirujanos, farmacéuticos, asistentes sociales y el psicólogo, entre otros.

La NPD constituye un ejemplo claro de la implementación de protocolos estrictos de tratamiento, habida cuenta de que es la única manera de alimentar a estos pacientes y que los resultados claramente dependen del aporte correcto de todos los nutrientes necesarios. Asimismo, se debe establecer la reposición de las pérdidas hidroelectrolíticas intestinales y por ostomías, e instaurar los cuidados celosos de los accesos venosos.

Acceda al eBook para consultar la lista de bibliografía. Consulte las indicaciones en la retiración de tapa.

18 Desnutrición

Jorge Grichener • Juan B. Dartiguelongue

Actualmente, la desnutrición infantil es uno de los problemas sanitarios de mayor envergadura a nivel mundial. Aproximadamente, entre el 3,5% y el 5% de los niños en países en desarrollo, principalmente de Asia y de África, presentan desnutrición grave. En la Argentina, si bien hay zonas endémicas de desnutrición grave, la mayoría de los niños afectados oscilan entre la desnutrición oculta y la moderada (*v.* más adelante). Sin embargo, estos niños poseen un aumento marcado de la mortalidad. Incluso en los casos de desnutrición leve, la mortalidad puede aumentar hasta en un 50%, y este porcentaje empeora con la gravedad de la emaciación.

Una nutrición inadecuada o insuficiente durante la etapa prenatal y los primeros 2 años de vida posnatal (los primeros 1000 días) posee un efecto devastador sobre el crecimiento somático, la maduración neurológica y el desarrollo neuromadurativo, que no es compensado en los años siguientes. Si bien todos los nutrientes son necesarios para el desarrollo cerebral, aquellos particularmente relevantes son las proteínas, el zinc, el hierro, la colina, el folato, el yodo, los ácidos grasos poliinsaturados de cadena larga y las vitaminas A, D, B_6 y B_{12}. El suministro adecuado de estos nutrientes resulta fundamental para asegurar una base temprana que promueva el desarrollo neurológico, aspecto clave para la salud individual y poblacional.

Lamentablemente, mientras que el mundo demuestra increíbles avances tecnológicos en numerosas áreas del conocimiento, continúa existiendo una miríada de poblaciones marginadas, muchas veces libradas a su propio destino de pobreza, expuestas a enfermedades prevenibles, en ausencia de educación y sometidas a la desnutrición.

La emaciación grave o desnutrición aguda grave (DAG), antiguamente llamada malnutrición proteico-energética, es prevenible y tratable. Sin embargo, en muchas ocasiones, el tratamiento debe establecerse en áreas donde la brecha entre el conocimiento y la factibilidad de una práctica exitosa resulta abismal. La adopción de protocolos estandarizados, como los planteados por la Organización Mundial de la Salud (OMS), puede reducir marcadamente su incidencia.

La desnutrición no es solo un problema de los países en desarrollo. Su desconocimiento puede contribuir con un aumento de la morbimortalidad en condiciones crónicas, como las cardiopatías congénitas, la parálisis cerebral, la enfermedad renal crónica y la fibrosis quística, entre otras.

Por sus implicancias clínicas, en este capítulo se aborda principalmente el diagnóstico y manejo de la DAG.

Definición y clasificaciones

La OMS define a la desnutrición como el desequilibrio entre el suministro de nutrientes y energía y las demandas del organismo para garantizar el crecimiento y desarrollo y mantener funciones biológicas específicas.

La desnutrición puede manifestarse clínicamente como mal progreso de peso y retardo del crecimiento y, en los casos graves, con los signos y síntomas que caracterizan las condiciones conocidas como marasmo, kwashiorkor o kwashiorkor marasmático (*v.* más adelante). Estas manifestaciones dependen de la duración, tipo y magnitud de la carencia de nutrientes, así como de factores propios del paciente, como la edad, la interacción con el ambiente, infecciones recurrentes, la microflora intestinal, el estado nutricional previo, etc.

Para clasificar a la desnutrición, se utilizan diferentes indicadores antropométricos, que propician una valoración cuantificable del grado de afectación (Tablas 18.1 y 18.2). Sin embargo, en ausencia de otras variables clínicas, epidemiológicas y ambientales, pueden dar lugar a falsos positivos y negativos. Los indicadores más utilizados son:

- Peso para la edad (P/E).
- Talla para la edad (T/E).
- Peso para la talla (P/T).
- Circunferencia media del brazo (Tabla 18.3).
- Pliegue cutáneo tricipital.
- Áreas grasa y muscular del brazo para la edad.

La desnutrición aguda se considera como el déficit del P/T, y la desnutrición crónica como el déficit de la T/E (Figura 18.1 y *v.* Tabla 18.1). El indicador T/E refleja el estado nutricional (y de salud) de un niño o una comunidad a largo plazo, mientras que el déficit en el indicador P/T se suele asociar con enfermedades graves y recientes, y es un indicador de desnutrición aguda (*v.* Figura 18.1). La combinación de ambas situaciones (déficit de los indicadores T/E y P/T) se considera como desnutrición crónica reagudizada.

El índice de masa corporal (IMC) tiene mayor utilidad práctica en la evaluación del sobrepeso y la obesidad en niños mayores de 2 años. Es útil para evaluar el riesgo de desnutrición si el *Z score* es < -2 desvíos estándar (DE).

El índice de Gómez (*v.* Tabla 18.1) posee alta sensibilidad y baja especificidad. Sobreestima la prevalencia de desnutrición al incluir a niños con bajo peso para su edad de causa genética, así como aquellos muy delgados o desnutridos ya recuperados.

El índice de Waterlow (*v.* Tabla 18.1), al considerar el P/T, permite establecer una distinción entre los trastornos recientes y los de índole crónica, asociados con un déficit en la ingesta de nutrientes.

Otros indicadores, como la circunferencia cefálica, la circunferencia media del brazo (*v.* Tabla 18.3) y los pliegues cutáneos se han utilizado tanto en estudios poblacionales como en la práctica clínica.

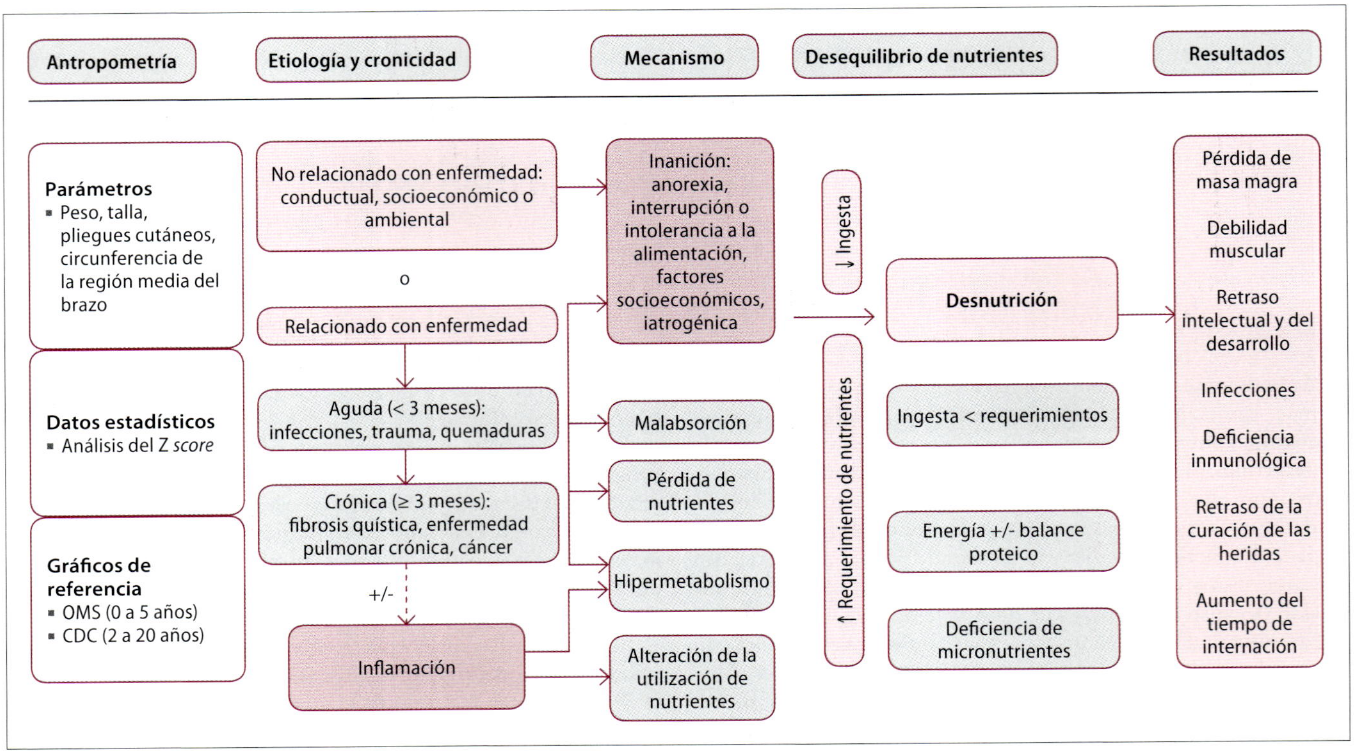

Figura 18.1 Enfoque multicausal, mecanismos y consecuencias funcionales de la desnutrición. (Modificado de: Mehta NM, et al. Defining pediatric malnutrition: a paradigm shift toward etiology-related definitions. JPEN J Parenter Enteral Nutr 2013; 37 (4): 460-81).

Tabla 18.1 Distintos indicadores utilizados para cuantificar el grado de desnutrición

Clasificación	Definición	Grados	
Gómez	% del P/E debajo de la mediana	Leve (grado 1)	75%-90% P/E
		Moderado (grado 2)	60%-74% P/E
		Grave (grado 3)	< 60% P/E
Waterlow	% del P/T debajo de la mediana	Leve	80%-90% P/T
		Moderado	70%-80% P/T
		Grave	< 70% P/T
OMS (emaciación)	*Z score* de P/T debajo de la mediana	Moderado	*Z score* < -2 y > -3
		Grave	*Z score* < -3
OMS (retardo del crecimiento)	*Z score* de T/E debajo de la mediana	Moderado	*Z score* < -2 y > -3
		Grave	*Z score* < -3

Tabla 18.2 Clasificación de desnutrición de la OMS

Término	Definición
Desnutrición aguda moderada (DAM)	▪ Circunferencia media-superior del brazo ≥ 115 mm y < 125 mm ▪ *Z score* de P/T < -2 y > -3 DE
Desnutrición aguda grave (DAG)	▪ Circunferencia media-superior del brazo < 115 mm ▪ *Z score* de P/T < -3 DE ▪ Edema bilateral (kwashiorkor)

Tabla 18.3 Relación entre la circunferencia medio braquial (CMB) y el estado nutricional

Circunferencia medio braquial (CMB)	Estado nutricional
Menos de 115 mm	DAG
115-125 mm	DAM
125-135 mm	En riesgo
Más de 135 mm	Bien nutrido

DAG: desnutrición aguda grave; DAM: desnutrición aguda moderada.

Cabe destacar que la antropometría debe considerarse como un signo más dentro de un diagnóstico de complejidad, por lo que deben evitarse interpretaciones espurias que redunden en estigmatizar grupos poblacionales y deriven en malas prácticas de prevención y tratamiento.

Clasificación de la OMS

Las clasificaciones propuestas por la OMS son las más utilizadas actualmente.

Emaciación

Se refiere a niños cuyo peso es demasiado bajo para su talla, con un Z *score* de P/T < -2 DE, de acuerdo con el patrón de crecimiento infantil de la OMS. La desnutrición aguda o emaciación es el resultado de una pérdida rápida y reciente de peso, o bien de la imposibilidad para ganarlo. Los pacientes con emaciación moderada o grave (*v.* Tablas 18.1 y 18.2) desarrollan un aumento de la mortalidad, que disminuye con el tratamiento.

Retardo del crecimiento

Se refiere a niños cuya talla es demasiado baja para su edad, con un *Z score* de T/E < -2 DE, de acuerdo con el patrón de crecimiento infantil de la OMS (*v.* Tabla 18.1). Estos pacientes pueden sufrir consecuencias físicas y cognitivas graves e irreversibles, que acompañan al retardo del crecimiento. Los efectos devastadores de esta entidad pueden durar toda la vida, e incluso afectar a la siguiente generación. Es el resultado de la desnutrición crónica o recurrente, generalmente durante los primeros años de vida, asociada con déficits socioeconómicos, mal estado de salud o desnutrición materna, enfermedades crónicas o frecuentes, alimentación deficiente y cuidados inadecuados del lactante.

Bajo peso para la edad

Un niño con bajo peso puede sufrir retardo del crecimiento, emaciación o ambos. Se define con un P/E < -2 DE del patrón de crecimiento infantil de la OMS.

Desnutrición relacionada con los micronutrientes (desnutrición oculta)

Hace referencia a las deficiencias en la ingesta de vitaminas y minerales, a menudo denominados micronutrientes. Estos compuestos son necesarios para la producción de enzimas, hormonas y otras moléculas esenciales para el crecimiento y desarrollo.

Causas

La desnutrición primaria, relacionada con el bajo aporte de nutrientes en el marco del hambre y la pobreza, tiene muchas concausas. Estas incluyen la inseguridad alimentaria en los hogares, la mala nutrición de las mujeres embarazadas, la restricción del crecimiento intrauterino, el bajo peso al nacer, la ausencia de lactancia materna, la alimentación complementaria inadecuada, las enfermedades infecciosas frecuentes, la mala calidad del agua, la higiene inadecuada, la deprivación psicoafectiva, el medio ambiente y, tal vez, la genética. Por lo expuesto, si bien el origen frecuentemente es social, se trata de un problema multifactorial (*v.* Figura 18.1).

Cada vez se conoce con más exactitud que la mala calidad del agua, junto con el saneamiento e higiene inadecuados, dan origen a la condición conocida como enteropatía ambiental, que contribuye con la desnutrición aguda en la infancia. La exposición repetitiva a patógenos del medio ambiente favorece la colonización bacteriana intestinal, con acumulación de células inflamatorias en la mucosa, daño de las vellosidades intestinales y, en consecuencia, malabsorción de nutrientes.

La desnutrición secundaria o relacionada con la enfermedad frecuentemente acompaña al paciente internado y aumenta marcadamente la morbimortalidad (*v.* Figura 18.1). Puede producirse tanto en el contexto de procesos agudos como crónicos, y su magnitud depende del impacto y manejo de la condición subyacente, de la actividad inflamatoria concomitante y de la detección y manejo oportuno del riesgo nutricional.

Síndromes clínicos

Como fue mencionado, la DAG puede presentarse con los signos y síntomas que caracterizan las condiciones conocidas como marasmo, kwashiorkor y estados intermedios de kwashiorkor marasmático. La principal distinción entre el kwashiorkor y el marasmo es la presencia de edemas en el primero.

Si bien existen numerosas hipótesis y observaciones, en la actualidad no se encuentra completamente esclarecido el motivo por la cual, frente a la deprivación grave y sostenida de nutrientes, algunos niños desarrollan marasmo y otros, kwashiorkor. A continuación, se describen las principales características clínicas de estas entidades.

Marasmo

Es el síndrome de desnutrición aguda más frecuente. Se debe a una ingesta energética inadecuada durante un período de meses a años. Es el resultado de la respuesta adaptativa a la inanición, por la deprivación grave de energía y de todos los nutrientes, y se caracteriza por la pérdida de masa magra, principalmente los músculos y la grasa subcutánea. Los niños menores de 5 años son los más afectados debido a los mayores requerimientos calóricos y la mayor susceptibilidad a las infecciones. Por lo general, adquieren un aspecto muy enflaquecido y suelen presentar debilidad, letargia, bradicardia, hipotensión e hipotermia asociadas. La piel es seca, arrugada y flácida debido a la pérdida de la grasa subcutánea, pero no se caracteriza por la presencia de ninguna dermatosis específica. El consumo del tejido muscular a menudo comienza en la axila y en la ingle (grado I). Le siguen los muslos y las nalgas (grado II), el tórax y el abdomen (grado III) y, finalmente, los músculos faciales (grado IV), que son metabólicamente menos activos. En los casos graves, la pérdida de las almohadillas de grasa bucal les da un aspecto facial envejecido. A su vez, los niños gravemente afectados suelen ser apáticos, pero se vuelven irritables y difíciles de consolar.

Kwashiorkor

El término "kwashiorkor" significa la enfermedad del destete. Suele ocurrir en áreas de hambruna o con un suministro limitado de alimentos, particularmente en aquellos países donde los componentes principales de la dieta son el maíz, el arroz y los porotos. Por lo general, comienza como edema pedio, pero puede agravar en su evolución hasta la aparición de ascitis. Además del edema, las características clínicas son un peso casi normal para la edad (a expensas de la retención hidrosalina), dermatosis, cabello hipopigmentado, abdomen distendido y hepatomegalia. El cabello es escaso y escamoso. Las manifestaciones cutáneas son características y progresan durante días a partir de piel seca y atrófica. Se trata de áreas confluentes de hiperqueratosis e hiperpigmentación, que dan lugar a erosiones con eritema subyacente. Otros cambios incluyen piel brillante de aspecto barnizado, máculas pigmentadas eritematosas oscuras, piel seca, hipopigmentación residual, hiperpigmentación y eritema.

Kwashiorkor marasmático

El kwashiorkor marasmático está representado por características clínicas mixtas, es decir, tanto del marasmo como del kwashiorkor. De manera característica, los niños tienen emaciación y edema graves al mismo tiempo. Suelen tener manifestaciones cutáneas y capilares leves, y un hígado graso palpable agrandado.

Si bien son entidades clínicamente diferentes, marasmo y kwashiorkor comúnmente coexisten, y un enfoque clínico unificado se puede realizar con éxito en ambas condiciones. Cuando una y otra condición están presentes, el paciente debe ser tratado como si tuviese kwashiorkor.

Fisiopatología de la desnutrición

Adaptación metabólica y cambios electrolíticos

En ausencia de infección, el ayuno da como resultado un agotamiento inicial del glucógeno hepático y de la grasa almacenada en el tejido adiposo, por cambios metabólicos y endocrinos que tienen como objetivo preservar las funciones vitales y mantener la homeostasis corporal. Como consecuencia de los mecanismos adaptativos que permiten la supervivencia en el marco de la escasez, diversas variables se enlentecen, postergan o pierden jerarquía biológica, como el crecimiento somático. Esto conduce a los cambios en la composición corporal que pueden apreciarse clínicamente en el marasmo y el kwashiorkor.

La disminución de los niveles circulantes de glucosa que se observa en la DAG disminuye la secreción de insulina y su tenor basal, al tiempo que se incrementan los niveles de glucagón y catecolaminas circulantes (hormonas contrarreguladoras). Esto provoca, inicialmente, la movilización hepática de las reservas de glucógeno, junto con la proteólisis y sustracción de aminoácidos del músculo esquelético para la gluconeogénesis (especialmente en el marasmo). En una primera instancia, la glucosa provista a través de estos mecanismos resulta suficiente para abastecer a los tejidos que habitualmente dependen de esta molécula para la obtención de energía (cerebro, médula renal, eritrocitos). Si la deprivación de nutrientes o el ayuno persisten por más de 72 horas, la ruta metabólica se desvía hacia la lipólisis y β-oxidación de los ácidos grasos, con la consecuente formación de ácidos grasos libres y cuerpos cetónicos, los cuales se convierten en la principal fuente de energía para los tejidos. Este cambio al metabolismo graso, inducido por las hormonas contrarreguladoras, se conoce como cetoadaptación. Junto con el descenso de la tasa metabólica basal, disminuyen las necesidades de glucosa y, en cierta medida, el catabolismo proteico y la pérdida de masa magra.

Durante el estado catabólico, los procesos metabólicos se reducen en un 30%-50% (fase adaptativa de la inanición). La disminución del consumo celular de energía regula negativamente la actividad de la bomba Na^+/K^+ ATPasa. En consecuencia, y con el fin de mantener la electroneutralidad intracelular, se produce la salida de cationes como el K^+, el Mg^{2+} y el Po^{4+} hacia la circulación, que luego son excretados a través de la orina. Mientras esto ocurre, y para contribuir con el mantenimiento de la electroneutralidad y la tonicidad del compartimiento intracelular, el sodio y el agua ingresan a las células (kwashiorkor y marasmo). Sobre la base de esto, se mantienen normales los valores plasmáticos de los electrolitos, si bien hay disminución corporal total (depleción intracelular) de K^+, Mg^{2+} y Po^{4+}.

Esta miríada de cambios adaptativos trae aparejados la pérdida de masa magra y grasa; la depleción de vitaminas y minerales, la depleción intracelular grave de Po^{4+}, Mg^{2+} y K^+; la disminución del agua corporal total; la nefropatía por bajo potasio corporal crónico y la disminución de la masa miocárdica y del volumen minuto cardíaco.

En algunos pacientes, sin embargo, puede predominar un fenómeno de retención hidrosalina, con aumento del agua extracelular y generación de edemas (kwashiorkor) por hiperaldosteronismo y aumento sostenido de la arginina vasopresina (hormona antidiurética). A su vez, el aumento de la aldosterona contribuye con la pérdida urinaria de potasio.

Proteínas, aminoácidos y estrés oxidativo

En el kwashiorkor, la degradación proteica ocurre más lentamente que en el marasmo. A su vez, la ingesta inadecuada de aminoácidos azufrados puede conducir al déficit de metionina. Como este aminoácido esencial es la fuente principal de azufre para la síntesis de cisteína, su deficiencia justifica las manifestaciones que se observan en el pelo y en la piel de estos pacientes.

Asimismo, la menor disponibilidad de cisteína reduce la síntesis de glutatión, que conlleva a una disminución de la actividad antioxidante intracelular (hallazgo constante en el kwashiorkor). A esto se le añade la baja disponibilidad de vitamina E, que contribuye con la menor resistencia al estrés oxidativo y conduce al daño celular por radicales libres.

Esta explicación se encuentra respaldada por estudios que demuestran una reducción más rápida del edema y un acortamiento del tiempo de recuperación nutricional en pacientes con kwashiorkor que reciben suplementos con n-acetilcisteína. Los hallazgos descritos deben ser puestos de relieve al momento de establecer las pautas para la rehabilitación dietética de niños con DAG, especialmente cuando desarrollan kwashiorkor.

Interacción con la infección y la flora intestinal

La infección y la nutrición se entrelazan en un círculo vicioso que opera a múltiples niveles, desde las interrelaciones socioculturales hasta el metabolismo intracelular.

Las condiciones ambientales que dan lugar a la DAG se asocian con situaciones en las que las bacterias y otros microorganismos contaminan y alteran la flora habitual del intestino. Esto conduce al desarrollo de una enteropatía caracterizada por el daño multifactorial de la mucosa intestinal (hipotrofia, infecciones y cambios de la flora intestinal). Además, en el marco de la desnutrición y la pobreza, la dieta suele estar constituida principalmente por hidratos de carbono simples, con pocos o ningún producto de origen animal. Estos alimentos son una fuente abundante de minerales y otros micronutrientes, que cumplen un papel fundamental en la inmunidad innata y adaptativa. Por su parte, los ácidos grasos esenciales son necesarios para facilitar la absorción de vitaminas liposolubles, como la E, D y A, que también favorecen el funcionamiento del sistema inmune.

Durante la infección, se produce un estado hipercatabólico propio de los procesos inflamatorios (*v.* Figura 18.1), y muchos de los recursos energéticos se concentran en la producción hepática de proteínas de fase aguda. La síntesis de estas proteínas, así como los fenómenos inflamatorios locales y sistémicos, se encuentra regulada por diversas citoquinas proinflamatorias, como el factor de necrosis tumoral α (TNF-α), la interleuquina (IL) 1, IL-6, etc. (*v.* Capítulo 53). Estas citoquinas son responsables de la alteración en la utilización de nutrientes que se observa en la desnutrición asociada con las infecciones. Sin embargo, la reacción inflamatoria pude estar atenuada en algunos pacientes con DAG, por lo que infecciones potencialmente graves pueden ser oligosintomáticas.

Cambios en órganos y sistemas

En la DAG se producen alteraciones en la función de casi todos los órganos y sistemas, muchas de las cuales son relevantes en cuanto a su vinculación con el manejo clínico.

Sistema endocrino

Como fue mencionado, el conjunto de cambios endocrinos media la adaptación metabólica a la inanición. La atrofia pancreática suele ser un hallazgo frecuente en el marasmo, y el aclaramiento de glucosa se reduce tanto en el marasmo como en el kwashiorkor. Esto se asocia con un mayor riesgo de hiperglucemia cuando se administran dietas ricas en hidratos de carbono (o infusiones endovenosas con glucosa). Al mismo tiempo, hay tendencia a la hipoglucemia durante el estrés y los períodos de inanición. Otros hallazgos frecuentes son:

- Aumento inicial de la hormona de crecimiento, que luego desciende conforme avanza la recuperación nutricional.
- Aumento del cortisol (particularmente en el kwashiorkor), con pérdida de su ritmo circadiano habitual. En el marasmo,

la respuesta al estrés y a las infecciones está disminuida, lo cual también podría explicar la tendencia a la hipoglucemia.
- Aumento de los niveles iniciales de adrenalina (especialmente en el kwashiorkor).
- Aumento de la secreción y actividad de la aldosterona.
- Aumento inicial de la tiroxina (T_4). A medida que se agrava el cuadro de desnutrición (especialmente en el kwashiorkor), la T_4 total disminuye. Asimismo, hay una reducción en la desyodación de T_4 a T_3.

Sistema inmune

Los niños con desnutrición grave son muy susceptibles a las infecciones, especialmente por gérmenes gram negativos, y deben ser considerados inmunosuprimidos. Se encuentran afectadas tanto la inmunidad innata (sistema complemento, actividad fagocítica de los polimorfonucleares) como la inmunidad celular y, en menor medida, la inmunidad humoral. Las infecciones graves pueden evolucionar hacia la sepsis y el *shock* séptico (*v.* Capítulos 32 y 53), responsables de la mayoría de las muertes de causa infecciosa.

Sistema cardiovascular

La desnutrición grave y prolongada genera hipotrofia y atrofia miocárdica. La bradicardia, la hipotensión leve y la prolongación del intervalo QT (por las alteraciones electrolíticas descritas) son hallazgos frecuentes. Los ventrículos de estos pacientes suelen manejar volúmenes sistólicos más bajos y poseer menor reserva funcional para amortiguar el aumento de la precarga. La hipopotasemia, la anemia y los déficits vitamínicos que acompañan a la desnutrición suelen agravar el cuadro. Además, el derrame pericárdico puede estar presente en el kwashiorkor.

El desarrollo de insuficiencia cardíaca (*v.* Capítulo 25) puede precipitarse con el manejo inapropiado de líquidos, particularmente cuando son administrados por vía endovenosa. Actualmente, la OMS recomienda reservar la hidratación endovenosa para el tratamiento inicial de la deshidratación grave (*v.* Capítulo 12) y realizar transfusión de glóbulos rojos cuando la hemoglobina sea < 5 g/dL.

Sistema respiratorio

La reducción de la masa muscular también afecta a los músculos respiratorios. Esto conduce a una disminución de la función diafragmática, que influye sobre su capacidad para generar presión a través de su pared. Los volúmenes y capacidades pulmonares pueden disminuir, y esto es exacerbado por la hipopotasemia y la hipofosfatemia. La capacidad de respuesta ventilatoria a la hipoxemia se reduce, mientras que la respuesta ventilatoria a la hipercapnia se mantiene.

Hígado

En la desnutrición grave se puede generar esteatosis hepática. El déficit proteico disminuye la síntesis de apolipoproteínas y de lipoproteínas de muy baja densidad (VLDL, por sus siglas en inglés), así como su transporte. En consecuencia, se produce una acumulación hepática de lípidos. Estos cambios mejoran con la recuperación clínica, y no hay evidencia de que el kwashiorkor *per se* dé como resultado un daño hepático a largo plazo o cirrosis.

Tracto gastrointestinal

La diarrea y la desnutrición a menudo ocurren juntas. La interacción entre el medio ambiente, la microflora intestinal, la nutrición y el crecimiento se establece mediante complejos mecanismos que operan en el ámbito genético y epigenético, lo cual condiciona la magnitud y presentación clínica de la desnutrición.

Por lo general, el riesgo de episodios prolongados de diarrea aumenta, y la combinación de diarrea crónica (más de 14 días de duración) (*v.* Capítulo 49.2) con la desnutrición incrementa marcadamente la mortalidad. Coexisten con tanta frecuencia que es difícil determinar cuál es la contribución de cada una por separado.

La enteropatía que se produce en la DAG incluye el adelgazamiento y aumento de la permeabilidad de la mucosa intestinal; aplanamiento o desaparición de las vellosidades, con relativa conservación de las criptas y reducción de la actividad de las disacaridasas, que produce intolerancia adquirida a la lactosa. Asimismo, el sobrecrecimiento bacteriano (*v.* Capítulo 49.2) puede acompañar a la enteropatía de la DAG, que a su vez favorece el desarrollo de diarrea crónica.

A diferencia de lo que sucede con los hidratos de carbono, la absorción fraccional de grasas permanece constante en un amplio rango de ingesta, por lo que el aumento de la grasa en la dieta resulta en una mayor cantidad de grasa absorbida. Esto posee relevancia práctica, pues la elevada densidad energética de la grasa permite otorgar una mayor cantidad de calorías con un volumen menor.

Sangre

La anemia es común en la DAG, y surge de la combinación entre el déficit de hierro y una menor producción de glóbulos rojos en respuesta a la disminución de la masa magra.

Normalmente, el hierro se encuentra unido a proteínas durante el almacenamiento y transporte con el fin de evitar la formación de radicales libres. En el kwashiorkor, la reducción de la transferrina circulante disminuye la capacidad de fijación de hierro. Esto puede conducir a un aumento de la fracción libre del hierro circulante, lo cual se asocia con un mayor riesgo de mortalidad en pacientes internados por DAG. De hecho, se postula que el hierro en estado libre y el daño oxidativo asociado podrían estar relacionados con el desarrollo de kwashiorkor. Además, la administración de hierro en las fases iniciales del tratamiento de la DAG podría aumentar la mortalidad (*v.* más adelante).

Función y desarrollo cerebral

La desnutrición suele ocurrir en momentos críticos del desarrollo cerebral, donde el ambiente, el programa genético y diversos mecanismos biológicos confluyen para coordinar una miríada de eventos que regulan el desarrollo y la conectividad neuronal. La carencia de macro y micronutrientes, junto con la ausencia de un entorno favorecedor (que suele acompañar a los escenarios donde se produce la desnutrición), interfieren con el desarrollo cerebral normal, lo cual posee consecuencias graves, irreversibles y potencialmente transmisibles a la descendencia (modificaciones epigenéticas).

Esqueleto óseo

Los niños con DAG presentan desmineralización ósea por déficit de fosfatos, con bajas tasas de recambio óseo durante la fase aguda. Menos frecuentemente, pueden presentarse los cambios vinculados con la deficiencia de cobre (Tabla 18.4), escorbuto por déficit de vitamina C y raquitismo y osteomalacia por déficit de vitamina D.

Evaluación inicial

El primer paso en el diagnóstico de la DAG es la evaluación nutricional, como parte esencial de cualquier intervención pediátrica (Algoritmo 18.1). Incluye una detallada anamnesis,

Tabla 18.4 Consecuencias clínicas de los déficits de micronutrientes

Deficiencia	Consecuencias
Folatos	Hipersegmentación de los neutrófilos, megaloblastosis y anemia
Tiamina	Beri Beri
Riboflavina	Estomatitis angular, glositis, dermatitis seborreica alrededor de la nariz y el escroto, vascularización de la córnea
Niacina	Pelagra con dermatitis, diarrea, demencia y debilidad
Piridoxina	Estomatitis inespecífica, glositis, queilosis, irritabilidad, confusión, pérdida de peso y depresión. Los niños pequeños desarrollan encefalopatía con convulsiones
Vitamina B_{12}	Crecimiento lineal deficiente, anemia megaloblástica, glositis atrófica, neutropenia, neuropatía y desmielinización del SNC
Vitamina C	Escorbuto
Calcio	Bradicardia, hipotensión, tetania, convulsiones, signos de Chvostek y Trousseau
Fósforo	Miopatía, rabdomiólisis, hemólisis, dolor óseo, osteomalacia, raquitismo, fasciculaciones musculares, temblores, cambios de la personalidad y convulsiones
Hierro	Anemia microcítica e hipocrómica, letargo, palidez, taquipnea, alteración del desarrollo neurológico, retraso neuromadurativo, irritabilidad, cardiomegalia, hiporexia, hábito de pica
Zinc	Alopecia, dermatitis, retardo del crecimiento, disfunción cognitiva, mayor susceptibilidad a infecciones, diarrea
Cobre	Anemia sideroblástica, neutropenia, osteoporosis, agrandamiento del cartílago costocondral y fracturas espontáneas de las costillas
Selenio	Cardiomiopatía dilatada con necrosis miocárdica y fibrosis, dolor muscular, miopatía, pérdida del pigmento capilar y cambios en el lecho ungueal
Yodo	Hiperplasia e hipertrofia de la glándula tiroides, bocio, hipotiroidismo

Algoritmo 18.1 Evaluación y consideraciones iniciales de manejo en pacientes con DAG

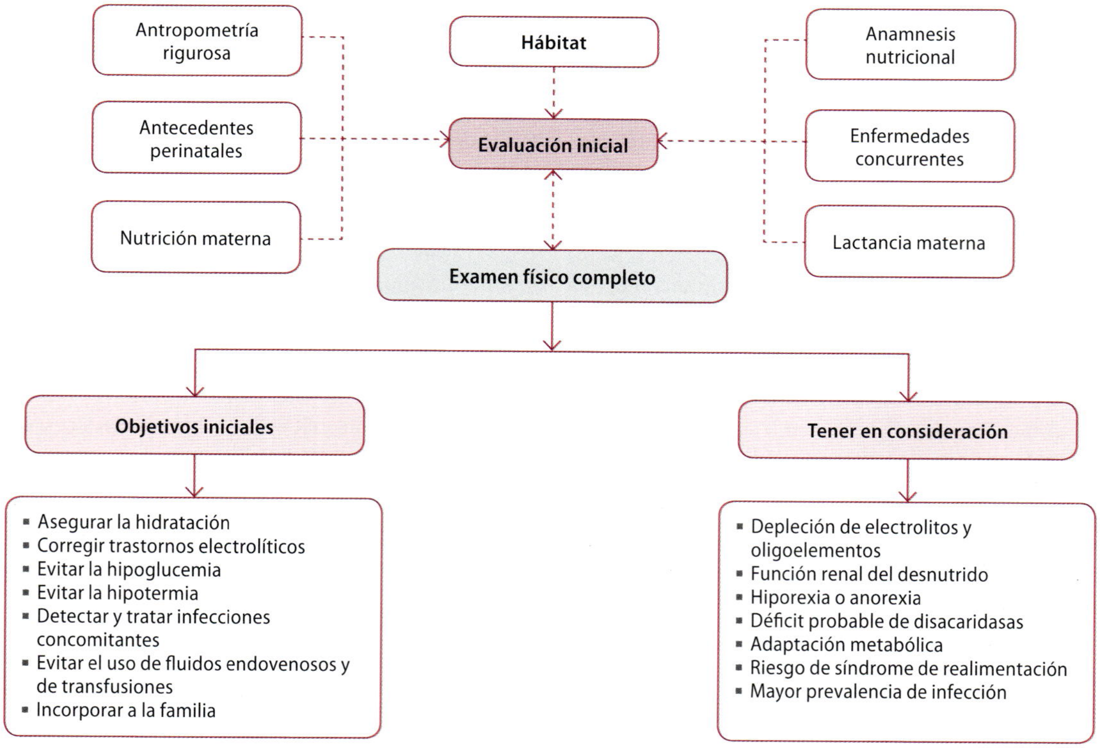

que contemple la situación ambiental del paciente, y un examen físico completo y ordenado. Asimismo, además de la determinación del peso, la talla y el perímetro cefálico, cabe medir la circunferencia de la mitad superior del brazo o circunferencia medio braquial (CMB), ya que demostró ser de gran utilidad para identificar a los pacientes con DAG. La aplicación de un Z *score* de P/T < -3 DE y de una CMB < 115 mm identifica un número similar de pacientes desnutridos graves, por lo que la OMS recomienda que se utilicen ambos criterios, junto con la presencia de edema, para el diagnóstico de la DAG (*v.* Tabla 18.2). La CMB demostró ser más sensible en niños pequeños. La evaluación clínica también debe incluir la búsqueda específica de signos y síntomas de carencias vitamínicas y de otros micronutrientes (*v.* Tabla 18.4).

Ante un paciente con diagnóstico de DAG, y dada su elevada morbimortalidad, se recomienda internarlo en las fases iniciales del diagnóstico (*v.* Algoritmo 18.1) con el fin de establecer un control clínico estricto, ampliar los estudios complementarios, indicar el tratamiento apropiado y anticipar, prevenir o detectar precozmente ciertas complicaciones asociadas, como el síndrome de realimentación (*v.* Capítulo 19). Asimismo, se recomienda el manejo en el ámbito de la internación de pacientes con desnutrición moderada y patologías crónicas o concomitantes, o bien frente a situaciones sociales o familiares de riesgo (*v.* más adelante).

Estudios complementarios

Las determinaciones bioquímicas y hematológicas son útiles para completar el diagnóstico nutricional, explorar diagnósticos específicos y evaluar la respuesta terapéutica. Al igual que el resto de los exámenes complementarios, deben solicitarse de manera racional y estar orientados de acuerdo con los hallazgos clínicos.

El hemograma permite identificar el tipo de anemia y su gravedad. Asimismo, la glucemia, la albúmina, los indicadores de función renal y el balance del medio interno resultan de utilidad al momento de encarar la hidratación y la rehabilitación nutricional (*v.* Algoritmo 18.1) y permiten detectar precozmente situaciones de riesgo y definir conductas terapéuticas. Según la complejidad de cada institución, se pueden agregar otros estudios, como los dosajes específicos de oligoelementos y vitaminas, que se asumen en falta.

Los niños con DAG pueden tener deficiencias de los dos ácidos grasos esenciales primarios (AGE), el ácido linoleico y α-linolénico. Los niveles de AGE pueden verse alterados por la restricción de la ingesta, el tipo de dieta, diversas enfermedades y la prematuridad. La deficiencia de AGE se puede diagnosticar midiendo la relación plasmática entre trieno y tetraeno; una relación > 0,2 sugiere deficiencia de AGE. Sin embargo, en dietas pluricarenciales debe asumirse la presencia de este déficit sin necesidad de corroborarla bioquímicamente. Los signos físicos incluyen dermatitis escamosa, alopecia y trombocitopenia. La deficiencia de AGE también puede afectar el crecimiento, la función cognitiva y la función visual en lactantes.

Manejo clínico de la desnutrición

Criterios de internación

Actualmente, los criterios de internación recomendados son:

- Desnutrición grave.
- Presencia de complicaciones médicas asociadas: deshidratación, diarrea profusa (más de seis deposiciones diarias), sepsis, hipotermia, anemia grave, fiebre, alteraciones electrolíticas, neumonía, enfermedades crónicas con dificultad para el manejo extrahospitalario, etc.
- Hiporexia o anorexia.
- Situaciones sociales o familiares de riesgo: falta de acceso a los controles médicos, bajo nivel de alarma de los padres o cuidadores, imposibilidad de cumplir con las indicaciones médicas, sospecha de maltrato infantil, etc.

Consideraciones previas al tratamiento

Los pacientes internados con DAG deben ser tratados de acuerdo con protocolos institucionales que tengan en consideración la evidencia y la experiencia. El manejo de la desnutrición es una actividad en equipo, y todo el personal que tenga contacto con el paciente y su familia debe estar capacitado en el plan de manejo (*v.* Algoritmo 18.1).

Debe tenerse en consideración que el organismo del niño desnutrido ha experimentado cambios adaptativos y alteraciones estructurales de órganos y sistemas, que de no ser tenidas en cuenta, pueden llevar al desarrollo de complicaciones graves. Las que se asocian con una mayor gravedad durante el primer día de tratamiento suelen ser la falta de reconocimiento y tratamiento oportuno de las infecciones graves, el manejo inadecuado de la deshidratación y la falta de corrección de los trastornos electrolíticos, principalmente la hipopotasemia.

Asimismo, se debe estratificar a los pacientes de acuerdo con el riesgo de desarrollar el síndrome de realimentación (*v.* Capítulo 19) para evitar el desarrollo de insuficiencia cardíaca y alteraciones electrolíticas asociadas.

Cuanto más grave sea la desnutrición, mayor es la necesidad de un seguimiento interdisciplinario con la ayuda del subespecialista en nutrición infantil para iniciar una realimentación especializada. Al mismo tiempo, se deben tratar las complicaciones infecciosas, las alteraciones electrolíticas, la hipotermia y la hipoglucemia.

Tratamiento

El abordaje habitual de la desnutrición grave comprende tres fases.

Fase 1

La primera fase es relativamente breve (28-48 horas). Es una fase de estabilización inicial, durante la cual se corrigen la deshidratación y los trastornos electrolíticos, si existiesen. Idealmente, la rehidratación debe establecerse por vía oral, y se reserva la rehidratación endovenosa para la fase inicial de la deshidratación grave o cuando la vía oral fracasa o se encuentra contraindicada (*v.* Capítulos 1 y 12). Con respecto a las alteraciones electrolíticas, la corrección de la hipopotasemia debe realizarse en primer lugar (*v.* Capítulo 3). En caso de estar presentes, durante esta fase también deben corregirse la hipoglucemia (*v.* Capítulo 22), preferentemente por vía oral, y la hipotermia.

Asimismo, se debe instaurar precozmente el tratamiento antibiótico en presencia de una infección concomitante. Cabe destacar que en los pacientes desnutridos que presentan hipoglucemia, se debe sospechar siempre la presencia de un foco infeccioso.

Fase 2

En la segunda fase, que suele durar entre 1 semana y 10 días, comienzan a aportarse los requerimientos calóricos, proteicos, de electrolitos y otros micronutrientes. Estos aportes deben administrarse de manera progresiva, con monitoreo clínico y bioquímico estricto, para prevenir el síndrome de realimentación.

Para esta fase, sugerimos consultar y seguir las recomendaciones terapéuticas que se establecen en el Capítulo 19 de este libro. El cálculo de los requerimientos energéticos (meta calórica calculada) puede realizarse mediante la ecuación de Schofield o de la OMS (*v.* Capítulo 15), que contemplan el gasto energético en reposo (GER) según el peso, la talla, la edad y el sexo, multiplicado por un factor de corrección que varía de acuerdo con la magnitud de la desnutrición, el grado de actividad y el estrés (*v.* Capítulo 15).

De no ser posible la alimentación oral, se sugiere realizarla por vía enteral mediante una sonda nasogástrica (*v.* Capítulo 16). Pueden utilizarse distintas fórmulas lácteas, de acuerdo con la experiencia de cada institución. Asimismo, se dispone de fórmulas líquidas de realimentación recomendadas por la OMS (F75 y F100) a base de leche y fluidos, que proporcionan proteínas de calidad, elementos esenciales y otros micronutrientes (Tabla 18.5).

Por lo general, al final de la segunda fase, suelen haber desaparecido los edemas, las infecciones están controladas, el niño muestra más interés por su entorno y su apetito comienza a volver a la normalidad. Es entonces cuando se puede pasar a la última fase del tratamiento, que consiste principalmente en la alimentación.

Fase 3

Esta fase tiene como objetivo alcanzar, de manera gradual, la recuperación nutricional. Se intenta llegar a una dieta que aporte 150 kcal/kg/día y 4 g/kg/día de proteínas.

El aporte calórico se aumenta hasta que se documente una recuperación apropiada de peso (aumento sostenido de la velocidad de ascenso ponderal), o bien se alcance el objetivo final de crecimiento, que intenta llevar al niño al peso del percentil 50 para su edad. Asimismo, se debe proporcionar un aporte de vitaminas y minerales de acuerdo con el suministro diario recomendado (*v.* Capítulo 15) mediante complejos polivitamínicos apropiados para la edad. El tratamiento con hierro comienza en esta fase. El seguimiento interdisciplinario y sostenido en el tiempo es fundamental para el cumplimiento de los objetivos de esta fase.

Tabla 18.5 Fórmulas líquidas de realimentación

Energía	75 kcal	100 kcal
Proteínas	0,9 g	2,9 g
Lactosa	1-3 g	4,2 g
K^+	3,6 mEq	5 mEq
Na^+	0,6 mEq	1,9 mEq
Mg^{2+}	0,43 mEq	0,73 mEq
Zinc	2 mg	2,3 mg
Cobre	0,25 mg	0,25 mg
% de energía de proteínas	5%	12%
Grasas	32%	53%
Osmolaridad	333 mOsm/L	419 mOsm/L

Resumen terapéutico

En conclusión, puede resumirse el tratamiento de la desnutrición grave en el cumplimiento estricto de diez pasos insoslayables:

1. Tratar y prevenir la deshidratación.
2. Tratar y prevenir las alteraciones electrolíticas.
3. Tratar y prevenir la hipoglucemia.
4. Tratar y prevenir la hipotermia.
5. Tratar y prevenir las infecciones.
6. Corregir los déficits de micronutrientes.
7. Iniciar una alimentación cautelosa.
8. Alcanzar la recuperación nutricional.
9. Proveer estimulación sensorial y cognitiva.
10. Organizar el seguimiento para evitar recaídas.

Acceda al eBook para consultar la lista de bibliografía. Consulte las indicaciones en la retiración de tapa.

19

Síndrome de realimentación

Carolina Pascual

El síndrome de realimentación (SR) se encuentra definido por las alteraciones metabólicas que se producen durante la fase inicial de la terapia nutricional, en individuos gravemente malnutridos o que padecen situaciones de estrés metabólico generadas por enfermedades graves. Estas alteraciones suceden cuando a estos pacientes se les realiza una reposición abrupta de nutrientes. Puede convertirse en una entidad potencialmente mortal si no es reconocida y tratada a tiempo y de manera adecuada.

Las alteraciones se producen principalmente en el metabolismo del fósforo, la glucosa, el potasio, el magnesio y el agua. La aparición de estos trastornos no depende de la vía de administración de los nutrientes, ya que hay descritos casos secundarios al aporte oral, enteral o parenteral, fundamentalmente de hidratos de carbono (glucosa).

Los primeros reportes sobre el SR en la bibliografía médica datan del año 1940. La publicación de Keys y cols. "La biología de la inanición humana" comunica un trabajo experimental que estudió el efecto de la restricción drástica de alimentos en sujetos sanos que, durante seis meses de desnutrición, no habían desarrollado síntomas vinculados con el aumento de la presión venosa ni dilatación cardíaca. Sin embargo, en la fase de recuperación, cuando los voluntarios fueron realimentados, muchos presentaron insuficiencia cardíaca. A esta publicación se le suma la experiencia de realimentación de las víctimas de la Segunda Guerra Mundial, en la población de Leningrado tras el sitio, donde se observó la aparición de insuficiencia cardíaca, hipertensión arterial y edemas en muchos de los sobrevivientes. Incluso, de acuerdo con varios reportes de autores, uno de cada cinco sujetos moría.

Al día de hoy, no hay acuerdo sobre una única definición del SR, y los detalles de la fisiopatología aún no se comprenden por completo. Las manifestaciones clínicas son inespecíficas, muchas veces pasadas por alto o subdiagnosticadas y, por lo tanto, subtratadas.

Este síndrome es prevenible si se siguen normativas de manejo y se realizan los controles adecuados en aquellos pacientes que estén en riesgo de padecerlo. Se debe tener en consideración que las publicaciones sobre el tema se basan, mayoritariamente, en pacientes adultos. Por lo tanto, se recomienda la revisión permanente del tema, en busca de nuevas evidencias, para el manejo de los pacientes pediátricos.

Fisiopatología

Mecanismos fisiopatológicos durante la desnutrición

Como consecuencia de la reducción de los niveles de glucosa que se observa en la desnutrición grave y el ayuno, la secreción de insulina y su tenor basal disminuyen, al tiempo que se incrementan los niveles de glucagón y catecolaminas circulantes (hormonas contrarreguladoras). Esto provoca, inicialmente, la movilización hepática de las reservas de glucógeno, junto con la proteólisis y la sustracción de aminoácidos del músculo esquelético para la gluconeogénesis. En una primera instancia, la glucosa provista a través de estos mecanismos resulta suficiente para abastecer a los tejidos que habitualmente dependen de esta molécula para la obtención de energía (cerebro, médula renal, eritrocitos). Si la deprivación de nutrientes o el ayuno persisten por > 72 horas, la ruta metabólica se desvía hacia la lipólisis y β-oxidación de los ácidos grasos, con la consecuente formación de ácidos grasos libres y cuerpos cetónicos, los cuales se convierten en la principal fuente de energía para los tejidos. Este cambio al metabolismo graso, inducido por las hormonas contrarreguladoras, se conoce como "cetoadaptación". Junto con el descenso de la tasa metabólica basal, disminuyen las necesidades de glucosa y, en cierta medida, el catabolismo proteico y la pérdida de masa magra. En síntesis, los mecanismos de adaptación metabólica que se observan durante la deprivación sostenida de nutrientes incluyen los siguientes factores:

- Disminución de la secreción de insulina y aumento de las hormonas contrarreguladoras.
- Disminución de la gluconeogénesis hepática.
- Disminución de la tasa metabólica basal.
- Aumento de la lipólisis y la cetogénesis.
- Aumento de la utilización cerebral de ácidos grasos libres como fuente principal para la obtención de energía (en lugar de la glucosa).

Durante el estado catabólico, los procesos metabólicos se reducen un 30%-50% (fase adaptativa de la inanición). La disminución del consumo celular de energía regula negativamente la actividad de la bomba Na^+/K^+ ATPasa. En consecuencia, y con el fin de mantener la electroneutralidad intracelular, se produce la salida de cationes como el K^+, el Mg^{2+} y el Po^{4+} hacia la circulación, que luego son excretados a través de la orina. Mientras esto ocurre, y para contribuir con el mantenimiento de la electroneutralidad y la tonicidad del compartimiento intracelular, el sodio y el agua ingresan a las células. En base a esto, se mantienen normales los valores plasmáticos de los electrolitos, si bien hay disminución corporal total (reducción intracelular) de K^+, Mg^{2+} y Po^{4+}.

Asimismo, la desnutrición grave es capaz de generar esteatosis hepática. El déficit proteico disminuye la síntesis de apolipoproteínas y de lipoproteínas de muy baja densidad (*Very Low-Density Lipoprotein*, VLDL), así como su transporte. En consecuencia, se produce acumulación hepática de lípidos.

Esta miríada de cambios adaptativos trae aparejada la pérdida de masa magra y grasa, la disminución de vitaminas y minerales, la reducción intracelular grave de Po^{4+}, Mg^{2+} y K^+, el descenso del agua corporal total, nefropatía por bajo potasio corporal crónico y disminución de la masa miocárdica y del volumen-minuto cardíaco.

En algunos pacientes, sin embargo, puede predominar un fenómeno de retención hidrosalina, con aumento del agua extracelular y generación de edemas, por hiperaldosteronismo y aumento sostenido de la arginina vasopresina (hormona antidiurética).

Fisiopatología de la realimentación

La reintroducción de los hidratos de carbono, tanto por vía enteral como parenteral, produce un cambio súbito del perfil metabólico. La utilización de glucosa representa nuevamente la principal fuente de energía. En primer lugar, la insulina aumenta para favorecer la captación celular de glucosa, fosfato y tiamina (cofactor en el metabolismo de los hidratos de carbono), necesarios para la glucólisis y la producción de ATP. Ocasionalmente, el aumento inicial de la insulina puede resultar insuficiente, y deriva en un fenómeno de intolerancia a los hidratos de carbono.

A su vez, el aumento de la captación celular de glucosa se asocia con un aumento marcado de la actividad de la bomba Na^+/K^+ ATPasa. La actividad de esta bomba produce la salida del Na^+ de las células, y la entrada de K^+ y Mg^{2+}, lo que genera una disminución marcada de los niveles plasmáticos de estos últimos. Asimismo, la insulina estimula la reabsorción de Na^+ en los segmentos distales del nefrón, lo que conduce a un estado de sobrecarga de volumen que puede llevar a la insuficiencia cardíaca (Figura 19.1).

Definición e incidencia

La revisión sistemática realizada por Friedli en el año 2016 encontró su principal obstáculo en la definición del SR. Diferentes autores utilizaban distintas definiciones para agrupar a los pacientes. Muchos esgrimían únicamente valores de laboratorio, como la hipofosfatemia, mientras que otros utilizaban las alteraciones del laboratorio junto con algunas manifestaciones clínicas. Incluso, el punto de corte para definir a la hipofosfatemia fue distinto para los diferentes autores; esto generó otra gran dificultad a la hora de predecir gravedad y riesgo, y definir las intervenciones.

En esta misma revisión, la incidencia en las distintas publicaciones fue muy variable debido a la heterogeneidad de las definiciones. Asimismo, algunos autores descartaron de sus datos de incidencia a pacientes con anorexia nerviosa, mientras que otros los incluyeron. Por lo tanto, la interpretación de los resultados no resulta comparable. Cabe mencionar que no hay series de pacientes pediátricos publicados que hayan sido incluidas en esta revisión sistemática.

De acuerdo con reportes pediátricos, se estima una incidencia del 27% al 30% en grupos de riesgo.

Identificación de los pacientes con riesgo de desarrollar síndrome de realimentación

Dado que se trata de una entidad prevenible, es fundamental conocer cuáles son los grupos de pacientes en riesgo de

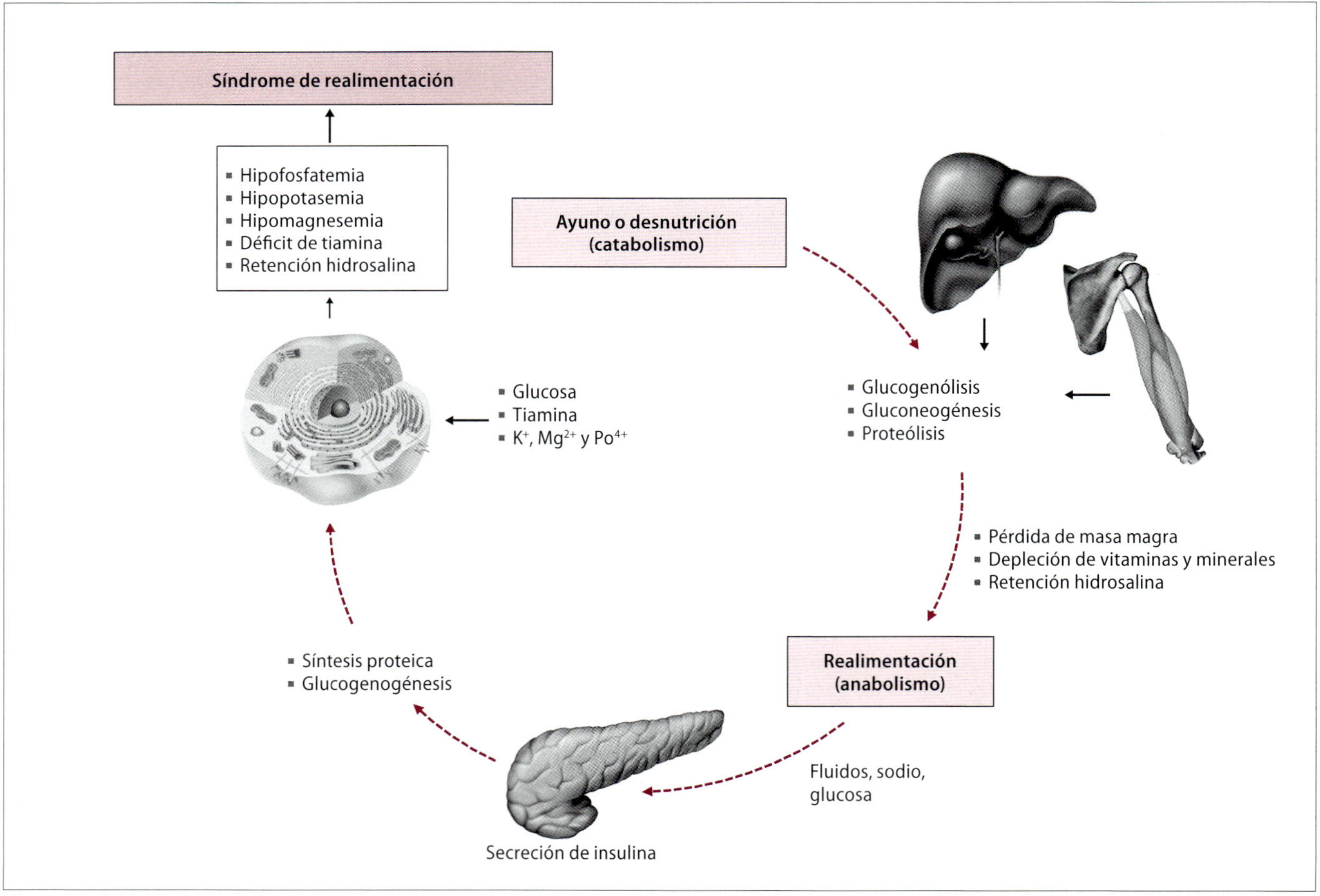

Figura 19.1 Fisiopatología del síndrome de realimentación. (Modificada de: Stanga Z, Brunner A, Leuenberger M, Grimble RF, et al. Nutrition in clinical practice-the refeeding syndrome: Illustrative cases and guidelines for prevention and treatment. Eur J Clin Nutr 2008; 62: 687-94).

desarrollar las complicaciones de la realimentación, y adecuar la introducción de alimentos de una manera segura. Cabe recordar que este síndrome puede presentarse por la administración oral, enteral o parenteral de nutrientes.

Las causas por las cuales un paciente se desnutre son múltiples y variadas (*v.* Capítulo 18). El estado de desnutrición en sí mismo es el principal factor de riesgo para desarrollar SR, independientemente de la causa que la haya generado. El abordaje clínico integral, que incluya la evaluación objetiva del estado nutricional, es el primer paso en la evaluación del riesgo. En la Tabla 19.1 pueden observarse los pacientes en riesgo de desarrollar SR.

Los pacientes con encefalopatías crónicas invalidantes y con trastornos deglutorios se encuentran en especial riesgo, ya que dependen exclusivamente de terceros para su alimentación e hidratación. Asimismo, a través de sondas nasogástricas o tubos de gastrostomía suelen utilizarse formulaciones líquidas que pueden resultar hipocalóricas y deficientes en micronutrientes. Es común que se subvalore el estado nutricional de estos pacientes, y que las manifestaciones clínicas sean aún más sutiles y difíciles de reconocer sin el apoyo del laboratorio.

Los niños prematuros y con retraso del crecimiento intrauterino son un grupo en el cual estas alteraciones también pueden aparecer.

Se han propuesto como predictores de riesgo determinados marcadores biológicos, como el valor basal de los factores de crecimiento insulino símiles 1 y 2 (IGF-1 y 2) y la leptina. A su vez, en pacientes con anorexia nerviosa puede resultar de utilidad el valor de prealbúmina, y los valores bajos de K^+, Po^{4+} y Mg^{2+} pueden ser predictores de riesgo en pacientes desnutridos.

Además, se deben tener en consideración diversas situaciones clínicas capaces de aumentar o agravar el riesgo:

- Infecciones agudas graves.
- Cirugía abdominal mayor.
- Quemaduras y trauma.
- Enfermedades sistémicas que aumentan el catabolismo y la reducción de vitaminas y minerales.

Se debe prestar atención a aquellos pacientes que reciben crónicamente antiácidos (sales de magnesio o aluminio, capaces de quelar fósforo) o diuréticos (particularmente, la furosemida), que pueden acentuar el déficit de fósforo y potasio, respectivamente.

La pérdida de grasa subcutánea y de masa muscular es otro predictor de riesgo para pacientes pediátricos.

Las guías elaboradas en el año 2006 por el *National Institute for Health in Clinical Excellence* (NICE) acerca del soporte nutricional en adultos identificaron criterios de riesgo para desarrollar SR (Tabla 19.2), si bien carecen de una sensibilidad adecuada. A su vez, el Departamento de Endocrinología y Diabetes de la Universidad de Berna propone clasificar a los pacientes en tres grupos: de riesgo mínimo, alto riesgo y muy alto riesgo. Las categorías se basan fundamentalmente en el índice de masa corporal (IMC), en el porcentaje de pérdida de peso y en la ingesta de los últimos 15 días (Tabla 19.3).

La *American Society of Parenteral and Enteral Nutrition* (ASPEN) publicó en el año 2020 un consenso para identificar pacientes adultos y pediátricos con riesgo leve, moderado o alto de presentar SR, independientemente de la causa que produce la desnutrición. Se basa en la evaluación del estado nutricional, en los valores de los electrolitos antes de iniciar la realimentación, en los factores que agregan morbilidad y en la pérdida de la grasa subcutánea y de la masa muscular (Tabla 19.4).

Ninguno de estos algoritmos de estratificación ha demostrado hasta el momento (en adultos) poder predecir la aparición del SR. Se utilizan para hacer un cálculo prudente de las calorías y nutrientes con los cuales se debe iniciar la realimentación, así como para programar el ritmo de ascenso calórico y dimensionar todos los escenarios de complicaciones que estos pacientes pueden desarrollar.

Manifestaciones clínicas

Las manifestaciones clínicas del SR son el reflejo de un aporte desequilibrado e insuficiente de electrolitos y vitaminas durante el soporte nutricional de pacientes gravemente desnutridos.

La mayoría de los síntomas que se presentan durante el SR manifiesto son inespecíficos. Los síntomas principales son la taquicardia, la taquipnea y la aparición de edemas periféricos. En la población pediátrica, también puede haber bradicardia,

Tabla 19.1 Pacientes en riesgo de desarrollar síndrome de realimentación

▪ Inanición aguda > 7 días, si se asocia con estrés y depleción.
▪ Kwashiorkor o marasmo
▪ Sida (*wasting syndrome*)
▪ Anorexia nerviosa
▪ Malnutrición crónica: cáncer, infecciones crónicas
▪ Desnutrición aguda posquirúrgica
▪ Ayuno prolongado (negligencia, maltrato)
▪ Hidratación endovenosa exclusiva prolongada
▪ Fibrosis quística y otros síndromes malabsortivos
▪ Cetoacidosis diabética, diabéticos mal controlados
▪ Enfermedades neuromusculares con trastornos deglutorios
▪ Obesidad con masiva pérdida de peso
▪ Uso crónico de antiácidos o diuréticos, quimioterapia

Tabla 19.2 Factores de riesgo (estudiados en adultos) para desarrollar síndrome de realimentación de acuerdo con el NICE

Uno o más de los siguientes
▪ Índice de masa corporal < 16 kg/m²
▪ Pérdida de peso no intencional > 15% en los últimos 3-6 meses
▪ Ingesta pobre o nula en los últimos 10 días
▪ Valores bajos de K^+, Mg^{2+} y Po^{4+} previos a la realimentación
Dos o más de los siguientes
▪ Índice de masa corporal < 18,5 kg/m²
▪ Pérdida de peso no intencional > 10% en los últimos 3-6 meses
▪ Ingesta pobre o nula en los últimos 5 días

Modificado de: National Institute for Health in Clinical Excellence. Nutrition support in adults. Clinical guidelines 2006 (última actualización: 4 de agosto de 2017).

Tabla 19.3 Criterios de riesgo para desarrollar síndrome de realimentación

Riesgo mínimo	Riesgo alto	Riesgo muy alto
▪ IMC < 18,5 kg/m² ▪ Pérdida de peso > 10% en los últimos 3-6 meses ▪ Poca ingesta en los últimos 5 días. ▪ Historia de consumo de alcohol o drogas	▪ IMC < 16 kg/m² ▪ Pérdida de peso > 15% en los últimos 3-6 meses ▪ Poca ingesta en los últimos 10 días ▪ Valores disminuidos de Na^+, K^+, y Mg^{2+} en el laboratorio inicial	▪ IMC < 14 kg/m² ▪ Pérdida de peso > 20% ▪ Poca ingesta en los últimos 15 días

Modificado de: Friedli N, Stanga Z, Culkin A, Crook M, et al. Management and prevention of refeeding syndrome in medical inpatients: An evidence-based and consensus-supported algorithm. Nutrition 2018; 47: 13-20.

Tabla 19.4 Criterios para identificar pacientes pediátricos (mayores de 28 días de vida) con riesgo de síndrome de realimentación

	Riesgo leve	Riesgo moderado	Riesgo alto
Peso para talla *Z score* (1-24 meses) o IMC para edad (2-20 años)	*Z score* -1 a -1,9	*Z score* -2 a -2,9	*Z score* -3
Pérdida de peso	< 75% del incremento esperado	< 50% del incremento esperado	< 25% del incremento esperado
Ingesta	< 75% en los últimos 3-5 días	< 75% en los últimos 5-7 días	< 75% en los últimos 7 días o más
Electrolitos previo al inicio de la realimentación	Descenso mínimo o < 25% del valor normal	Descenso moderado entre el 25%-50% del valor normal	Descenso significativo o < 25%-50% del valor normal
Comorbilidades de alto riesgo	**Enfermedad leve**	**Enfermedad moderada**	**Enfermedad grave**
Perdida de grasa subcutánea	▪ Mínimamente evidente ▪ Circunferencia braquial *Z score* -1 a -1,9	▪ Moderadamente evidente ▪ Circunferencia braquial *Z score* -2 a -2,9	▪ Gravemente evidente ▪ Circunferencia braquial *Z score* -3
Pérdida de masa muscular	Circunferencia braquial *Z score* -1 a -2,9	Circunferencia braquial *Z score* -2 a -2,9	Circunferencia braquial *Z score* -3

Modificado de: da Silva JSV, Seres DS, Sabino K, Adams SC, Berdahl GJ, et al; Parenteral Nutrition Safety and Clinical Practice Committees; American Society for Parenteral and Enteral Nutrition. ASPEN Consensus Recommendations for Refeeding Syndrome. Nutr Clin Pract 2020; 35 (2): 178-95, doi: 10.1002/ncp.10474.

alteraciones de la temperatura corporal y compromiso respiratorio.

La hipofosfatemia grave, definida como fósforo plasmático < 0,32 mmol/L o < 1 mg/dL, causa compromiso grave de la función neuromuscular. La hipopotasemia (K^+ < 3,5 mEq/L) y la hipomagnesemia (Mg^{2+} < 1,3-1,5 mg/dL) pueden generar distintos tipos de arritmias, de variada gravedad. Asimismo, producen compromiso de la función neuromuscular (Tabla 19.5).

Alteraciones neuromusculares y respiratorias

Las manifestaciones pueden ser mínimas, como la taquipnea y la disnea, o bien progresar hasta la debilidad muscular, parálisis flácida, arreflexia, convulsiones, coma, rabdomiólisis, síndrome símil Guillain-Barré e insuficiencia respiratoria aguda. La debilidad del diafragma puede generar falla respiratoria y dificultades para la salida del respirador en pacientes que lo hayan requerido.

Alteraciones neurológicas

Las parestesias y los temblores son frecuentes; la encefalopatía de Wernicke y el síndrome de Korsakoff pueden aparecer como expresión del déficit de tiamina. Asimismo, pueden desarrollarse ataxia y tetania.

Alteraciones cardiovasculares

La desnutrición grave y prolongada genera hipotrofia y atrofia miocárdica, junto con las alteraciones hidroelectrolíticas descritas. La bradicardia y el síndrome de QT prolongado son hallazgos frecuentes en estos pacientes. En este contexto, el miocardio es más vulnerable a la hipofosfatemia y la hipopotasemia que pudieran desarrollarse durante la realimentación, con la consecuente aparición de arritmias ventriculares y muerte súbita.

Los pacientes con menor masa miocárdica habitualmente manejan volúmenes sistólicos más bajos y poseen menor reserva funcional para amortiguar el aumento de la precarga ventricular. Por lo tanto, la retención hidrosalina que caracteriza al SR puede conducir al desarrollo de insuficiencia cardíaca congestiva, que precipita la aparición de edemas (*v.* Capítulos 1 y 25).

La retención hidrosalina, junto con el déficit de tiamina produce aumento de la frecuencia cardíaca, dilatación ventricular, edemas e insuficiencia cardíaca congestiva, con edema agudo de pulmón (Beri Beri). Este cuadro suele observarse en adultos con gran reducción de la masa miocárdica.

Los adolescentes y adultos con desnutrición grave poseen frecuencias cardíacas bajas, que no superan los 60 latidos por minutos, con lo cual la aparición de taquicardia, absoluta o relativa debe alertar sobre la aparición de este síndrome.

Alteraciones hematológicas

La disminución del 2,3-difosfoglicerato (2,3-DPG) eritrocitario, secundaria a la hipofosfatemia, aumenta la afinidad de la hemoglobina por el oxígeno, lo que dificulta su entrega a los tejidos y produce hipoxia tisular. A su vez, la hipofosfatemia grave se asocia con disminución del ATP intraeritrocitario, que altera la estructura normal del esqueleto de membrana y conduce al desarrollo de anemia hemolítica. Asimismo, disminuye la actividad bactericida de los granulocitos, por lo que aumenta el riesgo de sepsis.

Alteraciones metabólicas

La intolerancia a los hidratos de carbono, por el déficit relativo de insulina que genera la realimentación, da lugar a la aparición de hiperglucemia y cetoacidosis. La alcalosis metabólica es otro hallazgo frecuente en pacientes con hipovolemia efectiva (*v.* Capítulo 7), que a su vez puede ser perpetuada por el déficit de magnesio y de potasio (*v.* Tabla 19.5).

Diagnóstico

A pesar de que este síndrome fue descrito hace más de 75 años, no existe una definición unificada en la bibliografía. Por lo tanto, el diagnóstico muchas veces se retrasa o es pasado por alto. Los desequilibrios hidroelectrolíticos, fundamentalmente la hipofosfatemia, son utilizados para definirlo por muchos autores. Las manifestaciones clínicas son consecuencia de estas alteraciones.

El proceso diagnóstico propuesto por Friedli y cols. abarca características clínicas y fisiopatológicas. Propone distinguir el SR inminente y el manifiesto. El SR inminente es aquel que se presenta con cambios en los valores de los electrolitos:

- Disminución del valor plasmático de Po^{4+} > 30% del valor normal, o un valor absoluto < 0,6 mmol/L o < 2 mg/L (Tabla 19.6).
- Cualquier variación electrolítica por debajo del valor normal que ocurriera dentro de las 72 horas luego de iniciar la terapia de soporte nutricional.

El SR manifiesto se caracteriza por las variaciones electrolíticas descritas, sumadas a cualquier manifestación clínica.

Tabla 19.5 Manifestaciones clínicas según etiología del síndrome de realimentación

Sistema	Hipofosfatemia	Hipomagnesemia	Hipopotasemia	Déficit de tiamina
Cardíaco	▪ Insuficiencia cardíaca ▪ Arritmias ▪ Muerte súbita	▪ Arritmias ▪ *Torsaide de pointes*	▪ Arritmias ▪ Alteraciones en el ECG ▪ Paro cardíaco ▪ Hipotensión ortostática	▪ Insuficiencia cardíaca ▪ Cardiomegalia ▪ Edemas generalizados
Gastrointestinal	▪ Anorexia ▪ Náuseas ▪ Vómitos ▪ Aumento de transaminasas ▪ Hepatitis	▪ Anorexia ▪ Dolor abdominal ▪ Diarrea ▪ Constipación	▪ Constipación ▪ Íleo	–
Hematológico	▪ Anemia hemolítica ▪ Hemorragias ▪ Disfunción plaquetaria ▪ Disfunción leucocitaria	–	–	–
Metabólico	–	▪ Hipocalcemia ▪ Hipopotasemia	▪ Intolerancia a la glucosa ▪ Alcalosis metabólica	▪ Acidosis láctica
Neuromuscular	▪ Debilidad ▪ Parálisis fláccida ▪ Ataxia ▪ Alteración del sensorio ▪ Confusión ▪ Coma ▪ Parálisis de pares craneales ▪ Síndrome Guillain-Barré *like* ▪ Parestesias ▪ Rabdomiólisis ▪ Convulsiones	▪ Confusión ▪ Debilidad ▪ Ataxia ▪ Parestesias ▪ Fasciculaciones ▪ Hiperreflexia ▪ Tetania ▪ Convulsiones ▪ Vértigo ▪ Alteración de personalidad	▪ Parestesias ▪ Hipo-arreflexia ▪ Debilidad ▪ Parálisis ▪ Rabdomiólisis	▪ Confusión ▪ Neuritis periférica ▪ Hiporreflexia ▪ Encefalopatía de Wernicke ▪ Psicosis de Korsakov
Pulmonar	▪ Compromiso diafragmático ▪ Insuficiencia respiratoria	–	▪ Compromiso diafragmático ▪ Insuficiencia respiratoria	▪ Edema pulmonar ▪ Derrame pleural
Renal	▪ Tubulopatía ▪ Necrosis tubular	▪ Kaliuresis	–	–

Modificado de: Temprano JL, Bretón I, de la Cuerda C, Camblor M, Zugasti A, García P. Síndrome de realimentación. Revisión. Rev Clin Esp 2005; 205 (2): 79-86.

Tabla 19.6 Valores plasmáticos de fósforo según la edad

Edad	Fósforo plasmático (mg/dL)
0-5 días	4,8-8,2
1-3 años	3,8-6,5
4-11 años	3,7-5,6
12-15 años	2,9-5,4
16-19 años	2,7-4,7

Manejo clínico y estrategias de prevención

Cada paciente desnutrido debe recibir el soporte nutricional en función de sus necesidades, de acuerdo con estándares internacionales elaborados en base a la mejor evidencia disponible.

En niños y adolescentes, las recomendaciones actuales de prevención y manejo se basan en recomendaciones generales, según la estratificación del riesgo de presentar SR, y en estrategias de monitoreo y adaptación individual.

Recomendaciones generales

Se debe identificar a los pacientes en riesgo y monitorear la glucemia y los electrolitos séricos y urinarios (Na^+, K^+, Mg^{2+} y Po^{4+}) al inicio, y luego cada 12-24 horas (según criterio clínico y riesgo del paciente) durante la primera semana de la terapia nutricional. Asimismo, se debe establecer un cálculo riguroso del aporte hidroelectrolítico, junto con un balance estricto de ingresos y egresos, y determinaciones diarias del peso.

Se recomienda realizar un ecocardiograma y un electrocardiograma (ECG) basal, y monitorear la aparición de arritmias. El incremento del aporte calórico debe ser lento, y deben administrarse vitaminas y oligoelementos. El control clínico y analítico es fundamental durante los primeros 3-5 días. La ganancia temprana de peso puede deberse a retención hidrosalina.

Aporte calórico, proteico y electrolítico inicial

La nutrición debe comenzar con un 40%-50% de la meta calórica calculada (*v.* Capítulo 15). Si el paciente requiere infusión de glucosa endovenosa, el flujo inicial no debe superar los 4-6 mg/kg/min, y el ritmo de incremento debe ser de 1-2 mg/kg/min por día. No se recomienda superar los 14-18 mg/kg/min. Esto debe realizarse con monitoreo diario de la glucemia. Cabe recordar que los pacientes pueden recibir infusiones adicionales de glucosa con medicaciones endovenosas, las cuales deben ser tenidas en cuenta en el cálculo de los aportes. Se sugiere el siguiente cálculo calórico inicial según la edad:

- < 7 años: 80-100 kcal/kg/día.
- 7-10 años: 75 kcal/kg/día.
- 11-14 años: 60 kcal/kg/día.
- 15-18 años: 50 kcal/kg/día.

El cálculo calórico inicial según el peso puede observarse en la Tabla 19.7. Los incrementos deben hacerse cada 3-5 días, con aumentos que no superen el 30% de la meta calórica calculada. Se sugiere ofrecer pequeñas raciones muchas veces al día. En las fórmulas lácteas, se recomienda aportar 1 kcal/mL para evitar la sobrecarga de volumen.

Tabla 19.7 Cálculo calórico inicial según el peso

Peso	Recomendación (kcal/kg/día)	Bajo riesgo (kcal/kg/día)	Moderado/alto riesgo (kcal/kg/día)
< 10 kg	100	75	74-50
11-20 kg	75	55	54-40
> 20 kg	60	45 (no superar las 1200)	44-30 (no superar las 1200)

Modificado de: Becker P, Carney LN, Corkins MR, Monczka J, et al. Academy of Nutrition and Dietetics; American Society for Parenteral and Enteral Nutrition. Consensus statement of the Academy of Nutrition and Dietetics/American Society for Parenteral and Enteral Nutrition: indicators recommended for the identification and documentation of pediatric malnutrition (undernutrition). Nutr Clin Pract 2015; 30 (1): 147-61.

El aporte proteico inicial se establece en base a fórmulas de leche maternizada (con lactosa en < 6 años y sin lactosa > 6 años), o hidrolizados según la tolerancia digestiva o la patología intestinal. Se debe comenzar con un aporte de 0,6-1 g/kg/día e ir progresando hasta llegar a 1,2-1,5 g/kg/día.

Se recomienda asegurar el aporte electrolítico siguiente:

- Sodio: 1 mEq/kg/día.
- Potasio: 4 mEq/kg/día.
- Magnesio: 0,6 mEq/kg/día.
- Fósforo: 30-90 mg/kg/día (o 1-3 mmol/kg/día). En mayores de 5 años se puede administrar por vía oral a 100 mEq/día, con control estricto de la calcemia.

Las alteraciones electrolíticas deben manejarse de acuerdo con las recomendaciones habituales (*v.* Capítulos 2, 3 y 4). Si esto resulta muy dificultoso, se debe disminuir el aporte calórico y el flujo de glucosa. Una vez mejoradas, puede aumentarse el 33% de la meta calórica por día, o según la tolerancia del paciente. Si las variaciones de los valores de electrolitos generan riesgo de vida, debe suspenderse el soporte nutricional.

En pacientes de alto riesgo, se debe administrar tiamina a 2 mg/kg (máximo 100-200 mg/día) antes de iniciar la alimentación o antes de administrar glucosa endovenosa. Se debe continuar con este aporte por 5-7 días, o por un tiempo mayor en pacientes gravemente desnutridos, con manifestaciones clínicas por déficit de tiamina o en adolescentes con antecedentes de consumo crónico de alcohol. También se deben asegurar aportes de ácido fólico, riboflavina, vitamina C, piridoxina, vitaminas A, D, E y K, zinc, cobre y selenio.

Los pacientes menores de 28 días de vida deben manejarse con normativas neonatales específicas.

Nuevas tendencias

Actualmente, existen corrientes que sostienen abordajes de realimentación con mayor porcentaje de calorías iniciales, en adolescentes internados por anorexia nerviosa con riesgo leve a moderado de realimentación. Se observó que, con el monitoreo adecuado, no aumentan el riesgo de desequilibrios electrolíticos ni la morbilidad, y disminuye la duración de la internación. Cabe recordar que en pacientes adolescentes con anorexia nerviosa, el incremento rápido de peso puede producir descompensaciones psiquiátricas que hagan fracasar la estrategia de realimentación, con lo cual los tiempos para el incremento calórico progresivo deberán ir consensuándose con todo el equipo interdisciplinario tratante.

Acceda al eBook para consultar la lista de bibliografía. Consulte las indicaciones en la retiración de tapa.

20
Cetoacidosis diabética

Juan B. Dartiguelongue

La cetoacidosis diabética (CAD) es una descompensación metabólica aguda, potencialmente mortal, ocasionada por una disminución de la concentración efectiva de insulina circulante, asociada con un aumento concomitante de las hormonas contrarreguladoras. El déficit de insulina puede ser absoluto o relativo respecto del exceso de hormonas contrarreguladoras.

Puede ser la forma de presentación de la diabetes mellitus tipo 1 (DMT1), o bien desarrollarse en el curso de la enfermedad. Es la principal causa de morbimortalidad y el motivo de internación más frecuente de estos pacientes. Se la define por la presencia de todos los siguientes criterios bioquímicos:

- Glucemia > 200 mg/dL.
- pH venoso < 7,30 o bicarbonato sérico < 15 mEq/L.
- Cetonemia (β-hidroxibutirato en sangre ≥ 3 mmol/L).
- En caso de no poder medir cetonemia, cetonuria moderada o grave (≥ 2+).

La hiperglucemia resulta de la incapacidad de los tejidos para utilizar la glucosa y del efecto hiperglucemiante de las hormonas contrarreguladoras (glucagón, cortisol, catecolaminas y hormona de crecimiento). Produce hiperosmolalidad y diuresis osmótica, que conduce a la deshidratación. El aumento de las hormas contrarreguladoras estimula asimismo la lipólisis y β-oxidación de los ácidos grasos. Se generan β-hidroxibutirato y acetoacetato (cetogénesis) que, al saturar la capacidad de los sistemas de amortiguación, producen acidosis metabólica con anión GAP aumentado y acidemia.

Clínicamente, la CAD puede presentarse con poliuria, polidipsia, pérdida de peso, deshidratación, dolor abdominal, náuseas, vómitos, taquicardia, taquipnea, hiperpnea y aliento cetónico. Asimismo, las formas graves pueden exhibir visión borrosa, confusión, somnolencia y depresión progresiva del sensorio (*v.* más adelante).

El estado hiperosmolar hipeglucémico (EHH), más frecuente en adultos con DM tipo II, es una emergencia diabetológica caracterizada por hiperglucemia (> 600 mg/dL) e hiperosmolalidad (> 320 mOsm/kg), en ausencia de cetosis o con cetosis leve. A diferencia de la CAD, la insulina resulta suficiente para disminuir la lipólisis e inhibir la cetogénesis, pero no así para estimular la captación de glucosa e impedir la glucogenólisis y la gluconeogénesis. En consecuencia, la acidosis metabólica es leve o inexistente, y la hiperglucemia con la deshidratación concomitante (por diuresis osmótica) dominan la escena.

El edema cerebral es la complicación más grave de la CAD. Se genera por una combinación de factores propios de la entidad (deshidratación, hipoperfusión cerebral, etc.), que pueden ser agravados en el curso del tratamiento (*v.* más adelante). Se produce aproximadamente en el 0,5%-0,9% de los casos y posee una mortalidad cercana al 25%.

Clasificación

La gravedad de la CAD se clasifica de acuerdo con la magnitud de la acidosis metabólica y de la acidemia:

- Leve: pH venoso < 7,30 o bicarbonato < 15 mEq/L.
- Moderada: pH venoso < 7,20 o bicarbonato < 10 mEq/L.
- Grave: pH venoso < 7,10 o bicarbonato < 5 mEq/L.

Esta clasificación se formaliza en base al análisis del estado ácido-base inicial, realizado al momento del diagnóstico, y toma en consideración el valor más afectado (pH o bicarbonato).

Epidemiología y factores predisponentes

La CAD puede ser la forma de presentación de la DMT1 en el 15% al 70% de los casos. Esta frecuencia varía de acuerdo con la región geográfica y depende de una serie de factores. Cuanto menor es la edad del paciente (< 2-5 años), resulta más dificultoso reconocer los signos y los síntomas clásicos de la DBT, como la poliuria, la polidipsia y la pérdida de peso. La demora en el diagnóstico, particularmente alta en zonas de baja incidencia de DMT1, favorece el desarrollo de CAD al extender la duración de los síntomas y amplificar la alteración metabólica, lo que a su vez contribuye con la gravedad de la acidosis y la deshidratación. El bajo nivel socioeconómico y el acceso limitado a los centros de atención médica también aumentan el riesgo de CAD al momento del debut.

En pacientes diabéticos, el riesgo de desarrollar un episodio de CAD es del 1%-10% por paciente por año. La omisión de la administración de insulina, inadvertida o intencional, es la causa principal. Puede suceder por diversos motivos (falla de la bomba de infusión, trastornos psiquiátricos, etc.) (Tabla 20.1) y es particularmente frecuente entre los adolescentes. Los pacientes con regular control metabólico (alta hemoglobina glicosilada) y aquellos con antecedentes de haber padecido un episodio de CAD forman parte de los grupos de riesgo (*v.* Tabla 20.1). Asimismo, en cuadros agudos como el estrés, infecciones,

Tabla 20.1 Grupos en riesgo de desarrollar episodios de CAD en el curso de la enfermedad

- Omisión inadvertida o intencional de la dosis de insulina
- Falla de la bomba de infusión de insulina
- Regular control metabólico o episodios previos de CAD
- Gastroenteritis, vómitos y deshidratación
- Trastornos psiquiátricos
- Niñas peribuperales y adolescentes
- Consumo excesivo de alcohol
- Acceso limitado a la atención médica

vómitos, deshidratación, sepsis o trauma la insulina puede resultar exigua frente al exceso de hormonas contrarreguladoras, por lo que pueden precipitar un episodio de CAD.

La mortalidad global de la CAD oscila entre el 0,15% y el 0,30%. El edema cerebral es responsable del 60%-90% de todos los fallecimientos.

Fisiopatología

Metabolismo, balance hídrico y equilibrio ácido-base

La combinación entre el déficit de insulina y el efecto de las hormonas contrarreguladoras induce un estado hipercatabólico caracterizado por el aumento de la producción hepática y renal de glucosa (glucogenólisis, proteólisis y gluconeogénesis), la imposibilidad de su utilización tisular y el estímulo permanente de la lipólisis y la cetogénesis (Algoritmo 20.1).

La hiperglucemia genera un estado hiperosmolar (Figura 20.1) que en primera instancia moviliza agua desde el compartimiento intracelular (LIC) hacia el extracelular (LEC), para intentar mantener el equilibro osmótico entre compartimientos. Al superar el umbral de reabsorción renal (180 mg/dL), y acompañada de la hipercetonemia, la glucosa genera poliuria por arrastre osmótico, que promueve la pérdida inespecífica de electrolitos y conduce a la deshidratación. Esto es agravado por los vómitos inducidos por la cetosis. La contracción de volumen (a expensas de los compartimientos intracelular y extracelular) y la hiperosmolalidad (300-350 mOsm/kg) estimulan la secreción neurohipofisaria de arginina vasopresina que, junto con el alto tenor de catecolaminas y angiotensina II circulantes, tienden a mantener la presión arterial normal o incluso pueden producir hipertensión arterial. A pesar de la magnitud de la deshidratación, la hiperglucemia es capaz de sostener la diuresis osmótica hasta reducciones muy avanzadas del volumen intravascular, momento a partir del cual disminuyen marcadamente el flujo sanguíneo renal y la tasa de filtrado glomerular, hasta incluso comprometer la función renal (*v.* Algoritmo 20.1).

El aumento sostenido de la producción de cuerpos cetónicos satura la capacidad de los sistemas de amortiguación, por lo que se produce acidosis metabólica con anión GAP aumentado y acidemia. La gravedad de la acidosis y el aumento del anión GAP (Figura 20.2 a) dependen de la duración y la tasa de producción de cuerpos cetónicos, así como de su metabolismo, aclaramiento

Algoritmo 20.1 Fisiopatología de la CAD

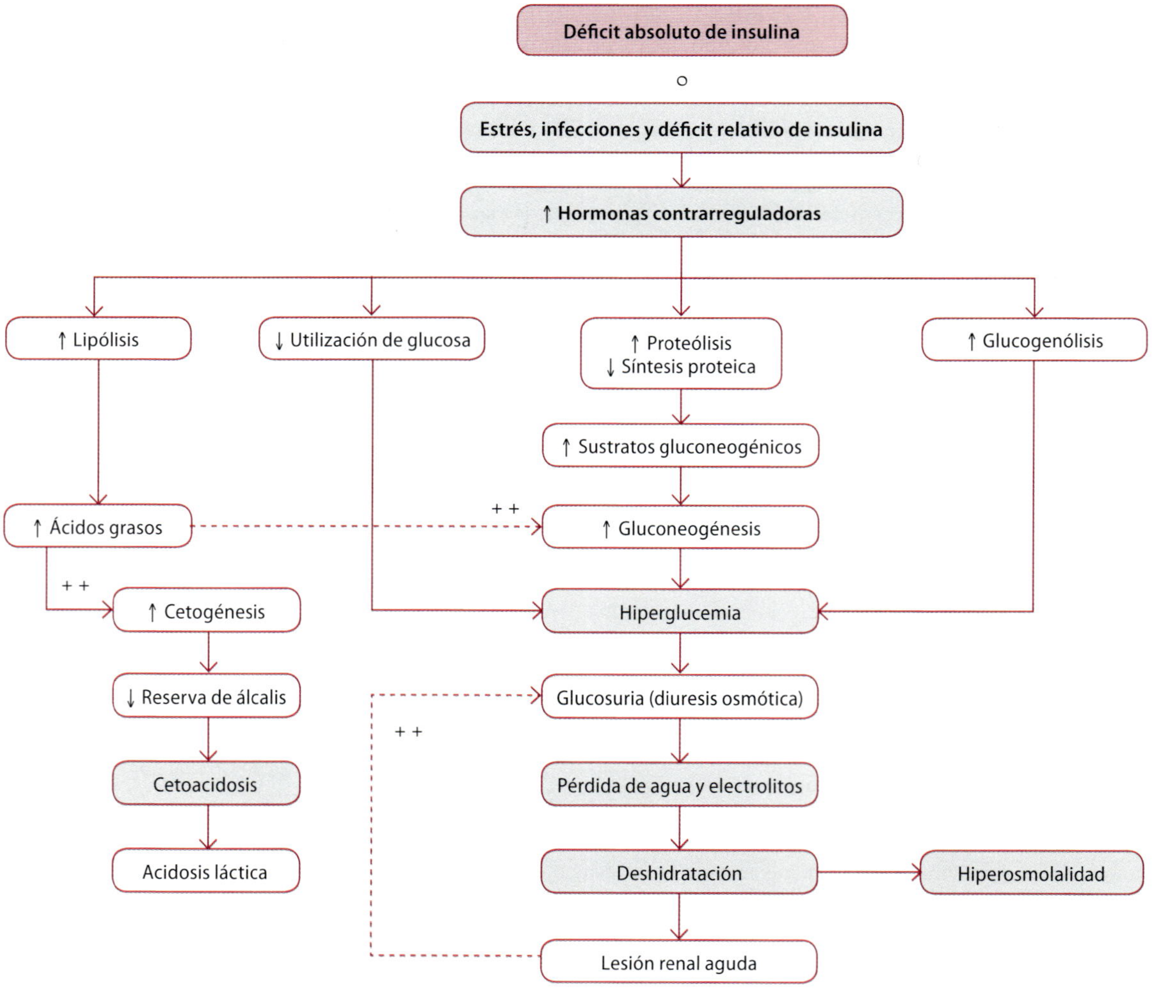

Modificado de: Wolfsdorf J, Glaser N, Sperling MA; American Diabetes Association. Diabetic ketoacidosis in infants, children, and adolescents: A consensus statement from the American Diabetes Association. Diabetes Care 2006; 29 (5): 1150-9.

$$\text{Osmolaridad plasmática efectiva} = (Na^+ \times 2) + \frac{\text{glucemia (mg/dL)}}{18}$$

Figura 20.1 Cálculo de la osmolaridad plasmática efectiva.

a

$$\text{Anión GAP} = Na^+ - (Cl^- + HCO_3^-)$$

b

$$Na^+ \text{ corregido} = Na^+ \text{medido} + (2 \times \frac{\text{glucemia (mg/dL)} - 100}{100})$$

Figura 20.2 a Cálculo del anión GAP. **b** Cálculo del sodio corregido para la hiperglucemia.

y volumen de distribución. La excreción renal de estos compuestos obedece al estado del volumen extracelular, y depende del mantenimiento de la tasa de filtrado glomerular y de la función renal. Es mayor cuanto menor sea la contracción de volumen, y se reduce significativamente a medida que la deshidratación avanza. Asimismo, la descarboxilación del acetoacetato en acetona disminuye la carga ácida. Sin embargo, una fracción de estos compuestos puede ser convertida en ácido D-láctico (isómero óptico del ácido L-láctico) que contribuye con la ganancia de anión GAP. De hecho, este ácido puede ser responsable de una elevación de 8-10 mEq/L del anión GAP en episodios de CAD grave.

Habitualmente, el anión GAP alcanza valores de entre 20-30 mEq/L durante la CAD. Empero, el estado hiperadrenérgico que caracteriza a esta entidad puede conducir al desarrollo simultáneo de acidosis láctica (ganancia de ácido L-láctico), que debe sospecharse cuando el anión GAP aumenta por encima de 35 mEq/L. La deshidratación progresiva, la hiperosmolalidad, la acidosis metabólica y las alteraciones electrolíticas exacerban la secreción de hormonas contrarreguladoras, perpetuando el ciclo de descompensación metabólica (*v.* Algoritmo 20.1).

Sodio

La poliuria inducida por la hiperglucemia y la presencia de cetoaniones en el líquido tubular aumentan las pérdidas urinarias de sodio, por lo que el sodio corporal total puede disminuir. A su vez, la movilización de agua desde el LIC hacia el LEC, secundaria al estado hiperosmolar, diluye el sodio plasmático y produce hiponatremia dilucional. Este fenómeno revierte con la corrección de la hiperglucemia. Entre tanto, el cálculo del sodio corregido (Figura 20.2 b) permite conocer la concentración de sodio esperada en ausencia de hiperglucemia. Los cambios en este valor deben ser monitorizados de cerca en el curso del tratamiento de la CAD. Mientras que la glucemia disminuye con el aporte de fluidos e insulina (*v.* más adelante), el sodio medido debe aumentar y el sodio corregido debe disminuir lentamente o mantenerse en el rango normal. El seguimiento de esta variable, así como el de la osmolaridad plasmática efectiva (*v.* Figura 20.1), resulta muy importante durante el tratamiento de la CAD. Si el sodio medido no aumenta o disminuye con el tratamiento, es considerado un marcador de riesgo de edema cerebral (*v.* más adelante). Asimismo, un rápido incremento del sodio medido también funciona como indicador de edema cerebral, pues podría ser el resultado de la pérdida urinaria de agua libre por diabetes insípida.

Potasio

Durante la CAD, el potasio corporal total se encuentra disminuido, aun cuando el potasio plasmático sea normal o alto. El déficit de potasio se estima entre 3 y 6 mEq/kg, y sucede fundamentalmente a expensas del potasio intracelular. Esta reducción se debe una combinación de mecanismos, que movilizan potasio desde el espacio intracelular y lo vehiculizan hacia el exterior.

Como fue mencionado, la hipertonicidad extracelular induce el desplazamiento de agua desde el LIC hacia el LEC. Durante este movimiento, las fuerzas de fricción entre el agua y los solutos generan que el potasio se transporte junto con el agua a través de la membrana plasmática, en un proceso conocido como "arrastre por solvente". Asimismo, la salida de agua desde el LIC concentra el potasio intracelular. El aumento concomitante de su gradiente electroquímico lo moviliza pasivamente hacia el espacio extracelular, a través de canales iónicos específicos. Por otra parte, la glucogenólisis y la proteólisis inducidas por las hormonas contrarreguladoras (y el déficit de insulina) favorecen el eflujo de potasio, y la acidemia junto con el déficit de insulina impiden que cierta cantidad de potasio ingrese a las células a través de la bomba Na^+/K^+ ATPasa.

Simultáneamente, el potasio es movilizado desde el LEC hacia el exterior por los vómitos y a través de la orina, como catión urinario acompañante de los cetoaniones del líquido tubular (al igual que el sodio) y por el arrastre inespecífico inducido por la diuresis osmótica. Asimismo, la contracción de volumen genera hiperaldosteronismo secundario, que aumenta la excreción urinaria de este ion.

A pesar de la diversidad de mecanismos que disminuyen el potasio corporal, el potasio plasmático puede estar bajo, normal o alto al momento del diagnóstico. Esto sucede a raíz de los mecanismos de movilización transcompartimental descritos. La administración de insulina y la corrección de la acidosis tienden a disminuir el potasio plasmático. Inducen su desplazamiento hacia el espacio intracelular por activación de la bomba Na^+/K^+ ATPasa y, por el efecto aldosterona-símil de la insulina, aumenta su excreción urinaria. Para prevenir el desarrollo de arritmias, el monitoreo plasmático y la regulación de su aporte (*v.* más adelante) resultan fundamentales durante el tratamiento de la CAD.

Calcio y fósforo

Si bien el calcio corporal total suele mantenerse constante durante la CAD, al igual que en otras acidosis se producen modificaciones en su transporte y balance interno. La acidemia disminuye la cantidad de cargas negativas expuestas por la albúmina, que operan como sitios de unión y transporte para este ion. Esto produce un aumento transitorio de la calcemia iónica, en una relación de 0,04 mmol/L por cada 0,1 unidades de pH por debajo de 7,40.

A diferencia de lo que sucede con el calcio, la CAD se acompaña de un balance negativo de fósforo, debido a la disminución de su ingesta y al aumento de la excreción urinaria por diuresis osmótica. A pesar del bajo fósforo corporal, fundamentalmente a expensas de su fracción intracelular, la concentración plasmática suele ser normal al diagnóstico, pues la ausencia de insulina y la acidosis lo desplazan hacia el LEC.

El tratamiento con insulina puede precipitar descensos bruscos tanto del calcio como del fósforo, a través diferentes mecanismos. Al corregirse la acidosis, la albúmina expone nuevamente las cargas negativas que sirven de unión y transporte para el calcio, por lo que disminuye la fracción iónica o libre de este ion. Al mismo tiempo, la insulina y la corrección de la acidosis inducen la entrada del fósforo a las células, lo cual disminuye su concentración plasmática.

Manifestaciones clínicas

Los signos y los síntomas de la CAD son producto de la acidosis, la hiperglucemia, la deshidratación y los trastornos electrolíticos acompañantes. La magnitud de estas alteraciones depende de la duración y la gravedad de la descompensación metabólica, así como de la medida en que se sostuvo la ingesta de agua y electrolitos.

Los síntomas clásicos de la hiperglucemia suelen ser difíciles de valorar en niños pequeños (< 2-5 años). Estos incluyen poliuria, polidipsia, pérdida de peso, fatiga muscular, nocturia y enuresis.

Por lo general, la CAD suele presentarse con anorexia, dolor abdominal, náuseas y vómitos que pueden confundirse con un cuadro abdominal primario. Dependiendo de la gravedad de la acidosis, suele acompañarse de taquipnea o hiperpnea, aliento cetónico y respiración acidótica de Kussmaul (en niños mayores y adolescentes). La taquipnea aislada, en ausencia de un trastorno respiratorio primario que la justifique, puede ser la única manifestación clínica de acidosis metabólica en niños pequeños.

Los signos de deshidratación son más solapados que en otros escenarios clínicos, debido al estado hiperosmolar que caracteriza a la CAD, y rara vez se produce inestabilidad hemodinámica. Suele haber taquicardia, mucosas secas o semihúmedas, signo del pliegue y somnolencia. La estimación clínica del grado de deshidratación suele ser imprecisa, y la rehidratación se estandariza en base a la reposición del 5%-10% del peso corporal, que depende de la gravedad de la CAD (*v.* más adelante). El aumento de la urea y la creatinina plasmáticas, junto con el de la hemoglobina y el hematocrito, suelen ser marcadores útiles del grado de contracción de volumen.

A pesar de la hipovolemia, la hipertensión arterial se encuentra presente en el 10% de los niños al momento del diagnóstico, y hasta un 15% pueden desarrollarla durante el tratamiento. Este hallazgo se asocia con mayor gravedad de la acidosis y con el desarrollo de alteraciones neurológicas.

Los síntomas neurológicos se relacionan con la gravedad de la acidosis y se presentan con somnolencia, confusión, obnubilación, depresión progresiva del sensorio y pérdida del conocimiento.

Diagnóstico

El diagnóstico de CAD se fundamenta en los antecedentes, las manifestaciones clínicas y la presencia de todos los criterios bioquímicos que la definen:

- Glucemia > 200 mg/dL.
- pH venoso < 7,30 o bicarbonato sérico < 15 mEq/L.
- Cetonemia (β-hidroxibutirato en sangre $\geq$ 3 mmol/L) o cetonuria moderada o grave ($\geq$ 2+).

Por lo general, la glucemia suele encontrarse entre 200-1000 mg/dL. La determinación del β-hidroxibutirato en sangre es la medida más precisa para valorar la producción de cuerpos cetónicos, sin embargo, no es un método universalmente disponible. La evaluación de la cetonuria mediante tiras reactivas es válida como alternativa diagnóstica, si bien es inexacta para determinar la magnitud de la cetogénesis.

Durante la CAD, el β-hidroxibutirato da cuenta del 75% de los cuerpos cetónicos circulantes. Las tiras reactivas de orina reaccionan al acetoacetato y a la acetona, sin detectar la excreción urinaria de este compuesto. Durante la recuperación de la CAD, el β-hidroxibutirato es metabolizado a acetoacetato y luego descarboxilado a acetona. Ambos se excretan en la orina durante varias horas después de que la concentración sérica de β-hidroxibutirato haya vuelto a la normalidad.

Por lo tanto, la determinación de cuerpos cetónicos en orina por tiras reactivas es válida para el diagnóstico de CAD, pero no debería ser utilizada para el seguimiento ni para evaluar la respuesta al tratamiento.

Secuencia de evaluación inicial

Frente a un paciente del que por sus antecedentes y presentación clínica se sospeche un episodio de CAD, el soporte vital debe establecerse de acuerdo con las normas PALS (*Pediatric Advanced Life Support*), y la evaluación inicial debe incluir los siguientes pasos, muchos de los cuales pueden realizarse en forma simultánea:

- Determinar rápidamente el valor de glucemia, cetonemia o cetonuria mediante tiras reactivas.
- Examinar al paciente, controlar los signos vitales, determinar el estado hemodinámico y evaluar el nivel de conciencia (escala de Glasgow, Tabla 20.2).
- Colocar dos accesos vasculares periféricos.
- Obtener muestra de sangre para realizar determinaciones de laboratorio (glucemia, estado ácido-base, ionograma, urea, creatinina, osmolalidad plasmática, hemograma, albúmina, calcio, fósforo y magnesio).
- Pesar y calcular la superficie corporal.
- Colocar un monitor multiparamétrico para registrar el trazado electrocardiográfico y detectar alteraciones vinculadas con hipopotasemia (prolongación del intervalo PR, ondas T planas o invertidas, ondas U, depresión del segmento ST,

Tabla 20.2 Escala de Glasgow para evaluar el nivel de conciencia

Respuesta ocular	Respuesta verbal	Repuesta verbal en niños no verbales	Respuesta motora
1. Ausente	1. Ausente	1. Ausente	1. Ausente
2. Al dolor	2. Sonidos incomprensibles	2. Llanto inconsolable, agitado	2. Extensión al dolor (descerebración)
3. A la voz	3. Palabras incoherentes	3. Consolable, por momentos irritable	3. Flexión al dolor (decorticación)
4. Espontánea	4. Conversación confusa	4. Llanto consolable	4. Retira al dolor
	5. Conversación normal	5. Sonríe y sigue con la mirada, interactúa	5. Localiza el dolor
			6. Obedece órdenes

prolongación aparente del QTc) o hiperpotasemia (ondas T simétricas y picudas, acortamiento del QTc). Monitorizar la frecuencia cardíaca y la presión arterial.

- De no disponer de un monitor multiparamétrico o si se demora la determinación del potasio plasmático, realizar un electrocardiograma de 12 derivaciones.
- Buscar posibles focos de infección, obtener cultivos en caso de encontrarlo y comenzar el tratamiento.
- Si el paciente utiliza un infusor continuo de insulina, suspender la infusión, desconectar el infusor, retirar el catéter y observar el sitio de inserción, la tubuladura y el reservorio.

Tratamiento

Consideraciones iniciales de manejo

Se recomienda que el tratamiento de los pacientes con CAD se establezca en centros con experiencia, que posean un laboratorio con la complejidad suficiente para realizar determinaciones rápidas y confiables, así como personal médico y de enfermería entrenado en el manejo de esta entidad. Asimismo, deben disponer de guías de práctica propias o acceso a guías internacionales de diagnóstico y tratamiento.

Los pacientes con CAD grave menores de 5 años, así como aquellos con compromiso hemodinámico, depresión respiratoria, edema cerebral, depresión del sensorio, lesión renal aguda e hiperpotasemia, riesgo aumentado de edema cerebral (menores de 5 años, letargia, cefalea, acidosis grave, hipocapnia, aumento marcado de la urea plasmática, etc.), CAD grave que no mejora tras 4 horas de tratamiento y todos los menores de 2 años, deben ser controlados y tratados en unidades de cuidados intensivos pediátricos.

Los pacientes con diagnóstico previo de diabetes que presenten CAD leve sin vómitos, se encuentren normohidratados o con deshidratación leve, y cuyos padres o cuidadores estén familiarizados con el manejo de la enfermedad, pueden ser controlados y tratados en su hogar de residencia, bajo la supervisión estricta de un equipo médico con experiencia en diabetes.

Principios generales del tratamiento

Para prevenir las complicaciones de la CAD y de su tratamiento (edema cerebral, hipopotasemia, acidosis metabólica hiperclorémica, hipoglucemia y rehidratación inadecuada), es fundamental que la corrección de la descompensación metabólica sea gradual.

La fluidoterapia y la administración de insulina son los pilares fundamentales del tratamiento. La administración de fluidos endovenosos restituye el volumen efectivo circulante, repone el déficit intracelular y extracelular de agua y electrolitos, y mejora la perfusión renal, por lo que aumenta la tasa de filtrado glomerular y el aclaramiento de glucosa y cuerpos cetónicos. La cantidad y la composición de estos fluidos se deben ajustar en base a la evolución clínica y bioquímica del paciente. La insulinoterapia, por su parte, es necesaria para frenar la contrarregulación, corregir la acidosis y normalizar la glucemia. Los objetivos del tratamiento con fluidos e insulina son los siguientes:

- Corregir la deshidratación.
- Corregir la acidosis e inhibir la cetogénesis.
- Normalizar la glucemia.
- Normalizar gradualmente la osmolalidad del plasma.
- Monitorear las complicaciones de la CAD y de su tratamiento.
- Identificar y tratar los factores desencadenantes.

Con el tratamiento adecuado, la mayoría de los pacientes con CAD moderada o grave resuelven el episodio en 11 ± 6 horas.

Fluidos y electrolitos

Volumen y composición de las soluciones parenterales

Los pacientes con CAD tienen un déficit de volumen intracelular y extracelular que generalmente oscila entre el 5% y el 10% del peso corporal. Como fue mencionado, la estimación clínica de este déficit suele ser subjetiva e inexacta; por lo tanto, en la CAD moderada se asume un déficit del 5%-7% del peso corporal, mientras que en la CAD grave es del 7%-10%. Este déficit debe ser administrado en 24-48 h, junto con las necesidades de mantenimiento.

Por lo general, no se recomienda administrar más del doble de las necesidades de mantenimiento diarias, es decir, no superar los 3000 mL/m^2/día para evitar el desarrollo de edema cerebral. Sin embargo, la fisiopatología de este trastorno no se encuentra completamente dilucidada, y la controversia sigue vigente en cuanto a su asociación con el volumen y la tonicidad de los fluidos utilizados en el tratamiento de la CAD.

Reposición inicial de volumen

Para mejorar la perfusión periférica, inicialmente se administran 10 mL/kg de solución salina al 0,9% en 30-60 minutos (Algoritmo 20.2). Esta reposición mejora la perfusión renal y la tasa de filtrado glomerular, lo cual favorece el aclaramiento de glucosa y cuerpos cetónicos. De acuerdo con la magnitud de la contracción del LEC, se puede repetir este aporte. La administración de potasio durante esta reposición depende de su valor plasmático (*v.* más adelante).

Si excepcionalmente el paciente se encuentra en *shock*, se administran 20 mL/kg de solución salina al 0,9% en el menor lapso de tiempo posible, con control clínico y hemodinámico estricto. Una vez resuelto, continúa el tratamiento de la CAD.

Reposición del déficit

Luego de la reposición inicial de volumen, comienza la reposición del déficit junto con las necesidades de mantenimiento, al mismo tiempo que se instala la terapéutica con insulina (*v.* más adelante) (*v.* Algoritmo 20.2). De acuerdo con evidencia reciente, la administración de soluciones isotónicas (solución salina al 0,9%) o hipotónicas (solución salina al 0,45%) resultó similar en cuanto al riesgo de desarrollar edema cerebral, y ninguna demostró ser superior a la otra para el tratamiento de la CAD. Asimismo, pueden utilizarse soluciones balanceadas como el Ringer lactato o el Plasma-lyte. La decisión sobre del uso de soluciones isotónicas o hipotónicas depende del criterio clínico individual y de la experiencia institucional, basada en el estado de hidratación, el sodio plasmático y la osmolalidad. Si el paciente posee un sodio corregido ≤ 130 mEq/L (*v.* Figura 20.2 b) o si el sodio medido no aumenta entre 1 y 2 mEq/L por cada 100 mg/dL que desciende la glucemia (por acción de la insulina), se recomienda administrar solución salina al 0,9% (154 mEq/L de sodio), que resulta isotónica con la fase acuosa del plasma, u otro fluido isotónico que contenga 131-154 mEq/L de sodio.

El control del estado de hidratación y el cálculo de la osmolaridad plasmática efectiva (*v.* Figura 20.1) son indicadores valiosos para evaluar la eficacia de la fluidoterapia. El objetivo es la normalización gradual de la osmolaridad plasmática efectiva, a medida que se registra un acompasado aumento del sodio medido mientras que la glucemia desciende. Las pérdidas por diuresis no deben reponerse como pérdidas concurrentes.

Salvo en caso de lesión renal aguda, o si existe hiperpotasemia y aún no se constató diuresis (*v.* más adelante), siempre se

Algoritmo 20.2 Esquema simplificado del tratamiento de la CAD

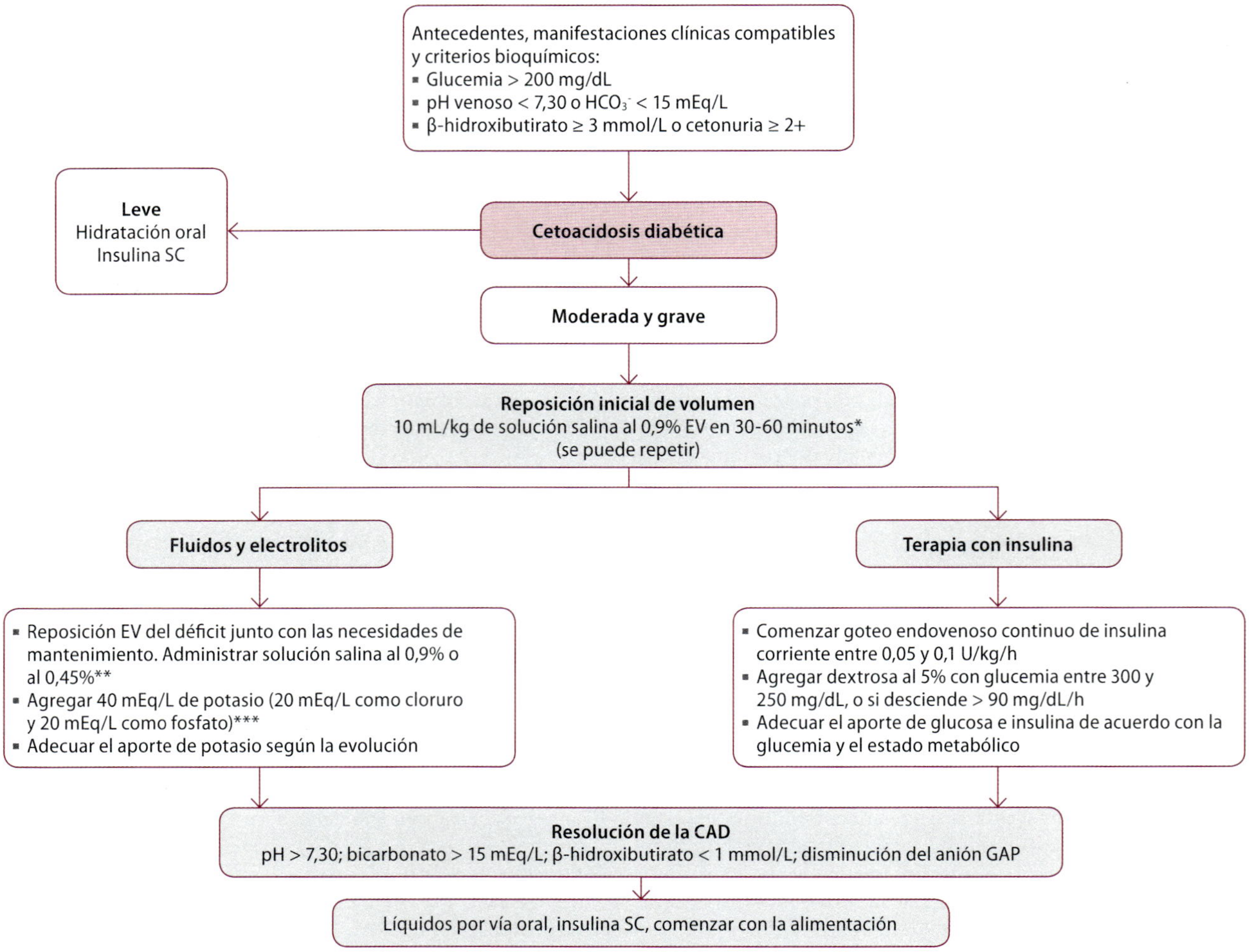

* Si al diagnóstico el potasio se encuentra entre 2,6-3,4 mEq/L (hipopotasemia moderada y leve) se sugiere agregar 20 mEq/L de potasio a la reposición inicial de volumen.
** La decisión sobre del uso de solución salina al 0,9% o al 0,45% depende del criterio clínico individual y de la experiencia institucional. Debe tener en consideración el estado de hidratación, el sodio plasmático y la osmolalidad. Si el paciente posee un sodio corregido ≤ 130 mEq/L o si el sodio medido no aumenta 1-2 mEq/L por cada 100 mg/dL que desciende la glucemia, se recomienda administrar solución salina al 0,9% u otro fluido isotónico que contenga 131-154 mEq/L de sodio.
*** El cloruro de potasio 3 molar posee 3 mEq de potasio por mililitro. El fosfato de potasio 3 molar posee 4,4 mEq de potasio por mililitro (es 3 molar con respecto al fósforo).
EV: endovenosa. SC: subcutánea.

debe agregar potasio en las soluciones de hidratación parenteral (*v.* Algoritmo 20.2). Se recomienda hacerlo a razón de 40 mEq/L como cloruro, fosfato o acetato de potasio. El agregado de glucosa depende de la glucemia y del estado metabólico del paciente (*v.* más adelante).

Potasio

Como fue mencionado, la CAD siempre se acompaña de disminución del potasio corporal total, aun cuando el potasio plasmático se encuentre normal o aumentado. Si la determinación inicial del potasio plasmático se retrasa, se sugiere realizar un electrocardiograma de 12 derivaciones para evaluar la presencia de signos de hipopotasemia o hiperpotasemia.

- Si el potasio plasmático es < 2,5 mEq/L (hipopotasemia grave) se debe realizar un aporte endovenoso rápido de potasio (1 mEq/kg en 2-3 horas), controlar una hora después y diferir la administración de insulina hasta alcanzar un valor > 2,5 mEq/L.
- Si el potasio plasmático se encuentra entre 2,6 y 3,4 mEq/L (hipopotasemia moderada y leve) se sugiere agregar 20 mEq/L de potasio a la reposición inicial de volumen, y luego continuar con 40 mEq/L durante la reposición del déficit.
- Si el potasio se encuentra entre 3,5 y 6 mEq/L, comenzar con la administración de 40 mEq/L de potasio durante la reposición del déficit.

- Si durante la insulinoterapia se produce hipopotasemia leve o moderada, se puede aumentar la concentración de potasio hasta 60 mEq/L, sin superar el flujo máximo recomendado (0,5 mEq/kg/h). Si la hipopotasemia persiste, se sugiere disminuir el ritmo de infusión de insulina.
- Si el potasio es > 6 mEq/L (hiperpotasemia) se recomienda diferir la administración de potasio hasta documentar diuresis o instalar el tratamiento pertinente de la hiperpotasemia, de acuerdo con su valor, hallazgos electrocardiográficos y la presencia de síntomas.

Para evitar la sobreoferta de cloro y el desarrollo de acidosis metabólica hiperclorémica, se recomienda administrar el potasio no solo como cloruro, sino también como fosfato o acetato. Por ejemplo, pueden administrarse 20 mEq/L como cloruro de potasio y 20 mEq/L como fosfato de potasio.

Fósforo

El balance negativo de fósforo es responsable de la reducción corporal de este compuesto durante la CAD. Si bien la concentración plasmática suele ser normal al diagnóstico (déficit de insulina y acidosis), el tratamiento con insulina puede precipitar un descenso al favorecer su ingreso al espacio intracelular. El riesgo de hipofosfatemia aumenta si el aporte exclusivo de fluidos endovenosos se extiende por más de 24 horas, sin la administración de alimentos. La hipofosfatemia grave (< 1 mg/dL) es poco frecuente, y debe sospecharse si existen síntomas de encefalopatía (irritabilidad, parestesias, confusión, convulsiones y coma), alteración diafragmática o de la contractilidad miocárdica, debilidad muscular, miopatía, hemólisis o rabdomiólisis.

Si existe hipofosfatemia grave o sintomática, o bien si la concentración plasmática de fósforo disminuye a menos del 50% del valor inicial, deben administrarse 0,08-0,16 mmol/kg (2,5-5 mg/kg) de fosfato de sodio o de potasio en 2-6 horas (dosis máxima 2 g).

La administración de fósforo puede producir hipocalcemia, por lo que se recomienda el monitoreo conjunto de este ion.

Bicarbonato

La acidosis metabólica se corrige con la administración de fluidos e insulina. Esta hormona inhibe la producción de cuerpos cetónicos y favorece su metabolización, que genera bicarbonato. Asimismo, la corrección de la hipovolemia mejora la perfusión tisular y renal, que favorece el aclaramiento de los ácidos orgánicos.

Numerosos ensayos clínicos demostraron la ausencia de beneficio con el tratamiento con bicarbonato. Su administración puede producir acidosis paradojal del sistema nervioso central, y la corrección rápida de la acidosis produce hipopotasemia. A su vez, aumenta la osmolalidad del plasma, disminuye la entrega de oxígeno a los tejidos y aumenta el riesgo de desarrollar edema cerebral.

La administración de bicarbonato podría considerarse en casos de acidosis metabólica grave (pH < 6,9) con compromiso de la contractilidad miocárdica, o bien si existe hiperpotasemia grave asociada con arritmias o síntomas peligrosos para la vida:

- En caso de ser necesario, se deben administrar cuidadosamente 1-2 mEq/kg de bicarbonato en 60 minutos.

Insulina

Como fue comentado, la CAD se produce por una disminución de la concentración efectiva de insulina circulante, asociada con un aumento concomitante de las hormonas contrarreguladoras. Si bien la rehidratación por sí misma es capaz de reducir significativamente la glucemia, la terapia con insulina resulta esencial para restaurar el metabolismo celular, inhibir la lipólisis y la cetogénesis, y normalizar la concentración de glucosa.

Se recomienda iniciar el tratamiento con insulina una hora después de haber comenzado con la reposición de líquidos (luego de la reposición inicial de volumen) (*v.* Algoritmo 20.2), dado que la administración precoz aumenta el riesgo de edema cerebral.

Dosis y vía de administración

Actualmente, se recomienda la infusión endovenosa continua de insulina corriente o regular, a través de un acceso vascular periférico exclusivo para tal fin. No es necesaria la administración de un bolo inicial, dado que aumenta el riesgo de edema cerebral, puede precipitar un cuadro de *shock* por disminución brusca de la presión osmótica del plasma, y produce hipopotasemia.

La dosis de inicio es de 0,05-0,1 U/kg/h. Idealmente, esta dosis debe mantenerse hasta la resolución de la CAD (pH > 7,30; bicarbonato > 15 mEq/L; β-hidroxibutirato < 1 mmol/L; disminución del anión GAP) que, invariablemente, lleva más tiempo que la normalización de la glucemia.

Habitualmente, el descenso de la glucemia es de 40-90 mg/dL/h. Como la normalización de la glucemia suele producirse antes que la inhibición de la lipólisis y la cetogénesis (resolución de la acidosis), y dado que los niños pequeños son exquisitamente sensibles al efecto hipoglucemiante de la insulina, se recomienda agregar 5 g de glucosa cada 100 mL (dextrosado al 5%) a las soluciones parenterales cuando la glucemia se encuentre entre 300 y 250 mg/dL, o antes si la glucemia disminuye a un ritmo superior a 90 mg/dL/h. Asimismo, se sugiere agregar esa concentración de glucosa a la solución parenteral inicial si la glucemia desciende a un ritmo superior a 90 mg/dL/h tras la reposición inicial de volumen.

Entre tanto se corrija la acidosis, la glucemia debe mantenerse entre 100 y 180 mg/dL, lo cual puede requerir el aumento del aporte de glucosa (dextrosados al 10% o al 12,5%). Si la acidosis persiste y la glucemia no puede mantenerse en ese rango, aun con el aporte de un dextrosado al 12,5%, se sugiere disminuir a la mitad el goteo endovenoso de insulina.

El control cada 2 horas del pH, bicarbonato, anión GAP y β-hidroxibutirato (en caso de estar disponible) permite el monitoreo bioquímico de la respuesta al tratamiento con insulina. Si la respuesta es adecuada, el β-hidroxibutirato debe disminuir a un ritmo cercano a 0,5 mmol/L/h, y se debe constatar una mejoría progresiva del pH, el bicarbonato y el anión GAP. Si esto no sucede, se debe revalorar al paciente en busca de un foco infeccioso oculto, o bien evaluar la posibilidad de errores en la preparación o en la administración de la infusión endovenosa continua de insulina. Asimismo, la gran cantidad de cloro administrada durante la rehidratación puede generar acidosis metabólica hiperclorémica, que demora la corrección del bicarbonato y del pH. Sin embargo, tanto el β-hidroxibutirato como el anión GAP mejoran con la administración de insulina.

En situaciones en las que no pueda implementarse la infusión endovenosa continua de insulina, o bien en la CAD leve no complicada, la administración subcutánea (SC) horaria o cada 2 horas de análogos de acción rápida de la insulina (lispro insulina o insulina aspártica) es segura, y puede tener una eficacia similar al goteo endovenoso continuo. Sin embargo, no debe ser utilizada en pacientes con compromiso circulatorio periférico. Asimismo, la administración SC de insulina corriente o regular cada 4 horas también resulta segura y eficaz como alternativa al goteo endovenoso, en niños con pH ≥ 7.

Armado del goteo endovenoso

Si bien existen numerosas formas de armar el goteo endovenoso de insulina, uno de los aspectos más relevantes de su confección radica en la revisión meticulosa de cada uno de los pasos, con el fin de evitar errores en la preparación que conduzcan al fracaso terapéutico o al desarrollo de efectos no deseados.

- Siempre verificar que la insulina corriente o regular sea nueva y no se encuentre vencida.
- Utilizar frasco y tubuladura de plástico.
- Tomar 50 U de insulina corriente y diluirlas de 250 mL de solución salina al 0,9%.
- Esta preparación posee 0,1 U de insulina corriente en 0,5 mL.
- La administración de 0,5 mL/kg/h de esta preparación equivale a una dosis de 0,1 U/kg/h.
- Purgar la tubuladura.
- Dejar reposar la preparación por 30 minutos.
- La estabilidad de esta preparación es de 12 a 24 horas.

Ejemplos para un paciente de 10 kg

- Dosis de inicio: 0,05 U/kg/h = 0,25 mL/kg/h = 2,5 mL/h a través de la bomba de infusión.
- Dosis de inicio: 0,1 U/kg/h = 0,5 mL/kg/h = 5 mL/h a través de la bomba de infusión.

Introducción de líquidos por vía oral y transición a insulina subcutánea

La incorporación de líquidos por vía oral puede comenzar cuando el estado clínico del paciente lo permita, aunque persista cierto grado de cetonemia con acidosis leve o moderada.

Como fue mencionado, la corrección de la acidosis no debe ser evaluada mediante la excreción urinaria de cuerpos cetónicos, pues persiste por varias horas una vez que finalizó la cetogénesis. Idealmente, el seguimiento debe establecerse a través de la determinación del β-hidroxibutirato, el pH, el bicarbonato y el anión GAP. La resolución de la CAD se define cuando se cumplen los siguientes valores:

- pH > 7,30.
- Bicarbonato > 15 mEq/L.
- β-hidroxibutirato < 1 mmol/L.
- Disminución del anión GAP.

Una vez resuelta la CAD, y si los líquidos por vía oral son bien tolerados, se debe aplicar una dosis SC de insulina basal de 0,5 U/kg (NPH o glargina), junto con 0,1 U/kg de insulina corriente SC, o de análogos de acción rápida (lispro insulina o insulina aspártica). El momento ideal para realizar esta aplicación es antes de que el paciente comience con la alimentación. Se recomienda determinar la glucemia capilar antes de la administración.

Para evitar la hiperglucemia de rebote, la aplicación SC de insulina corriente debe realizarse 1-2 horas antes de suspender el goteo endovenoso, o bien 15-30 minutos antes en caso de utilizar los análogos de acción rápida, con el fin de darles tiempo para completar la absorción.

A partir de esta instancia, los controles de glucemia y la aplicación de insulina corriente o de análogos rápidos son preprandiales, o bien cada 4 horas si el paciente se encuentra ayunado y recibe un flujo de glucosa. Las dosis recomendadas de insulina SC para la corrección de la glucemia son las siguientes:

- Glucemia 150-200 mg/dL: 0,05 U/kg/dosis de insulina SC.
- Glucemia 200-300 mg/dL: 0,1 U/kg/dosis de insulina SC.
- Glucemia > 300 mg/dL: 0,15 U/kg/dosis de insulina SC.

En pacientes menores de 5 años se corrige con glucemia > 200 mg/dL y si el valor se encuentra entre 150 y 200 mg/dL se controla nuevamente a las 2 horas.

Controles clínicos y bioquímicos durante el tratamiento

Para que el tratamiento de la CAD sea exitoso, el monitoreo clínico y bioquímico del paciente resulta fundamental, ya que permite adecuar las conductas terapéuticas de acuerdo con la evolución. Asimismo, evita o predice el desarrollo de complicaciones.

Se recomienda establecer un registro escrito y comparativo de las variables clínicas, de la medicación oral y endovenosa administrada, del aporte de fluidos y de las determinaciones de laboratorio.

Control horario (o con más frecuencia, de acuerdo con la evolución):

- Signos vitales (frecuencia cardíaca, frecuencia respiratoria, presión arterial y temperatura).
- Evaluación del estado neurológico (*v.* Tabla 20.2), con especial atención en la aparición precoz de signos y síntomas de edema cerebral (Tabla 20.3).
- Glucemia capilar.
- Fluidos administrados.
- Dosis de insulina administrada.

Al diagnóstico y cada 2 horas (o con más frecuencia, de acuerdo con la evolución):

- β-hidroxibutirato capilar (de estar disponible).
- Estado ácido-base.
- Ionograma.
- Cálculo del anión GAP (*v.* Figura 20.2 a).
- Cálculo del sodio corregido (*v.* Figura 20.2 b).
- Cálculo de la osmolaridad plasmática efectiva (*v.* Figura 20.1).

Al diagnóstico y cada 4 horas (o con más frecuencia, de acuerdo con la evolución):

- Urea y creatinina plasmáticas.
- Calcio, fósforo y magnesio.
- Hemograma.
- Balance de ingresos y egresos de líquidos.

Edema cerebral

El edema cerebral, también referido como lesión cerebral, es una alteración poco común pero muy grave de la CAD, que representa la principal causa de morbimortalidad. Sucede más frecuentemente en niños que en adultos, con una incidencia global del 0,5%-0,9%. La mortalidad de cada episodio oscila entre el 21% y el 24%, y es responsable del 60%-90% de todas las muertes

Tabla 20.3 Criterios para el diagnóstico de edema o lesión cerebral

Criterios diagnósticos	Criterios mayores	Criterios menores
• Respuesta motora o verbal anormal al dolor • Postura en decorticación o descerebración • Parálisis de pares craneales (particularmente III, IV y VI) • Patrón respiratorio neurogénico anormal	• Alteración del estado mental, confusión, fluctuación del nivel de conciencia • Desaceleración sostenida de la frecuencia cardíaca • Incontinencia de esfínteres inapropiada para la edad	• Vómitos que persisten luego de la primera hora • Cefalea • Tendencia al sueño o letargia • Presión diastólica > 90 mmHg • Edad < 5 años

por CAD. Asimismo, la tasa de secuelas neurológicas permanentes fluctúa entre el 10% y el 25%.

Las alteraciones del estado neurológico (escala de Glasgow < 14; *v.* Tabla 20.2), que se producen en el 4%-15% de los pacientes con CAD, suelen asociarse con algún grado de edema cerebral en las imágenes del sistema nervioso central (SNC). A su vez, el estrechamiento de los ventrículos cerebrales y diversas alteraciones en la distribución del agua cerebral suelen encontrarse en la resonancia magnética de la mayoría de los pacientes con CAD, aun en ausencia de síntomas neurológicos. Sobre esta base, varias líneas de investigación sugieren que cierto grado de lesión cerebral leve o sutil se produce comúnmente durante la CAD, y que la lesión cerebral clínicamente evidente puede representar la manifestación más grave de un fenómeno común. Esto es respaldado por diversos estudios que demuestran el impacto cognitivo en pacientes con DMT1 que han tenido uno o más episodios de CAD, en comparación con niños diabéticos sin antecedentes de CAD.

Fisiopatología

La fisiopatología de la lesión cerebral no se encuentra completamente dilucidada. Clásicamente, se la explicaba como resultado de la administración rápida de grandes volúmenes de fluidos endovenosos, que generaban cambios abruptos en la osmolalidad del plasma. Sin embargo, investigaciones recientes demostraron una escasa asociación entre la osmolalidad inicial, los cambios osmóticos y el desarrollo de edema. Esto condujo a la generación de hipótesis alternativas, que consideran a diversos factores intrínsecos de la CAD como responsables de la lesión cerebral, los cuales pueden ser agravados en el curso del tratamiento.

Las fluctuaciones del flujo cerebral (hipoperfusión/reperfusión) y la inflamación del SNC juegan un rol principal. La deshidratación y la hipocapnia que se producen durante la CAD disminuyen marcadamente el flujo sanguíneo cerebral, lo cual se asocia con el desarrollo de lesión cerebral. Durante el tratamiento, el flujo sanguíneo cerebral aumenta, aun por encima del requerido para satisfacer las demandas metabólicas. Esto produce hiperemia y edema vasogénico, sumado a una alteración de la autorregulación del flujo cerebral, que pueden persistir hasta varias horas luego de la resolución de la CAD. Los cambios de la perfusión cerebral son amplificados por la actividad inflamatoria sistémica que acompaña a la CAD. Las citoquinas y otros mediadores pueden actuar sinérgicamente con los mecanismos de hipoperfusión/reperfusión, sensibilizar el parénquima cerebral a los efectos deletéreos de estos y alterar la integridad y la función de la barrera hematoencefálica.

Factores de riesgo

Los siguientes son actores demográficos que aumentan el riesgo de lesión cerebral:

- Menor edad.
- Diabetes de reciente diagnóstico.
- Mayor duración de los síntomas previos al diagnóstico.

Asimismo, existen factores de riesgo intrínsecos del paciente al momento del diagnóstico, así como otros relacionados con el tratamiento:

- Hipocapnia.
- Aumento marcado de la urea plasmática.
- Acidosis grave.
- Administración de bicarbonato para el tratamiento de la acidosis.
- Administración de insulina en la primera hora del tratamiento.
- Disminución marcada y precoz de la osmolalidad plasmática.
- Falta de aumento o disminución del sodio medido durante el tratamiento.
- Grandes volúmenes de líquidos administrados en las primeras cuatro horas de tratamiento.

Manifestaciones clínicas

Por lo general, la lesión cerebral clínicamente evidente se desarrolla durante las primeras 12 horas del tratamiento, pero puede estar presente desde antes del inicio. Menos frecuentemente, puede desarrollarse luego de 24-48 h. Los signos y síntomas de lesión cerebral incluyen los que se mencionan a continuación:

- Cefalea de reciente comienzo o que empeora progresivamente.
- Cambios en el estado neurológico (irritabilidad, confusión, incapacidad para despertar, incontinencia de esfínteres, etc.).
- Signos neurológicos específicos (parálisis de pares craneales, edema de papila, etc.).
- Tríada de Cushing (hipertensión arterial, bradicardia y depresión respiratoria). Representa un signo tardío pero relevante de aumento de la presión intracraneal.
- Hipoxemia.

En el contexto de la CAD, el desarrollo de diabetes insípida puede ser un indicador de edema cerebral. Se manifiesta con aumento de la diuresis, asociada con una elevación marcada del sodio medido, y se produce por herniación cerebral que interrumpe el flujo sanguíneo hacia la hipófisis.

Diagnóstico

El diagnóstico de edema cerebral parte de la evaluación clínica y neurológica. La presencia de un criterio diagnóstico, dos criterios mayores, o bien de un criterio mayor y dos criterios menores (*v.* Tabla 20.3) tiene una sensibilidad diagnóstica del 92% y una especificidad del 96% (tasa de falsos positivos: 4%). Las imágenes del SNC no son necesarias para el diagnóstico.

Tratamiento

El tratamiento de la lesión cerebral comienza rápidamente con la sospecha clínica. Se debe ajustar la administración de fluidos para asegurar el mantenimiento de la presión arterial, y evitar el exceso de líquidos que puedan empeorar el edema cerebral. Asimismo, se debe evitar el desarrollo de hipotensión que comprometa la perfusión del SNC.

- Administrar manitol 0,5-1 g/kg endovenoso en 10-15 minutos (dosis máxima 12,5 g). El efecto terapéutico comienza a los 15 minutos y dura 120 minutos. En caso de ser necesario, se puede repetir la dosis después de 30 minutos, o bien administrar solución salina hipertónica (3%) 2,5-5 mL/kg en 10-15 minutos.
- Elevar la cabeza a 30°.
- Proveer sostén respiratorio y hemodinámico adecuados.

El tratamiento de la lesión cerebral se debe realizar en las unidades de cuidados intensivos pediátricos. Luego de instaurado el tratamiento, se puede considerar la realización de imágenes del SNC en caso de que clínicamente se sospeche de la presencia de lesiones que requieran corrección neuroquirúrgica de urgencia (hemorragia intracraneal, hernia cerebral) o anticoagulación (trombosis cerebrovascular).

Acceda al eBook para consultar la lista de bibliografía. Consulte las indicaciones en a retiración de tapa.

21
Obesidad

Adriana Roussos

La obesidad es una enfermedad crónica, producto de la compleja interacción entre factores genéticos, epigenéticos y ambientales, que conducen a una acumulación excesiva de grasa. Este exceso de adiposidad, su localización ectópica y el tejido adiposo disfuncional, son responsables de las comorbilidades asociadas con la enfermedad.

La obesidad es un problema de salud pública en casi todas las regiones del mundo, así como su incremento en la edad pediátrica. El inicio temprano se asocia con una mayor probabilidad de muerte y discapacidad prematura en la edad adulta. Asimismo, los niños con sobrepeso u obesidad tienen mayores probabilidades de persistir con obesidad en la adultez y de padecer a edades más tempranas enfermedades no transmisibles, como la diabetes, enfermedades cardiovasculares, trastornos del aparato locomotor (en particular la artrosis) y ciertos tipos de cáncer (de endometrio, mama y colon). El riesgo de la mayoría de las enfermedades no transmisibles resultantes de la obesidad depende, en cierta medida, de la edad de inicio y de su duración.

En Argentina, el problema es también preocupante, con un crecimiento sostenido a lo largo de los años. La última Encuesta Nacional de Nutrición y Salud (ENNyS 2, año 2019) mostró que el 41,1% de los niños y adolescentes entre 5 y 19 años presentan exceso de peso. En los menores de 5 años, la prevalencia encontrada fue del 13,6%.

Es claro que la prevención es el camino para evitar la obesidad. Sin embargo, en el contexto actual, buena parte de los niños y adolescentes seguidos en salud por el pediatra, o asistidos en situación de enfermedad, se encuentran obesos.

Definición de obesidad

La Organización Mundial de Salud (OMS) define a la obesidad como una acumulación anormal o excesiva de grasa, que puede ser perjudicial para la salud. Debería entonces cuantificarse la grasa corporal para establecer el diagnóstico. Esto puede realizarse indirectamente por distintos métodos, como la hidrodensitometría, la pletismografía por desplazamiento de aire, la dilución isotópica con deuterio o la absorciometría dual por rayos X (DEXA, por sus siglas en inglés), que no se utilizan de rutina, sino en el ámbito de la investigación. La DEXA es considerada el método de referencia (*gold standard*) para la estimación de la grasa corporal. La bioimpedanciometría es un método más accesible y puede realizarse en el consultorio, pero su valor varía según el momento del día y el estado de hidratación, y utiliza ecuaciones para el cálculo de la masa grasa, adecuadas para la edad pediátrica.

En la práctica clínica se utiliza el índice de masa corporal (IMC, peso/talla^2), un indicador antropométrico que muestra buena correlación con la grasa corporal. El IMC se correlaciona también con la presión arterial, el nivel de lípidos en sangre y marcadores de insulinorresistencia, todos factores de riesgo de enfermedad cardiovascular. De esta manera, se establecen puntos de corte que clasifican a los individuos según el riesgo de morbilidad y mortalidad, relacionado con el sobrepeso y la obesidad.

En Argentina, se utilizan como referencia los gráficos elaborados con datos del estudio multicéntrico de la OMS del año 2006, sobre el patrón de crecimiento para niños de hasta 5 años, y los elaborados con datos de la OMS y el *National Center for Health Statistics* (NCHS) del año 2007, sobre el patrón de crecimiento para niños y adolescentes de 5 a 19 años. De acuerdo con esto, se consideran las siguientes definiciones para niños mayores de 5 años (Tabla 21.1):

- Sobrepeso: IMC entre los percentiles (Pc) 85 y 97, o un Z *score* entre +1 y +2 desvíos estándar (DE).
- Obesidad: IMC > Pc 97 o > +2 DE.

En los menores de 5 años, la OMS recomienda las consideraciones siguientes (*v.* Tabla 21.1):

- Riesgo de sobrepeso: IMC > +1 DE.
- Sobrepeso: IMC > +2 DE.
- Obesidad: IMC > +3 DE.

Esta diferencia en los puntos de corte para los preescolares fue adoptada debido a que hay pocos datos sobre la importancia funcional del límite superior de los valores de distribución del IMC en este grupo etario (con el que se desarrollaron los estándares de la OMS), y podría significar un riesgo nutricional exponer a dietas restrictivas a niños en esta etapa del crecimiento. Asimismo, en los preescolares son también indicadores válidos el peso para la longitud (acostado) hasta los 2 años, y el peso para la estatura (de pie) en niños mayores.

Debido al incremento de las formas graves de obesidad, se han creado puntos de corte para categorizar su gravedad:

- Obesidad de clase I: IMC hasta el 120% del valor del Pc 95 (o 97, según la referencia utilizada).
- Obesidad de clase II o grave: IMC entre el 120% y el 140% del valor del Pc 95 (o 97).
- Obesidad de clase III o mórbida: IMC > 140% del valor del Pc 95 (o 97).

Tabla 21.1 Clasificación de la OMS del estado nutricional de niños y adolescentes basada en la antropometría

	0-5 años	5-19 años
Riesgo de sobrepeso	> +1 DE y < +2 DE	
Sobrepeso	> +2 DE y < +3 DE	> +1 DE y < +2 DE
Obesidad	> +3 DE	> +2 DE

DE: desvío estándar.
Equivalencias del Z *score* y los percentiles: +1 DE = Pc 84,1; +2 DE = Pc 97,7; +3 DE = Pc 99,9.

Luego de esta primera clasificación en base al IMC, es necesario realizar el análisis de la trayectoria de crecimiento y la evaluación clínica individual. Un cambio de trayectoria en aumento del IMC, que cruza dos o más curvas de percentiles, anuncia un riesgo de sobrepeso u obesidad, aunque el valor no se encuentre todavía en ese rango.

Cabe recordar que la proporción de tejido adiposo cambia con el crecimiento. En general, se produce un incremento rápido durante el primer año de vida, y luego desciende hasta alrededor de los 6 años, momento a partir del cual aumenta progresivamente hasta la pubertad. Este patrón se asemeja al de los pliegues cutáneos y al del IMC que, como fue mencionado, muestra buena correlación con la grasa corporal. Por el contrario, la masa magra se incrementa progresivamente con la edad. En la práctica clínica, el punto que corresponde con el valor mínimo de IMC antes de que vuelva a aumentar se denomina rebote adipocitario. Se ha observado que un rebote adipocitario temprano se asocia con obesidad posterior, incluso en niños previamente delgados. El rebote temprano se asocia también con una edad ósea avanzada.

Indicadores antropométricos adicionales

La circunferencia de la cintura es un indicador de grasa abdominal, aunque no discrimina entre grasa subcutánea y visceral. El tamaño de la cintura predice la insulinorresistencia y los valores de presión arterial, colesterol y triglicéridos. Se puede medir en cuatro sitios diferentes: el borde superior de la cresta ilíaca, el punto medio entre la cresta ilíaca y la décima costilla, a nivel umbilical o en su diámetro menor (cintura mínima). Las Guías del Ministerio de Salud de Argentina sugieren el uso de la cintura mínima o el borde superior de la cresta ilíaca derecha para evaluar la distribución de la grasa y el riesgo metabólico. Es importante utilizar siempre el mismo sitio de medición para el seguimiento.

El índice cintura/talla (relación entre la medida del perímetro de la cintura y la talla en cm) se correlaciona con las mediciones indirectas de la grasa estimadas con los pliegues cutáneos, por lo que es un buen marcador de obesidad central y, además, su valor es constante. Por lo tanto, no requiere comparaciones con tablas de referencia. A partir de los 6 años, es un indicador de uso fácil y confiable. Se considera obesidad a un valor > 0,51 en varones y > 0,50 en mujeres.

La medición de los pliegues cutáneos por medio de un calibre en zonas estandarizadas (bicipital, tricipital, subescapular y suprailíaco) estima la grasa regional; sin embargo, no brinda información sobre la masa magra. Los valores obtenidos deben correlacionarse con los estándares de la población de referencia. Su validez depende de la exactitud de la técnica de medición, la cual puede presentar gran variabilidad entre tomas, aun cuando son realizadas por un mismo sujeto, y presenta mayor error a mayor grado de obesidad. Se dispone de patrones de la OMS para pliegues tricipitales y subescapulares.

Fisiopatología, causas y factores predisponentes

Regulación de la ingesta alimentaria

El acto de comer, indispensable para la vida, se encuentra regulado por variables fisiológicas, y es influido por factores ambientales y experiencias previas del individuo. La sensación de hambre se relaciona con la necesidad urgente de ingerir alimentos. El apetito, en cambio, corresponde al deseo de comer alimentos concretos, más asociado con experiencias sensoriales y emotivas. Tras la ingesta, la señal de satisfacción o plenitud, conocida como saciación, invita a dejar de comer; la saciedad corresponde al período de tiempo entre ingestas, durante el cual no se percibe sensación de hambre.

El balance energético es regulado por complejos mecanismos homeostáticos en los que intervienen el hipotálamo, el tronco del encéfalo, el aparato digestivo y el tejido adiposo. El sistema nervioso central recibe información sobre la disponibilidad de nutrientes ingeridos y almacenados, y genera respuestas conductuales, autonómicas y endócrinas que regulan la ingesta y el gasto energético. En un estado de equilibrio, los nutrientes ingeridos son metabolizados para mantener el metabolismo basal, la termogénesis, el crecimiento y la actividad física. El exceso de energía es almacenado en forma de grasa, para su utilización posterior en situaciones de déficit.

Otros factores relacionados con el ambiente y el estilo de vida pueden influenciar la ingesta y el gasto energético. El ambiente obesogénico es aquel que favorece la ingesta de alimentos de alta densidad calórica, junto con un bajo nivel de actividad física (*v.* más adelante). El comer impulsado por otros factores (sociales, emocionales, hedónicos, etc.) y no por hambre, sobrecarga de energía a diversos circuitos metabólicos y neurológicos (biológicamente dispuestos para situaciones de escasez de alimentos), que tienden a mantener una reserva de energía en el tejido adiposo que asegure la supervivencia; esto, además, involucra emociones poderosas asociadas con la ingesta de determinados alimentos, por formación de representaciones y expectativas de recompensa a través de procesos de aprendizaje y memoria.

Los componentes periféricos de la regulación de la ingesta son el sistema gustativo, el tracto gastrointestinal, el páncreas, el hígado, el músculo y el tejido adiposo, que se comunican con el sistema nervioso central por conexiones neurales (el sistema nervioso autónomo), hormonas y metabolitos, para informar sobre la ingesta de alimentos y el estado de las reservas de energía. A nivel central, participan principalmente el tronco del encéfalo, el hipotálamo y parte de la corteza y del sistema límbico.

La región caudal del tronco del encéfalo es la primera estación que recibe información de estímulos gustativos y del tubo digestivo por aferentes vagales. Contiene los núcleos de los nervios relacionados con la masticación y la deglución, las neuronas autonómicas motoras responsables de la progresión del alimento por el tubo digestivo y las que regulan la termogénesis en el tejido adiposo pardo. El hipotálamo (principalmente el núcleo arcuato) recibe información de los órganos periféricos a través de hormonas o metabolitos, o por vía neural a través del tronco del encéfalo. En el núcleo arcuato se encuentra un grupo de neuronas que expresan péptidos orexígenos, como la proteína relacionada con agouti (PRAg) y el neuropéptido Y (NPY), y otro grupo que expresa péptidos anorexígenos, como la proopiomelanocortina (POMC) y el transcriptor relacionado con cocaína y anfetamina (CART). De las neuronas POMC derivan péptidos denominados melanocortinas, como la hormona α-melanocito estimulante (α-MSH). El balance entre estos dos grupos neuronales regula la homeostasis energética. Desde el núcleo arcuato, las neuronas POMC/CART y NPY/PRAg proyectan a neuronas de segundo orden ubicadas en varios núcleos hipotalámicos, como el ventromedial, el dorsomedial y el paraventricular, y al hipotálamo lateral. El núcleo paraventricular, p. ej., expresa receptores para melanocortinas (anorexígenas) y para NPY (orexígeno), que aumentan o disminuyen respectivamente la expresión de la hormona liberadora de corticotropina (CRH) y la hormona liberadora de tirotrofina (TRH), ambos péptidos con efecto anorexígeno. A su vez, estas neuronas de segundo orden proyectan a áreas como el tronco del encéfalo caudal, la corteza cerebral y el sistema límbico, y participan en el procesamiento e integración de las señales alimentarias.

Las hormonas endógenas regulan el apetito por señalización directa al núcleo arcuato o indirectamente al complejo dorsal vagal en el tronco del encéfalo, que comunica con el hipotálamo. La secreción de los péptidos orexígenos PRAg y NPY es activada por la grelina (secretada por el estómago, el intestino y el cerebro) e inhibida por la leptina (secretada por el tejido adiposo en una proporción acorde a la cantidad de ácidos grasos presentes en los adipocitos), la insulina (secretada por el páncreas en respuesta a la ingesta), el péptido glucagón-símil (GLP-1, secretado por el estómago, el intestino y el cerebro), la oxintomodulina (secretada por el intestino y el cerebro) y el péptido YY (secretado por el estómago). Por otro lado, la leptina, el GLP-1, la oxintomodulina y la serotonina actúan a nivel de POMC/CART al promover la supresión del apetito mediada por la α-MSH.

El sistema nervioso recibe información acerca de la disponibilidad de nutrientes y energía. La llegada de alimentos al estómago, percibida a través de la distensión de la pared, es transmitida por vía vagal. La secreción de grelina (secretada en el estómago vacío y estimulante central del apetito) se suprime con la ingesta. La llegada de grasas y proteínas al intestino delgado produce la liberación de colecistoquinina (CCK), con efecto supresor del apetito en forma paracrina por vía vagal. Asimismo, con la llegada de los nutrientes al intestino delgado se liberan el péptido YY que suprime el apetito por aferentes vagales, y el GLP-1. Este tiene un efecto importante en la regulación de la glucemia, ya que estimula la secreción de insulina en respuesta a la ingesta e inhibe la secreción de glucagón. Además, retrasa el vaciamiento gástrico. Los nutrientes absorbidos (a excepción de los ácidos grasos de cadena larga que llegan a la circulación general a través del sistema linfático) llegan al hígado por vía portal. En la vena porta existen fibras vagales aferentes que censan los niveles de glucosa e informan de estos al cerebro. El páncreas también señaliza al sistema nervioso a través de sus productos: la insulina actúa directamente sobre el hipotálamo, y la amilina disminuye la ingesta y retrasa el vaciamiento gástrico a través de receptores presentes en el área postrema y vías ascendentes hacia el hipotálamo y estructuras límbicas.

La información recibida desde los tejidos periféricos por el hipotálamo y el tronco del encéfalo se integra con la información recibida del entorno, y produce una respuesta adaptativa originada principalmente en el núcleo paraventricular y el hipotálamo lateral. La corteza y el sistema límbico permiten la interacción con el ambiente; el proceso de procuración del alimento está condicionado por la experiencia previa, la disponibilidad y el costo de obtenerlo. La corteza cerebral interactúa con los núcleos hipotalámicos al enviar información sobre representaciones sensoriales de la comida y experiencias previas en torno a esta. Las señales transmitidas por los circuitos del sistema de recompensa (sistema dopaminérgico mesolímbico, que recibe señales del tronco, la corteza, el núcleo estriado y el accumbens) se relacionan con la ingesta y se vincularían con la compulsión alimentaria. Finalmente, la consumación de la ingesta está influida por mecanismos cefálicos y de recompensa posingesta, como el aspecto, el aroma y el sabor de los alimentos conocidos. También influyen otros factores, como los culturales y religiosos.

La compleja interacción de factores cognitivos, sensoriales, hormonales, gastrointestinales y neuronales ocasiona que la inhibición de la ingesta no sea regulada en forma muy precisa, y que fácilmente se sobrepasen las necesidades de energía del organismo.

El tejido adiposo

El exceso de energía se almacena en forma de grasa en el tejido adiposo subcutáneo y visceral, y en ocasiones puede hacerlo en forma ectópica (hígado, músculo, páncreas y corazón). Parte del riesgo asociado con el exceso de grasa se debe a su localización. La insulina inhibe la liberación de ácidos grasos libres de los adipocitos (efecto antilipolítico). En la obesidad, el tejido adiposo se vuelve resistente a la insulina, lo que aumenta la liberación de ácidos grasos libres, favorece su llegada a otros órganos como el hígado y los músculos, y contribuye con el desarrollo de insulinorresistencia en estos tejidos.

El tejido adiposo, además de ser la reserva de lípidos, es un órgano endócrino que produce una variedad de hormonas y citoquinas que regulan el metabolismo e influyen en la composición corporal. Entre el grupo de sustancias secretadas por este tejido se encuentran:

- Moléculas implicadas en la regulación del peso corporal, como la leptina y adiponectina.
- Moléculas relacionadas con el sistema inmune, como el factor de necrosis tumoral alfa (TNF-α, por sus siglas en inglés) y las interleuquinas 1 y 6 (IL-1 e IL-6).
- Moléculas vinculadas con la función vascular, como el angiotensinógeno, la angiotensina y el inhibidor del activador tisular del plasminógeno tipo 1.
- Moléculas vinculadas con el desarrollo de la resistencia a la insulina, como la resistina.

La leptina es secretada por el tejido adiposo en cantidades proporcionales a su magnitud. Actúa como una señal adipostática negativa, al frenar el apetito a través de una acción hipotalámica sobre los neuropéptidos cerebrales orexígenos, y al aumentar la producción de los neuropéptidos que inhiben la ingesta. Además, posee efecto en la estimulación del gasto energético, en la maduración sexual, la hematopoyesis y en la actividad del eje hipotálamo-hipófiso-gonadal. Característicamente, la leptina se encuentra elevada en la obesidad exógena, pero se asocia con un estado de leptinorresistencia, que disminuye su efecto en el sistema nervioso central. El ayuno prolongado disminuye los niveles de leptina, en tanto que la alimentación los aumenta.

La adiponectina tiene un efecto antiinflamatorio, insulinosensibilizante y antiaterogénico, ya que reduce la producción hepática de glucosa, estimula la β-oxidación de los ácidos grasos, incrementa la fosforilación del receptor de insulina e inhibe la expresión de receptores para lipoproteínas de baja densidad (LDL) en los macrófagos y la proliferación de células musculares lisas en la pared arterial. Se encuentra disminuida en la obesidad exógena, y en individuos con componentes del síndrome metabólico asociado con insulinorresistencia.

Como fue mencionado, los adipocitos liberan citoquinas proinflamatorias y reactantes de fase aguda. Asimismo, se produce la migración de macrófagos al tejido adiposo. El incremento de la leptina en la obesidad favorece la producción de TNF-α e interleuquinas. El TNF-α reduce la magnitud del tejido adiposo mediante la estimulación de la lipólisis e inhibición de la expresión de lipoproteinlipasa y GLUT4 (elementos claves para la acumulación de lípidos). Las IL-1 e IL-6 son citoquinas proinflamatorias sintetizadas por adipocitos, células endoteliales, macrófagos y linfocitos activados; sus concentraciones se correlacionan positivamente con la obesidad, la intolerancia a la glucosa y la resistencia a la insulina. Estimulan la lipólisis e inhiben la esterificación, lo que favorece la liberación de ácidos grasos y disminuye los depósitos de triglicéridos. A su vez, disminuyen la secreción de adiponectina. La secreción y expresión de IL-6 es mayor en el tejido visceral en relación con el tejido subcutáneo. La producción de estas citoquinas por el tejido adiposo expandido condiciona un estado inflamatorio de bajo grado, característico de la obesidad.

La resistina es un péptido secretado específicamente por los adipocitos. Mediante una acción paracrina, junto con el TNF-α atenúa los efectos anabólicos de la insulina. Su mecanismo de acción no se encuentra del todo claro, y estaría vinculado con la insulinorresistencia y la inflamación.

La visfatina es una molécula abundante en la grasa visceral, que estimula la utilización de glucosa por los adipocitos y las células musculares, y suprime la liberación de glucosa por los hepatocitos, de manera similar a la insulina.

El inhibidor del activador tisular del plasminógeno tipo 1 (PAI-1) regula la fibrinólisis al impedir la conversión del plasminógeno en plasmina, principal enzima trombolítica. Sus niveles se encuentran aumentados en la obesidad, principalmente en el tejido adiposo visceral, lo que favorece la generación de un estado protrombótico. La insulina, la angiotensina II y el factor de crecimiento transformante-β (TGF-β) son los principales inductores de su síntesis. Asimismo, el TNF-α y la IL-1 estimulan su secreción.

El angiotensinógeno se sintetiza principalmente en el hígado, pero también en otros tejidos, como el tejido adiposo. Produce retención de sodio y aumento de la presión arterial. Su derivado, la angiotensina II, aumenta la lipogénesis.

Factores genéticos y epigenéticos

El impacto de los factores ambientales y del estilo de vida sobre los patrones de respuesta metabólica varía entre sujetos por determinantes genéticos y epigenéticos. Los estudios de asociación de genoma completo (GWAS, por sus siglas en inglés) han podido identificar diversos polimorfismos genéticos asociados con la obesidad (p. ej., en los genes *FTO, MC4R, FAIM2, NEGR1, BDNF, NRXNB, TFAP2B, SH2B1, APOA2, PLIN1*, etc.) Los polimorfismos en el gen *FTO* son los más asociados con la obesidad común en múltiples poblaciones. El riesgo genético reflejaría el efecto acumulado de múltiples *loci*, donde cada uno contribuye con una pequeña porción del riesgo total, lo que condiciona diferentes respuestas, según el individuo, a los factores ambientales como el tipo de dieta y el sedentarismo. Por otro lado, se han identificado varios defectos en genes únicos, relacionados primariamente con el control de la ingesta y, especialmente, con la regulación que ejerce la leptina en el sistema nervioso central a través del sistema de las melanocortinas, causantes de obesidad (formas monogénicas de obesidad). Son formas poco frecuentes, graves y de inicio temprano (Tabla 21.2).

Los genes pueden, además, ser modificados o regulados en su función, sin modificarse la secuencia del ADN (modificaciones epigenéticas). Dentro de los cambios epigenéticos el más reconocido es la metilación del ADN, pero también se destacan la modificación de las histonas y los mecanismos mediados por ARNs no codificantes, entre ellos los micro ARNs. Estudios realizados en animales y luego en humanos, han demostrado que la dieta materna durante el embarazo modifica determinados genes a través de la metilación. Godfrey y colaboradores en el año 2011 encontraron una asociación entre la ingesta baja de hidratos de carbono en el embarazo temprano, la metilación del gen *RXRA* en el cordón umbilical y la adiposidad infantil.

Las histonas son las proteínas alrededor de las cuales se pliega el ADN. Son sometidas a una gran variedad de modificaciones postraduccionales, que condicionan la activación o inactivación de genes. Estudios en modelos animales apoyan la importancia de la modificación de las histonas en relación con

Tabla 21.2 Obesidades monogénicas

Alteración	Características clínicas
Deficiencia de leptina	Autosómica recesiva. Peso de nacimiento normal, ganancia rápida de peso durante el primer trimestre. Alteraciones en la inmunidad celular y retraso puberal. Crecimiento linear normal, aunque la talla final puede afectarse por el hipogonadismo hipogonadotrófico.
Alteraciones del receptor de leptina	Autosómica recesiva. Obesidad de inicio temprano, hiperfagia desde la primera semana de vida. Niveles de leptina elevados. Se ha descrito su asociación con el déficit de tirotrofina, hormona de crecimiento y gonadotrofinas.
Deficiencia de proopiomelanocortina (POMC)	Autosómica recesiva. Presenta déficit de α-MSH, péptido anorexígeno que actúa a través de su unión al receptor MC4. La deficiencia completa produce insuficiencia suprarrenal en el período neonatal. Presentan, en general, cabello rojizo y piel pálida. Se caracteriza por una ganancia rápida de peso en los primeros 6 meses de vida.
Deficiencia de prohormona convertasa 1 (*PCSK1*)	Autosómica recesiva. Es la forma más rara. Su deficiencia limita la conversión de prohormonas y neuropéptidos en productos activos implicados en el metabolismo, como la POMC, la insulina y el glucagón. Presentan obesidad extrema de inicio precoz, alteraciones en el metabolismo de los carbohidratos, hipogonadismo e hipocortisolismo. Pueden presentar hipoglucemias y diarrea por enteropatía asociada.
Alteraciones en el receptor 4 de melanocortina (*MC4R*)	Es la causa más frecuente de obesidad monogénica. La mayoría son formas heterocigotas heredadas de forma dominante. Presentan hiperfagia a partir del primer año de vida y rápida ganancia de peso a expensas tanto de la masa grasa como de la masa magra. Hay crecimiento linear acelerado e hiperinsulinemia, con conservación de la función reproductora.
Deficiencia del factor de transcripción tripartito *tubby*	Autosómica recesiva. Modula neuropéptidos anorexígenos, por mecanismo aún no bien conocido. Presentan distrofia retinal, además de obesidad.
Deficiencia de *SH2B1*	Autosómica recesiva. Esta proteína de adaptación modula la señalización celular en respuesta a la leptina y otras hormonas. Presentan insulinorresistencia, conductas maladaptativas y trastornos del lenguaje.
Deficiencia del factor de transcripción SIM1	Autosómica dominante. Este factor regula el desarrollo y función del núcleo paraventricular. Presentan crecimiento linear acelerado, alteraciones cognitivas, labilidad emocional y trastornos del espectro autista.
Deficiencia del factor neurotrófico derivado del cerebro (BDNF) Alteraciones del receptor NTRK2	Autosómicas dominantes. El BDNP regula el desarrollo, la diferenciación y sobrevida de las neuronas. Interviene en el metabolismo energético y la conducta alimentaria. Presentan hiperactividad, retraso del desarrollo, alteración de la nocicepción y la memoria a corto plazo.

la obesidad. Los micro ARNs son pequeños trozos de ARN de cadena simple que no codifican proteínas, y que estarían involucrados en la expresión de genes relacionados con las enfermedades metabólicas y cardiovasculares. Pueden unirse al ARN mensajero y bloquear su función, lo que genera menor expresión o ausencia de una determinada proteína, y serían modulados por distintos componentes de la dieta. Estudios en animales han demostrado que los cambios epigenéticos pueden heredarse, y así transmitir determinados fenotipos metabólicos a las siguientes generaciones.

Asimismo, la obesidad puede presentarse como un rasgo fenotípico dentro de síndromes genéticos polimalformativos. En algunos de ellos, se reconoce la disfunción hipotalámica como causa de la obesidad. Las distintas características clínicas de estos síndromes los diferencian de la obesidad común (Tabla 21.3).

El microbioma

El aparato gastrointestinal humano hospeda una enorme cantidad de bacterias, críticas para la salud humana. Metabolizan carbohidratos indigeribles, sintetizan ciertas vitaminas y son esenciales en la recirculación de los ácidos biliares. El desarrollo y la composición de la microbiota son afectados por múltiples factores, entre ellos, las características de la dieta (leche materna, fórmula, tipo de alimentos introducidos con la alimentación complementaria, etc.). El consumo de dietas ricas en grasa y energía se asocia con menor diversidad de la flora y alteración en su composición. El 90% de la flora intestinal corresponde a los grupos Bacteroidetes (gram negativos) y Firmicutes (gram positivos). Los segundos producen más energía que los primeros. La proporción Firmicutes/Bacteroidetes se encuentra incrementada en sujetos con obesidad. Esta disbiosis favorecería la fermentación de carbohidratos no digeribles, lo que provee más energía al huésped.

La absorción de monosacáridos y la producción de ácidos grasos de cadena corta estimulan la lipogénesis *de novo* en el hígado. Además, por supresión del factor adiposo estimulado por el ayuno (FIAF, por sus siglas en inglés) en el intestino, favorecería el depósito de triglicéridos en el tejido adiposo, al disminuir el efecto inhibitorio que ejerce el FIAF sobre la actividad de la lipoproteinlipasa endotelial; se obtiene así una mayor cantidad de triglicéridos de los quilomicrones y las lipoproteínas de muy baja densidad (VLDL, por sus siglas en inglés).

Los ácidos grasos de cadena corta producidos por las bacterias tendrían también un efecto modulador sobre la secreción de péptidos intestinales como GLP-1 y el péptido YY.

A su vez, la microbiota intestinal participa en la regulación de la inmunidad, y podría influir en la inflamación crónica asociada con la obesidad y la resistencia a la insulina. El lipopolisacárido

Tabla 21.3 Obesidades sindrómicas

Nombre	Características clínicas
Prader-Willi	Es causado por la falta de expresión de copias paternas de genes improntados en la región 15q11-q13. Se caracteriza por hipotonía neonatal, succión débil y dificultad para ganar peso en los primeros meses de vida. Hacia los 6 meses mejora la dificultad en la alimentación y presenta, hacia los 12-18 meses, hiperfagia y ganancia de peso, que lleva al desarrollo de obesidad. Desarrollan hiperfagia, obesidad, disfunción cognitiva leve a moderada, déficit de habilidades sociales, trastornos de la conducta, hipotonía muscular, *facies* peculiar (fisuras palpebrales almendradas, boca invertida, labio superior delgado), manos y pies pequeños. Se asocia con déficit de hormona de crecimiento, hipogonadismo de origen mixto, hipotiroidismo y, rara vez, con déficit de corticotrofina.
Bardet-Biedl	Es causado por mutaciones en alguno de los genes involucrados en la función ciliar neuronal primaria. Se caracteriza por obesidad de inicio temprano, déficit cognitivo, polidactilia posaxial, retraso puberal, anomalías renales (dilatación y quistes piélicos, reflujo vesicoureteral) y retinopatía pigmentaria. Ocasionalmente, pueden presentar hipertensión, diabetes, cardiopatías congénitas y enfermedad de Hirschsprung.
Alström	Es causado por mutaciones en el gen *ALMS1*, que estaría implicado en la función ciliar y el control del ciclo celular. Presenta distrofia de conos y bastones, obesidad de inicio temprano, diabetes tipo 2 (70% de los sujetos a los 20 años) y pérdida de la audición (en la primera década de la vida). También pueden presentar déficit de hormona de crecimiento, retraso puberal, hiperandrogenismo, hipertrigliceridemia, disfunción renal y hepática, y miocardiopatía dilatada. Presentan cabello fino, calvicie frontal prematura, ojos hundidos, cara redondeada, orejas gruesas, pies planos y dedos de manos y pies cortos y anchos.
Osteodistrofia hereditaria de Albright	Es causada por mutación en el gen *GNAS1*; produce un defecto en la subunidad α de la proteína Gs (Gαs) acoplada a receptores transmembrana. Como esta proteína es la encargada de traducir las señales entre los receptores hormonales y la adenilciclasa, se ven comprometidos los mecanismos responsables de la activación de varios receptores, como el de la parathormona, hormonas tiroideas y gonadotrofinas. Afecta tejidos como el riñón, tiroides, hipófisis, gónadas y condrocitos, con una amplia variabilidad fenotípica. Presentan *facies* redonda, obesidad (por deficiencia de Gαs en regiones del hipotálamo), baja talla, braquidactilia (acortamiento del 4° y 5° metacarpianos) y calcificaciones subcutáneas. Pueden presentar pseudohipoparatiroidismo (hipocalcemia e hiperfosfatemia con niveles elevados de parathormona). Se utiliza el término seudo-seudohipoparatiroidismo para aquellos pacientes con un fenotipo similar, pero sin resistencia a la PTH ni alteraciones del metabolismo fosfocálcico.
WAGR	Es causado por la deleción de un grupo de genes en el cromosoma 11. Se caracteriza por tumor de Wilms, aniridia, anomalías genitourinarias y retardo mental. Puede asociarse también con obesidad temprana.
Beckwith-Wiedemann	Es causado por alteraciones genéticas complejas (mecanismos epigenéticos que alteran el *imprinting* o impronta genética, pequeñas deleciones y duplicaciones, mutaciones puntuales en genes de la región 11p, disomía uniparental, traslocación y reordenamientos cromosómicos). Presentan un peso alto al nacer y un crecimiento acelerado durante los primeros años de vida. Son lactantes macrosómicos, más que obesos. Pueden presentar onfalocele, pliegues o fositas auriculares, macroglosia, hemihiperplasia e hipoglucemia neonatal causada por hiperinsulinismo. Tienen una mayor susceptibilidad a desarrollar tumores que la población general.
Rohhad	Es un síndrome heterogéneo muy poco frecuente caracterizado por obesidad hiperfágica que aparece entre los 2 y 4 años de edad, luego de un período de crecimiento normal. Se caracteriza por obesidad de rápida progresión, disfunción hipotalámica, hipoventilación y disfunción autonómica de instalación progresiva. Las manifestaciones clínicas son variables, como inestabilidad en los signos vitales, trastornos hidroelectrolíticos, hiposensibilidad al dolor, trastornos conductuales, hipotiroidismo y pubertad precoz o retrasada. Pueden tener hiperprolactinemia y niveles bajos de IGF-1. Un tercio de los sujetos presentan tumores de la cresta neural. La detección de la hipoventilación central es crítica, y puede requerir soporte ventilatorio. Su etiología no es clara; se piensa que los sujetos afectados podrían presentar cierta predisposición genética, con la participación de factores paraneoplásicos e inmunológicos, aunque esta hipótesis no se ha podido corroborar hasta el momento.

de la membrana celular de las bacterias gram negativas y los ácidos grasos saturados de la dieta pueden actuar como ligandos de los receptores tipo Toll (*Toll-Like Receptors*, TLR) TLR-4 y TLR-2, que estimulan la liberación de citoquinas proinflamatorias como el TNF-α, la IL-6 y otras relacionadas con la inducción de resistencia a la insulina (endotoxemia metabólica).

La modificación en la composición de la microbiota es uno de los temas de estudio para la prevención y el tratamiento de la obesidad.

El ambiente obesogénico

Diferentes factores o circunstancias del entorno del individuo favorecen el desarrollo de la obesidad, y ejercen su efecto a lo largo del ciclo vital.

Etapa prenatal

Los factores maternos que influyen en el desarrollo de la obesidad infantil son:

- Obesidad materna previa al embarazo.
- Ganancia de peso durante el embarazo.
- Diabetes gestacional.
- Tabaquismo materno.

Las madres que inician el embarazo con obesidad tienen 2 a 3 veces más riesgo de que sus hijos sean obesos a los 2 años. A su vez, la ganancia de peso durante el embarazo por encima de las recomendaciones se asocia con mayor riesgo de obesidad en la infancia. La diabetes gestacional, fuertemente asociada con la obesidad materna, se relaciona con alto peso al nacer y obesidad posterior. La insulinorresistencia materna con la consiguiente hiperglucemia también puede resultar en hiperinsulinemia fetal, macrosomía e incremento en la adiposidad, lo que afecta el sistema neuroendócrino en desarrollo y favorece el depósito de energía en forma de grasa. La hipertrigliceridemia materna también contribuiría con el aumento del tejido adiposo en el feto. Por último, la relación del tabaquismo materno durante el embarazo y la obesidad en la infancia podría deberse al crecimiento compensatorio posnatal (luego de la restricción de crecimiento intraútero), y al efecto de la nicotina en el feto sobre las áreas hipotalámicas vinculadas con la regulación del apetito y el gasto energético.

El bajo peso de nacimiento (tanto por prematurez como por restricción del crecimiento intrauterino) puede también asociarse posteriormente con obesidad, insulinorresistencia, diabetes tipo 2, hipertensión y enfermedad cardiovascular. La hipótesis del fenotipo económico plantea que la restricción de nutrientes durante la gestación provoca adaptaciones endócrinas y metabólicas, como la insulinorresistencia, destinadas a mantener el aporte de energía a órganos como el cerebro y el corazón, a expensas de limitar el crecimiento. Asimismo, se reduce el número y la capacidad funcional de las células β del páncreas. Cuando en la vida posnatal el individuo se expone a un aporte energético abundante, tiene limitada su capacidad para manejar la sobrecarga energética. Esta programación metabólica se realizaría a través de mecanismos epigenéticos. Otros factores que se creen involucrados en el desarrollo de la insulinorresistencia asociada al bajo peso de nacimiento son el estrés oxidativo y la hipoxia prenatal.

Infancia temprana

La alimentación temprana tiene influencia en la composición corporal posterior, tanto por el tipo de alimentación recibida (lactancia materna, tipo de alimentación complementaria, etc.) como por el establecimiento de hábitos y patrones alimentarios.

Varios estudios han podido identificar un efecto protector de la lactancia materna sobre el desarrollo de la obesidad. Las razones parecen estar vinculadas con el perfil hormonal que presentan los niños amamantados, la menor ganancia de peso durante el primer año, la mejor capacidad de autorregulación, la mayor capacidad para incorporar sabores nuevos posteriormente (como frutas y verduras) y con el desarrollo de una microbiota intestinal protectora.

El aporte de energía y macronutrientes de la leche materna puede modular el crecimiento y la composición corporal del niño. El contenido en hormonas de la leche humana (leptina, insulina, grelina, adiponectina, entre otras) influiría sobre el balance energético del niño al activar vías orexígenas y anorexígenas según los requerimientos energéticos y los depósitos corporales. Asimismo, regularía las funciones de varios tejidos y órganos hasta que madure el sistema endócrino del lactante. La cantidad de estas hormonas en la leche varía según a la composición corporal materna, lo que muestra la complejidad de la programación temprana de la conducta alimentaria y el balance energético.

La lactancia materna proporciona al lactante una amplia gama de sabores derivados de los alimentos ingeridos por la madre, que a su vez pueden influir en la aceptación posterior y la preferencia de estos sabores en los alimentos de destete, y modular las preferencias alimentarias posteriores.

En cuanto a la alimentación con fórmulas, se ha relacionado su mayor contenido de proteínas con una mayor respuesta insulínica, incremento del factor de crecimiento insulino símil 1 (IGF-1, por sus siglas en inglés) y riesgo de obesidad, lo que ha llevado a la industria a reducir su contenido en los últimos años. Más allá de las diferencias de composición entre la leche humana y las fórmulas, los niños alimentados con fórmulas tienden a ser más pasivos en el proceso de alimentación, con mayor control ejercido por los padres; esto puede sobrepasar su capacidad de autorregulación en respuesta a las señales internas de hambre y saciedad, con riesgo de ser sobrealimentados.

Otros factores alimentarios tempranos son considerados favorecedores del desarrollo de obesidad, como la introducción de la alimentación complementaria antes del cuarto mes, la ingesta de bebidas azucaradas y el bajo consumo de vegetales y frutas. Las preferencias alimentarias innatas a los sabores dulces y salados y la poca exposición a alimentos saludables en forma temprana favorecen la adopción de patrones dietéticos obesogénicos, generalmente (aunque no exclusiva o completamente) relacionados con los patrones alimentarios de la familia. Por el contrario, la alimentación complementaria baja en azúcar y sal ayuda a proteger contra el exceso en su ingesta en etapas posteriores de la vida.

Las prácticas alimentarias de los padres son clave dentro del ambiente familiar. No solo incluyen qué se come, sino también cómo, cuándo, dónde, por qué y cuánto se come. El comportamiento parental influencia el desarrollo de varios aspectos del comportamiento alimentario, como las preferencias alimentarias, la capacidad de autorregulación, la respuesta a los estímulos alimentarios, la percepción de la saciedad y el hábito de picoteo. Prácticas como ofrecer alimento como primera respuesta ante el llanto del bebé, alimentar con frecuencia sin atender a las señales de hambre o saciedad, ofrecer porciones grandes y presionar o forzar al niño para que coma, favorecen la sobreingesta.

Esta etapa de la vida también resulta fundamental para el establecimiento de hábitos saludables de actividad física (oportunidad de movimiento, juego activo) y de sueño.

Niñez y adolescencia

Los hábitos de los niños son fuertemente influenciados por el estilo de vida de sus padres. Pero, a medida que crecen, los niños acceden a otros entornos por fuera del hogar. La escuela los relaciona con otros niños y adultos y otros modelos alimentarios, los expone a diferentes opciones de alimentos (kiosco, cafetería, comedor), y realizan sus comidas fuera del control de sus padres. La carga de actividades escolares suele favorecer el sedentarismo, por lo que la actividad física requiere ser promovida a través de actividades deportivas u oportunidades de juego al aire libre, caminatas, bicicleta, etc. Reciben influencia de otros modelos o referentes, así como de la industria alimentaria a través de la publicidad. En la adolescencia, la mayor independencia e interacción con los pares puede impactar en la selección de alimentos.

La disponibilidad y el acceso a comidas de alta densidad energética, en porciones mayores a las recomendadas, facilita su elección frente a alimentos más saludables como las frutas y verduras, usualmente más caras. Argentina es uno de los países con mayor consumo de bebidas azucaradas y de galletitas del mundo. El consumo de frutas, vegetales y lácteos se encuentra reducido en la población de bajo nivel socioeconómico, que presenta un mayor consumo de bebidas con azúcar, pan y productos de panadería en comparación con los individuos de nivel social más privilegiado (medio y alto).

El mayor tiempo insumido en actividades con pantallas (videojuegos, uso de redes sociales, etc.) puede favorecer el tiempo de sedentarismo. Asimismo, el uso de tecnología puede alterar el ciclo vigilia-sueño, al disminuir las horas de sueño, alterar el descanso, provocar cansancio durante el día y alterar también los patrones alimentarios.

Otros factores socioeconómicos favorecen las conductas obesogénicas: la falta de espacios verdes cercanos, la inseguridad en la vía pública que limita la oportunidad de desplazamiento y juego, las comidas realizadas fuera del hogar, el consumo de alimentos preelaborados en detrimento de las comidas caseras, la permanencia de los niños y adolescentes solos en sus hogares mientras los padres trabajan y la educación alimentaria insuficiente son algunos de ellos.

Complicaciones

La obesidad infantil puede provocar complicaciones que antes se consideraban exclusivas de los adultos, como la diabetes, la hipertensión arterial (*v.* Capítulo 50.3) o la dislipidemia. Afecta no solo el bienestar físico, sino también el bienestar social y emocional del niño. Además, el inicio de la obesidad en edades tempranas hace que la morbilidad y la mortalidad prematura, relacionadas principalmente con la enfermedad cardiometabólica, se manifiesten en la edad de mayor productividad del individuo, lo que representa el mayor impacto económico y de salud pública de la epidemia de obesidad.

Trastornos respiratorios

Estos trastornos comprenden el síndrome de apnea obstructiva del sueño (SAOS), que se define como la presencia de apneas o hipopneas originadas por la obstrucción recurrente de las vías respiratorias superiores durante el sueño, y el síndrome de hipoventilación por obesidad (SHO), que se define como la asociación de obesidad e hipercapnia crónica diurna (presión arterial de dióxido de carbono ≥ 45 mmHg), en ausencia de otras causas de hipoventilación. El SHO obedece a causas mecánicas restrictivas, y suele asociarse con hipoventilación nocturna por SAOS.

El SAOS ocurre por el desbalance entre los factores neuromusculares que mantienen la vía aérea abierta durante el sueño y aquellos que la obstruyen, lo que conduce a la disminución (hipopnea) o cese del flujo aéreo (apnea), con subsiguientes períodos de desaturación de oxígeno y, en algunos casos, hipercapnia y disrupción del sueño. Si bien en los niños el principal factor obstructivo es el agrandamiento de las adenoides y las amígdalas, en la obesidad puede sumarse un mayor colapso de la faringe, y la reducción del calibre interno de la vía aérea por el depósito de grasa en el tejido subcutáneo que la rodea. A esto se añade la restricción de la capacidad pulmonar por el depósito de grasa en el tórax y el abdomen, que limitan la mecánica ventilatoria. Si bien la obesidad es un factor de riesgo independiente para SAOS, su presencia no muestra una relación directa con el grado de obesidad, por lo que se presume que existen características individuales que favorecen que determinadas personas presenten SAOS. Una de ellas podría ser una alteración de la regulación central, con disminución de la respuesta ventilatoria ante la hipercapnia. La prevalencia reportada de SAOS asociada con la obesidad es muy variable, y llega al 60% en algunas series.

Los síntomas del SAOS muchas veces no son detectados por los niños y sus familias, por lo cual es muy importante indagar acerca de su presencia: ronquido nocturno, momentos de respiración laboriosa, respiración bucal, pausas respiratorias y reinicio de la respiración con movimientos marcados y despertares durante la noche. Puede haber sudoración nocturna y episodios de enuresis. Asimismo, como el descanso no resulta suficiente, pueden presentar dificultad para despertar por la mañana, con cansancio y tendencia al sueño durante el día, y, en algunos casos, dificultades en el aprendizaje y problemas de conducta. El SAOS se asocia con alteraciones cardiometabólicas como hipertensión arterial, hipertrofia del ventrículo izquierdo e insulinorresistencia, más frecuentes en adolescentes y adultos.

El diagnóstico se realiza mediante el estudio polisomnográfico, durante el cual se registran los episodios de apnea obstructiva (cese del flujo de aire asociado con esfuerzo respiratorio) y de hipopnea (disminución de la amplitud del flujo de aire ≥ 30% durante el tiempo de dos o más ciclos respiratorios, asociado con caída de la saturación de oxígeno ≥ 3% o un microdespertar). El índice apneas-hipopneas se define como la cantidad de episodios de apneas o hipopneas por hora de sueño.

En caso de que no se tenga acceso a la polisomnografía (que es el método de referencia), un método alternativo es el monitoreo grabado de la oximetría nocturna, que permite evaluar la magnitud y duración de la hipoxemia. Sin embargo, la normalidad del video o de la oximetría de pulso no permite descartar la presencia de un SAOS leve y sin hipoxemia.

El tratamiento principal es la pérdida de peso. En caso de presentar hipertrofia adenoidea o amigdalina, se recomienda la adenoidectomía o la amigdalectomía. Si persisten las manifestaciones de SAOS, se indica ventilación mecánica no invasiva con presión positiva continua por máscara nasal.

Enfermedad cardiovascular

La obesidad es uno de los factores de riesgo cardiovascular más importantes, y se asocia con frecuencia a otros factores de riesgo como la diabetes tipo 2, la hipertensión y la dislipidemia. Existen otros factores, además de los mencionados, involucrados en el riesgo cardiovascular desde edades tempranas:

- Factores prenatales: bajo peso de nacimiento, alto peso de nacimiento, recuperación acelerada del peso en los recién nacidos de bajo peso, obesidad materna previa o ganancia de peso

excesiva durante el embarazo, diabetes gestacional, tabaquismo materno, dieta materna rica en grasas y sodio.
- Factores genéticos y modificaciones epigenéticas tempranas.
- Antecedentes familiares de enfermedad cardiovascular prematura.
- Bajo nivel socioeconómico.
- Malos hábitos alimentarios, bajo nivel de actividad física y tabaquismo.

Varios estudios prospectivos de seguimiento de grandes cohortes mostraron que la obesidad pediátrica y los factores de riesgo cardiovascular mal controlados contribuyen con la progresión de la enfermedad aterosclerótica en la adultez. Los estudios Bogalusa y Determinantes Patobiológicos de Aterosclerosis en Jóvenes (PDAY, por sus siglas en inglés) mostraron en autopsias de adolescentes fallecidos la correlación entre los factores de riesgo cardiovascular y la presencia de aterosclerosis. Por otro lado, los estudios Bogalusa, Muscatine y *Young Finns Study* encontraron que la exposición a factores de riesgo cardiovascular en la infancia se relaciona con un espesor carotídeo incrementado y con calcificación de las arterias coronarias en la adultez. Entre los años 2008 y 2009 se constituyó un consorcio internacional de 7 cohortes para estudiar los factores de riesgo cardiovascular en la infancia y la morbimortalidad cardiovascular en la adultez (i3C), que incluye datos y medidas tomadas a 40 000 niños y adolescentes de entre 3 y 19 años de edad, entre los años 1970 y 1990; a esto se añaden los resultados en alrededor de 20 000 sujetos seguidos en la edad adulta (i3C *Outcomes Study*, 2014-2019). Todos los estudios evaluaron datos en la infancia sobre el estilo de vida y factores de riesgo biológicos, como la presión arterial, el nivel de lípidos, el tabaquismo y medidas de adiposidad. Los resultados preliminares mostraron que el IMC, los niveles de colesterol total y triglicéridos, y la presión arterial sistólica se asociaron en forma significativa con los eventos cardiovasculares en la adultez. El fumar en la juventud se asoció con casi un 50% de incremento del riesgo de enfermedad cardiovascular clínica. Un estudio realizado en Israel examinó la asociación entre el IMC en la adolescencia tardía y la mortalidad cardiovascular. Se incluyeron datos de más de 2 millones de individuos, y se encontró que ya con un IMC ubicado entre los Pc 50 y 74 (es decir, en rango normal), hubo un incremento significativo de la mortalidad cardiovascular y de la mortalidad en general, durante un período de 40 años de seguimiento. La asociación fue más fuerte en aquellos que presentaban sobrepeso u obesidad en la adolescencia. Estos resultados marcan la importancia de la prevención primordial desde etapas tempranas de la vida.

La obesidad en adolescentes y adultos jóvenes se relaciona con hipertrofia del ventrículo izquierdo y cambios geométricos consistentes con remodelación cardíaca y disminución de la función diastólica. Se ha descrito también un incremento en la función sistólica, con fracciones de eyección y de acortamiento elevadas, que se considera compensatorio, y que en adultos se evidenció que declina con el tiempo. A su vez, en adultos, la disfunción diastólica es un factor de riesgo significativo de insuficiencia cardíaca congestiva, lo que marcaría el riesgo de falla cardíaca prematura en adolescentes con obesidad, alteraciones geométricas y disfunción miocárdica.

Alteraciones renales y enfermedad renal

La obesidad puede contribuir con la aparición de enfermedad renal crónica, e incrementar el riesgo de muerte en niños que presentan enfermedad renal terminal por cualquier causa. Si bien los datos en pediatría son limitados, son congruentes con los hallados en adultos en múltiples estudios.

La glomerulopatía relacionada con la obesidad se caracteriza clínicamente por la presencia de proteinuria en rango nefrótico o subnefrótico y enfermedad renal crónica (*v.* Capítulo 72). Histológicamente, es una glomeruloesclerosis focal y segmentaria con hipertrofia glomerular, o hipertrofia glomerular solamente, ensanchamiento mesangial y disminución del número y la densidad de los podocitos con ensanchamiento de los pedicelos. En comparación con la glomeruloesclerosis focal y segmentaria idiopática, presenta una menor incidencia de síndrome nefrótico y una evolución más benigna, con una progresión más lenta de la proteinuria y la lesión renal. Si bien se cree que el daño renal asociado con la obesidad comienza en la infancia, incluso antes de que se manifiesten otras comorbilidades como la hipertensión o la diabetes, todavía no suele ser diagnosticado en esta etapa de la vida. La microalbuminuria es considerada un marcador temprano de daño renal y un factor predictor independiente de enfermedad cardiovascular en adultos.

Algunos factores tempranos de la vida pueden condicionar el impacto de la obesidad sobre el riñón; los niños prematuros o nacidos pequeños para su edad gestacional, que presentan una masa de nefrones reducida, además del riesgo aumentado de obesidad por la programación prenatal (fenotipo económico), son más susceptibles al deterioro renal por la sobrecarga metabólica y hemodinámica sobre cada nefrón, ocasionada por la ganancia rápida de peso. Los factores que se consideran involucrados en el desarrollo reducido de la masa renal son la malnutrición calórico-proteica, la disfunción placentaria y la hiperglucemia materna. Posteriormente, si además de la obesidad se suman otras comorbilidades como la hipertensión, la dislipidemia o la insulinorresistencia, el riesgo de enfermedad renal es aún mayor.

Los mecanismos fisiopatológicos involucrados en el daño renal incluyen alteraciones hemodinámicas, insulinorresistencia, hiperlipidemia, sobreactivación del sistema renina-angiotensina-aldosterona (SRAA), inflamación y estrés oxidativo (Figura 21.1).

El incremento de la tasa de filtrado glomerular y del flujo plasmático renal ocurre probablemente por vasodilatación de la arteriola aferente, que genera aumento de la presión hidrostática transcapilar y de la excreción de albúmina. Cuando se combina con un aumento del tono de la arteriola eferente (por acción de la angiotensina II), produce un aumento de la fracción de filtración (relación tasa de filtrado glomerular/flujo plasmático renal). El aumento de la reabsorción proximal de sodio resulta del aumento de la insulina y de la leptina, del aumento del tono simpático y de la angiotensina II, y favorece el desarrollo de hipertensión arterial, que también participa en el daño renal. El SRAA se encuentra sobreactivado por distintos motivos:
- Aumento de sus componentes, dado que varias de sus proteínas son sintetizadas por el tejido adiposo visceral.
- Estimulación del sistema nervioso simpático, relacionada con el aumento de la leptina, el aumento de la insulina y la insulinorresistencia.
- Alteraciones hemodinámicas, como la interferencia con el flujo sanguíneo renal por compresión del hilio o del parénquima renal por la grasa visceral.

La hiperinsulinemia estimula, además, la síntesis de factores de crecimiento (IGF-1, IGF-2, TGF-β1) que aceleran la formación de matriz extracelular.

La hiperlipemia puede favorecer la glomeruloesclerosis a través de su acción sobre los receptores de LDL en las células

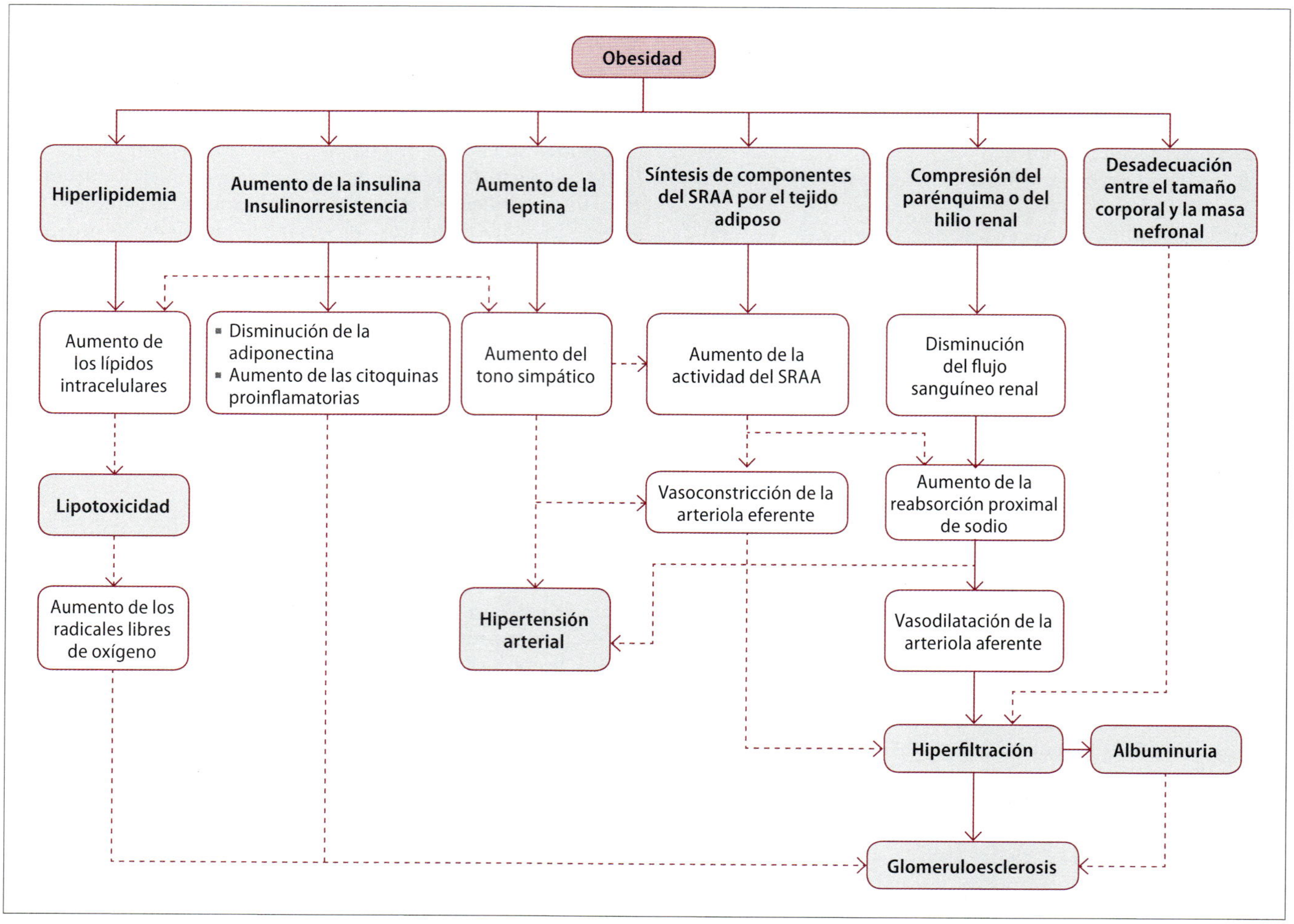

Figura 21.1 Mecanismos fisiopatológicos involucrados en el daño renal.

mesangiales, por toxicidad sobre los podocitos, lesión celular, quimiotaxis de macrófagos e incremento de la expresión renal de las proteínas SREBP-1 y SREBP-2 (involucradas en la síntesis de ácidos grasos y colesterol, respectivamente), lo que resulta en la acumulación de colesterol y triglicéridos y en un incremento de las citoquinas fibrogénicas.

Asimismo, el riñón presenta receptores para leptina, la cual se encuentra elevada en sujetos con obesidad. Se cree que la leptina puede tener un papel en el desarrollo de la glomeruloesclerosis, ya que en estudios experimentales se observó que estimula la proliferación de células endoteliales, la expresión del receptor para el TGF-β2 y la producción de colágeno en las células mesangiales. Además, incrementa el tono simpático, favorece la retención renal de sodio, estimula el estrés oxidativo en las células endoteliales e induce un estado proinflamatorio por la estimulación de las células Th1. Las citoquinas proinflamatorias producidas por las células inmunes y el tejido adiposo también contribuyen con la lesión renal.

El estrés oxidativo sería el mecanismo subyacente para el inicio y la progresión del daño renal. Los radicales libres de oxígeno son moléculas altamente reactivas que oxidan lípidos y proteínas, causan lesión celular glomerular y tubular, y proteinuria asociada. Son producidas por las células endoteliales, inmunes y renales, y tienen diferentes efectos según el tipo celular involucrado, como disfunción endotelial, expresión de genes inflamatorios y alteración del transporte tubular de iones. La resistencia a la insulina se asocia directamente con marcadores de estrés oxidativo e inversamente con los niveles de sustancias antioxidantes.

Hipertensión arterial

Existe una relación directa entre el IMC y el perímetro de cintura, con las cifras de presión arterial (PA). La obesidad incrementa entre 3 y 4 veces el riesgo de presentar hipertensión arterial (HTA). La prevalencia en niños y adolescentes con sobrepeso asciende a un rango de 27%-47%, según los diferentes estudios. Se ha demostrado que la HTA en la infancia es un factor de riesgo independiente para la hipertensión en la edad adulta (*v.* Capítulo 50.3), y está asociada con marcadores precoces de enfermedad cardiovascular (hipertrofia ventricular izquierda, aumento del espesor de la íntima-media carotídea y disfunción diastólica).

El perfil más característico es la HTA sistólica en una primera fase, acompañada en una fase posterior de HTA diastólica. La obesidad también se asocia con pérdida de la variabilidad circadiana de la PA, dado que se ha observado que hasta el 50% de los niños obesos no tiene el descenso fisiológico de la PA en el periodo nocturno.

Los mecanismos involucrados en el desarrollo de la HTA se relacionan con:

- Aumento de la grasa visceral.
- Insulinorresistencia, hiperinsulinismo e hiperleptinemia.
- Aumento del tono simpático, de la actividad del SRAA y de la reabsorción proximal de sodio.
- Disminución de la natriuresis y disfunción vascular.

Además de la toma adecuada de la presión arterial en la consulta (*v.* Capítulo 50.3), en los niños y adolescentes con obesidad se recomienda realizar el monitoreo ambulatorio continuo de la presión arterial (MAPA), para detectar hipertensión enmascarada, confirmar la HTA (permite descartar la hipertensión de guardapolvo blanco) y evaluar el comportamiento circadiano de la PA. Para una descripción detallada de esta entidad y su manejo terapéutico, se sugiere consultar el Capítulo 50.3.

Insulinorresistencia

La insulinorresistencia, trastorno comúnmente asociado con la obesidad, es el factor promotor de otras alteraciones como la dislipidemia, la HTA y las alteraciones del metabolismo hidrocarbonado, que a su vez son factores de riesgo cardiovascular. Se define como la necesidad de mayores concentraciones de insulina para producir un determinado efecto fisiológico, que antes se lograba con concentraciones menores.

El principal regulador de la secreción de insulina es el nivel de glucosa plasmática. Los efectores de la acción de la insulina relacionada con el metabolismo de los hidratos de carbono son el hígado, el músculo esquelético y el tejido adiposo. La insulina inicia sus efectos al actuar sobre su receptor de membrana, el cual desencadena múltiples vías de señalización intracelular que median sus acciones biológicas. Estas acciones son altamente reguladas para promover el adecuado funcionamiento metabólico y el balance energético. La acumulación intracelular de lípidos es el determinante principal de la inhibición de ciertos componentes específicos vinculados con la señalización posreceptor, que conduce a la insulinorresistencia. Asimismo, la inflamación contribuye con este fenómeno.

En condiciones normales, durante el período posprandial aumenta la secreción de insulina, se detiene la lipólisis en el tejido adiposo y la producción hepática de glucosa (aumenta la glucogenogénesis y se suprime la gluconeogénesis), y la captación de glucosa por el músculo esquelético aumenta. A su vez, aumenta la lipogénesis en el tejido adiposo.

En la insulinorresistencia, no todas las vías metabólicas se afectan por igual. En el hígado, la resistencia a la inhibición de la gluconeogénesis induce una mayor liberación de insulina; sin embargo, el efecto sobre la lipogénesis no se encuentra afectado, por lo que se produce una mayor síntesis de VLDL y el depósito de grasa a través de la lipogénesis *de novo* (esteatosis). En el riñón, el hiperinsulinismo incrementa la reabsorción de sodio, que aumenta el volumen intravascular y puede elevar la presión arterial. A su vez, a nivel central la hiperinsulinemia produce un aumento de la descarga simpática, que puede contribuir con la elevación de la presión arterial. En el ovario, las células de la teca tienen receptores para insulina que habitualmente responden muy poco a las concentraciones basales; sin embargo, en condiciones de hiperinsulinemia inducen la producción de andrógenos, que puede manifestarse como hirsutismo, oligomenorrea o síndrome de ovario poliquístico (*v.* más adelante).

El metabolismo muscular interactúa en forma sincrónica con el metabolismo del adipocito. El músculo mantiene el 80% de la captación de glucosa, lo cual lo convierte en el órgano que sostiene la insulinosensibilidad. Además, secreta mioquinas que mejoran la sensibilidad a la insulina al estimular el consumo de energía dentro del adipocito. El determinante principal de la masa muscular esquelética es el ambiente intrauterino; cualquier alteración intrauterina por restricción primaria o secundaria de nutrientes, la insuficiencia placentaria o la prematurez, restringen el desarrollo y cantidad de fibras musculares, que persiste aún después del crecimiento compensatorio posnatal. La hipertrofia muscular por el ejercicio solo la compensa en forma parcial.

No se recomienda la medición de insulina de rutina como método diagnóstico, ya que no hay puntos de corte bien establecidos para definir insulinorresistencia. Asimismo, existe mucha variabilidad entre las mediciones, según el método utilizado, e intrasujetos.

Hígado graso no alcohólico

Definición, fisiopatología y causas

La enfermedad hepática grasa de origen no alcohólico (EHGNA) es considerada como la manifestación hepática del síndrome metabólico. Es la principal causa de hepatopatía crónica en niños y adolescentes en los países industrializados. La evidencia acumulada indica que no es una condición benigna, ya que puede tener un curso progresivo y evolucionar a la cirrosis, con incremento del riesgo de desarrollar carcinoma hepatocelular. Abarca un amplio espectro de lesiones, que incluye la esteatosis simple, cambios necroinflamatorios, diversos grados de fibrosis y cirrosis.

Se define EHGNA como el acúmulo de grasa en el hígado que excede el 5% de su peso, aunque en la práctica se estima por el porcentaje de hepatocitos cargados de grasa observados por microscopía óptica. El término esteatohepatitis no alcohólica incluye, además de la esteatosis, signos de lesión celular y grados avanzados de inflamación y fibrosis, en ausencia de consumo significativo de alcohol. En los últimos años, la estrategia diagnóstica de EHGNA ha pasado de ser un diagnóstico de exclusión a una aproximación más certera, basada en el reconocimiento de las alteraciones metabólicas subyacentes. Sin embargo, resulta esencial la exclusión de otras causas de hígado graso (como la enfermedad de Wilson, el déficit de α1-antitripsina o la hepatitis autoinmune), así como identificar condiciones coexistentes que pueden agravar el daño hepático y requerir otras medidas terapéuticas.

La prevalencia de EHGNA pediátrica detectada por ecografía o elevación de las transaminasas varía, según los estudios, entre el 2,6%-7,1%. Un estudio realizado en California, en autopsias de niños y adolescentes fallecidos en accidentes, encontró una prevalencia del 0,7% en niños de 2-4 años, que se incrementaba hasta el 17,3% en adolescentes de 15-19 años. La prevalencia en los individuos obesos fue del 38%.

Algunos individuos serían genéticamente más susceptibles a los factores ambientales (obesidad materna, sobrealimentación, consumo excesivo de fructosa y grasas, etc.), y se han encontrado varios polimorfismos de genes que se asocian con mayor riesgo de hígado graso y progresión a la esteatohepatitis.

Por razones no del todo dilucidadas, los sujetos insulinorresistentes tienen una respuesta disociada a la insulina en el hígado. El incremento de los ácidos grasos libres, tanto por la síntesis local como por el ingreso a través de la vena porta, deteriora la acción de la insulina y conduce a una mayor producción hepática de glucosa, aumento de la síntesis de citoquinas proinflamatorias y disminución de la β-oxidación. De esta manera, el hígado de los individuos insulinorresistentes posee mayor flujo de ácidos grasos libres, mayor síntesis y almacenamiento de triglicéridos y mayor producción de VLDL. Esta acumulación de grasa conduce a la generación de metabolitos tóxicos derivados de los lípidos, lo cual atenúa la señalización de la insulina. La insulinorresistencia y la esteatosis así generadas, favorecerían el daño hepático por el desbalance en la producción de adipoquinas, el estrés oxidativo, la activación de receptores nucleares específicos y la fibrogénesis.

Dentro de los patrones alimentarios, el excesivo consumo de alimentos ricos en fructosa se ha asociado con insulinorresistencia y EHGNA. La fructosa llega al hígado por vía portal y es metabolizada en forma independiente de la insulina. Su metabolismo provee de sustratos lipogénicos a la mitocondria. Asimismo, existe evidencia creciente que relaciona la EHGNA con la microbiota.

Por último, la obesidad materna podría iniciar la patogénesis de la EHGNA desde antes del nacimiento. En los embarazos complicados con obesidad existe insulinorresistencia previa que, combinada con el estrés metabólico del embarazo, puede llevar a un aumento de los lípidos séricos y a un mayor transporte placentario. En etapas tempranas del embarazo, y en ausencia del tejido adiposo, estos lípidos se depositan en el hígado y otros órganos en desarrollo. La esteatosis hepática resultante promovería la disfunción mitocondrial, el daño oxidativo y la inflamación, con incremento de la susceptibilidad a diversas lesiones posnatales que podrían llevar al desarrollo de esteatohepatitis.

Diagnóstico y manejo

En la infancia, la EHGNA está fuertemente asociada con la obesidad, por lo que debe buscarse en los niños obesos, especialmente en aquellos con antecedentes familiares de hígado graso y de alteraciones del metabolismo hidrocarbonado, en los que presenten signos de insulinorresistencia (acantosis *nigricans*, síndrome de ovario poliquístico, etc.), distribución central de la grasa o algún componente del síndrome metabólico (*v.* más adelante).

Los medios disponibles para la pesquisa son la ecografía hepática y la determinación de las transaminasas. La ecografía hepática detecta el hígado graso por el aumento de su ecogenicidad. Es un método accesible, económico y no invasivo. En estudios en adultos se ha demostrado una sensibilidad de 60%-96% y una especificidad de 84%-100%, comparada con la biopsia hepática. Ambos índices aumentan cuanto mayor sea el contenido de grasa en el hígado. No detecta grados leves de esteatosis ni permite distinguir entre esteatosis y fibrosis.

La determinación de la enzima alanina aminotransferasa (ALT, también llamada GPT) es una prueba accesible y económica, aunque su sensibilidad es baja ya que muchos sujetos pueden presentar una ALT normal. La elevación de las transaminasas en general no supera cuatro o cinco veces el límite superior normal. Se consideran valores normales de ALT ≤ 25 UI/L en varones y ≤ 22 UI/L en mujeres. La magnitud de la elevación de la ALT no guarda correlación con la gravedad de los hallazgos histológicos. Suele encontrarse una relación ALT/aspartato aminotransferasa (AST, también llamada GOT) mayor de 1. Esta relación se invierte a medida que la fibrosis avanza, y pierde su precisión diagnóstica en presencia de cirrosis. Los niveles elevados de la enzima gamma glutamil transpeptidasa (GGT) son un factor de riesgo para la fibrosis avanzada. La hiperinsulinemia es un predictor sensible pero no específico. La hipertrigliceridemia se correlaciona positivamente con los niveles de ALT, y un perfil lipídico aterogénico se correlaciona con la gravedad de la lesión hepática. La enfermedad celíaca silente, con IgA antitransglutaminasa positiva, puede coexistir con la EHGNA. Hasta un tercio de los pacientes pueden tener autoanticuerpos positivos (particularmente antinucleares y antimúsculo liso), lo que requiere descartar la presencia de hepatitis autoinmune.

En caso de detectarse esteatosis, y en particular en niños pequeños o con grado de obesidad leve, se sugiere derivar al hepatólogo infantil para la exclusión de otras causas de hígado graso y evaluar la realización de una biopsia hepática (tratamiento de referencia) u otro tipo de estudios, como la elastografía, la resonancia magnética, la espectroscopía 1H-MR o la elastografía por resonancia magnética, estudios indirectos que permiten evaluar el grado de esteatosis o fibrosis.

El tratamiento consiste en la adecuación del peso, a través de cambios del estilo de vida que logren un descenso gradual y progresivo del peso, preservando un crecimiento adecuado. El tratamiento farmacológico (insulinosensibilizantes, antioxidantes, citoprotectores, etc.) es resorte del subespecialista, y debe ser evaluado en forma individualizada.

Dislipidemia

En los sujetos con obesidad, particularmente en aquellos con fenotipo metabólico (*v.* más adelante), el patrón lipídico característico es el de triglicéridos elevados (tanto en ayunas como posprandiales), colesterol no HDL elevado, colesterol HDL bajo e incremento relativo de las partículas de colesterol LDL pequeñas y densas (Tabla 21.4). Estas presentan una menor afinidad por el receptor de LDL, por lo que permanecen por más tiempo en la circulación y, además, penetran con mayor facilidad en la pared arterial, donde quedan atrapadas y son captadas por los macrófagos; esto contribuye con el proceso aterosclerótico.

Fisiopatología

Como fue mencionado, el aumento del flujo de ácidos grasos hacia el hígado desde el tejido adiposo (por menor efecto antilipolítico de la insulina), la lipogénesis *de novo* (por estímulo de la síntesis de ácidos grasos por la insulina elevada) y la mayor captación de triglicéridos provenientes del intestino a través de los quilomicrones, resultan en un aumento de la síntesis hepática de triglicéridos, un aumento relativo de la Apo B-100 y una mayor formación y secreción de partículas de VLDL. La lipoproteinlipasa (LPL) es la enzima localizada en la luz de los capilares sanguíneos, que hidroliza los triglicéridos de los quilomicrones y las VLDL, y permite la captación de los ácidos grasos por los tejidos subyacentes. La Apo C-III es un inhibidor de la actividad de la LPL, y su expresión es inhibida por la insulina. En la insulinorresistencia, los niveles de Apo C-III están aumentados, lo que inhibe a la LPL y disminuye el aclaramiento de los triglicéridos; asimismo, disminuye la captación celular de las partículas ricas

Tabla 21.4 Valores de referencia de lípidos y lipoproteínas en niños y adolescentes

		Aceptable (mg/dL)	Límite (mg/dL)	Elevado (mg/dL)
Triglicéridos	0-9 años	< 75	75-99	≥ 100
	10-19 años	< 90	90-129	≥ 130
Colesterol total		< 170	170-199	≥ 200
Colesterol LDL		< 110	110-129	≥ 130
		Aceptable (mg/dL)	**Límite (mg/dlL**	**Disminuido (mg/dL)**
Colesterol HDL		> 45	40-45	< 40

en triglicéridos. Si la insulinorresistencia es grave, disminuye también el efecto inductor directo de la insulina sobre la LPL.

Todas las alteraciones descritas resultan en una elevación de los triglicéridos plasmáticos (*v.* Tabla 21.4). Además, las lipoproteínas ricas en triglicéridos intercambian en forma equimolar triglicéridos por colesterol con las partículas de LDL y HDL, a través de la proteína transportadora de ésteres de colesterol. El aumento de las partículas cargadas con triglicéridos conduce a un incremento de este intercambio, lo que aumenta el contenido de triglicéridos y disminuye el contenido de colesterol de las LDL y las HDL. Los triglicéridos son luego hidrolizados por la LPL o por la lipasa hepática, y dan lugar a partículas más pequeñas. La afinidad de las Apo A-1 por las HDL pequeñas es menor, lo que conduce a una mayor disociación de las Apo A-1 y su eliminación renal; por lo tanto, disminuyen los niveles de HDL. Estos cambios en el metabolismo lipídico son regulados también por las adipoquinas y las citoquinas proinflamatorias, que contribuirían con la mayor circulación de partículas ricas en triglicéridos y la disminución del transporte reverso del colesterol.

Síndrome metabólico

La descripción de la relación entre obesidad, HTA, dislipidemia y alteraciones del metabolismo hidrocarbonado fue hecha por Reaven en el año 1988, como factores de riesgo agrupados de enfermedad cardiovascular, y la insulinorresistencia fue sugerida como el mecanismo subyacente de estas alteraciones.

Comprendida la relación entre la obesidad y los otros factores de riesgo de enfermedad cardiovascular, con un mecanismo fisiopatológico en común gatillado por la insulinorresistencia, es importante conocer que la definición del síndrome metabólico (SM) se desarrolló para adultos, en quienes se demostró que la presencia de varios de estos factores se asocia con mayor riesgo de diabetes y enfermedad cardiovascular. Sin embargo, la aplicación de este concepto en pediatría es compleja. En primer lugar, no hay consenso absoluto sobre qué clasificación utilizar. En Argentina, la más aceptada es la de Cook (Tabla 21.5). En segundo lugar, casi todos los casos de SM en pediatría ocurren en sujetos con obesidad, por lo que la utilidad del SM como un constructo por sobre y más allá de la obesidad es bastante cuestionada. Asimismo, existen variaciones en los indicadores de acuerdo con el estadio puberal (para la misma edad cronológica, un niño en estadio de Tanner 3 posee proporciones corporales diferentes a otro en estadio 1, lo que influye, p. ej., en su circunferencia de la cintura). No hay un tratamiento uniforme para el SM diferente a la adecuación del peso. En cambio, cada factor de riesgo debe ser tratado individualmente, más allá de que complete o no los criterios de SM.

Como fue mencionado, en adultos el SM predice el riesgo de diabetes y enfermedad cardiovascular. En niños, si bien existe el arrastre de los diferentes factores de riesgo desde la edad pediátrica hacia la adultez (p. ej., un niño con obesidad tiene más riesgo de ser un adulto con obesidad), el diagnóstico de SM no es estable en el paso de la adolescencia a la edad adulta. Muchos niños que cumplieron criterios para SM durante la infancia, los perdieron a los 3-6 años de seguimiento. Por último, no todos los niños con obesidad manifiestan la misma desregulación metabólica, probablemente debido a factores genéticos o epigenéticos.

Por lo expuesto, en lugar de enfocarse en el diagnóstico de SM, es recomendable hacerlo sobre el agrupamiento de factores de riesgo y su detección precoz. Hace más de dos décadas el estudio Bogalusa demostró el incremento en el desarrollo y gravedad de las lesiones ateroscleróticas asociadas con la mayor cantidad de factores de riesgo de enfermedad cardiovascular. Identificar y tratar a los pacientes con riesgo cardiometabólico es una importante medida de medicina preventiva (Figura 21.2).

Tablas 21.5 Síndrome metabólico en pediatría

Criterio	Valor
Perímetro de la cintura	≥ percentil 90
Presión arterial	≥ percentil 90
Triglicéridos	≥ 110 mg/dL
HDL-colesterol	≤ 40 mg/dL
Glucemia en ayunas	≥ 110 mg/dL

Criterios de Cook: se requiere la presencia de 3 o más factores.

Diabetes mellitus tipo 2

La falla de las células β en producir la suficiente cantidad de insulina para compensar la insulinorresistencia y mantener la normoglucemia determina la aparición de diabetes. La secreción insuficiente de insulina no logra frenar adecuadamente la gluconeogénesis hepática, ni producir la captación de glucosa en los tejidos insulinosensibles, lo que conduce al desarrollo de hiperglucemia posprandial y en ayunas. Los adolescentes con obesidad que desarrollan diabetes presentan una sensibilidad periférica a la insulina un 50% menor que aquellos sin diabetes, junto con una producción hepática de glucosa elevada en ayunas, y una inadecuada secreción de insulina en su primera y segunda fase. Presentan, además, niveles bajos de adiponectina y una reducción del efecto incretina (secreción de insulina posprandial mediada por péptidos intestinales como el GLP-1).

Además de la obesidad, se consideran otros factores de riesgo como el antecedente de diabetes materna o diabetes gestacional durante el embarazo, historia familiar de diabetes tipo 2 en parientes de primer o segundo grado, la presencia de signos de insulinorresistencia (acantosis *nigricans*) o condiciones asociadas con insulinorresistencia (HTA, dislipidemia, síndrome de ovario poliquístico, retardo del crecimiento intrauterino), o pertenecer a etnias de mayor riesgo (pueblos originarios americanos, canadienses o australianos, afroamericanos, latinos, asiáticos o isleños del Pacífico).

La diabetes tipo 2 aparece típicamente en la pubertad, etapa en la que ocurre una insulinorresistencia fisiológica y transitoria. Si la función de la célula β es adecuada, compensa la insulinorresistencia con mayor secreción de insulina. En los sujetos predispuestos a desarrollar diabetes, la compensación no es adecuada, lo que resulta en hiperglucemia. La presencia de obesidad grave o mórbida desde temprana edad conduce al desarrollo de diabetes en etapas prepuberales que, si bien es poco frecuente, no es excepcional. La evidencia sugiere, además, una declinación más acelerada de la función de la célula β y un desarrollo más rápido de complicaciones cuando la diabetes aparece en jóvenes, en comparación con los adultos. Los criterios diagnósticos de diabetes son los siguientes:

- Glucosa plasmática en ayunas ≥ 126 mg/dL.
- Glucosa plasmática posterior a la prueba de tolerancia oral a la glucosa ≥ 200 mg/dL (2 horas posingesta de 1,75 g/kg de glucosa anhidra disuelta en agua, máximo 75 g).
- Síntomas de diabetes con una glucosa plasmática al azar ≥ 200 mg/dL (poliuria, polidipsia, nicturia, pérdida de peso).
- Hb A1c ≥ 6,5% (en laboratorio con metodología certificada).

En ausencia de síntomas, las determinaciones deben confirmarse con otra medición en un día posterior. Estos criterios,

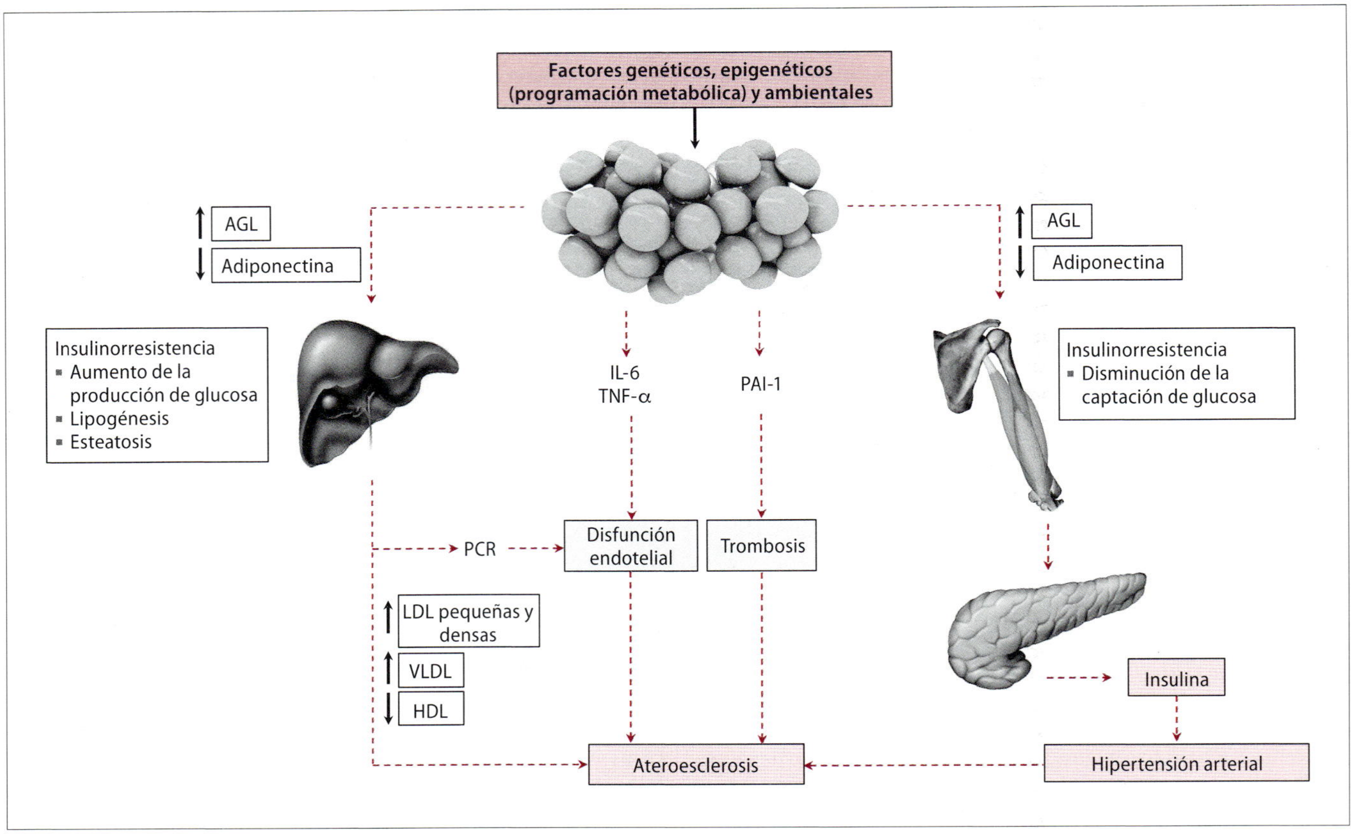

Figura 21.2 Insulinorresistencia, síndrome metabólico y riesgo cardiovascular. AGL: ácidos grasos libres; PCR: proteína C reactiva; IL-6: interleuquina 6; TNF-α: factor de necrosis tumoral α; PAI-1: inhibidor del activador tisular del plasminógeno 1.

aceptados internacionalmente, son extrapolados de los utilizados en adultos, y no han sido validados específicamente para la población pediátrica. Lo mismo ocurre con los puntos de corte utilizados para el diagnóstico de prediabetes:

- Glucosa plasmática en ayunas ≥ 100 mg/dL y < 126 mg/dL.
- Glucosa plasmática posterior a la prueba de tolerancia oral a la glucosa ≥ 140 mg/dL y < 200 mg/dL.
- Hb A1c ≥ 5,7% y < 6,5%.

La Hb A1c en forma aislada es el método menos efectivo para el diagnóstico de disglucemia, por lo que no se recomienda como único método de detección, y debe estar acompañada de la determinación de la glucemia en ayunas y poscarga.

El estado de prediabetes es reversible en muchos adolescentes, luego de atravesar la etapa de insulinorresistencia de la pubertad. Sin embargo, la persistencia de la ganancia de peso es un predictor de progresión hacia la diabetes.

Se recomienda realizar las pruebas para detección de prediabetes y diabetes (glucemia en ayunas, glucemia 2 horas poscarga de glucosa y Hb A1c) a partir de los 10 años o del inicio de la pubertad (lo que ocurra primero), en todos los pacientes con sobrepeso u obesidad y al menos un factor de riesgo. El hallazgo de valores alterados es criterio de derivación al subespecialista.

Alteraciones endocrinológicas asociadas

Alteraciones tiroideas

El hipotiroidismo suele asociarse con una modesta ganancia de peso, junto con una reducción de la tasa metabólica basal y de la termogénesis. Sin embargo, no puede explicar la ganancia de peso en la obesidad grave. Pueden encontrarse alteraciones en el eje tiroideo, que parecen ser una consecuencia adaptativa y no la causa del aumento de peso. Se observa una elevación leve de la TSH, acompañada generalmente de niveles de T_4 total y T_4 libre normales, aunque puede haber niveles de T_3 levemente elevados y aumento del volumen de la glándula tiroides.

El incremento de la leptina asociado con la obesidad produciría, por su efecto hipotalámico, un aumento de la secreción de TRH y TSH. Otros mecanismos propuestos son la disminución de la retroalimentación negativa de las hormonas tiroideas sobre la hipófisis, y un aumento de la actividad de las deiodinasas.

Ante la presencia de TSH elevada con hormonas tiroideas normales, debe completarse el estudio con la búsqueda de anticuerpos antitiroideos, para descartar tiroiditis. La alteración en los niveles de hormonas tiroideas, la presencia de anticuerpos positivos, síntomas de hipotiroidismo o bocio son criterios de derivación al endocrinólogo infantil.

Alteraciones del desarrollo puberal

El inicio de la pubertad requiere de un adecuado estado nutricional. La leptina es uno de los factores necesarios para la activación del eje hipotálamo-hipófiso-gonadal. Normalmente, sus niveles aumentan previo a la pubertad. Su acción es mediada a través de las kisspeptinas, péptidos secretados por las neuronas Kiss 1 en el núcleo arcuato, que poseen receptores para leptina. Las kisspeptinas estimulan la secreción de la hormona liberadora de gonadotrofinas (GnRH) en el hipotálamo. La secreción pulsátil de GnRH estimula la secreción de las hormonas folículo estimulante (FSH) y luteinizante (LH) y, subsecuentemente, de esteroides sexuales. A su vez, los estrógenos estimulan la secreción de leptina, mientras que la testosterona la disminuye.

El exceso de grasa corporal podría ser uno de los factores implicados en la aceleración puberal observada en algunos países occidentales con tasas crecientes de obesidad infantil. La hiperleptinemia se relacionaría con el desarrollo precoz de la pubertad en mujeres. Tanto el IMC, como el porcentaje de grasa corporal y la ganancia rápida de peso en edades tempranas (particularmente en lactantes pequeñas para la edad gestacional), se asocian con menor edad de la menarca.

El incremento de la conversión de andrógenos a estrógenos por la enzima aromatasa del tejido adiposo puede ocasionar telarca precoz, independientemente de la activación de la GnRH. Asimismo, la obesidad se asocia con un menor catabolismo hepático de los estrógenos, y niveles bajos de la globulina ligadora de hormonas sexuales (SHBG, por sus siglas en inglés), lo que ocasiona un incremento en los niveles de estrógenos libres circulantes.

En varones, la relación de la obesidad con la edad del desarrollo puberal no es tan clara, con resultados contradictorios en distintos estudios.

Hiperandrogenismo

La obesidad peripuberal se asocia con hiperandrogenemia. En niños y niñas prepuberales, los andrógenos adrenales aumentan en relación con la adiposidad (adrenarca). Se observa un incremento del sulfato de deshidroepiandrosterona (DHEAS) y androstenediona, así como de leptina. Los niños o niñas con adrenarca precoz suelen tener un IMC elevado. Clínicamente, presentan pubarca o axilarca, sin otros signos de desarrollo puberal.

El aumento de la producción de andrógenos por el ovario en niñas a partir de la pubertad, también asociado con mayor frecuencia a la obesidad (principalmente de localización abdominal), se originaría por una intensificación por parte de la insulina de la acción de la LH sobre las células de la teca en el ovario, lo que incrementa la producción de andrógenos. La hiperinsulinemia disminuye también la producción hepática de SHGB, lo que contribuye con el aumento de la testosterona libre. Las niñas con adrenarca precoz tendrían mayor riesgo de desarrollar síndrome de ovario poliquístico (SOP).

Síndrome de ovario poliquístico

Esta alteración es un trastorno de presentación heterogénea, con manifestaciones diferentes entre distintas mujeres, y en la misma mujer a lo largo de la vida. En su etiología intervienen factores genéticos, étnicos, epigenéticos y ambientales. Se caracteriza por la presencia de hiperandrogenismo, ciclos oligo o anovulatorios y apariencia poliquística de los ovarios. Sin embargo, el diagnóstico en la adolescencia no es del todo sencillo.

La obesidad y la insulinorresistencia se asocian con frecuencia. La alteración subyacente es un incremento de la secreción pulsátil de GnRH, que conduce a un incremento de la LH y a una deficiencia relativa de la FSH, con lo que se produce una desregulación de la síntesis de andrógenos; su producción aumenta por el ovario y ocasiona atresia folicular. A su vez, la hiperinsulinemia de la pubertad y el aumento del IGF-1 favorecen esta desregulación. La hiperinsulinemia secundaria a la insulinorresistencia propia de la etapa puberal (e incrementada por la obesidad), puede incrementar la producción de andrógenos ováricos y adrenales, y disminuir la producción hepática de SHBG, con lo que aumentan los niveles de andrógenos circulantes. En niñas susceptibles, el hiperandrogenismo disminuye la retroalimentación negativa de la secreción de GnRH, lo que produce mayores pulsos de GnRH y elevación de la LH. Esto empeora el hiperandrogenismo y constituye un círculo vicioso que evoluciona al fenotipo del SOP.

Asimismo, el exceso de andrógenos favorece el depósito de grasa abdominal. Las adipoquinas y las citoquinas proinflamatorias del tejido adiposo abdominal favorecen la insulinorresistencia y podrían influir sobre la función ovárica y adrenal.

Si bien la obesidad no parece ser la causa del SOP (ya que puede presentarse en mujeres delgadas), la insulinorresistencia y el exceso de adiposidad amplificarían las alteraciones hormonales que lo caracterizan.

Se recomienda realizar la consulta endocrinológica en pacientes con antecedentes de pubertad precoz, trastornos del ciclo menstrual, signos de hiperandrogenismo, insulinorresistencia y adiposidad central.

Complicaciones ortopédicas

El exceso de peso ocasiona una mayor tensión mecánica sobre los miembros inferiores, que puede resultar en diferentes alteraciones de los pies, piernas, rodillas y caderas, como pie plano, pie valgo y *genu* valgo. Asimismo, se produce con mayor frecuencia la enfermedad de Osgood-Schlatter, la enfermedad de Perthes, la epifisiolisis de cadera, la enfermedad de Blount (incurvación en el arco de la tibia y el fémur) y la apofisitis del calcáneo. En la columna, la sobrecarga puede ocasionar hiperlordosis lumbar. Todas las alteraciones ortopédicas pueden favorecer el desarrollo de artrosis precoz. La evaluación clínica del paciente obeso debe incluir la búsqueda de antecedentes ortopédicos relevantes, la presencia de dolor, alteración de la marcha o limitaciones funcionales, y el examen postural de los pies, piernas y columna. Los pacientes con obesidad grave deben ser evaluados por el especialista en ortopedia infantil, especialmente a partir de la pubertad, para determinar posibles tratamientos antes de que se complete el crecimiento. El ejercicio físico, además de la pérdida de peso, puede ayudar a reducir el riesgo de complicaciones ortopédicas. El especialista también debe orientar en cuanto al ejercicio físico recomendado, según las alteraciones presentes.

La epifisiolisis de cadera es el deslizamiento de la epífisis del fémur con respecto a la metáfisis, a través del disco epifisario (cartílago de crecimiento). Es más frecuente en el período peripuberal. Entre el 50% y el 70% de los pacientes presenta obesidad. En general, se manifiesta con dolor en la región inguinal, muslo o rodilla, asociado con cojera. Puede presentarse en forma bilateral. Las radiografías anteroposterior y axial de ambas caderas permiten confirmar el diagnóstico. Cuando se realiza de manera precoz, el tratamiento ideal es la fijación con tornillo. Se menciona especialmente ya que, por la inespecificidad de los síntomas, la demora en el tratamiento puede incrementar el desplazamiento, lo que complica la corrección quirúrgica y aumenta el riesgo de secuelas. Es una de las causas más frecuentes de reemplazo de cadera en adolescentes y adultos jóvenes.

Alteraciones dermatológicas

La obesidad puede acompañarse de diferentes alteraciones de la piel. Pueden estar relacionadas con la resistencia a la insulina (acantosis *nigricans*, acrocordones), con el hiperandrogenismo (acné, hirsutismo), ser de causa mecánica (estrías por distensión, lipodistrofia benigna, hiperqueratosis plantar) o aparecer por aumento de los pliegues (intertrigo micótico o infecciones bacterianas).

La acantosis *nigricans* es la alteración dermatológica más frecuente asociada con la obesidad pediátrica. Se manifiesta como placas aterciopeladas, oscuras, a veces de aspecto verrugoso, localizadas en axilas, cara posterior de cuello, flexura de codos o rodillas, región umbilical, inguinal o inframamaria. Su color oscuro está relacionado con la ubicación y la proliferación de queratina en el epitelio superficial. Es un marcador cutáneo de insulinorresistencia e hiperinsulinismo, dado que la insulina estimula la proliferación de queratinocitos a través de sus receptores para IGF-1.

Las infecciones son frecuentes por diversos motivos, como alteración de la barrera cutánea, hiperhidrosis, zonas de humedad y maceración de la piel en los pliegues, limitaciones en la movilidad y en la higiene por la misma obesidad, que dificulta incluso la observación por el propio paciente de determinadas zonas de su cuerpo. Asimismo, se ha reportado la asociación de la obesidad con mayor frecuencia de psoriasis y de dermatitis atópica.

Seudotumor cerebral

Esta entidad se caracteriza por un aumento de la presión intracraneal y edema de papila, con líquido cefalorraquídeo normal y sin agrandamiento ventricular (*v.* Capítulo 51.6). Si bien puede presentarse en niños de peso normal, en la mayoría de los casos se asocia con la obesidad. Puede manifestarse con cefalea, vómitos, visión borrosa y diplopía. Se detecta el edema de papila en el fondo de ojo. Otros síntomas reportados son dolor cervical, en hombros y dorso. El seudotumor es un diagnóstico de exclusión, luego de descartar otras causas de hipertensión endocraneana. Es un cuadro potencialmente grave y puede llevar a la ceguera. El tratamiento es el del edema cerebral (*v.* Capítulo 51.6) y la pérdida de peso.

Alteraciones digestivas

Los niños y adolescentes con obesidad presentan con más frecuencia litiasis biliar (alrededor del 2%). Probablemente se deba a la sobresaturación de colesterol y subsecuente precipitación en la bilis, por un aumento de su síntesis o de su captación por el hígado. Contribuye también una reducción en la contractilidad de la vesícula, que favorece la estasis biliar. Ocurre con más frecuencia en mujeres. El uso de anticonceptivos orales incrementa el riesgo. Puede presentarse como una complicación aguda (cólico biliar, colecistitis, coledocolitiasis), como dolor abdominal recurrente, o bien ser un hallazgo casual en un paciente asintomático. La pérdida rápida de peso incrementa el riesgo de colelitiasis, el cual se correlaciona con el IMC previo y con la velocidad del descenso de peso.

Por otro lado, la obesidad grave puede favorecer el desarrollo de reflujo gastroesofágico, que se manifiesta con pirosis, regurgitación o epigastralgia. Los mecanismos involucrados se relacionan con una disminución del tono del esfínter esofágico inferior, la presencia de hernia hiatal secundaria al aumento de la presión intraabdominal, y las características de la dieta (volumen elevado y alimentos con exceso de proteínas y grasas que retrasan el vaciamiento gástrico).

Comorbilidad psicológica

La obesidad afecta la calidad de vida, y se asocia con mayores tasas de depresión, ansiedad, baja autoestima, trastornos de la conducta alimentaria y abuso de sustancias. Existe una relación dinámica entre factores conductuales, cognitivos y de la regulación emocional, que interactúan a su vez con aspectos biológicos y factores del contexto familiar (como actitudes parentales, hábitos de alimentación y de actividad física).

La autoestima se ve afectada con mayor frecuencia en aquellos pacientes con obesidad grave, principalmente en relación con la apariencia física, la destreza física y la competencia social, y ocurre con más frecuencia en los adolescentes que en los niños. Los trastornos alimentarios (como la ingesta por atracones o la bulimia) se observan más frecuentemente en aquellos con depresión, ansiedad o conductas disruptivas. Las actitudes y reacciones familiares ante la obesidad, así como la de los pares (acoso y hostigamiento), condicionan la conducta del niño o el adolescente, y pueden contribuir con la baja autoestima y el aislamiento.

Todos los pacientes con obesidad deben ser evaluados por profesionales de la salud mental. Si se sospechan situaciones de abuso físico o emocional, el abordaje interdisciplinario (clínico, psicológico y por servicio social) debe realizarse en forma rápida para la protección del menor.

Deficiencias nutricionales

Las características de la alimentación y los hábitos de ciertos pacientes con obesidad pueden ocasionar carencias nutricionales. Las dietas disarmónicas, la baja exposición al sol y el estado proinflamatorio y prooxidante pueden producir (por menor ingesta o por mayor utilización) déficit de vitaminas A, D, E, ácido fólico, hierro, zinc y selenio, entre otros. El tejido adiposo expandido aumenta el depósito de vitaminas liposolubles, por lo que su cuantificación en suero no refleja el contenido corporal total. Tampoco se conoce claramente la biodisponibilidad de las vitaminas almacenadas en el tejido adiposo. Los niveles bajos de vitamina D se han asociado con menores niveles de adiponectina y con mayor insulinorresistencia. A su vez, el estado inflamatorio puede elevar los niveles de ferritina sérica y disminuir los de la proteína ligadora de retinol, lo que interfiere con la interpretación de los niveles de hierro y vitamina A, respectivamente. El mayor requerimiento de antioxidantes puede disminuir los niveles de carotenos, vitamina E o selenio.

Evaluación diagnóstica

La evaluación debe recolectar información que permita identificar los factores individuales, familiares y ambientales que contribuyeron con el desarrollo de la obesidad. Asimismo, debe aportar información que permita sospechar o descartar formas monogénicas o sindrómicas de obesidad, y determinar el riesgo o la presencia de comorbilidades. Tanto la evaluación individual como del contexto próximo (familiar, escolar, grupo de pares, etc.) permite definir las estrategias terapéuticas (Algoritmo 21.1).

Anamnesis

Antecedentes familiares

Se debe indagar acerca del IMC de los padres y hermanos, antecedentes en familiares de primer y segundo grado de obesidad, diabetes tipo 2, enfermedad cardiovascular, dislipidemia e hipertensión; antecedentes de otras enfermedades endocrinológicas o metabólicas asociadas con la obesidad (hipotiroidismo, síndrome de ovario poliquístico, hiperuricemia, etc.); etnia y país de origen, ambiente socioeconómico, costumbres dietéticas, dinámica familiar en relación con la alimentación y hábitos de actividad física del grupo familiar.

Algoritmo 21.1 Abordaje del paciente con sobrepeso

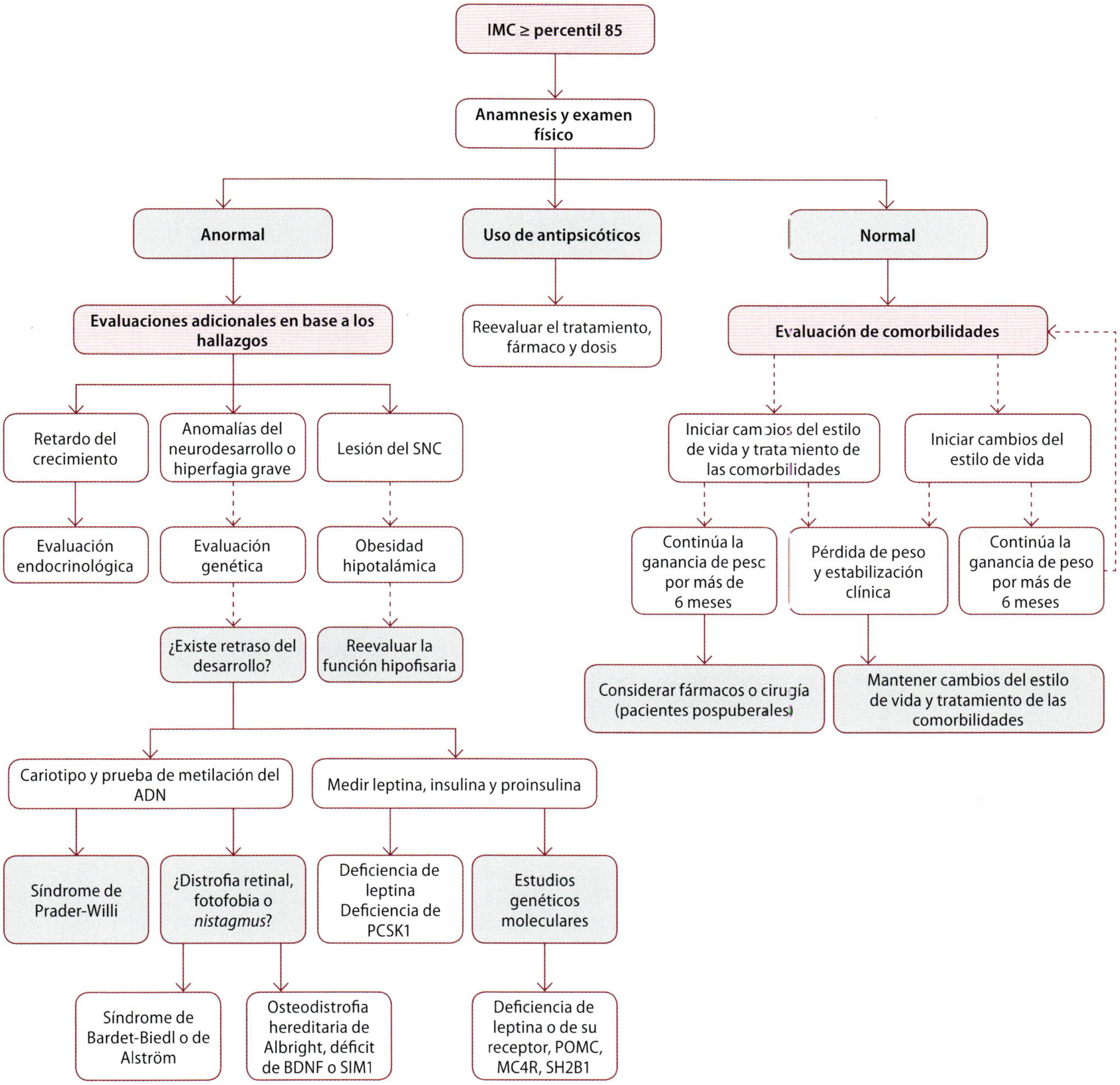

IMC: índice de masa corporal; SNC: sistema nervioso central.

Antecedentes personales

Se debe indagar acerca del incremento de peso materno durante el embarazo, diabetes gestacional, hipertensión o tabaquismo durante el embarazo y retardo del crecimiento intrauterino; peso, talla y perímetro cefálico al nacimiento, edad gestacional, hipoglucemia o ictericia neonatal; lactancia materna (duración, dificultades), alimentación con fórmula (duración, dificultades) e inicio de la alimentación complementaria (calidad, dificultades); ganancia de peso en el primer año de vida, desnutrición en los primeros años, crecimiento compensatorio posterior, alteraciones del crecimiento y desarrollo (baja o alta talla, retraso madurativo, etc.); rendimiento escolar, edad del rebote adipocitario, edad de inicio de la pubertad y características del ciclo menstrual; edad o momento de inicio de la ganancia ponderal y evolución de la curva del IMC, enfermedades o medicaciones que puedan haber desencadenado la ganancia de peso (p. ej., insuficiencia hipofisaria primaria o secundaria a un tumor, antipsicóticos de segunda generación) y otros factores que la familia pueda relacionar con la ganancia de peso (emocionales, familiares, acontecimientos adversos o estresantes, cambio de hábitos de alimentación o de actividad física, etc.).

Hábitos alimentarios

Se debe indagar acerca de la frecuencia de las comidas preparadas fuera del hogar (escuela, restaurantes, comida comprada o preelaborada); cantidad de bebidas azucaradas y jugos ingeridos por día; tamaño de las porciones (estimado a través de imágenes, modelos de alimentos, la descripción del niño); frecuencia y calidad del desayuno; consumo de alimentos de densidad energética alta (alto contenido en grasas o azúcares, bajo contenido de agua o fibra); consumo de vegetales y frutas por día; número de ingestas por día; calidad de las colaciones; estructuración de las comidas (entorno, tiempo disponible para comer, televisión o posibles distracciones acompañantes).

Hábitos de actividad física

Se debe indagar acerca del tipo y frecuencia de actividad física programada; tiempo de actividad física no estructurada por día (juego libre, plaza); actividades de la vida cotidiana que implican actividad física (como caminar a la escuela, pasear al perro); conductas sedentarias, como horas frente al televisor, video juegos, computadora personal, etc.; barreras y facilitadores sociales y ambientales de la actividad física, como el televisor en la habitación, uso de dispositivos electrónicos, teléfonos celulares, rutina de actividad física de la familia, deseo y predisposición de la familia para realizar actividad física con sus hijos, estímulo por parte de los padres, opciones y posibilidad de acceder al juego libre y a la actividad programada (clubes, gimnasios), actividad física escolar curricular y en los recreos, nivel socioeconómico y nivel de seguridad en el área donde vive y se desplaza.

Hábitos de sueño

Se debe indagar acerca de las horas de sueño al día, dificultades para conciliar el sueño, despertares, ronquidos, pausas respiratorias, bradipsiquia y cansancio diurno.

Examen físico

Debe realizarse una exploración clínica general, pero especialmente dirigida a la detección de cualquier signo que pueda orientar hacia la causa de la obesidad o la existencia de comorbilidades. Además de la antropometría actual (peso, talla, IMC, circunferencia de la cintura y pliegues cutáneos), es de utilidad poder evaluar la curva de ganancia de peso y el cálculo de la velocidad de crecimiento en talla (probable causa endócrina si está disminuida, o síndromes genéticos asociados con baja talla). Asimismo, se deben evaluar los aspectos siguientes:

- Distribución del tejido adiposo y acumulación en el tronco (obesidad abdominal y giba dorsal en el hipercortisolismo), tono muscular y presencia de signos de retraso psicomotor (síndromes genéticos).
- Características de la piel y mucosas: piel seca (hipotiroidismo), hipopigmentación (deficiencia de POMC), acantosis *nigricans* (insulinorresistencia), estrías (rojo-vinosas en el hipercortisolismo, rosadas o blancas en la obesidad común), acné, hirsutismo (hiperandrogenismo, síndrome de ovario poliquístico), intertrigo, forunculosis.
- Coloración del cabello (rojizo en la deficiencia de POMC). Evaluar si existen rasgos dismórficos faciales (implantación del cabello, pabellones auriculares y dientes, paladar ojival o hendido), hipoplasia medio-facial, frente prominente, aplanamiento de la raíz nasal, cara de muñeca (deficiencia de GH), plétora facial o cara de luna llena (hipercortisolismo).
- Anomalías de la visión (retinopatía asociada con síndromes polimalformativos) o del campo visual (procesos expansivos hipofisarios). Fondo de ojo (edema de papila en el seudotumor cerebral). Buscar signos displásicos (acortamiento del cuarto y quinto metacarpiano en seudohipoparatiroidismo, enfermedad de Albright).
- Examinar la glándula tiroides (bocio en hipotiroidismo) y las fauces (hipertrofia amigdalina).
- Realizar un examen físico cardiopulmonar completo y buscar la presencia de hepatomegalia (esteatohepatitis no alcohólica). Tomar la presión arterial y percentilar en referencia al sexo, edad y talla (*v.* Anexo 50.3.2).
- Determinar el estadio puberal y evaluar si existe pubertad precoz, adrenarca precoz, ginecomastia o adipomastia en varones y adipomastia sin telarca en mujeres.
- Buscar alteraciones ortopédicas compensatorias (*genu* valgo, rectificación de columna), alteraciones de la marcha o dolor al movilizar las caderas (epifisiolisis), incurvación de las tibias y aplanamiento del arco plantar.

Exámenes complementarios

La realización de exámenes complementarios depende del IMC, de los datos provenientes de la historia clínica (la anamnesis y el examen físico) y de la presencia de factores de riesgo familiares (HTA, enfermedad cardiovascular prematura, ataque cerebrovascular, dislipemia) y del paciente (HTA, dislipemia, tabaquismo).

En niños y adolescentes con sobrepeso (IMC Pc 85-97) y sin factores de riesgo, no se recomienda realizar estudios complementarios, excepto un perfil lipídico. En aquellos con obesidad (IMC > Pc 97) o con sobrepeso y factores de riesgo, se debe realizar un perfil lipídico y determinar la glucemia en ayunas y las transaminasas hepáticas (AST y ALT).

En presencia de antecedentes familiares de diabetes, signos de insulinorresistencia o componentes del síndrome metabólico, se debe evaluar individualmente la posibilidad de realizar la determinación de la glucemia dos horas luego de la carga oral de glucosa, para detectar anormalidades en la tolerancia a los hidratos de carbono.

A continuación, se enumeran otras evaluaciones que deben ser realizadas según los hallazgos clínicos:

- Polisomnografía frente a la sospecha de SAOS.
- Valoración cardiológica, electrocardiograma y ecocardiograma, para evaluar la presencia de un QTc prolongado, arritmias e hipertrofia ventricular.
- Monitoreo continuo de presión arterial, para confirmar el diagnóstico de HTA y completar estudios.
- Radiografía de caderas y miembros inferiores frente a la sospecha de afecciones ortopédicas.
- Ecografía hepática, para evaluar la presencia de hígado graso no alcohólico y litiasis biliar.
- Estudio genético (p. ej. para el síndrome de Prader-Willi). En obesidades mórbidas, de comienzo precoz (antes de los 5 años) y con marcada hiperfagia, se debe evaluar la posibilidad de realizar el estudio para las formas monogénicas, algunas de las cuales son potencialmente tratables. Alcanzar un diagnóstico genético contribuye con el abordaje global del paciente, permite el consejo genético y la evaluación de terapéuticas específicas (si las hubiese) u otros abordajes más intensivos. Asimismo, podría contribuir con la disminución del estigma social.
- No se recomienda la realización de estudios endocrinológicos de rutina, salvo que el paciente presente compromiso de la talla o de la velocidad de crecimiento, en relación con su

talla objetivo genética y su estadio de desarrollo puberal. En este caso, o ante la sospecha de otras alteraciones endocrinológicas, se recomienda valorar al paciente en conjunto con el endocrinólogo infantil, para evaluar la realización de estudios pertinentes (edad ósea, perfil tiroideo, cortisol, dosajes de hormonas sexuales, metabolismo fosfocálcico, etc.).

Tratamiento

El objetivo general del tratamiento es mejorar la salud a largo plazo, a través de la adquisición de hábitos de vida saludables. Es necesario lograr la reducción de la grasa corporal, manteniendo un crecimiento y desarrollo adecuados. El abordaje terapéutico se encuentra dirigido a controlar la ingesta calórica y aumentar el gasto energético, a través del incremento de la actividad física y la reducción de actividades sedentarias. A diferencia de otros problemas de salud, la obesidad infantil tiene múltiples causas y requiere de un enfoque amplio que abarque el tratamiento del paciente, la familia y el medio ambiente donde se desarrolla.

Existen factores predictores de la respuesta al tratamiento. En los niños pequeños suele ser más exitoso, probablemente porque tienen por delante un período de crecimiento que permite acomodar el peso sin necesidad de un importante descenso, y porque sus hábitos obesogénicos están menos instalados. Algunos estudios muestran mejores resultados en mujeres. Los hijos de padres obesos presentan menor respuesta al tratamiento, ya que en ellos interactúan factores genéticos y el ambiente obesogénico en el hogar. Sin embargo, los niños cuyos padres se involucran en programas familiares y logran perder peso, tienen mejores resultados.

Las prácticas alimentarias parentales restrictivas favorecen la obesidad en los hijos, al promover la preocupación por el alimento prohibido, por lo que deben desalentarse. Algunas características individuales, como la impulsividad, los trastornos de la conducta alimentaria y el mal funcionamiento social son, en general, predictores de peores resultados, por lo que los pacientes que las presentan deben recibir un tratamiento orientado hacia estos problemas.

Identificar las barreras individuales, familiares y socioambientales permite elegir el abordaje indicado para cada paciente. No existe un modelo único de tratamiento que sirva para todos. Más allá de las recomendaciones que se desarrollan a continuación, es necesario que el profesional o el equipo tratante se convierta en un acompañante del proceso de cambio del paciente. Como en todas las enfermedades crónicas, no es un tratamiento con un final a corto plazo. Los cambios tienen que sostenerse en el tiempo, y es necesario lograr la motivación necesaria para iniciar los cambios y mantenerlos, aun pese a las recaídas. Estas deben transformarse en instancias de aprendizaje para modificar conductas. El cambio no se puede imponer, el paciente tiene que decidirlo y tiene que contar con un equipo empático que lo acompañe y guíe en este proceso.

Cambios del estilo de vida

Numerosos estudios han documentado la eficacia de las intervenciones multicomponente de suficiente duración (contacto mayor de 26 horas), que incluyen cambios en la alimentación, en la actividad física y técnicas para la modificación de conductas (que logran una reducción del IMC $\geq$ 0,2 DE).

La mejoría del IMC se asocia con mejoría en los parámetros metabólicos y cardiovasculares. Los programas intensivos pueden ser efectivos en el corto plazo, aunque muchas veces ocurre una reganancia de peso al concluir el programa, sobre todo en aquellos pacientes que no lograron un incremento sostenido en su nivel de actividad física. Por esto es importante implementar programas de mantenimiento y de sostén a largo plazo. Se observan mejores resultados en los programas que involucran a la familia, sobre todo en los niños pequeños y preadolescentes. Es importante también que los programas se adapten a la edad y al medio socioeconómico y cultural.

La reducción del 5%-10% del peso o del IMC se asocia con mejorías metabólicas. En los niños pequeños suele ser suficiente con el mantenimiento del peso, que conduce a un descenso del IMC a medida que el crecimiento avanza. Es esperable que con un mejor estilo de vida disminuya la masa grasa y se incremente la masa magra. El objetivo es alcanzar el Pc 85 para el IMC, lo que puede ocurrir en un período de dos años en los niños prepuberales, o en un año en la pubertad. Se recomienda que la pérdida de peso no sea mayor de 500 g por mes en los niños de 2 a 5 años, y de 1 kg por semana en los niños mayores o adolescentes.

Alimentación

Los cambios alimentarios intentan disminuir la ingesta calórica, mejorar la calidad nutricional de los alimentos elegidos y modificar las preferencias alimentarias. El objetivo es disminuir el consumo de comidas rápidas, disminuir el consumo de azúcar y eliminar el de bebidas azucaradas; disminuir la ingesta de productos con jarabe de maíz de alta fructosa, de productos con contenido alto de grasas y sal y de alimentos procesados en general; aprender a interpretar las etiquetas de los productos envasados; consumir frutas enteras en lugar de jugos y beber agua; disminuir la ingesta de grasas saturadas a partir de los 2 años y cubrir las recomendaciones sobre la ingesta diaria de verduras, frutas y fibra. También, es necesario el aprendizaje del control de la porción, comer a horario y evitar el picoteo entre comidas, y aprender a reconocer los desencadenantes de las ingestas fuera de hora, p. ej., el estar solo, aburrido, nervioso o utilizando pantallas.

Es importante enfocarse en el valor de la alimentación saludable (beneficios para la salud, mejoría de las comorbilidades) más que en la prohibición de alimentos, y promover estos cambios en todo el grupo familiar.

Actividad física

El ejercicio combinado con una menor ingesta calórica contribuye en alcanzar y mantener la pérdida de peso. El ejercicio sostenido mejora la composición corporal y los parámetros metabólicos. Se recomienda que los niños y adolescentes realicen (al menos) una media de 60 minutos de actividad física diaria, principalmente aeróbica, de intensidad moderada a vigorosa, y que incorporen actividades aeróbicas de intensidad vigorosa y actividades que refuercen músculos y huesos al menos tres días a la semana. Las actividades grupales suelen ser más disfrutadas por los niños y deben ser fomentadas. En ocasiones, sobre todo en adolescentes, la inclusión de un par como aliado terapéutico facilita la adherencia al programa de ejercicio.

Por otro lado, debe disminuirse el tiempo de sedentarismo (tiempo frente a las pantallas menor de 2 horas al día), estimular el movimiento en las actividades de la vida cotidiana y asegurar las horas de sueño.

Modificación de la conducta

La terapia cognitivo conductual, basada en el aprendizaje, utiliza técnicas de control, reforzamiento positivo y resolución de problemas. Las técnicas conductuales se utilizan en el tratamiento de la obesidad para facilitar el cambio. Tienen como objetivos regular la conducta alimentaria, incrementar la autoeficacia, modificar los pensamientos distorsionados que se tienen en relación con la alimentación y la actividad física, generar un modelo activo y sano por parte de la familia, y dotar a los pacientes y a sus padres de estrategias para la solución de problemas y la prevención de recaídas. Utiliza herramientas como el automonitoreo de la ingesta y de la actividad física, el establecimiento de objetivos, la aproximación sucesiva, el control de estímulos del entorno, el uso de modelos y de sistemas de recompensas. La modificación conductual permite que los niños regulen la cantidad de alimentos que consumen, establezcan horarios de comida, elijan los alimentos sanos por encima de la comida chatarra e incrementen la actividad física. La planificación previa de comidas y actividades contribuye a enfrentar desafíos, como las comidas fuera de casa, reuniones sociales, etc. Por otra parte, la modificación de pensamientos saboteadores permite que el niño genere una mayor adhesión al tratamiento, y evita consecuencias emocionales negativas como la frustración, la tristeza, la ira y la culpa, que se generan por el rebote o por la no disminución de peso.

Etapas del tratamiento

1. Prevención plus. Esta primera etapa, para niños que presentan sobrepeso y sin comorbilidades, se basa en las recomendaciones de estilo de vida habituales para todos los niños y adolescentes. El pediatra debe recomendar el consumo de al menos cinco porciones al día de frutas y verduras, limitar el uso de pantallas (a excepción del uso académico) a menos de dos horas por día, realizar una hora o más de actividad física moderada a vigorosa y 20 minutos de actividad vigorosa al menos dos veces por semana, consumir agua en lugar de bebidas azucaradas, desayunar diariamente, limitar las comidas fuera de casa, realizar al menos 5-6 comidas en familia y permitir al niño autorregular la ingesta, evitando actitudes restrictivas. Estos pacientes se controlan en forma frecuente (una vez por mes). Si no se observa mejoría en el peso o el IMC en 3-6 meses, se debe pasar a la siguiente etapa.

2. Programa estructurado de control de peso. Puede realizarlo el pediatra con entrenamiento adecuado. Consiste en los mismos cambios de la etapa anterior, pero con mayor apoyo y estructura para lograr los comportamientos deseables. Incluye un plan alimentario balanceado, que limite la ingesta de alimentos con alta densidad energética e incluya comidas y colaciones al día establecidas, junto con actividad física o juego activo supervisado al menos una hora al día, uso de pantallas menos de una hora al día y monitoreo (por parte del niño y la familia) de las ingestas, la actividad física y las horas de pantalla. El seguimiento es cada 2-4 semanas. Si no se observa mejoría en el peso o el IMC en 3-6 meses, se debe pasar a la siguiente etapa.

3. Abordaje interdisciplinario por subespecialistas con experiencia en el manejo de la obesidad pediátrica. Se suma a lo anterior un programa estructurado de modificación conductual, con monitoreo de la ingesta y la actividad física, y el establecimiento de objetivos a corto plazo de cambios alimentarios y de ejercicio, con participación de la familia en los menores de 12 años, o entrenamiento de los familiares en los niños mayores. Participan del equipo, además del subespecialista en nutrición infantil, profesionales de la salud mental, nutricionistas y especialistas en ejercicio. Se recomiendan visitas semanales por al menos 8-12 semanas.

4. Nivel terciario. Centros especializados en el manejo de la obesidad pediátrica: se recomienda para los niños o adolescentes con obesidad y comorbilidades, que no mejoraron con los esquemas anteriores. Requieren de un equipo interdisciplinario, con un programa estructurado que puede utilizar, además de las estrategias de las etapas anteriores, planes alimentarios particulares (p. ej., dietas de muy bajas calorías por corto plazo), o evaluar el uso del tratamiento farmacológico o quirúrgico (*v.* más adelante).

Planes alimentarios

Cuando no se logran resultados con las recomendaciones de cambios cualitativos y ajuste de porciones, es necesario proponer planes alimentarios estructurados durante un tiempo determinado. Esto puede ayudar al paciente y su familia a acomodarse a la distribución y tipo de comidas, y al tamaño de las porciones. No hay un modelo de intervención dietaria óptimo, sino que la adherencia a un determinado plan es lo que predice la pérdida de peso. La evidencia disponible muestra que se puede adecuar el peso con una dieta restringida en calorías, independientemente de la distribución de macronutrientes. Las dietas bajas en carbohidratos pueden producir mayor descenso de peso a corto plazo, comparadas con las dietas reducidas en grasas. Sin embargo, a largo plazo los resultados son similares. Tampoco se evidencia diferencia entre dietas ricas en proteínas comparadas con dietas normoproteicas, para el mismo contenido calórico. Las dietas con bajo índice glucémico ofrecen beneficios para aquellos con insulinorresistencia o hipertrigliceridemia.

En algunos adolescentes puede ser útil implementar dietas de muy bajas calorías (menos de 800 kcal/día, menos de 50 g de carbohidratos por día), por pocas semanas, para inducir una pérdida rápida de peso. Puede ser debido a alguna condición clínica que requiera obtener ese descenso rápido, p. ej., previo a una cirugía, o ante alguna lesión traumatológica. Estas dietas deben suplementarse con micronutrientes y deben ser adecuadamente monitoreadas por el equipo tratante.

Tratamiento farmacológico

En algunos pacientes con obesidad grave, los cambios del estilo de vida pueden no ser suficientes para producir una pérdida de peso que impacte sobre su calidad de vida o logre mejorar sus comorbilidades. El uso de fármacos se considera en aquellos con IMC ≥ Pc 97 y al menos una comorbilidad asociada, o con un IMC ≥ 120% del Pc 97. Son pocos los fármacos aprobados hasta el momento para su uso en la edad pediátrica. Dado que se trata de un tratamiento crónico, deben considerarse en forma individualizada los riesgos y beneficios, principalmente en relación con el perfil de seguridad. Se recomienda continuar con la medicación si se logra una reducción del IMC ≥ 5% a las 12 semanas con la dosis plena, o si se frena la ganancia de peso en un período de crecimiento rápido. Por el contrario, debe suspenderse si el fármaco no es tolerado o si aparecen efectos adversos graves.

En Argentina, los fármacos aprobados para adolescentes a partir de los 12 años son el orlistat y el liraglutide.

Orlistat. Es un inhibidor de la lipasa pancreática y gástrica, por lo que reduce en aproximadamente un 30% la absorción de la grasa ingerida. La dosis es de 120 mg hasta 3 veces por día, con las comidas principales, siempre que contengan alimentos con grasas. Produce una reducción del IMC entre 0,7 y 1,7 kg/m^2, según los estudios. Alrededor del 20%-25% de los pacientes logran una reducción del 5% del IMC al año. Puede producir dolor abdominal, flatulencias, urgencia defecatoria, incontinencia fecal, diarrea y deposiciones oleosas. Estos efectos son más marcados ante ingestas copiosas de grasas, y llevan a que los pacientes tengan poca adherencia al tratamiento. Se recomienda suplementar con un polivitamínico, debido al riesgo de deficiencia de vitaminas liposolubles.

Liraglutide. Es un agonista del receptor del GLP-1. Incrementa la secreción posprandial de insulina en forma dependiente del nivel de glucosa, reduce la secreción de glucagón, retrasa el vaciamiento gástrico y, a nivel central, reduce el apetito. Se administra en dosis diaria subcutánea de 3 mg. El estudio pediátrico que llevó a su aprobación mostró una reducción del IMC de 1,39 kg/m^2 (-0,22 DE), con un porcentaje medio de disminución del 4,29% a las 56 semanas de tratamiento. Los efectos adversos más frecuentes son gastrointestinales (náuseas, vómitos y diarrea), y en general disminuyen con la continuidad del tratamiento, pero en algunos casos no son tolerados y llevan al abandono. Los efectos adversos graves son poco frecuentes. Se ha reportado una baja incidencia de pancreatitis.

Es importante remarcar que los estudios muestran recuperación del peso al suspender las medicaciones, por lo que es fundamental que en forma simultánea se trabaje de forma intensiva sobre los cambios del estilo de vida. Por otro lado, dado que la obesidad es una enfermedad crónica, son necesarios estudios a largo plazo sobre la eficacia y seguridad del tratamiento farmacológico prolongado.

La metformina no es un fármaco indicado para el tratamiento de la obesidad. Sin embargo, muestra beneficios en pacientes con alteraciones del metabolismo de los hidratos de carbono. Reduce la producción hepática de glucosa, incrementa la sensibilidad periférica a la insulina y puede producir una modesta reducción del peso. Además de su indicación en la prediabetes y la diabetes tipo 2, puede ser útil para contrarrestar la ganancia de peso y las alteraciones metabólicas en pacientes tratados con antipsicóticos de segunda generación, y en mujeres con síndrome de ovario poliquístico. Puede producir molestias gastrointestinales, que ceden con la continuidad del tratamiento. Con el uso prolongado se ha reportado deficiencia de vitamina B_{12}, por lo que debe monitorearse y suplementar si es necesario.

Por último, han surgido fármacos para el tratamiento específico de algunas formas monogénicas de obesidad. El tratamiento con leptina en sujetos deficientes produce una pérdida significativa de la masa grasa (no es útil en los que presentan alteración en el receptor de leptina). El setmelanotide es un agonista del receptor de melanocortina 4. Produce una pérdida de peso importante en sujetos con deficiencia de POMC, y podría aplicarse en distintas alteraciones genéticas de las vías de las melanocortinas.

Tratamiento quirúrgico

El tratamiento quirúrgico de la obesidad se plantea ante el fracaso del resto de las opciones terapéuticas. La evidencia a largo plazo de los riesgos, beneficios y durabilidad de la pérdida de peso con el tratamiento quirúrgico es escasa en la población adolescente. Los estudios disponibles de seguimiento a más de 5 años han mostrado una buena respuesta en cuanto al descenso de peso (reducción promedio del IMC de 13,3 kg/m^2 a los 3 años) y reversión de las comorbilidades, así como también la presencia de deficiencias nutricionales. Estas pueden deberse, en parte, a una suplementación insuficiente, o a la falta de adherencia a la toma de los suplementos. La dificultad en la adherencia al tratamiento es una característica de la población adolescente, lo que remarca la importancia de la continuidad en el seguimiento y del monitoreo de los nutrientes en riesgo. Las complicaciones generales de la cirugía son similares a las que se presentan en sujetos adultos. La mayoría de las recomendaciones actuales coinciden en las siguientes indicaciones:

- IMC > 35 con comorbilidades mayores: diabetes tipo 2, SAOS con índice apnea/hipopnea (A/H) > 15, esteatohepatitis no alcohólica y seudotumor cerebral.
- IMC > 40 con HTA, insulinorresistencia, intolerancia a la glucosa, alteración de los indicadores de calidad de vida, dislipidemia y SAOS (índice A/H > 5).

Es importante ponderar la presencia y gravedad de las comorbilidades por sobre el valor del IMC. Al considerar el potencial impacto de la cirugía sobre el crecimiento y la mineralización ósea, se recomienda que el adolescente haya alcanzado el estadio de Tanner 4, una edad ósea igual o mayor a 16 años, con una velocidad de crecimiento de talla posterior al pico de empuje puberal y una densidad mineral ósea total medida por DEXA del 95% del valor normal para los 18 años.

La adolescencia es un período de rápido crecimiento y cambios, tanto físicos como psicológicos. Es importante establecer el nivel de madurez del paciente y su posible impacto en el proceso quirúrgico. Asimismo, la evaluación psicológica resulta fundamental.

Los tres procedimientos principales utilizados en adultos también han sido utilizados en adolescentes. La banda gástrica ajustable presenta las mayores tasas de reoperación por complicaciones, por lo que es la técnica menos utilizada. La evidencia actual muestra que los resultados luego de la gastrectomía en manga y el *bypass* gástrico en Y de Roux (BPGYR) son similares a los de los adultos. Ambos reducen el tamaño del estómago, mientras que el BPGYR también produce malabsorción, ya que saltea la primera porción del intestino delgado (duodeno). La elección de la técnica queda a criterio del equipo tratante, según la experiencia y las consideraciones de cada caso en particular.

Cuidados especiales del paciente obeso internado

Los pacientes con obesidad grave presentan problemas particulares durante la internación. El volumen de la grasa abdominal puede limitar la excursión diafragmática, lo que resulta en una menor capacidad pulmonar, que ocasiona con mayor frecuencia insuficiencia respiratoria grave con requerimientos de intubación. Esta suele ser dificultosa, por la estrechez de la vía aérea superior. Asimismo, la demanda de oxígeno puede ser mayor de lo habitual, debido a la mayor frecuencia respiratoria, el mayor trabajo respiratorio y el menor volumen corriente movilizado con cada ciclo ventilatorio. Cabe destacar que la posición supina favorece la hipoventilación, por lo que se recomienda la posición de Trendelenburg invertida. Los cálculos de la ventilación alveolar deben realizarse en base al peso ideal (peso teórico para la talla) y no al real. Por otra parte, los pacientes internados por causas no respiratorias pero que presentan SAOS, suelen requerir soporte ventilatorio no invasivo con presión positiva durante el sueño. El equipamiento hospitalario debe ser adecuado al tamaño de los pacientes, sobre todo en los adolescentes (camas, camillas de transporte, sillas, equipos de diagnóstico, etc.). Para la movilización, son necesarias técnicas especiales y un mayor número de personas.

Los accesos venosos periféricos suelen ser muy difíciles de colocar, por lo que requieren con más frecuencia la utilización de catéteres centrales, cuya colocación también es delicada, ya que los reparos anatómicos de referencia son difíciles de localizar.

Asimismo, pueden presentarse lesiones en piel, tanto en los pliegues (infecciones bacterianas o micóticas) como en las zonas de apoyo (úlceras por decúbito).

La obesidad puede alterar la farmacocinética y el volumen de distribución de las drogas, hecho poco estudiado en pacientes pediátricos. Presentan un aumento del contenido total de agua, de la masa grasa, de la masa magra y del contenido mineral óseo comparado con los niños no obesos de la misma edad, talla y sexo. El volumen de distribución (Vd) es la variable más afectada por la obesidad, y está determinada, principalmente, por las propiedades fisicoquímicas del fármaco. Los fármacos altamente lipofílicos se distribuyen de manera extensa en el tejido adiposo y, por ende, tienen un alto Vd. Debido a esto, su dosificación debe estimarse sobre la base del peso total. Por el contrario, los medicamentos hidrofílicos deben ser dosificados según el peso ideal. La depuración de un fármaco (mL/min o L/h) está mejor representada por el peso magro. La esteatosis hepática podría afectar el flujo sanguíneo hepático, que influye en la depuración de ciertas drogas. A su vez, la obesidad podría afectar la expresión y función de las enzimas del citocromo P450 y afectar así el metabolismo de algunas drogas. La afectación renal de la obesidad podría también comprometer la excreción de fármacos.

Acceda al eBook para consultar la lista de bibliografía. Consulte las indicaciones en la retiración de tapa.

22

Errores innatos del metabolismo e hipoglucemia

Estanislao Díaz Pumará

En la década de 1980 se acuñó el término de enfermedades raras (ER) para referirse a aquellas entidades con baja prevalencia (< 1/2000 recién nacidos). Los errores innatos del metabolismo (EIM) son un grupo paradigmático dentro de estas enfermedades y, si bien no se trata de términos equiparables, podría decirse que las ER configuran un grupo que contiene a la gran mayoría de los EIM. También llamadas errores congénitos del metabolismo (ECM) o simplemente enfermedades metabólicas (EM), son más de 500 enfermedades bien caracterizadas, de origen genético y mayoritariamente de herencia autosómica recesiva.

Si bien en la consideración global se trata de enfermedades poco frecuentes, si se toman en conjunto son más frecuentes que enfermedades como la leucemia, por lo que son altas las probabilidades de que el pediatra general se enfrente con alguna de ellas en más de una ocasión durante el transcurso de su actividad profesional. Las nuevas tecnologías de análisis genéticos y bioquímicos hacen que este grupo se encuentre en constante expansión y reconocimiento.

Frente a esta enorme cantidad de enfermedades complejas y heterogéneas, desde su fisiopatología, diagnóstico y tratamiento, el pediatra se encuentra muchas veces abrumado en función de cómo abordarlas de una manera sistemática. Asimismo, este profesional suele ser quien tenga el primer contacto con estos pacientes, y de quién dependa la generación de la sospecha diagnóstica y el inicio del tratamiento en el período agudo. Muchas de estas enfermedades tienen tratamiento y buen pronóstico si son detectadas precozmente; el diagnóstico tardío puede significar la muerte o la sobrevida con secuelas graves.

En este capítulo se realiza una aproximación desde los conceptos generales a los particulares, a través de un enfoque fisiopatológico y sindrómico, con el objetivo de poder reconocer los grandes grupos de enfermedades, cuándo sospecharlas y la conducta en el período agudo o de crisis, para facilitar la referencia oportuna y ordenada al subespecialista.

Fisiopatología y clasificación

En general, los EIM son consecuencia de alteraciones bioquímicas de origen genético, que repercuten en la estructura o función de una proteína que puede actuar como una enzima, hormona, receptor-transportador de membrana celular, o bien formar parte de una organela intracelular.

De esta manera, pueden generarse distintos escenarios bioquímicos y fisiopatológicos que conducen a la enfermedad. De ellos, los más frecuentes se describen a continuación.

Bloqueo de un paso metabólico. Lo que produce el exceso de un sustrato no metabolizado y la deficiencia del producto de esta reacción. El bloqueo se debe al compromiso variable de la actividad de la enzima que interviene en el paso, o bien al defecto en la síntesis del cofactor de esta enzima. Este punto es relevante, dado que estas alteraciones pueden resultar reversibles o tratables si se dispone del cofactor para ser administrado en forma exógena. El sustrato acumulado resulta tóxico cuando alcanza niveles críticos, y condiciona las manifestaciones propias de la enfermedad. Se las conoce también como enfermedades del metabolismo intermedio, que abarcan un inmenso número de reacciones bioquímicas de degradación, síntesis e intercambio entre las células y los nutrientes obtenidos de la alimentación (lípidos, proteínas y carbohidratos).

Compromiso de una vía metabólica. Cuando participa de procesos de obtención o utilización de energía a partir de la glucosa, ácidos grasos, cuerpos cetónicos o a nivel mitocondrial. Estas enfermedades muestran intolerancia a los períodos de ayuno o al aumento de la demanda metabólica basal (ejercicio, infecciones, estrés, etc.).

Defecto enzimático. Cuando impide el procesamiento o la degradación de macromoléculas y conduce a la acumulación intracelular progresiva de estas sustancias. Es el defecto típico de las enfermedades por depósito o de organelas intracelulares.

Los EIM pueden expresarse con gravedad variable y en diferentes etapas de la vida, según el grado de compromiso de la función metabólica y la actividad enzimática residual. Como fue mencionado, la mayoría de estas enfermedades son autosómicas recesivas, pero existen numerosas mutaciones descritas para cada una de ellas, lo que hace que muchos pacientes sean heterocigotas dobles y que la correlación genotipo-fenotipo sea difícil de predecir. Asimismo, pueden encontrarse algunas con herencia ligada al X o patrón de herencia mitocondrial. Todo esto genera que una misma enfermedad posea amplios matices en la expresión de los síntomas, y que pueda presentarse desde el período neonatal hasta la adultez.

Inicialmente, los EIM se dividen según el tipo de molécula afectada (proteínas, lípidos, hidratos de carbono) y aquellos causados por disfunción en las vías metabólicas que suceden en las organelas intracelulares (mitocondrias, peroxisomas y lisosomas). Luego, se agrupan según la forma predominante de presentación clínica.

Enfermedades del metabolismo proteico

En su metabolismo habitual, las proteínas son escindidas y liberan los aminoácidos (AA) que las conforman. Éstos pueden volver a ser utilizados para la biosíntesis proteica, ser precursores de sustratos nitrogenados (neurotransmisores), o bien ser degradados. Los AA que se encuentran en exceso no son eliminados como tales (excepto una pequeña fracción a través de las heces, la orina y por descamación cutánea) ni tampoco almacenados. Este recambio metabólico renueva continuamente el reservorio o *pool* de AA plasmáticos.

Algunos de los EIM más importantes surgen del metabolismo de los AA, por lo que la comprensión de sus fundamentos básicos contribuye con la interpretación fisiopatológica de estas enfermedades. Las subcategorías de este grupo se determinan basándose en la fisiopatología, y se describen tres subgrupos principales.

Aminoacidopatías

Cuando el déficit enzimático (o de su cofactor) se produce en alguna de las primeras reacciones de la vía catabólica de un AA, este se acumula sin metabolizar y, simultáneamente, se produce la deficiencia de sus metabolitos, que en ocasiones puede ser otro AA. Esta acumulación en sangre, en el líquido cefalorraquídeo (LCR), en el hígado y el riñón es responsable del daño tisular y de las manifestaciones clínicas de la enfermedad. En la Tabla 22.1 se describen los principales exponentes de este grupo.

Dentro de los pasos iniciales del metabolismo de la mayoría de los AA, se encuentra la remoción del grupo amino (desaminación) a partir de la que se obtiene amonio y un ácido orgánico (α-cetoácido). De esta bifurcación metabólica surgen dos subgrupos de EIM que se presentan a continuación.

Defectos del ciclo de la urea (CU)

El ciclo de la urea transforma el amonio, altamente tóxico para el sistema nervioso central (SNC), en urea, una sustancia soluble y fácilmente excretada por el riñón. Este ciclo se cumple en forma completa únicamente en el parénquima hepático, y ocurre en el citoplasma y dentro de las mitocondrias. También se asocia con la síntesis *de novo* de arginina, un AA fundamental para el adecuado funcionamiento del ciclo.

Se conocen 6 defectos enzimáticos, cuyo denominador común es la presencia de hiperamoniemia. Esta se presenta junto con la alteración del valor plasmático del AA relacionado con la enzima comprometida. De estas, el déficit de ornitina transcarbamilasa (OTC), de carbamil fosfato sintetasa (CPS) y de argininosuccinato sintasa (ASS) son responsables del 90% de los casos. El déficit de OTC es de herencia ligada al cromosoma X.

Como fue mencionado, el amonio es particularmente tóxico para el SNC; atraviesa libremente la barrera hematoencefálica y su acumulación puede resultar fatal. Esto hace que las manifestaciones clínicas sean principalmente neurológicas (deterioro progresivo del sensorio, convulsiones, etc.). Entre el 30% y el 50% de los pacientes se presenta en el período neonatal como síndrome de intoxicación endógena, y el resto puede presentarse en otras etapas de la vida, incluso en la adultez. Existen vías alternativas para la eliminación del nitrógeno que no utilizan el CU, y resultan de relevancia terapéutica en las crisis de hiperamoniemia (*v.* más adelante).

Acidemias orgánicas (AO)

Este grupo tiene su origen en defectos enzimáticos que acontecen en algún paso del metabolismo del ácido orgánico, alejado del AA original. En su mayoría son fallas en el metabolismo de los AA ramificados (leucina, isoleucina y valina). Los exponentes más importantes de este grupo son las acidemias propiónica, metimalónica, glutárica e isovalérica. El déficit de biotinidasa impide la acción de enzimas carboxilasas que intervienen en diversos procesos metabólicos, incluido el aquí mencionado, por lo que también se incluye en este grupo. Los hallazgos clínicos y bioquímicos generales son comunes a la mayoría de ellas, y las manifestaciones neurológicas son las más frecuentes; la forma neonatal grave da cuenta del 70%-80% de las presentaciones.

El hallazgo bioquímico excluyente es la presencia de acidosis metabólica con anión GAP aumentado (*v.* Capítulo 7). Se acompaña de cetonemia y cetonuria (hallazgo siempre patológico en la etapa neonatal), ya que los ácidos orgánicos acumulados son α-cetoácidos. También suele haber hiperamoniemia de magnitud variable, y la presencia de acidosis permite diferenciar estas enfermedades de los defectos del CU.

Otros hallazgos posibles son citopenias (neutropenia, tricitopenia), pancreatitis y aumento de la homocisteína. El perfil de ácidos orgánicos urinarios permite caracterizar con mayor detalle la enfermedad. Algunas de ellas pueden ser tratadas mediante el uso de cofactores, con buenos resultados (vitamina B_{12} en algunas acidemias metimalónicas, biotina en el déficit de biotinidasa), por lo que estos se deben administrar en forma empírica aún antes del diagnóstico definitivo.

Enfermedades del metabolismo lipídico

Para comprender este grupo de enfermedades es preciso recordar la cronología de la utilización de las fuentes de energía. Inicialmente, el organismo utiliza la glucosa que proviene de una ingesta reciente. Una vez consumida, se inicia la

Tabla 22.1 Ejemplos de las principales aminoacidopatías

Aminoacidopatía	AA	Enzima o cofactor	Patrón clínico o bioquímico	Tratamiento
Fenilcetonuria (PKU)	Fenilananina (Phe)	▪ Phe hidroxilasa (más frecuente) ▪ Tetrahidrobiopterina (BH4) ▪ Otras enzimas	Intoxicación subaguda o crónica del SNC: ▪ Phe ↑/ Tirosina ↓	▪ Dietético ▪ Chaperonas
Tirosinemias (tipo I-V)	Tirosina	▪ Fumarilacetato hidrolasa (FAH) ▪ Tipo I (más frecuente)	Intoxicación: ▪ Falla hepática aguda ▪ Tubulopatía proximal ▪ Succinilacetona y tirosina ↑	▪ Dietético ▪ NTBC (deriva a vía metabólica alternativa) ▪ Trasplante hepático
Orina con olor a jarabe de arce (MSUD) (leucinosis)	Leucina Valina Isoleucina	▪ Deshidrogenasa de cetoácidos ramificados (BCKD)	Intoxicación (SNC): ▪ Cetosis ± acidosis ▪ AA ramificados (leucina) ↑	▪ Anabolismo ▪ Diálisis ▪ Dietético
Homocistinuria	Metionina	▪ Cistationina β sintetasa (CBS)	▪ Daño vascular ▪ Fenotipo marfanoide ▪ Retraso mental (50%) ▪ Luxación del cristalino ▪ Metionina u homocisteína ↑	▪ Cofactor: piridoxina (vitamina B_6) ▪ Dietético

AA: aminoácidos; SNC: sistema nervioso central; NTBC: nitisinona.

catabolización de glucógeno hepático para mantener la glucemia en su valor normal. En la medida en que el glucógeno se va agotando, la gluconeogénesis se encarga de cumplir con ese objetivo y, simultáneamente, aumenta la producción de cuerpos cetónicos (CC), como fuente alternativa de energía. Ambos procesos se producen a partir de la β-oxidación de los ácidos grasos (β-OAG). Se trata de una compleja vía metabólica mitocondrial, que requiere de la presencia de carnitina en el citoplasma y del adecuado funcionamiento de dos enzimas de la membrana mitocondrial: carnitina palmitoil transferasa 1 y 2 (CPT 1 y 2), para que los ácidos grasos sean transportados al interior de la mitocondria.

En este grupo de enfermedades, el hallazgo paradigmático es la hipoglucemia no cetósica o hipocetósica, que ocurre luego de un período de ayuno o en el contexto de intercurrencias infecciosas habituales de la infancia. Otros hallazgos bioquímicos que pueden acompañar el cuadro son la acidosis metabólica con anión GAP aumentado (por acumulación de ácidos orgánicos) y moderada hiperamoniemia, dada por la presencia de productos que funcionan como toxinas mitocondriales e inhiben el funcionamiento del ciclo de la urea.

El cerebro depende críticamente de los cuerpos cetónicos para la utilización de energía durante los períodos de hipoglucemia, por lo que predominan las manifestaciones neurológicas como encefalopatía, deterioro del sensorio, convulsiones, daño cerebral o muerte súbita. Otras manifestaciones pueden ocurrir a nivel miocárdico (arritmias, miocardiopatías) o muscular (episodios recurrentes de rabdomiólisis desencadenados por el ejercicio o infecciones).

Según donde se encuentre el defecto enzimático, se describen los siguientes subgrupos de enfermedades.

Defectos en la oxidación de ácidos grasos

Las enzimas acil-CoA deshidrogenasas de cadena corta, media, larga y muy larga (SCAD, MCAD, LCAD y VLCAD, por sus siglas en inglés), son las primeras enzimas de esta secuencia metabólica y las comprometidas en este subgrupo de enfermedades. En esta vía, los cofactores riboflavina y nicotinamida cumplen un rol importante. La entidad más frecuente es la deficiencia de MCAD, con presentación típica entre los 3 y 12 meses de edad, cuando luego de un período de ayuno o por un cuadro infeccioso el niño presenta un deterioro agudo y desproporcionado, marcado por manifestaciones neurológicas (letargia, convulsiones, coma), disfunción hepática aguda, hipoglucemia hipocetósica o muerte súbita. Diagnosticada a tiempo, posee excelente pronóstico si se evitan los períodos de ayuno.

Trastornos del metabolismo de la carnitina

Producen alteración de la β-OAG de cadena larga, que dependen de este sistema para ingresar a la mitocondria. Los más relevantes son el déficit de CPT 1 y 2. Se presentan, además de las características generales de este grupo, con insuficiencia hepática aguda y alteraciones cardíacas y musculares graves.

Enfermedades del metabolismo de los cuerpos cetónicos

Se han descrito defectos en 4 de las 5 enzimas que participan de esta vía. Son de muy baja frecuencia y habitualmente se manifiestan como episodios de hipoglucemia no cetósica, si las enzimas involucradas participan de la cetogénesis, o como cetoacidosis si las enzimas participan de la cetólisis.

Enfermedades del metabolismo de los hidratos de carbono

Se puede subdividir este grupo entre las enfermedades del metabolismo de los hidratos de carbono (HC) simples y las glucogenosis.

Enfermedades de los HC simples

Se trata de las anomalías hereditarias del metabolismo de la galactosa y la fructuosa. En este grupo, si bien heterogéneo, la característica común es que las manifestaciones aparecen luego de la exposición al HC en cuestión. Mientras que la galactosa se encuentra principalmente en los lácteos, la fructuosa proviene principalmente de la sacarosa (azúcar común), por lo que las manifestaciones suelen aparecer más tardíamente, cuando el niño incorpora frutas u otros productos azucarados a su dieta. Las manifestaciones digestivas (vómitos), hepáticas (insuficiencia hepática aguda con o sin hepatomegalia), renales (tubulopatía proximal), junto con la presencia de cuerpos reductores en orina, son los hallazgos comunes a las enfermedades principales de este grupo.

Glucogenosis

El glucógeno es un polisacárido ramificado; juega un rol fundamental en el almacenamiento del exceso de glucosa, que luego provee en situaciones de necesidad (ayuno, ejercicio, estrés, etc.). Su síntesis y degradación son procesos altamente regulados, con múltiples enzimas involucradas. También llamadas enfermedades por depósito de glucógeno, se producen por desórdenes genéticos en estas enzimas. Algunas de ellas comparten características clínicas con las enfermedades por depósito en organelas intracelulares, por lo que hay autores que las incluyen dentro de este grupo (p. ej., la enfermedad de Pompe). Su espectro de síntomas es amplio, y en general se acompaña de hipoglucemia, disfunciones hepática, muscular, cardíaca y renal, y manifestaciones neurológicas.

Las enfermedades más representativas y sus principales características se resumen en la Tabla 22.2.

Enfermedades relacionadas con organelas intracelulares

En este grupo se incluye un amplio y heterogéneo conjunto de enfermedades, cuya alteración enzimática se produce en alguna de las estructuras intracelulares que se describen a continuación.

Enfermedades lisosomales (enfermedades por depósito)

Los lisosomas son pequeñas organelas situadas en el citoplasma celular, y su función es hidrolizar numerosas moléculas complejas. Se han descrito más de 40 enfermedades generadas por defectos en las hidrolasas lisosomales, encargadas de los procesos metabólicos que ocurren dentro de estas organelas. La vía metabólica afectada produce acumulación de las moléculas involucradas, que por ocupación de espacio generan disfunción celular. En su mayoría responden a un patrón de herencia autosómico recesivo y, si bien son poco frecuentes, en conjunto llegan a tener una prevalencia aproximada de 1:8000 recién nacidos vivos.

Por las múltiples mutaciones descritas y el diverso grado de actividad enzimática residual, el espectro clínico es muy amplio. Suelen estar caracterizadas por un intervalo libre de enfermedad (que puede ser de meses o años), seguido de alteraciones neurológicas progresivas, con pérdida de pautas madurativas, rasgos dismórficos característicos (facies tosca o hurleroide),

Tabla 22.2 Principales enfermedades del metabolismo de los hidratos de carbono (HC)

Enfermedades de los HC simples				
Enfermedad	**HC**	**Enzima o cofactor**	**Patrón clínico o bioquímico**	**Tratamiento**
Galactosemia	Galactosa (lácteos)	Galactosa 1 fosfato uridil transferasa (GALT)	Intoxicación: ▪ Hepática, digestiva, renal, sepsis por *E. coli,* cataratas ▪ Cuerpos reductores en orina	Dietético: ▪ Exclusión de la galactosa
Intolerancia hereditaria a la fructosa	Fructosa (azúcar común)	Aldolasa B	Inotxicación: ▪ Hepática, digestiva, renal, del SNC ▪ Hipoglucemia, acidosis metabólica (lactato)	Dietético: ▪ Exclusión de la sacarosa
Enfermedades de los HC complejos: glucogenosis (tipos 0-IX)				
Enfermedad	**HC**	**Enzima o cofactor**	**Patrón clínico o bioquímico**	**Tratamiento**
Tipo I (Von Gierke)	Glucógeno	Tipo Ia (80%): glucosa 6 fosfatasa (glucogenolisis)	Energía: ▪ Hipoglucemia en ayuno ▪ Hepatomegalia y nefromegalia ▪ Acidosis láctica	Evitar el ayuno (administrar carbohidratos complejos)
Tipo II (Pompe)	Glucógeno	α-glucosidasa ácida lisosomal	Depósito lisosomal: ▪ Miocardiopatía hipertrófica ▪ Hepatomegalia ▪ Hipotonía	Reemplazo enzimático
Tipo V (McArdle)	Glucógeno	Glucógeno fosforilasa muscular	▪ Intolerancia al ejercicio, rabdomiólisis ▪ CPK , mioglobinuria	–

SNC: sistema nervioso central; CPK: enzima creatina fosfoquinasa.

visceromegalias, y trastornos esqueléticos, sensoriales (visuales y auditivos) y oftalmológicos (mancha rojo cereza en la retina). Otra característica común es que su evolución clínica es independiente de los eventos intercurrentes y no está relacionada con la ingestión de alimentos, el ayuno, estrés, etc. Este grupo se subclasifica según el tipo de material acumulado. Las siguientes son algunas de las enfermedades más representativas:

- Esfingolipidosis: los principales exponentes de este grupo son la enfermedad de Gaucher, la enfermedad de Fabry y la enfermedad de Niemann-Pick.
- Mucopolisacaridosis (MPS): estas se encuentran numeradas del I al IX; las más frecuentes son la enfermedad de Hurler (tipo I), de Hunter (tipo II, con herencia ligada al X) y enfermedad de Sanfilippo (tipo III).

Enfermedades peroxisomales

Estas organelas tienen acciones diversas, tales como la síntesis de fosfolípidos (integrantes de la membrana plasmática y la mielina), la β-oxidación de los ácidos grasos de cadena muy larga y la formación de ácidos biliares, entre otras.

Hay dos subgrupos de enfermedades: el primero es por un trastorno en la biogénesis peroxisomal, con ausencia virtual de estas organelas y deficiencia multienzimática (p. ej., el síndrome de Zellweger); en el segundo se encuentran los trastornos monoenzimáticos, de los cuales el exponente más clásico es la adrenoleucodistrofia ligada al X. También suelen manifestarse con disfunción neurológica progresiva, hipotonía, convulsiones, trastornos sensoriales, disfunción hepática y síndromes polimalformativos.

Enfermedades mitocondriales

La función más importante de las mitocondrias está relacionada con la producción de energía en forma de ATP, a través de la cadena respiratoria (proceso conocido como fosforilación oxidativa), la β-oxidación de ácidos grasos, el complejo piruvato deshidrogenasa (CPD) y el ciclo de los ácidos tricarboxílicos. Las enfermedades de este grupo son trastornos complejos y multisistémicos, que resultan de mutaciones en el genoma mitocondrial (ADNm) propio o en genes nucleares (ADNn) necesarios para su funcionamiento. Asimismo, puede tratarse de presentaciones esporádicas o mutaciones *de novo*. Las mutaciones puntuales del ADNm se transmiten por herencia materna, mientras que las del ADNn responden al patrón de herencia mendeliano.

Estas enfermedades tienen una gran variabilidad clínica y bioquímica, y resulta difícil establecer una correlación genética-bioquímica-clínica por los siguientes motivos:

- Una misma anomalía molecular o bioquímica se asocia con diferentes fenotipos clínicos.
- Un mismo fenotipo o síndrome clínico (Tabla 22.3) puede obedecer a diferentes anomalías moleculares.
- La gravedad de la afectación clínica no se correlaciona con la magnitud del defecto bioquímico.
- El fenómeno de heteroplasmia (proporción del ADNm mutado y normal que existe en un tejido determinado) y el efecto umbral (proporción mínima de ADNm mutado necesaria para alterar el metabolismo oxidativo).

Los órganos y tejidos que tienen las mayores demandas energéticas son los principales involucrados en la patogenia de estas enfermedades. Por este motivo, las manifestaciones neurológicas, de músculo estriado esquelético, miocárdicas y oculares son las más frecuentemente encontradas (*v.* Tabla 22.3). El ácido láctico, si bien puede estar persistentemente elevado, no es un marcador sensible ni específico de este grupo de enfermedades. La relación láctico/pirúvico e hidroxibutirato/acetoacetato da información sobre el estado redox citoplasmático y mitocondrial, por lo que sus alteraciones pueden ser indicativas de disfunción mitocondrial.

Tabla 22.3 Principales síndromes clínicos y síntomas (según órganos y sistemas) de las enfermedades mitocondriales

Síndromes clínicos	Síndrome Leigh, síndrome MERRF (epilepsia, mioclonía, fibras rojas rasgadas), síndrome MELAS (encefalopatía mitocondrial, acidosis láctica, episodios tipo ACV [*stroke like*]), síndrome Kearns Sayre, síndrome NARP (neuropatía, ataxia, retinitis pigmentaria), síndrome MNGIE (neuromiopatía gastrointestinal, encefalopatía mitocondrial).
Síntomas neurológicos	Encefalopatía regresiva motora e intelectual, hipotonía, epilepsia, convulsiones, ACV, ataxia cerebelosa, neuropatía periférica, sordera neurosensorial, movimientos extrapiramidales, migraña, microcefalia.
Síntomas oculares	Atrofia óptica, retinitis pigmentaria, oftalmoplejía progresiva, ptosis palpebral, cataratas.
Síntomas cardíacos	Miocardiopatía, insuficiencia cardíaca, arritmias (bloqueos, síndrome de preexcitación), hipertensión pulmonar.
Síntomas musculares	Rabdomiólisis, hipotonía, debilidad muscular, intolerancia al ejercicio, calambres, hipertermia maligna.
Otros síntomas	Hepatopatía, tubulopatía, seudoobstrucción intestinal, alteraciones hematológicas, retardo de crecimiento, baja talla.

ACV: ataque cerebrovascular.

El diagnóstico de estas enfermedades representa un verdadero desafío, que puede requerir la combinación de uno o más estudios por imágenes, biopsia de tejidos y diagnóstico molecular.

Presentación clínica y guía diagnóstica

El diagnóstico de los EIM suele ser complejo por diversos motivos. Entre estos se encuentran su baja frecuencia, la forma de presentación heterogénea, la superposición de hallazgos entre las distintas enfermedades y la dificultad en la interpretación de los resultados de los estudios complementarios. Por lo expuesto, identificar adecuadamente estas entidades representa un verdadero desafío clínico. El pediatra probablemente sea quien tenga el primer contacto con el paciente, e idealmente debe tener la participación siguiente:

- Generar la sospecha a partir de los datos de la historia clínica.
- Solicitar estudios complementarios iniciales, para orientar y acotar las posibilidades diagnósticas.
- Recolectar y almacenar adecuadamente las muestras para los estudios complementarios específicos.
- Instrumentar el tratamiento sintomático en la urgencia.
- Generar la referencia oportuna al subespecialista.

De acuerdo con la complejidad descrita, se propone el abordaje combinado mediante la interpretación del paciente desde las distintas vertientes de información que proporciona: hallazgos clínicos, patrón bioquímico, principales órganos y sistemas afectados y correlación clínico-fisiopatológica. Esta combinación permite reducir los diagnósticos diferenciales en cada paciente en particular.

Generación de la sospecha clínica

Dado que virtualmente cualquier órgano o sistema puede verse afectado, se debe realizar una anamnesis completa y un examen físico exhaustivo.

Ciertos detalles pueden orientar hacia la presencia de un EIM. En la enfermedad actual debe indagarse acerca de la relación de los síntomas con el ayuno, el tipo de alimentos ingeridos o desencadenantes infecciosos. En relación con los antecedentes, se debe investigar la existencia de consanguinidad, condiciones similares en familiares de primer o segundo grado, muertes no explicadas de neonatos o niños. Al examen físico se debe prestar particular atención a la presencia de lesiones en piel, dismorfias, hepatoesplenomegalia, presencia de olor corporal particular, signos neurológicos sutiles y retraso de la maduración neurológica.

Esquemáticamente, puede definirse la forma de presentación en tres grandes grupos (*v.* a continuación). Cabe mencionar que una misma enfermedad se puede manifestar en cualquiera de estas formas, según el grado de compromiso de la actividad enzimática. Se denomina forma clásica al tipo de presentación más frecuente. Ejemplos de esta situación son la deficiencia de OTC, la fenilcetonuria (PKU) y la galactosemia, entre otras.

Enfermedades que producen síndrome tipo intoxicación. Urgencia metabólica en el período neonatal

Este tipo de presentación sigue una cronología característica, en la que se destaca la presencia de un embarazo y parto normales, seguidos de un intervalo libre de síntomas (frecuentemente entre 2-7 días, pero puede ser de semanas). Durante este período se produce la acumulación de sustratos tóxicos de la vía metabólica afectada, hasta alcanzar un nivel crítico que da lugar a la aparición de las manifestaciones clínicas. Estas son originadas fundamentalmente por el efecto tóxico sobre el SNC. A partir de ese momento, aparece el cuadro clínico inesperado, progresivo y mayoritariamente neurológico. Se reconocen tres fases:

- Fase inespecífica: en función de la limitada capacidad de respuesta en el período neonatal, pueden observarse manifestaciones que resultan comunes a otros cuadros más frecuentes (sepsis, insuficiencia cardíaca, etc.), tales como succión débil, rechazo del alimento, vómitos, hipotonía, convulsiones y deterioro progresivo del sensorio.
- Agravamiento progresivo e inesperado.
- Estado crítico: convulsiones, coma o muerte.

Si bien lo más frecuente es la presentación en la etapa neonatal, las mismas enfermedades puedan manifestarse inicialmente en otras edades, desencadenadas por intercurrencias infecciosas, el ayuno, los vómitos, etc. Como puede inferirse, la actividad residual de la enzima afectada es mayor en estos pacientes que en aquellos que se presentan en la etapa neonatal; si bien resulta suficiente para mantener la homeostasis en situaciones de estabilidad, es insuficiente para situaciones de estrés con aumento de la actividad metabólica.

Formas agudas intermitentes

Entre el 30%-50% de las enfermedades metabólicas pueden presentarse de esta forma. Además de las enfermedades mencionadas en el grupo anterior, aquí se encuentran las enfermedades del metabolismo energético como los defectos de la β-OAG, defectos de la cetogénesis, las glucogenosis y algunas enfermedades mitocondriales que suelen manifestarse cuando los intervalos de tiempo sin alimentación se tornan más prolongados (luego de los 6 meses de vida). Asimismo, pueden existir gatillos o desencadenantes, como una enfermedad intercurrente (en niños frecuentemente son los cuadros virales), una etapa de ayuno prolongado o cambios en la ingesta. Los cuadros más frecuentes en este escenario son:

- Coma metabólico: es el cuadro de deterioro agudo y grave del sensorio, acompañado de una situación bioquímica característica que orienta el diagnóstico.
- Alteración neurológica súbita: ataxia aguda, síndrome extrapiramidal, episodios cerebrovasculares, convulsiones.
- Insuficiencia hepática: puede ser la forma de presentación de la galactosemia, la tirosinemia tipo I, la enfermedad de Wilson y el déficit de α-1 antitripsina, entre otras.
- Falla cardíaca: las enfermedades de la β-OAG (especialmente LCAD) y enfermedades mitocondriales pueden presentarse con arritmias y disfunción miocárdica.
- Rabdomiólisis: crisis desencadenadas por el ejercicio.

Los signos bioquímicos acompañantes son el siguiente paso hacia el diagnóstico, y también orientan el tratamiento de la urgencia.

Si son sospechadas y tratadas adecuadamente, muchas de estas enfermedades pueden tener buen pronóstico a largo plazo, y el paciente vuelve a estar asintomático en los períodos intercríticos. De no ser reconocidas en esta etapa de descompensación, pueden desencadenar la muerte.

Forma crónica progresiva

En estos casos, la presentación clínica es más insidiosa, con un periodo libre de enfermedad que puede ser de meses o años, e incluso llegar a la edad adulta. También pueden debutar en forma aguda (p. ej., con un síndrome convulsivo o un accidente cerebrovascular), pero sin volver posteriormente al estado basal. Sus manifestaciones son muy variadas, y las principales son las siguientes:

- Síntomas neurológicos con retraso o pérdida de pautas madurativas.
- Síntomas psiquiátricos.
- Compromiso sensorial (hipoacusia, trastornos visuales).
- Rasgos dismórficos.
- Trastornos esqueléticos.
- Visceromegalias.
- Compromiso ocular.

El ejemplo paradigmático de este grupo son las enfermedades de moléculas complejas, que involucran organelas intracelulares. Sin embargo, como fue mencionado, debe tenerse en consideración que muchas enfermedades que clásicamente poseen un inicio agudo, pueden presentarse de esta forma.

Exámenes complementarios

Los estudios complementarios son una herramienta fundamental al momento de avanzar con el diagnóstico. A su vez, es frecuente que ciertos hallazgos patológicos sean los que desencadenan la sospecha diagnóstica de este grupo de enfermedades, y son un elemento fundamental para el tratamiento de urgencia.

Estudios básicos de laboratorio

Son estudios fundamentalmente bioquímicos en sangre y orina, que suelen estar disponibles en la mayoría de los centros asistenciales (Tabla 22.4). Su solicitud debe basarse en la presunción clínica, aunque muchas veces se trata de hallazgos fortuitos o inesperados, y son estos los que generan la sospecha diagnóstica. Sus resultados deben estar disponibles idealmente dentro de los 30 minutos de la solicitud. Una adecuada interpretación permite establecer diagnósticos diferenciales preliminares que guían la terapéutica inicial. Entre estos estudios, la determinación del amonio merece una mención especial por dos motivos:

Tabla 22.4 Estudios bioquímicos básicos y específicos a solicitar

Estudios bioquímicos básicos	Estudios bioquímicos específicos
Sangre: ▪ Glucemia ▪ Estado ácido-base con ionograma (para medición del anión GAP) ▪ Amonio ▪ Ácido láctico ▪ Cetonemia ▪ Enzimas musculares (CPK, aldolasa) ▪ Función renal (que incluye ácido úrico) ▪ Función hepática, enzimas pancreáticas ▪ Hemograma y coagulograma	Muestras: ▪ Plasma: 5 mL en refrigerador (-20 °C) ▪ Sangre en papel de filtro: al menos 2 gotas ▪ Sangre entera: 10 mL colectados en tubos con EDTA en refrigerador (-20 °C) Estudios: ▪ Aminoácidos plasmáticos ▪ Perfil de acilcarnitinas plasmáticas ▪ Carnitina ▪ Láctico/pirúvico ▪ Hidroxibutirato/acetoacetato
Orina: ▪ Glucosuria ▪ Cetonuria ▪ Cuerpos reductores	Orina (almacenar en refrigerador -20 °C): ▪ Muestra única (pretratamiento) ▪ Muestra de 24 horas (postratamiento agudo) Estudios: ▪ Acidos orgánicos ▪ Ácido orótico

CPK: enzima creatina fosfoquinasa.

- En primer lugar, su aumento requiere una intervención en forma urgente, porque de no ser así puede resultar en el daño neurológico permanente o la muerte, y muchas veces no se encuentra dentro de los estudios que se solicitan en forma rutinaria. Por esta razón, se recomienda solicitarlo siempre en cuadros de encefalopatía aguda.
- En segundo lugar, se debe obtener y manipular adecuadamente la muestra, ya que de lo contrario sus valores pueden verse falsamente aumentados. Se debe obtener por punción venosa o arterial sin utilizar torniquete, utilizar tubos con EDTA, colocar en agua con hielo (evitar el contacto directo del hielo con el tubo) y ser inmediatamente transportada al laboratorio para su procesamiento. Se recomienda confirmar un valor elevado con una segunda determinación.

Existen ciertos patrones bioquímicos característicos que brindan una orientación diagnóstica, que debe complementarse con las características clínicas del paciente. En el Algoritmo 22.1 puede observarse un diagnóstico que se ajusta a la cronología diagnóstico-terapéutica propuesta, y que a su vez es posible de instrumentar en la práctica de cualquier centro asistencial.

Estudios específicos de laboratorio

Su interpretación es más compleja y requiere la evaluación por el subespecialista en EIM. En muchos casos permiten establecer el diagnóstico definitivo de la enfermedad. Resulta de vital importancia la toma de muestra en el momento de la crisis, ya que en muchas enfermedades los resultados pueden ser normales en los períodos intercrisis. La adecuada recolección de la muestra durante la etapa aguda también resulta fundamental (*v.* Tabla 22.4).

Otros estudios complementarios

Existen numerosos estudios que pueden formar parte, según la enfermedad, del largo camino hasta el diagnóstico definitivo. Su detalle excede los alcances de este capítulo, pero dentro de estos suelen incluirse lo siguientes:

Algoritmo 22.1 Diagnóstico de los errores innatos del metabolismo según el patrón bioquímico inicial

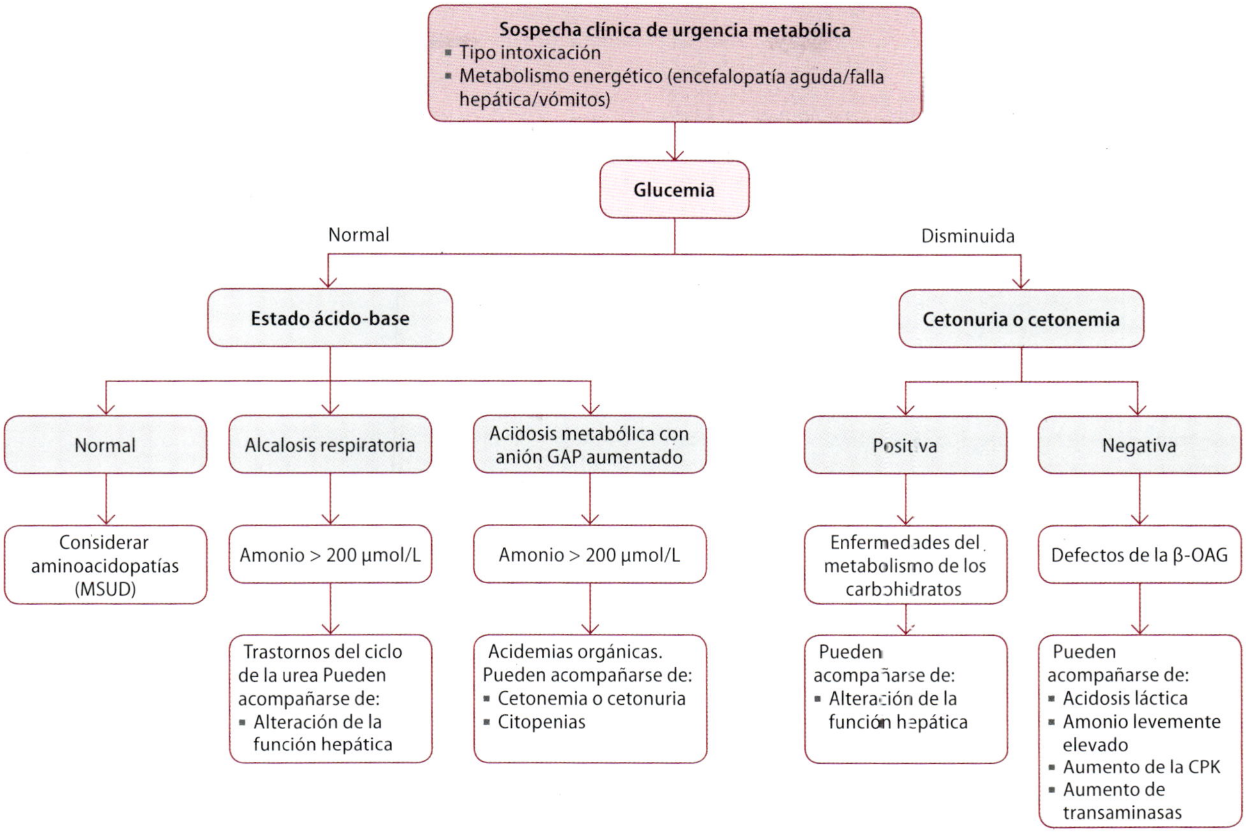

- Estudios por imágenes: resonancia magnética cerebral con espectroscopía.
- Biopsia muscular.
- Cultivos de fibroblastos para evaluar actividad enzimática.
- Estudios genético-moleculares: permiten establecer y caracterizar la mutación genética responsable de la enfermedad.

Rol de la pesquisa neonatal

Muchas enfermedades del metabolismo intermedio, e incluso ciertas enfermedades por depósito, pueden diagnosticarse a través de esta técnica que utiliza gotas de sangre en papel de filtro obtenidas entre las 48 horas y los 7 días de vida. Como todo método de pesquisa, puede tener resultados falsos positivos y negativos, por lo que no brinda un diagnóstico definitivo.

Las enfermedades que se pesquisan pueden diferir en los diferentes países y centros asistenciales, según las normas vigentes. En Argentina, dentro de los EIM se pesquisa en forma obligatoria la PKU, la galactosemia y el déficit de biotinidasa. La tecnología de espectrometría de masa en tándem (EMT) amplía considerablemente la cantidad de enfermedades pasibles de ser detectadas a partir de una gota de sangre seca, e incluye a las aminoacidopatías (homocistinuria, leucinosis), trastornos del CU (citrulinemia, argininemia), AO, trastornos de la β-OAG y enfermedades mitocondriales, entre otras. Esto abre la posibilidad al diagnóstico precoz de una gran cantidad de enfermedades, y así poder instaurar el tratamiento antes de la aparición de la crisis o sus complicaciones.

Tratamiento

El tratamiento de estos pacientes debe iniciarse tan pronto como se establezca la sospecha diagnóstica, en forma independiente de su confirmación y aunque todavía no se hayan descartado otras causas que con más frecuencia pueden producir un cuadro clínico similar (sepsis, infecciones, etc.). Las medidas iniciales se pueden realizar en cualquier ámbito sanitario, y es importante que el pediatra este familiarizado con ellas, dado que el pronóstico a largo plazo se encuentra directamente relacionado con el tiempo de inicio del tratamiento.

Las directivas generales, si bien carecen de evidencia de alta calidad que las apoyen, encuentran consenso entre los expertos y están ancladas en fundamentos fisiopatológicos. Por este motivo, pueden observarse matices entre los diferentes centros.

Medidas iniciales

Las medidas de sostén inicial no difieren de cualquier paciente que se presenta con un cuadro grave, y se deben iniciar en forma rápida y simultánea.

- Mantener la vía aérea permeable y una ventilación adecuada. Se debe tener en consideración que estos pacientes pueden presentarse con cuadros neurológicos que pueden comprometer la permeabilidad (acumulación de secreciones) y los reflejos defensivos de la vía aérea. Sumado a esto, pueden acompañarse de vómitos o convulsiones que pueden predisponer, en el contexto de un sensorio deteriorado, a la broncoaspiración.

- Garantizar una adecuada perfusión. Por los vómitos y la disminución en la ingesta es frecuente que estos pacientes ingresen con deshidratación, que en algunos casos puede ser grave y comprometer la hemodinamia. Como es habitual en este escenario, se administran bolos de cristaloides a 20 mL/kg hasta la recuperación de los parámetros hemodinámicos (*v.* Capítulos 1, 11 y 12). La acidosis metabólica y ciertas enfermedades del metabolismo energético pueden causar compromiso cardiovascular directo. Se recomienda la colocación de dos accesos venosos.
- Investigar y corregir la hipoglucemia (*v.* más adelante).
- Obtener muestras bioquímicas básicas (*v.* Tabla 22.4) que permitan conocer el perfil bioquímico (*v.* Algoritmo 22.1) e instaurar medidas terapéuticas más específicas.
- Recolectar muestras para realizar estudios bioquímicos específicos (*v.* Tabla 22.4) en forma diferida (oportunidad diagnóstica). Si el estado clínico lo permite, se sugiere obtener estas muestras antes de la corrección de la glucemia (si estuviera comprometida).
- Interrumpir el aporte de todo producto potencialmente tóxico: proteínas, lípidos, galactosa o fructuosa. Para esto se contraindica la alimentación en las primeras 24 horas.
- Hasta obtener los resultados del laboratorio inicial, se debe indicar un plan de hidratación parenteral (PHP) que aporte 1,5 veces las necesidades de mantenimiento diarias (*v.* Capítulo 1), dado que muchos de estos cuadros se acompañan de algún grado de déficit hídrico. El objetivo es obtener un buen ritmo diurético y así favorecer la eliminación de los productos tóxicos. Se debe administrar con una solución dextrosa al 10%-12,5%, para alcanzar un flujo de glucosa de aproximadamente 10 mg/kg/min (que aporta ~ 60 kcal/kg/día). Asimismo, este aporte debe contener 140 mEq/L de cloruro de sodio (*v.* Capítulo 1) con el objetivo de minimizar los cambios en la osmolalidad plasmática que puedan agravar el edema cerebral (frecuente en algunas de estas patologías). El potasio se indica luego de constatar diuresis o la presencia de una función renal normal. En relación con esta estrategia, se debe considerar lo siguiente:
  - Este aporte es usualmente suficiente para las enfermedades con intolerancia al ayuno (defectos de la β-OAG, glucogenosis), cuyas manifestaciones son revertidas con el aporte de glucosa a una tasa similar a la producción hepática de este compuesto (6-8 mg/kg/min).
  - Puede ser insuficiente si hay un metabolito tóxico involucrado (trastornos del CU y AO), que puede requerir mayor aporte de energía para obtener un estado de anabolismo más completo. Asimismo, se deben agregar medidas de depuración (*v.* más adelante).
  - Puede ser potencialmente peligrosa en ciertas enfermedades del metabolismo energético (mitocondriales), especialmente en las deficiencias de piruvato carboxilasa, dado que el alto aporte de glucosa puede empeorar la acidosis láctica. Sin embargo, dada la baja frecuencia de esta enfermedad y su mal pronóstico, se justifica iniciar esta terapéutica con estricto monitoreo del ácido láctico, y suspenderla en caso de que aumente progresivamente.

Adaptación al patrón bioquímico

Con los datos obtenidos de la historia clínica y los estudios complementarios iniciales, es posible definir la continuidad del tratamiento. En la mayoría de los pacientes con síntomas neurológicos agudos suele haber hiperamonemia, acidosis metabólica, hipoglucemia y, con menor frecuencia, hiperlactatemia. Si bien pueden aparecer en forma combinada, en general suele predominar alguna de ellas. El abordaje diagnóstico y terapéutico de cada una se detalla a continuación.

Hiperamonemia

Es una urgencia metabólica que se debe tratar de forma inmediata, independientemente de su causa, por el riesgo de edema cerebral, hipertensión y hemorragia intracraneal. Su pronóstico está relacionado con el tiempo de demora en el inicio del tratamiento. La presencia de clínica compatible o de un valor confirmado > 150-200 µmol/L requiere tratamiento y monitoreo estricto (cada 3-4 horas). El tratamiento incluye los siguientes elementos:

- Interrumpir todo aporte proteico en las primeras 24 horas.
- Generar un estado de anabolismo. Esto evita que se utilicen proteínas como fuente de energía y que se genere amonio por su metabolismo. Se logra manteniendo un flujo elevado de glucosa (alrededor de 8-10 mg/kg/min). Puede ser necesaria la administración concomitante de insulina en infusión continua (0,5-1 U/kg/h) si se genera hiperglucemia. Se debe continuar con la administración de líquidos isotónicos con potasio, y el volumen se adecúa en función de la estimación del déficit previo y el mantenimiento de un ritmo diurético adecuado. Se debe realizar un control estricto de los valores de amonio, que, junto con el balance de ingresos y egresos, el peso, la densidad urinaria y la presencia de glucosuria determinan la necesidad de modificar los diferentes parámetros y composición de los líquidos administrados.
- Drogas eliminadoras de nitrógeno. Su acción se produce mediante la unión a un AA antes de que libere su grupo amino, lo que forma productos solubles que se eliminan a través de la orina. Dos de ellas se encuentran disponibles: el benzoato de sodio, que se une a la glicina y forma hipurato, y el fenilacetato de sodio o su precursor, el fenilbutirato de sodio (se puede administrar por vía enteral), que se unen a la glutamina y forman fenilacetil glutamina. Tanto este compuesto como el hipurato son fácilmente excretados en la orina.
- Estos fármacos pueden administrarse juntos y el tratamiento comienza con una dosis de carga de 250 mg/kg en 90-120 minutos, seguida de una infusión continua de la misma dosis en las 22 horas restantes. La infusión se mantiene hasta que el paciente tenga cifras estables de amonio, inferiores a 100 µmol/L. Se debe tener en consideración que la administración prolongada produce agotamiento de aminoácidos en pocos días, por lo que deben controlarse sus niveles plasmáticos. Existe cierta controversia en relación con su administración en las hiperamonemias secundarias (AO, enfermedades mitocondriales, insuficiencia hepática, acido valproico, etc.), por la posibilidad teórica de generar agotamiento de la coenzima A en las mitocondrias. Si bien esto no se ha documentado en la práctica, debe ser tenido en consideración. Ambas drogas se deben administrar en simultáneo en descompensaciones graves. En casos más leves, pueden indicarse en forma escalonada y comenzar con el benzoato de sodio. De persistir o empeorar el valor de amonio, se puede agregar el fenilbutirato/fenilacetato.
- L-Arginina. Su administración busca mantener la actividad residual del ciclo de la urea, y permitir de esta forma que parte del amonio acumulado se elimine por esta vía. Se administra una dosis de carga de 600 mg/kg en 2 horas, y luego se administra la misma dosis en infusión continua en 24 horas.

Otras opciones terapéuticas

- N-Carbamilglutamato. Resulta de utilidad para la hiperamonemia en la deficiencia de N-acetil glutamato sintetasa y en las AO (metilmalónica, propiónica e isovalérica). Se administra a 200 mg/kg/día dividido en 3-4 dosis por vía oral o enteral.
- Ondansetrón, si existen vómitos.
- Metronidazol o neomicina. Si se considera la posibilidad de sobrecrecimiento bacteriano intestinal, se deben administrar estos antibióticos no absorbibles.
- Lactulosa. Genera una acidificación del intestino que promueve la transformación del NH_3 a NH_4^+, y disminuye la absorción de amonio.

Si los niveles de amonio se encuentran entre 250-500 µmol/L y no descienden luego de 3-6 horas de iniciado el tratamiento, o bien si sus valores son > 500 µmol/L, se debe indicar terapia dialítica para su remoción. La hemodiálisis, la diálisis peritoneal o la hemofiltración son técnicas aceptables; la primera de ellas es la más rápida en la remoción del amonio. Su elección depende de la experiencia y disponibilidad de cada centro. Una vez iniciadas, deben mantenerse hasta que el amonio descienda por debajo de 100 µmol/L. En la Tabla 22.5 se ejemplifican estas medidas terapéuticas en un paciente de 10 kg de peso.

Acidosis metabólica con anión GAP aumentado

Habitualmente, esta acidosis se corrige con las medidas iniciales mencionadas previamente. Al igual que en la hiperamonemia, si se desea establecer un estado de anabolismo puede ser necesario aumentar el flujo de glucosa e infundir insulina en caso de hiperglucemia. La administración de bicarbonato de sodio pude provocar o empeorar el edema cerebral, por lo que deben evaluarse los riesgos y beneficios de su administración. Sus indicaciones son compartidas con las de otras causas de acidosis metabólica (*v.* Capítulo 7). Si la acidosis no se corrige, se debe considerar la coexistencia de otra situación que perpetúe este mecanismo (p. ej., la sepsis).

En presencia de ácido láctico muy elevado se puede indicar dicloroacetato, que estimula la actividad de la piruvato deshidrogenasa y puede ayudar al control de la acidosis láctica.

Cofactores

Están indicados en el tratamiento inicial de los pacientes con cuadros de descompensación aguda y sospecha de EIM. Si el diagnóstico de certeza no es conocido, su administración es empírica y se basa en el patrón bioquímico (Tabla 22.6).

Existen trastornos metabólicos que se manifiestan con cuadros neurológicos graves y sin alteración llamativa de los parámetros analíticos (p. ej., la aciduria glutárica tipo I y la enfermedad de la orina con olor a jarabe de arce). En estos casos, la interrupción del aporte proteico, el anabolismo y la administración de cofactores son los pilares del tratamiento.

Tabla 22.6 Principales cofactores y sus indicaciones

Cofactor	Dosis y vía de administración	Comentarios
L-Arginina	200-600 mg/kg EV	▪ Hiperamoniemia (defectos del CU, acidemias orgánicas)
Carnitina	50-300 mg/kg/día VO, SNG o EV	▪ Defecto del CU ▪ Acidemias orgánicas ▪ Defectos de la β oxidación de ácidos grasos
Biotina	10 mg/día VO o EV	▪ Acidemias orgánicas ▪ Déficit de biotinidasa
Vitamina B_{12}	1 mg/d a IM	▪ Acidemia metimalónica
Tiamina	25-100 mg EV	▪ Enfermedad de la orina con olor a jarabe de arce
Rivoflavina	50-200 mg/día	▪ Trastornos de la cadena respiratoria
Coenzima Q10	30-90 mg/día	▪ Enfermedades mitocondriales

VO: vía oral; EV: endovenoso SNG: sonda nasogástrica; IM: intramuscular; CU: ciclo de la urea.

Tabla 22.5 Ejemplo del tratamiento de la hiperamoniemia en un paciente de 10 kilos

Niño de 12 meses. Peso: 10 kg. Superficie corporal: 0,47 m²				
	Aporte hídrico	ClNa	ClK	Flujo de glucosa
Inicial	1,5 veces las NM 150 mL/kg/día	140 mEq/L	Constatar diuresis 10-20 mEq/L	Dextrosado al 10% 10,4 mg/kg/min
Patrón bioquímico: hiperamonemia				
Anabolismo	Continuar PHP a NM + DP con ClNa 140 mEq/L + ClK 10-20 mEq/L Flujo de glucosa 8-10 mg/kg/min (Dx 10%-12,5%) ± insulina 0,5-1 U/kg/h			
Eliminación de nitrógeno	Benzoato de sodio Fenilacetato de sodio	Dosis de carga: 250 mg/kg = 2,5 g Mantenimiento: 250 mg/kg = 2,5 g Dosis máxima: 20 g	Dilución: 1 g en 50 mL Dx 5%-10% (125 mL totales)	Infusión de carga: 0-2 h = 63 mL/h Infusión de mantenimiento: 2-24 h = 6 mL/hora
Cofactores	L-Arginina	Dosis de carga: 600 mg/kg = 6 g Mantenimiento: 600 mg/kg = 6 g	Dilución: 1 g en 50 mL Dx 10% (300 mL totales)	Infusión de carga: 0-2 h = 150 mL/h Mantenimiento: 2-24 h = 14 mL/h
Otros	N-carbamil-glutamato	Dosis: 200 mg/kg/día cada 6-8 h	Vía oral o enteral	

SC: superficie corporal; NM: necesidades de mantenimiento; PHP: plan de hidratación parenteral; DP: déficit previo; ClNa: cloruro de sodio; ClK: cloruro de potasio.

Tratamiento a largo plazo

El tratamiento a largo plazo depende del diagnóstico definitivo de la enfermedad. El detalle de cada estrategia escapa los alcances de este capítulo. Debe ser llevado a cabo por un equipo interdisciplinario, que incluya subespecialistas en enfermedades metabólicas, neurólogos, nutricionistas y terapistas en rehabilitación, junto con el pediatra clínico. Se mencionan a modo ilustrativo ciertos lineamientos generales:

- Dieta: la indicación de una dieta que evite o limite el sustrato de la vía metabólica afectada por la enfermedad es el pilar del tratamiento de muchas de estas enfermedades, como por ejemplo la galactosa en la galactosemia o la Phe en la PKU, por solo mencionar algunas. Esto requiere de un estricto monitoreo por un servicio de nutrición especializado, junto con dosajes frecuentes de marcadores bioquímicos.
- Cofactores: algunas enfermedades se benefician con la administración en altas dosis de un cofactor de la vía metabólica comprometida, como por ejemplo la arginina en los trastornos del ciclo de la urea.
- Terapia de remplazo enzimático: ciertas enfermedades por depósito lisosomal han mostrado mejorar la sintomatología con la terapia de remplazo enzimático. Se trata de la infusión endovenosa periódica de una forma recombinante de la enzima defectuosa. Ejemplos de estas son la enfermedad de Gaucher y de Pompe, algunas MPS. Este tratamiento puede detener la progresión de la enfermedad.
- Terapia con chaperonas: consiste en el uso de pequeñas moléculas que ayudan al plegado de las enzimas mutadas, capaces de restaurar su actividad catalítica.
- Trasplante de órganos (células progenitoras hematopoyéticas, hígado o riñón), (*v.* Capítulos 74, 75 y 76, respectivamente).
- Rehabilitación.

Hipoglucemia

La hipoglucemia se define por un valor de glucosa plasmática < 50 mg/dL (o < 40 mg/dL en neonatos). Sin embargo, actualmente se prefiere definirla como aquel valor que genere signos y síntomas compatibles con este trastorno, que se revierten luego del tratamiento adecuado (*v.* más adelante). La hipoglucemia es un trastorno metabólico frecuente en la infancia, y posee causas muy variadas (Tabla 22.7). Su diagnóstico diferencial abarca no solo los EIM, sino también patologías endocrinológicas, genéticas y tumorales, entre otras

Fisiopatología y manifestaciones clínicas

En la regulación de la glucemia están implicadas la insulina (principal hormona anabólica e hipoglucemiante posprandial) y las hormonas contrarreguladoras como el glucagón, las catecolaminas, la hormona de crecimiento (HC) y el cortisol. Su homeostasis puede dividirse en 5 fases:

- Fase I: es el estado posabsortivo, en el que la glucosa proviene de los carbohidratos de la dieta y la insulina promueve su entrada a las células.
- Fase II: agotado el suministro exógeno, comienza la glucogenólisis hepática mediante la activación adrenérgica y del glucagón.
- Fase III: Comienza la gluconeogénesis a medida que se agotan los depósitos de glucógeno. Esto acontece más precozmente cuanto más pequeño sea el niño (2-6 horas).
- Fase IV: Se inicia la β-OAG, que a partir de la producción de acetil-CoA participa en la gluconeogénesis y en la síntesis de cuerpos cetónicos.
- Fase V: luego de la inanición prolongada, la necesidad energética es satisfecha por la oxidación de los ácidos grasos o cuerpos cetónicos.

En niños pequeños los síntomas son inespecíficos. Estos incluyen hipotonía, llanto débil, irritabilidad o letargia. En niños mayores, inicialmente se observan síntomas adrenérgicos como sudoración, palidez, taquicardia, náuseas y vómitos. Posteriormente, se observan los síntomas neuroglucopénicos, como convulsiones, letargia y deterioro del sensorio.

Tabla 22.7 Clasificación etiológica de la hipoglucemia en la infancia

Causas metabólicas	**EIM de los hidratos de carbono**	• Glucogenosis (0, I, III, VI, IX, XI) • Galactosemia, intolerancia hereditaria a la fructosa • Defectos de la gluconeogénesis
	EIM de los ácidos grasos	• Defectos de la β-oxidación de ácidos grasos • Trastornos del metabolismo de la carnitina • Defectos en la cetogénesis
	Defectos en la gluconeogénesis	• Deficiencia de la piruvato carboxilasa • Deficiencia de la fructosa 1-6 bifosfatasa
	Otras	• Enfermedades mitocondriales (cadena respiratoria) • Enfermedad de la orina con olor a jarabe de arce
Causas hormonales	**Deficiencia de hormonas contrarreguladoras**	• Insuficiencia corticosuprarrenal (primaria o secundaria) • Panhipopituitarismo • Deficiencia de GH • Deficiencia de ACTH y cortisol
	Hiperinsulinismo	• Neonatal: hijo de madre diabética, asfixia perinatal, policitemia • Congénito: defectos genéticos que regulan la secreción pancreática de insulina • Síndromes genéticos: Beckwith-Wideman, Sotos, Kabuki • Adenomas pancreáticos o insulinomas • Enfermedades sistémicas: sepsis, malaria
Otras	**Transporte**	• Déficit de GLUT 1
		• Fármacos, intoxicaciones, síndrome de Munchausen, insuficiencia hepática, síndrome de *dumping*

EIM: errores innatos del metabolismo; GH: hormona de crecimiento; ACTH: adrenocorticotrofina.

Diagnóstico

Se debe realizar una historia clínica detallada. La presencia de cetonemia o cetonuria ayuda a diferenciar las causas de hipoglucemia no cetósica (defectos de la β-OAG e hiperinsulinismo) de aquellas con cuerpos cetónicos presentes (deficiencia de hormonas contrarreguladoras, EIM de los hidratos de carbono). La presencia de manifestaciones clínicas compatibles, pero con glucemia normal, debe hacer pensar en la posibilidad de un déficit de los transportadores de glucosa (GLUT).

Tratamiento

El tratamiento inicial no difiere de lo expresado previamente para las urgencias metabólicas. La corrección de la hipoglucemia puede realizarse por vía enteral o parenteral, y la decisión depende del estado neurológico del paciente. Siempre que sea posible se debe priorizar la vía oral.

- Tratamiento por vía oral o enteral: administrar hidratos de carbono simples (agua azucarada, gaseosas, etc.), seguidos de un hidrato de carbono complejo. Si la causa de la hipoglucemia persiste o reaparece, estos deben administrarse en forma periódica o por vía enteral continua.
- Tratamiento por vía endovenosa: se administra un bolo de glucosa en dosis de 0,5-1 g/kg. Esto puede realizarse mediante la regla del 50: 10 mL/kg de un dextrosado al 5%; 5 mL/kg de un dextrosado al 10%; etc. Luego de superado el episodio agudo y según la etiología, se puede continuar con un flujo de glucosa similar a la producción hepática (6-8 mg/kg/min), hasta que se pueda reiniciar la vía oral.

Posteriormente, se debe mantener un control estricto de la glucemia. El tratamiento definitivo depende de la causa que la origine.

Acceda al eBook para consultar la lista de bibliografía. Consulte las indicaciones en la retiración de tapa.

23

Insuficiencia corticosuprarrenal

Lorena Mirón • Estanislao Díaz Pumará

La insuficiencia corticosuprarrenal (ICS) es la incapacidad de las glándulas suprarrenales para mantener una secreción hormonal adecuada, tanto en situación basal como durante el estrés. La deficiencia de glucocorticoides o mineralocorticoides representa una situación metabólica grave cuando se establece en forma aguda (crisis adrenal) o, en las formas de instauración lenta, cuando sucede en una situación de estrés. La crisis adrenal es una emergencia que puede poner en riesgo la vida del paciente, por lo que requiere un alto índice de sospecha. Tanto el diagnóstico como el tratamiento deben ser adecuados y precoces porque se trata de una entidad con elevada morbimortalidad.

Fisiología de la glándula suprarrenal

El cortisol es la principal hormona glucocorticoide sintetizada en la capa fasciculada de la corteza suprarrenal, y es requerido para el funcionamiento normal de todas las células del organismo. Actúa en el metabolismo de los hidratos de carbono, las proteínas y los lípidos, interviene en la función inmune, en la síntesis y acción de las catecolaminas, así como también en la permeabilidad y el tono vascular. Su producción es estimulada por la adrenocorticotrofina (ACTH) producida en la hipófisis anterior, la cual es liberada en respuesta a la hormona liberadora de adrenocorticotrofina (CRH), secretada por el hipotálamo. Este eje es controlado por mecanismos de retroalimentación, es decir, los adecuados niveles de cortisol limitan la producción de ACTH y CRH.

La aldosterona es el principal mineralocorticoide sintetizado en la capa glomerular de la corteza suprarrenal, y actúa en los túbulos distales del nefrón. Su principal efecto es aumentar la reabsorción de sodio, intercambiándolo con potasio e iones hidrógeno. El regulador principal de su secreción no es la ACTH, sino la angiotensina II producida por el sistema renina-angiotensina.

En la capa reticular se secretan pequeñas cantidades de andrógenos, fundamentalmente la deshidroepiandrosterona (DHEA) y la androstenediona, que tienen una acción androgénica débil. En el varón apenas tienen efecto y se transforman en testosterona en los tejidos periféricos. En la mujer la mayor parte de la testosterona circulante proviene de la corteza suprarrenal, y sirve para mantener los caracteres sexuales secundarios (vello axilar, vello púbico).

Fisiopatología y causas

La ICS se produce por la alteración en la síntesis y liberación de hormonas corticoadrenales. Se clasifica con base en dos mecanismos:

- ICS primaria: es causada por una enfermedad intrínseca de la glándula (Tabla 23.1). Estos pacientes pueden manifestar deficiencias de una o más de las hormonas producidas por la corteza suprarrenal (glucocorticoides, mineralocorticoides o andrógenos).
- ICS central: es causada por una alteración en la producción de ACTH. Puede ser ocasionada por una enfermedad hipofisaria que compromete la liberación de ACTH (ICS secundaria), o bien por una alteración hipotalámica en la producción de CRH (ICS terciaria) (Tabla 23.2). Estos pacientes presentan deficiencia de glucocorticoides pero no de mineralocorticoides. Además, pueden presentar deficiencia de otras hormonas hipofisarias o hipotalámicas, lo cual depende de la enfermedad subyacente del sistema nervioso central (SNC).

Manifestaciones clínicas

Insuficiencia corticosuprarrenal primaria

Las manifestaciones clínicas de la ICS primaria varían de acuerdo con el tipo y la gravedad de la deficiencia hormonal (Tabla 23.3). En general, los pacientes presentan fatiga y compromiso gastrointestinal (náuseas y vómitos). Otros síntomas están relacionados con las afectaciones hormonales específicas.

En los síndromes con resistencia a la acción de las hormonas, las manifestaciones clínicas son similares a las observadas en la ICS primaria de hormonas específicas (p. ej., cortisol o aldosterona).

Deficiencia de glucocorticoides

Las manifestaciones clínicas están asociadas con la deficiencia de cortisol. Entre estas se destacan la fatiga, náuseas, vómitos, hipoglucemia en ayunas, aumento de la sensibilidad a la insulina, debilidad muscular, cefalea matutina e hiperpigmentación (más llamativa en las mucosas gingival y oral y en los pliegues

Tabla 23.1 Causas de ICS primaria

Desórdenes en la esteroidogénesis	• Hiperplasia suprarrenal congénita: ▪ Déficit de 21 hidroxilasa (90%) ▪ Otros tipos (10%)
Daño adrenal	• Infección • Drogas • Lesión autoinmune • Hemorragia
Desórdenes peroxisomales	• Adrenoleucodistrofias
Desarrollo adrenal anormal	• Hipoplasia suprarrenal congénita
Resistencia a la acción de la ACTH o la aldosterona	• Deficiencia familiar de glucocorticoides • Síndrome Triple A* • Desórdenes mitocondriales • Pseudohipoaldosteronismo

* Deficiencia de cortisol por resistencia a la ACTH, acalasia y alacrimia (ausencia de producción de lágrimas).

Tabla 23.2 Causas de ICS central: secundaria y terciaria

ICS secundaria	ICS terciaria
▪ Desórdenes hipofisarios: ▫ Congénitos: causas genéticas, deficiencia aislada idiopática de ACTH ▫ Adquiridos: tumores, hemorragias, cirugía, radiación, uso crónico de opioides	▪ Deficiencia aislada de ACTH ▪ Defecto del gen de CRH ▪ Defecto del receptor de CRH ▪ Malformaciones cerebrales congénitas ▪ Displasia septo-óptica ▪ Enfermedades infiltrativas ▪ Histiocitosis de células de Langerhans ▪ Tumor, hemorragia o cirugía cerebral ▪ Radiación intracraneal ▪ Suspensión del tratamiento con glucocorticoides ▪ Resección de tumor secretor de ACTH o cortisol

Tabla 23.3 Manifestaciones clínicas de la ICS primaria

Deficiencia de glucocorticoides	Deficiencia de mineralocorticoides	Deficiencia de andrógenos adrenales en mujeres**
▪ Síntomas gastrointestinales (náuseas, vómitos) ▪ Fatiga, debilidad ▪ Cefaleas matinales ▪ Retardo del crecimiento ▪ Hipoglucemia en ayunas ▪ Hiperpigmentación* ▪ Aumento de la sensibilidad a la insulina ▪ Retención de agua libre	▪ Hipotensión ▪ Mareos ▪ Debilidad muscular ▪ Fatiga ▪ Síntomas gastrointestinales (náuseas, vómitos, anorexia) ▪ Pérdida de peso ▪ Síndrome perdedor de sal ▪ Deshidratación ▪ Hiponatremia, hiperpotasemia y acidosis metabólica	▪ Disminución del crecimiento del vello axilar y púbico en púberes ▪ Disminución de la libido en pacientes mayores

* La hiperpigmentación es causada por aumento de la proopiomelanocortina.
** Una excepción es la hiperplasia suprarrenal congénita, donde hay exceso en la producción de andrógenos adrenales.

cutáneos). La hiperpigmentación se produce como consecuencia de la sobreproducción de proopiomelanocortina (precursor de la ACTH) y los productos derivados de su metabolismo, que incluyen a la hormona estimulante de melanocitos (MSH). Como resultado se produce un aumento de la síntesis de melanina.

Deficiencia mineralocorticoidea

Las manifestaciones clínicas de la deficiencia primaria se deben a la pérdida urinaria de sodio, la retención de potasio y la acidosis metabólica por disminución de la secreción de iones hidrógeno. Incluyen mareos, ansias de sal, pérdida de peso, anorexia, deshidratación, hipotensión y alteraciones electrolíticas (*v.* Capítulo 6).

Deficiencia de andrógenos adrenales

La corteza adrenal es el sitio de producción de precursores de andrógenos en los niños puberales y en mujeres de todas las edades. Las manifestaciones clínicas de la deficiencia de andrógenos adrenales incluyen disminución o ausencia del vello púbico y axilar, así como también pérdida de la libido. Los hallazgos clínicos son poco frecuentes en varones puberales y adultos debido a que la producción de andrógenos ocurre en los testículos. Los niños prepuberales con deficiencia de andrógenos adrenales son asintomáticos.

Insuficiencia corticosuprarrenal central

Los signos y síntomas de la ICS central son causados por la deficiencia de cortisol, y suelen combinarse con los síntomas ocasionados por la enfermedad subyacente del SNC, que incluye otros déficits hormonales hipofisarios. Las manifestaciones clínicas relacionadas con la deficiencia de cortisol son debilidad, fatiga, mialgias, artralgias e hipoglucemia (que puede ser grave).

Los signos y síntomas asociados con la enfermedad subyacente del SNC y otras deficiencias hormonales hipofisarias incluyen:

- Enfermedad hipofisaria o hipotalámica: deficiencia de múltiples hormonas de la hipófisis anterior, especialmente de la hormona de crecimiento (GH) con retardo del crecimiento e hipoglucemia (en niños menores de 5 años), tirotrofina (TSH) con síntomas de hipotiroidismo, y gonadotrofinas (hormona luteinizante [LH] y hormona foliculoestimulante [FSH]), con síntomas de hipogonadismo.
- Tumor hipofisario o hipotalámico: manifestaciones clínicas por efecto de masa, como cefalea, alteraciones del campo visual o convulsiones.

Las características que diferencian la ICS central de la primaria se basan, fundamentalmente, en la ausencia del déficit de mineralocorticoides en la primera. Se describen las siguientes:

- Los electrolitos plasmáticos son usualmente normales porque el sistema renina-angiotensina-aldosterona (SRAA) se encuentra intacto. Sin embargo, los pacientes con formas centrales de ICS presentan riesgo de desarrollar hiponatremia dilucional por la pérdida de la acción facilitadora del cortisol sobre la excreción de agua libre. En esta situación el paciente no se encuentra hipovolémico ni el potasio plasmático está elevado.
- La crisis adrenal (hipotensión que evoluciona al *shock*) es menos frecuente que en la ICS primaria (*v.* más adelante), pero puede ocurrir ante la presencia de insuficiencia glucocorticoidea aislada.
- La hiperpigmentación está ausente porque la secreción de ACTH no está aumentada.
- La hipoglucemia puede ser grave y suele ser sintomática, especialmente en pacientes con deficiencia aislada de ACTH o en combinación con la deficiencia de GH. Las formas agudas pueden presentar convulsiones y coma.

Crisis adrenal o ICS aguda

La crisis adrenal resulta de la ICS aguda. Las manifestaciones clínicas predominantes son la hipotensión y el *shock*, usualmente con hiponatremia e hiperpotasemia secundarias al déficit de mineralocorticoides. El *shock* suele presentarse en los casos graves y puede ser fatal. Los pacientes con resistencia a la acción de la ACTH pueden presentar descompensación aguda secundaria a la deficiencia de cortisol, pero no manifiestan deshidratación ni alteraciones electrolíticas (Tabla 23.4).

Ocurre con mayor frecuencia en pacientes con diagnóstico de ICS primaria debido a la deficiencia de mineralocorticoides asociada y la pérdida de sal, tanto por causas congénitas (p. ej., hiperplasia suprarrenal congénita) como adquiridas (p. ej., lesión adrenal autoinmune). Aun así, los pacientes con ICS central pueden presentar una crisis con hipotensión y *shock*, por lo que requieren cobertura antiestrés para prevenirla (*v.* más adelante).

Tabla 23.4 Manifestaciones clínicas y alteraciones electrolíticas en la crisis adrenal

Signos y síntomas que pueden indicar una crisis adrenal	Alteraciones electrolíticas y metabólicas
▪ Vómitos y diarrea acompañados o no de fiebre, dolor abdominal, anorexia y pérdida de peso ▪ Hipotensión o *shock* *	▪ Hiponatremia con o sin hiperpotasemia ▪ Acidosis metabólica ▪ Hipoglucemia **

* Particularmente si es desproporcionada con respecto a la aparente enfermedad subyacente.
** Especialmente en niños pequeños.

Puede ser la forma de presentación inicial de la ICS, o bien producirse como resultado de una inadecuada terapia de reemplazo o cobertura antiestrés en pacientes con ICS conocida.

Diagnóstico

La confirmación por laboratorio del diagnóstico clínico de la ICS comprende tres etapas:

1. Confirmación de la ICS por la secreción inapropiadamente baja de cortisol: dosaje plasmático basal matinal bajo (< 3 µg/dL). Las 8 de la mañana representa la hora del pico de secreción plasmática de cortisol. Si el resultado no es definitivo (entre 3-10 µg/dL), pueden realizarse pruebas de estimulación con ACTH.
2. Determinar si la ICS es primaria o central mediante la determinación de la concentración plasmática de ACTH. La determinación de los electrolitos y de la renina plasmática contribuyen, asimismo, con el diagnóstico diferencial:
   - La ICS primaria se diagnostica con niveles bajos de cortisol y concentraciones elevadas de ACTH. La concentración plasmática de ACTH típicamente está más de dos veces por encima del límite superior normal (generalmente > 100 pg/mL). Puede haber valores de glucemia bajos en ayunas y frecuentemente hay evidencia del déficit asociado de mineralocorticoides, como hiponatremia e hiperpotasemia. Por lo general, la concentración de la renina plasmática está aumentada.
   - Si el resultado del dosaje plasmático de cortisol basal no es definitivo, en la ICS primaria la prueba de estimulación con ACTH no eleva los valores de cortisol.
   - La ICS central es sugerida por la baja producción de cortisol basal junto con una baja concentración de ACTH, especialmente en pacientes con daño hipofisario conocido. Una prueba de estimulación con ACTH confirma la presencia de ICS central, ya que aumenta los niveles plasmáticos de cortisol. Como no se asocia con déficit de mineralocorticoides, la renina plasmática y los electrolitos son normales.
   - Además, muchos de estos pacientes tienen deficiencias de otras hormonas hipofisarias (GH, TSH, LH y FSH).
3. Evaluación de la causa subyacente (p. ej., en ICS primaria se deben determinar los niveles de anticuerpos antiadrenales para evaluar la causa autoinmune).

Tratamiento

En los pacientes con ICS primaria, el tratamiento consiste en la terapia de reemplazo fisiológico de glucocorticoides y mineralocorticoides. La dosis de glucocorticoides debe ser aumentada durante las situaciones de estrés. Los pacientes con ICS central o con resistencia a la ACTH requieren solo reemplazo con glucocorticoides.

Glucocorticoides

La hidrocortisona es la droga glucocorticoidea de elección como tratamiento de reemplazo por su corta duración de acción y la menor potencia en relación con otros glucocorticoides (Tabla 23.5); esto permite una mejor titulación de la dosis. Además, posee actividad mineralocorticoide.

Otros glucocorticoides que se pueden administrar son la prednisolona y la prednisona. Tienen la ventaja de una menor frecuencia de dosis, pero poseen la desventaja potencial de la afectación del crecimiento. La mayor vida media (*v.* Tabla 23.5) hace posible que puedan administrase una o dos veces por día. Son cuatro a cinco veces más potentes que la hidrocortisona en términos de supresión de la ACTH, y pueden ser de cinco a quince veces más potentes en términos de supresión del crecimiento.

Drogas glucocorticoides como la dexametasona no se utilizan generalmente como terapia de reemplazo en pacientes pediátricos debido a que el efecto supresor sobre la ACTH puede ser 25-50 veces mayor que el de la hidrocortisona, y el efecto supresor sobre el crecimiento, 75-95 veces mayor. Esta mayor potencia dificulta la titulación de la dosis.

La prednisolona, la prednisona y la dexametasona tienen poca o nula actividad mineralocorticoide, por lo que en caso de ser indicados para el tratamiento de la ICS primaria, debe incluirse en el tratamiento el mineralocorticoide fludrocortisona (9-α-fluorcortisol), y la dosis requerida puede ser más alta que la utilizada si el tratamiento es con hidrocortisona.

En la ICS primaria, la dosis de inicio de hidrocortisona por vía oral es de 7-10 mg/m^2/día, fraccionada en 3 dosis y administrada cada 8 horas. Es una dosis más alta que la secreción diaria de cortisol debido a la corta vida media de la hidrocortisona y a su destrucción parcial por la acidez gástrica. La dosis óptima

Tabla 23.5 Comparación de glucocorticoides sistémicos

	Glucocorticoides	Dosis equivalente (mg)	Actividad antiinflamatoria relativa a la hidrocortisona*	Duración de acción (horas)
Acción corta	Hidrocortisona	20	1	8-12
	Acetato de cortisona	25	0,8	8-12
Acción intermedia	Prednisona	5	4	12-36
	Prednisolona	5	4	12-36
	Metilprednisolona	4	5	12-36
	Triamcinolona	4	5	12-36
Acción prolongada	Dexametasona	0,75	30	32-72
	Betametasona	0,6	30	36-72

* Dosis antiinflamatorias equivalentes para preparaciones orales e intravenosas.

debe ser titulada en cada paciente en base a la respuesta clínica y la velocidad de crecimiento. Los lactantes con hiperplasia suprarrenal congénita requieren dosis iniciales más altas.

En la ICS central (secundaria o terciaria), es necesario el tratamiento de reemplazo con glucocorticoides en el extremo inferior del rango (7-10 mg/m²/día) y la dosis debe ser titulada cuidadosamente para evitar el sobretratamiento, que ocurre más fácilmente que en los casos de ICS primaria. La velocidad de crecimiento es el mejor parámetro de seguimiento para ajustar la dosis.

Mineralocorticoides

Los pacientes con ICS primaria requieren tratamiento mineralocorticoide de reemplazo con fludrocortisona, mientras que en los pacientes con ICS central no es necesario. Sin embargo, este último grupo suele tener deficiencia de otras hormonas hipofisarias, que pueden requerir tratamiento de reemplazo.

La dosis diaria de fludrocortisona es de 0,1 mg, administrada junto con la hidrocortisona. Cuando se utiliza prednisona o prednisolona (que tienen menor actividad mineralocorticoide que la hidrocortisona) o dexametasona (que carece de actividad mineralocorticoide), pueden ser necesarias dosis más altas de fludrocortisona. Esto también puede ser ocasionalmente necesario en lactantes (Tabla 23.6).

Cabe destacar que la dosis de mineralocorticoide no se ajusta por edad ni superficie corporal, dado que la secreción de aldosterona es casi constante durante toda la vida.

Tratamiento de la crisis

Fluidos y electrolitos

La terapia con fluidos y electrolitos debe iniciarse tan pronto como sea posible. Si el paciente presenta signos de *shock* (*v.* Capítulos 32 y 53), se debe administrar rápidamente un bolo endovenoso (EV) de solución salina al 0,9%, 20 mL/kg en 5-10 minutos. Si los signos de *shock* persisten, se debe repetir hasta 40-60 mL/kg. Alcanzada la recuperación hemodinámica, se debe continuar con la terapia de reposición del déficit previo con solución salina isotónica y dextrosa al 5%, sin potasio (*v.* Capítulo 1). Esta terapia mejora la deshidratación hiponatrémica y la hipoglucemia, en caso de estar presente. Los pacientes con hipoglucemia pueden requerir infusiones dextrosadas adicionales (*v.* Capítulo 22). La concentración de potasio generalmente permanece elevada y la acidosis puede persistir. Para el manejo de la hiperpotasemia, sugerimos consultar el Capítulo 3.

Si tras 40-60 mL/kg de solución salina al 0,9% el paciente persiste con signos de *shock*, se debe comenzar con la administración de fármacos vasoactivos (*v.* Capítulos 32 y 53).

Tabla 23.6 Actividad mineralocorticoide de los glucocorticoides

Glucocorticoides	Actividad mineralocorticoide
Triamcinolona, dexametasona y betametasona	No
20 mg de hidrocortisona 25 mg de acetato de cortisona	Si (equivalente a 0,1 mg de fludrocortisona)
Prednisona y prednisolona (como dosis antiinflamatoria ≥ 50 mg/día)	Si (equivalente a 0,1 mg de fludrocortisona)

Glucocorticoides y mineralocorticoides

El tratamiento con glucocorticoides se debe iniciar tan pronto como sea posible. Se debe administrar hidrocortisona en forma de bolo EV a una dosis de 50 mg/m². Asimismo, pueden utilizarse las siguientes dosis alternativas:

- 0-3 años: hidrocortisona 25 mg EV.
- 3-12 años: hidrocortisona 50 mg EV.
- Mayores de 12 años: hidrocortisona 100 mg EV.

El bolo inicial es seguido por la misma dosis fraccionada cada 6 horas durante un período de 24 horas. En caso de no poder obtener un acceso venoso, administrar 50-100 mg de hidrocortisona intramuscular (IM) teniendo en cuenta que esta vía presenta una demora en la absorción, agravada por la vasoconstricción. Durante esta fase del tratamiento, el balance hidroelectrolítico se debe monitorizar estrictamente. Luego del tratamiento inicial de la crisis, se debe continuar con una dosis EV de hidrocortisona de 30 mg/m²/día, fraccionada cada 6 horas. El tratamiento con mineralocorticoides (fludrocortisona) no es necesario mientras el paciente reciba dosis altas de hidrocortisona, dado que presenta una adecuada actividad mineralocorticoide.

Superada la fase aguda, la dosis de hidrocortisona puede descenderse a la fisiológica de reemplazo (10-12 mg/m²/día), junto con el suplemento de fludrocortisona 0,1 mg/día, si el paciente lo requiere.

Prevención de la crisis adrenal

Durante las situaciones de estrés, la secreción de cortisol aumenta. Por lo tanto, los pacientes con diagnóstico de ICS primaria o secundaria, incluidos aquellos que hasta hace un año recibieron dosis farmacológicas de glucocorticoides en forma prolongada (aun tras haber presentado dosajes plasmáticos normales de cortisol), deben aumentar la dosis para prevenir la crisis adrenal.

Estrés leve (fiebre, infecciones leves sin vómitos, procesos odontológicos como extracción dentaria, etc.). Se debe duplicar la dosis de hidrocortisona que el paciente recibe, dividida cada 8 horas, por vía oral, por un período de 24-48 horas o hasta que el cuadro de base se resuelva. Los pacientes en tratamiento por enfermedades crónicas con dosis farmacológicas inmunosupresoras de corticoides, como p. ej. prednisona, prednisolona o dexametasona (*v.* Tabla 23.5), están cubiertos para las situaciones de estrés leve y no es necesario aumentar la dosis. En caso de estrés grave o prequirúrgico, se aconseja seguir el mismo esquema sugerido para los pacientes con ICS, realizando el cambio por hidrocortisona durante el período de enfermedad.

Ante la presencia de intolerancia a la vía oral o si no es posible asegurar una correcta absorción (vómitos, diarrea), se debe utilizar la vía IM. La dosis de hidrocortisona es de 30 mg/m²/día, fraccionada en 4 dosis hasta que el paciente presente tolerancia oral. Luego se debe continuar con la administración del doble de la dosis habitual por vía oral hasta la recuperación del cuadro clínico.

Estrés grave (sepsis, grandes quemados, cirugías, crisis adrenal, etc.). Se debe utilizar el esquema indicado para el tratamiento de la crisis adrenal con hidrocortisona, aun en pacientes en tratamiento con otros corticoides.

En caso del preoperatorio, se sugiere administrar hidrocortisona 60 mg/m² una hora antes del procedimiento, 60 mg/m² durante el procedimiento y, luego, 60 mg/m²/día las primeras 24 horas, repartida en 4 dosis por vía EV.

Algoritmo 23.1 Descenso progresivo de glucocorticoides

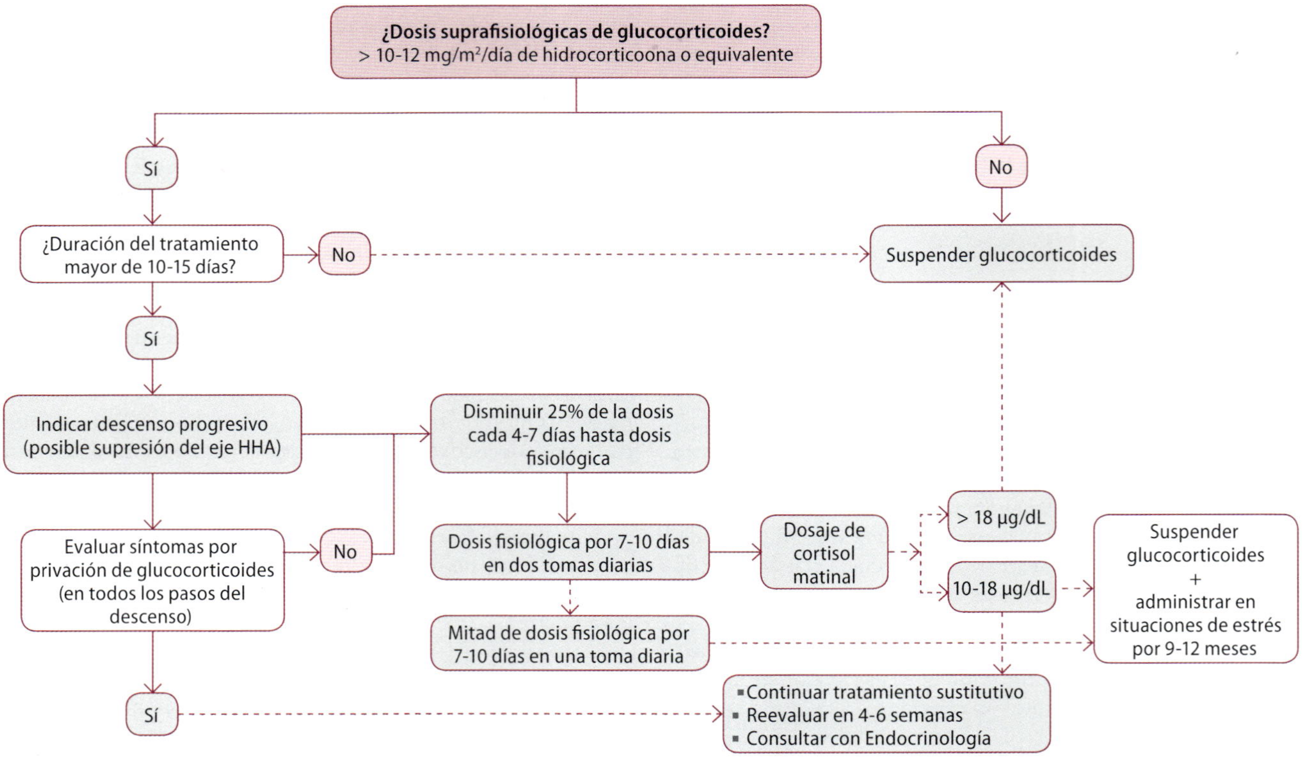

HHA: hipotálamo-hipófiso-adrenal.

Cuando el paciente tolere la vía oral, se debe continuar con el doble de la dosis de reemplazo o la habitual según la evolución y, en caso de que lo requiera, añadir el mineralocorticoide.

Suspensión de glucocorticoides exógenos e insuficiencia corticosuprarrenal

La suspensión abrupta del tratamiento con glucocorticoides exógenos en dosis suprafisiológicas y por tiempo prolongado (habitualmente utilizados en diversas patologías reumatológicas, oncológicas, etc.) es la causa más común de ICS central. Se produce por la acción inhibitoria de los glucocorticoides sobre el eje hipotálamo-hipófiso-adrenal (HHA). La supresión de la secreción hipotalámica de CRH bloquea la secreción de ACTH en la hipófisis anterior, que finalmente ocasiona la pérdida de la capacidad de síntesis y secreción de corticoides y atrofia de la capa fasciculada de la corteza suprarrenal. Como consecuencia, se produce una incapacidad para responder ante una situación de estrés cuando se interrumpe la administración exógena.

Aún no se conoce con exactitud la dosis y duración del tratamiento con glucocorticoides que suprime el eje HHA y se carece de evidencia de buena calidad sobre el esquema de suspensión que prevenga con certeza este fenómeno.

Con base en el conocimiento actual, se propone utilizar el Algoritmo 23.1, que toma en consideración los siguientes aspectos:

- Utilizar hidrocortisona si es posible. Su vida media corta le da al eje HHA más posibilidades de recuperación.
- Reducir la dosis en forma paulatina y escalonada hasta llegar a dosis fisiológicas, con monitoreo de la aparición de signos y síntomas de ICS.
- Considerar, si se encuentra disponible, el dosaje de cortisol matinal, previa suspensión de la hidrocortisona por 24 horas, en aquellos pacientes que se encuentran recibiéndola a dosis fisiológicas.
- En ciertas ocasiones, se sugiere continuar con pautas de prevención frente a situaciones de estrés a pesar de haber suspendido el tratamiento sustitutivo basal (ver sección de prevención de la crisis adrenal).

Acceda al eBook para consultar la lista de bibliografía. Consulte las indicaciones en la retiración de tapa.

Sección 4

Compromiso de la oferta distal de oxígeno

24

Insuficiencia respiratoria aguda

Juan B. Dartiguelongue

Conceptos generales

La insuficiencia respiratoria aguda (IRA) es la incapacidad del sistema respiratorio para oxigenar adecuadamente la sangre arterial y remover el dióxido de carbono (CO_2) de la sangre venosa, lo cual dificulta el mantenimiento de las presiones parciales de oxígeno (O_2) y CO_2 dentro de sus valores normales. La presión arterial de O_2 (PaO_2) normal varía con la edad, y se ajusta ligeramente de acuerdo con la posición corporal:

- PaO_2 normal de pie: 104,2-0,27 x edad en años.
- PaO_2 normal acostado: 103,5-0,42 x edad en años.

En cambio, la presión arterial de CO_2 ($PaCO_2$) se mantiene en un rango constante para todas las edades (35-45 mmHg).

Si bien no existe una definición absoluta de los valores de PaO_2 y $PaCO_2$ que caracterizan a la IRA, por lo general se asume con valores de $PaO_2 < 60$ mmHg y $PaCO_2 > 45$-50 mmHg. Sin embargo, la relevancia clínica de estos valores está en relación directa con la magnitud del cuadro agudo que los produce, el estado clínico del paciente y las condiciones clínicas de base.

El desarrollo de IRA implica el fracaso de uno o varios de los mecanismos involucrados en el intercambio de gases, lo cual puede poner en riesgo la vida del paciente. Desde el punto de vista clínico, estas alteraciones suelen manifestarse con signos de dificultad respiratoria aguda (Tabla 24.1), que por lo general son comunes a muchas de las causas que las producen. Gasométricamente, la IRA se denomina tipo 1 si solo existe hipoxemia y tipo 2 si, además, existe hipercapnia.

Las causas de IRA son múltiples (Tabla 24.2). Sin embargo, desde un punto de vista fisiopatológico se genera por cuatro mecanismos básicos, algunos de los cuales pueden coexistir en más de un escenario clínico.

Tabla 24.1 Signos clínicos de dificultad respiratoria

- Taquipnea
- Tiraje subcostal, intercostal, supraclavicular y supraesternal (utilización de músculos accesorios)
- Aleteo nasal
- Cambios de coloración (palidez y cianosis)
- Disminución del murmullo vesicular
- Alteración del sensorio

Ventilación alveolar normal y perfusión pulmonar

Normalmente, la ventilación alveolar (V_A) ajusta sus variables para mantener los niveles arteriales de CO_2 y O_2 dentro de límites normales. Está determinada por la frecuencia respiratoria (FR) y por la diferencia entre el volumen corriente (Vc) y el espacio muerto (V_M). Tanto el Vc (6 mL/kg) como el V_M (2,2 mL/kg) permanecen relativamente constantes desde la infancia a la adultez.

La actividad metabólica y, por ende, el consumo de O_2 (6-8 mL/kg/min) y la producción de CO_2 (4,5-6,5 mL/kg/min) son muy altos en recién nacidos y niños pequeños debido a las demandas metabólicas por crecimiento, la termogénesis y el gasto metabólico del propio trabajo ventilatorio.

Para adecuar la V_A a dichas circunstancias y poder desembarazar al organismo del CO_2 producido, desde un punto de vista energético resulta más conveniente modificar la FR en lugar del Vc, dado que implica menor trabajo muscular. Por esta razón, los lactantes y los niños pequeños presentan frecuencias respiratorias muy altas (Figura 24.1 a) para lograr una V_A que mantenga estables los valores de CO_2. A medida que la vida posnatal avanza y la actividad metabólica disminuye, la FR y la V_A también

Tabla 24.2 Mecanismos de producción y causas más frecuentes de insuficiencia respiratoria aguda

Mecanismo	Causas más frecuentes	$PaCO_2$	Respuesta al O_2 al 100%
Alteración de la relación V/Q	▪ Bronquiolitis ▪ Crisis asmática	Baja, normal o alta	Corrige ($PaO_2 > 500$ mmHg)

Cortocircuito derecha-izquierda	▪ Anatómico:
	  ▪ Cardiopatías congénitas
	  ▪ Fístulas A-V pulmonares
	▪ Funcional:
	  ▪ Neumonía
	  ▪ Edema agudo de pulmón
	  ▪ Atelectasia
		Baja o normal	Corrige parcialmente ($PaO_2 < 500$ mmHg)

Hipoventilación alveolar	▪ Depresión del centro respiratorio ▪ Lesión medular ▪ Enfermedades neuromusculares ▪ Neumopatías obstructivas crónicas	Alta	Corrige ($PaO_2 > 500$ mmHg)
Alteración de la difusión	▪ Enfermedades intersticiales ▪ Edema agudo de pulmón ▪ Enfermedades neuromusculares	Baja o normal	Corrige ($PaO_2 > 500$ mmHg)

Edad	FR (rpm)	VA (mL/kg/min)
Recién nacido	35-50	150
1 mes	30-45	130
6 meses	26-40	115
1 año	24-36	100
5 años	19-25	85
12 años	14-21	60
Adulto	12-16	50

a

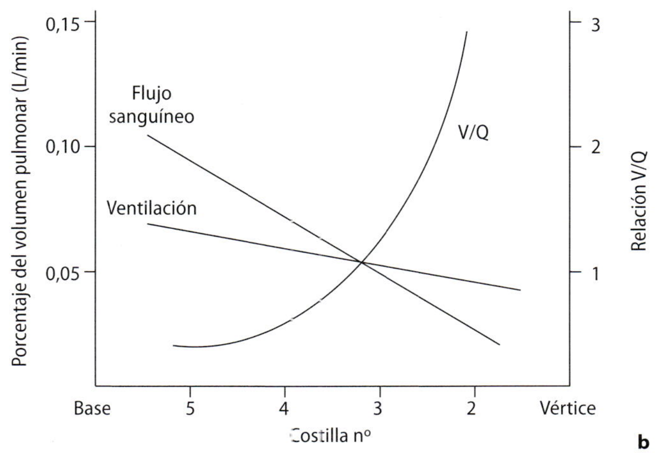

b

Figura 24.1 **a** Valores normales de FR y V_A para las distintas edades. **b** Flujo sanguíneo, ventilación y relación V/Q en los distintos segmentos del parénquima pulmonar. rpm: respiraciones por minuto. (Modificado de: Dartiguelongue JB. Fisiología pediátrica aplicada a la clínica. 1º ed. Ciudad Autónoma de Buenos Aires: Ediciones Journal, 2020).

descienden (*v.* Figura 24.1 a). De hecho, la V_A de recién nacidos es de aproximadamente 150 mL/kg/min, en comparación con los 50 mL/kg/min de adolescentes y adultos.

Para que el intercambio de gases se establezca de manera exitosa, el acoplamiento regional entre la ventilación y la perfusión (V/Q) debe alcanzar un balance. Junto con el establecimiento de la capacidad residual funcional, permiten el mantenimiento de la PaO_2 y de la $PaCO_2$, y minimizan cambios cíclicos de estas variables entre cada ciclo respiratorio. En condiciones normales, esto se logra poco tiempo después del nacimiento, gracias a los cambios hemodinámicos y mecánicos que se manifiestan tras las primeras respiraciones ambientales.

La relación V/Q global en posición vertical es de 0,8, lo que implica que la perfusión pulmonar supera a la V_A en un 20%. Este fenómeno, junto con los cortocircuitos anatómicos, explica que existan entre 5 mmHg y 10 mmHg de diferencia de presión entre la presión alveolar de O_2 (P_AO_2) y la PaO_2. Se lo conoce como "admisión venosa" y sustenta la diferencia alvéolo-arterial de O_2 (D_A-aO_2) normal.

Si bien en posición vertical existe un valor global para la relación V/Q, hay marcadas diferencias regionales en la ventilación, en la perfusión y en la relación entre ambas para los distintos niveles hidrostáticos del parénquima pulmonar (Figura 24.1 b). Estas diferencias disminuyen significativamente en el decúbito supino.

Respuesta ventilatoria a los cambios gasométricos

Los recién nacidos y los niños pequeños responden a la hipercapnia aumentando la V_A, pero en menor medida que los niños mayores y los adultos. La capacidad de respuesta al incremento del CO_2 aumenta con la edad gestacional y a medida que la vida posnatal avanza (Figura 24.2). Esto se relaciona con la maduración de los quimiorreceptores (en particular los centrales) y con la mayor efectividad de los mecanismos de respuesta y amortiguación del sistema respiratorio.

En niños mayores y adultos, la curva de respuesta ventilatoria al CO_2 aumenta su pendiente y se desplaza hacia la izquierda cuanto mayor sea la gravedad de la hipoxemia.

Mecanismos generadores de IRA

Alteración de la relación ventilación/perfusión (V/Q)

Es la causa más frecuente de hipoxemia. Una vez que se establece el acoplamiento V/Q normal luego del nacimiento, alteraciones en una o en ambas variables pueden conducir al desarrollo de hipoxemia y, de acuerdo con la gravedad del trastorno, hipercapnia (Figura 24.3 a).

Si el componente de ventilación disminuye (patologías obstructivas), la sangre que atraviesa ese segmento pulmonar se oxigena parcialmente y aumenta así la admisión venosa. Si, por el contrario, la ventilación es normal pero el componente de perfusión disminuye (tromboembolismo pulmonar), se genera una zona de alta relación V/Q que redirecciona el flujo sanguíneo hacia otros segmentos del pulmón, lo que genera secundariamente

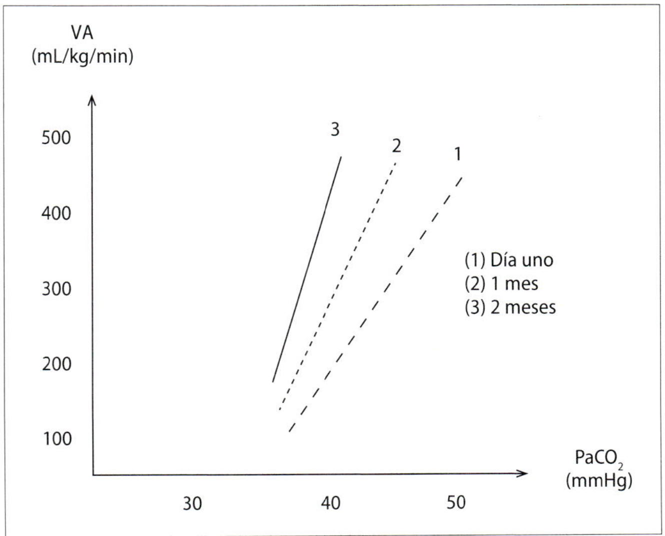

Figura 24.2 Curvas de respuesta ventilatoria al CO_2 a distintas edades. (Modificado de: Dartiguelongue JB. Fisiología pediátrica aplicada a la clínica. 1º ed. Ciudad Autónoma de Buenos Aires: Ediciones Journal, 2020).

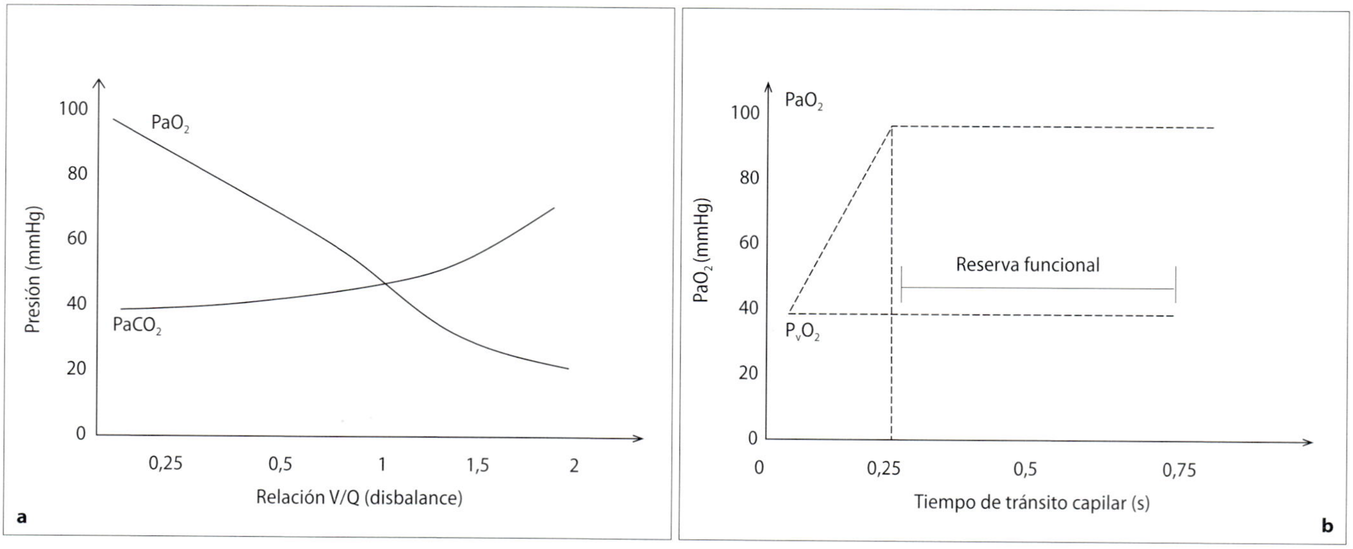

Figura 24.3 a Variaciones de la PaO_2 y de la $PaCO_2$ a diferentes grados de afectación de la relación V/Q. **b** Tiempo de tránsito capilar. (Modificado de: Dartiguelongue JB. Fisiología pediátrica aplicada a la clínica. 1° ed. Ciudad Autónoma de Buenos Aires: Ediciones Journal, 2020).

zonas de baja relación V/Q que contribuyen al aumento de la admisión venosa.

En ambas circunstancias, la D_A-aO_2 se encuentra aumentada. Inicialmente, la respuesta quimiorreceptora a la hipoxemia aumenta la V_A y produce hipocapnia. Según la magnitud del trastorno la $PaCO_2$ puede aumentar, particularmente cuando este mecanismo coexiste con otro trastorno. Por lo general, el aporte de O_2 suplementario corrige adecuadamente la hipoxemia.

Cortocircuito de derecha a izquierda

Dejando de lado los cortocircuitos intracardíacos, este mecanismo sucede cuando la relación V/Q es igual a cero, es decir, cuando hay zonas del parénquima pulmonar que carecen por completo de ventilación. Tal escenario es posible cuando existe colapso alveolar (atelectasias) u ocupación alveolar por material inflamatorio (neumonías), agua (edema agudo de pulmón) o sangre (hemorragia alveolar). En este trastorno, la D_A-aO_2 se encuentra aumentada, la $PaCO_2$ puede ser normal o baja y la hipoxemia es de difícil corrección con el aporte de O_2 suplementario.

Hipoventilación alveolar

En este mecanismo, la V_A disminuye globalmente en todo el parénquima pulmonar. Se acompaña invariablemente de una D_A-aO_2 normal, con hipercapnia proporcional al grado de hipoxemia. El defecto subyacente es una alteración de la bomba muscular, que puede ser de origen neurológico o por alteraciones musculares primarias o secundarias (*v.* Tabla 24.2). La hipoxemia corrige fácilmente con el aporte de O_2 suplementario.

Alteración de la difusión

Alteraciones en la diferencia de presión alvéolo-capilar de O_2, en el área de intercambio de gases o en el espesor de la membrana alvéolo-capilar, pueden producir este trastorno. Debido a que el tiempo de tránsito capilar (tiempo de contacto del eritrocito con la interfaz alvéolo-capilar) representa aproximadamente el triple del tiempo necesario para oxigenar por completo la molécula de hemoglobina (Figura 24.3 b), es infrecuente que este mecanismo por sí solo sea capaz de producir hipoxemia en reposo. Sin embargo, en situaciones en las que el flujo sanguíneo pulmonar aumenta, tales como el ejercicio físico, la fiebre o las infecciones, el tiempo de tránsito capilar se reduce, lo que puede conducir a la generación de hipoxemia. Diversos trastornos, como las fibrosis intersticiales (aumento del espesor de la membrana) o las enfermedades neuromusculares (disminución del área de intercambio), son responsables de las alteraciones de la difusión. Por lo general, estos trastornos suelen acompañar a otros mecanismos de producción de hipoxemia.

La D_A-aO_2 se encuentra siempre aumentada, la $PaCO_2$ puede ser normal o baja y la hipoxemia corrige fácilmente con el aporte de O_2 suplementario.

Combinación de mecanismos

Existen varios escenarios clínicos en los que más de un mecanismo justifica la generación de hipoxemia. Por ejemplo, en los trastornos obstructivos (crisis asmática, bronquiolitis, etc.) el defecto primario es una alteración de la relación V/Q. La obstrucción bronquial puede producir atelectasias que generan cortocircuitos intrapulmonares. Si estas son múltiples o de gran tamaño pueden generar, a su vez, restricción respiratoria que, junto con el eventual agotamiento muscular, contribuyen al desarrollo de hipoventilación alveolar y comprometen la difusión por menor área de intercambio.

La hipoventilación alveolar primaria por defecto de la bomba muscular, tiende a generar atelectasias por menor capacidad de expansión pulmonar luego de espirar el Vc. Estas aumentan la admisión venosa y, junto con la menor área de intercambio por la movilización de menores volúmenes pulmonares, contribuyen con la generación de hipoxemia.

Tratamiento de la IRA: oxigenoterapia

Como normal general, el tratamiento de la IRA debe estar orientado a la causa que la produce. La administración de O_2 suplementario es la medida inicial y un pilar fundamental del tratamiento. Existen diferentes métodos para administrar O_2. La elección de cada uno depende del estado clínico del paciente, de la causa que produce la IRA, de la fracción inspirada de O_2

(FIO_2) que se desea entregar y de la tolerancia al dispositivo. En todos los casos, la efectividad de la oxigenoterapia debe ser monitorizada clínicamente y con la oximetría de pulso. Asimismo, al tratamiento de la causa y la oxigenoterapia pueden sumarse medidas de apoyo, como estrategias posicionales y kinesioterapia.

Si todas estas medidas fracasan en el cuadro agudo, es probable que el paciente requiera ventilación mecánica no invasiva o invasiva.

Modalidades de oxigenoterapia

Se realizará una descripción de las modalidades de entrega de O_2 no invasivas, de bajo y alto flujo, más utilizadas en pediatría, atendiendo a las ventajas e indicaciones de cada una.

Cánula nasal de bajo flujo

Estos dispositivos vehiculizan O_2 al 100% con flujos bajos (1-4 L/min) hacia la nasofaringe, donde se mezcla con un determinado volumen de aire ambiente. Los candidatos a esta estrategia son aquellos pacientes que no desarrollan un aumento marcado de la V_A.

El valor de esta modalidad reside en su gran aceptación y tolerancia. Suele ser bastante confortable y no produce la sensación de encierro de las máscaras faciales. La FIO_2 administrada varía entre el 24% y el 40% (Tabla 24.3). Depende de la contribución relativa del flujo de O_2 entregado y de la V_A (FR x Vc) del paciente. Si la V_A aumenta y supera el flujo de O_2 administrado, la ventilación excedente se extrae del aire ambiente, lo cual disminuye la FIO_2 entregada. La magnitud de la respiración oral (prácticamente nula en menores de 6 meses, salvo durante el llanto) también puede disminuir la FIO_2. Flujos mayores de 2 L/min pueden producir irritación de las narinas, salvo que el O_2 se entregue caliente y humidificado.

Un paciente de 10 kg con una FR de 40 rpm posee una V_A de 240 mL/kg/min (FR x Vc), que en términos absolutos equivale a 2400 mL/min, o 2,4 L/min. Si este paciente recibe O_2 suplementario por cánula nasal a 2 L/min (que entrega una FIO_2 aproximada del 28%) (*v.* Tabla 24.3), la ventilación excedente es tomada del ambiente, lo cual disminuye la FIO_2 entregada. Por lo expuesto, el flujo administrado se ajusta de acuerdo con el cálculo de la V_A, para optimizar la FIO_2 vehiculizada a través de esta modalidad. En caso de requerir flujos superiores de 4 L/min, se sugiere utilizar máscaras faciales.

Tabla 24.3 FIO_2 entregada por los distintos sistemas de bajo flujo, de acuerdo con el flujo administrado

Sistema	Flujo (L/min)	FIO_2 (%)
Cánula nasal	1	24
	2	28
	3	34
	4	40
Máscara facial simple	5-6	40
	7-8	50
	9-10	60
Máscara de reinhalación parcial	6-7	60
	8-9	70
	10	80
Máscara de no reinhalación	10-15	90-100

Máscara facial simple

Estos sistemas permiten alcanzar flujos de administración de O_2 mayores que los de la cánula nasal de bajo flujo (entre 5 y 10 L/min) y, por lo tanto, pueden conseguir niveles superiores de FIO_2 (40% a 60%) (*v.* Tabla 24.3). Se recomienda administrar flujos mayores de 5 L/min para evitar la reinhalación de CO_2.

Las máscaras faciales simples se encuentran equipadas con dos orificios de exhalación que permiten la salida del aire espirado. Sin embargo, estos orificios también permiten la inhalación del aire ambiente cuando la V_A es excesiva y supera el flujo de O_2 administrado. Asimismo, cierto volumen de aire puede ingresar a través del espacio entre la máscara y la cara. Por lo tanto, al igual que con la cánula nasal de bajo flujo, la FIO_2 entregada depende del flujo de O_2 administrado y de la V_A del paciente.

Máscara de reinhalación parcial

Una estrategia para aumentar la FIO_2 es la unión de una bolsa de depósito o reservorio de O_2 al circuito (máscaras faciales con reservorio) (Figura 24.4). El flujo de O_2 se ajusta de manera que la bolsa se mantenga continuamente inflada (10-15 L/min). Así, el aire es inhalado predominantemente del reservorio, lo cual evita que el paciente sobreventile con respecto al sistema de entrega de O_2 e inhale aire del ambiente. La máscara de reinhalación parcial posee los mismos orificios abiertos que la máscara facial simple, que permiten la salida del aire espirado hacia el ambiente. Sin embargo, una porción del aire espirado puede ingresar en el reservorio y se convierte en parte integrante de la siguiente inhalación, lo que puede ocasionar una disminución de la FIO_2 final. Una dilución adicional del O_2 inspirado puede deberse al ingreso de un pequeño volumen de aire ambiente a través de los orificios de exhalación, o del espacio entre la máscara y la cara. Estos sistemas pueden alcanzar una FIO_2 del 70%-80% (*v.* Tabla 24.3).

Máscara de no reinhalación

Los máximos niveles de O_2 inspirado por métodos no invasivos y de bajo flujo se pueden conseguir con un sistema de no reinhalación, que emplea una serie de válvulas unidireccionales en la máscara con reservorio (*v.* Figura 24.4). Estas válvulas impiden la entrada del aire espirado al reservorio, y el ingreso del aire ambiente a través de los orificios de exhalación. Por lo tanto, cuando se aportan flujos de 10-15 L/min para mantener el reservorio inflado, estos sistemas pueden entregar una FIO_2 cercana al 100% (*v.* Tabla 24.3).

Cánula nasal de alto flujo

Salvo las máscaras de no reinhalación, los dispositivos de bajo flujo poseen la limitación de que cuanto mayor sea el flujo inspiratorio del paciente (V_A), mayor será la dilución de la FIO_2 entregada. Esta situación no suele generar complicaciones clínicas relevantes en pacientes con hipoxemia leve. Sin embargo, puede imposibilitar una oxigenación adecuada en pacientes más graves.

La cánula nasal de alto flujo (CNAF) puede aportar hasta 60 L/min de O_2 caliente y humidificado. El principio de esta estrategia se basa en aportar un flujo de O_2 superior que la V_A del paciente (con una FIO_2 variable y controlada), que evita la inhalación del aire ambiente. Los gases administrados se humidifican (humedad relativa del 95% al 100%) y se calientan hasta un valor cercano a la temperatura corporal (en general, a 37 °C). Asimismo, posee la ventaja de la aceptación y la tolerancia que genera la cánula nasal, en comparación con las máscaras faciales.

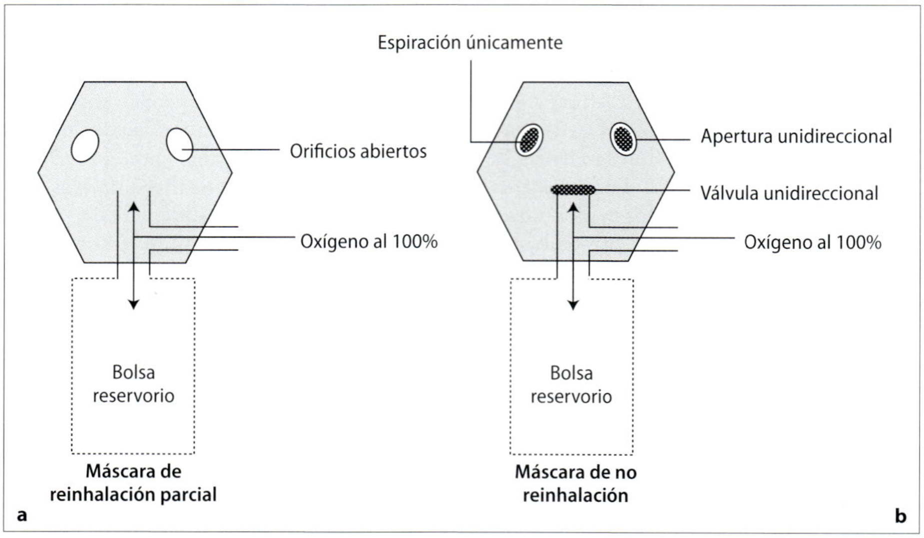

Figura 24.4 Sistemas de máscara con reservorio de reinhalación parcial (**a**) y no reinhalación (**b**).

Mecanismos de acción

Existen varios mecanismos por los cuales la CNAF puede beneficiar a lactantes y niños con hipoxemia:

- Lavado del espacio muerto nasofaríngeo: la CNAF disminuye el espacio muerto anatómico por lavado del CO_2 del receptáculo nasofaríngeo. De esta forma, la vía aérea superior sirve como un reservorio rico en O_2, del cual el paciente toma el volumen de aire inspirado.
- Reducción de la resistencia de la vía aérea superior: al proporcionar un flujo igual o superior a la V_A, disminuye la resistencia inspiratoria relacionada con el paso del aire por la nasofaringe y, por lo tanto, reduce el esfuerzo muscular.
- Acondicionamiento del aire inspirado: el calentamiento y la humidificación reducen el gasto energético que implica acondicionar el aire inspirado, favorecen el movimiento ciliar y el aclaramiento de secreciones.
- Reclutamiento alveolar: la CNAF genera cierta presión positiva en la vía aérea que distiende la nasofaringe y favorece el reclutamiento alveolar, lo cual reduce el trabajo ventilatorio. Vale aclarar que esta presión no puede ser medida ni controlada, sino que es secundaria a los altos flujos entregados.

La utilización de la CNAF mejora la mecánica ventilatoria, disminuye la frecuencia respiratoria y la frecuencia cardíaca, y mejora la oxigenación arterial, pero en general influye poco o no influye sobre la $PaCO_2$.

Indicaciones

Una gran variedad de pacientes hipoxémicos sin hipercapnia podrían ser candidatos a recibir O_2 a través de una CNAF, ya que no modifica o disminuye muy poco la $PaCO_2$.

La mayoría de la evidencia proviene de pacientes con bronquiolitis, en los cuales demostró resultados muy favorables. Para el resto de las patologías que producen hipoxemia, la evidencia es aun limitada. Sin embargo, desde un punto de vista fisiopatológico su uso podría ser beneficioso en numerosos escenarios clínicos que producen hipoxemia.

Dispositivos y estrategia de administración

Los equipos para esta modalidad de aporte de O_2 tienen sus propias instrucciones, de acuerdo con la marca y el modelo. En general, poseen una entrada para O_2, entrada para aire comprimido (algunos toman aire ambiente en forma autónoma), humidificador, calentador, entrada para el ingreso de solución salina (calentamiento y humidificación) y salida para la conexión de la cánula nasal. Estas poseen diferentes tamaños según los flujos empleados y la edad del paciente. Como norma general, su diámetro externo no debería superar el 50% del diámetro interno de las narinas del paciente, para no ocluirlas completamente, evitar excesos de presión y ulceraciones.

Se recomienda comenzar con un flujo de 2 L/kg/min. La FIO_2 inicial se administra al 100%, con el objetivo de alcanzar una SO_2 del 95%-99%. La temperatura se ajusta en 37 °C para maximizar la humidificación. El ajuste inicial se modifica progresivamente de acuerdo con la evolución clínica y de la oximetría de pulso.

Controles

Se deben evaluar los cambios de cuatro variables principales:

- Frecuencia cardíaca y respiratoria: por lo general, ambas mejoran rápidamente tras la colocación de la CNAF, y suelen ser marcadores precoces de buena respuesta.
- Mecánica ventilatoria: suele mejorar tras las primeras horas de la CNAF.
- SO_2: debe mejorar rápidamente tras la administración de la CNAF. En algunos estudios, un cociente $SO_2/FIO_2 > 200$ a los 60 minutos del tratamiento se asoció con resultados favorables.

Por lo general, la mejoría clínica se observa durante las primeras 2-3 horas del tratamiento. Sin embargo, algunos pacientes pueden requerir más tiempo. Si no se observa mejoría clínica, la SO_2 no mejora o si el paciente empeora clínicamente, se debe considerar fuertemente el uso de ventilación mecánica no invasiva o invasiva.

Cambio a oxigenoterapia de bajo flujo

Una vez que el paciente mejora clínicamente tras la administración de la CNAF, existen diversos protocolos institucionales para modificar el ajuste inicial. Todos se fundamentan en descensos progresivos de la FIO_2 y el flujo de O_2, en base a la mejoría de las variables clínicas descritas.

Por lo general, cuando la frecuencia respiratoria se normaliza y la SO_2 se encuentra entre el 95% y el 99%, comienza el descenso progresivo de la FIO_2. Si la FIO_2 es < 30% y el paciente continúa clínicamente estable, comienza la disminución progresiva del flujo de O_2 cada 1-2 horas con monitoreo clínico y de la oximetría de pulso. Si la tolerancia clínica es buena, se puede cambiar a una cánula nasal de bajo flujo.

Bronquiolitis

La bronquiolitis (BQL) es una enfermedad inflamatoria aguda de origen viral, que afecta fundamentalmente al tracto respiratorio inferior y produce obstrucción de los bronquiolos. Es uno de los motivos más frecuentes de internación de lactantes y niños pequeños. Se caracteriza por la presencia de tos, sibilancias, fiebre, taquicardia, taquipnea y dificultad respiratoria. Con fines epidemiológicos, se la define como un primer episodio de obstrucción de la pequeña vía aérea con evidencia clínica de infección viral, que se produce en niños menores de 2 años de edad.

Epidemiología y causas

La causa principal de la BQL es la infección por el virus sincitial respiratorio (VSR). Menos frecuentemente, puede ser producida por los rinovirus, virus parainfluenza, metaneumovirus humano, virus influenza, adenovirus, coronavirus y bocavirus humano.

La BQL se presenta clásicamente durante los meses de otoño e invierno. Sin embargo, puede aparecer en los meses de primavera cuando es ocasionada por los rinovirus. Tiene un pico de incidencia entre los 2 y los 6 meses de edad, y es una de las causas principales de enfermedad respiratoria durante el primer año de vida. En términos generales, la epidemiología de la bronquiolitis es similar a la de la infección por el VSR, dado que es su causa principal. La mortalidad global cuando la BQL es ocasionada por este virus es del 0,1% en países desarrollados. Empero, es mayor en los primeros 3 meses de vida, en niños prematuros y en pacientes con enfermedades cardiopulmonares o inmunodeficiencias de base.

Fisiopatología

La inflamación de la pequeña vía aérea genera edema de su pared, aumento de las secreciones respiratorias, destrucción celular y espasmo de la musculatura lisa bronquial. Todos estos mecanismos confluyen para aumentar la resistencia al flujo de aire.

La obstrucción bronquiolar produce atrapamiento aéreo por un mecanismo valvular, lo cual genera hiperinsuflación y aumento de la capacidad residual funcional. Este fenómeno acarrea dos consecuencias. Al existir un volumen pulmonar mayor, el aumento de la fuerza elástica pulmonar incrementa la resistencia elástica, por lo que es necesario un mayor trabajo muscular para movilizar el Vc. En segundo lugar, la hiperinsuflación aplana aún más la curvatura del diafragma y hace que la contracción de sus fibras pierda eficacia para generar diferencias de presión transdiafragmática.

La sumatoria de estos efectos genera incapacidad ventilatoria de tipo obstructiva. Si la función diafragmática disminuye significativamente, se suma restricción a la obstrucción bronquiolar.

La reducción del volumen de aire que ingresa a los alvéolos en cada inspiración produce un desacople entre la ventilación y la perfusión. Este mecanismo constituye la principal causa de hipoxemia en esta entidad. Si la obstrucción bronquiolar es completa, se producen atelectasias segmentarias o subsegmentarias. Estas generan restricción respiratoria y aumentan la admisión venosa; como resultado se profundiza la hipoxemia y se ve favorecido el desarrollo de hipercapnia.

En niños pequeños, sobre todo en los menores de 3 meses, la escasa reserva funcional del diafragma y del resto de los músculos respiratorios puede llevar al agotamiento muscular y desarrollarse así hipoventilación por defecto de bomba. Esto se relaciona con el escaso desarrollo de las fibras musculares tipo I, vinculadas con la resistencia a la fatiga muscular.

Finalmente, el desacople en la relación V/Q, el aumento de la admisión venosa y la hipoventilación por falla de bomba muscular alteran significativamente la captación de O_2 y la eliminación de CO_2, lo que produce IRA potencialmente grave.

Grupos de riesgo para desarrollar enfermedad grave

Existen diversas situaciones clínicas que se asocian con mayor gravedad:

- Prematuridad (edad gestacional ≤ 36 semanas).
- Bajo peso de nacimiento.
- Edad menor de 1 año (en especial, los menores de 3 meses).
- Enfermedades pulmonares crónicas (particularmente la displasia broncopulmonar).
- Cardiopatías congénitas con impacto hemodinámico (comunicación interventricular, conducto arterioso permeable, comunicación interauricular, etc.).
- Inmunodeficiencias.
- Enfermedades neurológicas.

Asimismo, factores ambientales como el hacinamiento, fumadores en el hogar, asistencia a guarderías y convivir con niños o hermanos de la misma edad o más grandes también pueden contribuir con la gravedad de la BQL.

Manifestaciones clínicas

La mayoría de los lactantes comienzan con síntomas de infección viral de la vía aérea superior, como congestión nasal, tos y rinorrea, que característicamente progresan, luego de 1 a 3 días, a taquicardia, taquipnea, irritabilidad, fiebre, rechazo del alimento y dificultad respiratoria progresiva. Esto se observa clínicamente por la presencia de tiraje subcostal, intercostal, supraclavicular o supraesternal, asociado con espiración prolongada (relación tiempo inspiratorio/espiratorio 1/3-1/4) y, en los casos más graves, aleteo nasal y quejido espiratorio. Asimismo, el tórax puede visualizarse expandido, con aumento del diámetro anteroposterior, y suelen auscultarse sibilancias, estertores húmedos y subcrepitantes. La gravedad del cuadro puede florecer hasta producir hipoxemia (valorada con una SO_2 < 94%-95%), depresión del sensorio, respiración paradojal (retracción del tórax durante la inspiración por inversión del diafragma) y, eventualmente, cianosis.

Complicaciones

En lactantes y niños previamente sanos, la BQL suele resolverse espontáneamente y sin complicaciones. Sin embargo, los grupos de riesgo tienen más probabilidades de desarrollar complicaciones, de las cuales las más graves son la insuficiencia respiratoria y la apnea. Asimismo, la taquipnea sostenida y la fiebre aumentan los requerimientos hídricos diarios (*v.* Capítulo 1) y, junto con la menor actitud a la ingesta de líquidos por vía oral, pueden conducir a la deshidratación. En los pacientes que se encuentran internados, puede ser necesaria la administración nasogástrica o parenteral de líquidos para prevenir esta situación, con particular control de la diuresis, el peso y el balance hidrosalino, dado que esta entidad puede inducir la liberación no osmótica de arginina vasopresina (AVP) y producir hiponatremia (*v.* Capítulo 2).

El desarrollo de neumonía bacteriana junto con la BQL es menor del 1% cuando es causada por el VSR. El riesgo aumenta en pacientes que se encuentran intubados en unidades de cuidados intensivos pediátricos.

Diagnóstico

El diagnóstico de BQL es clínico, y estriba en los antecedentes y las manifestaciones clínicas descritas. De acuerdo con la gravedad, la evaluación inicial puede acompañarse de la medición de la SO_2 mediante oximetría de pulso. La radiografía de tórax y las determinaciones de laboratorio no son necesarias para el diagnóstico, y no deben ser solicitadas de rutina. Sin embargo, pueden considerarse en caso de que se sospechen complicaciones (atelectasias, etc.) u otros diagnósticos, particularmente en niños con enfermedades cardiopulmonares o neurológicas de base.

La identificación de la etiología viral se recomienda con fines epidemiológicos en los pacientes internados, y demostró disminuir marcadamente el uso inapropiado de antibióticos en esta entidad.

La BQL grave se caracteriza por la presencia de un regular estado general, con aumento persistente y sostenido del esfuerzo respiratorio: taquipnea (≥ 70 rpm); tiraje subcostal, intercostal, supraesternal y supraclavicular; aleteo nasal; quejido espiratorio; hipoxemia (SO_2 < 94%-95%) y, eventualmente, cianosis y apnea. La observación continua es fundamental, pues las manifestaciones clínicas suelen oscilar en el tiempo y pueden empeorar rápidamente.

Indicaciones de internación

Si bien las recomendaciones varían de acuerdo con las diferentes guías de práctica clínica, los pacientes con BQL grave se deben internar para un monitoreo clínico estricto, hidratación y tratamiento de soporte respiratorio. Asimismo, la presencia de complicaciones o condiciones acompañantes también pueden motivar la internación:

- Regular estado general, aspecto tóxico, mala actitud alimentaria, letargia o deshidratación.
- Dificultad respiratoria grave, persistente o progresiva, manifestada por alguno de los siguientes: taquipnea ≥ 70 rpm, tiraje universal, aleteo nasal o cianosis.
- Apnea.
- Hipoxemia (SO_2 < 94%-95%).
- Imposibilidad de realizar seguimiento y controles adecuados en el hogar.

Tratamiento

Los pacientes que no desarrollan BQL grave pueden ser manejados en su hogar, con medidas que aseguren una adecuada hidratación, liberación de secreciones nasales que puedan obstruir las narinas y un control estricto de la progresión de los síntomas. No se recomienda ninguna intervención farmacológica, y se deben dar indicaciones precisas de acudir a la atención médica en caso de progresión o aparición de síntomas asociados con gravedad.

Los objetivos del manejo del paciente con BQL grave internado son los siguientes:

- Asegurar una adecuada hidratación.
- Administrar soporte respiratorio.
- Establecer precauciones estándares y de contacto.

El tratamiento farmacológico con agonistas β_2 adrenérgicos, glucocorticoides o solución salina hipertónica nebulizada no demostró beneficios terapéuticos en pacientes con BQL.

Hidratación

Los pacientes con BQL grave pueden tener aumento de sus requerimientos hídricos (taquipnea sostenida, fiebre) y dificultad para ingerirlos (taquipnea y dificultad respiratoria).

En lactantes y niños que toleran el aporte enteral de líquidos a través de una sonda nasogástrica, se debe asegurar la administración de las necesidades de mantenimiento hídricas (*v.* Capítulo 1) y el aporte calórico diario (*v.* Capítulo 15). De haber fiebre, debe ser tratada con antitérmicos.

La administración parenteral exclusiva de las necesidades de mantenimiento se indica para evitar el riesgo de aspiración pulmonar en pacientes con dificultad respiratoria grave (FR ≥ 70 rpm, tiraje universal, aleteo nasal, cianosis). Se debe evitar la sobrecarga de volumen para prevenir el desarrollo de congestión pulmonar, que empeora la función respiratoria.

Por el riesgo de liberación no osmótica de AVP e hiponatremia, se deben monitorizar de cerca la diuresis, el peso y el balance hidrosalino del paciente.

Soporte respiratorio

Inicialmente, se recomienda colocar al paciente en posición semisentada y con la cabeza extendida, para favorecer el desempeño de los músculos respiratorios y el ingreso de aire. Asimismo, debe asegurarse la permeabilidad de las narinas mediante la aspiración mecánica de secreciones que puedan obstruirlas.

El O_2 suplementario se indica para alcanzar una SO_2 > 95%. Si bien su administración a través de una cánula nasal o máscaras faciales de bajo flujo suele ser efectiva para la mayoría de los pacientes, la administración de O_2 caliente y humidificado a través de la CNAF es segura, bien tolerada, y se recomienda para reducir el esfuerzo muscular asociado con el trabajo ventilatorio, mejorar el intercambio de gases y soslayar la necesidad de ventilación mecánica (invasiva o no invasiva), en niños con BQL grave en riego de desarrollar insuficiencia respiratoria.

La utilización de ventilación mecánica no invasiva que entrega presión positiva continua en la vía aérea (CPAP) se puede emplear para evitar la intubación en pacientes en los que la oxigenoterapia no invasiva fracasa, y se encuentran en riesgo de desarrollar insuficiencia respiratoria. El CPAP disminuye el trabajo ventilatorio y puede evitar la necesidad de intubación en pacientes con dificultad respiratoria grave, hipoxemia progresiva o hipercapnia. Puede ser una estrategia intermedia, o alternativa, entre la CNAF y la intubación, lo cual depende de los diferentes protocolos institucionales.

La necesidad de intubación e ingreso en asistencia respiratoria mecánica (ARM) debe ser valorada en función de la evolución clínica. Aquellos pacientes con dificultad respiratoria grave y progresiva que no mejoran o empeoran con la CNAF o el CPAP, que presentan hipoxemia persistente a pesar de la administración de O_2 a través de estas modalidades, o que desarrollan apnea, requieren ser intubados e ingresar en ARM. Los signos clínicos de deterioro respiratorio e insuficiencia respiratoria inminente son taquipnea sostenida, tiraje generalizado marcado, disminución o ausencia del murmullo vesicular, fatiga muscular y depresión del sensorio con escasa o nula respuesta a la estimulación. La decisión de intubar al paciente estriba sobre la evolución y las variables clínicas descritas, y no depende de la obtención de gases en sangre arterial. Asimismo, en caso de ser normal, la SO_2 es un pobre marcador de insuficiencia respiratoria inminente, la cual se correlaciona mejor con variables clínicas.

Criterios de egreso hospitalario

Las condiciones mínimas para el egreso hospitalario de un paciente con BQL son las siguientes:

- FR < 60 rpm en menores de 6 meses, < 55 rpm entre los 6 meses y 1 año, y < 45 en mayores de 1 año.
- Estabilidad clínica y SO_2 normal respirando aire ambiente por un tiempo mínimo de 12 hora.
- Adecuada hidratación y alimentación por vía oral.
- Seguridad de los padres o cuidadores en cuanto a la aspiración de secreciones y el registro de los signos de progresión o empeoramiento de la enfermedad.

Prevención

El lavado de manos con agua y jabón, evitar la exposición al humo del cigarrillo y obviar el contacto con individuos que cursan un cuadro respiratorio agudo son medidas estándares de profilaxis.

La inmunoprofilaxis pasiva con palivizumab, un anticuerpo monoclonal contra la glicoproteína F del VSR, disminuye el riesgo de internaciones a causa de BQL por VSR en nacidos pretérmino y en pacientes con enfermedades pulmonares crónicas y cardiopatías congénitas con impacto hemodinámico clínicamente significativo. Las indicaciones detalladas de los pacientes candidatos a esta profilaxis se encuentran en distintas guía de práctica clínica, y varían de acuerdo con las regiones.

La vacunación anual contra el virus influenza se recomienda entre los 6 meses y los 2 años de edad como inmunoprofilaxis activa.

Acceda al eBook para consultar la lista de bibliografía. Consulte las indicaciones en la retiración de tapa.

25
Insuficiencia cardíaca

Juan B. Dartiguelongue • Natalia Nápoli

La insuficiencia cardíaca (IC) se genera por alteraciones estructurales o funcionales del miocardio, que pueden comprometer tanto la eyección sistólica como el llenado diastólico. Es un síndrome clínico en el cual la enfermedad miocárdica reduce el volumen minuto cardíaco, aumenta las presiones venosas y se acompaña de anomalías moleculares que causan un deterioro progresivo del tejido miocárdico y la muerte prematura de las células miocárdicas. La forma de presentación clínica varía de acuerdo con la edad del paciente y sus diferentes causas.

Etiología

En pediatría, las causas de la IC son muy variadas. Básicamente, pueden dividirse en dos grandes grupos (Tabla 25.1):

- Pacientes con cardiopatías congénitas.
- Pacientes con miocardiopatías.

Clasificación

De acuerdo con su mecanismo de producción, la IC se clasifica en tres grupos. Esta clasificación permite comprender su origen y manifestaciones clínicas, lo que orienta el manejo terapéutico. Sin embargo, suele haber superposición entre estos grupos en diversos escenarios clínicos.

Disfunción ventricular. Ocurre en corazones estructuralmente sanos o en el contexto de ciertas cardiopatías congénitas complejas, muchas veces meses o años luego su corrección quirúrgica. Puede producirse por disminución de la contractilidad ventricular, que da como resultado una menor capacidad eyectiva sistólica (miocardiopatía dilatada, miocarditis, arritmias, antraciclinas, etc.), o bien por dificultad en el llenado diastólico, lo que provoca una menor distensibilidad ventricular con aumento de la presión telediastólica (miocardiopatía hipertrófica, restrictiva, procesos infiltrativos miocárdicos, etc.).

Sobrecarga de volumen con función contráctil ventricular conservada. Se produce en las cardiopatías congénitas que generan cortocircuito de izquierda a derecha de gran magnitud. Puede deberse a defectos septales (comunicación interventricular e interauricular) o a la persistencia del conducto arterioso. Menos frecuentemente, la sobrecarga de volumen puede ser ocasionada por insuficiencia valvular (aórtica, pulmonar o mitral).

Sobrecarga de presión con función contráctil ventricular conservada. Se produce principalmente por obstrucción del tracto de salida ventricular, lo que compromete la eyección sistólica (estenosis aórtica, coartación de aorta, estenosis pulmonar). Los casos moderados y graves, en los que la presión de llenado ventricular se encuentra crónicamente elevada, pueden producir también disfunción diastólica.

Si bien esta clasificación resulta de gran utilidad, en muchas situaciones clínicas los fenómenos fisiopatológicos aquí descritos coexisten. Por ejemplo, una comunicación interventricular grande produce sobrecarga de volumen y presión en el ventrículo derecho, lo que puede conducir también al desarrollo de disfunción contráctil ventricular.

Tabla 25.1 Causas de insuficiencia cardíaca en pediatría

Cardiopatías congénitas	Miocardiopatías
• Sobrecarga de volumen: ▪ Cortocircuitos de izquierda-derecha ▪ Insuficiencia aórtica ▪ Insuficiencia mitral ▪ Anomalía de Ebstein • Sobrecarga de presión: ▪ Estenosis aórtica ▪ Coartación de aorta ▪ Interrupción del arco aórtico ▪ Estenosis pulmonar • Sobrecarga de volumen y presión: ▪ Ventrículo único con obstrucciones a tractos de salida ▪ Cardiopatías congénitas complejas	• Primarias: ▪ Miocardiopatía dilatada ▪ Miocardiopatía hipertrófica ▪ Miocardiopatía restrictiva ▪ Displasia arritmogénica del VD ▪ Miocardiopatía no compacta • Secundarias: ▪ Miocarditis ▪ Enfermedades autoinmunes ▪ Tóxicos (drogas o toxinas) ▪ Arritmias ▪ Enfermedades neuromusculares ▪ Déficits nutricionales ▪ Sepsis ▪ Estrés ▪ Tirotoxicosis ▪ Anemia ▪ Síndromes genéticos ▪ Enfermedades metabólicas ▪ Enfermedad renal o hepática crónicas

VD: ventrículo derecho.

Fisiopatología

La disminución del gasto cardíaco disminuye la frecuencia de descarga de los barorreceptores aórticos y carotídeos. Esto se traduce en la activación del sistema nervioso simpático (SNS), que genera taquicardia, aumento de la contractilidad miocárdica y vasoconstricción periférica. Se trata de un mecanismo de compensación inicial, que se pone en marcha al comienzo de la IC para intentar mantener el volumen minuto y la presión arterial. Asimismo, la disminución del gasto cardíaco estimula la liberación de renina por las células yuxtaglomerulares y de arginina vasopresina (AVP) por la neurohipófisis.

La activación prolongada del SNS aumenta la poscarga ventricular izquierda (vasoconstricción sostenida) y estimula la liberación permanente de renina, que conduce a la producción de angiotensina II (ATII). Esta se encarga de estimular aún más la contractilidad miocárdica y la vasoconstricción sistémica. A su vez, induce la vasoconstricción de las arteriolas eferentes de los glomérulos renales, estimula la liberación de aldosterona por la corteza suprarrenal (aumento de la reabsorción de sodio) y amplifica la liberación neurohipofisaria de AVP (mayor reabsorción de agua libre). Cuando el sistema renina-angiotensina-aldosterona (SRAA) se encuentra permanentemente activado, la vasoconstricción sostenida conduce a la hipertrofia y apoptosis de los cardiomiocitos. Asimismo, el SRAA tiene un efecto profibrótico sobre el tejido miocárdico y genera disfunción endotelial.

El aumento sostenido de la contractilidad miocárdica (estimulación simpática y ATII) induce la salida permanente de calcio desde el retículo sarcoplásmico, lo que agota las reservas intracelulares de este ion y finalmente altera la contractilidad.

A largo plazo, todos los mecanismo compensadores resultan deletéreos, y conducen a un remodelado cardíaco patológico con fibrosis miocárdica y deterioro progresivo de la función ventricular.

Los péptidos natriuréticos (PN) se liberan en respuesta al estiramiento celular (dilatación o aumento de la presión auricular y ventricular), y actúan como antagonistas fisiológicos del SRAA y de la AVP. Inhiben la secreción de renina y la producción de aldosterona, y poseen un efecto vasodilatador, natriurético y diurético propio, con lo que contrarrestan varios de los efectos nocivos del SRRA. Asimismo, el péptido natriurético auricular (ANP) y el péptido natriurético tipo B de origen ventricular (BNP) atenúan el remodelado cardíaco y vascular, la apoptosis, la hipertrofia ventricular y la fibrosis. Normalmente, estas acciones compensatorias no son suficientes para prevenir o detener el desarrollo de IC, dado que los PN son fácilmente metabolizados por una enzima denominada neprilisina. Los niveles de neprilisina aumentan en la IC crónica, lo que acelera la eliminación de estos péptidos.

Manifestaciones clínicas

Las manifestaciones clínicas son reflejo de la incapacidad para adecuar el gasto cardíaco a situaciones de mayor consumo de oxígeno (VO_2) —intolerancia al ejercicio, fatiga, etc.—, o bien secundarias a la sobrecarga de volumen y presión de los circuitos pulmonar o sistémico —dificultad respiratoria, hepatomegalia, etc.—.

Los síntomas dependen de la edad del paciente. En lactantes y niños pequeños, los más comunes son taquipnea, sudoración profusa asociada con la alimentación, irritabilidad, fatiga, rechazo del alimento y mal progreso de peso. En niños mayores, suele haber síntomas gastrointestinales (dolor abdominal, náuseas, vómitos, anorexia), fatiga, intolerancia al ejercicio, retardo del crecimiento, tos, dificultad respiratoria, palpitaciones, dolor precordial y, eventualmente, síncope.

Los hallazgos al examen físico dependen del grado de compromiso del gasto cardíaco, así como de la magnitud de la congestión pulmonar y sistémica.

La taquicardia es una respuesta simpática inicial, y luego adaptativa, frente a la menor contractilidad miocárdica. Pueden acompañarla diversos signos de hipoperfusión periférica, tales como relleno capilar enlentecido, pulsos débiles o ausentes, hipotensión, hipotonía y extremidades frías o de aspecto moteado. A su vez, es posible auscultar un tercer ruido cardíaco (ritmo de galope) en situaciones de sobrecarga de volumen o de menor contractilidad miocárdica.

La congestión pulmonar se evidencia por la presencia de taquipnea, alteración de la mecánica ventilatoria (utilización de músculos accesorios, aleteo nasal) y por la auscultación de sibilancias o estertores crepitantes (en niños mayores), en caso de edema agudo de pulmón.

La congestión sistémica produce frecuentemente hepatomegalia, dado que la cápsula de Glisson es muy distensible en niños pequeños. La ascitis y la esplenomegalia pueden observarse en los casos graves. También puede haber derrame pleural bilateral. Los edemas periféricos se observan en las zonas declives y la distensión venosa yugular suele ser difícil de observar, ya que el cuello de lactantes y niños es muy corto.

Cabe destacar que resulta muy importante clasificar a los pacientes según la gravedad de los síntomas, ya que sirve de guía para el tratamiento. Asimismo, se debe conocer el estadio de la enfermedad, evaluar la respuesta a las medidas terapéuticas instauradas y definir el pronóstico a largo plazo. Las dos clasificaciones más utilizadas en pediatría son la Clasificación de Ross Modificada y la Clasificación en estadios de la *American College of Cardiology/American Heart Association* (ACC/AHA).

La Clasificación de Ross (Tabla 25.2) es una adaptación de la Clasificación de la *New York Heart Association* (NYHA) y hace referencia al estado sintomático actual del paciente. No distingue entre estadios tempranos o tardíos de la enfermedad, y tampoco hace referencia al pronóstico. Es útil para monitorizar la respuesta al tratamiento.

La Clasificación en estadios de la ACC/AHA (Tabla 25.3) identifica a los pacientes en riesgo de IC que requieren una intervención temprana para prolongar el período libre de síntomas; también identifica a los pacientes que requieren un manejo agresivo de los síntomas una vez que se manifiestan.

Tabla 25.2 Clasificación de Ross modificada de la *New York Heart Association* (NYHA)

Clasificación de Ross modificada (< 6 años)	Clasificación de la NYHA (> 6 años)

▪ Clase I: asintomático
▪ Clase II:
  ▪ Leve taquipnea y sudoración con la alimentación en lactantes
  ▪ Disnea de esfuerzo en niños mayores
▪ Clase III:
  ▪ Marcada taquipnea y sudoración con la alimentación en lactantes
  ▪ Marcada disnea de esfuerzo en niños mayores
  ▪ Tiempo prolongado en la alimentación
  ▪ Retardo del crecimiento
▪ Clase IV: taquipnea, aumento del esfuerzo ventilatorio o sudoración en reposo
	▪ Clase I: asintomático
	▪ Clase II: leve a moderada limitación de la actividad física
	▪ Clase III: marcada limitación de la actividad física
	▪ Clase IV: síntomas en reposo

Diagnóstico

Los tres pilares para el diagnóstico de la IC son las manifestaciones clínicas, los datos hemodinámicos que aportan los

Tabla 25.3 Clasificación en estadios de la *American College of Cardiology/American Heart Association* (ACC/AHA)

Estadio de la insuficiencia cardíaca en pediatría
A) Pacientes con riesgo de desarrollar IC, pero con función cardíaca normal y sin evidencia de sobrecarga de volumen (exposición a agentes cardiotóxicos, historia familiar de miocardiopatía)
B) Pacientes con función cardíaca anormal o anomalía estructural, sin síntomas de IC
C) Pacientes con enfermedad cardíaca estructural o funcional con síntomas de IC
D) Pacientes con IC en estadio terminal, que requieren infusión continua de agentes inotrópicos, soporte mecánico, trasplante cardíaco o cuidados hospitalarios

IC: insuficiencia cardíaca.

estudios complementarios (principalmente, el ecocardiograma doppler color) y los biomarcadores.

Estudios complementarios

La radiografía de tórax y el electrocardiograma (ECG) pueden orientar el diagnóstico cuando hay algún hallazgo compatible con IC, como cardiomegalia o signos de edema pulmonar en la radiografía de tórax, o arritmias en el ECG. Sin embargo, son hallazgos muy inespecíficos.

El ecocardiograma es un método no invasivo que no requiere sedación. Se encuentra ampliamente disponible, no utiliza radiación y en niños no suele haber inconvenientes con la ventana acústica, por lo cual es el método de elección para el diagnóstico inicial y la valoración del estado hemodinámico. Permite evaluar el tamaño de las cavidades, la motilidad global y segmentaria, y cuantificar índices de función ventricular. La fracción de acortamiento evalúa el porcentaje de reducción del diámetro ventricular una vez finalizada la eyección sistólica. El rango de normalidad es entre el 28% y el 44%.

Otras técnicas de imágenes, como la tomografía computarizada (TC) o la resonancia magnética (RM), pueden ser de utilidad para el diagnóstico etiológico de la IC, cuando el ecocardiograma no es concluyente. La TC permite definir alteraciones anatómicas más complejas, la RM confirma el diagnóstico de miocarditis o miocardiopatías de otras causas. El cateterismo cardíaco aporta información sobre las presiones de llenado ventricular y la repercusión de la IC en las presiones y resistencias pulmonares.

En la actualidad, existen múltiples biomarcadores en estudio para la IC. De todos ellos, el BNP continúa siendo el de mayor utilidad en pediatría. Es secretado casi exclusivamente por los cardiomiocitos ventriculares ante situaciones de sobrecarga de volumen o presión; produce vasodilatación sistémica y coronaria, aumento de la diuresis y de la natriuresis. A su vez, posee importantes propiedades antiproliferativas y antihipertróficas. Se sintetiza como un precursor (proBNP), el cual es escindido por una proteasa que da lugar al BNP (hormona biológicamente activa) y a un extremo amino terminal (NT-proBNP). Esta liberación es equimolar, por cuanto los fragmentos de NT-proBNP y de hormona biológicamente activa (BNP) brindan el mismo significado clínico. Los valores plasmáticos son altamente dependientes de la edad, sobre todo en el primer mes de vida, y luego se mantienen estables hasta la adolescencia. El BNP o el NT-proBNP se pueden utilizar como marcadores complementarios en la evaluación y monitorización de pacientes con IC conocida para definir la gravedad, evaluar la respuesta al tratamiento y su progresión. Asimismo, pueden utilizarse como marcadores complementarios para el diagnóstico de IC de inicio reciente en pacientes sintomáticos. Los niveles de BNP se correlacionan estrechamente con la Clasificación de la NYHA/Ross de IC (*v.* Tabla 25.2) y con las presiones de llenado ventricular. Es útil también en el monitoreo de pacientes que reciben quimioterapia; un aumento progresivo del NT-proBNP después de una semana de la quimioterapia es un predictor para la disfunción miocárdica futura, por lo que se debe considerar el tratamiento farmacológico preventivo en estos pacientes.

Tratamiento

El tratamiento de la IC depende de la etiología y la gravedad de las manifestaciones clínicas. El objetivo es mantener la estabilidad clínica y evitar la progresión de la enfermedad. La tendencia actual es actuar sobre los mecanismos compensadores que progresan al daño miocárdico y favorecer la acción de los péptidos natriureticos protectores.

La restricción del aporte de sodio a 1-3 mEq/kg/día (o 2-3 g/día si se emplea la vía oral) y el aporte nutricional adecuado son dos pilares fundamentales del tratamiento. En caso de que la IC se asocie con un defecto congénito, de estar indicado, debe ser corregido quirúrgica o hemodinámicamente.

En pacientes asintomáticos o sintomáticos con disminución de la función contráctil ventricular, se recomienda la administración de inhibidores de la enzima convertidora de angiotensina I (IECA), como el enalapril. Estos fármacos mejoran el gasto cardíaco al disminuir la poscarga del ventrículo izquierdo (VI) y disminuyen la precarga por aumento de la capacitancia del lecho venoso, lo que hace descender el VO_2 miocárdico. Por menor producción suprarrenal de aldosterona, favorecen el balance hidrosalino negativo y son capaces de prevenir o revertir el remodelamiento miocárdico. La dosis inicial es de 0,1 mg/kg/día, dividida en una o dos tomas diarias. Los bloqueantes de los receptores β adrenérgicos (carvedilol) también pueden ser utilizados en estos pacientes; bloquean los efectos deletéreos de la estimulación del SNS y es el único fármaco que demostró en estudios pediátricos alcanzar una mejoría de la clase funcional.

En pacientes con signos y síntomas de IC con alteración miocárdica estructural o funcional, se recomienda la administración de un IECA asociado con espironolactona (2-3 mg/kg/día) y, de acuerdo con el grado de sobrecarga hidrosalina, furosemida (1-4 mg/kg/día).

La digoxina, si bien ha ido perdiendo lugar en el tratamiento de la IC, puede ser utilizada en dosis bajas para mejorar los síntomas de IC, particularmente si persisten a pesar del resto del tratamiento farmacológico. Presenta un efecto inotrópico positivo (por el aumento de la disponibilidad intracelular de calcio), cronotrópico negativo y también disminuye la actividad simpática.

Orientación clínica y hemodinámica

Para guiar el tratamiento, resulta útil establecer una clasificación clínica y hemodinámica de acuerdo con la presencia de síntomas congestivos y la disminución de la perfusión periférica. De esta manera, se distinguen cuatro grupos:

- Pacientes sin síntomas congestivos y buena perfusión periférica (seco y cálido): debe ser el objetivo del tratamiento. Una vez alcanzado, el tratamiento debe estar enfocado en la prevención de la progresión de la enfermedad y de las descompensaciones.
- Pacientes con síntomas congestivos y buena perfusión periférica (húmedo y cálido): el objetivo es tratar los síntomas congestivos con la optimización de la terapia diurética.
- Pacientes con síntomas congestivos y mala perfusión periférica (húmedo y frío): deben ser ingresados en la unidad de cuidados intensivos pediátricos y priorizar el tratamiento dirigido a mejorar la perfusión periférica y estabilizar la circulación. Si el paciente se encuentra hipotenso, se debe establecer la terapia inotrópica endovenosa con inodilatadores (milrinona) combinados con una catecolamina (adrenalina). Asimismo, debe optimizarse la terapia diurética para aliviar los síntomas congestivos.
- Pacientes sin síntomas congestivos y mala perfusión periférica (seco y frío): suelen ser los de peor pronóstico, con alto riesgo de muerte o descompensación, ya que las opciones terapéuticas son limitadas. Deben recibir la misma terapia para mejorar el gasto cardíaco que el grupo anterior, y muchas

veces requieren ventilación con presión positiva. Si no hay respuesta, se debe establecer la conexión con dispositivos de asistencia circulatoria mecánica.

Nuevas terapias

Como fue mencionado, la neprilisina es una enzima que degrada a los PN. Los nuevos fármacos que combinan un inhibidor de la neprilisina con un IECA han demostrado resultados muy prometedores en adultos con IC, con disminución de la mortalidad y las internaciones en comparación con el enalapril solo.

La ivabradina es un inhibidor selectivo de la corriente I_f del nódulo sinusal, con lo que reduce exclusivamente la frecuencia cardíaca (FC) al disminuir la pendiente de la despolarización diastólica espontánea de la fase 4 del potencial de acción (base del automatismo cardíaco), sin afectar la contractilidad ni la relajación. Asimismo, incrementa la duración de la diástole y, por lo tanto, preserva la relajación ventricular y produce un aumento del flujo coronario. No bloquea los canales de potasio ni de calcio, por lo que no prolonga el intervalo QT. A su vez, mejora la contractilidad y el volumen sistólico del VI, por diminución del remodelado y aumento de la angiogénesis. En estudios en adultos, demostró disminuir las internaciones por IC, y se postula como un fármaco prometedor para el control de la frecuencia cardíaca, aun en pacientes con deterioro de la función ventricular.

Acceda al eBook para consultar la lista de bibliografía. Consulte las indicaciones en la retiración de tapa.

26

Alteraciones de la captación y utilización tisular de oxígeno

Juan B. Dartiguelongue

Tasa metabólica y oferta de oxígeno

La actividad metabólica se compone del metabolismo basal, la acción dinámica específica (calorías consumidas en el proceso de la alimentación), la actividad muscular y el crecimiento. Luego del nacimiento y durante los primeros años de vida, es alta debido a los requerimientos metabólicos por crecimiento, la termogénesis y el trabajo ventilatorio. En consecuencia, el consumo de oxígeno (VO_2) y la producción de dióxido de carbono (CO_2) son muy elevados. Por lo general, el VO_2 varía de 6 a 8 mL/kg/min, y la producción de CO_2, de 4,5 a 6,5 mL/kg/min.

El mantenimiento del metabolismo oxidativo es posible gracias a la entrega, la captación y la utilización de O_2 por los tejidos. Para poder satisfacer la demanda, la oferta distal de O_2 (DO_2) debe adecuarse al elevado VO_2. Esto se logra gracias a una combinación entre la función cardiovascular, la cinética de disociación del O_2 de la hemoglobina y el alto coeficiente de extracción tisular de O_2.

Función cardiovascular normal y disponibilidad de oxígeno

Oferta distal y volumen-minuto cardíaco

La DO_2 se encuentra determinada por el volumen-minuto cardíaco (VM) y el contenido arterial de oxígeno (CaO_2) (Figura 26.1). En relación con el peso corporal, el VM oscila entre 200 y 150 mL/kg/min durante los primeros 6 meses de vida, valores que resultan entre el doble y el triple que los del adulto (75 mL/kg/min) (Tabla 26.1). Como el volumen sistólico en función del peso corporal se mantiene relativamente constante para todas las edades, la frecuencia cardíaca (FC) permite sostener el alto volumen-minuto del recién nacido y del lactante (*v.* Tabla 26.1). Gracias a este mecanismo, la DO_2 se ajusta a la elevada demanda metabólica.

$$DO_2 = VM \times CaO_2$$

a

$$CaO_2 = (SO_2 \times \text{capacidad de } O_2 \text{ de la sangre}) + O_2 \text{ disuelto}$$

b

Figura 26.1 a Cálculo de la DO_2. **b** Cálculo del CaO_2. La capacidad de oxígeno de la sangre (o capacidad de fijación) se define como la máxima cantidad de O_2 que podría transportar la Hb contenida en 100 mL de sangre, si estuviese saturada al 100%. De acuerdo con mediciones *in vitro*, cada gramo de Hb es capaz de transportar 1,34 mL de O_2. De modo tal que para su cálculo se multiplica este valor por la hemoglobinemia del paciente (1,34 x concentración de hemoglobina). Como la molécula de Hb, en condiciones normales, nunca se encuentra saturada al 100% (del 97% al 98%), el cálculo de la capacidad de fijación se relativiza a la SO_2 del paciente.

Tabla 26.1 Valores aproximados de FC, VM en función del peso corporal y presión arterial desde el nacimiento hasta la vida adulta

Edad	FC (lpm)	VM (mL/kg/min)	PA (mmHg)
Recién nacido	140-155	200	75/50
1 mes	135-150	170	80/60
6 meses	125-145	150	85/65
1 año	115-140	↓	90/65
5 años	90-120		95/60
12 años	80-110		105/65
Adulto	60-100	75	120/80

Modificado de: Dartiguelongue JB. Fisiología pediátrica aplicada a la clínica. 1º ed. Ciudad Autónoma de Buenos Aires: Ediciones Journal, 2020.

Conforme la vida posnatal avanza, la velocidad de crecimiento disminuye y, por consiguiente, la tasa metabólica y el VO_2. De acuerdo con esto, la FC y el VM también disminuyen progresivamente, mientras que la presión arterial aumenta (*v.* Tabla 26.1).

Contenido de oxígeno y entrega a los tejidos

Luego del nacimiento, los valores de hemoglobina (Hb) circulantes disminuyen progresivamente, hasta alcanzar un nadir entre los 2-3 meses de edad (Figura 26.2 b). Esto se explica por la menor producción posnatal de eritropoyetina (EPO), debido a la mayor saturación de O_2 (SO_2) en comparación con la vida fetal. Asimismo, el comienzo de la transición entre la hemoglobina fetal (HbF) y la hemoglobina adulta (HbA) y, en cierta medida, el aumento del 2,3 difosfoglicerato (2,3 DPG) relacionado con el proceso de crecimiento, contribuyen con este fenómeno. Este nadir se mantiene hasta el cuarto o quinto mes, momento a partir del cual la síntesis de EPO y Hb aumentan nuevamente (*v.* Figura 26.2 b).

Para poder satisfacer las demandas metabólicas a pesar de la disminución de la Hb circulante, la cinética de transporte y entrega de O_2 a los tejidos sufre ciertas modificaciones. Durante los primeros 6 meses de vida, el recambio de la HbF por la HbA se acompaña de una disminución gradual de la afinidad de esta molécula por el O_2. Esto se debe al reemplazo de las cadenas γ, relativamente insensibles al efecto del 2,3 DPG, por las cadenas β sobre las cuales este actúa como un modulador alostérico. El 2,3 DPG disminuye la afinidad de la hemoglobina por el O_2, lo que produce un aumento gradual de la P_{50}, es decir, la presión parcial de O_2 necesaria para saturar la molécula de hemoglobina en un 50%. Luego del nacimiento, la producción eritrocitaria de 2,3 DPG aumenta significativamente, al igual que la sensibilidad de la Hb a su efecto modulador. De esta manera, en forma simultánea a la disminución de la Hb circulante, la P_{50} aumenta gradualmente (*v.* Figuras 26.2),

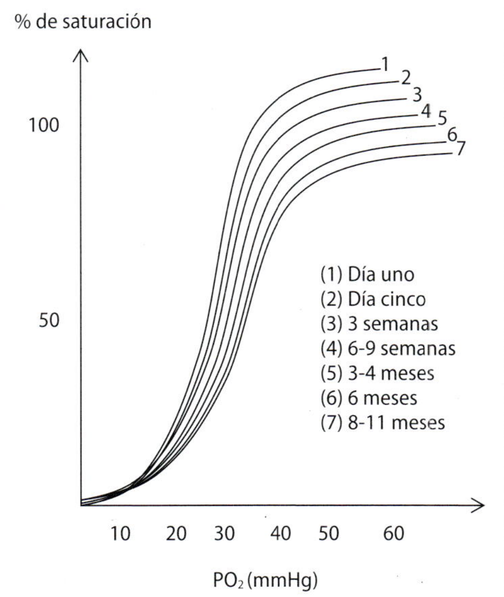

Edad	P50 (mmHg)	Hemoglobina (g/dL)
1 día	19,4	18
3 semanas	22,7	13,5
6-9 semanas	24,4	11,0
3-4 meses	26,5	10,5
6 meses	27,8	11,5
8-11 meses	30,0	11,8
5-8 años	29,9	12,6
9-12 años	27,9	13,4
Adulto	27,0	15,0

b

Figura 26.2 a Curvas de disociación de la Hb para las distintas edades posnatales. **b** Valores de P_{50} y de Hb (percentil 50) para las distintas edades. (Modificado de: Dartiguelongue JB. Fisiología pediátrica aplicada a la clínica. 1° ed. Ciudad Autónoma de Buenos Aires: Ediciones Journal, 2020).

por lo que la cantidad de O_2 cedida a los tejidos es, de hecho, mayor. Esto resulta adecuado para satisfacer el elevado VO_2, a pesar de que el contenido arterial de O_2 sea menor.

Cambios patológicos

Existen diversas circunstancias en las cuales la entrega, la captación y la utilización de O_2 pueden verse comprometidas, ya sea por defectos aislados de estas variables, o bien por un desbalance o desacople entre ellas.

Los cambios en la presión arterial de O_2 (PaO_2) y en la SO_2 dependen de la función respiratoria (ventilación alveolar, difusión alvéolo-capilar y acoplamiento ventilación/perfusión) y se desarrollan con detalle en el Capítulo 24. Asimismo, las alteraciones que disminuyen la concentración de hemoglobina (anemias) se tratan en el Capítulo 47.1. Ambas implican alteraciones del CaO_2. Las variaciones patológicas del VM se discuten en el Capítulo 25. En este capítulo se desarrollan las alteraciones que obstaculizan la captación y la utilización tisular de O_2 (hipoxias citopáticas) (Tabla 26.2).

Metahemoglobinemia

Definición y fisiopatología

En condiciones normales, el hierro presente en el grupo hemo de la molécula de hemoglobina se encuentra en estado ferroso (Fe^{2+}), lo cual es imprescindible para el transporte de O_2. Por lo general, existe una mínima oxidación diaria del hierro al estado férrico (Fe^{3+}), con la consecuente formación de metahemoglobina.

El mecanismo intracelular más importante para reducir la metahemoglobina es a través de la enzima metahemoglobina reductasa (también llamada citocromo-b5 reductasa), que requiere de la presencia de $NADPH_2$ para su funcionamiento. Normalmente, el contenido eritrocitario de metahemoglobina es menor del 1%. La metahemoglobinemia se define cuando la proporción de esta molécula es superior a la normal.

Si bien la metahemoglobinemia puede producirse a cualquier edad, los lactantes menores de 6 meses son especialmente sensibles a la oxidación de la hemoglobina. Esto se produce fundamentalmente por tres motivos:

- La actividad de la enzima metahemoglobina reductasa es solo el 50% de la del adulto. Su síntesis y maduración aumentan a partir del sexto mes de vida.
- La hemoglobina fetal es más susceptible a la oxidación que la hemoglobina adulta. Luego de los 6 meses de vida, el recambio de la hemoglobina fetal por la hemoglobina adulta se encuentra prácticamente completo.
- La mayor alcalinidad del tracto digestivo de los niños pequeños favorece el desarrollo de bacterias gram negativas productoras de nitritos, capaces de oxidar la molécula de hemoglobina.

El hierro en estado Fe^{3+} de la metahemoglobina no puede unir O_2 de forma reversible, mientras que las moléculas de hemoglobina restantes (que permanecen con hierro en estado Fe^{2+}) presentan una P_{50} marcadamente menor. Ambos mecanismos imposibilitan la entrega de O_2 a los tejidos, lo que genera hipoxia sistémica.

Tabla 26.2 Alteraciones de la captación y utilización tisular de oxígeno (hipoxias citopáticas)

Compromiso de la captación tisular de oxígeno	▪ Metahemoglobinemia ▪ Mutaciones que aumentan la afinidad de la Hb por el oxígeno ▪ Intoxicación por monóxido de carbono
Compromiso de la utilización tisular de oxígeno	▪ Sepsis ▪ Intoxicación por monóxido de carbono ▪ Intoxicación por cianuro

Causas

Dejando de lado la infrecuente metahemoglobinemia hereditaria (por deficiencia de la enzima metahemoglobina reductasa), la metahemoglobinemia puede producirse en lactantes y niños pequeños que hayan ingerido agua o alimentos ricos en nitratos o nitritos. También puede deberse a la administración de medicamentos (entre los que se encuentran los anestésicos locales, la metoclopramida, la dapsona, el rasburicase, etc.), a la exposición a geles u otros materiales que contengan anilina, o bien por diversos productos industriales (herbicidas, desinfectantes, anticongelantes, solventes, etc.).

Con respecto a los alimentos, los vegetales de alto contenido en nitratos como la remolacha, la acelga, la espinaca y la lechuga (y en menor medida la zanahoria, la papa y la batata) pueden favorecer la formación de nitritos por la flora intestinal, los cuales son fácilmente absorbibles por el epitelio digestivo. El almacenamiento de estos vegetales cocidos fuera de la heladera aumenta exponencialmente la cantidad de nitritos con el correr de los días. Esto se debe a la actividad de la enzima nitrato reductasa endógena, cuyo efecto máximo se observa al cuarto día. El almacenamiento en la heladera por 7 días no aumenta la cantidad de nitritos, dado que a esas temperaturas y por ese período de tiempo la enzima permanece inactiva. Mientras que el almacenamiento en el *freezer* es seguro, pues la enzima se encuentra permanentemente inactiva a esas temperaturas.

Los lactantes amamantados cuyas madres se alimentan con vegetales ricos en nitratos no se encuentran en mayor riesgo de padecer metahemoglobinemia, dado que alcanzan bajas concentraciones en la leche materna.

Vale aclarar que la administración de este tipo de vegetales adecuadamente cocidos es segura luego de los 6 meses de vida, atendiendo a las salvedades mencionadas previamente.

Manifestaciones clínicas y diagnóstico

Las manifestaciones clínicas se deben a la imposibilidad de la metahemoglobina de ceder O_2 a los tejidos, y dependen de la proporción de metahemoglobina circulante. Valores de entre el 3% y el 20% pueden ser asintomáticos (salvo que exista una enfermedad de base), o bien presentar cianosis leve, palidez o coloración gris o azulada de la piel, los labios y el lecho subungueal. Con metahemoglobina entre el 20% y el 50% aparecen signos y síntomas de hipoxia leve a moderada, tales como fatiga, taquicardia, disnea y letargia. Valores de entre el 50% y el 70% se asocian con síntomas de hipoxia grave, como depresión respiratoria, alteración del estado de conciencia, convulsiones, coma y *shock*. Valores superiores al 70% suelen ser incompatibles con la vida.

El diagnóstico se fundamenta en la sospecha clínica y epidemiológica, particularmente en pacientes cianóticos o con los cambios de coloración previamente descritos, que no mejoran tras la administración de O_2 suplementario. En caso de haberse realizado una extracción de sangre, el color de esta suele ser rojo oscuro o marrón, y en la gasometría la PaO_2 es normal. La confirmación se realiza mediante la determinación de la metahemoglobina.

Tratamiento

Si el paciente se encuentra sintomático o la metahemoglobina es mayor del 20%, el tratamiento debe ser instaurado de inmediato. En caso de que los síntomas sean graves, el paciente debe ser atendido en una unidad de cuidados intensivos pediátricos.

El azul de metileno se administra por vía endovenosa a 1-2 mg/kg/dosis en 5 minutos para forzar la reducción de la metahemoglobina. Por lo general, la respuesta clínica es rápida. Debe repetirse la dosis si la metahemoglobina continúa por encima del 20% o si no se registra mejoría clínica tras su administración. Esta dosis inicial es seguida de una terapéutica de mantenimiento oral con 3-5 mg/kg/día.

El ácido ascórbico (vitamina C) es una opción útil cuando el azul de metileno se encuentra contraindicado (pacientes con déficit de glucosa-6-fosfato-deshidrogenasa).

Mutaciones que aumentan la afinidad de la hemoglobina por el oxígeno

Existen mutaciones poco frecuentes de la molécula de Hb que cambian su afinidad por el O_2, lo cual compromete la descarga de este compuesto en los tejidos. Cuando la afinidad de la hemoglobina por el O_2 aumenta, el compromiso de la oxigenación tisular estimula la síntesis de EPO, que acrecienta la masa eritrocitaria y resulta en eritrocitosis leve o moderada. Esta es la característica principal de una serie de mutaciones estructurales, que pueden suceder tanto sobre las cadenas α como sobre las cadenas β. Por lo general, se trata de mutaciones *de novo*.

Asimismo, existen mutaciones que disminuyen la afinidad de la Hb por el 2,3 DPG, lo cual resulta en un aumento de la afinidad de esta molécula por el O_2, junto con eritrocitosis moderada.

Los pacientes con estas mutaciones se presentan con eritrocitosis acompañada de una elevación de la EPO circulante, con PaO_2 y SO_2 normales. A diferencia de la policitemia vera, no se producen trombocitosis, leucocitosis ni esplenomegalia. Como la eritrocitosis suele ser leve o moderada, y no se asiste del aumento de otras líneas celulares, por lo general es asintomática y no genera hiperviscosidad. El diagnóstico suele completarse con una cromatografía líquida de alto rendimiento para detectar la molécula de Hb aberrante. Sin embargo, esta técnica no es capaz de detectar la totalidad de las variantes, lo cual se realiza mediante la secuenciación de los genes de las globinas (necesario para el consejo genético).

Como la mayoría de los pacientes son heterocigotas, el impacto clínico suele ser bajo y no requieren tratamiento. Los casos excepcionales de policitemia sintomática pueden beneficiarse con flebotomías y transfusiones.

Sepsis

Actualmente, la sepsis se define como una disfunción orgánica grave, potencialmente mortal, ocasionada por una respuesta inmunitaria no regulada frente a un proceso infeccioso. Continúa siendo una de las principales causas de morbimortalidad, la cual depende de la edad del paciente, el ambiente que lo rodea (la comunidad, salas de internación, unidades de cuidados intensivos), la madurez inmunológica y el microorganismo en cuestión. Es particularmente alta entre los recién nacidos, los niños críticamente enfermos y los pacientes inmunocomprometidos.

En el curso de este complejo proceso, una miríada de mecanismos obstaculizan la utilización tisular de O_2, que van desde la lesión de la microcirculación y el compromiso de la perfusión tisular hasta un desacople entre la DO_2 y el VO_2 por disfunción mitocondrial. Los mediadores de la inflamación (citoquinas, eicosanoides, productos de activación del complemento, etc.), así como el microorganismo que la originó, son los responsables de la disfunción de órganos y sistemas, que progresa hacia la falla multiorgánica.

Fisiopatología de la hipoxia citopática

La pérdida de la autorregulación metabólica origina la lesión citopática por incapacidad para utilizar el O_2 en la generación de energía (desacopla entre la DO_2 y el VO_2). El factor de necrosis tumoral α (TNF-α), el óxido nítrico y el lipopolisacárido de bacterias gram negativas generan disfunción mitocondrial por alteración directa de la cadena de transporte de electrones, degeneración de la ultraestructura mitocondrial (disrupción y disfunción de las proteínas que conforman las membranas externa e interna), inhibición de las enzimas respiratorias, estrés oxidativo y rotura del ADN mitocondrial.

Estos procesos son amplificados por las alteraciones de la microcirculación, que comprometen la perfusión tisular. Implican pérdida de la densidad capilar funcional, mala distribución y heterogeneidad del flujo, alteraciones de la reactividad microvascular, degradación del glicocálix y adherencia de las células al endotelio. Junto con el aumento del fibrinógeno circulante y la producción de radicales libres de O_2 por los polimorfonucleares activados (que aumentan la rigidez eritrocitaria por alteración de la relación superficie/volumen), promueven la formación de agregados patológicos entre eritrocitos, resistentes a las fuerzas de cizalla intravascular. Esto conduce a una mayor obstrucción capilar que vigoriza la disfunción microvascular. Asimismo, la activación plaquetaria sostenida, junto con la liberación de micropartículas (vesículas plaquetarias con citoquinas y factores de la coagulación en su interior) y de los gránulos α y δ, amplifica la respuesta inflamatoria y favorece el desarrollo de trombosis y disfunción endotelial. Todos los fenómenos trombóticos y obstructivos descritos disminuyen el área de intercambio de O_2 y perpetúan la lesión citopática.

Manifestaciones clínicas, diagnóstico y manejo

La disfunción orgánica es la forma de presentación clínica de la sepsis. Esto implica la afectación cardiovascular, respiratoria, renal, digestiva, neuronal y metabólica, con graves consecuencias funcionales para el paciente. El fenotipo clínico y biológico de la sepsis puede variar de acuerdo con la edad, el ambiente, la presencia de una enfermedad de base, el uso crónico de medicación, intervenciones quirúrgicas recientes y características propias del microorganismo patógeno.

Si bien los sistemas de puntuación clínica no demostraron ser lo suficientemente sensibles y específicos para confirmar el diagnóstico de disfunción orgánica en la sepsis, la utilización del *Pediatric Sequential Organ Failure Assessment* (pSOFA), que considera variables clínicas, hematológicas, gasométricas y bioquímicas, posee un elevado valor para predecir mortalidad en pacientes internados con disfunción orgánica producida por sepsis (*v.* Capítulo 53).

El manejo de la sepsis se fundamenta en restablecer la DO_2 (reposición enérgica de fluidos endovenosos, eventual soporte inotrópico, etc.), disminuir el VO_2 y en el control del foco infeccioso. Para un análisis detallado de esta patología, se recomienda recurrir a los Capítulos 32 y 53.

Intoxicaciones

Monóxido de carbono

El monóxido de carbono (CO) es un gas incoloro, inodoro y no irritante, que se forma durante la combustión de hidrocarburos. En ambientes mal ventilados, la inhalación de humo producto de la combustión incompleta de aceites, madera o carbón es responsable de la mayoría de las intoxicaciones por este gas, más frecuentes durante los meses fríos del año. Asimismo, otras fuentes de intoxicación pueden ser el mal funcionamiento de estufas, calderas, calefones, termotanques y cocinas a gas natural, ubicados en ambientes poco ventilados.

El sistema nervioso central (SNC) y el miocardio suelen ser los órganos más afectados debido a su alto VO_2.

Fisiopatología

El CO inhalado difunde rápidamente a través de la membrana alvéolo-capilar, y se une al hierro del grupo hemo de la Hb, con una afinidad 240 veces mayor que la del O_2. Se forma así la carboxihemoglobina (COHb), cuya proporción varía de acuerdo con la cantidad relativa de CO en el ambiente, la duración de la exposición y la magnitud de la ventilación alveolar del individuo.

Normalmente, los individuos no fumadores pueden tener hasta un 3% de COHb, mientras que en fumadores este valor puede alcanzar el 10%-15%.

La unión del CO a la Hb induce un cambio alostérico en la molécula, que disminuye marcadamente su capacidad de entregar O_2 a los tejidos. Asimismo, este gas interfiere con la utilización tisular de O_2. Entre el 10% y el 15% del CO es extravascular, y se une a moléculas como la mioglobina, citocromos y la enzima NADPH reductasa, que resulta en el bloqueo de la fosforilación oxidativa mitocondrial. La vida media de unión del CO a estas moléculas es mayor que la de la COHb. Este mecanismo cobra particular relevancia en el corazón, donde la disfunción mitocondrial produce lesión y disfunción miocárdicas, aún con una adecuada DO_2. El CO también interfiere con la utilización tisular de O_2 al inhibir la enzima citocromo oxidasa de manera similar, pero clínicamente menos relevante, que el cianuro. En ocasiones, la intoxicación por este compuesto y por el CO puede producirse en forma simultánea tras la inhalación de humo (*v.* más adelante), y sus efectos tóxicos sobre la captación y la utilización de O_2 suelen ser sinérgicos.

Manifestaciones clínicas

Las manifestaciones clínicas son variables y poco específicas. Los cuadros leves y moderados pueden presentarse con cefalea, mareos, náuseas, vómitos, ataxia y malestar general. El antecedente de pérdida del conocimiento suele ser frecuente en estos pacientes. A la exploración física suelen encontrarse alteraciones del estado neurológico, que varían desde la confusión hasta la depresión marcada del sensorio.

La toxicidad grave por CO puede generar convulsiones, síncope o coma. A su vez, suelen haber manifestaciones cardiovasculares graves, como isquemia miocárdica, hipotensión, arritmias ventriculares, acidosis metabólica, dificultad respiratoria y edema agudo de pulmón. La afectación miocárdica se asocia con un aumento de la mortalidad a mediano y largo plazo.

El síndrome neurológico tardío (SNT) puede suceder entre el 3% y el 17% de los niños que tuvieron una intoxicación por CO, y aparece luego de 3 a 240 días desde la recuperación inicial (por lo general, a los 20 días). Clínicamente se caracteriza por diversos grados de afectación cognitiva, cambios de la conducta, alteraciones del movimiento y signos neurológicos focales. Estas manifestaciones pueden persistir por más de un año.

En niños pequeños, las manifestaciones clínicas de intoxicación por CO son más sutiles e inespecíficas que en niños mayores y adultos. Pueden presentar taquipnea, rechazo o mala actitud alimentaria como únicas manifestaciones de esta intoxicación. Por el gran VO_2 que los caracteriza y su elevada ventilación alveolar (que amortigua la producción diaria de CO_2), es frecuente que desarrollen manifestaciones clínicas más precozmente que niños mayores y adultos, frente a un mismo nivel de exposición.

Diagnóstico

El diagnóstico de intoxicación por CO se construye en base a una historia compatible o sospechosa de exposición al gas, junto con las manifestaciones clínicas descritas y la determinación de la COHb circulante. Asimismo, debe incluir una meticulosa valoración del estado neurológico y la búsqueda de lesiones asociadas a inhalación de humo, quemaduras o trauma.

Los niveles de COHb se correlacionan pobremente con la gravedad de la intoxicación, y no predicen el riesgo de desarrollar SNT. Por esta razón, el tratamiento debe orientarse por la presencia de signos y síntomas, y condiciones asociadas con mayor gravedad (recién nacidos y lactantes, mujeres embarazadas, anemia, enfermedades respiratorias o cardiovasculares crónicas).

Se recomienda realizar un electrocardiograma para evaluar signos de isquemia miocárdica y, en caso de encontrarlos o si se tratara de una intoxicación grave, se debe realizar una determinación de los biomarcadores de lesión miocárdica, como las troponinas T e I y la isoforma miocárdica de la creatina quinasa (CK-MB).

La realización de neuroimágenes se puede considerar de acuerdo con el grado de sospecha de hipoxia o isquemia cerebral, en pacientes con intoxicación grave o que hayan tenido pérdida del conocimiento. Otros estudios, como la radiografía de tórax, etc., se realizarán en base a los hallazgos clínicos.

Tratamiento

La eliminación del CO del organismo se produce exclusivamente a través de la circulación pulmonar, mediante la unión competitiva del O_2 con la hemoglobina. Por lo tanto, depende del grado de oxigenación y, en menor medida, de la magnitud de la ventilación alveolar. La vida media del CO respirando a O_2 ambiental es entre 250 y 320 min, se reduce 90 min con la administración de O_2 al 100% a través de una máscara de no reinhalación, y a 30 min con O_2 al 100% administrado a 2,5-3 atmósferas de presión (cámara hiperbárica).

De esta manera, la intervención más importante para remover el CO es la administración rápida de O_2 al 100% mediante una máscara de no reinhalación hasta la desaparición de los síntomas, que por lo general toma 4-6 horas en los casos leves y moderados. Algunos autores sugieren sostener la administración hasta COHb < 5%. Si no se registra mejoría clínica, si hay evidencia clínica o electrocardiográfica de intoxicación grave o si existen condiciones que predisponen a una mayor gravedad (recién nacidos y lactantes, mujeres embarazadas, anemia, enfermedades respiratorias o cardiovasculares crónicas), se sugiere internar al paciente.

Si bien la evidencia es insuficiente y existe una marcada heterogeneidad en las recomendaciones descritas, se sugiere la administración de O_2 hiperbárico (2,5-3 atmósferas) en las siguientes situaciones:

- COHb > 25%.
- Pérdida del conocimiento, coma o convulsiones.
- Evidencia clínica, electrocardiográfica o por biomarcadores de lesión miocárdica.
- Arritmias graves.
- Alteración del estado neurológico.
- Acidosis metabólica grave (pH < 7,10).
- Mujeres embarazadas.

Asimismo, la persistencia de los síntomas más allá de las 4-6 horas de la administración de O_2 por máscara también podría ser una indicación de O_2 hiperbárico. Con respecto a la mujer embarazada, la evidencia es muy limitada. La recomendación de O_2 hiperbárico se basa en la mayor afinidad y vida media del CO unido a la hemoglobina fetal, y en los efectos de la hipoxia y la acidosis metabólica sobre el crecimiento y el desarrollo fetales. Sin embargo, algunos autores recomiendan la administración de O_2 hiperbárico a las mujeres embarazadas con COHb > 15% o al 20%.

Cianuro

El cianuro es una toxina mitocondrial que se encuentra entre los venenos más letales conocidos, capaz de ocasionar la muerte en minutos a horas desde la exposición. Si bien es una entidad poco común, la causa más frecuente de intoxicación es mediante la inhalación de humo de incendios domésticos. El cianuro puede ser liberado por la combustión de numerosos materiales que contienen carbono y nitrógeno presentes en los hogares, como lana, seda, plástico, gomas sintéticas, melamina y poliuretanos. Los niños son más vulnerables a la intoxicación por cianuro al inhalar humo, por su metabolismo inmaduro, menor masa corporal y mayor ventilación alveolar. Al igual que con el CO, el SNC y el miocardio suelen ser los órganos más afectados.

Fisiopatología

El cianuro se une al hierro en estado Fe^{3+} de la enzima citocromo oxidasa mitocondrial y la inhibe. Esto impide el funcionamiento normal de la cadena de transporte de electrones y, por lo tanto, imposibilita la fosforilación oxidativa y la generación aerobia de ATP. La activación del metabolismo anaerobio conduce al desarrollo de acidosis metabólica y a la acumulación de ácido láctico.

Asimismo, el cianuro exacerba la lesión del SNC por una serie de mecanismos adicionales. Funciona como un inhibidor inespecífico del sistema de enzimas antioxidantes (catalasa, glutatión reductasa y superóxido dismutasa) que resulta en la acumulación tóxica de radicales libres de O_2. A su vez, estimula la apoptosis neuronal e inhibe la síntesis de neurotransmisores inhibitorios, lo cual se asocia con el desarrollo de convulsiones.

Si bien la afinidad del cianuro es por el hierro en estado Fe^{3+}, una pequeña fracción se puede unir al hierro en estado Fe^{2+} de la molécula hemoglobina para formar cianohemoglobina, incapaz de transportar O_2.

Manifestaciones clínicas y diagnóstico

El cianuro se absorbe rápidamente a través del epitelio respiratorio, y también puede hacerlo a través de la piel y la mucosa gastrointestinal. Las manifestaciones clínicas dependen de la magnitud de la exposición y de la vía de inoculación. La toxicidad por exposición inhalatoria (humo, etc.) comienza en segundos a minutos, mientras que la toxicidad por la ingesta o exposición en la piel puede tardar minutos u horas en aparecer. Produce náuseas, vómitos, dolor abdominal, cefalea, ansiedad, confusión, vértigo, pérdida del conocimiento y convulsiones. La afectación cardiovascular implica taquicardia e hipertensión arterial, que luego evolucionan a bradicardia, hipotensión y arritmias. Asimismo, produce taquipnea, luego bradipnea y edema agudo de pulmón. La lesión renal aguda y la necrosis hepática son frecuentes.

Como se trata de una entidad poco habitual, el diagnóstico se basa en un alto índice de sospecha, en base a la historia y las manifestaciones clínicas descritas. En víctimas de inhalación de humo de incendios, la intoxicación por CO puede presentarse de manera similar a la del cianuro, por lo que la determinación rápida de la COHb es fundamental en este escenario. Descartado el CO como causa, la intoxicación por cianuro se debe considerar en pacientes que han inhalado humo de incendios, y que tienen dos o más de los siguientes:

- Residuos carbonizados en la orofaringe.
- Disfunción neurológica.
- Acidosis metabólica.
- Ácido láctico plasmático > 8 mmol/L.

Si la historia es poco clara o no es posible reconstruirla, la sospecha puede entablarse en un paciente con alteración del estado de conciencia y acidosis metabólica de etiología desconocida. La determinación de la concentración plasmática de cianuro es un recurso muy poco disponible y no se correlaciona con la gravedad de la toxicidad.

Tratamiento

Como normal general, el soporte vital inicial debe establecerse de acuerdo con las normas PALS (*Pediatric Advanced Life Support*). El paciente debe ser rápidamente alejado de la fuente de inhalación, se debe retirar su ropa, lavar la superficie de la piel e instrumentar técnicas de descontaminación gastrointestinal (carbón activado, 1 g/kg dosis única) en caso de que haya sido ingerido.

Ante la ausencia de métodos diagnósticos confirmatorios, el tratamiento específico (antídotos) se debe administrar en forma empírica en base a la sospecha clínica. Se sugiere establecer este tratamiento en conjunto con un toxicólogo infantil con experiencia, o bien instrumentar la derivación del paciente a un centro que disponga de toxicología infantil y cuidados intensivos pediátricos.

Los antídotos operan por tres mecanismos distintos. La utilización de cada uno depende del criterio clínico, la disponibilidad y la experiencia institucional:

- Quelación intracelular (hidroxocobalamina).
- Inducción de metahemoglobinemia (nitrito de sodio).
- Donación de grupos sulfuro (tiosulfato de sodio).

En lactantes y niños no se recomienda la inducción de la metahemoglobinemia por la menor actividad de la enzima metahemoglobina reductasa y la mayor proporción de hemoglobina fetal.

Acceda al eBook para consultar la lista de bibliografía. Consulte las indicaciones en la retiración de tapa.

Sección 5

La hora dorada

27
Manejo del estado epiléptico

Pedro V. Núñez • César M. Santos • Guillermo Kohn Loncarica

Las convulsiones constituyen un motivo de consulta frecuente en los departamentos de urgencias pediátricas. Su persistencia en el tiempo, cuadro conocido como estado epiléptico (EE), constituye la emergencia neurológica más común en la población pediátrica, por el riesgo de complicaciones agudas y secuelas.

En países desarrollados, se calcula una incidencia del EE que oscila entre 10 y 38/100 000 niños al año, una cifra que asciende hasta 51/100 000 niños al año en menores de 12 meses. Con respecto a la morbilidad, se estima que hasta el 20% de los niños que sufre un EE presentarán algún tipo de discapacidad neurológica, cognitiva o epilepsia refractaria. La mortalidad a corto plazo es cercana al 3%, y a largo plazo de hasta el 10%, con cifras que pueden llegar al 15% en países de bajos ingresos.

El EE es un cuadro que expresa una alteración del sistema nervioso central (SNC) que puede ser de etiología diversa y gravedad variable. Si bien se asocia con morbilidad y mortalidad a corto y largo plazo, el rol del EE *per se* como determinante de estas condiciones se encuentra aún en debate. En líneas generales, las consecuencias a corto (mortalidad) y largo plazo (mortalidad, recurrencia, refractariedad, alteraciones cognitivas y alteraciones de la citoarquitectura cortical y subcortical) están determinadas, principalmente, por la etiología subyacente, la edad del paciente y la duración del EE.

En los últimos años, diversos modelos de investigación básica y estudios clínicos han confluido en la necesidad de redefinir el EE y en instaurar tiempos de tratamiento farmacológico más precoces, con los objetivos de optimizar la respuesta a este y minimizar la lesión ocasionada por la perpetuación de la convulsión.

Definición

En el año 1970, la Liga Internacional Contra la Epilepsia (ILAE), decidió incorporar al EE en su primera clasificación de convulsiones, definiéndolo como "aquella convulsión que persiste por un tiempo determinado o que se repite con una frecuencia suficiente para producir una condición persistente". Posteriormente, estudios en animales demostraron que las convulsiones con una duración > 30 minutos se asociaban con daño neuronal irreversible secundario a excitotoxicidad neuronal. En base a esto, la ILAE definió en el año 1993 al EE como "aquella convulsión que supera los 30 minutos de duración". En años posteriores, autores como Towne, De Lorenzo y Lowenstein señalaron que a medida que se prolonga una convulsión, se dificulta su control y aumenta su morbimortalidad, lo cual demostró la necesidad de una revisión del concepto de EE.

Finalmente, en el año 2015, la ILAE gesta una nueva definición, en la cual retoma la temporalidad, pero la divide en dos partes conceptualmente distintas. De este modo, considera al EE como "una condición que consiste en convulsiones anormalmente prolongadas o actividad convulsiva continua (pasado el punto de tiempo T1), cuya persistencia en el tiempo (pasado el punto de tiempo T2) puede llevar al daño, alteración y muerte neuronal". Los puntos de tiempo varían según el tipo de EE (tónico clónico, focal, ausencia, etc.). Se establecen para el EE tónico clónico el T1 de 5 minutos y el T2 de 30 minutos. Esto implica, desde un punto de vista práctico, que el tratamiento farmacológico debe iniciarse inmediatamente, luego de cumplidos los 5 minutos de actividad crítica.

Fisiopatología

El conocimiento de la fisiopatología del EE continúa siendo limitado; sin embargo, actualmente se conoce que además de los modelos clásicos de interacción sináptica, las neuronas pueden influir entre sí a través del entorno extracelular por medio de uniones gap, neuromoduladores locales liberados en respuesta a cambios metabólicos y circuitos neuromoduladores capaces de afectar globalmente la excitabilidad neuronal.

En concordancia con la actual definición propuesta por la ILAE, dividiremos el abordaje de la fisiopatología del EE en dos apartados. Se abordarán inicialmente los procesos biológicos que llevan a su instalación y prolongación en el tiempo; y a continuación, los mecanismos que subyacen a su morbimortalidad, aunque ambos procesos no son mutuamente excluyentes.

¿Por qué se instala y mantiene un EE?

En líneas generales, las convulsiones son un fenómeno que dura escasos minutos, y ceden habitualmente sin la necesidad de intervención médica.

El cese de las convulsiones está relacionado con diferentes procesos biológicos, que incluyen cambios iónicos, acidosis, reducción de neurotransmisores excitatorios como el glutamato, disminución del trifosfato de adenonina (ATP), incremento del estímulo GABAérgico, liberación de adenosina y liberación de péptidos antiepileptógenos. La supresión o falla de estos mecanismos actuaría como promotor del EE. Asimismo, existen procesos proepileptógenos durante la instalación del EE, que incluyen el incremento de la expresión de péptidos proepileptógenos, el aumento del estímulo glutamatérgico a través del receptor NMDA, la desensibilización de receptores GABA-A y la rotura de la barrera hematoencefálica, que facilitarían la instalación y la prolongación de cuadro.

En modelos animales en los que la actividad convulsiva es provocada y mantenida en el tiempo, se verifica mayor tendencia a la perpetuación del EE a mayor duración de la estimulación inicial, aun retirado el estímulo. En humanos, también se ha evidenciado que a mayor duración de una convulsión, es menos probable que esta se detenga, lo que apoya el concepto de que la actividad convulsiva en sí misma se vincula con el agotamiento de los mecanismos inhibitorios o el establecimiento de procesos promotores de la actividad crítica. Como ejemplo de esto, está demostrado que las benzodiacepinas (BZD) pierden su potencia a medida que el EE continúa, lo cual se debe en parte a la desensibilización de los receptores GABA-A de la brecha sináptica. A medida que la convulsión persiste, los receptores GABA-A se trasladan desde la membrana sináptica al citoplasma, donde son funcionalmente inactivos, lo que reduce la cantidad de receptores GABA-A disponibles para unirse al GABA o a fármacos GABAérgicos, y puede explicar en parte la tendencia de las convulsiones a sostenerse en el tiempo y desarrollar resistencia a las BZD. Por otra parte, subunidades del receptor AMPA (ácido α-amino-3-hidroxi-5-metil-4-isoxazolpropiónico) y los receptores NMDA (ácido N-metil-D-aspártico) se trasladan desde sitios subsinápticos a la membrana sináptica, y así ocasionan mayor hiperexcitabilidad.

Además de los mecanismos que ponen fin a las convulsiones, que actúan en la neurona epiléptica y dentro del foco epileptógeno, existen interacciones de largo alcance entre poblaciones neuronales que parecen contribuir con la terminación de la convulsión. Estas interacciones pueden observarse en forma de aumento de la sincronía entre regiones corticales o entre la corteza y circuitos reguladores subcorticales. Esta sincronía aumenta durante el curso de una convulsión, y se evidencia como un aumento progresivo de la amplitud y la ralentización de la frecuencia de descarga que normalmente se observa en el electroencefalograma (EEG). El aumento de la sincronía intrahemisférica es mayor, inmediatamente antes de la terminación de la convulsión. Parece ser, entonces, que el aumento de la sincronía entre distintas regiones cerebrales facilita la terminación de las crisis, o es al menos, un marcador de los mecanismos que median su finalización. Existe una transición crítica que se evidencia en el EEG y sería necesaria para el cese de la convulsión. En el caso del EE, no se logra esta transición, ya que existe una falla en los mecanismos fisiológicos necesarios para alcanzar el estado posictal. Un refuerzo de estos procesos con medicación, por ejemplo, aumentando la inhibición GABAérgica podría, por lo tanto, conducir al cerebro hacia el estado posictal.

¿Qué mecanismos subyacen al daño ocasionado por el EE?

El EE produce complicaciones tanto a nivel sistémico como en el SNC, relacionadas con complejas interacciones que influyen finalmente en el daño a corto y largo plazo.

En los EE con síntomas motores, la mayoría de las complicaciones generales resultan de contracciones musculares generalizadas, que aumentan la temperatura corporal y los niveles plasmáticos de potasio; y pueden interferir con la función adecuada y coordinada de los músculos respiratorios, seguido de hipoxia y acidosis respiratoria. El EE prolongado aumenta el consumo de energía y de oxígeno, ocasiona acidosis metabólica, disminuye el ATP y aumenta la concentración plasmática de creatina fosfoquinasa (CPK) que conduce al desarrollo de lesión renal aguda. El aumento de las catecolaminas plasmáticas puede alterar la función de las células del músculo esquelético y cardíaco, y causar una miocardiopatía por estrés. Estas complicaciones sistémicas contribuyen con el daño neuronal. Sin embargo, actualmente se sabe que el EE *per se* también contribuye con este.

El daño y la muerte neuronales están relacionados con diversos mecanismos, muchos de ellos también interrelacionados. La entrada de calcio a la célula activa diversas enzimas implicadas en la muerte celular (caspasa 3, calpaína y otras) que estimulan las vías de la apoptosis. Por otra parte, el aumento del calcio intracelular activa a la enzima óxido nítrico sintasa, cuya inhibición reduce la inflamación y tiene efectos neuroprotectores.

Cuando el óxido nítrico se produce en exceso, se combina con especies reactivas de oxígeno, lo cual conduce a la producción de nitrito peróxido, que en altas concentraciones produce daño del ácido desoxirribonucleico (ADN), peroxidación lipídica, disfunción mitocondrial y trastornos en la comunicación celular. La disfunción mitocondrial consecuencia de este proceso, así como la secundaria a la despolarización de la membrana mitocondrial (relacionada también con la entrada de calcio a la neurona), resulta en la disminución de la producción de ATP y en la consecuente falla energética que lleva a la incapacidad de la célula para mantener los gradientes iónicos, con despolarización celular, hiperexcitabilidad y muerte celular. El exceso de calcio y de especies reactivas de oxígeno resulta en una alteración de la permeabilidad mitocondrial, lo que permite el ingreso de proteínas apoptóticas como el citocromo c, mayor despolarización y deficiente producción de ATP. Estos procesos y otros, que ocurren en los días posteriores al EE, impulsados por modificaciones en la expresión génica, por cambios en factores de transcripción, expresión de micro-ARN y metilación del ADN, se cree son los responsables del daño asociado con el EE.

Clasificación

La ILAE, en su reporte de 2015, propone una clasificación basada en cuatro ejes: semiológico, etiológico, etario y correlato electroencefalográfico. Idealmente, cada paciente debería categorizarse según todos estos ejes, lo cual no siempre resulta posible. Al momento de la presentación, los que se identifican más rápidamente son el semiológico y el etario.

Semiología. Este eje hace referencia a la presentación clínica del EE. Constituye el pilar de esta clasificación y tiene dos criterios taxonómicos principales: la presencia o ausencia de síntomas motores, y el grado (cualitativo o cuantitativo) de compromiso de la conciencia. De esta manera, tendremos un grupo de EE con síntomas motores y otro grupo sin ellos, a los que denominaremos "estados epilépticos no convulsivos" (EENC) (Tabla 27.1).

Tabla 27.1 Clasificación semiológica del estado epiléptico

A. Con síntomas motores (como característica principal)	A1 EE convulsivo: a) Generalizado b) Focalizado al inicio y con generalización posterior c) Se desconoce si es generalizado o focal A2 EE mioclónico: a) Con coma b) Sin coma A3 EE focal motor: a) Convulsiones repetidas con foco motor (Jacksonianas) b) Epilepsia parcial continua c) Estado adversivo d) Óculo-clónico e) Paresia ictal A4 EE tónico A5 EE hiperquinético
B. Sin síntomas motores (como característica principal)	B1 EENC con coma B2 EENC sin coma: a) Generalizado: ▪ Estado de ausencia típica ▪ Estado de ausencia atípica ▪ Estado de ausencia mioclónica b) Focales: ▪ Sin pérdida de conciencia: de aura continua, con síntomas autonómicos, sensitivos, sensoriales o psíquicos ▪ Con pérdida de conciencia ▪ Afásicos c) Autonómico

Modificado de: Trinka E, Cock H, Hesdorffer D, et al. Classification of status epilepticus. A definition and classification of status epilepticus. Report of the ILAE Task Force 2015.

Etiología. Existen dos grandes grupos para la clasificación de las causas del EE. Un primer grupo que corresponde a las de origen conocido o sintomáticas, y otro que corresponde a las de causa desconocida o criptogénica (Tabla 27.2). El término "conocido" hace referencia a una alteración estructural, metabólica, inflamatoria, infecciosa, tóxica o genética conocida del SNC como causa probable. Este grupo se encuentra, a su vez, subdividido según la relación temporal de esta alteración en aguda, crónica y progresiva, o bien se trate de un síndrome electroclínico definido.

Edad. Se considera neonatal al EE manifestado desde el día 0 al día 30 de vida; infantil desde el segundo mes de vida hasta los 2 años; de la niñez desde los 2 hasta los 12 años, y de la adolescencia y adultez a partir de los 12 años.

Correlato electroencefalográfico. Ningún tipo de patrón electroencefalográfico es específico de EE. Actualmente, no existen criterios basados en la evidencia para clasificar el EE según un patrón de EEG. La ILAE propone una clasificación basada en la localización, el nombre del patrón, la morfología, las características asociadas con el tiempo, la modulación y los efectos de la intervención en el EEG.

Tabla 27.2 Clasificación etiológica del estado epiléptico

- Conocida:
  - Aguda (ataque cerebrovascular, trauma, infección del SNC, intoxicación, etc.)
  - Remota (posterior al ataque cerebrovascular, postraumática, posinfecciosa, etc.)
  - Progresiva (tumoral, enfermedad degenerativa, enfermedad metabólica, etc.)
  - Síndromes electro-clínicos definidos
- Desconocida

Modificado de: Trinka E, Cock H, Hesdorffer D, et al. Classification of status epilepticus. A definition and classification of status epilepticus. Report of the ILAE Task Force 2015.

Diagnóstico

Se realiza en paralelo a la instauración del tratamiento de sostén y farmacológico específico. Se debe avanzar en la identificación de la causa subyacente, con especial foco en las que requieren diagnóstico y tratamiento inmediato. En esta instancia se debe realizar lo siguiente.

Anamnesis. Se debe interrogar acerca del inicio de la convulsión actual, características, evolución y duración. Se debe indagar sobre condiciones neurológicas preexistentes, determinar si existe diagnóstico de epilepsia o episodios previos (frecuencia habitual de las crisis, última crisis, patrón habitual), enfermedad neurológica, neurocirugías, válvulas de derivación ventricular, medicación anticonvulsivante (cambio reciente de medicación o dosis y cumplimiento terapéutico). Asimismo, se deben averiguar los antecedentes personales referidos a historia perinatal, desarrollo psicomotor, antecedentes de deterioro neurológico o descompensación durante enfermedades agudas banales, episodios de vómitos cíclicos, antecedentes familiares. Se deben recabar antecedentes relacionados con patología previa no neurológica (diabetes, enfermedad renal, cardiopatía, cáncer, hipertensión, etc.) que pudieran orientar a una etiología específica del EE. Finalmente, se intenta contextualizar el episodio al interrogar acerca de fiebre, traumatismo, intoxicación (monóxido de carbono, medicación y otros tóxicos en el hogar), inmunizaciones y viajes recientes, alergias, posibles alteraciones del medio interno, otros síntomas asociados, etc.

Examen físico. Resulta limitado en el momento crítico, y se deberá completar en una segunda instancia. Se debe establecer el compromiso de la conciencia, escala de Glasgow, signos de foco, tamaño de pupilas y reflejos pupilares, alteraciones de la mirada, presencia de automatismos, alteraciones del tono, características de los movimientos corporales y otros signos asociados como cianosis, vómitos e incontinencia de esfínteres. Se debe registrar la duración del episodio y del período posictal. A su vez, se deben consignar los signos vitales al ingreso y en la evolución. En las crisis epilépticas predomina habitualmente la respuesta simpática con taquicardia e hipertensión arterial, signos que pueden facilitar el diagnóstico de la crisis, particularmente útil en los EENC y en las crisis subintrantes, donde el cambio brusco de estas variables puede ser un signo que alerte acerca de un nuevo episodio. Se deben explorar el estado de hidratación, los signos de traumatismo (craneoencefálico y maltrato), las manifestaciones de sepsis, los signos de intoxicación (sialorrea, bradicardia, sudoración, miosis, etc.), la presencia de meningismo o los signos de hipertensión endocraneal (HTE).

Existen en adultos diversos puntajes predictivos para evaluar los resultados del EE, así como la respuesta al tratamiento, como el EMSE (*Epidemiology-based Mortality Score*), END IT (*Encephalitis Nonconvulsive Status Epilepticus Diazepam Resistence Imaging Tracheal Intubation*) y STESS (*Status Epilepticus Severity Score*). Una modificación de este último, STEPSS (*Status Epilepticus Pediatric Severity Score*), demostró ser una herramienta simple y útil para predecir la mortalidad, el resultado funcional y la respuesta al tratamiento. Se puede realizar a los pies de la cama y al ingreso del paciente al servicio de emergencias, mediante el uso variables clínicas.

Estudios complementarios

Los estudios complementarios iniciales incluyen los siguientes.

Estudios metabólicos. Se debe obtener una muestra de glucemia en todos los pacientes en los primeros minutos, a los pies de la cama con tira reactiva, ya que constituye la principal causa de convulsión de origen metabólico, y puede presentarse en cualquier paciente. Existe un mayor índice de sospecha en pacientes diabéticos, lactantes, desnutridos, pacientes con diagnóstico o sospecha de enfermedad metabólica y pacientes con dieta cetogénica. En los pacientes en los que se obtenga una glucemia < 60 mg/dL, y sin etiología clara, resulta de suma importancia la toma de una muestra crítica (glucemia, insulina, cortisol, hormona de crecimiento, estado ácido base, ionograma con cloro, ácido láctico, hepatograma, cetonemia, papel de filtro –acilcarnitinas y aminoácidos plasmáticos–, orina para ácidos orgánicos y cetonas) con la finalidad de precisar la etiología de la hipoglucemia, antes de la corrección con soluciones dextrosadas. En los pacientes con enfermedades secundarias a errores innatos del metabolismo, la hipoglucemia representa la causa más frecuente de convulsión. En estos niños, el momento de descompensación muchas veces resulta en una oportunidad diagnóstica única, que debe ser aprovechada por el pediatra que atiende urgencias.

Electrolitos. Se sospechan alteraciones hidroelectrolíticas en pacientes con pérdidas digestivas agudas y de gran volumen por vómitos o diarrea, pacientes con enfermedades crónicas gastrointestinales que alteran la absorción intestinal (enfermedades inflamatorias, intestino corto, pacientes con ostomías, celiaquía, etc.), pacientes con pérdidas renales aumentadas (tubulopatías y nefropatías, pacientes en tratamiento con diuréticos, posoperatorios de neurocirugía con posibilidad de diabetes insípida o síndrome de secreción inadecuada de hormona antidiurética, etc.). Se deben controlar los niveles plasmáticos de sodio, calcio, y magnesio. Las alteraciones de estos electrolitos serán corregidas de acuerdo con las normas habituales (*v.* Capítulos 2 y 4).

Tóxicos. Pueden realizarse estudios toxicológicos en orina, medición de carboxihemoglobina y otros recuentos séricos específicos.

Medición de drogas antiepilépticas (DAE). Las causas más frecuentes de bajos niveles de DAE son la falta de adherencia al tratamiento, las dosis subterapéuticas (falta de seguimiento, aumento de peso) y las alteraciones agudas de la biodisponibilidad (diarrea, vómitos, interacciones medicamentosas).

Otras determinaciones analíticas. Recuento de glóbulos blancos y reactantes de fase aguda ante la sospecha de etiología infecciosa. Coagulograma y plaquetas ante la posibilidad de sangrado.

Punción lumbar. Su realización depende de la sospecha clínica y la evolución del paciente. Debe ser precedida por una neuroimagen en caso de que se sospeche HTE. Se considerará su realización en caso de EE febril, o crisis focales asociadas con fiebre y signos de encefalitis, con el fin de descartar meningitis bacteriana aguda y encefalitis herpética, respectivamente.

Neuroimágenes. Se debe realizar una tomografía computarizada del SNC ante la sospecha de una lesión estructural, déficit neurológico focal persistente, alteración del estado mental luego de algunas horas, en el primer episodio de EE, o bien cuando el EE se ha iniciado como una convulsión focal. Se debe considerar en pacientes con enfermedad neoplásica o inmunosupresión de base, sospecha de infección, discrasias sanguíneas y ante la sospecha de maltrato infantil.

Electroencefalograma. Si bien la realización de un EEG al momento de la presentación clínica suele ser un recurso que no se encuentra disponible en la mayoría de los centros, resulta esperable que nuevos avances en las técnicas electrofisiológicas faciliten la accesibilidad de este recurso en la emergencia. En los EE convulsivos, el EEG presenta interferencia correspondiente con la actividad muscular, lo cual limita su utilidad, pero resulta indispensable para el diagnóstico de EENC, en los que los síntomas clínicos, si existen, son sutiles e inespecíficos, y en ciertas situaciones clínicas críticas en las que el paciente se encuentra bajo el efecto de fármacos que dificultan la valoración clínica.

Tratamiento

El abordaje terapéutico del EE en la sala de reanimación cuenta con cuatro objetivos fundamentales que consisten en realizar la estabilización inicial, lograr el cese de la actividad convulsiva, disminuir el estrés neuronal y detectar etiologías potencialmente graves y tratables.

Se describirá un algoritmo de tratamiento (Algoritmo 27.1), válido para pacientes a partir del mes de edad y hasta la adultez, ya que la fisiopatología y la farmacodinamia de las DAE en los receptores neuronales son similares en niños y adultos. El algoritmo se encuentra organizado en etapas consecutivas (estabilización inicial, fase terapéutica inicial, segunda fase terapéutica y fase de drogas de infusión continua), con la descripción de las principales conductas a tomar en cada una y con tiempos estipulados que podrán ser acortados según el criterio del profesional tratante. Se inicia con la estabilización del paciente y luego avanza con la administración escalonada de distintos grupos de fármacos, en caso de persistencia del EE.

Existen distintos modelos en investigación básica que demuestran que a medida que el EE progresa, se verifica una disminución en la respuesta a las BZD y un aumento de la lesión cerebral. También existen estudios basados en series de casos que evidenciaron que retrasos en el inicio del tratamiento con BZD se correlacionan con una peor respuesta al tratamiento, un aumento de la duración del EE y un mayor riesgo de recurrencia. Actualmente, los protocolos de tratamiento recomiendan metas basadas en tiempo que implican la administración temprana de BZD y una escalada rápida entre fases. Sin embargo, existen estudios que demuestran el retraso, tanto en el inicio del tratamiento con BZD como en la progresión con drogas de segunda línea, y determinaron la magnitud de la demora desde el inicio del EE hasta la administración del tratamiento farmacológico, tanto en la atención prehospitalaria como en la atención hospitalaria, e incluso factores relacionados con esta demora.

Se comprende así que, al igual que el ataque cerebrovascular o el *shock*, el EE deba ser considerado una patología sensible al tiempo, en la cual el reconocimiento temprano y su tratamiento agresivo inciden en forma determinante en el desenlace final.

En cuanto a los fármacos clásicamente utilizados, en los últimos años se han realizado distintos ensayos clínicos y trabajos de revisión con la finalidad de establecer niveles de evidencia que respalden su utilización. En el presente, contamos con buen nivel de evidencia para la fase de tratamiento con BZD y drogas de segunda línea.

Fase de estabilización (0-5 minutos)

Una adecuada atención del paciente en EE comienza con la realización de una evaluación sistematizada inicial (ABC) que considera, en primer lugar, las complicaciones relacionadas con la insuficiencia respiratoria. Se deben garantizar la permeabilidad y la estabilidad de la vía aérea, que pueden verse comprometidas como consecuencia de la actividad convulsiva persistente, o efectos secundarios de la medicación recibida, por factores como inadecuado manejo de secreciones, hipotonicidad o hipertonicidad de la musculatura orofaríngea, posicionamiento anormal de la vía aérea, etc. Se procede entonces a un adecuado posicionamiento de la vía aérea, y se valorará la necesidad de aspirar secreciones oronasales. En ciertas ocasiones, puede requerirse el uso de una cánula orofaríngea para colaborar con dicha permeabilización.

Luego se evalúa la ventilación, para lo cual se deben valorar la mecánica y el esfuerzo ventilatorio, la magnitud y la simetría de la entrada de aire, y finalmente la frecuencia respiratoria y la saturación de oxígeno. Se debe administrar oxígeno al 100% mediante máscara con reservorio de no reinhalación, y colocar un oxímetro de pulso. Se debe considerar la instrumentación de la vía aérea en caso de presentar hipopnea o apnea, falla de la mecánica ventilatoria o compromiso de los reflejos protectores de la vía aérea (Glasgow < 8 o con rápido descenso).

Finalmente, se procede a evaluar la función circulatoria, monitorizar los parámetros hemodinámicos y colocar un acceso venoso. Solo en caso de compromiso grave de la función cardiorrespiratoria (*shock* descompensado) y sin posibilidad de un acceso venoso periférico, se considerará la colocación de un acceso intraóseo. Se debe tomar una muestra de glucemia y proceder a su corrección endovenosa con valores < 60 mg/dL (*v.* Capítulo 22), considerando siempre la toma previa de una muestra crítica.

Fase terapéutica inicial con benzodiacepinas (5-20 minutos)

En lo respectivo a la fase terapéutica inicial con BZD, existen adecuados niveles de evidencia que avalan su uso por distintas vías. Es una intervención eficaz, que debe ser realizada en caso de una convulsión que exceda los 5 minutos de duración, y debe concluir a los 20 minutos cuando la respuesta terapéutica sea evidente.

Algoritmo 27.1 Fases de manejo del EE convulsivo

Tratamiento de estado epiléptico convulsivo

0-5 minutos
Fase de estabilización

1) ABC
2) Administración de oxígeno al 100%, monitoreo de signos vitales.
3) Cronometraje del tiempo de la convulsión.
4) Muestra de glucemia: si el valor es < 60mg/dL, administrar 2-5 mL/kg de dextrosado al 10%.
5) Colocación de acceso venoso periférico.
6) Corregir alteraciones hemodinámicas, metabólicas, electrolíticas y térmicas.

¿La crisis continúa? → No → Continuar soporte clínico

Sí ↓

5-20 minutos
Fase terapéutica inicial

Una benzodiacepina es el tratamiento inicial de elección (nivel A); elegir una de las siguientes:

Con acceso intravenoso:
- Lorazepam IV: 0,1 mg/kg/dosis
- Diazepam IV: 0,2 mg/kg/dosis

Sin acceso intravenoso:
- Midazolam IM: 0,2 mg/kg/dosis
- Diazepam IR: 0,2-0,5 mg/kg/dosis
- Midazolam BU o IN: 0,2 mg/kg/dosis

¿La crisis continúa? → No → Continuar soporte clínico

Sí ↓

20-40 minutos
Segunda fase terapéutica

En esta instancia, según la evidencia disponible (nivel A), se sugiere utilizar cualquiera de las siguientes:
- Fenitoína IV: 20 mg/kg/dosis
- Ácido valproico IV: 20-40 mg/kg/dosis
- Levetiracetam IV: 20-60 mg/kg/dosis

En caso de no estar disponibles ninguna de las anteriores:
- Fenobarbital IV: 20mg/kg/dosis

¿La crisis continúa? → No → Continuar soporte clínico

Sí ↓

40-60 minutos
Tercera fase terapéutica

No existe evidencia para guiar el tratamiento en esta fase (nivel U)
Se puede optar por repetir la administración de otra droga de segunda línea o bien iniciar la infusión continua de las drogas de tercera línea:
- Midazolam: dosis en bolo 0,1 mg/kg e infusión continua a 0,1 mg/kg/h
- Tiopental: dosis en bolo 3-5 mg/kg e infusión continua a 1 mg/kg/h
- Propofol: dosis en bolo 2 mg/kg e infusión continua a 20 mcg/kg/min
- Ketamina: dosis en bolo a 2 mg/kg e infusión continua de 0,5-1 mg/kg/h

En caso de contar con un acceso endovenoso (EV), se recomienda administrar lorazepam (0,1 mg/kg/dosis, máximo 4 mg) o diazepam (0,2 mg/kg/dosis, máximo 5-10 mg, según la edad). Ambas poseen eficacia, seguridad y tolerabilidad demostradas (nivel A) (Tabla 27.3).

Si no se dispone de un acceso EV, resulta de elección el midazolam intramuscular (0,2 mg/kg/dosis, máximo 6-10 mg, según la edad) (nivel A) o, como alternativas, diazepam intrarrectal (IR, 0,2-0,5 mg/kg/dosis, máximo 20 mg), midazolam intranasal (IN, 0,2 mg/kg/dosis, máximo 6-10 mg, según la edad) o midazolam bucal (BU, 0,2 mg/kg/dosis, máximo 6-10 mg, según la edad) (nivel B) (*v.* Tabla 27.3).

La terapia inicial con BZD debe administrarse como dosis completa, única y adecuada, en lugar de múltiples dosis pequeñas y divididas. Los fármacos no deben administrarse dos veces, excepto el lorazepam y el diazepam EV que pueden repetirse a dosis completa en una segunda oportunidad (nivel A) (*v.* Tabla 27.3).

Tabla 27.3 Niveles de conclusión y recomendación en base a la evidencia analizada para el tratamiento del estado epiléptico

- Nivel A:
  - Conclusión: intervención establecida como eficaz, ineficaz o perjudicial
  - Recomendación: debería o no ser realizada
- Nivel B:
  - Conclusión: intervención probablemente eficaz, ineficaz o perjudicial
  - Recomendación: debería o no ser considerada
- Nivel C:
  - Conclusión: intervención posiblemente eficaz, ineficaz o perjudicial
  - Recomendación: podría ser o no considerada
- Nivel U:
  - Conclusión: información inadecuada o insuficiente para avalar la intervención
  - Recomendación: ninguna

Modificado de: Glauser, et al. Treatment of convulsive status epilepticus in children and adults: Report of the guideline committee of the American epilepsy society 2016.

Fase terapéutica con drogas de segunda línea (20-40 minutos)

En cuanto a la fase con drogas de segunda línea, históricamente la fenitoína ha sido el fármaco más utilizado en los distintos algoritmos de tratamiento, luego de cumplida la fase inicial con BZD. Desde hace algunos años, el levetiracetam se propuso como una alternativa auspiciosa, con una eficacia similar y un perfil de efectos adversos aceptable.

En el año 2019 se publicaron tres ensayos clínicos controlados, aleatorizados y multicéntricos (ConSEPT, EcLiPSE y ESETT) que compararon la administración EV de drogas de segunda línea –fosfenitoína (análogo de la fenitoína), levetiracetam y ácido valproico– en el contexto del EE refractario a BZD. En estos estudios, no se observaron diferencias estadísticamente significativas entre estos fármacos en el tiempo de cese del EE ni en el perfil de efectos adversos. Por lo tanto, para esta instancia terapéutica existe evidencia sólida para recomendar el uso indistinto de fosfofenitoína (o su análogo, la fenitoína), levetiracetam o ácido valproico EV, según disponibilidad, costos, experiencia del profesional tratante o contraindicaciones específicas (*v.* Algoritmo 27.1). Cabe aclarar que el fenobarbital, no incluido en los estudios anteriores por un presunto perfil de efectos adversos más desfavorable, continúa siendo una alternativa viable para utilizar en nuestro medio (*v.* Algoritmo 27.1).

Fase terapéutica con drogas de infusión continua (40-60 min)

Esta fase de tratamiento comienza cuando la actividad comicial alcanza los 40 minutos. No existe evidencia clara que guíe el tratamiento farmacológico específico en esta etapa (nivel U) (*v.* Tabla 27.3). Si la actividad comicial persiste luego de terminada la administración de una droga de segunda línea, se podrá optar por administrar una dosis de otra droga de este mismo grupo, o bien iniciar drogas de infusión EV continua. Entre las opciones para esta infusión se encuentran el midazolam, tiopental, propofol y ketamina, entre otras (*v.* Algoritmo 27.1). La elección de una u otra droga depende, aquí también, de la disponibilidad, los costos, la experiencia del profesional tratante o las contraindicaciones específicas.

Soporte clínico

Resulta fundamental brindar un soporte clínico adecuado, en paralelo al tratamiento específico, durante todas las fases del tratamiento del EE. Los objetivos son mantener una adecuada perfusión sistémica y cerebral, disminuir el estrés metabólico neuronal y, a la vez, mantener un elevado grado de alerta que permita detectar un eventual empeoramiento del paciente que pueda requerir medidas de sostén más invasivas.

Los mecanismos responsables de la autorregulación de la perfusión cerebral habitualmente comienzan a alterarse cuando el EE se prolonga más de 20-30 minutos. Con el fin de asegurar una adecuada perfusión cerebral, resulta importante anticiparse al tratamiento de la hipotensión relacionada con la administración de DAE, y asegurar un adecuado volumen intravascular y una rápida disponibilidad de inotrópicos en caso de ser necesarios. Asimismo, se debe evitar el tratamiento de la hipertensión arterial hasta que la convulsión esté controlada. En caso de inestabilidad hemodinámica o inducción al coma farmacológico, se debe considerar obtener un acceso arterial central para permitir un óptimo manejo hemodinámico.

Para reducir el estrés metabólico neuronal durante el EE, se sugieren las siguientes medidas:

- Mantener una temperatura corporal de 36-37,5 °C mediante los métodos de termorregulaciones disponibles y antipiréticos.
- Mantener valores de sodio plasmático en 135-145 mEq/L.
- Mantener valores de glucemia en 80-180 mg/dL.

Acceda al eBook para consultar la lista de bibliografía. Consulte las indicaciones en la retiración de tapa.

28
Neutropenia febril

Antonio Latella • Gabriela Casais • Guillermo Kohn Loncarica

La neutropenia se define como una disminución del recuento absoluto de neutrófilos circulantes. En términos generales, puede deberse a una merma de la producción (con hipoplasia medular), o bien, a una mayor destrucción celular, tal como sucede en los casos de hiperesplenismo o en algunas neutropenias inmunomediadas. La disminución de la producción de neutrófilos puede ser primaria (neutropenia cíclica y otras neutropenias congénitas y familiares) o secundaria (fármacos citotóxicos, anemia aplásica, leucemia, reacciones a fármacos e infecciones).

En este capítulo abordaremos especialmente la neutropenia febril (NF) como complicación frecuente en el contexto de la atención de pacientes con cánceres hematológicos y tumores sólidos. Las neutropenias no oncológicas se describen en el Capítulo 47.3.

Según diversas estimaciones, las tasas de curación de todos los niños con cáncer alcanzan actualmente el 80%. La prevención y el manejo adecuado de las complicaciones que suceden en el curso de la enfermedad son fundamentales para alcanzar estos resultados. Los niños con enfermedades malignas que se encuentran en tratamiento antineoplásico son particularmente susceptibles a las infecciones, que representan la causa más importante de morbimortalidad. La NF es el factor que contribuye en mayor medida con la condición de inmunosupresión de estos pacientes, y su presencia constituye una verdadera urgencia infectológica. Los médicos que se desempeñan en los departamentos de emergencia (DE) y en el ámbito de la internación pediátrica deben estar debidamente capacitados y entrenados para el manejo adecuado de esta entidad.

Definiciones

Con respecto al recuento celular, sobre la base de objetivos de categorización de riesgo y de manejo, en el paciente oncológico febril posquimioterapia se define como neutropenia a un recuento absoluto de neutrófilos (RAN) menor a 500/mm^3, o menor a 1000/mm^3 cuando se espera una caída a menos de 500/mm^3 en el curso de las 24-48 horas siguientes. Se debe tener en consideración que para calcular el RAN hay que multiplicar el recuento total de glóbulos blancos por el porcentaje de neutrófilos segmentados y en cayado.

El riesgo de infecciones bacterianas aumenta a medida que el RAN desciende y se prolonga la neutropenia. Es significativamente mayor con un RAN menor a 100/mm^3 (neutropenia profunda) y en los casos en que la neutropenia se extiende por 7 días o más.

Se estima que la media de tiempo que transcurre entre el primer día del tratamiento citotóxico y el momento del nadir de neutrófilos oscila entre 10-14 días. Este lapso generalmente coincide con el efecto citotóxico máximo sobre la mucosa oral y enteral, que aumenta la permeabilidad de estas barreras y favorece la translocación de microorganismos, como bacterias comensales y hongos colonizantes, lo cual da como resultado el desarrollo de fiebre e infecciones.

En cuanto a la fiebre, para la definición de NF implica un registro de temperatura axilar igual o mayor a 38,5 °C, o dos determinaciones de 38 °C con al menos una hora de intervalo entre ambas. Esta definición varía de acuerdo con las distintas guías elaboradas por instituciones o sociedades científicas, pero, a los fines prácticos, las diferencias resultan poco significativas.

Cabe señalar que, independientemente de su magnitud, la fiebre debe ser considerada en el contexto del estado clínico, la condición hematológica y los factores de riesgo del paciente. De esta forma, es probable que, aun con registros menores a 38 °C, podría ser necesario implementar sin demora medidas terapéuticas semejantes a las indicadas ante un episodio de NF (*v.* más adelante). Si bien la fiebre puede tener un origen distinto a un proceso infeccioso y deberse, p. ej., a la enfermedad neoplásica (leucemias y linfomas), o bien ser secundaria a medicaciones (anfotericina B, bleomicina o citarabina), en el paciente oncológico siempre debe asumirse inicialmente como expresión de una infección y tratarse como tal.

Evaluación

Anamnesis y examen físico

La obtención de una historia clínica detallada y un examen físico minucioso son aspectos claves en la evaluación de un paciente con NF. Se deben recabar los antecedentes relacionados con los agentes que formaron parte del último esquema de quimioterapia recibido; el tiempo transcurrido desde la administración de dicho tratamiento; las infecciones e internaciones previas; el contacto con enfermedades transmisibles; profilaxis o tratamientos antimicrobianos recibidos; colonización con patógenos y procedimientos quirúrgicos recientes.

Los pacientes y sus cuidadores deben estar advertidos sobre los posibles signos y síntomas y los riesgos de la NF. Es útil que quienes se encuentren sometidos a quimioterapia cuenten con una tarjeta de alerta, con información acerca del tratamiento recibido, las complicaciones probables y las sugerencias terapéuticas que correspondan. Estos datos pueden resultar fundamentales para el manejo inicial en el caso de requerir atención en el DE.

Con el fin de determinar las primeras medidas de atención y la necesidad de apoyo vital, la evaluación inicial debe incluir:

- Observación del aspecto general.
- Evaluación del estado de oxigenación, ventilación, perfusión y sensorio.

En el huésped neutropénico, la fiebre puede ser el único signo de una infección grave debido a la atenuación, o incluso la ausencia, de los signos de flogosis que habitualmente expresan un proceso infeccioso. En la NF se impone la necesidad de jerarquizar signos mínimos de flogosis. Un ejemplo típico son las lesiones de partes blandas dolorosas, con leve enrojecimiento y escasa o nula tumefacción, que deben ser consideradas como focos de infección potencialmente graves.

Por otra parte, a pesar de encontrarse afebril, un paciente neutropénico que luzca con compromiso clínico o presente signos sospechosos de infección, tales como hipotensión, hipotermia, taquicardia, decaimiento o confusión, debe ser tratado en forma empírica y urgente con antibióticos de amplio espectro.

Un examen físico exhaustivo permite identificar el foco clínico de infección en más del 50% de los casos de NF. Las localizaciones infecciosas observadas con más frecuencia en estos pacientes difieren según distintos reportes. Los sitios clínicos de infección más frecuentes son el tracto respiratorio superior e inferior, la piel y los tejidos blandos y el tracto gastrointestinal.

Además de la temperatura, el registro de las constantes vitales incluye la frecuencia cardíaca, la frecuencia respiratoria, la presión arterial y la oximetría de pulso. Se utiliza la toma de temperatura axilar, pues la medición de temperatura rectal se encuentra vedada en niños con neutropenia, ya que esta práctica puede precipitar bacteriemia, especialmente en los pacientes con fisuras anales o mucositis rectal.

Una parte importante del examen físico en los casos de NF consiste en la búsqueda de lesiones de probable etiología infecciosa en los denominados sitios ocultos, entendiéndose como tales a la cavidad oral, la región perianal, el periné y los genitales.

La exploración de toda la piel y las mucosas adquiere particular importancia, dado que la disrupción de los tegumentos por heridas traumáticas, procedimientos quirúrgicos, venopunturas, inserción de catéteres o como consecuencia de los efectos citotóxicos del tratamiento constituyen puertas de entrada habituales para microorganismos causantes de infección en el paciente con NF.

Si el paciente es portador de un catéter venoso central (CVC) de larga permanencia, se debe evaluar la presencia de signos sospechosos de infección (dolor, enrojecimiento, tumefacción o secreción) en la herida quirúrgica o el bolsillo de un dispositivo implantable, y en relación con el trayecto y el sitio de salida de un catéter semiimplantable. A su vez, resulta de utilidad conocer el tiempo transcurrido desde el último *service* del catéter.

Los focos clínicos asociados con un mayor riesgo de mortalidad son el compromiso abdominal, el síndrome de distrés respiratorio del adulto y la celulitis necrosante.

Cabe destacar que la revisación de un niño con NF debe ser completa, tanto al ingreso como durante cada uno de los días que persista la condición, hasta que se documente su resolución.

Una mención especial merece el grupo de pacientes adolescentes con cáncer, quienes presentan un riesgo particularmente elevado de desarrollar infecciones graves. En este grupo etario, es frecuente que una infección grave se presente con síntomas y signos solapados; una vez más, los médicos encargados de tratar a estos pacientes deben estar advertidos de que, aun en ausencia de fiebre, el decaimiento, la adinamia, el malestar, la taquicardia no justificada por otras causas, los dolores inespecíficos y las mialgias, entre otros, pueden constituir signos orientadores de un proceso infeccioso que puede progresar rápidamente en el curso de las siguientes horas. Por esta razón, se sugiere instaurar rápidamente el tratamiento antibiótico apropiado (*v.* más adelante).

En pacientes con leucemia linfoblástica aguda, la NF puede ocurrir en cualquier momento del tratamiento, particularmente en las etapas de consolidación, en las cuales se administran dosis altas de quimioterapia, como también luego de recibir un trasplante de células progenitoras hematopoyéticas.

Estudios complementarios

Hemograma

Permite conocer el recuento de glóbulos blancos, el valor del RAN y determinar el requerimiento transfusional de glóbulos rojos y plaquetas.

Urea, creatinina y electrolitos plasmáticos

Son de utilidad para evaluar la función renal en pacientes con antecedentes o sospecha de lesión renal, o bien como valoración basal en los que reciben fármacos nefrotóxicos.

Pruebas de función hepática

Se solicitan en niños con compromiso sistémico o de alto riesgo (*v.* más adelante).

Proteína C reactiva (PCR) cuantitativa plasmática

Se ha demostrado que su elevación se correlaciona con la presencia de infección bacteriana. Por lo general, la PCR circulante aumenta a las 6 horas de la agresión infecciosa y alcanza un pico entre las 24 y las 48 horas siguientes. Sus niveles circulantes se relacionan directamente con su tasa de producción, es decir, mientras se sostenga la actividad inflamatoria (*v.* Capítulo 53).

Hemocultivos y cultivo de catéter

La obtención de hemocultivos periféricos es fundamental, e idealmente deben realizarse antes de iniciar la terapia antimicrobiana. Asimismo, la mayoría de los niños con cáncer que reciben quimioterapia tienen un CVC permanente. En estos pacientes, resulta esencial obtener un hemocultivo de cada uno los lúmenes o de la cámara o reservorio del CVC, junto con 2 hemocultivos periféricos de punciones diferentes.

Recuento diferencial de colonias, tiempo diferencial e infección asociada a catéter

La toma simultánea de muestras de sangre periférica y de todos los lúmenes del CVC permite determinar la asociación de la bacteriemia con el catéter. Esta técnica se denomina cuantitativa y evalúa el recuento diferencial de colonias. El hallazgo del mismo microorganismo (con un mismo patrón de sensibilidad) tanto en la muestra del CVC como en los hemocultivos periféricos, con un recuento del patógeno en las muestras obtenidas a través del catéter 5-10 veces superior al recuento obtenido en la sangre periférica, es indicativo de infección asociada a CVC (*v.* Capítulos 36 y 37).

Otra técnica utilizada para documentar bacteriemia e infección asociada a CVC es la de los tiempos diferenciales. Compara la velocidad con que se advierte el crecimiento bacteriano en hemocultivos obtenidos a través de un CVC (hemocultivos centrales) con los obtenidos mediante una venopunción (hemocultivos periféricos). Se considera positiva la detección del crecimiento al menos 2 horas antes en el o los hemocultivos centrales, que en los periféricos. Esta técnica resulta más difícil de implementar, pues requiere de un sistema automatizado de hemocultivos, que ambas muestras tengan igual volumen de sangre, que sean obtenidas con pocos minutos de diferencia y que sean introducidas en forma simultánea en el sistema automatizado de incubación.

La discriminación del origen de la bacteriemia en pacientes portadores de un CVC, particularmente en el marco de la NF, posee claras implicancias terapéuticas.

Urocultivo

Se debe solicitar siempre en todo paciente con NF. La muestra del flujo medio debe tomarse al acecho, dado que no se recomienda la cateterización de la vía urinaria en los niños inmunocomprometidos por el riesgo de bacteriemia relacionada con el procedimiento. El cultivo de orina no debe restringirse a pacientes con síntomas de infección urinaria. Asimismo, el resultado del estudio citoquímico de orina no debe influir en la toma del cultivo, ya que la piuria se presenta en menos del 5% de los episodios de infección del tracto urinario durante la neutropenia (*v.* Capítulo 40). La obtención de la muestra de orina no debe retrasar la administración de los antibióticos.

Radiografía de tórax

No está indicada como rutina en la evaluación de pacientes con NF en ausencia de signos o síntomas respiratorios. Por lo tanto, solo se justifica su realización frente a la evidencia clínica de compromiso respiratorio.

Otros estudios complementarios

Se deben realizar según la sintomatología o el foco clínico de infección. En pacientes con diarrea o signos de enteritis, se deben tomar muestras de materia fecal para coprocultivo, determinación de antígenos virales, examen parasitológico y búsqueda de toxina de *Clostridium difficile*.

En caso de focos cutáneos o en tejidos blandos, se sugiere la obtención de muestras para cultivo mediante la técnica de punción aspiración ingresando por piel sana, o bien la toma de biopsias para su estudio microbiológico y anatomopatológico. La técnica de inmunofluorescencia resulta útil ante la presencia de úlceras o vesículas, donde debe realizarse la búsqueda directa del antígeno del virus herpes y del virus varicela-zóster.

En presencia de un foco respiratorio, se deben obtener muestras de secreciones nasofaríngeas para virus respiratorios, y reacción en cadena de la polimerasa (PCR, por su siglas en inglés) para adenovirus, *Mycoplasma pneumoniae* y SARS-CoV-2.

Solo ante la sospecha de meningitis o encefalitis se debe extraer líquido cefalorraquídeo para un análisis citoquímico y cultivo para gérmenes (bacterias, virus, hongos y parásitos), siempre con un valor adecuado de plaquetas previo a la punción lumbar ($\geq 40\,000/mm^3$).

La radiografía de abdomen de pie y la ecografía abdominal son necesarias cuando existe diagnóstico presuntivo de un foco abdominal.

El diagnóstico de una infección ocasionada por hongos puede ser muy dificultoso, y las modalidades de investigación pueden incluir la ecografía abdominal; tomografía computarizada de tórax de alta resolución y de senos paranasales; broncoscopía y lavado alveolar para identificar hifas y polisacáridos de la pared capsular; biopsia de lesiones sospechosas y determinación de la concentración sérica de polisacáridos de la pared capsular del *Aspergillus* spp. (galactomananos). Generalmente, estos estudios son realizados en el curso de la internación.

Epidemiología

La epidemiología de las infecciones en la NF ha variado a lo largo de los años, producto de la mayor intensidad de la quimioterapia, el uso de profilaxis antimicrobiana, el empleo de CVC, el mayor número de procedimientos invasivos y la extensión de los tiempos de internación.

Las bacterias gram negativas (BGN) fueron la causa más frecuente de bacteriemia en pacientes con NF en las décadas de 1960 y 1970. En la década de 1980 resurgieron los cocos gram positivos (CGP), especialmente *Staphylococcus* coagulasa negativos (SCN) y *Streptococcus* del grupo *viridans* (SGV). Estos cambios se adjudicaron al aumento del uso de catéteres permanentes, a la mucositis oral, al incremento de ciertas drogas quimioterapéuticas (citarabina) y a la profilaxis con trimetroprima-sulfametoxazol y fluoroquinolonas.

Esta tendencia volvió a revertirse en la última década, con una prevalencia de patógenos gram negativos, junto con un incremento significativo de infecciones causadas por bacterias multirresistentes. El 58% de las bacteriemias padecidas durante el tratamiento de la leucemia linfoblástica aguda son causadas por BGN, principalmente *Klebsiella* spp. y *E. coli*, en tanto que el SGV encabeza la lista de los CGP. En pacientes bajo tratamiento por leucemia mieloblástica aguda, el 63% de las bacterias rescatadas en hemocultivos correspondieron a BGN, en tanto que entre los CGP se destaca un elevado porcentaje de SGV (el 20% del total de los aislamientos).

Independientemente de las variaciones descritas, es importante tener en consideración que la prevalencia de los patógenos varía entre los países, e incluso entre los centros hospitalarios en una misma ciudad, por lo que es altamente recomendable realizar una vigilancia epidemiológica en forma estricta de los microorganismos identificados y de sus patrones de susceptibilidad a antimicrobianos para realizar una terapia empírica racional y acorde a la realidad institucional.

Categorización de riesgo

Durante muchos años, todos los casos de NF de causa hematooncológica fueron tratados de manera uniforme con internación y administración de antibióticos por vía parenteral hasta la resolución de la neutropenia y la fiebre. Con el tiempo, se advirtió que la evolución de los pacientes neutropénicos febriles no era igual en todos los casos.

En la actualidad, se reconoce que los pacientes con NF constituyen un grupo heterogéneo y que su manejo puede adaptarse de acuerdo con una estratificación por riesgo, con un enfoque terapéutico proporcional a la gravedad de cada uno de los episodios. Se han elaborado diferentes modelos para la predicción de riesgo en niños con cáncer y episodios de NF, para lo cual se han explorado factores relacionados con la enfermedad oncológica, la presencia de comorbilidades, el grado de compromiso medular y aspectos relacionados con el propio episodio infeccioso.

Los estudios al respecto han sido muy variables; utilizaron diferentes poblaciones de cáncer pediátrico y diferentes puntos finales (como bacteriemia, infección grave, muerte e ingreso en la unidad de cuidados intensivos), lo que reduce la capacidad de generalizar recomendaciones a partir de los resultados. La selección de un esquema único para aplicar en todos los escenarios clínicos no ha sido factible, probablemente debido a la divergencia en los entornos clínicos. Por lo tanto, es aconsejable revisar los distintos esquemas de estratificación de riesgo validados, elegir el esquema que coincida con el entorno clínico y determinar si la aplicación de ese esquema es posible para determinado centro de atención.

La determinación de citoquinas séricas (interleuquinas 6, 8 y 10), proteína C reactiva y procalcitonina, sobre todo en forma combinada (*v.* Capítulo 53), ha demostrado una alta sensibilidad y un valor predictivo negativo > 90% para evaluar la presencia de infección bacteriana con cultivo positivo. Sin embargo, su empleo en forma sistemática para la estratificación de riesgo puede que no sea posible de implementar universalmente, debido a la escasez de datos sobre el valor de estos biomarcadores en la edad pediátrica, junto con la falta de disponibilidad o demora en la obtención y entrega de resultados en la mayoría de los laboratorios clínicos. Por esta razón, estas herramientas aún no se encuentran completamente integradas en la práctica clínica habitual.

Por último, cualquiera sea el tipo de categorización que se utilice, todas precisan del juicio clínico de los profesionales intervinientes. Asimismo, cualquiera que sea el esquema que se elija, los centros deben tener un mecanismo para revisar de forma rutinaria sus propios resultados con el fin de garantizar que la regla siga teniendo aplicabilidad local.

Mediante una cuidadosa evaluación clínica y teniendo en consideración la duración estimada de la neutropenia, el estadio de la enfermedad de base, la presencia de comorbilidades y determinados focos clínicos, es factible identificar dos categorías de pacientes:

- Neutropénicos febriles con alto riesgo de sufrir infecciones graves, en los cuales está indicada la internación y el tratamiento antibiótico precoz por vía parenteral.
- Neutropénicos febriles con bajo riesgo de infecciones graves, cuyo manejo ambulatorio con una terapia antibiótica secuencial parenteral-oral es tan segura y eficaz como la modalidad anteriormente descrita.

La ejecución segura de cualquier terapia selectiva se basa en una prolija definición de los grupos de riesgo. Una de las características claves que definen el estado de riesgo de los pacientes es la estimación apropiada del tiempo de recuperación de la médula ósea de los efectos mielosupresores de la quimioterapia.

La duración de la neutropenia igual o mayor a 7 días, junto con el estadio de la enfermedad de base (no controlada o sometida a tratamientos altamente mielotóxicos), la presencia de comorbilidades o determinados focos clínicos graves, permite identificar a los pacientes con mayor riesgo de bacteriemia, enfermedad bacteriana grave y mortalidad en los episodios de NF.

Los criterios para la clasificación en NF de alto riesgo (NFAR) utilizados en la Argentina son listados en la Tabla 28.1; la presencia de uno o más de estos determina la inclusión del paciente en el grupo de alto riesgo y demanda su internación.

Los criterios para considerar una NF de bajo riesgo (NFBR) incluyen un tiempo previsto de neutropenia menor a 7 días, enfermedad oncológica en remisión, la ausencia de comorbilidades o procesos infecciosos potencialmente graves y cuidadores continentes (Tabla 28.2). Los niños con antecedentes de alergia a los antibióticos que deben ser indicados o con intolerancia oral quedan excluidos del grupo de NFBR; también se excluye de este grupo a los pacientes que recibieron trasplante de células madre hematopoyéticas.

Los pacientes considerados de bajo riesgo que son tratados ambulatoriamente deben ser controlados cada 24 horas durante el período de la NF. Dentro de las primeras 48-72 horas deben constatarse hemocultivos negativos, defervescencia de la fiebre, control del foco clínico de infección, ausencia de nuevos focos de riesgo o aparición de comorbilidades. Se debe tener en cuenta que para definir la pertenencia de un paciente al grupo de NFBR y poder establecer el manejo y seguimiento ambulatorio, es necesaria la intervención del médico hematooncólogo de cabecera. El manejo ambulatorio de la NFBR reduce la probabilidad de infecciones intrahospitalarias, el desarrollo de resistencia antibiótica, las infecciones fúngicas, el costo de la atención, e impacta positivamente en calidad de vida de los niños y sus familias.

Con el afán de predecir el riesgo de bacteriemia en un paciente con NF, Paganini y col. desarrollaron un *score* de bacteriemia (Tablas 28.3 y 28.4). Por otra parte, el mismo investigador identificó tres factores asociados con la mortalidad, sobre la base de los cuales se elaboró también un *score* de riesgo de mortalidad (Tablas 28.5 y 28.6).

Tabla 28.1 Criterios utilizados para definir neutropenia febril de alto riesgo al momento de la valoración inicial

- Edad ≥ 12 años
- Compromiso del estado general
- Intervalo entre la finalización del último ciclo de quimioterapia y el inicio de la fiebre < 7 días
- Expectativa de la neutropenia > 7 días
- Estadio de la enfermedad oncológica (no controlada, tratamientos muy mielotóxicos, leucemia en inducción, recaída, segundo tumor, síndrome de Down)
- Foco clínico de infección grave (fiebre ≥ 39 °C, celulitis facial, perineal o asociada a catéter; gingivitis necrosante o mucositis grave; enteritis del neutropénico; neumonía, neumonitis o SDRA; sepsis; *shock* séptico)
- Factores de comorbilidad graves (sangrados no controlados; CID; hipoglucemia o hipocalcemia refractaria; hipotensión; alteraciones del sensorio; falla renal o hepática)
- Fiebre intrahospitalaria
- Recaída de la fiebre intraneutropenia
- Cuidadores no confiables. Acceso dificultoso al centro de atención

SDRA: síndrome de distrés respiratorio del adulto; CID: coagulación intravascular diseminada.
Durante la internación, diversos autores sugieren agregar a los elementos citados los siguientes criterios de alto riesgo: recuento absoluto de neutrófilos ≤ $100/mm^3$; recuento absoluto de monocitos ≤ $100/mm^3$; recuento de plaquetas ≤ $50\,000/mm^3$; proteína C reactiva plasmática ≥ 90 mg/L; interleuquina 8 ≥ 300 pg/mL; presencia de bacteriemia.

Tabla 28.2 Criterios utilizados para definir neutropenia febril de bajo riesgo al ingreso

- Buen estado general
- Enfermedad oncológica en remisión
- Expectativa de neutropenia < 7 días
- Sin foco clínico de riesgo
- Ausencia de signos de comorbilidad
- Episodio de neutropenia febril extranosocomial
- Sin recaída del episodio de neutropenia febril
- Familia continente
- Tener lugar de residencia cercano al hospital

Tabla 28.3 Puntaje de riesgo de bacteriemia

Variable	Puntaje
Estadio de la enfermedad de base de riesgo	2
Mucositis	1
Neutropenia < $100/mm^3$	1

Tabla 28.4 Riesgo de bacteriemia según puntos del *score*

Puntaje	Riesgo (%)
0	1,7
1	3
2	14
3	20
4	33

Tabla 28.5 Puntaje de riesgo de mortalidad

Variable	Puntaje
Estadio avanzado de la enfermedad oncológica	3
Presencia de comorbilidad	2
Bacteriemia	1

Tabla 28.6 Riesgo de mortalidad según puntos del *score*

Puntaje	Riesgo (%)
0	0
1	0
2	0
3	0
4	5,8
5	15,4
6	40

Manejo inicial

Una breve anamnesis y una rápida evaluación del estado general y de los aspectos respiratorio y cardiovascular en la estación de triaje permiten determinar la inmediatez con la que debe asistirse a los pacientes. En los casos en que se sospeche neutropenia y fiebre posquimioterapia, se debe establecer la categorización en los niveles 1 (rojo, evaluación inmediata) o 2 (naranja, evaluación dentro de los 15 minutos). La correspondencia a uno u otro nivel estriba en la presencia o no de signos sospechosos de inestabilidad fisiológica. De esto depende, asimismo, el sector del DE donde debe asistirse al paciente.

Paciente fisiológicamente estable

Frente a un paciente neutropénico febril fisiológicamente estable, se debe interrogar a los cuidadores y examinar al niño en forma exhaustiva, al tiempo que se debe disponer la toma de muestras para cultivos e indicar el tratamiento antibiótico correspondiente, dentro de la primera hora de admisión en el DE. El tiempo de una hora como estándar de oro para la administración de antibióticos, establecido por la Campaña Internacional de Supervivencia a la Sepsis, representa actualmente una parte integral de la mayoría de los protocolos hospitalarios para el manejo de la NF.

Es mandatorio indicar un esquema antibiótico empírico de amplio espectro, de acuerdo con los patrones de sensibilidad de los gérmenes prevalentes en la institución donde el paciente recibe el tratamiento, y según la categorización de riesgo. Diversos estudios evaluaron la eficacia de los distintos antibióticos utilizados en la NF, tanto combinados como en monoterapia, sobre la base de lo cual se proponen una serie de esquemas terapéuticos posibles. Sin embargo, no se dispone de un tratamiento de aplicación universal, pues la elección definitiva del esquema empírico debe basarse en la tendencia epidemiológica local de los patógenos causantes de infecciones en pacientes neutropénicos.

Como norma general, se recomienda que los esquemas antibióticos indicados cumplan ciertas premisas esenciales, como poseer actividad bactericida en ausencia de glóbulos blancos, actividad antipseudomonas y mínima toxicidad.

Neutropenia febril de alto riesgo

Los pacientes de alto riesgo deben ser internados y se les debe administrar rápidamente antibioticoterapia intravenosa dirigida a *Pseudomonas aeruginosa* y otros patógenos gram negativos. La utilización de agentes β-lactámicos de amplio espectro, como cefepime o piperacilina/tazobactam, solos o en combinación con un aminoglucósido (amikacina o tobramicina), son esquemas iniciales recomendados en los casos de NF de alto riesgo sin foco clínico de infección (Figura 28.1). El tratamiento combinado tiene la ventaja de ampliar el espectro antibacteriano, poseer un rápido efecto bactericida y reducir la emergencia de cepas resistentes a los antimicrobianos. El esquema empírico inicial se debe adecuar luego al rescate microbiológico (si lo hubiese) y a la presencia de un foco clínico de infección.

Existen situaciones particulares en las que se recomienda la terapia combinada con un aminoglucósido: sospecha de infección asociada a catéter, sepsis (*v.* más adelante), neumonía, infección conocida por *Pseudomonas aeruginosa* y cuando el recuento de neutrófilos es <100 células/mm^3.

El uso de carbapenémicos como parte del esquema empírico inicial (imipenem o meropenem más amikacina) se recomienda en presencia de un foco abdominal (enteritis neutropénica o tiflitis), gingivitis necrosante y absceso perianal (*v.* Figura 28.1). Los aminoglucósidos no se recomiendan para ser utilizados como monoterapia.

Si bien se demostró que el uso rutinario de vancomicina no influyó sobre la mortalidad de los pacientes fisiológicamente estables con NF, la adición de este glicopéptido se recomienda frente a la sospecha clínica de infección asociada a CVC; ante la presencia de un foco clínico en piel, partes blandas u osteoarticular; cuando existe el antecedente de infección en los tres últimos meses por *Streptococcus pneumoniae* resistente a las cefalosporinas de tercera generación; si hay mucositis grave y en caso de neumonía cuando haya probabilidad clínica, radiológica y epidemiológica de que sea ocasionada por *Staphylococcus aureus*. Asimismo, la vancomicina forma parte del tratamiento inicial si el paciente se encuentra

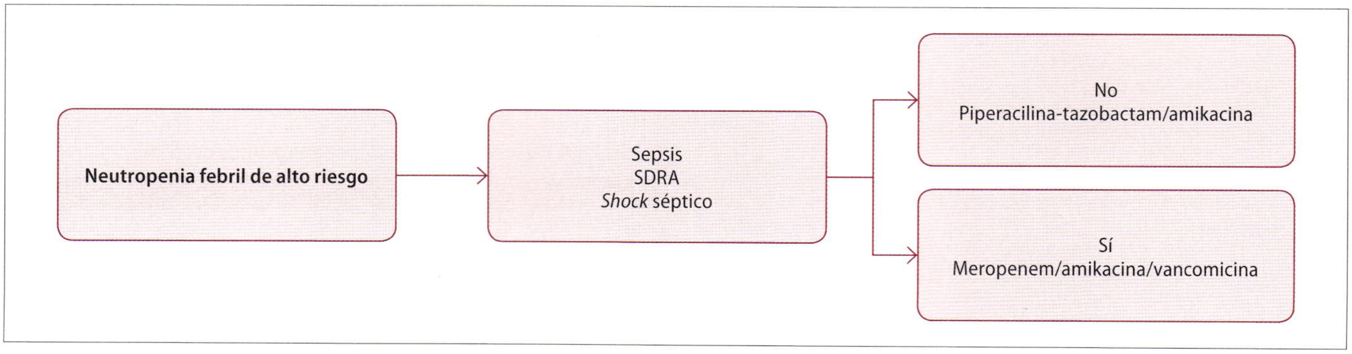

Figura 28.1 Neutropenia febril de alto riesgo: tratamiento. SDRA: síndrome de distrés respiratorio del adulto.

séptico (*v.* más adelante). Los *Staphylococcus* coagulasa negativos, que habitualmente causan bacteriemia en pacientes neutropénicos, son patógenos que rara vez producen un deterioro clínico rápido, por lo que no existe una necesidad urgente de tratar tales infecciones con vancomicina frente a la aparición de fiebre.

En pacientes con NF con foco respiratorio y un infiltrado pulmonar localizado, se recomienda indicar tratamiento antimicrobiano de amplio espectro con el agregado de un aminoglucósido y, como fue mencionado, se debe considerar el uso de vancomicina según las características clínicas, radiográficas y la probabilidad epidemiológica de infección por *Staphylococcus aureus*. Si el infiltrado pulmonar es difuso, se sugiere contemplar la etiología viral como causa probable e iniciar el tratamiento antimicrobiano de amplio espectro descrito, junto con un macrólido (eritromicina, claritromicina) y trimetoprima-sulfametoxazol, debido a la posibilidad de infección por *Mycoplasma pneumoniae* o *Pneumocystis jiroveci*, respectivamente.

En presencia de lesiones mucocutáneas compatibles con virus varicela-zóster o herpes simple, debe indicarse tratamiento con aciclovir intravenoso.

En la Tabla 28.7 se exponen las dosis, intervalos y vía de administración de los antimicrobianos de uso frecuente para el tratamiento de la NF.

Los pacientes con diagnóstico reciente de leucemia aguda, que pueden presentar blastos en sangre periférica y que aún no han iniciado quimioterapia, merecen una mención especial. Si bien pueden no cumplir con la definición estricta de neutropenia, ameritan el inicio del tratamiento antimicrobiano empírico ante la presencia de fiebre, foco clínico o signos de infección.

Neutropenia febril de bajo riesgo

En los episodios de NF de bajo riesgo se recomienda la administración de ceftriaxona sola o con amikacina como tratamiento inicial. En estos casos, es posible prescindir de los agentes con actividad antipseudomonas, ya que el riesgo de padecer una infección por este microorganismo es extremadamente bajo. De persistir los criterios de bajo riesgo al cumplirse las primeras 24 horas (hemocultivos negativos, defervescencia de la fiebre, foco clínico controlado, ausencia de focos clínicos de riesgo y de signos de comorbilidad grave), el tratamiento puede continuar por vía oral (Figura 28.2). Paganini y cols. comprobaron que el tratamiento ambulatorio en niños con NF de bajo riesgo utilizando inicialmente ceftriaxona sola o con amikacina, seguido de la administración de ciprofloxacina o cefixime por vía oral, fue seguro y eficaz. Cabe destacar que para la implementación de una estrategia terapéutica que implique el manejo ambulatorio de estos pacientes, es fundamental que el

Tabla 28.7 Dosis y vía de administración de antibióticos, antifúngicos y antivirales de uso más frecuente en NF

Droga	Dosis diaria e intervalos	Vía	Dosis máxima
Piperacilina/tazobactam	300 mg/kg/día cada 6 horas	IV	4,5 g/dosis
Cefepime	50 mg/kg/dosis cada 8 horas	IV	2 g/dosis
Ceftriaxona	75-100 mg/kg/día cada 24 horas	IV	2 g/dosis
Imipenem/cilastatin	60-100 mg/kg/día cada 6 horas	IV	4 g/día
Meropenem	60 mg/kg/día cada 8 horas	IV	1 g/dosis
Vancomicina	60 mg/kg/día cada 6-8 horas	IV	500 mg/dosis
Teicoplanina	10 mg/kg/dosis cada 12 horas (3 primeras dosis); luego 10 mg/kg/día cada 24 horas	IV	800 mg/día
Amikacina	15 mg/kg/día cada 12-24 horas	IV	1,5 g/día
Linezolid	< 12 años: 10 mg/kg/dosis cada 8 horas > 12 años y adolescentes: 600 mg cada 12 horas	IV	600 mg/dosis
Metronidazol	30 mg/kg/día cada 6-8 horas	IV	4 g/día
Aciclovir	30 mg/kg/día cada 8 horas	IV	500 mg cada 8 horas
Anfotericina B (liposomal)	5 mg/kg/día cada 24 horas	IV	Consultar en farmacia
Caspofungina	Inicial (día 1): 70 mg/m^2/día cada 24 horas; luego 50 mg m^2/día cada 24 horas	IV	Inicial (día 1): 70 mg/día; luego 50 mg/día
Fluconazol	6-12 mg/kg/día cada 24 horas	IV	400 mg/día

IV: intravenoso.
Agradecimiento: a Lucia Lorenzini por la revisión de la tabla de fármacos.

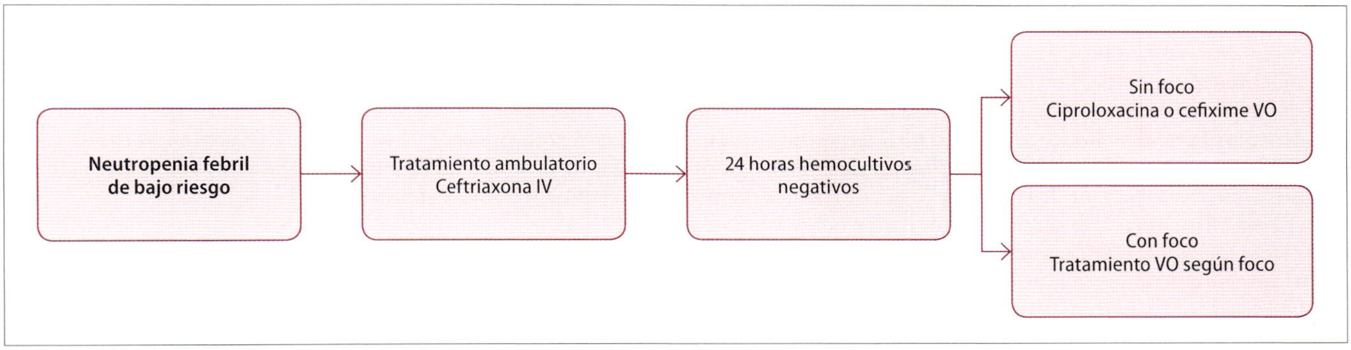

Figura 28.2 Neutropenia febril de bajo riesgo: tratamiento. IV: intravenoso; VO: vía oral.

hospital responsable cuente con capacidad de respuesta los 7 días de la semana, las 24 horas del día, y con personal entrenado en el manejo de estos pacientes. Asimismo, el paciente y su familia deben ser educados en estar alertas frente a signos clínicos sugestivos de una eventual complicación y la consiguiente necesidad de consultar de manera urgente para reevaluar la situación y, eventualmente, realizar modificaciones terapéuticas.

Paciente fisiológicamente inestable

Neutropenia y sepsis

La sepsis y el *shock* séptico representan un *continuum* de inestabilidad fisiológica creciente, que se produce en respuesta a una infección sistémica (*v.* Capítulos 32 y 53). Los niños poseen una gran reserva funcional compensatoria, y cuando los signos de *shock* se hacen evidentes, hay poco tiempo para la deliberación y resulta necesario instaurar el tratamiento de forma inmediata.

El reconocimiento inicial, la reanimación y la estabilización en las primeras horas resultan esenciales, pues la identificación temprana del cuadro condiciona el éxito terapéutico. Desafortunadamente, el diagnóstico de sepsis suele ser dificultoso en estos pacientes, dado que presentan manifestaciones clínicas sutiles, y en gran medida depende de la experiencia clínica del médico tratante.

El *shock* séptico implica disfunción cardiovascular, evidenciada clínicamente por signos de perfusión tisular inadecuada, como relleno capilar enlentecido (> 3 segundos) o muy rápido (*flash* capilar), pulsos débiles o amplios (saltones), extremidades frías y moteadas, oliguria y alteraciones del sensorio (irritabilidad, somnolencia, confusión, etc.). La presencia de hipotensión (*shock* descompensado) indica la pérdida de la reserva compensatoria, y no es requisito para el diagnóstico de *shock* séptico en pediatría. El aumento de la gravedad de las alteraciones hemodinámicas se asocia con un aumento de la mortalidad.

El tratamiento del paciente neutropénico febril en este escenario incluye la reversión de las alteraciones hemodinámicas, el mantenimiento de la perfusión de los órganos blanco y el control de la infección y su fuente. En un ámbito adecuado para realizar maniobras de reanimación, se debe proceder a la estabilización inicial del paciente, de acuerdo con los protocolos de atención de sepsis y *shock* séptico (*v.* Capítulos 32 y 53). Se debe colocar un monitor multiparamétrico, administrar oxígeno mediante máscara con reservorio y valorar la necesidad de intubación endotraqueal, la cual debe considerarse en pacientes con disminución del estado de conciencia, incapacidad para proteger la vía aérea o en aquellos con compromiso cardiovascular o respiratorio grave. Puede realizarse en cualquier momento de la secuencia de tratamiento, según el estado clínico del paciente.

Si bien no hay evidencia de que el *shock* séptico en niños con enfermedades hematooncológicas y neutropenia deba tratarse de manera diferente, es necesario señalar que muchos de estos pacientes desarrollan insuficiencia cardíaca por los múltiples tratamientos quimioterápicos recibidos (antraciclínicos, etc.), lo que obliga al médico tratante a ser extremadamente cauto con respecto al volumen de fluidos a administrar y a estar particularmente alerta a la aparición de signos mínimos de sobrecarga de volumen. Cabe recordar que los pacientes con fallo hemodinámico por disfunción miocárdica no responden a los bolos repetidos de fluidos. La carga de fluidos en esta situación da como resultado un aumento de la presión venosa y capilar, con fuga transcapilar de líquidos. Además, estos pacientes suelen presentar diversos grados de anemia, situación que podría empeorar la función miocárdica y el estado de falla energética propia del *shock*. Las recomendaciones actuales sugieren administrar trasfusiones de glóbulos rojos con valores de hemoglobina inferiores a 7 g/dL. Junto con el aporte de fluidos, el objetivo es la restauración rápida de la perfusión y oxigenación tisular, demostrada clínicamente por la normalización del relleno capilar, los pulsos centrales y periféricos, la diuresis y el estado mental. Si el paciente no responde al régimen de fluidos recomendado, se encuentra en *shock* refractario a fluidos, y se debe indicar inmediatamente la terapia con inotrópicos en el lugar donde se encuentre el niño (emergencias, internación o cuidados intensivos). Las infusiones de adrenalina o noradrenalina se presentan como primeras opciones en los casos de *shock* frío y *shock* caliente, respectivamente, y pueden ser administradas por accesos vasculares periféricos si no se dispone de un acceso vascular central (*v.* Capítulos 32 y 53).

Durante esta etapa del tratamiento, corresponde la estimación de la glucemia, la realización del hemograma y el coagulograma, la determinación de los electrolitos séricos, las enzimas hepáticas, la creatinina plasmática y la medición de gases en sangre (si la muestra es obtenida a través de un CVC, puede estimarse el valor de la saturación venosa central de oxígeno).

Los antibióticos son el tratamiento médico principal, pues se dirigen directamente a la causa subyacente de la sepsis, y existe una sólida justificación biológica para su rápida administración. La celeridad en el comienzo de la antibioticoterapia disminuye la mortalidad, acorta la duración de la disfunción orgánica y reduce el desarrollo del síndrome de disfunción orgánica múltiple, ya sea nuevo o progresivo. Si se dispone de un CVC, deben ser administrados a través de este. Idealmente, la obtención de hemocultivos debe hacerse previo al comienzo de la terapia antimicrobiana, a menos que esto retrase la administración de los antibióticos. La identificación de un patógeno tiene implicancias sobre el tipo y la duración del tratamiento antibiótico, y permite reconocer los patrones de resistencia.

El desarrollo de nuevas tecnologías moleculares, tales como la reacción en cadena de la polimerasa en tiempo real, posibilita el diagnóstico microbiológico más rápido que los hemocultivos, y podría identificar patógenos, incluso después de la administración de la terapia antimicrobiana. Por el momento, los nuevos diagnósticos moleculares son relativamente caros, no son suficientes para todos los patógenos y sensibilidades a los antibióticos y no se encuentran universalmente disponibles.

El esquema antibiótico empírico propuesto en la sepsis neutropénica incluye el uso de carbapenémicos (meropenem o imipenem) más aminoglucósidos (amikacina) y un glicopéptido (vancomicina) (*v.* Figura 28.1 y Tabla 28.7). En estos casos, debe considerarse, además, el agregado empírico de tratamiento antifúngico. Los organismos productores de carbapenemasas, incluidas las especies de *Klebsiella* y *Pseudomonas aeruginosa*, pueden causar infecciones refractarias al imipenem o al meropenem, y pueden requerir tratamiento con colistina o tigeciclina. En casos de pacientes colonizados con enterococo resistente a la vancomicina, se puede considerar el uso de linezolid (*v.* Tabla 28.7).

Finalmente, se enfatiza una vez más en la importancia del reconocimiento precoz y el tratamiento oportuno, incluida la administración empírica de antibióticos de amplio espectro, dentro de la primera hora de atención.

Acceda al eBook para consultar la lista de bibliografía. Consulte las indicaciones en la retiración de tapa.

29

Anafilaxia y *shock* anafiláctico

Juan B. Dartiguelongue

La anafilaxia es un síndrome multisistémico grave, de instauración brusca y potencialmente mortal, ocasionado por la degranulación masiva de mastocitos y basófilos. Puede ser producido por reacciones inmunológicas (mediadas por IgE, IgG o el sistema complemento), o por mecanismos no inmunológicos (estimulación directa de antígenos sobre la superficie de mastocitos y basófilos) (Tabla 29.1). Los antígenos que más frecuentemente generan este tipo de reacciones se encuentran en diversos tipos de alimentos, fármacos, venenos de animales y picaduras de insectos (*v.* Tabla 29.1).

Los alimentos (huevo, maní, nueces, leche, pescados, mariscos, etc.) y los fármacos (antibióticos β-lactámicos, antiinflamatorios no esteroides, etc.) son las causas más frecuentes de anafilaxia en la edad pediátrica. Llamativamente, existe una marcada variación geográfica e individual en cuanto al gatillo antigénico que induce el fenómeno alérgico, y la gravedad del episodio.

Las inmunizaciones (vacuna triple viral, influenza, etc.) únicamente son responsables de menos de un episodio de anafilaxia por cada millón de dosis administradas. La anafilaxia inducida por el ejercicio, el frío o el calor, así como la anafilaxia idiopática, son muy poco frecuentes en niños.

Tabla 29.1 Causas más frecuentes de anafilaxia

Mecanismos inmunológicos		Mecanismos no inmunológicos
Antígenos (reacciones mediadas por IgE)	**Gatillos inmunes (reacciones no mediadas por IgE)**	**Activación directa de mastocitos y basófilos**
▪ Alimentos (maní, nueces, pescados, mariscos, leche, huevo, especias, colorantes, etc.) ▪ Fármacos (antibióticos, AINE, agentes biológicos, quimioterápicos, etc.) ▪ Picaduras de insectos (veneno de himenópteros y vinchucas) ▪ Látex, inhalantes, polen	▪ Reacciones mediadas por IgG (dextranos de alto peso molecular, infliximab) ▪ Activación del sistema de la coagulación (condroitín sulfato) ▪ Activación del complemento por inmunocomplejos (protamina) ▪ Activación directa del complemento (propofol)	▪ Estímulos físicos (ejercicio, frío, calor, etc.) ▪ Fármacos (opioides, AINE, vancomicina, meperidina) ▪ Sustancias de contraste radiológico ▪ Alcohol (etanol)

Fisiopatología

Clásicamente, las reacciones de hipersensibilidad mediadas por IgE describen los fenómenos inmunoalérgicos que se producen durante la anafilaxia. La exposición inicial a un antígeno induce la formación de IgE específicas, que luego se unen a los receptores Fc de alta afinidad presentes en la superficie de mastocitos tisulares y basófilos circulantes. Frente a una nueva exposición, el antígeno se liga directamente a las IgE de estas superficies, lo cual resulta en la activación y la degranulación celulares. Este fenómeno puede presentarse, asimismo, mediante la activación del complemento o por acción directa de diversos antígenos sobre la superficie de mastocitos y basófilos (*v.* Tabla 29.1).

La liberación a la circulación sistémica de enzimas (triptasa), citoquinas, quimioquinas y múltiples mediadores de la inflamación (histamina, prostaglandinas D2, leucotrienos, etc.) es responsable de los fenómenos iniciales que se producen en la anafilaxia, como vasodilatación y aumento de la permeabilidad vascular y del tono bronquial (broncoespasmo). Asimismo, genera el reclutamiento de nuevas células inflamatorias (particularmente, eosinófilos y neutrófilos), que potencian y amplifican la reacción inflamatoria inicial, lo cual justifica los signos y los síntomas sistémicos característicos de esta entidad.

Clasificación

La mayoría de los episodios de anafilaxia comienzan de manera súbita, se intensifican y luego de un tiempo resuelven, particularmente si fueron tratados de manera adecuada. Sin embargo, ciertas reacciones anafilácticas pueden recurrir luego de horas o días de la resolución, o bien pueden no resolver por completo. Se describen tres patrones temporales de anafilaxia:

- Anafilaxia unifásica: constituye el tipo de reacción más frecuente (80%-90% de los episodios). Tiene su máxima expresión clínica 30-60 minutos luego del inicio de los síntomas, y resuelve por completo, en forma espontánea o gracias al tratamiento, en los próximos 30-60 minutos.
- Anafilaxia bifásica: se caracteriza por una respuesta unifásica seguida de un período asintomático (entre 30 minutos y, menos frecuentemente, 72 horas), tras el cual se produce una segunda reacción, sin que haya mediado una nueva exposición al factor desencadenante. La incidencia estimada varía entre el 10%-20% de los episodios. La forma de presentación clínica no necesariamente mimetiza al episodio inicial, y si bien no se han identificado con claridad predictores de recurrencia o de gravedad, la demora en el tratamiento inicial y la magnitud del primer episodio parecen estar relacionados.
- Anafilaxia prolongada: es aquella reacción que puede prolongarse por horas o días sin evidencia clínica de resolución de los síntomas. Su incidencia es muy baja.

Manifestaciones clínicas

La anafilaxia puede presentarse como una amplia combinación de signos y síntomas. Los más frecuentemente encontrados son los siguientes:

- Afectación de piel y mucosas: está presente en el 80%-90% de los episodios. Incluye sudoración profusa; urticaria generalizada; prurito; eritema; edema de labios, lengua y úvula; edema periorbitario y conjuntival.

- Compromiso respiratorio: está presente en el 70%-90% de los episodios. Incluye rinorrea, congestión nasal, disfonía, tos, sensación de estrechamiento faríngeo, estridor, dificultad respiratoria y sibilancias.
- Compromiso gastrointestinal: está presente en el 45% de los episodios. Incluye náuseas, vómitos, diarrea y dolor abdominal tipo cólico.
- Compromiso cardiovascular: está presente en el 45% de los episodios. Incluye hipotensión, relleno capilar enlentecido, síncope, mareos, hipotonía, taquicardia y arritmias.
- Compromiso neurológico: es la manifestación clínica menos frecuente. Incluye mareos, temblor, desorientación y convulsiones.

Por lo general, los signos y los síntomas se manifiestan segundos a minutos luego de la exposición al factor desencadenante. Rara vez, después de horas. Sin embargo, el curso clínico de la anafilaxia suele ser impredecible. Puede tratarse de un episodio leve de resolución espontánea (por producción de mediadores endógenos que amortiguan el fenómeno inflamatorio, como la adrenalina, la angiotensina II o la endotelina I), o bien progresar en el curso de minutos al compromiso grave de la función cardiorrespiratoria.

Factores de riesgo

Diversas situaciones clínicas ocasionadas por fenómenos inmunoalérgicos pueden asociarse con el desarrollo de episodios graves: broncoespasmos a repetición, asma, eccema, dermatitis atópica y mastocitosis.

La muerte por anafilaxia se debe, por lo general, al compromiso respiratorio grave por incapacidad ventilatoria obstructiva (alta o baja), o bien al colapso cardiovascular.

Diagnóstico

El diagnóstico de anafilaxia es clínico, y se fundamenta en la presencia de signos y síntomas. Asimismo, implica recopilar una historia detallada del episodio y de la exposición a eventuales antígenos o factores desencadenante en los minutos u horas previos al comienzo de los síntomas.

Actualmente, se describen tres criterios diagnósticos para anafilaxia. Cada uno de ellos fue diseñado para escenarios clínicos distintos. La anafilaxia es altamente probable cuando el paciente, de acuerdo con su situación clínica, cumple con alguno de ellos.

Criterio clínico 1

Aplicable en pacientes sin episodios de anafilaxia previa, y sin alérgenos ni factores desencadenantes conocidos o potenciales.

Se caracteriza por el inicio agudo (minutos a horas) de signos y síntomas que involucren la piel o las mucosas (urticaria, prurito, eritema, edema de labios, lengua o úvula) más uno de los siguientes:

- Compromiso respiratorio (dificultad respiratoria, sibilancias, estridor, hipoxemia, disminución del pico flujo espiratorio, etc.).
- Hipotensión (Tabla 29.2) o signos y síntomas de mala perfusión periférica, como relleno capilar enlentecido (> 2-3 segundos), pulsos débiles, hipotonía, extremidades frías de aspecto moteado, síncope, etc.

Tabla 29.2 Criterios para definir hipotensión

- Presión sistólica < 70 mmHg de 1 mes a 1 año
- Presión sistólica < (70 mmHg + 2 x edad en años) de 1-10 años
- Presión sistólica < 90 mmHg de 11-17 años
- Disminución de la presión sistólica > 30%

Criterio clínico 2

Aplicable en pacientes expuestos a una sustancia que probablemente sea un alérgeno, o a un factor desencadenante.

Se caracteriza por la presencia de dos o más de los siguientes, que se manifiesten minutos a horas luego de la exposición al presunto alérgeno o factor desencadenante:

- Compromiso de piel y mucosas (urticaria, prurito, eritema, edema de labios, lengua o úvula).
- Compromiso respiratorio (dificultad respiratoria, sibilancias, estridor, hipoxemia, disminución del pico flujo espiratorio, etc.).
- Hipotensión (*v.* Tabla 29.2) o signos y síntomas de mala perfusión, como relleno capilar enlentecido (> 2-3 segundos), pulsos débiles, hipotonía, extremidades frías de aspecto moteado, síncope, etc.
- Signos y síntomas gastrointestinales persistentes (dolor abdominal tipo cólico, diarrea, vómitos, etc.).

Criterio clínico 3

Aplicable en pacientes expuestos a un alérgeno o factor desencadenante conocido:

- Hipotensión (*v.* Tabla 29.2) que se manifiesta minutos a horas luego de la exposición a un alérgeno o factor desencadenante conocido.

Diagnósticos diferenciales

Incluyen los fenómenos vasovagales y los ataques de pánico; el agioedema hereditario; el estado asmático; la traqueítis, la laringitis y la urticaria pigmentosa; las convulsiones; las alteraciones de las cuerdas vocales; la mastocitosis sistémica; el feocromocitoma, y la presencia de un cuerpo extraño que ocluya la vía aérea superior.

Tratamiento

El tratamiento debe comenzar inmediatamente con la sospecha clínica (Figura 29.1). La intervención inicial y más importante consiste en la administración rápida de adrenalina intramuscular, preferentemente en la cara anterolateral del muslo. Al mismo tiempo, el manejo incluye las siguientes actuaciones:

- Asegurar la vía aérea (intubación en caso de obstrucción alta grave).
- Asegurar la ventilación y la perfusión.
- Controlar los signos vitales y colocar un monitor multiparamétrico, con oximetría de pulso.
- Administrar oxígeno al 100% por máscara con reservorio (12-15 L/min).
- Colocar al paciente en posición supina, con los pies elevados.
- Colocar un acceso vascular periférico o intraóseo.
- Si hay compromiso hemodinámico, expandir con solución salina al 0,9%, 20 mL/kg en 5-10 min.
- Eliminar, de ser posible, el factor desencadenante (p. ej., detener la infusión de una medicación).

Adrenalina

La administración inmediata de adrenalina intramuscular (IM) revierte eficazmente los signos y los síntomas de anafilaxia, y disminuye su morbimortalidad. El efecto α_1 adrenérgico aumenta la resistencia vascular sistémica por vasoconstricción, el efecto β_1 adrenérgico aumenta la contractilidad miocárdica y la frecuencia cardíaca, y el efecto β_2 adrenérgico produce

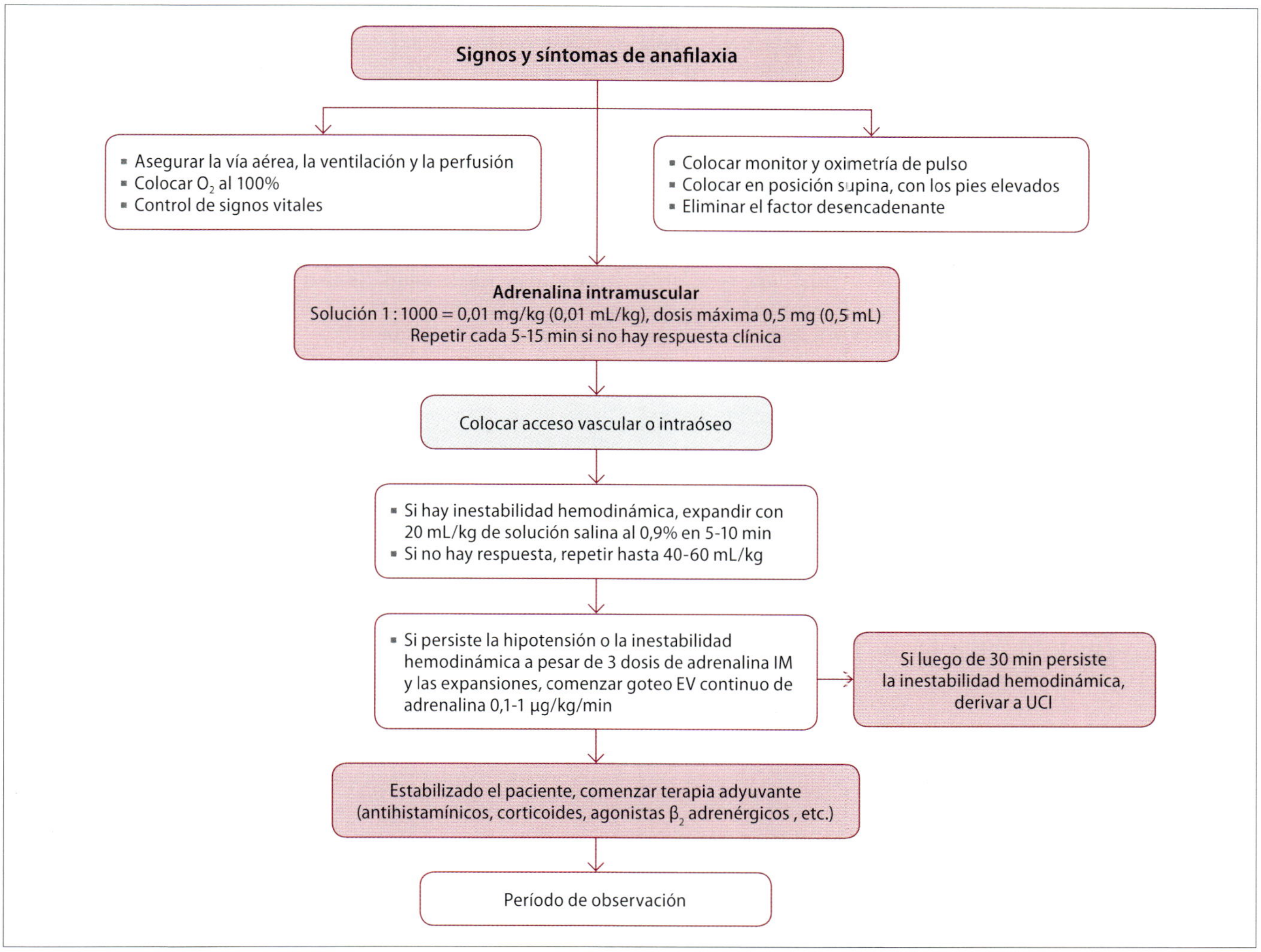

Figura 29.1 Secuencia de manejo de la anafilaxia y del *shock* anafiláctico. (Modificado de: Lane RD, Bolte RG. Pediatric anaphylaxis. Pediatr Emerg Care 2007; 23 (1): 49-56; quiz 57-60).

broncodilatación y disminuye la liberación de mediadores inflamatorios por los mastocitos y basófilos.

Se administra la solución 1 : 100 (1 mg = 1 mL):

- Dosis: 0,01 mg/kg (0,01 mL/kg) IM, en la cara anterolateral del muslo.
- Dosis máxima: 0,5 mg (0,5 mL).
- Si no hay respuesta clínica, repetir la dosis a los 5-15 minutos.

No se recomienda administrar la solución de adrenalina 1 : 1000 endovenosa, por el elevado riesgo de complicaciones (hipertensión arterial grave, arritmias ventriculares, edema agudo de pulmón, etc.).

Goteo endovenoso continuo

Si luego de tres dosis de adrenalina IM y de 40-60 mL/kg de solución salina al 0,9% persiste la hipotensión o la inestabilidad hemodinámica (relleno capilar > 2-3 segundos, pulsos débiles, etc.), se recomienda iniciar un goteo endovenoso continuo de adrenalina por vía periférica (o, eventualmente, intraósea):

- Dosis: 0,1-1 µg/kg/min, con monitoreo cardiovascular y de la presión arterial no invasivo, saturometría continua y control clínico estricto.
- Si luego de 30 minutos del goteo no se observa mejoría clínica, derivar a unidad de cuidados intensivos pediátricos (UCI).

Se recomienda que el goteo endovenoso sea instrumentado por personal entrenado, con experiencia y capacidad de titulación clínica de la dosis administrada.

Armado del goteo endovenoso

Diluir 1 mL de adrenalina 1 : 1000 (1 mg = 1 mL) en 100 mL de solución salina al 0,9% o dextrosa al 5%. Esta preparación contiene 10 µg de adrenalina por cada mL (1 µg = 0,1 mL).

Ejemplo para un paciente de 10 kilos:

- Dosis de inicio 0,1 µg/kg/minuto = 1 µg/minuto = 0,1 mL/minuto.
- Goteo convertido a mL/hora (dosis multiplicada por 60) = 6 mL/hora.

Ejemplo para un paciente de 20 kilos:

- Dosis de inicio 0,1 µg/kg/minuto = 2 µg/minuto = 0,2 mL/minuto.
- Goteo convertido a mL/hora (dosis multiplicada por 60) = 12 mL/hora.

Fluidos endovenosos

Si el paciente se encuentra hipotenso (*v.* Tabla 29.2) o con signos clínicos de mala perfusión periférica (relleno capilar enlentecido, pulsos débiles, taquicardia, etc.) luego de la primera dosis de adrenalina IM (*v.* Figura 29.1), iniciar expansiones con 20 mL/kg de solución salina al 0,9% en 5-10 min, hasta 40-60 mL/kg.

Tratamiento adyuvante

Glucocorticoides

Su efecto antiinflamatorio tarda horas en aparecer. Están indicados por su posible capacidad para prevenir reacciones bifásicas o prolongadas, si bien no hay evidencia concluyente que avale esta indicación. Se recomienda la utilización de metilprednisona 1-2 mg/kg/día (vía oral) o dexametasona 0,3-0,6 mg/kg/día (vía endovenosa) por 48 horas.

Antihistamínicos

Se utilizan como adyuvantes para disminuir el prurito y la urticaria. Los más utilizados son los antagonistas de los receptores H_1. No poseen efectos a nivel respiratorio, cardiovascular ni abdominal. Su acción comienza luego de 30-40 minutos de haber sido administrados. Se recomienda utilizar difenhidramina 1 mg/kg/día (vía oral o endovenosa) por 48 horas.

Broncodilatadores

Los agonistas β_2 adrenérgicos pueden ser útiles en pacientes que se presentan con broncoespasmo, particularmente en individuos asmáticos.

Observación y seguimiento

La observación clínica se realiza en todos los pacientes luego de haber resuelto el episodio de anafilaxia. Su duración se establece de acuerdo con la gravedad del episodio, la capacidad del paciente y su familia para reconocer los signos de alarma y el acceso al sistema de salud. Si bien muchos expertos recomiendan un tiempo de observación de 6-8 horas, por lo general se sugiere extenderlo por 24 horas.

Los pacientes con mayor riesgo de desarrollar un patrón bifásico son aquellos que poseen el antecedente de haberlo desarrollado, los asmáticos, cuando hay posibilidades de que continúe la absorción del antígeno que ocasionó el episodio, o bien cuanto más grave haya sido la sintomatología.

Acceda al eBook para consultar la lista de bibliografía. Consulte las indicaciones en la retiración de tapa.

30

Crisis asmática

Verónica Giubergia

El asma es la enfermedad crónica más frecuente de la infancia. Trescientos millones de personas de todas las edades tienen asma (el número probablemente sea mayor, debido al subdiagnóstico), con el mayor número de casos en la edad pediátrica. En niños, la prevalencia del asma está en aumento, especialmente en los países de bajos y medianos ingresos como la Argentina (niños de 6-7 años, 16,4%; niños de 13-14 años, 10,9%), en contraposición con los de altos ingresos, donde se ha estabilizado o está en descenso. En el Reino Unido, las últimas cifras muestran una prevalencia del 6,5%, y en los Estados Unidos, del 8,5%, lo que representa 6,2 millones de niños con asma. Más de la mitad de estos casos presentaron una o más exacerbaciones en el último año, y se perdieron alrededor de 10,5 millones de días escolares debido al asma. En el Reino Unido, cada 20 minutos un niño es internado por una crisis asmática. Durante un período casi contemporáneo, en Francia, la tasa de internación infantil estandarizada por edad aumentó un 2,5% por año, lo que demuestra serias dificultades en el control de esta entidad, aun en países desarrollados.

Las crisis asmáticas son consideradas la emergencia médica más frecuente en pediatría y suponen alrededor del 5% de los motivos de consulta, que pueden alcanzar cifras cercanas al 15% durante los meses de otoño e invierno. Alrededor del 15% de los pacientes requieren ingreso hospitalario en la sala de emergencias o en la internación y, con menos frecuencia, en unidades de cuidados intensivos pediátricos (UCI). Se estima que las exacerbaciones son responsables de más del 80% de los costos directos asociados con el asma.

Hoy, como hace cuarenta años, el asma pone en riesgo de vida a los afectados. A nivel mundial, anualmente ocurren 400 000 muertes prematuras y evitables por asma. En pediatría, la mayoría de los decesos suceden en adolescentes que viven en países con bajos y medianos ingresos, antes de que ingresen al hospital.

El aumento de los tratamientos controladores como los corticoides inhalados (CI), más recientemente en combinación con los agonistas β_2 adrenérgicos de acción prolongada (LABA, *long-acting* β*-agonists*), como el salmeterol y el formoterol, se asoció con una reducción progresiva de la mortalidad por asma en pacientes de entre 5 y 34 años a nivel mundial. De 0,62 muertes por 100 000 personas/año en el bienio 1985-86 se pasó a 0,23 muertes por 100 000 personas/año en los años 2004-2005, lo que supone una reducción del 63% en dicho período. Sin embargo, según cifras publicadas recientemente, no hubo un cambio apreciable en la mortalidad global por asma desde el año 2006 en adelante.

En la Argentina, el asma ocasiona más de cuatrocientas muertes anuales, de las cuales el 10% suceden en niños, jóvenes y adultos jóvenes (entre 5 y 39 años), y más de quince mil hospitalizaciones por año. Esto ocurre en individuos con asma no controlada adecuadamente. Puede pensarse que la cifra de fallecidos no es muy alta, pero debe considerarse que son muertes evitables en el 100% de los casos.

Definición

La crisis asmática (exacerbación aguda de asma, ataque de asma o exacerbación asmática) se caracteriza por dificultad respiratoria progresiva, tos, sibilancias y opresión torácica, o una combinación de estos síntomas que justifica una modificación del tratamiento. Puede ser el debut o la primera manifestación de la enfermedad.

Las exacerbaciones del asma no afectan por igual a todos los pacientes. Algunos niños rara vez desarrollan crisis, mientras que otros son propensos a exacerbaciones y presentan crisis recurrentes. La variación en la susceptibilidad al desarrollo de exacerbaciones aún es desconocida, probablemente porque se han realizado pocos estudios en pacientes con asma adecuadamente caracterizada. Cohortes de pacientes adultos con asma grave muestran que, si bien solo el 21% de los pacientes desarrollan exacerbaciones recurrentes, estos sujetos representan el 61% del total de exacerbaciones y fueron responsables de la mayoría de las internaciones asociadas con el asma.

Epidemiología

El asma aguda sigue siendo una enfermedad predominante de la primera infancia. Los varones se ven afectados con más frecuencia hasta la pubertad. A partir de ese momento, las mujeres tienen más probabilidades de presentar asma aguda durante toda la vida. En términos de estacionalidad, hay un pico de eventos cuando los niños regresan a la escuela en otoño, asociado con la presencia de infecciones virales. Los niños más pequeños y los adultos experimentan aumentos menos pronunciados después de esa época del año.

Factores desencadenantes

Una crisis asmática puede ser desencadenada por diversos factores, como infecciones de la vía aérea superior (particularmente de origen viral), polución ambiental, cambios climáticos, situaciones emocionales intensas, ejercicio y exposición a alérgenos, alimentos o fármacos, como los β-bloqueantes y los antiinflamatorios no esteroides.

Diversas observaciones clínicas sugieren que la tasa de aparición de una crisis puede variar y depender del desencadenante inicial. Las crisis secundarias a desencadenantes conocidos, como una infección viral, varían en su perfil inflamatorio, y esto puede deberse a la interacción entre el fenotipo inflamatorio basal y la carga inflamatoria adicional, inducida durante una exacerbación.

Se ha descrito exhaustivamente la variación estacional de las exacerbaciones del asma, especialmente en niños. En particular, durante el aumento marcado que se observa cuando los niños regresan a la escuela en otoño.

En los niños en edad escolar, la prevalencia comunitaria de rinovirus (RV) es el predictor más importante. El 80%-85% de las exacerbaciones del asma en la infancia son desencadenadas por virus, y el RV es el más frecuente. Ciertas cepas de RV están más relacionadas con el asma aguda. En la población pediátrica, las cepas de RV-C se detectaron hasta en el 59% de los casos y se asocian con mayor gravedad. Las infecciones con cepas RV-A requieren un título viral más alto para desencadenar una exacerbación, mientras que las cepas RV-B son relativamente benignas.

Además de las infecciones virales agudas, bacterias como *Moraxella catarrhalis*, *Streptococcus pneumoniae* y *Haemophillus influenzae* pueden predisponer al desarrollo de una crisis asmática, si bien el rol de la infección bacteriana aguda como desencadenante sigue sin clarificarse.

Los factores ambientales influyen en las exacerbaciones del asma. Se ha demostrado que la duplicación de los niveles de polen y de esporas de hongos aumenta el número de internaciones por asma.

Una vez que la vía aérea reacciona ante estímulos desencadenantes, tanto alérgicos como no alérgicos, la consecuencia puede ser un episodio de inflamación aguda o perpetuar la inflamación crónica.

Factores de riesgo

Se han identificado diversos factores de riesgo evitables, relacionados con la internación por asma, en al menos dos tercios de la población de pacientes asmáticos:

- Una crisis de asma previa es el predictor más relevante para el desarrollo de crisis futuras.
- La falta de control del asma se asocia frecuentemente, aunque no siempre, con el desarrollo de crisis asmáticas.
- La gravedad del asma no se asocia directamente con las exacerbaciones. Las crisis de asma, incluso las fatales, pueden presentarse en niños con asma leve o bien controlada (*v.* Capítulo 69).

Exacerbación de asma reciente

En niños, haber padecido exacerbaciones graves parece ser el predictor más relevante. El antecedente de asma casi fatal y de internaciones en el último año, de ingreso a la UCI, el uso elevado de agonistas β_2 adrenérgicos (salbutamol) y la asistencia recurrente al servicio de emergencias son factores asociados con mayor riesgo de desarrollar una crisis grave, asma casi fatal o muerte.

Falta de control del asma

La falta de control del asma no siempre precede a una crisis. Las exacerbaciones pueden producirse y se producen en niños con aparente buen control del asma y sin antecedentes de crisis recientes.

El asma no controlada no garantiza que un niño presente un ataque de asma, y la gravedad del asma puede no estar relacionada con el riesgo de desarrollar una crisis, especialmente en los grupos de menor edad. Quizá una de las características más preocupantes del asma aguda es el hecho de que las crisis de asma fatales pueden presentarse independientemente del nivel de gravedad de la enfermedad.

La mala percepción del nivel real de control puede explicar, al menos en parte, cierta falta de asociación entre el grado de control del asma y el desarrollo posterior de una crisis asmática.

Factores demográficos

En pediatría, cuanto menor sea la edad del niño, mayor es el riesgo de desarrollar una crisis asmática, de modo similar a la obesidad.

Se ha planteado que las etnias afroamericana y puertorriqueña se asocian con mayor riesgo de exacerbaciones y consultas al servicio de emergencias. Sin embargo, el impacto de la etnia en la frecuencia de exacerbaciones asmáticas es complejo, y probablemente se encuentre relacionado con muchos otros factores, además del genético. Por último, la mala adherencia a los tratamientos controladores puede aumentar el riesgo de exacerbaciones.

Función pulmonar – Espirometría

La disminución del cociente entre el volumen espiratorio forzado en el primer segundo y la capacidad vital forzada (VEF_1/CVF) se asocia con mayor riesgo de crisis de asma. Un VEF_1 < 80% del previsto se asocia con mayores consultas al servicio de emergencias, especialmente en niños de etnia negra.

Biomarcadores

Existe evidencia de que el aumento de diversos biomarcadores, como la inmunoglobulina E (IgE) plasmática y los eosinófilos circulantes, se asocian con mayor riesgo de exacerbaciones.

Factores medioambientales

La falta de acceso a la atención médica se asocia con mayor riesgo de crisis. Los niños expuestos al humo del tabaco presentan el doble de posibilidades de ser internados. Asimismo, contaminantes como el ozono y las partículas en suspensión pueden generar exacerbaciones, especialmente cuando se combinan con la exposición a virus y alérgenos.

Fisiopatología

En el asma aguda se produce una obstrucción generalizada de la vía aérea, como consecuencia de la exposición a un factor desencadenante que produce un aumento desmedido de la inflamación y de la reactividad bronquial. Este perfil inflamatorio es, fundamentalmente, de tipo Th2. Se caracteriza por la liberación de interleuquinas 5, 4 y 13 por las células T auxiliares de tipo 2 (Th2), y las células linfoides innatas de tipo 2, que en conjunto favorecen la migración de los eosinófilos hacia la vía aérea.

Un hallazgo frecuente es el engrosamiento de la membrana basal del epitelio bronquial, asociado con la infiltración de eosinófilos, hipertrofia e hiperplasia del músculo liso de la vía aérea y signos de inflamación en las arterias y arteriolas pulmonares y bronquiales adyacentes.

La disminución del diámetro de la vía aérea no solo se produce por el espasmo del músculo liso bronquial, sino también por el aumento de la permeabilidad capilar y de las secreciones bronquiales, que conducen a la obstrucción de la pequeña vía aérea. Todos estos mecanismos confluyen para aumentar la resistencia al flujo de aire.

La sumatoria de estos efectos genera incapacidad ventilatoria de tipo obstructiva. El aumento de la resistencia de la vía aérea, con hiperinsuflación pulmonar y atrapamiento aéreo, provoca un desajuste entre la ventilación y la perfusión pulmonar y, clínicamente, esta situación conduce a un aumento del trabajo respiratorio, hipoxemia e insuficiencia respiratoria, con eventual retención de dióxido de carbono (CO_2) y desarrollo de acidosis respiratoria. Si la obstrucción bronquial es completa, se generan atelectasias segmentarias o subsegmentarias y, como resultado, se profundiza la hipoxemia y se favorece el desarrollo de hipercapnia.

Presentación clínica y evaluación de la gravedad

Los cambios fisiopatológicos y la respuesta fisiológica a la obstrucción de la vía aérea, la hipoxemia, la hipercapnia y la acidosis condicionan la aparición de los signos y síntomas que se utilizan para evaluar la gravedad del episodio y la respuesta al tratamiento (Tabla 30.1).

El aumento del trabajo muscular y de la frecuencia respiratoria, el uso de músculos respiratorios accesorios, la taquicardia, la presencia de palidez con sudoración, la ansiedad, la agitación, el paro cardiorrespiratorio o la muerte súbita son manifestaciones y consecuencias clínicas bien conocidas. Los síntomas más característicos son los siguientes:

- Aumento de la tos, especialmente nocturna.
- Presencia de taquipnea o sibilancias.
- Reducción de la tolerancia al ejercicio, con tendencia repentina al sedentarismo.
- Falta de apetito, palidez, rinorrea y obstrucción nasal.

El asma aguda puede cursar como una enfermedad leve que responde con rapidez a los broncodilatadores, o bien puede suponer una urgencia médica en cuestión de horas o días. En términos generales, se han descrito dos fenotipos clínicos: crisis de inicio y recuperación rápidos (≤ 10%) y crisis de inicio más lento, con recuperación más lenta (≥ 90%) (Figura 30.1).

Tanto en las crisis de inicio rápido como en las de inicio lento, el desencadenante en > 75% de los casos es la infección del tracto respiratorio superior, aunque en el grupo de inicio rápido se observan con mayor frecuencia otros desencadenantes, como alérgenos, ejercicio o estrés.

A pesar de que la función pulmonar puede ser similar, los pacientes que desarrollan crisis de inicio rápido presentan una significativa mejoría de la función pulmonar luego del tratamiento inicial, a diferencia de los pacientes con crisis de inicio lento.

Una característica de las exacerbaciones asmáticas es que tanto los factores que contribuyen con su aparición, como los

Tabla 30.1 Estimación de la gravedad de una exacerbación asmática (Guía de diagnóstico y tratamiento: asma bronquial en niños ≥ 6 años)*

	Leve	Moderada	Grave	CRIA
Disnea	Al caminar; puede acostarse	Al hablar, llanto corto; dificultad para alimentarse; prefiere sentarse	En reposo; no puede alimentarse; inclinado hacia adelante	Exhausto
Lenguaje	Normal	Frases cortas	Palabras	–
Conciencia	Normal	Generalmente excitado	Excitado	Confuso
Frecuencia respiratoria	Aumentada**	≤ 30/min en > 5 años	> 30/min en > 5 años	–
Uso de músculos accesorios	No	Si, algunos	Si, todos	Movimientos toraco-abdominales paradojales
Sibilancias	Espiratorias	Espiratorias/inspiratorias	Disminuidas	Silencio respiratorio
Frecuencia cardíaca	< 100/min	≤ 125/min en > 5 años	> 125/min en > 5 años	Bradicardia
Saturación de O_2	> 95%	91%-95%	< 90%	–
$PaCO_2$	< 45 mmHg	< 45 mmHg	> 45 mmHg	–
PFE o VEF1***	70%-90%	50%-70%	30%-50%	< 30%

CRIA: claudicación respiratoria inminente aguda; PFE: pico flujo espiratorio; VEF_1: volumen espiratorio forzado en el primer segundo.
* Sociedad Argentina de Pediatría. Actualización 2021. Disponible en: https://www.sap.org.ar/area-profesional/consensos.html.
** De acuerdo con la edad.
*** En pacientes entrenados o capacitados previamente.

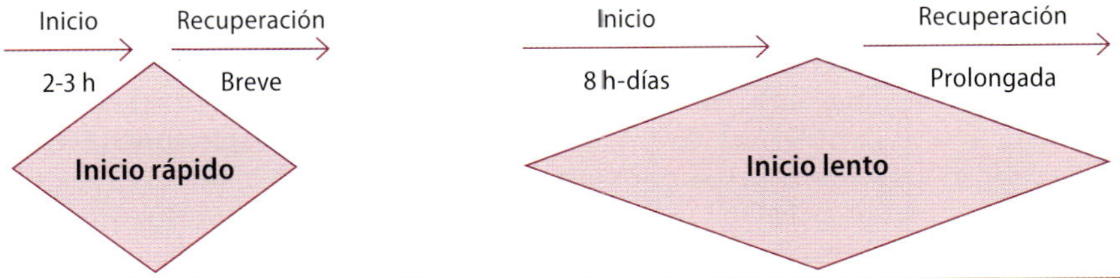

Características	Inicio rápido (< 3 h)	Inicio lento
Frecuencia	▪ Baja (menor al 20%)	▪ Elevada (80%-90%)
Desencadenantes	▪ En muchos casos causas conocidas: alérgenos, irritantes inhalados, exposición a antiinflamatorios no esteroides	▪ Secundaria a infecciones de la vía aérea superior
Gravedad de la presentación	▪ Mayor gravedad inicial ▪ Mayor probabilidad de cuidados intensivos e intubación	
Inflamación de la vía aérea	▪ Neutrófilos > eosinófilos	▪ Eosinófilos > neutrófilos
Secreciones en la vía aérea	▪ Escasas o ausentes	▪ Secreciones viscosas abundantes
Tiempo de recuperación	▪ Mejoría de la función pulmonar con el tratamiento ▪ Internación breve	▪ Menor respuesta al tratamiento ▪ Internación más prolongada
Otras	▪ Acortamiento de las fibras del músculo liso de la vía aerea	▪ Engrosamiento de la membrana basal de la vía aérea ▪ Mayor utilizacion del sistema de salud

Figura 30.1 Fenotipos clínicos de las exacerbaciones de asma. (Modificado de: Martin MJ, Beasley R, Harrison TW. Towards a personalised treatment approach for asthma attacks. Thorax 2020; 75 (12): 1119-29).

antecedentes y su evolución, tienden a repetirse en el mismo paciente a lo largo del tiempo. Si el paciente estuvo internado en la UCI, conlleva mayor gravedad en caso de que se repita una exacerbación, del mismo modo que si recientemente fue egresado del hospital.

Durante la valoración de un paciente con crisis asmática, es fundamental realizar una estimación de la gravedad de la exacerbación para poder establecer un plan de tratamiento y cuidados adecuados (*v.* Tabla 30.1). El primer contacto del paciente en el servicio de emergencias es con el triaje, donde a cada niño se le asigna un nivel de gravedad que ayuda a priorizar su atención. Se han desarrollado diferentes sistemas de triaje en el ámbito pediátrico. Uno de los más utilizados consta de cuatro niveles de gravedad:

- Nivel I: resucitación. Falla cardiorrespiratoria: atención médica inmediata.
- Nivel II: emergencia. Falla respiratoria: demora máxima de atención de 15 minutos.
- Nivel III: dificultad respiratoria. Demora máxima de atención de 30 minutos.
- Nivel IV: estable. Síntomas respiratorios (tos, sibilancias, etc.) en ausencia de dificultad respiratoria. Demora máxima de atención de 1-2 horas.

La *American Thoracic Society* y la *European Respiratory Society* definen a una exacerbación grave cuando se requiere el uso de corticoides durante al menos tres días, o si el episodio motiva la internación del paciente o la consulta al servicio de emergencias, y requiere el uso de corticoides. Asimismo, la exacerbación moderada es definida como un episodio que requiere un cambio en el tratamiento (para evitar que se agrave) sin que sea lo suficientemente grave como para justificar el uso de corticoides orales. Sin embargo, esta definición no necesariamente se ajusta a la práctica clínica, pues el uso de corticoides también se encuentra recomendado en el tratamiento de la exacerbación moderada (*v.* más adelante).

Los pacientes que consultan al servicio de emergencias presentan grados variables de obstrucción bronquial, con un amplio espectro de gravedad clínica. Una anamnesis breve y dirigida, junto con un examen físico apropiado, permite estimar con rapidez el grado de compromiso y determinar el riesgo de exacerbación grave. Se debe evaluar lo siguiente:

- Frecuencia de las exacerbaciones.
- Número de consultas al servicio de emergencias en el último año.
- Número de internaciones previas por asma.
- Internaciones previas en la UCI.
- Antecedentes de asistencia respiratoria mecánica.
- Uso diario de broncodilatadores.
- Uso regular de corticoides orales.
- Duración de los síntomas > 12-24 horas.
- Uso de tratamiento controlador antes de la consulta.

Debe considerarse que los signos clínicos del asma aguda se correlacionan poco con la gravedad de la crisis asmática, y ninguno de los signos aislados son predictores de gravedad.

Los factores de riesgo para desarrollar una crisis grave son los siguientes:

- Múltiples visitas al servicio de emergencias en el mes previo.
- Uso reciente o concomitante de corticoides sistémicos.
- Falta de tratamiento actual con CI.
- Inadecuado seguimiento o incumplimiento del tratamiento.
- Sobreutilización del salbutamol en el último mes (más de un envase).
- Dificultad en el acceso al sistema de emergencias, problemas psicosociales.
- Antecedentes de crisis graves, con rápido empeoramiento o ingreso en la UCI.

Es fundamental efectuar una interpretación objetiva del examen físico. El uso de músculos accesorios y la taquipnea (ajustada por edad), especialmente si dificulta el lenguaje, son sugestivos de una obstrucción bronquial grave, que probablemente cause hipoxemia. Los signos de claudicación respiratoria inminente aguda (CRIA), como depresión del sensorio, cianosis, bradicardia, ausencia de sibilancias y movimiento respiratorio torácico-abdominal paradojal, indican la necesidad de una intervención inmediata en la UCI (*v.* Tabla 30.1).

Diagnóstico diferencial

Deben considerarse otras patologías respiratorias que se presentan con tos, sibilancias o dificultad respiratoria. Los cuadros clínicos que pueden parecerse a una crisis asmática son bronquiolitis, laringitis, neumonía, cuerpo extraño bronquial, episodios de hiperventilación (cuadros psicógenos, cetoacidosis diabética, etc.) y patologías como anillos vasculares, traqueomalacia, fibrosis quística y disfunción de cuerdas vocales, entre otras. Asimismo, la crisis asmática puede formar parte de un cuadro de anafilaxia (*v.* Capítulo 29).

La historia familiar o perinatal, junto con los signos y síntomas encontrados, ayudan a distinguirla de los diferentes diagnósticos diferenciales.

Estudios complementarios

La historia clínica y el examen físico generalmente son suficientes para arribar al diagnóstico, por lo que las pruebas complementarias se reservan para los casos graves, de evolución tórpida, o en los que existan dudas diagnósticas.

Oximetría de pulso

Es un método no invasivo, útil para monitorear la oxigenación sistémica y determinar el requerimiento de oxígeno (O_2) suplementario. Es un complemento fundamental del examen físico, ya que detecta la presencia de hipoxemia, que puede pasar desapercibida a la exploración clínica y, asimismo, permite establecer la gravedad de la crisis de asma (*v.* Tabla 30.1).

Pruebas de función pulmonar: espirometría o pico flujo espiratorio (PFE)

Rara vez son requeridas en la evaluación del asma aguda en niños. Eventualmente, pueden ser utilizadas en niños mayores como una evaluación objetiva de la gravedad de la obstrucción. En los niños más pequeños, estas pruebas no son fiables ni fáciles de completar durante una exacerbación. Valores de PFE o de VEF_1 menores del 50% de su valor teórico son indicadores de una exacerbación grave.

Gases en sangre arterial

La determinación de los gases en sangre arterial no es necesaria para iniciar el tratamiento en pacientes que se manejan en el ámbito ambulatorio. Podría solicitarse en episodios graves que no responden al tratamiento o en pacientes que se encuentran internados. Valores de presión arterial de O_2 < 60 mmHg, o de presión arterial de CO_2 ($PaCO_2$) > 45 mmHg son sugestivos de insuficiencia respiratoria (*v.* Capítulo 24). Una $PaCO_2$ normal o aumentada es un indicador de empeoramiento de la crisis, ya que refleja la fatiga de los músculos respiratorios. Esto puede conducir al desarrollo de insuficiencia respiratoria aguda, con hipercapnia inminente. La somnolencia asociada con la dificultad respiratoria debe alertar sobre la posibilidad de que sea ocasionada por retención de CO_2.

Radiografía de tórax

Está indicada en los casos graves y cuando persiste la hipoxemia o una auscultación asimétrica a pesar del tratamiento. Asimismo, suele realizarse en niños con enfisema subcutáneo o signos clínicos que sugieran otra enfermedad (neumonía, neumotórax, atelectasia masiva, etc.). A su vez, puede aportar información útil para el diagnóstico diferencial, por ejemplo, la valoración de la silueta cardíaca, o de signos directos o indirectos de la presencia de un cuerpo extraño (atrapamiento aéreo, atelectasias, etc.).

Complicaciones

Las complicaciones como atelectasias, neumonía, neumotórax o arritmias son poco frecuentes, pero deben sospecharse si hay mala evolución o escasa respuesta al tratamiento.

Líneas generales de tratamiento

El objetivo del tratamiento es reducir el riesgo de vida, revertir la hipoxemia y la obstrucción al flujo de aire lo más rápidamente posible. La mayoría de las exacerbaciones lo suficientemente graves como para requerir internación se desarrollan progresivamente, durante 6 horas o más. Más del 80% se desarrollan por más de 48 horas (*v.* Figura 30.1). Por lo tanto, en la mayoría de los casos se dispone de tiempo suficiente para iniciar el tratamiento y disminuir las probabilidades de internación.

Si bien existe una marcada variabilidad en el manejo del asma aguda grave, tanto en países del Primer Mundo como en América Latina, existe consenso en que el tratamiento debe comenzar inmediatamente, mientras se evalúa la gravedad del cuadro. Como norma general, se debe administrar O_2 si existe hipoxemia, broncodilatadores, corticoides sistémicos y colocar en una posición cómoda que favorezca el desempeño de los músculos respiratorios (semisentado).

Tratamiento farmacológico de primera línea

Oxígeno

La prioridad en el manejo de una crisis asmática debe ser el tratamiento de la hipoxemia, de acuerdo con la oximetría de pulso y el grado de dificultad respiratoria del paciente. Se recomienda la administración de O_2 durante la fase de estabilización, así como en las crisis graves y en aquellas moderadas con gran trabajo respiratorio o hipoxemia.

El objetivo es alcanzar una saturación de oxígeno (SO_2) $\geq$ 94% mediante la administración de O_2 humidificado, a través de una cánula nasal o máscara simple, o bien mediante máscaras con reservorio de reinhalación parcial o de no reinhalación (*v.* Capítulo 24), con la menor fracción inspirada de O_2 (FIO_2) necesaria para alcanzar la SO_2 deseada. Cuando los requerimientos de O_2 son elevados (FIO_2 > 50%) es preferible administrarlo con máscara con reservorio. Si el paciente mantiene requerimientos de O_2 elevados o presenta dificultad respiratoria a pesar del manejo farmacológico, debe considerarse la internación. Si no se dispone de oximetría de pulso, debe administrarse O_2 según criterios clínicos, y no debe ser retirado mientras persista la sintomatología.

Salbutamol

El salbutamol es el agonista β_2 adrenérgico de acción corta más frecuente utilizado en la Argentina. Constituye la primera línea de tratamiento frente a una crisis asmática para cualquier edad. Su efecto broncodilatador comienza a los pocos segundos y alcanza el efecto máximo a los 30 minutos, con una vida media entre 2-4 horas.

Se debe administrar preferentemente con inhalador de dosis medida (IDM) y aerocámara, debido a que esta forma es tan efectiva como la vía nebulizada, con menores efectos adversos.

La dosis depende de la gravedad de la crisis. Las dosis utilizadas (*v.* más adelante) son habitualmente bien toleradas, y provocan efectos secundarios de escasa relevancia, como temblores, hiperactividad, vómitos y taquicardia. Con dosis altas y repetidas, es posible que se generen hipopotasemia e hiperglucemia, en general sin repercusión clínica ni electrocardiográfica. El riesgo de efectos no deseados aumenta con la administración nebulizada.

Bromuro de ipratropio

Se trata de un fármaco anticolinérgico cuya acción broncodilatadora se inicia más lentamente que el salbutamol, pero es más prolongada. Su uso precoz asociado con el salbutamol demostró tener un efecto sinérgico, que mejora la función pulmonar y reduce el riesgo de internación. Está indicado en las crisis graves y en las moderadas que no responden al salbutamol durante la primera hora de tratamiento. No presenta beneficios significativos en exacerbaciones leves.

No está recomendado como monoterapia para el manejo inicial de la crisis, y no se ha demostrado su utilidad en pacientes internados, ya que no reduce los días de internación ni mejora otros parámetros clínicos.

Corticoides sistémicos

Reducen la inflamación y potencian el efecto de los broncodilatadores. Deben emplearse de manera precoz, dentro de la primera hora del ingreso del paciente al servicio de emergencias. Se encuentran indicados para el tratamiento de las crisis de asma moderadas y graves, y en las leves que no responden en forma inmediata y completa a la primera dosis de salbutamol, o con factores de riesgo.

Asimismo, reducen el riesgo de internación y de recaídas, y permiten disminuir el número total de dosis de salbutamol. Los corticoides por vía oral requieren, al menos, 4 horas para producir mejoría clínica. La metilprednisona oral (1-2 mg/kg/día, máximo 40 mg/día) es igualmente efectiva que la hidrocortisona endovenosa 5-10 mg/kg/dosis (máximo 300 mg/dosis), cada 6 horas (20-30 mg/kg/día).

La duración del tratamiento recomendada en niños es de 3-5 días. No es necesaria la reducción gradual si los corticoides se prescriben por menos de 10 días. Con la utilización de ciclos cortos no suelen observarse efectos secundarios, aunque se han descrito alteraciones transitorias del comportamiento, como hiperactividad, ansiedad y aumento del apetito.

El uso de dosis altas de corticoides inhalados para el tratamiento de una crisis de asma no está recomendado.

Tratamiento farmacológico de segunda línea

Sulfato de magnesio

Se trata de un antagonista del calcio que inhibe la contracción del músculo liso bronquial y favorece la broncodilatación. Reduce los requerimientos de ventilación mecánica y de internación. No se encuentra indicado de manera rutinaria. Se recomienda en pacientes seleccionados, con crisis graves o hipoxemia persistente luego de una hora de tratamiento estándar sin respuesta clínica. No demostró beneficios en pacientes con crisis leves o moderadas.

Se aplica por vía parenteral (*v.* más adelante). El inicio de acción es inmediato. No se debe administrar en bolo rápido, ya que puede producir hipotensión grave y bradicardia. Entre los efectos adversos se encuentran la confusión, la sedación, la debilidad, la parálisis flácida, las arritmias, las náuseas, los vómitos, los calambres, la rubicundez, la sudoración y la hipermagnesemia. Aún existe poca evidencia con respecto a la administración por vía inhalatoria.

Ventilación mecánica no invasiva o invasiva

Una vez que el paciente ingresa a la terapia intensiva, la ventilación mecánica no invasiva (VNI) con presión positiva puede emplearse como alternativa a la intubación endotraqueal. La VNI es un método de apoyo ventilatorio a través de una interfase (máscara nasal o facial). Evita las complicaciones que presentan los pacientes sometidos a intubación y ventilación mecánica convencional.

Tratamientos no recomendados

El uso endovenoso de aminofilina o teofilina no ha demostrado mayor efectividad respecto al salbutamol, y el margen entre el rango terapéutico y el tóxico es muy estrecho.

La adrenalina solo se encuentra indicada por vía intramuscular en las exacerbaciones asmáticas asociadas con anafilaxia o angioedema (*v.* Capítulo 29).

Los agonistas β_2 adrenérgicos endovenosos no disponen de evidencia que respalde su utilización sistemática en las crisis asmáticas graves.

Los antibióticos y los fármacos sedativos tampoco deben ser utilizados.

Tratamiento según gravedad

Exacerbación leve: manejo ambulatorio

En esta instancia, el paciente puede iniciar el tratamiento en su domicilio según indicación médica, o bien según su plan de acción personalizado. Se recomienda administrar lo siguiente:

- Salbutamol mediante IDM con aerocámara: 2-4 aplicaciones o *puffs* (1 *puff* = 100 μg) cada 4 horas. Si son necesarias dosis más frecuentes durante 24-48 horas, se debe solicitar asistencia médica. La dosis puede espaciarse a medida que los síntomas se reduzcan o desaparezcan.
- Salbutamol nebulizado: 0,2 mL/kg de la solución al 0,5% (1 gota/kg) en 3 mL de solución salina al 0,9% (equivale a 0,15-0,25 mg/kg/dosis) cada 20 minutos durante una hora. O bien, dosis estandarizadas de 2,5 mg/dosis para niños < 20 kg y 5 mg/dosis para niños > 20 kg. Dosis máxima nebulizada: 5 mg = 1 mL.

El formoterol es un LABA con una duración del efecto de 8-12 horas, cuyo inicio de acción es rápido, similar al salbutamol (1 a 3 minutos). Se lo utiliza asociado con budesonide como tratamiento preventivo y como terapia de rescate. La combinación de budesonide con formoterol ha demostrado su utilidad en el contexto de exacerbaciones leves y pérdida transitoria del control del asma. Los niños ≥ 12 años que reciben tratamiento controlador con una combinación de dosis bajas de budesonide y formoterol, y que cursan una exacerbación leve, pueden aumentar la frecuencia de administración hasta ocho veces por día. Si se requieren dosis más frecuentes, se debe solicitar asistencia médica. Este esquema no debe ser utilizado con otras combinaciones de CI y LABA. Aún no está aprobada esta modalidad para niños de entre 4 y 11 años.

Se deben discontinuar los LABA cuando se requiera el uso de salbutamol cada 4 h. El incremento de la dosis de mantenimiento de CI al inicio de una exacerbación no previene el uso de corticoides orales, por lo que no está recomendado.

Exacerbación moderada: manejo en el servicio de emergencias

Más del 80% de los niños que consultan al servicio de emergencias pueden ser manejados ambulatoriamente, después de un tratamiento de rescate con broncodilatadores y corticoides orales, y tras haber facilitado a la familia la información suficiente sobre los cuidados en el domicilio y los signos de alarma.

Se deber considerar la posibilidad de internación del paciente cuando se observen los siguientes signos:

- Indicadores de exacerbación con riesgo de vida.
- Exacerbación persistente a pesar del tratamiento inicial.
- Crisis previa casi fatal.
- Dudas acerca del cumplimiento del tratamiento al alta.
- Dificultades en la comprensión de las indicaciones médicas.

Durante la primera hora, el paciente debe recibir O_2 si se encuentra hipoxémico, salbutamol y corticoides por vía oral (similar eficacia que la endovenosa). En caso de que no se observe una respuesta clínica adecuada luego de la primera hora del tratamiento, se sugiere agregar bromuro de ipratropio y, eventualmente, las drogas de segunda línea. El manejo terapéutico incluye lo siguiente:

- O_2: humidificado, para mantener la SO_2 > 94%. Si no se cuenta con oxímetro de pulso, se deben jerarquizar los síntomas clínicos.
- Salbutamol: IDM con aerocámara, 4 y hasta 8-10 aplicaciones de acuerdo con la gravedad, cada 20 minutos durante una hora según la necesidad, o nebulizar con O_2 al 100% humidificado cada 20 minutos durante una hora (*v.* "Exacerbación leve: manejo ambulatorio"). Pasada la primera hora, se debe continuar con 4-8 aplicaciones de salbutamol con aerocámara, o nebulizaciones con salbutamol, cada 2-4 horas. Si se requieren más de 10 inhalaciones en 4 horas, se debe considerar la internación.
- Bromuro de ipratropio: se puede administrar cada 4-6 horas, inhalado o nebulizado. Dosis con IDM y aerocámara: 40-80 μg (2-4 aplicaciones). Dosis nebulizada: < 20 kg 250 μg (1 mL), > 20 kg 500 μg (2 mL). No se debe mantener el tratamiento más de 24 horas.
- Corticoides: se debe iniciar el tratamiento dentro de la primera hora desde el ingreso del paciente al servicio de emergencias.
    - Metilprednisona por vía oral: 1-2 mg/kg/día (en 3 dosis). Dosis máxima: 40 mg/día (4 mg = 1 mL = 20 gotas). Se debe instaurar un ciclo de 3-5 días.
    - Betametasona por vía oral: 0,1-0,25 mg/kg/día cada 4-6 horas. Dosis máxima: 4,5 mg/día (0,6 mg = 1 mL = 20 gotas). Se debe instaurar un ciclo de 3-5 días.

Si hay buena respuesta clínica, antes del alta se debe observar al paciente durante dos horas tras la última aplicación de salbutamol. Se indica tratamiento broncodilatador cada 4 horas y corticoides por vía oral. No se debe suspender la medicación hasta la siguiente evaluación (24-48 horas tras el egreso del servicio de emergencias). Si el paciente no tuvo buena respuesta, se debe seguir el esquema indicado para exacerbación grave.

Exacerbación grave: internación

Los pacientes con una exacerbación grave deben ser internados. Estos niños representan alrededor del 5%-10% del total de las exacerbaciones que consultan al servicio de emergencias, y deben tratarse en un entorno eventual de cuidados intensivos.

Se recomienda establecer un monitoreo clínico estricto, colocar al paciente en posición semisentada, mantener la normotermia, asegurar una hidratación adecuada, corregir las alteraciones del medio interno y administrar O_2 caliente y humidificado para mantener una SO_2 > 94% mediante cánula nasal o máscara simple, o bien mediante máscara con reservorio de reinhalación parcial o de no reinhalación, según se requiera (*v.* Capítulo 24).

En niños con exacerbación de asma refractaria al tratamiento de primera línea dentro de las primeras dos horas de instaurado, la cánula nasal de alto flujo (*v.* Capítulo 24) parece ser superior a la oxigenoterapia convencional para reducir la dificultad respiratoria. Sin embargo, se requiere mayor evidencia para confirmar esta aseveración.

Se debe considerar el ingreso a la UCI en las situaciones siguientes:

- Rápido empeoramiento.
- Silencio auscultatorio.
- Voz entrecortada.
- Signos clínicos de CRIA (*v.* Tabla 30.1).
- $PaCO_2$ en aumento o > 45 mmHg.
- Escapes de aire (enfisema subcutáneo, neumomediastino, neumotórax).
- Alteración de la conciencia.
- Paro respiratorio.

En toda exacerbación grave, se debe administrar lo siguiente:

- O_2: humidificado, para mantener SO_2 > 94%. Si no se cuenta con oxímetro de pulso, se deben jerarquizar los síntomas clínicos.
- Salbutamol: IDM con aerocámara, 4 y hasta 8-10 aplicaciones de acuerdo con la gravedad, cada 20 minutos durante una hora según la necesidad, o nebulizar con O_2 al 100% humidificado cada 20 minutos durante una hora. Si la respuesta no es favorable, se puede administrar salbutamol en forma continua con monitoreo clínico.
- Bromuro de ipratropio nebulizado 250-500 µg (1-2 mL) según peso (*v.* crisis moderada): se debe administrar junto con salbutamol cada 20-30 minutos, 3 veces, durante la primera hora. Luego, debe reducirse su frecuencia a cada 4-6 horas o suspenderse.
- Corticoides: se sugiere iniciar el tratamiento endovenoso con hidrocortisona. Si no hay buena respuesta clínica, se debe considerar la derivación a la UCI y la necesidad de asistencia ventilatoria mecánica:
  - Hidrocortisona: 5-10 mg/kg/dosis (máximo 300 mg/dosis), cada 6 horas (20-30 mg/kg/día).
  - Dexametasona: 0,3-0,6 mg/kg/día intramuscular o endovenosa, cada 4 a 6 horas. Dosis máxima: 16 mg/día.
  - Metilprednisolona: dosis de carga de 2 mg/kg intramuscular o endovenosa. Dosis máxima: 80 mg. Dosis de mantenimiento: 0,5-2 mg/kg endovenosa cada 6 horas o 1 mg/kg cada 12 horas. Dosis máxima: 120 mg/día.
- Sulfato de magnesio: se administra por vía endovenosa durante la primera hora desde el ingreso. Dosis: 25-50 mg/kg (máximo 2 gramos) en infusión lenta durante 15-30 minutos.
- Ventilación no invasiva e invasiva: una vez que el paciente ingresa a la UCI, la VNI con presión positiva puede emplearse como alternativa a la intubación endotraqueal, mientras se espera la respuesta al tratamiento farmacológico. Una vez implementada, se coloca presión positiva al final de la espiración (PEEP, *Positive End-Expiratory Pressure*) para facilitar la inspiración. Se utiliza la estrategia de disminución de la frecuencia respiratoria y el volumen corriente (hipoventilación controlada con hipercapnia permisiva). Este modo ventilatorio presenta menor riesgo de barotrauma, volutrauma y mortalidad. La decisión de realizar intubación endotraqueal (ventilación invasiva) depende de distintos criterios que evaluará el médico en la UCI.

Cuando la respuesta comienza a ser favorable, se deben espaciar los broncodilatadores cada dos horas y cambiar la administración de corticoides a vía oral en cuanto sea posible.

Alta

La recuperación completa luego de una crisis asmática es gradual. El riesgo de repetir una exacerbación es mayor dentro de la primera semana posterior a una exacerbación grave.

Se otorgará el egreso hospitalario cuando el paciente se encuentre en suficiencia respiratoria ($SO_2 \geq 94\%$), con síntomas en remisión, en tratamiento con salbutamol cada 4-6 horas y mejoría de los parámetros funcionales (si fuese posible realizarlos).

Cuando un paciente es dado de alta del servicio de emergencias o de la internación, es fundamental considerar el tratamiento preventivo. Los niños deben contar con un plan de acción escrito y evaluar la técnica inhalatoria antes del alta. En todos los casos los pacientes deben tener una cita ambulatoria o un seguimiento adecuado, concertado con un pediatra o un subespecialista en neumonología infantil dentro de las 48 horas del alta.

31
Arritmias

Guadalupe Paniagua Lantelli • Eugenia Hernández • Pedro B. Rino

Las arritmias son alteraciones del ritmo cardíaco secundarias a una falla en el origen o en la conducción del impulso eléctrico. Suelen acompañarse de una frecuencia cardíaca (FC) anormal para la edad.

La mayoría de estos trastornos son leves, no necesitan tratamiento y tienen buen pronóstico (como las extrasístoles en pacientes sin cardiopatía). Sin embargo, existen ciertas arritmias que pueden llevar al síncope o, incluso, a la muerte súbita. Pueden presentarse de manera transitoria o persistente, y su origen puede ser congénito o adquirido.

En la edad pediátrica, se informa una incidencia entre el 5% y el 15%, con un primer pico en menores de un año y un segundo pico en mayores de 6 años y adolescentes. Al excluir la taquicardia sinusal (respuesta fisiológica normal), la alteración más frecuente del ritmo es la taquicardia supraventricular, salvo en los lactantes, en quienes las bradiarritmias tienen predominancia.

Las vías accesorias, los focos auriculares ectópicos y el mecanismo de reentrada del nodo auriculoventricular (AV) representan el sustrato de la mayoría de las arritmias en individuos con corazones sanos. Con menor frecuencia, las arritmias se pueden asociar con alteraciones estructurales o estrés hemodinámico crónico, y se producen generalmente por un mecanismo de reentrada.

Así como se debe evaluar la presencia de una cardiopatía, también resulta fundamental descartar otras etiologías, como trastornos electrolíticos, efectos adversos de fármacos e intoxicaciones. La presentación puede ser asintomática, con síntomas inespecíficos como cefalea, anorexia y dolor torácico, o bien manifestarse con cuadros más específicos o de mayor gravedad como palpitaciones, hipotensión y síncope. Asimismo, la evolución crónica de una arritmia puede relacionarse con una disfunción miocárdica progresiva (*v.* Capítulo 25).

La superposición clínica con otras patologías y la dificultad para detectar las alteraciones en el electrocardiograma (ECG) pueden impedir la identificación temprana de las arritmias. El ECG constituye una herramienta cardinal a la hora de diagnosticar el tipo de arritmia. Para evitar errores, es conveniente comprobar su correcta realización (ubicación de los electrodos, velocidad del papel, voltaje, etc.) e interpretación, de acuerdo con la edad del paciente. Para tal fin, se sugiere recurrir al Capítulo 91 ("Análisis práctico del electrocardiograma infantil").

El reconocimiento de los trastornos del ritmo supone un reto para el pediatra, al igual que la estabilización inicial y el tratamiento farmacológico o eléctrico en la emergencia. El diagnóstico electrofisiológico definitivo, por lo general, se encuentra a cargo del subespecialista.

Bradiarritmias

Las bradiarritmias son las alteraciones que corresponden a ritmos cardíacos que se presentan con una FC por debajo del percentil 5 para la edad (Tabla 31.1). Pueden deberse a la dificultad para generar o conducir el impulso eléctrico. Su causa puede ser primaria (p. ej., miocarditis, cardiopatías congénitas) o secundaria (p. ej., aumento del tono vagal, intoxicaciones, efectos secundarios de fármacos).

Entre los ritmos lentos más frecuentes, se encuentran la bradicardia sinusal y los bloqueos auriculoventriculares.

Tabla 31.1 Frecuencia cardíaca (FC) según la edad

Edad	FC despierto	FC media	FC dormido
Neonato hasta 3 meses	85-205	140	80-160
De 3 meses a 2 años	100-180	130	75-160
De 2 años a 10 años	60-140	80	60-90
Mayor de 10 años	60-100	75	50-90

Modificado de: American Heart Association. Reconocimiento y manejo de la taquicardia. Estados Unidos: Pediatric Advance Life Support, 2011; p. 121-9.

Bradicardia sinusal

Habitualmente, es la expresión del aumento del tono vagal. Dentro de los trastornos del ritmo, ocupa el segundo lugar luego de la taquicardia sinusal, y es la más frecuente de las bradiarritmias. Se puede observar en niños sanos que practican deportes o en situaciones de aumento del tono vagal, como las que se generan con la maniobra de Valsalva. También puede estar presente en individuos que padecen fiebre tifoidea, fiebre reumática, hipotiroidismo, hipertensión endocraneal o que reciben drogas β-bloqueantes, entre otros.

Bloqueo auriculoventricular (BAV)

Constituye el retraso o la interrupción de la transmisión del impulso eléctrico desde las aurículas hacia los ventrículos, por una alteración anatómica o funcional del sistema de conducción. Se clasifica en bloqueo de 1°, 2° y 3° grado (o BAV completo). Su origen puede ser congénito o adquirido.

BAV de 1° grado

Se produce por un retraso en la conducción a través del nodo auriculoventricular (AV). Todas las ondas P conducen a un complejo QRS, pero se observa un intervalo PR mayor al esperado para la edad y la FC. El límite superior oscila entre 0,12 segundos en neonatos y 0,20 segundos en adolescentes y adultos.

Transcurre sin síntomas acompañantes. Se puede encontrar en lesiones cardíacas posquirúrgicas, por aumento del tono vagal, miocarditis, endocarditis o trastornos sistémicos, como el hipotiroidismo (Figura 31.1 a).

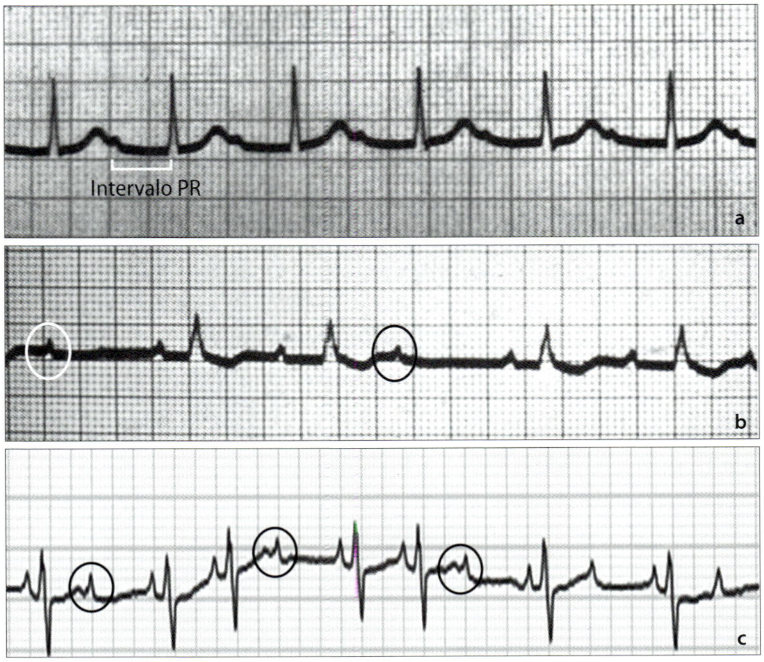

Figura 31.1 a Bloqueo auriculoventricular de 1° grado. Intervalo PR de 0,32 segundos. **b** Bloqueo auriculoventricular de 2° grado, Mobitz I (fenómeno de Wenckebach). Se observa una prolongación sucesiva del intervalo PR hasta la ausencia de conducción, los círculos señalan las ondas P que no se siguen del complejo QRS. **c** Bloqueo auriculoventricular de 2° grado, Mobitz II. Intervalo PR estable (0,16 segundos), los círculos señalan las ondas P que no se siguen del complejo QRS.

BAV de 2° grado

Algunas ondas P conducen y otras no. Existen dos tipos.

Mobitz I (fenómeno de Wenckebach). Existe un alargamiento progresivo del intervalo PR hasta presentar un impulso no conducido, es decir, una onda P que no se sigue de un complejo QRS (Figura 31.1 b).

Mobitz II. Se produce una falla súbita e intermitente de la conducción. Algunas ondas P no se transmiten y el intervalo PR es normal. Generalmente, se presenta asociado con bloqueo de rama, por lo que suele acompañarse de un complejo QRS ancho. Puede manifestarse con episodios de síncope. Su curso es impredecible, y puede evolucionar a un BAV completo (Figura 31.1 c).

BAV de 3° grado o completo

No hay conducción entre las aurículas y los ventrículos, y los ritmos son independientes. Ninguna onda P se transmite y presentan mayor frecuencia que los complejos QRS. Se puede presentar asintomático, o bien con intolerancia al ejercicio, fatiga, síncope o signos de insuficiencia cardíaca congestiva.

La etiología es variada e incluye alteraciones inmunológicas durante el embarazo (p. ej., madre con lupus eritematoso sistémico o artritis reumatoidea), miocarditis, síndrome de QT prolongado, tumores y secuelas de cirugías de cardiopatías complejas. Cuando se presenta en el período posquirúrgico inmediato, el complejo QRS generalmente es anormal (Figura 31.2).

Abordaje de las bradiarritmias en la emergencia

La necesidad del tratamiento de emergencia está determinada por la FC y la repercusión hemodinámica. La bradicardia asociada al compromiso hemodinámico puede ser la antesala del paro cardiorrespiratorio (PCR).

En caso de asistolia o bradicardia grave (FC < 60 lpm) sin pulso, se inician de inmediato las medidas de reanimación cardiopulmonar (RCP).

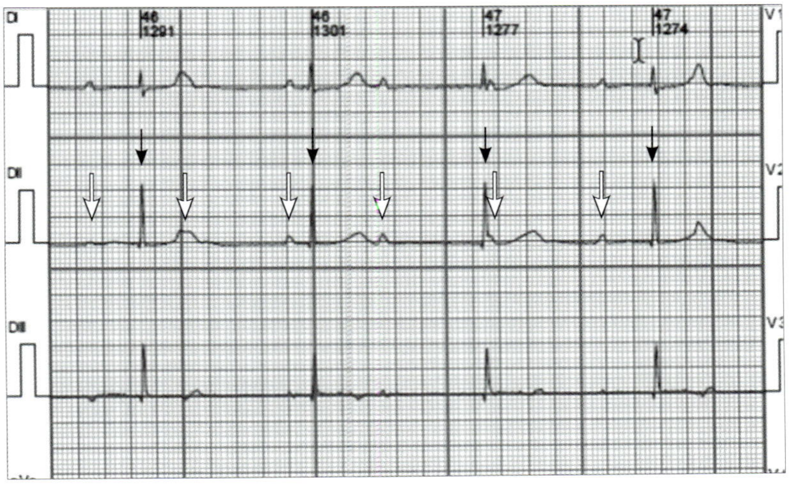

Figura 31.2 Bloqueo auriculoventricular de 3° grado o completo. Las ondas P (*flechas blancas*) y los complejos QRS (*flechas negras*) tienen ritmos disociados. Frecuencia sinusal: 75 lpm, frecuencia ventricular: 46 lpm.

Si existe compromiso hemodinámico pero con presencia de pulso, el manejo inicial requiere medidas de sostén (verificar y sostener la permeabilidad de la vía aérea, aportar oxígeno, evaluar la adecuada ventilación, monitorizar la FC, frecuencia respiratoria, presión arterial y saturación de oxígeno, y colocar un acceso vascular periférico), así como el tratamiento de la causa desencadenante. Entre los factores precipitantes, se deben considerar la hipoxia, la hipotensión, la hipoglucemia, la hipotermia, la acidosis, los trastornos electrolíticos, las intoxicaciones y los efectos adversos de fármacos. En este punto, cabe mencionar la importancia de tener presente que estos factores se encuentran entre las causas reversibles de ciertos ritmos de PCR; pueden recordarse bajo la regla mnemotécnica de las H y las T (Tabla 31.2). Su rápido reconocimiento y tratamiento puede revertir o impedir la progresión al PCR.

Tabla 31.2 Causas reversibles de bradicardia

Las H	Las T
▪ Hipovolemia ▪ Hipoxia ▪ H^+ (acidosis) ▪ Hipopotasemia o hiperpotasemia ▪ Hipoglucemia ▪ Hipotermia	▪ Taponamiento cardíaco ▪ Neumotórax a tensión ▪ Tóxicos ▪ Tromboembolismo pulmonar ▪ Trombosis coronaria

Si, a pesar de instaurar las medidas de sostén, el compromiso hemodinámico persiste, se deben iniciar medidas de RCP, ya que aquellos pacientes que la reciben tempranamente (antes de progresar a ritmos sin pulso) presentan mejores tasas de sobrevida.

Si la bradicardia es consecuencia de un aumento del tono vagal o un bloqueo en la conducción AV, corresponde administrar atropina (dosis intravenosa [IV] o intraósea [IO] 0,02 mg/kg/dosis), mientras que si no resulta secundaria a esas causas y persiste a pesar de la corrección de los factores desencadenantes o responde pero solo de manera transitoria, se debe indicar adrenalina (dosis IV o IO 0,01 mg/kg/dosis).

La colocación de emergencia de dispositivos como los marcapasos transcutáneos debe ser considerada cuando la bradicardia es debida a un bloqueo AV completo o disfunción del nodo sinusal en la que no se logra la mejoría del estado hemodinámico con las medidas de sostén (Algoritmo 31.1).

Taquiarritmias

Inicialmente, cabe recordar que la taquicardia sinusal constituye una respuesta normal al esfuerzo o al estrés (p. ej., ejercicio, anemia, fiebre, etc.). Las taquiarritmias son ritmos rápidos, anormales, con FC superiores al percentil 95 para la edad (*v.* Tabla 31.1). Se originan a nivel supraventricular o ventricular, y pueden ser regulares o irregulares. La taquicardia supraventricular (TSV) es la taquiarritmia más frecuente.

Algoritmo 31.1 Abordaje de las bradiarritmias en la emergencia

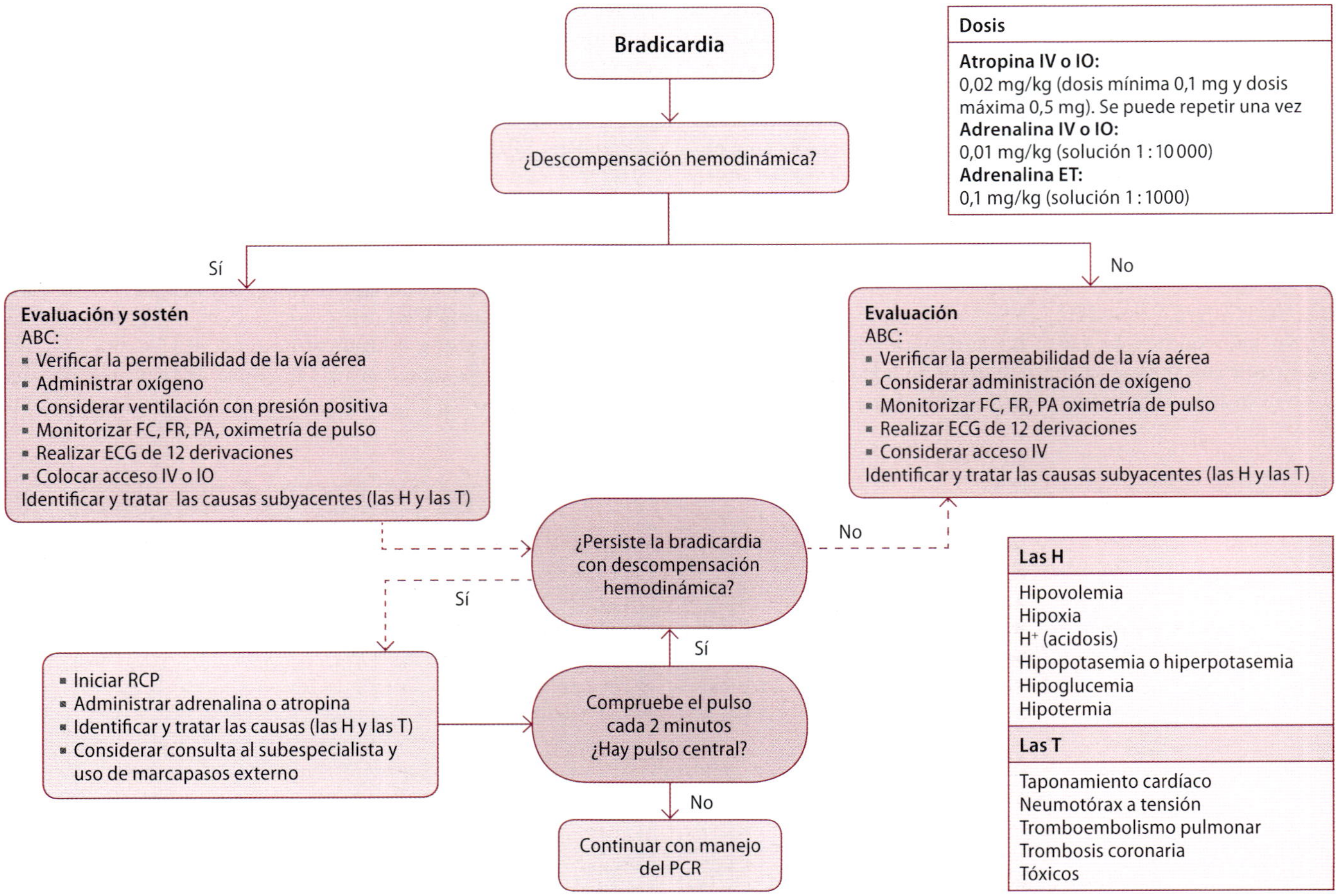

IV: intravenosa; IO: intraósea; RCP: reanimación cardiopulmonar; ET: endotraqueal; FR: frecuencia respiratoria; FC: frecuencia cardíaca; PA: presión arterial; ECG: electrocardiograma.

Taquiarritmias supraventriculares

La TSV es un ritmo anormal que se origina por encima de la bifurcación del haz de His. La incidencia aproximada es de 1 cada 250-1000 niños, y cerca de un cuarto de los casos se debe al síndrome de Wolff-Parkinson-White (WPW). La distribución etaria es bimodal, con un primer pico en menores de un año y un segundo pico entre los de 7-12 años.

Generalmente, se produce en niños sin enfermedad cardíaca estructural. El origen más frecuente de la conducción anómala se sitúa en el nodo AV, a partir de un mecanismo de reentrada (90% de los casos). Para que esto se produzca, requiere de una vía accesoria que conecte aurículas y ventrículos.

El mecanismo de conducción puede ser ortodrómico (el más frecuente; 95% de los pacientes) o antidrómico. En el primero, el impulso pasa hacia los ventrículos a través del nodo AV y regresa a las aurículas por medio de la vía accesoria. En el segundo, la conducción hacia el ventrículo se produce por la vía accesoria y regresa a las aurículas por el nodo AV. Cuando la conducción por la vía accesoria aparenta ser en ritmo sinusal, se produce un fenómeno de preexcitación que resulta en el síndrome de WPW, y que se diagnostica por la presencia de un intervalo PR corto (Tabla 31.3) y una onda delta que precede a un complejo QRS que resulta ancho (Figura 31.3 y Tabla 31.4).

Los síntomas habituales de las TSV varían con la edad y el tiempo de evolución. En los lactantes, se puede presentar con irritabilidad, llanto, rechazo del alimento y dificultad respiratoria; si el cuadro no es diagnosticado y persiste por más de 6-24 horas, puede manifestarse con semiología de insuficiencia cardíaca (*v.* Capítulo 25). En los niños mayores, es frecuente la aparición de palpitaciones, dolor precordial, mareos, respiración entrecortada y síncope; si el cuadro clínico progresa, puede evolucionar hacia el *shock*.

Por otra parte, en ciertas ocasiones, la sospecha diagnóstica puede ocurrir durante la toma del pulso o la auscultación.

Según su origen y mecanismo de producción, las TSV se pueden clasificar en taquicardia auricular, *flutter* o aleteo auricular, fibrilación auricular, de la unión AV, por reentrada nodal, por reentrada por vía accesoria, ectópica de la unión y reciprocante permanente de la unión.

Tabla 31.3 Duración mínima del intervalo PR según la edad

Edad	Duración mínima (s)
Menor de 3 años	0,08
De 3 a 16 años	0,10
Mayor de 16 años	0,12

Modificado de: Park Myung K, Warren G. El electrocardiograma pediátrico. Editorial Mosby, 1994.

Tabla 31.4 Diferencias entre la taquicardia sinusal y la taquicardia supraventricular

Características	Taquicardia sinusal	Taquicardia supraventricular
Antecedente	• Inicio gradual • Presencia de situaciones desencadenantes (fiebre, dolor, deshidratación, hemorragia, etc.)	• Inicio y terminación repentina • En lactantes, insuficiencia cardíaca; en niños mayores palpitaciones
Frecuencia cardíaca	• Lactantes < 220 lpm • Niños < 180 lpm	• Lactantes > 220 lpm • Niños > 180 lpm
Monitorización	• Variabilidad según nivel de actividad, dolor o ansiedad	• Variabilidad mínima ante actividad, dolor o ansiedad
Electrocardiograma	• Ondas P presentes, positivas en DI, DII y aVF de tipo sinusal	• Ondas P ausentes o anormales, invertidas en DII, DIII y aVF. Suelen observarse luego del complejo QRS

Taquicardia auricular (TA)

Utiliza solo el tejido auricular, tanto para el inicio como para el mantenimiento de la taquiarritmia. Puede ser unifocal (TAF) o multifocal (TAMF). En la TAF se observa una única onda P. En la TAMF existen al menos 3 ondas P diferentes y, por lo tanto, los intervalos PR, RR y PP son diferentes. En ambas, el complejo QRS es angosto (Figura 31.4).

Flutter o aleteo auricular

Es raro que aparezca en lactantes y niños. Puede ocurrir de manera secundaria a una cirugía cardíaca, miocarditis, pericarditis o dilatación auricular. Se produce por un mecanismo de reentrada, habitualmente ubicado en la aurícula derecha. La frecuencia auricular alcanza entre 350-500 lpm y la conducción es variable, generalmente 2 : 1, lo que resulta en una FC de 170-250 lpm.

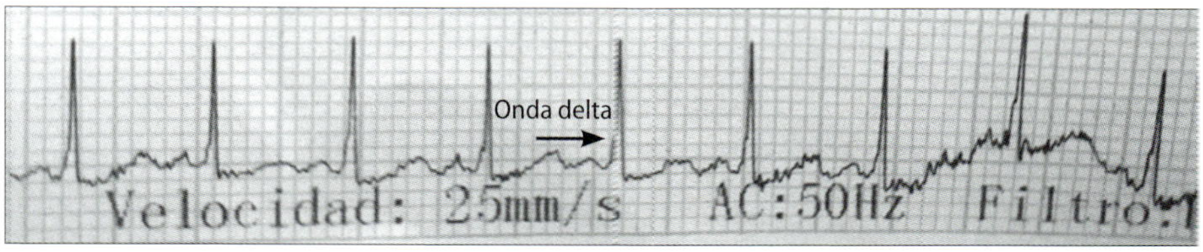

Figura 31.3 Síndrome de Wolff-Parkinson-White. Se observa un intervalo PR corto (0,08 segundos) y onda delta (*flecha*).

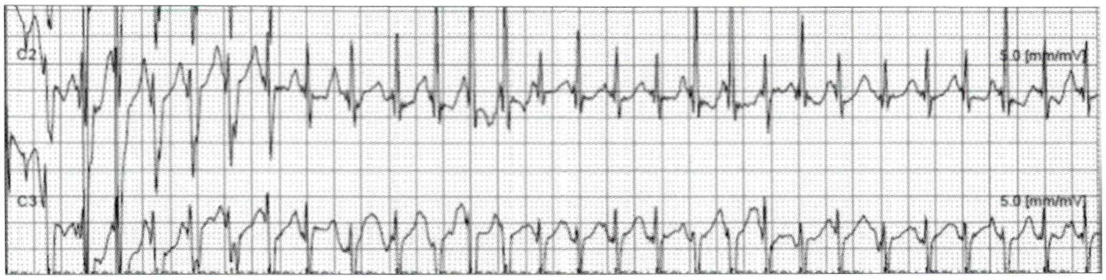

Figura 31.4 Taquicardia auricular. Estudio Holter de un paciente con taquicardia auricular unifocal, FC 207 lpm.

En el ECG se observan ondas P en dientes de sierra (ondas F), especialmente en las derivaciones V1, DII y DIII, y el complejo QRS es angosto (Figura 31.5).

Fibrilación auricular

Es muy poco frecuente en niños. Se origina por múltiples mecanismos de reentrada, cambiantes y en una o ambas aurículas. Aparecen pequeñas ondulaciones en el ECG denominadas ondas F que suelen ser prominentes en V1 y que sustituyen a la onda P. La conducción AV es variable y el QRS es angosto (Figura 31.6).

Taquicardia de la unión auriculoventricular (TUAV)

Requiere del nodo AV como componente de la arritmia. El ECG se caracteriza por la ausencia de ondas P o, si están presentes, aparecen después del QRS y están invertidas. Los complejos QRS son normales (Figura 31.7 a).

Taquicardia por reentrada nodal

Existen dos vías de conducción diferentes en el nodo AV. Se produce la despolarización auricular y ventricular en forma simultánea, por lo que no se observan ondas P. El complejo QRS es angosto. Son más frecuentes en adolescentes y adultos, y no se observan en menores de 2 años (Figura 31.7 b).

Taquicardia por reentrada por vía accesoria

Es causada por una vía accesoria situada en el anillo mitral o tricuspídeo, que conecta aurículas y ventrículos. Durante la taquicardia, la activación ventricular se suele producir a través del nodo AV, y la reentrada sucede por la vía accesoria (ortodrómica). Se presenta de forma paroxística, regular, con ondas P retrógradas y complejo QRS estrecho. Ocasionalmente, sucede de manera inversa (antidrómica), y se observa un complejo QRS ancho con ondas P no siempre visibles, pero, si están presentes, pueden aparecer antes del complejo QRS.

La FC suele ser mayor de 220 lpm en menores de un año, y de 180 lpm en mayores de un año; sin variabilidad y con conducción 1 : 1 (Figura 31.8).

Taquicardia ectópica de la unión

Se desencadena por aumento del automatismo situado en un foco en el nodo AV. Es más habitual luego de cirugías cardiovasculares. Puede existir disociación AV, las ondas P se encuentran debajo de las ondas T del latido previo, por lo cual no son visibles. La FC suele ser entre 120-200 lpm.

Taquicardia reciprocante permanente de la unión

Es una variante de taquicardia ortodrómica; el haz accesorio termina cerca del seno coronario. Tiene una conducción más lenta, que es responsable de una FC más baja, variable e incesante. En el ECG se observan ondas P retrógradas invertidas en DII, DIII y aVF.

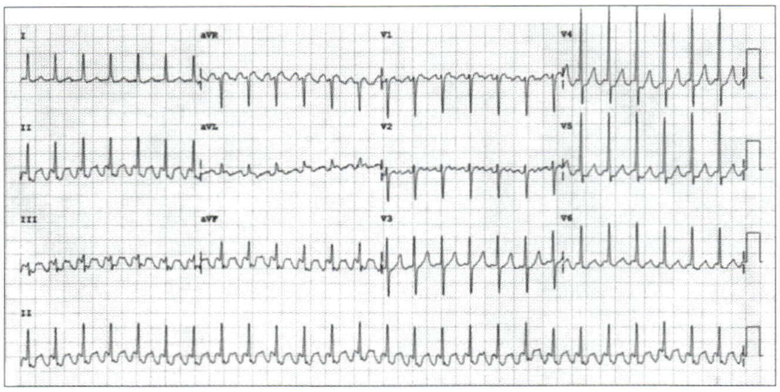

Figura 31.5 *Flutter* o aleteo auricular. Se observan ondas P en dientes de sierra y ritmo regular.

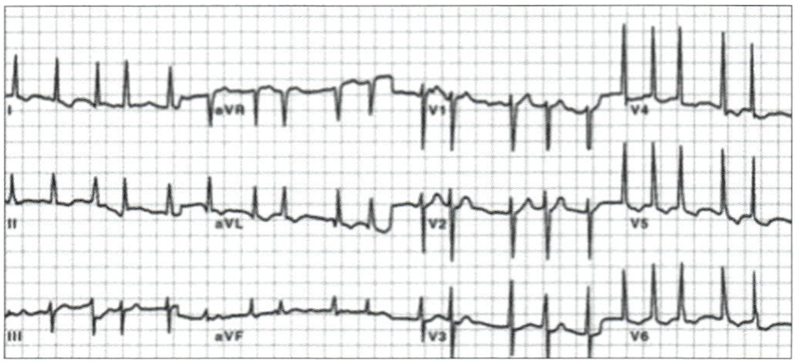

Figura 31.6 Fibrilación auricular. Se observan ondas F, ritmo irregular, con complejo QRS angosto.

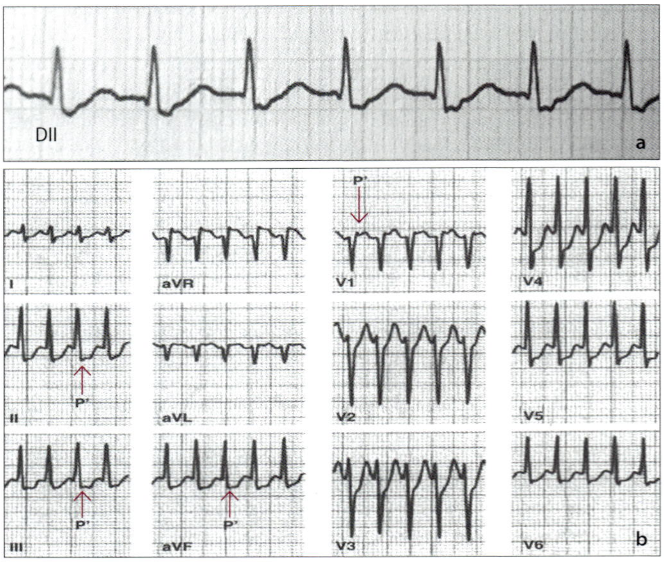

Figura 31.7 a Taquicardia de unión auriculoventricular. Se observa una onda P al final del complejo QRS. **b** Taquicardia por reentrada nodal. Se observan ondas P retrógradas (*flechas*), complejo QRS angosto, FC 230 lpm.

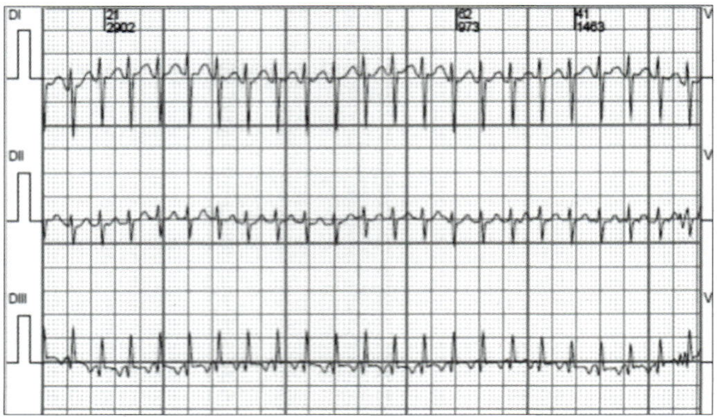

Figura 31.8 Taquicardia por reentrada por vía accesoria. Se observa ausencia de onda P, complejo QRS de 0,08 segundos y FC 250 lpm.

Abordaje de las taquiarritmias supraventriculares en la emergencia

El abordaje de las TSV varía en función de la condición clínica del paciente. Ante un niño o adolescente que padece una taquiarritmia, se debe evaluar la estabilidad hemodinámica y las características del complejo QRS; estas variables sirven de guía para las estrategias diagnósticas y terapéuticas a seguir. Asimismo, es importante contar con un ECG de 12 derivaciones que registre la arritmia y la respuesta al tratamiento.

Si se trata de un paciente hemodinámicamente estable, se completa la anamnesis y el examen físico junto con un ECG, que permite definir el tipo de ritmo cardíaco y la conducta terapéutica. El complejo QRS se divide en angosto (duración normal o menor) y ancho (duración mayor); esto indica el posible origen de la arritmia a nivel supraventricular o ventricular, respectivamente. Excepcionalmente, existen complejos QRS anchos con origen por encima de la bifurcación del haz de His, pero con conducción aberrante. Así es que, como regla general, se asume que el origen de la taquiarritmia es ventricular si en el ECG se constata un complejo QRS ancho.

El tratamiento inicial de un paciente con estabilidad hemodinámica abarca las medidas de sostén, maniobras de estimulación vagal y cardioversión farmacológica.

Entre las maniobras de estimulación vagal, se pueden mencionar la maniobra de Valsalva, que consiste en la espiración forzada con cierre glótico en 4 fases (inicio del esfuerzo, mantenimiento, liberación de esfuerzo y relajación), la aplicación de una bolsa con hielo o agua helada sobre el rostro y el masaje del seno carotídeo. Este último procedimiento solo se recomienda en mayores de 10 años, durante 5-10 segundos, de manera unilateral, en posición de decúbito supino, con la cabeza inclinada hacia el lado opuesto, mediante la aplicación de presión por debajo del ángulo de la mandíbula, acompañada de movimientos ascendentes y descendentes hacia las regiones posterior y medial. La compresión ocular se encuentra contraindicada debido al riesgo de desprendimiento de retina. La efectividad de estas maniobras resulta mayor cuanto más temprana sea su ejecución.

Sin demoras, se debe colocar un acceso vascular y, ante la falta de respuesta a las maniobras de estimulación vagal, administrar adenosina como droga de primera línea. La dosis inicial es 0,1 mg/kg (dosis máxima 6 mg) en bolo, seguido inmediatamente de un bolo de 5-10 mL de solución salina al 0,9%, mediante la técnica de las dos jeringas (Figura 31.9 a). Si no resuelve con la dosis inicial, se repite una segunda dosis pero de 0,2 mg/kg (dosis máxima 12 mg).

El mecanismo de acción de la adenosina está dado por el bloqueo de la conducción a nivel del nodo AV (Figura 31.9 b). Esto obliga, a su vez, a tener preparada la escena para un posible PCR. El retraso en la administración de la adenosina se asocia con cuadros de TSV refractaria. Si no hay respuesta a la adenosina en un paciente hemodinámicamente estable, se recomienda la consulta con el subespecialista.

Si el paciente se encuentra hemodinámicamente inestable, con signos de *shock*, se debe actuar rápidamente según la secuencia ABC (verificar y sostener la vía aérea permeable, aportar oxígeno, evaluar la adecuada ventilación, colocar monitor multiparamétrico y un acceso vascular periférico) y se debe proceder a la cardioversión eléctrica a 0,5-1 joule/kg; la descarga se puede aumentar hasta 2 joule/kg ante la falta de respuesta (Figura 31.10).

En pacientes conscientes, debido a que la cardioversión resulta dolorosa, resulta importante considerar la sedoanalgesia (*v.* Capítulo 78); sin embargo, esto nunca debe demorar el procedimiento. Se puede indicar ketamina (dosis IV o IO 1-1,5 mg/kg, dosis máxima 50 mg; dosis intramuscular 3-4 mg/kg, dosis máxima 100 mg), puesto que se trata de un anestésico disociativo que no genera inestabilidad hemodinámica ni depresión respiratoria.

Taquiarritmias ventriculares

Se trata de ritmos originados en el miocardio ventricular o en las células de Purkinje, por debajo de la bifurcación del haz de His. Electrocardiográficamente, se caracterizan por complejos QRS anchos (mayores de 0,09 segundos), con morfología de bloqueo de rama y ondas T en dirección opuesta. Los complejos QRS están disociados con respecto a las ondas P.

Extrasístoles ventriculares

Se denomina extrasístole ventricular (ESV) a la contracción ventricular anticipada que no se halla precedida por la

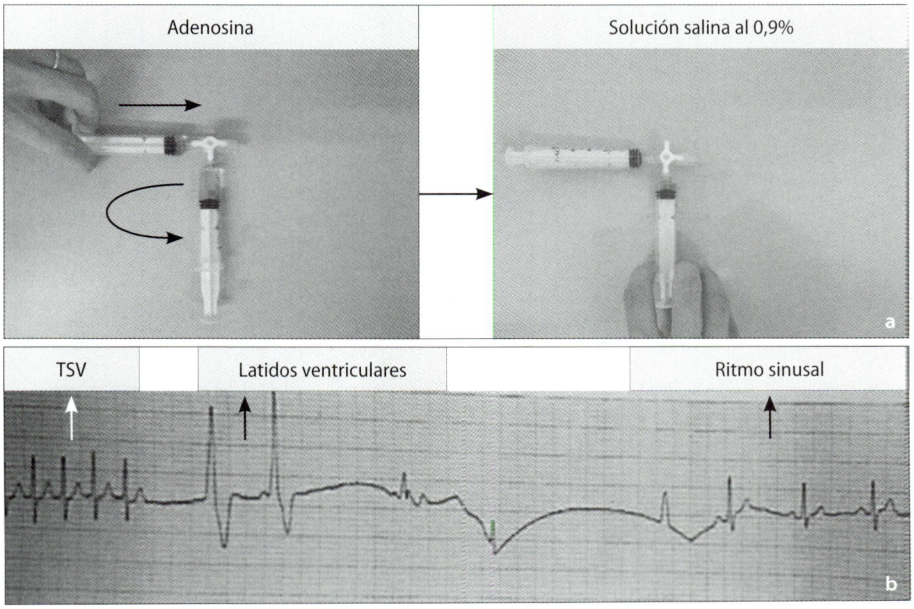

Figura 31.9 a Técnica de las dos jeringas. 1: colocar un acceso venoso seguro, idealmente en la zona más proximal del miembro superior izquierdo, debido a que la adenosina tiene una vida media extremadamente corta una vez que es infundida (15 segundos). 2: unir una llave de tres vías al acceso vascular. 3: infundir la adenosina en bolo, por uno de los extremos de la llave de tres vías. 4: luego, girar la llave e infundir inmediatamente un bolo de 5-10 mL de solución salina al 0,9% por el otro extremo de la llave de tres vías. Se recomienda tener colocadas las jeringas en ambos extremos, previo a la administración, para minimizar retrasos. **b** Cardioversión farmacológica de la taquicardia supraventricular (TSV). Administración de adenosina con recuperación del ritmo sinusal.

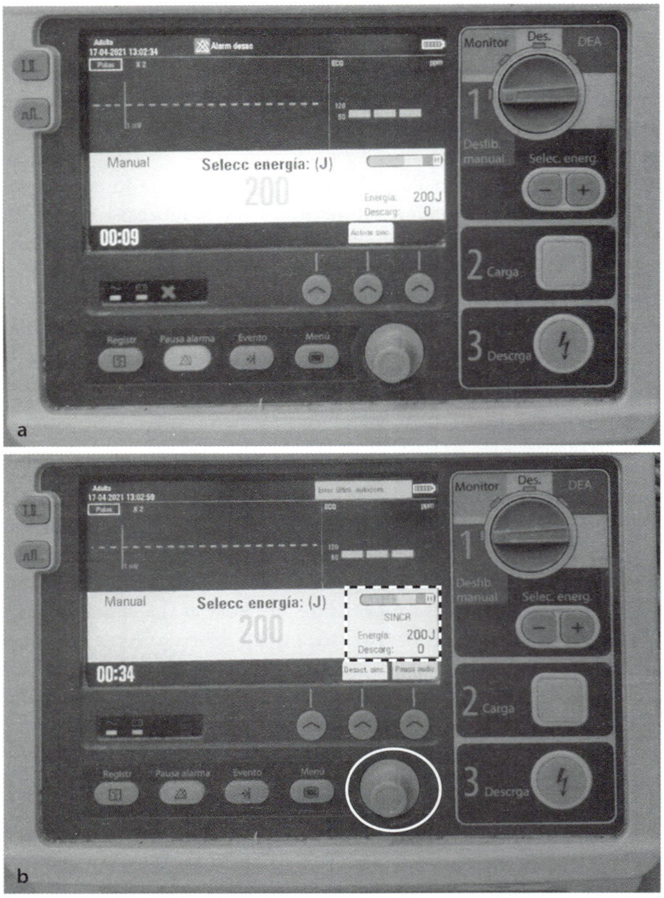

Figura 31.10 Modos del cardiodesfibrilador. **a** Modo asincrónico. Desfibrilación. **b** Modo sincrónico. Cardioversión. Para proceder a realizar la cardioversión sincronizada, es necesario ajustar los parámetros del cardiodesfibrilador. El equipo se enciende en modo desfibrilador, en caso de requerir una descarga sincrónica con el complejo QRS se debe seleccionar el modo sincrónico.

contracción auricular. La morfología del complejo QRS es diferente a la presente en el ritmo sinusal, su duración es generalmente más prolongada que la del ritmo de base y la onda T se presenta en sentido opuesto al complejo QRS.

Habitualmente, las ESV son seguidas de una pausa, compensadora o no compensadora del ritmo sinusal. Se denomina compensadora cuando la suma del intervalo de acoplamiento y de la pausa posextrasístole es igual a la suma de los intervalos de dos latidos sinusales consecutivos. Cuando es menor, corresponde a una pausa no compensadora. Por otro lado, cuando no existe pausa, se define como una extrasístole interpolada. Asimismo, cuando las extrasístoles aparecen en forma tardía, casi coincidente con la aparición del latido sinusal siguiente, se lo denomina escape ventricular.

A su vez, se pueden producir latidos de fusión, complejos QRS intermedios entre el QRS del ritmo sinusal y la extrasístole, que generalmente son precedidos de onda P y con un intervalo PR corto.

Las ESV pueden clasificarse de diversas formas:

- Según la similitud de los complejos QRS:
  - Monomórficas o unifocales: los complejos QRS presentan la misma morfología en la misma derivación, y generalmente tienen su origen en un mismo foco ectópico (Figura 31.11).
  - Polimórficas o multifocales: los complejos QRS son de distinta morfología (Figura 31.12).
- Según la morfología del complejo QRS:
  - Forma de bloqueo de rama izquierda o derecha.
- Según la interrelación de las extrasístoles:
  - Bigeminismo: cada extrasístole alterna con un complejo QRS normal, regularmente.
  - Trigeminismo: cada extrasístole es seguida de dos complejos QRS normales.
  - Apareadas: dos extrasístoles seguidas.
  - Taquicardia ventricular: denominación arbitraria para definir tres o más extrasístoles seguidas.

Las ESV aisladas se consideran benignas, principalmente si son monomórficas y disminuyen o desaparecen con el ejercicio.

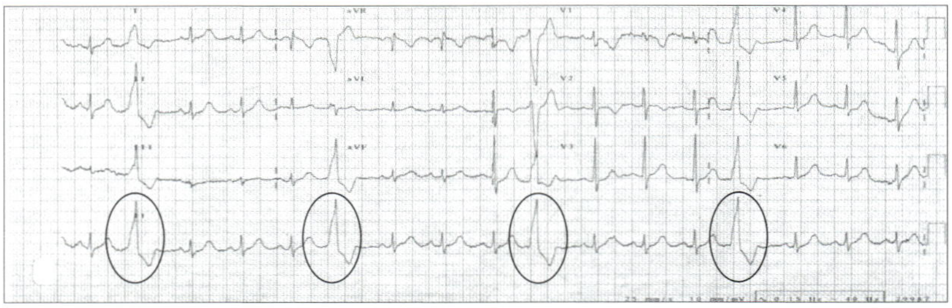

Figura 31.11 Extrasístoles ventriculares monomórficas o unifocales. Los círculos señalan complejos QRS anchos, correspondientes a extrasístoles ventriculares de igual morfología. En el ritmo de base se observa la presencia de complejos QRS angostos.

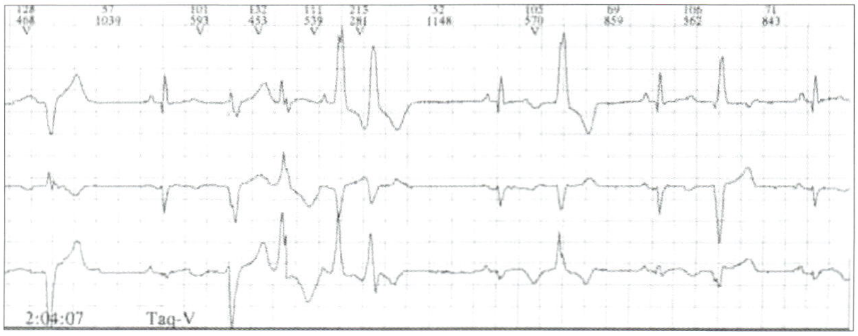

Figura 31.12 Extrasístoles ventriculares polimórficas o multifocales. Se observan complejos QRS anchos de diferente morfología, que alternan con la presencia de otros de características normales.

Pueden implicar mal pronóstico si se asocian con prolapso de la válvula mitral, tetralogía de Fallot, miocarditis, falsos tendones ventriculares, lesiones miocárdicas, displasias, antecedentes familiares de muerte súbita, aumento con el ejercicio, multifocalidad, síntomas graves (p. ej., síncope) y episodios frecuentes de taquicardia ventricular paroxística, o bien si son incesantes.

Si las ESV no son monomórficas, se debe valorar el intervalo QT corregido (QTc) en el ECG y posibles alteraciones del segmento ST. Para completar la evaluación, se deben realizar los siguientes exámenes:

- Prueba de esfuerzo, capaz de inducir o exacerbar la arritmia, para valorar alteraciones subyacentes, como la aparición de un QTc prolongado durante el período de recuperación.
- Registro electrocardiográfico de 24 horas (Holter), para detectar la gravedad y la extensión de la arritmia ventricular.
- Ecocardiografía, para descartar anomalías estructurales y seguimiento por la subespecialidad.

Asimismo, debe tenerse en consideración que pueden aparecer ESV en contexto de hipoxemia, trastornos del potasio, del magnesio y del calcio, y por la intoxicación digitálica, por lo que estas alteraciones deben ser investigadas.

Taquicardia ventricular (TV)

La TV es un trastorno del ritmo poco frecuente en la edad pediátrica. Las diferentes publicaciones muestran una prevalencia variable cercana al 1,8%, por lo que se la considera infrecuente, pero con gran relevancia clínica, ya que representa una emergencia pediátrica.

Si bien la TV se puede presentar sin cardiopatía estructural, se debe realizar una evaluación exhaustiva de la presencia de alteraciones cardíacas, ya que en este escenario se asocia con una mayor mortalidad. Esta valoración incluye la búsqueda de cardiopatías congénitas, miocarditis, alteraciones de las arterias coronarias (que originan isquemia), secuelas de cirugía cardiovascular, miocardiopatías, síndrome de QT largo y otras canalopatías, tumores cardíacos, trastornos hidroelectrolíticos y abuso de sustancias tóxicas.

Se origina en los ventrículos, con tres o más latidos ventriculares consecutivos. Usualmente, se manifiesta con una FC como mínimo un 15% mayor que el ritmo sinusal ajustado para edad, o mayor a 120 lpm en adolescentes o adultos jóvenes. Si la FC resulta menor a esos valores pero mayor al ritmo sinusal, se la considera como ritmo idioventricular acelerado.

Presenta disociación AV en el ECG; sin embargo, en ciertas oportunidades puede haber conducción retrógrada, es decir, desde los ventrículos hacia las aurículas 1 : 1.

El complejo QRS se muestra diferente al que se presenta en el ritmo sinusal; generalmente es más ancho que los valores normales para la edad y puede mostrar morfología de bloqueo de rama izquierda o derecha. Cabe recordar que ciertas arritmias de origen supraventricular (TSV con conducción aberrante) pueden presentarse electrocardiográficamente como taquicardias con complejo QRS ancho.

La TV se describe como sostenida cuando su duración es mayor de 30 segundos. Se define como monomórfica (Figura 31.13 a) cuando las características de todos los complejos QRS son iguales (indica que existe un único foco arritmogénico) y polimórfica (Figura 31.13 b) cuando existe variabilidad en la forma de los complejos QRS (supone la presencia de más de un foco arritmogénico). La TV polimórfica se caracteriza por frecuencias cardíacas elevadas.

La torsión de punta (*torsade des pointes*) es una forma de TV polimórfica caracterizada por su presentación paroxística, con cambios progresivos en amplitud y polaridad del complejo QRS que están separados por un complejo de transición estrecho. La morfología del complejo QRS impresiona rotar alrededor de una línea de base imaginaria como un paso de *ballet*, de allí su nombre (*v.* Figura 31.13 b). Pueden ocurrir en el síndrome de QT largo o por trastornos electrolíticos graves.

La TV bidireccional es un tipo de TV polimórfica que se presenta característicamente en la TV polimórfica catecolaminérgica, si bien también puede presentarse en el síndrome de Andersen-Tawil y en la intoxicación digitálica. Es el resultado del disparo retardado posdespolarización que ocurre alternativamente en las fibras de

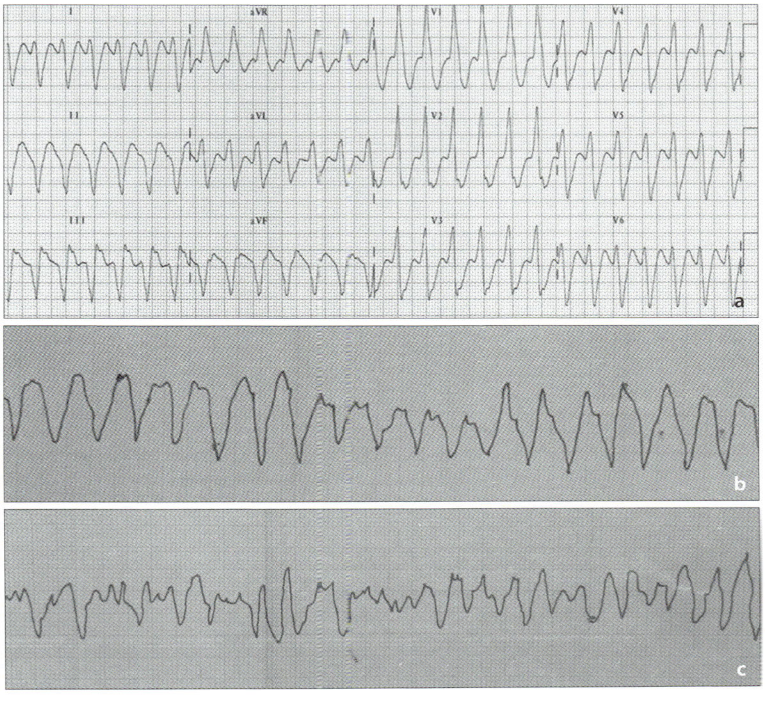

Figura 31.13 a Taquicardia ventricular monomórfica. So observa una FC de 150 lpm. **b** Taquicardia ventricular polimórfica. Torsión de punta. Se observan complejos QRS anchos de diferente morfología, que varían de amplitud y dan la impresión de rotar sobre la línea isoeléctrica. **c** Fibrilación ventricular. Se observa un ritmo ventricular rápido, desorganizado e irregular.

Purkinje de las ramas derecha e izquierda del haz de His. El ECG muestra un patrón alternante en la polaridad del complejo QRS con cada latido, consistente con la alternancia en la activación de las fibras de Purkinje.

La TV ha sido descrita también en la primera infancia y, si bien los síntomas son menos frecuentes que en niños mayores, en todos los grupos etarios puede ser sostenida y devenir en fibrilación ventricular (FV) o provocar disfunción ventricular y PCR (FV y TV sin pulso).

Dentro de los síntomas que pueden presentarse en los lactantes, se encuentra la irritabilidad y el rechazo del alimento; los niños mayores pueden presentar síncope, mareo, dolor precordial, palpitaciones y convulsiones. Es importante realizar una anamnesis detallada acerca del inicio y las características de los síntomas, su asociación con el reposo y el ejercicio, los antecedentes de enfermedades previas y la historia familiar de enfermedades cardíacas y muerte súbita, especialmente en menores de 35 años de edad.

Existen varios tipos de TV en lactantes, niños y adolescentes. Cada una tiene su propio sustrato anatómico, etiología y mecanismo (Tabla 31.5). Las TV pueden presentarse en pacientes con cardiopatías congénitas, así como en pacientes sin alteraciones cardíacas estructurales, pero que presentan trastornos genéticos, como p. ej. las canalopatías.

Existe un grupo de pacientes que presentan TV en corazones por lo demás sanos (tanto estructural como molecularmente) y, por lo tanto, son consideradas idiopáticas. También pueden precipitarse en el contexto de alteraciones metabólicas o por exposición a sustancias tóxicas. Las TV idiopáticas suelen ser monomórficas y de pronóstico benigno.

Las TV polimórficas suelen asentar en pacientes con canalopatías, trastornos electrolíticos o intoxicaciones y, como la *torsade des pointes*, pueden evolucionar hacia FV, por lo que tienen un pronóstico más sombrío.

Abordaje de las taquiarritmias ventriculares en la emergencia

Si bien la TV es un trastorno poco frecuente, se ha descrito en todos los grupos etarios, incluyendo neonatos y niños pequeños. Esta arritmia, potencialmente fatal, siempre debe ser sospechada cuando se presenta un paciente con taquicardia y complejos QRS anchos.

El tratamiento de elección de la TV en niños con inestabilidad hemodinámica es la cardioversión eléctrica (*v.* Figura 31.10). La corriente eléctrica directa sincronizada debe ser administrada urgentemente. El tratamiento debe efectuarse con la administración de descargas de 1-2 joule/kg, y se debe duplicar la dosis en el siguiente intento si no se logra revertir la arritmia.

Para los pacientes hemodinámicamente estables y en aquellos en los que la TV recurre luego de la reversión, es importante la consulta con el subespecialista para arribar a un diagnóstico que permita adecuar el tratamiento.

No existe suficiente evidencia a favor o en contra del uso de alguna droga antiarrítmica específica en el manejo de niños con taquicardia con complejo QRS ancho con pulso. Se puede elegir administrar un bolo de lidocaína (1 mg/kg) o una dosis de carga de amiodarona (5 mg/kg); como alternativa, se puede indicar esmolol. Cabe agregar el uso del sulfato de magnesio en el tratamiento de la torsión de punta, a una dosis de 25-50 mg/kg, en bolo. Incluso en los pacientes hemodinámicamente estables, la cardioversión eléctrica siempre debe ser considerada como una opción de tratamiento (Algoritmo 31.2).

Fibrilación ventricular (FV)

La FV corresponde a un ritmo ventricular rápido, desorganizado y sin pulso arterial palpable. Los complejos QRS son irregulares, de diverso tamaño y configuración. La frecuencia es rápida e irregular (Figura 31.13 c). La situación hemodinámica es grave, frecuentemente fatal. El riesgo de FV, así como de TV sin pulso, se incrementa a lo largo de la niñez y la adolescencia; sin embargo, es menos frecuente que en los adultos.

Tabla 31.5 Causas de taquicardia ventricular: epidemiología, fisiopatología, signos y síntomas, manifestaciones electrocardiográficas y pronóstico

Genéticas	Epidemiología y fisiopatología	Signos y síntomas	ECG	Tratamiento	Pronóstico
Síndrome de QT largo	▪ Uno de cada 5000-10 000 individuos. ▪ 300 muertes de niños y adultos jóvenes al año. ▪ Pérdida de función del canal de potasio o ganancia de función del canal de sodio. ▪ AD, más común, afectación cardiológica pura. ▪ AR, asociada con sordera NS.	▪ Variable. Portación asintomática con ECG normal, síncopes o MS con alteraciones en el ECG. ▪ Convulsiones en contexto de TV polimórfica. ▪ Disparadores: estrés físico y emocional.	▪ ECG basal: prolongación del intervalo QTc y anomalías de la onda T. ▪ Puede desencadenar TV polimórfica. ▪ Mayor riesgo de *torsade des pointes* y FV.	▪ β-bloqueantes. ▪ Restricción deportiva. ▪ Evitar medicación que prolongue el intervalo QTc. ▪ Implante de CDI en sujetos de alto riesgo.	▪ Mal pronóstico sin diagnostico precoz y tratamiento. ▪ Forma AR con peor pronóstico.
Síndrome de QT corto	▪ Pocos reportes ¿incidencia subestimada? ▪ Lactantes y adultos jóvenes. ▪ Pérdida de función del canal del calcio o ganancia de función del canal de potasio. ▪ AD con alta penetrancia.	▪ Palpitaciones, síncope, MS. ▪ En actividad y en reposo. ▪ Sin disparadores.	▪ ECG basal: QTc muy cortos, constantes y uniformes (H < 330 ms; M < 340 mseg), ondas T altas, angostas y simétricas. ▪ Puede desencadenar FV y FA.	▪ Primera línea: CDI. ▪ Pacientes muy pequeños: quinidina, sotalol, flecainida.	▪ Variable. ▪ Mal pronóstico sin tratamiento en pacientes sintomáticos.
Síndrome de Brugada	▪ 5 de cada 10 000 individuos. ▪ Mayor incidencia en Oriente. ▪ Relación H/M 8:1. ▪ Potenciales de acción heterogéneos entre el endocardio y epicardio del VD, que predispone a arritmias ventriculares por reentrada. ▪ Rasgos de herencia AD.	▪ Síncopes, MS (nocturna, por la madrugada). ▪ Historia familiar de MS.	▪ ECG basal: elevación del segmento ST en V1 a V3 y BCRD. ▪ Desencadena TV autolimitada o no y FV.	▪ CDI. ▪ Restricción deportiva.	▪ Mal pronóstico sin tratamiento.

▶

Tabla 31.5 Causas de taquicardia ventricular: epidemiología, fisiopatología, signos y síntomas, manifestaciones electrocardiográficas y pronóstico

Genéticas	Epidemiología y fisiopatología	Signos y síntomas	ECG	Tratamiento	Pronóstico
TV polimórfica catecolaminérgica	▪ Todas las edades. ▪ Afectación de proteínas implicadas en la regulación del calcio. ▪ AD, AR o mutación *de novo*.	▪ Síncope inducido por estrés físico o emocional. ▪ MS.	▪ ECG basal: normal o extrasístoles ventriculares o TV monomórfica o polimórfica bidireccional no sostenida. ▪ Desencadena TV polimórfica y FV.	▪ β-bloqueantes. ▪ CDI.	▪ Malo, incluso con β-bloqueantes o CDI.
Miocardiopatía hipertrófica	▪ Causa más frecuente de MS en jóvenes en Estados Unidos. ▪ Afectación de proteínas contráctiles del miocardio. ▪ Cualquier patrón de hipertrofia; más frecuente, porción anterior del tabique y pared libre anterior, debajo de la válvula aórtica. ▪ AD con fenotipo variable y mutación de novo.	▪ IC de predominio diastólico, al inicio. ▪ Dolor torácico (isquémico). ▪ Síncope y MS (obstrucción del TSVI y arritmias).	▪ ECG basal: compatible con HVI (onda S en la derivación V1 y onda R en V5 o V6 > 35 mm), ondas T anormales (inversión simétrica y profunda en DI, aVL, V5 y V6) junto con infradesnivel del segmento ST. TV no sostenida. ▪ Desencadena TV y FV.	▪ IC: β-bloqueantes, verapamilo. ▪ CDI. ▪ Restricción deportiva.	▪ Depende del grado de IC y del desarrollo de MS. ▪ Factores de riesgo: historia familiar, síncope, TV no sostenida en ECG basal, HVI masiva, hipotensión con el ejercicio.
Displasia arritmogénica del VD	▪ 3%-5% de las MS sin explicación en adolescentes y adultos jóvenes. ▪ Reemplazo fibroadiposo del miocardio del VD, dilatación, aneurismas y movimiento anormal de la pared. ▪ AD y AR con compromiso cutáneo.	▪ Mareos. ▪ Palpitaciones. ▪ Síncope y MS debido a TV.	▪ ECG basal: onda P aumentada de tamaño o BIRD u onda T negativa en V1 a V3 y en el 30% alteraciones de la despolarización ventricular (onda Epsilon). ▪ Desencadena TV con BCRI y FV.	▪ Tratamiento de la IC. ▪ CDI en MS resucitada, asociada con TV o FV o en disfunción ventricular.	▪ Depende de la arritmia y disfunción ventricular sistólica.
Cardiopatías congénitas	**Epidemiología y fisiopatología**	**Signos y síntomas**	**ECG**	**Tratamiento**	**Pronóstico**
	▪ Corregidas o no. ▪ Principalmente en Tetralogía de Fallot, sobre todo con lesiones residuales.	▪ Palpitaciones. ▪ Síncope y MS.	▪ TV monomórfica o polimórfica.	▪ Tratamiento en TV sostenida o sintomática.	▪ Depende de la cardiopatía.
Trastornos adquiridos	**Epidemiología y fisiopatología**	**Signos y síntomas**	**ECG**	**Tratamiento**	**Pronóstico**
	▪ Menos frecuentes. ▪ Enfermedad coronaria (Kawasaki) miocarditis, enfermedad de Chagas, trastornos hidroelectrolíticos.	▪ Asintomático. ▪ Palpitaciones. ▪ Síncope y MS.	▪ TV y eventual FV.	▪ Tratamiento de la causa que la desencadena. ▪ De ser necesario, β-bloqueantes, CDI.	▪ Depende del trastorno que la genere.
Idiopáticas	**Epidemiología y fisiopatología**	**Signos y síntomas**	**ECG**	**Tratamiento**	**Pronóstico**
Ritmo idioventricular acelerado (RIVA)	▪ Más frecuente en RN, pero afecta todas las edades. ▪ Aumento del automatismo del miocardio ventricular o de las fibras de His-Purkinje.	▪ Asintomática.	▪ TV monomórfica relativamente lenta 120-200 lpm. ▪ Desaparece con el ejercicio.	▪ Habitualmente no se necesita.	▪ Benigna y autorresolutiva.
Taquicardia idiopática del tracto de salida del VD	▪ 60%-80% de las TV idiopáticas. ▪ Común en pacientes jóvenes; mujeres y con relación al ciclo menstrual. ▪ Edad media al diagnóstico: 8 años. ▪ Aumento del automatismo mediado por el AMPc a nivel del TSVD.	▪ Hallazgo incidental, asintomático; palpitaciones o mareos, síncope muy infrecuente. ▪ Diferenciar de la displasia arritmogénica del VD. ▪ Inducida por estrés físico y emocional.	▪ TV monomórfica, habitualmente no sostenida. ▪ Patrón de QRS de BCRI y eje inferior.	▪ Habitualmente no se necesita.	▪ Benigna. Buen pronóstico a largo plazo, con remisión espontánea o mejoría sustancial cuando persiste.

AD: herencia autosómica dominante; AR: herencia autosómica recesiva; NS: neurosensorial; MS: muerte súbita; TV: taquicardia ventricular; CDI: cardiodesfibrilador implantable; BIRD: bloqueo incompleto de rama derecha; VD: ventrículo derecho; BCRI: bloqueo completo de rama izquierda; TSVI: tracto de salida del ventrículo izquierdo; HVI: hipertrofia ventricular izquierda; RN: recién nacido; TSVD: tracto de salido del ventrículo derecho; BCRD: bloqueo completo de rama derecha; TSV: taquicardia supraventricular; IC: insuficiencia cardíaca.

Algoritmo 31.2 Abordaje de las taquiarritmias en la emergencia

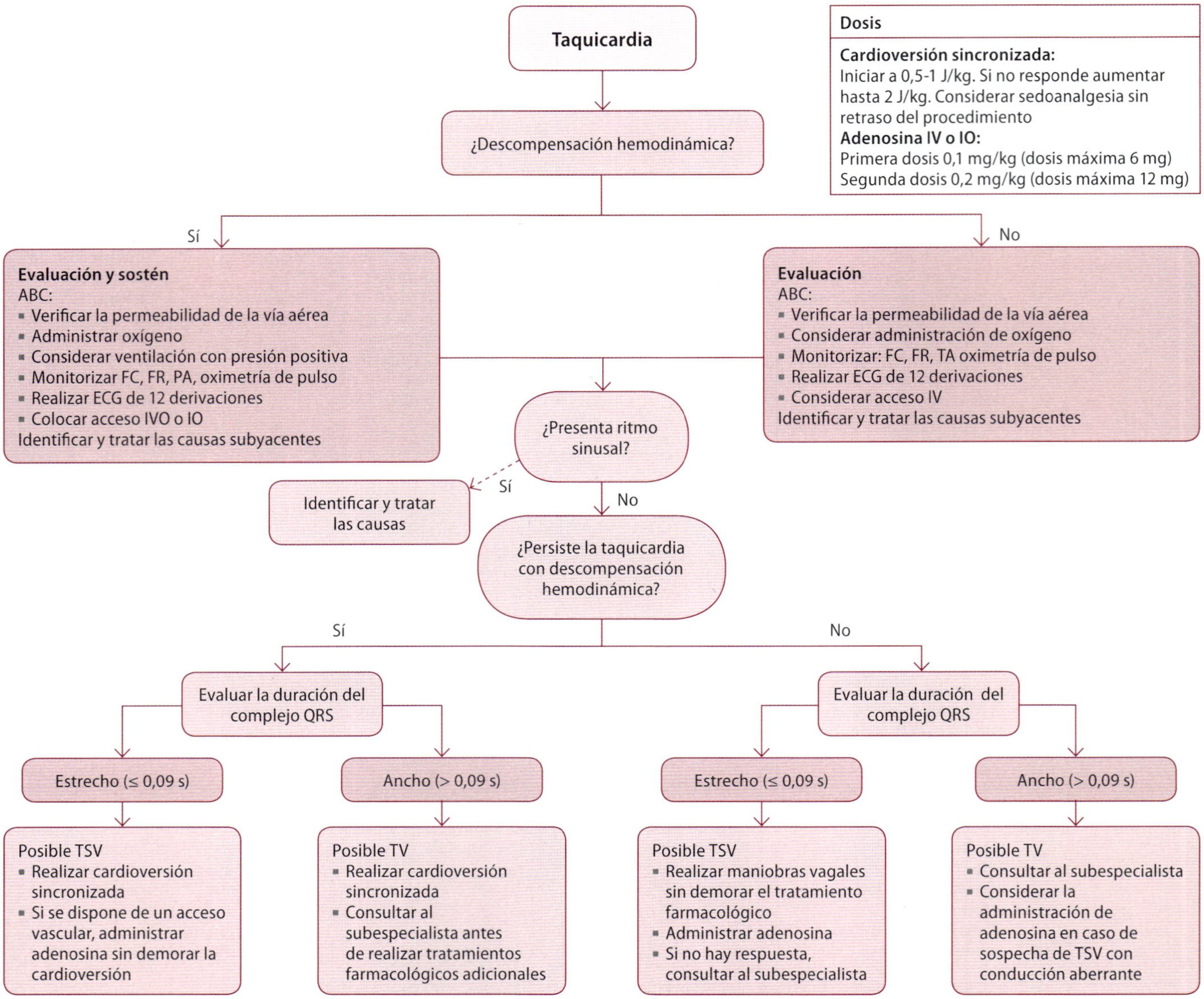

IV: intravenosa; IO: intraósea; RCP: reanimación cardiopulmonar; ET: endotraqueal; FR: frecuencia respiratoria; FC: frecuencia cardíaca; PA: presión arterial; ECG: electrocardiograma; TSV: taquicardia supraventricular; TV: taquicardia ventricular.

Los ritmos desfibrilables (FV/TV sin pulso) pueden ser los ritmos de inicio del PCR, o bien pueden desarrollarse durante la RCP (FV/TV sin pulso secundarias). La desfibrilación es el tratamiento definitivo para la FV y la TV sin pulso. Cuanto más corta sea la duración de estos ritmos, resulta más probable que, tras la desfibrilación, se obtenga un ritmo que restablezca la perfusión.

Se pueden utilizar tanto los desfibriladores manuales como los automáticos. Los desfibriladores manuales son de elección cuando el ritmo es identificado por un profesional de la salud y en el contexto hospitalario, ya que la dosis de energía puede ser seleccionada de acuerdo con el peso del paciente. Se debe iniciar con una dosis de 2-4 joule/kg para la desfibrilación. Para ritmos refractarios, se debe duplicar la dosis a 4 joule/kg. En las sucesivas descargas, es razonable mantener esta dosis, aunque no se contraindican dosis superiores, en tanto no excedan los 10 joule/kg.

En caso de utilizar un desfibrilador externo automático (DEA) en lactantes o niños menores de 8 años, se recomienda el uso de un atenuador de dosis. Si no se cuenta con uno, se utiliza un DEA convencional de adultos.

En casos refractarios a la desfibrilación, se sugiere el uso de drogas antiarrítmicas; la amiodarona y la lidocaína son los fármacos de elección y, por el momento, no existe evidencia de superioridad de una sobre la otra.

Por último, cabe destacar la importancia vital de la administración de la RCP de calidad. Iniciar la RCP en cuanto se constata el PCR y mantenerla hasta la llegada del dispositivo, reiniciar las compresiones inmediatamente después de la descarga eléctrica y tratar de minimizar las interrupciones constituyen bases fundamentales para lograr revertir estos ritmos y optimizar las posibilidades de sobrevida.

Disfunción del nodo sinusal

En este trastorno, el nodo sinusal no cumple su función como marcapasos dominante, y su velocidad de descarga se vuelve

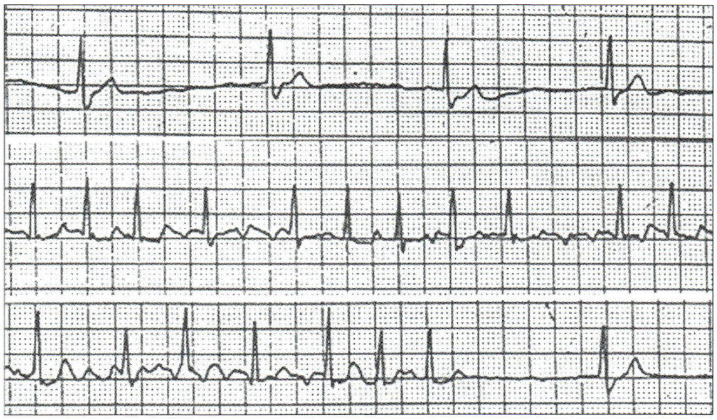

Figura 31.14 Disfunción del nodo sinusal, braditaquiarritmia. Se observa alternancia de bradicardia y taquicardia.

anormalmente baja. Esto resulta en una incompetencia de la función cronotrópica.

Suele ser secundaria a una cirugía extensa que afecta a la aurícula, corrección de transposición de grandes arterias, cardiopatías congénitas, como la comunicación interauricular (CIA), miocarditis, enfermedad de Kawasaki, enfermedad cardíaca reumática, hipotermia y fármacos.

Produce una variedad de arritmias, como pausas sinusales graves, taquicardia por reentrada del nodo sinusal y un cuadro grave que alterna fases de bradicardia y taquicardia supraventricular denominado braditaquiarritmia. Sin embargo, la mayoría de los pacientes permanecen asintomáticos (Figura 31.14).

Acceda al eBook para consultar la lista de bibliografía. Consulte las indicaciones en la retiración de tapa.

32

Medidas iniciales en la sepsis y el *shock* séptico

Guillermo Kohn Loncarica • Ana Laura Fustiñana • Gabriela Hualde

La sepsis es una de las principales causas de mortalidad en todo el mundo y, por lo tanto, de alta prioridad para la salud pública. Según la Organización Mundial de la Salud (OMS), casi seis millones de niños murieron antes de los cinco años en 2015. Más de la mitad de esas muertes se correspondieron con enfermedades cuyo destino final es el *shock* (sepsis, neumonía, prematuridad, malaria y traumatismos). En la Argentina, una de las principales causas de mortalidad en menores de 5 años se asocia con la sepsis; Jabornisky y cols. reportaron un 31% de mortalidad. En el Hospital de Pediatría Prof. Dr. Juan P. Garrahan, la sepsis es el tercer motivo de admisión al sector de reanimación (precedido por la infección respiratoria aguda baja y el estado epiléptico) en menores de 16 años y la primera causa entre los 16 años y los 21 años.

A pesar de la creciente difusión de las guías de práctica clínica (GPC) sobre el manejo de la sepsis, continúan existiendo déficits importantes en su atención inicial. Una de las posibles razones es que muchos profesionales de la salud consideran que la sepsis es patrimonio de los médicos especialistas en urgencias o cuidados críticos. Sin embargo, la OMS señala que el 50% de las defunciones en menores de 5 años podrían haberse evitado con medidas sencillas, de bajo costo y alcanzables para todo el personal de la salud.

La sepsis se redefinió en 2016 (Sepsis-3) como una respuesta del huésped desregulada a la infección, que conduce a una disfunción orgánica potencialmente mortal. La progresión de una infección hacia la sepsis implica una serie dinámica y compleja de eventos que inducen la activación endotelial y del sistema inmunológico. Esta respuesta inflamatoria desregulada y sostenida resulta en una forma grave de inflamación sistémica, con un desequilibrio a favor de los fenómenos proinflamatorios, en particular en individuos genéticamente predispuestos. Las consecuencias funcionales de esta tormenta infamatoria, que involucra factores del huésped y del patógeno, incluyen daño endotelial, disfunción microvascular, alteración de la oxigenación tisular y, finalmente, la falla múltiple de órganos.

Las guías de práctica clínica

La Campaña para Sobrevivir a la Sepsis (SSC), el Instituto Nacional de Salud y Cuidados de Excelencia británico (NICE) y el Colegio Estadounidense de Medicina de Cuidados Críticos (ACCM) publicaron una GPC para el manejo del *shock* séptico (ShS) en niños. El reconocimiento precoz de la sepsis es fundamental, ya que facilita un tratamiento óptimo sensible al tiempo. La utilización de herramientas validadas para la detección oportuna, aplicadas en los sectores de triaje, facilitan la consulta con el pediatra más experto y, eventualmente, la referencia en tiempo y forma a una unidad de mayor complejidad. Algunas recomendaciones han propuesto guiarse con los denominados paquetes de medidas, los cuales requieren ser adaptados a las realidades propias de cada institución. Estos incluyen acciones de reconocimiento, reanimación, estabilización, referencia y medición de resultados (Figura 32.1). Las medidas iniciales están representadas por el reconocimiento y la reanimación del niño con sepsis y ShS, acciones que suelen ser efectuadas en el marco de la sala de urgencias o de la internación.

Paquete de reconocimiento

La determinación de los signos y los síntomas de la sepsis y el ShS son esenciales para un diagnóstico precoz y el tratamiento adecuado. Algunos autores proponen definir a la sepsis como una infección (sospechada o confirmada) junto con taquicardia y taquipnea, y al ShS como una sepsis a la cual se le agregan signos de hipoperfusión (Tabla 32.1).

Ocurre que fiebre, taquicardia y vasodilatación son hallazgos comunes e inespecíficos en niños con infecciones benignas que acuden a los servicios de urgencias. Por ello, el NICE sugiere preguntarse: ¿puede ser sepsis?, en situaciones tales como: el niño se siente muy mal; la familia o sus cuidadores expresan preocupación; aparecen cambios de la conducta habitual como irritabilidad o llanto inapropiado; existieron consultas realizadas por la misma razón (electrónicas, o en las horas o días previos); o se trata de pacientes de riesgo (menores de 1 año, inmunocomprometidos, etc.). Las herramientas para la detección precoz aplicadas en el triaje hospitalario han colaborado en reducir el tiempo de inicio del tratamiento.

Si a la sepsis se le agregan signos de hipoperfusión tisular, como pulsos periféricos disminuidos o muy amplios, relleno capilar enlentecido (> 2-3 segundos) o muy rápido (*flash* capilar), extremidades frías y moteadas, o calientes y vasodilatadas, disminución del ritmo diurético (< 1 mL/kg/h) o alteraciones del sensorio (somnolencia, confusión, letargo, irritabilidad, etc.), se debe pensar en ShS.

Existen distintas formas de presentación (clínicas y hemodinámicas) del ShS en niños. La más frecuente es un patrón de

Tabla 32.1 Reconocimiento clínico de niños con sepsis y *shock* séptico

Término	Presentación clínica
Sepsis	Infección + taquipnea + taquicardia + cambios en la conducta
***Shock* séptico**	Sepsis + signos de hipoperfusión tisular*
***Shock* séptico compensado**	*Shock* séptico con presión arterial normal
***Shock* séptico descompensado**	*Shock* séptico con hipotensión arterial

* Signos de hipoperfusión tisular: pulsos periféricos disminuidos o muy amplios (saltones); relleno capilar lento (> 2-3 segundos) o muy rápido (*flash* capilar); extremidades frías o moteadas; alteraciones de la conciencia y disminución del ritmo diurético < 1 mL/kg/h.

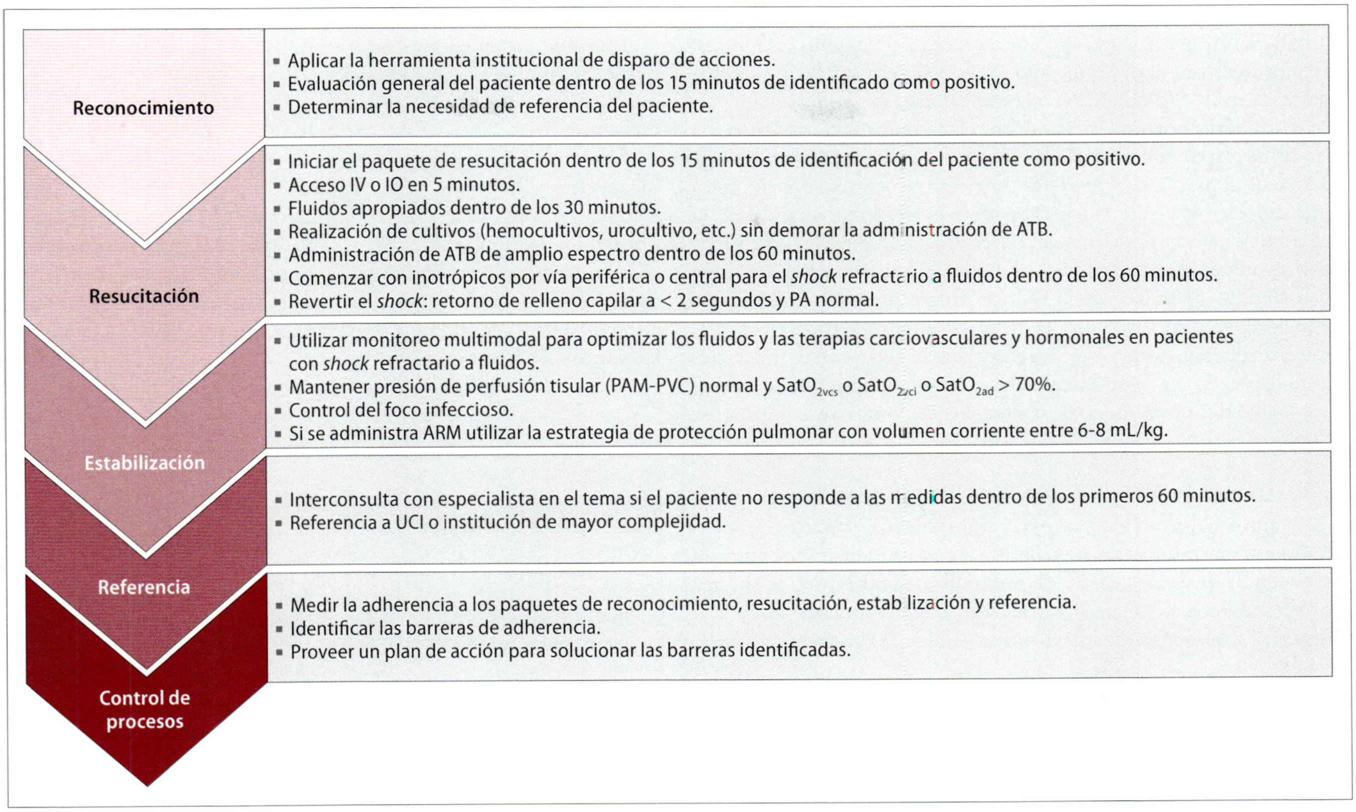

Figura 32.1 Paquetes de medidas del *shock* séptico en pediatría y sus elementos para el reconocimiento, la reanimación, la estabilización, la referencia y la medición de los procesos. PA: presión arterial; $SatO_2$vcs: saturación de oxígeno en la vena cava superior; $SatO_2$vci: saturación de oxígeno en la vena cava inferior; $SatO_2$ad: saturación de oxígeno en la aurícula derecha; ARM: asistencia respiratoria mecánica; PAM: presión arterial media; PVC: presión venosa central; UCI: unidades de cuidados intensivos. (Extraído, adaptado y modificado de: Davis AL, Carcillo JA, Aneja RK, et al. American College of Critical Care Medicine Clinical Practice Parameters for Hemodynamic Support of Pediatric and Neonatal Septic Shock. Crit Care Med 2017; 45 (6): 1061-93 / National Institute for Health and Care Excellence. Sepsis: Recognition, Diagnosis and Early Management. NICE 2016; 51 / Jones C, CurrieCuyoy M, Jackson T. Code Sepsis: Rapid Identification and Treatment of Severe Sepsis in Floor Patients. J Hosp Med 2013; 8 (2) / Han YY, Carcillo JA, Espinosa V, Kissoon N. Quality improvement analysis of the global pediatric sepsis initiative registry simplified clinical bundle recomentations for industrialized developing and developed nations. Pediatr Crit Care Med 2014; 15 (4): 15-6).

bajo gasto cardíaco (GC) y resistencia vascular periférica (RVP) aumentada (*shock* frío-*shock* con aumento de la RVP). Se expresa clínicamente con piel fría o moteada, relleno capilar enlentecido y pulsos débiles. En un porcentaje menor, se presenta con GC alto y RVP baja (*shock* caliente-*shock* con disminución de la RVP). Se caracteriza por vasodilatación, piel caliente y enrojecida, pulsos amplios o saltones (por aumento de la diferencia entre la presión sistólica y la diastólica) y relleno capilar rápido (*flash*). En adolescentes, puede presentarse como el perfil hemodinámico de los adultos: vasodilatación por parálisis vasomotora. Cuando la función miocárdica está comprometida, el GC es sostenido a través de la dilatación ventricular y la taquicardia. La imposibilidad de llevar adelante dicha dilatación o de aumentar la frecuencia cardíaca se ha asociado con peor pronóstico.

Los citados modelos de presentación clínica están asociados con distintas entidades. En los niños con ShS adquirido en la comunidad, predomina el patrón hipodinámico (*shock* frío), mientras que aquellos con ShS adquirido en los hospitales, sobre todo pacientes con infecciones asociadas a catéteres venosos centrales, predomina el patrón hiperdinámico (*shock* caliente). Sin embargo, dos tercios de los niños pueden presentarse con perfiles hemodinámicos diferentes de lo señalado exclusivamente por el examen clínico, y alternan de una presentación a la otra durante su tratamiento. Estudios observacionales mostraron una correlación muy pobre entre las evaluaciones clínicas, el GC y la RVP, de acuerdo con lo medido por monitoreo invasivo. De hecho, muchos niños que aparentaban cursar un *shock* clínicamente caliente tenían evidencia de disfunción miocárdica. Esto demuestra que valerse exclusivamente de los signos clínicos –único recurso habitualmente disponible en los departamentos de urgencias y las salas de internación– continúa siendo un desafío para dirigir la estrategia terapéutica. Recientemente, la SSC ha sugerido no utilizar solamente estos signos para clasificar al *shock* como frío o caliente. Aunque esta distinción inicial podría ser útil, recomiendan emplear variables hemodinámicas avanzadas en cuanto se encuentren disponibles (monitoreo invasivo de la presión arterial con análisis del contorno del pulso, doppler de la aorta torácica, ultrasonido cardíaco, etc.).

En los servicios de emergencias o salas de internación, fuera de las unidades de cuidados intensivos (UCI), donde se realiza generalmente el proceso de categorización rápida (triaje), se propone utilizar herramientas que, al reconocer como positivo al paciente, disparen acciones para su manejo. Algunos ejemplos son PSS (Seis Pasos de la Sepsis Pediátrica), Herramienta de disparo para el reconocimiento temprano del *shock* séptico de la Academia Estadounidense de Pediatría y el POPS (puntaje de observación prioritaria pediátrica). Estos recursos evalúan dominios tales como la saturación de oxígeno, el nivel de alerta, el trabajo respiratorio, la frecuencia cardíaca y respiratoria para la edad, la temperatura y los antecedentes del paciente. Algunas, además, incluyen el denominado *gut feeling* (esa sensación de que algo anda mal...) del médico o el enfermero.

En los últimos años, se ha promovido considerar, además, la preocupación de los cuidadores como un signo más para el diagnóstico de sepsis, y algunas herramientas han agregado este ítem como un elemento de valor diagnóstico adicional. En 2019, la Sociedad Latinoamericana de Emergencia Pediátrica (SLEPE) publicó una encuesta realizada a médicos que atienden niños en urgencias de 14 países de la región. Entre otros resultados, los profesionales indicaron que el reconocimiento temprano era el principal obstáculo para el diagnóstico de sepsis. Además, menos del 13% de los hospitales de tercer nivel disponían de herramientas de detección precoz, y solo el 61% contaban con un área de triaje.

Manifestaciones clínicas del niño con *shock* séptico

La taquicardia en la sepsis es un signo precoz, frecuente e inespecífico, pero muy valioso. Cuando es sostenida e inexplicable (en ausencia de dolor, miedo, llanto, fiebre, anemia, etc.) debe ser considerada con firmeza. Podría estar ausente en la hipotermia, y algunos niños manifiestan bradicardia. La taquipnea también es frecuente y suele aparecer sin esfuerzo respiratorio. Un relleno capilar enlentecido, > 2-3 segundos, se observa en el ShS frío, hipodinámico o en el *shock* con aumento de la RVP, mientras que el relleno capilar muy rápido (*flash* capilar) aparece en el ShS caliente, hiperdinámico o en el *shock* con disminución de la RVP.

El aspecto y la coloración de la piel revelan un tinte moteado o reticulado en el ShS frío, o rosado y rubicundo, por vasodilatación, en el caliente. En todo niño que continúe presentando mal aspecto luego de descender la fiebre, debe pensarse en el *shock*. Se deben palpar los pulsos pedios, tibial posterior, radial, femoral y axilar durante la evaluación. Su presencia está relacionada con los valores de presión arterial (PA) sistólica. Se palpan filiformes (de baja amplitud, débiles) en el *shock* frío por bajo GC, y saltones (amplios) en el caliente. La temperatura de las extremidades aporta información útil acerca de la RVP. Se encuentran frías por vasoconstricción y RVP elevada, o calientes por vasodilatación y RVP disminuida, de acuerdo con el tipo de ShS.

La valoración neurológica requiere consignar el puntaje de Glasgow al ingreso. Según la edad, se observa irritabilidad, tendencia al sueño, inquietud, mareos o desasosiego. La presencia de hallazgos neurológicos revela hipoperfusión cerebral.

Un ritmo diurético < 1 mL/kg/hora es sugestivo de hipoperfusión renal. La medición no invasiva de la PA se debe realizar en todo paciente con sospecha de *shock*. Sin embargo, en los niños puede existir *shock* con PA normal. Si bien la hipotensión constituye un dato de certeza de *shock*, su presencia no es necesaria para el diagnóstico (*v.* Tabla 32.1). La hipotensión siempre es tardía y revela la claudicación de todos los mecanismos de compensación. En el niño con *shock*, hay una primera etapa de taquicardia sin hipotensión arterial (*shock* compensado). Cuando los mecanismos de compensación no sostienen la PA normal, hay taquicardia e hipotensión (*shock* descompensado). El ShS puede y debe reconocerse antes de la hipotensión arterial. Han y cols. demostraron que el *shock* descompensado tiene una mortalidad del 30%, a diferencia del compensado, que es del 7%.

El examen físico se completa identificando otros signos tales como la fiebre, equimosis, petequias, hematomas (por coagulopatía asociada) y dolores en las extremidades. La fiebre obliga a pensar en sepsis, pero su ausencia nunca la descarta.

Paquete de resucitación

La resucitación tiene como objetivo corregir las alteraciones hemodinámicas y metabólicas, mediante la optimización de la entrega de oxígeno (O_2) a los tejidos y la disminución de su demanda.

Las metas para cumplir con este objetivo se dividen en clínicas, hemodinámicas y de oxigenación (Tabla 32.2). Sin tratamiento, el ShS tiene una mortalidad del 80%; con terapéutica oportuna, es de entre el 10% y el 30%. Alcanzar estas metas redujo un 40% la mortalidad. Por cada hora de persistencia del *shock*, el riesgo de muerte aumenta 2,3 veces. Los pacientes con enfermedades crónicas presentan mayor mortalidad (12,8%) que los sanos (7,8%).

Tabla 32.2 Metas a alcanzar durante el tratamiento del *shock* séptico en niños

Clínicas	Hemodinámicas	De oxigenación[2]
Normalizar: ▪ FC para la edad ▪ Pulsos ▪ Relleno capilar ▪ Temperatura de la piel ▪ Sensorio ▪ Flujo urinario (> 1 mL/kg/h)	Normalizar:[1] ▪ Presión de perfusión tisular/abdominal (PPT/PPA) ▪ Índice de *shock* (IS)	Obtener una saturación de oxígeno en la vena cava superior o inferior o aurícula derecha > 70%

[1] La PPT y la PPA, indicadores globales del flujo sanguíneo, son utilizadas en las UCI. Representan la diferencia entre la PA media y presión venosa central o la presión intraabdominal, respectivamente. La meta es mantenerlas en valores normales para la edad. En emergencias resulta más practico utilizar el IS (IS = FC / PA sistólica). La meta es disminuirlo bajando la FC o subiendo la PA sistólica.
[2] Constituye un indicador de oxigenación tisular global equivalente a la saturación venosa mixta de oxígeno. Pueden utilizarse para su medición muestras aisladas de catéteres venosos centrales (CVC) o de catéteres implantables o semiimplantables. Alcanzar esta meta reduce la mortalidad con respecto a los grupos donde se priorizó normalizar únicamente PA sistólica.

Tratamiento (Figura 32.2)

La organización del equipo tratante es esencial. Se sugiere establecer un coordinador, y funciones definidas para los demás integrantes: vía aérea, accesos vasculares periféricos (AVp), administración de fluidos, preparación e infusión de fármacos, obtención de estudios de laboratorio, registro de las acciones –tiempos y cumplimiento de las metas– y contención e información a la familia.

Las acciones iniciales son las siguientes:

- Mantener la vía aérea (VA) permeable y valorar la necesidad de intubación endotraqueal (IE).
- Administrar O_2 por máscara, cánula de alto flujo o asistencia respiratoria mecánica (ARM).
- Establecer al menos dos AVp, habilitar los catéteres ya presentes o colocar vía intraósea (IO).
- Iniciar monitoreo hemodinámico no invasivo, con determinación seriada de la PA, oximetría de pulso, electrocardiograma, temperatura y diuresis.

Asegurada la permeabilidad de la VA y la presencia de respiración y circulación espontáneas (ABC), se administra O_2 suplementario para evitar la hipoxia, pero también la hiperoxia. La IE se realiza si existe un aumento del trabajo respiratorio, insuficiencia cardiopulmonar progresiva (con bradicardia, bradipnea e hipotensión) o un puntaje de Glasgow < 8. Antes de la IE, es necesario asegurar una adecuada precarga con fluidos, o administrar inotrópicos, por la presencia frecuente de hipovolemia

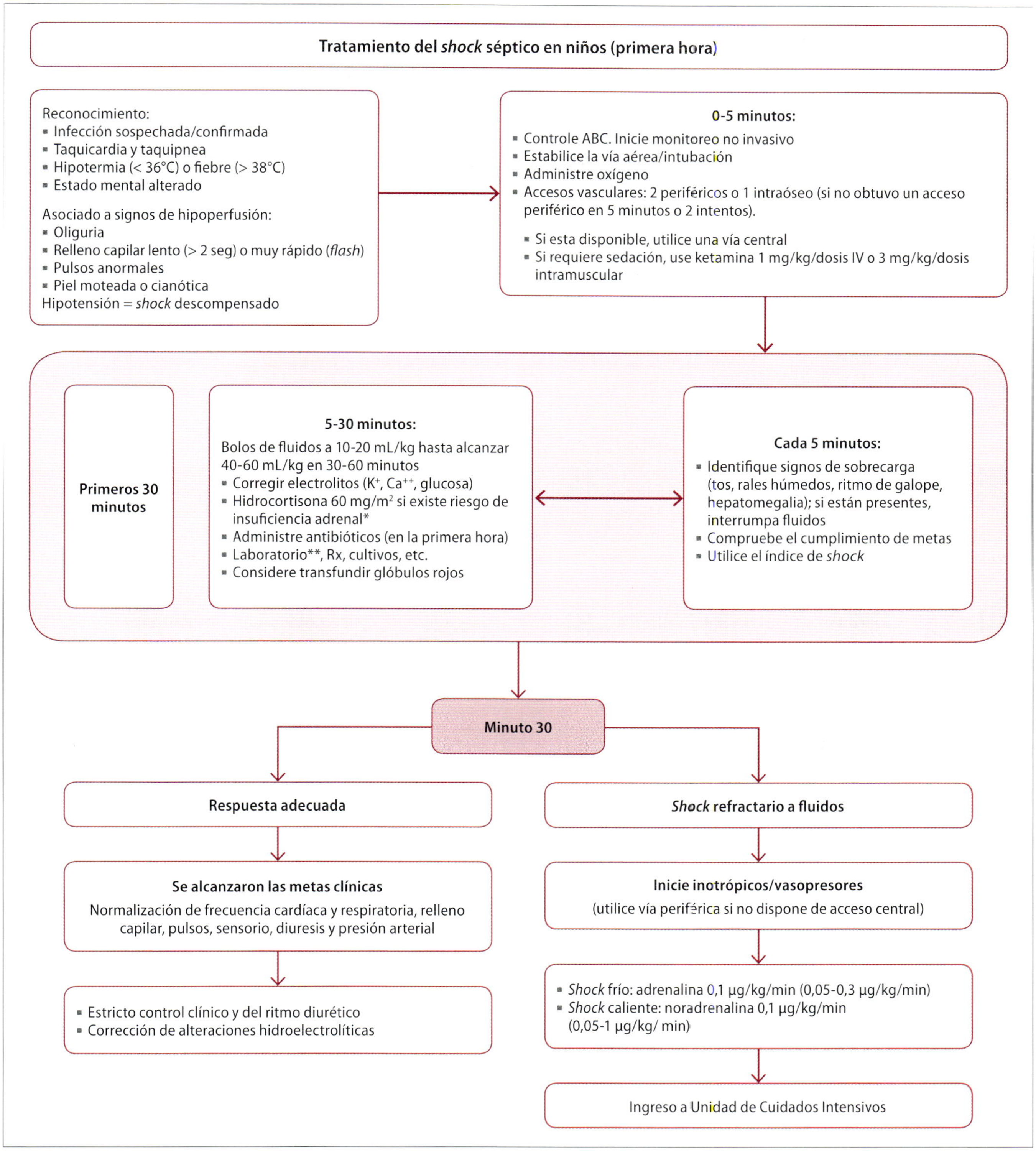

Figura 32.2 Guía para el manejo del *shock* séptico pediátrico en la primera hora. *: enfermedad meningococica suspechada o confirmada, terapia con corticoides en los últimos 6 meses; **: hemograma, coagulograma, electrolitos, ácido-base (si es central mida saturación venosa), lactato, glucosa, urea, creatinina, función hepática, grupo y factor sanguíneo.

relativa o absoluta, o disfunción miocárdica. Asimismo, los fármacos utilizados para facilitar este procedimiento podrían acentuar la descompensación hemodinámica.

Para conseguir las metas iniciales, se sugiere colocar al menos dos AVp, y de no obtenerse el primero luego de 5 minutos o dos intentos, está indicado colocar una vía IO. Esta es una vía segura, fácil de colocar, permite administrar cualquier fármaco o fluido, y extraer muestras para laboratorio (*v.* Capítulos 86 y 87).

Se deben extraer muestras de sangre para determinaciones de laboratorio (calcemia, glucemia, hemograma, función hepática y renal, ácido láctico, coagulograma, electrolitos y estado ácido-base) e identificar y corregir sus alteraciones. Es deseable obtener cultivos, aunque esto nunca debe demorar la administración de antibióticos (ATB).

Posteriormente, comienza la reposición con bolos de soluciones cristaloides (solución salina al 0,9% o Ringer lactato) en 30-60 min. Antes y después de cada bolo, es necesario controlar si han mejorado las metas clínicas y si han aparecido signos de sobrecarga de volumen, como hepatomegalia, rales pulmonares, tos y tercer ruido cardíaco. La reanimación con fluidos en bolos se inicia luego de obtener un AVp o IO. Se prefiere esta técnica en lugar del libre goteo y las bombas de infusión, ya que no siempre alcanzan el volumen necesario en el tiempo adecuado. Si aparecen manifestaciones de sobrecarga de volumen, debe interrumpirse el aporte de fluidos e iniciarse la infusión de drogas vasoactivas por AVp o IO, si no se dispone un acceso vascular central.

Las recomendaciones recientes de la SSC proponen considerar la posibilidad de acceso a la UCI para direccionar la terapia con fluidos. En los sistemas de atención con disponibilidad de la UCI, se sugiere administrar bolos de 10-20 mL/kg, hasta 40-60 mL/kg, durante la primera hora. En los sistemas de atención medica sin disponibilidad de la UCI, debe identificarse la presencia de hipotensión. En ausencia de hipotensión, es decir, cuando hay *shock* pero está compensado, se recomienda no administrar bolos e iniciar el aporte de líquidos de mantenimiento. En cambio, si hay hipotensión (*shock* descompensado), sugieren administrar hasta 40 mL/kg en bolo (10-20 mL/kg por bolo).

La recomendación en contra de los bolos de fluidos si la hipotensión no está presente se basó en el estudio controlado y aleatorizado FEAST, en el que el líquido en bolo rápido, en la primera hora, aumentó la mortalidad en comparación con los fluidos de mantenimiento solamente.

Los niños con cardiopatías complejas, insuficiencia cardíaca previa o riesgo de miocardiopatía (desnutridos, con antecedentes de miocarditis, pacientes oncológicos que recibieron o reciben antraciclínicos, etc.) deben recibir un aporte de fluidos a razón de 5 mL/kg en no menos de 20 minutos, controlando con frecuencia los signos de sobrecarga. Los edemas periféricos, propios de la lesión capilar del ShS, no siempre son sinónimo de hipervolemia y, en ausencia de otros componentes clínicos, no contraindicarían continuar con el aporte de líquidos. El ultrasonido es un recurso útil para evaluar la sobrecarga de fluidos al lado del paciente.

Si bien algunas GPC sugieren alcanzar las metas de administración de líquidos en los primeros 15-20 minutos, en la práctica suele resultar dificultoso. El 56% de los encuestados por la SLEPE refieren lograr la administración de los fluidos en 30-60 min. Por su parte, se ha observado que la utilización de bolos en menos de 10 minutos aumenta el riesgo de necesitar IE, en comparación con la administración en 15-20 minutos. Por lo tanto, 30-60 minutos representarían un objetivo más razonable.

La administración de ATB en los primeros 60 minutos mejora la evolución y reduce la mortalidad del ShS. Existe una fuerte justificación biológica para su infusión rápida en pacientes con sepsis, y se han demostrado resultados superiores con la implementación de un paquete que incluya su rápida administración. Estudios observacionales demostraron una asociación entre la velocidad de administración del ATB y una reducción de la mortalidad en niños con sepsis. Los esquemas empíricos iniciales deben tener en cuenta el foco infeccioso, y luego deben adecuarse a las 48-72 horas con los resultados de los cultivos correspondientes. En niños con sepsis, pero sin *shock*, se sugiere comenzar la terapia antimicrobiana tan pronto como sea posible, dentro de las tres horas posteriores a su reconocimiento. La elección del ATB debe estar basada en la presunción del agente infeccioso más probable, el tipo de huésped, la edad, la adquisición extrahospitalaria o intrahospitalaria y la epidemiología institucional, decidiéndose siempre por el de menor toxicidad y costo (*v.* Capítulo 53).

Las alteraciones metabólicas podrían empeorar el cuadro. La falta de glucosa intracelular (*shock* hipoglucémico) profundiza la falla energética. Una brecha aniónica (anión GAP) > 16 mEq/L sugiere glucopenia. Para prevenirla y optimizar el aporte de glucosa, se necesitan flujos de 4-6 mg/kg/min, para mantener la glucemia entre 80-150 mg/dL. La hiperglucemia también es nociva. Los niveles de glucemia > 178 mg/dL duplican la posibilidad de defunción. Con glucemias > 180 mg/dL está indicado, en base a la experiencia en adultos, la terapia con insulina intravenosa.

El calcio tiene un papel esencial en casi todos los procesos celulares, incluida la contractilidad miocárdica y el tono vasomotor. Durante el ShS, se producen trastornos en la regulación del calcio. La hipocalcemia se corrige de acuerdo con las normas habituales (*v.* Capítulo 4). No está indicado administrar bicarbonato en pacientes con ShS y pH > 7,15, ya que se asocia con sobrecarga de sodio, de volumen, aumento del lactato, de la presión arterial de dióxido de carbono y disminución del calcio iónico.

Se sugiere el uso de hidrocortisona únicamente en niños con ShS refractario a catecolaminas o sospecha o evidencia concreta de insuficiencia suprarrenal. Quienes tienen mayor riesgo de presentarla son aquellos con tratamiento esteroideo prolongado en los últimos 6 meses, enfermedades del sistema nervioso central o producción alterada de la hormona adrenocorticotropina, o con púrpura *fulminans*. Se recomienda una dosis de 60 mg/m^2 o de 2 mg/kg de inicio, y continuar con 1 mg/kg cada 8 horas.

La evidencia actual apoya los objetivos conservadores con respecto a la transfusión de glóbulos rojos en niños con ShS sin compromiso cardiopulmonar, y reserva su indicación para valores de hemoglobina inferiores a 7 g/dL.

Si el paciente persiste en *shock*, es decir, no se han alcanzado las metas deseadas luego de la administración de fluidos –o si ha presentado signos de sobrecarga de volumen– están indicados los fármacos vasoactivos dentro de la primera hora del tratamiento. Esta acción debe ser realizada sin excusas, en el lugar donde se encuentre el paciente (urgencias, sala de internación, UCI, etc.). La imposibilidad de colocar un acceso vascular central por inexperiencia del operador ha sido históricamente una barrera para la administración temprana de estos fármacos. Su infusión por AVp ha sido validada por los autores de este capítulo y de otros trabajos. Los escasos efectos colaterales informados, en caso de presentarse, aparecen luego de las seis horas de infusión. Su prevención se logra diluyendo los fármacos diez veces más que las preparaciones administradas por vía central. La adrenalina está indicada en el *shock* frío a 0,05-0,1 µg/kg/min, hasta 0,3 µg/kg/min para optimizar la contractilidad cardíaca por el efecto agonista β adrenérgico de estas dosis. En el *shock* caliente, se buscan los efectos α agonistas de la noradrenalina (vasopresores), a 0,1 µg/kg/min en adelante. La dopamina podría estar asociada con mayor mortalidad en comparación con la adrenalina y la noradrenalina, y se reserva como alternativa de segunda línea para el *shock* frío. Sin embargo, nuestro equipo no ha encontrado diferencias en la evolución clínica de niños tratados con adrenalina o dopamina como droga de primera opción, en niños con ShS refractario a fluidos.

Una vez iniciada la terapia con fármacos vasoactivos, será necesario titular su efecto mediante la evaluación de la respuesta clínica y el cumplimiento de metas. El coordinador del equipo tratante debe estimar sistemáticamente si el paciente persiste en *shock*. Su persistencia implica continuar los pasos sugeridos por las GPC y transferir al paciente a una UCI. Durante el traslado, el niño debe continuar recibiendo el tratamiento, sin retrasar la administración de drogas vasoactivas debido al traslado o a la demora en la disponibilidad de camas en la UCI. El tratamiento del ShS en niños es sensible al tiempo, y el reconocimiento inicial hará la diferencia.

Acceda al eBook para consultar la lista de bibliografía. Consulte las indicaciones en la retiración de tapa.

Sección 6

Trastornos infectológicos

33
Fiebre en el paciente internado

Guadalupe Pérez

La fiebre constituye uno de los principales motivos de consulta en la práctica pediátrica. En los niños que se encuentran internados, la fiebre suele ser un hallazgo muy común, que frecuentemente motiva la realización de estudios invasivos y el uso de antibióticos endovenosos, muchas veces innecesarios. Asimismo, es causa de la prolongación de la internación y del aumento del gasto en salud.

Se denomina fiebre de adquisición hospitalaria al registro de una temperatura mayor de 38,3 °C luego de 48 horas de internación, y que no se relaciona con un foco de infección presente antes del ingreso hospitalario. En determinadas poblaciones, como en los niños con neutropenia febril en tratamiento quimioterápico, la fiebre se interpreta sobre la base de la categorización individual de riesgo (*v.* Capítulo 28).

La verdadera incidencia de la fiebre en los pacientes hospitalizados es desconocida. Se estima que hasta un tercio de los niños internados por todas las causas prolongan más de 3 días su internación por la aparición de fiebre, y que al menos la mitad de los pacientes en la unidad de cuidados intensivos pediátricos (UCIP) presentan fiebre en el transcurso de la internación. Las causas suelen ser infecciosas, pero también pueden identificarse otras causas distintas de la infección, p. ej., fiebre posquirúrgica, asociada con drogas o por enfermedades oncohematológicas, entre otras.

Epidemiología y factores de riesgo

La aparición de fiebre luego de 48-72 horas de la admisión hospitalaria, y hasta una semana después del alta, se considera asociada a los cuidados de la salud y presenta una epidemiología diferente de la fiebre que se presenta fuera de ese período (*v.* Capítulo 37).

Los principales factores de riesgo para sufrir una infección adquirida en el hospital son la internación prolongada, los procedimientos invasivos, la permanencia en UCIP, el estado de inmunodeficiencia, el daño de la barrera cutáneo-mucosa y la neutropenia.

Las causas más frecuentes de fiebre en el paciente internado fuera de la terapia intensiva se relacionan con el motivo de internación inicial, o bien, con infecciones virales sobreagregadas. Las más comunes son infecciones respiratorias e infecciones gastrointestinales.

Las infecciones bacterianas predominan en los huéspedes inmunocomprometidos, como los neutropénicos febriles, y en las unidades de cuidados intensivos. Por lo tanto, resulta fundamental conocer el estado inmunológico individual y la epidemiología de cada institución al momento de abordar al paciente con fiebre adquirida en el hospital.

Evaluación inicial y categorización del paciente

En la evaluación inicial del niño internado que desarrolla fiebre, se debe valorar la presencia de signos de gravedad, como la combinación de taquipnea, taquicardia, hipoperfusión tisular o hipotensión arterial. Frente a la presencia de estos signos, compatibles con sepsis o *shock* séptico, debe iniciarse el tratamiento lo más rápido posible, teniendo en consideración el foco clínico de la fiebre (si lo hubiera) y las características clínicas del huésped (*v.* Capítulos 32 y 53).

Asimismo, se deben considerar los antecedentes del paciente, los días de internación antes del inicio de la fiebre, si permaneció en la UCIP, si fue sometido a algún procedimiento invasivo (y de qué tipo) y si posee accesos venosos periféricos, centrales o sonda vesical.

La anamnesis meticulosa, junto con un examen físico exhaustivo, detallado y repetido, permite identificar el foco clínico de infección en más del 50% de los casos. Además de la exploración física habitual, deben inspeccionarse con detalle los accesos venosos, la herida quirúrgica (si se trata de un paciente posquirúrgico), la medicación recibida recientemente y los contactos hospitalarios del niño.

Categorizar al paciente según el tipo de huésped y el momento de aparición de la fiebre permite seleccionar racionalmente los exámenes complementarios a realizar y valorar la necesidad de establecer un tratamiento empírico. Esta categorización se desarrolla sobre la base de tres tipos de pacientes:

- Inmunocompetentes sin el antecedente de cirugía reciente.
- Posquirúrgicos.
- Inmunocomprometidos.

Fiebre en el paciente inmunocompetente

Si el paciente se interna febril y la fiebre persiste pasadas 48 horas de la internación, debe considerarse, en primer lugar, la etiología de la fiebre en relación con el motivo de la internación. Al examen físico se debe sumar la evaluación de la presencia de un foco de infección, y sobre la base de los hallazgos se pondera la necesidad de realizar exámenes complementarios iniciales, como un hemograma, proteína C reactiva y análisis citoquímico de orina, entre otros.

Cuando la fiebre aparece tras 48 horas del comienzo de la internación, como norma general, se recomienda orientar los procedimientos diagnósticos a los hallazgos del examen físico y los antecedentes del paciente. En función de los datos provenientes de la anamnesis y la evaluación clínica, se pueden solicitar: estudio virológico de secreciones nasofaríngeas, radiografía de tórax, análisis citoquímico de orina y urocultivo, hemocultivos, estudio virológico y cultivo de materia fecal o búsqueda de la toxina de *Clostridium difficile*. Si el paciente posee un catéter venoso central, se sugiere realizar hemocultivos periféricos y cultivos diferenciales del catéter (*v.* Capítulos 36 y 37).

En pacientes inmunocompetentes en los que no se identifica el foco clínico de infección, no es necesario administrar antibióticos inmediatamente. El tratamiento puede diferirse de acuerdo con la evolución clínica y el resultado de los estudios complementarios. Cuando el foco infeccioso es clínicamente evidente, el tratamiento debe estar orientado a este. Asimismo, si se detectan signos y síntomas de sepsis con fiebre sin foco, se recomienda comenzar rápidamente con el tratamiento antibiótico empírico (*v.* Capítulo 53), de acuerdo con la epidemiología de la institución y los antecedentes del paciente (ceftriaxona o piperacilina/tazobactam, con o sin glucopéptidos, según epidemiología o factores de riesgo para *Staphylococcus aureus* resistente a la meticilina) (Algoritmo 33.1).

Fiebre en el período posquirúrgico

La fiebre en la etapa posquirúrgica de una cirugía mayor es un hallazgo frecuente. Suele ser la manifestación del proceso inflamatorio asociado con el daño tisular y la exposición a materiales protésicos durante la cirugía.

La fiebre posquirúrgica suele presentarse en los primeros días luego de la cirugía y resolverse espontáneamente. Sin embargo, el diagnóstico diferencial más importante luego de procedimientos invasivos es la presencia de infecciones graves de aparición precoz. La realización de estudios complementarios y la decisión terapéutica dependen del momento de aparición de la fiebre, la evaluación clínica del paciente y el tipo de cirugía. Cabe destacar que, ante la aparición de fiebre, es importante considerar diferentes etiologías y no asumir sistemáticamente que se debe a un proceso infeccioso.

Las infecciones más frecuentes son las del sitio quirúrgico, las del tracto urinario y las del tracto respiratorio. Algunas de las causas no infecciosas de fiebre son las reacciones inflamatorias, la fiebre por medicamentos y la presencia de grandes hematomas.

La etiología del síndrome febril puede estimarse de acuerdo con el tiempo transcurrido entre la cirugía y la aparición de la fiebre. Los pacientes pueden clasificarse según la fiebre se presente inmediatamente luego de la cirugía, dentro de la primera semana, luego de la semana y hasta el mes, o después del mes de la cirugía. Las causas más frecuentes según el momento de presentación de la fiebre se presentan en la Tabla 33.1.

Tipos de cirugía según el grado de contaminación y el riesgo de infección del sitio quirúrgico

El riesgo de infección del sitio quirúrgico depende del tipo de cirugía y de la situación clínica del paciente. Se clasifica como cirugía limpia a las intervenciones en tejidos sin inflamación, cuando no se rompe la asepsia quirúrgica y no afecta el tracto respiratorio, gastrointestinal o genitourinario. Típicamente, las cirugías limpias son las cardiovasculares, las neurocirugías y las cirugías traumatológicas. En este tipo de cirugías, el riesgo de infecciones es entre el 1%-5%.

Las cirugías limpias contaminadas son las que atraviesan cavidades con flora saprofita (tracto digestivo, respiratorio o genitourinario), o cuando los tejidos están contaminados por algún trauma penetrante o intervención previa. El riesgo de infección del sitio quirúrgico es entre el 5%-15%.

Las cirugías contaminadas son aquellas en las que hubo una herida traumática reciente (menos de 4-6 horas), técnica quirúrgica incorrecta o apertura de mucosas o tejidos inflamados

Algoritmo 33.1 Abordaje diagnóstico y terapéutico según tipo de huésped y foco clínico

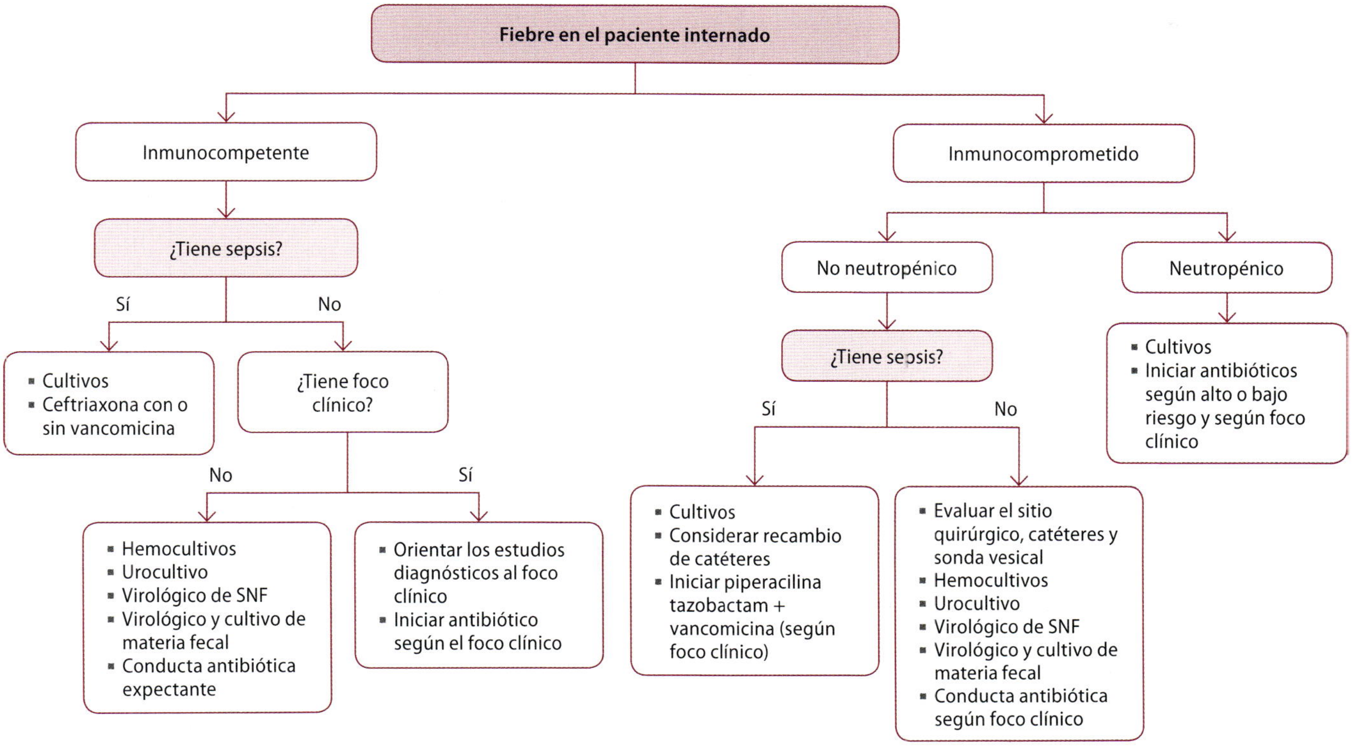

SNF: secreciones nasofaríngeas.

Tabla 33.1 Etiologías por considerar según el momento de aparición de la fiebre en los niños posquirúrgicos

Momento de aparición de la fiebre	Etiologías por considerar
Durante la cirugía o primeras horas posquirúrgicas	▪ Hipertermia maligna ▪ Hemoderivados ▪ Drogas recibidas durante la cirugía o en el perioperatorio ▪ Infecciones previas al ingreso a quirófano ▪ Lesión tisular
Dentro de los 7 días posquirúrgicos	▪ Infecciones asociadas a catéter ▪ Neumonía ▪ Infección urinaria ▪ Infecciones del sitio quirúrgico ▪ Fiebre por drogas ▪ Hematomas posquirúrgicos
Entre la semana y las 4 semanas posquirúrgicas	▪ Infecciones de sitio quirúrgico ▪ Colecciones profundas ▪ Infecciones intranosocomiales asociadas con la internación prolongada
Luego del mes de la cirugía	▪ Infecciones adquiridas en la comunidad ▪ Infección asociada a prótesis ▪ Infección de herida quirúrgica

sin material purulento. El riesgo de infección del sitio quirúrgico es entre el 15%-40%.

Por último, las cirugías sucias son aquellas en las que hubo una herida traumática de más de 4-6 horas, perforación de vísceras e intervenciones realizadas sobre tejidos infectados, desvitalizados o con pus. El riesgo de infección del sitio quirúrgico es entre el 40%-60%.

Infecciones asociadas con los distintos tipos de cirugías

El tipo de cirugía, la frecuencia de la fiebre y los agentes etiológicos involucrados determinan el abordaje terapéutico.

En los niños posquirúrgicos de cirugía abdominal, fundamentalmente en las cirugías contaminadas, la principal causa de fiebre o persistencia de esta son las infecciones del sitio quirúrgico. La semiología abdominal, la tolerancia a la vía oral y la inspección de la herida quirúrgica (junto con sus drenajes) se pueden complementar con la realización de una ecografía abdominal. En caso de encontrar un probable foco infeccioso que justifique la fiebre, se deben tomar los cultivos correspondientes y considerar continuar con el tratamiento antibiótico inicial (en caso de haber sido indicado; *v.* Capítulo 56), o bien rotar a un esquema donde se contemplen los gérmenes intrahospitalarios.

En los niños que, tras una cirugía cardiovascular, desarrollan fiebre que no se acompaña de signos clínicos de sepsis dentro de los primeros 3-5 días luego de la intervención, es poco probable que se trate de un proceso infeccioso. En este escenario, la causa más común es la fiebre posquirúrgica idiopática. Sin embargo, y al igual que en otros casos, se debe descartar la presencia de infección de la herida quirúrgica, así como de mediastinitis, neumonía, bacteriemia e infección urinaria. Esto puede acompañarse de la realización de radiografías de tórax, hemocultivos y urocultivos. Si en la evaluación clínica inicial no se identifica un foco de infección y el paciente no se encuentra séptico, no se recomienda iniciar el tratamiento antibiótico empírico. La evaluación meticulosa del paciente debe continuar mientras persista el cuadro febril, y la necesidad de tratamiento antibiótico específico debe determinarse en función de la evolución clínica y los resultados de los cultivos o la radiografía de tórax.

En el paciente posquirúrgico de una cirugía que involucra el sistema nervioso central, las causas de fiebre incluyen, además de las infecciones asociadas al cuidado de la salud (*v.* Capítulo 37), la meningitis posquirúrgica, la fiebre asociada a drogas, el síndrome de la fosa posterior y la fiebre de origen central. En la evaluación de este tipo de pacientes, siempre debe enfatizarse la necesidad de descartar el compromiso del sistema nervioso central mediante el estudio citoquímico y el cultivo del líquido cefalorraquídeo y la tomografía computarizada con contraste endovenoso.

Fiebre en el paciente inmunocomprometido

En los huéspedes inmunocomprometidos, las infecciones son la principal causa de fiebre. A diferencia de las situaciones enumeradas previamente, hasta el 50% de estos niños pueden presentar infecciones bacterianas graves sin foco clínico de infección. Según el tipo de inmunocompromiso, el número de neutrófilos, los antecedentes del paciente y el motivo de internación, debe considerarse la toma de muestras para cultivo y el inicio precoz del tratamiento antibiótico (*v.* Algoritmo 33.1).

El tratamiento empírico de los pacientes neutropénicos febriles depende de la categoría de riesgo de infección grave, sepsis y muerte. De acuerdo con esta estratificación (Tabla 33.2), se establece el abordaje terapéutico y el seguimiento adecuado (*v.* Capítulo 28).

Tabla 33.2 Criterios de alto riesgo de infección bacteriana invasiva, sepsis o mortalidad en niños con cáncer, neutropenia y fiebre

▪ Edad ≥ 12 años ▪ Tipo de cáncer: leucemia, enfermedad de base en inducción, recaída o segundo tumor ▪ Intervalo entre la finalización del último ciclo de quimioterapia y el inicio de la fiebre < 7 días ▪ Predicción de la duración de la neutropenia > 7 días ▪ Fiebre ≥ 39°C (axilar) ▪ Signos de sepsis, compromiso respiratorio o intestinal ▪ Comorbilidad asociada (falla renal, trastorno hidroelectrolítico, falla hepática) ▪ Recuento absoluto de neutrófilos ≤ 100/mm^3 ▪ Recuento absoluto de monocitos ≤ 100/mm^3 ▪ Recuento de plaquetas ≤ 50 000/mm^3 ▪ Proteína C reactiva plasmática ≥ 90 mg/L ▪ Interleuquina 8 ≥ 300 pg/mL ▪ Presencia de bacteriemia

Principios generales del tratamiento antibiótico

El tratamiento antibiótico empírico depende de la epidemiología local y del cuadro clínico del paciente. Si se trata de un paciente inmunocompetente, sin sepsis ni foco clínico de infección, se recomienda realizar estudios diagnósticos y no iniciar inmediatamente la administración de antibióticos de amplio espectro. En los casos en que se identifique un foco clínico de infección (neumonía, infección urinaria, infección de sitio quirúrgico, etc.), luego de la realización de los cultivos correspondientes, debe establecerse el tratamiento dirigido al foco clínico y adecuado a la epidemiología local.

Si la fiebre se presenta en un niño inmunocomprometido, en base al tipo de inmunocompromiso y a la presencia de signos clínicos de sepsis o al foco de infección, debe iniciarse rápidamente el tratamiento antibiótico empírico (*v.* Algoritmo 33.1).

En todos los casos, debe revalorarse cada 24 horas la necesidad de mantener el tratamiento instaurado o no hacerlo. En los casos en que se documente la infección (positivización de cultivos, etc.), siempre se debe adecuar el tratamiento antimicrobiano al rescate y sensibilidad microbiológica y, si fuera posible, completar el tratamiento con antibióticos por vía oral.

El uso racional de los antibióticos se asocia con una menor frecuencia de infecciones adquiridas en el hospital, organismos multirresistentes y toxicidad medicamentosa.

Acceda al eBook para consultar la lista de bibliografía. Consulte las indicaciones en la retiración de tapa.

34
Infecciones de la piel y las partes blandas Celulitis periorbitaria y orbitaria

Guadalupe Pérez • María de los Ángeles Astbury

Infección de la piel y las partes blandas

Las infecciones de la piel y la partes blandas (IPPB) representan un grupo heterogéneo de enfermedades con formas de presentación, gravedad y microbiología diversas. En Estados Unidos, hasta el 4% de la población presenta alguna IPPB anualmente. Es uno de los principales motivos de consulta en pediatría, aunque su verdadera incidencia es difícil de estimar, dado que la mayoría de estas infecciones son leves y de manejo ambulatorio.

En las últimas décadas, se ha registrado un aumento en el número de las formas graves de las IPPB en niños, así como en la cantidad de internaciones debidas a esta entidad. Esto podría relacionarse con la emergencia de patógenos más virulentos, como *Staphylococcus aureus* meticilino resistente adquirido en la comunidad (SAMR-AC).

Fisiopatogenia

La piel representa la interfaz entre el cuerpo y el medio ambiente, por lo que su integridad y función resultan fundamentales para evitar la invasión de los microorganismos patógenos. Histológicamente se la divide en tres capas (Figura 34.1). La más externa, llamada epidermis, se trata de un epitelio escamoso estratificado; inmediatamente por debajo, se encuentra una capa de tejido conjuntivo llamada dermis, y le sigue el tejido celular subcutáneo. Además, están presentes los anexos epidérmicos, que pueden verse involucrados en las infecciones de la piel: folículos pilosos, glándulas sebáceas, uñas y glándulas sudoríparas.

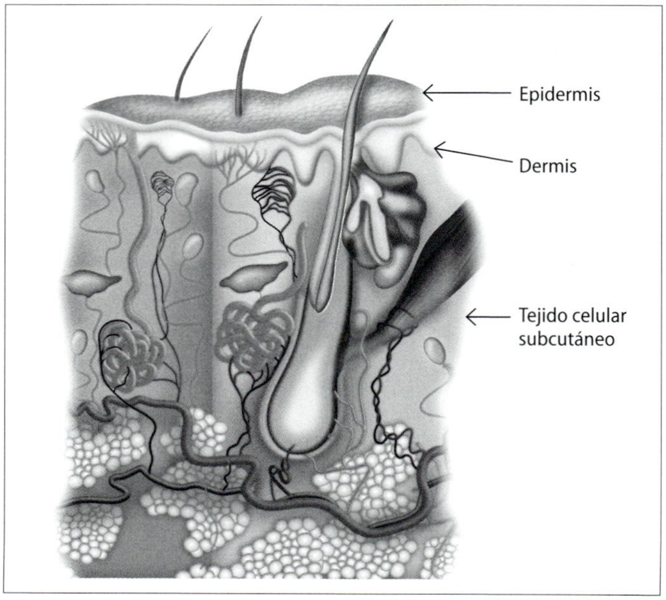

Figura 34.1 Estructuras normales de la piel.

En la piel normal, pueden encontrarse diferentes microorganismos que, si no se asocian con signos clínicos de infección, se denominan flora normal. Esta se divide en residente y transitoria. En la piel sana, predomina la flora residente, constituida por *Staphylococcus epidermidis* y *Propionibacterium acnes*, además de otros difteroides anaeróbicos, como *Corynebacterium* spp. y micrococos. La flora transitoria incluye a los microorganismos más virulentos, como *Staphylococcus aureus*, estreptococos, enterobacterias y *Candida albicans*. Cuando la piel es dañada, se altera el equilibrio entre la flora residente y la transitoria, lo que favorece la infección de sus estructuras.

El compromiso infeccioso de la piel y sus anexos puede ser primario o secundario a enfermedades sistémicas. Por lo general, las IPPB se producen por inoculación directa de los microrganismos presentes en la flora de la piel o por traumatismos con elementos contaminados con gérmenes específicos. Por esta razón, *Staphylococcus aureus* y *Streptococcus pyogenes* son los principales agentes etiológicos identificados en este tipo de infecciones.

Desde hace décadas, en la Argentina se reporta un predominio de las infecciones por SAMR-AC. Estudios realizados en el hospital Garrahan en la población pediátrica informan una prevalencia del 60%-70% de SAMR-AC como agente causal en las IPPB.

El antecedente de contacto con animales, traumatismos en agua contaminada, mordeduras de animales o quemaduras debe hacer sospechar etiologías específicas. Asimismo, frente a lesiones específicas deben considerarse, aunque mucho menos frecuentes, virus, hongos o parásitos.

Otro mecanismo de producción de las lesiones de la piel puede ser mediado por toxinas, como es el caso del síndrome estafilocócico de la piel escaldada, o bien por mecanismos inmunológicos.

Siempre debe considerarse que las manifestaciones cutáneas pueden ser parte de enfermedades sistémicas graves, como la endocarditis infecciosa o la meningococcemia. Estos casos requieren un diagnóstico específico y un tratamiento antibiótico sistémico y precoz.

Formas clínicas y tratamiento

Las manifestaciones clínicas de las IPPB dependen del tipo de huésped, de las estructuras afectadas y de los agentes causales.

Las infecciones leves suelen presentarse con signos de flogosis limitados al sitio de la infección. En estos casos puede haber fiebre, pero el paciente se encuentra en buen estado general. Cuando el cuadro clínico se encuentra dominado por los síntomas sistémicos de la infección o se identifica dolor desproporcionado, rápida progresión de las lesiones o presencia de bullas o gas en los tejidos, debe sospecharse una forma grave de IPPB.

En estos casos, la evaluación rápida y el inicio temprano del tratamiento mejoran el pronóstico.

Las IPPB se clasifican esquemáticamente en lesiones purulentas (como forúnculos y abscesos) o no purulentas (celulitis y fascitis necrosante). De acuerdo con el sitio de la infección, se describen impétigo y foliculitis (epidermis), erisipela y forúnculo (epidermis y dermis), celulitis (tejido celular subcutáneo) y celulitis necrosante (tejido celular subcutáneo hasta la fascia muscular) (Figura 34.2).

A continuación, se presenta cada tipo de IPPB por separado, su epidemiologia, clínica y tratamiento. Asimismo, en la Tabla 34.1 se describen los principales antibióticos utilizados para el tratamiento de las IPPB.

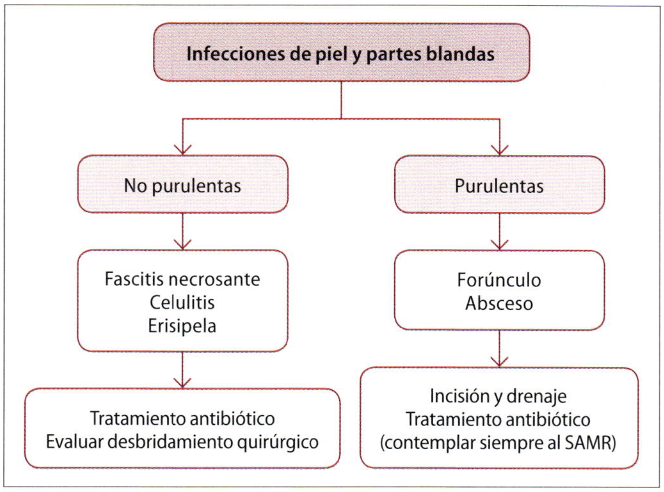

Figura 34.2 Clasificación y manejo de las infecciones de la piel y las partes blandas.

Tabla 34.1 Principales antibióticos utilizados para el tratamiento de las infecciones de la piel y las partes blandas

Antibiótico	Dosis	Intervalo	Dosis máxima
Penicilina	100 000-300 000 U/kg/día	4-6 horas	24 000 000 U/día
Cefalexina	50-100 mg/kg/día	6-8 horas	500 mg/dosis
Amoxicilina/ácido clavulánico	40-80 mg/kg/día	8-12 horas	875 mg/dosis
Trimetoprima/ sulfametoxazol	10-15 mg/kg/día	12 horas	160 mg/dosis
Clindamicina	20-40 mg/kg/día	6-8 horas	1,8 g/día
Vancomicina	60 mg/kg/día	6-8 horas	500 mg/dosis
Ceftriaxona	50 mg/kg/día	24 horas	2 g/día

Impétigo

El impétigo sucede, por lo general, en la edad prescolar, en primavera o verano. Se caracteriza por presentar pápulas pequeñas que progresan rápidamente a lesiones vesiculares o pustulosas que comprometen solo la epidermis. Estas lesiones se destechan fácilmente y constituyen una costra delgada, que conforman la clásica lesión melicérica por su aspecto parecido a la miel, con una placa eritematosa subyacente. Afecta en forma característica la región cercana a la boca y a las narinas, aunque puede haber diseminación por contacto con otras áreas, como el cuello y las extremidades.

El impétigo se presenta en más del 70% de los casos como no bulloso. Sin embargo, la forma bullosa debe ser reconocida para evitar la confusión con otras lesiones ampollares de la piel (p. ej., varicela, síndrome de Stevens-Johnson, etc.).

El impétigo bulloso es similar al anterior, solo que al confluir las vesículas, conforman una gran bulla con contenido amarillento, que al romperse, es sustituida por una costra melicérica. Dado que se trata de una lesión superficial, no se asocia con síntomas sistémicos, salvo en el recién nacido, en quien constituye una infección grave.

El principal agente etiológico es *Streptococcus pyogenes*. Con menor frecuencia, puede ser ocasionado por *Staphylococcus aureus*.

Existen descripciones de brotes epidémicos de impétigo, asociado con glomerulonefritis posinfecciosa aguda (*v.* Capítulo 48.3). Por esta razón, deben tenerse presentes las complicaciones tardías de esta infección.

El diagnóstico del impétigo es clínico y no requiere estudios complementarios. El tratamiento puede ser tópico o sistémico. La elección del tratamiento local o sistémico depende del cuadro clínico, el tipo de huésped y la extensión de las lesiones. En líneas generales, cuando se trata de un huésped sano con una infección localizada, es de elección el tratamiento local. Si bien hay disponibles varios agentes tópicos, hasta la fecha no hay evidencia robusta sobre la superioridad de ninguno de ellos. Las alternativas de uso tópico son las cremas con mupirocina al 2%, ácido fusídico al 2% o retapamulina al 1%, utilizadas durante 5 días con 2 a 3 aplicaciones diarias. Debe asegurarse que las cremas cubran completamente la superficie cutánea afectada.

En los casos en que se decida iniciar un tratamiento sistémico, las alternativas son la cefalexina o la amoxicilina/ácido clavulánico por 7 días. La clindamicina es de elección en las regiones en que predomina el SAMR-AC y cuando no hubo respuesta clínica con cualquiera de las opciones antes mencionadas. Como indicación complementaria, el decostrado con antisépticos, como el agua blanca de Códex (subacetato de plomo al 2%) o agua D'Alibour (sulfato de cobre y zinc), disminuye el tiempo hasta la resolución clínica.

Las complicaciones del impétigo son excepcionales. Puede haber progresión local o a distancia de la infección, sobre todo en niños inmunocomprometidos o con enfermedades crónicas de la piel.

Erisipela

La erisipela es la infección de la dermis superficial que compromete los vasos linfáticos. La lesión característica se presenta en las piernas o en la cara como una placa eritematosa, edematizada, muy dolorosa y de bordes netos. La induración y el edema de la piel es lo que le confiere el aspecto de piel de naranja.

Traumatismos como heridas cortantes, intertrigos y onicomicosis, o bien heridas pequeñas imperceptibles, pueden ser la puerta de entrada para desarrollar la erisipela. Por lo general, se presenta en miembros edematizados (por compromiso linfático o edema por hipoalbuminemia) o en heridas quirúrgicas. Los pacientes con diabetes, hepatopatías crónicas e inmunodeficiencias tienen más riesgo de presentarla.

Las lesiones de erisipela pueden progresar rápidamente y comprometer el estado general. En estos casos, el paciente se presenta febril y con apariencia toxica, y los principales diagnósticos diferenciales son la celulitis y la fascitis necrosante.

El cultivo del material obtenido por punción aspiración de la periferia de la lesión, ingresando por piel sana, tiene un rédito diagnóstico del 30%. Los hemocultivos pueden ser positivos en el 5% de los pacientes. El principal agente etiológico de la erisipela es *Streptococcus pyogenes*. En huéspedes inmunocomprometidos o con comorbilidades, otros estreptococos (grupo C o G) y bacilos gram negativos pueden estar involucrados. En estos casos, como cuando el paciente se encuentra febril, con compromiso del estado general o presenta un rápida progresión, se recomienda la toma de una muestra para cultivo de la lesión y la realización de hemocultivos.

El tratamiento de elección está dirigido a *Streptococcus pyogenes*. Diferentes estudios demuestran la superioridad de la penicilina (oral o benzatínica) sobre los macrólidos para el tratamiento de la erisipela. La amoxicilina u otros β-lactámicos pueden utilizarse como alternativa. En los casos en los que se sospeche SAMR-AC, la clindamicina representa una excelente alternativa. La duración del tratamiento antibiótico es de 10-14 días. El manejo ambulatorio o la internación dependen de la gravedad de la lesión, el impacto sistémico y el tipo de huésped.

La recidiva se presenta en un 30% de los pacientes con erisipela. Por lo general, se asocia con la persistencia de los factores predisponentes (linfedema o edema de cualquier etiología). Se define como erisipela recurrente cuando se producen dos o más episodios en 6 meses. En estos casos, es fundamental intentar mejorar los aspectos locales relacionados con el edema periférico. Además, se recomienda instaurar profilaxis antibiótica por 6-12 meses con penicilina o macrólidos.

Foliculitis y forúnculo

La foliculitis y los forúnculos se producen a partir de la infección del folículo piloso. El principal agente etiológico es *Staphylococcus aureus*. Sin embargo, en pacientes con inmunodeficiencias o diabetes, también se describen *Pseudomonas aeruginosa* o *Haemophilus influenzae*.

Se denomina foliculitis cuando la infección se limita al folículo piloso, con una mínima afectación del tejido adyacente. Se presenta como pequeñas pápulas o microvesículas que confluyen alrededor de un folículo piloso con eritema circundante. En forma característica, afecta las regiones del cuero cabelludo, axilas, región perianal y miembros inferiores. El síntoma cardinal es el dolor intenso. No suelen presentar síntomas de infección sistémica.

Cuando las lesiones progresan a pequeños nódulos inflamatorios con compromiso del tejido subcutáneo, la lesión se denomina forúnculo. En ocasiones, estos nódulos subcutáneos confluyen en una lesión que se denomina carbunco. El carbunco o ántrax se presenta como una placa flogótica que afecta a varios folículos pilosos, con múltiples bocas de drenaje.

La punción aspiración de forúnculos para el examen microscópico del material purulento está recomendada. Sin embargo, si no se identifica algún antecedente epidemiológico particular, también pueden tratarse empíricamente. En pacientes inmunocomprometidos, menores de 3 meses y si la lesión no es típica, se sugiere realizar un cultivo de la lesión.

El tratamiento fundamental de la foliculitis, los forúnculos y el carbunco es la incisión y el drenaje de la lesión. Además, si hay síntomas sistémicos de infección, como la fiebre, lesiones múltiples o cuando se presenta en un huésped inmunocomprometido, se recomienda internar al paciente, tomar hemocultivos e iniciar un tratamiento antibiótico sistémico. El SAMR-AC predomina en pacientes provenientes de la comunidad. Como la resistencia reportada a la clindamicina es menor al 9%, es el antibiótico de elección y el tratamiento debe sostenerse durante 7-10 días.

Celulitis

La celulitis es la infección de la dermis y el tejido celular subcutáneo subyacente. La lesión se caracteriza por el edema localizado, eritema, calor y la hiperalgesia localizada. A diferencia de la erisipela, se presenta como un área mal definida sin bordes netos. La celulitis puede presentarse en cualquier región del cuerpo; sin embargo, es más frecuente en las zonas expuestas a traumatismos y picaduras. Suele identificarse el antecedente de algún traumatismo local o lesiones de la piel previas a la aparición de la infección.

A diferencia de las lesiones más superficiales de la piel, la celulitis suele estar acompañada de fiebre y síntomas de compromiso sistémico. En ocasiones, la placa de celulitis progresa a una colección purulenta de tamaño variable. La lesión se torna intensamente dolorosa y se observa un área central de contenido purulento y color amarillento. En este caso, se trata de una celulitis abscedada, y el tratamiento difiere al de la forma simple (*v.* más adelante).

En las celulitis sin absceso, pueden identificarse *Staphylococcus aureus* y *Streptococcus pyogenes* como agentes causales. En la Argentina, desde hace dos décadas predomina el SAMR-AC en este tipo de lesiones, particularmente en las lesiones con material purulento o celulitis abscedadas. Se postula que la presencia de toxinas, como la leucocidina de Panton-Valentine (LPV), favorece la necrosis de tejidos y la presentación de formas clínicas abscedadas.

La celulitis en un niño menor de 3 meses, inmunocomprometido o inadecuadamente vacunado puede ser la forma de presentación de una infección invasiva por *Streptococcus pneumoniae* o *Haemophilus influenzae*. Asimismo, pueden identificarse *Streptococcus agalactiae* y bacilos gram negativos en recién nacidos con celulitis. La gravedad de estas lesiones depende de las características del huésped, la localización y la progresión.

Si bien la bacteriemia se identifica en menos del 5% de los pacientes con celulitis, se recomienda realizar hemocultivos de sangre periférica en los casos que requieran internación, es decir, en menores de 3 meses, celulitis abscedadas grandes, pacientes inmunocomprometidos o si la celulitis se asocia con una herida por quemadura o mordedura. Asimismo, en estos pacientes, se debe realizar el cultivo de una muestra de la lesión, tomada por punción aspiración e ingresando por piel sana.

Las celulitis asociadas a heridas quirúrgicas o que se presentan sobre materiales protésicos o catéteres tienen un manejo diagnóstico y terapéutico particular. Estas se abordan en el Capítulo 36.

El tratamiento de la celulitis en un niño sano debe considerar al SAMR-AC, además de *Streptococcus pyogenes*. Sin embargo, para los casos simples, sin compromiso del estado general, en los que pueda realizarse el seguimiento evolutivo a las 48 horas, algunos autores sugieren iniciar el tratamiento con cefalexina o amoxicilina/ácido clavulánico sin contemplar inicialmente al SAMR-AC. Ante la falta de respuesta a las 48 horas, se sugiere rotar el tratamiento a trimetoprima/sulfametoxazol o clindamicina. El tratamiento debe sostenerse durante 7-10 días.

En los casos de celulitis abscedadas, el SAMR-AC es el agente etiológico más frecuente. El tratamiento es la incisión y el drenaje, junto con la administración de clindamicina. Los pacientes que se encuentren sépticos al punto de partida de las infecciones de la piel y las partes blandas deben ser internados y recibir vancomicina y ceftriaxona en forma empírica, previa toma de cultivos, hasta la identificación del agente etiológico.

Abscesos subcutáneos

Los abscesos subcutáneos son colecciones purulentas de tamaño variable que se localizan entre la dermis y la hipodermis. Se observan como nódulos rojizos, dolorosos, que evolucionan hacia el reblandecimiento hasta conformar una pústula o colección purulenta de tamaño variable.

La etiología de estas lesiones es predominantemente *Staphylococcus aureus*. Como fue mencionado, el SAMR-AC prevalece en los niños sanos. Otras etiologías menos frecuentes, pero que deben ser consideradas al iniciar tratamiento empírico, son *Streptococcus pyogenes* y otros *Staphylococcus* spp.

Si bien el aspecto de las lesiones no permite certificar una etiología, las infecciones cutáneas producidas por SAMR-AC tienen más tendencia a la formación de abscesos y necrosis, con un centro negruzco similar al de una picadura de araña. Los métodos complementarios no son necesarios, aunque en ocasiones la ecografía permite conocer con certeza la profundidad y extensión de un absceso subcutáneo.

Los pacientes mayores de 6 meses sin comorbilidades que se encuentren en buen estado general con abscesos menores de 5 cm y no complicados pueden manejarse en forma ambulatoria. Siempre debe contemplarse al SAMR-AC para la elección del tratamiento empírico.

Además del antibiótico (trimetoprima/sulfametoxazol o clindamicina), la incisión y el drenaje de los abscesos ha demostrado mejorar la evolución y disminuir el tiempo hasta la resolución clínica. En los últimos 5 años, diferentes estudios aleatorios y controlados exploraron el beneficio de las distintas alternativas de tratamiento para este tipo de pacientes: incisión y drenaje solamente o combinada con trimetoprima/sulfametoxazol, clindamicina o cefalexina. Las tasas de curación de los abscesos simples tratados con incisión y drenaje más clindamicina o incisión y drenaje más trimetoprima/sulfametoxazol fueron similares. Los pacientes tratados con incisión, drenaje y antibióticos superaron la cura clínica en un 10% a los pacientes en los que solo se realizó incisión y drenaje.

En los casos en los que el paciente no presente signos clínicos de sepsis, el tratamiento de elección es la clindamicina; y si no tuviera al menos 3 dosis de la vacuna para *Haemophilus influenzae* tipo b, se debe agregar ceftriaxona. La duración total del tratamiento es entre 7-10 días.

Cuando el paciente se encuentre séptico o en *shock* séptico con foco en la piel y las partes blandas, el tratamiento antibiótico empírico recomendado es la vancomicina más ceftriaxona. Siempre se debe revalorar el tratamiento empírico cada 24-48 horas para adecuar los antimicrobianos.

Fascitis necrosante

Es una infección grave, de alta morbimortalidad, que compromete el tejido celular subcutáneo y las fascias musculares subyacentes y altera la irrigación vascular con progresión a la necrosis extensa de los tejidos. En pediatría, los principales factores de riesgo para presentar fascitis necrosante son la varicela reciente, las heridas por quemadura y, en ocasiones, el eczema atópico grave.

El signo cardinal de la fascitis necrosante es el dolor desproporcionado. En la inspección, inicialmente solo se observan edema y ligero eritema. En pocas horas, la lesión progresa con formación de ampollas que se rompen fácilmente y necrosis tisular por trombosis de los pequeños vasos.

En ocasiones, esta lesión se asocia al síndrome de *shock* tóxico, que se caracteriza por el compromiso hemodinámico y la falla multiorgánica. La mortalidad de esta forma de presentación supera el 80%.

Los agentes etiológicos son *Streptococcus pyogenes*, SAMR y anaerobios (*Peptostreptococcus*, *Prevotella* y *Bacteroides fragilis*). En situaciones especiales, puede documentarse *Pseudomonas aeruginosa* o *Clostridium* spp. A nivel mundial, se registra un aumento sostenido de las infecciones invasivas por *Streptococcus pyogenes*, sobre todo relacionado con la emergencia de cepas más virulentas, como los serotipos M1 y M3, predominantes también en la Argentina.

Además del manejo del *shock* séptico, es fundamental el desbridamiento quirúrgico en las primeras 24 horas para disminuir la mortalidad asociada con esta entidad. La infusión de gamaglobulina endovenosa debe considerarse cuando el diagnóstico es de *shock* tóxico estreptocócico. Los antibióticos sugeridos son penicilina o ceftriaxona, clindamicina y vancomicina hasta identificar el agente etiológico.

Prevención

Las pautas generales para la prevención de la diseminación intrafamiliar de las IPPB incluyen la higiene personal diaria, la cobertura de la herida con vendajes limpios, el lavado de manos regular del paciente y sus cuidadores y la utilización de elementos de higiene individuales.

La descolonización de la superficie de la piel puede realizarse con agentes tópicos como la mupirocina nasal y el baño con jabones antisépticos como la clorhexidina o soluciones de hipoclorito de sodio. Los beneficios de la descolonización son variables. A corto plazo, se observa la erradicación de *Staphylococcus aureus*; sin embargo, luego de un tiempo variable, vuelve a instalarse en la superficie cutánea.

La descolonización se recomienda para los pacientes que presenten infecciones por SAMR recurrentes o en sus convivientes. Su utilización en pacientes inmunocomprometidos o previo a cirugías con colocación de materiales protésicos disminuye la frecuencia de infecciones.

Celulitis periorbitaria y orbitaria

Las infecciones que afectan a los tejidos blandos adyacentes a la órbita (celulitis periorbitaria o preseptal) pueden ser enfermedades leves, con buena evolución clínica y rápida mejoría. Sin embargo, cuando se trata de una celulitis orbitaria (o retroseptal), el cuadro puede asociar complicaciones graves, que ponen en riesgo la vida del paciente.

Las celulitis periorbitaria y orbitaria se clasifican según el grado de extensión en relación con el septo orbitario (Figura 34.3). Son infecciones relativamente comunes en la población pediátrica. La periorbitaria afecta a los tejidos blandos anteriores al septo, es tres veces más frecuente que la orbitaria y se produce mayoritariamente en menores de 2 años. La celulitis orbitaria, en cambio, compromete los tejidos por detrás del septo, tiene peor pronóstico y es más común en niños mayores. Este tipo de infecciones se categorizan según la Clasificación de Chandler (Tabla 34.2).

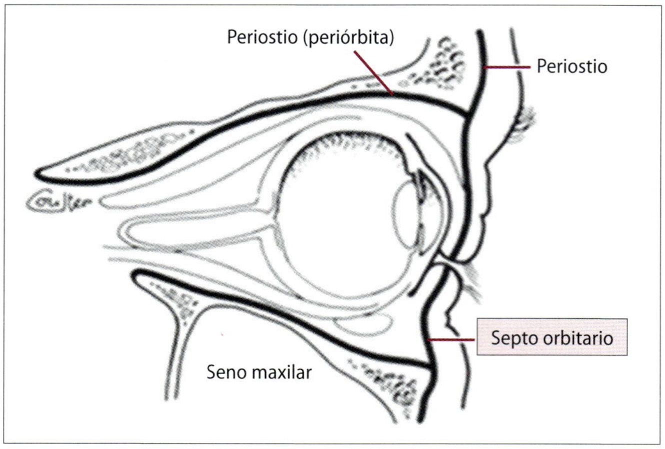

Figura 34.3 El septo orbitario es una extensión del tejido conectivo del periostio hacia los fondos de saco palpebrales.

Tabla 34.2 Clasificación de Chandler

1	**Edema inflamatorio**	Inflamación o edema limitado al párpado
2	**Celulitis orbitaria**	Inflamación de tejidos posterior al septo
3	**Absceso subperióstico**	Colección purulenta entre el hueso de la órbita y periórbita
4	**Absceso orbitario**	Colección purulenta dentro de la órbita
5	**Trombosis del seno cavernoso**	Flebitis

Celulitis periorbitaria o preseptal

Causas y manifestaciones clínicas

La celulitis periorbitaria puede ser secundaria a lesiones superficiales del párpado y sus tejidos adyacentes, como chalazión, conjuntivitis, dacriocistitis, dacrioadenitis, impétigo o infección por virus herpes zóster. También suele encontrarse el antecedente de una mordedura o arañazo de animal o de una cirugía oftalmológica.

En los casos en los que no se identifica una puerta de entrada superficial, la celulitis preseptal puede ser secundaria a un foco sinusal. Esta es la forma de presentación en los niños mayores, y se suele acompañar de síntomas respiratorios.

De acuerdo con la fisiopatogenia de la infección, se deben tener en consideración los diferentes microorganismos involucrados. Si se identifica una puerta de entrada cutánea, los gérmenes más frecuentes son *Staphylococcus aureus* y *Streptococcus pyogenes*, mientras que en los casos asociados con sinusitis, los gérmenes son *Streptococcus pneumoniae, Haemophilus influenzae* no tipificable o *Moraxella catarrhalis*. Antes de la vacunación universal contra *Haemophilus influenzae* tipo b, la celulitis preseptal por siembra hematógena era una de las formas de presentación de esta infección. En situaciones especiales, como en los huéspedes inmunocomprometidos, deben sospecharse etiologías específicas, como *Pseudomonas* spp., hongos filamentosos (p. ej., *Aspergillus* spp.), etc.

En el examen físico, se observa induración y edema periorbitario unilateral, con eritema, calor y dolor a la palpación. Puede ser febril o afebril. La movilidad ocular se encuentra conservada; sin embargo, el edema, el dolor y la induración suelen dificultar la apertura ocular, lo cual puede obstaculizar la evaluación clínica para diferenciarla del compromiso orbitario. La visión de estos pacientes es normal y, por lo general, suelen encontrarse en buen estado general.

Diagnóstico

El diagnóstico es clínico. La ausencia de fotofobia, proptosis, dolor a la movilidad ocular, oftalmoplejía, quemosis y alteración de la visión permite descartar el compromiso orbitario.

La realización de exámenes complementarios, como la tomografía computarizada (TC) o la resonancia magnética (RM), se reserva para los casos en los que no pueda descartarse clínicamente el compromiso orbitario.

Celulitis orbitaria o retroseptal

Causas y manifestaciones clínicas

La mayoría de las celulitis orbitarias se presentan como una complicación de la sinusitis. La más frecuente es la etmoidal, si bien también puede ser secundaria a la sinusitis maxilar, frontal, esfenoidal o pansinusitis. Menos frecuentemente, se describe la celulitis orbitaria de origen traumático en pacientes posoperatorios de cirugía oftalmológica, o bien por contigüidad de una infección odontógena u otitis media aguda.

Los gérmenes más frecuentemente involucrados son *Streptococcus pneumoniae, Staphylococcus aureus, Haemophilus influenzae* no tipificable y los anaerobios. En algunos casos, puede identificarse *Moraxella catarrhalis, Eikenella corrodens*, hongos filamentosos y *Pseudomonas aeruginosa*. Estos últimos dos agentes se deben sospechar en pacientes con inmunosupresión o sinusopatía crónica.

La celulitis orbitaria se presenta más comúnmente en las estaciones de invierno e inicios de la primavera, en relación con el incremento de los casos de sinusitis. En el examen físico, estos pacientes suelen presentar afectación unilateral, con edema y eritema palpebral, dolor a la movilización ocular, quemosis, proptosis, oftalmoplejía y disminución de la agudeza visual. A diferencia de la forma preseptal, los niños con celulitis orbitaria se presentan con afectación del estado general y fiebre. En la Tabla 34.3 se esquematizan las características diferenciales entre la celulitis periorbitaria, la orbitaria y sus complicaciones.

La celulitis orbitaria representa una urgencia infectológica. Si bien son infrecuentes en niños, la intervención adecuada y precoz permite evitar las complicaciones graves de esta entidad, como la pérdida de la visión, infecciones intracraneales y la muerte.

Diagnóstico y manejo inicial

Ante la sospecha clínica de celulitis orbitaria, se sugiere internar al paciente para su estudio y tratamiento. El hemograma, por lo general, muestra leucocitosis con neutrofilia y la proteína C reactiva (PCR) suele estar más elevada que en los casos de celulitis preseptal. En todos los casos se deben realizar dos hemocultivos previos al inicio de la terapia antibiótica endovenosa. Si bien la frecuencia de bacteriemia en estos casos es menor del 15%, permite la identificación microbiológica y la adecuación del tratamiento.

Cuando se realice el drenaje de la colección purulenta, se debe enviar el material obtenido para el cultivo. En este tipo de muestras, el rescate microbiológico supera el 45%.

En ocasiones, el diagnóstico diferencial entre celulitis orbitaria y la periorbitaria puede resultar dificultoso, sobre todo en lactantes pequeños o cuando el edema palpebral impide la apertura ocular. En esas situaciones, los estudios de diagnóstico por imágenes son útiles para confirmar el diagnóstico, conocer la extensión de la

Tabla 34.3 Características clínicas diferenciales de las celulitis periorbitaria y orbitaria, así como de las complicaciones

Infección	Inflamación palpebral	Unilateral o bilateral	Oftalmoplejía	Proptosis	Disminución de la agudeza visual
Celulitis periorbitaria	Sí	Unilateral	No	No	No
Celulitis orbitaria	Sí	Unilateral	Sí	Sí	Puede aparecer
Absceso subperióstico u orbitario	Sí	Unilateral	Sí	Sí	Sí
Trombosis del seno cavernoso	Sí	Generalmente bilateral	Sí	Sí	Sí

lesión y evaluar la presencia de complicaciones adyacentes, como la trombosis de senos venosos o la extensión hacia el sistema nervioso central. El método de elección depende de la disponibilidad en cada centro. La TC permite la evaluación del compromiso óseo, y la administración de contraste endovenoso ayuda a identificar los abscesos. La RM es de elección para las partes blandas de la órbita. Permite evaluar con detalle los músculos extraoculares, la grasa intraorbitaria y los tejidos contiguos. Por lo general, en la celulitis orbitaria se observa proptosis, junto con edema y rarefacción de los músculos extraoculares y la grasa intraorbitaria.

Si clínicamente se sospecha de extensión meníngea del proceso infeccioso, se debe evaluar la posibilidad de realizar una punción lumbar para el estudio citoquímico y cultivo del líquido cefalorraquídeo.

Criterios de internación

- Todos los pacientes con celulitis orbitaria.
- Celulitis periorbitaria en menores de un año.
- Celulitis periorbitaria en mayores de un año con sepsis o compromiso del estado general, o en los que no pueda asegurarse el seguimiento clínico y el tratamiento ambulatorio.

Tratamiento

Celulitis periorbitaria

El tratamiento antimicrobiano de elección depende de la puerta de entrada, el estado de inmunizaciones y la indicación de internación (Tabla 34.4). El drenaje quirúrgico es necesario en menos del 10% de los casos de celulitis preseptal.

Cuando hay puerta de entrada cutánea, los antibióticos de primera elección deben incluir la cobertura contra *Staphylococcus aureus* resistente a la meticilina. En aquellos pacientes que presentan sinusitis aguda como foco primario, se deben elegir antimicrobianos que posean cobertura contra los microorganismos de la vía aérea superior antes mencionados (*v.* Tabla 34.4).

El tiempo del tratamiento antimicrobiano es de 7-10 días. La vía de administración de los antibióticos depende de la edad del paciente y del estado general. En caso de haber requerido internación, se puede completar el tratamiento por vía oral en pacientes afebriles y con mejoría clínica luego de las primeras 24-48 horas de tratamiento. En aquellos pacientes que no presenten mejoría clínica luego de 48 horas, se debe plantear la necesidad de realizar estudios por imágenes (TC o RM) para evaluar la presencia de complicaciones, necesidad de drenaje quirúrgico o establecer el diagnóstico diferencial con causas no infecciosas.

Celulitis orbitaria

El manejo es interdisciplinario, en conjunto con los especialistas en oftalmología y otorrinolaringología. El tratamiento antibiótico empírico, que se administra por vía endovenosa, se describe en la Tabla 34.5. Si bien el absceso subperióstico asociado con la celulitis orbitaria rara vez requiere drenaje quirúrgico, el absceso orbitario y la presencia de trombosis del seno cavernoso requieren intervención quirúrgica.

Tabla 34.4 Tratamiento de la celulitis periorbitaria

	Ambulatorio	Internación
Con puerta de entrada	▪ Trimetoprima/sulfametoxazol 10-15 mg/kg/día VO o clindamicina 20-40 mg/kg/día VO	▪ Clindamicina 20-40 mg/kg/día ▪ Si hay sepsis o *shock* séptico: vancomicina 60 mg/kg/día
Sin puerta de entrada	▪ Amoxicilina/ácido clavulánico 80 mg/kg/día VO	▪ Ampicilina/sulbactam 150 mg/kg/día ▪ Si hay sepsis o *shock* séptico: ceftriaxona 50-100 mg/kg/día o cefotaxime 150-300 mg/kg/día + vancomicina 60 mg/kg/día

Tabla 34.5 Tratamiento de la celulitis orbitaria

Tratamiento antibiótico	▪ Ceftriaxona 50 mg/kg/día o cefotaxime 150 mg/kg/día + clindamicina 20-40 mg/kg/día	▪ Si hay sepsis, *shock* séptico, compromiso intracerebral o trombosis del seno cavernoso: vancomicina 60 mg/kg/día + ceftriaxona 100 mg/kg/día o cefotaxime 220-300 mg/kg/día
Tratamiento quirúrgico	Indicaciones relativas: ▪ No mejoría o empeoramiento después de 24-48 h de tratamiento antibiótico empírico ▪ Pacientes inmunosuprimidos ▪ Absceso subperióstico pequeño	Indicaciones absolutas: ▪ Oftalmoplejía ▪ Disminución de la agudeza visual ▪ Absceso subperióstico grande u orbitario ▪ Complicaciones intracraneales

La duración del tratamiento antimicrobiano es de 14-21 días, y puede prolongarse si hay colecciones subperiósticas o compromiso óseo. La rotación del tratamiento por vía oral puede indicarse si hay defervescencia de la fiebre y buena evolución clínica. Si la evolución local es favorable, no se requieren imágenes de control para definir la continuación oral del tratamiento.

Otras medidas terapéuticas incluyen la hidratación y nutrición adecuadas y los corticoides sistémicos. Algunos trabajos retrospectivos demuestran un beneficio en la disminución de la inflamación con el uso de corticoides, con acortamiento de los días de internación, aunque la evidencia es controvertida. No está demostrado que los descongestivos nasales contribuyan con la evolución clínica.

Acceda al eBook para consultar la lista de bibliografía. Consulte las indicaciones en la retiración de tapa.

35

Infecciones osteoarticulares

Guadalupe Pérez • Soledad Martirén

Las infecciones osteoarticulares (IOA) constituyen un desafío diagnóstico y terapéutico para el internista pediátrico. Son una causa frecuente de uso prolongado de antibióticos y de internación. Las IOA son infecciones que predominan en la edad pediátrica, aunque su real incidencia en la Argentina es desconocida. En países desarrollados, se reportan hasta 22 casos de IOA cada 100 000 niños. La mayoría de las IOA se presentan en menores de 5 años y en varones. Sin embargo, en los últimos años se describe un aumento en la mediana de edad de estas infecciones, en los pacientes con identificación de *Staphylococcus aureus* meticilino resistente (SAMR).

Un niño que se presenta con fiebre y dolor al deambular constituye un verdadero desafío para el pediatra. El principal diagnóstico que debe considerarse es el de una IOA. El diagnóstico temprano y el inicio precoz del tratamiento adecuado son determinantes para el pronóstico de estos pacientes.

Las IOA pueden presentarse como artritis, osteomielitis y, en algunos casos, como osteoartritis. La artritis se produce cuando la afectación es exclusiva de la articulación y el espacio sinovial; la osteomielitis, cuando la afectación es solo ósea y la osteoartritis, cuando la infección compromete ambas estructuras. Esto último ocurre fundamentalmente en los menores de 18 meses por la presencia de vasos transepifisarios.

Artritis séptica

La artritis séptica es la infección del espacio sinovial. En general, los microorganismos ingresan al espacio articular por diseminación hematógena a partir de una bacteriemia transitoria, o bien a partir de una osteomielitis adyacente. También puede ocurrir por inoculación directa de gérmenes a través de algún traumatismo penetrante, fracturas expuestas o mordeduras de animales.

Etiología

En todas las series, el principal agente etiológico de artritis séptica es *Staphylococcus aureus*. En la Argentina, durante los últimos 20 años, *Staphylococcus aureus* meticilino resistente adquirido en la comunidad (SAMR-AC) fue el microorganismo predominante. En un estudio realizado en el hospital Garrahan en el período 2018-2019, se identificó al SAMR-AC en más del 60% de los pacientes con artritis séptica. Otros agentes etiológicos menos frecuentes son *Streptococcus pneumoniae, Streptococcus pyogenes* y *Neisseria meningitidis*.

En los últimos años, a partir del uso de técnicas moleculares de diagnóstico como la reacción en cadena de la polimerasa, se describe un aumento en la identificación de *Kingella kingae*, sobre todo en niños en edad preescolar con el antecedente de lesiones orales. En algunas series, *Kingella kingae* representa el segundo agente etiológico de artritis séptica en niños.

Las infecciones del tracto respiratorio superior pueden provocar disrupción de la barrera mucosa, que, en pacientes con colonización de la vía aérea por *Haemophilus influenzae, Streptococcus pneumoniae, Streptococcus pyogenes* o *Kingella kingae*, pueden asociarse con bacteriemias transitorias e invadir la membrana sinovial, y así producir una artritis séptica.

Las infecciones articulares por bacilos gram negativos se concentran en huéspedes inmunocomprometidos, en pacientes con antecedentes de procedimientos articulares y en neonatos. En estos últimos, si bien los gérmenes predominantes son *Staphylococcus aureus* y *Streptococcus agalactiae*, los bacilos gram negativos, *Neisseria gonorrhoeae* y *Candida* spp. también deben considerarse.

Presentación clínica

La mayoría de los niños con artritis séptica presentan signos y síntomas de infección sistémica, como fiebre, decaimiento y malestar general. Además, siempre están presentes los signos articulares de la infección, como la dificultad para movilizarse, el dolor local, el edema articular y la flogosis de la región afectada. Estos signos y síntomas suelen ser más leves o sutiles en las infecciones por *Kingella kingae*.

La artritis séptica se presenta en más del 80% de los casos en miembros inferiores: rodilla, cadera o tobillo. En general, son infecciones monoarticulares, aunque infrecuentemente puede haber afectación de más de una articulación. El compromiso poliarticular es más frecuente en artropatías virales (parvovirus), reactivas o inflamatorias.

Diagnóstico

Las imágenes de la articulación afectada complementan la evaluación clínica de un niño con impotencia funcional y tumefacción articular. En las radiografías simples se pueden identificar signos indirectos, como edema y aumento de los espacios articulares. Asimismo, permiten evaluar la afectación ósea adyacente.

La ecografía articular es un método muy sensible que permite identificar a todos los pacientes con aumento del líquido articular, así como la presencia de lesiones en las partes blandas (abscesos, fístulas). Sin embargo, la ecografía no permite diferenciar un líquido articular purulento de un hematoma o del líquido secundario a una artritis reactiva.

En algunas localizaciones particulares, como la sacroileitis, el método por imágenes de elección es la resonancia magnética nuclear.

En el hemograma, la proteína C reactiva (PCR) y la eritrosedimentación suelen presentar alteraciones, aunque no permiten confirmar ni descartar el diagnóstico. Un valor de PCR <1 mg/dL ayuda a descartar el diagnóstico de artritis séptica con una precisión del 87%; sin embargo, su utilidad fundamental radica en el seguimiento evolutivo de la infección.

En todos los casos en que se sospeche de artritis séptica, deben realizarse hemocultivos de sangre periférica. De acuerdo con el germen involucrado, cerca de la mitad de los niños con artritis séptica poseen hemocultivos positivos. Son predictores de bacteriemia la baja edad, valores elevados de PCR, valores bajos de hemoglobina al ingreso y la fiebre.

La identificación de bacterias en el líquido articular confirma el diagnóstico de artritis séptica. Por esta razón, frente a la sospecha clínica de artritis séptica, siempre debe realizarse una artrocentesis, con envío de muestras para cultivo, tinción de Gram y, si se cuenta con volumen suficiente, análisis citoquímico para recuento celular con fórmula leucocitaria. Si se sospecha infección por microorganismos inusuales, como *Kingella kingae*, la inoculación del líquido sinovial en frascos de hemocultivos aumenta el rédito de esta técnica.

Aproximadamente el 35% de los aspirados articulares son estériles, aunque tengan signos clínicos de infección articular y hallazgos de laboratorio compatibles con infección, aun con hemocultivos positivos.

Si bien el recuento celular del líquido articular > 25 000-50 000 glóbulos blancos/mm^3 y el predominio de polimorfonucleares se asocian con artritis séptica, recuentos menores no permiten descartar la etiología infecciosa.

En pacientes con hallazgos ambiguos, la sospecha clínica siempre debe imponerse sobre los hallazgos de laboratorio debido a que el retraso en el diagnóstico se asocia con un aumento de la morbimortalidad.

Diagnósticos diferenciales

El principal diagnóstico diferencial de la artritis séptica en pediatría es la sinovitis transitoria. Esta entidad tiene una presentación clínica más leve. Se han publicado diferentes *scores* diagnósticos para diferenciar ambas entidades. Los pacientes que presentan fiebre, leucocitosis, eritrosedimentación o PCR elevadas y dolor al caminar son los que presentan mayor riesgo de artritis séptica que de sinovitis.

Otros diagnósticos diferenciales son las infecciones de partes blandas (bursitis, piomiositis), la osteomielitis y otras entidades no infecciosas (artritis traumática, artritis idiopática juvenil, enfermedades hematológicas, artritis reactivas o posinfecciosas, entre otras).

Tratamiento

El tratamiento de la artritis séptica es el drenaje de la articulación afectada y la administración de antibióticos adecuados por un tiempo variable. En todos los casos, se debe internar al paciente para su evaluación clínica e iniciar precozmente el tratamiento antibiótico endovenoso. La evaluación por ortopedia y traumatología para el eventual tratamiento quirúrgico debe establecerse lo más rápidamente posible.

La artritis séptica de cadera y hombro es una emergencia quirúrgica, ya que el drenaje tardío se asocia con una mayor incidencia de complicaciones inmediatas (sepsis, infección no controlada, compromiso óseo) y secuelas a largo plazo (asimetrías en el crecimiento, secuelas funcionales). En diferentes estudios se evaluó la utilidad de realizar artrocentesis repetidas en comparación con las artrotomías, y demostró ser una alternativa válida, particularmente para el tratamiento de la artritis de rodilla.

En la elección del tratamiento antibiótico empírico, debe tenerse en consideración la edad del niño, el estado de su vacunación, los antecedentes personales y la epidemiología local. Siempre debe contemplarse al SAMR-AC en el tratamiento de las infecciones osteoarticulares, dada su elevada prevalencia en la Argentina. Los estudios publicados sobre la sensibilidad a los antibióticos informan menos del 9% de resistencia a la clindamicina en estas cepas. Por lo expuesto, se recomienda iniciar el tratamiento antibiótico con clindamicina endovenosa 30 mg/kg/día (Algoritmo 35.1). Si el paciente presenta compromiso hemodinámico, se recomienda comenzar con vancomicina 60 mg/kg/día, dada la elevada probabilidad de bacteriemia asociada.

En caso de pacientes con esquema primario de vacunación incompleto para *Haemophilus influenzae* tipo b, debe agregarse al tratamiento ceftriaxona 50 mg/kg/día. En todos los casos, después de las 72 horas de internado el paciente, debe reevaluarse el tratamiento antibiótico de acuerdo con los hallazgos microbiológicos y la evolución clínica. En pacientes en que –por su edad (< 4 años), presentación clínica más leve o por la presencia de marcadores inflamatorios y recuento de leucocitos no tan elevados– se sospeche de infección por *Kingella kingae*, se recomienda asociar a la cobertura de SAMR-AC un β-lactámico (p. ej., ceftriaxona 50 mg/kg/día).

El tratamiento antibiótico para la artritis séptica debe administrarse inicialmente por vía endovenosa. En los últimos 20 años, diferentes autores compararon la cura clínica, microbiológica y la evolución a largo plazo con el uso de antibióticos endovenosos durante todo el tratamiento y antibióticos endovenosos durante los primeros días y luego rotarlos por vía oral. No hubo diferencias significativas entre los grupos que recibieron uno u otro esquema.

Además del seguimiento clínico, se recomienda el seguimiento mediante la determinación de la PCR como indicador de evolución de la artritis. En niños con infecciones adecuadamente tratadas, la PCR disminuye a partir de las 48 horas, mientras que la eritrosedimentación puede tardar hasta 7-10 días.

Luego de 3-5 días de tratamiento antibiótico endovenoso, si el paciente presenta buena evolución clínica, los hemocultivos de sangre periférica son negativos y hay disminución de la PCR a más del 50% del valor inicial, se recomienda continuar el tratamiento por vía oral. De acuerdo con la edad y la evolución clínica, la duración total del tratamiento debe ser de 2-4 semanas. Se recomienda suspender el tratamiento con reactantes de fase aguda en valores normales y clínica mejorada.

En circunstancias en las que los niveles de la PCR no disminuyan o continúen en aumento, pueden ser necesarios más estudios o intervenciones adicionales, ya que esto sugiere una respuesta clínica subóptima al tratamiento administrado.

Pronóstico

La evolución con secuelas, como la dislocación de la cadera, es más frecuente en lactantes y en pacientes con mayor duración de los síntomas al momento del diagnóstico.

Osteomielitis aguda

La osteomielitis aguda se define como aquella infección ósea que se diagnostica dentro de las primeras 2 semanas desde el inicio de los síntomas. La osteomielitis subaguda, en cambio, hace referencia a cuando la duración de los síntomas es mayor a 2 semanas al momento del diagnóstico. Es una enfermedad poco frecuente en pediatría, capaz de ocasionar una importante morbilidad.

La incidencia estimada es variable, y depende de la edad del paciente y la epidemiología de cada región. Al igual que en otras infecciones osteoarticulares, predomina en varones. La mayoría de los casos se registran en menores de 5 años.

Algoritmo 35.1 Diagnóstico y tratamiento en niños con infecciones osteoarticulares

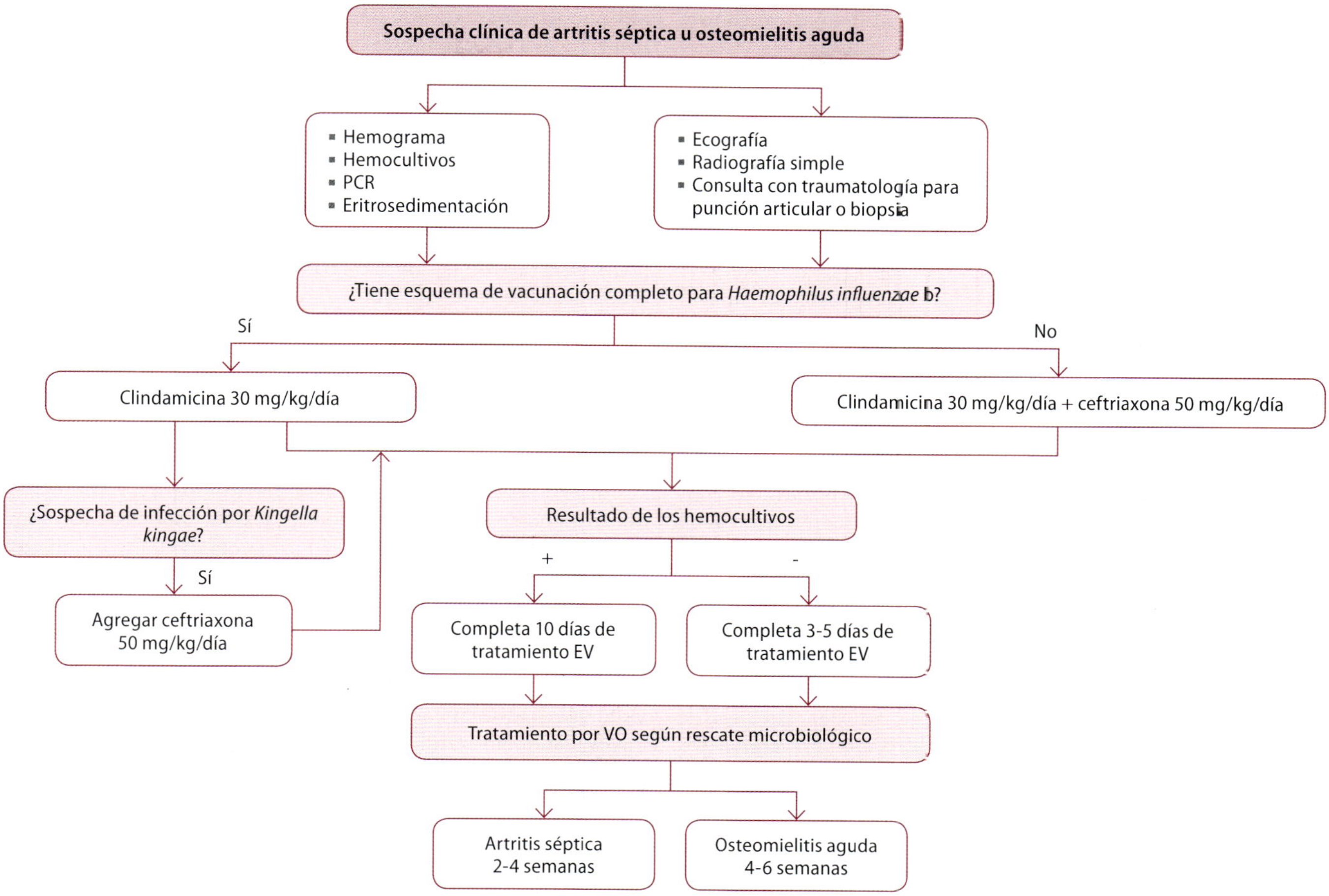

EV: endovenoso; VO: vía oral.

Fisiopatología y etiología

El mecanismo principal por el cual los microorganismos alcanzan el hueso es la vía hematógena, aunque en ocasiones puede ser por inoculación directa a través de algún traumatismo penetrante o invasión local a partir de un foco adyacente.

Las osteomielitis predominan en las metáfisis de los huesos largos, ya que son las regiones más vascularizadas del hueso. Hasta los 18 meses de edad, existen pequeños vasos que atraviesan la epífisis y que comunican la metáfisis con los espacios articulares. Es por ello que en niños menores de esa edad las infecciones osteoarticulares se interpretan como osteoartritis (Figura 35.1).

En niños, los agentes etiológicos de la osteomielitis aguda coinciden con los de artritis séptica para cada grupo etario. Predomina *Staphylococcus aureus* y, con menos frecuencia, *Kingella kingae*, *Streptococcus pyogenes*, *Streptococcus pneumoniae* y *Haemophilus influenzae* tipo b. *Salmonella* spp. puede presentarse como osteomielitis, sobre todo en niños menores de un año inmunocomprometidos. En neonatos, al igual que en la artritis séptica, predomina *Staphylococcus aureus*, seguido de *Streptococcus agalactiae* y bacilos gram negativos.

Los principales huesos afectados son los huesos largos: tibia, fémur y húmero, aunque se describen casos de osteomielitis en todo el esqueleto. El compromiso vertebral agrega a los planteos diagnósticos otros agentes etiológicos, como *Mycobacterium tuberculosis*, *Brucella* spp. y *Bartonella henselae*.

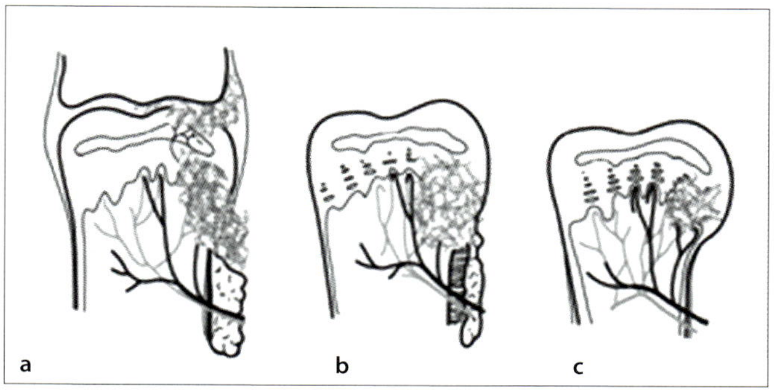

Figura 35.1 Disposición de los vasos según la edad. **a** Niños menores de 18 meses: vasos transepifisarios que nutren la metáfisis. Periostio delgado que favorece los abscesos. **b** Niños mayores: corteza ósea y periostio que favorecen los abscesos subperiósticos. **c** Adolescentes: corteza más densa que condiciona las lesiones osteolíticas puntuales.

Presentación clínica

Las manifestaciones clínicas iniciales suelen ser inespecíficas, como fiebre, decaimiento y dolor localizado asociado con impotencia funcional. A partir de la siembra hematógena en la metáfisis, los niños menores de 5 años suelen presentar edema de partes blandas secundario a un absceso subperióstico. El dolor persistente durante el tratamiento de una presunta infección de tejidos blandos o celulitis puede ser un indicio de osteomielitis. En niños mayores, que presentan una cortical ósea más densa, los signos de infección suelen ser focales. El dolor localizado y puntual es característico de la osteomielitis aguda.

La sospecha clínica de osteomielitis se plantea en todo niño con dolor osteoarticular localizado, fiebre y reactantes de fase aguda elevados. Al igual que en la artritis séptica, el aumento de la PCR es un parámetro sensible pero poco específico para el diagnóstico. Su utilidad principal radica en el seguimiento y en la respuesta al tratamiento.

Diagnóstico

Ante la sospecha diagnóstica de infecciones osteoarticulares de evolución aguda, siempre deben realizarse hemocultivos de sangre periférica. Según diversas series, entre el 30% y el 60% de los hemocultivos permiten identificar el agente etiológico de un niño con osteomielitis.

El método de referencia (*gold standard*) para el diagnóstico es la muestra ósea (aspirado o biopsia) con cultivo positivo y anatomía patológica compatible. Hasta el 80% de los cultivos convencionales de muestras óseas desarrollan el agente causal de la infección. La identificación del microrganismo permite dirigir el tratamiento antibiótico y descartar otras etiologías que requieren un abordaje terapéutico diferente (enfermedades oncohematológicas, osteoma osteoide, enfermedades reumatológicas, etc.).

Los métodos de diagnóstico por imágenes ayudan a localizar las lesiones y orientar los procedimientos diagnósticos. Los hallazgos patológicos en la radiografía simple se evidencian luego de la segunda semana de evolución del cuadro. Son característicos la destrucción ósea, la resorción y el despegamiento subperiósticos. Sin embargo, hasta el 15% de los pacientes con osteomielitis confirmada histológicamente pueden tener una radiografía simple normal.

La resonancia magnética nuclear tiene una sensibilidad cercana al 95% para la identificación de lesiones compatibles con osteomielitis. Además, permite evaluar complicaciones locales, como abscesos subperiósticos o secuestros. Las lesiones abscedadas se describen como hipointensas en T1 e hiperintensas en T2. Si se encuentra disponible, la resonancia magnética es la modalidad de imagen de elección cuando se sospecha de osteomielitis y la radiografía simple no muestra alteraciones. Asimismo, ayuda a delimitar la ubicación y extensión de la afectación ósea y de los tejidos blandos. Por lo general, no se requiere contraste intravenoso, aunque puede ayudar a definir abscesos intramedulares o intramusculares. La osteomielitis es muy poco probable si la resonancia magnética es normal.

Cuando no se encontraban disponibles la tomografía ni la resonancia magnética, el centellograma con tecnecio^{99m} era el método más utilizado para el diagnóstico de osteomielitis. La sensibilidad del centellograma para la identificación de lesiones óseas supera el 95%. Sin embargo, la exposición del niño a radiaciones ionizantes ha limitado su uso a los casos en que se sospeche una infección osteoarticular de localización múltiple o previo a la realización de la resonancia magnética o la tomografía, cuando con el examen físico no es posible definir la localización.

Tratamiento

El tratamiento antibiótico de los pacientes con osteomielitis aguda debe establecerse inicialmente en el ámbito de la internación, e iniciarse lo más precozmente posible por la morbimortalidad asociada con la infección bacteriana no tratada. El antimicrobiano debe estar dirigido fundamentalmente al SAMR-AC y a otras etiologías menos frecuentes pero igualmente graves (*Streptococcus pyogenes, Haemophilus influenzae*). Por esta razón, el tratamiento empírico de las osteomielitis agudas coincide con el mencionado para los casos de artritis séptica (*v.* Algoritmo 35.1). Debe recordarse que, en algunos casos, la infección por *Kingella kingae* puede presentarse como osteomielitis aguda.

En los últimos 30 años, se desarrollaron varios estudios sobre distribución y concentración de los antibióticos en el hueso, según su vía de administración. El conocimiento de que los antibióticos orales administrados en dosis altas alcanzan concentraciones adecuadas en el tejido óseo permitió reducir la internación de los pacientes con osteomielitis aguda. Incluso, en estudios prospectivos aleatorios se demostró que el tratamiento antibiótico parenteral durante al menos 3-5 días, seguido de dosis altas de antibióticos por vía oral, era igual de seguro y eficaz que el tratamiento endovenoso prolongado.

Se recomienda el tratamiento quirúrgico ante la presencia de abscesos subperiósticos, necrosis ósea o invasión directa de la placa de crecimiento, que puede verse en las imágenes que aporta la resonancia magnética. Asimismo, la cirugía se encuentra indicada ante la falta de respuesta al tratamiento antibiótico exclusivo, evidenciado como falta de mejoría clínica, de los parámetros de laboratorio y de los estudios por imagen. Las infecciones por SAMR son más invasivas y tienen una mayor tasa de formación de abscesos. Por lo tanto, requieren intervención quirúrgica con más frecuencia y un mayor número de procedimientos.

La duración total del tratamiento para las osteomielitis agudas es de 6 semanas. Sin embargo, debe evaluarse individualmente y establecerse en base a la respuesta clínica.

Acceda al eBook para consultar la lista de bibliografía. Consulte las indicaciones en la retiración de tapa.

36

Infecciones asociadas con dispositivos médicos

Guadalupe Pérez • Moira Taicz

El avance de la ciencia y la tecnología permitió el desarrollo de dispositivos médicos que reemplazan tejidos o cumplen funciones vitales, gracias a lo cual mejoró la calidad de vida y el pronóstico de pacientes con una serie patologías complejas. La permanencia prolongada de estos dispositivos es el principal factor de riesgo para la aparición de infecciones, tanto en el sitio de inserción como a distancia.

La infección de los dispositivos se asocia con una elevada morbilidad, ya que el tratamiento de las infecciones asociadas al material protésico suele requerir intervenciones quirúrgicas, tratamiento antibiótico específico e internaciones prolongadas.

De acuerdo con el material del dispositivo, el sitio de inserción y las características del huésped, el cuerpo extraño provoca inicialmente una reacción inflamatoria local que luego es reemplazada por tejido cicatrizal y, en ocasiones, propicia el desarrollo de infecciones. Asimismo, la disminución de la actividad de los fagocitos por la reacción del cuerpo extraño asociada al material protésico favorece la adhesión bacteriana.

Los microorganismos más frecuentemente identificados en este tipo de infecciones dependen del dispositivo, el momento de aparición de la infección y la epidemiología de cada institución. *Staphylococcus* spp. representa el principal agente etiológico en todas las infecciones asociadas con dispositivos. Esto se relaciona con la capacidad variable, según la especie, de adherirse a la fibrina, la fibronectina y el fibrinógeno, y, sobre todo, a la capacidad de sintetizar *biofilm*.

El *biofilm* se puede desarrollar dentro de la primera semana de la infección. Es una matriz extracelular compuesta por glicoproteínas y colonias bacterianas adheridas a la superficie del material protésico. Los antibióticos se concentran en forma variable en el *biofilm*, lo que dificulta el tratamiento y facilita la viabilidad de las bacterias.

Los microorganismos colonizan los elementos protésicos a través de varios mecanismos: por siembra directa en el momento de la colocación, durante bacteriemias transitorias y mediante un trauma o una infección local. Las infecciones se producen, en general, por microorganismos que forman parte de la flora normal del sitio de implantación de la prótesis, aunque en ocasiones también son siembras hematógenas provenientes de otros sitios.

En las últimas décadas, el desarrollo de antibióticos con mejor concentración en los tejidos y en el *biofilm*, junto con otras terapéuticas, han permitido el tratamiento de las infecciones asociadas con dispositivos sin retiro del material protésico. Sin embargo, según el tipo de infección, o bien por la presencia de complicaciones locales o a distancia o por la persistencia de la infección, se debe retirar el dispositivo para conseguir la curación definitiva.

En este capítulo se desarrollan las infecciones asociadas con dispositivos intravasculares, con sistemas de derivación (*shunt*) de líquido cefalorraquídeo (LCR) y las osteomielitis asociadas a prótesis osteoarticulares.

Infecciones asociadas con dispositivos intravasculares

Los dispositivos intravasculares son ampliamente utilizados en la práctica clínica para la administración de fluidos, medicación, derivados sanguíneos o nutrición parenteral. Asimismo, son utilizados para la extracción de sangre, el monitoreo hemodinámico o la realización de hemodiálisis (*v.* Capítulos 37 y 89). De acuerdo con su ubicación, se clasifican en centrales o periféricos; y según su uso, en catéteres de larga o corta permanencia (Tabla 36.1).

Las infecciones asociadas a catéteres se pueden presentar como bacteriemia asociada a catéter (BAC) o como infecciones locales, que pueden ser del sitio de inserción, del trayecto

Tabla 36.1 Tipos de catéteres

Tipo de catéter	Comentario
Catéter venoso periférico	Es el más frecuentemente utilizado, habitualmente en antebrazo o mano.
Catéter arterial periférico	Utilizado para monitoreo hemodinámico; el riesgo de infección es similar al del catéter venoso central.
Catéter venoso central de corta permanencia	Mayor riesgo de infección.
Catéter periférico centralizado (PICC)	Desde una vena periférica a la vena cava superior; frecuentemente utilizado en UCIP.
Catéter semiimplantable	Se implanta quirúrgicamente en la vena subclavia o yugular; una parte es tunelizada a través del tejido subcutáneo, la otra porción sale al exterior. Utilizado para infusión de QMT y para hemodiálisis.
Catéter implantable	El reservorio está por debajo de la piel y se accede a este mediante una aguja a través de la piel intacta. Tiene menor riesgo de infección.

UCIP: unidad de cuidados intensivos pediátricos; QMT: quimioterapia.

subcutáneo (túnel) o del bolsillo subcutáneo donde se localiza el reservorio de algunos catéteres.

La incidencia de BAC es variable según las instituciones y es un importante indicador de calidad de atención en salud. La aparición de BAC se relaciona con el tipo de catéter y el sitio de inserción, así como con diversas características del paciente, el tiempo de permanencia del catéter, la experiencia y habilidad del cirujano en el momento de la colocación y la utilización de medidas preventivas. En ocasiones, la infusión de productos contaminados condiciona la colonización de los dispositivos o la aparición de BAC. Los fluidos de infusión contaminados pueden producir brotes intranosocomiales por patógenos como *Enterobacter, Citrobacter* y *Serratia*.

La alteración de la flora normal de la piel, producto de tratamientos antimicrobianos prolongados o por contaminación a través de las manos del personal de salud, es un hecho común que precede a estas infecciones. Asimismo, la manipulación frecuente e inadecuada del catéter aumenta las posibilidades de contaminación. Por su parte, la presencia de una infección bacteriémica puede colonizar a distancia un catéter intravascular.

Diagnóstico

En un paciente en el que se sospeche de una infección asociada a un catéter (fiebre o compromiso hemodinámico sin otro foco clínico aparente), el diagnóstico de la BAC es fundamental para iniciar el tratamiento adecuado y mejorar el pronóstico. Antes del inicio del antibiótico empírico, deben realizarse dos hemocultivos de sangre periférica tomados de sitios distintos y un hemocultivo de cada uno de los lúmenes o de la cámara o reservorio del catéter (diferencial de catéter) (*v.* Capítulo 37). Es fundamental el rotulado correcto de cada frasco de hemocultivo para poder distinguir de dónde fue obtenida la muestra.

En caso de que se identifique una celulitis o signos de infección local (dolor, eritema, induración o exudado) en el sitio de inserción, el trayecto subcutáneo o el bolsillo del catéter, además de los hemocultivos y los cultivos diferenciales del catéter, debe realizarse un cultivo de la lesión. La muestra se obtiene mediante la punción-aspiración de la zona ingresando por piel sana.

El diagnóstico de la BAC se realiza según diferentes métodos, de acuerdo a si se realizó o no el retiro del catéter. En ambas situaciones, y sea cual fuera la técnica utilizada, el cultivo del catéter debe identificar al mismo germen que el aislado en al menos un hemocultivo periférico (con similar resultado en el antibiograma).

Cuando se sospecha de una infección asociada a un catéter en un dispositivo de corta permanencia (*v.* Tabla 36.1), deben realizarse dos hemocultivos de sangre periférica y retirarse el catéter. Se debe enviar la punta del catéter en condiciones estériles para realizar el cultivo semicuantitativo de la superficie externa (3,5 cm) en agar sangre durante 48 horas (técnica de Maki). Para aumentar la sensibilidad y especificidad diagnóstica, esta técnica puede combinarse con el cultivo cuantitativo endoluminal y de la superficie de la punta del catéter (técnica cuantitativa de Brun Buisson).

Si la situación clínica del paciente lo permite (*v.* más adelante), en los catéteres de larga permanencia se pueden realizar estudios para el diagnóstico de BAC sin retirarlos. En este escenario, el diagnóstico de BAC puede establecerse mediante las siguientes técnicas:

- Tiempo diferencial de positividad: esta técnica se basa en que los hemocultivos con mayor inóculo tienen menor tiempo de positivización. Compara la velocidad con que se advierte el crecimiento bacteriano en hemocultivos obtenidos a través del catéter (hemocultivos centrales) con los obtenidos mediante una venopunción (hemocultivos periféricos). Se considera positiva la detección del crecimiento al menos 2 horas antes en el o los hemocultivos centrales que en los periféricos. Esta técnica resulta difícil de implementar, pues requiere de un sistema automatizado de hemocultivos, que ambas muestras tengan igual volumen de sangre, que sean obtenidas con pocos minutos de diferencia y que sean introducidas en forma simultánea en el sistema automatizado de incubación.
- Hemocultivos cuantitativos: cuando no se dispone de métodos automatizados para calcular el tiempo diferencial de crecimiento, el hallazgo del mismo microorganismo con un recuento en las muestras obtenidas a través del catéter 5-10 veces superior al recuento obtenido en la sangre periférica es indicativo de BAC. Las desventajas de esta técnica son el elevado costo, la laboriosidad que requiere y la necesidad de procesamiento inmediato de la muestra.

Tratamiento

El tratamiento empírico inicial debe estar orientado según la epidemiología de cada institución y teniendo en consideración la colonización previa del paciente. En general, los cocos gram positivos ocupan el primer lugar entre los gérmenes identificados en las BAC. Sin embargo, de acuerdo con cada institución y el tipo de huésped, deben considerarse también los bacilos gram negativos. El tratamiento para enterobacterias productoras de betalactamasas de espectro extendido (BLEE) o productoras de carbapenemasas se realiza teniendo en cuenta los datos epidemiológicos locales. No se recomienda contemplar a *Cándida* spp. o enterococos vancomicina resistentes (EVR) para el inicio del tratamiento empírico. En la Tabla 36.2 se describen los antibióticos recomendados para el tratamiento empírico inicial.

Una vez identificado el microorganismo, la duración total del tratamiento se define en base al patógeno aislado, si el catéter fue retirado o no, por la presencia de complicaciones (trombosis, embolias sépticas, etc.) y en función del momento de esterilización de los hemocultivos.

Siempre que sea factible, debe intentarse el tratamiento de las BAC sin retirar el catéter. En estos casos se puede considerar la terapia de bloqueo (*lock therapy*), que consiste en la administración

Tabla 36.2 Tratamiento antibiótico empírico de las bacteriemias asociadas a catéteres

Microorganismo	Antibiótico de elección
Cocos gram positivos	Vancomicina 60 mg/kg/día cada 6-8 horas
Bacilos gram negativos (baja incidencia de BLEE)	Cefepime 50 mg/kg/dosis cada 8 horas o piperacilina/tazobactam 300 mg/kg/día cada 6 horas
Bacilos gram negativos (alta incidencia de BLEE)	Imipenem/cilastatin 60-100 mg/kg/día cada 6 horas o meropenem 60 mg/kg/día cada 8 horas
Enterobacterias productoras de carbapenemasas	Meropenem 120 mg/kg/día (en infusión prolongada) + colistin 5-7 mg/kg/día o amikacina 15 mg/kg/día (de acuerdo con la sensibilidad de cada institución)

BLEE: betalactamasas de espectro extendido.
Modificado de: Farina J, Cornstein W, Balasini C, et al. Infecciones asociadas a catéteres venosos centrales. Actualización y recomendaciones intersociedades. Medicina (Buenos Aires) 2019; 79: 53-60.

de un antibiótico en la luz del catéter durante al menos 12 horas (idealmente 24 horas), de acuerdo con el microorganismo rescatado y su patrón de sensibilidad. Si bien la eficacia fue demostrada únicamente para microorganismos poco virulentos (estafilococos coagulasa negativos), puede utilizarse como estrategia de conservación o salvataje cuando se intenta preservar el catéter, o bien cuando existe limitación o dificultad para retirarlo. Esta modalidad siempre debe acompañarse de la administración de antibióticos sistémicos. Los antibióticos más utilizados para la terapia de bloqueo son la vancomicina y la amikacina. Se diluyen en solución salina al 0,9% y se infunden 2-5 mL para llenar la luz o el reservorio del catéter. La concentración de los antibióticos administrados es la siguiente:

- Vancomicina: 5 mg/mL.
- Amikacina: 2 mg/mL.

En los pacientes con tromboflebitis, *shock* séptico, infección del túnel o del bolsillo del catéter, infecciones por *Candida* spp. o polimicrobianas, o que desarrollen complicaciones a distancia (émbolos sépticos, etc.), siempre debe retirarse el catéter.

Infecciones asociadas al sistema de derivación de LCR

Los dispositivos que se utilizan en el sistema nervioso central (SNC) pueden tener diferentes funciones: catéteres de derivación de LCR, bombas para infusión de medicación o reservorios para infusión de diferentes drogas (reservorio de Ommaya). Las infecciones de los sistemas de derivación de LCR (*shunt*) son una importante causa de morbilidad. Estos dispositivos se utilizan para derivar el LCR en pacientes con hidrocefalia originada por diversas causas, como alteraciones anatómicas (mielomeningocele, malformación de Chiari, etc.), en recién nacidos pretérmino con hemorragia intraventricular, por infecciones del SNC (meningitis bacteriana, citomegalovirus congénito, toxoplasmosis congénita) y en pacientes con tumores o traumatismos del SNC. En la mayoría de los casos, el extremo proximal del sistema de derivación se coloca en el cuarto ventrículo, y el distal, en la cavidad peritoneal o en la aurícula derecha (sistemas de derivación ventriculoperitoneal y ventriculoatrial, respectivamente).

El 70% de las infecciones asociadas a *shunt* ocurren dentro del primer mes luego de la colocación, mientras que el 90% de los casos se presentan dentro de los 6 meses posquirúrgicos. La incidencia es mayor en los primeros 6 meses de vida, con tasas aún más altas en el período neonatal. La elevada incidencia en recién nacidos y prematuros puede explicarse por el retraso en la cicatrización, la presencia de una alta densidad de bacterias en la piel, por internaciones prolongadas y por exposición a antibióticos en el período previo al procedimiento.

Además de la edad, otros factores de riesgo para el desarrollo de infecciones asociadas a *shunt* son la infección previa del dispositivo, cirugía prolongada, algunos factores perioperatorios (profilaxis antibiótica, preparación de la piel) y la presencia de fístulas de LCR.

Cuando los sistemas de derivación deben ser retirados por una infección, la tasa de reinfección oscila alrededor del 25%, con una media de presentación entre los 65 y 90 días luego de la recolocación. Los factores predisponentes son la edad menor a 6 meses, la prematurez, el manejo no quirúrgico, la duración insuficiente del tratamiento antibiótico previo, la hemorragia intraventricular y los quistes intracraneales.

Staphylococcus coagulasa negativos son los responsables de hasta el 70% de las infecciones asociadas a *shunt*. El segundo microorganismo en importancia es *Staphylococcus aureus*. De acuerdo con diversas series, se identifica hasta en el 40% de los casos.

En ocasiones, *Streptococcus pneumoniae*, *Haemophilus influenzae* o *Neisseria meningitidis* se desarrollan en el LCR de niños con sistemas de derivación ventriculares. En esos casos es difícil establecer si se trata de una infección del sistema de derivación o de la extensión intraventricular de una meningitis primaria. Habitualmente, las infecciones por estos gérmenes se resuelven sin necesidad de remover el sistema de derivación ventricular.

La mayoría de las infecciones asociadas a *shunt* ocurren durante el acto quirúrgico o por colonización de la piel durante la cicatrización de la herida. Otro mecanismo común es la progresión bacteriana retrógrada de enterobacterias a partir de una perforación intestinal o una infección urinaria.

Manifestaciones clínicas

Se requiere de un alto índice de sospecha para el diagnóstico de estas infecciones, dado que los síntomas suelen ser inespecíficos. Los signos y síntomas más frecuentes son fiebre, decaimiento, náuseas, vómitos y dolor abdominal. En pocas ocasiones, se observan manifestaciones de compromiso del SNC, como somnolencia, rigidez de la nuca, papiledema o fontanela abombada. La disfunción de un sistema de derivación de LCR debe hacer sospechar siempre de una infección asociada. Frente a esta situación, es necesario obtener una muestra de LCR a través de la punción del reservorio del dispositivo.

Si el sistema de derivación es ventriculoperitoneal, puede haber dolor abdominal, signos de irritación peritoneal u obstrucción intestinal. Es relativamente frecuente la formación de un seudoquiste de LCR en el peritoneo, secundario a la loculación del LCR. Ante este hallazgo, se debe descartar la infección del sistema.

Las manifestaciones asociadas al depósito de inmunocomplejos ocurren solo cuando la infección se asocia a un *shunt* ventriculoatrial. Pueden aparecer glomerulonefritis, artritis y *rash*.

Diagnóstico

Frente a la sospecha de infección asociada a *shunt*, es necesario extraer una muestra de LCR por punción del reservorio del dispositivo para su estudio citoquímico y cultivo. En situaciones excepcionales, la muestra de LCR puede obtenerse mediante una punción lumbar. Debe determinarse la concentración de glucosa, proteínas y el recuento celular, así como la tinción de gram y el cultivo microbiológico. Un recuento de más de 100 células/mm^3 es sugestivo de infección. Las pioventriculitis por bacilos gram negativos generalmente presentan recuentos celulares más elevados. Sin embargo, otros factores diferentes de una infección pueden alterar el citoquímico del LCR; valores de glucosa, proteínas o celularidad normales no excluyen la infección.

La visualización directa mediante la tinción de gram del LCR permite identificar el agente causal, sobre todo cuando el germen involucrado no corresponde a *Staphylococcus* coagulasa negativos. El 90% de los bacilos gram negativos, el 80% de los *Staphylococcus aureus* y menos del 5% de los *Staphylococcus epidermidis* se visualizan en el examen directo.

El cultivo del LCR es el método de referencia (*gold standard*) para el diagnóstico de las infecciones asociadas a *shunt*. Se debe mantener durante 7 días para descartar la presencia de gérmenes fastidiosos, como el *Propionibacterium*.

Los pacientes con infecciones asociadas a derivaciones ventriculoperitoneales no suelen desarrollar bacteriemia. En cambio, hasta el 90% de los pacientes con infecciones de válvulas ventriculoatriales tienen hemocultivos positivos.

Los estudios por imágenes (tomografía computarizada o resonancia magnética) permiten identificar complicaciones asociadas a la infección y orientar el abordaje neuroquirúrgico.

Tratamiento

El tratamiento convencional consiste en administrar antibióticos dirigidos al microorganismo identificado y retirar el sistema de derivación hasta verificar la esterilización del LCR. Una vez controlada la infección, se debe colocar el nuevo dispositivo.

Otras estrategias de tratamiento incluyen la administración de antibióticos sistémicos sin la remoción del sistema, o bien el retiro total del sistema de derivación y la colocación de un nuevo dispositivo en el mismo acto quirúrgico. La tasa de recaída en estos casos es mucho mayor.

Cuando se constata un compromiso exclusivo del extremo peritoneal del *shunt*, la exteriorización únicamente del extremo distal es una alternativa. Esta opción se utiliza cuando hay apendicitis, seudoquistes o infección de la herida quirúrgica abdominal. La principal desventaja de esta modalidad es la posible colonización de la totalidad del sistema.

La elección del antibiótico depende de los patrones de resistencia local y de las concentraciones que alcanza en el LCR. Los niveles de droga en este líquido deben estar 10 veces por encima de la concentración inhibitoria mínima (CIM) del patógeno con el objetivo de erradicar la infección. Para ello, deben adecuarse las dosis e intervalos para cubrir una infección del SNC. El esquema empírico inicial debe incluir vancomicina 60 mg/kg/día cada 6 horas, dado que *Staphylococcus* spp. representan más del 80% de los agentes etiológicos de las infecciones asociadas a *shunt*. Puede utilizarse linezolid (< 12 años: 10 mg/kg/dosis cada 8 horas; > 12 años: 600 mg cada 12 horas) en caso de no poder usar vancomicina o ante el fracaso del tratamiento con esta. Se recomienda determinar la concentración de antibióticos en LCR solo cuando no se alcance la esterilización del líquido.

Si el paciente se encuentra estable, puede mantenerse una conducta antibiótica expectante hasta el resultado de la tinción de gram del LCR. Ante la presencia de cocos gram positivos, se debe iniciar el tratamiento con vancomicina. Si se visualizan bacilos gram negativos, el tratamiento debe realizarse con meropenem 120 mg/kg/día cada 8 horas.

Si el paciente se encuentra séptico o en regular estado general, además de realizar hemocultivos, se debe iniciar el esquema empírico con vancomicina y meropenem, y luego adecuar el antibiótico con los resultados de los cultivos y de acuerdo con la evolución clínica del paciente.

La instilación directa de antibióticos en el sistema ventricular debe contemplarse ante el fracaso terapéutico luego de varios días de antibiótico endovenoso o ante la presencia de microorganismos multirresistentes cuando no es posible alcanzar concentraciones suficientes en LCR con la administración parenteral de antibióticos.

La duración del tratamiento depende del microorganismo responsable de la infección, las características citoquímicas iniciales del LCR y el tiempo hasta obtener la esterilización de este líquido. Las alteraciones en el recuento celular o en la concentración de glucosa y proteínas no deben demorar la colocación de un nuevo *shunt* de derivación de LCR si el líquido ya fue esterilizado. En la Tabla 36.3 se presenta la duración estimada del tratamiento, de acuerdo con el patógeno aislado.

En los niños con sistema de derivación ventriculares, debe constatarse siempre el estado de inmunizaciones. Las vacunas conjugadas para neumococo, meningococo y *Haemophilus influenzae* disminuyen el riesgo de infección por estos patógenos.

Tabla 36.3 Duración del tratamiento de infecciones asociadas a *shunt* según el germen

Germen	Duración	Cuándo recolocar el sistema
***Staphylococcus* coagulasa negativos**	10-14 días	7 días*
Staphylococcus aureus	14-21 días	10 días*
Bacilos gram negativos	14-21 días	10 días*

* Días desde el cultivo negativo de líquido cefalorraquídeo.

Osteomielitis asociada a prótesis osteoarticulares

La utilización de prótesis osteoarticulares y otros elementos protésicos (clavos, tornillos, placas o fijadores externos) ha modificado sustancialmente la calidad de vida de los pacientes con enfermedades óseas incapacitantes, neoplasias o daño secundario a traumatismos. La infección de la prótesis es la segunda causa de disfunción articular y ocurre en un 0,5%-2,5% de las prótesis colocadas de forma permanente.

La infección de la prótesis puede ocurrir en el momento de la implantación o, menos frecuentemente, como resultado de una bacteriemia o infección en un sitio contiguo.

Diferentes factores de riesgo del huésped se asocian con una mayor frecuencia de infección: inmunocompromiso, diabetes mellitus, edades extremas de la vida, desnutrición u obesidad. Asimismo, la cirugía prolongada (más de 2,5 horas), el sangrado posquirúrgico y el hematoma en el sitio de la intervención aumentan el riesgo de infección local.

Más de la mitad de las infecciones son producidas por *Staphylococcus aureus* o *Staphylococcus* coagulasa negativos. Otros cocos gram positivos involucrados (hasta en el 25% de los casos) son enterococos, *Streptococcus pyogenes* y *Streptococcus viridans*. Estos últimos se relacionan con el antecedente de la manipulación de la vía urinaria o con procedimientos odontológicos. Hasta el 10% de las infecciones son polimicrobianas. En ese tipo de infecciones, se identifican anaerobios y *Staphylococcus aureus*.

Algunas condiciones clínicas pueden tener relación con un patógeno en particular: infecciones cutáneas con relación a gérmenes de la piel; procedimientos del tracto genitourinario en infecciones por enterococos y bacilos gram negativos e infecciones por hongos y micobacterias en pacientes inmunocomprometidos.

Presentación clínica

Las manifestaciones clínicas dependen de tres factores: la virulencia del patógeno infectante, el tipo de tejido comprometido y la vía de infección. *Staphylococcus aureus*, *Streptococcus pyogenes* y las enterobacterias se presentan en forma temprana, aguda y, en ocasiones, con *shock* séptico, mientras que las infecciones por *Staphylococcus* coagulasa negativos tienen, en general, un curso más indolente y pertinaz y se presentan en forma más tardía.

Puede haber signos y síntomas de infección sistémica, como fiebre, decaimiento y malestar general. Asimismo, se acompañan de signos locales de infección, como impotencia funcional, dolor localizado, edema articular y flogosis de la región afectada.

Diagnóstico

Junto con la sospecha clínica, las determinaciones de laboratorio más utilizadas son el recuento de glóbulos blancos, la eritrosedimentación y la PCR cuantitativa. Sin embargo, la sensibilidad y especificidad de estas determinaciones es variable (sensibilidad 60%-96%; especificidad 55%-92%). La PCR parece ser el parámetro de mayor valor en el diagnóstico de estas infecciones, si bien valores normales no excluyen por completo la posibilidad de una infección crónica.

En la radiografía simple puede observarse radiolucidez en la interfaz ósea-cemento, cambios en la posición de los elementos de la prótesis, fracturas en el cemento, signos de osteomielitis y reacción perióstica. Estas alteraciones se observan en alrededor del 50% de las infecciones.

La dificultad en la interpretación de los métodos complementarios por imágenes relativiza su uso en este tipo de infecciones. Además, la tomografía computarizada y la resonancia magnética no son métodos que se utilicen de rutina debido a que el propio material protésico puede generar artefactos en las imágenes.

La forma óptima de arribar al diagnóstico de infección asociada a prótesis es mediante la exploración quirúrgica y el cultivo de líquido articular o del tejido óseo. Los cultivos son positivos en el 50%-90% de los casos, y la suspensión del antibiótico 48-72 horas antes del procedimiento puede aumentar el rédito diagnóstico. Los hallazgos citoquímicos del líquido articular suelen ser inespecíficos: aumento del número de leucocitos, proteínas aumentadas y glucosa disminuida. Por su parte, la tinción de gram es positiva en un tercio de los casos. El examen histopatológico puede presentar infiltración de neutrófilos, compatible con reacción inflamatoria, pero no con signos específicos de infección.

El hallazgo de más de un cultivo óseo o de material periprotésico positivo, junto con reactantes de fase aguda aumentados o signos locales de infección, confirma el diagnóstico de infección asociada a una prótesis. Sin embargo, operativamente, el diagnóstico también puede asumirse con clínica compatible, reactantes de fase aguda aumentados y la presencia de un cultivo positivo (óseo o de material periprotésico).

Tratamiento

El éxito del tratamiento depende del desbridamiento extenso del tejido infectado y del retiro del material protésico y el cemento, junto con la antibioticoterapia prolongada. Esta estrategia disminuye el fracaso terapéutico y el riesgo de recaídas tardías.

El tratamiento antibiótico empírico debe incluir cobertura para *Staphylococcus aureus* resistente a la meticilina con vancomicina 40 mg/kg/día. En infecciones crónicas o de origen hematógeno, deben contemplarse también los bacilos gram negativos y agregar al esquema antibiótico carbapenémicos (meropenem 60 mg/kg/día; imipenem/cilastatina 60-100 mg/kg/día) o fluoroquinolonas. El esquema empírico debe ajustarse, luego, a los resultados de los cultivos.

Una vez identificado el patógeno, si el paciente presenta buena evolución local de la infección, el tratamiento puede completarse por vía oral con antibióticos con dosis adecuadas para infecciones osteoarticulares.

Las infecciones por *Staphylococcus aureus* tienen mayor riesgo de recaída, mientras que las producidas por *Streptococcus* spp. se asocian con un mejor pronóstico.

Al igual que en otras infecciones asociadas a material protésico, se plantean diferentes alternativas terapéuticas:

1. Retiro del material infectado, antibioticoterapia por 6 semanas y colocación de nuevo material protésico una vez completado el tratamiento médico. La tasa de éxito con esta alternativa es del 80%-100%.
2. Retiro del material infectado y colocación de la nueva prótesis en el mismo acto quirúrgico. En esta estrategia, se puede utilizar un cemento impregnado con antibióticos (tobramicina, gentamicina, vancomicina). El éxito de esta modalidad depende del microorganismo involucrado. No se recomienda cuando se identifican *Staphylococcus aureus* o bacilos gram negativos por la alta tasa de recaída de la infección.

En aquellos casos en los que el material protésico no pueda ser removido, el tratamiento antimicrobiano debe extenderse hasta que se realice su extracción, durante meses o incluso años.

Acceda al eBook para consultar la lista de bibliografía. Consulte las indicaciones en la retiración de tapa.

37

Infecciones asociadas al cuidado de la salud

Julia Bakir • Ángela Gentile

La infección asociada al cuidado de la salud (IACS) se define como una condición localizada o sistémica que resulta de una reacción adversa a la presencia de un agente infeccioso o su toxina, que no estaba presente o incubándose en el momento del ingreso a la institución de salud, salvo que la infección se relacione con una admisión previa en la misma institución.

Las IACS constituyen un grave problema sanitario debido al impacto asistencial, económico y social que generan. Se vinculan con una prolongación de la estadía hospitalaria, costos adicionales para el sistema de salud, los pacientes y sus familias, discapacidad a largo plazo, mayor resistencia de los microorganismos a los antimicrobianos y aumento de la letalidad.

Se trata de una enfermedad endemo-epidémica de los establecimientos de salud, controlable pero difícilmente erradicable, que está directamente relacionada con la calidad de la atención médica de cada establecimiento.

Se estima que más de 100 millones de personas en el mundo adquieren al menos una IACS por año, y que más de 20 millones fallecerán a causa de ellas. En los países desarrollados, entre el 5% y el 10% de los pacientes ingresados en centros de internación de agudos adquieren uno o más episodios de IACS. En tanto que en los países en vías de desarrollo resulta difícil estimar las tasas de IACS debido a que solo alrededor del 15% cuentan con sistemas de vigilancia a nivel nacional o regional. Basados en los pocos estudios disponibles, se calcula que la cifra es 2 a 20 veces más elevada que en los países desarrollados.

La implementación de un sistema de vigilancia activa representa uno de los principales componentes de un programa de control de infecciones, ya que permite establecer los niveles endémicos, identificar grupos de pacientes vulnerables y detectar brotes, lo que facilita la elaboración de estrategias de control adecuadas para cada tipo de infección.

Por otro lado, la identificación del perfil microbiológico de las infecciones y el conocimiento del patrón de sensibilidad de los microrganismos predominantes permiten orientar los esquemas de tratamiento empírico, adecuarlos a la realidad de cada unidad y así reducir el uso inapropiado de antimicrobianos. Por último, la elaboración de informes periódicos a los responsables de la unidad constituye un mecanismo de retroalimentación fundamental para el éxito de este tipo de programas.

En la Argentina, el Instituto Nacional de Epidemiología (INE) Dr. Juan H. Jara, con sede en Mar del Plata, puso en marcha el Programa Vigilancia de Infecciones Hospitalarias de Argentina (VIHDA) en el año 2004. Este programa integra más de 150 hospitales de alta complejidad del país en una red nacional de vigilancia intensificada de las IACS en áreas críticas y cirugía.

Consideraciones generales

- Una infección se considera IACS si todos los elementos de un criterio de infección de un sitio específico estuvieron presentes juntos, a partir del tercer día de la admisión.
- Las IACS pueden ser endógenas (causadas por la flora del mismo paciente) o exógenas (provenientes del ambiente, personal de salud, otros pacientes o personas relacionadas con él).
- Las siguientes condiciones no son consideradas infecciones:
  - Colonización: es la presencia de microorganismos en la piel, membranas mucosas y heridas abiertas, o en excreciones o secreciones, pero que no causan signos o síntomas clínicos de infección.
  - Inflamación: proceso caracterizado por dolor, rubor y calor que responde a una lesión o estimulación por agentes no infecciosos, tales como los agentes químicos.
- Los organismos que pertenecen a los siguientes géneros suelen ser causas de infecciones de la comunidad y rara vez son causas de IACS (o no se conoce): *Blastomyces*, *Histoplasma*, *Coccidioides*, *Paracoccidioides*, *Cryptococcus* y *Pneumocystis*. Asimismo, existen exclusiones de patógenos en las IACS específicas (neumonía, infección primaria de la sangre, etc.).
- Las infecciones del recién nacido (RN) que ocurren dentro de las 48 horas de internación no se consideran IACS. Aquellas que se presentan a partir del tercer día se consideran IACS. Esto incluye infecciones adquiridas por vía transplacentaria (p. ej., herpes simple, toxoplasmosis, rubéola, citomegalovirus o sífilis) o las adquiridas en el canal del parto.
- Excepción: la infección primaria de la sangre por estreptococo del grupo B, dentro de los primeros 6 días de vida, no se considera IACS.
- La reactivación de una infección latente (p. ej., herpes simple, herpes zóster, sífilis o tuberculosis) no se considera IACS.

Definición de la relación de la muerte con el episodio de infección

Muerte causada. Fallecimiento durante el período agudo de la infección sin respuesta al tratamiento.

Muerte asociada. Fallecimiento durante el período de tratamiento de la infección con remisión de los signos clínicos, pero como consecuencia de la descompensación de una situación clínica subyacente.

Muerte no relacionada. Fallecimiento del paciente no relacionado con el episodio infeccioso ni como consecuencia de la descompensación de una situación clínica subyacente inducida por la infección.

Muerte desconocida. Fallecimiento del paciente en el que se desconoce la relación entre este y el episodio infeccioso.

Vigilancia intensificada de IACS en las áreas críticas y cirugía

Existen cuatro categorías de infecciones que representan aproximadamente las tres cuartas partes de las IACS del entorno hospitalario. Ocurren principalmente en las áreas críticas y en cirugía, en donde los pacientes son más susceptibles ya sea por su gravedad o por la mayor utilización de procedimientos invasivos. Son las siguientes:

- Infección primaria de la sangre asociada a catéter central (IPS-CC).
- Neumonía asociada a respirador (NAR).
- Infección del tracto urinario asociada al catéter urinario (ITU-CU).
- Infección del sitio quirúrgico (ISQ).

Además, las IACS causadas por microorganismos resistentes a múltiples fármacos (MDRO) también contribuyen significativamente con el problema general.

El riesgo de IACS en pacientes internados en las unidades de cuidados intensivos (UCI) puede ser medido por el uso de indicadores, tales como los días de utilización de procedimientos vigilados: catéteres centrales (CC), catéteres urinarios (CU) o asistencia respiratoria mecánica (ARM), las tasas de IACS asociadas a días-procedimiento vigilados, el promedio de duración de la estadía (PRODE), etc.

Estas medidas permiten ajustar los índices de infección para que puedan ser comparados en el tiempo y entre los servicios de un mismo hospital o de diferentes hospitales con variables epidemiológicas similares.

Los pacientes de las unidades de cuidados intensivos neonatales (UCIN) poseen, generalmente, el índice de infección más alto de todos los pacientes pediátricos. Uno de los factores de riesgo más importantes para las infecciones hospitalarias en los RN críticos es el peso al nacer (PN). Los RN con PN < 1000 gramos poseen mayor riesgo de adquirir infecciones que aquellos RN con PN > 2500 gramos.

Definiciones

Se presenta un resumen de las definiciones de las principales IACS vigiladas y las correspondientes infecciones asociadas a procedimientos, utilizadas por el programa VIHDA (2020) y el *National Healthcare Safety Network* (NHSN) de Estados Unidos (2021).

Infección primaria de la sangre

La infección primaria de la sangre (IPS) o bacteriemia confirmada por laboratorio (BACLAB) es una infección del torrente sanguíneo que no es secundaria a una infección en otro sitio del cuerpo. Incluye tres criterios, que se describen en la Tabla 37.1.

En la Tabla 37.2 se describen los criterios de BACLAB en pacientes que presentan lesiones en la barrera mucosa (BACLAB-LBM), los cuales constituyen un subconjunto de los criterios de BACLAB.

Infección primaria de la sangre asociada a catéter central (IPS-CC)

Una IPS-CC ocurre en un paciente que cumple con uno o más de los siguientes criterios:

1. Signos clínicos (fiebre, hipotensión, dolor, eritema, secreción, aumento de la temperatura) con cultivo positivo de la punta del catéter por técnica semicuantitativa de Maki ≥ 15 UFC o cuantitativa de Brun Buisson, más hemocultivos positivos de muestras tomadas antes de retirar el catéter con recuento ≥ 1000, o levaduras positivas.

Tabla 37.1 Criterios de bacteriemia confirmada por laboratorio (BACLAB)

BACLAB 1	BACLAB 2	BACLAB 3
Paciente de cualquier edad.	Paciente de cualquier edad.	Paciente < 1 año de edad.
–	Al menos uno de los siguientes signos o síntomas: fiebre (38°C), escalofríos o hipotensión, signos y síntomas locales (dolor, calor, eritema, secreción).	Al menos uno de los siguientes signos o síntomas: fiebre (> 38°C rectal), hipotermia (< 36°C rectal), apnea o bradicardia, signos y síntomas de infección local (dolor, calor, eritema, secreción).
Identificación de un patógeno bacteriano o fúngico conocido[1] (no incluido en la lista de comensales comunes) en uno o más hemocultivos o por métodos de pruebas microbiológicas no basadas en cultivos.	Dos o más hemocultivos positivos para comensales conocidos de la piel[2] tomados en ocasiones separadas dentro de las 48 horas.	
El o los microorganismos identificados en sangre no están relacionados con una infección en otro sitio.		

[1] Patógenos conocidos: *Staphylococcus aureus*, *Enterococcus* spp., *Escherichia coli*, *Pseudomonas* spp., *Klebsiella* spp., *Candida* spp., etc.

[2] Comensales conocidos de la piel: difteroides, *Bacillus* spp., *Propionibacterium* spp., *Staphylococcus* coagulasa negativo, *Streptococcus* del grupo *viridans*, *Aerococcus* spp., *Micrococcus* spp., *Rhodococcus* spp.

Tabla 37.2 Criterios de bacteriemia confirmada por laboratorio en pacientes con lesiones en la barrera mucosa (BACLAB-LBM)

BACLAB-LBM 1	BACLAB-LBM 2	BACLAB-LBM 3
Cumple criterio de BACLAB1, y	Cumple criterio de BACLAB2, y	Cumple criterio de BACLAB3, y
Solo con organismos intestinales (enterobacterias, enterococo, *Candida*).	Solo con los estreptococos del grupo viridans o *Rothia* spp. y ningún otro organismo.	
Y el paciente cumple, al menos, uno de los siguientes: 1. Es receptor de trasplante de células progenitoras hematopoyéticas en el último año, y presenta al menos uno de los siguientes cuadros en el momento del hemocultivo: ▪ Enfermedad injerto contra huésped (Grado III-IV) con compromiso gastrointestinal. ▪ Diarrea ≥ 1 litro en 24 h (o ≥ 20 mL/kg en 24 h para pacientes < 18 años) con inicio dentro de los 7 días previos al hemocultivo. 2. Cursa neutropenia < 500 cel/mm³ dentro de un período de 7 días que incluye la fecha de recolección del hemocultivo, los 3 días previos y los 3 días posteriores.		

2. Hemocultivo positivo de sangre periférica más cultivo de la punta del catéter por técnica de Maki ≥ 15 UFC, en ausencia de otro foco responsable de bacteriemia.
3. Hemocultivo positivo más signos clínicos de sepsis más hallazgos por imagen (ecodoppler, tomografía, resonancia, flebografía) de trombosis de venas centrales o colección compatible con émbolo séptico o fungoma relacionados con la presencia de catéteres centrales.
4. Retrocultivo cuantitativo positivo con un recuento diferencial de colonias 5-10 veces mayor (o tiempo de positividad > 2 horas) en relación con el recuento de colonias de un mismo germen de hemocultivo periférico asociado a cuadro clínico.
5. Hemocultivo positivo más cultivo positivo por punción-aspiración del área de inserción del catéter.

Se considera catéter central (CC) a aquel que termina en el corazón, cerca de este o en uno de los grandes vasos, que se usa para infusión, extracción de sangre o monitoreo hemodinámico. Se consideran grandes vasos a los siguientes: aorta, arteria pulmonar, vena cava, vena braquiocefálica, yugular interna, vena subclavia, venas ilíacas externas y comunes, venas femorales y, en neonatos, la arteria o vena umbilical. Ni el tipo de dispositivo ni el sitio de inserción se utilizan para determinar si el catéter califica como un CC. El dispositivo debe finalizar en alguno de estos vasos o cerca del corazón para calificar como un CC.

Se considera que una IPS se relaciona con un CC (sea de corta o de larga permanencia) cuando el mismo permaneció colocado durante ≥ 3 días consecutivos, y sigue siendo elegible para eventos IPS-CC hasta 24 horas (NHSN) o 48 horas (VIHDA) después de su retiro o el alta del paciente, lo que ocurra primero.

En relación con la recolección de muestras, la sangre para hemocultivos no debe obtenerse a través de un catéter central. Las extracciones de sangre deben realizarse de sitios de venopuntura diferentes (p. ej., venas antecubitales derecha e izquierda).

Neumonía

La neumonía se identifica mediante el uso de una combinación de criterios de diagnóstico por imágenes, clínicos y de laboratorio (Tabla 37.3).

En las Tablas 37.4 y 37.5 se describen los hallazgos microbiológicos en pacientes con neumonía, tanto inmunocompetentes como inmunocomprometidos, respectivamente.

Los pacientes inmunocomprometidos se definen como aquellos con neutrófilos < 500/mm³, leucemia, linfoma, VIH con < 200 linfocitos CD4⁺, esplenectomizados, trasplantados, con quimioterapia o dosis inmunosupresora de corticoides.

Cualquiera de estas neumonías puede ser considerada como neumonía nosocomial asociada a asistencia respiratoria mecánica (ARM) si ocurre en un paciente que tiene o tuvo apoyo ventilatorio mecánico por lo menos durante 48 horas previas a la infección.

Neumonía asociada a ARM (NAR)

El Programa VIHDA considera que se puede sospechar una neumonía asociada a ARM (NAR) cuando esta cumple los siguientes criterios:

1. Presencia de infiltrado pulmonar progresivo o nuevo en la radiografía de tórax, persistente por más de 48 horas.
2. Aspirado traqueal (AT) purulento.
3. Fiebre mayor de 38 °C.
4. Leucocitosis (GB > 12 000) o leucopenia (GB < 4000).

Tabla 37.3 Neumonía definida clínicamente

Signos, síntomas y laboratorio		
Cualquier edad	**≤ 1 año**	**> 1 año y ≤ 12 años**
Al menos uno de los siguientes: ▪ Deterioro del intercambio gaseoso (desaturación de O_2, incremento de los requerimientos de O_2 o de los parámetros de ARM). ▪ Fiebre (> 38 °C) sin otra causa reconocida. ▪ Leucopenia (< 4000) o leucocitosis (≥ 12 000) y desviación a la izquierda. Y, al menos, dos de los siguientes: ▪ Comienzo de esputo purulento,[1] cambios en sus características,[2] aumento de las secreciones respiratorias o aumento del requerimiento de aspiración de secreciones. ▪ Comienzo o deterioro de la tos, disnea o taquipnea.[3] ▪ *Rales* o ruidos de respiración bronquial.	▪ Deterioro del intercambio gaseoso (desaturación de O_2, incremento de los requerimientos de O_2 o de los parámetros de ARM). Y, al menos, tres de los siguientes: ▪ Inestabilidad térmica sin otra causa reconocida. ▪ Leucopenia (< 4000) o leucocitosis (≥ 15 000) y desviación a la izquierda (≥ 10% de formas en banda o inmaduras). ▪ Comienzo de esputo purulento,[1] cambios en sus características,[2] aumento de las secreciones respiratorias o aumento en el requerimiento de aspiración de secreciones. ▪ Apnea, taquipnea,[3] aleteo nasal con retracción intercostal o quejido. ▪ Sibilancias, *rales* o *roncus*. ▪ Tos. ▪ Bradicardia (< 100) o taquicardia (> 170).	Al menos tres de los siguientes: ▪ Deterioro del intercambio gaseoso (desaturación de O_2, incremento de los requerimientos de O_2 o de los parámetros de ARM). ▪ Fiebre (> 38 °C) o hipotermia (< 36 °C) sin otra causa reconocida. ▪ Leucopenia (< 4000) o leucocitosis (≥ 15 000). ▪ Comienzo de esputo purulento,[1] cambios en sus características,[2] aumento de las secreciones respiratorias o aumento en el requerimiento de aspiración de secreciones. ▪ Comienzo o deterioro de la tos, disnea, apnea o taquipnea.[3] ▪ *Rales* o ruidos de respiración bronquial.
Radiología		
Dos o más radiografías de tórax con al menos uno de los siguientes:[4] ▪ Infiltrado nuevo y persistente, o progresivo y persistente. ▪ Consolidación. ▪ Cavitación. ▪ Neumatoceles (en ≤ 1 año). Nota: en pacientes sin enfermedad pulmonar o cardíaca subyacente (p. ej., síndrome de distrés respiratorio, displasia broncopulmonar, edema pulmonar o EPOC) es aceptable una sola Rx.[4]		

[1] El esputo purulento se define como secreciones de pulmón, bronquios o tráquea que contienen ≥ 25 neutrófilos y ≤ 10 células escamosas por campo de bajo aumento (x 100).
[2] Observación repetida durante 24 horas de esputo purulento o cambios en las características de este (color, consistencia, olor y cantidad).
[3] La taquipnea es definida como una frecuencia respiratoria (FR) > 75/minuto para prematuros y hasta las 40 semanas de edad gestacional (EG), para menores de 2 meses: > 60/minuto, para niños entre 2-12 meses: 50/minuto, para mayores de un año: > 30/minuto y para adultos: > 25/minuto.
[4] La neumonía puede tener un rápido inicio y progresión, pero no suele resolverse rápidamente, y los cambios radiográficos persisten por varias semanas. Una rápida resolución sugiere que el paciente no tiene una neumonía, sino posiblemente un proceso no infeccioso, como atelectasia o insuficiencia cardíaca congestiva.

Tabla 37.4 Hallazgos microbiológicos en pacientes inmunocompetentes con neumonía

Laboratorio específico para bacterias comunes u hongos filamentosos	Al menos uno de los siguientes:
	▪ Hemocultivo positivo no relacionado con otro foco.
	▪ Cultivo positivo de líquido pleural.
	▪ Cultivo cuantitativo positivo del tracto respiratorio inferior (con BAL, cepillado de muestras protegidas o aspirado traqueal).
	▪ ≥ 5% de células obtenidas de BAL con bacterias intracelulares en el examen microscópico directo (p. ej., gram).
	▪ Examen histológico con, al menos, una de las siguientes evidencias de neumonía:
	  ▪ Absceso o foco de consolidación con intenso infiltrado PMN en bronquiolos y alvéolos.
	  ▪ Evidencia de invasión por hifas fúngicas o seudohifas.
	  ▪ Cultivo positivo cuantitativo del parénquima pulmonar.

Laboratorio específico para virus, *Legionella*, *Chlamydia*, *Mycoplasma* y otros patógenos infrecuentes	Al menos uno de los siguientes: ▪ Cultivo positivo de secreciones respiratorias. ▪ Detección de antígeno o anticuerpos (p. ej., EIA, FAMA, monoclonal, PCR) en secreciones respiratorias, sangre u orina. ▪ Aumento de 4 veces el título de anticuerpos IgG en muestras pareadas de suero para patógenos (virus influenza, *Chlamydia*, *Legionella*).

BAL: lavado broncoalveolar; PMN: polimorfonuclear.
Nota: en pacientes inmunocompetentes, los microorganismos *Staphylococcus* coagulasa negativo, flora habitual *Candida* spp. o levaduras sin especificar y *Enterococcus* spp. no deben considerarse agentes etiológicos de neumonía.

Tabla 37.5 Hallazgos microbiológicos en pacientes inmunocomprometidos con neumonía

- Identificación de *Candida* spp. en sangre y en uno de los siguientes: esputo, aspirado traqueal, BAL o cepillado de muestras protegidas.
- Evidencia de hongos o *Pneumocystis jirovecii* de una muestra del tracto respiratorio inferior (BAL, cepillado de muestras protegidas o aspirado traqueal) de uno de los siguientes:
  - Examen microscópico directo.
  - Cultivo positivo para hongos.

O bien,

- Cualquiera de los criterios de laboratorio definidos para pacientes inmunocompetentes.

BAL: lavado broncoalveolar.

Considera también que una neumonía está microbiológicamente comprobada cuando se cumple con una técnica microbiológica positiva (aspirado traqueal ≥ 10^5 UFC de un microorganismo potencialmente patógeno, lavado broncoalveolar –BAL– > 10^4 UFC o cepillado protegido > 10^3).

Los diagnósticos diferenciales de neumonía son: infarto de miocardio, tromboembolismo pulmonar, síndrome de distrés respiratorio, atelectasias, cánceres o tumores, EPOC, enfermedad de las membranas hialinas, displasia broncopulmonar, etc. Además, deben distinguirse, al evaluar a un paciente intubado, la colonización traqueal, las infecciones respiratorias del tracto superior y la neumonía temprana.

La neumonía asociada al cuidado de la salud se puede clasificar por su forma de inicio en temprana o tardía. La neumonía de inicio temprano ocurre durante los primeros 4 días de internación y a menudo es causada por *Moraxella catarrhalis*, *Haemophilus influenzae* y *Streptococcus pneumoniae*. Los agentes causantes de la neumonía de aparición tardía son, con frecuencia, bacilos gram negativos o *Staphylococcus aureus*, incluido *Staphylococcus aureus* meticilino resistente (SAMR). Los virus (p. ej., influenza A y B, virus sincitial respiratorio o adenovirus) pueden causar neumonía nosocomial de inicio temprano y tardío, mientras que las levaduras, hongos, *Legionellas* y *Pneumocystis jirovecii* suelen ser patógenos de neumonía de inicio tardío.

Pueden ocurrir múltiples episodios de neumonía asociada al cuidado de la salud en pacientes críticamente enfermos con internaciones prolongadas. En estos casos, deben buscarse evidencias de la resolución del episodio inicial (el estado de apirexia, la normalización de los glóbulos blancos, la mejoría radiológica y la normalización del intercambio gaseoso –PaO_2/FIO_2–). El agregado o cambio de los patógenos solamente no es indicativo de un nuevo episodio de neumonía.

Infección del tracto urinario

Las infecciones del tracto urinario (ITU) asociadas a los cuidados de la salud son causadas, en la mayoría de los casos, por la instrumentación del tracto urinario.

El catéter urinario (CU) es el tubo de drenaje que se inserta en la vejiga a través de la uretra y se conecta con una bolsa de drenaje, o también se utiliza para irrigación continua o intermitente.

En la Tabla 37.6 se definen los diferentes criterios de ITU.

ITU asociada al catéter urinario (ITU-CU)

Es la ITU que se produce en un paciente con un CU permanente colocado durante más de 48 horas consecutivas a la fecha del evento, en un lugar de internación, y que además: a) estuviese presente en cualquier momento del día del evento; o b) hubiese sido removido el día previo.

Consideraciones:

- El urocultivo debe ser obtenido utilizando una técnica aséptica adecuada, o bien mediante cateterización.
- En caso de no poder realizarse el recambio de la sonda, debe efectuarse la toma de la muestra por punción del extremo proximal de la sonda, previamente desinfectado.
- Las especies de *Candida* o levaduras no especificadas de otra manera actualmente se incluyen como microorganismos responsables de ITUS, pero es necesario realizar los esfuerzos necesarios para la diferenciación entre colonización e infección. Se recomienda realizar 2 urocultivos con recambio de sonda. Por otro lado, en aquellas situaciones en donde clínicamente sea factible, se recomienda realizar punción suprapúbica para descartar colonización del CU.
- En los lactantes, se recomienda obtener los urocultivos por aspiración suprapúbica (en menores de un mes) o CU colocado para tal efecto.

Tabla 37.6 Tipos de infección del tracto urinario

Tipo de ITU	Características
Infección del tracto urinario sintomática (ITUS)	Al menos uno de los siguientes signos o síntomas sin otra causa reconocida: fiebre (> 38 °C), dolor suprapúbico, dolor o sensibilidad del ángulo costovertebral, urgencia miccional, disuria o aumento de la frecuencia urinaria. En pacientes < 1 año de edad: al menos uno de los siguientes signos o síntomas: fiebre (> 38,0 °C), hipotermia (< 36,0 °C), apnea, bradicardia, letargo, vómitos o dolor suprapúbico sin otra causa que lo justifique. + Urocultivo positivo con no más de 2 especies de microorganismos y al menos uno de ellos con ≥ 10^5 UFC/mL.
Infección del sistema urinario (ISU) o infección del tracto urinario asintomática bacteriémica (ITUAB)	Paciente con o sin CU que no tiene signos o síntomas de ITUS. + Urocultivo positivo con no más de 2 especies de microorganismos, y al menos uno de ellos con ≥ 10^5 UFC/mL. + Identificación de un microorganismo a partir de una muestra de sangre que, al menos, coincida con un microorganismo identificado en la muestra de orina.
Otras infecciones del tracto urinario (OITU) (riñón, uréter, vejiga, uretra, o tejidos retroperitoneales o del espacio perirrenal)	Presencia de un microorganismo aislado por cultivo de un fluido (excepto orina) o tejido del sitio afectado. O bien, Presencia de un absceso u otra evidencia de infección por examen directo, durante la cirugía o examen histopatológico. O bien, Presencia de, al menos, uno de los siguientes signos o síntomas sin otra causa conocida: fiebre (> 38°C) o dolor localizado en el sitio involucrado. Pacientes < 1 año, con al menos uno de los siguientes signos o síntomas, sin otra causa reconocida: fiebre (> 38°C central), hipotermia (< 36°C central), apnea, bradicardia, disuria, letargo o vómitos. + Uno de los siguientes: ▪ Drenaje purulento del sitio afectado. ▪ Hemocultivos positivos compatibles con el sitio de infección de sospecha. ▪ Evidencia radiográfica de infección (ecografía, TC, RM).

TC: tomografía computarizada; RM: resonancia magnética.

- Las muestras de urocultivo obtenidas de la bolsa colectora de orina no son válidas.
- Los urocultivos deben procesarse tan pronto como sea posible, preferentemente dentro de 1-2 horas de obtenida la muestra. Si las muestras no pueden ser procesadas a los 30 minutos de la recolección, deben ser refrigeradas y cultivarse dentro de las 24 horas.
- La punta de CU no debe ser cultivada para el diagnóstico de ITU.
- Una muestra de orina con flora mixta no se puede utilizar en el criterio de ITU.
- Los siguientes organismos deben ser excluidos de la definición de ITU:
  - Hongos miceliales.
  - Hongos dimórficos.
  - Parásitos.

Estos organismos podrán ser tenidos en cuenta en una muestra de orina cuando también esté presente una bacteria con un recuento > 10^5 UFC/mL. Además, estos organismos no bacterianos identificados en sangre no pueden considerarse secundarios a una ITU, ya que están excluidos como organismos en la definición de esta entidad.

Infección del sitio quirúrgico

El desarrollo de la ISQ es un proceso complejo en el que interactúan factores ambientales, del huésped (comorbilidades), de la sala de operaciones, del tipo de procedimiento y de los microorganismos involucrados.

Aunque no se requiere vigilancia luego de que el paciente fue dado de alta, en el caso particular de los pacientes intervenidos quirúrgicamente, se debe considerar el seguimiento ambulatorio. Entre el 10% y el 50% de todas las ISQ se evidencian luego de que el paciente es dado de alta. Se recomienda un período de vigilancia estipulado, según el tipo de intervención, de 30-90 días para las cirugías sin implantes y de un año para aquellas con implantes.

La ISQ incluye las categorías de: incisional superficial, que afecta la piel y el tejido celular subcutáneo (TCS); incisional profunda, que compromete tejidos blandos profundos; y de órganos o cavidades, que afecta a cualquier parte del cuerpo distinta de la piel, fascias o músculos profundos, que hayan sido operados o manipulados durante el procedimiento (Figura 37.1 y Tabla 37.7).

No se consideran ISQ

- Celulitis (rubor, calor, edema) sin otros criterios acompañantes.
- Abscesos aislados de los puntos de sutura (inflamación y supuración mínimas confinadas a los puntos o grapas de sutura).
- Infección localizada del orificio de un drenaje.
- Infección de herida de arma blanca.
- Infección secundaria a la circuncisión.
- Infección de las quemaduras.

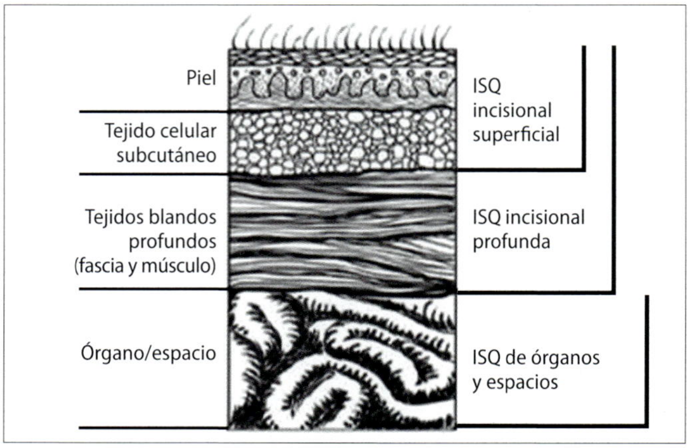

Figura 37.1 Esquema transversal de la pared abdominal con la clasificación de las infecciones de sitio quirúrgico (ISQ) de acuerdo con CDC/NHSN 2021. (Fuente: Horan TC, et al. Infect Control Hosp Epidemiol 1992; 13 (10): 606-8).

Tabla 37.7 Definiciones de infección del sitio quirúrgico (ISQ)

Infección del sitio quirúrgico (ISQ)	
Incisional superficial (piel y TCS) Se presenta dentro de los 30 días posteriores a un procedimiento quirúrgico	Más uno de los siguientes: ▪ Drenaje purulento de la incisión superficial. ▪ Cultivo positivo del fluido o tejido obtenido asépticamente de la incisión superficial. ▪ Al menos uno de los siguientes signos o síntomas de infección en la incisión: dolor o sensibilidad, inflamación local, eritema o calor, y la incisión superficial es abierta deliberadamente por el cirujano, con cultivo positivo o no realizado. El hallazgo de un cultivo negativo no cumple con estos criterios. ▪ Diagnóstico de ISQ por cirujano o médico tratante.
Incisional profunda (fascias y músculo) Se presenta dentro de los 30-90 días posteriores a un procedimiento quirúrgico. Si hubiera implante de prótesis, puede ocurrir en el primer año	Más uno de los siguientes: ▪ Drenaje purulento desde la incisión profunda. ▪ Dehiscencia espontánea de la incisión o apertura deliberada por cirujano con cultivos positivos, o cuando no se haya realizado el cultivo y el paciente presenta por lo menos uno de los siguientes signos o síntomas: fiebre (> 38º) o dolor local. Si el cultivo es negativo no cumple con este criterio. ▪ Absceso u otra evidencia de infección visualizada por examen directo, durante la reoperación o examen histopatológico o radiológico.
De órganos o cavidades (OC) (cualquier parte del cuerpo distinta de la piel, fascias o músculos profundos que se abrieron o manipularon durante el procedimiento quirúrgico) Se presenta dentro de los 30-90 días posteriores a un procedimiento quirúrgico; si hubiera implante de prótesis puede ocurrir en el primer año	Más uno de los siguientes: ▪ Presencia de pus por el drenaje situado en el órgano o cavidad. ▪ Cultivo positivo de fluidos o tejidos obtenidos asépticamente. ▪ Absceso u otra evidencia de infección visualizada durante examen directo, reoperación, examen histopatológico o radiológico.

TCS: tejido celular subcutáneo.

Microbiología

Las bacterias que provienen del paciente son la causa más importante de infección del sitio quirúrgico. La flora infectante depende del tipo de cirugía; predominan los cocos gram positivos (*Staphylococcus aureus*, estafilococos coagulasa negativos) en cirugía limpia, y las bacterias de origen entérico en cirugía limpia-contaminada y contaminada (*Enterococcus* spp., *Escherichia coli*, etc.). Una proporción creciente de infecciones es causada por patógenos resistentes a antibióticos, principalmente asociada al uso generalizado de antibióticos de amplio espectro.

Indicadores utilizados en la vigilancia en UCI

Tasas de utilización de procedimientos

El uso de ciertos dispositivos juega un rol importante en la determinación del riesgo de infección. La tasa de utilización de procedimientos mide el porcentaje del total de pacientes por día sobre los que fue utilizado un dispositivo de alto riego, y se obtiene dividiendo el número de días de uso del procedimiento por el tiempo de internación, medido como días-paciente.

A continuación, se listan las fórmulas para calcular las tasas de utilización de los procedimientos específicos:

$$\text{Tasa de utilización de catéter central (CC)} = \frac{\text{Nº de días de CC}}{\text{Nº de días-paciente}} \times 100$$

$$\text{Tasa de utilización de catéter urinario (CU)} = \frac{\text{Nº de días de CU}}{\text{Nº de días-paciente}} \times 100$$

$$\text{Tasa de utilización de asistencia respiratoria mecánica (ARM)} = \frac{\text{Nº de días de ARM}}{\text{Nº de días-paciente}} \times 100$$

Tasas de infección

Tasa de IACS asociadas a procedimientos-día

Los procedimientos-día se utilizan como denominadores para el cálculo de las tasas de infecciones de la UCI:

$$\text{Tasa de infección primaria de la sangre (IPS) asociada a CC} = \frac{\text{Nº de IPS asociadas a CC}}{\text{Nº de días de CC}} \times 1000$$

$$\text{Tasa de infección del tracto urinario (ITU) asociada a CU} = \frac{\text{Nº de ITU asociadas a CU}}{\text{Nº de días de CU}} \times 1000$$

$$\text{Tasa de neumonía asociada a ARM} = \frac{\text{Nº de neumonías asociadas a ARM}}{\text{Nº de días de ARM}} \times 1000$$

Tasa de IACS asociada a días-paciente

$$\text{Tasa de IACS asociada a días-paciente} = \frac{\text{Nº total de IACS}}{\text{Nº de días-paciente}} \times 1000$$

El cociente es multiplicado por 1000; por lo tanto, cada tasa de infección es expresada como el número de infecciones por 1000 días CC, días CU, días ARM, días-paciente.

Promedio de duración de la estadía (PRODE)

El PRODE es un indicador significativo para el riesgo de infección. La fórmula para calcularlo es la siguiente:

$$\text{PRODE} = \frac{d}{c + \frac{a}{2} - \frac{b}{2}}$$

Donde:

a = número de pacientes en la UCI el primer día del mes.
b = número de pacientes en la UCI en el primer día del mes siguiente.
c = número de pacientes ingresados en la UCI durante ese mes (suma de ingresos del mes).
d = número total de días de los pacientes internados en la UCI durante todo ese mes (suma de días-paciente).

Indicadores utilizados en la vigilancia en UCIN

Para el cálculo de las tasas de utilización de procedimientos y tasas de infección, se emplean las fórmulas señaladas previamente en indicadores utilizados en la vigilancia en UCI. Estas tasas deben ser calculadas para cada categoría de peso al nacer.

Ejemplos:

$$\text{Tasa de IPS asociada a CC en RN} \geq 2500\text{ g} = \frac{\text{N}^{\circ}\text{ de IPS asociadas a CC en RN} \geq 2500\text{ g}}{\text{N}^{\circ}\text{ de días de CC en RN} \geq 2500\text{ g}} \times 1000$$

$$\text{Tasa de NAR en RN 1501-2500 g} = \frac{\text{N}^{\circ}\text{ de NAR en RN 1501-2500 g}}{\text{N}^{\circ}\text{ de días de ARM en RN 1501-2500 g}} \times 1000$$

$$\text{Tasa de IACS asoc. a días-paciente en RN} \leq 1000\text{ g} = \frac{\text{N}^{\circ}\text{ total de IACS en RN} \leq 1000\text{ g}}{\text{N}^{\circ}\text{ de días-paciente en RN} \leq 1000\text{ g}} \times 1000$$

El PRODE también se utiliza en la UCIN como un indicador riesgo de infección. La fórmula para calcularlo es la señalada previamente en indicadores utilizados en la vigilancia en UCI.

Indicadores utilizados en la vigilancia de ISQ

Existen estrategias específicas para la vigilancia del paciente quirúrgico que la diferencian de los otros componentes de vigilancia.

Índice de riesgo quirúrgico para la adquisición de la ISQ

El índice de riesgo quirúrgico es el riesgo que posee un paciente de contraer una ISQ a causa de la intervención quirúrgica a la que fue sometido.

Para su construcción se sigue la metodología del sistema *National Nosocomial Infection Surveillance* (NNIS), validada en la Argentina, que considera los siguientes componentes: tiempo quirúrgico, tipo de cirugía y estado físico.

Tiempo quirúrgico. Se considera como tal al tiempo de la cirugía, con el reaseguro de que sea el tiempo de piel a piel, es decir, el tiempo transcurrido desde la apertura hasta el cierre de la piel. Los tiempos quirúrgicos han sido estandarizados.

Tipo de cirugía. Se clasifica en cuatro categorías: limpia, limpia-contaminada, contaminada y sucia (Tabla 37.8).

Estado físico. Evaluación realizada por el anestesiólogo utilizando el score de la *American Society of Anesthesiologist* (ASA), que estratifica la condición física preoperatoria del paciente en seis categorías (Tabla 37.9). La categoría 6 (paciente con muerte cerebral) excluye al paciente de la evaluación del riesgo quirúrgico.

Cálculo del índice de riesgo del NNIS

El índice de riesgo está definido por la sumatoria de:

1. El puntaje dado por el tiempo quirúrgico: se define por el punto de corte T (horas), donde T es igual al percentil 75 de la duración de esa intervención y varía según el tipo de procedimiento quirúrgico:
   - Duración menor o igual que el punto de corte T = 0
   - Duración mayor que el punto de corte T = 1
2. El puntaje dado por el tipo de cirugía:
   - Herida quirúrgica limpia y limpia-contaminada = 0
   - Herida quirúrgica contaminada y sucia = 1
3. El puntaje obtenido según el *score* ASA:
   - ASA 1, 2 = 0
   - ASA 3, 4, 5 = 1

Tabla 37.8 Tipos de cirugía

Tipo de cirugía	Descripción
Limpia	Se realiza en tejidos sin procesos inflamatorios, y sin apertura del tracto respiratorio, orofaríngeo, genitourinario y gastrointestinal.
Limpia-contaminada	Apertura de mucosas del tracto respiratorio, orofaríngeo, genitourinario y gastrointestinal, sin evidencia de infección o con mínimo derrame de contenido.
Contaminada	Apertura de mucosas con evidencias de inflamación y sin pus, derrame grosero de contenido o herida traumática de menos de 4 horas de evolución.
Sucia	La incisión se efectúa a través de tejidos purulentos, infectados o desvitalizados o cuando hay una víscera perforada.

Tabla 37.9 Clasificación del estado físico (*score* ASA)

Categoría	Definición
ASA I	Paciente sano, no presenta otra afección que no sea aquella por la que necesita la intervención.
ASA II	Paciente con enfermedad sistémica leve.
ASA III	Paciente con enfermedad sistémica grave.
ASA IV	Paciente con enfermedad sistémica grave, con riesgo vital inminente, amenaza para la vida.
ASA V	Paciente moribundo que no se espera que sobreviva sin la operación.
ASA VI	Paciente con muerte cerebral declarada cuyos órganos se extraen con fines de donación.

Finalmente, el índice de riesgo quirúrgico podrá variar de 0 a 3 en función de la suma obtenida. Este resultado se corresponde con la predicción de un porcentaje de riesgo de infección posoperatoria, para casi todas las cirugías, sean electivas o urgentes (Tabla 37.10).

Tasas de infección del sitio quirúrgico

La fórmula que se emplea para calcular las tasas de ISQ requiere que se registren todos los procedimientos quirúrgicos seleccionados para vigilar, dado que constituye el denominador de la tasa. El numerador está conformado por el total de ISQ que ocurren en las intervenciones quirúrgicas registradas. Esto se multiplica por 100 como factor de ampliación para que cada tasa de infección sea expresada como el número de infecciones cada 100 intervenciones quirúrgicas, según muestra la siguiente fórmula:

$$\text{Tasa de ISQ} = \frac{\text{N}^{\circ}\text{ de ISQ en pacientes que tuvieron una intervención quirúrgica realizada durante un período de tiempo especificado}}{\text{N}^{\circ}\text{ de intervenciones realizadas durante el período de tiempo especificado}} \times 100$$

Se pueden calcular tasas de ISQ específicas por servicio, por un procedimiento determinado y ajustarla por el índice de riesgo. Por ejemplo, se puede calcular la cantidad de infecciones que ocurrieron en una cirugía dada, en pacientes con un índice de riesgo similar, durante el período estudiado.

Tabla 37.10 Índice NNIS y riesgo de infección del sitio quirúrgico

Índice de riesgo NNIS (puntos)	Riesgo de infección (%)
0	1,5
1	2,6
2	6,8
3	13

Acceda al eBook para consultar la lista de bibliografía. Consulte las indicaciones en la retiración de tapa.

38

Fiebre sin foco en menores de 36 meses

Silvina Neyro

La fiebre es uno de los motivos de consulta más frecuentes en la práctica pediátrica. Puede presentarse como la manifestación inicial de distintas patologías infecciosas, que incluyen desde un cuadro viral benigno y autolimitado (la mayoría de los casos) hasta una infección bacteriana potencialmente grave.

Tras una cuidadosa anamnesis y una exploración física exhaustiva, hasta el 20% de los niños febriles menores de 36 meses puede no presentar un foco clínico evidente que justifique el cuadro febril (fiebre sin foco, FSF). El principal problema que se plantea es que un pequeño porcentaje de estos niños puede desarrollar una infección bacteriana grave (IBG). La dificultad inicial para distinguirla de una infección viral benigna representa un desafío diagnóstico para el pediatra.

La importancia de abordar adecuadamente estos cuadros febriles radica en intentar no someter a los niños a estudios complementarios y tratamientos inútiles, sin dejar de tratar adecuadamente a quienes lo necesiten. Para esto, a partir de distintos parámetros obtenidos de la anamnesis, el examen físico y los estudios complementarios, se intenta detectar, de la manera más eficaz y precoz posible, al grupo de pacientes que se encuentra en riesgo de presentar una IBG y que requerirá, por ende, de un seguimiento y tratamiento específico.

En los últimos años se ha evidenciado un cambio en la etiología y prevalencia de las IBG, así como en la disponibilidad de herramientas para el diagnóstico etiológico. El impacto de la implementación de estrategias de prevención, como la detección prenatal de la colonización materna por *Streptococcus agalactiae* (con la consecuente indicación de profilaxis antibiótica intraparto) o la administración de vacunas conjugadas en lactantes, hace necesario reevaluar las estrategias diagnóstico-terapéuticas habituales para adecuarlas a la epidemiología actual de las IBG.

Definiciones

Fiebre

Tradicionalmente, fue definida como una temperatura (T°) rectal mayor o igual a 38 °C. Sin embargo, el uso rutinario de la medición de la T° axilar (por su fácil implementación) es lo que habitualmente se constata en la práctica diaria. En los últimos años, numerosos autores han adoptado para niños con FSF la siguiente definición:

- Temperatura axilar o rectal igual o superior a 38 °C registrada en el domicilio o en el servicio de emergencias.

Se ha demostrado que la prevalencia de IBG en lactantes afebriles al momento de la consulta y con el antecedente de fiebre constatada en su domicilio no varía con respecto a aquellos que se encuentran febriles al momento de su evaluación en el servicio de emergencias.

Fiebre sin foco (FSF)

Síndrome febril agudo (menor a 72 horas) sin causa aparente que justifique la fiebre, luego de una anamnesis y examen físico minuciosos, en niños que se presentan en buen estado general y sin patologías de base.

Bacteriemia oculta (BO)

Aislamiento de una bacteria patógena en hemocultivos de un niño febril, en buen estado general y sin foco clínico evidente de infección.

Infección bacteriana grave (IBG)

Incluye BO, meningitis, osteoartritis, neumonía (NMN), infección del tracto urinario (ITU) y enteritis bacteriana.

Consideraciones generales

Condiciones para la aplicabilidad de los criterios de estratificación de riesgo

Los protocolos de diagnóstico para estratificar el riesgo de IBG ante la presencia de FSF en menores de 36 meses, especialmente en el grupo de menores de 3 meses, se han establecido y validado a partir de estudios que incluyeron a lactantes que cumplían con las siguientes características:

- Nacidos a término con un peso adecuado para su edad gestacional.
- Perinatológico normal (externación conjunta con su madre, no tratados por hiperbilirrubinemia inexplicada, sin antibioticoterapia perinatal).
- Buen estado general al momento de la evaluación clínica.
- Sin enfermedades de base o subyacentes.
- Sin antibioticoterapia actual ni reciente.

Extrapolar los criterios de estratificación de riesgo a niños que no cumplan con las condiciones enumeradas puede afectar tanto la sensibilidad y especificidad como el valor predictivo positivo y negativo de las pruebas diagnósticas. Esto imposibilitaría detectar de manera confiable a aquellos pacientes con bajo riesgo de IBG.

¿La clasificación por grupos etarios es importante?

La importancia de diferenciar por grupos etarios al evaluar el riesgo de IBG radica en que su prevalencia es inversamente proporcional a la edad. A menor edad, mayor es el riesgo de cursar una IBG en contexto de un cuadro de FSF. Este riesgo es más elevado en los lactantes menores de 3 meses, particularmente en los neonatos:

- Menores de 1 mes: 12%-17%.
- 1 a 3 meses: 7%-10%.
- 3 a 36 meses: 1,5%-3%.

Esto se debe, en parte, a la inmadurez que presenta el sistema inmune en los primeros meses de vida, que está relacionada con varios aspectos:

- Déficit en la función de las células fagocíticas (polimorfonucleares y monocitos), con neutrófilos que poseen menor capacidad de adherencia, migración, quimiotaxis y fagocitosis.
- Disminución en la actividad de la vía alterna del complemento, que genera una deficiencia en la capacidad de opsonización de gérmenes.
- Inadecuada producción de inmunoglobulina G específica frente a infecciones causadas por bacterias capsuladas.
- Déficit de memoria inmunológica.

Además, los esquemas básicos de vacunación pueden estar incompletos por la edad (especialmente en los menores de 6 meses) o por retraso en la aplicación de las vacunas del calendario. Esto proporciona una protección insuficiente frente a gérmenes como *Streptococcus pneumoniae*, *Neisseria meningitidis* y *Haemophilus influenzae* tipo b (*Hib*).

Por otro lado, el repertorio de manifestaciones clínicas también es más limitado e inespecífico cuanto menor sea la edad del paciente. Esto se ha evidenciado en estudios que demuestran mayores fallas en relación con el uso de escalas de observación clínica para detectar IBG ante la presencia de FSF en neonatos y lactantes pequeños, en comparación con niños mayores.

Por lo tanto, dado que las manifestaciones clínicas, el riesgo de IBG y los microorganismos involucrados varían con la edad, y con el objetivo de orientar la presunción etiológica y definir la conducta diagnóstico-terapéutica, se subdivide a los pacientes en tres grupos etarios:

- Neonatos: nacimiento a 28 días de vida.
- Lactantes pequeños: 29-90 días de vida.
- Lactantes mayores y niños pequeños: 3-36 meses de edad.

Etiología

Ante un cuadro de FSF, siempre deben descartarse otras causas de la fiebre distintas a la infección. Si bien son menos frecuentes, algunas de ellas deben ser tenidas en cuenta en la evaluación etiológica inicial (exceso de abrigo, deshidratación hipernatrémica, evento adverso de una vacunación reciente, entre otras). La mayoría de los cuadros febriles sin foco son de etiología viral y poseen una evolución benigna y autolimitada. Sin embargo, en una proporción menor (pero significativa), la fiebre es causada por una infección bacteriana potencialmente grave.

Etiología de las IBG en relación con el grupo etario

Neonatos

La inmadurez inmunológica inherente al período neonatal y el paso por el canal de parto hacen que en este grupo etario el riesgo de IBG sea alto. La diseminación hematógena desde cualquier foco infeccioso bacteriano con la potencialidad de generar impactos secundarios (p. ej., meningitis) también es más frecuente. Los neonatos presentan, además, mayor riesgo de cursar infecciones virales con manifestaciones clínicas más graves que otros grupos etarios (p. ej., por enterovirus y virus del herpes simple). La demora en el diagnóstico de una infección potencialmente grave podría conducir a la progresión de la enfermedad y a una mayor morbimortalidad. Por esta razón, la mayoría de los autores aboga por recomendar una evaluación completa de infección para los neonatos febriles sin foco clínico evidente.

Cabe destacar que la documentación de una infección viral no disminuye el riesgo de una IBG concomitante en este grupo etario.

Gérmenes más frecuentes

Escherichia coli, *Streptococcus agalactiae* y, menos frecuentemente, *Listeria monocytogenes*. En las últimas décadas, la incidencia de IBG por *S. agalactiae* y *L. monocytogenes* se ha reducido significativamente. La implementación de programas de detección prenatal de colonización por *S. agalactiae* en embarazadas y el uso de profilaxis antibiótica intraparto (PAI) han disminuido la incidencia de infección neonatal temprana.

Otras bacterias menos frecuentes

Neisseria meningitidis, *Salmonella* spp., *Staphylococcus aureus*, *Streptococcus pneumoniae*, *Haemophilus influenzae* no tipificable.

Lactantes pequeños

El riesgo de IBG sigue siendo elevado en lactantes pequeños. La documentación de una infección viral en este grupo disminuye, pero no elimina, el riesgo de una IBG concomitante. La ITU es la IBG que más frecuentemente coexiste con una infección viral (principalmente, por el virus sincicial respiratorio o el virus influenza).

Gérmenes más frecuentes

Disminuye progresivamente la frecuencia con que se aíslan gérmenes del período neonatal y aumenta el riesgo de infección por *S. pneumoniae*, *N. meningitidis* y *Salmonella* spp. Es importante tener en consideración que la estrategia de PAI en mujeres portadoras de *S. agalactiae* ha demostrado reducir el riesgo de infección neonatal temprana, pero no así el riesgo de infecciones tardías; por lo tanto, es un germen que puede presentarse también en este grupo etario.

En los lactantes mayores de 2 meses el neumococo es el germen más frecuente y es responsable del 83%-90% de las bacteriemias en la era posvacunación contra *Hib*.

Lactantes mayores y niños pequeños

El riesgo de IBG se reduce significativamente en este grupo etario, y se limita fundamentalmente a tres infecciones bacterianas principales, que aun pueden presentarse sin clínica evidente (ocultas): ITU oculta, BO y NMN oculta.

- La ITU oculta es la IBG más frecuente en este grupo, y *E. coli* es su principal agente etiológico.
- El neumococo es el responsable de más del 83% de las BO en la era posvacunación contra *Hib*. Otros gérmenes frecuentes de BO son *N. meningitidis* y *Salmonella* spp. Se debe considerar al *Hib* en niños no vacunados o con esquema incompleto.
- La NMN oculta está habitualmente relacionada con infecciones por neumococo.

Anamnesis y examen físico

Debe realizarse una anamnesis completa y un examen físico detallado con el fin de detectar la posible etiología del cuadro febril y valorar el compromiso del estado general. Sin embargo, estos datos pueden ser insuficientes para diferenciar a los niños que se encuentran cursando una infección potencialmente grave de los que no.

Anamnesis

Se debe considerar:

- Grado, duración y forma de medición de la temperatura.
- Antecedentes perinatales: rotura prematura de membranas, prematurez, internación neonatal prolongada, entre otros.
- Enfermedades previas; p. ej., ITU.
- Patologías de base o enfermedades subyacentes.

- Contacto reciente con enfermos.
- Estado de inmunización y aplicación reciente de vacunas: la fiebre posvacunación es un evento frecuente en lactantes, y suele presentarse dentro de las 24-36 h de aplicadas las vacunas. La prevalencia de IBG en los lactantes febriles recientemente vacunados (menos de 24 h) es menor que en aquellos sin el antecedente de vacunación reciente. Sin embargo, dada la frecuencia que tienen las ITU en lactantes y niños pequeños, es posible una coincidencia temporal entre una ITU y la vacunación. Por lo tanto, ante lactantes en buen estado general que presenten FSF dentro de las 24 h posteriores a la vacunación, se debe considerar la solicitud de un sedimento urinario con urocultivo. Los lactantes que inicien el cuadro febril luego de 24 h de vacunados deben estudiarse de manera similar a aquellos que no poseen este antecedente.
- Tratamiento antibiótico previo, especialmente en las últimas 3 semanas.
- Alteraciones del patrón del sueño, del comportamiento y de la alimentación.
- Estado de conexión con los padres.
- Signos y síntomas acompañantes que pudieran orientar al foco causal de la fiebre.

Examen físico

Debe ser minucioso y sistematizado para descartar todo foco clínico probable. Asimismo, se debe prestar especial atención a los siguientes parámetros clínicos, que influyen sobre la conducta a seguir:

- Temperatura corporal: a mayor temperatura corporal, aumenta el riesgo de IBG. A su vez, se debe tener presente que tanto los neonatos como los lactantes pequeños pueden presentar escasa elevación de la temperatura corporal (y en ocasiones hipotermia) como único signo significativo de una infección grave subyacente. El tipo de respuesta a los antipiréticos no permite diferenciar una IBG de procesos virales benignos.
- Estado general: la observación clínica aislada podría subdiagnosticar un número sustancial de pacientes con IBG que pueden encontrarse en buen estado general. Sin embargo, a los pacientes con aspecto tóxico, independientemente de su edad y factores de riesgo, se les deben indicar medidas terapéuticas de sostén junto con la internación para una valoración diagnóstica exhaustiva e inicio del tratamiento antibiótico endovenoso.

Para estandarizar la evaluación clínica, se han propuesto diferentes escalas de observación (p. ej., la escala de observación clínica de la Universidad de Yale). Sin embargo, estas escalas han resultado poco prácticas y difíciles de implementar en forma sistematizada.

Exámenes complementarios

Así como la observación clínica aislada es insuficiente para determinar el riesgo de IBG, es importante remarcar que ningún parámetro de laboratorio, aislado ni combinado, identifica de manera confiable a todos los lactantes con IBG.

La solicitud de exámenes complementarios debe analizarse en función de la edad, la magnitud de la fiebre, las manifestaciones clínicas y el estado general.

No deberían solicitarse estudios de forma rutinaria sin haber pensado previamente qué actitud se tomará con el resultado que se obtenga. Asimismo, la solicitud de múltiples pruebas de laboratorio no siempre es sinónimo de una mejor práctica clínica, sino de todo lo contrario.

Consideraciones en neonatos

Ni el recuento de leucocitos, ni la proteína C reactiva (PCR), ni la procalcitonina (PCT) demostraron ser útiles para identificar a neonatos febriles con bajo riesgo de estar cursando una IBG, especialmente si son menores de 21 días. Por lo tanto, aún se sostiene para este grupo etario la recomendación de internación, cribado de infección e inicio precoz de la antibioticoterapia empírica, independientemente de su apariencia clínica o de los resultados de los estudios de laboratorio.

Rol de los exámenes complementarios para determinar el riesgo de IBG en mayores de 1 mes

Hemograma

- A mayor recuento total de glóbulos blancos (GB) (> 15 000/mm^3), mayor recuento absoluto de neutrófilos segmentados (RAN) (> 10 000/mm^3) y de neutrófilos en cayado (> 1500/mm^3), mayor es el riesgo de IBG.
- La leucopenia (GB < 5000/mm^3) en un niño con IBG ha sido considerada un signo de mal pronóstico. Sin embargo, actualmente varios estudios ponen de manifiesto la necesidad de reevaluar esta consideración y su asociación con mayor gravedad.

Algunas consideraciones adicionales

- La utilidad predictiva del recuento leucocitario y del RAN se ha demostrado fundamentalmente en la era prevacunación contra *Hib* y *S. pneumoniae*.
- En los últimos años, el umbral > 15 000/mm^3 en el recuento de GB demostró una sensibilidad del 40%-60% para detectar IBG, mientras que su especificidad osciló entre el 70% y el 80%.
- El RAN > 10 000/mm^3 como parámetro tradicional tiene actualmente una precisión diagnóstica pobre. A pesar de contar con buenos valores de especificidad (máximo evidenciado del 88%), posee una sensibilidad muy baja (40%-46%).
- Sin embargo, tanto el recuento de GB como el RAN siguen siendo herramientas diagnósticas útiles cuando se los combina con hallazgos clínicos y, eventualmente, con otros marcadores y hallazgos de laboratorio.

Biomarcadores inflamatorios

Diversos biomarcadores de inflamación se han estudiado para evaluar su utilidad en la toma de decisiones clínicas ante un cuadro de FSF. El objetivo es encontrar uno (o una combinación) con una sensibilidad y especificidad óptimas, que facilite la predicción o selección de los niños que podrían necesitar tratamiento antibiótico, al tiempo que permita no tratar de más a aquellos que pudieran estar cursando una infección viral autolimitada.

Hasta la fecha, ningún biomarcador demostró ser lo suficientemente sensible o específico para ser utilizado como herramienta aislada. Por lo tanto, si bien constituyen una herramienta útil, el criterio clínico en la toma de decisiones sigue siendo crucial, y no debería quedar supeditado exclusivamente a los resultados obtenidos en estos parámetros. Los biomarcadores más ampliamente estudiados son la eritrosedimentación (ESD), la PCR y la PCT.

Eritrosedimentación

Se caracteriza por ser un parámetro de laboratorio que aumenta en forma tardía. Alcanza lenta y progresivamente su valor máximo en 3-5 días desde el inicio de la infección.

En una revisión sistemática realizada por Thompson y cols., en relación con la utilidad de diversos biomarcadores como predictores diagnósticos de IBG, se identificó que un punto de corte de 50 mm/h para la ESD presenta una sensibilidad del 76,4% y una especificidad del 69,3%, con una razón de verosimilitud o *likelihood ratio* (LR) positiva de 2,49 y un LR negativo de 0,34 (*v.* Capítulo 83). Por lo expuesto, la ESD demostró una baja sensibilidad, especificidad y utilidad para detectar una IBG.

La mayoría de los autores concluyen que la ESD no proporciona un aporte significativo al recuento de GB y al RAN para detectar o descartar una IBG.

Proteína C reactiva y procalcitonina

La PCR y la PCT son los reactantes de fase aguda más contemplados en las publicaciones recientes. Se han utilizado solos o combinados con otros hallazgos clínicos y de laboratorio para intentar estratificar el riesgo de IBG en lactantes febriles y establecer reglas de predicción.

La PCR presenta una utilidad limitada cuando se trata de cuadros infecciosos de pocas horas de evolución. Es un indicador más confiable en niños con fiebre de más de 12 h desde el inicio de la enfermedad, momento en el que comienza a aumentar, y alcanza un pico alrededor de las 48 h. Si bien aumenta a valores altos ante una IBG, si se instaura oportunamente un tratamiento efectivo, suele retornar a la normalidad en menos de una semana.

La PCT, en cambio, aumenta más rápidamente que la PCR y de forma directamente proporcional a la gravedad de la infección bacteriana. Alcanza un pico a las 6-12 h desde el inicio de la infección. Se eleva en forma paralela a la evolución del cuadro y suele descender luego de 24-48 h de instaurado un tratamiento efectivo.

En algunos estudios que compararon distintos reactantes de fase aguda como predictores diagnósticos de IBG, se evidenció que la PCR y la PCT fueron los más útiles, y demostraron un mejor rendimiento con valores superiores a 20 mg/L y 0,5 ng/mL, respectivamente. Valores más bajos se relacionan con bajo riesgo de IBG.

Algunos estudios coinciden en que la PCT es, hasta el momento, el biomarcador que proporciona información más precisa para diagnosticar o descartar infecciones graves (en particular, bacteriemia y meningitis bacteriana), con niveles de especificidad significativamente más altos que la PCR, especialmente en los niños más pequeños. Sin embargo, la PCR sigue siendo más económica y accesible que la PCT.

Es importante considerar que ambos biomarcadores (sobre todo la PCR) pueden aumentar en infecciones virales, así como en afecciones inflamatorias no relacionadas con procesos infecciosos.

Otros biomarcadores

- Interleuquina 6 (IL-6): Aumenta 2-3 horas luego del inicio de una infección. No obstante, puede descender muy rápidamente, por lo que podría arrojar resultados falsos negativos si su solicitud es tardía. Si la evolución clínica del paciente es desfavorable, persiste elevada en el tiempo. La IL-6 demostró ser más eficaz que el recuento de GB y que el RAN en cuanto a la predicción de IBG, pero es inferior que la PCR o la PCT, con un rango de sensibilidad del 61,2%-79,1% y un rango de especificidad del 65,8%-91,6%, según diversos valores de corte. Además, la IL-6 es un recurso menos accesible y más costoso que la PCR.
- Otros biomarcadores que se encuentran en investigación incluyen, p. ej., la expresión de *soluble Triggering Receptor Expressed on Myeloid cells-1* (sTREM-1), CD15 o CD64, y la interleuquina-27 (IL-27). Hasta el momento han mostrado resultados prometedores, en particular los cambios en la expresión de CD15, CD64 y en los niveles de IL-27. Sin embargo, se necesitan más estudios que corroboren estos hallazgos.

Cultivos

Hemocultivos (HMC)

Son el método de referencia (*gold standard*) para el diagnóstico de BO. Si bien no tienen un rol en el manejo inmediato, son fundamentales para el seguimiento.

Sedimento urinario y urocultivo (UC)

Un sedimento urinario sin alteraciones o una tira reactiva de orina negativa no excluyen una ITU en lactantes o niños pequeños con FSF. Por lo tanto, el UC debe realizarse independientemente de los resultados del sedimento urinario. Es el método de referencia para el diagnóstico de ITU (*v.* Capítulo 40).

Coprocultivo

El examen directo y cultivo de materia fecal se recomiendan únicamente si el paciente presenta diarrea.

Punción Lumbar (PL)

Se encuentra altamente recomendada en:

- Neonatos.
- Lactantes de 1-3 meses con FSF y criterios de alto riesgo (*v.* más adelante) o compromiso del estado general, y en aquellos de bajo riesgo que serán medicados con antibióticos.
- En mayores de 3 meses no se recomienda realizar de rutina la PL, salvo ante la presencia de signos y síntomas sospechosos de meningitis.
- En aquellos pacientes en los que no se la realizó inicialmente, se debe reevaluar la conducta con el resultado de los HMC.

Estas recomendaciones se encuentran en revisión, especialmente la que incluye a la población de 1-3 meses descrita. Estudios realizados en menores de 3 meses con FSF concluyen que debe continuarse considerando la PL para descartar meningitis bacteriana en el grupo de neonatos menores de 21 días y en lactantes con compromiso del estado general. Sin embargo, sugieren que la recomendación de realizar PL en forma sistemática a los lactantes febriles entre 22-90 días de vida, en buen estado general, que tienen criterios de laboratorio como único parámetro de alto riesgo debería ser reevaluada. Por el momento, hacen falta más estudios que avalen esta conducta.

Diagnóstico por imágenes

Radiografía de tórax

No todos los protocolos de estudio han incluido a la radiografía de tórax como parte de la evaluación inicial en niños con FSF. Su solicitud rutinaria no ha proporcionado demasiados beneficios en niños febriles sin síntomas respiratorios, por lo cual su realización dentro de la evaluación inicial tendría poco sustento. Por otro lado, aquellos autores que justifican su solicitud rutinaria inicial lo hacen basados en la existencia de un 3% de NMN en niños asintomáticos. Sin embargo, la ausencia de signos y síntomas respiratorios en pacientes que presentan un hemograma sin leucocitosis haría altamente improbable el diagnóstico de NMN; más aún si estos pacientes poseen una oximetría de pulso normal.

Se ha demostrado que la posibilidad de obtener radiografías de tórax patológicas (NMN) en niños con FSF aumenta ante la presencia signos de patología respiratoria (taquipnea, tos, auscultación patológica, saturación ambiental de O_2 < 95%) o de un recuento de GB > 20 000/mm³. En estas situaciones se recomienda solicitarla.

No están recomendados otros estudios por imágenes de forma rutinaria en el abordaje inicial de menores de 36 meses con FSF. Eventualmente, deben definirse en función de las manifestaciones clínicas y de la sospecha diagnóstica.

Plan de estudio y tratamiento

El estudio y manejo adecuado de estos pacientes varía según la edad.

Neonatos

La mayor prevalencia de IBG, así como la dificultad para predecir cuáles son los neonatos febriles sin foco con mayor riesgo de estar cursando una IBG, hacen que el manejo de este grupo sea menos controvertido. En este sentido, incluso en neonatos con buena apariencia clínica, se sugiere:

- Internación para establecer un control clínico estricto.
- Cribado de infección completo: tomar dos HMC, UC y PL.
- Iniciar antibioticoterapia empírica endovenosa: cefotaxime + ampicilina o ampicilina + gentamicina.
- Si por motivos clínicos o epidemiológicos se sospecha de infección por el virus del herpes simple, se debe considerar seriamente la terapia con aciclovir.

Ni la existencia de signos sugerentes de infección viral ni su documentación descartan la necesidad de una evaluación diagnóstica completa en este grupo.

Los neonatos que mantienen el buen aspecto clínico durante la internación, limitan la curva febril y se alimentan adecuadamente pueden ser dados de alta sin antibióticos una vez que los resultados de todos los cultivos bacterianos sean negativos.

Lactantes pequeños

En caso de lactantes pequeños con FSF, en buen estado general y sin signos de infección sistémica, se debe establecer el riesgo de presentar una IBG (Algoritmo 38.1). La conducta médica en

Algoritmo 38.1 Manejo de la fiebre sin foco en pacientes de 29-90 días y 3-36 meses

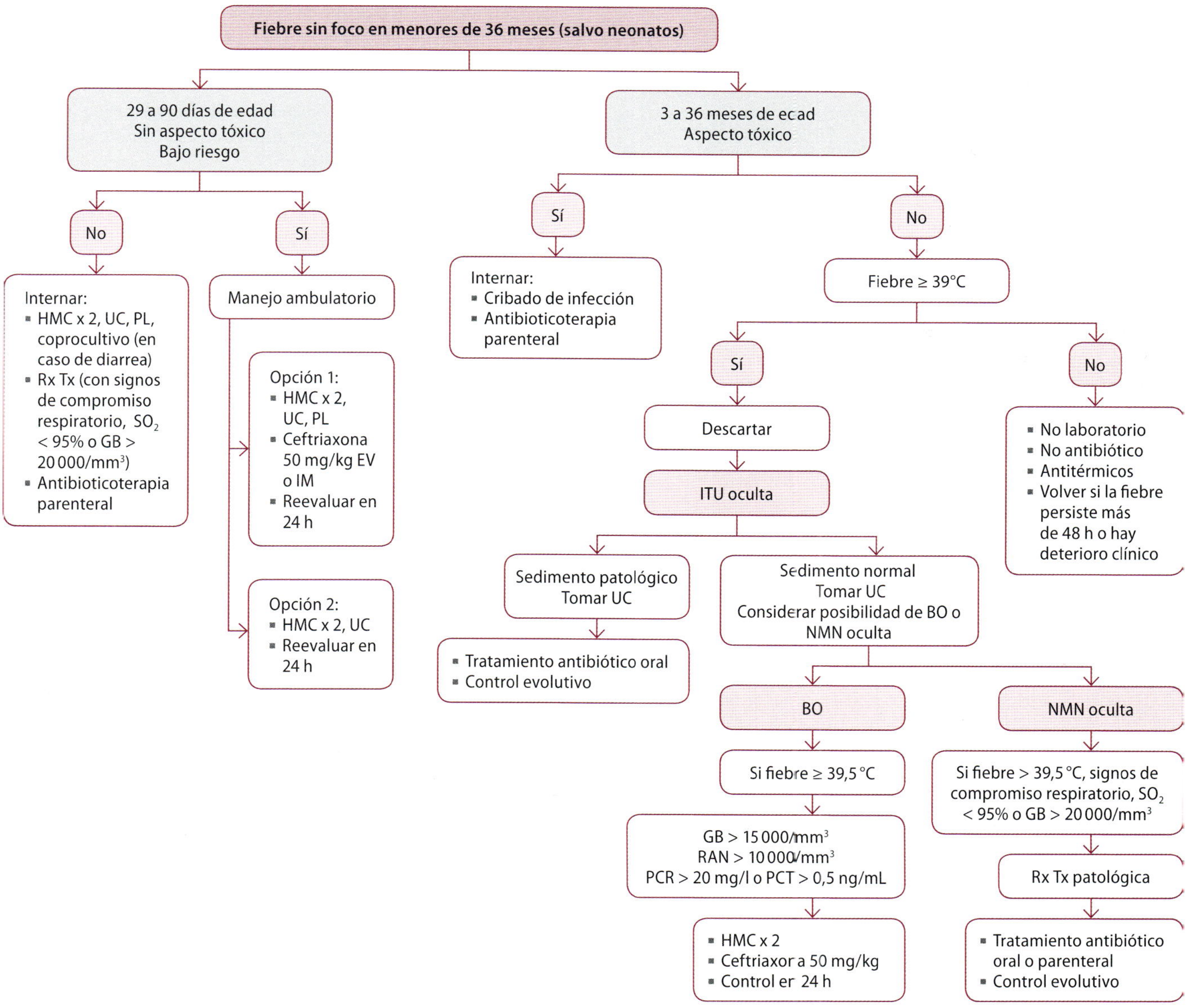

Rx Tx: radiografía de tórax; SO_2: saturación de oxígeno; EV: endovenosa; IM: intramuscular.

este grupo se ha ido modificando en las últimas décadas, y se desplazó lentamente hacia un enfoque menos intervencionista.

A partir de la publicación de los clásicos criterios de Rochester y los protocolos de Boston y Filadelfia (Tabla 38.1), se han realizado múltiples estudios que tratan de optimizar el conjunto de criterios para distinguir a aquellos lactantes pequeños que presentan bajo riesgo de padecer una IBG. Sin embargo, los más utilizados en la Argentina continúan siendo los criterios que se resumen en la Tabla 38.2.

- Debido a que tanto el paciente con apariencia tóxica como aquel no tóxico pero con criterios de alto riesgo tienen mayor riesgo de presentar una IBG, se recomienda la internación, toma de cultivos y tratamiento antibiótico empírico endovenoso (*v.* Algoritmo 38.1). Como fue mencionado, la indicación de realizar PL en forma sistemática en lactantes en buen estado general, cuyo único parámetro de alto riesgo son los criterios de laboratorio, ha sido cuestionada. Sin embargo, aún no existe evidencia suficiente que sustente modificar esta conducta.
- Los lactantes en buen estado general que cumplen criterios de bajo riesgo de IBG pueden ser manejados ambulatoriamente, si se asegura un adecuado seguimiento (rápido acceso a un centro asistencial y posibilidad de asistir a control dentro de las 24 horas). Son tan aceptables, previa realización de cultivos, la indicación de ceftriaxona como la conducta expectante sin medicar, teniendo en cuenta que los pacientes a los que no se les ha realizado PL no deberían recibir antibióticos y que ni el examen físico ni el recuento de GB son parámetros confiables para predecir meningitis. La indicación de PL previa, en caso de iniciar antibióticos, se fundamenta en que la prevalencia de meningitis en pacientes con criterios de bajo riesgo (sin PL) es baja pero no inexistente (2-4/1000 pacientes); por lo tanto, debe descartarse este foco antes de iniciar antibioticoterapia, en función de poder asegurar un adecuado tratamiento y seguimiento evolutivo del lactante.

Tabla 38.1 Protocolos para determinar bajo riesgo de IBG en lactantes febriles

	Boston	Filadelfia	Rochester
Edad (días)	28-89	29-56	0-60
Temperatura (°C)	> 38	> 38,2	> 38
Recuento de GB	< 20 000/mm³	< 15 000/mm³	5000-15 000/mm³
Sedimento urinario	< 10 GB/campo	< 10 GB/campo	< 10 GB/campo
Radiografía de tórax	Sin infiltrados	Sin infiltrados	No requerida
Directo de materia fecal	Si diarrea	Si diarrea	Si diarrea
Punción lumbar	Si	No	No
Líquido cefalorraquídeo	< 10 GB/campo	< 8 GB/campo	No requerida
IBG en el grupo de bajo riesgo (%)	5,4	0	1,1
Administración de antibióticos	Si	No	No
VPN (%)	94,6	100	98,9
Sensibilidad (%)	No determinada	100	92,4

VPN: valor predictivo negativo.

Tabla 38.2 Criterios de bajo riesgo para IBG (Rochester modificados)

Criterios clínicos	▪ Nacido a término, sin complicaciones perinatales, previamente sano, sin antibiótico actual ni previo. ▪ Buen estado general, sin apariencia tóxica. ▪ Sin signos clínicos de infección bacteriana focal (excepto otitis media aguda).
Criterios de laboratorio	▪ Recuento de GB 5000-15 000/mm³, RAN < 10 000/mm³, neutrófilos en cayado < 1500/mm³, o índice cayados/segmentados < 0,2. ▪ PCR < 20 mg/l o PCT < 0,5 ng/mL. ▪ Orina: tinción de Gram negativa, esterasa leucocitaria y nitritos negativos, o < 10 GB/campo. ▪ Examen Directo de materia fecal (en caso de diarrea) < 5 GB/campo. ▪ Líquido cefalorraquídeo (en caso de realizar PL) < 8 GB/campo y tinción de Gram negativa.

En lactantes pequeños que en el cribado de infección presentan un sedimento urinario patológico, se ha sugerido tradicionalmente la internación y el tratamiento con antibióticos por vía parenteral a la espera del resultado del UC. Sin embargo, varios estudios concluyen que los pacientes con examen de orina anormal y que se encuentren en buen estado general pueden ser tratados en forma ambulatoria, con antibióticos por vía parenteral (intramuscular) o incluso por vía oral (especialmente en lactantes mayores de 2 meses), siempre y cuando pueda asegurarse un adecuado seguimiento. Asimismo, numerosos estudios demostraron que la indicación rutinaria y sistemática de realizar PL en todo menor de 3 meses con diagnóstico de ITU (fuera del período neonatal) no ofrece beneficios por la baja frecuencia con la que se evidencia el impacto meníngeo secundario en este grupo (1%-2% de los casos, con menor riesgo cuanto más cercano a los 3 meses de edad se encuentre el paciente). Por lo expuesto, se recomienda individualizar la indicación de PL en este grupo de pacientes. A su vez, con base en esta evidencia, en los lactantes mayores de un mes de vida con diagnóstico probable de ITU (que se encuentren en buen estado general y con buena tolerancia a la vía oral) se podría iniciar el tratamiento antibiótico ambulatorio por vía oral, sin PL previa, si se asegura un seguimiento estricto y personalizado de la evolución del paciente. Esta conducta está ampliamente aceptada sobre todo si el paciente es mayor de 2 meses.

La presencia de otitis media aguda (OMA) no es considerada un factor de riesgo para IBG, ya que en estos pacientes no se demostró mayor tasa de bacteriemia ni mayor asociación con IBG que aquellos que no la presentan. En caso de lactantes febriles mayores de un mes de vida (sanos, sin antecedentes y en buen estado general), en quienes se diagnostique OMA como probable foco de la fiebre, puede iniciarse un tratamiento oral con manejo ambulatorio sin necesidad de realizar cribado de infección.

Como fue mencionado, la existencia de infección viral demostrada reduce, pero no elimina, la probabilidad de una IBG en este grupo etario.

Lactantes mayores y niños pequeños

Secuencia de manejo inicial

Se debe clasificar al paciente según presente o no apariencia tóxica (*v.* Algoritmo 38.1):

- Aquellos que presenten aspecto tóxico deben ser internados. El manejo incluye la realización de exámenes de laboratorio, dos HMC, UC y PL (en el caso de que se sospeche compromiso meníngeo). En aquellos que presenten signos y síntomas de compromiso respiratorio, o leucocitosis > 20 000/mm^3, debe realizarse una radiografía de tórax. Se deben establecer medidas generales de sostén e iniciar antibioticoterapia endovenosa empírica (ceftriaxona 50 mg/kg/día o cetofaxime 150 mg/kg/día), a revalorar de acuerdo con la evolución clínica y el resultado de los cultivos.
- En quienes presenten buen estado general, se utiliza como punto de corte una temperatura ≥ 39 °C para solicitar exámenes de laboratorio (*v.* Algoritmo 38.1). En este grupo de pacientes, el estudio se basa en detectar las posibles infecciones bacterianas ocultas que pudieran ser la causa de la fiebre (ITU, BO, NMN).

ITU oculta

La ITU es, actualmente, la IBG más frecuente en lactantes y niños pequeños con FSF (especialmente en varones no circuncidados y niñas), dado el impacto que han tenido las estrategias de vacunación contra *Hib*, *S. pneumoniae* y *N. meningitidis* en la reducción de la BO, NMN y meningitis bacterianas. La probabilidad de que una ITU sea el foco causante de la fiebre aumenta si el síndrome febril supera las 48 horas de evolución o si existen antecedentes personales de ITU o de alteraciones del tracto urinario.

Los niños mayores pueden manifestar síntomas sugestivos de ITU. No obstante, en los niños pequeños los síntomas suelen ser inespecíficos, y la fiebre puede ser el único hallazgo.

La ITU es la primera IBG que se debe descartar. Como fue mencionado, el UC es el métdo de referencia para el diagnóstico, pero no ofrece resultados inmediatos (por lo general, luego de 48 horas). Por esta razón, se deben solicitar otros estudios orientativos (sedimento urinario, tinción de Gram, tiras reactivas en orina), que en el caso de ser normales no descartan ITU. Si el sedimento urinario es normal y se ha recolectado el UC, puede avanzarse en forma indistinta para descartar BO o NMN oculta, si corresponde (*v.* Algoritmo 38.1).

Neumonía oculta

La mayoría de los niños que presentan NMN tienen signos y síntomas sugestivos. Sin embargo, algunos casos pueden ser clínicamente ocultos.

Se ha demostrado la existencia de radiografías de tórax patológicas (compatibles con NMN) en aproximadamente el 19%-26% de los niños que presentaron registros febriles ≥ 39 °C-39,5 °C, sin clínica respiratoria, pero con leucocitosis > 20 000/mm^3 (*v.* Algoritmo 38.1).

Bacteriemia oculta

El riesgo de BO en pacientes sin aspecto tóxico con fiebre > 39,5 °C, sin foco clínico y con leucocitosis > 15 000/mm^3 se eleva en forma proporcional a la temperatura corporal y al recuento de GB. Asimismo, ni la duración de la fiebre, ni la respuesta a antitérmicos, ni la apariencia clínica son buenos predictores de BO.

En la mayoría de los niños pequeños, la BO neumocócica se resuelve espontáneamente. La complicación infecciosa más grave es la meningitis, que puede presentarse en aproximadamente el 2%-6% de las BO por neumococo, el 13%-26% de las BO por *Hib* y el 56%-60% de las BO por meningococo.

Luego de la introducción de las vacunas antineumocócicas conjugadas, la enfermedad neumocócica invasiva (ENI), incluida la BO, disminuyó considerablemente en diversos países. Varios autores concluyen que cuando la tasa de BO en lactantes febriles cae por debajo del 0,5%, no sería costo-efectivo sostener (y se deberían reconsiderar) las estrategias que recomiendan la realización sistemática de HMC e instaurar un tratamiento antibiótico empírico. Estos autores avalan la utilización de algoritmos de estudio y tratamiento menos invasivos, aplicables en niños mayores de 6 meses en buen estado general y correctamente vacunados para *Hib* y neumococo, que contemplen a la ITU como la principal infección oculta a descartar. Sin embargo, si la tasa de bacteriemia es superior al 1,5%, se recomienda sostener la conducta tradicional.

Si bien se describen tasas de BO en lactantes febriles inferiores al 0,5% en otros países, se desconoce la prevalencia de BO en la Argentina. Empero, como resultado de la estrategia de vacunación, se ha demostrado un descenso significativo de otras ENI causadas por serotipos vacunales (p. ej., meningitis neumocócica).

Es importante remarcar que, aun en niños adecuadamente vacunados contra el neumococo, las infecciones neumocócicas (BO, NMN, meningitis, entre otras) causadas por serotipos no incluidos en la vacuna continúan siendo una posibilidad.

Por el momento, se sugiere que los niños con FSF, en buen estado general, que presentan un recuento de GB > 15 000/mm^3 sean cultivados (dos HMC) y reciban antibioticoterapia parenteral empírica (ceftriaxona 50 mg/kg/día) hasta el resultado de los cultivos. Estos pacientes deben ser controlados clínicamente a las 24 horas.

En aquellos niños en los cuales el seguimiento podría ser dudoso, debe plantearse la necesidad de internación. La decisión de internar a estos pacientes depende del medio socioeconómico y cultural de la familia a cargo, de la comprensión de las pautas de alarma, de la cercanía a un centro de salud y de la posibilidad de asistir a un control clínico estricto. Ante cualquier duda sobre estos puntos, se debería internar al niño para su observación y evaluar su evolución al menos hasta el resultado de los cultivos.

Seguimiento de los pacientes manejados en forma ambulatoria

El control de los pacientes que fueron manejados en forma ambulatoria debe realizarse a las 24 horas de la evaluación inicial. La conducta se define en función del resultado de los cultivos y la evolución clínica.

Hemocultivos positivos

- Si el paciente persiste febril o empeora el estado general: internación, evaluación de sepsis y antibioticoterapia parenteral.
- Si los hemocultivos son positivos para neumococo y el paciente se encuentra afebril y en buen estado general:
  - Si se encuentra recibiendo antibióticos, continuar el tratamiento en forma ambulatoria (7-10 días por vía oral o parenteral).
  - Si se tomó conducta antibiótica expectante, realizar dos HMC control para certificar si la bacteriemia se autolimitó. El paciente puede continuar con o sin antibioticoterapia hasta el resultado de los nuevos HMC.
- Si los hemocultivos son positivos para otros gérmenes (*N. meningitidis*, *Hib*, *Salmonella* spp.), dado que presentan mayor

riesgo de complicaciones infecciosas secundarias (p. ej., meningitis), estos pacientes deben internarse, más allá de encontrarse en buen estado general. Se recomienda realizar PL e iniciar antibioticoterapia parenteral.

Urocultivo positivo

- Si el paciente persiste febril o empeora el estado general: internación, evaluación de sepsis y antibioticoterapia parenteral.
- Si el paciente se encuentra afebril y en buen estado general: continuar con la antibioticoterapia ambulatoria, adecuada al germen y sensibilidad.

Acceda al eBook para consultar la lista de bibliografía. Consulte las indicaciones en la retiración de tapa.

39
Fiebre de origen desconocido

Alejandro Pace • Marcos Clausen

La temperatura corporal se mantiene dentro de un rango normal gracias a una compleja serie de procesos biológicos, cuya alteración, inducida por una amplia variedad de fenómenos, conduce a una elevación por encima del margen fisiológico denominada fiebre. Cuando esta se prolonga en el tiempo (*v.* más adelante), surge la preocupación por la aparición de fiebre de origen desconocido (FOD) o síndrome febril prolongado (SFP). FOD y SFP son los términos consensuados en la literatura médica para seleccionar a pacientes que ameritan una sistemática particular de abordaje; esta debe incluir una minuciosa anamnesis, junto con un enfoque racional de su categorización diagnóstica y una secuencia de evaluación.

Debido a que la fiebre es un signo habitual en una amplia gama de enfermedades, es fundamental distinguir a aquellos niños con una enfermedad febril prolongada que pueda ser de trascendencia de los que no la poseen. Justamente, la mayor preocupación clínica en la evaluación de la FOD o el SFP es identificar a los pacientes cuya fiebre obedece a una etiología grave o potencialmente mortal, en los cuales un retraso del diagnóstico podría poner en peligro el éxito del tratamiento. Esta preocupación puede volverse abrumadora cuando los hallazgos clínicos y de laboratorio no son concluyentes o no coinciden con alguna de las causas habituales de enfermedad febril.

En este capítulo se describe el proceso de abordaje clínico de los pacientes con FOD, sin incluir a aquellos con condiciones de base o en situaciones especiales. Independientemente de su denominación, un niño con fiebre persistente y sin una causa evidente puede ser uno de los enigmas más desconcertantes y preocupantes de la pediatría clínica, y resultar altamente perturbador para el niño, sus padres y el pediatra.

Definición

Uno de los principales obstáculos en la investigación y revisión de la FOD es la falta de unanimidad en su definición. Con el transcurso de los años, fue modificándose tanto el valor de temperatura elegido como la duración de la fiebre, e incluso, la necesidad de realizar exámenes complementarios (en el ámbito de la internación o ambulatorios) como criterio de inclusión. Actualmente, se considera que la definición operativa que mejor se adapta a la práctica clínica es la que supone fiebre diaria de 38,3 °C de 8 o más días de duración y causa desconocida, luego de una exhaustiva anamnesis, examen físico completo y determinaciones de laboratorio iniciales normales (*v.* más adelante). Otros escenarios clínicos, como la fiebre adquirida en el hospital (*v.* Capítulo 33), la fiebre en pacientes neutropénicos (*v.* Capítulos 28 y 47.3) y la fiebre en pacientes positivos para el virus de la inmunodeficiencia humana (VIH), escapan al objetivo del presente capítulo (FOD no clásicas, Tabla 39.1).

Tabla 39.1 Definiciones de FOD no clásicas

Adquirida en el hospital	Temperatura > 38,3 °C registrada en varias oportunidades después de las primeras 48-72 horas de internación, y que no estaba presente ni en el período de incubación ni en el momento de la admisión; o que se manifiesta hasta una semana después del alta. El requisito mínimo para este diagnóstico son 48-72 horas de investigaciones clínicas y analíticas, que incluyan al menos 48 horas de incubación de los cultivos microbiológicos.
Neutropénicos	Temperatura axilar > 38,5 °C o dos registros > 38 °C con al menos una hora de intervalo entre ambos, en un paciente oncológico cuyo recuento de neutrófilos es ≤ 500/mm³, o < 1000/mm³ cuando se espera una caída a menos de 500/mm³ en el curso de las 24-48 horas siguientes. Este diagnóstico debe incluir al menos 48 horas de incubación de los cultivos microbiológicos.
VIH positivos	Temperatura de 38,3°C o superior en varias ocasiones; serología positiva confirmada para la infección por VIH; fiebre de más de 4 semanas de duración para pacientes ambulatorios o de más de 3 días de duración en el hospital; diagnóstico incierto después de 72 horas a pesar de la investigación apropiada, incluidas al menos 48 horas de incubación de cultivos.

Modificado de: Wright William F, Awaerter Paul G. Fever and Fever of Unknown Origin: Review, Recent Advances, and Lingering Dogma. Open Forum Infectious Diseases 2020; 1-12.

Causas

De la miríada de etiologías que causan FOD y otras formas de fiebre prolongada, casi la totalidad pueden agruparse en cinco categorías diagnósticas (Tabla 39.2):

- Infecciosas.
- Inflamatorias (enfermedad vascular del colágeno).
- Neoplásicas.
- Etiologías diversas (procesos neurológicos, genéticos, tóxicos y facticios, entre otros).
- No diagnosticadas.

La frecuencia de cada una varía según la década, la región geográfica, la edad y el tipo de práctica médica. Los estudios centinela sobre la FOD pediátrica publicados en países desarrollados a partir de la década de 1970 encontraron que cerca del 90% de los casos tenían una causa identificable: aproximadamente el 50% era infecciosa; del 10% al 20%, inflamatoria y el 10%, oncológica. Estudios posteriores tuvieron resultados muy variables: el 20%-44% era de origen infeccioso; el 0%-7%, de origen inflamatorio; el 2%-3%, de origen oncológico y hasta un impactante 67%, sin diagnosticar.

Este cambio hacia causas no identificables probablemente se deba a los vertiginosos progresos en el desarrollo de técnicas de laboratorio y estudios complementarios, que posibilitan un

Tabla 39.2 Causas de FOD en pediatría

Infecciosas	**Bacterianas**	▪ Endocarditis bacteriana ▪ Enfermedad por arañazo de gato ▪ Brucelosis ▪ Leptospirosis ▪ Psitacosis ▪ Absceso hepático ▪ Mastoiditis (crónica) ▪ Osteomielitis ▪ Absceso pélvico ▪ Absceso perirrenal ▪ Pielonefritis ▪ Salmonelosis ▪ Sinusitis ▪ Absceso subdiafragmático ▪ Tuberculosis ▪ Tularemia ▪ Fiebres tíficas, fiebres manchadas ▪ Linfogranuloma venéreo
	Virales	▪ Citomegalovirus ▪ Hepatitis A-B-C ▪ Virus de Epstein-Barr ▪ Virus respiratorios ▪ Dengue ▪ Fiebre hemorrágica argentina ▪ Hantavirus ▪ Chikungunya ▪ Zika ▪ Fiebre amarilla ▪ Encefalitis equina del oeste
	Micóticas	▪ Blastomicosis (no pulmonar) ▪ Histoplasmosis (diseminada)
	Parasitarias	▪ Malaria ▪ Toxoplasmosis ▪ Larva *migrans* visceral/cutánea ▪ Leishmaniasis ▪ Chagas-Mazza
Inflamatorias (enfermedad vascular del colágeno)		▪ Artritis idiopática juvenil ▪ Lupus eritematoso sistémico ▪ Poliarteritis nodosa
Neoplásicas		▪ Enfermedad de Hodgkin ▪ Leucemia, linfoma ▪ Neuroblastoma
Etiologías diversas		▪ Colitis granulomatosa ▪ Diabetes insípida central ▪ Diabetes insípida nefrogénica ▪ Disautonomía familiar ▪ Displasia ectodérmica ▪ Enfermedad inflamatoria intestinal ▪ Enfermedad de Kawasaki ▪ Enfermedad del suero ▪ Fiebre por drogas ▪ Fiebre facticia ▪ Fiebres periódicas ▪ Hiperostosis cortical infantil ▪ Pancreatitis ▪ Tirotoxicosis ▪ Sarcoidosis

Modificado de: Cherry James D, Steinbach William J. Feigin and Cherry's Textbook of Pediatric Infectious Diseases 8º ed. 2019; 63: 610-15.

diagnóstico etiológico más temprano y, por lo tanto, menos pacientes avanzan hacia la categoría de FOD.

Así como en otros países del mundo, la Argentina presenta, desde el punto de vista epidemiológico, realidades homologables con los países desarrollados y en desarrollo. En los primeros, las enfermedades diagnosticadas con mayor frecuencia en niños con FOD son infecciones del tracto respiratorio superior e inferior (p. ej., sinusitis, otitis, amigdalitis, etc.), tuberculosis, brucelosis, salmonelosis, fiebre por arañazo de gato, infecciones causadas por *Rickettsia* y espiroquetas (p. ej., leptospirosis), infecciones virales por el virus de Epstein-Barr, citomegalovirus, VIH, hepatitis y otros, infección del tracto urinario, osteomielitis, abscesos hepáticos y pélvicos. La enfermedad vascular del colágeno más frecuente es la artritis idiopática juvenil, que representa más del 90% de las enfermedades de este grupo en la mayoría de las series, seguida del lupus eritematoso sistémico y la vasculitis indefinida. Por su parte, las neoplasias son causas menos frecuentes de FOD en niños que en adultos; la leucemia y el linfoma son las que pueden ocasionarla con mayor frecuencia, seguidas por el neuroblastoma, el sarcoma de Ewing, el hepatoma y el mixoma auricular.

Con respecto a los países en desarrollo, al igual que sus pares desarrollados, las infecciones ocupan el primer lugar como causa de FOD, seguidas en un porcentaje mucho menor por las enfermedades vasculares del colágeno y el cáncer.

Una interesante revisión sistemática de Chow y cols., que incluyó dieciocho estudios con más de 1600 pacientes pediátricos, comparó las causas de FOD en países en desarrollo y desarrollados. Las infecciones como brucelosis, fiebre tifoidea, dengue, tuberculosis, fiebres tíficas, fiebres manchadas (ocasionadas por *Rickettsia*) y abscesos se observaron con más frecuencia en países en desarrollo; mientras que en los países desarrollados las infecciones virales del tracto respiratorio, el virus de Epstein-Barr y *Bartonella henselae* fueron las principales causas de FOD. En el mencionado artículo, para ambos escenarios, la primer causa de FOD fue infecciosa (36%-78%), seguida por las enfermedades vasculares del colágeno (2%-21%) y oncohematológicas (2%-12%). En algunos estudios, más del 40% de los casos permanecieron sin diagnóstico; estos pacientes, luego de 5 años de remitido espontáneamente el episodio febril, se encontraban libres de enfermedad.

El pronóstico de FOD es significativamente más favorable en niños que en adultos.

Evaluación clínica

La evaluación de la FOD debe realizarse de forma lógica, sistemática y reiterada, basada en una detallada anamnesis, un examen físico riguroso y una correcta interpretación de los exámenes complementarios, los cuales resultan esenciales para un abordaje racional que disminuya el error y los costos injustificados. La celeridad en la evaluación depende del compromiso del estado general; a mayor compromiso, mayor rapidez.

Anamnesis

Ante el desafío clínico de la FOD, si bien existe una tendencia a considerar la presencia de enfermedades excepcionales, lo habitual es que se trate de presentaciones excepcionales de enfermedades habituales. El primer paso es confirmar si el paciente persiste con fiebre en la actualidad y si esta fue documentada mediante un instrumento de medición, ya que frecuentemente los padres refieren sensaciones subjetivas a través de la evaluación táctil sin la utilización de un termómetro. Luego, especial atención merece descartar la seudo FOD, definida como sucesivos episodios de fiebre autolimitados y benignos, que son interpretados como un único episodio prolongado sin solución de continuidad. Por lo expuesto, resulta esencial una minuciosa anamnesis para identificar los períodos afebriles, el estado general del paciente durante estos (en general, muy bueno) y la mayor cantidad de variables útiles para el diagnóstico (Tabla 39.3).

Los patrones de presentación de la fiebre como intermitente (tuberculosis, infecciones piógenas, linfoma), remitente (endocarditis, artritis idiopática juvenil), recurrente (fiebres periódicas, anormalidades del sistema nervioso central) o sostenida (abscesos, fiebre tifoidea) pueden ser de utilidad, aunque la evidencia actual no establece una clara asociación entre el patrón de la fiebre y la etiología probable. Asimismo, la FOD puede ser la presentación inicial de algunas inmunodeficiencias; habitualmente estos pacientes tienen antecedentes de infecciones reiteradas, diarreas o datos positivos al examen físico, como erupciones, dermatitis atópica o aftas.

La información con respecto a la etnia, ascendencia y procedencia geográfica puede sugerir la presencia de síndromes de fiebre periódica. Los descendientes de la comunidad judía askenazi, p. ej., pueden sufrir disautonomías familiares, así como fiebre mediterránea familiar.

La fiebre medicamentosa es una causa relativamente frecuente de FOD. Se deben constatar los tratamientos farmacológicos actuales y pasados ya que, p. ej., cuando se suministran fármacos de vida media prolongada, como los yoduros, los cuadros febriles pueden persistir durante largos períodos luego de su interrupción (Tabla 39.4). Asimismo, debe investigarse la exposición a tóxicos, como los organofosforados.

El hábito de pica puede hacer pensar en toxocariasis o toxoplasmosis. Las costumbres alimentarias y la ingesta de productos no pasteurizados pueden brindar una pista sobre infecciones como salmonelosis, brucelosis y tuberculosis, entre otras causas. La epidemiología regional de la Argentina y los viajes a zonas endémicas orientan a pensar en dengue, hantavirus, enfermedad de Chagas, leishmaniosis, psitacosis y fiebre amarrilla, entre otros. Asimismo, la leptospirosis, triquinosis, brucelosis y fiebre hemorrágica son enfermedades relacionadas con la producción de ganado, por lo tanto tienen una vinculación directa con el sistema productivo de la región y con los movimientos de la frontera agraria. La brucelosis canina, la leptospirosis y la leishmaniosis visceral se relacionan con los hábitos de las personas, principalmente en lo que respecta a la tenencia de perros. En términos generales, las zoonosis tienen una estrecha vinculación con la relación de los humanos con sus animales, sea para la producción de alimentos, como herramientas de trabajo o como compañía (Tabla 39.5).

Tabla 39.3 Datos frecuentemente omitidos en la anamnesis

- Historia familiar y etnia; adopción, doméstica o internacional
- Ausentismo escolar: cantidad de días y causas; cuidadores domiciliarios
- Crecimiento y desarrollo; descenso de peso
- Transfusiones y trasplante
- Picaduras de garrapatas o mosquitos, con o sin erupciones
- Viajes, visitas a zonas rurales, granjas o zoológicos
- Pica y hábitos alimentarios: consumo de leche de cabra, alimentos no pasteurizados, carne cruda
- Exposición a animales domésticos o salvajes
- Historia de infecciones graves o recurrentes
- Actividad sexual, abuso, tatuajes y *piercings*
- Historia de inmunizaciones; medicamentos
- Contacto con trabajadores de la salud y personas con enfermedades infectocontagiosas

Modificado de: Chusid Michael J. Fever of Unknown Origin in Childhood. Pediatric Clin N Am 2017; 64: 205-30.

Tabla 39.4 Drogas asociadas con fiebre medicamentosa

Grupo	Drogas
Antibióticos, antiparasitarios y antivirales	Aciclovir, carbapenémicos, cefalosporinas, mebendazol, nitrofurantoína, penicilinas, rifampicina, sulfonamidas, tetraciclinas, vancomicina
Anticonvulsivantes	Fenitoínas, barbitúricos, carbamazepina
Antineoplásicos	Bleomicina, clorambucilo, cisplatino, arabinósido de citosina, daunorrubicina, estreptozocina, hidroxiurea, interferón, L-asparaginasa, procarbazina, 6 mercaptupurina, vincristina
Cardiovasculares	Clofibrato, diltiazem, dobutamina, furosemida, heparina, hidralazina, hidroclorotiazida, metildopa, oxprenolol, procainamida, quinidina, triamtereno
Bloqueantes H_2	Cimetidina, ranitidina
Inmunosupresores	Azatioprina, everolimus, micofenolato de mofetilo, sirolimus
AINE	Ibuprofeno, salicilatos
Otros	Allopurinol, antihistamínicos, ácido fólico, remedios a base de hierbas, metoclopramida, piperazina, propiltiouracilo, prostaglandina E_2, ritodrina, sulfasalazina, simpaticomiméticos, teofilina, tiroxina, yoduro

Modificado de: Antoon JW, Potisek T, Lohr JA. Pediatric fever of unknown origin. Pediatrics in Review 2015; 36: 380-91.

Cabe destacar la importancia de repetir la anamnesis tantas veces como sea necesario, pues se trata de una de las principales herramientas clínicas para desentrañar la causa de la FOD.

Examen físico

La observación del estado general y del grado de actividad y conexión con el entorno, así como la exploración de los datos antropométricos y de los signos vitales, resultan fundamentales en la valoración clínica inicial.

El compromiso del estado general, la presencia de signos y síntomas sistémicos (especialmente cardiovasculares u osteoarticulares), el grado de inactividad en los períodos afebriles y la prolongación del cuadro en el tiempo son signos preocupantes, que generalmente requieren de una evaluación diagnostica más rápida, pues es poco probable que el cuadro obedezca a una causa infecciosa banal o autolimitada (Tabla 39.6).

A diferencia de lo que sucede en la práctica pediátrica habitual, se recomienda evaluar al paciente febril y determinar, p. ej., la presencia o ausencia de sudoración, la relación de la frecuencia cardíaca con la temperatura, la presencia de malestar, decaimiento o estado tóxico. Un exantema evanescente durante el episodio febril es altamente sugestivo de artritis idiopática juvenil.

De todos los síntomas, el dolor es probablemente el único hallazgo que sugiere la realización de estudios complementarios específicos. Por lo tanto, debe ser minuciosamente caracterizado en su intensidad, frecuencia, duración, factores desencadenantes y respuesta al tratamiento (*v.* Capítulo 77). El dolor en músculos, huesos y articulaciones amerita una evaluación cuidadosa. La fiebre prolongada y el dolor óseo pueden ser las manifestaciones clínicas de tumores óseos, leucemia, osteomielitis, dengue, sífilis, enfermedad por arañazo de gato, tuberculosis o histiocitosis. El dolor muscular generalizado sugiere triquinosis, dermatomiositis, poliarteritis o infecciones virales. La presencia de fiebre

Tabla 39.5 Infecciones asociadas con exposición a animales

Animales	Infecciones
Gatos	▪ Saliva: *Bartonella henselae, tularemia, Pasteurella multocida*, rabia, *Capnocytophaga* ▪ Heces: *Salmonella, Campylobacter, Cryptosporidium, Giardia lamblia, Toxoplasma gondii, Toxocara cati, Echinococcus, Ancylostoma braziliense, Dipylidium caninum* ▪ Orina: leptospirosis
Perros	▪ Saliva: rabia, brucella, *Pasteurella multocida, Capnocytophaga* ▪ Heces: *Salmonella, Campylobacter, Giardia lamblia, Toxocara canis, Ancylostoma caninum, Echinococcus, Dipylidium caninum* ▪ Orina: leptospirosis
Equinos	▪ Saliva: rabia ▪ Heces: *Salmonella, Campylobacter, Cryptosporidium, Giardia lamblia, Clostridium difficile*, tularemia, *Yersinia, Cryptosporidium, Trichophyton, Pasteurella multocida*, rabia, babesiosis
Roedores (mascotas)	▪ Saliva: tularemia, fiebre por mordedura de rata, rabia. ▪ Heces: salmonelosis ▪ Contacto directo o aerosol: virus de la coriomeningitis linfocítica, viruela del simio, *Trichophyton*
Roedores (salvajes)	▪ Hantavirus, fiebre hemorrágica argentina, tularemia
Picaduras de insectos (pulgas, garrapatas, mosquitos, mosca de arena)	▪ Dengue, chikungunya, zika , fiebre amarilla, encefalitis equina del oeste, tularemia, ehrlichiosis, babesiosis, *Yersinia pestis, Dirofilaria immitis, Leishmania, Staphylococcus aureus* resistente a meticilina por contacto directo
Aves silvestres y de compañía	▪ Psitacosis, *Cryptococcus*, histoplasmosis, influenza aviar, virus del Nilo occidental, *Chlamydophila*
Pescados	▪ *Mycobacterium marinum, Clostridium tetani, Anisakis simplex*
Reptiles	▪ *Salmonella, Edwardsiella tarda*, plesiomonas, pentastomiasis
Hurones	▪ *Salmonella, Campylobacter*, criptosporidiosis, toxocariasis, tuberculosis, leptospirosis, listeriosis, influenza, *Giardia, Mycobacterium microti*, rabia
Ardillas voladoras	▪ *Toxoplasma gondii, Staphylococci, Rickettsia prowazekii*
Bovinos, ovinos y caprinos	▪ *Escherichia coli, Campylobacter, Salmonella, Cryptosporidium, Brucella, Coxiella burnetii*, tularemia

Modificado de: Antoon JW, Potisek T, Lohr JA. Pediatric fever of unknown origin. Pediatrics in Review 2015; 36: 380-91.

asociada con síntomas constitucionales y dolor abdominal requiere una evaluación para descartar pielonefritis, hepatitis, enfermedades autoinmunes, enfermedad de Crohn y tuberculosis, así como abscesos y tumores abdominales.

La minuciosa evaluación abdominal, rectal y genital resulta esencial porque el abdomen y la pelvis son probables localizaciones de abscesos o tumores sólidos.

La presencia de bradicardia relativa (signo de Faget) orienta hacia enfermedades como la fiebre tifoidea, la brucelosis o la leptospirosis, o bien, a causas medicamentosas o facticias, entre otras. La pérdida de peso, así como la disminución de la velocidad de crecimiento, permiten pensar en entidades como la enfermedad inflamatoria intestinal, lesiones del sistema nervioso central con afectación hipofisaria u otras entidades crónicas no diagnosticadas (oncohematológicas, del colágeno vascular, etc.).

Tabla 39.6 Banderas rojas o indicadores de alarma que orientan hacia enfermedades potencialmente graves

Historia	▪ Cambio prolongado del apetito ▪ Pérdida de peso ▪ Alteraciones del sueño ▪ Dolores focales ▪ Fiebre alta durante más de 5 días
Examen físico	▪ Organomegalias ▪ Linfadenopatías ▪ Exantema ▪ Hipocratismo digital ▪ Hallazgos focales (en especial cardiovasculares u osteoarticulares)
Análisis de laboratorio inicial	▪ Anemia ▪ Hipoalbuminemia ▪ Aumento de la enzima lactato deshidrogenasa o del ácido úrico
Marcadores inflamatorios	▪ Leucocitosis marcada ▪ Trombocitosis o trombocitopenia pronunciadas ▪ Aumento de la eritrosedimentación, proteína C reactiva, ferritina o fibrinógeno

Modificado de: Chusid Michael J. Fever of Unknown Origin in Childhood. Pediatric Clin N Am 2017; 64: 205-30.

La búsqueda de lesiones cutáneas y exantemas debe ser meticulosa y repetida. Las petequias pueden indicar endocarditis u otras fuentes de bacteriemia, pero también pueden ocurrir en infecciones virales banales. Una dermatitis seborreica puede ser un signo de histiocitosis. Una pequeña pápula presente por más de una semana puede ser el sitio de inoculación para la enfermedad por arañazo de gato. Las hemorragias en astillas subungueales se pueden encontrar en patologías del tejido conectivo, entre otras. Asimismo, especial atención debe prestarse al examen de mucosas, particularmente genital y anal, en búsqueda de cambios de coloración, fisuras, úlceras o vesículas.

La exploración oftalmológica resulta valiosa; el opsoclono puede ser un indicador de neuroblastoma; los ojos rojos y llorosos se asocian con enfermedades del tejido conectivo y las hemorragias conjuntivales son típicas de las endocarditis. Asimismo, la conjuntivitis puede indicar infecciones como el sarampión, arañazo de gato y tuberculosis, entre otras. La conjuntivitis bulbar es más común en la enfermedad de Kawasaki. La ausencia del reflejo fotomotor puede indicar que la fiebre es consecuencia de una disfunción hipotalámica o autonómica, ya que tanto el músculo constrictor pupilar como el hipotálamo derivan embriológicamente de la misma capa germinal y se desarrollan de manera simultánea.

Cabe destacar que un examen físico normal al inicio del cuadro febril es un indicador relevante acerca de la benignidad del cuadro, si bien debe repetirse tantas veces como sea necesario a lo largo del proceso diagnóstico (Tabla 39.7).

Secuencia de manejo

Establecido el diagnóstico de FOD, el ritmo de la investigación debe estar guiado por el grado de compromiso del estado general más que por el nivel de ansiedad de la familia o del pediatra. Con absoluta convicción, se sugiere que esta ansiedad, producto de la incertidumbre familiar y profesional, sea abordada

Tabla 39.7 Examen físico focalizado

- Estado general: disminución de la velocidad de crecimiento
- Signos vitales: relación entre frecuencia cardíaca y temperatura
- Adenopatías generalizadas o regionales
- Cara: dolor, eritema o edemas localizados
- Boca: dolor odontógeno o faríngeo, asimetría, compromiso mucoso
- Cuello: masas cervicales, inflamación asociada
- Ojos: conjuntivitis, alteraciones visuales, movimientos anormales, opsoclono. Reflejo fotomotor
- Corazón: arritmias, frémito, sonidos hipofonéticos, soplos no funcionales
- Abdomen: dolor, organomegalias, masas
- Neuromuscular: dolor muscular u óseo
- Articulaciones: dolor, derrames, inflamación, disminución del rango de movimiento
- Piel: erupción cutánea transitoria o persistente, petequias, tatuajes, *piercings*
- Alteraciones mucosas, en especial genital y anal

Modificado de: Chusid Michael J. Fever of Unknown Origin in Childhood. Pediatric Clin N Am 2017; 64: 205-30.

explícitamente con los padres al inicio de la enfermedad. Con idéntico énfasis se sugiere que cuando el origen de la fiebre permanezca desconocido, es fundamental informar a los padres acerca de la importancia de una investigación exhaustiva, metódica y extendida en el tiempo, con especial mención de las causas más frecuentes, pero sin hacerlos conscientes de la falta de certeza médica total.

La literatura médica se encuentra repleta de algoritmos que indican qué exámenes de laboratorio se deben realizar para evaluar la FOD. Aunque útiles como guías generales, su aplicación a ciegas puede resultar en la realización de un número excesivo, innecesario y, habitualmente, muy oneroso de pruebas. Debido a que las claves para el diagnóstico final, con frecuencia, están presentes en la historia o el examen físico, se refuerza la importancia de realizarlos de forma detallada, exhaustiva, completa y repetida.

Los autores de este capítulo proponemos la utilización de las pistas diagnósticas potenciales. Estas pistas, una vez presentes, fungirán de brújula conductora del horizonte diagnóstico (Algoritmo 39.1). Si bien la inmensa mayoría de los niños con FOD no requieren internación, debe ser indicada ante la presencia de regular o mal estado general. Asimismo, la internación suele recomendarse ante la necesidad de un mejor control evolutivo (semanas transcurridas sin diagnóstico, con múltiples exámenes complementarios negativos; falta de complejidad médica; deambulación por diferentes centros; etc.) o frente a la imposibilidad de lograr una contención o contrarreferencia adecuada del paciente y su familia.

El futuro, o no tanto

Una serie de determinaciones y estudios complementarios probablemente contribuyan con un diagnóstico más preciso de FOD en el futuro. La detección y cuantificación de diversas citoquinas proinflamatorias, responsables de gatillar el mecanismo de la fiebre, puede favorecer el reconocimiento de diversos estímulos inflamatorios, y así determinar si la enfermedad es infecciosa, inmunológica, neoplásica o de otra causa. Asimismo, esto es posible gracias a la creciente identificación de marcadores biológicos involucrados en los diversos procesos inflamatorios (proteínas de fase aguda, procalcitonina, péptido natriurético cerebral –BNP–, etc.) (*v.* Capítulos 53 y 54).

La genómica, la metabolómica y la proteómica permiten la evaluación cualitativa y cuantitativa del genoma del huésped, de productos metabólicos y su alteración en los procesos febriles y de diversas proteínas involucradas. Esto facilita una determinación detallada de la naturaleza de la respuesta del huésped a las diferentes enfermedades.

Los avances en las técnicas de imagen, como la tomografía por emisión de positrones (PET) con 18 fluorodesoxiglucosa (18FDG-PET) y la resonancia magnética (imágenes ponderadas por difusión), dan como resultado una mejor evaluación del metabolismo en los órganos de los niños con FOD.

La toma de biopsias, especialmente a través de la vía endovascular, permitirá la obtención de muestras en lugares previamente inaccesibles. Asimismo, las novedosas técnicas microbiológicas, genéticas y metabólicas, que requieren solo de una ínfima porción de genoma presente en tejidos o fluidos, permitirán un diagnóstico etiológico rápido y definitivo de patógenos imposibles de diagnosticar con las técnicas actuales de uso corriente.

Puntos clave

- El diagnóstico de FOD debe reservarse para niños con fiebre de al menos 8 días de duración en los que no hay un diagnóstico evidente después de la evaluación inicial, ambulatoria o en la internación.
- Las infecciones virales múltiples, no relacionadas, banales y autolimitadas son casi el 50% de los casos remitidos para evaluación por FOD. Les siguen las enfermedades vasculares del colágeno y las neoplasias. Sin embargo, hasta en un 35% a un 67% de los pacientes nunca se establece un diagnóstico definitivo. El 90% o más de estos pacientes se encuentran libres de enfermedad a los 5 años de concluido el episodio febril.
- La evaluación de la FOD debe incluir la confirmación de la fiebre, una historia cuidadosa y un examen físico completo. Ambos deben repetirse en varias oportunidades. La valoración se completa mediante la realización de estudios complementarios guiados por los signos y síntomas del paciente (*v.* Algoritmo 39.1).
- La historia debe incluir detalles sobre la fiebre, la signosintomatología asociada y las exposiciones (p. ej., a contactos con enfermos, animales, picaduras de insectos, viajes, drogas, inmunizaciones, etc.).
- El paciente también debe ser examinado durante el episodio febril. Los aspectos importantes incluyen el estado general, los signos vitales, la evaluación de piel y mucosas (especialmente genital y anal), los ojos, los senos paranasales, la orofaringe, el tórax, el abdomen y los sistemas cardiovascular, osteoarticular, musculoesquelético y genitourinario.
- Se sugieren los siguientes exámenes complementarios como parte de la evaluación inicial (*v.* Algoritmo 39.1):
  - Hemograma completo.
  - Eritrosedimentación (ESD) y proteína C reactiva (PCR) cuantitativa.
  - Análisis de orina y urocultivo.
  - Radiografía de tórax de frente y perfil.
  - Prueba cutánea de tuberculina (PPD).
  - Electrolitos séricos, enzima láctico deshidrogenasa (LDH), glucemia, urea, creatinina, ácido úrico y hepatograma completo que incluya proteínas totales y albúmina.
- Las pruebas adicionales y los estudios por imágenes deben basarse en los hallazgos de la historia, el examen físico y las pruebas iniciales (pistas diagnósticas) (*v.* Algoritmo 39.1).

Algoritmo 39.1 Pistas diagnósticas potenciales para el diagnóstico de FOD

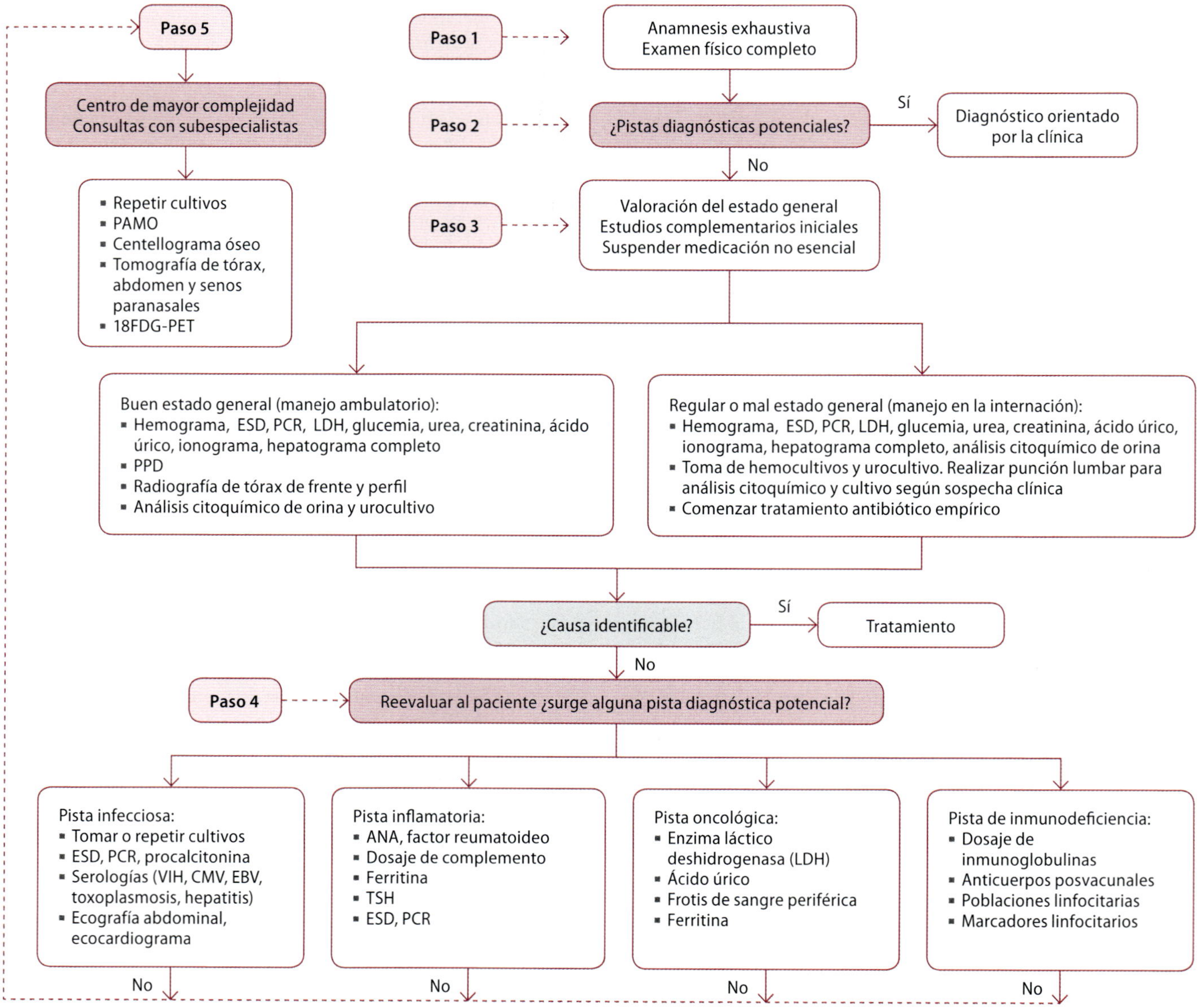

ESD: eritrosedimentación; PCR: proteína C reactiva; PPD: prueba cutánea de tuberculina; CMV: citomegalovirus; EVB: virus de Epstein-Barr; ANA: anticuerpos antinucleares; TSH: tirotrofina; PAMO: punción-aspiración de médula ósea; 18FDG-PET: tomografía por emisión de positrones con 18 fluorodesoxiglucosa.
Modificado de: Antoon JW, Potisek T, Lohr JA. Pediatric fever of unknown origin. Pediatrics in Review 2015; 36: 380-91; Wright William F, Awaerter Paul G. Fever and Fever of Unknown Origin: Review, Recent Advances, and Lingering Dogma. Open Forum Infectious Diseases 2020; 1-12. © The Author(s). Published by Oxford University Press on behalf of Infectious Diseases Society of America.

- El tratamiento empírico con medicamentos antiinflamatorios o antibióticos generalmente no está indicado, y deben evitarse como prueba diagnóstica en niños con FOD. Sin embargo, la antibioticoterapia empírica se recomienda en niños internados con regular o mal estado general (*v.* Algoritmo 39.1).

40
Infección del tracto urinario

Estanislao Díaz Pumará • Juan B. Dartiguelongue

En los últimos años, la infección del tracto urinario (ITU) se ha convertido en una de las infecciones bacterianas más frecuentes en niños, en gran medida debido a los cambios epidemiológicos inducidos por las inmunizaciones. A pesar de su frecuencia y de la diversidad de estudios que abordan los diferentes aspectos de esta entidad, siguen existiendo puntos de controversia relacionados con el manejo en el período agudo y el seguimiento a largo plazo.

Epidemiología

Alrededor del 1,7% de los niños y del 8,4% de las niñas desarrollan una ITU antes de los 7 años de edad. El pico de incidencia tiene lugar durante el primer año de vida, cuando se presenta con mayor frecuencia en varones que en mujeres (3,7% y 2%, respectivamente). Luego de ese período, es más frecuente en mujeres.

Por lo general, hasta un 30% de los niños desarrollan una recurrencia luego del primer episodio de ITU. Asimismo, la ITU es responsable del 5% de las causas infecciosas de la fiebre sin foco en menores de 36 meses (*v.* Capítulo 38).

Etiología, fisiopatología y clasificación

Los bacilos gram negativos del tracto gastrointestinal son los responsables de la mayoría de las ITU. El 85%-90% son causadas por *Escherichia coli* (*E. coli*). Otros microorganismos incluyen especies de *Klebsiella*, *Enterococcus* y *Enterobacter.* Menos frecuentemente, y en general en niños con condiciones patológicas previas, uso reciente de antibióticos o una vía urinaria instrumentada, se pueden hallar gérmenes como *Pseudomonas aeruginosa*, *Staphylococcus aureus y Proteus* spp. En cuanto a etiologías no bacterianas (menos frecuentes) pueden producirla adenovirus, virus BK (en pacientes inmunocomprometidos) y *Candida* spp., particularmente en niños con presión antibiótica, inmunosuprimidos, o con instrumentación o cateterización permanente de la vía urinaria.

El mecanismo que explica el desarrollo de la mayoría de las ITU es el ascenso de los gérmenes desde el periné a través de la uretra, hasta alcanzar la vejiga y, eventualmente, el parénquima renal. Para que esto sea posible, debe existir un desequilibrio entre los factores de defensa del huésped (flujo anterógrado de orina, inmunidad innata) y los factores de virulencia del germen (fimbrias de adherencia bacteriana al urotelio, hemolisinas, etc.).

Existen numerosas formas de clasificar a la ITU, por ejemplo, de acuerdo con los síntomas, el sitio de infección, la gravedad, etc. La mayoría de estas clasificaciones carecen de utilidad a la hora de tomar decisiones. A los fines prácticos, se utilizarán en forma indistinta los términos "ITU febril" o "ITU alta", e "ITU baja" o "cistitis". En relación con el término "pielonefritis" (infección del parénquima renal), es sabido que hasta el 50% de las ITU febriles no desarrollan pielonefritis. Sin embargo, esta diferencia carece actualmente de utilidad práctica (*v.* más adelante). Se denomina ITU complicada o atípica cuando:

- Se produce en recién nacidos.
- Se acompaña de oliguria o aumento de la creatinina plasmática.
- Coexiste con una masa abdominal clínicamente palpable.
- El paciente se encuentra séptico o en mal estado general.
- Se produce por gérmenes diferentes a la *E. coli*, o no responde al tratamiento antibiótico adecuado luego de 48-72 horas.

La ITU recurrente se define cuando el paciente presenta tres o más episodios en doce meses, o cuando presenta dos o más episodios en seis meses.

Manifestaciones clínicas

La presentación clínica suele ser inespecífica durante los primeros años de vida. La fiebre puede acompañarse de irritabilidad, vómitos, mala actitud alimentaria y mal progreso de peso. La asociación entre ictericia (por hiperbilirrubinemia indirecta) y mal progreso de peso puede ser ocasionada por una ITU, particularmente en el período neonatal y los primeros meses de vida.

Frecuentemente, la fiebre es la única manifestación clínica en menores de 2 años. La probabilidad de que se trate de una ITU aumenta en ausencia de otro foco clínico de infección, y cuando la temperatura es > 39 °C. Sin embargo, la presencia de un cuadro infeccioso de vía aérea superior, de otitis media aguda o de una gastroenteritis aguda disminuye, pero no descarta, las probabilidades de ITU. Si bien cuanto mayor sea la duración de la fiebre (> 24-48 horas) mayor es el riesgo de ITU, si la evolución del cuadro febril es < 24 horas y el índice de sospecha es alto, no debe retrasarse la búsqueda del foco urinario, pues la demora en el tratamiento se asocia con el desarrollo de cicatrices renales (*v.* más adelante).

En niños que controlan esfínteres y poseen desarrollo del lenguaje, la fiebre y los síntomas propios de la vía urinaria (disuria, polaquiuria, incontinencia urinaria, hematuria macroscópica, etc.) facilitan su identificación. Asimismo, la ITU se puede acompañar de dolor abdominal, suprapúbico o de la unión costovertebral lumbar. En la Tabla 40.1 se resumen los signos y los síntomas más frecuentes según la edad.

Diagnóstico

Como fue mencionado, la presentación clínica suele ser inespecífica, por lo que se requiere de un alto índice de sospecha para arribar al diagnóstico. Por su elevada frecuencia, se recomienda realizar estudios diagnósticos en niños y niñas menores de 2 años con fiebre de más de 24-48 horas de evolución sin foco aparente, o bien cuando la temperatura es > 39 °C.

Junto con la sospecha clínica, el análisis citoquímico y el estudio microbiológico de una muestra adecuadamente recolectada de orina son los pilares sobre los que descansa el diagnóstico de ITU.

Tabla 40.1 Signos y síntomas de ITU según grupo etario y frecuencia

Grupo etáreo		Signos y síntomas: Mas frecuentes	Frecuentes	Menos frecuentes
Niños menores de tres meses		• Fiebre • Vómitos • Letargia • Irritabilidad	• Mala actitud alimentaria • Mal progreso de peso	• Dolor abdominal • Ictericia • Hematuria • Orina defensiva
Niños mayores de tres meses	Pre-verbal	• Fiebre	• Dolor abdominal • Dolor lumbar (puño percusión positiva) • Vómitos • Mala actitud alimentaria	• Letargia • Irritabilidad • Hematuria • Orina defensiva • Mal progreso de peso
	Verbal	• Disuria	• Disfunción vesical • Cambios en la continencia • Dolor abdominal • Dolor lumbar	• Fiebre • Vómitos • Hematuria • Orina defensiva • Orina turbia

Toma de la muestra de orina

Resulta de vital importancia considerar la forma en que se obtiene la muestra de orina, dado que es la base sobre la cual se establece un diagnóstico apropiado. Las técnicas descritas son las siguientes:

- Punción suprapúbica (PSP): es el método de referencia (*gold standard*) para el diagnóstico de ITU. Si bien la técnica es sencilla y posee una baja tasa de complicaciones, se trata de un procedimiento invasivo y doloroso, por lo que se reserva para el período neonatal.
- Cateterización vesical: posee una sensibilidad del 95% y una especificidad del 99% para el diagnóstico de ITU, en comparación con la PSP. La técnica es sencilla, rápida, con mínima molestia para el paciente y baja frecuencia de complicaciones. Por lo expuesto, se considera la técnica de primera elección en pacientes que no controlan esfínteres.
- Orina al acecho (chorro medio): es la técnica de elección en pacientes que controlan esfínteres. Se debe realizar una adecuada higiene genital previa y descartar el primer chorro de orina. No se recomienda en pacientes que no controlan esfínteres dado que se asocia con tasas de contaminación de hasta el 30%.
- Bolsa colectora: no se recomienda para la toma de muestra dado que se asocia con niveles inaceptablemente altos de falsos positivos y muestras contaminadas (hasta el 80%).

Procesamiento inicial e interpretación de la muestra

Tira reactiva de orina

Los elementos a evaluar son la esterasa leucocitaria (EL) y los nitritos. La primera es una enzima secretada por los polimorfonucleares activados, por lo que expone la presencia de glóbulos blancos en la orina. Se trata de una prueba de buena sensibilidad pero de baja especificidad (Tabla 40.2), dado que los glóbulos blancos pueden provenir de otras estructuras anatómicas (vulva, vagina, uretra, epidídimo, etc.). Por lo tanto, se debe interpretar en el contexto clínico y tras haber realizado un detallado examen físico de los genitales del paciente.

Tabla 40.2 Sensibilidad y especificidad de las pruebas diagnósticas

Prueba	Sensibilidad (rango)	Especificidad (rango)
Esterasa leucocitaria	83% (67%-94%)	78% (64%-92%)
Nitritos	53% (15%-82%)	98% (90%-100%)
Leucocituria	73% (32%-100%)	81% (45%-98%)
Bacteriuria	81% (16%-99%)	83% (11%-100%)

Los nitritos son producto de la reducción enzimática realizada por la mayoría de los bacilos entéricos gram negativos sobre los nitratos de la dieta presentes en la orina. Su positividad refleja la presencia de bacterias metabólicamente activas. Se trata de una prueba de muy buena especificidad, pero de baja sensibilidad (*v.* Tabla 40.2), sobre todo en niños pequeños, dado que la conversión de estos compuestos requiere un tiempo mínimo de retención urinaria (4 horas), que puede no ser alcanzado en lactantes. Asimismo, se debe considerar que no todos los patógenos urinarios reducen nitratos (por ejemplo, los cocos gram positivos). Esta prueba encuentra su mayor utilidad cuando el resultado es positivo (elevada tasa de verdaderos positivos).

Microscopia de orina

La leucocituria (glóbulos blancos > 5 por campo de gran aumento si la orina es centrifugada, o > 10 por μL si se realiza un recuento en orina no centrifugada) es la prueba más utilizada a la hora de fundamentar la sospecha clínica de ITU. Posee limitaciones similares a la EL (*v.* Tabla 40.2). La bacteriuria es la observación microscópica de gérmenes mediante la tinción de gram de la orina. Es un método que no se encuentra universalmente disponible, por lo que su uso es limitado en la práctica cotidiana.

Interpretación de los resultados

Debido a que cada una de estas pruebas por separado posee fortalezas y debilidades, la sumatoria de la información que aportan permite aproximar con más certeza el diagnóstico. En un paciente en el cual se establece la sospecha clínica ITU, la positividad de una o varias de estas pruebas refuerza el índice de sospecha, y ordena la instauración precoz del tratamiento antibiótico (*v.* más adelante), mientras se aguarda el resultado del urocultivo. La negatividad de estas pruebas reduce la posibilidad de que el paciente tenga una ITU (alto valor predictivo negativo) y, si bien no la descarta por completo, permite postergar el inicio del tratamiento hasta obtener el resultado del urocultivo (Algoritmo 40.1).

Urocultivo

Se trata del estudio esencial e imprescindible para el diagnóstico de ITU, pues la confirmación de esta entidad se fundamenta en su positividad. Permite la identificación del germen y su sensibilidad antibiótica. El resultado debe ser interpretado en el contexto clínico y en conjunto con los resultados de las pruebas mencionadas previamente.

El diagnóstico de ITU se confirma en aquellos pacientes que presentan piuria (entendida como leucocituria o EL positiva) y un urocultivo (UC) con un recuento significativo de colonias para un único germen, en una muestra adecuada de orina. El resultado del UC suele demorar 48 horas. Se considera un recuento significativo a la presencia de un germen único con los siguientes valores:

Algoritmo 40.1 Diagnóstico y terapéutica de la ITU en la infancia

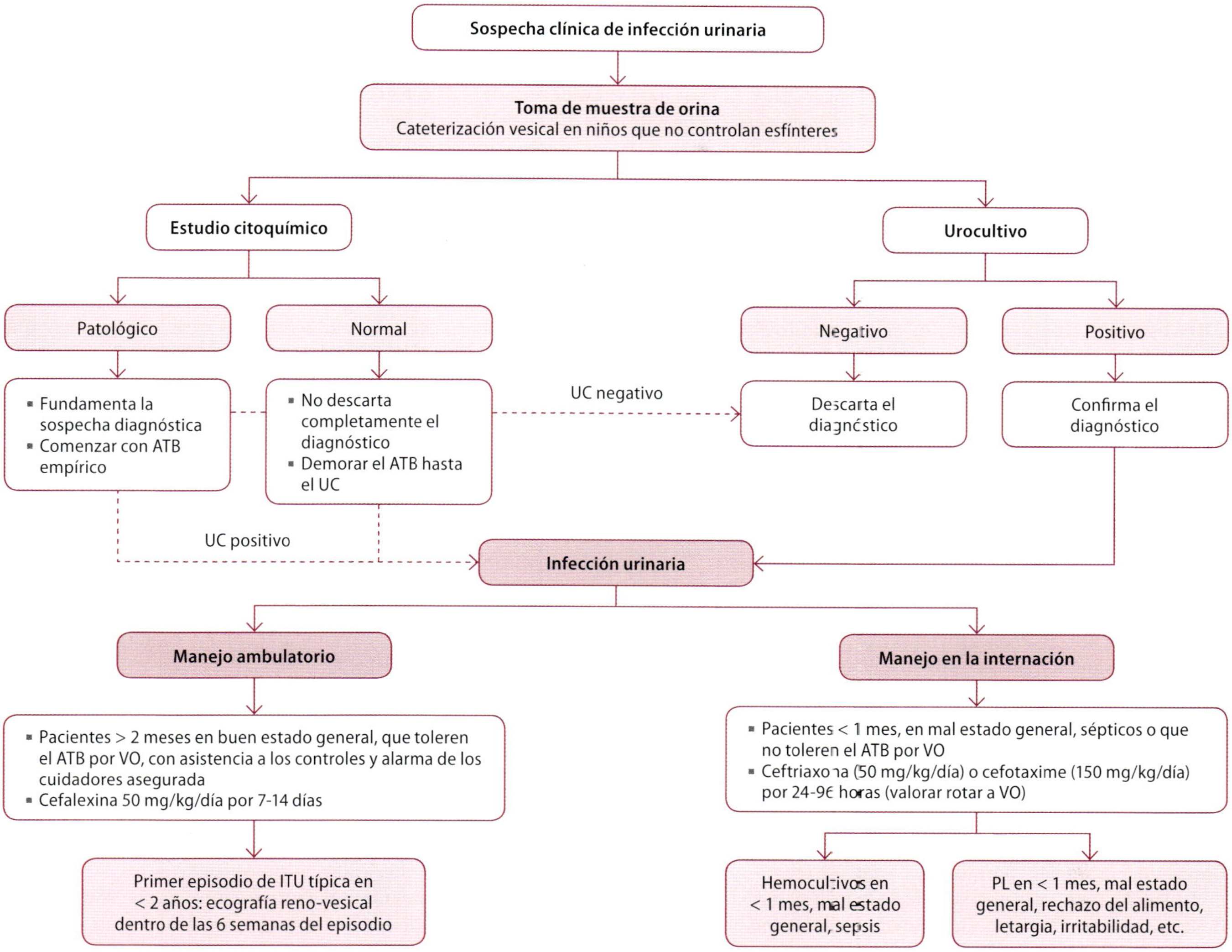

ATB: antibiótico; VO: vía oral; PL: punción lumbar.

- > 100 000 unidades formadoras de colonias por mL (UFC/mL) en orina tomada al acecho.
- > 50 000 UFC/mL en orina tomada por cateterización vesical (algunos laboratorios únicamente informan acerca de rangos de 10 000-100 000 UFC/mL).
- Un solo germen en orina tomada por PSP, o > 1000 UFC/mL cuando se trata de cocos gram positivos de la piel.

La bacteriuria asintomática (BA) es la colonización de la orina por gérmenes en un recuento significativo, pero sin reacción inflamatoria ni síntomas urinarios. Actualmente, no se recomienda el tratamiento de la BA en pacientes inmunocompetentes.

Existe una situación de excepción donde puede diagnosticarse y tratarse la ITU sin la realización del UC; se trata de niños mayores de 3 años, con un primer episodio de ITU baja, donde hay bajo riesgo de infección grave y la tira reactiva de orina es positiva para nitritos y EL.

Desafío diagnóstico

El diagnóstico de ITU resulta un desafío en pacientes con vejiga neurogénica que realizan sondaje intermitente limpio (por ejemplo, pacientes con mielomenigocele), ya que es frecuente la presencia de BA o inflamación crónica de la vía urinaria por la instrumentación vesical. En este escenario, se debe jerarquizar la presencia de fiebre junto con dos o más de los siguientes cambios clínicos:

- Dolor abdominal o lumbar.
- Dolor en la cateterización vesical.
- Cambios en la continencia urinaria.
- Cambios en las características de la orina (turbidez, cambio del olor, etc.).

Estos cambios se acompañan de las alteraciones de los estudios de orina antes mencionadas.

Controversias diagnósticas y directrices futuras

Es importante remarcar que la definición y el diagnóstico de ITU son procesos en evolución. Los puntos de corte utilizados fueron estudiados casi exclusivamente en la población adulta. Se debe tener en consideración que los niños presentan características distintivas, como una menor capacidad para concentrar la orina (*v.* Capítulo 1) y un menor tiempo de retención urinaria, lo que puede requerir un cambio en los puntos de corte habituales.

Asimismo, la presencia de piuria como requisito diagnóstico presenta ciertos cuestionamientos, debido a la baja precisión diagnóstica de la EL y la leucocituria, y a que ciertas características fisicoquímicas de la orina (por ejemplo, baja densidad urinaria) pueden modificar su interpretación. A su vez, se conoce que algunos gérmenes (*Klebsiella* spp., *Pseudomonas* spp., *Enterococcus* spp.) son capaces de causar infección en ausencia de inflamación. También se cuestiona el uso de un límite universal de recuento de colonias. Un recuento > 10 000 UFC/mL podría ser un límite apropiado en niños, si la muestra fue adecuadamente tomada y existe clínica acompañante. Por lo expuesto, resulta imprescindible la utilización del criterio clínico y el aval institucional al momento interpretar los resultados.

Otros estudios complementarios en el período agudo

Ecografía renovesical

Tiene utilidad para el diagnóstico de complicaciones. La más relevante es el absceso renal, que puede producirse en pacientes que no responden al tratamiento antibiótico adecuado. Si la evolución clínica es favorable, se recomienda diferirla hasta 4-6 semanas de superado el episodio, dado que en el período agudo pueden existir falsos positivos para evaluar la dilatación pielocalicial.

Centellografía renal con DMSA

En el período agudo tiene utilidad para el diagnóstico de pielonefritis. Se observa con una hipercaptación del radiotrazador de la o las siluetas renales inflamadas. Se ha observado que el 50% de las ITU febriles desarrollan pielonefritis. Algunos autores plantean su realización en todos los pacientes con ITU febril, para luego continuar estudiando en diferido solo a aquellos cuyo estudio sea positivo para pielonefritis (*top-down approach*). Esto se encuentra actualmente en desuso, dado que expone a los pacientes a mayor radiación, y al sistema de salud a mayores costos.

Determinaciones de laboratorio y hemocultivos

La leucocitosis, con aumento de formas inmaduras y elevación de los reactantes de fase aguda, puede existir como en cualquier otra infección bacteriana. Del 4% al 12% de las ITU pueden cursar con bacteriemia. Sin embargo, no se recomienda la realización de hemocultivos de manera rutinaria en pacientes que se encuentran en buen estado general, o cuyo manejo sea ambulatorio (> 2 meses).

Punción lumbar

La asociación entre ITU y meningitis sucede excepcionalmente (0%-2,1%), y en estos casos el paciente suele encontrarse en mal estado general o presentar rechazo del alimento, letargia o irritabilidad. Una explicación posible es que los gérmenes que producen ITU tienen bajo tropismo por el sistema nervioso central (SNC). Con mayor frecuencia (entre el 5% y el 18% de los casos) se puede encontrar pleocitosis estéril del líquido cefalorraquídeo, generada por una reacción inflamatoria que no responde a un fenómeno infeccioso. Por este motivo, no se recomienda la realización de una punción lumbar en búsqueda de meningitis en niños > 1 mes que se encuentran cursando una ITU y no presentan mal estado general, ni signos ni síntomas sugestivos de una infección del SNC (rechazo del alimento, letargia, irritabilidad, etc.).

Tratamiento

La ITU debe ser tratada con antibióticos. La demora en el inicio del tratamiento aumenta la incidencia de cicatrices renales y secuelas posteriores. Cuando la sospecha se fundamenta en la clínica y en el resultado de los estudios complementarios, debe instaurarse rápidamente el tratamiento empírico, sin esperar el resultado del urocultivo (*v.* Algoritmo 40.1).

Selección del antibiótico empírico inicial

Debe realizarse según los parámetros locales de sensibilidad antibiótica, en base a los gérmenes más frecuentemente involucrados. En la Argentina, las cefalosporinas de primera generación (cefalexina, etc.) continúan siendo el antibiótico de primera elección. Sus características farmacocinéticas (buena absorción oral, concentración adecuada en la orina, etc.), la sensibilidad de los gérmenes y su bajo costo hacen de este grupo de fármacos una buena elección. Sin embargo, en los últimos años se registró un aumento en la resistencia de *E. coli* a estos antibióticos, por lo que debe monitorizarse de cerca el patrón de sensibilidad.

Otras opciones terapéuticas son trimetroprima/sulfametoxazol, amoxicilina/ácido clavulánico y las cefalosporinas de tercera generación (ceftriaxona, cefotaxime, cefixime, etc.) (Tabla 40.3). No se recomienda la utilización de drogas que alcanzan bajas concentraciones plasmáticas (por ejemplo, nitrofuranos) para el tratamiento de la ITU febril.

En los pacientes que reciben profilaxis antibiótica (*v.* más adelante), se recomienda rotar a un antibiótico diferente para el tratamiento de la ITU. Asimismo, es recomendable considerar la presencia de infecciones, tratamientos y rescates microbiológicos previos al momento de seleccionar el antimicrobiano inicial.

Manejo y vía de administración

El tratamiento oral o endovenoso es igualmente eficaz. Las guías de la Academia Estadounidense de Pediatría (AAP) sugieren que el tratamiento oral y el seguimiento ambulatorio pueden establecerse con seguridad desde los 2 meses de edad, en pacientes con las siguientes características:

- Buen estado general.
- Adecuada tolerancia oral al antibiótico.
- Posibilidad de concurrir al control clínico en 24-48 horas.
- Adecuado nivel de alarma de los padres o cuidadores.

Tabla 40.3 Antibióticos de uso frecuente en la ITU

Antibiótico	Dosis	Dosis máxima
Vía oral		
Cefalexina	Tratamiento: 50 mg/kg/día cada 6 h Profilaxis: 30 mg/kg/día cada 24 h	500 mg/dosis
Trimetoprima/ sulfametoxazol	Tratamiento: 8-12 mg/kg/día cada 12 h Profilaxis: 2 mg/kg/día por la noche	160 mg/dosis
Amoxicilina/ ácido clavulánico	50 mg/kg/día (de amoxicilina) cada 8 h	500 mg/dosis
Cefixime	8 mg/kg/día cada 24 h	400 mg/dosis
Nitrofurantoina	Tratamiento: 5-7 mg/kg/día cada 6 h Profilaxis: 2,5 mg/kg día cada 24 h	100 mg/dosis
Vía endovenosa		
Ceftriaxona	50 mg/kg/día cada 24 h	2 g/dosis
Cefotaxime	150 mg/kg/día cada 6-8 h	2 g/dosis (8 g/día)

Incluso, hay estudios en pacientes tratados por vía oral desde el primer mes de vida, con los mismos resultados que en niños mayores. Con respecto a este punto, la recomendación de los autores de este capítulo es que esta indicación debe individualizarse; si la decisión es comenzar el tratamiento por vía oral, la internación puede resultar una opción válida para observar durante 24-48 horas la evolución clínica y la respuesta al tratamiento.

Las siguientes son indicaciones de tratamiento endovenoso en el ámbito de la internación:

- Pacientes menores de 1 mes.
- Pacientes en mal estado general o sépticos.
- Pacientes que no toleran la administración oral del antibiótico (vómitos incoercibles).

Se debe administrar la medicación endovenosa por 24-96 horas, y luego rotarla por vía oral si se observa una mejoría del cuadro.

Duración del tratamiento

Para la ITU alta o febril, el pediatra debe elegir entre 7 y 14 días de tratamiento total de acuerdo con las características del paciente, la evolución clínica y la experiencia individual e institucional. En pacientes mayores de tres meses con ITU baja, puede administrarse un esquema de tres días.

Tabla 40.4 Exámenes complementarios y profilaxis antibiótica en el seguimiento a largo plazo

	Adecuada respuesta al tratamiento		ITU atípica		ITU recurrente	
	AAP	NICE	AAP	NICE	AAP	NICE
Ecografía renovesical	Sí	< 6 meses	Sí	Sí*	Sí	Sí*
CUGM	No	No	Sí	< 6 meses**	Sí	< 6 meses**
Centellograma DMSA	No	No	No definido	Sí	No definido	Sí
Profilaxis antibiótica	No	No	No definido	No	No definido	Considerar

AAP: Guías de práctica clínica de la Academia Estadounidense de Pediatría (comprende niños entre 2-24 meses); NICE: Guías de práctica clínica elaboradas en el Reino Unido por *The National Institute for Health and Care Excellence* (comprende niños de entre 3 meses y 16 años).
* Puede realizarse en el período agudo para descartar complicaciones.
** Puede considerarse en niños de 6 meses a 3 años si hay dilatación en la ecografía, germen no *E. coli*, oliguria o antecedente familiar de RVU.

Seguimiento a largo plazo

Conceptos clásicos

Antiguamente, los pacientes que tenían un primer episodio de ITU eran sometidos a una serie de estudios complementarios, que incluía la ecografía renovesical, la centellografía renal y la cistouretrografía miccional (CUGM). Asimismo, solía iniciarse la profilaxis antibiótica hasta descartar la presencia de uropatías asociadas, particularmente (por su frecuencia) el reflujo vesicoureteral (RVU).

Estas premisas de manejo se establecieron en base al supuesto de que la ITU, en contexto del RVU, producía cicatrices renales con más frecuencia, cuyas consecuencias a largo plazo implican el desarrollo de hipertensión arterial, preeclampsia, proteinuria y evolución a la enfermedad renal crónica.

Tendencia actual

La relación causal comentada en el apartado previo fue cuestionada por diversos estudios al encontrar que la frecuencia de RVU es similar en niños que habían padecido una ITU y en los que no (alrededor de un tercio para ambos grupos), y que en la mayoría de los casos el RVU es de bajo grado y no requiere tratamiento alguno. Asimismo, muchos pacientes tienen cicatrices renales congénitas, en forma independiente de haber padecido una ITU. Esto resultó en un cambio de paradigma, vinculado con las recomendaciones de seguimiento mediante estudios complementarios y la necesidad de profilaxis antibiótica. En base a esto, en el año 2007 el NICE (*The National Institute for Health and Care Excellence*) del Reino Unido, y la AAP en el año 2011, elaboraron guías de práctica clínica que continúan vigentes, cuyas recomendaciones de seguimiento, aún sujetas a controversia, son las siguientes (Tabla 40.4):

- Ecografía renovesical: se recomienda realizarla dentro de las 6 semanas del episodio a todos los pacientes < 2 años luego de la primera ITU. Se trata de un estudio que tiene sus limitaciones, particularmente para el diagnóstico de RVU y de cicatrices renales, y puede tener hasta un 70% de falsos negativos. Permite detectar alteraciones anatómicas renales, dilataciones del sistema colector y ureteroceles, y tiene una sensibilidad del 76% para RVU de alto grado. En > 2 años con ITU típica y que responden bien al tratamiento antibiótico, puede no realizarse este estudio. Incluso se podría plantear esta conducta en pacientes mayores de 6 meses.
- CUGM: es el estudio de elección para el diagnóstico de RVU. Se recomienda solicitarlo en < 2 años con ITU recurrente o atípica, o en presencia de hallazgos patológicos en la ecografía renal. Debe considerarse luego de la primer ITU en pacientes con antecedentes familiares de RVU.
- Centellografía renal con DMSA: es el estudio de elección para el diagnóstico de cicatrices renales. Estas se observan como un defecto en la captación del radiotrazador por la silueta renal. Se recomienda realizarla a los 4-6 meses luego del episodio agudo, en aquellos pacientes con ITU atípica o recurrente.
- Profilaxis antibiótica continua (PAC): sigue siendo un área de debate. La mayor parte de la evidencia proviene de estudios en paciente con ITU recurrente o RVU. La bibliografía demuestra resultados contradictorios; en algunos estudios se observó una disminución de las recurrencias de hasta un 50%, mientras que en otros no se observó ningún beneficio. Por otro lado, los pacientes con PAC padecen infecciones por gérmenes más resistentes, y no hay diferencia en el desarrollo de cicatrices renales a largo plazo. Por esta razón, no se recomienda administrar profilaxis antibiótica en forma universal luego del primer episodio de ITU. En pacientes con RVU de alto grado, otra uropatía, o ITU recurrente se sugiere individualizar la indicación, y se debe tener en cuenta el balance entre el riesgo y el beneficio.
- Otras medidas preventivas: existen situaciones clínicas asociadas con la posibilidad de recurrencia que deben ser detectadas y modificadas, como el control de la constipación y la disfunción vesical (evitar la retención urinaria, estimular la ingesta de líquidos, etc.). La circuncisión no se recomienda en forma universal, ya que el número necesario para tratar es de 111 pacientes para evitar un episodio de ITU; sin embargo, puede individualizarse la indicación para aquellos niños con fimosis e ITU recurrente. La administración de jugo de arándanos y

probióticos no cuenta con evidencia suficiente para demostrar su efectividad en la prevención de recurrencias.

Se sugiere establecer una observación expectante en aquellos pacientes en los que no se realizaron estudios complementarios luego del primer episodio de ITU. Dado que hasta el 30% pueden desarrollar una recurrencia, se sugiere alertar a los padres de esta situación para que consulten precozmente en caso de cuadros febriles sin foco evidente, con el fin de detectar una posible ITU.

Puntos clave

- Dado que la presentación clínica es inespecífica, el diagnóstico de ITU requiere de un alto índice de sospecha.
- Para que el diagnóstico se efectúe correctamente, resulta imprescindible que la muestra de orina se obtenga en forma apropiada. Se sugiere realizar cateterización vesical en niños que no controlan esfínteres.
- Se recomienda utilizar el análisis microscópico y la tira reactiva de orina (estudio citoquímico) para fundamentar la sospecha diagnóstica. En caso de resultados patológicos, se debe iniciar precozmente el tratamiento antibiótico empírico (antes del resultado del urocultivo).
- El tratamiento antibiótico por vía oral y el seguimiento ambulatorio se pueden establecer en pacientes > 2 meses, en buen estado general, que toleren el antibiótico por vía oral, que puedan asistir a los controles y cuyos padres o cuidadores posean un adecuado nivel de alarma.
- Se recomienda internar e indicar antibióticos endovenosos a los pacientes < 1 mes, que se encuentren en mal estado general o sépticos o que no toleren el antibiótico por vía oral.
- Los pacientes de 1-2 meses podrían recibir tratamiento antibiótico por vía oral, observados en el ámbito de la internación por 24-48 horas.
- Siempre se debe realizar el urocultivo para confirmar el diagnóstico y adecuar el tratamiento.
- Las hemocultivos no se encuentran indicados de rutina. Se recomienda realizarlos en pacientes < 1 mes, que se encuentren en mal estado general o sépticos.
- La realización de una punción lumbar en búsqueda de meningitis se debe realizar en pacientes < 1 mes, en mal estado general o con signos y síntomas sugestivos de una infección del SNC (rechazo del alimento, letargia, irritabilidad, etc.).
- Luego del primer episodio de ITU típica en pacientes < 2 años, se recomienda realizar ecografía renovesical diferida (dentro de las 6 semanas del episodio), y no solicitar rutinariamente la centellografía renal, la CUGM, ni iniciar profilaxis antibiótica.

Acceda al eBook para consultar la lista de bibliografía. Consulte las indicaciones en la retiración de tapa.

41 Neumonía

Fabiana Molina

La Organización Mundial de la Salud (OMS) reporta que el 19% de las muertes que se producen en el mundo en menores de 5 años son atribuibles a la neumonía. La mortalidad es mayor en países en vías de desarrollo, si bien las consultas e internaciones continúan siendo elevadas aun en países desarrollados.

En la Argentina, durante el año 2017 las enfermedades respiratorias fueron responsables de la muerte del 17% de los niños entre un mes y 5 años de edad. El 6% correspondió a neumonías. Los menores de 2 años constituyen el grupo etario más vulnerable.

Actualmente, el desafío clínico continúa centrado en definir adecuadamente el diagnóstico etiológico, así como en estratificar el riesgo y la gravedad, con el fin de instaurar un tratamiento apropiado capaz de reducir la morbimortalidad.

Definiciones

La neumonía es la inflamación aguda del parénquima pulmonar, de origen infeccioso. Las siguientes definiciones pueden contribuir con el manejo clínico de esta entidad:

- Neumonía aguda de la comunidad (NAC): es la neumonía cuyos síntomas se inician fuera del ámbito hospitalario (previo al ingreso, dentro de las 48 horas posteriores a este, o pasadas 72 horas desde el alta por otra causa). Esta definición permite diferenciarla de la neumonía asociada al cuidado de la salud (*v.* Capítulo 37).
- Neumonía bacteriana aguda: es la infección aguda del parénquima pulmonar, con signos clínicos de ocupación alveolar y signos radiológicos de opacidad, sin pérdida del volumen pulmonar. Puede ser de localización única o múltiple.
- Con fines operativos, la OMS recomienda que en menores de 5 años que presenten tos o dificultad respiratoria (acompañadas o no de fiebre) que se asocien con taquipnea o tiraje subcostal, se establezca el diagnóstico clínico de neumonía.

Factores de riesgo

El desarrollo de neumonía y su gravedad son el resultado de la interacción entre el huésped y el ambiente que lo rodea. El asma es la patología de base más comúnmente encontrada en los niños internados por neumonía, seguida de las enfermedades neurológicas. En la Tabla 41.1 se describen los factores de riesgo para neumonía, tanto del huésped como del ambiente. Asimismo, en menores de 2 años deben considerarse los factores de riesgo para padecer infección respiratoria aguda grave, al igual que en la bronquiolitis (*v.* Capítulo 24).

Tabla 41.1 Factores de riesgo para neumonía

Huésped	▪ Asma e hiperreactividad bronquial ▪ Enfermedades crónicas: cardiorrespiratorias, inmunológicas y neuromusculares ▪ Desnutrición grave ▪ Infección por VIH ▪ Prematuridad o bajo peso al nacer (< 2500 g) ▪ Vacunación incompleta ▪ Edad menor de 3 meses
Socioeconómicos y ambientales	▪ Madre adolescente o con bajo nivel educativo y socioeconómico ▪ Ausencia de lactancia materna ▪ Asistencia a guardería ▪ Tabaquismo pasivo y contaminación ambiental ▪ Hacinamiento

Etiología

En niños menores de 5 años, particularmente en los menores de 2 años, las neumonías virales son las más frecuentes y comparten los mismos agentes etiológicos que la bronquiolitis (*v.* Capítulo 24): virus sincicial respiratorio (VSR), influenza, metaneumovirus, rinovirus, adenovirus, parainfluenza, coronavirus y bocavirus, entre otros.

La detección viral permite arribar al diagnóstico etiológico en el 45%-75% de los casos de neumonía viral grave. El VSR es responsable del 50%-70% de estos casos. La coinfección con otros agentes virales puede observarse en el 20% de los pacientes, y la coinfección bacteriana ocurre hasta en el 30%-40% de los casos, sobre todo con el *Streptococcus pneumoniae*.

Los gérmenes que producen neumonía bacteriana están relacionados con la edad, el estado de vacunación, la presencia de una enfermedad de base y la asistencia a jardines maternales. En la Tabla 41.2 se describen los agentes etiológicos prevalentes según las diferentes edades, por orden de frecuencia. En mayores de un mes, el *Streptococcus pneumoniae* es el agente etiológico más frecuente para todas las edades. En la Argentina, desde que se incorporó al calendario nacional de vacunación la vacuna antineumocócica conjugada PCV13, descendieron alrededor del 30% los diagnósticos de neumonía en menores de 2 años. La neumonía por *Haemophilus influenzae* es excepcional. El *Mycoplasma pneumoniae* aumenta su prevalencia a partir de los 4 años de edad.

En los pacientes con neumonía bilateral, neumonía necrosante o que se presentan con sepsis o *shock* séptico, debe considerarse al *Staphylococcus aureus* meticilino resistente adquirido en la comunidad (SAMR-AC) como posible agente etiológico.

Manifestaciones clínicas

La presentación clínica de la NAC varía con la edad, el agente causal y la extensión de la enfermedad. Por lo general, tanto las neumonías virales como las bacterianas son precedidas por síntomas de infección de la vía aérea superior, como congestión nasal, tos y rinorrea. Los lactantes presentan una clínica menos

Tabla 41.2 Agentes infecciosos que ocasionan neumonía aguda de la comunidad, según grupo etario y por orden de frecuencia

Edad	Agente infeccioso
Menores de 3 semanas	*Streptococcus agalactiae*, bacilos gram negativos (*Escherichia coli, Klebsiella* spp.), *Listeria monocytogenes, Streptococcus pneumoniae, Chlamydia trachomatis*
De 3 semanas a 3 meses	Virus sincicial respiratorio, otros virus respiratorios (rinovirus, parainfluenza, influenza, metaneumovirus, adenovirus, etc.), *Streptococcus pneumoniae, Haemophilus influenzae, Chlamydia trachomatis* (si el paciente se encuentra afebril)
De 3 meses a 5 años	Virus sincicial respiratorio, otros virus respiratorios (rinovirus, parainfluenza, influenza, metaneumovirus, adenovirus, etc.), *Streptococcus pneumoniae, Haemophilus influenzae, Mycoplasma pneumoniae*, estreptococos del grupo A
Mayores de 5 años	*Mycoplasma pneumoniae, Streptococcus pneumoniae, Chlamydia pneumoniae, Haemophilus influenzae*, virus (influenza, adenovirus y otros virus respiratorios)

Modificado de: Kliegman RM, Marcdante KJ, Jenson HJ, et al. Nelson essentials of pediatrics. 5º ed. Filadelfia: Elsevier, 2006; p. 507.

específica, con mayor incidencia de síntomas generales como irritabilidad, somnolencia, anorexia, náuseas, vómitos, diarrea o distensión abdominal (por aerofagia o íleo regional). La fiebre sin foco o el dolor abdominal asociado con vómitos en un niño con fiebre de instauración brusca también pueden ser el inicio de una neumonía.

El dolor costal en puntada de costado lo refieren sobre todo los niños mayores y adolescentes, y casi siempre está asociado con pleuritis o derrame pleural. Clásicamente, tiende a empeorar con los movimientos ventilatorios. La neumonía del lóbulo superior derecho puede presentarse con meningismo.

Por lo general, el paciente se encuentra pálido y decaído. Asimismo, la excursión respiratoria suele ser menor en el lado afectado. La fiebre, la tos y la taquipnea son los hallazgos más constantes:

- Fiebre: suele ser > 38,5 °C, persistente o recurrente. Se relaciona fundamentalmente con la etiología bacteriana, si bien puede estar presente en las neumonías virales, aunque los registros son de menor amplitud. Su ausencia tiene un valor predictivo negativo del 97%.
- Tos: no es un síntoma de aparición precoz (los alvéolos tienen pocos receptores tusígenos) y, por lo general, es más intensa en los pacientes con neumonía atípica por *Mycoplasma pneumoniae o Chlamydia* spp. (*v.* más adelante). El quejido espiratorio suele estar presente, y es un signo específico de ocupación alveolar. Se debe al cierre glótico precoz para mantener el volumen residual y evitar el colapso alveolar.
- Taquipnea: es el signo más sensible y específico, relacionado con un patrón radiológico de condensación. En niños pequeños puede no estar presente en las etapas iniciales. Su magnitud se relaciona con la saturación de O_2 y la gravedad clínica del paciente. La frecuencia respiratoria (FR) debe ser registrada con el paciente afebril y sin llanto durante 60 segundos Se considera como taquipnea a los siguientes valores de FR:
  - Menores de 2 meses: > 60 rpm.
  - 2 a 11 meses: > 50 rpm.
  - 1 a 4 años: > 30-40 rpm.
  - Mayores de 5 años: > 30 rpm.
- Uso de músculos accesorios: refleja el compromiso respiratorio agudo bajo, aun en ausencia de taquipnea, y es un indicador clínico muy útil de afectación de la mecánica ventilatoria. El tiraje puede ser subcostal, intercostal, supraclavicular o supraesternal. El compromiso mecánico progresivo se asocia con mayor gravedad.
- Percusión: una vez establecida la consolidación, suele haber matidez a la percusión del campo pulmonar afectado, que se intensifica si se asocia con derrame pleural. La matidez regional de la columna vertebral acompaña a este último escenario.
- Auscultación: los hallazgos auscultatorios dependen del estadio de la enfermedad, y en muchas oportunidades son inespecíficos por el tórax hiperresonante de los lactantes pequeños. Al comienzo pueden auscultarse estertores crepitantes (75% de sensibilidad y especificidad) e hipoventilación en el campo pulmonar afectado. Cuando se establece la consolidación, se destaca una diminución marcada o incluso la abolición del murmullo vesicular, y puede auscultarse un soplo tubárico por consolidación lobar. En niños mayores se describen los signos característicos completos del síndrome de condensación (broncofonía, pectoriloquia, etc.). La presencia de sibilancias y espiración prolongada orientan hacia una posible etiología viral.

Cabe destacar que la hipoxemia (saturación oxígeno [SO_2] < 94%-95%) es poco frecuente en las neumonías bacterianas, y menos aún, la hipoxemia grave.

En menores de 2 años, la presencia de tos, taquipnea, tiraje y temperatura elevada (las cuatro T) es un indicador clínico confiable de compromiso infeccioso del parénquima pulmonar.

Diagnóstico

El diagnóstico de neumonía es clínico. Los exámenes complementarios pueden contribuir con la búsqueda etiológica, la detección y el seguimiento de las complicaciones.

Historia clínica

Anamnesis

Se deben considerar el lugar de procedencia, internaciones previas, estado de inmunizaciones, comorbilidades, factores de riesgo para enfermedad grave (*v.* Tabla 41.1), medicación recibida, capacidad para ingerir líquidos y para alimentarse.

Examen físico

En primer lugar, se deben jerarquizar el compromiso del estado general y la presencia de sintomatología general acompañante. Asimismo, se sugiere focalizar en los siguientes aspectos:

- Semiología respiratoria: evaluar la presencia de taquipnea, espiración prolongada, quejido espiratorio, uso de músculos accesorios, sibilancias, síndrome de condensación y derrame pleural. La presencia de cianosis es poco común, y se asocia con mayor gravedad. De acuerdo con el grado de compromiso, la evaluación inicial puede acompañarse de la medición de la SO_2 mediante oximetría de pulso.
- Presencia de signos y síntomas acompañantes: náuseas, vómitos, dolor y distensión abdominal (íleo regional), exantema, meningismo, cefalea, somnolencia, decaimiento, irritabilidad o depresión del sensorio.
- Compromiso hemodinámico: evaluar la frecuencia cardíaca, pulsos periféricos, relleno capilar, presión arterial, estado de conciencia y diuresis.

Exámenes complementarios

Los exámenes complementarios no son necesarios para el diagnóstico, y no deben ser indicados de rutina, particularmente en pacientes ambulatorios. El diagnóstico clínico es suficiente para establecer la conducta terapéutica; y frente a la sospecha de neumonía bacteriana, no debe diferirse el tratamiento antibiótico. Se encuentran indicados en pacientes que requieren internación, en los que presentan evolución clínica desfavorable con el tratamiento ambulatorio (sospecha de complicaciones) y para descartar otros diagnósticos, particularmente en niños con enfermedades cardiopulmonares o neurológicas de base.

Hemograma y reactantes de fase aguda

Si bien pueden resultar orientativos, no son concluyentes para diferenciar una infección viral de una bacteriana. La presencia de leucocitosis con neutrofilia y el aumento de las formas inmaduras pueden asociarse con la infección bacteriana. La leucopenia es un signo de gravedad.

Los reactantes de fase aguda, como la eritrosedimentación, la proteína C reactiva y la procalcitonina, se utilizan, sobre todo, en el seguimiento de las complicaciones (*v.* más adelante).

Radiología

La radiografía de tórax es el estudio complementario de referencia para establecer el diagnóstico. Se solicita en proyección de frente y se reserva la proyección de perfil para cuando haya dudas diagnósticas, en los casos graves que requieren internación (*v.* más adelante) o si se sospechan complicaciones.

No debe ser solicitada de rutina, salvo en los casos con mala evolución o empeoramiento clínico, hipoxemia o persistencia de fiebre. En pacientes que requieren internación (*v.* más adelante), se solicita al momento del ingreso, y luego puede repetirse si la evolución clínica es desfavorable, por su carácter comparativo para evaluar la presencia de complicaciones.

Si bien su valor es limitado, se describen dos patrones que pueden orientar la etiología:

- Patrón intersticial: infiltrados reticulares difusos, atrapamiento aéreo o atelectasias. Suele estar asociado con etiología viral o neumonía atípica (Figura 41.1 a).
- Patrón alveolar: opacidades homogéneas, lobares o segmentarias, generalmente únicas, que conservan el volumen y pueden presentar broncograma aéreo. Suele estar asociado con etiología bacteriana, al igual que cuando se evidencia derrame pleural (Figura 41.1 b).

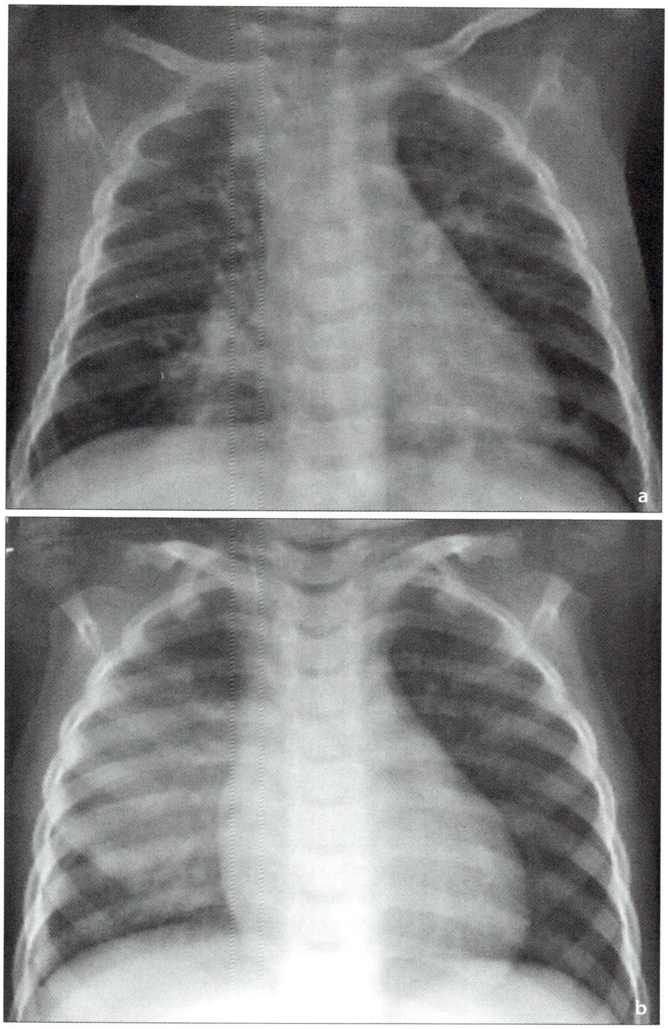

Figura 41.1 Patrones radiológicos de neumonía. **a** Intersticial. **b** Alveolar.

Ecografía

Es una técnica muy sensible y específica para el diagnóstico, si bien depende de la experiencia del operador. No obstante, todavía no se ha generalizado como un recurso diagnóstico en la evaluación de las neumonías no complicadas. Permite determinar consolidaciones, broncograma aéreo, presencia de derrame y tabiques pleurales, así como la vascularización pulmonar a través del doppler.

Diagnóstico etiológico

Se realiza en pacientes internados con infección respiratoria aguda grave. Orienta el tratamiento, disminuye el uso inapropiado de antibióticos y contribuye con el conocimiento epidemiológico local. Incluye:

- Aspirado nasofaríngeo para detección viral por técnicas de inmunofluorescencia.
- Hemocultivos: se deben obtener 2 muestras, previo al inicio de la antibioticoterapia. El rescate microbiológico en neumonías bacterianas oscila entre el 2%-20%. Se recomienda realizarlos sobre todo en pacientes gravemente enfermos, inmunosuprimidos, con sepsis o *shock* séptico, así como en aquellos que presenten mala evolución clínica, complicaciones (p. ej., empiema pleural) o persistencia de la fiebre.
- Antígenos bacterianos.
- Reacción en cadena de la polimerasa (PCR) de secreciones nasofaríngeas o sangre, para virus y bacterias.

El dilema: ¿viral o bacteriano?

Ningún elemento clínico, de laboratorio o radiológico es capaz de predecir con exactitud la etiología de una neumonía al momento del diagnóstico. La edad del niño es el parámetro que más se correlaciona con el agente causal. En mayores de 5 años, la probabilidad de neumonía bacteriana es veinte veces mayor que en niños menores. La escala *Bacterial Pneumonia Score* (BPS) ha sido propuesta como una herramienta complementaria para intentar aproximar a la etiología. La Tabla 41.3 muestra un resumen de los datos epidemiológicos, clínicos, radiológicos y de laboratorio que pueden orientar hacia la causa.

Criterios de internación

La decisión de internar a un paciente es individualizada, y se basa en la edad, el compromiso clínico y la presencia de

Tabla 41.3 Orientación etiológica en neumonía aguda de la comunidad

	Neumonía bacteriana	Neumonía viral	Neumonía atípica
Etiología	*S. pneumoniae, H. influenzae b, S. aureus, S. pyogenes*	VSR, rinovirus, parainfluenza, influenza, metaneumovirus, adenovirus	*Mycoplasma pneumoniae, Chlamydia* spp.
Edad	Toda edad	< 5 años (sobre todo < 2 años)	> 4 años
Inicio	Brusco	Insidioso	Insidioso
Estado general	Comprometido	Conservado	Conservado
Antecedentes familiares	No	Simultáneos	No simultáneos
Fiebre	> 39 °C	< 39 °C	< 39 °C
Tos	Productiva	Seca al inicio, productiva en la etapa de resolución	Irritativa, disociación entre el compromiso respiratorio y el estado general
Síntomas asociados	Herpes labial, distensión y dolor abdominal	Conjuntivitis, mialgias, exantema, compromiso de la vía aérea superior	Cefalea, mialgias
Auscultación	Estertores crepitantes, hipoventilación focal, soplo tubárico	Signos de obstrucción, sibilancias bilaterales, espiración prologada	Estertores crepitantes o sibilancias unilaterales o bilaterales
Radiografía	Patrón alveolar, condensación con o sin derrame pleural	Patrón intersticial	Patrón intersticial, condensación poco frecuente
Laboratorio	Leucocitosis con neutrofilia, leucopenia indica gravedad	Variable	Normal
PCR (mg/L)	> 80-100	< 80	< 80
Procalcitonina (ng/mL)	> 2	< 2	< 2

complicaciones o condiciones de base que puedan aumentar la gravedad del cuadro:

- Dificultad respiratoria moderada, grave, persistente o progresiva, manifestada por alguno de los siguientes: taquipnea ≥ 70 rpm en < 1 año, o ≥ 50 rpm en niños mayores; tiraje universal; aleteo nasal; quejido espiratorio o cianosis.
- Hipoxemia (SO_2 < 94%-95%).
- Falta de respuesta al tratamiento antibiótico luego de 48-72 horas.
- Aspecto tóxico, letargia, convulsiones o descompensación hemodinámica.
- Imposibilidad para mantener la hidratación o alimentarse.
- Presencia de factores de riesgo para infección respiratoria aguda grave en menores de 2 años (*v.* Tabla 41.1).
- Neumonía bacteriana complicada con derrame, necrosis o absceso; o sospecha clínica o epidemiológica de infección por SAMR-AC.
- Imposibilidad de realizar seguimiento y controles adecuados en el hogar.

Criterios de ingreso en cuidados intensivos pediátricos

Al igual que la decisión de internación, la necesidad de asistir al paciente en la unidad de cuidados intensivos pediátricos es individualizada, y se establece fundamentalmente de acuerdo con las siguientes variables clínicas:

- Dificultad respiratoria grave o progresiva, con agotamiento de los músculos respiratorios, letargia, respiración irregular o apnea.
- Necesidad de ventilación mecánica (invasiva o no invasiva) para mantener una SO_2 > 94%-95%.
- Hipoxemia a pesar de oxigenoterapia con una fracción inspirada de oxígeno ≥ 50%.
- *Shock.*

Tratamiento

Medidas generales

- Mantener la vía aérea superior permeable.
- Colocar en posición semisentada.
- Oxigenoterapia: mantener una SO_2 > 94%-95%. Como fue mencionado, las neumonías bacterianas no suelen asociarse con hipoxemia grave. Las distintas modalidades de oxigenoterapia no invasiva, de bajo y alto flujo se describen en el Capítulo 24.
- Hidratación: los pacientes con neumonía suelen tener un aumento de sus requerimientos hídricos (taquipnea sostenida, fiebre) junto con dificultad para ingerir líquidos por la propia taquipnea y la dificultad respiratoria. De acuerdo con la tolerancia, se debe priorizar la administración por vía oral o enteral (por sonda nasogástrica). Deben asegurarse las necesidades de mantenimiento hídricas (*v.* Capítulo 1) y el aporte calórico diario (*v.* Capítulo 15). El riesgo de aspiración pulmonar aparece en pacientes con dificultad respiratoria grave (FR ≥ 70 rpm; tiraje universal; aleteo nasal; cianosis). En estos casos se debe recurrir a la hidratación parenteral (*v.* Capítulo 1). Asimismo, se debe evitar la sobrecarga de volumen para prevenir el desarrollo de congestión pulmonar, que empeora la función respiratoria. Cabe destacar que los pacientes con neumonía se encuentran en riesgo de liberación no osmótica de arginina vasopresina (AVP) e hiponatremia, por lo que se deben monitorizar de cerca la diuresis, el peso y el balance hidrosalino.
- Nutrición: siempre que la situación clínica lo permita, se debe asegurar el aporte calórico por vía oral y mantener la lactancia materna. Puede ser necesario fraccionar las tomas, colocar una sonda nasogástrica o suspender aporte enteral en forma transitoria.

- Antitérmicos: se puede administrar paracetamol o ibuprofeno en dosis habituales.
- Kinesioterapia: indicada únicamente en los pacientes internados en la etapa de resolución, cuando aumentan las secreciones.

Tratamiento antibiótico

El desafío diagnóstico de la neumonía estriba sobre la indicación oportuna y racional de antibióticos, sobre todo en menores de 2 años, donde las infecciones virales son las más frecuentes.

Si no puede descartarse la etiología bacteriana, se recomienda iniciar el tratamiento antibiótico empírico, considerando que el *Streptococcus pneumoniae* continúa siendo el patógeno más frecuente, aun en países con vacunación antineumocócica de calendario y altos porcentajes de cobertura.

Para la elección del antibiótico en niños y adolescentes, debe tenerse en consideración lo siguiente:

- Gravedad de la presentación clínica en base al criterio clínico individual (no hay herramientas de evaluación validadas en pacientes con NAC). Se consideran signos de gravedad a la dificultad respiratoria, $SO_2 < 94\%$-95%, taquicardia, tiraje marcado, quejido espiratorio, imposibilidad para alimentarse o ingerir líquidos, letargo o disminución del nivel de conciencia.
- Riesgo de desarrollar complicaciones relacionadas con comorbilidades previas.
- Epidemiología y resistencia antimicrobiana local.
- Uso reciente de antibióticos y rescates microbiológicos previos.

Cuando se encuentre indicada, la antibioticoterapia debe comenzarse lo más rápidamente posible, idealmente dentro de las 4 horas del diagnóstico, o dentro de la primera hora si el paciente tiene signos de sepsis o *shock* séptico (*v.* Capítulos 32 y 53).

La vía oral es segura y efectiva. Se recomienda siempre que haya tolerancia oral y el paciente no tenga signos de gravedad, sepsis o *shock* séptico.

A continuación se describe el tratamiento antibiótico empírico inicial recomendado según la edad y forma de presentación.

Menores de un mes

Estos pacientes siempre deben internarse e iniciar tratamiento por vía endovenosa (EV), previa toma de cultivos:

- Ampicilina 200 mg/kg/día cada 8-12 horas + gentamicina 5 mg/kg/día cada 24 horas o cefotaxima 150 mg/kg/día cada 8-12 horas.

Mayores de un mes

Sin signos ni síntomas de gravedad

El tratamiento puede establecerse en forma ambulatoria por vía oral (VO) con amoxicilina 80-90 mg/kg/día cada 8-12 horas, durante 10 días. En caso de alergia a la penicilina o sospecha de microorganismos atípicos (*Mycoplasma* o *Chlamydia* spp.), se puede administrar uno de los siguientes:

- Eritromicina 40 mg/kg/día cada 6 horas durante 14 días.
- Claritromicina 15 mg/kg/día cada 12 horas durante 7-10 días.
- Azitromicina 10 mg/kg/día cada 24 horas durante 5 días.

Neumonía grave, complicada o con intolerancia a la vía oral

En estos casos, se encuentra indicada la internación y debe iniciarse el tratamiento antibiótico EV con ampicilina 200 mg/kg/día cada 6 horas. Luego de 48 horas de estabilidad y mejoría clínica, puede rotarse por vía oral.

La ampicilina sigue siendo el tratamiento de elección, y su respuesta clínica se relaciona con la elevada concentración que alcanza en el suero y en el pulmón, que supera el valor de la concentración inhibitoria mínima de las cepas de neumococo resistentes aisladas en Argentina y otros países de Latinoamérica.

Frente a la posibilidad de neumonía atípica, se recomienda sumar un macrólido de los siguientes:

- Eritromicina 40 mg/kg/día cada 6 horas.
- Claritromicina 15 mg/kg/día cada 12 horas.
- Azitromicina 10 mg/kg/día cada 24 horas.

Sepsis o *shock* séptico a punto de partida de la NAC

En estos casos, se debe considerar también al SAMR-AC como agente causal. Además de las medidas generales de manejo (*v.* Capítulos 32 y 53), se recomienda el inicio precoz de la antibioticoterapia EV:

- Cefotaxime 150 mg/kg/día cada 6 horas o ceftriaxona 80 mg/kg/día cada 24 horas + vancomicina 60 mg/kg/día cada 6 horas.

Neumonía bilateral o necrosante sin sepsis asociada

En este escenario, el esquema antibiótico empírico EV recomendado es el siguiente:

- Cefotaxime 150 mg/kg/día cada 6 horas o ceftriaxona 80 mg/kg/día cada 24 horas + clindamicina 30-40 mg/kg/día cada 6-8 horas.

Tratamiento antibiótico específico

En caso de confirmarse la etiología bacteriana de la NAC, se debe adecuar el tratamiento antibiótico según el antibiograma (Tabla 41.4).

Duración del tratamiento y seguimiento

Los pacientes que no fueron internados deben reevaluarse diariamente las primeras 48 horas, y luego cada 48-72 horas hasta el alta. Se sugiere reforzar la comprensión de los signos de alarma en cada consulta.

Como fue mencionado, en los pacientes internados que requirieron tratamiento parenteral, luego de 48 horas de estabilidad clínica y descenso de la fiebre, es posible rotar el antibiótico por vía oral.

La duración del tratamiento habitualmente es de 10 días en total. Sin embargo, nuevas recomendaciones avalan tratamientos más cortos, de 5 días de duración, en pacientes con buena evolución sin comorbilidades ni factores de riesgo asociados.

Neumonía persistente y recurrente

Se trata de entidades que requieren un enfoque diagnóstico individualizado, que evalúe la localización, el cumplimiento del tratamiento antibiótico indicado y condiciones concomitantes o predisponentes (infecciosas o no infecciosas). En el 85%-90% de los casos se puede demostrar una enfermedad subyacente. Las más frecuentes son el asma y la hiperreactividad bronquial, así como la broncoaspiración en niños con parálisis cerebral u otros trastornos neurológicos. En la Argentina, siempre debe descartarse la tuberculosis (TBC) en este escenario (*v.* Capítulo 42).

Neumonía persistente

Es aquella en la cual persisten las manifestaciones clínicas o las alteraciones radiológicas por un tiempo mayor al que se estima que deberían resolverse, según la etiología y la presencia o ausencia de una patología de base (por lo general, más de 1-3 meses). Deben descartarse TBC, gérmenes atípicos y evaluar posibles etiologías

Tabla 41.4 Antibioticoterapia específica para la neumonía aguda de la comunidad

Microorganismo		Antibiótico endovenoso	Antibiótico oral
Streptococcus pneumoniae	Sensible (CIM ≤ 2 µg/mL) y de resistencia intermedia (CIM 4 µg/mL)	▪ Penicilina G 200 000 UI/kg/día o ampicilina 200 mg/kg/día, en supuración pleuropulmonar 300 mg/kg/día	▪ Amoxicilina 80-90 mg/kg/día
	Resistencia alta (CIM > 8 µg/ml)	▪ Ceftriaxona 80 mg/kg/día	–
Streptococcus pyogenes		▪ Penicilina G 150 000 UI/kg/día	▪ Penicilina V 50 000 UI/kg/día ▪ Amoxicilina 50-75 mg/kg/día
Staphylococcus aureus	Meticilino sensible	▪ Cefalotina 100 mg/kg/día	▪ Cefalexina 100 mg/kg/día
	Meticilino resistente sin sepsis	▪ Clindamicina 30-40 mg/kg/día	▪ TMS 10-15 mg/kg/día o clindamicina 30-40 mg/kg/día
	Meticilino resistente con sepsis	▪ Vancomicina 60 mg/kg/día	
Haemophilus influenzae tipo b	No productor de betalactamasa	▪ Ampicilina 200 mg/kg/día	▪ Amoxicilina 90 mg/kg/día
	Productor de betalactamasa	▪ Ampicilina/sulbactam 150 mg/kg/día	▪ Amoxicilina/ácido clavulánico 90 mg/kg/día
Mycoplasma pneumoniae		–	▪ Claritromicina 15 mg/kg/día o azitromicina 10 mg/kg/día o eritromicina 40 mg/kg/día
Chlamydia pneumoniae		–	

CIM: concentración inhibitoria mínimo; TMS: trimetoprima/sulfametoxazol.

no infecciosas, como la presencia de cuerpos extraños, síndrome de Loeffler, hemosiderosis, aspergilosis broncopulmonar alérgica y la enfermedad pulmonar intersticial, entre otras.

Neumonía recurrente

Se define cuando el paciente presenta más de 2 episodios en un año o más de 3 episodios en cualquier lapso, tras haber demostrado resolución clínica y radiológica entre ellos. La clave es identificar si la localización es constante o variable (neumonías recurrentes homofocales o heterofocales).

En neumonías recurrentes de localización constante, la tomografía computarizada (TC) de tórax de alta resolución permite identificar malformaciones broncopulmonares, compresiones bronquiales y bronquiectasias. La fibrobroncoscopía se encuentra indicada cuando la TC es normal o no concluyente. Permite identificar la presencia de obstrucción bronquial extrínseca o intrínseca (cuerpo extraño, TBC, tumores, etc.) o alteraciones bronquiales intrínsecas, como estenosis o broncomalacia.

En las neumonías recurrentes de localización variable, en primer lugar, se debe evaluar la coexistencia con asma, cardiopatías congénitas con hiperflujo pulmonar y síndromes de aspiración bronquial. En caso de no obtenerse resultados concluyentes, la evaluación continúa con exámenes específicos para diagnosticar trastornos del sistema inmune (*v.* Capítulo 46.3), fibrosis quística, discinesia ciliar primaria, displasia broncopulmonar, enfermedades neuromusculares y malformaciones de la caja torácica.

Neumonía bacteriana complicada

En alrededor del 1% de los pacientes con NAC, el desarrollo de la infección es más complejo de lo habitual o no se limita al parénquima pulmonar y se extiende hacia zonas contiguas. De acuerdo con su localización, las complicaciones pueden clasificarse en:

- Pulmonares:
  - Supuración pleuropulmonar.
  - Absceso pulmonar.
  - Neumonía necrosante.
  - Neumotórax.
  - Fistula broncopleural.
- Metastásicas: meningitis, absceso del sistema nerviosos central, pericarditis, endocarditis, osteomielitis, artritis séptica.
- Sistémicas: sepsis, síndrome urémico hemolítico.

Se trata de patologías que fundamentalmente se manejan en el ámbito de la internación, y pueden alcanzar hasta el 40% de las internaciones por NAC. Deben sospecharse en pacientes previamente sanos con fiebre prolongada o persistente o que presentan deterioro del estado general a pesar del tratamiento antibiótico adecuado, empeoramiento de la mecánica ventilatoria o dificultad respiratoria progresiva, que pueden conducir rápidamente a la insuficiencia respiratoria. Asimismo, deben sospecharse ante la presencia de comorbilidades (p. ej., inmunodeficiencias, enfermedad pulmonar crónica o anomalías anatómicas).

El abordaje terapéutico de estos pacientes, ya sea desde el punto de vista médico (antibióticos, fibrinolíticos) como quirúrgico (drenaje pleural, videotoracoscopia) continúa siendo controvertido.

La supuración pleuropulmonar y el neumotórax se describen en los Capítulos 57 y 58, respectivamente. A continuación, se describirán el absceso pulmonar y la neumonía necrosante.

Absceso pulmonar

Se define como un área de supuración con necrosis central y cavitación del parénquima pulmonar, de origen infeccioso, con contenido líquido o hidroaéreo.

Es excepcional en niños previamente sanos, y generalmente se produce en el contexto de una enfermedad de base (microaspiración, cuerpo extraño, malformación pulmonar, TBC, inmunodeficiencias, enfermedades neurológicas y fibrosis quística, entre otras).

Generalmente, es único, mayor de 2 cm y se encuentra rodeado por una pared gruesa de tejido inflamatorio que capta el medio de contraste en la TC de tórax. Puede estar comunicado o no con la vía aérea, y habitualmente se localiza en el segmento posterior del lóbulo superior derecho y en los segmentos apicales de ambos lóbulos inferiores.

Con respecto a la etiología, a *Streptococcus pneumoniae* y *Staphylococcus aureus* deben sumarse gérmenes anaerobios, gram negativos y hongos, más frecuentes cuando se trata de abscesos secundarios.

En general, solo requieren tratamiento antibiótico prolongado. La elección del esquema empírico debe establecerse en base a la etiología probable, según se trate de un absceso primario en el contexto de una NAC complicada en un niño previamente sano, o secundario a una enfermedad de base. En este último caso, debe ampliarse la cobertura antibiótica para gérmenes gram negativos y anaerobios, particularmente cuando se sospeche un mecanismo aspirativo. La duración recomendada del tratamiento es de 4-6 semanas (mínimo 1-2 semanas más luego de la resolución de la fiebre y la normalización de los reactantes de fase aguda).

La aspiración y el cultivo se reservan para pacientes sin respuesta al tratamiento antibiótico inicial. Cuando la necrosis pulmonar y el absceso se desarrollan cerca de la pleura, pueden dar origen a una fístula broncopleural, que habitualmente requiere la consulta con el cirujano infantil.

Los abscesos deben diferenciarse de la neumonía redonda. Se trata de una complicación muy rara con un patrón radiológico característico de imagen redonda, opaca, de bordes bien definidos y localización posterior y solitaria. Los diagnósticos diferenciales de esta entidad incluyen infecciones fúngicas, abscesos y malformaciones pulmonares congénitas o adquiridas, como quistes, malformaciones de la vía aérea, secuestro pulmonar y neoplasias.

Neumonía necrosante

La neumonía necrosante o gangrena pulmonar refleja la necrosis del parénquima pulmonar. Muchas veces precede a los abscesos o neumatoceles y aumenta el riesgo de desarrollar una fístula broncopleural.

Es ocasionada por cepas particularmente virulentas de *Streptococcus pneumoniae*, *Streptococcus pyogenes* o SAMR-AC, y se presenta clínicamente con pacientes gravemente enfermos, en mal estado general, que pueden progresar rápidamente al *shock* séptico o a la insuficiencia respiratoria.

En la radiografía de tórax se observan imágenes radiolúcidas, generalmente acompañadas de derrame paraneumónico. La ecografía doppler color puede ser útil para el diagnóstico, y evidencia una neumonía mal vascularizada con áreas de necrosis. La TC de tórax con contraste EV es el método más sensible para el diagnóstico. Se observa disminución de la captación del contraste y pérdida de la arquitectura pulmonar normal, con focos de pequeñas cavidades de paredes finas, con o sin niveles hidroaéreos.

La mayoría de los casos se resuelven con tratamiento médico. Siempre es importante distinguir si forma parte de la evolución de una NAC complicada o si existe una patología de base.

Neumonía en pacientes con enfermedades de base o alteraciones de la inmunidad

Los pacientes con enfermedades de base, errores innatos de la inmunidad o inmunodeficiencias adquiridas tienen mayor incidencia de NAC y sus complicaciones. Habitualmente, se presentan con características especiales, que incluyen una gran variedad de microorganismos potencialmente implicados, coinfecciones frecuentes, diversidad de hallazgos clínicos y gravedad potencial aumentada. Esta situación condiciona mayores esfuerzos diagnósticos y tratamientos más agresivos.

La edad, el grado de inmunosupresión, la gravedad de la enfermedad de base, el estado de vacunación, las internaciones recientes y los tratamientos recibidos orientan la sospecha etiológica. Al igual que en pacientes sin factores de riesgo, los virus respiratorios y *Streptococcus pneumoniae* constituyen los agentes etiológicos más frecuentes.

Sin embargo, las infecciones pulmonares por bacilos gram negativos, *Staphylococcus aureus* y microorganismos respiratorios de baja virulencia como *Haemophilus influenzae* no tipificable adquieren relevancia, y en niños con mayor grado de inmunosupresión deben considerarse también otros patógenos oportunistas, como *Streptococcus* hemolíticos orales, *Pneumocystis jirovecii*, *Legionella pneumophila*, citomegalovirus y hongos.

En pacientes con fibrosis quística, son microorganismos frecuentes *Staphylococcus aureus*, *Pseudomonas aeruginosa*, *Haemophilus influenzae* no tipificable y *Burkholderia cepacia*.

En la Argentina, siempre debe considerarse la posibilidad de infección tuberculosa (*v.* Capítulo 42). En la Tabla 41.5 se resumen

Tabla 41.5 Etiologías en pacientes con enfermedades de base o alteraciones de la inmunidad

Enfermedad de base	Principales patógenos
Fibrosis quística	*P. aeruginosa, S. aureus, H. influenzae* no tipable. En fases más avanzadas de la enfermedad: *Burkholderia* spp., *Stenotrophomonas* spp., *Aspergillus* spp., *Achromobacter xylosoxidans* y micobacterias no tuberculosas
Cardiopatía congénita	Patógenos habituales y virus respiratorios
Síndromes aspirativos	*S. aureus, H. influenzae, S. pneumoniae*, anaerobios. En pacientes internados considerar además bacilos gram negativos aerobios (*K. pneumoniae, E. coli, S. marcescens, P. mirabilis*)
Síndrome nefrótico	*S. pneumoniae, H. influenzae*, enterovirus, virus respiratorios
Drepanocitosis-asplenia	*S. pneumoniae, H. influenzae, Salmonella* spp. y otros gérmenes capsulados
Inmunodeficiencia humoral	*S. pneumoniae, H. influenzae*. Menos frecuentes: *Salmonella* spp., *Pseudomonas* spp., *S. aureus*, enterovirus
Inmunodeficiencia combinada	Bacterias capsuladas, listeria, *P. aeruginosa, Stenotrophomonas* spp., *Burkholderia cepacia, Legionella, Nocardia*. Virus: varicela-zóster, rubéola, herpes simple, citomegalovirus, adenovirus, virus sincicial respiratorio, influenza, parainfluenza y metapneumovirus. Micobacterias: TBC y atípicas, reactivación de TBC, *Pneumocystis jirovecii, Aspergillus, C. albicans, Crytococcus*
Alteraciones de la fagocitosis-neutropenia	*S. aureus, P. aeruginosa, Stenotrophomonas, B. cepacia, S. marcescens*, enterobacterias (*Salmonella* spp., *E. coli*). *Nocardia*, BCG, micobacterias no tuberculosas
Déficit de complemento	*S. pneumoniae, H. Influenzae*
Infección por VIH	*S. pneumoniae, H. influenzae, S. aureus*, micobacterias, *Pneumocystis jirovecii*, citomegalovirus , virus herpes simple, *Aspergillus, Candida* spp.
TCPH Trasplante de órgano sólido	Múltiples. Siempre considerar bacterias capsuladas. Depende del momento del trasplante, enfermedad injerto contra huésped, tratamiento inmunosupresor y profilaxis antimicrobiana

TBC: tuberculosis; BCG: bacilo de Calmette-Guérin; TCPH: trasplante de células progenitoras hematopoyéticas.

las etiologías más frecuentes en pacientes con enfermedades de base o alteraciones de la inmunidad.

La evaluación integral del paciente determina el abordaje inicial (necesidad de internación, pruebas diagnósticas y microbiológicas invasivas, diagnóstico por imágenes, etc.). El tratamiento antibiótico empírico inicial se encuentra determinado por la enfermedad de base, los posibles agentes etiológicos, el estado inmunológico del paciente, los antecedentes inmediatos (internación reciente, quimioprofilaxis, vacunas previas) y la situación clínica. Siempre debe incluir la cobertura tradicional para la NAC. En base a la historia clínica, los factores de riesgo y el pasado microbiológico, puede ser necesario extender la cobertura para anaerobios, gérmenes gram negativos o *Staphylococcus aureus* meticilino resistente, así como emplear antivirales o antifúngicos.

Acceda al eBook para consultar la lista de bibliografía. Consulte las indicaciones en la retiración de tapa.

42
Tuberculosis pleuropulmonar

Silvina Neyro

La tuberculosis (TBC) continúa siendo un problema de salud pública a nivel mundial. Es reconocida por la Organización Mundial de la Salud (OMS) como la principal causa de muerte por un agente infeccioso único (por encima del VIH-sida), y una de las diez principales causas globales de mortalidad en el mundo, a pesar de tratarse de una enfermedad prevenible y curable. Afecta especialmente a los países en desarrollo.

Se calcula que una cuarta parte de la población mundial está infectada por *Mycobacterium tuberculosis* (MTB). Sin un tratamiento adecuado, el 45% de las personas seronegativas y la totalidad de las personas con VIH morirán por TBC. A pesar de que la lucha contra la TBC ha tenido un progreso significativo (más de 60 millones de vidas han sido salvadas desde el año 2000 gracias a los esfuerzos realizados para optimizar el diagnóstico y tratamiento), la batalla dista de estar siendo ganada; se estima que 1,2 millones de niños enferman de TBC cada año en el mundo y que, en el año 2019, 230 000 niños murieron por TBC.

Por otra parte, se ha identificado que más de la mitad de los niños con TBC no son diagnosticados o no se notifican. Esta brecha en la detección de casos es mayor en los niños pequeños (65% en menores de 5 años). Esto hace que exista una necesidad urgente de mejorar la prevención, el diagnóstico, el tratamiento y la atención de los niños y adolescentes con TBC, o en riesgo de desarrollarla.

Epidemiología en la Argentina

La Argentina es considerada un país de mediana incidencia para TBC. En el año 2019, se notificaron al Sistema Nacional de Vigilancia en Salud (SNVS) un total de 12499 casos de TBC con una tasa de notificación de 27,8 casos/100 000 habitantes. De estos, el 79% tuvo presentación pulmonar y el 60% correspondió al sexo masculino. Los menores de 20 años representaron el 16,7% del total de casos (2076 casos; 14,3 casos/100 000) con la siguiente distribución: 9% los adolescentes de 15 a 19 años, 3% el grupo etario de 10 a 14 años, 1,7% el grupo de 5 a 9 años y 3% los menores de 5 años.

Si bien la ocurrencia nacional de TBC en niños y adolescentes presenta una tendencia decreciente, al comparar el número de casos de TBC y las tasas de notificación en menores de 20 años durante el período 1980-2019, este descenso ha sido heterogéneo; su mayor reducción se concentró entre 1980 y 2009; a partir del 2009 y hasta el 2013 la tendencia se mostró estable; y desde el 2013 hasta el 2019 se evidenció un aumento del 1,95% anual (IC: 0,44-3,49). Por otro lado, en los últimos años se registró un abandono de tratamiento promedio del 10% en pacientes entre 0 y 19 años.

En relación con la letalidad por TBC, en el año 2019 se registraron 668 fallecimientos en el país. El 65% fueron varones, con una tasa bianual (2018-2019) de mortalidad en el sexo masculino que duplicó la del sexo femenino (2,1 y 1,1/100 000, respectivamente). La letalidad fue mayor a mayor edad, y los menores de 20 años representaron el 2,3% de las muertes en el bienio 2018-2019. A su vez, dentro de este grupo, los menores de 15 años representaron el 53% y los adolescentes de 15-19 años el 47%.

Si bien la tendencia de letalidad por TBC por grupos de edad en el período 1985-2019 también fue descendente, el grupo de adolescentes de 15-19 años se destaca por un aumento de la tasa al comparar los cuatrienios 2005-2008 y 2016-2019. Este aumento fue del 28%, característica no observada en otros grupos etarios.

En conclusión, la situación de la TBC en niños y adolescentes no muestra mejoría en los últimos años. El aumento de la notificación de casos, el bajo porcentaje de éxito del tratamiento y las pérdidas de seguimiento del 10% de los casos, entre otros factores, definen un escenario de la TBC en niños que debe ser prioritariamente abordado. La presencia de TBC en este grupo se ha asociado con situaciones de pobreza, hacinamiento, desnutrición y, en los adolescentes, al uso de sustancias psicotrópicas.

Es fundamental continuar y fortalecer la vigilancia activa y coordinada de todos los contactos domiciliarios o escolares, que permita la detección temprana y tratamiento oportuno de niños y niñas, así como el tratamiento preventivo de los expuestos, sin dejar de considerar que la carga de la enfermedad tuberculosa en la población de niños y adolescentes es el reflejo de una transmisión sostenida en la comunidad, que requiere un fortalecimiento de las medidas de control en la población adulta.

Por otro lado, la TBC sigue ocasionando muertes en la Argentina en poblaciones de todas las edades; la mayoría de ellas son muertes prematuras, dado que se registran por debajo de la esperanza de vida. Asimismo, se mantiene una desigualdad jurisdiccional en la distribución del riesgo de morir por TBC, y esta desigualdad se encuentra asociada con las condiciones sociales y el acceso a los servicios de salud por parte de la población.

Fisiopatogenia

El bacilo de Koch o MTB, agente etiológico de la TBC, es un bacilo aerobio estricto, ácido-alcohol resistente (BAAR), inmóvil y de lento crecimiento. Su transmisión es, en más del 95% de los casos, por vía aérea. Ingresa al ser humano por inhalación de bacilos que son eliminados (al toser, estornudar o hablar) por un individuo con enfermedad pulmonar activa y contagiosa. Basta con que una persona inhale unos pocos de estos bacilos para infectarse. Aunque en la mayoría de los casos se produce el aclaramiento pulmonar de los bacilos inhalados, puede producirse una infección que permanece en estado latente, o bien, progresar hacia la enfermedad. Menos frecuentemente, puede adquirirse por vía digestiva, transplacentaria o, excepcionalmente, cutáneo-mucosa, oftálmica u otras.

Varios de los factores que determinan la probabilidad de transmisión del MTB son los siguientes:

- La contagiosidad del foco primario: un examen directo de esputo positivo para BAAR o la presencia de cavidades en la radiografía de tórax, se asocian fuertemente con enfermedad contagiosa.
- La susceptibilidad del huésped.
- El tiempo de exposición o contacto con el foco primario.
- El entorno en el que tiene lugar la exposición (un espacio pequeño, cerrado y mal ventilado presenta mayor riesgo).
- La infecciosidad y virulencia de la cepa bacteriana.

Algunas definiciones y consideraciones de importancia

Contacto

Es la persona que comparte temporalmente un espacio en común con un enfermo bacilífero, al que se encuentra expuesto. Puede clasificarse como:

- Alto riesgo o contacto íntimo: exposición ≥ 6 horas diarias, o pernoctar bajo el mismo techo. Estos individuos presentan mayor riesgo de infección y de desarrollar enfermedad tuberculosa.
- Mediano riesgo o contacto frecuente: exposición diaria, pero menor de 6 horas. Estos individuos tienen menor riesgo de contagio.
- Bajo riesgo o contacto ocasional: exposición esporádica, no diaria. Estos individuos presentan riesgo bajo, ya que el tiempo de exposición suele ser insuficiente para contagiarse, excepto que se trate de personas inmunocomprometidas.

Infección o primoinfección tuberculosa y TBC latente

Luego de su inhalación por vía aérea, el MTB crece lentamente en el interior de los macrófagos alveolares, aún inactivos durante un período de 5-10 semanas (rango: 4 días a 3 meses). El foco de infección suele ser único, se localiza en los sectores medios o inferiores del pulmón y puede, eventualmente, diseminarse a los vértices y otras partes del organismo por una diseminación linfohematógena denominada prealérgica (previa al desarrollo de inmunidad celular). Este es el periodo de incubación, que incluye desde el contagio hasta que se inicia la reacción inmunológica especifica. Así, una vez alcanzada la carga bacilar necesaria, comienza la reacción inflamatoria y la cadena de eventos que producen que la inmunidad celular frene el crecimiento bacteriano y contenga a los bacilos en granulomas o tubérculos característicos, denominados folículos de Köester con caseificación central, que en conjunto conforman el foco primario de Ghon en el parénquima pulmonar.

En la primoinfección tuberculosa, el complejo primario se compone del chancro de inoculación (de tamaño variable, puede localizarse el cualquier parte del pulmón, más frecuentemente en la región periférica y el pulmón derecho; si la necrosis central fue suficientemente intensa, puede calcificarse), la linfangitis (expresión de la diseminación infecciosa desde el chancro hacia los ganglios regionales) y la adenopatía satélite. En general, este proceso es controlado por la inmunidad mediada por células, aunque puede persistir un pequeño número de bacilos viables, en estado latente, dentro del granuloma.

El término TBC latente se refiere al período que transcurre entre la infección y el desarrollo de la enfermedad tuberculosa. Su característica es la ausencia total de signos y síntomas en contexto de hiperergia tuberculínica (*v.* más adelante). Los niños y adolescentes a los que se les diagnostica TBC latente no se consideran enfermos, pero presentan riesgo de enfermar si no reciben la prevención adecuada (quimioprofilaxis): todo reactor a la tuberculina, sin intervención preventiva, es un potencial enfermo tuberculoso.

El riesgo de progresión a la enfermedad siempre es mayor en los primeros 2 años luego de la infección. Además, varía con la edad del infectado: 40%-50% en lactantes y 15%-25% en niños menores de 5 años; esta probabilidad desciende entre los 5-10 años y vuelve a incrementarse en la adolescencia. En inmunocompetentes, el riesgo de desarrollar la enfermedad a lo largo de la vida persiste en un 5%-15%. Este porcentaje aumenta significativamente en personas que viven con VIH-sida, desnutridos o diabéticos, entre otros factores.

Enfermedad tuberculosa

Si la respuesta del huésped a la infección resulta inadecuada o insuficiente para contenerla, esta puede evolucionar a la enfermedad. Se caracteriza por la presencia de signos y síntomas, y solo se confirma con el aislamiento microbiológico de MTB.

TBC primaria. Ocurre cuando la enfermedad se desarrolla a continuación de la primoinfección, por fracaso en los mecanismos inmunes de contención de la replicación bacilar. Es la fisiopatogenia característica de la enfermedad infantil, y habitualmente se caracteriza por una forma clínica de presentación neumoganglionar o pleural, si bien puede presentarse con formas graves como meningitis tuberculosa o TBC miliar.

TBC extraprimaria. Ocurre por reactivación endógena de un foco inicialmente contenido, varios años después de la primoinfección (ante una afectación en la inmunidad del individuo) o por reinfección exógena (ante un nuevo contacto). El mayor número de casos de TBC son extraprimarios. También es denominada TBC tipo adulto, ya que es la fisiopatogenia característica de la enfermedad que ocurre en la adolescencia y la adultez (si bien puede ocurrir en niños durante la segunda infancia) y su forma clínica de presentación es, habitualmente, pulmonar cavitaria y bacilífera.

En relación con la TBC pleural, la acumulación de líquido en el espacio pleural debida a la infección por MTB se produce como resultado de una combinación de factores. El factor desencadenante suele ser la ruptura de un foco caseoso subpleural, que libera su contenido al espacio pleural. La reacción inflamatoria inicial inducida por la presencia de antígenos micobacterianos provoca un incremento de la permeabilidad capilar que aumenta la concentración de proteínas en el líquido, lo que, al mismo tiempo, estimula una mayor formación de este. La pleuritis inflamatoria deteriora el drenaje linfático de la pleura parietal, lo que reduce la tasa de depuración del líquido pleural. El componente celular de la respuesta inflamatoria atraviesa varias fases: inicialmente, la respuesta a la lesión pleural por MTB se caracteriza por un predominio de leucocitos polimorfonucleares (particularmente neutrófilos); a esto le sigue la afluencia de macrófagos y, posteriormente, una reacción inmunitaria prolongada impulsada por linfocitos, con liberación de adenosina desaminasa (ADA) y formación de granulomas pleurales. La contención inicial de los bacilos es la responsable de la naturaleza paucibacilar de estos derrames y del bajo rendimiento del cultivo para obtener el aislamiento microbiológico.

Presentación clínico-radiológica

Si bien la TBC puede afectar a cualquier órgano, la afectación pulmonar es la más frecuente (80%-85%), incluso en la edad pediátrica.

La TBC extrapulmonar representa, globalmente, del 15%-20% de los casos en huéspedes inmunocompetentes. La pleuresía tuberculosa o TBC pleural, junto con la TBC ganglionar, son las formas más frecuentes de presentación extrapulmonar en niños y adolescentes.

Tuberculosis pulmonar

El cuadro clínico suele ser de comienzo insidioso, inespecífico, oligosintomático o incluso asintomático, de curso subagudo o crónico, lo que dificulta el diagnóstico precoz y oportuno. Los síntomas más comunes son los siguientes:

- Tos: la presencia de tos de más de dos semanas de evolución (inicialmente seca, y posteriormente productiva, con expectoración mucosa, mucopurulenta o hemoptoica) es el hallazgo clínico más frecuente. Puede estar acompañada de disnea, dolor torácico o hemoptisis.
- Síndrome de impregnación bacilar: está constituido por síntomas generales que incluyen astenia, adinamia, anorexia o hiporexia, pérdida o mala progresión de peso, sudoración nocturna y fiebre o febrícula. Suele estar asociado con sintomatología respiratoria, como tos productiva y disnea. Hasta en el 20% de los casos, los síntomas constitucionales pueden ser el único hallazgo clínico.

Estos síntomas se caracterizan por persistir durante más de dos semanas, sin mejoría con los tratamientos habituales para los diagnósticos diferenciales más comunes (antibióticos, broncodilatadores, dieta con adecuado aporte calórico, entre otros).

Los lactantes y niños pequeños tienen más probabilidades de presentar síntomas constitucionales inespecíficos aislados. Los síntomas respiratorios dependen de la forma clínica y de la extensión de la lesión pulmonar. En la TBC primaria generalmente son escasos, pero ante el agrandamiento de los ganglios hiliares o mediastinales pueden detectarse signos y síntomas compatibles con trastornos de la ventilación por compresión extrínseca parcial o total de la vía aérea, como dificultad respiratoria, tos irritativa y sibilancias localizadas.

Los niños mayores y adolescentes pueden presentar una forma pulmonar primaria como la descrita previamente, o bien, una forma pulmonar extraprimaria (similar a la forma del adulto) que, a diferencia de la forma primaria, suele caracterizarse por tener mayor signo-sintomatología que incluye un clásico síndrome de impregnación bacilar, semiología de cavitación pulmonar y expectoración hemoptoica o hemoptisis. Sin embargo, algunos pacientes se presentan con escasos síntomas que pueden limitarse a la presencia de tos crónica o adelgazamiento.

La solicitud de una radiografía de tórax de frente y perfil es de suma importancia y suele ser suficiente para realizar el diagnóstico de compromiso pleuropulmonar en la mayoría de los casos. A continuación, se describen las formas más frecuentes de compromiso pulmonar en pediatría.

TBC neumoganglionar (TBC pulmonar primaria)

Se caracteriza por la hipertrofia de ganglios hiliares, peritraqueales o mediastinales secundaria al sitio de inoculación en el parénquima pulmonar (foco primario), que en la mayoría de los casos no es evidenciable radiológicamente. La imagen radiológica de estas adenopatías intratorácicas puede manifestarse mediante un engrosamiento hiliar o mediastinal que puede ser marcado o apenas detectable (Figura 42.1). La radiografía de tórax de perfil es sumamente útil para evaluar este compromiso. Ocasionalmente, pueden evidenciarse complicaciones como atelectasias o hiperinsuflación secundarias a la obstrucción extrínseca total o parcial que genera la progresión del foco ganglionar.

Por su parte, la progresión del foco parenquimatoso puede causar:

- Consolidación (neumonía), con o sin derrame pleural (Figura 42.2).
- Diseminación intrabronquial y consolidación multifocal o bronconeumonía.
- Diseminación hematógena (miliar).
- Cavitación.

TBC miliar

Es una forma grave e infrecuente de TBC (menos del 2% de los casos). Se produce más frecuentemente en lactantes y niños pequeños, dentro de los primeros 6 meses luego de la primoinfección. Es producida por la siembra del bacilo en ambos campos pulmonares, que genera pequeños granulomas homogéneos que llegan incluso a la periferia. Su imagen radiológica es característica, con opacidades micronodulares o vidrio esmerilado, que a

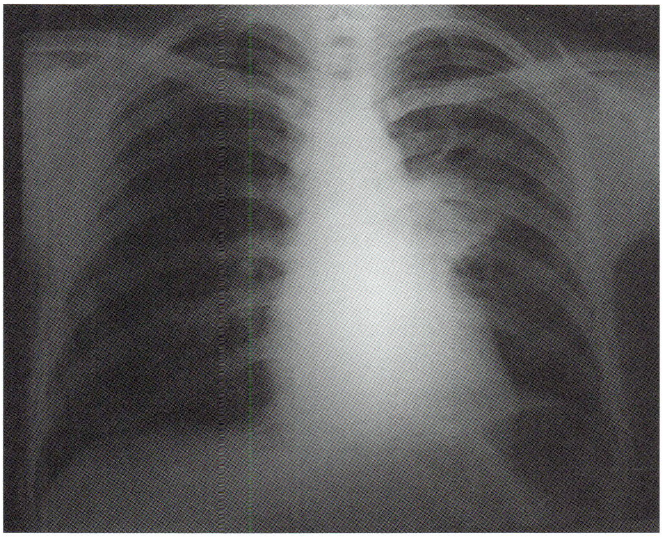

Figura 42.1 Paciente de 5 años. Tuberculosis pulmonar primaria.

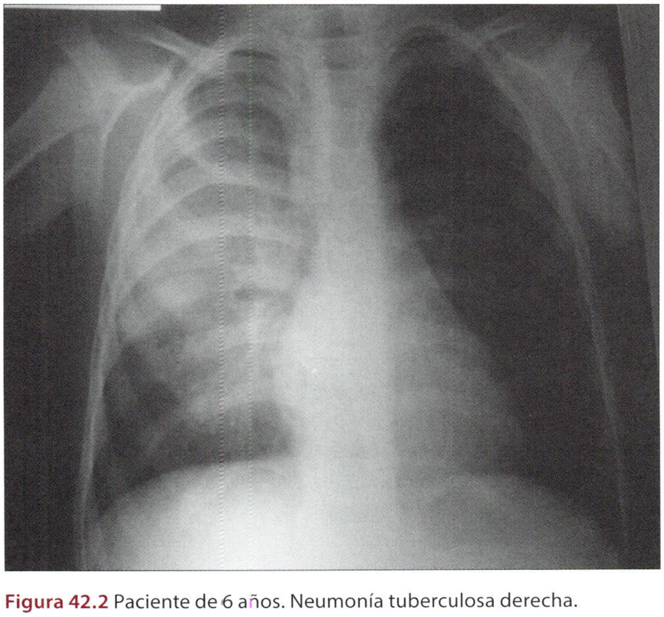

Figura 42.2 Paciente de 6 años. Neumonía tuberculosa derecha.

veces confluyen. En estos casos se debe descartar diseminación sistémica de la enfermedad mediante estudios por imágenes y cultivo de líquidos orgánicos (Figura 42.3).

TBC cavitaria (TBC extraprimaria)

Esta enfermedad pulmonar, tipo adulto, puede presentarse en niños mayores y adolescentes. En la TBC por reactivación, las áreas pulmonares con mayor concentración de oxígeno son las que favorecen la replicación bacilar; es por esto que los vértices pulmonares son las zonas más afectadas (Figura 42.4). Se caracteriza por la tendencia a la formación de cavernas y la probabilidad de diseminación bronquial hacia los campos pulmonares inferiores.

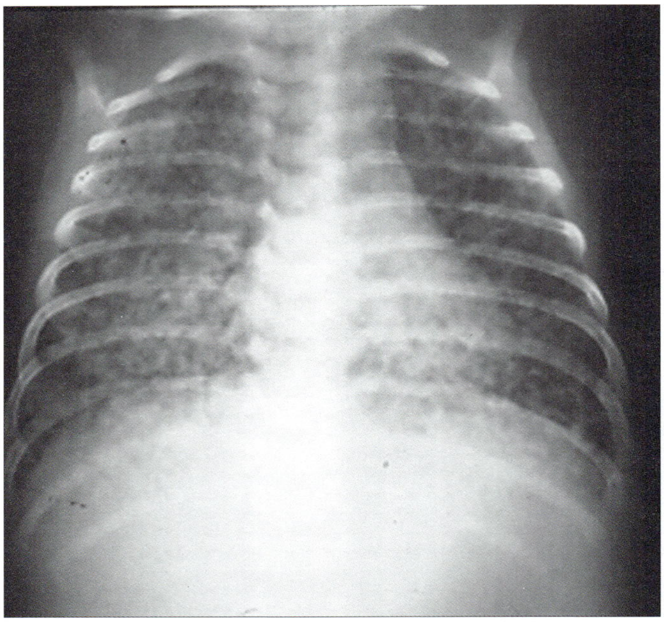

Figura 42.3 Paciente de 4 años. Tuberculosis miliar.

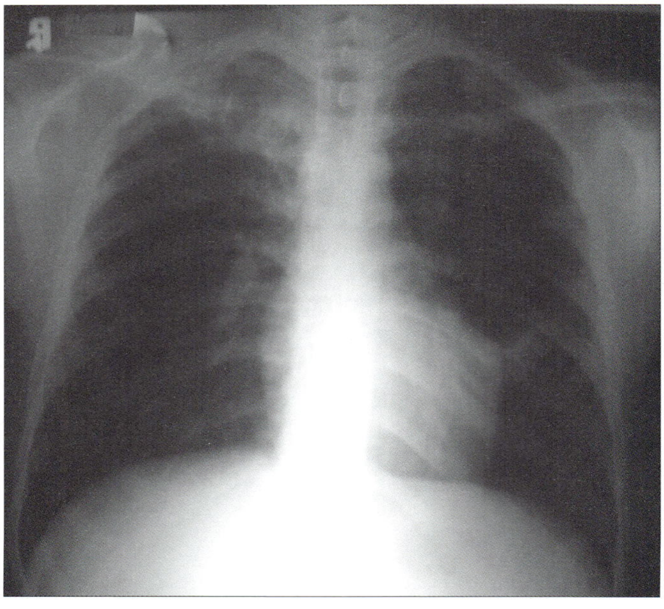

Figura 42.4 Paciente de 14 años. Tuberculosis cavitaria derecha.

Tuberculosis pleural

Si bien es una de las formas más frecuentes de presentación extrapulmonar en la TBC infantil, es rara en menores de 6 años y su frecuencia aumenta con la edad. Se produce por la progresión de un foco infeccioso subpleural (más frecuente) o por un fenómeno de hipersensibilidad a las proteínas del bacilo.

Las pleuresías por TBC se presentan típicamente como enfermedades agudas o subagudas, caracterizadas por dolor torácico pleurítico unilateral (~75%), tos irritativa (~70%), fiebre o febrícula (~85%), sudoración nocturna (~50%), disnea (~50%) y pérdida de peso (25%-85%).

El compromiso es generalmente unilateral y el derrame puede variar significativamente en volumen (Figura 42.5). Si bien la TBC pleural puede cursar con afectación pulmonar, en el 35% al 65% de los casos no hay evidencia imagenológica de compromiso parenquimatoso pulmonar subyacente. Por lo tanto, ante la presencia de un derrame pleural en ausencia de lesión pulmonar, debe considerarse fuertemente el diagnóstico de TBC pleural.

Los datos obtenidos de forma previa al advenimiento del tratamiento antifímico indican que la historia natural de la mayoría de los derrames tuberculosos sería la resolución espontánea en 1-4 meses. Sin embargo, no debe interpretarse que el tratamiento es innecesario, ya que hasta el 65% de estos pacientes desarrollan TBC pulmonar activa en un período de 2 años, independientemente de la positividad del cultivo de líquido pleural, el tamaño inicial del derrame y las anomalías radiológicas residuales.

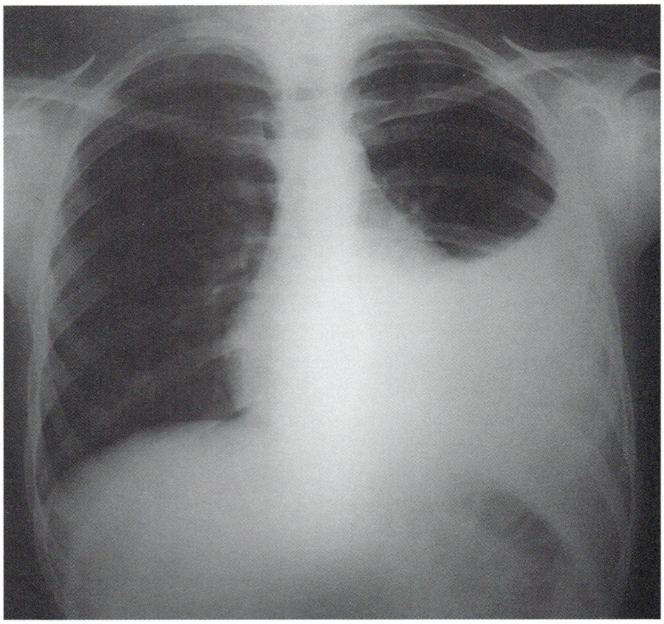

Figura 42.5 Paciente de 15 años. Pleuresía tuberculosa izquierda.

Diagnóstico

La enfermedad tuberculosa en niños tiene origen siempre en la transmisión reciente desde un adolescente o un adulto bacilífero, por lo que se considera un evento centinela. Sin embargo, la baja probabilidad de que un niño enfermo padezca formas contagiantes de TBC limita la dinámica de transmisión.

La enfermedad tuberculosa de la infancia se caracteriza por mayor riesgo de progresión de infección a enfermedad, mayor diseminación, manifestaciones clínicas inespecíficas, menor posibilidad de diagnóstico microbiológico (método de referencia) y por presentar lesiones paucibacilares. A menor edad del niño, mayor riesgo de formas diseminadas y extrapulmonares. Todas estas características dificultan el diagnóstico y tratamiento oportuno, y hacen que la TBC siga siendo un desafío para el médico pediatra.

Dado que la confirmación bacteriológica no suele exceder a la mitad de los casos pediátricos, el mayor valor predictivo positivo para el diagnóstico de la enfermedad en niños se obtiene de la suma de los criterios siguientes:

- Epidemiología (exposición o contacto con un enfermo bacilífero).
- Hiperergia tuberculínica (HT).
- Clínica e imágenes compatibles.

Epidemiología

Debe realizarse una anamnesis completa que recolecte información relacionada, fundamentalmente, con los antecedentes personales y de contacto con enfermedad tuberculosa.

Antecedentes personales

Se debe considerar lo siguiente:

- Antecedente de vacunación con BCG: si bien haber recibido la vacuna BCG no descarta la posibilidad de tener TBC, es importante conocer si el paciente se encuentra vacunado.
- Presencia de comorbilidades con mayor riesgo de morbimortalidad por TBC: diabetes, desnutrición, inmunodeficiencias congénitas o adquiridas, enfermedades hematoncológicas, inmunosupresión secundaria a tratamientos (corticoterapia prolongada, drogas inmunomoduladoras o inmunosupresoras).
- Pruebas tuberculínicas previas: pueden contribuir con determinar una primoinfección no tratada o la posibilidad de viraje tuberculínico.
- Tratamiento antifímico o quimioprofilaxis previa: indagar sobre las fechas, drogas utilizadas, duración del tratamiento, abandonos o interrupciones de este.

Antecedentes de contacto con enfermedad tuberculosa

- Determinar el foco primario de contagio es una herramienta diagnóstica fundamental en pediatría, ya sea un enfermo tuberculoso conocido o, en ausencia de este, la presencia de contactos sintomáticos respiratorios entre quienes se debe buscar el potencial enfermo bacilífero. A menor edad del niño, mayor es la posibilidad de encontrar al caso infectante en el núcleo intrafamiliar.
- Una vez identificado el enfermo contagiante, se debe indagar fundamentalmente sobre los tratamientos recibidos (drogas, duración), la adherencia a estos (tratamientos irregulares o incompletos por abandono), la presencia de comorbilidades o de adicción a drogas.

Hiperergia tuberculínica (HT)

La intradermorreacción de Mantoux o prueba de PPD (derivado proteico purificado de MTB) permite diagnosticar la infección tuberculosa y así diferenciar entre individuos expuestos e infectados, con una sensibilidad y especificidad mayor del 90%.

Fundamento

Ante la inoculación intradérmica de proteínas de MTB se produce la estimulación de los linfocitos T previamente sensibilizados en pacientes infectados, lo que desencadena una reacción de hipersensibilidad de tipo IV cuantificable.

Técnica

Se inyectan 0,1 mL de tuberculina en la dilución 2 UT (unidades tuberculínicas), en forma intradérmica, en la cara antero-externa del antebrazo. La lectura del resultado se realiza a las 72 horas (48-96 horas). Se debe identificar la presencia de una pápula (no de eritema) que en el caso de estar presente debe medirse en forma transversal al eje del brazo, con una regla milimetrada transparente. El informe debe ser expresado en milímetros. Si presenta vesículas o ampollas se denomina reacción flictenular y es considerada una PPD positiva. Los individuos respondedores con HT se denominan reactores. Hasta el 5% de los individuos pueden ser anérgicos a la prueba tuberculínica: esto implica que presentan una ausencia de respuesta persistente.

Si bien la PPD proporciona evidencia de infección por MTB, no puede distinguir entre TBC activa y TBC latente. Por lo tanto, el diagnóstico de TBC activa debe excluirse antes de iniciar el tratamiento para la TBC latente (quimioprofilaxis). Una PPD negativa nunca descarta enfermedad tuberculosa.

Resultados

Los puntos de corte para la interpretación de resultados dependen de la tasa de incidencia local de TBC y la cobertura previa con vacuna BCG. En la Argentina, se utiliza un resultado igual o mayor a 10 milímetros para considerar a un niño o adolescente como infectado. En individuos que viven con VIH-sida y en otros inmunocomprometidos, este límite se reduce a 5 milímetros.

Se denomina viraje tuberculínico a la conversión de un individuo previamente negativo en positivo, o a una diferencia de 6 milímetros o más en la lectura de dos PPD, con un plazo inferior a 2 años entre ambas determinaciones.

Indicaciones

- Pacientes con sospecha de TBC por clínica o radiología compatibles.
- Contactos recientes de enfermos baciliferos o con sospecha de serlo.
- Poblaciones con riesgo aumentado de reactivación endógena y evolución a enfermedad, como diabetes, desnutrición, enfermedad real crónica, infección por VIH-sida, tratamiento corticoideo o inmunosupresor.
- Poblaciones expuestas a un riesgo ambiental aumentado, como trabajadores de la salud y trabajadores sociales, personas privadas de la libertad, entre otros.

Otras herramientas de diagnóstico por imágenes

Tomografía computarizada de tórax

Puede solicitarse en pacientes sintomáticos con radiología dudosa o no concluyente para TBC pulmonar. En el caso de la TBC pleural, puede poner en evidencia un engrosamiento difuso de la pleura visceral y parietal, separadas por la presencia de líquido (signo de la pleura dividida). Permite, además, identificar la presencia o ausencia de un compromiso parenquimatoso subyacente, y evaluar complicaciones ante una evolución desfavorable.

Si se desea explorar el mediastino para buscar adenopatías, se recomienda solicitar que el estudio se realice con contraste endovenoso.

Ecografía transtorácica o pleural

La ultrasonografía es útil tanto para el estudio del compromiso ganglionar, como de la pleuresía tuberculosa. Es el examen de elección ante la sospecha de derrame, y si bien permite cuantificar el líquido pleural, los hallazgos ecográficos en la TBC pleural son inespecíficos y pueden incluir derrames anecoicos de flujo libre, derrames ecogénicos complejos o derrames con tabiques o loculaciones.

Diagnóstico de laboratorio

Las determinaciones rutinarias de laboratorio rara vez contribuyen con el diagnóstico inicial; sin embargo, debe incluirse la solicitud del hemograma, eritrosedimentación, hepatograma y ácido úrico para el monitoreo posterior de las reacciones adversas relacionadas con los fármacos antifímicos.

El análisis citoquímico del líquido pleural en derrames tuberculosos presenta parámetros de exudado, con las siguientes características: niveles elevados de lactato deshidrogenasa (LDH), que en el 75% de los casos suelen superar las 500 UI/L; dosaje elevado de proteínas (> 4 g/dL) en el 55% al 77% de los casos; pH que tiende a ser ácido (pH promedio 7,25); nivel de glucosa disminuido con respecto al valor plasmático; recuento celular elevado (> 1000 cel/mm^3), inicialmente con predominio de neutrófilos y luego linfocitario. Un cociente linfocitos/neutrófilos > 0,75 contribuye con la sospecha diagnóstica.

A continuación, se describen otras herramientas diagnósticas de laboratorio.

Métodos de diagnóstico serológico

Las técnicas denominadas pruebas de liberación de interferón gamma (IFN-γ), o *Interferón Gamma Ralease Assays* (IGRAs), se basan en la medición del IFN-γ producido por los linfocitos T sensibilizados frente a MTB o en la determinación del número de células que lo producen.

Existen dos pruebas licenciadas por la *Food and Drug Administration* (FDA): QuantiFERON®-TB Gold In-Tube (QFT-GIT) y T-SPOT®.TB (T-Spot). El QFT-GIT mide la concentración plasmática del IFN-γ mediante un ensayo por inmunoabsorción ligado a enzimas (ELISA), mientras que el ensayo T-Spot enumera las células T que liberan IFN-γ mediante un ensayo de ELISpot.

Como miden la respuesta inmune a antígenos específicos del MTB, la vacunación con BCG previa no produce falsos resultados positivos, pero puede haber reacciones cruzadas con otras micobacterias como *M. kansasii, M. szulgai y M. marinum*.

La información que brindan estas pruebas es la misma que se obtiene con la PPD: un resultado de IGRAs positivo no diferencia primoinfección de enfermedad tuberculosa, y un resultado negativo tampoco descarta la enfermedad. Con respecto a la PPD, los IGRAs no han demostrado ventajas sustanciales para el diagnóstico de TBC, pero tienen una logística más simple ya que requieren que el paciente concurra una única vez, a diferencia de la PPD que requiere de dos consultas (aplicación y lectura). Como desventajas, son pruebas más costosas e invasivas que la PPD, y requieren de un laboratorio especializado. Esta técnica diagnóstica no se encuentra por el momento disponible en la Argentina.

Detección de adenosina desaminasa (ADA) en el líquido pleural

Se trata de una enzima que, si bien posee una distribución ubicua, juega un rol relevante en la proliferación y diferenciación de los linfocitos T, y refleja la presencia de linfocitos T activados. No detecta ningún componente específico del MTB ni de la respuesta inmune al bacilo, por lo cual solo tiene utilidad como complemento diagnóstico de otros resultados obtenidos por imágenes o bacteriológicos.

Un valor elevado de ADA puede contribuir con el diagnóstico de pleuresía tuberculosa. El valor de corte establecido para el líquido pleural se encuentra entre 40-60 UI/L. Diversos metaanálisis estimaron que, ante resultados elevados, su sensibilidad y especificidad en líquido pleural son del 89%-99% y del 88%-97%, respectivamente. Es poco probable que los derrames tuberculosos eleven la ADA por encima de 250 UI/L.

La determinación de la ADA tiene varias limitaciones. Entre ellas, la presencia de valores elevados que pueden compartirse con otras enfermedades que estimulan la producción de esta enzima (derrames secundarios a enfermedades reumatológicas o neoplasias). En este escenario, dichas entidades también deben ser descartadas.

Dosaje de IFN-γ en el líquido pleural

El IFN-γ es una citoquina crucial en la inmunopatogénesis de la infección y enfermedad por MTB. Se libera por los linfocitos T $CD4^+$ activados, y funciona principalmente como un activador de los macrófagos, al aumentar su actividad micobactericida. Los ensayos que cuantifican directamente la cantidad de IFN-γ en el líquido pleural demostraron una elevada sensibilidad (89%) y especificidad (97%) para derrames tuberculosos, que pueden ser superiores a la ADA. Una concentración de IFN-γ por encima de 140 pg/mL tiene una sensibilidad del 94% para el derrame tuberculoso, y una concentración por encima de 240 pg/mL tiene una sensibilidad del 95%. Recientemente, la combinación de ADA e IFN-γ elevados se informó que tendría una especificidad y un valor predictivo positivo cercanos al 100%. El valor umbral óptimo para identificar derrames tuberculosos aún no se ha estandarizado, y el costo del análisis sigue siendo elevado para la mayoría de los entornos, lo que disminuye la utilidad de esta técnica.

Diagnóstico microbiológico

Los exámenes microbiológicos son cruciales, ya que el diagnóstico de certeza requiere el hallazgo del bacilo en el órgano afectado (Tabla 42.1). Estos deben solicitarse de manera sistemática ante la sospecha diagnóstica de TBC pleuropulmonar, al igual que la PPD y la radiografía de tórax. Los resultados negativos no descartan el diagnóstico, pero un resultado positivo permite la confirmación etiológica, la evaluación de la sensibilidad antimicrobiana y el monitoreo de la respuesta terapéutica. Las muestras pediátricas deben procesarse siempre para examen directo y cultivo.

Es importante remarcar que, como la TBC en pediatría suele ser una enfermedad paucibacilar, la baciloscopía y las técnicas de amplificación del ácido desoxirribonucleico (ADN), como la reacción en cadena de la polimerasa (PCR), pueden ser negativas, y el mayor rendimiento diagnóstico se obtiene siempre con el cultivo.

Examen directo o baciloscopía

Las técnicas más utilizadas son la tinción de Ziehl-Neelsen y Kinyoun. Se trata de un método de detección rápida por microscopía, sencillo y de bajo costo, que puede poner en evidencia la presencia de BAAR. Para obtener un resultado positivo se requiere que la muestra contenga al menos 5000-10 000 bacilos/mL, por lo cual es una técnica menos sensible que el cultivo. Su especificidad es baja, ya que no diferencia MTB de otras micobacterias.

El resultado de la baciloscopía se informa siguiendo un método estandarizado en cruces y no determina la viabilidad del bacilo, si bien es de gran utilidad para el seguimiento y para definir una

Tabla 42.1 Estudios diagnósticos a solicitar según tipo de foco

Foco	Imágenes	Muestras biológicas	Estudios de muestras biológicas
Pulmonar	▪ Radiografía de tórax frente y perfil ▪ Eventual: TC de tórax	Tres muestras respiratorias: esputo espontáneo o inducido, o lavados gástricos; eventual: lavado broncoalveolar (BAL)	▪ Examen directo ▪ Cultivo ▪ Eventual: reacción en cadena de la polimerasa (PCR)
Pleural	▪ Radiografía de tórax frente y perfil ▪ Ecografía pleural ▪ Eventual: TC de tórax	Biopsia pleural	▪ Cultivo ▪ Histología ▪ Eventual: PCR
		Tres muestras respiratorias: esputo espontáneo o inducido, o lavados gástricos	▪ Examen directo ▪ Cultivo ▪ Eventual: PCR
		Líquido pleural	▪ Examen citoquímico ▪ Examen directo ▪ Cultivo ▪ Eventual: dosaje de ADA y PCR
Pleuropulmonar	▪ Radiografía de tórax frente y perfil ▪ Ecografía pleural ▪ Eventual: TC de tórax	Tres muestras respiratorias: esputo espontáneo o inducido, o lavados gástricos	▪ Examen directo ▪ Cultivo ▪ Eventual: PCR
		Líquido pleural	▪ Examen citoquímico ▪ Examen directo ▪ Cultivo ▪ Eventual: dosaje de ADA y PCR
		Eventual: biopsia pleural	▪ Cultivo ▪ Histología ▪ Eventual: PCR

TC: tomografía computarizada; ADA: adenosina desaminasa.

adecuada respuesta al tratamiento. Se requieren muestras sucesivas para aumentar la sensibilidad del estudio, lo que permite una mayor posibilidad de rescate microbiológico ya que algunos pacientes eliminan bacilos en forma intermitente. En niños pequeños, el rédito diagnóstico de las muestras respiratorias es bajo (1%-10%). Asimismo, en niños y adolescentes el examen directo del líquido pleural tiene un rendimiento habitualmente bajo (< 5%).

Cultivo

Es el método de elección para el diagnóstico de TBC (método de referencia). Es la técnica de mayor sensibilidad en la detección de MTB por requerir la presencia de solo 10-100 bacilos/mL en la muestra para lograr un resultado positivo. Puede realizarse por cultivo tradicional en medio sólido (Löwenstein-Jensen o Stonebrink), y es el método más utilizado. Requiere 4-8 semanas para el aislamiento del germen, y otras 3-4 semanas para realizar las pruebas de sensibilidad.

Otra opción es el cultivo por técnicas automatizadas, donde se utilizan métodos fluorométricos (p. ej., MGIT 960) o colorimétricos (p. ej., BactAlert MB) en medios de cultivo líquido, que permiten disminuir a 10-15 días la obtención de resultados positivos respecto del cultivo tradicional. Asimismo, permiten reducir el tiempo de estudio para la sensibilidad a drogas antifímicas y diferenciar rápidamente entre micobacterias tuberculosas y otras micobacterias no tuberculosas o atípicas. Son técnicas más costosas que el cultivo tradicional, que requieren mayor complejidad en relación con las normas de bioseguridad.

Debido al escaso número de bacilos presentes en las localizaciones extrapulmonares, estas tienen menor proporción de confirmación bacteriológica que las formas pulmonares. Así, por ejemplo, el rendimiento del cultivo micobacteriano del líquido pleural depende del medio de cultivo utilizado: se describen valores menores del 30% en medios sólidos y hasta del 60%-70% en medios líquidos. Por su parte, el cultivo de esputo espontáneo tiene un rédito previsiblemente bajo en pacientes con diagnóstico de pleuresía tuberculosa (0%-30%), que mejora levemente en el caso del esputo inducido (~55%), incluso en ausencia de infiltrados pulmonares. La combinación del cultivo de esputo y el cultivo de líquido pleural podría alcanzar un rendimiento de hasta el 80% para MTB. La sensibilidad del cultivo de biopsia pleural es del 69%-97%, y tiende a ser mayor en personas VIH positivas. Así es que, aun cuando su rendimiento sea bajo, siempre debe realizarse el examen microbiológico directo, el cultivo de líquido pleural y, fundamentalmente, el cultivo de biopsia de tejido pleural.

Tipificación y sensibilidad

Estas determinaciones solo pueden realizarse si se obtiene un rescate microbiológico (cultivo positivo), de ahí la importancia de cultivar todo material disponible de acuerdo con el foco clínico de sospecha. Tanto la tipificación del germen como las pruebas de sensibilidad antimicrobiana constituyen un punto crítico del diagnóstico microbiológico, y contribuyen con la implementación de un adecuado tratamiento antifímico.

Técnicas de amplificación de ácidos nucleicos

Estas técnicas permiten la detección rápida de muestras positivas para TBC, aún con escaso número de bacilos (500 bacilos/mL de muestra); sin embargo, no reemplazan al cultivo y su solicitud no debe ser sistemática.

Reacción en cadena de la polimerasa (PCR)

Bajo esta denominación se incluyen varios métodos que permiten identificar y amplificar distintos segmentos del ADN del bacilo (PCR, RT-PCR, TMA, SDA, entre otros). Hay que destacar que detectan al complejo *Mycobacterium tuberculosis* (incluye: MTB, *M. bovis, M. bovis-BCG, M. africanum, M. microti, M. caprae, M. canetti, M. mungi y M. pinnipedii*), por lo que no diferencian, p. ej., MTB del *Mycobacterium bovis* o BCG. Dado que estas técnicas identifican la presencia de ADN pero no la viabilidad de la bacteria, no se recomienda su uso en pacientes con antecedentes previos de enfermedad ni como monitoreo evolutivo intratratamiento, ya que es factible obtener resultados falsos positivos.

Una PCR pude considerarse evidencia presuntiva de enfermedad tuberculosa pulmonar o extrapulmonar, pero una prueba negativa no excluye el diagnóstico.

Se ha descripto una sensibilidad en esputos, aspirados traqueales y lavado broncoalveolar (BAL) que varía entre el 40% y más del 85%, según la carga bacilar de la muestra y la técnica que se emplee. La experiencia en lavados gástricos tiene resultados más limitados y controvertidos.

La sensibilidad global de una PCR en líquido pleural varía entre el 28%-81%, y es del 90% en tejido pleural, con una especificidad entre el 90% y el 100%.

GeneXpert MTB/RIF

Es un método de amplificación de ácidos nucleicos automatizado (RT-PCR) que determina simultáneamente la presencia de MTB y la resistencia a la rifampicina en menos de 2 horas. La OMS recomiendan su uso en adultos y niños para el diagnóstico de tuberculosis pulmonar y extrapulmonar. Un metaanálisis que evalúa su rentabilidad en el diagnóstico de pleuresía tuberculosa demuestra que esta es baja (especificidad > 97%, pero la sensibilidad oscila entre el 15% y el 27%). Un resultado negativo no descarta enfermedad tuberculosa. Esta técnica se encuentra actualmente disponible en los tres laboratorios de referencia para TBC de la Ciudad Autónoma de Buenos Aires, ante la sospecha de TBC resistente.

Histología de biopsia pleural

El diagnóstico de derrame pleural tuberculoso se establece fundamentalmente mediante el cultivo de biopsia pleural, como ya fue mencionado. Sin embargo, si el examen histológico identifica granulomas caseificantes, es altamente sugestivo de TBC. Se pueden observar granulomas en el 50%-97% de los casos de pleuresía tuberculosa.

Tratamiento de la tuberculosis pleuropulmonar

Inicialmente, el tratamiento debe establecerse en forma empírica en la mayoría de los casos pediátricos que sumen criterios para sospechar TBC. En algunos casos se logra la confirmación microbiológica a través de los cultivos, lo que permite, en caso de ser necesario, adecuar el esquema terapéutico según el aislamiento y sensibilidad.

Las principales drogas, o drogas de primera línea utilizadas en el tratamiento de la TBC farmacosensible son: isoniazida (H), rifampicina (R), pirazinamida (Z), etambutol (E) y estreptomicina (S) (Tabla 42.2). Todas estas drogas deben ser administradas en una única dosis diaria para favorecer la adherencia al tratamiento. En todos los casos, se requiere de la asociación de varios fármacos por tiempo prolongado. Se realiza en dos fases:

- Una primera fase (intensiva o esterilizante) dirigida a esterilizar rápidamente las lesiones e impedir la transmisión de la enfermedad, en la que se utilizan habitualmente 3 o 4 drogas por un período de 2 meses.
- Una segunda fase (de consolidación o de continuación) cuya duración mínima es de 4 meses y en la cual se utilizan 2 drogas (HR), con el objetivo de reducir el número de bacilos persistentes y recaídas de la enfermedad postratamiento.

Ante la toxicidad de drogas de primera línea o la presencia de resistencia antimicrobiana, se requieren esquemas terapéuticos alternativos que deben ser consultados siempre con el subespecialista y exceden el objetivo de este capítulo.

Esquemas terapéuticos según diagnóstico

Los esquemas antifímicos en pediatría, así como su duración total, se establecen de acuerdo con el órgano afectado, la gravedad de las diferentes formas clínicas y el estado inmunológico del paciente (Tabla 42.3).

Tabla 42.2 Fármacos antituberculosos y dosificación pediátrica

Droga (1º línea)	Acción	Dosis en mg/kg/día (dosis máxima/día)	Vía de administración	Reacciones adversas más frecuentes
Isoniazida (H)	Bactericida	5-15 mg/kg/día (300 mg)	Vía oral	▪ Hepatitis ▪ Hipersensibilidad cutánea ▪ Neuropatía periférica
Rifampicina (R)	Bactericida	10-20 mg/kg/día (600 mg)	Vía oral o endovenosa	▪ Hepatitis ▪ Reacciones cutáneas ▪ Intolerancia gástrica ▪ Coloración anaranjada de fluidos corporales ▪ Reacciones inmunológicas (síndrome pseudogripal, púrpura trombocitopénica, etc.)
Pirazinamida (Z)	Bactericida	25-35 mg/kg/día (2 g)	Vía oral	▪ Hepatotoxicidad ▪ Nauseas, vómitos ▪ Exantema, hipersensibilidad cutánea ▪ Artralgias ▪ Hiperuricemia
Etambutol (E)	Bacteriostática	15-25 mg/kg/día (1,2 g)	Vía oral	▪ Neuritis óptica retrobulbar ▪ Artralgias ▪ Hipersensibilidad cutánea
Estreptomicina (S)	Bactericida	15-20 mg/kg/día (1 g)	Vía intramuscular o endovenosa	▪ Nefrotoxicidad ▪ Ototoxicidad ▪ Dolor en el sitio de inyección

Tabla 42.3 Esquemas de tratamiento recomendados según forma clínica de presentación

Tuberculosis moderada	Fase intensiva (N° meses, drogas recomendadas)	Fase de consolidación (N° meses, drogas recomendadas)
▪ TBC pulmonar primaria no complicada ▪ TBC extrapulmonar no grave (p. ej., pleuresía TBC unilateral)	2 HRZ	4 HR
Tuberculosis grave	**Fase intensiva (N° meses, drogas recomendadas)**	**Fase de consolidación (N° meses, drogas recomendadas)**
▪ TBC pulmonar bacilífera ▪ TBC pulmonar no bacilífera, con lesión extensa (miliar, neumonía, bronconeumonía) o cavernas ▪ TBC extrapulmonar grave (por ejemplo, pleuresía bilateral) ▪ TBC asociada con VIH-sida u otras alteraciones inmunológicas	2 HRZE o HRZS	4-10 HR*

TBC: tuberculosis.
Nota: podría utilizarse una fase de continuación intermitente trisemanal solamente en poblaciones sin diagnóstico de VIH-sida y bajo tratamiento estrictamente supervisado.
* Considerar 7-10 meses en pacientes con lesión pulmonar extensa y de mala evolución, personas que viven con VIH-sida u otras inmunodeficiencias. En los pacientes en que se sugiere una fase de continuación de 7-10 meses, se recomienda que el tratamiento sea diario.

Si el paciente tuviera más de un órgano afectado, se debe realizar el esquema que corresponde al diagnóstico de mayor gravedad. Se recomienda que los niños no reciban esquemas de tratamiento intermitente, especialmente en las formas graves o multirresistentes.

Indicaciones para el uso de corticoterapia en TBC pleuropulmonar

- Derrame pleural de magnitud tal que repercuta sobre la función respiratoria.
- Adenopatías que generen compresión de la vía aérea o atelectasias por compresión extrínseca.
- Compromiso miliar con hipoxemia o insuficiencia respiratoria.
- Síndrome paradojal intratratamiento (síndrome inflamatorio de reconstitución inmune), ante manifestaciones clínicas graves o sistémicas.
- Síndrome de DRESS secundario a drogas antituberculosas (*v.* Capítulo 52.1).

Esquema recomendado: prednisona 1-2 mg/kg/día (máximo 60 mg/día) o equivalente, durante 3-6 semanas con descenso progresivo hasta su suspensión en 2-4 semanas.

En el caso del derrame pleural de origen tuberculoso, existe cierta controversia acerca de si los corticoides orales podrían, a través de su acción antiinflamatoria, acelerar la reabsorción del líquido y prevenir las adherencias pleurales. Varios ensayos clínicos no demostraron diferencias en el desarrollo de engrosamientos pleurales residuales, adherencias o deterioro de la función pulmonar, si bien uno de ellos evidenció una reducción en los días de duración de la fiebre y cierto acortamiento en la resolución del derrame. Actualmente, no se recomienda el uso de corticoterapia con esta finalidad.

Indicaciones para el drenaje del líquido pleural

El drenaje rutinario de líquido pleural ante una pleuresía tuberculosa no está recomendado. Sin embargo, si existiera compromiso respiratorio secundario a la magnitud del derrame, podría indicarse.

Indicaciones para el uso de vitamina B_6 (piridoxina)

Puede emplearse ante esquemas terapéuticos que incluyan isoniazida o cicloserina, en los siguientes casos:

- Población adolescente en fase de crecimiento rápido.
- Adolescentes embarazadas.
- Diagnóstico de desnutrición.
- Dieta con deficiencia proteica.
- Pacientes neurológicos con parestesias o polineuropatías periféricas.
- Comorbilidades como VIH-sida.

Esquema recomendado: dosis profiláctica 25 mg/día. Dosis terapéutica 100 mg/día.

Comentario final

Teniendo en cuenta los desafíos persistentes relacionados con el diagnóstico microbiológico en pediatría, continúa siendo de vital importancia fortalecer la sospecha diagnóstica precoz y oportuna. Cerrar las brechas aún existentes en la detección, el tratamiento y la prevención de la tuberculosis infantil es fundamental para alcanzar el objetivo de poner fin a esta entidad.

Acceda al eBook para consultar la lista de bibliografía. Consulte las indicaciones en la retiración de tapa.

43

Meningoencefalitis

Rosario Ortolá • Adolfo Aguirre

Las meninges son las membranas que recubren al sistema nervioso central (SNC) en toda su extensión. Consisten, desde el exterior hacia el interior, en la duramadre, la aracnoides y la piamadre, la cual se encuentra en íntimo contacto con el parénquima cerebral. La primera de ellas es conocida también como paquimeninges, mientras que las dos últimas en conjunto constituyen la leptomeninges (Figura 43.1).

La inflamación de estas estructuras se denomina meningitis, fenómeno que puede ocurrir como consecuencia de un proceso infeccioso, autoinmune, neoplásico o toxicológico. En este capítulo se describe exclusivamente la meningitis de causa infecciosa. En la mayoría de los casos se ve afectada únicamente la leptomeninges, si bien a veces el compromiso puede ser global.

En algunas ocasiones, el proceso infeccioso afecta el parénquima cerebral, lo que genera alteraciones del estado de conciencia, condición conocida como encefalitis. Sin embargo, en general, la infección suele sobrepasar los límites anatómicos entre el cerebro y las membranas que lo rodean, manifestándose clínicamente con signos y síntomas que sugieren el compromiso de ambas estructuras; por esta razón, el término más adecuado para referirse a esta entidad es el de meningoencefalitis.

Según el tiempo de evolución, los cuadros se dividen en agudos, cuando su duración es menor de 4 semanas, o crónicos, en caso de que las manifestaciones clínicas se extiendan más allá de ese período.

La meningoencefalitis es una emergencia neurológica. Se trata de una condición potencialmente grave, asociada con una alta tasa de complicaciones agudas y compromiso neurológico a largo plazo. El rápido reconocimiento de este cuadro resulta fundamental para la instauración de un tratamiento precoz.

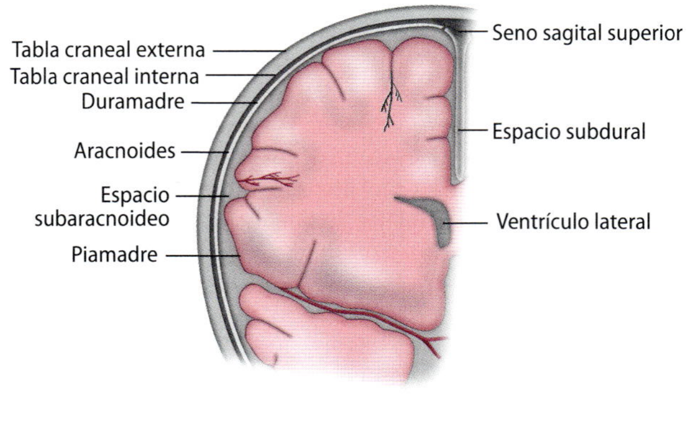

Figura 43.1 Corte coronal del cerebro en el que se distingue la disposición anatómica de las meninges. (Modificado de: Mohan S, Jain KK, Arabi M, Shah GV. Imaging of Meningitis and Ventriculitis. Neuroimag Clin N Am 2012; 22: 557-83).

Epidemiología

La meningoencefalitis es una enfermedad universal que afecta especialmente a los niños pequeños. Esta población es particularmente susceptible por la falta de inmunidad específica contra los patógenos que ocasionan la infección. Esto se debe principalmente a la edad, la inmadurez inmunológica y la ausencia de esquemas completos de vacunación. Otros factores de riesgo incluyen la colonización con bacterias patógenas y el contacto estrecho con familiares o con otros niños en jardines maternales o escuelas.

Asimismo, existen condiciones independientes del estado de inmunización que incrementan la posibilidad de infección del SNC, sobre todo por bacterias. Entre estas se encuentran los defectos del sistema del complemento, la disfunción esplénica, las fístulas de líquido cefalorraquídeo (LCR) congénitas o adquiridas, y la presencia de implantes cocleares.

Los gérmenes que ocasionan meningoencefalitis se describen más adelante en este capítulo. De estos, los más frecuentes son los virus, seguidos de las bacterias y, menos frecuentemente, los hongos y los parásitos.

En los últimos años, se han producido cambios importantes en la incidencia de infecciones por estos microorganismos. Esto se debe fundamentalmente a la incorporación de vacunas contra *Haemophilus influenzae* tipo b, *Neisseria meningitidis* y *Streptococcus pneumoniae*, lo cual ocasionó una franca disminución de la frecuencia de meningoencefalitis por estos gérmenes. Todas estas vacunas se encuentran disponibles en Argentina y la mayoría han sido incorporadas al calendario nacional de vacunación, obligatorio y gratuito.

Causas

La meningoencefalitis puede ser ocasionada por un gran número de microorganismos, entre los que se encuentran múltiples bacterias, virus, parásitos y hongos (Tabla 43.1). Si bien las infecciones virales son las más frecuentes, la prevalencia de cada germen depende de la edad del paciente y de las características epidemiológicas locales.

Virus

Las infecciones causadas por virus suelen ocurrir durante los meses de verano y generalmente se transmiten en forma directa de persona a persona, por secreciones respiratorias, o bien a partir de la vía fecal-oral, aunque existen otros mecanismos. Los virus aislados con mayor frecuencia son los pertenecientes al grupo de los enterovirus. La gravedad del cuadro varía desde formas

Tabla 43.1 Microorganismos implicados en la génesis de la meningoencefalitis en niños

Bacterias	▪ *Haemophilus influenzae* tipo b ▪ *Neisseria meningitidis* ▪ *Streptococcus pneumoniae* ▪ *Listeria monocytogenes* ▪ *Streptococcus agalactiae* ▪ *Escherichia coli* ▪ *Staphylococcus aureus*
Virus	▪ Enterovirus ▪ Arbovirus ▪ Virus herpes simple tipo 1 (HSV-1) ▪ Virus herpes simple tipo 2 (HSV-2) ▪ Virus varicela-zóster (VZV) ▪ Citomegalovirus (CMV) ▪ Rubéola
Micobacterias	▪ *Mycobacterium tuberculosis*
Hongos	▪ *Coccidioides immitis* ▪ *Blastomyces dermatitidis* ▪ *Cryptococcus neoformans* ▪ *Histoplasma capsulatum* ▪ *Candida species*
Parásitos	▪ *Strongyloides stercoralis* ▪ *Toxocara canis* ▪ *Trichinella spiralis* ▪ *Angiostrongylus cantonensis*

leves y autolimitadas, a formas graves con gran compromiso neurológico y riesgo de muerte.

Varios miembros de la familia de los virus herpes se encuentran implicados. Los virus herpes simple de tipo 1 y 2 (HSV-1 y HSV-2) son causas importantes de encefalitis, tanto en niños como en adultos. Incluso, pueden observarse cuadros neonatales graves debido a la transmisión de HSV-2 a través del canal de parto. El compromiso del parénquima cerebral es habitual, y generalmente es focal. El virus de la varicela-zóster (VZV) puede ocasionar infecciones del SNC como complicación de la varicela, con cuadros clínicos de encefalitis aguda. Por último, existen casos de meningoencefalitis por citomegalovirus (CMV), aunque suelen verse únicamente en pacientes inmunocomprometidos o como consecuencia de una infección congénita.

Bacterias

Dentro de los cuadros de origen bacteriano, es importante distinguir a los gérmenes que ocasionan meningoencefalitis neonatal. Durante este período, las bacterias presentes en el canal de parto son las responsables del compromiso infeccioso del SNC. Las más frecuentemente encontradas son *Streptococcus agalactiae, Escherichia coli y Listeria monocytogenes*. Se trata de cuadros graves y potencialmente mortales.

En niños mayores de un mes, se encuentran principalmente el *Streptococcus pneumoniae, Neisseria meningitidis* y *Haemophilus influenzae* tipo b. Estas bacterias colonizan la nasofaringe de individuos sanos y se transmiten a partir de la aerosolización de secreciones respiratorias o de gotas de saliva. Todas estas ocasionan cuadros de meningoencefalitis aguda.

Streptococcus pneumoniae es un coco gram positivo con múltiples serotipos. En la actualidad, constituye la primera causa de meningitis bacteriana aguda de la comunidad, tanto en niños como en adultos, si bien su prevalencia se encuentra en descenso como consecuencia de la vacunación.

El segundo lugar lo ocupa *Neisseria meningitidis*. Se trata de un diplococo gram negativo, causante de brotes epidémicos de meningitis o de casos esporádicos, sobre todo en países en vías de desarrollo. Existen diversos serotipos, los más frecuentes en Argentina son los serotipos A, B, C, Y, y el W135. También puede presentarse como un cuadro de meningococemia, cuyas manifestaciones clínicas se describen más adelante.

Haemophilus influenzae tipo b es un bacilo capsulado gram negativo, aislado en menos del 10% de los casos de meningitis de origen bacteriano, en relación con la enorme difusión y eficacia de la vacunación, que es cercana al 100%. Su prevalencia es mayor en niños menores de 5 años o en aquellos con esquemas de vacunación incompletos.

Para finalizar, cabe destacar que en Argentina, así como en otros países en donde la tuberculosis es una enfermedad endémica, existen casos de meningoencefalitis tuberculosa. *Mycobacterium tuberculosis* es la principal micobacteria relacionada con esta forma de presentación extrapulmonar. Suele tratarse de cuadros de curso subagudo o crónico, difíciles de reconocer, por lo que la sospecha diagnóstica debe ser alta.

Otros microorganismos

Los pacientes inmunosuprimidos pueden desarrollar meningoencefalitis por gérmenes oportunistas o poco habituales. Tal es el caso del *Cryptococcus neoformans*, que puede ocasionar meningoencefalitis en pacientes con VIH-sida, postrasplante, con enfermedad hepática crónica o con diversos procesos oncohematológicos (leucemias, linfomas, etc.). Por lo general sigue un curso subagudo o crónico, y en caso de no ser detectado ni tratado adecuadamente, se asocia con una elevada morbimortalidad.

Fisiopatología

Una vez que las bacterias patógenas ingresan al organismo y se replican en el torrente sanguíneo, la diseminación hematógena favorece la llegada al SNC. La bacteriemia suele preceder a la meningitis, o puede ocurrir prácticamente al mismo tiempo.

La supervivencia de las bacterias en la sangre se produce gracias a la presencia de la cápsula bacteriana, que impide la función fagocítica de los macrófagos y de otras células del sistema inmune. En niños pequeños, a esto se añade la ausencia de inmunoglobulinas anticapsulares, lo que favorece la llegada al SNC. Los gérmenes arriban a los plexos coroideos y atraviesan la barrera hematoencefálica (BHE). Proliferan rápidamente en el espacio subaracnoideo, debido a la ausencia de anticuerpos específicos capaces de contener la replicación celular. Como consecuencia de la liberación de factores quimiotácticos, se produce una respuesta inflamatoria local a cargo de los polimorfonucleares, con la liberación secundaria del factor de necrosis tumoral α, interleuquina 1, prostaglandina E y otros mediadores inflamatorios. Estos mediadores producen un incremento de la permeabilidad vascular, alteraciones de la BHE y trombosis microvascular, lo que conlleva al aumento de la presión intracraneana, hidrocefalia e isquemia cerebral. Según lo expuesto, puede inferirse que la lesión del SNC no se produce únicamente por la infección bacteriana, sino que además es ocasionada por la respuesta inflamatoria del huésped.

En las infecciones virales, la viremia precede la llegada de los microorganismos al SNC. Sin embargo, no se conoce con exactitud el mecanismo a través del cual los virus atraviesan la BHE. El daño neuronal es generado en forma directa por la invasión viral, y por la destrucción del parénquima cerebral mediada por la reacción inflamatoria, que implica infiltración mononuclear y congestión vascular meníngea. La corteza cerebral suele verse particularmente afectada, con disrupción de las vainas de mielina, neuronofagia, proliferación endotelial y necrosis.

Manifestaciones clínicas

El cuadro clínico se compone de signos y síntomas inespecíficos, secundarios a la infección sistémica, junto con otros hallazgos propios de la irritación meníngea, que presentan variaciones según el tiempo de evolución y la edad del paciente. Si bien existen algunas características clínicas que pueden asociarse con determinados gérmenes, no suelen ser suficientes para determinar el origen etiológico.

Neonatos

En los neonatos, debido a la inmadurez de su sistema inmunológico y a las particularidades anatómicas y fisiológicas del SNC, predominan los signos y síntomas inespecíficos, similares a los presentes en cuadros de sepsis neonatal. El estado de conciencia fluctúa entre somnolencia, letargia e irritabilidad. La fiebre no es un signo constante; puede haber temperatura corporal normal e incluso hipotermia. Suelen manifestar succión débil y alteraciones en el patrón respiratorio, con riesgo de apnea. En algunas oportunidades, el signo cardinal es la ictericia, acompañada de cambios en la consistencia de las deposiciones, lo cual puede generar confusión. En cuanto a las manifestaciones neurológicas, puede haber hipotonía de origen central y temblor. Hasta el 30% de los neonatos afectados presentan convulsiones, que suelen ser de tipo focal. La rigidez de nuca es infrecuente. Puede haber abombamiento de la fontanela anterior, con diástasis de las suturas craneales, aunque la hidrocefalia ocurre en menos del 5% de los casos.

Mayores de un mes

En los niños mayores de un mes, se describen diferentes formas de presentación. En la mayoría de los casos, existe el antecedente de cuadros de vía aérea superior o gastrointestinales que preceden al inicio de los signos y síntomas propios de la enfermedad. La clínica suele ser progresiva en los días subsiguientes, con aparición de fiebre, anorexia o rechazo del alimento, mialgias, cefalea, irritabilidad y somnolencia. En ocasiones, existen signos cutáneos como petequias, lesiones purpúricas o eritema macular (Figura 43.2). La irritación meníngea se manifiesta con dolor y rigidez de nuca. Los signos de Kernig y Brudzinski (Figuras 43.3 y 43.4) suelen aparecer únicamente en niños mayores de 18 meses y de forma tardía, por lo que su sensibilidad es baja.

El aumento de la presión intracraneana genera progresivamente vómitos y fotofobia; en niños pequeños, también puede producir abombamiento de la fontanela anterior y diástasis de las suturas del cráneo. El hallazgo de papiledema en el fondo de ojo es infrecuente en los cuadros de instalación aguda. A su libre evolución, la hipertensión endocraneana produce compresión de nervios craneales, con alteraciones oculares (anisocoria, ptosis, estrabismo), hipertensión, bradicardia, apneas, posturas anómalas de decorticación o descerebración, alteraciones del nivel de conciencia como estupor o coma, y otros signos de herniación (*v.* Capítulo 51.6).

El 20% de los niños presenta signos neurológicos focales, como resultado de fenómenos de oclusión vascular. Las convulsiones, generalizadas o focales, suelen aparecer en los primeros días en el 30% de los casos. Son secundarias al compromiso del parénquima cerebral o a disturbios hidroelectrolíticos, y no afectan el pronóstico de la enfermedad. Aquellas que ocurren más tardíamente, luego de 3 días desde el inicio del cuadro, se asocian con complicaciones intracraneanas (colecciones, etc.) y pueden resultar de difícil manejo.

Existe otra forma de presentación, más dramática y por fortuna menos frecuente, que se caracteriza por la instauración de la clínica en forma aguda, con rápida progresión de los síntomas en menos de 24 horas, manifestándose con compromiso hemodinámico, púrpura, coagulación intravascular diseminada, alteración del estado de conciencia y riesgo de muerte. Este cuadro es conocido como meningococemia aguda, y es una de las presentaciones de la infección por *Neisseria meningitidis*. En este escenario grave y progresivo de activación endotelial e inflamación sistémica, el desarrollo concomitante de meningitis mejora el pronóstico de la entidad, probablemente porque implica cierta capacidad del sistema inmune para contener y localizar la infección.

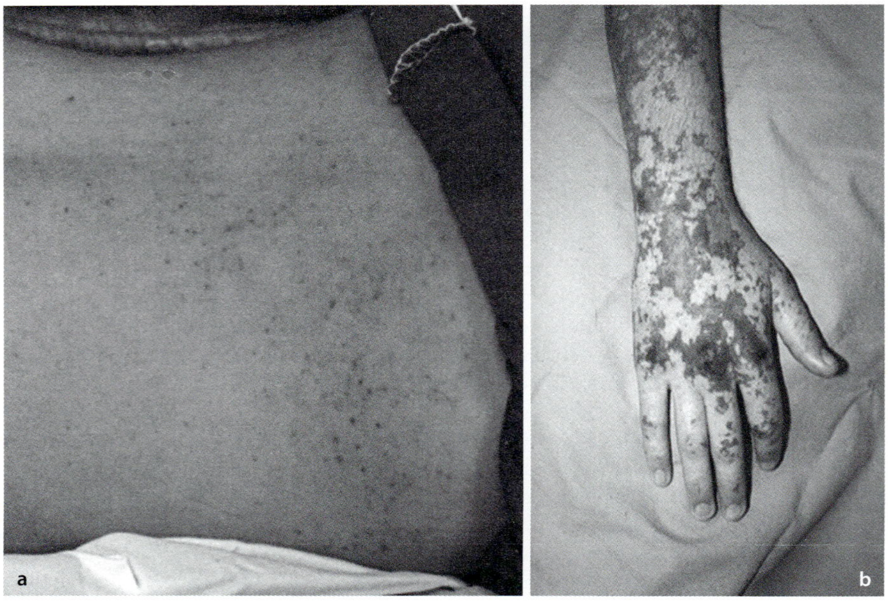

Figura 43.2 Manifestaciones cutáneas de la meningoencefalitis. **a** Petequias. **b** Lesiones purpúricas secundarias a meningococcemia. (Modificado de: Charles V Sanders. The Skin and Infection: A Color Atlas and Text. Baltimore: Williams & Wilkins, 1995).

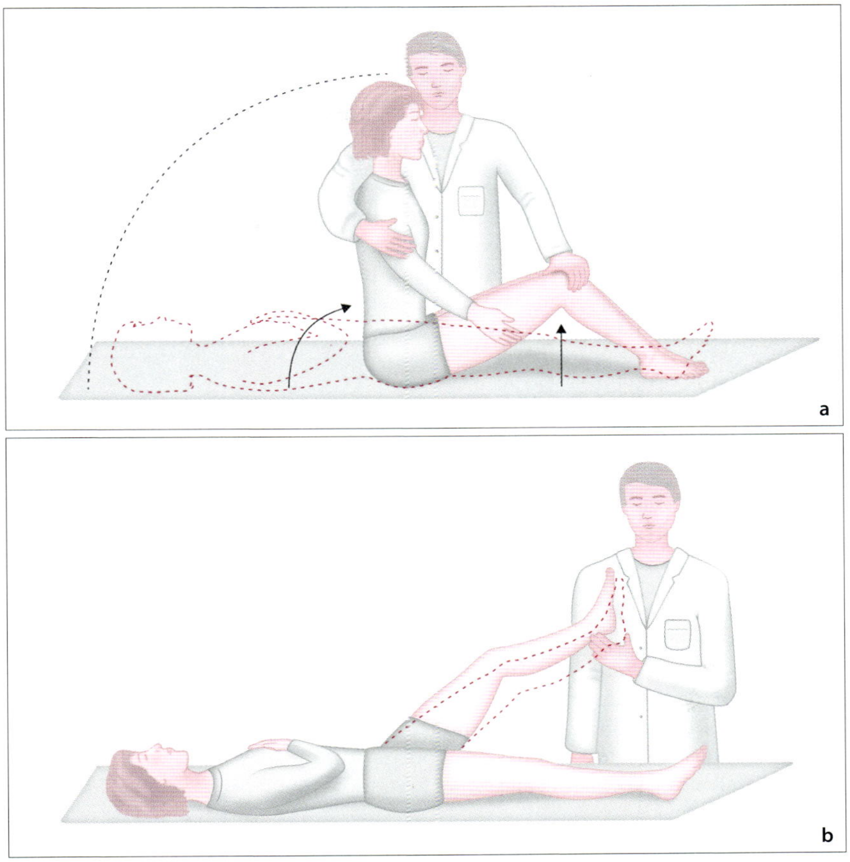

Figura 43.3 Signo de Kernig en sus dos variantes. **a** Flexión de ambas rodillas al pasar del decúbito a la sedestación de forma pasiva. **b** Dolor a la extensión pasiva de la articulación de la rodilla en decúbito dorsal. (Modificado de: Argente, Alvares. Semiología Médica. 1º ed. Buenos Aires: Panamericana, 2011).

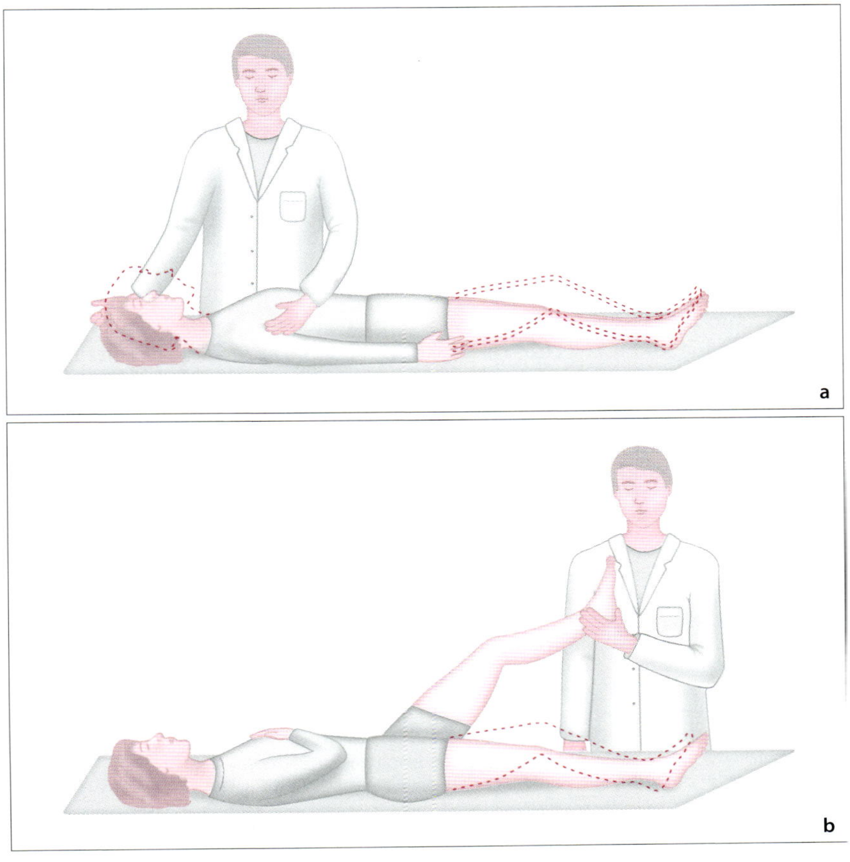

Figura 43.4 Signo de Brudzinski en sus dos variantes. **a** Flexión de ambas rodillas al flexionar de forma pasiva la nuca sobre el pecho. **b** Flexión de la articulación de la rodilla al extender de forma pasiva la rodilla contralateral. (Modificado de: Argente, Alvares. Semiología Médica. 1° ed. Buenos Aires: Panamericana, 2011).

Diagnóstico

La sospecha clínica de meningoencefalitis se basa en los datos obtenidos de la anamnesis y el examen físico. En este punto, es importante recabar información adicional acerca del estado de vacunación, la presencia de otros factores de riesgo y el uso reciente de antibióticos, ya que pueden interferir con la interpretación de las pruebas microbiológicas.

Frente a la presunción diagnóstica, es necesario realizar una serie de estudios complementarios con el fin de confirmar el origen infeccioso de la enfermedad y aislar, dentro de lo posible, el agente etiológico. Sin embargo, ninguna de estas pruebas debe retrasar el inicio precoz de las medidas terapéuticas (*v.* más adelante).

Determinaciones de laboratorio

Las pruebas de laboratorio apoyan el diagnóstico presuntivo, si bien sus resultados no son específicos:

- En primer lugar, se encuentran los marcadores inflamatorios. En el hemograma puede observarse aumento del recuento de glóbulos blancos, con predominio polimorfonuclear o mononuclear, según el microorganismo causante. El valor absoluto de plaquetas, la proteína C reactiva y la procalcitonina también aumentan, como reactantes de fase aguda.
- Otras determinaciones útiles son el dosaje plasmático de electrolitos, glucosa y la determinación de la función renal, para establecer el estado metabólico e hidroelectrolítico, y planificar la administración de fluidos, en caso de ser necesario.
- En los niños que presenten lesiones purpúricas, resulta fundamental el estudio de la coagulación (coagulograma, fibrinógeno y dímero D).
- Por último, en todos los casos deben solicitarse dos hemocultivos, idealmente previo a la administración de antibióticos (si las condiciones clínicas lo permiten), ya que la bacteriemia es frecuente. La búsqueda de serologías virales debe determinarse en base a la presunción diagnóstica.

Punción lumbar

El análisis citoquímico y microbiológico del LCR es el estudio de elección para confirmar el diagnóstico de meningoencefalitis. Se obtiene a partir de la realización de una punción lumbar, en condiciones de esterilidad y mediante una técnica adecuada (*v.* Capítulo 88). Si bien se trata de un procedimiento seguro, con bajo grado de complicaciones, se describen una serie de contraindicaciones para su realización (Tabla 43.2).

El estudio del LCR comienza con la interpretación de sus características bioquímicas y citológicas (Tabla 43.3). Las pruebas deben realizarse rápidamente luego de la extracción, ya que la demora puede alterar los resultados. En condiciones normales, el valor de la glucorraquia es mayor al 50% de la glucosa plasmática.

Tabla 43.2 Contraindicaciones para la realización de una punción lumbar

- Hipertensión endocraneana[1]
- Inestabilidad hemodinámica
- Distrés respiratorio
- Infección de piel y partes blandas en el sitio de punción
- Alteración de la coagulación[2]
- Anormalidades anatómicas espinales

[1] Manifestada por los siguientes signos y síntomas: parálisis del tercer o sexto par craneal, depresión del nivel de conciencia, papiledema, hipertensión arterial, bradicardia o alteraciones en el patrón respiratorio. En estos casos, debe considerarse la realización de una neuroimagen previo a la punción lumbar.

[2] Contraindicación relativa: en caso de sangrado activo o alteraciones en los parámetros de laboratorio, se recomienda la interconsulta con el hematólogo infantil.

Tabla 43.3 Características bioquímicas y citológicas del LCR en condiciones normales y en la meningoencefalitis de diferentes etiologías

Condición	Presión de apertura (mmHg)	Leucocitos/mm^3	Proteínas (mg/dL)	Glucosa (mg/dL)
Normal	50-80	< 5 (predominio mononuclear)	20-40	> 50 (o > 75% de glucemia)
Meningoencefalitis bacteriana	100-300	100-10 000 (predominio polimorfonuclear)	100-500	< 40 (o < 50% de glucemia)
Meningoencefalitis viral	80-150	100-1000 (predominio mononuclear)	50-200	> 50 (o > 75% de glucemia)
Meningoencefalitis tuberculosa	100-300	10-500 (predominio mononuclear)	100-3000	< 50

En la meningoencefalitis, particularmente de origen bacteriano, suele estar disminuido y representa un marcador altamente sensible para el diagnóstico de esta entidad (salvo que se haya demorado el procesamiento de la muestra). Se presume que es consecuencia de alteraciones en el transportador de glucosa a través de la BHE y del consumo de glucosa por los gérmenes y leucocitos en el LCR. Por su parte, el valor de proteínas en el LCR aumenta, como reflejo del aumento de la permeabilidad de la BHE.

En cuanto al análisis de la celularidad, el tipo y la cantidad de elementos encontrados permiten orientar el diagnóstico etiológico. Las infecciones bacterianas producen reacciones inflamatorias con predominio polimorfonuclear, generalmente con más de 1000 leucocitos/mm^3. En el caso de las infecciones virales, inicialmente se genera una respuesta de tipo polimorfonuclear que luego vira a linfocitaria, pero con recuentos menores que en las bacterianas. Todos estos hallazgos persisten por varios días luego de la administración de antibióticos, con suma utilidad diagnóstica.

La etiología precisa del cuadro infeccioso se logra a través del estudio microbiológico del LCR. Las técnicas clásicas consisten en la tinción de Gram y el cultivo de LCR, que permite el aislamiento de la mayoría de las bacterias, hongos y parásitos causantes de la enfermedad, luego de 24-72 horas de incubación. El resultado es positivo en más del 70% de los niños que no han recibido antibioticoterapia previa. Este punto resulta fundamental para la interpretación de los resultados, ya que incluso una dosis de antibiótico por vía oral puede esterilizar transitoriamente el LCR, lo que genera resultados falsos negativos. Si se sospecha una etiología viral, debe solicitarse el estudio virológico del LCR.

En la actualidad, existen técnicas modernas de biología molecular, como la reacción en cadena de polimerasa (PCR), cuya implementación permite el aislamiento de los gérmenes previamente mencionados y también de múltiples virus patógenos. Se trata de métodos de detección rápida, con alta especificidad y sensibilidad, cuya difusión y estandarización se encuentran aún en proceso.

Neuroimagen

No existe una indicación universal para la realización de neuroimágenes, ya que los hallazgos son inespecíficos. Su mayor utilidad reside en descartar la presencia de colecciones intracraneanas u otras lesiones ocupantes de espacio, en los casos en que exista clínica de hipertensión endocraneana, previo a la ejecución de la punción lumbar. El estudio de elección es la tomografía computarizada (TC) de cerebro, debido a su rapidez. En ningún caso debe demorar el inicio del tratamiento.

Otra indicación es la presencia de alteración en el estado de conciencia, en ausencia de otros signos de hipertensión endocraneana, para evaluar el compromiso del parénquima cerebral. En este caso, la resonancia magnética (RM) de cerebro con contraste presenta mayor sensibilidad.

La TC suele ser normal, aunque puede haber borramiento de los surcos corticales como consecuencia del edema cerebral. La RM muestra típicamente hiperintensidad de los surcos corticales en la secuencia T2, con restricción a la difusión. También puede observarse realce meníngeo luego de la administración de contraste en la secuencia T1. Con excepción del compromiso de la corteza del lóbulo temporal en la meningoencefalitis por HSV, el resto de los hallazgos no se relacionan con ningún patógeno en particular.

Electroencefalograma

Los estudios neurofisiológicos no se utilizan en la urgencia, sino que se realizan una vez que el paciente se encuentra estable. Existen dos indicaciones principales:

- Presencia de convulsiones.
- Alteración del estado de conciencia, como ocurre en algunos casos de meningoencefalitis de origen viral. En estos casos, puede observarse enlentecimiento del ritmo de base y otros hallazgos inespecíficos, con excepción de la infección por HSV, que genera típicamente anormalidades focales a nivel temporal.

Tratamiento

Las medidas terapéuticas iniciales tienen como objetivo la estabilización clínica del paciente y el establecimiento precoz del tratamiento antibiótico empírico, ya que al tratarse de una emergencia neurológica e infectológica, el retraso en su administración conlleva un aumento marcado de las complicaciones y la mortalidad. Cuando la progresión clínica sea rápida, o el paciente se encuentre con signos clínicos de gravedad (como ocurre en la meningococemia aguda), la instauración de la antibioticoterapia debe realizarse previo a los estudios complementarios.

Tratamiento de sostén

El tratamiento inicial se debe realizar en el área de urgencias. Es importante mantener la vía aérea permeable, lo cual puede ser dificultoso en pacientes con alteración del estado de conciencia. En caso de presentar esfuerzo respiratorio o hipoxemia, se debe aportar oxígeno suplementario hasta lograr una oxigenación adecuada (*v.* Capítulo 24). Posteriormente, se debe colocar un acceso venoso y administrar el soporte hemodinámico requerido. En caso de haber convulsiones, deben ser tratadas de acuerdo con las recomendaciones vigentes (*v.* Capítulo 27).

El mantenimiento del balance hidroelectrolítico resulta fundamental, ya que la sobrehidratación y la deshidratación se asocian con peores resultados. Los fluidos administrados deben ser isotónicos (*v.* Capítulos 1 y 11).

Tratamiento antimicrobiano

La elección de la antibioticoterapia empírica inicial depende, en gran medida, de los patrones de sensibilidad local. Como norma general, el fármaco seleccionado debe tener acción bactericida y alcanzar concentraciones óptimas en el LCR, por lo que debe ser administrado por vía parenteral. Las cefalosporinas de tercera generación en altas dosis, como la ceftriaxona a 100 mg/kg/día cada 12 h (dosis máxima 4 g/día) o cefotaxime a 225-300 mg/kg/día cada 6-8 h (dosis máxima 12 g/día), cumplen con ambas características, y prácticamente todas las bacterias productoras de meningoencefalitis presentan sensibilidad adecuada. En las regiones con *Streptococcus pneumoniae* resistente a la penicilina, se recomienda agregar vancomicina al esquema empírico inicial. En Argentina, la resistencia de este microorganismo a la penicilina continúa siendo baja.

El tratamiento antiviral no suele indicarse de forma empírica, salvo que exista la sospecha clínica de etiología viral. El fármaco más utilizado es el aciclovir en dosis de 30 mg/kg/d cada 8 h, cuya eficacia ha sido comprobada exclusivamente para la infección por HSV y, en menor medida, por VZV. En caso de confirmarse la presencia de alguno de estos gérmenes, el tratamiento debe extenderse 14-21 días.

Una vez aislado el germen patógeno, el tratamiento antibiótico y su duración deben ajustarse a cada microorganismo en particular, y de acuerdo con la evolución clínica (Tabla 43.4).

Tabla 43.4 Antibioticoterapia sugerida según rescate microbiológico en la meningoencefalitis bacteriana

Streptococcus agalactiae	Ampicilina 150 mg/kg/día por 14-21 días
Escherichia coli	Cefotaxime 225-300 mg/kg/día por 14-21 días o Ceftriaxona 100 mg/kg/día por 14-21 días + Gentamicina 7,5 mg/kg/día por 14-21 días
Listeria monocytogenes	Ampicilina 300 mg/kg/día por 21 días + Gentamicina 7,5 mg/kg/día por 21 días
Staphylococcus aureus	Vancomicina 60 mg/kg/día por 14 días
Neisseria meningitidis	Cefotaxime 225-300 mg/kg/día por 5-7 días o Ceftriaxona 100 mg/kg/día por 5-7 días
Streptococcus pneumoniae	Cefotaxime 225-300 mg/kg/día por 10-14 días o Ceftriaxona 100 mg/kg/día por 10-14 días
***Haemophilus influenzae* b**	Cefotaxime 225-300 mg/kg/día por 7-10 días o Ceftriaxona 100 mg/kg/día por 7-10 días

La elección final de la droga debe basarse en la sensibilidad antibiótica de cada germen. La duración total del tratamiento está sujeta a la evolución clínica.

Corticoterapia

El tratamiento antimicrobiano efectivo rápidamente esteriliza el LCR, y ocasiona al mismo tiempo la liberación de toxinas celulares, producto de la lisis bacteriana. Estas precipitan una cascada inflamatoria mediada por citoquinas, que resulta en un aumento del edema cerebral y empeoramiento del daño neurológico. La utilización de corticoides, al inhibir la inflamación, podría disminuir el riesgo de daño a través de este mecanismo.

Existe evidencia que avala la utilización de dexametasona a 0,6 mg/kg/día por 48 h como parte del tratamiento inicial, en casos de meningoencefalitis por *Haemophilus influenzae* tipo b en niños mayores a un mes, ya que disminuye la pérdida auditiva neurosensorial, una de las principales complicaciones de este germen. La implementación de este tratamiento debe hacerse antes o en forma simultánea a la primera dosis del antibiótico.

Si bien no se dispone de datos concluyentes acerca de su beneficio cuando la meningoencefalitis es ocasionada por otros microorganismos, este tratamiento debería instaurarse de forma empírica siempre que la sospecha clínica de infección por *Haemophilus influenzae* tipo b sea alta.

Seguimiento

El seguimiento de estos pacientes requiere un trabajo interdisciplinario, en el que participen pediatras especialistas en medicina interna, infectólogos y neurólogos infantiles. Incluye la monitorización constante de los signos vitales y del estado de hidratación, para detectar disturbios hidroelectrolíticos como la secreción inadecuada de arginina vasopresina (*v.* Capítulo 5). Asimismo, el examen clínico y neurológico seriado permite detectar y tratar precozmente posibles complicaciones neurológicas tempranas, que empeoran el pronóstico.

La fiebre suele disminuir entre el tercer y el sexto día de iniciada la antibioticoterapia adecuada. En caso de persistencia luego de este período, deben descartarse complicaciones supurativas (*v.* más adelante).

Repetir la punción lumbar no se encuentra indicado de rutina en la meningoencefalitis no complicada. Existen ciertos criterios para repetirla, pero la decisión final debe ser individualizada (Tabla 43.5).

Con el fin de prevenir posibles contagios, los pacientes deben permanecer con medidas de aislamiento de gota durante al menos las primeras 24 horas desde el inicio del tratamiento antibiótico.

Tabla 43.5 Criterios clínicos y microbiológicos para repetir la punción lumbar a las 48-72 horas del inicio de la antibioticoterapia

- Mala evolución clínica
- Neonatos
- Aislamiento de bacilos gram negativos en el LCR
- Aislamiento de *Streptococcus pneumoniae* resistente a los betalactámicos en el LCR

Complicaciones neurológicas y pronóstico

La mortalidad es variable; depende de la edad de presentación, la presencia de otros factores de riesgo, el germen causante y la celeridad con la que haya sido instaurado el tratamiento. Actualmente, *Streptococcus pneumoniae* es el principal agente responsable de los casos fatales, ya sea en países desarrollados como en vías de desarrollo.

Como fue mencionado, tanto la acción directa de los microorganismos como la respuesta inflamatoria del huésped provocan alteraciones en el SNC que producen complicaciones a corto y a largo plazo. Es por este motivo que el retraso en el tratamiento, con la consecuente prolongación del daño, incide directamente sobre el pronóstico de los niños que sobreviven. Existen, además, una serie de factores que han sido relacionados en forma independiente con peores resultados neurológicos (Tabla 43.6).

Tabla 43.6 Factores de riesgo para las complicaciones neurológicas a largo plazo

- Alteración del estado de conciencia al ingreso hospitalario
- Aislamiento de *Streptococcus pneumoniae* en el LCR
- Convulsión luego de las primeras 72 horas del inicio del cuadro
- Glucorraquia < 20 mg/dL
- Persistencia de gérmenes en el LCR luego de 12-18 horas del inicio de la antibioticoterapia
- Preexistencia de enfermedad neurológica o inmunocompromiso

Complicaciones tempranas

Déficits neurológicos focales. Pueden afectar funciones sensitivas o motoras, y son secundarios a oclusión vascular arterial o venosa, producto de la inflamación. Suelen ocurrir en los primeros 3-4 días. Generalmente son transitorios.

Convulsiones. Ocurren hasta en el 30% de los pacientes en el período agudo. Son consecuencia del compromiso del parénquima cerebral o de disturbios hidroelectrolíticos. Pueden ser focales o generalizadas, y su presencia en las primeras 72 horas no afecta el curso de la enfermedad. Las que aparecen luego de este período conllevan mayor riesgo neurológico.

Colecciones supurativas. La colección subdural se trata de un exudado inflamatorio que se produce por alteración en la permeabilidad vascular. Suele ser asintomática y no tiene implicaciones pronósticas. En ocasiones, se manifiesta con persistencia de la fiebre, irritabilidad, alteración del estado de conciencia o convulsiones. En estos casos, puede requerir el drenaje quirúrgico, lo que se asocia con mayor probabilidad de secuelas neurológicas a largo plazo.

Absceso cerebral. Es una complicación infrecuentes, sobre todo en las meningoencefalitis por gérmenes comunes. La clínica asociada depende del sitio en el que se ubique el absceso. Su presencia se asocia con mal pronóstico neurológico.

Hipertensión endocraneana. Este escenario clínico fue descripto previamente. Se trata de una emergencia, con riesgo de herniación cerebral y muerte, por lo que debe reconocerse y tratarse de forma precoz (*v.* Capítulo 51.6).

Secreción inadecuada de arginina vasopresina o síndrome de antidiuresis inadecuada. Es una complicación frecuente que puede resultar en hiponatremia, disminución de la osmolalidad plasmática y exacerbación del edema cerebral (*v.* Capítulo 5).

Complicaciones a largo plazo

Alteraciones cognitivas. A lo largo de los años, puede ser notable la presencia de trastornos en el lenguaje, dificultades en el aprendizaje, problemas de conducta e incluso discapacidad intelectual. Es fundamental la detección temprana de estas complicaciones mediante la implementación de evaluaciones neuropsicológicas, con el fin de brindar las herramientas necesarias para favorecer el neurodesarrollo.

Sordera. La hipoacusia neurosensorial es la secuela más común, en particular en la meningoencefalitis de origen bacteriano. Es consecuencia de la invasión bacteriana de la cóclea, del daño directo al octavo par craneal y de la respuesta inflamatoria local. Debido a su prevalencia desde el inicio de la enfermedad, debe realizarse en todos los casos una evaluación de la audición al momento del egreso hospitalario.

Déficits neurológicos focales. Son secundarios a necrosis cortical por oclusión vascular prolongada. Son infrecuentes, y el más común es la hemiparesia.

Hidrocefalia. Es una complicación rara. Se produce con más frecuencia en neonatos, debido a la obstrucción de la circulación del LCR por exudado purulento o gliosis. En niños mayores, la hidrocefalia es comunicante por alteración de la reabsorción del LCR por engrosamiento de las meninges.

Epilepsia. La necrosis cortical puede favorecer la persistencia de convulsiones a largo plazo, en su mayoría de tipo focal.

Prevención

La meningoencefalitis es una enfermedad prevenible, cuya incidencia ha disminuido a lo largo de los años debido a la efectividad de las campañas de inmunización activa. En la actualidad, existen vacunas contra los principales microorganismos productores de meningoencefalitis bacteriana y para algunos tipos de virus, la mayoría de las cuales forman parte del calendario nacional de vacunación en Argentina.

Como prevención secundaria, en los casos de meningoencefalitis bacteriana, se recomienda la quimioprofilaxis antibiótica a los contactos estrechos, independientemente de su estado de inmunización (*v.* Capítulo 44).

Acceda al eBook para consultar la lista de bibliografía. Consulte las indicaciones en la retiración de tapa.

44

Medidas de aislamiento y prevención de infecciones

María del Valle Juárez • María Florencia Lución • Ángela Gentile

Las precauciones de aislamiento están diseñadas para proteger a los niños internados, al personal sanitario y a los visitantes, al limitar la transmisión de patógenos potenciales dentro del entorno de atención médica. Las infecciones asociadas al cuidado de la de salud (IACS) continúan siendo una amenaza (*v.* Capítulo 37). Se estima que uno de cada veinte pacientes ingresados en un hospital contraerá una infección, simplemente por el hecho de estar internado.

El Comité Asesor de Prácticas de Control de Infecciones Sanitarias (HICPAC) actualiza periódicamente las guías de aislamiento basadas en la evidencia para prevenir la transmisión de agentes infecciosos en entornos de atención de la salud. La adherencia a estas recomendaciones debería resultar en una reducción de la transmisión de infecciones para una atención más segura del paciente. Las adaptaciones locales deben realizarse de acuerdo con las condiciones estructurales, los recursos y el tipo de poblaciones atendidas por cada institución.

El desempeño rutinario y óptimo de las precauciones estándar es apropiado para la atención de todos los pacientes, independientemente del diagnóstico de sospecha o confirmación del estado de infección. Además de las precauciones estándar, existen otras basadas en el tipo de transmisión de infecciones (por vía aérea, por gotas o por contacto) que se utilizan cuando se asiste a pacientes infectados o colonizados. Sumado a esto, se repasarán las principales medidas de prevención de infecciones a través de la quimioprofilaxis o vacunación.

Precauciones de aislamiento

Se describen dos tipos:

- Precauciones estándar.
- Precauciones basadas en la transmisión.

Precauciones estándar

Las precauciones estándar son las prácticas mínimas de prevención de infecciones que se aplican en la atención de todo paciente, independientemente de ser un caso sospechoso o confirmado, en cualquier entorno donde se brinde atención médica. Se utilizan para prevenir la transmisión de todos los agentes infecciosos a través del contacto con piel no intacta, membranas mucosas o cualquier fluido corporal, excepto el sudor.

Las precauciones estándar incluyen las siguientes prácticas:

- Higiene de manos: es necesaria antes y después de todo contacto con el paciente, después de tocar sangre, fluidos corporales, secreciones, excreciones y objetos contaminados, ya sea que se utilicen guantes o no. Se debe realizar con agentes a base de alcohol o con agua y jabón, antes de ponerse los guantes e inmediatamente después de quitárselos, y entre contactos con el paciente en el ambiente.
- Uso de equipo de protección personal (p. ej., guantes, máscaras, gafas).
- Higiene respiratoria.
- Seguridad para objetos punzantes.
- Prácticas seguras de inyección.
- Instrumentos y dispositivos estériles.
- Superficies ambientales limpias y desinfectadas.

Precauciones basadas en la transmisión

Cuando las precauciones estándar por sí solas no son suficientes, se complementan con las precauciones basadas en la transmisión. Este segundo nivel de prevención de infecciones se usa cuando los pacientes tienen enfermedades que pueden propagarse por contacto, gotas o vía aérea (p. ej., contacto con la piel, estornudos, tos). Siempre se aplican sumadas a las precauciones estándar.

Los tres tipos de vías de transmisión en las que se basan estas precauciones son: aérea, gota y contacto.

Transmisión aérea

Es la diseminación por el aire, al toser, hablar, estornudar o durante procedimientos (aspiración de secreciones respiratorias) de partículas < 5 μm de diámetro, cuyos núcleos, al desecarse, quedan suspendidos por largos períodos de tiempo y pueden recorrer grandes distancias. Los microorganismos transmitidos por vía aérea pueden ser dispersados ampliamente por las corrientes de aire y ser inhalados por un huésped susceptible dentro de la misma habitación o a una gran distancia del paciente de origen, según las condiciones ambientales. Se requiere una ventilación y un manejo del aire especiales para prevenir la transmisión.

Ejemplos de microorganismos transmitidos por núcleos de gotitas en el aire son: *Mycobacterium tuberculosis*, virus del sarampión y virus de la varicela-zóster. Se demostró la transmisión de SARS-CoV-2 por esta vía en ambientes cerrados, mal ventilados y con acúmulo de personas.

Recomendaciones

- Habitación individual, cuya puerta debe mantenerse cerrada en todo momento.
- Usar ventilación especial, que incluya 6 a 12 cambios de aire por hora y flujo de aire desde el área circundante hacia la habitación. El aire de la habitación se extrae directamente al exterior o debe recircular a través de un filtro de aire *High Efficiency Particle Arresting* (HEPA), o filtro de partículas de alta eficiencia.
- El personal sanitario susceptible no debe ingresar en dichas habitaciones.
- Si las personas susceptibles tuvieran que entrar en la habitación, deben utilizar un barbijo de alta eficacia o N95 (Tabla 44.1).

Tabla 44.1 Resumen de las recomendaciones para la precaución de transmisión aérea y por gotas

Transmisión aérea, aislamiento respiratorio	Transmisión por gotas de Flügge (microgotas)
▪ Habitación individual con puerta cerrada y presión negativa ▪ Utilización de barbijo de alta eficiencia (p. ej., N95) ▪ Acompañar de precauciones estándar ▪ Restricción de salida del paciente ▪ Uso de barbijo de alta eficiencia cuando el paciente sale de la habitación ▪ Se debe entrar a la habitación con el barbijo colocado	▪ Habitación individual o cohorte de pacientes con la misma patología ubicados a más de 1 metro de distancia entre uno y otro ▪ Utilización de barbijo quirúrgico a menos de 1 metro de distancia del paciente ▪ Acompañar de precauciones estándar ▪ Restricción de salida del paciente ▪ Uso de barbijo quirúrgico cuando el paciente sale de la habitación ▪ Se debe colocar el barbijo luego de entrar en la habitación

Transmisión por gotas

Es la transmisión por gotas grandes > 5 µm de diámetro, que permanecen poco tiempo en suspensión, puesto que, por su peso, decantan dentro del radio de un metro alrededor del paciente.

Ocurre cuando las gotitas respiratorias que contienen microorganismos se generan a partir de una persona infectada, principalmente al toser, estornudar o hablar, y se propulsan a una distancia corta y se depositan en la conjuntiva, la mucosa nasal o la boca de una persona susceptible. Por ser estas gotas relativamente grandes, no permanecen suspendidas en el aire.

Las enfermedades e infecciones específicas que requieren precauciones por gotas incluyen:

- Neumonía por adenovirus.
- Difteria (faríngea).
- *Haemophilus influenzae* tipo b (invasivo).
- Influenza.
- Parotiditis.
- *Mycoplasma pneumoniae.*
- *Neisseria meningitidis.*
- Parvovirus B19.
- *Bordetella pertussis.*
- Rinovirus.
- Rubéola.
- Síndrome respiratorio agudo grave (SARS) (además de transmisión aérea y por contacto).
- Faringitis o neumonía por estreptococos del grupo A.

Recomendaciones

- El paciente debe disponer de una habitación individual; si no fuera posible, se puede considerar armar cohortes de pacientes infectados con el mismo microorganismo. Se debe mantener una separación espacial de más de 1-2 metros entre la cama del paciente infectado y las camas de los otros pacientes en habitaciones de varias camas.
- Se deben mantener las precauciones contra las gotas cuando se esté a una distancia de entre 1-2 metros del paciente y usar barbijo quirúrgico.
- Los barbijos y otros elementos del equipo de protección personal (EPP) deben quitarse antes de salir de la habitación o cuidar a otro paciente en la misma habitación. La higiene de manos debe realizarse después de retirarse el EPP.
- Los niños mayores que sean transportados dentro del centro de atención médica deben usar un barbijo; las personas que transportan al paciente no necesitan mascarilla (*v.* Tabla 44.1).

Transmisión por contacto

Es la ruta de transmisión más común de las infecciones asociadas al cuidado de la salud. Implica la transferencia física de microorganismos entre una persona con infección o colonización y un huésped susceptible, por contacto directo o indirecto a través de objetos contaminados, como instrumental médico, agujas, vendajes, juguetes o superficies.

Las enfermedades e infecciones específicas que requieren precauciones de contacto incluyen:

- Colonización o infección por microorganismos multirresistentes a antimicrobianos (p. ej., enterococo resistente a vancomicina, *Staphylococcus aureus* multirresistentes, bacilos gram negativos multirresistentes, etc.).
- *Clostridium difficile.*
- Conjuntivitis viral y hemorrágica.
- Difteria cutánea.
- Enterovirus.
- *Escherichia coli* O157:H7 y otras *E. coli* productoras de toxina Shiga.
- Hepatitis A.
- Virus del herpes simple.
- Herpes zóster (localizado sin evidencia de diseminación).
- Metapneumovirus.
- Impétigo.
- Norovirus.
- Parainfluenza.
- *Pediculosis capitis, Pediculosis corporis* y *Pediculus pubis.*
- Virus sincicial respiratorio.
- Rotavirus.
- *Salmonella* spp.
- *Shigella* spp.

Recomendaciones

- El paciente debe disponer de una habitación individual, si es posible. Si no está disponible, se debe armar cohortes de pacientes que probablemente estén infectados con el mismo organismo.
- Se deben usar guantes (limpios, no estériles) en todo momento.
- La higiene de las manos debe realizarse antes y después de quitarse los guantes.
- Se deben usar batas y guantes al entrar a la habitación del paciente y durante el contacto con este, con superficies ambientales o elementos de la habitación, y deben retirarse antes de salir de la habitación o el área del paciente.
- Cuando sea necesario el transporte o movimiento en cualquier centro de salud, las áreas colonizadas del cuerpo del paciente infectado deben estar contenidas y cubiertas.
- Debe implementarse el uso de equipos desechables para el cuidado del paciente, o de uso específico para el paciente.
- Si es inevitable el uso común de estos equipos para múltiples pacientes, tales equipos deben limpiarse y desinfectarse según las recomendaciones del fabricante antes de ser utilizados en otro paciente.

Esquemas de profilaxis posexposición y manejo de contactos

La quimioprofilaxis o empleo de antimicrobianos para prevenir una infección ante el contacto con enfermos con determinadas enfermedades es eficaz solo en determinadas circunstancias y nunca debe utilizarse en reemplazo de otras medidas para controlar la infección. Sus indicaciones deben establecerse valorando el beneficio de la prevención y el riesgo de reacciones adversas a los antimicrobianos.

El uso sistemático de la antibioticoterapia profiláctica es potencialmente peligroso. Sus riesgos más importantes son la eliminación de la flora comensal y su sustitución por microorganismos con mayor resistencia o patogenicidad, la inducción de resistencias microbianas y el desarrollo de hipersensibilidad y reacciones adversas a los fármacos utilizados.

Otra estrategia utilizada como profilaxis posexposición, que incluso puede ser complementaria a la quimioprofilaxis, es la inmunoprofilaxis activa (vacunación) o pasiva (inmunoglobulinas). Ciertas vacunas pueden administrarse con la intención de bloquear la transmisión de la enfermedad. Para que tenga esta finalidad, la enfermedad debe tener un tiempo de incubación relativamente prolongado y ser de transmisión de persona a persona (p. ej., hepatitis A, sarampión). En algunas circunstancias, también pueden utilizarse en el manejo y contención de brotes de enfermedades (p. ej., *Neisseria meningitidis*, hepatitis A, sarampión, varicela, etc.).

Las enfermedades que se mencionan en este apartado constituyen eventos de notificación obligatoria (Ley Nº 15465/60 de Argentina) dentro de las 48 horas de la atención del caso sospechoso, con datos completos para poder identificar a los contactos y realizar la investigación epidemiológica. En la Argentina, los eventos deben ser notificados a través del Sistema Nacional de Vigilancia de la Salud (SNVS 2.0) en la plataforma en línea SIISA. En el momento del alta, se debe realizar la actualización de la notificación para informar la evolución y desenlace.

Bordetella pertussis

Manejo del caso índice y contactos

Se deben tomar precauciones estándar más precauciones de gota, y mantenerlas hasta haber cumplido 5 días de terapia antibiótica apropiada (macrólidos) o hasta 3 semanas si la terapia antimicrobiana no fue la adecuada.

Se considera contacto a:

- Todo paciente con contacto directo cara a cara por un período no definido con el caso sintomático.
- Haber compartido un espacio reducido (la misma habitación) por más de una hora con el caso sintomático.
- Haber tenido contacto directo (sin protección) con secreciones respiratorias orales o nasales de un caso sintomático.

Los grupos de mayor riesgo son: menores de un año, inmunocomprometidos, personal con alta exposición y pacientes con enfermedades crónicas. Las precauciones de aislamiento se toman ante la sospecha del caso, sin aguardar a la confirmación, para evitar exponer inadvertidamente a otros pacientes.

Se consideran las siguientes definiciones de caso:

- Caso sospechoso: persona de cualquier edad que presente tos paroxística persistente, estridor inspiratorio, expectoración mucosa y filante, con vómitos posteriores al acceso de tos. Puede observarse leucocitosis con linfocitosis. En los menores de 6 meses pueden aparecer síntomas atípicos, y la apnea es la principal manifestación. Niños mayores y adultos pueden presentar tos persistente sin estridor.
- Caso confirmado: es el caso sospechoso con reacción en cadena de la polimerasa (PCR) positiva en aspirado nasofaríngeo o traqueal, o aislamiento de *Bordetella pertussis* en secreción respiratoria o nexo epidemiológico con otro caso confirmado por laboratorio.

Se debe indicar aislamiento a los contactos menores de 7 años de edad cuya inmunización sea inadecuada, tanto del núcleo familiar como en las escuelas o jardines infantiles, hasta recibir quimioprofilaxis adecuada por 5 días.

Quimioprofilaxis

Se recomienda para todas las personas que cumplan con el criterio de contacto según la definición, independientemente del estado de inmunización. Su administración debe ser rápida y oportuna para evitar la transmisión, por lo que se indica dentro de los 21 días de la exposición al caso índice. Para la quimioprofilaxis se utilizan los mismos antibióticos que se indican para el tratamiento de la enfermedad (Tabla 44.2).

Tabla 44.2 Antibióticos recomendados para el tratamiento y la profilaxis posexposición de *B. Pertussis* en lactantes, niños, adolescentes y adultos

Edad	Azitromicina	Eritromicina	Claritromicina	Trimetoprima-sulfametoxazol (TMP-SMZ)**
Menor de 1 mes	10 mg/kg/día dosis única por 5 días; de primera elección	40-50 mg/kg/día en 4 dosis por 14 días; no es de primera elección*	No recomendado (no hay datos de seguridad)	Contraindicado en menores de 2 meses (riesgo de kernicterus)
De 1-5 meses	10 mg/kg/día dosis única por 5 días	40-50 mg/kg/día dividido en 4 dosis por 14 días	15 mg/kg/día dividido en 2 dosis por 7 días	En > 2 meses: TMP 8 mg/kg/día y SMZ 40 mg/kg/día dividido en 2 dosis por 14 días
Infantes (≥ 6 meses) y niños	10 mg/kg como dosis única el primer día (máximo 500 mg); luego 5 mg/kg como dosis única desde el día 2 al 5 (máximo 250 mg/día)	40-50 mg/kg/día (máximo 2 g/día) dividido en 4 dosis por 14 días	15 mg/kg/día (máximo 1 g/día) dividido en 2 dosis por 7 días	TMP 8 mg/kg/día y SMZ 40 mg/kg/día dividido en 2 dosis por 14 días
Adolescentes y adultos	500 mg como dosis única el primer día; luego 250 mg como dosis única desde el día 2 al 5	2 g/día dividido en 4 dosis por 14 días	1 g/día dividido en 2 dosis por 7 días	TMP 320 mg/día y SMZ 1600 mg/día dividido en 2 dosis por 14 días

* La azitromicina es el macrólido de elección en los menores de un mes por el riesgo de hipertrofia pilórica asociado con la eritromicina.
** TMP-SMZ puede ser utilizado como alternativa a los macrólidos en pacientes ≥ 2 meses de edad alérgicos o intolerantes a los macrólidos o que estén infectados por una cepa rara de *B. pertussis* resistente a macrólidos.

El embarazo no es una contraindicación para el uso de macrólidos (eritromicina, azitromicina o claritromicina), pero la *Food and Drug Administration* (FDA) ha catalogado a la eritromicina y la azitromicina como categoría B, y a la claritromicina como categoría C.

Vacunación

No se indica vacunación de bloqueo. Sin embargo, se recomienda durante la investigación epidemiológica del caso y el relevamiento de contactos en las siguientes situaciones:

- Los contactos estrechos no vacunados o incompletamente vacunados deben iniciar o completar el esquema con la vacuna con componente *pertussis* según corresponda.
- Los niños que recibieron la tercera dosis de la vacuna más de 6 meses antes de la exposición y son menores de 7 años deben recibir la cuarta dosis con componente *pertussis* según corresponda.
- Aquellos que recibieron su cuarta dosis más de 3 años antes de la exposición y son menores de 7 años deben recibir la quinta dosis con componente *pertussis* según corresponda.

Infecciones invasivas por *Haemophilus influenzae* tipo b

Manejo del caso índice y contactos

El modo de transmisión es de persona a persona por inhalación de gotas o por contacto directo con secreciones del tracto respiratorio. En recién nacidos, la infección se adquiere durante el parto por aspiración de líquido amniótico o por contacto con secreciones del tracto genital. La colonización faríngea por *H. influenzae* es relativamente común, especialmente con cepas de tipo capsular no tipificables y no tipo b.

Se deben tomar precauciones estándar más precauciones de gota, y mantenerlas hasta haber cumplido 24 horas de tratamiento efectivo.

Se considera contacto a los individuos que residen con el paciente índice o que no residen con él, pero pasaron con este al menos 4 horas durante como mínimo 5 de los 7 días previos al inicio de los síntomas.

Quimioprofilaxis

El riesgo de enfermedad invasiva por *H. influenzae* tipo b (Hib) aumenta entre contactos domésticos menores de 4 años. La rifampicina erradica el Hib de la faringe en aproximadamente el 95% de los portadores, y disminuye el riesgo de enfermedad invasiva secundaria en personas expuestas. Los contactos del centro de cuidado infantil también pueden tener un mayor riesgo de enfermedad, aunque la enfermedad secundaria es más rara cuando todos los contactos son mayores de 2 años.

La quimioprofilaxis debe ser iniciada tan pronto como sea posible, dado que la mayor parte de los casos secundarios en los contactos domésticos se producen en la semana posterior al contacto con el caso índice.

La quimioprofilaxis se realiza con rifampicina a una dosis de 20 mg/kg/día (dosis máxima 600 mg) por vía oral, una dosis diaria durante 4 días. En lactantes menores de un mes, la dosis es de 10 mg/kg/día. En adultos, cada dosis es de 600 mg/día.

La quimioprofilaxis está indicada en las siguientes situaciones:

- Todos los contactos domésticos (excepto embarazadas), de cualquier edad, entre los cuales haya por lo menos un contacto menor de 4 años de edad no inmunizado o con inmunización incompleta.
- Todos los contactos domésticos entre los cuales haya un niño menor de 12 meses de edad, pues no recibió aún la dosis de refuerzo.
- Todos los contactos domésticos entre los cuales haya un paciente inmunocomprometido, cualquiera sea su edad, aunque tenga la inmunización completa.
- Todos los contactos de guarderías y jardines, cualquiera sea la edad, cuando ocurren 2 o más casos de enfermedad invasiva por Hib en el término de 60 días.
- El caso índice, si fue tratado con otras drogas diferentes a cefotaxime o ceftriaxona. En este caso, la quimioprofilaxis se debe realizar antes del alta.

Se considera inmunización completa anti-Hib haber recibido alguna de estas opciones:

- Al menos una dosis de vacuna a los 15 meses de vida o después.
- 2 dosis entre los 12 y 14 meses.
- Una serie primaria de 2-3 dosis antes de los 12 meses más una dosis de refuerzo a los 12 meses o después.

No se recomienda quimioprofilaxis a:

- Contactos domésticos entre los cuales no haya niños menores de 4 años (aparte del caso índice).
- Contactos domésticos entre los cuales haya niños menores de 4 años con inmunización completa.
- Contactos de guarderías y jardines con un solo caso índice, especialmente si son mayores de 2 años de edad.
- Mujeres embarazadas.

Vacunación

No está indicada la vacunación como bloqueo; sin embargo, se recomienda completar los esquemas.

Infecciones invasivas por *Neisseria meningitidis*

Mejo del caso índice y contactos

Neisseria meningitidis se transmite de persona a persona, desde un portador asintomático o un enfermo, a través de gotas o contacto directo con secreciones respiratorias o saliva. La portación varía con la edad; es baja durante los primeros años de vida, aumenta en adolescentes y adultos jóvenes (tasas del 20%-50%) y es seguida de una disminución durante la edad adulta. La portación puede ser transitoria, persistente o resultar en una enfermedad invasiva (< 1%).

Se deben tomar precauciones estándar más precauciones de gota, y mantenerlas hasta haber cumplido 24 horas de tratamiento efectivo.

Quimioprofilaxis

Los contactos cercanos con un caso de enfermedad meningocócica invasiva considerados de alto riesgo (Tabla 44.3) deben recibir quimioprofilaxis de inmediato, independientemente de su estado de vacunación. Debe ser indicada lo antes posible, idealmente dentro de las 24 horas posteriores a la exposición con el caso índice, y no está indicada si transcurrieron más de 2 semanas. El personal médico, excepto que haya tenido una exposición íntima a las secreciones del tracto respiratorio (maniobras directas de reanimación, intubación o aspiración de secreciones sin la protección adecuada) no requiere de esta medida.

El antibiótico utilizado en estos casos es la rifampicina en dosis de 10 mg/kg/dosis cada 12 horas (600 mg cada 12 horas como dosis máxima) durante 2 días. En la mujer gestante, la indicación es una única dosis intramuscular de ceftriaxona de 250 mg. La ciprofloxacina en una dosis única de 500 mg es una alternativa útil en el adulto (Tabla 44.4).

Si el caso índice recibió tratamiento con otros agentes antimicrobianos distintos de ceftriaxona o cefotaxime, debe ser

Tabla 44.3 Riesgo de enfermedad para los contactos de personas con enfermedad meningocócica invasiva

Alto riesgo (contactos cercanos, quimioprofilaxis recomendada)	▪ Conviviente. ▪ Contacto en guardería o jardín de infantes en cualquier momento durante los 7 días antes del inicio de la enfermedad. ▪ Exposición directa a las secreciones del caso índice (besos o al compartir cepillos de dientes, utensilios para comer, contacto social estrecho) en cualquier momento durante los 7 días anteriores al inicio de la enfermedad. ▪ Contacto sin protección durante reanimación, intubación endotraqueal o aspiración de secreciones en cualquier momento desde 7 días antes del inicio de la enfermedad hasta 24 horas del inicio de una terapia antimicrobiana eficaz. ▪ Dormir en la misma vivienda que el caso índice durante 7 días antes del inicio de la enfermedad. ▪ Pasajeros sentados directamente al lado del caso índice durante vuelos de aerolíneas que duran más de 8 horas.
Bajo riesgo (quimioprofilaxis no recomendada)	▪ Contacto casual: sin antecedentes de exposición directa a las secreciones orales del paciente índice (p. ej., escuela o trabajo). ▪ Contacto indirecto: tener contacto con un contacto de alto riesgo, sin contacto directo con el caso índice. ▪ Personal de salud sin exposición directa a las secreciones orales del paciente.

Tabla 44.4 Antibióticos recomendados para la profilaxis posexposición de infecciones invasivas por *Neisseria meningitidis*

Antibiótico	Edad	Dosis	Duración
Rifampicina*	< 1 mes	5 mg/kg/dosis, vía oral, cada 12 h	2 días
	≥ 1 mes	10 mg/kg/dosis (máximo 600 mg), vía oral, cada 12 h	2 días
Ceftriaxona	< 15 años	125 mg, vía intramuscular	Dosis única
	≥ 15 años	250 mg, vía intramuscular	Dosis única
Ciprofloxacina	≥ 1 mes	20 mg/kg (máximo 500 mg), vía oral	Dosis única

* No recomendado para uso en mujeres embarazadas.

descolonizado al finalizar el tratamiento específico para erradicar la portación nasofaríngea de *N. meningitidis.*

Vacunación

La vacunación está indicada para el control de brotes. El brote epidémico de enfermedad invasiva por *Neisseria meningitidis* se define como un aumento en el número de casos entre personas que residen en la misma área, que no comparten filiación ni contacto cercano, con igual serogrupo y con una tasa de ataque ≥ 10 casos/100 000 personas. En una comunidad o institución (p. ej., colegios, universidades, jardines maternales, campamentos militares, etc.) se establece cuando existen tres o más casos confirmados o probables de enfermedad meningocócica invasiva, con igual serogrupo, en un período ≤ 3 meses.

Durante un brote, pueden ocurrir casos secundarios semanas después del inicio de la enfermedad en el caso índice; por lo tanto, para el control de los brotes causados por los serogrupos A, C, W o Y, la vacuna recomendada es la tetravalente conjugada ACWY que puede administrarse a partir de los 2 meses de vida. El Comité Asesor sobre Prácticas de Inmunización (ACIP) ha recomendado que cualquiera de las dos vacunas licenciadas del serogrupo B se utilice en personas de 10 años o más durante un brote por este serogrupo.

Varicela

Manejo del caso índice y contactos

La varicela es una infección viral altamente contagiosa; la tasa de ataque secundario en individuos susceptibles expuestos es mayor del 90%. Se transmite de persona a persona por vía aérea o por contacto directo con lesiones activas de varicela o herpes zóster.

Se define como exposición significativa a la varicela a las siguientes situaciones:

- Contactos convivientes.
- Contacto estrecho entre compañeros de juego: bajo techo cara a cara, por un período de tiempo definido. Algunos expertos sugieren un contacto de 5 minutos o más como exposición significativa, y otros definen el contacto cercano que ocurre por más de una hora.
- Contactos hospitalarios:
  - Varicela: habitaciones de dos a cuatro camas, o camas adyacentes en grandes salas, contacto cara a cara con un miembro del personal o un paciente infectante o visita por una persona, al parecer, con un cuadro contagioso.
  - Zóster: contacto íntimo con el fluido de las ampollas o vesículas. Requieren aislamiento respiratorio el zóster localizado o diseminado en pacientes inmunosuprimidos, y el zóster diseminado en pacientes inmunocompetentes.
- Recién nacidos: comienzo materno de la varicela desde 5 días o menos antes del parto hasta 48 horas después; la gammaglobulina específica hiperinmune contra varicela-zóster (IGVZ) no está indicada si la madre solo tuvo herpes zóster (*v.* más adelante).

El alto valor predictivo positivo de la anamnesis cuidadosa sobre los antecedentes de varicela de un individuo inmunocompetente es suficiente para considerar que esa persona es inmune a la varicela si manifestara haber tenido la enfermedad.

Inmunoprofilaxis y quimioprofilaxis

Ante un contacto con varicela, se debe evaluar la probabilidad de que la persona expuesta sea susceptible, que dicha exposición sea significativa y la posibilidad, dadas las características del paciente, de que la infección sea de riesgo, es decir, que pueda presentar una varicela con complicaciones. A continuación, se describen las estrategias para prevenir o modificar la enfermedad en los contactos susceptibles.

Gammaglobulina específica hiperinmune contra varicela-zóster

Se recomienda su uso como profilaxis posexposición en pacientes con alto riesgo de padecer complicaciones con la varicela y que tuvieran contraindicación para recibir la vacuna:

- Inmunodeficiencia secundaria con afectación celular.
- Cáncer.
- Trasplante de órganos.
- Infección por VIH.
- Tratamiento con quimioterapia, corticoides o irradiación.
- Quemados.
- Enfermedad fibroquística del páncreas.
- Embarazadas susceptibles.

- Recién nacidos de madres que presentaron varicela 5 días antes o dentro de las 48 horas posteriores al parto.
- Prematuros (< 28 semanas de gestación o < 1 kg), independientemente de historia materna de varicela.
- Prematuros (> 28 semanas de gestación) cuya madre no ha tenido varicela.

La inmunoglobulina de varicela-zóster debe administrarse tan pronto como sea posible, y antes de transcurridos 10 días desde la exposición. Su administración oportuna disminuye el riesgo de complicaciones graves y puede prolongar el período de incubación de la varicela de 21 a 28 días. La duración de la protección es de, al menos, tres semanas. La IGVZ disponible en la Argentina debe administrarse por vía intramuscular, en una dosis de 125 UI por cada 10 kg de peso (dosis límite 625 unidades).

Gammaglobulina endovenosa de *pool* (IGIV)

Puede utilizarse como alternativa en dosis de 400 mg/kg. Los pacientes que reciben IGIV en forma mensual (en dosis ≥ 400 mg/kg) se consideran protegidos si la dosis anterior les hubiera sido administrada hasta 3 semanas antes de la exposición.

Aciclovir

Es una droga antiviral que resulta efectiva para prevenir o modificar la enfermedad cuando se administra en el período de incubación tardío, antes de la segunda viremia, entre los días 7 a 9 del contacto. Esto es de gran utilidad para aquellos individuos de riesgo que no pueden recibir la vacuna a virus vivo y que no han podido recibir gammaglobulina hiperinmune. La dosis es de 80 mg/kg/día (dosis máxima 800 mg), en 4 tomas diarias por vía oral durante 7 días.

Exposición hospitalaria a la varicela

Ante la exposición inadvertida en el medio hospitalario con un paciente infectado, las medidas de control incluyen:

- Identificación del personal y pacientes expuestos sin evidencia de inmunidad.
- Vacunación de todos los susceptibles que no tuvieran contraindicaciones para vacunarse.
- Administración de IGVZ (o IGIV según disponibilidad) según las recomendaciones.
- Otorgar el alta precoz de los pacientes expuestos susceptibles; si no fuera posible, indicar aislamiento desde el día 8 al 21 a partir de la exposición con el caso índice. Para quienes recibieron gammaglobulina, el aislamiento debe prolongarse por 28 días.
- Permanencia en aislamiento respiratorio estricto de pacientes internados con varicela durante todo el período vesiculoso.

Vacunación

La vacuna puede utilizarse como bloqueo posexposición en personas inmunocompetentes mayores de un año antes del quinto día de la exposición. El uso de la vacuna es muy efectivo para el control de brotes, ya que no solo evita o modifica la gravedad de la varicela, sino que también acorta el período de brote.

Hepatitis A

Manejo del caso índice y contactos

La hepatitis A se transmite de persona a persona por vía fecal-oral a través del contacto personal estrecho (grupo conviviente, contactos sexuales y usuarios de drogas), y también está descrita la fuente común por ingestión de agua o alimentos contaminados. Se consideran susceptibles las personas que nunca se han infectado o no han sido vacunadas contra la hepatitis A.

Durante la primera o segunda semana antes del inicio de los síntomas, se advierten los máximos títulos del virus en las heces. Este es el período de mayor probabilidad de transmisibilidad, que se extiende hasta una semana después del comienzo de la ictericia.

Se debe realizar educación sanitaria tanto al paciente como a los convivientes y familiares para que extremen las medidas de higiene, centrándose en la importancia del lavado de manos para la prevención de la transmisión fecal-oral. Se recomienda la exclusión escolar o laboral del caso índice por 7 días desde el inicio de los síntomas. Los contactos receptores de gammaglobulina o vacuna pueden retomar sus actividades inmediatamente después de recibirlas (Tabla 44.5).

Tabla 44.5 Manejo de contactos de hepatitis A según edad y condición de base

Contactos estrechos	Inmunoprofilaxis
Personas sanas mayores de 12 meses	La eficacia de la vacuna y de la gammaglobulina es equivalente. Es preferible administrar la vacuna, ya que ofrece protección a largo plazo.
Menores de 12 meses, inmunosuprimidos, enfermedad hepática crónica o alergia grave a algún componente de la vacuna	Se debe administrar gammaglobulina.
Embarazadas	No se ha evaluado el efecto de la vacuna sobre el desarrollo fetal ni hay ensayos clínicos controlados que establezcan la seguridad de la gammaglobulina en el embarazo. No obstante, la ficha técnica, tanto de la vacuna como de la gammaglobulina, especifican que se deben usar cuando sea claramente necesario y extremando la precaución.

Inmunoprofilaxis

La utilización de gammaglobulina como profilaxis posexposición se recomienda para:

- Neonatos hijos de madres infectadas por el virus de la hepatitis A entre 2 semanas antes y 2 semanas después del momento del parto. La enfermedad grave en lactantes sanos es infrecuente. No debe suspenderse la lactancia materna.
- Menores de un año de edad.
- Embarazadas.
- Inmunocomprometidos.

Se administra por vía intramuscular (dosis 0,02-0,06 mL/kg), dentro de las dos semanas posteriores a la exposición. La eficacia es mayor del 85% para prevenir la infección. El uso de la gammaglobulina debe ser prudente; se debe recordar que, una vez aplicada, contraindica la utilización de vacunas a virus vivos por 3-5 meses, según la dosis administrada.

Vacunación

Se puede indicar para contactos susceptibles a partir del año de edad. Aplicada oportunamente (dentro de los 14 días de la exposición), logra inducir concentraciones protectoras de anticuerpos antes del período de incubación habitual, estimado en 30 días (15-50 días). La aplicación de la vacuna para situaciones de brote considera una sola dosis. La dosis de refuerzo, con criterio individual, garantiza la inmunidad del individuo a largo plazo.

Jardines maternales

- En salas de niños menores de un año: cuando se presenta uno o más casos de hepatitis A, se recomienda la aplicación de gammaglobulina a todos los niños del jardín que compartan el área de cambio de pañales o de preparación de biberones.
- En salas de niños de un año o mayores: se recomienda el uso de la vacuna, dada la eficacia de la intervención, en niños que no hubieran sido vacunados con anterioridad.

Escuelas

Se debe valorar la situación epidemiológica local:

- Si se producen casos confirmados con un lapso de tiempo mayor de 50 días entre el inicio de los síntomas entre uno y otro caso, se deben extremar los cuidados de higiene personal y ambiental. No se debe indicar la aplicación de gammaglobulina ni de vacuna.
- Si ocurren dos o más casos de alumnos o personal de un mismo grupo familiar que concurren a la misma escuela, solo se debe vacunar al grupo familiar.
- Si ocurren dos o más casos entre niños o personal que concurren a la misma escuela (dentro del mismo período de incubación), o si se detectara la propagación de la enfermedad por la ocurrencia de uno o más casos secundarios, se debe vacunar a todo el turno o solo al grado, según corresponda.
- Cuando ocurren dos o más casos en niños o personal de diferentes turnos, se debe vacunar a todos en la institución.

Sarampión

Manejo del caso índice y contactos

El sarampión se transmite por contacto directo con secreciones respiratorias y por vía aérea, y es una de las enfermedades infecciosas más transmisibles, con una tasa de ataque mayor del 90%.

Los casos confirmados contagian desde 4 días antes hasta 4 días después del inicio del exantema. El período de incubación es de 14 días, con un rango de 7-21 días. Debe disponerse el aislamiento respiratorio del paciente hasta los 4 días desde el inicio del exantema. En pacientes inmunosuprimidos, esta precaución debe mantenerse durante todo el tiempo que dure la enfermedad. Los sujetos con panencefalitis esclerosante subaguda no son contagiosos.

Se consideran inmunes los nacidos después del año 1965 (exposición natural) y aquellos que cuenten con serología (IgG) positiva para sarampión.

Inmunoprofilaxis

Aquellos contactos de un caso confirmado, sin inmunidad previa y que no puedan recibir la vacuna (menores de 6 meses, embarazadas e inmunosuprimidos) deben recibir gammaglobulina polivalente 0,5 mL/kg en dosis única (dosis máxima 15 mL) por vía intramuscular, en los primeros 6 días posexposición.

Vacunación

Se debe realizar la vacunación de bloqueo con vacuna triple viral en las primeras 72 horas desde la exposición a los contactos susceptibles mayores de un año que no presenten contraindicaciones para la vacuna. Los niños de 6-11 meses que residan en zonas de alta circulación viral o viajen a ellas deben recibir una dosis de vacuna triple viral, que no debe ser tenida en cuenta como parte del esquema de vacunación. La dosis se debe repetir al cumplir un año de vida y al ingreso escolar, según el calendario de vacunación.

Difteria

Manejo del caso índice y contacto

La difteria se transmite por contacto con exudados o lesiones del enfermo o portador, raramente por objetos contaminados. El período de transmisión varía entre 4 días en los tratados con antibióticos adecuados (eritromicina o penicilina) y de 2-4 semanas en los no tratados. La incubación dura 2-5 días (1-10 días).

Los contactos íntimos deben mantenerse bajo vigilancia durante 7 días para detectar cualquier evidencia de la enfermedad, deben ser sometidos a cultivos para *C. diphtheriae* y recibir quimioprofilaxis.

Quimioprofilaxis

Se indica a los contactos estrechos, independientemente de su estado de inmunización. Debe realizarse con eritromicina por vía oral (40-50 mg/kg/día durante 7 días, máximo 2 g/día) o una sola dosis de penicilina G benzatínica por vía intramuscular (600 000 U para los que pesan menos de 30 kg, y 1 200 000 U para los niños mayores y adultos).

Se deben repetir los cultivos faríngeos de los contactos portadores con un lapso de tiempo mínimo de 2 semanas después de haber completado el tratamiento.

Vacunación

La vacunación no se utiliza como bloqueo; sin embargo, se indica completar los esquemas:

- Contactos con esquema de vacunación completo que hubieran recibido la última dosis hace más de 5 años deben recibir un refuerzo como DTP/DTPa, dTpa o dT, según la edad.
- Contactos con esquema incompleto (con menos de 3 dosis de toxoide diftérico) o cuyo estado de inmunización se desconoce deben recibir una dosis y completar el esquema.

Virus respiratorios

Manejo del caso índice y contactos

A partir del año 2020, con la expansión de la pandemia por SARS-CoV-2, ante la presencia de síntomas que se encuadran en la definición de caso sospechoso de COVID-19, inicialmente se procede a descartar dicha infección para luego, según las recomendaciones nacionales, investigar el resto de los virus respiratorios: virus sincicial respiratorio, parainfluenza, influenza, adenovirus y rinovirus.

Antes de que se haya identificado un patógeno específico, se requiere tomar las precauciones respiratorias hasta descartar COVID-19, luego mantener precauciones por contacto y por gota hasta descartar adenovirus e influenza. El resto de los virus respiratorios requieren precauciones por contacto, además de las precauciones estándar que son comunes para todos los agentes (Tabla 44.6).

Consideraciones finales

- Es fundamental implementar las precauciones estándar para todos los pacientes, independientemente del diagnóstico de sospecha o confirmación del estado de infección.
- Las precauciones basadas en el tipo de transmisión son un eje fundamental en el programa de control de infecciones de una institución.

Tabla 44.6 Precauciones ante casos de infección por virus respiratorios

Agente	Precauciones estándar	Precauciones por gota	Precauciones por contacto	Precauciones respiratorias
Virus sincicial respiratorio	X		X	
Virus influenza	X	X		
Virus parainfluenza	X		X	
Adenovirus	X	X	X	
Enterovirus	X		X	
Coronavirus (SARS-CoV-2)	X	X	X	X*

* Lugares cerrados, mal ventilados, con acúmulo de personas.

- La vacunación es una poderosa herramienta para actuar como barrera y control epidemiológico.
- Estas recomendaciones deben implementarse en el marco de una adecuada vigilancia epidemiológica.

Acceda al eBook para consultar la lista de bibliografía. Consulte las indicaciones en la retiración de tapa.

45

Antimicrobianos de uso frecuente

M. Paula Della Latta

Selección de la terapia antimicrobiana óptima

La selección de un antimicrobiano adecuado es un proceso complejo, que requiere gran entrenamiento para ser realizado de manera óptima. En todo el mundo, es uno de los actos médicos que se realiza con mayor frecuencia.

Para elegir una terapia antimicrobiana empírica y definitiva ideal, el médico debería abordar una serie de preguntas de forma secuencial, que le permitan optar por el antimicrobiano más adecuado:

1. ¿Cuál es el síndrome clínico o sitios de infección comprometidos?, ya que los patógenos son predecibles por el sitio. Por ejemplo, indicar cobertura para bacilos gram negativos y anaerobios ante un foco intrabdominal.
2. ¿Se trata de un huésped sano?, en cuyo caso los agentes causales son predecibles, o ¿presenta alteración de los mecanismos de defensa?, ya sea por una enfermedad de base, trauma, cirugía o un dispositivo médico, en cuyo caso los agentes causales son menos predecibles y se deben considerar patógenos oportunistas según la condición. Por ejemplo, seleccionar adecuada cobertura para bacilos gram negativos en la neutropenia febril de alto riesgo (*v.* Capítulos 28 y 47.3), o indicar cobertura para *Staphylococcus aureus* meticilino resistente (SAMR) ante infecciones relacionadas con un catéter venoso central (*v.* Capítulo 36).
3. ¿Cuál es la edad del paciente?, ya que los patógenos también son predecibles por edad. Por ejemplo, ante un foco osteoarticular en un paciente mayor de 5 años, es adecuado indicar cobertura para cocos gram positivos, mientras que en menores de 4-5 años y con ciertas características, se debe contemplar la posibilidad de otros microorganismos como *Kingella kingae, Haemophilus influenzae* o neumococo (*v.* Capítulo 35).
4. ¿Es posible tomar muestras clínicas para guiar la terapia empírica o definitiva? Si es así, se deben seleccionar las más adecuadas. Por ejemplo, ante un absceso de piel y partes blandas, se debe realizar una punción por piel sana para la toma de muestra de material purulento, en lugar de realizar el cultivo del material que drena espontáneamente a través de la boca de salida.
5. ¿Qué agentes antimicrobianos tienen actividad contra los patógenos considerados y cuál es el patrón de susceptibilidad de cada antibiótico contra estos patógenos en el hospital? Por ejemplo, el esquema empírico inicial ante una sepsis intrahospitalaria es diferente según si el paciente se encuentre en la unidad de cuidados intensivos pediátricos (UCIP) o en la sala de clínica.
6. ¿Qué propiedades farmacocinéticas y farmacodinámicas especiales de un agente terapéutico son importantes con respecto al sitio de infección? Por ejemplo, ante una infección por *Staphylococcus* del sistema nervioso central (SNC) se debe tener en cuenta la penetración del antibiótico a través de la barrera hematoencefálica y, por ende, la teicoplanina no sería de primera elección. En un paciente con lesión renal aguda o enfermedad renal crónica se requiere el ajuste de dosis del antimicrobiano, en aquellos cuyo metabolismo sea predominantemente renal.
7. ¿Cuál es el porcentaje de falla tolerable acorde con el foco y tipo de paciente? En función de la respuesta, se debe elegir un antibiótico con mayor o menor espectro. Por ejemplo, en infecciones graves como la meningitis bacteriana o la neutropenia febril se requiere tener el 100% de éxito, por ende, la cobertura siempre es de amplio espectro; mientras que en infecciones leves como el impétigo, el 75% de éxito puede ser aceptable y por ende los antimicrobianos elegidos tiene un espectro más acotado.
8. ¿Qué terapia empírica y qué terapia definitiva sería óptima? Como premisa básica, es aceptable elegir inicialmente en infecciones potencialmente graves, como las que ocurren en la UCIP, una serie de antibióticos de amplio espectro. Sin embargo, la estrategia más importante es realizar luego la adecuación de los antimicrobianos, de acuerdo con el resultado de los cultivos y la evolución clínica (desescalada terapéutica).
9. ¿Qué consideraciones especiales existen con respecto a la alergia a los antimicrobianos, la interacción con otros medicamentos, la vía de administración, el costo, la alteración de la flora o la presión selectiva en un determinado ámbito hospitalario? Al elegir un antimicrobiano, siempre se deben considerar estos puntos como último paso para realizar una elección óptima.

El mejor antibiótico es aquel que reúne todas las características siguientes:

- Posee el menor espectro posible, pero cubre los microorganismos causales de la infección que se sospecha.
- Alcanza a superar la concentración inhibitoria mínima (CIM) para los microorganismos que más frecuentemente producen la infección.
- Posee un intervalo interdosis prolongado, pocos efectos adversos y bajo costo.

Otro punto a considerar al elegir un antimicrobiano son los parámetros farmacocinéticos y farmacodinámicos (PK/PD). Utilizando adecuadamente estos parámetros, los antibióticos pueden clasificarse en:

- Antibióticos con efecto concentración-dependiente: son aquellos cuya eficacia se correlaciona con concentraciones séricas elevadas, y ocasionan un efecto persistente y prolongado. Dosis altas de estos antibióticos producen un efecto bactericida marcado. Los antimicrobianos representativos de este grupo son los aminoglucósidos y las fluoroquinolonas.
- Antibióticos con efecto tiempo-dependiente: algunos de estos antibióticos (betalactámicos, eritromicina, claritromicina,

clindamicina y linezolid) poseen un efecto poco persistente, por lo que es preciso administrarlos frecuentemente para optimizar su actividad antimicrobiana. Esto se consigue al administrar antibióticos que posean una larga vida media o mediante la administración frecuente o en infusión continua. Otros antibióticos dentro de este grupo (azitromicina, telitromicina, tetraciclinas, glucopéptidos) poseen un efecto más persistente, debido a ciertas propiedades farmacodinámicas (como el efecto posantibiótico), por lo que no es preciso administrarlos con demasiada frecuencia para conseguir resultados terapéuticos.

Resistencia antimicrobiana y estrategias para el control

Si bien en este capítulo no se abordan los diferentes mecanismos involucrados en la resistencia a los antimicrobianos, se expone una breve reseña del peso de esta problemática y las estrategias para resolverla.

Tanto la Organización Mundial de la Salud (OMS) como los Centros para el Control y la Prevención de Enfermedades (CDC) de Estados Unidos y otras agencias internacionales, han identificado la resistencia a los antimicrobianos como una de las amenazas para la salud pública más acuciantes del mundo. En Estados Unidos se estima que más de 2,8 millones de personas están infectadas con bacterias resistentes a los antimicrobianos, y al menos 35 000 mueren anualmente como resultado directo de estas infecciones. Patógenos gram negativos altamente resistentes (*Enterobacteriaceae* productoras de betalactamasas de espectro extendido [BLEE] y de carbapenemasas, y especies de *Acinetobacter y Pseudomonas aeruginosa* resistentes a múltiples fármacos), patógenos gram positivos multirresistentes (*Staphylococcus aureus* resistente a la meticilina [SAMR] y especies de *Enterococcus* resistentes a la ampicilina), y las especies de cándida resistentes a los antifúngicos convencionales, se asocian cada vez más con infecciones invasivas.

La presencia de patógenos resistentes complica el manejo de los pacientes, aumenta la morbilidad y la mortalidad, y aumenta los gastos en salud tanto para los pacientes como para el sistema de atención. Los estudios han estimado que la resistencia a los antimicrobianos en Estados Unidos agrega hasta 20 mil millones de dólares en costos extra al sistema de atención médica cada año.

Si bien en Argentina no se cuenta con datos de costos en relación con la resistencia antimicrobiana a nivel país, las tasas de multirresistencia han ido en aumento progresivo durante los últimos años, y se han extendido a lo largo de todo el territorio nacional y escalado a niveles inusitados en los últimos 2 años, como consecuencia de la pandemia por SARS-CoV-2.

La lucha contra la resistencia a los antibióticos reviste alta prioridad para la OMS, tanto que la Asamblea Mundial de la Salud aprobó en mayo del año 2015 un plan de acción mundial sobre la resistencia a los antimicrobianos, y señala que se está poniendo en riesgo los logros de la medicina moderna. Si no se dispone de antibióticos eficaces para prevenir y tratar las infecciones, los trasplantes de órganos, la quimioterapia y las intervenciones quirúrgicas se volverán más peligrosas. Dada la facilidad y la frecuencia con que se desplazan ahora las personas, la resistencia a los antibióticos es un problema de dimensiones mundiales, que requiere esfuerzos por parte de todas las naciones y de diversos sectores.

A nivel local, Argentina ha firmado una resolución interministerial entre la cartera de Salud y la de Ganadería, Agricultura y Pesca, a partir de la cual desde el año 2015 se desarrolla una estrategia nacional para la contención de la resistencia antimicrobiana (RAM), y se ha conformado una comisión nacional (CoNaCRA: Comisión Nacional para el Control de la Resistencia Antimicrobiana) en la que participan miembros del Ministerio de Salud de la Nación, y las entidades científicas de salud humana y animal y de laboratorios de vigilancia de referencia internacional.

Programas de optimización del uso de antimicrobianos

Las estrategias para el uso apropiado de los antimicrobianos son fundamentales para reducir la emergencia y transmisión de los microorganismos multirresistentes. Los programas de optimización de antimicrobianos (PROA) o *Stewardship*, cuando son eficaces, han demostrado que permiten reducir de manera costo-eficaz el consumo de estos fármacos en el ámbito hospitalario. Asimismo, incrementan la seguridad de los pacientes al mejorar la tasa de curación y minimizar el uso inapropiado, y reducen el grado de resistencia y los costos asociados con esta. Todos los hospitales deben contar con un PROA que les permita realizar un uso racional de los antimicrobianos, lo que contribuye con el control de la resistencia bacteriana.

Estrategia: más corto es mejor

La aparición de resistencia a los antibióticos es el resultado de la selección natural: prescribir más antibióticos provoca una presión más selectiva, lo que genera una mayor resistencia. Por lo tanto, para disminuirla, es necesario prescribir menos antibióticos. En los últimos años, más de 45 ensayos controlados y aleatorizados (ECA) han comparado la eficacia de la terapia antibiótica de corta duración con la tradicional (más prolongada), para el tratamiento de diversos focos: neumonía intrahospitalaria y adquirida en la comunidad, exacerbación aguda de la bronquitis crónica y la sinusitis, infecciones urinarias e intraabdominales complicadas, bacteriemia por gram negativos, infecciones cutáneas bacterianas agudas, osteomielitis y artritis séptica, e incluso fiebre en el paciente neutropénico.

Un uso apropiado de antibióticos, junto con un curso de tratamiento lo más corto posible, puede afectar positivamente la atención del paciente y el sistema de salud al reducir la frecuencia de eventos adversos y el desarrollo de resistencias (a nivel del paciente y ecológico), así como los costos asociados de atención médica.

La Tabla 45.1 muestra las diversas experiencias publicadas en adultos sobre tratamientos acortados. De acuerdo con esta tendencia, en el abordaje de las patologías pediátricas se debe optar por el curso más corto de antimicrobianos, que esté recomendado y sea acorde con la evidencia para el foco en cuestión.

Antimicrobianos frecuentemente utilizados

A continuación, se exponen las características más relevantes para la práctica clínica de los antimicrobianos más frecuentemente utilizados en la patología de internación pediátrica en Argentina. La siguiente selección no responde a criterios de clasificación farmacológica, y se debe tener en consideración que los grupos de antimicrobianos más utilizados pueden variar entre los distintos centros y, sobre todo, entre diferentes países. (Abreviaturas: VO, vía oral; IM, intramuscular; EV, endovenosa).

Betalactámicos

Incluyen a las penicilinas, cefalosporinas, carbapenémicos, inhibidores de las betalactamasas y monobactámicos.

Tabla 45.1 Enfermedades para las que se ha demostrado que la terapia con antibióticos de corta duración es igual de eficaz que los cursos de terapia tradicionales más prolongados

Diagnóstico	Esquema corto (días)	Esquema largo (días)	Eficacia
Neumonía adquirida en la comunidad	3 o 5	7, 8 y 10	Igual
Neumonía adquirida en el hospital o asociada al respirador	7-8	14-15	Igual
Infecciones complicadas del tracto urinario o pielonefritis	5 o 7	10 o 14	Igual
Infecciones intraabdominales complicadas o posoperatorias	4 u 8	10 o 15	Igual
Bacteriemia por gram negativos	7	14	Igual
Exacerbación aguda de bronquitis crónica o enfermedad pulmonar obstructiva crónica	≤ 5	≥ 7	Igual
Infecciones bacterianas agudas de la piel y de la estructura de la piel (celulitis o absceso mayor)	5-6	10	Igual
Osteomielitis crónica	42	84	Igual
Tratamiento empírico de la neutropenia febril	Afebril y estable por 72 horas	Afebril y estable por 72 horas con > 500 neutrófilos	Igual

Modificado de: Clinical Infectious Diseases® 2019; 69 (9): 1476–9.

Penicilinas

Penicilinas naturales

Claves para el uso clínico: se utilizan para el tratamiento de infecciones causadas por el estreptococo beta hemolítico del grupo A (*Streptococcus pyogenes*), como faringitis, infecciones de la piel y tejidos blandos y bacteriemias. Debido a la disminución de la susceptibilidad a la penicilina del *Streptococcus pneumoniae*, ya no se recomiendan en el tratamiento empírico de infecciones causadas por este microorganismo. La mayoría de los anaerobios son altamente susceptibles a la penicilina G, con excepción de las cepas productoras de betalactamasa de *Bacteroides* sp. y *Prevotella* sp. También son los antibióticos de primera elección para el tratamiento de la sífilis y son útiles para las infecciones causadas por algunas especies de *Neisseria* como *gonorreae* (gonococo) y *meningitidis* (meningococo), aunque en los últimos años se ha reportado un aumento de la resistencia a la penicilina en estas especies. La penicilina G también es eficaz para infecciones menos comunes como difteria, ántrax, actinomicosis y leptospirosis.

Penicilina G cristalina potásica o sódica:

- Vía de administración y dosis: EV, 100 000-250 000 U/kg/d cada 6-8 h (adultos 8-24 millones de U/d, máximo 80 millones U/d).
- Efectos adversos: exantema dérmico, urticaria, fiebre, dolor, eosinofilia, anemia hemolítica y leucopenia.

Penicilina G benzatínica:

- Vía de administración y dosis: IM, 50 000 U/kg en dosis única (adultos 1,2-2,4 millones de U).
- Efectos adversos: reacciones alérgicas, sobre todo cutáneas. Anemia hemolítica y leucopenia.

Aminopenicilinas (penicilinas semisintéticas)

Claves para el uso clínico: agregan actividad contra patógenos gram negativos, incluidos *Escherichia coli* y *Haemophilus influenzae* (no productor de betalactamasas); esto permite que la ampicilina y la amoxicilina se utilicen para el tratamiento de infecciones del tracto urinario (ITU) e infecciones gastrointestinales. La ampicilina es el agente más bactericida para *Enterococcus* susceptible. Desafortunadamente, el desarrollo de resistencia en *Escherichia coli, Shigella* y *Salmonella* ha limitado la utilidad de las aminopenicilinas. La actividad contra otros microorganismos gram positivos como los estreptococos del grupo A y del grupo B sigue siendo muy buena. La adición de sulbactam o de ácido clavulánico les confiere actividad contra organismos productores de betalactamasas (*Haemophilus influenzae, Moraxella catarrhalis* y estafilococos), así como también contra bacilos gram negativos entéricos y *Bacteroides fragilis*. Esto permite el tratamiento de infecciones de la piel, intraabdominales e infecciones del tracto respiratorio superior e inferior adquiridas en la comunidad (p. ej., otitis media aguda, sinusitis y neumonía).

Ampicilina:

- Vía de administración y dosis: EV, 100-200 mg/kg/d cada 6 h (adultos 4-8 g/d, máximo 14 g/d). Para foco meníngeo utilizar 200-400 mg/kg/d cada 6 h.
- Efectos adversos: náuseas, vómitos, diarrea, glositis, anemia, trombocitopenia, eosinofilia, exantema y urticaria.

Ampicilina/sulbactam:

- Vía de administración y dosis: EV, 100-200 mg/kg/d de componente de ampicilina cada 6 h (adultos 4-8 g/d).
- Efectos adversos: diarrea, exantema, náuseas, cefaleas y leve aumento de las enzimas hepáticas. Raro: alteraciones hematológicas.

Penicilinas de espectro extendido

Claves para el uso clínico: poseen mayor espectro antimicrobiano. Además, la combinación con tazobactam (que inhibe las betalactamasas) les confiere acción contra bacilos entéricos gram negativos, anaerobios y *Pseudomonas aeruginosa*. Se utilizan para una amplia variedad de infecciones graves por gram negativos, anaerobios y por gram positivos como *Staphylococcus aureus*, otras especies de *Staphylococcus* (siempre que sean sensibles a la meticilina) y enterococos (sensibles a la ampicilina). Son útiles en infecciones de la piel y tejidos blandos, intraabdominales y, lo que es más importante, infecciones intrahospitalarias, incluidas las infecciones de heridas, infecciones urinarias y neumonía.

Piperacilina/tazobactam:

- Vía de administración y dosis: EV, 240 mg/kg/d de componente piperacilina cada 6 h (dosis máxima diaria 16 g de piperacilina). En caso de infecciones graves, se puede incrementar la dosis a 300-400 mg/kg/d.
- Efectos adversos: insomnio, cefalea, confusión, convulsiones, exantema, prurito, edema, diarrea, constipación, náuseas y vómitos.

Cefalosporinas

Claves para el uso clínico: pueden ser de primera a quinta generación, según su actividad antimicrobiana. Las de primera generación son activas, sobre todo, contra cocos gram positivos, con algunas excepciones (*Streptococcus pneumoniae* resistente a la penicilina, *Staphylococcus aureus* y estafilococos coagulasa negativa resistentes a la meticilina). Su actividad contra bacilos gram negativos (*Escherichia coli, Klebsiella, Enterobacter, Serratia, Proteus, Haemophilus influenzae* y anaerobios) es menor, aunque mejora en las de segunda generación. Las de tercera generación son activas contra gram positivos y, las más potentes, también contra bacilos gram negativos, pero no todas son activas contra *Pseudomonas aeruginosa*. Tanto la ceftazidima (de tercera generación) como el cefepime (de cuarta generación), son activas contra enterobacterias y contra *Pseudomonas aeruginosa*, así como contra cocos gram positivos. Las cefalosporinas no tienen acción contra enterococos. Si se utilizan en infecciones por *Enterobacter, Serratia* y *Citrobacter*, que tienen la capacidad natural de producir betalactamasas inducibles (cefalosporinasas), pueden fracasar debido a la selección de organismos resistentes a las cefalosporinas de tercera generación.

Cefazolina y cefalotina. Son cefalosporinas de primera generación. Se utilizan en el tratamiento de infecciones de tracto respiratorio, oído medio, piel y tejidos blandos causadas por cocos gram positivos.

- Vía de administración y dosis: EV, cefazolina 25-75 mg/kg/d cada 8 h (máximo 6 g); cefalotina 100 mg/kg/d cada 6-8 h (máximo 12 g), para infecciones osteoarticulares puede emplearse una dosis de hasta 150 mg/kg/d cada 6-8 h. Poseen inadecuado pasaje al SNC, por lo que no deben utilizarse para infecciones en este foco.
- Efectos adversos: reacciones alérgicas, trombocitopenia, leucopenia, nefrotoxicidad, náuseas y vómitos.

Cefotaxime:

- Vía de administración y dosis: IM o EV, < 12 años 100-200 mg/kg/d cada 6-8 h (máximo 12 g/d); con foco meníngeo 225-300 mg/kg/d cada 6-8 h (máximo 12 g/d). Mayores de 12 años con infecciones no complicadas 1-2 g cada 6-8 h; infecciones graves y meningitis 2-4 g cada 6-8 h (máximo 12 g/d).
- Efectos adversos: neutropenia, anemia hemolítica, cefaleas, colitis pseudomembranosa y exantema.

Ceftriaxona:

- Vía de administración y dosis: IM o EV, infecciones leves y moderadas 50-75 mg/kg/d, cada 24 h; infecciones graves, sepsis, meningitis o neutropenia 100 mg/kg/d cada 12-24 h. En > 12 años (o > 50 kg) 1-2 g cada 24 h (máximo 2 g/d, en infecciones del SNC máximo 4 g/d).
- Efectos adversos: diarrea, náuseas, vómitos, estomatitis y glositis, eosinofilia, leucopenia, granulocitopenia, anemia hemolítica, trombocitopenia, exantema, dermatitis alérgica, prurito, urticaria, edema, eritema multiforme, etc.

Ceftazidima:

- Vía de administración y dosis: EV, 100-150 mg/kg/d cada 8 h (máximo 6 g/d); para infecciones graves por *Pseudomonas* indicar 200-300 mg/kg/d. Niños > 40 kg en infecciones no complicadas 1-2 g cada 8 h, en meningitis 2 g cada 8 h.
- Efectos adversos: eosinofilia y trombocitosis, diarrea, elevaciones transitorias de las enzimas hepáticas, erupción maculopapular o urticaria.

Cefepime:

- Vía de administración y dosis: EV, 100-150 mg/kg/d cada 8-12 h (máximo 6 g/d).
- Efectos adversos: diarrea, náuseas, vómitos, cefalea y exantema (2%).

Carbapenémicos

Claves para el uso clínico: presentan el espectro de actividad más amplio de todos los betalactámicos. Son activos contra gram positivos (con actividad moderada contra enterococos susceptibles a la ampicilina), contra gram negativos, incluida *Pseudomonas aeruginosa* y cepas productoras de betalactamasas tipo ampC (*Enterobacter, Serratia y Citrobacter*) y betalactamasas de espectro extendido (BLEE) de *Escherichia coli* y *Klebsiella*. Son muy activos contra los anaerobios. Se utilizan principalmente para infecciones nosocomiales o infecciones en huéspedes inmunodeprimidos.

Imipenem/cilastatin:

- Vía de administración y dosis: EV, 60-100 mg/kg/d cada 6-8 h (máximo 4 g/d). Se deben usar dosis más altas para las infecciones graves por *Pseudomonas aeruginosa*.
- Efectos adversos: reacciones alérgicas, náuseas, vómitos, diarrea, colitis pseudomembranosa y convulsiones. Raro: leucopenia, hepatotoxicidad y nefrotoxicidad. Evitar para el tratamiento de infecciones del SNC debido al mayor riesgo de convulsiones.

Meropenem:

- Vía de administración y dosis: EV, en infección urinaria, de piel, tejidos blandos y otras infecciones leves a moderadas 60 mg/kg/d cada 8 h (máximo 3 g/d). En sepsis e infecciones del SNC 120 mg/kg/d cada 8 h (máximo 6 g/d).
- Efectos adversos: cefalea, náuseas, dolor abdominal y diarrea. Puede ser necesario utilizar infusión prolongada para infecciones graves causadas por microorganismos susceptibles o en inmunosuprimidos.

Ertapenem:

- Vía de administración y dosis: IM o EV, en infecciones intraabdominales e infecciones urinarias complicadas de 3 meses a 12 años de edad 30 mg/kg/d cada 12 h (máximo 1 g/d); en ≥ 13 años y adultos 1 g/d cada 24 h. Posee poca actividad contra especies de *Pseudomonas* y *Acinetobacter*, por lo que no debe usarse ante la sospecha de estos microorganismos. Tampoco es de elección en infecciones del SNC por inadecuado pasaje y mayor riesgo de convulsiones.
- Efectos adversos: dolor abdominal, constipación, náuseas, vómitos, cefalea y convulsiones.

Aminoglucósidos

Claves para el uso clínico: poseen espectro frente a bacilos gram negativos, con alguna cobertura para bacterias gram positivas, y tienen acción sinérgica con antibióticos betalactámicos. Debido al escaso pasaje a través de la barrera hematoencefálica, no son drogas de elección para infecciones del SNC. Es de elección la administración una vez al día (excepto en endocarditis). No deben usarse como monoterapia, excepto en ITU causada por un microorganismo sensible. Si bien requieren monitoreo plasmático, la determinación no se encuentra fácilmente disponible en Argentina, por lo que no se realiza de rutina.

Amikacina:

- Vía de administración y dosis: IM o EV, 15-22,5 mg/kg cada 8-12 h, o cada 24 h, según el foco (máximo 1,5 g/d).
- Efectos adversos: ototoxicidad, nefrotoxicidad y bloqueo neuromuscular.

Gentamicina:

- Vía de administración y dosis: IM o EV, 5-7,5 mg/kg/d cada 8-24 h según el foco (máximo 300 mg/d).
- Efectos adversos: ototoxicidad, nefrotoxicidad y bloqueo neuromuscular.

Lincosamidas

Claves para el uso clínico: posee acción predominantemente bacteriostática. Se utiliza en el empiema, neumonía y absceso pulmonar, infecciones o abscesos de piel y tejidos blandos, peritonitis y abscesos intraabdominales, osteomielitis y artritis séptica e infecciones del tracto genital femenino.

Clindamicina:

- Vía de administración y dosis: EV, 20-40 mg/kg/d cada 6-8 h (máximo 4,8 g/d).
- Efectos adversos: diarrea, colitis pseudomembranosa, vómitos, reacciones de hipersensibilidad, eosinofilia, leucopenia, agranulocitosis y hepatotoxicidad.

Macrólidos

Claves para el uso clínico: son fármacos bacteriostáticos, por lo tanto no suelen emplearse en el tratamiento de infecciones graves y potencialmente fatales, donde pueden utilizarse otros agentes bactericidas. Son más activos contra cocos y bacilos gram positivos y, en menor medida, bacilos gram negativos. Algunos también son activos contra espiroquetas y ciertas micobacterias, *Mycoplasma* y *Ureaplasma*. Son útiles en el tratamiento de la neumonía atípica por *Mycoplasma pneumoniae*, *Chlamydia pneumoniae* o *Legionella*. La eritromicina sigue siendo la terapia más apropiada para la difteria (*Corynebacterium diphtheriae*). Si bien las 3 drogas (eritromicina, claritromicina y azitromicina) están recomendadas para el tratamiento o la profilaxis de la tos convulsa (*Bordetella pertussis*), en neonatos es de elección la azitromicina, debido a la asociación con mayor riesgo de desarrollar estenosis pilórica con el uso de eritromicina.

Con la excepción de la azitromicina, son metabolizados por el citocromo P450 hepático, y se deben considerar las interacciones con otros fármacos. La azitromicina ha demostrado interacciones farmacológicas mínimas y puede representar el macrólido preferido en ciertas situaciones, como los inmunodeprimidos que reciben múltiples fármacos simultáneamente.

Se utilizan típicamente en pacientes alérgicos a los betalactámicos. La terapia empírica de infecciones del tracto respiratorio superior (otitis media y sinusitis) o inferior (neumonía) tiene una probabilidad relativamente alta de fracaso, debido a la resistencia del neumococo (aproximadamente 30%) y a la escasa actividad de estas drogas contra *Haemophilus influenzae*. La azitromicina también se usa en el tratamiento de infecciones de transmisión sexual por *Chlamydia trachomatis* (uretritis, cervicitis y linfogranuloma venéreo), chancroide, granuloma inguinal y gonorrea.

Azitromicina. Tiene una de las concentraciones intracelulares más altas de los macrólidos y proporciona las concentraciones tisulares más prolongadas en el sitio de la infección, lo que permite administrarla en ciclos muy cortos para las infecciones del tracto respiratorio.

- Vía de administración y dosis: VO o EV. Otitis: dosis de carga de 10 mg/kg/d el día 1, luego 5 mg/kg/d por 4 días; o 10 mg/kg/d por 3 días; o 30 mg/kg por 1 día. Faringitis: 12 mg/kg/d por 5 días. Neumonía: 10 mg/kg/d por 5 días. Niños > 40 kg: 500 mg el primer día y 250 mg en los días siguientes. No administrar con alimentos ni antiácidos.
- Efectos adversos: colitis pseudomembranosa, alergias, síntomas gastrointestinales, cefaleas, mareos, vértigo y somnolencia. Raro: aumento de las transaminasas.

Metronidazol

Claves para el uso clínico: se utiliza en infecciones por anaerobios y por protozoos (amebiasis, giardiasis, tricomoniasis).

- Vía de administración y dosis: VO, 15-35 mg/kg cada 8 h; EV, 30-40 mg/kg/d cada 8 h (adultos 1-2 g/d, máximo 4 g/d).
- Efectos adversos: náuseas, vómitos, sabor metálico, cefaleas, anorexia, diarrea, boca seca, glositis, estomatitis, neuropatías y exantema.

Ornidazol

Claves para el uso clínico: posee el mismo espectro que el metronidazol, pero su vida media es más prolongada y puede utilizarse cada 24 horas. No debe administrarse en infecciones del SNC.

- Vía de administración y dosis: EV, 20 mg/kg/d cada 24 h (máximo 2 g/d).
- Efectos adversos: náuseas, vómitos, sabor metálico, cefaleas, anorexia, diarrea, boca seca, glositis, estomatitis, neuropatías, exantema y neutropenia reversible.

Glucopéptidos

Claves para el uso clínico: son utilizados en infecciones causadas por *Streptococcus pneumoniae* resistente a la penicilina, enterococos resistentes a la ampicilina y por SAMR (neumonía, piomiositis, osteomielitis, bacteriemia complicada y fascitis necrosante). El tratamiento de las infecciones por *Clostridium difficile* con vancomicina por vía oral es una opción ante el fracaso con metronidazol (*v.* Capítulo 49.1).

Vancomicina

- Vía de administración y dosis: EV, 60-80 mg/kg/d cada 6 h (máximo 3,6 g/d). La seguridad de dosis de vancomicina superiores a 80 mg/kg/d no ha sido evaluada en niños de forma prospectiva. Se sugiere evitar dosis de vancomicina ≥ 100 mg/kg/d.
- Efectos adversos: flebitis, reacciones febriles, exantema, eosinofilia, neutropenia, ototoxicidad y nefrotoxicidad. El síndrome del hombre rojo es una reacción caracterizada por sofocos e hipotensión, que ocurre con la infusión rápida de vancomicina. Está mediado por la histamina y no por la inmunoglobulina E, por lo que es una reacción distinta de la anafilaxia. El riesgo varía con la velocidad de la infusión, por lo tanto la vancomicina se debe infundir durante una hora. Para los que desarrollan esta reacción, prolongar la infusión o pretratar con antihistamínicos (difenhidramina 1 mg/kg/dosis) puede permitir la continuación de la terapia con este antibiótico.

Monitoreo

Si bien el parámetro ideal para el monitoreo de la dosis de vancomicina (y el recomendado actualmente) es la determinación del área bajo la curva (AUC, por las siglas en inglés de *area under the curve*), esta estrategia es más difícil de implementar, ya que requiere múltiples determinaciones de vancocinemia y estimaciones posteriores o cálculos, mediante la utilización de un *software*. Por esta razón, en Argentina se utiliza de rutina el monitoreo basado en el dosaje de la concentración plasmática de vancomicina durante el valle.

La recomendación es mantener valores plasmáticos mínimos entre 15-20 mg/L para infecciones graves causadas por SAMR. El monitoreo terapéutico puede comenzar dentro de las 24 o 48 horas posteriores al inicio del tratamiento.

Se recomienda realizar el monitoreo de vancomicina en las siguientes situaciones:

- Toda infección grave por SAMR.
- En todos los pacientes con alto riesgo de nefrotoxicidad (p. ej., pacientes críticos que reciben nefrotóxicos en forma concomitante).

- Pacientes con función renal inestable.
- Pacientes que reciben tratamientos prolongados con vancomicina (> 3-5 días).

Se sugiere que la frecuencia del seguimiento se base en el juicio clínico. El monitoreo frecuente o diario puede ser prudente para los pacientes hemodinámicamente inestables (p. ej., enfermedad renal en etapa terminal). Para los pacientes hemodinámicamente estables, puede ser suficiente el monitoreo con frecuencia semanal.

Dosis de carga

Con el fin de alcanzar rápidamente las concentraciones deseadas en pacientes críticos con infecciones graves por SAMR, sospechadas o documentadas, se puede considerar emplear una dosis de carga de 20-35 mg/kg. La evidencia actual en adultos críticos sugiere que esta dosis alcanza concentraciones en estado estacionario más rápidamente; sin embargo, los datos preliminares en pacientes pediátricos sugieren que el beneficio de una dosis de carga de 30 mg/kg se pierde rápidamente si las dosis de mantenimiento posteriores son insuficientes para proporcionar concentraciones adecuadas. En niños obesos se recomienda utilizar una dosis de carga de 20 mg/kg (grado de recomendación A, nivel de evidencia III). Existen datos insuficientes para utilizar una dosis de carga en el resto de la población pediátrica.

Infusión continua (IC) comparada con dosis intermitentes

La farmacocinética de la IC sugiere que puede ser una alternativa razonable a la dosificación convencional de infusiones intermitentes, cuando no se puede alcanzar la concentración deseada (grado de recomendación B, nivel de evidencia II). Según los datos disponibles actualmente, una dosis de carga de vancomicina de 15-20 mg/kg, seguida de una IC de mantenimiento de 30-40 mg/kg/d (hasta 60 mg/kg) para alcanzar una concentración objetivo en estado estacionario de 20-25 mg/L, puede considerarse como estrategia útil para pacientes críticos (grado de recomendación B, nivel de evidencia II).

La IC permite alcanzar la concentración deseada de manera más simple, debido a la facilidad del tiempo de muestreo y a que el ajuste de la dosis se realiza simplemente al cambiar la velocidad de la infusión, lo cual representa una ventaja en pacientes críticamente enfermos.

Teicoplanina

Claves para el uso clínico: se utiliza para el tratamiento de infecciones del tracto respiratorio bajo, hueso, piel y partes blandas, e infecciones de las vías urinarias por microorganismos gram positivos sensibles a vancomicina.

- Vía de administración y dosis: IM o EV, > 2 meses de edad e infecciones leves, las primeras 3 dosis administrar 10 mg/kg/dosis cada 12 h, luego 10 mg/kg/d cada 24 h (dosis máxima 400 mg/d). Pacientes neutropénicos, postrasplante de células progenitoras hematopoyéticas o infecciones graves 15-20 mg/kg/d (dosis máxima 800 mg/d). Requiere ajuste cuando hay caída del filtrado glomerular.
- Efectos adversos: fiebre, náuseas, vómitos y reacción anafiláctica.

Oxazolidinonas

Claves para el uso clínico: se utiliza en infecciones por microorganismos resistentes a la vancomicina. Presenta actividad bactericida contra *Streptococcus pneumoniae*, pero es bacteriostática contra especies de *Staphylococcus aureus* y *Enterococcus*.

No es activo frente a bacterias gram negativas. Posee excelente absorción intestinal, lo que permite el cambio precoz a la vía oral. Alcanza concentraciones terapéuticas en pulmón y hueso, no así en el SNC. Actualmente, el uso clínico más común del linezolid en niños es para el tratamiento del SAMR que produce infecciones de la piel o del tracto respiratorio.

Linezolid:

- Vía de administración y dosis: EV o VO, 30 mg/kg/d cada 8 h; adultos 600 mg/dosis cada 12 h (dosis máxima 1200 mg/d).
- Efectos adversos: toxicidad hematológica, que incluye neutropenia y trombocitopenia que dependen de la dosis y duración del tratamiento. Su incidencia aumenta a partir de las 2 semanas del tratamiento. Hipertensión, cefalea, diarrea y náuseas.

Sulfonamidas

Claves para el uso clínico: son utilizadas para la profilaxis y el tratamiento de infecciones del tracto urinario debidas a cepas susceptibles de *Escherichia coli, Proteus mirabilis, Klebsiella pneumoniae, Enterobacter* spp. y *Staphylococcus* coagulasa negativa (incluyendo *Staphylococcus saprophyticus*). Asimismo, es el antibiótico de elección para el tratamiento de la neumonía por *Pneumocystis jirovecii*.

TMP-SMX (trimetoprima-sulfametoxazol):

- Vía de administración y dosis: EV o VO, 8-12 mg/kg/d del componente TMP cada 12 h. Para la neumonía por *Pneumocystis jirovecii* indicar 20 mg/kg/d de TMP cada 6 h.
- Efectos adversos: reacciones de hipersensibilidad (cutáneas), gastrointestinales (náuseas, vómitos) y discrasias sanguíneas. Toxicidad renal (en pacientes con falla renal previa). Hepatitis y colestasis.

Polimixinas

Claves para el uso clínico: se utiliza en infecciones causadas por gérmenes gram negativos multirresistentes, habitualmente intrahospitalarias, para las que no se dispone de otras opciones terapéuticas. Asimismo, suele emplearse en la UCIP para el tratamiento de la neumonía asociada con la ventilación mecánica.

Colistín metansulfonato (colistimetato sódico):

- Vía de administración y dosis: EV, 5-7 mg/kg/d de colistín base cada 8 h (dosis máxima 100 mg/dosis). Equivalencia: 1 mg de colistimetato sódico = 12 500 UI de colistimetato sódico = 0,4 mg de colistín base. Requiere ajuste cuando hay caída del filtrado glomerular.
- Efectos adversos: nefrotoxicidad y neurotoxicidad. Los efectos neuromusculares son evidentes hasta en el 50% de los pacientes (parestesias periorales, debilidad, letargo, confusión, ataxia y parálisis de los músculos respiratorios).

Rifamixinas

Claves para el uso clínico: son utilizadas en el tratamiento combinado de la tuberculosis y otras micobacterias. Para el tratamiento de infecciones bacterianas, la rápida aparición de resistencias en prácticamente todos los patógenos impone la necesidad de evitar la monoterapia con rifampicina. Posee excelente penetración tisular en huesos, articulaciones y en infecciones relacionadas con dispositivos (catéteres intravasculares u otros, *v.* Capítulo 36). Como terapia con un solo fármaco, la rifampicina solo se utiliza en la erradicación de la colonización por *Neisseria meningitidis* y en la profilaxis de contactos cercanos de pacientes o familiares con infecciones meningocócicas invasivas.

Rifampicina:

- Vía de administración y dosis: EV o VO, 10-20 mg/kg/d cada 12-24 h (adultos 600-1200 mg/d).
- Efectos adversos: gastrointestinales, ictericia, hepatitis, reacciones febriles tipo influenza, reacciones dermatológicas y neurotoxicidad. Hematológicos: neutropenia, leucopenia y trombocitopenia (poco frecuente). Se recomienda el monitoreo basal una vez al mes mientras dure el tratamiento de las enzimas hepáticas, bilirrubina, creatinina sérica y hemograma.

Tetraciclinas

Claves para el uso clínico: en adultos y niños mayores se han utilizado para el tratamiento de infecciones leves a moderadas de las vías respiratorias, infecciones de la piel (más comúnmente acné) e infecciones de transmisión sexual. Algunos agentes de esta clase demuestran actividad contra cepas de SAMR, neumococos resistentes a la penicilina y enterococos resistentes a la vancomicina (EVR), por lo que también se han utilizado para el tratamiento de estas infecciones.

Doxiciclina:

- Vía de administración y dosis: EV o VO, 2-4 mg/kg/d cada 12-24 h; por vía EV administrar en infusión de 2 horas.
- Efectos adversos: históricamente, el uso clínico en pediatría se ha visto limitado por la unión de las tetraciclinas a los dientes y huesos de niños en crecimiento. La tinción permanente de los dientes y la hipoplasia del esmalte se producen con cualquiera de estos antibióticos. El grado de tinción es directamente proporcional al número de ciclos prescritos; un solo curso de terapia no se asocia con cambios clínicamente detectables. Se han observado disminuciones reversibles en las tasas de crecimiento de huesos largos en animales jóvenes, si bien el impacto clínico de estas observaciones para los niños no está bien definido, se ha limitado el uso de tetraciclinas a niños de 8 años o más. Las tetraciclinas orales no se pueden tomar con productos lácteos debido a los complejos insolubles de quelación que se forman con el calcio, magnesio y hierro.

Minociclina:

- Vía de administración y dosis: EV o VO, 4 mg/kg/d cada 12-24 h (adultos 200 mg/d, máximo 400 mg/d).

Quinolonas

Ciprofloxacina. Posee actividad contra bacilos gram negativos y *Pseudomonas aeruginosa*, con escasa actividad frente a patógenos gram positivos. Se utiliza para el tratamiento de segunda o tercera línea de infecciones complicadas del tracto urinario y pielonefritis en niños mayores de 1 año. El resto de los usos en la población pediátrica se consideran *off-label*, para el tratamiento de infecciones por gérmenes gram negativos en los que no se dispone de otro antibiótico por VO (excepto en infecciones del SNC por su mala penetración): infecciones nosocomiales, infecciones articulares y osteomielitis, infecciones de partes blandas e infecciones respiratorias bajas. Asimismo, puede ser empleada para el tratamiento de segunda línea de la infección por *Mycobacterium tuberculosis*, para el tratamiento empírico en niños con fiebre y neutropenia de bajo riesgo y para la fiebre tifoidea por *Salmonella typhi*.

- Vía de administración y dosis: VO, 20-30 mg/kg/d cada 12 h (dosis máxima 1,5 g/d). EV, 20-30 mg/kg/d cada 12 h (dosis máxima 800 mg/d).
- Efectos adversos: artralgias, náuseas, vómitos, cefaleas, mareos, exantema y cristaluria. Rupturas tendinosas (más frecuentemente el tendón de Aquiles) a partir de las 48 h de tratamiento.

Levofloxacina. Posee actividad frente a gram negativos (es menos activa que la ciprofloxacina frente a *Pseudomonas aeruginosa*) y gram positivos (incluyendo *Streptococcus pneumoniae* resistente a la penicilina y *Staphylococcus aureus*).

- Vía de administración y dosis: VO o EV, en niños es muy limitada la información. Algunos centros recomiendan en niños de 6 meses a 5 años de edad administrar 10 mg/kg/dosis cada 12 h (dosis máxima 500 mg/d); en mayores de 5 años administrar 10 mg/kg/dosis cada 24 h (dosis máxima 1 g/d); en adultos 500 mg cada 24 h, para infecciones graves 750 mg cada 24 h.
- Efectos adversos: diarrea, náuseas, vaginitis, exantema, insomnio y toxicidad hepática. Hiperglucemia e hipoglucemia. Rupturas tendinosas (más frecuentemente en tendón de Aquiles) a partir de las 48 horas de tratamiento.

Antibióticos utilizados frecuentemente para el cambio a vía oral

- Amoxicilina: 40-100 mg/kg/d cada 8-12 h, según el foco (adultos 1-3 g/d).
- Amoxicilina/sulbactam: 90 mg/kg/d del componente de amoxicilina cada 12 h.
- Amoxicilina/ácido clavulánico: 90 mg/kg/d del componente de amoxicilina cada 12 h.
- Penicilina V: 25-50 mg/kg cada 6-8 h (máximo 3 g/d). Adultos 0,5-2 g/d (máximo 7,2 g/d). Equivalencia: 1600 unidades = 1 mg. La administración óptima es con el estómago vacío.
- Cefuroxima acetil: 30-40 mg/kg/d cada 8-12 h (máximo 1 g/d).
- Cefalexina: 25-50 mg/kg/d cada 6-8 h para la ITU (1-4 g/d para adultos); en infecciones osteoarticulares y de piel se utilizan dosis mayores (100 mg/kg/d).
- Cefixime: 8 mg/kg/d, cada 24 h. Dosis máxima 400 mg.
- Nitrofurantoína: 5-7 mg/kg/d cada 6 h (adultos 200-400 mg/d, máximo 7 mg/kg/d). Profilaxis de ITU 1-2 mg/kg/d.
- Claritromicina: 15 mg/kg/d cada 12 h (adultos 500-1000 mg/d).
- Eritromicina: 20-40 mg/kg/d cada 6-12 h (adultos 1-2 g/d, máximo 4 g/d). Los efectos secundarios gastrointestinales de la eritromicina pueden ser problemáticos en algunos niños. La claritromicina, azitromicina y telitromicina se toleran mejor que la eritromicina.

Antibióticos para uso en situaciones especiales: nuevos antibióticos

A continuación, se listan brevemente algunos antibióticos cuyo uso se ha vuelto más frecuente en los últimos años, producto de la aparición de microorganismos multirresistentes.

Ceftazidima/avibactam

Claves para el uso clínico: el avibactam es un inhibidor no betalactámico de las betalactamasas, que está disponible en combinación con la ceftazidima. Esta combinación fue aprobada por la *Food and Drug Administration* de Estados Unidos (FDA) en el año 2015 para el tratamiento de infecciones intraabdominales complicadas en combinación con metronidazol, y para el tratamiento de infecciones urinarias complicadas, causada por gram negativos multirresistentes.

- Dosis EV: niños de 3 a 6 meses: 120 mg de ceftazidima/30 mg avibactam/kg/d cada 8 h; 6 meses a 18 años: 150 mg de ceftazidima/7,5 mg avibactam/kg/d cada 8 h (máximo 6 g de ceftazidima).
- Efectos adversos: vómitos, diarrea, exantema y reacciones en el lugar de la inyección.

Ceftarolina

Claves para el uso clínico: es una cefalosporina bactericida de quinta generación, con excelente actividad *in vitro* contra gram positivos, incluidas las cepas de SAMR, por lo que es una buena opción de monoterapia para infecciones de piel y tejidos blandos. Está aprobada por la FDA para ser utilizada en adultos y niños (desde los 2 meses de edad) con infecciones de piel y tejidos blandos causadas por cepas de SAMR y *Staphylococcus aureus* sensible a la meticilina (SAMS), *Streptococcus pyogenes, Streptococcus agalactiae, Escherichia coli, Klebsiella pneumoniae* y *Klebsiella oxytoca*. También ha sido aprobada para la neumonía de la comunidad causada por neumococo, SAMS, *Escherichia coli, Haemophilus influenzae, Klebsiella pneumoniae* y *Klebsiella oxytoca*. En Argentina, está aprobada por la Administración Nacional de Medicamentos, Alimentos y Tecnología Médica (ANMAT), pero el prospecto autorizado destaca que no debe utilizarse en niños y adolescentes, ya que no existen datos suficientes en estas poblaciones.

- Dosis EV: niños de 2 meses a 2 años: 24 mg/kg/d cada 8 h; > 2 años: ≤ 33 kg 36 mg/kg/d cada 8 h; > 33 kg 1200 mg (no por kg), cada 8-12 h.
- Efectos adversos: exantema, prurito, cefalea, mareos, náuseas, vómitos, dolor abdominal, transaminasas aumentadas.

Daptomicina

Claves para el uso clínico: es un glucolipopéptido derivado de la teicoplanina, tiene mayor potencia contra gram positivos en relación con la vancomicina y, a la vez, menor riesgo de resistencia bacteriana. Es uno de los antibióticos bactericidas más rápidos contra *Staphylococcus aureus*, es activo contra SAMS, SAMR, estreptococos y enterococos incluido el EVR. Debido a su vida media prolongada, se administra una vez por día.

Está aprobada por la FDA, solo para el tratamiento de infecciones complicadas de la piel y tejidos blandos, y para las bacteriemias por *Staphylococcus aureus*. Debido a que la experiencia con estos agentes en niños es limitada, se debe considerar la consulta con un subespecialista en enfermedades infecciosas antes de su uso. La FDA advierte que se debe evitar su uso en menores de 12 meses. No es útil en infecciones del SNC y debido a su inhibición por el surfactante pulmonar, no tiene indicación en neumonía.

- Dosis EV:
  - Para bacteriemia por *Staphylococcus aureus*: niños de 1 a 6 años: 12 mg/kg/d cada 24 h; de 7 a 11 años: 9 mg/kg/d cada 24 h; de 12 a 17 años: 7 mg/kg/d cada 24 h.
  - Para infecciones de la piel y tejidos blandos: niños de 1 a 2 años: 10 mg/kg/d cada 24 h; de 2 a 6 años: 9 mg/kg/d cada 24 h; de 7 a 11 años: 7 mg/kg/d cada 24 h; y de 12 a 17 años: 5 mg kg/d cada 24 h.
- Efectos adversos: aumento de las enzimas musculares, neumonitis eosinófila.

Tigeciclina

Claves para el uso clínico: es bacteriostática, análogo de la tetraciclina, tiene actividad contra anaerobios y contra algunas cepas de bacterias multirresistentes, incluidas SAMR, enterococos, enterobacterias productoras de BLEE o carbapenemasas, y contra algunos aislamientos de *Acinetobacter baumannii*. Está indicada para el tratamiento de infecciones de piel y partes blandas, infecciones intraabdominales y como tratamiento alternativo de infecciones por microorganismos resistentes a otros antibióticos. Aún no se encuentra aprobada por la FDA para uso en niños; su uso en circunstancias especiales es *off-label*.

- Dosis EV: niños < 8 años: uso no recomendado; niños > 12 años: dosis inicial 1,5 mg/kg en dosis única (máximo 100 mg), seguido de 1 mg/kg cada 12 h (máximo 50 mg cada 12 h).
- Efectos adversos: náuseas, vómitos y diarrea, mareos, aumento de transaminasas, fotosensibilidad, prurito, exantema y cefalea.

Antifúngicos de uso frecuente en la internación

Anfotericina B desoxicolato

Claves para el uso clínico: fungicida de amplio espectro, se asocia con múltiples efectos adversos, particularmente toxicidad renal aguda y crónica, por lo que su uso es limitado en ciertos pacientes. Es la formulación de elección para el tratamiento de recién nacidos con candidiasis sistémica debido a una mejor penetración en el SNC, el tracto urinario y los ojos, sitios que a menudo están implicados en las infecciones neonatales por cándida.

- Vía de administración y dosis: EV, 1 mg/kg/d cada 24 h, o 1,5 mg/kg en días alternos (máximo 1,5 mg/kg/d).
- Efectos adversos: relativos a la infusión, son comunes a todas las formulaciones de anfotericina: cefalea, fiebre, escalofríos, temblores, taquipnea e hipotensión. El inicio suele ser de 1-3 horas después de comenzar la infusión; la duración suele ser menor de una hora. La premedicación con paracetamol, solo o combinado con difenhidramina, puede aliviar las reacciones febriles. También se puede agregar hidrocortisona (25-50 mg en adultos y niños mayores) a la infusión para disminuir estas y otras reacciones sistémicas. La tolerancia a las reacciones febriles se desarrolla con el tiempo. En algunos pacientes que son refractarios al régimen de premedicación convencional, la meperidina y el ibuprofeno son eficaces para prevenir o tratar la fiebre y los escalofríos.
- Otros efectos adversos: nefrotoxicidad, hepatotoxicidad, anemia y neurotoxicidad. La nefrotoxicidad puede prevenirse o mejorarse mediante la hidratación, con una carga de solución salina al 0,9% durante 30 minutos, antes de la infusión de anfotericina B. Puede ocurrir acidosis tubular renal, hipopotasemia e hipomagnesemia frecuentes, anorexia y vómitos, erupción cutánea y tromboflebitis.

Anfotericina B liposomal

Claves para el uso clínico: las formulaciones asociadas con lípidos, especialmente la liposomal, limitan la toxicidad renal, pero se asocian con otros múltiples efectos adversos y no alcanzan concentraciones óptimas en algunos sitios de infección (p. ej., los riñones). Una gran limitante en su uso es el alto costo.

- Vía de administración y dosis: EV, 3 mg/kg/d cada 24 h.
- Efectos adversos: la nefrotoxicidad de la anfotericina B en formulaciones lipídicas es mucho menor que la del desoxicolato, y los efectos adversos relativos a la infusión son menos frecuentes.

Anfotericina B complejo lipídico

- Vía de administración y dosis: EV, 3-5 mg/kg/d cada 24 h, infundida durante 2 h.

- Efectos adversos: fiebre, escalofríos y otras reacciones asociadas con el desoxicolato de anfotericina B, pero con menor nefrotoxicidad; se ha informado hepatotoxicidad con el complejo lipídico.

Equinocandinas

Caspofungina

Claves para el uso clínico: está aprobada por la FDA para niños a partir de los 3 meses de edad con candidiasis invasiva y candidiasis esofágica, para la terapia empírica de infecciones fúngicas en pacientes neutropénicos febriles y para el tratamiento de la aspergilosis en pacientes refractarios o intolerantes a otros antimicóticos.

- Dosis EV: en niños de 3 meses a 17 años: dosis de carga 70 mg/m^2 el primer día (máximo 70 mg) y luego dosis de mantenimiento de 50 mg/m^2/d (máximo 50 mg).
- Efectos adversos: diarrea, náuseas, vómitos, cefalea, reacciones relacionadas con la infusión, toxicidad hepática y renal (esta es menos frecuente que con desoxicolato).

Micafungina

Claves para el uso clínico: está aprobada por la FDA para niños a partir de los 4 meses de edad con candidemia, candidiasis diseminada aguda, peritonitis y abscesos por cándida y candidiasis esofágica, y para la profilaxis de infecciones invasivas por cándida en pacientes sometidos a trasplante de células progenitoras hematopoyéticas. Aunque la micafungina no está aprobada por la FDA para la aspergilosis, hay datos disponibles que respaldan su uso en el tratamiento de enfermedades refractarias, preferiblemente en combinación con otro agente antifúngico.

- Vía de administración y dosis: EV, 2 mg/kg/d (máximo 100 mg) para candidemia y candidiasis diseminada aguda, peritonitis y abscesos por cándida; para el tratamiento de la candidiasis esofágica, se utilizan 3 mg/kg/d para niños ≤ 30 kg y 2,5 mg/kg/d (máximo de 150 mg/d) para niños ≥ 30 kg. Se han utilizado dosis de hasta 7 mg/kg/d para la candidiasis diseminada.
- Efectos adversos: náuseas, vómitos y cefalea; aumento transitorio de las transaminasas, urea y creatinina. Durante la infusión pueden aparecer síntomas mediados por histamina, como erupción cutánea, prurito, hinchazón facial y vasodilatación.

Azoles/triazoles

Se dispone de menos datos sobre la seguridad y eficacia de los azoles en pacientes pediátricos que en adultos. Los azoles son fáciles de administrar y tienen poca toxicidad, pero su uso puede estar limitado por la frecuencia de sus interacciones con otros fármacos. Estas interacciones pueden provocar una disminución de las concentraciones séricas del azol (es decir, una mala actividad terapéutica) o una toxicidad inesperada. Todos presentan riesgo de toxicidad hepática (hepatitis, colestasis y falla hepática), por lo que se debe monitorear la función hepática durante el tratamiento.

Otra limitación potencial de los azoles es la aparición de hongos resistentes, especialmente especies de cándida resistentes al fluconazol. *Candida krusei* es intrínsecamente resistente al fluconazol y las cepas de *Candida glabrata* son cada vez más resistentes tanto al fluconazol como al voriconazol.

Fluconazol

Claves para el uso clínico: es fungistático, su espectro de acción incluye: *Candida albicans* y otras especies (excepto *Candida krusei* y *Candida glabrata*), *Cryptococcus*, *Histoplasma*, *Blastomyces*, *Coccidioides*, *Paracoccidioides*, dermatofitos y *Malassezia furfur*. Se utiliza en el tratamiento de la candidiasis orofaríngea y esofágica, candidiasis invasiva, meningitis criptocócica y profilaxis de infecciones por cándida en pacientes inmunocomprometidos.

- Vía de administración y dosis: EV o VO, para candidiasis orofaríngea y esofágica 6 mg/kg/d el primer día, seguido de 3-6 mg/kg/d cada 24 h. Se utilizan dosis de hasta 12 mg/kg/d en infecciones sistémicas por cándida.
- Efectos adversos: diarrea, náuseas, vómitos, cefalea, alopecia, erupción cutánea grave (síndrome de Stevens Johnson), leucopenia, toxicidad hepática, prolongación del QT.

Voriconazol

Claves para el uso clínico: está aprobado por la FDA para niños ≥ 2 años para el tratamiento de aspergilosis invasiva, candidemia en pacientes no neutropénicos, candidiasis esofágica y para infecciones refractarias con especies de *Fusarium* y algunas especies de *Scedosporium* (*Scedosporium apiospermum*).

- Vía de administración y dosis: EV (también se puede emplear por VO), en niños > 12 años 9 mg/kg, dosis de carga cada 12 h (2 dosis) y luego continuar con 8 mg/kg/dosis cada 12 h, con monitoreo de los niveles plasmáticos basales (rango entre 1-6 mg/L); en niños < de 12 años se recomienda la misma dosis, fraccionada cada 8 h.
- Efectos adversos: diarrea, náuseas y vómitos, trastornos visuales reversibles (fotopsias al inicio, que mejoran cuando continúa administrándose), alucinaciones, cefalea, erupción cutánea, elevación de las transaminasas, fotosensibilidad y potencial cáncer de piel, en tratamientos prolongados por vía oral.

Itraconazol

Claves para el uso clínico: está aprobado por la FDA para el tratamiento de blastomicosis e histoplasmosis (no meníngea) y para la terapia empírica de pacientes neutropénicos febriles con sospecha de infección micótica. No se ha establecido la eficacia y seguridad en pacientes pediátricos. El itraconazol no atraviesa la barrera hematoencefálica y no debe utilizarse para infecciones del SNC.

- Vía de administración y dosis: VO, 10 mg/kg/d cada 12 h. Requiere pH ácido para una mejor absorción y monitoreo con dosaje plasmático.
- Efectos adversos: diarrea, náuseas, vómitos y alopecia, ocasionalmente cefalea, erupción cutánea, toxicidad hepática y prolongación del intervalo QT.

Acceda al eBook para consultar la lista de bibliografía. Consulte las indicaciones en la retiración de tapa.

Sección 7

Alteraciones específicas de órganos y sistemas

46

Trastornos reumatológicos y del sistema inmune

46.1 Enfoque clínico del paciente con enfermedad reumatológica

Graciela Espada

La reumatología pediátrica es una disciplina clínica que comprende el estudio de los desórdenes inflamatorios y no inflamatorios del tejido conectivo en la infancia.

Si bien las enfermedades del tejido conectivo constituyen el centro cardinal de la especialidad, el diagnóstico diferencial de este grupo de enfermedades requiere de un amplio conocimiento de posibles entidades, que suelen ser confundidas sobre todo en la edad pediátrica.

En la infancia, el abordaje de estas enfermedades requiere de la comprensión de ciertos aspectos que deben ser explorados por el pediatra:

- Las manifestaciones articulares pueden, con frecuencia, ocurrir en otras enfermedades pediátricas de naturaleza no reumática.
- Hay factores vinculados principalmente con el crecimiento que influyen en la expresión de la enfermedad reumática (el cuadro clínico varía generalmente del observado en los adultos).
- El manejo terapéutico, esencialmente de niños con cuadros crónicos, requiere sin duda de un entrenamiento especial.

Es importante tener en consideración algunos conceptos a la hora del diagnóstico y la información a los padres. Algunas enfermedades reumáticas comparten entre sí características comunes, tales como el compromiso multisistémico, síndrome febril, exantemas cutáneos y alteraciones inmunológicas; esto significa que varias enfermedades pueden presentarse con síntomas similares al debut (p. ej., fiebre, artralgias y síntomas constitucionales). Otro punto a tener en cuenta es que se pueden presentar cuadros de superposición clínica, histológica y serológica. Finalmente, cabe considerar que este tipo de enfermedades pueden evolucionar desde el punto de vista clínico y serológico en el tiempo, por lo que necesitan una constante reevaluación diagnóstica.

El diagnóstico de las enfermedades reumáticas, en su mayoría de etiología desconocida, es fundamentalmente clínico, y una de las manifestaciones más frecuente es la artritis. Esta se define como la presencia de inflamación o tumefacción articular, acompañada de movilidad limitada y dolor a la palpación o al movilizar la articulación. La mayoría de los pediatras jóvenes durante su entrenamiento general tienen poco contacto con ortopedistas y reumatólogos infantiles, razón por la cual el reconocimiento temprano de la afectación del sistema musculoesquelético suele resultar dificultoso, lo que propicia la base para el enfoque de este capítulo.

La presencia de artritis puede ser la expresión de diferentes procesos: inflamatorios, infecciosos, inmunológicos y metabólicos, o bien, expresar la invasión del tejido conectivo. Puede ser, a su vez, la única manifestación de enfermedad, la manifestación predominante o, en algunas oportunidades, pasar desapercibida por su escasa repercusión clínica.

El cuadro clínico del niño que consulta por síntomas articulares, una vez confirmada la presencia de artritis, puede ser inicialmente clasificado de acuerdo con el número de articulaciones comprometidas. Por lo general, las enfermedades que afectan una o menos de 3 o 4 articulaciones obedecen a etiologías distintas de aquellas que ocasionan compromiso poliarticular, esto es, la inflamación de 5 o más articulaciones.

Monoartritis

La presencia de dolor y tumefacción en una sola articulación expone al pediatra a un problema diagnóstico y terapéutico de considerable responsabilidad, ya que la posibilidad de enfrentarse con una infección requiere un diagnóstico precoz e inicio temprano del tratamiento apropiado. Debe tenerse en consideración que el compromiso monoarticular puede ser secundario a un proceso local, o en ocasiones ser la expresión de una enfermedad sistémica.

Frente a toda monoartritis se debe valorar su forma de comienzo (aguda o insidiosa), el antecedente de traumatismos, infecciones agudas o crónicas (p. ej., tuberculosis), la presencia de discrasias sanguíneas (particularmente antes de realizar una artrocentesis diagnóstica), enfermedades cutáneas coexistentes (p. ej., psoriasis), episodios previos de similares características y compromiso de otras articulaciones. Clásicamente, las monoartritis se clasifican en agudas y crónicas según la forma de inicio, la magnitud de la afección inflamatoria y su duración. En forma arbitraria, cuando la duración del cuadro inflamatorio es menor de 6 semanas se considera aguda, y si es mayor de 6 semanas se considera crónica. En la Tabla 46.1.1 se enumeran las causas de monoartritis aguda y en la Tabla 46.1.2 las de monoartritis crónica.

Dada la frecuencia con que los niños presentan inflamación articular indolora o con escaso dolor, es importante corroborar el diagnóstico de monoartritis mediante un exhaustivo examen del aparato locomotor. Con frecuencia, grados menores de

Tabla 46.1.1 Causas de monoartritis aguda en la infancia

▪ Infección articular
▪ Traumatismos articulares
▪ Sinovitis por cuerpo extraño
▪ Discrasias sanguíneas, hemofilias, diátesis hemorrágicas
▪ AIJ de inicio monoarticular
▪ Espondiloartritis seronegativas

AIJ: artritis idiopática juvenil.

Tabla 46.1.2 Causas de monoartritis crónica en la infancia

- Infecciones crónicas:
  - Tuberculosis
  - Micosis
- Tumores de la sinovial:
  - Hemangioma
  - Sinovitis vellonodular
  - Sarcoma sinovial
- Metástasis
- Cuerpo extraño:
  - Espina
  - Sangre
- Enfermedades no inflamatorias:
  - Traumatismo
  - Osteocondritis
  - Necrosis ósea avascular
- Enfermedades del tejido conectivo:
  - Artritis idiopática juvenil
  - Espondiloartritis seronegativas

inflamación sinovial en otras articulaciones son pasados por alto debido a la mayor intensidad del proceso inflamatorio en una sola articulación. De esta manera, una enfermedad poliarticular puede ser erróneamente catalogada como monoarticular.

Aún con los datos así recogidos e independientemente de la presunción diagnóstica, frente a una monoartritis hay estudios de imprescindible realización. Estos son:

- Artrocentesis para el estudio del líquido sinovial.
- Estudio radiológico.
- Biopsia sinovial.

Artrocentesis

Se denomina así a la punción articular para la extracción de líquido sinovial, y es fundamental en la evaluación de una monoartritis. Posee un rol tanto diagnóstico como terapéutico, sobre todo en el manejo de los pacientes portadores de enfermedades articulares inflamatorias. Las indicaciones de la artrocentesis son las siguientes:

- Diagnósticas:
  - Evaluación inicial de una monoartritis.
  - Descartar la presencia de infección articular.
- Terapéuticas:
  - Aliviar el dolor por drenaje de líquido.
  - Inyectar medicación.
  - Drenar artritis sépticas y hemartrosis (corregido previamente el trastorno de la coagulación).

Se encuentra contraindicada ante la presencia de una infección en la piel o en el tejido subyacente, o frente a un trastorno grave de la coagulación.

Los pediatras, sin duda, debieran estar familiarizados con su realización, ya que la presencia de monoartritis aguda es considerada una emergencia (cuando se intenta descartar una artritis séptica), y además el análisis básico del líquido sinovial (citoquímico y cultivos) puede realizarse en cualquier laboratorio, sin necesidad de equipos sofisticados.

Este procedimiento debe realizarse con extremas medidas de asepsia. En niños mayores puede realizarse bajo anestesia local; sin embargo, en los más pequeños se recomienda el empleo de sedoanalgesia (*v.* Capítulo 78) o anestesia general.

De las determinaciones que habitualmente se realizan en el líquido sinovial, dos de ellas son de indudable utilidad práctica:

- Recuento de leucocitos y su fórmula diferencial.
- Estudio bacteriológico.

La otra determinación es la búsqueda de cristales, que son de rara observación en la edad pediátrica; se realiza mediante la utilización del microscopio de polarización y el hallazgo de cristales ayuda al diagnóstico de sinovitis cristálica.

Las características del líquido sinovial pueden orientar a ciertos diagnósticos. Frente a la presencia de tumefacción articular y un líquido no inflamatorio es necesario descartar una patología mecánica, como traumatismos, osteocondritis, etc.; frente a un líquido inflamatorio (abundante celularidad y proteínas) aumenta el índice de sospecha de enfermedades reumáticas, como la artritis idiopática juvenil (AIJ), enfermedades seronegativas, artritis reactivas, etc.

Cabe destacar que el estudio bacteriológico directo y el cultivo del líquido articular resultan fundamentales para el diagnóstico de artritis séptica. Si bien el recuento celular del líquido articular > 25 000-50 000 glóbulos blancos/mm^3 y el predominio de polimorfonucleares se asocian con artritis séptica, recuentos menores no permiten descartar la etiología infecciosa (*v.* Capítulo 35).

Estudio radiológico

Debe ser realizado aun en estadios tempranos de la enfermedad, ya que los estudios seriados permiten seguir la evolución del compromiso articular.

Siempre se debe realizar una radiografía de la articulación afectada y de la contralateral; esta comparación permite apreciar la existencia de alteraciones radiológicas mínimas, por ejemplo, diferencias de sombras correspondientes al aumento de partes blandas, osteoporosis subcondral o crecimiento epifisario acelerado (Figura 46.1.1).

Biopsia sinovial

Es necesaria para obtener tejido sinovial para su estudio histológico y bacteriológico; su implementación es imprescindible, especialmente ante una monoartritis crónica, cuando con los procedimientos anteriormente mencionados no se arribó a un diagnóstico. Idealmente, debe realizarse dirigida mediante artroscopía.

Presentación clínica y diagnósticos diferenciales

El primer diagnóstico a tener en cuenta es la artritis séptica. Es muy importante sospechar este diagnóstico aunque la gravedad de los síntomas articulares sea mínima, y tener en cuenta que en pacientes inmunosuprimidos, ya sea por su enfermedad de base o por utilización de drogas inmunosupresoras, los síntomas de infección pueden estar ausentes.

Un comentario especial merece la AIJ de inicio monoarticular u oligoarticular, dada la alta frecuencia de compromiso ocular inflamatorio que la acompaña. La iridociclitis crónica (o uveítis crónica anterior) que se observa en esta enfermedad es a menudo asintomática y puede devenir en ceguera cuando no se la detecta a tiempo. En general, el compromiso es bilateral y, en ocasiones (5%), precede la aparición de la artritis. Las anormalidades pupilares suelen ser un signo tardío (Figura 46.1.2).

Es imprescindible su búsqueda mediante el examen oftalmológico con lámpara de hendidura; por lo tanto, este estudio debe incluirse dentro del plan de estudio de toda artritis crónica oligo o poliarticular, sobre todo en presencia de anticuerpos antinucleares positivos. En algunas ocasiones, puede observarse una forma de iridociclitis aguda, de comienzo brusco y francamente sintomático (ojo rojo sin secreciones), especialmente en varones con monoartritis u oligoartritis crónica de comienzo

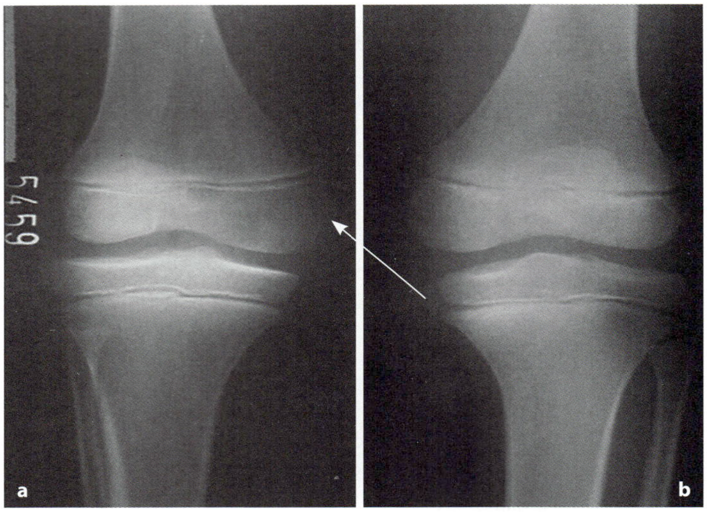

Figura 46.1.1 a-b Radiografías comparativas de rodillas donde se observa sobrecrecimiento del cóndilo femoral derecho (*flecha*).

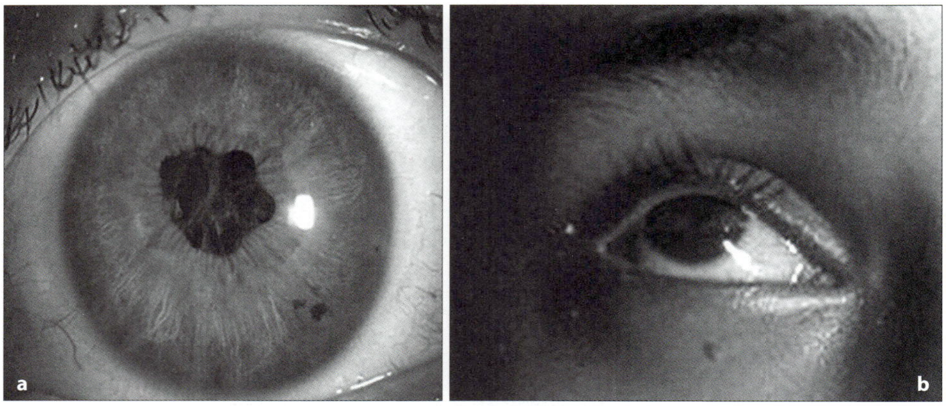

Figura 46.1.2 Iridociclitis o uveítis crónica. **a** Presencia de sinequias oculares. **b** Paciente con queratopatía en banda en línea ecuatorial.

entre los 8 y los 10 años de edad; con el tiempo, este grupo de pacientes puede desarrollar una espondiloartritis seronegativa (Figura 46.1.3).

Poliartritis

Presentación clínica y sistematización diagnóstica

La inflamación poliarticular es una manifestación común a una serie de enfermedades. De igual forma que las monoartritis, se clasifican en agudas y crónicas. Las causas más frecuentes se describen en la Tabla 46.1.3. El diagnóstico de las poliartritis es fundamentalmente clínico, y se basa en la búsqueda e interpretación de ciertos elementos:

- Sexo y edad.
- Características de la afectación articular: tipo de articulación, p. ej., pequeña en la AIJ y grande en la fiebre reumática (FR). Localización predominante, p. ej., interfalángicas distales en la psoriasis (Figura 46.1.4) y en la AIJ. Simetría, como en la AIJ, o asimetría, como en la espondiloartritis seronegativas (EASN).
- Presencia de manifestaciones extraarticulares asociadas.

Una anamnesis detallada y un examen físico exhaustivo son imprescindibles, debido a que la manifestación articular no es habitualmente vinculada por el niño o su madre con otras manifestaciones clínicas no articulares que coexisten con la enfermedad articular. La sola presencia de estos elementos permite inferir hipótesis diagnósticas; por ejemplo, el hallazgo de úlceras en la mucosa palatina y alopecia difusa en una adolescente que consulta por poliartritis, orienta hacia el diagnóstico de lupus eritematoso sistémico (Figura 46.1.5).

Tabla 46.1.3 Enfermedades que pueden producir poliartritis en la infancia

- Infecciones:
  - Virales (hepatitis, rubéola)
  - Sepsis
  - Endocarditis bacteriana subaguda
- Tumorales:
  - Leucemia
  - Linfosarcoma
  - Neuroblastoma
- Enfermedades del tejido conectivo:
  - Fiebre reumática
  - Artritis idiopática juvenil
  - Lupus eritematoso sistémico
  - Dermatomiositis juvenil
  - Vasculitis
- Enfermedad del suero
- Hipersensibilidad a drogas
- Enfermedades autoinflamatorias:
  - Fiebre mediterránea familiar

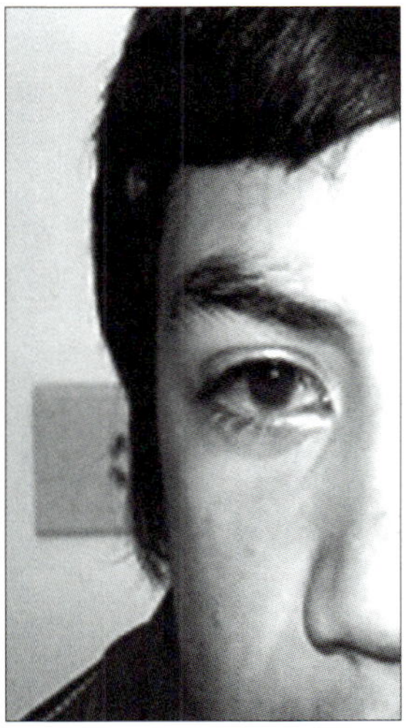

Figura 46.1.3 Uveítis aguda anterior. Ojo rojo. Paciente con oligoartritis y entesitis.

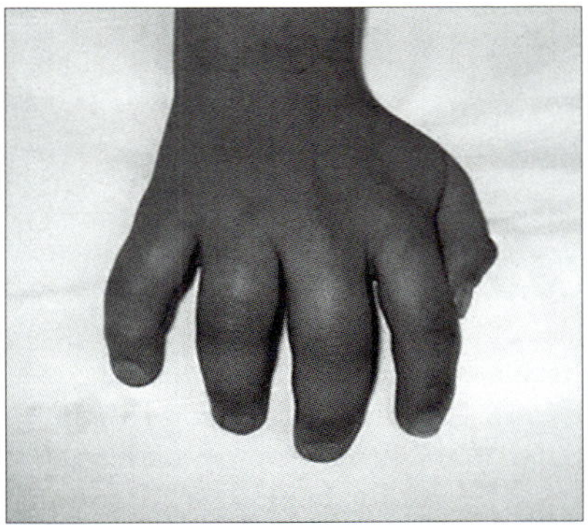

Figura 46.1.4 Mano de un niño con artritis psoriásica. Artritis de pequeñas articulaciones (interfalángicas proximales y distales) y tenosinovitis flexora. Se observan los característicos dedos en salchicha.

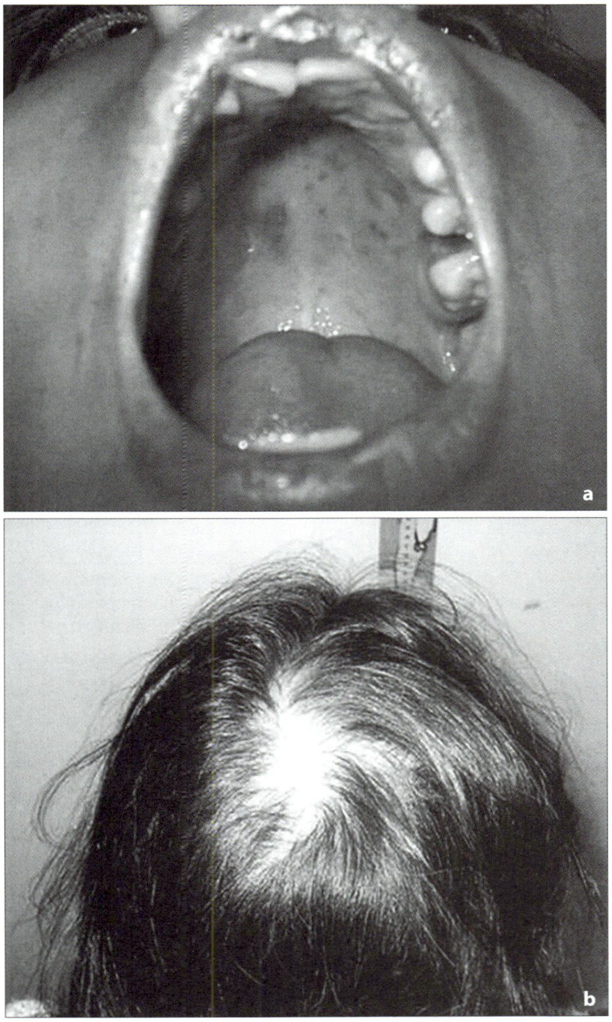

Figura 46.1.5 Paciente con lupus eritematoso sistémico. **a** Úlceras en la mucosa palatina. **b** Alopecia.

En la Tabla 46.1.4 se mencionan todas aquellas manifestaciones clínicas extraarticulares que el pediatra debe buscar mediante la anamnesis y la exploración física, que pueden contribuir con el diagnóstico final del cuadro articular.

Asimismo, resulta de capital importancia indagar acerca de los antecedentes familiares, como la presencia de enfermedades reumáticas en la familia (de inicio en menores de 50 años), enfermedades intestinales inflamatorias, uveítis o psoriasis en familiares de primer grado. El hallazgo contribuye con los diagnósticos diferenciales en niños que consultan por artritis.

Cuando se sospechan enfermedades autoinflamatorias, es necesario conocer la procedencia geográfica, etnia, antecedentes de enfermedades febriles, de falla renal o sordera neurosensorial. Estos aspectos se relacionan con enfermedades monogénicas, asociadas con síndromes febriles periódicos como la fiebre mediterránea familiar, el síndrome de hiper-IgD o déficit de mevalonato quinasa, TRAPS o criopirinopatías (*v.* Capítulo 46.3).

Una anamnesis completa, la interpretación correcta del cuadro articular y la búsqueda sistemática de manifestaciones extraarticulares, permiten obtener una hipótesis diagnóstica adecuada, que se acompaña de una solicitud racional de estudios de laboratorio e imágenes.

Una mención especial en la realización sistemática del examen del sistema musculoesquelético es sobre el pGALS (*pediatric* GALS), acrónimo en inglés de *gait* (marcha), *arms* (brazos), *legs* (piernas) y *spine* (columna). Se trata de un instrumento clínico sencillo para evaluar la marcha, el movimiento de los miembros y la columna; tiene una excelente sensibilidad para distinguir los hallazgos patológicos, se realiza en corto tiempo (no lleva más de 2-4 minutos) y la información que se obtiene es muy importante. Puede accederse a las instrucciones de cómo implementar este recurso en el siguiente enlace: http://mrcpch.paediatrics.co.uk.

Si hay dolor, se debe evitar el malestar innecesario, y se sugiere tratarlo (*v.* Capítulo 77) y, una vez mejorado o mitigado, comenzar con la exploración física. Cabe recordar que ninguna evaluación clínica es completa sin el examen físico general.

No hay datos de laboratorio ni radiológicos patognomónicos de enfermedad reumática, y estos deben ser siempre solicitados e interpretados en relación con el cuadro clínico que presente el paciente.

Las enfermedades reumáticas, en su mayoría, son de afectación multisistémica por naturaleza y crónicas en evolución. Los motivos de consulta pueden ser múltiples (Tabla 46.1.5). Estas características implican una diversidad de abordajes terapéuticos, en los que diferentes especialistas y subespecialistas del equipo de salud son requeridos a lo largo del tratamiento. La educación del niño y su familia con respecto a la enfermedad, así como su incorporación al equipo de tratamiento, es ideal para que este sea adecuado.

Tabla 46.1.4 Manifestaciones clínicas extraarticulares

Órgano comprometido	Manifestaciones clínicas	Enfermedad
Piel y mucosas	▪ *Rash* maculopapular ▪ *Rash* en alas de mariposa ▪ *Rash* eritematoso violáceo ▪ Púrpura palpable ▪ Alopecía ▪ Ulceras mucosas ▪ Queratodermia palmoplantar ▪ Calcinosis	▪ AIJ ▪ LES ▪ DM ▪ Schönlein-Henoch ▪ LES ▪ LES, Reiter, Behcet ▪ Síndrome de Reiter ▪ DM, ESP
Nódulos subcutáneos	–	▪ AIJ, FR
Ojos	▪ Uveítis crónica ▪ Uveítis aguda ▪ Conjuntivitis ▪ Queratitis	▪ AIJ ▪ AIJ ▪ Síndrome de Reiter ▪ Síndrome de Sjögren
Corazón	▪ Pericarditis, miocarditis, endocarditis	▪ LES, FR, AIJ
Pulmón y pleura	▪ Derrame pleural ▪ Neumonitis	▪ LES ▪ Vasculitis ▪ AIJ
Riñón	▪ Nefropatías	▪ LES, Schönlein-Henoch, otras vasculitis
Tracto gastrointestinal	▪ Disfagia	▪ ESP, DM
SNC y periférico	▪ Compromiso orgánico cerebral ▪ Trastornos del carácter ▪ Polineuritis	▪ LES, vasculitis
Sistema urogenital	▪ Uretritis, balanitis circinada	▪ Artritis reactivas, Reiter
Uñas	▪ Hiperqueratosis, paroniquia, puntillado	▪ Psoriasis, Reiter

AIJ: artritis idiopática juvenil; LES: lupus eritematoso sistémico; FR: fiebre reumática; DM: dermatomiositis; ESP: esclerodermia sistémica progresiva.

Tabla 46.1.5 Manifestaciones iniciales y motivos de consulta en reumatología infantil

Manifestaciones iniciales	▪ Artritis, artralgias, dolor musculoesquelético ▪ Síndrome febril ▪ Síntomas constitucionales ▪ *Rash*, exantemas ▪ Hallazgos de laboratorio (FAN o ASTO positivos) ▪ Hallazgos histopatológicos
Motivos de consulta	▪ Dolores de miembros ▪ Artralgias o artritis ▪ Cojera ▪ Lumbalgia ▪ Artritis y fiebre ▪ Síndrome febril ▪ Fotosensibilidad, decaimiento y astenia ▪ Debilidad muscular y fiebre ▪ Exantemas ▪ Citopenias ▪ Alteraciones de laboratorio (ANA-FR positivos, ASTO elevado)

La manifestación puede ser única, combinada o superpuesta.

Diagnósticos diferenciales

Enfermedades oncohematológicas

Estas enfermedades pueden debutar con manifestaciones musculoesqueléticas, y deben ser consideradas entre los diagnósticos diferenciales frente a un niño con dolor musculoesquelético (DME). En niños entre la primera y la segunda infancia, que presenten artritis o DME inexplicable, acompañado o no de anemia o síndrome febril, es mandatario descartar la posibilidad de estar frente a tumores como el neuroblastoma o la leucemia linfoblástica aguda (LLA) (*v.* Capítulo 62).

La magnitud del dolor no suele guardar relación directa con el grado de afectación articular. El 15% de los niños con LLA pueden presentar sinovitis poliarticular de curso aditivo o migratriz. Si bien la radiología de huesos largos puede mostrar osteoporosis, rarefacción ósea, bandas metafisarias radiolúcidas, osteólisis y periostitis (Figura 46.1.6), un concepto que se debe tener en cuenta es que el dolor esquelético en pacientes con leucemia no siempre guarda relación con la presencia de anormalidades radiológicas.

Por lo tanto, ante la sospecha clínica de una leucemia aguda, es necesaria la derivación rápida al hematólogo infantil para realizar una punción-aspiración de médula ósea.

Fiebre de origen desconocido (FOD)

Si bien esta entidad se desarrolla en detalle en el Capítulo 39, es importante pensar en la posibilidad de enfermedades inflamatorias ante su presencia.

Por lo general, la aparición de manifestaciones clínicas específicas en un tiempo relativamente corto identifica la naturaleza infecciosa del cuadro. En los niños, las infecciones y las enfermedades inflamatorias son las principales causas de FOD, aunque también debe tenerse en cuenta la posibilidad de una enfermedad infiltrativa. Si bien es poco frecuente, debe considerarse también la posibilidad de fiebre asociada con la administración de drogas (fiebre medicamentosa).

En ocasiones, los síndromes febriles prolongados son el resultado de enfermedades frecuentes, con una presentación no habitual.

Con respecto a la etiología inflamatoria, se destacan dos entidades frecuentemente asociadas con FOD, que deben sospecharse una vez descartada la causa infecciosa:

- AIJ de inicio sistémico: presenta un patrón de fiebre diaria de predominio vespertino, comúnmente asociada con exantema

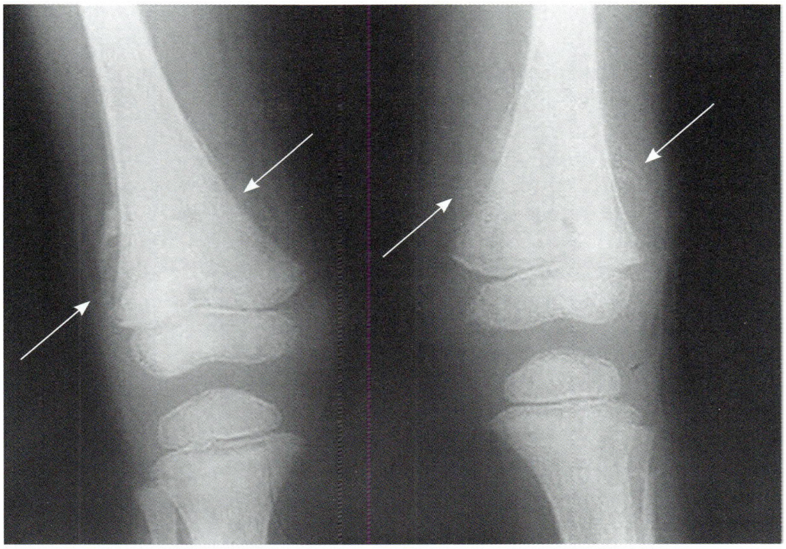

Figura 46.1.6 Radiografía de ambas rodillas de un paciente con leucemia linfoblástica aguda. Se observa periostitis en ambos fémures (*flechas*), además de osteopenia en la región articular.

asalmonado evanescente en tronco y extremidades, así como con artritis.

- Lupus eritematoso sistémico: presenta un patrón indistinto de fiebre, aunque persistente.

Los síndromes autoinflamatorios febriles, también conocidos como enfermedades monogénicas, se caracterizan por presentar episodios recurrentes pero limitados de fiebre, asociados con otras manifestaciones sistémicas, como artritis, serositis, exantemas o compromiso ocular (uveítis o conjuntivitis). La entidad más frecuente dentro de este grupo es la fiebre mediterránea familiar.

Además de una anamnesis completa y repetida, durante el examen físico ningún órgano o sistema debe ser olvidado. Se debe tratar de identificar la presencia de compromiso osteoarticular (tanto axial como periférico), exantemas, lesiones vasculíticas o úlceras, organomegalias y linfadenopatías generalizadas o localizadas, soplos cardíacos, etc.

Las determinaciones de laboratorio, cultivos, estudios por imágenes y el resto de los exámenes complementarios dependen del tiempo de persistencia de la fiebre (*v.* Capítulo 39). Ante la sospecha de un error innato de la inmunidad, se deben realizar los estudios correspondientes de inmunidad celular y humoral, así como de autoanticuerpos en el caso de una enfermedad autoinmune (*v.* Capítulo 46.3). El patrón persistente o episódico de fiebre, sumado a la carga genética, los antecedentes personales y familiares y, por supuesto, la signosintomatología y los datos positivos en los exámenes complementarios, orientan el diagnóstico diferencial.

46.2 Enfermedad de Kawasaki y otras vasculitis sistémicas

Silvia Baleani • Eduardo Vainstein • Lorena Guerini • Marcela Beatriz Álvarez • Graciela Espada

Enfermedad de Kawasaki

La enfermedad de Kawasaki (EK) es una vasculitis febril aguda, multisistémica y autolimitada, que afecta a las arterias de pequeño y mediano calibre. Su etiología es desconocida y la fisiopatología es inmunológica, sobre una predisposición genética. El diagnóstico es clínico y se basa en las características definidas por el Dr. Tomisaku Kawasaki. Afecta en el 80% de los casos a niños menores de 5 años, con una relación varón/mujer de 1,5-2/1. La mortalidad es menor del 0,1% y la morbimortalidad se encuentra relacionada con el compromiso cardíaco o coronario. Es la principal causa de enfermedad cardíaca adquirida en niños en países desarrollados.

Los primeros 50 casos fueron descritos por el Dr. Tomisaku Kawasaki en el año 1967, en idioma japonés, y así fueron establecidas las características clínicas para el diagnóstico. Durante los años siguientes, numerosos autores publicaron reportes de casos similares, y se realizaron estudios aleatorizados que compararon la eficacia de los distintos tratamientos para esta entidad. Concluyeron que los niños que cumplen con los criterios de diagnóstico de la EK (*v.* más adelante) deben ser tratados con gammaglobulina intravenosa (GGIV) en dosis única de 2 g/kg dentro de los 10 días posteriores al inicio de los síntomas, asociada con el ácido acetilsalicílico (*v.* más adelante).

Epidemiología

Se han comunicado casos de EK en todo el mundo, pero afecta con más frecuencia a los pacientes de origen asiático. La mayor incidencia se encuentra en Japón, con 264,8 casos por año cada 100 000 niños menores de 5 años; es seguido de Corea (113,1), Taiwán (69) y China (49,4). En occidente, Estados Unidos reporta una incidencia de 20-25 casos por año cada 100 000 niños menores de 5 años, con mayor prevalencia en niños de ascendencia asiática.

En Argentina, se estima una incidencia anual de 4 casos cada 100 000 consultas. El 80% de los casos se observa en menores de 5 años. En países occidentales, la media de edad es alrededor de los 36 meses, con un rango entre los 2 meses y los 14 años. En países asiáticos, la media de edad es entre los 6 y los 11 meses. En ambos, la relación varón/mujer es de 1,5-2/1.

Se describe un patrón estacional en invierno y primavera en zonas de clima no tropical, que puede extenderse a todo el año en climas tropicales. Asimismo, existe un aumento de la incidencia de casos al doble o al triple cada 4 años, así como brotes endémicos o epidémicos. No es una enfermedad contagiosa, ni tampoco es frecuente la propagación intrafamiliar o en grupos cercanos, como las guarderías. Se han comunicado casos en gemelos idénticos y en hijos cuyos padres tuvieron la enfermedad en la infancia, lo que indica la probabilidad de un patrón genético predisponente.

Etiología

La causa es desconocida. Sin embargo, han sido asociados múltiples agentes infecciosos y ambientales, como el estreptococo viridans, toxinas estreptocócicas o estafilocócicas (que podrían actuar como superantígenos), el neumococo, *Propionibacterium acnés*, adenovirus, herpesvirus, *Mycoplasma pneumoniae*, *Ehrlichia chaffeensis*, rickettsias, el virus de Epstein-Barr, sarampión, *Chlamydia pneumoniae*, *Bartonella henselae*, *Coxiella burnetii*, retrovirus, coronavirus humano NL63 y 229E y, en la actualidad, el SARS-CoV-2. Cabe destacar que tanto estos agentes como el ácaro del polvo doméstico, los agentes químicos (el mercurio o el champú para alfombras) o la residencia cercana a cuerpos de agua, no pudieron ser confirmados por estudios posteriores.

Fisiopatología

El desequilibrio del sistema inmune en la EK ha sido confirmado por múltiples estudios que demuestran la participación tanto de la inmunidad innata como adaptativa, así como la activación de neutrófilos, sobreproducción de citoquinas proinflamatorias (factor de necrosis tumoral α [TNF-α], interleuquinas [IL] 1, 2, 6 y 8) y la activación endotelial. Si bien se han propuesto muchos modelos, los mecanismos responsables de la alteración de la respuesta inmune y la sobreexpresión de citoquinas siguen en constante revisión.

En la etapa aguda (0-15 días) se observa un aumento de los neutrófilos en sangre periférica y en los tejidos, junto con un aumento de las células T, células mononucleares, macrófagos y células plasmáticas. Los leucocitos se adhieren al endotelio y migran a través de la pared vascular, al tiempo que producen daño endotelial y del músculo liso vascular, que se traduce en el desarrollo de vasculitis. Las complejas interacciones entre las células inmunes, los mediadores inflamatorios y las células endoteliales activadas, inducen, entre otros fenómenos, la secreción de enzimas dentro de la pared arterial, que destruyen las fibras colágenas y la elastina, lo que debilita el soporte estructural de la pared arterial y provoca su dilatación o la formación de aneurismas. El daño arterial es irregular, con áreas normales adyacentes a otras gravemente inflamadas.

Se han publicado estudios que atribuyen un rol al desequilibrio de las células T, con aumento significativo de las células T *helper* (Th17) y disminución de las células T reguladoras (Tregs) durante la etapa aguda, que contribuye con la respuesta inmune exagerada de la EK.

Algunos autores, basados en el papel de la microbiota intestinal en la inducción de la respuesta de las células T, le adjudican un rol a la disbiosis en la EK determinada por factores genéticos y ambientales. La reducción de los ácidos grasos de cadena corta, incluido el butirato, provocaría un desequilibrio de la relación Th17/Tregs, que desencadena un aumento de las citoquinas proinflamatorias, seguido del desarrollo de la EK.

Bases genéticas

La sospecha de un componente genético se basa en la observación de una mayor incidencia en los niños japoneses, o con ascendencia japonesa que residen fuera de Japón, y en aquellos con el antecedente de EK en padres o hermanos.

Se han identificado varios genes (o regiones génicas) y vías de señalización involucradas con la susceptibilidad a la enfermedad, así como con la respuesta al tratamiento con gammaglobulina y el riesgo de lesiones coronarias. Se considera que este fenómeno posiblemente resulte de la interacción entre más de un gen. Entre estos, se encuentran los que codifican la región Fc del receptor IIa de IgG, distintas enzimas, moléculas HLA clase II, etc. El conocimiento de las bases genéticas e inmunológicas, así como su aplicación clínica, se encuentra en estudio y en constante evolución. Probablemente, constituya la base para los futuros tratamientos de esta entidad (Tabla 46.2.1).

Tabla 46.2.1 Bases genéticas de la enfermedad de Kawasaki

Gen	Localización cromosómica	Población validada	Importancia potencial	Posibles asociaciones
FCGR2A	1q23	Descendientes de europeos, taiwaneses, chinos Han	Receptor de baja afinidad para el fragmento Fc de IgG. El alelo de riesgo tiene menor afinidad de unión	Susceptibilidad a la enfermedad, formación de aneurismas y resistencia a la gammaglobulina
CASP3	4q34-35	Japoneses, taiwaneses, coreanos, chinos, euroamericanos	Apoptosis de células inmunes y cardiomiocitos, diferenciación y activación de las células T. El alelo de riesgo disminuye la transcripción del gen	Susceptibilidad a la enfermedad Resistencia a la gammaglobulina Formación de aneurismas
***HLA* de clase II**	6p21.3	Japoneses, taiwaneses, coreanos	Marcador de activación de células inmunes y presentación de antígenos	Susceptibilidad a la enfermedad
BLK	8p23-22	Japoneses, taiwaneses, coreanos	Transducción de señales del receptor de las células B y otras actividades inmunes	Susceptibilidad a la enfermedad
IPTKC	19q13.2	Japoneses, taiwaneses, coreanos, chinos, euroamericanos	Regulador negativo de la vía de señalización de la calcineurina-NFAT (factor nuclear de células T activadas) El alelo de riesgo aumenta la señalización	Susceptibilidad a la enfermedad Formación de aneurismas y resistencia a la gammaglobulina
CD40	20q12-13.2	Japoneses, taiwaneses, coreanos	Alelos de riesgo asociados con mayor transducción	Susceptibilidad a la enfermedad

FcγR2a: región Fc del receptor IIa de IgG; CASP3: enzima caspasa-3; HLA clase II: antígeno leucocitario humano; BLK: B linfoide tirosina quinasa; ITPKC: inositol 1,4,5-trifosfato quinasa-C; NFAT: factor nuclear de células T activadas.

Patología

Los primeros estudios anatomopatológicos de las lesiones arteriales describen un patrón de vasculitis necrosante, similar a la poliarteritis nodosa infantil, y miocarditis inflamatoria en el tejido cardíaco. Con los resultados de autopsias de niños que fallecieron por EK, se propuso un modelo secuencial de las lesiones vasculares, donde en las primeras 2 semanas de la enfermedad se produce una infiltración de neutrófilos en las arterias coronarias, que luego son reemplazados por monocitos, y la inflamación cede 2 meses después del inicio de la fiebre. El proceso inflamatorio se manifiesta como una disfunción endotelial, con destrucción del colágeno y fibras elásticas, y pérdida de la integridad estructural y funcional de las arterias coronarias dañadas, que lleva a un engrosamiento de la íntima, interrupción del flujo laminar y trombosis.

En el año 2012, en un estudio sobre 41 muestras de autopsias se describieron tres procesos anatomopatológicos interrelacionados:

- El primero comienza al inicio del cuadro con una arteritis necrosante, que termina dentro de las 2 semanas posteriores al inicio de la fiebre. Es autolimitado, puede destruir la pared arterial hacia la adventicia y provocar aneurismas.
- El segundo es una vasculitis subaguda o crónica, con infiltración asincrónica de linfocitos, células plasmáticas y eosinófilos, con menos macrófagos. Comienza en las primeras 2 semanas desde el inicio de la fiebre, puede continuar durante meses o años en un pequeño subconjunto de pacientes y se encuentra estrechamente vinculado con el tercer proceso, que ocurre en arterias coronarias dilatadas, especialmente con aneurismas gigantes.
- El tercer proceso implica la proliferación miofibroblástica luminal (PML), que se caracteriza por un proceso miofibroblástico que deriva de las células musculares lisas. Comienza en las primeras 2 semanas y persiste durante meses o años, con el riesgo potencial de causar estenosis arterial progresiva.

La progresión y los resultados del daño coronario dependen de la gravedad de las lesiones:

- Las arterias coronarias con dilatación leve pueden volver a la normalidad.
- Los grandes aneurismas saculares que han perdido su íntima, media y elástica, no se pueden regenerar. El borde de la adventicia restante puede romperse o sufrir una trombosis que puede organizarse, recanalizarse y calcificarse.
- Los aneurismas fusiformes con capas medias parcialmente conservadas pueden trombosarse o desarrollar estenosis progresiva, a partir de la PML.
- Los aneurismas grandes o gigantes generalmente cuentan solo con un borde de adventicia restante, y pueden romperse en las primeras 2-3 semanas desde el comienzo de la fiebre (rara vez lo hacen más tarde). Desarrollan capas sucesivas de trombos, con organización y calcificación. La dilatación puede parecer resolverse cuando el tamaño de la luz disminuye debido a este proceso. El infarto de miocardio puede ocurrir por trombosis progresiva o por estenosis causada por la PML. El tratamiento con gammaglobulina reduce la aparición de estos aneurismas, y con esto la morbimortalidad asociada.

Manifestaciones clínicas

El diagnóstico de la EK es clínico. Se basa en los criterios principales y asociados (*v.* más adelante), descritos por el Dr. Kawasaki. No existen estudios complementarios que permitan consumar un diagnóstico de certeza.

Durante la fase febril aguda, la vasculitis sistémica es la responsable de las características clínicas de la enfermedad. La fiebre marca el comienzo del cuadro y el resto de las características clínicas a menudo aparecen de forma secuencial, sin un orden predefinido. Algunas incluso pueden estar ausentes en el momento de la presentación, o desaparecer en el trascurso de los días; esto destaca la importancia de la anamnesis dirigida y el examen físico reiterado, especialmente en niños febriles que no presentan todas las características clínicas al momento de la consulta.

La enfermedad evoluciona en tres etapas (Figura 46.2.1):

- Etapa aguda (0-15 días desde el primer día de fiebre): se encuentran presentes las manifestaciones clínicas de la enfermedad, y el laboratorio muestra reactantes de fase aguda elevados.
- Etapa subaguda (15-60 días): se caracteriza por la mejoría de los síntomas clínicos con normalización de los parámetros de inflamación, con descamación en los dedos de las manos y elevación del recuento plaquetario.
- Etapa crónica o de convalecencia (> 60 días): el paciente se encuentra asintomático, los estudios de laboratorio se normalizan y pueden quedar las secuelas.

Criterios principales

Fiebre. Se encuentra presente en el 100% de los casos, suele ser ≥ 38 °C-39 °C, continua, en picos altos o remitente, con poca respuesta a antitérmicos o antibióticos. Puede extenderse hasta 3-4 semanas en el paciente no tratado, y ceder a las 24-36 horas luego del tratamiento adecuado con GGIV y ácido acetilsalicílico (AAS). La persistencia de la fiebre más allá de los 15 días es un factor de riesgo de compromiso coronario. Se debe considerar la EK entre los diagnósticos diferenciales en niños con fiebre de origen desconocido, y en especial en menores de un año que pueden presentar formas incompletas o atípicas de la enfermedad. Si bien los criterios diagnósticos establecen una duración de la fiebre mayor de 5 días (*v.* más adelante), el diagnóstico puede establecerse antes del quinto día de evolución ante la presencia de los síntomas típicos o por pediatras experimentados.

Cambios en las extremidades. En la etapa aguda, en el 68%-98% de los casos se observa eritema o edema indurado en manos y pies, que no deja Godet. Luego de los 7-10 días, en la etapa subaguda, aparece una descamación en la zona periungueal que puede incluir palmas y plantas. En la etapa de convalecencia pueden observarse líneas o estrías transversales en las uñas, denominadas líneas de Beau. Estas representan la detención del crecimiento y pueden ser de utilidad para el diagnóstico retrospectivo (17%-30%).

Exantema. Se observa en el 90%-92% de los casos, generalmente es extenso y se distribuye en el tronco y extremidades. El polimorfo es el más frecuente en menores de un año; en los niños mayores se presenta, además, como erupción escarlatiniforme, morbiliforme o urticariana, o menos frecuentemente como eritema marginado. En la región perianal puede observarse un eritema que puede ser el primer sitio de descamación luego de los 10 días. La presencia de ampollas, vesículas o bullas debe hacer sospechar otro diagnóstico.

Inyección conjuntival bilateral. Aparece en los primeros días del comienzo de la fiebre y se observa en el 90%-95% de los casos. La hiperemia conjuntival compromete más frecuentemente la conjuntiva bulbar, sin exudado ni dolor. Se describe también la presencia de queratitis puntiforme y uveítis anterior leve en el examen con lámpara de hendidura, que es autolimitada y no deja secuelas.

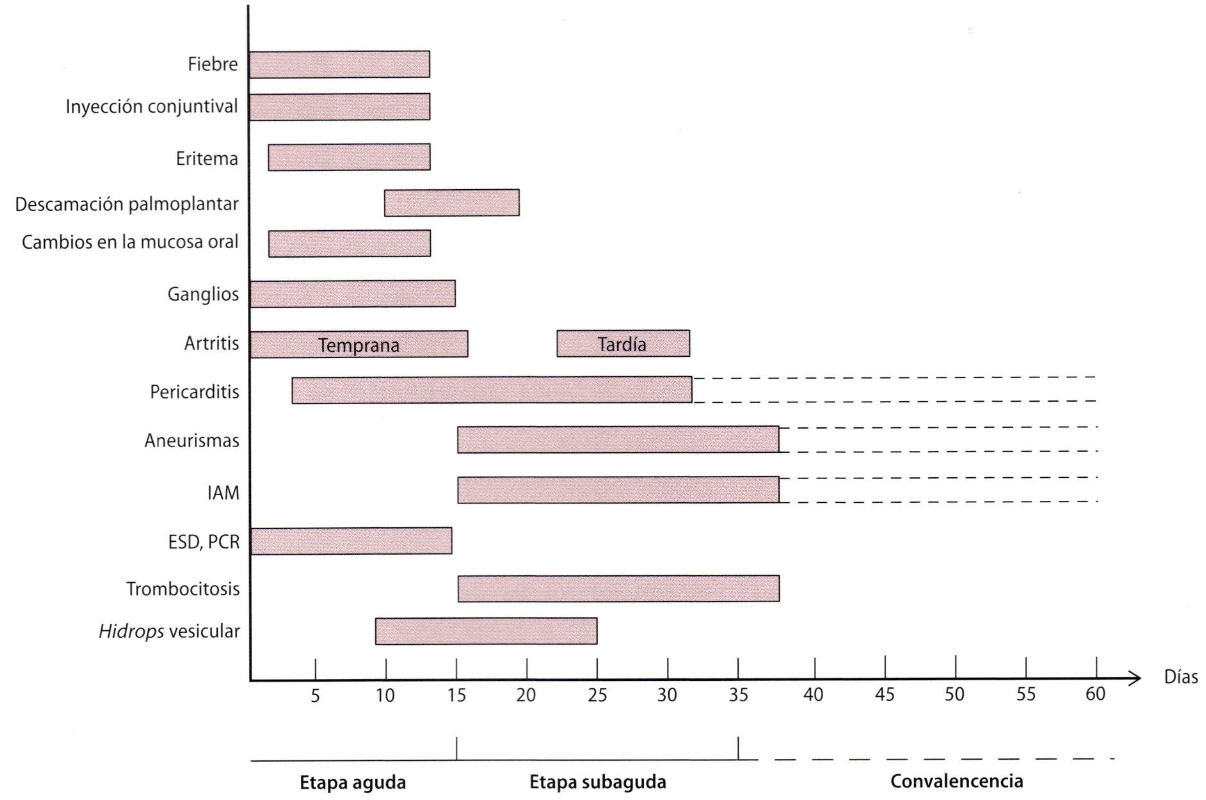

Figura 46.2.1 Fases evolutivas de la enfermedad de Kawasaki. IAM: infarto agudo de miocardio; ESD: eritrosedimentación; PCR: proteína C reactiva.

Cambios en la mucosa oral. Se observan en el 92% de los casos, con labios eritematosos, edematizados, secos, agrietados, fisuras, sangrado, queilitis angular, cavidad bucal con enantema en fauces y lengua aframbuesada. La presencia de úlceras, aftas, ampollas o exudados deben hacer sospechar otro diagnóstico.

Adenopatía cervical. Es el signo menos frecuente (50%-56%). Suele ser unilateral, aunque puede presentarse de manera bilateral. Es mayor de 1,5 cm, firme, puede ser ligeramente dolorosa y en algunas ocasiones presentar un eritema leve; no es fluctuante.

Criterios asociados

Compromiso cardíaco. El compromiso miocárdico siempre está presente con diversas categorías de gravedad. Se detecta en aproximadamente el 40% de los casos y se encuentran afectados el endocardio, miocardio y pericardio, las válvulas y la raíz aórtica (pancarditis). Los cambios inflamatorios del miocardio ocurren antes que las anomalías de las arterias coronarias (AAC). La disfunción temprana y aguda del ventrículo izquierdo es en general transitoria, responde rápidamente al tratamiento antinflamatorio y es el resultado del edema intersticial y la inflamación miocárdica; solo en raras ocasiones se produce por necrosis o isquemia del cardiomiocito. En los primeros 7-10 días, los pacientes pueden presentar taquicardia desproporcionada al grado de fiebre, precordio activo, ritmo de galope o ruidos cardíacos alejados y pulsos saltones.

Compromiso coronario. Se observa más frecuentemente al final de la primera semana, con una incidencia máxima al mes de evolución. El 20%-30% de los casos puede presentar dilataciones o aneurismas al diagnóstico, cuando se estima el calibre coronario ajustado a la superficie corporal por *Z score*. Es poco frecuente encontrar dilataciones moderadas o graves en los primeros 7-10 días de la enfermedad.

En el ecocardiograma, puede observarse refringencia que representa el edema endotelial, así como ectasia, dilataciones leves transitorias, aneurismas pequeños, moderados o gigantes. Los aneurismas pueden ser saculares o fusiformes (*v.* más adelante).

Se describen como factores de riesgo de compromiso coronario el sexo masculino, la edad menor de 1 año, fiebre mayor de 15 días, la neutrofilia y la trombocitopenia en la etapa aguda, la elevación de las transaminasas, la hiponatremia y la hipoalbuminemia. También son factores de riesgo las concentraciones aumentadas del precursor del péptido natriurético tipo B de origen ventricular (proBNP, por sus siglas en inglés) y de la proteína C reactiva (PCR), que reflejan el compromiso inflamatorio multisistémico.

El puntaje de Harada es uno de los predictores utilizados en niños japoneses para identificar a aquellos con alto riesgo de desarrollar aneurismas coronarios. Se basa en la presencia de 4 de 7 ítems: edad < 12 meses, sexo masculino, PCR > 3 mg/dL, hematocrito < 35%, leucocitosis > 12000/mm^3, recuento de plaquetas < 350 000/mm^3, albúmina < 3,5 g/dL.

Aneurismas periféricos (3,8%). Suelen estar asociados con aneurismas coronarios moderados a graves. Pueden encontrarse en las arterias humerales, ilíacas, femorales o renales.

Signos neurológicos. La mayoría de los pacientes presenta irritabilidad (90%). Menos frecuentemente puede haber letargo (6,5%) o signos de meningitis aséptica (3,5%-10%), con un análisis de líquido cefalorraquídeo que presenta pleocitosis mononuclear, glucorraquia normal y proteinorraquia normal o levemente aumentada, Asimismo, se describen convulsiones, hipoacusia neurosensorial y parálisis facial como manifestaciones poco frecuentes.

Síntomas digestivos. Son frecuentes la presencia de dolor abdominal, vómitos y diarrea (complejo abdominal) en el 18%-44% de los casos. Asimismo, puede haber *hidrops* vesicular (11%), aumento de transaminasas (60%) e ictericia colestásica (7%) o pancreatitis, que se resuelven con el tratamiento con GGIV.

Sistema genitourinario. Puede haber uretritis (7,7%), meatitis o hidrocele. En el sedimento urinario puede encontrarse un aumento de leucocitos y piocitos (piuria estéril) en el 33% de los casos, así como hematuria microscópica.

Artralgias o artritis. Aparece en la primera semana en los pacientes no tratados (11%-28%) y compromete a las pequeñas articulaciones; las grandes articulaciones pueden afectarse semanas más tarde. En ambos casos, hay restitución *ad integrum*.

Reactivación de la cicatriz de la BCG (6,5%), con induración y eritema. Su presencia debe aumentar la sospecha diagnóstica de EK. Este signo aparece cuanto más reciente haya sido la vacunación. Tal es así que es más frecuente en Japón (se lo describe en el 30%-50% de los casos), donde la media de edad de la enfermedad es inferior a la de Argentina o Estados Unidos. Es considerado un signo patognomónico de EK.

Síntomas respiratorios. Tos, rinorrea, infiltrados intersticiales o peribronquiales.

Gangrena periférica. Es una manifestación infrecuente y grave. Se observa en menores de 6-8 meses, asociada con compromiso coronario grave, y se la ha descrito únicamente en población no asiática. Se debe establecer el diagnóstico diferencial con la sepsis o émbolos sépticos, como en la meningococemia aguda.

Criterios de diagnóstico

Los pacientes pueden presentarse como casos completos, incompletos y atípicos.

Casos completos. Fiebre ≥ 5 días con 4 o más criterios principales, con o sin compromiso cardiovascular, y sin otras enfermedades febriles agudas que justifiquen el cuadro.

Casos incompletos. Fiebre ≥ 5 días con menos de 4 criterios principales, con o sin compromiso cardiovascular, y sin otras enfermedades febriles que justifiquen el cuadro. Ante casos sospechosos, se debe realizar seguimiento clínico y de laboratorio para confirmar o descartar el diagnóstico. En el Algoritmo 46.2.1 se describe la evaluación diagnóstica de casos sospechosos o incompletos.

Casos atípicos. Debe reservarse para los casos que presenten manifestaciones clínicas inusuales o infrecuentes, tales como síndrome febril prolongado como única manifestación, síndrome urémico hemolítico, abdomen agudo, trombocitopenia aislada, etc. Siempre con compromiso cardíaco o coronario.

Recaídas y recurrencias

- Recaída o segundo brote: se define como la reaparición de los signos y síntomas clínicos luego de 7 días de apirexia.
- Recurrencia o recidiva: se define como la reaparición de los síntomas de EK típica o incompleta, después de la resolución completa del episodio anterior y luego de un intervalo de al menos dos meses desde el inicio de la primera enfermedad hasta el nuevo episodio. Se estima en alrededor del 3% al 5 % de los casos; el riesgo es más alto en los primeros dos años de evolución, puede asociarse con mayor riesgo de AAC y deben recibir tratamiento estándar con GGIV y AAS (*v.* más adelante).

Síndrome de *shock* por Kawasaki (SSEK)

Es una forma de presentación grave. Se observa en alrededor del 5%-7% de los casos. Son pacientes con cuadros clínicos completos o incompletos, con gran afectación miocárdica y una media de edad mayor de la habitual. Presentan mayor frecuencia de síntomas gastrointestinales, resistencia a la gammaglobulina, riesgo de compromiso coronario, laboratorio con parámetros de inflamación muy aumentados y mayor aumento de la IL-6, IL-10, TNF-α e interferón γ (IFN-γ) con respecto de la EK clásica. El *shock* puede ser distributivo, cardiogénico o mixto. Fue definido por Kanegaye y cols. en casos que se presentan con requerimiento de expansión de volumen, infusión de drogas vasoactivas o la necesidad de transferencia a un entorno de cuidados intensivos (UCI), hipotensión sistólica (*v.* Capítulo 53) o signos clínicos de mala perfusión periférica (taquicardia, relleno capilar enlentecido, extremidades frías, pulsos disminuidos, oliguria o cambios en el estado mental que no se deban a otras condiciones como la fiebre, etc.) independientemente de la presión arterial medida.

La fisiopatología del SSEK parece ser similar a la del *shock* séptico (*v.* Capítulo 53), con vasodilatación patológica, hipovolemia absoluta o relativa, disfunción miocárdica y alteración de la distribución del volumen arterial efectivo. Estos pacientes poseen niveles elevados de factor de crecimiento endotelial vascular y son susceptibles a la fuga capilar; por lo tanto, el reemplazo vigoroso de volumen sin el uso concomitante de antiinflamatorios puede resultar en complicaciones por la acumulación de líquido intersticial. Un aspecto importante de la estabilización hemodinámica de estos pacientes es la administración de GGIV junto con líquidos en pequeños bolos, sumado al uso de inotrópicos y agentes vasoactivos (*v.* Capítulo 53), según sea necesario, para mantener la presión arterial. Se sugiere la consulta con cardiología para evaluar la necesidad de tratamiento con milrinona o levosimendán.

Síndrome de activación macrofágica (SAM)

Es una complicación potencialmente mortal, asociada con trastornos autoinmunes o inflamatorios, incluida la EK (*v.* Capítulo 54). Es causado por la activación excesiva y persistente de los macrófagos. Puede aparecer en el 1%-2% de los casos. Se debe considerar este diagnóstico en pacientes con EK que presenten hepatoesplenomegalia y estudios de laboratorio con citopenias, disfunción hepática, hiperferritinemia, enzima láctico deshidrogenasa (LDH) aumentada, hipofibrinogenemia, hipertrigliceridemia y hemofagocitosis en la punción-aspiración con aguja fina de la médula ósea (*v.* Capítulo 54).

Enfermedad de Kawasaki y SARS-CoV-2

Durante la pandemia por SARS-CoV-2, en Estados Unidos y Europa se comunicó un aumento de casos de EK asociada con la COVID-19, con presentaciones típicas, atípicas y síndrome de *shock* por Kawasaki, que aparecieron entre 2-6 semanas luego del pico de casos. Posteriormente, estos pacientes fueron definidos como síndrome inflamatorio multisistémico asociado a COVID-19 (*v.* Capítulo 55). A diferencia de la EK clásica, pero con características similares al SSEK, los pacientes presentaban una media de edad de 8-9 años, predominio de

Algoritmo 46.2.1 Diagnóstico y seguimiento de casos sospechosos o incompletos de enfermedad de Kawasaki

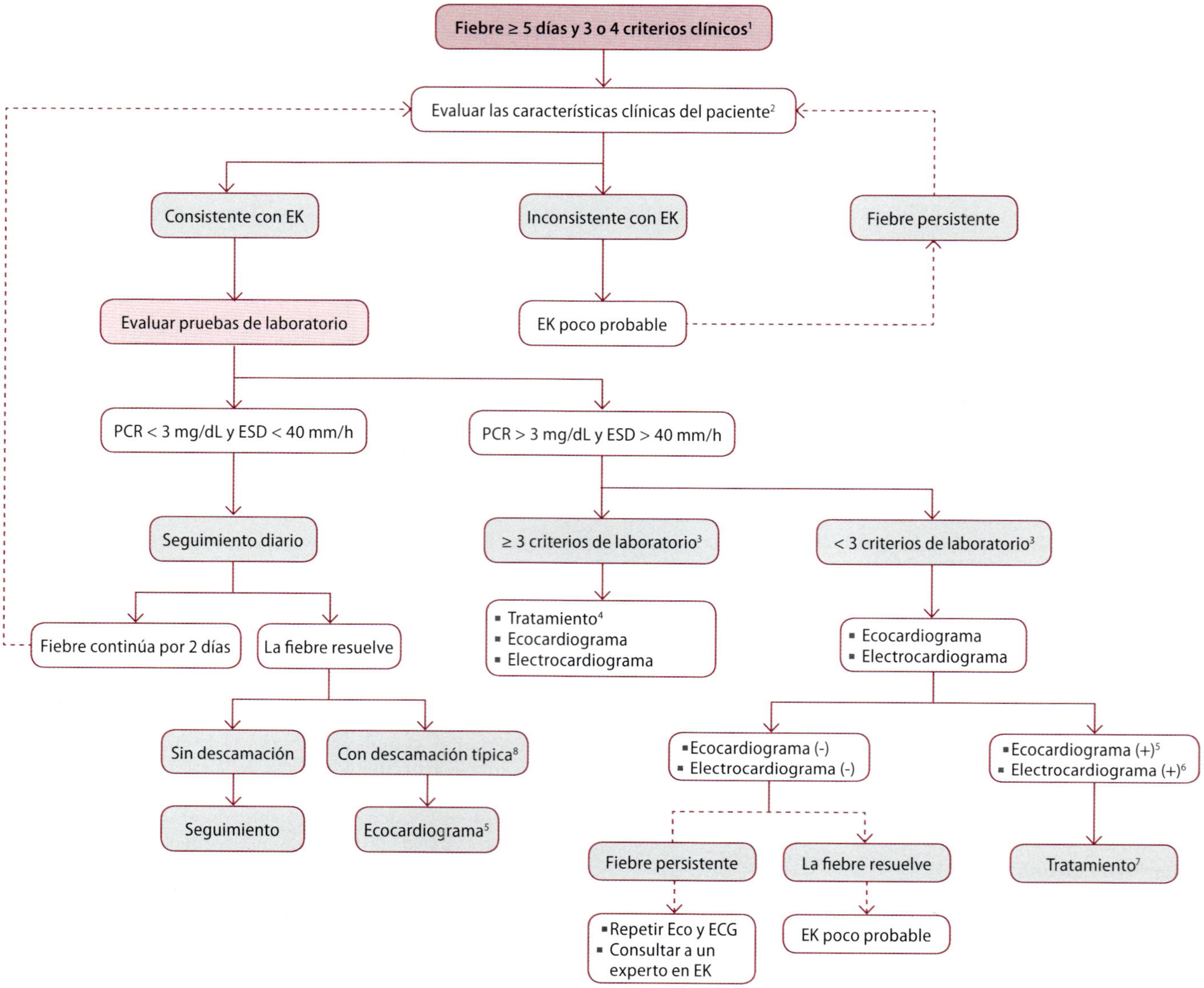

PCR: proteína C reactiva; ESD: eritrosedimentación; Eco: ecocardiografía bidimensional transtorácica; EK: enfermedad de Kawasaki.

[1] Niños ≤ 6 meses, al día ≥ 7 de fiebre sin otra explicación: deben ser sometidos a estudios de laboratorio y si hay evidencia de inflamación sistémica, se debe realizar ecocardiografía, aun si el niño no tiene criterios clínicos.

[2] Ver criterios diagnósticos en el texto. Características que sugieren otra enfermedad: conjuntivitis exudativa, faringitis exudativa, lesiones orales discretas, exantema vesicular o bulloso, o adenopatías generalizadas. Considerar diagnósticos alternativos.

[3] Criterios de laboratorio: albúmina ≤ 3 g/dL, anemia para la edad, aumento de la enzima alanina aminotransferasa (ALT o GPT), recuento plaquetario ≥ 450 000/mm^3 después de 7 días, recuento de glóbulos blancos ≥ 15 000/mm^3 y orina con ≥ 10 glóbulos blancos/campo.

[4] Puede tratarse antes de realizar ecocardiografía.

[5] La ecocardiografía es considerada positiva con la presencia de refringencia perivascular, diámetro interno de las arterias coronarias > 3 mm en < 5 años, o > 4 mm en > 5 años, o si el diámetro de un segmento mide ≥ 1,5 veces que el segmento adyacente o en relación con la aorta, o si hay claramente irregularidad en la luz coronaria. También, si se encuentra cualquiera de las tres condiciones siguientes: el *Z score* de la arteria coronaria descendente anterior izquierda o la arteria coronaria derecha ≥ 2,5; se observan aneurismas de las arterias coronarias; o más de 3 de las siguientes características sugestivas, que incluyen disminución de la función ventricular, regurgitación mitral, efusión pericárdica, o *Z score* de la arteria descendente anterior izquierda o arteria coronaria derecha de 2 a 2,5. El estudio debe ser realizado por un ecocardiografista entrenado.

[6] Electrocardiograma (ECG) patológico: arritmias, taquicardia, prolongación del intervalo PR, bajo voltaje de las ondas R, cambios en el ST-T, ondas Q anormales, trastornos de la repolarización.

[7] Si la ecocardiografía o el ECG son positivos, se debe administrar tratamiento dentro de los 10 días del inicio de la fiebre, y más allá de los 10 días en aquellos pacientes con signos clínicos y de laboratorio que indiquen actividad inflamatoria.

[8] Descamación típica, se inicia bajo el lecho ungueal de los dedos de las manos y luego de los pies.

Modificado de: Vainstein E, Baleani S. Revista del Hospital de Niños (B. Aires) 2007; 49 (222): 93-8.

síntomas gastrointestinales, compromiso miocárdico, parámetros de inflamación graves y requerimiento de soporte en UCI (*v.* Capítulo 55).

Errores diagnósticos

En pacientes con formas incompletas o atípicas se requiere un alto índice de sospecha; sin embargo, aún existen omisiones diagnósticas en niños con cuadros típicos. Se debe sospechar en niños menores de 6 meses con fiebre prolongada, o en niños mayores o adolescentes que pueden presentarse con formas incompletas. El diagnóstico tardío aumenta el riesgo de anomalías coronarias.

La presencia de fiebre y piuria en un lactante o un niño pequeño puede atribuirse erróneamente a una infección urinaria. La linfadenitis cervical como manifestación inicial puede ser diagnosticada erróneamente como una adenitis bacteriana; en estos casos es frecuente la falta de respuesta a los antibióticos, y la aparición posterior del exantema suele considerarse como una reacción alérgica a estos, lo que retrasa aún más el diagnóstico. El exantema escarlatiniforme en menores de 3 años suele ser diagnosticado como escarlatina que no responde al tratamiento antibiótico. Los lactantes o niños pequeños febriles con irritabilidad y pleocitosis en el líquido cefalorraquídeo (LCR), con cultivo negativo, pueden ser diagnosticados como meningitis aséptica o meningitis parcialmente tratada, si el paciente recibió tratamiento con antibióticos (*v.* Capítulo 43); ambos escenarios pueden ser causa de retraso o error diagnóstico. Los pacientes que se presentan con *shock* pueden ser diagnosticados erróneamente como sepsis bacteriana o síndrome de *shock* tóxico estafilocócico o estreptocócico. Los casos incompletos con dolor abdominal se confunden con apendicitis aguda, y la ictericia colestásica con colecistitis. En estos escenarios, se sugiere la consulta con un experto en el diagnóstico de EK.

Estudios complementarios

Laboratorio

Las pruebas de laboratorio son inespecíficas; sin embargo, suelen apoyar el diagnóstico, especialmente en los casos incompletos o atípicos.

Hemograma. En la etapa aguda, puede haber leucocitosis con formas inmaduras y neutrofilia, anemia normocrómica y normocítica que se normaliza con la resolución de la inflamación y el recuento de plaquetas normal. La trombocitopenia es rara, puede ocurrir en las primeras dos semanas de la enfermedad y es un factor de riesgo para el desarrollo de AAC. En la etapa subaguda, los glóbulos blancos y la hemoglobina se normalizan progresivamente y se produce trombocitosis, que alcanza su punto máximo alrededor de los 15 días, con un valor promedio de ~700 000 plaquetas/mm^3. La normalización sucede en las 4-6 semanas después del inicio, en la mayoría de los casos. Ante la presencia de leucopenia o linfocitosis, se deben considerar diagnósticos alternativos.

Eritrosedimentación (ESD) y PCR. Estos reactantes de fase aguda se encuentran elevados durante la etapa aguda. La PCR es útil como marcador de inflamación y para evaluar la respuesta al tratamiento, ya que desciende más rápidamente que la ESD durante la resolución de la inflamación. La ESD se eleva luego del tratamiento con gammaglobulina, por lo tanto, no debe utilizarse para evaluar la respuesta a este. Otros marcadores, como la procalcitonina, ferritina, fibrinógeno y las citoquinas IL-6, IL-10, TNF-α e IFN-γ, pueden encontrarse elevados y con niveles significativamente más altos en los pacientes con SSEK.

Dímero D. Puede estar elevado en pacientes con SSEK.

Ionograma. La hiponatremia es considerada un factor de riesgo de compromiso coronario.

Hepatograma. Se encuentran elevaciones leves a moderadas de las transaminasas o de la gamma-glutamil transpeptidasa (GGT) en el 40%-60% de los pacientes, y se produce hiperbilirrubinemia leve en ~10%.

Proteinograma. La hipoalbuminemia es común y se encuentra asociada con enfermedad aguda más grave y prolongada.

Perfil lipídico. Puede observarse un aumento de los triglicéridos y lipoproteínas de baja densidad (LDL, por sus siglas en inglés), con disminución de las lipoproteínas de alta densidad (HDL, por sus siglas en inglés), que habitualmente se normalizan luego del tratamiento con GGIV. Sin embargo, pueden permanecer alterados por un tiempo prolongado en niños no tratados.

LCR. En niños que se someten a una punción lumbar, se encuentra un LCR claro, con pleocitosis a predominio mononuclear, glucorraquia normal y proteinorraquia normal o levemente aumentada.

Orina completa. Se observa leucocituria con > 10 leucocitos/campo (piuria estéril) hasta en el 80% de los niños, aunque este hallazgo carece de especificidad para EK.

Líquido articular. En la artrocentesis de pacientes con artritis se puede encontrar un líquido de apariencia purulenta, con un recuento de glóbulos blancos de 125 000-3 000 000/mm^3, con un nivel de glucosa normal, tinción de Gram y cultivos negativos.

Marcadores de compromiso cardiológico. El extremo N-terminal del péptido natriurético tipo B de origen ventricular (NT-proBNP) o el proBNP poseen diversas funciones biológicas y utilidad clínica (*v.* Capítulo 25). Se produce en el ventrículo izquierdo y es un biomarcador útil para el diagnóstico de EK, así como para diferenciarla de otras enfermedades febriles. Su elevación sugiere afectación miocárdica o compromiso coronario en la etapa aguda y subaguda. Los resultados deben interpretarse con precaución en pacientes con alteraciones renales, y los valores de corte deben establecerse según la edad. La troponina I es un marcador específico de daño miocárdico y puede encontrarse elevada en la fase aguda y de convalecencia. Las enzimas creatina fosfoquinasa (CPK) y CPK-MB pueden ser normales o estar elevadas, y generalmente aumentan luego de la troponina.

Otros estudios complementarios

- Ecografía abdominal: útil para evaluar la presencia de *hidrops* vesicular.
- Radiografía de tórax: permite evaluar la silueta cardíaca (derrame pericárdico) y la presencia de infiltrados intersticiales.
- Examen oftalmológico con lámpara de hendidura: puede evidenciar la presencia de queratitis o uveítis.
- Hemocultivos, urocultivo y serologías virales, en caso de que clínicamente se justifique su solicitud, para descartar otras causas de fiebre.

Electrocardiograma (ECG)

Debe realizarse junto con el ecocardiograma. En la etapa aguda puede observarse taquicardia sinusal, intervalo PR prolongado, cambios inespecíficos del segmento ST y de la onda T, bajo voltaje si hay afectación miocárdica o pericárdica, alteraciones de la onda Q, intervalo QT prolongado, arritmias del nódulo sinusal o auriculoventricular y signos electrocardiográficos sugestivos de dilatación del ventrículo izquierdo. En raras ocasiones, pueden observarse arritmias ventriculares malignas en el escenario de miocarditis o isquemia miocárdica. Las alteraciones del ECG suelen normalizarse luego del tratamiento con GGIV.

Ecocardiograma

La ecocardiografía doppler color es la prueba de elección para evaluar el compromiso miocárdico y coronario, y debe realizarse ante la sospecha diagnóstica de EK como estudio basal; su normalidad no descarta el diagnóstico y la falta de disponibilidad del estudio no debe retrasar el tratamiento ante casos típicos. Se recomienda su realización por ecocardiografistas entrenados.

Permite evaluar alteraciones de la función miocárdica, derrame pericárdico, insuficiencias valvulares y alteraciones coronarias. En estas arterias, puede observarse refringencia o dilataciones leves y transitorias al diagnóstico. Pueden persistir o desarrollar aneurismas leves, moderados o gigantes, en general luego de la primera semana de evolución (sobre todo en pacientes no tratados o refractarios a la GGIV). Si bien las arterias coronarias pueden encontrarse dilatadas en niños febriles por otra causa, cuando se utiliza la clasificación por el *Z score* no se observa el mismo grado de dilatación que en los niños con EK. Las dimensiones de las arterias coronarias ajustadas al área de superficie corporal (ASC) en la ecocardiografía basal en los primeros 10 días de la enfermedad parecen ser buenos predictores de afectación durante el seguimiento.

El Ministerio de Salud japonés ha definido los aneurismas con medidas absolutas del diámetro interno, y los clasifica en pequeños (≤ 4 mm, o en niños mayores de 5 años cuando el diámetro interno de un segmento es < 1,5 veces el diámetro de un segmento adyacente) medianos (> 4-8 mm, o en niños mayores de 5 años cuando el diámetro interno de un segmento es entre 1,5-4 veces el diámetro de un segmento adyacente) o gigantes (> 8 mm, o en niños mayores de 5 años cuando el diámetro interno de un segmento es > 4 veces el diámetro de un segmento adyacente).

La Asociación Americana del Corazón (AHA, por sus siglas en inglés) clasifica el grado de afectación coronaria por el *Z score*, y ajusta las dimensiones a la superficie corporal del paciente:

- Sin afectación: siempre < 2.
- Solo dilatación: 2 a < 2,5; o si inicialmente era < 2, un descenso en el *Z score* durante el seguimiento ≥ 1.
- Aneurisma pequeño: ≥ 2,5 a < 5.
- Aneurisma mediano: ≥ 5 a < 10, y una dimensión total < 8 mm.
- Aneurisma grande o gigante: ≥ 10, o una dimensión total de ≥ 8 mm.

Los aneurismas son saculares cuando el diámetro transversal es mayor que la medida longitudinal, y fusiformes si la medida longitudinal es mayor que el diámetro transversal.

El ecocardiograma bidimensional doppler color debe realizarse en el momento del diagnóstico, luego del tratamiento y a las 2-3 semanas de la enfermedad. Si los resultados continúan normales, debe repetirse a las 6-8 semanas del inicio del cuadro. Si el ecocardiograma se encuentra alterado, o si el paciente tiene síntomas o fiebre recurrente, es necesario repetirlo con mayor frecuencia hasta observar la estabilidad de las dimensiones coronarias. El seguimiento a largo plazo se realiza por estratificación de riesgo de acuerdo con el compromiso coronario (*v.* más adelante).

Diagnósticos diferenciales

Entre los diagnósticos diferenciales se deben considerar infecciones virales (mononucleosis infecciosa, sarampión, enterovirus, dengue), bacterianas (escarlatina, síndrome de *shock* tóxico por estafilococo, leptospirosis), colagenopatías (artritis idiopática juvenil, poliarteritis nodosa), síndrome de Stevens Johnson e intoxicación con mercurio (Tabla 46.2.2).

Tratamiento

Todos los pacientes deben ser tratados al momento del diagnóstico. El tratamiento con GGIV redujo la frecuencia de alteraciones coronarias del 20%-25% al 5%. La máxima efectividad para prevenir la aparición de aneurismas coronarios es cuando se administra entre los 5-10 días desde el comienzo del cuadro. El tratamiento antes del quinto día puede estar asociado con mayor riesgo de resistencia a la gammaglobulina, y luego de los 10 días es menos eficaz; sin embargo, debe administrarse si el paciente persiste febril sin otra explicación, o si se encuentra afebril pero con parámetros de laboratorio de inflamación activa o aneurismas coronarios. Si el paciente ya se encuentra afebril, con parámetros de laboratorio y ecocardiograma normales, no requiere tratamiento con gammaglobulina luego de los 10 días del inicio del cuadro. Se sugiere consultar con especialistas en esta entidad. El tratamiento recomendado es la combinación siguiente:

- GGIV (al 5%) a 2 g/kg/dosis (dosis máxima 100 g) en infusión continua durante 10-12 horas (se recomienda premedicar una hora antes con 1 mg/kg/dosis de difenhidramina). En los pacientes con compromiso miocárdico, se puede prolongar la infusión para evitar la sobrecarga de volumen, y se sugiere realizarla bajo monitoreo cardiovascular.
- AAS a dosis antiinflamatoria: dosis moderada 30-50 mg/kg/día, dosis alta 80-100 mg/kg/día, cada 6 horas por vía oral.

El objetivo del tratamiento es disminuir rápidamente el proceso inflamatorio, regular el sistema inmune y evitar el compromiso coronario. La gammaglobulina produce un efecto antiinflamatorio generalizado; sus posibles mecanismos de acción incluyen: modulación de la producción de citoquinas, neutralización de toxinas u otros agentes patógenos, aumento de la actividad reguladora de las células T, supresión de la síntesis de anticuerpos, presentación de anticuerpos antiidiotípicos y disminución significativa de los niveles de moléculas de inflamación como los receptores tipo-Toll 2, 3, y 9 y sus correspondientes mediadores de señalización.

El AAS debe reducirse a dosis antiagregante (3-5 mg/kg/día en dosis única matinal) cuando el paciente se encuentre afebril por 48 horas o luego de los 10-12 días de evolución, y se suspende a las 6-8 semanas después del inicio de la enfermedad si no hay evidencia de cambios coronarios. Debe continuarse en los pacientes que presentan AAC. Cabe recordar que el ibuprofeno antagoniza la inhibición plaquetaria irreversible inducida por el AAS, por lo tanto, debe evitarse en los pacientes que reciben AAS por sus efectos antiplaquetarios.

Debido a que la GGIV puede interferir con la respuesta inmune frente a las vacunas con virus vivos, las vacunas del sarampión, la parotiditis, la rubéola y la varicela deberían retrasarse hasta 11 meses después de administrada la GGIV. No es necesario retrasar otras vacunas.

Falla terapéutica

La resistencia o refractariedad es la falla en la respuesta al tratamiento inicial con GGIV. Se produce aproximadamente en el 10%-15% de los pacientes y se define por la presencia de fiebre persistente o recrudescente 36 horas después de terminada la infusión de GGIV inicial. Se considera que la resistencia podría reflejar la gravedad de la inflamación subyacente, lo que explica la mayor incidencia de AAC en este subgrupo de pacientes. En todos los casos, se deben reiterar los estudios complementarios de inflamación, hemocultivos, ECG y ecocardiograma.

Tabla 46.2.2 Diagnósticos diferenciales de la enfermedad de Kawasaki

Enfermedades	Características diferenciales	Signos ausentes	Laboratorio
Virales			
Mononucleosis infecciosa	Amigdalitis membranosa; linfadenitis cervical bilateral y generalizada, hepatomegalia y esplenomegalia	Fisuras labiales; lengua aframbuesada; edema de manos y pies	Linfomonocitosis; ESD elevada, IgM-VCA para Epstein-Barr positiva; monotest positivo
Sarampión	Triple catarro: conjuntivitis purulenta, descarga nasal, neumonitis o neumonía; enantema, manchas de Koplic, 3 o 4 días de fiebre y luego exantema	Fisuras labiales; lengua aframbuesada; edema de manos y pies	Linfomonocitosis, linfopenia; ESD elevada, IgM o PCR para sarampión positivas
Enterovirus	Tos, rinitis, signos de toxicidad y características estacionales	Fisuras labiales; lengua aframbuesada; edema de manos y pies	Leucocitosis o leucopenia, ESD elevada
Dengue	Fase febril: fiebre elevada; dolor retrocular, inyección conjuntival, cefalea, artralgias y mialgias generalizadas, astenia; erupción en la piel; hepatomegalia; prueba del torniquete positiva; sangrados nasal o gingival leves; estacionalidad	Fisuras labiales; lengua aframbuesada; edema de manos y pies	Leucopenia progresiva, seguida de linfocitosis con linfocitos atípicos; hematocrito aumentado; trombocitopenia; enzimas hepáticas levemente aumentadas; pruebas serológicas o PCR para dengue positivas
Bacterianas			
Escarlatina	Faringitis exudativa, exantema escarlatiniforme, signo de Pastia, *fascies* de Filatow; raro en menores de 4 años	Inyección conjuntival; fisuras labiales; edema y eritema de manos y pies	*Test* rápido o cultivo de fauces positivo para estreptococo β hemolítico del grupo A
***Shock* tóxico estafilocócico**	Focos de infección estafilocócica; curso rápido; *shock;* hipotensión; compromiso renal; raro en niños muy pequeños	Linfadenopatía	Cultivos positivos para estafilococos; urea elevada; CPK elevada, aumento de las transaminasas; trombocitopenia
Leptospirosis	Cefalea; mialgias; manifestaciones hemorrágicas en conjuntivas y piel; ictericia; rara en niños	Fisuras labiales; eritema en manos y pies	Aislamiento de leptospira o serologías en fase aguda y convalecencia; trombocitopenia; hipoalbuminemia
Colagenopatías			
Artritis idiopática juvenil	Exantema fugaz con el ascenso térmico; compromiso de la columna cervical; enfermedad evolutiva	Inyección conjuntival; fisuras labiales; lengua aframbuesada; descamación	Leucocitosis (a veces reacciones leucemoides); anemia; ESD y proteína C reactiva elevadas; aumento de la fracción α2 y gamaglobulinas; hipoalbuminemia
Poliarteritis nodosa	Enfermedad evolutiva; mononeuritis múltiple; hipertensión arterial; compromiso renal	Inyección conjuntival; enantema fauces; fisuras labiales	Leucocitosis; anemia; eosinofilia; sin trombocitosis; alteración de la función renal; hematuria
Síndrome de Stevens Johnson			
	Compromiso pluriorificial, con preferencia en las mucosas; úlceras corneales; antecedente de exposición a drogas	Edema y eritema de manos y pies; lengua aframbuesada	No hay trombocitosis
Tóxicas			
Acrodina	Prurito; parestesias y dolor en manos y pies; fotofobia; sudoración profusa	Conjuntivitis; fisuras labiales	Determinación de mercurio en sangre y orina

ESD: eritrosedimentación; VCA: siglas en inglés para el antígeno de la cápside viral del virus de Epstein-Barr; PCR: reacción en cadena de la polimerasa; CPK: creatinina fosfoquinasa.

En niños japoneses se han utilizado índices de riesgo de resistencia, como los de Kobayashi, Egami y Sano, pero presentan baja sensibilidad para identificar a niños no orientales que podrían necesitar terapia intensificada de inicio.

Los pacientes con resistencia a la GGIV tienen un riesgo mayor de sufrir AAC. Las opciones terapéuticas para estos casos incluyen una segunda dosis de GGIV (2 g/kg), o bien 1-3 pulsos de metilprednisolona endovenosa a 30 mg/kg/dosis (máximo 1 g) a administrar durante 3 horas, con un ciclo de reducción gradual de corticoides orales o sin él. También pueden utilizarse infliximab, etanercept, ciclosporina, ciclofosfamida o anakinra. En este escenario, se sugiere la consulta con subespecialistas en cardiología y reumatología infantil.

Seguimiento a largo plazo

El seguimiento a largo plazo se realiza de acuerdo con las recomendaciones de la AHA, que se basan en la mayor alteración de las arterias coronarias, pasada o actual, e incluye el seguimiento clínico cardiológico, indicaciones sobre el tratamiento antitrombótico, estudios complementarios (ecocardiografía, evaluación de isquemia inducible, tomografía computarizada (TC), resonancia magnética (RM) o angiografía invasiva), asesoramiento sobre actividad física y evaluación de factores de riesgo cardiovascular (sedentarismo, tabaquismo, obesidad).

La gran mayoría de los pacientes con EK recupera su estado de salud normal. Los aneurismas leves o moderados generalmente evolucionan hacia la regresión, con integridad de la luz de la arteria en 6-24 meses, Los aneurismas gigantes pueden evolucionar a la estenosis, como se describió previamente, y causar infarto agudo de miocardio (IAM).

Tratamiento antitrombótico. Los pacientes sin compromiso coronario pueden suspender el tratamiento antiagregante con AAS a las 6-8 semanas. Los pacientes con dilataciones aneurismáticas pueden presentar IAM, angina o muerte, por lo que el tratamiento se debe continuar de forma indefinida. En casos de aneurismas de tamaño moderado o gigante, puede considerarse la doble antiagregación (p. ej., con AAS y clopidogrel). Con aneurismas grandes o gigantes, puede emplearse la anticoagulación con warfarina o heparina de bajo peso molecular. En cada caso se debe evaluar junto con los subespecialistas los riesgos y beneficios de estas indicaciones.

Los pacientes que reciben tratamientos prolongados con AAS deben recibir vacuna antigripal una vez al año, para reducir el riesgo del síndrome de Reye. El AAS puede sustituirse por otro antiagregante durante 6 semanas tras la vacuna contra la varicela.

Cabe destacar que, si se produce trombosis aguda de una arteria coronaria aneurismática o estenosada, el tratamiento trombolítico puede salvar la vida del paciente.

Estudios complementarios. El ECG y la ecocardiografía bidimensional doppler color son los estudios de elección en el seguimiento de todos los casos. Las pruebas de estrés deben ser consideradas e indicadas junto con el cardiólogo infantil en la etapa de convalecencia y según el nivel de riesgo coronario. La ergometría, el ecocardiograma con estrés físico o farmacológico (en niños mayores de 10 años) o la tomografía de perfusión (SPECT) en reposo, con estrés, ejercicio o dipiridamol son estudios funcionales, no invasivos, que permiten detectar isquemia miocárdica.

Otros estudios. Pueden realizarse en pacientes con secuelas coronarias (aneurismas pequeños a gigantes). De acuerdo con el nivel de riesgo, el criterio cardiológico y los resultados de las pruebas de isquemia inducible, estos son:

- Angiografía coronaria por TC con multicorte: permite evaluar aneurismas a nivel medio o distal que no puedan detectarse con ecocardiografía, definir con mayor precisión el calibre y la morfología de los aneurismas coronarios, identificar trombosis u oclusiones, circulación colateral, calcificaciones y también para detectar aneurismas periféricos. Tiene la desventaja de requerir anestesia general en niños pequeños, la exposición a radiación, la necesidad de betabloqueantes (para obtener frecuencias cardíacas regulares, idealmente más bajas de 65-70 latidos por minuto) y la infusión de contraste.
- RM cardiovascular: permite evaluar la función sistólica biventricular global o regional (RM de perfusión y RM de realce retardado), la presencia de cicatriz del miocardio con realce de contraste y, si bien no es el estudio de elección para la anatomía coronaria, puede utilizarse para este propósito e identificar otras dilataciones aneurismáticas, ya sean centrales o periféricas en el sistema vascular. Esta técnica no implica exposición a radiación, requiere tiempos de adquisición de imagen más prolongados y sedación en algunos casos.
- Cateterismo cardíaco: debe reservarse para los pacientes con un único aneurisma de tamaño pequeño o mediano, si los resultados de la evaluación para isquemia miocárdica son positivos o los hallazgos de las pruebas de imagen son compatibles con estenosis. Asimismo, debería hacerse en pacientes con un aneurisma gigante o varios aneurismas pequeños o medianos, si las pruebas para evaluar isquemia miocárdica son positivas o si hay cambios clínicos o ecocardiográficos que sugieran una enfermedad coronaria aguda.

Actividad física. Los niños sin alteraciones coronarias o ectasia transitoria pueden realizar actividad física sin restricciones, acorde a su edad, luego de las 6-8 semanas de evolución cuando ya fue suspendido el tratamiento antiagregante. En los pacientes con aneurismas pequeños, moderados o gigantes, se desaconsejan los deportes de contacto y actividades extenuantes.

Asesoramiento. A todos los niños se les deben ofrecer consejos prácticos respecto de una dieta cardiosaludable, evitar el sobrepeso, la obesidad y el consumo de tabaco. Asimismo, se debe realizar un control intermitente de los lípidos y alentar un nivel adecuado de ejercicio.

Morbilidad

Puede producirse muerte súbita por IAM, muchos años más tarde, en niños y adultos con aneurismas y estenosis. Las características clínicas que pueden aumentar el riesgo de isquemia miocárdica a largo plazo son:

- Mayor longitud y localización distal de los aneurismas, que incrementa el riesgo de ectasia en el flujo.
- Mayor número de aneurismas y de ramas afectadas.
- Irregularidades intraluminales.
- Presencia de calcificación o proliferación miofibroblástica luminal en la pared del vaso.
- Anormalidades funcionales (alteración de la vasodilatación, alteración del flujo de reserva).
- Ausencia o pobre calidad de los vasos colaterales.
- Realización de una revascularización o trombosis de las arterias coronarias.
- IAM previos y presencia de disfunción ventricular.

En los niños, los síntomas del IAM pueden ser inespecíficos y presentarse con dolor mal localizado, llanto inexplicable, inquietud, palidez inusual o sudoración. Los niños y adultos jóvenes con alteraciones coronarias estenóticas pueden desarrollar arterias colaterales a lo largo del tiempo, de modo que incluso la oclusión trombótica completa de una arteria coronaria puede no resultar en isquemia miocárdica y presentarse con síntomas atípicos, aun cuando hay un trombo extenso. Se necesita un alto índice de sospecha en todos los pacientes con aneurismas persistentes o resueltos. La trombosis dentro de los aneurismas puede ocurrir también bajo tratamiento anticoagulante o antiagregante. El diagnóstico precoz y el tratamiento inmediato con trombolíticos en trombos recientes son fundamentales para evitar la mortalidad. Son pacientes graves que deben recibir atención en centros de alta complejidad.

Los pacientes con estenosis de la arteria coronaria e isquemia inducible pueden requerir la colocación de un injerto con derivación coronaria arterial (*bypass* con arteria mamaria interna), cateterismo con eliminación rotacional coronaria transluminal percutánea, o bien la colocación de endoprótesis vasculares (*stents*). En algunos casos poco frecuentes, ha sido necesario el trasplante cardiaco por no ser posible la revascularización debido a la estenosis de coronarias distales, aneurismas distales o miocardiopatía isquémica grave.

Mortalidad

La mortalidad publicada es muy baja, generalmente $< 1\%$. Durante la etapa aguda, puede ser causada por arritmias o taponamiento cardíaco secundario a la ruptura de aneurismas de rápido crecimiento; el pico de mortalidad ocurre entre los 15-45 días después del inicio de la fiebre (etapa subaguda), y la causa más frecuente es el IAM, debido a la vasculitis coronaria, junto con la trombocitosis y el estado de hipercoagulabilidad. Le sigue en frecuencia la ruptura de aneurismas. En la convalecencia y a largo plazo, la ruptura de aneurismas es poco frecuente y la morbimortalidad se encuentra relacionada con las secuelas coronarias (IAM).

El seguimiento de los pacientes con enfermedad de Kawasaki con secuelas cardiovasculares debe ser realizado en centros con experiencia y por equipos interdisciplinarios.

Vasculitis por inmunoglobulina A o púrpura de Schönlein-Henoch

La vasculitis por inmunoglobulina A (VIgA), clásicamente denominada púrpura de Schönlein-Henoch, es la vasculitis más común de la infancia en los países occidentales. Se prefiere llamarla VIgA porque refleja mejor la fisiopatología de la enfermedad. La nomenclatura propuesta en el consenso de Chapel Hill del año 2012 apoya esta transición, con una tendencia general a abandonar los epónimos previamente utilizados.

Es una vasculitis de vasos pequeños con depósitos inmunes de IgA, que típicamente involucra la piel, el intestino y los glomérulos, y se asocia con artralgias o artritis. Generalmente es autolimitada; sin embargo, la complicación principal a largo plazo es el compromiso renal persistente.

Epidemiología

Posee una incidencia de 3-26,7 casos cada 100 000 niños. Si bien se ha reportado en pacientes desde los 6 meses hasta los 86 años, mayoritariamente afecta a niños de 3-10 años. Es más frecuente en varones (2,1/1,5). Las manifestaciones clínicas suelen ser atípicas en los extremos de la distribución por edad. En niños menores de 2 años la enfermedad tiende a ser leve, mientras que en adultos es una enfermedad más seria, con mayor prevalencia y gravedad de la nefritis.

Es más frecuente en los meses de otoño e invierno, a menudo luego de una infección de vías aéreas superiores. Una amplia variedad de patógenos ha sido implicada en la etiología de la VIgA, que incluye a los estreptococos del grupo A y B, el virus de la hepatitis B, virus de la familia herpes, parvovirus B19, coxsackie, *Helicobacter pylori* y otros. Asimismo, su inicio ha sido asociado con la ingestión de drogas, exposición a agentes ambientales y dietas alergénicas. A pesar de los reportes y estudios controlados, ningún patógeno ha surgido como un emergente etiológico dominante.

Por otra parte, se ha observado una mayor incidencia de VIgA en pacientes con fiebre mediterránea familiar (aproximadamente en el 5% de los casos).

Cabe destacar que la verdadera incidencia de esta entidad probablemente esté subestimada, dado que los casos a menudo no se comunican.

Patogenia

La VIgA es una vasculitis leucocitoclástica de vasos pequeños, que se caracteriza por la formación y el depósito de inmunocomplejos mediados por IgA en los órganos afectados. Su patogenia no se conoce con exactitud, aunque se la ha relacionado con una disfunción de los linfocitos T y ciertos polimorfismos genéticos. A su vez, se describe una predisposición genética sobre la que actúan factores ambientales, que precipitan la generación de los inmunocomplejos.

Algunos polimorfismos de los genes del complejo mayor de histocompatibilidad (HLA), que incluyen al *HLA-DRB1* y *HLA-B*41:02*, se relacionan tanto con una mayor susceptibilidad para presentar VIgA como con su gravedad. Asimismo, la presencia de *HLA-B35* y *DQA1* se ha relacionado con el riesgo de nefritis en estos pacientes. También se han asociado mutaciones del gen *MEFV* y genes del sistema renina-angiotensina, entre otros.

Los depósitos de IgA en la piel, el intestino y el glomérulo desencadenan una respuesta inflamatoria local, que implica la activación de la vía alternativa del complemento y conduce al desarrollo de una vasculitis leucocitoclástica, con necrosis de pequeños vasos sanguíneos. Existen dos clases de IgA: IgA1 e IgA2. La IgA1 corresponde al 80%-90% de la IgA sérica, y es la variante claramente relacionada con esta entidad. Las moléculas de IgA1 deficientemente glicosiladas poseen una mayor tendencia a la formación de complejos macromoleculares, que se depositan en los tejidos.

La naturaleza autolimitada de esta enfermedad puede explicarse por el incremento de la remoción de células inflamatorias, debido a su apoptosis y subsecuente fagocitosis, lo que disminuye la respuesta inflamatoria y previene la destrucción tisular.

Manifestaciones clínicas

La tétrada clásica de la VIgA incluye púrpura palpable, dolor articular, compromiso gastrointestinal y afectación renal. Estas manifestaciones pueden desarrollarse en el transcurso de días a semanas. El orden de presentación puede variar. La presentación inicial suele ser con púrpura y dolor en las articulaciones.

Las manifestaciones clínicas menos comunes de VIgA incluyen vasculitis cerebral, hemorragia testicular y hemorragia pulmonar intersticial, entre otras.

Compromiso cutáneo

La piel es el órgano más frecuentemente comprometido. La erupción a menudo comienza con petequias y púrpura palpable. Ocasionalmente, también pueden aparecer lesiones maculares o urticarianas eritematosas. Las lesiones pueden fusionarse y evolucionar en equimosis, petequias y púrpura palpable (Figura 46.2.2), y también pueden evolucionar a lesiones ampollares o necróticas (Figura 46.2.3). Las zonas declive y los puntos de presión pueden favorecer la localización de las lesiones. Son especialmente comunes en las extremidades inferiores y en las nalgas. Hasta un tercio de los pacientes tienen afectación del tronco y las extremidades superiores. En ocasiones, las lesiones pueden observarse en cara y lobulo de las orejas (particularmente en menores de 2 años). Desaparecen con los días, y son reemplazadas por una lesión de pigmentación amarronada. La púrpura tiende a resolverse más rápido con el reposo, y reaparece con nuevos brotes frente a la deambulación. Las lesiones bullosas o necróticas son de rara observación en la infancia. En niños pequeños, menores de 5 años, el cuadro clínico dominante suele ser el edema subcutáneo del cuero cabelludo, región periorbitaria, dorso de manos, pies y escroto.

La recurrencia de la púrpura, que podría estar relacionada con una afectación renal más grave, se observa en el 25% de los pacientes.

Compromiso articular

La artritis es la segunda manifestación en orden de frecuencia; ocurre en aproximadamente el 75% de los niños con VIgA. Compromete rodillas, tobillos, pies, carpos y pequeñas

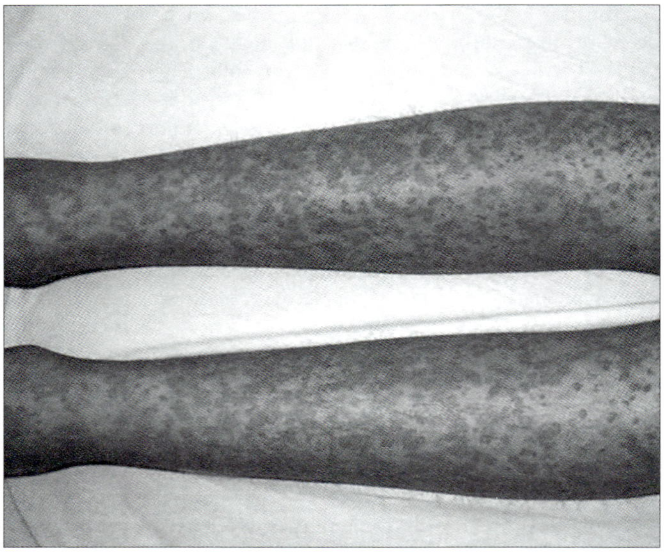

Figura 46.2.2 Lesiones petequiales y purpúricas en miembros inferiores en diferentes estadios de evolución; algunas lesiones son confluyentes.

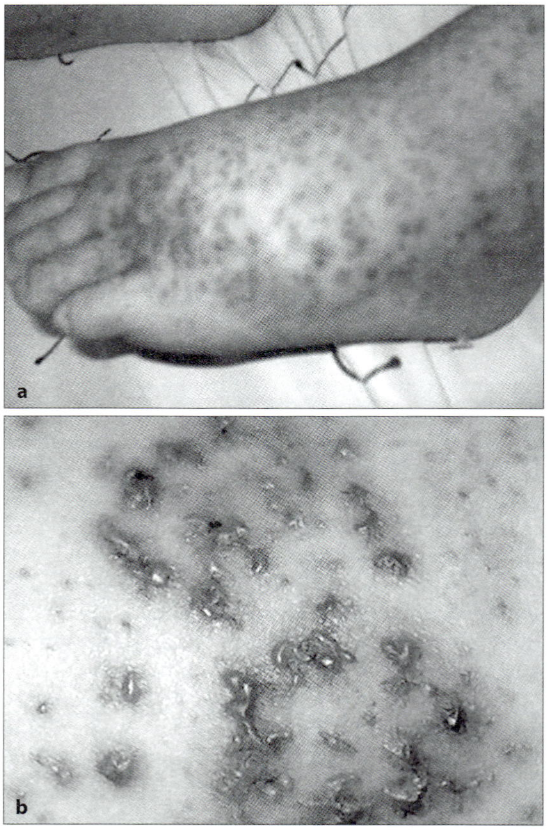

Figura 46.2.3 a Lesiones purpúricas y ampollares en miembro inferior izquierdo. b Amplificación de las lesiones ampollares o bullosas.

articulaciones de las manos. Parece no tratarse de una verdadera sinovitis, y lo más frecuente es la presencia de edema periarticular (tejidos blandos). A pesar de que este compromiso puede ser incapacitante, es autolimitado y se cura sin dejar secuelas. Al igual que la púrpura, la artritis disminuye con el reposo en cama y se exacerba con la deambulación. El 15% de los pacientes con VIgA presenta artritis como síntoma inicial.

Compromiso gastrointestinal

Ocurre en el 50%-75% de los pacientes, dentro del mes desde el inicio de las lesiones en piel. El dolor abdominal tipo cólico, los vómitos y el sangrado gastrointestinal son los hallazgos caraterísticos. La hemorragia masiva ha sido reportada únicamente en el 2% de los pacientes.

La invaginación intestinal es la complicación más grave, aunque su prevalencia es baja (4%-5%). A diferencia de la típica localización de la invaginación intestinal idiopática (*v.* Capítulo 60), que es ileo-cólica, en la VIgA la invaginación suele ser ileo-ileal en el 70% de los casos, e ileo-cólica en el 30% restante. Las complicaciones de la afectación abdominal incluyen: isquemia, infarto con perforación intestinal, fistulización y posterior estenosis. En el 10%-40% de los pacientes, las manifestaciones gastrointestinales pueden preceder al inicio de la púrpura. La explicación principal de estos síntomas es el depósito de complejos inmunes en las paredes de los vasos intestinales.

Un estudio reciente en niños demostró que la calprotectina en materia fecal también podría ser un marcador confiable de la participación gastrointestinal en la VIgA.

Compromiso renal

La nefritis ha sido reportada en el 20%-55% de los niños con VIgA. A diferencia de la artritis y el dolor abdominal, es extremadamente raro que preceda a la aparición de las lesiones en piel. El 80% de los pacientes manifiestan nefritis dentro de los primeros cuatro meses, y el 95% dentro de los tres meses posterior al inicio de la enfermedad.

El marcador clínico es la presencia de hematuria. La forma microscópica es el hallazgo constante, aunque más de un 40% puede desarrollar hematuria macroscópica. La proteinuria junto con hematuria se observa en dos tercios de los pacientes; la proteinuria aislada es más rara.

La manifestación renal es la única que puede evolucionar a la cronicidad. Aproximadamente, el 30%-50% de los pacientes tienen alteraciones renales que persisten en el tiempo, pero afortunadamente solo el 1% progresan a la enfermedad renal rónica (ERC). En general, los pacientes con hematuria aislada, con proteinuria leve o sin ella, tienen buen pronóstico. Sin embargo, aquellos pacientes con nefritis y síndrome nefrótico asociado pueden evolucionar a la ERC.

La gravedad de la enfermedad renal y su pronóstico final se correlacionan con los cambios histopatológicos en la biopsia renal. El peor pronóstico (proteinuria significativa, hipertensión, ERC) se asocia con el desarrollo de semilunas que comprometen más del 50% del glomérulo. Independientemente de la presentación clínica y de los cambios histológicos, los pacientes con nefritis deben ser controlados por un tiempo prolongado. Si bien numerosos estudios han intentado evaluar los factores de riesgo asociados con el desarrollo de ERC terminal, solo dos de ellos intentan describir modelos asociados con su generación; el primero incluye la presencia de dolor abdominal grave, púrpura persistente y disminución de la actividad del factor XIII, mientras que el segundo rescata como modelo de riesgo la presencia de dolor abdominal grave, púrpura persistente y edad mayor de 4 años.

La mayoría de los autores plantean la siguiente secuencia de diagnóstico y seguimiento de la nefritis:

- Al inicio: análisis citoquímico de orina, creatinina sérica y control de la presión arterial.

- Repetir el análisis de orina cada 7 días durante enfermedad aguda.
- Realizar un análisis de orina cada 3 meses, hasta que todas las otras manifestaciones se hayan resuelto.

Este esquema debe repetirse con cada recurrencia de la enfermedad. Los pacientes con nefritis y síndrome nefrótico, hipertensión arterial o lesión renal aguda son candidatos a la biopsia renal para predecir el pronóstico con mayor precisión.

Los niños que no desarrollan síntomas renales durante los primeros 6 meses desde del inicio de la VIgA, no tienen probabilidad de desarrollar daño renal a largo plazo. Cabe realizar una mención especial sobre las mujeres embarazadas con antecedente de haber padecido una VIgA. Estas deben ser monitorizadas frecuentemente, debido a un mayor riesgo de desarrollar hipertensión arterial o proteinuria.

Compromiso del sistema nervioso central

Las manifestaciones neurológicas suelen ser raras. La presentación clínica aparece a las 2-4 semanas en el curso de la VIgA. Los síntomas más frecuentes son cefalea, convulsiones, inestabilidad emocional, irritabilidad, mareos y cambios del comportamiento. Otras complicaciones raras incluyen ataxia, hemorragia intracraneal, mononeuropatía y neuropatía axonal sensitivo-motora aguda.

Diagnóstico

El diagnóstico es clínico y se basa en las manifestaciones cardinales descritas. Desde el año 1990 se han propuesto diferentes criterios de clasificación; actualmente, se utilizan los criterios propuestos por EULAR, PRINTO y PRES en el año 2010, que comprenden:

- Presencia de púrpura palpable no trombocitopénica, junto con una o más de las siguientes manifestaciones:
  - Dolor abdominal difuso.
  - Artritis o artralgias.
  - Compromiso renal: proteinuria > 0,3 g/día o cociente albuminuria/creatininuria > 30 mmol/mg en muestra única de orina; hematuria (> 5 hematíes por campo, o cilindros hemáticos en el sedimento de orina o ≥ 2+ en tira reactiva de orina); afectación de la función renal (cálculo del filtrado glomerular por índice de Schwartz con resultado < 50% del normal para la edad).
  - Vasculitis leucocitoclástica típica, con depósitos predominantes de IgA o glomerulonefritis proliferativa con depósitos predominantes de IgA por biopsia.

Estos criterios son considerados como el método de referencia (*gold standard*). En adultos, poseen una sensibilidad del 99,2% y una especificidad del 86%.

Cabe destacar que no se requiere de una biopsia de piel cuando las lesiones son típicas, al igual que su localización. Se encuentra indicada en pacientes que presentan lesiones atípicas (extensas, necrosantes o distribuidas difusamente) o para excluir diagnósticos alternativos (otras vasculitis de pequeños vasos como las asociadas con anticuerpos anticitoplasma de neutrófilos).

Exámenes complementarios

Como fue mencionado, el diagnóstico de esta entidad es clínico, y la mayoría de los estudios solicitados son útiles para excluir enfermedades que simulen una VIgA, o bien para detectar posibles complicaciones.

En el hemograma, el recuento de glóbulos blancos suele ser normal o se encuentra levemente aumentado. Por definición, el diagnóstico de esta entidad requiere de un recuento normal de plaquetas. Eventualmente, puede haber anemia normocítica y normocrómica relacionada con las pérdidas de sangre por el tubo digestivo. Las concentraciones séricas de IgA e IgM están aumentadas en casi el 50% de los casos en la fase aguda de la enfermedad, si bien su determinación no es necesaria de rutina.

La ecografía abdominal es útil para confirmar el diagnóstico de invaginación intestinal, y además ha demostrado tener alta sensibilidad y especificidad para el seguimiento clínico de esta complicación. El diagnóstico de orquitis también puede ser confirmado a través de una ecografía escrotal, donde se observa la presencia de edema cutáneo y subcutáneo, agrandamiento del epidídimo e hidrocele con flujo sanguíneo testicular intacto.

Diagnóstico diferencial

Las dos enfermedades asociadas con vasculitis leucocitoclástica en la infancia son la VIgA y la vasculitis por hipersensibilidad.

El edema agudo hemorrágico del lactante, también llamado síndrome de Finkelstein-Seidlmayer, surge como diagnóstico diferencial por su similitud con las manifestaciones cutáneas. Afecta a lactantes de 4-24 meses de edad, con inicio agudo de fiebre, púrpura, equimosis y un edema inflamatorio en las extremidades, orejas y cara, que respeta el tronco. Generalmente presenta una remisión espontánea en 1-3 semanas, pero puede presentar recurrencias.

Asimismo, la vasculitis leucocitoclástica puede ser la manifestación de una infección o una enfermedad maligna en curso. Otras entidades, como las vasculitis urticarianas y las crioglobulinemias, son más raras en niños.

Tratamiento

Según las recomendaciones del SHARE (*Single Hub and Access point for pediatric Rheumatology in Europe*), el tratamiento consiste en el reposo y medidas de soporte, con especial atención en mantener una adecuada hidratación, nutrición y balance electrolítico.

Uso de analgesia

En la fase aguda, el dolor puede ser significativo; sin embargo, la preocupación por la toxicidad renal a menudo limita el uso de analgésicos y antiinflamatorios. Según el panel de expertos del SHARE, se acordó que los AINE o el paracetamol pueden ser utilizados en ausencia de nefritis o de hematuria microscópica como único hallazgo.

Tratamiento con corticoides

En general, la mayoría de los pacientes con VIgA solo requieren tratamiento de sostén y analgesia adecuada. Sin embargo, algunos niños pueden requerir corticoides en situaciones específicas. Además de la nefritis por VIgA (*v.* más adelante), las complicaciones donde se debe considerar el uso de corticoides (e indicar la internación del paciente) incluyen las siguientes:

- Orquitis.
- Vasculitis cerebral.
- Hemorragia pulmonar.
- Compromiso gastrointestinal grave.

En pacientes con dolor abdominal intenso o sangrado rectal, el tratamiento con corticoides también podría considerarse, al igual que la internación. Los datos de ensayos clínicos han demostrado que los corticoides pueden reducir la intensidad y la duración del dolor abdominal en la VIgA.

La dosis recomendada de prednisolona por vía oral es de 1-2 mg/kg/día (durante 1-2 semanas, con destete durante la quincena posterior). Para casos graves (p. ej., afectación cerebral, pulmonar o gastrointestinal grave), se pueden emplear pulsos endovenosos (EV) de metilprednisolona 10-30 mg/kg (máximo 1 g/día), durante tres días consecutivos.

Tratamiento de la nefritis por VIgA

Su manejo sigue siendo controvertido. Faltan ensayos clínicos controlados y aleatorizados para establecer recomendaciones sobre el mejor tratamiento en caso de nefropatía establecida, y se sugiere discutir y consensuar con el nefrólogo infantil el tratamiento más indicado para cada paciente, así como si es conveniente el manejo en el ámbito de la internación (recomendado para la nefritis moderada y grave).

Como recomendación general, debe considerarse el tratamiento con inhibidores de la enzima convertidora de la angiotensina I (IECA) o antagonistas del receptor de la angiotensina II (ARA II) para prevenir o limitar la lesión glomerular secundaria, en pacientes con compromiso renal con proteinuria persistente (> 3 meses de duración), independientemente de si están recibiendo corticoides u otro tratamiento inmunosupresor.

Nefritis leve

En los pacientes con nefritis leve (aquellos con filtrado glomerular normal y proteinuria leve-moderada), se debe usar la prednisolona oral como tratamiento de primera línea. Sin embargo, algunos pacientes pueden tener proteinuria persistente que no se resuelve. La adición de azatioprina, micofenolato mofetil o ciclosporina puede considerarse como un tratamiento de segunda línea o un agente ahorrador de corticoides. Los pulsos de metilprednisolona EV también pueden estar justificados, aunque rara vez se requieren cuando la nefritis es leve.

Nefritis moderada

En pacientes con nefritis moderada (aquellos que presentan una biopsia renal con < 50% de semilunas y filtrado glomerular alterado, o proteinuria grave persistente), la prednisolona oral o la metilprednisolona EV deben usarse como tratamiento de primera línea. Pueden agregarse azatioprina, micofenolato mofetil o ciclofosfamida, también EV.

Nefritis grave

La nefritis grave (aquellos pacientes que presentan biopsia renal con > 50% de semilunas y filtrado glomerular alterado, o proteinuria grave persistente) se trata de manera similar a la vasculitis sistémica de vasos pequeños con afectación renal; generalmente con dosis altas de corticoides y ciclofosfamida EV para inducir la remisión, y dosis más bajas de corticoides combinadas con azatioprina o micofenolato mofetil como tratamiento de mantenimiento.

Tratamiento de las manifestaciones cutáneas

Se han utilizado agentes ahorradores de corticoides como dapsona y colchicina, con buena respuesta en casos de lesiones purpúricas muy recurrentes o persistentes. La colchicina se emplea en dosis bajas (0,5-1 mg una vez al día), las cuales han demostrado ser efectivas en series de casos para tratar la vasculitis leucocitoclástica, con tasas de respuesta del 80% en 4-7 días.

Curso y pronóstico

Dos tercios de los pacientes con VIgA presentan un curso monofásico de aproximadamente un mes de duración. Los niños más pequeños experimentan cursos más cortos y padecen menos recurrencias que los pacientes mayores. Entre el 16% y el 40% presenta al menos una recurrencia (a menudo con lesiones en piel y dolor abdominal). Si bien son más frecuentes dentro de las primeras seis semanas de la enfermedad, pueden ocurrir hasta dos años luego de su inicio. Pueden suceder espontáneamente o estar asociadas con intercurrencias infecciosas.

Las causas de morbilidad a corto plazo son debidas al compromiso del tracto gastrointestinal, mientras que la nefritis condiciona la morbilidad a largo plazo, según su evolución. Los pacientes que presentan compromiso renal en la fase aguda requieren de un seguimiento prolongado. Esto es especialmente importante si hay semilunas en la biopsia inicial. Diversos estudios a largo plazo confirman que la falla renal y la hipertensión arterial pueden desarrollarse hasta diez años luego del inicio de la púrpura. Asimismo, el 1%-5% de los niños con VIgA progresan a la ERC.

El pronóstico general de la VIgA es muy bueno. Sin embargo, requiere seguimiento conjunto y a largo plazo por los subespecialistas en reumatología y nefrología infantil, en especial en aquellos pacientes con compromiso renal.

Puntos clave

- La vasculitis por IgA es la vasculitis sistémica más frecuente en la infancia.
- Se caracteriza por la tétrada clínica de púrpura palpable, artritis o artralgias, compromiso gastrointestinal y afectación renal. Estas manifestaciones clínicas pueden desarrollarse en el transcurso de días a semanas. El orden de presentación puede variar.
- El diagnóstico se basa en las manifestaciones clínicas, pero ante presentaciones atípicas o formas incompletas, la biopsia del órgano afectado que demuestre depósito de IgA apoya el diagnóstico.
- Es una enfermedad autolimitada en la mayoría de los casos, y se resuelve en semanas.
- Las causas de morbilidad a corto plazo son debidas al compromiso del tracto gastrointestinal; la nefritis es responsable de la morbilidad a largo plazo.
- El tratamiento inicial es de sostén en la mayoría de los niños, con reposo y analgesia. El tratamiento con corticoides tiene indicaciones específicas, como compromiso abdominal, renal o de otro órgano noble.

Otras vasculitis sistémicas primarias

Como fue mencionado, la VIgA o púrpura de Schönlein-Henoch y la enfermedad de Kawasaki son las vasculitis sistémicas más frecuentes en pediatría. A continuación, se presenta la clasificación vigente de este grupo de enfermedades, así como ciertas características comunes que clínicamente aumentan su índice de sospecha. Asimismo, se describirán otras entidades específicas, como la arteritis de Takayasu, la panarteritis nodosa, las vasculitis asociadas con anticuerpos anticitoplasma de neutrófilos (ANCA, por sus siglas en inglés) y las vasculitis primarias del sistema nervioso central (SNC). Todas estas poseen una expresión clínica más grave, con elevada morbimortalidad.

La incidencia anual de las vasculitis primarias en menores de 17 años es de aproximadamente 23-50 casos cada 100 000 niños al año. El fenotipo clínico y la gravedad se encuentran determinados por el sitio y el tamaño del vaso afectado (pequeño, mediano o gran calibre), y por la extensión del compromiso vascular (*v.* más adelante).

Clasificación

Existen varios sistemas de clasificación descritos hasta el momento. Los más utilizados son los criterios validados en el Consenso de Ankara del año 2008, que combinan hallazgos clínicos, de imágenes y anatomopatológicos, y los criterios de Chapel Hill del año 2012, que clasifican y definen a las vasculitis sistémicas según el tamaño de los vasos afectados (Tabla 46.2.3).

Características generales que sugieren un síndrome vasculítico

El diagnóstico de vasculitis es un verdadero desafío, ya que los indicadores clínicos suelen ser subagudos e inespecíficos. Los síntomas constitucionales, como síndrome febril y astenia, junto con la presencia de reactantes de fase aguda elevados, pueden ser los únicos marcadores iniciales que sugieran una inflamación sistémica.

A medida que la enfermedad progresa, las características clínicas se tornan más específicas, como una erupción purpúrica, la evidencia de afectación orgánica (p. ej., glomerulonefritis) o la detección de ciertos anticuerpos, como los ANCA. Estos indicadores pueden aumentar la sospecha clínica de vasculitis. Asimismo, como fue mencionado, los síntomas pueden variar ampliamente según el tamaño y la ubicación de la vasculatura afectada. Las siguientes características clínicas son sugestivas de un síndrome vasculítico:

- Síntomas constitucionales: síndromes febriles aislados o fiebre de origen desconocido, pérdida de peso, fatiga.
- Lesiones cutáneas: púrpura palpable, urticaria vasculitis, *livedo reticularis*, nódulos, úlceras, lesiones isquémicas, flebitis superficial.
- Manifestaciones neurológicas: cefaleas, convulsiones, lesiones focales del SNC, mononeuritis múltiple.
- Cabeza y cuello: sinusitis, otitis, iritis.
- Sistema musculoesquelético: artralgia o artritis, mialgias o miositis.
- Compromiso renal: hematuria, proteinuria, caída del filtrado glomerular, hipertensión arterial.
- Compromiso pulmonar: infiltrados pulmonares o hemorragia alveolar, nódulos, cavidades o serositis.

Tabla 46.2.3 Clasificación de las vasculitis pediátricas

Vasculitis predominantemente de gran vaso (granulomatosa)	▪ Arteritis de Takayasu
Vasculitis predominantemente de vaso mediano (no granulomatosa)	▪ Poliarteritis o panarteritis nodosa pediátrica ▪ Poliarteritis o panarteritis cutánea ▪ Enfermedad de Kawasaki
Vasculitis predominantemente de vaso pequeño	▪ Granulomatosa: ▪ Granulomatosis con poliangeítis –GPA– (o granulomatosis de Wegener) ▪ Granulomatosis eosinofílica con poliangeítis -GEPA- (o síndrome de Churg-Strauss) ▪ No granulomatosa: ▪ Poliangeítis microscópica (PAM) ▪ Vasculitis IgA (o púrpura de Schönlein-Henoch) ▪ Vasculitis leucocitoclástica cutánea aislada ▪ Urticaria por vasculitis hipocomplementémica
Otras vasculitis*	▪ Enfermedad de Behçet ▪ Vasculitis secundaria a infección (incluida PAN asociada con hepatitis B), malignidad y fármacos (incluida vasculitis por hipersensibilidad) ▪ Vasculitis asociadas con enfermedades del tejido conectivo ▪ Vasculitis aislada del sistema nervioso central ▪ Síndrome de Cogan ▪ No clasificada

* Las vasculitis que se clasifican dentro del subgrupo de otras vasculitis son entidades que generalmente pueden afectar vasos sanguíneos de diferentes tamaños.

Arteritis de Takayasu

La arteritis de Takayasu (AT) es una vasculitis crónica idiopática que afecta principalmente a grandes vasos, como la aorta y sus ramas principales. Las arterias más afectadas en niños son la aorta, la arteria renal, subclavia y carótida.

Si bien se presenta generalmente en la tercera y cuarta década de la vida, se han descrito numerosos casos en la edad infantil. La mayoría de los niños se diagnostican durante la adolescencia, con una edad media de 13 años, y es más frecuente en mujeres (3/1). Es la tercera causa de vasculitis en la edad pediátrica, detrás de la VIgA y la enfermedad de Kawasaki.

La AT es una enfermedad inflamatoria. Su patogenia sigue sin estar bien definida, aunque se conoce la relación con mecanismos inmunes mediados por células, que secretan citoquinas proinflamatorias. Se ha estudiado una posible asociación genética con el antígeno leucocitario humano (HLA)-B52 y con un polimorfismo genético del factor de necrosis tumoral.

Criterios de clasificación

Los criterios de clasificación para la AT en la edad pediátrica siguen la definición de EULAR, PRINTO y PRES (Ankara 2008). Se requiere lo siguiente:

- Criterio obligatorio: presencia de anomalía angiográfica (por angiografía convencional, tomografía computarizada o resonancia magnética) de la aorta o de sus ramas principales y las arterias pulmonares.
- Más al menos uno de los 5 siguientes:
  - Pulso arterial disminuido o claudicación de las extremidades.
  - Diferencia de presión arterial > 10 mmHg en cualquier extremidad.
  - Presencia de un soplo en la arteria aorta o en alguna de sus ramas principales.
  - Hipertensión arterial (> percentil 95 para la edad y talla).
  - Reactantes de fase aguda elevados.

Estos criterios de clasificación tienen elevada sensibilidad (100%) y especificidad (99,9%).

Manifestaciones clínicas

Dada la baja sensibilidad de los reactantes de fase aguda, las características clínicas inespecíficas y el curso clínico insidioso de la enfermedad, el diagnóstico de AT en niños suele retrasarse. Esto conduce a la progresión de la enfermedad y al daño orgánico secundario.

La primera fase de la enfermedad (preestenótica o inflamatoria), está caracterizada por síntomas constitucionales como fiebre, anorexia, astenia, pérdida de peso y dolor en la zona de las arterias afectadas. Esta fase puede persistir durante meses o incluso años, debido a que cursa con síntomas inespecíficos que pueden ser difíciles de identificar. Otros indicadores tempranos de la enfermedad son sudores nocturnos, dolor de espalda, mialgias y artralgias.

Con la evolución, aparece otro tipo de sintomatología como cefalea, dolor abdominal recurrente y vómitos (a causa de la afectación de arterias abdominales). Asimismo, puede haber otras manifestaciones, como eritema nodoso en los miembros inferiores, adenopatías cervicales o supraclaviculares.

En la fase crónica o isquémica, cuando la inflamación arterial progresa a la estenosis (afectación vascular más frecuentemente encontrada), se desarrollan las manifestaciones más específicas de la enfermedad, y están determinadas por la distribución de la afectación de los vasos (síntomas asociados con el robo vascular):

- La afectación del arco aórtico o de sus ramas principales se asocia con síntomas del SNC, ausencia de pulsos periféricos, claudicación de las extremidades y manifestaciones cardíacas. La afectación del SNC puede incluir cefalea, accidentes cerebrovasculares isquémicos, aneurismas cerebrales y convulsiones. En la fase isquémica de la enfermedad se puede encontrar la pérdida de pulsos y la aparición de soplos sobre las arterias afectadas. La diferencia de pulsos en las extremidades es un signo común de la AT. En adultos, la diferencia suele darse entre el miembro superior derecho y el izquierdo; en los niños, en cambio, se presenta entre los miembros superiores e inferiores (por una mayor frecuencia de afectación abdominal). Las manifestaciones cardíacas pueden incluir miocardiopatía, cardiopatía congestiva y valvulopatías.
- La afectación de la aorta media se asocia con hipertensión arterial, dolor abdominal y claudicación de las extremidades inferiores.

La principal característica clínica de la AT es la hipertensión arterial, que está presente en aproximadamente el 90% de los niños al momento del diagnóstico. Los soplos y la pérdida de pulsos comparten el segundo lugar entre las características clínicas más frecuentes.

En la valoración inicial de la AT, siempre se debe evaluar el corazón, la aorta y sus ramas principales. Se recomienda evaluar también si hay compromiso del SNC, para valorar cambios en el parénquima cerebral sugerentes de isquemia y signos de vasculitis cerebral.

Estudios complementarios

Laboratorio

La ESD y la PCR se suelen correlacionar con la actividad inflamatoria, pero carecen de sensibilidad para ser clínicamente confiables. Se han descrito casos con vasculitis activa en ausencia de elevación de los reactantes de fase aguda.

Hallazgos histopatológicos

La AT presenta un infiltrado linfomonocitario y, ocasionalmente, células gigantes de Langhans con granulomas. Estos dos hallazgos se asemejan a las lesiones observadas en la infección por tuberculosis, e indican su posible rol en la etiopatogenia de la enfermedad. Se informa que la incidencia de PPD positiva es alta. El infiltrado linfomonocitario afecta inicialmente la túnica adventicia, pero progresa hacia la luz arterial, en forma de panarteritis. Con el tiempo, se produce una reducción de la luz por engrosamiento, debida a la fibrosis de la íntima y de la media. Asimismo, aparecen fenómenos trombóticos y, de forma progresiva, estenosis, dilatación y aneurismas.

Estudios por imágenes

Representan la herramienta más importante y útil en el diagnóstico de la AT. La lesión angiográfica más frecuente es la estenosis del vaso afectado. El compromiso vascular es parcheado y sin calcificaciones extensas. Pueden alternar zonas estenóticas y zonas dilatadas (patrón arrosariado), y también puede afectarse la arteria pulmonar de forma similar a la AT del adulto.

La clasificación angiográfica de la AT determina el territorio vascular afectado en la angiografía (Figura 46.2.4). En una serie pediátrica de la India, la mitad de los niños estudiados presentaba una AT tipo V (compromiso de toda la aorta y sus ramas) y el 25% el tipo IV (aorta abdominal y arterias renales) (Figura 46.2.5). Esto refuerza el retraso en el diagnóstico de esta enfermedad.

Si bien la arteriografía convencional continúa siendo el método de referencia, es una técnica invasiva asociada con mayor radiación y no detecta el engrosamiento de la pared de los vasos, que es un signo temprano de inflamación. La angioresonancia (angio-RM) y la angiotomografía computarizada (angio-TC) se utilizan tanto para el diagnóstico como para el seguimiento. La angio-RM minimiza la radiación y aporta información sobre el diámetro de la pared arterial, edema y realce con gadolinio (dos de estos hallazgos indican actividad de la enfermedad); su limitación es la dificultad para visualizar los pequeños vasos y las calcificaciones.

La ecografía doppler permite valorar el flujo y el diámetro de las carótidas y las arterias renales, pero no visualiza arterias profundas ni abarca toda la aorta. La tomografía por emisión de positrones (PET) con 18-fluorodeoxiglucosa (PET/FDG) puede estimar tanto la localización como el grado de inflamación; sin embargo, existen falsos negativos, por lo que no descarta por completo la actividad de la enfermedad.

La determinación del engrosamiento de la pared en la angio-RM junto con el índice de actividad ITAS-2010 utilizado en la AT, siguen siendo las mejores opciones para evaluar la actividad de la enfermedad.

Diagnóstico diferencial

Se deben tener en cuenta diferentes entidades en el diagnóstico diferencial de la AT, principalmente en las fases iniciales de la enfermedad (síntomas constitucionales y compromiso orgánico), como infecciones (sepsis, tuberculosis, VIH, brucelosis), otras vasculitis inflamatorias (enfermedad de Kawasaki, panarteritis nodosa, granulomatosis con poliangeítis, síndrome de Cogan), enfermedades autoinmunes (como artritis sistémica, lupus eritematoso sistémico y sarcoidosis), coartación de aorta y displasia fibromuscular, entre otras.

Tratamiento y seguimiento

El tratamiento se basa en el uso de corticoides sistémicos combinados con inmunosupresores, para inducir la remisión y como terapia de mantenimiento. Los corticoides han demostrado reducir la progresión de la enfermedad e inducir la remisión hasta en el 60% de los pacientes; sin embargo, la mitad de estos pacientes presentan recaída tras su disminución gradual.

El tratamiento inmunosupresor permite un mejor control de la enfermedad y prevenir la reestenosis de los vasos afectados. Los más utilizados han sido la ciclofosfamida (sobre todo en la inducción) y el metotrexato. Otros inmunosupresores utilizados son la azatioprina y el micofenolato mofetil.

En casos refractarios o graves, se puede utilizar terapia biológica con anti-TNF-α, como el infliximab, que ha mostrado ser efectivo para inducir y mantener la remisión (no indicado en pacientes con insuficiencia cardíaca). El tocilizumab también ha demostrado ser eficaz en niños con AT al bloquear la acción de la IL-6. Existen reportes del uso de otros agentes biológicos, como

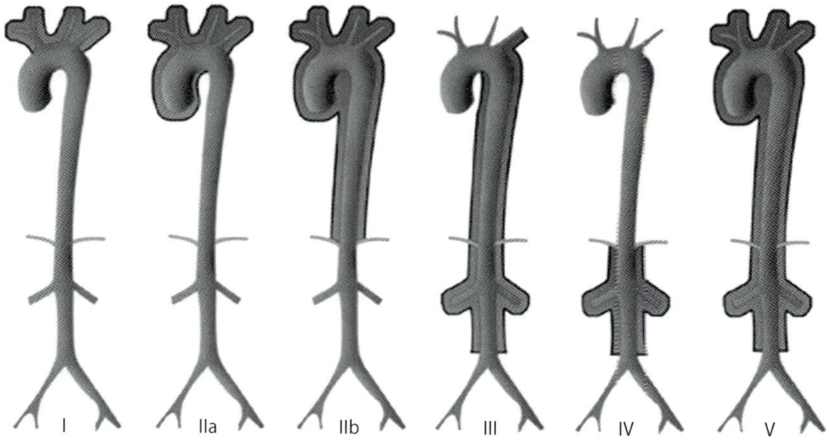

Tipo	Afectación vascular
I	Ramas de la arteria aorta
IIa	Aorta ascendente, arco aórtico y sus ramas
IIb	Aorta ascendente, arco aórtico y sus ramas, torácica, aorta descendente
III	Torácica, aorta descendente, aorta abdominal o arterias renales
IV	Aorta abdominal o arterias renales*
V	Hallazgos combinados de los tipos IIb y IV*

Figura 46.2.4 Clasificación angiográfica de la arteritis de Takayasu. *: afectaciones vasculares más frecuentes en niños.

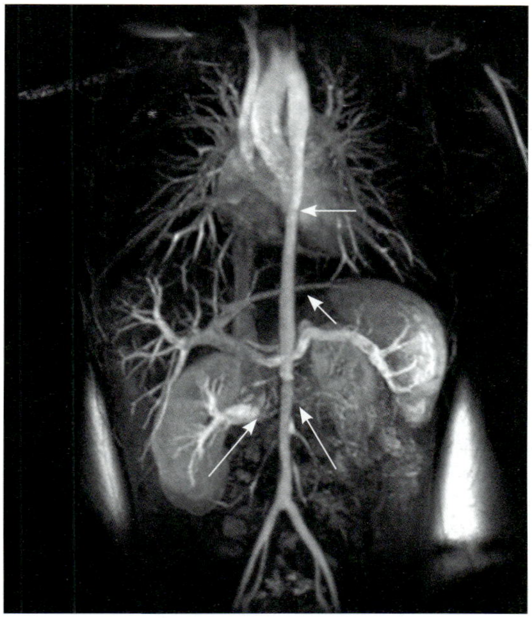

Figura 46.2.5 Enfermedad de Takayasu en un paciente adolescente. Se observa estenosis del tercio medio y distal de la aorta descendente y flujo filiforme en la mesentérica superior, con colocación de *stent* en las arterias renales por hipertensión arterial grave. También se observa asimetría de las siluetas renales.

ustekinumab (anti-IL-12/23) y rituximab (anti-CD20) en casos refractarios.

Para el seguimiento, se recomienda la monitorización de la actividad de la enfermedad, con valoración clínica mediante cuestionarios de actividad y monitorización de reactantes de fase aguda cada 3 meses (en pacientes estables). El tratamiento médico de la hipertensión renovascular puede ser de difícil manejo (*v.* Capítulo 50.3), debe ser enérgico y evaluarse en conjunto con el nefrólogo infantil. En ocasiones, puede requerir tratamiento quirúrgico.

Pronóstico

El pronóstico depende de la extensión de la afectación arterial, del daño orgánico al debut y de la edad de inicio (es peor en menores de 5 años), así como de la gravedad de la hipertensión arterial. Las secuelas graves debidas al retraso diagnóstico condicionan la elevada mortalidad en pediatría, descrita a los 5 años entre el 27% y el 35% de los pacientes, según diferentes series.

La respuesta al tratamiento está condicionada por el daño generado en la fase previa al diagnóstico, por isquemia de los órganos afectados e hipertensión no controlada.

Puntos clave

- La AT es una vasculitis crónica que afecta principalmente a los grandes vasos.
- La fase aguda de la enfermedad (preestenótica o inflamatoria) se caracteriza por la presencia de síntomas inespecíficos,

como fiebre, astenia, pérdida de peso, artralgias y mialgias, que pueden persistir durante meses.
- Con el tiempo, se producen estenosis vasculares, dilataciones y aneurismas. La isquemia de los miembros y órganos afectados es responsable de las manifestaciones clínicas específicas de la enfermedad.
- No hay biomarcadores específicos y la actividad inflamatoria no siempre se correlaciona con la elevación de los reactantes de fase aguda.
- La angio-RM o la angio-TC son las imágenes más útiles para el diagnóstico.
- El tratamiento se basa en el uso de corticoides combinados con inmunosupresores, para inducir la remisión y como terapia de mantenimiento.

Panarteritis nodosa

La panarteritis nodosa (PAN) es una vasculitis necrosante de arterias de mediano y pequeño calibre, con afectación multiorgánica. Como no afecta a las arteriolas, vénulas ni capilares, no se presenta con glomerulonefritis ni tampoco se asocia con anticuerpos ANCA. Suele presentarse en la infancia media, con un pico de incidencia alrededor de los 9-10 años, aunque el espectro de edades puede ser más amplio. Si bien la etiología de la PAN es desconocida, se cree que tiene un origen multifactorial en donde participan los siguientes factores:

- Procesos inmunológicos, que son similares a los que ocurren en otras vasculitis sistémicas. Los infiltrados inflamatorios consisten principalmente en macrófagos y linfocitos T (en particular $CD8^+$), aunque también se ha descrito la participación de los linfocitos B.
- Las infecciones pueden actuar como un desencadenante de la enfermedad, principalmente la infección estreptocócica (por acción de superantígenos bacterianos). La clásica asociación con el virus de la hepatitis B, descrita en los adultos, es muy rara en la edad pediátrica probablemente por la vacunación; es clasificada como una vasculitis secundaria, al igual que la asociación con el citomegalovirus (CMV), parvovirus B19, VIH y malignidad.
- Factores genéticos: se ha descrito la asociación entre PAN y mutaciones en el gen *MEFV*, responsable de la fiebre mediterránea familiar (FMF).

Criterios de clasificación

Se requiere la evidencia en la biopsia de una vasculitis necrosante de arterias de mediano o pequeño calibre, o bien, la presencia de alteraciones angiográficas características (aneurismas, estenosis u oclusión de arterias de pequeño o mediano calibre), más uno de los 5 criterios siguientes:

- Afectación cutánea: *livedo reticularis*, nódulos cutáneos, infartos cutáneos superficiales o profundos.
- Mialgia o sensibilidad muscular.
- Hipertensión arterial.
- Neuropatía periférica: sensitiva (pérdida sensitiva en guante y calcetín) o mononeuritis múltiple motora.
- Afectación renal: proteinuria > 0,3 g/día o cociente albuminuria/creatininuria > 30 mmol/mg en muestra única de orina; hematuria (> 5 hematíes por campo, o cilindros hemáticos en el sedimento de orina o ≥ 2+ en tira reactiva de orina); afectación de la función renal (cálculo del filtrado glomerular por índice de Schwartz con resultado < 50% del normal para la edad).

Manifestaciones clínicas

La PAN tiene una forma de presentación variable, que puede limitarse a la piel y al sistema musculoesquelético, o bien presentarse como una vasculitis sistémica grave que se asocia con una elevada morbimortalidad.

Si bien las manifestaciones clínicas iniciales suelen ser síntomas constitucionales (malestar, fatiga, fiebre sin un patrón específico y pérdida de peso), la expresión clínica de la PAN es a través de las lesiones cutáneas y musculoesqueléticas.

Manifestaciones cutáneas:

- *Livedo reticularis*: reticulado violáceo en la piel, de distribución irregular, que suele acentuarse con el frío.
- Púrpura vasculítica: extensa e irregular.
- Nódulos subcutáneos dolorosos: a lo largo de los vasos afectados, ubicados principalmente en las extremidades.
- Úlceras: se producen por infartos cutáneos superficiales o profundos (tejido celular subcutáneo y estructuras subyacentes); el espectro más grave de esta manifestación es el desarrollo de necrosis o gangrena de los pulpejos digitales (Figura 46.2.6) y la afectación de los tejidos en otras zonas más acrales.

Manifestaciones musculoesqueléticas:

- Mialgias intensas, artralgias y artritis.

Según la distribución de los vasos afectados, los niños pueden presentar, además, otras manifestaciones clínicas que incluyen las siguientes:

- Afectación renal: hipertensión arterial, hematuria y proteinuria. Es una manifestación frecuente en la infancia. Puede llegar a producir infartos renales. Es importante tener en consideración que la afectación renal se debe a la vasculitis de las arterias renales, lobares y arcuatas.
- Afectación del tracto gastrointestinal: dolor abdominal, náuseas y vómitos, inflamación intestinal inespecífica, hemorragia digestiva, perforación intestinal o peritonitis (por infarto intestinal) y pancreatitis. En algunos pacientes, la ruptura de los aneurismas arteriales puede causar hemorragia peritoneal y retroperitoneal, que da lugar a una manifestación reconocida como es el hematoma perirrenal (se ha observado con mayor frecuencia en pacientes con PAN y FMF asociada).
- Afectación neurológica: mononeuritis múltiple, neuropatía sensitiva periférica (en guante y calcetín) y motora. Asimismo, puede haber defectos focales y hemiplejia (por infartos), afectación de pares craneales, alteraciones visuales y alteraciones psiquiátricas (menos frecuentes).
- Afectación isquémica cardíaca.
- Dolor torácico y dolor testicular.

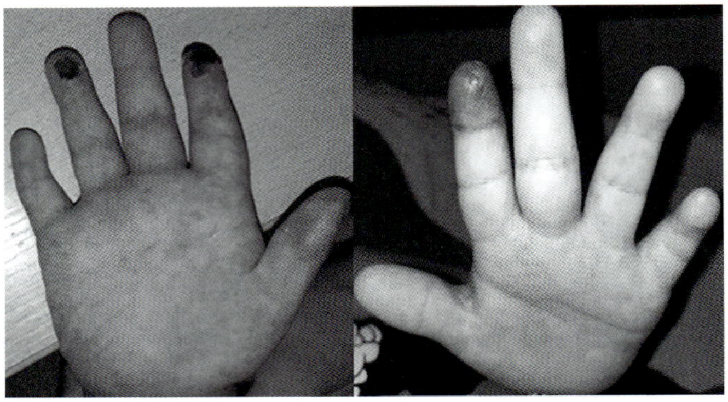

Figura 46.2.6 Paciente de 6 años con PAN y lesiones vasculíticas en la palma de las manos; necrosis distal del segundo y cuarto dedo de la mano derecha, y del segundo dedo de la mano izquierda.

Estudios complementarios

El diagnóstico de PAN se basa en una combinación de manifestaciones clínicas, hallazgos histopatológicos compatibles y la demostración por imágenes de la presencia de aneurismas u otros hallazgos angiográficos característicos.

Laboratorio

Estos pacientes presentan elevación de la PCR y de la ESD. Asimismo, puede haber anemia, leucocitosis y trombocitosis. Se debe considerar realizar un frotis de sangre periférica en aquellos pacientes en los que se desee descartar otros diagnósticos diferenciales.

Los parámetros de función renal pueden estar alterados, así como aparecer proteinuria o hematuria. Ante la sospecha de un proceso vasculítico, dentro del estudio analítico básico se deben solicitar las enzimas musculares, como la LDH, CPK y aldolasa, y también las transaminasas hepáticas (GOT y GPT). Los anticuerpos antinucleares (ANA, por sus siglas en inglés), los antígenos extraíbles del núcleo (ENA, por sus siglas en inglés) y los ANCA generalmente son negativos.

Hallazgos histopatológicos

La PAN se caracteriza por la presencia de necrosis fibrinoide en la pared de las arterias de mediano y pequeño calibre, con una respuesta inflamatoria abundante en el interior o alrededor de la pared vascular, sin depósitos inmunes. Las lesiones suelen ser focales o segmentarias, por lo que la ausencia de estos hallazgos en una biopsia no excluye el diagnóstico. También puede observarse trombosis y, en la piel, se puede encontrar paniculitis septal.

Las biopsias de piel y músculo suelen ser las que tienen mayor rendimiento, aunque las del nervio sural, hígado o testículo también pueden proporcionar la lesión diagnóstica. En cuanto a la biopsia cutánea, puede ser necesaria una muestra de piel profunda (quirúrgica). La biopsia renal no está indicada en la PAN y conlleva un riesgo mayor de sangrado y formación de fístulas arteriovenosas. La biopsia de mucosa intestinal raramente detecta una vasculitis, ya que las arterias de pequeño y mediano calibre se encuentran por debajo de la mucosa. La inmunofluorescencia es negativa.

Estudios por imágenes

Para el diagnóstico resulta muy importante el hallazgo de alteraciones vasculares, como aneurismas y estenosis, irregularidades en el calibre de las arterias con alteraciones en el árbol vascular periférico, alteración del espesor de la pared vascular, defectos de perfusión, desarrollo de arterias colaterales y vaciado arterial lento. En la PAN, estas alteraciones pueden encontrarse en forma parcheada o segmentaria.

Actualmente, el método de referencia continúa siendo la angiografía convencional, pero es invasiva, irradia al paciente y no permite evaluar los cambios tisulares en los órganos afectados. La angio-TC puede ser útil para el diagnóstico de PAN, pero tiene menor sensibilidad que la angiografía con saturación digital.

La ecografía con doppler color (para evaluar vasos hepáticos, renales, mesentéricos, de la vesícula biliar y testiculares) es una técnica sencilla y económica, carece de irradiación y, realizada por un operador con experiencia, puede utilizarse al inicio del proceso diagnóstico y en el seguimiento, ya que puede permitir acortar el tiempo de diagnóstico en caso de encontrar los hallazgos característicos. Entre estos se encuentran los aneurismas, zonas de estenosis, engrosamiento edematoso de la pared vascular (signo del halo), alteraciones del flujo (trombosis) y alteraciones en los órganos, como engrosamiento de la vesícula biliar y de la pared intestinal. Otra imagen que puede ser útil, cuando los estudios realizados no son concluyentes pero la sospecha de PAN es alta, es la demostración de defectos de captación en el parénquima renal con gammagrafía con tecnecio-99m (no es un dato específico, pero en el contexto adecuado es sugestivo de isquemia vascular). El ecocardiograma permite evaluar la afectación de las coronarias, el desarrollo de pericarditis, miocarditis y alteraciones valvulares.

Diagnósticos diferenciales

- Vasculitis sistémicas primarias, como la enfermedad de Kawasaki, vasculitis por IgA (púrpura de Schönlein-Henoch), poliangeítis microscópica y la enfermedad de Behçet.
- Vasculitis secundarias a infecciones, como el virus de la hepatitis B o C, parvovirus B19, virus de Epstein-Barr, CMV y VIH.
- Vasculitis asociadas con enfermedades del tejido conectivo o procesos infiltrativos, como linfoma o leucemia.
- Trastornos autoinflamatorios monogénicos, como la deficiencia de adenosina desaminasa 2 (DADA2) y la vasculopatía de la infancia asociada con el estimulador de genes de interferón STING (SAVI).

Tratamiento y seguimiento

El tratamiento de la PAN consta principalmente de dos fases (una de inducción y otra de mantenimiento):

- Fase de inducción (primeros 6 meses): se basa en el uso de corticoides en dosis altas (en pulsos o por vía oral) y de agentes inmunosupresores; la ciclofosfamida EV es la más utilizada. El micofenolato mofetil (MMF) por vía oral puede ser una alternativa, con menor toxicidad y eficacia comparable con la ciclofosfamida. La plasmaféresis puede ser necesaria durante la fase de inducción en situaciones que amenazan la vida.
- Fase de mantenimiento (12-36 meses): el objetivo principal es alcanzar la remisión. Se deben descender progresivamente los corticoides y sostener un inmunosupresor, que puede ser la azatioprina, el metotrexato, el MMF o la ciclosporina.

En pacientes refractarios a la terapia estándar o con elevada toxicidad acumulada (principalmente asociada con los corticoides o la ciclofosfamida), los agentes biológicos como el anti-TNF-α (infliximab, adalimumab o etanercept) son una opción terapéutica en la PAN. Asimismo, se han utilizado otros agentes biológicos con mecanismos de acción diferente, como rituximab, tocilizumab y tofacitinib.

Otros tratamientos coadyuvantes en estos pacientes son los siguientes:

- Antiagregantes: ácido acetilsalicílico en dosis de 3-5 mg/kg/día.
- Considerar vasodilatadores por vía oral o EV, en caso de isquemias distales graves, gangrena incipiente u otras complicaciones isquémicas.
- Si se comprueba el antecedente de infección por estreptococo, previo al desarrollo de la enfermedad o con el brote de PAN (como gatillo de esta), la infección debe ser tratada y se debe evaluar la profilaxis secundaria con penicilina benzatínica mensual, para evitar recaídas si hay nuevas exposiciones al germen.

Pronóstico

El reconocimiento precoz de la PAN mejora el pronóstico de estos pacientes. Es una enfermedad donde la remisión permanente se puede lograr con el tratamiento adecuado. Si el tratamiento se retrasa, pueden aparecer complicaciones graves. La tasa de recaída en niños puede ser hasta tres veces mayor que en adultos, debido a la presencia de un mayor número de desencadenantes en la infancia, como son las infecciones. Es importante alcanzar y mantener la inactividad de la enfermedad lo antes posible, dado que el desarrollo de daño vascular crónico puede generar aterosclerosis precoz.

Puntos clave

- La PAN es una vasculitis necrosante de las arterias de mediano y pequeño calibre, con afectación multiorgánica.
- Las manifestaciones características son: *livedo reticularis*, púrpura, nódulos dolorosos y úlceras.
- En su etiopatogenia, las infecciones (como las estreptocócicas) tienen un papel importante.
- Los reactantes de fase aguda están elevados y los autoanticuerpos son negativos.
- El diagnóstico se basa en los hallazgos clínicos, histopatológicos y en la demostración por imágenes de la afectación vascular.
- El tratamiento tiene una fase de inducción (primeros 6 meses) basada en el uso de corticoides en dosis altas y agentes inmunosupresores; luego, sigue una fase de mantenimiento.
- En los pacientes refractarios al tratamiento estándar, se utilizan los agentes biológicos.

Panarteritis nodosa cutánea

Es una forma de vasculitis que afecta a los vasos de mediano y pequeño calibre de la piel, en la que las manifestaciones más características son fiebre, *livedo reticularis* y lesiones nodulares subcutáneas dolorosas. Pueden aparecer también manifestaciones osteomusculares como artralgias, mialgias y artritis no erosiva, sin otra afectación sistémica. Se ha descrito que aproximadamente un tercio de los pacientes pediátricos diagnosticados como PAN pertenece a la forma cutánea y, a menudo, se asocia con una infección estreptocócica. Característicamente los ANCA son negativos.

El curso clínico se caracteriza por ser crónico recidivante, con exacerbaciones periódicas. La duración de la enfermedad es variable (en muchos pacientes persiste por años). Todavía está en discusión si se debe considerar como una entidad separada o como parte del espectro de la PAN. Los pacientes con PAN cutánea rara vez evolucionan a la forma sistémica. Su distinción no es sencilla y, por esta razón, en todo niño con diagnóstico de PAN cutánea se debe vigilar la aparición de manifestaciones sistémicas de forma periódica.

La PAN cutánea puede responder al tratamiento con antiinflamatorios no esteroideos y corticoides orales solos, con una monitorización cuidadosa de los parámetros clínicos y de laboratorio. En casos de enfermedad persistente o recidivante, se han utilizado agentes ahorradores de corticoides como el metotrexato y la GGIV. Algunos autores han llegado a recomendar continuar con penicilina profiláctica durante la infancia, debido a que las recaídas son comunes y ocurren hasta en el 25% de los casos en asociación con otras infecciones estreptocócicas.

Vasculitis asociadas con ANCA

Las vasculitis asociadas con ANCA (VAA) constituyen un grupo de patologías caracterizadas por la afectación de pequeños vasos sanguíneos, como capilares, vénulas y arteriolas, y se acompañan de la presencia de anticuerpos anticitoplasma de neutrófilo (ANCA), que son mayoritariamente inmunoglobulinas G dirigidas contra los gránulos de los neutrófilos.

A diferencia de los adultos, las VAA en la edad pediátrica afectan de manera preferente a niñas en la segunda década de la vida, con una edad media al diagnóstico de 11-14 años. En una cohorte de 231 pacientes que cumplían criterios para granulomatosis con poliangeítis (GPA) o poliangeítis microscópica (PAM), se encontró una diferencia estadísticamente significativa en la edad al debut, siendo más jóvenes los pacientes con PAM.

Las manifestaciones clínicas más características son el compromiso de la vía aérea superior, pulmón y riñón, y forman parte del complejo del síndrome pulmón-riñón.

Dentro de este grupo de vasculitis se encuentran tres formas clínicas de presentación, diferenciadas por sus manifestaciones clínicas e histología:

- Granulomatosis con poliangeítis (GPA), conocida previamente como granulomatosis de Wegener.
- Granulomatosis eosinofílica con poliangeítis (GEPA), conocida previamente como síndrome de Churg-Strauss.
- Poliangeítis microscópica (PAM).

En términos de frecuencia, la GPA es la VAA más frecuente, seguida por la PAM y, en último lugar, la GEPA, que representa menos del 2% de todos los casos de vasculitis pediátrica.

Si bien la patogénesis de las VAA es desconocida, se postula que distintos agentes medioambientales (sílice, mercurio), fármacos (penicilamina, propiltiouracilo, dapsona) y diferentes patógenos (*Staphylococcus aureus* y virus) podrían funcionar como gatillo de la inflamación inicial, con la generación patológica de los ANCA y la formación de granulomas.

Criterios de clasificación

Solamente los criterios de clasificación EULAR, PRINTO y PRES para la GPA fueron validados en Ankara 2008. Se describen a continuación:

- Presencia de al menos 3 de los 6 criterios siguientes:
  - Alteraciones histológicas (inflamación granulomatosa de la pared vascular arterial o del área perivascular o extravascular; en caso de biopsia renal, presencia de glomerulonefritis necrosante pauciinmune).
  - Afectación de la vía aérea superior (rinorrea purulenta o hemática crónica, epistaxis o granulomas recurrentes; perforación del septo nasal o nariz en silla de montar; sinusitis crónica o recurrente).
  - Afectación laringo-traqueo-bronquial (estenosis subglótica, traqueal o bronquial).
  - Afectación pulmonar (nódulos, cavitaciones o infiltrados fijos en la radiografía de tórax o TC).
  - ANCA positivos por inmunofluorescencia o ELISA (pANCA-MPO o cANCA-PR3).
  - Alteración renal: proteinuria > 0,3 g/día o cociente albuminuria/creatininuria > 30 mmol/mg en muestra única de orina; hematuria (> 5 hematíes por campo, o cilindros hemáticos en el sedimento de orina o ≥ 2+ en tira reactiva de orina); o glomerulonefritis necrosante pauciinmune.

Actualmente, no existen criterios de clasificación pediátricos para PAM o GEPA. Por este motivo, las últimas recomendaciones europeas aconsejan que se utilicen las definiciones propuestas en Chapel Hill en el año 2012, que se describen a continuación.

PAM:

- Vasculitis necrosante, con pocos o ningún depósito inmunitario, que afecta predominantemente a vasos pequeños (es decir, capilares, vénulas o arteriolas).
- Puede haber arteritis necrosante que afecte a arterias pequeñas y medianas. La glomerulonefritis necrosante es muy común.
- A menudo se presenta capilaritis pulmonar.
- No hay inflamación granulomatosa.

GEPA:

- Inflamación granulomatosa necrosante y rica en eosinófilos.
- A menudo afecta el tracto respiratorio.
- Vasculitis necrosante que afecta predominantemente a vasos pequeños a medianos, y se asocia con asma y eosinofilia.
- Los ANCA son más frecuentes cuando hay glomerulonefritis.

No obstante, existe cada vez más evidencia que sugiere que la actual clasificación de las VAA debería ser revisada, y dividirse según la especificidad antigénica PR3 (serina proteasa) y MPO (mieloperoxidasa), dado que estos antígenos han demostrado asociarse con diferencias genéticas, fenotípicas y de riesgo de recaída en este grupo de vasculitis.

Manifestaciones clínicas

Si bien existen formas limitadas al compromiso de un solo órgano, las VAA se consideran, en general, enfermedades multisistémicas con capacidad para dañar diferentes órganos.

En la fase aguda de la enfermedad, las principales afecciones que se asocian con mayor morbimortalidad son la hemorragia pulmonar (Figura 46.2.7), insuficiencia respiratoria, glomerulonefritis rápidamente progresiva y lesión renal aguda.

Los síntomas constitucionales como fiebre, astenia, anorexia y pérdida de peso están presentes en el 90% de los niños al momento del diagnóstico, y suelen preceder al resto de las manifestaciones más características.

Granulomatosis con poliangeítis

La GPA es la VAA más frecuente; la media de edad al diagnóstico es de 14 años y se caracteriza por su tríada de inflamación de la vía aérea superior e inferior, acompañada de afectación renal. El compromiso del tracto respiratorio superior (50%-80%) se expresa en forma de rinitis, úlceras de la mucosa oral o nasal, mastoiditis, epistaxis, sinusitis, hipoacusia u otitis. Cuando la enfermedad progresa, es característica la perforación del tabique nasal (Figura 46.2.8), así como la deformidad en silla de montar de la nariz (por daño en el cartílago nasal) y la estenosis subglótica (con engrosamiento y estridor), típicas de la edad pediátrica.

Entre las manifestaciones pulmonares se encuentran sibilancias y disnea, y el hallazgo en las imágenes de nódulos, cavidades pulmonares, pleuritis o enfermedad pulmonar intersticial. Una manifestación grave es la hemorragia pulmonar (capilaritis). Puede estar presente en el 70%-90% de los niños, por lo general se manifiesta en forma abrupta, con tos, dificultad respiratoria y hemoptisis (cabe recordar que la hemoptisis está presente en el 50% de los pacientes, por lo que su ausencia no la descarta). La presencia de infiltrados algodonosos (ocupación alveolar) en la radiografía o en la TC de tórax (con mayor sensibilidad diagnóstica), el aumento de la difusión pulmonar de monóxido de carbono (DLCO), junto con una caída abrupta de la hemoglobina, deben hacer sospechar esta manifestación grave.

Por último, el daño renal ocurre en el 50%-80% de los niños de manera variable; puede haber desde anormalidades urinarias aisladas (proteinuria o hematuria microscópica), hasta glomerulonefritis rápidamente progresiva y falla renal. La biopsia renal en estos pacientes es útil para confirmar el diagnóstico.

De manera menos frecuente, puede cursar con afectación oftalmológica, gastrointestinal, cutánea, articular o neurológica.

Poliangeítis microscópica

La PAM es una enfermedad necrosante, no granulomatosa y pauciinmune que afecta a los vasos pequeños. Es la VAA más grave. Las características más comunes incluyen capilaritis pulmonar y glomerulonefritis necrosante. Casi el 100% de los

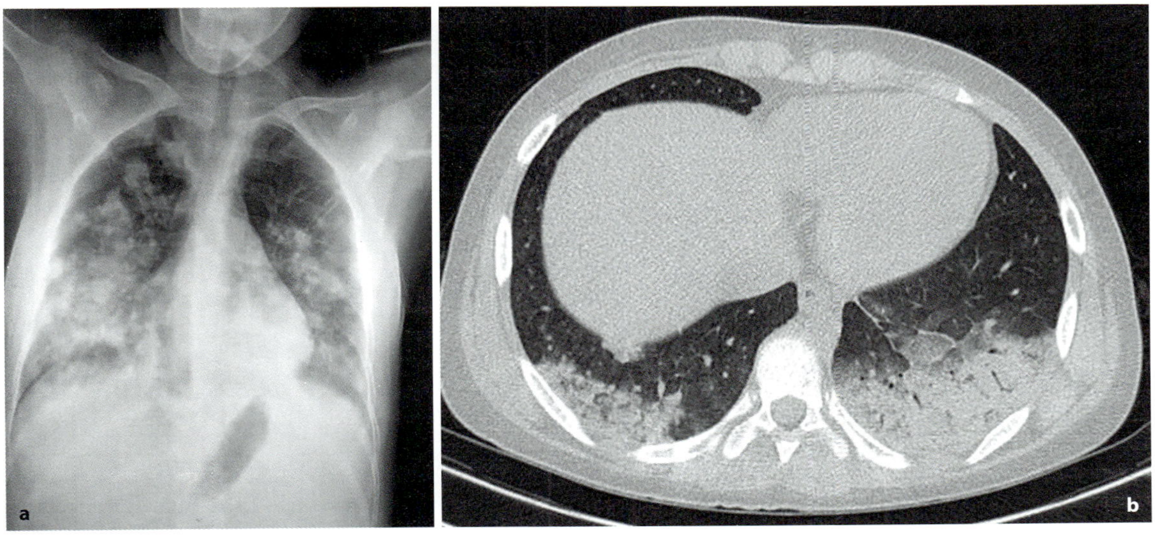

Figura 46.2.7 Hemorragia pulmonar en paciente con síndrome pulmón-riñón y anticuerpos ANCA+ y MPO+. **a** Radiografía de tórax con infiltrado algodonoso bilateral. **b** Tomografía de tórax de alta resolución con ocupación alveolar bilateral con predominio posteroinferior.

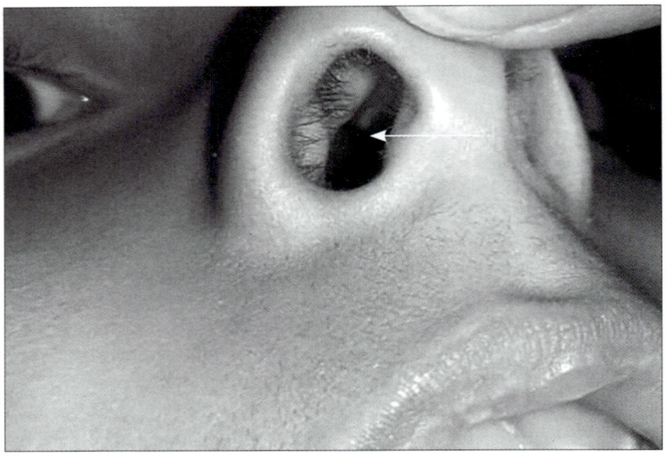

Figura 46.2.8 Perforación del tabique nasal. Componente inflamatorio vasculítico en un paciente de 10 años con granulomatosis con poliangeítis (GPA).

pacientes presentan compromiso renal. Suele presentarse en forma de glomerulonefritis rápidamente progresiva, que en un tercio de los niños debuta con lesión renal aguda. De manera menos frecuente, se presenta con una afectación pulmonar similar a la de la GPA. Cuando esto sucede, y especialmente si se manifiesta en forma de hemorragia alveolar, puede ser potencialmente mortal. Asimismo, más de la mitad de los pacientes tienen manifestaciones clínicas gastrointestinales, musculoesqueléticas o cutáneas. Alrededor del 20% de los pacientes con PAM asocian afectación neurológica, tanto periférica como central.

Granulomatosis eosinofílica con poliangeítis

La GEPA es muy infrecuente, suele tener un inicio más insidioso, con síntomas alérgicos (asma grave, rinitis alérgica o poliposis nasal), eosinofilia sistémica (y tisular) y manifestaciones extrapulmonares secundarias a la vasculitis sistémica. La afectación cutánea (como púrpura, petequias, urticaria, vesículas, *livedo*, úlceras, isquemia, exantema maculopapular o nódulos) es frecuente y puede ser clínicamente indiferenciable de la PAN. Los infiltrados pulmonares y la sinusitis suelen aparecer en más del 80% de los pacientes. La afectación cardíaca (enfermedad granulomatosa pericárdica y miocarditis eosinofílica) se presenta en casi la mitad de los casos; es grave y más frecuente en pacientes pediátricos, lo que podría explicar las mayores tasas de mortalidad descritas en pediatría. Por el contrario, la clínica renal y neurológica (principalmente mononeuritis múltiple) se describe con menor frecuencia que en adultos. La enfermedad renal suele ser leve y rara vez progresa. Otras manifestaciones que pueden estar presentes son artromialgias, síntomas gastrointestinales y afectación ocular.

Estudios complementarios

Laboratorio

La elevación de los reactantes de fase aguda refuerza la sospecha clínica de enfermedad inflamatoria sistémica. Asimismo, puede haber alteraciones hematológicas; la anemia es el hallazgo más frecuente en las VAA y la eosinofilia es lo más característico de la GEPA.

Cuando hay compromiso renal, puede observarse un aumento de la urea y la creatinina, así como proteinuria, hematuria y cilindros hemáticos en la orina. En todas la VAA puede haber hipergammaglobulinemia, y la elevación aislada de IgE es altamente sugestiva de GEPA.

Con respecto a los ANCA, mediante inmunofluorescencia indirecta (IFI) se detectan tres patrones diferentes:

- Patrón citoplasmático (cANCA), cuyo antígeno es PR3: está presente en el 50%-87% de las GPA, en el 17%-30% de las PAM y en el 5% de las GEPA.
- Patrón perinuclear (pANCA), cuyo antígeno es MPO: se detecta en el 55%-90% de las PAM, en el 25%-40% de las GEPA y en el 13%-26% de las GPA.
- Patrón indeterminado.

Cabe destacar que 2 de cada 3 pacientes con GEPA poseen ANCA negativos. Hasta el momento y por consenso, la detección de ANCA se realiza primero mediante IFI en neutrófilos fijados con etanol; los resultados positivos se confirman luego mediante ELISA específico para PR3 y MPO. Sin embargo, los continuos avances técnicos en cuanto a la detección de ANCA cuestionan que la detección inicial por IFI continúe siendo lo más adecuado, puesto que se ha demostrado una amplia variabilidad entre los resultados de la IFI realizada en diferentes laboratorios. Además, la presencia de ANA en suero puede dar resultados falsamente positivos para pANCA mediante IFI. Esta interferencia desaparecería cuando se emplean neutrófilos fijados con formaldehído, en lugar de etanol, o cuando se determina el antígeno específico mediante ELISA.

Hallazgos histopatológicos

El diagnóstico de las VAA se confirma mediante la biopsia de los tejidos afectados. Sin embargo, no siempre es un recurso disponible, ya sea por inestabilidad clínica del paciente o porque los resultados no son concluyentes.

La característica histológica clave es la visualización de vasculitis necrosante pauciinmune (con pocos o ningún depósito inmune), que afecta preferentemente a los vasos de pequeño calibre. Esto puede asociarse con lesiones granulomatosas en la GPA y una inflamación rica en eosinófilos (y con frecuencia granulomatosa) en la GEPA.

Las VAA pueden presentar afectación glomerular (glomerulonefritis) y tubular (nefritis tubulointersticial). La glomerulonefritis asociada con ANCA se describe clásicamente como pauciinmune; sin embargo, algunos casos muestran depósito focal de inmunoglobulinas y fracciones de complemento, especialmente C3, en cuyo caso se asocia con peor pronóstico.

Las glomerulonefritis asociadas con la PAM no presentan granulomas y frecuentemente asocian lesiones crónicas como glomeruloesclerosis o fibrosis intersticial. La histología renal al debut se considera un importante predictor del pronóstico renal a corto y a largo plazo; es excelente en las lesiones focales y pobre en las de tipo esclerótica.

Estudios por imágenes

A diferencia de otras vasculitis sistémicas, los estudios por imágenes no tienen la relevancia necesaria para alcanzar el diagnóstico en las VAA, dado que comprometen pequeños vasos. Los hallazgos histológicos y la detección de ANCA poseen mayor valor diagnóstico. Sin embargo, en la GPA la radiografía y la TC de tórax o senos paranasales pueden detectar infiltrados, nódulos pulmonares y, en ocasiones, cavitaciones que pueden pasar clínicamente inadvertidas.

Otros estudios

Según el compromiso del paciente, pueden solicitarse distintas pruebas de función respiratoria (espirometría, DLCO, prueba de la caminata). El lavado broncoalveolar puede ser útil para confirmar la inflamación eosinofílica característica de la GEPA.

Diagnósticos diferenciales

Dentro de los diagnósticos diferenciales se encuentran otras enfermedades autoinmunes con compromiso renal y vasculítico, como el lupus eritematoso sistémico, enfermedades granulomatosas como la sarcoidosis y ciertas inmunodeficiencias que pueden presentarse imitando a las VAA. Es importante indagar acerca del consumo de drogas como la cocaína, dado el reporte de vasculitis inducida por cocaína-levamisol (el levamisol es un antiparasitario que se utiliza para adulterar drogas ilegales). Esta vasculitis se caracteriza por la presencia de púrpura retiforme, neutropenia, trombosis, glomerulonefritis y anticuerpos ANCA positivos.

Un trastorno monogénico bien conocido que se asemeja a la GPA es la deficiencia de TAP. Este es un síndrome que produce una disminución de la regulación de la expresión superficial de HLA de clase I. Este grupo de pacientes presenta infecciones bacterianas recurrentes, junto con un fenotipo granulomatoso similar a la poliangeítis. Presentan lesiones cutáneas granulomatosas necrosantes, vasculitis leucocitoclástica, sinusitis crónica, mastoiditis, erosiones o destrucción de los tejidos faciales alrededor de la nariz, neumonía recurrente, bronquitis crónica, poliartritis simétrica no erosiva y vasculitis retiniana. Dado que los tratamientos inmunosupresores empeoran las lesiones cutáneas, así como la enfermedad pulmonar, se debe realizar un diagnóstico diferencial cuidadoso, antes de comenzar con el tratamiento.

Otra enfermedad a tener en cuenta, dado que suele presentarse con hemorragia pulmonar y ANCA positivos, es el síndrome de COPA. Este es un trastorno autoinmune hereditario, causado por mutaciones en el gen *COPA*, que se caracteriza por presentar enfermedad pulmonar intersticial con hemorragia pulmonar, y posteriormente desarrollar artritis. Presenta, además, autoanticuerpos ANA, ANCA y factor reumatoide positivos

Tratamiento y seguimiento

El abordaje de un paciente con VAA debe ser interdisciplinario, debido a la afectación multisistémica que estas enfermedades presentan.

El tratamiento depende del tipo específico de vasculitis, del órgano afectado y de la intensidad del daño al momento del diagnóstico. Es importante remarcar que estas vasculitis se asocian con un alto riesgo de recaídas, y que los protocolos de tratamientos en niños se han adaptado de estudios realizados en adultos, o provienen de series de casos pediátricos. Se describen a continuación dos fases de tratamiento.

Fase de inducción (3-6 meses). Se utilizan corticoides en altas dosis y ciclofosfamida EV, para inducir la remisión en pacientes con compromiso sistémico. En los últimos años, el rituximab ha demostrado tener resultados comparables con la ciclofosfamida en la inducción. En las guías de manejo del Colegio Americano de Reumatología, recientemente publicadas, el rituximab está recomendado por sobre la ciclofosfamida, por tener menor toxicidad (menor infertilidad y malignidad asociadas); se necesitan más estudios con seguimiento a largo plazo para establecer la eficacia y la seguridad del rituximab en pacientes pediátricos. La plasmaféresis se puede utilizar en pacientes muy graves, que desarrollan falla renal rápidamente progresiva o hemorragia alveolar (también llamada terapia de rescate).

En las formas limitadas de VAA, sin riesgo vital, se podría emplear también el metotrexato o el MMF (no recomendado con afectación meníngea, cardíaca o mesentérica, enfermedad retroorbitaria, mononeuritis múltiple de inicio agudo o hemorragia pulmonar de cualquier gravedad).

Fase de mantenimiento. Se recomienda el tratamiento con glucocorticoides en bajas dosis y rituximab, metotrexato, azatioprina o MMF. Las vasculitis asociadas con ANCA tienen alto riesgo de recaídas, incluso años después del primer episodio, por lo que la terapia inmunosupresora se mantiene durante períodos prolongados. El tratamiento de mantenimiento podría retirarse lentamente durante al menos 6 meses, si el paciente ha estado en remisión sin corticoides durante al menos 12 meses (idealmente 24 meses). En los que desarrollan enfermedad renal terminal, el trasplante renal sería una opción, aunque los datos en niños todavía son limitados.

En los pacientes con GEPA activa y grave, tanto la ciclofosfamida como el rituximab pueden considerarse para el tratamiento de inducción. La ciclofosfamida está recomendada cuando hay compromiso cardíaco activo (cabe recordar que la miocardiopatía es el principal predictor independiente de muerte en la GEPA), en pacientes con ANCA negativos y ante la presencia de manifestaciones neurológicas o gastrointestinales graves. Se puede considerar el uso de rituximab en pacientes con ANCA positivos, glomerulonefritis activa, tratamiento previo sin respuesta a la ciclofosfamida o en aquellos con riesgo de toxicidad gonadal por esta.

En los pacientes con GEPA activa, pero con un perfil no grave (pacientes con asma, enfermedad de los senos paranasales y vasculitis no graves) se recomienda iniciar el tratamiento con mepolizumab (anticuerpo monoclonal humanizado anti-IL-5 que reduce los síntomas asociados con niveles altos de eosinófilos) y glucocorticoides.

Pronóstico

Son marcadores pronóstico la demora en el diagnóstico y el desarrollo de daño temprano, ya sea por actividad de la enfermedad o por la toxicidad del tratamiento. En el síndrome pulmón-riñón, la hemorragia pulmonar y la falla renal al debut le confieren al paciente una elevada morbimortalidad. En la PAM, el pronóstico a largo plazo depende del grado de afectación renal, dado que es la VAA con mayor tasa de enfermedad renal terminal.

Las VAA sistémicas activas deben recibir un tratamiento más intensivo desde el inicio, para evitar su progresión a un daño orgánico irreversible. En aquellas VAA con compromiso renal en estadio esclerótico, en donde es mayor el daño asociado, se debería valorar un tratamiento inmunosupresor menos agresivo con menor toxicidad, ya que la probabilidad de mejorar la función renal es baja y el riesgo de eventos adversos por los fármacos utilizados, a corto y a largo plazo, es elevado.

Aunque el pronóstico a largo plazo parece más favorable que el observado en adultos, con tasas de mortalidad bajas (5%-10%), se necesitan estudios multicéntricos más amplios para determinar la evolución y el pronóstico en este grupo de pacientes.

Puntos clave

- Las vasculitis asociadas con ANCA se caracterizan por inflamación necrosante de vasos pequeños y medianos, con autoanticuerpos contra la región citoplasmática del neutrófilo.
- El término engloba tres entidades diferentes, conocidas como granulomatosis con poliangeítis, poliangeítis microscópica y granulomatosis eosinofílica con poliangeítis.

- Su presentación clínica suele ser heterogénea, con frecuente afectación del tracto respiratorio y del riñón (también llamados síndromes pulmón-riñón).
- Durante los últimos años ha disminuido de manera considerable la morbimortalidad asociada, debido a los avances en el tratamiento de las vasculitis sistémicas.
- La sospecha clínica es importante para establecer una terapia temprana y adecuada.

Vasculitis primarias del SNC

Las vasculitis primarias del SNC de la infancia o cPACNS (*Childhood Primary Angiitis of Central Nervous System*), son trastornos inflamatorios que afectan a los vasos sanguíneos del cerebro y la médula espinal. Los hallazgos clínicos, de laboratorio y de imágenes pueden no ser concluyentes, por lo que es importante diferenciarlas de otros trastornos cerebrales inflamatorios no vasculíticos (*v.* Capítulos 43 y 51.4), así como de las vasculopatías no inflamatorias. Esto, junto con su baja frecuencia, hace que su reconocimiento se convierta en un desafío para el pediatra. El diagnóstico precoz es crucial, ya que la reversibilidad de los déficits neurológicos se encuentra íntimamente relacionada con el inicio temprano del tratamiento.

La respuesta inflamatoria se dirige contra los vasos sanguíneos del SNC; el infiltrado inflamatorio de la pared vascular condiciona un engrosamiento que puede comprometer el flujo, o bien generar irritación del parénquima cerebral circundante.

Los criterios adaptados para el diagnóstico de las cPACNS definen a esta entidad por las características siguientes:

- Presencia de un déficit neurológico o trastorno psiquiátrico adquirido en un paciente ≤ 18 años.
- Evidencia angiográfica o histológica de vasculitis del SNC.
- Ausencia de una condición sistémica que pueda explicar estos hallazgos.

Existen pocos datos epidemiológicos y demográficos sobre las vasculitis primarias del SNC. En cuanto a la distribución según el sexo, las cPACNS de vasos de mediano y gran calibre son más frecuentes en varones (este dato concuerda con la mayor prevalencia del infarto cerebral pediátrico, que es su manifestación clínica más frecuente), mientras que en las cPACNS de pequeños vasos predomina el sexo femenino.

Las distintas formas de cPACNS difieren en su presentación clínica, el curso de la enfermedad y la respuesta al tratamiento.

Clasificación

Las cPACNS se clasifican según el calibre del vaso afectado y los hallazgos en la angiografía:

- cPACNS angiográficamente positivas (vasos de mediano o gran calibre) que según el curso de la enfermedad se dividen en dos categorías:
  - No progresivas: afectación unilateral, en segmentos proximales de la arteria cerebral anterior o media, o porción distal de la carótida interna. No evidencian progresión a nuevos territorios o extensión de la lesión inicial en una prueba de imagen realizada luego de tres meses de enfermedad (monofásica).
  - Progresivas: afectación unilateral o bilateral, tanto en segmentos proximales como distales de los vasos cerebrales. Pueden presentarse en más de un territorio vascular desde el inicio, o progresar afectando nuevos segmentos vasculares en una prueba de imagen realizada luego de tres meses de enfermedad.
- cPACNS angiográficamente negativas (vasos pequeños o biopsia cerebral positiva): afecta a vasos de pequeño calibre que, por definición, cursan con una angiografía normal.

Manifestaciones clínicas

Las manifestaciones clínicas de las cPACNS son variables y dependen de factores como el tamaño del vaso o los vasos afectados y su localización, la extensión y número de los territorios involucrados y la respuesta del huésped al proceso inflamatorio. La inflamación vascular provoca edema y engrosamiento de la pared, con la consecuente disminución del flujo sanguíneo distal sin que este se interrumpa por completo, lo que explica que las manifestaciones clínicas sean intermitentes.

Las cPACNS no progresivas se caracterizan por comprometer a las arterias perforantes de la región proximal de la arteria cerebral media, que se encargan de la irrigación de los ganglios de la base. Por lo que clínicamente se presentan como un infarto cerebral isquémico unilateral, con la aparición súbita de un déficit neurológico focal, con hemiparesia o defecto en la motricidad fina. Hasta el 40% de los casos presenta cefalea. Los déficits neurológicos difusos, los cambios del comportamiento, las convulsiones y los síntomas constitucionales son infrecuentes en este subtipo.

Las cPACNS progresivas pueden presentarse de manera aguda, subaguda o crónica, y afectan tanto a segmentos vasculares proximales como distales. La afectación de segmentos distales se manifiesta con la pérdida de funciones superiores. Asimismo, combinan déficits neurológicos focales, similares a los descritos en las cPACNS no progresivas, con otros déficits difusos, como dificultad de concentración, trastornos del comportamiento, disfunción cognitiva o síntomas psiquiátricos. El 95% de estos pacientes asocia cefalea, mientras que los síntomas constitucionales y las convulsiones son muy infrecuentes. Este comienzo insidioso con síntomas inespecíficos, que varían en intensidad a lo largo de días o semanas, hace que el tiempo hasta establecer el diagnóstico sea con frecuencia más prolongado.

Las cPACNS de pequeños vasos que afectan el cerebro y la médula espinal pueden causar síntomas neurológicos o psiquiátricos. Lo más frecuente son las convulsiones (80%), que pueden ser de cualquier tipo, incluso un estado epiléptico refractario. Asocian déficits neurológicos difusos, que se manifiestan con cambios del comportamiento, síntomas psiquiátricos o disminución del rendimiento escolar; pueden presentarse a lo largo de semanas o meses. Los síntomas constitucionales, como fiebre o astenia, suelen estar presentes.

Pruebas complementarias

Laboratorio

Las pruebas de laboratorio tienen escasa sensibilidad y especificidad en el diagnóstico de las cPACNS, pero son útiles para el diagnóstico diferencial con otras enfermedades sistémicas.

Como en todo proceso inflamatorio, los pacientes pueden presentar PCR y ESD elevadas, aunque su normalidad no excluye el diagnóstico. Estos marcadores suelen ser negativos en las cPACNS no progresivas. Otros marcadores inflamatorios pueden encontrarse aumentados, como inmunoglobulinas, albúmina y complemento (C3 y C4).

Para diferenciar si la vasculitis del SNC es de causa primaria o secundaria, es importante descartar la presencia de otras enfermedades subyacentes y completar estudios de autoinmunidad, como la determinación de ANA, ENA, anticuerpos anti-DNA,

ANCA, anticuerpos antifosfolípidos, anti-TPO y anti-acuaporina 4. Asimismo, las siguientes determinaciones pueden resultar de utilidad:

- Factor de von Willebrand: es una glicoproteína producida por las células endoteliales que en algunos estudios se propone como marcador de actividad de las cPACNS.
- Estudio del LCR: es importante realizar una punción lumbar para evaluar la presión de apertura, celularidad, proteínas, glucosa y bandas oligoclonales. El análisis del LCR suele ser normal en las cPACNS no progresivas. En los otros subtipos de cPACNS (pequeños vasos y progresiva), puede haber aumento de la presión de apertura, de las proteínas y pleocitosis moderada. En un 30% de las cPACNS de pequeños vasos se pueden detectar bandas oligoclonales.

Ante la sospecha clínica de encefalitis autoinmune, se debe estudiar la presencia de anticuerpos en el LCR (*v.* Capítulo 51.4). El estudio del LCR también permite descartar cuadros infecciosos del SNC.

Al igual que con los marcadores inflamatorios, la normalidad del LCR no excluye el diagnóstico de las cPACNS.

Hallazgos histopatológicos

La biopsia cerebral es imprescindible para establecer el diagnóstico de las cPACNS de pequeños vasos. Idealmente, debe realizarse antes de iniciar el tratamiento con corticoides. Esta debe contener las 3 capas (sustancia blanca, sustancia gris y leptomeninges), y preferiblemente proceder de una lesión identificada en la RM. Cuando las lesiones no son accesibles, se debe obtener una muestra del lóbulo frontal no dominante, con una rentabilidad diagnóstica similar.

En contraste con lo observado en las biopsias de vasculitis cerebrales de adultos (en donde el hallazgo más frecuente es una inflamación granulomatosa con células gigantes multinucleadas), las cPACNS se caracterizan por un infiltrado inflamatorio linfocítico angiocéntrico o perivascular, con células endoteliales reactivas, no granulomatosas. Además, la biopsia cerebral permite establecer el diagnóstico diferencial con otras patologías, como las enfermedades desmielinizantes o infecciones (inclusiones virales en el cultivo de biopsia).

Estudios por imágenes

Se emplea angio-RM en secuencias T1, T2, FLAIR, difusión y contraste con gadolinio. Recientemente, fue incorporada la secuencia de sangre negra para evaluar vasculitis del SNC (Figura 46.2.9). La angiografía convencional es considerada el método de referencia, ya que permite visualizar la circulación posterior y los segmentos distales. Los siguientes son hallazgos sugestivos de cPACNS:

- cPACNS no progresivas: típicamente se detectan lesiones isquémicas unilaterales en territorios irrigados por grandes vasos, especialmente en los ganglios de la base.
- cPACNS progresivas: las lesiones pueden ser isquémicas o inflamatorias, y con frecuencia afectan más de un territorio vascular o incluso pueden ser bilaterales. El diagnóstico se confirma mediante angiografía convencional o angio-RM, que demuestran estenosis, tortuosidad, formación de perlas u oclusión de vasos grandes o medianos.
- cPACNS de vasos pequeños: las lesiones son multifocales. Pueden ser unilaterales o bilaterales e involucrar la sustancia gris o blanca. El realce leptomeníngeo puede ayudar a distinguir esta enfermedad de las condiciones desmielinizantes. La angiografía convencional, por definición, es negativa. Si se sospecha una cPACNS de vasos pequeños, se debe realizar una biopsia cerebral para confirmar el diagnóstico.

Diagnósticos diferenciales

Vasculitis secundarias del SNC

Pueden ocurrir en el contexto de las siguientes enfermedades sistémicas:

- Infecciones: la causa más frecuente en pediatría es la angiopatía por reactivación del virus de la varicela. Otras causas infecciosas son *Streptococcus pneumoniae*, *Mycobacterium tuberculosis* y VIH, entre otras.

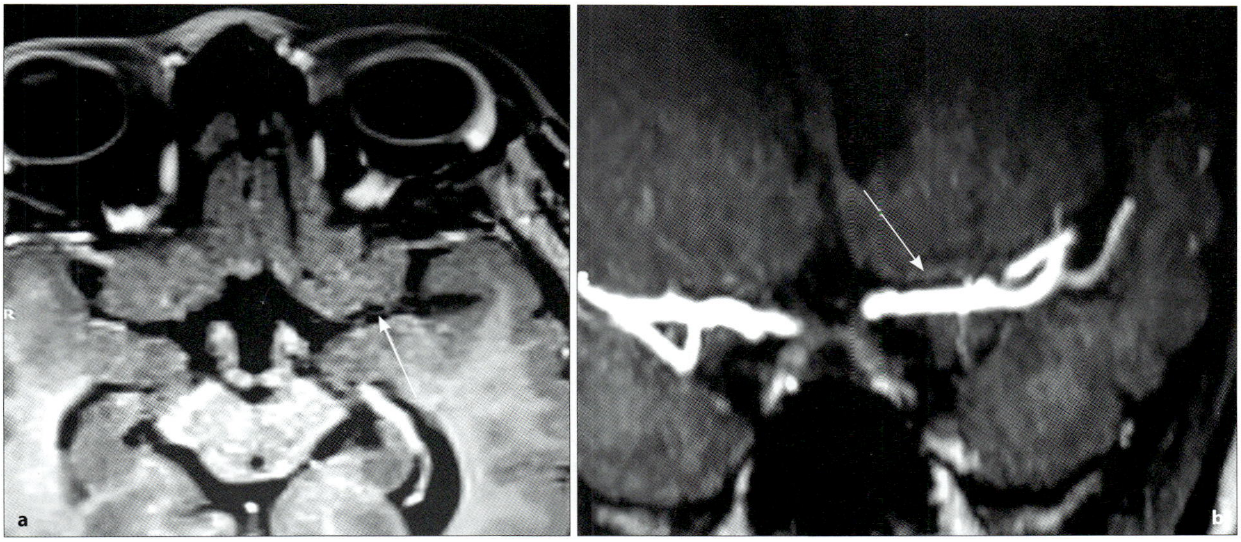

Figura 46.2.9 a-b Vasculitis del sistema nervioso central (cPACNS de grandes vasos). Niña de 15 años con cefalea refractaria. Se solicita angio-RM con protocolo de sangre negra. Se observa realce parietal en el trayecto de la arteria cerebral media izquierda (segmento M2), antes no visualizado. Esto indica compromiso inflamatorio de la pared vascular. Se realiza diagnóstico de cPACNS de grandes vasos.

- Enfermedades reumatológicas sistémicas: AT, PAN, vasculitis asociadas con ANCA, enfermedad de Behçet, enfermedad de Kawasaki, VIgA (púrpura de Schönlein-Henoch), lupus eritematoso sistémico y esclerodermia.

Vasculopatías no inflamatorias (vasos medianos o grandes del SNC)

Displasia fibromuscular, disección arterial intracraneal y enfermedad de moyamoya.

Trastornos cerebrales inflamatorios no vasculíticos

Enfermedades desmielinizantes (encefalomielitis diseminada aguda [EDA], neuritis óptica, mielitis transversa, esclerosis múltiple) y encefalitis autoinmunes (p. ej., anti-NMDAR).

Tratamiento

El objetivo del tratamiento es controlar la inflamación y los síntomas neurológicos, y mejorar el remodelado vascular. Asimismo, se deben prevenir tanto los eventos isquémicos secundarios como los efectos adversos del tratamiento. Las diferentes terapéuticas se establecen según el subtipo de cPACNS:

- cPACNS no progresivas: el tratamiento inmunosupresor incluye pulsos de metilprednisolona (30 mg/kg/día, máximo 1 g/día) durante 3-5 días, seguido de prednisona oral en altas dosis durante 3 meses. Al completar los 3 meses de tratamiento, se debe repetir la neuroimagen. Si no existe evidencia de progresión o aparición de nuevos territorios afectados, se detiene el tratamiento inmunosupresor, con descenso semanal de la dosis de prednisona hasta su suspensión. Si, por el contrario, la neuroimagen realizada al tercer mes muestra progresión de la enfermedad, el paciente se reclasifica como cPACNS progresiva.
- cPACNS progresiva y cPACNS de pequeños vasos: requieren un tratamiento inmunosupresor agresivo y más prolongado, que incluye:
  - Fase de inducción (6 meses): pulsos de metilprednisolona (30 mg/kg/día, máximo 1 g/día) durante 3-5 días, seguido de prednisona oral con descenso lento mensual y pulsos mensuales de ciclofosfamida EV (total 7 dosis).
  - Fase de mantenimiento (7-18 meses): se utiliza micofenolato mofetil o azatioprina. Estudios recientes sugieren mayores tasas de remisión con micofenolato que con azatioprina. Durante esta fase, se continúa con el descenso mensual de prednisona hasta su suspensión (a los 12 meses de iniciado el tratamiento).

Los pacientes con cPACNS de vasos medianos y grandes, ya sea progresiva o no progresiva, deben recibir además tratamiento anticoagulante con heparina de bajo peso molecular durante 2 semanas (anticoagulación en la fase aguda). Asimismo, deben recibir aspirina a dosis antiagregante durante todo el tratamiento (24 meses), para reducir el riesgo de recaída y mortalidad por accidente cerebrovascular (antiagregación a largo plazo).

Todos los pacientes en tratamiento con corticoides deben recibir terapia suplementaria con calcio (1000 mg/día) y vitamina D (1000 UI/día) por vía oral. Algunos autores recomiendan el uso de trimetoprima-sulfametoxazol a dosis profilácticas para *pneumocystis jirovecii* en los pacientes tratados con ciclofosfamida.

Pronóstico

Las manifestaciones clínicas de las cPACNS son diversas, y el diagnóstico preciso puede ser un desafío para el pediatra tratante debido a la falta de pruebas de laboratorio o imágenes características. Un diagnóstico erróneo al inicio es común, debido a fenotipos superpuestos y otras enfermedades similares que cursan con accidente cerebrovascular o alteraciones neurológicas. En un estudio que incluyó 80 niños con cPACNS, se observó que las cPACNS de pequeños vasos son más propensas a demostrar déficits en el funcionamiento intelectual que las de grandes vasos. Todos los niños con ambos tipos de cPACNS mostraron puntuaciones más bajas en el índice de memoria de trabajo, y una velocidad de procesamiento relativamente deficiente. La supervivencia y el pronóstico neurológico dependen del diagnóstico temprano y el tratamiento oportuno.

Puntos clave

- Las vasculitis primarias del SNC en la infancia son trastornos inflamatorios que afectan a los vasos sanguíneos del cerebro y la médula espinal.
- Son causa de déficits neurológicos adquiridos en niños previamente sanos.
- Las manifestaciones clínicas y el curso de la enfermedad son variables; pueden comprometer a grandes vasos (angiografía positiva) o pequeños vasos (angiografía negativa) y evolucionar de forma progresiva o no progresiva.
- El diagnóstico se confirma mediante angio-RM, angiografía o biopsia cerebral.
- Los marcadores de inflamación sistémica y el análisis del LCR pueden ser normales, lo que no descarta esta entidad.
- El diagnóstico precoz es crucial, ya que la reversibilidad de los déficits neurológicos se encuentra íntimamente relacionada con el inicio temprano del tratamiento.

46.3 Abordaje clínico de los errores innatos de la inmunidad

Miguel Galicchio • Lucia Spossito

Los errores innatos de la inmunidad (EII), antes llamados inmunodeficiencias primarias, son enfermedades hereditarias del sistema inmune (SI), en las cuales al menos uno de sus componentes presenta alguna alteración en su cantidad o función.

Los EII se caracterizan principalmente por el desarrollo de infecciones. Sin embargo, algunos se manifiestan con autoinmunidad, inflamación, alergias y linfoproliferación benigna o maligna como consecuencia de una desregulación inmune. El reconocimiento de las formas de presentación de este diverso grupo de trastornos resulta fundamental, ya que permite un abordaje interdisciplinario y mejora el pronóstico de los pacientes.

Clasificación de los errores innatos de la inmunidad

De acuerdo con reportes publicados hasta el año 2019, los EII comprenden 406 trastornos distintos con 430 defectos genéticos diferentes, enumerados por la *International Union of Immunological Societies* (IUIS). A pesar de que cada uno de estos trastornos por separado constituye enfermedades poco frecuentes, globalmente representan patologías cada vez más diagnosticadas, con prevalencias que alcanzan hasta 1:1200 pacientes (excluyendo el déficit selectivo de IgA [SIgAD]). Por lo tanto, son tan frecuentes como la fibrosis quística o la diabetes tipo 1.

Los EII son ocasionados por mutaciones monogénicas, que pueden ser dominantes o recesivas, autosómicas o ligadas al cromosoma X. Suelen manifestarse en los primeros años de vida.

En más del 80% de los pacientes el inicio de las manifestaciones clínicas ocurre en la edad pediátrica, si bien estas patologías no son exclusivas de la infancia. Actualmente, la IUIS clasifica a los EII en diez grupos (Tabla 46.3.1).

Breve repaso del sistema inmune

El manejo correcto de los EII requiere un conocimiento básico del SI y sus principales componentes. A modo de repaso, el SI está organizado en órganos linfoides primarios (médula ósea y timo) y secundarios (ganglios linfáticos, bazo y tejido linfoide asociado a mucosas).

Funcionalmente, es posible referirse a su actividad como (Figura 46.3.1):

- Respuesta inmune innata: formada por células fagocíticas, polimorfonucleares (PMN), monocitos, macrófagos y células *Natural Killer* (NK CD16/56+). Además, por proteínas del sistema del complemento y citoquinas.
- Respuesta inmune adaptativa: formada por linfocitos T (CD3+/ CD4+ o CD8+), encargados de la inmunidad celular, y linfocitos B (CD19+/CD20+), responsables de la inmunidad humoral o mediada por anticuerpos.

Manifestaciones clínicas en pacientes con errores innatos de la inmunidad

A continuación, se describen las principales características y entidades clínicas de los diferentes grupos de EII (Tabla 46.3.2).

Infecciones

Hay ciertos datos que se deben tener en consideración porque pueden orientar hacia el tipo de EII subyacente:

- Edad de aparición de los procesos infecciosos: la IgG es la única inmunoglobulina que puede atravesar la placenta, y el feto la produce en títulos muy bajos. Al nacimiento, el valor de IgG del recién nacido es equivalente al valor de su madre. Poco tiempo después, los niños comienzan a producir su propia IgG y los niveles aumentan progresivamente hasta alcanzar su valor esperado alrededor de los 6 meses de edad. Debido a la presencia de IgG materna (adquirida por pasaje transplacentario), en las inmunodeficiencias humorales las manifestaciones clínicas comienzan a partir de la segunda mitad del primer año de vida, cuando la protección de los anticuerpos maternos tiende a desaparecer. En cambio, en la inmunodeficiencia combinada severa (defecto humoral y celular, IDCS), las manifestaciones clínicas pueden comenzar desde el nacimiento.
- Tipo de microorganismo aislado (Tablas 46.3.3 y 46.3.4): las infecciones recurrentes por bacterias capsuladas extracelulares son frecuentes en la asplenia y en los déficits humorales y del complemento. Normalmente, estas bacterias son opsonizadas por el complemento y por anticuerpos específicos, y posteriormente eliminadas por fagocitosis en el bazo. En el caso de lo EII de tipo celular, las infecciones más frecuentes son las producidas por virus, hongos y protozoos, así como por bacterias

Tabla 46.3.1 Clasificación de los EII según IUIS 2019 y algunos ejemplos de cada grupo

Clasificación de los errores innatos de la inmunidad (IUIS 2019)	Frecuencia (%)
1. Inmunodeficiencias combinadas (IDC): ▪ Inmunodeficiencia combinada severa (IDCS) ligada al cromosoma X o autosómica recesiva (AR) ▪ Síndrome de Hiper-IgM	10-15
2. Inmunodeficiencias combinadas asociadas con síndromes: ▪ Ataxia-telangiectasia ▪ Síndrome de DiGeorge ▪ Síndrome de Wiskott Aldrich (WAS)	10-15
3. Inmunodeficiencias predominantes de anticuerpos: ▪ Agammaglobulinemia ligada al cromosoma X (ausencia de linfocitos B [LB]) ▪ Inmunodeficiencia común variable (IDCV) (LB presentes) ▪ Déficit selectivo de IgA plasmática ▪ Mala respuesta a lipopolisacáridos (LPS) con inmunoglobulinas normales	50-60
4. Enfermedades con desregulación inmune: ▪ Linfohistiocitosis hemofagocítica familiar (LHF) sin albinismo oculocutáneo (perforina, sintaxina 11,UNC13) ▪ LHF con albinismo oculocutáneo (síndromes de Chediak-Higashi, Griscelli tipo 2, Hermansky Pudlak 2 y 10) ▪ Susceptibilidad a infección por el virus de Epstein-Barr (EBV) (SAP, XIAP) ▪ Síndromes linfoproliferativos con autoinmunidad (LRBA/CTLA4/ALPS-FAS) ▪ Candidiasis mucocutánea crónica (CMC)	2
5. Defectos del número y función de los fagocitos: ▪ Enfermedad granulomatosa crónica (EGC) ▪ Deficiencia de moléculas de adhesión (LAD) ▪ Neutropenias congénitas	15
6. Defectos de la inmunidad intrínseca e innata: ▪ Predisposición a infección por bacterias piógenas ▪ Predisposición a infección fúngica y parasitaria ▪ Susceptibilidad mendeliana a las micobacterias (MSMD)	1
7. Enfermedades autoinflamatorias: ▪ Fiebre mediterránea familiar (FMF), síndrome de hiper-IgD, TRAPS, interferonopatías	1
8. Defectos del sistema complemento	2
9. Fallas de la médula ósea	
10. Fenocopias de inmunodeficiencias congénitas	

SAP: síndrome linfoproliferativo ligado al X tipo I, gen afectado: *SH2D1A* (*signaling lymphocyte activation molecule-associated protein*); XIAP: síndrome linfoproliferativo ligado al X tipo II, gen alterado: *XIAP* (*inhibitor of apoptosis*); LRBA: *lipopolysaccharide-responsive, beige-like anchor protein*; CTLA4: *cytotoxic t lymphocyte-associated 4*; ALPS: *autoimmune lymphoproliferative syndrome*; FAS: *FAS cell surface death receptor*; TRAPS: *TNF receptor-associated periodic fever*, gen afectado: *tumor necrosis factor receptor superfamily, member 1A*.

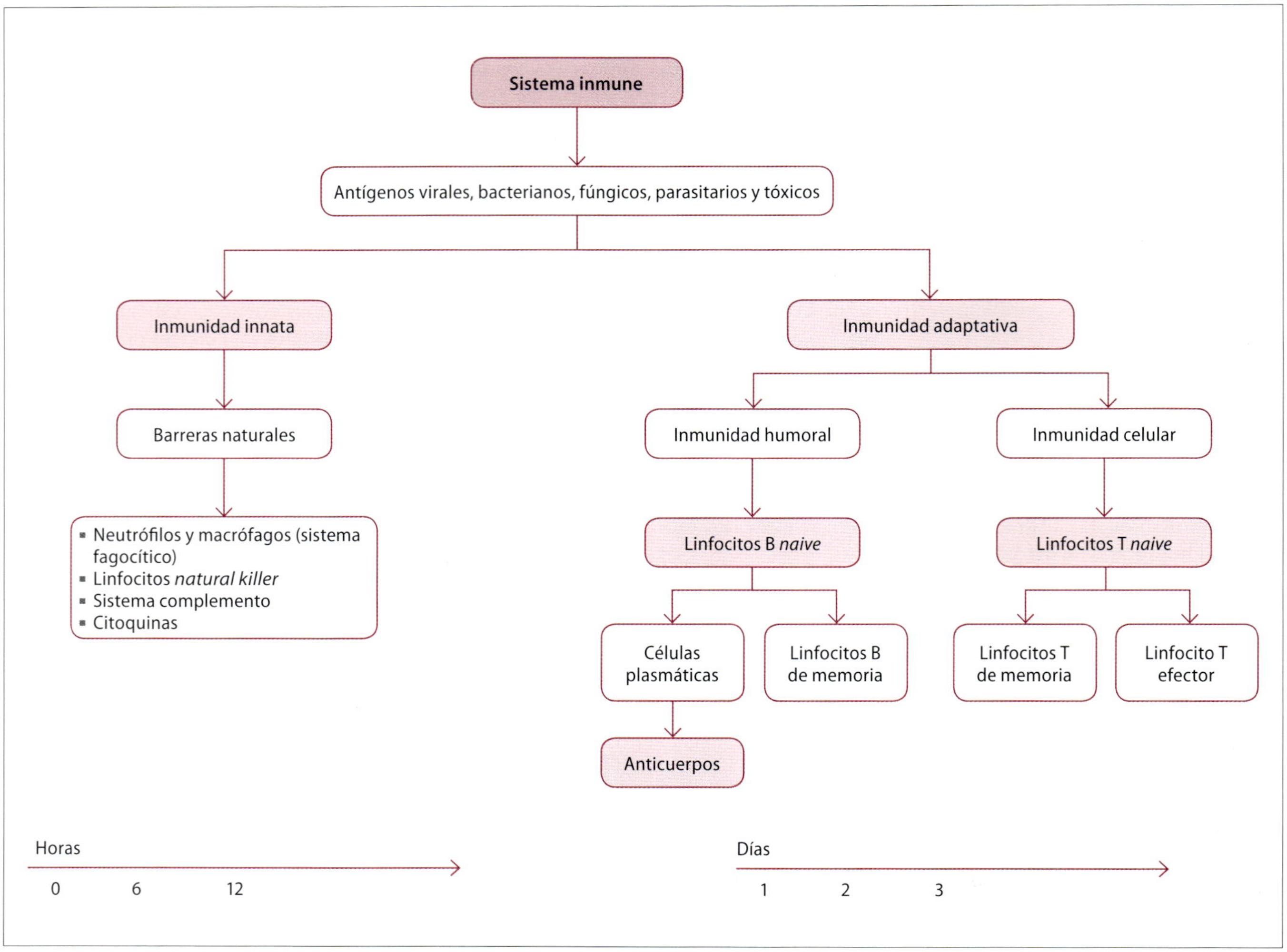

Figura 46.3.1 Componentes del SI innato y adaptativo.

Tabla 46.3.2 Sospecha clínica de EII

Síntomas más frecuentes	Síntomas frecuentes	Síntomas ocasionales
▪ Infecciones recurrentes o crónicas ▪ Gérmenes no habituales ▪ Gérmenes habituales, pero con poca respuesta a los tratamientos convencionales ▪ Persistencia de la infección en una misma localización	▪ Retraso pondoestatural ▪ Infecciones por gérmenes oportunistas ▪ Diarrea o malabsorción ▪ Eccema ▪ Abscesos ▪ Enfermedades alérgicas ▪ Autoinmunidad	▪ Fiebre prolongada o recurrente ▪ Caída retardada del cordón umbilical ▪ Artritis o artralgias ▪ Periodontitis o estomatitis ▪ Adenopatías ▪ Hepatomegalia/esplenomegalia ▪ Neoplasias de origen linfático

Tabla 46.3.3 Componentes del sistema inmune y sus funciones antimicrobianas

Efector	Bacterias	Virus	Hongos	Parásitos	Micobacterias
Linfocito T	+	+	+	+	+
Linfocito B	+			*Giardia*	
Linfocito NK		+			
Fagocitos	+		+		+
Complemento	+				

Tabla 46.3.4 Microorganismos más frecuentemente implicados según el tipo de EII

Déficits humorales	▪ *Haemophilus influenzae* ▪ *Streptococcus pneumoniae* ▪ *Staphylococcus aureus* ▪ *Neisseria meningitidis* ▪ *Streptococcus pyogenes* ▪ *Mycoplasma pneumoniae* ▪ *Ureaplasma urealyticum* ▪ *Campylobacter jejuni* ▪ *Enterovirus* ▪ *Giardia intestinalis*
Déficits celulares	▪ *Citomegalovirus* ▪ *Virus de Epstein-Barr* ▪ *Virus herpes* ▪ *Cándida* spp. ▪ *Aspergillus* spp. ▪ *Histoplasma capsulatum* ▪ *Cryptococcus* ▪ *Pneumocystis jirovecii* ▪ *Toxoplasma gondii* ▪ *Microsporidium* ▪ *Criptosporidium* ▪ *Mycobacterium* spp. ▪ *Salmonella*
Déficit fagocitario y neutropenias	▪ *Staphylococcus aureus* ▪ *Klebsiella pneumoniae* ▪ *Escherichia coli* ▪ *Enterobacter* spp. ▪ *Serratia marcescens* ▪ *Salmonella* ▪ *Pseudomonas* spp. ▪ *Candida* spp. ▪ *Nocardia*
Déficits del complemento	▪ *Haemophilus influenzae* ▪ *Streptococcus pneumoniae* ▪ *Staphylococcus aureus* ▪ *Neisseria meningitidis*

intracelulares de crecimiento lento. En los déficits fagocitarios y las neutropenias, en general, se producen infecciones bacterianas, y es frecuente que se produzcan infecciones invasivas por *Candida* spp., *Aspergillus* spp. y *Nocardia*, entre otros.

Desregulación inmune

Los EII con desregulación inmune son un grupo de inmunodeficiencias en las cuales el aumento de la susceptibilidad a las infecciones no es el problema principal. En estos casos, el EII está relacionado con alteraciones de los mecanismos de regulación inmune (defectos de la apoptosis o de citotoxicidad). Clínicamente se manifiestan con:

- Linfoproliferación.
- Inflamación.
- Autoinmunidad.

Linfoproliferación

El fenómeno de proliferación linfoide corresponde a un grupo heterogéneo de trastornos que afectan a los linfocitos T, B o células plasmáticas, debido a una alteración en los mecanismos de regulación inmune, con tendencia a invadir los ganglios linfáticos, el bazo, la médula ósea y la sangre periférica (Tabla 46.3.5).

El examen físico suele ser orientativo en estos trastornos, por la presencia de esplenomegalia y adenomegalias. Las áreas más comúnmente afectadas son la región cervical, el mediastino, las axilas y las regiones inguinal y pélvica, aunque prácticamente cualquier ganglio linfático puede aumentar de tamaño.

De acuerdo con el tiempo de evolución, se distinguen la linfoproliferación aguda (menos de 6 meses) y crónica (mayor de 6 meses). Ambas pueden coexistir en diferentes sitios anatómicos.

Según el tipo celular, la linfoproliferación puede ocurrir en linfocitos T o B, de manera policlonal, oligoclonal o monoclonal, y corresponder a procesos benignos o malignos (leucemias, linfomas).

En ocasiones, la linfoproliferación puede estar asociada con infecciones virales concomitantes, principalmente por el virus de Epstein-Barr (EBV) como en los síndromes linfoproliferativos ligados al cromosoma X (XLP) causados por mutaciones en los genes *SH2D1A* o *XIAP*. La linfoproliferación también puede estar asociada con manifestaciones autoinmunes, como citopenias, endocrinopatías o enteropatías (inmunodeficiencia común variable [IDCV], síndrome linfoproliferativo con autoinmunidad [ALPS]), o en ocasiones con linfohistiocitosis hemofagocítica (LHH). A pesar de la superposición de mecanismos relacionados con la desregulación inmunológica, asociados o no con infecciones virales, por lo general, un mecanismo básico de linfoproliferación predomina sobre otro en algunos tipos de EII.

En base a la tendencia a la transformación maligna de los linfocitos expandidos, en el monitoreo clínico de estos pacientes se debe prestar especial atención a los cambios en el tamaño de los ganglios linfáticos, a la aparición de nuevos focos o a la presencia de linfadenopatías generalizadas asociadas con síntomas sistémicos, como fiebre y pérdida de peso.

Inflamación

Linfohistiocitosis hemofagocítica (LHH)

Se trata de un síndrome hiperinflamatorio grave y a menudo fatal, asociado con la infiltración celular en diversos tejidos (médula ósea, hígado, ganglios, bazo, piel y sistema nervioso central) y con una elevada producción de citoquinas proinflamatorias secretadas por los linfocitos y macrófagos activados (*v.* Capítulo 54). Cuando se relaciona con enfermedades autoinflamatorias, autoinmunes o neoplasias, a menudo se denomina síndrome de activación macrofágica (SAM).

Prácticamente cualquier EII en el que estén involucrados mecanismos de desregulación inmune puede evolucionar hacia la LHH, asociada o no con infecciones virales, particularmente por el EBV. Sin embargo, los defectos que clásicamente se relacionan con esta condición clínica son los síndromes de linfohistiocitosis hemofagocítica familiar (LHF). En ambos grupos existen defectos de citotoxicidad, y el desencadenante de la LHH puede ser una infección viral.

A pesar de la deficiencia de células T, las inmunodeficiencias combinadas (no severas) pueden complicarse con LHH por activación macrofágica. Este mecanismo también es responsable de la LHH en enfermedades autoinflamatorias, como en el defecto del gen *NLRC4* (*NLR Family, Card Domain-Containing 4*), que es el trastorno autoinflamatorio monogénico que se asocia característicamente con el síndrome de activación macrofágica.

El diagnóstico diferencial con la sepsis resulta fundamental, por lo que se requiere de un alto índice de sospecha. En la LHH se produce una inflamación sistémica similar a la sepsis (*v.* Capítulo 53), pero sin la identificación de un agente infeccioso y sin respuesta a los antibióticos.

Para el diagnóstico de LHH tanto primaria (con diagnóstico genético de enfermedad asociada) como secundaria, se requieren cinco de los ocho criterios siguientes:

Tabla 46.3.5 EII relacionados más comúnmente con linfoproliferación

Mecanismo de linfoproliferación	Manifestaciones clínicas y de laboratorio	EII
Desregulación inmune	Defecto combinado de linfocitos T y B, eosinofilia, eritrodermia	Síndrome Omenn
	Defecto combinado de linfocitos T y B, linfopenia CD4 progresiva, células B normales, inmunoglobulinas normales o disminuidas; infección por EBV	Deficiencia de ITK
	Defecto de anticuerpos, IgG e IgA o IgM disminuidas, infecciones sinopulmonares, citopenias autoinmunes	IDCV
	Defecto de anticuerpos, IgG e IgA disminuidas con IgM normal o aumentada, infecciones bacterianas, autoinmunidad	Síndrome de hiper-IgM
	Defecto de anticuerpos, inmunoglobulinas y linfocitos B disminuidos o normales, autoinmunidad tiroidea y hematológica	Deficiencia de NFKB1
	Defecto de células T regulatorias (Treg), autoinmunidad hematológica o de órgano sólido, enteropatía	Deficiencias de CD25 y CD122 STAT3 con ganancia de función
Susceptibilidad al EBV	Células T normales o aumentadas, células B de memoria normales o disminuidas, inmunoglobulinas normales o disminuidas; disgammaglobulinemia	Síndrome linfoproliferativo ligado al X (mutaciones en *SH2D1A* o *XIAP*), deficiencias en CD27, PRKCD y XMEN
Linfohistiocitosis hemofagocítica	Fiebre, hepatoesplenomegalia, citopenias, aumento de ferritina, hipofibrinogenemia; hipopigmentación y albinismo oculocutáneo parcial	Perforina, sintaxina 11, UNC13 Síndromes de Chediak-Higashi, Griscelli tipo 2, Hermansky Pudlak tipo 2 y 10
Síndrome linfoproliferativo con autoinmunidad (ALPS)	Adenopatías crónicas, esplenomegalia, apoptosis defectuosa de linfocitos, aumento linfocitos T dobles negativos (CD4- CD8- TCR $\alpha\beta$+)	FAS, FAS ligando, Caspasa 8 y 10, FADD

ITK: *il2-inducible t-cell kinase*; NFKB1: *nuclear factor kappa-b, subunit 1*; STAT3: *signal transducer and activator of transcription 3*; PRKCD: *protein kinase c, delta*; XMEN: *X-linked, with magnesium defect, epstein-barr virus infection, and neoplasia*; FADD: *fas-associated via death domain*.

- Fiebre ≥ 38,5 °C.
- Esplenomegalia.
- Citopenias (al menos dos de las siguientes):
  - Hemoglobina < 9 g/dL.
  - Plaquetas < 100 000/mm^3.
  - Neutrófilos < 1000/mm^3.
- Hipertrigliceridemia (> 265 mg/dL) o hipofibrinogenemia (< 150 mg/dL).
- Hemofagocitosis identificada en médula ósea, bazo, ganglios, hígado u otros tejidos.
- Actividad de células NK (*Natural Killer*) disminuida o ausente.
- Ferritina > 500 ng/mL.
- Aumento de CD25s (receptor soluble de interleuquina 2) (> 2400 U/mL).

Los valores de ferritina usualmente se encuentran por encima de 2000 ng/mL. Valores mayores a 10 000 ng/mL tienen alta especificidad diagnóstica en niños.

Otros hallazgos clínicos y de laboratorio que pueden asociarse son: signos y síntomas de compromiso meníngeo, ictericia, edemas, exantema, aumento de las enzimas hepáticas, hipoproteinemia, hiponatremia, aumento de las lipoproteínas de muy baja densidad (VLDL) y disminución de las lipoproteínas de alta densidad (HDL).

Autoinmunidad

El SI es uno de los mecanismos biológicos que contribuye con el mantenimiento de la homeostasis corporal, y se encuentra genéticamente programado para defenderse frente a la presencia de microrganismos infecciosos, células y moléculas extrañas. Asimismo, es capaz de eliminar detritus celulares y células propias envejecidas o transformadas. Esta función de eliminación debe estar regulada de manera tal que el SI tolere lo propio y responda frente a lo extraño. La tolerancia a los antígenos propios es conocida como autotolerancia.

Cuando se desarrolla una respuesta inmune frente a los antígenos propios, se hace referencia a la autoinmunidad. Fisiopatológicamente, esta ruptura de la autotolerancia se debe a diferentes mecanismos inmunológicos.

Fracaso de la tolerancia central. La tolerancia central es la que se produce en órganos linfoides primarios como consecuencia del reconocimiento de antígenos propios por los linfocitos autorreactivos en maduración. El mecanismo de tolerancia central está codificado genéticamente por el gen *AIRE* (*autoimmune regulator*). Mutaciones en este gen dan origen al síndrome de poliendocrinopatía autoinmune, distrofia ectodérmica y candidiasis (APECED). Corresponde a una enfermedad de origen autosómico recesivo, caracterizada por la tríada clínica de candidiasis mucocutánea crónica, hipoparatiroidismo e insuficiencia suprarrenal. Otros trastornos autoinmunes descritos son hipogonadismo hipergonadotrófico, enfermedad tiroidea, diabetes tipo 1, enfermedad celíaca, enfermedad hepática, alopecia, vitiligo, gastritis atrófica crónica e hipofisitis, relacionados con la presencia de autoanticuerpos específicos.

Fracaso de la tolerancia periférica. Es la tolerancia que se produce en los linfocitos maduros a nivel de los tejidos periféricos. Si bien las enfermedades autoinmunes ocurren en ausencia de una infección activa o una causa discernible que pueda justificarlas, se ha demostrado su asociación patogénica con susceptibilidad genética y desencadenantes medioambientales, que incluyen procesos infecciosos. Las infecciones virales y bacterianas pueden contribuir con el desarrollo o a la exacerbación de la autoinmunidad. Parte de la población linfocitaria corresponde a linfocitos reguladores, los cuales bloquean la activación y función de los linfocitos efectores. Las células T reguladoras (Treg) CD25+FOXP3+ desempeñan un papel fundamental en el mantenimiento de la tolerancia inmunológica periférica y en el control de las respuestas inmunitarias frente a patógenos y tumores. El síndrome de inmunodisregulación, poliendocrinopatía y enteropatía ligado al cromosoma X (IPEX) es un EII causado por mutaciones en el gen *FOXP3* (*forkhead box p3*). Su deficiencia conduce al desarrollo de fenómenos autoinmunes graves, que incluyen enteropatía autoinmune, dermatitis, tiroiditis y diabetes tipo 1, que frecuentemente resultan en la muerte dentro de los primeros 2 años de vida.

Aproximadamente, un cuarto de los pacientes con diagnóstico de EII pueden presentar una o más manifestaciones de autoinmunidad (Tabla 46.3.6). Es más común en pacientes con IDCV y defectos celulares. La aparición precoz o la autoinmunidad en múltiples tejidos deben aumentar la sospecha de un EII, especialmente si el paciente asocia infecciones.

Las manifestaciones autoinmunes más comúnmente asociadas con los EII son las citopenias: anemia, trombocitopenia, neutropenia o síndrome de Evans (anemia y trombocitopenia autoinmunes). El riesgo de citopenias autoinmunes en pacientes con EII es ciento veinte veces mayor que en la población general.

Malignidad

Aunque el diagnóstico y tratamiento temprano de los EII ha reducido la morbimortalidad por infecciones, el desarrollo de enfermedades malignas sigue siendo una causa importante de muerte prematura. El riesgo general de malignidad en pacientes con EII se estima en 4%-25%.

La malignidad depende del tipo de inmunodeficiencia, la edad del paciente y la presencia de infecciones virales, entre otros factores. Esto podría indicar que los mecanismos patogénicos implicados son diferentes en cada caso. Pueden incluir defectos en la inmunovigilancia, aumento de la susceptibilidad cromosómica intrínseca a ciertos mutágenos, infecciones por virus oncogénicos como el EBV, inmunodisregulación de las células B por defectos en las células T reguladoras, etc.

La mayoría de las neoplasias que se observan en los EII consisten en linfomas, leucemia, carcinoma, melanoma, meduloblastoma y neuroblastoma. Entre estas, el linfoma no Hodgkin (LNH) y el linfoma Hodgkin (LH) son las más frecuentes. Los EII que poseen mayor susceptibilidad al desarrollo de neoplasias malignas son la IDCV, el síndrome de Wiskott-Aldrich (WAS), la ataxia-telangiectasia (AT), el síndrome de Nijmegen, el síndrome de Bloom, el ALPS y los síndromes linfoproliferativos ligados al cromosoma X.

Los LNH son los tumores más frecuentes, y representan el 60% del total de las neoplasias en estos pacientes. Por lo general, presentan un fenotipo de células B maduras e histología de células grandes. También se ha observado el fenotipo de células T maduras y linfoma anaplásico de células grandes. Los niños con EII y LNH tienen más probabilidades de tener una enfermedad diseminada y presentar síntomas relacionados con infiltración extranodal, particularmente del tubo digestivo y del sistema nervioso central.

Síndromes autoinflamatorios

Los niños con síndromes autoinflamatorios son frecuentemente mal diagnosticados como pacientes con infecciones recurrentes, debido a la presencia de múltiples episodios febriles. Sin embargo, estos pacientes no suelen presentar mayor susceptibilidad a las infecciones. Se incluyen en este grupo algunas entidades muy poco frecuentes, cuyo diagnóstico es difícil de realizar y requiere el seguimiento clínico en el tiempo (Tabla 46.3.7).

Las enfermedades autoinflamatorias corresponden a defectos monogénicos del sistema inmune innato, y se caracterizan por inflamación espontánea, persistente o recurrente, en ausencia de autoinmunidad o infección, con hipersecreción de citoquinas proinflamatorias. Usualmente, se manifiestan en la infancia como fiebre acompañada de signos clínicos y de laboratorio de inflamación sistémica. Los signos y síntomas suelen recurrir en el tiempo, son característicos de cada paciente y por lo general involucran la piel y mucosas, el tracto gastrointestinal, el sistema músculo esquelético y los ojos. En el sitio de inflamación predominan los PMN, monocitos y macrófagos (característicamente con pocos linfocitos).

Es muy importante determinar la presencia de un agente infeccioso como causa del síndrome inflamatorio, y además buscar evidencia en los estudios de laboratorio de autoinmunidad o enfermedades malignas. Una vez que estas causas han sido descartadas, se debe considerar la posibilidad de una enfermedad autoinflamatoria, si bien el diagnóstico de certeza solo es posible a través de estudios genéticos.

Con el fin de orientar la investigación o implementar el tratamiento adecuado, aun en ausencia de un diagnóstico genético, es fundamental caracterizar el fenotipo clínico del paciente. Para esto es necesario conocer la edad al inicio de los síntomas, la etnia

Tabla 46.3.6 EII asociados con manifestaciones autoinmunes

EII	Autoinmunidad
Agammaglobulinemia ligada al X	Artritis idiopática juvenil (AIJ), artritis reumatoide (AR), diabetes (DBT) tipo 1, citopenias autoinmunes
IDCV	AIJ, AR, DBT tipo 1, citopenias autoinmunes, Sjögren, lupus eritematoso sistémico (LES), vitiligo.
Déficit selectivo de IgA	AIJ, AR, DBT tipo 1, citopenias autoinmunes, Sjögren, LES, vitiligo, tiroiditis
Sindrome de hiper-IgM	Anemia hemolítica autoinmune (AHAI), purpura trombocitopénica inmune (PTI), enfermedad inflamatoria intestinal
Sindrome de hiper-IgE	LES, pénfigo bulloso, PTI, dermatomiositis
Sindrome de Omenn	Tiroiditis de Hashimoto, enfermedad inflamatoria intestinal, PTI
Sindrome de Di George	AHAI, PTI, tiroiditis de Hashimoto, enfermedad de Graves, uveítis
WAS	Neutropenia autoinmune, PTI, AHAI, AIJ
Ataxia telangiectasia	AHAI, PTI, AIJ, tiroiditis de Hashimoto
APECED	Hipoparatiroidismo, insuficiencia suprarrenal, hipogonadismo hipergonadotrófico, enfermedad tiroidea, DBT tipo 1, enfermedad celíaca, enfermedad hepática, alopecia, vitiligo, gastritis atrófica crónica e hipofisitis
IPEX	Enteropatía autoinmune, DBT tipo 1, citopenias autoinmunes, tiroiditis de Hashimoto
LRBA-CTLA4	Citopenias autoinmunes, tiroiditis de Hashimoto, DBT tipo 1, LES
ALPS	Citopenias autoinmunes, LES, AIJ
Deficiencias del complemento	LES, dermatomiositis, AIJ

Tabla 46.3.7 Criterios propuestos por el registro Eurofever para para algunas fiebres recurrentes hereditarias

CAPS (síndromes periódicos asociados con criopirinas)	FMF (fiebre mediterránea familiar)	TRAPS (síndrome febril periódico asociado con TNFR)	MKD (síndrome Hiper-IgD)
▪ Mutación en *NLRP3* y al menos uno de los siguientes: ▪ *Rash* urticariano ▪ Ojo rojo (conjuntivitis, epiescleritis, uveítis) ▪ Hipoacusia neurosensorial ▪ O ausencia de mutación en *NLRP3* y al menos dos de los siguientes: ▪ *Rash* urticariano ▪ Ojo rojo (conjuntivitis, epiescleritis, uveítis) ▪ Hipoacusia neurosensorial	▪ Mutación en *MEVF* y al menos uno de los siguientes: ▪ Duración de episodios 1-3 días ▪ Artritis ▪ Dolor torácico ▪ Dolor abdominal ▪ O ausencia de mutación en *MEVF* y al menos dos de los siguientes: ▪ Duración de episodios 1-3 días ▪ Artritis ▪ Dolor torácico ▪ Dolor abdominal	▪ Mutación en *TNFRSF1A* y al menos uno de los siguientes: ▪ Duración de episodios > 7 días ▪ Mialgias ▪ *Rash* cutáneo migratriz ▪ Edema periorbitario ▪ Otros miembros de la familia afectados ▪ O ausencia de mutación en *TNFRSF1A* y al menos dos de los siguientes: ▪ Duración de episodios > 7 días ▪ Mialgias ▪ *Rash* cutáneo migratriz ▪ Edema periorbitario ▪ Otros miembros de la familia afectados	▪ Mutación en *MKV* y al menos uno de los siguientes: ▪ Síntomas gastrointestinales ▪ Adenitis cervical ▪ Enfermedad mano-pie-boca

MVK: *mevalonate kinase*; MEFV: *MEFVinnate immunity regulator, pyrin*; TNFRSF1A: *tumor necrosis factor receptor superfamily, member 1A*; NLRP3: *NLR family, pyrin domain-containing 3*.

de los progenitores y sus ascendentes, los desencadenantes de los episodios, la duración de los episodios y detalles de los signos y síntomas que caracterizan cada afección. Los diagnósticos diferenciales de los síndromes autoinflamatorios monogénicos son:

- Enfermedades infecciosas.
- Enfermedades reumáticas: enfermedad de Behcet, lupus eritematoso sistémico (LES) y artritis idiopática juvenil (AIJ).
- Enfermedad inflamatoria intestinal.
- Neutropenia cíclica.
- Neoplasias.

El síndrome de fiebre periódica, aftosis, faringitis y adenitis (PFAPA) se clasifica dentro de los síndromes autoinflamatorios, pero al momento actual no se ha identificado una causa genética. De acuerdo con los criterios propuestos por el registro Eurofever para enfermedades autoinflamatorias, se diagnostica con al menos siete de los siguientes:

- Presencia de faringoamigdalitis.
- Duración de los episodios entre 3-6 días.
- Adenitis cervical.
- Periodicidad.
- Ausencia de diarrea.
- Ausencia de dolor torácico.
- Ausencia de erupción cutánea.
- Ausencia de artritis.

Estudio del sistema inmunológico

Es fundamental la realización de una historia clínica completa que permita recabar antecedentes de jerarquía, junto con un examen físico minucioso.

En la confección de la historia clínica son muy importantes los siguientes aspectos:

- Control del embarazo, edad gestacional y serologías maternas (especialmente VIH).
- Sexo (los EII son más frecuente en varones) y edad de presentación (recordar que las deficiencias celulares pueden presentarse desde el nacimiento, mientras que las humorales generalmente luego de los 6 meses).
- Retraso en la caída del cordón umbilical y antecedente de onfalitis.
- Infecciones: número, localización, gravedad, microorganismos involucrados, tratamientos recibidos y complicaciones asociadas.
- Afectación del estado general, nutricional y del desarrollo.
- Vacunas recibidas y si hubo complicaciones (especialmente con vacunas a gérmenes vivos atenuados).
- Antecedente de transfusiones y reacciones adversas.
- Historia familiar de EII o de muertes precoces inexplicadas (especialmente si son varones de la rama materna, por EII ligados al cromosoma X).
- Patología de base y uso de medicaciones que puedan condicionar citopenias o inmunodeficiencias secundarias (p. ej., cotrimoxazol, anticonvulsivantes, corticoides, etc.).

En el examen físico se sugiere valorar especialmente:

- Estado nutricional: muchos EII conllevan aumento del gasto calórico por infecciones recurrentes y, en consecuencia, retardo del crecimiento.
- Evaluación respiratoria: el sistema respiratorio suele ser el sitio de impacto de muchos EII.
- Presencia o ausencia de amígdalas (tejido linfático). Asimismo, en la otoscopia se debe observar si existe perforación timpánica, otorrea o tímpanos despulidos.
- Exploración de la piel:
  - Telangiectasias conjuntivales (AT).
  - Dermatitis atópica, facies tosca, alteración dentaria (síndrome de Hiper-IgE autosómico dominante).
  - Eritrodermia neonatal, dermatitis grave (IDCS).
  - Albinismo, nistagmo (Chediak-Higashi).
  - Muguet, dermatitis del pañal, candidiasis (IDCS).
  - Onicomicosis (candidiasis mucocutánea crónica).
  - Eccema y petequias (WAS).
- Hepatoesplenomegalia y adenomegalias: IDCV, enfermedad granulomatosa crónica (EGC), ALPS, susceptibilidad a infección por EBV (síndrome linfoproliferativo ligado al X).
- Afectación neurológica con ataxia (AT).
- Cardiopatía, tetania por hipocalcemia, facies peculiar, retraso psicomotor (síndrome de DiGeorge).
- Sangrados, petequias, hematomas (WAS, trombocitopenias en IDCV).
- Pelo fino, talla baja (síndrome cartílago-pelo).

Características clínicas y estudios complementarios de acuerdo con el tipo de afectación

Deficiencias humorales

Manifestaciones clínicas principales

Infecciones bacterianas recurrentes de la vía aérea: conjuntivitis, bronquitis, otitis media, sinusitis y neumonía.

Otras manifestaciones asociadas

- Diarrea persistente o crónica: giardiasis.
- Fenómenos autoinmunes: artritis, enfermedad celíaca, citopenias, alopecia, vasculitis, hepatitis.
- Otras infecciones: artritis séptica, meningitis bacteriana o viral crónica, sepsis.
- Malignidad: linfomas, leucemias.

Gérmenes comúnmente implicados

Streptococcus pneumoniae, Haemophilus influenzae, Staphylococcus aureus, Mycoplasma pneumoniae, Pseudomonas spp.

Exámenes complementarios

- Proteinograma electroforético: resulta de utilidad para evaluar las proteínas totales y la albúmina (evalúa hipogammaglobulinemia por pérdidas digestivas o renales).
- Cuantificación de inmunoglobulinas IgG, IgA e IgM: los valores deben interpretarse siempre de acuerdo con la edad del paciente (Tabla 46.3.8) y el contexto clínico. Permite valorar la cantidad de anticuerpos circulantes. En los primeros meses de vida, las cifras de IgG pueden ser normales por el pasaje transplacentario de las IgG maternas durante el último trimestre del embarazo. La IgA puede no alcanzar valores normales hasta los 4 años. Una vez alcanzada esa edad, los pacientes con dos determinaciones de IgA < 7 mg/dL, con IgM e IgG normales, se definen como deficientes selectivos de IgA. Esta patología es el EII humoral más frecuente. Generalmente es asintomático y no requiere tratamiento específico. En ocasiones, el paciente puede asociar autoinmunidad, como diabetes tipo 1 y patología tiroidea.
- Inmunoglobulina E: es la inmunoglobulina sérica de menor concentración plasmática. Se encuentra unida a receptores de alta afinidad en la superficie de eosinófilos, mastocitos y basófilos. En condiciones normales, es indetectable desde el nacimiento hasta los 3 meses. Algunos EII pueden asociar aumentos séricos de la IgE como parte de fenómenos disregulatorios (IDCV, déficit selectivo de IgA, síndrome de Hiper-IgE, IPEX, WAS, Omenn, DiGeorge). Los valores normales son:
  - Neonatos: < 1,5 UI/mL.
  - 1-5 años: hasta 60 UI/mL.
  - 6-9 años: hasta 90 UI/mL.
  - 10-15 años: hasta 200 UI/mL.
  - Adultos: hasta 100 UI/mL.
- Cuantificación de linfocitos B (CD19/CD20+): este estudio se realiza mediante la técnica de citometría de flujo. Los resultados se percentilan según la edad (Tabla 46.3.9).
- Medición de anticuerpos específicos y respuesta a las vacunas (calidad de anticuerpos): la respuesta a las vacunas permite estudiar la funcionalidad de la inmunidad humoral de tipo IgG. La formación de anticuerpos en respuesta al antígeno puede ser de dos tipos: respuesta frente a antígenos proteicos (tétanos, difteria) y frente a antígenos polisacáridos (neumococo). Los mecanismos inmunológicos para ambas respuestas son diferentes (T-dependiente en antígenos proteicos y T-independiente en antígenos polisacáridos). La respuesta a antígenos proteicos se puede estudiar a cualquier edad en personas vacunadas, p. ej., con el toxoide tetánico. Idealmente debería ser luego de la segunda dosis del calendario de vacunación. La respuesta a antígenos polisacáridos se evalúa en mayores de 12 meses que hayan cumplido con las tres dosis de la vacuna antineumocócica conjugada 13-valente del calendario. En caso de tener títulos basales bajos, se puede administrar una dosis de refuerzo y repetir los títulos pasadas 4 semanas (p. ej., en mayores de 24 meses que han recibido la vacuna antineumocócica polisacárida 23-valente).
- Títulos de isohemaglutininas: se pueden evaluar los anticuerpos naturales (isohemaglutininas anti-ABO). Se solicitan a partir de los 6 meses de vida y miden la funcionalidad de IgM.
- Estudio molecular.

Tabla 46.3.8 Valores normales de inmunoglobulinas para cada edad

Edad	IgG	IgA	IgM
Recién nacido	1031 ± 200	2 ± 3	11 ± 5
De 1-3 meses	430 ± 119	21 ± 13	30 ± 11
De 4-6 meses	427 ± 186	28 ± 18	43 ± 17
De 7-12 meses	661 ± 219	37 ± 18	54 ± 23
De 13-24 meses	762 ± 209	50 ± 24	58 ± 23
De 25-36 meses	892 ± 183	71 ± 37	61 ± 19
De 3-5 años	929 ± 228	93 ± 27	56 ± 18
De 6-8 años	923 ± 256	124 ± 45	65 ± 25
De 9-11 años	1121 ± 235	131 ± 60	79 ± 33
De 12-16 años	946 ± 124	148 ± 63	59 ± 20
Adultos	1158 ± 305	200 ± 61	99 ± 27

Modificado de: Stiehm ER, Fundeberg HH. Serumlevels of immunoglobulins in health and disease. A survey. Pediatrics 1966; 715-27.

Material de estudio

Suero refrigerado para medición de anticuerpos.

Deficiencias celulares

Manifestaciones clínicas principales

Infecciones desde los primeros meses de vida por virus, bacterias, hongos, micobacterias y parásitos:

- Virus: molusco contagioso, citomegalovirus (CMV), EBV, enterovirus y adenovirus.
- Bacterias: infecciones profundas o supuradas, como otitis media aguda, meningitis y neumonía con supuración pleuropulmonar.
- Hongos: infección por *Pneumocystis jirovecii*, muguet recurrente o refractario y *Aspergillus* spp.

Otras manifestaciones asociadas

- Reacción adversa a vacunas: linfadenitis por vacunación con bacilo de Calmette-Guérin (BCG), también llamada BCGitis, o complicación sistémica por esta vacuna (BCGosis).
- Retardo del crecimiento.
- Diarrea crónica o prolongada.
- Reacciones graves tras la administración de vacunas a gérmenes vivos atenuados.

Tabla 46.3.9 Valores normales de linfocitos totales y subpoblaciones linfocitarias según la edad

Edad	Sangre de cordón umbilical	2-3 meses	4-8 meses	12-23 meses	2-5 años	7-17 años	Adultos
Linfocitos totales[a]							
Mediana	5,400 (41%)	5,680 (66%)	5,990 (64%)	5,160 (59%)	4,060 (50%)	2,400 (40%)	2,100 (32%)
Intervalos de confianza[b]	4,200 (35%)-6,900 (47%)[c]	2,920 (55%)-8,840 (78%)	3,610 (45%)-8,840 (79%)	2,180 (44%)-8,270 (72%)	2,400 (38%)-5,810 (64%)	2,000 (36%)-2,700 (43%)[c]	1,600 (28%)-2,400 (39%)[c]
Linfocitos T CD3+							
Mediana	3,100 (55%)	4,030 (72%)	4,270 (71%)	3,300 (66%)	3,040 (72%)	1,800 (70%)	1,600 (73%)
Intervalos de confianza[b]	2,400 (49%)-3,700 (62%)[c]	2,070 (55%)-6,540 (78%)	2,280 (45%)-6,450 (79%)	1,460 (53%)-5,440 (81%)	1,610 (62%)-4,230 (80%)	1,400 (66%)-2,000 (76%)[c]	960 (61%)-2,600 (84%)[c]
Linfocitos T CD4+							
Mediana	1,900 (35%)	2,830 (52%)	2,950 (49%)	2,070 (43%)	1,800 (42%)	800 (37%)	940 (46%)
Intervalos de confianza[b]	1,500 (28%)-2,400 (42%)[c]	1,460 (41%)-5,116 (64%)	1,690 (36%)-4,600 (61%)	1,020 (31%)-3,600 (54%)	900 (35%)-2,860 (51%)	700 (33%)-1,100 (41%)[c]	540 (32%)-1,660 (60%)[c]
Linfocitos T CD8+							
Mediana	1,500 (29%)	1,410 (25%)	1,450 (24%)	1,320 (25%)	1,180	800 (30%)	520 (27%)
Intervalos de confianza[b]	1,200 (26%)-2,000 (33%)[c]	650 (16%)-2,450 (35%)	720 (16%)-2,490 (34%)	570 (16%)-2,230 (38%)	630 (22%)-1,910 (38%)	600 (27%)-900 (35%)[c]	270 (13%)-930 (40%)[c]
Linfocitos B CD19+ o CD20+[d]							
Mediana	1,000 (20%)[e]	900 (23%)	900 (23%)	900 (23%)	900 (24%)	400 (16%)[e]	246 (13%)[e]
Intervalos de confianza[b]	200 (14%)-1,500 (23%)[c]	500 (19%)-1,500 (31%)	500 (19%)-1,500 (31%)	500 (19%)-1,500 (31%)	700 (21%)-1,300 (28%)	300 (12%)-500 (22%)[c]	122 (10%)-632 (31%)
Relación CD4:CD8							
Mediana	1,2	2,2	2,1	1,6	1,4	1,3	1,7
Intervalos de confianza[b]	0,8-1,8	1,3-3,5	1,2-3,5	1,0-3,0	1,0-2,1	1,1-1,4	0,9-4,5

[a] El recuento de linfocitos representa el porcentaje del total de los leucocitos. Los valores de CD3, CD4, CD8, CD19 y CD20 representan el porcentaje del total de los linfocitos.
[b] Los intervalos de confianza se encuentran entre los percentiles 5 a 95, a menos que se indique lo contrario.
[c] En los percentiles 25 a 75.
[d] Las células B usan el antígeno CD20 a menos que se indique lo contrario.
[e] Usando antígeno CD19.

Gérmenes comúnmente implicados

CMV, EBV, virus varicela-zóster (VVZ), virus herpes simple (VHS), *Cándida* spp., *Aspergillus* spp., *Histoplasma capsulatum*, *Cryptococcus*, *Pneumocystis jirovecii*, *Toxoplasma gondii*, *Microsporidium*, *Cryptosporidium*, *Mycobacterium* spp., *Salmonella*.

Exámenes complementarios

- Hemograma completo: siempre se debe observar el recuento de linfocitos. Se debe comparar el recuento absoluto con tablas de valores normales según la edad (*v.* Tabla 46.3.9). En casos de linfopenia se debe confirmar con pruebas repetidas, especialmente en niños con sospecha de IDCS, quienes deben tener una valoración inmunológica urgente. En el WAS, la trombocitopenia con microplaquetas es orientadora del diagnóstico.
- Radiografía de tórax: se debe valorar la presencia de la sombra tímica o vela tímica.
- Cuantificación de linfocitos T (CD3+ CD4+ o CD8+). Este estudio se realiza mediante la técnica de citometría de flujo. Los resultados se percentilan según la edad (*v.* Tabla 46.3.9).
- En pacientes con sospecha de IDCS: cuantificación de linfocitos T (CD3+ CD4+ o CD8+) más linfocitos B (CD19+) y *Natural Killer* (CD16/56+). Esta técnica de laboratorio permite, además, diferenciar los linfocitos *naive*, de memoria y activados, muy útil en el proceso diagnóstico.
- Estudio de funcionalidad linfocitaria: es un estudio mediante el cual se induce la proliferación *in vitro* de los linfocitos tras la estimulación con diferentes antígenos y mitógenos (candidina, tétanos, PMA + ionomicina, PHA, etc.).
- Estudio molecular: implica la búsqueda de genes en función del fenotipo linfocitario y las manifestaciones clínicas del paciente. Permite alcanzar el diagnóstico de certeza.

Material de estudio

Sangre en heparina para técnicas de citometría de flujo.

Deficiencias del sistema fagocítico

Manifestaciones clínicas principales

Se producen infecciones esencialmente bacterianas y fúngicas. Dependen del tipo de enfermedad dentro de este grupo.

Enfermedad granulomatosa crónica (EGC). El debut puede ser a cualquier edad (muy temprano en las formas graves, las formas leves pueden debutar en la edad adulta). Se caracteriza fundamentalmente por:

- Adenitis bacterianas y por micobacterias.
- Infecciones de piel y partes blandas.
- Abscesos profundos y viscerales.
- Osteomielitis bacterianas y fúngicas.
- Sepsis por *Burkholderia cepacia*.
- Neumonías complicadas.
- Retardo del crecimiento.
- Manifestaciones inflamatorias granulomatosas sin infección.

Déficit de moléculas de adhesión (LAD). El debut habitualmente es muy precoz, durante el primer mes de vida. Se caracteriza fundamentalmente por:

- Retraso en la caída del cordón umbilical.
- Infecciones bacterianas sin formación de pus.
- Sepsis bacterianas.
- Leucocitosis con neutrofilia muy marcada.

Neutropenias congénitas. Se caracterizan fundamentalmente por:

- Sepsis graves de inicio precoz.
- Neutropenia grave desde el nacimiento.

Susceptibilidad mendeliana a enfermedades por micobacterias (MSMD). Se caracteriza fundamentalmente por:

- Infecciones graves, recurrentes y diseminadas por micobacterias atípicas.
- Infecciones recurrentes por *Salmonella*, complicadas con bacteriemia.
- Tuberculosis (menos frecuentemente).

Gérmenes comúnmente implicados

Staphylococcus aureus, *Serratia marcescens*, *Salmonella*, *Nocardia*, *Burkholderia cepacia*, *Aspergillus* spp., mucorales, micobacterias.

Exámenes complementarios

- Hemograma completo: se debe valorar especialmente la presencia de citopenias. También realizar un frotis de sangre periférica para excluir la presencia de blastos y valorar otras alteraciones.
- Estallido respiratorio del neutrófilo: es la determinación de la capacidad oxidativa del neutrófilo por citometría de flujo, mediante el test de dihidrorodamina (DHR) o la realización de test Nitro Blue Tetrazolio (NBT). Se realiza frente a la sospecha de enfermedad granulomatosa crónica.
- Búsqueda de marcadores en superficie celular (CD11/CD18) para el diagnóstico de LAD.
- Estudio molecular.

Material de estudio

Sangre con heparina.

Deficiencias del complemento

Manifestaciones clínicas principales

Las funciones principales del sistema complemento son la generación de la respuesta inflamatoria, eliminación de inmunocomplejos, actividad antiinfecciosa y quimiotaxis de células fagocíticas (*v.* Capítulo 53). Por tanto, un déficit en este sistema puede cursar con infecciones sinopulmonares recurrentes por gérmenes capsulados y, de forma característica, por bacterias del género *Neisseria*. Asimismo, los defectos de los primeros componentes de la vía del complemento pueden cursar con autoinmunidad.

Otras manifestaciones asociadas

- Síndrome urémico hemolítico atípico por deficiencia de inhibidores del complemento.
- Angioedema hereditario familiar.
- LES monogénico.

Gérmenes comúnmente implicados

Haemophilus influenzae, *Streptococcus pneumoniae*, *Staphylococcus aureus*, *Neisseria meningitidis*.

Exámenes complementarios

- Complemento hemolítico total CH50 (vía clásica y de las lectinas). Valor normal 180-280 UH/mL.
- AP50 (vía alterna). Valor normal 7-12 min.
- Cuantificación de componentes aislados del complemento (p. ej., C2, C3, C4, etc.).
- Cuantificación de factores inhibidores del complemento: H: 329-557 mg/L; I: 15-31 mg/L; B: 229-394 mg/L.
- Inhibidor de C1 esterasa: su deficiencia cualitativa o cuantitativa se asocia con el edema angioneurótico.

Material de estudio

Para CH50, AP50 y factores inhibidores: suero, el cual se debe separar en frío y mantener en el *freezer* a -80 °C dentro de las 2 horas de extraído. Para los demás factores: suero refrigerado.

Síndromes autoinflamatorios

Manifestaciones clínicas principales

Enfermedad inflamatoria sistémica, episódica o constante, *rash* cutáneo y serositis.

Gérmenes comúnmente implicados

No gatillado por gérmenes.

Exámenes complementarios

- Hemograma: valorar el recuento de glóbulos blancos, usualmente se presentan con leucocitosis con neutrofilia.
- Reactantes de fase aguda: aumento de la eritrosedimentación y la proteína C reactiva.
- Estudio genético.

Importancia del estudio genético en los EII

Los EII son ocasionados por defectos en los genes involucrados en el desarrollo y función del sistema inmunitario. La mayoría de estos defectos son heredados de los progenitores, pero otros pueden darse por mutaciones *de novo* durante la gestación. El estudio molecular de los pacientes permite:

- Identificar el defecto genético y confirmar el diagnóstico de un EII en particular.
- Ayudar en las decisiones terapéuticas, p. ej., el trasplante de células progenitoras hematopoyéticas (TCPH) (*v.* Capítulo 74).
- Brindar pronóstico sobre la enfermedad.
- Realizar diagnóstico prenatal.
- Brindar consejo genético a la hora de tener descendencia, e informar sobre el riesgo de recurrencia en cada embarazo.

Tratamiento en los errores innatos de la inmunidad

Medidas generales de sostén durante la internación

Medidas de higiene y aislamiento

Son medidas fundamentales en este tipo de pacientes. La higiene de manos implica el lavado frecuente, con uñas cortas y limpias. Los pacientes con IDCS deben cumplir aislamiento de contacto y respiratorio estricto (*v.* Capítulo 44).

Soporte nutricional

Cobra particular relevancia en los pacientes con IDCS en espera o tras la realización del TCPH, y en pacientes con IDCV con sintomatología gastrointestinal. Estos pacientes pueden requerir suplementos enterales o alimentación parenteral (*v.* Capítulos 16 y 17) y suplementos vitamínico y de hierro.

Transfusión de hemocomponentes

- Deben ser irradiados y CMV negativos en las deficiencias de linfocitos T (IDCS, inmunodeficiencia combinada e inmunodeficiencia secundaria a inmunosupresión, enfermedad oncológica y post-TCPH) (*v.* Capítulo 13).
- En caso de déficit selectivo de IgA, se recomienda premedicar con corticoides y antihistamínicos por el riesgo de reacciones adversas.

Vacunas

En pacientes con sospecha de EII se debe retrasar la vacunación a gérmenes vivos atenuados hasta establecer una valoración completa del cuadro.

Tratamiento con gammaglobulina humana sustitutiva

En los EII con deficiencia humoral, la gammaglobulina humana exógena a dosis sustitutivas se utiliza desde hace décadas. Asimismo, existen otras indicaciones además de la mera sustitución, gracias a su efecto antiinflamatorio e inmunomodulador.

La gammaglobulina exógena se obtiene a partir de hemoderivados (plasma humano de múltiples donantes). Se debe tener en consideración que su administración puede originar efectos adversos, por lo que resulta muy importante hacer un uso apropiado de ella, con indicaciones precisas.

La gammaglobulina endovenosa (GGEV) aprobada por la *Food and Drug Administration* (FDA) se encuentra indicada en los EII con compromiso de la inmunidad humoral, con el fin de incrementar los títulos de anticuerpos protectores.

Presentaciones

- Gammaglobulina humana normal para uso endovenoso al 5% y al 10%.
- Gammaglobulina humana normal para uso subcutáneo al 20% y al 16,5%.

Composición

Inmunoglobulina humana normal de tipo IgG (puede contener trazas de IgA). La IgG corresponde a anticuerpos protectores frente a los antígenos a los que estuvieron expuestos los donantes.

Dosificación

- Dosis supletoria: 400-600 mg/kg cada 21-28 días, para obtener una IgG sérica residual que se acerque a los valores normales para la edad, o bien superiores a 700 mg/dL.
- En pacientes con enfermedad pulmonar crónica o bronquiectasias, la dosis puede ser mayor, según la indicación establecida por el subespecialista.

Infusión

Se debe realizar el control de los signos vitales antes, durante y una vez finalizada la infusión. Se sugiere premedicar media hora antes con difenhidramina 1 mg/kg (endovenosa o por vía oral), y luego iniciar el goteo endovenoso a un ritmo creciente según tolerancia:

- Primeros 30 minutos: 0,02 mL/kg/min.
- Si tolera, segundos 30 minutos: 0,04 mL/kg/min.
- Si tolera y hasta finalizar: 0,06-0,08 mL/kg/min.

Efectos adversos

Usualmente se relacionan con la velocidad de infusión. Pueden ser:

- Leves: taquicardia, cefalea, náuseas, fiebre, escalofríos, dolor lumbar, dolor abdominal y rubor.
- Moderados: persistencia o empeoramiento de los anteriores, junto con vómitos, broncoespasmo, ansiedad inexplicada y cianosis.
- Graves (poco frecuentes): dolor torácico, dificultad respiratoria grave, hipotensión arterial, tromboembolismos arteriales o venosos y anafilaxia (*v.* Capítulo 29).

Gammaglobulina humana y vacunas

Los productos que contienen inmunoglobulinas pueden inhibir la respuesta inmunitaria de las vacunas a virus vivos atenuados (triple viral, varicela), por lo que deben transcurrir intervalos mínimos entre la administración de productos con inmunoglobulinas y estas vacunas para que la vacuna pueda replicar y estimular la producción de una respuesta inmune adecuada.

- Si la inmunoglobulina se administró antes de los 14 días de haber recibido la vacuna, la vacuna no debe considerarse inmunogénica.
- Si la inmunoglobulina se administró luego de los 14 días de haber sido vacunado, la vacuna se considerará inmunogénica.
- Si fueron administradas primero las inmunoglobulinas, el tiempo que debe transcurrir para aplicar una vacuna a virus vivos depende de la vacuna y la dosis administrada de inmunoglobulina.

En caso de uso de GGEV a dosis inmunomoduladora (1-2 g/kg), p. ej., en pacientes con enfermedad de Kawasaki (*v.* Capítulo 46.2) o púrpura trombocitopénica inmune (*v.* Capítulo 47.2), se debe dilatar la aplicación posterior de vacunas a virus vivos atenuados por 8-11 meses para su correcta respuesta inmunogénica.

No hay inconveniente en administrar inmunoglobulinas antes o después de vacunas inactivadas o toxoides, o de manera simultánea. En este último caso, deben aplicarse en sitios anatómicos diferentes.

Vacunas en EII

Los pacientes con deficiencias celulares graves presentan alto riesgo de enfermedad posvacunal luego de la administración de vacunas a gérmenes vivos (doble o triple viral, varicela, fiebre amarilla, fiebre hemorrágica argentina, BCG). La indicación de estas vacunas está sujeta a una exhaustiva valoración inmunológica. En la IDCS se encuentran contraindicadas.

En caso de deficiencias humorales que reciben gammaglobulina supletoria, se deben suspender las vacunas del calendario, y únicamente se debe indicar la vacuna antigripal anual. Los pacientes con deficiencias humorales que no reciben gammaglobulina supletoria pueden recibir las vacunas sin modificaciones en el calendario.

Los pacientes con deficiencias del complemento y asplenia funcional o anatómica pueden recibir todas las vacunas del calendario oficial, con especial mención las vacunas para gérmenes capsulados.

Tratamientos antimicrobianos

Se recomienda iniciar el tratamiento antibiótico empírico de modo precoz frente a la sospecha de infecciones bacterianas en pacientes con EII.

Cabe recordar que las serologías no son útiles en pacientes con defectos en la formación de anticuerpos, por lo que en estos casos se deben solicitar estudios directos, como la reacción en cadena de la polimerasa.

Medidas de urgencia ante la sospecha de IDCS

- Aislamiento respiratorio y de contacto.
- Se suspenden todas las vacunas del calendario.
- Transfusiones de productos irradiados y filtrados.
- Profilaxis antibacteriana: trimetoprima/sulfametoxazol (TMS) 5 mg/kg/día diario.
- Profilaxis para *Pneumocystis jirovecii*: TMS 5 mg/kg/día trisemanal.
- Profilaxis antifúngica: fluconazol 5 mg/kg/día.
- Tratamiento anti BCG.
- Iniciar suplementación con gammaglobulina humana.

Tratamiento curativo de los EII

El TCPH es una indicación para numerosos EII (*v.* Capítulo 74), en los cuales las medidas habituales de soporte (antibióticos, gammaglobulina) no son suficientes. Las células pueden extraerse de la médula ósea, sangre de cordón umbilical o de sangre periférica y pueden utilizarse donantes histoidenticos emparentados. Ante la falta de un donante familiar, se realiza la búsqueda de un donante idéntico no relacionado (no familiar) o haploidéntico.

La inmunodeficiencia combinada severa es una urgencia diagnóstica y terapéutica, por lo que al diagnóstico se debe realizar la tipificación HLA del grupo familiar en búsqueda de un donante emparentado. A la espera del trasplante, se deben garantizar las medidas de aislamiento y prevención de infecciones.

Indicaciones actuales de TCPH en EII

- IDCS.
- Desórdenes con radiosensibilidad (DNA ligasa IV, Cernunos, Nijmegen).
- WAS, síndrome de Hiper-IgM por deficiencia de CD40 ligando, síndromes linfoproliferativos ligados al cromosoma X, deficiencias T graves no clasificadas, LAD.
- EGC.
- LHHF.

En algunos EII, o frente a la falta de donantes de CPH, se recurre a un procedimiento relativamente nuevo llamado terapia génica. Consiste en el cambio del gen defectuoso por uno normal, mediante la transfección en la célula del paciente a través de un vector viral, para resolver el defecto funcional.

Acceda al eBook para consultar la lista de bibliografía. Consulte las indicaciones en la retiración de tapa.

47
Trastornos hematológicos

47.1 Enfoque clínico de las anemias

María Laura Martín • Carina Calvo •
Juan B. Dartiguelongue

Definición y conceptos generales

Se define como anemia a la disminución de la concentración de hemoglobina por debajo del segundo desvío estándar (DE) de la media, según la edad y el sexo (Tabla 47.1.1). Asimismo, los valores normales de hemoglobina pueden sufrir modificaciones de acuerdo con la etnia, la altura sobre el nivel del mar y el estado fisiológico del individuo. La definición de anemia es independiente del recuento de hematíes, que puede ser normal o incluso estar aumentado.

En la Argentina, se estima que uno de cada dos niños menores de 2 años y una de cada tres mujeres en edad fértil tienen anemia. Se trata de una patología muy prevalente, que en la edad pediátrica cobra particular relevancia por el impacto en el crecimiento y desarrollo, así como por su asociación con manifestaciones clínicas potencialmente graves.

En este capítulo se plantea un enfoque clínico de las anemias, fundamentado en la clasificación y en la orientación diagnóstica, junto con la descripción detallada de algunas de sus causas más relevantes.

Tabla 47.1.1 Valores normales de hemoglobina y hematocrito durante la infancia y la adolescencia

Edad		Hemoglobina (g/dL)	Hematocrito (%)
Recién nacido		16,5 (13,5)	51 (42)
1 mes		13,9 (10,0)	43 (31)
2 meses		11,2 (9,4)	35 (28)
3 meses		11,5 (9,5)	35 (28)
6 meses		11,5 (9,5)	35 (29)
De 6 meses-2 años		12,0 (10,5)	36 (33)
De 2-6 años		12,5 (11,5)	37 (34)
De 6-12 años		13,5 (11,5)	40 (35)
De 13-18 años	Mujer	14,0 (12)	41 (36)
	Varón	14,5 (13)	43 (37)
> 18 años	Mujer	14,0 (12)	41 (36)
	Varón	15,5 (13,5)	47 (41)

Los valores entre paréntesis expresan el límite inferior de la normalidad (-2DE).
Modificado de: Comité Nacional de Hematología; Oncología y Medicina Transfusional; Comité Nacional de Nutrición. Iron Deficiency and Iron Deficiency Anemia. Guideline for Prevention, Diagnosis and Treatment, Arch Argent Pediatr 2017; 115 (4): s68-s82.

Edad

Las cifras de hemoglobina son máximas en el recién nacido y en los primeros días de vida (16,5-18,5 g/dL), con una variabilidad normal debida al tiempo de ligadura del cordón umbilical y al lugar donde se obtuvo la muestra. Estos valores elevados son consecuencia de la hipoxia relativa a la que está expuesto el feto durante la vida intrauterina. Luego del nacimiento, el aumento rápido y sostenido de la presión arterial de oxígeno (PaO_2) produce una marcada reducción de la actividad eritropoyética por la caída en la producción de eritropoyetina (EPO). En consecuencia, disminuye la síntesis de hemoglobina. Junto con la pérdida de los hematíes envejecidos (de menor vida media que los del adulto [60-90 días]), justifica el descenso gradual que se observa durante los primeros meses de vida, que alcanza un nadir de 9-10 g/dL entre los 2-3 meses de edad (*v.* Tabla 47.1.1). Este descenso puede ser más notorio y precoz cuanto más pretérmino haya sido el recién nacido.

El nadir se mantiene hasta el cuarto o quinto mes, momento a partir del cual el aporte de O_2 a los tejidos comienza a ser insuficiente. Desde entonces, la síntesis de EPO y de hemoglobina aumenta nuevamente, y se mantiene en valores de 12-13,5 g/dL entre los 2-6 años de edad (*v.* Tabla 47.1.1). Este proceso se conoce como transición fisiológica normal en los valores posnatales de hemoglobina. En la pubertad, la hemoglobina normalmente alcanza valores de 14-14,5 g/dL.

Cabe destacar que el lactante puede tolerar valores tan bajos de hemoglobina sin reactivar la síntesis de EPO (particularmente entre el segundo y el quinto mes de vida) gracias a una disminución concomitante de la afinidad de la hemoglobina por el O_2, que favorece su entrega a los tejidos. Esto sucede por el recambio de la hemoglobina fetal por la hemoglobina adulta y por el aumento de la concentración de 2,3 difosfoglicerato (*v.* Capítulo 26).

Sexo

La influencia del sexo en los niveles de hemoglobina se hace evidente al alcanzar la pubertad. La testosterona produce un incremento de la masa eritrocitaria, que se traduce en cifras normales de hemoglobina más altas en el varón que en la mujer (*v.* Tabla 47.1.1).

Etnia

En los niños de etnia subsahariana, pueden observarse cifras normales de hemoglobina con aproximadamente 0,5 g/dL menos que en las poblaciones de Asia, Europa o América.

Altura sobre el nivel del mar

Cuanto mayor sea la altura sobre el nivel del mar, menor es la presión inspirada de O_2 y, por lo tanto, la PaO_2. En estas condiciones, la hipoxemia sostenida representa un estímulo permanente para la eritropoyesis. En consecuencia, los valores de hemoglobina se incrementan a medida que el individuo se instala a mayor altura sobre el nivel del mar.

Clasificación

En la práctica clínica, las anemias suelen clasificarse de acuerdo con dos variables:

- Tamaño de los hematíes (clasificación morfológica): se establece en base al volumen corpuscular medio (VCM) que las divide en microcíticas, normocíticas o macrocíticas. El frotis de sangre periférica también aporta información valiosa sobre la morfología eritrocitaria.
- Capacidad de regeneración medular (clasificación fisiopatológica o cinética): se establece sobre la base de la producción reticulocitaria, que las divide en regenerativas o arregenerativas.

Análisis cualitativo y cinético

Una vez que se establece el diagnóstico de anemia (en base a su definición y a las manifestaciones clínicas acompañantes), inicialmente se deben analizar tres parámetros para profundizar en su etiología, que se desprenden de la información básica que aporta el hemograma:

- Tamaño de los hematíes.
- Grado de hemoglobinización.
- Capacidad eritropoyética o regenerativa de la médula ósea.

Tamaño de los hematíes

Está definido por el VCM, que señala el volumen o tamaño promedio de los glóbulos rojos. En los contadores hematológicos se mide en forma automática y se expresa en femtolitros (fL). El valor normal del VCM varía con la edad (Tabla 47.1.2), y en base a este se establece la clasificación morfológica de las anemias en microcíticas, normocíticas y macrocíticas.

Amplitud de distribución eritrocitaria (ADE)

Puesto que el VCM se refiere al valor promedio del volumen eritrocitario, es posible que una población de hematíes sea homogénea (todos de un tamaño similar) o heterogénea (población compuesta por diferentes tamaños) y que el VCM sea el mismo (Figura 47.1.1).

Tabla 47.1.2 Valores normales de volumen corpuscular medio (VCM) y hemoglobina corpuscular media (HCM) durante la infancia y la adolescencia

Edad		VCM (fL)	HCM (pg)
Recién nacido		108 (98)	34 (31)
1 mes		104 (85)	34 (28)
2 meses		96 (77)	30 (26)
De 3 -6 meses		91 (74)	30 (25)
De 6 meses-2 años		78 (70)	27 (23)
De 2-6 años		81 (75)	27 (24)
De 6-12 años		86 (77)	29 (25)
De 12-18 años	Mujer	90 (78)	30 (25)
	Varón	88 (78)	30 (25)
> 18 años	Mujer	90 (80)	30 (26)
	Varón	90 (80)	30 (26)

Los valores entre paréntesis expresan el límite inferior de la normalidad (-2DE).
Modificado de: Comité Nacional de Hematología; Oncología y Medicina Transfusional; Comité Nacional de Nutrición. Iron Deficiency and Iron Deficiency Anemia. Guideline for Prevention, Diagnosis and Treatment. Arch Argent Pediatr 2017; 115 (4): s68-s82.

Para evaluar el grado de uniformidad en la morfología de los hematíes, se calcula la amplitud de distribución eritrocitaria (ADE), que expresa la variación normal del tamaño eritrocitario como porcentaje del VCM (coeficiente de variación). Este valor es calculado por los contadores hematológicos y se sitúa entre el 11,5% y el 14,5%, si bien existen variaciones en relación con la edad. Cuando la variabilidad en el tamaño de los hematíes es mayor de la normal (población heterogénea de hematíes), se denomina anisocitosis, que es característica de la anemia ferropénica y megaloblástica (*v.* más adelante).

Grado de hemoglobinización

El contenido de hemoglobina de los eritrocitos se determina mediante la cuantificación de los otros dos índices hematimétricos: la hemoglobina corpuscular media (HCM) y la concentración de hemoglobina corpuscular media (CHCM). La HCM es la masa de hemoglobina promedio contenida en un eritrocito, expresada en picogramos por célula. Este índice relaciona la concentración de la hemoglobina con el número de hematíes, en forma independiente de su tamaño.

La concentración de hemoglobina corpuscular media (CHCM) expresa los gramos de hemoglobina contenidos en 100 mL de un concentrado de hematíes. A diferencia de la HCM, la concentración de la hemoglobina se relaciona con la masa eritrocitaria (valor del hematocrito), por lo que depende más del volumen celular que del número de eritrocitos. Suele ser informada como una concentración de masa (g/dL). No obstante, en muchos casos, la CHCM es medida en porcentaje como si fuera una fracción de masa (masa de hemoglobina/masa de eritrocitos). Expresada en números, sin embargo, la CHCM en g/dL y en porcentaje (fracción de masa de la hemoglobina) es idéntica, ya que se asume una densidad del eritrocito de 1 g/mL y una cantidad insignificante de hemoglobina en plasma.

Generalmente, los valores de HCM y CHCM coinciden. Es decir, son altos o bajos en un mismo paciente y en una misma situación clínica, con excepción de la esferocitosis hereditaria, en donde la HCM es normal y la CHCM está aumentada (el esferocito representa el mínimo volumen que contiene una masa mayor de hemoglobina). Estos dos parámetros definen la cromía del eritrocito y permiten subclasificar a las anemias en:

- Normocrómicas: valores dentro del rango normal para cada edad.
- Hipocrómicas: valores por debajo del segundo DE de la media, según la edad.

En pediatría, resulta importante conocer las variaciones del VCM y de la HCM, dado que muchos laboratorios solo utilizan los valores de referencia del adulto, que son considerablemente distintos (*v.* Tabla 47.1.2). A diferencia del VCM y de la HCM, el valor de la CHCM se mantiene relativamente estable para las distintas edades (~ 30-36 g/dL).

Capacidad eritropoyética de la médula ósea

La capacidad funcional de la médula ósea se puede valorar en sangre periférica mediante la cuantificación de los reticulocitos circulantes. Proporcionan una guía útil para el análisis cinético y la clasificación fisiopatológica de las anemias (Tabla 47.1.3). Los reticulocitos se expresan como un porcentaje con respecto al valor de hematíes, que en niños normalmente es del 0,5% al 2,5%, o como valor absoluto:

- Recién nacido: 20 000-150 000/mm^3.
- 3 meses a 12 años: 10 000-100 000/mm^3.
- Adolescentes y adultos: 20 000-80 000/mm^3.

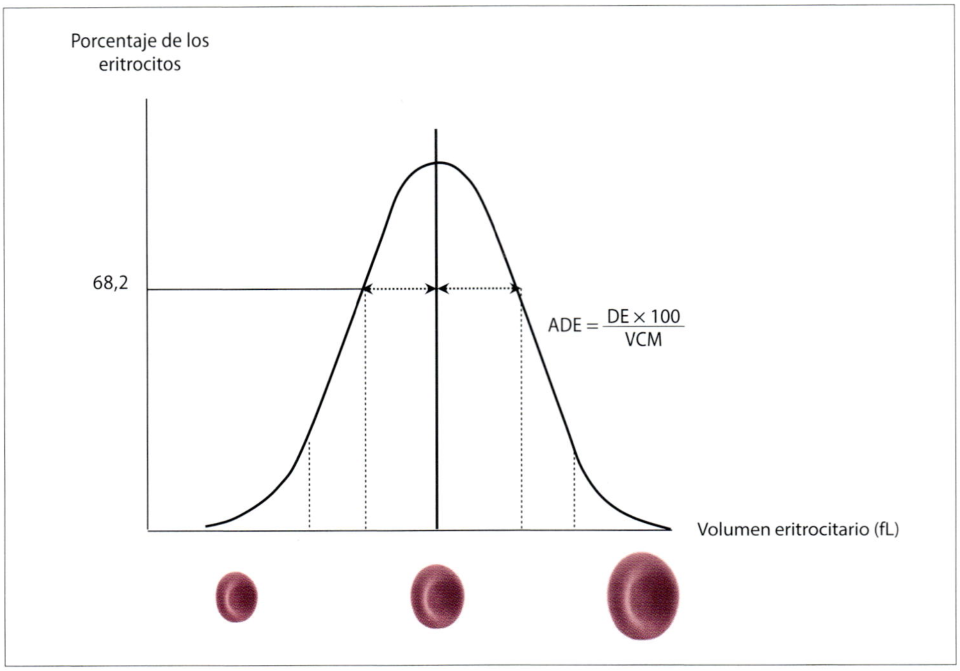

Figura 47.1.1 Curva de distribución gaussiana o normal del volumen eritrocitario y cálculo de la amplitud de distribución eritrocitaria. El desvío estándar representa el ancho de la curva en femtolitros a aproximadamente el 68,2% de la frecuencia.

Tabla 47.1.3 Clasificación morfológica y fisiopatológica de las anemias

Hiporregenerativas o arregenerativas (IPR < 2)		
Microcíticas	**Normocíticas**	**Macrocíticas**
• Déficit de hierro: ▪ Dieta inadecuada ▪ Prematurez ▪ Embarazo gemelar ▪ Pérdida de sangre crónica ▪ Intolerancia a la proteína de la leche de vaca ▪ Malabsorción intestinal ▪ Menstruación • Enfermedad inflamatoria crónica • Otras: ▪ Déficit de cobre ▪ Anemia sideroblástica ▪ Intoxicación por plomo o aluminio ▪ Piropoiquilocitosis	• Enfermedad inflamatoria aguda o crónica: ▪ Infección aguda, crónica o recurrente ▪ Enfermedad infamatoria intestinal ▪ Enfermedades reumáticas ▪ Enfermedades oncológicas ▪ Enfermedad renal, respiratoria o cardiovascular crónica • Pérdida de sangre reciente • Neoplasia maligna primaria o infiltración de la médula ósea • Enfermedad renal crónica • Otras: ▪ Aplasia o hipoplasia de la médula ósea ▪ Linfohistiocitosis hemofagocítica o síndrome de activación macrofágica ▪ Infección por VIH	• Déficit de vitamina B_{12}: ▪ Carencial ▪ Anemia perniciosa ▪ Resección ileal • Déficit de ácido fólico: ▪ Carencial ▪ Malabsorción ▪ Antimetabolitos ▪ Hemólisis crónica ▪ Fenitoína ▪ Trimetroprima/ sulfametoxazol • Hipotiroidismo • Hepatopatía crónica • Síndrome de Down • Insuficiencia de la médula ósea: ▪ Mielodisplasia ▪ Anemia de Blackfan-Diamond ▪ Anemia de Fanconi ▪ Anemia aplásica • Drogas: ▪ Alcohol ▪ Zidovudina
Regenerativas (IPR > 3)		
Hemólisis		**Pérdidas**
• Hemoglobinopatías: ▪ Hemoglobina SS, SC ▪ Hemoglobina S-ß talasemia • Membranopatías: ▪ Esferocitosis hereditaria ▪ Eliptocitosis hereditaria ▪ Hemoglobinuria praroxística nocturna ▪ Estomatocitosis ▪ Piropoiquilocitosis • Déficit enzimático: ▪ Déficit de G6PD ▪ Déficit de piruvato quinasa	• Hemólisis por fragmentación: ▪ CID, SUH, PTT ▪ Prótesis valvulares cardíacas ▪ Quemaduras o lesión térmica • Hiperesplenismo • Otras: ▪ Por factores plasmáticos ▪ Hepatopatías ▪ Infecciones ▪ Enfermedad de Wilson ▪ Abetaliporproteinemia • Anemia hemolítica autoinmune	• Hemorragia: ▪ Aguda ▪ Subaguda

IPR: índice de producción reticulocitaria; G6PD: glucosa-6-fofato deshidrogena; SUH: síndrome urémico hemolítico; CID: coagulación intravascular diseminada; PTT: púrpura trombótica trombocitopénica.

Si el valor se expresa como porcentaje, debe corregirse de acuerdo al hematocrito del paciente, dado que este valor viene referido a una cantidad normal de eritrocitos, que suele estar disminuida en las anemias. Para efectuar la corrección, se aplica el índice de reticulocitos corregidos (IRC), según la siguiente fórmula:

$$\text{IRC} = \frac{\text{recuento de reticulocitos (\%) x hematocrito del paciente}}{\text{hematocrito normal para la edad}}$$

Por ejemplo, si un paciente de 6 meses presenta una hematocrito de 25% (normal para la edad 35%) (*v.* Tabla 47.1.1) y un porcentaje de reticulocitos del 4%, el IRC es de 2,9%.

En las anemias regenerativas los reticulocitos están aumentados, mientras que en las arregenerativas no. Esta respuesta a la anemia depende de la integridad y función de la médula ósea, así como de la disponibilidad de micronutrientes.

Índice de producción reticulocitaria (IPR)

Es una corrección adicional que considera el estímulo eritrocitario compensador que se produce en caso de una anemia marcada. En esta situación, el número de reticulocitos en sangre periférica es superior al que corresponde al grado de regeneración eritroblástica debido a que la anemia provoca un estímulo eritropoyético adicional que facilita la salida precoz de los reticulocitos desde la médula a la sangre, con un acortamiento de su período de maduración intramedular (normalmente de 2-3 días) y un aumento del período de maduración periférica (normalmente de 1 día). Este fenómeno, conocido como desviación reticulocitaria, se caracteriza por la presencia de macrocitos policromatófilos circulantes.

El período de maduración reticulocitario en sangre periférica es un factor que se mide en días, y está en relación inversa al hematocrito:

- Hematocrito de 45%: período de maduración 1 día.
- Hematocrito de 35%: período de maduración 1,5 días.
- Hematocrito de 25%: período de maduración 2 días.
- Hematocrito de 15%: período de maduración 3 días.

La aplicación del índice reticulocitario o índice de producción reticulocitaria (IPR) consiste en dividir el valor de reticulocitos corregidos (IRC) por un factor que representa el número de días de maduración periférica, según el hematocrito del paciente:

$$\text{IPR} = \frac{\text{IRC}}{\text{factor}}$$

Continuando con el ejemplo del apartado anterior, para el paciente de 6 meses con un hematocrito de 25% (factor: 2 días) y un IRC de 2,9%, el IPR es de 1,45.

El IPR normal se sitúa entre 2 y 3. Un IPR > 3 señala un aumento de la actividad eritropoyética medular, indicativo de una anemia regenerativa, mientras que cuando es < 2 es un indicador de baja actividad eritropoyética, compatible con una anemia arregenerativa (*v.* Tabla 47.1.3). El IPR suministra una información más fidedigna sobre la capacidad regenerativa de la médula ósea, y proporciona una estimación de la tasa de eritropoyesis efectiva. Por lo tanto, se recomienda utilizarlo sistemáticamente para el análisis cinético y fisiopatológico de las anemias.

Frotis de sangre periférica

Este examen aporta información muy valiosa para el estudio inicial de la anemia. La morfología eritrocitaria y del resto de los elementos de la sangre permite aproximar una sospecha diagnóstica (Figura 47.1.2). Los siguientes hallazgos suelen ser orientativos:

- Microcitosis e hipocromía: anemia ferropénica, talasemias, anemia de la inflamación, anemia sideroblástica.
- Microcitosis y normocromía: anemia de la inflamación, hemorragia aguda.

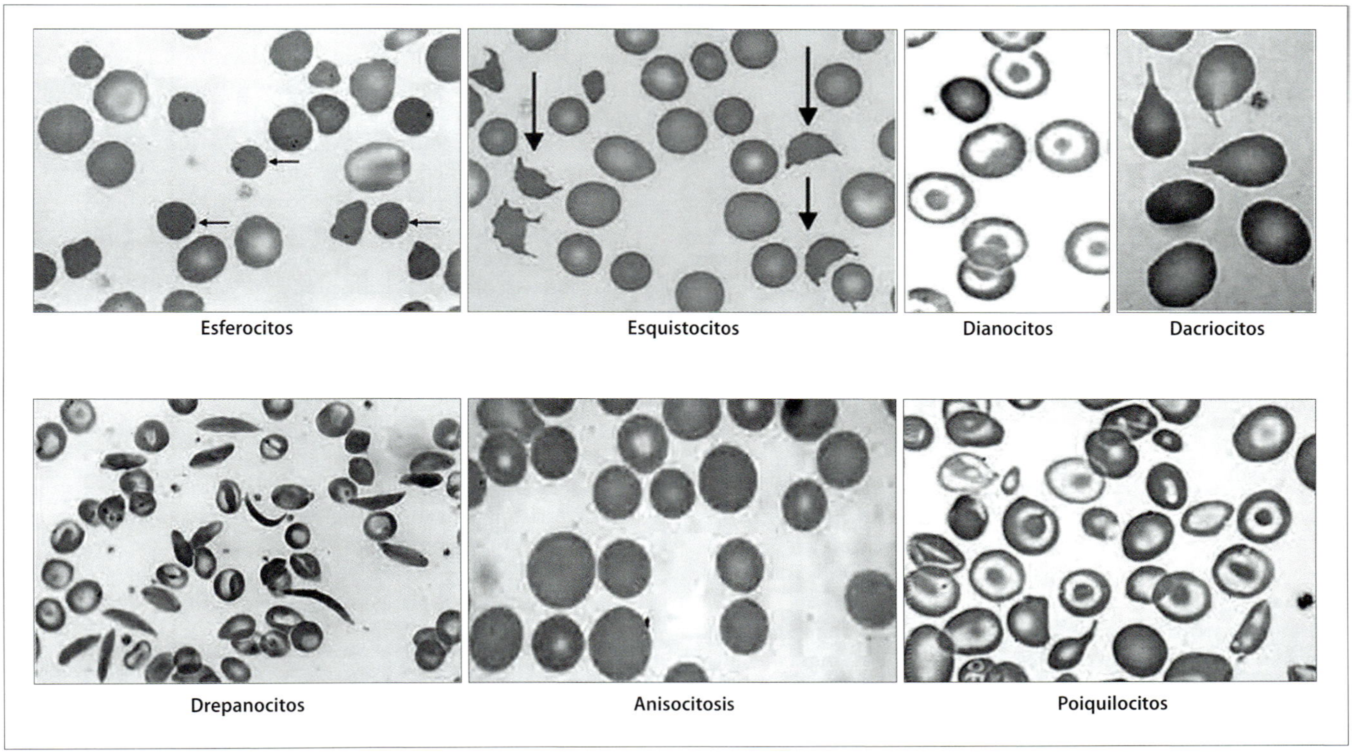

Figura 47.1.2 Distintas alteraciones de la morfología eritrocitaria que pueden observarse en el frotis de sangre periférica.

- Anisocitosis: suele ser característica de la anemia ferropénica, en especial luego de comenzar el tratamiento con hierro. También puede observarse en la anemia megaloblástica, las talasemias y otras anemias regenerativas.
- Poiquilocitosis (diferentes formas): anemia ferropénica, talasemias, anemias hemolíticas no inmunes.
- Macroovalocitos: déficit de vitamina B_{12} o folatos, síndromes mielodisplásicos, anemia hemolítica autoinmune (AHAI), mielofibrosis.
- Neutrófilos hipersegmentados: déficit de vitamina B_{12} o folatos.
- Dacriocitos, eritroblastos circulantes: talasemia mayor, mielofibrosis, médula ósea infiltrada, AHAI, osteopetrosis.
- Microesferocitos: esferocitosis hereditaria, AHAI, microangiopatía trombótica (MAT), recién nacidos.
- Drepanocitos (células falciformes): hemoglobinopatía SS o SC.
- Esquistocitos (hematíes fragmentados): hemólisis microangiopática o traumática, ferropenia grave, anemias megaloblásticas, quimioterapia.
- Células en diana (dianocitos o *target cells*): talasemias, hemoglobina C-SC, ferropenia, hepatopatía, esplenectomía, artefacto de técnica.
- Eliptocitos: eliptocitosis hereditaria, ferropenia, mielofibrosis.
- Acantocitos: insuficiencia hepática.
- Equinocitos: enfermedad renal crónica, artefacto de laboratorio, deficiencia de piruvato quinasa.
- Punteado basófilo: rasgos talasémicos, ferropenia.
- Cuerpos de Howell-Jolly: esplenectomía, hemólisis.
- Policromatofilia: reticulocitosis.

Manifestaciones clínicas generales

La descripción clásica del impacto clínico de la anemia implica la presencia de palidez de piel y mucosas, cefalea, astenia, adinamia, bradipsiquia y anorexia, que según la magnitud pueden acompañarse de taquicardia, taquipnea, un soplo funcional y, en los casos más graves, dificultad respiratoria progresiva e inestabilidad hemodinámica.

Si bien esta es la forma típica de presentación, las manifestaciones clínicas dependen de la edad, la gravedad de la anemia y el tiempo de evolución. Suelen observarse cuando la concentración de hemoglobina desciende a 7-8 g/dL. Por debajo de este valor, se hace evidente la palidez de las membranas mucosas. La palidez cutánea, en cambio, puede ser sutil o no ser evidente debido a la amplia variabilidad en la pigmentación de la piel de acuerdo con el origen étnico del paciente. Sin embargo, la palidez conjuntival y de la mucosa oral y gingival es semiológicamente más confiable.

Las anemias agudas suelen presentar sintomatología cardiorrespiratoria más marcada. Puede haber taquicardia, pulsos saltones, taquipnea, palpitaciones, precordio activo, dificultad respiratoria y un soplo sistólico por el estado hiperdinámico. En los casos más graves, puede progresar hasta la insuficiencia cardíaca y el *shock*. La magnitud de la taquicardia se correlaciona con el nivel de hemoglobina, y refleja la adaptación cardiovascular a la anemia.

Por el contrario, cuando la anemia se instala de manera lenta o insidiosa, como en la deficiencia de hierro (*v.* más adelante), el diagnóstico a menudo se retrasa por la aparición sutil de las manifestaciones clínicas, como astenia, anorexia, cefalea, irritabilidad, retardo del crecimiento y alteración del desarrollo neuromadurativo.

Por último, la etiología de ciertas anemias también determina la presencia de características clínicas asociadas, que pueden ser del tipo distrófico o neurológico en las carenciales; hiperbilirrubinemia, ictericia y visceromegalias en las hemolíticas; características dismórficas en un síndrome talasémico (abombamiento facial, prominencia malar) o en la anemia de Blackfan-Diamond (facies peculiar, anomalías de los pulgares) o la afectación de otras series y malformaciones congénitas concomitantes en las anemias aplásicas.

Por lo expuesto, la concentración de hemoglobina no es el único parámetro determinante de las manifestaciones clínicas, ni de la urgencia con la que debe corregirse la anemia.

Evaluación diagnóstica

El estudio de la anemia se plantea desde un enfoque clínico, sobre la base de una anamnesis completa y detallada, un examen físico exhaustivo y la realización inicial de un hemograma, con recuento de reticulocitos y frotis de sangre periférica.

Dado que las manifestaciones clínicas a menudo son inespecíficas, el diagnóstico etiológico requiere de un alto índice se sospecha, el cual debe orientar la necesidad eventual de realizar otros exámenes complementarios (Algoritmo 47.1.1).

Anamnesis

Además de los aspectos generales, es importante indagar acerca de lo siguiente:

- Tiempo de evolución y progresión de los síntomas.
- Manifestaciones hemorrágicas asociadas, como hematomas, petequias, epistaxis frecuentes, equimosis, deposiciones alquitranadas, hipermenorrea y ritmo menstrual en las adolescentes.
- Antecedentes perinatales: hipoxia, prematurez, ictericia, hiperbilirrubinemia, grupo y factor (individual, materno y paterno), requerimiento transfusional, anemia materna durante el embarazo, etc.
- Hábitos alimentarios: lactancia materna exclusiva, edad de introducción de la alimentación complementaria, consumo de leche de vaca o fórmulas lácteas, alimentación actual (ingesta de carnes u otros alimentos ricos en hierro), hábito de pica.
- Suplementación con hierro durante el primer año de vida: momento de la incorporación, duración y tipo de hierro administrado (sulfato ferroso, hierro polimaltosato, etc.).
- Fecha del último análisis hematológico sin anemia.
- Desarrollo psicomotor: trastornos cognitivos como bajo rendimiento escolar, déficit de atención y baja tolerancia al esfuerzo.
- Antecedentes de enfermedades previas o concomitantes: enfermedad renal crónica, hipotiroidismo u otra endocrinopatía, desnutrición, enfermedad celíaca u otros síndromes malabsortivos, enfermedades inmunológicas, cardiopatías, infecciones recurrentes, etc.
- Exposición a fármacos o tóxicos: antibióticos, antinflamatorios, anticonvulsivantes, hierbas, productos homeopáticos, productos con plomo, etc.
- Historia familiar: antecedentes familiares de anemia, ictericia, litiasis biliar, esplenectomía, origen étnico, etc.

Examen físico

Además de la evaluación del estado general, el examen físico debe incluir:

- Antropometría completa, que incluya el índice de masa corporal y la evaluación de la velocidad de crecimiento.

Algoritmo 47.1.1 Diagnóstico de las anemias

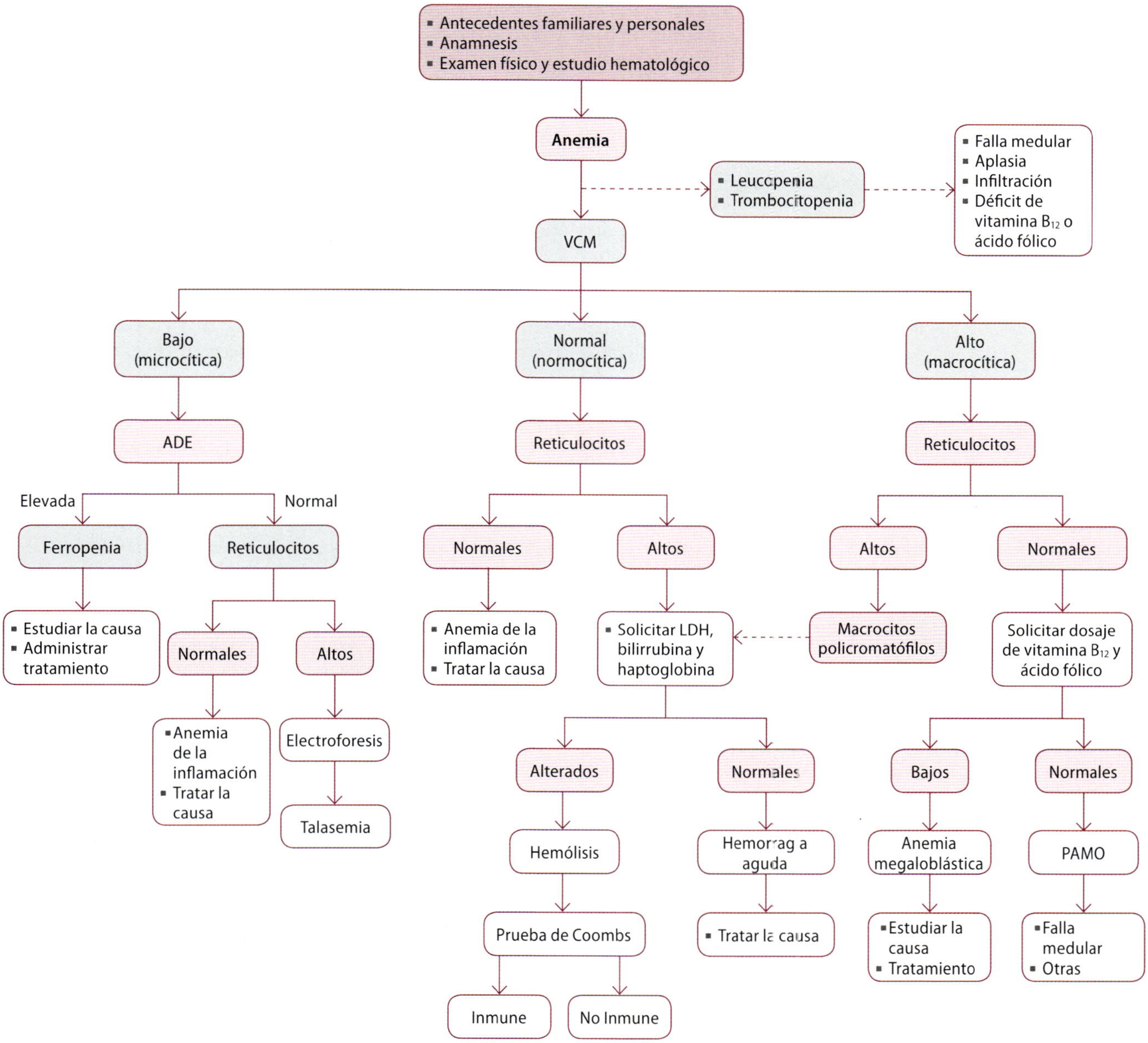

VCM: volumen corpuscular medio; ADE: amplitud de distribución eritrocitaria; PAMO: punción-aspiración de medula ósea; LDH: enzima láctico deshidrogenasa.

- Evaluación del estado hemodinámico: aspecto, coloración y temperatura de la piel, relleno capilar, pulsos periféricos, frecuencia cardíaca, auscultación cardíaca, diuresis, estado de conciencia y toma de la presión arterial.
- Inspección de piel y mucosas: palidez, ictericia, lesiones purpúricas, hematomas, lesiones en labios y cavidad oral (queilitis, glositis, aftas).
- Evaluación de faneras.
- Búsqueda de adenopatías, visceromegalias, malformaciones congénitas o distrofias asociadas.
- Evaluación del desarrollo neuromadurativo y de la presencia de trastornos neurológicos.

Anemia ferropénica

La deficiencia de hierro es la causa más frecuente de anemia en la edad pediátrica, especialmente entre los 6-24 meses de edad. Su incidencia en los países en vías de desarrollo es más del doble que en los países desarrollados. Mundialmente, se estima que la padece aproximadamente el 50% de los niños menores de 5 años y el 25% de los niños entre 6-12 años. Los adolescentes y las mujeres en edad fértil también se ven afectados debido al desequilibrio entre el crecimiento acelerado y la ingesta escasa o insuficiente de alimentos ricos en hierro (*v.* más adelante).

El hierro cumple funciones esenciales en el organismo, ya que participa del transporte de O_2, del metabolismo oxidativo, del crecimiento celular, de diversos procesos inmunológicos y del desarrollo y mielinización del sistema nervioso central.

La deficiencia de hierro se instaura como un proceso gradual, y atraviesa diferentes estadios ferropénicos. La síntesis de hemoglobina es un mecanismo ontogénico muy bien preservado. Se afecta únicamente cuando el déficit de hierro se encuentra en estadios avanzados. No obstante, el resto de las funciones biológicas del hierro, como aquellas relacionadas con el metabolismo oxidativo y el desarrollo del sistema nervioso central, puede afectarse más precozmente, aun con niveles normales de hemoglobina circulante.

Los requerimientos de hierro son necesarios para suplir las pérdidas diarias y las demandas fisiológicas por crecimiento. Estas son máximas durante el primer año de vida y aumentan nuevamente en la adolescencia.

Normalmente, los depósitos corporales de hierro se establecen durante el tercer trimestre del embarazo y son adecuados para cubrir los requerimientos fisiológicos hasta los 4-6 meses de vida. A partir de ese momento, resulta indispensable el aporte a través de la dieta.

La dependencia del hierro alimentario es considerablemente mayor en el lactante que en el adulto, ya que representa el 30% del hierro metabolizado por día. El 70% restante proviene de la hemocateresis (hierro reciclado de los eritrocitos envejecidos). En el adulto, el aporte alimentario representa únicamente el 5% del hierro metabolizado por día, mientras que el 95% restante proviene del hierro reciclado.

Metabolismo del hierro

Biodisponibilidad y absorción intestinal

La biodisponibilidad del hierro depende de la forma química entregada al enterocito duodenal. El hierro libre, presente en los alimentos de origen vegetal, se encuentra en estado Fe^{3+}, no apto para ser absorbido. El transportador duodenal para metales divalentes 1 (DMT 1) puede absorber hierro en la forma Fe^{2+}, por lo que debe ser reducido para ingresar a la célula. El ácido clorhídrico y la enzima ferrireductasa, acoplada al DMT 1, se encargan de cambiar el estado de óxido-reducción del hierro (Figura 47.1.3). Sin embargo, ambos mecanismos son poco efectivos y la reducción del hierro es solo parcial. Además, sustancias capaces de quelar el hierro (como fosfatos, tanatos, fitatos, polifenoles, etc.), abundantes en los alimentos de origen vegetal, dificultan aún más su absorción. De hecho, únicamente del 1% al 3% del hierro contenido en los vegetales puede ser absorbido.

Por el contrario, el hierro que forma parte del grupo hemo, presente en los alimentos de origen animal, se absorbe mucho más fácilmente. Sucede a través de un mecanismo de endocitosis mediada por receptor, tras el cual la mayoría del hierro es separado del grupo hemo y permanece en su forma Fe^{2+} (*v.* Figura 47.1.3). El porcentaje de absorción es de un 20% para el hierro presente en la carne vacuna y de un 10% para el hierro presente en el pescado.

Le leche materna, a pesar de ser la de menor contenido en hierro, presenta un porcentaje de absorción muy alto, cercano al 50%. Mientras que la leche de vaca, si bien contiene casi el triple de hierro que la leche materna, presenta un porcentaje de absorción mucho menor (10%). A mismo volumen de leche, la leche materna aporta el doble de hierro que la leche de vaca.

La absorción intestinal de hierro también varía según la magnitud de los depósitos corporales, la actividad eritropoyética, el grado de oxigenación tisular y la presencia de mecanismos inflamatorios. Aumenta cuando los depósitos de hierro son bajos, cuando la actividad eritropoyética es alta y cuando hay menor oxigenación tisular, mientras que disminuye en el contexto de la inflamación.

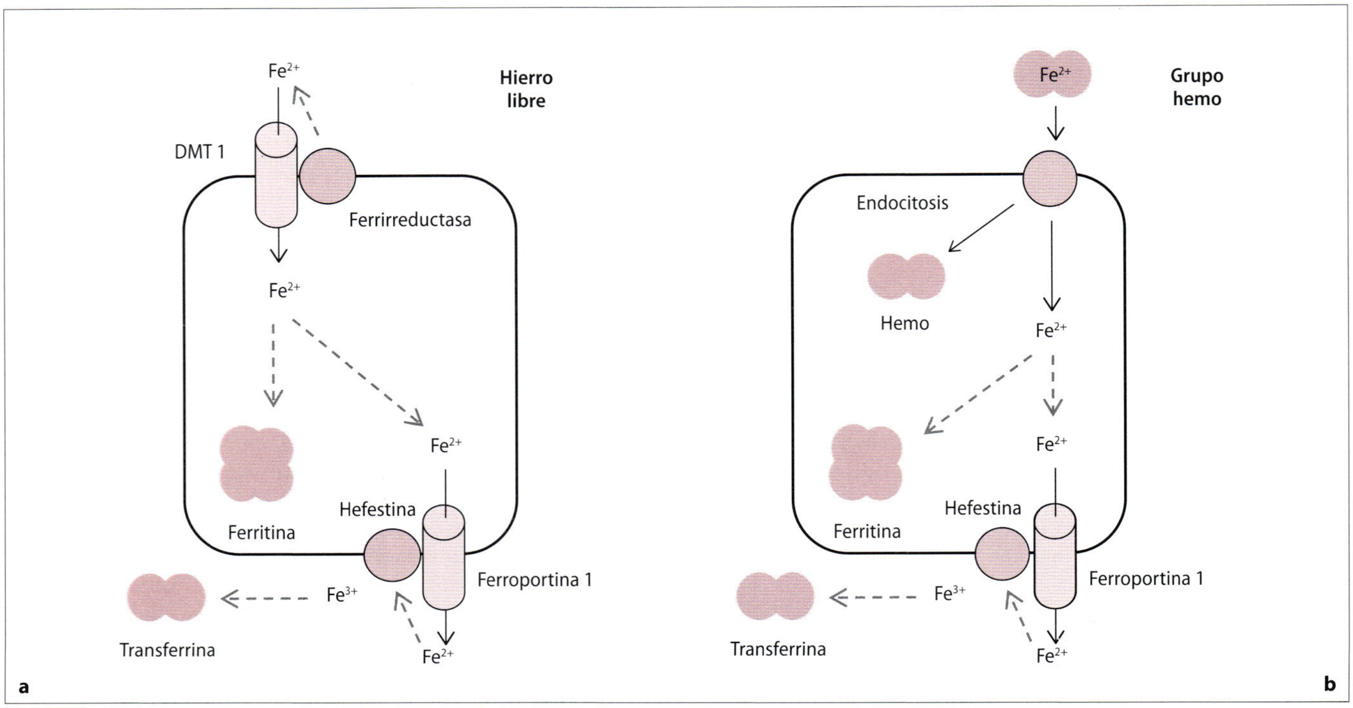

Figura 47.1.3 a Mecanismo de absorción del hierro en estado libre. **b** Mecanismo de absorción del hierro como parte del grupo hemo.

Transporte, almacenamiento y pérdidas

Parte del hierro absorbido en estado Fe^{2+} es almacenado en la molécula de ferritina del enterocito. El resto abandona la célula a través de la ferroportina 1, tras lo cual es rápidamente oxidado a la forma Fe^{3+} por la hefestina (*v.* Figura 47.1.3). Este último paso es necesario para que el hierro pueda unirse y ser transportado por la transferrina. El transporte dentro de esta molécula evita los efectos tóxicos del hierro en estado libre (vinculados con la generación de radicales libres), limita su eliminación a través del filtrado glomerular y facilita su llegada y captación por los distintos tipos celulares.

La hemoglobina contiene dos terceras partes del hierro corporal total. El resto del hierro metabólicamente activo se encuentra formando parte de la mioglobina, de los citocromos, de las ferrosulfoproteínas y de las metaloflavoproteínas.

Las células del sistema retículo-endotelial presentes en el hígado, la médula ósea y el bazo, así como los precursores eritroides y, en menor medida, el páncreas, la hipófisis y el miocardio, representan los sitios de depósito corporal de hierro, donde es almacenado como ferritina o como hemosiderina. En el recién nacido de término, la magnitud de estos depósitos es de aproximadamente 75 mg/kg y disminuye a los valores del adulto (30-50 mg/kg) al cuarto mes de vida.

Las pérdidas diarias de hierro ocurren por descamación del epitelio digestivo (60%), por descamación cutánea (30%) y por la orina (10%).

Causas

La anemia ferropénica se produce cuando existe un balance negativo de hierro, es decir, cuando las pérdidas o las demandas por crecimiento superan a los aportes diarios, y los depósitos son incapaces de suplirlas.

La causa más frecuente es el consumo de una dieta con bajo contenido de hierro, asociado, en la mayoría de los casos, con las malas condiciones socioeconómicas. Asimismo, puede suceder por la introducción temprana de la leche de vaca, o bien por dietas restrictivas con bajo contenido de hierro. Menos frecuentemente, puede producirse por malabsorción intestinal, por depósitos insuficientes (prematuros, gemelares, etc.), por aumento de las pérdidas diarias (epistaxis reiteradas, hemorragias digestivas, hipermenorrea en adolescentes, etc.) o ponerse de manifiesto cuando aumentan las demandas fisiológicas por crecimiento (lactantes, adolescentes).

Manifestaciones clínicas

La deficiencia de hierro y la anemia ferropénica se consideran una enfermedad sistémica. Las manifestaciones clínicas de esta entidad son una combinación entre las producidas por la anemia (hematológicas) y las atribuibles al déficit corporal de hierro (no hematológicas), que afectan múltiples órganos y sistemas.

La anemia suele ser una forma frecuente de presentación. Puede producir astenia, anorexia, irritabilidad, mareos, cefalea, retardo del crecimiento y palidez de piel y mucosas. En casos más graves, puede asociarse con taquicardia, taquipnea y dificultad respiratoria. La presencia y gravedad de estas manifestaciones se relaciona con el tiempo de instauración de la anemia, es decir, serán más solapadas cuanto más lentamente se haya instalado la anemia.

Con respecto al neurodesarrollo, el hierro es necesario tanto por su rol en el transporte de O_2 como para los procesos que dependen de las enzimas que contienen hierro (citocromos, ferrosulfoproteínas, etc.). Participa de procesos como la mielinización, la oligodendrogénesis y la síntesis de neurotransmisores (dopamina, adrenalina y serotonina). Su deficiencia afecta negativamente el desarrollo neuromadurativo, y también puede producir trastornos cognitivos con disminución del rendimiento intelectual, trastornos socioemocionales, problemas de atención, ansiedad, irritabilidad, trastornos psicomotores e incluso enfermedades psiquiátricas (depresión).

Otras manifestaciones no hematológicas probablemente atribuibles al déficit de hierro son: astenia e intolerancia al esfuerzo (por alteración del metabolismo energético celular), alteración de la piel y anexos, hábito de pica, predisposición a la intoxicación por plomo (por aumento en la capacidad de absorción), trastornos gastrointestinales y trastorno óseos.

Diagnóstico

En la inmensa mayoría de los casos, puede arribarse al diagnóstico con los datos epidemiológicos, la anamnesis, un completo examen físico y la ayuda de un hemograma. Este último se caracteriza por la presencia de anemia (hemoglobina por debajo del segundo DE de la media, según la edad), microcítica (VCM bajo), hipocrómica (HCM y CHCM bajas), con anisocitosis (ADE aumentada) y reticulocitos normales (arregenerativa). En el 25%-30% de los casos puede acompañarse de trombocitosis (más de 500 000 plaquetas/mm^3), cuya explicación no se encuentra completamente dilucidada. En el frotis de sangre periférica pueden observarse microcitosis e hipocromía, así como policromatofilia, poiquilocitosis y un punteado basófilo. Estos datos suelen ser suficientes para el diagnóstico y establecer una prueba terapéutica.

En las escasas situaciones en las que sea necesario confirmar el diagnóstico mediante pruebas específicas, las que resultan de mayor utilidad clínica son:

- Dosaje de ferritina plasmática (valoración de los depósitos). Valores menores de 10 ng/mL son compatibles con déficit de hierro.
- Porcentaje de saturación de la transferrina (valoración del compartimiento plasmático). Valores menores del 12% en menores de 5 años y del 14% entre los 5-10 años son compatibles con déficit de hierro.
- Protoporfirina libre eritrocitaria (valoración del compartimiento eritrocitario). Valores mayores de 80 µg/dL en menores de 5 años y mayores de 70 µg/dL en mayores de 5 años son compatibles con déficit de hierro.

En la Tabla 47.1.4 se completan las variables utilizadas para confirmar el diagnóstico de anemia ferropénica, que, asimismo, resultan de utilidad comparativa para el diagnóstico diferencial.

Diagnóstico diferencial

El diagnóstico diferencial de anemia ferropénica se establece con el resto de las anemias microcíticas e hipocrómicas, como las talasemias (el rasgo talasémico β es la más común) y la anemia de la inflamación (*v.* Tabla 47.1.4). Cabe destacar que previo a la realización de estudios adicionales, puede establecerse una distinción inicial entre la anemia ferropénica y el rasgo talasémico β con la información que aporta el hemograma, mediante el cálculo del índice de Mentzer (IM). Este índice se define como la relación entre el VCM y el recuento de glóbulos rojos (expresado de la siguiente manera: 5 500 000/mm^3 = 5,5).

En la anemia ferropénica, existe una disminución proporcional del VCM y del hematocrito con respecto al grado de anemia, mientras que en el rasgo talasémico β hay un aumento del número de hematíes con un VCM desproporcionadamente bajo, que

Tabla 47.1.4 Diagnóstico diferencial de las anemias microcíticas

Estudio	Anemia ferropénica	Anemia de la inflamación	Rasgo talasémico β
Ferremia	Disminuida	Normal o disminuida	Normal
Capacidad total de transporte de hierro	Aumentada	Normal o disminuida	Normal
Saturación de la transferrina	Disminuida	Normal o disminuida	Normal
Ferritina sérica	Disminuida	Normal o aumentada	Normal
Receptores solubles de transferrina	Aumentados	Normales	Aumentados
Protoporfirina libre eritrocitaria	Aumentada	Normal	Normal
Hemoglobina A2	Normal o disminuida	Normal	Aumentada
Hemoglobina F	Normal	Normal	Normal o aumentada
Hemosiderina en médula ósea	Disminuida	Normal o aumentada	Normal
Prueba terapéutica	+	-	-

no guarda relación con el grado de anemia. Por lo expuesto, el IM suele ser < 13 en el rasgo talasémico β y > 13 en la anemia ferropénica.

Por ejemplo, si un paciente de 6 meses presenta una hemoglobina de 8,5 g/dL (normal para la edad > 9,5 g/dL) (*v.* Tabla 47.1.1), un VCM de 65 fL (normal para la edad > 70 fL) (*v.* Tabla 47.1.2) y un recuento de glóbulos rojos de 4 500 000/mm^3, el IM (65/4,5) es de 14,4, sugestivo de anemia ferropénica.

Tratamiento

Los objetivos del tratamiento son revertir la anemia, reponer los depósitos corporales de hierro y corregir la causa primaria.

El fármaco de elección es el sulfato ferroso por vía oral, 3-6 mg/kg/día repartido en 1-3 tomas diarias. Por interferencia con su absorción intestinal, debe ser administrado lejos de las comidas (media hora antes o dos horas después).

Es esperable que luego de 5-10 días desde la instauración adecuada del tratamiento el porcentaje de reticulocitos (expresado como IRC) sea mayor del 2%, y que después del primer mes la hemoglobina aumente 1 g/dL.

Una vez alcanzados los valores normales de hemoglobina, el tratamiento debe prolongarse (en igual dosis) por un tiempo similar al que fuera necesario para lograr su normalización, con el fin de reponer los depósitos corporales de hierro.

El uso de hierro por vía parenteral tiene indicaciones restringidas debido a que la respuesta no es más rápida que el tratamiento por vía oral. Se indica en casos de intolerancia grave al aporte de hierro por vía oral, ante la falta reiterada del cumplimiento del tratamiento o si hay alguna patología digestiva de base que lo contraindique. Se sugiere establecer esta indicación en conjunto con el subespecialista en hematología infantil.

El tratamiento farmacológico se debe acompañar invariablemente de una alimentación rica en hierro. De existir pérdidas de sangre (parasitosis, pérdidas ocultas por materia fecal, etc.), malabsorción intestinal o alguna otra causa predisponente, debe ser estudiada y tratada.

La transfusión de glóbulos rojos desplasmatizados se recomienda en los siguientes escenarios clínicos:

- Con hemoglobina > 7 g/dL si la anemia coexiste con insuficiencia respiratoria.
- Con hemoglobina entre 5-7 g/dL si la anemia coexiste con insuficiencia respiratoria o si hay inestabilidad hemodinámica u otros factores agravantes (infección activa, desnutrición, diarrea crónica, etc.).
- Siempre que la hemoglobina sea < 5 g/dL.

Control hematológico

Si al momento del diagnóstico la hemoglobina es menor de 8 g/dL, los controles de laboratorio deben ser semanales hasta alcanzar dicho valor, y luego mensuales hasta la normalización de la hemoglobina, mientras que si la hemoglobina inicial es mayor de 8 g/dL, los controles deben ser mensuales hasta que la hemoglobina sea normal.

A los 3 meses de finalizado el tratamiento, se propone la realización de un hemograma de control para detectar precozmente eventuales recaídas.

Prevención

La prevención de esta anemia comienza durante la gestación, asegurando el adecuado aporte materno de hierro. La ligadura tardía del cordón umbilical (de 1 a 3 min) aumenta significativamente los depósitos de hierro, por lo que es una práctica recomendada. Sin embargo, algunos de sus riesgos (hiperbilirrubinemia, policitemia, hiperviscosidad, etc.) aún no han sido completamente estudiados.

Se debe promover la lactancia materna exclusiva durante los primeros 6 meses de vida, y la incorporación de la alimentación complementaria con alimentos ricos en hierro.

Los niños con factores de riesgo para padecer anemia ferropénica, como los prematuros, los gemelares, los de bajo peso al nacimiento, los que hayan sufrido hemorragias perinatales, los que presenten algún trastorno malabsortivo, o bien aquellos niños nacidos de término cuya alimentación no asegure el aporte adecuado de hierro deben recibir hierro medicinal como medida preventiva. El preparado de elección, al igual que para el tratamiento, es el sulfato ferroso por vía oral. La dosis y el momento de inicio dependen del factor de riesgo en cuestión (Tabla 47.1.5).

Anemia de la inflamación

La anemia de los procesos inflamatorios, tanto agudos como crónicos, se caracteriza por ser una anemia hiporregenerativa o arregenerativa, generalmente leve, que se observa con frecuencia en pacientes con alguna enfermedad sistémica de base (infecciosa, inflamatoria u oncológica) que presenta una respuesta inflamatoria marcada y sostenida. Es la anemia más frecuente luego de la ferropénica, y puede estar presente hasta en el 52% de los pacientes internados.

Fisiopatología y causas

Los procesos infecciosos agudos (virales, bacterianos, parasitarios o fúngicos) son responsables de la mayoría de los casos

Tabla 47.1.5 Suplementación profiláctica con sulfato ferroso para algunas de sus indicaciones

Grupo	Dosis	Inicio	Duración
RN de término	1 mg/kg/día	4 meses	Hasta los 12 meses
RN de término (1500-2000 g)	2 mg/kg/día	2 meses	Hasta los 18 meses
Mujeres adolescentes	60-80 mg/día	Durante 3 meses consecutivos	
Mujeres adolescentes embarazadas	60 mg/día	Al comienzo del 2° trimestre	Hasta el final del embarazo

RN: recién nacido.

de esta anemia en pediatría. Asimismo, puede ser producida por enfermedades de causa inmune (lupus, artritis idiopática juvenil), neoplasias, o ser secundaria a otras enfermedades que presentan actividad inflamatoria, como la enfermedad renal crónica, insuficiencia cardíaca, enfermedad pulmonar obstructiva crónica, diabetes, trasplante de órgano sólido o la anemia de las enfermedades críticas.

La fisiopatología es compleja y multifactorial. Implica una alteración del balance y utilización del hierro corporal, junto con un freno de la eritropoyesis normal. Estos efectos son consecuencia de la actividad de diversas citoquinas, como el factor de necrosis tumoral α (TNF-α), la interleuquina 1 (IL-1), la IL-6, la IL-10 y el interferón γ (IFN-γ), presentes durante la inflamación aguda y crónica. Estas citoquinas estimulan la producción hepática de una molécula de 25 aminoácidos llamada hepcidina. Se trata de una hormona filogenéticamente muy antigua, reguladora central de la homeostasis del hierro. Una vez liberada a la circulación, la hepcidina se une a la ferroportina 1 presente en macrófagos, hepatocitos y enterocitos (*v.* Figura 47.1.3). Dicha unión induce la fosforilación, internalización y degradación de la ferroportina 1, que disminuye su expresión sobre la superficie celular. Esto limita la salida del hierro desde sus depósitos y reduce su absorción intestinal, lo que interfiere con la eritropoyesis normal.

Además del mecanismo descrito, existen cinco mecanismos adicionales que contribuyen con la generación de anemia durante la inflamación:

- Diminución de la vida media de los hematíes por diseritropoyesis, daño celular y eritrofagocitosis (TNF-α).
- Menor producción de EPO en relación con el grado de anemia (IL-1 y TNF-α). La deficiencia de EPO representa uno de los mecanismos fisiopatológicos principales y constituye la base racional para el uso de EPO en esta entidad.
- Menor respuesta de la serie eritroide a la EPO (IFN-γ, IL-1, TNF-α y hepcidina) por disminución de la expresión de su receptor.
- Diminución de la diferenciación y proliferación de los precursores eritroides (IFN-γ, IL-1, TNF-α y α1-antitripsina).
- Mayor captación y secuestro de hierro en las células del sistema retículo-endotelial, por aumento de la expresión del DMT 1 y del receptor para transferrina (IFN-γ e IL-10).

La disminución multifactorial de la eritropoyesis es el mecanismo fisiopatológico responsable de esta anemia, mientras que el secuestro del hierro corporal representa el evento principal, que, asimismo, aporta los datos bioquímicos para el diagnóstico.

Diagnóstico

El diagnóstico se establece con base en la presencia de una enfermedad subyacente, tanto aguda como crónica, que se acompañe de actividad inflamatoria sistémica.

La anemia comparte muchas de sus características con la ferropénica. Generalmente, es leve o moderada, con valores de hemoglobina que suelen estar entre 8-9,5 g/dL. Suele ser normocítica y normocrómica, sin respuesta reticulocitaria (hipogenerativa o arregenerativa). Sin embargo, se puede observar una anemia normocítica e hipocrómica en los procesos infecciosos, y también microcítica e hipocrómica en las enfermedades de larga data, ya que puede asociarse con déficit de hierro. Los resultados de las pruebas específicas que evalúan el perfil corporal de hierro pueden observarse en la Tabla 47.1.4.

Otros estudios, como el dosaje de EPO o de hepcidina, pueden aportar información valiosa. Sin embargo, son determinaciones muy costosas, de baja disponibilidad y no suelen ser necesarias para el diagnóstico.

Tratamiento

El tratamiento debe estar dirigido a resolver la enfermedad de base que desencadenó el fenómeno inflamatorio. Como en la mayoría de los casos la anemia es leve, no suele requerir tratamiento alguno.

Cuando los pacientes no responden al tratamiento de la enfermedad de base y la anemia persiste, puede indicarse el tratamiento con EPO recombinante humana. En caso de no haber respuesta, que, por lo general, se observa a las 4-8 semanas, debe sospecharse una deficiencia de hierro concomitante, que debe ser tratada. Como la absorción intestinal de este metal se encuentra disminuida por la acción de la hepcidina, la administración debe ser por vía endovenosa.

Si la anemia es grave, con inestabilidad hemodinámica o respiratoria que pongan en riesgo la vida del paciente, se debe indicar una trasfusión de glóbulos rojos desplasmatizados.

Anemia megaloblástica

La anemia megaloblástica es producida por una alteración en la síntesis de ADN que afecta sobre todo a las células con alta tasa de diferenciación y proliferación (p. ej., los progenitores y precursores eritroides). Esta síntesis defectuosa conduce a una hematopoyesis ineficaz, caracterizada por eritropoyesis activa con muerte celular prematura, disminución de la salida de la médula ósea y reducción de la sobrevida eritrocitaria.

Es producida por la deficiencia de vitamina B_{12} o de ácido fólico, que suelen generar hallazgos hematológicos idénticos. Sin embargo, ciertas manifestaciones clínicas permiten diferenciarlas, como la presencia de síntomas neurológicos en el déficit de vitamina B_{12} (ataxia, alteraciones de la sensibilidad, hipotonía, convulsiones, retraso o regresión del desarrollo, alteraciones neuropsiquiátricas, etc.). Estas manifestaciones se relacionan con su participación en la síntesis de mielina.

El ácido fólico puede encontrarse en las frutas frescas, verduras de hoja verde, carne (principalmente en las vísceras), leche y cereales. Es termolábil e hidrosoluble, por lo que el calentamiento de los alimentos reduce su contenido. Es absorbido en el duodeno y el yeyuno, y luego transformado a metil-tetrahidrofolato (metil-THF) por el enterocito. Este pasa a la circulación para ser transportado en forma libre, por la albúmina o por una proteína fijadora de folatos. Al ingresar a las células, debe sufrir diversas modificaciones químicas que dependen de la presencia de vitamina B_{12}. Esta participa en la transformación enzimática a THF, el cual puede ser almacenado o bien transformarse en N-metilen-THF, necesario para la síntesis de pirimidinas.

Los depósitos de ácido fólico son limitados, por lo que puede aparecer anemia megaloblástica a los 2-3 meses de una dieta sin folatos. Su deficiencia está relacionada con la desnutrición (principalmente por aporte insuficiente o disminución de la absorción) y, menos frecuentemente, con la administración de antibióticos (trimetoprima/sulfametoxazol), anticonvulsivantes (fenitoína), agentes quimioterápicos (metotrexato) o por trastornos congénitos de su metabolismo.

La vitamina B_{12} se encuentra en las carnes y productos lácteos, y es absorbida en el íleon terminal ligada al factor intrínseco (producido por las células parietales gástricas). El ser humano no puede sintetizar vitamina B_{12}. A diferencia de lo que sucede con los depósitos de ácido fólico, los niños mayores y adultos tienen reservas de vitamina B_{12} suficientes para 3-5 años. No obstante, en los lactantes pequeños nacidos de madres con depósitos insuficientes, los signos clínicos de la deficiencia de esta vitamina pueden hacerse evidentes en los primeros 6-18 meses de vida. Asimismo, la deficiencia puede producirse por un aporte dietético insuficiente (restricción dietética extrema [veganismo] o lactantes alimentados con leche materna de madres con deficiencia de la vitamina). Menos frecuentemente, puede producirse por la presencia de anticuerpos antifactor intrínseco o por gastritis atrófica autoinmune por anticuerpos anticélulas parietales (anemia perniciosa), en la enfermedad inflamatoria intestinal o en la resección ileal o gástrica, que provocan una disminución de la superficie de absorción y de la producción de factor intrínseco, respectivamente. Otras causas de deficiencia son la infección por *Diphyllobothrium latum*, el síndrome de Imerslund-Gräsbeck (malabsorción selectiva de vitamina B_{12} asociada con proteinuria) y las alteraciones de su transporte (déficit de transcobalamina II) y metabolismo.

Diagnóstico

Como fue mencionado, la carencia de vitamina B_{12} o de ácido fólico limita la capacidad de sintetizar ADN y, por lo tanto, de diferenciación y proliferación celular. La omisión de divisiones celulares en la progenie roja genera un menor número de células, pero de un tamaño mayor, con escasa cantidad de hemoglobina en su interior. Esto se traduce en la macrocitosis que característicamente se asocia con la anemia por deficiencia de ambos elementos. El VCM puede aumentar aun antes de que disminuya la hemoglobina, y precede los síntomas de anemia. Valores mayores de 120 fL son muy sugestivos, y pueden ascender hasta 150 fL.

En el frotis de sangre periférica, los eritrocitos son grandes y a menudo ovalados (macroovalocitos), y puede haber anisocitosis. Es característico encontrar neutrófilos hipersegmentados (más de 5 lóbulos), y menos frecuentemente puede haber leucopenia y plaquetopenia.

El primer paso para la confirmación diagnóstica es la determinación de la concentración de folatos y vitamina B_{12}. La concentración normal de ácido fólico es de 5-20 ng/mL, y la de vitamina B_{12} es de 190-900 ng/mL. Asimismo, se pueden medir ciertos metabolitos, como el ácido metilmalónico y la homocisteína. Ambos se encuentran aumentados en el déficit de vitamina B_{12}, mientras que solo la homocisteína aumenta en el déficit de ácido fólico. La enzima láctico deshidrogenasa (LDH) suele aumentar como marcador de eritropoyesis ineficaz.

Tratamiento

Ácido fólico

La administración se efectúa por vía oral, o por vía parenteral cuando la absorción intestinal está comprometida. No debe administrarse ácido fólico sin vitamina B_{12} en pacientes en los que no se haya descartado la deficiencia de esta vitamina por el riesgo de desencadenar o agravar un síndrome de degeneración combinada subaguda de la médula espinal.

El requerimiento diario de ácido fólico depende de la edad: 0-1 años: 80 µg; 1-8 años: 200 µg; 9-13 años: 300 µg y; ≥ 14 años: 400 µg. Las dosis para el tratamiento de la anemia megaloblástica son las siguientes:

- Nacimiento-1 año: 1 mg/día por vía oral.
- Mayores de 1 año: 5 mg/día por vía oral.

En el caso de anemia secundaria al metotrexato (así como para prevenir su desarrollo en el curso del tratamiento con este quimioterápico), se administra por vía parenteral como ácido folínico (leucovorina). Este compuesto puede transformarse en THF sin necesidad de la enzima dihidrofolato reductasa, que es inhibida por el metotrexato.

Vitamina B_{12}

El requerimiento fisiológico de la vitamina B_{12} es de 5 µg. Las preparaciones farmacéuticas contienen cantidades mayores. La administración puede ser tanto oral como parenteral, en forma diaria, semanal o mensual, según la causa de la deficiencia y la respuesta al tratamiento. Esta se evalúa con la respuesta reticulocitaria a los 10-12 días.

La duración del tratamiento, tanto con ácido fólico como con vitamina B_{12}, depende de la causa que produjo la deficiencia.

Anemias hemolíticas

Se producen por un incremento patológico de la destrucción de los hematíes (acortamiento de su vida media circulante), que supera la capacidad de la médula ósea para suplirla. Pueden ser originadas por anomalías congénitas o adquiridas, tanto por mecanismos extravasculares como intravasculares.

En la hemólisis extravascular, se encuentra involucrado el sistema retículo-endotelial del bazo (macrófagos esplénicos) y el hígado (células de Kupffer), que produce el secuestro y remoción de los hematíes circulantes, con el consecuente aumento de la bilirrubina no conjugada (o indirecta). Son ejemplo de este tipo de hemólisis algunas anemias hemolíticas autoinmunes (AHAI), la drepanocitosis (o anemia de células falciformes) y la esferocitosis hereditaria.

En la hemólisis intravascular, en cambio, el daño se produce directamente sobre la membrana del glóbulo rojo dentro del torrente sanguíneo. Esto genera la liberación de hemoglobina, que se une en forma irreversible con la haptoglobina, la cual disminuye. Cuando la hemoglobina excede la capacidad de la haptoglobina, permanece libre en la circulación, se filtra y se absorbe en el túbulo proximal renal. Si la cantidad de hemoglobina filtrada supera la capacidad de absorción tubular, es excretada en la orina, que le otorga una coloración oscura. Asimismo, la destrucción eritrocitaria produce un aumento de la LDH. Son ejemplos de este tipo de hemólisis las hemólisis microangiopáticas, por toxinas, inducidas por válvulas mecánicas, mediadas por complemento o por crioaglutininas, entre otras.

En respuesta a la anemia (bajo aporte tisular de O_2), la estimulación de la médula ósea por la EPO se refleja en una elevación de los reticulocitos circulantes, evento característico de las anemias hemolíticas. Cabe recordar que para que esto sea posible, la integridad y función de la médula ósea deben estar preservadas, así como la disponibilidad de micronutrientes.

La anemia puede presentarse en forma aguda o crónica. En el primer caso, de acuerdo con la gravedad, puede haber taquicardia, pulsos saltones, taquipnea, palpitaciones, precordio activo, dificultad respiratoria y un soplo sistólico de tipo eyectivo. En los casos más graves, puede progresar hasta la insuficiencia cardíaca y el *shock*. Asimismo, suele haber ictericia, esplenomegalia y hemoglobinuria (referida como orinas oscuras). En las hemólisis crónicas se asocia la litiasis biliar.

En el frotis de sangre se pueden observar microesferocitos (*v.* Figura 47.1.2), tanto en la esferocitosis hereditaria (*v.* más adelante) como en las anemias hemolíticas autoinmunes, por los cambios de membrana producidos por las inmunoglobulinas adheridas. Asimismo, pueden observarse esquistocitos o formas fragmentadas (*v.* Figura 47.1.2), resultantes de la destrucción microangiopática. También es frecuente la policromatofilia debido al aumento de los reticulocitos circulantes.

Entre las determinaciones bioquímicas, se destacan el aumento de la LDH, la hiperbilirrubinemia no conjugada y la disminución de la haptoglobina, si bien no es un marcador muy útil en los menores de 3-6 meses.

La prueba de Coombs directa resulta esencial para el diagnóstico diferencial de las anemias hemolíticas. Un resultado positivo orienta hacia el origen inmune de la anemia (Algoritmo 47.1.2).

Anemias hemolíticas congénitas

Membranopatías

Esferocitosis hereditaria

La esferocitosis hereditaria es la anemia hemolítica hereditaria más frecuente. En el 75% de los casos la forma de transmisión es autosómica dominante. En el 20%-25% no existen antecedentes familiares, y puede tratarse de formas autosómicas recesivas, o bien autosómicas dominantes con penetrancia reducida. En el 5% al 10% de los casos se trata de una mutación *de novo*. Puede producirse en todos los grupos étnicos, y es particularmente frecuente en la población de Europa del Norte.

El defecto congénito afecta las proteínas que forman parte del esqueleto de membrana del eritrocito, específicamente aquellas que median las interacciones verticales con la membrana plasmática. La alteración puede estar en la espectrina o en las proteínas que la unen a la membrana, como la ankirina, la banda 3 y la proteína 4.2. El resultado es la formación de eritrocitos esféricos, menos deformables y osmóticamente frágiles, que son selectivamente destruidos por el bazo.

La presentación clínica, por lo general, aparece en lactantes y niños pequeños, y varía desde pacientes oligosintomáticos con mínimo grado de hemólisis hasta hemólisis graves con requerimiento transfusional frecuente. Generalmente, se presenta como una anemia inexplicable, ictericia y esplenomegalia (luego del año de vida), acompañadas frecuentemente de litiasis biliar, incluso a los 4-5 años de edad.

Asimismo, muchos neonatos comienzan dentro de las primeras semanas de vida con anemia e hiperbilirrubinemia de gravedad suficiente como para precisar fototerapia, exanguinotransfusión y requerimientos transfusionales.

Una proporción considerable de pacientes presenta cierta compensación de la hemólisis, a través de una intensa actividad eritropoyética. En estos pacientes, diversas infecciones virales, en particular la ocasionada por el parvovirus B19, pueden poner de manifiesto o empeorar la enfermedad. De hecho, la crisis aplásica generada por este virus puede agravar marcadamente el cuadro, con fiebre, mialgias, dolor abdominal, palidez mucocutánea, debilidad, inestabilidad hemodinámica y descenso de los reticulocitos circulantes, que puede acompañarse de neutropenia y plaquetopenia. Es frecuente que sea necesaria la terapia transfusional durante la crisis aplásica, que, por lo general, se extiende por 14 días.

Diagnóstico

Comúnmente, la hemoglobina se encuentra por debajo de 8 g/dL. La CHCM habitualmente se encuentra elevada (> 35-36 g/dL), y en el frotis se observa una leve microcitosis normocrómica. Los esferocitos se observan hipercrómicos por su elevada concentración de hemoglobina (*v.* Figura 47.1.2). La palidez central es menos evidente que en las células normales, con una amplia anisocitosis. Esta se produce por el aumento de los reticulocitos policromatófilos, cuyo nivel está en relación directa con el grado de hemólisis, si bien pueden estar ausentes en el recién nacido o cuando se desencadena una crisis aplásica. La presencia de esferocitos junto con hiperbilirrubinemia es muy sugestiva de la enfermedad.

Las pruebas específicas que pueden utilizarse para confirmar el diagnóstico son las siguientes:

- Curva de resistencia osmótica eritrocitaria (ROE) disminuida. Los esferocitos se lisan más rápidamente que los eritrocitos normales en soluciones hipotónicas.
- Citometría de flujo con 5′-maleimida (EMA). El EMA se une al complejo proteico banda 3 de la membrana del eritrocito, lo que permite detectar deficiencias en su expresión. Es una prueba de alta especificidad y sensibilidad.
- Criohemólisis hipertónica aumentada. Es una prueba altamente sensible y específica.

Tratamiento

- Suplementación diaria con ácido fólico. La dosis recomendada es de 2,5 mg/día en menores de 5 años, y 5 mg/día en niños mayores.
- Transfusión de glóbulos rojos. Depende del estado clínico del paciente. Generalmente, se indica cuando la hemoglobina desciende por debajo de 7 g/dL.
- Esplenectomía. Se encuentra indicada en los casos graves, y se recomienda realizarla después de los 5 años de edad. Por lo general, corrige la sintomatología. Los pacientes deben ser vacunados contra gérmenes capsulados al menos 2 semanas antes de la esplenectomía, y continuar posteriormente con profilaxis antibiótica con amoxicilina por vía oral o penicilina intramuscular.

Enzimopatías

Deficiencia de glucosa-6-fosfato deshidrogenasa (G6PD)

Es el trastorno más frecuente de la vía de las pentosas fosfato. La importancia de esta vía radica en que de ella deriva la generación continua de $NADPH_2$. Este compuesto contribuye con el mantenimiento de la integridad celular, dado que es necesario

Algoritmo 47.1.2 Clasificación de las anemias hemolíticas

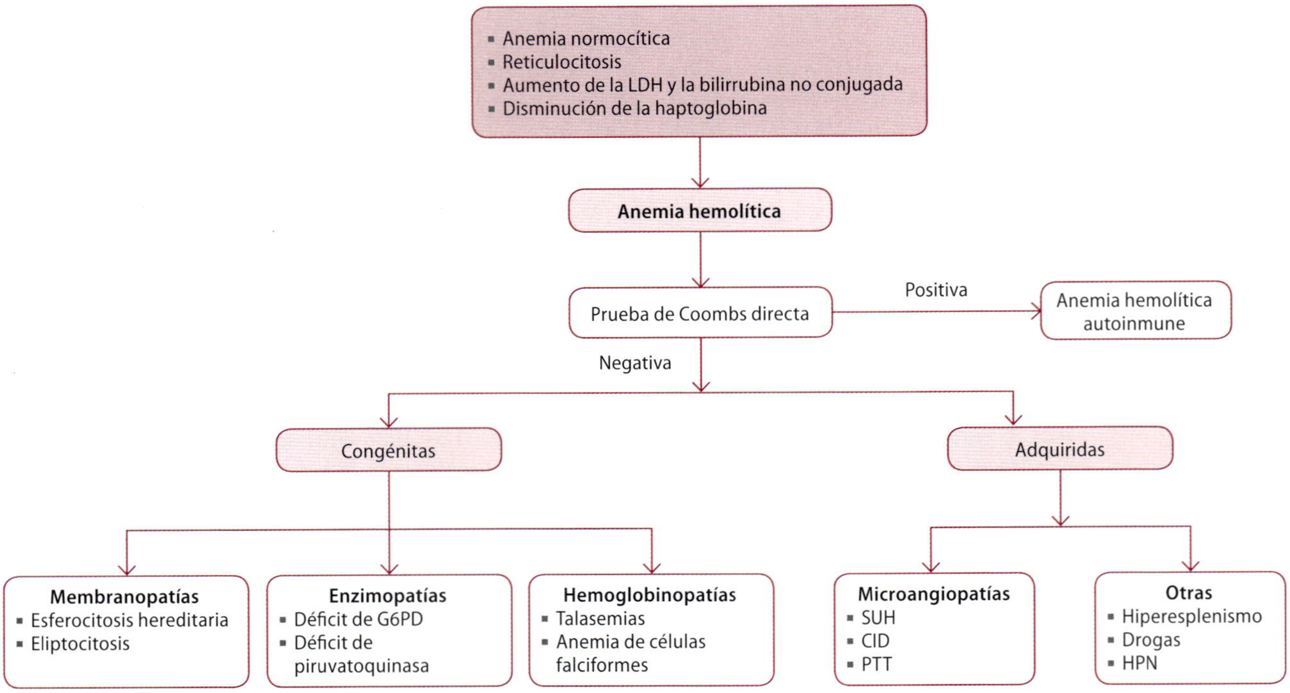

G6PD: glucosa-6-fofato deshidrogena; SUH: síndrome urémico hemolítico; CID: coagulación intravascular diseminada; PTT: púrpura trombótica trombocitopénica; HPN: hemoglobinuria paroxística nocturna.

para la reducción de la metahemoglobina y del glutatión. Al donar grupos hidrógeno, el $NADPH_2$ mantiene al glutatión en estado reducido, necesario para ser utilizado por la enzima glutatión peroxidasa para degradar al peróxido de hidrógeno. Este es un subproducto de la conversión de la oxihemoglobina en metahemoglobina, la cual sucede en mayor medida durante situaciones de estrés oxidativo intraeritrocitario (estrés, infecciones, fármacos, etc.).

La imposibilidad de generar $NADPH_2$, de mantener el glutatión reducido o de eliminar el peróxido de hidrógeno compromete significativamente la viabilidad del eritrocito. Esto produce un daño oxidativo irreversible y muerte celular, con hemólisis intravascular. Afecta al 3% de la población mundial y es un trastorno ligado al cromosoma X, por lo que se manifiesta predominantemente en varones, aunque las mujeres pueden presentar una disminución de la expresión de la enzima debido al fenómeno de lyonización. Existe una amplia variedad de mutaciones con diversas variantes de la enfermedad. Se puede manifestar de diferentes formas:

- Anemia hemolítica episódica, inducida por infecciones o ciertos fármacos. La actividad enzimática es superior al 10%. Son pacientes asintomáticos durante la mayor parte del tiempo, y la exposición al estrés oxidativo desencadena la hemólisis aguda. Entre los fármacos capaces de desencadenarla, se encuentran: trimetoprima/sulfametoxazol, ácido nalidíxico, nitrofurantoína, varios antipalúdicos, ácido acetil salicílico, etc. Asimismo, la ingestión de algunos alimentos como las habas (favismo) y algunas infecciones virales (hepatitis A y B, citomegalovirus, etc.) pueden desencadenar crisis hemolíticas.
- Anemia hemolítica crónica espontánea. La actividad enzimática es inferior al 10%. Los pacientes presentan hemólisis crónica de diferente gravedad, que puede aumentar frente a cuadros infecciosos. Suelen presentar esplenomegalia leve. Puede generar ictericia durante los primeros días de vida, y la hemólisis no parece ser el principal factor involucrado, sino la inmadurez en el metabolismo de la bilirrubina. Debe sospecharse esta entidad en todo recién nacido varón con hiperbilirrubinemia temprana y grave.

Diagnóstico

Los hallazgos característicos en los análisis de laboratorio son: anemia normocítica con reticulocitosis, hiperbilirrubinemia no conjugada, LDH aumentada y disminución de la haptoglobina. Asimismo, durante las crisis hemolíticas puede haber hemoglobinuria.

El diagnóstico se confirma mediante el dosaje enzimático (puede ser dificultoso porque los valores pueden ser normales luego de una crisis hemolítica) o el estudio molecular del gen de la enzima G6PD.

Tratamiento

El principal tratamiento se basa en identificar y evitar los factores que precipitan las crisis hemolíticas. Al igual que en la esferocitosis hereditaria, se debe asegurar la suplementación con ácido fólico y realizar transfusión de glóbulos rojos en caso de anemia grave o manifestaciones clínicas que pongan en riesgo la vida del paciente. Si hay hiperesplenismo asociado, puede ser necesaria la esplenectomía.

Hemoglobinopatías

La hemoglobina es un tetrámero compuesto por dos pares de subunidades polipeptídicas llamadas globinas, cada una de las cuales se encuentra unida a un grupo hemo. Durante la gestación, los genes de las globinas se organizan en orden de expresión y son selectivamente activados y silenciados en los distintos estadios del desarrollo eritropoyético. Este fenómeno da como resultado la síntesis de distintas cadenas de globina durante los períodos embrionario, fetal y posnatal.

La hemoglobina fetal se encuentra compuesta por dos cadenas α y dos cadenas γ ($\alpha_2\gamma_2$). La síntesis de cadenas β, que van a formar parte de la hemoglobina A ($\alpha_2\beta_2$), comienza alrededor de la quinta semana de gestación, y aumenta considerablemente hacia el final del tercer trimestre. La síntesis de cadenas δ, que formarán la hemoglobina A_2 ($\alpha_2\delta_2$), comienza tardíamente, alrededor de la semana 36 de gestación.

Al nacimiento, la hemoglobina fetal ($\alpha_2\gamma_2$) representa entre el 55% y el 65% del total, mientras que la hemoglobina A ocupa el resto (la hemoglobina A_2 representa menos del 1%). En los meses subsiguientes se produce un recambio gradual en la expresión de ambas moléculas, por el que la hemoglobina fetal es reemplazada progresivamente por la hemoglobina A. Este fenómeno, notorio desde los primeros meses luego del nacimiento, se completa hacia el sexto mes de vida posnatal. A partir de esa edad, las proporciones de las moléculas de hemoglobina son similares a las del adulto.

- Hemoglobina A ($\alpha_2\beta_2$): 96%-98%.
- Hemoglobina A_2 ($\alpha_2\delta_2$): 2,5%-3,5%.
- Hemoglobina fetal ($\alpha_2\gamma_2$): 0,5%-1,5%.

Las hemoglobinopatías constituyen un grupo diverso de trastornos, causados por alteraciones de la síntesis de las globinas. Se caracterizan por una alteración cuantitativa de las cadenas de globina (disminución o ausencia), una alteración estructural de la hemoglobina, o una combinación entre ambas. La cadena de globina afectada, la secuencia de expresión de esa cadena y el grado de afectación determinan el momento de aparición y el impacto clínico de la hemoglobinopatía. Por ejemplo, los defectos completos de la globina β comienzan a hacerse clínicamente evidentes luego de los 6 meses, mientras que los defectos graves de las cadenas α pueden hacerlo aun antes del nacimiento.

Talasemias

Los síndromes talasémicos son un grupo heterogéneo de anemias hereditarias, producidos por un defecto en la producción de las cadenas de globina α o β. Esto provoca una hemólisis crónica de gravedad variable. Alrededor del 5% de la población mundial tiene una mutación de la cadena de globina, y es más frecuente en individuos de la región mediterránea y del sudeste asiático. El cuadro cínico depende de los genes afectados. Puede variar desde cuadros asintomáticos o con anemia leve en los heterocigotas hasta anemias crónicas moderadas o graves, eritropoyesis ineficaz y sobrecarga de hierro en los homocigotas.

Alfa talasemia

El defecto se encuentra en la producción de la cadena α globina, regulada por un sistema de cuatro genes. Existe una estrecha relación entre el genotipo y el fenotipo. Se describen cuatro formas clínicas:

- Portador silente (deleción de un solo gen).
- Minor o rasgo talasémico α (deleción de dos genes). Presentan anemia leve.
- Enfermedad por hemoglobina H (deleción de tres genes). Presentan anemia de gravedad intermedia, con eventual requerimiento transfusional.
- Hidropesía fetal (deleción de los cuatro genes). Es incompatible con la vida.

Beta talasemia

Ocurre por un defecto en la producción de la cadena β globina, regulada por un sistema de dos genes. Presenta tres formas clínicas:

- *Minor*, rasgo talasémico β o portador: es la forma más común. Los pacientes pueden presentarse asintomáticos o con anemia leve.
- Intermedia: los pacientes se presentan con anemia moderada o de gravedad variable. Los requerimientos transfusionales son infrecuentes. Es de presentación tardía, por lo general en mayores de 2 años.
- Mayor: los pacientes desarrollan anemia grave, de presentación temprana (después de los 6 meses de vida). Asimismo, puede haber esplenomegalia, litiasis biliar, retraso del crecimiento y dependencia transfusional con posterior sobrecarga de hierro.

Diagnóstico

La anemia es microcítica e hipocrómica, con reticulocitosis leve. Asimismo, hay un aumento del número de hematíes con un VCM desproporcionadamente bajo, que no guarda relación con el grado de anemia. La morfología eritrocitaria es anormal, y se caracteriza por anisocitosis, microcitosis, hipocromía, punteado basófilo y dianocitos o *target cells*.

Generalmente, la historia familiar de anemia y la procedencia étnica son positivas en la anamnesis. El metabolismo del hierro es normal, aunque la ferropenia puede coexistir y confundir el diagnóstico. En estos casos, inicialmente puede resultar de utilidad el cálculo del índice de Mentzer. Si se sospecha fuertemente un déficit de hierro asociado, debe ser tratado, y una vez corregido, se debe reevaluar hematológicamente al paciente.

El patrón electroforético con aumento de la hemoglobina A_2 (mayor porcentaje cuanto mayor sea el grado de afectación) confirma el diagnóstico de β talasemia. Para confirmar el diagnóstico de α talasemia, es necesario el estudio molecular.

Tratamiento

En los casos de anemias leves, el tratamiento consiste en la administración de ácido fólico 1-5 mg/día debido al eventual agotamiento de los depósitos por la eritropoyesis aumentada, que puede agravarse en las infecciones. El hierro se indica cuando se sospeche fuertemente o se compruebe la deficiencia concomitante.

Se debe establecer la sospecha de talasemia mayor en todo paciente > 1 año con anemia moderada a grave, metabolismo del hierro normal y retraso del crecimiento. Se sugiere derivar al paciente al hematólogo infantil para iniciar el tratamiento transfusional crónico y el manejo de la sobrecarga de hierro.

Drepanocitosis

Es la forma más frecuente de alteración estructural de la hemoglobina. Es de herencia autosómica recesiva y se produce como consecuencia de la sustitución del aminoácido valina por ácido glutámico en la posición 6 de la cadena β globina, con lo cual se forma la hemoglobina S, una molécula funcionalmente defectuosa con diferentes propiedades físicas y químicas. Cuando se encuentra desoxigenada, puede formar un polímero con las moléculas adyacentes, lo cual deforma al glóbulo rojo (células falciformes, en forma de hoz o drepanocitos) y le otorga gran inestabilidad. La membrana plasmática se torna más rígida y viscosa, disminuye la deformabilidad eritrocitaria y aumenta la capacidad de adhesión endotelial (por mayor expresión de moléculas de adhesión). En consecuencia, se producen acúmulos en la microcirculación, con crisis de oclusión vascular. La hemólisis crónica es intravascular y extravascular, y junto con la isquemia tisular son responsables de las manifestaciones clínicas de esta entidad.

La formación de células falciformes, la hemólisis y las crisis de oclusión vascular pueden ser precipitadas por diversas situaciones clínicas, como las infecciones, la deshidratación, los estados hiperosmolares, la acidosis metabólica, el frío y el ejercicio extenuante.

La sintomatología es diversa. Los portadores heterocigotas son asintomáticos, mientras que los pacientes homocigotas SS (forma grave más común), o bien los heterocigotas dobles para otra alteración de la cadena β (hemoglobina C, D o β talasemia), suelen comenzar con síntomas durante la segunda mitad del primer año de vida.

Además de la hemólisis, se producen:

- Crisis de dolor en extremidades (dactilitis), huesos y articulaciones.
- Hipofunción esplénica por microinfartos, menor parénquima residual funcionante, saturación de la capacidad fagocítica, cortocircuitos esplénicos y déficit concomitante de la capacidad de opsonización.
- Infecciones sistémicas por gérmenes capsulados (neumococo, meningococo, etc.), pulmonares (bacterias piógenas y *Mycoplasma pneumoniae*) y osteoarticulares por áreas de microinfartos (*Staphylococcus aureus* o *Salmonella* spp.).
- Crisis aplásicas por infecciones virales concomitantes, particularmente por parvovirus B19.
- Isquemia tisular, especialmente el accidente cerebrovascular (ACV), que ocurre en el 10% de los casos, síndrome torácico agudo (isquemia pulmonar), priapismo y una serie de complicaciones crónicas debido a la lesión isquémica de diferentes órganos (cardíacas, renales, hepáticas, pulmonares y falla multiorgánica).

Diagnóstico

La hemoglobina es normal en los heterocigotas y se encuentra francamente disminuida en los homocigotas, con un VCM normal o aumentado y reticulocitosis marcada. Las alteraciones en el frotis de sangre periférica se manifiestan después de los 6 meses de vida, con anisocitosis y poiquilocitosis, drepanocitos (*v.* Figura 47.1.2), policromatofilia y cuerpos de Howell-Jolly. La bilirrubina no conjugada y la LDH se encuentran aumentadas, particularmente durante las crisis. La prueba confirmatoria es la electroforesis de la hemoglobina, donde aparece la banda correspondiente a la hemoglobina S. El estudio molecular identifica la mutación.

Tratamiento

- Los pacientes con drepanocitosis deben ser inmunizados para prevenir infecciones por gérmenes capsulados. Asimismo, los mayores de 1 año deben recibir profilaxis antibiótica diaria con amoxicilina.
- Suplementación diaria con ácido fólico 1-5 mg/día.
- Las crisis de dolor, hemólisis y oclusión vascular deben ser manejadas en la internación, con hiperhidratación endovenosa, analgésicos (AINE y opioides) y transfusiones de glóbulos rojos desplasmatizados. Las infecciones graves y el resto de las complicaciones también deben ser manejadas en el ámbito de la internación.
- La hidroxiurea tiene múltiples efectos benéficos en la drepanocitosis. Induce la síntesis de hemoglobina fetal (con el incremento concomitante de la hemoglobina total); disminuye la hemólisis por inhibición de la polimerización de la hemoglobina S (mezcla con moléculas híbridas) y modifica las interacciones eritrocito-endotelio y las propiedades reológicas de las células que contienen hemoglobina S, con lo que reduce las crisis de oclusión vascular. La dosis es inicial es de 20 mg/kg/día por vía oral. Como posee efecto mielosupresor, se debe monitorizar el recuento de leucocitos cada 2 semanas, y la dosis debe titularse en base al recuento de neutrófilos y al desarrollo de hemólisis y crisis de oclusión vascular.
- La terapia transfusional crónica mejora el pronóstico y disminuye el riesgo de eventos isquémicos cerebrales, sobre todo en pacientes con anemia grave o manifestaciones clínicas graves. Debe complementarse con tratamiento quelante por la sobrecarga de hierro secundaria.
- El trasplante de células progenitoras hematopoyéticas (*v.* Capítulo 74) es el único tratamiento curativo de la drepanocitosis. Se reserva para pacientes que padecieron un ACV, anemia grave y crisis de oclusión vascular sin respuesta a la hidroxiurea, etc. Sin embargo, la recurrencia de la drepanocitosis se registra hasta en el 10%-15% de los pacientes.

Seguimiento

Debe ser interdisciplinario, en conjunto con el hematólogo infantil. Se recomienda realizar seguimiento con ecografía doppler transcraneal en mayores de 2 años para evaluar periódicamente el flujo cerebral y el riesgo de padecer un ACV.

Anemias hemolíticas adquiridas

Se trata de un grupo heterogéneo de trastornos, que pueden producir hemólisis intravascular y extravascular por diferentes mecanismos. El síndrome urémico hemolítico (SUH) se describe en el Capítulo 48.2. La púrpura trombótica trombocitopénica (PTT) y la coagulación intravascular diseminada (CID) se describen en el Capítulo 47.2. En esta sección se hará referencia a las anemias hemolíticas de causa inmune.

Anemia hemolítica autoinmune

La anemia hemolítica autoinmune (AHAI) es una enfermedad poco frecuente causada por la presencia de autoanticuerpos. Las inmunoglobulinas o algunos componentes del complemento se adhieren a la membrana del glóbulo rojo e inducen su destrucción temprana. Tiene una incidencia anual de 0,2/1 000 000 individuos menores de 20 años, y la prevalencia se incrementa con la edad.

Se presenta generalmente como una anemia moderada o grave, de aparición brusca, con palidez, astenia, taquicardia, dificultad respiratoria, cefalea, ictericia, hemoglobinuria y, ocasionalmente, esplenomegalia. El paciente, por lo general, se encuentra en buen estado general previo al inicio de los síntomas, y puede haber experimentado una infección viral aislada, semanas previas al diagnóstico. Puede ser:

- Primaria, cuando la causa no está identificada ni se encuentra una enfermedad sistémica asociada (puede preceder a una forma secundaria).
- Secundaria, cuando se identifica una causa responsable de la AHAI, y la hemólisis es una manifestación de la enfermedad.

Diagnóstico

- Hemograma: anemia que puede ser moderada o grave, con hemoglobina de 4-7 g/dL y reticulocitosis, aunque en algunos casos puede encontrarse una reticulocitopenia inicial. El recuento de glóbulos blancos y plaquetas suele ser normal, excepto en el síndrome de Evans, en el que se acompaña de plaquetopenia (*v.* Capítulo 47.2). En el frotis de sangre periférica se puede observar anisocitosis, policromatofilia, glóbulos rojos nucleados (eritroblastos) y esferocitos.
- Determinaciones bioquímicas: LDH aumentada, hiperbilirrubinemia no conjugada, haptoglobina disminuida (se debe tener en consideración que no se sintetiza en menores de 3-6 meses) y hemoglobinuria.
- Prueba de Coombs directa positiva. Es el estudio que establece el diagnóstico de AHAI. Es importante diferenciar entre la presencia de anticuerpos calientes y fríos, no solo por las características de la enfermedad, sino también por el tratamiento que se debe instaurar.
- Serologías: *Mycoplasma pneumoniae*, virus de Epstein-Bar (EBV), citomegalovirus (CMV), virus de la hepatitis A, B y C, parvovirus B19, rubeola, VIH, etc.
- Laboratorio inmunológico (previo al tratamiento): dosaje de inmunoglobulinas, FAN, anti-ADN, CH50, C3, C4. Inmunofenotipificación linfocitaria (previo al tratamiento con corticoides o inmunosupresor).

AHAI por anticuerpos calientes

Es la más común en pediatría y es ocasionada por inmunoglobulinas G (IgG) contra antígenos de la membrana eritrocitaria, que inducen su destrucción en su paso por el bazo (hemólisis extravascular). La mayor actividad de las IgG se produce a 37 °C y, por lo general, no fijan complemento. Si bien la mayoría de estas AHAI son idiopáticas o primarias, se describen las siguientes causas secundarias:

- Infecciones virales: EBV, CMV, neumococo, parvovirus B19, hepatitis A, B o C, VIH.
- Enfermedades autoinmunes: lupus eritematoso sistémico, tiroiditis, artritis idiopática juvenil, hepatitis autoinmune, síndrome antifosfolipídico, etc.
- Errores innatos de la inmunidad: síndrome linfoproliferativo con autoinmunidad (ALPS), inmunodeficiencia común variable, etc. (*v.* Capítulo 46.3).
- Enfermedades linfoproliferativas malignas: linfomas, leucemias.
- Drogas: penicilina, cefalosporinas, tetraciclinas, eritromicina, ibuprofeno, etc.
- Otras: postrasplante alogénico de células progenitoras hematopoyéticas.

AHAI por anticuerpos fríos

En pediatría es menos frecuente que la ocasionada por anticuerpos clientes. Se produce por IgM que destruyen a los glóbulos rojos cuando se exponen a temperaturas frías (crioaglutininas), mediante la activación del complemento (hemólisis intravascular). Generalmente, es gatillada por una infección bacteriana o viral, más comúnmente por *Mycoplasma pneumoniae*. Se presenta en forma aguda en el 70%-75% de los casos, 1-2 semanas posinfección. La recuperación ocurre en pocas semanas y se diferencia claramente de la forma crónica, que puede durar varios años con recurrencias y recaídas.

Tratamiento

Se recomienda observar de cerca al paciente si se encuentra clínicamente estable, la anemia es leve y existe el antecedente de una infección viral previa que pueda justificarla. Evitar la exposición al frío y el abrigo pueden ser medidas útiles en la AHAI por anticuerpos fríos. En todos los casos se recomienda suplementar con ácido fólico, 1-5 mg/día.

- Transfusión de glóbulos rojos desplasmatizados: se realiza en casos de anemia grave con impacto cardiovascular y respiratorio. En ocasiones, la transfusión puede exacerbar el proceso hemolítico.
- Corticoides: constituyen la primera línea de tratamiento en todos los casos de AHAI por anticuerpos calientes. Son poco efectivos (< 15%) cuando la anemia es por anticuerpos fríos. Se debe administrar meprednisona 2 mg/kg/día por vía oral, hasta alcanzar una hemoglobina > 10 g/dL. En los casos graves, se puede indicar metilprednisolona 10-30 mg/kg/día en pulsos por 3 días. Junto con el tratamiento, se debe suplementar al paciente con calcio y vitamina D.
- Inmunoglobulina G endovenosa, 1-2 g/kg. Puede indicarse sola o con el corticoide debido a su eficacia y bajos efectos adversos. Suele ser la indicación inicial en los casos de AHAI por anticuerpos fríos.
- En los casos refractarios, recurrentes o de mala evolución, puede indicarse rituximab 375 mg/m^2/dosis semanal por 4 semanas. Es eficaz a corto plazo y representa una opción de tratamiento válida en menores de 5 años en los que la esplenectomía estaría contraindicada.
- Esplenectomía: debe ser considerada en casos de emergencia, en pacientes críticos refractarios al tratamiento con corticoides, idealmente mayores de 5 años. Posee alta eficacia a corto plazo y remisión prolongada. Requiere vacunación previa al procedimiento y profilaxis antibiótica posterior.
- Otras drogas inmunosupresoras: azatioprina, ciclosporina, micofenolato, etc.

Anemias por falla medular

Son un grupo heterogéneo de desórdenes caracterizados por la incapacidad de la médula ósea de sostener una eritropoyesis normal. En los casos hereditarios, además de las citopenias, los pacientes a menudo presentan malformaciones congénitas características y baja talla.

Entre los síndromes hereditarios se encuentran la anemia de Fanconi y la anemia de Blackfan-Diamond. A pesar de su infrecuencia, deben ser sospechadas debido al riesgo incrementado de desarrollar neoplasias. Estos pacientes requieren controles hematológicos periódicos y evaluación de la médula ósea anual.

Anemia de Blackfan-Diamond

Se trata de un trastorno hereditario muy poco frecuente, causado por una insensibilidad relativa a la EPO (aplasia eritrocitaria pura). Característicamente, comienza de manera insidiosa durante el primer año de vida, con palidez mucocutánea y letargia progresivas. La anemia es macrocítica y normocrómica, con reticulocitopenia. La afectación puede ser moderada o grave. En el 25%-40% de los casos se asocia con rasgos dismórficos (baja talla, facies peculiar, paladar hendido, anomalías oculares), alteraciones de los pulgares, cardiopatías congénitas o retraso mental.

Estos pacientes poseen mayor riesgo de desarrollar leucemias y sarcomas, en especial el osteosarcoma. El diagnóstico se fundamenta en la sospecha clínica, la historia familiar (10%-20% de los casos), el estudio de la médula ósea (eritroblastopenia) y en la detección de las mutaciones.

El tratamiento con meprednisona 2 mg/kg/día produce una respuesta reticulocitaria luego de 1-2 semanas. Cuando se alcanza una hemoglobina > 10 g/dL, puede reducirse la dosis. El 25%-30% de los pacientes no responden a la corticoterapia en altas dosis. En estos casos puede indicarse la terapia transfusional crónica (junto con el tratamiento quelante de hierro) o el trasplante de células progenitoras hematopoyéticas.

Eritroblastopenia transitoria de la infancia

La eritroblastopenia transitoria de la infancia es una enfermedad hematológica benigna, caracterizada por anemia arregenerativa y aplasia medular transitoria de la serie roja. Afecta a niños de 1-4 años de edad y está relacionada con una infección viral previa, distinta del parvovirus B19. La incidencia anual es de 4 cada 100 000 niños. La anemia suele ser leve a moderada, normocítica, normocrómica y arregenerativa. Puede acompañarse de > 400 000 plaquetas/mm^3. Las manifestaciones clínicas son sutiles (palidez, astenia y taquicardia leve) y la recuperación suele ser espontánea en 2-4 semanas. El pronóstico a corto y largo plazo es muy bueno.

47.2 Alteraciones de la hemostasia

Mariana Nana • Juan B. Dartiguelongue

Hemostasia normal

La hemostasia normal es el resultado de una serie de procesos finamente regulados que cumplen dos funciones cardinales:

- Mantenimiento de la sangre en estado líquido, lo que evita la formación de coágulos intravasculares.
- Generación de un tapón hemostático localizado en el sitio de la lesión vascular.

En términos generales, su funcionamiento depende de tres factores principales: la pared vascular, las plaquetas y los factores de la coagulación.

El desarrollo del sistema hemostático humano comienza tempranamente durante la gestación y continúa luego del nacimiento. A excepción del recuento de plaquetas, la función y cantidad de los factores de la coagulación, de sus inhibidores fisiológicos, de los componentes del sistema fibrinolítico y de los factores plaquetarios, alcanzan su maduración completa alrededor de los 6 meses de edad.

A pesar de estas diferencias madurativas, los recién nacidos y lactantes sanos rara vez presentan trastornos hemorrágicos o trombóticos. Esto se debe a que la inmadurez se encuentra presente tanto en los factores antitrombóticos como en los protrombóticos, con lo que se establece un equilibrio que representa el estado fisiológico habitual del recién nacido y del lactante.

Sin embargo, este sistema presenta escasa reserva funcional, lo que otorga una significativa morbilidad frente a determinados escenarios clínicos (sepsis, *shock*, etc.), especialmente en niños nacidos pretérmino. Asimismo, diversos trastornos hemorrágicos o trombóticos hereditarios pueden manifestarse durante los primeros meses de vida.

Secuencia de eventos fisiológicos

El mecanismo clásico de activación de la hemostasia implica una sucesión coordinada de eventos, muchos de los cuales se superponen temporalmente. Con fines didácticos, se mencionarán sintéticamente y por separado.

Vasoconstricción

La vasoconstricción resultante de la lesión de un vaso permite el control inicial de la hemorragia. La respuesta inmediata se logra por el espasmo autonómico reflejo de la musculatura lisa de la pared vascular, mediado por la noradrenalina. Su efecto dura entre 10-30 segundos, tiempo suficiente para conseguir la síntesis y secreción de vasoconstrictores endoteliales, principalmente la endotelina 1. Esta se produce en respuesta al estímulo mecánico de la disrupción vascular y continúa con la vasoconstricción del lecho dañado. Su efecto vasoconstrictor, al igual que el del tromboxano A_2 y el de la serotonina (provenientes de las plaquetas), dura aproximadamente una hora.

Adhesión, activación y agregación plaquetaria

La lesión del endotelio vascular expone a la matriz extracelular subendotelial, poderosamente trombogénica. Las plaquetas circulantes se adhieren al colágeno del subendotelio (pero no así al endotelio íntegro) en forma directa a través del complejo glicoproteico GPIa/IIa, y vía puentes con el factor de von Willebrand (FvW) a través del complejo glicoproteico GPIb/IX/V. Esta unión inicia la formación del tapón hemostático y desencadena la activación plaquetaria. A través de complejos mecanismos de señalización que resultan en la movilización de Ca^{2+} desde sus depósitos intracelulares (sistema tubular denso), la activación plaquetaria induce las siguientes modificaciones:

- Cambio de forma, que aumenta la superficie celular gracias a la emisión de proyecciones citoplasmáticas (seudopodios).
- Liberación del contenido de los gránulos α (fibrinógeno, FvW, fibronectina, factor de crecimiento plaquetario, etc.) y δ (Ca^{2+}, ADP, ATP, serotonina y adrenalina).
- Exposición sobre la membrana de la forma activa del complejo glicoproteico GPIIb/IIIa.
- Síntesis de tromboxanos A2.
- Reubicación de los fosfolípidos de membrana con carga negativa sobre la monocapa externa de la bicapa lipídica (*flip-flop*).

Estos cambios permiten:

- Potenciar la activación inicial de las plaquetas y activar a otras plaquetas circulantes cercanas (ADP, ATP, tromboxanos A2, endoperóxidos cíclicos, serotonina, etc.).
- Generar la unión entre plaquetas, circunscripta al sitio de la lesión (agregación plaquetaria), a través de la GPIIb/IIIa vía puentes con el fibrinógeno y, en menor medida, con la fibronectina y el FvW.
- Propiciar el medio eléctricamente apto para la interacción localizada con los factores de la coagulación.

La adhesión, activación y agregación plaquetaria culmina con la formación del tapón hemostático primario, que rellena inicialmente el defecto vascular y contiene la hemorragia. Esto se conoce como hemostasia primaria y es evaluada clínicamente a través del tiempo de sangría (*v.* más adelante).

Activación de la coagulación

La coagulación es un mecanismo biológico único, fisiológicamente limitado al sitio de la lesión vascular, que funciona como una cascada de proteólisis y activación sucesiva de factores de la coagulación (proteínas plasmáticas) con el fin de amplificar la generación de trombina (factor II activado). Esta proteína transforma el fibrinógeno circulante en fibrina insoluble, la cual polimeriza sobre el tapón hemostático primario y produce su sellado.

La trombina, a su vez, activa al factor XIII, que se encarga de estabilizar la malla de fibrina (por formación de uniones covalentes), con lo que culmina la hemostasia secundaria.

El proceso de generación de trombina *in vivo* comienza con la disrupción del endotelio vascular, lo que expone al factor tisular (FT). Normalmente, esta proteína transmembrana no se encuentran en contacto directo con la sangre, sino que se expresa en la membrana basolateral de las células endoteliales y en las células pertenecientes al tejido conectivo de la matriz extracelular subendotelial. Ciertas sustancias, como la interleuquina 1 (IL-1), el factor de necrosis tumoral α (TNF-α) y el lipopolisacárido (LPS) de bacterias gram negativas, pueden inducir su expresión (*v.* Capítulo 53).

El FT se une al factor VII circulante, forma un complejo con este y lo activa. Dicho complejo es capaz de activar tanto al factor X como al factor IX, y es más relevante la activación del primero. El factor X activado transforma la protrombina (factor II) en trombina. Las pequeñas cantidades de trombina generadas por esta vía resultan de extrema utilidad para activar los cofactores V y VIII y el factor XI. Una vez activado, este último activa al factor IX, como mecanismo adicional a la activación generada por el complejo FT-factor VII activado. El factor IX activado, en presencia de su cofactor (factor VIII activado), activa al factor X; este complejo es cincuenta veces más eficiente que el complejo FT-factor VII activado para activar al factor X. El factor X activado, junto con su cofactor (factor V activado), genera finalmente grandes cantidades de trombina.

La activación del factor XI a partir de la trombina generada en la vía del factor tisular contribuye significativamente con la amplificación del sistema de la coagulación. Vale destacar que la trombina, a su vez, es capaz de reclutar y activar a las plaquetas.

Fibrinolisis

La fibrinolisis es la disolución del coágulo de fibrina, una vez cumplida su función hemostática. Es fundamental para la recanalización de vasos trombosados y para dar lugar a los mecanismos de reparación tisular.

La digestión de la fibrina es llevada a cabo por la plasmina, que circula en el plasma bajo su forma inactiva, el plasminógeno. Este es convertido en plasmina por la acción de enzimas específicas, llamadas activadores del plasminógeno. Estos activadores se dividen en dos grupos: intrínsecos (factor XI activado, calicreína, etc.), que representan el 15% de la actividad fibrinolítica, y extrínsecos. Con respecto a estos últimos, dos de ellos poseen mayor relevancia fisiológica. El activador tisular de plasminógeno (t-PA) es producido por macrófagos, fibroblastos y células endoteliales lesionadas. Se secreta en respuesta al estímulo mecánico y por acción de la trombina. En menor medida, pueden estimular su liberación la histamina, la bradicinina y ciertas interleuquinas. Su afinidad por el plasminógeno y su capacidad de transformarlo en plasmina aumenta cuando se liga a la fibrina polimerizada sobre tapón hemostático, que sirve de superficie de adsorción. Este mecanismo asegura su acción localizada sobre el tapón hemostático. El activador de plasminógeno tipo urocinasa (u-PA), producido por células renales y endoteliales, representa el segundo activador extrínseco del plasminógeno, de menor relevancia que el t-PA.

La inhibición del sistema fibrinolítico puede ocurrir sobre la plasmina (α_2-antiplasmina, α_2-macroglobulina y α_1-antitripsina), o bien a través de los inhibidores de los activadores de plasminógeno (PAI-1 y PAI-2), cuya síntesis endotelial es estimulada por la trombina y por diversas citoquinas.

Regulación de la hemostasia

El inicio de la hemostasia concibe simultáneamente la activación de mecanismos inhibitorios encargados de circunscribir el proceso al sitio de la lesión. Esto limita su extensión y previene la oclusión de la luz vascular. Por otro lado, la presencia de un flujo sanguíneo constante diluye y arrastra las sustancias procoagulantes y los factores activados, lo que evita el desarrollo de trombosis. Asimismo, la remoción hepática de los factores circulantes favorece la circunscripción del proceso.

El endotelio vascular, estimulado tanto por la trombina como por el ADP, produce prostaglandinas I_2 (prostaciclinas) y óxido nítrico, potentes vasodilatadores y antiagregantes plaquetarios. Además, las células endoteliales expresan sobre su superficie la enzima adenosina difosfatasa, capaz de descomponer el ADP, lo que inhibe así la activación y la agregación plaquetaria. La trombomodulina es un receptor endotelial para la trombina. Al unirse a esta se activa, y esto conduce, a su vez, a la activación de la proteína C. En presencia de la proteína S (su cofactor), la proteína C desdobla proteolíticamente a los factores V y VIII activados.

Entre los inhibidores plasmáticos de la hemostasia, la plasmina generada a partir del plasminógeno puede degradar a los factores V y VIII, lo que disminuye sus niveles circulantes. La antitrombina III (AT III) se activa mediante la unión a moléculas afines a la heparina, como el heparán sulfato presente en el glicocálix endotelial, para inhibir a la trombina y a los factores IX, X y XI activados. El cofactor II de heparina también es capaz de inhibir a la trombina, utilizando en condiciones fisiológicas al dermatán sulfato del tejido conectivo como cofactor principal (inactivación extravascular). La α_2-macroglobulina inhibe a la trombina, pero de manera menos potente que la AT III. La α_1-antitripsina inhibe al factor IX activado.

El inhibidor de la vía del factor tisular (TFPI) inhibe la actividad del complejo FT-factor VII activado-factor X activado, lo que limita rápidamente la generación de trombina a través de esta vía.

Particularidades del sistema hemostático asociadas con el desarrollo

Factores de la coagulación

Los factores de la coagulación no atraviesan la placenta, de modo que su presencia en la circulación fetal es reflejo de la síntesis hepática. Luego del nacimiento, los niveles aumentan progresivamente hasta alcanzar los valores del adulto a los 6 meses de edad. La excepción la constituyen el fibrinógeno y los factores V, VIII y XIII, los cuales presentan valores cercanos a los normales al momento del nacimiento. Este fenómeno los transforma en marcadores útiles para el diagnóstico de coagulopatías por consumo en el período neonatal.

Los factores II, VII, IX y X (al igual que las proteínas C y S) dependen de la γ-carboxilación de los residuos de ácido glutámico (en su extremo amino terminal) para adquirir actividad biológica, en un ciclo dependiente de la vitamina K. Esta carboxilación les confiere mayor densidad de cargas negativas para interactuar, vía puentes con el Ca^{2+}, sobre la superficie activada de las plaquetas, abundante en cargas negativas. Los depósitos fetales y neonatales de vitamina K son muy bajos. Tras su administración luego del nacimiento, la actividad de estos factores aumenta significativamente. Sin embargo, el hepatocito de recién nacidos y lactantes presenta menor actividad de la enzima vitamina K reductasa, lo que genera que la γ-carboxilación sea parcialmente eficaz.

Inhibidores de la coagulación

Como sucede con la mayoría de los factores de la coagulación, los niveles funcionantes de sus inhibidores fisiológicos también alcanzan los valores del adulto alrededor de los 6 meses de edad.

Al nacimiento, la concentración de proteína C es muy baja, y se mantiene así hasta el sexto mes de vida. Del mismo modo, la actividad de la AT III es entre el 50% y el 60% de la del adulto. Esto se relaciona con su menor expresión, ya que su actividad biológica se encuentra conservada. La concentración definitiva se alcanza aproximadamente a los 3 meses de edad. Por su parte, el cofactor II de heparina también presenta menor actividad.

El efecto inhibidor de la trombina ejercido por la α_2-macroglobulina es más importante en el período neonatal que en niños mayores y adultos. Este fenómeno compensa parcialmente la menor actividad de la AT III y del cofactor II de heparina. No obstante, la capacidad global de inhibición de la trombina es menor en neonatos que en adultos.

El TFPI, que normalmente limita de manera precoz la formación de trombina a partir de la vía del factor tisular, presenta al nacimiento niveles circulantes inferiores al 50% de los del adulto.

Plaquetas

La concentración normal de plaquetas (150 000/mm^3 a 450 000/mm^3) se alcanza en la semana 18 de gestación. Las plaquetas del recién nacido presentan un número similar de gránulos que las de niños mayores y adultos. Sin embargo, la cantidad de serotonina y ADP de los gránulos δ es menos de la mitad.

La capacidad de adhesión plaquetaria es mayor en recién nacidos y lactantes en comparación con niños mayores, evidenciable clínicamente por un tiempo de sangría menor. Esto se debe a los elevados niveles circulantes de FvW y al aumento de su función, gracias a la presencia de cantidades desproporcionadamente altas de formas multiméricas de alto peso molecular, más activas. A medida que la vida posnatal avanza, los niveles plasmáticos disminuyen hasta alcanzar el rango adulto entre los 3 y los 6 meses de edad.

La expresión de la GPIa/IIa y de la GPIb/IX/V es normal al nacimiento. No obstante, la expresión de la GPIIb/IIIa se encuentra disminuida, al igual que el número de receptores adrenérgicos.

Existe cierto grado de hiporrespuesta plaquetaria frente a la exposición al ADP, al colágeno, a la adrenalina, a los tromboxanos A_2 y a la trombina durante los primeros 2 a 9 días de vida, la cual aumenta espontáneamente luego de ese período. Esta menor respuesta plaquetaria se debe a una combinación de factores:

- Menor capacidad para movilizar el Ca^{2+} desde sus depósitos intracelulares (sistema tubular denso) por inmadurez de los mecanismos de transducción de señal vinculados con la activación plaquetaria.
- Mayor cantidad de prostaciclinas circulantes, vinculadas al descenso posnatal de la resistencia vascular pulmonar.
- Inmadurez y menor cantidad de receptores adrenérgicos funcionantes, los cuales, a su vez, se encuentran ocupados por las catecolaminas liberadas durante el trabajo de parto.

Empero, la hiporrespuesta a determinados activadores plaquetarios y la hiperrespuesta al FvW parecen balancearse, de modo de no generar trastornos hemorrágicos ni trombóticos durante el período neonatal.

La producción plaquetaria de tromboxanos A_2 también se encuentra disminuida en las plaquetas fetales y neonatales, por menor capacidad para metabolizar el ácido araquidónico a través de la enzima ciclooxigenasa.

Sistema fibrinolítico

Al nacimiento, el plasminógeno circulante representa el 50% de la cantidad presente en niños mayores y adultos, mientras que la α_2-antiplasmina representa el 80% de la cantidad adulta. Las concentraciones de t-Pa y PAI-1 son significativamente mayores que las del adulto debido a un aumento sustancial de la liberación endotelial poco tiempo luego del nacimiento.

Evaluación clínica del paciente con sangrados

Las alteraciones de la hemostasia pueden presentarse con sangrados, trombosis (*v.* más adelante) o como un hallazgo en pruebas de laboratorio realizadas, p. ej., previo a una intervención quirúrgica. Inicialmente, la búsqueda de la causa se basa en la historia clínica del paciente y en la realización de un examen físico detallado (Algoritmo 47.2.1). Ante la presencia de sangrados, es importante determinar el origen (mucocutáneo, tejidos blandos, músculos o articulaciones, hematuria, etc.), la magnitud y forma de presentación (inusual, espontáneo, prolongado, tardío) y la edad de aparición (edades tempranas se correlacionan con mayor gravedad).

En la anamnesis se debe indagar acerca de la respuesta ante desafíos hemostáticos (cirugías previas, extracciones dentarias, fracturas, menstruaciones), y resulta de suma importancia determinar si existen antecedentes familiares de consanguinidad y de sangrados, teniendo en consideración posibles trastornos hereditarios de las plaquetas o déficits de factores de la coagulación. Asimismo, el uso de determinadas drogas puede provocar tanto plaquetopenia como sangrados por déficit de factores vitamina K dependientes (*v.* más adelante).

Al examen físico se deben buscar otras manifestaciones clínicas o signos de una enfermedad de base (hepática, renal, cardiovascular, malabsorción intestinal, síndrome de Ehlers Danlos, etc.). También se deben buscar signos de sangrado activo o pasado (epistaxis uni o bilateral, gingivorragia), petequias localizadas o generalizadas, hematomas en distintos estadios evolutivos (superficiales o profundos), limitación articular por hemartrosis previas, signos de anemia por perdidas crónicas, organomegalias o adenopatías.

Cabe destacar que existen diferencias clínicas marcadas entre los sangrados por defecto hemostático primario (vasos y plaquetas) o por la deficiencia de alguno o varios de los factores de la coagulación. Los pacientes con defectos de la hemostasia primaria presentan sangrados mucocutáneos ante cortes mínimos, púrpura o equimosis superficiales y pequeñas, y sangrados inmediatos luego de traumatismos o cirugías; mientras que aquellos con deficiencias de factores de la coagulación presentan sangrados profundos (partes blandas, articulaciones y músculos), equimosis palpables, hemartrosis y sangrados tardíos luego de traumatismos o cirugías.

Estudio analítico de la hemostasia

Ante un paciente con sangrados, los estudios analíticos iniciales son el hemograma con recuento de plaquetas, el frotis de sangre periférica, el tiempo de protrombina (TP), el tiempo de activación parcial de la tromboplastina (APTT), el tiempo de trombina (TT) y la medición del fibrinógeno (*v.* Algoritmo 47.2.1).

El hemograma brinda información sobre el recuento plaquetario, la presencia de alteraciones en otras series (leucocitosis, leucopenia, anemia) y el volumen plaquetario. Es importante la realización de un frotis para detallar las características

Algoritmo 47.2.1 Enfoque diagnóstico de las alteraciones de la hemostasia

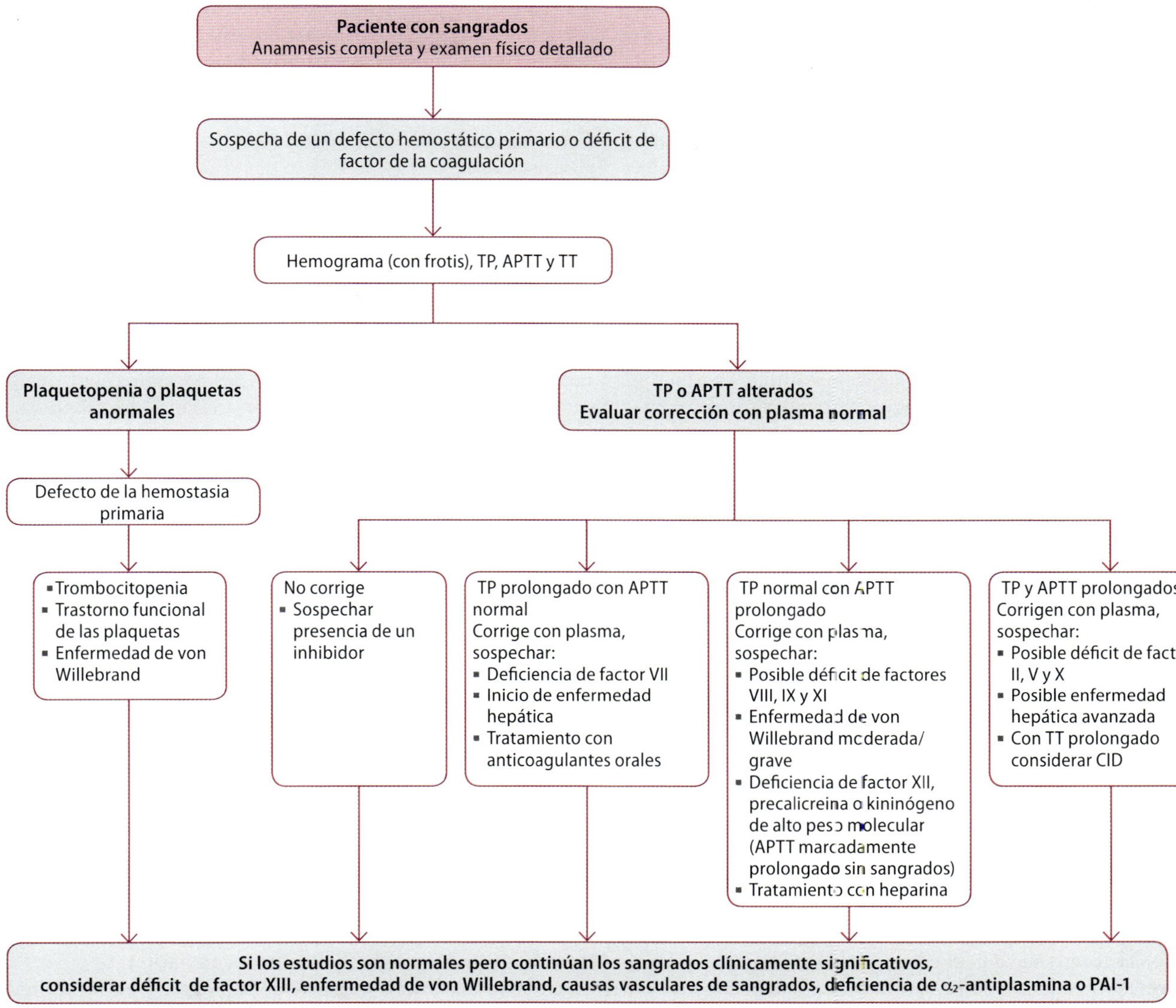

plaquetarias (tamaño, gránulos) y para correlacionar los hallazgos microscópicos con los resultados de laboratorio. La seudotrombocitopenia se observa en el 0,1-1% de la población. Se produce por la modificación de las proteínas de la membrana plaquetaria por el anticoagulante EDTA, presente en los tubos de hemograma. Este induce la unión de anticuerpos preexistentes con la membrana plaquetaria y, en consecuencia, la aglutinación de plaquetas que reduce falsamente su recuento.

La técnica de extracción de sangre para la realización de estudios de hemostasia es crucial para una correcta interpretación de los resultados. La sangre debe obtenerse por venopunción, sin burbujas y sin contaminación con otros fluidos. Es común la contaminación con heparina o líquidos endovenosos cuando la muestra se obtiene de vías periféricas o centralizadas. La muestra debe recolectarse en un tubo con citrato (una parte de citrato en 9 de sangre) y llenarse hasta el límite establecido. La sangre anticoagulada debe ser mezclada gentilmente, invirtiendo el tubo 3-4 veces, y procesada en las próximas 2 horas luego de la recolección.

Tiempo de protrombina (TP)

Este método utiliza como reactivo a la tromboplastina tisular (mezcla de factor tisular con fosfolípidos) junto con Ca^{2+} para iniciar la formación de trombina a través de la vía extrínseca de la coagulación. El TP evalúa fundamentalmente la actividad del fibrinógeno, la protrombina, y los factores V, VII y X de la coagulación. Los resultados del TP pueden expresarse en tiempo (segundos), porcentaje o razones (TP del paciente/TP normal), y dependen del tipo de reactivo y del coagulómetro. Las posibles diferencias en el resultado disminuyen si este se expresa en porcentaje de actividad (con curva de calibración y pool de plasmas normales). El valor de referencia se encuentra entre el 70%-120%.

Generalmente, la prolongación del TP se observa cuando los niveles funcionales de un factor de la coagulación descienden por debajo del 30% o cuando el fibrinógeno es menor a 100 mg/dL. Los resultados anormales del TP pueden deberse a deficiencia de vitamina K, deficiencia congénita de los factores II, V, VII, X, hipofibrinogenemia grave, enfermedad hepática y por tratamiento con anticoagulantes orales. Como se trata de una prueba global, la deficiencia de un factor aislado posee menor repercusión que la deficiencia de varios factores.

Para el monitoreo del tratamiento con dicumarínicos, dada las diferencias en las preparaciones de los reactivos de tromboplastina, se utiliza el TP expresado mediante la Razón Internacional Normatizada (RIN). El RIN surge del valor del TP del paciente sobre la media normal del TP (ambos expresados en segundos) elevado a un factor ISI, determinado por el reactivo utilizado: RIN = $[\text{TP del paciente (seg)/media normal del TP (seg)}]^{ISI}$. La presencia de inhibidores circulantes, ya sean transitorios o permanentes, es otra causa frecuente de prolongación de TP. Es estos casos, la mezcla con plasma normal no modifica la alteración del método (*v.* más adelante).

Tiempo de activación parcial de la tromboplastina (APTT)

Este método se basa en la adición del reactivo de tromboplastina parcialmente activado (fuente de fosfolípidos sin factor tisular) y cloruro de calcio para lograr la formación de trombina mediante la activación de la vía intrínseca de la coagulación. Mide el fibrinógeno; la protrombina; los factores V, VIII, IX, X, XI y XII; la precalicreina y el kininógeno de alto peso molecular. Los rangos normales son fuertemente dependientes del reactivo y del sistema de detección del coágulo, por lo que cada laboratorio lo debe establecer e informar. La prolongación aislada del APTT en pacientes con sangrados clínicamente significativos se debe generalmente al déficit de los factores VIII, IX y XI. La repercusión que provoca la deficiencia de un solo factor es menor que cuando hay deficiencia de varios factores. La deficiencia del factor XII, la precalicreina o el kininógeno de alto peso molecular puede prolongar el APTT sin manifestaciones clínicas significativas. Este método es menos sensible que el TP para detectar la deficiencia de vitamina K, pero es más sensible para detectar la presencia de inhibidores circulantes (anticoagulante lúpico) y heparina no fraccionada (para el monitoreo del tratamiento).

Tiempo de trombina (TT)

Este método mide la conversión de fibrinógeno en fibrina, inducida por la trombina. Por lo tanto, evalúa la cantidad y funcionalidad del fibrinógeno. Su resultado es independiente de posibles alteraciones que afecten las vías intrínseca o extrínseca. El valor de referencia, por lo general, se encuentra entre 13-20 segundos, de acuerdo con la concentración de trombina utilizada. En el neonato, el TT es más largo que en el adulto por la presencia del fibrinógeno fetal.

La realización del TT es útil en casos de TP y APTT prolongados (*v.* Algoritmo 47.2.1). Se altera ante la presencia de heparina, productos de degradación de la fibrina circulante (PDF), disfibrinogenemia o hipofibrinogenemia y por la presencia de factores que intervienen en la polimerización de la fibrina (paraproteínas, mieloma múltiple).

Medición del fibrinógeno

Es un estudio cuantitativo del fibrinógeno en el momento de formación del coágulo de fibrina. El método más recomendado es el de Clauss, que se basa en la medición del tiempo de coagulación de un plasma diluido en presencia de un exceso de trombina, de manera de que el tiempo sea inversamente proporcional a la concentración de fibrinógeno. Los niveles normales oscilan entre 200-400 mg/dL.

El fibrinógeno es una proteína de fase aguda; por lo tanto, puede verse elevado en situaciones de estrés, cirugías y en enfermedades inflamatorias o infecciosas. La disminución del fibrinógeno puede observarse en la hipofibrinogenemia congénita, las hepatopatías graves y en estados de consumo del fibrinógeno, como la coagulación intravascular diseminada (CID) (*v.* más adelante). Para detectar la disfibrinogenemia o la presencia de inhibidores de la formación de fibrina (productos de degradación), se puede también realizar pruebas funcionales.

Tiempo de sangría (TS)

Es un estudio *in vivo* que mide la interacción de las plaquetas (número y función) con la pared vascular (exposición del subendotelio luego de la lesión tisular). Es una prueba global de la hemostasia primaria, y depende de la cantidad y calidad plaquetaria. Se realiza colocando un torniquete con una presión aproximada de 40 mmHg. Luego, se hace una incisión estandarizada en una zona con vasos superficiales pequeños. La técnica más usada es la de Ivy (corte en la región del antebrazo). El tiempo normal se mide desde la incisión hasta el final del sangrado, y ronda los 3-9 minutos. Aunque este método puede ofrecer información valiosa, es difícil de estandarizar y depende del tamaño y la profundidad del corte. Asimismo, está sujeto al movimiento del paciente y a la experiencia del operador.

Se observa prolongación del TS cuando el recuento plaquetario se encuentra por debajo de 100 000/mm^3, en defectos plaquetarios congénitos y adquiridos (*v.* más adelante), en la enfermedad de von Willebrand, en las vasculitis, con el uso de antiinflamatorios no esteroides y en la enfermedad del tejido conectivo.

Estudios de mezcla

Se realizan para evaluar los casos en los que el TP o el APTT se encuentran prolongados. El plasma del paciente se mezcla con un pool de plasma normal. La normalización del TP o del APTT indica la deficiencia de uno o más factores de la coagulación. En cambio, la persistencia de la prolongación del TP o del APTT indica la presencia de un inhibidor. Los inhibidores pueden ser fisiológicamente relevantes o tener solo significado *in vitro*.

Medición de factores específicos de la coagulación

Son métodos de una etapa donde se mezcla el plasma diluido del paciente con plasma con déficit específico de un factor de la coagulación. Luego, se realiza la medición del TP o el APTT según el factor estudiado. De esta manera, el grado de prolongación de la prueba únicamente depende de la concentración del factor estudiado en el plasma del paciente.

El valor de referencia depende del factor estudiado. La medición de factores debe realizarse siempre en casos de sangrados clínicamente significativos, aunque las pruebas globales sean normales, ya que las deficiencias leves de factores (de alrededor del 40%) pueden no modificar el TP o el APTT.

En casos de normalización del TP luego de la mezcla con plasma normal, es útil la medición del factor VII. Por su parte, en casos de normalización del APTT luego de la mezcla con plasma normal, es útil la medición de los factores VIII, IX, XI y XII. El estudio de los factores II, V y X y del fibrinógeno es útil cuando tanto el TP como el APTT corrigen luego de la mezcla con plasma normal (*v.* Algoritmo 47.2.1).

Dado que la deficiencia del factor XIII no resulta en la prolongación del TP ni el APTT, su medición solo debe solicitarse frente a la sospecha clínica: neonato con sangrado prolongado del cordón, hemorragias graves en recién nacidos o en casos de deficiencias familiares de este factor.

Anticuerpos antifosfolípidos (APA)

Son inmunoglobulinas (de tipo IgA, IgM o IgG) que reaccionan directamente contra fosfolípidos o complejos proteína-fosfolípidos. Entre estos anticuerpos se encuentran: el anticoagulante lúpico, anticuerpos anticardiolipina, anticuerpos antifosfatidilserina y antifosfatidiletanolamida. La prueba que generalmente se utiliza para detectar la presencia de estas inmunoglobulinas es el APTT, ya que el TP suele ser normal en estos casos. La presencia de APA se observa en asociación con eventos tromboembólicos, trombocitopenia, abortos recurrentes, enfermedades autoinmunes y enfermedades hematológicas malignas.

Productos de degradación de la fibrina y dímero D

Estos productos surgen de la degradación de la fibrina, y son remanentes luego de la formación del coágulo. La presencia del dímero D indica la formación de fibrina intravascular.

Pruebas de funcionalidad plaquetaria

Adhesividad plaquetaria. Este método evalúa la relación del subendotelio y el colágeno con la plaqueta. Como fue mencionado, las plaquetas se adhieren, activan y propagan con la intervención de proteínas específicas (colágeno, factor de von Willebrand y receptores de la membrana plaquetaria). La adhesividad plaquetaria puede medirse en porcentaje, mediante el cálculo del porcentaje de plaquetas adheridas a la incisión. Valores de adhesividad plaquetaria disminuidos pueden observarse en la enfermedad de Bernard-Soulier (*v.* más adelante), en la enfermedad de von Willebrand (*v.* más adelante), enfermedad de pool de depósito, ingesta de antiinflamatorios no esteroides y en las trombocitopenias adquiridas.

Agregación plaquetaria. Este método estudia la interacción plaqueta-plaqueta en plasma rico en plaquetas, medida por método óptico o impedanciometría. Se agregan a la muestra distintos agonistas: ristocetina, adrenalina, colágeno, ADP o ácido araquidónico, y se obtienen curvas de morfología. Según la alteración morfológica de la curva, se pueden detectar trastornos de la función plaquetaria (hipofunción o hiperfunción).

Estudios globales de la coagulación (tromboelastometría rotacional y tromboelastografía)

Son técnicas que miden la variación de las propiedades cinéticas y viscoelásticas del coágulo en tiempo real, expresado en un gráfico desde el inicio de la formación del coágulo hasta la fibrinolisis. Se utilizan principalmente para el manejo transfusional, en situaciones como trauma, cirugías complejas o pacientes en estado crítico.

Alteraciones de las plaquetas y de los vasos sanguíneos

Trombocitopenia

La trombocitopenia es la disminución del recuento plaquetario por debajo de 150 000/mm³. Es fácilmente diagnosticada con un hemograma y un frotis. El volumen plaquetario medio, la morfología y las alteraciones de otras líneas celulares brindan información adicional y ayudan a orientar el diagnóstico diferencial. Descartada la seudotrombocitopenia por EDTA, la causa más frecuente en pediatría es la trombocitopenia inmune (auto y aloinmune), seguida de las trombocitopenias por destrucción no inmunes y por disminución de la trombopoyesis (Tabla 47.2.1).

Tabla 47.2.1 Diagnósticos diferenciales de trombocitopenias

Por consumo (destructivas)	▪ PTI primaria
	▪ PTI secundaria a enfermedades autoinmunes:
	  ▪ ALPS
	  ▪ Síndrome Evans
	  ▪ Síndrome de anticuerpos antifosfolipídicos
	  ▪ Lupus y otras colagenopatías
	  ▪ Trombocitopenia cíclica
	  ▪ Tiroiditis
	▪ Otras trombocitopenias inmunes:
	  ▪ Asociadas al VIH y al virus de la hepatitis C
	  ▪ Neonatal aloinmune o autoinmune
	  ▪ Asociadas a drogas (heparina, penicilina, quinina)
	  ▪ Asociadas a neoplasias
	  ▪ Postranfusional
	▪ No inmunes:
	  ▪ Secundarias a infección
	  ▪ Enfermedades trombóticas microangiopáticas (PTT, SUH)
	  ▪ Coagulación intravascular diseminada (CID)
	  ▪ Drogas
	  ▪ Cardiopatías congénitas
	  ▪ Enfermedad de von Willebrand 2b, síndrome de Kasabach-Merrit, linfohistiocitosis hemofagocítica

Por defecto en la trombopoyesis	▪ Enfermedades hereditarias:
	  ▪ Trombocitopenia amegacariocítica congénita
	  ▪ Trombocitopenia con ausencia de radio, sinostosis radiocubital
	  ▪ Enfermedades relacionadas al gen *MYH9*
	  ▪ Síndrome de Benard Soulier
	  ▪ Síndrome de Wiscott-Aldrich
	  ▪ Anemia de Fanconi
	▪ Enfermedades adquiridas:
	  ▪ Aplasia medular
	  ▪ Síndromes mielosdisplásicos
	  ▪ Drogas (citotóxicos) o terapia radiante
	  ▪ Anemia megaloblástica

Por secuestro	▪ Hiperesplenismo ▪ Hipotermia ▪ Quemaduras

ALPS: síndrome linfoproliferativo con autoinmunidad; PTT: púrpura trombocitopénica trombótica; SUH: síndrome urémico hemolítico.

Las manifestaciones clínicas son los sangrados mucocutáneos que incluyen petequias, equimosis, sangrados prolongados ante incisiones y venopunciones, epistaxis, sangrados gastrointestinales, hematuria, menorragias y, ocasionalmente, hemorragias intracraneales.

Cuando se evalúa a un paciente con trombocitopenia, es fundamental estimar el riesgo de sangrado, ya que determina la necesidad de instaurar un tratamiento urgente. Este riesgo es afectado por la coexistencia de otras alteraciones de la coagulación, trauma o cirugía. Los pacientes con defectos en la producción de plaquetas tienden a presentar sangrados más graves que aquellos con trombocitopenias por destrucción plaquetaria. En niños, el umbral de intervención es cuando las plaquetas caen por debajo de 20 000/mm³. En neonatos, este umbral aumenta a un recuento de plaquetas < 50 000/mm³ debido al mayor riesgo de hemorragia intracraneana en este grupo etario.

Púrpura trombocitopénica inmune

La púrpura trombocitopénica inmune (PTI) es una entidad clínica caracterizada por la destrucción acelerada de las plaquetas unidas a autoanticuerpos, sumada a un déficit en la producción plaquetaria. Se caracteriza por un recuento plaquetario < 100 000/mm³, disminución de la sobrevida de las plaquetas y aumento de la serie megacariocítica en la médula ósea. Es la enfermedad autoinmune de la sangre más frecuente. Su incidencia es de 1-12,5 casos cada 100 000 habitantes.

La PTI primaria se caracteriza por trombocitopenia aislada, sin condiciones clínicas asociadas ni otras causas que la justifiquen. En caso de estar asociada con alguna patología, se denomina PTI secundaria, y se especifica el origen de esa la patología.

La PTI tiene distintas formas de presentación clínica (Tabla 47.2.2):

- Aguda (50%): es de curso benigno y autolimitado. Se observa en niños pequeños, menores de 10 años, con un pico de incidencia a los 5 años de edad. Generalmente está precedida (1-3 semanas) por una infección viral o la aplicación de una vacuna. En la mayoría de los pacientes, esta forma se resuelve en algunas semanas o pocos meses sin necesidad de tratamiento.
- Aguda persistente (30%): se define por la persistencia de la plaquetopenia luego de 3 meses de la presentación (hasta 12 meses).
- Recidivante (2%-4%): en esta forma, el recuento plaquetario desciende después de meses o años de la remisión (recuperación a niveles normales).
- Crónica (5%-20%): está definida por la persistencia de la trombocitopenia por más de 12 meses, y se asocia con una edad mayor de 10 años, sexo femenino y presentación insidiosa.

La mayoría de los pacientes con diagnóstico reciente de PTI cursan una forma aguda, y se describen remisiones del 70% en los primeros 6 meses. Sin embargo, la mortalidad reportada es del 0,1%-1%, y la evolución a la cronicidad se observa hasta en el 20% de los casos. Existe un porcentaje de pacientes que presentan recuperación espontánea después de 6 meses del diagnóstico.

Fisiopatología

La fisiopatología de la PTI es compleja, y el acontecimiento inicial en la mayoría de los casos es desconocido. El evento central es la destrucción de plaquetas unidas a anticuerpos por el sistema retículo-endotelial. Sumado a esto, existe evidencia de una desregulación de la respuesta inmune con cambios que resultan en una disminución de la sobrevida plaquetaria e inhibición de la producción de plaquetas (Figura 47.2.1):

- Producción de anticuerpos antiplaquetarios y diseminación de epítopos: estos anticuerpos están presentes en la mayoría de los pacientes al momento del diagnóstico, y desaparecen luego de la remisión. La presencia de autoanticuerpos contra múltiples antígenos es común. El complejo GPIIb/IIIa es el antígeno implicado en la mayoría de las PTI, pero también se han reportado autoanticuerpos contra los antígenos GPIb/IX/V y GPIa/IIa, IV y V. Luego de la unión anticuerpo-antígeno plaquetario, el complejo interacciona con el receptor de superficie Fcγ presente en las células del sistema retículo-endotelial (macrófagos y células dendríticas). En consecuencia, se produce la opsonización y degradación celular, con depuración esplénica y hepática de las plaquetas. Las célula presentadoras de antígenos son responsables de amplificar la respuesta al generar epítopos de otras glicoproteínas de membrana. Estas células expresan los nuevos epítopos en su superficie y, de esta forma, facilitan la proliferación de los clones T CD4+. A su vez, los receptores de inmunoglobulinas de las células B reconocen estos nuevos epítopos, lo que induce la proliferación y mayor síntesis de anticuerpos antiglicoproteína Ib/IX.
- Activación de las células T: la ausencia de anticuerpos antiplaquetarios en el 20%-30% de los pacientes sugiere un mecanismo celular adicional, responsable de la destrucción plaquetaria y la alteración de la megacariopoyesis. En los pacientes con PTI se observó un desequilibrio en la inmunidad celular que involucra tanto a linfocitos T reguladores, *helper*, citotóxicos y células NK. Aparentemente, se produce un cambio de los linfocitos T *helper* al subtipo 1 y una reducción en el número y función de las células T reguladoras. La desregulación de las células T *helper* promueve la expansión de clones de células B productoras de anticuerpos antiplaquetarios. Por otro lado, los linfocitos T citotóxicos podrían estar implicados en la destrucción plaquetaria mediante la inducción de la apoptosis celular.
- Activación de la inmunidad mediada por complemento: los anticuerpos unidos a la membrana celular también pueden unir complemento, lo cual conduce a una mayor depuración plaquetaria o a la destrucción por citotoxicidad directa.

En la mayoría de los pacientes, la consecuencia directa de estos cambios es el aumento compensatorio de la producción de plaquetas. Sin embargo, en otros pacientes, la producción plaquetaria se encuentra alterada por varios mecanismos:

- Destrucción plaquetaria intramedular mediada por macrófagos.
- Inhibición de la megacariopoyesis por citotoxicidad mediada por anticuerpos y desregulación inmune inducida por las citoquinas.
- Aumento insuficiente de la trombopoyetina.

Estímulo antigénico

En la PTI aguda, los gatillos más frecuentes son las infecciones de la vía aérea. Sin embargo, en la mayoría de los casos el patógeno no es identificado. En el 20% de los pacientes se puede detectar una infección específica: rubéola, varicela, *Bordetella pertussis*, virus de Epstein-Barr (EBV), citomegalovirus (CMV), hepatitis A, B y C, parvovirus o infecciones bacterianas.

Los anticuerpos producidos ante la presencia del antígeno viral podrían tener una reacción cruzada con antígenos plaquetarios específicos. La fisiopatogenia, en estos casos, involucraría el fenómeno de mimetismo molecular (generación de un blanco similar) o el inicio de una respuesta inflamatoria aguda con pérdida de la tolerancia inmune en individuos susceptibles. Este mecanismo es el mismo que se desencadena en los casos de PTI

Tabla 47.2.2 Formas de presentación de la PTI

	PTI aguda o de reciente diagnóstico	PTI aguda persistente	PTI crónica	PTI recidivante
Frecuencia	50%	30%	20%	2%-4%
Evolución	Benigna, autolimitada, con resolución espontánea dentro de los 3 meses	Persistencia de la plaquetopenia por mas de 3 meses y hasta 12 meses	Persistencia de la plaquetopenia por mas de 12 meses	Disminución del recuento de plaquetas luego de haberse alcanzado la remisión. Benigna, aguda y autolimitada
Etiología	Posinfecciosa (posviral) o posvacunación	Posinfecciosa	Presencia de autoanticuerpos	Posinfecciosa

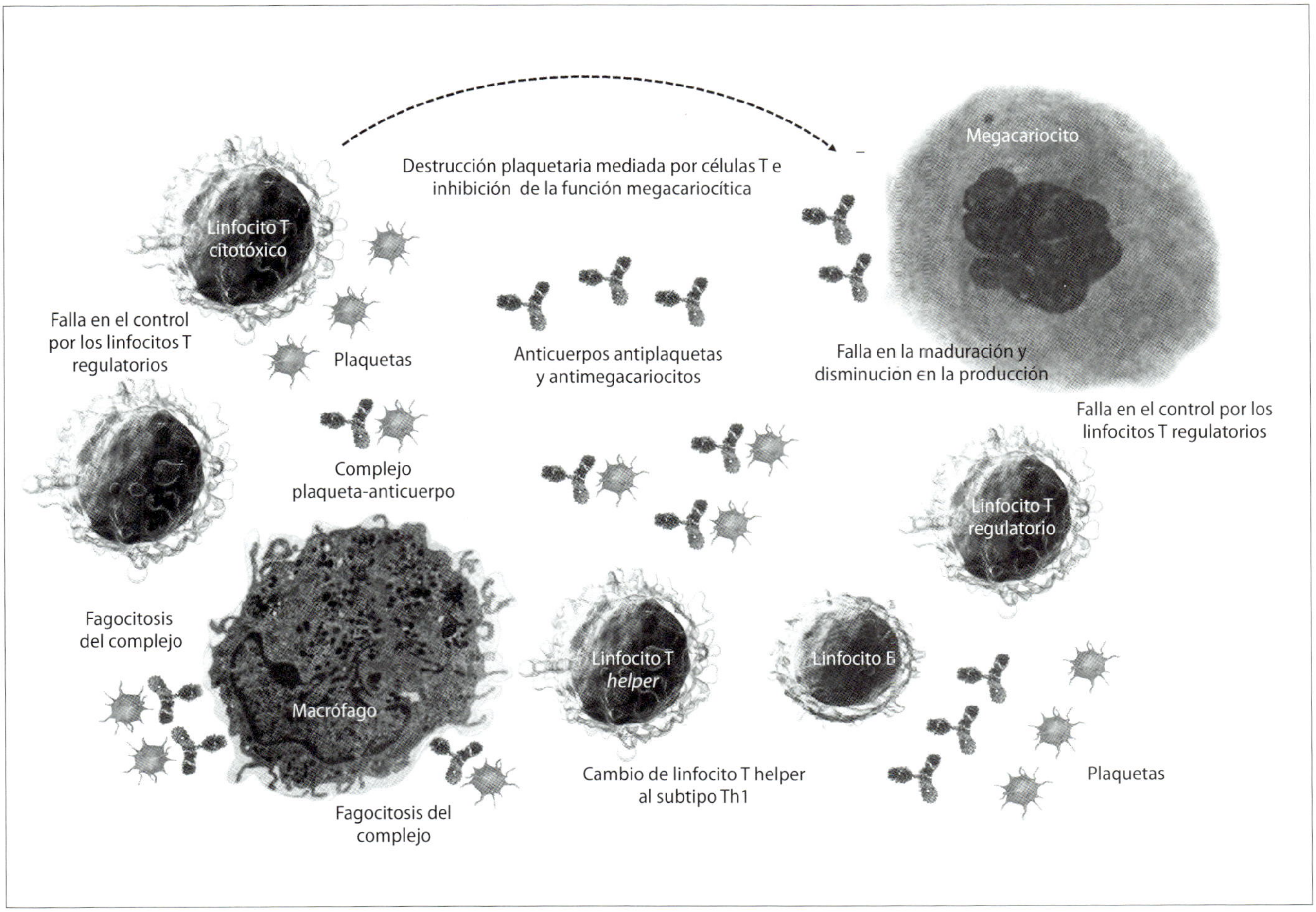

Figura 47.2.1 Fisiopatología de la PTI. El evento central es la producción de anticuerpos antiplaquetarios que se unen a las plaquetas. Los macrófagos fagocitan los complejos mediante la activación del receptor de superficie Fcγ. Asimismo, se produce la destrucción plaquetaria por citotoxicidad directa mediada por células T. La función megacariocítica también se encuentra disminuida, por la presencia de anticuerpos antimegacariocitos y la actividad de los linfocitos T citotóxicos. El cambio de los linfocitos T *helper* al subtipo 1 y la falla en la regulación del sistema inmune por los linfocitos T regulatorios disminuyen la tolerancia inmune. (Modificado de: Cooper N, Ghanima W. Immune Thrombocytopenia. N Engl J Med 2019; 381 (10): 945-55).

secundaria a la vacunación con triple viral, triple bacteriana, vacuna contra la hepatitis A y virus varicela-zóster.

Mecanismos adicionales

En la evolución a la cronicidad, no solo se produce la interacción entre las células presentadoras de antígenos con los linfocitos T, sino que también se observaría un desbalance entre las células T reguladoras y T *helper*. La activación de las células T y las células B productoras de anticuerpos se produce a través de liberación de citoquinas.

El estudio de enfermedades genéticas asociadas con enfermedades autoinmunes podría ser la clave para dilucidar la patogénesis de la autoinmunidad asociada con la PTI. La asociación de la PTI con varios de estos síndromes genéticos es conocida. Entre ellos se encuentran la inmunodeficiencia común variable, el síndrome linfoproliferativo con autoinmunidad (ALPS) y el síndrome de hiper-IgM (*v.* Capítulo 46.3). Se especula que existen alteraciones en la tolerancia tanto central como periférica, que resultan en defectos de la señalización y apoptosis (a nivel central) y de la interacción entre células T reguladoras y factores circulantes (a nivel periférico).

Presentación clínica y diagnóstico

El diagnóstico de PTI es de exclusión, y se fundamenta en los datos clínicos y epidemiológicos. La manifestación clínica característica es la aparición brusca de sangrados de tipo plaquetario en un niño previamente sano. La presencia de petequias y hematomas es evidente en la mayoría de los pacientes. Menos de un tercio presenta epistaxis, hemorragias conjuntivales u otros sangrados mucocutáneos. En el 10% de los pacientes se detecta hematuria, hematoquecia y melena. En adolescentes de sexo femenino es común la presentación con menorragia. La ausencia de otros síntomas sistémicos permite orientar el diagnóstico de PTI. Un porcentaje menor de pacientes puede presentar esplenomegalia. Sin embargo, ante la presencia de hepatomegalia, esplenomegalia moderada, dolor óseo y adenopatías, deben considerarse otros diagnósticos diferenciales (hiperesplenismo o neoplasias hematológicas).

Aunque la PTI puede ser diagnosticada en pacientes pediátricos de cualquier edad, se observa un pico entre los 2-6 años. Los pacientes mayores de 10 años tienen más probabilidades de desarrollar PTI crónica, asociada con alguna enfermedad autoinmune. En adolescentes se observa con mayor frecuencia en el sexo femenino. En niños menores de 3 meses se debe tener en consideración la plaquetopenia inmune adquirida o aloinmune, que se produce por el traspaso de anticuerpos de madres con PTI.

El grupo de estudio internacional pediátrico (ICIS) considera sangrado mayor al sangrado que resulta en anemia grave o requiere tratamiento local para contener la hemorragia, como p. ej. la hemorragia intracraneal o digestiva. Los sangrados graves suceden con mayor frecuencia durante el primer mes luego del diagnóstico, y alrededor del 3% de los pacientes pueden debutar con estos sangrados. La frecuencia de sangrado intracraneal asociado con la PTI es del 0,4%-0,9%. Cuando sucede, la mortalidad es muy elevada.

Estudio diagnóstico inicial

Los estudios complementarios iniciales son el hemograma y el frotis. El 90% de los pacientes puede tener recuentos plaquetarios < 20 000/mm^3, con un alto porcentaje de pacientes con recuentos < 10 000/mm^3. Si bien la mayoría no presenta citopenias asociadas, algunos pueden presentar anemia ferropénica secundaria a los sangrados (15%), anemia hemolítica autoinmune, neutropenia autoinmune o ambas (con peor pronóstico).

En el frotis de un paciente con PTI suelen observarse plaquetas grandes (macroplaquetas) e inmaduras. Estas macroplaquetas podrían ser metabólicamente más activas que las que se observan en los síndromes de fallo medular, lo que explicaría la presencia de sangrados menos pronunciados en esta entidad.

Diagnósticos diferenciales y estudios diagnósticos adicionales

Luego de confirmase la trombocitopenia, deben descartarse causas no inmunes y hereditarias, así como la PTI secundaria (*v.* Tabla 47.2.1). Los pacientes con PTI secundaria generalmente presentan síntomas asociados con su enfermedad de base. Entre las causas más frecuentes se encuentran el lupus eritematoso sistémico, el síndrome antifosfolipídico, estados de inmunodeficiencias (deficiencia de IgA e inmunodeficiencia común variable), desórdenes linfoproliferativos, drogas e infección por VIH o virus de la hepatitis A, B o C. Estudios retrospectivos demuestran que la detección del factor antinuclear (FAN) se observa hasta en el 30% de los pacientes, y que podría predecir un subgrupo de pacientes con riesgo de desarrollar otros síntomas de autoinmunidad (*v.* Tabla 47.2.1).

Las trombocitopenias hereditarias también forman parte de los diagnósticos diferenciales (*v.* más adelante). En estos casos, la morfología plaquetaria y los antecedentes familiares pueden orientar el diagnóstico.

Otros estudios básicos que se deben solicitar son los siguientes:

- Coagulograma básico para descartar alteraciones asociadas de la hemostasia.
- Serologías para descartar infección por EBV, VIH, CMV y hepatitis A, B y C.
- Dosaje de inmunoglobulinas plasmáticas.
- Estudio de las enfermedades del colágeno vascular en mayores de 10 años.
- Prueba de Coombs directa (con fines terapéuticos).
- Grupo y factor sanguíneo (con fines terapéuticos).

La punción o biopsia de medula ósea no es necesaria al inicio cuando se sospecha una PTI, tanto si se mantiene una conducta expectante como si se indica la infusión de inmunoglobulina endovenosa (*v.* más adelante). Se recomienda realizarla en caso de citopenias asociadas (excepto anemia ferropénica), al iniciar el tratamiento con corticoides o en caso de no observarse remisión a los 3 meses.

Existen otros estudios opcionales que podrían realizarse para completar el diagnóstico. Por ejemplo, dosaje de anticuerpos antifosfolípidos, detección de anticuerpos antitiroideos, estudios de sobrevida plaquetaria, búsqueda de bazo accesorio (por ecografía abdominal o resonancia magnética), anticuerpos antiglicoproteínas y dosaje de trombopoyetina (no disponibles en la Argentina).

Tratamiento

La PTI aguda es una enfermedad benigna y autolimitada, que en la mayoría de los casos requiere una intervención mínima o directamente ninguna intervención. Si bien existen varias guías de tratamiento, las indicaciones varían según la región, la experiencia institucional y del subespecialista en hematología infantil.

La elección de la mejor estrategia terapéutica se basa en la condición clínica del paciente, el riesgo de presentar hemorragias que comprometan la vida y el recuento plaquetario. Siempre debe tenerse en consideración, sin importar la opción de tratamiento elegida, la posibilidad de realizar controles clínicos frecuentes y la educación del paciente y su familia. Como norma general, se debe indicar la limitación de las actividades y suspender las drogas que interfieran con la actividad plaquetaria.

Existe consenso acerca de mantener la observación clínica, sin intervenciones adicionales, en pacientes sin sangrados o con sangrados mínimos, recuentos plaquetarios > 20 000/mm^3 y la posibilidad de realizar un seguimiento cercano. En estos casos, podría establecerse el manejo ambulatorio.

El subgrupo de pacientes con mayor riesgo de presentar hemorragia intracraneana es aquel con recuentos plaquetarios < 20 000/mm^3, el antecedente de traumatismo encefálico, malformación arteriovenosa o el uso simultáneo de agentes antiagregantes. Actualmente, no hay evidencia de que el tratamiento médico sea efectivo para reducir la incidencia de esta complicación.

Tratamiento de la PTI aguda

Las guías de práctica clínica difieren con respecto a las recomendaciones de tratamiento (Tabla 47.2.3). El Grupo Británico de Hematología Pediátrica se inclina por indicar el tratamiento según la condición clínica del paciente, sin importar el recuento plaquetario. Por otro lado, la Sociedad Americana de Hematología recomienda que aquellos niños con diagnóstico de PTI con recuento de plaquetas < 20 000/mm^3 y sangrados mucocutáneos graves, o bien con recuentos < 10 000/mm^3 con sangrados menores, deben tratarse con inmunoglobulina G endovenosa (IgGEV) o corticoides. La Sociedad Argentina de Hematología, en sus guías de recomendación, establece que se debe indicar tratamiento a pacientes con recuento de plaquetas < 20 000/mm^3 o con hemorragia activa o factores de riesgo (traumatismo craneoencefálico, politraumatismo, uso de antiagregantes 7-10 días previos, coagulopatía asociada o vasculitis).

El tipo de respuesta debe ser valorada en dos oportunidades, separadas entre sí por 7 días. Las respuestas al tratamiento se definen como:

- Respuesta completa: recuento de plaquetas > 100 000/mm^3 y ausencia de hemorragia.
- Respuesta: recuento de plaquetas ≥ 30 000/mm^3 o un aumento > 2 veces del valor inicial y ausencia de hemorragia.
- No respuesta: recuento de plaquetas < 30 000/mm^3 o un aumento < 2 veces del valor inicial o presencia de hemorragia.

Aquellos pacientes no esplenectomizados sin respuesta al tratamiento médico se denominan no respondedores. Se considera PTI refractaria cuando persiste la plaquetopenia luego

Tabla 47.2.3 Esquemas terapéuticos de la PTI

		Dosis	Tiempo de respuesta	Respuesta	Duración de la respuesta	Nivel de evidencia/ recomendación
Primera línea	**IgGEV**	0,8-1 g/kg en 1 o 2 días EV	24-48 h	90%-95%	15-20 días	Ib/A
	Meprednisona	4 mg/kg/día por 4 días VO	3-5 días	80%	Rápida recaída	III/B
		1-2 mg/kg/día por 14 días VO	5-7 días	60%-80%		Ib/A
	Metilprednisolona	30 mg/kg/día por 2-3 días EV	3-5 días	60%-90%	Rápida recaída	
	Anti D	50-75 µg/kg dosis única EV o SC	4-5 días	80%	15-20 días	
Segunda línea	**Esplenectomia**		Hasta 50 días	70%-90%	Definitivo	IIb/B
	Rituximab	375 mg/m²/dosis, semanal por 4 semanas EV	Hasta 50 días	60%-70%	Duradera 26%	IIa-b/B

EV: endovenosa; VO: vía oral; SC: subcutánea.

de realizarse la esplenectomía. En estos casos pueden indicarse otros tratamientos de segunda línea (*v.* más adelante). Los pacientes que requieren administración continua de corticoides para mantener recuentos plaquetarios > 30 000/mm³ o para evitar hemorragias se denominan corticodependientes.

Tratamiento de la PTI aguda persistente

En estos casos, se recomienda el tratamiento activo para aquellos pacientes cuyos recuentos plaquetarios se mantengan de manera sostenida por debajo de 20 000/mm³ o que presenten hemorragias graves. Se puede utilizar alguna de las opciones terapéuticas para la PTI aguda (*v.* más adelante), solas o combinadas, con la finalidad de mantener recuentos plaquetarios por encima de los valores considerados seguros.

Tratamiento de PTI crónica

En estos pacientes, el objetivo primario del tratamiento es prevenir los sangrados. Un tercio de los niños con PTI crónica pueden alcanzar la remisión espontánea meses o años luego del diagnóstico. En algunos pacientes se producen episodios de plaquetopenia seguidos de largos períodos de remisión. Los episodios de trombocitopenia podrían deberse a la supresión de la producción de plaquetas por la medula ósea ante infecciones virales.

La estrategia terapéutica se basa en la clínica de sangrados más que en el recuento plaquetario. La observación podría ser una estrategia en aquellos pacientes con sangrados mínimos. La Sociedad Argentina de Hematología recomienda el tratamiento activo en pacientes con recuentos sostenidos de plaquetas < 20 000/mm³. En estos casos se pueden considerar la esplenectomía o la utilización de rituximab (*v.* más adelante)

Esquemas de tratamiento (*v.* Tabla 47.2.3)

Primera línea:

- Inmunoglobulina G endovenosa: el tratamiento con IgGEV se basa en la disminución de la depuración de las plaquetas al inhibir la actividad de las células fagocíticas del sistema retículo-endotelial, por medio del bloqueo de los receptores Fc y la activación de vías inhibitorias. La dosis recomendada es de 0,8-1 g/kg administrada durante 1-2 días. La respuesta a este tratamiento es rápida, y se observa un aumento de las plaquetas circulantes en las primaras 24-48 horas, tanto en pacientes esplenectomizados como en no esplenectomizados. La duración del efecto terapéutico es breve (15-20 días) y reproducible. Es un tratamiento costoso. Las complicaciones asociadas con la IgGEV se observan hasta en el 75% de los casos: cuadro símil gripal, meningitis aséptica, neutropenia o anafilaxia (complicación más grave). Se sugiere premedicar media hora antes con difenhidramina 1 mg/kg/dosis. Los pacientes con antecedentes de reacciones adversas además deben recibir hidrocortisona 1 m/kg/dosis. Luego, se debe iniciar el goteo endovenoso a un ritmo creciente según tolerancia:
  - Primeros 30 minutos: 0,02 mL/kg/min.
  - Si tolera, segundos 30 minutos: 0,04 mL/kg/min.
  - Si tolera y hasta finalizar: 0,06-0,08 mL/kg/min.
- Corticoides: el mecanismo de acción de los corticoides se basa en la inhibición de la fagocitosis y de la síntesis de anticuerpos antiplaquetarios, aumento de la megacariopoyesis y de la estabilidad del endotelio microvascular. Existen varios esquemas de tratamiento propuestos (*v.* Tabla 47.2.3). La recuperación plaquetaria se observa en más de la mitad de los pacientes y es más tardía (3-5 días) a la que se observa cuando se utiliza IgGEV. El efecto terapéutico se mantiene durante el tiempo en el que se administra el tratamiento. Los efectos adversos de los corticoides incluyen: síndrome de Cushing, aumento de peso, retención hidrosalina, hiperglucemia, cataratas, pseudotumor cerebri, hipertensión arterial, acné, trastornos de la cicatrización, trastornos del estado de ánimo, hiperfagia, retardo del crecimiento, osteoporosis y la temida necrosis avascular ósea.
- Inmunoglobulina anti D (anti Rh): el mecanismo de acción se basa en el bloqueo de la fagocitosis. Se utiliza solo en pacientes Rh positivos y no esplenectomizados. Debe realizase una prueba de Coombs directa previo a su administración. La dosis recomendada es de 50-75 µg/kg en dosis única, en infusión endovenosa rápida o subcutánea. Se observan respuestas hasta del 80% en pacientes Rh positivos, con una duración de 15-20 días (puede llegar a 5 semanas). Si bien es menos efectiva que la IgGEV en términos de niveles de plaquetas alcanzados, su costo es menor. Los efectos adversos se observan en menos del 3% de las infusiones. Entre ellos se destacan: cefalea, náuseas, mareos y fiebre. Un efecto adverso poco

frecuente (1%), pero de importancia clínica, es el desarrollo de anemia hemolítica con descensos de 0,5-1 g/dL de la hemoglobina, 24 horas luego de la administración. En la mayoría de los casos no requiere intervención

Segunda línea:

- Esplenectomía: dado que el bazo es el principal sitio de destrucción plaquetaria, así como de producción de autoanticuerpos, la esplenectomía es el tratamiento de elección. Sin embargo, debido al riesgo de infecciones graves por gérmenes capsulados, se intenta retrasarla hasta los 10 años de edad. Si esto no fuese posible, se recomienda realizarla luego de los 5 años. Tanto las guías de la Sociedad Americana de Hematología como las británicas recomiendan su indicación en niños con PTI crónica con sangrados activos y recuentos plaquetarios < 10 000/mm^3 entre los 3-12 años de edad, o recuentos de 10 000-30 000/mm^3 entre los 8-12 años de edad. Se prefiere la esplenectomía laparoscópica por personal entrenado y con recuentos plaquetarios seguros. Se reserva la transfusión de plaquetas para aquellos casos de sangrado intraoperatorio. La mortalidad intraoperatoria es menor al 1%. La respuesta a la esplenectomía alcanza el 80% y no se describen factores predictores de buena respuesta. Ante una recaída inmediata, se debe considerar el freno medular por un cuadro infeccioso o la presencia de un bazo accesorio. Los pacientes candidatos a la esplenectomía deben ser vacunados contra gérmenes capsulados (neumococo, meningococo y *Haemophilus influenzae* tipo b) 2 semanas previas al procedimiento. Está indicada la profilaxis antibiótica diaria con penicilina oral o amoxicilina, o mensual con penicilina benzatínica, para pacientes menores de 5 años luego de la esplenectomía. La indicación en niños mayores es controversial.
- Rituximab: es un anticuerpo monoclonal anti CD20. Este agente disminuye las células pre-B y B, y así la producción de anticuerpos antiplaquetarios, lo que atenúa la respuesta autoinmune. La dosis utilizada es de 375 mg/m^2/dosis en infusión endovenosa, una vez por semana por 4 semanas. Se observa respuesta terapéutica en el 30%-60% de los pacientes con PTI crónica. En la mayoría de los casos la respuesta es sostenida y puede ser inmediata (en los primeros 7 días) o tardía (hasta 3 meses después la infusión). Los efectos adversos más comunes son fiebre, urticaria, prurito y enfermedad del suero. La leucoencefalopatía posterior reversible es una de las complicaciones más graves e infrecuentes. Solo un 4% de estos efectos obligan a suspender el tratamiento. La Sociedad Argentina de Hematología recomienda su indicación en pacientes con PTI crónica con alto de riesgo de sepsis luego de la esplenectomía, menores de 6 años, en aquellos en que la esplenectomía haya fracasado, en caso de no poder realizarla por negativa de los familiares o ante la sospecha de colagenopatías. La recuperación de las células B se produce a los 6 meses de realizado el tratamiento. No se observa mayor frecuencia de infecciones ni se requiere tratamiento supletorio profiláctico con IgGEV.
- Otros tratamientos de segunda línea: si el paciente persiste con niveles de plaquetas < 20 000/mm^3 o hemorragias graves a pesar de las estrategias terapéuticas descritas, se pueden indicar las siguientes drogas, solas o combinadas:
  - Ciclosporina A: 5-15 mg/kg/día.
  - Ciclofosfamida: 1,5 g/m^2/dosis endovenosa, cada cuatro semanas, 2 a 4 dosis.
  - Azatioprina: 2-3 mg/kg/día, vía oral.
  - Vincristina: 0,02 mg/kg/dosis (dosis máxima 2 mg), endovenosa, cada 5-7 días, por 3 dosis.
  - Vinblastina: 0,1 mg/kg/dosis (dosis máxima 10 mg), endovenosa, cada 5-7 días, por 3 dosis.
  - Micofenolato mofetil: 500-600 mg/m^2/dosis, 2 veces por día (dosis máxima 2 g).
  - Agonistas del receptor de trombopoyetina (RTPO): estos agentes actúan sobre las células precursoras de la medula ósea, al estimular la diferenciación y multiplicación de los megacariocitos. La eficacia y seguridad de los RTPO (eltrombopag, romiplostim) se encuentran todavía en estudio. Pueden indicarse en uso compasivo.

Tratamiento de las hemorragias con riesgo de vida

En estos casos es necesaria la utilización de estrategias terapéuticas combinadas:

- IgGEV 1 g/kg por 1 o 2 días consecutivos.
- Inmunoglobulina anti D 50-75 µg/kg/dosis.
- Metilprednisolona 30 mg/kg/dosis endovenosa por 2-3 días.
- Transfusiones de plaquetas 0,5-1 U/m^2/hora, o 2-4 U/m^2 cada 6 horas.
- Control mecánico o quirúrgico en el sitio de sangrado.
- Embolización de la arteria esplénica o esplenectomía de urgencia: en casos en que deba realizarse laparoscopía o neurocirugía.
- Factor VII recombinante: en casos de refractariedad al triple tratamiento (IgGEV o Ig Anti D, pulsos de corticoides y concentrados de plaquetas).

Síndrome de Evans

El síndrome de Evans (SE) se caracteriza por la presentación simultánea o secuencial de trombocitopenia y anemia hemolítica autoinmunes, con el test directo de antiglobulina positivo (DAT), sin otra causa clara. Un porcentaje de pacientes puede presentar neutropenia autoinmune asociada (*v.* Capítulo 47.3).

Es una enfermedad rara. Representa hasta el 4% de los casos con diagnóstico inicial de PTI o anemia hemolítica autoinmune. Puede presentarse a cualquier edad. Se han reportado casos de SE familiares sin patogénesis clara a la actualidad.

La fisiopatología de la enfermedad no se conoce por completo, pero existe un defecto en el control de la regulación del sistema inmune, tal como ocurre en la PTI y en la anemia hemolítica autoinmune.

Si bien la hemólisis activa puede no estar presente en todos los casos, el compromiso de la serie eritroide se manifiesta con el *test* DAT positivo. Asimismo, muchos pacientes pueden presentar adenopatías o esplenomegalia.

El diagnóstico es de exclusión. Entre los diagnósticos diferenciales se encuentran el ALPS, el lupus eritematoso sistémico, la deficiencia de IgA, la inmunodeficiencia común variable y el síndrome de inmunodeficiencia adquirida.

El tratamiento inicial son los corticoides y la IgGEV. La respuesta al tratamiento suele ser bastante pobre. En pacientes refractarios al tratamiento de primera línea se han probado distintos inmunomoduladores, como el rituximab.

Trombocitopenia neonatal

La incidencia global de trombocitopenia en neonatos es del 0,7%-0,9%. De estos, menos del 10% requiere de un estudio urgente. Las causas se describen en la Tabla 47.2.4.

Los recién nacidos presentan una limitada capacidad para aumentar la producción de plaquetas en respuesta al consumo

Tabla 47.2.4 Causas de trombocitopenia neonatal

- Aumento de la destrucción:
  - Asociadas con causas maternas:
    - Aloinmune o autoinmune
    - Infecciones congénitas (sífilis, toxoplasmosis, citomegalovirus)
    - Preeclampsia
    - Incompatibilidad Rh
    - Enfermedades placentarias
  - No asociadas con causas maternas:
    - Coagulación intravascular diseminada
    - Infección
    - Asfixia perinatal
    - Trombosis neonatal
    - Hemangiomas (Síndrome de Kasabach-Merrit)
    - Hiperesplenismo
    - Síndrome de Wiskott-Aldrich
    - Síndrome de las plaquetas gigantes
- Disminución de la producción:
  - Síndromes genéticos (trisomías 13 y 18)
  - Trombocitopenia asociada con ausencia de radio
  - Anemia de Fanconi
  - Disqueratosis congénitas.
  - Enfermedades malignas (leucemias neonatales, neuroblastoma 4s)
  - Osteopetrosis
  - Infecciones virales (VIH, CMV, rubeola y herpes 6)
  - Síndrome mieloproliferativo transitorio en pacientes con síndrome de Down
- Mixtas

y bajos niveles de trombopoyetina circulante mientras dura la trombocitopenia. Es frecuente encontrar recuentos de plaquetas entre 100 000-150 000/mm^3.

Trombocitopenia fetal y neonatal aloinmune (TFNA)

Es la causa más frecuente de trombocitopenia grave intrauterina y en el recién nacido. Se presenta dentro de las primeras horas de vida con trombocitopenia aislada, grave y transitoria, sin una causa clara que la justifique. Ocurre por el pasaje transplacentario de anticuerpos maternos, de tipo IgG (aloanticuerpos). Estos anticuerpos se dirigen contra antígenos paternos heredados (HPA) por el feto, ausentes en las plaquetas maternas.

La incidencia es de 0,3-1 caso cada 100 nacidos vivos. La TFNA puede aparecer durante la primera gestación hasta en el 30%-50% de los casos. El riesgo de hemorragias graves en futuras gestaciones plantea la necesidad de realizar profilaxis o tratamiento prenatal. El 50% de las hemorragias se producen durante la vida intrauterina, habitualmente entre las 30-35 semanas de gestación.

El neonato puede presentarse asintomático o con petequias, equimosis o hemorragias que comprometen la vida. La hemorragia intracraneal, que ocurre hasta en el 30% de los casos, es la complicación más grave, con un 10% de mortalidad y un 20% de secuelas neurológicas irreversibles.

Cuando existe la sospecha clínica de TFNA, debe instauraste rápidamente el tratamiento. Se basa en la transfusión de plaquetas del fenotipo HPA compatible, o de inmunoglobulina endovenosa en altas dosis, en pacientes con sangrados que comprometan la vida. Dada su naturaleza transitoria, suele resolverse en las primeras 6 semanas de vida.

Trombocitopenia neonatal autoinmune

Se produce en recién nacidos hijos de madres con PTI, lupus eritematoso sistémico u otras enfermedades autoinmunes, por el pasaje transplacentario de los autoanticuerpos maternos. El diagnóstico surge ante la presencia de trombocitopenia, en un neonato cuya madre posee historia de PTI. Esta entidad es más leve que la TFNA, con una incidencia de hemorragia intracraneana menor al 1%. El tratamiento consiste en la administración de IgGEV con o sin corticoides, cuando las plaquetas se encuentran por debajo de 50 000/mm^3.

Trombocitopenia inmune asociada a drogas

El riesgo de desarrollar autoanticuerpos contra las plaquetas tras la administración de una droga es bajo. Sin embargo, se describen varias drogas implicadas con este fenómeno. Los mecanismo de producción se basan en la formación de haptenos (penicilina), formación de complejos de epítopos (quininas y sulfonamidas) o autoanticuerpos directos. Este tipo de trombocitopenia puede estar asociada con la presencia de otros síntomas, como fiebre y escalofríos de comienzo agudo. El sangrado puede ser grave. Estos autoanticuerpos generalmente son transitorios, y el efecto adverso desaparece al discontinuar la droga. Sin embargo, en ocasiones pueden persistir y desencadenar un cuadro similar a la PTI.

La trombocitopenia inducida por la heparina es un síndrome complejo, con una incidencia menor al 5%. El uso de heparina produce la liberación del factor 4 plaquetario. Este factor se une a la heparina circulante y forma un complejo que se ancla a la membrana plaquetaria. Este complejo es inmunogénico, desencadena la producción de anticuerpos y también provoca la activación plaquetaria, lo que puede generar trombosis. Por lo general, se observa plaquetopenia moderada luego de 5-10 días del inicio del tratamiento con heparina. La frecuencia de sangrados es baja y se resuelve luego de discontinuar la droga. El riesgo es mayor en pacientes que reciben heparina no fraccionada, bovina y a dosis terapéuticas. En el 30% de los pacientes puede asociarse con trombosis arteriales o venosas, con elevada morbimortalidad.

Trombocitopenia asociada a cáncer

La trombocitopenia es un hallazgo hematológico frecuente en pacientes pediátricos con cáncer. En la mayoría de los casos se encuentra asociada con otras citopenias. Los mecanismos fisiopatológicos son: enfermedad maligna medular primaria o metastásica, efecto tóxico del tratamiento (quimioterapia, radioterapia u otros tratamientos antineoplásicos) o trombocitopenia inmune secundaria a la enfermedad. En muchos casos resulta de la combinación de más de un mecanismo. La trombocitopenia inmune secundaria al cáncer es poco frecuente, y puede ser la forma de presentación de la enfermedad en síndromes linfoproliferativos, como los linfomas de Hodgkin y linfomas no Hodgkin.

Trombocitopenia asociada a infecciones

La trombocitopenia suele detectarse en pacientes que cursan un proceso infeccioso. Puede ser provocada por una disminución de la producción megacariocítica (por efecto directo o mediado por citoquinas), por consumo o por mecanismos inmunes. A esto se suma la trombocitopenia que puede presentarse como efecto adverso de los antibióticos o por hiperesplenismo (Tabla 47.2.5). La trombocitopenia por consumo suele observarse en estados de coagulación intravascular diseminada, sepsis o infecciones virales.

Algunos virus, como el VIH, interactúan con las glicoproteínas de la membrana plaquetaria formando complejos virus-inmunoglobulina-receptor plaquetario, lo que induce la destrucción plaquetaria por fagocitosis.

Tabla 47.2.5 Mecanismos generadores de trombocitopenia por distintos agentes infecciosos

Agente infeccioso	Mecanismo fisiopatológico
VIH	▪ Inmune ▪ Supresión medular por infección de los progenitores ▪ Predisposición a infecciones oportunistas ▪ Fármacos ▪ Síndrome hemofagocítico
Hepatitis C	▪ Inmune ▪ Hipertensión portal con hiperesplenismo ▪ Disminución de la producción de trombopoyetina ▪ Drogas (interferón)
CMV	▪ Supresión medular por infección de los progenitores ▪ Antivirales (ganciclovir)
Dengue	▪ Supresión medular por infección de los progenitores ▪ Destrucción de plaquetas por apoptosis ▪ Inmune por reactividad cruzada ▪ Coagulación intravascular diseminada
Parvovirus	▪ Supresión medular por infección de los progenitores

Tabla 47.2.6 Manifestaciones clínicas según el órgano comprometido en el SUH y la PTT

Órgano afectado	Clínica	PTT	SUH
Sistema nervioso central	▪ Cambios del estado mental ▪ Signos de foco motor ▪ Cefalea ▪ Convulsiones ▪ Confusión ▪ Coma	+++++	+++
Riñón	▪ Lesión renal aguda ▪ Hipertensión arterial ▪ Hematuria ▪ Proteinuria ▪ Síndrome nefrítico	+++	+++++
Tubo digestivo	▪ Dolor abdominal ▪ Vómitos ▪ Diarrea con sangre (por isquemia)	++	++
Corazón	▪ Dolor precordial secundario a infarto agudo de miocardio ▪ Insuficiencia cardíaca	++	++

Tabla 47.2.7 Enfermedades trombóticas microangiopáticas menos frecuentes

- Coagulación intravascular diseminada
- Vasculitis secundarias a enfermedades reumatológicas, neoplasias o infecciones (VIH, influenza, COVID-19)
- Microangiopatía secundaria a drogas (ciclosporina, gentamicina)
- Endocarditis
- Microangiopatía asociada con trasplante de órgano solido o de células progenitoras hematopoyéticas
- Sindrome HELLP*
- Enfermedad del metabolismo de la cobalamina C

* El síndrome HELLP hace referencia a hemólisis, aumento de las enzimas hepáticas y trombocitopenia, que pueden presentar las mujeres embarazadas.

Microangiopatías trombóticas

Las microangiopatías trombóticas (MAT) son un conjunto de enfermedades caracterizadas por la presencia de trombocitopenia (por destrucción periférica), anemia hemolítica microangiopática y trombosis arteriolar y capilar. Se pueden presentar en forma súbita o gradual, tanto en niños como en adultos. Son enfermedades graves con riesgo de vida, y pueden ser inicialmente mal diagnosticadas como PTI, síndrome de Evans o enfermedades malignas.

El síndrome urémico hemolítico (SUH) es la MAT más frecuente en pediatría, y se describe con detalle en el Capítulo 48.2. La púrpura trombótica trombocitopénica (PTT) es una enfermedad microangiopática rara, producida por el déficit grave de la proteasa ADAMTS13 (*A Disintegrin and Metalloproteinase with ThromboSpondin-1 motif number 13*). Si bien son enfermedades distintas, el SUH y la PTT pueden compartir varios signos y síntomas y, en ocasiones, solaparse. En la Tabla 47.2.6 se describen algunas de las manifestaciones clínicas comunes de ambas entidades, según el órgano comprometido. En la Tabla 47.2.7 se describen otras MAT menos frecuentes.

Púrpura trombótica trombocitopénica

Como fue mencionado, la PTT se produce por la deficiencia grave de la actividad de ADAMTS13 (menor al 10%), una metaloproteinasa que normalmente es liberada a la circulación. Esta enzima es responsable del clivaje del factor de von Willebrand (FvW).

La incidencia estimada es de 1-4 casos por millón de habitantes por año. Es más frecuente en mujeres que en varones, con una relación 3:2. El pico de incidencia se observa en adultos de 30-40 años, pero también puede aparecer en adolescentes. En niños es muy poco frecuente, y representa solo el 10% de todos los casos de MAT.

La PTT se caracteriza por trombocitopenia (por lo general, grave), que se produce como consecuencia de la agregación reversible de las plaquetas en la microcirculación, junto con daño endotelial e isquemia tisular. Esta enfermedad puede poner en riesgo la vida del paciente si no se establece un tratamiento adecuado.

Los pacientes con esta patología se presentan con fiebre, compromiso neurológico y, en algunos casos, compromiso renal. Existen dos formas clínicas de presentación:

- Aguda: es la forma adquirida de la enfermedad. Puede ser subclasificada como primaria idiopática (55%) o secundaria (45%). En más del 90% de los casos, la deficiencia de ADAMTS13 surge de la presencia de anticuerpos de tipo IgG contra esta enzima. La forma aguda secundaria puede asociarse con infecciones (VIH), enfermedades del tejido conectivo, embarazo, pancreatitis, cáncer y drogas. Con respecto a estas últimas, las que se asocian con PTT son: ticlopidina, clopidogrel, quinina, ciclosporina y tacrolimus.
- Crónica: es la forma hereditaria o congénita de la enfermedad, también llamada síndrome de Upshaw-Schulman. Es poco común y presenta recaídas frecuentes. La herencia es autosómica recesiva y se produce por la mutación del gen de ADAMTS13. Generalmente se manifiesta en el momento del nacimiento o en la infancia. En el período neonatal puede presentarse con bicitopenia asociada con ictericia grave, que suele requerir exanguinotransfusión. La edad de presentación y la gravedad son variables, aun en pacientes con la misma

mutación. El primer episodio ocurre por lo general antes de los 5 años de edad. La mitad de los casos son graves y crónicos, mientras que la mitad restante se presentan como casos leves, con períodos de remisión que pueden durar años.

Fisiopatología

Para desencadenar una PTT se necesita la deficiencia de ADAMTS13 y la estimulación endotelial por algún agente (infeccioso, farmacológico, etc.) que generalmente pasa desapercibido.

La lesión característica en las arteriolas y capilares es la formación de trombos compuestos por plaquetas agregadas, en ausencia de respuesta inflamatoria perivascular. En consecuencia, se produce trombocitopenia por consumo y daño de los eritrocitos circulantes, con formación de esquistocitos (anemia hemolítica microangiopática). Los órganos más afectados por los trombos son el cerebro, los órganos abdominales y el corazón.

La agregación intravascular de plaquetas se produce por la liberación excesiva de multímeros inusualmente grandes del FvW, que escapan a su clivaje habitual. Estos multímeros son sintetizados por el endotelio y están compuestos por un gran número de subunidades maduras de este factor. En condiciones normales, los multímeros ultragrandes son clivados en multímeros de tamaño normal por la ADAMTS13. Los anticuerpos anti ADAMTS13 de tipo IgG poseen acción neutralizante (inhibición de la actividad proteolítica) o no neutralizantes (aceleran la depuración de la enzima). En ambos casos, se inhibe o disminuye la actividad proteolítica sobre el FvW, lo que conduce al desarrollo de trombosis microvascular. Durante la remisión clínica, los anticuerpos desaparecen y aumenta la actividad de la enzima.

Presentación clínica

La presentación clínica de la PTT aguda, por lo general, es abrupta. Los síntomas más comunes son los sangrados y las alteraciones neurológicas. En la evolución, los pacientes suelen desarrollar fiebre. Los síntomas neurológicos pueden progresar rápidamente e incluyen cefalea, confusión, estupor, coma, hemiparesia, parálisis de nervios craneales y convulsiones. En caso de haber compromiso renal, se presenta con proteinuria, hematuria o lesión renal aguda. Cuando existe compromiso abdominal, el paciente puede presentar dolor abdominal, náuseas y vómitos.

En la práctica clínica, la PTT suele identificarse a raíz de episodios interpretados como PTI, anemia hemolítica autoinmune o SE, que no responden al tratamiento habitual.

Diagnóstico

El diagnóstico se fundamenta en la sospecha clínica, los hallazgos al examen físico y las determinaciones de laboratorio. En el hemograma se observa anemia hemolítica con reticulocitos aumentados (hemoglobina promedio 6-7 g/dL), junto con trombocitopenia por consumo (recuento medio de plaquetas 10 000/mm^3). La caída del hematocrito es abrupta y en el frotis de sangre periférica pueden observarse esquistocitos, aunque en algunas ocasiones pueden no ser evidentes. La enzima láctico deshidrogenasa (LDH) puede aumentar por la anemia hemolítica y la isquemia tisular difusa. Otros estudios a solicitar son:

- Prueba de Coombs directa (característicamente es negativa).
- Búsqueda de parámetros bioquímicos de hemolisis (bilirrubina, haptoglobina, LDH, etc.), función renal y hepática.
- Dosaje de β-hCG en pacientes adolescentes (para descartar embarazo).
- Niveles de troponinas (para evaluar lesión miocárdica).
- Serologías virales: VIH, hepatitis B y C.
- Cultivos microbiológicos para descartar infección bacteriana.
- Pruebas de evaluación de la hemostasia.
- Detección de autoanticuerpos.

La confirmación diagnóstica se realiza mediante la determinación de la actividad de ADAMTS13, junto con la detección de anticuerpos neutralizantes y no neutralizantes. Cabe destacar que la realización de estos estudios no debe demorar el inicio del tratamiento cuando la sospecha clínica es alta. Sirven para para confirmar retrospectivamente el diagnóstico, seguir el curso de la enfermedad o establecer la necesidad de tratamientos adicionales, en caso de detectarse la persistencia de los autoanticuerpos. La ausencia de anticuerpos anti ADAMTS13 no es suficiente para descartar el diagnóstico de autoinmunidad. Asimismo, la presencia de estos anticuerpos es un factor pronóstico, dado que cuanto mayor sea su título, mayor es la mortalidad. La muestra de sangre para estas determinaciones debe recolectarse en un tubo con citrato y tomarse al inicio del tratamiento.

Los diagnósticos diferenciales de esta entidad son el resto de las anemias microangiopáticas y la CID.

Tratamiento

La PTT es una emergencia hematológica y requiere de un tratamiento inmediato frente a la sospecha clínica. El principal tratamiento de la PTT adquirida es la plasmaféresis. Se basa en la remoción de los anticuerpos anti ADAMTS13. El plan de recambio es de 1-1,5 volúmenes plasmáticos por día, con reposición de plasma fresco congelado o crioprecipitados. En casos graves, se puede aumentar la frecuencia a dos veces por día.

Este tratamiento debe continuarse por un minino de 3 días luego de la recuperación de los niveles de plaquetas circulantes. Si no es posible realizar la plasmaféresis en la emergencia, se sugiere utilizar una infusión de plasma (10-15 mL/kg) que puede ser suficiente para obtener un aumento rápido del recuento de plaquetas. Los síntomas neurológicos responden inmediatamente con la terapia. En cambio, la recuperación de la trombocitopenia y de la falla renal es más lenta, y puede demorar algunos días o semanas. Del 50% al 80% de los pacientes responden exitosamente a esta terapia.

Otros tratamientos efectivos que pueden utilizarse son la administración de plasma fresco congelado y crioprecipitados (*v.* Capítulo 14). Estos preparados contienen ADAMTS13 activa. El uso de corticoides asociado con la plasmaféresis no demostró mayor efectividad en ensayos clínicos aleatorizados. Sin embargo, siguen siendo utilizados en el tratamiento de la PTT en pediatría.

Como tratamiento de soporte, se recomienda la transfusión de glóbulos rojos desplasmatizados según el requerimiento de cada paciente, especialmente si hay compromiso miocárdico. La transfusión de plaquetas se recomienda en caso de hemorragias graves o frente a procedimientos invasivos. La suplementación con ácido fólico está indicada como en todas las anemias hemolíticas.

Se considera PTT refractaria cuando hay trombocitopenia persistente, ausencia de aumento del recuento plaquetario o plaquetas < 50 000/mm^3 con aumento persistente de la LDH, a pesar de haber recibido 5 plasmaféresis con corticoides.

Los pacientes con PTT secundaria a drogas o al trasplante de células progenitoras hematopoyéticas pueden no beneficiarse con la plasmaféresis. En la PTT refractaria o en las recaídas se puede indicar el tratamiento de segunda línea: rituximab, ciclosporina A o tacrolimus. La esplenectomía puede indicarse en casos aislados. Esta intervención reduce las recaídas, pero debe realizarse en períodos de remisión, dada su elevada mortalidad durante la crisis.

En los últimos años han aparecido nuevas drogas basadas en la administración de ADAMTS13 recombinante, o moléculas anti-FvW. Los estudios preliminares son prometedores, con buena tolerancia y eficacia.

Ante la sospecha clínica de PTT congénita, el tratamiento debe iniciarse inmediatamente. Consiste en el aporte de ADAMTS13 por medio de la infusión de plasma fresco congelado a 10-15 mL/kg. En estos casos, también está indicada la profilaxis con infusión de plasma cada 2 o 3 semanas para mantener un recuento normal de plaquetas en forma permanente. El intervalo de infusión puede modificarse según el recuento plaquetario del paciente. Asimismo, se sugiere realizar profilaxis en situaciones gatillo de la enfermedad microangiopática, como cirugías, infecciones, vacunación o embarazo. Se debe monitorizar la aparición de aloanticuerpos contra ADAMTS13 regularmente.

Seguimiento

Se recomienda el seguimiento a largo plazo y en forma regular. La finalidad es continuar con el monitoreo de la actividad de ADAMTS13, de los autoanticuerpos o enfermedades del tejido conectivo para prevenir las recaídas.

Trombocitopatías hereditarias

Las trombocitopatías hereditarias (TH) son un grupo heterogéneo de enfermedades con alteraciones genéticas que afectan a la serie plaquetaria en forma cualitativa o cuantitativa. Clínicamente, se presentan con sangrados mucocutáneos de gravedad variable: epistaxis prolongadas, menorragia desde la menarca y gingivorragia. Con menor frecuencia, pueden presentarse con sangrados gastrointestinales y hemorragias del sistema nervioso central, especialmente en neonatos.

Las TH pueden diagnosticarse a edades tempranas o ser un hallazgo de laboratorio en adultos asintomáticos. Si bien por separado son enfermedades raras, en conjunto representan una causa frecuente de trombocitopenia en la edad pediátrica.

Algunas de estas enfermedades se asocian con malformaciones o enfermedades hematológicas (leucemia), como p. ej. el síndrome de DiGeorge, la trombocitopenia relacionada con el gen *MYH9* o el síndrome de Wiskott-Aldrich.

El diagnóstico diferencial más frecuente es con la PTI refractaria. Un adecuado diagnóstico del tipo de TH es fundamental para determinar la evolución a largo plazo. En la Tabla 47.2.8 se enumeran las TH según el volumen plaquetario.

Tabla 47.2.8 Clasificación de las trombocitopatías hereditarias según el volumen plaquetario

Macroplaquetas (VPM > 10 fL)	Volumen plaquetario normal (VPM 7,5-10 fL)	Microplaquetas (VPM < 7,5 fL)
• Síndrome de Bernard-Soulier • Enfermedad de von Willebrand plaquetario • Síndrome de DiGeorge • Trombocitopenia ligada al gen *GATA-1* • Síndrome de plaqueta gris • Enfermedad relacionada con el gen *MYH9*	• Tromboastenia de Glanzmann • Trombocitopenia amegacariocítica con ausencia de radio • Trombocitopenia con sinostosis radiocubital • Enfermedad familiar con predisposición a la leucemia mieloblástica aguda	• Síndrome de Wiscott-Aldrich • Trombocitopenia ligada al X

VPM: volumen plaquetario medio.

Trombastenia de Glanzmann

Esta TH se caracteriza por un defecto del complejo glicoproteico GPIIb/IIIa, que se traduce en una alteración en la agregación plaquetaria. Es una enfermedad autosómica recesiva, por lo que el antecedente de consanguinidad es importante. El recuento y el volumen plaquetario suelen ser normales, y el tiempo de sangría se encuentra prolongado. La prueba de agregación con ADP, ácido araquidónico y colágeno es negativa o ausente. El tratamiento se basa en el control físico del sangrado, la administración de desmopresina, transfusión de plaquetas y, en algunos casos, la administración de factor VII recombinante (*v.* Capítulo 14).

Síndrome de Bernard-Soulier

Se caracteriza por una alteración del complejo glicoproteico GPIb/IX/V, que produce un defecto grave en la adhesión plaquetaria. Es una TH de herencia autosómica recesiva. Los pacientes presentan recuentos plaquetarios ligeramente disminuidos, con macroplaquetas en el frotis. La sobrevida plaquetaria esta disminuida. El tiempo de sangría es prolongado, con prueba de agregación con ristocetina disminuida o ausente. El tratamiento se basa en el control físico del sangrado, la administración de desmopresina, transfusión de plaquetas y, en algunos casos, la administración de factor VII recombinante (*v.* Capítulo 14).

Enfermedad de von Willebrand plaquetario (o tipo 4)

Se caracteriza por una alteración con ganancia de función del complejo glicoproteico GPIb/IX/V, que produce una afinidad aumentada a los multímeros del factor de von Willebrand. Es una enfermedad autosómica dominante. En el hemograma se observa trombocitopenia leve con volumen plaquetario aumentado, pero en menor medida que en el síndrome de Bernard-Soulier. El tiempo de sangría se encuentra prolongado, con prueba de agregación con ristocetina normal. La administración de desmopresina empeora la trombocitopenia.

Enfermedad de von Willebrand

Se trata del trastorno hemorrágico hereditario más frecuente, que afecta al 1% de la población general. Se clasifica en tres tipos principales, de acuerdo a si el defecto en el FvW es cualitativo o cuantitativo, y a la magnitud de este último.

El FvW es una glucoproteína multimérica sintetizada por los megacariocitos (almacenado en los gránulos α) y por las células endoteliales, donde se almacena junto al factor VIII en los cuerpos de Weibel-Palade. Los multímeros de mayor peso molecular son los responsables de la interacción entre el colágeno subendotelial y la GPIb/IX/V de la superficie de las plaquetas, lo cual media la adhesión plaquetaria. El FvW actúa también como proteína transportadora del factor VIII, aumentando su vida media plasmática.

Según el tipo y el grado de afectación de la enfermedad, el tiempo de sangría y el APTT pueden ser normales o estar alterados. Para el diagnóstico adecuado, debe medirse tanto la presencia del FvW como su actividad y estructura molecular. A su vez, se debe evaluar en forma concomitante la actividad y cantidad del factor VIII, junto con el recuento de plaquetas.

Tipo 1

Es la forma clínica más frecuente; constituye entre el 75% y el 85% de todos los casos. Su herencia es autosómica dominante, y el defecto radica en una disminución cuantitativa parcial del FvW. Si el defecto es leve, puede ser asintomático, o bien puede manifestarse con epistaxis reiteradas, equimosis y menorragias. Es frecuente que ocurran hemorragias posoperatorias, p. ej., tras la amigdalectomía o luego de la extracción de una pieza dentaria. Por lo general, este tipo responde bien a la administración de desmopresina (análogo sintético de la arginina vasopresina), la cual estimula la liberación endotelial de FvW y factor VIII, lo que aumenta sus concentraciones plasmáticas entre tres y cinco veces.

Tipo 2

Este tipo da cuenta del 15% al 25% de todos los casos, en su mayoría de herencia autosómica dominante. Se caracteriza por la presencia de distintas alteraciones cualitativas del FvW, clasificadas en los subtipos 2A, 2B, 2M y 2N.

El subtipo 2A es responsable del 10%-15% de todos los casos y se debe a una proteólisis anormal del FvW, que generan multímeros más pequeños con menor actividad biológica. Por lo general, estos pacientes presentan hemorragias leves o moderadas. La administración de desmopresina no siempre es eficaz, ya que los multímeros normales no son estables en la circulación. En caso de hemorragias importantes, debe administrarse tratamiento sustitutivo con FvW (*v.* Capítulo 14).

El subtipo 2B es responsable del 5% de los casos y se produce por una o varias mutaciones que dan lugar a un FvW hiperactivo. Este factor se une en forma espontánea a las plaquetas, lo que ocasiona una rápida eliminación tanto de estas como del propio FvW. La trombocitopenia así generada suele ser moderada o, en ciertas ocasiones, grave. Los sangrados suelen ser leves o moderados, y la administración de desmopresina puede llegar a empeorar la trombocitopenia, al favorecer la liberación del FvW aberrante. Estos pacientes responden bien al tratamiento sustitutivo con FvW (*v.* Capítulo 14).

El subtipo 2M es una alteración infrecuente debida a una mutación del FvW que reduce su capacidad de unión a la GPIb/IX/V plaquetaria. Por lo general, las hemorragias asociadas con este trastorno son de mayor magnitud, y es necesario el tratamiento sustitutivo. Si bien la desmopresina eleva las concentraciones del FvW, debido a su baja actividad biológica, es incapaz de contener la hemorragia.

El subtipo 2N es un raro defecto de herencia autosómica recesiva caracterizado por una alteración en el sitio de unión del FvW al factor VIII. Este último se degrada más rápidamente en la circulación (hemofilia autosómica), y su valor plasmático se encuentra entre el 5% y el 15% del valor normal. La interacción entre el FvW y las plaquetas se encuentra conservada. Clínicamente, se manifiesta de manera similar al déficit de factor VIII, con sangrados articulares, intramusculares o durante procedimientos invasivos. Si bien la desmopresina libera factor VIII y FvW, los niveles alcanzados pueden no ser suficientes para una hemostasia normal, por lo que se requiere en ocasiones del tratamiento sustitutivo con FvW.

Tipo 3

Este defecto, de herencia autosómica recesiva, produce un déficit cuantitativamente grave de FvW, con niveles circulantes prácticamente indetectables. La concentración plasmática del factor VIII también se encuentra disminuida, aunque en menor medida que la del FvW. Las hemorragias suelen ser de gran magnitud, y produce sangrados intracerebrales, epistaxis intensas y menorragias. También pueden aparecer sangrados articulares e intramusculares (por diminución del factor VIII). El tratamiento sustitutivo con FvW es la única opción terapéutica eficaz (*v.* Capítulo 14), dado que la desmopresina no resulta de utilidad por la ausencia del reservorio endotelial de FvW. Inicialmente, el diagnóstico puede confundirse con el de hemofilia A, hasta obtener la determinación del FvW.

Deficiencias de factores de la coagulación

Hemofilia

La hemofilia A (déficit de factor VIII) y la hemofilia B (déficit de factor IX) son las deficiencias congénitas de factores de la coagulación más frecuentes y graves. Las manifestaciones clínicas de ambas son prácticamente idénticas.

Globalmente, la hemofilia afecta a uno de cada 5000 varones, de los cuales un 85% tiene déficit de factor VIII y un 15%, de factor IX. Su gravedad se clasifica de acuerdo con la concentración plasmática del factor afectado, dado que existe muy buena correlación entre esta y los síntomas hemorrágicos.

Por convención, 1 unidad (U) de cada factor se define como la cantidad presente en 1 mL de plasma normal. En individuos sanos, 100 mL de plasma contienen 100 U/dL de cada factor, lo que representa una actividad del 100%. La hemofilia grave se caracteriza por una cantidad inferior a 1 U/dL (actividad < 1%) del factor afectado, lo que favorece el desarrollo de hemorragias espontáneas. Los pacientes con hemofilia moderada tienen entre 1-5 U/dL del factor afectado, y las hemorragias suelen producirse frente a traumatismos leves. En los casos de hemofilia leve, las concentraciones son superiores a 5 U/dL, y los pacientes pueden permanecer asintomáticos por un largo período de tiempo y presentar sangrados tras intervenciones quirúrgicas o frente a traumatismos moderados.

Los genes de los factores VIII y IX se encuentran cerca del extremo del brazo largo del cromosoma X, por lo que la transmisión está ligada al sexo. En el 5%-10% de los casos de hemofilia A y en el 40%-50% de los casos de hemofilia B el factor afectado se encuentra presente, pero no es funcionante.

Manifestaciones clínicas

La formación del tapón hemostático definitivo se retrasa y es débil en la hemofilia, por lo que durante su lisis fisiológica o ante nuevos eventos traumáticos, rápidamente se generan hemorragias.

Debido a que los factores de la coagulación no atraviesan la placenta, la enfermedad puede manifestarse precozmente en el feto, o bien luego del nacimiento con hemorragias intracerebrales (formas graves). Llamativamente, solo el 30% de los niños hemofílicos que son circuncidados sangran.

Si bien las hemorragias pueden afectar cualquier zona, las hemartrosis son características de la hemofilia. Por lo general, al igual que las equimosis y los hematomas intramusculares, comienzan cuando el niño empieza a gatear o a caminar, y se producen por traumatismos menores. Las primeras hemartrosis suelen afectar los tobillos, mientras que en niños mayores y adolescentes las hemartrosis más debilitantes son las de las rodillas y los codos.

Las hemorragias del músculo psoas pueden ser particularmente graves, al igual que las del sistema nervioso central y las respiratorias altas.

Diagnóstico

El TP no se altera en la hemofilia, dado que mide la generación de factor X a través del factor VII. Por el contrario, el APTT se encuentra alterado, y puede ser de dos a tres veces mayor que el valor normal (formas graves). Salvo por la presencia de un inhibidor, la mezcla de plasma normal con plasma del paciente corrige el APTT.

El dosaje específico de factor VIII y de factor IX confirma el diagnóstico de la enfermedad.

Tratamiento

En las formas leves de hemofilia A, la administración de desmopresina puede resultar útil, ya que aumenta los niveles circulantes del factor VIII. Cuando el déficit es moderado o grave, la cantidad almacenada en el endotelio es insuficiente y el tratamiento con desmopresina resulta ineficaz.

En el curso de una hemorragia, es necesario el tratamiento sustitutivo con factor VIII o factor IX recombinantes para aumentar sus concentraciones a niveles hemostáticos (*v.* Capítulo 14). La administración profiláctica de estos factores demostró ser altamente eficaz en el control de las hemorragias y en la prevención de la enfermedad articular crónica.

Otras deficiencias hereditarias de factores de la coagulación

Las deficiencias de los factores II, V, VII, X, XI, XII y XIII son raras y de herencia autosómica recesiva. Desarrollan síntomas en pacientes homocigotas o heterocigotas compuestos, principalmente si existe el antecedente de consanguineidad. La deficiencia del factor VII es la más frecuente, mientras que la del factor II es la más rara.

Clínicamente, se presentan con sangrados mucocutáneos y hematomas. La hemartrosis es poco común. Las mujeres pueden presentar menorragia desde la menarca. Asimismo, estos pacientes pueden presentar sangrados de magnitud variable luego de procedimientos quirúrgicos Los pacientes con deficiencia del factor XIII característicamente presentan sangrado prolongado del cordón umbilical al nacer, así como hemorragias del sistema nervioso central.

Excepto la deficiencia de factor XIII, las deficiencias del resto de los factores de la coagulación se detectan con el TP y el APTT. Luego, se deben solicitar pruebas específicas para cada factor. La deficiencia de α_2-antiplasmina y del PAI-1 es rara, y su dosaje debe solicitarse en casos de sangrados clínicamente relevantes sin otras causas que los justifiquen. Para el diagnóstico del déficit de factor XIII, se debe solicitar la prueba de la inestabilidad del coágulo en fibrina.

El tratamiento, generalmente, es la infusión de plasma fresco congelado o complejos de factores. En los pacientes con déficit de factor VII, la infusión de plasma no logra alcanzar niveles hemostáticos adecuados, por lo que es necesaria la infusión de factor VII recombinante (*v.* Capítulo 14).

En la Tabla 47.2.9 se detallan las características principales de los defectos hereditarios de los factores de la coagulación.

Alteraciones adquiridas de la hemostasia

Las alteraciones adquiridas de la hemostasia son comunes en pediatría. La sospecha diagnóstica se establece en base a la anamnesis, el examen físico y el resultado de las pruebas básicas de la hemostasia. Pueden deberse a alteraciones plaquetarias o de la coagulación, y la fisiopatología depende de cada alteración. Entre las más frecuentes se encuentran:

- Alteraciones de las plaquetas:
  - Paraproteinemias.
  - Enfermedad de von Willebrand adquirida.
  - Uremia.
  - Drogas.
- Alteraciones de la coagulación:
  - Deficiencia de vitamina K.
  - Coagulación intravascular diseminada.
  - Drogas.
  - Enfermedad hepática avanzada.
  - Amiloidosis.

Deficiencia de vitamina K

La deficiencia de vitamina K es la alteración adquirida de la hemostasia más frecuente. La vitamina K es liposoluble y funciona como el cofactor de la enzima γ-glutamil carboxilasa. Esta enzima media la γ-carboxilación de los residuos de ácido glutámico de los factores de la coagulación dependientes de la vitamina K (II, VII, IX y X). Esta carboxilación les confiere mayor densidad de cargas negativas para interactuar, vía puentes con el Ca^{2+}, sobre la superficie activada de las plaquetas, abundante en cargas negativas.

La ingesta diaria recomendada de vitamina K depende de la edad. En infantes es de 5-10 μg/día; en niños, de 15-30 μg/día;

Tabla 47.2.9 Características de los defectos hereditarios de los factores de la coagulación

Deficiencia	TP	APTT	TT	Clínica	Tratamiento
Factor II	Prolongado	Prolongado	Normal	Levemente sintomático en heterocigotas	PFC o concentrado de complejo de protrombina
Factor V	Prolongado	Prolongado	Normal	Levemente sintomático en heterocigotas	PFC
Factor VII	Prolongado	Normal	Normal	Levemente sintomático en heterocigotas	Infusión de factor VII
Factor X	Prolongado	Prolongado	Normal	Levemente sintomático en heterocigotas	PFC o concentrado de complejo de protrombina
Factor XI	Normal	Prolongado	Normal	Sangrado ante procedimientos quirúrgicos	PFC
Factor XIII	Normal	Normal	Normal	Sintomático en homocigotas	PFC o concentrado de factor XIII profiláctico

PFC: plasma fresco congelado.

en adolescentes, de 55-65 µg/día y en adultos, de 100 µg/día. La fuente de vitamina K puede ser natural (con los alimentos, en forma de filoquinona) o provenir de las bacterias colónicas (menaquinona). Los alimentos que contienen vitamina K son las verduras de hojas verdes, legumbres, aceites vegetales (oliva), carnes y derivados lácteos. La leche materna es una fuente pobre de vitamina K. La contribución de las menaquinonas producidas por las bacterias es controversial, ya que la absorción intestinal requiere de la presencia de sales biliares, cuya concentración es muy baja a nivel del colon. Asimismo, los antibióticos reducen la producción de vitamina K por las bacterias colónicas.

La deficiencia primaria es rara en niños previamente sanos, ya que los requerimientos de vitamina K son bajos, y se encuentra ampliamente distribuida en vegetales y tejidos animales. La frecuencia aumenta en pacientes con riesgo de déficit de esta vitamina: lactantes alimentados con lactancia materna exclusiva, niños crónicamente enfermos y desnutridos, niños con enfermedades que interfieren con la absorción de la vitamina K (diarrea crónica, fibrosis quística, colestasis, enfermedad celíaca) y niños desnutridos que reciben tratamiento antibiótico en forma prolongada. Las drogas y tóxicos que interfieren con el metabolismo de esta vitamina son la fenitoína, los barbitúricos, la carbamazepina, los antibióticos, los tuberculostáticos, la warfarina y los rodenticidas. En el caso de niños con enfermedades malignas, la deficiencia es multifactorial.

Los pacientes con déficit de vitamina K pueden presentar sangrados leves o moderados (equimosis, sangrados en sitios de venopunción). En un gran porcentaje, la deficiencia se descubre en un estudio de hemostasia prequirúrgico. Excepcionalmente, los pacientes presentan hemorragias graves. Sin embargo, la deficiencia de vitamina K puede complicar otras coagulopatías. Ante la sospecha, debe administrarse vitamina K en conjunto con otras medidas de soporte.

En los estudios de hemostasia se observa prolongación del TP y el APTT, que se corrige con plasma normal. El recuento plaquetario y los niveles de fibrinógeno son normales. Para el diagnóstico se deben solicitar estudios específicos de los factores de la coagulación. El descenso de los niveles de más de un factor vitamina K dependiente aumenta el índice de sospecha.

La vía de administración preferida es la subcutánea. La vía oral es efectiva, pero la absorción es errática y la corrección del TP es lenta (6-8 horas). Se sugiere evitar la vía intramuscular por la elevada frecuencia de dolor, edema y hematomas asociados con la aplicación. La vía parenteral se asocia con reacciones de hipersensibilidad (no debe administrarse a más de 1 mg/min) y debe indicarse en pacientes que no puedan recibirla por otra vía. La corrección del TP es más rápida (2-6 horas). En pacientes asintomáticos, la dosis subcutánea es de 1-5 mg, mientras que en pacientes con sangrados leves o moderados la dosis es de 2-10 mg, también por vía subcutánea. En pacientes con sangrados graves sin causa clara de alteración de la hemostasia, puede indicarse plasma fresco congelado o concentrado de complejo de protrombina (*v.* Capítulo 14), en conjunto con la vitamina K sistémica (5-20 mg).

Enfermedad hemorrágica del recién nacido

Los recién nacidos tienen reservas limitadas de vitamina K, ya que el pasaje transplacentario es limitado. La enfermedad hemorrágica del recién nacido puede presentarse de tres formas: temprana, clásica o tardía.

La presentación temprana ocurre dentro de las 24 horas de vida en recién nacidos hijos de madres en tratamiento con inhibidores de la vitamina K. Las drogas que inhiben la absorción y el metabolismo de la vitamina K son: carbamazepina, fenitoína, barbitúricos, tuberculostáticos, antibióticos y antagonistas de la vitamina K. La incidencia en recién nacidos de riesgo y sin tratamiento suplementario (*v.* más adelante) es del 6%-12%. Estos pacientes se presentan con sangrados graves, como grandes cefalohematomas, hemorragias intracerebrales e intraabdominales con alta mortalidad.

La presentación clásica ocurre entre las 24 horas y los 7 días de vida, y está asociada con la ingesta insuficiente. La incidencia sin suplementación es del 0,25%-1,5%. Los neonatos presentan sangrados leves: hematomas, sangrado gastrointestinal, sangrado del cordón y sangrado en sitios de venopunción.

La presentación tardía se produce en lactantes alimentados con lactancia materna exclusiva, entre las 2-12 semanas de vida. La incidencia en estos pacientes es de 4,4/1 000 000 niños. Los pacientes con colestasis o síndrome de malabsorción intestinal están particularmente en riesgo. La presentación clínica es grave, con una mortalidad del 20%, generalmente por sangrados intracraneales. Estos pacientes pueden desarrollar daño neurológico secuelar.

En la actualidad, no hay discusión acerca de la necesidad de implementar la profilaxis universal con vitamina K al nacimiento. La administración de 1 mg de vitamina K intramuscular protege al recién nacido contra todas las formas de esta enfermedad hemorrágica.

Coagulación intravascular diseminada

La coagulación intravascular diseminada (CID) es un síndrome hemorrágico adquirido, caracterizado por la activación sistémica de la coagulación y la generación de trombos en la microcirculación. La activación de la coagulación se produce, fundamentalmente, por la disfunción endotelial inducida por diversas citoquinas (*v.* Capítulo 53). La incidencia en niños internados es del 0,4% al 1%.

Este síndrome se produce por múltiples causas (Tabla 4.2.10): infecciones (por inflamación), trauma (liberación de tromboplastina tisular), neoplasias (producción de factor tisular), toxinas y causas inmunológicas. Las más frecuentes son la sepsis (*v.* Capítulo 53) y las complicaciones obstétricas.

La disfunción endotelial produce un aumento de la producción de trombina, consumo de factores de la coagulación, supresión de los inhibidores naturales de la coagulación, activación y posterior impedimento de la fibrinolisis y activación de la respuesta inflamatoria.

La secuencia de eventos vinculados con el desarrollo de CID es la siguiente:

- Exposición y liberación a la circulación de sustancias procoagulantes (p. ej., el factor tisular).
- Formación y depósito de fibrina en la microcirculación, por la interacción entre el factor tisular y el factor VII.
- Activación de la fibrinolisis, con generación de productos de degradación de la fibrina (PDF). Los PDF interfieren con la polimerización de la fibrina e impiden la agregación plaquetaria.
- Consumo de factores de la coagulación y de plaquetas por activación sostenida de la cascada de la coagulación y el depósito de fibrina intravascular.
- Daño parenquimatoso por microtrombosis en vasos de pequeño y mediano calibre, que conduce a la isquemia y el daño tisular.
- Hemólisis: la fibrina y los trombos de la microcirculación producen destrucción mecánica de los hematíes, que resulta en una anemia hemolítica microangiopática.

Tabla 47.2.10 Causas de coagulación intravascular diseminada

- Infecciones:
  - Meningococemia
  - Sepsis bacteriana
  - Viremias
  - Fungemias
- Lesión tisular:
  - Lesión encefálica masiva
  - Múltiples fracturas con embolias grasas
  - Asfixia
  - Hipotermia o hipertermia
- Enfermedades malignas:
  - Leucemia promielocítica aguda
  - Otras leucemias
  - Neuroblastoma
- Toxinas de insectos y serpientes
- Enfermedades microangiopáticas:
  - PTT
  - SUH
  - Síndrome de Kasabach-Merrit
- Enfermedades gastrointestinales:
  - Hepatitis fulminantes
  - Enfermedad inflamatoria intestinal
  - Pancreatitis
  - Síndrome de Reye
- Enfermedades obstétricas:
  - Enfermedades hipertensivas del embarazo
  - Desprendimiento placentario
- Otras:
  - Deficiencia homocigota de proteína C
  - Enfermedad de injerto contra huésped agudo
  - Enfermedad de Kawasaki
  - Anafilaxia grave
  - Hemolisis masiva grave

Las consecuencias finales de esta serie de eventos son los sangrados graves (coagulopatía por consumo), el *shock* y la disfunción orgánica múltiple.

Presentación clínica

En niños, el espectro clínico es variable y los hallazgos dependen de la gravedad de la CID. Se describen tres fases clínicas:

- Fase asintomática o compensada: se produce activación de la cascada de la coagulación. Solo se observan alteraciones de los parámetros de laboratorio en un paciente con una causa que justifique la CID.
- Fase sintomática o descompensada: activación de la cascada de coagulación y aumento de la actividad fibrinolítica. Se produce consumo de factores y de plaquetas, y pueden observarse hemorragias provocadas (p. ej., sangrados en sitios de venopunción).
- Fase completa: se profundizan los eventos. El paciente presenta hemorragias graves y espontáneas. Puede conducir a la disfunción orgánica múltiple.

En neonatos, los sitios más frecuentes de sangrado son el tracto gastrointestinal y los sitios de venopunción. En los casos graves, pueden producirse hemorragias intrapulmonares e intraventriculares. En este grupo etario, los factores de riesgo son la prematuridad, el bajo peso al nacer y la depresión neonatal.

Diagnóstico

El diagnóstico de la CID es clínico, y se basa en la presencia de hemorragias y microtrombos en pacientes que poseen condiciones médicas predisponentes y estudios de la coagulación alterados. No hay una prueba lo suficientemente sensible o específica para arribar al diagnóstico con certeza.

En el 50% de los pacientes se observa trombocitopenia y, en algunos casos, anemia normocítica con presencia de esquistocitos (hemólisis microangiopática). El TP y el APTT se encuentran prolongados en más del 50% de los pacientes como consecuencia del consumo de factores (principalmente, los factores V y VIII). El TT puede prolongase cuando existe descenso de los niveles de fibrinógeno. La determinación del fibrinógeno no es una prueba sensible, ya que es una proteína de fase aguda.

Los PDF están presentes en el 85%-100% de los casos. Sin embargo, los PDF no son específicos, ya que pueden estar presentes en otras patologías. El dímero D es un neoantígeno que se produce cuando la fibrina es degradada por la plasmina, y se encuentra elevado en el 90% de los casos.

Los inhibidores fisiológicos de la coagulación, como la proteína C, S y la AT III, se encuentran disminuidos, si bien su determinación no resulta de utilidad para el manejo clínico. La fibrinolisis puede ser detectada por niveles elevados de plasmina y de complejos plasmina-antiplasmina. Asimismo, se puede detectar un aumento de los marcadores endógenos de la generación de trombina, como el fragmento 1.2 de protrombina y los complejos trombina-antitrombina. El fragmento 1.2 se libera cuando la protrombina se convierte en trombina. Los complejos solubles de monómeros de fibrina en plasma son predictores de gravedad y de desarrollo de CID, tanto en niños como en adultos.

Las alteraciones en las pruebas de la hemostasia no siempre ocurren al mismo tiempo y pueden cambiar rápidamente, por lo que la realización de pruebas de laboratorio seriadas resulta fundamental.

El subcomité de CID de la Sociedad Internacional de Trombosis y Hemostasia (ISTH) ha desarrollado un *score* para adultos que intenta simplificar el diagnóstico de esta entidad. Se basa en la asociación de una enfermedad que produce CID con los estudios de laboratorios disponibles (recuento de plaquetas, PFD, TP y concentración de fibrinógeno). Los puntos otorgados por este *score* dependen de los valores de cada prueba. La sensibilidad y especificidad del *score* es del 91% y del 97%, respectivamente. Este *score* también podría ser utilizado en pediatría.

Entre los diagnósticos diferenciales de la CID se encuentran la PTT, el SUH y la coagulopatía por consumo.

Tratamiento

Un aspecto fundamental del tratamiento es reconocer y tratar la enfermedad subyacente, ya que su resolución se acompaña de la defervescencia de la CID. El soporte con hemoderivados (plasma fresco congelado, fibrinógeno, crioprecipitados, plaquetas o una combinación entre estos) se encuentra indicado en pacientes con sangrados, previo a un procedimiento quirúrgico o si existe riesgo de complicaciones por sangrado. Se recomienda mantener un valor de plaquetas > 50 000/mm^3, fibrinógeno > 150 mg/dL y un TP menor al doble del rango normal.

El beneficio del uso de anticoagulantes para inhibir la generación de trombina nunca fue demostrado y no es un estándar de tratamiento. Puede indicarse en pacientes con tromboembolismo sintomático, CID crónica, depósitos extensos de fibrina, púrpura fulminas o isquemia acral. Los niveles disminuidos de proteína C y S pueden reemplazarse con la administración de plasma fresco congelado. El uso de factor VII recombinante evita la sobrecarga de volumen (*v.* Capítulo 14).

Enfermedades trombóticas

Estados protrombóticos hereditarios

La predisposición hereditaria a la trombosis es un fenómeno poco frecuente. En algunos casos, se produce por deficiencia de los inhibidores fisiológicos de la coagulación, tales como la proteína C, la proteína S, la AT III o el plasminógeno. También puede deberse a la síntesis de una forma particular del factor V secundaria a una mutación (factor V Arg506Gln), llamado factor V de Leyden, el cual una vez activado escapa a la inactivación habitual por la proteína C. Otras veces, puede deberse a mutaciones que aumentan la expresión de la protrombina, o bien por la elevación de un aminoácido a niveles tóxicos (homocisteína), como sucede en la homocistinuria.

Las alteraciones de la calidad del fibrinógeno (disfibrinogenemias) pueden manifestarse con diátesis hemorrágica o tromboembolismos venosos o arteriales.

Enfermedad tromboembólica

El tromboembolismo (TE) es la formación de trombos dentro de los vasos, asociado a complicaciones locales o a distancia. Los tres factores principales que intervienen en el desarrollo de trombosis son:

- Estasis sanguíneo: estado posoperatorio, sedentarismo o movilidad reducida, síndromes de leucostasis e hiperviscosidad, inmovilización de un miembro.
- Daño endotelial: presencia de un catéter venoso central (CVC), sepsis, trauma, quimioterapia, toxinas, hiperhomocisteinemia.
- Hipercoagulabilidad: trombofilia adquirida o hereditaria.

La trombosis es, por lo tanto, consecuencia de una alteración en el balance procoagulante, anticoagulante y del sistema fibrinolítico.

La incidencia en niños es menor que en adultos; no obstante, la morbilidad es muy alta en ambos grupos etarios. La menor incidencia de TE en la infancia se asocia con algunos mecanismos relacionados con la maduración del sistema hemostático: presencia de un endotelio sano, retardo y disminución en la generación de trombina y el aumento de la actividad de la α_2-macroglobulina.

En los últimos años, se produjo un aumento de la incidencia debido a la mayor sobrevida de los pacientes pediátricos con enfermedades graves, al aumento en el número de procedimientos y al uso creciente de dispositivos intravasculares, junto con la mayor sospecha diagnóstica.

El TE puede clasificarse según el tipo vascular (venoso o arterial), su distribución (distal, proximal o central en un miembro afectado), el territorio vascular (superficial o profundo), el órgano afectado (renal, cerebral, pulmonar, etc.), la presentación clínica (sintomático o asintomático), el número de episodios (primer episodio o recurrente), el tiempo de evolución (agudo o crónico), la presencia de obstrucción (venooclusivo o no venooclusivo) y la causa (idiopático o asociado con algún factor de riesgo).

Tromboembolismo venoso

La incidencia del tromboembolismo venoso (TV) se estima entre 0,07-0,14 casos cada 10 000 niños sanos. Esta incidencia aumenta a 5,3 casos cada 10 000 pacientes pediátricos internados.

La distribución etaria es bimodal, con un pico de incidencia en el período neonatal y otro en la adolescencia. Si bien la incidencia en niños es menor que en adultos mayores y de edad media, la tasa de mortalidad de los distintos registros internacionales varía entre 0%-3,7% para niños, y asciende a 12%-18% en neonatos. El riesgo de recurrencia está reportado entre el 10% y el 15%.

Factores de riesgo

Los factores de riesgo para TV pueden ser hereditarios o adquiridos (Tabla 47.2.11). El 90% de los casos de TV en niños se asocia con un factor de riesgo. La presencia de un catéter venoso central es el factor de riesgo más frecuente, y es responsable de más del 50% de los casos en niños y del 80% en neonatos.

Se considera trombosis venosa en pacientes internados a toda TV o tromboembolismo pulmonar (TEP) que ocurra durante la internación o 30 días posteriores al alta. La internación en unidades de cuidados intensivos, la presencia de CVC, el requerimiento de ARM y los días de internación aumentan exponencialmente el riesgo de TV. Asimismo, los pacientes con enfermedades malignas presentan alto riesgo de TV, secundario a la enfermedad de base y al tratamiento recibido (quimioterapia, uso de catéteres, cirugía).

La trombosis espontánea en un niño previamente sano es rara y representa un desafío terapéutico, particularmente en lo referente al tiempo de anticoagulación. La presencia de historia familiar de trombofilia (accidente cerebrovascular en edad temprana, infarto agudo de miocardio antes de los 45 años, episodios de tromboflebitis o embolia pulmonar postparto) aumenta la sospecha de enfermedad trombótica hereditaria. También se recomienda el estudio de enfermedad trombótica hereditaria en neonatos, niños y adolescentes con TV espontánea y recurrente sin una causa clara.

Presentación clínica

Los signos y síntomas dependen de la localización de la TV y de los órganos afectados. La clínica clásica de la trombosis venosa profunda (TVP) es la presencia de edema y dolor. El edema puede presentarse como unilateral en un miembro, en la cara y el cuello o periorbitario, según la vena afectada.

El edema y el dolor a la compresión de un miembro son característicos de la TVP de esa región. Se describen el signo de Homans (dolor a la dorsiflexión del pie), el signo de May (dolor a la compresión de la pantorrilla) y el signo de Payr (dolor a la compresión de la planta del pie). El síndrome de May-Thurner es una causa poco frecuente de TVP de miembro inferior,

Tabla 47.2.11 Factores de riesgo para trombosis venosa

Hereditarios	▪ Deficiencia de AT III ▪ Deficiencia de proteína C ▪ Deficiencia de proteína S ▪ Resistencia a la proteína C activada (factor V de Leyden) ▪ Mutación de la protrombina ▪ Disfibrinogenemia ▪ Homocistinuria
Adquiridos	▪ Catéter venoso central ▪ Uso de ARM ▪ Obesidad mórbida ▪ Sedentarismo o inmovilización ▪ Cirugías ▪ Cardiopatías congénitas ▪ Malformaciones vasculares ▪ Enfermedades malignas ▪ Síndrome nefrótico ▪ Drogas y anticonceptivos orales ▪ Uso de nutrición parenteral ▪ Enfermedad inflamatoria intestinal

ARM: asistencia respiratoria mecánica.

secundario a la compresión de la vena ilíaca por la arteria ilíaca común derecha.

El TEP suele manifestarse en forma aguda con tos, dificultad respiratoria, hemoptisis y dolor pleurítico. La hipoxemia puede estar presente cuando el TEP es proximal (primeras ramas de la arteria pulmonar) o tiene extensión bilateral. En caso de estar asociado con insuficiencia cardíaca derecha, se puede manifestar con hepatomegalia, distensión venosa yugular y edemas periféricos en zonas declive. Alrededor del 50% de los pacientes pediátricos con TEP pueden cursarlo en forma asintomática.

La trombosis venosa de sistema nervioso central (TVSNC) produce cefalea persistente, visión borrosa, convulsiones y signos de foco neurológico.

Los pacientes con trombosis renal presentan hematuria y trombocitopenia. En casos de trombosis bilateral, se puede observar oliguria o lesión renal aguda. En niños mayores, la trombosis renal puede manifestarse con SUH.

La trombosis de la vena porta es la causa más frecuente de hipertensión portal prehepática en niños. Se presenta con esplenomegalia, hiperesplenismo o sangrado gastrointestinal por la presencia de várices gastroesofágicas (*v.* Capítulo 71).

La trombosis de la vena yugular interna se manifiesta con dolor cervical, con o sin edema regional.

Diagnóstico

El diagnóstico se fundamenta en la sospecha clínica en pacientes con factores de riesgo, adquiridos o hereditarios (*v.* Tabla 47.2.11). No existen estudios de laboratorio específicos para confirmar el diagnóstico de TV. Si bien la venografía es el método de referencia (*gold standard*) para el diagnóstico de TV, este método es invasivo y no suele ser utilizado en pediatría. Ante la sospecha clínica de TV de extremidades, la realización de una ecografía doppler con compresión es de elección para confirmar el diagnóstico.

La tomografía computarizada (TC) con contraste endovenoso es la técnica de elección para el diagnóstico de trombosis de venas abdominales y pélvicas. El diagnóstico de TEP se realiza mediante una angiotomografía computarizada o con un centellograma ventilación-perfusión.

El aumento de los índices de resistencia vascular intrarrenal por ecografía doppler marca la presencia de trombosis de la vena renal.

Los valores del dímero D no se utilizan para el diagnóstico de TV. Sin embargo, concentraciones elevadas al diagnóstico y a los 3-6 meses son marcadores pronósticos de TV recurrente y de desarrollo del síndrome postrombótico (*v.* más adelante).

Tratamiento

El objetivo del tratamiento anticoagulante es atenuar la hipercoagulabilidad, lo que disminuye el riesgo de progresión del tromboembolismo y permite la degradación del coágulo por el sistema fibrinolítico. Se sugiere establecer este tratamiento en conjunto con el subespecialista en hematología pediátrica.

Los anticoagulantes de elección para el tratamiento de la TV son las heparinas, que aumentan la actividad de la AT III, y los anticoagulantes orales (acenocumarol o warfarina), que actúan por antagonismo con la vitamina K. La principal complicación relacionada con el tratamiento anticoagulante es el sangrado. El tratamiento se establece en dos fases:

- Fase inicial: se realiza con heparina.
- Fase extendida: se realiza con heparina de bajo peso molecular o con anticoagulantes orales.

La duración de la fase inicial para la TV aguda es de 5-10 días. Con respecto a la duración de la fase extendida (duración total del tratamiento), las guías del American College of Chest Physicians de 2012 sugieren realizar anticoagulación por 3 meses para la TV secundaria a un factor de riesgo reversible; 6-12 meses para la TV espontánea y tratamiento por tiempo indefinido para la TV espontánea y recurrente o en casos con factores de riesgo persistentes. Para las TV asociadas con CVC o umbilicales, previo a la extracción, se sugiere la anticoagulación por 3-5 días.

La heparina de bajo peso molecular (enoxaparina) es de elección en pediatría, dado que puede administrarse por vía subcutánea y no requiere del seguimiento con el APTT. El monitoreo del tratamiento se realiza mediante la determinación del anti factor X activado (anti-Xa), que permite establecer la actividad de la heparina mediante la evaluación de la inactivación del factor Xa y la trombina por acción de la AT III. La prueba se realiza 4-6 horas luego de la administración de la heparina. El rango terapéutico es 0,5-1,0 UI/mL, y el rango profiláctico es de 0,2-0,4 UI/mL. La dosis para neonatos es de 160- 200 UI/kg, y en lactantes y niños es de 110-190 UI/kg, dos veces por día. Si bien los efectos adversos más importantes son la trombocitopenia inducida por heparina y la osteoporosis, la frecuencia es mucho menor que con el uso de la heparina no fraccionada.

La heparina no fraccionada es de elección en caso de emergencia o durante procedimientos quirúrgicos, ya que su acción se extingue cuando se suspende la infusión y puede neutralizarse con el uso de protamina. La dosis inicial es 75-100 U/kg. La dosis utilizada para el tratamiento de mantenimiento es de 28 U/kg/hora en infantes, 20 U/kg/h en niños y 18 U/kg/hora en niños mayores, adolescentes y adultos. El monitoreo del tratamiento se establece con el APTT horario. Las complicaciones más frecuentes son la plaquetopenia inducida por heparina y la osteoporosis.

El uso de anticoagulantes orales se reserva para tratamientos prolongados o en pacientes con alto riesgo de TV recurrente. La principal complicación de la terapia es el sangrado. El monitoreo del tratamiento se realiza con el RIN, y el rango terapéutico es entre 2 y 3. La dosis de inicio de warfarina es de 0,1-0,2 mg/kg. La ausencia de formulaciones en suspensión o jarabe, la interferencia de la dieta con la absorción y la necesidad de monitoreo frecuente hacen que el manejo terapéutico sea dificultoso en los pacientes pediátricos.

La indicación de agentes fibrinolíticos es limitada en pediatría debido al riesgo de hemorragias en el sistema nervioso central. Se reserva para pacientes con TEP masivo o trombosis con riesgo de pérdida del miembro u órgano, en las primeras 2 semanas desde el inicio de los síntomas.

Los nuevos anticoagulantes directos actualmente se encuentran en estudio en la población pediátrica. La *Food and Drug Administration* recientemente aprobó el dabigatrán, rivaroxabán, apixabán y edoxabán. El rivaroxabán es un inhibidor oral del factor Xa utilizado en adultos. Se administra a una dosis fija y no requiere control. Si bien se reporta una mayor reducción de la masa trombótica en el tratamiento de la TV en niños, se observó un mayor porcentaje de sangrados que con la terapia estándar. Se necesitan más estudios para demostrar la eficacia y seguridad de esta droga en pediatría.

Prevención

Con respecto a la prevención de la TV, las medidas generales en el posquirúrgico son la movilización precoz, la remoción de catéteres venosos centrales (en cuanto sea posible), la hidratación adecuada y la suspensión de los anticonceptivos orales. En pediatría, la eficacia de la profilaxis mecánica con vendas o medias elásticas no está comprobada. Si bien las guías de la *American College of Chest Physicians* de 2012 recomiendan en adultos rangos de profilaxis primaria antitrombótica con anticoagulantes orales (RIN 1,3-1,9) o heparina de bajo peso molecular (0,1-0,3 UI/mL), no dan recomendaciones acerca de la tromboprofilaxis en pacientes pediátricos internados, y se manifiestan en contra de la profilaxis primaria en niños con catéteres venosos centrales, a excepción de aquellos utilizados para nutrición parenteral. Sin embargo, cabe destacar que siempre se deben tener en consideración los factores de riesgo de TV (*v.* Tabla 47.2.11), y basándose en el riesgo, la experiencia individual e institucional, se debe considerar el uso de tromboprofilaxis en conjunto con el subespecialista en hematología pediátrica. El puntaje de Padua (Tabla 47.2.12) puede resultar de utilidad al momento de tomar esta decisión, especialmente en adolescentes.

Seguimiento y complicaciones a largo plazo

El seguimiento de los pacientes con TV descansa sobre tres pilares:

- Seguimiento clínico.
- Determinaciones de laboratorio (según el anticoagulante).
- Ecografía doppler (para constatar la recanalización o recurrencia). Se recomienda repetir este estudio a los 7-10 días de iniciado el tratamiento, y luego de acuerdo con la evolución clínica y ecográfica.

La prevalencia de trombosis persistente, según las series, se observa en el 30% al 70% de los casos.

Las complicaciones a largo plazo dependen de la localización de la TV. El síndrome postrombótico (SPT) es tan frecuente y grave como en adultos, y se presenta en el 10%-60% de los pacientes. Los síntomas asociados son edema, presencia de circulación colateral, dermatitis por estasis venosa y úlceras.

La incidencia acumulada de hipertensión secundaria en TV recurrente alcanza el 30%. Las secuelas neurológicas en pacientes con TV del sistema nervioso central se observan hasta en el 47% de los pacientes.

Tabla 47.2.12 Puntaje de Padua para predecir riesgo de TV**

Condición de base o variable	Puntaje
Enfermedad oncológica activa (metástasis locales o a distancia; tratamiento quimioterápico en los últimos 6 meses)	3
Tromboembolismo venoso (excepto superficial)	3
Movilidad disminuida por al menos 3 días	3
Condición trombofílica conocida	3
Trauma o cirugía reciente (< 1 mes)	2
Edad ≥ 70 años	1
Falla respiratoria o cardíaca	1
Infarto agudo de miocardio o ACV isquémico	1
Infección aguda o enfermedad reumática aguda	1
Obesidad (IMC > 30 kg/m²)	1
Tratamiento hormonal	1

Esta puntuación identifica a los pacientes internados que pueden tener un alto riesgo de tromboembolismo venoso y se beneficiarían con la tromboprofilaxis. Si bien es prometedor, el puntaje de Padua aún no se ha validado en grandes estudios prospectivos y, por lo tanto, no se puede respaldar completamente su uso de rutina, particularmente en la edad pediátrica. Un valor < 4 puntos se define como bajo riesgo. Un valor ≥ 4 puntos se define como alto riesgo y sugiere indicar tromboprofilaxis.
ACV: ataque cerebrovascular; IMC: índice de masa corporal.

Trombosis arterial

En pediatría, la trombosis arterial (TA) es un evento iatrogénico que requiere tratamiento urgente y presenta una alta tasa de secuelas. Se observa más frecuentemente en neonatos y en pacientes con cardiopatías congénitas. Esto se debe al mayor requerimiento de cateterismos e internación en unidades de cuidados intensivos. Si bien la frecuencia impresionaría ser menor que las TV, se reporta una prevalencia de 8,5 casos cada 100 000 internaciones.

Trombosis arterial asociada a catéter

En la TA asociada a catéter (arteria periférica, arteria umbilical o arterias femorales con cateterismo), se produce daño endotelial, espasmo arterial y activación de la cascada de la coagulación. La incidencia global reportada por distintos grupos de estudio ronda el 20%.

Dentro de los factores de riesgo para la TA asociada a catéter, se encuentran el material y tamaño del catéter, así como su localización (p. ej., catéteres en la arteria femoral).

Clínicamente, se manifiesta con disminución o ausencia de pulsos distales, con la extremidad pálida y fría. El cateterismo umbilical puede provocar trombosis aórtica, que produce isquemia de los miembros inferiores y afectación de la arteria renal, ya sea con o sin falla renal, e hipertensión. Sin embargo, un alto porcentaje de pacientes pueden ser asintomáticos y detectarse en estudios de rutina.

El diagnóstico de la TA asociada a catéter se realiza mediante ecografía doppler o angiografía. Las guías internaciones actuales sobre tratamiento están basadas en estudios observacionales, estudios clínicos de escasa calidad y opiniones de expertos. Las guías del *American College of Chest Physicians* de 2012 recomiendan iniciar tratamiento con heparina por 5-7 días previo a retirar el catéter.

Con respecto a la prevención, si bien la infusión continua de heparina no fraccionada a través del catéter es habitual en la práctica cotidiana, no hay estudios bien diseñados sobre esta u otras estrategias de tromboprofilaxis arterial. La mortalidad asociada con esta patología ronda el 3%.

Trombosis arterial no asociada a catéter

Las TA no asociadas a catéteres son raras. En estos casos suele existir una predisposición genética (hiperlipidemia, hiperhomocisteinemia), daño endotelial arterial (arteritis de Takayasu, enfermedad de Kawasaki, trasplante renal o hepático, cirugía de Fontan) o presencia válvulas protésicas. La presentación clínica puede ser con TA periférica, infarto agudo de miocardio o accidente cerebrovascular. El diagnóstico se realiza con ecografía doppler o arteriografía. La estrategia de tratamiento es la anticoagulación.

47.3 Neutropenias no oncológicas

Juan B. Dartiguelongue • Daniel Tatay

Los granulocitos cumplen un rol destacado en la inmunidad innata (*v.* Capítulo 53). Poseen receptores de membrana que les permiten reconocer estructuras moleculares propias de los microorganismos patógenos (principalmente, bacterias y hongos), tras lo cual se encargan de iniciar la respuesta inmune. Asimismo, poseen actividad microbicida gracias a su capacidad fagocítica y a la generación del estallido oxidativo. Normalmente, su vida media circulante es de 6-7 horas. Esta puede disminuir en el curso de una de infección aguda debido a la rápida migración tisular.

La neutropenia se define como un recuento absoluto de neutrófilos (RAN) menor a 1500/mm^3. De acuerdo con la causa que la produce, el riesgo de infecciones graves puede aumentar, motivo por el cual resulta fundamental determinar el origen de la neutropenia, así como la presencia de condiciones predisponentes o asociadas para establecer el manejo oportuno del paciente.

A diferencia de la neutropenia posquimioterapia (*v.* Capítulo 28), las neutropenias no oncológicas no se acompañan del efecto citotóxico sobre la mucosa oral y enteral, por lo que la probabilidad de translocación de microorganismos patógenos es mucho menor. Asimismo, el riesgo de infección depende de la función medular, es decir, la magnitud y disponibilidad del compartimiento de reserva de neutrófilos en la médula ósea (*v.* más adelante). Esta función se encuentra conservada en la mayoría de las neutropenias de este tipo.

Fisiología del neutrófilo

Como fue mencionado, los neutrófilos cumplen un rol fundamental como células efectoras de la inmunidad innata, gracias a su capacidad para realizar fagocitosis y liberar mediadores inflamatorios. La diferenciación de los neutrófilos tiene lugar en la médula ósea (Figura 47.3.1). El ciclo de vida del neutrófilo reconoce tres fases bien definidas: medular, sanguínea y tisular. Las etapas iniciales de la fase medular implican el compromiso proliferativo secuencial de los precursores, en el denominado compartimiento proliferativo o mitótico, llamado así por su capacidad de replicación celular. Conforman este compartimiento los mieloblastos, los promielocitos y los mielocitos (*v.* Figura 47.3.1).

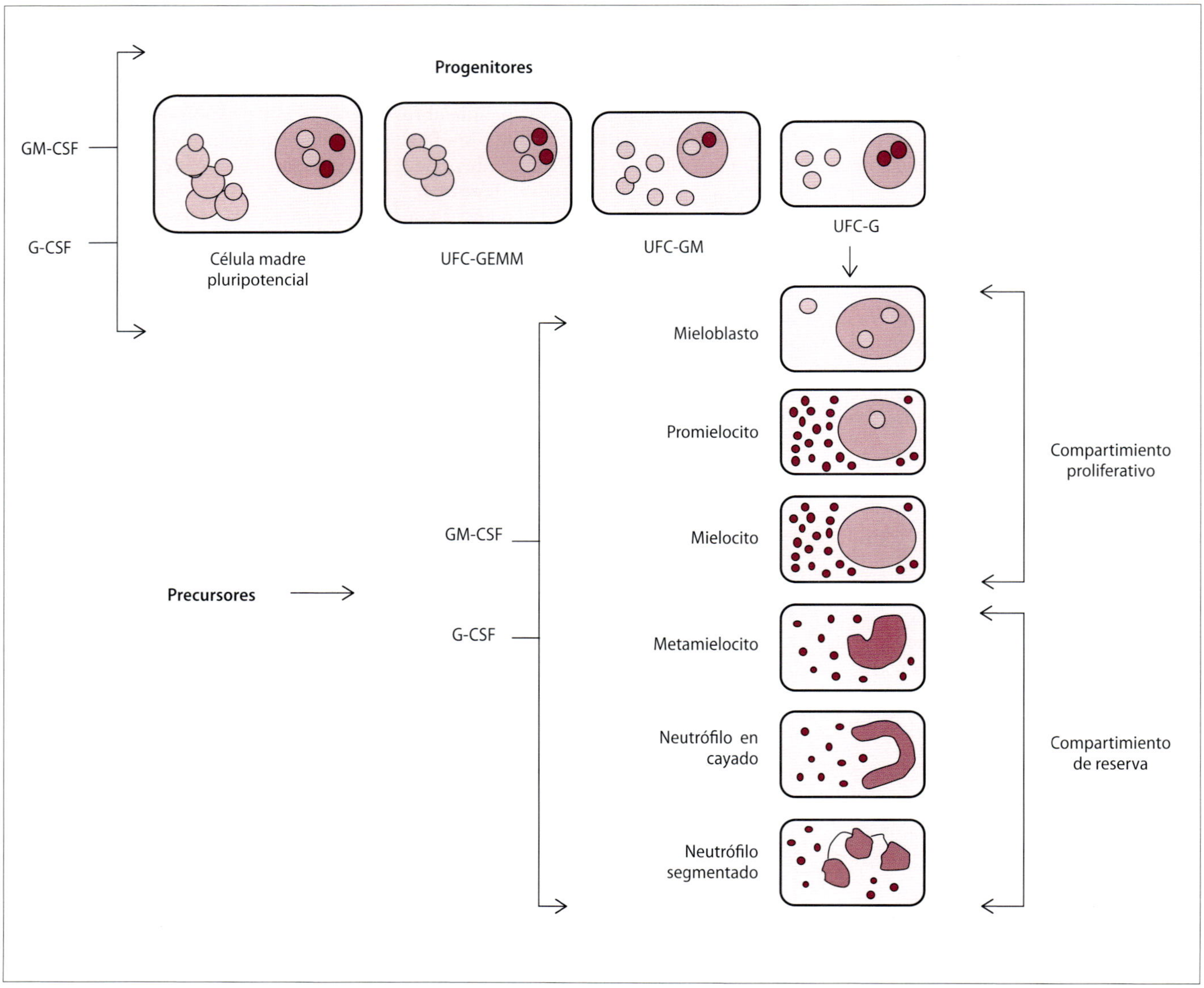

Figura 47.3.1 Progenitores y precursores de la granulopoyesis neutrófila con sus respectivos factores de crecimiento y compartimientos medulares. (Modificado de: Dartiguelongue JB. Fisiología pediátrica aplicada a la clínica. 1° ed. Ciudad Autónoma de Buenos Aires: Ediciones Journal, 2020).

A medida que los precursores maduran, pierden la capacidad de división celular. Estos precursores permanecen en la médula ósea con fines madurativos, y funcionan como un compartimiento de reserva para ser liberados a la circulación de acuerdo con las necesidades fisiológicas. Este compartimiento está compuesto por los mielocitos (en sus etapas más avanzadas de maduración), los metamielocitos, los neutrófilos en cayado y los neutrófilos segmentados. La reserva medular de neutrófilos maduros es cuantitativamente más numerosa que la de sus homólogos circulantes.

El tiempo de tránsito por el compartimiento proliferativo es de 3-4 días, mientras que el tiempo madurativo dentro del compartimiento de reserva es, aproximadamente, 5-7 días. Este tiempo puede verse significativamente acortado (48 horas) cuando aumentan los requerimientos de neutrófilos circulantes y tisulares. Tal es el caso de los procesos infecciosos o inflamatorios, por la liberación de citoquinas como la interleuquina (IL) 1, la IL-6, la IL-8, el factor de necrosis tumoral α (TNF-α), fragmentos de activación del complemento (C3a y C5a), diversos leucotrienos y productos bacterianos (*v.* Capítulo 53). Asimismo, la liberación del compartimiento de reserva puede ser estimulada por los corticoides y el factor estimulante de colonias de granulocitos (G-CSF).

Una vez en la circulación, los neutrófilos se distribuyen en dos compartimientos en equilibrio dinámico permanente, repartidos en idénticas cantidades: el compartimiento circulante y el compartimiento marginal. El primero hace referencia a los neutrófilos que circulan libremente, mientras que el segundo se refiere a aquellos que están adheridos temporalmente a las células endoteliales de las vénulas poscapilares. La adrenalina puede liberar neutrófilos desde el compartimiento marginal al circulante, lo que genera una neutrofilia de corta duración (45 minutos). El movimiento opuesto puede ser inducido por el lipopolisacárido (LPS) de bacterias gram negativas, por un período de 1-2 horas.

Luego de un tiempo en la circulación, los neutrófilos atraviesan la pared vascular para penetrar en los distintos tejidos e iniciar su fase tisular. Este fenómeno puede ser azaroso, o bien estar dirigido por diversas quimioquinas y otras moléculas. Por lo general, son secretadas por el endotelio vascular, macrófagos o neutrófilos activados en respuesta a un gatillo inflamatorio o infeccioso. Los neutrófilos tisulares ejercen el patrullaje de las barreras mucosas y epiteliales que limita el crecimiento de la flora autóctona y reconoce y elimina potenciales patógenos a través de su acción microbicida. El tiempo de permanencia en el tejido no se conoce con exactitud, pero depende del proceso que estimuló su migración.

Recuento celular normal y neutropenia

El recuento normal de neutrófilos varía con la edad. Luego del nacimiento, es muy elevado (Tabla 47.3.1). Se produce un pico entre las 12-24 h de vida posnatal, que varía entre 7800-14 500/mm^3. Este recuento luego disminuye y alcanza un nadir estable a las 72 h de vida, cercano a 2000/mm^3. El límite superior de la normalidad para el período neonatal se alcanza a los 6 días de vida.

A partir de la segunda semana de vida, la fórmula leucocitaria comienza a invertirse (*v.* Tabla 47.3.1) debido a un aumento del recuento de linfocitos (linfocitosis absoluta). Esta inversión se acentúa durante los primeros 6 meses de vida y se mantiene hasta los 5-6 años de edad (*v.* Tabla 47.3.1). Desde entonces, el recuento relativo de linfocitos y neutrófilos se asemeja a los valores del adulto.

Es importante destacar que el recuento de neutrófilos solo hace referencia al compartimiento circulante, el cual representa el 3%-5% de la masa total de estas células.

Como fue mencionado, se define como neutropenia al RAN menor a 1500/mm^3. Se debe tener en consideración que para calcular el RAN hay que multiplicar el recuento total de glóbulos blancos por el porcentaje de neutrófilos segmentados y en cayado. De acuerdo con el grado de afectación, se definen tres categorías dentro de la neutropenia:

- Neutropenia leve: RAN 1500-1000/mm^3.
- Neutropenia moderara: RAN 1000-500/mm^3.
- Neutropenia grave: RAN menor a 500/mm^3.

Causas

Las causas de neutropenia no oncológica aislada pueden responder a cuatro mecanismos básicos:

- Disminución de la producción.
- Granulopoyesis inefectiva.
- Redistribución de los neutrófilos circulantes hacia los tejidos o el compartimiento marginal.
- Aumento de la destrucción periférica.

Para poder confirmar cualquiera de estos mecanismos, se requieren estudios de alta complejidad que se realizan únicamente en laboratorios de investigación. Por esta razón, resulta de mayor utilidad clínica clasificar a las neutropenias en base a la funcionalidad de la médula ósea (compartimiento de reserva de neutrófilos) para categorizar el riesgo de infección. Asimismo, las neutropenias pueden agruparse como congénitas o adquiridas, clasificación que resulta en una buena aproximación a los diagnósticos diferenciales.

Tabla 47.3.1 Modificaciones del recuento leucocitario y su fórmula desde el nacimiento hasta la vida adulta

Edad	Leucocitos (células/mm^3)	Neutrófilos (%)	Linfocitos (%)	Eosinófilos (%)	Monocitos (%)
Nacimiento	9000-30 000	61	31	2	6
2 semanas	5000-21 000	40	63	3	9
3 meses	6000-18 000	30	48	2	5
De 6 meses a 6 años	6000-15 000	45	48	2	5
De 7 a 12 años	4500-13 500	55	38	2	5
Mujer adulta	5000-10 000	55	35	3	7
Varón adulto	5000-10 000	55	35	3	7

Los porcentajes de los distintos tipos celulares expresan la media para cada edad.
Modificado de: Dartiguelongue JB. Fisiología pediátrica aplicada a la clínica. 1° ed. Ciudad Autónoma de Buenos Aires: Ediciones Journal, 2020.

Neutropenias adquiridas

Neutropenia posinfecciosa

Es la causa más frecuente de neutropenia adquirida aislada, y puede ser secundaria a infecciones virales, bacterianas o parasitarias. En la mayoría de los casos, particularmente cuando es ocasionada por infecciones virales, es de corta duración (3-7 días) y no se asocia con mayor riesgo de infecciones graves. Los mecanismos que producen esta neutropenia resultan de la combinación entre redistribución, secuestro, agregación y destrucción por anticuerpos circulantes.

Entre los virus que pueden ocasionarla se encuentran el virus sincicial respiratorio, influenza A y B, parvovirus, virus de Epstein-Barr y el virus herpes 6. Por lo general, la neutropenia ocurre durante los primeros días de la infección. En algunos pacientes, el virus de Epstein-Barr y el virus de la hepatitis B pueden producir neutropenias graves. Cabe destacar que la infección por VIH puede estar asociada con anemia, neutropenia y trombocitopenia en estadios avanzados de la enfermedad o por efecto adverso de los antirretrovirales. Asimismo, suele ser frecuente el hallazgo de neutropenia en las enfermedades exantemáticas (rubéola, varicela y sarampión), y tanto el dengue como la fiebre amarilla también pueden producir neutropenia.

Si bien la respuesta a las infecciones bacterianas tiende hacia la leucocitosis, algunas pueden cursar con neutropenia (fiebre tifoidea, brucelosis, tuberculosis e infecciones por *Shigella* spp.). Las infecciones parasitarias que pueden ocasionar neutropenia son la leishmaniasis visceral y la malaria.

Sepsis

Durante la sepsis puede producirse una disminución de los neutrófilos circulantes, lo cual se asocia con un pronóstico peor (*v.* Capítulo 53). Esto se produce por varios mecanismos. Por un lado, la producción no regulada de diversas citoquinas proinflamatorias, tales como la IL-1 y la IL-12, genera leucopenia por interferencia con la proliferación medular. Asimismo, algunas de las moléculas bacterianas circulantes, como el LPS, aumentan la fracción de neutrófilos adheridos al endotelio vascular (compartimento marginal), lo que disminuye transitoriamente el compartimiento circulante.

Sin embargo, existen tres mecanismos principales que justifican la caída del recuento de neutrófilos (y de leucocitos totales) durante la sepsis:

- El TNF-α, la IL-1, la IL-8 y diversas quimioquinas favorecen la penetración tisular del neutrófilo, lo cual disminuye la magnitud del compartimiento circulante.
- Las citoquinas proinflamatorias estimulan la liberación medular del neutrófilo y sus precursores, y agotan el compartimiento de reserva.
- La vida media del neutrófilo disminuye notablemente debido a que su destrucción periférica se encuentra acelerada.

Neutropenia por medicamentos

Ocurre como efecto adverso idiosincrático, y es la segunda causa de neutropenia adquirida, aunque su verdadera incidencia se desconoce. Se requiere que la droga haya sido administrada dentro de las 4 semanas del inicio de la neutropenia. No se incluye dentro de este grupo a las drogas quimioterápicas (Tabla 47.3.2). Los mecanismos que justifican la neutropenia son la destrucción periférica por anticuerpos circulantes (inducidos por la droga) o, en menor medida, el efecto tóxico directo sobre los precursores medulares del neutrófilo.

Tabla 47.3.2 Principales fármacos asociados con el desarrollo de neutropenia

Grupo	Drogas
Antitiroideos	Metimazol, propiltiouracilo
Psicofármacos	Clozapina, levomepromazina, clorpromazina, antidepresivos tricíclicos
Medicación cardiovascular	Digoxina, procainamida, enalapril, propanolol
Antirretrovirales	Lamotrigina, zidovudina
Antivirales	Ganciclovir, oseltamivir, aciclovir
Antimicóticos	Fluconazol, anfotericina B, flucitocina
Antibióticos	β-lactámicos, trimetoprima sulfametoxazol, rifampicina, cloranfenicol, macrólidos, vancomicina
Anticomiciales	Difenilhidantoína, carbamazepina, ácido valproico
AINE	Dipirona, ibuprofeno
Diuréticos	Furosemida, espironolactona, tiazidas
Anticuerpos monoclonales	Rituximab, infliximab
Antimaláricos	Quinina, cloroquina
Quelantes	Deferiprone

Neutropenia por déficits nutricionales

Dentro de este grupo se encuentran el déficit de vitamina B_{12}, el déficit de ácido fólico y el déficit de cobre, relativamente poco frecuente en la edad pediátrica.

Neutropenia inmunomediada

Las neutropenias inmunes pueden presentarse como formas aisladas, o bien estar asociadas con otras citopenias (p. ej., el síndrome de Evans). Como fue mencionado, los anticuerpos antineutrófilos están relacionados con la neutropenia secundaria a infecciones y drogas, así como con algunos errores innatos de la inmunidad (*v.* Capítulo 46.3). Sin embargo, hay trastornos inmunes primarios que cursan con neutropenia y anticuerpos antineutrófilos circulantes. Por lo general, este tipo de neutropenias posee una buena reserva medular, y el riesgo de infección se encuentra relacionado, principalmente, con la patología de base. Las entidades más destacadas de este grupo son las siguientes:

- Neutropenia neonatal isoinmune: se produce por pasaje transplacentario de inmunoglobulina G contra antígenos específicos del neutrófilo, de herencia paterna. A diferencia de la enfermedad hemolítica del recién nacido (incompatibilidad Rh), puede ocurrir con la primera gestación. Por lo general, la neutropenia es leve, con una duración promedio de 7 semanas y no se asocia con mayor riesgo de infecciones.
- Neutropenia transitoria neonatal: se debe al pasaje transplacentario de anticuerpos provenientes de madres con neutropenia autoinmune pasada o presente. La neutropenia suele ser leve y se resuelve luego de las primeras semanas de vida.
- Neutropenia benigna crónica de la infancia: también llamada neutropenia autoinmune primaria, se caracteriza por presentarse en niños menores de 3 años (generalmente, entre los 5-15 meses) y producir neutropenia leve a moderada, con buena reserva y función medular. Por lo general, es de resolución espontánea (con desaparición de los autoanticuerpos) tras 2-3 años desde el inicio, y la mayoría de los pacientes no desarrollan infecciones graves.

- Aplasia pura de glóbulos blancos: es una alteración poco frecuente, caracterizada por la desaparición completa del tejido granulocitopoyético de la médula ósea. Suele asociarse con un timoma y se produce por la inhibición inmunomediada del progenitor medular UFC-GM (*v.* Figura 47.3.1). Estos pacientes carecen de reserva funcional medular y poseen mayor riesgo de infección.

Hiperesplenismo

Independientemente de su origen, la esplenomegalia y el hiperesplenismo resultante produce neutropenia (así como otras citopenias) por secuestro y destrucción. La gravedad de la neutropenia se relaciona con la magnitud del hiperesplenismo, y rara vez se asocia con mayor riesgo de infecciones graves.

Trastornos medulares

En la aplasia medular no oncológica y en las mielodisplasias, la neutropenia se acompaña de anemia o plaquetopenia. Por lo general, la reserva medular se encuentra comprometida, por lo que el riesgo de infecciones graves es mayor. Frente al compromiso de más de una línea celular en ausencia de hiperesplenismo, se recomienda el estudio diagnóstico de la médula ósea.

Neutropenias congénitas

Neutropenia congénita grave

Es una entidad poco frecuente, que engloba una serie de mutaciones genéticas en las cuales el riesgo de infecciones graves y recurrentes es alto. La mayoría se asocia con detención de la proliferación y maduración del promielocito y el mielocito. Por lo general, las infecciones se manifiestan en los primeros meses de vida y afectan la piel, mucosas, senos paranasales, oído medio y pulmón. Suelen tener muy buena respuesta al G-CSF.

Neutropenias asociadas con síndromes o condiciones predisponentes

Dentro de este grupo se encuentran el síndrome de Chediak-Higashi, el síndrome de Shwachman-Diamond-Oski (que asocia insuficiencia pancreática, trastornos cutáneos, disostosis metafisaria, retraso madurativo y trombocitopenia o anemia), el síndrome de Hermansky-Pudlak y el síndrome de Griscelli, entre otros. Asimismo, ciertos errores innatos del metabolismo, como las glucogenosis, y algunos errores innatos de la inmunidad (*v.* Capítulo 46.3) se asocian con la neutropenia congénita. La linfohistiocitosis hemofagocítica suele presentarse con neutropenia, junto con otras manifestaciones clínicas, bioquímicas y hematológicas (*v.* Capítulos 46.3 y 54).

Neutropenia cíclica

Suele aparecer en el primer año de vida y se caracteriza por infecciones recurrentes de la mucosa oral y disminuciones regulares del recuento de neutrófilos, monocitos, eosinófilos, linfocitos y reticulocitos, de 3-6 días de duración en intervalos de 21 días (puede variar entre 14-35 días). Las infecciones se caracterizan por la presencia de fiebre, malestar general, úlceras orales y odinofagia que suceden con la periodicidad mencionada. Asimismo, suele haber infecciones del tracto respiratorio, senos paranasales y de la región perianal (celulitis) durante los episodios de neutropenia. Las infecciones graves no suelen ser frecuentes por la corta duración de la neutropenia y por la indemnidad de la inmunidad mediada por linfocitos.

Estratificación por riesgo de infección

El riesgo de infección en pacientes con neutropenia no oncológica depende, además del recuento de neutrófilos y la duración de la neutropenia, de la función medular. De hecho, la reserva medular es el determinante más importante para definir el riesgo de infecciones graves en estos pacientes.

La mayoría de las neutropenias no oncológicas son transitorias y benignas, con función medular conservada (posinfecciosas y medicamentosas). Asimismo, tanto las neutropenias inmunomediadas (neonatal isoinmune, transitoria neonatal y benigna crónica de la infancia) como el hiperesplenismo poseen buena reserva medular. Con base en las características clínicas del paciente, el origen de la neutropenia, su magnitud y duración, puede definirse el riesgo de padecer infecciones graves:

- Bajo a moderado riesgo: pacientes en buen estado general, con neutropenia transitoria menor a 30 días de duración, neutropenia neonatal isoinmune o transitoria, neutropenia benigna crónica, neutropenia cíclica y neutropenia por déficits nutricionales o hiperesplenismo. Si bien los pacientes con neutropenia benigna crónica pueden persistir meses o años con un RAN < 200/mm^3 sin desarrollar infecciones graves, algunos autores proponen que el criterio de bajo a moderado riesgo incluya un RAN > 500/mm^3.
- Alto riesgo: pacientes en regular o mal estado general, sépticos o en *shock* séptico; RAN < 500/mm^3; neutropenias congénitas graves; inmunodeficiencia combinada grave y trastornos medulares (primarios o secundarios).

Presentación clínica

La mayoría de las neutropenias no oncológicas, particularmente cuando son posinfecciosas y secundarias a fármacos, suelen ser un hallazgo en un estudio hematológico realizado por otro motivo y, por lo general, no se asocian con manifestaciones clínicas de infección.

En el resto de los casos, la fiebre y las infecciones recurrentes son la consecuencia clínica de la neutropenia, cuya magnitud, expresión clínica y frecuencia dependen de la función medular del paciente. Los sitios de infección más frecuentes son la cavidad oral, las membranas mucosas, la piel, la región perianal y genital. Cuando la neutropenia es grave, persistente y se acompaña de compromiso medular, puede haber infecciones sistémicas asociadas con bacteriemia y compromiso del tracto respiratorio y gastrointestinal. Eventualmente, pueden progresar hacia la sepsis, el *shock* séptico y la falla multiorgánica.

Ciertos indicadores clínicos permiten inferir la capacidad de respuesta medular a la infección. Por ejemplo, la ulceración recurrente de la mucosa oral en presencia de neutropenia puede ser un indicador de una producción inadecuada de neutrófilos. Sin embargo, las úlceras orales también pueden ser consecuencia de la vasculitis que suele acompañar a ciertas neutropenias de origen inmune. Por el contrario, la presencia de exudados purulentos o abscesos señala la capacidad de respuesta medular a la infección. Vale destacar que la recuperación de la actividad tisular de los neutrófilos precede al aumento de su recuento circulante.

Los pacientes neutropénicos con compromiso de la función medular pueden ser oligosintomáticos al comienzo de procesos infecciosos potencialmente graves. En estos casos, la exploración detallada de la piel, la región periungueal, la mucosa oral y gingival, la región perianal y genital, así como de los sitios de inserción de catéteres (si los hubiera), resulta fundamental, pues pequeñas alteraciones pueden ser el único hallazgo compatible con un proceso infeccioso. Asimismo, en estos pacientes los estudios complementarios como la radiografía de tórax pueden no evidenciar signos claros de consolidación en caso de afectación del parénquima pulmonar.

Los patógenos que afectan con más frecuencia a estos pacientes suelen ser bacterias de la piel como el *Staphylococcus aureus*, bacterias gram negativas provenientes del tracto digestivo y urinario, y hongos como *Candida* spp.. La neutropenia aislada no aumenta el riesgo de infecciones virales ni parasitarias.

Manejo

La presencia de fiebre o de hallazgos compatibles con un proceso infeccioso en un paciente con neutropenia no oncológica representa un desafío diagnóstico y terapéutico. La estratificación de acuerdo al riesgo de infecciones graves resulta de gran utilidad en este escenario (Algoritmo 47.3.1).

En primer lugar, una anamnesis detallada y minuciosa permite aproximar el diagnóstico al tipo de neutropenia, indagar acerca del uso de profilaxis antibiótica, tratamientos antibióticos recibidos, infecciones y rescates microbiológicos previos, estado de inmunizaciones, patologías asociadas y el uso de medicación crónica. Como fue mencionado, el examen físico debe ser detallado, exhaustivo y repetido, dado que los pacientes neutropénicos con compromiso de la función medular pueden ser oligosintomáticos al comienzo de procesos infecciosos potencialmente graves.

En términos generales, los pacientes en buen estado general que cumplan criterios de bajo a moderado riesgo pueden ser manejados en forma ambulatoria. De acuerdo al foco clínico y en caso de necesitarlo, el tratamiento antibiótico puede administrarse inicialmente por vía oral. Esta conducta debe revalorarse según la evolución clínica. Se recomienda establecer un seguimiento diario las primeras 48-72 horas e indicar estrictas pautas de alarma al paciente y sus cuidadores.

Los pacientes de alto riesgo deben internarse y comenzar el tratamiento antibiótico empírico lo más rápidamente posible, idealmente con toma previa de cultivos microbiológicos (hemocultivos, retrocultivos, urocultivos, etc.). La eritrosedimentación y la proteína C reactiva resultan de gran utilidad para el diagnóstico y seguimiento de estos pacientes.

El resto de los cultivos y estudios complementarios deben orientarse al foco infeccioso o a la evolución clínica del paciente (cultivo por punción aspiración de lesiones en piel; estudio citoquímico y cultivo de líquido cefalorraquídeo; coprocultivo, estudio virológico de materia fecal y búsqueda de *Clostridium difficile*; imágenes de tórax y estudio virológico de secreciones nasofaríngeas; ecografía y radiografía abdominal; etc.).

En la Tabla 47.3.3 se presenta una propuesta terapéutica de acuerdo con la situación clínica del paciente. Estos esquemas deben ser adaptados según la epidemiología local de cada institución, la evolución clínica del paciente y el resultado de los cultivos. En los pacientes de alto riesgo, particularmente con trastornos medulares, que persisten con fiebre tras 5-7 días de tratamiento antibiótico, puede considerarse el agregado de antifúngicos.

El factor estimulante de colonias de granulocitos (G-CSF) se debe indicar en pacientes con algún trastorno medular conocido y mala respuesta antibiótica. Asimismo, es necesario para la mayoría de las neutropenias congénitas graves, en la neutropenia cíclica y en la neutropenia secundaria al VIH.

Algoritmo 47.3.1 Manejo del paciente con neutropenia no oncológica con fiebre o hallazgos compatibles con un proceso infeccioso

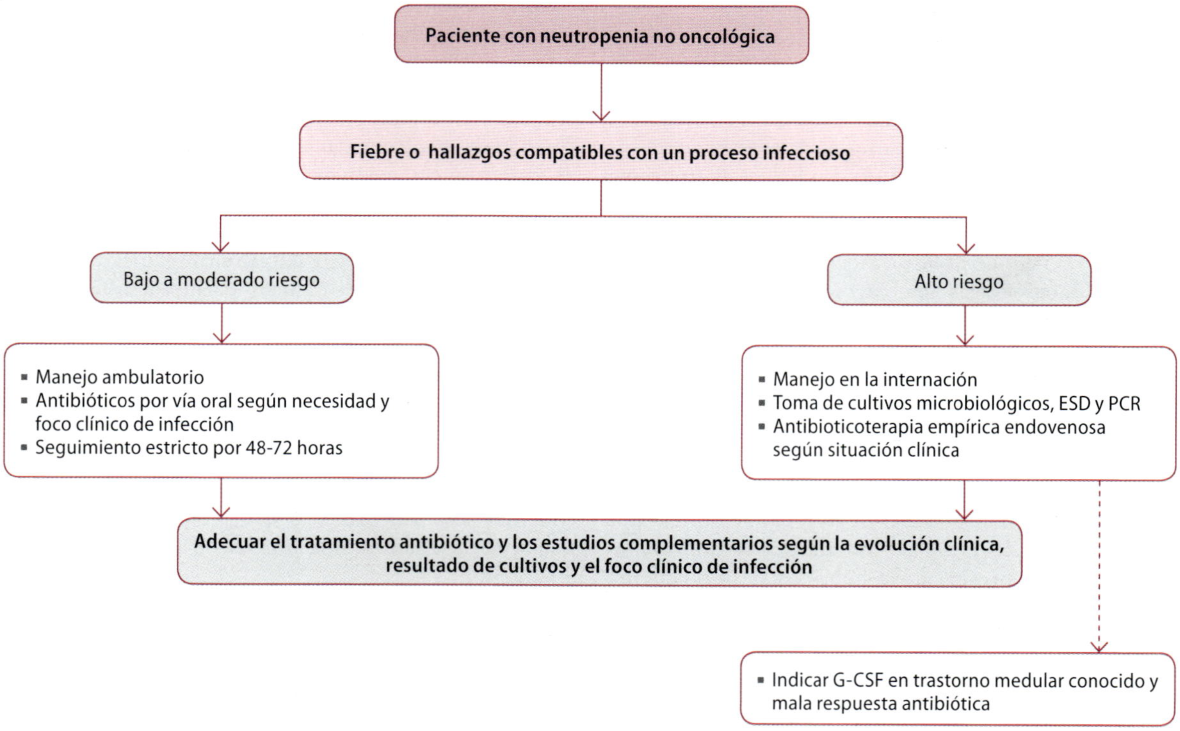

ESD: eritrosedimentación; PCR: proteína C reactiva; G-CSF: factor estimulante de colonias de granulocitos.

Tabla 47.3.3 Tratamiento antibiótico empírico inicial según la presentación clínica del paciente

Presentación clínica	Tratamiento empírico inicial
Pacientes sin foco clínico de infección ni sepsis	Piperacilina/tazobactam 300 mg/kg /día cada 6 horas o Cefepime 150 mg/kg/día cada 8 horas
Pacientes con signos de *shock*	Meropenem 60 mg/kg/día cada 8 horas + Vancomicina 60 mg/kg/día cada 6-8 horas
Pacientes con foco abdominal	Piperacilina/tazobactam 300 mg/kg/día cada 8 horas o Cefepime 150 mg/kg/día cada 8 horas + Metronidazol 30 mg/kg/día cada 8 horas
Distrés respiratorio	Agregar vancomicina 60 mg/kg/día cada 6-8 h al tratamiento inicial
Meningitis	Meropenem 120 mg/kg/día cada 8 horas + Vancomicina 60 mg/kg/día cada 6 horas
Infección de catéter o en piel	Agregar vancomicina 60 mg/kg/día cada 6-8 h al tratamiento inicial

Acceda al eBook para consultar la lista de bibliografía. Consulte las indicaciones en la retiración de tapa.

48
Trastornos nefrológicos

48.1 Lesión renal aguda

Sandra Martin • Juan B. Dartiguelongue

La lesión renal aguda (LRA) es el deterioro brusco y repentino de la función renal, caracterizado por una disminución de la tasa de filtrado glomerular (TFG), puesta de manifiesto por el aumento de la creatinina plasmática, con acumulación de urea y otros productos de desecho nitrogenados. Generalmente, la LRA se asocia con una alteración de la regulación del medio interno y del volumen extracelular que obstaculiza el mantenimiento de la homeostasis hidrosalina, en particular cuando la TFG disminuye por debajo del 50% o, más aún, del 25% del valor normal para cada edad (Figura 48.1.1). Es una patología común, dañina y potencialmente tratable. La detección temprana y el tratamiento adecuado mejoran el pronóstico del paciente.

Debido a la falta de una definición consensuada, las comparaciones entre los distintos estudios suelen ser dificultosas, y existe una amplia variación en las tasas epidemiológicas, la morbilidad y la mortalidad reportadas en la bibliografía pediátrica. Las definiciones estandarizadas y validadas para la LRA pediátrica incluyen las clasificaciones pediátricas de riesgo, lesión, fracaso, pérdida y enfermedad renal terminal (pRIFLE) y de enfermedad renal que mejora los resultados globales (KDIGO). Ambas clasificaciones son las más utilizadas en pediatría para comparar morbimortalidad (Tablas 48.1.1 y 48.1.2). Estas consideran la depuración de creatinina (pRIFLE) o el valor de creatinina plasmática para la edad (KDIGO), junto con la diuresis. La selección de estos parámetros se realizó en base al aumento de la morbimortalidad con pequeños cambios en la creatinina plasmática. Asimismo, el volumen urinario resulta un criterio relevante, pues su disminución por lo general precede al aumento de la creatinina. Se considera que ambos criterios son lo suficientemente sensibles para la evaluación precoz del paciente, lo que favorece la prevención de esta entidad hasta que nuevos marcadores permitan confirmar el diagnóstico.

La lesión celular y del parénquima renal (LRA parenquimatosa o intrínseca) puede ser de origen hipóxico-isquémico en situaciones de hipoperfusión renal prolongada (por ejemplo, deshidratación grave, sepsis, *shock*, etc.); tratarse de una lesión tóxica (fármacos, toxinas tubulares, sustancias de contraste radiológico, etc.); ser secundaria a lesiones glomerulares (glomerulonefritis), vasculares (síndrome urémico hemolítico, trombosis de la

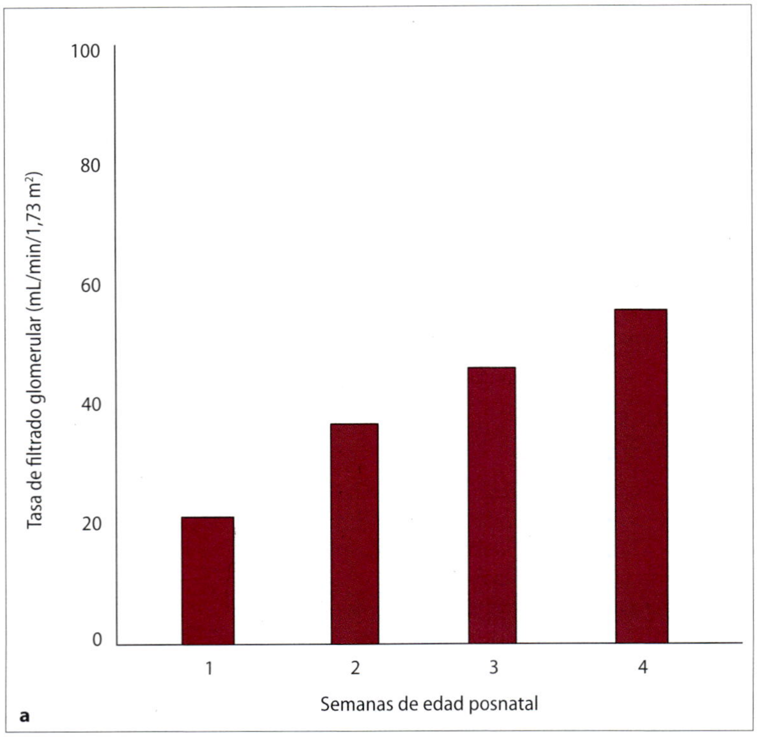

Edad	TFG (mL/min/1,73 m²)
Nacimiento	20,8 +/- 1,9
1-2 semanas	46,6 +/- 5,2
3-5 semanas	60,1 +/- 4,6
6-9 semanas	67,5 +/- 6,5
3-6 meses	73,8 +/- 7,2
6 meses-1 año	93,7 +/- 14
1-2 años	99,1 +/- 18,7
2-5 años	126,5 +/- 24
5-15 años	116,7 +/- 20,2

b

Figura 48.1.1 a Aumento de la TFG luego del nacimiento. **b** Valores normales de TFG para las diferentes edades. (Modificado de: Dartiguelongue JB. Fisiología pediátrica aplicada a la clínica. 1° ed. Ciudad Autónoma de Buenos Aires: Ediciones Journal. 2020).

Tabla 48.1.1 Clasificación pRIFLE

	Criterio de filtrado glomerular	Criterio de diuresis
Riesgo	Disminución > 25%	< 0,5 mL/kg/h por 8 h
Lesión	Disminución > 50%	< 0,5 mL/kg/h por 16 h
Fracaso	Disminución > 75%	< 0,3 mL/kg/h por 24 h o anuria por 12 h
Pérdida	LRA persistente > 4 semanas	
Enfermedad renal crónica	LR persistente > 3 meses	

Tabla 48.1.2 Clasificación KDIGO

Estadio	Creatinina plasmática	Diuresis
1	1,5-1,9 veces la basal o aumento ≥ 0,3 mg/dL	< 0,5 mL/kg/h por 6-12 h
2	2-2,9 veces la basal	< 0,5 mL/kg/h por ≥ 12 h
3	3 veces la basal o TFG < 35 mL/min/1,73m² o inicio de terapia de reemplazo renal	< 0,3 mL/kg/h por ≥ 4 h o anuria ≥ 12 h

arteria renal) o intersticiales (nefritis tubulointersticial), o bien producirse por obstrucción del flujo urinario (LRA posrenal). Aproximadamente, la mitad de las LRA son oligúricas (diuresis entre 0,5 y 1 mL/kg/hora en lactantes y niños pequeños, y entre 100 y 500 mL/1,73 m²/día en niños mayores), mientras que en el resto la diuresis se encuentra conservada. Por lo general, cuando la LRA es secundaria a nefrotoxicidad, el ritmo diurético se encuentra menos afectado.

La LRA en el recién nacido adquiere mayor relevancia que en niños mayores y adultos. Esto sucede porque en este grupo etario el parénquima renal es más susceptible a la hipoperfusión, la TFG es menor (*v.* Figura 48.1.1), hay elevada resistencia vascular, la actividad de la renina plasmática se encuentra aumentada, hay menor perfusión de la corteza renal y la reabsorción del sodio filtrado es menor.

Fisiopatología

Estadio prerrenal

La disminución del volumen efectivo circulante, como en el curso de la deshidratación por diarrea aguda (causa más frecuente), la sepsis, la insuficiencia cardíaca, la generación de un tercer espacio o en los síndromes nefrótico o ascítico-edematoso, produce una respuesta adaptativa renal conocida como estadio prerrenal. Constituye una adaptación fisiológica adecuada, cuyo objetivo es preservar el volumen intravascular. Se caracteriza por una disminución de la TFG, secundaria a la menor perfusión renal, con parénquima renal funcionante.

La baja presión de perfusión renal estimula la secreción de renina por las células granulares del aparato yuxtaglomerular, que activa el sistema renina-angiotensina-aldosterona. A su vez, la disminución de la frecuencia de descarga de los barorreceptores aórticos y carotídeos determina la activación del sistema nervioso simpático que, mediante la liberación de noradrenalina, también estimula la secreción de renina. Asimismo, tanto la angiotensina II como el reflejo de los barorreceptores estimulan la secreción neurohipofisaria de arginina vasopresina (AVP).

Hemodinámicamente, la acción vasoconstrictora de la noradrenalina sobre la arteriola aferente disminuye tanto el flujo sanguíneo renal (FSR) como la TFG, al reducir la presión hidrostática glomerular (P_{hG}) (Figura 48.1.2 a), y mantiene constante la fracción de filtración. La acción vasoconstrictora de la angiotensina II sobre la arteriola eferente (a través de receptores AT_1), aumenta la P_{hG} para intentar mantener constante la TFG. Esto, a su vez, genera un aumento de la presión oncótica glomerular (π_G) en el extremo eferente y disminuye la P_h del capilar peritubular, con lo que se ve favorecida la reabsorción de agua en los segmentos proximales del nefrón. Asimismo, las prostaglandinas E_1 y E_2 vasodilatan la arteriola aferente, con el fin de aumentar la P_{hG} y mantener la TFG.

Por su parte, la AVP disminuye el flujo sanguíneo hacia la médula renal, lo cual facilita la reabsorción de agua en los segmentos distales del nefrón, al contribuir con el mantenimiento del gradiente hipertónico medular. La contracción de las células mesangiales inducida por la angiotensina II y la AVP disminuye el área de filtración y, por lo tanto, el coeficiente de filtración (K_f) (*v.* Figura 48.1.2 a).

La estimulación simpática de los receptores α_1-adrenérgicos tubulares favorece la reabsorción de sodio en el túbulo proximal, mediante el transportador NHE. La angiotensina II estimula la reabsorción de sodio, tanto en el túbulo proximal como en el asa ascendente gruesa de Henle, lo que también favorece la reabsorción tubular de agua. La aldosterona estimula la reabsorción de sodio y, secundariamente, de agua en los segmentos distales del nefrón. Por último, la AVP aumenta la permeabilidad del túbulo colector al agua, con lo que favorece su reabsorción a través de las AQP2 y permite la reabsorción pasiva de urea en el túbulo colector medular.

Todos estos mecanismos confluyen para restablecer el volumen intravascular y elevar la presión arterial. Como consecuencia se generan:

- Oliguria.
- Orina concentrada (osmolalidad urinaria > 500 mOsm/kg, densidad urinaria > 1020).
- Fracción excretada de sodio (FE_{NA}) < 1% (< 2% en recién nacidos).

La FE_{NA} representa la fracción del sodio filtrado que se excreta en la orina. Se determina mediante la comparación entre el aclaramiento de sodio y el de creatinina (Figura 48.1.2 b). Constituye el índice más sensible para evaluar la funcionalidad tubular.

La creatinina plasmática aumenta ligeramente (entre un 10% y un 15%), pues al disminuir la TFG aumenta su secreción tubular. Asimismo, la contracción del líquido extracelular disminuye

$$PN_{UF} = K_f \, [P_{hG} - P_{hB} - \pi_G]$$

a

$$FE_{NA} = \frac{(U_{Na} / P_{Na})}{(U_{Cr} / P_{Cr})} \times 100$$

b

Figura 48.1.2 a Cálculo de la presión neta de ultrafiltración (PN_{UF}) través del capilar glomerular. K_f: coeficiente de filtración, depende del área y de la permeabilidad glomerular; P_{hG}: presión hidrostática glomerular; P_{hB}: presión hidrostática en la cápsula de Bowman; π_G: presión oncótica glomerular. **b** Cálculo de la fracción excretada de sodio (FE_{NA}). U_{Na}: concentración urinaria de sodio; P_{Na}: concentración plasmática de sodio; U_{Cr}: concentración urinaria de creatinina; P_{Cr}: concentración plasmática de creatinina.

la eliminación renal de ácido úrico por aumento de su reabsorción proximal, lo cual se traduce en un aumento de sus niveles circulantes. Por último, la concentración plasmática de urea también aumenta (relación urea/creatinina plasmáticas > 40), por mayor reabsorción proximal y distal (Tabla 48.1.3).

En caso de que la hipoperfusión renal se prolongue en el tiempo, el parénquima comienza a sufrir los efectos deletéreos de la hipoxia, lo que puede conducir al desarrollo de LRA parenquimatosa o intrínseca.

Lesión renal aguda parenquimatosa o intrínseca

Tanto la isquemia como diversos agentes nefrotóxicos dañan no solo el epitelio tubular, sino también el endotelio capilar. Este daño amplifica el fenómeno isquémico, lo que compromete aún más la vascularización del parénquima renal.

La lesión endotelial genera un disbalance entre la acción de los vasodilatadores (óxido nítrico, prostaglandinas) y los vasoconstrictores (angiotensina II, endotelina 1) a favor de estos últimos, induciendo una intensa vasoconstricción arteriolar y capilar. La lesión isquémica y la disfunción endotelial gatillan, además, la liberación de mediadores de la inflamación que promueven, entre otros efectos, un fenómeno de estasis vascular congestivo (mediado por eritrocitos, leucocitos y plaquetas) que afecta principalmente a la médula externa y a la *vasa recta*. La disminución consecuente del 40%-50% del FSR incrementa el estado habitual de hipoxia medular (10-20 mmHg de presión arterial de oxígeno, en comparación con los 50 mmHg de la corteza) y agota los depósitos energéticos. Esto ocasiona una extensa necrosis celular, particularmente en el segmento S3 del túbulo proximal y en el asa ascendente gruesa de Henle. A su vez, los mediadores de la inflamación estimulan la muerte celular por apoptosis y, junto con la disfunción endotelial, alteran la polaridad y el funcionamiento de una gran población de células tubulares.

La consecuencia de esta sumatoria de efectos es una disminución brusca de la TFG por obstrucción tubular secundaria a la destrucción y a la disfunción celular. Se genera así la retrodifusión del filtrado glomerular, es decir, la transferencia no regulada del agua y los solutos filtrados desde la luz tubular al intersticio renal, y de ahí a los capilares venosos y las venas renales.

Este deterioro de la función renal genera una alteración en la regulación del medio interno potencialmente fatal. Según la magnitud de la caída del filtrado glomerular, pueden producirse acidosis metabólica secundaria a la retención de ácidos fijos; hipervolemia, hiponatremia dilucional, y, eventualmente, hiperpotasemia. Clínicamente se observa lo siguiente:

- Oliguria (en el 50% de los casos).
- Isostenuria (osmolalidad urinaria ~ 300 mOsm/kg, densidad urinaria 1005-1010).
- FE_{NA} > 2% (> 3% en recién nacidos).

La depuración de urea y creatinina se encuentra disminuida, lo que aumenta sus niveles plasmáticos y disminuye marcadamente su excreción urinaria (*v.* Tabla 48.1.3).

Existen toxinas endógenas (hemoglobina y mioglobina) y exógenas (antibióticos, antiinflamatorios no esteroideos, fármacos quimioterápicos, medios de contraste radiológico, etc.) que pueden producir LRA por distintos mecanismos. La hemólisis y la rabdomiólisis liberan, respectivamente, hemoglobina y mioglobina a la circulación. Ambas producen precipitación tubular, vasoconstricción y estrés oxidativo. Los fármacos pueden producir LRA por distintos mecanismos. Entre estos se encuentran disminución de la perfusión renal (AINE, inhibidores de la enzima convertidora de angiotensina [IECA], ciclosporina, diuréticos, cocaína), lesión tubular (cisplatino, aminoglucósidos, anfotericina B, vancomicina, AINE, medios de contraste radiológico, ciclosporina, dextranos, metales pesados), nefritis intersticial (AINE, sulfas, penicilina, ciprofloxacina, omeprazol, medios de contraste radiológicos, alopurinol), obstrucción tubular (aciclovir, sulfas, metotrexate) o microangiopatía trombótica (ciclosporina, mitomicina C, anticonceptivos orales).

En el caso de las glomerulonefritis, la TFG está disminuida debido a la infiltración inflamatoria de los glomérulos y a la alteración de la permeabilidad de la membrana basal glomerular, con función tubular conservada. Esto genera mayor reabsorción de agua y solutos en los segmentos proximal y distal del nefrón, con la consecuente oliguria, aumento de la densidad y osmolalidad urinarias, y disminución de la natriuresis (FE_{NA} < 1%) (*v.* Tabla 48.1.3).

Lesión renal aguda posrenal

Se produce por una obstrucción bilateral del tracto urinario (o única en pacientes monorrenos). Las causas de la LRA posrenal incluyen cálculos renales, coágulos, vejiga neurogénica y medicamentos que causan retención urinaria. Son más frecuentes en niños con enfermedad renal crónica (ERC) por uropatías obstructivas congénitas no corregidas (*v.* Capítulo 72).

Epidemiología y causas

La incidencia absoluta de LRA resulta difícil de estimar en pediatría, ya que no existen datos específicos y las definiciones utilizadas en los distintos estudios no son uniformes. Se presenta en el 1% al 5% de los pacientes críticos. En estos, las etiologías más frecuentes son sepsis, hipovolemia, nefrotóxicos, síndrome urémico hemolítico (SUH), enfermedades oncológicas y cirugías cardíacas. Los pacientes sépticos o en falla multiorgánica tienen más probabilidades de desarrollarla, y cuando sucede aumenta la mortalidad. En los pacientes que no se encuentran críticamente enfermos, las drogas nefrotóxicas son la principal causa de LRA.

En las últimas décadas, se produjo un cambio global en la etiología de la LRA. Las enfermedades renales intrínsecas (SUH, glomerulonefritis, etc.) dejaron de ser la principal causa, y el compromiso renal secundario a enfermedades de base o a su tratamiento (sepsis, nefrotoxicidad, etc.) aumentó significativamente. Sin embargo, en la Argentina el SUH es una de las principales causas de LRA intrínseca en la edad pediátrica (*v.* Capítulo 48.2).

Tabla 48.1.3 Diagnóstico diferencial entre estadio prerrenal y LRA intrínseca

	Diuresis	Densidad u (g/L)	Osmolalidad u (mOsm/kg)	U/P urea	U/P creatinina	Sodio u (mEq/L)	FE_{NA}	FEU_{REA}
Estadio prerrenal	Oliguria	> 1020	> 500	> 8	> 40	< 20	< 1%	< 35%
LRA	Oliguria/ conservada	< 1010	300 - 350	< 3	< 20	> 40	> 2%	> 50%

Los recién nacidos con peso de nacimiento < 1500 g, los sometidos a cirugías cardíacas y los que sufrieron asfixia perinatal tienen mayor incidencia de LRA. Asimismo, los recién nacidos pretérmino son particularmente susceptibles, dado que presentan menor masa nefronal al no haber completado la nefrogénesis (culmina en la semana 36 de gestación).

Manifestaciones clínicas

Al ser un desorden complejo, producido por múltiples etiologías, las manifestaciones clínicas suelen ser diversas. Abarcan desde una mínima elevación de la creatinina plasmática hasta la anuria. Generalmente, los pacientes presentan un ritmo diurético disminuido: oliguria (diuresis entre 0,5 y 1 mL/kg/hora en lactantes y niños pequeños, y entre 100 y 500 mL/1,73 m^2/día en niños mayores) o anuria (diuresis < 0,5 mL/kg/hora en lactantes y niños pequeños, y < 100 mL/1,73 m^2/día en niños mayores). Sin embargo, existen formas no oligúricas e incluso con poliuria (diuresis > 3 mL/kg/hora en lactantes y niños pequeños, y > 2000 mL/1,73 m^2/día en niños mayores).

En la mayoría de los niños, la LRA se presenta con signos y síntomas que resultan de la alteración de la función renal. Estos pueden incluir los siguientes:

- Edemas periféricos (debido a la acumulación hidrosalina progresiva).
- Hipertensión arterial, edema agudo de pulmón.
- Alteraciones del ritmo diurético.
- Hematuria (macroscópica y microscópica).
- Anorexia, náuseas y vómitos (por uremia y trastornos electrolíticos).
- Palidez (por la anemia y la uremia).
- Trastornos neurológicos (somnolencia, irritabilidad, convulsiones).
- Alteraciones específicas vinculadas con los trastornos del medio interno (acidosis metabólica, hiponatremia, hiperpotasemia).

En estos pacientes, es frecuente identificar un factor etiológico que predispone al daño renal, como el *shock*, la insuficiencia cardíaca, una infección estreptocócica previa (en pacientes con glomerulonefritis posestreptocócica), diarrea sanguinolenta en el SUH, antecedentes de drogas nefrotóxicas, etc.

Los casos de LRA grave pueden presentarse con taquipnea (como expresión clínica de la acidosis metabólica), cefalea, vómitos y depresión del sensorio (encefalopatía urémica), convulsiones (por trastornos del sodio o del calcio) e insuficiencia cardíaca congestiva por hipervolemia.

Diagnóstico

Es fundamental identificar a los pacientes en riesgo de presentar LRA, y realizar una correcta anamnesis para detectar antecedentes que puedan orientar el diagnóstico. Asimismo, debe evaluarse la existencia de una enfermedad renal previa u otra patología subyacente.

El examen físico debe ser exhaustivo, especialmente en la evaluación del estado de conciencia, los signos vitales, el estado de hidratación y la distribución del líquido extracelular, para evaluar la presencia de un tercer espacio.

Estimación de la función renal

La determinación más comúnmente utilizada para estimar la TFG es la creatinina plasmática (Cr_p), a pesar de ser un marcador tardío y depender de factores como la edad, el sexo, la masa muscular y el estado nutricional. La urea no es un buen marcador de la función renal porque su valor está influenciado por el estado de hidratación y la magnitud del catabolismo del paciente.

La depuración o aclaramiento de inulina constituye la mejor medida para estimar la TFG. Es el estándar de referencia contra el cual deberían contrastarse otros métodos de estimación. La inulina se filtra libremente en el glomérulo en forma independiente al grado de maduración, y no sufre secreción ni reabsorción tubular. En niños, su aclaramiento se ajusta a la superficie corporal con la finalidad de ganar capacidad de comparación interindividual. Por tratarse de una sustancia exógena, requiere de una infusión prolongada hasta alcanzar concentraciones plasmáticas estables. Al igual que con las técnicas radiactivas (que miden la curva de desaparición plasmática de $DTPA^{99m}Tc$) y otras, resulta en un método engorroso, caro y, si bien es exacto y de gran utilidad científica, carente de practicidad clínica.

La determinación del aclaramiento de creatinina endógena resulta, desde un punto de vista clínico, en una aproximación más útil a la TFG. De hecho, constituye el marcador más utilizado para su cálculo. Sin embargo, vale la pena detenerse en ciertas observaciones. En el riñón maduro, el túbulo proximal secreta un 10%-15% de la cantidad filtrada de creatinina, por lo que su aclaramiento es algo superior a la TFG real. En la LRA (con caída real de la TFG), la secreción tubular de creatinina contribuye en una proporción mayor a la cantidad de creatinina excretada en la orina. De esta manera, su aclaramiento supera significativamente la TFG real.

A pesar de estas particularidades, el cálculo habitual de la TFG a partir del aclaramiento de creatinina no implica la incursión en errores médicos de trascendencia. Al ser la creatinina el metabolito normal de la fosfocreatina muscular, la cantidad eliminada por vía renal refleja la magnitud de la masa muscular, la cual guarda estrecha relación con la talla para cada edad. Como es eliminada principalmente por filtrado glomerular, la Cr_p es inversamente proporcional a la TFG y, como vimos, directamente proporcional a la masa muscular.

Sobre este postulado se basa el cálculo del aclaramiento de creatinina a través del índice de Schwartz (Figura 48.1.3). Para expresar la TFG ajustada a superficie corporal, se aplica a lo antedicho la constante *k*. Cuando la medición de la Cr_p es a través del método enzimático, el valor de *k* es 0,413 (*v.* Figura 48.1.3). La ventaja práctica de este índice radica en que requiere únicamente de la medición plasmática de creatinina, sin necesidad de recolección urinaria. De manera similar, puede estimarse la TFG (ajustada a superficie corporal) a partir de la talla y de la Cr_p, a través de un nomograma.

En la actualidad, existen varios marcadores que permiten evaluar precozmente la alteración de la función renal. Entre estos se encuentran la cistatina c, el NGAL (*Neutrophil Gelatinase-Associated Lipocalin*) y la KIM-1 (*Kidney Injury Molecule-1*), entre otros. Estos marcadores predicen el riesgo de LRA y la recuperación o necesidad de terapias de reemplazo renal (TRR) a largo plazo. Lamentablemente, no se encuentran disponibles en la mayoría de los centros.

$$\text{TFG} = \frac{\text{Talla (cm)}}{Cr_p}\ k$$

Figura 48.1.3 Cálculo del índice de Schwartz.

El estudio analítico de la función renal se debe acompañar de la determinación del estado ácido-base, ionograma, calcio, fósforo y magnesio, y el hemograma.

Estudios complementarios

Un análisis de orina patológico apoya el diagnóstico de LRA, y resulta de utilidad para diferenciar las distintas causas. Tanto la enfermedad glomerular como la necrosis tubular aguda (NTA) pueden presentarse con hematuria o proteinuria. Los cilindros granulosos y los epiteliales son muy sugestivos de LRA intrínseca por NTA. El hallazgo de cilindros hemáticos es diagnóstico de glomerulonefritis, y junto con los eritrocitos dismórficos y la proteinuria son indicativos de un sedimento nefrítico activo (*v.* Capítulo 48.3).

La piuria con cilindros leucocitarios, granulares o céreos sugiere enfermedad tubular, intersticial o infección del tracto urinario, pero también se pueden observar en las glomerulonefritis agudas.

La densidad urinaria, la FE_{NA}, la FE_{urea} (utilizada en los pacientes que recibieron diuréticos, ya que aumentan la excreción urinaria de sodio) y las relaciones urinarias y plasmáticas de urea y creatinina, permiten diferenciar, como fue descrito, el estadio prerrenal de la LRA intrínseca (*v.* Tabla 48.1.3).

Para evaluar el volumen intravascular son útiles la telerradiografía de tórax (valoración del índice cardiotorácico) y el ecocardiograma doppler, para medir el colapso de la vena cava.

Con la ecografía renal se puede documentar la presencia de uno o dos riñones, su tamaño y las características del parénquima. Es particularmente útil para diagnosticar la obstrucción del tracto urinario o la oclusión de los vasos renales principales. Además, puede ser útil para diferenciar la LRA de la ERC. Por lo general, en la LRA los riñones son de tamaño normal o grandes (debido a inflamación o edema), con mayor ecogenicidad, mientras que los de la ERC suelen ser pequeños.

De acuerdo con el cuadro clínico, pueden ser útiles otras determinaciones de laboratorio para evaluar la etiología de la LRA:

- Frotis de sangre periférica: la anemia hemolítica microangiopática asociada con trombocitopenia, en el contexto de la LRA, es diagnóstica de SUH (*v.* Capítulo 48.2). En algunos casos de nefritis tubulointersticial, puede haber eosinofilia o eosinofiluria.
- Estudio del sistema complemento: incluye la determinación de C3 y C4, así como los estudios funcionales CH50 y AH50. Se observa hipocomplementemia en pacientes con glomerulonefritis posestreptocócica, *shunt* nefritis y nefritis asociada a endocarditis bacteriana subaguda.
- Pruebas serológicas para la infección por estreptococos: la presencia de anticuerpos antiestreptocócicos es un criterio diagnóstico para glomerulonefritis posestreptocócica.
- Determinación de autoanticuerpos: factor antinuclear, anti-ADN. Son positivos en la nefritis lúpica.

La biopsia renal rara vez se encuentra indicada, pero debe considerarse cuando la evaluación no invasiva no logra establecer el diagnóstico. En la LRA pediátrica, generalmente se indica para guiar el tratamiento en pacientes con glomerulonefritis agudas no infecciosas (para identificar semilunas o vasculitis específicas), en la nefritis tubulointersticial o sospecha de nefritis lúpica (para clasificar la enfermedad y establecer la actividad y la cronicidad).

Tratamiento

A pesar del conocimiento creciente de la LRA en la población pediátrica, el manejo aún se limita, principalmente, a reducir los factores de riesgo y proporcionar una terapia de apoyo. Cuando sea posible, debe administrarse un tratamiento específico para la causa subyacente de la LRA.

El tratamiento tiene como objetivo corregir la causa que dio origen a la falla renal aguda, y las anomalías metabólicas e hidroelectrolíticas que este produce. Se esquematiza en dos aspectos: tratamiento conservador y tratamiento sustitutivo de la función renal.

Tratamiento conservador

Dado que la LRA se asocia con una significativa morbimortalidad, y no se dispone de un tratamiento específico para revertirla, la detección precoz resulta fundamental. De hecho, el reconocimiento de pacientes con riesgo de LRA, antes de que aparezcan las manifestaciones clínicas, produce mejores resultados que el tratamiento de la lesión establecida.

El tratamiento conservador se basa, principalmente, en mantener el balance hidroelectrolítico y la homeostasis corporal. El objetivo del aporte de líquidos es alcanzar o mantener la normovolemia.

Hipovolemia

La hipovolemia prolonga el hipoflujo renal, lo que exacerba el daño del parénquima. En ausencia de *shock* hemorrágico, el tratamiento inicial consiste en la expansión rápida del volumen intravascular con solución salina al 0,9%. Se deben administrar 10-20 mL/kg en 30 minutos, con estricto control clínico y hemodinámico. La infusión puede repetirse hasta normalizar el volumen del líquido extracelular. Esta estrategia intenta restaurar rápidamente la función renal, al mejorar la perfusión del parénquima.

Normovolemia

Una vez alcanzada la normovolemia, se debe establecer un balance estricto de ingresos y egresos de líquidos que contemple, asimismo, el registro del peso corporal y los aportes por nutrición y medicación. Se deben aportar las pérdidas insensibles (400 mL/m^2/día; *v.* Capítulo 1) más las pérdidas hidroelectrolíticas por diuresis y otras vías (volumen por volumen). Idealmente, la administración de líquidos debe ser por vía oral. El objetivo es alcanzar un ritmo diurético de al menos 1 mL/kg/hora.

Hipervolemia

Se deben implementar medidas para evitar o corregir la hipervolemia. Hay evidencia de que luego de la fase de reanimación inicial con fluidos, particularmente en niños críticos, la acumulación excesiva de líquido se asocia con peor pronóstico, y es predictor de mortalidad.

Ante la presencia de sobrecarga de volumen, con edemas, insuficiencia cardíaca congestiva, edema agudo de pulmón o hipertensión arterial, el paciente puede requerir la remoción inmediata del exceso hidrosalino (terapia de reemplazo renal; *v.* más adelante) junto con la restricción del aporte hídrico (únicamente las pérdidas insensibles). En algunos casos, puede indicarse una dosis de furosemida (2-3 mg/kg/dosis). Si no se observa respuesta clínica, debe iniciarse la terapia de reemplazo renal (TRR). Por cada 1% de aumento de peso por sobrecarga hidrosalina, antes del inicio de TRR, el riesgo de muerte aumenta un 3%.

Si el cálculo del volumen y la composición de los líquidos administrados son adecuados, el paciente debe disminuir el 1% del peso corporal por día, y mantener la natremia en 130-145 mEq/L. Si el descenso del peso es el esperado y el sodio plasmático aumenta, es probable que haya que aumentar el aporte hídrico; si por el contrario el paciente aumenta de peso y el sodio plasmático disminuye, se recomienda restringir aún más el aporte hídrico para no contribuir con la sobrecarga de volumen.

Alteraciones hidroelectrolíticas

La hiponatremia es un hallazgo común en la LRA. En las formas oligúricas se produce por un mecanismo dilucional y, eventualmente, por pérdidas extrarrenales. El tratamiento inicial consiste en la restricción hídrica. Si produce signos y síntomas de encelopatía hiponatrémica, se debe realizar una corrección rápida (*v.* Capítulo 2). La hiponatremia de difícil corrección con anuria tiene indicación de diálisis.

Dado que en condiciones normales el riñón excreta el 90% del potasio proveniente de la dieta, la hiperpotasemia es un hallazgo común en la LRA con anuria y potencialmente fatal. Los pacientes críticos tienen más riesgo de desarrollar hiperpotasemia por la suma de la alteración del catabolismo celular, la hipoxia y la acidosis metabólica. El tratamiento se instala con valores de potasio ≥ 6 mEq/L (*v.* Capítulo 3). Ante la asociación de hiperpotasemia refractaria al tratamiento médico con oligoanuria, el tratamiento de elección es la diálisis.

La falla renal produce acidosis metabólica por inadecuada excreción de ácidos y amonio, elevada producción de hidrogeniones (por el estado hipercatabólico) y alteración de la reabsorción y generación de nuevo bicarbonato. Debe ser corregida en forma dinámica, por el efecto vasoconstrictor sistémico y la acción isquémica renal vinculada con la corrección. Se recomienda administrar bicarbonato de sodio con el objetivo de mantener el pH > 7,20 y el bicarbonato > 12-15 mEq/L (*v.* Capítulo 7), si bien existe controversia con respecto a esta indicación. Cuando el paciente presenta acidosis metabólica grave asociada con hipervolemia, se debe implementar la diálisis para corregir la acidosis, ya que por la restricción hídrica no es posible aportar más volumen con las correcciones endovenosas.

El metabolismo fosfocálcico se encuentra alterado. La hiperfosfatemia es frecuente, dado que en condiciones normales el 65% del fósforo ingerido se excreta por el riñón. Se trata con restricción del fósforo en la dieta (restricción proteica) y quelantes que eviten su absorción intestinal (carbonato de calcio, 50 mg/kg/día de calcio elemental, junto con las comidas). La hipocalcemia es de etiología multifactorial. Puede ser secundaria a la hiperfosfatemia, por inadecuada producción renal de 1,25 dihidroxivitamina D_3 o por resistencia ósea a la acción de la parathormona. Por lo general, es asintomática. Si es sintomática o si se requiere terapia con bicarbonato (por ejemplo, para la acidosis metabólica e hiperpotasemia graves con arritmias) se debe corregir con gluconato de calcio al 10% endovenoso (*v.* Capítulo 4). Si la tolerancia oral del niño lo permite, puede realizarse el mantenimiento con aportes por vía oral y el agregado de vitamina D.

Nutrición

Los niños con LRA, independientemente de su causa, presentan con frecuencia un estado hipercatabólico marcado, con riesgo de desnutrición grave. Por esta razón, deben recibir un aporte calórico de 120 kcal/kg/día en lactantes y de 1300-1600 kcal/día en niños mayores y adolescentes, con cualquier estadio de LRA. El aporte proteico se limita a los requerimientos para la edad según la RDA (*Recommended Dietary Allowance*, ingesta dietética recomendada), y por lo menos el 70% de este aporte debe efectuarse con proteínas de alto valor biológico.

En niños que reciben TRR, la ingesta de proteínas debe aumentar a 2,4 g/kg/día en < 1 año; 1,9 g/kg/día entre 1 y 13 años, y 1,3 g/kg/día en > 13 años. Las grasas no deben representar más del 35% de las calorías totales ingeridas, con el fin de evitar la cetosis. Asimismo, se debe restringir el aporte de sodio para evitar la sobrecarga hídrica y la hipertensión arterial, excepto cuando existan pérdidas de este compuesto, así como de potasio y de fósforo.

La vía oral siempre representa la vía de elección. En caso de ser necesario, puede indicarse el apoyo enteral con sonda nasogástrica. Si no se pueden cumplir estos objetivos nutricionales (por oligoanuria) debe iniciarse la diálisis en forma precoz.

Tratamiento sustitutivo

No hay evidencia sobre cuál es el nivel óptimo de función renal para iniciar la TRR, ni cuál es la mejor modalidad dialítica. Las indicaciones de diálisis son las siguientes:

- LRA oligúrica para mantener un adecuado aporte nutricional y remoción de líquidos o electrolitos.
- Sobrecarga de volumen, con insuficiencia cardíaca congestiva, edema agudo de pulmón o hipertensión arterial no tratables con medidas conservadoras.
- Hiperpotasemia sintomática o con anomalías electrocardiográficas (generalmente ≥ 7 mEq/L) refractaria al tratamiento médico.
- Acidosis metabólica no tratable con bicarbonato de sodio, debido al riesgo de hipernatremia o sobrecarga de volumen.
- Síndrome de lisis tumoral.
- Con respecto a la urea, se recomienda valorar en forma individual la situación clínica de cada paciente. Dado que la urea en plasma varía con la volemia, el grado de catabolismo y el aporte nutricional, no existen cifras precisas que orienten el inicio de la terapia dialítica. Si es sintomática (sangrado, pericarditis, encefalopatía) es indicación de diálisis. El aporte nutricional insuficiente en el paciente oligoanúrico puede ser otra indicación, independientemente de los valores de urea en sangre.
- Error innato del metabolismo, con acidosis orgánica grave o hiperamoniemia.
- Ingestión de tóxicos: salicilatos, metanol, etanol, teofilina (según concentraciones plasmáticas y criterios clínicos).

La suspensión de la TRR se debe evaluar según el volumen urinario, la estabilidad hemodinámica y respiratoria, la volemia, el estado nutricional y los cambios en la enfermedad de base. No se sugiere utilizar diuréticos para disminuir la duración de la diálisis.

La elección del tipo de diálisis depende de diferentes circunstancias clínicas, de la complejidad de la unidad de cuidados intensivos (UCI), y de la disponibilidad y la experiencia en las distintas técnicas dialíticas. La diálisis peritoneal (DP), manual o automatizada, es la terapia más utilizada en el tratamiento de la falla renal aislada en pediatría, como el SUH. No requiere personal especializado ni acceso vascular, puede realizarse en pacientes de cualquier peso y es más económica.

La hemodiálisis (HD) y la hemodiafiltración (HDF) cada vez son más empleadas en la UCI. La incorporación de la hemofiltración continua veno-venosa (CVVH) fue un avance promisorio en el tratamiento de la LRA. Ofrece muchas ventajas sobre la hemodiálisis convencional cuando es utilizada en pacientes críticos inestables: evita las variaciones bruscas de los líquidos y electrolitos, provee mayor estabilidad hemodinámica y permite la administración de fluidos sin restricciones.

La HD se utiliza en pacientes hemodinámicamente estables que tienen contraindicada la diálisis peritoneal (pérdida de continuidad de la cavidad peritoneal, como onfalocele, hernia diafragmática o cirugía abdominal reciente; enfermedad pulmonar grave; etc.), con acceso vascular adecuado (que son difíciles de lograr en pacientes muy pequeños), personal de enfermería capacitado y la asistencia de un médico nefrólogo pediatra.

Prevención

La estrategia primaria para prevenir la LRA incluye las siguientes actuaciones:

- Mantener una adecuada hidratación (la hipovolemia persistente agrava y prolonga la duración de la LRA).
- Mantener la presión arterial media (puede requerir el uso de drogas vasoactivas) y la oxigenación tisular.
- Corregir la anemia.
- Minimizar la exposición a sustancias nefrotóxicas.

El efecto de los diuréticos en la prevención o la limitación de la lesión renal es controvertido. En los pacientes oligúricos, el aumento de la diuresis facilita el tratamiento de la LRA, permite una mayor ingesta calórica y contribuye con el mantenimiento de la homeostasis del potasio y el sodio. Se han estudiado varios agentes farmacológicos para la prevención de la LRA. Estos incluyen el manitol, los diuréticos de asa, la dopamina en dosis bajas, el fenoldopam, el péptido natriurético auricular y la N-acetilcisteína. Sin embargo, ninguno ha demostrado beneficios significativos.

Los pacientes que han presentado una LRA, independientemente de su etiología, tienen riesgo de presentar ERC, incluso luego de un período asintomático prolongado. Por esta razón, deben continuar con controles nefrológicos periódicos para la detección temprana de alteraciones funcionales, como la proteinuria y la hipertensión arterial, con el fin de desarrollar estrategias de prevención.

48.2 Síndrome urémico hemolítico

Flavia B. Ramírez

El síndrome urémico hemolítico (SUH) es una microangiopatía trombótica (MAT) no inmune, que se caracteriza por la aparición repentina de anemia hemolítica microangiopática, plaquetopenia y lesión renal aguda.

En este capítulo nos referiremos principalmente al SUH desencadenado por la toxina de la *Escherichia coli* (*E. coli*), reconocido en la bibliografía internacional como SUH típico o SUH asociado a STEC (*shigatoxin-producing E. coli*).

Si bien la enfermedad fue reportada por Gasser (1955), la primera descripción completa del SUH fue realizada por el Dr. Carlos Gianantonio y cols. (1964). En 1983 Karmali descubrió la asociación entre el SUH y una citotoxina producida por la *E. coli*. Esta toxina es conocida como shigatoxina, verotoxina o *Stx*.

En la Argentina, esta enfermedad es endémica, y constituye un problema crítico para la salud pública dado que, en la edad pediátrica, es una de las principales causas de lesión renal aguda intrínseca y la segunda de enfermedad renal crónica (ERC).

Epidemiología

El principal reservorio de cepas STEC es el ganado bovino, que actúa como portador asintomático, al liberar estas bacterias al ambiente mediante las heces. También se ha reportado la presencia de estas cepas en ovejas, cabras, cerdos y animales domésticos.

Son varias las vías de transmisión de STEC, entre ellas, el consumo de alimentos o agua contaminados, el contacto directo con animales y persona a persona (vía fecal oral).

En el caso del agua, su contaminación puede deberse a la descarga de materia fecal en aguas de recreación o en aguas de pozo.

De todas estas vías de transmisión, la más frecuente es, sin dudas, la ingesta de carne contaminada e insuficientemente cocida, en particular la carne picada o molida. Esto se debe a que, al picar la carne, se introduce la bacteria en el centro del alimento, donde la cocción, si no supera los 70 °C, resulta insuficiente.

Si bien la enfermedad puede manifestarse a cualquier edad (incluso en adultos), los niños menores 5 años son los más susceptibles. Es importante recordar que todo paciente con MAT y diarrea asociada a STEC tiene diagnóstico de SUH típico, independientemente de la edad. En menores de 6 meses, el SUH típico es excepcional, por lo tanto, cuando se presenta un cuadro de MAT en este grupo etario, deben descartarse en primer lugar otras causas diferentes del SUH.

Patogenia

Dentro de las cepas de STEC, la O157:H7 es el serotipo que se asocia con mayor frecuencia al SUH, y en menor escala las cepas O145:NM, O121:H19 y O26:H11.

Estas cepas producen dos tipos de toxinas: *Stx1* y *Stx2*, codificadas en bacteriófagos integrados en el genoma bacteriano. La *Stx2* es la más agresiva y la que más frecuentemente se detecta en la Argentina.

El período de incubación entre la infección y el desarrollo de la diarrea suele ser de 1-8 días. Luego de haber sido ingeridas, las cepas STEC alcanzan el colon mediante la adhesión a su mucosa por acción de una proteína denominada intimina.

Luego de esta unión, se produce la lesión patognomónica de las enfermedades relacionadas con STEC o lesión AE (*attaching and effacing*), caracterizada por la desorganización de las microvellosidades, un hecho que se acompaña de inflamación local y de la diarrea acuosa que se observa al inicio del cuadro.

La liberación de *Stx* produce un daño de la microvasculatura del colon que origina la diarrea sanguinolenta. Finalmente, la toxina es traslocada a través del epitelio intestinal y alcanza la circulación sistémica.

La *Stx* está conformada por una subunidad A y cinco subunidades B; este pentámero B es la porción que se une al receptor globotriaosilceramida o Gb3 que está presente, en condiciones normales, en túbulos proximales del tejido renal, linfocitos, eritrocitos y células endoteliales humanas. Los niños tienen mayor cantidad de receptores Gb3 con respecto a los adultos, lo cual podría explicar su mayor susceptibilidad.

Luego de su unión al receptor, la *Stx* es internalizada por endocitosis, lo que da lugar a la interacción de la subunidad A con el ARN, que inhibe la síntesis proteica y provoca la muerte celular. Como consecuencia, se exponen la membrana basal capilar y la matriz extracelular subendotelial, que desencadena la activación plaquetaria y la trombosis intravascular. Al mismo tiempo, se ponen en marcha mecanismos inflamatorios caracterizados por leucocitosis y activación de los neutrófilos. Esta activación es inducida tanto por la *Stx* como por el lipopolisacárido de la *E. coli*, lo cual lleva a la liberación de mediadores inflamatorios que exacerban el daño del endotelio vascular.

El aumento del consumo de plaquetas y su atrapamiento intravascular dan origen a la trombocitopenia.

La fragmentación de eritrocitos no solo es producida por la acción directa de la *Stx*, sino que también es causada por la acción de los radicales libres de oxígeno, producidos por los neutrófilos. La peroxidación de la membrana eritrocitaria la torna rígida, lo que impide el pasaje de estas células a través de la microvasculatura, de por sí alterada por los depósitos de fibrina.

Así, una vez instalada la MAT, se produce la lesión de los órganos afectados, lo que justifica las manifestaciones clínicas.

Manifestaciones clínicas

El cuadro comienza con un período prodrómico caracterizado por diarrea, vómitos, fiebre y dolor abdominal de tipo cólico. La diarrea inicialmente es acuosa, y en pocos días suele hacerse mucosanguinolenta. La ausencia de sangre en las deposiciones no descarta el SUH.

De todos los niños que presentan diarrea producida por STEC, se estima que del 10% al 15% desarrollarán el SUH entre 5-10 días desde el comienzo de la diarrea. Una vez instalada la enfermedad, el cuadro clínico se encuentra definido por el compromiso multisistémico.

Compromiso hematológico

Anemia hemolítica microangiopática

Se define por hemoglobina (Hb) menor de 10 g/dL, con esquistocitos o eritrocitos crenados en el frotis de sangre periférica. Los esquistocitos son glóbulos rojos (GR) con forma de casco o cáscara de huevo, producto de su fragmentación en la microcirculación.

La hemólisis intravascular se caracteriza por los siguientes valores:

- Enzima láctico-deshidrogenasa (LDH) elevada.
- Haptoglobina disminuida o indetectable.
- Bilirrubina indirecta elevada.
- Aumento de los reticulocitos.

Producto de la anemia, el niño presenta palidez de piel y mucosas de comienzo abrupto, acompañadas de taquicardia y decaimiento general. Las crisis hemolíticas pueden acompañarse de registros febriles.

Plaquetopenia

Se define por un recuento de plaquetas $\leq$ 150 000/mm^3. Son habituales los hematomas subdérmicos en sitios de roce o de venopunción. Las hemorragias graves son infrecuentes, aun con niveles muy bajos de plaquetas.

Ni la magnitud de la plaquetopenia ni de la de anemia se relacionan con la gravedad de la lesión renal aguda.

Leucocitosis

Es un hallazgo frecuente al comienzo, producto de la liberación de mediadores de la inflamación. Muchas veces, la leucocitosis, la fiebre (hemólisis) y el mal estado general pueden confundir el cuadro con el de sepsis.

Compromiso renal

La lesión renal está presente en todos los pacientes. La hematuria microscópica es un hallazgo constante y habitualmente se acompaña de proteinuria.

La macrohematuria se observa en el 30% de los casos. La extensa mayoría presenta caída de filtrado glomerular, que se manifiesta con aumento de la urea, la creatinina y alteraciones del medio interno, como hiponatremia, hiperpotasemia y acidosis metabólica.

En la mitad de los niños con SUH el daño renal es grave, con requerimiento de diálisis. Puede desarrollarse hipertensión arterial (HTA), en general asociada con hipervolemia.

Compromiso de otros órganos

Sistema nervioso central

Puede estar afectado en el 25% de los pacientes. Clínicamente, produce desde irritabilidad y somnolencia hasta convulsiones, temblores, mioclonías, ceguera cortical y coma. En pacientes con compromiso neurológico grave, la resonancia magnética muestra hiperintensidad bilateral en la secuencia T2, e hipointensidad en T1 a nivel de los ganglios de la base, el tálamo y el tronco cerebral.

Tracto gastrointestinal

La MAT puede afectar cualquier sector del tubo digestivo, desde el esófago hasta el área perianal. Las manifestaciones más graves incluyen colitis hemorrágica, necrosis y perforación intestinal, prolapso rectal e intususcepción. Algunos pacientes pueden comenzar la enfermedad con un cuadro de abdomen agudo quirúrgico (por ejemplo, apendicitis), unos días antes de que aparezcan los hallazgos hematológicos típicos del SUH.

La colitis hemorrágica más allá del período prodrómico es una complicación poco frecuente (< 6%). Cuando se presenta, se debe sospechar necrosis de la pared intestinal a nivel del colon ascendente o transverso, que son las porciones más frecuentemente afectadas. Por su gravedad, constituye uno de los factores de riesgo principales asociado con la mortalidad.

Páncreas

Puede haber intolerancia a la glucosa con diabetes mellitus transitoria o permanente, por compromiso microangiopático de los islotes pancreáticos. Asimismo, puede haber compromiso del páncreas exocrino, con elevación de la lipasa y la amilasa.

Hígado

La hepatomegalia y el aumento de las transaminasas son hallazgos frecuentes. Suceden en forma secundaria a la hipoxia tisular.

Corazón

Puede producirse insuficiencia cardíaca por isquemia de los vasos miocárdicos. Esto conduce al aumento de los niveles circulantes de la creatina-fosfoquinasa (CPK), de su fracción MB y de las troponinas. También puede ser secundaria a la hipervolemia que suele acompañar el cuadro.

Diagnóstico

La anamnesis no solo debe orientarse a las características del inicio del cuadro, sino también debe estar dirigida a investigar la probable fuente y los hábitos familiares en el manejo, la conservación y la preparación de los alimentos.

La presentación clínica inicial es la de un niño con diarrea, habitualmente sanguinolenta, con decaimiento, palidez e irritabilidad. En caso de diarrea profusa, el niño puede presentarse deshidratado con los signos clásicos de enoftalmos, mucosas secas y taquicardia, entre otros. En los casos más graves, puede haber relleno capilar enlentecido, pulsos débiles y, eventualmente, hipotensión (*v.* Capítulo 1).

El hallazgo de edemas es frecuente y no necesariamente indica sobrehidratación, sino que puede reflejar la presencia de hipoalbuminemia o capilaritis (aumento de la permeabilidad vascular).

Si bien el SUH es fácilmente reconocido por la tríada clásica que lo define, esta tríada no siempre se manifiesta en forma completa al inicio de la enfermedad. Es muy frecuente que estos niños realicen más de una consulta hasta el diagnóstico definitivo. Por un lado, algunos pacientes se pueden presentar con niveles de hemoglobina normal, lo que no descarta la hemólisis. Este hallazgo puede ser producto de la hemoconcentración por deshidratación, o bien porque la hemólisis es aún incipiente.

Por lo tanto, ante la sospecha, hay que intensificar la búsqueda de esquistocitos en el frotis y determinar los niveles de LDH o de haptoglobina.

Ocurre lo mismo con el recuento plaquetario: un recuento > 150 000/mm^3 tampoco descarta la enfermedad, ya que es posible que el paciente se encuentre en el período de inicio, en el cual el consumo de plaquetas es bajo, o bien porque se encuentra dentro del mínimo grupo de pacientes que cursan la enfermedad sin plaquetopenia.

Con respecto al compromiso renal, está siempre presente desde el inicio. Si bien la creatinina puede ser normal, el sedimento urinario se encuentra alterado. El 100% de los pacientes tiene al menos microhematuria, con o sin otras alteraciones del sedimento.

La definición de SUH ha sido recientemente revisada e incluye los siguientes signos:

- Hemólisis, en lugar de anemia.
- Consumo de plaquetas, en lugar de plaquetopenia.
- Signos de lesión renal, en lugar de caída del filtrado glomerular.

Estudios iniciales

Dentro de los estudios iniciales de laboratorio se deben incluir hemograma con frotis y recuento de plaquetas, ionograma, estado ácido-base, creatinina, urea, LDH, haptoglobina, glucemia, ácido úrico, calcio, fósforo, magnesio, transaminasas, albúmina, análisis de orina y coprocultivo.

La telerradiografía de tórax es un elemento útil para evaluar el estado de la volemia a partir del índice cardiotorácico. Se recomienda realizarla al ingreso del paciente. La ecografía renal no es un estudio indispensable al inicio de la enfermedad.

Para la detección de STEC debe obtenerse una muestra de materia fecal sin demora. Si bien hay posibilidad de excreción de STEC hasta pasadas las tres semanas, el tiempo medio habitual de excreción es dentro de los primeros 10-14 días desde el inicio de la diarrea, y es en ese tiempo donde habrá mayor posibilidad de rescate. Si el paciente no presenta más deposiciones, es útil la muestra de hisopado rectal.

Existen varios métodos para la detección de STEC. Cada centro evaluará qué método elegir, de acuerdo con la infraestructura local o a la posibilidad de derivación de la muestra a un centro de mayor complejidad:

- Citotoxicidad específica en células vero para detección de *Stx* libre en materia fecal. Las células vero tienen alta concentración de receptores Gb3, lo que permite detectar *Stx*.
- Inmunoensayos para detectar *E. coli* O157 y/o *Stx* libre en materia fecal: estas pruebas rápidas permiten obtener resultados entre 20 minutos y 4 horas desde la toma de la muestra. La sensibilidad (70%-100%) y especificidad (90%-100%) son variables, y dependen del formato del *kit* y del fabricante.
- Aislamiento de STEC O157 y no O157 en materia fecal.
- PCR (reacción en cadena de polimerasa) para detección de genes: *Stx1*, *Stx2*, *eae* (intimina), *ehxA* (enterohemolisina) y otros factores de virulencia. Los resultados pueden ser obtenidos en 24-36 h.
- Detección de anticuerpos antilipopolisacáridos serogrupo -específicos: anti-O157, O145 y O121 por *Glyco-i*ELISA en el suero del paciente. Este estudio puede ser muy útil cuando las pruebas en materia fecal son negativas por obtención tardía de la muestra.

Diagnósticos diferenciales

Una vez instalada la enfermedad, pueden presentarse algunas dificultades diagnósticas con otros cuadros que se presentan con MAT.

Coagulación intravascular diseminada

Si bien los pacientes con coagulación intravascular diseminada (CID) presentan anemia, plaquetopenia y falla renal, el diagnóstico diferencial se basa en la detección de niveles disminuidos de los factores V y VIII de la coagulación, prolongación del tiempo de protrombina (TP) y del tiempo de activación parcial de la tromboplastina (KPTT), disminución del fibrinógeno, y presencia de productos de degradación de fibrina (PDF) y de dímero D. Estas alteraciones no se observan en pacientes con SUH típico.

SUH asociado con el neumococo

Aproximadamente, el 0,5% de las infecciones invasivas por neumococo pueden asociarse con MAT. Las células glomerulares, las plaquetas y los GR poseen en su superficie el antígeno T o de Thomsen-Friedenreich recubierto por una capa de ácido siálico, lo que hace que este antígeno se encuentre habitualmente oculto. La neuraminidasa del neumococo, en algunos pacientes, debrida esta capa de ácido siálico y expone este antígeno, lo que provoca una reacción antígeno-anticuerpo con la IgM anti-antígeno T circulante. Esta reacción en la microvasculatura desencadena la MAT.

En estos casos, los cultivos de sangre o de líquidos pleural o cefalorraquídeo (de acuerdo con el grado de afectación del paciente) pueden poner en evidencia la presencia de la bacteria.

La positividad de la prueba de Coombs y la ausencia del pródromo diarreico son otros elementos que diferencian este cuadro del SUH típico (*v.* Capítulo 47.2).

Es importante recordar que, en estos pacientes, las transfusiones deben realizarse con glóbulos rojos lavados y las infusiones de plasma deben ser evitadas, dado que estas contienen IgM anti-antígeno T.

SUH atípico

Esta entidad, sumamente infrecuente, es desencadenada por la alteración de los genes que codifican algunas proteínas que regulan la vía alterna del complemento (factor H, factor I, factor B, C3, trombomodulina y proteína cofactor de membrana), o bien por anticuerpos adquiridos (anti-factor H). Esta enfermedad puede manifestarse a cualquier edad, incluidos los menores de 6 meses. Un 30% de los niños puede presentar diarrea como desencadenante, pero la ausencia de STEC orienta el diagnóstico. El SUH atípico, a diferencia del SUH asociado a STEC, puede recurrir e incluso afectar a otros miembros de la familia.

Déficit de vitamina B_{12}

En lactantes hijos de madres vegetarianas estrictas, puede producirse MAT (2,5%). La leucopenia y los niveles disminuidos de vitamina B_{12}, tanto del niño como de la madre, ayudan a establecer el diagnóstico.

Púrpura trombocitopénica trombótica

Es excepcional en niños pequeños. La enfermedad es producida por una mutación del gen que codifica el ADAMTS 13 (proteína reguladora del factor de Von Willebrand) o por anticuerpos anti-ADAMTS 13. El compromiso renal no suele ser tan grave como en el SUH típico, pero el compromiso neurológico y la HTA inmanejable son una constante. La determinación de la actividad del ADAMTS 13 y del anticuerpo anti-ADAMTS 13 confirman el diagnóstico (*v.* Capítulo 47.2).

Otros

Puede ser inducido por drogas (anticonceptivos, ciclosporina, tacrolimus, etc.) o por otras causas menos frecuentes de MAT, por ejemplo, aciduria metilmalónica, infección por VIH, influenza y mutación del gen *DGKE* (diacilglicerol quinasa épsilon).

Tratamiento

Todo paciente con diagnóstico de SUH debe ser internado. Dado que aún no existe una terapia específica, las medidas de soporte siguen siendo el pilar del tratamiento. Se trazan inicialmente una serie de medidas generales, y luego las medidas específicas de acuerdo con la afectación de diferentes áreas.

Medidas generales

- Aislamiento de contacto: por la posibilidad de contagio de STEC persona a persona, es indispensable el aislamiento de contacto durante todo el período agudo de la enfermedad.
- Ajuste de drogas de acuerdo con el filtrado glomerular (*v.* Capítulo 48.1).
- Antiinflamatorios no esteroides (AINE): se debe minimizar su uso, ya que al inhibir la síntesis de prostaglandinas vasodilatadoras, pueden disminuir la perfusión renal, lo cual agrava la falla renal.
- Antibióticos: no están indicados dado que las cepas STEC no tienen propiedades enteroinvasivas, por lo que los pacientes afectados no desarrollan sepsis. En la actualidad, es controversial la hipótesis de que el uso de antibióticos exacerba la enfermedad.
- Antiespasmódicos y opioides: deben evitarse por su acción sobre la motilidad intestinal, dado que aumentan el tiempo de permanencia de las bacterias en el tracto digestivo con mayor absorción de toxinas.
- Diuréticos: en un paciente con falla renal grave e hipervolemia, puede indicarse furosemida en dosis altas (2-3 mg/kg/dosis). Es importante remarcar que la furosemida para goteo endovenoso debe infundirse diluida en solución salina al 0,9% o dextrosa al 5% (sin superar una concentración de 10 mg/mL), y a una velocidad que no exceda los 4 mg/min. Luego de una dosis se debe evaluar la respuesta mientras se programa la diálisis. Si no hay respuesta clínica, debe discontinuarse.

Aporte hídrico

Es fundamental valorar el estado de hidratación al ingreso mediante un meticuloso examen físico. Asimismo, se deben determinar el peso, la presión arterial y las frecuencias cardíaca y respiratoria. La telerradiografía de tórax ayuda a corroborar el estado de la volemia, particularmente en niños con edemas.

Dos estudios prospectivos demostraron que la administración endovenosa de solución salina al 0,9%, con el objetivo de mantener expandido el volumen intravascular durante la fase prodrómica, redujo la incidencia de oligoanuria en el SUH. Por lo tanto, el manejo adecuado de la hidratación influirá de modo significativo en la evolución del paciente.

Tras la evaluación inicial del paciente, se define la estrategia de aporte hídrico, según se encuentre deshidratado, normohidratado o hipervolémico.

Deshidratación

Para el paciente que ingresa con deshidratación grave o *shock* hipovolémico, se indica la administración endovenosa de solución salina al 0,9%, 20 mL/kg en forma rápida (10-20 min). Luego del restablecimiento de la perfusión tisular, así como en el caso de los pacientes que inicialmente presentan deshidratación leve o moderada, el déficit de fluidos se debe reponer por vía endovenosa con solución salina al 0,9% durante 3 h a 4 h, a razón de 10-20 mL/kg/hora hasta la desaparición de los signos de deshidratación (*v.* Capítulos 1 y 12).

En el volumen total a infundir se deben considerar, asimismo, las pérdidas gastrointestinales (pérdidas concurrentes) y la diuresis. Se debe controlar estrictamente el balance de ingresos y egresos de líquidos, el peso y el estado hemodinámico, para evitar la sobrecarga de volumen. Debe evitarse el uso de sales de rehidratación oral por su alto contenido de potasio.

Normohidratación

El aporte de líquidos surge de la suma de las pérdidas insensibles (*v.* Capítulo 1) con el resto de los egresos de líquidos (diuresis, diarrea y vómitos). Si el paciente se encuentra normohidratado y presenta diuresis conservada, no requiere restricción del aporte hídrico, pero sí un estricto balance de ingresos y egresos, control clínico y del peso.

Hipervolemia

Suele asociarse con falla renal oligoanúrica. Por consiguiente, el aporte de líquidos debe limitarse exclusivamente a las pérdidas insensibles (*v.* Capítulo 1). En caso de que no se normalice la volemia con la restricción hídrica, se recomienda administrar una dosis de furosemida (*v.* antes "Medidas generales"). Si no hay respuesta terapéutica se implementará la diálisis.

Aporte enteral

Una vez normalizado el volumen del líquido extracelular (normohidratación), debe comenzar el aporte enteral por vía oral (VO) o por sonda nasogástrica (SNG), preferentemente con fórmulas sin lactosa (si persiste la diarrea) o con fórmulas de inicio (bajo aporte de sodio). En el caso de un lactante que recibe lactancia materna y que no requiera restricción del aporte, lo indicado es continuar con la lactancia. En este último caso, el balance depende del peso seriado y de la cuantificación de los egresos.

Solo en caso de intolerancia o contraindicación a la VO, se recurre a la hidratación endovenosa mediante el aporte de las necesidades de mantenimiento con fluidos isotónicos (*v.* Capítulo 1).

Manejo de los electrolitos y del medio interno

Sodio

Es frecuente el desarrollo de hiponatremia, asociada tanto con hipovolemia como con hipervolemia. La hiponatremia con hipovolemia se produce por pérdida de sodio a través de la diarrea, junto con la administración de líquidos hipotónicos por VO y el efecto dilucional de la arginina vasopresina, en un paciente que se presenta habitualmente deshidratado (*v.* Capítulo 1). El tratamiento inicial, como fue mencionado, consiste en la rehidratación endovenosa con solución salina al 0,9%. Luego, se recomienda continuar con un plan de hidratación parenteral que aporte las necesidades de mantenimiento con fluidos isotónicos (*v.* Capítulo 1). No se aconseja el aporte de líquidos por VO dada la mala tolerancia digestiva que suelen tener estos pacientes.

La hiponatremia hipervolémica se produce por un fenómeno dilucional en el marco de la sobrecarga de volumen. Su manejo se fundamenta en la restricción hidrosalina. En caso de hiponatremia hipervolémica asociada con anuria, síntomas neurológicos, insuficiencia cardíaca congestiva o edema agudo de pulmón, además del mencionado tratamiento debe iniciarse diálisis para inducir el balance negativo de líquidos.

En presencia de signos y síntomas de encefalopatía hiponatrémica, debe corregirse la natremia en forma rápida (*v.* Capítulo 2).

Potasio

La hiperpotasemia es habitual, y sucede principalmente por alteración en la excreción renal de potasio. Asimismo, contribuyen otros factores como la hemólisis, el sangrado intestinal, el hipercatabolismo y las transfusiones.

La estrategia terapéutica debe ser individualizada, de acuerdo con la magnitud de la disfunción renal, el ritmo diurético, la gravedad de la hiperpotasemia, la presencia de síntomas asociados y de alteraciones electrocardiográficas (*v.* Capítulo 3).

Ante la asociación de hiperpotasemia refractaria al tratamiento médico con oligoanuria, el tratamiento de elección es la diálisis.

La presencia de hipopotasemia, en cambio, puede observarse en la fase de salida, con la mejoría de la función renal y el aumento del ritmo diurético. Se corrige preferentemente con aporte de potasio por vía oral o con una dieta rica en potasio.

Acidosis metabólica

Puede corregirse con bicarbonato de sodio, con el objetivo de mantener el pH > 7,20 y el bicarbonato > 12-15 mEq/L (*v.* Capítulo 7).

Cuando el paciente presenta acidosis metabólica grave asociada con hipervolemia, se debe implementar la diálisis para corregir la acidosis, ya que por la restricción hídrica no es posible aportar más volumen con las correcciones endovenosas.

Hipocalcemia e hiperfosfatemia

La hipocalcemia generalmente es asintomática y no requiere tratamiento. Si es sintomática, se corrige con la administración de gluconato de calcio al 10% endovenoso (*v.* Capítulo 4).

La hiperfosfatemia se trata mediante la restricción de los alimentos ricos en fósforo y con la administración de quelantes (carbonato de calcio, 50 mg/kg/día de calcio elemental) junto con las comidas.

Manejo de las alteraciones hematológicas

Anemia

Se sugiere indicar una transfusión de GR cuando la concentración de Hb es igual o menor de 7 g/dL. Se administran 10-14 mL/kg de GR en 2-3 horas, bajo estricto control clínico y hemodinámico. En pacientes hipervolémicos, puede ser necesario disminuir el volumen de la infusión.

En ocasiones, las crisis hemolíticas pueden inducir una caída brusca de la Hb circulante, con descompensación hemodinámica. En estos casos se indica la transfusión en forma independiente al valor de Hb.

El aporte de hierro no es necesario, ya que el hierro resultante de los eritrocitos hemolizados permanece disponible para ser reutilizado. Para asegurar una eritropoyesis eficaz, se recomienda la administración de ácido fólico (5 mg/día).

Si bien se demostró que estos pacientes tienen bajos niveles de eritropoyetina (EPO) circulante, mientras no se disponga de estudios bien diseñados que demuestren el beneficio del aporte de EPO, esta medicación no debería ser utilizada.

Plaquetopenia

La administración de plaquetas debe evitarse, ya que podría aumentar la formación de microtrombos, que agravan la enfermedad. Por consiguiente, solo se sugiere transfundir plaquetas en caso de sangrado activo, o ante procedimientos invasivos cuando el recuento plaquetario sea < 50000/mm^3.

Hiperuricemia

La precipitación de cristales de ácido úrico puede agravar la lesión renal en niños con SUH. Si bien el alopurinol es capaz de reducir significativamente los niveles circulantes, su eficacia es discutida para mejorar la falla renal ya instalada.

Manejo de la hipertensión arterial

La HTA puede ser secundaria a la sobrecarga de volumen, a niveles elevados de renina y a otras causas, como el dolor. Se debe implementar una adecuada técnica de registro para evitar errores de interpretación.

En primer lugar, el tratamiento debe dirigirse a corregir la hipervolemia (*v.* antes "Hipervolemia"). En caso de persistencia, se implementa el tratamiento farmacológico (*v.* Capítulo 50.3). Las drogas más utilizadas son los bloqueantes de los canales de calcio, administrados por VO:

- Nifedipina: 0,25-0,5 mg/kg/día cada 12 horas (dosis máxima 80 mg/día).
- Amlodipina: 0,1-0,6 mg/kg/día cada 24 horas (dosis máxima 10 mg/día).

En casos de encefalopatía hipertensiva, se puede considerar el uso inicial de nitroprusiato de sodio en infusión endovenosa continua (0,5-8 μg/kg/min) hasta estabilizar la presión arterial, para luego intercambiarlo por otros fármacos debido a que la falla renal aumenta la posibilidad de intoxicación por tiocianatos. Se debe evitar el uso de enalapril en la etapa aguda, ya que al disminuir la perfusión puede exacerbar la lesión renal.

Terapias de reemplazo renal

No hay evidencia de que la diálisis precoz mejore la evolución de la MAT. Tampoco está demostrada la depuración de la *Stx* a través de ninguna de las modalidades disponibles. Por eso, las indicaciones de diálisis en el SUH coinciden con las de la lesión renal aguda:

- Alteraciones electrolíticas graves refractarias al tratamiento médico (hiperpotasemia, acidosis metabólica, hiponatremia).
- Sobrecarga de volumen asociada con insuficiencia cardíaca, edema agudo de pulmón, hipertensión inmanejable o hiponatremia grave (dilucional).
- Síntomas y signos de uremia.
- Compromiso neurológico: la diálisis mejora las manifestaciones clínicas del paciente al remover urea, toxinas urémicas y

mejorar el medio interno. Existe un bajo número de pacientes con compromiso neurológico, pero con niveles normales de creatinina y urea. Estos pacientes generan una gran disyuntiva, ya que no hay evidencia de que la diálisis mejore la MAT en el sistema nervioso central (SNC). La decisión de implementar diálisis depende, en esta situación particular, del equipo tratante.

Cualquiera de las modalidades de diálisis (peritoneal, hemodiálisis intermitente y terapias lentas continuas) puede ser utilizada. La indicación del tipo de diálisis depende de los requerimientos y de las limitaciones del paciente, la experiencia del personal y los recursos disponibles. Si bien no existe superioridad de alguna técnica sobre otra, la diálisis peritoneal es la de elección, ya que es la terapia más accesible y simple de implementar en estos pacientes.

Manejo nutricional

El objetivo es alcanzar un aporte calórico de 120 kcal/kg/día en lactantes y de 1300-1600 kcal/día en niños mayores. Se debe restringir el aporte de sodio, potasio y fósforo en la dieta. El aporte proteico se limita a los requerimientos para la edad según la RDA (*Recommended Dietary Allowance* o ingesta dietética recomendada).

Debe priorizarse la vía oral, pero dada la hiporexia que presentan estos niños, la SNG resulta la vía que suele garantizar una nutrición adecuada. Se puede considerar el uso de fórmulas hiposódicas enriquecidas con polimerosa y aceite o triglicéridos de cadena mediana, o bien fórmulas libres de lactosa si el paciente persiste con diarrea.

En niños con compromiso intestinal que imposibilita la alimentación enteral, se recurre a la nutrición parenteral (*v.* Capítulo 17).

Manejo de las complicaciones extrarrenales

Manifestaciones neurológicas

Pueden ser secundarias a alteraciones metabólicas, electrolíticas, HTA o vasculitis. El tratamiento está destinado inicialmente a corregir los trastornos del medio interno y al control de la presión arterial. Las convulsiones se tratan con drogas anticonvulsivantes de uso habitual (*v.* Capítulo 27).

En los últimos años, varios centros comenzaron a implementar la plasmaféresis en pacientes con SUH y compromiso neurológico grave. El fundamento de esta intervención es la posibilidad de remover toxinas y mediadores inflamatorios. Para realizar esta práctica, se requiere de un servicio de hemoterapia en condiciones de realizarla, y que el paciente tenga un peso mínimo apto para el procedimiento. Dicho peso es fijado por cada centro de hemoterapia de acuerdo con la experiencia local (varía de 3 a 25 kg). Si bien la experiencia de los centros que instauran esta práctica es muy buena, no se dispone de estudios con un número de pacientes lo suficientemente grande como para emitir una recomendación. Por lo tanto, la implementación de este tratamiento depende de la infraestructura del centro y de la experiencia del equipo tratante.

Manifestaciones intestinales

El dolor abdominal grave, la distensión abdominal, el sangrado intestinal que excede el período prodrómico o la presencia de una masa abdominal deben hacer sospechar complicaciones intestinales como perforación, invaginación o intususcepción intestinal. En estos casos, se sugiere la evaluación conjunta con un cirujano infantil y realizar estudios por imágenes.

Diabetes

En el 3% de los casos puede afectarse la función endocrina del páncreas, con la instalación transitoria o permanente de intolerancia a la glucosa o diabetes mellitus insulinodependiente.

Especial atención merecen los niños que requieren diálisis peritoneal, ya que las soluciones peritoneales glucosadas pueden producir hiperglucemia. En caso de hiperglucemia sostenida con valores ≥ 200 mg/dL, se debe administrar insulina de acción rápida (corriente o regular) 0,05-0,1 U/kg/dosis, y luego ajustar la dosis de acuerdo con el monitoreo glucémico.

Evolución y pronóstico

Más del 95% de los niños con SUH se recuperan en la etapa aguda, y la mortalidad es menor del 4%. Los pacientes que presentan compromiso del SNC, hemoglobina elevada al inicio (≥ 10,8 g/dL), hiponatremia al inicio (Na^+ ≤ 128 mEq/L), colitis hemorrágica grave y recuento elevado de leucocitos (> 20 000/mm^3) tienen mayor riesgo de mortalidad en la fase aguda.

Con respecto al pronóstico renal, el mejor predictor para conocer las posibilidades de secuela renal es la duración en días del período oligoanúrico. Con más de siete días de anuria se estima un 30% de posibilidad de progresión a ERC, mientras que con más de quince días de oligoanuria ese riesgo aumenta al 90%.

En un estudio argentino que efectuó un seguimiento a largo plazo de un elevado número de pacientes, se observó que de todos los pacientes que sobreviven al SUH, el 62% presentó recuperación completa; el 18% normalizó la función renal, pero desarrolló proteinuria o HTA; el 16% evolucionó a ERC asociada con proteinuria o HTA, y el 3% permaneció en enfermedad renal crónica terminal con requerimiento de diálisis crónica y trasplante renal.

Es importante remarcar que las secuelas renales pueden ponerse de manifiesto luego de meses o años de la fase aguda, por lo que se recomienda que todo niño que cursó un SUH continúe el seguimiento ambulatorio en conjunto con un nefrólogo infantil, hasta la transición al especialista en nefrología de adultos.

Prevención primaria

- Asegurar la cocción correcta de la carne, ya que la bacteria se destruye a 70 °C. Tener especial cuidado con la carne picada o molida, ya que generalmente se cocina bien solo la parte superficial, y permanece la bacteria en su interior.
- Cortar la carne cruda con utensilios diferentes de los utilizados para trozar otros alimentos.
- Controlar que la leche y los derivados lácteos estén correctamente pasteurizados, y conservar la cadena de frío.
- No consumir jugos de fruta no pasteurizados.
- Lavar cuidadosamente verduras y frutas. De no ser posible, sumergir estos alimentos en agua con dos gotas de lavandina por litro de agua, y esperar 30 minutos antes de consumirlos.
- Asegurar la higiene correcta de las manos antes de preparar los alimentos.
- Utilizar natatorios habilitados. Respetar la prohibición de bañarse en aguas de ríos potencialmente contaminados.
- Consumir agua potable. Ante la duda hervirla por 7 a 10 minutos.

Control epidemiológico

Como una de las vías de transmisión de STEC es el contacto directo persona-persona, se recomienda evaluar a los contactos cercanos del paciente (más de cuatro horas por día, cinco días a la semana) que se encuentren sintomáticos, con una muestra de PCR para STEC en materia fecal.

Durante la internación del paciente, deben extremarse las medidas para evitar el contagio (aislamiento de contacto). No es claro el tiempo de excreción de STEC en un paciente con SUH. Si bien se estima un tiempo medio de 10-14 días desde el inicio de la diarrea, se detectó excreción por tres semanas o más.

Al egreso hospitalario, no se recomienda la reincorporación a jardines de infantes o escuelas hasta no tener dos coprocultivos negativos, separados al por menos 48-72 horas.

48.3 Síndrome nefrótico y glomerulonefritis difusa aguda

Chris Elías Costa • Anabella Colazo

Síndrome nefrótico

El síndrome nefrótico (SN) es la glomerulopatía primaria más frecuente en pediatría. Se caracteriza por presentar un aumento de la permeabilidad de la membrana de filtración glomerular, que produce las siguientes consecuencias:

- Proteinuria en rango masivo: > 50 mg/kg/día o > 40 mg/m^2/hora, o índice proteinuria/creatininuria > 2.
- Hipoalbuminemia: albúmina < 3 g/dL.

Estas dos condiciones definen la presencia del síndrome nefrótico. La presencia de edema y el hallazgo de hipercolesterolemia no son necesarios para el diagnóstico, aunque frecuentemente se encuentran asociados.

La presentación pediátrica tiene características propias que lo diferencian del adulto. La etiología del síndrome nefrótico primario (SNP) o idiopático es desconocida. En la fisiopatología se describe una alteración del podocito en el diafragma de filtración (podocitopatía inmunológica o estructural del diafragma de filtración). El SN puede clasificarse en primario, cuando la alteración involucra solamente a los riñones, o secundario, cuando la afectación renal es causada por una enfermedad sistémica, como infecciones virales o parasitarias, enfermedades reumatológicas, asociado con neoplasias o provocado por fármacos (Tabla 48.3.1).

Los pacientes con SNP también se pueden clasificar según la respuesta al tratamiento corticoideo en:

- SN corticosensible (SNCS): la respuesta a los corticoides con remisión de la proteinuria se ve en el 97% de los niños con SN a cambios mínimos (SNCM). Los pacientes con SNCS tienen buen pronóstico a largo plazo, con bajo riesgo de enfermedad renal crónica, si bien presentan recaídas por tiempo prolongado (*v.* más adelante).
- SN corticorresistente (SNCR): los pacientes que no responden al tratamiento corticoideo tienen peor pronóstico, y suelen tener una histología diferente al SNCM. Algunos niños con SNCR presentan mutaciones de las proteínas de la membrana de filtración.

Tabla 48.3.1 Clasificación del síndrome nefrótico en pediatría

Síndrome nefrótico primario (90%)	▪ Cambios mínimos (85%)
	▪ Proliferación mesangial
	▪ Hialinosis y esclerosis segmentaria y focal
	▪ Otros:
	  ▪ Glomerulonefritis membranosa
	  ▪ Glomerulonefritis membranoproliferativa

Síndrome nefrótico secundario (10%)	▪ Enfermedades sistémicas: lupus eritematoso sistémico, nefropatía por IgA, glomerulonefritis difusa aguda, tumores ▪ Infecciones: hepatitis B, hepatitis C, VIH ▪ Drogas: AINE, oro, penicilamina

La incidencia general de SNP en pacientes menores de 16 años es de 2 por 100 000 niños al año, y su prevalencia acumulativa es de 16 por cada 100 000 niños. Es más frecuente en varones que en mujeres, en una proporción 2 : 1 durante la infancia; esta diferencia desaparece en niños mayores y adolescentes. El 90% de los casos se presenta entre el año y los 10 años.

Patogenia

La proteinuria en la enfermedad glomerular se debe al aumento de la filtración de macromoléculas (como la albúmina) a través de la membrana capilar glomerular. La membrana de filtración tiene tres componentes:

- El epitelio fenestrado del capilar glomerular (cubierto por el glicocálix con cargas negativas).
- La membrana basal (MB).
- Los pedicelos de los podocitos (capa epitelial o visceral de la cápsula de Bowman, que cubre la superficie externa de la membrana basal de los capilares glomerulares). Los poros entre los pedicelos se cierran con una fina membrana llamada diafragma de filtración, que permite el libre pasaje de agua y solutos pequeños, y limita el pasaje de macromoléculas en condiciones normales.

La lesión del podocito y del diafragma de filtración es el factor clave para el desarrollo de proteinuria, ya sea por mecanismos inmunológicos (desbalance de linfocitos T) o genéticos (falta de un gen que codifica alguna de las proteínas de la membrana de filtración).

Mecanismos que explican la proteinuria

Normalmente, se filtran pequeñas cantidades de proteínas de bajo peso molecular, como la β-2 microglobulina, que luego son reabsorbidas por el túbulo contorneado proximal (TCP). La filtración de macromoléculas a través del capilar glomerular normalmente está limitada por dos mecanismos: la electronegatividad y el tamaño del poro del diafragma de filtración.

En el SNCM, el desbalance de linfocitos T provoca una pérdida de la carga aniónica, sin daño estructural de la membrana de filtración. En estas condiciones, la albúmina que circula como un polianión puede atravesar la membrana de filtración que perdió la electronegatividad. En enfermedades glomerulares diferentes del SNCM, se puede observar daño estructural con aumento del tamaño del poro del diafragma de filtración. Este daño permite el pasaje de proteínas de varios tamaños (como las IgG) a través de la barrera de filtración. En el SN de origen genético, falta la codificación de alguna proteína que integra la membrana de filtración (p. ej., la nefrina en el SN congénito tipo finlandés o la podocina en algunos casos de SNCR esporádico o familiar).

El SN congénito (debut en los primeros 3 meses de vida) y el SN infantil (debut en el primer año de vida) pueden ser secundarios a infecciones (p. ej., sífilis congénita) o pueden ser primarios. El 70% de los casos de SN infantil y el 85% de los casos de SN congénito tienen una base genética y un pronóstico reservado. Las alteraciones génicas que producen SN son varias, y se describen en la Tabla 48.3.2.

Tabla 48.3.2 Síndrome nefrótico con mutaciones genéticas

Síndrome nefrótico genético		
	Gen	**Características**
SN congénito	*NPHS1*	Esclerosis mesangial difusa (EMD); SN tipo finlandés
	NPHS2	GEFS, SN familiar y esporádico
	WT1	EMD/GEFS AD
	PCL1 (NPHS3)	EMD/GEFS AR; rápida evolución a ERC
SN en mayores de 1 año	*NPHS1, NPHS2*	GEFS
	WT1	EMD/GEFS
	PLCl	EMD
	LAMB2	EMD
SN juvenil y del adulto	*NPHS2*	GEFS esporádico AR
	ACTN4	GEFS familiar I AD
	TRCP6	GEFS familiar II AD
	CD2AP	GEFS familiar III AD o AR
Síndrome nefrótico sindrómico		
	Gen	**Características**
Síndrome Denys Drash	*WT1*	AD, EMD, ERCT a los 3-4 años; pseudohermafroditismo masculino; tumor de Wilms
Síndrome Frasier	*WT1*	AD, GEFD; inicio tardío y lenta evolución a la ERC; fenotipo femenino con cariotipo XY; gonadoblastoma
Síndrome Pierson	*LAMB2*	AR, EMD; microcoria; rápida evolución a la ERCT
Síndrome Galloway Mowat	*KEOPS*	AR, EMD; microcefalia; retraso mental
Síndrome Nail Patella	*LMXB1*	AD, GEFS; displasia esquelética, ungueal y ocular
Síndrome Schimke	*SMARCAL1*	AR, GEFS; displasia espondilohipofisaria inmuno-ósea, talla baja e isquemia cerebral
Enfermedad Charcot-Marie-Tooth	*INF2*	AD, GEFS; neuropatía y sordera

SN: síndrome nefrótico; GEFS: glomeruloesclerosis focal y segmentaria; EMD: esclerosis mesangial difusa; AD: autosómico dominante; AR: autosómico recesivo; ERC: enfermedad renal crónica; GEFD: glomeruloesclerosis focal difusa.

Fisiopatología del edema

El edema se define como la acumulación de fluido en el espacio intersticial, y es una manifestación clínica frecuente del SN. Sin embargo, su mecanismo de generación ha sido un área de intenso debate durante décadas, y hay dos teorías que explican su fisiopatología en el SN (Figura 48.3.1).

Teoría *underfilling*. Corresponde a la hipótesis clásica; la retención de sodio en el SN es un fenómeno secundario a la disminución del volumen arterial efectivo (de ahí el término *underfilling*). La pérdida urinaria de proteínas, especialmente de albúmina, produce hipoalbuminemia, que disminuye la presión oncótica del plasma. Esto ocasiona un desequilibrio en las fuerzas de Starling (*v.* Capítulo 1), lo que genera la salida de cierto volumen de líquido desde el espacio intravascular hacia el intersticial, que causa una disminución del volumen arterial efectivo y, por consiguiente, hipovolemia efectiva circulante. Esta produce la activación del sistema renina-angiotensina-aldosterona (SRAA), del sistema nervioso simpático y el incremento de la liberación de arginina vasopresina (hormona antidiurética), con la inhibición simultánea de la liberación del péptido natriurético auricular. La activación de todos estos sistemas induce la retención de sodio y agua por parte del riñón, con la consiguiente aparición de edema.

Teoría *overfilling*. es una hipótesis alternativa, contraria a la clásica. Postula que en muchos pacientes con SN la retención de sodio es un fenómeno primario, y se produciría por un defecto renal intrínseco en la excreción de este ion, lo que a su vez causaría la expansión del volumen plasmático (de ahí el término *overfilling*). La retención renal de sodio y agua se produciría por un incremento de la reabsorción en la zona de unión entre el túbulo contorneado distal y el túbulo colector cortical, por hiperactividad de canales luminales para el sodio y de la bomba Na^+/K^+ ATPasa basolateral. Esto implica la generación de hipervolemia, supresión del SRAA y aumento de la presión hidrostática capilar, que genera un desequilibrio en las fuerzas de Starling a favor de la generación de edema.

Si bien estas dos teorías pueden explicar la generación de edema en el SN, en pediatría los pacientes con SNP se comportan como hipovolémicos.

Manifestaciones clínicas

El SN generalmente se presenta con edema. Frecuentemente, el edema periorbitario constituye la primera manifestación del SNP, pero habitualmente es subdiagnosticado y atribuido a una causa alérgica o infecciosa El edema aumenta gradualmente, y se detecta clínicamente cuando el peso corporal aumenta el 10%. Los síntomas pueden estar presentes mucho antes del diagnóstico, aunque en el 80% de los casos son diagnosticados dentro del mes desde su inicio. La localización del edema depende del efecto de la gravedad. Durante el día, disminuye el edema periorbitario y aumenta en las zonas declives, como el abdomen, los genitales y los miembros inferiores. En posición supina, el edema se localiza en el dorso y la región sacra. Habitualmente, las áreas edematizadas son blandas, pálidas y no presentan cambio de temperatura. Además, en los miembros inferiores suele observarse el signo de Godet (*v.* Capítulo 1). Algunos pacientes pueden desarrollar edema generalizado o anasarca, con o sin derrame pleural, marcado edema periférico, distensión abdominal con ascitis y edema escrotal o vulvar.

Los trastornos gastrointestinales, como la diarrea, son muy comunes en pacientes con anasarca y se deben a la presencia de edema en la mucosa intestinal.

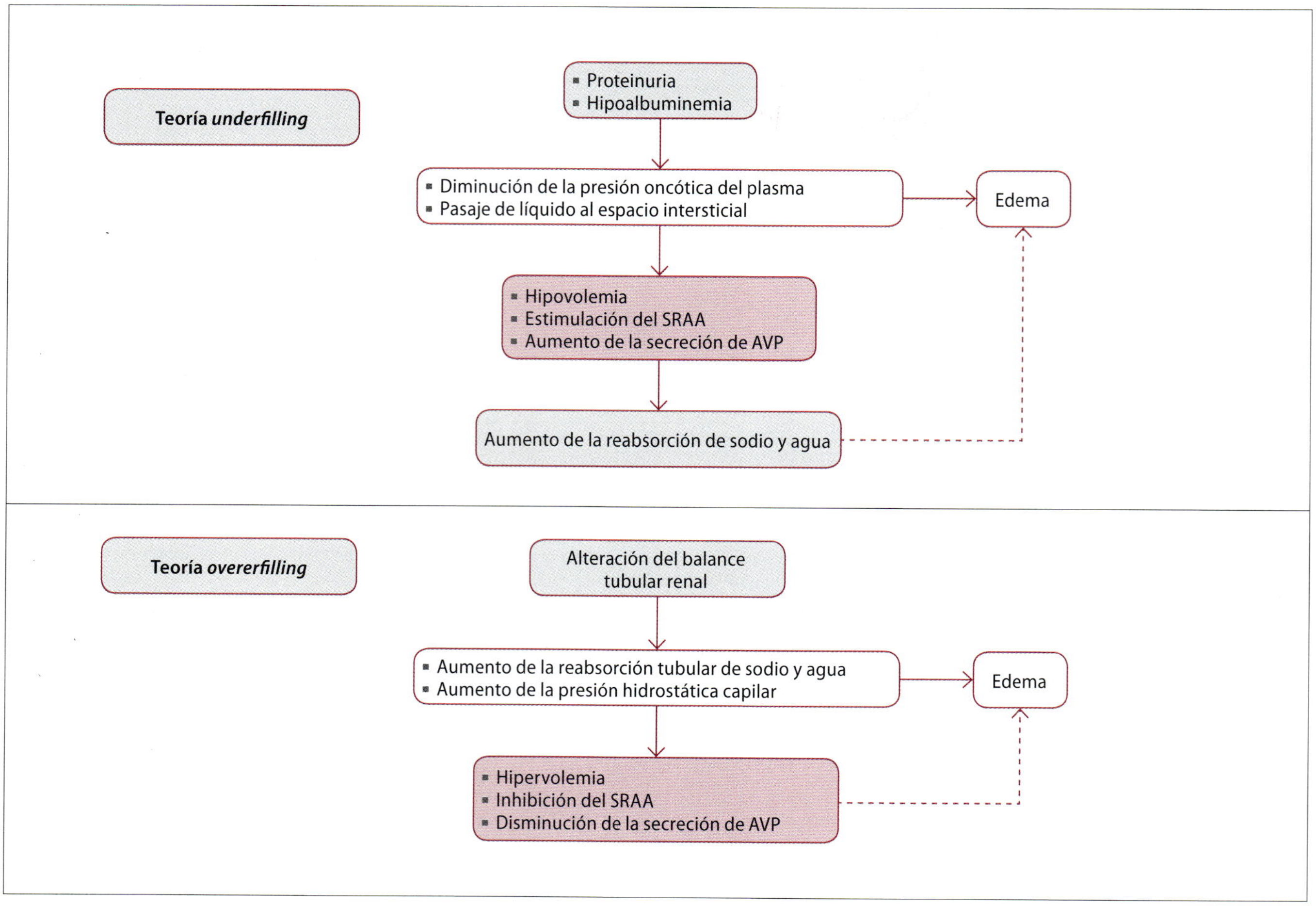

Figura 48.3.1 Teorías *underfilling* y *overfilling* de formación del edema en el síndrome nefrótico. SRAA: sistema renina-angiotensina-aldosterona; AVP: arginina vasopresina.

En el 5% al 20% de los casos de SNP, los niños pueden presentar hipertensión arterial (HTA) sistólica y diastólica, que luego desaparece. La HTA estaría mediada por la vasoconstricción causada por un aumento de la angiotensina II. Asimismo, los pacientes son más susceptibles a las infecciones (especialmente por gérmenes como el neumococo o *Escherichia coli*) por disfunción inmune de las células T y B, pérdida urinaria de inmunoglobulinas, complemento y properdina. Las infecciones más comúnmente observadas son la peritonitis bacteriana espontánea, neumonía y celulitis. Es importante detectar y tratar precozmente las infecciones, ya que de otra manera pueden progresar a complicaciones graves como meningitis y sepsis, con el consiguiente aumento de la morbimortalidad.

Las alteraciones secundarias son las siguientes:

- Dislipemia: aumento de la vida media de las lipoproteínas de muy baja densidad (VLDL) por disminución de la actividad de la lipoproteinlipasa (LPL).
- Hipercoagulabilidad: aumento del número y función de las plaquetas, sumado a la disminución de la antitrombina III (ATIII).
- Alteraciones tiroideas por pérdida de las hormonas tiroideas y sus proteínas de transporte.

Asimismo, pueden observarse otras manifestaciones, como hernia umbilical o inguinal, dificultad respiratoria por un mecanismo restrictivo (derrame pleural y ascitis con elevación del diafragma) y síntomas inespecíficos como cefalea, irritabilidad y fatiga. La hematuria macroscópica es muy infrecuente en el SNP.

Las alteraciones en el comportamiento psicosocial son muy comunes en los pacientes con síndrome nefrótico. Algunos niños presentan cambios no deseables en su personalidad, como irritabilidad o hiperactividad, que suelen estar relacionados con el tratamiento corticoideo.

En niños que responden al tratamiento, la función renal se mantiene normal a largo plazo; sin embargo, hasta un 50% de los pacientes con SNCR evoluciona a la enfermedad renal estadio V, con requerimiento de terapia de reemplazo renal (*v.* Capítulo 72).

Diagnóstico

Se fundamenta en la sospecha clínica en base a la anamnesis, el examen físico y la presencia de las manifestaciones clínicas descritas, junto con los siguientes hallazgos (Tabla 48.3.3):

- Proteinuria en rango nefrótico: > 50 mg/kg/día o > 40 mg/m^2/hora en una recolección de orina de 24 horas. También puede utilizarse el cociente proteinuria/creatininuria en muestra única de orina, y el valor considerado como patológico es > 2 (se debe realizar con las dos concentraciones en las mismas unidades, es decir, mg/dL o mg/L).
- Hipoalbuminemia: albúmina < 3 g/dL.

Tabla 48.3.3 Elementos diagnósticos para el síndrome nefrótico

Anamnesis	▪ Antecedentes familiares de síndrome nefrótico, otras nefropatías o enfermedad renal crónica ▪ Antecedentes personales como atopia, infección viral, bacteriana o parasitaria, vacunación reciente
Examen físico	▪ Peso, talla, temperatura, presión arterial, grado y localización de los edemas ▪ Signos clínicos de complicaciones (dificultad respiratoria, fiebre, dolor abdominal, ascitis, taquicardia) o de infecciones localizadas o sistémicas (celulitis, peritonitis, sepsis) ▪ Manifestaciones extrarrenales del SN secundario (exantema, púrpura, signos articulares)
Exámenes complementarios	▪ Proteinuria cuantitativa ▪ Proteinograma ▪ Lipidograma ▪ Creatinina plasmática ▪ Medio interno (estado ácido-base con ionograma). ▪ Hemograma con recuento de plaquetas ▪ Serologías (Hepatitis B, C, VIH, VDRL) ▪ C3 y C4 ▪ Radiografía de tórax ▪ PPD

Exámenes complementarios

- Proteinograma: se observa una disminución de las proteínas totales; las α-1 globulinas pueden estar normales o ligeramente disminuidas, y la concentración de α-2 globulinas está aumentada. Las gammaglobulinas habitualmente se encuentran muy disminuidas. En caso de estar aumentadas o normales, se puede sospechar un síndrome nefrótico secundario al lupus eritematosa sistémico, si bien estos pacientes tienen una edad de comienzo diferente, suelen ser de sexo femenino y puede haber síntomas constitucionales de 1-3 meses de evolución, como fiebre intermitente, astenia, alopecia o pérdida de peso.
- Lipidograma: la hiperlipidemia es una característica frecuente del SN. El colesterol total, los triglicéridos y los lípidos totales se encuentran aumentados. Está inversamente relacionada con la concentración de albúmina. Además, hay un aumento de la síntesis hepática de lipoproteínas y una disminución de su catabolismo, debido a que la pérdida urinaria de albúmina ocasiona un aumento de los ácidos grasos que inhiben a la enzima LPL del tejido graso y del plasma. A esto se añade la pérdida urinaria de la enzima lecitincolesterol aciltransferasa, que determina un aumento plasmático de los quilomicrones y de las VLDL.
- Función renal: la creatinina habitualmente es normal, al igual que la función renal.
- Hemograma: se puede observar un aumento del hematocrito y de la hemoglobina durante el debut del SNP y en las recaídas debido a la hemoconcentración que ocurre por la hipovolemia efectiva circulante . La trombocitosis es habitual, con valores muy elevados entre 500000-1000000/mm^3. Tanto la hemoconcentración como la trombocitosis pueden contribuir con el estado de hipercoagulabilidad y las complicaciones trombóticas del SNP.
- Calcio y vitamina D: la calcemia total está disminuida, ya que mide la fracción de calcio unida a la albúmina; sin embargo, el calcio iónico es normal. Puede haber valores bajos de vitamina D por pérdidas urinarias de la proteína transportadora de esta vitamina.
- Ionograma plasmático y estado ácido-base: puede observarse alcalosis metabólica por contracción de volumen e hipopotasemia (*v.* Capítulo 7). Asimismo, puede haber hiponatremia por aumento de la retención de agua libre mediada por la arginina vasopresina (estimulada por la hipovolemia efectiva) (*v.* Capítulo 2).
- Radiografía de tórax: se debe evaluar el tamaño cardíaco y los campos pulmonares (previo al tratamiento con corticoides).
- Prueba tuberculínica (PPD), junto con la radiografía de tórax, para evaluar si es necesaria la quimioprofilaxis para tuberculosis al empezar tratamiento con corticoides.
- Serologías: hepatitis B, C, VDRL y VIH para descartar SN secundario a infecciones.
- Fracciones C3 y C4 del complemento: son normales en el SNCM, la glomeruloesclerosis focal y segmentaria (GEFS) y en la glomerulonefritis proliferativa mesangial (GNPM). El C3 puede estar disminuido en casos de glomerulonefritis membranoproliferativa (GNMP).
- La biopsia renal no es necesaria para el diagnóstico. Dada la elevada prevalencia del SNCM en la infancia, no se realiza antes del tratamiento con corticoides. En el SNP, la indicación de biopsia suele ser efectuada por el subespecialista en nefrología infantil, ante la sospecha de una histología diferente al SNCM:
  - Por falta de respuesta al tratamiento: SNCR (inicial o tardío).
  - Edad de debut con baja probabilidad de SNCM: menor de 1 año y mayor de 16 años.
- Estudio genético: se encuentra indicado en casos de SNCR, SN familiar, SN congénito o SN infantil.

Histología

El SNP comprende un espectro de histopatologías. La más frecuente es la lesión con cambios mínimos (Figura 48.3.2).

Lesión con cambios mínimos

La característica histológica de la lesión con cambios mínimos (LCM) es presentar glomérulos completamente normales en la microscopia óptica (MO). La inmunofluorescencia (IF) es negativa, es decir, no se observan depósitos de inmunoglobulinas ni de fracciones del complemento. La microscopia electrónica (ME) en el SN muestra fusión de los pedicelos, que es un hallazgo secundario a la proteinuria masiva y no es patognomónico de ninguna entidad en particular.

Glomerulonefritis proliferativa mesangial

En la microscopia óptica se observa hiperplasia difusa de las células mesangiales en el 80% de los glomérulos, y la matriz mesangial se encuentra normal o levemente aumentada. Además, no se encuentran alteraciones significativas en el intersticio. En la inmunofluorescencia pueden observarse depósitos granulares de IgM y C3, y ocasionalmente también C1q o IgG, aunque una proporción de los casos presentan inmunofluorescencia negativa. En la ME se puede observar hiperplasia de las células mesangiales, fusión pedicelar y cambios microvellositarios en las células epiteliales, mientras que la membrana basal capilar es normal.

Glomeruloesclerosis focal y segmentaria

En la GEFS puede observarse afectación segmentaria del ovillo glomerular. Es decir, involucra solo una porción del glomérulo y de manera focal, donde la esclerosis compromete a algunos, pero no todos, los glomérulos, y la porción no afectada del glomérulo es normal. En la MO los segmentos esclerosados

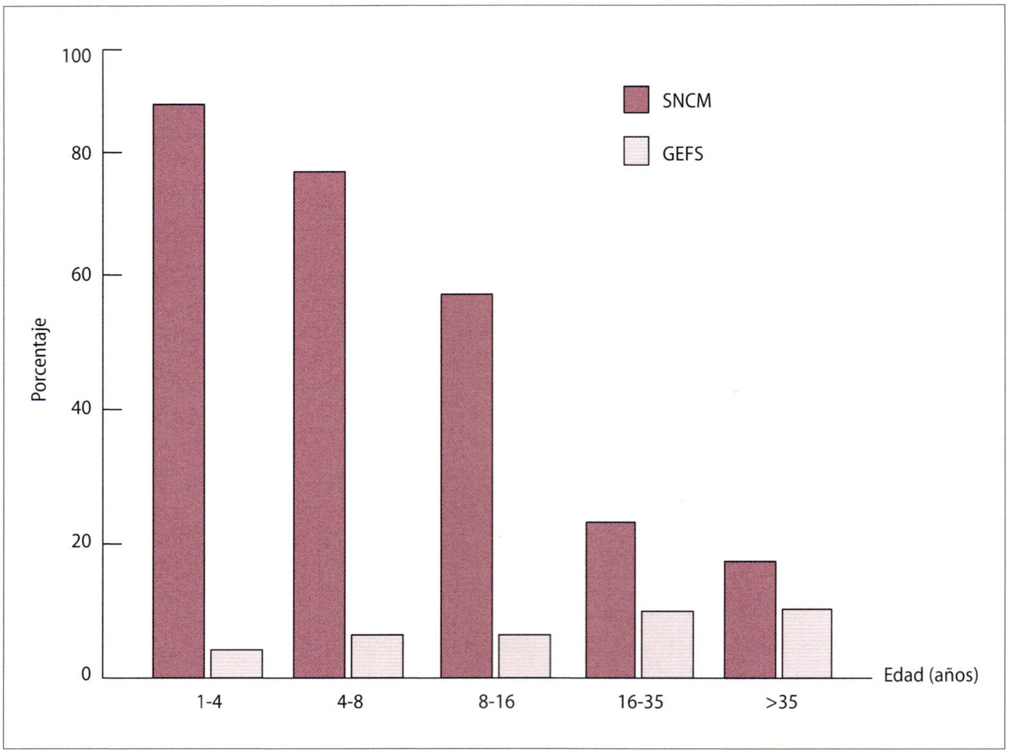

Figura 48.3.2 Hallazgos histopatológicos en el síndrome nefrótico según la edad. En mayores de 16 años, disminuye la frecuencia del SNCM y aumentan otras histologías. Se debe notar que no aumenta demasiado la frecuencia de GEFS. SNCM: síndrome nefrótico a cabios mínimos; GEFS: glomeruloesclerosis focal y segmentaria.

muestran colapso de los capilares glomerulares con aumento en la matriz, y grados variables de afectación glomerular. La GEFS primaria compromete principalmente a los glomérulos ubicados en la zona yuxtamedular, por lo que es necesario que la muestra de biopsia renal contenga glomérulos yuxtamedulares para evitar omitir el diagnóstico de GEFS.

Aunque la mayoría de los casos con GEFS se presentan como SNCR, una pequeña proporción responde inicialmente al tratamiento con corticoides.

Tratamiento

Medidas generales

- Dieta normoproteica (1-2 g/kg/día).
- Dieta hiposódica: no se deben administrar más de 2-3 gramos de sodio por día por vía oral, o de 1-3 mEq/kg/día para la administración parenteral.
- Vitamina D: 1000 UI/día como aporte.
- Evitar la restricción hídrica, hay que recordar que los pacientes con SNP en pediatría se presentan hipovolémicos.
- Prevención de infecciones:
  - Vacuna para neumococo polisacárida 23 valente en mayores de 2 años.
  - Dar pautas de alarma ante la presencia de tos, fiebre, taquipnea, dificultad respiratoria, dolor abdominal y placas eritematosas en piel.
- Diuréticos: el uso de diuréticos debe ser indicado en conjunto con el nefrólogo infantil por el riesgo de provocar necrosis tubular aguda (NTA) iatrogénica al aumentar la diuresis en un paciente hipovolémico. Los diuréticos no forman parte de las medidas generales para un paciente pediátrico con SNP.

Medidas específicas

El objetivo del tratamiento corticoideo es la inducción de la remisión a valores de proteinuria fisiológica (< 5 mg/kg/día, < 4 mg/m^2/hora o índice proteinuria/creatininuria < 0,2).

Definiciones de acuerdo con la respuesta al tratamiento:

- Corticosensibilidad: remisión de la proteinuria a valores fisiológicos con el tratamiento inicial.
- Corticodependencia: dos recaídas consecutivas al descender los corticoides o dentro de las 2 semanas siguientes a la suspensión.
- Corticoresistencia: falta de remisión de la proteinuria luego de un tratamiento convencional (*v.* más adelante).

La principal acción de los glucocorticoides es el efecto antiinflamatorio e inmunosupresor que ejercen principalmente sobre los linfocitos T; esto provoca que la membrana de filtración recupere las cargas negativas, lo que conlleva a la desaparición de la proteinuria. Además, existe evidencia de la acción directa de los glucocorticoides sobre los podocitos y las células inmunes mediante la prevención de la apoptosis, estabilización y protección celular.

Tratamiento del debut

Se debe administrar prednisona a 60 mg/m^2/día en días continuos (dosis máxima 60 mg/día) durante 4-6 semanas, en una dosis diaria por la mañana entre las 8 horas y las 10 horas, seguido de prednisona a 40 mg/m^2 en días alternos durante 4-6 semanas. En la Argentina, es difícil conseguir prednisona; por lo tanto, se ha generalizado el uso de metilprednisona (1 mg de prednisona = 0,8 mg de metilprednisona), cuya dosis es de 48 mg/m^2/día en días continuos por 4 a 6 semanas, seguido de 32 mg/m^2/día en días alternos durante 4 a 6 semanas.

La mayoría de los pacientes con SNP en pediatría tienen SNCM y son corticosensibles. El 90% de los niños con SN corticosensibles responden en las primeras 4 semanas de tratamiento, y el 10% restante responde en las 2 semanas adicionales. La respuesta es clínicamente visible por el aumento significativo de la diuresis, la desaparición de los edemas y la disminución de la proteinuria a rango fisiológico, con normalización de los parámetros de laboratorio. La sensibilidad inicial a la prednisona se correlaciona en forma directa, en la mayoría de los pacientes, con el patrón histológico de cambios mínimos. El 80% de los pacientes con síndrome nefrótico primario recaen una o más veces, y continúan siendo CS. Alrededor del 25%-30% de los niños con SNCS presentan recaídas frecuentes (cuatro o más recaídas por año, o dos o más recaídas en los primeros 6 meses del diagnóstico).

Tratamiento de las recaídas

Prednisona 60 mg/m^2/día o 48 mg/m^2/día de metilprednisona hasta 3 días posteriores a la remisión, seguido de 40 mg/m^2/día de prednisona o 32 mg/m^2/día de metilprednisona en días alternos por 4-6 semanas.

El tratamiento de las recaídas frecuentes, la corticodependencia y la corticorresistencia, debe ser realizado en conjunto con el nefrólogo infantil.

Complicaciones

Las complicaciones más relevantes del SN son las siguientes:

- Infecciones.
- Insuficiencia respiratoria de causa restrictiva.
- Lesión renal aguda.
- Trombosis.
- Alteración de la mineralización ósea (secundaria a la corticoterapia).
- Hipotiroidismo: las pérdidas urinarias de las proteínas que transportan las hormonas tiroideas pueden disminuir la concentración de estas hormonas y requerir la sustitución por vía oral. El hipotiroidismo suele observarse en pacientes con proteinuria marcada, con SN de comienzo en edad temprana, en pacientes SNCR o con síndrome nefrótico congénito.

Tratamiento y prevención de las complicaciones

Infecciones bacterianas

No se recomienda indicar antibióticos de manera profiláctica. Se deben detectar y tratar precozmente las infecciones bacterianas más frecuentes, como la neumonía y la peritonitis bacteriana espontánea (*Streptococcus pneumoniae, Escherichia coli*). Asimismo, pueden observarse celulitis, meningitis y sepsis en niños con SNP (*Streptococcus pneumoniae, Escherichia coli, Haemophilus influenzae*).

Infecciones virales

En pacientes contacto de varicela y que no tengan inmunidad para este virus, se debe establecer profilaxis posexposición con gammaglobulina específica hiperinmune contra varicela-zóster (IGVZ) en las primeras 72-96 horas (*v.* Capítulo 44). El tratamiento con aciclovir se establece si el paciente desarrolla la enfermedad durante el tratamiento, o bien si los corticoides fueron suspendidos menos de 1-2 meses atrás.

Inmunizaciones

Se debe cumplir con el calendario de vacunación. La vacunación antigripal debe ser anual para el paciente y los contactos familiares. Las vacunas a virus vivos atenuados se encuentran contraindicadas (vacuna triple viral y antivaricela) en las recaídas y en los pacientes en tratamiento con corticoides. Se pueden indicar después de 4 semanas de suspendidos los corticoides.

Insuficiencia respiratoria de causa restrictiva

En los casos excepcionales de ascitis grave, con derrame pleural extenso y marcada restricción de la ventilación pulmonar, el tratamiento de la insuficiencia respiratoria asociada puede beneficiarse, además de con las medidas habituales (*v.* Capítulo 24), con la infusión endovenosa de albúmina junto con furosemida. Se administra 1 g/kg de albúmina al 20% en 3-6 horas, junto con 0,5 mg/kg de furosemida a la mitad y 0,5 mg/kg al final de la infusión. Se sugiere establecer un control clínico estricto mientras dure la infusión. Cabe destacar que el edema agudo de pulmón en el SN únicamente ocurre cuando hay lesión renal aguda (LRA) asociada.

Asimismo, la infusión de albúmina con furosemida puede establecerse en pacientes con edema escrotal grave, que dificulte o impida la deambulación, situación muy poco frecuente. Fuera de estos dos escenarios puntuales, no se recomienda la administración de albúmina con furosemida en el SN.

Lesión renal aguda

Se debe recordar que estos pacientes son hipovolémicos, por lo que se recomienda evitar la restricción hídrica o el uso de diuréticos para no provocar necrosis tubular aguda (NTA) iatrogénica. En pacientes en anasarca está descrita la LRA secundaria al edema intersticial renal, con disminución del filtrado glomerular.

Alteración de la mineralización ósea por corticoides

Los corticoides causan aumento de la resorción ósea por estimulación directa de la actividad osteoclástica. Asimismo, reducen el número de osteoblastos y su función; por lo tanto, todos los pacientes en tratamiento con corticoides deben recibir calcio 500-1000 g/día y vitamina D 1000 UI/día.

Comentarios finales

- La causa más frecuente de síndrome nefrótico en pediatría es primaria.
- El patrón histológico más frecuente son los cambios mínimos.
- La corticosensibilidad inicial es cercana al 90%; las recaídas luego del debut son frecuentes y se mantiene la corticosensibilidad.
- El pronóstico a largo plazo lo define la respuesta inicial al tratamiento con corticoides. Brindar información sobre la enfermedad, el curso con recaídas y remisiones y los signos de alarma forman parte del tratamiento de esta enfermedad.

Glomerulonefritis difusa aguda

El término glomerulonefritis designa al conjunto de afecciones renales que se manifiestan principalmente con hematuria, proteinuria y diversos grados de compromiso de la función renal, cuya expresión anatomopatológica es la inflamación y proliferación glomerular.

La asociación clínica de orina oscura con escarlatina se documentó hace más de 200 años y se denominó glomerulonefritis aguda. Cuando se descubrió que la escarlatina era causada por el estreptococo beta hemolítico, se acuñó el término glomerulonefritis posestreptocócica como sinónimo de glomerulonefritis aguda.

La inclusión del adjetivo "aguda" define una afectación glomerular de etiología generalmente posinfecciosa, con una patogenia, curso clínico y pronóstico característicos. La palabra "difusa" implica el compromiso de la mayoría de los glomérulos (> 50%).

Etiología

La mayoría de las glomerulonefritis difusas agudas (GNDA) son posinfecciosas, y hay un gran número de agentes bacterianos, virales y parasitarios reconocidos como desencadenantes:

- Bacterias: estreptococo beta hemolítico del grupo A (comprende el 80 % de las GNDA en pediatría), asociado con faringitis o infecciones en piel. Otras bacterias menos frecuentes son el estafilococo, neumococo, *Haemophilus influenzae*, enterococos, *Salmonella typhi*, *Treponema pallidum*, etc.
- Virus: varicela-zóster, sarampión, parotiditis, rubéola, hepatitis B, citomegalovirus, virus de Epstein-Barr, enterovirus, virus coxsackie, oncornavirus.
- Parásitos: *Toxoplasma gondii*, *Trichinella spiralis*, *Plasmodium falciparum*, filariasis, tripanosomiasis y esquistosomiasis.
- Hongos: *Coccidioides immitis*.

Fisiopatología

El daño renal en la GNDA es causado por el depósito glomerular de complejos inmunes, inducidos por antígenos de cepas nefritogénicas del estreptococo beta hemolítico del grupo A, con activación de la vía alterna del complemento. Esto provoca liberación de citoquinas y factores quimiotácticos que atraen a los neutrófilos y macrófagos vinculados con el proceso inflamatorio. Esto conduce a la lesión glomerular a través de la liberación de sustancias oxidantes, proteasas y factores tisulares que provocan la síntesis de matriz extracelular (como el factor de crecimiento transformante β).

Manifestaciones clínicas

La edad de aparición suele ser entre los 2-18 años, más frecuentemente en edad escolar. La presentación clínica varía desde pacientes con microhematuria asintomática hasta la clásica signosintomatología del síndrome nefrítico agudo: macrohematuria, proteinuria de rango variable (de fisiológico a nefrótico), edema, hipertensión arterial y diversos grados de compromiso de la función renal. La mayoría de los pacientes son asintomáticos, y cursan la enfermedad con microhematuria, sin edemas ni hipertensión arterial. Por lo tanto, no consultan y solo se detectan si se estudian los convivientes del caso sintomático.

En general, se recaba el antecedente de una infección faríngea o cutánea previa, y el período de latencia puede variar de 1-3 semanas luego de una faringitis, y de 3-6 semanas luego de una infección en la piel.

Los signos clínicos relevantes son la presencia de hematuria y leucocituria, como evidencia de inflamación glomerular, con proteinuria de grado variable. Como fue mencionado, puede haber hipertensión arterial secundaria a la hipervolemia y diversos grados de afectación de la función renal. En niños, las manifestaciones clínicas más frecuentes son las siguientes:

- Edema: predominante en párpados y pies debido a la retención de sodio y agua.
- Hematuria macroscópica: se observa en el 30%-50% de los pacientes sintomáticos. Característicamente, la orina es de color oscuro (té cargado o Coca-Cola), sin coágulos. Desaparece en 2-4 semanas.
- Hipertensión arterial (HTA): se encuentra presente en el 50%-90% de los pacientes sintomáticos. Es causada por la hipervolemia secundaria a la retención de agua y sodio. En los casos graves, puede haber edema agudo de pulmón por insuficiencia cardíaca congestiva (*v.* Capítulo 25). La encefalopatía hipertensiva es poco frecuente, pero representa una complicación grave que requiere intervención de emergencia (*v.* más adelante).
- El filtrado glomerular puede ser normal o estar disminuido, con un grado variable de lesión renal aguda (*v.* Capítulo 48.1). Si existe elevación de la creatinina plasmática, la falla renal aguda puede ser oligúrica o no oligúrica. Raramente requiere diálisis y el filtrado glomerular se normaliza en 2 semanas (*v.* más adelante).
- Proteinuria variable, de rango fisiológico a masivo: puede haber síndrome nefrótico de corta duración, que no es signo de mal pronóstico si se resuelve dentro de las primeras 2 semanas.

Diagnóstico

Anamnesis

Se debe especificar la forma de comienzo y duración de los síntomas, como la hematuria, edemas, oliguria y cefalea. Asimismo, se debe indagar acerca de infecciones recientes (sobre todo, durante el mes previo al cuadro actual), como infecciones de la vía aérea superior (faringitis, otitis media aguda), escarlatina, piodermitis, exantemas, púrpura y otros procesos infecciosos. Esta búsqueda debe ampliarse a los familiares y convivientes. También se debe indagar acerca de situaciones predisponentes o de riesgo:

- Enfermedad nefrourológica previa.
- Derivaciones ventriculoatriales (*shunt* nefritis).
- Cardiopatías congénitas (comunicación interventricular, conducto arterioso permeable, etc.).

Examen físico

Se debe enfatizar en los siguientes aspectos:

- Peso y talla.
- Presión arterial (PA), frecuencia cardíaca y respiratoria.
- Presencia de edemas.
- Lesiones cutáneas (piodermitis presente o lesiones cicatrizales de piodermitis).
- Examen de fauces.
- Signos de insuficiencia cardíaca congestiva (taquicardia, ritmo de galope, ingurgitación yugular, hepatomegalia dolorosa, etc.).
- Signos de edema pulmonar (tos, dificultad respiratoria, estertores húmedos difusos, subcrepitantes, ortopnea y cianosis).
- Sistema nervioso central: alteración del sensorio, signos neurológicos focales (parálisis facial).
- Trastornos de la visión (visión borrosa, escotomas).

Exámenes complementarios

- Orina completa: densidad urinaria (> 1020 en la fase temprana u oligúrica, previa al tratamiento con diuréticos), proteinuria de rango variable y hemoglobinuria. En el sedimento urinario, la presencia de cilindros hemáticos o glóbulos rojos dismórficos (> 75%) localiza la hematuria de origen glomerular. Si no se observan cilindros hemáticos, se sugiere repetir la muestra en forma seriada, cada 48 horas, durante la primera semana de evolución. Asimismo, suele haber leucocituria como signo de inflamación glomerular. La macrohematuria se observa en el 30%-50% de los pacientes que requieren internación; la orina es oscura y de color amarronado debido a la transformación de la hemoglobina en hematina.

- Hemograma: puede encontrarse anemia dilucional y un recuento de leucocitos ligeramente aumentado.
- Urea: puede estar elevada en dos terceras partes de los pacientes sintomáticos.
- Creatinina: puede estar elevada en el 20% de los pacientes sintomáticos. Si el aumento es significativo (> 50% del valor normal), se debe monitorear cada 24 horas para confirmar o descartar la forma rápidamente progresiva, que requiere interconsulta urgente con el nefrólogo infantil y tratamiento específico. La ventana de oportunidad de este tratamiento es de 15 días, dado que se trata de una urgencia nefrológica (*v.* más adelante).
- Ionograma y estado ácido-base: característicamente, si el paciente no recibió diuréticos, la excreción urinaria de sodio es baja (excreción fraccionada de sodio [FE_{NA}] < 1%) (*v.* Capítulos 8 y 48.1) y la osmolalidad o densidad urinaria son altas, lo que indica que el túbulo renal se comporta como si hubiese hipovolemia.
- Signos de contacto estreptocócico: anticuerpos antiestreptolisina O (ASTO) y, si son negativos, estreptozyme (sobre todo con un foco infeccioso cutáneo, ya que la estreptolisina O se une a los lípidos de la piel y no eleva los títulos de anticuerpos en sangre). Los niveles de ASTO aumentan luego de 2-4 semanas del episodio de faringitis y permanecen elevados durante meses (pueden persistir elevados hasta por 6 meses).
- Complemento hemolítico total, o C3 y C4: la hipocomplementemia se observa en el 90% de los pacientes. La disminución del C3 puede ocurrir incluso antes de los signos y síntomas de GNDA, y los valores vuelven a la normalidad en 8 semanas. Se activa la vía alterna del complemento, por lo cual los niveles de C4 no están disminuidos (excepto en el caso de la endocarditis infecciosa). No se justifica pedir FAN ni anti-ADN de inicio, si no hay sospecha de una enfermedad sistémica.
- Proteinuria cuantitativa (24 horas): es de rango variable.
- Cultivo de fauces o de impétigo en búsqueda del estreptococo beta hemolítico del grupo A.
- Telerradiografía de tórax: se debe evaluar la presencia de cardiomegalia, derrame pleural y edema agudo de pulmón. Puede haber imágenes de condensación pulmonar que revierten en 48-72 horas, cuando el paciente vuelve a su peso seco.

Criterios de internación

- PA > percentil 95 para la edad y talla, o con signos neurológicos concomitantes a la HTA (alteración del sensorio, signos neurológicos focales o trastornos de la visión).
- Edemas con signos de hipervolemia.
- Oliguria.
- Creatinina > 50% del valor esperable para el peso y la edad; o aumentos progresivos de más de 0,5 mg/dL en 24 horas.
- Riesgo social.

Tratamiento

El manejo implica el control de los signos y síntomas del paciente:

- Control de la PA.
- Manejo conservador de la lesión renal aguda.

Como el edema y la HTA tienen un origen común (hipervolemia por retención tubular de sodio), el manejo inicial incluye la restricción hídrica, la dieta hiposódica y los diuréticos de asa.

Líquidos

Con edemas o hipervolemia, el aporte hídrico a suministrar se calcula como:

- Pérdidas insensibles (PI) (400 mL/m^2/día) (*v.* Capítulo 1), más la diuresis que exceda el cálculo estimado de descenso de peso diario. No se recomienda estimar un descenso de peso diario mayor del 10%.

Sin edemas o hipervolemia, se deben reponer las PI junto con el total de la diuresis (volumen por volumen).

En ambos casos, lo ideal es el aporte hídrico por vía oral. Asimismo, se debe establecer un balance estricto de ingresos y egresos, y pesar diariamente al paciente.

Sodio

- Si hay oliguria, HTA o edemas, no se deben administrar más de 2-3 gramos de sodio por día cuando se emplea la vía oral (dieta hiposódica), o de 1-3 mEq/kg/día para la administración parenteral.
- Si no hay oliguria, HTA o edemas, se recomienda una dieta libre sin el agregado de sal.

Antibióticos

El tratamiento con antibióticos en las infecciones estreptocócicas no parece prevenir el desarrollo de GNDA. Sin embargo, con criterio epidemiológico es apropiado indicar el tratamiento antibiótico en aquellos pacientes en los cuales se pueda establecer la etiología estreptocócica por medio de la clínica o determinaciones de laboratorio. En estos casos, el tratamiento debe ser el indicado para una faringitis estreptocócica. La quimioprofilaxis a largo plazo es innecesaria, ya que es infrecuente la recurrencia de la infección estreptocócica con otra cepa nefritogénica.

Hipertensión arterial

Se considera que un niño tiene HTA cuando los valores de presión sistólica o diastólica superan el percentil 95 de PA para la edad o talla (*v.* Capítulo 50.3). El tratamiento sugerido es el siguiente:

- Furosemida endovenosa a 2 mg/kg/dosis. De no obtenerse una respuesta diurética adecuada (10 mL/kg en una hora), se debe repetir la dosis a 4 mg/kg/dosis. Si no hay respuesta, se recomienda la interconsulta con el nefrólogo infantil. Los diuréticos de asa (furosemida) son más efectivos que otros agentes antihipertensivos, ya que el mecanismo fisiopatológico de la HTA es la hipervolemia por retención hidrosalina.
- Cuando en presencia de una buena respuesta diurética, con disminución del peso, el paciente persiste con HTA, antes de agregar otro agente antihipertensivo, se recomienda consultar al nefrólogo infantil y revisar la dieta del paciente (en el 90% de los casos se resuelve al explicar la importancia de la dieta para la normalización de la PA).
- En crisis hipertensivas, se puede utilizar nifedipina (bloqueante cálcico) por vía oral (no sublingual), en dosis de 0,2-0,5 mg/kg/dosis (dosis máxima 3 mg/kg/día).

Alteraciones del medio interno

El 25% de las GNDA complicadas pueden desarrollar hiperpotasemia. Para el manejo de este trastorno, se sugiere seguir las recomendaciones planteadas en el Capítulo 3.

La hipernatremia es poco frecuente; se observa en los pacientes que consultan en forma tardía, en los que no se restringió la ingesta dietética de sodio. El tratamiento consiste en el uso de diuréticos y la dieta hiposódica.

Para ambos trastornos, en caso de LRA con oliguria persistente o anuria, que no responde a las medidas iniciales, la terapia de reemplazo renal puede representar la opción terapéutica.

Glomerulonefritis rápidamente progresiva

Es la disminución rápida y progresiva de la función renal en el curso de días o semanas. Se debe sospechar siempre que la disminución del filtrado glomerular sea progresiva (aumento de la creatinina plasmática > 0,5 mg/dL/día) o que se mantenga estable, pero persista por más de 2 semanas. Se debe consultar al nefrólogo infantil para la realización de una biopsia renal y tratamiento con pulsos endovenosos de metilprednisolona (10-30 mg/kg/dosis).

Cabe recordar que la ventana de oportunidad terapéutica es muy estrecha (2 semanas), por lo que la sospecha, derivación y diagnóstico precoces determinan el pronóstico del paciente.

Control evolutivo

Control clínico

Debe ser estricto, con balance de ingresos y egresos frecuente (cada 12 horas), control de signos vitales cada 6 horas y control de peso diario. Se debe evaluar si el descenso de peso es el calculado; caso contrario, se debe revalorar el aporte hídrico. No se recomienda provocar un descenso de peso diario mayor del 10%.

Controles de laboratorio

- Orina completa: 2 veces por semana.
- Urea, creatinina y estado ácido-base con ionograma: al ingreso y a las 48-72 horas de evolución. Si se presentan las alteraciones descritas, la periodicidad debe determinarse de acuerdo con la evolución de estas variables.
- Si los ASTO y el estreptozyme son negativos al inicio, se pueden repetir a los 15 días.
- C3: si es normal, repetir semanalmente durante el primer mes de evolución. Si la hipocomplementemia documentada en la etapa aguda no se normaliza en 8 semanas, es indicación de interconsulta con el nefrólogo infantil para descartar otra glomerulopatía hipocomplementémica y la eventual realización de una biopsia renal.

Control radiológico

Telerradiografía de tórax: si es patológica (cardiomegalia, edema agudo de pulmón, etc.), se debe repetir una vez alcanzado el peso teórico.

Indicaciones de biopsia renal

- Sospecha de GN rápidamente progresiva (GNRP): con oliguria grave o anuria que no responde a la furosemida, ascenso diario de la urea plasmática > 50 mg/dL o ascenso diario de la creatinina plasmática > 0,5 mg/dL durante 3 controles sucesivos en la primera semana de evolución.
- Persistencia del síndrome nefrótico más allá de 3 semanas de evolución.
- Sintomatología sistémica significativa (artralgias, serositis, *rash*, etc.).
- Casos en los que no se pueda documentar la etiología infecciosa o el C3 bajo, salvo que el cuadro sea benigno y la evolución sea favorable en 3 meses.
- C3 persistentemente bajo luego de 8 semanas.
- Proteinuria significativa (no nefrótica) persistente más de 2 meses.
- Disminución persistente del filtrado glomerular más de 30 días.

Complicaciones

Insuficiencia cardíaca congestiva

Es secundaria a la hipervolemia o a la HTA. El manejo inicial debe establecerse con furosemida endovenosa 2-8 mg/kg/dosis. De no mejorar la clínica (congestión sistémica y pulmonar) o si progresa (signos de baja perfusión periférica), se debe valorar en conjunto con el nefrólogo infantil la posibilidad de diálisis peritoneal hipertónica o hemodiálisis para la rápida corrección de la hipervolemia.

Encefalopatía hipertensiva

Generalmente, está asociada con la HTA de rápida instalación (la variable más importante es la velocidad de ascenso de la PA). Es una emergencia médica, y se debe intentar disminuir la PA lo más rápidamente posible. El tratamiento es el descrito en la sección de tratamiento de la HTA. Si hay convulsiones, se debe utilizar lorazepam a 0,1 mg/kg/dosis endovenoso (dosis máxima 4 mg).

Oliguria grave persistente o anuria

Alrededor del 10% de los pacientes internados con GNDA tienen anuria u oliguria persistente. El tratamiento es el de la lesión renal aguda oligúrica (*v.* Capítulo 48.1): mantener el balance hidroelectrolítico, corregir las alteraciones del medio interno, mantener un aporte calórico adecuado y evaluar la realización de diálisis.

Diagnóstico diferencial

Glomerulonefritis hipocomplementémicas

- Lupus eritematoso sistémico (LES): el 40%-75% de los pacientes con LES presentan afectación renal. Generalmente, los signos y síntomas extrarrenales (síntomas constitucionales, fiebre, *rash*, artralgias, serositis, compromiso del sistema nervioso central, anemia, leucopenia, plaquetopenia, etc.) preceden o coexisten con el compromiso renal.
- Glomerulonefritis membranoproliferativa.

Control del grupo familiar

- Búsqueda de infección estreptocócica familiar (según el examen físico, realizar cultivo de fauces o de lesiones dérmicas).
- Tratamiento antibiótico con penicilina si hay evidencia clínica o bacteriológica de infección estreptocócica.
- Orina completa y determinación de la PA a los convivientes en edad de riesgo para detectar casos subclínicos.

Seguimiento posterior al alta

La determinación de la PA y los exámenes de orina en búsqueda de proteinuria y hematuria son los parámetros fundamentales del seguimiento, una vez recuperado el filtrado glomerular.

No es necesario restringir las actividades habituales del niño una vez recuperada la función renal y normalizada la PA.

- PA, proteinuria cuantitativa y sedimento de orina: a la semana, y a los meses 1, 3, 6 y 12 posteriores al alta. La dieta hiposódica se mantiene un mes luego del alta, por lo que, en el control del primer mes, si hay recuperación de la función renal y la PA es normal, se suspende la restricción de sodio.

- Función renal (aclaramiento de creatinina, o creatinina y urea plasmáticas): a los meses 1 y 12 posteriores al alta.
- Una vez superada la etapa aguda, puede haber recurrencias de la macrohematuria asociadas con el ejercicio físico o con infecciones (virales o bacterianas), sin que esto signifique recurrencia de la enfermedad. En estos casos, la macrohematuria cursa sin edemas, sin HTA y sin aumento de la urea o la creatinina plasmática.
- La persistencia de proteinuria significativa por más de 2 meses o de la HTA en los controles, o bien la falta de normalización del C3 luego de 8 semanas de evolución, son indicaciones de interconsulta con nefrólogo infantil.

Pronóstico

- La recuperación de la GNDA es completa en el 95% de los pacientes con etiología posestreptocócica confirmada.
- Los factores asociados con mal pronóstico son la presencia de GNRP con proliferación extracapilar (semilunas) en la biopsia renal, proteinuria de rango nefrótico que no resuelve dentro del primer mes y niveles de C3 normales.

48.4 Tubulopatías

Juan B. Dartiguelongue • Chris Elías Costa • Anabella Colazo

Las tubulopatías son un grupo heterogéneo de entidades clínicas que poseen causas y manifestaciones clínicas muy diversas. Sin embargo, todas comparten el denominador común de una alteración de la función tubular renal (Tabla 48.4.1).

La complejidad y diversidad de las funciones de reabsorción y secreción tubular explican la gran variedad de enfermedades o trastornos que pueden incluirse dentro de este grupo. Las alteraciones tubulares pueden presentarse clínicamente como un desequilibrio en el balance osmótico (diabetes insípida nefrogénica), en la regulación del equilibrio ácido-base (acidosis tubular renal [ATR]), en la homeostasis del volumen del líquido extracelular (nefropatías con pérdida o ganancia de sal) o en el metabolismo mineral (fosfaturia primaria). Desde un punto de vista fisiopatológico, las tubulopatías pueden englobarse en una de las categorías siguientes:

- Alteraciones de la reabsorción.
- Alteraciones de la secreción.
- Alteraciones de transportes hormonodependientes (por falta de respuesta celular a una hormona determinada).

Las disfunciones tubulares pueden ser simples o complejas, según se afecte el transporte tubular de una o varias sustancias, respectivamente. Las tubulopatías primarias tienen un carácter hereditario o congénito, por lo que los síntomas iniciales suelen aparecer en la primera infancia, y la función del segmento tubular más afectado determina las manifestaciones clínicas de la entidad.

En este capítulo se describen las tubulopatías más significativas que afectan a cada uno de los diferentes segmentos del nefrón. La diabetes insípida nefrogénica se desarrolla en los Capítulos 5 y 8, y las acidosis tubulares renales en el Capítulo 7.

Síndrome de Fanconi

Es la disfunción generalizada de la reabsorción del túbulo proximal. Se caracteriza por la presencia de fosfaturia, glucosuria (sin hiperglucemia), aminoaciduria, uricosuria y proteinuria tubular, además de la pérdida urinaria de bicarbonato, sodio, potasio y cloro. Como consecuencia se generan hipofosfatemia, hipouricemia, acidosis metabólica hiperclorémica (ATR proximal o tipo II) e hipopotasemia. Puede ser primario (autosómico dominante, recesivo o ligado al X), secundario (cistinosis, galactosemia, glucogenosis, tirosinemia tipo I, enfermedad de Wilson, etc.), o bien, adquirido por exposición a metales pesados (plomo, mercurio, cadmio) o fármacos (cisplatino, ifosfamida, aminoglucósidos, etc.).

La edad de presentación depende de la etiología. Suele aparecer a edades tempranas si hay condiciones genéticas como la cistinosis infantil o la enfermedad de Dent, o bien más tardíamente en la enfermedad de Wilson o en la galactosemia. La presentación clínica se caracteriza por retardo del crecimiento, poliuria, polidipsia, episodios de deshidratación, osteomalacia, raquitismo hipofosfatémico, debilidad muscular y constipación. El diagnóstico se basa en los antecedentes, la presentación clínica, las alteraciones del medio interno descritas y la presencia de glucosuria, aminoaciduria y proteinuria de origen tubular, sumado a una excreción fraccionada de ácido úrico mayor del 10% (normal entre el 6%-10%) y a una excreción fraccionada de fósforo mayor del 15% (normal en el 10%-15%) (Figura 48.4.1).

Una vez establecido el diagnóstico, es necesario descartar las causas que poseen tratamiento específico para la enfermedad de base (como la cistinosis), además del manejo de la ATR tipo II (*v.* Capítulo 7) y de corregir el déficit de fósforo y de vitamina D para mejorar el raquitismo y la osteomalacia.

Para disminuir la poliuria se recomienda administrar AINE (ibuprofeno 6 mg/kg/día), que por su interferencia con la síntesis de prostaglandinas disminuyen la TFG. La utilización de hidroclorotiazida entre 1-2 mg/kg/día resulta de utilidad, dado que aumenta la reabsorción proximal de bicarbonato, sodio, fósforo

Tabla 48.4.1 Manifestaciones clínicas de las tubulopatías primarias

- Cuadro general: astenia, malestar, irritabilidad
- Avidez por el agua, deshidratación
- Poliuria y polidipsia
- Síntomas digestivos: anorexia, vómitos, dificultad para la alimentación
- Tetania, raquitismo
- Anomalías oculares o hipoacusia
- Retraso pondoestatural
- Alteraciones electrolíticas
- Alteraciones en el equilibrio ácido-base
- Litiasis renal o nefrocalcinosis

$$FE_{Au} = \frac{(U_{Au} / P_{Au})}{(U_{Cr} / P_{Cr})} \times 100$$ **a**

$$FE_{P} = \frac{(U_{P} / P_{P})}{(U_{Cr} / P_{Cr})} \times 100$$ **b**

Figura 48.4.1 a Cálculo de la excreción fraccionada de ácido úrico (FE_{Au}). **b** Cálculo de la excreción fraccionada de fósforo (FE_P). U_{Au}: concentración urinaria de ácido úrico. F_{Au}: concentración plasmática de ácido úrico. U_{Cr}: concentración urinaria de creatinina. P_{Cr}: concentración plasmática de creatinina. U_P: concentración urinaria de fósforo. P_P: concentración plasmática de fósforo.

y glucosa por disminución del volumen del líquido extracelular (LEC). Debido a que este diurético aumenta la excreción renal de potasio, se puede asociar con un ahorrador de potasio (amiloride, espironolactona) para disminuir los suplementos orales de este ion. Asimismo, cabe recordar que la hipopotasemia en la ATR tipo II es por una mayor entrega de bicarbonato de sodio al nefrón distal. Como en este segmento del nefrón la reabsorción de sodio es dependiente de la carga, se produce un aumento de la diferencia de potencial transepitelial que favorece la secreción de potasio. A su vez, el aumento del bicarbonato entregado al nefrón distal (anión no reabsorbible) incrementa la electronegatividad intraluminal y estimula la secreción de potasio. Por ambas razones, el 50% de la dosis de bicarbonato o citrato debe administrarse con sales de potasio (*v.* Capítulo 7), para evitar empeorar la hipopotasemia con el tratamiento.

Síndrome de Bartter

Es una tubulopatía de herencia autosómica recesiva caracterizada por la presencia de hipopotasemia, hipocloremia y alcalosis metabólica. El defecto congénito produce una alteración en la reabsorción de sodio y cloro en el asa ascendente gruesa de Henle. Esto altera la capacidad de concentración urinaria y favorece la pérdida de K^+ y H^+ al aumentar la carga de sodio entregada al nefrón distal. La depleción consecuente del volumen intravascular produce hiperaldosteronismo secundario, que amplifica las pérdidas urinarias de dichos electrolitos. El defecto tubular en la reabsorción de sodio y cloro produce una alteración similar a la que se observa con la ingestión crónica de diuréticos de asa, como la furosemida. A su vez, la reabsorción paracelular de calcio y magnesio en el asa ascendente gruesa de Henle necesita del gradiente electroquímico generado por el transporte de sodio y cloro en este segmento del nefrón (Figura 48.4.2). Por lo tanto, aumenta la excreción renal de calcio y de magnesio, que conduce al desarrollo de hipercalciuria, a menudo acompañada de hipomagnesemia.

Clínicamente, se manifiesta con poliuria por incapacidad de concentrar la orina, polidipsia, tendencia a la deshidratación, retardo del crecimiento, retraso mental, debilidad muscular y constipación.

El defecto tubular puede encontrarse en el cotransportador $Na^+/K^+/2Cl^-$, en el canal luminal para el potasio (ROMK) o en el canal basolateral para el cloro (ClC-Kb), lo que corresponde a los síndromes de Bartter tipo I, II y III, respectivamente (*v.* Figura 48.4.2). Los tipos I y II se manifiestan precozmente (pueden producir polihidramnios y nacimiento pretérmino) y son trastornos graves, mientras que el tipo III constituye la variante más benigna, probablemente gracias a la presencia de otro canal basolateral indemne para el cloro (ClC-Ka). Los tipos I, II y III cursan, además, con hipercalciuria y pueden, eventualmente, desarrollar nefrocalcinosis (Tabla 48.4.2).

La disminución de la actividad de ambos canales basolaterales para el cloro (ClC-Ka y ClC-Kb) produce las variantes del síndrome asociadas con sordera neurosensorial (tipos IV y IVb), caracterizadas por un curso clínico grave. El tipo V (también llamado hipocalcemia autosómica dominante) es una variante particular cuyo defecto se encuentra en una mutación activante del receptor calcio sensible (CaSR) ubicado en la membrana basolateral del asa ascendente gruesa de Henle. Esta compromete la reabsorción de sodio y cloro, lo que genera un fenotipo que característicamente se asocia con hipocalcemia e hipomagnesemia.

Dado que los defectos tubulares no pueden ser corregidos (salvo con el trasplante renal), parte del tratamiento consiste en la corrección de los déficits electrolíticos y en la normalización del volumen del LEC, lo que a su vez minimiza la pérdida electrolítica por hiperaldosteronismo secundario. Se sugiere establecer una dieta rica en cloruro de sodio, y suplementar con cloruro de potasio (inicialmente con 6 mEq/kg/día). Si existe hipomagnesemia concomitante, debe suplementarse con sales de magnesio, ya que la hipomagnesemia contribuye con la perdida urinaria de potasio (*v.* Capítulos 3 y 4).

Como este síndrome se asocia con elevada producción de prostaglandinas E_2 en el asa ascendente gruesa de Henle, los AINE mejoran varias de las anomalías hidroelectrolíticas presentes. Sin embargo, el uso de AINE debe ser controlado para detectar precozmente efectos adversos potencialmente graves, como la caída del filtrado glomerular o la toxicidad gastrointestinal.

Los diuréticos que bloquean el intercambio distal de sodio y potasio, como la espironolactona o el amiloride, mejoran significativamente la hipopotasemia, la alcalosis metabólica y la hipomagnesemia cuando son administrados en dosis altas (p. ej., espironolactona a 6 mg/kg/día).

Los inhibidores de la enzima convertidora de angiotensina I (IECA), al disminuir la producción de angiotensina II y aldosterona, son útiles como terapia complementaria y favorecen la corrección de la hipopotasemia.

El trasplante renal corrige las alteraciones del transporte tubular de electrolitos, y no se ha reportado enfermedad recurrente en el riñón trasplantado (*v.* Capítulo 76).

Síndrome de Gitelman

Es una tubulopatía de herencia autosómica recesiva caracterizada por la presencia de hipopotasemia, alcalosis metabólica, hipomagnesemia e hipocalciuria. El defecto se encuentra en la reabsorción de sodio y cloro en el túbulo distal, por disminución de la actividad del cotransportador Na^+/Cl^- (NCC). La pérdida urinaria de estos electrolitos disminuye el volumen efectivo circulante, lo cual estimula la actividad del sistema renina-angiotensina-aldosterona. Junto con la mayor carga de sodio entregada al túbulo colector, justifican la elevada excreción urinaria de K^+ y H^+. La hipomagnesemia se debe a una disminución concomitante en la expresión del canal luminal para magnesio (TRPM6), ubicado en el túbulo distal (*v.* Figura 48.4.2). Por otro lado, el aumento en la reabsorción distal de calcio justifica la hipocalciuria. La capacidad de concentración urinaria se encuentra preservada.

Tabla 48.4.2 Diagnóstico diferencial entre los síndromes de Bartter y Gitelman

	Bartter neonatal	Bartter clásico	Gitelman
Inicio	Recién nacido	Lactante o preescolar	Niñez o adulto
Polihidramnios	Presente	Frecuente	Ausente
Prematurez	Presente	Frecuente	Ausente
Avidez de sal	Presente	Presente	Ausente
Baja talla	Presente	Presente	Rara
Tetania	Ausente	Rara	Presente
Nefrocalcinosis	Presente	Ausente	Ausente
Pérdida de sodio	Muy elevada	Elevada	Normal o elevada
Calciuria	Muy elevada	Elevada	Baja

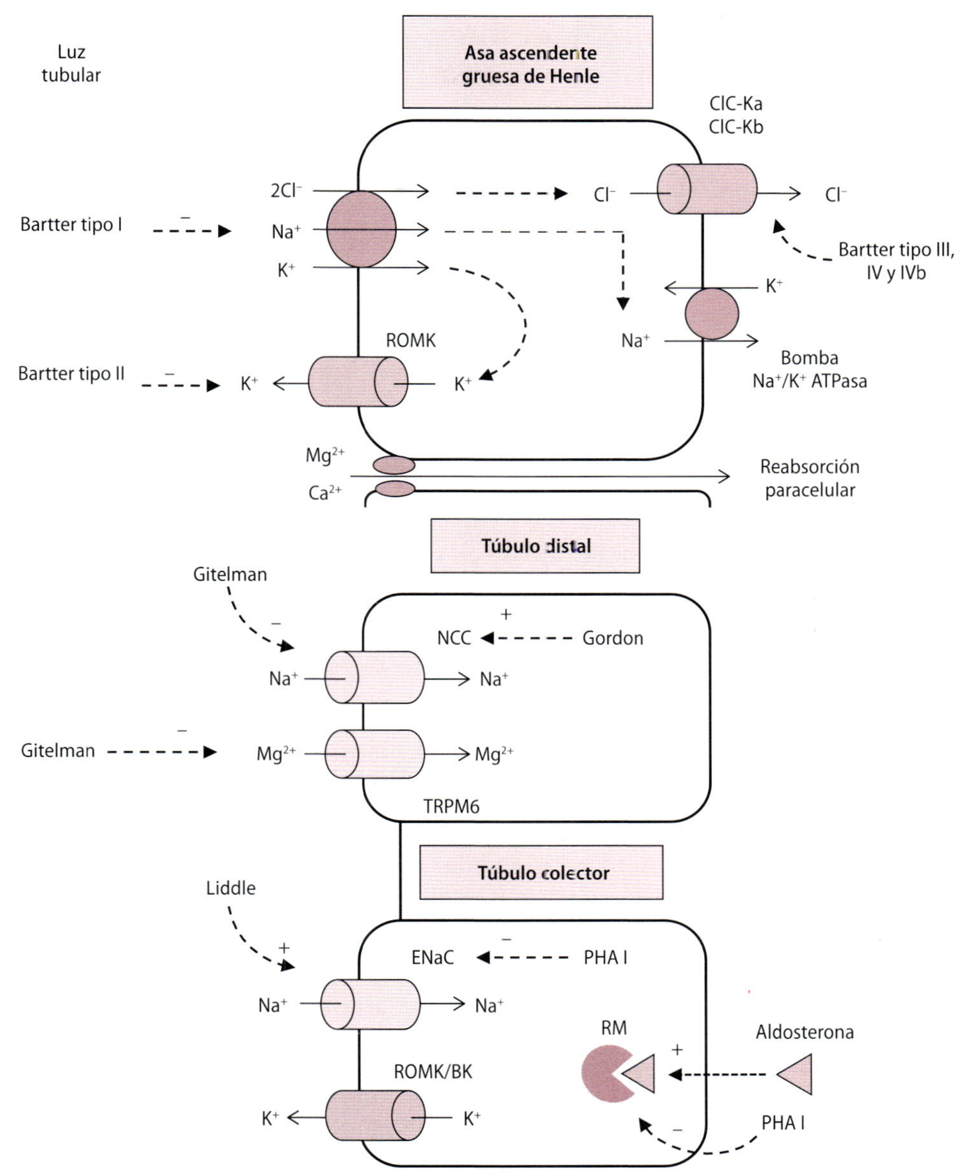

Figura 48.4.2 Sitios de afectación del transporte electrolítico en diferentes tubulopatías. PHA I: seudohipoaldosteronismo tipo I; RM: receptor de mineralocorticoides.

Sin embargo, la hipopotasemia crónica puede ocasionar diabetes insípida nefrogénica.

Este síndrome por lo general se presenta en la infancia tardía o en la adolescencia, y su curso clínico es más benigno que el síndrome de Bartter (*v.* Tabla 48.4.2). Se manifiesta con poliuria, polidipsia, nocturia, calambres, fatiga, debilidad muscular, intolerancia al ejercicio, prolongación del intervalo QTc, arritmias y condrocalcinosis. La mayoría de estas manifestaciones se deben a la hipopotasemia y a la hipomagnesemia. El defecto tubular en el transporte de sodio y cloro produce una alteración similar a la que se observa con la ingestión crónica de diuréticos tiacídicos.

El tratamiento se basa en el aporte crónico de potasio y de magnesio, así como en la administración de espironolactona en altas dosis (6 mg/kg/día).

Síndrome de Liddle

Es un defecto genético raro debido a una mutación autosómica dominante con ganancia de función en los genes que codifican para ciertas subunidades del canal epitelial de sodio ENaC del túbulo colector (*v.* Figura 48.4.2). Esta mutación disminuye su degradación, lo que aumenta la densidad de canales presentes en la membrana luminal del nefrón distal. Dado que la función del canal se encuentra aumentada, se producen manifestaciones similares a las observadas con el exceso de mineralocorticoides. La reabsorción excesiva de sodio y cloro expande el LEC y produce hipertensión arterial grave, alcalosis metabólica e hipopotasemia. La excreción fraccionada de sodio (FE_{NA}) es baja, la excreción fraccionada de potasio (FE_K) es alta y los niveles circulantes de renina y aldosterona se encuentran disminuidos (Tabla 48.4.3).

Tabla 48.4.3 Características de los síndromes de Gitelman, Liddle, hipoaldosteronismo tipo I y síndrome de Gordon o hipoaldosteronismo tipo II

Enfermedad	Herencia	Alteración en plasma	Alteración en orina	Otros
Gitelman	AR	$K^+\downarrow$ $Mg^{2+}\downarrow$ $HCO_3^-\uparrow$	$FE_{Mg}\uparrow$ $Ca^{2+}\downarrow$ $FE_K\uparrow$	Renina↑ Aldosterona↑
Liddle	AD	$HCO_3^-\uparrow$ $K^+\downarrow$	$FE_K\uparrow$ $FE_{NA}\downarrow$	HTA Renina↓ Aldosterona↓
Seudohipoaldosteronismo tipo I	AR o AD	$HCO_3^-\downarrow$ $K^+\uparrow$ $Na^+\downarrow$	$FE_{NA}\uparrow$ $FE_K\downarrow$	Renina↑ Aldosterona↑
Gordon o seudohipoaldosteronismo tipo II	AD	$HCO_3^-\downarrow$ $K^+\uparrow$ $Cl^-\uparrow$	$FE_{NA}\downarrow$ $FE_K\downarrow$ $FE_{Cl}\downarrow$	Renina↓ Aldosterona↓

AR: autosómico recesivo; AD: autosómico dominante; HTA: hipertensión arterial.

El tratamiento se basa en el aporte de diuréticos que actúan en el nefrón distal bloqueando la reabsorción de sodio a través del ENaC, como el amiloride y el triamtereno. La espironolactona no es efectiva, ya que el aumento de la actividad del canal de sodio no es mediada por la aldosterona.

Seudohipoaldosteronismo tipo I

Es un defecto hereditario raro caracterizado por una alteración de las subunidades alfa, beta o gama del canal ENaC (mutaciones inactivantes), con la consecuente resistencia generalizada a la acción de la aldosterona. Asimismo, puede ser producido por una alteración del receptor tubular para este mineralocorticoide (*v.* Figura 48.4.2). Se presenta a edades tempranas con pérdida de sodio, hipovolemia, hiperpotasemia y ATR hiperpotasémica (tipo IV). Estas características son similares a otras formas de hipoaldosteronismo (*v.* Capítulo 6), excepto que los niveles de aldosterona se encuentran aumentados (*v.* Tabla 48.4.3).

Además de las alteraciones hidroelectrolíticas, también se encuentra afectada la actividad del canal ENaC del epitelio alveolar y de la piel, lo que produce infecciones respiratorias frecuentes con aumento de la concentración de sodio y cloro en el sudor, similar a la fibrosis quística (*v.* Capítulo 68). La diferencia clínica con esta es la disminución de la frecuencia de infecciones respiratorias luego de los 5 años y la ausencia de infección pulmonar por *Pseudomonas aeruginosa.*

El tratamiento inicial consiste en administrar una ingesta rica de sodio, que previene la depleción de volumen y, al aumentar la oferta distal de sodio, favorece la excreción de potasio con lo que mejora la hiperpotasemia. Si la elevada ingesta de sodio es inefectiva o no es bien tolerada, se puede administrar fludrocortisona en altas dosis.

Síndrome de Gordon

También llamado seudohipoaldosteronismo tipo II, se trata de una tubulopatía de herencia autosómica dominante, debida a mutaciones con ganancia de función en genes que codifican para las quinasas intracelulares WKN1 y WKN4. Estas quinasas regulan el transporte tubular de Na^+, Cl^- y K^+ en el nefrón distal. El aumento de su actividad genera mayor reabsorción de Na^+ y Cl^- por activación del canal NCC del túbulo contorneado distal, que conlleva a una menor entrega de sodio al canal ENaC y, por lo tanto, menor secreción de K^+ y H^+ (*v.* Figura 48.4.2). Se caracteriza por la presencia de hipertensión arterial, hiperpotasemia, ATR hiperpotasémica (tipo IV) y función renal normal. La FE_{NA} y la FE_K son bajas, con niveles circulantes de renina y aldosterona disminuidos (*v.* Tabla 48.4.3). Es frecuente que estos pacientes presenten baja talla y, en algunos casos, hipercalciuria. La hipertensión responde al tratamiento con hidroclorotiazida.

Acceda al eBook para consultar la lista de bibliografía. Consulte las indicaciones en la retiración de tapa.

49
Trastornos del sistema digestivo

49.1 Diarrea aguda

Hernán Rowensztein • Juan B. Dartiguelongue

La diarrea aguda es una de las enfermedades más frecuentes en la edad pediátrica y la segunda causa de muerte en niños menores de 5 años, particularmente en los países en vías de desarrollo. Si bien puede prevenirse y tratarse, es responsable de 525 000 muertes al año en este grupo etario. Una proporción significativa puede evitarse mediante el acceso al agua potable y a servicios adecuados de saneamiento e higiene. En todo el mundo, anualmente se producen unos 1700 millones de casos de diarrea aguda. Asimismo, constituye una de las principales causas de malnutrición en menores de 5 años, y su costo psicológico y económico es incalculable.

La deshidratación es la complicación más frecuente, particularmente cuando la diarrea es de origen viral (*v.* más adelante), y se asocia con un aumento marcado de la morbimortalidad (*v.* Capítulo 1).

Definición

La gastroenteritis aguda (GEA) se caracteriza por la presencia de diarrea, definida como un aumento de la frecuencia de las deposiciones (3 o más episodios por día), asociado generalmente con disminución de la consistencia de las heces (líquidas o blandas), que puede acompañarse o no de fiebre, dolor abdominal, náuseas y vómitos. Asimismo, la diarrea puede definirse como la deposición de heces sueltas o líquidas, 3 o más veces al día, o con una frecuencia mayor que la normal para el individuo.

Se debe tener en consideración que la cantidad, el volumen y la consistencia de las heces varían considerablemente con la edad y entre los distintos pacientes; por lo tanto, resulta muy importante recabar datos específicos en relación con el ritmo de evacuación habitual.

La duración establecida para definir a la diarrea aguda es hasta 7 días. Sin embargo, en la mayoría de los casos suele ser un proceso autolimitado, que dura de 2 a 4 días. Se define como diarrea prolongada cuando dura entre 8 y 13 días, y como diarrea crónica o persistente cuando posee una duración de 14 días o mayor (*v.* Capítulo 49.2).

Cabe destacar que las deposiciones frecuentes de heces formes (de consistencia sólida) no se definen como diarrea, ni tampoco las deposiciones de consistencia suelta y pastosa, características de lactantes alimentados con leche materna.

Tabla 49.1.1 Causas de diarrea aguda

Infecciones	▪ Intestinales ▪ Extraintestinales
Alergia alimentaria	▪ Proteínas de la leche de vaca ▪ Proteínas de soja
Trastornos de la absorción o la digestión	▪ Déficit de lactasa ▪ Déficit de sacarasa-isomaltasa
Patología quirúrgica	▪ Apendicitis aguda ▪ Invaginación intestinal
Fármacos	▪ Laxantes ▪ Antibióticos
Intoxicación por metales pesados	▪ Cobre ▪ Zinc

Causas

La diarrea aguda suele ser el síntoma de una infección gastrointestinal, que puede ser ocasionada por virus, bacterias o parásitos. En efecto, diarrea aguda es casi un sinónimo de GEA de origen infeccioso, si bien con menor frecuencia puede ser originada por causas no infecciosas (Tabla 49.1.1).

En la infancia, los virus son los agentes etiológicos más frecuentes. Entre estos, se definen cuatro categorías: rotavirus, astrovirus, adenovirus entéricos y calicivirus humanos (Tabla 49.1.2). Los rotavirus son los agentes predominantes, particularmente entre los 6 meses y los 2 años. Suelen producir una enfermedad más grave que el resto de los virus, que en

Tabla 49.1.2 Causas infecciosas más frecuentes de diarrea aguda

Diarrea viral	▪ Rotavirus (principalmente el grupo A)
	▪ Astrovirus
	▪ Adenovirus entéricos
	▪ Calicivirus humanos:
	  ▪ Norovirus
	  ▪ Sapovirus

Diarrea bacteriana	▪ *Salmonella:*
	  ▪ *Salmonella typhi y paratyphi*
	  ▪ *Salmonella no tifoidea (Salmonella enteritidis, Salmonella typhimurium)*
	▪ *Campylobacter:*
	  ▪ *Campylobacter jejuni*
	▪ *Shigella:*
	  ▪ *Shigella sonnei*
	  ▪ *Shigella dysenteriae*
	▪ *Yersinia:*
	  ▪ *Yersinia enterocolítica*
	▪ *Escherichia coli:*
	  ▪ *Escherichia coli enteropatógena*
	  ▪ *Escherichia coli enterotoxigénica*
	  ▪ *Escherichia coli enteroinvasiva*
	  ▪ *Escherichia coli enterohemorrágica*
	  ▪ *Escherichia coli enteroadherente*
	  ▪ *Escherichia coli enteroaregante*
	▪ *Aeromonas*

Diarrea parasitaria	▪ *Giardia intestinal* ▪ *Cryptosporidium parvum* ▪ *Entamoeba histolytica*

ocasiones motiva la internación (*v.* más adelante). Asimismo, se asocian con los brotes de diarrea aguda que pueden ocurrir en las salas de internación.

Los agentes bacterianos más frecuentemente encontrados (*v.* Tabla 49.1.2) son *Salmonella* spp. y *Campylobacter* spp., con menor frecuencia puede ser ocasionada por *Shigella* spp., *Yersinia* spp. y *Aeromonas* spp. La *Escherichia coli*, bacteria característicamente ligada a la diarrea aguda y el síndrome disentérico, posee una incidencia variable según las distintas regiones. La variante enteropatógena es particularmente predominante en países en vías de desarrollo.

Los parásitos, como *Giardia intestinalis* y *Cryptosporidium parvum*, son una causa poco frecuente de diarrea aguda en pacientes sanos. La *Entamoeba histolytica* se asocia con el desarrollo de un cuadro disentérico (*v.* más adelante).

En términos generales, la infección suele transmitirse por alimentos o agua contaminados, o bien de persona a persona como resultado de una higiene insuficiente. La infección por *Salmonella* suele contraerse por la exposición a alimentos contaminados de origen animal, como huevos, carne de vaca y productos lácteos. En el caso de la *Yersinia*, suele ser por consumo de carne de cerdo o productos lácteos contaminados. El *Campylobacter* se relaciona con el consumo de aves de corral. *Giardia intestinalis* y *Cryptosporidium* se relacionan con el agua contaminada, natación en parques acuáticos o piscinas, concurrencia a centros de cuidado infantil y exposición a animales salvajes.

Como fue mencionado, el acceso al agua potable, la presencia de sistemas de saneamiento adecuados y el lavado de manos con agua y jabón, son las intervenciones más importantes para reducir el impacto clínico y epidemiológico de la diarrea aguda.

Clasificación y fisiopatología

La diarrea aguda de origen infeccioso puede subclasificarse en dos formas principales.

Diarrea no inflamatoria. Se caracteriza por la producción bacteriana de enterotoxinas que estimulan la secreción hidroelectrolítica (*Escherichia coli* enteropatógena y enterotoxigénica, *Clostridium perfringens*, *Vibrio cholerae*, etc.), la destrucción viral de la superficie de las vellosidades y la activación de la secreción intestinal (Figura 49.1.1), o bien, por la adherencia con eventual traslocación de bacterias o parásitos (*Giardia intestinalis*). Estos procesos alteran la absorción de nutrientes, se asocian con un mecanismo predominantemente secretor (*v.* más adelante) y comprometen sobre todo al intestino delgado. Característicamente, las deposiciones son acuosas, abundantes y frecuentes, sin pus ni moco. El efecto citopático viral sobre la superficie de las vellosidades puede justificar la presencia de sangre en la materia fecal.

Diarrea inflamatoria. Se debe a la acción de bacterias patógenas o protozoarios que, además de adherirse al epitelio intestinal, lo invaden o producen citotoxinas. Si bien puede comprometer al intestino delgado, fundamentalmente afecta al colon y produce alteración y destrucción de la mucosa. Las deposiciones poseen características disentéricas, es decir, son escasas, frecuentes, con moco, pus (según el agente etiológico) y sangre. Por lo general, se asocia con mayor compromiso del estado general, fiebre, decaimiento, malestar, dolor abdominal tipo cólico, pujos y tenesmo (síndrome disentérico). Algunos gérmenes que producen este tipo de diarrea son *Shigella*, *Escherichia coli* enteroinvasiva, *Salmonella enteritidis*, *Yersinia enterocolitica*, *Campylobacter jejuni*, *Aeromonas*, *Clostridium difficile* productor de toxinas y *Entamoeba histolytica*.

Cabe destacar que ciertos patógenos pueden producir diarrea aguda por ambos mecanismos, es decir, invadir la mucosa intestinal y producir toxinas que estimulan la secreción hidroelectrolítica (p. ej., *Yersinia enterocolitica* y *Aeromonas*).

Por otra parte, de acuerdo con el mecanismo fisiopatológico, la diarrea aguda (tanto infecciosa como no infecciosa) puede agruparse en tres formas principales.

Diarrea secretora. Se caracteriza por la secreción activa de agua y electrolitos desde la mucosa hacia la luz intestinal, sin que exista una absorción compensatoria. Puede ser generada por bacterias productoras de enterotoxinas, virus, varios productos orgánicos (incluida la cafeína y algunos laxantes), hormonas, ciertos tipos de tumores y enfermedades inflamatorias del intestino. Este tipo de diarrea genera deposiciones acuosas, de gran volumen, que varían muy poco durante el ayuno.

Diarrea osmótica. La imposibilidad de absorber solutos presentes en la luz intestinal condiciona un gradiente osmótico que favorece la secreción de agua. Algunos laxantes (lactulosa, magnesio), la intolerancia a la lactosa, los edulcorantes en los alimentos dietéticos y las deficiencias enzimáticas son las principales causas. El volumen de las heces tiende a disminuir durante el ayuno.

Diarrea motora. El tránsito intestinal acelerado interfiere con la absorción de nutrientes, al tiempo que se produce retención hidrosalina en la luz intestinal. Algunos medicamentos, el síndrome de intestino irritable y el hipertiroidismo desarrollan diarrea por este mecanismo.

Factores predisponentes

Ciertos medicamentos disminuyen las defensas naturales del huésped contra los patógenos entéricos, y pueden aumentar el riesgo de infecciones. Los inhibidores de la bomba de protones pueden aumentar el riesgo de infección por *Salmonella* no tifoidea y *Campylobacter*, al reducir la acidez gástrica que representa la primera línea de defensa contra estos microorganismos. Asimismo, se ha demostrado que el uso de antibióticos promueve la infección por ambos patógenos, presumiblemente por la eliminación de la resistencia a la colonización que provee la flora normal, y por la selección de microorganismos resistentes. El uso de antibióticos también se relaciona con la infección por *Clostridium difficile* (*v.* más adelante).

Las infecciones entéricas también pueden verse facilitadas por factores propios del huésped, que permiten una colonización más eficaz por los patógenos entéricos. Por ejemplo, estudios recientes de *Escherichia coli* enterotoxigénica muestran que una adhesina extracelular común se une preferentemente a los glicanos del grupo sanguíneo A, presentes en los enterocitos. Asimismo, el compromiso inmune del huésped predispone a la infección por gérmenes habituales y oportunistas, que pueden generar formas graves o invasivas.

Manifestaciones clínicas

Las manifestaciones clínicas dependen del microorganismo patógeno, de la presencia de una enfermedad de base o condición predisponente y de la respuesta inmune del huésped.

Como fue mencionado, los virus son la causa más frecuente de diarrea aguda en la infancia. El cuadro clínico característico implica el desarrollo de una GEA con dolor y distensión abdominal, náuseas, vómitos y diarrea acuosa abundante, que puede contener sangre. Asimismo, el cuadro puede acompañarse de fiebre y otros síntomas extraintestinales, como malestar general y decaimiento.

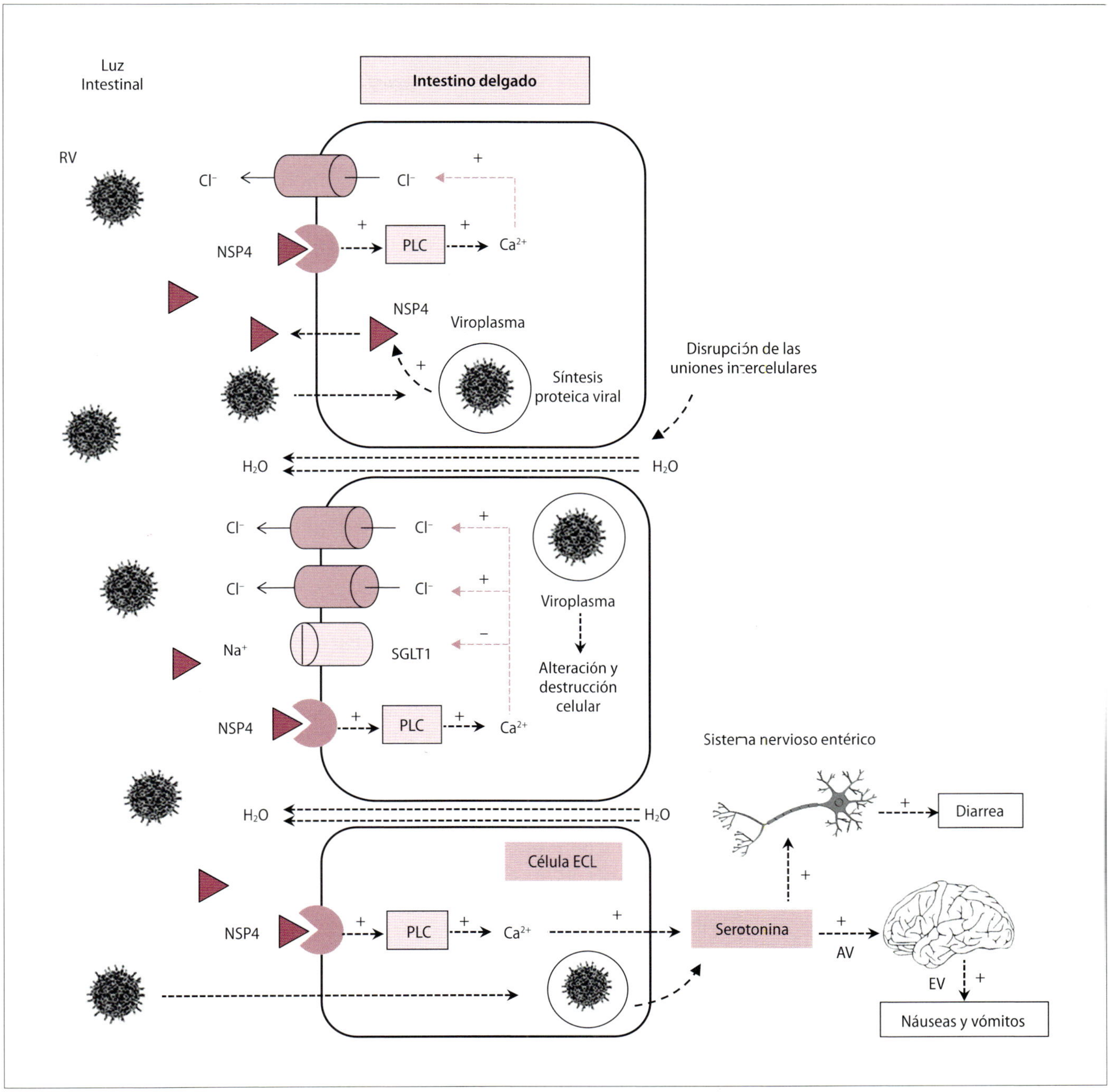

Figura 49.1.1 Modelo de infección y patogénesis por el rotavirus (RV). El virus ingresa en los enterocitos, se forma el viroplasma, comienza la replicación viral y se sintetizan las proteínas virales, entre ellas la NSP4. Esta proteína estimula a la fosfolipasa C (PLC) que, vía inositol trifosfato, induce la liberación de calcio desde el retículo endoplasmático liso. Este mecanismo estimula la secreción luminal de cloro por canales específicos, al tiempo que se inhibe parcialmente el cotransportador sodio/glucosa (SGLT1). El efecto citopático viral altera las uniones intercelulares y propicia la secreción paracelular de agua a favor de un gradiente osmótico (secreción de cloro y menor absorción de sodio). Asimismo, produce destrucción celular. Tanto por efecto viral directo como por la acción de la NSP4, las células enterocromafines (ECL) liberan serotonina, que estimula al sistema nervioso entérico (amplificación de la diarrea) y al sistema nervioso central (náuseas y vómitos), vía aferentes y eferentes vagales (AV y EV, respectivamente).

La *Escherichia coli* enteropatógena suele presentarse con diarrea, fiebre, dolor abdominal y vómitos. En cuadros de diarrea sanguinolenta persistente, con dolor abdominal, debe sospecharse la presencia de *Escherichia coli* enterohemorrágica, particularmente por su relación con el síndrome urémico hemolítico (SUH, *v.* Capítulo 48.2).

Los microorganismos que generan diarrea por un mecanismo inflamatorio suelen desarrollar manifestaciones clínicas que corresponden al espectro del síndrome disentérico (*v.* más atrás). Sin embargo, existe mucha variabilidad según el huésped y el microorganismo patógeno. La *Shigella*, por ejemplo, se caracteriza por presentar fiebre alta, decaimiento o letargia, dolor abdominal tipo cólico, pujos y tenesmo, asociados con diarrea con sangre, moco y, eventualmente, pus. No obstante, también puede presentarse con diarrea sin características disentéricas, y en ocasiones puede acompañarse de convulsiones, incluso antes de producirse la diarrea. La *Salmonella* no tifoidea produce diarrea con dolor abdominal tipo cólico, malestar general y fiebre. *Yersinia enterocolitica* puede presentarse con un cuadro clínico que remeda a una apendicitis aguda (*v.* Capítulo 60). Las deposiciones diarreicas pueden contener sangre, moco y pus, lo que da cuenta de la inflamación de la mucosa. *Aeromonas* invade e inflama la mucosa intestinal, y produce al mismo tiempo diarrea secretora, que puede generar hasta 20 deposiciones acuosas por día.

Por su parte, *Giardia intestinalis* y *Cryptosporidium* son capaces de producir acortamiento leve de las vellosidades y deficiencia de las disacaridasas, lo que puede ocasionar diarrea osmótica y secretora, que genera malabsorción de grasas, proteínas e hidratos de carbono.

La deshidratación es la complicación más frecuente y potencialmente más grave de la diarrea aguda, generalmente cuando es de origen viral (*v.* Capítulo 1). En efecto, la magnitud de la deshidratación y de los trastornos electrolíticos que pueden acompañarla refleja la gravedad de la enfermedad diarreica.

Por el contrario, el mal estado general, el deterioro neurológico (depresión del sensorio, convulsiones, etc.) y el impacto infeccioso sistémico (sepsis, *shock* séptico, etc.) son las complicaciones más graves de las diarreas inflamatorias en el marco del síndrome disentérico (*Salmonella*, *Shigella*, etc.).

Complicaciones de la gastroenteritis bacteriana aguda

Aunque la mayoría de los casos de gastroenteritis bacteriana se resuelven espontáneamente, en ciertas ocasiones pueden presentarse complicaciones y secuelas. Las infecciones agudas causadas por patógenos entéricos invasivos, particularmente *Salmonella* no tifoidea, pueden complicarse por la diseminación sanguínea a sitios alejados extraintestinales. La bacteriemia con focos metastásicos de infección incluye abscesos, endocarditis, meningitis, osteomielitis y artritis.

Con gérmenes como *Campylobacter*, *Salmonella*, *Shigella* y *Yersinia* se han descrito secuelas no supurativas, que aparecen después de la resolución de la infección aguda e incluyen artritis reactiva (que abarca un subconjunto de pacientes con la tríada de artritis, uretritis y conjuntivitis) y eritema nodoso.

Las infecciones por *Shigella*, en particular las ocasionadas por *Shigella dysenteriae*, eventualmente pueden complicarse con prolapso rectal y megacolon tóxico, que puede evolucionar a la perforación intestinal. Asimismo, *Shigella dysenteriae* y *Shigella sonnei* han sido relacionadas con el desarrollo de SUH, aunque no con la frecuencia de *Escherichia coli* enterohemorrágica, particularmente el serotipo O157:H7 (*v.* Capítulo 48.2). A su vez, si bien se ha notificado el desarrollo de SUH después del tratamiento antibiótico para *Shigella dysenteriae* (*v.* más adelante), el riesgo parece ser relativamente bajo comparado con las infecciones por *Escherichia coli* enterohemorrágica. Actualmente, es controversial la hipótesis de que el uso de antibióticos exacerbe o se asocie con el desarrollo del SUH.

El síndrome de Guillain-Barré, relacionado con el antecedente de gastroenteritis por *Campylobacter jejuni*, tiende a manifestarse tres semanas después de la infección (*v.* Capítulo 51.3). Se cree que la infección por este microorganismo induce la producción de anticuerpos contra los glicanos lipooligosacáridos que reaccionan de forma cruzada con los gangliósidos del huésped, presentes en los nervios periféricos.

Diagnóstico

La evaluación inicial de los pacientes con diarrea aguda debe centrarse en determinar el estado de hidratación (*v.* Capítulo 1), así como la presencia de signos de sepsis o de infección bacteriana invasiva, que podrían complicar una gastroenteritis bacteriana.

Además, se debe indagar sobre la duración de la diarrea, la frecuencia y cantidad de las deposiciones, la presencia de sangre, moco o pus, así como su asociación con fiebre o vómitos (frecuencia y características), y la tolerancia a los líquidos por vía oral.

En la mayoría de los casos, no es necesario ningún estudio complementario. En pacientes que cursan un síndrome disentérico grave o que presentan diarrea aguda en el ámbito hospitalario, podrían enviarse muestras de materia fecal para evaluar la presencia de moco, sangre y neutrófilos (examen directo de materia fecal). La presencia de > 5 leucocitos por campo de gran aumento sugiere la presencia de una diarrea inflamatoria.

Los estudios microbiológicos de materia fecal deben considerarse en las siguientes circunstancias:

- Pacientes con enfermedades crónicas subyacentes (p. ej., enfermedades oncológicas, enfermedad inflamatoria intestinal, inmunodeficiencias, etc.).
- Condiciones clínicas extremadamente graves (p. ej., sepsis o *shock* séptico).
- Síntomas prolongados (> 7 días).
- Durante los brotes (guarderías, escuelas, hospitales).
- Niños con diarrea intensa, con sangre y fiebre alta.
- Historial de viajes a zonas de riesgo.

El abordaje diagnóstico de los pacientes deshidratados se describe en el Capítulo 1, mientras que el abordaje diagnóstico de los pacientes con sospecha de SUH se describe en el Capítulo 48.2.

Criterios de internación

Se recomienda internar a los pacientes con diarrea aguda que presentan alguna de las manifestaciones clínicas siguientes:

- *Shock*.
- Compromiso clínico grave, con sospecha de enfermedad invasiva.
- Deshidratación grave (*v.* Capítulo 1).
- Deterioro clínico progresivo.
- Vómitos intratables o biliosos.
- Fracaso o intolerancia a la rehidratación oral.
- Alteraciones neurológicas (p. ej., letargia, convulsiones o coma).
- Posibilidad de enfermedad o afección grave distinta de la gastroenteritis aguda, que requiere un tratamiento específico.

Tratamiento

Rehidratación

El tratamiento de la deshidratación idealmente debe establecerse con sales de rehidratación oral (SRO) de baja osmolalidad, que además previenen la deshidratación en el paciente normohidratado. Si la rehidratación por vía oral o enteral fracasa o se encuentra contraindicada, se debe indicar la rehidratación endovenosa. Las estrategias de rehidratación oral y endovenosa se describen en los Capítulos 1 y 12, respectivamente.

Manejo nutricional

- Los lactantes menores de 6 meses no deben interrumpir la lactancia materna ni introducir fórmulas diluidas o modificadas.

- Los niños deben ser realimentados precozmente durante el transcurso de la GEA, a más tardar 4-6 horas luego del inicio de la rehidratación.
- Las fórmulas sin lactosa no suelen ser necesarias en los episodios de GEA. Sin embargo, las dietas con restricción de lactosa pueden considerarse en niños internados y en niños con diarrea prolongada (> 7 días). Se deben recomendar las fórmulas sin lactosa en niños con diarrea crónica (> 14 días).
- La dieta estricta no se encuentra indicada en pacientes con GEA y puede afectar aún más su estado nutricional.
- El zinc se recomienda como complemento de la terapia de rehidratación oral, en pacientes mayores de 6 meses que viven en países de bajos ingresos o en entornos con riesgo moderado o alto de deficiencia de zinc. Se administran 10-20 mg/día de sulfato de zinc por vía oral.

Tratamiento farmacológico

Se puede considerar la administración de fármacos cuando haya evidencia sólida de su eficacia para reducir la intensidad y duración de los síntomas. Para maximizar la eficacia, deben administrarse al comienzo de la enfermedad. La administración de cualquier producto no reemplaza la terapia de rehidratación oral, y siempre deben utilizarse como un complemento de las SRO. Se sugiere que la elección del tratamiento se establezca según las recomendaciones de las guías basadas en la evidencia, de acuerdo con ensayos clínicos controlados y aleatorizados:

- Los probióticos son eficaces para reducir la duración y la intensidad de los síntomas de la GEA. Se pueden considerar cepas probióticas seleccionadas (*Lactobacillus rhamnosus* GG, *Saccharomyces boulardii* y también *Lactobacillus reuteri DSM 1793*) en niños con GEA, como un complemento de las SRO.
- No se recomiendan la loperamida ni otros fármacos antimotilidad en el tratamiento de la GEA.

Antieméticos

La metoclopramida, si bien es eficaz, posee efectos adversos graves y no se recomienda en niños con vómitos secundarios a GEA. La eficacia de la domperidona no se encuentra respaldada por ensayos clínicos controlados y aleatorizados.

En caso de vómitos clínicamente significativos, puede indicarse una dosis única de ondansetrón por vía oral o endovenosa, de 0,15-0,3 mg/kg/dosis (dosis máxima 16 mg/dosis). Es eficaz para reducir los vómitos y puede evitar internaciones. Sin embargo, se debe tener en consideración que se ha asociado con prolongación del intervalo QT y arritmias cardíacas potencialmente graves. El costo del producto también es un problema que se debe considerar.

Antibióticos

En casos muy seleccionados, el tratamiento antibiótico puede reducir la duración e intensidad de la diarrea. Sin embargo, cabe destacar que su uso indiscriminado induce resistencia antimicrobiana y no se recomiendan rutinariamente para el tratamiento de la GEA.

El uso de antibióticos puede considerarse (y debería iniciarse de inmediato) en las siguientes situaciones clínicas:

- Infecciones por *Salmonella* no tifoidea en las situaciones siguientes:
  - Pacientes menores de 3 meses.
  - Pacientes con enfermedad grave (diarrea grave con 9-10 deposiciones diarias, fiebre persistente o necesidad de internación).
  - Compromiso del sistema inmune.
  - Enfermedades crónicas o subyacentes que impliquen mayor riesgo de enfermedad invasiva.

  Estos grupos poseen riesgo aumentado de desarrollar bacteriemia, osteomielitis, artritis, endocarditis, abscesos o meningitis. El antibiótico propuesto es la ceftriaxona a 50 mg/kg/día (dosis máxima 1,5 g/día). La duración del tratamiento depende de la situación clínica subyacente (3-7 días en pacientes inmunocompetentes sin bacteriemia, 7-14 días cuando existen factores de riesgo o bacteriemia, o tratamientos aún más prolongados en pacientes inmunocomprometidos).
- Infecciones por *Shigella* en pacientes con compromiso del sistema inmune o gravemente enfermos, con bacteriemia probada o sospechada. El antibiótico propuesto es la ceftriaxona a 50 mg/kg/día (dosis máxima 1,5 g/día) por 5 días. Si la evolución clínica es favorable y no hay bacteriemia documentada ni compromiso del sistema inmune, el tratamiento puede durar 48 horas.
- Disentería aguda por *Entamoeba histolytica*. Se recomienda utilizar metronidazol 35-50 mg/kg/día por vía oral cada 8 horas, por 7-10 días.
- Los pacientes sintomáticos con *Giardia intestinalis*, independientemente de su estado inmunológico, deben tratarse con metronidazol a 30 mg/kg/día por vía oral cada 8 horas, por 5-7 días. También pueden utilizarse el tinidazol o la nitazoxanida.
- Colitis por *Campylobacter* en pacientes con compromiso del sistema inmune, enfermedad grave, empeoramiento progresivo, manifestaciones extraintestinales o duración de la enfermdad > 7 días. Se puede tratar con azitromicina a 10 mg/kg/día (dosis máxima 500 mg/dosis), una vez al día por 3 días. Sin embargo, cabe destacar que la mayoría de los episodios son autolimitados y que el tratamiento es eficaz solo cuando se administra dentro de los primeros 2 días desde el inicio de los síntomas.
- Tratamiento coadyuvante de la diarrea por *Vibrio cholerae* (cólera) con depleción moderada o grave de volumen. Se recomienda una dosis única de azitromicina a 20 mg/kg/dosis. La resistencia a las tetraciclinas es común.
- Diarrea por *Clostridium difficile* (*v.* más adelante).

Diarrea aguda en el ámbito de la internación

Al igual que en la comunidad, la mayoría de los brotes de diarrea aguda en las salas de internación suelen ser ocasionados por rotavirus u otros virus que afectan el tracto gastrointestinal. Sin embargo, la colitis seudomembranosa o diarrea aguda ocasionada por *Clostridium difficile* cobra particular relevancia, dado que suele suceder en pacientes internados que reciben antibióticos en forma prolongada o en altas dosis. La falta de reconocimiento de esta entidad, así como la demora en el tratamiento adecuado, se asocia con un aumento marcado de la morbimortalidad.

Diarrea por *Clostridium difficile*

Como fue mencionado, esta entidad posee particular relevancia en el paciente internado. La infección por *Clostridium difficile* se puede adquirir a través de dos vías diferentes:

- Exógena: se produce por la diseminación de esporas por vía fecal-oral, o por otro mecanismo que facilite su ingestión. Una vez en el colon, las esporas se transforman en la forma vegetativa del germen, que es la responsable de producir la infección.
- Endógena: se produce cuando el microorganismo se encuentra presente en el intestino, en mínima cantidad, y su crecimiento

es reprimido por la flora intestinal. La alteración de la flora inducida por los antibióticos (disbacteriosis) permite la multiplicación del *Clostridium difficile* y favorece la liberación de toxinas, su unión con el receptor celular y el daño de la mucosa colónica. Esto se traduce en inflamación, necrosis, hemorragia y pérdida de proteínas, que conduce al desarrollo de diarrea aguda, con sangre o sin ella.

La infección endógena clásicamente fue asociada con el uso de clindamicina. Sin embargo, otros antibióticos como la ampicilina, amoxicilina, ampicilina/sulbactam, amoxicilina/ácido clavulánico y las cefalosporinas también son una causa frecuente, especialmente en tratamientos prolongados o con el uso de dosis altas.

Manifestaciones clínicas, diagnóstico y tratamiento

El *Clostridium difficile* es un patógeno nosocomial común, de modo que representa una causa relativamente frecuente de diarrea intrahospitalaria. Las formas graves de esta infección poseen una mortalidad que alcanza el 20%. Clínicamente, la diarrea suele ser disentérica; sin embargo, también puede ser acuosa, abundante, maloliente y a veces sanguinolenta. Otras manifestaciones frecuentes son el dolor abdominal tipo cólico, distensión abdominal, fiebre y manifestaciones sistémicas. En los casos más graves, puede haber complicaciones como el megacolon tóxico, perforación intestinal, peritonitis bacteriana secundaria, sepsis y *shock* séptico.

El diagnóstico se establece a partir de la sospecha clínica, junto con el antecedente del tratamiento antibiótico. Se confirma mediante el cultivo del germen o la detección de la toxina en materia fecal.

Se debe discontinuar el tratamiento antibiótico que predispuso a la infección e implementar el resto de las medidas de sostén (*v.* más atrás). Para el tratamiento de las formas leves y moderadas, puede utilizarse el metronidazol a 30 mg/kg/día por vía oral (dosis máxima 500 mg/dosis) cada 6 horas por 10 días, o la vancomicina a 40 mg/kg/día por vía oral (dosis máxima 125 mg/dosis) cada 6 horas por 10 días. En los casos graves, se prefiere el uso de vancomicina (al administrarse por vía oral, no se absorbe y alcanza concentraciones elevadas en materia fecal). Excepcionalmente, en casos graves con megacolon tóxico e intolerancia oral, puede administrarse metronidazol endovenoso a 30 mg/kg/día cada 8 horas, junto con la instilación rectal de vancomicina.

49.2 Diarrea crónica

Cinthia Bastianelli

La diarrea crónica es un motivo de consulta frecuente en pediatría, particularmente en lactantes sanos o previamente enfermos, quienes pueden presentarla en relación con diversas causas.

Una anamnesis adecuada permite definir si el patrón de deposiciones es anormal. Por ejemplo, una madre que amamanta a su hijo y no ha sido adecuadamente asesorada puede manifestar preocupación ante el aumento de la frecuencia de las deposiciones transicionales del niño.

La probabilidad de que el cuadro diarreico se prolongue en el tiempo depende de factores sociales y ambientales, y se reconocen diversas circunstancias que incrementan el riesgo de que el problema no solo se prolongue, sino que también se agrave. Esto puede suceder en pacientes menores de 6 meses con inmunodeficiencias; desnutridos o con déficits vitamínicos o de zinc; alimentados con fórmulas lácteas o dietas hipocalóricas; rehidratados con fluidos inadecuados y por el uso inadecuado de antibióticos u otros medicamentos.

Definición

La diarrea crónica es una entidad clínica que se caracteriza principalmente por un incremento del número diario de deposiciones, generalmente asociado con una disminución de la consistencia de las heces, que se prolonga durante 2 semanas o más. Dado que la cantidad, el volumen y la consistencia de las heces varían considerablemente con la edad y entre los distintos individuos, es muy importante recabar datos lo más específicos posibles en relación con el ritmo habitual de evacuación normal del paciente.

Tipos de diarrea según el mecanismo de producción

El proceso básico de incorporación de nutrientes comprende la digestión, absorción y transporte de estos hasta el torrente sanguíneo o linfático. La alteración de una o más de estas variables puede producir diarrea crónica.

Se describen cuatro mecanismos básicos involucrados en la diarrea: osmótico, secretor, motor e inflamatorio, que no necesariamente se excluyen entre sí.

Mecanismo osmótico. La imposibilidad de absorber solutos presentes en la luz intestinal condiciona un gradiente osmótico que favorece la secreción de líquidos. Durante la infancia, se pueden identificar causas congénitas o adquiridas. Un ejemplo claro de este mecanismo se relaciona con la deficiencia absoluta o relativa de las disacaridasas (enzimas del ribete en cepillo de las células intestinales) que restringe la digestión y absorción de disacáridos, con el consiguiente aumento de la carga osmótica intraluminal. La diarrea puramente osmótica cesa cuando la oferta del nutriente es removida de la dieta.

Mecanismo secretor. Se caracteriza por la secreción activa de líquidos y electrolitos desde la mucosa hacia la luz intestinal, sin que exista una absorción compensatoria. Las diarreas secundarias a la presencia de ácidos grasos hidroxilados y sales biliares desconjugadas, como en el sobrecrecimiento bacteriano, participan de este mecanismo. Estas sustancias inducen la secreción de agua en ausencia de un gradiente osmótico, por aumento del transporte de electrolitos (Na^+; Cl^-) tanto en el intestino delgado como en el colon. En los niños con este tipo de diarrea, el problema persiste aun en ayunas, lo que constituye un importante elemento de sospecha.

Mecanismo motor. En este caso, se encuentra acelerado el tránsito intestinal, lo que interfiere con la absorción adecuada de nutrientes, al tiempo que los líquidos son retenidos en la luz intestinal. Las contracciones de gran amplitud de la musculatura intestinal juegan un rol importante en el síndrome de intestino irritable del adolescente y en la diarrea crónica inespecífica del niño menor, ejemplos de este tipo de diarrea.

Mecanismo inflamatorio. La inflamación causada por una lesión intestinal puede producir malabsorción de macronutrientes e incrementar el gradiente osmótico. Algunos agentes infecciosos, a través de sus toxinas, producen un aumento de la secreción de agua y electrolitos y, eventualmente, de la motilidad. Asimismo, por su capacidad de penetración en la mucosa, son capaces de provocar sangrado. Ejemplos de este mecanismo son algunas diarreas infecciosas, la enfermedad inflamatoria intestinal y la enfermedad celíaca.

Evaluación del paciente con diarrea crónica

Anamnesis

Debe ser exhaustiva, en tanto y en cuanto los datos obtenidos en esta instancia permiten evaluar la magnitud del problema y evocar los probables diagnósticos diferenciales. Los aspectos más relevantes que deben ser tenidos en cuenta son:

- Edad del paciente.
- Características de la diarrea.
- Inicio del síntoma y presencia de manifestaciones clínicas asociadas.
- Frecuencia habitual de las deposiciones y si hubo modificaciones del volumen o del aspecto.
- Presencia de sangre o moco.
- Relación con la ingesta.
- Presencia de manifestaciones acompañantes, como dolor abdominal, pérdida de peso, exantema cutáneo, vómitos, dolores articulares, lesiones perianales, úlceras bucales y otros síntomas o signos extradigestivos.
- Recordatorio alimentario.
- Datos sobre viajes recientes.
- Exposición a aguas de otros orígenes.
- Historia familiar de cuadros similares o familiares enfermos en el momento de la consulta.

Examen físico

El examen físico de los pacientes con diarrea crónica debe ser completo y exhaustivo. Vale la pena destacar algunos aspectos particulares, por su relevancia y capacidad para orientar el diagnóstico:

- Evaluación antropométrica completa para definir el estado nutricional e inferir la existencia de repercusiones sobre el peso o la talla (curvas de crecimiento).
- Realizar la detección de signos de déficits nutricionales, como dermatitis perianal por deficiencia de zinc o deformidades de las extremidades por deficiencia de vitamina D.
- Evaluar la presencia de distensión abdominal, frecuente sobre todo en los cuadros que cursan con malabsorción.
- Inspeccionar el recto y la región perianal en búsqueda de lesiones perianales y pérdida del tejido celular subcutáneo.
- Tener presentes los signos de alarma:
  - Diarrea nocturna.
  - Distensión abdominal.
  - Deposiciones con sangre y moco.
  - Pujos y tenesmo.
  - Alteración del estado nutricional.

Características de la materia fecal

La mayoría de las deposiciones pueden ser diferenciadas en tres categorías principales: acuosas, esteatorreicas y con sangre. Esto permite priorizar las pruebas iniciales.

Heces acuosas

Se caracterizan por un alto contenido líquido, a menudo carecen de forma y hasta pueden confundirse con la orina. Después de comprobar la producción diarreica con la alimentación habitual, la evaluación debe incluir la restricción de la alimentación oral por 24 horas, con evaluación concomitante de las heces y los electrolitos. Si el volumen de la materia fecal no varía o lo hace mínimamente en relación con el ayuno, se puede inferir que se trata de una diarrea relacionada con el transporte de electrolitos. En cambio, la mejoría significativa con la interrupción de la alimentación enteral constituye un fuerte indicio a favor de una diarrea inducida por la dieta. La evaluación posterior debe tener como objetivo detectar si existe malabsorción de un nutriente específico o si se trata de un fenómeno de malabsorción generalizada. Una prueba de alimentación libre de carbohidratos o fructosa puede ayudar a evaluar este trastorno.

Heces esteatorreicas

Se caracterizan por su mal olor, llamativo volumen, aspecto esponjoso, color pálido y la presencia de manchas de grasa. Si se sospecha esteatorrea, debe medirse el coeficiente de grasas en materia fecal recolectada por 72 horas manteniendo el consumo habitual de grasas. Un coeficiente > 5% implica mala absorción de grasas. La prueba de la elastasa mide la enzima eliminada a través las heces. Los niveles bajos son sugestivos de insuficiencia pancreática exocrina. Resulta útil como prueba inicial, ya que permite distinguir entre insuficiencia pancreática y mala absorción de grasas por otra causa intestinal. Existe un falso positivo en la diarrea con alto volumen. En algunas entidades clínicas que se relacionan con esteatorrea, puede ser necesaria la biopsia intestinal para precisar su etiología.

Heces sanguinolentas

Contienen sangre visible mezclada con las heces. La presencia de un importante volumen de sangre roja brillante o melena se puede asumir como hemorragia gastrointestinal que, eventualmente, puede ser de causa infecciosa (*v.* Capítulo 59). Se deben buscar marcadores inflamatorios sistémicos y en materia fecal. Asimismo, la endoscopia con toma de muestras para anatomía patológica permite precisar la presencia de cambios inflamatorios, lo que puede suceder en la enfermedad inflamatoria intestinal de inicio temprano, la enteropatía autoinmune o los errores innatos de la inmunidad. Cabe señalar que no todas las formas de enteropatías se asocian a heces con sangre.

Métodos de estudio de las diarreas

Se describen una serie de estudios complementarios que resultan de utilidad para la aproximación diagnóstica de la diarrea:

- Estudios microbiológicos en materia fecal: las infecciones por *Yersinia*, *Escherichia coli* y *Salmonella* pueden asociarse con diarreas persistentes y se cultivan en medios habituales. Si ante una diarrea tras el uso de antibióticos se sospecha *Clostridium difficile*, deben utilizarse medios de cultivos especiales. La búsqueda de *Giardia* y *Cryptosporidium* es importante con el fin de instaurar un tratamiento específico.
- Estudio directo de materia fecal: es de utilidad para la detección de leucocitos en heces, lo que indica afección inflamatoria de la mucosa.
- Estudio de sustancias reductoras y pH en materia fecal: permite evaluar malabsorción de carbohidratos. La presencia de sustancias reductoras y un pH ácido (< 5) es indicativo de este tipo de malabsorción.
- GAP osmolar en materia fecal: se calcula mediante la fórmula 290 - 2 x (Na^+ fecal + K^+ fecal). Un valor ≥ 125 implica diarrea osmótica. Un valor ≤ 50 permite inferir que la diarrea es secretora.
- Calprotectina fecal (CF): es una proteína fijadora de Ca^{2+} y de Zn^{2+} que se encuentra en el citoplasma de neutrófilos, monocitos y macrófagos, y es secretada ante la estimulación de estas células. Posee propiedades bacteriostáticas, fungistáticas y antiproliferativas de células tumorales. También se libera en relación con el daño o muerte celular. El nivel de CF

se encuentra elevado en procesos que cursan con inflamación del tubo digestivo, como ocurre en la enfermedad inflamatoria intestinal, infecciones bacterianas, virales o parasitarias. Asimismo, las enteropatías de diferentes causas (alergia alimentaria, enfermedad celíaca, fibrosis quística) estimulan la migración de neutrófilos hacia la luz del tubo digestivo, con el consiguiente aumento la CF, por lo que resulta un marcador útil de inflamación del tracto gastrointestinal. Su cuantificación no es invasiva, presenta una elevada sensibilidad para diferenciar entre enfermedad orgánica y funcional, pero baja especificidad para precisar las variantes etiológicas de la inflamación. Los valores de corte en niños mayores de 4 años y adultos son:
  - $\leq$ 50 mg/kg: negativo o normal.
  - 50-200 mg/kg: positivo (inflamación leve a moderada).
  - $\geq$ 200 mg/kg: positivo (inflamación moderada a grave).
- Prueba del hidrógeno en el aliento o espirado: resulta de utilidad para el diagnóstico de sobrecrecimiento bacteriano y deficiencia de lactasa. El hidrógeno se genera por fermentación bacteriana de los hidratos de carbono en la luz intestinal. Luego pasa a la circulación y es eliminado a través del pulmón durante la espiración.
- Evaluación hematológica y bioquímica: en el contexto de la evaluación de un paciente con diarrea crónica, se pueden solicitar los siguientes estudios en sangre periférica:
  - Recuento y fórmula leucocitaria: colabora con la detección de procesos inflamatorios.
  - Hemoglobina, índices hematimétricos y frotis de sangre periférica: resulta útil para evaluar la presencia de anemia y sus características, así como la morfología de los eritrocitos ante la sospecha de déficit de hierro, vitamina B_{12} o ácido fólico.
  - Dosaje plasmático de inmunoglobulinas: es útil en la búsqueda de desórdenes inmunes.
  - Eritrosedimentación y proteína C reactiva: aportan un elemento sensible para estudiar los procesos inflamatorios.
  - Proteinograma electroforético: debería incluirse para determinar los valores de los componentes proteicos, la relación albúmina/globulina y la eventual presencia de bandas oligoclonales.
  - Dosaje de IgA antitransglutaminasa (IgA-tTG) y antiendomisio (EMA) ante la sospecha de enfermedad celíaca (*v.* más adelante).
  - Dosaje plasmático de vitaminas liposolubles (A, D, E, K) ante sospecha de malabsorción.

Otros métodos diagnósticos en los pacientes con diarrea

Diversos estudios de mayor complejidad pueden ser utilizados en circunstancias específicas para arribar al diagnóstico de la diarrea crónica:

- Imágenes: son poco específicas para el estudio de un paciente con diarrea crónica. La resonancia nuclear magnética puede mostrar engrosamiento de la pared intestinal en la enfermedad inflamatoria intestinal (*v.* Capítulo 49.5).
- Endoscopía digestiva y toma de biopsia intestinal: permite evaluar la arquitectura de la mucosa, la relación cripta/vellosidad y detectar signos de inflamación. Por microscopía electrónica se puede medir la actividad de las disacaridasas (lactasa, sacarasa, maltasa e isomaltasa) del ribete en cepillo y definir su deficiencia. La presencia de enterocitos cargados de grasa, junto con anomalías de los lípidos séricos, puede indicar trastornos del transporte y metabolismo de las grasas, como en la enfermedad por retención de quilomicrones y la aβ-lipoproteinemia. La tinción inmunohistoquímica de diferentes poblaciones celulares puede ser útil para confirmar un diagnóstico específico.
- La evaluación adicional incluye microscopía electrónica para evaluar la presencia, el tamaño relativo y la ubicación de las microvellosidades, así como identificar inclusiones de microvellosidades intracelulares o estructuras vesiculares anormales sugestivas de trastornos del flujo molecular intracelular.
- Pruebas genéticas: se pueden realizar en paralelo, especialmente si hay factores claros para sospechar enfermedad diarreica monogénica, como la consanguinidad, antecedentes familiares de trastornos gastrointestinales en la infancia e indicadores de alarma como la gravedad de la diarrea y su inicio neonatal.

Diagnósticos diferenciales

En un paciente con diarrea crónica deben considerarse, según el momento de aparición, dos entidades como punto de partida del proceso diagnóstico: diarreas de origen congénito o diarreas adquiridas.

Diarreas congénitas. Su sospecha se sustenta en la historia y el curso clínico. Es importante recabar antecedentes como la edad de comienzo de la diarrea y la naturaleza del cuadro clínico; presencia de manifestaciones extraintestinales; historia nutricional y dieta aportada; antecedentes familiares completos, incluida evidencia de consanguinidad y etnia. Hay poblaciones específicas con tasas de incidencia más altas de enteropatías congénitas, como los finlandeses, judíos askenazis y nativos americanos navajos, entre otros. Si el paciente comienza con la diarrea antes del mes de vida, existen muchas probabilidades de que se trate de un problema congénito. Las condiciones inmunes generalmente tienen un período posnatal libre y asintomático de al menos unas semanas antes de que la clínica se haga evidente. En algunos niños, el volumen de la materia fecal puede ser de tal magnitud y consistencia tan líquida que los padres con menos experiencia pueden confundir la diarrea con la orina, lo que retrasa el reconocimiento y la consulta adecuada.

Diarreas adquiridas. Son aquellas provocadas por mecanismos o factores no exclusivamente genéticos.

Asimismo, se puede subdividir a las diarreas crónicas según su impacto sobre el crecimiento en:

- Diarreas crónicas sin afectación del crecimiento.
- Diarreas crónicas con afectación del crecimiento.

Ambas entidades serán desarrolladas de acuerdo con su orden de frecuencia en la población infantil (Tabla 49.2.1).

Tabla 49.2.1 Clasificación de las diarreas sin afectación del crecimiento y con ella

Diarreas sin afectación de crecimiento	• Diarrea crónica inespecífica • Síndrome de intestino irritable • Diarrea infecciosa • Deficiencia secundaria de lactasa • Sobrecrecimiento bacteriano
Diarreas con afectación de crecimiento	• Enfermedad celíaca • Enteropatía eosinofílica o alérgica • Enfermedad de Hirschsprung • Síndrome de intestino corto • Fibrosis quística • Enfermedad inflamatoria intestinal • Trastornos inmunitarios • Diarreas congénitas • Tumores neuroendocrinos • Linfangiectasia intestinal

Diarreas crónicas sin afectación del crecimiento

Diarrea crónica inespecífica

Es la forma más común de diarrea crónica en los primeros 3 años de vida. Suele aparecer entre el primer y el tercer año, y prolongarse hasta los 5 años de edad. En los criterios de Roma IV, la frecuencia de la defecación requerida para el diagnóstico de este tipo de diarrea es de 3-4 deposiciones por día, y la materia fecal no debe contener moco ni sangre. Estos pacientes únicamente tienen deposiciones durante la vigilia, y suelen comenzar el día evacuando una gran cantidad de heces formadas o semiformadas. A medida que el día avanza, las heces se vuelven más acuosas y de menor volumen. El tiempo de tránsito enteral puede ser corto y los padres describen con frecuencia restos de comida no digerida en las heces. Por definición, los niños con diarrea crónica inespecífica poseen un progreso pondoestatural normal. Si bien algunos niños pueden manifestar cierto malestar abdominal, la mayoría son saludables y mantienen el apetito y el nivel de actividad normal.

Los posibles mecanismos fisiopatológicos de esta diarrea incluyen el aumento de la motilidad intestinal y el efecto osmótico de solutos intraluminales (carbohidratos). Los carbohidratos ingeridos, predominantemente en forma de jugos, pueden contribuir con la carga osmótica de las heces, por lo que desencadenan o empeoran este tipo de diarrea.

La comunicación efectiva con los padres e informar de manera pormenorizada las características de esta entidad es la piedra angular en el manejo de la diarrea crónica inespecífica. Si bien no existe un tratamiento específico, resulta prudente la intervención dietética. Debe minimizarse la ingesta de jugos de fruta u optar por aquellos con baja carga de sacarosa y fructosa. Asimismo, se puede liberar el aporte de grasa en la dieta para fomentar la ingesta calórica y enlentecer el tiempo de tránsito intestinal. No se deben restringir las fibras y se debe asegurar una hidratación adecuada.

Síndrome de intestino irritable

Según los criterios de Roma IV, para que el diagnóstico de síndrome de intestino irritable (SII) pueda ser formulado, se debe cumplir con todos los siguientes parámetros:

- Dolor abdominal al menos 4 días por mes asociado con uno o más de los siguientes, al menos durante 2 meses previos al diagnóstico relacionado con la defecación: cambios en la frecuencia, en la forma o en la apariencia de las deposiciones.
- En niños con constipación, el dolor alivia con su resolución.
- Imposibilidad, luego de una evaluación clínica apropiada, de atribuir las manifestaciones a otra condición.

Se describen varios subtipos: 1) SII con constipación; 2) SII con diarrea; 3) SII con constipación y diarrea y 4) SII indefinido.

Se debe interrogar sobre signos de alarma. En caso de no ser detectados, se puede realizar el dosaje de calprotectina en materia fecal para poder establecer una diferencia con enfermedades que cursan con inflamación intestinal. El tratamiento incluye el aumento del aporte de fibras y, en algunos casos, el uso de antidepresivos tricíclicos.

Diarrea infecciosa

Un gran número de diarreas es ocasionado por agentes infecciosos, con presentación clínica aguda y curso breve (*v.* Capítulo 49.1). Sin embargo, algunos virus, bacterias y determinados parásitos pueden ser causa de diarrea crónica.

Virus

Pueden causar diarrea de más de 14 días, pero frecuentemente oscilan entre 2 días (virus tipo Norwalk) y 11 días (adenovirus entéricos) de duración. El rotavirus puede causar diarrea que dura hasta 20 días.

Bacterias

***Salmonella*.** Es una de las bacterias que más frecuentemente causa diarrea crónica transmitida por alimentos. La infección suele contraerse por exposición a alimentos contaminados de origen animal: huevos, carne de vaca y productos lácteos. La *Salmonella* no tifoidea causa gastroenteritis con diarrea, dolor abdominal tipo cólico y fiebre. Las diferentes especies de *Salmonella* se detectan en los cultivos de materia fecal hasta por 5 semanas, pero en alrededor del 5% de los pacientes pueden excretarse en las heces hasta por un año. No se indica tratamiento antibiótico en pacientes no complicados con *Salmonella* no tifoidea porque no solo no disminuyen la duración de la enfermedad, sino que pueden prolongar el tiempo de excreción fecal del germen. Sin embargo, los antibióticos se encuentran indicados para el tratamiento de pacientes menores de 3 meses o con compromiso del sistema inmune debido al mayor riesgo de enfermedad invasiva (bacteriemia, osteomielitis, abscesos, meningitis). El antibiótico propuesto es la ceftriaxona 50 mg/kg/día.

***Yersinia enterocolitica* y *pseudotuberculosis*.** Aunque con menor frecuencia que *Salmonella*, pueden ocasionar diarrea crónica en niños. La infección ocurre típicamente por exposición a alimentos, en especial la carne de cerdo y productos lácteos contaminados. Las heces diarreicas pueden contener sangre, moco y leucocitos, lo que da cuenta de la inflamación de la mucosa. El cuadro clínico puede remedar una apendicitis o la enfermedad de Crohn ileal, ya que *Yersinia* puede afectar el íleon terminal. Aún no se ha definido claramente el rol de los antibióticos en el tratamiento de esta infección.

Otras bacterias. *Escherichia coli*, *Campylobacter*, *Aeromonas* y *Plesiomonas*. *Escherichia coli* enteropatógena es una causa prevalente de diarrea crónica en países en desarrollo, en ocasiones asociada con fiebre, dolor abdominal y vómitos. En cuadros de diarrea sanguinolenta persistente con dolor abdominal, debe sospecharse *Escherichia coli* enterohemorrágica, particularmente porque este agente puede causar el síndrome urémico hemolítico (*v.* Capítulo 48.2). *Campylobacter* puede causar diarrea durante solo 4-5 días, pero provoca recaídas frecuentes y se relaciona con el consumo de aves de corral. Tanto *Escherichia coli* como *Campylobacter* pueden aislarse mediante el cultivo de heces. *Aeromonas*: si bien clásicamente fue considerada un comensal, se ha demostrado recientemente que causa diarrea secretora que produce hasta 20 deposiciones acuosas por día. Las manifestaciones clínicas son persistentes en un tercio de los pacientes. Los antibióticos no parecen ser útiles en las enfermedades no complicadas por *Campylobacter* y *Aeromonas*. *Plesiomonas*: puede encontrarse en pescados, mariscos, gatos y perros. También puede causar diarrea secretora y su curso clínico puede acortarse con el tratamiento antibiótico.

Protozoarios

Giardia intestinalis y *Cryptosporidium* pueden afectar a niños y adolescentes, tanto inmunocompetentes como inmunocomprometidos. Ambas infecciones pueden involucrar el duodeno y el intestino delgado superior. Producen acortamiento leve de las vellosidades y deficiencia de disacaridasas, lo que puede ocasionar diarrea osmótica y secretora, que genera malabsorción de grasas, proteínas y carbohidratos. Estas infecciones se relacionan con el agua contaminada, natación en parques acuáticos o piscinas, viajes recientes a países en desarrollo, concurrencia a centros de cuidado infantil y exposición a animales salvajes. Los pacientes sintomáticos con *Giardia intestinalis*, independientemente de su estado inmunológico, deben tratarse con metronidazol, tinidazol o nitazoxanida. La infección por *Cryptosporidium* generalmente no requiere tratamiento, salvo en pacientes inmunocomprometidos. No obstante, la nitazoxanida ha sido aprobada para el tratamiento de niños inmunocompetentes con diarrea por este microorganismo.

Deficiencia secundaria de lactasa

La malabsorción de lactosa es la variante más frecuente de intolerancia a los disacáridos. Globalmente, se estima que el 70% de los adultos porta una deficiencia primaria adquirida de lactasa, que provoca intolerancia a la lactosa de grado variable. La edad de inicio de las manifestaciones clínicas varía entre las diferentes poblaciones. Una quinta parte de los niños hispanos, asiáticos y afroamericanos aparecen como intolerantes a la lactosa antes de los 5 años, mientras que en los caucásicos, la funcionalidad de la lactasa disminuye luego de esa edad.

La deficiencia congénita de lactasa es extremadamente rara. La deficiencia secundaria es el resultado de una lesión en el extremo de las vellosidades de la mucosa del intestino delgado, que provoca la pérdida de esta enzima. Las causas incluyen infecciones virales (rotavirus) y parasitarias, enfermedad celíaca, enfermedad de Crohn y otras enteropatías. Este fenómeno es más relevante en pacientes menores de 3 meses y desnutridos. Las manifestaciones clínicas, en general, son independientes de la causa. La lactosa no digerida completamente produce diarrea por un mecanismo osmótico, arriba al colon, donde es fermentada por la microbiota, y provoca malestar abdominal y flatulencias. El diagnóstico se realiza mediante la exposición a una dieta sin lactosa durante 2 semanas o por la prueba del hidrógeno en el aliento. El tratamiento se basa en minimizar la ingesta de lactosa.

Sobrecrecimiento bacteriano

En el intestino delgado normal residen típicamente unas 104 UFC/cm^3 de bacterias, lo que puede considerarse como una población, en términos relativos, más bien pequeña. Varias condiciones, como el síndrome del intestino corto, la pseudoobstrucción intestinal, las estenosis intestinales y la desnutrición pueden favorecer el crecimiento excesivo de bacterias aeróbicas y anaeróbicas, situación que produce manifestaciones clínicas como dolor abdominal y diarrea. Esto se debe a que los ácidos biliares se desconjugan y los ácidos grasos se hidroxilan en relación con el incremento de colonias bacterianas, lo que conduce al desarrollo de diarrea por un mecanismo secretor. El diagnóstico se puede realizar mediante la detección del aumento del hidrógeno espirado en el aliento. El tratamiento se basa en la administración de metronidazol o antibióticos no absorbibles como la rifaximina.

Diarreas crónicas con afectación del crecimiento

Enfermedad celíaca

La enfermedad celíaca (EC) es una enteropatía inmunomediada originada por sensibilidad permanente al gluten de la dieta, que resulta en un daño autoinmune de la mucosa del intestino delgado. Es la principal causa de diarrea crónica con impacto negativo sobre el crecimiento. Sucede en individuos genéticamente predispuestos, y es considerada una enfermedad multisistémica, que presenta síntomas gastrointestinales y extraintestinales (piel, huesos, sistema nervioso central, médula ósea, etc.). La prevalencia en la Argentina es alrededor de un caso cada 79 niños (1,26%), y es más frecuente en mujeres que en varones, con una relación 2-3 : 1.

Fisiopatología

Los péptidos inmunogénicos del gluten (gliadina y glutenina) son parcialmente digeridos por las proteasas de la luz intestinal. Esto genera residuos peptídicos que, luego de su pasaje a la submucosa, son desaminados por la enzima transglutaminasa. Las moléculas cargadas negativamente así generadas poseen mayor inmunogenicidad y afinidad por los receptores HLA-DQ2 o HLA-DQ8 de la superficie de las células presentadoras de antígenos. Esto induce la activación de una respuesta de tipo Th1/Th0 mediada por los linfocitos $CD4^+$ sensibles al gluten. Simultáneamente, se activa la respuesta del sistema inmune innato. Ambos mecanismos (adaptativo e innato) producen la lesión y apoptosis del epitelio intestinal, que se caracteriza por atrofia vellositaria, hiperplasia críptica y aumento de los linfocitos intraepiteliales. Como consecuencia, se genera malabsorción intestinal, con gravedad y expresión clínica variables.

Se ha encontrado una fuerte asociación entre los genes que codifican las moléculas *Human Leukocyte Antigens* (HLA) de clase II y la enfermedad celíaca, especialmente los haplotipos HLA-DR17 (DR3) y HLA-DR11 (DR5/DR7). Dicha asociación se relaciona con la molécula DQ2, común en ambos haplotipos. DQ2 es un heterodímero a/b situado en la superficie de las células implicadas en la respuesta inmune, codificado por los alelos DQA1*0501 B1*0201. Estos alelos están presentes en el 95% de los enfermos celíacos, comparado con el 20% de la población no celíaca. La mayoría de los pacientes celíacos negativos para DQ2 portan la molécula DQ8 (DQA1*0301 B1*0302).

La exposición al gluten es un evento esencial para el desarrollo de la EC, mientras que la duración de la lactancia materna y el momento de la introducción del gluten no influyen sobre el riesgo de desarrollarla. No hay evidencia que justifique evitar la introducción temprana o tardía del gluten en niños con riesgo de EC. De hecho, la pérdida de la tolerancia al gluten puede ocurrir en cualquier momento de la vida como consecuencia de otros factores desencadenantes además del gluten (infecciones gastrointestinales, medicamentos, interferón-α, cirugías, etc.).

Formas de presentación de la enfermedad

En la actualidad, se reconocen cuatro formas de presentación clínica.

Forma clásica

Puede comenzar en cualquier momento desde la incorporación del gluten. Es más frecuente entre los 12 meses y los 3 años de edad, bajo la forma del síndrome de malabsorción intestinal (SMA) o como su variante más grave, la crisis celíaca, que, por su rápida progresión y gravedad (*v.* más adelante), requiere internación.

El SMA comprende las siguientes manifestaciones clínicas: diarrea crónica, anorexia, distensión abdominal, desnutrición, pérdida de peso, irritabilidad, osteopenia, hipotonía y disminución de la masa muscular, especialmente en los glúteos. La diarrea es de tipo esteatorreica, con deposiciones claras, malolientes, abundantes y espumosas, que flotan en el agua. Con la evolución de la enfermedad, las deposiciones pueden ser líquidas y conducir a la deshidratación. A este cuadro se le añaden signos relacionados con la carencia de vitaminas y oligoelementos, como pelo ralo, seco y resquebrajado (con aumento de su caída), glositis y queilitis. En los casos más graves, puede constatarse edema por hipoalbuminemia; púrpura por déficit de vitamina K (se corrige con su administración); tetania y calambres musculares por hipocalcemia e hipomagnesemia e hipotonía muscular por hipopotasemia. Las determinaciones de laboratorio alteradas que pueden detectarse son la hipoalbuminemia, anemia ferropénica o por déficit de ácido fólico, hipopotasemia e hipocalcemia.

La crisis celíaca es un cuadro de rápida progresión, con diarrea grave y pérdida de peso, deshidratación, hiponatremia, hipopotasemia, hipocalcemia, hipomagnesemia, déficits vitamínicos y de oligoelementos.

Forma subclínica o monosintomática

Se caracteriza por poseer manifestaciones clínicas sutiles y variadas. Puede haber manifestaciones digestivas leves, o bien combinarse con otras de índole extradigestiva.

Manifestaciones digestivas. Suelen ser diarrea crónica leve o recurrente, dolor abdominal recurrente, distensión abdominal, flatulencias, clínica sugestiva de reflujo gastroesofágico, vómitos, dolor epigástrico y constipación. La hepatopatía más común es la llamada hepatitis celíaca, que se evidencia por el aumento aislado de las transaminasas hepáticas secundario a la afectación intestinal, que revierte por completo con la dieta libre de gluten. La afectación oral se caracteriza por aftas recurrentes que inciden con mayor frecuencia que en la población general (22% y 7%, respectivamente). Las alteraciones del esmalte dentario suelen aparecer antes de los 7 años de edad. Se caracterizan por ser lesiones simétricas en incisivos centrales y molares permanentes, con manchas opacas de color crema y surcos horizontales o verticales de distinta profundidad.

Manifestaciones extradigestivas:

- Anemia ferropénica, por déficit de ácido fólico o mixta: la anemia ferropénica es la manifestación extradigestiva más frecuente, y característicamente es refractaria al tratamiento con hierro. En el 5%-15% de los niños está relacionada con EC.
- Baja talla y retraso puberal: en el 2%-8% de los niños, aun sin manifestaciones digestivas, se debe a EC.
- Convulsiones y calcificaciones cerebrales occipitales: son detectadas por tomografía computarizada de cerebro en pacientes en edad escolar. Su presencia debe hacer pensar en EC, aun sin antecedentes clínicos de compromiso digestivo. Si bien es un trastorno muy raro, la posibilidad de que corresponda a EC es de alrededor del 50%.
- Cefalea: tiene una prevalencia del 24,8% en pacientes con EC, comparado con el 8% de la población general. El cuadro mejora en el 76% de los casos con la dieta libre de gluten.
- Dermatitis herpetiforme (DH) crónica (enfermedad de Duhring-Brocq): es una dermatitis eritemato-pápulo-vesículo-costrosa intensamente pruriginosa (son frecuentes las lesiones superpuestas por rascado), que afecta en forma bilateral y simétrica las superficies extensoras de los miembros, nalgas, cuello y cuero cabelludo. Se considera como la EC de la piel. Para confirmar el diagnóstico, se debe realizar biopsia de la piel perilesional, donde se evidencian depósitos subepiteliales de IgA granular por inmunofluorescencia. Es muy poco frecuente en pediatría.

Forma silente o asintomática

Puede ser entre 5 y 7 veces más frecuentes que las formas sintomáticas. Se caracteriza por no presentar manifestaciones clínicas evidentes. Eventualmente, puede haber síntomas menores que, en general, no motivan una consulta. Estos pacientes se diagnostican por pertenecer a algún grupo de riesgo (*v.* más adelante), en estudios de tamizaje poblacional o accidentalmente en una endoscopía digestiva indicada por otro motivo. Presentan serologías positivas con títulos de anticuerpos variables, incluso tan elevados como las formas clásicas, y la biopsia duodenal puede revelar atrofia vellositaria grave.

Forma latente o potencial

Los pacientes se encuentran asintomáticos, no presentan cambios de la mucosa intestinal ni marcadores serológicos positivos, pero poseen susceptibilidad genética para desarrollar la enfermedad (HLA de clase II).

Grupos de riesgo

Existen entidades asociadas con la EC:

- Diabetes tipo I, tiroiditis autoinmune, hepatitis autoinmune, cirrosis biliar primaria, vitíligo, alopecia areata, enfermedad de Addison, anemia perniciosa, artritis idiopática juvenil, síndrome de Sjögren, epilepsia y calcificaciones occipitales.
- Algunas condiciones genéticas como el síndrome de Down, el síndrome de Turner y el síndrome de Williams. Estos pacientes deben ser estudiados periódicamente para descartar EC.
- Familiares de primer grado de pacientes celíacos (y en menor medida los de segundo grado): en este grupo, la prevalencia de la enfermedad oscila entre el 10% y el 20%. Por lo tanto, deben estudiarse anualmente con marcadores serológicos.

Marcadores serológicos

En los pacientes celíacos pueden detectarse diferentes anticuerpos circulantes, como los antigliadina de tipo IgA e IgG (AAG). Asimismo, se generan anticuerpos dirigidos contra algunas proteínas de la matriz extracelular, como los antireticulina y antiendomisio. Últimamente, se ha identificado a la enzima transglutaminasa tisular (tTG) como el principal antígeno frente al cual se dirigen los anticuerpos antiendomisio. La tTG interviene en el ensamblaje de la matriz extracelular y en la reparación de tejidos. Las gliadinas del trigo actúan como uno de los sustratos de esta enzima. En los tejidos lesionados, como la mucosa intestinal de pacientes con EC no tratada, los niveles de tTG aumentan.

Todos estos anticuerpos, especialmente los de tipo IgA, se utilizan como marcadores inmunológicos para el diagnóstico de EC. Sin embargo, ninguno de ellos es completamente específico y sus niveles no siempre se correlacionan con el compromiso de la mucosa intestinal. Los anticuerpos antitransglutaminasa tisular de tipo IgA (IgA-tTG) son los que demuestran mejor capacidad diagnóstica, ya que reflejan con mayor exactitud el estado de la mucosa intestinal.

Los péptidos deaminados de gliadina (DGP) se unen con alta afinidad a las HLA-DQ2 o DQ8 de las células presentadoras de antígenos de pacientes celíacos. Las pruebas de anticuerpos anti-DGP muestran una mayor especificidad para el diagnóstico de EC que los anticuerpos contra el gluten nativo. De acuerdo con las poblaciones estudiadas, la IgA anti-DGP puede ser casi tan sensible y específica como la IgA-tTG. Sin embargo, los anticuerpos IgA-tTG funcionan significativamente mejor y son mucho menos costosos que la prueba de IgA anti-DGP.

Diagnóstico

El diagnóstico de enfermedad celíaca se basa en la integración de elementos clínicos, serológicos e histopatológicos Los marcadores serológicos se utilizan tanto para el diagnóstico como para la monitorización del tratamiento. Incluso mínimas transgresiones alimentarias pueden ser detectadas a partir de una elevación de sus títulos.

La sensibilidad y especificidad de los anticuerpos IgA-tTG para el diagnóstico de la EC no tratada ronda el 95%. Cuanto mayor sea el título de estos anticuerpos, mayor es la probabilidad de que un resultado positivo se corresponda con un verdadero positivo y que la biopsia intestinal sea patológica. El déficit selectivo de IgA afecta al 2%-3% de los pacientes con EC. Por lo tanto, los niveles de IgA totales deben determinarse al mismo tiempo que el resto de los marcadores serológicos. En caso de que se detecte un déficit selectivo de IgA, deben utilizarse métodos basados en la IgG, como la detección de IgG-DGP o IgG-tTG. Asimismo, el hallazgo de un déficit de IgA debe impulsar la búsqueda de otras patologías que puedan ocasionar atrofia vellositaria, como giardiasis, sobrecrecimiento bacteriano o inmunodeficiencia común variable.

Actualmente, la combinación de marcadores serológicos que presenta mayor sensibilidad y especificidad para el diagnóstico de EC consiste en:

- Dosaje de IgA total.
- Dosaje de anticuerpos IgA-tTG.
- Dosaje de anticuerpos anti-DPG de tipo IgG.
- Dosaje de anticuerpos antiendomisio (EMA) de tipo IgA.

Un resultado negativo aislado no asegura la ausencia de la enfermedad, por lo que es insuficiente para establecer un pronóstico a corto y a largo plazo. Cuando los marcadores serológicos son positivos, resulta imprescindible realizar la biopsia intestinal para confirmar el diagnóstico.

La evaluación histopatológica debe analizar la relación entre altura de las vellosidades y la profundidad de las criptas (relación normal 3:1 a 5:1). El sistema convencional establece los diferentes hallazgos mucosos mediante la Clasificación de Marsh: Marsh 0 se refiere a la mucosa normal; Marsh 1 corresponde al aumento de linfocitos intraepiteliales; Marsh 2, a la hiperplasia de criptas y Marsh 3 se subdivide en 3A (atrofia vellositaria parcial), 3B (atrofia vellositaria subtotal) y 3C (atrofia vellositaria total). Aunque las lesiones Marsh 1, 2 y 3 se consideran compatibles con el diagnóstico, ningún tipo de lesión es patognomónica de esta entidad. Esto puede llevar a errores diagnósticos, si no se realiza un correcto diagnóstico diferencial. Este riesgo es particularmente elevado en pacientes con lesiones clasificadas como Marsh 1, que, si bien pueden observarse en algunos pacientes celíacos, también pueden corresponder a algunas de las siguientes patologías: infección por *Helicobacter pylori*, consumo frecuente de antiinflamatorios no esteroideos, sobrecrecimiento bacteriano del intestino delgado, gastroenteritis virales, infestación por *Giardia intestinalis* o enfermedad de Crohn.

Se recomienda que los pacientes que presenten manifestaciones clínicas y títulos de anticuerpos elevados sean referidos al subespecialista en gastroenterología infantil para el diagnóstico definitivo mediante la biopsia intestinal. Si los marcadores serológicos son negativos y la sospecha clínica es alta, también es aconsejable la derivación. Es importante remarcar que no se debe retirar el gluten de la dieta antes de realizar la biopsia.

En caso de familiares de primer grado de un paciente celíaco, o bien cuando se presentan síndromes o situaciones clínicas asociadas o predisponentes, se recomienda la búsqueda de los genes del complejo HLA de clase II DQ2 y DQ8. Su presencia posee bajo valor predictivo positivo; sin embargo, su ausencia posee un valor predictivo negativo cercano al 100%. De esta manera, un resultado negativo indica que el diagnóstico de enfermedad celíaca es altamente improbable y, por lo tanto, no es necesario realizar otros estudios. Los miembros de familias con más de un individuo celíaco tienen mayor riesgo de padecer la enfermedad, y las recomendaciones para la detección deben extenderse incluso a los familiares de segundo grado.

Desde el año 2012 las Sociedades Europea y Americana de Gastroenterología, Hepatología y Nutrición pediátricas (ESPGHAN-NASPHGAN) avalan el diagnóstico sin biopsia de un grupo selecto de pacientes sintomáticos con anticuerpos elevados en dos determinaciones diferentes (IgA-tTG mayor a 100 y EMA IgA) y estudio genético compatible.

Tratamiento

El único tratamiento consiste en la adherencia estricta a la dieta libre de gluten (DLG) de por vida. Esta restricción consiste en la exclusión definitiva de cuatro cereales (trigo, avena, cebada y centeno), sus derivados y productos que los contienen. La ingesta de pequeñas cantidades conlleva al riesgo de una recaída, además de un aumento del 20% al 120% del riesgo de desarrollar linfoma intestinal y otras enfermedades malignas, como carcinoma esofágico e intestinal. Por el contrario, si el paciente adhiere a la DLG, este riesgo se asemeja al de la población general. Con la DLG, la mejoría clínica puede apreciarse a partir de la segunda semana, la normalización serológica entre los 6-12 meses y la recuperación de la estructura de las vellosidades en torno a los 2 años desde el inicio del tratamiento. Sin embargo, tanto la respuesta clínica como histológica suelen ser más lentas en pacientes pediátricos. El tratamiento también se encuentra indicado en niños asintomáticos con enfermedad celíaca silente.

La adherencia a una DLG resulta en una mejoría sustancial de los parámetros nutricionales, la densidad ósea y el índice de masa corporal. Asimismo, permite corregir la anemia y los parámetros bioquímicos. Los pacientes con EC pueden consumir carnes rojas y blancas, verduras y frutas frescas, legumbres, huevos, cereales sin gluten y todas las preparaciones caseras elaboradas con estos ingredientes. Cabe aclarar que existen múltiples productos manufacturados que contienen gluten en su preparación (helados, yogur, dulce de leche, caramelos, fiambres, salchichas, salsas envasadas, té en saquitos, pasta de dientes, etc.). Si existen dudas acerca de un producto y no cuenta con la leyenda "Sin TACC" (en la Argentina corresponde a la ley N.° 25688), se recomienda que directamente no se consuma.

El tratamiento de la crisis celíaca consiste en corregir la deshidratación (*v.* Capítulos 1 y 12) y los trastornos electrolíticos acompañantes, eliminar el gluten de la dieta y administrar un aporte calórico gradual y controlado para evitar el síndrome de realimentación (*v.* Capítulo 19). En casos refractarios o de difícil manejo, se pueden utilizar corticoides endovenosos.

Enteropatía eosinofílica o alérgica

Asociada con retraso del crecimiento, vómitos y diarrea, debe distinguirse de la colitis alérgica, que ocurre sobre todo en lactantes sanos con proctorragia. La enteropatía alérgica es inducida por proteínas alimentarias como las contenidas en la leche de vaca y la soja. En esta entidad, el paciente presenta un daño de la mucosa del intestino delgado que resulta en malabsorción de proteínas, carbohidratos y grasas. La malabsorción de proteínas puede conducir a hipoalbuminemia y edema. Los vómitos y la diarrea profusa pueden provocar deshidratación grave, letargo e hipotensión, que en ocasiones llegan a simular un episodio de sepsis. Los niveles séricos de IgE pueden o no estar elevados. La indicación nutricional para estos casos son las fórmulas semielementales a base de hidrolizados de proteínas, o elementales de aminoácidos con una dieta restringida, lo que en general permite resolver la enteropatía.

Enfermedad de Hirschsprung

Hasta un tercio de los recién nacidos con esta patología puede manifestar diarrea como consecuencia de la enterocolitis que ocurre por estasis bacteriana en la luz intestinal. La presentación clínica es variable, desde solo disminución de la consistencia fecal hasta cuadros graves con fiebre, diarrea explosiva, distensión abdominal, vómitos, sangrado rectal y letargo. Esta entidad debe sospecharse en un neonato que no elimina el meconio en las primeras 24 horas de vida.

En cuanto a los lactantes, pueden evidenciar crecimiento deficiente, distensión abdominal y defecación explosiva relacionada con la realización de un tacto rectal, mientras que en niños mayores puede haber retención de las heces y escurrimiento. La enterocolitis es la complicación más grave y debe ser tratada de inmediato con antibióticos endovenosos para evitar complicaciones como la perforación intestinal.

Síndrome de intestino corto

Es una entidad resultante de la resección amplia del intestino delgado (*v.* Capítulo 61), generalmente en neonatos, en el contexto del manejo quirúrgico de malformaciones congénitas o enterocolitis necrosante. Clínicamente, se presenta con malabsorción y diarrea crónica. Los factores que contribuyen con la persistencia de las manifestaciones clínicas son:

- La enfermedad de base que motivó la resección.
- La magnitud de la disminución de la superficie entérica de absorción.
- La alteración de la motilidad intestinal.
- El sobrecrecimiento bacteriano intraluminal.
- La malabsorción de sales biliares (resección de íleon terminal).
- El déficit de disacaridasas.

Fibrosis quística

Esta entidad (*v.* Capítulo 68) condiciona una alteración de la función exocrina del páncreas que ocasiona malabsorción de carbohidratos, grasas y proteínas por alteración de la actividad de la amilasa, lipasa y proteasas. Esta situación, además de expresarse desde el punto de vista clínico con diarrea crónica y esteatorrea, impacta de manera significativa en el crecimiento normal del paciente.

Asimismo, estos pacientes tienen una mayor incidencia de sobrecrecimiento bacteriano del intestino delgado, secundaria a alteraciones de la motilidad y de la consistencia de las secreciones, que tienden a ser más viscosas. La elastasa fecal se puede utilizar como elemento predictor del comportamiento de la función exocrina del páncreas. Niveles bajos se asumen relacionados con insuficiencia pancreática. En estos casos, la diarrea malabsortiva puede mejorar significativamente con terapia de reemplazo de enzimas pancreáticas.

Enfermedad inflamatoria intestinal (EII)

Los niños y adolescentes con diarrea crónica con sangre, acompañada o no de pérdida de peso, deben ser evaluados para confirmar o desestimar la presencia de una EII (*v.* Capítulo 49.5).

- El 50%-80% de los niños con enfermedad de Crohn presentan diarrea crónica con sangre microscópica.
- La diarrea es más común cuando afecta predominantemente (o exclusivamente) el colon. Incluso puede estar ausente en casos de inflamación aislada del intestino delgado.
- En la colitis ulcerosa, la diarrea es más constante. Suele ser de presentación insidiosa y acompañarse de hematoquecia.
- La diarrea nocturna con urgencia defecatoria puede ser un signo de inflamación del colon izquierdo, tanto en la enfermedad de Crohn como en la colitis ulcerosa.
- La diarrea asociada con EII generalmente mejora con la terapia antiinflamatoria.

Trastornos inmunitarios

Los niños con errores innatos de la inmunidad (*v.* Capítulo 46.3) frecuentemente presentan diarrea crónica:

- La enfermedad de Bruton o agammaglobulinemia ligada al cromosoma X puede manifestarse con diarrea secundaria a infecciones por rotavirus o por giardiasis recurrente.
- La deficiencia de IgA puede favorecer la giardiasis recurrente y el sobrecrecimiento bacteriano. Asimismo, se acompaña de un riesgo 10-20 veces mayor de padecer enfermedad celíaca.
- En el síndrome hiper-IgM y la infección por VIH es frecuente la diarrea crónica relacionada con la infección por *Cryptosporidium parvum*.
- La inmunodeficiencia común variable a menudo se presenta con diarrea y malabsorción grave, junto con infecciones graves, recurrentes y potencialmente mortales, en especial durante los primeros meses luego del nacimiento.
- En el contexto de una diabetes neonatal insulinodependiente, una diarrea intratable debería hacer sospechar la presencia del síndrome de desregulación inmunitaria, poliendocrinopatía y enteropatía autoinmune ligada al cromosoma X (síndrome IPEX).
- La enfermedad por almacenamiento de glucógeno tipo 1B y la enfermedad granulomatosa crónica pueden presentarse de manera muy similar a la enfermedad de Crohn. Esto probablemente se relacione con la deficiencia inmunitaria de la mucosa intestinal.

Diarreas congénitas

Los defectos de las células epiteliales intestinales se dividen en cuatro categorías:

- Defectos en los transportadores epiteliales.
- Defectos en las enzimas y el metabolismo.
- Defectos en el tráfico epitelial y la polaridad.
- Disfunción de las células enteroendócrinas.

La presentación clínica casi siempre ocurre dentro de los primeros meses de vida y consiste, en general, en diarrea acuosa de gran volumen. Hay dos causas de diarrea secretora en la primera infancia que son poco frecuentes, la cloridorrea congénita y la diarrea sódica congénita. Ambas se manifiestan antes del nacimiento con polihidramnios. Al nacer, el niño presenta diarrea secretora de alto volumen a pesar del reposo intestinal, lo que puede causar la muerte por deshidratación y alteraciones electrolíticas. La cloridorrea causa hipocloremia grave y alcalosis metabólica, mientras que la diarrea sódica causa hiponatremia con heces alcalinas, que resulta en acidosis metabólica. La determinación de los electrolitos en materia fecal colabora con el diagnóstico, y las pruebas genéticas pueden identificar los genes alterados. La reposición energética de líquidos y electrolitos es el pilar del tratamiento para ambas enfermedades.

Defectos en los cotransportadores electrolitos-nutrientes como el SGLT1 producen disminución de la absorción de sodio y glucosa; otro trastorno poco frecuente es un defecto genético que se relaciona con una incapacidad selectiva para absorber las sales biliares en la porción intestinal de la circulación enterohepática, que obedece a una mutación bialélica con pérdida de función de la recaptación de sales biliares acopladas al sodio (SLC10A2). Esto provoca diarrea acuosa y debe ser tratada con un agente secuestrador de ácidos biliares. Estos trastornos generalmente exhiben estructura epitelial intacta y relación normal entre vellosidades y criptas.

Enteropatía por Tufting (displasia de epitelio intestinal)

Se manifiesta en los primeros meses después del nacimiento con retraso del crecimiento y diarrea acuosa intratable. Pueden producirse anomalías electrolíticas graves, y en la histología del intestino delgado se puede observar una imagen única de atrofia de las vellosidades e hiperplasia de las criptas sin inflamación significativa, con enterocitos apelotonados que crean mechones epiteliales focales. Recientemente, se observaron mutaciones en la molécula de adhesión celular epitelial (EpCAM). Los pacientes afectados generalmente dependen de la nutrición parenteral total como el único recurso para favorecer su crecimiento y desarrollo. El trasplante de intestino podría aportar la solución a este problema, pero la morbilidad y la mortalidad asociadas aún son muy elevadas.

Enfermedad por inclusión vellositaria

Constituye otra causa poco común de diarrea secretora grave y prolongada. En la etapa neonatal las heces son tan acuosas que pueden confundirse con la orina. Al contrario de lo que ocurre en las otras diarreas congénitas, no se observan polihidramnios. La histología revela pequeñas zonas de atrofia vellositaria intestinal sin inflamación ni hiperplasia de las criptas. Por inmunotinción, se puede apreciar villina en el citoplasma de la célula afectada (inclusiones de microvellosidades). Suele ser necesaria la rehidratación endovenosa enérgica y la reposición electrolítica para mantener la vida durante la infancia, con requerimiento de nutrición parenteral de por vida en la mayoría de los casos.

Enteropatía autoinmune

Los niños suelen desarrollar diarrea secretora después de las primeras 8 semanas de vida. Se puede asociar con otras enfermedades autoinmunes, como la diabetes neonatal insulinodependiente, situación que obliga a considerar el síndrome IPEX. Esta patología es causada por mutaciones en el gen *FOXP3*, localizado en el cromosoma X, por lo que la afectación suele ser en varones. El diagnóstico se puede realizar con dosaje de anticuerpos antienterocitos y anticolonocitos. Es un cuadro de manejo muy difícil, aun con la utilización de inmunosupresores como corticoides, 6-mercaptopurina, tacrolimus e infliximab.

Tumores neuroendocrinos

Afectan al aparato digestivo por la liberación de productos secretores, como el péptido vasoactivo intestinal (VIP) en el síndrome de Verner-Morrison; la gastrina en el Síndrome de Zollinger-Ellison (ZES) y las prostaglandinas E_2 y la serotonina/histamina en el síndrome carcinoide. Estas situaciones producen una diarrea acuosa secretora, con efectos similares a los producidos por la toxina del cólera, con hipopotasemia y aclorhidria. En algunos casos, pueden medirse las concentraciones plasmáticas del VIP y de la gastrina en ayunas. Las prostaglandina E_2 junto con ácido 5-hidroxiindolacético pueden determinarse en una muestra de orina de 24 horas. La resección quirúrgica debe ser rápida, pero no siempre resulta curativa.

Linfangiectasia intestinal

Esta entidad se caracteriza por la presencia de vasos linfáticos intestinales dilatados. Puede ser primaria por anomalías en el desarrollo de origen desconocido o secundaria por vólvulo crónico relacionado con rotación intestinal anómala y fijación defectuosa del intestino, pericarditis constrictivas, tumor o malformación linfática. Se asocia con diarrea crónica, esteatorrea, enteropatía perdedora de proteínas y linfopenia. El diagnóstico se puede inferir mediante la presencia de elementos clínicos como la diarrea crónica, retardo del crecimiento, edemas periféricos, hipoalbuminemia, hipogammaglobulinemia y linfopenia. Las dos últimas producen deterioro de la función inmunitaria y aumento del riesgo de infecciones. El estudio radiológico del tránsito intestinal puede mostrar engrosamiento de pliegues intestinales, y el diagnóstico se confirma con la biopsia por la presencia de dilatación linfática. El tratamiento incluye dieta con triglicéridos de cadena mediana y la eliminación de los de cadena larga.

Medidas generales en la diarrea crónica

Las medidas generales para la diarrea crónica incluyen la rehabilitación nutricional, la dieta de eliminación y el uso de medicación para patologías específicas. La rehabilitación nutricional tiene un efecto benéfico sobre la función intestinal, la respuesta inmune y el estado general, que puede frenar el círculo vicioso de la diarrea crónica. Las infecciones intestinales provocan una deficiencia secundaria de lactasa como resultado de la lesión de la mucosa intestinal. Por esta razón, se recomienda inicialmente una dieta libre de lactosa en los pacientes con diarrea crónica. Se debe considerar una dieta de eliminación cuando se asume como enteropatía alérgica inducida por la proteína de la leche de vaca o de soja.

Los micronutrientes y las vitaminas forman parte del tratamiento de la diarrea crónica, especialmente el zinc, pues estimula la respuesta inmune, promueve la absorción de electrolitos y restaura la unión y la proliferación celular. Otras terapias incluyen a los antibióticos cuando se trata de una causa infecciosa, y a los agentes inmunosupresores para las enteropatías autoinmunes. Los pacientes con diarrea grave y prolongada suelen requerir nutrición parenteral (*v.* Capítulo 17), así como ciertos alimentos por vía oral para lograr un efecto trófico sobre la mucosa intestinal. En casos especiales puede requerirse el trasplante del intestino delgado.

Criterios de derivación al gastroenterólogo infantil

Es importante que el pediatra tenga conocimiento de las diferentes posibilidades diagnósticas ante un paciente con diarrea crónica, así como las situaciones en las que se recomienda la referencia al subespecialista en gastroenterología infantil:

- Diarrea crónica en estudio en la que se desestimó la causa infecciosa.
- Cuando se comprueba esteatorrea en el contexto de una diarrea crónica.
- Cuando se observa pérdida de peso y retraso del crecimiento.
- Cuando se asocia con manifestaciones clínicas de alarma.

49.3 Insuficiencia hepática aguda

Carol Lezama Elecharri • Cristina Galoppo

En los adultos sin enfermedad hepática preexistente, el diagnóstico de insuficiencia hepática aguda (IHA) requiere la presencia de encefalopatía hepática (EH) y coagulopatía. Sin embargo, en los niños el compromiso neurológico no es fácilmente reconocible, suele ser de presentación tardía e incluso puede no estar presente, lo que genera dificultades diagnósticas. En el año 1996 Bhaduri y Mieli-Vergani definieron a la IHA en niños como un raro trastorno multisistémico con grave alteración de la función hepática, con o sin EH, asociada con necrosis hepatocelular en un paciente sin enfermedad hepática crónica reconocida previamente. A partir de un estudio prospectivo realizado en veinticuatro centros pediátricos (veintiuno en Estados Unidos, dos en Reino Unido y uno en Canadá), llevado a cabo por el Grupo de Estudio de la IHA Pediátrica (PALF) que enroló 348 niños entre los años 1999 y 2004, se pudieron evaluar en forma unificada las características de este grupo etario, y se definió a la IHA en niños (hasta los 18 años) cuando existe:

- Evidencia bioquímica de lesión hepática (elevación de las transaminasas).
- Ausencia de enfermedad hepática crónica conocida.
- Coagulopatía que no se corrige con la administración de vitamina K parenteral, definida como tiempo de protrombina (TP) $\geq$ 15 segundos o RIN $\geq$ 1,5 en paciente con EH, o TP $\geq$ 20 segundos o RIN $\geq$ 2 en paciente sin EH.

Este informe permitió, además, consolidar conceptos que hasta entonces no eran claros:

- La etiología de la IHA en niños difiere a la observada en adultos y presenta mayor dificultad diagnóstica.
- La encefalopatía no es un requisito para establecer el diagnóstico de IHA en la población pediátrica.

Etiología

La importancia del diagnóstico etiológico radica en la posibilidad de ofrecer tratamientos específicos, capaces de modificar el pronóstico y que condicionen la decisión de realizar un trasplante hepático (TH).

La etiología indeterminada es una denominación que se utiliza para aquellos casos en los que, luego de estudios específicos, no se logra identificar la causa. Es la principal causa de IHA en países desarrollados; correspondió al 49% del total y al 54% de los menores de 3 años enrolados en la base de datos del PALF hasta el año 2004. Para el año 2008, y con 703 niños enrolados, representó el 47% del total y el 41% en los menores de 7 meses. En la Argentina, desde la implementación de la vacuna contra el virus de la hepatitis A (HAV) en el año 2005, pasó a ser la causa más frecuente, que hasta ese entonces correspondía a la infección por este virus. Este grupo puede incluir a pacientes que fueron subvalorados o pobremente estudiados, dadas las dificultades diagnósticas y la rápida evolución de la enfermedad hacia el trasplante o la muerte.

De las etiologías reconocidas, la edad y el área geográfica son los principales determinantes. En neonatos y lactantes, las infecciones virales y los errores innatos del metabolismo comprenden las causas más frecuentes de IHA; mientras que en niños mayores, la toxicidad por drogas, la hepatitis autoinmune y las infecciones virales son responsables de la mayoría de los casos. Las hepatitis virales son la principal causa de IHA en países en vías de desarrollo.

Infecciones virales

En la Argentina, entre los años 1992 y 2006, de un total de 379 niños con diagnóstico de IHA, el 54% correspondió a la infección por el HAV. Desde el año 2007, a 2 años de la incorporación de una dosis de la vacuna anti-HAV, no se registró ningún nuevo caso. La IHA por el virus de la hepatitis B o C es infrecuente. El virus de la hepatitis E (HEV) puede causar IHA, con mayor riesgo en pacientes con enfermedad hepática previa o desnutrición. La mortalidad elevada en embarazadas por HEV es observada en áreas hiperendémicas, y la Argentina es considerada una zona de baja endemicidad para este virus.

Los enterovirus, en particular el echovirus serotipo 11, son frecuentemente identificados como causa de IHA en el marco de cuadros multisistémicos graves en los primeros 7 días de vida, y suelen llevar a la muerte. Los herpesvirus, como el herpes simple 1 y 2, deben ser considerados especialmente entre los 7 y 30 días de vida, por ser la principal causa de IHA en este grupo etario. Por esta razón, debe iniciarse el tratamiento con aciclovir en todo neonato con IHA mientras se aguardan los resultados serológicos y moleculares. Otros herpesvirus, tales como el citomegalovirus (CMV) y el virus de Epstein-Barr (EBV), siempre deben ser investigados.

Las infecciones por adenovirus, herpesvirus humano 6, parvovirus B19 y dengue también se han identificado como causa de IHA.

Drogas y toxinas

La toxicidad inducida por drogas que conduce a la IHA puede ocurrir como consecuencia de una sobredosis, por una reacción idiosincrática a dosis terapéuticas de un fármaco determinado o por la reacción sinérgica de dos o más drogas. Según los datos del PALF, para el año 2008, de un total de 703 niños, la toxicidad inducida por drogas representó el 16% de las causas de IHA, y el paracetamol fue el principal fármaco implicado (80%). La lesión hepática por este fármaco es dosis dependiente, y la toxicidad se encuentra incrementada debido a un polimorfismo genético del citocromo P450. Ante la sospecha, se debe iniciar rápidamente el tratamiento específico con N-acetilcisteína (NAC, *v.* más adelante), dado que los niveles de droga en sangre pueden ser indetectables. Cuando existen valores muy elevados de la enzima alanina aminotransferasa (ALT o GOT) para una bilirrubina total relativamente baja, y con el antecedente de consumo de dosis múltiples de paracetamol, se encuentra habilitada su indicación.

Son muchos los fármacos identificados como causa de IHA; entre los de mayor uso en pediatría, se encuentran la isoniazida, los anticonvulsivantes como la fenitoína, carbamazepina, fenobarbital y ácido valproico, y varios antimicrobianos. Asimismo, son causas establecidas de IHA la ingestión de amatoxinas, especialmente la de *Amanita phalloides*, debida a la ingestión de hongos silvestres y las hierbas utilizadas en forma de té en diferentes comunidades.

Hepatitis autoinmune

Se presenta como un cuadro de hepatitis aguda con ictericia y síntomas inespecíficos, que progresa rápidamente en el transcurso de días o semanas a la IHA con coagulopatía y encefalopatía. Los anticuerpos positivos (fundamentalmente anti-LKM1, pero también ASMA o FAN), la hipergammaglobulinemia (IgG) y el antecedente personal o familiar de algún desorden autoinmune deben hacer sospechar el diagnóstico. El inicio del tratamiento específico con pulsos de corticoides, antes de la aparición de la encefalopatía, puede evitar la necesidad de trasplante hepático.

Sin embargo, esta situación clínica es poco frecuente, por lo que debe incluirse al paciente en lista de espera para el TH al momento del diagnóstico.

Enfermedades metabólicas

En neonatos y lactantes pequeños, la galactosemia, la tirosinemia tipo I y la intolerancia hereditaria a la fructosa pueden presentarse con IHA. La alteración del metabolismo de los ácidos biliares (especialmente la deficiencia de Δ4-3-oxoesteroide 5β-reductasa) es menos frecuente. El diagnóstico debe realizarse lo antes posible, dado que los tratamientos específicos modifican el pronóstico y pueden revertir el cuadro. Los trastornos de la cadena respiratoria mitocondrial son descritos como causa de IHA, con dificultades diagnósticas en la Argentina.

La enfermedad de Wilson es la principal causa de IHA de origen metabólico en niños mayores y adolescentes; esta forma de presentación posee una elevada mortalidad sin TH, en especial si la encefalopatía está presente. Característicamente, se asocia con anemia hemolítica con prueba de Coombs negativa, bilirrubina muy alta, fosfatasa alcalina (FAL) muy baja o normal y sedimento urinario patológico, por el compromiso renal secundario al depósito de cobre en los túbulos proximales. Valores muy bajos de ceruloplasmina y el examen oftalmológico con lámpara de hendidura que documente la existencia de anillos de Kayser-Fleischer sugieren el diagnóstico. Sin embargo, su ausencia no lo descarta.

Hemocromatosis neonatal

Actualmente llamada hepatitis aloinmune neonatal, es un cuadro clínico que se presenta en un neonato con ictericia, coagulopatía marcada, valores de ALT relativamente bajos, ferritina elevada y altos niveles de saturación de la transferrina. Su causa no es del todo clara, pero se cree que podría deberse a la aloinmunización materno-fetal dirigida contra antígenos del hígado fetal, que conduce a un depósito anormal de hierro en el hígado y otros tejidos (corazón, parótidas y páncreas). La terapia temprana con inmunoglobulina endovenosa y exanguinotransfusión puede mejorar la supervivencia y evitar el TH. El diagnóstico se confirma al demostrar el depósito extrahepático de hierro, habitualmente en biopsia de glándulas salivales o por resonancia magnética.

Otras etiologías

Causas menos frecuentes de IHA son el síndrome de Budd-Chiari, la enfermedad venooclusiva, neoplasias como linfomas y leucemias, linfohistiocitosis hemofagocítica, síndrome de activación macrofágica, sepsis e hipoxia, entre otras. Generalmente, el compromiso se revierte luego de superado el proceso, o bien puede resultar en una contraindicación del TH (*v.* más adelante).

Fisiopatología

Lesión hepática

Los mecanismos por los que se produce el daño hepático aún no se encuentran completamente dilucidados; sin embargo, se sabe que es ocasionado por la interacción entre una noxa determinada y la susceptibilidad individual a esta, y el pronóstico depende de la extensión de la lesión y la capacidad de regeneración hepática.

Los principales factores que influyen en la susceptibilidad son la edad y la inmunidad individual. La noxa inicialmente daña el parénquima hepático, ya sea por acción directa o por medio de la respuesta inflamatoria que desencadena, y en la mayoría de los casos, conduce a la necrosis hepatocelular a través de diferentes mecanismos, que varían según la causa. Diferentes sustancias liberadas por los hepatocitos dañados y endotoxinas circulantes, producto del aumento de la permeabilidad del intestino y de la disminución de su aclaramiento, activan a las células de Kupffer, que liberan citoquinas como el factor de necrosis tumoral α y la interleuquina 6, que causan necrosis celular. Estas y otras citoquinas proinflamatorias dan lugar a una disfunción circulatoria grave, que perpetúa el daño y produce hipoxia tisular. A partir de este punto, de acuerdo con la capacidad de la noxa y la respuesta del huésped, la evolución puede ser una de las siguientes:

- Regeneración insuficiente, que da lugar a la IHA terminal.
- Recuperación espontánea, por regeneración del parénquima hepático.
- Evolución a la cronicidad.

La regeneración se ve favorecida por varias proteínas involucradas en la reparación y regeneración hepática frente a un daño (factor de crecimiento epidérmico, factor de crecimiento transformante α y factor humano de crecimiento hepatocitario). Por el contrario y al mismo tiempo, existen inhibidores de la regeneración hepatocitaria que interfieren con la síntesis hepática de ADN.

Independientemente de la causa y el mecanismo que provoca la lesión del parénquima, se ven comprometidas todas las funciones metabólicas y de síntesis, junto con la capacidad para depurar toxinas y drogas. Esto genera alteraciones del medio interno, de la homeostasis metabólica (mantenimiento de la glucemia) y de la coagulación.

Como acontecimiento final, se provoca la falla multiorgánica producto de la lesión microvascular. Las diferentes sustancias proinflamatorias y el incremento en la polimerización de la actina, recientemente reconocidas, serían los responsables directos del compromiso de la microcirculación.

Encefalopatía hepática

La EH es un trastorno funcional y reversible del sistema nervioso central (SNC), que ocurre como resultado de una disfunción hepática grave que conlleva a una incapacidad del hígado para detoxificar ciertas sustancias con actividad cerebral. La EH en la IHA presenta mecanismos fisiopatogénicos diferentes a los observados en la enfermedad hepática crónica y en los *shunts* portosistémicos.

El amonio es la neurotoxina mejor comprendida y estudiada, y es considerada la más importante en el desarrollo de la EH. La principal fuente de amonio es el intestino, donde se genera tras el metabolismo de los productos nitrogenados de la dieta por acción de la flora intestinal y por el metabolismo de la glutamina por la glutaminasa intestinal. Una vez en la sangre, el 90% del amonio es metabolizado por el hígado a urea, la que se elimina a través de la orina. En la disfunción hepática grave, tanto aguda como crónica, el hígado pierde la capacidad de metabolizar amonio, por lo que otros órganos, como el músculo esquelético o el SNC, juegan un rol importante en su eliminación. En el SNC, una vez que el amonio atraviesa la barrera hematoencefálica, ingresa a los astrocitos, donde es metabolizado a glutamina, reacción que conlleva un importante consumo energético y genera estrés oxidativo. El aumento del amonio produce un incremento de los niveles de glutamina dentro de los astrocitos. La acumulación de glutamina aumenta la osmolalidad intracelular y el estrés osmótico, con afluencia de agua, tumefacción astrocitaria y consecuentemente edema cerebral.

La glutamina no es el único osmolito que se altera en la encefalopatía hepática. Se observa, asimismo, un incremento de glucosa, alanina y lactato, así como una disminución de los niveles de glutamato, aspartato y taurina, entre otras sustancias. Además de estos cambios osmóticos, un segundo mecanismo en la generación de edema cerebral se relaciona con cambios vasculares por dilatación de las arteriolas y pérdida de la autorregulación cerebral, que genera un aumento del flujo sanguíneo. En este mecanismo, el óxido nítrico y diferentes citoquinas con efecto citotóxico directo activan la cascada inflamatoria y producen hiperemia y aumento de la permeabilidad capilar, lo que promueve la generación de edema vasogénico.

Manifestaciones clínicas

El cuadro clínico al inicio puede no distinguirse de una hepatitis aguda de curso habitual, sin signos clínicos que sugieran la posible evolución hacia la IHA. Los niños se presentan, en general, con ictericia, hepatomegalia dolorosa y valores de transaminasas algo mayores de lo habitual, situación clínica que debe poner en alerta al pediatra. En algunos casos, y según la etiología, también puede haber esplenomegalia. Luego de días a pocas semanas, el paciente evoluciona desfavorablemente, la ictericia se profundiza, pueden aparecer cambios sutiles en el comportamiento e inversión del ritmo de sueño. Un examen físico riguroso pone en evidencia la alteración de los movimientos finos y coordinados. Posteriormente, puede aparecer somnolencia o confusión como progresión de la encefalopatía en diferentes grados. Sin embargo, como fue mencionado, en pediatría y especialmente en los niños muy pequeños, la encefalopatía puede ser tardía, de difícil reconocimiento o incluso no estar presente. El hígado puede encontrase aumentado de tamaño, puede ser normal o estar disminuido, según el momento evolutivo; la hepatomegalia dolorosa con posterior disminución del tamaño del hígado sugiere mal pronóstico.

Las características clínicas pueden variar de acuerdo con la etiología. La existencia y el grado de ictericia y EH son variables, sobre todo en las primeras etapas. La coagulopatía siempre está presente, y no solo constituye un criterio diagnóstico, sino también un importante marcador de la evolución y del pronóstico. Para la valoración de la EH en niños mayores de 4 años y adultos, se utiliza la Clasificación Convencional en Grados de EH (I a IV) (Tabla 49.3.1); en los menores de 4 años, se estableció una escala de fácil aplicación (Tabla 49.3.2).

Diagnóstico y manejo inicial

La sospecha diagnóstica de IHA se establece mediante una valoración clínica adecuada, y las pruebas de función hepática habituales confirman el diagnóstico. La evaluación clínica debe ser completa y cuidadosa. La anamnesis debe ser exhaustiva, y se debe indagar acerca de los antecedentes personales y familiares, así como en los relacionados con la exposición a probables tóxicos que puedan orientar el diagnóstico etiológico. El énfasis debe estar puesto en la identificación de signos de hepatopatía crónica para poder descartar la presencia de una enfermedad hepática previa.

Los hallazgos bioquímicos relevantes son el aumento de la bilirrubina plasmática a expensas de la fracción conjugada, la elevación marcada de las transaminasas hepáticas (ALT y AST) y la presencia de coagulopatía. La mayoría de los factores de la coagulación y los anticoagulantes naturales se sintetizan en el hígado y tienen una vida media-corta, lo que se traduce en una alteración de la hemostasia, si bien la incidencia de sangrados

Tabla 49.3.1 Criterios de West-Haven para la clasificación en grados de la encefalopatía hepática en niños mayores de 4 años y adultos

Grado	Nivel de conciencia	Hallazgos clínicos	Hallazgos neurológicos
I	Confusión leve	▪ Cambio de humor ▪ Conducta inapropiada ▪ Déficit de atención ▪ Dificultad para elaborar ideas ▪ Irritabilidad ▪ Alteraciones del ciclo sueño-vigilia	▪ Temblor o asterixis leve
II	Letargia	▪ Desorientación temporal ▪ Gran dificultad para las tareas mentales ▪ Cambios marcados de la personalidad	▪ Asterixis manifiesta ▪ Dificultad para hablar
II	Estupor	▪ Imposibilidad de realizar tareas mentales ▪ Desorientación en tiempo y espacio ▪ Amnesia ▪ Habla ininteligible ▪ Agitación psicomotriz	▪ Rigidez muscular ▪ *Clonus* ▪ Hiperreflexia
IV	Coma	▪ Coma	▪ Postura en descerebración

Tabla 49.3.2 Estadios de encefalopatía hepática en niños menores de 4 años

Estadios	Signos clínicos	Reflejos	Signos neurológicos
Temprano (I y II)	▪ Llanto intenso ▪ Inversión del ritmo de sueño ▪ Falta de atención	Hiperreflexia	Inestable
Intermedio (III)	▪ Somnolencia ▪ Estupor ▪ Irritabilidad	Hiperreflexia	Predominantemente inestable
Tardío (IV)	▪ Comatoso ▪ Con respuesta al estímulo doloroso (IVa) ▪ Sin respuesta al estímulo doloroso (IVb)	Ausentes	Descerebración o decorticación

Modificado de: Bucuvalas J, Yazigi N, Squires RH Jr. Acute liver failure in children. Clin Liver Dis 2006; 10 (1): 149-68.

espontáneos suele ser baja. La síntesis del factor V es exclusivamente hepática y no es dependiente de la vitamina K, por lo que representa el mejor marcador de la evolución del compromiso hepático. Las alteraciones metabólicas son diversas y de presentación algo tardía. Entre estas se encuentran la hipoglucemia y la hipopotasemia, que deben ser detectadas y tratadas precozmente. Los niveles plasmáticos de amonio no se correlacionan con el grado de compromiso hepático y no deben utilizarse para el seguimiento del curso de la encefalopatía; sin embargo, resultan de utilidad para confirmar el origen hepático de la encefalopatía.

Ante todo niño sin antecedentes patológicos relevantes que consulta por ictericia, deben realizarse estudios de laboratorio que incluyan un hepatograma completo, hemograma, determinación de la función renal, estado ácido-base con ionograma, glucemia y coagulograma. La evidencia de lesión hepática marcada (elevación de la bilirrubina conjugada y transaminasas aumentadas) y coagulopatía (tiempo de protrombina < 50%) definen la insuficiencia hepática incipiente y constituyen un punto crítico en el manejo del paciente. Se debe indicar rápidamente la internación para un control clínico estricto y tratamiento, y en caso de evolución desfavorable, tanto clínica como en los parámetros de laboratorio, se sugiere la derivación a una unidad de cuidados intensivos pediátricos (UCIP) en un centro de alta complejidad que cuente con equipo de trasplante hepático.

En este período inicial, se debe evaluar la probabilidad de tóxicos y debe suspenderse toda droga que el paciente esté recibiendo (salvo la insulina, la quinina y drogas de reemplazo tiroideo, adrenal y pituitario). En forma simultánea, se debe buscar exhaustivamente la etiología. Debido a la posibilidad de tratamientos específicos que modifican el pronóstico, deben detectarse aquellas patologías pasibles de tratamiento: enfermedad de Wilson (ceruloplasmina, cupruria de 24 horas, valoración oftalmológica en busca de anillos de Kayser-Fleischer), virus herpes simple (cultivos y reacción en cadena de la polimerasa [PCR]), hepatitis autoinmune (IgG, autoanticuerpos), intoxicación por paracetamol (búsqueda del antecedente y determinación de los niveles plasmáticos), intoxicación por *Amanita phalloides* (antecedente de ingesta de hongos), virus de la hepatitis B (PCR y determinación de HBsAg y HBeAg), enfermedades metabólicas como fructosemia, galactosemia (actividad de la galactosa-1-fosfato uridiltransferasa) y tirosinemia (succinilacetona en orina), entre otras causas. Los tratamientos específicos son más efectivos cuando se inician antes de la instalación de la encefalopatía.

En los recién nacidos o en los primeros meses de vida, la valoración puede ser más compleja. Se presentan con síntomas inespecíficos, con compromiso del estado general, rechazo del alimento, vómitos, irritabilidad o tendencia al sueño; la ictericia no es constante y los valores de transaminasas pueden ser muy variados. Las alteraciones metabólicas como la hipoglucemia y la hiperamoniemia se presentan con mayor frecuencia, mientras que la coagulopatía siempre está presente y es el parámetro bioquímico que debe considerarse para el diagnóstico de sospecha de IHA.

Criterios de derivación a un centro con posibilidades de trasplante hepático

- Paciente con cualquier grado de encefalopatía.
- Paciente con TP < 50% (factor V < 50%) que no corrige con vitamina K y cuyo hepatograma empeora.

La derivación tardía a un centro especializado para el manejo de estos pacientes condiciona el pronóstico. El paciente debe ser incluido precozmente en lista de espera de TH, y muchos desarrollan rápidamente contraindicaciones, por lo que la valoración debe ser establecida por un equipo de TH (*v.* Capítulo 75).

Tratamiento

El objetivo del tratamiento es mantener al paciente con vida y prevenir y tratar las complicaciones hasta que el hígado se recupere o se realice el trasplante.

Medidas generales

- El paciente debe ingresar a una unidad de cuidados intensivos o intermedios en forma oportuna.
- Colocar en posición supina, con la cabecera de la cama entre 20° y 30° y el cuello en posición neutral. Minimizar los estímulos dolorosos.
- Colocar como mínimo un acceso vascular periférico. Realizar un control frecuente de los signos vitales y la saturación de oxígeno en forma permanente.
- El primer paso en la valoración del paciente es asegurar un volumen intravascular adecuado. La IHA se caracteriza por un estado hiperdinámico, con alto gasto cardíaco y baja resistencia vascular periférica. En caso de que el paciente requiera reanimación con fluidos, se sugiere comenzar con cristaloides isotónicos (solución salina al 0,9%). En ausencia de respuesta tras 40-60 mL/kg, puede considerarse el uso de coloides (*v.* Capítulo 11), sin que esto demore la administración de drogas vasoactivas. De ser necesarias, la literatura para adultos promueve el uso de noradrenalina como agente de elección; sin embargo, en pediatría parecen ser igualmente efectivas tanto la adrenalina como la noradrenalina. En este escenario, se recomienda establecer un monitoreo hemodinámico invasivo. La insuficiencia corticosuprarrenal es frecuente en estos pacientes, por lo que ante alteraciones hemodinámicas refractarias a la reposición de volumen y catecolaminas, debe indicarse hidrocortisona (*v.* Capítulos 23 y 32). La función miocárdica debe ser valorada mediante un ecocardiograma.
- Se debe garantizar una adecuada ventilación. En el estudio prospectivo PALF, el 41% de todos los niños con IHA necesitaron asistencia respiratoria mecánica (ARM). La indicación de ARM no difiere a la de otras situaciones clínicas; el manejo en ARM se extrapola de las pautas establecidas para pacientes con aumento de la presión intracraneana. Se debe mantener la normocapnia y evitar la hipoxemia.
- Monitorizar frecuentemente el medio interno (estado ácido-base, electrolitos y glucemia), con rápida corrección si hay alteraciones de estos parámetros. Se recomienda administrar flujos iniciales de glucosa entre 4-6 mg/kg/minuto para mantener la glucemia normal; pueden ser necesarios flujos mayores. A su vez, se debe evitar la hiperglucemia, ya que altera la presión intracraneana. El fósforo, el potasio y el magnesio son los primeros electrolitos en descender, y suelen requerir correcciones en forma repetida (*v.* Capítulos 3 y 4).
- La IHA es un estado hipercatabólico. En adultos se considera que el requerimiento calórico aumenta un 20%, y en pediatría este aumento es aún mayor. De ser posible, se sugiere mantener la alimentación por vía enteral. No hay una fórmula de elección. El objetivo es aportar las calorías y proteínas necesarias para evitar el catabolismo y cubrir las necesidades metabólicas. La restricción proteica solo está indicada en caso de encefalopatía, caso en que se recomienda adecuar el aporte a 0,5-1 g/kg/día. Si la vía enteral no es posible, la indicación de alimentación parenteral no debe demorarse.
- Indicar inhibidores de la bomba de protones como protectores gástricos.
- Proveer sedación adecuada en caso de necesidad. No hay datos suficientes para recomendar agentes estándares para la sedación y analgesia en pacientes con IHA, pero se prefieren los agentes con vida media-corta y de menor metabolismo hepático. El propofol podría estar indicado por períodos cortos.
- Si bien no hay suficiente evidencia, la EH de bajo grado podría beneficiarse con el uso de rifaximina, un antibiótico oral de escasa absorción intestinal, con gran espectro contra gérmenes aerobios, anaerobios, gram positivos y negativos.

Altera la flora intestinal y reduce la flora entérica involucrada en la producción de amonio. La dosis recomendada es de 10-15 mg/kg/día en niños mayores de 12 años, y de 20-30 mg/kg/día en menores de 12 años, en 2-4 tomas diarias. Ante la falta de rifaximina, la neomicina es un antibiótico ampliamente disponible; la dosis es de 50-100 mg/kg/día dividida de 3-6 tomas diarias.

- Los pacientes con IHA tienen, por definición, prolongación del tiempo de protrombina (TP) y elevación del RIN. Asimismo, el recuento y función plaquetarios suelen estar disminuidos; sin embargo, el sangrado espontáneo y clínicamente significativo es infrecuente. Esto se debe en parte a que tanto las proteínas procoagulantes como las anticoagulantes son sintetizadas por el hígado, con lo que se establece un cierto equilibrio. El TP y el RIN reflejan la capacidad de síntesis hepática, pero no el riesgo de sangrado. La hipofibrinogenemia y el déficit de vitamina K también son frecuentes. Se debe indicar el aporte de vitamina K. No se recomienda corregir en forma profiláctica los valores del coagulograma. La transfusión de plasma fresco congelado (PFC) se reserva para la realización de procedimientos invasivos o ante sangrados activos clínicamente significativos. No obstante, en ausencia de sangrados significativos y con un RIN > 7-10, podría indicarse PFC a dosis de 10 mL/kg cada 6 horas. Si el PFC no logra mejorar los valores del RIN, el factor VII recombinante puede ser una opción (*v.* Capítulo 14). Se deben transfundir plaquetas ante la presencia de sangrados con recuento plaquetario < 50 000/mm^3 y en forma profiláctica ante valores < 15 000/mm^3. La administración de crioprecipitados se reserva para los pacientes con fibrinógeno < 100 mg/dL.
- No hay consenso sobre la recomendación de lactulosa, L-ornitina y L-aspartato, todos con el objetivo de disminuir los niveles de amonio.

Tratamientos específicos

Existen varias etiologías de IHA que, diagnosticadas precozmente, pueden ser pasibles de tratamientos específicos y modificar drásticamente el pronóstico, incluso la necesidad de trasplante hepático. Entre estas se deben tener en cuenta:

- IHA por paracetamol: la N-acetilcisteína debe administrarse tan pronto como sea posible, siempre que exista sospecha o antecedente de consumo repetido de paracetamol. La dosis recomendada es de 150 mg/kg a pasar en una hora y media, y luego dejar una dosis de mantenimiento de 300 mg/kg/día por 5 días.
- Virus del herpes simple: administrar aciclovir a dosis altas, 60 mg/kg/día intravenoso por 21 días.
- Hepatitis autoinmune: indicar pulsos de metilprednisolona intravenosa, 10-30 mg/kg/dosis, y realizar simultáneamente la valoración para trasplante hepático.
- Enfermedad de Wilson: administrar D-penicilamina 10 mg/kg/día, sin demorar la valoración para trasplante hepático.
- Tirosinemia: administrar nitisinona (NTBC) 1 mg/kg/día y dieta libre en fenilalanina y tirosina.
- Galactosemia: administrar fórmulas libres en lactosa.
- Hepatitis aloinmune neonatal (hemocromatosis neonatal): realizar exanguinotransfusiones y administrar gammaglobulina IV en altas dosis.
- *Amanita phalloides*: administrar carbón activado, silibinina (bloquea la captación de la amatoxina por los hepatocitos) 20-50 mg/kg/día intravenosa, penicilina G, forzar diuresis y considerar plasmaféresis.
- Linfohistiocitosis hemofagocítica: evaluar según la situación clínica las diversas opciones terapéuticas (corticoterapia, quimioterapia, trasplante de células progenitoras hematopoyéticas) (*v.* Capítulo 54).
- Síndrome de Budd-Chiari: buscar la etiología y evaluar la realización de una derivación portosistémica intrahepática transyugular (TIPS).
- Virus de la hepatitis B: pueden administrarse entecavir, tenofovir o lamivudina.

Manejo de las complicaciones

Edema cerebral e hipertensión endocraneana

El edema cerebral que conduce a la hipertensión endocraneana (HTE) es una de las principales causas de muerte en el paciente con IHA. La EH grados III y IV, el amonio plasmático > 200 µmol/L y la necesidad de inotrópicos o de terapia de reemplazo renal son factores de riesgo relacionados con el desarrollo de edema cerebral. Según datos del PALF, de 348 niños con IHA, el 55% desarrolló EH, la mayoría (75%) grados I y II, y en el 17% y el 7% de los casos, grados III y IV, respectivamente.

El edema cerebral, así como la HTE, deben ser tratados enérgicamente. Deben evitarse todas las causas relacionadas con un posible aumento de la presión intracraneana (PIC), como movilizaciones innecesarias, hipercapnia, hipoxia, hiperglucemia, hiponatremia y fiebre. Es necesaria la intubación endotraqueal del paciente. El monitoreo invasivo de la PIC está recomendado en pacientes con EH grados III y IV, siempre que el centro tratante posea la experiencia requerida para su utilización. Si no se cuenta con monitoreo invasivo de la PIC, el flujo arterial cerebral medido por doppler transcraneal puede guiar las conductas.

Una vez que la HTE es detectada, el objetivo debe ser mantener una perfusión cerebral adecuada y evitar la tendencia natural a la hiperemia, que contribuye con el aumento de la PIC. Se deben mantener parámetros de PIC < 20 mmHg y presión de perfusión cerebral (PPC) > 60 mmHg. Los valores prolongados de PIC > 40 mmHg y de PPC < 50 mmHg se asocian con un mal pronóstico.

El manejo de la HTE se basa en la utilización de soluciones hipertónicas; el efecto principal es el aumento de la osmolalidad plasmática que produce un movimiento de agua desde el parénquima cerebral hacia el compartimento intravascular. El manitol al 20% intravenoso a dosis entre 0,5-1 g/kg en 10-15 minutos (dosis máxima 12,5 g) es especialmente útil en la HTE leve y moderada; no debe indicarse en insuficiencia renal o hipovolemia. La solución salina hipertónica, generalmente cloruro de sodio al 3%, se administra a dosis entre 2,5 y 5 mL/kg en 10-15 minutos. No solo confiere el beneficio de una mayor osmolalidad plasmática, sino que también mejora el flujo sanguíneo cerebral, que a su vez provoca vasoconstricción y disminuye la PIC; puede producir acidosis metabólica hiperclorémica y empeoramiento de la coagulopatía. El objetivo es mantener el sodio plasmático entre 145-155 mEq/L.

La hipotermia puede ser una opción para el manejo de la HTE. Reduce el metabolismo energético cerebral y disminuye el gradiente de presión hidrostática transcapilar, con lo que reduce la extracción cerebral de amonio y restablece la autorregulación cerebral. Asimismo, mejora la hemodinamia cardiovascular y tiene un efecto antiinflamatorio sistémico. Si bien temperaturas centrales entre 34 °C y 35 °C son bien toleradas, se requieren estudios controlados para su indicación de rutina.

Salvo ante el diagnóstico presuntivo de hepatitis autoinmune, no se recomienda la utilización de corticoides. Otra medida, generalmente reservada para los casos de HTE refractaria a las terapéuticas descritas, es la utilización de barbitúricos, los cuales producen vasoconstricción cerebral. Su utilización debe ser controlada mediante la medición del flujo cerebral con doppler transcraneal y electroencefalografía continua.

Complicaciones infecciosas

Las infecciones son una de las causas más frecuentes de muerte en los pacientes con IHA. Existen múltiples causas relacionadas con una disfunción inmunológica que llevan a estos pacientes a tener mayor susceptibilidad a las infecciones. A esto se añade la invasión que presentan por la colocación de catéteres venosos, sondas y manipulación. Sin embargo, no hay consenso sobre el uso de antibióticos en forma profiláctica.

La vigilancia infectológica debe ser permanente, con la realización de cultivos en forma rutinaria y el inicio del tratamiento antibiótico ante la sospecha de infección o frente a cambios clínicos inespecíficos, como el empeoramiento de la encefalopatía, aumento de la leucocitosis, de los reactantes de fase aguda o disfunción renal. Las cefalosporinas de tercera generación son una buena opción; asimismo, debe considerarse la necesidad de antifúngicos dada la elevada incidencia de micosis.

Complicaciones renales

La lesión renal aguda (LRA) se presenta en el 45%-80% de los adultos con IHA; en pediatría no se conoce la incidencia real. En el estudio PALF, el 17,5% de los niños presentaron LRA y el 10% requirió soporte con hemofiltración, lo que estuvo asociado con un aumento de la mortalidad. La lesión renal obedece a múltiples causas, como nefrotoxicidad por drogas, necrosis tubular aguda secundaria a hipotensión o sepsis y aumento de la resistencia vascular renal por acción de sustancias vasoactivas circulantes, lo que genera un compromiso renal similar al síndrome hepatorrenal (*v.* Capítulo 71). Los tratamientos están dirigidos a minimizar el uso de sustancias nefrotóxicas, tratar precozmente los procesos infecciosos y evitar la hipotensión con adecuada reposición de volumen. La administración de agentes vasoconstrictores (terlipresina) en conjunto con el pasaje de albúmina puede disminuir la resistencia vascular renal en forma indirecta y mejorar el filtrado glomerular. Si la LRA empeora, debe indicarse terapias de reemplazo renal; la hemofiltración y diálisis continua son preferibles a la hemodiálisis intermitente.

Tratamientos de soporte hepático

La evolución de un paciente con IHA es incierta, y la recuperación de la función hepática o el TH son las únicas alternativas de sobrevida. No obstante, a la espera de que esto suceda, las complicaciones se presentan frecuentemente y la muerte se produce fundamentalmente por la progresión de la EH, las infecciones y la falla multiorgánica. La utilización de terapias puente está dirigida al soporte de la función hepática con la intención de permitir la regeneración del hígado o, en su defecto, estabilizar al paciente hasta contar con un órgano para la realización de un TH. Estos tratamientos tienen como objetivo remover de la circulación las toxinas que no son metabolizadas por el hígado dañado o que se generan por el compromiso multiorgánico. Los sistemas de soporte hepático pueden ser bioartificiales o no biológicos. Los sistemas de hígado bioartificial con utilización de hepatocitos humanos o no humanos aún presentan serias dificultades para su implementación. Los sistemas no biológicos utilizan filtros para desintoxicar el plasma o la sangre. El sistema de recirculación de adsorbente molecular (MARS) y el Prometheus son los dos sistemas de soporte hepático disponibles comercialmente en el mundo. El sistema MARS es un sistema de soporte extracorpóreo que se basa en la combinación de la diálisis y la hemadsorción, es bien tolerado y ha demostrado cierto beneficio en los parámetros de laboratorio. Sin embargo, no parece mejorar el pronóstico neurológico ni la sobrevida de estos pacientes, aunque no existen estudios suficientes y su evidencia deriva de estudios de reportes de caso.

Otras estrategias de soporte extracorpóreo, como la hemodiálisis, exanguinotransfusión, plasmaféresis convencional y hemodiafiltración veno-venosa continua, son utilizadas como parte de un tratamiento multidisciplinario de apoyo, ofrecido en un centro de trasplante hepático, y no como tratamientos independientes. Existe una gran variación entre los diferentes centros con el uso de sistemas de soporte hepático, y ninguno se puede recomendar de forma rutinaria en el manejo de la IHA en niños.

Trasplante hepático

El trasplante hepático (TH) continúa siendo la principal intervención terapéutica en el paciente con IHA, al tiempo que la IHA representa cerca del 10% de las causas de TH en todos los equipos pediátricos. La selección cuidadosa del paciente es esencial; el objetivo es trasplantar lo antes posible a aquellos pacientes que de lo contrario fallecerán y no trasplantar a aquellos que sobrevivirían sin TH o que fallecerán de todas formas.

Las contraindicaciones absolutas incluyen etiología maligna no confinada al hígado, síndrome de Reye, enfermedad mitocondrial con compromiso neurológico y en situaciones clínicas como la sepsis no controlada, daño cerebral irreversible y falla multiorgánica. Entre las relativas se encuentran los requerimientos de inotrópicos, infección parcialmente tratada, presión de perfusión cerebral de < 40 mm Hg por más de 2 horas, enfermedad neurológica progresiva o grave. En general, el trasplante se realiza con donante cadavérico; la posibilidad de utilizar un donante vivo relacionado es una alternativa, disminuye los tiempos e incertidumbre de contar con un órgano, pero debe darse en un contexto cuidado (*v.* Capítulo 75).

La sobrevida luego del trasplante hepático en la IHA es algo inferior en comparación con el trasplante realizado por otras causas. Algunos factores que predicen un mal pronóstico luego del trasplante son la edad < 1 año, EH grado IV y necesidad de diálisis antes del trasplante. Una situación particularmente difícil es el trasplante de niños muy pequeños, tanto por las dificultades técnico-quirúrgicas como por el manejo posquirúrgico y las etiologías propias del grupo etario. Estas situaciones son responsables de la menor sobrevida en estos pacientes.

Evaluación de la progresión del compromiso hepático y factores pronósticos

Las posibilidades de predecir la evolución clínica y la necesidad de un TH son limitadas. Los factores que determinan la sobrevida en la IHA son fundamentalmente la extensión de la lesión y la velocidad de la regeneración hepática. Existen sistemas de puntuación que contribuyen en cierta medida con esta tarea, pero la indicación de TH continúa dependiendo de una correcta valoración clínica y de los parámetros bioquímicos en forma dinámica. La decisión de la realización del trasplante se hace en base a los criterios existentes al momento de tener un donante de hígado, y se basan en la etiología, la gravedad de la IHA, la posibilidad de regeneración hepática espontánea, la disponibilidad de un tratamiento específico que pueda revertir el daño y la presencia de comorbilidades. Muchos pacientes que son considerados inicialmente como candidatos a trasplante rápidamente desarrollan contraindicaciones.

La realización del TH en forma urgente debe ser considerada en un niño con encefalopatía mayor de grado II, con TP < 20% (factor V < 20%) o RIN ≥ 2. Algunos signos que deben advertir la necesidad de TH son las convulsiones, disminución brusca del tamaño hepático, fibrinógeno < 100 mg/dL, bilirrubina > 23 mg/dL y aumento progresivo del ácido láctico, entre otros.

Actualmente, no existe un modelo altamente confiable. El sistema de puntuación más ampliamente utilizado y que sirve de guía para la indicación del trasplante hepático en el marco de la IHA pediátrica se basa en los criterios del King's College Hospital descritos en el año 1989. Estos criterios son utilizados para evaluar la gravedad de la IHA y la variabilidad potencial del pronóstico, con una sensibilidad baja (69%). La especificidad es del 82% en la IHA no inducida por paracetamol, y del 92%-95% en la IHA por paracetamol.

Criterios de gravedad según el King's College (predictores de riesgo de muerte)

Pacientes con IHA inducida por paracetamol:

- pH < 7,3.
- RIN ≥ 6,5.
- Creatinina plasmática ≥ 3,4 mg/dL.
- Encefalopatía grado III/IV.

Pacientes con IHA no inducida por paracetamol:

- Criterio aislado:
  - RIN > 6,5.
- O tres de los siguientes:
  - Edad menor de 10 años o mayor de 40 años.
  - Tiempo de progresión de la ictericia hasta la EH mayor de 7 días.
  - Toxicidad por drogas independientemente de si es la causa de la IHA.
  - RIN > 3,5.
  - Bilirrubina > 17,5 mg/dL.

Estos criterios parecen ser confiables para determinar el pronóstico de la IHA pediátrica inducida por paracetamol. Asimismo, son de utilidad para predecir sobrevida en la IHA no inducida por paracetamol; sin embargo, tienen baja sensibilidad y bajo valor predictivo positivo para predecir la muerte en los niños con IHA no ocasionada por paracetamol, lo que podría llevar a la realización de más trasplantes de los realmente necesarios.

Hasta la fecha, no existe un criterio único que pueda predecir la evolución con absoluta certeza y ser universalmente aplicable a todos los pacientes con IHA de diferentes etiologías. Se requiere el desarrollo de modelos pronósticos adecuados que hagan más fácil y normatizada la decisión de realizar un TH en el marco de la IHA en niños.

49.4 Colestasis del primer trimestre de la vida

Marcela Galoppo • Cristina Galoppo

La ictericia en el recién nacido y el lactante pequeño es un signo que, por responder a múltiples causas, crea numerosas dificultades diagnósticas. En el neonato, es un hallazgo clínico frecuente durante los primeros 15 días de vida. En la mayoría de los casos, es secundaria al incremento de la bilirrubina no conjugada por diversas causas: ictericia fisiológica, ictericia por leche materna, hemólisis, etc. Este grupo de entidades, las ictericias acolúricas, son patrimonio del pediatra neonatólogo y en general no ofrecen dudas diagnósticas. En la mayoría de los casos se resuelven espontáneamente, con fototerapia o a través de la consulta con otros subespecialistas; en estos casos no interviene el hepatólogo infantil.

Sin embargo, en un pequeño grupo de lactantes, la ictericia es a predominio de la bilirrubina conjugada. Cuando esta supera el umbral renal, se pone de manifiesto por la presencia de coluria, a lo que se agrega hipocolia o acolia y evidencia de colestasis (*v.* más adelante). Las ictericias colúricas deben seguirse, desde su detección, en conjunto con el hepatólogo infantil, con el fin de brindar al lactante del primer trimestre un tratamiento oportuno, que define su pronóstico.

Definición

La colestasis se define como la alteración en la formación o el flujo normal de la bilis, que resulta en la acumulación de sustancias que normalmente son excretadas hacia la luz intestinal. Entre estas sustancias se encuentran la bilirrubina, los ácidos biliares, el colesterol y otros componentes de la bilis.

La formación y secreción de la bilis constituye una de las funciones más importantes del hígado. El hepatocito se encuentra especialmente diseñado para esta función, tanto en su estructura como en su composición molecular. Representa la vía de excreción de la bilirrubina, ácidos biliares, colesterol y otros compuestos endógenos. Los ácidos biliares son el componente más importante de la bilis e intervienen en la generación del flujo biliar. Se sintetizan a partir del colesterol y son excretados por transportadores ATP dependientes, ubicados en el polo biliar del hepatocito. Si bien estos transportadores se encuentran presentes desde la vida fetal, alcanzan su máxima expresión en las primeras semanas luego del nacimiento.

Al comienzo de la vida posnatal, la inmadurez en la circulación enterohepática de los ácidos biliares resulta en un estado de colestasis fisiológica. Durante este período, los recién nacidos de término y especialmente los pretérmino son más susceptibles a presentar colestasis como manifestación clínica de diferentes agresiones, tanto hepáticas como extrahepáticas. Tal es el caso de la sepsis, la infección urinaria por bacilos gram negativos, infecciones intestinales, la hipoxia o diversos tóxicos. Este fenómeno disminuye con la maduración posnatal.

Manifestaciones clínicas y de laboratorio

La presencia de colestasis se manifiesta clínicamente con las características siguientes:

- Ictericia.
- Coluria.
- Decoloración parcial (hipocolia) o total (acolia) de la materia fecal.

Bioquímicamente, se caracteriza por el incremento de la bilirrubina total a expensas de la bilirrubina conjugada, que cobra un valor mayor de 2 mg/dL o mayor al 20% del valor de la bilirrubina total. Asimismo, aumentan las enzimas de colestasis como la gama-glutamil transpeptidasa (GGT), la fosfatasa alcalina (FAL) y la 5-nucleotidasa. En la histología hepática, se observa la presencia de pigmentos biliares en el hepatocito o en el canalículo biliar.

La persistencia de la ictericia luego de los 15 días de vida o durante el primer trimestre, particularmente cuando es con predominio de la bilirrubina conjugada, debe alertar al pediatra. En estos casos, se recomienda determinar la bilirrubina total y conjugada a los 15 días de vida en lactantes alimentados con fórmula, y a los 30 días de vida en los que se alimentan con pecho materno.

El diagnóstico diferencial entre colestasis intrahepática y extrahepática resulta fundamental, ya que el aumento de la bilirrubina conjugada siempre es patológico y en ambos tipos de colestasis el tratamiento es sustancialmente diferente. La colestasis intrahepática es de resolución clínica, mientras que la colestasis extrahepática es de resolución quirúrgica urgente (*v.* más adelante).

La presencia de coluria junto con hipocolia o acolia, deben ser verificadas mediante la observación directa del pañal. Representan signos semiológicos fundamentales, al alcance del pediatra, que permiten evitar demoras en el diagnóstico de la colestasis. Una vez detectada, se recomienda la derivación precoz al hepatólogo infantil, ya que la identificación temprana de las causas que requieren un tratamiento específico (causas prioritarias), modifica sustancialmente el pronóstico del paciente (*v.* más adelante).

Incidencia

La incidencia de colestasis durante el primer trimestre es de aproximadamente 1 en 2500-5000 recién nacidos a término, y es aún mayor en los nacidos pretérmino. En estos, es favorecida por la inmadurez hepática, la ausencia de alimentación enteral, la nutrición parenteral prolongada, múltiples episodios de sepsis, cardiopatías congénitas, procedimientos quirúrgicos, etc. Generalmente, estos pacientes se presentan en regular o mal estado general, y la colestasis es un signo más dentro de un escenario clínico complejo. Estos casos, afortunadamente, no ofrecen dificultad diagnóstica.

Clasificación y presentación

Como fue mencionado, la colestasis se clasifica de acuerdo con su origen en:

- Colestasis obstructiva o extrahepática, por obstrucción al flujo biliar secundaria a anomalías estructurales de la vía biliar, tanto extrahepática como intrahepática.
- Colestasis hepatocelular o intrahepática, de etiología infecciosa, genética o metabólica.

Ambas entidades comparten las mismas características clínicas y bioquímicas. Los esfuerzos deben orientarse, en ambos casos, a establecer el diagnóstico diferencial de aquellas entidades con tratamiento específico, definidas como prioritarias. La identificación temprana permite instalar en forma precoz el tratamiento, y como consecuencia la resolución de la colestasis.

Las colestasis intrahepática y extrahepática pueden compartir etiologías, sin embargo, su presentación clínica puede ser muy diferente, lo que produce dificultades en el diagnóstico.

La enfermedad paradigmática de la obstrucción al flujo biliar (colestasis extrahepática) es la atresia de vías biliares, cuyo diagnóstico y tratamiento quirúrgico es urgente (idealmente, antes de las 8 semanas de vida). La hepatitis neonatal con etiología definida es la enfermedad paradigmática de la colestasis intrahepática. En la atresia de vías biliares, el lactante se presenta en buen estado general. En la hepatitis neonatal, según la etiología, el paciente puede presentarse en buen estado general o con manifestaciones clínicas floridas de la enfermedad. En este último caso, el cuadro clínico orienta hacia el diagnóstico etiológico (citomegalovirus, sífilis, chagas, etc.) y no ofrece dificultades diagnósticas.

El diagnóstico diferencial entre colestasis intrahepática y extrahepática constituye un verdadero desafío para el pediatra y el hepatólogo infantil.

Colestasis obstructiva o extrahepática

Atresia de vías biliares

La atresia de vías biliares (AVB) es la causa más frecuente de colestasis crónica de origen obstructivo en los primeros tres meses de vida, y la primera indicación de trasplante hepático en niños. La colestasis se pone de manifiesto entre las 2-4 semanas de vida. Es consecuencia de un proceso inflamatorio, fibroobliterante y progresivo de la vía biliar extrahepática e intrahepática, que ocasiona su obstrucción completa e interrupción del flujo biliar.

Es una entidad de distribución mundial que afecta a ambos sexos, con ligero predominio en niñas (1,25/1). La incidencia, con variaciones geográficas, es de 1/5000-1/19000 recién nacidos al año. La etiología es desconocida, si bien numerosos factores podrían estar implicados. Entre estos se destacan los defectos de la embriogénesis, alteraciones de la circulación fetal o prenatal, factores genéticos, tóxicos o ambientales, infecciones virales, el desarrollo de una respuesta inflamatoria anormal, autoinmunidad y algún grado de susceptibilidad individual.

Se caracteriza, en todos los casos, por la presencia de ictericia con predominio de la bilirrubina conjugada y acolia, como expresión clínica de la obstrucción completa de la vía biliar. El lactante se presenta con ictericia, en buen estado general.

Se describen diferentes fenotipos clínicos. El más frecuente corresponde a la AVB perinatal o no sindromática (80%-90%). Se caracteriza por la presencia de colestasis progresiva y acolia, que se instalan luego de un período libre de aproximadamente 2-4 semanas desde el nacimiento. En aquellos pacientes con ictericia fisiológica preexistente, la aparición de la colestasis puede ser subestimada y como consecuencia retrasar el diagnóstico.

La AVB embrionaria o sindromática (10%-20%) se caracteriza por la presencia de colestasis y acolia desde el nacimiento, y se asocia con al menos una de las siguientes malformaciones: poliesplenia, *situs inversus*, malrotación intestinal, porta preduodenal, interrupción de la vena cava inferior, anomalías cardiológicas y vasculares. Finalmente, la AVB quística es la forma en la que se evidencia la dilatación quística de la vía biliar adyacente al área atrésica. En algunos casos, la dilatación quística se detecta en la ultrasonografía, lo que confunde el diagnóstico con el de quiste de colédoco.

Características clínicas

El cuadro clínico se caracteriza por la presencia de ictericia, acolia, diferentes grados de hepatomegalia e incremento de la consistencia hepática, con esplenomegalia o sin ella. Como fue mencionado, suele presentarse entre las 2-4 semanas de vida en un lactante que, por lo demás, se encuentra en buen estado general y con buen progreso de peso. Las características clínicas y de laboratorio se superponen con otras causas de colestasis. Como en la mayoría de los casos es una enfermedad de instalación perinatal y el proceso inflamatorio es dinámico y progresivo, las deposiciones al inicio pueden ser coloreadas o hipocólicas, y se tornan acólicas cuando el proceso fibroobliterativo progresa hasta obstruir en forma completa la luz de la vía biliar extrahepática. La evaluación del color de la materia fecal en todo paciente con colestasis del primer trimestre es de vital importancia, y debe ser realizada en forma directa por el pediatra en conjunto con el hepatólogo infantil.

Diagnóstico y tratamiento

Es necesario pensar en la posibilidad de AVB en todo paciente con colestasis que evoluciona con acolia durante las primeras semanas de vida. Si el paciente mantiene estas características clínicas y bioquímicas entre las 6-8 semanas, se impone realizar el diagnóstico de certeza de AVB.

La ecografía abdominal es útil como estudio complementario, y solo orienta al diagnóstico en aquellos casos donde no se visualiza la vesícula biliar o algún componente de la vía biliar extrahepática. En ningún caso se puede confirmar o descartar el diagnóstico de AVB por la ausencia o presencia de la vía biliar por ultrasonografía.

El centellograma con ácido iminodiacético (IDA) se reserva para los casos en los que el color de la materia fecal es dudoso (hipocolia).

El diagnóstico de certeza o la exclusión de la AVB se establecen únicamente con la colangiografía intraoperatoria. En este procedimiento, se evalúa la permeabilidad de la vía biliar extrahepática. La identificación de una vía biliar atrésica, con ausencia de permeabilidad, confirma el diagnóstico. Una vez confirmado y en el mismo acto quirúrgico, se realiza la portoenteroanastomosis o cirugía de Kasai. El objetivo de este procedimiento es restablecer el flujo normal de la bilis, desde el hígado a la luz intestinal. Luego de la exéresis de la vía biliar atrésica, se realiza la anastomosis de un asa de yeyuno en Y de Roux con la placa ductal, área microscópica donde confluyen los conductos biliares intrahepáticos de mayor tamaño, que son evaluados por el patólogo durante el acto quirúrgico a los efectos de que la anastomosis se efectúe en la zona adecuada. Asimismo, durante el procedimiento se realiza una biopsia hepática y se envía a anatomía patológica junto con el remanente de la vía biliar.

La colangiografía intraoperatoria y la cirugía de Kasai deben ser realizadas por un cirujano con experiencia en esta técnica, en el marco de un equipo interdisciplinario, en una institución entrenada en el manejo de estos pacientes.

Pronóstico

El pronóstico depende de la edad en la que se realiza el diagnóstico y se efectúa la portoenteroanastomosis. Cuando la cirugía se realiza antes de los 60 días de vida, la posibilidad de restablecer el flujo biliar es del 90%. La eficacia disminuye con la edad, y a los 4 meses de vida es menor del 10%.

La cirugía de Kasai no es curativa. El éxito de esta cirugía está dado por la resolución de la ictericia con normalización de los valores de bilirrubina dentro de los primeros 3-4 meses después del procedimiento. La restitución del flujo biliar se considera total cuando los valores de bilirrubina total son < 2 mg/dL tres meses luego de la cirugía. El drenaje es parcial cuando, independientemente de las deposiciones coloreadas, la bilirrubina total es > 2 mg/dL. Los pacientes en los que se obtuvo drenaje biliar tienen más riesgo de desarrollar colangitis, que es de alrededor del 40% en el primer año posoperatorio. En los pacientes sin drenaje biliar poscirugía, persiste la ictericia con acolia y evolucionan a la historia natural de la enfermedad, que es la cirrosis biliar secundaria y sus complicaciones (*v.* Capítulo 71). Actualmente, estos lactantes deben ser incluidos en lista de espera para trasplante hepático, el que se efectúa entre los seis meses y el año de vida (*v.* Capítulo 75). Desafortunadamente, la mayoría de los pacientes, aún con drenaje total poscirugía de Kasai, requieren trasplante hepático durante los primeros 10-15 años de vida por complicaciones asociadas, como colangitis a repetición, hipertensión portal, deterioro progresivo de la función hepática, trastornos del crecimiento, prurito, etc.

La historia natural de los pacientes con AVB es la evolución a la cirrosis biliar secundaria, con desarrollo de hipertensión portal (*v.* Capítulo 71), disfunción hepática y necesidad de trasplante hepático alrededor del año de vida.

Colestasis hepatocelular o intrahepática

La colestasis intrahepática o hepatocelular responde a diferentes causas: infecciosas, metabólicas y genéticas.

Son múltiples las entidades que cursan con colestasis en el primer trimestre de la vida. Es necesario descartar inicialmente aquellas entidades identificables (hepatitis neonatal con etiología definida), ya que poseen tratamiento específico. La instauración precoz del tratamiento resuelve la colestasis y modifica sustancialmente el pronóstico y evolución de estos pacientes.

Causas infecciosas

La infección por citomegalovirus (CMV), congénita o adquirida en el período perinatal, es la causa más frecuente de colestasis de etiología viral en este grupo etario, y afecta al 1%-2% de los neonatos. En la mayoría de los casos es asintomática o se expresa solo como hepatitis neonatal. En un 5%-10% de los casos, el cuadro clínico es sindromático y cursa con una o más de las siguientes manifestaciones clínicas o de laboratorio: bajo peso al nacer, microcefalia, calcificaciones periventriculares, coriorretinitis, hipoacusia, hepatoesplenomegalia, colestasis, anemia o plaquetopenia. Según la frecuencia de la infección congénita por CMV, es necesario investigar la coexistencia de otras causas de colestasis, especialmente la AVB. Existe evidencia de infección por CMV y coexistencia de AVB.

La sífilis congénita, cuya incidencia se ha incrementado en los últimos años, es otra causa frecuente de colestasis. Si bien puede acompañarse de otras manifestaciones extrahepáticas, la colestasis puede ser la única expresión de la enfermedad.

Otras causas infecciosas son la toxoplasmosis, el herpes virus tipo 1, 2 y 6, la rubéola, el parvovirus B19, el adenovirus, el echovirus, el virus varicela-zóster, el VIH, etc. La sepsis y la infección urinaria, especialmente por bacilos gram negativos, constituyen otras causas frecuentes de colestasis. Los virus de la hepatitis A, B y C no son causa de colestasis en este grupo de pacientes.

Causas endocrinológicas

La deficiencia durante el período neonatal de hormonas tiroideas, cortisol y hormona de crecimiento, aislada o en combinación (hipopituitarismo o panhipopituitarismo), puede cursar con colestasis. En condiciones fisiológicas, estas hormonas intervienen en la regulación de la síntesis de ácidos biliares y el flujo biliar, y favorecen la expresión de los transportadores canaliculares para estos.

La asociación de colestasis con retardo del crecimiento intrauterino, mal progreso de peso, alteraciones visuales, displasia septo-óptica, dismorfias faciales, testículos no descendidos, micropene o hipoglucemia orientan el diagnóstico. El incremento de la bilirrubina conjugada se acompaña en el 50% de los casos de GGT normal o ligeramente elevada.

Ante la sospecha, es necesaria la intervención conjunta con el endocrinólogo infantil para optimizar el diagnóstico y tratamiento de estos pacientes. Se deben solicitar: TSH, T_4 libre y cortisol basal. La colestasis se resuelve con el reemplazo precoz de la hormona deficiente, en un período de aproximadamente 30-90 días. Es necesario un adecuado índice de sospecha para evitar complicaciones irreversibles.

Causas genético-metabólicas

Síndrome de Alagille

El síndrome de Alagille es una enfermedad multiorgánica, de origen genético, con expresión clínica y gravedad variables, inclusive en una misma familia. Se caracteriza por la presencia de colestasis crónica secundaria a la escasez de conductos biliares interlobulares, y por el compromiso de otros órganos y sistemas como facies peculiar, malformaciones cardíacas, anomalías vertebrales y oculares. En el 94% de los casos obedece a una mutación en el gen *JAG1*, situado en el brazo corto del cromosoma 20 (20p12). En el 2%-4% restante, el gen afectado es el *NOTCH2*. El gen *JAG1* codifica para un ligando del receptor codificado por *NOTCH2*. Ambos intervienen en la diferenciación celular y en la embriogénesis. El patrón de herencia es autosómico dominante con penetrancia variable en el 40% de los casos, mientras que en el 60% restante obedece a mutaciones *de novo*.

La incidencia basada en las características clínicas, principalmente en la colestasis neonatal, es de aproximadamente 1/70000 recién nacidos vivos, y de 1/30000 cuando se considera el estudio de la mutación.

Manifestaciones clínicas

La colestasis crónica es consecuencia de la alteración en el desarrollo de la vía biliar intrahepática, con posterior escasez de los conductos biliares interlobulares. Cuando está presente, se manifiesta con frecuencia durante las primeras semanas de la vida. Se caracteriza por la presencia de ictericia, coluria, hipocolia o acolia, asociadas con hepatomegalia y rara vez esplenomegalia. La bilirrubina conjugada, las transaminasas y la FAL se encuentran elevadas, al igual que en otras causas de colestasis; sin embargo, la GGT, el colesterol total y los triglicéridos se encuentran significativamente más aumentados que en otras entidades.

La restricción del crecimiento intrauterino y el retardo pondoestatural posnatal, asociado con el déficit de vitaminas liposolubles, caracterizan a estos pacientes. Es necesario suplementar la deficiencia malabsortiva de vitaminas liposolubles (A, D, E y K) para evitar complicaciones asociadas. Con la evolución, los pacientes desarrollan xantomas cutáneos por los niveles elevados y persistentes de colesterol plasmático (> 500 mg/dL). El prurito es una característica clínica especialmente marcada en esta entidad, y está asociado con el incremento de las sales biliares. Se pone de manifiesto con las lesiones por rascado a partir de los 6 meses de vida, si bien puede expresarse antes con llanto e irritabilidad.

Manifestaciones extrahepáticas

El compromiso eventual de múltiples órganos y sistemas caracteriza a esta enfermedad. Alagille describió en el año 1969 a 30 pacientes con hipoplasia de conductos biliares intrahepáticos y la presencia de manifestaciones extrahepáticas en el 50% de los casos. En el año 1987, describió en 80 niños con escasez de conductos biliares intrahepáticos la presencia de colestasis crónica de diferentes grados, facies característica, enfermedad cardíaca estructural, embriotoxon posterior y defectos en los arcos vertebrales (vértebras en alas de mariposa).

La facies se caracteriza por presentar forma de triángulo invertido, frente amplia, mentón prominente, ojos hundidos y nariz recta. La alteración ocular más frecuente es el embriotoxon posterior, que corresponde a una prominencia en la línea de Schwalbe, evaluable con lámpara de hendidura. Las malformaciones cardíacas asociadas más frecuentes son la estenosis de rama o hipoplasia de la arteria pulmonar, tetralogía de Fallot, transposición de las grandes arterias y estenosis valvular o subvalvular aórtica.

Diagnóstico

La colestasis y las manifestaciones extrahepáticas se consideran criterios clínicos mayores. Es necesaria su búsqueda estratégica mediante una ecografía abdominal, radiografía de columna vertebral, ecocardiograma y valoración oftalmológica. La presencia de 3 de 5 criterios establece el diagnóstico clínico del síndrome de Alagille. El compromiso renal, tanto estructural como funcional (displasia renal, malformación vesicoureteral y acidosis tubular renal) y las malformaciones vasculares (sistema nervioso central, carótida, subclavia, tronco celíaco, territorio renovascular y aorta) han sido reconocidos en los niños con esta enfermedad. Cuando están presentes, se incluyen dentro de los criterios clínicos mayores.

La biopsia hepática es necesaria cuando el diagnóstico se encuentra en duda. Un anatomopatólogo con experiencia debe realizar la evaluación histológica. La escasez de conductos biliares interlobulares caracteriza a esta enfermedad.

La realización del estudio genético se impone en pacientes con sospecha clínica y ausencia de criterios mayores. La secuenciación individual del gen *JAG1*, *NOTCH2* o ambos, en el panel de colestasis, constituye actualmente una estrategia diagnóstica posible.

Déficit de α-1 antitripsina

El déficit de α-1 antitripsina (A1AT) es una de las causas genéticas más frecuentes de enfermedad hepática. Es una enfermedad de herencia autosómica recesiva (AR), consecuencia de una mutación en el gen *SERPINA1* localizado en el cromosoma 14 (14q31-32.2), que codifica para la proteína α-1 antitripsina. Afecta aproximadamente a 1/1600-1/2000 recién nacidos, y es más frecuente en los países del norte de Europa. La prevalencia es de 1/1639 recién nacidos en Estados Unidos y de 1/1575 en Suecia.

La alfa-1 antitripsina es una glicoproteína sérica que pertenece a la familia de los inhibidores de las proteasas. Se sintetiza especialmente en el hepatocito y su función principal es proteger al epitelio pulmonar de la acción de las proteasas liberadas por los neutrófilos (elastasa, catepsina G y proteinasa 3) durante el proceso inflamatorio, para evitar la lesión tisular. El resultado de la mutación del gen *SERPINA1* es la sustitución del aminoácido lisina por glutamato. La proteína mutada (proteína Z) adquiere un plegamiento anormal, con tendencia a la polimerización y agregación en el retículo endoplasmático del hepatocito. La estructura conformacional alterada hace que no pueda ser secretada al plasma. Como consecuencia, las concentraciones plasmáticas son del 10%-15% del valor normal. El impacto clínico se ve reflejado en el pulmón, por la deficiencia de la proteína, y en el hígado por su acumulación.

El enfisema pulmonar suele ponerse de manifiesto en adultos jóvenes. Es consecuencia de la destrucción de la matriz extracelular, por la falta de inhibición de la elastasa liberada por los neutrófilos.

El compromiso hepático puede ponerse de manifiesto en diferentes edades de la vida, desde la lactancia hasta la edad adulta. La acumulación de la proteína anormal induce mecanismos de autofagia, genera lesión celular e inflamación (proteotoxicidad). La colestasis prolongada durante los primeros dos meses de vida es una manifestación clínica frecuente. Ocurre en el 10%-20% de los pacientes homocigotas para la mutación (Z-Z). De ellos, el 80% evolucionan con resolución completa de la colestasis y el 20% restante con falla hepática aguda o fibrosis, cirrosis e hipertensión portal. Pacientes con la misma mutación pueden presentar diferente evolución clínica, que varía desde el incremento transitorio de las transaminasas hasta la cirrosis o la falla hepática aguda (*v.* Capítulo 49.3).

El déficit de A1AT debe considerarse como parte del diagnóstico diferencial en un paciente con colestasis del primer trimestre de la vida. Ante la sospecha, se debe solicitar como pesquisa el dosaje de A1AT. Si se encuentra por debajo del límite inferior, es necesario confirmar el diagnóstico con el fenotipo para alfa-1 antitripsina. El fenotipo es una determinación específica que evalúa el patrón de migración electroforética de la proteína A1AT. El patrón M es normal y los fenotipos S y Z son anormales. Las variantes PiZZ, PiSZ y PiSS son las que se asocian con riesgo para desarrollar enfermedad hepática. Actualmente, se dispone del estudio de la mutación del gen *SERPINA1*.

El tratamiento del compromiso hepático es sintomático y de sostén, ya que no existe por el momento ningún tratamiento específico.

Colestasis intrahepática familiar progresiva

Las enfermedades colestásicas familiares progresivas, denominadas como PFIC (*Progressive Familial Intrahepatic Cholestasis*), son colestasis de origen hepatocelular (no obstructivas) y constituyen un grupo de entidades clínicamente heterogéneas, con herencia AR. Se caracterizan por presentarse con colestasis en etapas precoces (período neonatal-primer año de vida) y por evolucionar con frecuencia a la fibrosis, cirrosis y enfermedad hepática terminal en edades que varían desde la infancia hasta la juventud, y aún en la vida adulta.

La distribución es mundial, con una incidencia aproximada de 1/50 000-1/100 000 recién nacidos vivos. Constituyen el 10%-15% de las causas de colestasis del primer trimestre, y el 10% de las indicaciones de trasplante hepático en la infancia.

Se han identificado mutaciones en tres genes que codifican para proteínas transportadoras ATP dependientes, ubicadas en la membrana canalicular del hepatocito, que tienen un rol fundamental en la formación de la bilis y en la excreción biliar. Se clasifican en PFIC 1, PFIC 2 y PFIC 3. Las dos primeras se caracterizan por niveles normales de GGT en las pruebas de función hepática, mientras que en la PFIC 3 los niveles de GGT están elevados, al igual que en otras causas más frecuentes de colestasis.

La descripción de estas entidades permitió establecer el diagnóstico en algunos pacientes que previamente eran asumidos como hepatitis neonatal idiopática, en quienes se habían descartado las causas más frecuentes de colestasis, como AVB, enfermedades metabólicas e infecciones congénitas. Asimismo, el conocimiento de estas entidades permitió relacionarlas con los mecanismos moleculares involucrados en la excreción biliar y el origen de la colestasis.

Defecto en la síntesis de ácidos biliares

El déficit congénito en la síntesis de ácidos biliares es una enfermedad de herencia AR, que se caracteriza por la ausencia o disminución de la actividad enzimática de alguna de las enzimas críticas que intervienen en la síntesis de ácidos biliares primarios a partir del colesterol. Las mutaciones en los genes responsables han sido bien definidas. La enfermedad se presenta habitualmente durante los primeros meses de vida con colestasis y enfermedad hepática progresiva. La historia natural es la evolución a la cirrosis y a la disfunción hepática, con necesidad de trasplante. La ausencia de los ácidos biliares primarios y la acumulación en el hepatocito de los metabolitos intermedios atípicos, hepatotóxicos, constituyen la causa de la enfermedad. Al igual que en las PFIC 1 y 2, la actividad de la GGT es normal. La ausencia o disminución marcada de ácidos biliares maduros y la presencia de ácidos biliares intermedios en la orina, con técnica de espectrometría de masa, junto con los parámetros clínicos y de laboratorio, establecen el diagnóstico.

El tratamiento precoz con la administración oral de ácido cólico (acido biliar primario) es muy efectivo y modifica favorablemente el pronóstico de esta enfermedad. El mecanismo de acción del ácido cólico es la inhibición de la síntesis de los metabolitos intermedios por retroalimentación negativa a nivel de la enzima limitante. La similitud clínica y bioquímica con las PFIC 1 y 2 y la posibilidad de tratamiento específico en este trastorno pone de relieve la necesidad de establecer precozmente el diagnóstico diferencial.

Errores innatos del metabolismo

Las enfermedades del metabolismo, ya sea con compromiso hepático exclusivo o multisistémico (*v.* Capítulo 22), pueden presentarse con colestasis durante los primeros meses de vida. El espectro etiológico es amplio y la urgencia diagnóstica debe orientarse hacia aquellas enfermedades del metabolismo con tratamiento específico.

La sospecha diagnóstica depende de la forma clínica de presentación. Cuando la colestasis se acompaña de disfunción hepática es necesario descartar inicialmente la tirosinemia, galactosemia, enfermedad por depleción del ADN mitocondrial y déficit de lipasa ácida lisosomal (enfermedad de Wolman). En los pacientes con colestasis asociada con datos clínicos y bioquímicos de hepatopatía crónica, se debe sospechar una enfermedad mitocondrial, defectos en la glicosilación de las proteínas o trastornos del ciclo de la urea. La enfermedad de Niemann-Pick tipo C y la citrulinemia se caracterizan por cursar con colestasis transitoria. La evaluación del paciente debe hacerse en el contexto de un equipo interdisciplinario con experiencia. La solicitud de los estudios de laboratorio se basa en la sospecha diagnóstica. La pesquisa neonatal, los aminoácidos plasmáticos, los ácidos orgánicos urinarios, los estudios de actividad enzimática, entre otros, forman parte de las determinaciones solicitadas en estos pacientes. El diagnóstico genético puede realizarse con la secuenciación de genes individuales, paneles genéticos o el estudio del exoma completo.

Fibrosis quística

La colestasis del primer trimestre es la manifestación más temprana y menos frecuente de compromiso hepático en lactantes con fibrosis quística (menos de 10%). Se manifiesta como un cuadro de colestasis grave con ictericia y acolia, que puede inducir al diagnóstico de AVB. Esta entidad clínica obedece a la presencia de una bilis espesa que obstruye el drenaje biliar. En la mayoría de los casos se resuelve espontáneamente en 2-4 meses y es poco frecuente la progresión a la cirrosis biliar focal y multilobular (5%-7%). Es importante, por lo tanto, incluir el *test* del sudor en la evaluación de todo lactante con colestasis del primer trimestre de vida.

Protocolo inicial de estudio

La estrategia diagnóstica depende de la edad en la que consulta el paciente. En todos los casos se debe realizar una anamnesis detallada, orientada al paciente y a los antecedentes familiares. El examen físico debe ser completo, e incluir la evaluación del color de la materia fecal en el momento de la consulta y en controles posteriores. La presencia de acolia total orienta al diagnóstico de AVB.

Cuando el paciente consulta en forma precoz (2-4 semanas de vida) se inicia un protocolo de estudio que consta de lo siguiente:

- Hepatograma, enzimas de colestasis (GGT, FAL), glucemia, proteinograma, lipidograma, función renal, coagulograma y hemograma.
- Serologías, especialmente orientadas a las entidades que causan colestasis y tienen tratamiento específico (prioritarias): CMV, toxoplasmosis, chagas, sífilis, VIH.
- Dosaje de α-1 antitripsina y *test* del sudor.
- Los estudios hormonales (perfil tiroideo, cortisol, hormona de crecimiento), estudios metabólicos (aminoácidos plasmáticos, ácidos orgánicos urinarios, estudios de actividad enzimática, entre otros) y genéticos se solicitan de acuerdo con la orientación clínica.

La ecografía en manos de un operador con experiencia debe solicitarse de rutina. No obstante, como fue mencionado, no es un método adecuado para el diagnóstico de certeza de la AVB.

El paciente debe ser evaluado en conjunto con un subespecialista en hepatología infantil, con evaluación clínica y de laboratorio frecuentes. La valoración directa del color de la materia fecal en cada consulta es función del hepatólogo y del pediatra.

Si el lactante evoluciona o persiste entre las 6-8 semanas de vida con colestasis y acolia, debe indicarse una colangiografía intraoperatoria para descartar AVB. Cuando la consulta inicial es entre los 2-4 meses de vida, y la colestasis se acompaña de acolia, se debe realizar un laboratorio prequirúrgico y control cardiológico, e indicar en forma urgente la colangiografía para confirmar el diagnóstico de AVB o de otra forma de colestasis extrahepática, que aunque son menos frecuentes, también existen.

En consecuencia, no debe minimizarse la ictericia como motivo de consulta en un lactante del primer trimestre de vida, aunque se presente en buen estado general. Como fue mencionado, la colestasis siempre es patológica y es importante la derivación precoz al hepatólogo infantil y el seguimiento conjunto del paciente. Las estrategias diagnósticas deben estar dirigidas a efectuar el diagnóstico diferencial y el tratamiento precoz de las entidades prioritarias (colestasis de origen hepatocelular). El diagnóstico y tratamiento oportuno de la AVB es urgente, antes de las 8 semanas de vida, ya que incide sustancialmente en el pronóstico de estos pacientes.

Tratamiento

Medidas generales

En los pacientes con colestasis secundaria a entidades con tratamiento específico, ya sea médico o quirúrgico, este debe ser instaurado en forma precoz para evitar la progresión del daño hepático y la aparición de complicaciones asociadas.

Durante la colestasis se produce malabsorción de vitaminas liposolubles y grasas, secundaria a la diminución o ausencia del flujo de bilis hacia la luz intestinal. Todos los pacientes, independientemente de la etiología, deben recibir suplementos con vitaminas liposolubles (A, D, E y K) desde el inicio y mientras dure la colestasis. Asimismo, es necesario el monitoreo de los niveles plasmáticos para diagnosticar y tratar las deficiencias. La hemorragia intracerebral por deficiencia de vitamina K puede ser una complicación fatal en estos pacientes. La deficiencia de vitamina D se asocia con raquitismo y fracturas patológicas. La deficiencia de vitamina A con patología corneal y retiniana, mientras que la deficiencia de vitamina E puede producir compromiso neurológico y muscular.

El ácido ursodesoxicólico 15-20 mg/kg/día se emplea desde el inicio como tratamiento inespecífico y suele ser bien tolerado. Es un ácido biliar hidrofílico, no tóxico, que compite con los ácidos biliares tóxicos endógenos a nivel de la recirculación enterohepática. Asimismo, mejora la calidad del reservorio o *pool* de ácidos biliares circulantes y favorece el flujo biliar.

Es imprescindible el sostén nutricional para promover el crecimiento y evitar las consecuencias de la malnutrición. En los pacientes con colestasis prolongada, el aporte calórico total debe ser el 125%-150% de las recomendaciones diarias. Se deben utilizar triglicéridos de cadena mediana como fuente de lípidos, ya que no requieren de las sales biliares para su absorción intestinal. Es de elección la alimentación por vía oral o enteral y, en caso de ser necesario, se debe indicar la colocación de una sonda nasogástrica para optimizar el aporte calórico total, o eventualmente la nutrición parenteral total (*v.* Capítulos 16 y 17).

49.5 Enfermedad inflamatoria intestinal

Pablo J. Malagrino • Cecilia Tennina

La enfermedad inflamatoria intestinal (EII) corresponde a una afección del tracto gastrointestinal de curso crónico, y comprende a tres entidades con diferencias diagnósticas, pronósticas y terapéuticas. Estas entidades son la colitis ulcerosa (CU), la enfermedad de Crohn (EC) y la EII no clasificable. La colitis ulcerosa se limita al colon, con inflamación superficial de la mucosa que se extiende en forma proximal de manera continua, y puede presentar úlceras, sangrado grave, megacolon tóxico y colitis fulminante. Por otro lado, la enfermedad de Crohn puede afectar cualquier sector del aparato digestivo, en general de manera no continua, y se caracteriza por inflamación transmural que puede evolucionar a estenosis fibróticas, fístulas y abscesos.

Dado que esta entidad puede presentarse durante la edad pediátrica (y en particular en la segunda década de la vida), es de suma importancia que el pediatra tenga los elementos necesarios para su reconocimiento, derivación oportuna y acompañamiento.

Epidemiología

Debido a que el comienzo de la EII ocurre con frecuencia en la infancia y adolescencia (incidencia pico entre los 15 y los 25 años), el monitoreo de la incidencia de la EII pediátrica ha podido reflejar cambios en su distribución mundial y un aumento de su aparición en los últimos 35 años. Datos de estudios pediátricos realizados en Europa han demostrado un cambio en el patrón de la enfermedad, con un aumento de la enfermedad de Crohn sobre la colitis ulcerosa.

En la Argentina, en un estudio multicéntrico de 30 años de seguimiento, se observa un incremento de la EII en niños. La colitis ulcerosa todavía es predominante, a pesar de que la enfermedad de Crohn es la que registra un mayor incremento, en particular en los niños menores. Todavía la relación no se ha invertido, como se observa en los países donde estas enfermedades son más prevalentes. Se observó una incidencia de 14 nuevos casos por año entre 1987 y 2007, y de 32 nuevos casos por año entre 2007 y 2017, con un aumento a 33 casos anuales en el último año. Con respecto a la relación CU:EC, la variación fue de 3,9 : 1 y 1,1 : 1, respectivamente.

Del total de diagnósticos de EII, el 25% se realiza durante la infancia y la adolescencia. La CU es más común que la EC en preescolares, mientras que la EC es más frecuente en niños mayores. Las tasas más altas se encuentran en Europa, Reino Unido y América del Norte. Se supone que las tasas más altas de EII se encuentran en los países desarrollados y las más bajas se consideran en las regiones en desarrollo. Las regiones de clima más frío y las áreas urbanas tienen una mayor tasa de EII que las de climas más cálidos y las áreas rurales.

Una revisión de la EII informó que la prevalencia de la enfermedad de Crohn en América del Norte fue de 319 por cada 100 000 personas, mientras que en Europa fue de 322 por cada 100 000 personas. Las tasas de prevalencia de la colitis ulcerosa fueron de 249 por cada 100 000 personas en América del Norte y de 505 por cada 100 000 personas en Europa. La incidencia anual de la enfermedad de Crohn fue de 20,2 por 100 000 personas-año en América del Norte, 12,7 por 100 000 personas-año en Europa y de 5,0 por 100000 personas-año en Asia y Oriente Medio; mientras que las tasas de incidencia de colitis ulcerosa fueron de 19,2 por 100 000 personas-año en América del Norte, 24,3 por 100 000 personas-año en Europa y de 6,3 por 100 000 personas-año en Asia y Oriente Medio. Los datos epidemiológicos en América Latina sugieren una incidencia mucho menor, con reportes recientes de 0,4 cada 100 000 personas en menores de 18 años.

Fisiopatología

No se conocen con exactitud los mecanismos por los cuales un individuo puede presentar EII. Se ha atribuido su fisiopatología a una combinación de factores, que incluyen la predisposición genética, la alteración en el microbioma intestinal, defectos en los mecanismos de inmunidad innata y adaptativa y la exposición ambiental. Se han identificado diversos *loci* en el estudio genómico que intervienen en una variedad de pasos moleculares críticos para los sistemas inmunitarios innatos y adaptativos, como el de autofagia (*ATG15L1*) y reconocimiento de patógenos (*NOD2*).

Gran parte de los investigadores de EII consideran que un gatillo ambiental inicia la inflamación en individuos genéticamente predispuestos para desarrollar EII. Una vez que la inflamación comienza, la carga genética juega un rol en mantener (o frenar) la reacción inflamatoria.

Genética

El mayor avance en la patogénesis de la enfermedad de Crohn ocurrió en el año 2001 con la identificación del gen de susceptibilidad *NOD2/CARD15*. Este gen reconoce endotoxinas de bacterias gram negativas y activa el factor de necrosis αb, lo que inicia la apoptosis. Sin embargo, a pesar de la fuerte asociación con la enfermedad de Crohn, las alteraciones genéticas del gen *NOD2/CARD15* no son suficientes ni necesarias para el desarrollo de la enfermedad. Esto se basa en la observación de que e 1%-5% de la población caucásica es homocigota; y el 10%-20%, heterocigota para estas mutaciones. Por otro lado, cerca del 70% de los pacientes con enfermedad de Crohn no tienen mutación de los alelos *NOD2/CARD15*.

A la fecha, los estudios de asociación genómica han identificado más de 240 variantes de riesgo que afectan las vías intracelulares que reconocen productos bacterianos (*NOD2*); la vía de autofagia, que facilita el reciclaje de organelas intracelulares y la remoción de microorganismos intracelulares (*ATG16L1*); genes que regulan la función de la barrera epitelial (*ECM1*) y vías que regulan la inmunidad innata y adaptativa (*IL23R* e *IL10*). Solo del 8% al 13% de las variantes de la enfermedad de Crohn y del 4% al 7% de las de colitis ulcerosa pueden ser explicadas por estos *loci* de riesgo para EII. Sin embargo, en niños con enfermedad inflamatoria intestinal de comienzo temprano (antes de los 6 años), los factores genéticos como las variantes en las vías antiinflamatorias dependientes del gen *IL10* pueden jugar un rol más importante.

Los estudios de investigación genética, genómica y epigenética tienen el potencial de identificar genes y vías en subtipos celulares específicos que podrían representar en un futuro *targets* u objetivos terapéuticos o servir como biomarcadores para la toma de decisiones clínicas.

Microbiota

La presencia de bacterias comensales interfiere con la habilidad de los patógenos de colonizar e invadir el tracto intestinal, en parte por su competencia con los nutrientes y el espacio. Cuando existe una disrupción en la barrera epitelial, las bacterias comensales pueden tornarse patógenas, atravesar el epitelio y desencadenar una reacción inflamatoria. Se ha demostrado que tanto en la enfermedad de Crohn como en la colitis ulcerosa existe una reducción en la diversidad y el número total de especies microbianas. Estudios en ratas artificialmente desprovistas de microbiota, en las que se introduce materia fecal de pacientes con EII, presentaron mayor tendencia a desarrollar colitis que aquellas que recibieron materia fecal de personas sanas, en parte por promover un aumento de las células T *helper* 17 (Th17) y una reducción en el número de células T regulatorias.

Estos estudios de la microbiota tienen el potencial de identificar grupos microbianos que pueden facilitar o inhibir la inflamación intestinal y ser considerados como herramienta terapéutica en la EII.

Inmunidad de la mucosa

La regulación inmune se encuentra indudablemente alterada. Aún no está esclarecido si el sistema inmune está activado como resultado de un defecto intrínseco o a causa de una estimulación continua por cambios en la barrera mucosa. Se encuentra bien establecido que la respuesta inmune de la mucosa intestinal en pacientes con EC está guiada por linfocitos T CD4+ con fenotipo Th1 y producción de interleuquina 2, factor de necrosis tumoral α e interferón γ; en contraste, en la CU la respuesta está dominada por linfocitos T CD4+ con fenotipo Th2 atípico y producción de interleuquina 5 y factor de crecimiento transformante β. Aparentemente, en ambas enfermedades, la respuesta de los linfocitos supresores Th3 está deprimida. Eventualmente, la activación del sistema inmune conduce a la producción de mediadores como citoquinas proinflamatorias, moléculas de adhesión, metabolitos del ácido araquidónico y especies reactivas de oxígeno, que llevan a la destrucción tisular y a las manifestaciones clínicas de la enfermedad.

Historia natural

La EII de inicio en la niñez muestra características únicas. Suele tener un fenotipo más grave, que se caracteriza por una extensa afectación anatómica, con tasas sorprendentemente altas de EC panentérica (afectación del intestino delgado, intestino grueso y del tracto gastrointestinal superior), así como de CU extensa.

Los pacientes pediátricos al debut tienen mayor compromiso en comparación con los adultos, y la presentación más frecuente es la ileocolónica para la EC y la pancolitis para la CU. Además de la localización, la EII pediátrica tiene una mayor tendencia a complicarse a lo largo del tiempo, en comparación con la EII del adulto (Tabla 49.5.1).

Clasificación y formas clínicas

Como fue mencionado, la enfermedad inflamatoria intestinal abarca la EC, la CU y la EII no clasificable, enfermedades que afectan crónicamente al tracto gastrointestinal y que comparten ciertas características, pero que también poseen grandes diferencias clínicas. Según la edad de inicio, la EII se clasifica en diferentes subgrupos:

- EII de inicio pediátrico: antes de los 18 años.
- EII de inicio temprano: antes de los 10 años.
- EII de inicio muy temprano: antes de los 6 años.
- EII de inicio infantil: antes de los 2 años.
- EII neonatal: antes de los 28 días.

La incidencia de EII pediátrica de inicio temprano (EOIBD) se encuentra en aumento en todo el mundo. El retraso en el diagnóstico es común, y las enfermedades autoinmunes sistémicas o errores innatos de la inmunidad pueden presentarse como EII (*v.* Capítulo 46.3). El curso general de la enfermedad es típicamente más grave que la forma de inicio pediátrico y la forma de inicio del adulto porque afecta el crecimiento, el bienestar psicológico, la nutrición y la escolaridad. La causa subyacente es poco conocida, pero se sabe que la predisposición genética conduce a una desregulación inmune, en presencia de un microbioma intestinal anómalo.

La EII de inicio muy temprano (VEOIBD) ha sido relacionada con mutaciones monogénicas, mientras que la EII poligénica convencional tiene más comúnmente una edad de inicio mayor. Las mutaciones en los genes *NOD2* e *IL10* son las variantes de riesgo mejor establecidas para la EII de inicio muy temprano. La EII monogénica suele presentarse como EII grave o refractaria, por lo que podría ser necesario el tratamiento temprano con biológicos (*v.* más adelante) o un enfoque no convencional como el trasplante de células progenitoras hematopoyéticas (*v.* Capítulo 74). Las condiciones monogénicas deben considerarse en aquellos pacientes que presentan características atípicas, que son refractarios al tratamiento convencional o que son diagnosticados antes de los 6 años. Cuando se sospecha una EII monogénica, el signo clínico más importante es la edad temprana de inicio.

El diagnóstico de EII en niños muy pequeños, que desarrollan síntomas antes de los 6 años, o aquellos con antecedentes sospechosos, como infecciones recurrentes, deben tener una evaluación inmunológica para descartar errores innatos de la inmunidad, incluida la enfermedad granulomatosa crónica y la inmunodeficiencia común variable, entre otros (*v.* Capítulo 46.3).

Tabla 49.5.1 Historia natural de la enfermedad inflamatoria intestinal de inicio pediátrico, comparada con la de inicio en el adulto

Inicio pediátrico o temprano	Inicio adulto o tardío
Enfermedad de Crohn: • Colon más frecuentemente afectado • La enfermedad difusa es más común • Progresión de la enfermedad en la primera década después del diagnóstico	Enfermedad de Crohn: • Más probabilidad de compromiso del íleon • Compromiso menos extenso • La extensión de la enfermedad es menos común
Colitis ulcerosa: • Compromiso pancolónico al inicio, y es más probable que se extienda en la primera década • Menor tiempo desde el diagnóstico hasta la colectomía (promedio 11,1 años)	Colitis ulcerosa: • El compromiso suele ser localizado en el colon izquierdo • Mayor tiempo desde el diagnóstico hasta la colectomía (promedio 50 años)

Diagnóstico

El diagnóstico de EII debe establecerse en base a la combinación de varios elementos, como la anamnesis, el examen físico, determinaciones de laboratorio, estudios por imágenes y una endoscopía alta y baja con biopsias, junto con el estudio del intestino delgado.

Inicialmente, siempre deben descartarse procesos infecciosos, especialmente en pacientes que se presentan con diarrea con sangre. Los pacientes con colitis deben ser evaluados para descartar patógenos entéricos como *Salmonella, Shigella, Yersinia, Campylobacter, E. Coli*, amebas y *Clostridium difficile*. Los pacientes con ileítis deben ser estudiados para descartar tuberculosis y *Yersinia*. Asimismo, debe tenerse en consideración que la vasculitis (como la púrpura de Schönlein-Henoch) puede presentarse con diarrea y dolor abdominal.

Manifestaciones clínicas

La sospecha clínica de EII se establece en niños con síntomas persistentes (por más de 4 semanas) o recurrentes (más de 2 episodios en 6 meses), como dolor abdominal, diarrea, sangrado rectal, pérdida de peso o retardo del crecimiento.

La tríada clásica de síntomas de EC (dolor abdominal, diarrea y pérdida de peso) está presente en el 25% de los pacientes. Es frecuente que los pacientes pediátricos con EC se presenten de manera no clásica, con síntomas vagos como el dolor abdominal.

En pediatría, el impacto sobre el crecimiento y desarrollo es uno de los factores más importantes. La disminución de la velocidad de crecimiento puede preceder a los signos y síntomas digestivos, especialmente en la EC. Asimismo, el retardo del crecimiento puede ser el único síntoma de presentación en determinados pacientes. Junto con la pubertad retrasada, son hallazgos frecuentes en la EC, con una frecuencia algo menor en la CU.

La malabsorción intestinal, el aumento de las necesidades calóricas (por el estado inflamatorio crónico), la ingesta subóptima (debido a la anorexia) y las pérdidas gastrointestinales contribuyen con la desnutrición, que amplifica la afectación del crecimiento. La identificación oportuna del retardo de crecimiento es fundamental, ya que la evaluación conjunta y la derivación al subespecialista en endocrinología infantil debe realizarse antes de la pubertad.

Los síntomas extraintestinales comprometen los sistemas dermatológico, musculoesquelético, hepático, oftalmológico, renal, pancreático y hematológico, y están presentes en el 25%-40% de los pacientes. Pueden ser la manifestación inicial de la EII, y son más comunes en la EC. Entre los más frecuentes se encuentran el eritema nodoso, pioderma gangrenoso, uveítis, epiescleritis, artritis, hepatitis autoinmune y colangitis esclerosante primaria.

Colitis ulcerosa

La CU provoca una inflamación crónica y difusa de la mucosa colónica. El grado de inflamación de la mucosa se correlaciona con la gravedad de la enfermedad; aquellos pacientes con pancolitis suelen tener una enfermedad más grave. Compromete el recto, y se extiende de manera continua en dirección proximal a lo largo del colon, y puede llegar hasta el ciego. En los niños, la forma más frecuente de presentación es la pancolitis (70%). Las colitis izquierdas y las proctitis son menos frecuentes, y son localizaciones típicas de la CU del adulto.

La diarrea con sangre es el síntoma más común. Suele ser prolongada, mayor de 2 semanas de duración, o recurrente; presenta moco y generalmente se asocia con dolor abdominal. Suele haber deposiciones nocturnas, lo cual es muy sugestivo de CU. Generalmente, los pacientes refieren pujos, tenesmo y urgencia evacuatoria.

Los síntomas se correlacionan con la extensión de la enfermedad. Abarcan desde un sangrado rectal intermitente, en el caso de una proctitis leve, hasta urgencia defecatoria, dolor abdominal, pérdida de peso y, en los casos más graves y extensos, perforación del colon (Tablas 49.5.2 y 49.5.3).

Enfermedad de Crohn

La EC se presenta con síntomas que dependen de la zona afectada. En pediatría, la afectación ileocolónica es la más habitual. La diarrea con sangre aparece únicamente cuando hay compromiso del colon. La presentación clínica más común suele incluir diarrea crónica o recurrente (pero no sanguinolenta), dolor abdominal, pérdida de peso o retardo del crecimiento, anemia, astenia o fiebre. Si hay compromiso esofágico, el paciente puede presentar disfagia o dolor retroesternal, y si hay compromiso gástrico, pueden aparecer náuseas, epigastralgia, vómitos y regurgitación. La afectación del intestino proximal ocurre en más de la mitad de los casos, y las áreas más comúnmente afectadas son el estómago y el duodeno. La EC perianal es característica e incluye fístulas, fisuras y abscesos.

La EC compromete la pared intestinal de manera transmural, y por este motivo puede fistulizarse. Asimismo, debido a la inflamación crónica, puede dar lugar a estenosis, que pueden conducir a la obstrucción intestinal (*v.* Tablas 49.5.2 y 49.5.3).

Índices de actividad

Existen índices de actividad de la EII que permiten orientar acerca del seguimiento y tratamiento de los pacientes. Los más utilizados son el *Pediatric Ulcerative Colitis Activity Index* (PUCAI) y el *Pediatric Crohn's Disease Activity Index* (PCDAI).

El PUCAI se basa únicamente en parámetros clínicos, como dolor abdominal, rectorragia, número de deposiciones por día, consistencia de las deposiciones, deposiciones nocturnas y grado de actividad diaria del paciente. Según el PUCAI, la CU se clasifica en leve, moderada y grave.

El PCDAI incluye parámetros clínicos (dolor abdominal, número de deposiciones por día y grado de actividad del paciente), hallazgos al examen físico (peso, velocidad de crecimiento, examen abdominal, examen perianal, manifestaciones

Tabla 49.5.2 Manifestaciones de la enfermedad de Crohn y la colitis ulcerosa en la infancia

	Enfermedad de Crohn	Colitis ulcerosa
Distribución por sexo	▪ Masculino > femenino	▪ Masculino = femenino
Signos y síntomas	▪ Dolor abdominal, diarrea crónica, pérdida de peso, anorexia ▪ Retardo del crecimiento	▪ Diarrea con sangre, dolor abdominal
Localización	▪ De la boca al ano ▪ Involucra todas las capas del intestino (desde la mucosa hasta la serosa) ▪ Más común la afectación ileocolónica	▪ Colon ▪ Involucra solamente la mucosa ▪ Más común la afectación pancolónica
Hallazgos endoscópicos	▪ Distribución segmentaria ▪ Úlceras aftoides, úlceras profundas, aspecto en adoquín ▪ Enfermedad perianal, estenosis y fístulas	▪ Eritema difuso y continuo ▪ Friabilidad, granularidad y pérdida del patrón vascular desde el recto hasta una extensión variable
Hazllazgos histológicos	▪ Granulomas no caseosos ▪ Criptitis segmentaria o discontinua ▪ Abscesos crípticos ▪ Ileítis	▪ Criptitis ▪ Abscesos crípticos ▪ Distorsión de la histoarquitectura críptica ▪ Linfocitosis basal
Hallazgos radiológicos	▪ Segmentos estenóticos rígidos ▪ Fístulas	▪ Dilatación colónica en megacolon tóxico

Modificado de: Oliveira SB, Monteiro IM. Diagnosis and management of inflammatory bowel disease in children. BMJ 2017; 357: j2083.

Tabla 49.5.3 Comparación diagnóstica entre la colitis ulcerosa y la enfermedad de Crohn

		Enfermedad de Crohn	Colitis ulcerosa
Historia	**Comienzo**	Más abrupto (días o semanas)	Más indolente (semanas o meses)
Localización		En cualquier parte del tracto GI	Recto y avanza en sentido proximal
Síntomas	**Dolor abdominal**	Común	Poco común
	Sangrado rectal	+	++
	Síntomas extraintestinales	Comunes	Poco comunes
	Pérdida de peso	+++	+
Examen físico	**Fiebre**	+++	+
	Enfermedad perianal	+++	+
	Ojos, articulaciones y piel	++	-
Laboratorio	**Anemia**	+++	++
	PCR o ESD aumentadas	+++	+
	ASCA	++	-
	ANCAp	+	+++
Endoscopia	**Compromiso del recto**	+/-	+++
	Afectación continua de la mucosa	+	+++
	Cambio transmural en la biopsia	+++	-
	Granulomas	+++	+

GI: gastrointestinal; PCR: proteína C reactiva; ESD: eritrosedimentación; ANCAp: anticuerpos anticitoplasma perinuclear de neutrófilo; ASCA: anticuerpos anti-*Saccharomyces cerevisiae*.
Modificado de: Sairenji T, Collins KL; Evans DV. An Update on Inflammatory Bowel Disease. Elsevier 2017; 0095-4543/17.

extraintestinales) y exámenes de laboratorio (hematocrito, eritrosedimentación y albúmina). Según el PCDAI, la EC se clasifica en leve, moderada y grave.

Laboratorio

Los exámenes iniciales deben incluir el hemograma, enzimas hepáticas, albúmina, eritrosedimentación (ESD) y proteína C reactiva (PCR). Siempre deben descartarse las infecciones entéricas como causas de diarrea crónica o diarrea con sangre, por lo que debe solicitarse un coprocultivo que incluya la búsqueda de *Clostridium difficile*. Es importante destacar que la presencia de determinaciones de laboratorio normales no descarta la posibilidad de una EII. El paciente puede tener un gran daño mucoso sin alteraciones de laboratorio.

La presencia de anemia, aumento de los reactantes de fase aguda (PCR y ESD), un recuento aumentado de plaquetas y albumina disminuida sugieren, junto con las manifestaciones clínicas compatibles, una probable EII.

Un indicador de inflamación intestinal que se utiliza en el estudio inicial y para el seguimiento es la calprotectina fecal. Es una proteína que se encuentra en los gránulos de los neutrófilos y que aumenta en los casos de inflamación intestinal. Es un marcador superior al resto de los parámetros de inflamación en la EII. La calprotectina fecal se correlaciona con la inflamación mucosa, tiene correlación con la actividad endoscópica y su normalización indica curación mucosa.

Los marcadores serológicos como ANCAp (anticuerpos anticitoplasma perinuclear de neutrófilo) y ASCA (anticuerpos anti-*Saccharomyces cerevisiae*) se utilizan como complemento diagnóstico para diferenciar la CU de la EC (*v.* Tabla 49.5.3). La presencia de ASCA positivos en un paciente con EII sugiere fuertemente el diagnóstico de EC, mientras que la presencia de ANCAp positivos orienta hacia la CU. ASCA IgA e IgG tienen especificidad para EC del 95% cuando se utiliza uno de los dos, y del 100% cuando se utilizan ambos; ANCAp tienen una especificidad del 92% para CU. Los ANCAp se identifican en aproximadamente el 75% de los pacientes con CU y hasta en el 20% de los pacientes con EC (EC limitada al colon). Los ASCA están presentes en el 40%-80% de los pacientes con EC. Si son negativos, no descartan el diagnóstico de EII.

Estudios por imágenes

La radiografía simple de abdomen es muy útil en la CU grave para descartar megacolon tóxico. Este cuadro consiste en una dilatación del colon transverso, medido por radiografía, con un diámetro $\geq$ 56 mm en niños mayores de 10 años (o $\geq$ 40 mm en niños menores), en un paciente con evidencia clínica de toxicidad sistémica. En la EC, la radiografía simple puede sugerir la presencia de una obstrucción intestinal.

El tránsito del intestino delgado aporta información sobre la mucosa intestinal y el calibre luminal, e identifica posibles complicaciones secundarias al compromiso del intestino delgado en la EC, como fístulas y estenosis. El enema de bario es útil en caso de estenosis, cuando el colon no se ha visualizado completamente por endoscopía.

La tomografía computarizada (TC) ofrece una muy buena evaluación de la pared intestinal, y es ideal en situaciones de emergencia en pacientes con EII que se presentan con dolor abdominal, fiebre y vómitos. Debe administrarse contraste intravenoso y líquidos por vía oral o sonda nasogástrica para lograr una adecuada distensión intestinal. Entre los hallazgos característicos en la TC, se encuentran el engrosamiento de la pared intestinal y la separación de las asas intestinales. También puede detectarse la presencia de fístulas, abscesos y alteraciones hepáticas.

La entero-resonancia magnética (entero-RM) es la modalidad de imagen de elección en la EII al momento del diagnóstico. Puede detectar afectación del intestino delgado, cambios inflamatorios en la pared intestinal e identificar complicaciones de la enfermedad. Asimismo, este estudio puede detectar anomalías transmurales, engrosamiento de la pared intestinal, úlceras, estenosis, abscesos y fístulas. Es fiable, reproducible y bien tolerada. Además, tiene la ventaja de no someter al paciente a radiación ionizante. La resolución de la RM es superior a la de la TC y logra una mejor definición de las anomalías murales, de las zonas afectadas y de las complicaciones perineales en la EC.

La videocápsula endoscópica es útil para evaluar la presencia de inflamación del intestino delgado, determinar la causa de un sangrado oculto, la presencia de pólipos y tumores. La principal indicación de la cápsula endoscópica en la EII es evaluar la extensión y gravedad de la EC, sobre todo si la endoscopía convencional y las imágenes no son concluyentes. Su principal desventaja es que no permite la toma de muestras histológicas (Figura 49.5.1 a).

Endoscopía

La colonoscopía que incluye la intubación del íleon terminal (ileocolonoscopía) con toma de múltiples biopsias de todos los segmentos del tracto intestinal inferior para histología es esencial para diferenciar la CU de la EC e identificar la localización y la extensión de la enfermedad. Siempre debe intentarse la intubación del íleon terminal con biopsias, ya que puede ocurrir inflamación ileal aislada en presencia de un colon normal hasta en el 9% de los niños con EC (Figura 49.5.1 b).

La endoscopía digestiva alta (esofagogastroduodenoscopía) debe formar parte del estudio de primera línea en todos los pacientes con sospecha de EII, independientemente de la presencia o ausencia de síntomas gastrointestinales superiores.

El estudio endoscópico permite la visualización directa de la mucosa, evaluar la gravedad y extensión de la enfermedad y la obtención de muestras histológicas, que son fundamentales para el diagnóstico. El examen endoscópico con biopsia sigue siendo el método de referencia (*gold standard*) para el diagnóstico de la EII.

La CU está caracterizada por una inflamación continua y simétrica que comienza en el recto y se extiende en sentido proximal, con una clara demarcación entre la mucosa sana y la enferma. En los casos de inflamación mínima, los hallazgos endoscópicos pueden limitarse a una pérdida del patrón vascular normal debido al edema de la mucosa. Los casos más avanzados pueden demostrar eritema, friabilidad, granularidad, erosiones, úlceras y hasta pseudopólipos. La mayor parte de los pacientes con CU no tienen compromiso del íleon terminal, salvo el caso de pancolitis con compromiso de la válvula ileocecal (*backwash ileitis*), donde el íleon presenta edema o eritema (Figuras 49.5.2).

La EC puede afectar todo el tracto gastrointestinal o parte de él. Más de dos tercios de los casos involucran alguna porción del colon. La inflamación mucosa es discontinua y el recto puede estar o no comprometido, pero la preservación rectal es común. Los hallazgos macroscópicos de la EC se caracterizan por ser irregulares, asimétricos, focales y discontinuos. La enfermedad leve puede presentarse solamente como un eritema parcheado y friabilidad leve, con distorsión del patrón vascular normal. Las úlceras son un hallazgo endoscópico temprano y frecuente (aftoides, lineales o serpiginosas), seguidas del aspecto característico

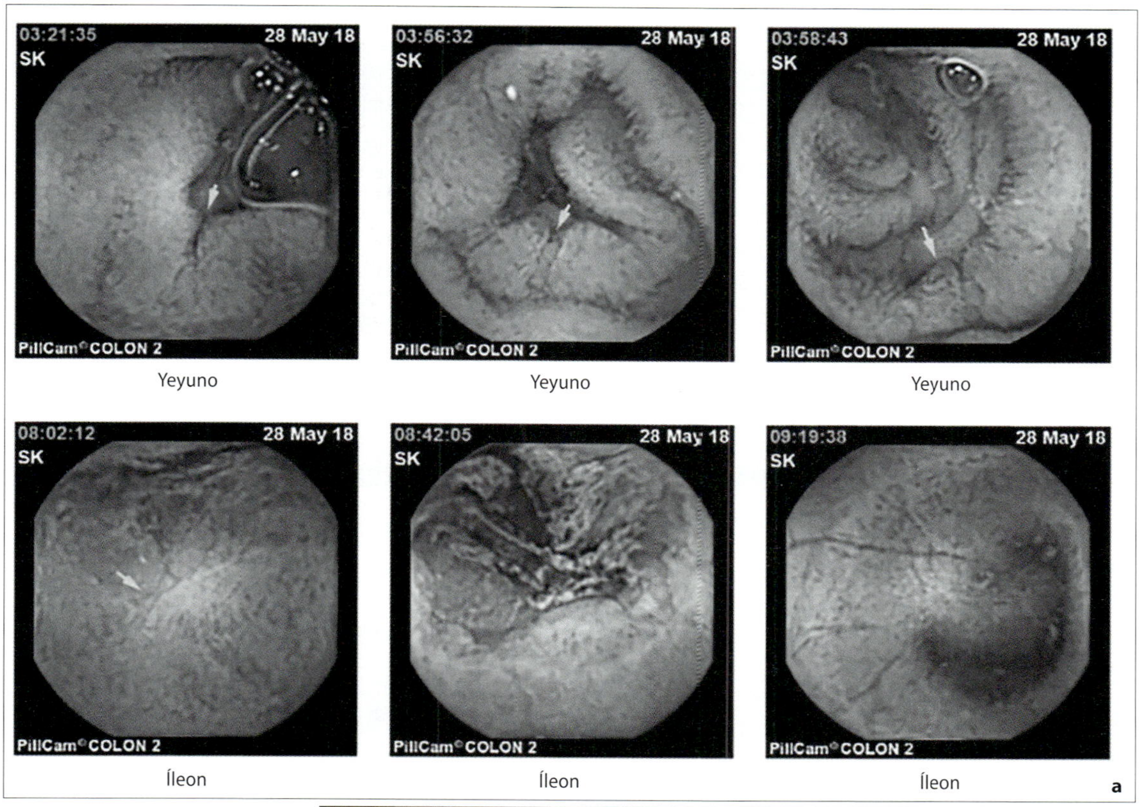

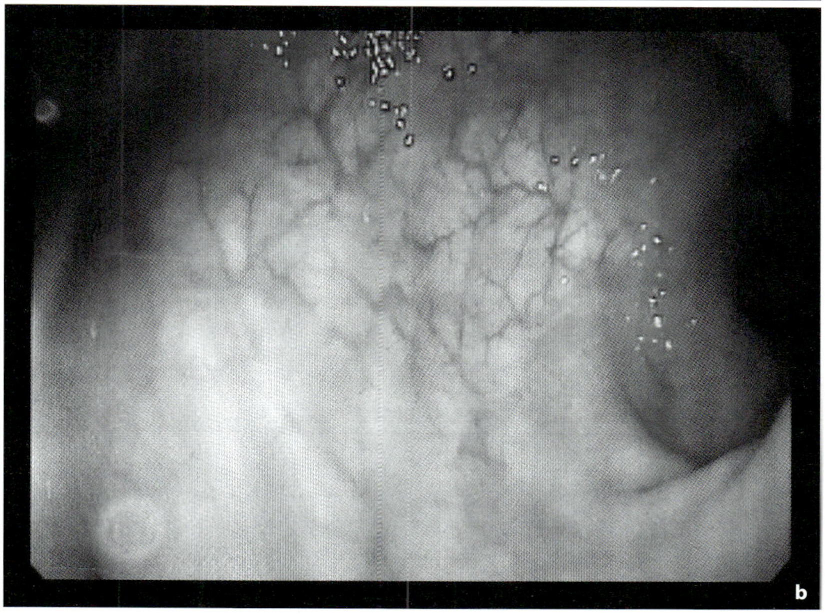

Figura 49.5.1 a Cápsula endoscópica. Marcado con una flecha se observa la presencia de fisuras. En el íleon, se observa una úlcera circunferencial estenosante que permite el pasaje de la cápsula. **b** Colon normal. Se observa el patrón vascular normal de la mucosa.

de adoquines (Figura 49.5.3). El íleon terminal a menudo se ve afectado, por lo que es importante realizar siempre ileoscopía con toma de biopsia. A diferencia de lo que ocurre en la CU, el recto no suele verse afectado.

Histología

En la CU, la inflamación se limita a la mucosa y submucosa únicamente, con distorsión de las vellosidades y criptas. A nivel de la lámina propia, generalmente se encuentra un infiltrado linfoplasmocitario. Pueden observarse criptitis (neutrófilos en la pared de la cripta), abscesos crípticos (neutrófilos en el interior de la cripta) o destrucción de las criptas.

Las biopsias de EC muestran inflamación transmural. La característica microscópica distintiva de la EC es el granuloma no caseoso, y se informa en el 15%-70 % de los casos, por lo que su ausencia no descarta la enfermedad. Se observa alteración de la histoarquitectura de las criptas y signos de inflamación crónica.

La EII no clasificable solo se puede diagnosticar luego de un estudio completo. Esto debe incluir colonoscopía con intubación del íleon terminal, endoscopía digestiva alta y estudio del

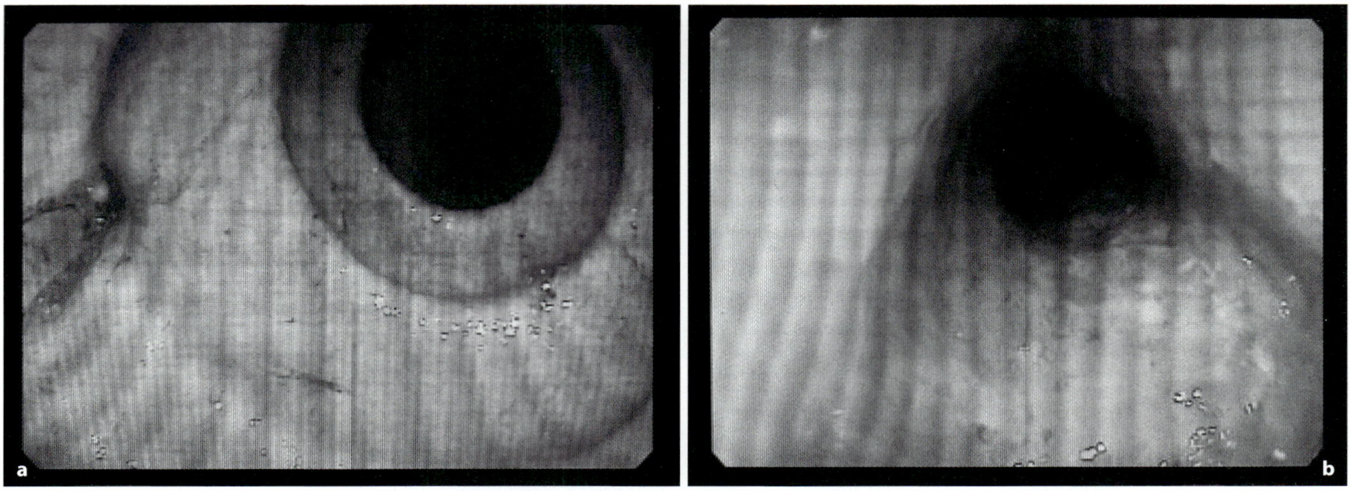

Figura 49.5.2 Colitis ulcerosa. **a** Se observa la pérdida del patrón vascular, eritema difuso y continuo de la mucosa. **b** Se observa la pérdida continua del patrón vascular, eritema difuso de la mucosa y úlceras cubiertas con fibrina.

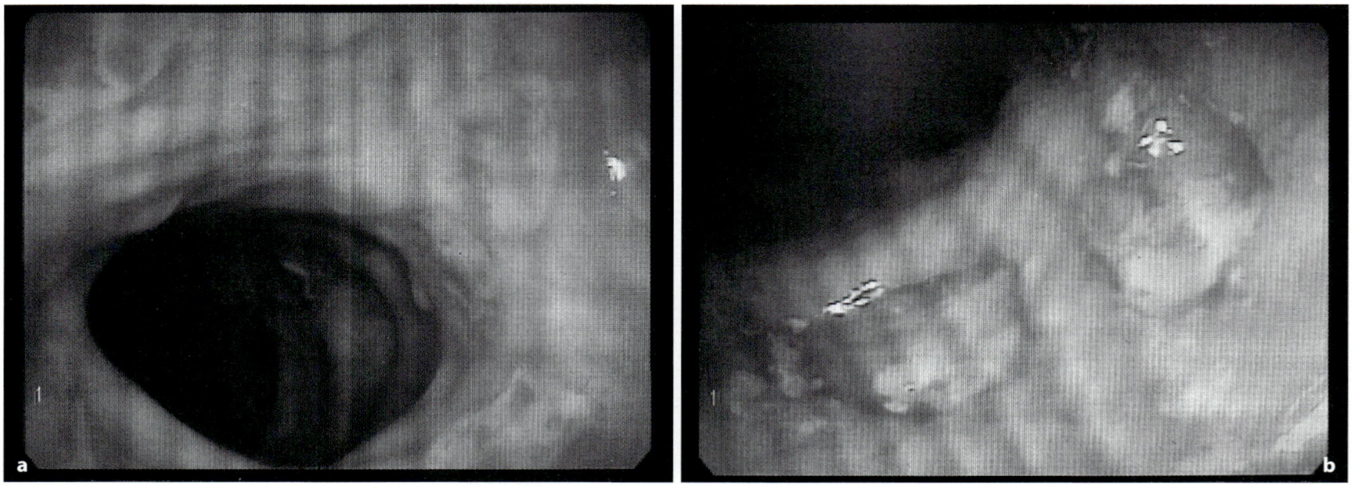

Figura 49.5.3 Enfermedad de Crohn. **a** Se observa la pérdida del patrón vascular, eritema y úlceras cubiertas por fibrina. **b** Se observan úlceras profundas cubiertas con fibrina.

intestino delgado. Corresponde a alrededor del 10% de los pacientes con inflamación intestinal crónica, en los cuales el patrón de la enfermedad no permite diferenciar claramente si se trata de una CU o una EC, después de repetidas endoscopías con sus respectivas histologías. A medida que la enfermedad evoluciona, la diferencia se esclarece y con mayor frecuencia se reclasifica hacia colitis ulcerosa.

Tratamiento de la enfermedad inflamatoria intestinal

El tratamiento de la EII está dividido en dos etapas bien marcadas, con diferencias significativas en cuanto a las elecciones terapéuticas Estas etapas corresponden a la inducción de la remisión y a la etapa de mantenimiento. Para poder delimitar estas etapas, es fundamental definir cuándo se considera que la enfermedad se encuentra en remisión (sin actividad inflamatoria).

El objetivo de tratamiento de la EII fue modificándose con el tiempo. Cambió de reducir los síntomas a alcanzar la mejoría histológica o curación de la mucosa, promover el crecimiento y modificar la historia natural de la enfermedad. Se debe intentar maximizar la respuesta terapéutica, maximizar la adherencia al tratamiento, minimizar la toxicidad, mejorar la calidad de vida, promover el crecimiento físico y el desarrollo puberal, promover el desarrollo psicológico y emocional y prevenir las complicaciones de la enfermedad.

La Tabla 49.5.4 resume el tratamiento de la EII, con las drogas utilizadas, sus dosis, efectos adversos y notas de manejo.

Nutrición enteral exclusiva (NEE)

La eficacia de la NEE se observó por primera vez al comienzo de la década de 1970, cuando se descubrió que el estado clínico y nutricional de algunos pacientes había mejorado con el tratamiento con una fórmula elemental, mientras esperaban a ser operados. Aunque se desconocen los mecanismos de acción de la NEE, existen varias hipótesis al respecto, como la modificación de la flora intestinal, la eliminación de la captación de antígenos alimentarios, la disminución de la síntesis intestinal

Tabla 49.5.4 Drogas frecuentemente utilizadas en la enfermedad inflamatoria intestinal: dosis, efectos adversos y notas de uso

Droga	Dosis	Efectos secundarios	Nota
Prednisona VO **Metilprednisolona EV**	1-2 mg/kg/día, máximo 40 mg/día	▪ Suprime el crecimiento ▪ Supresión adrenal ▪ Inmunosupresión	▪ Hasta lograr la remisión en 2-4 semanas ▪ Luego establecer un descenso lento en 4-8 semanas
Budesonida VO	9 mg/día, máximo 12 mg	▪ Similares a la prednisona pero de menor magnitud	▪ Por 4 semanas, luego descenso lento por un total de 11 semanas ▪ En síntomas leves o moderados con compromiso del íleon o del colon derecho
5-aminosalicilatos VO	50-100 mg/kg/día, hasta 4 g/día	▪ Cefalea, náuseas y vómitos ▪ Efecto paradójico ▪ Nefritis intersticial	▪ En crisis, adicionar terapia por vía rectal para lograr un mejor efecto si el compromiso es a predomino distal
Azatioprina VO **6-mercaptopurina VO**	2-3 mg/kg/día 1-1,5 mg/kg/día	▪ Inmunosupresión ▪ Mielosupresión ▪ Pancreatitis ▪ Linfoma	▪ En pacientes que recaen antes de los 6 meses o en los que recaen 2 o más veces por año ▪ Medir títulos de varicela y serologías para virus de Epstein-Barr previo al inicio ▪ Realizar hemograma y hepatograma cada 3 meses
Metotrexato SC	15 mg/m^2 por semana	▪ Nauseas y vómitos ▪ Toxicidad hepática	▪ Medir títulos de varicela y serologías para virus de Epstein-Barr previo al inicio ▪ Asociar ácido fólico 5 mg por semana ▪ Realizar hemograma y hepatograma cada 3 meses
Infliximab EV	5 mg/kg 0, 2 y 6 semanas*, luego cada 8 semanas	▪ Inmunosupresión ▪ Linfoma ▪ Psoriasis	▪ Búsqueda de TBC, hepatitis B y títulos de varicela previo al inicio ▪ Hemograma y hepatograma previo a cada infusión
Adalimumab SC	< 40 kg, 40 mg de inducción, luego 20 mg cada 15 días; > 40 kg, 80 mg de inducción, luego 40 mg cada 15 días	▪ Inmunosupresión ▪ Linfoma ▪ Psoriasis	▪ Búsqueda de TBC, hepatitis B y títulos de varicela previo al inicio ▪ Hemograma y hepatograma previo a cada infusión

* La dosis puede aumentarse a 10 mg/kg y acortar el intervalo de administración. Lo ideal es ajustarla según sus niveles plasmáticos y medir anticuerpos.
VO: vía oral; EV: endovenoso; SC: subcutáneo; TBC: tuberculosis.

de mediadores inflamatorios (por la reducción de la cantidad de grasa en la dieta) o el aporte de micronutrientes al intestino inflamado.

Un análisis de los datos de más de veinticinco estudios pediátricos muestra que la eficacia global de la NEE es del 84%, si bien los estudios diferían en las fórmulas enterales utilizadas, los criterios de remisión clínica y la duración del tratamiento. La tasa de cumplimiento fue muy alta (90%). No se han encontrado diferencias en las tasas de remisión o de cumplimiento en relación con la fórmula enteral utilizada (polimérica, semielemental o elemental). La nutrición enteral parcial (con el 50% de las calorías provenientes de una dieta normal) ha demostrado ser menos efectiva que la NEE.

En un primer momento, se pensó que la terapia nutricional era más efectiva en pacientes con afectación ileal que en aquellos con afectación exclusivamente colónica, pero actualmente se considera que es beneficiosa para ambos grupos.

La administración de NEE durante 4-6 semanas es efectiva en la inducción de la remisión clínica y bioquímica, mejora los parámetros antropométricos y reduce el grado de inflamación de la mucosa intestinal. La calprotectina en materia fecal permite monitorizar la respuesta a la NEE y el control del grado de inflamación de la mucosa.

Una de las desventajas que presenta es que debe ser estrictamente líquida, por lo que puede ser difícil de tolerar y muchas veces requiere el uso de una sonda nasogástrica para alimentación nocturna. Siempre después de la NEE se debe complementar o escalar con alguna droga que permita el mantenimiento, como un inmunomodulador o un biológico.

Corticoides

Su uso es exclusivamente para la inducción de la remisión. Sin embargo, el 50% de los pacientes se trasforman en dependientes de esta medicación o requieren cirugía. Bajo ningún concepto deben ser utilizados para el mantenimiento, debido a sus efectos adversos. Si los pacientes necesitan un tiempo prolongado de corticoides o presentan dependencia, debe considerarse el uso de un inmunomodulador, un biológico o cirugía, según el caso. La budesonida está formulada para su liberación en el íleon o el colon, presenta una primera metabolización hepática que limita sus efectos sistémicos y es capaz de inducir la remisión en EC y CU, pero no es efectiva en el mantenimiento. El principal uso de la budesonida es para la enfermedad de Crohn con afectación ileocecal.

5-aminosalicilatos (5-ASA)

Los compuestos derivados del ácido 5-aminosalicílico (5-ASA), como la mesalazina y la olsalazina, se basan en el principio activo de la sulfasalazina, utilizando enlaces azo o cubierta entérica de etilcelulosa para evitar su rápida absorción en el intestino delgado. En el caso de la mesalazina, el efecto sobre la mucosa intestinal parece ser más efectivo mediante el contacto directo con la zona afectada por sobre su absorción sistémica, por lo que en los últimos años se han diseñado diferentes presentaciones enfocadas en optimizar esta característica. La dosis varía entre 50-100 mg/kg/día, de acuerdo con la gravedad del caso. Alrededor del 20% de los pacientes pueden presentar efectos indeseables independientes de la dosis. Los más comunes son cefalea, náuseas, vómitos, *rash*, dispepsia y diarrea.

Existen preparados de aplicación tópica en forma de supositorios, espumas o enemas para las variantes de afectación distal, que constituyen una herramienta útil en el tratamiento de la EII pediátrica. Pueden ser usados en la CU leve a moderada para inducir la remisión, así como para el tratamiento de mantenimiento. En EC no tienen un rol ni en la inducción ni en el mantenimiento; no obstante, demostraron beneficios en el posquirúrgico de esta enfermedad.

Inmunomoduladores

Las tiopurinas azatioprina (AZA) y su metabolito la 6-mercaptopurina (6-MP) son los inmunomoduladores más empleados en la actualidad, y tienen una seguridad y eficacia similares. La eficacia terapéutica se alcanza después de 6-12 semanas de iniciado el tratamiento, por lo que no tienen utilidad para la inducción de la remisión. Las indicaciones son: EC fistulizante, corticodependencia y mantenimiento de la remisión en ambas formas de EII. La dosis efectiva de AZA es de 2-3 mg/kg/día, mientras que la dosis de 6-MP es de 1-1,5 mg/kg/día. Dentro de sus efectos adversos se incluyen la mielosupresión, elevación de las transaminasas y pancreatitis. Existe un leve aumento del riesgo de linfoma con el uso de inmunomoduladores en comparación con la población general (4,5 cada 10 000 contra 0,6 cada 10 000). Por esta razón, la tendencia actual es disminuir su indicación y optar por otros medicamentos que han ganado experiencia de uso, como los biológicos.

Biológicos

La introducción de los anticuerpos monoclonales contra el factor de necrosis tumoral (anti-TNF) revolucionó el tratamiento de la EII. Existen dos anticuerpos anti-TNF aprobados en niños: infliximab (para CU y EC) y adalimumab (para EC), que pueden ser usados en infusión endovenosa o subcutánea, respectivamente. Son el tratamiento de primera línea en niños con EC con úlceras profundas, enfermedad perianal, retardo del crecimiento, osteoporosis y compromiso panentérico. En la CU con actividad grave que requiere inducción con corticoides endovenosos, de no observarse mejoría clínica al quinto día, debe escalarse el tratamiento a un anti-TNF.

En pacientes con tratamiento combinado (AZA más anti-TNF), fueron reportados casos de linfoma hepatoesplénico de células T con alta mortalidad. Por esta razón, debe evaluarse la terapia combinada en pacientes jóvenes, en base a sus riesgos y beneficios. La combinación suele utilizarse durante los primeros 6 meses del infliximab para evitar la formación de anticuerpos contra el anti-TNF.

Los biológicos elevan el riesgo de infección por hongos, micobacterias y virus. Todos los pacientes deben ser estudiados en búsqueda de infecciones latentes por micobacterias.

Cirugía

A pesar de los avances terapéuticos, la intervención quirúrgica todavía está justificada en la EII pediátrica refractaria. En la CU, la colectomía total con ileostomía terminal puede ser curativa ante el fracaso del tratamiento médico, con anemia dependiente de transfusiones y otras consecuencias del control inadecuado de la enfermedad. En una o dos cirugías posteriores, se puede realizar el desmontaje de la ileostomía y la anastomosis anal del *pouch* ileal. Para la colitis grave en pacientes con EC o colitis indeterminada, la ileostomía de derivación se ha convertido en una opción preferible a la resección o colectomía debido al alto riesgo de complicaciones a largo plazo en esta subpoblación. Esto desvía el flujo fecal lejos de la mucosa colónica inflamada, lo que permite una posible curación. Finalmente, los pacientes con EC pueden requerir resecciones intestinales, más comúnmente ileocecal. La resección quirúrgica en la niñez y la adolescencia representa un mayor riesgo de recurrencia posoperatoria durante la edad adulta, y requiere un tratamiento médico continuo y una cuidadosa vigilancia endoscópica posoperatoria.

Calidad de vida

La CU y la EC son afecciones de por vida, con gran impacto en la calidad de vida. La naturaleza de los síntomas de la EII puede hacer que a los pacientes les resulte particularmente incómodo explicar sus necesidades o afecciones en entornos públicos, y esto suele interferir con las actividades de la vida cotidiana. A su vez, las tasas de ansiedad y depresión son más altas, y se correlacionan con la gravedad de la enfermedad. De hecho, el 25% de los pacientes con EII tiene síntomas de depresión o ansiedad. Por lo tanto, se recomienda que todos los pacientes con diagnóstico de CU y EC sean evaluados para la detección temprana de trastornos vinculados con la salud mental. Entre los factores predictores de depresión se encuentran los acontecimientos vitales estresantes, depresión materna, disfunción familiar, tratamiento con corticoides y mayor edad.

La calidad de vida de un niño o adolescente con EII es un concepto amplio que involucra el aspecto físico (los síntomas de la enfermedad como la diarrea, la talla baja, la pobre ganancia de peso), el emocional y el psicosocial. Afecta no solo al paciente, sino también a los padres y a su familia. Los padres informan problemas sociales clínicamente significativos en mayor proporción que los padres de niños sanos.

Dada la complejidad de la atención de los pacientes con EII y el hecho de que se trata de afecciones crónicas, es importante contar con un equipo interdisciplinario de especialistas y subespecialistas pediátricos (gastroenterólogo, nutricionista, especialista del área de la salud mental) para colaborar con el pediatra y brindar una atención integral al paciente.

Acceda al eBook para consultar la lista de bibliografía. Consulte las indicaciones en la retiración de tapa.

50
Trastornos cardiovasculares

50.1 Cardiopatías congénitas frecuentes

Sofía Grinenco

Las cardiopatías congénitas (CC) son los defectos congénitos de mayor prevalencia al nacimiento. En la actualidad, puede establecerse el diagnóstico precoz gracias a la detección prenatal y a la pesquisa neonatal mediante pruebas de oximetría de pulso. Los avances en el cateterismo intervencionista y la cirugía y recuperación cardiovascular han permitido mejorar tanto la sobrevida como la calidad de vida de estos pacientes, lo que produjo un aumento del número de niños y adolescentes con CC atendidos en los consultorios pediátricos e ingresados en las salas de internación. Por esta razón, resulta fundamental que el pediatra clínico conozca estas malformaciones congénitas, su fisiopatología, manifestaciones clínicas y estrategias de tratamiento.

Epidemiología

Prevalencia

La prevalencia al nacimiento de las CC se estima en 9-12 cada 1000 recién nacidos vivos. El aumento de estas cifras en las últimas décadas refleja la combinación de una mayor detección de estas enfermedades y la mejoría en la sobrevida de los pacientes, determinada por los enormes avances en el diagnóstico y tratamiento. Por otra parte, si se incluyen los casos de válvula aórtica bicúspide, que son en su mayoría asintomáticos, la prevalencia de las CC alcanza entre el 2%-3% de la población. Las cardiopatías más frecuentes son la válvula aórtica bicúspide, las comunicaciones interventriculares e interauriculares, el conducto arterioso permeable, la coartación de aorta, la estenosis pulmonar (EP), la tetralogía de Fallot, el canal atrioventricular, la trasposición de las grandes arterias y el síndrome de corazón izquierdo hipoplásico (Tabla 50.1.1).

Etiopatogenia

En la mayoría de los casos, los defectos cardíaco-congénitos son de etiología multifactorial, causados por una combinación de factores genéticos, epigenéticos y ambientales. Diversos estudios epidemiológicos sugieren que únicamente en el 20%-30% de los casos se puede identificar una causa subyacente, como anomalías cromosómicas o aneuploidías (8%-10%), alteraciones monogénicas (3%-5%), presencia de variación del número de copias (VNC) patógenas (3%-25% en el contexto de síndromes, y 3%-10% en CC aisladas) y causas ambientales (2%). Las CC sindrómicas representan el 25% de todas las CC.

El advenimiento de nuevas técnicas de estudios genómicos y de biología molecular generó un aumento del conocimiento de los mecanismos patogénicos subyacentes, con el potencial de favorecer la detección precoz de las alteraciones extracardíacas asociadas, que incluyen alteraciones del crecimiento y el neurodesarrollo. Ante la presencia de una CC, es necesaria la valoración por un especialista en genética, y es recomendable repetir esa valoración en caso de detectarse alguna alteración extracardíaca en el crecimiento o en el neurodesarrollo. Por otra parte, algunos pacientes con enfermedades genéticas y sin cardiopatía estructural, como ciertas rasopatías, pueden desarrollar en su evolución arritmias o miocardiopatía, por lo que requieren un seguimiento periódico sistemático por el subespecialista en cardiología infantil. El conocimiento del tipo de cardiopatía que se presenta habitualmente en las enfermedades genéticas más frecuentes contribuye a mejorar el seguimiento y establecer un pronóstico adecuado (Tabla 50.1.2).

La agregación familiar y la identificación de los riesgos de recurrencia también son un aspecto central a considerar. En casos de CC aislada, no sindrómica, se estima un riesgo general de recurrencia del 5%-10% para cualquier CC, cuando existe un progenitor o al menos dos hermanos afectados, y del 3% en caso de un solo hermano afectado. Los riesgos asociados con defectos particulares se encuentran, por lo general, entre el 2%-6%, con cifras ligeramente mayores en caso de afectación materna. Los síndromes de heterotaxia, las CC con obstrucción del tracto de salida del ventrículo derecho y las CC con obstrucción del tracto de salida del ventrículo izquierdo se encuentran dentro de los tipos de defecto con mayor riesgo relativo de recurrencia para el mismo tipo de defecto.

Diversos factores ambientales se han asociado con la génesis de las CC mediante la alteración del crecimiento y desarrollo cardíaco, tanto en la etapa embrionaria como fetal. La exposición en el primer trimestre a determinados fármacos anticonvulsivantes y antidepresivos, isotretinoína y alcohol ha demostrado un efecto

Tabla 50.1.1 Prevalencia estimada de los distintos tipos de cardiopatías congénitas

Cardiopatía congénita	Prevalencia estimada*
Válvula aórtica bicúspide	14,0
Comunicación interventricular	1,8 -7,0
Comunicación interauricular	1,3- 1,6
Conducto arterioso permeable	0,8 -6,0
Coartación de aorta	0,16 -0,8
Estenosis pulmonar	0,5 -0,7
Tetralogía de Fallot	0,3-0,5
Canal atrioventricular	0,3-0,4
Transposición de las grandes arterias	0,15-0,4
Síndrome de corazón izquierdo hipoplásico	0,15 -0,2

* Cada 1000 recién nacidos vivos.

Tabla 50.1.2 Cardiopatías congénitas asociadas con síndromes genéticos

Síndrome genético	Prevalencia por RNV	Asociación con CC	Tipo de CC asociada
Síndrome de Down (trisomía 21)	1:800	40%-50%	DSAV, CIV, CIA, TF
Síndrome de Noonan	1:1000 - 1:2500	80%-90%	EP valvular, MCP hipertrófica, CIA, CIV, CAP, COA, anomalías VM, TF, aneurismas arteriales y atresia coronaria
Síndrome de Turner (monosomía del X)	1:5000 (1:2500 RNV de sexo femenino)	23%-35%	COA, VAB, EAO, SCIH, disección aórtica
Síndromes de DiGeorge, velocardiofacial y anomalía conotroncal-facial (deleción 22q11.2)	1:4000 - 1:6000		IAA tipo B, TAP, anomalías del arco aórtico, TF, CIV, AP con CIV
Síndrome de Edwards (trisomía 18)	1:6000 - 1:8000	80%-90%	CIA, CIV, CAP, TF, DSVD, TGA, COA, VAB, displasia polivalvular
Síndrome CHARGE	1:8500	75%-85%	TF, AP con CIV, IAA, TAP, DSVD, anillo vascular, DSAV, CIA, CIV, CAP
Síndromes de heterotaxia	1:1000	50%-95%	*Situs* ambiguo o *inversus*, DSAV, malposisición de los grandes vasos, EP, AP, ARVP, IVCI, VCSIP, arritmias
Síndrome de Patau (trisomía 13)	1:12000	57%-80%	CIA, CIV, CAP, SCIH, isomerismo atrial
Síndrome de Williams-Beuren (deleción 7q11.23)	1:7500 - 1:20000	53%-85%	Estenosis aórtica, EP valvular, EP supravalvular
Deleción 1p36	1:5000 - 1:10000	70%	CAP, CIV, CIA, VAB, anomalía de Ebstein, MCP no compactada
Asociación VACTERL	1:10000 - 1:4000	53%-80%	CIV, CIA, CAP, SCIH, TF, TGA, TF, TAP
Síndrome de Allagille (deleción 20p12	1:30000 - 1:50000	85%-94%	EP valvular y supravalvular, hipoplasia de ramas pulmonares, TF
Síndrome de Holt Oram	1:100000 - 1:700000	50%-75%	CIA, CIV, aurícula única, disfunción NS, bloqueo atrioventricular

RNV: recién nacido vivo; CC: cardiopatía congénita; DSAV: defectos del *septum* atrioventricular; CIV: comunicación interventricular; CIA: comunicación interauricular; TF: tetralogía de Fallot; EP: estenosis pulmonar; MCP: miocardiopatía; CAP: conducto arterioso permeable; COA: coartación de aorta; VM: válvula mitral; VAB: válvula aórtica bicúspide; EAO: estenosis aórtica; SCIH: síndrome de corazón izquierdo hipoplásico; IAA: interrupción del arco aórtico; TAP: tronco arterioso persistente; AP: atresia pulmonar; DSVD: doble salida del ventrículo derecho; TGA: transposición de las grandes arterias; ARVP: anomalía del retorno venoso pulmonar; IVCI: interrupción de la vena cava inferior; VCSIP: vena cava superior izquierda persistente; NS: nodo sinusal.
Modificado de: Pierpont, et al. American Heart Association Council on Cardiovascular Disease in the Young; Council on Cardiovascular and Stroke Nursing; and Council on Genomic and Precision Medicine. Genetic Basis for Congenital Heart Disease: Revisited: A Scientific Statement From the American Heart Association. Circulation 2018; 138 (21): e653-e711.

teratógeno con un aumento de la incidencia de comunicaciones interventriculares e interauriculares y de cardiopatías conotruncales. Asimismo, las enfermedades maternas como la diabetes mellitus y la fenilcetonuria, las infecciones maternas como la rubéola y las afecciones materno-placentarias como el síndrome transfundido-transfusor en embarazos monocoriales aumentan el riesgo de CC. Finalmente, los déficits vitamínicos maternos (ingesta inadecuada de vitaminas A, B_3, B_6, B_9, B_{12} y D) se han asociado con un mayor riesgo de desarrollo de defectos cardíacos congénitos en estudios realizados en modelos animales.

Mortalidad

En la actualidad, las CC representan una causa significativa de morbimortalidad en la población pediátrica, especialmente en menores de 5 años y en países con mayores índices de pobreza. Aproximadamente, la mitad de los pacientes requieren cirugía cardiovascular antes del primer año de vida. Se reporta una mortalidad ajustada por edad del 0,12% al 0,3% en países de índice sociodemográfico alto y medio-alto, y del 4,4% al 4,9% en países de índice sociodemográfico medio-bajo y bajo. La mayor proporción de esta mortalidad se produce en el período neonatal y, en especial, cuando se produce un retraso en el diagnóstico y tratamiento. En la Argentina, se estima que alrededor del 30% de los pacientes fallecen sin ser diagnosticados, la mayoría antes de cumplir el primer mes de vida.

Detección y diagnóstico

El diagnóstico prenatal mejora el pronóstico de los pacientes con CC complejas y aquellas que requieren de la permeabilidad del conducto arterioso para su estabilización (*v.* más adelante). Esto permite que el parto suceda en un centro especializado y que el tratamiento se instaure de manera precoz. La detección prenatal puede realizarse a partir del estudio de marcadores ecográficos y de laboratorio en el primer trimestre del embarazo o a partir de hallazgos en el *scan* fetal o ecografía morfológica del segundo trimestre. Asimismo, pueden detectarse CC mediante un ecocardiograma doppler color fetal en pacientes derivadas por la presencia de factores de riesgo maternos o familiares o como un hallazgo en una ecografía obstétrica de rutina. La detección prenatal reportada en el mundo oscila entre el 30% y el 60%. Los principales obstáculos para su efectividad son la falta de capacitación de los operadores en la valoración ecográfica del corazón fetal y la falta de acceso de las pacientes embarazadas al sistema de salud para la realización de estudios y controles.

La detección neonatal mediante la implementación de la pesquisa por la prueba de oximetría de pulso o *test* de Kemper contribuyó con la detección temprana de las CC. Consiste en la valoración de la saturación de oxígeno mediante un oxímetro de pulso en la mano derecha y en uno de los dos pies del recién nacido, entre las 24-36 horas de vida. La prueba se considera negativa cuando los valores de saturación son $\geq$ 95%, con una diferencia entre la mano y el pie ≤ 3 puntos. Ante una saturación < 90% en la mano o el pie la prueba es considerada positiva y el paciente debe ser estudiado por el subespecialista en cardiología infantil. Cuando los valores se encuentran entre el 90% y el 94% o existe una diferencia entre la mano derecha y el pie > 3 puntos, se debe repetir la prueba pasada una hora, y se considera positiva en caso de persistir dichos hallazgos.

Sin embargo, aunque se realicen las pruebas de detección perinatal, en algunos pacientes las CC pueden pasar inicialmente desapercibidas y manifestarse o desarrollarse tras este período, incluso en la adolescencia. Es importante tener esto en consideración al momento de realizar la anamnesis y el examen físico de los pacientes sin diagnóstico de CC.

Al realizar la anamnesis, debe indagarse en la presencia de antecedentes familiares de CC o de enfermedades genéticas, enfermedades maternas o materno-placentarias durante el embarazo, edad gestacional y peso de nacimiento, crecimiento y desarrollo, alimentación, intercurrencias infecciosas y tolerancia al ejercicio en niños y adolescentes.

En el examen físico es importante observar la coloración de la piel y mucosas, buscando particularmente la presencia de cianosis central. Debe descartarse la existencia de signos de sospecha de enfermedades genéticas, algunos de ellos muy característicos, como en los síndromes de Down, Noonan, Turner y Marfan. La observación de taquipnea y un precordio activo debe plantear la sospecha de circulación hiperdinámica e insuficiencia cardíaca. La palpación de los pulsos en los cuatro miembros permite detectar la presencia de pulsos saltones en la persistencia del conducto arterioso o de pulsos disminuidos en los miembros inferiores en relación con los superiores en pacientes con coartación de aorta. La detección de hepatomegalia en la palpación abdominal puede deberse a congestión hepática por insuficiencia cardíaca congestiva derecha (*v.* Capítulo 25). La auscultación de un soplo sistólico en base o en mesocardio, de un segundo ruido aumentado o desdoblado, de taquicardia y tercer ruido son los hallazgos que con mayor frecuencia permiten la detección de CC por el pediatra clínico.

La toma de la presión arterial debe formar parte del examen físico del paciente pediátrico; debe realizarse siempre en reposo y con el manguito apropiado para el tamaño del paciente (*v.* Anexo 50.3.1).

Cualquier hallazgo que genere la sospecha de una CC justifica la interconsulta con el subespecialista en cardiología infantil y la realización de estudios complementarios para el diagnóstico.

Estudios complementarios

El electrocardiograma permite establecer las características del ritmo cardíaco, su frecuencia y tipo de conducción auriculoventricular (*v.* Capítulo 91). Los pacientes con CC presentan mayor incidencia de arritmias cardíacas que la población general, que pueden deberse a alteraciones en el sistema de conducción, alteraciones funcionales o por la presencia de cicatrices quirúrgicas residuales. Una alteración en el eje eléctrico o en las características de la onda P (despolarización auricular), el aumento del intervalo PR (tiempo de conducción auriculoventricular), el aumento de los voltajes del complejo QRS (agrandamiento ventricular) y los trastornos de la repolarización son hallazgos frecuentes en pacientes con CC. Su interpretación requiere una evaluación cardiológica completa.

En el ecocardiograma doppler color se observan las características anatómicas y funcionales de todas las estructuras cardíacas, las paredes ventriculares y su función sistólica y diastólica, la integridad de los tabiques, el tipo de conexiones vasculares, la morfología y funcionamiento de las válvulas cardíacas, las dimensiones y el flujo por las grandes arterias y el retorno venoso.

La tomografía cardíaca, la resonancia magnética cardíaca y el cateterismo cardíaco diagnóstico son solicitados por el subespecialista para evaluar algunos parámetros que puede ser necesario conocer para la toma de decisiones en algunas cardiopatías en particular, como la valoración del árbol vascular pulmonar en pacientes con atresia pulmonar y comunicación interventricular, y de los volúmenes y función ventricular en pacientes con tetralogía de Fallot corregida e insuficiencia pulmonar residual grave.

El Holter de 24 horas y la prueba ergométrica graduada (PEG) permiten la detección de arritmias cardíacas y de alteraciones en la capacidad funcional de niños y adolescentes con cardiopatías. El monitoreo ambulatorio de presión arterial (MAPA) se utiliza en el estudio de pacientes con hipertensión arterial (*v.* Capítulo 50.3).

Conceptos generales del tratamiento

El tratamiento de las CC requiere del trabajo interdisciplinario en equipo, que involucra siempre al pediatra y al cardiólogo infantil y, en algunos casos, también a otros especialistas, como cirujanos cardiovasculares pediátricos, subespecialistas en neurología infantil, nutrición y genética, entre otras disciplinas.

Es fundamental el monitoreo y las intervenciones permanentes para garantizar una nutrición apropiada, que permita el crecimiento y desarrollo adecuados. En ciertas cardiopatías, como aquellas con hiperflujo pulmonar significativo e insuficiencia cardíaca congestiva, el aumento de peso constituye una variable muy importante al momento de definir una cirugía correctora. Algunos pacientes con CC pueden requerir estrategias nutricionales que involucran el uso de una sonda nasogástrica o un botón gástrico (*v.* Capítulos 16 y 90). Por otra parte, la instauración desde la primera infancia de hábitos de vida saludables, con dietas con bajo contenido de sodio y sin azúcares agregadas, que incluyan grasas saturadas trans, junto con la realización de actividad física acorde a la edad (adaptada a la condición de base) y a la prevención de adicciones constituyen pilares fundamentales para la prevención de la ateroesclerosis y enfermedad cardiovascular adquirida.

Las inmunizaciones y las medidas de prevención de infecciones son fundamentales para prevenir infecciones graves, en especial respiratorias, favorecidas por la presencia de congestión e hiperflujo pulmonar, insuficiencia cardíaca, síndromes genéticos o enfermedades asociadas de otros órganos. Merece una mención especial la aplicación profiláctica y sistemática en la Argentina del anticuerpo monoclonal palivizumab para disminuir la mortalidad asociada con el virus sincicial respiratorio. Los candidatos a recibirlo son los niños menores de 2 años con las siguientes características:

- CC cianóticas no corregidas o con hiperflujo pulmonar e insuficiencia cardíaca.
- CC corregidas con lesiones residuales significativas o con ventrículo único.
- Hipertensión pulmonar moderada o grave.
- Miocardiopatía que requiere tratamiento médico o antecedente de prematurez o comorbilidad respiratoria.

La valoración del neurodesarrollo también debe ser realizada con periodicidad, ya que en estos pacientes pueden coexistir múltiples factores de riesgo para su alteración. Puede ser por una asociación subyacente con la misma CC o debida a una enfermedad genética, o bien por el antecedente de algún episodio de descompensación hemodinámica significativa, hipoxemia grave o cirugía cardiovascular con bomba de circulación extracorpórea.

La intervención terapéutica precoz es necesaria para mejorar el pronóstico.

La medicación en niños con CC implica el uso de diuréticos, inhibidores de la enzima convertidora de angiotensina I (IECA), digoxina, betabloqueantes, antiagregantes, anticoagulantes y antiarrítmicos. Existen muy pocos estudios científicos que evalúen el uso de esta medicación en la población pediátrica debido a las limitaciones de la investigación clínica en esta población (considerada vulnerable) y a la gran heterogeneidad anatómica y funcional de estas enfermedades.

La prevención de endocarditis bacteriana en pacientes con CC tiene como punto de partida la concientización de los pacientes y de sus cuidadores sobre la importancia de mantener una buena salud bucodental, mediante una alimentación saludable con bajo contenido de azúcares agregadas, y una adecuada higiene bucodental, con los correspondientes controles odontológicos. La indicación de administrar antibióticos de manera profiláctica antes de la realización de procedimientos potencialmente bacteriémicos debe ser establecida en conjunto con el subespecialista en cardiología infantil, de acuerdo con el tipo de CC, su tratamiento y eventuales lesiones residuales (*v.* Capítulo 50.2).

El cateterismo cardíaco intervencionista se ha caracterizado en los últimos años por presentar constantes avances e innovaciones terapéuticas. A la posibilidad de desobstruir el tabique interauricular mediante una septostomía de Rashkind o de dilatar una válvula cardíaca estenótica mediante una valvuloplastía con balón, se agregan en la actualidad la colocación de *stents* en arterias o venas obstruidas, el cierre de vasos o de comunicaciones intracardíacas mediante dispositivos especialmente diseñados y el reemplazo de válvulas cardíacas. Los tratamientos por cateterismo cardíaco han reemplazando a la cirugía cardiovascular como tratamiento de primera línea en algunas CC o bajo determinadas condiciones clínicas.

La cirugía cardiovascular es, desde sus orígenes, la principal responsable del aumento de la sobrevida de estos pacientes. En los últimos años, el avance en los aspectos técnicos en el uso de la bomba de circulación extracorpórea, en la recuperación cardiovascular y en el desarrollo de los dispositivos de asistencia ventricular, junto con el perfeccionamiento de las técnicas quirúrgicas, han mejorado significativamente los resultados en términos de mayor sobrevida y menor incidencia de complicaciones y secuelas. La disponibilidad de recursos tecnológicos, el volumen de pacientes del centro tratante y la experiencia y entrenamiento del cirujano cardiovascular continúan siendo factores condicionantes del resultado del procedimiento. Es recomendable la regionalización y derivación a centros especializados para la realización de cirugías de alta complejidad.

Clasificación fisiopatológica

Es fundamental que el pediatra clínico conozca las características principales y la fisiopatología de las CC, al igual que los tratamientos disponibles en la actualidad, para una adecuada atención de los niños y adolescentes afectados. Existen múltiples clasificaciones de las CC, que tienen en cuenta aspectos anatómicos o funcionales. En este capítulo se agrupa a las CC de acuerdo con su fisiopatología, con el foco en aquellas de mayor incidencia en la población pediátrica (Figura 50.1.1).

Las CC con circulación de tipo biventricular incluyen a la mayor parte de los pacientes con defectos cardíacos congénitos y, por lo general, son pasibles de cateterismo o cirugía cardiovascular con el fin de lograr su corrección parcial o completa. Los pacientes con cardiopatías con circulación de tipo univentricular requieren estrategias quirúrgicas denominadas paliativas con el fin de lograr la particular fisiología del *bypass* bicavopulmonar total o de Fontan-Kreutzer (*v.* más adelante). En algunos pacientes que inicialmente presentan estructuras cardíacas de tipo *borderline*, puede lograrse la conversión a una circulación de tipo biventricular mediante la realización de intervenciones de alta complejidad en etapas.

A su vez, las CC se clasifican de acuerdo con la presencia de alteraciones en el flujo pulmonar o sistémico. El flujo pulmonar puede encontrarse aumentado, como en las cardiopatías con cortocircuito de izquierda a derecha, o disminuido, como en la estenosis pulmonar crítica. Por otro lado, el flujo sistémico se encuentra disminuido en distintos grados en las cardiopatías obstructivas izquierdas. Esto determina, según la gravedad, cuadros de bajo gasto sistémico, como en el síndrome de corazón izquierdo hipoplásico, o de evolución más solapada y con mayor adaptación, como en la coartación de aorta tardía en la que el paciente desarrolla hipertensión arterial secundaria a la activación sostenida del sistema renina-angiotensina-aldosterona por hipoflujo renal.

En pacientes con trasposición de las grandes arterias, la circulación en paralelo determina la recirculación del flujo de sangre oxigenada hacia el circuito pulmonar y del flujo de sangre desoxigenada al circuito sistémico, con la necesidad de sitios de mezcla para la estabilización inicial. En este escenario, la cianosis es la manifestación clínica característica. La mezcla de sangre oxigenada y desoxigenada entre ambos circuitos puede ocurrir en el corazón, como en la tetralogía de Fallot con estenosis pulmonar grave y en los pacientes con ventrículo único. Este escenario también se manifiesta por la presencia clínica de cianosis. Asimismo, en muchas cardiopatías existen simultáneamente y con distinto impacto clínico alteraciones en el flujo pulmonar y sistémico y de la mezcla.

Cardiopatías congénitas más frecuentes

Cardiopatías con circulación biventricular, hiperflujo pulmonar e insuficiencia cardíaca congestiva

Las CC más frecuentes son aquellas que pueden producir una sobrecarga de flujo en la vasculatura pulmonar. El árbol vascular pulmonar tiene resistencias cinco veces menores que las del circuito sistémico. La presión media sistémica oscila entre 60 y 90 mmHg según la edad; la presión media pulmonar, a partir de la 4-8 semana de vida postnatal, se mantiene habitualmente entre 12 y 16 mmHg (a nivel del mar). Por lo tanto, la presencia de comunicaciones entre las cavidades izquierdas y derechas, o entre la arteria aorta y la pulmonar, determinan la presencia de un cortocircuito con pasaje de sangre sistémico-pulmonar por diferencia de presión, una vez que se ha producido el descenso fisiológico de la resistencia y la presión pulmonar (entre la segunda y octava semana de vida posnatal).

La sobrecarga de volumen y presión en el circuito pulmonar determina un aumento del retorno venoso pulmonar, que incrementa la precarga ventricular izquierda, con la consiguiente cardiomegalia y eventual evolución a la insuficiencia cardíaca (*v.* Capítulo 25). Por otra parte, el hiperflujo pulmonar genera mayor vulnerabilidad frente a las infecciones respiratorias, con cuadros frecuentes de bronquiolitis, neumonía o neumonitis.

Si no se administra un tratamiento apropiado, la persistencia de esta situación genera un remodelado vascular pulmonar, que condiciona la presencia de hipertensión pulmonar que en

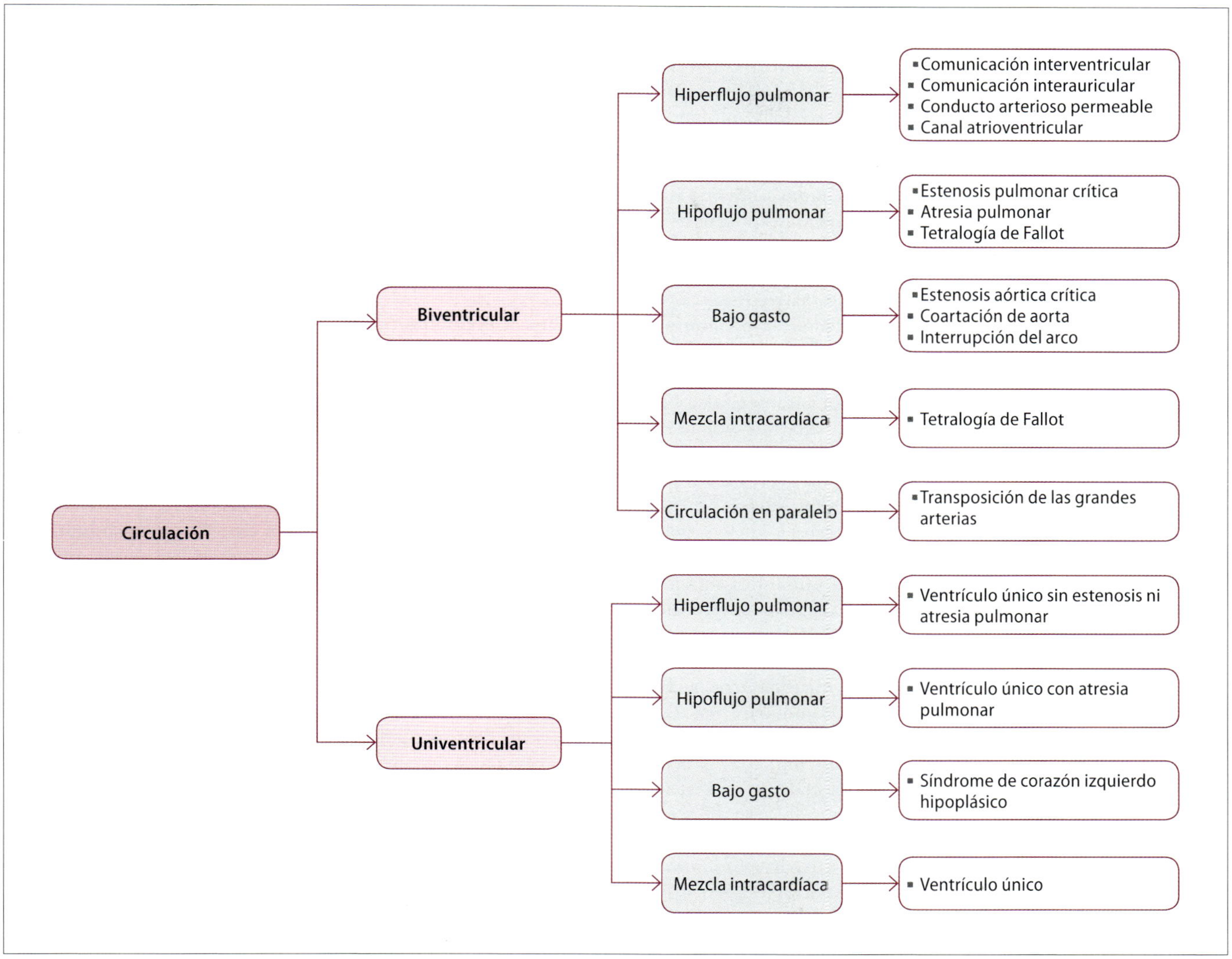

Figura 50.1.1 Clasificación de las cardiopatías congénitas más frecuentes de acuerdo con parámetros de la fisiopatología.

su evolución se torna irreversible. En pacientes con hipertensión pulmonar grave e irreversible, con resistencias pulmonares fijas, se observa un cuadro denominado síndrome de Eisenmenger, caracterizado por cianosis (por inversión del cortocircuito), dificultad respiratoria y fenómenos tromboembólicos, con elevada mortalidad durante el primer año de vida si no se administran vasodilatadores pulmonares.

Comunicación interventricular

Las comunicaciones interventriculares (CIV) son las CC más frecuentes, si se excluye la válvula aórtica bicúspide (que muchas veces pasa desapercibida en la infancia cuando la válvula funciona adecuadamente y no genera manifestaciones clínicas). Representa el 30%-50% de todos los defectos cardíacos congénitos. Entre el 80%-90% de las CIV pequeñas se cierran espontáneamente antes del año de vida. Las CIV son frecuentemente defectos aislados, pero pueden asociarse con otras CC, como los defectos septales interauriculares, el conducto arterioso permeable y la estenosis pulmonar, o bien formar parte de cardiopatías complejas, como la tetralogía de Fallot o la trasposición de las grandes arterias.

El tabique interventricular presenta cuatro partes: la porción membranosa, la muscular o trabecular, la infundibular y la posterior o de entrada. La falla de la fusión de alguno de estos componentes en la etapa embriológica determina la presencia de una CIV. Las CIV de tipo perimembranoso son las más frecuentes, constituyen el 75%-80% de los defectos e involucran el septo (*septum*) membranoso y parte del muscular. Se encuentran en relación con la valva septal de la válvula tricúspide, cuyo tejido, en algunos casos, contribuye con el cierre espontáneo del defecto. Las CIV musculares o trabeculares se encuentran en el 20% de los pacientes con CIV, y pueden ser múltiples. Su cierre espontáneo parcial o total está dado por el crecimiento del miocardio y está determinado fundamentalmente por el tamaño de la comunicación y el número de CIV. Las CIV posteriores se localizan por debajo de las válvulas tricúspide y mitral, representan el 8% de todos los defectos, se observan con frecuencia en pacientes con trisomía 21 y no se cierran espontáneamente. Las CIV infundibulares son las menos frecuentes (6% del total), se encuentran por debajo de las valvas semilunares, sobre la crista supraventricular, y su cierre espontáneo es excepcional. Pueden generar insuficiencia aórtica por relación del defecto con las valvas aórticas y generar el prolapso de estas. Esto también ocurre en algunos pacientes con CIV perimembranosa.

Las CIV también pueden clasificarse de acuerdo con su tamaño, que se define por su comparación con el diámetro del anillo aórtico. Las pequeñas miden el 25% o menos del anillo aórtico, las medianas se encuentran entre el 25% y el 75% del anillo aórtico y las grandes son mayores al 75% del anillo aórtico.

La presentación clínica de las CIV aisladas depende de su tamaño, principal determinante de la cantidad de sangre que pasa a través del defecto desde el ventrículo izquierdo hacia el derecho. En segundo lugar, depende de las resistencias pulmonares y su relación con las resistencias sistémicas. En presencia de CIV pequeñas, el cortocircuito es escaso y la presión en el ventrículo derecho y en el árbol vascular pulmonar se mantiene dentro de límites normales. Los pacientes se encuentran asintomáticos y a la auscultación se detecta un característico soplo sistólico regurgitativo intenso en mesocardio, que puede irradiar hacia la axila izquierda. Las CIV medianas se caracterizan por la presencia de un cortocircuito significativo, con aumento de la presión en el ventrículo derecho, hiperflujo e hipertensión pulmonar. En presencia de CIV grandes y sin restricción al pasaje de sangre, la presión en el ventrículo derecho es sistémica o suprasistémica, y la situación hemodinámica está regulada por la relación entre las resistencias vasculares sistémica y pulmonar. En estos pacientes, el aumento del retorno venoso pulmonar condiciona una sobrecarga de volumen del ventrículo izquierdo, hiperestimulación simpática e insuficiencia cardíaca congestiva (*v.* Capítulo 25). Los pacientes con CIV medianas o grandes se presentan con taquipnea y dificultad respiratoria, sudoración, mala tolerancia a la alimentación, mal progreso pondoestatural y pueden presentar el antecedente de infecciones respiratorias agudas bajas. Asimismo, se observa un precordio hiperdinámico, puede palparse frémito y, además del soplo regurgitativo de intensidad variable, se ausculta taquicardia, un tercer ruido cardíaco y el desdoblamiento fijo del segundo ruido, que a su vez se encuentra aumentado en intensidad (el componente pulmonar).

En la radiografía de tórax puede observarse el aumento de la silueta cardíaca, a expensas de las cavidades izquierdas y del ventrículo derecho, con arco pulmonar prominente y signos de congestión vascular pulmonar, secundarios al aumento de la presión capilar pulmonar y al edema intersticial. La ecocardiografía doppler color es el estudio diagnóstico principal ante una sospecha clínica de CIV, ya que permite determinar la localización, número y tamaño del defecto o los defectos y su repercusión hemodinámica. También permite detectar lesiones asociadas, algunas de ellas secundarias a la presencia de la CIV, como la insuficiencia aórtica o el desarrollo de estenosis infundibular del ventrículo derecho.

El seguimiento de estos pacientes requiere un trabajo coordinado entre el subespecialista en cardiología infantil y el pediatra, con especial atención en la estrategia nutricional y las inmunizaciones en niños con signos de insuficiencia cardíaca congestiva. En pacientes con CIV restrictivas debe recordarse el riesgo de endocarditis bacteriana, y realizar una búsqueda exhaustiva ante síntomas compatibles (*v.* Capítulo 50.2). En la mayoría de los pacientes con CIV pequeñas, se produce el cierre espontáneo, pero en algunos casos, como ante el desarrollo de insuficiencia aórtica, es necesario indicar su cierre. El cierre espontáneo es poco habitual en las CIV medianas, y excepcional en las grandes. El grado de repercusión hemodinámica determina el uso de diuréticos e IECA y la edad de indicación de cierre del defecto. En la mayoría de los pacientes en quienes se indica el cierre de la CIV, se realiza mediante cirugía cardiovascular entre los 4 y 12 meses de vida, con una mortalidad asociada menor al 5%. La indicación de cierre por cateterismo cardíaco está reservada para casos especialmente seleccionados. Finalmente, en pacientes con CIV múltiples o con comorbilidad significativa asociada (en especial, la prematurez y el bajo peso), puede ser necesaria inicialmente la realización de una cirugía de cerclaje pulmonar o *banding* como tratamiento paliativo para controlar las consecuencias del hiperflujo pulmonar. Asimismo, sirve como puente para un tratamiento quirúrgico definitivo en etapas posteriores.

Comunicación interauricular

Las comunicaciones interauriculares (CIA) le siguen en frecuencia a las CIV. Pueden presentarse de manera aislada o en asociación con otros defectos, como la persistencia de vena cava superior izquierda, la anomalía parcial del retorno venoso pulmonar, la coartación de aorta o la presencia de *cleft* mitral. Según su localización, y en base al origen embriológico de los distintos sectores del tabique interauricular, se clasifican en defectos tipo *ostium secundum*, tipo *ostium primum*, tipo seno venoso superior o inferior y tipo seno coronario. Los defectos de tipo *ostium secundum* pequeños, habitualmente menores de 5 mm, pueden cerrarse espontáneamente durante los primeros 2-4 años de vida. Los otros tipos de CIA no se cierran espontáneamente. Cuando las CIA miden más de un tercio del tabique interauricular, o más de 10 mm, y las resistencias pulmonares han descendido, el pasaje de sangre desde la aurícula izquierda hacia la derecha aumenta la precarga del ventrículo derecho, con la consecuente dilatación de las cavidades derechas. En estos casos, se estima una relación entre el flujo pulmonar y sistémico $(Qp/Qs) \geq 1{,}5:1$. Los pacientes pueden presentar, entonces, infecciones respiratorias agudas bajas recurrentes y un regular progreso de peso.

En el examen físico se constata como hallazgo característico un desdoblamiento fijo del segundo ruido cardíaco y un soplo sistólico eyectivo en foco pulmonar (por estenosis pulmonar relativa). En la radiografía de tórax se observa cardiomegalia con agrandamiento de la aurícula derecha y signos de aumento del flujo pulmonar. La persistencia sostenida del hiperflujo pulmonar produce un remodelado vascular que puede determinar el desarrollo de hipertensión pulmonar con resistencias fijas y el síndrome de Eisenmenger en adultos sin tratamiento. El desarrollo de arritmias secundarias a la dilatación de la aurícula derecha también es una complicación frecuente a mediano y largo plazo.

Las CIA tipo *ostium secundum* grandes o con signos de repercusión hemodinámica significativa pueden cerrarse por cirugía cardiovascular o por cateterismo cardíaco. La técnica de elección se define en cada caso por el subespecialista en cardiología infantil, teniendo en cuenta la edad y el peso del paciente, la existencia de comorbilidades y las características anatómicas particulares valoradas mediante la ecocardiografía doppler color. Las CIA tipo *ostium primum*, seno venoso superior e inferior y seno coronario solamente pueden cerrarse mediante cirugía cardiovascular. Hasta el momento de la cirugía, es fundamental mantener un adecuado apoyo nutricional, implementar medidas de prevención de infecciones respiratorias y, de ser necesario, puede indicarse el uso de diuréticos e IECA.

Conducto arterioso permeable

La persistencia del conducto arterioso (CAP) se presenta con una frecuencia entre diez y dieciséis veces mayor en recién nacidos vivos prematuros que en neonatos a término y con una incidencia inversamente proporcional a la edad gestacional al nacimiento. El descenso de las presiones pulmonares luego del nacimiento determina el pasaje de sangre, a través del conducto arterioso, desde la arteria aorta hacia la arteria pulmonar, con aumento del flujo y la presión pulmonar. Los pacientes prematuros requieren una estrategia de seguimiento y tratamiento particular, que involucra el uso de antiinflamatorios no esteroides para inducir el cierre del CAP. En pacientes nacidos de término, el tamaño del CAP y las presiones pulmonares determinan el cuadro clínico y la conducta terapéutica.

Si el CAP es pequeño, puede detectarse en la auscultación un soplo sistólico o un soplo sistodiastólico continuo (en maquinaria), audible en el 2°-3° espacio intercostal de la línea paraesternal izquierda, que irradia hacia el borde esternal inferior o la clavícula izquierda. Es importante recordar que estos pacientes poseen mayor riesgo de endarteritis bacteriana (*v.* Capítulo 50.2). Los pacientes con CAP moderado o grande presentan signos y síntomas de hiperflujo pulmonar e insuficiencia cardíaca congestiva, con regular progreso de peso e infecciones respiratorias a repetición. Al examen físico puede observarse taquipnea, dificultad respiratoria y sudoración, se palpan pulsos saltones por aumento de la presión diferencial, así como un frémito en el foco pulmonar. Además del característico soplo continuo, puede auscultarse taquicardia y un tercer ruido cardíaco. Asimismo, el segundo ruido cardíaco puede estar aumentado en intensidad (aumento de la presión pulmonar).

En la radiografía de tórax se evidencia cardiomegalia con signos de agrandamiento del ventrículo izquierdo y la aurícula izquierda, arco pulmonar prominente y congestión vascular pulmonar activa. El diagnóstico de certeza se realiza mediante ecocardiografía doppler color. Al igual que en otras cardiopatías con hiperflujo pulmonar, es importante prestar especial atención a la alimentación y prevención de infecciones respiratorias. Pueden administrarse diuréticos e IECA para disminuir el impacto hemodinámico, y el subespecialista en cardiología infantil debe definir el momento y método para su cierre, que puede realizarse por cirugía cardiovascular o cateterismo.

Canal atrioventricular completo

El canal atrioventricular completo (CAVC) forma parte de un grupo de defectos que involucran una alteración en la fusión de los cojinetes endocárdicos en la etapa embrionaria, y que se presentan con frecuencia en pacientes con enfermedades cromosómicas o con síndromes de heterotaxia. En el CAVC persiste una válvula atrioventricular común, frecuentemente con una hendidura o *cleft* de su componente izquierdo que puede condicionar una insuficiencia valvular significativa. Se acompaña de una CIV del tracto de entrada y una CIA tipo *ostium primum*. La diferencia entre las resistencias sistémica y pulmonar determina un aumento del flujo de sangre hacia el circuito pulmonar. Los pacientes con CAVC generalmente presentan insuficiencia cardíaca de comienzo temprano, durante los primeros meses de vida, con regular progreso pondoestatural e infecciones respiratorias bajas recurrentes. Se encuentran taquipneicos, sudorosos y con un precordio hiperdinámico. A la auscultación se puede constatar ritmo de galope, un soplo sistólico eyectivo en foco pulmonar, un soplo regurgitativo en mesocardio (si hay insuficiencia moderada o grave de la válvula auriculoventricular), sibilancias y estertores pulmonares. En la radiografía de tórax se constata cardiomegalia, agrandamiento del arco pulmonar y signos de congestión vascular pulmonar.

Dado que la enfermedad vascular pulmonar puede desarrollarse en edades tempranas, la corrección quirúrgica se realiza de manera precoz, habitualmente entre los 3 y 6 meses de vida. Antes de la cirugía correctora, estos pacientes requieren una estrategia de apoyo nutricional e inmunizaciones, junto con medicación con diuréticos e IECA.

Otros tipos de CC originadas por defecto de los cojinetes endocárdicos son el canal atrioventricular parcial (también denominado CIA *ostium primum*), la CIV del tracto de entrada o posterior y el canal atrioventricular transicional, que se encuentra constituido por una CIA *ostium primum*, *cleft* mitral y CIV posterior.

Cardiopatías con circulación de tipo biventricular con obstrucción al flujo pulmonar

Estenosis pulmonar

La obstrucción de la válvula pulmonar como lesión aislada se detecta en el 8% al 10% de los pacientes con CC. La estenosis pulmonar (EP) llamada clásica, observada en el 80% de los casos, involucra distintos grados de fusión valvar con apertura en forma de domo, un anillo normal y dilatación posestenótica de la arteria pulmonar. En la forma no clásica o displásica, presente en pacientes con enfermedades genéticas cómo el síndrome de Noonan, se observan válvulas con anillos hipoplásicos y valvas gruesas mixomatosas, sin o con leve dilatación posestenótica. En todos los casos se produce un aumento de la presión e hipertrofia del ventrículo derecho. La mayoría de los pacientes con EP son asintomáticos, y la enfermedad se detecta por el hallazgo de un soplo eyectivo en foco pulmonar en un examen físico de rutina.

En presencia de EP moderada o grave, los niños de mayor edad o adolescentes pueden referir disnea o fatiga con el ejercicio y, con menor frecuencia, precordialgia o síncope al realizar actividad física. En la radiografía de tórax puede observarse agrandamiento de la aurícula derecha y del ventrículo derecho, con un ápex redondeado y arco pulmonar prominente (en la EP clásica). El diagnóstico de certeza se establece con la ecocardiografía doppler color. El tratamiento habitualmente se realiza en pacientes con EP grave, mediante valvuloplastía por cateterismo. En algunos casos, especialmente en aquellos con EP displásica, con lesiones asociadas o con lesiones residuales significativas poscateterismo, puede ser necesaria una cirugía cardiovascular.

Estenosis pulmonar crít ca

La EP crítica representa un subgrupo particular de pacientes y se caracteriza por una obstrucción tan grave que compromete el gasto cardíaco; por lo tanto, depende de la permeabilidad del conducto arterioso y requiere la estabilización con prostaglandinas al nacimiento (mantienen el conducto arterioso permeable). Estos pacientes se presentan con cianosis y descompensación hemodinámica cuando el conducto arterioso se cierra, y pueden presentar distintos grados de hipoplasia del ventrículo derecho, así como también patología de la válvula tricúspide. El pronóstico y la estrategia terapéutica dependen, en gran medida, de las lesiones asociadas.

Tetralogía de Fallot

La combinación de estenosis pulmonar, CIV subaórtica con cabalgamiento aórtico del defecto e hipertrofia del ventrículo derecho conforma la tetralogía de Fallot. Es la cardiopatía congénita cianótica de mayor incidencia, y comprende el 7%-9% de las CC. Se asocia con arco aórtico derecho, anomalías coronarias, colaterales aortopulmonares y canal atrioventricular completo. El grado de estenosis pulmonar y subpulmonar es el principal determinante de la magnitud de la cianosis; cuanto más grave sea la estenosis, mayor es el cortocircuito de sangre que pasa del ventrículo derecho hacia el izquierdo a través de la CIV.

En el examen físico puede observarse cianosis (según la magnitud de la EP), un segundo ruido aumentado de intensidad y un soplo sistólico eyectivo a nivel de tercer espacio intercostal paraesternal izquierdo. En la radiografía de tórax puede observarse la característica imagen de silueta cardíaca en forma de zueco o de bota, con la punta cardíaca levantada por hipertrofia del ventrículo derecho y el arco pulmonar excavado con disminución del flujo en los campos pulmonares. En el 25% de los casos también se observa un arco aórtico a la derecha.

La cirugía correctora debe realizarse siempre antes del año de vida, y preferentemente entre los 4-6 meses de edad. La técnica quirúrgica de elección está fundamentalmente determinada por las características de la válvula pulmonar. Puede realizarse reparación con preservación del anillo, colocación de un parche transanular o el recambio completo por un tubo valvulado o un homoinjerto pulmonar. La principal indicación de reoperación es la insuficiencia pulmonar residual con sobrecarga y disfunción del ventrículo derecho; otras indicaciones están determinadas por el desarrollo de disfunción ventricular izquierda, estenosis moderada o grave de las ramas pulmonares, insuficiencia aórtica o arritmias cardíacas. El seguimiento cardiológico de estos pacientes es fundamental mediante la realización periódica de estudios complementarios para detectar las complicaciones descritas.

Crisis de cianosis

Las crisis de cianosis se presentan a partir de los 2-3 meses de edad, y con mayor frecuencia, a partir del año de vida. Son desencadenadas generalmente por el llanto, la defecación, la fiebre o la deshidratación. Se producen como consecuencia de un aumento brusco de la obstrucción al flujo de salida pulmonar, por espasmo o constricción del músculo subpulmonar mediado por las catecolaminas. Esto genera un aumento marcado del pasaje de sangre desde el ventrículo derecho hacia el izquierdo a través de la CIV. La hipotensión arterial empeora esta condición, ya que contribuye con un mayor cortocircuito de derecha a izquierda. La hipoxemia y la acidosis secundarias generan vasoconstricción pulmonar (que empeora el cuadro) y aumento de la ventilación alveolar (polipnea), que favorece el retorno venoso hacia el ventrículo derecho y el cortocircuito a través de la CIV.

Los pacientes presentan cuadros de cianosis grave y brusca, con polipnea, irritabilidad y atenuación o desaparición del soplo eyectivo preexistente (la mayor parte del flujo eyectivo del ventrículo derecho se dirige hacia la CIV). Estos episodios constituyen una emergencia, ya que pueden producir síncope, convulsiones e incluso la muerte.

El objetivo del tratamiento es revertir inmediatamente esta situación mediante la reducción del cortocircuito de derecha a izquierda. Esto se logra con el aumento de las resistencias sistémicas y la disminución de las resistencias pulmonares, la corrección de la acidosis metabólica, la reducción del consumo de oxígeno y la disminución del espasmo muscular subpulmonar. La posición en flexión forzada de las piernas sobre los muslos y de los muslos contra el abdomen (cuclillas) contribuye con el aumento de las resistencias sistémicas, al igual que la administración rápida de volumen intravascular. Asimismo, los pacientes deben recibir rápidamente oxígeno suplementario y sedación con morfina. Si la crisis persiste, se debe intubar y relajar al paciente, administrar drogas vasoconstrictoras como la fenilefrina, corregir la acidosis metabólica con bicarbonato (1-2 mEq/kg) y administrar betabloqueantes como el propranolol para disminuir el espasmo muscular. Una vez superada la crisis, el paciente debe permanecer medicado con propranolol hasta la corrección quirúrgica de la cardiopatía, que debe realizarse a la brevedad.

Cardiopatías con circulación de tipo biventricular con obstrucción al flujo sistémico

Estenosis aórtica

La estenosis aórtica (EA) se debe, por lo general, a la presencia de una válvula aórtica displásica y obstructiva, generalmente bicúspide, y con menor frecuencia unicúspide. Excepcionalmente, puede ser secundaria a una enfermedad reumática. Las estenosis subaórtica y supravalvular aórtica se presentan en el 20% de los casos.

El grado de obstrucción y su progresión determinan las características de la presentación clínica. Si la EA es leve, los pacientes se encuentran asintomáticos y la enfermedad se detecta por la presencia de un soplo sistólico eyectivo en el foco aórtico y un *clic* de apertura aórtica. Si, en cambio, la EA es moderada o grave, puede manifestarse por la aparición de dificultad respiratoria, precordialgia o síncope asociados con el ejercicio. En el examen físico puede palparse el choque de la punta y un frémito supraesternal, y en la auscultación el soplo sistólico eyectivo presenta mayor intensidad e irradiación hacia el hueco supraesternal y la región carotídea. La radiografía de tórax puede ser normal o mostrar un agrandamiento de las cavidades izquierdas en los casos más graves. El diagnóstico de certeza se establece con el ecocardiograma doppler color, que permite observar las características anatómicas de la válvula, medir el grado de estenosis y valorar la repercusión de la obstrucción sobre la función del ventrículo izquierdo, que presenta distintos grados de hipertrofia concéntrica. Cuando la obstrucción es significativa, la ergometría pone de manifiesto la incapacidad del corazón de mantener el gasto cardíaco ante una mayor demanda metabólica, y en algunos pacientes se observan signos de isquemia subendocárdica.

La decisión de realizar un tratamiento mediante valvuloplastía por cateterismo, valvulotomía quirúrgica o estrategias más complejas, como la cirugía de Ross o el implante de una válvula protésica, son definidas por el subespecialista teniendo en consideración las características propias del paciente, como la edad, el peso, la presencia de comorbilidades, los hallazgos en los estudios cardiológicos y la experiencia del grupo tratante en los distintos tipos de procedimientos.

Estenosis aórtica crítica

En los casos en que la obstrucción de la válvula aórtica es tan grave que requiere de la permeabilidad del conducto arterioso para poder mantener el gasto cardíaco, la estenosis de denomina crítica. El diagnóstico temprano de estos pacientes (idealmente prenatal) permite la infusión precoz de prostaglandinas, con lo que se evita el *shock* por bajo gasto grave que se produce naturalmente con el cierre del conducto arterioso. Asimismo, estos pacientes pueden tener daño miocárdico significativo, con distintos grados de dilatación del ventrículo izquierdo, y signos de fibroelastosis endocárdica por isquemia subendocárdica durante la etapa fetal. El pronóstico depende, en gran medida, de la capacidad del ventrículo izquierdo para recuperar su función tras la desobstrucción de la válvula aórtica, con posibilidad de progresión a la hipoplasia y circulación univentricular en pacientes con ventrículos tipo *borderline* o de evolución a una disfunción ventricular terminal y necesidad de trasplante cardíaco.

Coartación de aorta

La coartación de aorta (COA) es el estrechamiento a nivel del arco aórtico que, por lo general, ocurre inmediatamente distal a la salida de la arteria subclavia izquierda, aunque puede afectar otros segmentos de la aorta torácica y excepcionalmente la aorta abdominal. Se presenta en el 6%-8% de los pacientes con CC, con mayor frecuencia en varones que en mujeres con una relación de 1,3 : 1 a 1,7 : 1. Se puede asociar con otras malformaciones de las estructuras cardíacas izquierdas; la válvula aórtica bicúspide es la más frecuente y se observa en el 70%-85% de los pacientes con COA. También puede asociarse con otras lesiones, como la CIV, que se presenta en el 45% de los casos. En los casos más graves, la enfermedad evoluciona en la etapa prenatal y se manifiesta de manera brusca luego del nacimiento (al cerrarse el conducto arterioso) mediante un síndrome de bajo gasto y *shock* e incluso con muerte súbita.

Los hallazgos clínicos característicos son los signos de disminución del gasto cardíaco, con mala perfusión periférica, taquipnea y oliguria. A la palpación se constata la disminución o ausencia de los pulsos en miembros inferiores, y se ausculta un soplo sistólico eyectivo a nivel del borde paraesternal superior izquierdo, con irradiación hacia la región interescapular izquierda. El registro de la presión arterial en los cuatro miembros generalmente permite constatar valores por encima del percentil 95 en los miembros superiores (*v.* Capítulo 50.3) o una diferencia entre los miembros superiores e inferiores ≥ 20 mmHg. Estos pacientes se benefician enormemente con el diagnóstico prenatal, que permite anticiparse a la evolución natural de la enfermedad, administrar prostaglandinas para garantizar la permeabilidad del conducto arterioso y realizar una cirugía correctora durante las primeras semanas de vida. En otro grupo de pacientes, la enfermedad se desarrolla de una manera más solapada. La obstrucción progresa de manera gradual y puede detectarse por la disminución de la amplitud de los pulsos en miembros inferiores o la auscultación del soplo anteriormente descrito, o bien por la detección de hipertensión arterial en el consultorio pediátrico.

En la radiografía de tórax puede observarse el signo del tercero en el arco aórtico, determinado por una indentación en el sitio de la coartación y la dilatación inmediatamente distal de la aorta. Asimismo, en mayores de 5 años el desarrollo de circulación colateral con dilatación de las arterias intercostales puede evidenciarse mediante la presencia de muescas en la cara inferior de los arcos costales posteriores, llamado signo de Roesler. El diagnóstico se realiza mediante un ecocardiograma doppler color, con visualización directa de la lesión y de los signos de repercusión hemodinámica. La angiografía por TC cardíaca puede ser solicitada por el subespecialista para una mejor visualización del arco aórtico en toda su extensión.

La coartación de aorta neonatal grave, dependiente del conducto arterioso (*ductus*-dependiente), habitualmente requiere cirugía cardiovascular para su resolución. Sin embargo, en algunos pacientes, ante la presencia de lesiones asociadas o comorbilidades, puede realizarse una angioplastía mediante cateterismo cardíaco. A su vez, la coartación de aorta significativa en lactantes asintomáticos frecuentemente requiere una cirugía correctora electiva. Cuando la enfermedad se detecta en niños mayores y adolescentes, el tratamiento de elección suele ser la angioplastía por cateterismo con balón, y en algunos casos se acompaña de la colocación de un *stent* intraarterial. La indicación de tratamiento, la estrategia y el momento son definidos por el subespecialista en cardiología infantil.

En el seguimiento debe monitorizarse la presencia de hipertensión arterial, así como la aparición de una recoartación de aorta, endarteritis bacteriana y, con menor frecuencia, accidentes cerebrovasculares por ruptura de aneurismas del polígono de Willis, que pueden presentarse en esta entidad.

Cardiopatías con circulación de tipo biventricular en paralelo

Trasposición de las grandes arterias

La trasposición de las grandes arterias (TGA) se presenta en el 5%-7% de los pacientes con CC. Es un defecto de la septación conotruncal, que determina la conexión de la arteria pulmonar con el ventrículo izquierdo y la recirculación del retorno venoso pulmonar hacia el árbol vascular pulmonar y la conexión de la arteria aorta con el ventrículo derecho y la recirculación del retorno venoso sistémico al circuito sistémico, con la necesidad de sitios de mezcla para la sobrevida de los pacientes afectados. El mejor sitio de mezcla se encuentra entre las aurículas, a través del foramen oval, donde la presión es menor y hay un flujo preferencial hacia el circuito sistémico. En los neonatos con TGA simple, sin CIV asociada, siempre debe garantizarse inicialmente la permeabilidad del conducto arterioso mediante la administración de prostaglandinas, a menos que el cardiólogo infantil constate mediante la ecocardiografía y los signos clínicos que la comunicación entre las aurículas permite una mezcla adecuada, sin necesidad del conducto arterioso. En este último, el flujo preferencial ocurre hacia el circuito pulmonar, por lo que un conducto arterioso de gran tamaño puede determinar el desarrollo de hiperflujo pulmonar.

El diagnóstico prenatal permite realizar medidas de estabilización que disminuyen significativamente la morbilidad y mortalidad asociadas. Sin tratamiento, la mitad de los pacientes fallecen durante el primer mes de vida, y el 90% dentro del primer año. La cianosis neonatal, refractaria a la administración de oxígeno suplementario, es el principal marcador clínico en esta patología. Algunos pacientes pueden requerir un procedimiento de Rashkind o atrioseptostomía con balón para mejorar la mezcla y disminuir la hipoxemia. En la TGA simple no se auscultan soplos, con excepción de aquellos casos que asocian un conducto arterioso grande u otra lesión. La radiografía de tórax muestra una imagen característica de silueta cardíaca en forma de huevo u oval, determinada por una imagen del pedículo vascular más angosta por la disposición en paralelo de los tractos de salida ventriculares.

La cirugía correctora, llamada cirugía de Jatene o de *switch* arterial, se realiza durante las primeras semanas de vida y permite la corrección anatómica y fisiológica de esta cardiopatía.

La asociación de la TGA a otras lesiones cardíacas ocurre aproximadamente en el 20% de los casos; las más frecuentes son las CIV no restrictivas y las obstrucciones al tracto de salida ventricular izquierdo subpulmonar. La gravedad y número de estas lesiones determina el grado de cianosis e insuficiencia cardíaca asociadas y la estrategia terapéutica requerida.

Cardiopatías con circulación de tipo univentricular

La circulación de tipo univentricular conlleva un mecanismo fisiopatológico común, con un sustrato anatómico subyacente de gran variabilidad. El ventrículo único, con una incidencia estimada de 0,08 a 0,4 cada 1000 recién nacidos vivos, puede deberse a la hipoplasia grave del ventrículo izquierdo (síndrome de corazón izquierdo hipoplásico), del ventrículo derecho (atresia tricuspídea, atresia pulmonar con *septum* intacto y ventrículo derecho hipoplásico, o doble entrada a un ventrículo izquierdo) o a la presencia de un ventrículo común por un defecto interventricular muy grande y no septable (ventrículo único tipo CIV o tipo CAVC). La anatomía del ventrículo único funcional es un determinante fundamental en su capacidad de adaptación a la circulación univentricular. El ventrículo único puede asociarse con obstrucciones en los tractos de salida ventriculares derecho o izquierdo o con la presencia de hiperflujo pulmonar. Esto condiciona las manifestaciones clínicas en la etapa neonatal y el tipo de cirugía realizada en el primer estadio del tratamiento. Otras condiciones, como la presencia de trastornos del ritmo cardíaco, anomalías de la o las válvulas auriculoventriculares o anomalías de las arterias coronarias, pueden modificar la historia natural y el tratamiento instaurado. La cianosis es una manifestación característica de los pacientes con ventrículo único, y está dada por la mezcla intracardíaca de sangre de los retornos venosos pulmonar y sistémico. El tratamiento es de carácter paliativo, se divide en etapas o estadios y consiste en modificar la anatomía para lograr a un circuito en serie que permita disminuir la cianosis, el trabajo del miocardio y de la o las válvulas auriculoventriculares del ventrículo único, lo cual disminuye la morbilidad y mejora la sobrevida asociada.

Ventrículo único y los estadios I y II

El objetivo del primer estadio en pacientes con ventrículo único es garantizar un adecuado flujo sistémico y pulmonar y eliminar obstrucciones al retorno venoso pulmonar o sistémico. Las intervenciones se realizan habitualmente en el período neonatal. En pacientes con obstrucciones izquierdas puede ser necesaria una cirugía de Norwood o una reparación de coartación de aorta, arco aórtico hipoplásico o interrumpido. Aquellos pacientes con obstrucciones graves al flujo pulmonar requieren una fuente de flujo pulmonar, como la anastomosis subclavio-pulmonar de Blalock-Taussig o el conducto de Sano, y quienes presentan hiperflujo pulmonar, un cerclaje pulmonar para regular el flujo y evitar el daño vascular pulmonar. Algunos pacientes sin obstrucción sistémica y con obstrucción moderada al flujo pulmonar pueden mantenerse equilibrados y no requerir una cirugía inicial en el primer estadio. En todos los casos, debe tratarse la obstrucción de los retornos venosos, si existiera, mediante la cirugía de una anomalía total del retorno venoso pulmonar o septostomía o septectomía auricular.

El segundo estadio consiste en la realización de una cirugía de Glenn o anastomosis de la vena cava superior al circuito vascular pulmonar, habitualmente entre los 4-6 meses de vida. Esta conexión puede realizarse cuando las presiones pulmonares no están elevadas y la función ventricular es buena, y permite el pasaje del retorno venoso sistémico superior directamente al pulmón, lo que aumenta la saturación arterial de oxígeno y disminuye la precarga del ventrículo único.

Entre el primer y segundo estadio (fundamentalmente), pero también entre el segundo y tercero, es muy importante el control clínico estricto por parte del pediatra y el cardiólogo infantil, con particular monitoreo del progreso de peso y la saturometría. Asimismo, deben establecerse claras pautas de alarma a los padres y cuidadores de los pacientes con el fin de disminuir la mortalidad y detectar situaciones que requieran procedimientos interestadios. Entre estos se encuentran la cirugía plástica de la válvula atrioventricular, la cirugía plástica de ramas pulmonares y la colocación de un marcapasos. Por otra parte, el empeoramiento de la función ventricular puede determinar en algunos pacientes la indicación de trasplante cardíaco.

Estadio III y circulación de Fontan-Kreutzer

El estadio III consiste en completar el *bypass* bicavopulmonar total mediante la cirugía de Fontan-Kreutzer, con conexión de la vena cava inferior por medio de un tubo extracardíaco o intraauricular a la arteria pulmonar. Esta cirugía se realiza generalmente entre los 2-4 años, y depende principalmente de la saturación y el peso del paciente. Su realización permite mejorar la saturación de oxígeno.

La circulación de Fontan-Kreutzer genera un circuito en serie con presiones venosas elevadas y disminución del gasto cardíaco, por lo que a mediano y largo plazo se asocia con múltiples complicaciones y requiere un seguimiento especializado e interdisciplinario. El aumento de la presión venosa central produce congestión y daño hepático, que puede incluso generar fibrosis y cirrosis hepática, o un carcinoma hepatocelular. La congestión venolinfática y el aumento de los mediadores inflamatorios causan una enteropatía perdedora de proteínas, malabsorción, esteatorrea y malnutrición. A nivel pulmonar, se genera circulación colateral que empeora la cianosis, y se estima que es provocada por la falta de pasaje del factor hepático por los pulmones. Con mucha menor frecuencia, puede producirse una bronquitis plástica secundaria a la congestión venolinfática pulmonar. Por otra parte, la estasis en el sistema vascular y las alteraciones bioquímicas contribuyen con una mayor predisposición a las complicaciones tromboembólicas, por lo que estos pacientes requieren antiagregación y anticoagulación de por vida, con aumento del riesgo de hemorragias. También pueden generarse arritmias cardíacas y hay baja tolerancia al ejercicio. El trasplante cardíaco o hepático puede ser necesario en pacientes con falla hepática o falla cardíaca graves.

50.2 Endocarditis, miocarditis y pericarditis

Natalia Nápoli

Endocarditis

La endocarditis infecciosa (EI) es una infección del endocardio y del endotelio vascular. Puede afectar el endocardio nativo o el endotelio relacionado con válvulas o material protésico implantado.

A pesar de los avances en el diagnóstico y tratamiento (tanto médico como quirúrgico), la endocarditis infecciosa sigue siendo un desafío clínico dado que no se produjeron grandes cambios en cuanto a los resultados en las últimas décadas. En la edad pediátrica, el riesgo de mortalidad varía entre el 5%-25%.

Para que la EI de desarrolle, debe haber un sitio susceptible (válvula, endotelio, prótesis), junto con la presencia de un germen en el torrente sanguíneo (bacteria u hongo), la supervivencia de este germen en la estructura susceptible y la propagación de la vegetación infectada.

En las últimas décadas, se observó un aumento relativo de la EI en pacientes con cardiopatías congénitas (CC), relacionado con la disminución de los casos de fiebre reumática (principal predisponente en las décadas previas) y la mayor supervivencia de pacientes con CC complejas. No obstante, el 8%-10% de los casos pediátricos de EI se desarrollan en corazones estructuralmente normales.

Epidemiología y factores de riesgo

Se trata de una patología poco frecuente en pediatría, pero con elevada morbimortalidad. Se ha demostrado que la mortalidad asociada con esta entidad puede alcanzar el 25%.

En comparación con la población general, los niños que nacen con CC tienen mayor riesgo de desarrollar EI; sin embargo, este no es el único factor predisponente (Tabla 50.2.1). El crecimiento de los cuidados intensivos pediátricos y neonatales, la mayor sobrevida de pacientes con enfermedades crónicas y el uso prolongado de catéteres venosos se relaciona con un aumento de los casos de EI en pacientes con corazones estructuralmente normales.

Asimismo, no todas las cardiopatías congénitas tienen el mismo riesgo de desarrollar EI. Las CC con cortocircuitos restrictivos (comunicación interventricular [CIV] o conducto arterioso permeable [CAP] pequeño), las cardiopatías cianóticas y la presencia de prótesis son las de mayor riesgo. Por su parte, la reparación de una CC reduce el riesgo, pero no lo elimina por completo, particularmente durante los primeros meses luego de la cirugía.

Etiología y fisiopatología

La causa más frecuente de EI es por bacterias gram positivas (75%), como *Streptococcus* spp., *Staphylococcus* spp. y *Enterococcus* spp. Le siguen en frecuencia las gram negativas del grupo HACEK (4%) y, menos frecuentemente, los hongos (*Candida* y *Aspergillus*) y las micobacterias. La endocarditis micótica es más frecuente en neonatos, en pacientes con catéteres venosos centrales de uso prolongado y en pacientes que reciben nutrición parenteral. *Candida* es documentada en el 70% de los casos de endocarditis micótica.

La aparición de EI resulta de la conjunción de tres eventos principales:

- Lesión del endocardio o del endotelio vascular por cualquier factor predisponente (flujos de alta velocidad en las CC, presencia de catéteres, etc.).
- Lesión de las barreras mucosas, que crea una puerta de entrada para los microorganismos.
- Presencia de un agente infeccioso.

Sobre la lesión endovascular, se depositan agregados de plaquetas y fibrina; se forma así un trombo que sirve de fijación para los gérmenes circulantes, a partir del cual se genera una vegetación.

La bacteriemia suele ser secundaria a una lesión mucosa que funciona como una puerta de entrada hacia el torrente sanguíneo. El microorganismo responsable depende de la localización de la lesión mucosa, así como de su capacidad para infectar el endocardio, su virulencia y la magnitud del inóculo.

La EI se desarrolla más frecuentemente en zonas del árbol vascular con flujo turbulento, donde se produce el pasaje del flujo desde una zona de alta presión a una de baja presión. Las vegetaciones suelen desarrollarse en el sitio de baja presión; las de las válvulas auriculoventriculares se observan más frecuentemente en la superficie auricular; las de las válvulas sigmoideas, en la superficie ventricular y las de la CIV y el CAP, del lado derecho.

Tabla 50.2.1 Factores de riesgo para desarrollar endocarditis infecciosa

- Cardiopatías congénitas o antecedente de cirugía cardiaca
- Dispositivos intracardiacos implantados por vía endovascular
- Prótesis valvulares
- Estadías prolongadas en cuidados intensivos
- Nutrición parenteral
- Pacientes en tratamiento oncológico
- Pacientes inmunocomprometidos

Manifestaciones clínicas

La EI puede manifestarse de manera aguda y grave como un *shock* séptico, o bien en forma subaguda.

El signo principal es la fiebre. Habitualmente, existe una historia de fiebre persistente y prolongada, sin una causa clara que la justifique. Muchas veces, se rescata el antecedente de tratamientos antibióticos sin un foco infeccioso claro, con recidiva de la fiebre tiempo después de finalizado el tratamiento. La fiebre inexplicada en un paciente con alto riesgo para EI debe ser evaluada detalladamente. Asimismo, puede haber síntomas inespecíficos, como astenia, sudoración nocturna, malestar general o pérdida de peso.

En el examen físico, si la EI afecta una válvula cardíaca, frecuentemente se ausculta un soplo nuevo. Si no se instaura un tratamiento oportuno, pueden aparecer signos y síntomas de insuficiencia cardíaca (*v*. Capítulo 25) relacionados con la lesión valvular o fenómenos embólicos.

La respuesta inflamatoria e inmunitaria de la EI también se manifiesta con signos y síntomas, como mialgias, artralgias, esplenomegalia y glomerulonefritis, y lesiones dermatológicas, como hemorragias subungueales en astilla, manchas de Roth (lesiones hemorrágicas retinianas), lesiones de Janeway (lesiones hemorrágicas indoloras de las extremidades distales) o nódulos de Osler (nódulos dolorosos de las extremidades distales). Las manifestaciones cutáneas, de estar presentes, se asocian con mayor riesgo de complicaciones; sin embargo, son muy poco frecuentes en la edad pediátrica.

Diagnóstico

Dado que inicialmente los síntomas suelen ser inespecíficos, el diagnóstico suele retrasarse. La sospecha diagnóstica se establece principalmente en pacientes con factores de riesgo (*v*. Tabla 50.2.1).

En el año 1994, Durack y cols. propusieron los criterios diagnósticos para EI que se conocen como criterios de Duke, y en el año 2000 se publicaron los criterios de Duke modificados, que son los que se utilizan actualmente (Tablas 50.2.2 y 50.2.3).

Laboratorio

Los reactantes de fase aguda se elevan en más del 90% de los casos, pero resultan inespecíficos. El factor reumatoide se encuentra aumentado en el 25% de los niños con EI; puede orientar el diagnóstico, si bien un valor negativo no lo descarta.

Los hemocultivos (HC) son el pilar del diagnóstico. No es indispensable obtenerlos durante la fiebre dado que la bacteriemia asociada con la EI es continua. Se deben obtener tres HC extraídos de sitios distintos, idealmente con 12 horas de diferencia, pero con al menos una hora entre el primero y el último, antes de administrar la terapia antibiótica empírica. Aun cuando la toma de HC se realiza de manera correcta, del 5%-30% de los casos de EI presentan cultivos negativos. Ante la sospecha de endocarditis en un paciente que ha sido tratado durante menos de 4 días, sin HC previos y que se encuentra clínicamente estable, se debe considerar la interrupción de la terapia antibiótica para aumentar la posibilidad de identificar el agente causal.

La EI con cultivos negativos puede ocurrir por varias causas. La más frecuente es la administración previa de antibióticos; asimismo, puede ser por técnicas de cultivo subóptimas o

Tabla 50.2.2 Criterios de Duke modificados para el diagnóstico de endocarditis infecciosa (EI)

Criterios mayores
▪ Hemocultivo (HC) positivo: ▪ Microrganismos típicos de EI en 2 HC separados: *S. viridans; S. bovis;* HACEK; *S. aureus o Enterococcus* adquirido en la comunidad sin otro foco primario ▪ HC persistentemente positivos para gérmenes compatibles con EI: al menos 2 HC separados por 12 h, o 3 de 3, o la mayoría de 4 o mas HC separados (con al menos 1 hora entre el primero y el último) ▪ HC único positivo para *Coxiella burnetii* o título de anticuerpos antifase I IgG 11:80 ▪ Evidencia de afectación endocárdica ▪ Ecocardiograma positivo: ▪ Masa intracardíaca oscilante sobre válvulas o aparato subvalvular en la trayectoria de los flujos regurgitantes o sobre material implantado, en ausencia de una explicación anatómica alternativa, absceso, o nueva dehiscencia parcial de válvula protésica ▪ Nueva regurgitación valvular (no es suficiente únicamente con el nuevo soplo)
Criterios menores
▪ Factores de riesgo: cardiopatía predisponente, uso de drogas endovenosas ▪ Fiebre > 38°C ▪ Fenómenos vasculares: embolias arteriales mayores, infartos pulmonares sépticos, aneurisma micótico, hemorragia intracraneana, hemorragias conjuntivales y lesiones de Janeway ▪ Fenómenos inmunológicos: glomerulonefritis, nódulos de Osler, manchas de Roth y factor reumatoide ▪ Evidencia microbiológica: HC positivo que no cumple con un criterio mayor o evidencia serológica de infección activa por microorganismos compatible con EI

Modificado de: Li JS, Sexton DJ, Mick N, Nettles R, et al. Proposed modifications to the Duke criteria for the diagnosis of infective endocarditis. Clin Infect Dis 2000; 30 (4): 633-8.

Tabla 50.2.3 Definición de endocarditis infecciosa (EI) basada en criterios de Duke modificados

Endocarditis definitiva	▪ Criterio patológico: ▪ Microorganismos demostrados por cultivo o examen histológico de una vegetación, émbolo periférico o una muestra de absceso intracardíaco ▪ Lesiones patológicas: vegetación o absceso intracardíaco confirmado por examen histológico que muestra endocarditis activa ▪ Criterios clínicos: ▪ 2 criterios mayores ▪ 1 criterio mayor + 3 menores ▪ 5 criterios menores
Endocarditis posible	▪ 1 criterio mayor + 1 menor ▪ 3 criterios menores
Endocarditis rechazada	▪ Diagnóstico alternativo ▪ Resolución de los síntomas con terapia con antibióticos durante menos de 4 días ▪ Sin evidencia patológica de endocarditis infecciosa en la cirugía o autopsia, con terapia con antibióticos durante menos de 4 días ▪ No cumple los criterios de posible endocarditis infecciosa

Modificado de: Li JS, Sexton DJ, Mick N, Nettles R, et al. Proposed modifications to the Duke criteria for the diagnosis of infective endocarditis. Clin Infect Dis 2000; 30 (4): 633-8.

debido a una infección por gérmenes de difícil crecimiento como *Tropheryma whipplei, Bartonella* spp., *Mycoplasma* spp. y hongos filamentosos. En estos casos, un enfoque combinado con ensayos serológicos, técnicas de reacción en cadena de la polimerasa (PCR) y pruebas moleculares en material resecado puede establecer el agente causal.

Electrocardiograma

Por lo general, el electrocardiograma (ECG) no resulta de utilidad para el diagnóstico. No obstante, la presencia de anomalías de la conducción o de bloqueos de rama nuevos puede alertar sobre la posible formación de abscesos que afectan el sistema de conducción.

Imágenes

Ecocardiograma

Es el estudio de imagen inicial y de elección ante la sospecha de EI. El ecocardiograma puede evidenciar la imagen compatible con una vegetación, si bien las masas intracardíacas, trombos o vegetaciones pueden se indistinguibles por este método. Por esta razón, siempre son necesarios los criterios clínicos adicionales. En la población pediátrica, el método de elección es el ecocardiograma transtorácico. No hay evidencia de que las imágenes transesofágicas mejoren el rendimiento diagnóstico, excepto en los casos en que el operador entrenado considere que la ventana acústica es inapropiada para la evaluación de las estructuras.

Un ecocardiograma negativo no descarta el diagnóstico de endocarditis, sobre todo en los inicios de la infección, y puede requerirse la realización de imágenes seriadas para encontrar los hallazgos patológicos.

Tomografía cardíaca (TC)

Las últimas recomendaciones en EI les otorgan valor a otros métodos de diagnóstico por imágenes, más allá del ecocardiograma.

La TC de alta resolución multicorte ha demostrado tener un alto valor para el diagnóstico de abscesos paravalvulares y para las complicaciones embólicas extracardíacas.

La tomografía por emisión de positrones (PET) con 18-F-fluorodesoxiglucosa (18F-FDG) se fundamenta en el hecho de que los focos infecciosos e inflamatorios son metabólicamente activos y tienen una mayor captación de 18F-FDG. Ha demostrado ser muy útil en la endocarditis de válvula protésica, donde el ecocardiograma tiene grandes limitaciones en los inicios de la infección, y también para la detección de focos extracardíacos. Es importante realizarla en etapas tempranas de la infección, cuando hay mayor actividad inflamatoria.

Tratamiento

El tratamiento de la EI requiere del trabajo conjunto entre pediatras, cardiólogos e infectólogos pediátricos, microbiólogos y cirujanos cardiovasculares.

El manejo exitoso incluye establecer oportunamente el diagnóstico, comenzar tempranamente con la terapia antibiótica adecuada e instaurar la vigilancia, identificación y manejo de las complicaciones. A esto se suma la determinación de la necesidad y el momento oportuno de la cirugía.

Tratamiento antibiótico

Es el pilar inicial y más importante del tratamiento. Sus objetivos son eliminar la bacteriemia y esterilizar el sitio de infección. El esquema empírico inicial debe cubrir los gérmenes más frecuentes, según el tipo de paciente y la epidemiología local. Para tal fin, se recomienda consultar las guías de práctica clínica de cada región e institución.

Principios generales del tratamiento antibiótico

- El componente esencial del tratamiento de la EI es la terapia antimicrobiana eficaz con al menos un fármaco bactericida.
- El tratamiento debe ser necesariamente prolongado (4-8 semanas). Los microorganismos causantes se encuentran en el interior de los trombos de plaquetas y fibrina, y son particularmente difíciles de erradicar.
- Es muy importante contar con una guía local para el tratamiento antibiótico empírico inicial, con base en los gérmenes más frecuentes y su patrón de resistencia; luego, se debe ajustar el tratamiento al rescate microbiológico. En pacientes con endocarditis de una válvula nativa, se recomienda comenzar el tratamiento con ceftriaxona 50-100 mg/kg/día más vancomicina 60 mg/kg/día más gentamicina 5-7,5 mg/kg/día. En pacientes con endocarditis de una válvula protésica en el posoperatorio precoz, se recomienda comenzar el tratamiento con meropenem 60 mg/kg/día más vancomicina 60 mg/kg/día más gentamicina 5-7,5 mg/kg/día. Como fue mencionado, el esquema empírico inicial debe adecuarse, luego, al rescate microbiológico y el patrón de sensibilidad.
- Una vez identificado el germen y su sensibilidad, pasadas 2 semanas del tratamiento en la internación, puede considerarse la terapia ambulatoria en pacientes clínicamente estables, libres de síntomas sistémicos, que tienen hemocultivos de control negativos, un electrocardiograma estable, un medio social adecuado y acceso disponible al centro tratante.

La EI por hongos representa una situación más desafiante dado que las complicaciones son potencialmente más graves, con vegetaciones más grandes, mayor riesgo de eventos embólicos y un alto riesgo de formación de abscesos perivalvulares. Asimismo, las terapias antimicóticas tienen poca capacidad para penetrar el material infectado y requieren frecuentemente de la resolución quirúrgica.

Tratamiento quirúrgico

La cirugía puede ser necesaria hasta en el 25% de las infecciones agudas y en el 40% de los casos subagudos o crónicos. No existen pautas o recomendaciones quirúrgicas específicas para la endocarditis infecciosa en pediatría, por lo que la decisión debe ser individualizada y depende de múltiples factores.

Los riesgos perioperatorios son elevados por la complejidad de la intervención y el potencial de afectación de múltiples órganos. Sin embargo, los resultados de la cirugía de la EI son mucho más favorables en la infancia que en la edad adulta. Algunas situaciones en las que debe considerarse la cirugía son las siguientes:

- Insuficiencia cardíaca asociada con enfermedad valvular.
- Tamaño, movilidad y localización de la vegetación. El tamaño de la vegetación debe considerarse una indicación relativa y debe ser evaluado teniendo en consideración la movilidad (vegetaciones móviles), la localización (las vegetaciones del lado izquierdo poseen riesgo de embolia a la circulación sistémica y el sistema nervioso central) y el crecimiento a pesar del tratamiento antibiótico.
- Dehiscencia de una válvula protésica con prótesis inestables.
- Bacteriemia persistente.
- Endocarditis micótica.

Complicaciones

Las complicaciones suelen suceder en pacientes con prótesis valvulares, EI del lado izquierdo, EI por *S. aureus* u hongos, EI previa, manifestaciones clínicas prolongadas (meses de duración), cardiopatías congénitas cianóticas, anastomosis sistémico-pulmonares y en aquellos con mala respuesta al tratamiento antibiótico.

La sepsis puede ser una complicación tardía, una vez que el proceso infeccioso se ha establecido, y puede conducir al *shock* séptico y la falla multiorgánica.

Los episodios embólicos pueden afectar múltiples órganos y sistemas, como el sistema nervioso central, pulmones, vasculatura periférica, riñones, sistema osteoarticular, bazo, etc. Pueden aparecer como un síntoma inicial o complicar el curso de una endocarditis ya diagnosticada.

Los síntomas de insuficiencia cardíaca pueden desarrollarse debido a la degeneración de una válvula infectada, a la dehiscencia de una prótesis, por ruptura de un seno de Valsalva, por un absceso perivalvular o por trastornos de la conducción.

Profilaxis

La prevención de la EI es un evento de suma importancia. Los pacientes y sus familias deben conocer los posibles factores de riesgo y las formas de minimizar el riesgo de contraerla. Debe hacerse especial hincapié en las medidas de salud oral y cutánea.

Las recomendaciones para la profilaxis antibiótica incluyen una dosis única de antibiótico 30-60 minutos antes de un procedimiento. En caso de que no se haya administrado la dosis antes del procedimiento, puede administrarse hasta 2 horas después.

Con base en la ausencia de evidencia que respalde esta indicación, entre los años 2007 y 2009 fueron revisadas las indicaciones de profilaxis antibiótica para EI, que disminuyeron significativamente.

Las recomendaciones de la *American Heart Association* (AHA) del año 2007 y las guías de la Sociedad Europea de Cardiología (ECS) del año 2009 limitan las indicaciones de profilaxis para procedimientos dentales y no cardíacos a los grupos de alto riesgo (Tabla 50.2.4). Las recomendaciones del Instituto Nacional de Salud y Excelencia Clínica (NICE) del año 2008 para el Reino Unido aconsejan el cese completo de la profilaxis de EI para los procedimientos dentales.

A pesar de los cambios descritos, no se observó un aumento significativo de los casos de EI. Sin embargo, no queda claro si esto se debe a que la profilaxis no es efectiva y no estaría indicada, o bien a la falta de acatamiento de las nuevas recomendaciones por parte de médicos y pacientes.

Seguimiento y pronóstico

A pesar de contar con un diagnóstico precoz, una atención cardiológica óptima, el avance de los métodos de diagnóstico microbiológico, la optimización de las terapias antibacterianas y las técnicas quirúrgicas, la EI continúa siendo una patología grave y potencialmente mortal, que requiere cuidados prolongados, con una morbimortalidad significativa.

En general, la EI en la población pediátrica posee buena supervivencia a largo plazo y bajo riesgo de recurrencia luego del tratamiento. La calidad de vida tiene una perspectiva positiva en la mayoría de los pacientes. Sin embargo, existen variaciones según la condición previa de cada niño y la gravedad del episodio.

Los pacientes van a requerir seguimiento cardiológico de por vida, sobre todo después de una reparación quirúrgica, y probablemente tengan limitaciones en la vida diaria, p. ej., para la práctica de deportes de alto rendimiento. Después de la cirugía de reemplazo valvular, pueden requerir anticoagulación a largo plazo con warfarina para prevenir cualquier evento tromboembólico, situación que afecta significativamente la calidad

Tabla 50.2.4 Recomendaciones de la *American Heart Association* (AHA) y la Sociedad Europea de Cardiología para la profilaxis antibiótica de endocarditis infecciosa (EI)

	AHA	Sociedad Europea de Cardiología
Procedimientos dentales que involucren manipulación del tejido gingival o perforación de la mucosa oral	1. Pacientes con prótesis valvulares 2. Pacientes con EI previa 3. Pacientes trasplantados cardíacos con insuficiencia valvulares 4. Pacientes con CC: ▪ CC reparadas con material protésico dentro de los primeros 6 meses del procedimiento ▪ CC reparadas con defectos residuales cercanos a parches o prótesis	1. Pacientes con cualquier tipo de prótesis cardíaca 2. Pacientes con EI previa 3. Pacientes con CC: ▪ Cianótica ▪ CC reparadas con material protésico dentro de los primeros 6 meses del procedimiento o reparadas con defectos residuales cercanos a parches o prótesis
Parto vaginal	1. Pacientes con prótesis valvulares o materiales protésicos intracardíacos 2. CC cianóticas no reparadas	▪ No recomendado

CC: cardiopatía congénita.
Modificado de: Cahill TJ, Baddour LM, Habib G, Hoen B, et al. Challenges in Infective Endocarditis. J Am Coll Cardiol 2017; 69 (3): 325-44.

de vida en la edad pediátrica debido a la dificultad del cuidado diario y a la necesidad de un seguimiento y monitorización regulares para mantener los niveles terapéuticos.

Miocarditis

El término "miocarditis" fue acuñado en el siglo XIX por el Dr. Jean Nicolas Corvisart para describir enfermedades del músculo cardíaco no asociadas con alteraciones valvulares. A mediados del siglo XX, debido a una serie de hallazgos sugestivos de miocarditis en estudios posmortem, el término surgió nuevamente.

En la actualidad, la miocarditis aguda es una entidad grave en la población pediátrica, frecuentemente subdiagnosticada, que no posee un tratamiento globalmente aceptado y tiene altas tasas de mortalidad y secuelas.

La definición más aceptada actualmente es la de la Organización Mundial de la Salud, que define a la miocarditis como una enfermedad inflamatoria del músculo cardíaco, que para su diagnóstico requiere criterios tanto histológicos como inmunohistoquímicos.

Si bien la miocarditis es un diagnóstico puramente histopatológico, la confirmación diagnóstica por biopsia ha perdido lugar en los últimos años. Clásicamente, se ha hecho referencia a la miocarditis por la presencia de manifestaciones clínicas compatibles, junto con el aumento de la sospecha diagnóstica en base a los hallazgos en la resonancia magnética (RM); y luego la biopsia confirmaba el diagnóstico. Actualmente, con el uso creciente de la RM como método diagnóstico, es posible establecer la confirmación sin la necesidad de comprobar los criterios histopatológicos por medio de una biopsia.

Epidemiología

No se conoce con exactitud la prevalencia e incidencia de la miocarditis, ya que muchos casos se presentan de manera subaguda o los síntomas iniciales son inespecíficos, lo que genera un subregistro de casos. La presencia de miocarditis en autopsias varía del 0,12% al 12%. Si bien es una patología infrecuente en pediatría, genera un gran impacto dada su elevada morbimortalidad y las secuelas asociadas.

Alrededor del 16%-20% de los niños en edad escolar y del 17% de adolescentes y adultos jóvenes con síndrome de muerte súbita sin causa explicada son secundarios a miocarditis. Asimismo, se estima que el 9% de las muertes en atletas y el 9% de las muertes súbitas de lactantes son atribuibles a la miocarditis. Aproximadamente, el 30% de los casos de miocardiopatía dilatada son secundarios a miocarditis viral.

Etiología

En la mayoría de los casos, no es posible identificar la causa y se clasifican como miocarditis idiopáticas. Las causas más comúnmente identificadas en pediatría son las infecciosas, en especial de origen viral. Entre las no infecciosas, se describen las asociadas con enfermedades sistémicas, drogas o tóxicos (Tabla 50.2.5).

En las últimas décadas, se ha observado un cambio en las causas virales más frecuentemente identificadas. Clásicamente, los enterovirus y los adenovirus fueron los virus más frecuentes, mientras que en la actualidad se describe un franco predominio del parvovirus B19.

Fisiopatología

La lesión y muerte de las células miocárdicas, junto con la infiltración del tejido por células inmunes, son las características principales de la miocarditis aguda (Figura 50.2.1).

Al inicio, se produce un daño miocárdico mediado por la acción directa del virus; cada tipo de virus afecta a las células cardíacas de forma diferente. Por ejemplo, el parvovirus B19 y los herpes virus infectan a los cardiomiocitos y a las células endoteliales vasculares. Mientras que el coxsackie y los adenovirus ingresan al miocito a través de un receptor específico.

La susceptibilidad genética desempeña un rol importante; se ha observado cierta predisposición para desarrollar miocarditis de acuerdo con el número de receptores virales expresados en los cardiomiocitos. Asimismo, en ausencia de receptores no hay inflamación o infección viral.

El daño citotóxico es mediado por la entrada y replicación viral, lo cual genera daño miocárdico con exposición de antígenos intracelulares que estimulan la respuesta inmune innata, caracterizada por la activación de macrófagos y células *Natural Killer* (NK). De acuerdo con la carga viral y la extensión de la reacción inflamatoria, se producen distintos grados de daño miocárdico.

En una segunda etapa, que podría extenderse durante meses, la lesión miocárdica conlleva una desregulación de la respuesta inmune, descrita como respuesta autoinmune del huésped. Inicialmente, hay activación de las células presentadoras de antígenos (CPA) con liberación de citoquinas proinflamatorias; las células T activadas por las CPA se encargan de la inmunidad virus específica y dirigen un ataque contra el virus y los cardiomiocitos infectados, lo que instaura la fase más destructiva de la infección, reflejada en el compromiso de la contractilidad miocárdica.

Por lo general, la mayoría de los pacientes generan anticuerpos neutralizantes que limitan la replicación viral, se controla la

Tabla 50.2.5 Causas de miocarditis

Infecciosas	No infecciosas
Virales: ▪ Adenovirus ▪ Arbovirus ▪ Chikungunya virus ▪ Echovirus ▪ Enterovirus: ▫ Coxackie A ▫ Coxackie B ▪ Hepatitis B ▪ Hepatitis C ▪ Herpes virus: ▫ Citomegalovirus ▫ Virus de Epstein-Barr ▫ Herpes virus humano 6 ▪ VIH ▪ Influenza (A y B) ▪ Parvovirus B19 ▪ Poliovirus ▪ Rabia ▪ Virus sincicial respiratorio ▪ Rubeola ▪ Varicela ▪ Coronavirus **Bacterianas:** ▪ *Brucella* ▪ *Chlamydia* ▪ *Clostridium* ▪ *Corynebacterium diphtheria* ▪ *Haemophilus influenzae* ▪ *Legionella* ▪ *Mycobacterium tuberculosis* ▪ *Mycoplasma pneumoniae* ▪ *Neisseria meningitidis* ▪ *Salmonella* ▪ *Staphylococcus* ▪ *Streptococcus A* ▪ *Streptococcus pneumoniae* **Espiroquetas:** ▪ Borrelia (Enfermedad de Lyme) ▪ Leptospira **Fúngicas:** ▪ *Aspergillus* ▪ *Blastomyces* ▪ *Candida* ▪ *Cryptococcus* ▪ *Histoplasma* ▪ *Nocardia* ▪ *Sporothrix* ***Rickettsias:*** ▪ *Coxiella burnetii* (fiebre Q) ▪ *Rickettsia rickettsii* ▪ *Rickettsia tsutsugamushi* **Protozoos:** ▪ *Toxoplasma gondii* ▪ *Trypanosoma cruzi* ▪ *Entamoeba* ▪ *Leishmaniasis* ▪ *Plasmodiun falciparum* ▪ *Sarcocystis*	**Autoinmunes:** ▪ Artritis reumatoidea ▪ Síndrome de Churg-Strauss ▪ Miocarditis de células gigantes ▪ Diabetes insulinodependiente ▪ Enfermedad de Kawasaki ▪ Miastenia gravis ▪ Polimiositis ▪ Sarcoidosis ▪ Esclerodermia ▪ Lupus eritematoso sistémico ▪ Granulomatosis de Wegener ▪ Colitis ulcerosa ▪ Enfermedad de Crohn ▪ Tirotoxicosis ▪ Miocarditis puerperal **Hipersensibilidad a drogas:** ▪ Betalactamicos ▪ Tetraciclinas ▪ Quinolonas ▪ Vancomicina ▪ Macrolidos ▪ Sulfonamidas ▪ Benzodiacepinas ▪ Carbamazepina ▪ Clozapina ▪ Metildopa ▪ Fenitoina ▪ Antidepresivos tricíclico **Drogas de abuso:** ▪ Alcohol ▪ Cannabis ▪ Cocaína **Tóxicos:** ▪ Arsénico ▪ Venenos de insectos ▪ Monóxido de carbono **Aloantígenos:** ▪ Rechazo de trasplante **Alérgenos:** ▪ Toxoide tetánico ▪ Vacunas

Modificado de: Law YM, Lal AK, Chen S, Čiháková D, et al. American Heart Association Pediatric Heart Failure and Transplantation Committee of the Council on Lifelong Congenital Heart Disease and Heart Health in the Young and Stroke Council. Diagnosis and Management of Myocarditis in Children: A Scientific Statement From the American Heart Association. Circulation 2021.

respuesta inmune, aumentan los títulos de anticuerpos, se elimina el virus, se resuelve la inflamación y mejora la función ventricular con secuelas o recuperación completa.

Tabla 50.2.6 Signos y síntomas más frecuentes de la miocarditis aguda en pediatría

- Taquicardia
- Taquipnea
- Síntomas gastrointestinales
- Dolor precordial
- Síncope
- Letargia
- Hepatomegalia
- Rechazo del alimento
- *Shock*

Si no se resuelve apropiadamente la infección, comienza la fase crónica, caracterizada por la presencia de un aclaramiento viral inefectivo, con persistencia de la respuesta inmune que perpetúa el proceso inflamatorio. Esto es seguido por la etapa de remodelamiento cardíaco, con progresión a la fibrosis. Continúan las alteraciones de la contractilidad, y evoluciona a la miocardiopatía dilatada con activación de los mecanismos neurohormonales compensatorios (*v.* Capítulo 25), que se traducen en un cuadro de insuficiencia cardíaca crónica.

Manifestaciones clínicas

La clínica es enormemente variable y muy inespecífica. Depende de la edad del paciente, la causa, la patología de base y la gravedad de la afectación. Los signos y síntomas más frecuentes se enumeran en la Tabla 50.2.6. Puede presentarse con perfiles clínicos diferentes:

- Miocarditis asintomática: puede ser asintomática o subclínica. Se produce en un alto porcentaje de pacientes. La ausencia de síntomas no descarta el diagnóstico, el cual se realiza a partir de hallazgos electrocardiográficos como arritmias fatales, bloqueo auriculoventricular (BAV) completo (*v.* Capítulo 31) o incluso muerte súbita.
- Miocarditis aguda: es un cuadro de inicio insidioso, de días o semanas de evolución, que se manifiesta con signos y síntomas de insuficiencia cardíaca, dilatación de las cavidades cardíacas y disfunción ventricular. Los síntomas más comunes son dificultad respiratoria, dolor torácico, síncope y arritmias. En dos tercios de los pacientes existe el antecedente de un pródromo con sintomatología de tipo gripal.
- Miocarditis fulminante: es un cuadro con síntomas previos de infección viral, pero con un inicio agudo que evoluciona rápidamente a la insuficiencia cardíaca grave con *shock* cardiogénico. Es una entidad más frecuente en niños que en adultos, con alta mortalidad si no se instaura el tratamiento apropiado de manera oportuna. No obstante, se ha observado que a largo plazo la miocarditis fulminante tiene un mejor pronóstico y suele evolucionar con recuperación completa de la función ventricular.
- Miocardiopatía crónica dilatada: aproximadamente el 30% de los pacientes evoluciona a una miocardiopatía dilatada con insuficiencia cardíaca crónica.

Dos formas de miocarditis no infecciosa tienen características clínicas particulares, cuyo conocimiento contribuye con la sospecha diagnóstica para instaurar tempranamente el tratamiento:

- Miocarditis de células gigantes: es una variedad rara y grave de miocarditis de origen autoinmune, en la que se evidencian células multinucleadas gigantes en la biopsia. Si bien es una entidad rara en niños, se asocia con otras enfermedades autoinmunes y reacciones de hipersensibilidad a fármacos.

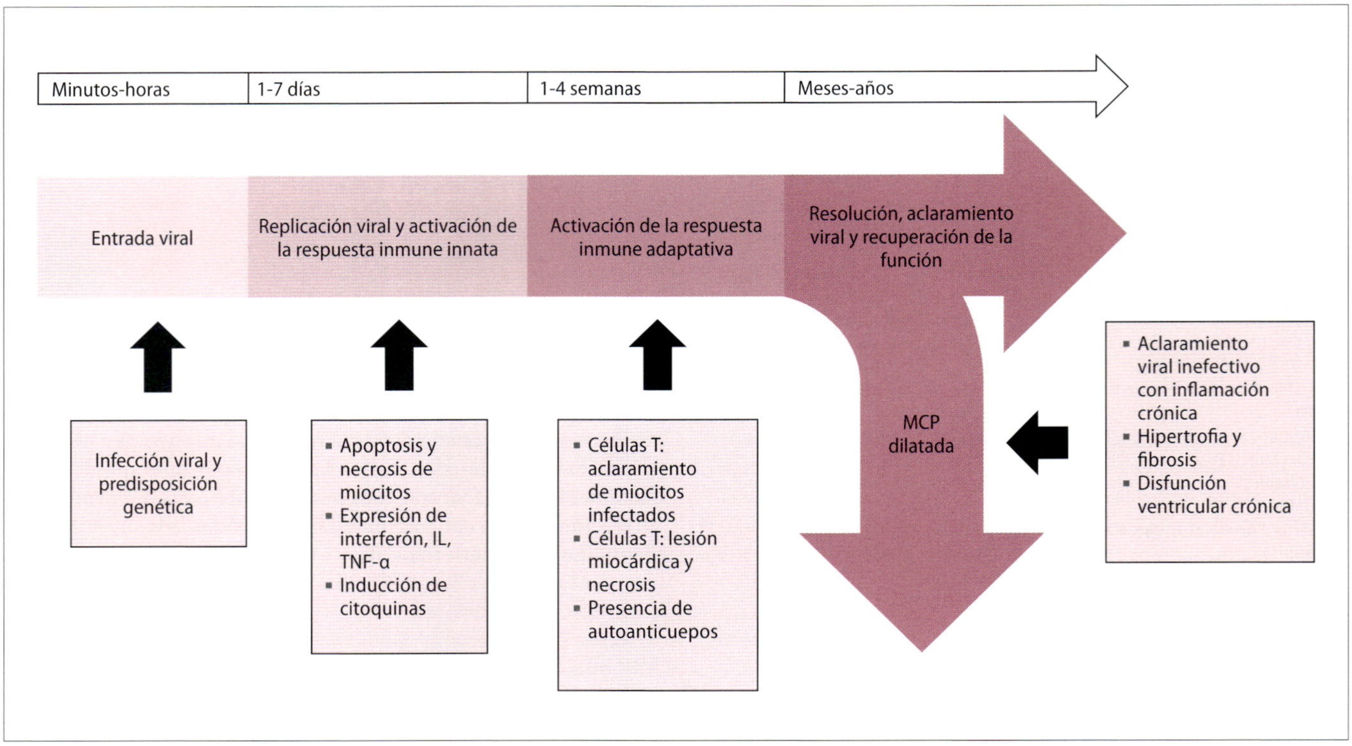

Figura 50.2.1 Fisiopatología: fases de la miocarditis viral. IL: interleuquinas; TNF-α: factor de necrosis tumoral α; MCP: miocardiopatía. (Modificado de: Putschoegl A, Auerbach S. Diagnosis, Evaluation, and Treatment of Myocarditis in Children. Pediatr Clin North Am 2020; 67 (5): 855-74).

Se manifiesta como un cuadro grave de miocardiopatía dilatada con arritmias ventriculares o BAV que no mejora con el tratamiento convencional y tiene un alto porcentaje de mortalidad o requerimiento de trasplante cardíaco.

- Miocarditis eosinofílica: se caracteriza por la presencia de un infiltrado inflamatorio de predominio eosinofílico. Puede aparecer en el contexto de miocarditis por hipersensibilidad a fármacos. El cuadro clínico suele asociarse con exantema cutáneo, fiebre y eosinofilia periférica, y se presenta en pacientes previamente sanos, sin antecedente de infección.

Diagnóstico

Es fundamental la presencia de un alto índice de sospecha para llegar al diagnóstico precoz. Se estima que el 85% de los pacientes requiere al menos una segunda consulta para arribar al diagnóstico, y que el 60% de los pacientes admitidos en las unidades de cuidados intensivos ingresan con diagnóstico de enfermedad respiratoria, antes de llegar al diagnóstico correcto de miocarditis.

Anamnesis y examen físico

Se debe indagar en los antecedentes personales y familiares de enfermedad, enfermedades recientes como infecciones respiratorias o gastrointestinales y el uso de fármacos o exposición a posibles tóxicos.

El examen físico debe estar orientado a detectar los signos y síntomas de compromiso cardíaco (*v.* Capítulo 25). Asimismo, se debe evaluar la presencia de manifestaciones de enfermedades sistémicas que podrían orientar la etiología.

Laboratorio

- Los marcadores inflamatorios como la leucocitosis, la elevación de la proteína C reactiva o la eritrosedimentación (ESD) suelen estar presentes en la miocarditis aguda, pero son muy inespecíficos y su ausencia no descarta el proceso inflamatorio.
- Los marcadores específicos de daño miocárdico, como la creatina fosfoquinasa (CPK) y las troponinas, también están elevados. El dosaje de troponina I y T muestra mejor rendimiento y es una prueba de laboratorio esencial en el estudio de la miocarditis pediátrica. Valores altos apoyan el diagnóstico de miocarditis, mientras que un valor < 0,01 ng/mL aleja el diagnóstico. La troponina I tienen baja sensibilidad (34%) pero alta especificidad (89%); la troponina T posee alta especificidad (93%) y una sensibilidad del 54%. La determinación del precursor del péptido natriurético tipo B de origen ventricular (proBNP) resulta útil en el contexto de la miocarditis como marcador de insuficiencia cardíaca, así como para el seguimiento y la recuperación clínica. Los niveles elevados de proBNP se correlacionan muy bien con el estado clínico y los hallazgos ecocardiográficos de pacientes con miocardiopatía dilatada o miocarditis. Posee una sensibilidad del 78% y una especificidad del 100% para el diagnóstico de disfunción ventricular izquierda persistente. Los pacientes que se recuperan tienen niveles de proBNP normales.
- Diagnóstico etiológico: las pruebas de laboratorio en búsqueda de la causa infecciosa o no infecciosa deben realizarse de manera dirigida de acuerdo con la sospecha clínica.
- Pruebas virales específicas: el valor diagnóstico de las serologías virales sigue sin ser claro, ya que pueden no correlacionarse con el virus encontrado en la biopsia endomiocárdica

(BEM) y se necesitan serologías seriadas. Asimismo, muchos de los virus cardiotrópicos prevalecen en la población general, y las serologías pueden corresponder a infecciones previas que no son la causa del cuadro actual. La reacción en cadena de la polimerasa (PCR) en sangre o de secreciones respiratorias para los virus cardiotrópicos comunes es probablemente más útil que las serologías, pero la ausencia de una PCR positiva no excluye una causa viral, pues la fase virémica puede haberse resuelto antes que las manifestaciones cardíacas. La PCR de BEM ha aumentado la identificación viral y puede detectar el genoma viral en el miocardio en el 45%-50% de los casos.

Electrocardiograma (ECG)

El ECG muestra anormalidades entre el 93% y el 100% de los pacientes. Los hallazgos más frecuentes son los siguientes:

- Taquicardia sinusal.
- Complejo QRS de bajo voltaje.
- Cambios del segmento ST.
- Anormalidades de la onda T.
- Crecimiento ventricular.
- Arritmias (taquicardia supraventricular, taquicardia ventricular y extrasístoles) o bloqueo AV completo (*v.* Capítulo 31).
- Patrones de isquemia.

Radiografía de tórax

Puede observarse cardiomegalia por dilatación de las cavidades cardíacas o derrame pericárdico, derrame pleural, congestión venosa capilar o edema pulmonar. Una radiografía de tórax normal no descarta el diagnóstico.

Ecocardiograma

Es el estudio de elección para la evaluación de la función cardíaca. La posibilidad de valorar imágenes en tiempo real, la disponibilidad al pie de la cama del paciente y el hecho de ser un método poco invasivo e indoloro lo transforman en el estudio de primera línea ante la sospecha de miocarditis. Sin embargo, su valor diagnóstico puede ser limitado, ya que muchos pacientes con miocarditis menos graves tienen un ecocardiograma normal y los hallazgos ecocardiográficos altamente variables carecen de especificidad. No obstante, brinda valiosa información hasta en el 98% de los casos.

Los hallazgos ecocardiográficos pueden incluir un aumento de las dimensiones ventriculares, disminución de la función cardíaca, insuficiencia de las válvulas auriculoventriculares y engrosamiento o anomalías regionales del movimiento de la pared. Asimismo, es muy útil para descartar anomalías no inflamatorias como causa de una función miocárdica deprimida. La función anormal del ventrículo derecho se asocia con peores resultados, incluidos el trasplante cardíaco o la muerte, por lo cual es de suma importancia su evaluación. La presencia de derrame pericárdico puede indicar una afectación pericárdica acompañante.

La miocarditis fulminante, a diferencia de la miocarditis clásica, tiene un fenotipo ecocardiográfico diferente, con disminución grave de la fracción de eyección del ventrículo izquierdo, pero con un tamaño normal de esta cavidad y engrosamiento del tabique interventricular.

Resonancia magnética

El uso de la RM para el diagnóstico de miocarditis ha ido en aumento desde el advenimiento de los criterios de Lake-Louise (LLC) y la comprensión cada vez mayor de las limitaciones de los criterios de Dallas de la BEM. La RM tiene la capacidad de caracterizar el tejido y definir la presencia de edema, hiperemia y fibrosis, con la ventaja de evaluar todo el miocardio.

En las secuencias ponderadas en T2, el edema es visualizado como una señal hiperintensa que, según la magnitud del proceso, puede ser focal o generalizada. El mapeo T2 permite la medición del tiempo de relajación, el cual se encuentra prolongado como consecuencia de la presencia de edema en el intersticio de las células musculares cardíacas. La hiperemia y fuga capilar se observan con técnicas de imágenes que ponderan el T1, antes y poco después de la administración de gadolinio. Finalmente, la necrosis y la fibrosis miocárdica son visualizadas por medio del realce tardío tras la administración de gadolinio, como una señal hiperintensa en la región afectada, la cual, por lo general, suele ser parcheada y afecta las regiones subepicárdica e intramiocárdica. Con cierta frecuencia, se observa compromiso del pericardio en pacientes con miocarditis. La presencia de hiperintensidad en el pericardio en secuencias T2 sugiere edema e inflamación, y la presencia de realce tardío indica la presencia de fibrosis.

El momento para realizar la RM depende del estado clínico del paciente y del índice de sospecha de miocarditis. Se debe considerar el riesgo que conlleva la sedación e intubación endotraqueal. La sensibilidad de la RM es mayor en la fase aguda que en la fase de recuperación, ya que el edema del miocardio comienza a resolverse 14 días después del inicio de los síntomas. En la Tabla 50.2.7 se describen los criterios actuales para el diagnóstico de miocarditis por RM.

Biopsia endomiocárdica

La BEM del ventrículo derecho clásicamente ha sido el método de referencia (*gold standard*) para el diagnóstico de miocarditis. Sin embargo, en los últimos años su uso ha ido disminuyendo gracias a la incorporación creciente de la RM. Asimismo, posee baja sensibilidad dado que evalúa un solo segmento miocárdico (el compromiso de la miocarditis es parcheado) y se trata de una técnica invasiva, sujeta a complicaciones.

Los criterios de Dallas (1987) para el diagnóstico de miocarditis en BEM son los siguientes:

- Miocarditis activa: presencia de infiltrado inflamatorio con necrosis miocitaria.
- Miocarditis *borderline*: infiltrado inflamatorio con ausencia de necrosis.
- Ausencia de miocarditis: carencia de infiltrado inflamatorio y de necrosis miocitaria.

Para obtener mejores resultados y aumentar la detección de partículas virales, se utilizan criterios histológicos, inmunológicos e inmunohistoquímicos, así como la PCR para detección de ADN

Tabla 50.2.7 Criterios diagnósticos de miocarditis por resonancia magnética (criterios de Lake-Louise modificados)

Los hallazgos de la resonancia magnética son consistentes con miocarditis si se cumplen los siguientes criterios: • Aumento de la intensidad de la señal del miocardio regional o global en las imágenes ponderadas en T2; o bien • Aumento del tiempo de relajación del miocardio en el mapeo T2
Más uno de los criterios siguientes: • Aumento regional o global del tiempo de relajación en T1 • Áreas con alta intensidad de señal en un patrón de distribución no isquémico en imágenes de realce tardío con gadolinio

Modificado de: Dasgupta S, Iannucci G, Mao C, Clabby M, Oster ME. Myocarditis in the pediatric population: A review. Congenit Heart Dis 2019; 14 (5): 868-77.

viral en el miocardio y técnicas de tinción con inmunoperoxidasas para antígenos de superficie, tales como anti-CD3, anti-CD4, anti-CD20, anti-CD68 y antígeno leucocitario humano.

El riesgo en la obtención de la BEM y la falta de sensibilidad deben considerarse en la toma de decisiones, y solo debe indicarse cuando su resultado pueda modificar la conducta terapéutica.

Actualmente, se recomienda que la BEM se reserve para pacientes con miocarditis fulminante o aguda que desarrollen taquicardia ventricular sostenida o sintomática o un BAV de alto grado y que no respondan a las terapias estándar para la insuficiencia cardíaca.

Clasificación de tres niveles para el diagnóstico de miocarditis

La clasificación de tres niveles para el diagnóstico de miocarditis desarrollada por Sagar y cols. está basada en la evidencia histológica o inmunohistológica de miocarditis, las manifestaciones clínicas y los hallazgos en el ecocardiograma, la RM, el ECG y los biomarcadores. Resulta de gran utilidad para el diagnóstico (Tabla 50.2.8).

Tratamiento

La eficacia del tratamiento sigue siendo controvertida en pacientes pediátricos con miocarditis. Las opciones terapéuticas dependen de la presencia y magnitud de las manifestaciones clínicas, la estabilidad hemodinámica, la fase de la enfermedad y el pronóstico a largo plazo. Los objetivos del tratamiento son:

- Recuperar la función ventricular.
- Prevenir la progresión del daño miocárdico y mejorar la sobrevida.

Medidas generales

Los pacientes con miocarditis pueden deteriorarse rápidamente, por lo que deben controlarse y tratarse en el ámbito de la internación. Es imprescindible el monitoreo continuo con ECG, ya que las arritmias pueden presentarse incluso en ausencia de disfunción ventricular y aumentan la mortalidad. Se recomienda la internación en un centro que disponga de una unidad de cuidados intensivos pediátricos (o con rápido acceso a esta), con la posibilidad de derivación oportuna a centros con capacidad para realizar soporte circulatorio mecánico y trasplante cardíaco.

Tabla 50.2.8 Clasificación de tres niveles para el diagnóstico de miocarditis

Posible miocarditis aguda subclínica	En el contexto clínico de una posible lesión miocárdica sin síntomas cardiovasculares, pero con al menos uno de los siguientes: ▪ Biomarcadores de lesión cardíaca. ▪ Hallazgos en el ECG sugestivos de lesión cardíaca ▪ Función cardíaca anormal en el ecocardiograma o en la resonancia magnética cardíaca
Probable miocarditis aguda	En el contexto clínico de una posible lesión miocárdica con síntomas cardiovasculares y, al menos, uno de los siguientes: ▪ Biomarcadores de lesión cardíaca ▪ Hallazgos en el ECG sugestivos de lesión cardíaca ▪ Función cardíaca anormal en el ecocardiograma o en la resonancia magnética cardíaca
Miocarditis definitiva	Evidencia histológica o inmunohistológica de miocarditis

ECG: electrocardiograma.
Modificado de: Sagar S, Liu PP, Cooper LT Jr. Myocarditis. Lancet 2012; 379 (9817): 738-47.

Soporte

El tratamiento de soporte es la base del tratamiento de la miocarditis aguda e incluye las únicas intervenciones que, instauradas a tiempo, pueden mejorar la sobrevida:

- Tratamiento de la insuficiencia cardíaca aguda de acuerdo con el perfil hemodinámico de cada paciente (*v.* Capítulo 25).
- Mejorar la congestión pulmonar y sistémica.
- Mejorar las presiones de llenado ventricular.
- Optimizar la precarga y la poscarga.
- Mejorar la contractilidad y la frecuencia cardíaca.
- Control de las arritmias: medicación antiarrítmica, cardioversión eléctrica o marcapasos (*v.* Capítulo 31).
- Soporte mecánico cardiovascular: puede ser necesario en pacientes con formas de miocarditis graves o fulminantes, y puede proporcionar tiempo para la recuperación del miocardio o actuar como un puente hacia el trasplante cardíaco, en ausencia de recuperación.
- Trasplante cardíaco: la miocarditis puede provocar insuficiencia cardíaca en la fase terminal, cuando el trasplante cardíaco es la opción para la supervivencia a largo plazo.

Una vez que se logra la estabilidad hemodinámica, se debe implementar el tratamiento estándar para la insuficiencia cardíaca (*v.* Capítulo 25).

Tratamiento inmunomodulador

El uso de inmunoglobulina intravenosa (IGIV) ha sido ampliamente estudiado. Se encuentra dirigido a la inhibición de la respuesta inmune del huésped, es controvertido y los estudios actuales no han demostrado evidencia suficiente para recomendar su uso de manera rutinaria. Sin embargo, continúa siendo muy utilizada en la etapa aguda de la enfermedad. Unos pocos estudios concluyen que si hay pruebas de que una infección activa y en curso puede estar ocasionando disfunción cardíaca persistente, la IGIV puede ser útil, e incluso que si la inflamación posinfecciosa es la etiología más probable, podría ser beneficiosa. No obstante, la mayor parte de la evidencia no apoya la administración de IGIV, ya que no afecta la supervivencia. Por lo tanto, no debería incluirse como parte de la práctica habitual hasta que estudios de mayor calidad demuestren su beneficio.

Tratamiento inmunosupresor

De manera similar a lo que sucede con la IGIV, los estudios no respaldan el tratamiento de rutina de la miocarditis con inmunosupresores. Se considera que pueden ser útiles en el tratamiento de la miocarditis en la fase crónica con evidencia de inflamación persistente y genoma viral negativo. Cabe destacar que resulta imprescindible descartar la presencia de genoma viral con técnicas inmunohistoquímicos, moleculares o PCR debido al riesgo de exacerbar la citotoxicidad con el tratamiento con glucocorticoides (GC).

Por el contrario, los GC juegan un papel importante en el tratamiento de la miocarditis de células gigantes, la miocarditis eosinofílica y en las enfermedades autoinmunes, en las cuales el tratamiento de la enfermedad los requiere.

Antivirales

La evidencia para el tratamiento antiviral es limitada y controversial, ya que la viremia y la fase de replicación probablemente ya hayan sucedido al momento del diagnóstico. No obstante, se recomienda el tratamiento cuando la miocarditis es causada por virus que poseen tratamiento antiviral específico demostrado (p. ej., herpes virus, citomegalovirus y VIH).

Pronóstico

El pronóstico de la miocarditis es incierto y muy variable. Depende de factores inherentes al ambiente (respuesta a las medidas de sostén), al huésped (susceptibilidad genética) y al agente (virus y factores de virulencia).

Las tasas de supervivencia de los pacientes pediátricos pueden llegar al 93%. La mortalidad es significativa en recién nacidos y lactantes, con mejores resultados en niños entre 1 y 18 años de edad.

Los predictores que se asocian con resultados desfavorables son una fracción de eyección menor del 30%, una fracción de acortamiento menor del 15%, la dilatación del ventrículo izquierdo y la insuficiencia de la válvula mitral de moderada a grave.

La miocarditis fulminante aguda se asocia con una mejor supervivencia global. La miocarditis de células gigantes, aunque rara, se asocia con resultados especialmente desfavorables y una mediana de duración de la supervivencia, si no se trata, de 5 meses. Asimismo, posee una tasa de muerte o trasplante del 89%.

En términos generales, del 1% al 8% de los pacientes con miocarditis aguda finalmente se someten a un trasplante.

Seguimiento

El seguimiento con el cardiólogo infantil debe establecerse dentro de las 2 semanas desde el alta para monitorizar cualquier efecto secundario del tratamiento recién iniciado, así como la respuesta a este. La periodicidad de los controles sucesivos debe decidirse en base al espectro de la enfermedad y depende de la presencia residual de insuficiencia cardíaca congestiva, arritmias, la evolución durante la internación y el control del tratamiento. La recuperación de la función cardíaca después de la miocarditis tiende a ser gradual y, aunque la mayoría de los niños finalmente tienen una recuperación completa o parcial, un subconjunto de pacientes desarrolla miocardiopatía dilatada crónica.

Los deportistas con evidencia probable o definitiva de miocarditis deben ser retirados de todos los deportes competitivos y pasar por un período de convalecencia de aproximadamente 6 meses después del inicio de las manifestaciones clínicas. El entrenamiento puede retomarse una vez transcurrido este período de tiempo, siempre que haya normalización de las dimensiones cardíacas, la función del ventrículo izquierdo y el movimiento de la pared sean normales, con Holter y pruebas de ejercicio que demuestren la ausencia de arritmias y con la normalización de los marcadores inflamatorios y de insuficiencia cardíaca.

Pericarditis

El corazón se encuentra recubierto por dos capas de pericardio, cuya función es protegerlo, p. ej., de la diseminación de enfermedades infecciosas o neoplásicas. Entre estas dos capas, normalmente hay un pequeño volumen de líquido. Cuando el pericardio se inflama, se habla de pericarditis, que puede estar acompañada o no de derrame pericárdico.

Epidemiología

Es la causa más común de enfermedad del pericardio en la edad pediátrica. Se desconoce la real incidencia, ya que muchos casos son asintomáticos o mínimamente sintomáticos Es más frecuente en varones adolescentes. La pericarditis aguda representa el 5% de las consultas al servicio de emergencias por dolor torácico en pacientes pediátricos, y en el 35% de los casos es recurrente. Las recurrencias suelen ser menos graves que el primer episodio.

Causas

Las principales causas de pericarditis se dividen en infecciosas y no infecciosas. Entre las infecciosas, la etiología viral es la más frecuente, excepto en países donde la tuberculosis sigue siendo prevalente. La pericarditis bacteriana, si bien es menos frecuente, implica mayor gravedad. Las fúngicas y parasitarias son extremadamente raras.

Entre las causas no infecciosas, las más comunes son las asociadas con enfermedades autoinmunes o neoplásicas, las traumáticas como el síndrome pospericardiotomía y las relacionadas con hipersensibilidad a fármacos.

Fisiopatología y clasificación

El pericardio se inflama en respuesta a una noxa. Esto produce un aumento del líquido presente entre sus hojas. Según la cantidad y velocidad de acumulación de este líquido, el derrame pericárdico puede variar de leve a grave, y eventualmente conducir al taponamiento cardíaco. El pericardio inflamado puede causar, asimismo, la inflamación del miocardio subyacente, lo que constituye una miopericarditis.

Los síndromes pericárdicos inflamatorios pueden clasificarse según la escala temporal en:

- Pericarditis aguda: diagnóstico de pericarditis de reciente comienzo.
- Pericarditis recurrente: pericarditis aguda que se resuelve con un período libre de síntomas de 4-6 semanas, con recurrencia posterior de los síntomas.
- Pericarditis incesante: pericarditis con síntomas que persisten más allá de las 4-6 semanas.
- Pericarditis crónica: persistencia de los síntomas por más de 3 meses.

Las recurrencias no se asocian con la persistencia de la infección ni con una infección nueva. La respuesta inmune del huésped y la autoinmunidad tienen un papel central en la patogénesis de las recurrencias. Lo mismo sucede con la patogenia de la pericarditis posterior a una lesión cardíaca; es poco conocida y también se cree que está involucrado un mecanismo autoinmune que justifica la aparición de la inflamación recurrente después de un daño tisular.

La pericarditis puede evolucionar a una etapa cicatrizal denominada pericarditis constrictiva, en la que el proceso inflamatorio del pericardio provoca el engrosamiento y la retracción fibrosa de este, que, en consecuencia, produce una restricción al llenado diastólico ventricular. La probabilidad de evolución de la pericarditis a una fase constrictiva depende de la etiología. La pericarditis bacteriana tiene el riesgo más alto (20%-30%), la inmunomediada y la neoplásica tienen riesgo intermedio (2%-5%), mientras que la viral y la idiopática tienen el riesgo más bajo (< 1%). *Mycobacterium tuberculosis* sigue siendo la principal causa de pericarditis constrictiva en países de alta prevalencia.

Manifestaciones clínicas

La presentación clínica abarca un espectro que varía desde síntomas muy sutiles hasta la aparición de un colapso cardiovascular secundario al taponamiento cardíaco.

En la pericarditis aguda, es común el antecedente de un síndrome viral. El síntoma clásico es el dolor torácico que se alivia en la posición sentada y se exacerba en decúbito supino, con la tos o con la inspiración. Puede presentarse con fiebre, más frecuentemente en la pericarditis de origen bacteriano.

Los hallazgos al examen físico pueden ser normales o pueden demostrar un roce precordial por fricción en la auscultación. En los casos de derrame pericárdico grave, los ruidos cardíacos se auscultan hipofonéticos y deja de auscultarse el roce. La taquicardia suele estar presente, y la distensión de las venas del cuello junto con una disminución de los pulsos periféricos durante la inspiración (pulso paradojal) puede producirse en pacientes con derrame pericárdico hemodinámicamente significativo.

Las recurrencias pueden presentarse con tres fenotipos diferentes:

- Episodios de pericarditis altamente sintomática, con fiebre alta y reactantes de fase aguda muy aumentados, seguidos de resolución completa. Esta es la presentación más frecuente en pediatría.
- Episodios con un curso subagudo, con menor elevación de los reactantes de fase aguda y positividad frecuente de los autoanticuerpos. Este fenotipo está frecuentemente asociado con enfermedades autoinmunes sistémicas.
- Pacientes con recurrencias leves, con escaso aumento de los marcadores inflamatorios y sin evidencia de autoinmunidad.

Diagnóstico

El diagnóstico de pericarditis aguda se fundamenta en las manifestaciones clínicas y en los resultados de los exámenes complementarios. Requiere al menos dos de los criterios diagnósticos presentados en la Tabla 50.2.9.

Laboratorio

Los datos de laboratorio dependen, en cierta medida, de la etiología subyacente. Cuando la pericarditis es de origen infeccioso, puede observarse leucocitosis, aumento de la ESD y de la proteína C reactiva. Sin embargo, también pueden estar presentes en las enfermedades autoinmunes sistémicas y en algunas neoplasias malignas.

Aproximadamente, un tercio de los pacientes con pericarditis presenta elevación de las enzimas cardíacas, lo que es compatible con algún grado de inflamación miocárdica, que puede ocurrir por contigüidad subyacente a la inflamación pericárdica.

La búsqueda del agente infeccioso (técnicas de detección viral, cultivos microbiológicos, etc.) debe estar orientada con base en la sospecha clínica, y puede resultar útil para determinar la etiología.

Tabla 50.2.9 Criterios diagnósticos de pericarditis

Pericarditis aguda	▪ Dolor torácico
	▪ Frote pericárdico
	▪ ECG con elevación del segmento ST o depresión generalizada del segmento PR
	▪ Derrame pericárdico
	▪ Hallazgos adicionales:
	  ▪ Aumento de los reactantes de fase aguda
	  ▪ Inflamación pericárdica demostrada por imágenes (TC, RM)

Pericarditis recurrente	▪ Recurrencia de la pericarditis aguda después de un primer episodio documentado y un intervalo sin síntomas ≥ 4-6 semanas

ECG: electrocardiograma; TC: tomografía computarizada; RM: resonancia magnética.

Radiografía de tórax

Entre las pruebas diagnósticas para la pericarditis, generalmente se incluye a la radiografía de tórax; sin embargo, no es infrecuente que sea normal. En presencia de derrame pericárdico, la silueta cardíaca se observa aumentada de tamaño, y en los casos más graves puede adoptar la configuración descrita de corazón en botellón. La radiografía de tórax también puede proporcionar información sobre la causa subyacente, como en el caso de una neoplasia maligna con afectación mediastínica.

Electrocardiograma

Los cambios en el ECG no siempre son específicos de pericarditis. La anomalía más común es la elevación difusa del segmento ST en las derivaciones precordiales (puede no estar presente en V1), sin inversión de la onda T, y la depresión del segmento PR.

Ecocardiograma

El ecocardiograma transtorácico debe realizarse siempre ante la sospecha de una pericarditis, si bien muchas veces puede no aportar datos para el diagnóstico. Por lo general, la función cardíaca es normal y permite evaluar el compromiso miocárdico cuando se asocia con miocarditis. Puede mostrar signos indirectos de compromiso pericárdico, como refringencias o engrosamiento. Asimismo, permite establecer el diagnóstico en caso de derrame, cuantifica su volumen y evalúa su repercusión hemodinámica.

Tomografía computarizada y resonancia magnética

La TC y la RM no suelen ser necesarias para el diagnóstico de pericarditis aguda. Estas modalidades pueden estar indicadas en las formas recurrentes o crónicas más complicadas o si se sospecha una pericarditis constrictiva.

La TC proporciona buenas imágenes anatómicas y puede cuantificar el grosor del pericardio, el volumen del derrame o la presencia de un derrame localizado. Además, evalúa la presencia de calcificaciones pericárdicas y define los valores de atenuación del líquido pericárdico, que pueden ser orientativos de las características del líquido: valores altos sugieren hemorragia; valores intermedios, derrames exudativos y valores bajos, derrames trasudativos. Es particularmente útil para excluir etiologías específicas, cuando se sospechan neoplasias malignas o tuberculosis, y en la planificación preoperatoria de la pericardiectomía.

La RM comparte las ventajas de la TC en la descripción de la anatomía cardíaca, pero ofrece una mejor caracterización tisular y una mejor evaluación de las consecuencias funcionales en pacientes con patología congénita o afectación maligna del pericardio. Los signos específicos de inflamación pericárdica activa son el edema pericárdico (hiperintensidad en las secuencias ponderadas en T2) y el realce tardío del gadolinio en el pericárdico. El engrosamiento pericárdico (> 4 mm) no se considera un signo específico de pericarditis activa porque puede observarse en múltiples trastornos pericárdicos, como en la constricción pericárdica o en las neoplasias. La RM cardíaca también puede revelar miocarditis concomitante. Actualmente, las indicaciones de RM en la pericarditis son las siguientes:

- Casos atípicos para confirmar la pericarditis o identificar diagnósticos alternativos.
- Constricción pericárdica o afectación miocárdica.
- Pericarditis recurrente asociada con etiologías específicas, como vasculitis de vasos grandes.
- Necesidad de adaptar la terapia de acuerdo con la gravedad o persistencia de la inflamación pericárdica.

Cateterismo cardíaco

El abordaje contemporáneo de las enfermedades pericárdicas limita el papel del cateterismo cardíaco a los casos con diagnóstico poco claro, a pesar de una evaluación exhaustiva no invasiva. Su principal indicación es la evaluación y diferenciación de la pericarditis constrictiva de la miocardiopatía restrictiva.

Pericardiocentesis

La pericardiocentesis no se realiza de rutina para el diagnóstico, excepto cuando se sospecha etiología bacteriana o neoplásica.

Tratamiento

El objetivo del tratamiento es detener el proceso inflamatorio y evitar las recurrencias.

Medidas generales

Se recomienda la restricción de la actividad física hasta la resolución de los síntomas, la normalización de los reactantes de fase aguda, los hallazgos del ECG y del ecocardiograma. Se sugiere a los deportistas que eviten la actividad competitiva durante al menos 3 meses, incluso si la remisión se ha logrado antes.

La decisión de establecer el tratamiento de manera ambulatoria o en la internación debe ser evaluada en cada caso en particular, y tomada en función del riesgo (Algoritmo 50.2.1). Como norma general, el paciente debe manejarse en el ámbito de la internación en presencia de dolor grave o predictores de mal pronóstico.

Tratamiento médico

La pericarditis aguda debe tratarse con AINE en dosis altas, en combinación con colchicina (dosis de inicio 0,5-1,2 mg/día, con titulación de la respuesta, dividida en una a dos tomas diarias). Se demostró que la terapia combinada como tratamiento de primera línea disminuye el riesgo de recurrencia. La aspirina en dosis altas generalmente no se utiliza en pacientes pediátricos, el ibuprofeno (30-40 mg/kg/día en tres a cuatro tomas diarias) o la indometacina son opciones válidas. La administración intravenosa podría ser útil para lograr un control rápido del dolor en pacientes internados.

La terapia con corticoides se asoció con efectos adversos graves, más internaciones y tasas más altas de recurrencia, por lo que la recomendación actual es evitar este grupo de fármacos, a menos que exista una indicación específica debido a una enfermedad sistémica, generalmente autoinmune, que requiera su uso.

Las terapias inmunomoduladoras que involucran el bloqueo de los receptores de interleuquina-1 (anakinra) son indicadas en casos refractarios de pericarditis.

Tratamiento quirúrgico

En pacientes con taponamiento cardíaco, derrame pericárdico grande (> 20 mm) y de larga duración (> 3 meses) o sospecha de etiología bacteriana o neoplásica, está indicada la pericardiocentesis o pericardiotomía quirúrgica.

En pacientes con pericarditis constrictiva crónica que causa insuficiencia cardíaca, la pericardiectomía es el tratamiento indicado.

Pronóstico

La mayoría de los casos de pericarditis idiopática o viral se resuelven sin secuelas, y aproximadamente el 35% de los niños evolucionan con recurrencias. El riesgo de muerte cambia con la etiología, y es mucho mayor en la pericarditis bacteriana y en la constrictiva, ya que es más probable que se requiera una pericardiectomía y el pronóstico es considerablemente peor. La asociación de pericarditis con malignidad u otras enfermedades sistémicas también cambia los resultados, en relación con la enfermedad subyacente.

Algoritmo 50.2.1 Manejo de la pericarditis aguda basado en el riesgo

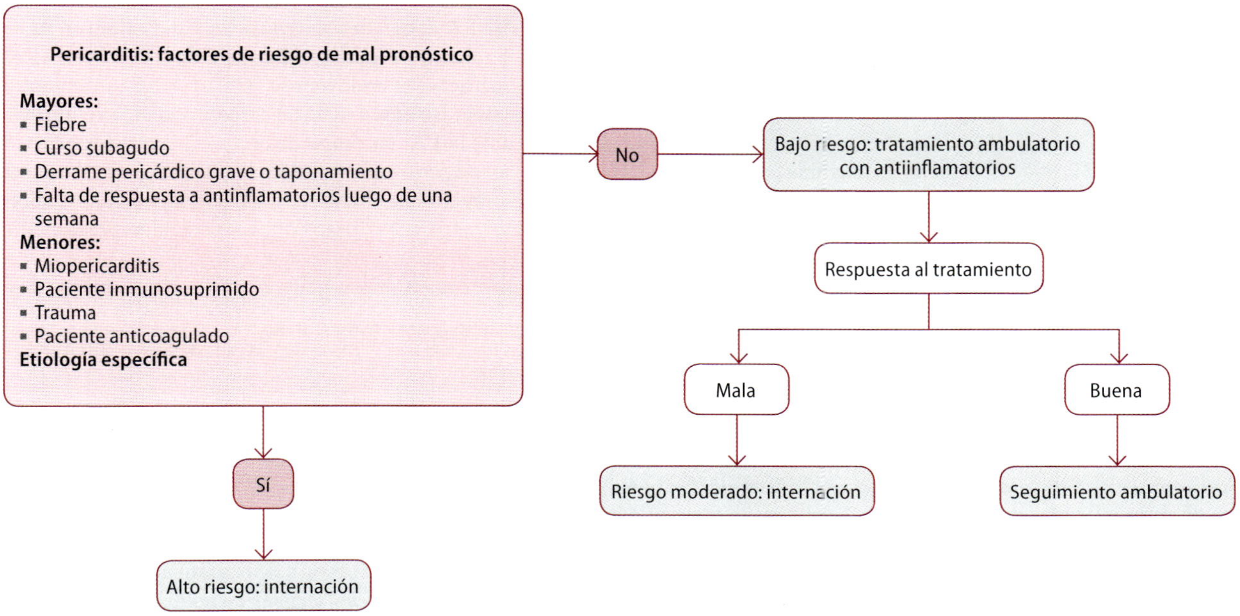

Modificado de: Fardman A, Charron P, Imazio M, Adler Y. European Guidelines on Pericardial Diseases: a Focused Review of Novel Aspects. Curr Cardiol Rep 2016; 18 (5): 46.

50.3 Hipertensión arterial

Leonardo De Lillo

La hipertensión arterial (HTA) es una causa bien conocida de morbimortalidad en los adultos, particularmente en los últimos años de la vida. Sin embargo, estudios poblacionales demostraron que en la última década la media de la presión arterial (PA) ha aumentado entre los niños y adolescentes. Además, estudios longitudinales de cohortes revelaron que la PA elevada en la niñez a menudo continúa alta en la edad adulta, y pronostica el desarrollo de HTA en los adultos jóvenes. Asimismo, otros estudios documentaron la naturaleza familiar de la HTA esencial. Este riesgo es mayor cuando se tienen en cuenta otros factores, como el grado de obesidad, los hábitos dietarios, el sedentarismo y el estrés.

En la infancia, la HTA leve y moderada no suele asociarse con síntomas marcados. No obstante, la elevación de la PA requiere de un diagnóstico precoz y exige atención médica, cambios en el estilo de vida y posibles tratamientos para disminuir la morbilidad ulterior.

A pesar del conocido aumento de la prevalencia de la HTA en diferentes partes del mundo y la creciente preocupación al respecto, continúa siendo una patología subdiagnosticada, sobre todo en la edad pediátrica.

Epidemiología

La HTA es un problema de salud pública y representa un factor de riesgo modificable para las enfermedades cardiovasculares. La prevalencia de HTA en la infancia es del 3,5%, y es mayor en varones. Esta cifra se ha incrementado en el último tiempo, principalmente debido al aumento del sobrepeso y la obesidad (*v.* Capítulo 21). Esto provoca un incremento de la HTA mayoritariamente en adolescentes, donde alcanza cifras que superan el 10%.

En los primeros años de vida, cerca del 90% de las causas de HTA son secundarias, de origen renal o renovascular. Divididas por grupo etario, las nefropatías causan el 80% de la HTA en niños de 1-5 años, el 54% en los niños de 6-10 años y el 32% entre los 10-15 años. Por su parte, la HTA primaria o esencial es la más frecuente en adolescentes.

Definiciones y clasificación de la hipertensión arterial en pediatría

La medición de la PA con la técnica adecuada (*v.* Anexo 50.3.1) es crucial para establecer un correcto diagnóstico de HTA y poder estadificarla.

Según las recomendaciones actuales, la clasificación de la HTA en niños, niñas y adolescentes se basa en el cálculo de percentiles (Pc) de PA desde el año hasta los 16 años, y se utilizan las nuevas tablas de la Academia Americana de Pediatría (AAP) del año 2017 (para pacientes con peso normal), modificadas por el Programa Nacional de Salud Escolar (PROSANE) de Argentina, del año 2020 (*v.* Anexo 50.3.2). Para niños menores de 1 año, se deben utilizar las tablas correspondientes (*v.* Anexo 50.3.2). Luego de los 16 años, se utiliza la clasificación de los adultos.

- PA normal: es la PA sistólica y diastólica menor al Pc 90 para la edad, sexo y talla en tres o más ocasiones separadas en el tiempo.
- PA limítrofe o normal alta: es la PA sistólica o diastólica que se encuentra entre el Pc 90 y el Pc 95 para la edad, sexo y talla en por lo menos tres determinaciones.
- Hipertensión arterial: es la PA sistólica o diastólica ≥ Pc 95 para la edad, sexo y talla. Dado que la gravedad de la HTA tiene implicancias sobre su tratamiento, a su vez se la clasifica en:
  - Estadio 1 o HTA 1: PA sistólica o diastólica > Pc 95, pero menor al Pc 95 + 12 mmHg para la edad, sexo y talla en por lo menos tres determinaciones.
  - Estadio 2 o HTA 2: PA sistólica o diastólica > Pc 95 + 12 mmHg para la edad, sexo y talla en por lo menos tres determinaciones.
- Hipertensión arterial sistólica aislada: PA sistólica ≥ Pc 95 y PA diastólica < Pc 90 para la edad, sexo y talla.
- Como fue mencionado, la clasificación de HTA para mayores de 16 años se basa en la clasificación de adultos con valores de corte de PA (Tabla 50.3.1).

Crisis hipertensiva

También llamada HTA grave, se define como un aumento brusco de la PA mayor al 20% del límite de HTA estadio 2 para la edad, sexo y talla, que se presenta en el transcurso de una enfermedad conocida o como su manifestación inicial. La AAP la define como la PA sistólica o diastólica ≥ 30 mmHg por encima del Pc 95 para la edad, sexo y talla, o como la HTA aguda y grave que excede el límite establecido para la HTA estadio 2. En adolescentes mayores de 16 años, se define con PA sistólica o diastólica ≥ 180/110-120 mmHg.

El rápido reconocimiento de esta entidad resulta fundamental, ya que puede poner en riesgo la vida del paciente. Dentro de las crisis hipertensivas se pueden describir dos grupos fisiopatológicamente distintos, de acuerdo con el efecto de la HTA sobre los órganos blanco (OB). La presencia de estas complicaciones se relaciona con la velocidad de aumento de la PA y con la duración de la HTA, más que con su valor absoluto.

Emergencia hipertensiva. Definida como un aumento grave, súbito y sintomático de la PA, en rango de crisis hipertensiva, con lesión o disfunción aguda de OB. Se acompaña de sintomatología que evidencia compromiso neurológico, cardíaco, renal u oftálmico. Para evitar complicaciones graves o irreversibles, los valores de PA deben descender un 25% del valor inicial en las primeras 8 horas, y normalizarse dentro de las 48 horas. Requiere el uso de medicación endovenosa (EV).

Urgencia hipertensiva. Se caracteriza por un aumento grave y súbito de la PA, en rango de crisis hipertensiva, pero sin lesión o deterioro agudo en la función de OB. En general, se trata de pacientes previamente hipertensos o con antecedentes de enfermedad renal, cardíaca o neurológica. No suelen presentar síntomas

Tabla 50.3.1 Clasificación de la presión arterial para mayores de 16 años

Categorías	PA sistólica (mmHg)		PA diastólica (mmHg)
PA normal	< 130	y	< 85
PA limítrofe	130-139	o	85-89
HTA 1	140-159	o	90-99
HTA 2	160-179	o	100-109
HTA 3	≥ 180	o	≥ 110
HTA sistólica aislada	≥ 140	y	< 90

PA: presión arterial. HTA: hipertensión arterial.
Modificado de: Ministerio de Salud Argentina. Interpretación y uso de las nuevas tablas de referencia de presión arterial para niños, niñas y adolescentes. Programa Nacional de Salud Escolar (PROSANE) 2020. Pompozzi L. Hipertensión arterial en el niño y el adolescente. PRONAP 2019. Mód. 3, Cap. 2. Consenso Argentino de Hipertensión Arterial. Revista Argentina de Cardiología 2018; 86 (2).

específicos ni graves. Estos pacientes requieren una evaluación y acción inmediata, ya que tienen riesgo de progresar hacia una emergencia hipertensiva. Si los niveles de PA no se reducen con el reposo, debe comenzarse con el tratamiento farmacológico generalmente por vía oral (VO). Los valores de PA deben descender en forma lenta y gradual.

Otras formas de hipertensión arterial

Falsas o seudo crisis hipertensivas

Se trata de la elevación transitoria y no patológica de la PA, reactiva al estrés, ansiedad, agitación, dolor o ejercicio. Puede deberse también a una mala técnica de medición. La PA suele descender luego de 30-40 minutos del reposo en un ambiente adecuado, por lo que deben evitarse conductas terapéuticas innecesarias.

HTA de guardapolvo blanco

Es el paciente que presenta HTA en el consultorio o en la internación, con PA normal fuera de estas situaciones. Tiene una prevalencia que varía, según la bibliografía, entre el 20% y el 30%, y es muy común en adolescentes (45%). Para su diagnóstico, se requiere del monitoreo ambulatorio de la PA (MAPA) normal.

Cabe destacar que la HTA de guardapolvo blanco dejó de ser una entidad inocua, ya que los pacientes tienen mayor posibilidad de desarrollar hipertrofia ventricular izquierda (HVI), y supone el preludio de la HTA posterior.

HTA enmascarada u oculta

Es la presencia de valores normales de PA en el consultorio, con valores elevados fuera de este. La prevalencia en pediatría es del 7,5%-15% de los casos, y es más común en pacientes obesos. Se encuentra asociada con riesgo progresivo de HTA en jóvenes (particularmente en varones) y con el desarrollo de HVI, motivo por el cual requiere seguimiento a largo plazo. Debe ser sospechada en pacientes diabéticos, con enfermedad renal crónica (ERC), coartación de aorta (COA) o ya operados, con enfermedades con riesgo de desarrollar HTA o en aquellos inadecuadamente tratados.

HTA nocturna

Se encuentra asociada con mayor daño de OB e HTA secundaria. Tiene valor pronóstico en la diabetes (DBT), en la ERC y en pacientes trasplantados.

HTA maligna

Clásicamente definida como el aumento brusco de la PA con retinopatía grado III o IV en el fondo de ojo (FO). Actualmente, se la considera como un aumento brusco de la PA asociado con afectación de al menos tres OB, o incluso la presencia de anemia hemolítica microangiopática. Si bien ha bajado su prevalencia, constituye una condición de elevada morbimortalidad.

HTA resistente

Sucede cuando las cifras de PA se mantienen elevadas a pesar de las medidas no farmacológicas y la prescripción de tres fármacos antihipertensivos a dosis adecuadas, siendo uno de ellos un diurético. Conlleva un aumento marcado del riesgo cardiovascular y renal, y requiere de una actuación precoz.

Etiología

La HTA puede dividirse en primaria y secundaria.

HTA primaria

La forma primaria, esencial, idiopática o de causa desconocida, es aquella en la que no se encuentra una causa que justifique la HTA, ni existe una condición patológica predisponente. La HTA primaria se considera un diagnóstico de exclusión, y debe realizarse únicamente después de una evaluación extensa que haya descartado las causas secundarias. En la mitad de los casos, el diagnóstico suele ser coincidente con la presencia de una historia familiar de HTA o enfermedad cardiovascular, sobrepeso o hiperlipidemia.

La HTA primaria se ha reconocido como la causa más común de HTA en adultos, pero es relativamente infrecuente en niños. Sin embargo, cabe recordar que hay un aumento de su prevalencia, sobre todo en la adolescencia, por lo que se ha convertido en un tópico relevante de salud entre los jóvenes.

Causas de HTA secundaria

Renales (70%-80%)

Parenquimatosa (65%-70%)

- Glomerulopatías: glomerulonefritis (GN) difusa aguda (*v.* Capítulo 48.3), que en el marco del síndrome nefrítico produce HTA aguda; púrpura de Schönlein-Henoch, lupus eritematoso sistémico (LES), síndrome de Alport y síndrome nefrótico (*v.* Capítulo 48.3).
- Glomérulo-nefropatías crónicas diversas: GN por inmunocomplejos, GN membranoproliferativa, GN proliferativa difusa y GN por IgA.
- Síndrome urémico hemolítico (SUH): en la fase aguda suele haber HTA secundaria a la hipervolemia, y más tardíamente por hiperreninemia (*v.* Capítulo 48.2).
- Alteraciones estructurales: nefropatía por reflujo vesicoureteral (RVU), cicatrices pielonefríticas, uropatías obstructivas, hidronefrosis, anomalías del desarrollo renal (malformaciones quísticas, displasias, enfermedad renal poliquística).
- Lesión renal aguda y enfermedad renal crónica.
- Tumores: tumor de Wilms, hemangiopericitoma, nefroblastoma.
- Trasplante renal, rechazo agudo o crónico (*v.* Capítulo 76).
- Traumatismo renal.
- Pielonefritis aguda.

Renovascular (10%-15%)

Es una causa menos frecuente de HTA. Debe sospecharse cuando la HTA es de difícil manejo, sobre todo en pacientes menores de 6 años:

- Estenosis congénita de la arteria renal (displasia fibromuscular).
- Trombosis de la arteria renal (antecedente de cateterismo de vasos umbilicales).
- Neurofibromatosis tipo 1 (compresión extrínseca del pedículo vascular).
- Vasculitis inflamatorias: arteritis de Takayasu, enfermedad de moyamoya.

Arteriopáticas o cardiovasculares (5%)

- COA: puede afectar a la aorta descendente torácica o abdominal (*v.* Capítulo 50.1).
- Insuficiencia aórtica, conducto arterioso permeable, fístula arteriovenosa.
- Síndromes de Turner, Marfan y de Williams-Beuren (hipercalcemia idiopática).

Endocrinológicas (3%)

- Hipertiroidismo, tirotoxicosis (HTA sistólica).
- Nefropatía diabética.
- Hiperparatiroidismo primario.
- Gigantismo, acromegalia, porfiria.
- Aumento de las catecolaminas: feocromocitoma, neuroblastoma.
- Exceso de glucocorticoides: síndrome de Cushing (en general medicamentoso, excepcionalmente primario).
- Grupo de enfermedades conocido como HTA de origen monogénico: hiperaldosteronismo primario, exceso aparente de mineralocorticoides, hipersensibilidad al receptor de mineralocorticoides, síndrome de Liddle, síndrome de Gordon o seudohipoaldosteronismo tipo II (*v.* Capítulo 48.4), hiperplasia suprarrenal congénita (por déficit de 11β-hidroxilasa o 17α-hidroxilasa). Estas entidades se deben sospechar ante alteraciones concomitantes del potasio y del equilibrio ácido-base, con antecedentes familiares de HTA de aparición en edades tempranas y de difícil manejo, asociada con ataque cerebro vascular (ACV) e insuficiencia cardíaca.

Neurológicas (0,5%)

- Meningoencefalitis (*v.* Capítulo 43).
- Síndrome de Guillain-Barré (*v.* Capítulo 51.3).
- Neurofibromatosis.
- Tumores intracraneales.
- Hipertensión endocraneana (HTE) por diversas causas (traumatismo encefalocraneano, sangrados, etc.) (*v.* Capítulo 51.6).
- Poliomielitis, disautonomía familiar.

Drogas y tóxicos (0,3%-0,5%)

- Intoxicación con metales pesados (plomo, mercurio, cadmio).
- Simpaticomiméticos: efedrina, seudoefedrina, fenilefrina y nafazolina, utilizados como descongestivos nasales o como colirio.
- Cocaína y otras drogas de abuso.
- Derivados anfetamínicos.
- Cafeína, utilizada en prematuros para el tratamiento de las apneas.
- Tratamiento con corticoides exógenos y adrenocorticotrofina (ACTH), anticonceptivos orales (ACO), antidepresivos tricíclicos, AINE.
- Inmunosupresores: ciclosporina, tacrolimus (ambos inhiben la calcineurina).
- Anticuerpos monoclonales.
- Intoxicación con vitamina D.
- Fenciclidina, regaliz, ketamina, eritropoyetina.

Otras causas

Quemaduras extensas, estado posquirúrgico y tracción ortopédica (por dolor o anestésicos utilizados), preeclampsia, síndrome de apnea hipopnea obstructiva del sueño (SAOS).

En la Tabla 50.3.2 se presentan las causas más frecuentes de HTA según el grupo etario.

Tabla 50.3.2 Causas más frecuentes de HTA según el grupo etario

Edad	Causas
Recién nacido al mes de vida	▪ Trombosis de la arteria renal (tras cateterismo de la arteria umbilical) ▪ Estenosis de la arteria renal ▪ Trombosis de la vena renal ▪ Anomalías congénitas del riñón y del tracto urinario ▪ Coartación de aorta ▪ Displasia broncopulmonar ▪ Conducto arterioso permeable ▪ Hemorragia intraventricular ▪ Oxigenación por membrana extracorpórea
1 mes a 6 años	▪ Enfermedad renal parenquimatosa ▪ Coartación de aorta ▪ Enfermedad renovascular (estenosis de la arteria renal) ▪ Tumores ▪ Fármacos ▪ Causas endocrinas (exceso de mineralocorticoides)
6-10 años	▪ Enfermedad renal parenquimatosa ▪ Enfermedad renovascular (estenosis de la vena renal) ▪ HTA idiopática, esencial o primaria ▪ Coartación de aorta ▪ Causas endocrinas ▪ Fármacos o iatrogénica
10-18 años	▪ HTA idiopática, esencial o primaria (aumenta con la edad) ▪ Enfermedad renal parenquimatosa ▪ Enfermedad renovascular ▪ Causas endocrinas, hipertiroidismo ▪ Drogas de abuso ▪ Embarazo adolescente ▪ Fármacos o iatrogénica

Modificado de: Gupta-Malhotra, et al. Essential Hypertension vs. Secondary Hypertension Among Children American Journal of Hypertension 2015; 28 (1).

Formas clínicas de presentación

La mayoría de los niños hipertensos se encuentran asintomáticos por largos períodos de tiempo; por esta razón es recomendable la medición de la PA cada vez que se examine a un niño a partir de los 3 años de edad, tanto en la atención ambulatoria como en el ámbito de la internación.

En caso de haber manifestaciones clínicas, suelen ser totalmente inespecíficas. Las más frecuentes son irritabilidad, crisis de ansiedad, visión borrosa (disminución de la agudeza visual), cefalea, mareos, náuseas, vómitos, taquicardia, trastornos de alimentación (anorexia) y retardo del crecimiento.

En recién nacidos puede presentarse con dificultad para la alimentación, irritabilidad, mal progreso de peso, apneas, cianosis e insuficiencia cardíaca congestiva.

En la HTA secundaria, la sintomatología depende de la causa, por lo que resulta fundamental una anamnesis detallada y un examen físico completo y ordenado.

En la urgencia hipertensiva, también suelen haber síntomas inespecíficos como los descritos, a diferencia de lo que ocurre en la emergencia hipertensiva, que puede presentarse con síntomas graves y sugestivos de afectación de OB.

Presentación clínica de la emergencia hipertensiva

Como consecuencia de la HTA grave, los signos y síntomas neurológicos son los más comunes. Puede presentarse con cefalea, vértigo, convulsiones, parálisis del nervio facial, paresias, hemiplejia y alteraciones visuales. Asimismo, puede haber vómitos, epistaxis, *tinnitus*, disnea, palpitaciones, dolor torácico y síncope.

Las formas clínicas de extrema gravedad incluyen a la encefalopatía hipertensiva, la lesión renal aguda, la retinopatía y la descompensación cardiovascular con insuficiencia cardíaca congestiva y edema agudo de pulmón.

Encefalopatía hipertensiva

Puede resultar de una HTA aguda o crónica. Cuando sucede en forma aguda, como en la glomerulonefritis difusa aguda (*v.* Capítulo 48.3), los valores de PA son más bajos que en la de larga data, dado que la variable más importante es la velocidad de ascenso de la PA.

Ocurre por una disfunción de la autorregulación para mantener la perfusión cerebral, reversible con la reducción de la PA. Suele presentarse con síntomas graves como cefalea intensa, trastornos visuales graves, nistagmus, diversas alteraciones del nivel de conciencia (estupor, letargo, confusión, coma) déficits focales y convulsiones.

Otra forma de presentación es con el síndrome de encefalopatía posterior reversible (PRES, por sus siglas en inglés), que asocia al conjunto de características clínicas (cefalea, convulsiones, alteración del nivel de conciencia, pérdida visual, etc.) alteraciones reversibles en la sustancia blanca, especialmente en regiones parieto-témporo-occipitales, visualizadas en las neuroimágenes como leucoencefalopatía subcortical.

Entre los diagnósticos diferenciales se debe considerar a la hemorragia intracraneal, el ACV isquémico, los tumores cerebrales de rápido crecimiento, la hipertensión endocraneana idiopática, la encefalitis y la encefalopatía urémica. En estos casos, las manifestaciones clínicas persisten luego del descenso de la PA.

Enfoque diagnóstico del niño hipertenso

La estrategia diagnóstica del paciente pediátrico hipertenso depende de la edad, el valor de PA, los síntomas relacionados con la HTA y los antecedentes familiares. En términos generales, cuanto menor sea el paciente, mayor sea el valor de PA, más sintomático se encuentre y menos antecedentes familiares haya, es más probable que se trate de una forma secundaria de HTA, y es necesario buscar vigorosamente la causa. Asimismo, cuando la PA se encuentra muy por encima del Pc 95, es de predominio diastólico y de difícil manejo, también es muy probable que se trate de una HTA secundaria, y las nefropatías son la causa más frecuente.

Hay que remarcar la importancia de contar con determinaciones precisas de la PA sobre las cuales basar las decisiones clínicas. A menudo se presume que es fácil medir la PA de un niño, lo cual se encuentra absolutamente alejado de la realidad. Para que la determinación sea exacta, es necesario respetar la técnica de medición (*v.* Anexo 50.3.1).

En primer lugar, es importante establecer si la HTA es aguda o crónica. La HTA crónica persiste a lo largo del tiempo con las sucesivas mediciones. En este escenario, resulta de utilidad revisar los registros previos de PA, si bien en numerosas ocasiones no se encuentran disponibles. Como fue descrito, en aquellos niños en los que se puede identificar una causa subyacente responsable de la HTA crónica, en el 80%-90% de los casos se trata de una nefropatía o de una enfermedad renovascular, y hacia estas debe apuntar la estrategia de evaluación inicial.

Los trastornos que provocan HTA aguda son las GN agudas y el traumatismo renal. Asimismo, cabe recordar que algunos fármacos como los ACO, los corticoides, los descongestivos nasales y algunas drogas de abuso como la cocaína pueden provocar HTA aguda (Tabla 50.3.3). Por lo tanto, frente a un adolescente

Tabla 50.3.3 Causas de HTA aguda transitoria

Rebote (por suspensión de la medicación)	▪ Clonidina ▪ Metildopa ▪ β-bloqueantes
Trauma	▪ Quemaduras ▪ Trauma ortopédico ▪ Cirugía ortopédica ▪ Cirugía urológica ▪ Hematoma perirrenal
Hipervolemia	▪ Esteroides ▪ AINE ▪ Fármacos que contienen sodio ▪ Anticonceptivos orales
Efectos autonómicos	▪ Anfetaminas ▪ Inhibidores de la MAO ▪ Simpaticomiméticos ▪ Fenciclidina
Nefropatías	▪ Síndrome urémico hemolítico ▪ Glomerulonefritis difusa aguda ▪ Otras glomerulonefritis agudas ▪ Pielonefritis aguda
Enfermedad renovascular	▪ Estenosis de la arteria renal ▪ Hipertensión postrasplante
Tumores	▪ Feocromocitoma ▪ Neuroblastoma ▪ Tumores secretores de renina ▪ Tumores que comprimen el pedículo renal ▪ Tumores intrarrenales (Wilms, carcinoma de células renales)
Trastornos neurológicos	▪ Hipertensión endocraneal de cualquier origen
Misceláneas	▪ Crisis talasémica

MAO: enzima monoaminooxidasa.

con un aumento rápido, progresivo y sintomático de la PA, es recomendable indagar sobre el consumo de fármacos o drogas de abuso, con la eventual pesquisa toxicológica en orina.

Una vez confirmada la existencia de HTA, debe realizarse una evaluación diagnóstica individualizada, que implica una anamnesis detallada y un examen físico completo, junto con la determinación de los factores de riesgo y la realización de estudios complementarios, orientados según la sospecha clínica y el nivel de complejidad (*v.* más adelante).

Anamnesis

Se debe indagar acerca de los aspectos siguientes, vinculados con los antecedentes personales y familiares, dado que resultan los de mayor importancia para aproximar el diagnóstico.

Antecedentes familiares

- Presencia de HTA en menores de 50 años y valor de PA en los hermanos.
- Coronariopatías u otras enfermedades cardiovasculares o cerebrovasculares.
- Enfermedades renales hereditarias, como la enfermedad renal poliquística u otras afecciones renales (glomerulopatías, síndrome de Alport, displasia renal, nefropatías intersticiales, uropatías, etc.).
- Enfermedades neurológicas (esclerosis tuberosa o neurofibromatosis) u otros síndromes asociados con HTA.
- Enfermedades endocrinas: feocromocitoma, hiperaldosteronismo, neoplasia endocrina múltiple tipo 2.
- Otras: diabetes, obesidad y dislipemia.

Antecedentes personales

- Perinatales: oligoamnios, prematurez, bajo peso al nacer, necesidad de ventilación mecánica, hipoxia, antecedente de cateterismo de la arteria umbilical, trombosis de la vena o de la arteria renal.
- Antecedentes de una patología de base que pueda relacionarse con la HTA: enfermedad renal, urológica, endocrinológica (incluida la diabetes), cardíaca, neurológica, sistémica o la presencia de malformaciones congénitas. Antecedente de infecciones recurrentes del tracto urinario.

Hábitos y antecedentes sugestivos de HTA secundaria

Aunque la mayoría de los síntomas son inespecíficos, es posible que algunos de ellos puedan orientar hacia la HTA o su causa. A continuación, se describen hábitos o manifestaciones clínicas que pueden orientar el diagnóstico:

- Progreso de peso y talla.
- Hábitos de alimentación y actividad física.
- Antecedentes de episodios febriles, síndrome febril prolongado (pielonefritis), infecciones de la vía aérea superior, piodermitis (estreptococo), diarrea sanguinolenta, epistaxis incoercible.
- Astenia, anorexia, polidipsia, irritabilidad, cambio de carácter.
- Trastornos visuales, alteraciones del sueño.
- Alteraciones del ritmo miccional, hematuria, edemas.
- Palidez cutánea, extremidades frías.
- Dolor abdominal, cefaleas, palpitaciones, taquicardia, sudoración, dolor o claudicación de los miembros inferiores en el ejercicio (COA).
- Amenorrea, virilización.
- Trauma abdominal o craneal.
- Situaciones de estrés, exposición a tóxicos ambientales, ingesta de medicamentos que elevan la PA o consumo de drogas de abuso.

Examen físico

Los hallazgos al examen físico pueden ser sutiles, estar ausentes, o bien ser sumamente diversos, dado que se relacionan con la miríada de causas de HTA secundaria, tanto aguda como crónica. Si bien múltiples órganos y sistemas pueden estar afectados, además de la valoración clínica del estado general, se sugiere evaluar específicamente los aspectos siguientes:

- Progreso de peso y talla. Desarrollo neuromadurativo.
- Evaluación de la facies (vinculada con ciertos síndromes), el cuello (alado en el síndrome de Turner), la piel y el tejido celular subcutáneo (edema, cianosis, palidez, petequias, manchas café con leche, acné, hirsutismo, estrías, exantema malar y acantosis *nigricans*).
- Sistema cardiovascular y respiratorio: evaluar la frecuencia cardíaca y respiratoria; determinar la PA en los cuatro miembros, o al menos en ambos miembros superiores y en uno de los inferiores; evaluar comparativamente los pulsos periféricos en todos los miembros; buscar soplos cardíacos, carotídeos y abdominales, o la presencia de frote pericárdico (pericarditis por LES). Asimismo, se deben explorar signos sugestivos de insuficiencia cardíaca congestiva (ritmo de galope, ingurgitación yugular, hepatomegalia, etc.) y de edema agudo de pulmón (dificultad respiratoria, estertores crepitantes). El estado hiperdinámico y la HTA pueden hacer referencia tanto a la insuficiencia cardíaca (*v.* Capítulo 25) como a un tumor secretor de catecolaminas (feocromocitoma o neuroblastoma, que además pueden asociar pérdida de peso, sudoración, palidez, fiebre y un estado hipercatabólico) o hipertiroidismo.
- Examen abdominal: la inspección y la palpación deben ser minuciosas, en búsqueda de masas palpables que puedan corresponder con hidronefrosis, enfermedad renal poliquística o tumores (tumor de Willms, neuroblastoma o feocromocitoma). La auscultación de un soplo en el epigastrio, flanco o región lumbar puede corresponder con una enfermedad renovascular como la estenosis de la arteria renal, la arteritis de Takayasu u otras arteriopatías.
- Examen neurológico: se debe valorar el nivel de conciencia, signos de irritación meníngea, explorar la indemnidad de los pares craneales y la presencia de ataxia o alteraciones visuales. La presencia de signos de foco neurológico (paresias, parestesias, parálisis facial, etc.), ataxia o alteraciones del senorio puede corresponderse con una crisis hipertensiva o un ACV (*v.* Capítulo 51.7). La presencia de opsoclono-mioclono puede relacionarse con el neuroblastoma (*v.* Capítulo 51.5).
- Exploración perineal, para descartar la presencia de genitales ambiguos o malformaciones anorrectales. También permite determinar si hay virilización en mujeres o poca virilización en varones en las distintas formas de hiperplasia suprarrenal congénita.

Factores de riesgo

Diversos factores influyen en la PA de niños y adolescentes, algunos de ellos modificables y otros no. El sobrepeso, la obesidad y el síndrome metabólico (*v.* Capítulo 21) se encuentran directamente relacionados con el desarrollo de HTA, entre otras complicaciones cardiovasculares y metabólicas.

Asimismo, la edad; la historia familiar positiva y la pertenencia étnica (componente genético); el bajo nivel socioeconómico; la prematurez y el bajo peso de nacimiento; la diabetes, la dislipemia y la resistencia a la insulina; los trastornos del sueño; el sedentarismo y los hábitos dietéticos; el tabaquismo y el consumo de alcohol, bebidas energéticas, medicamentos y drogas de abuso son todos factores de riesgo, tanto de HTA primaria como secundaria.

Estudios complementarios

Como fue descrito, la manera de evaluar las posibles causas secundarias de HTA es mediante los datos que aportan la anamnesis y el examen físico. Tal es así que para la HTA sin antecedentes y en la que no se detecta ningún elemento clínico de relevancia, son necesarias pocas pruebas diagnósticas.

La selección de los exámenes complementarios debe ser adecuada, puesto que las causas son múltiples. Existen diversas recomendaciones que clasifican los estudios a solicitar en niveles, según la complejidad (Tabla 50.3.4).

Hay que diferenciar, entonces, las pruebas de primer nivel, imprescindibles, que deben realizarse en todos los pacientes con diagnóstico confirmado de HTA, dado que permiten descartar las causas más frecuentes de esta entidad. Ante pacientes con sobrepeso, obesidad, síndrome metabólico o antecedente familiar de dislipemia, es necesario un estudio metabólico más profundo (Tabla 50.3.5).

El resto de los estudios, más específicos y con un nivel de complejidad mayor, deben estar dirigidos a la causa de la HTA según la presunción diagnóstica, fundada en la anamnesis y el examen clínico (*v.* Tabla 50.3.4). Como fue mencionado, la mayoría de las causas de HTA secundaria son las nefropatías o la enfermedad renovascular. Por lo tanto, cuando se sospecha HTA de origen renal parenquimatosa se debe enfocar el estudio diagnóstico sobre la base de una posible GN (*v.* Capítulo 48.3) o bien mediante técnicas de imagen (cistouretrografía miccional) si se sospecha

Tabla 50.3.4 Estudios a solicitar por niveles de complejidad

Primer nivel	Segundo nivel	Tercer nivel
▪ Hemograma, glucemia, urea, creatinina, ácido úrico, aclaramiento de creatinina, estado ácido-base, ionograma, calcio iónico, colesterol total y fracciones, triglicéridos, proteínas totales y albúmina ▪ Examen citoquímico de orina, microalbuminuria y proteinuria ▪ Ecografía renal y de vías urinarias (con doppler si se sospecha de etiología renovascular)	▪ Actividad de la renina plasmática ▪ Aldosterona plasmática ▪ Hormonas tiroideas ▪ Concentración urinaria y plasmática de catecolaminas y metanefrinas ▪ Concentración de cortisol libre urinario ▪ Centellograma con DMSA ▪ Otros: ▪ Ecografía doppler color ▪ Dosaje de drogas ▪ Estudio polisomnográfico ▪ Radiografía de *cavum*	▪ Prueba de captopril ▪ Medición de la concentración de renina en venas renales ▪ Angiografía renal ▪ Gammagrafía ▪ Tomografía computarizada o resonancia magnética ▪ Esteroides en orina y pruebas endocrinas complejas ▪ Estudios de genética molecular

Modificado de: Seeman T., Hamdani G, Mitsnefes M. Hypertensive crisis in children and adolescents. Pediatr Nephrol 2019; 34 (12): 2523-37.

Tabla 50.3.5 Estudios a solicitar para una evaluación metabólica

- Hepatograma
- Hemoglobina glicosilada
- Insulinemia en ayunas
- Prueba de tolerancia oral a la glucosa
- Ecografía abdominal

Tabla 50.3.6 Estudios para la detección del daño de órgano blanco

Valoración cardiológica	▪ Telerradiografía de tórax ▪ Electrocardiograma ▪ Ecocardiografía
Valoración renal	▪ Microalbuminuria ▪ Proteinuria
Valoración oftalmológica	▪ Fondo de ojo en HTA maligna o encefalopatía hipertensiva
Valoración del sistema nervioso central	▪ TC o RM con manifestaciones clínicas de encefalopatía
Valoración vascular	▪ Espesor de la íntima y media carotídea ▪ Velocidad de la onda del pulso

HTA: hipertensión arterial; TC: tomografía computarizada; RM: resonancia magnética.

una malformación nefrourológica. Si el origen es probablemente renovascular, puede ser necesario determinar la actividad de la renina plasmática, junto con una angiografía renal (de elección en la estenosis de arteria renal o en la HTA rebelde al tratamiento con renina plasmática elevada) o una angioresonancia.

El ecocardiograma resulta de utilidad para descartar inicialmente el origen cardiovascular de la HTA (COA, conducto arterioso permeable).

Para descartar una causa tumoral, es necesario realizar una tomografía computarizada o resonancia magnética abdominal, con eventual toma de biopsia posterior. En la HTA de origen endocrino, según la sospecha clínica, se debe plantear la necesidad de realizar estudios de segundo y tercer nivel (*v.* Tabla 50.3.4).

Evaluación de lesión de órganos blanco

En el momento en que se establece el diagnóstico de HTA, se debe descartar la existencia de lesión de OB tanto en la crisis hipertensiva (repercusión inicial) como para evaluar la repercusión a largo plazo (evolutividad). Los órganos implicados son el corazón, los vasos sanguíneos, el riñón, el cerebro y los ojos (Tabla 50.3.6).

Corazón

La HVI es el hallazgo más extensamente estudiado en niños y adolescentes con daño orgánico causado por la HTA. Aparece como consecuencia de valores de PA elevados de forma sostenida.

Además de la telerradiografía de tórax, las dos pruebas fundamentales para detectarla son el electrocardiograma (ECG) y el ecocardiograma. El ECG permite identificar de forma indirecta signos de sobrecarga ventricular (*v.* Capítulo 91), trastornos del ritmo (*v.* Capítulo 31) y dilatación de cavidades, aunque su sensibilidad y especificidad para el diagnóstico de HVI es baja.

El ecocardiograma es un método muy sensible y específico, y constituye una herramienta fundamental para valorar la masa del VI y determinar la existencia de hipertrofia. Permite establecer una graduación con valor pronóstico en relación con el riesgo cardiovascular. Los parámetros de mayor utilidad son la medida de la masa VI, el grosor de la pared del VI, la relación entre ambos parámetros y los cambios de la fracción de eyección.

Índice de masa ventricular izquierda

- Niños pequeños > 51 g/m^2 en ambos sexos.
- Mayor de 8 años ≥ 115 g/m^2 en varones y ≥ 95 g/m^2 en mujeres.

Vasos sanguíneos

En relación con el engrosamiento de la capa íntima de la arteria carótida, son necesarios más estudios a largo plazo para evaluar sus implicaciones pronósticas. Asimismo, pueden detectarse cambios morfológicos de la pared (grosor, distensibilidad o rigidez arterial).

Riñón

La evaluación de la afectación renal se centra en valorar la caída de la función renal (filtrado glomerular) o la excreción urinaria de proteínas, lo que marca la alteración de la barrera de filtración. Se define como microalbuminuria (MAB) en 24 horas a un valor > 30 mg.

Cerebro

La HTA conlleva a la aparición de cambios ateroscleróticos tanto en los vasos cerebrales de pequeño calibre como en los de gran calibre. Asimismo, se produce una disminución de la autorregulación del flujo cerebral. Estas alteraciones producen lesiones cerebrales que pueden clasificarse en dos grupos:

- Lesiones agudas, como infarto cerebral en territorios irrigados por ramas de las principales arterias, hemorragia parenquimatosa y encefalopatía hipertensiva (lesión en la sustancia blanca y signos de PRES).

- Lesiones crónicas secundarias a microangiopatía, como infartos lacunares o afectación progresiva de la sustancia blanca.

La aparición de clínica neurológica es indicativa de complicaciones asociadas con la HTA grave. En este caso, se encuentra indicado la realización de una neuroimagen, idealmente una resonancia magnética, dado que es más sensible para identificar pequeños focos hemorrágicos o microinfartos silentes.

Afectación ocular

Se debe estudiar mediante el fondo de ojo, donde pueden identificarse hemorragias, exudados algodonosos, edema de papila y estrechamiento vascular, todos signos sugestivos de retinopatía hipertensiva. Esta entidad puede ser consecuencia de ascensos bruscos y graves de la PA, o bien estar en relación con la HTA sostenida en el tiempo.

En adultos, los cambios retinianos secundarios a la HTA son considerados factores predictivos de mortalidad cardiovascular; sin embargo, en pediatría esto es poco frecuente (8,8% al 18%). Según la clasificación de Keith, Wagener y Barker, se establecen 4 grados de retinopatía hipertensiva. Los grados III y IV son los que se asocian con mayor mortalidad. Los grados I y II se corresponden con un estadio inicial de la enfermedad, con valor pronóstico controvertido. No existe un tratamiento específico; el objetivo es un adecuado control de la PA.

Criterios de internación

Se deben internar todas las emergencias hipertensivas (idealmente en la unidad de cuidados intensivos pediátricos). Las siguientes patologías suelen presentarse con clínica de emergencia hipertensiva:

- Encefalopatía hipertensiva.
- ACV isquémico o hemorrágico.
- Hipertensión maligna acelerada.
- Insuficiencia cardíaca o edema agudo de pulmón.
- Enfermedades glomerulares agudas que cursan con lesión renal aguda (GN difusa aguda, SUH, etc.).
- Microangiopatía trombótica.
- Crisis adrenérgica en el feocromocitoma.
- Aneurisma disecante de la aorta.
- Preeclampsia grave y eclampsia.
- Toxicidad por drogas (cocaína).
- Efecto de rebote por suspensión de medicación.

Asimismo, se deben internar las urgencias hipertensivas que se presenten con síntomas como visión borrosa, cefalea, alteraciones del sensorio y clínica de hipervolemia. Otras situaciones específicas que requieren internación son las siguientes:

- HTA grave en pacientes con trasplante renal.
- HTA grave asociada con enfermedad renal crónica.
- HTA asociada con insuficiencia cardíaca.
- Efecto rebote por suspensión de medicación o falta de cumplimiento del tratamiento.
- Crisis hipertensiva en colagenopatías.
- HTA grave no complicada.
- Preeclampsia moderada o leve.
- HTA perioperatoria.
- HTA grave asociada con anticoagulación o epistaxis incoercible.
- Adolescentes con PA diastólica > 110 mmHg o PA sistólica > 180 mmHg.
- Estenosis de la arteria renal, COA, neurofibromatosis.
- Pacientes sometidos a diálisis con expansión excesiva de volumen.
- Cuando se desee observar el curso evolutivo de la HTA mediante la monitorización y vigilancia cercana del paciente.
- Algunas falsas urgencias hipertensivas hasta conocer la causa desencadenante.

En el paciente internado, debe establecerse un control clínico estricto, que implique el monitoreo de los signos vitales cada 4-6 horas, según la patología, además del balance de ingresos y egresos de líquidos y el control del peso cada 12-24 horas. Asimismo, se sugiere la valoración del paciente junto con el nefrólogo infantil, para la evaluación diagnóstica o sugerencias terapéuticas a corto y a largo plazo.

La consulta con el cardiólogo o el neurólogo infantil debe establecerse si se sospecha lesión miocárdica o del sistema nervioso central, o bien si surgen dudas acerca de la relación entre la disfunción del órgano blanco y la HTA.

Tratamiento

La decisión de comenzar con el tratamiento antihipertensivo (particularmente el farmacológico) no debe basarse únicamente en los valores de PA, sino que además debe ser evaluada de acuerdo con la presencia o ausencia de lesión de OB, si existe una posible causa y de acuerdo con el potencial riesgo cardiovascular a largo plazo, mediante la valoración de otras comorbilidades (Algoritmos 50.3.1 y 50.3.2).

Resulta fundamental conocer el mecanismo que produce la HTA, dado que el tratamiento puede variar desde la indicación de una dieta hiposódica y actividad física, hasta la administración de un diurético o un vasodilatador, o bien llegar a la necesidad de una cirugía.

Resulta claro que las crisis hipertensivas deben ser identificadas, evaluadas y tratadas precoz y adecuadamente, con el fin de prevenir el daño de OB, e incluso la muerte.

En función de lo expuesto, el tratamiento de la HTA se basa en los siguientes pilares:

- Tratamiento farmacológico.
- Tratamiento según la etiología.
- Tratamiento no farmacológico.

Tratamiento farmacológico

El objetivo del tratamiento farmacológico de la HTA primaria o secundaria es lograr un nivel de PA que disminuya el riesgo de daño de OB, tanto a corto como a largo plazo. Las guías actuales recomiendan intentar descender y normalizar la PA de forma gradual.

Indicaciones de tratamiento hipotensor

- HTA estadio 2.
- HTA sintomática (signos y síntomas atribuibles a la HTA).
- HTA secundaria.
- HTA con daño de OB (HVI, retinopatía, proteinuria, etc.).
- HTA asociada con comorbilidades que aumentan el riesgo cardiovascular (diabetes mellitus tipo 1 y tipo 2, enfermedad renal crónica, obesidad, etc.).
- HTA persistente a pesar de los cambios en el estilo de vida implementados (falla de las medidas no farmacológicas).
- Crisis hipertensivas.

Principios del tratamiento farmacológico

El inicio del tratamiento y la elección del fármaco (mecanismo de acción, efecto prolongado o corto), así como la vía de administración, dependen de los siguientes factores:

- Gravedad de la HTA.

Algoritmo 50.3.1 Resumen general del enfoque terapéutico de la hipertensión arterial

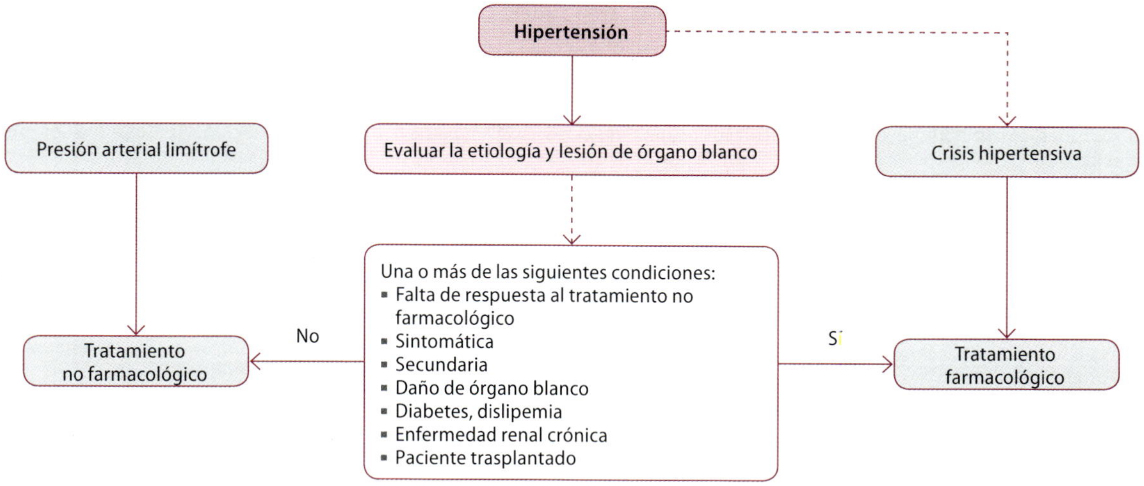

Algoritmo 50.3.2 Enfoque práctico inicial del manejo de la HTA en el paciente internado

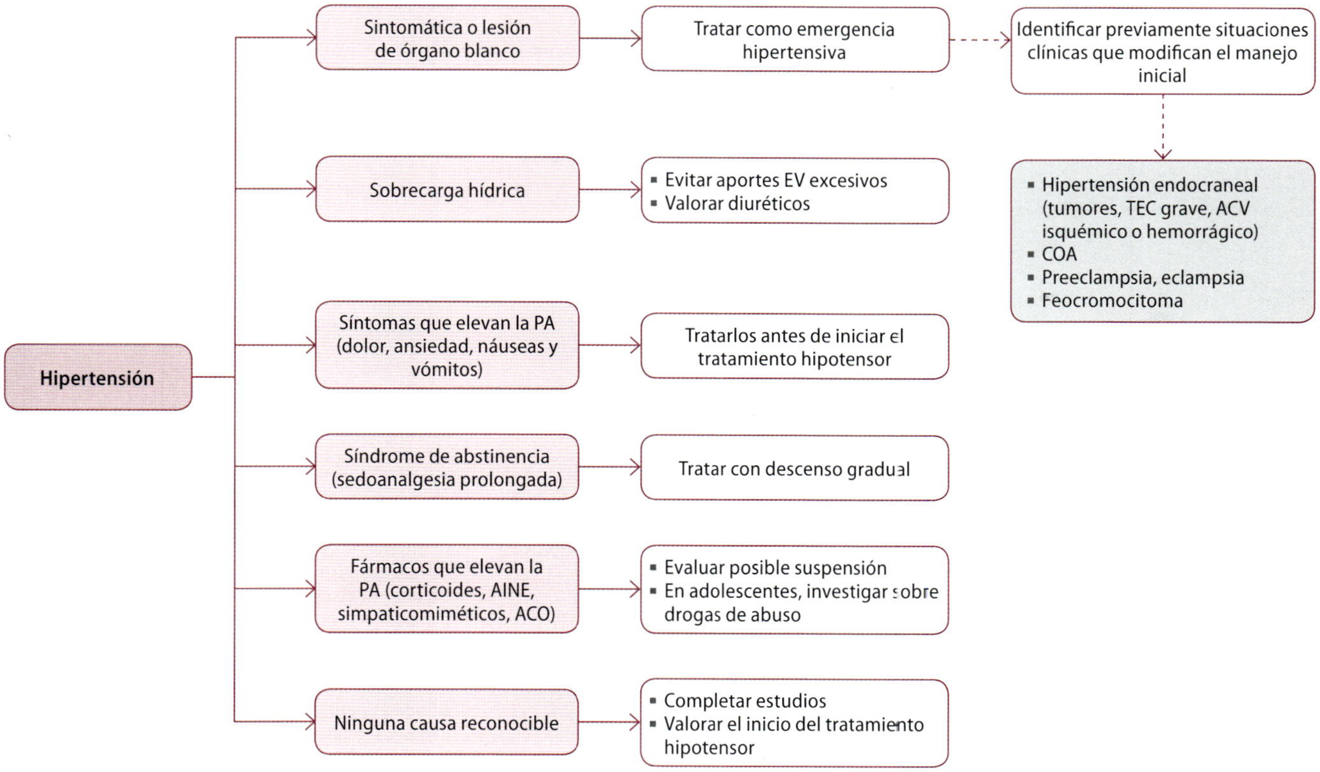

EV: endovenoso; TEC: traumatismo encéfalo-craneano; ACV: accidente cerebrovascular; COA: coartación de aorta; ACO: anticonceptivos orales.
Modificado de: Martínez Rivera VD, Nieto Vega FA, Rodríguez Azor B. Hipertensión arterial en niños hospitalizados: evaluación diagnóstica y tratamiento farmacológico. Sociedad Española de Pediatría Hospitalaria 2018.

- Tipo y gravedad de los síntomas asociados.
- Presencia de daño de OB.
- Mecanismo responsable de la HTA (etiología).
- Presencia de comorbilidades.
- Posibles efectos adversos y contraindicaciones de la medicación antihipertensiva.
- Tolerancia a la medicación por vía oral.
- Si el centro cuenta con unidad de cuidados intensivos pediátricos (UCIP, para las emergencias hipertensivas).

En términos generales, no hay diferencias significativas en la eficacia de las diferentes drogas. Existen estudios que determinaron la eficacia y seguridad de estos fármacos en pediatría, aprobados por la *Food and Drug Administration* (FDA), sobre todo con el uso de inhibidores de la enzima convertidora de angiotensina I (IECA), antagonistas del receptor de la angiotensina II (ARA II), bloqueantes de los canales de calcio y espironolactona. Se sugiere utilizar los fármacos más recomendados, y tener en consideración sus contraindicaciones y efectos adversos (Tabla 50.3.7).

Tablas 50.3.7 Drogas de uso habitual en pediatría con sus respectivas dosis, dosis máxima, vía de administración, efectos adversos, observaciones y contraindicaciones

Mecanismo de acción	Droga	Dosis	Dosis máxima	Vía	Intervalo	Efectos adversos y observaciones	Contraindicaciones
Inhibidores de la enzima convertidora de angiotensina I (IECA)	**Captopril**	Neonatos: 0,01-0,5 mg/kg/día	–	VO	6-8 horas	▪ *Rash*, angioedema, tos seca y crónica, disgeusia, vértigo, cefalea, neutropenia	▪ Embarazo, estenosis de la arteria renal bilateral (o unilateral en riñón único), hiperpotasemia y lesión renal aguda
		Niños: 0,5-2 mg/kg/día	6 mg/kg/día	VO	6-12 horas		
		Adolescentes: 12,5-50 mg/kg/día	200 mg/día	VO	8-12 horas		
	Enalapril	Niños: 0,08-0,5 mg/kg/día	0,6 mg/kg/día o 40 mg/día	VO	12-24 horas	▪ Mayor riesgo de lesión renal aguda en pacientes hipovolémicos o en tratamiento con AINE	
		Adolescentes: 2,5-5 mg/kg/día	40 mg/día	VO	12-24 horas		
	Lisinopril	0,07 mg/kg/día	0,6 mg/kg/día hasta 40 mg/día	VO	24 horas	–	
Antagonistas del receptor de la angiotensina II (ARA II)	**Losartan**	0,7-1,4 mg/kg/día	100 mg/día	VO	12-24 horas	▪ Precaución en adolescentes en edad fértil	▪ Embarazo, estenosis de la arteria renal bilateral (o unilateral en riñón único), hiperpotasemia y lesión renal aguda
	Valsartán	2 mg/kg/día	160 mg/día	VO	24 horas		
β-bloqueante con acción α	**Labetalol**	2-3 mg/kg/día	10-12 mg/kg/día	VO	12 horas	–	–
	Carvedilol	0,1 mg/kg/dosis	0,5 mg/kg/dosis a 25 mg/día	VO	12 horas	▪ Indicado en insuficiencia cardíaca congestiva o en miocardiopatías ▪ Posee poco efecto hipotensor	▪ Insuficiencia hepática ▪ Puede aumentar los niveles de ciclosporina y el efecto de la digoxina y el prazosín
β-bloqueantes	**Atenolol**	0,5-1 mg/kg/día	2 mg/kg/día hasta 100 mg/día	VO	12-24 horas	▪ Cardioselectivo	▪ Con aclaramiento de creatinina < 35 ml/min/1,73 m^2, asma, insuficiencia cardíaca, Raynaud
	Propanolol	1 mg/kg/día	16 mg/kg/día hasta 640 mg/día	VO	8-12 horas	▪ Fatiga, exantema, vómitos, hipoglucemia, broncoespasmo, aumento de enzimas hepáticas ▪ Administrar con alimentos	▪ Asma, insuficiencia cardíaca, diabetes Atletas competitivos. Psoriasis
		0,01-0,1 mg/kg/dosis		EV			
Bloqueantes de los canales de calcio	**Amlodipina**	0,06 mg/kg/día a 5 mg/día	0,6 mg/kg/día a 10 mg/día	VO	24 horas	▪ Edemas periféricos, mareos, cefalea, nauseas, debilidad ▪ No suspender abruptamente	–
	Nifedipina de liberación lenta	0,2-0,5 mg/kg/día	3 mg/kg/día o 10 mg/dosis	VO	12-24 horas	▪ Taquicardia, cefalea, calor, nauseas, *rash*, edema de miembros inferiores ▪ Administrar lejos de las comidas ▪ La fenitoína aumenta su toxicidad	▪ Hemorragia cerebral

▶

▶ Tablas 50.3.7 Drogas de uso habitual en pediatría con sus respectivas dosis, dosis máxima, vía de administración, efectos adversos, observaciones y contraindicaciones

Mecanismo de acción	Droga	Dosis	Dosis máxima	Vía	Intervalo	Efectos adversos y observaciones	Contraindicaciones
Antagonista α central	**Clonidina**	0,05-0,1 mg/dosis	2,4 mg/día	VO	12 horas	▪ Alergia, fatiga, alucinaciones, mareos, cefalea, depresión	▪ No suspender bruscamente ▪ Evitar en patologías cardiovasculares
Diuréticos	**Furosemida**	0,5-2 mg/kg/dosis	8-10 mg/kg/día	VO o EV	6-8 horas	▪ Ototoxicidad, nefrocalcinosis, mialgias, cefalea, exantema ▪ Hipopotasemia, hipomagnesemia, hiponatremia, hipocalcemia, alcalosis metabólica. ▪ Si se utiliza en pacientes con lesión renal, realizar control de electrolitos periódicamente	–
	Espironolactona	1 mg/kg/día	3,3 mg/kg/día hasta 100 mg/día	VO	12-24 horas	▪ Hiponatremia, hiperpotasemia, cefalea, ginecomastia en varones ▪ Se emplea como coadyuvante de las tiazidas y la furosemida ▪ De elección en HTA por exceso de mineralocorticoides	▪ Hiperpotasemia, hiponatremia grave y lesión renal aguda
	Amiloride	5-10 mg/día	20 mg/día	VO	12 horas	▪ Asociados a la hidroclorotiazida	
	Triamtereno	1-2 mg/kg/día	3-4 mg/kg/día hasta 300 mg/día	VO	12 horas		
	Hidroclorotiazida	1-3 mg/kg/día	50 mg/día	VO	12-24 horas	▪ Hipercalcemia, hipopotasemia, hiperuricemia, hiperglucemia, aumento del colesterol y triglicéridos	▪ No utilizar en lesión renal aguda con aclaramiento de creatinina < 30 ml/min/1,73 m^2
Antagonistas α periféricos	**Prazosín**	0,05-0,1 mg/kg/día	0,5 mg/kg/día o 25 mg/día	VO	8 horas	▪ Efecto de la primera dosis: hipotensión ortostática posterior a la ingesta ▪ Taquicardia, diarrea, vómitos	–
Vasodilatadores	**Hidralacina**	0,25 mg/kg /dosis	7,5 mg/kg/día hasta 200 mg/día	VO	6-8 horas	▪ Nauseas, constipación, disuria, cefalea, anorexia, depresión ▪ Su uso prolongado puede dar lupus-*like*	Enfermedad cerebrovascular y coronaria
	Minoxidil	0,1-0,2 mg/kg/día	1 mg/kg/día hasta 50 mg/día	VO	8-12 horas	▪ Hipertricosis, cefalea, palpitaciones, rubor, insuficiencia cardíaca, retención hídrica ▪ Se emplea en HTA grave ▪ Posee acción directa sobre el musculo liso arteriolar	▪ Insuficiencia cardíaca ▪ Feocromocitoma

Se recomienda iniciar el tratamiento con monoterapia (*v.* más adelante), con la menor dosis sugerida para evitar un descenso brusco de la PA, y luego titular la dosis en forma gradual y aguardar 2-4 semanas para evaluar su efecto terapéutico. En caso de no controlar adecuadamente la PA, se debe aumentar la dosis hasta la máxima permitida o la aparición de efectos adversos. Si bajo estas circunstancias no se logra controlar la PA, debe valorarse la introducción de un segundo fármaco.

Lo ideal es que con el tratamiento instaurado se pueda lograr la PA objetivo para un adecuado control, tanto en niños con patología de base como sin ella (Tabla 50.3.8).

Tabla 50.3.8 Presión arterial objetivo en la población general y en niños con diabetes y enfermedad renal crónica

Objetivo de presión arterial	Menores de 16 años	Mayores de 16 años
Población general	▪ < Pc 90 recomendado	▪ PAS < 130 mmHg y PAD < 85 mmHg
Diabetes mellitus tipo 1 y tipo 2	▪ < Pc 75 recomendado (en niños sin proteinuria) ▪ < Pc 50 recomendado (en niños con proteinuria)	▪ PAS < 130 mmHg y PAD < 80 mmHg (en niños sin proteinuria) ▪ PAS < 125 mmHg y PAD < 75 mmHg (en niños con proteinuria)
Enfermedad renal crónica	▪ < Pc 75 recomendado (en niños sin proteinuria) ▪ < Pc 50 recomendado (en niños con proteinuria)	▪ PAS < 130 mmHg y PAD < 80 mmHg (en niños sin proteinuria) ▪ PAS < 125 mmHg y PAD < 75 mmHg (en niños con proteinuria)

PAS: presión arterial sistólica; PAD: presión arterial diastólica.

Principios del tratamiento farmacológico en las crisis hipertensivas

Cuando un paciente se encuentra cursando una crisis hipertensiva, en principio es necesario identificar situaciones clínicas que requieren un manejo diferente de la PA, como ocurre en la HTE (por un tumor, traumatismo grave, ACV hemorrágico o isquémico), en la preeclampsia, eclampsia, sobredosis de cocaína o anfetaminas (*v.* Algoritmo 50.3.2).

La mayoría de las urgencias hipertensivas deben internarse y tratarse con fármacos por vía oral, de acuerdo con la causa. Si no hay respuesta a la medicación por vía oral, se debe indicar tratamiento endovenoso (Algoritmo 50.3.3), y es posible utilizar alguna de las diversas opciones terapéuticas existentes (Tabla 50.3.9). Se recomienda emplear aquella que cuente con más experiencia en el centro de referencia.

La emergencia hipertensiva requiere internación (idealmente en UCIP) para monitoreo y tratamiento endovenoso (*v.* Tabla 50.3.9), según la situación clínica del paciente (*v.* más adelante).

En las crisis hipertensivas, ya sea que se trate de una urgencia o una emergencia, la evaluación diagnóstica inicial se debe limitar a estudios simples, dado que el descenso de la PA es prioritario (*v.* Algoritmo 50.3.3).

Emergencia hipertensiva

Requiere una evaluación rápida y un tratamiento inmediato, con muchos recaudos. Se debe descender gradualmente la PA para permitir que los mecanismos de autorregulación se adapten a los cambios y de esta manera asegurar un adecuado flujo sanguíneo cerebral y de otros órganos vitales (Tabla 50.3.10), lo que previene el desarrollo de complicaciones agregadas. Una rápida reducción de la PA en pacientes con daño renal puede empeorar la función renal. Asimismo, la neuropatía isquémica del nervio óptico y la mielopatía transversa isquémica son otras posibles complicaciones.

Ante una emergencia hipertensiva, inicialmente se debe definir si el paciente se encuentra hipervolémico o normovolémico, para determinar el tipo de medicación que se debe emplear. La PA debe descender un 25% del valor inicial en las primeras 8 horas (no a valores normales), y continuar con la disminución gradual hasta normalizarla dentro de las 48 horas siguientes.

Hipervolémica. (P. ej., glomerulonefritis difusa aguda con sobrecarga de volumen, insuficiencia cardíaca congestiva, edema agudo de pulmón, etc.). Se debe indicar furosemida EV 2-4 mg/kg/dosis; si no hay respuesta clínica en la primera hora, se sugiere aumentar la dosis cada una hora, hasta un máximo de 4-6 mg/kg/dosis. En la mayoría de los casos se observa buena respuesta al diurético y a la restricción hidrosalina. Cuando desaparezcan los signos de hipervolemia, se recomienda continuar con la furosemida a 2 mg/kg/día cada 6 horas, hasta alcanzar el peso seco del paciente. Con respecto al aporte de líquidos, se debe comenzar con la administración de las pérdidas insensibles (400 mL/m^2/día) (*v.* Capítulo 1), más la diuresis que exceda el cálculo estimado de descenso de peso diario. No se recomienda estimar un descenso de peso diario mayor del 10%. Asimismo, debe indicarse una dieta hiposódica (no más de 2-3 gramos de sodio por día). Deben monitorearse frecuentemente los signos clínicos de sobrecarga de volumen, la PA, la diuresis y el balance de ingresos y egresos. El control del peso debe establecerse cada 12-24 horas.

Si no hay respuesta a estas medidas, se debe asociar un vasodilatador de acción rápida. En caso de lesión renal aguda con oliguria y sin lograr la disminución de la PA, se encuentra indicada la diálisis peritoneal o la hemodiálisis en raras ocasiones.

Normovolémica. Se deben indicar vasodilatadores. La droga ideal para el tratamiento de la emergencia hipertensiva es la que permite reducir la PA en forma predecible, controlada y segura. Se recomiendan fármacos que tengan un pico de acción rápido y vida media corta, preferentemente en infusión endovenosa continua con monitoreo permanente en la UCIP, lo que permite manejar adecuadamente los niveles de PA. Los fármacos recomendados, particularmente si el paciente se encuentra comatoso, encefalopático o posictal, son el labetalol, el nitroprusiato de sodio o el esmolol.

El labetalol se administra en bolo endovenoso y luego en infusión continua (*v.* Tabla 50.3.9). Debe ser evitado en el bloqueo AV, así como en las cardiopatías o el asma. En la HTA refractaria al tratamiento previo y en pacientes sin patología renal ni coronaria, se sugiere utilizar nitroprusiato de sodio. No aumenta el gasto cardíaco ni produce taquicardia refleja, disminuye la precarga y es de mucha utilidad en caso de insuficiencia cardíaca. Se puede utilizar en la hemorragia intracerebral y con precaución en la HTE. Se debe mantener la perfusión continua idealmente por menos de 72 horas (*v.* Tabla 50.3.9), por el riesgo de toxicidad por cianuro.

No se deben indicar diuréticos; se encuentran contraindicados en pacientes hipertensos graves que generalmente se presentan con depleción de volumen, poliúricos e hiperreninémicos.

De no ser posible la perfusión continua, se sugiere iniciar tratamiento con bolos endovenosos de hidralazina o labetalol (*v.* Tabla 50.3.9), con monitorización frecuente de la PA hasta poder trasladar al paciente a la UCIP (*v.* Algoritmo 50.3.3).

El paciente debe ser reevaluado permanentemente por su labilidad e inestabilidad clínica. Tal es así que, si empeoran las funciones vitales o el estado neurológico durante el tratamiento, es necesario volver a los niveles previos de PA que fueran bien tolerados.

Concomitantemente con el tratamiento de la emergencia, debe instituirse el tratamiento de sostén.

Algoritmo 50.3.3 Manejo de la crisis hipertensiva

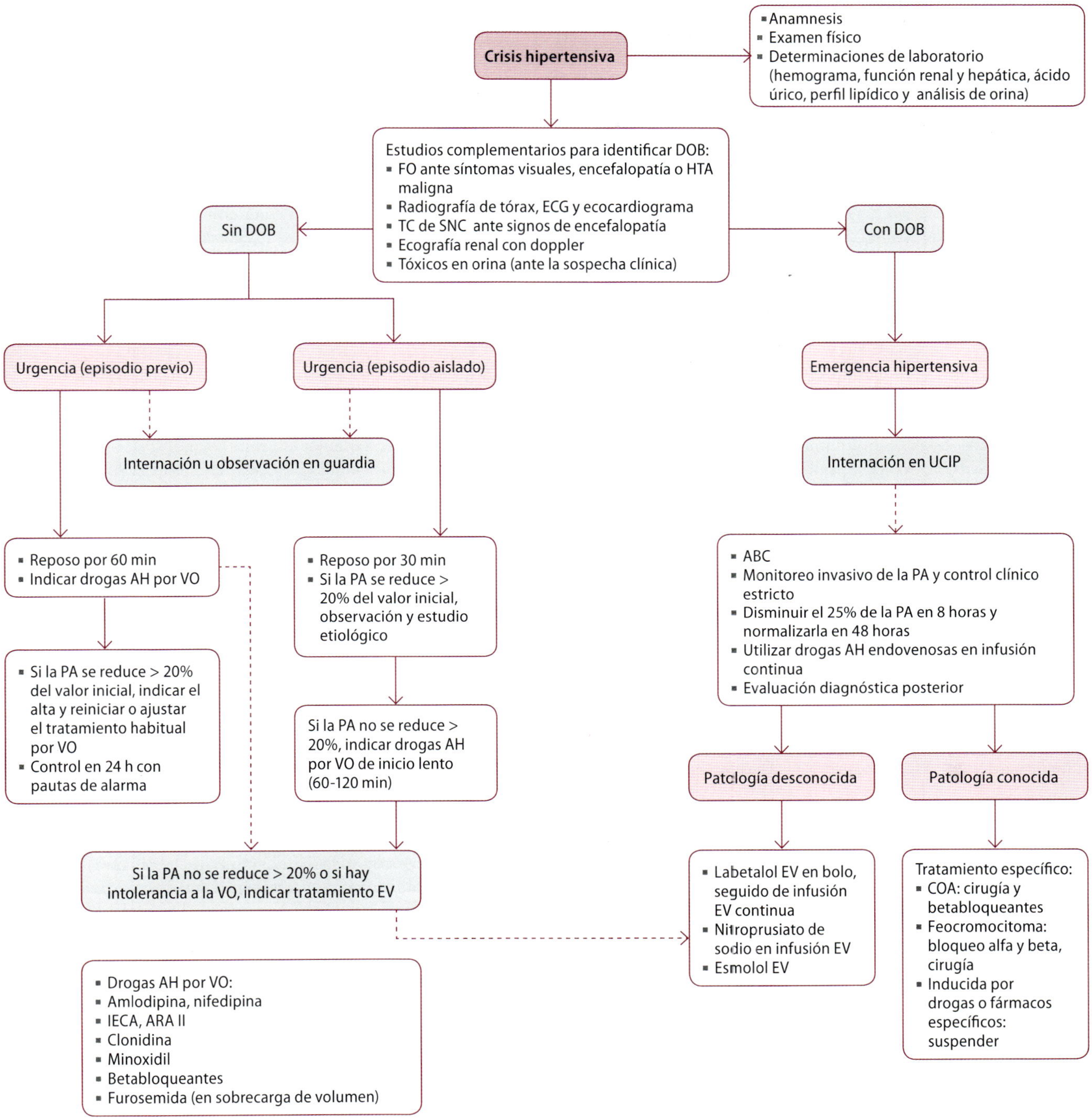

DOB: daño de órgano blanco; FO: fondo de ojo; ECG: electrocardiograma; TC: tomografía computarizada; SNC: sistema nervioso central; AH: antihipertensivas; VO: vía oral; EV: endovenoso; PA: presión arterial; UCIP: unidad de cuidados intensivos pediátricos; IECA: inhibidores de la enzima convertidora de angiotensina I; ARA II: antagonistas del receptor de angiotensina II.
Modificado de: Pompozzi L. Hipertensión arterial en el niño y el adolescente. PRONAP 2019. Mód. 3, Cap. 2. Martínez Rivera VD, Nieto Vega FA, Rodríguez Azor 3. Hipertensión arterial en niños hospitalizados: evaluación diagnóstica y tratamiento farmacológico. Sociedad Española de Pediatría Hospitalaria 2018.

Tabla 50.3.9 Drogas de uso habitual en las en crisis hipertensivas en pediatría

Droga	Vía	Dosis	Dosis máxima	Mecanismo de acción	Comienzo de acción / duración de acción	Efectos adversos	Observaciones
Nitroprusiato de sodio	EV	0,5-1 mcg/kg/min	10 mcg/kg/min	Vasodilatador arteriolar y venular potente	▪ Inmediato ▪ Mientras dure la infusión	▪ Riesgo de intoxicación con cianuros	▪ Taquifilaxia ▪ Proteger de la luz (el frasco y la tubuladura) ▪ Se puede utilizar en hemorragia intracerebral ▪ Se puede tratar o prevenir la intoxicación con tiosulfato
Labetalol	EV	Dosis de carga: 0,2-1 mg/kg/dosis (en 1-10 min) Goteo EV: 0,25-3 mg/kg/hora	40 mg (en dosis de carga)	Bloqueante simpático (α y β)	▪ 5-10 minutos ▪ 2-3 horas	▪ Hiperpotasemia ▪ Hipoglucemia ▪ Broncoespasmo	▪ Contraindicado en broncoespasmo y bradicardia ▪ Sin taquicardia refleja ▪ Vida media superior al resto
Esmolol	EV	50-300 mcg/kg/min	1000 mcg/kg/min	β-bloqueante cardioselectivo	▪ Segundos ▪ 10-20 minutos	▪ Cefalea, somnolencia, *rash*, náuseas y vómitos	▪ Contraindicado en insuficiencia cardíaca, bloqueo AV de segundo o tercer grado
Hidralacina	EV	0,1-0,5 mg/kg/dosis	0,6 mg/kg/dosis	Vasodilatador arteriolar directo	▪ 10-30 minutos ▪ 4-12 horas	▪ Taquicardia refleja	▪ Puede darse por vía IM ▪ Vida media prolongada
Enalapril	EV	0,005-0,01 mg/kg/dosis cada 8-24 horas Adolescentes y adultos: 0,625-1,25 mg/dosis cada 6 horas	1,25 mg/dosis	Inhibidor de la enzima convertidora de angiotensina I	▪ 15 minutos ▪ 2-24 horas	▪ Reacción cutánea, vértigo, disgeusia, cefalea ▪ Hipotensión ortostática, neutropenia	▪ Con aclaramiento de creatinina < 10 mL/min/1,73 m^2 administrar el 50% de la dosis ▪ Contraindicado en el embarazo, estenosis de la arteria renal bilateral (o unilateral en riñón único), hiperpotasemia y lesión renal aguda
Nicardipina	EV	0,2-1 mcg/kg/min	3 mcg/kg/min	Bloqueante cálcico	▪ 1-5 minutos ▪ 10-15 minutos	▪ Taquicardia refleja	▪ Actividad mínima sobre el miocardio
Nifedipina	VO	0,2-0,5 mg/kg/dosis	10 mg/dosis o 3 mg/kg/día	Bloqueante cálcico	▪ 15-20 minutos ▪ 6 horas	▪ Taquicardia, hipotensión cefalea, nauseas vómitos, *rash*, edemas en miembros inferiores	▪ Contraindicada en hemorragia cerebral

EV: endovenoso; VO: vía oral; IM: intramuscular.

Tabla 50.3.10 Objetivo de descenso de la presión arterial (PA) ante la urgencia y la emergencia hipertensiva

Edad o condición	Urgencia hipertensiva	Emergencia hipertensiva
< 16 años	PA sistólica < Pc 90	PA sistólica < Pc 95
> 16 años	PA sistólica y diastólica < 130/85 mmHg	PA sistólica y diastólica < 140/90 mmHg
HTA previa	PA sistólica < Pc 95	–

Urgencia hipertensiva

En la urgencia hipertensiva, la PA debe reducirse escalonadamente y de manera controlada en 48 horas o, en ciertas oportunidades, en días (*v.* Tabla 50.3.10). Esto se logra mediante el uso de fármacos hipotensores por vía oral, como la amlodipina, el captopril, la clonidina y el minoxidil (*v.* Tabla 50.3.7).

En cuadros menos graves, si el paciente se encuentra consciente y con buena tolerancia a la vía oral, puede utilizarse la nifedipina. Está contraindicada si se sospecha hemorragia intracerebral. El uso de nifedipina de acción rápida se encuentra cuestionado por la difícil dosificación en pacientes pequeños y porque resulta dificultoso controlar la respuesta a la dosis.

En caso de intolerancia oral, se pueden usar dosis endovenosas de hidralazina o labetalol (*v.* Tabla 50.3.9). La elección de la vía de administración se establece de acuerdo con el comportamiento y la respuesta terapéutica del paciente (*v.* Algoritmo 50.3.3). En la Tabla 50.3.8 pueden verse los objetivos de PA en la etapa posterior a la crisis.

Tratamiento específico de algunas causas de HTA secundaria

Tumores neuroendocrinos. En el caso del feocromocitoma, el tratamiento es quirúrgico; sin embargo, debe iniciarse el tratamiento antihipertensivo previo a la cirugía y mantenerse luego de esta. Inicialmente, se sugiere realizar un bloqueo alfa con clonidina, y luego un bloqueo beta para evitar la taquicardia refleja (*v.* Tabla 50.3.7).

Enfermedad renal crónica. En estadios iniciales se utilizan bloqueantes del sistema renina-angiotensina-aldosterona (IECA o ARA II), dado su efecto antiproteinúrico y nefroprotector a largo plazo. En estadios avanzados con caída marcada del filtrado glomerular, se deben manejar con precaución por el mayor riesgo de hiperpotasemia y empeoramiento de la función renal. En la Tabla 50.3.8 puede observarse la PA objetivo para estos pacientes.

Diabetes y obesidad. También se recomiendan los IECA o ARA II (*v.* Tabla 50.3.7).

Insuficiencia cardíaca. La HTA es un factor de riesgo para el desarrollo de insuficiencia cardíaca. Se recomienda el tratamiento con diuréticos, betabloqueantes e IECA (*v.* Capítulo 25).

Tratamiento con corticoides. En este caso, la HTA se produce por la retención hidrosalina mediada por el efecto mineralocorticoide y por estímulo del sistema renina-angiotensina-aldosterona. Por lo tanto, deben empelarse diuréticos tiazídicos (hidroclorotiazida), IECA o ARA II y antagonistas del calcio.

Tratamiento quirúrgico. Se encuentra indicado en la COA, la estenosis renovascular y en los tumores.

Tratamiento no farmacológico

Tanto en la HTA secundaria que requiere tratamiento farmacológico, como en la HTA esencial que no siempre lo requiere, se encuentra indicada la terapia no farmacológica, considerada uno de los pilares fundamentales del tratamiento. Se basa en los cambios en el estilo de vida:

- Disminuir el sedentarismo y fomentar la realización regular de actividad física (ejercicio aeróbico).
- Incorporar una dieta saludable que sea hiposódica, rica en vegetales frescos y frutas, con bajo contenido de grasas.
- Promover el descenso de peso, en caso de estar indicado.
- Evitar el tabaquismo.
- Evitar la ingesta de estimulantes del sistema nervioso simpático, como la cafeína, cocaína, AINE, hormonas, alcohol y otras bebidas energéticas.
- Mejorar la calidad del sueño.
- Propiciar apoyo psicológico con el objetivo de motivar cambios en la conducta alimentaria y en la práctica de actividad física. Esto favorece su continuidad en el tiempo y la adherencia a los hábitos saludables.

Pronóstico

Está directamente relacionado con la patología subyacente. El seguimiento, en gran medida, depende de su naturaleza y evolución. Resulta fundamental monitorizar la PA cada 3 meses hasta alcanzar el nivel deseado, y luego se puede controlar en forma más espaciada.

Anexo 50.3.1

Técnica para la determinación de la presión arterial en niños

Previo a realizar la medición propiamente dicha, es fundamental que el paciente se encuentre en reposo físico y psíquico por 2-5 minutos, con la vejiga vacía. Idealmente, debe realizarse en un ambiente confortable y tranquilo. El paciente debe estar sentado, con su brazo apoyado y con el manguito (cámara inflable) a la altura del corazón. En los lactantes se debe realizar en decúbito supino. El manguito debe cubrir dos terceras partes de la longitud del brazo, y al menos el 80%-100% de la circunferencia (Tabla 50.3.11).

Los pasos correctos para la toma de la PA son los siguientes:

- Ubicar el estetoscopio sobre la arteria braquial, debajo del borde inferior del manguito.
- Colocar el manómetro a la altura de los ojos del observador.
- Insuflar el manguito en forma rápida hasta 20-30 mmHg por encima de la presión necesaria para ocluir totalmente la arteria braquial (no permite palpar el pulso radial).
- Desinflar lentamente de 2-3 mmHg por segundo, mientras se ausculta la arteria braquial. En pacientes con arritmias el descenso debe ser más lento.
- La PA sistólica corresponde al primer ruido audible.
- La PA diastólica corresponde al valor obtenido cuando el sonido desaparece en su totalidad. Si aun así no desaparece, debe considerarse al momento que se amortiguan los sonidos.

En la evaluación inicial, idealmente la PA debe tomarse en ambos brazos y ambas piernas. Para medir la PA en las piernas el paciente debe estar acostado. Un manguito del tamaño apropiado debe colocarse en la mitad del muslo (*v.* Tabla 50.3.11), y el estetoscopio se coloca sobre la arteria poplítea. La PA sistólica en las piernas generalmente es un 10%-20% más alta que la presión de la arteria braquial.

El método de elección es el auscultatorio con tensiómetro aneroide, ya que los dispositivos oscilométricos subestiman los valores de PA.

Deben realizarse por lo menos tres determinaciones con un intervalo de 1-2 minutos entre estas. El valor final de PA es el resultado del promedio de las lecturas realizadas. Este valor se debe interpretar a partir de las tablas de percentiles de PA sistólica y diastólica según la edad, sexo y talla (*v.* Anexo 50.3.2). De esta forma, se puede definir si el niño, niña o adolescente presenta una PA normal o elevada.

Cabe recordar que, si es detectado un valor elevado de PA por otro método de medición, es necesario confirmarlo siempre por el método auscultatorio.

Tabla 50.3.11 Tamaño de los manguitos recomendados según la edad

Edad	Ancho (cm)	Largo (cm)
0-6 meses	2,5-4	5-9
6 meses-5 años	7,5-9	17-19
5-15 años	12-14	22-26
Adulto	14-16	26-28
Obeso	> 16	34
Muslo	20	40

Anexo 50.3.2

Valores normales de presión arterial según la edad, sexo y talla

Valores de presión arterial para varones por percentiles de edad y talla de 1 a 9 años*

Edad (años)	Percentil de presión arterial	Presión arterial sistólica (mmHg)							Presión arterial diastólica (mmHg)						
		Talla en cm							Talla en cm						
1		77,2	78,3	80,2	82,4	84,6	86,7	87,9	77,2	78,3	80,2	82,4	84,6	86,7	87,9
	50	85	85	86	86	87	88	88	40	40	40	41	41	42	42
	90	98	99	99	100	100	101	101	52	52	53	53	54	54	54
	95	102	102	103	103	104	105	105	54	54	55	55	56	57	57
	95 + 12 mmHg	114	114	115	115	116	117	117	66	66	67	67	68	69	69
2		86,1	87,4	89,6	92,1	94,7	97,1	98,5	86,1	87,4	89,6	92,1	94,7	97,1	98,5
	50	87	87	88	89	89	90	91	43	43	44	44	45	46	46
	90	100	100	101	102	103	103	104	55	55	56	56	57	58	58
	95	104	105	105	106	107	107	108	57	58	58	59	60	61	61
	95 + 12 mmHg	116	117	117	118	119	119	120	69	70	70	71	72	73	73
3		92,5	93,9	96,3	99	101,8	104,3	105,8	92,5	93,9	96,3	99	101,8	104,3	105,8
	50	88	89	89	90	91	92	92	45	46	46	47	48	49	49
	90	101	102	102	103	104	105	105	58	58	59	59	60	61	61
	95	106	106	107	107	108	109	109	60	61	61	62	63	64	64
	95 + 12 mmHg	118	118	119	119	120	121	121	72	73	73	74	75	76	76
4		98,5	100,2	102,9	105,9	108,9	111,5	113,2	98,5	100,2	102,9	105,9	108,9	111,5	113,2
	50	90	90	91	92	93	94	94	48	49	49	50	51	52	52
	90	102	103	104	105	105	106	107	60	61	62	62	63	64	64
	95	107	107	108	108	109	110	110	63	64	65	66	67	67	68
	95 + 12 mmHg	119	119	120	120	121	122	122	75	76	77	78	79	79	80
5		104,4	106,2	109,1	112,4	115,7	118,6	120,3	104,4	106,2	109,1	112,4	115,7	118,6	120,3
	50	91	92	93	94	95	96	96	51	51	52	53	54	55	55
	90	103	104	105	106	107	108	108	63	64	65	65	66	67	67
	95	107	108	109	109	110	111	112	66	67	68	69	70	70	71
	95 + 12 mmHg	119	120	121	121	122	123	124	78	79	80	81	82	82	83
6		110,3	112,2	115,3	118,9	122,4	125,6	127,5	110,3	112,2	115,3	118,9	122,4	125,6	127,5
	50	93	93	94	95	96	97	98	54	54	55	56	57	57	58
	90	105	105	106	107	109	110	110	66	66	67	68	68	69	69
	95	108	109	110	111	112	113	114	69	70	70	71	72	72	73
	95 + 12 mmHg	120	121	122	123	124	125	126	81	82	82	83	84	84	85
7		116,1	118	121,4	125,1	128,9	132,4	134,5	116,1	118	121,4	125,1	128,9	132,4	134,5
	50	94	94	95	97	98	98	99	56	56	57	58	58	59	59
	90	106	107	108	109	110	111	111	68	68	69	70	70	71	71
	95	110	110	111	112	114	115	116	71	71	72	73	73	74	74
	95 + 12 mmHg	122	122	123	124	126	127	128	83	83	84	85	85	86	86
8		121,4	123,5	127	131	135,1	138,8	141	121,4	123,5	127	131	135,1	138,8	141
	50	95	96	97	98	99	99	100	57	57	58	59	59	60	60
	90	107	108	109	110	111	112	112	69	70	70	71	72	72	73
	95	111	112	112	114	115	116	117	72	73	73	74	75	75	75
	95 + 12 mmHg	123	124	124	126	127	128	129	84	85	85	86	87	87	87
9		126	128,3	132,1	136,3	140,7	144,7	147,1	126	128,3	132,1	136,3	140,7	144,7	147,1
	50	96	97	98	99	100	101	101	57	58	59	60	61	62	62
	90	107	108	109	110	112	113	114	70	71	72	73	74	74	74
	95	112	112	113	115	116	118	119	74	74	75	76	76	77	77
	95 + 12 mmHg	124	124	125	127	128	130	131	86	86	87	88	88	89	89

Valores de presión arterial para varones por percentiles de edad y talla de 10 a 17 años*

Edad (años)	Percentil de presión arterial	Presión arterial sistólica (mmHg) Talla en cm							Presión arterial diastólica (mmHg) Talla en cm						
10		130,2	132,7	136,7	141,3	145,9	150,1	152,7	130,2	132,7	136,7	141,3	145,9	150,1	152,7
	50	97	98	99	100	101	102	103	59	60	61	62	63	63	64
	90	108	109	111	112	113	115	116	72	73	74	74	75	75	76
	95	112	113	114	116	118	120	121	76	76	77	77	78	78	78
	95 +12 mmHg	124	125	126	128	130	132	133	88	88	89	89	90	90	90
11		134,7	137,3	141,5	146,4	151,3	155,8	158,6	134,7	137,3	141,5	146,4	151,3	155,8	158,6
	50	99	99	101	102	103	104	106	61	61	62	63	63	63	63
	90	110	111	112	114	116	117	118	74	74	75	75	75	76	76
	95	114	114	116	118	120	123	124	77	78	78	78	78	78	78
	95 + 12 mmHg	126	126	128	130	132	135	136	89	90	90	90	90	90	90
12		140,3	143	147,5	152,7	157,9	162,6	165,5	140,3	143	147,5	152,7	157,9	162,6	165,5
	50	101	101	102	104	106	108	109	61	62	62	62	62	63	63
	90	113	114	115	117	119	121	122	75	75	75	75	75	76	76
	95	116	117	118	121	124	126	128	78	78	78	78	78	79	79
	95 + 12 mmHg	128	129	130	133	136	138	140	90	90	90	90	90	91	91
13		147	150	154,9	160,3	165,7	170,5	173,4	147	150	154,9	160,3	165,7	170,5	173,4
	50	103	104	105	108	110	111	112	60	60	61	62	63	64	65
	90	115	116	118	121	124	126	126	74	74	74	75	76	77	77
	95	119	120	122	125	128	130	131	78	78	78	78	80	81	81
	95 + 12 mmHg	131	132	134	137	140	142	143	90	90	90	90	92	93	93
14		153,8	156,9	162	167,5	172,7	177,4	180,1	153,8	156,9	162	167,5	172,7	177,4	180,1
	50	105	106	109	111	112	113	113	60	60	62	64	65	66	67
	90	119	120	123	126	127	128	129	74	74	75	77	78	79	80
	95	123	125	127	130	132	133	134	77	78	79	81	82	83	84
	95 + 12 mmHg	135	137	139	142	144	145	146	89	90	91	93	94	95	96
15		159	162	166,9	172,2	177,2	181,6	184,2	159	162	166,9	172,2	177,2	181,6	184,2
	50	108	110	112	113	114	114	114	61	62	64	65	66	67	68
	90	123	124	126	128	129	130	130	75	76	78	79	80	81	81
	95	127	129	131	132	134	135	135	78	79	81	83	84	85	85
	95 + 12 mmHg	139	141	143	144	146	147	147	90	91	93	95	96	97	97
16		162,1	165	169,6	174,6	179,5	183,8	186,4	162,1	165	169,6	174,6	179,5	183,8	186,4
	50	111	112	114	115	115	116	116	63	64	66	67	68	69	69
	90	126	127	128	129	131	131	132	77	78	79	80	81	82	82
	95	130	131	133	134	135	136	137	80	81	83	84	85	86	86
	95 + 12 mmHg	142	143	145	146	147	148	149	92	93	95	96	97	98	98
17		163,8	166,5	170,9	175,8	180,7	184,9	187,5	163,8	166,5	170,9	175,8	180,7	184,9	187,5
	50	114	115	116	117	117	118	118	65	66	67	68	69	70	70
	90	128	129	130	131	132	133	134	78	79	80	81	82	82	83
	95	132	133	134	135	137	138	138	81	82	84	85	86	86	87
	95 + 12 mmHg	144	145	146	147	149	150	150	93	94	96	97	98	98	99

Valores de presión arterial para mujeres por percentiles de edad y talla de 1 a 9 años*

Edad (años)	Percentil de presión arterial	Presión arterial sistólica (mmHg) Talla en cm							Presión arterial diastólica (mmHg) Talla en cm						
1		75,4	76,6	78,6	80,8	83	84,9	86,1	75,4	76,6	78,6	80,8	83	84,9	86,1
	50	84	85	86	86	87	88	88	41	42	42	43	44	45	46
	90	98	99	99	100	101	102	102	54	55	56	56	57	58	58
	95	101	102	102	103	104	105	105	59	59	60	60	61	62	62
	95 + 12 mmHg	113	114	114	115	116	117	117	71	71	72	72	73	74	74
2		84,9	86,3	88,6	91,1	93,7	96	97,4	84,9	86,3	88,6	91,1	93,7	96	97,4
	50	87	87	88	89	90	91	91	45	46	47	48	49	50	51
	90	101	101	102	103	104	105	106	58	58	59	60	61	62	62
	95	104	105	106	106	107	108	109	62	63	63	64	65	66	66
	95 + 12 mmHg	116	117	118	118	119	120	121	74	75	75	76	77	78	78
3		91	92,4	94,9	97,6	100,5	103,1	104,6	91	92,4	94,9	97,6	100,5	103,1	104,6
	50	88	89	89	90	91	92	93	48	48	49	50	51	53	53
	90	102	103	104	104	105	106	107	60	61	61	62	63	64	65
	95	106	106	107	108	109	110	110	64	65	65	66	67	68	69
	95 + 12 mmHg	118	118	119	120	121	122	122	76	77	77	78	79	80	81
4		97,2	98,8	101,4	104,5	107,6	110,5	112,2	97,2	98,8	101,4	104,5	107,6	110,5	112,2
	50	89	90	91	92	93	94	94	50	51	51	53	54	55	55
	90	103	104	105	106	107	108	108	62	63	64	65	66	67	67
	95	107	108	109	109	110	111	112	66	67	68	69	70	70	71
	95 + 12 mmHg	119	120	121	121	122	123	124	78	79	80	81	82	82	83
5		103,6	105,3	108,2	111,5	114,9	118,1	120	103,6	105,3	108,2	111,5	114,9	118,1	120
	50	90	91	92	93	94	95	96	52	52	53	55	56	57	57
	90	104	105	106	107	108	109	110	64	65	66	67	68	69	70
	95	108	109	109	110	111	112	113	68	69	70	71	72	73	73
	95 + 12 mmHg	120	121	121	122	123	124	125	80	81	82	83	84	85	85
6		110	111,8	114,9	118,4	122,1	125,6	127,7	110	111,8	114,9	118,4	122,1	125,6	127,7
	50	92	92	93	94	96	97	97	54	54	55	56	57	58	59
	90	105	106	107	108	109	110	111	67	67	68	69	70	71	71
	95	109	109	110	111	112	113	114	70	71	72	72	73	74	74
	95 + 12 mmHg	121	121	122	123	124	125	126	82	83	84	84	85	86	86
7		115,9	117,8	121,1	124,9	128,8	132,5	134,7	115,9	117,8	121,1	124,9	128,8	132,5	134,7
	50	92	93	94	95	97	98	99	55	55	56	57	58	59	60
	90	106	106	107	109	110	111	112	68	68	69	70	71	72	72
	95	109	110	111	112	113	114	115	72	72	73	73	74	74	75
	95 + 12 mmHg	121	122	123	124	125	126	127	84	84	85	85	86	86	87
8		121	123	126,5	130,6	134,7	138,5	140,9	121	123	126,5	130,6	134,7	138,5	140,9
	50	93	94	95	97	98	99	100	56	56	57	59	60	61	61
	90	107	107	108	110	111	112	113	69	70	71	72	72	73	73
	95	110	111	112	113	115	116	117	72	73	74	74	75	75	75
	95 + 12 mmHg	122	123	124	125	127	128	129	84	85	86	86	87	87	87
9		125,3	127,6	131,3	135,6	140,1	144,1	146,6	125,3	127,6	131,3	135,6	140,1	144,1	146,6
	50	95	95	97	98	99	100	101	57	58	59	60	60	61	61
	90	108	108	109	111	112	113	114	71	71	72	73	73	73	73
	95	112	112	113	114	116	117	118	74	74	75	75	75	75	75
	95 + 12 mmHg	124	124	125	126	128	129	130	86	86	87	87	87	87	87

Valores de presión arterial para mujeres por percentiles de edad y talla de 10 a 17 años*

Edad (años)	Percentil de presión arterial	Presión arterial sistólica (mmHg) Talla en cm							Presión arterial diastólica (mmHg) Talla en cm						
10		129,7	132,2	136,3	141	145,8	150,2	152,8	129,7	132,2	136,3	141	145,8	150,2	152,8
	50	96	97	98	99	101	102	103	58	59	59	60	61	61	62
	90	109	110	111	112	113	115	116	72	73	73	73	73	73	73
	95	113	114	114	116	117	119	120	75	75	76	76	76	76	76
	95 + 12 mmHg	125	126	126	128	129	131	132	87	87	88	88	88	88	88
11		135,6	138,3	142,8	147,8	152,8	157,3	160	135,6	138,3	142,8	147,8	152,8	157,3	160
	50	98	99	101	102	104	105	106	60	60	60	61	62	63	64
	90	111	112	113	114	116	118	120	74	74	74	74	74	75	75
	95	115	116	117	118	120	123	124	76	77	77	77	77	77	77
	95 + 12 mmHg	127	128	129	130	132	135	136	88	89	89	89	89	89	89
12		142,8	145,5	149,9	154,8	159,6	163,8	166,4	142,8	145,5	149,9	154,8	159,6	163,8	166,4
	50	102	102	104	105	107	108	108	61	61	61	62	64	65	65
	90	114	115	116	118	120	122	122	75	75	75	75	76	76	76
	95	118	119	120	122	124	125	126	78	78	78	78	79	79	79
	95 + 12 mmHg	130	131	132	134	136	137	138	90	90	90	90	91	91	91
13		148,1	150,6	154,7	159,2	163,7	167,8	170,2	148,1	150,6	154,7	159,2	163,7	167,8	170,2
	50	104	105	106	107	108	108	109	62	62	63	64	65	65	66
	90	116	117	119	121	122	123	123	75	75	75	76	76	76	76
	95	121	122	123	124	126	126	127	79	79	79	79	80	80	81
	95 + 12 mmHg	133	134	135	136	138	138	139	91	91	91	91	92	92	93
14		150,6	153	156,9	161,3	165,7	169,7	172,1	150,6	153	156,9	161,3	165,7	169,7	172,1
	50	105	106	107	108	109	109	109	63	63	64	65	66	66	66
	90	118	118	120	122	123	123	123	76	76	76	76	77	77	77
	95	123	123	124	125	126	127	127	80	80	80	80	81	81	82
	95 + 12 mmHg	135	135	136	137	138	139	139	92	92	92	92	93	93	94
15		151,7	154	157,9	162,3	166,7	170,6	173	151,7	154	157,9	162,3	166,7	170,6	173
	50	105	106	107	108	109	109	109	64	64	64	65	66	67	67
	90	118	119	121	122	123	123	124	76	76	76	77	77	78	78
	95	124	124	125	126	127	127	128	80	80	80	81	82	82	82
	95 + 12 mmHg	136	136	137	138	139	139	140	92	92	92	93	94	94	94
16		152,1	154,5	158,4	162,8	167,1	171,1	173,4	152,1	154,5	158,4	162,8	167,1	171,1	173,4
	50	106	107	108	109	109	110	110	64	64	65	66	66	67	67
	90	119	120	122	123	124	124	124	76	76	76	77	78	78	78
	95	124	125	125	127	127	128	128	80	80	80	81	82	82	82
	95 + 12 mmHg	136	137	137	139	139	140	140	92	92	92	93	94	94	94
17		152,4	154,7	158,7	163	167,4	171,3	173,7	152,4	154,7	158,7	163	167,4	171,3	173,7
	50	107	108	109	110	110	110	111	64	64	65	66	66	66	67
	90	120	121	123	124	124	125	125	76	76	77	77	78	78	78
	95	125	125	126	127	128	128	128	80	80	80	81	82	82	82
	95 + 12 mmHg	137	137	138	139	140	140	140	92	92	92	93	94	94	94

Tablas modificadas de: Ministerio de Salud Argentina. Interpretación y uso de las nuevas tablas de referencia de presión arterial para niños, niñas y adolescentes. Programa Nacional de Salud Escolar (PROSANE) 2020. Journal Pediatrics, 2017; 140 (3): e2017-1904, Copyright © 2017 by the AAP.

Percentiles de presión arterial sistólica y diastólica (K4) en niñas desde el nacimiento hasta los 12 meses de edad

Meses	0	1	2	3	4	5	6	7	8	9	10	11	12
PA sistólica (Pc 90)	76	98	101	104	105	106	106	106	106	106	106	105	105
PA diastólica (Pc 90)	68	65	64	64	65	65	66	66	66	67	67	67	67

Percentiles de presión arterial sistólica y diastólica (K4) en niños desde el nacimiento hasta los 12 meses de edad

Meses	0	1	2	3	4	5	6	7	8	9	10	11	12
PA sistólica (Pc 90)	87	101	106	106	106	105	105	105	105	105	105	105	105
PA diastólica (Pc 90)	68	65	63	63	63	65	66	67	68	68	69	69	69

Acceda al eBook para consultar la lista de bibliografía. Consulte las indicaciones en la retiración de tapa.

51
Trastornos neurológicos

51.1 Eventos paroxísticos no epilépticos

Claudio G. Waisburg • Hector A. Waisburg

En la práctica pediátrica, suele ser frecuente la interpretación de episodios paroxísticos no epilépticos como crisis epilépticas. La principal causa de esta confusión es que el diagnóstco de epilepsia depende siempre de la difícil y casi artística forma de armar minuciosamente la historia clínica, y de la semiología de los eventos.

Generalmente, el episodio no es presenciado por el médico, e inclusive el relato puede ser de una segunda o tercera persona. De aquí parte la jerarquía de registrar los episodios en videos caseros por la familia, y tratar de hablar con testigos directos del episodio. La experiencia radica no solo en saber cuáles son las características clínicas de las convulsiones epilépticas, sino también en el conocimiento de las características de los paroxismos que simulan una epilepsia. Algunas preguntas a realizar incluyen las siguientes:

- ¿Qué estaba haciendo antes del episodio?
- ¿Algo lo provocó?
- ¿Cambió el color? ¿Cuándo, y a qué color?
- ¿Los ojos se movieron en alguna dirección?
- ¿Alguna parte del cuerpo se movió más que otra?
- ¿Es la primera vez que ocurre?
- ¿Alguien en la familia tiene episodios similares?

La confusión diagnóstica con epilepsia es más frecuente en niños con más de un paroxismo no epiléptico, entre los que se encuentran los síncopes, la migraña, los trastornos del sueño y eventos psicogénicos.

Gastaut y Broughton, ya en el año 1972, clasificaron las crisis no epilépticas dentro de cuatro categorías principales: anóxica, tóxica, psíquica y relacionada con el sueño. Esas categorías siguen siendo relevantes para contextualizar el rango de enfermedades que se presentan como alteraciones paroxísticas y que simulan crisis epilépticas.

Características generales y abordaje incial

Los movimientos atípicos y el comportamiento no estereotipado son más usuales en las crisis no epilépticas, mientras que en las crisis epilépticas los movimientos suelen ser estereotipados, repetitivos y tónico-clónicos bien organizados.

Los movimientos de la lengua y la incontinencia son raros en las crisis no epilépticas. Es importante averiguar la frecuencia de las crisis, la hora a la que suelen ocurrir y las situaciones en las que ocurren, así como sus posibles desencadenanates (estrés, sueño o cambios en el tono postural). Las crisis epilépticas no suelen ser precipitadas por estímulos externos o cambios en la postura.

Debe obtenerse una historia detallada de los posibles medicamentos que pueda haber tomado el niño o que tome regularmente, así como su historia familiar y social. En niños con crisis psicógenas, es frecuente recoger en la historia clínica la presencia de crisis epilépticas en otros miembros de la familia, amigos o compañeros de colegio, de forma que los eventos no epilépticos mimetizan las crisis observadas.

Es esencial un minucioso examen físico; la detección de soplos cardíacos, alteraciones de la presión arterial, trastornos del ritmo cardíaco, la existencia de focalidad neurológica o la alteración del nivel de alerta entre las crisis, sugieren que debe ser explorada una condición no epiléptica.

Si existen dudas diagnósticas después de una anamnesis y una exploración física cuidadosas, o bien si se sospecha que puede tratarse de una epilepsia, se debe realizar un electroencefalograma (EEG) en vigilia y de sueño, con fotoestimulacón e hiperventilación. Durante la realización del EEG se debe intentar reproducir las causas que suelen desencadenar las crisis. Sin embargo, la información obtenida de un EEG intercrisis es baja. Hasta el 20% de los niños sin epilepsia presentan descargas epileptiformes, especialmente en regiones centrotemporales. Es más, existe un número de patrones electroencefalográficos que son variantes benignas no relacionadas con la epilepsia, que a menudo se pueden interpretar erróneamente como epileptiformes. Por otro lado, un EEG normal no excluye la posibilidad de epilepsia. Solo el 50% de los pacientes presenta un primer EEG intercrisis anormal, que asciende hasta el 84% en el tercero y hasta el 92% en el cuarto. Por otra parte, en algunas crisis parciales el EEG puede permanecer normal incluso durante la crisis. Además, un EEG patológico no es diagnóstico de epilepsia. Solo si se consigue registrar una crisis observada en el EEG, puede ser diagnosticada una crisis epiléptica en forma definitiva.

Si se plantea el diagnóstico diferencial con un síncope, debe realizarse un electrocardiograma (ECG) de 12 derivaciones y eventualmente un Holter de 24 horas, para detectar trastornos de la conducción como un bloqueo auriculoventricular o un intervalo QT prolongado (*v.* Capítulos 91 y 31).

Las neuroimágenes son especialmente útiles para excluir patología estructural, particularmente si existe alguna anormalidad en el examen neurológico. La resonancia magnética (RM) es altamente sensible para la detección de anomalías estructurales más sutiles.

La polisomnografía puede utilizarse si se sospecha una alteración del sueño, movimientos anormales relacionados con el sueño o parasomnias. Asimsimo, puede considerarse la realización de estudios metabólicos y hormonales que puedan tener relación con la producción de crisis a repetición; entre estos se encuentran la determinación de las hormonas tiroideas, glucosa y parathormona (PTH). Para los pacientes con crisis persistentes, la realización de un video-EEG suele resultar la prueba de mayor utilidad diagnóstica.

Por último, en muchos casos es aconsejable consultar a los profesionales de la salud mental. El trabajo interdisciplinario entre neurólogos, pediatras, psiquiatras y psicologos es más probable que pueda establecer el diagnóstico definitivo del tipo de crisis, para poder instaurar el tratamiento adecuado.

En este capítulo se dividen arbitrariamente los episodios no epilépticos en los siguientes grupos:

- Síncopes y crisis anóxicas.
- Trastornos paroxísticos del sueño.
- Movimientos paroxísticos.
- Episodios psicogénicos.

Síncopes y crisis anóxicas

Una convulsión anóxica es la consecuencia de un síncope, que ocurre generalmente como resultado de una disminución súbita de la perfusión cerebral. Puede producirse por disminución del flujo, por una caída en la concentración de oxígeno o por la combinación de ambos factores. Si bien se describen diferentes tipos de síncope (*v.* más adelante), suele haber bastante superposición entre estos.

Es muy probable que las convulsiones reflejas anóxicas o síncope asistólico reflejo (espasmos del sollozo), la apnea espiratoria prolongada, el síncope vasovagal y el síncope neurocardiogénico sean todas diferentes variantes del mismo trastorno.

Convulsiones reflejas anóxicas, síncope asistólico reflejo o espasmo del sollozo

Desde el año 1978, Gastaut ha utilizado el término convulsión refleja anóxica para referirse a un tipo de evento no epiléptico que se produce en niños pequeños, desencadenado por un inesperado golpe en la cabeza (también llamado espasmo del sollozo pálido).

La clínica de los episodios ha sido extensamente estudiada, y muchas veces puede reproducirse mediante una breve compresión ocular. Actualmente, el registro en video de estos episodios por camaras hogareñas o teléfonos celulares permite tener más información semiológica del evento. Los estudios Holter de ECG han evidenciado la presencia de asistolia previa a la convulsión anóxica.

Los espasmos del sollozo pueden ser pálidos o cianóticos, según la coloración del niño durante el episodio. Algunos niños pueden tener ambos tipos. Es más común entre los 6 y los 18 meses, aunque se ha descrito en niños menores y mayores. Globalmente, ocurre en el 5% de los niños, y suele resolverse a los 3-5 años. Habria algún soporte de base genética, y los antecedentes familiares son positivos en el 25%-30% de los casos.

Cianóticos

Son precipitados, generalmente, por el llanto en respuesta al dolor, angustia, enojo o frustación, y puede haber un grito inicial. El llanto es breve (generalmente < 20 segundos), seguido de la detención de la respiración usualmente en exhalación (espiración forzada). Le sigue la apnea con cianosis generalizada, que en estadios avanzados se puede acompañar de pérdida de la conciencia con desvanecimiento. En raras ocasiones, puede estar seguido de algún movimiento breve o sacudida clónica anóxica. Su fisiopatalogía involucra factores complejos, como cortocircuitos intrapulmonares y desregulación autonómica. El EEG intercrisis es normal.

El espasmo del sollozo puede repetirse al cabo de unas horas, o bien suceder solo de forma esporádica, pero siempre de una manera muy estereotipada. Rara vez ocurre por debajo de los 6 meses, alcanza su máxima incidencia a los 2 años y suele remitir antes de los 5 años. El tratamiento consiste en tranquilizar y asesorar a los padres sobre la conducta más adecuada, esto es, colocar al niño en la cama a salvo de riesgos.

Pálidos

Se encuentran más asociados con un golpe repentino, susto o experiencia dolorosa; por ejemplo, un golpe inesperado en la cabeza. El niño emite un llanto o *gasping* breve, seguido de palidez y pérdida del conocimiento. Asimismo, puede observarse hipertonía y algún movimiento clónico en los ojos o en los miembros. Rápidamente se recupera el estado de conciencia, y la duración del episodio no suele ser mayor de un minuto. Puede haber cansancio o fatiga posterior al evento. La fisiopataología se justifica por un aumento del tono vagal, que genera inhibición cardíaca y asistolia. En modelos experimentales se ha logrado reproducir el cuadro, con bradicardia y asistolia inducidas con la comprensión ocular. La asistolia prolongada puede resultar en una convulsión anóxica refleja.

Síncope

El síncope es la pérdida del conocimiento debida a una causa reversible de anoxia cerebral, que puede ser precipitada por factores cardíacos o extracardíacos. Aparece luego de una alteración del metabolismo cerebral, como consecuencia de una disminución del flujo sanguíneo que suele ser secundaria a hipotensión arterial. La pérdida del conocimiento asociada con el ejercicio o el estrés rara vez se debe a un cuadro epiléptico, y en todos los casos debe descartarse una causa cardíaca.

El síncope cardiogénico es mucho menos frecuente en niños que en adultos, pero el diagnóstico adecuado es esencial por su potencial gravedad. Se debe por lo general a una disminución del gasto cardíaco secundaria a arritmias (bloqueo auriculoventricular, prolongación del QT u otros trastornos de la conducción), defectos anatómicos (especialmente estenosis aórtica) o disfunción miocárdica.

Síncope vasovagal

Es la forma más común y predominante de síncope neurogénico. A diferencia de la convulsión refleja anóxica, que representa un ataque vagal puro, el síncope vasovagal involucra un componente vasodepresor, con un acompañamiento vagal variable. Los episodios pueden comenzar en la infancia, si bien pueden estar presentes en todas las edades, con manifestaciones más dramáticas en la edad escolar y en la adolescencia.

A diferencia de lo que suele creerse, el síncope vasovagal puede ocurrir en la posición supina, particularmente en los episodios relacionados con la venopuntura (extracción de sangre). De forma similar, la palidez y sudoración no están siempre presentes, y la forma de presentación puede no ser gradual. No hay evidencia de que los traumatismos sean menores en el síncope que en la convulsión epiléptica. Se caracteriza por una pérdida brusca del tono postural y de la conciencia, asociadas con una disminución de la presión arterial sistólica, que frecuentemente es precipitada por una respuesta emocional extrema (miedo o dolor). Se debe a la vasodilatación esplácnica y de los vasos de los miembros, junto con cierto grado de estimulación vagal, que producen hipotensión brusca y bradicardia. Suele acompañarse de síntomas prodrómicos (náuseas, visión borrosa, taquicardia, palidez y sudoración). Si se prolonga, puede aparecer hipertonía, clonías y relajación de esfínteres. Los movimientos clónicos pueden ocurrir hasta en el 50% de los episodios, y la incontinencia urinaria ocurre en el 10% de los casos. La conciencia generalmente se recobra rápidamente;

sin embargo, puede persistir algún grado de confusión. En algunos casos, puede suceder más de una vez al día.

Hipotensión ortostática

Se debe a un fenómeno de vasodilatación periférica, con cierto grado de falla autonómica. Es una causa común de síncope en la pubertad y la adolescencia, cuando hay calor extenuante o inmovilidad prolongada. Existe un cuadro de intolerancia crónica ortostática, y se puede manifestar como un síndrome de taquicardia ortostática y postural. Es un diagnóstico diferencial de la fatiga crónica.

Síncope reflejo

El más frecuente es el secundario a la maniobra de Valsalva, que aumenta la presión torácica o abdominal, lo que lleva a una disminución del gasto cardíaco y del flujo cerebral. Se puede producir por la estimulación del nervio vago o del glosofaríngeo, y se desencadena por tos persistente, la micción o la defecación. Los niños con conductas autistas pueden compulsivamente autoinducir episodios, algunos de los cuales pueden ser graves. Los episodios de síncope en niñas con síndrome de Rett son de este tipo.

Síndrome de QT prolongado

El síndrome de QT prolongado congénito se encuentra asociado con síncopes que pueden poner en riesgo la vida, y produce cuadros hipotónicos o convulsivos. El mecanismo del síncope es una taquiarritmia ventricular, normalmente de tipo *torsade des pointes* (*v.* Capítulo 31). Existe un cierto cabalgamiento entre los síncopes neurogénicos y los que desencadena el QT prolongado. Se debe poner especial atención en las crisis convulsivas desencadenadas por el ejericicio.

Hiperplexia o síndrome de sobresaltos

Se trata de un trastorno raro (o un grupo de trastornos raros), que puede presentarse dramáticamente en el período neonatal con síncopes no convulsivos que pueden ser fatales. Se encuentra condicionado genéticamente, con herencia autosómica dominante y esporádica. Presenta un defecto en las subunidades α o β del receptor de glicina sensible a estricnina (GlyR).

Se presenta característicamente como un episodio de caída con hipertonía generalizada tras un estímulo inesperado, como puede ser un golpe en la cara o un ruido fuerte, que desencadena una reacción excesiva al sobresalto. Generalmente, la prueba que desencadena el episodio es un golpe en la nariz, y suele ser útil para el diagnóstico. Es de suma importancia para los padres conocer que los episodios, que pueden ser dramáticos e inclusive fatales en algunos niños, pueden ser mitigados mediante la flexion del cuello. Es un trastorno tratable. A menudo se acompaña de mioclonías nocturnas y sacudidas diurnas. Algunos pacientes también presentan crisis epilépticas. Suele responder al clonazepam como tratamiento preventivo.

Diagnóstico diferencial

Los episodios de espasmos del sollozo, tanto pálidos como cianóticos, deben ser diferenciados de las convulsiones epilépticas, como así también de fenómenos cardíacos como síncopes y arritmias. Una historia detallada es de suma importancia para tal fin. Las convulsiones epilépticas no son provocadas, generalmente son de mayor duración y se asocian con un período postictal. Más aún, en los epasmos del sollozo el cambio de coloración ocurre antes de la pérdida de conocimiento, mientras que en la convulsión epiléptica el cambio de coloración ocurre después de la pérdida de conocimiento, a medida que la convulsión avanza.

El síncope ocurre por una disminución brusca del flujo cerebral, y produce pérdida del tono postural y de la conciencia. El síncope vasovagal cardíaco (desregulación neurocardiogénica) puede ser precipitado por miedo, emoción o dolor. Generalmente, afecta a niños mayores y adolescentes. Otras condiciones cardíacas, como los cortocircuitos, las bradiarritmias, taquiarritmias y los trastornos del flujo vascular, también deben ser consideradas.

El síndrome de QT prolongado congénito puede causar síncopes y convulsiones anóxicas, precipitadas por el ejercicio, pánico, lesión tisular o emoción.

Otros trastornos que deben ser considerados en el diagnóstico diferencial incluyen el vértigo paroxístico benigno (*v.* más adelante), la lesión de tronco cerebral y las apneas obstructivas o centrales. Asimismo, los espasmos y ciertas formas de síncope han sido reportados en niños con anomalías estructurales, como la malformación de Arnold Chiari, y enfermedades genéticas como el síndrome de Rett o el síndrome de Riley-Day, una disatonomía familiar que puede presentarse de esta forma. Los espasmos del sollozo también han sido asociados con trastornos hematológicos, como la eritroblastopenia transitoria de la infancia, los estadios ferropénicos o la anemia ferropénica (*v.* Capítulo 47.1).

Síncope versus crisis epiléptica

Para diferenciar un síncope de una crisis epiléptica, es fundamental la historia detallada del episodio y los desencadenantes. El episodio de síncope se caracteriza clínicamente por pérdida de la conciencia y del tono muscular. Con mucha frecuencia, cuando el descenso del flujo cerebral se produce lentamente, los pacientes pueden experimentar un aura, con sensación de malestar, náuseas, cambios visuales y signos acústicos o vestibulares, tales como nistagmus o tinnitus. Los pacientes están pálidos, sudorosos y caen lentamente al suelo. Pueden presentar taquicardia o bradicardia y diaforesis. Asimismo, pueden producirse breves contracciones tónicas de los músculos de la cara, el tronco y las extremidades en aproximadamente el 50% de los pacientes. Estas son más frecuentes si se hace permanecer al paciente de pie; si se les deja en posición horizontal, suelen recuperarse en aproximadamente 10 segundos, cuando el gasto cardíaco aumenta y se corrige el déficit de perfusión cerebral. Después del episodio, el niño o adolescente está perfectamente orientado si el flujo cerebral se ha restaurado completamente y el episodio ha sido de corta duración (Tabla 51.1.1). El EEG durante la crisis muestra una lentificación transitoria, pero no descargas epilépticas.

Si los síncopes vasovagales son muy recurrentes, excepcionalmente pueden indicarse betabloqueantes por vía oral. En algunos casos, cuando los síncopes se acompañan de bradicardia extrema, puede ser necesaria la colocación de un marcapasos.

Trastornos paroxísticos del sueño

Parasomnias

Las parasomnias pueden ser definidas como episodios recurrentes del comportamiento, experiencias o cambios fisiológicos, que ocurren exclusiva o predominantemente durante o en relación con el sueño. Algunos son fenómenos primarios del sueño, mientras que otros pueden ser considerados secundarios o manifestaciones de enfermedades orgánicas o psiquiátricas. Los trastornos relacionados con el sueño son importantes por la angustia y ansiedad del niño, y la preocupación que le supone presentar episodios que no puede controlar, especialmente si le ocurren

Tabla 51.1.1 Características clínicas del síncope y de las convulsiones tónico-clónicas generalizadas

	Síncope	Convulsión tónico-clónica generalizada
Factores precipitantes	50%	No
Tono	Hipotónico o hipertónico	Habitualmente hipertónico
Convulsiones	~50%, no epilépticas, < 30 segundos de duración, arrítmicas, asincrónicas, multifocales o generalizadas	Generalmente 1-2 minutos de duración, rítmicas y generalizadas
Ojos	Cerrados o abiertos, con desviación	Abiertos, con desviación lateral o fija
Alucinaciones	Excepcionalmente pueden aparecer al final de la crisis	Pueden preceder a la crisis en la epilepsia focal
Incontinencia	Eventual	Frecuente
Movimiento lingüístico	Raro	Común
Posictal	Confusional, < 5 segundos	5-30 minutos
Prolactina y creatinkinasa	Normal	Elevada

fuera de casa, además del riesgo de daño accidental durante los episodios. Por otro lado, el desconocimiento de la causa de las crisis puede causar preocupación a los padres.

En los niños, la mayoría de los trastornos del despertar suelen ser propios del desarrollo y desaparecen con el tiempo. En primer lugar, el tratamiento consiste en tranquilizar a los padres cuando esté justificado, y explicar que pueden ser episodios esperables en esas etapas del desarrollo. En segundo lugar, se debe asegurar una adecuada y regular rutina del sueño, y evitar la pérdida o interrupciones de este. En tercer lugar, se debe organizar el entorno del niño para que sea lo más seguro posible, con el fin de evitar riesgo de daño accidental. Por último, se debe aconsejar que eviten despertarle, que lo controlen o que lo tranquilicen hasta que se quede dormido de nuevo. En los casos de sonambulismo o terrores nocturnos que se presentan siempre a la misma hora, puede ser aconsejable despertarlo 15-30 minutos antes de la hora habitual del episodio.

La medicación debería ser reservada para situaciones verdaderamente preocupantes o peligrosas, donde han fracasado otras medidas. Por último, si existe evidencia de un trastorno psicológico subyacente, es esencial un enfoque terapéutico dirigido a la causa.

La principal preocupación en distinguir las parasomnias primarias de las secundarias es establecer un adecuado diagnóstico diferencial con crisis epilépticas, que puedan ocurrir durante el sueño y que, en muchas ocasiones, se dan en los mismos niños simultáneamente. Las parasomnias suelen ocurrir una o dos veces por noche, en fase II del sueño no REM (*Rapid Eye Movement*); si aparecen con más frecuencia, se deben descartar convulsiones que provengan de regiones profundas (mesial u orbitaria) del lóbulo frontal. Las crisis epilépticas que se presentan durante el sueño son muy frecuentes y pueden pasar inadvertidas, con el riesgo de confusión en el diagnóstico. En la mayoría de los casos, la epilepsia puede distinguirse bien de las parasomnias primarias, con una cuidadosa historia y una evaluación clínica igualmente cuidadosa, combinada con estudios del sueño y monitorización del EEG; inclusive, en algunos casos se puede realizar una video-polisomnografia, que suele ser muy util. La presentación de crisis no solo de noche, sino también durante el día señala con más probabilidad el diagnóstico de epilepsia.

Terrores nocturnos

Son frecuentes en varones entre los 5 y 7 años. Aparecen en el 1%-3% de los niños, y suelen remitir pronto. El comienzo suele ser brusco, entre la medianoche y las 2 de la madrugada, durante las fases III o IV del sueño no REM (de ondas lentas). El niño grita y se muestra asustado, con las pupilas dilatadas, taquicardia e hiperventilación; habla poco o nada, puede agitarse violentamente, con automatismos que no son estereotipados, no se consigue calmar y no se percata de la presencia de los padres ni de lo que le rodea, ya que se encuentra en pleno sueño profundo. Pocos minutos después (5-20) vuelve a quedarse dormido, y a la mañana siguiente no tiene recuerdo de lo sucedido. Aproximadamente, un tercio de estos niños también tiene sonambulismo. En los niños que presentan terrores nocturnos de forma prolongada, debe descartarse un trastorno emocional subyacente. Puede recomendarse durante un corto período el uso de diazepam. Como fue mencionado, las crisis convulsivas nocturnas de origen frontal suelen aparecer en series de varias crisis, duran menos de 2 minutos y aparecen hacia el final del sueño (a la madrugada), y no en el sueño profundo o de ondas lentas.

Movimientos anormales durante el sueño

Los movimientos que aparecen durante el sueño pueden ser confundidos con fenómenos epilépticos. Los más importantes se describen a cotinuación.

Mioclonías fisiológicas del sueño o sacudidas bruscas de las extremidades. A menudo despiertan al niño. Se presentan en la fase de transición de vigilia al sueño y en la fase de sueño REM.

Mioclonías benignas neonatales del sueño. Probablemente sean los fenómenos no convulsivos más frecuentes. Es importante reconocerlas para evitar la confusion diagnóstica con las convulsiones epilépticas neonatales, que puede resultar en la realización de estudios e internaciones inncesarias. El bebé presenta movimientos repetitivos, rítmicos y bruscos siempre durante el sueño no REM, de uno o más miembros o del tronco; los movimientos pueden migrar, recurrir cada 3-4 segundos y extenderse por varios minutos. Cuando no quede claro el origen, el EEG puede registrar los episodios en los que no se observan cambios ni descargas anormales.

Movimientos rítmicos de la cabeza sobre la almohada (*head banging*). Se consideran como un ritual o conducta estereotipada que ejecuta el niño para facilitar el sueño. Suelen aparecer entre los 2-4 años.

Movimientos periódicos de los miembros inferiores. Son similares, pero más prolongados que las mioclonías fisiológicas del sueño, y pueden presentarse en todas las fases del sueño no REM. Asimismo, pueden estar asociados con el síndrome de piernas inquietas.

Síndrome de piernas inquietas. Se caracteriza por la imposibilidad para mantener en reposo las extremidades, especialmente las inferiores, o cualquier otra parte del cuerpo, lo que altera la eficiencia del sueño. La causa puede ser genética, farmacológica o estar ligada a una alteración del metabolismo del hierro.

Alucinaciones hipnagógicas. Se presentan en la fase de transición vigilia-sueño-vigilia y consisten en sensaciones auditivas, visuales o táctiles. Se asocian con frecuencia a narcolepsia, cataplejía y parálisis del sueño.

Pesadillas. Son la principal alteración del sueño REM. Se producen en el 10%-20% de la población general. Pueden ser una experiencia aterradora. Son más fáciles de distinguir de las crisis convulsivas (que son infrecuentes en el sueño REM), ya que el niño tiene el recuerdo de levantarse y del sueño en sí, y vuelve a la normalidad al despertar.

Narcolepsia-cataplejía

La narcolepsia se define como un ataque irresistible de sueño durante el día y somnolencia, a menudo asociada con la tríada de cataplejía, parálisis del sueño y alucinaciones hipnagógicas. El inicio es antes de los 16 años en el 33% de los casos, antes de los 10 años en el 10% y antes de los 5 años en el 4%. La deficiencia de hipocretina (orexina), un neurotrasmisor hipotalámico, ha sido demostrada en la narcolepsia y puede confundirse con la epilepsia. La cataplejía ocurre aproximadamente en el 50% de los pacientes con narcolepsia, y consiste en una caída súbita, a menudo precipitada por la risa o alguna emoción fuerte. La atonía puede afectar a cualquier parte del cuerpo, por lo que fácilmente puede confundirse con una crisis epiléptica. Durante el episodio, el paciente no pierde la conciencia, pero se cae y permanece inmóvil por unos minutos hasta que recupera el tono muscular, con los ojos que pueden estar cerrados. El tratamiento es complejo e interdisciplinario; se basa en la adaptación de la vida del paciente a las circunstancias de su enfermedad. Esto incluye siestas programadas y evitar conducir automóviles o situaciones de riesgo. El tratamiento con fármacos es muy discutido. Las anfetaminas, el metilfenidato y los antidepresivos tricíclicos producen comúnmente efectos secundarios como ansiedad, euforia, somnolencia excesiva y desarrollo de tolerancia con el uso crónico. Pueden ser útiles los inhibidores de la recaptación de noradrenalina y el modafinilo.

Apneas

Los trastornos de la respiración durante el sueño son comunes en niños. Las apneas sin otros signos asociados son raramente epilépticas cuando ocurren durante el sueño. Sin embargo, la interrupción abrupta de la respiración puede ser el único signo de una convulsión. Generalmente, las apneas se clasifican en centrales, obstructivas y mixtas. La mayoría de los recién nacidos prematuros desarrollan apneas centrales, secundarias a la falta de maduración del centro respiratorio; mientras que las obstructivas resultan de la oclusión parcial de la vía area. La polisomnografía emplea monitores de flujo de aire para relacionar la actividad de la musculatura toraco-abdominal con la actividad rítmica y efectiva de los ciclos ventilatorios, para distinguir las apneas centrales de las obstructivas.

Movimientos paroxísticos

En la infancia se producen diversos trastornos motores episódicos, que en ocasiones pueden plantear el diagnóstico diferencial con crisis epilépticas. Los trastornos del movimiento focal o paroxístico pueden simular crisis motoras focales. A continuación, se describen los más relevantes.

Tics

Son movimientos bruscos, involuntarios, breves y sin objetivo, que modulan la motilidad normal y que se repiten de a intervalos regulares; ocurren hasta en el 20% de la población infantil en algún momento de la infancia (*v.* Capítulo 51.5). Pueden ser reproducidos por el niño y controlarse voluntariamente durante cierto tiempo. Son frecuentes en niños en edad escolar y en la adolescencia. Nunca hay afectación de la conciencia y son más elaborados que las mioclonías. Se producen preferentemente en la cara (periorales y palpebrales), cuello y hombros. Si bien suelen ser simples, pueden existir tics complejos y migratorios en algunos casos. A su libre evolución, tienden a desaparecer en semanas o meses, aunque a veces recurren.

Cuando se asocian con tics vocales por más de 6 meses, debe sospecharse el síndrome de Gilles de la Tourette.

Coreoatetosis paroxística

La discinesia paroxística, también llamada coreoatetosis paroxística, en sus variantes cinesigénica y no cinesigénica, ha sido descrita como un fenómeno aislado, familiar o adquirido. La forma cinesigénica se caracteriza por la aparición brusca de coreoatetosis unilateral o bilateral, o bien de posturas distónicas de una pierna o un brazo, acompañadas de disartria y muecas faciales. Los movimientos anormales se desencadenan por movimientos bruscos, especialmente después de levantarse de la posición de sentado, o por emociones o estrés. Pocas veces duran más de un minuto y se acompañan de pérdida de la conciencia. La edad de comienzo es típicamente entre los 8 y los 14 años, aunque el trastorno puede comenzar a partir de los 2 años de edad. Puede haber varias crisis diarias, o ser intermitentes y suceder una o dos veces al mes. La mayor parte de los casos son familiares, lo que sugiere un patrón de herencia autosómica recesiva. Pueden prevenirse con anticonvulsivantes, preferentemente carbamazepina en dosis bajas.

La forma no cinesigénica difiere de la anterior en que los movimientos son más prolongados, pero aparecen con menor frecuencia. Ambos grupos pueden tener una premonición sensorial. La forma adquirida es similar en la semiología clínica a las formas descritas, pero es secundaria a enfermedades metabólicas como el hipoparatiroidismo, o ciertas condiciones neurológicas como la esclerosis múltiple, infecciones del sistema nervioso central o parálisis cerebral.

El estado de conciencia nunca está comprometido y el EEG permanece normal, incluso durante los ataques. Las drogas antiepilépticas son efectivas en el tratamiento de la variedad cinesigénica, pero no en la forma no cinesigénica.

Discinesias paroxísticas iatrógenicas

Son inducidas por medicación que puede producir fenómenos extrapiramidales. Son frecuentes en la infancia, y en la anamnesis resulta fundamental recabar el dato de la posible medicación responsable, que a menudo se trata de fármacos de uso habitual como la metoclopramida. En ciertas situaciones, se pueden solicitar determinaciones toxicológicas en sangre y orina.

Tortícolis paroxística benigna de la infancia

Son lactantes que presentan crisis recurrentes de inclinación de la cabeza, que se acompañan de palidez, agitación y vómitos, a veces con somnolencia o ataxia, que aparecen entre los 2-8 meses. Durante las crisis, el lactante ofrece resistencia a los movimientos pasivos de la cabeza. Suelen remitir a los 2-3 años. Como en el vértigo paroxístico benigno (*v.* más adelante), en estos pacientes se ha encontrado alguna alteración de la función vestibular. Puede asociarse con migraña en edades posteriores. Todo paciente con esta clínica debe ser estudiado con el objetivo de descartar anomalías de las vértebras cervicales o un tumor de fosa posterior. Algunos la consideran como un equivalente migrañoso.

Crisis de estremecimiento

Aparecen en lactantes de 4-6 meses, y pueden persistir hasta los 6-7 años. Producen una postura característica, con flexión brusca de la cabeza y el tronco, junto con movimientos de estremecimiento o escalofrío, similares a los que se producen cuando se vierte de forma inesperada agua helada en la espalda de un individuo. Pueden presentar hasta 100 episodios al día, o bien permanecer varias semanas sin ningún episodio. La presencia de familiares con temblor esencial benigno es mayor que en la población general, por lo que se sospecha que puede ser un precursor infantil de esta entidad.

Síndrome de Sandifer

Es una entidad asociada con la enfermedad por reflujo gastroesofágico (ERGE) en lactantes, y se caracteriza por sacudidas o contracción tónica de los miembros superiores y el tronco, con extensión y flexión de la cabeza en una postura de opistótonos, que coincide con la regurgitación (visible o no); en ocasiones, puede asociarse con apnea. En algunos casos solo se presenta el componente cefálico. Es un signo muy específico de ERGE, si bien se encuentra únicamente presente en el 25%-30% de estos pacientes.

Vértigo paroxístico benigno

Se produce en niños entre 2 y 6 años. Los ataques aparecen bruscamente y se acompañan de ataxia, que puede producir la caída del niño o su rechazo a caminar o a sentarse. Durante el ataque, puede ser evidente un nistagmo horizontal en alrededor del 40% de los casos. El niño se encuentra pálido y asustado, y puede asociarse con náuseas y vómitos. No se altera el nivel de conciencia ni la capacidad para hablar.

Una vez finalizada la crisis, no presentan aletargamiento ni somnolencia. La duración de los ataques varía de segundos a minutos, y la frecuencia varía de diaria a mensual. Los niños de mayor edad describen la sensación de giro de objetos (vértigo). Es considerado un precursor de la migraña. Suele haber antecedentes de migraña hasta en el 60% de los casos, y de cinetosis en el 80%. Puede detectarse una alteración de la función vestibular mediante las pruebas calóricas.

Rodoo ha propuesto la elevación de la isoenzima miocárdia de la creatinina fosfoquinasa (CPK-MB) como un nuevo marcador diagnóstico. El resto de la exploración neurológica suele ser normal, al igual que el EEG.

Masturbación

La masturbación o conducta de autoestimulación puede aparecer en niñas entre los 2 meses y los 3 años. Estas niñas presentan episodios estereotipados de posturas tónicas, que se acompañan de movimientos de copulación, pero sin estimulación manual de los genitales. De forma repentina comienzan a sudar y enrojecer, y pueden emitir gruñidos, pero no hay pérdida de la conciencia. Es de comienzo brusco y suele durar varios minutos, a veces horas, y tiende a producirse durante los períodos de estrés o aburrimiento. Deben buscarse signos de abuso sexual, aunque en la mayoría de los casos no se encuentra la causa. Es esencial tranquilizar a los padres, pues se trata de un cuadro benigno que cede espontáneamente a partir de los 3 años y no precisa tratamiento.

Ensoñación diurna

En la ensoñación o ensimismamiento, el niño se encuentra absorto, ajeno a lo que ocurre alrededor. Es fácil la confusión con episodios de ausencia o crisis parcial compleja, pero un pequeño estímulo lo saca de esta situación, mientras que en las crisis epilépticas el niño interrumpe bruscamente lo que está haciendo, sin respuesta a estímulos externos. La presencia de balanceo del cuerpo durante la crisis, la respuesta a estímulos y la no interrupción del juego son rasgos característicos de las crisis de ensimismamiento no epilépticas, mientras que la incontinencia de orina, la desviación de la mirada hacia arriba y los movimientos espasmódicos de brazos y piernas son específicos de las crisis epilépticas.

Migraña

La migraña con aura, que inicialmente cursa con síntomas sensoriales, alteración ocasional del nivel de conciencia y, a veces, ausencia de cefalea, puede ser causa de confusión con una crisis epiléptica. El diagnóstico diferencial se basa sobre todo en una minuciosa anamnesis, teniendo en cuenta la aparición de los síntomas, los factores desencadenantes, la evolución, la aparición de cefalea, náuseas o vómitos, el estado de conciencia y la duración. No obstante, algunas crisis migrañosas como la migraña basilar (*v.* Capítulo 51.5) y la migraña abdominal, pueden plantear problemas diagnósticos.

Síndrome periódico

Se denomina síndrome periódico a la asociación de cefalea, vómitos, dolor abdominal, fiebre y trastornos autonómicos, que sucede de forma episódica. En muchas ocasiones no se presenta el cuadro completo o predomina alguno de los síntomas, como es el caso del dolor abdominal recurrente y los vómitos cíclicos. Estas dos entidades se asocian con migraña en edades posteriores.

Hemiplejía alternante

Inicialmente fue descrita como una migraña hemipléjica; posteriormente, ambas entidades fueron diagnosticadas como formas separadas. Sin embargo, existe una relación entre la hemiplejía alternante y la migrana hemipléjica, sobre la base de la mutacion compartida del gen *ATP1A2*. La diferenciacion con la epielepsia no es facil, porque las manifestaciones iniciales son crisis parciales tónicas que comienzan en la infancia e inclusive en el período neoanatal.

Espasmo de Nutans

Se caracteriza por la triada de nistagmo, balanceo cefálico (*head nodding*) y cabeza tildada. El balanceo cefálico es más comúnmente horizontal, y puede ocurrir en serie o ramillete; el nistagmo es más frecuente y usualmente de un solo ojo. La edad de comienzo varía de los 6 a los 18 meses.

Síndrome de opsoclono-mioclono

Su asociación con el neuroblastoma se ha descrito varios años después de su primera interpretación (*v.* Capítulos 51.5 y 62). Es una encefalopatía inmunomediada cuya edad media de comienzo es a los 14 meses, y los síntomas aparecen unos días luego de una aparente infección viral o posinmunización. Los siguientes síntomas son característicos de esta entidad:

- Ataxia con temblor marcado, que conduce a la imposibilidad para deambular.
- Opsoclono (movimientos oculares conjugados, espontáneos, rápidos y caóticos, en todas las direcciones, denominados baile ocular).
- Mioclono (sacudidas paroxísticas de las extremidades).
- Marcada irritabilidad y excitación.

Las neuroimágenes y el estudio del líquido cefalorraquídeo suelen ser normales. Se debe implementar rápidamente el tratamiento inmunosupresor y el tratamiento de la enfermedad subyacente (*v.* Capítulo 51.5).

Crisis de origen psicógeno

Crisis psicógena o seudocrisis

Las crisis psicógenas no epilépticas son episodios de movimientos anormales, similares a los epilépticos, pero causados por un proceso psicógeno y no asociados con descargas eléctricas anormales en el cerebro. El término seudoconvulsión o seudocrisis debe ser evitado, por cuanto no se debe negar la validez de las crisis con los pacientes. Es común en niños y adolescentes, y su prevalencia se estima en 2-33 por 100 000. Es más, hasta el 25% de los niños neurológicamente normales y hasta el 60% de los niños con retraso mental enviados a la consulta por crisis convulsivas, pueden identificarse como crisis psicógenas. Asimismo, hasta el 20% de los niños enviados a la consulta por crisis refractarias pueden presentar crisis psicógenas. Aunque este tipo de crisis es muy común, el retraso en el diagnóstico suele ser importante, y según los diferentes autores oscila entre 2-9 años desde la primera crisis. La presencia de signos clínicos típicamente asociados con epilepsia, como movimientos de la lengua, caídas o incontinencia de esfínteres, en un principio descarta el diagnóstico de crisis psicógena. Sin embargo, en la serie de Kumar y colaboradores, se encontraron al menos uno de estos signos en el 66% de los niños con crisis psicógenas. Según este trabajo, hasta un 16% de ellos tenía además alteraciones en el EEG intercrisis. Se debe sospechar el diagnóstico de crisis psicógenas en niños con crisis incontroladas, presentación clínica atípica, dificultad para el aprendizaje, retraso mental e historia de abuso sexual o físico.

El vídeo-EEG es extraordinariamente útil en el diagnóstico precoz. Hay que tener en cuenta que el pronóstico de esta patología en niños es mucho mejor que en los adultos, probablemente porque se debe fundamentalmente a factores externos, más fácilmente identificables y accesibles a una pronta intervención.

Se presentan típicamente a los 10-18 años, con más frecuencia en el sexo femenino. Aparecen en muchos pacientes con antecedentes de crisis convulsivas y, en algunos casos, en forma simultánea con crisis reales. El episodio suele ser muy peculiar, con posturas extrañas, expresiones verbales y movimientos tónicos o clónicos atípicos, asincrónicos, no rítmicos; generalemnte con los ojos cerrados. El diagnóstico es esencial por cuanto estos pacientes con mucha frecuencia son sometidos a politerapia anticonvulsivante ante la falta de respuesta al tratamiento, y por la frecuencia e intensidad de las crisis. Con frecuencia tienen una personalidad neurótica y sugestionable, que debe confirmarse por estudios psicológicos. Característicamente, durante la crisis no hay dilatación pupilar ni relajación de esfínteres. Pero la mayoría de las veces el diagnóstico definitivo se establece por registro del EEG durante la crisis, que evidencia un aumento de los artefactos por la contracción muscular, pero con una actividad de fondo normal, libre de descargas epileptiformes. Se ha pretendido encontrar una asociación con la presencia de crisis durante el sueño, para diferenciar las crisis epilépticas de las crisis psicógenas, y se llegó a la conclusión de que en ambas entidades la prevalencia de crisis durante el sueño es similar, y por lo tanto no tiene ningún valor para discriminar entre ambas, aunque la historia de eventos exclusivamente durante el sueño es más sugestiva de epilepsia.

Trastorno facticio o síndrome de Münchhausen

En este trastorno, los síntomas físicos y psicológicos se fingen para simular una situación de enfermedad, por necesidad psicológica de mantener ese papel. La edad de presentación suele ser a partir de los 10 años. Estos niños o adolescentes tienen una base psicopatológica, con sintomatología que puede pasar inventada, autoproducida o incluso agravar un trastorno orgánico previo. Habitualmente, dramatizan su sintomatología pero sin dar detalles muy precisos, sometiéndose de buen grado a todas las pruebas diagnósticas e internaciones. Asimismo, suelen modificar su sintomatología y cambiar de centros asistenciales y profesionales. No debe confundirse con una situación de simulación para conseguir un beneficio. El tratamiento debe ir dirigido a su origen psicopatológico.

Síndrome de Münchhausen por poderes

Se trata de un trastorno especialmente grave. La enfermedad es simulada o inducida por los padres o cuidadores, habitualmente la madre, que tiene un perfil psicopatológico característico (*v.* Capítulo 80). Cuando la enfermedad inducida es una crisis convulsiva, a menudo son inventadas, y en otras ocasiones son producidas mediante fármacos o asfixia. El diagnóstico es con mucha frecuencia difícil y tardío, porque puede tratarse de un niño verdaderamente enfermo, y es la atipía de las crisis, la repetición y la simultaneidad con otros síntomas no fácilmente explicables, lo que hace pensar en la psicopatología materna, que requiere un tratamiento psiquiátrico adecuado y un enfoque interdisciplinario que debe ser muy cuidadoso e individualizado.

51.2 Enfermedades desmielinizantes del sistema nervioso central

Andrea Savransky • María Gabriela Peretti Ratto • Silvia Tenembaum

Las enfermedades desmielinizantes del sistema nervioso central (SNC) constituyen un grupo de patologías de creciente identificación, que comparten como característica común el desarrollo de un proceso inflamatorio con desmielinización primaria o secundaria y compromiso axonal variable. Estos trastornos incluyen la encefalomielitis diseminada aguda (EDA), los síndromes clínicos aislados (SCA), la esclerosis múltiple (EM) y el espectro ampliado de neuromielitis óptica (NMOSD), con la reciente incorporación del espectro de síndromes asociados con anticuerpos anti-MOG (MOGAD).

Estas entidades pueden identificar un factor disparador (infección viral o vacuna) o presentarse sin una causa evidente, y generan un desequilibrio en la respuesta inmune con la producción de autoanticuerpos dirigidos hacia la sustancia blanca cerebral, cerebelosa, nervios ópticos o médula espinal. En su evolución, estos trastornos pueden comportarse como monofásicos o recurrentes.

El reconocimiento precoz de estas entidades, así como la identificación del autoanticuerpo involucrado, resulta importante para iniciar el tratamiento adecuado y oportuno, y así evitar las secuelas neurológicas en los pacientes. El tratamiento instaurado en el período agudo se encuentra destinado a recuperar el estado neurológico previo, y el tratamiento crónico (en caso de ser necesario) tiene como objetivo la prevención de nuevas recaídas.

El espectro de diagnósticos diferenciales en pacientes pediátricos es muy variado, por lo cual debe realizarse una anamnesis detallada y un examen físico completo. La solicitud de estudios complementarios colabora con el diagnóstico.

En este capítulo se revisa la información más reciente para el diagnóstico de estas entidades y sus diagnósticos diferenciales, con recomendaciones para orientar el plan de estudios y el inicio del tratamiento. En primera instancia, se describen los cuadros agudos (EDA y los diferentes SCA) con un tratamiento unificado, para luego hacer referencia a las patologías crónicas o recurrentes (EM, NMOSD y MOGAD).

Encefalomielitis diseminada aguda

La encefalomielitis diseminada aguda constituye un trastorno inmunomediado desmielinizante que impacta predominantemente en la población pediátrica. Afecta al SNC y se presenta como una encefalopatía aguda o subaguda asociada con déficit neurológicos multifocales, con hallazgos característicos en los estudios de resonancia magnética (RM).

Si bien clásicamente la EDA era considerada una patología monofásica y de buen pronóstico, estudios recientes describen formas recurrentes o multifásicas. La EDA puede ser también la forma de presentación de otras enfermedades recurrentes, por lo que el seguimiento clínico e imagenológico en el tiempo resulta de vital importancia. El concepto actual es considerar a la EDA como un síndrome de presentación de una enfermedad inflamatoria inmunomediada y no como una enfermedad específica. La inmunoterapia es el tratamiento de elección para este cuadro.

Criterios diagnósticos

Con o sin marcador biológico específico, el diagnóstico de EDA se basa en el cumplimiento de criterios clínicos y de neuroimágenes, una vez descartadas otras patologías que pueden presentarse con una clínica similar. El diagnóstico es siempre retrospectivo y de exclusión, y deben cumplirse los cinco criterios siguientes, propuestos por Krupp y cols. en el año 2013:

1. Primer evento clínico multifocal del SNC que impresiona desmielinizante.
2. Tiene que presentarse como encefalopatía (alteración significativa de la conciencia o la conducta) que no pueda explicarse por fiebre, infección sistémica o un estado posictal.
3. La RM debe mostrar lesiones durante la fase aguda o subaguda (hasta 3 meses):
   - Lesiones grandes (mayores de 1-2 cm) de bordes poco definidos, hiperintensas en secuencias específicas (T2 y FLAIR), que comprometen la sustancia blanca cerebral en forma bilateral y asimétrica.
   - Puede asociar lesiones que comprometen la sustancia gris profunda (tálamos y ganglios de la base).
4. El paciente no debería presentar un nuevo evento clínico ni nuevos hallazgos en la RM durante el seguimiento, a partir del tercer mes posterior al inicio.
5. Exclusión de otros diagnósticos alternativos.

Epidemiología e inmunopatogénesis

La edad media de presentación es entre los 5-8 años, con un leve predominio en varones. Típicamente, la EDA se describió como un cuadro posinfeccioso o posvaccinal. Sin embargo, hasta el 25% de los pacientes puede no tener un antecedente claro.

Diferentes vacunas han sido asociadas con el desarrollo potencial de EDA. Estudios recientes identifican a la vacuna antigripal y a la vacuna contra el virus del papiloma humano (HPV) como las más frecuentes. Sin embargo, existen reportes que asocian a la EDA con las vacunas contra la difteria, pertussis, tétanos, poliomielitis, varicela, hepatitis B y sarampión.

Con respecto a la etiología posinfecciosa, diversos virus fueron asociados con el desarrollo de EDA: influenza, enterovirus, sarampión, rubéola, varicela, de Epstein-Barr (EBV) y citomegalovirus (CMV).

Característicamente, el cuadro se desarrolla de 2 a 21 días luego de una infección o inmunización. El fenómeno de mimetismo molecular sería el mecanismo involucrado en el desarrollo de EDA. Determinados epítopos (proteínas) presentes en los virus involucrados compartirían alguna secuencia peptídica similar a ciertos antígenos de la mielina, lo que genera una reacción inmune cruzada y así se producen autoanticuerpos contra antígenos propios de la mielina, con la subsecuente pérdida de la tolerancia inmune. Los epítopos de la mielina más estudiados son la proteína proteolipídica y la glicoproteína oligodendrocítica de la mielina (MOG). La presencia de anticuerpos anti-MOG ha sido identificada hasta en el 60% de los niños con EDA, con algunas características particulares que serán desarrolladas más adelante.

Cuadro clínico

Clásicamente, los pacientes presentan un cuadro viral benigno; el catarro de la vía aérea superior es el más frecuente. Luego de 2 a 21 días, se desarrollan los síntomas característicos de encefalopatía aguda, con compromiso marcado del comportamiento o depresión de la conciencia, asociados con déficits neurológicos multifocales. El cuadro neurológico completo suele desarrollarse de forma rápida con una media de 4,5 días. Diversos síntomas sistémicos, como cefalea, náuseas, malestar general y vómitos pueden preceder a los síntomas neurológicos.

Las formas graves de presentación con requerimiento de unidad de cuidados intensivos se describen en el 15%-25% de los casos.

El compromiso encefálico difuso se presenta con diferentes grados de alteración de la conciencia: confusión, somnolencia, letargo y coma. El resto de las manifestaciones están determinadas por la distribución de las lesiones en el SNC. Las más frecuentes son: hemiparesia o cuadriparesia aguda, signos piramidales, ataxia, compromiso de pares craneales (que incluye la neuritis óptica), convulsiones (aisladas o breves o estado de mal epiléptico), afasia y disfunción de esfínteres.

A pesar de la gravedad del cuadro, el pronóstico, por lo general, es favorable con el inicio temprano de la inmunoterapia.

Estudios complementarios

Resonancia magnética

El advenimiento de la RM cambió el enfoque diagnóstico de los pacientes con enfermedades desmielinizantes y constituye el estudio de elección para orientar el diagnóstico. Permitió considerar este diagnóstico en pacientes que eran previamente diagnosticados con encefalitis infecciosas sin etiología identificada, gracias a lo cual es posible establecer un tratamiento adecuado que mejora el pronóstico. Asimismo, la RM adquiere relevancia para la exclusión de los diagnósticos diferenciales.

Es recomendable realizar la RM de cerebro antes de realizar una punción lumbar con el objetivo de descartar un eventual descenso amigdalino secundario al efecto expansivo que pueden presentar las lesiones inflamatorias.

Se debe solicitar una RM de cerebro y médula espinal completa, con y sin contraste endovenoso e, idealmente, en equipos de alta resolución de imágenes (mayor o igual a 1.5 teslas).

Las secuencias de elección para la visualización de las lesiones son T2 y FLAIR, que evidencian múltiples señales hiperintensas bilaterales y asimétricas, de bordes poco definidos. Usualmente, las lesiones se presentan con diferentes tamaños en el mismo paciente e involucran la sustancia blanca cerebral, subcortical o profunda, cerebelo, tronco del encéfalo y médula espinal. La identificación de lesiones en la médula espinal se describe hasta en un tercio de los pacientes con EDA, y se trata de lesiones confluentes que involucran varios segmentos medulares. Frecuentemente, se observa el compromiso de la sustancia gris profunda, que ocupa tálamos y ganglios de la base (Figura 51.2.1).

Las secuencias ponderadas en T1 con contraste (gadolinio endovenoso) pueden resultar de utilidad para identificar la carga de lesiones inflamatorias activas; sin embargo, el refuerzo con gadolinio es variable, ya que depende del momento evolutivo en el que se realice el estudio.

El uso de técnicas avanzadas de neuroimágenes, como difusión (DWI) y los correspondientes mapas de coeficiente de difusión aparente (ADC), permite identificar la presencia de edema vasogénico visualizado como señales hiperintensas en DWI, sin caída de la señal en ADC.

Clásicamente, se describieron cinco patrones de neuroimágenes:

1. EDA con lesiones pequeñas.
2. EDA con lesiones extensas, tumefactivas o seudotumorales.
3. EDA con compromiso de la sustancia gris profunda, con lesiones bitalámicas.
4. EDA con transformación hemorrágica de grandes placas.
5. EDA con lesiones seudoleucodistróficas.

Si bien no se encontró correlación entre los patrones imagenológicos y el pronóstico, resultan de utilidad para considerar los diagnósticos diferenciales.

La RM también juega un rol fundamental en el seguimiento de los pacientes con EDA. Al ser un diagnóstico retrospectivo, la demostración de la resolución total o parcial de las lesiones inflamatorias refuerza el diagnóstico de EDA, mientras que la aparición de lesiones nuevas, en principio, lo excluye. Se sugiere la realización de al menos dos RM de control. La primera a los 3-6 meses del evento agudo, y la segunda a los 9-12 meses, para descartar la aparición de nuevas lesiones y la consiguiente consideración de una enfermedad desmielinizante crónica.

Laboratorio

El estudio del líquido cefalorraquídeo (LCR) debe realizarse en todo niño con encefalopatía aguda, principalmente para descartar un proceso infeccioso del SNC. En los pacientes con EDA, el citoquímico del LCR suele presentar un aumento de la celularidad a predominio linfocitario y un incremento de las proteínas con glucorraquia normal. Sin embargo, la ausencia de estas alteraciones no descarta el diagnóstico. Es recomendable completar la investigación del LCR en búsqueda agentes infecciosos tanto virales como bacterianos.

La búsqueda del fraccionamiento oligoclonal de la IgG (bandas oligoclonales [BOC]) debe ser realizada por la técnica de isoelectroenfoque y en muestras pareadas de LCR y suero. La presencia de BOC intratecales está descrita hasta en el 30% de los pacientes con EDA. A diferencia de la esclerosis múltiple, la producción de estas BOC es transitoria.

En función del alto porcentaje de pacientes pediátricos con EDA y anticuerpos anti-MOG positivos, la determinación de estos anticuerpos en suero mediante el ensayo basado en células (CBA) debe ser realizada en todo paciente con manifestaciones clínicas y sospecha de EDA.

Diagnósticos diferenciales

La consideración de diagnósticos diferenciales resulta de suma importancia en todo niño con EDA. Tal como se menciona en los criterios diagnósticos, se trata de un diagnóstico de exclusión, luego de no encontrar otra explicación para el cuadro. En la Tabla 51.2.1 se describen las banderas rojas y los diagnósticos diferenciales a considerar.

La EDA puede ser la manifestación inicial de una enfermedad recurrente crónica, como el NMOSD, la EM o de las formas multifásicas de EDA.

Un subgrupo de pacientes con EDA inicial puede desarrollar recaídas clínicas presentando exclusivamente neuritis óptica, con evidencia en la RM de buena reparación de las lesiones cerebrales

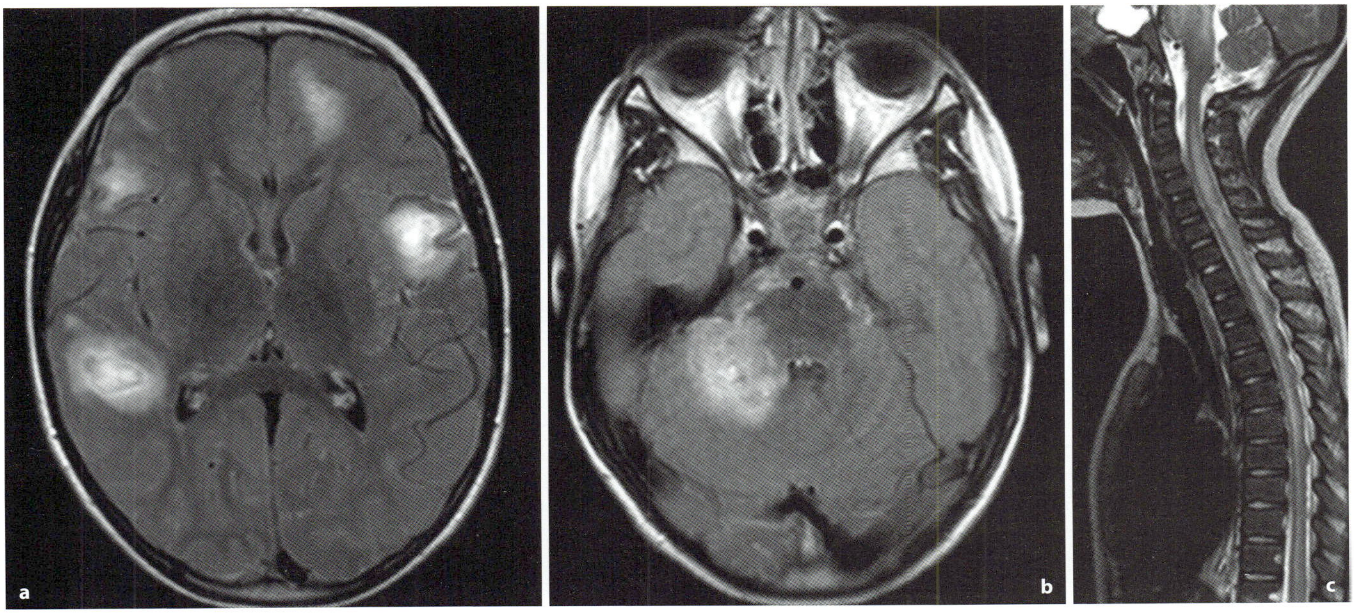

Figura 51.2.1 Encefalomielitis diseminada aguda (EDA). Características de la resonancia magnética (RM) de cerebro y médula espinal. **a-b** RM de cerebro. Cortes axiales/FLAIR con imágenes típicas, grandes, de límites imprecisos y un halo inflamatorio, supratentoriales (predominantemente subcorticales) e infratentoriales (que ocupan el pedúnculo cerebeloso medio derecho). **c** RM de médula espinal. Corte sagital/T2 con una lesión hiperintensa, confluente, longitudinal que se extiende desde los segmentos cervicales hasta el cono.

Tabla 51.2.1 Banderas rojas y diagnósticos diferenciales de EDA

Signos clínicos	Diagnóstico alternativo	Estudios complementarios
Fiebre, signos meníngeos	▪ Patología infecciosa del SNC (principal diagnóstico diferencial)	▪ Cultivos y PCR de LCR para búsqueda de agentes infecciosos
Cefalea como síntoma dominante	▪ Vasculitis primaria o secundaria del SNC ▪ Síndrome de Susac	▪ Técnicas angiográficas de vasos intracraneales y extracraneales ▪ Retinofluoresceinografía
Convulsiones recurrentes	▪ Encefalitis autoinmunes	▪ Anticuerpos anti-NMDAR (LCR) y anti-MOG (suero)
Síntomas psiquiátricos y movimientos anormales	▪ Encefalitis por anticuerpos anti-NMDAR ▪ Lupus eritematoso sistémico	▪ Anticuerpos anti-NMDAR ▪ Panel de autoinmunidad
Eventos clínicos tipo *stroke*	▪ Vasculitis del SNC ▪ Enfermedad mitocondrial (MELAS)	▪ Estudios angiográficos de vasos intracraneales ▪ Laboratorio con perfil metabólico específico
Cuadro progresivo a pesar del tratamiento Anormalidades neurológicas previas	▪ Leucodistrofias hereditarias	▪ Estudios genéticos. ▪ Seguimiento imagenológico para ver evolutividad
Hipertensión arterial sostenida	▪ Leucoencefalopatía posterior reversible (PRES)	–
Pacientes oncológicos con quimioterapia	▪ Toxicidad por metotrexato	–
Signos multifocales, pérdida de la audición y compromiso visual	▪ Síndrome de Susac	▪ Retinofluoresceinografía ▪ RM de cerebro: lesiones a lo largo del cuerpo calloso en bolas de nieve, hipointensas en T1
Hallazgos en LCR	**Diagnóstico alternativo**	**Estudios para solicitar**
Celularidad mayor a 50/mm^3 Hipoglucorraquia	▪ Patología infecciosa del SNC	▪ Cultivos y PCR virales; cultivos bacterianos
Bandas oligoclonales positivas	▪ Esclerosis múltiple	▪ Seguimiento con RM para evaluar la aparición de nuevas lesiones
Hallazgos en RM	**Diagnóstico alternativo**	**Estudios complementarios**
Lesiones cerebrales bilaterales y simétricas	▪ Leucodistrofias hereditarias ▪ Enfermedades metabólicas respondedoras a vitaminas	▪ Estudios genéticos ▪ Estudios metabólicos en sangre, LCR y orina
Lesiones exclusivas bitalámicas con evidencia de transformación hemorrágica	▪ Encefalopatía necrosante aguda (ANE)	–
Lesiones isquémicas con restricción en la difusión (DWI/ADC)	▪ Evento isquémico cerebrovascular	▪ Estudios angiográficos de vasos intracraneales y extracraneales ▪ Estudio de panel, patología protrombótica ▪ Evaluación cardiológica
Lesiones mesiales bitemporales	▪ Encefalitis autoinmunes	▪ Anticuerpos anti-NMDAR (LCR) y anti-MOG (suero)
Lesión única expansiva, progresiva a pesar de la inmunoterapia inicial	▪ Neoplasia de SNC	–
Lesiones ovoides de bordes definidos, periventriculares y perpendiculares al eje mayor del cuerpo calloso	▪ Esclerosis múltiple	▪ Bandas oligoclonales en LCR y suero ▪ Potenciales evocados cerebrales

Modificado de: Pohl D, Gulay A, Van Haren K, et al. Acute disseminated encephalomyelitis: update on an inflammatory CNS syndrome. Neurology 2016; 87 (9 Suppl 2): S38-S45.

iniciales y sin desarrollar nuevas lesiones, a excepción del compromiso de uno o ambos nervios ópticos. Esta forma evolutiva se denomina encefalomielitis diseminada aguda seguida de neuritis óptica (EDA-NO) y está asociada fuertemente con la presencia de anticuerpos anti-MOG.

Tratamiento

La inmunoterapia representa el tratamiento de elección para la EDA. Asimismo, se recomienda la asociación inicial con terapias antivirales y antibacterianas de amplio espectro hasta la exclusión de las causas infecciosas. El inicio precoz puede acelerar la recuperación y mejorar el pronóstico a largo plazo de los pacientes. El tratamiento de la EDA se aborda más adelante, junto con el de otros eventos agudos desmielinizantes.

Pronóstico

El pronóstico de la EDA es, generalmente, favorable, con recuperación completa en el 60%-90% de los pacientes. La recuperación funcional puede observarse en los primeros días o requerir hasta 6 meses de rehabilitación. Déficits residuales, como ataxia leve, hemiparesia, torpeza motriz y epilepsia, pueden observarse en el 20%-30% de los niños.

A su vez, con frecuencia, se identifican trastornos residuales de la conducta y compromiso cognitivo. La detección precoz de estos trastornos resulta de importancia para establecer un abordaje adecuado.

Síndrome clínico aislado

Se define como síndrome clínico aislado (SCA) a un primer evento o ataque clínico que muestra signos y síntomas sugestivos de enfermedad desmielinizante inflamatoria del SNC. Los síntomas deben persistir al menos por 24 horas, en ausencia de fiebre o infección, y sin encefalopatía asociada. Los eventos aislados pueden ser monofocales o multifocales, y pueden ser monofásicos o ser el primer evento de una enfermedad crónica recurrente.

Los fenotipos más frecuentes son:

- Neuritis óptica.
- Mielitis transversa.
- Síndrome cerebeloso.
- Síndrome del tronco encefálico.
- Síndrome cerebral tumefactivo.

Los dos primeros son los más frecuentes en pediatría. La RM no debe cumplir criterios diagnósticos de EM. Ante un episodio de SCA, la evaluación del paciente tiene los siguientes objetivos:

- Realizar un diagnóstico sindrómico adecuado, que incluya la evaluación del riesgo de desarrollar una enfermedad crónica recurrente.
- Establecer el diagnóstico alternativo de una patología no desmielinizante.
- Iniciar un tratamiento precoz.
- Evaluar la necesidad de iniciar inmunoterapia a largo plazo.

Asimismo, para completar una evaluación apropiada de los pacientes con SCA es importante realizar:

1. Evaluación clínica detallada:
   - Antecedentes familiares o personales de autoinmunidad (hipotiroidismo, diabetes, enfermedades reumatológicas, vitiligo, psoriasis, etc.).
   - Antecedentes de episodios similares o de síntomas compatibles con eventos desmielinizantes (clínica de neuritis óptica, mielitis con compromiso motor, sensitivo o esfinteriano, encefalopatía, vómitos incoercibles).
   - Antecedentes de infección viral previa o vacunación.
2. Examen físico completo y ordenado, con la aplicación de escalas funcionales que resultan útiles para el seguimiento (escala expandida del estado de discapacidad [EDSS]; escala visual [*Visual Outcome Scale*]; índice ambulatorio de Hauser [*Hauser Ambulation Index*]).
3. Evaluación oftalmológica: agudeza visual, fondo de ojo, biomicroscopía.
4. Neuroimágenes: la evaluación del paciente se debe completar siempre con la realización de una RM de cerebro, nervios ópticos y médula espinal completa, con y sin contraste, para identificar la presencia de lesiones sintomáticas y asintomáticas, con equipos de alta definición.
5. Análisis de sangre completo, que incluya: hemograma, hepatograma, función renal, perfil tiroideo, anticuerpos antitiroideos, perfil reumatológico (ANA y anticuerpos contra antígenos extraíbles en caso de ANA positivo), fracciones C3 y C4 del complemento, eritrosedimentación y proteína C reactiva (PCR), dosaje de vitamina D, dosaje de inmunoglobulinas (IgG, IgA, IgM), subpoblaciones linfocitarias, serologías para EBV, hepatitis B y varicela antes del inicio del tratamiento.
6. Estudio del LCR: citoquímico, búsqueda de BOC intratecales (pareadas con muestra de suero), cultivos bacterianos y PCR virales.
7. Búsqueda de autoanticuerpos específicos, según el cuadro clínico: anti-acuaporina 4 (AQP4) y anti-MOG.

Neuritis óptica

La neuritis óptica (NO) constituye el SCA más frecuente, tanto en pacientes pediátricos como en adultos. Los síntomas de presentación habitualmente incluyen:

- Dolor a la movilización ocular (puede ser difícil de referir en los pacientes más pequeños).
- Alteración de la visión de colores (discromatopsia), que afecta sobre todo la identificación del color rojo.
- Según el segmento óptico afectado, puede asociar edema o borramiento de la papila o mostrar un fondo de ojo normal.

El compromiso puede ser uni o bilateral. En pacientes mayores de 10 años suele observarse una NO unilateral, mientras que la presentación bilateral es más frecuente en los niños menores. En el examen clínico debe identificarse la presencia característica del defecto pupilar aferente.

Según las características clínicas y los hallazgos en las neuroimágenes de la NO, se pueden considerar diferentes etiologías (Tabla 51.2.2). En la RM de órbita se puede observar un engrosamiento de la vaina de los nervios ópticos con realce poscontraste, así como la presencia de una señal hiperintensa en los nervios ópticos en las secuencias ponderadas en T2 y STIR (supresión grasa). El compromiso óptico puede ser parcial o longitudinal, e incluso puede comprometer al quiasma óptico. El sector del nervio óptico afectado y la extensión del proceso inflamatorio pueden ser indicadores diagnósticos, como se observa en la Tabla 51.2.3.

El estudio de RM debe incluir siempre el cerebro y la médula espinal, aunque el paciente no presente compromiso clínico de estos sectores, ya que permite identificar la presencia de lesiones asintomáticas que pueden orientar el diagnóstico de base.

Los potenciales evocados visuales, realizados en el período agudo, suelen revelar latencias (p100) prolongadas y pueden también detectar compromiso subclínico bilateral en pacientes con clínica de NO unilateral.

La búsqueda de anticuerpos anti-MOG y anti-AQP4 se debe realizar de acuerdo con las características clínicas y los datos que aportan las neuroimágenes. En la Tabla 51.2.2 se describen las banderas rojas y los diagnósticos diferenciales a considerar en pacientes con NO.

En pediatría, el pronóstico de las NO, por lo general, es favorable, a pesar de presentarse en forma dramática. La mayoría de los estudios reportan una recuperación completa en el 70%-85% de los pacientes.

Un subgrupo de pacientes desarrolla un cuadro denominado *Chronic Relapsing Idiopatic Optic Neuritis* (CRION), caracterizado por NO a repetición con marcada dependencia a los corticoides. Esta entidad se encuentra asociada con la presencia de anticuerpos anti-MOG.

El tratamiento de la NO se describe en conjunto con el de los otros SCA.

Mielitis transversa

La mielitis transversa (MT) es la manifestación de la agresión inmunomediada inflamatoria de la médula espinal. Constituye el segundo SCA en pediatría y afecta al 20% de los niños que presentan un SCA. Según el grupo de trabajo del consorcio de mielitis transversa de la Academia Americana de Neurología, se la define como:

- Compromiso bilateral sensitivo, motor, o disfunción autonómica.
- Sin evidencia de patología compresiva.
- Evidencia de nivel sensitivo (difícil de determinar en niños pequeños).
- Evidencia de inflamación (pleocitosis o índice de IgG elevado en LCR, o captación de contraste en la RM).
- Progresión al nadir dentro de 4 horas a 21 días del inicio de los síntomas.

Al igual que la NO, la MT puede representar un desorden desmielinizante monofásico, ser la presentación inicial de un síndrome crónico recurrente como el NMOSD o la EM, o bien

Tabla 51.2.2 Banderas rojas y diagnósticos diferenciales de NO

Signos clínicos	Diagnóstico alternativo	Estudios complementarios
Historia familiar de compromiso visual	▪ Neuropatía óptica hereditaria de Leber (mutación *LOHN*)	▪ Estudio genético específico
Infección orbitaria o sinusitis	▪ Neuropatía óptica infecciosa	–
Enfermedad autoinmune asociada	▪ NMOSD con anticuerpos anti-AQP4 ▪ MOGAD	▪ Anticuerpos anti-AQP4 y anti-MOG en suero
Consumo de fármacos o exposición a agentes químicos	▪ Neuropatía óptica tóxica	–
Perdida súbita de la agudeza visual	▪ Neuropatía óptica anterior isquémica	▪ Evaluación oftalmológica ▪ Evaluar factores de riesgo cardiovascular
Compromiso bilateral y simultáneo	▪ NO posinfecciosa ▪ MOGAD ▪ NMOSD con anticuerpos anti-AQP4	▪ Anticuerpos anti-AQP4 y anti-MOG en suero ▪ Potenciales evocados visuales por damero ▪ Tomografía de coherencia óptica (OCT)
Instalación lenta de la pérdida visual	▪ Tumor del SNC ▪ Sarcoidosis	▪ RM de cerebro y órbitas ▪ TC de tórax
Cefalea persistente, seguida de instalación lenta de la pérdida visual	▪ Hipertensión endocraneana (HTE) idiopática o asociada a tumor	▪ RM de cerebro, órbitas y médula espinal, sin y con gadolinio ▪ Punción lumbar con presión de apertura
Afectación visual sin dolor a la movilización ocular **Ausencia de defecto pupilar aferente**	▪ LHON ▪ Neuroretinitis ▪ Trastorno funcional	▪ Estudios genéticos específicos ▪ Serologías (*Bartonella henselae* principalmente) ▪ Potencial evocado visual por damero, OCT
Hallazgos en el fondo de ojo	**Diagnóstico alternativo**	**Estudios complementarios**
Edema de papila **Borramiento de papila sin caída de visión** **Hemorragia peripapilar**	▪ Hipertensión endocraneana ▪ Drusens ▪ Sarcoidosis	▪ RMN de cerebro. ▪ PL con presión de apertura ▪ Ecografía ocular, TC de órbitas ▪ TC de tórax
Estrella macular	▪ Neuroretinitis	▪ Serologías (*Bartonella henselae*, toxoplasmosis)

Hallazgos en el seguimiento	Diagnóstico alternativo
Falta de mejoría o deterioro progresivo luego de 4 semanas de tratamiento	▪ LOHN ▪ Sarcoidosis ▪ CRION ▪ NMOSD
Deterioro de agudeza visual con la reducción o suspensión de corticoides	▪ CRION ▪ NMOSD ▪ MOGAD

corresponder a la manifestación neurológica de una condición autoinmune sistémica, como el lupus eritematoso sistémico (LES).

Las características clínicas e imagenológicas pueden orientar hacia el diagnóstico subyacente (*v.* Tabla 51.2.3).

El cuadro clínico suele iniciar con dolor dorsal seguido de déficit motor o sensitivo, uni o bilateral, asociado a compromiso esfinteriano. La sintomatología sensitiva puede ser positiva (parestesias, alodinia, hiperestesia) o negativa (hipoestesia). El típico nivel sensitivo descrito en adultos puede ser difícil de identificar en la población pediátrica.

El trastorno vesical puede manifestarse como urgencia miccional o retención urinaria y puede requerir la colocación de una sonda vesical. Asimismo, puede haber constipación. En el examen físico y de acuerdo con el nivel de afectación, se puede detectar la ausencia de reflejos cutáneo-abdominales o cremasterianos.

El trastorno motor más frecuente en pediatría es la paraparesia, pero en los casos de mielopatía parcial puede presentarse hemiparesia o incluso monoparesia. Al inicio del cuadro, la paraparesia suele ser fláccida con ausencia de reflejos osteotendinosos profundos, pero paulatinamente se instalan signos de liberación piramidal, con espasticidad, reflejos osteotendinosos aumentados, clonus y reflejo de Babinski.

Un síntoma frecuentemente asociado con la MT es el prurito dorsal. En algunas ocasiones, la MT puede ir acompañada de afectación radicular, y el dolor posee características de radiculitis.

En cuanto a los estudios complementarios, el LCR puede evidenciar signos inflamatorios (hiperproteinorraquia o aumento de la celularidad). Asimismo, es importante la búsqueda de BOC. Según la afectación clínica y la distribución de las lesiones, se debe solicitar el estudio de anticuerpos anti-AQP4 y anti-MOG (*v.* Tabla 51.2.3).

Tabla 51.2.3 Diferencias clínicas e imagenológicas entre EM, NMOSD AQP4+ y MOGAD

	Esclerosis múltiple	NMOSD con anticuerpos anti-AQP4	MOGAD
Edad de inicio	Adolescentes	Niños mayores de 10 años	Niños más pequeños
Cuadro clínico de presentación	▪ NO unilateral ▪ MT ▪ Síndrome del tronco encefálico o cerebeloso	▪ NO bilateral ▪ LETM ▪ Síndrome del área postrema ▪ Síndrome diencefálico	▪ EDA ▪ NO bilateral, longitudinal, con papilitis ▪ Encefalitis autoinmune ▪ LETM ▪ Convulsiones ▪ CRION ▪ EDA-NO
Curso clínico	Recaída-remisión	Con recaídas	Monofásico y recurrente
Gravedad de los ataques	+	+++	++
Comorbilidades autoinmunes	Baja prevalencia	LES, Sjögren, hipotiroidismo, encefalitis límbica y por anticuerpos anti-NMDAR, miastenia *gravis*	Hipotiroidismo, fenómeno de Reynaud, encefalitis por Ac anti-NMDAR
LCR: pleocitosis	+	++	+++
LCR: BOC	+++	+	+
Neuropatología	▪ Desmielinización ▪ Daño axonal	Astrocitopatía	Oligodendrocitopatía
RM de órbitas	NO unilateral y corta 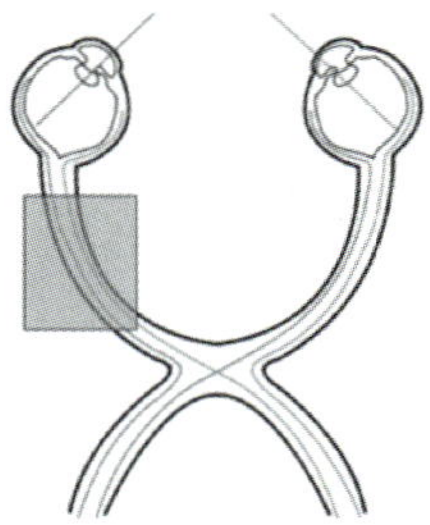	▪ Unilateral o bilateral longitudinal (más del 50% del trayecto) ▪ Frecuentemente posterior ▪ Compromiso del quiasma óptico 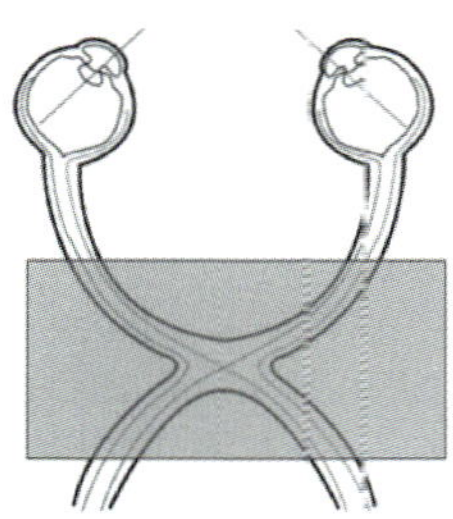	▪ Bilateral y longitudinal ▪ Frecuente compromiso anterior ▪ Frecuente papilitis 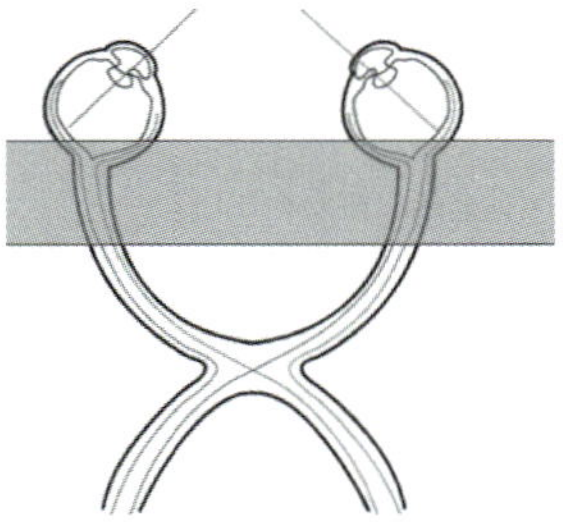
RM cerebral	▪ Lesiones ovoideas multifocales ▪ Sustancia blanca periventricular, yuxtacortical e infratentorial ▪ Lesiones hipointensas en T1 (agujeros negros) ▪ Signo de vénula central en SWI	▪ Compromiso del área postrema ▪ Lesiones hipotalámicas ▪ Lesiones que rodean el tercer y cuarto ventrículos	▪ Lesiones grandes tumefactivas ▪ Compromiso de sustancia gris cortical y núcleos profundos ▪ Lesiones tumefactivas de tronco encefálico
RM medular	▪ Sagital: lesiones medulares cortas (menos de 3 metámeras) ▪ Axial: lesiones parciales y laterales 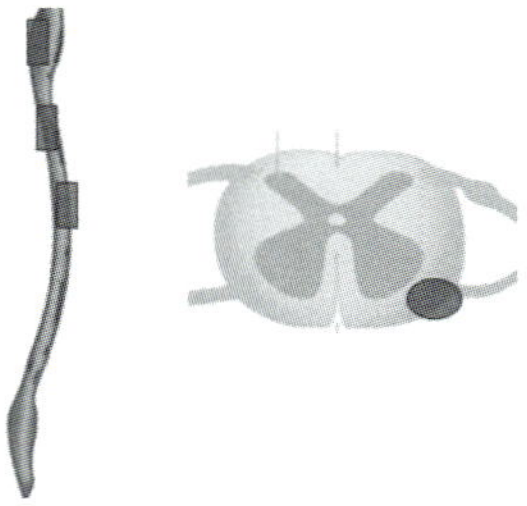	▪ Sagital: LETM ▪ Axial: compromiso central medular ▪ Mayor afectación cervicodorsal 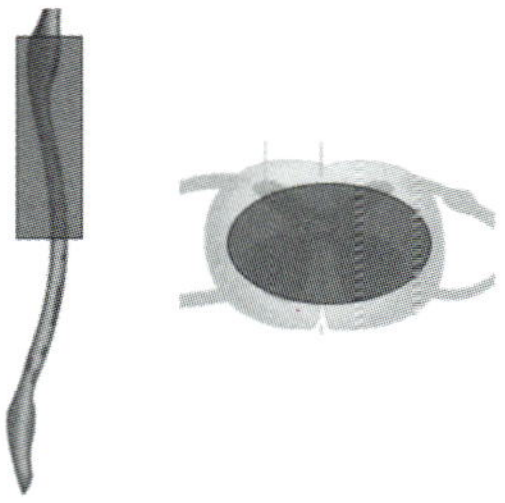	▪ Sagital: LETM ▪ Axial: compromiso central medular ▪ Mayor compromiso toracolumbar y cono 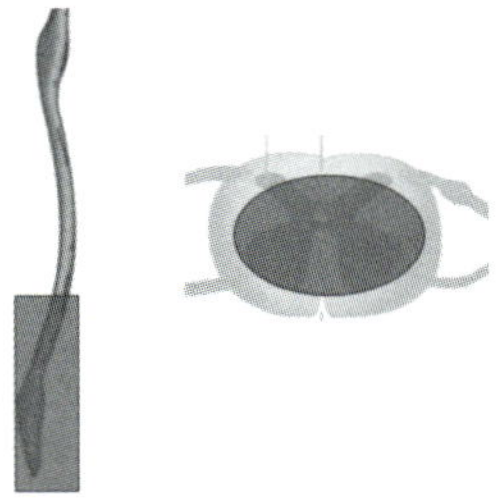
Tratamiento para la prevención de recaídas	▪ Inmunomodulador ▪ Inmunosupresor	Inmunosupresión	▪ No siempre es necesario en EDA multifásica y EDA-NO ▪ En los casos que lo requieran, inmunosupresión o IVIG mensual

Modificado de: Tenembaum S. Pediatric demyelinating disease and anti-MOG antibody. Clin Exp Neuroimmunol 2021; 1-15.

La RM es la neuroimagen indicada para el diagnóstico de un paciente con MT, y debe cubrir el cordón medular completo para evaluar su extensión y distribución, para lo cual se deben solicitar cortes sagitales y axiales, con y sin contraste endovenoso. Dado el delgado diámetro del cordón medular pediátrico, y que algunas lesiones medulares pueden ser pequeñas, es recomendable realizar el estudio en un resonador de por lo menos 1.5 teslas. Las secuencias recomendadas para la visualización de las lesiones medulares son T2 y STIR, en las cuales se observan como señales hiperintensas, así como T1 con contraste para evaluar el patrón de captación. En los cortes sagitales se evalúa la extensión de la lesión; se denomina mielitis longitudinalmente extendida (LETM) a la que afecta a más de tres segmentos medulares consecutivos. Este patrón usualmente se asocia con el NMOSD seropositivo para anticuerpos anti-AQP4 o anti-MOG. En cambio, las mielitis que comprometen menos de tres segmentos medulares se definen como mielitis cortas, y son más frecuentes en la EM. En los cortes axiales es importante definir si la lesión afecta la sustancia gris centro medular (NMOSD con IgG anti-AQP4 o anti-MOG), la sustancia gris de los cordones anteriores (causas infecciosas o vasculares) o la sustancia blanca medular lateral o posterior (más típico de la EM) (*v.* Tabla 51.2.3).

Dado que los niños con MT pueden mostrar lesiones subclínicas supratentoriales hasta en el 40% de los casos, el estudio de cerebro debe ser incluido en el protocolo.

En la Tabla 51.2.4 se resumen las banderas rojas y diagnósticos diferenciales de las MT.

Una vez establecido el diagnóstico de MT y descartadas las etiologías infecciosas, se debe iniciar la inmunoterapia en forma precoz. La MT en la edad pediátrica tiene, en general, mejor pronóstico que en los adultos.

La mejoría funcional de los pacientes suele verse en los primeros meses desde el evento agudo. Las secuelas más frecuentes son sensitivas, motoras (espasticidad) y la disfunción neurogénica vesical. Estos trastornos pueden requerir tratamiento sintomático combinado y son muy incapacitantes.

Síndromes del tronco encefálico y cerebelo

El compromiso inflamatorio del tronco encefálico y del cerebelo es infrecuente como presentación aislada; sin embargo, es más frecuente en la población pediátrica que en los adultos.

Los síntomas habituales involucran a los pares craneales: oftalmoparesia, síntomas faciales sensitivos, nistagmus y vértigo.

El síndrome cerebeloso puede presentar ataxia de tronco y extremidades de gravedad variable, dismetría y adiadococinesia.

Tabla 51.2.4 Banderas rojas y diagnósticos diferenciales de MT

Signos clínicos	Diagnóstico alternativo	Estudios complementarios
Déficit clínico progresivo Dolor persistente	• Tumor medular: más frecuentes aquellos extra-axiales con compresión secundaria • Tumores neuroectodérmicos, sarcomas, linfomas	• RM de médula espinal completa • Estudio sin y con gadolinio EV • Eventual citometría de flujo de células en LCR
Presentación hiperaguda Antecedente de esfuerzo	• Mielopatía vascular: isquemia medular, embolia fibrocartilaginosa	• Solicitar secuencias de DWI/ADC
Antecedente de procedimientos vasculares o de anestesia peridural	• Mielopatía vascular	–
Paciente con inmunodeficiencia primaria o adquirida	• Mielopatía infecciosa	• Estudios de PCR y cultivos para gérmenes comunes y oportunistas
Paciente con enfermedad de base definida: LES	• Mielopatía por LES • Mielopatía asociada a anticuerpos anti-AQP4	• Búsqueda de anticuerpos anti-AQP4 en suero
Hallazgos en el LCR	**Diagnóstico alternativo**	
Ausencia de signos inflamatorios en LCR	• Mielopatía vascular o metabólica	
Hallazgos en la RM medular	**Diagnóstico alternativo**	**Estudios complementarios**
Lesiones expansivas, heterogéneas Signos de necrosis o sangrado intralesional	• Tumor medular	–
Compromiso exclusivo de sustancia gris de astas anteriores Hiperintensidad de cuerpo o disco vertebral	• Mielopatía infecciosa: polio o polio-*like*. Isquemia medular anterior • Mielopatía vascular por embolia fibrocartilaginosa	• Búsqueda de EV D68 en SNF. • Búsqueda de polio en materia fecal
Compromiso asociado de raíces	• Mielopatía infecciosa viral • Mielopatía asociada a anticuerpos anti-MOG	• Búsqueda de PCR virales • Anticuerpos anti-MOG
Compromiso asociado del cuerpo vertebral	• Mielopatía infecciosa: TBC, infección bacteriana	• Búsqueda de etiología específica de micobacterias en esputo o lavados gástricos, hemocultivos
Compromiso exclusivo de cordones posteriores	• Mielopatía por déficit de vitamina B_{12} • Mielopatía asociada al VIH, sífilis	• Dosaje de vitamina B_{12} • Serologías para VIH y sífilis
Colección extraaxial	• Abscesos epidurales • Hematomas	–
Hallazgos en la RM de cerebro	**Diagnóstico alternativo**	**Estudios complementarios**
Lesiones pequeñas periventriculares, yuxtacorticales	• EM	• BOC en LCR. RM de control para confirmar diseminación en tiempo
Lesiones grandes de bordes poco definidos, en sustancia gris profunda	• EDA • MOGAD	• Anticuerpos anti-MOG en suero
Lesiones periacueductales Lesiones en dorso de protuberancia o bulbo	• NMOSD con anticuerpos anti-AQP4	• Anticuerpos anti-AQP4 en suero

El cuadro de oftalmoparesia internuclear es un desorden distintivo resultante de la afectación del fascículo longitudinal medial, y es muy sugestivo de EM.

El síndrome del área postrema, caracterizado por vómitos o hipo recurrentes e incoercibles, es típico de los pacientes con NMOSD asociado con IgG anti-AQP4, y corresponde al compromiso del dorso del bulbo raquídeo.

La RM muestra lesiones que pueden comprometer el mesencéfalo, protuberancia, bulbo, pedúnculos cerebelosos, o el cerebelo, de acuerdo con el síndrome clínico. La RM de cerebro y médula espinal puede mostrar lesiones subclínicas.

El espectro de diagnósticos diferenciales que pueden presentarse con un síndrome del tronco encefálico en pacientes pediátricos es muy amplio e incluye tumores, neurosarcoidosis, enfermedades metabólicas, mielinolisis pontina, encefalitis de tronco o síndrome de Bickerstaff (espectro asociado con anticuerpos anti-GQ1B). Este último es un síndrome de tronco que clínicamente incluye ataxia y oftalmoparesia, asociados con signos de neurona motora. Otro diagnóstico diferencial por los hallazgos en neuroimágenes es el *Chronic Lymphocytic Inflammation with Pontine Perivascular Enhancement Responsive to Steroids* (CLIPPERS); se trata de una entidad infrecuente, que afecta a la protuberancia con un patrón imagenológico característico con captación de gadolinio tipo pimienta y que responde muy bien a los corticoides.

Síndromes cerebrales tumefactivos

En raras ocasiones, el evento desmielinizante se presenta con imágenes de lesiones grandes, solitarias y con efecto de masa en el cerebro. Estas lesiones pueden evocar neoplasias o abscesos cerebrales y han recibido el nombre de lesiones desmielinizantes tumefactivas.

Una lesión tumefactiva debe presentar un diámetro mayor de 2 cm y tener efecto de masa sobre estructuras vecinas. Frecuentemente, presenta edema perilesional y realce con el contraste endovenoso.

El cuadro clínico asociado con esta presentación puede incluir signos y síntomas de hipertensión endocraneana (HTE), como cefalea y vómitos. Según la localización, puede haber compromiso motor, afasia, ataxia, convulsiones y defectos del campo visual.

Los diagnósticos diferenciales incluyen principalmente las neoplasias del SNC, abscesos, vasculitis y lesiones granulomatosas. Ante la duda diagnóstica, puede ser necesario realizar una biopsia cerebral. Sin embargo, la presencia de otras lesiones a lo largo del neuroeje puede resultar de utilidad para las consideraciones diagnósticas.

Tratamiento de la EDA y los SCA

El tratamiento agudo de la EDA y de los diferentes SCA es la inmunoterapia. El inicio precoz del tratamiento resulta de suma importancia para evitar el desarrollo de secuelas neurológicas.

Si no se puede descartar una etiología infecciosa, se recomienda iniciar empíricamente la terapia antiviral y antibiótica (aciclovir y ceftriaxona) para comenzar luego con el tratamiento con corticoides endovenosos. En síndromes particulares, como en la MT, la rápida respuesta a la inmunoterapia permite orientar hacia el diagnóstico etiológico.

Es importante tomar las muestras para serologías, autoanticuerpos específicos y anticuerpos sistémicos antes de iniciar la inmunoterapia, ya que estas pueden modificar los resultados.

En el Algoritmo 51.2.1 se describe el abordaje y tratamiento de la EDA y los SCA, así como la decisión terapéutica frente a los diagnósticos de base.

Todo paciente debe ser examinado clínica y neurológicamente, aplicando las escalas funcionales correspondientes al déficit antes y después de instaurar el tratamiento agudo, con el propósito de contar con un parámetro objetivo que permita definir la necesidad de inmunoterapias complementarias, cuando no se logra la recuperación completa del subsistema funcional involucrado. Se plantean las siguientes recomendaciones.

Corticoides. Representan la primera línea de inmunoterapia, tanto para la EDA como para los SCA. La dosis recomendada de metilprednisolona es de 30 mg/kg/día, máximo 1 g/día, por 5 días consecutivos, con la posibilidad de repetir el ciclo en caso de respuesta subóptima. Se recomienda la asociación de calcio, vitamina D y protección gástrica, como así también el control de la presión arterial y la búsqueda de glucosuria mientras dure la infusión.

Los eventos adversos más comunes asociados con el uso de corticoides en altas dosis incluyen: intolerancia a la glucosa, retención de hidrosalina, *rash*, hipopotasemia y, eventualmente, úlcera péptica. El uso prolongado de corticoides puede provocar retardo del crecimiento, aumento de la presión ocular, cataratas, hirsutismo, estrías en la piel y osteopenia.

Con respecto al esquema de retiro de los corticoides, se ha descrito que descensos realizados en menos de 3 semanas se asocian con mayor riesgo de recaídas. En los pacientes con sospecha de MOGAD el riesgo es aún mayor, por lo que se recomienda retirar el tratamiento en 4-6 semanas. Es conveniente realizar dosajes de ACTH y cortisol antes de indicar la suspensión de la corticoterapia.

Gammaglobulina. El uso de gammaglobulina endovenosa (IGIV) es una opción de inmunoterapia de rescate de segunda línea. La dosis es 2 g/kg administrada en 2-5 días. Cuando los pacientes tienen contraindicación de recibir esteroides, cuando no se puede descartar una enfermedad infecciosa del SNC (hongos, amebas o micobacterias) o en aquellos pacientes con imposibilidad de iniciar el recambio plasmático terapéutico (*v.* más adelante), la terapia con IGIV se convierte en la primera línea.

Los efectos adversos más frecuentes incluyen: *rash*, cefalea, tos, náuseas y vómitos. Asimismo, pueden producirse efectos adversos más graves, como el *shock* anafiláctico y la meningitis aséptica. Se recomienda el uso de premedicación (antihistamínicos y corticoides) y realizar una progresión lenta de la velocidad de infusión (*v.* Capítulo 14).

Recambio plasmático terapéutico (RPT) o plasmaféresis. Constituye la terapia de rescate de segunda línea para los eventos desmielinizantes graves que no responden a los corticoides.

Se trata de un procedimiento inmune no selectivo que, a través de un proceso de filtración o centrifugación, remueve moléculas de alto peso molecular, como inmunocomplejos, anticuerpos y citoquinas. Para su implementación, se requiere un centro de alta complejidad, con el equipamiento necesario y personal entrenado en el procedimiento.

El número de procedimientos por paciente es entre 5 y 7, realizados en días alternos, pero el tratamiento puede extenderse según los resultados obtenidos y la falta de complicaciones asociadas con el procedimiento. Se recomienda la asociación de ciclofosfamida por vía oral (2 mg/kg/día, dosis máxima 100 mg/día) todos los días que tome completar el RPT para evitar el repique de anticuerpos entre procedimientos.

Los eventos adversos más frecuentes son los asociados con el procedimiento (hipotensión e hipocalcemia sintomática) y los asociados al catéter, ya sea con su colocación (neumotórax, arritmias, embolias) o su funcionamiento (disfunción, infección o trombosis).

Algoritmo 51.2.1 Enfoque diagnóstico y terapéutico de las enfermedades desmielinizantes del SNC

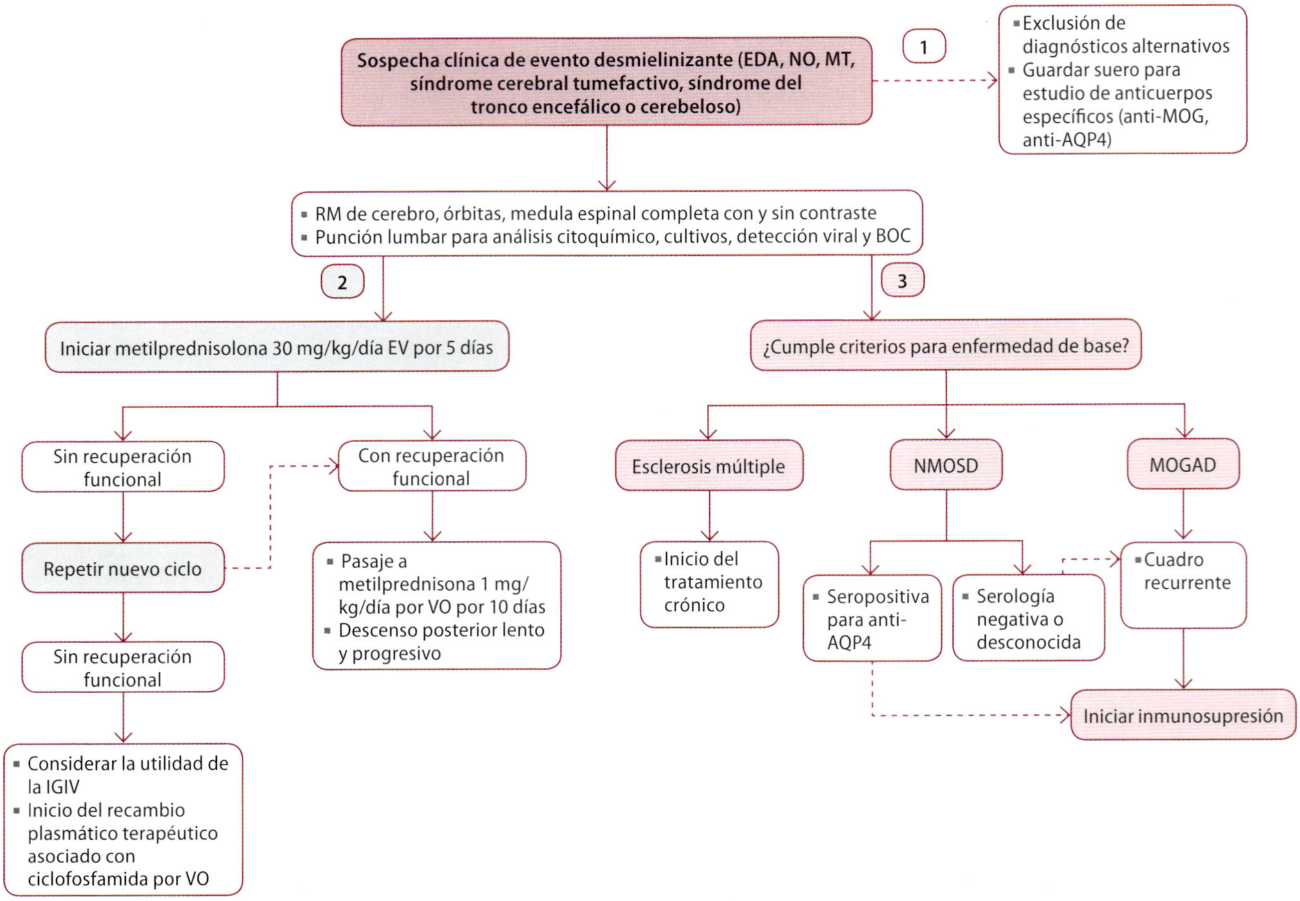

EV: endovenosa; VO: vía oral; IGIV: gammaglobulina endovenosa.

Se debe tener especial precaución en pacientes pediátricos con menos de 15 kg de peso corporal, ya que pueden requerir reposición de volúmenes con transfusiones de sangre. Es importante considerar que el RPT puede remover la gammaglobulina que se hubiese administrado antes al paciente.

Esclerosis múltiple

La EM es una enfermedad desmielinizante, inflamatoria y neurodegenerativa que afecta la sustancia blanca y la sustancia gris del SNC. La frecuencia en pediatría es mucho menor que en la población adulta, pero se estima que del 3% al 5% de todos los casos de EM se iniciaron en la edad pediátrica, sobre todo después de los 10 años.

Considerar el diagnóstico de EM y definir el tratamiento crónico apropiado en un paciente pediátrico es importante para evitar el eventual impacto en el área cognitiva y neuromotora. Sin embargo, resulta fundamental un detallado examen clínico y de neuroimágenes para excluir otros diagnósticos diferenciales.

Criterios diagnósticos

Para confirmar el diagnóstico de EM, es necesario demostrar que la patología en estudio presenta diseminación en tiempo y en espacio, y la RM resulta fundamental para tal fin.

Los criterios diagnósticos vigentes de EM en pacientes pediátricos son los propuestos en el año 2012, los cuales consideran los cuatro escenarios siguientes:

1. Paciente que presenta dos eventos clínicos no encefalopáticos, presuntamente inflamatorios, separados por más de 30 días y que comprometen más de un área del SNC (diseminación en espacio).
2. Paciente que presenta un evento no encefalopático, asociado con hallazgos en la RM consistentes con diseminación en espacio, quien demuestra en una RM posterior la presencia de una o más lesiones nuevas (con o sin realce con contraste), lo que cumple con la diseminación en tiempo.
3. O bien, presentar un evento inicial encefalopático (con fenotipo clínico de EDA) seguido, después de 3 meses, por un nuevo evento no encefalopático, con nuevas lesiones en la RM que confirmen la diseminación en espacio.
4. Finalmente, se puede confirmar el diagnóstico de EM en los pacientes mayores de 12 años con un evento inicial no encefalopático y una RM con lesiones compatibles con diseminación en tiempo y en espacio.

Los siguientes son los criterios de McDonald del año 2010 para confirmar la diseminación en espacio y tiempo en neuroimágenes:

- Diseminación en espacio: presencia en la RM de una o más lesiones en secuencia T2, ubicadas en dos o más de las cuatro topografías clásicas: periventricular, yuxtacortical, infratentorial y médula espinal.
- Diseminación en tiempo: presencia de nuevas lesiones en T2 (con o sin realce con contraste) en nuevas RM realizadas en cualquier momento luego del primer evento clínico o en el primer estudio, cuando la RM muestra coexistencia de lesiones que captan y otras que no captan el contraste.

Características clínicas

La EM de inicio pediátrico afecta, generalmente, a niños mayores de 11 años con predominio del sexo femenino. El curso clínico en el 95% de los pacientes pediátricos es a recaída-remisión, y es muy infrecuente la identificación de formas progresivas de la enfermedad.

Las recaídas clínicas pueden manifestarse con cualquiera de los fenotipos clínicos descritos como SCA, y el primer evento clínico puede manifestarse como EDA. La NO de los pacientes con EM suele ser unilateral y el compromiso medular es, generalmente, parcial, con déficits motores limitados a un hemicuerpo o a un miembro.

La recuperación de los niños luego de presentar una recaída suele ser muy buena. Sin embargo, dado que los pacientes pediátricos desarrollan una enfermedad más inflamatoria y con alta tasa de recaídas (comparada con el paciente adulto), existe el riesgo de acumular significativa discapacidad en la vida futura. Por lo tanto, es muy importante contar con escalas de evaluación; la más utilizada es la EDSS de Kurtzke.

Además de los síntomas asociados con las recaídas o brotes, los pacientes con EM pueden experimentar fatiga, intolerancia al calor y depresión, que deben ser tenidos en cuenta para indicar las intervenciones necesarias.

Estudios complementarios

Resonancia magnética

El estudio de RM de un paciente con sospecha de EM debe ser completo e incluir cerebro, órbitas y médula espinal completa, con y sin contraste, en un equipo de al menos 1.5 teslas.

Las secuencias de elección para evidenciar las lesiones desmielinizantes son T2 y FLAIR, y en los niños más pequeños, densidad protónica. Los hallazgos característicos son lesiones focales ubicadas en las cuatro topografías típicas, de morfología ovoide y bordes bien definidos. Las placas suelen mostrar una orientación perpendicular al eje mayor del cuerpo calloso, denominadas en dedos de Dawson (Figura 51.2.2).

Las secuencias de RM ponderadas en T1 son de utilidad para la detección de imágenes hipointensas, denominadas agujeros negros, así como para identificar signos indirectos de atrofia cerebral. Asimismo, las secuencias T1 con contraste endovenoso pueden revelar lesiones activas, con distintos patrones de captación: nodular, en anillo completo o incompleto.

En la médula espinal las lesiones de EM afectan la sustancia blanca, son lesiones cortas (menos de tres metámeras) y generalmente laterales, o bien ocupan cordones posteriores (*v.* Tabla 51.2.3; Figura 51.2.3).

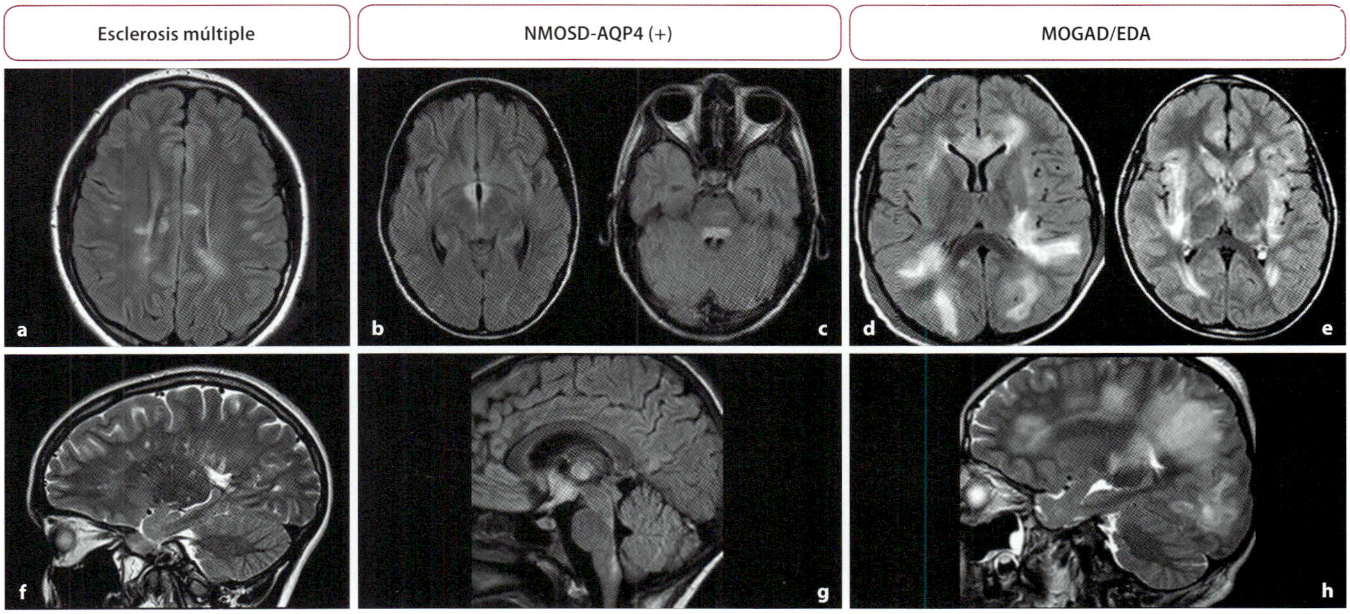

Figura 51.2.2 Características comparativas en la resonancia magnética (RM) de cerebro entre la esclerosis múltiple (EM), el NMOSD IgG positiva anti-AQP4 y la encefalomielitis diseminada aguda (EDA) asociada con anticuerpos anti-MOG. **a** Imagen de cerebro (corte axial/FLAIR) con múltiples lesiones hiperintensas, pequeñas, de bordes bien definidos, periventriculares y subcorticales en una paciente con EM. **b** Paciente portador de NMOSD anti-AQP4 positivo muestra en la imagen de cerebro (corte axial/FLAIR) lesiones hiperintensas subependimarias que rodean el tercer ventrículo. **c** El mismo paciente muestra en esta imagen (corte axial/FLAIR) una lesión hiperintensa que ocupa el dorso de la unión bulboprotuberancial. **d** Paciente con diagnóstico de EDA seropositivo anti-MOG muestra en este corte (axial/FLAIR) lesiones extensas, asimétricas, de bordes poco definidos, distribuidas en la sustancia blanca subcortical y profunda de ambos hemisferios cerebrales y del cuerpo calloso. **e** En otro corte axial de la misma secuencia, se observan lesiones hiperintensas de bordes poco definidos que comprometen ambas ínsulas, sustancia blanca periventricular y núcleos grises profundos. **f** Corte parasagital/T2 que muestra múltiples lesiones ovoides, hiperintensas, con distribución calloso-septal. **g** Imagen de un corte sagital/FLAIR que muestra lesiones hiperintensas en hipotálamo, quiasma óptico y dorso del bulbo raquídeo (área postrema). **h** Corte parasagital/FLAIR que revela lesiones grandes, de aspecto tumefactivo, que involucran la sustancia blanca extendiéndose desde la subcorteza hasta la sustancia blanca periventricular.

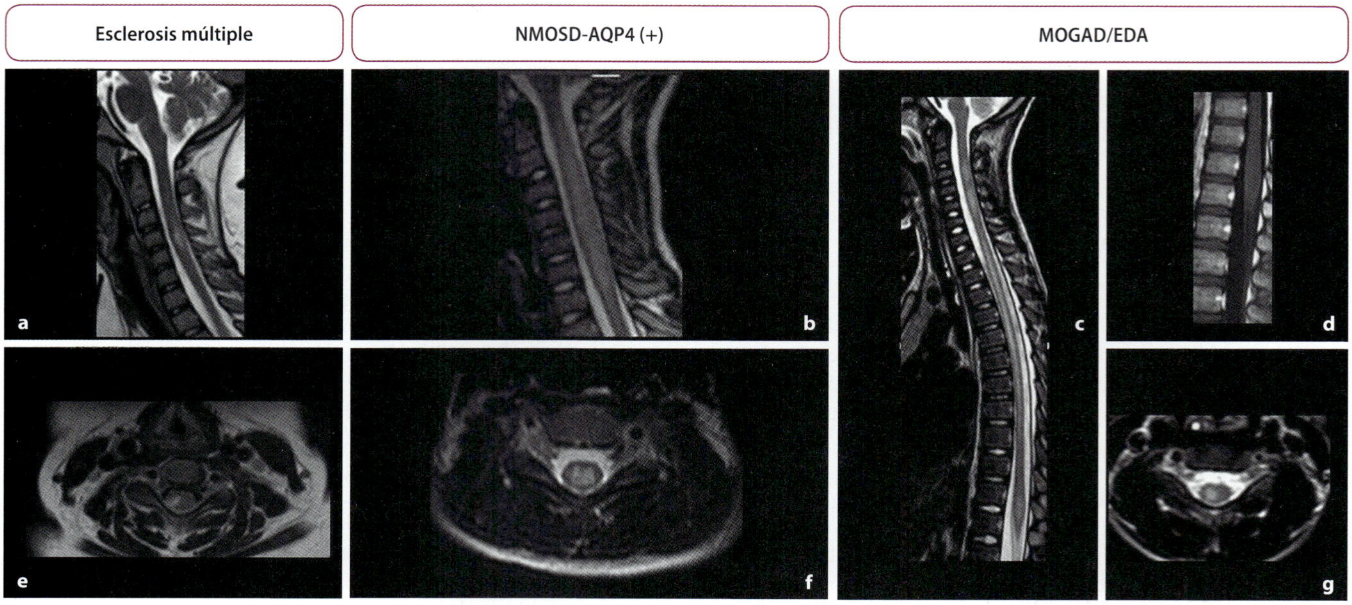

Figura 51.2.3 Características comparativas en la resonancia magnética (RM) de médula espinal entre la esclerosis múltiple (EM), el NMOSD IgG positiva anti-AQP4 y la encefalomielitis diseminada aguda (EDA) asociada con anticuerpos anti-MOG. **a** RM sagital T2 revela una lesión hiperintensa corta (ocupa menos de tres metámeras espinales consecutivas) en la médula cervical, en una paciente con EM. **b** RM sagital STIR que muestra una lesión hiperintensa longitudinal (ocupa más de tres metámeras espinales consecutivas), en la médula cervicodorsal (C2-D1). **c** La RM (sagital T2) de esta paciente con EDA y anticuerpos anti-MOG muestra múltiples imágenes hiperintensas cortas (médula cervical y cono), asociadas con una lesión confluente longitudinal (D2-D9). **d** RM sagital T1 con contraste (gadolinio) que muestra realce pericono y de raíces proximales de la cauda equina. **e** Corte axial T2 de la mielopatía cervical de la paciente con EM que ocupa el sector lateral del cordón medular. **f** Imagen axial T2 del paciente con NMOSD anti-AQP4 positivo demuestra la localización centromedular de la lesión. **g** RM axial T2 ubica la lesión hiperintensa como centromedular con extensión lateral derecha.

En los últimos años, se desarrollaron técnicas avanzadas de neuroimágenes que aportaron utilidad para el diagnóstico diferencial de las enfermedades desmielinizantes:

- Técnicas de doble inversión recuperación (DIR): permiten la identificación de lesiones corticales.
- Secuencias de susceptibilidad magnética (*Susceptibility-based MR imaging sequences* [SWI]): han permitido identificar lesiones crónicamente activas en la sustancia blanca, las que presentan un anillo de pérdida de señal en los bordes de la lesión, asociado con la presencia de hierro dentro de los fagocitos. Esta misma secuencia permite observar la presencia de una vénula o vena dentro de la placa desmielinizante, signo altamente sugestivo de EM, aunque no patognomónico porque puede observarse en otras patologías.

La RM es el estudio necesario para los eventos agudos en el seguimiento del paciente para detectar lesiones nuevas y para monitorear el impacto del tratamiento modificador de la enfermedad. El aumento de la carga lesional podría indicar una falla terapéutica.

Laboratorio

La presencia de BOC intratecales (positivas en LCR y ausentes en suero) es el hallazgo típico de la EM e implica la presencia de una respuesta inmune crónica y restringida al SNC. Sin embargo, la frecuencia de BOC en pacientes prepuberales es más baja.

Diagnósticos diferenciales

Los principales diagnósticos diferenciales se describen en la Tabla 51.2.3.

Tratamiento

El tratamiento de la EM tiene varios aspectos que deben ser considerados: modificación de los factores de riesgo, tratamiento del evento agudo (inicial y recaídas), tratamiento crónico preventivo de las recaídas y tratamiento de los síntomas o secuelas asociadas.

Modificación de los factores de riesgo

Existen factores medioambientales que pueden ser modificados para mejorar el pronóstico de la enfermedad:

- Deficiencia de vitamina D: la vitamina D parecería tener un efecto inmunomodulador. Por lo tanto, se recomienda suplementar a los pacientes con 2000-4000 UI/día hasta lograr niveles séricos de 25-OH-D de 30-60 ng/mL.
- Obesidad: la obesidad moderada y extrema, particularmente en mujeres adolescentes, se considera un factor de riesgo para el desarrollo de EM.
- Exposición al tabaco (activo o pasivo): el tabaco podría activar una cascada inflamatoria y favorecer la aparición de la enfermedad.

Tratamiento del evento agudo

Fue desarrollado previamente en los apartados de tratamiento de la EDA y los SCA y se describe en el Algoritmo 51.2.1.

Tratamiento crónico preventivo de las recaídas

El uso temprano de terapias modificadoras de la enfermedad (TME) disminuye el riesgo de experimentar recaídas o ataques desmielinizantes. En los últimos años, se desarrollaron múltiples medicaciones destinadas al tratamiento de la EM con moléculas de alto impacto. La elección del tratamiento correcto para un paciente pediátrico con EM tiene como objetivo maximizar la eficacia y minimizar la toxicidad de las TME.

Existen, por lo tanto, dos estrategias para el tratamiento:

- Terapias de escalamiento. Se inicia el tratamiento con terapias más seguras, aunque menos eficaces (inmunomoduladores de primera línea como interferón o acetato de glatiramer), y de acuerdo con la respuesta clínica e imagenológica, se puede optar por escalar a terapias más eficaces.
- Terapias de inducción. Se inicia el tratamiento con terapias de alto impacto para mantener al paciente en remisión inflamatoria desde las etapas tempranas de la enfermedad, con los riesgos inherentes a estos tratamientos. Esta estrategia es la más utilizada en los últimos años, con base en la mayor tasa de recaídas y la mayor actividad inflamatoria presentes en la población pediátrica.

Es importante considerar, además, la adherencia al tratamiento con las diferentes vías de administración de estas terapias, por lo que la decisión debe ser consensuada entre el equipo médico, el niño y su familia. En la Tabla 51.2.5 se describen las TME más usadas en pacientes pediátricos con EM.

Tratamiento de los síntomas y secuelas asociados con la EM

Diferentes síntomas y disfunciones requieren especial atención y tratamiento. La espasticidad asociada con lesiones medulares puede requerir tratamiento con diazepam o baclofeno. El tratamiento de la disfunción esfinteriana depende de su mecanismo, como la hiperfunción del músculo detrusor (urgencia miccional, micciones frecuentes y nocturia), o su hipofunción (retención urinaria y micción por rebosamiento). El primer grupo se beneficia con el uso de oxibutinina, y el segundo, con sondajes vesicales intermitentes. Para todos los casos es necesario el trabajo conjunto con especialistas en urología.

Se debe considerar siempre el compromiso cognitivo que pueden presentar los niños y adolescentes con EM mediante la realización de evaluaciones adecuadas y el abordaje temprano.

Tabla 51.2.5 Terapias modificadoras de la enfermedad usadas en pacientes pediátricos con EM

Medicación	Eficacia	Dosis	Ventajas	Desventajas	Efectos adversos	Monitoreo
Interferones	Intermedia	Más utilizado INF β-1a: 22-44 mcg, 3 aplicaciones subcutáneas por semana	▪ Inmunomodulador: no suprime inmunidad ▪ Formas pegiladas, permiten aplicación quincenal	▪ Tratamiento de efectividad intermedia	▪ Síndrome seudogripal (uso de antiinflamatorios) ▪ Aumento de TGO/TGP ▪ Reacción en el sitio de inyección ▪ Disfunción tiroidea	▪ Hemograma ▪ Hepatograma cada 3-6 meses ▪ Función tiroidea 1 vez por año
Acetato de glatiramer	Intermedia	20 mg subcutáneo diario o 40 mg 3 veces por semana	▪ Inmunomodulador: no suprime inmunidad	▪ Tratamiento de efectividad intermedia	▪ Reacción en el sitio de inyección ▪ Reacción sistémica transitoria ▪ Lipoatrofia	▪ No requiere monitoreo
Natalizumab	Alta	300 mg endovenoso cada 4 semanas	▪ Muy útil en formas con alta carga lesional y alta actividad	▪ Inmunosupresión ▪ Riesgo de leucoencefalopatía multifocal progresiva (LMP), mayor según el index de virus JC	▪ Cefalea ▪ Reacción asociada a la infusión ▪ Aumento de TGO/TGP ▪ Riesgo de LMP	▪ Antes de iniciar tratamiento, índice de anticuerpos antivirus JC ▪ RM cada 6 meses ▪ Laboratorio previo a la infusión: TGO/TGP, hemograma, función renal
Fingolimod	Alta (menor al natalizumab)	0,5 mg vía oral, todos los días	▪ Administración vía oral	▪ Riesgo cardiológico ▪ Riesgo de LMP ▪ Infecciones asociadas a leucopenia	▪ Bradicardia con la primera dosis ▪ Linfopenia ▪ Síndrome seudogripal ▪ Aumento de las transaminasas ▪ Edema macular ▪ Riesgo de LMP ▪ Riesgo de infección por virus herpes	▪ Antes de iniciar el tratamiento: TGO/TGP, hemograma, evaluación cardiológica y oftalmológica ▪ Monitoreo cardiológico las primeras 6 horas de la primera toma ▪ Laboratorio cada 6 meses ▪ Controles oftalmológicos
Rituximab	Alta	375 mg/m²/dosis, 1 vez por semana por 4 semanas Mantenimiento cada 6 meses o dependiendo del recuento de CD19	▪ Luego de la inducción, tratamiento semestral	▪ Inmunosupresión e hipogammaglobulinemia secundaria	▪ Reacciones a la infusión (usar premedicación) ▪ Reactivación de hepatitis B ▪ Hipogammaglobulinemia secundaria	▪ Antes del inicio: serología para hepatitis B y varicela ▪ Monitoreo de laboratorio, inmunoglobulinas y CD19 cada 6 meses

El manejo del paciente pediátrico con EM debe ser interdisciplinario y en conjunto con el paciente y su familia.

Espectro ampliado de neuromielitis óptica

El NMOSD es una enfermedad inflamatoria autoinmune con comportamiento recurrente, que afecta principalmente a los nervios ópticos y la médula espinal.

La identificación en el año 2004 de su biomarcador diagnóstico específico (anticuerpo anti-AQP4) ha permitido extender el conocimiento sobre esta entidad. Gracias a esto, fue posible ampliar el espectro de la neuromielitis óptica a pacientes seropositivos con presentaciones atípicas o limitadas, pero que presentan alto riesgo de recurrencia y requieren el inicio del tratamiento inmunosupresor (*v.* Algoritmo 51.2.1).

Si bien se trata de una enfermedad inflamatoria recurrente, presenta diferencias marcadas en los aspectos fisiopatológicos, diagnósticos y terapéuticos con la EM. La evolución del NMOSD sin tratamiento inmunosupresor es devastadora, con múltiples ataques clínicos y la subsecuente discapacidad adquirida.

Criterios diagnósticos

Los criterios diagnósticos en vigencia fueron publicados en el año 2015 y reconocen dos subgrupos de pacientes de acuerdo con el resultado de la prueba en sangre para anticuerpos anti-AQP4.

NMOSD con anticuerpos anti-AQP4

Se deben cumplir los tres criterios siguientes:

- Haber presentado uno o más de los síndromes clínicos característicos (*v.* más adelante).
- Mostrar la presencia de anticuerpos por ensayo basado en células (CBA) en suero.
- Exclusión de diagnósticos alternativos que expliquen mejor el cuadro.

NMOSD sin anticuerpos anti-AQP4 o con estado serológico desconocido por no disponer de la metodología adecuada

Se deben cumplir los tres criterios siguientes:

- Haber presentado dos o más síndromes clínicos característicos (*v.* más adelante), como resultado de un primer evento o de nuevos eventos clínicos, que cumplan, además, con lo siguiente:
  - Al menos uno debe ser NO, LETM o síndrome del área postrema.
  - Demostrar diseminación en espacio con dos o más síndromes clínicos característicos.
  - Cumplir los requerimientos adicionales en neuroimágenes.
- Presentar una prueba negativa para anticuerpos anti-AQP4 o imposibilidad para realizarlo.
- Exclusión de otros diagnósticos diferenciales.

Síndromes clínicos característicos de NMOSD:

- Neuritis óptica.
- Mielitis transversa: suele ser completa (compromiso motor, sensitivo y esfinteriano), extensa y longitudinal.
- Síndrome del área postrema: vómitos o hipo recurrentes, prolongados, refractarios al tratamiento, que conllevan a la deshidratación.
- Síndrome agudo del tronco encefálico.
- Narcolepsia sintomática o síndrome diencefálico (síndrome de secreción inadecuada de arginina vasopresina, hipotensión, hipotermia, amenorrea) con lesiones típicas en RM.
- Síndrome cerebral sintomático con lesiones típicas en RM.

Requerimientos adicionales en neuroimágenes

- Neuritis óptica:
  - RM de cerebro normal.
  - RM de órbita con señal hiperintensa en T2 o STIR en el nervio óptico o lesiones que realzan con contraste en secuencias T1 con gadolinio, que comprometen más de la mitad de la longitud del nervio óptico o involucran al quiasma óptico.
- Mielitis transversa:
  - La RM de médula espinal debe mostrar aumento de la señal en T2 o STIR que involucre más de tres segmentos medulares contiguos o mostrar atrofia medular longitudinal (más de tres segmentos contiguos) en un paciente con historia previa de mielitis aguda.
- Síndrome del área postrema:
  - RM del tronco encefálico con lesiones hiperintensas en T2 o FLAIR, que ocupan el bulbo dorsal.
- Síndrome del tronco encefálico:
  - Señales hiperintensas en T2 y FLAIR en el tronco encefálico, en contacto con las superficies periependimarias del cuarto ventrículo.
- Síndrome diencefálico:
  - RM de cerebro con lesiones en T2 y FLAIR que comprometen el hipotálamo y tálamos, en contacto con la superficie periependimaria del tercer ventrículo.
- Síndrome cerebral sintomático:
  - RM de cerebro con lesiones en T2 y FLAIR grandes, confluentes, que pueden ser unilaterales o bilaterales e involucran la sustancia blanca cerebral.
  - Compromiso del cuerpo calloso que ocupa más de la mitad de su longitud.
  - Compromiso de los tractos corticoespinales, que incluye la cápsula interna y el mesencéfalo.
  - Extensas lesiones periependimarias con frecuente captación con gadolinio.

Epidemiología y fisiopatología

Clásicamente, el NMOSD afecta a mujeres jóvenes con un pronóstico más desfavorable que la EM. Es una enfermedad rara en pediatría, pero un estudio demostró que el 5% de los casos de NMOSD seropositivos para anticuerpos anti-AQP4 eran pediátricos, con una media de edad de inicio de 12 años. El NMOSD puede asociarse con otras enfermedades autoinmunes, como miastenia *gravis*, enfermedad celíaca, patología tiroidea autoinmune, LES, artritis reumatoidea y dermatomiositis. La frecuencia de comorbilidad autoinmune fue reportada en hasta en el 40% de los pacientes. Resulta interesante también la asociación con la encefalitis con anticuerpos anti-NMDAR (*v.* Capítulo 51.4).

El anticuerpo específico anti-AQP4 ha demostrado ser patogénico. Los canales de agua AQP4 se localizan en los pies de los astrocitos. Se considera que, en primera instancia, se produce la generación de linfocitos autorreactivos por un mecanismo de mimetismo molecular, que inician la producción de anticuerpos contra este canal de agua. Estos anticuerpos son de tipo IgG1 e inducen el daño del astrocito mediado por complemento. Paralelamente, ocurriría un aumento de la permeabilidad de la barrera hematoencefálica mediado por interleuquinas (IL) proinflamatorias, como la IL-6, responsable del daño secundario del oligodendrocito y la mielina. En resumen, el NMOSD es una astrocitopatía autoinmune con desmielinización secundaria.

El patrón de expresión de la AQP4 explica la distribución de las lesiones típicas de NMOSD en la RM: los nervios ópticos, regiones periventriculares, periacueductales, hipotálamo y sustancia gris centro medular (*v.* Tabla 51.2.3 y Figuras 51.2.2 y 51.2.3).

Manifestaciones clínicas

Las manifestaciones clínicas fueron incluidas en la descripción de los criterios diagnósticos. La gran mayoría de los pacientes se presenta con NO, MT o una combinación de ambas. El síndrome del área postrema suele ser un síntoma característico del NMOSD con anticuerpos anti-AQP4.

Diagnósticos diferenciales

El diagnóstico diferencial más importante debe incluir la EM y el MOGAD, como se describe en la Tabla 51.2.3.

Estudios complementarios

Resonancia magnética

Es el estudio de elección en todo paciente con sospecha clínica de NMOSD. Las características imagenológicas se describieron en los criterios diagnósticos.

Con respecto al compromiso medular, si bien la imagen característica corresponde a una mielopatía longitudinalmente extendida, mielitis cortas también han sido descritas. El sector más frecuentemente comprometido es la médula cervical y dorsal. En el período agudo, el cordón medular usualmente muestra signos de edema con aumento del diámetro transversal, compromiso centro medular, con variable realce con gadolinio (*v.* Figuras 51.2.2 y 51.2.3).

Laboratorio

La búsqueda del anticuerpo específico (IgG anti-AQP4) debe ser realizada por ensayo basado en células (CBA). Frecuentemente, suele detectarse la presencia de otros autoanticuerpos, aunque sin manifestaciones clínicas asociadas (antitiroideos, antinucleares).

Asimismo, en todo paciente pediátrico con sospecha de NMOSD, se debe realizar la búsqueda de anticuerpos anti-MOG, más frecuentes que los anti-AQP4.

El plan de estudios debe incluir una punción lumbar. El citoquímico del LCR suele mostrar más signos inflamatorios que en los pacientes con EM, con recuentos celulares de más de 50 leucocitos a predominio linfocitario o de neutrófilos. La presencia de BOC intratecales es infrecuente, y de ser positivas, suelen ser transitorias.

Tratamiento

Al igual que en la EM, el tratamiento debe abordar el evento agudo, la prevención de las recaídas, el tratamiento sintomático y el manejo integral de las eventuales secuelas. El abordaje integral de los pacientes pediátricos con NMOSD debe incluir un equipo interdisciplinario.

El tratamiento del evento agudo se encuentra resumido en el Algoritmo 51.2.1 y descrito en el apartado correspondiente al tratamiento de la EDA y los SCA. Los ataques de NMOSD suelen ser muy agresivos y con alto impacto funcional, por lo que frecuentemente requieren implementar RPT o plasmaféresis en el esquema de tratamiento agudo.

El tratamiento crónico con terapias que previenen las recaídas o ataques clínicos se encuentra indicado en todo paciente que, habiendo presentado un primer evento, tiene serología positiva para anticuerpos anti-AQP4, ya que el riesgo de recurrencia es mayor del 50% en los 12 meses posteriores al diagnóstico, o en aquellos pacientes con dos eventos clínicos (*v.* Algoritmo 51.2.1). Es importante considerar el inicio precoz de este tipo de inmunoterapia, ya que los pacientes con NMOSD acumulan discapacidad con cada recaída clínica.

Los tratamientos crónicos recomendados incluyen el uso *off-label* de rituximab, micofenolato mofetil y azatioprina:

Rituximab. Es el tratamiento de elección y el más utilizado en pacientes pediátricos con NMOSD. El rituximab es un anticuerpo monoclonal quimérico dirigido contra la molécula CD20 que expresan los linfocitos B.

El esquema de inducción inicial reconoce dos protocolos posibles:

- 375 mg/m^2/dosis, una infusión semanal, por 4 semanas.
- 500 mg/m^2/dosis (dosis máxima 1 g), una infusión cada 15 días, dos dosis en total.

Es recomendable realizar un recuento linfocitario de células B, 2-3 semanas después de la última infusión para confirmar el efecto (valor óptimo de CD19 $\leq$ 1%).

Es conveniente completar la vacunación antihepatitis B y antivaricela antes de iniciar la infusión, si el paciente no tuviese títulos de IgG suficientes.

El esquema de mantenimiento con rituximab requiere de una dosis de refuerzo semestral o toda vez que se identifique la repoblación de linfocitos B (CD19 > 1%), con dosis únicas de 500 mg/m^2.

Las reacciones adversas asociadas con el pasaje de rituximab son cefalea, escalofríos y *rash*. Para evitar estas y otras reacciones más graves, se recomienda utilizar premedicación con difenhidramina 1 mg/kg, hidrocortisona 1 mg/kg y paracetamol 10 mg/kg.

Un efecto adverso tardío y asociado con el uso crónico de rituximab es la hipogammaglobulinemia. Por lo tanto, los niveles de IgG sérica deben ser monitoreados y solo se recomienda su reposición cuando el descenso se acompañe de manifestaciones clínicas.

Micofenolato mofetil (MMF). Esta inmunoterapia actúa sobre la proliferación linfocitaria. La dosis recomendada es de 500-750 mg/m^2/dosis, administrado por vía oral dos veces al día (máximo 2 g).

Los efectos adversos más frecuentes incluyen síntomas gastrointestinales, *rash*, amenorrea, fatiga, infección por virus herpes zóster y caída del cabello. Es importante considerar que el MMF es altamente teratogénico.

Si bien tiene la ventaja de su administración oral, el inicio de acción es más lento y podría requerir la asociación con un corticoide los primeros meses de tratamiento.

Azatioprina. Es un análogo de las purinas que interfiere con la síntesis y proliferación celular de linfocitos B y T. La dosis recomendada es de 2-3 mg/kg/día, por vía oral.

Las reacciones adversas incluyen: síntomas gastrointestinales, aumento de las enzimas hepáticas, *rash* y leucopenia.

Para sostener su efecto inmunosupresor, requiere de la comedicación con corticoides orales.

En los últimos años, se han desarrollado nuevas moléculas con alto impacto en el manejo de los pacientes con NMOSD, pero con poca experiencia publicada en pacientes pediátricos, si bien el futuro es alentador. Los tratamientos con reciente aprobación incluyen al eculizumab, un anticuerpo monoclonal humanizado dirigido hacia la proteína C5 del complemento, que mostró excelentes resultados en pacientes adultos. El satralizumab y el tocilizumab son anticuerpos monoclonales dirigidos al receptor de IL-6, también con buen impacto en la población adulta.

Pronóstico

El riesgo de secuelas funcionales graves en los pacientes con NMOSD está asociado con la gravedad y recurrencia de los eventos clínicos. Por lo tanto, el tratamiento agudo de las recaídas debe ser agresivo y el inicio de la inmunosupresión debe ser precoz; ambos son los pilares fundamentales para el manejo adecuado.

Un estudio reciente realizado en pacientes pediátricos con NMOSD describió eventos de NO más agresivos y lesiones cerebrales más difusas e inflamatorias que en los pacientes adultos. Asimismo, un estudio comparativo de NMOSD, EDA y EM mostró que los pacientes con NMOSD fueron los que presentaron mayor discapacidad a los 2 años de iniciada la enfermedad.

Síndromes asociados con anticuerpos ANTI-MOG (MOGAD)

En los últimos años, se ha producido un crecimiento interesante de la investigación en neuroinmunología que permitió el descubrimiento de nuevos marcadores biológicos y amplió el espectro de presentación de aquellas patologías que reconocen estos biomarcadores en su generación.

Numerosos estudios han reportado la detección de anticuerpos anti-MOG en niños con diferentes eventos desmielinizantes del SNC. Dado que la autoinmunidad anti-MOG representa un espectro real de trastornos inflamatorios desmielinizantes, con una amplia variabilidad fenotípica de acuerdo con la edad de presentación, se utiliza el término *MOG-Associated Disorders* (MOGAD) para definirlos.

Los síndromes clínicos incluidos en el espectro MOGAD incluyen NO, EDA, MT y encefalitis autoinmune, entre otros.

Diferentes estudios han demostrado que los títulos de anticuerpos anti-MOG tienden a disminuir luego del evento agudo en el 60% de los pacientes pediátricos, particularmente en los niños con formas monofásicas de EDA. Sin embargo, la experiencia acumulada muestra que los pacientes pediátricos seropositivos para MOG pueden desarrollar recaídas clínicas hasta en el 75% de los casos, especialmente cuando los anticuerpos persisten positivos en el tiempo. Estas consideraciones deben tenerse en cuenta a la hora de la elección terapéutica.

La glicoproteína MOG constituye un componente menor de la vaina de la mielina, expresada únicamente en el SNC. Si bien su función específica es desconocida, su ubicación en la capa más superficial de la vaina de mielina favorece su capacidad antigénica. Los autoanticuerpos anti-MOG son del subtipo IgG1.

Espectro clínico asociado con anticuerpos ANTI-MOG

MOGAD resulta más frecuente en la edad pediátrica y predomina en las niñas. Los siguientes fenotipos clínicos pueden identificarse como formas de presentación del espectro MOGAD:

- EDA: es la forma de presentación más frecuente. En comparación con pacientes seronegativos, los niños con EDA seropositivos para anti-MOG son más pequeños (4 años contra 7 años), tienden a presentar recaídas (21% contra 0%), muestran compromiso medular longitudinal más frecuente (93% contra 33%) y presentan mejor reparación de las lesiones en neuroimágenes (59% contra 21%) y recuperación clínica (79% contra 64%). Otra característica de los seropositivos es la mayor frecuencia de convulsiones en el evento agudo y mayor riesgo de desarrollar epilepsia posterior. Las neuroimágenes de los pacientes con EDA anti-MOG positivos pueden mostrar extensas lesiones en sustancia blanca con aspecto seudoleucodistrófico.
- Neuritis óptica: es el segundo fenotipo de presentación. El compromiso bilateral, con diminución grave de la agudeza visual, y la afectación asociada de la papila (edema o papilitis) son características de la NO seropositiva para anti-MOG. En la RM se observa compromiso del segmento anterior del nervio óptico, con identificación frecuente de papilitis. Otro hallazgo característico es el realce con contraste rodeando la vaina del nervio óptico, con extensión al tejido graso circundante.
- Mielitis transversa: el fenotipo aislado de mielitis transversa asociado con anticuerpos anti-MOG es poco frecuente. Suele comprometer los segmentos dorsolumbares de la médula espinal, con frecuente compromiso del cono medular, expresado por la característica disfunción esfinteriana, como retención o incontinencia urinaria asociadas a debilidad o parestesias. En la RM se puede observar un compromiso longitudinal del cordón medular, con frecuente afectación multifocal, lesión en el cono y variable realce pericono con contraste.
- NO y MT: esta presentación asocia el compromiso simultáneo de neuritis óptica y mielitis longitudinal, con las características anteriormente descritas.
- Encefalitis autoinmune: el cuadro clínico puede asociar alteración de la conciencia, convulsiones recurrentes, cambios de conducta y de la personalidad. El acrónimo FLAMES (*FLAIR-hyperintense Lesions in Anti-MOG Associated Encephalitis with Seizures*) fue propuesto para incluir en la descripción los hallazgos en la neuroimagen. Los pacientes adultos presentan, en general, compromiso cortical focal. Sin embargo, en los niños este compromiso es difuso y bilateral, con variable realce leptomeníngeo a lo largo de las lesiones.
- Encefalitis de tronco y cerebelitis: *v.* Tabla 51.2.3 y Figuras 51.2.2 y 51.2.3.

La identificación de recaídas clínicas en los pacientes pediátricos con MOGAD depende, en parte, del tiempo de seguimiento dado que la reactivación inflamatoria puede ocurrir muchos años después del evento inicial. Los diagnósticos correspondientes a las formas recurrentes de MOGAD son:

- Formas recurrentes de EDA: incluye a niños que presentan dos eventos consistentes con el diagnóstico de EDA, separados por lo menos por 3 meses, denominado EDA multifásica.
- EDA-neuritis óptica: incluye a niños que presentan un evento de NO luego de un evento inicial de EDA. En la RM los pacientes deben mostrar resolución de las lesiones de EDA en la sustancia blanca, sin evidencia de nuevas lesiones, a excepción del compromiso inflamatorio de uno o ambos nervios ópticos.
- Espectro NMO (NMOSD): se identificaron anticuerpos anti-MOG en pacientes que cumplen criterios para NMOSD y son seronegativos para anticuerpos anti-AQP4 (*v.* criterios diagnósticos de NMOSD). Tanto el síndrome del área postrema como el compromiso diencefálico son menos frecuentes en MOGAD que en pacientes seropositivos para anti-AQP4. La recuperación funcional de cada ataque suele ser mejor en los pacientes con MOGAD. La recuperación de las neuroimágenes es variable, pero, en general, más frecuente en los pacientes con anticuerpos anti-MOG, quienes pueden desarrollar atrofia medular.
- CRION (neuritis óptica recurrente): en un estudio pediátrico, casi la mitad de los niños que presentaron NO asociadas con anticuerpos anti-MOG desarrollaron recaídas clínicas. Si bien las NO suelen ser graves, presentan buena respuesta al tratamiento con corticoides, aunque con frecuencia desarrollan corticodependencia.

Estudios complementarios

Las características imagenológicas de los pacientes con MOGAD están resumidas en la Tabla 51.2.3 y en las Figuras 51.2.2 y 51.2.3.

Todo paciente con clínica de compromiso inflamatorio del SNC debe contar con un estudio de LCR, y en los casos de MOGAD se pueden identificar signos inflamatorios, con incremento de la celularidad o de las proteínas.

La búsqueda de los anticuerpos específicos debe realizarse por la técnica de ensayo basado en células, que utiliza la proteína MOG nativa completa (*full-length MOG*) expresada en la superficie de células vivas y evalúa la unión secundaria del anticuerpo a una IgG marcada de forma fluorescente (*Live-CBA*).

Diagnósticos diferenciales

Los diagnósticos diferenciales de MOGAD dependen del fenotipo clínico involucrado. En la Tabla 51.2.3 se describen las principales diferencias con los pacientes con NMOSD anti-AQP4 positivos y la EM.

Tratamiento

El tratamiento del evento agudo merece las mismas consideraciones realizadas para EDA, SCA, NMOSD y EM (*v.* Algoritmo 51.2.1).

Dado que no todos los pacientes presentan formas recurrentes, el inicio del tratamiento inmunosupresor crónico en pacientes pediátricos con MOGAD no se encuentra indicado ante el primer evento clínico (*v.* Algoritmo 51.2.1). Por otro lado, no todos los fenotipos recurrentes de MOGAD requieren inmunosupresión; tal es el caso de la EDA multifásica y la EDA-NO.

Las inmunoterapias crónicas habitualmente disponibles para pacientes pediátricos incluidas en las recomendaciones del consorcio europeo de MOGAD incluyen el uso *off-label* de rituximab, MMF y azatioprina. Se incluye, además, el uso de gammaglobulina mensual, ya que los pacientes con MOGAD parecen responder mejor a su empleo crónico. Esta estrategia demostró efectividad en la prevención de recaídas en pacientes con MOGAD, con una dosis de inducción de 2 g/kg y subsiguientes dosis de 1 g/kg cada 3-4 semanas.

Las nuevas moléculas desarrolladas para el tratamiento de NMOSD asociado con anticuerpos anti-AQP4 no son extrapolables a los pacientes seropositivos para anti-MOG.

Comentarios finales

Debido a los avances logrados por la neuroinmunología, es probable que en los próximos años sean identificados nuevos autoanticuerpos y que los fenotipos clínicos y radiológicos asociados sean descritos. Estos avances permitirán realizar diagnósticos más precoces, definir patrones evolutivos en forma temprana e instaurar los tratamientos adecuados.

Hasta que eso suceda, el pediatra debe estar entrenado en el reconocimiento de los síndromes hasta ahora conocidos, teniendo en cuenta que el abanico de diagnósticos diferenciales en pediatría es muy amplio. El abordaje de los pacientes con enfermedades inflamatorias desmielinizantes del SNC solo será exitoso si se cuenta con un equipo de trabajo y en estrecha relación con el paciente y su familia.

51.3 Debilidad aguda

María Gabriela Peretti Ratto • Andrea Savransky • Silvia Tenembaum

La debilidad aguda es un motivo de consulta frecuente en pediatría, y consiste en la disminución de la capacidad de mover de manera voluntaria y activa los músculos contra una resistencia. Según la Organización Mundial de la Salud (OMS), la definición de "agudo" requiere un curso evolutivo de hasta 5 días. La debilidad aguda es considerada una urgencia neuromuscular, en especial cuando afecta la musculatura respiratoria o bulbar. La debilidad puede originarse en cualquier componente de la unidad motora, que incluye la neurona motora inferior en el asta anterior de la médula espinal, el nervio periférico, la unión neuromuscular o el músculo. Debido al amplio espectro de diagnósticos diferenciales que deben ser considerados ante un cuadro de debilidad aguda en pediatría, y con base en la posibilidad de complicaciones potencialmente mortales, la evaluación de estos pacientes requiere un enfoque cuidadoso y completo. Una historia clínica detallada y una evaluación neurológica precisa permiten localizar el nivel de la lesión, lo que orienta los estudios complementarios necesarios para confirmar la sospecha diagnóstica.

En este capítulo se revisa la información más reciente acerca del enfoque diagnóstico y terapéutico de las patologías más relevantes y frecuentes asociadas con la debilidad aguda en pediatría: síndrome de Guillain-Barré, crisis miasténica, mielopatía aguda, miositis aguda benigna de la infancia y botulismo del lactante.

Síndrome de Guillain-Barré

El síndrome de Guillain-Barré (SGB), o polirradiculoneuropatía aguda, es la causa más frecuente de parálisis fláccida aguda. La mayoría de los estudios que estiman las tasas de incidencia del SGB se realizaron en Europa y América del Norte, y reportaron un rango similar de 0,8-1,9 casos por cada 100 000 individuos al año. La tasa de incidencia anual aumenta con la edad (0,6/100 000 al año en niños y 2,7/100 000 al año en personas mayores de 80 años), y la enfermedad es ligeramente más frecuente en los hombres que en las mujeres.

Se trata de una enfermedad autoinmune, habitualmente de evolución monofásica, caracterizada por una debilidad simétrica, rápidamente progresiva, de comienzo distal y avance proximal, que a veces llega a afectar la musculatura bulbar respiratoria, y que cursa con pérdida de los reflejos osteotendinosos y con signos sensitivos leves o ausentes. En los pacientes pediátricos, es muy frecuente la presencia de dolor localizado a nivel radicular. Los nervios craneales y oculomotores pueden estar involucrados, más frecuentemente en las variantes atípicas.

En cuanto a la progresión del déficit, el 50% alcanza la máxima debilidad en 2 semanas, el 80% en 3 semanas y el 90% en 4 semanas.

Asimismo, puede haber diferentes signos de disfunción autonómica (taquicardia, hipotensión postural, hipertensión arterial, signos vasomotores) con frecuencia y gravedad variables, aunque suelen ser más intensos en la infancia.

Fisiopatología

Se considera que el SGB es una polineuropatía progresiva inmunomediada, cuya etiología y patogénesis no están completamente dilucidadas. La presencia de autoanticuerpos contra los gangliósidos del nervio sugiere una participación central de estos anticuerpos en la patogénesis y serían el resultado de una respuesta inmune aberrante o cruzada con las infecciones, que resulta en el daño al nervio periférico. Los gangliósidos se encuentran en altas concentraciones en el axolema y en otros componentes del nervio periférico. El gangliósido GQ1b, p. ej., se expresa en altas concentraciones en los nervios craneales III, IV y VI, en el huso neuromuscular y en la formación reticulada, lo que explica el espectro clínico observado en una de las variantes atípicas del SGB (*v.* más adelante). La activación del complemento, la infiltración macrofágica y el consecuente edema son las características típicas del daño a las raíces y nervios periféricos.

En dos tercios de los casos se rescata el antecedente de un proceso infeccioso en las semanas previas, habitualmente una infección de las vías respiratorias o gastrointestinal (*Campylobacter jejuni* está reportado hasta en el 25%-50% de los casos de SGB en adultos). *Campylobacter* está especialmente asociado con las formas axonales del SGB y con el síndrome de Miller-Fisher.

Otros agentes infecciosos reportados son *Haemophilus influenzae*, *Mycoplasma pneumoniae*, citomegalovirus, virus de Epstein-Barr, influenza, zika, chikungunya y recientemente SARS-CoV-2.

Diagnóstico

El diagnóstico del SGB se basa fundamentalmente en los hallazgos clínicos, mediante una adecuada anamnesis y examen físico, y se confirma con el resultado de los exámenes complementarios, como el estudio del líquido cefalorraquídeo (LCR) y estudios neurofisiológicos. No obstante, la sensibilidad del aumento de las proteínas en el LCR suele ser baja durante la primera semana de evolución (~ 40%-60%), y su ausencia no descarta el diagnóstico. Asimismo, en ciertas ocasiones, los estudios neurofisiológico (electromiograma y prueba de velocidad de conducción) pueden no ser útiles en los primeros 3-4 días de evolución.

Los criterios diagnósticos más utilizados son los propuestos por el *National Institute of Neurological Disorders and Stroke* (NINDS), recientemente revisados (Tabla 51.3.1). Sin embargo, estos criterios no son aplicables para algunas variantes específicas del SGB. Asimismo, pueden utilizarse los criterios de Brighton, que adjudican un puntaje de 1 a 4 para cada ítem, donde el nivel 1 tiene el nivel de certeza diagnóstica más alto (Tabla 51.3.2).

Cuando existen dudas con respecto al diagnóstico, la resonancia magnética de médula espinal con contraste endovenoso puede mostrar un realce de las raíces lumbares o de la cauda equina como un hallazgo característico del SGB.

Variantes clínicas del SGB

Algunos pacientes desarrollan variantes clínicas diferentes al SGB clásico, sin desarrollar la típica progresión de la debilidad (Tabla 51.3.3). Estas variantes clínicas incluyen: debilidad sin signos sensitivos (variante motora pura); debilidad limitada a los nervios craneales (parálisis facial bilateral con parestesias); debilidad de miembros superiores (forma faringo-cérvico-braquial) o de los miembros inferiores (paraparética) y el síndrome de Miller-Fisher (MFS), el cual incluye en su expresión completa la combinación de oftalmoplejía, arreflexia y ataxia.

Además de las variantes clínicas mencionadas, la ataxia sensorial pura, la encefalitis de tronco de Bickerstaff (BBE) y la variante sensitiva pura se incluyen frecuentemente en el espectro del SGB porque comparten características clínicas o electrofisiológicas con este. Sin embargo, la inclusión de estas variantes es objeto de debate, ya que no cumplen con los criterios diagnósticos para el SGB.

Es importante considerar que, en general, las variantes del SGB rara vez son puras, y a menudo se superponen en parte con el fenotipo clásico del síndrome o muestran características clínicas que son típicas de otras variantes, como una encefalitis de tronco de Bickerstaff sin oftalmoplejía o un MFS con debilidad (*v.* Tabla 51.3.3).

Tabla 51.3.1 Criterios diagnósticos de SGB (*National Institute of Neurological Disorders and Stroke* [NINDS])

Características necesarias para el diagnóstico
▪ Debilidad bilateral progresiva de los 4 miembros (inicialmente puede afectar solo a los miembros inferiores) ▪ Ausencia o disminución de los reflejos osteotendinosos en los miembros afectados (en algún momento de la evolución clínica)
Características que apoyan fuertemente el diagnóstico
▪ La fase progresiva dura de algunos días a 4 semanas (generalmente < 2 semanas) ▪ Simetría relativa de los signos y síntomas ▪ Signos y síntomas sensitivos relativamente leves (ausentes en la variante motora pura) ▪ Compromiso de los nervios craneales, especialmente parálisis facial bilateral ▪ Dolor muscular en dorso o radicular en extremidades ▪ Aumento de las proteínas en el líquido cefalorraquídeo (los niveles normales de proteínas no descartan el diagnóstico) ▪ Características electrofisiológicas típicas (un estudio normal realizado en las primeras etapas no descarta el diagnóstico)
Características que ponen en duda el diagnóstico
▪ Aumento de la celularidad (mononuclear o polimorfonuclear) en el LCR (> 50/mm^3) ▪ Una marcada y persistente asimetría de la debilidad ▪ Disfunción de la vejiga o el intestino, ya sea al comienzo o persistente durante el curso de la enfermedad ▪ Disfunción respiratoria grave, con debilidad limitada en las extremidades al comienzo ▪ Signos sensitivos graves, con escasa debilidad al inicio ▪ Fiebre al comienzo ▪ Nadir < 24 horas ▪ Nivel sensitivo en banda que indica una lesión de la médula espinal ▪ Signos piramidales (hiperreflexia, *clonus*, respuesta plantar extensora) ▪ Dolor abdominal ▪ Progresión lenta con debilidad limitada sin afectación respiratoria ▪ Progresión continua durante > 4 semanas desde el comienzo de los síntomas, sin compromiso respiratorio (sugiere polineuropatía desmielinizante inflamatoria crónica [CIDP]) ▪ Alteración de la conciencia (excepto en la encefalitis del tronco cerebral de Bickerstaff)

LCR: líquido cefalorraquídeo.

Tabla 51.3.2 Criterios diagnósticos de Brighton para SGB

Criterios diagnósticos	Nivel de certeza diagnóstica		
	1	2	3
Debilidad bilateral y flácida de las extremidades	+	+	+
Disminución o ausencia de los ROT en las extremidades débiles	+	+	+
Curso monofásico; tiempo entre el inicio y el nadir de 12 horas a 28 días	+	+	+
Recuento de células en el LCR < 50/mm³	+	+*	-
Concentración de proteína en el LCR > valor normal	+	±*	-
Los hallazgos de VC concuerdan con uno de los subtipos de SGB	+	±	-
Ausencia de diagnóstico alternativo para la debilidad	+	+	+

+: presente; -: ausente; ±: presente o ausente; VC: velocidad de conducción; ROT: reflejos osteotendinosos.
* Si no se dispone de LCR, los estudios neurofisiológicos deben ser concluyentes con el diagnóstico de SGB.

Tabla 51.3.3 Variantes clínicas del SGB

Variante	Frecuencia*	Características clínicas
Sensitivo-motora clásica	30%-85%	Debilidad simétrica rápidamente progresiva + signos sensitivos, con ausencia o reducción de los ROT Normalmente alcanza el nadir dentro de las 2 semanas
Motora pura	5%-70%	Debilidad motora sin signos sensitivos
Paraparética	5%-10%	Debilidad motora sin signos sensitivos
Faringo-cervico-braquial	< 5%	Debilidad de los músculos faríngeos, cervicales y braquiales, sin debilidad de las extremidades inferiores
Diplejía facial con parestesias	< 5%	Debilidad facial bilateral, parestesias y reducción de los ROT en miembros
Sensitiva pura	< 1%	Neuropatía sensitiva aguda o subaguda sin otros déficits
Síndrome de Miller Fisher (MFS)	5%-25%	Oftalmoplejía total o parcial + ataxia + arreflexia. Formas incompletas con ataxia aislada (neuropatía atáxica aguda) u oftalmoplejía aguda. Existe superposición con la forma clásica en el 15% de los pacientes
Encefalitis de tronco de Bickerstaff (BBE)	< 5%	Oftalmoplejia, ataxia, arreflexia, compromiso piramidal y deterioro de la conciencia, a menudo se superpone con forma clásica del SGB

ROT: reflejos osteotendinosos.
* Frecuencias estimadas, basadas en nueve estudios de cohortes (principalmente en adultos) en varias zonas geográficas. Estas frecuencias difieren según la región y el estudio, lo que contribuye con la variabilidad.

Diagnósticos diferenciales

El espectro de diagnósticos diferenciales del SGB es muy amplio y depende del fenotipo clínico que presente cada paciente. La Tabla 51.3.4 resume los diagnósticos diferenciales más importantes, clasificados de acuerdo con su topografía.

Tratamiento

Debido a la naturaleza autoinmune de la enfermedad, el inicio de la inmunoterapia en la fase aguda incluye el uso de inmunoglobulina intravenosa (IVIG) o el recambio plasmático terapéutico (RPT o plasmaféresis), ambos igualmente efectivos. No se ha podido demostrar la eficacia con otro tipo de tratamiento y no existe evidencia de que el tratamiento en pacientes pediátricos deba ser diferente al estandarizado para los adultos. Sin embargo, la evidencia publicada en niños es limitada. Por otro lado, el RPT puede no estar disponible en todos los centros de atención, ya que requiere de equipamiento específico y personal experimentado. Asimismo, se deben considerar las eventuales complicaciones que el procedimiento puede generar, por lo que la IVIG suele ser la terapia de primera elección.

En algunos centros pediátricos se administra IVIG a 2 g/kg durante 2 días consecutivos, en lugar del régimen estándar para adultos de 2 g/kg durante 5 días. Varios estudios reportaron que las fluctuaciones asociadas con el tratamiento (empeoramiento clínico luego de una mejoría o estabilización inicial) son más frecuentes con el régimen de 2 días que con el régimen de 5 días.

Con respecto a la disfunción autonómica, las manifestaciones clínicas más frecuentemente reportadas incluyen hipotensión o hipertensión, arritmias y trastornos esfinterianos transitorios. Hasta dos tercios de las muertes en pacientes con SGB ocurren durante la fase de recuperación y son causadas principalmente por disfunción cardiovascular y respiratoria.

Los pacientes con MFS puro suelen tener un curso clínico relativamente leve, y la mayoría se recupera completamente sin tratamiento dentro de los 6 meses. Por lo tanto, no se recomienda el inicio de la inmunoterapia en este grupo, si bien requieren ser monitorizados de cerca debido al eventual desarrollo de debilidad en las extremidades, compromiso de los músculos bulbares o falla respiratoria.

En el caso de BBE, la gravedad del curso clínico justifica el tratamiento con IVIG o RPT, aunque la evidencia de su eficacia en este contexto es limitada. Para las otras variantes clínicas, no hay actualmente experiencia documentada disponible, si bien las recomendaciones de expertos incluyen el uso de IVIG o RPT.

De acuerdo con la descripción realizada hasta el momento, es válido preguntarse: "¿A quién tratar entonces?". Existe evidencia limitada en la bibliografía para responder a esta pregunta, pero clínicamente se recomienda iniciar la inmunoterapia lo antes posible en los pacientes con síntomas rápidamente progresivos, con empeoramiento de la función ventilatoria (puede ser valorada como una disminución de la capacidad vital o del pico flujo

Tabla 51.3.4 Diagnósticos diferenciales del SGB

Sistema nervioso central	▪ Inflamación o infección del tronco del encéfalo (sarcoidosis, síndrome de Sjögren, neuromielitis óptica) ▪ Inflamación o infección de la médula espinal (sarcoidosis, síndrome de Sjögren o mielitis transversa aguda) ▪ Malignidad (metástasis leptomeníngeas o neurolinfomatosis) ▪ Compresión del tronco cerebral o de la médula espinal ▪ Accidente cerebrovascular ▪ Deficiencia de vitaminas: encefalopatía de Wernicke (deficiencia de vitamina B_1), degeneración combinada subaguda de la médula espinal (deficiencia de vitamina B_{12})
Asta anterior	▪ Mielitis flácida aguda (virus polio, enterovirus D68 o A71, virus del Nilo Occidental, virus de la encefalitis japonesa o de la rabia)
Raíces nerviosas	▪ Infección (enfermedad de Lyme, citomegalovirus, VIH, virus de Epstein-Barr o varicela-zóster) ▪ Compresión ▪ Malignidad leptomeníngea
Nervios periféricos	▪ Polirradiculoneuropatía desmielinizante inflamatoria crónica (CIDP) ▪ Trastornos metabólicos o electrolíticos (hipoglucemia, hipotiroidismo, porfiria o deficiencia de cobre) ▪ Deficiencia de vitamina B_1, B_{12} o E ▪ Toxinas (alcohol, vitamina B_6, plomo, talio, arsénico, organofosforados, etilenglicol, dietilenglicol, metanol o N- hexano) ▪ Polineuromiopatía del paciente crítico ▪ Amiotrofia neurálgica ▪ Vasculitis ▪ Infección (difteria o VIH)
Unión neuromuscular	▪ Miastenia *gravis* ▪ Síndrome miasténico de Lambert Eaton ▪ Neurotoxinas (botulismo, tétanos, parálisis por garrapatas o envenenamiento por mordedura de serpiente) ▪ Intoxicación por organofosforados
Músculo	▪ Trastornos metabólicos o electrolíticos (hipopotasemia, hipomagnesemia o hipofosfatemia) ▪ Miositis inflamatoria ▪ Rabdomiólisis aguda ▪ Miopatía tóxica inducida por drogas (colchicina, cloroquina o estatinas) ▪ Enfermedad mitocondrial
Otros	▪ Trastorno funcional del movimiento

espiratorio > 15%-20% en los pacientes capaces de realizar las pruebas), o bien en los que presenten un puntaje ≥ 3 en la escala funcional de Hughes (nivel de evidencia 3, Tabla 51.3.5). Sin embargo, publicaciones de series pequeñas de pacientes pediátricos con SGB leve (puntaje ≤ 2) reportan tiempos de mejoría clínica más cortos y grados menores de discapacidad a las 4 semanas en aquellos que recibieron IVIG.

El beneficio clínico resultante de repetir el tratamiento con IVIG en aquellos pacientes con respuesta clínica insuficiente es incierto. Un protocolo en curso intenta confirmar la eficacia de esta práctica. El escenario es diferente si el paciente presenta claro deterioro luego de haber logrado la estabilización o mejoría clínica inicial (definido como fluctuación asociada con el tratamiento), cuando sí se recomienda repetir la dosis de IVIG o RPT (nivel de evidencia 4).

Además del tratamiento previamente mencionado, deben adoptarse medidas de sostén. Los pacientes con dificultad respiratoria suelen requerir ventilación mecánica en el ámbito de las unidades de cuidados intensivos y deben se monitorizados de cerca para detectar complicaciones tales como arritmias, infecciones, trombosis, hipertensión o hipotensión, además de implementar una rehabilitación kinesiológica intensiva para fortalecer la musculatura y restaurar oportunamente el movimiento.

Crisis miasténica

La miastenia *gravis* (MG) es un trastorno de la transmisión neuromuscular que se caracteriza por fatiga y debilidad de los músculos afectados. En pediatría, se identifican diferentes entidades clínicas:

- Miastenia *gravis* transitoria neonatal, causada por el pasaje transplacentario de anticuerpos contra los receptores de acetilcolina (ACRA), tanto en hijos de madres sintomáticas como asintomáticas.
- Síndromes miasténicos congénitos, grupo heterogéneo de herencia autosómica recesiva o dominante, en los cuales el trastorno en la unión neuromuscular puede encontrarse a nivel presináptico, sináptico o postsináptico.
- Miastenia *gravis* juvenil (sobre la que se hará referencia en este capítulo) es la variante clínica más frecuente y, al igual que la del adulto, reconoce un mecanismo autoinmune dirigido, en la mayoría de los casos, contra el receptor nicotínico de acetilcolina (AchR), localizado en la membrana postsináptica de la placa neuromuscular. Otros autoanticuerpos descritos incluyen el dirigido contra la quinasa específica del músculo (MuSK) y contra el receptor de lipoproteína de baja densidad-4 (LRP4).

La MG juvenil incluye a niños y adolescentes de entre 0-19 años y se desconoce su real prevalencia e incidencia. Una revisión sistemática de estudios poblacionales realizados en adultos y niños entre los años 1950 y 2007 reportó una tasa de incidencia de MG de origen autoinmune de 1,7-21,3 por millón de personas al año y una tasa de prevalencia de 15-179 por millón. Sin embargo, tanto la incidencia como la prevalencia son variables entre las poblaciones estudiadas, por lo que la incidencia acumulada no puede extrapolarse a aquellas poblaciones no estudiadas (en esta revisión solo participaron Colombia y Uruguay por Latinoamérica). Varios estudios describen un predominio femenino, tanto en el grupo de inicio prepuberal como pospuberal.

Los pacientes con MG juvenil pueden presentar un compromiso exclusivo de los músculos extraoculares y el párpado (MG ocular o clase I) o tener síntomas relacionados con afectación muscular difusa (MG generalizada, cases II a V, Tabla 51.3.6).

Cuadro clínico y evolución

La presentación clínica depende del grupo muscular afectado. Los síntomas puramente oculares son comunes al inicio, pero

Tabla 51.3.5 Escala funcional de gravedad clínica de Hughes

Puntaje	Estado clínico
0	Sano, normal
1	Signos y síntomas leves que permiten hacer las actividades de la vida diaria como caminar, correr con dificultad, vestirse y comer
2	Puede caminar más de 5 metros sin ayuda ni apoyo, pero no saltar ni realizar actividades de cuidado personal
3	Puede caminar más de 5 metros, pero requiere ayuda o apoyo
4	Paciente confinado en cama
5	Paciente que requiere ventilación asistida, ya sea en forma parcial o permanente
6	Muerte

Tabla 51.3.6 Clasificación de miastenia gravis de Osserman

Tipo	Características
I	Debilidad limitada a los músculos extraoculares y el párpado (cualquier debilidad de músculos extraoculares, puede haber debilidad para el cierre palpebral)
II	Debilidad generalizada leve. Puede haber debilidad en los músculos extraoculares de cualquier gravedad
III	Debilidad generalizada moderada. Puede haber debilidad en los músculos extraoculares de cualquier gravedad
IV	Debilidad generalizada grave. Puede haber debilidad en los músculos extraoculares de cualquier gravedad
V	Necesidad de intubación, con ventilación mecánica o sin ella, excepto en el posquirúrgico. El uso de sonda nasogástrica sin intubación coloca al paciente en clase IV b
La clasificación identifica dos subgrupos para los tipos II a IV	
a	Afecta predominantemente los músculos de los miembros, del tronco o de ambos. También puede haber menor compromiso de los músculos orofaríngeos
b	Afecta predominantemente los músculos orofaríngeos, respiratorios o ambos. También puede haber menor o igual compromiso de los músculos de los miembros, del tronco o de ambos

también pueden asociarse con debilidad muscular, que, por lo general, tiene un inicio subagudo sobre todo en las extremidades. La debilidad limita la deambulación o la incorporación desde la posición de sentado o produce compromiso de los músculos bulbares con limitación de la fonación, la masticación, la deglución o la actividad ventilatoria. Es frecuente que aquellos pacientes que comienzan únicamente con síntomas oculares evolucionen a síntomas generalizados dentro de los 2 años subsiguientes, de forma similar a la MG en adultos. Sin embargo, diferentes publicaciones describen intervalos más cortos para desarrollar la forma generalizada, así como mayor frecuencia de crisis miasténicas, en el grupo de inicio prepuberal (< 12 años) comparado con el grupo pospuberal. La dificultad real para examinar a los niños más pequeños y poder captar los signos de una crisis miasténica inminente podría explicar esta diferencia.

La crisis miasténica es una urgencia clínica, y se define por la presencia de incapacidad ventilatoria que requiere intubación, con o sin ventilación mecánica, hecho que podría ser definido también como una exacerbación de la enfermedad. Otros autores incluyen en la definición el empeoramiento rápido de la debilidad muscular y el riesgo del compromiso de la vía aérea por incapacidad ventilatoria o afectación bulbar, con requerimiento o no de ventilación invasiva.

Se considera que entre el 10%-15% de los pacientes presentan crisis miasténicas en los primeros 2 años del diagnóstico. La mortalidad varía entre el 5%-12%, aunque algunos autores reportan hasta un 20%. Posibles situaciones asociadas con esta evolución incluyen:

- La naturaleza agresiva de la enfermedad.
- Inadecuado manejo de la medicación.
- Intercurrencias infecciosas.
- Uso de fármacos que actúan en la placa neuromuscular (Tabla 51.3.7).
- Fiebre.
- Hipertiroidismo o hipotiroidismo.

Diagnóstico

La crisis miasténica puede ocurrir en un paciente con diagnóstico previo de MG o presentarse como la forma de debut de la enfermedad. La anamnesis permite evidenciar, en la mayoría de los casos, los signos de fatigabilidad muscular acentuada por la actividad y la ptosis palpebral con ritmo diario. El examen físico puede exponer la debilidad cuando está presente, o bien puede ser inducida con maniobras de fatigabilidad en miembros superiores e inferiores. Los reflejos osteotendinosos están conservados y no hay atrofia muscular.

Ningún examen complementario posee el 100% de sensibilidad y especificidad para el diagnóstico. Los más utilizados son los siguientes:

- Prueba de neostigmina endovenosa (sensibilidad para MG generalizada del 95% y para MG ocular del 86%). Es de mucha utilidad ante la duda diagnóstica o frente a la ausencia de otros estudios que avalen el diagnóstico.
- En la Argentina, se puede realizar el estudio de anticuerpos anti-AchR (ACRA) y anti-MuSK, si bien el título de estos anticuerpos no posee relación con la gravedad. Los ACRA son positivos en más del 90% de los casos de MG generalizada, y solo en el 45%-60% de la forma ocular.
- Electromiograma (EMG) con estimulación repetitiva a baja frecuencia. Resulta positivo en el 60%-85% de las MG generalizadas, y en el 18%-35% de las oculares. El EMG de fibra única es un estudio que no se realiza en pediatría, ya que es doloroso y requiere de la colaboración del paciente.
- Test del hielo: es un test altamente específico. El frío mejora la transmisión neuromuscular, ya que inhibiría a la acetilcolinesterasa.

Tabla 51.3.7 Fármacos que afectan la transmisión neuromuscular

Contraindicados	▪ d-penicilamina
Emplear con precaución	▪ Telitromicina
Pueden exacerbar la debilidad en la mayoría de los pacientes	▪ Curare y afines ▪ Toxina botulínica ▪ Aminoglucósidos (gentamicina, kanamicina, neomicina, estreptomicina, tobramicina) ▪ Macrólidos y tetraciclinas (eritromicina, tetraciclina, azitromicina, doxiciclina, minociclina) ▪ Fluoroquinolonas (ciprofloxacina, levofloxacina, norfloxacina) ▪ Cloroquina, hidroxicloroquina, quinina ▪ Antiarrítmicos clase I (quinidina, procainamida) ▪ Interferón α ▪ Sales de magnesio ▪ Difenilhidantoína, carbamacepina
Podrían exacerbar la debilidad en algunos pacientes	▪ Bloqueantes de canales cálcicos (nifedipina, verapamilo) ▪ Betabloqueantes ▪ Litio ▪ Agentes de contraste iodado y anestésicos locales ▪ Estatinas ▪ Algunos alimentos: repollitos de Bruselas, pistacho, agua tónica, setas

- Imagen del timo por tomografía computarizada (TC) o resonancia magnética (RM). Cerca del 70% de los pacientes con MG de inicio temprano tienen hiperplasia tímica.
- Función tiroidea (TSH, T_3, T_4L, T_4T), anticuerpos antitiroideos (ATPO, ATGU), así como un perfil reumatológico básico.
- RM de cerebro. Se debe considerar especialmente en aquellos pacientes con MG ocular con anticuerpos y estudios electrofisiológicos negativos para descartar patología asociada del sistema nervioso central (SNC).
- Es recomendable estudiar la función pulmonar mediante una espirometría, método útil para evaluar la respuesta a la terapéutica instaurada, si bien no se realiza como norma en todos los pacientes.

Se recomienda utilizar un método objetivo que permita evaluar la evolución clínica y el impacto del tratamiento mediante la adjudicación de un puntaje. Se propone el uso de la escala de actividad de la vida diaria de Wolfe y cols. (1999), que evalúa ocho ítems con puntajes para cada uno que van de 0 puntos (sin compromiso) a 3 puntos (para el peor desempeño) (Tabla 51.3.8).

Diagnósticos diferenciales

El diagnóstico precoz de una crisis miasténica en un paciente sin diagnóstico previo de MG representa un desafío clínico, y por lo tanto resulta importante considerar siempre esta alternativa diagnóstica. Puede ocurrir que la evaluación inicial deba ser realizada en la unidad de cuidados intensivos, en un paciente pediátrico intubado, con o sin ventilación mecánica. La confección de una historia clínica detallada es imprescindible. En la Tabla 51.3.9 se describen los diagnósticos diferenciales más importantes, clasificados por su topografía en el sistema nervioso.

Tratamiento

La terapia de las exacerbaciones y crisis miasténicas incluye:

- Tratamiento sintomático (facilita la transmisión neuromuscular).
- Neutralización o depuración de anticuerpos.
- Tratamiento agudo de la causa desencadenante.
- Tratamiento inmunosupresor (introducción u optimización).
- Evaluar tratamiento quirúrgico diferido (timectomía).
- Tratamiento de sostén (ventilación mecánica, kinesioterapia intensiva, nutrición, prevención y tratamiento de las complicaciones).

Tratamiento sintomático

Se administra bromuro de piridostigmina (inhibidor de la acetilcolinesterasa), 0,5-1 mg/kg/dosis cada 4 horas, con aumento semanal hasta 5-7 mg/kg/dosis (máximo 300 mg/día).

Si el paciente se encuentra intubado y ventilado en la crisis, se puede interrumpir la administración de anticolinesterásicos por 24-48 horas. Esta estrategia está particularmente indicada cuando se han administrado previamente dosis muy altas de piridostigmina y tiene como objetivo disminuir los efectos secundarios asociados (muscarínicos y nicotínicos), así como las complicaciones pulmonares o las arritmias cardíacas. Sin embargo, algunos autores consideran que esta práctica es controvertida y recomiendan continuar con el tratamiento sintomático por vía enteral a través de una sonda nasogástrica.

Neutralización o depuración de anticuerpos

La IVIG y el RPT han demostrado efectividad similar para acortar el tiempo de asistencia respiratoria mecánica (ARM) en las crisis miasténicas:

- IVIG: 1 g/kg/día en 2 días consecutivos, o 0,4 g/kg/día en 5 días consecutivos. Se indica en pacientes con diagnóstico confirmado de MG con ACRA positivos o si existe alta sospecha de MG y no se dispone del resultado de los ACRA.
- RPT o plasmaféresis: se indica en pacientes con diagnóstico confirmado de MG con ACRA positivos, con contraindicación o factores de riesgos para recibir IVIG. En el caso de pacientes con MG y anticuerpos anti-MuSK positivos, el RPT es de primera elección, ya que los anticuerpos son de tipo IgG4; posteriormente se debe iniciar tratamiento con rituximab (*v.* más adelante).

Tratamiento agudo de la causa desencadenante

Es fundamental iniciar un tratamiento enérgico de los posibles factores desencadenantes de la crisis miasténica o de aquellas situaciones concurrentes que puedan empeorar la miastenia, como disturbios hidroelectrolíticos, infecciones, hipotiroidismo o hipertiroidismo. Asimismo, se deben manejar rápidamente las posibles complicaciones (sepsis, arritmias cardíacas, etc.).

Tratamiento inmunosupresor

El desarrollo de una crisis miasténica es indicación para iniciar el tratamiento crónico inmunosupresor:

Tabla 51.3.8 Escala de actividad de la vida diaria de Wolfe y cols.

	0	1	2	3
Hablar	Normal	Voz nasal intermitente	Voz nasal constante pero se entiende	Difícil de entender
Masticar	Normal	Se fatiga con sólidos	Se fatiga con semisólidos	Alimentación por SNG
Deglutir	Normal	Es raro que se atragante	Se atraganta frecuentemente	Alimentación por SNG
Respirar	Normal	Fatiga con el ejercicio	Fatiga en reposo	Dependencia del respirador
Dificultad para cepillarse los dientes o peinarse	Ninguna	Esfuerzo extra, pero no requiere reposo	Necesita reposo	No puede hacer una de estas actividades
Dificultad para levantarse de una silla	Ninguna	Leve, a veces usa las manos	Moderada, siempre usa las manos	Importante, requiere asistencia
Visión doble	No	Sí, pero no a diario	A diario, pero no constante	Constante
Ptosis palpebral	No	Sí, pero no a diario	A diario, pero no constante	Constante

SNG: sonda nasogástrica.

Tabla 51.3.9 Diagnósticos diferenciales de crisis miasténica

Topografía alternativa	Diagnósticos probables		Pasos para el diagnóstico
Origen central	Síndrome del tronco cerebral		Adecuada anamnesis, otros signos y síntomas compatibles con el síndrome del tronco cerebral
	ACV		RM de cerebro
Alteración de la transmisión neuromuscular	Síndrome de Lambert-Eaton		Anamnesis, búsqueda de neoplasias
	Síndromes miasténicos congénitos		Anticuerpos contra los canales de Ca (VGCC), EMG con estimulación repetitiva, estudios genéticos
	Intoxicación	Crisis colinérgica: organofosforados, sobredosis de inhibidores de la AchE	Anamnesis, síntomas muscarínicos y nicotínicos
		Botulismo	Anamnesis, compromiso de pares craneales con parálisis pupilar
Miopatía	Endocrinopatía (hiperparatiroidismo, hipotiroidismo o hipertiroidismo, hiperinsulinismo, enfermedad de Addison), hipopotasemia, dermatomiositis, polimiositis, tóxica o medicamentosa (estatinas)		Anamnesis, pruebas de laboratorio de endocrinopatía, CPK, EMG y VC, biopsia muscular
Polineuropatía o polirradiculopatía	Síndrome de Guillain-Barré, síndrome de Miller-Fisher, metales pesados, patología infecciosa		Anamnesis, LCR, pérdida de reflejos, déficits sensoriales, EMG y VC
Enfermedad de la motoneurona	Atrofia muscular espinal		Anamnesis, debilidad a predominio de cinturas, fasciculaciones linguales, temblor fino distal en miembros superiores, pérdida de ROT, estudio genético
	Esclerosis lateral amiotrófica (infrecuente en pediatría)		Fasciculaciones, signos espásticos, EMG y VC, RM de cerebro

ACV: ataque cerebrovascular; RM: resonancia magnética; AchE: acetilcolinesterasa; CPK: creatina fosfoquinasa; EMG: electromiograma; VC: velocidad de conducción; LCR: líquido cefalorraquídeo; ROT: reflejos osteotendinosos.

- Primera opción: metilprednisolona por vía oral, 0,5-1 mg/kg/día. El aumento debe ser lento, preferentemente semanal, para no empeorar la debilidad. El beneficio terapéutico se alcanza semanas después, cuando disminuye el efecto terapéutico del RPT o de la IVIG. Se debe indicar siempre dieta hiposódica, un protector gástrico, vitamina D y calcio.
- Evaluar a los 3 meses: si no se logró la remisión clínica, se indica azatioprina como tratamiento de primera línea. La dosis inicial es de 0,5-1 mg/kg/día y se debe aumentar en el transcurso de un mes a dosis de mantenimiento de 2-3 mg/kg/día (máximo 150-200 mg/día). Requiere los siguientes controles de laboratorio: recuento de glóbulos blancos, volumen corpuscular medio, electrolitos, urea y función hepática.
- Tratamientos de segunda línea: rituximab (salvo en pacientes con anticuerpos anti-MuSK positivos, para quienes el rituximab es de primera línea), eculizumab, ciclofosfamida, ciclosporina A, micofenolato mofetil, metotrexato, tacrolimus.

Evaluar tratamiento quirúrgico diferido

En adultos, está demostrada la efectividad de la timectomía en pacientes con MG generalizada, ACRA positivos y un timoma. Sin embargo, no hay trabajos publicados sobre la población pediátrica. Se puede considerar esta opción en niños y adolescentes con MG generalizada, ACRA positivos y sin timoma cuando la respuesta al tratamiento sintomático e inmunosupresor es insuficiente. Asimismo, puede resultar una opción terapéutica para disminuir los efectos adversos asociados con la corticoterapia a largo plazo o con otros tratamientos inmunosupresores.

Con respecto a las eventuales consecuencias de la timectomía en niños, algunos estudios han demostrado que cuando es realizada a los 18 meses de vida, no perjudicaría la función inmunológica futura del paciente.

Consideraciones especiales en pacientes con anticuerpos anti-MuSK positivos

- El RPT sería más efectivo que la IVIG.
- Los pacientes anti-MuSK positivos tienen una menor respuesta a la piridostigmina, con efectos adversos frecuentes.
- El rituximab debería ser una opción terapéutica temprana en los pacientes anti-MuSK positivos.

Mielopatías agudas

La mielopatía aguda constituye un síndrome clínico heterogéneo que puede obedecer a diferentes mecanismos y etiologías (Tabla 51.3.10). La presentación clínica puede incluir signos de déficit motor, compromiso sensitivo y autonómico, asociado con disfunción esfinteriana. Representa una emergencia neuropediátrica, por lo que resulta importante realizar un diagnóstico etiológico temprano para iniciar el tratamiento apropiado en forma precoz.

Los términos "mielitis transversa aguda" y "mielopatía transversa aguda" han sido utilizados indistintamente en la bibliografía. Dado que no todas las enfermedades medulares agudas son inflamatorias y que no necesariamente todas las mielopatías son transversas, es preferible utiliza el término de mielopatías agudas (MA).

En este capítulo se describen las MA de causa no traumática (las mielopatías traumáticas no representan un desafío diagnóstico), inflamatorias y no inflamatorias. En el Capítulo 51.2 se describen las MA de origen inflamatorio desmielinizante.

La incidencia real de la MA se desconoce. Una incidencia estimada de 1,7-2 por millón ha sido reportada, pero la mayoría de los pacientes incluidos tenían un proceso desmielinizante adquirido. Estas estimaciones pueden variar si se incluyen las mielopatías traumáticas, especialmente por accidentes automovilísticos.

Cuadro clínico

Pródromo

Algunos pacientes refieren haber padecido una enfermedad infecciosa leve o haber sido vacunados en las 3 semanas previas al inicio de la enfermedad. También se han reportado traumatismos espinales leves; sin embargo, en algunos de estos casos existen imágenes sugestivas de mielopatía isquémica secundaria a embolia fibrocartilaginosa (*v.* más adelante).

La mayoría de los niños alcanzan el nadir de su enfermedad dentro de la primera semana. Para que una mielopatía sea considerada aguda, debe mostrar una evolución menor de 4 semanas desde los síntomas iniciales. Algunos pacientes pueden desarrollar un cuadro sobreagudo, en el cual el déficit se instala en pocas horas.

Signos y síntomas

El dolor es uno de los síntomas de presentación más frecuente en los pacientes pediátricos. Otros síntomas comúnmente reportados son diferentes grados de déficit motor, sensación de entumecimiento, marcha atáxica y disfunción esfinteriana (retención o incontinencia urinaria y constipación).

La debilidad afecta más frecuentemente los miembros inferiores en forma bilateral, pero también puede afectar al tronco y las extremidades superiores. El compromiso de los cordones medulares posteriores puede causar incoordinación motora y una marcha atáxica propioceptiva, que puede ser mal localizada en el cerebelo. En ocasiones, la debilidad puede ser unilateral. El 90% de los pacientes presentan pérdida sensitiva, sobre todo a nivel torácico. Este compromiso sensitivo puede afectar cualquier modalidad y suele distribuirse en forma de banda o nivel transversal, con una notable disminución de la sensibilidad a nivel distal. La afectación de la sensibilidad puede ser referida por el paciente como entumecimiento, parestesia o alodinia. Otros síntomas como priapismo o pérdida de la visión pueden estar asociados.

Las características clínicas de cada síndrome dependen de la extensión y localización de la lesión medular en el plano transversal, y la identificación de estos síndromes facilita la orientación diagnóstica (Tabla 51.3.11).

En la fase inicial, se puede identificar una suspensión transitoria de la fisiología espinal con pérdida de los reflejos osteotendinosos por debajo del nivel de la lesión, denominado *shock* medular o espinal, que puede durar algunos días o hasta 12 semanas. La desaferentación del centro de control simpático en el bulbo raquídeo a los núcleos intermedios laterales de los segmentos espinales T1 a L2 resulta en una reducción de la actividad simpática por debajo del nivel de la lesión y en un aumento de la actividad parasimpática a través del nervio vago intacto, lo que se manifiesta clínicamente como hipotensión arterial y bradicardia.

Tabla 51.3.10 Etiologías de la mielopatía aguda

No inflamatoria	▪ Compresión espinal extrínseca (abscesos espinales, hematoma epidural, tumores extradurales) ▪ Isquemia ▪ Malformación vascular espinal ▪ Tumores medulares ▪ Traumática
Inflamatoria o infecciosa	▪ Infecciosa o posinfecciosa: viral*, bacteriana**, fúngica y parasitaria (menos frecuentes) ▪ Inmunomediada o por vasculitis: lupus eritematoso sistémico, enfermedad de Behçet, síndrome de Sjögren, anticuerpos anticardiolipinas, neurosarcoidosis ▪ Idiopática
Inflamatoria o desmielinizante	▪ Encefalomielitis aguda diseminada (EDA) ▪ Neuromielitis óptica (NMOSD AQP4 IgG + y MOGAD) ▪ Esclerosis múltiple (EM)

NMOSD AQP4 IgG +: espectro ampliado de neuromielitis óptica con anticuerpos positivos anti-acuaporina 4; MOGAD: espectro de síndromes asociados con anticuerpos anti-MOG.
* Virus del herpes simple, dengue, virus varicela-zóster, citomegalovirus, virus de Epstein-Barr, herpes virus humano 6 y 7, influenza A, sarampión, virus de la parotiditis, virus coxsackie A y B, echovirus, enterovirus D68, 70 y 71, hepatitis A y C, virus polio. Descritos también en la bibliografía: virus del Nilo Occidental, virus de la encefalitis japonesa, virus encefalitis de St. Louis, Flavivirus de transmisión por garrapatas.
** *Mycoplasma pneumoniae, Borrelia burgdorferi* (Lyme), *Treponema pallidum* (sífilis), *Mycobacterium tuberculosis.*

Tabla 51.3.11 Mielopatía aguda: síndromes topográficos y características clínicas

Síndrome	Medular completo	Hemimedular (Brown-Sequard)	Cordonal anterior	Central	Cordonal posterior
Topografía	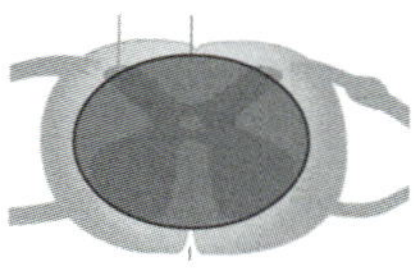	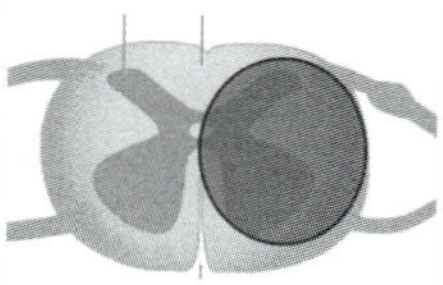	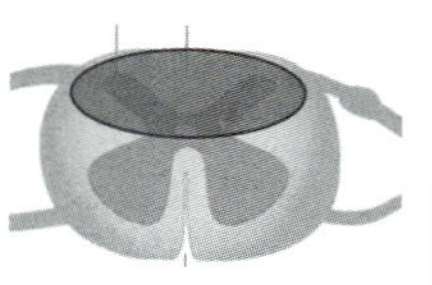	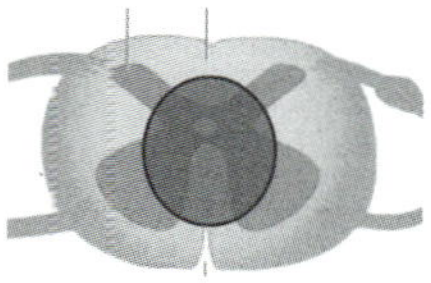	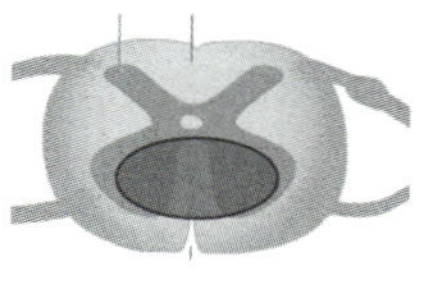
Características clínicas	▪ Parálisis y pérdida sensitiva por debajo del nivel de la lesión	▪ Paresia o parálisis y afectación de la sensibilidad profunda (cordón posterior) ipsilateral, con pérdida de la sensibilidad al dolor y a la temperatura contralateral	▪ Paresia o parálisis bilateral, que inicialmente depende de la altura de la lesión medular (cervical en miembros superiores, lumbar en miembros inferiores) ▪ Pérdida de la sensibilidad al dolor y a la temperatura por debajo de la lesión. ▪ Se conserva la sensibilidad del cordón posterior	▪ Pérdida disociada de la sensibilidad, con afectación de la sensibilidad termoalgésica en forma de chal y con debilidad por debajo del nivel de la lesión	▪ Pérdida bilateral de la sensibilidad vibratoria y propioceptiva
Etiología probable	▪ Infecciosa (viral) ▪ Traumática	▪ Proceso compresivo ▪ Esclerosis múltiple	▪ Vascular: oclusión de la arteria espinal anterior* ▪ Infeccioso: viral** ▪ NMOSD	▪ Siringomielia ▪ NMOSD	▪ Manifestación infrecuente de las mielopatías agudas ▪ Pensar en déficit de vitamina B_{12}, vitamina E, cobre

NMOSD: espectro ampliado de neuromielitis óptica.
* Imagen clásica en ojos de búho.
** Viral: virus polio, *polio-like*, enterovirus D68, A70, A71, C105, virus coxsackie A7, echovirus.

La disreflexia autonómica aparece luego del inicio de la resolución del *shock* medular y es un síndrome potencialmente mortal. La resolución del *shock* medular es anunciada por un retorno de los reflejos osteotendinosos profundos y un aumento del tono en las extremidades. La ausencia inicial de reflejos podría evocar el diagnóstico del síndrome de Guillain-Barré. Sin embargo, otros aspectos de la exploración neurológica, junto con los resultados de los estudios complementarios, ayudan a diferenciar estas dos condiciones, como se describe a continuación.

Los síntomas de compromiso encefálico agudo no forman parte de la presentación clásica de las mielopatías agudas. Sin embargo, la asociación de mielopatía y encefalopatía aguda puede observarse en la encefalomielitis aguda diseminada, junto con otros síntomas como cefalea, fatiga, ataxia y convulsiones (*v.* Capítulo 51.2).

Diagnóstico

Una anamnesis completa, junto con un examen físico detallado y los hallazgos en neuroimágenes, permiten arribar al diagnóstico y definir el tratamiento, con lo que se establece o descarta la necesidad de una intervención neuroquirúrgica, particularmente en los casos de lesiones expansivas intramedulares o compresivas, que pueden dejar secuelas permanentes. La RM de médula espinal completa con y sin gadolinio es la neuroimagen de elección en los pacientes con sospecha clínica de disfunción medular aguda. El resto de los estudios complementarios iniciales deben estar dirigidos a la identificación de los mecanismos y etiologías que se sospechan responsables del compromiso medular.

Una vez descartada la indicación quirúrgica, se deben obtener muestras de sangre y de LCR para completar los estudios de laboratorio que permitan una aproximación diagnóstica (Tabla 51.3.12) (*v.* Capítulo 51.2).

A continuación, se describen grupos de etiologías con características clínicas e imagenológicas particulares.

Grupo desmielinizante

En el Capítulo 51.2 se describen con detalle las causas, manifestaciones clínicas, diagnóstico y tratamiento de este grupo de entidades.

Grupo vascular

El infarto medular es una entidad de diagnóstico infrecuente, pero que posee consecuencias graves a corto y largo plazo. La instalación clínica es típicamente hiperaguda (< 24 horas). Resulta útil identificar distintos factores de riesgo que, con algunas excepciones, son similares a los del infarto cerebral, como el antecedente de determinados procedimientos diagnósticos o terapéuticos (cirugía de corrección de coartación de aorta o colocación de catéteres epidurales). Las características de las imágenes permiten sospechar este diagnóstico y actuar sobre las causas potencialmente evitables. El tratamiento debe comenzar de inmediato con el fin de mejorar el pronóstico de esta entidad.

Las malformaciones vasculares espinales incluyen un amplio grupo de anormalidades, como malformaciones arteriovenosas, fístulas arteriovenosas durales, malformaciones cavernosas y telangiectasias capilares. Se pueden presentar con una amplia variedad de síntomas, que van desde la emergencia neurológica espinal aguda hasta una disfunción gradualmente progresiva. Las lesiones pueden ser isquémicas o hemorrágicas. Las imágenes de RM pueden ser orientadoras para el diagnóstico, sobre

Tabla 51.3.12 Exámenes complementarios ante la sospecha de mielopatía aguda

Se debe realizar en todos los pacientes	▪ RM de médula espinal completa, sin y con gadolinio (secuencias T1, T2, STIR, DWI/ADC) ▪ RM de cerebro, que incluya corte finos de órbita, sin y con gadolinio ▪ Punción lumbar: recuento celular, proteínas, glucosa, análisis citológico, cultivos, VDRL, bandas oligoclonales (BOC) ▪ En sangre: vitamina B_{12}, 25-OH-vitamina D, perfil tiroideo, serología para VIH y sífilis
Se debe realizar en todos los pacientes con mielitis longitudinalmente extendida (LETM)	▪ Guardar suero para estudio de autoanticuerpos específicos (anti-MOG y anti-AQP4) ▪ En sangre: eritrosedimentación, proteína C reactiva, anticuerpos antinucleares (ANA), factor reumatoideo, anticuerpos contra antígenos nucleares extractables (ENAS), anticuerpos antifosfolipídicos, anticuerpos anticitoplasma de neutrófilo (ANCA) ▪ Potenciales evocados visuales (PEV)
Puede ser necesario realizar según el posible diagnóstico	▪ Evaluación neurooftalmológica ▪ PCR y serologías en LCR para descartar etiología infecciosa; búsqueda viral en secreciones nasofaríngeas y heces ▪ Dosaje de cobre, ceruloplasmina y vitamina E ▪ Electromiograma, velocidades de conducción motora y sensitiva ▪ TC de tórax* ▪ Biopsia de glándulas salivales menores* ▪ Panel paraneoplásico*

* Para descartar etiologías poco frecuentes en pacientes pediátricos con LETM.

todo cuando se utilizan secuencias avanzadas de neuroimagen, mientras que la arteriografía espinal digital puede no solo confirmarlo, sino también utilizarse como instrumento terapéutico.

La embolia fibrocartilaginosa produce los mismos síntomas que el infarto de la arteria espinal anterior y puede ocurrir después de un traumatismo leve o luego de una maniobra de esfuerzo en los niños. El material del núcleo pulposo del disco intervertebral emboliza y obstruye el flujo arterial a la médula espinal. Las imágenes pueden demostrar cambios isquémicos en el cordón medular anterior (T2, STIR, DWI), con una isointensidad inusual en T2, asociada con estrechamiento y protrusión del disco o los discos intervertebrales involucrados, que normalmente son hiperintensos en las imágenes ponderadas en T2.

Grupo infeccioso y posinfeccioso

Las infecciones son una causa importante de la disfunción de la médula espinal. Los distintos agentes involucrados pueden provocar un daño directo al cordón medular o generar una respuesta inmune inapropiada dirigida contra distintas estructuras de la médula. Por lo tanto, es importante tener en consideración el estado inmune del paciente, su ubicación demográfica, el reconocimiento de la patología endémica regional, así como los antecedentes de enfermedades en familiares directos o convivientes para facilitar la orientación diagnóstica. Diferentes agentes infecciosos han sido descritos: virales, bacterianos, fúngicos y parasitarios (*v.* Tabla 51.3.10). Algunos virus tienden a causar inflamación de la sustancia blanca y otros involucran a la sustancia gris de las astas anteriores de la médula espinal (polio *like*). Con respecto a este último grupo, es importante destacar que en especial el enterovirus D68 estuvo involucrado en un brote de parálisis flácida aguda registrado en la Ciudad de Buenos Aires en el año 2016, con imágenes típicas de ojos de búho en los cortes axiales de la RM de médula espinal, además de presentar compromiso medular longitudinalmente extendido (LETM) en las imágenes sagitales. El método diagnóstico de elección ante esta sospecha etiológica es la PCR para enterovirus en secreciones por aspirado nasofaríngeo.

Grupo autoinmune o por vasculitis

En este grupo se pueden mencionar la mielopatía aguda asociada con el lupus eritematoso sistémico (LES), la enfermedad de Behçet, el síndrome de Sjögren, el síndrome antifosfolípido y la neurosarcoidosis. Las enfermedades señaladas son poco frecuentes en niños, suelen presentar síntomas sistémicos, poseen criterios diagnósticos basados en parámetros clínicos y de laboratorio, y el mecanismo por el cual generan el daño medular es por vasculitis de pequeños vasos o trombosis de pequeñas arterias. Sin embargo, el sistema nervioso central y periférico puede también estar afectado, y en oportunidades el compromiso del SNC puede ser el primer síntoma de la enfermedad. Por lo tanto, en todo paciente en quien han sido descartadas el resto de las causa, antes de clasificar el cuadro como una mielitis transversa idiopática o desmielinizante (*v.* Capítulo 51.2), y aun en ausencia de sintomatología sistémica, estos diagnósticos diferenciales deben ser puestos en consideración.

Tratamiento

El tratamiento de una MA depende, en primer lugar, de la etiología. En los casos confirmados de compresión medular por tumores, hematomas, abscesos o afectación medular debida a una malformación vascular, se debe incorporar al equipo neuroquirúrgico para decidir la estrategia más adecuada de abordaje. En general, el pronóstico de estos pacientes es reservado.

En aquellos pacientes en quienes el cuadro agudo medular es debido a una etiología infecciosa (bacteriana, viral, fúngica o parasitaria), se debe indicar el tratamiento específico de acuerdo con el escenario clínico.

Se sugiere comenzar rápidamente el tratamiento antinflamatorio con metilprednisolona endovenosa a 30 mg/kg/día, por 5 días consecutivos (máximo 1 gramo/día) en los pacientes con una mielopatía inflamatoria, incluso en situaciones de compresión aguda debida a un hematoma o tumor, o en los casos de sospecha de isquemia medular.

El uso de metilprednisolona EV en los pacientes con lesión medular traumática es controvertido, de acuerdo con diferentes metaanálisis y revisiones sistemáticas, en parte debido a los posibles efectos secundarios en términos de infección, compromiso respiratorio y hemorragia gastrointestinal con su administración prolongada. Sin embargo, algunos autores recomiendan la administración temprana de corticoides endovenosos por corto tiempo para evitar los eventos adversos mencionados.

En aquellos pacientes con una mielopatía aguda en quienes se sospecha un mecanismo inflamatorio o desmielinizante y que presentan mala respuesta o insuficiente recuperación funcional luego del tratamiento antiinflamatorio con corticoides, se debe considerar el inicio rápido del recambio plasmático terapéutico

(RPT) asociado con ciclofosfamida por vía oral para lograr una óptima recuperación funcional (*v.* Capítulo 51.2). No se debe olvidar el inicio del tratamiento neurorrehabilitador tanto en la etapa aguda como en el seguimiento de los pacientes con patología medular aguda.

La necesidad de instaurar un tratamiento inmunomodulador o inmunosupresor a largo plazo depende del diagnóstico final (*v.* Capítulo 51.2).

Miositis aguda benigna de la infancia

La miositis aguda benigna de la infancia (MABI) es un cuadro inflamatorio común y autolimitado, frecuentemente subdiagnosticado en pediatría, caracterizado por un dolor localizado principalmente en las pantorrillas. Se desconoce su real prevalencia e incidencia, y no existen guías de manejo clínico en la actualidad. Se presenta principalmente en edad escolar y preescolar, predomina en el sexo masculino y se registran brotes de casos en períodos de epidemias de virus respiratorios.

Etiología y fisiopatología

La etiología de este cuadro sugiere fuertemente un origen viral. El virus influenza (con predominio de influenza B) es el más frecuentemente reportado. Sin embargo, también se ha descrito la asociación con otros virus como el coxsackie, adenovirus, parainfluenza y virus sincicial respiratorio, entre otros, y bacterias como *Mycoplasma pneumoniae*. El mecanismo fisiopatológico de la miositis es aún controvertido. Las teorías actuales sugieren un daño al tejido muscular por invasión directa del virus, al haberse aislado partículas virales en material de biopsias de gastrocnemios realizadas a niños con MABI.

Presentación clínica y diagnósticos diferenciales

La presentación clínica se caracteriza por la presencia de dolor súbito e intenso, con marcado aumento de la sensibilidad en los músculos de la pantorrilla, al punto de dificultar o impedir la marcha o la bipedestación. En los exámenes de laboratorio se destaca la elevación de la enzima muscular creatina fosfoquinasa (CPK) 20-30 veces por encima los valores normales, que típicamente se normaliza en un par de semanas.

El diagnóstico se basa en una adecuada anamnesis y un examen físico exhaustivo que permita excluir otras patologías que puedan presentarse con claudicación o dolor muscular y que no tienen el mismo pronóstico que la MABI (Tabla 51.3.13). Excepcionalmente, y ante la sospecha de rabdomiólisis por aumento excesivo de la CPK, corresponde monitorear la función renal. Otros hallazgos adicionales son leucopenia con moderada neutropenia, trombocitopenia y una elevación leve y transitoria de las transaminasas hepáticas y la LDH. Los marcadores inflamatorios son generalmente normales, aunque la eritrosedimentación puede estar discretamente aumentada.

Tabla 51.3.13 Diagnósticos diferenciales de la miositis benigna de la infancia

- Traumatismo o lesión no accidental
- Síndrome de Guillain-Barré
- Rabdomiólisis
- Osteomielitis
- Trombosis venosa profunda
- Artritis idiopática juvenil
- Malignidad
- Dermatomiositis
- Polimiositis
- Distrofia muscular
- Miositis agudas asociadas con otros cuadros infecciosos (dengue, triquinosis)
- Mielitis transversa
- Patología intracraneal

Evolución y tratamiento

La evolución clínica descrita en la literatura es una marcada mejoría que comienza a las 24 horas de la presentación del cuadro. El proceso es autolimitado, con recuperación completa entre el tercer y el décimo día. Las complicaciones son infrecuentes y no dejan secuelas funcionales. La lesión renal aguda secundaria a la mioglobinuria por rabdomiólisis masiva es excepcional en pacientes con MABI.

El manejo de la MABI es sintomático, y los medicamentos antiinflamatorios no esteroideos (AINE) pueden resultar de utilidad.

Botulismo del lactante

El botulismo del lactante es una enfermedad potencialmente grave, que se presenta como una parálisis fláccida descendente simétrica en su fase aguda, seguido de una lenta recuperación de la función muscular. Su gravedad varía desde hipotonía leve hasta parálisis fláccida súbita, que puede poner en riesgo la vida del paciente. Afecta a niños menores de un año, y es más frecuente entre las 2 semanas y los 6 meses de edad.

El agente productor de esta intoxicación es principalmente *Clostridium botulinum*, formador de esporas, cuyo hábitat natural es el suelo. Las esporas suelen encontrarse frecuentemente en el polvo ambiental, pero también se han identificado en la ropa de cama, ropa de vestir y el polvo de aspiradora, así como en la miel de caña, de abeja y en algunas hierbas medicinales.

En la Argentina, entre los años 1982 y 2011 se registraron 659 casos. La mayoría de los afectados son lactantes alimentados a pecho que residen en zonas rurales o periurbanas. Las provincias con mayor incidencia por 100 000 nacidos vivos, en orden decreciente, son: Neuquén, La Pampa, San Luis, Mendoza, Río Negro y el sur de la provincia de Buenos Aires. Las provincias mencionadas son consideradas actualmente zonas endémicas por el alto número de casos notificados, y se caracterizan por tener escasas precipitaciones pluviales y fuertes vientos, ambos factores que facilitarían una mayor carga y diseminación de las esporas en el ambiente y, por lo tanto, una mayor probabilidad de inhalación, deglución y posterior acceso al tracto digestivo.

Etiología y fisiopatología

El botulismo es una enfermedad debida a las neurotoxinas secretadas por el *Clostridium botulinum*. Existen siete toxinas inmunológicamente distintas, designadas con las letras A hasta la G. Los tipos A, B, E y F provocan la mayoría de los casos en el ser humano. De estas, las toxinas A y B son las más frecuentemente descritas en el botulismo infantil. Las neurotoxinas del *Clostridium botulinum* bloquean la liberación presináptica de acetilcolina en la unión neuromuscular y en las sinapsis del sistema nervioso autónomo. También se han identificado casos producidos por otras especies, como *C. baratii* y *C. butyricum* (productores de neurotoxina F y E).

De acuerdo con el mecanismo de infección, se identifican diferentes formas fisiopatogénicas: alimentaria, de las heridas, del lactante, toxemia intestinal en el niño mayor y adulto, inhalatoria y iatrogénica. El botulismo del lactante es la forma más frecuente y la que se desarrolla en este capítulo.

Se estima que las esporas de *Clostridium botulinum* ingeridas (los lactantes pequeños degluten una fracción considerable de las esporas inhaladas) llegan al colon y, en condiciones de anaerobiosis, son capaces de germinar, reproducirse y producir toxinas, que luego son absorbidas y se distribuyen por el torrente sanguíneo. Asimismo, se plantea que la producción de toxinas en el ciego podría paralizar inicialmente la válvula ileocecal y permitir el reflujo de las toxinas hacia el intestino delgado, donde la absorción es más eficiente.

Cuadro clínico

La tríada diagnóstica clásica de esta enfermedad incluye constipación, hipotonía y reflejo fotomotor enlentecido. El período de incubación, una vez que se producen las toxinas en el tubo digestivo, es de 12-36 horas. Con frecuencia, los síntomas neurológicos están precedidos por náuseas, vómitos y dolor abdominal. La descripción clásica se caracteriza por una historia de constipación por acción local de las toxinas, que suele ser el primer síntoma referido por el 95% de los pacientes. Esto es seguido por dificultad para alimentarse, llanto débil, debilidad muscular progresiva, hipotonía, hiporreflexia, que en los casos más graves avanza hasta la insuficiencia ventilatoria por falla de la bomba muscular.

La debilidad muscular tiene un patrón característico: comienza con disfunción de los nervios craneales, para luego descender y afectar el tronco, extremidades y finalmente el diafragma. Esta secuencia puede ser explicada por la mayor irrigación que poseen los músculos inervados por los pares craneales, dado que la toxina alcanza la placa neuromuscular por vía hematógena. Si bien la presencia de ptosis palpebral y disartria pueden confundirse con signos de encefalopatía, los pacientes están totalmente conscientes y afebriles.

El sistema nervioso autónomo se ve usualmente afectado, y sus manifestaciones preceden a la debilidad muscular. Los principales síntomas son mucosas secas, dilatación pupilar, alteraciones de la motilidad intestinal y vesical, inestabilidad de la presión arterial y arritmias. El cuadro clínico se puede clasificar según criterios de gravedad (Tabla 51.3.14).

Diagnóstico

El botulismo del lactante es una intoxicación poco frecuente, que requiere de un alto índice de sospecha para el diagnóstico. Por esta razón, debe formar parte del diagnóstico diferencial ante una parálisis flácida aguda en un lactante que presente la tríada clínica de hipotonía, constipación y reflejo fotomotor enlentecido, particularmente si el patrón de afectación muscular es descendente.

El diagnóstico se confirma con la identificación de la toxina o el microorganismo en materia fecal, o bien por la presencia de la toxina en suero (rara vez es positiva debido a la mínima cantidad de toxina botulínica circulante). El electromiograma con estimulación repetitiva apoya el diagnóstico, pero no lo descarta en caso de un resultado normal.

Los diagnósticos diferenciales más frecuentes se resumen en la Tabla 51.3.15, y pueden ser descartados por los hallazgos clínicos y los resultados de los exámenes complementarios.

Tratamiento

El tratamiento específico del botulismo del lactante es la administración temprana de la antitoxina botulínica. Existen dos tipos: la antitoxina humana y la derivada del suero equino. El beneficio clínico de la antitoxina depende del momento de su administración. Es máximo durante los primeros 5 días desde el inicio de los síntomas, ya que es el lapso en el que la toxina botulínica se encuentre en el plasma, antes de que sea internalizada casi por completo por los terminales colinérgicos presinápticos. La antitoxina botulínica solo puede neutralizar la toxina circulante y no es efectiva sobre la toxina fijada en las uniones sinápticas.

El paciente debe ser ingresado en una unidad de cuidados intensivos pediátricos, con monitorización continua por al menos 48 horas, para determinar la progresión e instaurar el tratamiento de las complicaciones. El soporte nutricional y respiratorio es fundamental. La mayoría de los lactantes requieren sonda nasogástrica o nasoyeyunal para alimentarse y asegurar un aporte calórico adecuado. El soporte respiratorio va desde un adecuado manejo de secreciones hasta la ventilación mecánica en los casos más graves.

En la Argentina, únicamente se dispone de la antitoxina botulínica equina bivalente (AB) producida por el Instituto Biológico Dr. Tomás Perón, dependiente del Ministerio de Salud de la provincia de Buenos Aires. La dosis indicada en lactantes es 500 UI/kg de antitoxina A. Por tratarse de suero heterólogo, es importante realizar previamente la prueba de sensibilidad y desensibilización.

A través del *Center for Disease Control and Prevention* (CDC) también se podría obtener una antitoxina botulínica heptavalente (HBAT) disponible desde el año 2010.

Hay que recordar que estos pacientes excretan esporas y toxina con la materia fecal hasta 4 meses después de iniciados los síntomas. Por lo tanto, resulta de suma importancia implementar las medidas de higiene y el cuidadoso manejo de las excretas.

La literatura científica concuerda en que no deben administrarse antibióticos, ya que algunos potencian el bloqueo de la conducción neuromuscular (aminoglucósidos), o bien producen la liberación masiva de toxina botulínica al destruir el bacilo. Esto puede agravar el cuadro, sin erradicar necesariamente el bacilo del intestino.

Tabla 51.3.14 Clasificación del botulismo del lactante según la gravedad del cuadro clínico

Leve	▪ Ptosis palpebral, facies inexpresiva, constipación ▪ Sin dificultad para deglutir o alimentarse
Moderado	▪ Se agrega alteración de los reflejos de succión y deglución ▪ Disminución del reflejo nauseoso y tusígeno
Grave	▪ Se agrega disfunción de la mecánica ventilatoria que evoluciona a la insuficiencia respiratoria
Fulminante	▪ Forma parte del síndrome de muerte súbita

Tabla 51.3.15 Diagnósticos diferenciales del botulismo del lactante

- Sepsis bacteriana o meningitis
- Miastenia *gravis*
- Síndrome de Reye
- Síndrome de Guillain-Barré
- Patología de la médula espinal
- Alteraciones electrolíticas o deshidratación
- Atrofia muscular espinal tipo 1 (enfermedad de Werdnig Hoffman)
- Hipotiroidismo
- Intoxicación por organofosforados
- Intoxicación por metales pesados
- Poliomielitis o enfermedades polio *like* (enterovirus D68)

51.4 Encefalitis autoinmunes

Julián Onaindia

Las encefalitis autoinmunes (EA) se encuentran dentro del amplio campo de las encefalopatías autoinflamatorias, junto con entidades diversas como algunas vasculitis del sistema nervioso central (SNC) (*v.* Capítulo 46.2), el síndrome de Rasmussen, los síndromes paraneoplásicos, la neuromielitis óptica y otras enfermedades desmielinizantes (*v.* Capítulo 51.2).

La característica específica de las EA es el compromiso inflamatorio del SNC, mediado por mecanismos inmunológicos que involucran anticuerpos antineuronales específicos. Poseen manifestaciones clínicas diversas, que se presentan en forma aguda o subaguda e incluyen trastornos psiquiátricos, del movimiento, de la conciencia, del afecto, del sistema autonómico y crisis convulsivas.

Perspectiva histórica y conceptos generales

La primera comunicación del compromiso inflamatorio no infeccioso del SNC se dio a conocer en los años sesenta con la descripción clínica de lo que se denominó encefalitis límbica (EL), y que más tarde fue considerada como un proceso asociado con la existencia de un tumor subyacente.

En la década del ochenta, la importancia de los fenómenos autoinmunes en la producción de enfermedades y trastornos neurológicos quedó establecida con la demostración del vínculo existente entre varios procesos neoplásicos y el compromiso del SNC, y con la explicación de los mecanismos de producción de la miastenia *gravis* (*v.* Capítulo 51.3). Pero la comunicación, hace ya más de quince años, de encefalopatías de causa inflamatoria, mediadas por autoanticuerpos capaces de reaccionar frente a determinados antígenos de la superficie neuronal, o bien contra proteínas que participan de la sinapsis, ha abierto un nuevo campo en el conocimiento médico, y ha dado cuenta de fenómenos neurológicos y psiquiátricos que anteriormente debieron ser clasificados como idiopáticos. Hasta ese momento, estos padecimientos recibían un enfoque meramente descriptivo, con compromiso focal o extendido en diversas áreas del SNC y presentaban, al no tener un tratamiento específico, una recuperación pobre o incierta a largo plazo.

En la actualidad, la clasificación más aceptada para estas entidades las divide en encefalitis paraneoplásicas y no paraneoplásicas. Sin embargo, a pesar de la relación sindromática que puede existir entre ambas, son distintos los mecanismos fisiopatogénicos que se ponen en juego en cada una de ellas. En las primeras participan anticuerpos contra proteínas intracelulares, los mecanismos predominantes son citotóxicos y mediados por células T y el daño y la pérdida neuronal resulta frecuente. En las segundas, en cambio, los anticuerpos se dirigen contra epitopes superficiales, de membrana, con una disfunción neuronal consiguiente de tipo reversible (Figura 51.4.1). Por esta razón, los resultados del tratamiento adecuado son en general alentadores. No obstante, esta clasificación resulta insuficiente ya que, por ejemplo, en la encefalitis por anticuerpos contra el receptor NMDA, el antígeno blanco se ubica en la superficie neuronal, pero entre las causas subyacentes con una frecuencia significativa debe buscarse un teratoma de ovario, lo que implica la superposición de los mecanismos y las causas referidos para cada una.

Estas encefalitis se presentan con un extenso compromiso del SNC y pueden llevar a una alteración profunda de la conciencia, con estupor y coma.

En el área del pensamiento y la conducta, se observan alteraciones de la ideación, la memoria o el comportamiento. En la dimensión motora pueden aparecer desde movimientos automáticos hasta convulsiones focales o generalizadas.

Los episodios convulsivos son capaces de afectar a pacientes de cualquier edad, y en algunas formas clínicas son la primera manifestación, fundamentalmente en los niños y los pacientes más jóvenes. El curso clínico de estos episodios se ve afectado por la respuesta a la terapéutica inmunológica cuando se administran inmunomoduladores o gammaglobulina, con un porcentaje alto de recuperación completa.

Con respecto a los mecanismos de producción de esta patología, fue en el año 2005 cuando se describieron los primeros cinco pacientes con diferentes presentaciones de encefalitis. Al demostrarse en ellos la presencia de anticuerpos contra proteínas de la

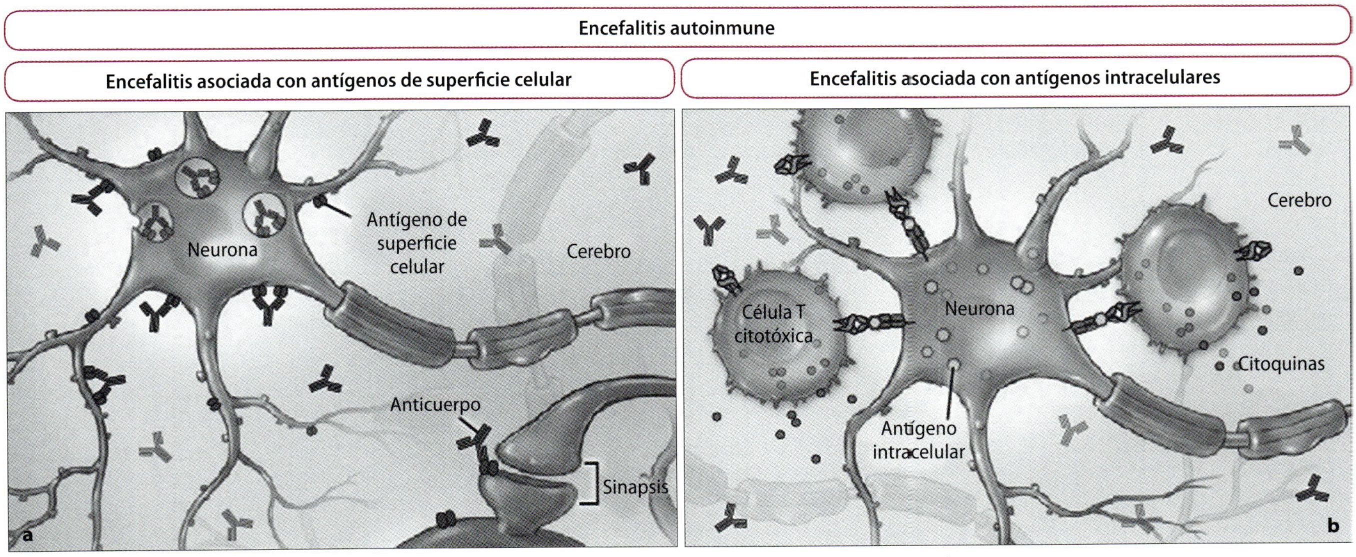

Figura 51.4.1 a-b Modelos esquemáticos de encefalitis autoinmunes asociadas con distintos tipos de antígenos. (Modificado de: Dalmau J, Graus F. Antibody-Mediated Encephalitis. N Engl J Med 2018; 378 (9): 840-51; doi: 10.1056/NEJMra1708712).

membrana celular, comenzó la investigación y comprensión del cuadro clínico. Hasta entonces, el conocimiento referente a la autoinmunidad en relación con el SNC en general y el compromiso del lóbulo límbico en particular, se relacionaba primariamente con la afectación de canales de potasio activados por voltaje (Kv1 y Kv2). Aquellos cinco pacientes, en la mayoría de los cuales no se demostró una etiología, respondieron todos muy bien a la inmunoterapia y, cuando fue diagnosticado, a la remoción de un tumor acompañante.

Esto condujo a la definición de una nueva categoría, la de encefalitis desencadenadas por procesos autoinmunes. Más tarde, al identificarse antígenos de superficie celular y receptores sinápticos involucrados en el proceso, se describió el compromiso por mecanismos inflamatorios de los receptores al N-metil-D aspartato (NMDAR), al acido alfa-amino-3-hidroxi-5-metil-4 isoxazolepropiónico (AMPAR) y al ácido gamma-aminobutírico-b (GABAbR). Asimismo, se demostró que los anticuerpos que se relacionaban con los canales de potasio activados por voltaje se dirigían en realidad contra otras proteínas, incluyendo la del glioma inactivado enriquecido en leucina (LGI1) y la proteína asociada a contractina 2 (Caspr2). Se señala que las siglas utilizadas corresponden a su denominación en inglés.

A partir de estos descubrimientos, fueron gradualmente agregándose nuevas proteínas y receptores asociados con este nuevo grupo de enfermedades.

En la Tabla 51.4.1 se describen la mayoría de los receptores que participan en procesos inflamatorios, su frecuencia y su relación o no con procesos oncológicos.

Epidemiología

Se estima que la incidencia de todas las formas de EA en la población general es de 5 a 8/10 000 por año. Sin embargo, aproximadamente en la mitad de los casos no se puede establecer una causa concreta.

La EA ocupa el tercer lugar en frecuencia entre las causas de encefalitis, detrás de las de origen infeccioso (especialmente viral, *v.* Capítulo 43) y de la encefalomielitis diseminada aguda (EDA). Si se toma en consideración la forma más frecuente, aquella producida por anticuerpos contra el receptor NMDA, que es además la más común en la población de niños y adolescentes, esta supera la frecuencia de cualquier encefalitis viral en forma aislada.

Asimismo, en el líquido cefalorraquídeo (LCR) obtenido de pacientes con epilepsia de causa desconocida, se han encontrado anticuerpos antineuronales en el 4% de los niños con epilepsia focal y hasta en el 34,8% del total de los casos de epilepsia de causa desconocida

Características inmunológicas y genéticas

No se han encontrado desencadenantes de tipo inmunológico que provoquen una desregulación primaria. Se ha postulado una predisposición genética, con resultados dispares en distintas investigaciones. Si bien algunos estudios parecen demostrar una predisposición asociada con genes HLA en determinadas poblaciones con encefalitis anti-LGI1, en el caso de la anti-NMDAR la búsqueda no arrojó resultados positivos.

Existen dos condiciones clínicas en las que se demostró una fuerte asociación con el desencadenamiento de EA. Una de ellas ya fue mencionada e implica la presencia de varios tumores acompañantes. Algunos de estos tumores poseen células que expresan las proteínas neuronales y estimulan la producción de autoanticuerpos, mientras que otros contienen tejido nervioso.

La otra condición está referida a la encefalitis por herpes simple (EH), en la que puede gatillarse la producción de anticuerpos contra receptores y antígenos de superficie neural. Es posible que luego de padecer una EH se encuentren en LCR y suero anticuerpos contra receptores NMDA y, en forma menos frecuente, también contra el receptor del ácido gamma-aminobutírico-a

Tabla 51.4.1 Receptores involucrados en procesos inflamatorios del sistema nervioso central

	Síndrome	Prueba diagnóstica	Frecuencia de cáncer	Tipo de cáncer
Anticuerpos contra antígenos intracelulares				
Hu (ANNA1)	Encefalitis límbica	Western Blot	≥ 95%	Carcinoma de células pequeñas
Ma2	Encefalitis límbica	Western Blot	≥ 95%	Seminoma testicular
GAD	Encefalitis límbica	Radioinmunoensayo	25%	Timoma, carcinoma de células pequeñas
Anticuerpos contra receptores sinápticos				
NMDAR	Encefalitis anti-NMDAR	IFI, inmunoensayos celulares, ELISA	Varía de acuerdo con la edad y sexo	Teratoma ovárico
AMPAR	Encefalitis límbica	IFI, inmunoensayos celulares, ELISA	65%	Timoma, carcinoma de células pequeñas
GABAbR	Encefalitis límbica	IFI, inmunoensayos celulares, ELISA	50%	Carcinoma de células pequeñas
GABAaR	Encefalitis	IFI, inmunoensayos celulares, ELISA	< 5%	Timoma
mGluR5	Encefalitis	IFI, inmunoensayos celulares, ELISA	70%	Linfoma de Hodgkin
D2R	Encefalitis de ganglios basales	IFI, inmunoensayos celulares, ELISA	0%	–
Anticuerpos contra canales iónicos y otras proteínas de superficie				
LGI1	Encefalitis límbica	IFI, inmunoensayos celulares, ELISA	5%-10%	Timoma
CASPR2	Síndrome de Morvan	IFI, inmunoensayos celulares, ELISA	20%-50%	Timoma
DPPX	Encefalitis	IFI, inmunoensayos celulares, ELISA	< 10%	Linfoma
MOG	EDA	IFI, inmunoensayos celulares, ELISA	0%	–
Aquaporina 4	Encefalitis	IFI, inmunoensayos celulares, ELISA	0%	–
GQ1b	Encefalitis de Bikerstaff	ELISA	0%	–

EDA: encefalomielitis diseminada aguda.

(GABAaR), el receptor dopaminérgico 2 (D2R) y otros. Esta producción de autoanticuerpos sería la causa probable de los síntomas neurológicos recurrentes, las alteraciones de la conducta o de la ideación en adultos, y la coreoatetosis en niños, fenómenos que se presentan días o semanas después del inicio del cuadro infeccioso. La sintomatología, además, responde adecuadamente a la terapia con corticoides, inmunoglobulina endovenosa o rituximab. Esta encefalitis, de causa infecciosa, configura un diagnóstico diferencial de máxima importancia y obliga, frente a la falta de respuesta a un tratamiento adecuado para el herpes, a pensar en el mecanismo inmunológico asociado y buscar la presencia de autoanticuerpos. Pero, además, es un antecedente relevante para considerar, frente a la recurrencia, que esta puede responder frecuentemente a una causa inmunológica secundaria al cuadro infeccioso previo. Este concepto se desarrolla ampliamente más adelante.

Mecanismos involucrados

Vías glutamatérgicas

El ácido glutámico o glutamato (Glu) es el neurotransmisor más abundante del organismo y las neuronas que lo utilizan participan de vías que se extienden a lo largo de todo el eje encefalomedular. Se calcula que dos terceras partes de la neurotransmisión están a cargo del Glu, que participa activamente de los procesos de neuroplasticidad y se asocia con los procesos integrativos más complejos, que incluyen la memoria y el aprendizaje.

De los diversos receptores de Glu, el NMDA es el más significativo en la producción de la patología a la que se hace referencia más adelante, y se encuentra principalmente en el prosencéfalo, el hipotálamo, la glándula hipofisaria y el sistema límbico. La disfunción de estas vías a través de una estimulación exagerada ha sido ampliamente asociada con los procesos de apoptosis y degeneración del SNC pero, en el tema que compete a este capítulo, los mecanismos involucrados son completamente diferentes.

Una introducción a los receptores del glutamato

El Glu es el principal neurotransmisor excitatorio del SNC. Es sintetizado en el interior de las mitocondrias y es incapaz de atravesar la barrera hematoencefálica. El proceso de síntesis requiere varios precursores, entre los que se encuentra la glucosa.

Se almacena en el citoplasma neuronal, en un proceso que consume Mg^{2+} y ATP, para ser liberado al espacio sináptico a través de un mecanismo dependiente del Ca^{2+}, como respuesta a la propagación del impulso nervioso. Una vez en la hendidura sináptica, puede interactuar con sus receptores específicos, que se clasifican en dos tipos:

- Metabotrópicos (mGluRs), que promueven la activación de segundos mensajeros a través de la proteína G.
- Ionotrópicos, acoplados a un canal iónico y cuya activación permite la movilización de diversos iones, principalmente la entrada de Ca^{2+} y Na^{+}, y la salida de K^{+}.

Los mGluRs están constituidos por una cadena proteica de la que se han determinado hasta el momento 8 variantes, clasificadas desde la mGluR1 hasta la mGluR8, agrupadas por su estructura química o según sus agonistas.

En cuanto a los receptores ionotrópicos, se clasifican de acuerdo con la afinidad de sus agonistas en NMDA, AMPA y Kainato (KA). Cada uno de ellos, de acuerdo con su estructura, posee diferentes propiedades fisiológicas o farmacológicas.

Los receptores AMPA presentan las subunidades GluR1 a GluR4, y actúan como un canal permeable al Na^{+} y altamente permeable al Ca^{2+}, salvo el tipo GluR2 que resulta indiferente a este ion. Los receptores Kainato forman complejos permeables al Na^{+} combinando las fracciones que van desde el GluR5 al GluR7, con KA1 y KA2.

En cuanto a los receptores NMDA, su estructura no está del todo clara; se sabe que estos receptores están constituidos por la combinación de por lo menos tres unidades diferentes, denominadas NMDAR1 (NR1), NMDAR2 (NR2) y NMDAR3 (NR3), para obtener un canal iónico permeable al Ca^{2+}. La estructura genética de cada una de las fracciones está multideterminada.

Para su actividad, estos receptores requieren dos agonistas diferentes, el Glu y la glicina (Gly), que resultan entonces coagonistas. Este es un dato de importancia clínica, ya que la glicina es blanco pasible para la respuesta autoinmune, lo que da lugar a una disfunción en el SNC. La clasificación de estos receptores se describe en la Tabla 51.4.2.

Mecanismos fisiopatológicos

A pesar de conocerse que el aumento desregulado de la neurotransmisión excitatoria (mediada por los receptores de Glu) tiene un papel fundamental en la producción de diversas patologías a través del daño y la muerte celular (como se observa en la epilepsia, las enfermedades degenerativas, el Alzheimer, los ataques cerebrovasculares, etc.), el mecanismo implicado en las EA es muy diferente.

El modelo mejor conocido es el que corresponde a la encefalitis por anticuerpos anti-NMDAR. Se ha podido establecer el rol

Tabla 51.4.2 Receptores de glutamato

Receptores	Ionotrópicos activan canales iónicos			Metabotrópicos a través de segundos mensajeros		
Clase funcional	NMDA	AMPA	Kainato	Clase I	Clase II	Clase III
Gen	*NR1*	*GluR1*	*GluR5*	*mGluR1*	*mGluR2*	*mGluR4*
		GluR2	*GluR6*	*mGluR5*	*mGluR3*	*mGluR6*
	NR2A	*GluR3*	*GluR7*			*mGluR7*
	NR2B	*GluR4*				*mGluR8*
	NR3C		*KA1*			
	NR2D		*KA2*			
	NR3A					
	NR3B					

de los anticuerpos contra la fracción NR1 del receptor a través de diversas pruebas de laboratorio, ya sea en cultivos neuronales o por la infusión en animales de suero con anticuerpos de individuos afectados. Luego de la infusión, puede observarse que, en un primer momento, los anticuerpos específicos se unen con los receptores tanto sinápticos como extrasinápticos; esto produce un entrecruzamiento (ligadura) entre receptores NMDA, con lo que se forman complejos de receptores que luego son internalizados (endocitosis). Esto disminuye su disponibilidad en la superficie celular, situación que fue revertida al remover los anticuerpos administrados. En este proceso, observado en el hipocampo y asociado con manifestaciones conductuales y motoras, no hubo alteraciones en otras proteínas de superficie ni sinápticas, y tampoco se encontró daño en la estructura dendrítica ni se alteró la integridad celular.

Asimismo, el suero de pacientes con anticuerpos anti-AMPAR o anti-GABAaR infundido en roedores, ocasionó la internalización de los receptores específicos. En el caso de los receptores AMPA, la afectación fue sináptica y extrasináptica, mientras que si se trataba de receptores GABAa los receptores extrasinápticos permanecieron sin modificación alguna.

Un mecanismo distinto se produce en la encefalitis por anti-LGI1, donde el antígeno es una proteína secretada al espacio sináptico en el que interacciona con los receptores pre y postsinápticos ADAM 23 y ADAM 22. Se organizan complejos trans-sinápticos que involucran canales de potasio Kv1.1 presinápticos y AMPAR postsinápticos. Su afectación produce, de alguna manera, un déficit de receptores AMPA postsinápticos, con liberación incrementada de glutamato e hiperexcitabilidad.

En el caso de los receptores D2 y Glu, la internalización es también el mecanismo involucrado, mientras que en los receptores GABAb que utilizan segundos mensajeros, el mecanismo parece ser el bloqueo funcional del receptor (Figuras 51.4.2 y 51.4.3 y *v.* Figura 51.4.1).

Características generales de las encefalitis autoinmunes

Puede considerarse que las EA relacionadas con la formación de anticuerpos contra antígenos de superficie (de membrana o de proteínas sinápticas) conforman un grupo sindromático homogéneo. Sin embargo, algunas muestran particularidades clínicas que permiten una aproximación al tipo específico de encefalitis.

En el comienzo del cuadro, por lo general hay una extensa superposición sintomática entre las distintas formas clínicas. En cualquiera de estas, el desarrollo es relativamente rápido y se instala en cuestión de días o semanas. Es frecuente la cefalea inicial, asociada con cambios discretos del estado de conciencia y la presencia de fiebre baja. En el LCR suele encontrarse pleocitosis leve a moderada, que frecuentemente motiva el tratamiento empírico para meningoencefalitis bacteriana o viral, en paralelo al estudio de la posible causa.

La sintomatología suele comenzar de manera sutil, con cambios del humor, la conducta o la memoria. No obstante, también puede hacerlo de forma brusca con crisis convulsivas o trastornos del movimiento, en un paciente sin antecedentes epilépticos. Las crisis distónicas faciobraquiales son prácticamente patognomónicas de EA. Estas manifestaciones, junto con los síntomas psiquiátricos agudos, permiten sospechar el proceso autoinflamatorio de origen central. A su vez, cabe destacar que la alteración del ritmo sueño-vigilia es prácticamente constante en todos los tipos de encefalitis.

En el electroencefalograma (EEG) puede observarse una actividad enlentecida general, a veces asociada con uno o más focos de actividad epiléptica, que presenta un patrón focal. En pediatría, el patrón patognomónico (aunque no siempre presente) es el de ondas delta en cepillo (*extreme delta brush*), descrito para la encefalitis contra el receptor NMDA que, como fue mencionado, es la forma más frecuente en este grupo etario (Figura 51.4.4).

Las neuroimágenes son útiles y están siempre indicadas. Si bien muchas veces pueden ser normales, en ocasiones orientan hacia tipos específicos de encefalitis. Este es el caso de las encefalitis límbicas, en las que se observa un incremento de la señal en FLAIR-T2 que compromete particularmente los hipocampos y uno o ambos lóbulos temporales (Figura 51.4.5). Hallazgos similares pueden encontrarse en la EH o en algunos trastornos comiciales originados en el lóbulo temporal medial.

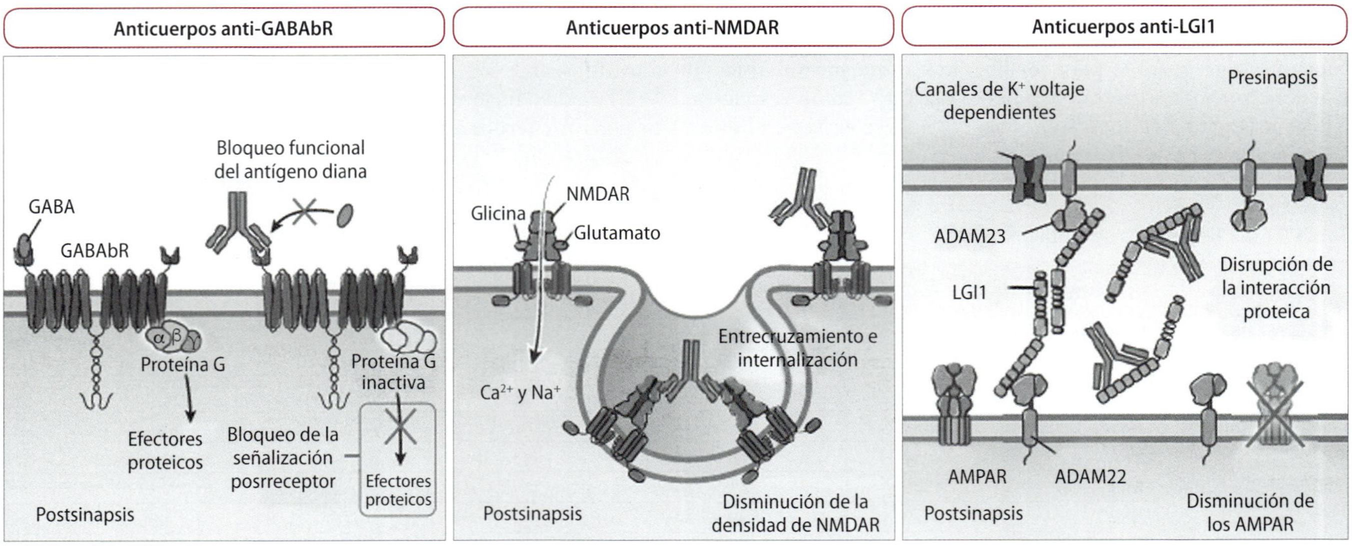

Figura 51.4.2 Modelos esquemáticos de afectación de los distintos receptores neuronales, de acuerdo con el tipo de encefalitis autoinmune y el autoanticuerpo involucrado. (Modificado de: Dalmau J, Graus F. Antibody-Mediated Encephalitis. N Engl J Med 2018; 378 (9): 840-51; doi: 10.1056/NEJMra1708712).

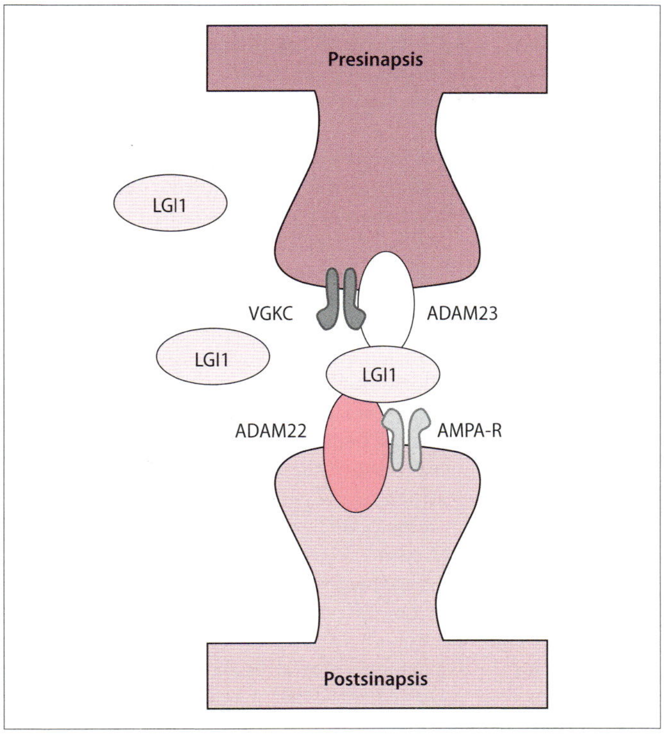

Figura 51.4.3 Mecanismo fisiopatológico propuesto para la encefalitis por anti-LGI1. (Modificado de: Leypoldt F, Armangue T, Dalmau J. Autoimmune encephalopathies. Ann N Y Acad Sci 2015; 1338 (1): 94-114).

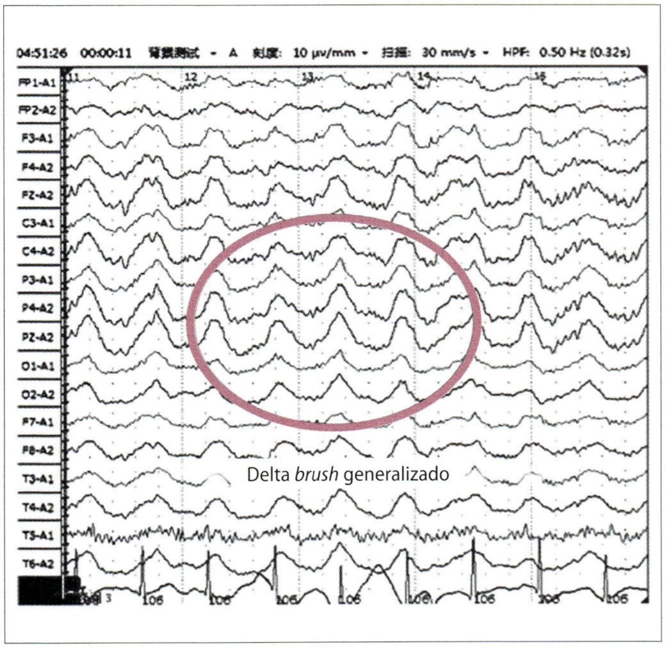

Figura 51.4.4 Electroencefalograma que muestra ondas delta en cepillo.

En cuanto a las alteraciones del LCR, como fue mencionado, puede haber pleocitosis leve a moderada, en general menos de 100 células/mm^3, que se detecta aproximadamente en el 80% de los pacientes. Las bandas oligoclonales son positivas en el 30%-60% de los casos y las proteínas están levemente aumentadas en el 30% de los pacientes. Sin embargo, en la encefalitis límbica hay mínimos o nulos cambios en el LCR.

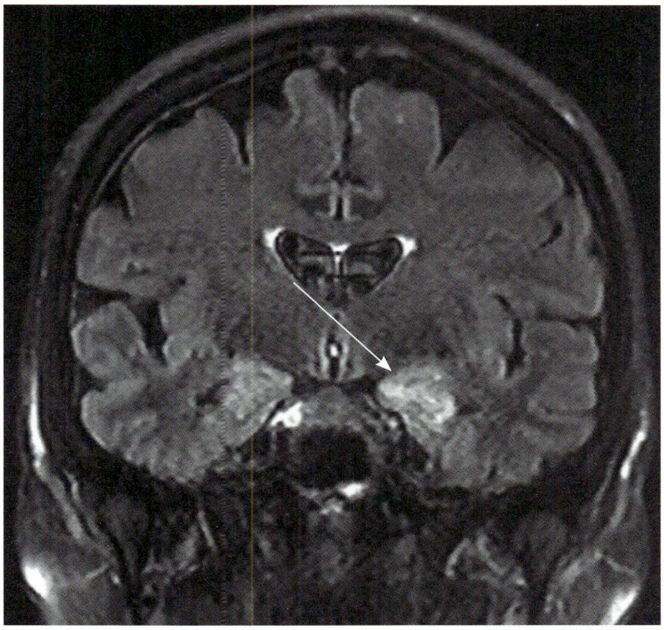

Figura 51.4.5 Resonancia magnética de un paciente con encefalitis límbica.

Epilepsia de causa autoinmune

Una mención especial debe hacerse a la denominada epilepsia de causa autoinmune. Se refiere a cuadros en los que la repetición crónica de los episodios convulsivos conduce al diagnóstico de epilepsia, sin datos específicos que orienten hacia esta entidad. Son casos de EA con recurrencia crónica, y deben diferenciarse de las crisis agudas que acompañan frecuentemente el comienzo de esta enfermedad. Los datos que orientan hacia el diagnóstico son los siguientes:

- Comienzo reciente.
- Epilepsia focal.
- Alta frecuencia de convulsiones (varias por día).
- Tipos especiales de convulsión (faciobraquiales, vértigo paroxístico).
- Hallazgos específicos en el EEG (*delta brush*).
- Neuroimágenes características.
- Hiperintensidad temporal en FLAIR-T2.

Formas clínicas

La agrupación (algo arbitraria) de las formas clínicas, fue confeccionada con el fin de priorizar, entre los distintos cuadros específicos, aquellos de mayor frecuencia en pediatría. Asimismo, posee la intención de mencionar, en forma más breve, el resto de los cuadros que deben ser considerados en la clínica de adolescentes mayores o de adultos jóvenes.

En pediatría, resulta de particular relevancia la descripción de la encefalitis anti-NMDAR, que se acerca al 70% de todos los diagnósticos reportados en la literatura mundial. La encefalitis anti-D2R se ubicaría en segundo lugar y, con una prevalencia mucho menor, le siguen las secundarias a la respuesta dirigida contra el GABAaR, el antirreceptor metabotrópico 5 del glutamato (mGluR5), la secundaria a la reacción contra la proteína dipeptil-peptidasa 6 (DPPX) y aquella contra el receptor de glicina (GlyR).

Cabe destacar que algunas publicaciones ubican como segunda en orden de frecuencia a la encefalitis anti-LGI1. Esta variación de frecuencias probablemente se deba al bajo número de pacientes con diagnóstico por titulación de anticuerpos específicos. La determinación de estos anticuerpos en LCR o suero, que permite arribar al diagnóstico de certeza, aún no se realiza de manera sistemática en todos los centros ni en todos los países.

En la Tabla 51.4.3 se muestra un resumen de los cuadros más frecuentes en pediatría, con las características principales de cada uno.

Encefalitis anti-NMDAR

En el contexto general de las encefalitis provocadas por procesos autoinmunes, se ubica en el segundo lugar, solo superada por la EDA. Si se la compara con aquellas de origen infeccioso, resulta más frecuente que cualquier encefalitis de causa viral considerada por separado. Los anticuerpos involucrados están dirigidos contra la subunidad NR1 del receptor NMDA.

Representa el tipo de mayor prevalencia en la edad pediátrica y en adultos jóvenes, aunque puede presentarse a cualquier edad. El sexo predominante es el femenino, con una relación 4 : 1. La media de edad es de 20 años, con más de un tercio de los pacientes menores de 18 años y solo un 5% mayores de 45. Sin embargo, la ubicación de los pacientes de sexo masculino predomina en ambas puntas de la distribución etaria, donde ronda el 40%.

Puede acompañarse de un proceso oncológico, con más frecuencia en mujeres. En la pubertad, la encefalitis anti-NMDAR suele corresponderse con un teratoma de ovario en más del 50% de los casos. Este porcentaje cae dramáticamente en menores de 12 años, mayores de 45 años y en varones, en los que la presencia de cualquier neoplasia es responsable de menos del 10% de los casos de esta encefalitis.

Con respecto al espectro sindromático, es la presencia de síntomas psiquiátricos de instalación rápida, reciente y variada lo que orienta la identificación de esta patología. El 70% de los pacientes comienza con síntomas prodrómicos como cefalea o fiebre. En forma rápida se agregan cambios conductuales, ansiedad, agitación y trastornos del ritmo sueño-vigilia. Progresivamente, puede verse un aumento de la agresividad, alucinaciones visuales o auditivas, ideación delirante con formaciones paranoides o delirio religioso. Asimismo, es frecuente la conducta sexual desinhibida, la manía o psicosis, que llega incluso a la aparición de formas catatónicas.

En comparación con los adultos, un mayor número de niños comienza con convulsiones o movimientos anormales que, en ocasiones, son el primer síntoma referido, pero también pueden presentarse en cualquier momento de la enfermedad. Las crisis repetidas y frecuentes pueden llegar al estado epiléptico (*v.* Capítulo 27). La frecuencia de las crisis es mayor en varones que en mujeres, y tienden a resolverse por completo una vez desaparecidos los síntomas.

Los movimientos anormales, que configuran otra de las características diferenciales de esta patología, incluyen disquinesias orofaciales, corea o atetosis, hemibalismo, movimientos estereotipados, rigidez u opistótonos (*v.* Capítulo 51.5).

A medida que el síndrome progresa, se agrega desregulación autonómica, con variaciones de la presión arterial, sudoración, cambios de la temperatura corporal, taquicardia o, menos frecuentemente, bradicardia o arritmias. Finalmente, puede ocurrir depresión de sensorio, que alterna con períodos de agitación o catatonía, estupor y coma.

Dos tercios de los pacientes afectados no presentan alteraciones en la resonancia magnética (RM). Cuando están presentes, se encuentran anomalías inespecíficas en FLAIR-T2 de localización cortical o subcortical, con áreas diversas de desmielinización que toman el área temporal o la fosa posterior (Figura 51.4.6).

La duración promedio de la internación es de tres meses, pero muchos pacientes necesitan luego continuar en centros de rehabilitación. Durante la recuperación y después de que la sintomatología aguda haya cedido, pueden persistir déficits de memoria y atención, cierta impulsividad, desinhibición conductual y disfunción ejecutiva. Pueden ser necesarios varios meses para una recuperación completa. La tasa de mortalidad llega al 7% y en todos los casos se produce en pacientes que han requerido internación en la unidad de cuidados intensivos.

En la población pediátrica, la presentación puede simular una regresión autística, que genera la sospecha de cuadros desintegrativos o el comienzo temprano de esquizofrenia. También se

Tabla 51.4.3 Encefalitis autoinmunes más frecuentes en pediatría

Anticuerpo	Presentación clínica	Evolución	Exámenes complementarios
NMDAR	▪ Encefalopatía en etapas progresivas y múltiples ▪ Trastornos neurocognitivos, motores, disquinesias faciales, crisis convulsivas ▪ Afectación de la conciencia	▪ Buena respuesta al tratamiento ▪ 80% de recuperación a los 2 años ▪ Mortalidad: 7% ▪ Recaídas: 12%	▪ RM: 50% normal o inespecífica ▪ EEG: 80% anormal inespecífico, 30% *delta brush*
D2R	▪ Ansiedad, agitación, crisis psicóticas ▪ Trastornos del movimiento, distonías, crisis oculógiras, parkinsonismo, corea	▪ Buena respuesta al tratamiento ▪ Secuelas motoras, cognitivas o psiquiátricas	▪ RM normal o aumento de refringencias en ganglios de la base
GABAaR	▪ Encefalitis límbica de instalación rápida ▪ Síndrome confusional ▪ Pérdida de memoria a corto plazo ▪ Inestabilidad emocional	▪ 80% de respuesta al tratamiento parcial o total ▪ 20% de mortalidad	▪ RM: múltiples focos cortico subcorticales hiperintensos en T2 y FLAIR
DPPX	▪ Encefalitis de lenta evolución (8 meses) ▪ Pródromo con síntomas gastrointestinales y pérdida de peso ▪ Encefalitis límbica ▪ Hiperexcitabilidad del SNC ▪ Disautonomía	▪ Buena respuesta al tratamiento ▪ 60% de mejora total o parcial ▪ 23% de estacionarios ▪ 17% de muertes vinculadas a la ausencia de tratamiento ▪ 23% de recaídas	▪ RM y EEG sin datos de valor

RM: resonancia magnética; EEG: electroencefalograma.

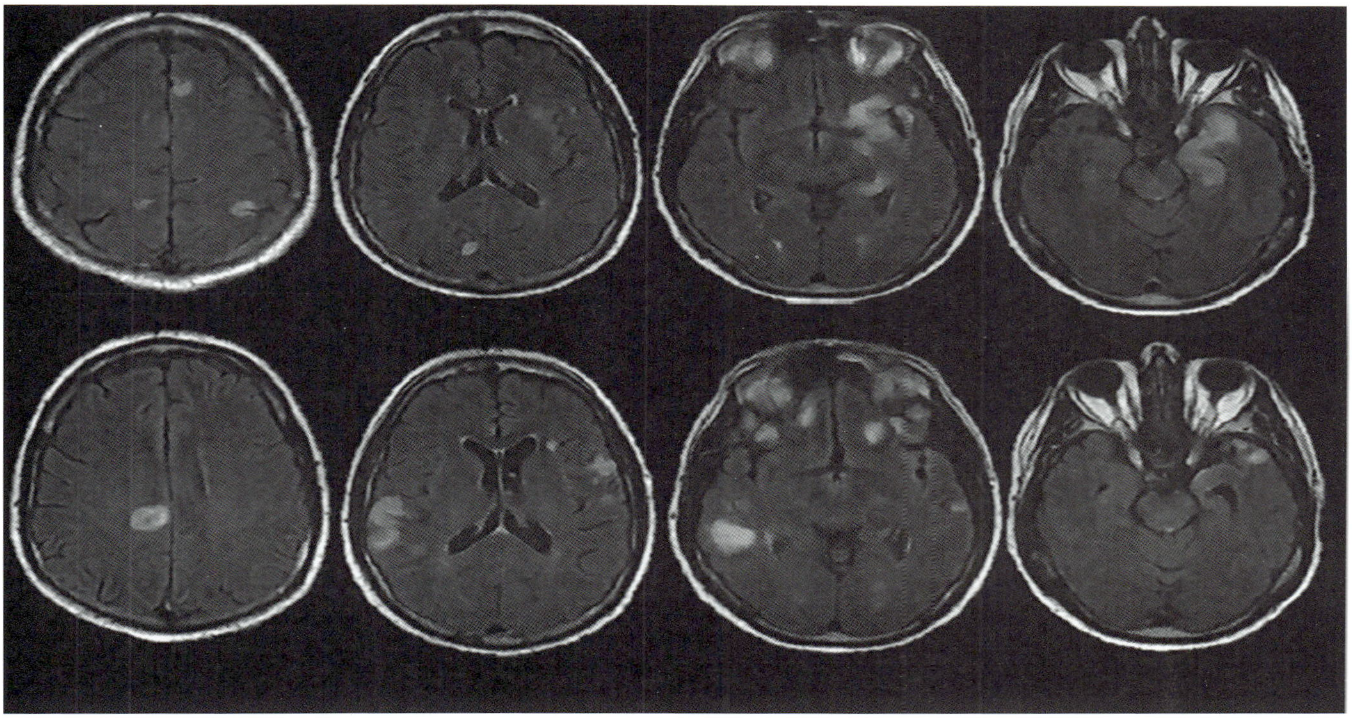

Figura 51.4.6 Resonancia magnética de un paciente con encefalitis anti-NMDAR.

han descripto presentaciones monosintomáticas, con una frecuencia extremadamente baja.

Con respecto al tratamiento, el 50% de los pacientes responde a la inmunoterapia de primera línea con inmunoglobulinas, corticoides o plasmaféresis (*v.* más adelante). La otra mitad requiere terapia de segunda línea con rituximab o la combinación de rituximab y ciclofosfamida. En caso de encontrarse un tumor acompañante, en casi la totalidad de los casos se trata de un teratoma de ovario y está indicada su resección quirúrgica

Pueden observarse recaídas hasta en el 20% de los casos, la mitad en los primeros dos años, a menudo como cuadros incompletos que responden a la inmunoterapia. Por esta razón, y en base al número de pacientes que ha requerido tratamiento de segunda línea con inmunoterapia, se ha propuesto (sin consenso por el momento) la utilización de rituximab desde el inicio.

Aquellos pacientes que no responden a la inmunoterapia, o bien aquellos con recaídas, deben ser estudiados para detectar la presencia de un teratoma no encontrado previamente o que haya recurrido luego de la cirugía.

Encefalitis de ganglios basales anti-D2R

Es la segunda EA más frecuente en pediatría. Aparece con múltiples y variados trastornos del movimiento en el mismo paciente, que incluyen distonías, crisis oculógiras, parkinsonismo o corea. Asimismo, se presenta con síntomas de corte psiquiátrico como ansiedad, agitación, crisis psicóticas y trastornos del ritmo sueño-vigilia.

Las neuroimágenes suelen ser normales, pero en el transcurso pueden aparecer hallazgos hasta en la mitad de los pacientes, que se evidencian como alteraciones localizadas en los ganglios de la base (Figura 51.4.7). Esta afección responde al tratamiento inmunomodulador, pero suelen quedar secuelas motoras, cognitivas o psiquiátricas.

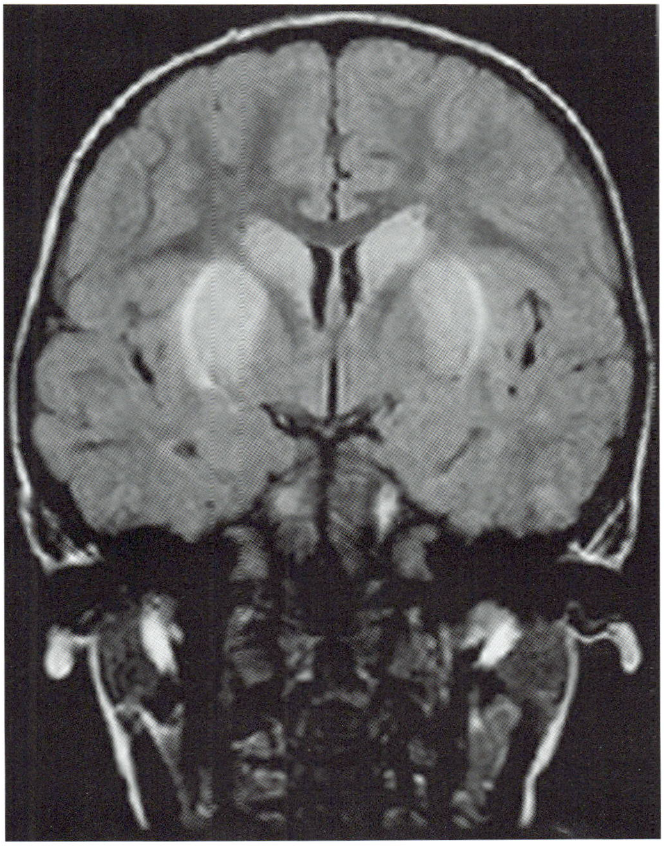

Figura 51.4.7 Resonancia magnética de un paciente con encefalitis anti-D2R.

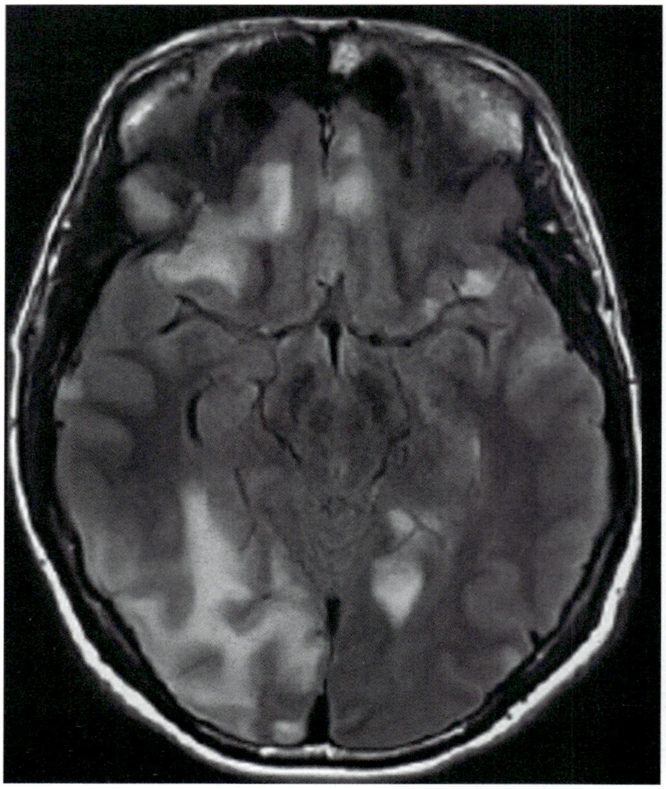

Figura 51.4.8 Resonancia magnética de un paciente con encefalitis anti-GABAaR.

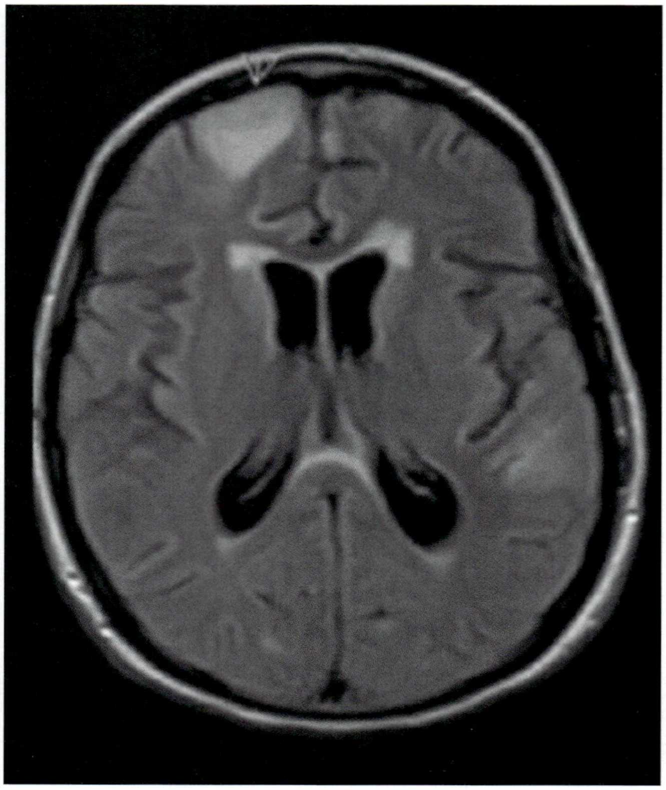

Figura 51.4.9 Resonancia magnética de un paciente con encefalitis anti-mGluR5.

La mayoría de las encefalitis asociadas con movimientos como los de esta descripción permanecen sin diagnóstico de certeza al no hallarse los anticuerpos anti-D2R, aun cuando los pacientes sean pediátricos, el cuadro sea típico y las manifestaciones en las neuroimágenes se localicen claramente en los ganglios de la base. Los anticuerpos contra receptores D2 se han encontrado también en pacientes con corea de Sydenham.

Encefalitis anti-GABAaR

Resulta de interés en pediatría, dado que su rango de edad se extiende de los 3 a los 63 años, con una media a los 22 años y con predominio del sexo femenino. Se caracteriza por lesiones corticales y subcorticales extensas, con manifestación evidente en la RM en FLAIR-T2 que, aunque pueden ser de aparición tardía, son mucho más frecuentes que en cualquier otro tipo de encefalitis (Figura 51.4.8).

La manifestación clínica más importante es la presencia de convulsiones graves que pueden ser frecuentes y refractarias al tratamiento. Asimismo, pueden conducir al estado epiléptico, con la necesidad de internación en la unidad de cuidados intensivos, y presentan mayor tasa de complicaciones y mortalidad.

La sintomatología puede cabalgar sobre otros síndromes relacionados de causa autoinmune, como el síndrome de la persona rígida. La respuesta al tratamiento inmunomodulador es buena.

Encefalitis anti-DPPX

El 60% de los casos ocurre en hombres de más de 50 años. Es de evolución lenta, que dura entre un mes y 54 meses, con una media de 8 meses.

Las manifestaciones principales son psiquiátricas y neurológicas. Puede presentarse con hiperexcitabilidad, agitación, alucinaciones y delirios paranoides, así como con convulsiones, mioclonías y nistagmos. A veces se presentan sobresaltos frente a estímulos sensoriales habituales.

La descripción original en adultos incluyó también síntomas digestivos, con diarrea y pérdida de peso como síntomas prodrómicos, si bien la causa de estas manifestaciones permanece desconocida. El antígeno diana es una proteína de superficie relacionada con los canales de K^+ Kv4.2, que participan en la integración de la señal somato-dendrítica y la atenuación de la retropropagación del potencial de acción. Probablemente, esto se relacione con la hiperexcitabilidad característica de esta entidad, si bien no constituye un signo patognomónico. De hecho, este cuadro no llega a conformar un síndrome específico. Responde a la inmunoterapia, pero presenta frecuentes recaídas con la discontinuación del tratamiento.

Síndrome de Ophelia (anti-mGluR5)

Asociado a pacientes con linfoma de Hodgkin, toma la presentación de una encefalitis límbica, pero con neuroimágenes que muestran un compromiso difuso del parénquima encefálico. Su sintomatología incluye depresión, agitación, trastornos de la memoria y de la ideación, con conductas bizarras. Se trata de un cuadro raro en el que se encuentran anticuerpos anti-mGluR5, con un amplio compromiso en la zona del hipocampo visualizable en la RM (Figura 51.4.9).

Un síndrome similar puede ocurrir sin la presencia del linfoma. Estos pacientes en general responden bien a la inmunoterapia y al tratamiento oncológico cuando es necesario.

El tipo de receptores involucrado está también presente en el cerebelo, por lo que puede producirse degeneración cerebelosa con ataxia.

Encefalitis progresiva con rigidez y mioclonías (PERM)

Si bien la mayoría de los pacientes referidos con esta entidad se ubican alrededor de la quinta década de la vida, también ha sido comunicada en pacientes menores de 15 años.

Este trastorno comprende la disfunción de las vías inhibitorias del tronco del encéfalo y la médula espinal, por un proceso inflamatorio inmunomediado que involucra a los receptores de glicina. En unos pocos pacientes se encuentra un timoma u otros tumores, pero la mayoría no tiene ningún tipo de neoplasia. A diferencia del síndrome de la persona rígida, que raramente presenta signos de encefalopatía o síntomas relativos con afección del tronco cerebral, casi la mitad de estos pacientes tiene déficits en los movimientos oculares, paresia de pares craneales, disfunción troncoencefálica y encefalopatía. Un tercio posee desregulación autonómica, y también es frecuente la hiperepIexia.

Si bien responde en forma adecuada a la inmunoterapia, se ha referido una mortalidad de casi el 10% en el curso de la enfermedad. Los anticuerpos involucrados fueron encontrados también en otros tipos de afecciones distintas, como la encefalitis límbica, el síndrome de la persona rígida, la neuritis óptica o la degeneración cerebelosa. Los anticuerpos anti-GlyR pueden coexistir con los antidecarboxilasa del ácido glutámico 65 (GAD65) o anti-DPPX. En los pacientes más jóvenes se observa debilidad muscular, anomalías en los movimientos oculares, ataxia e hiperepIexia.

Encefalitis límbica

La denominación de EL tiende a ser abandonada a favor de la denominación específica, ya que existen reactivos para la detección de los anticuerpos específicos y parte de su sintomatología se superpone con diferentes tipos de encefalitis. Se presenta más frecuentemente en la población adulta, razón por la cual se hará una mención breve a título informativo, por la posibilidad de encontrarlas en adolescentes.

Hay tres anticuerpos contra la superficie celular asociados con la EL, los anti-LGI1, anti-GABAbR y anti-AMPAR (Figura 51.4.10 y *v.* Figura 51.4.5).

Encefalitis anti-LGI1

La edad de aparición es en mayores de 45 años y en ancianos. El 67% son varones. Su característica principal son los déficits en la memoria de corto plazo (que aparece en el 97% de los casos), el síndrome confusional y las convulsiones.

Cerca del 60% de los pacientes presentan hiponatremia. También son frecuentes las mioclonías en cara, brazos o piernas. Son características las crisis motoras con desviación de la cara o la mirada y un brazo hacia un lado, conocidas como episodios distónicos faciobraquiales. El tratamiento temprano de estas convulsiones con inmunoterapia parece prevenir el desarrollo del cuadro completo de encefalitis, así como los déficits neurocognitivos.

La presencia de tumores no es frecuente, pero la pesquisa debe dirigirse a la búsqueda de un posible timoma. En la RM se encuentran lesiones hiperintensas en FLAIR-T2 en la zona temporal medial en el 75% de los casos

Encefalitis anti-GABAbR

La edad de aparición es a los 50 años, con igual frecuencia en ambos sexos. En general, comienza con episodios convulsivos y la RM es patológica en el 65% de los pacientes, con compromiso del lóbulo límbico. Se asocia con el cáncer de pulmón de células pequeñas.

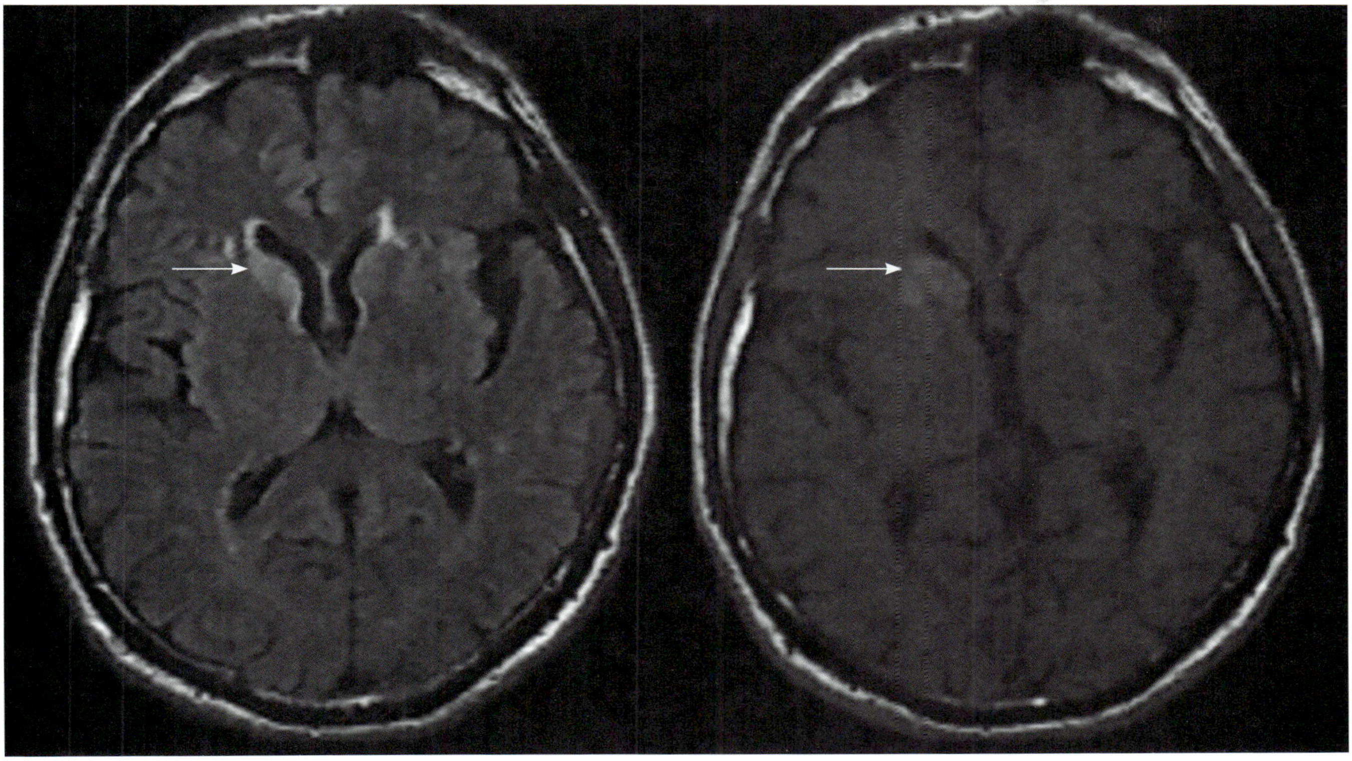

Figura 51.4.10 Resonancia magnética de un paciente con encefalitis anti-LGI1.

Asimismo, siempre debe buscarse la coexistencia de tumores endocrinos. Sin embargo, en la mitad de los pacientes no se encuentra un proceso oncológico de base. En comparación con otras encefalitis paraneoplásicas, estas tienen una mejor respuesta ya que se trata de una reacción contra antígenos de superficie.

Encefalitis anti-AMPAR

Predomina en mujeres, quienes representan el 60% de los casos. Su presentación es la de una encefalitis límbica con una encefalopatía multifocal y difusa, con síntomas psiquiátricos. En las imágenes del SNC se observa compromiso del área límbica en el 80% de los casos. Puede presentar alteraciones en el patrón del EEG.

Una característica, de importancia en el seguimiento, es la posibilidad de recaídas con deterioro secuelar progresivo en la memoria o en las funciones ejecutivas.

Diagnóstico

El estudio de un paciente encefalopático debe comenzar con la búsqueda de las causas que pueden requerir tratamientos diferentes, como las infecciosas, metabólicas, toxicológicas y vasculares.

La realización de neuroimágenes no debe demorarse. Si bien pueden ser demostrativas, como fue mencionado también pueden ser normales o mostrar cambios inespecíficos, por lo que es probable que deban repetirse en búsqueda de lesiones de aparición tardía. Los signos compatibles en la RM son hiperintensidades en FLAIR-T2 en el hipocampo, o en uno o los dos lóbulos temporales, o bien zonas con imágenes compatibles con desmielinización o inflamación en múltiples áreas de la sustancia blanca o gris (*v.* Figuras 51.4.5-51.4.10).

Como en cualquier paciente encefalítico o meningoencefalítico, la punción lumbar para el examen del LCR forma parte del protocolo diagnóstico inicial. Al examen citoquímico habitual, se agrega la determinación de las bandas oligoclonales que podrían señalar la presencia de anticuerpos en el LCR. Asimismo, se debe guardar una muestra en condiciones adecuadas para la búsqueda de anticuerpos específicos, una vez orientado el diagnóstico.

También se sugiere realizar un EEG estándar. Si bien al comienzo del cuadro puede ser normal, en la mayoría de los casos presenta alteraciones inespecíficas, salvo cuando aparece el patrón descrito para la encefalitis anti-NMDAR con las ondas en cepillo delta con actividad rápida sobreimpuesta (*extreme delta brush*, *v.* Figura 51.4.4).

En los últimos años, y desde que comenzó a darse una importancia cada vez mayor al diagnóstico de los cuadros de encefalitis vinculados con procesos de autoinmunidad, fueron revisados los criterios diagnósticos con el fin de comenzar rápidamente el tratamiento, dado que la evolución clínica mejora notablemente con la instalación precoz.

A pesar de que el diagnóstico se apoya fundamentalmente en la búsqueda de anticuerpos específicos y en la respuesta a la inmunoterapia, la disponibilidad limitada de las pruebas diagnósticas, la demora en los procedimientos y la posibilidad de una respuesta parcial o nula al tratamiento, hacen que estas opciones resulten poco prácticas en la toma de decisiones.

Por otro lado, la ausencia de anticuerpos demostrables tampoco excluye el diagnóstico de un proceso autoinmune. Tampoco la respuesta al tratamiento que, además, requiere la decisión de haberlo iniciado. Más aún, la respuesta clínica podría no ser evidente o estar ausente, y plantear la duda de si cabe continuar o no con los pasos subsiguientes que intensificarían las conductas farmacológicas. También se debe considerar que algún trastorno de naturaleza diferente podría responder inicialmente a la terapia inmunológica.

Categorías diagnósticas

Actualmente, la propuesta más aceptada para el diagnóstico clínico es considerar tres categorías en el diagnóstico de un proceso sospechado autoinmune. Lo proteiforme de los síntomas cuanto menor sea la edad, dificulta la aplicación de los ítems propuestos, con una caída en el valor predictivo positivo en menores de 5 años.

Los criterios clínicos han sido ordenados y categorizados recientemente por los investigadores Frances Graus y Josep Dalmau, quienes han propuesto tres categorías clínicas diferentes ante la sospecha de encefalitis autoinmune:

- Posible.
- Probable.
- Definitiva.

Se habla de categorías y no de niveles porque, aunque representan un nivel creciente de evidencia clínica o de laboratorio, no son necesariamente estadios sucesivos, sino apartados de diferente peso clínico que se manifiestan por la presencia o ausencia de una o varias manifestaciones que los caracterizan. Además, como no todas las entidades consiguen reunir características específicas, la presencia de los diferentes ítems afina el criterio de la posible etiología del cuadro.

La titulación de anticuerpos debe realizarse siempre que sea posible. En caso de ser encontrados, la cantidad de signos y síntomas requeridos para establecer el diagnóstico es menor, y se puede hablar entonces de encefalitis específica o definitiva.

Finalmente, cabe recordar que del total de los casos que se consideran como EA, cerca de la mitad permanece sin diagnóstico serológico, aunque se cuente con la totalidad de los recursos para el diagnóstico específico. Asimismo, no todos los cuadros clínicos presentan elementos específicos que permitan progresar en la elaboración del perfil diagnóstico.

Evaluación inicial: encefalitis autoinmune posible

La consideración diagnóstica general en un caso de encefalitis, independientemente de su etiología, incluye algunas características que acompañan a la mayoría de los procesos inflamatorios o al compromiso de las estructuras del SNC; estos criterios iniciales se exponen en la Tabla 51.4.4.

En la consideración de un caso posible, se le ha restado importancia a la presencia de fiebre en el momento inicial, como se considera clásicamente en la evaluación de los cuadros de encefalitis de causa infecciosa. También se relativizó la necesidad de la presencia de un cuadro confusional, la pleocitosis en el LCR o las alteraciones en el EEG, ya que el cuadro clínico puede presentarse con la ausencia de varios de estos indicadores. Las condiciones a considerar para definir un caso posible de EA quedan listadas en la Tabla 51.4.5.

Una característica frecuente, relacionada con el compromiso del hipocampo, es la dificultad de los pacientes afectados de incorporar conocimientos nuevos o el almacenamiento temporal que requiere la memoria de trabajo. Estos elementos clínicos valiosos permiten, además del diagnóstico, un seguimiento de la evolución o de la respuesta al tratamiento, cuando la edad del paciente lo permite. Asimismo, pueden ser fielmente detectados con la asistencia de un profesional de psicopedagogía; sin embargo, pueden ser muy difíciles de evaluar en los pacientes más

Tabla 51.4.4 Criterios diagnósticos para encefalitis

▪ Compromiso de la conciencia o cambios en la conducta
▪ Dos o más de los siguientes criterios:
  ▪ Fiebre o historia de fiebre reciente
  ▪ Crisis epilépticas o signos neurológicos focales
  ▪ Pleocitosis del líquido cefalorraquídeo (> 5 células/mm^3)
  ▪ EEG con enlentecimiento difuso inespecífico y ondas periódicas, no atribuibles a epilepsia anteriormente diagnosticada
  ▪ Alteraciones en las neuroimágenes compatibles y recientes

EEG: electroencefalograma.

Tabla 51.4.5 Criterios diagnósticos para encefalitis autoinmune posible

Se requieren los 3 criterios

▪ Comienzo subagudo con progresión menor de 3 meses de evolución: alteraciones en la memoria de trabajo o de la adquisición de nueva memoria; estado confusional o síntomas psiquiátricos
▪ Al menos uno de los siguientes:
  ▪ Nuevos síntomas focales de compromiso del SNC
  ▪ Crisis epilépticas no explicadas por epilepsia anteriormente diagnosticada
  ▪ LCR con pleocitosis (> 5 células/mm^3)
  ▪ RM de cerebro con hiperintensidad en FLAIR-T2 en el lóbulo temporal medial, compromiso multifocal de la sustancia gris, blanca o ambas, compatible con desmielinización o inflamación
▪ Sin otras causas posibles

RM: resonancia magnética; LCR: líquido cefalorraquídeo.

pequeños, y en aquellos en los que los síntomas psiquiátricos u otros síntomas neurocognitivos prevalecen en la presentación.

Con respecto al estado mental alterado que se cita entre los criterios clínicos, hace referencia tanto a un síndrome confusional como a cambios de la personalidad.

Encefalitis con características clínicas específicas: encefalitis autoinmune probable

El listado de características desarrollado en la Tabla 51.4.5 intenta aproximar el diagnóstico de EA de manera muy general, para poder tomar la decisión de progresar en los estudios y comenzar el tratamiento en forma precoz. Sin embargo, en un número importante de pacientes que presentan las características clínicas generales, no se logra una confirmación o una mayor orientación en el diagnóstico específico.

En este capítulo ya fueron descritas las características clínicas principales de los diversos cuadros de EA. Algunas de estas muy características de entidades específicas, como las crisis distónicas faciobraquiales en las EA por anticuerpos anti-LGI1, o la presencia de diarrea y cuadros digestivos en las anti-DPPX. Sin embargo, estas características pueden no estar presentes en todos los pacientes, y en ocasiones acompañan a otros cuadros. En base a lo expuesto, nuevamente se pone de relieve que el diagnóstico de certeza descansa sobre la posibilidad de detectar los anticuerpos específicos.

En otros casos, algunos datos clínicos o los hallazgos de estudios complementarios permiten aproximar fuertemente al diagnóstico de entidades específicas. Por ejemplo, el EEG característico de la encefalitis anti-NMDAR (*extreme delta brush*), la presentación de las encefalitis límbicas o las imágenes características en la RM de la EDA (*v.* Capítulo 51.2). Estas características dominan la categorización de los cuadros probables y los definidos. A continuación, se describen como ejemplos diagnósticos la encefalitis límbica y la encefalitis anti-NMDAR.

Encefalitis límbica autoinmune

La Tabla 51.4.6 reúne los criterios diagnósticos para la encefalitis límbica autoinmune. Dadas las características definidas y particulares de esta entidad, si se cumplen los cuatro criterios de la lista se puede llegar al diagnóstico de encefalitis definitiva, aún sin la detección de anticuerpos. Si los anticuerpos específicos son detectados, solo son necesarios los dos primeros criterios. Por otro lado, el hallazgo de anticuerpos (cuando sea posible) permite evaluar en forma más precisa la comorbilidad con la presencia o no de tumores, y la evolución y pronóstico de la enfermedad.

Encefalitis anti-NMDAR

En la Tabla 51.4.7 se describen los criterios diagnósticos para la encefalitis anti-NMDAR probable. A pesar de la frecuencia de los déficits de memoria, estos han sido excluidos para poder evaluar también a los pacientes más pequeños, y por la dificultad de su evaluación en pacientes con manifestaciones psicóticas o trastornos del lenguaje. Los pacientes que cumplan con los criterios para encefalitis probable deben comenzar con la inmunoterapia (*v.* más adelante).

Frente al hallazgo de anticuerpos específicos, solo se debe cumplir con uno de los criterios clínicos mayores para obtener la categoría de encefalitis definitiva.

Aquellos pacientes que han sufrido una encefalitis herpética y recaen, pueden cursar un trastorno autoinmune absolutamente indistinguible de la encefalitis anti-NMDAR, lo que ocurre hasta en el 20% de los casos. Es frecuente que estos pacientes comiencen con manifestaciones de coreoatetosis. En estos casos, resulta indispensable considerar el diagnóstico y realizar la búsqueda de anticuerpos para implementar la inmunoterapia.

Finalmente, cabe recordar que algunos pacientes con anticuerpos anti-NMDAR también presentan anti-GABAaR o anti-D2R.

Diagnóstico diferencial

El diagnóstico diferencial debe considerar, en primer lugar, aquellas encefalopatías que se acompañen de síntomas neuropsiquiátricos. Es necesario recordar que una EA no se presenta siempre con un cuadro clínico completo. Dado que la encefalitis anti-NMDAR es la más frecuente, los diagnósticos diferenciales suelen plantearse frente a esta entidad (Tabla 51.4.8).

Dentro de las encefalitis infecciosas, la encefalitis por el virus del herpes simple de tipo 1 (VHS-1) se diferencia por un comienzo más explosivo, con fiebre alta y mayor reacción inflamatoria en el LCR. Es el diagnóstico diferencial más importante, por la superposición de signos y síntomas y por la posibilidad de mecanismos combinados. Predomina el cuadro encefalítico, con depresión de la conciencia y síntomas inflamatorios. La encefalitis por el herpes 6 puede dar un cuadro límbico típico, pero es mucho más frecuente en pacientes inmunocomprometidos. La encefalitis tuberculosa también debe ser tenida en consideración, dado que su presentación en Argentina continúa siendo significativa.

En segundo lugar, los procesos autoinmunes vasculares plantean un diagnóstico muy dificultoso. Se debe considerar la vasculitis primaria del SNC con compromiso de vasos pequeños (*v.* Capítulo 46.2). Este es un cuadro de presentación proteiforme, con imágenes inespecíficas y de instalación subaguda, cuyo diagnóstico puede requerir biopsia cerebral. El grupo de las enfermedades desmielinizantes incluye principalmente a la EDA (*v.* Capítulo 51.2).

La patología tumoral debe ser considerada, dado que algunos tumores pueden presentar una sintomatología bastante similar,

Tabla 51.4.6 Criterios diagnósticos para encefalitis límbica definitiva

Se requieren los cuatro criterios; si se detectan anticuerpos específicos, solo dos de los primeros tres

• Comienzo subagudo con progresión menor de tres meses de déficits de memoria de trabajo, memoria a corto plazo, convulsiones o síntomas psiquiátricos que sugieran compromiso del sistema límbico
• Anormalidades en la RM en FLAIR-T2, bilaterales y específicas del lóbulo temporal medial
• Por lo menos uno de los siguientes:
  ▪ Pleocitosis del LCR (> 5 células/mm³)
  ▪ EEG con patrón de epilepsia o presencia de ondas lentas en el lóbulo temporal
• Exclusión razonable de otras causas

RM: resonancia magnética; EEG: electroencefalograma; LCR: líquido cefalorraquídeo.

Tabla 51.4.7 Criterios diagnósticos para encefalitis anti-NMDAR

Encefalitis anti-NMDAR probable; debe cumplir los tres criterios

• Criterios clínicos. Comienzo subagudo, con menos de 3 meses de evolución, que cumpla entre 4 y 6 de los criterios mayores siguientes (considerar la encefalitis herpética reciente por la posibilidad de recaídas):
  ▪ Alteraciones cognitivas o psiquiátricas con cambios conductuales
  ▪ Alteraciones de la expresión verbal (mutismo, habilidad del lenguaje disminuida)
  ▪ Convulsiones
  ▪ Movimientos anormales, disquinesias, rigidez o posturas anormales.
  ▪ Disminución del nivel de conciencia
  ▪ Desregulación autonómica o hipoventilación central
• Al menos uno de los siguientes estudios:
  ▪ EEG anormal: lentitud o desorganización, actividad epileptiforme, ondas delta en cepillo (*extreme delta brush*)
  ▪ LCR con pleocitosis (> 5 células/mm³) o bandas oligoclonales positivas.
• Exclusión razonable de otras causas

Criterios diagnósticos para encefalitis anti-NMDAR definitiva
• Uno o más de los seis criterios clínicos mayores y la presencia de anticuerpos anti-NR1 en LCR, con una exclusión razonable de otros trastornos

EEG: electroencefalograma; LCR: líquido cefalorraquídeo.

Tabla 51.4.8 Diagnósticos diferenciales de la encefalitis anti-NMDAR

- Infecciones del sistema nervioso central:
  - Virus del herpes simple de tipo 1
  - Herpes 6
  - VIH
  - Encefalitis tuberculosa
- Encefalopatía metabólica
- Toxicidad por drogas
- Accidente cerebrovascular
- Neoplasias (gliomas)
- Epilepsia
- Cuadros psicóticos de origen psiquiátrico primario
- Enfermedad de Creutzfeld-Jakob
- Enfermedades reumatológicas con producción de vasculitis central
- Enfermedades mitocondriales

en especial los gliomas que afectan el lóbulo temporal. Las encefalopatías por priones pueden tener manifestaciones clínicas en común; sin embargo, las imágenes son más características, con hiperintensidad en los caudados, tálamos y corteza cerebral. Asimismo, puede observarse restricción en la difusión del contraste, lo que marca una diferencia con las EA. Finalmente, las intoxicaciones por drogas o fármacos y el debut de cuadros psicóticos de origen psiquiátrico primario deben diferenciarse a través de la recolección de datos, la pesquisa toxicológica y los antecedentes personales y familiares.

Tratamiento

El tratamiento incluye medidas de soporte, medidas específicas y medidas de seguimiento.

Tratamiento de soporte

Incluye todo lo necesario para mantener al paciente en condiciones vitales, ya sea el control y corrección del estado de hidratación, como el sostén nutricional, soporte hemodinámico (cuando sea necesario) y el adecuado tratamiento de las complicaciones neurológicas. Las crisis convulsivas no siempre responden fácilmente a la medicación habitual. Asimismo, los síntomas psicóticos o estados de agitación pueden presentar dificultades en el manejo.

Convulsiones

En la actualidad, en base a las características fisiopatológicas de este grupo de enfermedades, los bloqueantes de los canales de sodio son los fármacos de elección. Clásicamente, se han utilizado la carbamazepina, el ácido valproico o la oxcarbazepina, que actúan inhibiendo la función de los canales de sodio, con la consiguiente supresión de la estimulación cíclica neuronal.

Sin embargo, la interacción con múltiples drogas de la carbamazepina, las interacciones y efectos adversos del ácido valproico y el riesgo de hiponatremia con el uso de oxcarbazepina, han fortalecido la recomendación (cuando sea posible) de fármacos más nuevos, que actúan mediante la potenciación selectiva de la inactivación lenta de los canales de sodio voltaje dependientes. Estos son la lacosamida (aprobada por ANMAT a partir de los 16 años) o la eslicarbazepina (aprobada por ANMAT a partir de los 4 años). En la Tabla 51.4.9 se ofrecen las dosis y una breve guía de uso.

Síntomas psicóticos y agitación

Para el tratamiento de las alucinaciones, los delirios o la agitación se ha probado con antipsicóticos típicos y atípicos, solos o en combinación. Los antipsicóticos típicos presentan frecuentes efectos adversos del tipo de las distonías o la acatisia, que suelen empeorar el malestar o la agitación del paciente. Además, los síntomas extrapiramidales pueden simular manifestaciones del cuadro primario, lo que provoca confusión al evaluar la evolución de la propia enfermedad. Asimismo, el síndrome neuroléptico maligno superpone manifestaciones con la encefalitis. Si fuese necesario utilizarlos, debe emplearse también un medicamento que mejore estos efectos adversos, como la difenhidramina, la benztropina o el trihexifenidilo.

Se recomienda usar antipsicóticos atípicos, especialmente los de mayor efecto sedante. Dentro de estos, la olanzapina, la loxapina y la amoxapina tienen menor efecto tóxico por antagonismo D2. Otros atípicos utilizados son la quetiapina, el aripiprazol o la risperidona, en las dosis habituales.

Síntomas anímicos

Se ha referido labilidad emocional o síntomas maníacos antes que depresivos. Los estabilizadores del humor, como el litio o el ácido valproico, pueden ser útiles. Este puede ser utilizado también en el tratamiento de las crisis convulsivas o los trastornos del sueño. Las benzodiazepinas, la melatonina o la clonidina pueden mejorar esta última condición.

Tabla 51.4.9 Fármacos recomendados para el manejo de las convulsiones en las encefalitis autoinmunes

Nombre	Dosis pediátrica
Carbamazepina	▪ ≤ 4 años: dosis inicial 20-60 mg/día, puede aumentarse de 20-60 mg cada dos días ▪ ≥ 4 años: dosis inicial 100 mg/día, puede aumentarse en 100 mg a intervalos semanales ▪ Dosis de mantenimiento: 10-20 mg/kg/día, dividida en 2 dosis diarias
Oxcarbazepina	▪ 4-16 años: dosis inicial 8-10 mg/kg/día, dividida en 2 tomas diarias ▪ Puede incrementarse la dosis en 5 mg/kg/día cada 3 días, hasta alcanzar las dosis de mantenimiento de 900-1800 mg/día
Ácido valproico	▪ Dosis inicial: 10-15 mg/kg/día, con incrementos semanales de 5-10 mg/kg/día hasta el control ▪ Dosis de mantenimiento: 30-60 mg/kg/día. Controlar con dosajes plasmáticos (valproemia)
Lacosamida	▪ La dosis pediátrica no ha sido establecida. Se aconseja comenzar con 1-2 mg/kg/día, dividido en 2 tomas diarias (dosis máxima 50 mg/dosis). Escalada de 1 mg/kg/semana. La dosis final puede alcanzarse a las 4 semanas y varía entre 5-10 mg/kg/día
Eslicarbazepina	▪ > 6 años: dosis inicial 10 mg/kg/día, con aumento semanal de 10 mg/kg/día hasta 30 mg/kg/día, según la respuesta individual ▪ Única dosis nocturna, dosis máxima de 1200 mg/día

Síntomas catatónicos

Tanto para los síntomas negativos como para la forma agitada, las benzodiazepinas siguen siendo las drogas de primera elección, al tiempo que coadyuvan en el tratamiento de los trastornos del sueño o las convulsiones.

Tratamiento específico

Existe consenso en que cuanto más precozmente pueda iniciarse el tratamiento, mejor es el pronóstico en la mayoría de los casos. Aunque el tratamiento inmunomodulador es similar para todas las formas clínicas, considerar la presentación del cuadro inflamatorio, la edad del paciente y la gravedad permite tomar decisiones útiles. Por ejemplo, detectar un tumor para determinar si existe la necesidad de una cirugía. Se debe considerar también que aquellas encefalitis que están ocasionadas por la respuesta inmune contra antígenos intracelulares y, por lo tanto, mediadas por inmunidad celular, responden mucho menos a la inmunoterapia. En cambio, si se trata de una encefalitis con anticuerpos contra receptores sinápticos o de proteínas de la superficie celular, la respuesta es mucho más efectiva y aproximadamente el 80% de los pacientes tratados en forma oportuna poseen buena evolución.

El tratamiento específico debe dividirse en el de la fase aguda y el de continuación.

Tratamiento de la fase aguda

Los esquemas terapéuticos pueden agruparse en una primera y una segunda línea, según la opinión de expertos y estudios observacionales. La ausencia de estudios bien diseñados, prospectivos y aleatorizados, propicia cierta dispersión de criterios en la selección del tratamiento inmediato y su duración. Esto también sucede con los criterios de suspensión o de rotación de fármacos, así como en el tratamiento de continuación para estabilizar la evolución. Si se ha demostrado la presencia de un tumor, existe común acuerdo en que debe ser resecado en cuanto lo permitan las condiciones clínicas del paciente. En la primera línea de tratamiento, se ubican en el mismo nivel las siguientes recomendaciones:

- Pulsos endovenosos de metilprednisolona 30 mg/kg/día (dosis máxima 1 g/día), durante 5 días.
- Inmunoglobulina G endovenosa 400 mg/kg/día durante 5 días (dosis total 2 g/kg).
- Recambio plasmático terapéutico (plasmaféresis).

La elección de uno u otro método depende de la disponibilidad de recursos y de la experiencia individual e institucional. Sin dudas, la terapia con corticoides es la más barata y accesible. Si en el paciente prevalecen los síntomas psiquiátricos, quizás sea preferible evitar los corticoides en altas dosis.

No hay datos que avalen la indicación de corticoides o inmunoglobulina G antes que la plasmaféresis, ni tampoco acerca del orden en que deben ser empleados. Si hay mejoría clara luego de 10 días de iniciado el protocolo, se debe continuar con las medidas de soporte y seguimiento.

Si la respuesta no es favorable, se recomienda comenzar con la segunda línea, que implica el uso de drogas inmunosupresoras:

- Rituximab 375 mg/m^2 por semana durante 4 semanas, o dos dosis de 1 g separadas por dos semanas.
- Ciclofosfamida 750 mg/m^2 una vez al mes, durante 4-6 meses.

Este esquema parece ser adecuado y conservador, si se tiene en consideración un equilibrio entre los mecanismos fisiopatológicos de la enfermedad y la posibilidad de evitar complicaciones o efectos adversos. Sin embargo, otras escuelas proponen comenzar desde el principio con todas las opciones terapéuticas de la primera línea al mismo tiempo.

Finalmente, la complementariedad farmacológica y la cantidad de fallas terapéuticas con drogas de primera línea, sumado a las recaídas frecuentemente observadas, motivó una tercera propuesta, aún sin consenso, de incluir al rituximab como droga de primera línea.

Cabe recordar que, en las recaídas de encefalitis herpética, el tratamiento inmunomodulador precoz mejora el pronóstico, aunque no altera los déficits residuales de la enfermedad viral. Es importante entonces la búsqueda de anticuerpos anti-NMDAR, así como el uso de determinaciones biológicas de actividad viral, para comenzar el tratamiento adecuado lo más rápidamente posible.

Tratamiento de continuación o seguimiento farmacológico

En el tratamiento de continuación o seguimiento, no hay suficiente evidencia para construir una definición consensuada, por lo que deben seguirse las recomendaciones de expertos. En este sentido, puede establecerse un seguimiento prolongado, acorde con el tratamiento que haya demostrado el éxito terapéutico inicial.

Si el paciente recibió corticoides, es recomendable que continúe con dosis equivalentes por vía oral 4-6 meses, con una disminución progresiva (muy lenta) y la precaución de volver a aumentarlos frente a recaídas. Si el paciente ha recibido inmunoglobulina G, puede recibir ciclos mensuales de inmunoglobulinas en dosis de 400 mg/kg por 3-6 meses.

Tabla 51.4.10 Estrategias utilizadas para el tratamiento de la fase aguda y de continuación

Droga o procedimiento	Dosis	Duración	Efecto terapéutico
Tratamiento de primera línea			
Metilprednisolona	30 mg/kg/día en pulsos (dosis máxima 1 g/día)	5 días	Disminuye el fenómeno inflamatorio
Gammaglobulina	400 mg/kg/día	5 días	Bloquea los anticuerpos circulantes
Plasmaféresis	Procedimiento	1 día	Elimina los anticuerpos circulantes
Tratamiento de segunda línea			
Rituximab	375 mg/m^2/semana	4 semanas	Elimina linfocitos B, disminuye la activación celular
Ciclofosfamida	750 mg/m^2 una vez al mes	4-6 meses	Disminuye la liberación de citoquinas
Tratamiento de continuación			
Prednisolona	1 mg/kg/día	Variable según la evolución	Disminuye el fenómeno inflamatorio
Azatioprina	2-3 mg/kg/día	Variable según la evolución	Interfiere con la proliferación celular de los linfocitos B y T

Se ha propuesto también que el tratamiento de continuación se realice con azatioprina a 2-3 mg/kg/día por vía oral. Sin embargo, el uso de medicación que permite disminuir la dosis total de corticoides a largo plazo (ahorradores de corticoides) es discutible cuando el tiempo del tratamiento de continuación no es muy prolongado. En la Tabla 51.4.10 se resumen las estrategias utilizadas para el tratamiento de la fase aguda y de continuación.

Evolución

En lo que respecta a la encefalitis anti-NMDAR, se observó que el 80% de los pacientes tratados de acuerdo con el esquema propuesto evolucionaron favorablemente. En el 50% de los casos solo fue necesaria la primera línea de tratamiento, junto con la extirpación tumoral en caso de estar presente. Cabe aclarar que la recuperación puede demorar hasta 24 meses. La duración de la recuperación se ve afectada por el tipo de encefalitis; las que poseen anticuerpos anti-LGI1 mejoran más rápido que las anti-NMDAR, aunque a los dos años la recuperación parece ser similar.

Los factores de mejor pronóstico son el comienzo precoz del tratamiento, el uso de una segunda línea de fármacos y el manejo fuera de la unidad de cuidados intensivos.

Se calcula la posibilidad de recidiva en un 12% en los primeros 2 años del episodio inicial, con mayor riesgo en los que fueron independientes de la presencia tumoral y los que no recibieron terapias de segunda línea.

Seguimiento clínico

Las recomendaciones acerca de la modalidad de seguimiento, como se especificó con el tratamiento, se apoyan en la opinión de expertos y en la observación clínica de casos. Se ha recomendado continuar con la vigilancia frente a la posibilidad de aparición tardía de un tumor, aun cuando la encefalitis anti-NMDA no fue confirmada y no se haya encontrado tumor en la etapa inicial. El seguimiento debería incluir el despistaje cada 3-6 meses con ecografía y RM de abdomen y pelvis, durante 4-5 años, especialmente en la población de adolescentes que es la que tiene mayor riesgo de esta asociación.

Seguimiento neuropsicológico

Se estableció que los pacientes que han padecido una EA pueden persistir con afectación temporal, témporo-mesial o frontal, con secuelas que pueden incluir, además de complicaciones neurológicas específicas, otras de orden neurocognitivo, como déficits de memoria o atención, labilidad emocional o fatiga crónica. Estas complicaciones pueden persistir años después del alta clínica, lo que origina dificultades académicas y disminución de la calidad de vida.

Es absolutamente necesaria la evaluación neuropsicológica periódica, para evaluar estos problemas residuales y asistir adecuadamente la rehabilitación y acompañamiento. Esto permite ofrecer a los pacientes y sus familias el mejor consejo y tratamiento posibles.

51.5 Ataxia aguda y otros trastornos motores

Lorena Firenze • Juan B. Dartiguelongue

Ataxia aguda

"Ataxia" es un término de origen griego (ἀ-ταξία) que significa sin orden. Se define ataxia como el trastorno neurológico en el que se altera la coordinación de la actividad motora y el equilibrio, lo que impide la ejecución de movimientos finos, exactos y fluidos. Frecuentemente compromete la marcha, aunque puede ser generalizada, afectar principalmente al tronco o estar limitada a las extremidades. Los niños con ataxia clásicamente presentan incapacidad para deambular, manifestada por una marcha con aumento de la base de sustentación e inestabilidad del tronco; los más pequeños pueden manifestar simplemente rechazo a deambular. Se denomina ataxia dinámica o cinética cuando el trastorno se manifiesta durante la realización de movimientos (dismetría, disdiadococinesia, braditeleocinesia) y ataxia estática cuando se observa durante la bipedestación o sedestación (distasia, atasia, titubeo).

El control del movimiento y la postura depende fundamentalmente del cerebelo y de sus principales circuitos aferentes, procedentes de los lóbulos frontales y de las astas posteriores de la médula espinal. Cuando el trastorno es provocado por una disfunción del cerebelo, se habla de ataxia cerebelosa; si la afección es causada por desaferentación de la sensibilidad propioceptiva, se designa ataxia sensitiva; mientras que la ataxia vestibular es la menos frecuente y se refiere a la disfunción laberíntica.

La presentación y evolución de la ataxia puede ser aguda, episódica recurrente o remitente, crónica no progresiva o crónica progresiva. En este capítulo se aborda la ataxia aguda, referida como un proceso de 72 horas o menos de evolución.

La ataxia aguda es una emergencia neurológica poco frecuente. En la mayoría de los casos, representa un proceso benigno y autolimitado, como la ataxia cerebelosa aguda (ACA), que es la causa más frecuente (33,6%). Sin embargo, hasta un tercio de los casos tienen una patología neurológica potencialmente grave.

Una historia clínica minuciosa, basada en una anamnesis detallada, un examen físico completo y exámenes complementarios adecuados son necesarios para identificar la mayoría de las causas de ataxia, particularmente aquellas potencialmente graves que requieren de una intervención y estabilización inmediata.

Causas

Las causas de ataxia aguda son muy diversas, dado que puede ser ocasionada por una disfunción en los distintos niveles del control del movimiento y la postura. Se las suele agrupar en inflamatorias, infecciosas, tóxicas, neoplásicas, traumáticas y vasculares (Tabla 51.5.1). Tradicionalmente, las causas más frecuentemente descriptas son la ACA, la ataxia por ingestión de tóxicos y las neuropatías periféricas. En las últimas series se incluyen también los tumores del sistema nervioso central (SNC) y los trastornos relacionados con la migraña (Figura 51.5.1).

El desarrollo y la mayor disponibilidad de diversas técnicas de neuroimágenes permitieron establecer diagnósticos más precisos de algunos tumores cerebrales y de las enfermedades desmielinizantes. Con respecto a este último grupo, tanto la encefalomielitis diseminada aguda (EDA) como la neuromielitis óptica (NMO) y la mielitis transversa (MT) frecuentemente se presentan con ataxia. Estas entidades se describen con detalle en el Capítulo 51.2. Asimismo, el síndrome de Guillain-Barré (SGB), el síndrome de Miller-Fisher (MFS) y la encefalitis de tronco de Bickerstaff pueden presentarse con ataxia, y se detallan en el Capítulo 51.3. A continuación, se describe el resto de las causas frecuentes y relevantes de ataxia aguda.

Tabla 51.5.1 Causas de ataxia aguda

Inflamatorias e infecciosas	▪ Ataxia cerebelosa aguda ▪ Encefalomielitis diseminada aguda ▪ Neuromielitis óptica ▪ Síndrome Guillain-Barre ▪ Síndrome Miller Fisher ▪ Mielitis transversa ▪ Encefalitis del tronco del encéfalo (Bickerstaff) ▪ Encefalitis autoinmune (anti-NMDAR) ▪ Laberintitis ▪ Cerebelitis ▪ Absceso cerebral
Neoplásicas y paraneoplásicas	▪ Tumores del SNC ▪ Síndrome de opsoclono-mioclono
Tóxicas	▪ Benzodiacepinas ▪ Anticonvulsivantes (fenitoína, carbamazepina, fenobarbital) ▪ Antitusivos (dextrometorfano) ▪ Etanol ▪ Cannabinoides ▪ Metales pesados (plomo, manganeso) ▪ Antineoplásicos (tacrolimus, citosina arabinósido, 5-flourouracilo)
Traumáticas y vasculares	▪ Contusión ▪ Hemorragia ▪ Síndrome posconmoción cerebral ▪ Isquemia
Misceláneas	▪ Migraña basilar ▪ Vértigo paroxístico benigno ▪ Seudoataxia (epilepsia) ▪ Ataxia psicógena (crisis conversiva)

NMDAR: receptor ionotrópico de glutamato NMDA.

Ataxia cerebelosa aguda (ACA)

Es la causa más frecuente de ataxia en la edad pediátrica. Se trata de un proceso benigno, autolimitado, frecuentemente posinfeccioso o parainfeccioso, que, por lo general, se presenta entre los 2 y 7 años de edad. Clásicamente, se asocia con la infección por el virus varicela-zóster (hasta el 50% de los casos, de acuerdo con series recientes), si bien la incidencia se encuentra en descenso con la introducción de la vacuna. Otros microorganismos implicados son el virus de Epstein-Barr (EBV), citomegalovirus, enterovirus, virus coxsackie, parvovirus B19, sarampión, parotiditis y *Mycoplasma pneumoniae*. En un porcentaje importante de los casos, se describe un pródromo viral inespecífico, 1-2 semanas previas al inicio del cuadro.

Suele presentarse de forma súbita, con ataxia de tronco que empeora con la marcha. La manifestación es máxima al comienzo del cuadro y tiende a disminuir con el correr de los días, por lo que la progresión o exacerbaciones sugieren un diagnóstico alternativo. Tiene un curso afebril, con preservación del estado de conciencia y buen estado general. El nistagmo es poco común, y cuando está presente, suele ser leve. El cuadro comienza a mejorar a los pocos días, pero la marcha normal se restablece en semanas, y raramente, en meses.

El diagnóstico de ACA es de exclusión. Siempre deben realizarse pruebas toxicológicas (en orina o sangre) y descartar la posibilidad de alguna enfermedad subyacente potencialmente grave, de acuerdo con los hallazgos al examen clínico. Si el paciente se encuentra afebril, el antecedente de infección viral es categórico y el cuadro clínico es consistente, no es necesario el estudio rutinario del líquido cefalorraquídeo (LCR). Si existen dudas diagnósticas, sobre todo con un proceso infeccioso o inflamatorio, se debe realizar una punción lumbar (PL); el citoquímico del LCR por lo general es normal o puede presentar ligera pleocitosis reactiva con aumento moderado de las proteínas. Las neuroimágenes (*v.* más adelante) tampoco son necesarias de rutina si el cuadro clínico es categórico. Si existen dudas, pueden ser realizadas y el resultado suele ser normal; sin embargo, en raras ocasiones pueden observarse imágenes hiperintensas difusas en la secuencia T2 de la resonancia magnética (RM) a nivel del cerebelo. Es una enfermedad autolimitada, que no requiere tratamiento.

Tóxicos

La intoxicación es una causa relativamente frecuente de ataxia. En la mayoría de los casos, se debe a la ingestión accidental de medicamentos o por drogas de abuso, y con menor frecuencia, por exposición a químicos orgánicos, solventes y metales pesados. La ingestión accidental de fármacos suele ocurrir entre el primer año y los 4 años de edad. El segundo pico de incidencia ocurre en la adolescencia, por intoxicación con drogas de abuso, alcohol o con medicamentos en intentos de autolesión. Las benzodiacepinas son los fármacos más frecuentemente detectados, aunque también se describen los anticonvulsivantes, antitusivos, el etanol, los cannabinoides y los opioides.

Clínicamente, se presenta como ataxia cerebelosa, con trastornos de la personalidad y del estado de conciencia (letargo, confusión, alteración del habla o pérdida del conocimiento), junto con nistagmo. En algunos casos puede haber convulsiones, que eventualmente pueden progresar al coma y la depresión respiratoria.

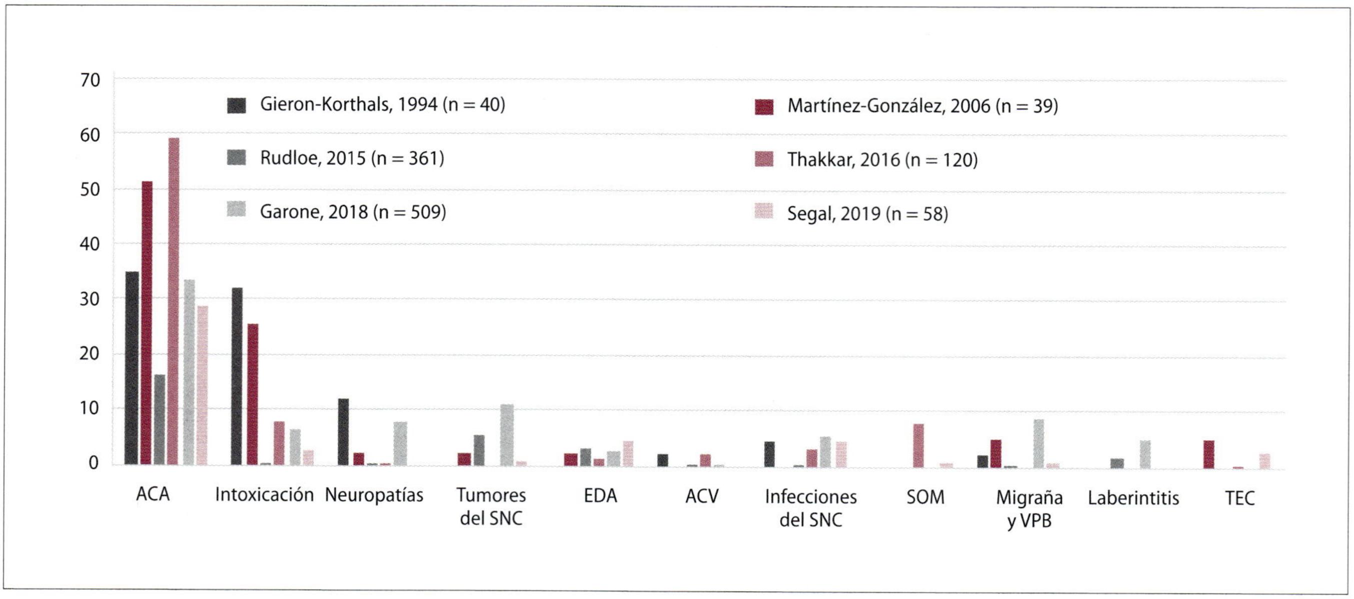

Figura 51.5.1 Representación comparativa de la distribución de las principales causas de ataxia aguda en las diferentes cohortes notificadas en la literatura médica. ACA: ataxia cerebelosa aguda; EDA: encefalomielitis diseminada aguda; ACV: ataque cerebrovascular; SNC: sistema nervioso central; SOM: síndrome de opsoclono-mioclono; VPB: vértigo paroxístico benigno; TEC: traumatismo encéfalo-craneano. (Modificado de: Giacomo G, et al. Acute ataxia in pediatric emergency departments: a multicenter Italian study. Arch Dis Child 2019; 104 (8): 768-74.

Para establecer el diagnóstico, es importante tener un alto índice de sospecha y realizar un interrogatorio exhaustivo y dirigido sobre los fármacos que se utilizan en el hogar. Ante la presencia de ataxia aguda que se presenta con compromiso del estado de conciencia en un niño previamente sano y sin antecedente de traumatismo o infección, es fundamental realizar la pesquisa toxicológica de metabolitos en orina o sangre.

El tratamiento depende de la droga. En la mayoría de los casos, la conducta expectante con control clínico es suficiente, mientras se aguarda la eliminación espontánea del tóxico. Las medidas terapéuticas de emergencia se emplean en caso de compromiso de alguna función vital, alteración del equilibrio ácido-base o de la función hepática o renal.

Tumores del SNC

La mayoría de los tumores endocraneanos primarios se localizan en la fosa posterior. Los más relevantes son el astrocitoma pilocítico, el glioma del tronco del encéfalo, el meduloblastoma y el ependimoma. Afectan con mayor frecuencia a niños de entre 2-12 años de edad.

El paciente puede presentar ataxia, aunque en ausencia de hemorragia o hidrocefalia obstructiva, es inusual que esta se presente de forma aguda. Por lo general la ataxia es de instalación lenta y progresiva, y acompaña a los síntomas de hipertensión endocraneana (HTE). A su vez, los gliomas del tronco del encéfalo suelen presentar alteraciones concomitantes de los pares craneales.

Migraña basilar y vértigo paroxístico benigno

La migraña basilar se refiere a las crisis recidivantes de disfunción del tronco del encéfalo o del cerebelo. Afecta con mayor frecuencia a mujeres adolescentes. En la mitad de los casos, se manifiesta con ataxia cerebelosa, y también puede presentar pérdida de la visión, vértigo, acúfenos, hemiparesia y parestesias de los dedos de las manos, pies y comisura de la boca.

El vértigo paroxístico benigno es un trastorno que afecta a niños de entre 2 y 6 años que suelen presentar antecedentes familiares de migraña. Puede ser difícil de distinguir de la ataxia; el vértigo es tan importante que impide la bipedestación, y se acompaña de nistagmo y palidez. El niño se queda quieto o pide que lo sostengan, pero no presenta alteración de la conciencia ni cefalea. Los episodios duran minutos y pueden reaparecer. La intensidad es máxima al comienzo, y con el tiempo reduce la frecuencia hasta desaparecer. Algunos niños desarrollan migraña a futuro.

Laberintitis

Es la inflamación del aparato vestibular, generalmente como resultado de una infección viral, toxinas bacterianas o mediadores inflamatorios. Suele presentarse como un fenómeno inflamatorio posinfeccioso o parainfeccioso, o en menor medida, por contigüidad desde una otitis media.

La clínica puede ser difícil de distinguir de una ataxia cerebelosa, salvo por la presencia de vértigo, que puede ser referida en niños mayores. Presenta un inicio agudo de ataxia vestibular, vértigo y nistagmo, que suele asociarse con hipoacusia, náuseas y vómitos. La prueba de Romberg suele ser positiva hacia el lado afectado (*v.* más adelante). El niño, por lo general, permanece quieto para minimizar los síntomas, acostado sobre el lado sano. La RM es el estudio más sensible, y puede mostrar el realce del contraste en el oído afectado. Suele tener un curso clínico favorable y autolimitado.

Síndrome de opsoclono-mioclono (SOM)

El SOM es una encefalopatía inmunomediada que afecta principalmente a niños de 1-3 años. Es considerado un trastorno paraneoplásico, ya que en más de la mitad de los casos se encuentra asociado con el neuroblastoma. En ausencia del tumor, se presume que el cuadro es posinfeccioso o posinmunización, aunque muchos expertos consideran probable la presencia de un neuroblastoma en regresión que no fue encontrado.

El paciente se presenta inicialmente y de forma repentina con ataxia cerebelosa, que puede ser indistinguible de la ACA. Sin embargo, no se evidencia una rápida mejoría y posteriormente aparecen otros síntomas como irritabilidad, alteraciones del sueño, regresión del desarrollo y movimientos paroxísticos de las extremidades y los ojos. Es característico el compromiso motor ocular (opsoclonía, *v.* más adelante) y las sacudidas mioclónicas de las extremidades, que pueden ser muy breves (1-2 segundos) e intermitentes, pero con el tiempo se transforman en signos prominentes.

Una vez establecido el diagnóstico clínico, se debe evaluar la presencia de un neuroblastoma con estudios por imágenes (tomografía computarizada [TC] y RM) y centellografía.

Se debe implementar rápidamente el tratamiento inmunosupresor (corticoides, gammaglobulina, ciclofosfamida) y el tratamiento de la enfermedad subyacente para prevenir las secuelas neuroconductuales graves y a largo plazo.

Ataque cerebrovascular (ACV)

El ACV de la circulación posterior, si bien es poco frecuente en la infancia, puede generar ataxia y requiere de un alto índice de sospecha para realizar un diagnóstico temprano. La evolución es variable, desde la recuperación completa hasta la disfunción neurológica permanente, y ocasionalmente la muerte.

El ACV hemorrágico de fosa posterior es causado, en la mayoría de los casos, por un traumatismo o una malformación arteriovenosa. Rápidamente puede producir HTE potencialmente mortal. La hemorragia cerebelosa espontánea ocasiona cefalea (inusual y repentina) y ataxia. La TC es la mejor prueba diagnóstica.

El ACV isquémico puede ser ocasionado por el estiramiento brusco de las arterias vertebrales al hiperextender o hiperflexionar el cuello, lo que genera lesiones endoteliales y trombosis. También puede ser precipitado por un estado de hipercoagulabilidad (anemia falciforme, lupus eritematoso sistémico, homocistinuria, etc.). En minutos a horas suelen aparecer ataxia, cefalea occipital y vómitos, que pueden acompañarse de alteración del estado de conciencia. Al examen físico se constata disfunción cerebelosa ipsilateral a la lesión, con compromiso motor ocular y motor grueso. La TC y la RM aportan información según el tiempo de evolución y pueden mostrar el infarto unilateral del hemisferio cerebeloso. La arteriografía localiza la trombosis arterial.

Evaluación clínica

La historia y el examen físico son el pilar fundamental en la evaluación del paciente con ataxia aguda, ya que permiten localizar el nivel de la disfunción neurológica e identificar las señales de alarma de una causa grave subyacente.

Anamnesis

La manifestación inicial y más frecuente del paciente con ataxia suele ser el trastorno de la marcha. El motivo de consulta generalmente es por una marcha inestable, con movimientos en vaivén y titubeantes, que generan inquietud por miedo a las caídas; asimismo, puede haber negativa a la marcha. Las características específicas de la presentación pueden sugerir un diagnóstico particular. Inicialmente, es importante determinar el curso temporal de la evolución:

- Si la presentación es primaria aguda, de horas o días de evolución, en principio pueden descartarse condiciones que ocasionan ataxia episódica o recurrente, como los síndromes migrañosos, convulsiones y ciertos errores innatos del metabolismo; o de ataxia crónica o progresiva, generadas por anomalías congénitas, enfermedades degenerativas o ataxias hereditarias.
- El inicio rápido es característico de procesos infecciosos, posinfecciosos, vasculares, traumáticos o tóxicos.
- Un curso más lento y progresivo, de algunos días de evolución, puede indicar neuropatías desmielinizantes y síndromes metabólicos. La manifestación aún más lenta y relativamente insidiosa puede expresar ciertos tumores del SNC de lento crecimiento.

Los síntomas asociados pueden orientar aún más la historia:

- La cefalea recurrente, con o sin vómitos, visión borrosa y empeoramiento de los síntomas en posición supina sugieren la presencia de HTE en contexto de lesiones ocupantes de espacio. Sin embargo, estos hallazgos pueden ser tardíos, y su ausencia no excluye la presencia de HTE (*v.* Capítulo 51.6). Los cambios del comportamiento también pueden ser signos de HTE.
- La ACA se caracteriza por la preservación del estado de conciencia; un sensorio alterado es un síntoma preocupante que puede indicar compromiso sistémico, lesiones tumorales o hemorrágicas, infecciones o intoxicaciones. Un déficit neurológico máximo de inicio agudo suele ser la presentación del ACV isquémico.
- La otalgia, el vértigo y los vómitos sugieren laberintitis aguda, que generalmente se asocia con nistagmo y mareos.

Las señales de alarma más frecuentes de una enfermedad potencialmente grave son los signos focales y meníngeos, la hiporreflexia y oftalmoplejía, así como una mayor duración de los síntomas.

Se debe indagar acerca de otros antecedentes, como cualquier evidencia de infección reciente o actual (fiebre, erupción cutánea, síntomas respiratorios o gastrointestinales, etc.). Una infección viral 1 o 2 semanas previas al inicio de la ataxia o el antecedente de vacunación reciente pueden ser el gatillo de un proceso desmielinizante posinfeccioso, como la ACA, el SGB o la EDA (*v.* Capítulos 51.2 y 51.3). El virus varicela-zóster y el EBV son particularmente relevantes como antecedente de ACA.

Asimismo, es importante indagar sobre posibles exposiciones tóxicas. Los cuidadores no siempre proporcionan datos sobre fuentes de intoxicación, por lo que suele ser útil realizar preguntas dirigidas sobre sustancias específicas, como medicamentos (benzodiacepinas, anticonvulsivantes, dextrometorfano), drogas de abuso y otras sustancias tóxicas, como el plomo.

Se debe buscar la posibilidad de un trauma observado o potencialmente no observado, compatible con una lesión de cabeza o cuello que pueda indicar hemorragia intracraneal o disección vertebrobasilar.

Por último, en todos los pacientes es importante completar la historia con los antecedentes perinatológicos, crecimiento y desarrollo, patologías asociadas y medicación recibida. Una historia familiar de síntomas similares o recurrentes, así como antecedentes personales o familiares de convulsiones, también pueden sugerir un trastorno metabólico o genético.

Examen físico

El examen físico general proporciona datos útiles sobre la causa de la ataxia, y el examen neurológico exhaustivo es fundamental para localizar el nivel de la disfunción. La evaluación directa del niño en la primera infancia suele ser difícil, por lo que una buena observación de sus movimientos y de las interacciones con sus cuidadores puede aportar información muy valiosa.

Evaluación general

En primer lugar, se debe detectar y reconocer de inmediato cualquier alteración del estado de conciencia, la respiración y la circulación. La HTE puede comprometer las tres funciones vitales y puede presentar bradicardia, hipertensión y cefalea, con alteración del comportamiento o disminución del estado de alerta.

Es importante constatar la presencia de fiebre, así como de signos meníngeos o apariencia tóxica que indiquen infección del SNC. Se debe examinar la piel en búsqueda de un exantema viral activo o en resolución que revele el antecedente de infección (particularmente, lesiones vesiculares o costrosas de varicela). A su vez, se deben inspeccionar los miembros inferiores y el dorso en búsqueda de cualquier proceso doloroso que pueda producir una marcha antálgica. La otitis media y la pérdida auditiva en asociación con vómitos y vértigo son indicadores de laberintitis aguda.

Examen neurológico

En términos generales, la ataxia puede manifestarse como abasia (incapacidad para caminar por falta de coordinación motora) y asinergia (falta de coordinación entre partes que normalmente actúan de forma armónica). Sin embargo, la semiología suele ser específica para cada tipo de ataxia. Incluye signos y pruebas determinadas, así como la observación detallada de los movimientos realizados durante la anamnesis y durante el examen físico general.

Puede evaluarse en sedestación, cuando el niño pierde el control del tronco, o bien durante la marcha. Asimismo, idealmente debería realizarse con los ojos abiertos y cerrados.

La ataxia cerebelosa puede ser global o comprometer el vermis o los hemisferios cerebelosos:

- El síndrome del vermis o de línea media cerebelosa se caracteriza por la dificultad de mantener el tono postural con los ojos abiertos (distasia, atasia); el paciente no puede mantenerse sentado, constantemente mueve el cuerpo para adelante y para atrás y menea la cabeza (titubeo). Si el niño se encuentra de pie, intenta separar las piernas y estirar los brazos para aumentar la base de sustentación (ataxia estática), y si logra caminar, la marcha es vacilante.
- El síndrome del hemisferio cerebeloso produce una tendencia a desviarse en dirección al hemisferio afectado, con dismetría e hipotonía de las extremidades ipsilaterales. La dismetría es la deficiencia en el manejo de la distancia de los movimientos voluntarios, que se explora mediante las pruebas dedo-nariz y talón-rodilla (ataxia cinética), donde también se pone de manifiesto el temblor cerebeloso (oscilaciones amplias y arrítmicas que aparecen durante y especialmente en la fase final del movimiento). También presenta disdiadococinesia o adiadococinesia, ya que se pierde la capacidad de finalizar un movimiento e iniciarlo inmediatamente en el sentido opuesto, que se explora con la maniobra de supinación-pronación. La braditeleocinesia se manifiesta por la lentitud y descomposición del movimiento, que también puede explorarse con las pruebas dedo-nariz y talón-rodilla. La marcha presenta pasos irregulares, con flexión exagerada de las rodillas y disminución del balanceo de los brazos, que puede hacerse más evidente con la maniobra de la marcha en tándem. La hipotonía cerebelosa, por lo general, se manifiesta en mayor medida en los miembros superiores y se explora con la maniobra de rebote o signo de Stewart-Holmes y por la demostración de reflejos osteotendinosos pendulares, que expresan el retraso de la respuesta de los músculos antagonistas. Ninguno de estos signos empeora con la oclusión palpebral (signo de Romberg negativo).
- Los síndromes cerebelosos globales (compromiso del vermis y de los hemisferios) característicamente presentan compromiso del lenguaje, con disartria por alteración en la prosodia y la articulación. El niño habla separando sílabas, de forma lenta, entrecortada y arrastrada (palabra escandida).

La ataxia sensitiva es una ataxia provocada por la desaferentación de la sensibilidad profunda (sensibilidad vibratoria y noción de la posición del cuerpo en el espacio [propiocepción]) por compromiso de las astas posteriores de la médula espinal o de los nervios periféricos. El niño se ve obligado a mirar continuamente sus pies para conocer su situación en el espacio, la marcha es tabética, aumenta la base de sustentación pero sin vaivén, levanta mucho los pies en cada paso y los apoya pesadamente en el suelo, lo que se hace más evidente al caminar hacia atrás. Cuando cierra los ojos, aparece un desequilibrio significativo y la marcha empeora notablemente, y hasta se puede caer al suelo (signo de Romberg positivo). Hay disminución o ausencia de los reflejos osteotendinosos de manera constante.

La ataxia vestibular se caracteriza por un desequilibrio postural e inestabilidad de la marcha, con una evidente inclinación del eje corporal en el sentido del vestíbulo afectado e intentos de rectificación hacia el lado sano. El niño manifiesta imposibilidad para mantener el equilibrio con los pies juntos, pero puede lograrlo con los pies separados o sentado, ya que puede valerse de la información visual y somatosensorial. Al ocluir los ojos, aumenta la inestabilidad, pero siempre en el sentido del vestíbulo afectado (signo de Romberg laberíntico). Se acompaña de vértigo, definido como la sensación desagradable de desplazamiento que empeora con los movimientos de la cabeza. El niño generalmente prefiere permanecer quieto, acostado en posición lateral hacia el lado sano. También puede presentar nistagmo y semiología autonómica, como náuseas, vómitos, palidez y sudoración. Cuando la disfunción es vestíbulo-coclear, se asocia con hipoacusia neurosensorial y acúfenos de curso permanente, transitorio o fluctuante.

Clínicamente, puede haber superposición de signos y síntomas de distintas ataxias; no es infrecuente la asociación de ataxia vestibular y cerebelosa, o ataxia cerebelosa y sensitiva.

Examen ocular

Una evaluación cuidadosa de los ojos es fundamental para completar el examen físico. Los hallazgos oculares repentinos e inexplicables, como el nistagmo o la oftalmoplejía, deben considerarse como signos de alarma. El fondo de ojo puede revelar signos de HTE (papiledema), mientras que las hemorragias retinianas pueden indicar un traumatismo no accidental (*v.* Capítulo 80).

El nistagmo es la oscilación involuntaria y rítmica de los ojos, secundaria a la incoordinación entre los estímulos excitatorios (laberínticos) e inhibitorios (cerebelosos). Los movimientos son más evidentes cuando se dirige la mirada hacia el lado de la lesión, si es que tiene un predominio unilateral. Suele presentarse un nistagmo en sacudida con movimientos de velocidad desigual. Puede ser horizontal o vertical cuando es parético (característico del compromiso cerebeloso) o inducido por la mirada (por fármacos, disfunción troncoencefálica o laberíntica). El nistagmo horizontal y de torsión se produce cuando el origen es vestibular periférico; suele empeorar con el movimiento de la cabeza, mejora con la fijación de la mirada y presenta una lenta desviación e intentos de corrección rápida hacia el lado sano.

La dismetría ocular es semejante a la dismetría de las extremidades, y es un signo de afectación cerebelosa. El niño presenta una falta de precisión para fijar la mirada, ya sea por exceso (hipermetría) o por defecto (hipometría), u oscilaciones correctoras antes de que la mirada repose en el nuevo punto de fijación.

La opsoclonía consiste en movimientos oculares conjugados, espontáneos, rápidos y caóticos en todas las direcciones, a los que se los denomina ojos danzantes. Suele asociarse con la encefalopatía mioclónica, relacionada con el neuroblastoma (síndrome de opsoclono-mioclono).

El aleteo ocular son movimientos oscilatorios horizontales y conjugados, intermitentes, espontáneos o al cambiar la fijación. Está descripto en la fase de recuperación de la opsoclonía (o como un grado menor de esta) o asociado con enfermedades cerebelosas.

Exámenes complementarios

Por lo general, la historia clínica y el examen físico completo permiten identificar la causa de la ataxia aguda en la mayoría de los casos. La selección de exámenes complementarios debe estar basada en el escenario clínico, con el objetivo primario de excluir enfermedades graves.

Neuroimágenes

El rendimiento diagnóstico de las neuroimágenes (TC y RM) es mayor cuando se utilizan para descartar diagnósticos específicos, con base en la presencia de signos de alarma en la evaluación clínica. Esto incluye la búsqueda de tumores del SNC, ACV, enfermedades desmielinizantes o para evaluar el riesgo de herniación previo a la realización de una punción lumbar si existe posibilidad de HTE. Otras indicaciones para realizar neuroimágenes son:

- Edema de papila.
- Presencia de signos de foco neurológico.
- Oftalmoplejía y neuropatías craneales.
- Marcada asimetría de la ataxia.
- Antecedente de trauma.
- Sospecha de HTE.
- Otros signos de alarma: hiporreflexia, deterioro del estado de conciencia, convulsiones y duración prolongada de los síntomas.

Los pacientes con antecedente de varicela, sin ningún signo de alarma acompañante, podrían estar exceptuados de realizar una neuroimagen, dado que muy probablemente se trate de una ACA.

La TC de cerebro es útil para evaluar hemorragia o isquemia aguda, efecto de masa e hidrocefalia. Sin embargo, la RM proporciona mayor rendimiento porque ofrece una visualización más sensible del parénquima cerebral y también puede ser superior en la detección de hemorragias pequeñas o muy agudas. En los centros donde se dispone de RM, la omisión de la TC puede ahorrar tiempo y evitar la radiación innecesaria. Se indican estudios contrastados cuando se sospecha de infección, inflamación o tumor del SNC. La RM y la angiotomografía son útiles cuando existe la posibilidad de ataque cerebrovascular, en reemplazo de la angiografía convencional.

La RM de médula espinal con y sin contraste se debe realizar para evaluar posibles patologías desmielinizantes, como la EDA, NMO, MT y el SGB (*v.* Capítulos 51.2 y 51.3). El realce de las raíces lumbares o de la cauda equina puede ser un hallazgo característico del SGB. La MT debe ser seguida de la evaluación de los nervios ópticos para descartar NMO.

En niños con SOM se recomienda realizar una RM de SNC y TC de tórax, abdomen y pelvis, con cortes finos a través de las glándulas suprarrenales para detectar un neuroblastoma, y gammagrafía nuclear si las imágenes convencionales no permiten establecer o descartar el diagnóstico.

Examen del líquido cefalorraquídeo

No suele ser una indicación de emergencia en el paciente con ataxia aguda. La punción lumbar se debe considerar ante la sospecha clínica de procesos infecciosos o inflamatorios, previa realización de una neuroimagen si existe posibilidad de HTE.

La presencia de pleocitosis significativa o hipoglucorraquia aumenta la sospecha de un proceso infeccioso, que requiere confirmación mediante cultivos microbiológicos y detección viral (principalmente, virus herpes simple). Un recuento leucocitario normal o pleocitosis leve, junto con una elevación moderada de las proteínas, puede presentarse en la ACA y en la EDA. Cuando se plantea la posibilidad de una encefalopatía inmunomediada, además de la valoración citoquímica, es importante la toma de muestra para bandas oligoclonales y anticuerpos (*v.* Capítulo 51.4).

En las neuropatías como el SGB y el MFS, la proteinorraquia también puede estar elevada, aunque durante la primera semana de evolución la sensibilidad suele ser baja, y su ausencia no descarta el diagnóstico. En estos casos, los niveles de proteínas en el LCR son útiles para el pronóstico y el monitoreo de la enfermedad.

Pruebas toxicológicas

Se sugiere la detección de drogas en orina o sangre en todos los pacientes que desarrollan ataxia aguda, particularmente cuando se asocia con cambios en el estado de conciencia (letargo, confusión, alteración del habla o pérdida del conocimiento). Siempre debe mantenerse un alto índice de sospecha, incluso cuando la fuente de ingestión o exposición no sea evidente. Las drogas identificadas con mayor frecuencia incluyen las benzodiacepinas, cannabinoides, anticonvulsivantes, antitusivos, etanol y opioides.

Determinaciones generales de laboratorio

Se debe determinar rápidamente la glucemia para identificar a los pacientes con ataxia aguda por hipoglucemia. El estado ácido-base con ionograma, hemograma, enzimas hepáticas, lactato, aminoácidos en sangre y orina, piruvato, amonio y ácidos orgánicos en orina pueden ser útiles para orientar el diagnóstico de ataxia episódica por errores innatos del metabolismo.

Estudios electrofisiológicos

Deben considerarse para confirmar ciertos diagnósticos específicos. Frente a la sospecha clínica de SGB o MFS, el electromiograma (EMG) junto con la prueba de velocidad de conducción nerviosa son las pruebas más sensibles y específicas (*v.* Capítulo 51.3). En raras ocasiones, durante los primeros 3-4 días de evolución, estos estudios pueden no ser útiles, pero el rédito mejora al probar en varios nervios motores y sensitivos.

El electroencefalograma (EEG) está indicado en caso de convulsiones, ya sea por el antecedente de epilepsia o por clínica con alteración de la conciencia o signos clínicos fluctuantes. También puede mostrar, de forma menos específica, algunas alteraciones sugestivas de errores innatos del metabolismo o intoxicación.

Enfoque diagnóstico y manejo

Como fue mencionado, la anamnesis detallada, junto con el examen físico general y neurológico, resulta esencial para establecer la sospecha diagnóstica y determinar la necesidad de realizar exámenes complementarios con el fin de identificar o descartar rápidamente escenarios clínicos de gravedad (Algoritmo 51.5.1).

Una vez caracterizada la ataxia como aguda (diferenciada de afecciones episódicas o crónicas), se debe indagar sobre la posibilidad de un traumatismo en el cráneo o el cuello, que requiera una TC de emergencia para diagnosticar una hemorragia intracraneal, contusión cerebelosa o un ACV (*v.* Algoritmo 51.5.1). La RM puede ser necesaria en caso de una TC normal y sospecha de ACV por disección de la arteria vertebrobasilar o hemorragia pequeña y muy aguda.

En el paciente con ataxia aguda sin antecedentes de trauma, se deben detectar precozmente los signos de alarma de afecciones que puedan poner en riesgo la vida, como HTE o signos de foco neurológico; en estos casos, se debe realizar una neuroimagen de emergencia. De acuerdo con la circunstancia clínica, puede evitarse la radiación de la TC si hay tiempo y disponibilidad de RM. La presencia de fiebre, signos meníngeos o alteración del estado mental también son indicadores de alarma y marcan la necesidad de realizar una PL y evaluar el LCR para detectar un proceso infeccioso del SNC, considerando la realización de una neuroimagen previa si se asocia con posible HTE (*v.* Algoritmo 51.5.1).

Cuando la ataxia aguda se relaciona con cambios en el estado de conciencia o convulsiones, se destaca el antecedente de exposición a sustancias tóxicas o simplemente se presenta sin los signos de alarma mencionados previamente, se deben realizar pruebas toxicológicas (*v.* Algoritmo 51.5.1). En caso de ser negativas, se debe reevaluar la necesidad de una neuroimagen o punción lumbar, así como en los casos de mayor tiempo de evolución o progresión del cuadro.

La ataxia acompañada de debilidad y arreflexia probablemente corresponda a una neuropatía como el SGB o MFS. Cuando se asocia con opsoclono-mioclono, seguramente sea la manifestación de un SOM que va a requerir la búsqueda de un

Algoritmo 51.5.1 Enfoque diagnóstico de la ataxia aguda

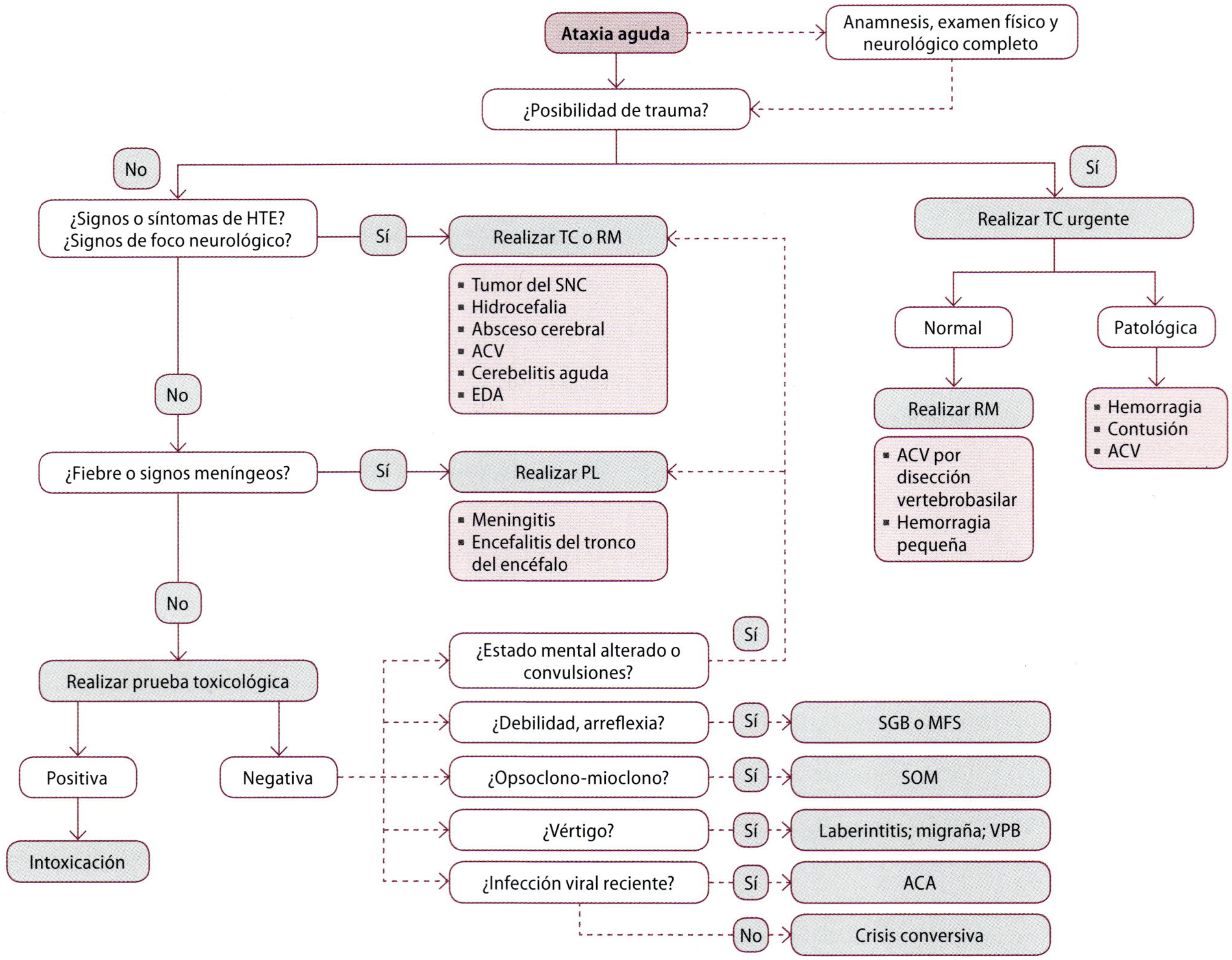

TC: tomografía computarizada; RM: resonancia magnética; HTE: hipertensión endocraneana; SNC: sistema nervioso central; ACV: ataque cerebrovascular; EDA: encefalomielitis diseminada aguda; PL: punción lumbar; SGB: síndrome de Guillain-Barré; MFS: síndrome de Miller-Fisher; SOM: síndrome de opsoclono-mioclono; VPB: vértigo paroxístico benigno; ACA: ataxia cerebelosa aguda.

neuroblastoma. En los casos de ataxia y vértigo, se debe investigar la presencia de hipoacusia u otitis media aguda (laberintitis), cefalea (migraña basilar) y episodios similares previos (vértigo paroxístico benigno).

La ACA es un diagnóstico de exclusión. Para establecerlo, debe haber una prueba toxicológica negativa, al igual que un examen de LCR que excluya meningitis o encefalitis y neuroimágenes normales, en caso de que estos estudios hubiesen sido solicitados (coexistencia de fiebre, alteración del estado de conciencia u otro signo que haya hecho dudar inicialmente del diagnóstico). La ACA suele tener el antecedente de una infección viral reciente, pero su ausencia no la excluye. Como fue mencionado, los pacientes con el antecedente claro de varicela u otra infección viral relacionada con ACA, que se encuentran afebriles y sin alteración del estado mental, pueden estar exceptuados de realizar el estudio del LCR y la neuroimagen.

Las crisis conversivas también son un diagnóstico de exclusión, y la evaluación clínica suele tener signos fisiológicamente inconsistentes. Asimismo, siempre se debe tener en consideración que un episodio de ataxia aguda puede ser el primer episodio de una ataxia episódica o crónica.

Otros trastornos motores

Los trastornos del movimiento se caracterizan por la presencia de movimientos involuntarios, alteración en la forma o velocidad de los movimientos voluntarios o una combinación entre estos. Surgen de la afectación bioquímica o estructural de los núcleos o ganglios de la base. Están integrados por el cuerpo estriado (que incluye al núcleo caudado, putamen y accumbens), el globo pálido, la sustancia negra, el área tegmental ventral y el núcleo subtalámico, que proyectan a través del tálamo a la corteza cerebral, y luego al sistema piramidal. De esta forma, controlan el inicio, la progresión, amplitud y dirección del movimiento.

Los trastornos del movimiento pueden presentarse como deficiencia en la focalización o la velocidad de los movimientos programados, posturas anormales, movimientos involuntarios anormales o movimientos excesivos que parecen normales en momentos inapropiados o no deseados. El movimiento involuntario característicamente no puede ser iniciado ni interrumpido por la voluntad, a diferencia de los movimientos automáticos inconscientes. Típicamente aumentan con el estrés, desaparecen durante el sueño y pueden coexistir varios tipos en el mismo paciente.

Los trastornos del movimiento se clasifican según exista disminución o aumento del movimiento:

- Los trastornos hipocinéticos se caracterizan por la pobreza y lentitud de los movimientos, principalmente debido a una forma de hipertonía denominada rigidez. El síndrome primario de este tipo de trastornos es el parkinsonismo, frecuente en los adultos como enfermedad de Parkinson, o los parkinsonismos secundarios.
- Los trastornos hipercinéticos se caracterizan por movimientos excesivos o involuntarios, generalmente denominados discinesias. Este grupo incluye la mayoría de los trastornos del movimiento de la infancia, como distonía, corea, estereotipia, mioclonía, tics, atetosis y temblor.

Causas

Los trastornos del movimiento son signos clínicos y no entidades nosológicas, por lo que las etiologías son muy variadas. Pueden ser la manifestación inicial de un cuadro neurológico progresivo, agregarse a un cuadro ya instalado, o bien ser un trastorno monosintomático (primario o idiopático).

El inicio agudo de un trastorno del movimiento en un niño previamente sano con un desarrollo neuromadurativo normal requiere una atención urgente, al igual que la aparición aguda de movimientos anormales en niños con una enfermedad neurológica preexistente. Sin embargo, la mayoría de los trastornos del movimiento en la infancia son crónicos. Probablemente la parálisis cerebral, con una prevalencia de dos por cada mil nacidos vivos, sea el cuadro neurológico que se asocia con mayor frecuencia a casi todas las formas de trastornos del movimiento en la infancia (*v.* Capítulo 73).

Cabe mencionar que los lactantes pueden manifestar una serie de movimientos anormales que son benignos. Expresan la inmadurez del SNC y desaparecen con la maduración.

Diagnóstico

El diagnóstico de los trastornos del movimiento continúa valiéndose principalmente de la inspección del paciente y del examen físico. Es importante obtener una historia detallada de la evolución temporal de los síntomas mediante una anamnesis cuidadosa. El examen neurológico debe explorar al niño en reposo, de pie, con posturas sostenidas, mediante pruebas como índice-nariz, en actividades diarias que involucren la motricidad fina y durante la marcha. Las siguientes preguntas pueden ayudar a caracterizar el trastorno del movimiento:

- ¿Se trata de un niño sano con desarrollo neuromadurativo acorde a su edad o tiene antecedentes a destacar?
- ¿Los movimientos son excesivos (hipercinéticos) o disminuidos (hipocinéticos)?
- ¿Los movimientos hipercinéticos son de apariencia normal o anormal?
- ¿Cuál es la velocidad de los movimientos: rápidos y breves o lentos y sostenidos?
- ¿Es un movimiento paroxístico (aparición y desaparición repentina), continuo intermitente o continuo sostenido?
- ¿Es un movimiento rítmico?
- ¿Qué músculo o grupos musculares compromete?
- ¿El trastorno del movimiento se presenta en reposo o con una postura mantenida contra la gravedad o en la acción o en una tarea específica?
- ¿El movimiento voluntario precipita o exacerba o enmascara al movimiento involuntario?
- ¿Los estímulos ambientales o los estados emocionales precipitan, exacerban o alivian el trastorno del movimiento?
- ¿El trastorno del movimiento disminuye o desaparece con el sueño?
- ¿El trastorno del movimiento ha permanecido igual en el tiempo o se ha modificado?
- ¿El niño es consciente de los movimientos?
- ¿El niño es capaz de suprimir los movimientos de forma voluntaria?
- ¿Los movimientos son anunciados por una sensación premonitoria o un impulso?
- ¿Existen hallazgos en el examen físico que sugieren un déficit neurológico focal o una enfermedad sistémica?
- ¿Existen antecedentes familiares de una afección similar o relacionada?

Si los movimientos no son evidentes durante el examen neurológico, es importante repetir el examen en otro momento u obtener grabaciones de video de los movimientos para hacer un diagnóstico preciso. Las pruebas de laboratorio, las imágenes y otras pruebas diagnósticas deben basarse en el trastorno del movimiento encontrado.

A continuación, se describen brevemente las características que definen a los tipos específicos de trastornos del movimiento para establecer un adecuado diagnóstico diferencial.

Distonía

La distonía se define como el trastorno del movimiento caracterizado por contracciones musculares involuntarias, sostenidas o intermitentes, que provocan movimientos de torsión y posturas anormales, secundarias a contracciones no coordinadas de los músculos agonistas y antagonistas.

Los movimientos y posturas son estereotipados y repetitivos, y comprometen a los mismos grupos musculares. La velocidad del movimiento puede ser lenta y sostenida, lo que genera la torsión de ciertas partes del cuerpo, o sacudidas rápidas. La direccionalidad del movimiento suele ser la característica específica que facilita el diagnóstico. Esta dirección (o patrón preponderante) que fuerza un segmento corporal en un determinado sentido se hace evidente también cuando el paciente realiza un movimiento en sentido opuesto, y pueden aparecer movimientos rítmicos temblorosos.

La distonía se desencadena o exacerba por el movimiento voluntario, empeora con la ansiedad y el estrés y mejora o desaparece con el reposo y el sueño. En ciertas ocasiones, el niño descubre que tocando una parte del cuerpo puede aliviar los espasmos distónicos; este fenómeno se denomina truco sensitivo. En las distonías graves, las contracciones involuntarias persisten durante el intento de reposo, y el tono puede aumentar y adquirir una gran intensidad (estado distónico o tormenta distónica).

La distonía puede ser:

- Focal, cuando compromete un grupo muscular circunscripto.
- Segmentaria, cuando afecta dos regiones corporales contiguas.
- Multifocal, cuando compromete segmentos corporales no contiguos.
- Hemidistonía, cuando afecta un hemicuerpo.
- Generalizada, por compromiso de los dos miembros inferiores y otro segmento corporal.

También puede comprometer un movimiento específico, por lo que un músculo puede presentar una contracción involuntaria solo durante ciertos movimientos voluntarios y no otros (distonía de acción específica).

Mioclono

El mioclono o mioclonía es un término que deriva del latín *myoclonus*, que significa perturbación del músculo. Consiste en movimientos involuntarios breves (< 100 ms), bruscos, unidireccionales, repentinos, generalmente arrítmicos, secundarios a una contracción muscular (mioclonías positivas) o a una inhibición muscular (mioclonías negativas), que afectan a un solo músculo o grupo de músculos.

Los movimientos son sacudidas repetidas en secuencia, que, debido a la gran velocidad, se los describe como similar a un choque, ya que parece haber una descarga eléctrica sobre el nervio periférico que inerva al músculo o grupo de músculos y genera la contracción o relajación involuntaria repentina. El mioclono suele ser arrítmico, puede ocurrir en reposo o desencadenarse por algunos movimientos voluntarios (mioclono de acción) o en respuesta a un estímulo sensitivo (mioclono reflejo), como la luz, el tacto o algún sonido. Cuando es rítmico, puede ser la manifestación de una epilepsia (epilepsia parcial continua). En este último caso se parece al temblor, pero el movimiento del mioclono tiene un carácter de diente de sierra, mientras que en el temblor verdadero el movimiento oscila con una amplitud casi igual, alrededor de un punto medio.

Las mioclonías negativas (o fenómeno de asterixis) son producidas por la inhibición transitoria del tono o actividad muscular, pueden manifestarse en los miembros o en la musculatura axial.

Corea

Corea es un término que deriva del latín *chorea* y del griego *choreía*, que significa danza en coro. Son movimientos involuntarios caóticos, rápidos (200-400 ms) y abruptos, sin propósito, continuos, arrítmicos y ondulantes, que parecen fluir de un músculo o grupo de músculos a otro sin ningún patrón. Se clasifica en focal, hemicorea o generalizada, según el grupo muscular afectado.

La corea aparece en reposo y se exacerba con la actividad; otorga al niño una apariencia inquieta y le impide mantenerse quieto. Los movimientos son asimétricos, de baja amplitud, con una velocidad y dirección variable, en secuencia aleatoria y continua. No son propositivos, aunque el niño puede disimular el cuadro incorporando los movimientos involuntarios a los voluntarios (paracinesias).

Al comienzo del cuadro, el niño no reconoce la presencia de movimientos anormales, pero suelen ser percibidos por sus familiares. Los movimientos se producen de forma impredecible, no responden a una sensación o impulso previo. La corea suele comprometer la musculatura distal y manifiesta movimientos de los dedos similares a los de un pianista o el signo del ordeñador (pequeñas contracciones cuando se pide al niño que mantenga apretados los dedos del examinador). También puede existir compromiso de los músculos faciales o la lengua, con elevación de las cejas, propulsión, retracción y torsión de la lengua. Generalmente, se asocia con cierto grado de hipotonía, lo que genera reflejos osteotendinosos pendulares. Se evidencia también incoordinación motora (torpeza manual), trastorno de la marcha con balanceo de los miembros superiores detrás del dorso, sacudidas de la cabeza y del tronco.

La corea, el balismo y la atetosis son trastornos del movimiento hipercinético que frecuentemente coexisten en los mismos pacientes, y son considerados parte de un mismo espectro.

Atetosis es un término que deriva del griego *athetos*, que significa sin norma fija. Se define como el movimiento involuntario de contorsión lento y continuo, tipo reptante y retorcido, principalmente de las partes distales (dedos y manos), pero puede llegar a impedir el mantenimiento de una postura estable. Cuando se asocia a corea, se lo denomina coreoatetosis.

El balismo se define como corea que presenta movimientos de gran amplitud e intensidad que comprometen los músculos y articulaciones proximales de los miembros, como el hombro o la cadera; generalmente es unilateral (hemibalismo).

Tics

Los tics son los movimientos involuntarios más frecuentes en la infancia. Son breves, arrítmicos, estereotipados, intermitentes y repetitivos; suelen asociarse a la conciencia de la necesidad imperiosa de realizar el movimiento y pueden suprimirse brevemente. Pueden afectar cualquier grupo muscular, pero con mayor frecuencia involucran la cara, la cabeza o la parte superior del cuerpo. Pueden variar desde infrecuentes e inadvertidos a muy frecuentes, intensos, intrusivos e incluso autolesivos.

La sensación premonitoria que los precede consiste en una sensación de parestesias localizadas o incomodidad en una parte mal definida del cuerpo, que se alivia tras la ejecución del tic.

Se exacerban con la fatiga, falta de sueño, el estrés y la sobreestimulación ambiental. Se reducen cuando el niño se concentra en una tarea física o mental o al dormir. Aunque la mayoría de los padres informan que los tics no ocurren mientras duermen, los polisomnogramas han identificado su presencia en todas las fases del sueño.

Los tics se diferencian de los otros movimientos hipercinéticos en la posibilidad de controlarlos voluntariamente con cierto esfuerzo durante períodos cortos de tiempo. El niño experimenta una tensión al intentar reprimirlo, que desaparece tras su realización, y muchas veces hace que se exprese con mayor intensidad.

Pueden clasificarse en motores o fónicos (movimientos o expresiones vocales) y simples o complejos (cuando comprometen un solo grupo muscular o cuando involucran movimientos secuenciales y coordinados). Los tics motores simples incluyen parpadeo, muecas faciales, sacudidas de la cabeza o los miembros, rotar los hombros, tensar el abdomen. Entre los tics fónicos simples, se encuentran carraspear, aspirar, toser, soplar por la nariz y gritar. Los tics motores complejos incluyen acomodarse el cabello, realizar pasos extraños, patadas, saltos, giros corporales y gestos obscenos (copropraxia). Entre los tics fónicos complejos, se describen expresiones como insultos o frases obscenas (coprolalia), repeticiones de frases de otras personas (ecolalia), repeticiones de sus propias palabras o últimas sílabas de una frase (palilalia).

Estereotipia

Las estereotipias son movimientos involuntarios rítmicos, con patrones repetitivos, coordinados y sin propósito, que pueden afectar un segmento del cuerpo como la cabeza o los miembros o involucrar todo el cuerpo.

Es característica la ritmicidad del movimiento; existe un patrón específico que genera que el movimiento se realice de forma idéntica en cada repetición. Las estereotipias se asocian con el nivel de atención del niño, es decir, que aumentan cuando el niño se encuentra aburrido o cansado, y cesan cuando se distrae o realiza una nueva actividad. No presentan sensación premonitoria y rara vez interfieren con el desempeño de la tarea.

Los movimientos típicos incluyen: golpeteo o balanceo cefálico, balanceo del tronco, succión de la mano o del dedo pulgar, onicofagia, protrusión continua de la lengua, bruxismo en vigilia, levantar y bajar los brazos de forma repetida y recurrente, aleteo, agitación, rotación de la muñeca y meneo de los dedos, mirarse las manos, lavarse las manos.

Se puede clasificar a las estereotipias en transitorias o persistentes, fisiológicas o patológicas, primarias o secundarias. Las estereotipias primarias transitorias se observan en lactantes sanos y desaparecen con el desarrollo y la maduración motora. Las persistentes suelen asociarse con una discapacidad intelectual, autismo o déficits sensoriales (estereotipia patológica o secundaria), pero también se pueden observar en niños por lo demás sanos (estereotipia primaria persistente).

Temblor

El temblor es el movimiento involuntario oscilatorio y rítmico alrededor de un punto o posición central, que involucra uno o más segmentos corporales, producido por contracciones alternantes o sincrónicas de músculos antagonistas.

Se puede clasificar, según el momento de mayor gravedad, como temblor de reposo, postural, de acción o de intención. El temblor de reposo aparece cuando el segmento corporal no está desarrollando ninguna actividad y se encuentra sostenido contra la gravedad. Puede evaluarse poniendo al niño sentado con los pies colgando y las manos apoyadas sobre los muslos o durante la marcha. Es raro en la infancia, ya que está asociado a parkinsonismos. El temblor postural aparece cuando el niño adopta una posición voluntaria contra la gravedad. Puede explorarse extendiendo los miembros superiores paralelamente al piso o con los codos flexionados e índices enfrentados. El temblor cinético o de acción aparece al realizar un movimiento voluntario. Puede evaluarse con la prueba índice-nariz. Existe también un temblor de tarea específica, es decir, aparece en un segmento corporal cuando se realiza una actividad específica y no otra (temblor primario del escribiente, del músico o deportista).

Existe un temblor fisiológico postural y cinético de baja amplitud que no se observa habitualmente, pero puede aumentar hasta un grado clínicamente evidente en algunas situaciones como ansiedad y estrés o al adoptar ciertas posturas o realizar una tarea.

Síndrome hipocinético o parkinsonismo

El parkinsonismo es un trastorno del movimiento de muy baja prevalencia en la infancia, caracterizado por una combinación de bradicinesia, temblor en reposo, rigidez e inestabilidad postural.

La bradicinesia es la lentitud en la iniciación y ejecución del movimiento, en ausencia de debilidad o ataxia, y una disminución de la amplitud del movimiento. Se evidencia por la escasez de movimientos espontáneos, disminución de la expresión facial (hipomimia), habla suave (hipofonía), escritura lenta con letra pequeña (micrografía) e imposibilidad de ponerse de pie en un solo intento. La marcha también es lenta, con arrastre de los pies, disminución de la base de sustentación y balanceo de los miembros superiores.

El temblor es muy poco frecuente en el parkinsonismo infantil. La rigidez consiste en la resistencia involuntaria a los movimientos pasivos de un segmento corporal. Se pone de manifiesto al extender o flexionar un miembro de forma pasiva y es homogénea (resistencia en caño de plomo).

La inestabilidad postural se produce por una alteración de los reflejos posturales que ocasiona mayor probabilidad de caer. Se evalúa con la prueba del empujón, en la que el paciente está de pie y detrás el examinador da un suave tirón hacia atrás sobre ambos hombros; el niño dará muchos pasos hacia atrás o caerá sin intentar compensar.

51.6 Hipertensión endocraneana

Lisandro Marfrin • Hernán Rowensztein

En niños, la hipertensión endocraneana (HTE) representa una situación neurológica grave, que requiere una evaluación minuciosa y precisa con el fin instaurar un tratamiento médico o quirúrgico que disminuya la morbimortalidad asociada.

Se define como el aumento de la presión intracraneal por encima de 20 mmHg durante más de 5 minutos, asociado con la presencia de signos o síntomas. Las etiologías que producen HTE son muy variadas (Tabla 51.6.1). Siempre se debe considerar que la lesión cerebral producida por la HTE depende de la causa, la velocidad, la gravedad y el tiempo de instalación.

Fisiología del líquido cefalorraquídeo

El líquido cefalorraquídeo (LCR) se produce principalmente en los plexos coroideos situados en los ventrículos laterales, así como en el tercer y cuarto ventrículo. Asimismo, cerca

Tabla 51.6.1 Clasificación de las causas de HTE según su etiología

Aumento del volumen cerebral	▪ Contusión o TEC ▪ Infecciones del SNC ▪ Neoplasias ▪ Quistes aracnoideos ▪ Colecciones subdurales ▪ Hematomas ▪ Hemorragias ▪ Infartos isquémicos ▪ Posradiación ▪ Hiponatremia
Aumento del volumen de LCR	▪ Hidrocefalia congénita o adquirida ▪ Hipertensión endocraneana primaria o secundaria ▪ Papiloma del plexo coroideo ▪ Disfunción de sistemas de derivación ventrículoperitoneal o ventrículoatrial
Aumento del volumen sanguíneo	▪ Trombosis de senos venosos ▪ Síndrome de vena cava superior ▪ Hipertensión arterial ▪ Hipercapnia ▪ Hipoxia ▪ PEEP alta
Otras	▪ Craneosinostosis ▪ Tumores óseos ▪ Pneumoencéfalo

TEC: traumatismo encefalocraneano; SNC: sistema nervioso central; PEEP: presión positiva de fin de espiración; HTE: hipertensión endocraneana.

del 25% se produce en el endotelio capilar del parénquima cerebral. El volumen total del LCR es de 50-70 mL en lactantes y de 150-270 mL en adultos, divididos entre el sistema ventricular (25%), el canal medular (25%-50%) y el espacio subaracnoideo (25%-55%). La tasa de producción habitual es de 20 mL/h, lo que permite un recambio del volumen total alrededor de cuatro veces al día (cada 5-7 horas).

El LCR ejerce un efecto protector sobre el cerebro y la médula espinal al mantener el parénquima encefálico en suspensión y disminuir su peso efectivo. Asimismo, cumple funciones de nutrición y transporte de sustancias necesarias para el metabolismo cerebral.

La circulación normal del LCR ocurre desde los ventrículos laterales hacia el tercer ventrículo a través del agujero de Monro, y luego alcanza el cuarto ventrículo a través del acueducto de Silvio; desde ahí atraviesa los agujeros de Luschka y Magendie hacia las cisternas basales, y luego asciende por los espacios subaracnoideos y es reabsorbido en las vellosidades aracnoideas de los senos venosos durales (Figura 51.6.1). La presión del LCR se regula casi completamente mediante su absorción a través de las vellosidades aracnoideas. Estas actúan como válvulas, lo que permite que el LCR pase hacia la circulación cuando su presión es 1,5 mmHg mayor con respecto a la sangre presente en los senos venosos. En individuos sanos, la velocidad de reabsorción del LCR se ajusta a su tasa de producción para mantener constante la presión intracraneana (PIC).

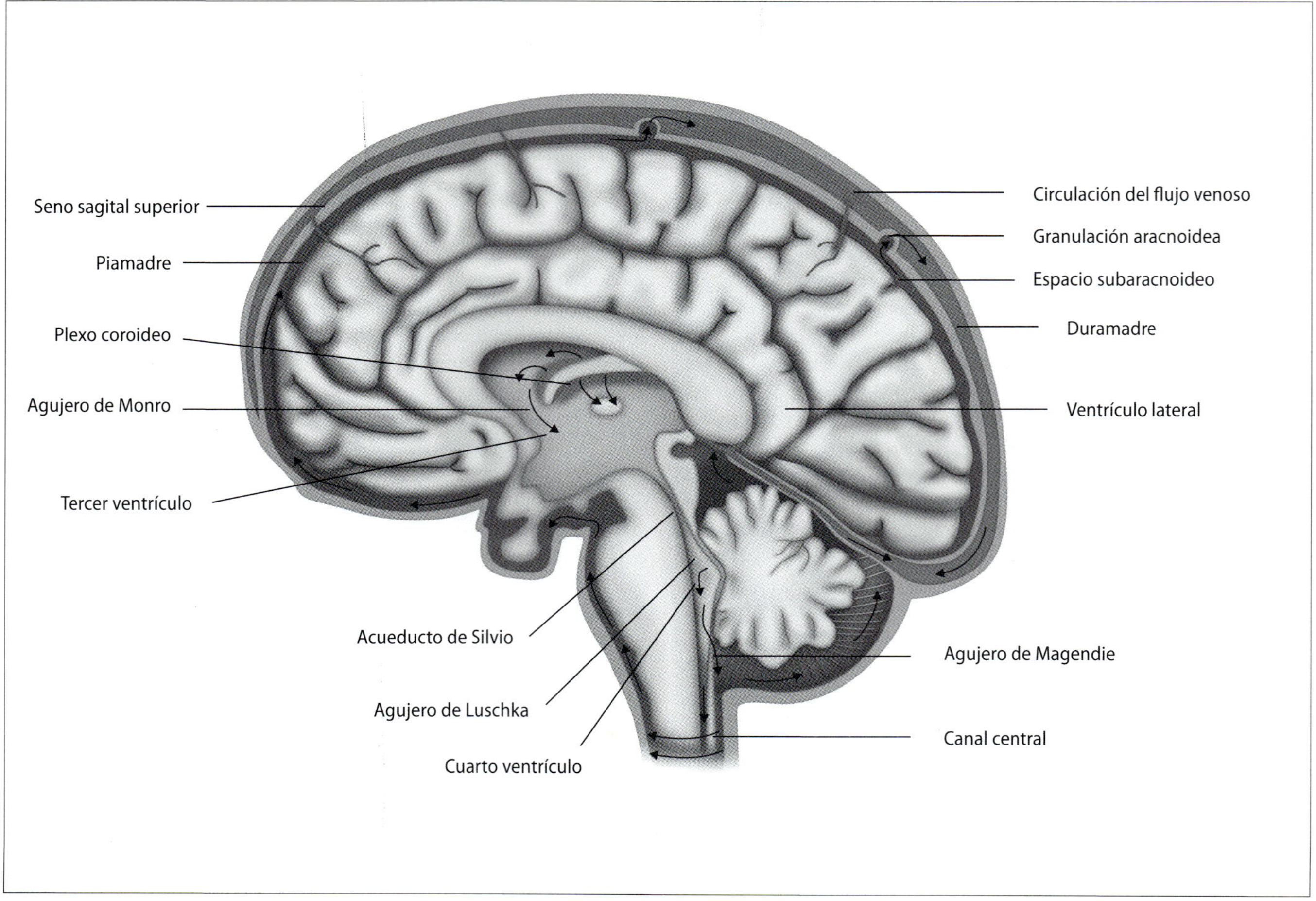

Figura 51.6.1 Circulación de LCR.

Regulación del volumen y del flujo sanguíneo cerebral

La bóveda craneal está compuesta por el cerebro (80%), el LCR (10%) y la sangre (10%). Esta, a su vez, se divide en la sangre contenida en las arterias (30%) y los capilares venosos (70%). Cualquier alteración en el equilibrio de estos componentes (contenido) que haga que el volumen intracraneal (contenido) supere el de la cavidad craneana (continente) puede producir un desequilibrio que, si no es compensado, genera un aumento de la PIC.

La PIC puede presentar variaciones fisiológicas dentro de un margen restringido, lo cual queda de manifiesto en la doctrina de Monro-Kellie (Figura 51.6.2). Esta sostiene que, al ser el volumen intracraneal constante y estar constituido por el cerebro, el LCR y la sangre, un cambio en uno de los tres elementos debe ser compensado por los otros dos componentes.

El flujo sanguíneo cerebral (FSC) es el responsable del suministro de sangre al cerebro. Representa del 12%-15% del gasto cardíaco, y aporta el suministro de oxígeno (20% del consumo corporal total), glucosa y nutrientes. Su magnitud se regula de acuerdo con la siguiente ecuación, donde PAM es la presión arterial media y RVC la resistencia de los vasos cerebrales:

$$FSC = \frac{PAM - PIC}{RVC}$$

La presión de perfusión cerebral (PPC) es la diferencia entre la PAM y la PIC:

$$PPC = PAM - PIC$$

Se la define como la presión de perfusión necesaria para asegurar un funcionamiento metabólico cerebral adecuado. El FSC puede mantenerse estable mientras que la PPC se mantenga entre 50-150 mmHg. Esto se conoce como autorregulación cerebral (Figura 51.6.3), y depende de la capacidad de vasoconstricción y vasodilatación de las arterias cerebrales frente a modificaciones de la presión arterial. Si la PPC aumenta, se produce vasoconstricción cerebral; mientras que si la PPC disminuye, se produce vasodilatación (fenómeno de Baylis). Si la PPC cae por debajo de 50 mmHg o sube por encima de 150 mmHg, la relación entre la PPC y el FSC se hace lineal (*v.* Figura 51.6.3), por lo que se pierde la autorregulación y el diámetro arterial acompaña pasivamente a los cambios de la PPC (mayor diámetro a mayor PPC, y menor diámetro a menor PPC). Se debe considerar que una PPC por debajo de 50-60 mmHg pone en riesgo de sufrimiento isquémico al parénquima cerebral.

Manifestaciones clínicas

Las manifestaciones clínicas dependen de la etiología (*v.* Tabla 51.6.1), la edad del paciente, el tiempo y la velocidad de instalación del proceso patológico.

En una primera etapa, se describe la tríada clínica inicial de elevación de la PIC: cefalea, vómitos y edema de papila. La cefalea es el síntoma más frecuente, se produce por distención de la duramadre e irritación de los vasos cerebrales y nervios sensitivos. Por lo general, es persistente y a predominio matutino, ya que la posición en decúbito durante el sueño favorece el aumento de la PIC. Suele mejorar durante el día y se exacerba con la maniobra de Valsalva.

Los vómitos se caracterizan por ser expulsivos o en chorro, no estar precedidos de náuseas y también son de aparición más

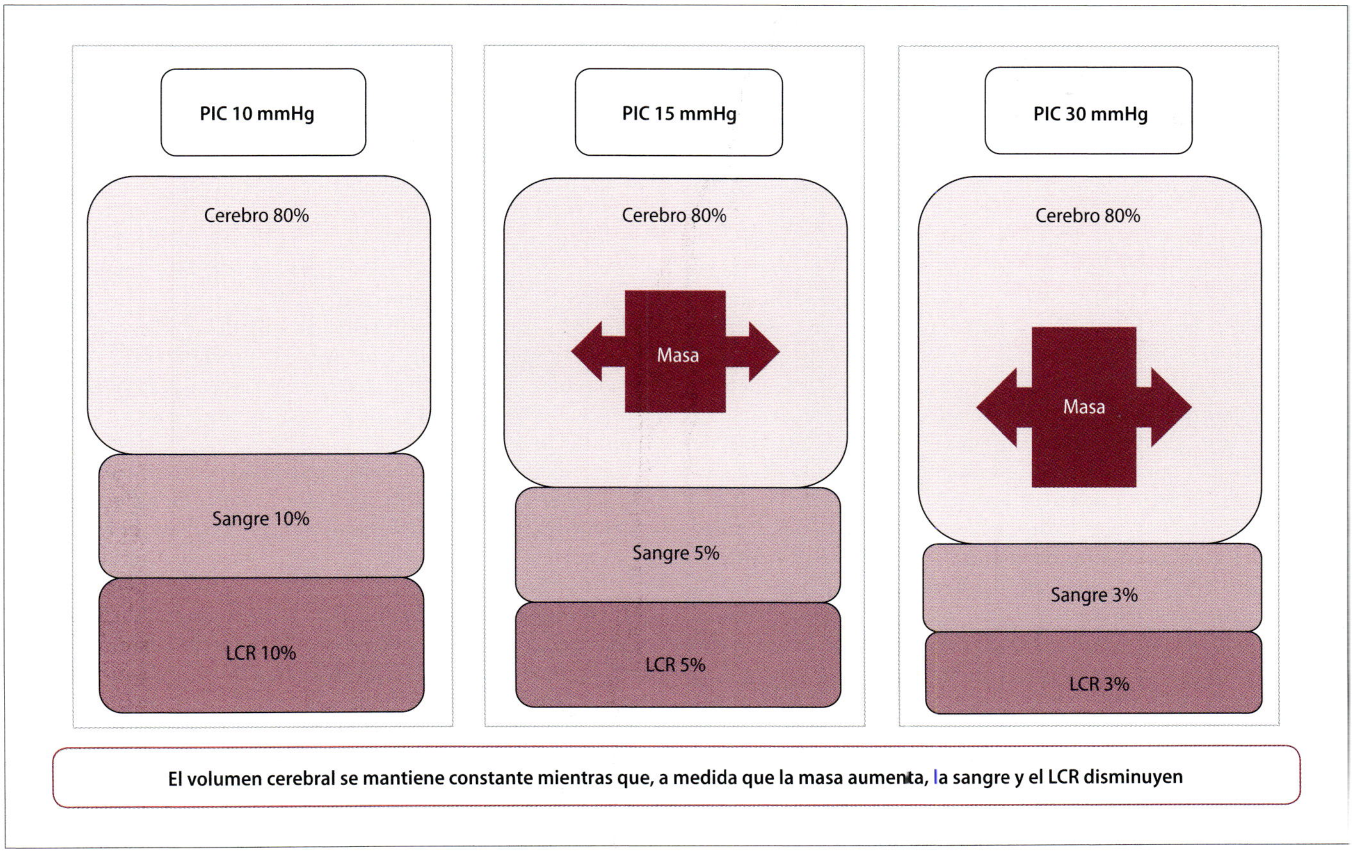

Figura 51.6.2 Doctrina de Monro-Kellie.

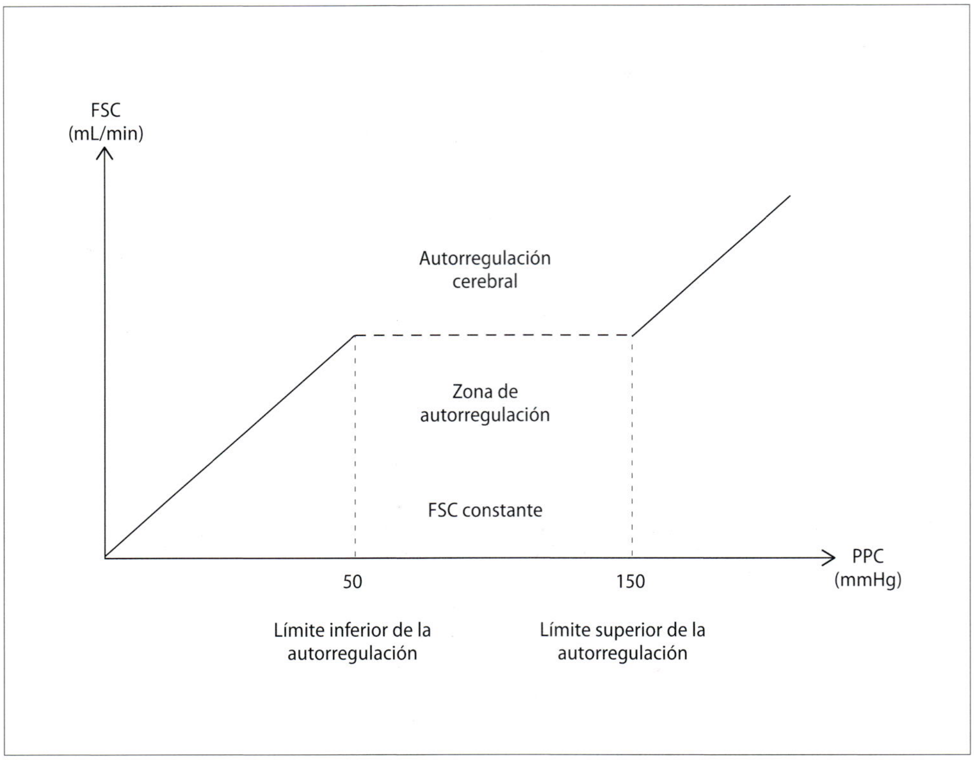

Figura 51.6.3 Autorregulación cerebral.

frecuentes durante la mañana. Se producen por irritación directa de los núcleos eméticos.

En neonatos y lactantes, como las suturas del cráneo todavía permanecen abiertas, las manifestaciones clínicas características son: aumento del perímetro cefálico, diastasis de las suturas, fontanela anterior abombada, congestión de las venas pericraneanas y, si progresa la HTE, aparece la limitación de la mirada en sentido vertical superior, conocida como ojos en sol naciente.

A las manifestaciones descritas, se les deben agregar las propias de las diferentes causas que produjeron la HTE. Por ejemplo, fiebre en procesos infecciosos, afectación de pares craneanos, convulsiones, ataxia, manifestaciones asociadas con procesos neoplásicos, etc.

Una vez instaladas las manifestaciones iniciales, le sigue una segunda etapa que agrega disminución del nivel de conciencia. El aumento sostenido de la PIC disminuye la PPC y el FSC, que, de mantenerse en el tiempo, puede conducir al desarrollo de isquemia y, si no se corrige, muerte cerebral.

La tercera etapa o fase de herniación se produce como consecuencia del desplazamiento de la masa cerebral por aumento de la PIC. Este desplazamiento sucede desde un compartimiento a otro o por fuera del cráneo, y genera lesión cerebral por compresión y tracción de las estructuras. El cuadro clínico depende del sitio anatómico de la herniación (Figura 51.6.4):

- Externa: las manifestaciones clínicas dependen de la localización de la lesión.
- Subfalcina o subfacial: es el desplazamiento de la circunvolución del cíngulo a través de la hoz del cerebro. Produce compresión de la arteria cerebral anterior, con debilidad unilateral o bilateral y parálisis del miembro inferior contralateral.
- Transtentorial central: es el desplazamiento descendente de los hemisferios cerebrales, se comprimen el diencéfalo, el mesencéfalo, la protuberancia y el bulbo. Produce midriasis arreactiva, estupor que progresa a coma, posturas de decorticación y descerebración. Se asocia con el desarrollo de la tríada de Cushing (bradicardia, hipertensión y alteraciones respiratorias).
- Uncal: es el descenso del uncus del temporal por la hendidura del tentorio. Comprime el tronco cerebral, la arteria cerebral posterior y el tercer par craneal ipsilateral. Produce miosis inicial seguida de midriasis fija ipsilateral, alteración del sensorio y hemiparesia contralateral.
- Amigdalina: es el descenso de las amígdalas cerebelosas a través del agujero magno. Comprime la protuberancia y el bulbo raquídeo. Produce disfunción respiratoria y cardiovascular, hipertensión arterial y, en los casos graves, coma y paro respiratorio.
- Cerebelosa ascendente: es la relacionada con tumores de fosa posterior. Produce alteración de los movimientos oculares verticales e hidrocefalia por obstrucción del tercer ventrículo.

Diagnóstico

Ante un paciente en el que, por la anamnesis y el examen físico, se sospecha HTE, el diagnóstico se debe completar con datos objetivos mediante la realización de estudios complementarios y, de ser necesario, procedimientos invasivos para poder confirmar el aumento de la PIC.

Fondo de ojo

El papiledema es característico de la HTE. Cabe considerar que puede no estar presente en la HTE aguda o de inicio brusco.

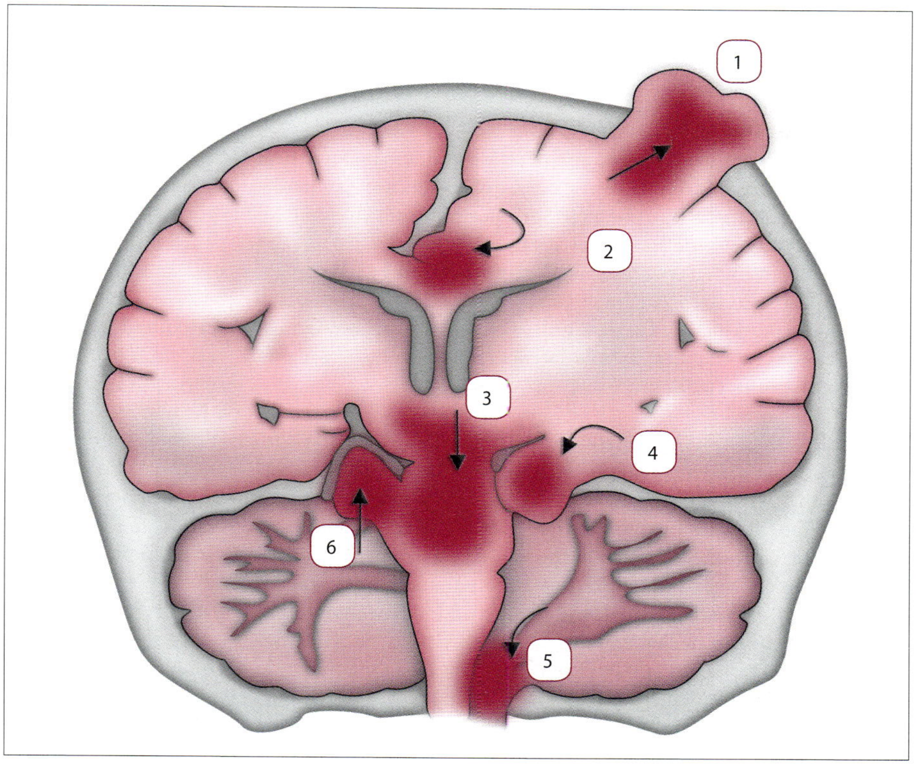

Figura 51.6.4 Herniación cerebral. 1: externa; 2: subfacial o subfalcina; 3: transtentorial central; 4: uncal; 5: amigdalina; 6: cerebelosa ascendente. (Modificado de: Riveros Gilardi, et al. Types of Cerebral Herniation and Their Imaging Features. RadioGraphics 2019; 39: 1580-610.

Imágenes

Tomografía computarizada (TC)

Es la técnica más utilizada por su mayor disponibilidad. Es útil para el diagnóstico de masa ocupante, hidrocefalia, colecciones extradurales y subdurales, edema cerebral, etc. Sin embargo, una TC normal no descarta HTE, sobre todo si hay alta sospecha clínica o si el paciente presenta edema de papila, como puede suceder en la hipertensión endocraneana idiopática o primaria (*v.* más adelante).

Resonancia magnética (RM)

Generalmente, es una técnica menos disponible que la TC. Resulta más precisa para el diagnóstico de HTE secundaria a procesos expansivos.

Angio-TC y angio-RM

Son técnicas útiles ante la sospecha de patología vascular, como puede suceder en la trombosis de los senos venosos.

Punción lumbar

Se debe realizar ante la sospecha de:

- Hipertensión endocraneana idiopática o primaria. Resulta esencial para el diagnóstico. Se debe realizar manometría del LCR para evaluar la presión de apertura y de cierre (*v.* más adelante).
- Infección del sistema nervioso central (SNC).

Si se sospecha HTE, previo a la punción lumbar, se debe realizar siempre una neuroimagen para descartar procesos expansivos (p. ej., masa ocupante, edema con borramiento de cisternas, etc.) que puedan generar una herniación cerebral tras la evacuación del LCR.

Medición no invasiva de la PIC

- Ecografía doppler transcraneal: informa acerca de la velocidad de la circulación cerebral (FSC). Permite identificar hiperflujo, vasoespasmo, isquemia y hasta ausencia de flujo.
- Ecografía de la vaina del nervio óptico (VNO): se realiza con el paciente en decúbito supino con el transductor en el párpado. El punto de corte de normalidad es variable según la edad del paciente y la existencia o no de fontanela permeable.

Medición invasiva de la PIC

Mediante este procedimiento, se arriba al diagnóstico definitivo de HTE. Siempre se debe considerar que es un método invasivo y, como tal, tiene riesgo de complicaciones: sangrados, infecciones u obstrucción. Se indica en las siguientes situaciones:

- Traumatismo encéfalo craneano (TEC) grave con escala de Glasgow ≤ 8.
- TEC en pacientes que no pueden ser examinados neurológicamente en forma seriada debido a la sedación farmacológica o a la anestesia.
- Patologías que pueden cursar con HTE: hemorragias intracraneales, tumores, hidrocefalia, síndrome de Reye, falla hepática aguda, etc.

Existen varios sistemas de medición de la PIC: catéter intraventricular, intraparenquimatoso, subaracnoideo y subdural. Los dos últimos actualmente se encuentran en desuso. El catéter intraventricular es considerado el método de referencia (*gold standard*) porque, además de cumplir con la función de medición de la PIC, sirve como tratamiento, ya que puede evacuar el LCR. La complicación más frecuente es la infección, que ocurre aproximadamente en el 8% de los casos. Menos frecuentes son los sangrados y la obstrucción. Su colocación es dificultosa cuando existe edema, tumefacción cerebral o desplazamiento de la línea media.

El catéter intraparenquimatoso se puede colocar a la cabecera del paciente en la unidad de cuidados intensivos, pero tiene la desventaja de que no puede extraer LCR.

Tratamiento según la causa

Como concepto general, se sugiere evitar reducir la perfusión cerebral o alterar el drenaje venoso. En esta dirección, las medidas terapéuticas iniciales deben tender a conservar la volemia del paciente y evitar la hipotensión arterial.

Como fue mencionado, las causas que producen HTE son variadas (*v.* Tabla 51.6.1). A continuación, se presentan propuestas terapéuticas para las causas más graves, relevantes o frecuentes, y luego se desarrolla con detalle la hipertensión endocraneana idiopática o primaria.

TEC grave

Se debe instaurar un tratamiento urgente de la HTE en pacientes con PIC > 20 mmHg durante más de 5 minutos, o con PIC desconocida que presenten signos de herniación. El tratamiento se basa en medidas generales y medidas específicas para la HTE, con el objetivo de lograr la estabilización clínica inicial. Por lo general, se realiza en la unidad de cuidados intensivos pediátricos. Se debe tener en consideración el ABC de la reanimación cardiopulmonar, con particular atención en la vía aérea, la ventilación y la circulación, para evitar la hipoxemia y la hipercapnia, que pueden generar vasodilatación y aumento del edema cerebral. Asimismo, se debe mantener una presión arterial normal que asegure una adecuada perfusión cerebral.

Vía aérea (A)

Asegurar que se encuentre permeable, aspirar secreciones o sangre para evitar su obstrucción. Las indicaciones de intubación endotraqueal son las siguientes:

- TEC grave.
- Escala de Glasgow ≤ 8.
- Hipoxemia con aporte de oxígeno (O_2) al 100%.
- Inestabilidad hemodinámica.
- Lesión de la vía aérea superior.

Ventilación (B)

El objetivo es mantener:

- Oxigenación normal: saturación de O_2 entre 92%-99%; presión arterial de O_2 entre 90-100 mmHg.
- Ventilación normal: presión arterial de dióxido de carbono ($PaCO_2$) entre 35-40 mmHg.

Circulación (C)

El objetivo es mantener el volumen efectivo circulante y la presión arterial normales. Tanto la hipotensión como la hipovolemia disminuyen la perfusión cerebral, lo cual empeora el pronóstico y favorece el desarrollo de lesiones isquémicas. Asimismo, se debe evitar el exceso de volumen, ya que favorece el edema cerebral, con la consiguiente elevación de la PIC.

Se sugiere mantener la presión arterial media o la presión sistólica en el percentil 50 para la edad. De no poder lograrlo a pesar de la expansión con fluidos isotónicos (*v.* Capítulo 12), se debe comenzar con la administración de drogas vasoactivas.

Medida postural

Se debe colocar la cabeza en posición neutral, elevada a 30 grados para favorecer el retorno venoso y el pasaje del LCR al compartimento espinal.

Temperatura corporal

Se debe mantener una temperatura corporal normal, idealmente < 38 °C. La fiebre debe ser tratada con medios físicos y farmacológicos.

Sedación y analgesia

Se debe evitar el dolor, ya que aumenta el metabolismo cerebral, lo cual conduce al aumento del FSC y de la PIC. Se recomienda utilizar la combinación de opioides (morfina o fentanilo) con benzodiacepinas (midazolam). El uso de bloqueantes neuromusculares se reserva para condiciones puntales, y debe ser considerado si no se logra mantener una PIC < 20 mmHg tras la administración de solución salina hipertónica al 3% y realizado el drenaje del LCR y la optimización de la sedación y la analgesia.

Objetivos hematológicos

Se sugiere mantener una hemoglobina > 7 g/dL. Asimismo, las plaquetas deben ser > 100 000/mm^3 y el coagulograma debe ser normal.

Profilaxis con anticonvulsivantes y electroencefalograma

Se recomienda la administración profiláctica de drogas anticonvulsivantes. El levetiracetam es más sencillo de administrar que la difenilhidantoína. Sin embargo, ambas drogas son igualmente aceptadas.

Se debe considerar el monitoreo electroencefalográfico continuo al pie de la cama del paciente, principalmente si está recibiendo bloqueantes neuromusculares. Brinda información valiosa sobre la presencia de crisis, estado epiléptico o asimetrías relacionadas con lesiones focales.

Manejo hidroelectrolítico y nutricional

Las guías de TEC del año 2019 recomiendan aportar no menos del 75% de las necesidades de mantenimiento diarias (*v.* Capítulo 1) y lograr un balance neutro de líquidos con un ritmo diurético > 1 mL/kg/hora. El aporte de fluidos endovenosos debe comenzar con solución salina al 0,9%, y se debe considerar el agregado de dextrosa al 5% en pacientes pequeños para evitar la hipoglucemia (*v.* Capítulo 1).

El aporte hidroelectrolítico se debe controlar mediante la medición de la presión venosa central (PVC), el balance estricto de ingresos y egresos, el ritmo diurético y determinaciones de laboratorio diarias (o más frecuentes si se encuentran alteraciones), como el ionograma, urea, creatinina y glucemia. Se debe evitar la hiperglucemia (> 180 mg/dL) y mantener un sodio plasmático por encima de 140 mEq/L.

Se recomienda comenzar precozmente con la nutrición, si es posible dentro de las primeras 72 horas. Si el paciente se encuentra hemodinámicamente estable y no presenta ninguna contraindicación, se puede utilizar la vía enteral (sonda nasogástrica o yeyunal). Si esto no es posible, la nutrición se debe administrar por vía parenteral.

Corticoides

Su uso se limita para reducir el edema vasogénico que producen los tumores. Generalmente se utiliza la dexametasona a 0,6 mg/kg/día cada 6 horas. La dosis máxima sugerida es de 24 mg/día. No hay evidencia de que los corticoides mejoren o reduzcan la HTE de otra causa.

Medidas específicas

El objetivo es mantener una PIC < 20 mmHg y una PPC > 40 mmHg.

Primer nivel de tratamiento

Si luego de haber implementado todas las medidas anteriores, la PIC es > 20 mmHg por más de 5 minutos, se sugiere:

1. Evacuación del LCR a través de un drenaje ventricular externo.
2. Administrar 1-3 mL/kg (máximo 250mL) de solución salina hipertónica al 3% en 10-15 min, o en infusión continua. Se debe mantener un sodio plasmático < 150-160 mEq/L y una osmolaridad plasmática efectiva < 360 mOsm/L. Las contraindicaciones de esta recomendación son: plaquetas < 100 000/mm³, RIN > 1,4 o aumento de la creatinina dos veces sobre el valor basal. Se puede utilizar manitol 0,5-1 g/kg en 10-15 min como alternativa.
3. Optimizar la sedación y analgesia.
4. Administrar bloqueantes neuromusculares.
5. Administrar un bolo adicional de solución salina hipertónica o manitol.

Asegurar la presión de perfusión cerebral:

- Mantener una PPC > 40 mmHg.
- Mantener un adecuado volumen intravascular.
- Mantener una presión arterial media o sistólica en el percentil 50 para la edad.
- Si no se logra la PAM deseada con la administración de fluidos, se debe comenzar con la administración de drogas vasoactivas.

Si a pesar de implementar escalonadamente todas estas medidas de primer nivel, la PIC continúa elevada, se indica el segundo nivel de tratamiento.

Segundo nivel de tratamiento

Repetir la TC si se considera que la conducta quirúrgica puede ser una opción. Si se evidencia una lesión ocupante de espacio o edema (*swelling*) difuso en el contexto de una PIC refractaria al tratamiento médico, se debe realizar una cirugía o craniectomía descompresiva. Asimismo, se debe considerar la craniectomía descompresiva si hay deterioro neurológico progresivo o herniación del parénquima cerebral.

Si no hay evidencia por TC de conducta quirúrgica, considerar:

- Infusión de barbitúricos.
- Hipotermia terapéutica (32-33 °C).
- Hiperventilación ($PaCO_2$ 32-35 mmHg).

Weaning terapéutico

Si la PIC y la PPC permanecen en valores normales y estables por 12-24 horas, se puede considerar el retiro de las medidas implementadas. Por lo general, este retiro se realiza en forma inversa a como fueron aplicadas.

Hidrocefalia

El tratamiento es de resolución quirúrgica. Puede ser mediante un drenaje ventricular externo (transitorio), tercer ventriculostomía, derivación ventriculoperitoneal o, menos frecuentemente, derivación ventriculoatrial si existe una contraindicación a la anterior.

Tumores

Se utilizan inicialmente corticoides para disminuir el edema peritumoral. Como fue mencionado, el más utilizado es la dexametasona a 0,6 mg/kg/día cada 6 horas, con un máximo de 24 mg/día. Luego, el tratamiento específico depende de la localización de la lesión, la estirpe tumoral y la edad del paciente. En pediatría, la resección quirúrgica es el tratamiento de elección para la mayoría de los tumores del SNC. La radioterapia o quimioterapia se usan en combinación con la neurocirugía, y solo en situaciones puntuales se utilizan como único tratamiento.

Absceso

El tratamiento consiste en la antibioticoterapia endovenosa por 6-8 semanas. Se debe considerar que los abscesos con un tamaño > 2,5 cm deben ser drenados quirúrgicamente, sobre todo si generan efecto de masa.

Hipertensión endocraneana idiopática o primaria

Es un síndrome clínico-neurológico caracterizado por la presencia de signos y síntomas de aumento de la presión endocraneana, sin manifestaciones neurológicas asociadas, salvo por la parálisis del sexto par craneal. La presión de apertura del LCR se encuentra aumentada, sin alteraciones citoquímicas, y las imágenes del SNC son normales.

Característicamente, no se encuentra justificada por una causa demostrable. Se define como secundaria cuando se identifica una etiología que puede producirla (Tabla 51.6.2).

Epidemiología

La frecuencia estimada en la población general es de aproximadamente 1 cada 100 000 habitantes. Es más frecuente en mujeres jóvenes obesas en edad fértil. La incidencia en pediatría es de 0,71 cada 100 000 niños, y alcanza una prevalencia de 1,32 cada 100 000 niños en el rango etario de 12-16 años.

Patogenia

El mecanismo que genera el aumento de la PIC no se encuentra completamente esclarecido. Está relacionado con una disfunción hidrodinámica del LCR que implica un aumento de la producción o una disminución de la reabsorción a través de las

Tabla 51.6.2 Causas de HTE secundaria

Obstrucción venosa cerebral	▪ Senos venosos intracraneales ▪ Enfermedades de senos paranasales
Alteraciones endocrinológicas	▪ Déficit o exceso de corticoides ▪ Alteraciones tiroideas ▪ Embarazo, menarca ▪ Alteraciones hipofisarias ▪ Hipoparatiroidismo ▪ Enfermedad de Addison
Infecciones	▪ Meningitis ▪ Encefalitis ▪ Mastoiditis ▪ Otitis media
Alteraciones hematológicas	▪ Anemias (ferropénica, perniciosa) ▪ Leucemia ▪ Linfoma ▪ Trombocitopenia ▪ Policitemia ▪ Crioglobulinemia ▪ Estados de hipercoagulación
Fármacos	▪ Corticoides, hormona de crecimiento, vitamina A (déficit o exceso), déficit de vitamina D, quinolonas, tetraciclinas, fenotiazinas, amiodarona, litio, ácido nalidíxico, minociclinas, ciclosporina, anticonceptivos orales

granulaciones aracnoideas. Asimismo, puede estar relacionado con alteraciones del flujo venoso.

Manifestaciones clínicas

Síntomas

El síntoma más frecuente es la cefalea (90%). Se presenta frecuentemente al despertar y mejora con el transcurso del día. Las características pueden ser las de la migraña, seguida en frecuencia por la cefalea tensional. La visión borrosa aparece en el 70% de los casos, y empeora con la maniobra de Valsalva y los cambios posturales. Otros síntomas asociados son: náuseas, vómitos, dolor cervical, alteraciones visuales con pérdida intermitente de la visión de segundos de duración (< 30 segundos), fotopsias, diplopía, fonofobia, irritabilidad, trastornos del sueño, mareos y tinnitus. La hiposmia está descrita en un porcentaje bajo de pacientes.

Signos

El papiledema es el signo cardinal y está descrito aproximadamente en el 86% de los pacientes. Es bilateral en el 90% de los casos. Si bien es característico en esta entidad, existe un porcentaje de pacientes con HTE primaria o idiopática que no lo presenta. Se debe considerar como diagnóstico diferencial el seudopapiledema, p. ej., en la enfermedad de Drusen.

La parálisis del sexto par craneal, unilateral o bilateral, está descrita hasta en el 48% de los casos. Asimismo, existen reportes de parálisis del tercer, cuarto y séptimo par craneal.

El tiempo entre el inicio las manifestaciones clínicas y la consulta médica puede demorar hasta 6 meses.

Evaluación diagnóstica

Frente a la sospecha clínica de HTE idiopática, la confirmación diagnóstica descansa sobre tres pilares: neuroimágenes, punción lumbar y evaluación oftalmológica.

Neuroimágenes

Se recomienda la realización de una resonancia magnética con angioresonancia venosa. Permite descartar la presencia de trombosis, masas ocupantes (tumores, abscesos) y patología meníngea. Como regla, la neuroimagen debe ser normal. Sin embargo, pueden observarse hallazgos sutiles de aumento de presión endocraneana: protrusión anterior, tortuosidad y realce de la cabeza del nervio óptico, dilatación de la vaina del nervio óptico, aplastamiento del globo posterior, ventrículos normales o levemente colapsados y silla turca vacía.

Punción lumbar

Debe realizarse luego de obtener una neuroimagen que excluya causas secundarias y no contraindique la técnica. Se debe efectuar en decúbito lateral, con las piernas extendidas y con sedación. Por definición, la composición citoquímica del LCR debe ser normal, sin evidencia de infección y con una presión de apertura aumentada. Cabe considerar que el valor de corte para definir el aumento de la presión de apertura varía según los diferentes autores:

- Rangwala (2007) considera patológica una presión > 18 cmH_2O en menores de 8 años y > 25 cmH_2O en mayores de 8 años.
- Avery (2010) considera patológica una presión > 28 cmH_2O en paciente sedados de 1-18 años.
- Friedman (2013) considera patológica una presión > 25-28 cmH_2O.

Por lo expuesto, no se dispone de un único valor en la bibliografía para definir la HTE. Se sugiere jerarquizar el valor obtenido en base a los antecedentes del paciente, las manifestaciones clínicas, el resultado de la neuroimagen y la valoración oftalmológica.

Examen oftalmológico

Además de la visualización del fondo de ojo para evaluar la presencia de edema de papila, todos los pacientes con diagnóstico de HTE idiopática deben tener un examen del campo visual. Por lo general, es un recurso factible a partir de los 4 años de edad.

La tomografía de coherencia óptica (OCT) es una técnica no invasiva que permite descartar o confirmar la presencia y el grado del edema de papila.

Tratamiento

Tratamiento médico

La acetazolamida sigue siendo la droga de elección. Al ser un inhibidor de la anhidrasa carbónica, reduce la producción de LCR, lo que disminuye su volumen y presión. La dosis inicial es de 20-25 mg/kg/día cada 6-8 horas. Se debe aumentar la dosis hasta 50-60 mg/kg/día, según la evolución clínica (dosis máxima 2 g/día). Tras su administración, diariamente se deben controlar el bicarbonato, el sodio y el potasio plasmáticos, ya que produce acidosis metabólica hiperclorémica (*v.* Capítulo 7). En caso de ser necesario, se pueden agregar suplementos con bicarbonato. Los efectos adversos más frecuentes son parestesias, sabor metálico y pérdida del apetito.

Ante la falta de respuesta con la acetazolamida, la segunda opción es el topiramato, otro inhibidor de la anhidrasa carbónica, a una dosis de 2-5 mg/kg/día (dosis máxima 150-200 mg/día). Tiene el beneficio adicional de ser efectivo en el tratamiento de la migraña. Los efectos adversos son pérdida del apetito y de peso. Se recomienda no suspenderlo abruptamente.

El tratamiento médico tiene como objetivo la resolución del edema de papila, las alteraciones visuales y la desaparición de la cefalea. Generalmente se extiende por 2-9 meses.

Tratamiento quirúrgico

Está indicado cuando el tratamiento médico implementado con dosis máximas no resuelve los signos ni síntomas, cuando existe una pérdida visual progresiva con cefaleas intratables, o bien si se trata de un paciente intolerante a la medicación antes mencionada. Las opciones quirúrgicas descritas son:

- Derivación ventriculoperitoneal o lumboperitoneal.
- Fenestración de la vaina del nervio óptico.

La derivación del LCR al peritoneo se usa preferentemente cuando la manifestación principal es la cefalea. La elección de uno u otro tipo de derivación se encuentra actualmente en discusión.

La fenestración de la vaina del nervio óptico se prefiere cuando la manifestación principal es el compromiso visual.

51.7 Ataque cerebrovascular

Claudio G. Waisburg • Hector A. Waisburg

El ataque cerebrovascular (ACV) se define por la aparición aguda de signos y síntomas atribuibles a un infarto o hemorragia del sistema nervioso central (SNC), consecuencia de la interrupción del flujo sanguíneo o de la extravasación de sangre. En caso de sostenerse en el tiempo y sin un tratamiento adecuado, sus efectos deletéreos sobre el SNC poseen elevada morbimortalidad. El diagnóstico precoz es fundamental para establecer un tratamiento oportuno, preservar la función cerebral y promover la recuperación de las secuelas.

Epidemiología y conceptos generales

El ACV puede ser isquémico, por trombosis arterial o de los senos venosos cerebrales (TSVC), o hemorrágico. Según la edad de presentación, el ACV se clasifica en perinatal (desde las 20 semanas de gestación a los 28 días de vida) o infantil (desde los 28 días de vida a los 18 años de edad).

La incidencia de ACV perinatal es alta; la TSVC se produce en uno de cada 6000 recién nacidos, y tanto el ACV isquémico como hemorrágico tienen la misma prevalencia: un caso cada 4000 recién nacidos. En mayores de 28 días, la incidencia es de 3-6 casos cada 100 000 niños. Representa una cifra tanto o más común que los tumores del SNC, y queda dentro de las 10 causas más frecuentes de mortalidad en la infancia. La mortalidad asociada con el ACV isquémico alcanza el 10%-20%, con un porcentaje de secuelas cercano al 60%.

Hasta finales de la década de 1990, el ACV era poco reconocido en el ámbito pediátrico. Sin embargo, en la actualidad se ha progresado notablemente en el conocimiento y reconocimiento de esta entidad. La detección y el tratamiento precoz son aspectos clave, dado que disminuyen marcadamente su morbimortalidad. Los mecanismos que ocasionan los ACV (isquemia, trombosis de senos venosos y hemorragia) (*v.* más adelante) se comprenden cada vez con más exactitud, particularmente en los campos de la genética, la inflamación y la formación de trombos.

Un capitulo muy importante es el desencadenante infeccioso o posinfeccioso en el ACV pediátrico. El estudio VIPS (*Vascular effects of Infection in Pediatric Stroke*) estudia los efectos vasculares de la infección en el ACV infantil. La causa más común de ACV isquémico arterial en un niño previamente sano es una arteriopatía cerebral de grandes vasos, y el virus de la varicela-zóster es una etiología bien reconocida. Actualmente, la hipótesis es que la infección puede provocar un ACV isquémico al causar lesión vascular, y la arteriopatía resultante, junto con los marcadores inflamatorios, podrían predecir un ACV recurrente. En efecto, dado que la arteriopatía es probablemente el principal predictor de ACV recurrente en la infancia, una mejor comprensión de los mecanismos que establecen la lesión vascular resulta fundamental para el desarrollo de estrategias de prevención secundaria.

Factores de riesgo y causas

Si bien el 10%-40% de los ACV isquémicos son idiopáticos, un porcentaje mayor se asocia con distintos factores de riesgo. Estos factores varían según si el ACV se produce en el período perinatal o más tarde en la infancia.

Período perinatal

Al considerar el riesgo de ACV, inicialmente se deben tener en cuenta una serie de factores perinatales relacionados con el embarazo y los cambios hemostáticos que se producen cercanos al final de este proceso (aumento de los factores procoagulantes, disminución de los anticoagulantes y disminución de la actividad del sistema fibrinolítico). La corioamnionitis, la preeclampsia y la diabetes gestacional aumentan el riesgo de ACV en el recién nacido. Asimismo, los recién nacidos que requieren reanimación o muestran signos de enfermedad sistémica, presentan tasas más altas de ACV. Por su parte, la presencia de una cardiopatía congénita neonatal que requiera corrección quirúrgica o el uso de circulación extracorpórea, es un factor de riesgo destacado para el ACV isquémico perinatal.

Período infantil

Fuera del período perinatal, el ACV isquémico se asocia con los factores de riesgo siguientes, si bien en muchas oportunidades puede ser de origen multifactorial:

- Arteriopatías.
- Cardioembolia.
- Trombofilias.
- Drepanocitosis y enfermedades sistémicas.

Arteriopatías

Sin lugar a dudas, el factor de riesgo más importante para el ACV isquémico es la presencia de arteriopatías, que a su vez aumentan el riesgo de recurrencias. Las arteriopatías pueden ser extra o intracraneales, así como inflamatorias (que pueden ser de origen infeccioso o posinfeccioso) o no inflamatorias. Entre estas, se encuentran las disecciones arteriales extra o intracraneales.

La disección arterial craneocervical es extracraneal y se observa en el 7,5% de los ACV isquémicos. En muchos casos, la disección puede llevar a la formación secundaria de un seudoaneurisma. Los factores de riesgo para esta disección son el sexo masculino, el trauma de cabeza y cuello y las enfermedades del tejido conectivo (p. ej., los síndromes de Marfan y Ehlers-Danlos).

La estenosis unifocal y unilateral de las grandes arterias intracraneales de la circulación anterior puede producirse por disección asociada con trauma craneoencefálico o por inflamación. Como fue mencionado, la más reconocida de las arteriopatías inflamatorias es la que se produce luego de la infección por el virus de la varicela-zóster (puede ocurrir hasta meses después de la infección primaria). Asimismo, otras arteriopatías infamatorias se encuentran asociadas con infecciones del SNC, como VIH, meningitis tuberculosa, infecciones bacterianas y fúngicas. Por su parte, el SARS-CoV-2 se detectó únicamente en el 4,6% de los pacientes pediátricos con ACV isquémico en los que se realizó la búsqueda para este virus.

En el síndrome de moyamoya se observa una arteriopatía intracerebral no inflamatoria progresiva de la carótida interna a nivel distal, con posterior formación de colaterales. Este síndrome puede ser idiopático o estar asociado con otras enfermedades (neurofibromatosis tipo 1, trisomía del par 21 y drepanocitosis).

Cardioembolia

El ACV isquémico de causa cardioembólica representa alrededor del 30% de los casos, y se produce por estasis o embolismo venoso paradójico. La causa cardioembólica abarca a las cardiopatías congénitas, eventos secundarios a procedimientos o enfermedad cardiovascular adquirida (endocarditis o miocardiopatía). Los pacientes con mayor riesgo de ACV isquémico son los que requieren membrana de oxigenación extracorpórea, los que se encuentran en el posoperatorio de la cirugía de Fontan-Kreutzer (cirugía de corrección del ventrículo único, *v.* Capítulo 50.1) y a los que se les realiza un cateterismo cardíaco. La presencia de una comunicación interauricular pequeña (sin impacto hemodinámico) o de un foramen oval permeable, puede asociarse con un ACV isquémico por el pasaje paradojal de un émbolo a través del defecto septal (derecha-izquierda), con lo que elude el filtro habitual de la circulación pulmonar. El rol de las arritmias en la producción de un ACV isquémico es controversial en pediatría.

Trombofilias

Las trombofilias hereditarias o adquiridas son otro factor de riesgo (*v.* Capítulo 47.2), y pueden detectarse en hasta el 50% de los pacientes. Dentro de las más frecuentes se encuentran el déficit de la proteína C, el factor V de Leiden, la elevación de las lipoproteínas, el déficit de la proteína S, la homocistinuria, la mutación de la metil-tetrahidrofolato reductasa y la presencia de anticuerpos anticardiolipina y antifosfolípidos. Los pacientes con enfermedades malignas tienen más frecuencia de ACV isquémico, especialmente los que tienen tumores del SNC, los que realizan tratamiento con L-asparaginasa y aquellos con indicación de radioterapia en el SNC.

Drepanocitosis y enfermedades sistémicas

La drepanocitosis aumenta 200 veces el riesgo de presentar un ACV isquémico. Se produce una vasculopatía tanto en las carótidas internas como en la arteria cerebral media. La etiología es multifactorial, poco esclarecida y puede asociarse con otros factores concomitantes, como infecciones, anemia grave y trombofilia. Los ACV isquémicos en estos pacientes pueden presentar síntomas agudos o ser silentes. La realización de una ecografía doppler transcraneal de rutina a partir de los 3 años de edad hace posible la detección de pacientes con alto riesgo. Si la velocidad media de la arteria cerebral media o de la carótida interna es mayor de 200 cm/s, el riesgo de ACV es alto, y se encuentra indicada la terapia transfusional para conseguir un valor de hemoglobina S por debajo del 30% del total y un valor de hemoglobina de 10-12,5 g/dL. Las transfusiones frecuentes disminuyen el riesgo en estos pacientes.

Entre las enfermedades sistémicas que aumentan el riesgo de ACV isquémico, se encuentran las enfermedades autoinmunes (lupus eritematoso sistémico o vasculitis sistémicas, *v.* Capítulos 46.1 y 46.2), enfermedades vasculares hereditarias (Sturge-Weber, incontinencia pigmenti, síndrome PHACE) y enfermedades metabólicas como la enfermedad de Fabry o el MELAS (*v.* Capítulo 22).

Tipos de ACV

Como fue mencionado, se consideran tres tipos de ACV:

- ACV arterial isquémico.
- Trombosis venosa y de senos venosos cerebrales (TSVC).
- ACV hemorrágico.

ACV arterial isquémico

Se define un ACV isquémico cuando aparece un déficit neurológico focal que dura más de 24 horas, con evidencia en la neuroimagen de infarto cerebral. Si se resuelve antes de las 24 horas y no hay alteraciones neurorradiológicas, el evento se denomina accidente isquémico transitorio (TIA, por sus siglas en inglés). Si la clínica dura menos de 24 horas, pero existen signos neurorradiológicos de infarto, en general se considera como un ACV isquémico.

Manifestaciones clínicas

Clásicamente, se caracteriza por la aparición brusca de sintomatología neurológica de déficit motor, sensitivo o visual. Sin embargo, el reconocimiento de un ACV en la infancia es mucho más difícil, con un debut frecuentemente insidioso y un curso progresivo, fluctuante o recurrente. En el 42% de los casos de ACV isquémico los síntomas iniciales fueron confundidos con otras alteraciones neurológicas, fundamentalmente migraña, hemiparesia posictal y encefalitis.

Las manifestaciones clínicas dependen de la edad, el territorio vascular afectado y la extensión de la isquemia. En el período perinatal, puede presentarse en forma aguda con convulsiones o encefalopatía, con episodios de apnea, letargia o dificultad para alimentarse. Otra presentación clínica es la detección de hemiparesia luego de los 6 meses de vida, cuando el desarrollo motor se hace más evidente. En otros casos, el diagnóstico es retrospectivo por el hallazgo de un infarto crónico en las neuroimágenes.

Fuera del período neonatal, la clínica de presentación es de foco neurológico agudo o subagudo (hemiparesia, parálisis facial, alteraciones del lenguaje, alteraciones visuales y ataxia), cefalea aguda o alteración del estado mental. La presentación con convulsiones es más común que en adultos, especialmente en menores de 6 años.

Diagnóstico

Se establece sobre la base de la sospecha clínica y se confirma a través de las neuroimágenes. Se debe tener en consideración que las lesiones pueden no visualizarse en la tomografía computarizada (TC) en el período agudo, dado que es un método más útil para la detección de hemorragia intracerebral que de isquemia reciente. La resonancia magnética (RM) de SNC con secuencias T1, T2 y difusión, junto con la angio-RM, son las técnicas de elección; sin embargo, en muchas ocasiones es necesario recurrir a la angiografía convencional. Asimismo, la angiografía, angio-TC y angio-RM son las técnicas de elección para el diagnóstico de disección arterial y arteriopatías.

Además de las técnicas descritas, es importante realizar los estudios complementarios para esclarecer el origen del ACV, según la sospecha clínica (p. ej., arteriopatías inflamatorias posinfecciosas o de otras causas). El ecocardiograma permite la detección de cardiopatías congénitas. Asimismo, se debe solicitar un hemograma, reactantes de fase aguda, coagulograma, examen toxicológico y estudio metabólico en sangre y orina. Cabe destacar que resulta de suma importancia descartar la causa infecciosa.

El estudio de trombofilia adquirida o hereditaria debe realizarse a los 3-6 meses del evento, y 30 días luego de haber suspendido la anticoagulación. En casos de ACV isquémico perinatal, se recomienda el estudio de la madre (homocisteína, anticuerpos antinucleares, anticuerpos anticardiolipina, anticoagulante lúpico, anticuerpos antifosfolípidos).

Tratamiento

Medidas generales

- Asegurar una adecuada oxigenación.
- Controlar la presión arterial y el manejo hidroelectrolítico.
- Evitar tanto la hiperglucemia como la hipoglucemia (ambas pueden afectar la zona de penumbra).
- Mantener una temperatura corporal normal o baja.
- Utilizar anticonvulsivantes endovenosos (EV) si aparecen crisis convulsivas o si se considera que el paciente posee riego de desarrollarlas.

Agentes trombolíticos

Disuelven el trombo, lo que posibilita la recanalización del vaso. En adultos, está demostrada la eficacia del uso del activador tisular del plasminógeno (t-PA) recombinante EV, en casos seleccionados, dentro de las 3 primeras horas luego del ACV, y de la prourokinasa intraarterial en las 6 primeras horas. Después de esta ventana de tiempo, aumenta el riesgo de transformación hemorrágica del infarto y de lesión por reperfusión. Sin embargo, su uso en niños todavía no está aprobado debido a la ausencia de ensayos clínicos controlados y aleatorizados. De todos modos, cabe remarcar que ya existen numerosos casos publicados al respecto.

Agentes neuroprotectores

Son aquellos agentes que impiden la progresión de la cascada metabólica en las horas siguientes al ACV, y evitan el desarrollo de un daño cerebral mayor. Aunque en animales se ha demostrado que reducen el tamaño del infarto cuando se administran dentro de la ventana terapéutica, estudios en adultos no han resultado convincentes. En la actualidad, no se administran en niños hasta que existan estudios donde se evalúen posibles efectos sobre la maduración o el aprendizaje.

Terapia anticoagulante y antitrombótica

- Heparina no fraccionada: se encuentra indicada en situaciones en las que existe alto riesgo de recurrencias y bajo riesgo de hemorragia secundaria, tales como el cardioembolismo y la disección de la capa íntima arterial.
- Heparina de bajo peso molecular: ofrece ventajas respecto de la forma anterior por los aspectos siguientes: farmacocinética reproducible, inyección subcutánea, monitorización mínima y mayor seguridad, por lo que en la actualidad constituye la primera elección.
- Ácido acetilsalicílico: comúnmente se utiliza de forma prolongada para la prevención de un ACV secundario, 3-5 mg/kg/día. Si estuviese contraindicado, puede utilizarse otro agente antiplaquetario como el clopidogrel a 1 mg/kg/día.
- Warfarina: el efecto anticoagulante comienza 36-72 horas después del inicio del tratamiento.

La elección del agente antitrombótico para cada patología en particular está en relación con la importancia que se le da al papel de las plaquetas y de la coagulación en la génesis del ACV. La disección arterial con daño en la capa íntima, el embolismo cardíaco, la trombosis venosa con embolismo paradójico y la presencia de estenosis grave con flujo bajo, son patologías en general relacionadas con el sistema de la coagulación, más que con el plaquetario. Al menos durante los primeros días o semanas, los pacientes deberían ser tratados con anticoagulantes. Sin embargo, en un ACV idiopático o debido a una estenosis vascular moderada, que es lo que ocurre en la mayoría de las vasculopatías, las plaquetas juegan un papel más importante, por lo que el uso de agentes antiplaquetarios es más apropiado.

Neurocirugía

La monitorización de la presión intracraneal en ACV extensos es motivo de controversia. Si el paciente tiene signos de afectación de la línea media y disminución del nivel de conciencia, está indicada una hemicraniectomía descompresiva.

Técnicas de intervención neurorradiológica

Aparte de los tratamientos trombolíticos mencionados, en adultos se han realizado tratamientos de angioplastía, retirada del coágulo o colocación de *stent* en las arterias cerebrales. En la infancia no hay estudios que respalden estas conductas. Teóricamente, son más peligrosos dado el menor tamaño de los vasos y la mayor delgadez de la pared vascular.

Terapias específicas

En pacientes con drepanocitosis y ACV isquémico, se debe implementar la hiperhidratación EV, realizar exanguinotransfusión urgente para reducir la hemoglobina S a menos del 30% y aumentar la hemoglobina a 10-12,5 g/dL. Si la exanguinotransfusión se va a retrasar más de 4 horas o si el paciente presenta anemia grave (por secuestro esplénico o crisis aplásica), se debe realizar de manera urgente una transfusión de sangre.

Pronóstico y evolución

Los pacientes con ACV isquémico en el período neonatal presentan baja mortalidad, pero las secuelas neurológicas aparecen hasta en el 50% de los casos, entre estas la parálisis cerebral, el retraso cognitivo o del lenguaje y el desarrollo de epilepsia. La posibilidad de recurrencia en este grupo etario es baja, alrededor del 3%, excepto en los pacientes con enfermedad cardiológica.

La mortalidad del ACV isquémico fuera del período neonatal ronda el 10%. El 70% de los pacientes desarrollan secuelas neurológicas motoras o cognitivas, y en el 10% de los casos son déficits graves. Hasta el 40% de los pacientes puede presentar una recurrencia, fundamentalmente en los primeros 6 meses del diagnóstico.

Trombosis venosa y de senos venosos

Se define cuando aparecen de forma aguda síntomas sistémicos o neurológicos focales compatibles, y evidencia en la neuroimagen de trombosis de las venas cerebrales o senos venosos. Se produce una obstrucción del drenaje venoso cerebral, que aumenta la presión venosa y favorece la aparición de edema cerebral, hemorragia e infarto venoso. Su incidencia en niños es de 0,4-0,6 por 100 000 por año. El 50% ocurre en menores de un año, y es el doble de frecuente en varones.

Manifestaciones clínicas

La presentación suele ser sutil. Puede haber signos neurológicos difusos como cefalea, irritabilidad, disminución del nivel de conciencia y crisis convulsivas. Los signos de hemiparesia solo se ven en el 6% de los neonatos y en el 20% de los niños mayores. Estos últimos suelen tener signos de hipertensión endocraneana (*v.* Capítulo 51.6).

Diagnóstico

Se establece sobre la base de la sospecha clínica y mediante las neuroimágenes. La TC posee entre 10%-40% de falsos negativos. La RM, angio-RM y la angiografía convencional son los estudios de elección.

Tratamiento

Anticoagulación

Si existe hemorragia, el uso de anticoagulantes no se encuentra completamente determinado (en adultos se pueden utilizar). Si no se utilizan, se aconseja repetir la RM a los 5 días para ver la propagación del trombo inicial, y si hay progresión debe administrarse heparina.

Otros tratamientos

Se deben administrar antibióticos si hay trombosis de senos venosos de origen séptico, junto con el drenaje e intervención quirúrgica en caso de ser necesario. Si hay hipertensión endocraneana, se puede administrar acetazolamida (*v.* Capítulo 51.6), realizar punciones lumbares repetidas y, si es necesario, colocar una derivación quirúrgica del líquido cefalorraquídeo.

ACV hemorrágico

Se define como el comienzo agudo de síntomas neurológicos focales que duran más de 24 horas con evidencia en la neuroimagen de hemorragia intracraneal, no asociada con infarto isquémico. La frecuencia se estima entre 1,5 y 5,1 por 100 000 niños por año.

Manifestaciones clínicas

Depende de la localización de la hemorragia. Lo más frecuente es la presencia de hipertensión endocraneana de comienzo agudo o subagudo, con cefalea, vómitos, signos de foco neurológico, disminución del nivel de conciencia y crisis convulsivas (*v.* Capítulo 51.6).

Diagnóstico

Se establece sobre la base de la sospecha clínica y mediante una TC, RM, angio-RM y angiografía convencional. En los niños con ACV hemorrágico de causa no clara debe realizarse una angiografía de los 4 vasos.

Tratamiento

El manejo agudo implica el tratamiento agresivo de la presión arterial, de la fiebre, de las crisis convulsivas y de la hipertensión endocraneana (*v.* Capítulo 51.6).

El tratamiento quirúrgico del hematoma es controvertido en adultos; sin embargo, generalmente se recomienda implementarlo en niños con hemorragias moderadas o graves que empeoran clínicamente. El tratamiento para las malformaciones vasculares incluye cirugía, embolización vascular y radiocirugía.

Anexo 51.7.1

Síntomas de alerta para detectar un ACV en la infancia

- Debilidad o adormecimiento de la mitad del cuerpo.
- Dificultad para hablar o para entender.
- Debilidad en la mitad de la cara.
- Cefalea intensa, especialmente asociada con vómitos y somnolencia.
- Diplopía o pérdida de la visión.
- Mareos, dificultad para caminar o ataxia.
- Convulsiones, especialmente en la mitad del cuerpo afectado por el ACV.

Se recomienda utilizar el acrónimo en inglés FAST para identificar rápidamente un posible ACV (en pediatría, el ACV no debe descartarse si los indicadores no están presentes):

- F (*face*/cara): observar la sonrisa. ¿Se cae un lado de la cara? ¿Se puede ver la misma cantidad de dientes a cada lado de la cara?
- A (*arm*/brazo): pedir que levante ambos brazos por 10 segundos. ¿Se va a la deriva?
- S (*speach*/habla): solicitar que repita una oración simple. ¿Es el discurso arrastrado o extraño? ¿Se puede entender a la persona?
- T (*time*/tiempo): si estos signos están presentes, cada segundo cuenta. Llamar al sistema de emergencias de inmediato.

51.8 Agitación, crisis de excitación psicomotriz, conductas agresivas y violentas

Julián Onaindia

La agitación puede definirse como una actividad descontrolada que responde a un malestar, o estado de tensión psíquica, que lleva al paciente a una sobrerreacción frente a estímulos internos o externos.

Supone un diagnóstico sindromático y dimensional, que al partir de la inquietud puede progresar hasta estados que impliquen conductas agresivas y violentas.

Su carácter sindromático se establece al reconocer que las manifestaciones que la definen obedecen a múltiples causas que poseen entidad clínica propia, tanto psiquiátricas como orgánicas. La agitación y sus conductas relativas no configuran en sí mismas una categoría específica, sino que se trata de estados psíquicos, conductuales o motores particulares.

El aspecto dimensional del síndrome se refiere al espectro de manifestaciones progresivas que comienza con un aumento del estado de alerta, pérdida de la capacidad de concentración y de atención, para continuar con una actividad psíquica desorganizada, conductas verbales excesivas o agresivas, inquietud motriz con hiperactividad y movimientos improductivos, y finalmente conductas agresivas y violentas potencialmente peligrosas para sí o para terceros.

El tratamiento eficaz supone el conocimiento de un complejo mecanismo de comienzo y desarrollo que incluye síntomas psiquiátricos, síntomas orgánicos y disparadores ambientales. A esto se suma la dificultad de los niños afectados de discapacidad intelectual, trastornos del desarrollo o del lenguaje, para expresar verbalmente la causa desencadenante, aunque pudiese estar relacionada con ansiedad, dolor u otro malestar físico identificable.

En la literatura médica, frecuentemente son utilizados en forma indistinta los términos agitación, agitación psicomotriz, excitación psicomotriz y *delirium* excitado. De acuerdo con el carácter dimensional al que se hizo referencia, es posible considerar el desarrollo de un episodio de agitación extendiéndose a través de tres o cuatro estadios que, al comenzar por el malestar que provoca inquietud mental, continúa luego con excitación psicomotriz y finalmente deviene en la conducta agresiva.

Epidemiología

Resulta difícil encontrar datos que hagan referencia a la frecuencia, en la población pediátrica, de las consultas por agitación en los servicios de urgencias. A esto debe agregarse el hecho de que la agitación es una complicación secundaria, ya sea a una enfermedad, medicación o tratamiento, que podría además sufrir la complicación de un subregistro.

La bibliografía general en medicina de adultos parece coincidir en que la incidencia en los servicios de urgencias alcanzaría el 10% de todas las consultas. Frecuentemente, se presenta como una complicación de cuadros orgánicos, por ejemplo, del traumatismo de cráneo.

En relación con las enfermedades psiquiátricas, la agitación representa casi el 70% de los motivos de consulta en urgencias en pacientes esquizofrénicos, con una prevalencia de más del 10% en la esquizofrenia y el trastorno bipolar, del 25% al 35% en consumo problemático de sustancias y hasta del 30% en los trastornos de ansiedad.

Fisiopatología

La agitación es un síntoma de aparición aguda como el dolor, el miedo o a veces la ansiedad, y por lo tanto responde a diversas causas potenciales, a menudo con uno o más factores desencadenantes. Debería considerarse como un signo, útil para la evaluación de otro trastorno subyacente.

Su rango de manifestaciones puede ir desde exageradas rabietas, hasta la desregulación psicótica. Asimismo, puede ser reactiva a una situación de miedo o a lo percibido como una situación amenazante, pero nunca es premeditada.

No siempre se presenta en pacientes con factores de riesgo establecidos. Por ejemplo, un niño en una situación de intenso temor, como puede ser la proximidad de un procedimiento que presume dolor, puede terminar en una crisis de agitación. No hay, por lo tanto, una etiología común para la agitación.

Su fisiopatología exacta no se encuentra claramente determinada; se supone que el principal mecanismo involucrado se relaciona con el incremento en la actividad de las vías dopaminérgicas y noradrenérgicas, fundamentalmente en los ganglios de la base. Además, se asocia con una disminución en la actividad de las vías gabaérgicas y serotoninérgicas, que a través de los receptores 5-HT2A regulan la actividad dopaminérgica cortical.

De esta manera, el control de la corteza prefrontal sobre la amígdala y los centros inferiores es superado por impulsos emotivos o agresivos, lo que provoca una falla en la coordinación entre niveles corticales y subcorticales.

Etiología

Dado que se trata de un fenómeno multifactorial, las causas pueden agruparse en tres categorías principales.

Trastornos neurocognitivos del tipo *delirium* o síndrome confusional

El síndrome confusional es frecuentemente la manifestación de una enfermedad orgánica subyacente, diagnosticada previamente o de comienzo reciente, pero que debe ser identificada para su tratamiento oportuno dado que marca el pronóstico del paciente.

Se caracteriza por la alteración del estado de conciencia y del estado de alerta, alteración neurocognitiva con trastornos del razonamiento y la orientación auto y alopsíquica y la alteración de la memoria y estados alterados de la emoción, que pueden llegar a manifestaciones agresivas. Asimismo, se acompaña de sintomatología autonómica.

Su instalación suele ser reciente y rápidamente progresiva, aunque puede ser de curso subagudo. Es característica la fluctuación diaria con empeoramiento nocturno.

En el examen clínico, el paciente se encuentra desorientado, con incapacidad para responder preguntas sencillas con respecto a datos básicos como los de filiación o la ubicación en tiempo y espacio. También suele encontrarse incoherente, con poca atención y tendencia al sueño, o menos frecuentemente en estado de alerta, pero sin capacidad para diferenciar o categorizar distintos estímulos externos, o con manifestaciones paranoides. Asimismo, puede haber labilidad emocional, con dificultad en la planificación de acciones y alteraciones del lenguaje.

A este cortejo sintomático pueden sumarse taquicardia, sudoración, cambios en la percepción (o reales) de la temperatura corporal y otras manifestaciones vinculadas con la desregulación autonómica.

Clásicamente, el paciente se clasifica en:

- Hipoactivo, con disminución de la conciencia.
- Hiperactivo, con agitación psicomotriz.
- Mixto, como forma frecuente con fluctuación de la conciencia.

El aspecto fundamental del diagnóstico es encontrar la causa orgánica subyacente, para brindar un tratamiento específico. Cualquier proceso traumático, tumoral, metabólico o infeccioso es capaz de afectar el sistema nervioso central (SNC). Asimismo, las intoxicaciones accidentales, provocadas o por consumo, o bien el período que sigue a un episodio paroxístico epiléptico, son causas relacionadas con esta entidad (Tabla 51.8.1).

Trastornos psicóticos no asociados con trastornos neurocognitivos

A diferencia de lo descrito para el *delirium*, en estos pacientes no hay afectación de la conciencia ni necesariamente de la atención. Predominan los fenómenos psicóticos, caracterizados por pensamientos delirantes, que pueden contener elementos paranoides, conductas bizarras, alucinaciones con predominio auditivo y manifestaciones de miedo o ansiedad. En ocasiones, se encuentra un claro compromiso de la esfera afectiva, con cuadros de manía.

Dentro de las causas que se agrupan en esta categoría, se encuentran algunas con mayor componente orgánico, como las encefalitis de distinto tipo (fundamentalmente autoinmune o lúpica), las debidas a tratamientos medicamentosos, como la psicosis corticoidea, o a trastornos de tipo hormonal como el hipertiroidismo. Asimismo, las crisis desencadenadas por el consumo problemático de sustancias en la patología dual pueden presentarse con este patrón.

Trastornos no psicóticos no asociados con trastornos neurocognitivos

En esta categoría se encuentran los trastornos de ansiedad, los trastornos de personalidad límite, los trastornos de estrés agudo y los trastornos adaptativos en niños, fundamentalmente en los más vulnerables por la existencia de una condición de salud previa. Se incluyen la discapacidad intelectual, los trastornos del espectro autista y aquellos de comienzo en la infancia que implican un alto grado de impulsividad, como algunos

Tabla 51.8.1 Causas orgánicas de agitación

- Patología del SNC:
  - Episodio posictal
  - Hemorragia intracraneal o ataque cerebrovascular
  - Tumores
  - Encefalopatía hipertensiva o seudohipertensiva
  - Encefalitis y meningoencefalitis de cualquier causa
  - Traumatismo de cráneo
  - Migraña complicada
- Alteraciones metabólicas:
  - Deshidratación
  - Alteraciones electrolíticas (sodio, calcio o magnesio)
  - Alteraciones graves de la glucemia
  - Acidosis o alcalosis metabólica
- Falla hepática
- Falla renal
- Falla respiratoria con hipoxemia o hipercapnia
- Alteraciones endocrinológicas:
  - Hipertiroidismo
  - Hipotiroidismo
  - Alteración de la función suprarrenal
- Toxicológicas:
  - Fármacos indicados para tratamientos específicos
  - Intoxicaciones por fármacos o drogas de abuso
  - Psicosis esteroidea
  - Monóxido de carbono
  - Alcohol
  - Síndrome neuroléptico maligno
- Miscelánea:
  - Otras enfermedades sistémicas
  - Sepsis
  - Fiebre
  - Otras infecciones
- Otras causas

SNC: sistema nervioso central.

pacientes con trastorno disatencional con hiperactividad, o con trastorno oposicionista y desafiante. Finalmente, también puede producirse por el uso de medicamentos y sustancias psicoactivas.

Factores de riesgo

Se considera como factor de riesgo padecer alguna de las condiciones citadas. Sin embargo, la aparición de una crisis en cualquiera de estas aumenta en las siguientes situaciones:

- Sexo masculino.
- Antecedentes de haber padecido un episodio similar.
- Conducta agresiva previa (no agitada).
- Antecedentes de violencia intrafamiliar.
- Internaciones previas.
- Delirio paranoide.
- Trastornos de personalidad de tipo limítrofe o histriónico.
- Conducta antisocial.
- Trastorno por estrés postraumático.
- Consumo problemático de sustancias.

De todos los factores mencionados, el que tiene mayor valor predictivo positivo es el antecedente de haber padecido un cuadro similar con anterioridad.

Por otro lado, también deben considerarse como factores de riesgo concomitantes los distintos estímulos ambientales, fundamentalmente en los pacientes psiquiátricos. Un medioambiente ruidoso, muy iluminado o con iluminación variable, el frío o el calor intenso y los estímulos físicos como el dolor, la fatiga, el hambre o las intervenciones frecuentes (examen físico, extracciones de sangre, etc.), pueden ser desencadenantes de una crisis.

Los pacientes con discapacidad intelectual, trastornos de atención con hiperactividad, impulsividad o trastornos del espectro autista son especialmente susceptibles a estos estímulos.

Cuadro clínico

En el comienzo del episodio de agitación, el paciente puede referir inquietud y malestar, pero clásicamente suele comenzar con:

- Suspicacia e intranquilidad.
- Labilidad emocional.
- Sensación de malestar y pérdida de control.
- Verborragia, con discurso hostil y desordenado, sin finalidad.
- Actividad motora incrementada, puede ser repetitiva, pero sin propósito.
- Hiperventilación.
- Hiperexcitabilidad, irritabilidad.
- Manifestaciones neurovegetativas (sudoración, taquicardia, mucosas secas).
- Agresividad verbal.
- Actitud desafiante y agresión física, contra sí mismo o contra terceros.

Diagnóstico y evaluación

A diferencia de otros cuadros psiquiátricos, la agitación requiere de una aproximación diagnóstica inmediata con el fin de identificar rápidamente cuadros de naturaleza orgánica con riesgo inminente de vida, o de evitar la progresión hacia conductas que impliquen daño para el paciente o para terceros. Para esto, las medidas de contención verbal deben implementarse al mismo tiempo que la evaluación inicial. El objetivo debe ser recoger la mayor cantidad de información de la manera más rápida y eficiente posible, para entender los antecedentes, las causas desencadenantes y aquellas que perpetúen la crisis.

Con este fin, mientras se realiza la recolección de datos de la historia clínica y del desarrollo, se deben observar también elementos semiológicos como el lenguaje, la apariencia, la colaboración o el nivel madurativo. En un sentido amplio, la clasificación inicial de los factores desencadenantes se establece en externos (malestar corporal, problemas con familiares o con los cuidadores, etc.) o internos (crisis psicóticas, de ansiedad, etc.).

El reconocimiento temprano permite evitar (si esto es posible) la progresión hacia la crisis o el agravamiento de esta. Se han elaborado distintas herramientas terapéuticas para intentar una rápida aproximación diagnóstica, que permiten determinar el riesgo de comenzar o empeorar una crisis psicomotriz. Existen varias escalas para evaluar el nivel de agitación; sin embargo, la mayoría aún no han sido validadas para la edad pediátrica. No obstante, podrían resultar de cierta utilidad en pacientes mayores o adolescentes. A modo de ejemplo, se muestran la escala BARS (*Behavioral Activity Rating Scale*) y la escala CAS (*Children's Agression Scale*) (Tabla 51.8.2 y 51.8.3).

Tabla 51.8.2 BARS (*Behavioral Activity Rating Scale*)

1. Dificultad o incapacidad de despertar
2. Dormido, pero puede responder al contacto verbal o físico
3. Parece sedado, somnoliento
4. Nivel normal de actividad, tranquilo y despierto
5. Signos de actividad manifiesta (física o verbal), pero se calma con instrucción
6. Continuamente o extremadamente activo, sin requerir todavía restricción
7. Violento, que requiere manejo o restricción

Tabla 51.8.3 CAS (*Children's Agression Scale*)

Modalidad	Ítems	Características
Formulario de 33 ítems para ser completados por los padres y maestros	▪ Agresión verbal ▪ Agresión a animales u objetos ▪ Provocación física ▪ Agresión física sin provocación ▪ Uso de armas	▪ Escala de 5 puntos que caracteriza desde nunca a la mayor parte de los días ▪ Tiene múltiples informantes ▪ Se considera la gravedad de los síntomas ▪ Tiene excelente consistencia interna

En la primera, un puntaje mayor de 5 requiere intervención. La utilidad de esta escala resulta en un registro uniforme de datos que avalen las medidas tomadas, ya que no se trata de un verdadero sistema de puntaje, sino de una progresión que va desde el déficit de conciencia hasta estados violentos que requieren intervención inmediata. Su ventaja radica en que es únicamente observacional y no requiere respuestas del paciente, por lo que su aplicación es sencilla.

La segunda, es un cuestionario de 33 preguntas agrupadas en 5 ítems que evalúan el riesgo que tiene un paciente de desarrollar una conducta agresiva. Posee la ventaja de permitir múltiples observadores con buena consistencia interna. Además, permite categorizar la gravedad de los síntomas.

En primer lugar, entonces, se deben diferenciar rápidamente aquellos cuadros que parecen responder a una causa orgánica. En este sentido, resulta válido considerar que la agitación de origen psiquiátrico suele presentarse sin desorientación témporo-espacial y sin fluctuaciones en la intensidad con el transcurso de las horas (Tabla 51.8.4).

En la recolección de datos se debe otorgar especial importancia al antecedente de episodios previos de características similares, elementos desencadenantes, situaciones de violencia familiar o social, personas del entorno del paciente con relaciones continentes o perjudiciales, medicación indicada por episodios anteriores y el cumplimiento o no del tratamiento. Se deben ponderar los antecedentes cercanos de traumatismo de cráneo u otros signos de foco neurológico. Asimismo, inicialmente de debe detectar el consumo problemático de sustancias, con signos de intoxicación o abstinencia, tras lo cual debe completarse el examen psiquiátrico general.

La evaluación inicial intenta seguir un plan básico de recolección de datos para obtener la mejor aproximación diagnóstica (Tabla 51.8.5). No se recomienda realizar la anamnesis solo, y se sugiere establecer una posición empática y con aceptación de lo relatado, sin desvalorizar o relativizar el relato del paciente. Inicialmente, también se debe determinar la presencia de comportamientos violentos o intención autolítica, con el fin de asegurar las medidas de protección para el paciente, su acompañante y el personal de salud que intervenga.

Finalmente, se deben solicitar los exámenes complementarios que se consideren necesarios para el despistaje de cuadros orgánicos o toxicológicos, mediante determinaciones de laboratorio, neuroimágenes, pesquisa toxicológica, etc. (Tabla 51.8.6).

Tratamiento

Medidas iniciales (no farmacológicas, no restrictivas)

Antes de cualquier intervención farmacológica o invasiva, deben intentarse, cuando sea posible, medidas que tiendan a disminuir la agitación a través de cambios ambientales y métodos discursivos, con anticipación de cualquier cambio o medida a implementar.

Se debe comenzar siempre por las medidas ambientales y buscar un espacio tranquilo, en condiciones de seguridad. A su vez, se debe considerar el alejamiento del paciente de la causa o la persona que desencadenó la crisis (cuando pueda ser precisada), dado que en numerosas oportunidades la persona señalada como causante es un familiar que acompaña al paciente. El ambiente donde se ubica al paciente debe tener luz suave y estar alejado de ruidos o movimientos bruscos, como los que puede haber en una sala de emergencias. La capacidad del paciente de evaluar y aceptar condiciones que mejoran su estado aporta una idea acerca de su grado de compromiso.

Tablas 51.8.4 Signos y síntomas que orientan hacia un riesgo inminente

- Alteración del estado de conciencia o la memoria
- Cefalea súbita o grave
- Debilidad generalizada
- Marcada pérdida no intencional de peso
- Síntomas gastrointestinales
- Disnea o dificultad respiratoria
- Precordialgia
- Antecedente de traumatismos
- Convulsiones
- Psicosis aguda sin antecedentes previos

Tabla 51.8.5 Modelo de evaluación y recolección de datos

- Motivo de consulta
- Evaluar comportamientos o intenciones violentas
- Antecedentes personales de enfermedades orgánicas o trastornos mentales
- Antecedentes familiares
- Tratamientos farmacológicos con especial atención en la medicación psiquiátrica
- Antecedentes de consumo problemático de sustancias
- Orientación en tiempo y espacio
- Autopercepción y juicio de realidad
- Presencia de delirios o alucinaciones
- Momento y forma de comienzo de la sintomatología actual
- Afectividad
- Ideas autolíticas
- Ideas autoagresivas o heteroagresivas, autolesiones
- Reevaluación de la relación con otros cuadros previos al comienzo del actual
- Reevaluación de criterios de organicidad
- Evaluación de la necesidad de estudios complementarios

Tabla 51.8.6 Exámenes complementarios que pueden realizarse según la sospecha clínica de patología orgánica o intoxicación

- Hemograma
- Reactantes de fase aguda
- Estado ácido-base con ionograma
- Determinación de la función hepática y renal
- Pruebas metabólicas
- Tóxicos en sangre y orina
- Electroencefalograma
- Punción lumbar
- Fondo de ojo
- Neuroimágenes
- Otras

La contención verbal debe implementarse sin violencia, pero con firmeza, con un discurso tranquilo y respetuoso, sin descalificar las vivencias o relatos del paciente, sin condescendencia y brindándole siempre una explicación de lo que se está haciendo. Esta actitud debe conservarse aún frente a la necesidad de avanzar con medidas farmacológicas o restrictivas. Si fuese necesario, se puede requerir ser asistido por personal de seguridad.

Medidas farmacológicas

Cuando las medidas iniciales no alcanzan para disminuir la excitación del paciente, es momento de implementar medidas farmacológicas. Es necesario recordar que, en la medida en que sea posible, se pretende lograr un estado de calma, sin una sedación profunda.

La vía de elección para la administración de drogas es la oral. Está demostrado que su eficacia es similar a la de la vía parenteral cuando se utilizan fármacos y dosis adecuadas; sin embargo, si el paciente se muestra poco colaborador, la vía intramuscular resulta eficaz y es relativamente sencilla, con buena biodisponibilidad y rápido comienzo de acción.

La literatura especializada disponible señala a los antihistamínicos, las benzodiazepinas y los antipsicóticos de primera o segunda generación como las opciones más utilizadas. Algunas publicaciones incluyen también a los agonistas de los receptores adrenérgicos $\alpha 2$ (Tabla 51.8.7 y 51.8.8).

Antipsicóticos de primera generación

Los neurolépticos son los más frecuentemente elegidos, fundamentalmente el haloperidol, un antipsicótico de la familia de las butirofenonas, con alta afinidad para bloquear los receptores dopaminérgicos D2. En las dosis recomendadas (*v.* Tabla 51.8.7), se logra una sedación adecuada en aproximadamente 30 minutos. Si no responde, puede repetirse la dosis.

Sus efectos colaterales más conocidos son los trastornos motores como las distonías o el parkinsonismo, la aparición de acatisia y, el más grave, el síndrome neuroléptico maligno. Los dos primeros pueden ceder si son tolerados, o bien pueden tratarse con anticolinérgicos o bloqueantes H1, mientras que el síndrome neuroléptico requiere la suspensión inmediata del fármaco y un tratamiento específico urgente. Asimismo, existe riesgo de prolongación del intervalo QTc, por lo que debe incluirse el control con electrocardiograma una vez lograda la sedación deseada.

Antipsicóticos de segunda generación

Cada vez más evidencia apoya el uso de antipsicóticos de segunda generación, los cuales presentan un perfil de efectos secundarios más restringido.

Los agentes farmacológicos recomendados incluyen la olanzapina, la risperidona, la quetiapina o el aripiprazol. En algunos de estos agentes, al bloqueo de los receptores D2 se suma la actividad sobre receptores serotoninérgicos, histaminérgicos de tipo 1 o de noradrenalina. Los efectos adversos sobre los movimientos o el ritmo cardíaco son menores, y su tiempo de acción es similar aun cuando son administrados por vía oral. Algunos, como la olanzapina o la risperidona, cuentan con formas dispersables que facilitan la toma.

Benzodiazepinas

Las benzodiazepinas actúan directamente sobre los receptores GABA, lo que provoca una buena sedación en forma sinérgica con los antipsicóticos.

El fármaco más comúnmente utilizado de este grupo en Argentina es el lorazepam, por la buena relación que existe entre el comienzo de acción (aproximadamente 30 minutos) y la duración de la sedación, que varía desde una hora y media a dos horas y media. Otra elección frecuente es el midazolam, que tiene un

Tabla 51.8.7 Fármacos de uso frecuente en psiquiatría infanto-juvenil: antpisicóticos

Fármaco	Prepuberal	Puberal	Presentación	Efectos adversos	Farmacocinética
Haloperidol **0,025-0,075 mg/kg/día** **Si se debe repetir:** **VO cada 60 min** **IM cada 20-30 min**	• VO o IM: 0,5-2 mg • Repetir hasta la sedación	• VO o IM: 2-5 mg • Repetir hasta la sedación	• Comp. 1, 5 y 10 mg • Gotas 2 mg/mL (0,1 mg/gota) • Amp. 5 mg/mL	• Hipotensión • Prolongación del QTc • Extrapiramidalismo • Distonías	• Comienzo de acción: VO a los 60 min; IM 20-30 min • Concentración pico: VO 3 h; IM 1 h • Duración 4 h
Levomepromacina **VO 0,5-2 mg/kg/día** **IM 0,5 mg/kg/día** **Si se debe repetir:** **VO cada 30-45 min** **IM cada 20-30 min**	• VO: 25 mg • IM: 12,5 mg • Máximo día: VO 100 mg; IM 75 mg	• VO: 50 mg • IM: 25 mg • Máximo día: VO 200 mg; IM 100 mg	• Comp. 2 mg, 25 mg y 100 mg • Gotas 0,25 mg/gota • Amp. 25 mg/mL	• Sedación • Hipotensión • Prolongación del QTc	• Comienzo de acción: VO 30-45 min; IM 20-30 min • Concentración pico: VO 3 h; IM 1 h • Duración 6 h
Risperidona **0,025-0,05 mg/kg** **Si se debe repetir:** **VO cada 60 min**	• VO: 0,25-0,5 mg • Repetir 2-4 veces hasta la sedación	• VO: 0,5-2 mg • Repetir 2-4 veces hasta la sedación	• Comp. 0,25, 0,5, 1, 2, 3, 4 y 6 mg • Susp. 1 mg/mL	• Trastornos metabólicos • Sedación • Extrapiramidalismo • Prolongación del QTc • Distonías	• Comienzo de acción: 30 min • Concentración pico: 1-2 h
Olanzapina **0,1 mg/kg**	• VO o IM: 2,5 mg	• VO o IM: 5-10 mg	• Comp. de 2,5, 5 y 10 mg • Amp. de 10 mg IM • Tabletas dispersables de 5 mg	• Aumento de peso • Hipotensión ortostática • Sedación • Extrapiramidalismo • Prolongación del QTc	• Comienzo de acción: VO 20-30 min; IM 10-20 min
Quetiapina **1-1,5 mg/kg/dosis**	• VO: 25 mg • Máximo 600 mg/día	• VO: 25-50mg	• Comp. de 25, 100, 200 y 300 mg	• Hipotensión ortostática • Sedación	• Comienzo de acción: 30-120 min

VO: vía oral; IM: intramuscular.

Tabla 51.8.8 Fármacos de uso frecuente en psiquiatría infanto-juvenil: otros fármacos

Fármaco	Prepuberal	Puberal	Presentación	Efecto pico	Advertencias
Benzodiazepinas Lorazepam 0,02-0,1 mg/kg/dosis	▪ VO, IM o IV: 0,5-1 mg ▪ Máximo: 4 mg	▪ VO, IM o IV: 1-2 mg ▪ Máximo: 6-8 mg	▪ VO: comp. 1, 2 y 2,5 mg ▪ Sublingual: 2 y 2,5 mg ▪ IM o IV: amp. 4 mg	▪ IV: 10 min ▪ VO o IM: 1-2 h	▪ Posible efecto paradojal en menores y pacientes con TADH ▪ No dar con olanzapina por depresión respiratoria
Antihistamínicos Difenhidramina 1 mg/kg/dosis	▪ VO o IM: 12,5 mg ▪ Máximo: 100 mg/día	▪ VO o IM: 50 mg ▪ Máximo: 200 mg/día	▪ VO: jarabe 100 mL = 250 mg; cápsulas 50 mg ▪ IM: amp. 10 mg/mL	▪ VO: 2 h	▪ Evitar en síndrome confusional ▪ Se puede dar con haloperidol ▪ Posible efecto paradojal en menores y TADH
Agonistas α2 Clonidina 0,05-0,1 mg dosis	▪ Hasta 40 kg: 0,2 mg/día ▪ Hasta 45 kg: 0,3 mg/día	▪ Hasta 45 kg: 0,3 mg/día ▪ Más de 45 kg: 0,4 mg/día	▪ Preparación en farmacia galénica	▪ VO: 30-60 min	▪ Hipotensión y bradicardia ▪ Evitar con antipsicóticos que produzcan hipotensión

VO: vía oral; IM: intramuscular; IV: intravenosa; TADH: trastorno por déficit de atención con hiperactividad.

comienzo de acción más rápido (aproximadamente a los 15 minutos), pero el tiempo total de la sedación es más breve, por lo que suelen requerirse más dosis de rescate. Ambas drogas pueden administrarse por vía oral, intramuscular o endovenosa. El midazolam, además, puede administrarse por vía intranasal o rectal.

Antihistamínicos

La difenhidramina es ampliamente utilizada, especialmente en los pacientes más jóvenes. Sin embargo, no existen publicaciones que demuestren su efectividad frente a placebo con suficiente evidencia. Además, se deben considerar las reacciones paradojales, con la posibilidad de empeoramiento o desinhibición, especialmente si se administra concomitantemente con drogas anticolinérgicas.

Criterios para la elección de la medicación en cuadros específicos de agitación

La elección del fármaco adecuado debe considerar, siempre que sea posible, la causa probable de la crisis y la patología subyacente al episodio.

Trastorno por déficit de atención con hiperactividad

Los pacientes que padecen esta patología pueden presentar crisis frente a estímulos una vez desaparecido el efecto de la medicación, en horas de la tarde, o si fue omitida la dosis correspondiente. Si esto es comprobable, la medida más útil es administrar la dosis omitida; sin embargo, algunas guías recomiendan el uso de clonidina con la ventaja de no obstaculizar el sueño, si la dosis de metilfenidato se administra en horas vespertinas.

En estos pacientes, las maniobras de distracción, el juego y la contención verbal son de gran utilidad, y muchas crisis ceden sin la necesidad del recurso farmacológico. No obstante, si la conducta se ha tornado excesivamente peligrosa o agresiva, se puede considerar el uso de antipsicóticos.

Psicosis

En estos casos, la primera línea de tratamiento es siempre con antipsicóticos de primera o segunda generación. Las guías de práctica clínica proponen el uso de haloperidol; sin embargo, la evidencia para los antipsicóticos de segunda generación (especialmente la olanzapina) es extensa (*v.* Tabla 51.8.7).

Se debe establecer el diagnóstico diferencial con las crisis de ansiedad grave, el trastorno obsesivo compulsivo, los trastornos del espectro autista y, fundamentalmente, descartar causas orgánicas como el traumatismo de cráneo.

Es de buena práctica respetar la medicación que el paciente tenga indicada y, en caso de haber margen, aumentar la dosis frente a la crisis. Una estrategia posible es agregar benzodiazepinas como el lorazepam (*v.* Tabla 51.8.8).

Trastorno del espectro autista y discapacidad intelectual

Es importante tener en consideración que la dificultad de estos pacientes para comunicar el malestar de cualquier tipo, como el dolor o el hambre, puede llevar a confusión, y si estas necesidades no han sido bien interpretadas pueden ser la causa desencadenante de la crisis. Por otro lado, es necesario tener precaución con el uso de difenhidramina o benzodiazepinas, por la mayor frecuencia de reacciones paradojales en esta población. Se puede considerar el uso de risperidona o clonidina.

Abstinencia de sustancias de consumo

Más allá de los estudios necesarios para la pesquisa toxicológica, las benzodiazepinas (lorazepam) suelen ser las drogas indicadas para el tratamiento de las crisis provocadas por la abstinencia. Si el consumo coexiste con cuadros psicóticos, el haloperidol es la recomendación de elección.

Restricción física

Cuando todas las medidas descritas fracasan y el paciente presenta un peligro cierto para sí o para terceros, debe recurrirse a la contención física.

Si bien en las últimas décadas las medidas de contención física fueron progresivamente dejadas de lado, han sido una intervención de relativa frecuencia en el ámbito psiquiátrico y aún se consideran necesarias en algunos pacientes. No obstante, se trata de métodos invasivos y coercitivos con el potencial de escalar la reacción violenta que se intenta controlar. Asimismo, pueden reducir absolutamente la alianza terapéutica entre el paciente y el médico.

En pacientes jóvenes, la utilización de este recurso surge a partir del fracaso de la contención en tres situaciones: amenazas, agitación y agresión física.

Dos líneas de pensamiento prevalecen en las publicaciones. Una de ellas sostiene la necesidad del uso de la sujeción como recurso terapéutico, y la considera humanitaria y adecuada bajo tres condiciones:

- Debe ser parte de una estrategia terapéutica global, que procure un cambio en las conductas de riesgo, con foco en la prevención del daño y con la menor restricción posible.
- El tiempo de sujeción debe ser el menor posible, con monitorización frecuente y relación constante con la familia y el personal.
- Solo debe utilizarse cuando la conducta disruptiva o peligrosa no haya podido ser controlada con las intervenciones farmacológicas y no farmacológicas no restrictivas, y jamás debe ser utilizada como un método de castigo.

Además, debe ser transparente, documentarse adecuadamente en la historia clínica y pasible de ser auditada en cualquier momento. Asimismo, debe contarse con el consentimiento de los responsables del cuidado del menor.

Otros autores no aceptan la utilización de medidas físicas de restricción, ya sea por sujeción o encierro, y la consideran aversiva y capaz de minar y eliminar los esfuerzos previos para lograr una alianza terapéutica útil al tratamiento.

Cabe destacar que las medidas de sujeción pueden tener consecuencias graves. Las ataduras pueden ser lesivas por sí mismas, y la lucha contra las ligaduras puede provocar lesiones óseas, articulares o rabdomiólisis. Otras consecuencias graves incluyen la asfixia, la aspiración de contenido gástrico, el trauma torácico, la trombosis y el incremento de la morbimortalidad. También puede operar como reactivador de experiencias traumáticas previas, conocidas o no por el equipo terapéutico.

Consideraciones éticas y legales

Las consideraciones éticas son amplias. Así como la no utilización en pacientes gravemente comprometidos (con intenciones suicidas o de daño sobre sí mismos) que no responden a medidas farmacológicas podría ser considerado negligente, el uso para el control de conductas y comportamientos difíciles sin una guía de uso clara puede ser considerado mala praxis médica.

En Argentina, la utilización de los métodos de sujeción en la urgencia psiquiátrica está contemplada en la Guía de Atención de Urgencias en Salud Mental, elaborada por la Dirección Nacional de Salud Mental y Adicciones, que depende del Ministerio de Salud y Desarrollo Social, revisada en el año 2019.

Su marco legal se encuentra en la Ley 26657 de Salud Mental, especialmente en el artículo 5 del capítulo 2, el cual indica que no es el diagnóstico sino la evaluación interdisciplinaria la que justifica el tratamiento. El artículo 12 del capítulo 5 señala que la prescripción (la sujeción es una prescripción) debe responder a las necesidades fundamentales del paciente, en el contexto de riesgo cierto e inminente para sí o para terceros. Asimismo, los capítulos 20 al 29 establecen los mecanismos de comunicación al juzgado pertinente, las condiciones para la internación o el tratamiento sin consentimiento previo del paciente, la asistencia legal y gratuita y las condiciones de informes periódicos a los organismos de revisión.

Finalmente, el procedimiento de sujeción esta referido en los Lineamientos para la Atención de Urgencias en Salud Mental del Ministerio de Salud y en el Principio 11 de los Principios para la Protección de los Enfermos Mentales y el Mejoramiento de la Atención de la Salud Mental, adoptados por la Asamblea General de las Naciones Unidas en su resolución 46/119, del 17 de diciembre de 1991.

Descripción del procedimiento

Se debe contar con un protocolo de actuación con los datos de filiación del paciente, diagnóstico, justificación de la medida, procedimientos y medicación administrada previamente, fracaso del resto de las medidas, método de sujeción a utilizar, estado clínico de paciente, hora de inicio, controles y hora de finalización:

- Disponer de un espacio adecuado desprovisto de objetos peligrosos.
- Contar, de ser posible, con 5 personas: una para cada miembro y una para sostener la cabeza. En una situación ideal, una sexta persona debe coordinar la maniobra y registrar el procedimiento.
- Sujetar primero un brazo y la pierna contralateral, hasta lograr el control de los cuatro miembros y la cabeza. Si el cuadro es intenso y el tamaño del paciente lo requiere, también se debe sujetar la cintura. La cabeza debe permanecer ligeramente sobre elevada y hacia un lado, para evitar el riesgo de aspiración.
- Evitar la opresión del cuello y el abdomen.
- Utilizar sujeciones de cuero o silicona. Evitar en lo posible las sábanas o vendas, que son más pasibles de provocar daño. Debe permitirse cierto movimiento ya realizada la sujeción.
- Asegurarse de que no se obstaculice la circulación.
- Dejar a la persona permanentemente acompañada.
- Controlar frecuentemente los signos vitales, hidratación, vía aérea, higiene y necesidades básicas.
- Aflojar y rotar periódicamente las ataduras para evitar lesiones.
- Explicar cada acto realizado al paciente y a sus acompañantes.
- Reevaluar en forma continua, cada media hora o una hora, y registrar en la historia clínica los motivos por los que se estima que la sujeción debe permanecer.

Agitación en situaciones especiales

Agitación en la recuperación anestésica

La fase de salida de una anestesia general puede verse complicada por alteraciones en el nivel de conciencia o el estado mental. A menudo, durante la recuperación aparecen conductas disruptivas que se observan en el período posanestésico inmediato, dentro de los primeros veinte minutos de comenzado el despertar. Ya en el año 1960, Eckenhoff describía un estado de excitación neurológica en pacientes que presentaban en esta fase un estado disociado de la conciencia.

Sin embargo, resulta útil diferenciar procesos que pueden ser secundarios al miedo, dolor o cambios del medio interno, propios del proceso quirúrgico y sus complicaciones, de otros que se deben a una desregulación conductual secundaria a una hiperexcitabilidad posanestésica.

Básicamente, se puede considerar que la aparición de agitación en la salida de la anestesia responde a factores que pueden agruparse en tres categorías:

- Relativos al paciente.
- Relativos a la anestesia.
- Relativos a la cirugía.

Relativos al paciente

El sexo masculino, la edad preescolar, los niveles altos de ansiedad preoperatoria o los antecedentes de apneas del sueño son factores de riesgo para desarrollar este tipo de complicación, así como también las dificultades emocionales de adaptación al funcionamiento social. Los pacientes con un perfil ansioso previo tienen seis veces más posibilidades de desarrollar conductas disruptivas en el momento de la recuperación anestésica, comparados con aquellos con un perfil más tranquilo.

La magnitud de la ansiedad preoperatoria está además fuertemente influenciada por la ansiedad parental.

Relativos a la anestesia

La anestesia endovenosa está menos asociada con episodios de agitación que la que se administra con agentes volátiles. Asimismo, se ha referido que la salida rápida se encuentra relacionada con mayores eventos, pero no se dispone de evidencia suficiente. Además, el mayor nivel de dolor en pacientes con tiempos de recuperación más breve confunde la valoración de un episodio genuino de hiperexcitabilidad secundaria a la anestesia.

Relativos a la cirugía

Las cirugías de cara y cuello, incluyendo los oídos, *cavum*, nariz y ojos, parecen relacionarse más frecuentemente con salidas agitadas. Probablemente esto tenga que ver con el cese abrupto de los anestésicos volátiles, o quizás con sensaciones de sofocamiento en los procedimientos que afectan estas zonas.

Manejo y tratamiento

El manejo y tratamiento de la agitación posanestésica es resorte del especialista en anestesiología, e incluye la utilización de medicación específica antes, durante y después de la anestesia. Abarca medidas como la de considerar la inducción con benzodiazepinas de vida media corta como el midazolam, o la dexmedetomidina intranasal o endovenosa (cuando se dispone de esta droga), o bien clonidina por vía oral preoperatoria o intraoperatoria. También se ha utilizado la administración de dosis bajas de gabapentin (5 mg/kg) o reemplazar los anestésicos volátiles por propofol para el mantenimiento.

El manejo posterior, cuando el cuadro ya se ha establecido, incluye medidas ambientales como la incorporación de la asistencia de los padres y familiares para tranquilizar al paciente y darle seguridad (ambiente tranquilo) y, una vez más, la utilización de $\alpha 2$ agonistas como la clonidina o la dexmedetomidina. En ocasiones, puede recurrirse al haloperidol si la crisis es grave.

No obstante, es importante recordar que es preciso realizar una evaluación amplia que descarte la agitación debida a desequilibrios metabólicos o del medio interno. Deben ser detectadas, dentro del equilibrio hidroelectrolítico, causas concomitantes de agitación como la hidratación inadecuada durante el acto quirúrgico, el edema cerebral, trastornos del sodio o de la glucemia. También se debe evaluar la presencia de dolor o molestias que puedan causar ansiedad o miedo.

Finalmente, se debe recordar que la psicoprofiláxis adecuada antes de la cirugía se encuentra fuertemente relacionada con la disminución de la frecuencia de complicaciones posquirúrgicas.

Agitación en el paciente en el área de cuidados intensivos pediátricos

Es un hecho de relativa frecuencia que los pacientes internados en unidades de cuidados intensivos pediátricos (UCIP) presenten deterioro agudo de su estado de conciencia, que se manifiesta por una fluctuación del sensorio, con trastornos del estado de alerta y la cognición. Esta disfunción central en general responde al estado subyacente de la enfermedad o a su tratamiento, pero se asocia con peor evolución, mayor mortalidad y discapacidad neurocognitiva a largo plazo.

Es del interés más genuino de quienes se dedican al intensivismo pediátrico, ya no solo luchar por la supervivencia de aquellos cuadros más graves, sino también por la mejor evolución a corto y a largo plazo de quienes han necesitado de sus cuidados.

Para comprender la fisiopatología de esta complicación es necesario considerar que los pacientes que están internados en este tipo de unidades tienen múltiples factores predisponentes y desencadenantes.

Entre aquellos que han sido mencionados en los lineamientos generales de este capítulo, se destacan:

- El compromiso hemodinámico y del medio interno, que supone la claudicación hemodinámica.
- Los fenómenos inflamatorios generalizados.
- El déficit del intercambio gaseoso.
- El tratamiento de estos fenómenos o del cuadro de base que los ha generado.

Tres hipótesis se postulan detrás de estos eventos.

Hipótesis neuroinflamatoria. Esta sugiere que la falla multiorgánica conduce tanto al daño de la barrera hematoencefálica como a la producción de factores inflamatorios *de novo* en el SNC, con la consecuente activación endotelial, actividad de las citoquinas proinflamatorias e infiltración leucocitaria, que conducen a la isquemia y la apoptosis. Numerosos estudios han demostrado niveles elevados de mediadores inflamatorios como la proteína C reactiva, el factor de necrosis tumoral α y la interleuquina 6 en el SNC.

Hipótesis de los neurotransmisores. Esta surge de la observación de *delirium* luego de la administración de drogas que alteran el equilibrio de los neurotransmisores, lo que conduce al deterioro de la transmisión colinérgica con exceso de actividad serotoninérgica. Tanto en los pacientes ancianos como en la población menor de dos años, existe una escasa conectividad en los sistemas de control de las funciones ejecutivas, lo que deja a la neurotransmisión colinérgica a cargo de modular la atención y la orientación; por lo tanto, son susceptibles al daño frente a la medicación anticolinérgica. Prácticamente todos los demás neurotransmisores pueden cumplir un rol en el desarrollo del síndrome confusional, agitado o no.

Hipótesis oxidativa. Esta sugiere que el déficit en la perfusión cerebral secundario a la enfermedad grave y asociado con un metabolismo cerebral aumentado, conduce a la producción de especies reactivas de oxígeno con la consiguiente disfunción general del SNC. Asimismo, la hipoxia produce una interrupción de la metabolización (oxigeno dependiente) de la dopamina en noradrenalina. La consecuente acumulación de dopamina se encuentra fehacientemente relacionada con el desarrollo de agitación.

Más allá de cuál sea la fisiopatología que desencadene el episodio, todo conduce a una alteración de la neurotransmisión, con falla en la integración y el procesamiento de la información sensorial, así como en la respuesta motora. Las conductas resultantes son las que se conocen en conjunto con el nombre de *delirium*.

Factores de riesgo

Los factores de riesgo para la aparición de un evento de agitación son los mismos que para los demás pacientes. A estos se suman los específicos de la enfermedad grave y la internación prolongada en un lugar poco acogedor como la UCIP, donde los procedimientos invasivos, las alarmas de los monitores, la necesidad de iluminación durante más tiempo, etc. actúan como factores irritativos en forma constante. Es útil clasificar a estos factores en predisponentes y desencadenantes (Tabla 51.8.9).

Tabla 51.8.9 Factores predisponentes y desencadenantes de agitación en la unidad de cuidados intensivos pediátricos (UCIP)

Factores predisponentes	Factores desencadenantes
▪ Edad menor de 2 años ▪ Retraso en el desarrollo ▪ Enfermedad muy grave ▪ Albúmina baja ▪ Ventilación mecánica ▪ Condiciones preexistentes	▪ Medicación anticolinérgica ▪ Benzodiazepinas ▪ Inmovilización ▪ Internación prolongada en UCIP ▪ Sujeción física

Evaluación

La evaluación de un paciente internado en la UCIP requiere de una herramienta fiable y fácil de utilizar por el pediatra a cargo de su cuidado, que permita el despistaje sin la ayuda de un psiquiatra, la cual puede ser inaccesible o demorar la toma de decisiones.

Entre las escalas o puntajes propuestos se destaca el CAPD (*Cornell Assessment for Pediatric Delirium*), una escala observacional que puede completarse sobre la observación realizada en un turno de enfermería (de seis a ocho horas). Se encuentra validada para pacientes de 0-21 años, tanto para aquellos con desarrollo y maduración normal, como para los que presentan algún tipo de retraso o discapacidad. Un puntaje de 9 o más es consistente con el diagnóstico de *delirium* (Tabla 51.8.10).

Tratamiento

La clave del tratamiento es encontrar la causa subyacente que, como fue mencionado, se corresponde con la enfermedad de base, efectos iatrogénicos del tratamiento o el entorno de la UCIP.

Inicialmente, se deben buscar causas orgánicas como el dolor, alteraciones hidroelectrolíticas, metabólicas, infecciosas o hipoxemia. A continuación se debe descartar la posible iatrogenia. Se sugiere disminuir al mínimo necesario la sedación, detectar el síndrome de abstinencia, revisar la medicación y dosis recibidas y suspender las sujeciones físicas, de estar presentes.

El tercer paso se focaliza en sanear el medioambiente; para esto se debe favorecer la movilización temprana, la estimulación neurocognitiva y la higiene del sueño. Finalmente, si es necesario se recurre al uso medicación, como la clonidina o los antipsicóticos (*v.* Tabla 51.8.7).

Prevención

La agitación y el *delirium* en la UCIP pueden ser considerados, en parte, como una consecuencia de costumbres inveteradas que afortunadamente están cambiando. Se promueve cada vez más el contacto prolongado con los padres, así como la movilización y estimulación temprana. Se tiende a no exponer al niño a luces de alta intensidad durante todo el día, respetar los ritmos circadianos e intentar protegerlo de los ambientes ruidosos. La medicación sedante se aplica cada vez menos, y se debe buscar una alternativa para el manejo del dolor que no provoque luego complicaciones al suspenderla.

Es de esperar que estas medidas y otras de la misma naturaleza, junto con la vigilancia para la detección precoz de esta complicación, sean sumamente eficaces para prevenir complicaciones psicológicas y cognitivas a corto y a largo plazo.

Tabla 51.8.10 Escala CAPD (*Cornell Assessment for Pediatric Delirium*)

Por favor, conteste estas preguntas en base a su interacción con el paciente durante su turno
Puntaje (nunca 4; raramente 3; a veces 2; a menudo 1; siempre 0): ▪ ¿Hace el niño contacto visual con el cuidador? ▪ ¿Las acciones del niño tienen un propósito? ▪ ¿Está el niño atento a su alrededor? ▪ ¿Comunica el niño necesidades y deseos?
Puntaje (nunca 0; raramente 1; a veces 2; a menudo 3; siempre 4): ▪ ¿Tiene el niño trastornos del sueño? ▪ ¿Está inconsolable? ▪ ¿Es muy poco activo mientras está despierto? ▪ ¿Le toma mucho tiempo responder a las interacciones?
Total:

Agitación en el prematuro

La agitación en el prematuro se destaca como un signo relevante referido a la expresión de dolor. Hace más de treinta años se sometía a los nacidos prematuros, internados en las unidades de cuidados intensivos neonatales, a toda clase de procedimientos invasivos y dolorosos sin la analgesia necesaria. Actualmente, se encuentra fehacientemente comprobado que el dolor no controlado provoca daño a largo plazo, muchas veces irreversible, en el desarrollo neurológico del niño.

Investigaciones con imágenes funcionales han demostrado el menor desarrollo del tálamo en niños sometidos a procedimientos invasivos, como la ventilación mecánica o cirugías menores, que puede tardar hasta tres años en recuperarse. Asimismo, está descrito que el estrés y el dolor crónico en estos pacientes produce un retraso en la mielinización de la sustancia blanca cerebral, lo cual impacta sobre el desarrollo de la inteligencia con el consecuente daño en el aprendizaje.

La manifestación principal de este dolor, no atendido ni controlado, es la agitación. Existen diversas escalas para evaluar la agitación y el dolor en estos pacientes. La mayoría tiene buena consistencia, adecuada validación y un significativo valor predictivo positivo. Todas se encuentran basadas en la observación de aditamentos como la gestualidad, el llanto, ciertas conductas, el tono muscular y los signos vitales.

Una vez demostrada la agitación, se debe considerar la atención del dolor subyacente. Cobran importancia los métodos no farmacológicos, como la succión sin objetivo nutricional, el pecho materno, el contacto piel a piel, la musicoterapia, el sostén en brazos y facilitar la posición en flexión.

Si fuese necesario el uso de fármacos, se debe considerar el efecto nocivo potencial pero no conocido de estos, contra el daño conocido de no utilizarlos. Si bien no existe consenso, se describen, p. ej., el uso de midazolam para la adaptación a la ventilación mecánica, los opioides (como la morfina o el fentanilo), o la dexmedetomidina que provoca mínima depresión respiratoria, mínimo impacto en la motilidad intestinal y tendría un efecto neuroprotector en situación de hipoxia, isquemia o exposición a drogas neurotóxicas.

Acceda al eBook para consultar la lista de bibliografía. Consulte las indicaciones en la retiración de tapa.

52
Trastornos dermatológicos

52.1 Farmacodermias graves

Inés Irurzun • Magdalena Lamberti

La Organización Mundial de la Salud (OMS) define las reacciones adversas a medicamentos como una respuesta nociva y no intencionada que se manifiesta con dosis normalmente utilizadas para profilaxis, diagnóstico o tratamiento de una enfermedad, o para modificar una función fisiológica.

Se clasifican en tipo A y tipo B. Las primeras son predecibles, no inmunológicas y se dan como resultado del mecanismo farmacológico de la droga. Mientras que las de tipo B son impredecibles, idiopáticas y pueden ser inmunológicas (mecanismos de hipersensibilidad). Estas pueden cursar con o sin compromiso sistémico.

Algunos autores clasifican las farmacodermias de tipo B en simples, y en complejas o graves, de acuerdo con la ausencia o la presencia de compromiso sistémico, respectivamente. Entre el 90% y el 95% son simples o leves (urticaria, exantema maculopapular inducido por fármacos), mientras que las graves o complejas ocupan aproximadamente el 2% del total.

El compromiso cutáneo está presente en el 35% de todas las reacciones adversas a medicamentos sospechadas en niños. En este capítulo se describirán las siguientes farmacodermias graves:

- Síndrome de reacción a drogas con eosinofilia y síntomas sistémicos (DRESS) o síndrome de hipersensibilidad inducido por drogas (DIHS).
- Síndrome de Stevens-Johnson (SSJ)/necrólisis epidérmica tóxica (NET).
- Pustulosis exantemática generalizada aguda (PEGA).

Estas patologías representan un verdadero desafío, tanto diagnóstico como terapéutico. Por un lado, debido a la gran cantidad de diagnósticos diferenciales y a su similitud clínica con algunos exantemas virales, y por otro, debido a la complejidad del manejo de estos pacientes, que debe ser multidisciplinario y precoz para superar la fase aguda y disminuir la morbimortalidad.

Ante la sospecha de una reacción adversa a fármacos es esencial tener presente todos los fármacos que recibió el paciente, establecer la fecha de inicio de los síntomas, evaluar las características del exantema, la presencia o la ausencia de compromiso sistémico y el antecedente de infección viral.

DRESS, SSJ/NET y PEGA son reacciones de hipersensibilidad retardada de tipos IVb, IVc y IVd, respectivamente. Se han propuesto principalmente tres teorías para explicar la interacción entre los fármacos o sus metabolitos y el sistema inmunitario (linfocitos T), en la generación de la respuesta inmunológica:

- En el modelo hapteno/prohapteno, el fármaco o sus metabolitos son procesados y presentados al linfocito T, a través del complejo mayor de histocompatibilidad (CMH), por las células presentadoras de antígenos.
- Según el concepto de interacción farmacológica (concepto p-i) el fármaco o su metabolito se unen directamente de forma no covalente a proteínas del CMH o a receptores de las células T.
- El modelo de la alteración del repertorio del péptido sugiere que el fármaco se une de forma no covalente al péptido ya unido al CMH, y altera el repertorio de este, que es reconocido como ajeno, por lo que se activa la respuesta T.

Síndrome de DRESS/DIHS

Definición, epidemiología y causas

El síndrome de reacción a drogas con eosinofilia y síntomas sistémicos (DRESS), o síndrome de hipersensibilidad inducido por drogas (DIHS), se caracteriza por fiebre, exantema, alteraciones hematológicas y compromiso de órganos internos.

Se estima una incidencia de 1/1000 a 1/10 000 individuos expuestos a fármacos. Tiene una mortalidad general de hasta el 10%, y es menor en niños (3%-5,4%).

Los fármacos mayormente asociados con este síndrome en la edad pediátrica son los anticonvulsivantes, especialmente los aromáticos (la carbamazepina es la más frecuentemente involucrada), antibióticos, antiinflamatorios, antituberculosos, antirretrovirales y otros. El período de latencia entre la introducción del fármaco y el comienzo de los síntomas es de 2-6 semanas.

Patogénesis

La patogenia del DRESS no está completamente dilucidada. Existen diversas teorías que intentan explicar este fenómeno, relacionándolo con factores genéticos, mutaciones en genes que codifican enzimas involucradas en el metabolismo de fármacos y la reactivación viral.

Ciertos haplotipos de antígeno leucocitario humano (HLA) tienen predisposición para desarrollar síndrome de DRESS cuando son expuestos a una determinada droga. Por ejemplo, el HLA-A*31:01 se asocia a DRESS por carbamazepina en poblaciones del norte de Europa, Japón, sur de China y Corea; y el HLA-B*58:01 se asocia a DRESS por exposición al alopurinol en la población asiática y algunos europeos.

Mutaciones en genes que codifican para enzimas (p. ej., la epóxido hidroxilasa) que detoxifican ciertas drogas producen una acumulación de sus metabolitos activos, lo cual desencadena una respuesta autoinmunitaria contra la piel y diferentes órganos, e induce la reactivación de infecciones virales. Asimismo, los acetiladores lentos tienen riesgo aumentado de DRESS, debido a la acumulación de metabolitos tóxicos.

El síndrome de DRESS suele acompañarse de inmunosupresión, con disminución de los linfocitos B totales e hipogammaglobulinemia (IgA, IgG e IgM), lo que contribuiría con la reactivación de los virus de la familia herpes. La reactivación del virus herpes humano 6 (VHH-6) no es esencial para el desarrollo del síndrome de DRESS, pero podría ser un factor agravante en el curso de la enfermedad. Se recomienda determinar anticuerpos y realizar cargas virales de estos virus con intervalos de 1-2 semanas, especialmente en casos graves o ante la falta de respuesta a los corticoides (*v.* más adelante). La cascada de reactivación comienza con el VHH-6 y el virus de Epstein-Barr (VEB) a las 2-3 semanas de iniciado el exantema, seguido del virus herpes humano 7 (VHH-7) y, eventualmente, del citomegalovirus (CMV).

Las citoquinas proinflamatorias, como el factor de necrosis tumoral alfa (TNF-α) y la interleuquina (IL) 6, se encuentran aumentadas. Por su parte, la IL-5 y la eotaxina son las responsables de la eosinofilia.

Manifestaciones clínicas

El síndrome de DRESS suele comenzar con un pródromo caracterizado por fiebre, prurito y malestar general, seguido de un exantema maculopapular morbiliforme de progresión cefalocaudal. A lo largo de la evolución, el exantema inicial se infiltra y toma una coloración violácea, o incluso purpúrica, con posterior descamación difusa. Asimismo, se asocian prurito, edema facial y, en menor medida, palmoplantar. La presencia de ampollas, vesículas, pústulas estériles, lesiones en diana atípicas y púrpura es menos frecuente.

El compromiso mucoso, cuando está presente, es leve y afecta principalmente labios y boca (queilitis, erosión y enantema). Pueden encontrarse linfadenopatías cervicales, axilares e inguinales.

Las alteraciones hematológicas se caracterizan por leucocitosis con linfocitos atípicos (precedida por leucopenia) y eosinofilia, que puede demorar hasta 1-2 semanas en aparecer. Con menor frecuencia, se observan otras citopenias y, eventualmente, el síndrome hemofagocítico. En la fase aguda, hay descenso de inmunoglobulinas, sobre todo IgG, pero también IgA e IgM.

El hígado es el órgano más frecuentemente afectado, con hepatoesplenomegalia, aumento de las transaminasas y de la fosfatasa alcalina. La necrosis hepática con posterior falla hepática es la principal causa de mortalidad. Otros órganos que pueden comprometerse son el riñón (nefritis intersticial), el pulmón, el corazón y los sistemas nervioso y endocrino.

Paradójicamente, a los 3-4 días de suspender el fármaco puede producirse un empeoramiento de los síntomas clínicos, lo que puede llevar a confusiones en el diagnóstico y el tratamiento.

Diagnóstico

La sospecha de síndrome de DRESS se establece ante un paciente con exantema febril y antecedente de ingesta de algún fármaco, en las 2-6 semanas previas, que presenta linfadenopatías, alteraciones hematológicas y compromiso visceral. Los criterios diagnósticos confeccionados por RegisSCAR y J-SCAR se ilustran en la Tabla 52.1.1. Los exámenes complementarios de inicio incluyen los siguientes:

- Hemograma completo.
- Reactantes de fase aguda.
- Coagulograma.
- Determinación de las transaminasas, función hepática y renal.
- Orina completa.

Ante la sospecha de daño de otro órgano se procederá a realizar los exámenes complementarios e interconsultas pertinentes de acuerdo con el caso.

No existe un algoritmo ni una prueba específica para determinar la etiología en los casos de pacientes que reciban más de un fármaco sospechoso. La prueba del parche tiene una sensibilidad variable. La prueba de transformación linfocitaria se realiza *in vitro* y tiene una sensibilidad del 60%-73%, con una especificidad del 85%.

Tabla 52.1.1 Criterios diagnósticos de síndrome de DRESS

RegiSCAR	J-SCAR
1. Erupción cutánea aguda 2. Sospecha de reacción asociada a fármacos* 3. Internación* 4. Fiebre > 38° C** 5. Adenopatías ≥ 2 sitios** 6. Compromiso de ≥ 1 órgano** 7. Anomalías hematológicas:** ▪ Linfocitosis o linfopenia ▪ Eosinofilia ▪ Trombocitopenia	1. Erupción maculopapular que se desarrolla > 3 semanas de iniciado el fármaco 2. Síntomas persistentes luego de discontinuar el fármaco 3. Fiebre > 38° C 4. Anomalías hepáticas (ALT > 100 U/L) o compromiso de otro órgano 5. Anomalías leucocitarias (≥ 1): ▪ Leucocitosis (> 11 x 10^9/L) ▪ Linfocitos atípicos (> 5%) ▪ Eosinofilia (> 1,5 x 10^9/L) 6. Linfadenopatías 7. Reactivación del virus herpes humano tipo 6
*** Criterios necesarios** **** 3 de los 4 criterios deben estar presentes**	**7 criterios: DIHS típico** **5 primeros criterios: DIHS atípico**

ALAT: enzima alanina aminotransferasa.
Modificado de: Husain Z, Reddy BY, Schwartz RA. DRESS syndrome: Part I. Clinical perspectives. J Am Acad Dermatol 2013; 68 (5): 693.e1-708.

Es esencial el reconocimiento temprano de este síndrome y la suspensión del fármaco o fármacos sospechosos. En caso de que el reemplazo del fármaco por otro sea necesario, se deben tener en cuenta las reacciones cruzadas, como sucede con los anticonvulsivantes aromáticos.

La histopatología cutánea es inespecífica. En las biopsias de piel se puede observar más de un patrón inflamatorio (perivascular, espongiótico o de interfase). El infiltrado de eosinófilos puede estar presente o ausente (aun en pacientes con eosinofilia periférica), así como la apoptosis de queratinocitos.

Diagnósticos diferenciales

Entre los diagnósticos diferenciales se encuentran los exantemas virales (mononucleosis, infección por CMV, exantema por parvovirus B19, dengue, parotiditis, VIH), la enfermedad de Kawasaki, el síndrome inflamatorio multisistémico asociado a COVID-19, el síndrome de piel escaldada estafilocócica, SSJ/NET, PEGA y el exantema maculopapular inducido por drogas.

Tratamiento

En pacientes con compromiso sistémico, se recomienda el uso de prednisona 1 mg/kg/día o su equivalente, con descenso gradual durante 6-12 semanas, según la evolución y la gravedad del cuadro. En pacientes graves, sin respuesta a corticoides orales, se podrían indicar pulsos de metilprednisolona (10-30 mg/kg/día) por 3 días, gammaglobulina endovenosa, plasmaféresis o rituximab. Se recomienda establecer el tratamiento en conjunto con el dermatólogo infantil.

Complicaciones

Dentro de las secuelas a largo plazo se encuentra el compromiso endocrinológico, producto de mecanismos autoinmunitarios, que involucra la glándula tiroides (con hipertiroidismo o hipotiroidismo) y el páncreas (pancreatitis, diabetes mellitus tipo 1). Asimismo, puede haber infiltración de glándulas salivales con la consecuente xerostomía. Estas complicaciones se manifiestan desde la tercera semana (diabetes mellitus) hasta años luego del episodio. Se sugiere evaluar la función tiroidea hasta al menos dos años posteriores a la resolución del DRESS. Otras secuelas a largo plazo son falla hepática, alopecia, anemia hemolítica, neuropatía periférica y síndrome de Cushing iatrogénico.

Síndrome de Stevens-Johnson | Necrólisis epidérmica tóxica

Definición, epidemiología y causas

El síndrome de Stevens-Johnson (SSJ) y la necrólisis epidérmica tóxica (NET) son enfermedades mucocutáneas ampollares graves, que representan un espectro continuo dentro de la misma enfermedad, con una morbimortalidad significativa. Se clasifican según el porcentaje de superficie corporal total (SCT) afectada, por piel desprendida o desprendible:

- SSJ: afecta < 10% de la SCT.
- Superposición SSJ/NET: afecta entre el 10% y el 30% de la SCT.
- NET: afecta > 30% de la SCT.

Se estima una incidencia anual general de SSJ de 1,2 a 6 por millón de individuos, y de NET de 0,4 a 1,2 por millón de individuos, con una mortalidad menor del 5% para el SSJ, y de hasta el 30% en la NET. Estas cifras serían menores en niños.

Los fármacos implicados en la edad pediátrica son los anticonvulsivantes (carbamazepina, fenobarbital, fenitoína, lamotrigina) y antibióticos (principalmente sulfonamidas). No está clara la asociación con el paracetamol y el ibuprofeno. Se asoció también con desencadenantes infecciosos, principalmente el virus herpes simple o el *Mycoplasma pneumoniae*. En algunos casos, no se encuentra el factor precipitante. El tiempo de latencia entre la ingesta del fármaco y las manifestaciones clínicas es de 4-28 días, pero puede extenderse hasta ocho semanas.

Patogénesis

En la patogenia intervienen factores relacionados con la estructura del fármaco y la predisposición genética del paciente. Determinados alelos de HLA, asociados con fármacos específicos, inducen el desarrollo de SSJ/NET en ciertas etnias. La asociación HLA-B* 15:02 con carbamazepina en asiáticos predispone al desarrollo de SSJ/NET. Esta asociación es necesaria pero no suficiente para que se produzca la reacción. Factores adicionales como el metabolismo y la eliminación del fármaco también tienen un rol importante. Asimismo, variaciones genéticas del citocromo P450 2C están asociadas con el SSJ/NET relacionado con la fenitoína.

El desprendimiento epidérmico es secundario a la apoptosis de los queratinocitos. Intervienen los linfocitos T CD8 y las células NK. La muerte celular epidérmica resulta de la necrosis y de la apoptosis masiva mediada por las células T a través de tres vías: interacción Fas-Fas ligando, perforina/granzima B y granulisina. Las concentraciones elevadas de granulisina e interleuquina 15 en el contenido de las ampollas se correlacionan significativamente con la gravedad del SSJ/NET.

Manifestaciones clínicas

El SSJ/NET comienza con un pródromo de 1-3 días, caracterizado por fiebre, malestar general, fatiga, odinofagia, síntomas de la vía aérea superior y ardor ocular. El dolor cutáneo es un signo precoz que debe alarmar al pediatra. Se presenta con máculas eritemato-violáceas de forma irregular, a veces con aspecto de cocarda atípica, que confluyen y forman ampollas flácidas con posterior desprendimiento cutáneo, que deja la dermis expuesta. Afecta inicialmente el tronco, la región proximal de miembros, cara, palmas y plantas.

La clasificación en SSJ/NET se realiza sobre la superficie de la piel desprendida o desprendible. Esto se puede corroborar mediante el signo de Nikolsky, que consiste en realizar una suave presión sobre la piel eritematosa del paciente, que provoca el desprendimiento de la epidermis. El compromiso mucoso suele preceder al cutáneo. Se manifiesta con ampollas, erosiones, seudomembranas y costras. Dos o más mucosas están afectadas en el 80%-90% de los casos. Afecta la mucosa oral (71%-100% de los pacientes), conjuntival (74% de los pacientes) y, en menor medida, genital.

El daño epitelial de órganos internos es raro, y compromete principalmente el tracto respiratorio, con dificultad respiratoria, tos, obstrucción bronquial y distrés respiratorio; y gastrointestinal, con diarrea, distensión abdominal, excreción del epitelio colónico, que puede llevar a la perforación intestinal. El daño renal se manifiesta como lesión renal aguda, necrosis tubular proximal aguda, hematuria y microalbuminuria. Está asociado con la acción nefrotóxica directa de las citoquinas implicadas en el SSJ/NET, la hipovolemia y el bajo gasto cardíaco.

En los pacientes con NET, debido al despegamiento cutáneo extenso, se producen sangrados, pérdida de calor, fluidos, electrolitos y proteínas, así como un estado hipercatabólico marcado. En este contexto, la dermis expuesta predispone a la sobreinfección bacteriana, al *shock* hipovolémico y a la disfunción multiorgánica. La sepsis es la principal causa de mortalidad en la etapa aguda, y los gérmenes responsables son el *Staphylococcus aureus* y *Pseudomonas aeruginosa*.

La reepitelización suele iniciar una semana después del comienzo de la enfermedad, y puede durar hasta tres semanas.

Diagnóstico

La sospecha diagnóstica se realiza ante un paciente con enfermedad ampollar mucocutánea, compromiso sistémico y el antecedente de exposición a un fármaco desencadenante en las semanas previas, sumado a los hallazgos histológicos compatibles.

El laboratorio muestra alteraciones hematológicas como anemia, linfopenia y, menos frecuentemente, neutropenia. Esta es un marcador de gravedad. También puede haber aumento de las transaminasas hepáticas, alteración de la función renal, hipoalbuminemia e hiponatremia. De acuerdo con la gravedad y la presentación clínica, se sugiere realizar cultivo de piel, mucosas y hemocultivos.

El examen histológico de la piel evidencia desde apoptosis de queratinocitos aislada hasta necrosis epidérmica con separación dermoepidérmica. En la dermis se observa un infiltrado perivascular compuesto por linfocitos, histiocitos y en ocasiones eosinófilos.

Diagnósticos diferenciales

El SSJ/NET presenta numerosos diagnósticos diferenciales.

El exantema mucocutáneo inducido por *Mycoplasma pneumoniae* se considera una entidad diferente del SSJ/NET, caracterizada por mucositis de dos o más mucosas con escaso compromiso cutáneo. El síndrome estafilocócico de la piel escaldada, provocado por acción directa de las toxinas epidermolíticas de *Staphylococcus aureus*, no afecta las mucosas y las ampollas son más superficiales. El signo de Nikolsky es positivo.

La enfermedad de Kawasaki se caracteriza por fiebre, exantema no ampollar, conjuntivitis no purulenta, compromiso de la mucosa oral, linfadenopatía y descamación perineal y periungueal. En la erupción fija por drogas, las ampollas son localizadas y recurrentes en el mismo sitio. Asimismo, el paciente se encuentra en buen estado general.

En la enfermedad injerto contra huésped aguda ampollar, la clínica se asemeja al SSJ/NET, en pacientes con antecedente de trasplante de células progenitoras hematopoyéticas (*v.* Capítulo 74). El lupus ampollar se presenta en pacientes con diagnóstico de LES, con ampollas tensas.

Tratamiento

Ante un paciente con sospecha de SSJ/NET, es imperativo suspender los fármacos sospechosos y todos aquellos que no sean estrictamente necesarios. Los pacientes deben ser internados en unidades especiales, según el compromiso cutáneo y sistémico (cuidados intensivos pediátricos o unidades de quemados).

El manejo de los pacientes con SSJ/NET debe ser interdisciplinario. El tratamiento se basa en estabilizar al paciente y realizar medidas de soporte adecuadas, como la reposición de fluidos y electrolitos, el monitoreo del medio interno y el balance estricto de ingresos y egresos de líquidos. Asimismo, se sugiere mantener la temperatura ambiental en 25-28 °C, utilizar un colchón de alivio de presión (antiescaras), establecer un adecuado manejo del dolor (puede ser necesario el uso de opioides) y lograr la alimentación precoz por vía oral o enteral (por sonda nasogástrica). No se recomienda la alimentación parenteral debido a la mala tolerancia y al riesgo aumentado de sepsis. Tampoco se recomienda el uso de antibioticoterapia profiláctica.

El cuidado de la piel consiste en reducir todo tipo de trauma cutáneo para disminuir el despegamiento epidérmico, fomentar la movilización del paciente, drenar ampollas y evitar el desbridamiento extenso, ya que el techo de las ampollas actúa como un apósito biológico. Se pueden aplicar apósitos no adhesivos en áreas de piel denudada y puntos de apoyo. Se sugiere realizar higiene regular, mediante la irrigación suave con agua estéril tibia, solución salina o un agente antimicrobiano, y aplicar un emoliente graso en la superficie cutánea.

En la fase aguda, se recomienda la lubricación de las mucosas comprometidas con emolientes, para evitar secuelas funcionales. Asimismo, la evaluación por el dermatólogo infantil debe ser precoz, para instaurar el tratamiento específico. La intervención del oftalmólogo también debe ser precoz.

No hay evidencia confiable acerca del impacto de las terapias inmunomoduladoras. Los corticoides sistémicos y la gammaglobulina endovenosa son los tratamientos más aceptados en pediatría. La administración precoz de corticoides sistémicos limitaría la progresión de la enfermedad. Sin embargo, puede aumentar el riesgo de infecciones, por lo que su uso es controversial. Se reportó que la gammaglobulina endovenosa acorta la estadía hospitalaria y mejora la evolución del SSJ/NET. Su acción terapéutica está asociada a la inhibición de la interacción Fas/Fas ligando.

Otros tratamientos propuestos son la ciclosporina e inhibidores del TNF-α (infliximab y etanercept). En caso de indicar terapia inmunomoduladora, debe ser individualizada y realizada junto con un especialista.

Complicaciones

Las secuelas a largo plazo se deben a la cicatrización, las sinequias y la estenosis. Pueden ser cutáneas (discromías, cicatrices hipertróficas, distrofia ungueal), oculares (ojo seco, fotofobia, simbléfaron, triquiasis, disminución de la agudeza visual y ceguera), bucodentales, genitourinarias (sinequias, estenosis), pulmonares y emocionales.

Pustulosis exantemática generalizada aguda

Definición, epidemiología y causas

La PEGA se caracteriza por su corta latencia de exposición al fármaco, la presencia de pústulas no foliculares estériles sobre una base eritematosa, fiebre, neutrofilia, escaso o nulo compromiso visceral y rápida resolución luego de la suspensión del agente causal. Es menos grave que el SSJ/NET y que el DRESS.

La incidencia en la población general es de 1-5 casos por millón de habitantes por año, con una mortalidad menor del 5%. Se estima que ambas son menores en niños.

Los fármacos implicados en la edad pediátrica son los antibióticos (aminopenicilinas, cefixime, clindamicina, vancomicina, macrólidos), el paracetamol y la citarabina.

La PEGA también se ha descrito asociada a agentes virales (parvovirus B19, *Coxsackie*, CMV) y bacterianos (*Chlamydia pneumoniae*, *Mycoplasma pneumoniae*) o incluso vacunas.

El tiempo de latencia entre la exposición al fármaco y el inicio de la sintomatología suele ser de 24-48 horas, aunque en ocasiones puede aparecer más tardíamente (1-2 semanas).

Patogénesis

Una vez activada la respuesta inmunitaria, los linfocitos T CD8 (citotóxicos) inducen la apoptosis de queratinocitos y la formación de vesículas epidérmicas, mediante los complejos granzima B/perforina y Fas Ligando. Las vesículas inicialmente están compuestas por linfocitos T CD4 (perfil Th1), los cuales liberan interferón gamma, factor estimulante de colonias de granulocitos y macrófagos (GM-CSF) e IL-8, que estimulan y aumentan la quimiotaxis de neutrófilos. Esto provoca la transformación de vesícula a pústula. Ocasionalmente, la PEGA puede presentarse con un perfil de citoquinas Th2 con producción de IL-4 e IL-5, lo que explicaría la eosinofilia presente en el 30% de los pacientes. Los linfocitos Th17 también participan en la patogenia de la PEGA mediante la liberación de IL-22.

Se sugiere que mutaciones en el gen que codifica para el antagonista del receptor de interleuquina 36 (IL-36 RA) generarían predisposición al desarrollo de PEGA. Estas mutaciones también se asocian con el desarrollo de psoriasis pustulosa.

Manifestaciones clínicas

Clínicamente, se presenta con pústulas del tamaño de la cabeza de un alfiler, no foliculares, estériles, que asientan sobre una base eritematosa. Tiene predilección por los grandes pliegues y el tronco. Se acompaña de prurito o ardor. El compromiso de las mucosas es raro (20%), y cuando está presente es leve y se limita a una sola mucosa, generalmente la oral. Una vez suspendido el agente causal, las lesiones resuelven rápidamente, y dejan un collarete descamativo.

Ocasionalmente, puede presentarse de forma atípica con manifestaciones símil NET o DRESS. En estos casos la histopatología compatible con PEGA ayuda a dilucidar el diagnóstico.

Los signos de inflamación sistémica son la fiebre y la leucocitosis con neutrofilia (mayor de 7000/mm^3). El 30% de los pacientes cursa con eosinofilia leve.

Son hallazgos menos frecuentes las linfadenopatías, la alteración leve de la función hepática y renal, y el compromiso respiratorio.

Diagnóstico

El diagnóstico se realiza en base a la sospecha clínica, el antecedente de exposición reciente a un fármaco y el examen histopatológico.

La prueba del parche positiva es muy útil para identificar al agente causal cuando se sospecha entre dos o más fármacos. Sin embargo, una prueba de parche negativa no descarta que cierta sustancia haya sido la causa de la reacción.

La histopatología evidencia pústulas subcórneas e intraepidérmicas, con edema en dermis papilar e infiltrado inflamatorio perivascular compuesto por neutrófilos y eosinófilos. Puede haber necrosis de queratinocitos aislada y ocasionalmente extravasación eritrocitaria.

Diagnósticos diferenciales

Los diagnósticos diferenciales incluyen las enfermedades que cursan con pústulas. Entre ellas, la foliculitis bacteriana, la psoriasis pustulosa y la pustulosis subcórnea de Sneddon-Wilkinson. En ocasiones, el DRESS y el SSJ/NET representan también un desafío diagnóstico.

Tratamiento

La clave del tratamiento es suspender al agente causal. La PEGA en general es autolimitada. Una vez suspendido el fármaco, la clínica cutánea resuelve en quince días. Si bien no hay evidencia que sustente el uso de corticoides, se podrían utilizar en forma tópica para el alivio sintomático, o sistémico (prednisona, 1 mg/kg/día) en casos de inflamación cutánea grave y extensa, siempre por períodos cortos de tiempo. En la fase descamativa se pueden utilizar emolientes tópicos.

Conclusiones

Las farmacodermias graves son entidades poco frecuentes, con marcada morbimortalidad. Ante la sospecha diagnóstica, resulta fundamental suspender el fármaco en forma precoz e instaurar el tratamiento adecuado. A modo de resumen, en la Tabla 52.1.2 se describen las principales características del SSJ/NET, DRESS y PEGA.

52.2 Eritrodermia

Inés Irurzun • Magdalena Lamberti

Descrita por primera vez por Von Hebra en el año 1868, la eritrodermia, también conocida como dermatitis exfoliativa, es una afección inflamatoria multicausal, con compromiso cutáneo extenso y repercusión clínica y metabólica.

Se trata de una condición compleja, potencialmente grave y poco estudiada en la edad pediátrica (a diferencia de otros grupos etarios), que puede llevar a complicaciones que ponen en riesgo la vida del paciente. En este capítulo se desarrollarán sus principales causas, los algoritmos de diagnóstico y las recomendaciones terapéuticas.

Se considera eritrodermia al patrón de reacción cutánea caracterizado por eritema y descamación en más del 90% de la superficie corporal de un individuo.

Epidemiología

Se desconoce la incidencia real de este cuadro. Un estudio realizado en la India sobre 19 999 pacientes ambulatorios menores de un año expuso una incidencia de eritrodermia del 0,11%. Asimismo, una incidencia similar fue hallada en otro estudio sobre 16 000 pacientes pediátricos. Este trabajo no demostró diferencias significativas en cuanto al sexo en la edad pediátrica. Si bien la edad promedio de aparición del cuadro es de los 3,3 años, un 47% de los casos se producen durante el primer año de vida.

Fisiopatogenia

La patogenia de la eritrodermia es compleja, y requiere la interacción entre citoquinas (interleuquinas 1 y 2), las moléculas de adhesión intercelular y el factor de necrosis tumoral alfa, que deviene en un aumento del recambio celular. Se aceleran así las mitosis, aumenta el número de células epidérmicas y su recambio, y disminuye el tiempo de tránsito epidérmico.

A partir del desencadenante inicial, que produce inflamación en la superficie cutánea, se genera vasodilatación y aumento de la permeabilidad capilar, lo cual se traduce en edema y eritema con descamación posterior que, al perpetuarse en el tiempo, acarrea la pérdida proteica a través de la piel. Se estimula el metabolismo, por lo que se genera un balance nitrogenado negativo y, asimismo, se produce una falla de la barrera cutánea. Subsecuentemente, aparece el riesgo de infecciones, desregulación de la temperatura

Tabla 52.1.2 Principales características del SSJ/NET, DRESS y PEGA

	SSJ/NET	DRESS	PEGA
Tiempo de latencia de exposición al fármaco	4-28 días (hasta 8 semanas)	2-6 semanas	24-48 h
Fármacos más frecuentemente asociados	Anticonvulsivantes, antibióticos	Anticonvulsivantes aromáticos, antibióticos, antiinflamatorios, antirretrovirales, antituberculosos	Antibióticos, paracetamol
Clínica cutánea	Máculas eritemato-violáceas, cocarda atípica, ampollas fláccidas, despegamiento cutáneo; dolor; signo de Nikolsky +	Exantema máculopapular morbiliforme; prurito; edema de cara y palmoplantar	Pústulas no foliculares sobre una base eritematosa; grandes pliegues y tronco; prurito o ardor
Compromiso mucoso	Afectación ≥ 2 mucosas	Compromiso mucoso leve	Compromiso mucoso raro y leve
Tratamiento	▪ Suspender la droga ▪ Medidas de sostén ▪ Eventual: gammaglobulina endovenosa o corticoides sistémicos	▪ Suspender la droga ▪ Medidas de sostén ▪ Prednisona 1 mg/k/día	▪ Suspender la droga

corporal, deshidratación hipernatrémica y, eventualmente, insuficiencia cardíaca.

Etiología

Las causas de eritrodermia son diversas y varían en función de la edad. En adultos, generalmente el cuadro es inducido por drogas o responde a una condición clínica preexistente. En niños, sobre todo en el primer año de vida, hay que considerar causas específicas, dentro de las que se incluyen las genodermatosis (principalmente las ictiosis), los errores innatos de la inmunidad (EII), las infecciones, las metabolopatías y las dermatosis eccematosas y papuloescamosas.

Fuera del período neonatal e infantil, al considerar las causas de eritrodermia en todas las edades pediátricas, las más frecuentes son las farmacodermias, las genodermatosis, el síndrome estafilocócico de la piel escaldada (SEPE) y las dermatosis eritematoescamosas.

Diagnósticos diferenciales

Ictiosis

Se trata de un grupo heterogéneo de enfermedades, caracterizadas por la presencia de descamación e hiperqueratosis, muchas veces asociadas con inflamación cutánea. Las primeras manifestaciones suelen aparecer al nacimiento o poco tiempo después, y es por esto que deben ser consideradas en el diagnóstico diferencial del bebé rojo. Son primariamente enfermedades monogénicas, relacionadas con alteraciones en la barrera cutánea. Existen más de cincuenta genes identificados.

Se clasifican en formas no sindrómicas (ictiosis comunes, ictiosis congénitas autosómicas recesivas [ARCI], ictiosis queratinopáticas, entre otras) y formas sindrómicas. Estas presentan no solo compromiso cutáneo sino afectación de otros órganos, con potencial alteración metabólica, neurológica, esquelética, ocular y otras anormalidades de distinto grado.

Se describirán brevemente las entidades que se asocian con más probabilidad al desarrollo de eritrodermia.

Ictiosis no sindrómicas

Eritrodermia ictiosiforme congénita | Ictiosis lamelar

Ambas entidades conforman un fenotipo común asociado con las ARCI; se conocen variantes atribuibles en más de diez genes. Es frecuente la presentación como bebé colodión. Al poco tiempo del nacimiento, el neonato se muestra envuelto en una membrana gruesa, transparente y brillante, similar al celofán. Pueden observarse fisuras, especialmente en pliegues y articulaciones, así como la presencia de ectropión (eversión del párpado) o *eclabium* (labios evertidos en forma de O, o en boca de pez). Esta membrana le ofrece rigidez al neonato y puede dificultar los movimientos respiratorios. En ocasiones, se acompaña de edema. Otra complicación secundaria al desarrollo de bridas cutáneas es la obstrucción de orificios, como el conducto auditivo externo. Suele perdurar 2-3 semanas, luego deviene en eritrodermia y, con el paso del tiempo, se desarrollan escamas de diferente grado y magnitud, sin ampollas.

Ictiosis epidermolítica

Conforma el grupo de las ictiosis queratinopáticas, debida a mutaciones en genes que codifican para las queratinas 1 y 10 (*KRT1*, *KRT10*), generalmente de herencia autosómica dominante. Los bebés presentan fragilidad cutánea y exfoliación posnatal. Se observan erosiones cutáneas superficiales en zonas de flexión. Las mutaciones en *KRT1* suelen denotar mayor queratodermia palmoplantar en relación con las mutaciones en *KRT10*. En los primeros meses de vida, esta entidad representa un diagnóstico diferencial de otras enfermedades que generan ampollas, como la epidermólisis ampollar hereditaria (si bien en estos pacientes no suele haber eritrodermia marcadora) o el SEPE. En el transcurso de los meses comienzan a desarrollarse placas queratósicas color amarronado o amarillento. La hiperqueratosis suele empeorar con el tiempo y disminuye la formación de ampollas.

Síndrome de descamación cutánea generalizada tipo B (*peeling skin syndrome*)

Es la variante inflamatoria de un cuadro raro de ictiosis, caracterizado por descamación, fragilidad cutánea, prurito, diátesis alérgica y atópica. Se han descrito mutaciones en el gen *CDSN*, que codifica para una proteína de adhesión específica de los corneodesmosomas, las estructuras responsables de mantener la integridad de la capa córnea.

Ictiosis sindrómicas

Síndrome de Sjögren-Larsson

De herencia autosómica recesiva, debida a mutaciones en el gen *ALDH3A2*, esta forma de ictiosis sindrómica se expresa como un síndrome neurocutáneo caracterizado por eritrodermia ictiosiforme, retraso psicomotor, tetraplejia o diplejia espástica y alteraciones oculares.

Síndrome de Chanarin-Dorfman

Es una enfermedad por depósito de lípidos con ictiosis, de herencia autosómica recesiva, debida a mutaciones en el gen *ABHD5*. Esto lleva a acumulación lipídica en diversos órganos, y pueden observarse vacuolas de lípidos en granulocitos o monocitos. Se acompaña de enfermedad hepática. Un porcentaje menor de pacientes puede presentar el fenotipo de bebé colodión.

Síndrome de Netherton

De herencia autosómica recesiva, producto de mutaciones en el gen *SPINK5*, que codifica para el inhibidor de la serin-proteasa LEKTI. Este defecto lleva a un aumento de la actividad hidrolítica de proteínas de membrana, y afecta la permeabilidad del estrato córneo. La eritrodermia inicial evoluciona posteriormente a una ictiosis lineal circunfleja, caracterizada por la presencia de placas eritematosas migratorias con un doble borde descamativo. Acompañan al cuadro dermatológico diarreas, malabsorción, deshidratación hipernatrémica e infecciones recurrentes. El pelo es ralo y quebradizo, tanto en el cuero cabelludo como en las cejas y pestañas, y visto al microscopio puede evidenciar la imagen de tricorrexis invaginata (pelo en caña de bambú), o en forma menos específica *pili torti* o tricorrexis nodosa. Los pacientes asocian alergias alimentarias, urticaria, angioedema, asma, manifestaciones de atopia, y aumento de IgE. Suele asociarse también con retraso del crecimiento y, en algunos pacientes, del desarrollo intelectual.

Síndrome de dermatitis grave, alergias múltiples y desgaste metabólico

Se debe a mutaciones en los genes de la desmogleína y la desmoplaquina, lo cual altera la diferenciación epidérmica y genera un defecto en la adhesión intercelular. Si bien el fenotipo es diagnóstico diferencial del síndrome de Netherton, la evidencia de queratodermia palmoplantar en este síndrome refuerza la sospecha clínica de esta entidad.

Errores innatos de la inmunidad

Síndrome de Omenn

Es un fenotipo inflamatorio caracterizado por eritrodermia, descamación, alopecia, diarrea crónica, retraso del crecimiento, linfadenopatía y hepatoesplenomegalia, asociados con una inmunodeficiencia combinada severa. Se hereda en forma autosómica recesiva. La mayoría de los casos son secundarios a mutaciones en los genes *RAG1* y *RAG2*, si bien se conocen otros genes responsables. Suele acompañarse de eosinofilia, IgE elevada, disminución de otras inmunoglobulinas y células B ausentes. El número de linfocitos puede estar normal o elevado (células T autorreactivas).

Enfermedad injerto contra huésped

Se produce en niños con inmunodeficiencia combinada severa, en los cuales se detectan linfocitos T maternos. Se desarrollan eritrodermia, con compromiso de palmas y plantas, alopecia de cuero cabelludo, cejas y pestañas. Ante la sospecha, se pueden realizar estudios inmunológicos, recuento diferencial de glóbulos rojos y blancos y estudios de quimerismo.

Errores innatos de la inmunidad con fenotipo eccematoso

Síndrome de Wiskott-Aldrich. Es una inmunodeficiencia ligada al cromosoma X con trombocitopenia, producto de mutaciones en el gen *WAS*. Cursa con eccemas recurrentes y potencialmente graves. No suele debutar con eritrodermia neonatal como otros cuadros inmunológicos. En ocasiones, el color de los eccemas se torna purpúrico, o se observan petequias o equimosis. Sobrevienen infecciones. En el transcurso del tiempo los pacientes pueden presentar manifestaciones de autoinmunidad.

Síndrome de Di George. También se presenta con eccemas. Se debe a una anomalía cromosómica 22q11.2, que asocia malformaciones congénitas con defectos cardíacos, vertebrales, anomalías del paladar, dismorfismo facial, retraso en el desarrollo, hipocalcemia e inmunodeficiencia.

Síndromes inmunodesregulatorios. Pueden generar inflamación en múltiples órganos, siendo a veces la piel el órgano blanco.

Síndrome IPEX (inmunodesregulación, poliendocrinopatías, enteropatía, ligado al X). Es causado mayormente por mutaciones en el gen *FOXP3* que asegura la actividad de las células T reguladoras provenientes del timo. Los pacientes presentan diferentes grados de eccema o dermatitis exfoliativa, endocrinopatía (diabetes, enfermedad tiroidea, etc.), autoinmunidad con presencia de autoanticuerpos, enteropatía, asociación con alergias y retraso del crecimiento.

Déficit de STAT5B. De herencia autosómica recesiva, también cursa con eccemas graves, infecciones cutáneas bacterianas y virales, enanismo (insensibilidad a la hormona de crecimiento), dismorfia craneofacial, cabello fino y escaso y compromiso pulmonar. Por autoinmunidad pueden desarrollarse enfermedad tiroidea, enteropatía y neumonía.

Síndromes de híper-IgE. Tanto en su forma autosómica dominante como en la recesiva, cursan con eccemas moderados a graves que, si bien no suelen presentar eritrodermia en el primer año de vida, pueden considerarse como una potencial complicación de la exacerbación del cuadro dermatológico no controlado o agravado por las sobreinfecciones cutáneas recurrentes.

Síndromes autoinflamatorios

De acuerdo con el fenotipo cutáneo, aquellos que se presentan como pustulosis generalizada eritrodérmica deben tomarse en cuenta en el diagnóstico diferencial de los cuadros eritrodérmicos en niños.

DIRA (deficiencia del antagonista del receptor de la interleuquina 1). Es un cuadro autosómico recesivo, caracterizado por una inflamación continua. El debut es precoz, a partir del período neonatal. Se observan pústulas estériles sobre una base eritrodérmica, asociada con episodios febriles, osteomielitis estéril multifocal y periostitis.

DITRA (deficiencia del antagonista del receptor de la interleuquina 36). Es también un cuadro de herencia autosómica recesiva, en el cual se desarrolla progresivamente un fenotipo de psoriasis pustulosa, que puede cursar con episodios recurrentes generalizados, con inflamación multisistémica y deterioro del estado general.

CAMPS (cuadro autosómico dominante debido a mutaciones en el gen *CARD14*). Describe a la psoriasis monogénica. Este cuadro tiene gran variabilidad, y puede manifestarse con lesiones menores de psoriasis o como cuadros graves de eritrodermia. También las mutaciones en el gen *CARD14* describen la forma monogénica de la pitiriasis *rubra pilaris* (PRP), dermatosis que puede manifestarse como eritrodermia.

Infecciones

Suelen presentarse en forma aguda, y se acompañan de compromiso del estado general. En ocasiones, el paciente se encuentra febril e irritable.

Síndrome estafilocócico de la piel escaldada

Es secundario a la infección cutánea por *Staphylococcus aureus*, el cual sintetiza las toxinas exfoliativas A y B, las cuales desencadenan un despegamiento epidérmico superficial por proteólisis de la desmogleína, una proteína de adhesión desmosomal.

El grupo etario más comprometido son los neonatos y los niños pequeños (menores de 5 años), por tener menor aclaramiento renal y una inmunidad menos desarrollada. La toxina alcanza la piel por vía hematógena, y se deposita en el estrato granuloso por la presencia de un gangliósido de membrana, presente en la piel de los niños pequeños.

El foco inicial puede ser una onfalitis, en el caso de los neonatos, u otro foco de impétigo cutáneo. El eritema se extiende desde los pliegues y la cara, se generaliza y luego conduce al desarrollo de eritrodermia (fase escarlatiniforme). La piel, en una primera instancia, se torna sensible y dolorosa, y da lugar a la aparición de ampollas y erosiones, sin compromiso de mucosas (fase ampollar). El signo de Nikolsky es positivo. Este se realiza aplicando una suave presión o frote sobre la piel del paciente, lo cual genera una ampolla, que evidencia el desprendimiento epidérmico. Las ampollas, al ser superficiales, se destechan rápidamente. Asientan mayormente en grandes pliegues y sitios de roce.

Alrededor de la boca, el eritema inicial adquiere aspecto arrugado, y se generan fisuras y costras de disposición radial a los 2-3 días de iniciado el cuadro. Pueden agregarse edema palpebral y conjuntivitis.

Por último, el cuadro presenta una fase descamativa. En neonatos, la descamación puede ser en colgajos. Asimismo, el paciente puede presentarse febril e irritable, con hiperalgesia cutánea.

El diagnóstico es clínico. Debe tenerse en cuenta que las ampollas son estériles, por lo que no se obtiene rédito del cultivo de la ampolla. Los cultivos pueden obtenerse de los sitios en los cuales se sospeche el foco primario (ombligo, nasofaringe, conjuntiva, etc.).

La respuesta a los antibióticos con cobertura para el *Staphylococcus aureus* (por ejemplo, clindamicina 30 mg/kg/día por 7-10 días) suele ser rápida y eficaz. En neonatos o lactantes pequeños puede ser necesaria la internación, para controlar la evolución y para asegurar una adecuada reposición de líquidos. El manejo del dolor con analgesia reglada se debe considerar en las fases iniciales del cuadro.

En cuanto al cuidado de la piel, no es aconsejable el desbridamiento quirúrgico en la fase ampollar, ya que empeora el pronóstico. En la fase descamativa se pueden indicar emolientes o humectantes. La mortalidad del cuadro es baja, menor del 4%.

Escarlatina

Cursa con ertitrodermia transitoria. Es diagnóstico diferencial del SEPE en su fase inicial, y de otros exantemas virales y farmacodermias. Es mediada por las exotoxinas pirogénicas del estreptococo β-hemolítico del grupo A (*Streptococcus pyogenes*), a punto de partida del foco faríngeo. Suele presentarse en niños mayores de 2 años, más frecuentemente entre los 4 y 8 años de edad. El paciente se presenta febril, con faringoamigdalitis dolorosa, a la que sucede, uno o dos días después, un exantema micropapular eritematoso, áspero al tacto (papel de lija) que comienza en la base del cuello, la cara y el tronco, para luego generalizarse. Pueden aparecer petequias de disposición lineal en los pliegues (signo de Pastia). La lengua en los primeros días se observa blanco-amarillenta, con protrusión de las papilas rojas; luego de 2-3 días desaparece el color blanco y queda de color rojo cereza. Por lo general, con el tratamiento antibiótico adecuado (penicilina o amoxicilina), el cuadro resuelve en 7 días, seguido de una descamación residual, que se torna prominente en sitios acrales.

Síndrome de *shock* tóxico

Se caracteriza por la presencia de exantema, afectación sistémica e inestabilidad hemodinámica. Es un cuadro mediado por toxinas que actúan como superantígenos. Los agentes bacterianos responsables pueden ser tanto el estreptococo como el estafilococo. Debe considerarse este diagnóstico cuando el exantema se acompaña de hipotensión ortostática o *shock*, y afectación multiorgánica (hígado, riñón, etc.).

Candidiasis cutánea congénita

El cuadro se manifiesta como un exantema papulopustuloso a nivel del tronco, las extremidades, las palmas y las plantas. En algunos casos puede instaurarse una dermatitis exfoliativa. Se desarrolla a partir del nacimiento y hasta los 6 días de vida. Son más susceptibles los recién nacidos de bajo peso (< 1 kg de peso) y los prematuros. En estos grupos, existe riesgo de enfermedad invasiva. Los factores predisponentes son el antecedente materno de vulvovaginitis candidiásica en el embarazo, la presencia de un dispositivo intrauterino (DIU) o los procedimientos invasivos. Puede acompañarse de muguet oral y, en ocasiones, de compromiso ungueal. Ante la sospecha se puede realizar una toma de muestra del contenido de una pústula y extendido con hidróxido de potasio. El tratamiento se realiza con imidazólicos tópicos o sistémicos y, en los grupos de riesgo o en la enfermedad generalizada, se utiliza terapia antifúngica sistémica endovenosa (fluconazol, etc.).

En los casos en que la candidiasis sea adquirida durante el pasaje por el canal de parto, el cuadro se presenta como candidiasis neonatal, la cual se revela luego de la primera semana de vida, y se manifiesta en forma de dermatitis del pañal, muguet oral o compromiso de pliegues. Si la afección se generaliza, se requerirá tratamiento sistémico, con previa toma de cultivos.

Sarna noruega

En pacientes inmunosuprimidos, desnutridos, con síndrome de Down, neonatos o lactantes pequeños, la escabiosis puede presentarse en esta forma, que tiende a generalizarse. Las lesiones toman un aspecto escamoso, se observan placas con escamo-costras blancas, que imitan un eccema seborreico o una psoriasis. Suele agregarse eccema de cuero cabelludo y placas hiperqueratósicas palmoplantares. Es altamente pruriginosa y contagiosa, por la importante cantidad de ácaros sobre la piel. Debido al extenso compromiso cutáneo, se puede indicar un tratamiento dermatológico antes del uso de acaricidas, con el objetivo de mejorar la superficie epidérmica. El manejo del paciente debe realizarse con uso de guantes.

Sífilis

Considerada en dermatología como la gran simuladora, también debe incluirse en el diagnóstico diferencial de la eritrodermia. La sífilis congénita se corresponde con el secundarismo sifilítico, por diseminación treponémica. Los síntomas aparecen desde el nacimiento hasta los dos años de vida. Cuanto más precoz sea su aparición, mayor es la gravedad. Pueden observarse lesiones ampollares a predominio palmoplantar (seudopénfigo sifilítico del recién nacido), lesiones papulosas o condilomatosas húmedas periorificiales y compromiso ungueal. Además, se pueden agregar rinitis y laringitis, afectación ósea y sistémica.

Dermatosis eritematoescamosas

Dermatitis seborreica

Altamente frecuente en menores de 3 meses. Suele afectar el cuero cabelludo y generar escamas amarillentas untuosas adheridas o blanco-grisáceas, como también las regiones ciliar, interciliar y retroauricular. Pueden observarse placas eritematoescamosas, compromiso de pliegues y del área del pañal. Algunos lactantes presentan una forma extendida, con escamas más gruesas, similar a la psoriasis. El porcentaje que evoluciona a la eritrodermia es bajo.

Dermatitis atópica

Dermatosis crónica eritematoescamosa. Se manifiesta a partir de los 4 meses de vida. La piel se encuentra seca, el prurito suele ser un síntoma cardinal y es poco frecuente la afectación de la zona del pañal. En las formas extendidas, se observa compromiso de la cara, las superficies extensoras y el tronco, y puede generalizarse. No suele haber afectación del estado general, el progreso de peso es adecuado y la maduración acorde. La IgE suele elevarse.

Psoriasis

La psoriasis en placas puede iniciar como una dermatitis del área del pañal recalcitrante a tratamientos convencionales, con un borde lesional bien delimitado y con compromiso umbilical. Las formas eritrodérmicas pueden ser difíciles de diferenciar de la dermatitis atópica, algunas ictiosis como el síndrome de Netherton o EII. En estos casos resultan de utilidad la biopsia de piel y los estudios complementarios.

Pitiriasis *rubra pilaris*

Esta dermatosis presenta varios subtipos clínicos. En pediatría, es frecuente la observación de placas diseminadas eritematoescamosas con islotes de piel sana, hiperqueratosis con acentuación folicular en miembros y compromiso palmoplantar con eritema de coloración anaranjada e hiperqueratosis. La forma familiar puede ponerse en evidencia al poco tiempo de nacer y presentarse como eritrodermia (alteración del gen *CARD14*).

Enfermedades metabólicas y nutricionales

Aunque infrecuentes, deben considerarse en cuadros dermatológicos rebeldes a los tratamientos habituales, cuando existe compromiso periorificial (peribucal, periocular, área del pañal), placas con borde bien delimitado que pueden adquirir un aspecto psoriasiforme, alopecia, mal progreso de peso, sumado a otras manifestaciones, como las neurológicas, compromiso hepático, acidemia, etc.

La deficiencia de holocarboxilasa sintetasa, enfermedad autosómica recesiva producida por un defecto del metabolismo de la biotina, asocia acidosis metabólica y afectación neurológica. Las deficiencias de aminoácidos también deben incluirse en el diagnóstico diferencial.

La acidemia metilmalónica expresa varios defectos del metabolismo de la cobalamina y el metilmalonato. También se acompaña de acidosis metabólica, síntomas neurológicos graves y distrés respiratorio.

La deficiencia de ácidos grasos esenciales se manifiesta con retraso del crecimiento, alopecia, eritrodermia y erosiones en pliegues intertriginosos, que van desarrollándose con el tiempo. El paciente presenta anemia, plaquetopenia e hígado graso.

Los trastornos nutricionales y malabsortivos eventualmente pueden tener este fenotipo clínico. Se deben considerar la malnutrición calórico-proteica (Kwashiorkor), la acrodermatitis enteropática y la fibrosis quística.

Otras

Mastocitosis cutánea difusa

El eritema generalizado se desarrolla por infiltración mastocitaria masiva. Si bien es rara, esta forma de mastocitosis puede expresarse en el período neonatal. Se producen ampollas ante el mínimo roce, y existen dermografismo y signo de Darier positivo. El niño se encuentra irritable y con prurito. La piel está engrosada. La sospecha se confirma mediante una biopsia de piel.

Farmacodermias

Tanto el síndrome de DRESS como la necrólisis epidérmica tóxica deben considerarse en pacientes con antecedente de exposición a fármacos (*v.* Capítulo 52.1).

El síndrome del hombre rojo debe contemplarse en pacientes que están en tratamiento con vancomicina. El exantema suele ser macular o maculopapular. Puede generalizarse, ser pruriginoso, constatarse aumento de la temperatura corporal y, ocasionalmente, hipotensión. En lactantes puede haber alteración de la perfusión periférica. Se relaciona con la liberación de histamina por la infusión rápida de la droga. Ante la sospecha, se debe suspender la infusión y administrar antihistamínicos. La velocidad de infusión es un factor limitante, por lo que se sugiere que no dure menos de una hora.

Presentación clínica

Como fue comentado, la eritrodermia se expresa como eritema y descamación generalizada. A esto pueden agregarse edemas. A medida que el curso clínico se cronifica, y de acuerdo con la causa y la evolución, la misma inflamación cutánea puede conducir al desarrollo de alopecia (cuero cabelludo, cejas y pestañas). Asimismo, las uñas denotan cambios secundarios a la evolución del proceso, como líneas de Beau (detención de crecimiento), distrofia, estriaciones o cambios de coloración.

El paciente puede presentar desregulación de la temperatura corporal, adenopatías dermopáticas, anemia, alteraciones hidroelectrolíticas, hipoalbuminemia y predisposición a infecciones.

Diagnóstico de la eritrodermia

Tras considerar las posibles causas de eritrodermia, se pueden subrayar algunas de ellas como las más probables, en relación con la edad del paciente, el aspecto general y dermatológico, y los antecedentes personales y familiares. En función de esto, se traza el plan de estudio.

Edad

En los niños mayores y adolescentes, cabe considerar las etiologías predominantes de la edad adulta (farmacodermias o exacerbación de una condición de base ya conocida). En cambio, en los niños pequeños, se debe ahondar en causas específicas.

Aspecto general y dermatológico

En el período neonatal, el fenotipo bebé colodión debe hacer sospechar una ictiosis. En caso de que la eritrodermia se presente con ampollas, se debe considerar la ictiosis epidermolítica, el síndrome de descamación cutánea generalizada, el SEPE, la mastocitosis cutánea difusa o la sífilis congénita. Si el fenotipo evidencia pústulas, cabe descartar una candidiasis cutánea congénita, una psoriasis pustulosa o un síndrome autoinflamatorio con fenotipo pustuloso. Si las lesiones tienen aspecto eritematoescamoso o eccematoso, se puede evaluar la posibilidad de una dermatitis seborreica (generalmente antes de los 3-4 meses de vida), una dermatitis atópica (luego de los 4 meses) o una psoriasis infantil.

A estas consideraciones, se deben agregar el estado general, nutricional y madurativo del niño, la presencia de síntomas extracutáneos y la asociación con episodios febriles o infecciones recurrentes. Estos datos apoyan la sospecha de algunas ictiosis sindrómicas, metabolopatías o EII (Algoritmo 52.2.1).

Antecedentes personales y familiares

Ayudan a darle valor a algunas etiologías que se desencadenan como exacerbación de dermatosis previas (dermatitis atópica, seborreica, psoriasis). El antecedente de exposición a fármacos apoya la presunción de una farmacodermia. Los antecedentes familiares y la consanguinidad deben evaluarse ante la sospecha de enfermedades hereditarias.

Plan de estudios

Debe ser individualizado según la sospecha clínica. Pueden ser tenidos en cuenta algunos de los siguientes estudios diagnósticos:

Algoritmo 52.2.1 Diagnóstico clínico de las eritrodermias en pediatría

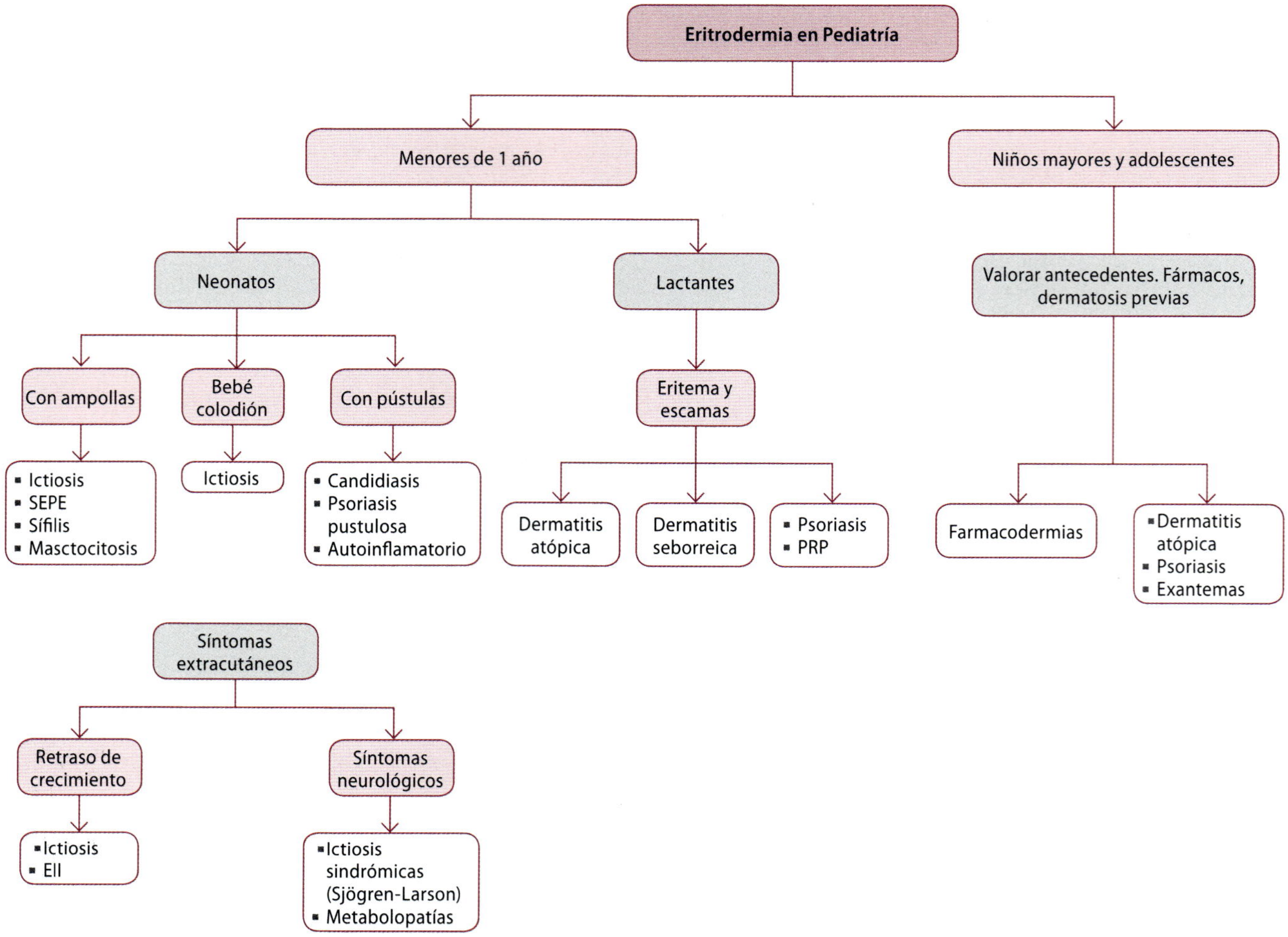

PRP: pitiriasis *rubra pilaris*.
Modificado de: Ott, H. Guidance for assessment of erythroderma in neonates and infants for the pediatric immunologist. Pediatric Allergy and Immunology 2019; 30 (3): 259-6.

- Cultivos de foco cutáneo. Hisopados de piel, nariz, ombligo y ojos (sospecha de SEPE). Cultivos de sangre y orina.
- Extendido con hidróxido de potasio (candidiasis).
- VDRL.
- Laboratorio completo con perfil inmunológico, IgE, medición de zinc y fosfatasa alcalina. Estado ácido-base y electrolitos. Proteinograma.
- Histamina y sus metabolitos en sangre y orina (mastocitosis).
- Prueba del sudor.
- Ácidos grasos esenciales, aminoácidos, holocarboxilasa y biotinidasa.
- Evaluación dermatoscópica o microscópica del tallo piloso.
- Biopsias de piel, idealmente de 2-3 sitios diferentes.
- Evaluación neurológica, audiológica, oftalmológica, esquelética, según sospecha.
- Estudio genético.

Tratamiento

Los objetivos terapéuticos son tratar la eritrodermia como síndrome, abordar la etiología si es conocida y prevenir las complicaciones (hidroelectrolíticas, infecciosas, etc.).

En primer término, se debe suprimir el desencadenante si lo hubiera (drogas, infecciones). El paciente debe permanecer en un ambiente templado y húmedo, para evitar la desregulación térmica.

Se pueden utilizar sobre la piel emolientes, baños de avena y corticoides de baja potencia en áreas localizadas, evitando el uso de sustancias irritantes, corticoides de alta potencia e inmunomoduladores tópicos. Se puede implementar la técnica de vendajes húmedos.

Para prevenir y tratar las complicaciones, el niño debe estar confortable, para lo cual debe considerarse el uso de antihistamínicos y analgésicos. Se sugiere un colchón antiescaras. Deben realizarse balances periódicos de ingresos y egresos de líquidos, asegurar una adecuada reposición hidroelectrolítica, así como también valorar y tratar una posible anemia. Se debe ofrecer una dieta hipercalórica, y valorar la potencial pérdida de proteínas. Asimismo, se sugiere evaluar la presencia de edemas. El manejo de la superficie cutánea debe realizarse con medidas de asepsia y cuidado para prevenir infecciones. En caso de sospecha de procesos infecciosos, se realizarán cultivos y un eventual tratamiento antibiótico, según el caso.

Pronóstico y complicaciones

El pronóstico de la eritrodermia depende de la etiología, la edad del paciente, la condición clínica previa y el abordaje y el manejo del cuadro. Se estima que la mortalidad en menores de un año es del 16%.

Las complicaciones que pueden relacionarse con la eritrodermia son fundamentalmente infecciones, sepsis, hipertermia, hipoalbuminemia, deshidratación hipernatrémica y disminución del crecimiento.

Acceda al eBook para consultar la lista de bibliografía. Consulte las indicaciones en la retiración de tapa.

Sección 8

Inflamación sistémica

53
Sepsis y *shock* séptico

Juan B. Dartiguelongue • Alejandro Gattari • Pablo Neira

Actualmente, la sepsis se define como una disfunción orgánica grave, potencialmente mortal, ocasionada por una respuesta inmunitaria no regulada frente a un proceso infeccioso. Continúa siendo una de las principales causas de morbimortalidad, que depende de la edad del paciente, el ambiente que lo rodea (la comunidad, las salas de internación, las unidades de cuidados intensivos), la madurez inmunológica y el microorganismo en cuestión. Es particularmente alta entre los neonatos, los niños críticamente enfermos y los pacientes inmunocomprometidos.

La progresión hacia la sepsis implica una serie dinámica y compleja de eventos que inducen la activación endotelial y del sistema inmunológico. Esta respuesta inflamatoria, de carácter autosostenido y no regulado, resulta en una forma grave de inflamación sistémica. Las consecuencias de este proceso, que involucra tanto factores del huésped como del germen, incluyen daño endotelial, disfunción microvascular, alteración de la oxigenación tisular y, finalmente, falla multiorgánica.

El *shock* séptico representa una situación crítica, consecuencia de un desequilibrio grave entre el aporte y el consumo de oxígeno. La sepsis y el *shock* séptico pueden entenderse, entonces, como parte de un espectro continuo, que en ausencia de un tratamiento adecuado se asocia con un aumento marcado de la mortalidad (*v.* más adelante).

Este capítulo se desarrolla en base a tres ejes temáticos. En el primero de ellos, se describen los mecanismos que generan inflamación sistémica y progresión hacia la sepsis, junto con sus principales marcadores biológicos. En el segundo, se analizan los mecanismos responsables de generar disfunción orgánica en la sepsis y el *shock* séptico. Mientras que en el tercero se trazan las directrices diagnósticas y terapéuticas de esta entidad.

Inmunidad innata e inflamación

Los complejos mecanismos vinculados con la inflamación sistémica y la sepsis se conocen cada vez con más exactitud. Su utilidad clínica radica en la búsqueda de marcadores biológicos que acompañen el diagnóstico precoz y permitan distinguirla de entidades clínicas que la simulan (linfohistiocitosis hemofagocítica, insuficiencia suprarrenal, anafilaxia, etc.). Asimismo, posibilita la búsqueda de nuevos blancos terapéuticos, capaces de disminuir la morbimortalidad.

Activación celular y respuesta inflamatoria

La respuesta inmune innata, filogenéticamente muy antigua, pone en juego un conjunto de efectores celulares y humorales con el fin de iniciar una respuesta inmediata y, de ser necesario, dar comienzo a la participación de los efectores inmunitarios específicos (linfocitos T y B) para erradicar o controlar inicialmente el proceso infeccioso. Esta respuesta es iniciada por receptores reconocedores de patrones (*Pattern Recognition Receptor*, PRR), localizados en la membrana celular (así como en organelas intracelulares) de monocitos, macrófagos y neutrófilos. Estos receptores reconocen estructuras moleculares específicas y propias de los microorganismos. Entre los PRR más difundidos se encuentran los receptores tipo-Toll (*Toll-Like Receptors*, TLR), al igual que otros denominados NOD (dominio de oligomerización de nucleótidos) y RIG-1 (gen inducible por ácido retinoico).

Los patrones bacterianos reconocidos por estos receptores se conocen como patrones moleculares asociados a patógenos (*Pathogen-Associated Molecular Patterns*, PAMP), de los cuales los más difundidos son el lipopolisacárido de bacterias gram negativas y el peptidoglicano y el ácido lipoteicoico de bacterias gram positivas. Los PAMP, al ser reconocidos por los PRR, inician el proceso inflamatorio. Más específicamente, el lipopolisacárido y el peptidoglicano se unen a los TLR-4 y TLR-2, respectivamente. Dicha unión inicia una vía de señalización intracelular que implica la translocación al núcleo del factor de transcripción NF-κB (*Nuclear Transcription Factor Kappa B*) con la consecuente activación celular y expresión de genes involucrados en la respuesta inflamatoria (Figura 53.1). Entre estos genes se encuentran el de la interleuquina (IL) 1, IL-6, factor de necrosis tumoral alfa (*Tumor Necrosis Factor Alpha*, TNF-α), diversas quimioquinas (*Intercellular Cell Adhesion Molecule-1* [ICAM-1], *Vascular Cell Adhesion Molecule-1* [VCAM-1]) y la enzima óxido nítrico sintasa, entre otros.

A su vez, los PRR reconocen y se activan por moléculas circulantes conocidas como patrones moleculares asociados a peligro o alarma (*Damage-Associated Molecular Patterns*, DAMP), que son liberadas durante la agresión inflamatoria. Se trata de estructuras nucleares, citoplasmáticas y mitocondriales que adquieren nuevas propiedades al ser volcadas al medio extracelular. Como ejemplos pueden citarse el ácido desoxirribonucleico (ADN) mitocondrial, el trifosfato de adenosina (*Adenosine Triphosphate*, ATP), las proteínas de choque térmico (*Heat Shock Proteins, HSP*) y las proteínas de los grupos HMGB-1 (*High-Mobility Group Box 1 protein*) y S100 (solubles 100%).

El endotelio vascular también posee TLR que reconocen el lipopolisacárido y otros productos microbianos. Asimismo, expresa receptores para TNF-α, IL-1, numerosas citoquinas y productos de activación del complemento (C3a, C5a). Estas interacciones conducen a la activación endotelial, que fisiológicamente se traduce en vasodilatación, aumento de la permeabilidad vascular y expresión de moléculas de adhesión (selectinas, ICAM-1, VCAM-1, etc.) que regulan el tráfico leucocitario (Figura 53.2). La hiperemia resultante, junto con el cambio de la permeabilidad vascular y la invasión de polimorfonucleares activados, sustenta los signos cardinales de la inflamación.

El TNF-α producido por macrófagos y neutrófilos activados estimula su propia liberación (acción autocrina) como

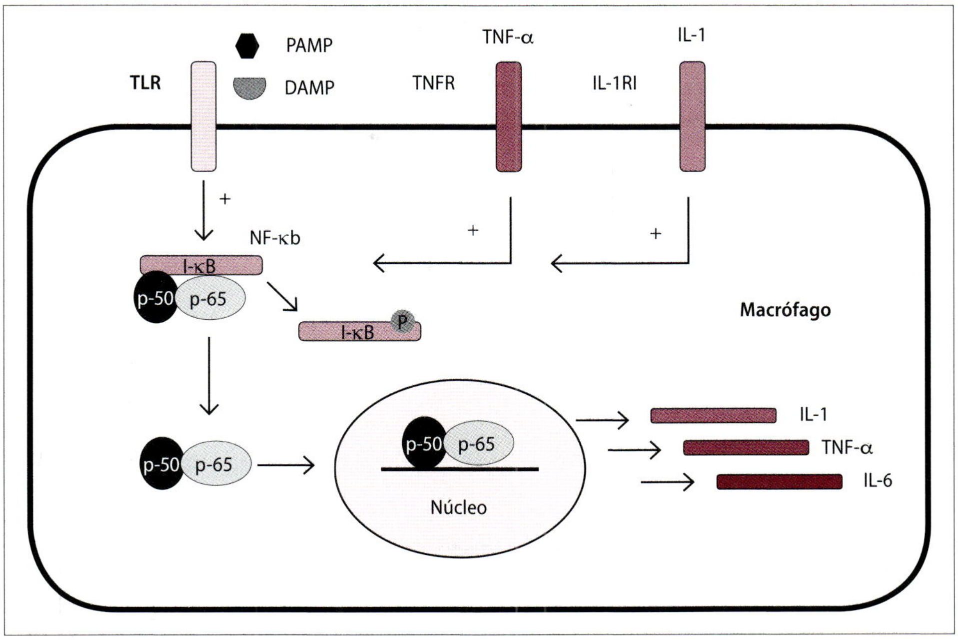

Figura 53.1 Activación macrofágica vía interacción PAMP/DAMP con el TLR y por acción del TNF-α y la IL-1 sobre sus receptores (TNFR e IL-1RI, respetivamente). Cuando la célula se halla quiescente, el NF-κB se encuentra en el citoplasma y forma un heterodímero conformado por las subunidades p-50 y p-65, unido a una proteína inhibitoria conocida como I-κb. La activación de los TLR y de los receptores para TNF-α e IL-1, entre otros, conduce a la activación del complejo I-κb quinasa, encargado de la fosforilación que lleva a la degradación proteolítica del I-κB. Esto permite la translocación al núcleo del heterodímero p-50 y p-65, donde se une a secuencias κB en regiones promotoras de genes específicos.

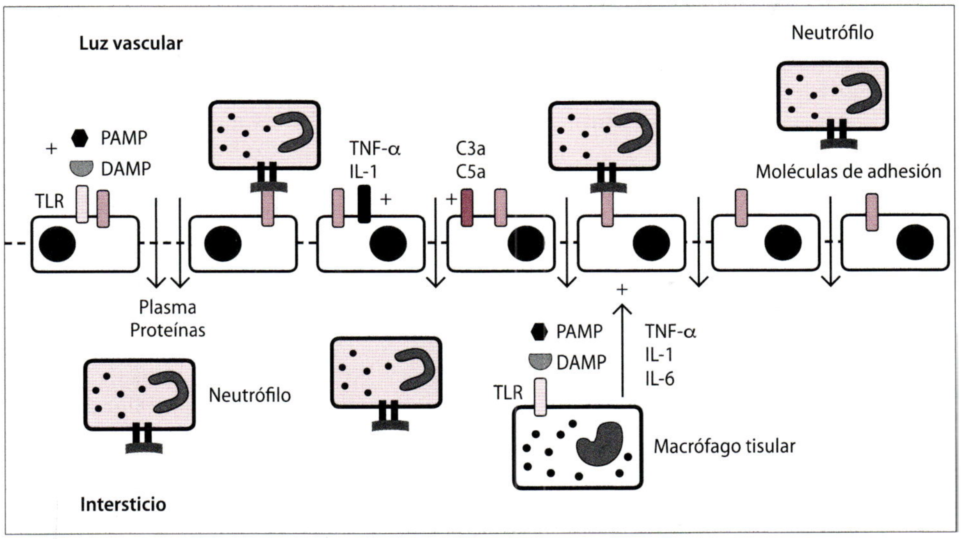

Figura 53.2 Activación endotelial mediada por los PAMP, DAMP, citoquinas y productos de activación del complemento. La acción concertada de estos mediadores produce vasodilatación, hiperemia, aumento de la permeabilidad vascular y expresión de moléculas de adhesión que regulan el tráfico leucocitario.

la liberación de otras citoquinas y mediadores inflamatorios (*v.* Figura 53.1), tanto por la propia célula como por macrófagos, neutrófilos y células endoteliales circundantes (acción paracrina). Entre estos mediadores se encuentran las IL-1, IL-2, IL-6, IL-8 e IL10, el factor activador plaquetario, interferones y eicosanoides. La activación de los polimorfonucleares implica, a su vez, la expresión de moléculas de adhesión al endotelio activado (reclutamiento), la generación de intermediarios reactivos de oxígeno, el aumento de la capacidad fagocítica, la liberación de enzimas lisosomales y el incremento de la expresión y actividad de moléculas HLA de clases I y II.

Todos los mecanismos puestos en marcha durante este proceso tienen la finalidad de resolver la infección y reparar los tejidos. Son regulados principalmente en base a la generación de citoquinas proinflamatorias y antiinflamatorias. Este equilibrio modula la activación leucocitaria y endotelial, lo que limita el proceso inflamatorio al sitio de la lesión.

Citoquinas

La activación de macrófagos y neutrófilos a través de los TLR inicia un proceso de trascripción génica que involucra los genes de varias citoquinas. Algunas de ellas inducen una respuesta inflamatoria local y sistémica (TNF-α, IL-1, IL-6); otras orientan el curso futuro de la respuesta inmunitaria adaptativa (IL-12, IL-18); median el reclutamiento de leucocitos en el tejido inflamado (IL-8 y diversas quimioquinas), e inducen la proliferación o diferenciación de precursores leucocitarios, al actuar a nivel de la médula ósea (IL-7, IL-15).

Tanto el TNF-α como la IL1 y la IL-6 tienen un rol fundamental en las etapas iniciales del proceso inflamatorio, pues median un conjunto de actividades tendentes al desarrollo de un cuadro inflamatorio sistémico. Las acciones comunes de varias citoquinas se detallan en la Tabla 53.1.

Algunas citoquinas, conocidas como citoquinas antiinflamatorias, inhiben la producción de TNF-α e IL-1. Sin embargo,

Tabla 53.1 Acciones comunes de diversas citoquinas

- Aumento de la temperatura corporal por modificación directa del *set-point* hipotalámico.
- Hipotensión por efecto vascular (vasodilatación) y cardiodepresor directo.
- Aumento de las proteínas de fase aguda (proteína C reactiva [PCR], lecitina de unión a manosa [MBL], α-2 macroglobulina, etc.), mediado por acción directa sobre el hepatocito.
- Activación de la coagulación; leucocitosis con neutrofilia.
- Inducción de un estado inflamógeno del endotelio vascular, por aumento de la permeabilidad de las vénulas poscapilares e incremento de la expresión de moléculas de adhesión.
- Incremento de la capacidad microbicida de granulocitos neutrófilos y macrófagos.
- Inducción de la activación del propio macrófago o potenciación de la activación inducida por los PAMP y los DAMP.
- Incremento de la expresión de moléculas HLA de clase I y aumento de la actividad citotóxica de células T $CD8^+$.
- Incremento de la secreción de hormonas vinculadas con el estrés. Estimulación directa de la lipólisis y la gluconeogénesis.

sus efectos no son universalmente antiinflamatorios. Ejemplo de esto son algunas de las acciones de la IL-6, el factor de crecimiento transformante β (*Transforming Growth Factor-Beta*, TGF-β) y la IL-10. Mientras que estimulan al sistema inmune y mejoran la funcionalidad de las células B (proliferación y secreción de inmunoglobulinas) y fomentan el desarrollo de células T citotóxicas, inhiben la producción de otras citoquinas por las células del sistema mononuclear y por las células *T-helper* dependientes de monocitos.

Sistema complemento

Representa uno de los mecanismos humorales propios de la inmunidad innata. Funciona como una cascada proteolítica de activación sucesiva, que pasa del estado inactivo al estado activo por proteólisis de sus componentes. Entre sus funciones biológicas se encuentran las siguientes:

- Generación de la respuesta inflamatoria (C3a, C5a).
- Opsonización de gérmenes (C3b).
- Lisis bacteriana directa (C5-C9).
- Potenciación de la respuesta B (productos de degradación de C3b).

La activación de este sistema (Figura 53.3) es iniciada por estructuras presentes en la superficie de los microorganismos (vía alternativa), por complejos inmunes (vía clásica) o por la lecitina de unión a manosa (*Mannose-Binding Lectin*, MBL), en la llamada vía de las lecitinas.

La actividad inflamógena es mediada por los componentes C3a y C5a. Ambos inducen quimiotaxis, reclutamiento y activación de neutrófilos y monocitos. A su vez, tienen una marcada actividad anafiláctica que conduce a la degranulación de mastocitos, con la liberación subsecuente de aminas vasoactivas (histamina y serotonina), leucotrienos, quimioquinas y citoquinas (TNF-α, IL-4). Esto favorece el flujo sanguíneo local y la permeabilidad vascular. Además, C3a y C5a activan en forma directa al endotelio, lo que media un incremento de su permeabilidad y expresión de moléculas de adhesión. Asimismo, estimulan la activación plaquetaria.

Amplificación inflamatoria

En algunas ocasiones, la liberación de los mediadores inflamatorios excede los límites del sitio de infección. Esto conduce a una respuesta inflamatoria amplificada, no regulada y de carácter sistémico, que afecta otros tejidos por lo demás sanos. Si se asocia con disfunción orgánica es referida como sepsis, y se caracteriza por su elevada mortalidad.

El proceso conocido como síndrome de respuesta inflamatoria sistémica (*Systemic Inflammatory Response Syndrome*, SIRS) (Tabla 53.2) no implican *per se* falta de regulación ni disfunción orgánica. Asimismo, puede estar presente en situaciones clínicas no relacionadas con un proceso infeccioso (pancreatitis, grandes quemados, politraumatismo, etc.).

Progresión hacia la sepsis

Este proceso depende de una miríada de eventos; muchos de ellos, no del todo dilucidados, vinculados tanto al organismo del huésped como al patógeno en cuestión. Es consecuencia de un desequilibrio a favor de los fenómenos proinflamatorios, en el cual la respuesta inflamatoria traspasa los linderos de la infección local y escapa a su regulación homeostática habitual, particularmente, en individuos genéticamente predispuestos.

Factores del huésped

La edad, el ambiente y el estado inmunológico son factores perentorios en la progresión hacia la sepsis.

La producción de niveles elevados de citoquinas, tanto proinflamatorias como antiinflamatorias, se relaciona con el desarrollo de sepsis. El análisis cinético muestra que los niveles plasmáticos de TNF-α, IL-10 e IL-6 tienen un pico en las etapas iniciales del proceso, mientras que descienden a valores casi indetectables hacia el final (Figura 53.4 a). Estas citoquinas producen efectos característicos de la sepsis como fiebre, hipotensión, activación endotelial, secreción de otras citoquinas proinflamatorias y activación de la coagulación. La infusión de TNF-α en animales produce síntomas similares a los observados durante el *shock* séptico, y la infusión experimental de anticuerpos anti-TNF-α demostró disminuir la mortalidad en animales desafiados con lipopolisacárido. Las citoquinas proinflamatorias también inhiben la apoptosis de macrófagos y neutrófilos activados, lo que prolonga su supervivencia y aumenta la respuesta inflamatoria. Asimismo, inducen la apoptosis de linfocitos, células dendríticas y endoteliales.

El complemento también juega un rol importante. La inhibición de varios de sus componentes activados es capaz de disminuir la mortalidad y frenar la inflamación en modelos experimentales de sepsis. Existe, a su vez, cierta susceptibilidad genética para la sepsis. La forma más común de variabilidad genética, el polimorfismo de un solo nucleótido (*Single Nucleotide Polymorphism*, SNP), fue estudiada como factor predictivo de progresión hacia la sepsis. Los SNP son sustituciones estables de una sola base, esparcidas a lo largo de todo el genoma, que incluye promotores y regiones entre genes. Muchos SNP se relacionan con mayor susceptibilidad a infecciones y peores resultados en el curso de una infección aguda. Estos SNP incluyen genes que codifican estructuras relacionadas con la respuesta inflamatoria: citoquinas (TNF-α, IL-1, IL-6, linfotoxina-α, IL-10, IL-18, etc.), interferón γ (IFN-γ), receptores de superficie celular (TLR-2, TLR-4 y receptores Fc-γ II y III), el ligando del lipopolisacárido, la MBL, la *hsp*-70, la enzima convertidora de angiotensina 1 y el inhibidor del activador tisular del plasminógeno-1.

Factores de los microorganismos

Los microorganismos cumplen un papel relevante en la progresión hacia la sepsis. El lipopolisacárido es el responsable de iniciar la cascada inflamatoria en las infecciones por bacterias

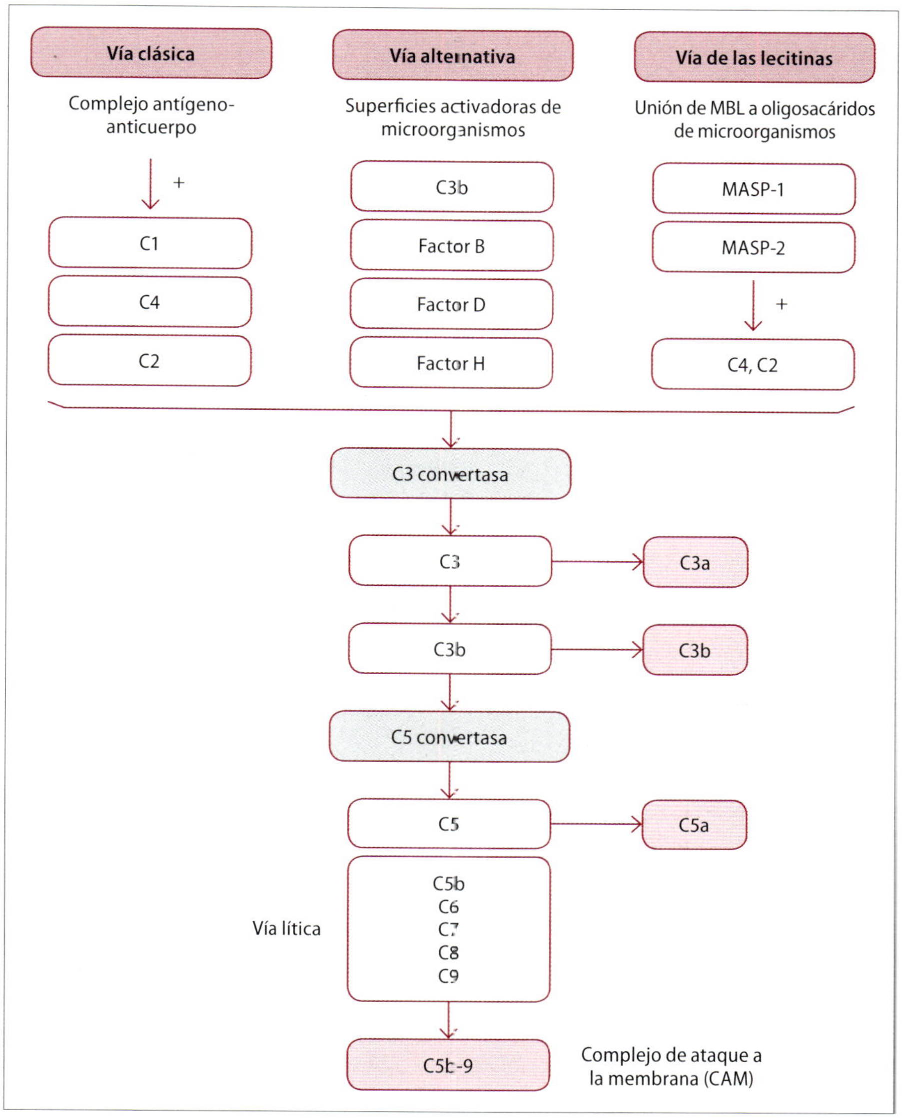

Figura 53.3 Esquema simplificado de las vías de activación del complemento.

Tabla 53.2 Valores de frecuencia cardíaca (FC), frecuencia respiratoria (FR) y recuento leucocitario para la definición de SIRS en pediatría

Edad	FC	FR	Recuento leucocitario
0-7 días	> 180 o < 100	> 50	> 34 000
7 días-1 mes	> 180 o < 100	> 40	> 19 500 o < 5000
1 mes-1 año	> 180 o < 90	> 34	> 17 500 o < 5000
> 1 año-5 años	> 140	> 22	> 15 500 o < 6000
> 5 años-12 años	> 130	> 18	> 13 500 o < 4500
> 12 años-18 años	> 110	> 14	> 11 000 o < 4500

El SIRS se define con dos o más de los siguientes criterios, de los cuales al menos uno debe ser la temperatura corporal o el recuento leucocitario:
- Temperatura central > 38,5 °C o < 36 °C.
- FC > 2 DS para cada edad o < 2 DS en menores de 1 año.
- FR > 2 DS para cada edad o necesidad de asistencia respiratoria mecánica.
- Recuento leucocitario aumentado o disminuido según edad, o > 10% de formas inmaduras.

Modificado de: Goldstein B, Giroir B, Randolph A, et al. International pediatric sepsis consensus conference: Definitions for sepsis and organ dysfunction in pediatrics. Pediatr Crit Care Med 2005; 6: 2.

gram negativas, mientras que el peptidoglicano, el muramil-dipéptido y el ácido lipoteicoico hacen lo propio en infecciones por bacterias gram positivas.

La actividad biológica del lipopolisacárido es mediada por una glucoproteína de fase aguda denominada proteína de enlace o ligando del lipopolisacárido (*Lipopolysaccharide-Binding Protein*, LBP). La LBP forma un complejo con el lipopolisacárido que facilita su interacción con el TLR-4 de las células inflamatorias y el endotelio vascular. La importancia de esta interacción queda de manifiesto en la menor sensibilidad a los efectos del lipopolisacárido en animales carentes del gen de la LBP.

El lipopolisacárido, al ser infundido en humanos, es capaz de reproducir muchas de las características clínicas de la sepsis. Además de activar la secuencia de eventos que conducen a la inflamación sistémica, es un potente activador de la coagulación a través de las vías extrínseca (expresión del factor tisular) e intrínseca (activa las proteínas de fase de contacto). Junto con la activación del complemento y el desequilibrio entre la coagulación y la fibrinólisis, conduce al desarrollo de trombosis microvascular. Niveles circulantes elevados de lipopolisacárido se asocian con mayor riesgo de progresión al *shock* séptico y a la disfunción multiorgánica.

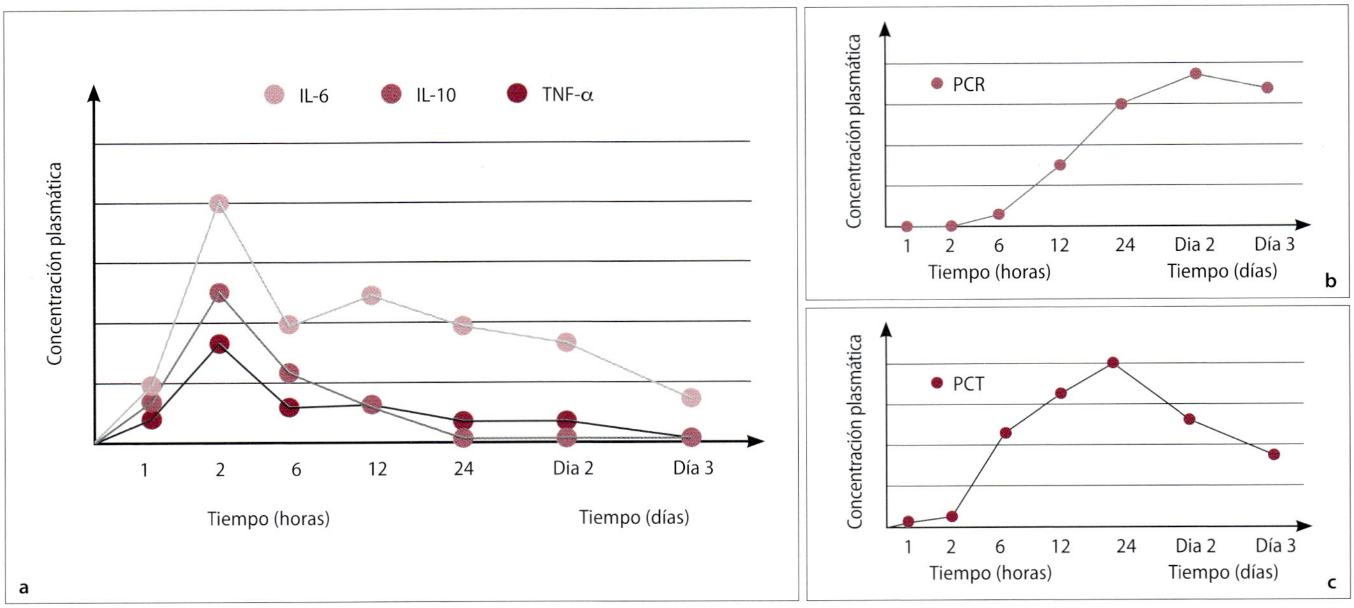

Figura 53.4 Cinética de varios mediadores de la respuesta inflamatoria después del desafío con lipopolisacárido en voluntarios humanos. IL: interleuquina; TNF-α: factor de necrosis tumoral α; PCR: proteína C reactiva; PCT: procalcitonina. (Modificado de: Brunkhorst FM, Heinz U, Forycki ZF. Kinetics of procalcitonin in iatrogenic sepsis. Intensive Care Med 1998; 24 (8): 888-9).

Otros productos bacterianos (enterotoxina B estafilocócica, toxina-1 del síndrome de *shock* tóxico, exotoxina A de *Pseudomonas*, proteína M del estreptococo betahemolítico del grupo A), así como cambios en la estructura de los microorganismos (pasaje a la forma L de la membrana, mayor síntesis de polisacáridos capsulares, formación de *biofilms*, etc.), también favorecen el desarrollo de sepsis.

Marcadores biológicos de sepsis

La sepsis puede confundirse clínicamente con otras entidades que producen disfunción orgánica. Al momento actual fueron estudiados más de 170 marcadores biológicos, ninguno de ellos lo suficientemente sensible y específico para confirmar el diagnóstico de sepsis. El recuento de glóbulos blancos y algunas proteínas de fase aguda, como la proteína C reactiva (PCR), suelen utilizarse a pesar de sus limitaciones. La procalcitonina (PCT) tiene un rendimiento diagnóstico superior al resto de los marcadores biológicos de sepsis. La medición de citoquinas proinflamatorias (*v.* Figura 53.4 a) no suele ser un recurso disponible. Asimismo, pueden aumentar con una cinética similar en infecciones virales y en procesos autoinflamatorios.

Proteínas de fase aguda

La PCR, la MBL y otras proteínas de fase aguda (Tabla 53.3) son sintetizadas por el hepatocito en respuesta a las citoquinas proinflamatorias (IL-1, IL-6, TNF-α), mientras que la albúmina deja de ser sintetizada. Como la vida media de la albúmina es de 17-20 días, la prealbúmina (vida media ~ 48 horas) es un marcador más fiel de este proceso. La hipoalbuminemia que se observa en la sepsis se produce, fundamentalmente, por fuga transcapilar secundaria a la activación endotelial.

La PCR es capaz de reconocer grupos fosforilcolina expuestos en la superficie de los microorganismos. Esta unión permite a su dominio tipo colágeno unir y activar a C1q, lo que conduce a la activación de la vía clásica del complemento (*v.* Figura 53.3). A su vez, es capaz de opsonizar diversos microorganismos. La MBL, por su

Tabla 53.3 Principales proteínas de fase aguda y su función biológica

Proteínas de fase aguda	Función biológica
PCR	Activación del complemento; opsonización de patógenos
MBL	Activación del complemento; opsonización de patógenos
α2-macroglobulina	Modulación de la hemostasia
Ferritina	Almacenamiento de hierro; disminución de su biodisponibilidad
Hepcidina	Internalización de la ferroportina 1; disminución de la biodisponibilidad de hierro
Ceruloplasmina	Oxidación del hierro; fijación del hierro en la molécula de ferritina
Haptoglobina	Transporte de hemoglobina; fijación del hierro dentro del grupo hemo
Fibrinógeno, protrombina, factor VIII, factor de von Willebrand	Hemostasia y reparación tisular; quimiotaxis de células inflamatorias
Plasminógeno	Disolución del coágulo de fibrina y reparación tisular

parte, se une a residuos de manosa expuestos en la superficie de numerosos patógenos, y media dos acciones biológicas: activa los componentes C4 y C2 del complemento que inician la vía de las lecitinas (*v.* Figura 53.3) y opsoniza microorganismos patógenos.

Por lo general, la PCR circulante aumenta a las 6 horas de la agresión infecciosa, y alcanza un pico a las 24-48 horas siguientes (Figura 53.4 b). Este fenómeno sucede también en infecciones virales (con un pico más bajo) y en enfermedades autoinflamatorias. La vida media de la PCR es constante (entre 4 y 9 horas), de modo tal que sus niveles circulantes se relacionan directamente con su tasa de producción (actividad inflamatoria).

La eritrosedimentación aumenta más lentamente que la PCR (al igual que su regreso a la normalidad), pues se encuentra relacionada, principalmente, con la producción de fibrinógeno y su vida media circulante (> 100 horas).

Procalcitonina

Es una molécula de 114 aminoácidos que carece de actividad hormonal. Hasta el momento se conoce que interviene en la modulación de la respuesta inflamatoria e induce la producción de óxido nítrico por el endotelio vascular. En individuos sanos es indetectable en la circulación, pues no se secreta en ausencia de inflamación sistémica. En la sepsis bacteriana, la síntesis de PCT se activa en casi todos los tejidos del organismo, inducida por acción directa del lipopolisacárido y por efecto de diversas citoquinas (TNF-α, IL-1, IL-6). Su producción es atenuada por el IFN-γ, una citoquina liberada en respuesta a infecciones de origen viral, motivo por el cual la PCT es específica para infecciones bacterianas. La PCT comienza a aumentar a las 4-6 horas del estímulo infeccioso, y alcanza un pico entre las 12-36 horas siguientes (Figura 53.4 c). Posee valor diagnóstico, pues los valores elevados son muy sugestivos de sepsis ($\geq$ 2 ng/mL) (Figura 53.5), y valor pronóstico, dado que el descenso de sus niveles circulantes se correlaciona muy bien con la respuesta al tratamiento antibiótico.

Sepsis y disfunción orgánica

La disfunción orgánica es la forma de presentación clínica de la sepsis, que puede pasar desapercibida en las etapas iniciales del proceso. Es consecuencia de la agresión tisular mediada por la tormenta inflamatoria y el microorganismo que la originó. El daño endotelial, la disfunción microvascular y la alteración del metabolismo celular son el resultado de este proceso, cuya vía final común es la progresión hacia el *shock* séptico y la falla multiorgánica. Esto implica afectación cardiovascular, respiratoria, renal, digestiva, neuronal y metabólica, con graves consecuencias funcionales para el paciente.

El fenotipo clínico y biológico de la sepsis puede variar de acuerdo con la edad, el ambiente, la presencia de una enfermedad de base, el uso crónico de medicación, intervenciones quirúrgicas recientes y características propias del microorganismo patógeno. Esto determina que el diagnóstico clínico de disfunción orgánica y sepsis resulte a menudo dificultoso.

Si bien los sistemas de puntuación clínica no demostraron ser lo suficientemente sensibles y específicos para confirmar el diagnóstico de disfunción orgánica en la sepsis, el *Sequential Organ Failure Assessment* (SOFA), que considera variables clínicas, hematológicas, gasométricas y bioquímicas, posee elevado valor para predecir mortalidad en pacientes internados con disfunción orgánica producida por sepsis. Como este sistema de puntuación originalmente fue desarrollado para adultos, en los últimos años fue propuesta una adaptación pediátrica denominada *pediatric* SOFA (pSOFA) (Tabla 53.4). La sepsis, en este marco, se define como un aumento agudo $\geq$ 2 puntos del pSOFA (disfunción orgánica) en los pacientes que padecen una infección confirmada o sospechada. La mortalidad global en este escenario es cercana al 12%.

En pediatría, el pSOFA no debe ser la única herramienta para definir clínicamente la sepsis. Su utilización, más difundida en las unidades de cuidados intensivos, es complementaria; debe ser considerada junto con otros sistemas de puntuación clínica y no reemplaza al criterio clínico ni a la experiencia individual e institucional.

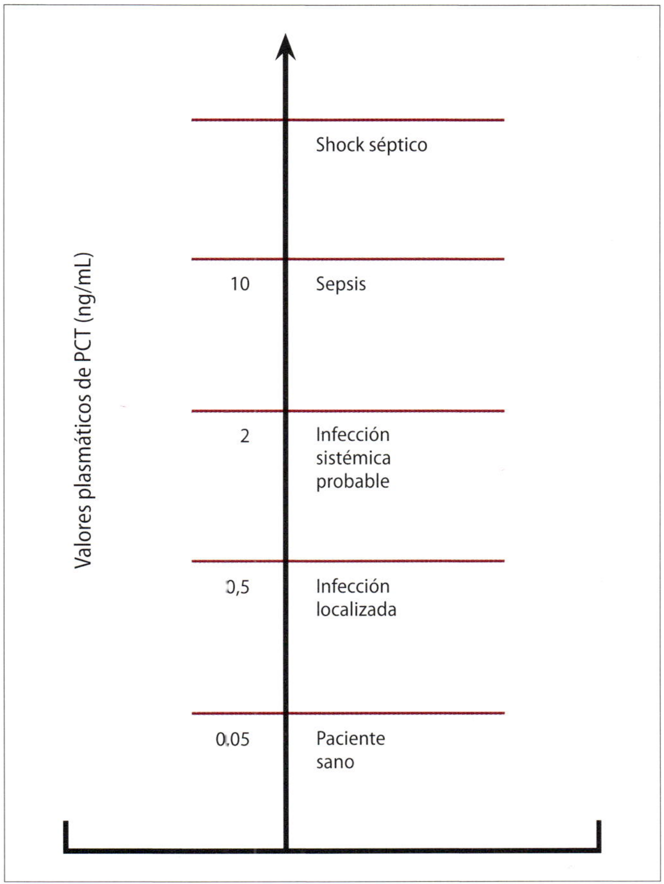

Figura 53.5 Correlación entre los valores plasmáticos de procalcitonina y la situación clínica del paciente.

Lesión celular

Este fenómeno precede a la disfunción orgánica. Es producido por la convergencia de tres mecanismos principales: isquemia, lesión citopática y muerte celular programada.

La isquemia resulta de la combinación entre lesión endotelial, pérdida de la autorregulación metabólica (desequilibrio entre la oferta y el consumo de oxígeno [O_2]) y alteración de la microcirculación, por fenómenos trombóticos y obstructivos que disminuyen el área de intercambio de O_2.

La lesión citopática se produce por incapacidad para utilizar el O_2 en la generación de energía. El TNF-α, el óxido nítrico (NO) y el lipopolisacárido generan disfunción mitocondrial por alteración directa de la cadena de transporte de electrones, degeneración de la ultraestructura mitocondrial (disrupción y disfunción de las proteínas que conforman las membranas externa e interna), inhibición de las enzimas respiratorias, estrés oxidativo y rotura del ADN mitocondrial.

La muerte celular programada se produce por varios mecanismos. Las citoquinas proinflamatorias, el lipopolisacárido y los radicales libres de O_2 generan expresión de proteínas vinculadas con la apoptosis (Bad, Bax) y destrucción mitocondrial. Ambos fenómenos inducen la salida al citoplasma del citocromo c, con la consecuente activación de las caspasas intracelulares. La necroptosis y la piroptosis son formas proinflamatorias de muerte celular. La primera comparte características con la necrosis y la apoptosis y se produce por efecto del TNF-α sobre la activación de las caspasas intracelulares. La piroptosis, por su parte, es

Tabla 53.4 pSOFA (*Pediatric Sequential Organ Failure Assessment*)

Variable		Puntaje				
		0	1	2	3	4
Respiratoria	PaO_2/FiO_2 [a]	≥ 400	300-399	200-299	100-199*	< 100*
	SO_2/FiO_2 [b]	≥ 292	264-291	221-264	148-220*	< 148*
Coagulación	Plaquetas (x10^3/mm^3)	> 150	100-149	50-99	20-49	< 20
Hepática	Bilirrubina (mg/dL)	< 1,2	1,2-1,9	2,0-5,9	6,0-11,9	> 12
Cardiovascular PAM (mmHg) o inotrópicos (µg/kg/min) [c]	< 1 mes	≥ 46	< 46	Dopamina ≤ 5 o Dobutamina	Dopamina > 5 o Adrenalina ≤ 0,1 o Noradrenalina ≤ 0,1	Dopamina > 15 o Adrenalina > 0,1 o Noradrenalina > 0,1
	1-11 meses	≥ 55	< 55			
	12-23 meses	≥ 60	< 60			
	24-59 meses	≥ 62	< 62			
	60-143 meses	≥ 65	< 65			
	144-216 meses	≥ 67	< 67			
	> 216 meses[d]	≥ 70	< 70			
Neurológica	Glasgow pediátrico	15	13-14	10-12	6-9	< 6
Renal creatinina (mg/dL)	< 1 mes	< 0,8	0,8-0,9	1,0-1,1	1,2-1,5	≥ 1,6
	1-11 meses	< 0,3	0,3-0,4	0,5-0,7	0,8-1,1	≥ 1,2
	12-23 meses	< 0,4	0,4-0,5	0,6-1,0	1,1-1,4	≥ 1,5
	24-59 meses	< 0,6	0,6-0,8	0,9-1,5	1,6-2,2	≥ 2,3
	60-143 meses	< 0,7	0,7-1,0	1,1-1,7	1,8-2,5	≥ 2,6
	144-216 meses	< 1,0	1,0-1,6	1,7-2,8	2,9-4,1	≥ 4,2
	> 216 meses[d]	< 1,2	1,2-1,9	2,0-3,4	3,5-4,9	≥ 5,0

PaO_2: presión arterial de oxígeno; FiO_2: fracción inspirada de oxígeno; SO_2: saturación periférica de oxígeno; PAM: presión arterial media.
* Con asistencia respiratoria mecánica.
[a] PaO_2 medida en mmHg. [b] Solo fueron utilizadas SO_2 del 97% o menores. [c] La PAM (mmHg) fue utilizada para las puntuaciones 0 y 1, el uso de inotrópicos (µg/kg/min) en las puntuaciones 2 a 4. [d] El punto de corte para pacientes mayores de 18 años (216 meses) es el mismo que el utilizado en el SOFA original.
Modificado de: Matics TJ, et al. Adaptation and Validation of a Pediatric Sequential Organ Failure Assessment Score and Evaluation of the Sepsis-3 Definitions in Critically Ill Children. JAMA Pediatr 2017; 171 (10): e172352.

generada por activación de la caspasa-1 intracelular en respuesta a la infección por microorganismos intracelulares (salmonela, etc.). Se caracteriza por la liberación de citoquinas al medio extracelular (amplificación inflamatoria), tras lo cual se consuma la fragmentación del ADN y la lisis celular.

Sangre, endotelio y microcirculación

La disfunción endotelial implica una alteración grave de la homeostasis vascular. Los radicales libres de O_2, las enzimas líticas y otras sustancias liberadas por los polimorfonucleares adheridos dañan la pared vascular y alteran su función. Esto es potenciado por el efecto directo del lipopolisacárido y las citoquinas proinflamatorias (TNF-α, IL-1, IL-6). En consecuencia, las propiedades anticoagulantes y antiadhesivas del endotelio sano se pierden, lo que conduce a un desequilibrio a favor del desarrollo de trombosis microvascular, pérdida de la función de barrera, destrucción celular, edema intersticial y alteración de la microcirculación.

Hemostasia

Los mecanismos vinculados con la activación y el control de la hemostasia pierden su regulación habitual durante la sepsis. En el endotelio vascular, el lipopolisacárido, el TNF-α y la IL-1 inducen la expresión del factor tisular, que inicia la vía extrínseca de la coagulación. Asimismo, disminuyen la expresión de trombomodulina (anticoagulante endotelial), de heparán sulfato (activador fisiológico de la antitrombina III), del activador tisular del plasminógeno (iniciador de la trombolisis) y del inhibidor de la vía del factor tisular (*Tissue Factor Pathway Inhibitor*, TFPI), mientras que aumentan la expresión del inhibidor del activador tisular del plasminógeno-1 (*Plasminogen Activator Inhibitor-1*, PAI-1). Esto se traduce en un fenotipo endotelial procoagulante y antifibrinolítico.

El reclutamiento plaquetario se produce por unión a la matriz extracelular subendotelial expuesta (en forma directa y vía puentes con el factor de von Willebrand) y por aumento de la adhesividad endotelial, a través del complejo glicoproteico GPIIb/IIIa. La activación y la consecuente agregación plaquetaria favorecen el desarrollo del estado protrombótico que avanza hacia la disfunción microvascular.

La trombocitopenia es un marcador hematológico de sepsis (*v.* Tabla 53.1). Cuando es marcada (< 50 000/mm^3) se asocia con peor pronóstico. Es precedida por la disminución de la fibrinólisis y se produce por activación y consumo plaquetario en el marco del estado protrombótico de la sepsis. La activación plaquetaria sostenida, junto con la liberación de micropartículas (vesículas plaquetarias con citoquinas y factores de la coagulación en su interior) y de los gránulos α y δ, amplifica la respuesta inflamatoria y favorece el desarrollo de disfunción endotelial y falla multiorgánica.

La coagulación intravascular diseminada (CID) es consecuencia de la activación no controlada de la cascada de la coagulación, que conduce al consumo de factores y al desarrollo de trombosis microvascular. Los neonatos y lactantes < 6 meses poseen mayor riesgo de sangrados durante la CID por presentar menores niveles circulantes de factores dependientes de vitamina K (II, VII, IX y X). A su vez, tienen menor capacidad para generar trombina y presentan niveles disminuidos de los inhibidores naturales de la coagulación. Estas diferencias justifican la mayor mortalidad de la CID en este grupo etario, en comparación con los niños mayores y los adultos.

Hemorreología

Tanto por sus propiedades mecánicas como por su abundancia, los glóbulos rojos son los determinantes principales del comportamiento reológico de la sangre. Cuando el flujo sanguíneo se enlentece en la microcirculación, la formación de agregados eritrocitarios produce un incremento de la resistencia al flujo por aumento de la viscosidad (tixotropia). Normalmente, la agregación de los eritrocitos se produce cuando las macromoléculas plasmáticas, principalmente el fibrinógeno, forman puentes de atracción electrostática entre estas células. Asimismo, depende de las propiedades de rigidez y deformabilidad del glóbulo rojo, pasibles de ser modificadas de acuerdo con su geometría (relación superficie/volumen), viscosidad interna (función de la hemoglobina) y las propiedades elásticas de la membrana (ATP, composición lipídica y proteica).

En la sepsis se producen cambios en la microcirculación que implican pérdida de la densidad capilar funcional, mala distribución y heterogeneidad del flujo, alteraciones de la reactividad microvascular, degradación del glicocálix y adherencia de las células al endotelio. Junto con el aumento del fibrinógeno circulante y la producción de radicales libres de O_2 (que aumentan la rigidez eritrocitaria por alteración de la relación superficie/volumen), promueven la formación de agregados patológicos entre eritrocitos, resistentes a las fuerzas de cizalla intravascular. Esto conduce a una mayor obstrucción capilar que vigoriza la disfunción microvascular.

Miocardio

El extenso compromiso vascular periférico pone de relieve la función miocárdica durante la sepsis, con el fin de sostener la entrega de O_2 a los tejidos (Figura 53.6). Sin embargo, la disfunción miocárdica es muy común, y compromete tanto la función sistólica como la diastólica. Sucede por inflamación intramiocárdica, producida por varios mecanismos. Los cardiomiocitos expresan en sus membranas diversos TLR que reconocen y se activan por los PAMP y los DAMP. Esta interacción, vía activación intermedia del NF-κb y quinasas intracelulares (*mitogen-activated protein* [MAP] quinasas), deprime la contractilidad miocárdica. Específicamente, sucede por activación de la calpaína, una proteasa intracelular que media la destrucción de proteínas contráctiles y estructurales.

Las citoquinas proinflamatorias contribuyen con la inflamación y la disfunción miocárdicas. La IL-18 induce la fosforilación del sistema fosfolamban-SERCA (*Sarcoplasmic/Endoplasmic Reticulum Calcium ATPase*), un evento que disminuye la biodisponibilidad intracelular de calcio y, consecuentemente, la contractilidad. A su vez, los cardiomiocitos secretan citoquinas proinflamatorias y expresan moléculas de adhesión leucocitaria (ICAM-1) en respuesta a la inflamación sistémica. Esto permite el pasaje de leucocitos desde la circulación coronaria que, junto con la unión de ICAM-1 a moléculas como el fibrinógeno, altera el citoesqueleto de actina. En consecuencia, se produce una variación entre la despolarización celular y la liberación de calcio desde el retículo sarcoplasmático (acoplamiento excitocontráctil), que disminuye tanto la contractilidad como la capacidad de relajación. Por su parte, el endotelio coronario activado libera NO que contribuye con la alteración de la función contráctil, y los polimorfonucleares que invaden el tejido miocárdico producen radicales libres de O_2 que lesionan las organelas intracelulares. La disfunción mitocondrial resultante es solidaria con el compromiso contráctil ventricular.

Este complejo escenario implica, en primer lugar, depresión contráctil que afecta ambos ventrículos por igual (*v.* Figura 53.6 b). El aumento de la frecuencia cardíaca balancea inicialmente este fenómeno, manteniendo el volumen-minuto relativamente constante. En consecuencia, el consumo miocárdico de O_2 aumenta. Durante la sepsis, la menor capacidad de extracción tisular de O_2 provoca isquemia miocárdica que compromete aún más la función contráctil, y genera rigidez ventricular que afecta la función diastólica (*v.* Figura 53.6 c-d).

Los niveles circulantes de marcadores biológicos de lesión cardiovascular, como las troponinas-T e I, poseen una elevada correlación diagnóstica con la gravedad de la sepsis y con su pronóstico. El péptido natriurético tipo B de origen ventricular (BNP) y su precursor, el pro-BNP, son liberados precozmente durante la sepsis por el estiramiento celular que acompaña a la disfunción ventricular y por acción de moléculas proinflamatorias como el lipopolisacárido, la IL-1 y la PCR. Sus niveles plasmáticos se asocian con disfunción miocárdica, y son utilizados en algunos sistemas de puntuación clínica para predecir mortalidad a corto plazo en la sepsis.

El miocardio de recién nacidos y lactantes pequeños es particularmente sensible a los efectos de la sepsis. La inmadurez contráctil, la mayor dependencia del calcio extracelular, la escasa respuesta al llenado diastólico (mecanismo de Frank-Starling), la menor capacidad de relajación y la inmadurez en la inervación simpática le confieren escasa reserva funcional, que se asocia con peor pronóstico y progresión hacia el *shock* séptico.

Pulmón

La extensa vascularización pulmonar, sumada a que todo el gasto cardíaco la atraviesa, justifica la elevada frecuencia de lesión pulmonar durante la sepsis. La lesión endotelial y el compromiso trombótico y oclusivo microvascular son responsables de la disrupción inicial de la barrera alvéolo-capilar, que conduce al desarrollo de distrés respiratorio agudo.

La formación de agregados de plaquetas y polimorfonucleares amplifica la respuesta inflamatoria local. Junto con la acción directa de los microorganismos y de las citoquinas proinflamatorias, producen muerte celular (necroptosis y piroptosis), aumento de la permeabilidad capilar, pérdida del surfactante y edema intersticial y alveolar. Este último genera un cortocircuito intrapulmonar que se añade a la alteración ventilación/perfusión para producir hipoxemia. La magnitud de la hipoxemia se correlaciona con la gravedad del distrés respiratorio.

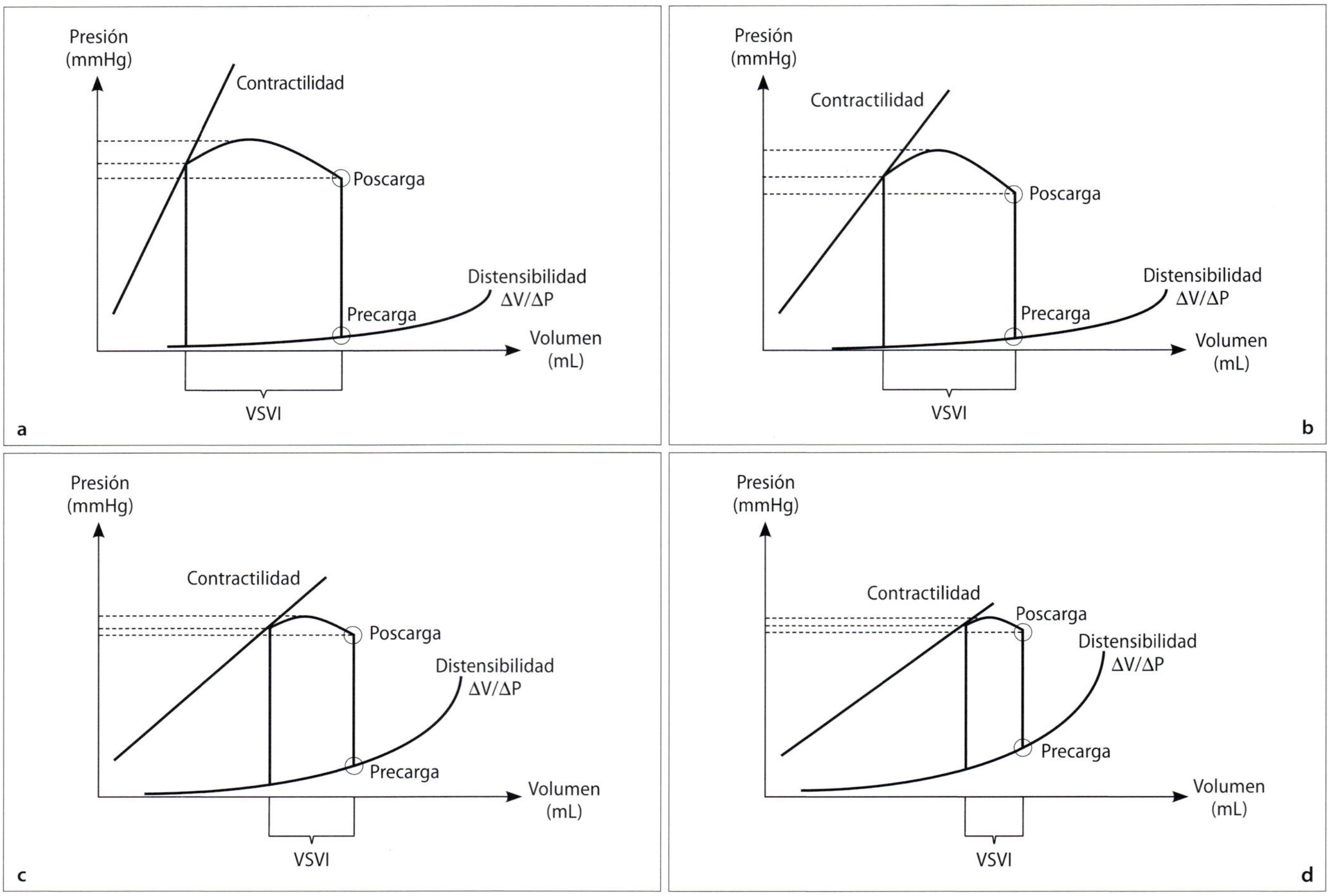

Figura 53.6 Representación del ciclo cardíaco del ventrículo izquierdo a través del *loop* presión/volumen. VSVI: volumen sistólico del ventrículo izquierdo. **a** *Loop* presión/volumen normal del ventrículo izquierdo. **b** En la sepsis, el compromiso miocárdico comienza con la diminución de la contractilidad ventricular. Esto se traduce en la menor pendiente de la curva homónima (relación presión de fin de sístole/volumen de fin de sístole). En consecuencia, la presión sistólica desarrollada por el VI disminuye y, si la precarga no varía, también lo hace el VSVI. Esto es parcialmente amortiguado por el descenso de la poscarga, gracias a la vasodilatación periférica que se produce en las fases iniciales de la sepsis. **c-d** A medida que la agresión inflamatoria avanza, la contractilidad miocárdica se compromete cada vez más y se asocia con disfunción diastólica por aumento de la rigidez ventricular (mayor pendiente de la curva de distensibilidad). La presión sistólica desarrollada por el VI continúa disminuyendo, al igual que el VSVI. Si bien la precarga aumenta, este mecanismo no conduce al aumento del VSVI, pues se genera, principalmente, por ganancia de presión (aumenta la presión de fin de diástole) y no por mayor llenado diastólico. Aclaración: no fueron colocados los valores absolutos de presión y volumen por las modificaciones que sufren con la edad.

La pérdida del surfactante alveolar aumenta la tensión superficial y la elasticidad pulmonar. En consecuencia, la diferencia de presión necesaria para movilizar un volumen de aire es superior a la normal. El escaso reclutamiento alveolar resultante, sumado a una ventilación no homogénea por la coexistencia de alvéolos colapsados, ventilados y con edema en su interior, genera cambios en las propiedades viscoelásticas del tejido pulmonar que producen mayor resistencia al ingreso de aire. Finalmente, los sucesivos colapsos y reexpansiones alveolares y las elevadas diferencias de presión generadas amplifican la lesión de la barrera alvéolo-capilar.

Los recién nacidos y los lactantes tienen menor capacidad para amortiguar la agresión respiratoria durante la sepsis. La disposición horizontal de las costillas y la conformación circular del tórax confinan al diafragma a una posición más horizontal, que dificulta su desempeño contráctil (menor presión transdiafragmática). Asimismo, hay escaso desarrollo de las fibras musculares tipo I (vinculadas con la resistencia a la fatiga muscular), y el gasto metabólico debido al trabajo ventilatorio es muy elevado. Esto conlleva al agotamiento precoz de los músculos respiratorios.

Riñón

El compromiso renal se asocia con aumento de la mortalidad y está presente en la mitad de los pacientes sépticos. La lesión renal aguda resulta de la combinación entre la menor perfusión renal y la agresión inflamatoria del parénquima.

La necrosis tubular y la disfunción microvascular se producen por vasoconstricción excesiva, generación de microtrombos peritubulares, infiltración de polimorfonucleares, liberación de radicales libres de O_2 y acción directa de las citoquinas proinflamatorias y productos bacterianos, como el lipopolisacárido y la formilmetionina-leucil-fenilalanina (FMLP), un tripéptido quimiotáctico de la pared bacteriana. Esto genera redistribución del flujo sanguíneo hacia la médula renal, con la consecuente reducción de la tasa de filtrado glomerular y pérdida de la homeostasis hidrosalina y ácido-básica.

Si bien el aumento de la creatinina plasmática es el método de referencia para definir disfunción renal, sucede más tardíamente que el de otros marcadores. Los niveles plasmáticos de cistatina c y proencefalina se correlacionan igual de bien con la función renal y aumentan precozmente durante la sepsis.

Hígado y tubo digestivo

La disfunción hepática colestásica suele tener un comienzo más insidioso que la de otros órganos, y se caracteriza por aumento de la bilirrubina, la fosfatasa alcalina y la γ-glutamil transferasa. Es resultado de la alteración del transporte hepatobiliar, inducida por las citoquinas proinflamatorias, los radicales libres de O_2 y la afectación microvascular.

La alteración de la microcirculación intestinal deprime la barrera inmunitaria del tubo digestivo. Esto favorece la translocación bacteriana, que amplifica la respuesta inflamatoria. Asimismo, se alteran la flora saprófita y su función defensiva, lo cual se asocia con mayor mortalidad.

Sistema nervioso

La disfunción cerebral se produce por la alteración difusa del metabolismo neuronal y de la señalización intercelular. Las citoquinas proinflamatorias alcanzan el parénquima cerebral a través de los órganos circunventriculares y por disrupción de la barrera hematoencefálica. Esto genera un estado inflamógeno cerebral, que implica la producción de citoquinas, NO, prostaglandinas y radicales libres de O_2 por las neuronas y células gliales. A esto se añade la invasión de polimorfonucleares activados y la acción directa del lipopolisacárido, que, en conjunto, alteran el funcionamiento del sistema nervioso central.

Esta encefalopatía, que afecta aproximadamente a la mitad de los pacientes sépticos, se manifiesta con depresión progresiva del sensorio, confusión y letargo, y suele preceder al resto de las manifestaciones clínicas de sepsis.

Cerca de dos terceras partes de estos pacientes desarrollan polineuropatía y miopatía crítica en los días o semanas siguientes. Se presenta con debilidad generalizada y pérdida de la sensibilidad termoalgésica. Suele tener mayor duración que la encefalopatía y aumenta su mortalidad.

Sistema neuroendocrino

La función neuroendocrina puede afectarse por acción directa de las citoquinas proinflamatorias (TNF-α, IL-1 e IL-6) y de los productos bacterianos. Tiene lugar, fundamentalmente, sobre el eje hipotálamo-hipófiso-adrenal (HHA) y la arginina vasopresina (AVP). Asimismo, hay tendencia a la hiperglucemia (resistencia a la insulina, contrarregulación) y puede disminuir la función tiroidea. La magnitud de la disfunción neuroendocrina contribuye con la de otros órganos y sistemas, y se asocia con mayor gravedad.

Tras un período inicial de alostasis, entre el 20% y el 60% de los pacientes sépticos desarrollan disfunción del eje HHA, de origen multifactorial. Conlleva al desarrollo de insuficiencia corticosuprarrenal del paciente crítico, caracterizada por falla hemodinámica y progresión hacia el *shock* séptico, refractario a fluidos y catecolaminas (*v.* más adelante).

La AVP aumenta rápidamente a valores suprafisiológicos en las fases iniciales de la sepsis (citoquinas, lipopolisacárido, hipovolemia) y disminuye marcadamente durante el *shock* séptico, lo que compromete la homeostasis osmótica y cardiovascular. La copeptina es liberada en forma equimolar con la AVP, tras la fragmentación de su precursor (pro-AVP). Sus niveles circulantes aumentan en la progresión hacia el *shock* séptico, por lo que posee elevada correlación diagnóstica con la gravedad de la sepsis y con su pronóstico.

Abordaje diagnóstico y terapéutico de la sepsis y el *shock* séptico

En el *shock*, independientemente de su causa, el aporte de O_2 resulta insuficiente para satisfacer la demanda de los tejidos. Es un síndrome multifactorial que compromete la vida del paciente, y se manifiesta con signos y síntomas ocasionados por la claudicación cardiovascular y la hipoperfusión tisular. Como fue descrito, esto produce trastornos funcionales y metabólicos en los diferentes órganos, con graves consecuencias para el paciente. Si el *shock* no es adecuadamente tratado, conduce al desarrollo de acidosis metabólica grave, disfunción multiorgánica (DM) y, eventualmente, la muerte.

Desde los trabajos de Crowel y Smith en el año 1964, el *shock* se caracteriza por un estado de deuda de O_2. En base a esto, las intervenciones terapéuticas deben restituir el equilibrio entre la disponibilidad de O_2 y su consumo.

La mayoría de las muertes por sepsis se producen por *shock* séptico refractario al tratamiento, o bien por DM. Por lo general, la muerte se produce dentro de las primeras 48-72 horas de instalado el cuadro.

Manifestaciones de la sepsis y el *shock* séptico

Detección y riesgo

La fiebre, la taquicardia y la vasodilatación periférica son comúnmente ocasionadas por infecciones benignas. Por esta razón, es fundamental contar con herramientas clínicas que permitan identificar precozmente a los pacientes sépticos, con riesgo de evolucionar hacia el *shock*.

Las guías del Instituto Nacional para la Excelencia en el Cuidado de la Salud (NICE), publicadas en julio del año 2016 y actualizadas hasta septiembre del año 2017, incluyen una serie de puntos para arribar a un diagnóstico temprano y adecuado de sepsis:

1. Pensar en la sepsis cuando el paciente se presentan con signos y síntomas de infección.
2. Tener en cuenta que los pacientes sépticos pueden tener síntomas muy inespecíficos (por ejemplo, sentirse muy mal) y no desarrollar fiebre.
3. Prestar particular atención a lo referido por el paciente y sus cuidadores.
4. Evaluar minuciosamente a los pacientes con sospecha de infección, para identificar el posible foco, factores de riesgo para sepsis (*v.* más adelante) o alteraciones recientes del comportamiento (irritabilidad, letargia, llanto inapropiado, etc.), la circulación o la respiración.
5. Realizar una evaluación estructurada, para poder estratificar el riesgo en quienes se sospecha sepsis.
6. Sospechar la presencia de neutropenia y sepsis en pacientes que recibieron tratamiento quimioterápico reciente.

Asimismo, es necesario identificar a los pacientes con factores de riesgo para sepsis:

- Pacientes < 1 año.
- Pacientes en tratamiento quimioterápico para el cáncer.
- Pacientes con alteración de la función inmunológica (esplenectomizados, errores innatos de la inmunidad, etc.).
- Tratamiento prolongado con corticoides.
- Tratamiento con inmunosupresores.
- Pacientes sometidos a cirugías u otros procedimientos invasivos en las últimas 6 semanas.
- Pacientes con alteraciones de la integridad de la piel.
- Pacientes que reciben medicación endovenosa.
- Pacientes con catéteres.

Presentación clínica

La taquicardia es un signo precoz de sepsis. Si bien es inespecífico, resulta un signo valioso cuando se sostiene en el tiempo y no puede ser explicado por otras causas (dolor, miedo, ansiedad, llanto, irritabilidad, fiebre, anemia, etc.). Asimismo, la taquipnea es un signo frecuente, que suele presentarse al inicio en ausencia de esfuerzo respiratorio.

La valoración neurológica requiere establecer la escala de Glasgow. Asimismo, pueden observarse irritabilidad, tendencia al sueño, inquietud, mareos o desasosiego.

De acuerdo con diversos autores, si a la sepsis se le agregan signos de hipoperfusión tisular, como pulsos periféricos disminuidos o muy amplios, relleno capilar enlentecido (> 2-3 segundos) o muy rápido (*flash* capilar), extremidades frías y moteadas, o calientes y vasodilatadas, disminución del ritmo diurético (< 1 mL/kg/h) o alteraciones del sensorio (somnolencia, confusión, letargo, irritabilidad, etc.), es altamente probable que el paciente se encuentre en *shock* séptico.

En pediatría, de acuerdo con el patrón clínico y hemodinámico, existen diferentes formas de presentación del *shock* séptico. La más frecuente es el patrón caracterizado por bajo gasto cardíaco y elevada resistencia vascular periférica (*shock* frío o con aumento de la resistencia vascular). Clínicamente, se caracteriza por los siguientes signos:

- Piel fría o moteada.
- Relleno capilar enlentecido (> 2-3 segundos).
- Pulsos débiles.

Con menor frecuencia, puede presentarse el patrón caracterizado por elevado gasto cardíaco y baja resistencia vascular periférica (*shock* caliente o con disminución de la resistencia vascular). Clínicamente, se caracteriza por los signos siguientes:

- Piel caliente y enrojecida.
- Relleno capilar rápido (*flash* capilar).
- Pulsos amplios o saltones.

Estas formas de presentación frecuentemente se asocian con distintas entidades. Por ejemplo, en el *shock* séptico adquirido en la comunidad suele predominar el patrón hipodinámico (*shock* frío), mientras que en el *shock* séptico adquirido en el hospital (en particular, pacientes con infecciones asociadas a catéteres) suele predominar el patrón hiperdinámico (*shock* caliente). No obstante, hasta dos terceras partes de los niños pueden presentarse con perfiles hemodinámicos diferentes de lo que puede determinarse mediante el examen clínico, y alternan de un patrón a otro durante el tratamiento. Por esta razón, recientemente se ha sugerido no utilizar únicamente los signos clínicos para clasificar al *shock* como frío o caliente. Si bien esta distinción puede resultar útil, se recomienda emplear variables hemodinámicas avanzadas en cuanto se encuentren disponibles (monitoreo invasivo de la presión arterial con análisis del contorno del pulso, doppler de la aorta torácica, ultrasonido cardíaco, etc.).

En pediatría, puede haber *shock* con presión arterial normal. Si bien la hipotensión constituye un dato de certeza de *shock*, su presencia no es necesaria para el diagnóstico. La hipotensión es un signo tardío, y refleja la pérdida de todos los mecanismos de compensación. Habitualmente, suele haber una etapa inicial con taquicardia y presión arterial normal (*shock* compensado), que puede continuarse con taquicardia e hipotensión (*shock* descompensado) cuando no se sostienen los mecanismos de compensación.

Utilidad del ácido láctico plasmático

A pesar de que no puede establecerse una recomendación fuerte acerca de la utilidad del ácido láctico para la estratificación de pacientes en *shock* séptico, debido a su fácil y rápida obtención, su determinación puede resultar de utilidad. En pacientes con ácido láctico plasmático > 4 mmol/L se ha observado un riesgo cinco veces mayor (RR = 5,5) de desarrollar DM dentro de las 24 horas del comienzo del cuadro (así como una mayor duración de este) en comparación con pacientes sin ácido láctico aumentado. En un estudio publicado por Scott y cols. en el año 2016, se demostró que la normalización del lactato plasmático en las primeras cuatro horas del tratamiento se asociaba con una disminución de la persistencia de la falla de órganos.

Aunque estas observaciones son válidas, actualmente se encuentra en revisión el significado biológico del ácido láctico en la sepsis. Si bien por mucho tiempo se le adjudicó un rol como marcador bioquímico del estado metabólico de los tejidos (bajo aporte de O_2 e ingreso en anaerobiosis), numerosos estudios señalan a su aumento como un marcador del estado hiperadrenérgico que acompaña al *shock* séptico, con hiperactivación del metabolismo aerobio y saturación de los transportadores mitocondriales y sistemas enzimáticos. Estos datos se contraponen al concepto clásico de marcador de hipoxia.

Tratamiento

Reconocimiento temprano

Como fue mencionado, la detección temprana del *shock* séptico es fundamental para establecer un tratamiento urgente y efectivo. En el año 2001, Rivers y cols. demostraron que la detección temprana de la sepsis y el *shock* séptico, combinada con la terapia precoz guiada por metas, mejora significativamente la sobrevida en pacientes adultos. Luego, esto fue demostrado también en pacientes pediátricos. Para minimizar retrasos en el reconocimiento de la sepsis y el *shock*, cada institución debería desarrollar protocolos o guías para mejorar la identificación y el tratamiento.

El Colegio Estadounidense de Medicina de Cuidados Críticos (*American College of Critical Care Medicine*; ACCM) propone el establecimiento de paquetes de medidas. Estos paquetes incluyen reconocimiento rápido, resucitación inmediata, estabilización con monitoreo adecuado y evaluación continua del proceso, y corrección de lo que se ha hecho.

Los componentes del paquete de reconocimiento incluidos en la Campaña para Sobrevivir a la Sepsis (SSC) son los siguientes:

- Exámenes sistemáticos para la identificación de la sepsis y el *shock* séptico: estos métodos deben adaptarse al tipo de paciente, los recursos disponibles y los procesos de cada institución.
- Evaluación rápida de los pacientes con sepsis o *shock* séptico probable: dentro de los 15 minutos.
- Inicio rápido de la resucitación: dentro de los 15 minutos.

Banderas rojas

Las banderas rojas (o indicadores de alarma) surgen como una solución operativa para ser utilizada al lado de la cama del paciente. Estos hallazgos no constituyen el diagnóstico formal de sepsis, sino una serie de criterios que se pueden medir rápidamente, y de estar presentes sugieren que es altamente probable que el paciente tenga algún grado de disfunción orgánica. Entre los hallazgos de bandera roja (o de alarma) se encuentran los siguientes:

- Fiebre (temperatura > 38 °C para < 3 meses; o > 38,3 °C para pacientes de 3 meses en adelante).
- Hipotermia (temperatura periférica < 36 °C).
- Taquicardia.
- Taquipnea.
- Pulsos alterados (disminuidos, débiles o saltones).

- Alteración del relleno capilar (> 2-3 segundos o *flash* < 1 segundo).
- Hipotensión.
- Alteración del estado mental.
- Irritabilidad.
- Llanto inapropiado.
- Somnolencia.
- Falta de interacción con el cuidador.
- Dificultad para despertarse.
- Confusión (falta de orientación a la persona, lugar o tiempo cuando el paciente es candidato a este tipo de evaluación).
- Púrpura *fulminans* en cualquier parte del cuerpo o petequias por debajo de la línea intermamilar.
- Eritema macular con cambios en la mucosa (lengua aframbruesada e inyección conjuntival) que sugieran síndrome de *shock* tóxico.

Vía aérea y ventilación

Una vez asegurada la permeabilidad de la vía aérea y la presencia de respiración y circulación espontáneas (ABC), se debe administrar O_2 suplementario para mejorar la entrega de O_2 a los tejidos. Inicialmente, se sugiere administrarlo a través de una máscara con reservorio de no reinhalación. El objetivo es alcanzar una saturación de O_2 (SO_2) del 92%-97%. No se recomienda una saturación > 97% para prevenir la aparición de efectos adversos.

La respiración debe monitorizarse rigurosamente, dado que la distensibilidad pulmonar y el trabajo respiratorio pueden cambiar bruscamente en esta entidad. En la sepsis temprana, los pacientes suelen desarrollar alcalosis respiratoria por hiperventilación mediada por mecanismos centrales. A medida que la sepsis avanza, pueden aparecer hipoxemia y acidosis respiratoria (hipoventilación), por una combinación entre la afectación pulmonar primaria (ver más arriba) y el agotamiento de los músculos respiratorios (empeorado por la alteración del estado mental). La decisión de intubar e ingresar en asistencia respiratoria mecánica estriba en la evaluación clínica, mediante el análisis de la frecuencia respiratoria (taquipnea grave), el esfuerzo muscular, la presencia de hipoventilación o la alteración del estado mental (puntaje de Glasgow < 8).

La intubación endotraqueal se utiliza frecuentemente en niños con *shock* refractario a fluidos y catecolaminas (*v.* más adelante). En este caso, la ventilación mecánica y la sedación disminuyen el gasto metabólico global, y el vinculado con el trabajo respiratorio en particular, con lo que mejora el desequilibrio entre la oferta y el consumo de O_2.

En pacientes cursando un distrés respiratorio inducido por la sepsis, y que aún no poseen una indicación clara de intubación, se sugiere realizar una prueba terapéutica con ventilación no invasiva.

Resucitación con fluidos

Para conseguir las metas de recuperación hemodinámica (*v.* más adelante), se sugiere colocar al menos dos accesos vasculares periféricos, y de no obtenerse el primero luego de 5 minutos o dos intentos, se indica colocar un acceso intraóseo (*v.* Capítulos 86 y 87).

Luego de obtener los accesos vasculares, comienza la reposición enérgica con fluidos endovenosos. Desde el año 2020, las recomendaciones de la SSC proponen considerar la posibilidad de acceso a unidades de cuidados intensivos pediátricos (UCI) para definir la estrategia de aporte de fluidos. En los sistemas de atención con disponibilidad de UCI, se sugiere administrar bolos de 10-20 mL/kg, hasta 40-60 mL/kg, de soluciones cristaloides (solución salina al 0,9% o Ringer lactato) en 30-60 min, mientras se controlan los signos de sobrecarga de volumen (aumento del trabajo respiratorio, rales, ritmo de galope o hepatomegalia).

En los sistemas de atención medica sin disponibilidad de UCI, debe identificarse la presencia de hipotensión. En ausencia de hipotensión (*shock* compensado), no se recomienda administrar bolos, y se debe comenzar con el aporte de fluidos de mantenimiento. En cambio, si hay hipotensión (*shock* descompensado), se sugiere administrar hasta 40 mL/kg de soluciones cristaloides en bolo (10-20 mL/kg por bolo).

La recomendación en contra de los bolos de fluidos si la hipotensión no está presente se basó en el estudio controlado y aleatorizado FEAST, en el que los fluidos administrados en bolos rápidos, en la primera hora y sin acceso a UCI, aumentaron la mortalidad en comparación con los fluidos de mantenimiento solos.

El tratamiento agresivo con fluidos tiene como objetivo revertir el *shock* y restablecer la perfusión tisular. Las metas a alcanzar son las siguientes:

- Adecuados pulsos distales, iguales a los centrales.
- Relleno capilar < 2 segundos.
- Piel caliente.
- Estado neurológico normal.
- Ritmo diurético ≥ 1 mL/kg/hora.
- Presión sistólica al menos en percentil 5 según la edad:
  - Menores de 1 mes: 60 mmHg.
  - 1 mes a 10 años: 70 mmHg + (2 x edad en años).
  - 10 años en adelante: 90 mmHg.
- Lactato sérico < 2 mmol/L.
- Saturación venosa central de O_2 > 70%.

Los niños con cardiopatías complejas, insuficiencia cardíaca o riesgo de miocardiopatía (desnutridos, con antecedentes de miocarditis, pacientes oncológicos que recibieron o reciben antraciclínicos, etc.) deben recibir un aporte de fluidos a razón de 5 mL/kg en no menos de 20 minutos, controlando con frecuencia los signos de sobrecarga.

Drogas vasoactivas

Si luego de la administración de 40-60 mL/kg de fluidos de reanimación el paciente persiste con signos de *shock*, se recomienda comenzar con la infusión de drogas vasopresoras.

Tanto la adrenalina como la noradrenalina tienen efectos vasopresores e inotrópicos, por lo tanto, ambas son efectivas en el tratamiento del *shock* séptico refractario a fluidos. No existen estudios que hayan comparado la adrenalina con la noradrenalina. Sin embargo, ambas drogas han sido comparadas con la dopamina, y han demostrado mejores resultados (menor mortalidad y menor tasa de arritmias). Por lo tanto, la elección entre adrenalina y noradrenalina depende de las preferencias del médico tratante, así como de las características propias de cada paciente. De acuerdo con sus propiedades farmacodinámicas (Tabla 53.5), algunos autores proponen el uso inicial de adrenalina en el *shock* frío y de noradrenalina en el *shock* caliente. Con respecto a la vía de administración, pueden utilizarse por una vía periférica de manera segura. Se sugiere utilizar concentraciones más diluidas que las empleadas para una vía central.

La dosis inicial de adrenalina es de 0,05-0,1 μg/kg/minuto, y debe titularse su efecto hasta alcanzar los objetivos o las metas del tratamiento. Puede alcanzarse una dosis máxima de 1,5 μg/kg/minuto (por lo general, en el ámbito de la UCI). La dosis inicial de noradrenalina es de 0,05-0,1 μg/kg/minuto, con una dosis máxima habitual de 2 μg/kg/minuto.

Tabla 53.5 Drogas vasopresoras e inotrópicas utilizadas en el *shock* séptico

Drogas	Receptores cardiacos	Receptores vasculares	Dosis	Efecto	Dilución
Noradrenalina	β_1+++	α_1++++ β_2++	0,05-2 µg/kg/min	Vasoconstricción Inotropismo positivo	Dx 5% 4-16 µg/mL
Adrenalina	β_1++++	α_1++++ β_2+++	0,05-1,5 µg/kg/min	Su acción varía cuantitativamente y cualitativamente según la dosis. Hasta 0,1 µg/kg/minuto predomina efecto β_1 y a dosis mayores α_1	Dx 5%, RL o SF 4-10 µg/mL con concentración máxima de 64 µg/mL
Vasopresina	NO	V1 a nivel del músculo liso vascular V2 a nivel renal	0,01-0,48 U/kg/hora	Vasoconstricción pulmonar y sistémica	Dx 5% o SF 0,1 a 1 U/mL

A nivel vascular el efecto α_1 y α_2 es vasoconstrictor; y el efecto β_2 genera vasodilatación. A nivel bronquial el efecto α_1 es broncoconstrictor, y el efecto β_2 genera broncodilatación. A nivel miocárdico el efecto β_1 aumenta la frecuencia cardíaca y la contractilidad, y el efecto β_2 aumenta la frecuencia cardíaca.
Dx 5%: solución dextrosada al 5%; SF: solución fisiológica o solución salina al 0,9%; RL: ringer lactato.

En pacientes con *shock* séptico y altos requerimientos de catecolaminas, se sugiere la administración de vasopresina. No existe una dosis de catecolaminas que marque la necesidad de esta medicación.

Toma de cultivos y tratamiento antibiótico

Numerosas guías de práctica clínica recomiendan la administración de antibióticos dentro de la primera hora del tratamiento de la sepsis y el *shock* séptico. Las muestras para cultivo deben obtenerse de todos los focos en los que se sospeche infección, preferentemente antes de iniciar la terapia con antibióticos. La toma de muestras no debe retrasar significativamente el inicio de la terapia antimicrobiana. Asimismo, la administración de antibióticos no debe dilatarse en pacientes en los cuales la punción lumbar no pueda realizarse debido a inestabilidad hemodinámica o coagulopatía.

La elección del antibiótico debe centrarse en la epidemiología local, la edad del paciente, el foco infeccioso, las comorbilidades, el cuadro clínico y los resultados de los cultivos. Sin embargo, esta información no siempre se encuentra disponible en la valoración inicial. En la Tabla 53.6 pueden observarse los esquemas antibióticos empíricos recomendados.

Utilización de corticoides y gammaglobulina

La utilización de corticoides en el *shock* séptico suele reservarse para pacientes que persisten con signos de *shock* a pesar de una rápida y adecuada reanimación con fluidos, y del tratamiento adecuado con drogas vasopresoras (*shock* refractario a catecolaminas). Sin embargo, en pediatría no hay estudios controlados y aleatorizados que demuestren que los corticoides tengan un efecto benéfico en estos pacientes.

Podrían estar indicados en pacientes con riesgo de insuficiencia suprarrenal o falla del eje HHA debido a púrpura *fulminans*, síndrome de Waterhouse-Friderichsen, utilización crónica de corticoides, hiperplasia suprarrenal congénita o alteraciones del eje HHA. En caso de optar por su utilización, la dosis recomendada de hidrocortisona es de 50-100 mg/m^2 o 2-4 mg/kg, y continuar con 1 mg/kg cada 8 horas.

En relación con la utilización de la gammaglobulina endovenosa, no hay evidencia que avale su uso en pacientes con sepsis y *shock* séptico. Podría ser beneficiosa en pacientes con *shock* tóxico, especialmente el causado por el estreptococo.

Tabla 53.6 Tratamientos antibióticos empíricos iniciales en la sepsis y el *shock* séptico según situación clínica

Situación clínica, antecedentes, foco	Tratamiento empírico Inicial
Sepsis sin foco en paciente < 28 días	Ampicilina 100-300 mg/kg/día + gentamicina 5 mg/kg/día.
Sepsis sin foco en paciente > 28 días	Ceftriaxona 75-100 mg/kg/día o cefotaxime 150-300 mg/kg/día. Agregar vancomicina 60 mg/kg/día en caso de factores de riesgo para SAMR.
Sepsis con foco abdominal	Ceftriaxona 75-100 mg/kg/día + metronidazol 30 mg/kg/día o clindamicina 30 mg/kg/día.
Sepsis en paciente inmunocomprometido	Cefepime 150 mg/kg/día o meropenem 120 mg/kg/día o piperacilina/tazobactam 300 mg/kg/día + aminoglucósido (amikacina 15 mg/kg/día). Agregar vancomicina 60 mg/kg/día en caso de factores de riesgo para SAMR.
***Shock* tóxico**	Ceftriaxona 75-100 mg/kg/día + clindamicina 30 mg/kg/día + vancomicina 60 mg/kg/día.

SAMR: *Staphylococcus aureus* resistente a la meticilina.

Otras intervenciones terapéuticas

Las alteraciones metabólicas que acompañan al *shock* séptico pueden empeorar el cuadro. La hipoglucemia potencia el desequilibrio entre la oferta y el consumo de O_2. En caso de estar presente, debe ser corregida (*v.* Capítulo 22), y luego se debe asegurar el aporte de un flujo de glucosa de 4-6 mg/kg/min, para mantener la glucemia en 80-150 mg/dL. Asimismo, la hiperglucemia debe evitarse. Glucemias > 178 mg/dL duplican la mortalidad. Con glucemias > 180 mg/dL está indicada, en base a la experiencia en adultos, la terapia con insulina endovenosa.

El calcio se encuentra directamente relacionado con la contractilidad miocárdica y el tono vasomotor. Es frecuente que en el *shock* séptico se produzcan trastornos en la regulación del calcio. La hipocalcemia debe corregirse de acuerdo con las normas habituales (*v.* Capítulo 4).

La transfusión de glóbulos rojos se reserva para valores de hemoglobina < 7 g/dL.

Anexo 53.1

Algoritmo de tratamiento del *shock* séptico en pediatría

- Fiebre o hipotermia
- Factores de riesgo
- Signos de infección

\+ Signos de inadecuada perfusión (taquicardia, relleno capilar enlentecido, saturación ≤ 92%, extremidades frías, oliguria, piel moteada, alteración del sensorio)

→

- A-B-C (según guías PALS)
- Monitoreo
- Aporte de oxígeno por máscara con reservorio
- Acceso vascular
- Laboratorio: glucemia, hemograma, gases en sangre, coagulograma, grupo y factor, ácido láctico plasmático, ionograma
- Radiografía de tórax
- Análisis de orina

↓

Dentro de los 60 minutos del diagnóstico

- Bolos de 10-20 mL/kg de cristaloides, hasta 40-60 mL/kg
- Evaluar luego de cada bolo signos de sobrecarga de volumen (dificultad respiratoria, rales, hepatomegalia, ritmo de galope)
- Antibióticos según edad, situación clínica y foco probable

↓

Sin respuesta; persiste con signos de *shock*; *shock* refractario a fluidos

↓

≥ 60-90 minutos

- Iniciar vasopresores: adrenalina o noradrenalina 0,05-0,1 µg/kg/minuto
- Titular dosis según respuesta y signos de *shock*
- Evaluar necesidad de intubación endotraqueal o ventilación no invasiva

↓

Sin respuesta; *shock* refractario a catecolaminas

↓

- PA normal; $SvcO_2$ < 70%; *shock* frío. Evaluar agregar milrinona al tratamiento
- PA baja; $SvcO_2$ < 70%; *shock* frío. Agregar noradrenalina si el paciente recibía adrenalina
- PA baja; $SvcO_2$ alta; *shock* caliente. Agregar vasopresina

PA: presión arterial; $SvcO_2$: saturación venosa central de O_2.

Acceda al eBook para consultar la lista de bibliografía. Consulte las indicaciones en la retiración de tapa.

54

Linfohistiocitosis hemofagocítica y síndrome de activación macrofágica

Lorena Firenze • Graciela Espada

El síndrome hemofagocítico o linfohistiocitosis hemofagocítica (LHH) es un síndrome clínico e inmunológico poco frecuente, agresivo y potencialmente fatal, caracterizado por fiebre, hepatoesplenomegalia, linfadenopatías, citopenias, hipofibrinogenemia y elevación de la ferritina, triglicéridos, enzimas hepáticas y el receptor soluble de la interleuquina 2 (IL-2). Generalmente, es precipitado por un desencadenante ambiental sobre la base de un terreno disfuncional, donde se desarrolla una respuesta inmune inadecuada, excesiva e ineficaz. Linfocitos y macrófagos activados infiltran diversos tejidos y producen una desproporcionada liberación de citoquinas (tormenta de citoquinas).

El diagnóstico suele retrasarse por la baja especificidad de la mayoría de los hallazgos al inicio del cuadro, lo que empeora el pronóstico. No existe un único parámetro de la semiología o en las determinaciones de laboratorio que permita un diagnóstico definitivo de este síndrome. Muchos trastornos clínicos, como la sepsis, pueden simular la LHH, por lo que su reconocimiento temprano puede resultar difícil. Es importante tener un alto índice de sospecha frente a la clínica compatible, ya que, por la gravedad y alta mortalidad, es fundamental iniciar de forma temprana y oportuna el tratamiento.

Las LHH comprenden un grupo heterogéneo de trastornos histiocíticos benignos, inducidos por la activación no controlada de linfocitos T y macrófagos que presentan actividad hemofagocítica. Se agrupan en dos marcos nosológicos: la forma familiar y la esporádica.

- La LHH familiar o primaria fue descrita por primera vez en el año 1952 como una reticulosis hemofagocítica familiar, pero en los últimos treinta años el continuo descubrimiento de la base genética y el desarrollo de estudios inmunológicos especializados permitió identificar variantes patológicas precisas. Este grupo suele presentarse en los primeros 18 meses de vida en niños con enfermedades donde la LHH es la manifestación predominante. No suele evidenciarse un desencadenante ambiental claro, ni haber antecedentes familiares, ya que la herencia es de tipo autosómica recesiva.
- La LHH esporádica o secundaria, también denominada síndrome hemofagocítico reactivo, es la que se presenta como una complicación de otras enfermedades, en lugar de ser una manifestación primaria de la enfermedad en sí misma. Suele ser un evento poco frecuente, y generalmente aparece en niños de mayor edad con un desencadenante ambiental claro. Se observa asociada con algunas infecciones, enfermedades autoinmunes, enfermedades autoinflamatorias, neoplasias malignas, errores innatos del metabolismo y terapias inmunomoduladoras. Por convención, la LHH secundaria asociada con trastornos reumatológicos se denomina síndrome de activación macrofágica.
- El término síndrome de activación macrofágica (SAM) fue empleado por primera vez en el año 1985 por Claude Griscelli para describir siete pacientes con artritis idiopática juvenil sistémica (AIJs) que desarrollaron hepatitis, coagulopatía y encefalopatía aguda, en los cuales se encontraron macrófagos activados en las biopsias hepáticas. Es por esto que originalmente se consideró al SAM como una complicación exclusiva de la AIJs. Luego, se evidenció una estrecha relación con la LHH familiar, y los conocimientos alcanzados previamente acerca de dicha entidad posibilitaron gran parte de la comprensión de la fisiopatología del SAM.

El Consorcio Norteamericano de Histiocitosis (NACHO, por sus siglas en inglés), en base a una revisión realizada en el año 2016, ha sugerido dejar de utilizar los términos LHH primaria y LHH secundaria. Considera que la clasificación tradicional no es taxativa, por lo que este grupo de entidades relacionadas representan un espectro heterogéneo de síndromes de LHH. El avance en estudios genéticos ha identificado progresivamente un mayor número de mutaciones, donde las más graves conducirían a un fenotipo de LHH primaria y las más leves serían un factor de riesgo que, sumado a un desencadenante ambiental, resultarían en una LHH secundaria. Por otro lado, las LHH primarias en muchas ocasiones son precipitadas por los mismos desencadenantes descriptos para las LHH secundarias. Habida cuenta de esta distinción, para los propósitos de este capítulo se continúa empleando la terminología clásica.

Patogenia

Las LHH primarias y secundarias presentan mecanismos patogénicos comunes, que convergen en la activación autosostenida de linfocitos T y macrófagos, los que a su vez inducen la producción masiva y sostenida de citoquinas proinflamatorias.

Normalmente, las células citolíticas del sistema inmune inducen la apoptosis de las células infectadas, con transformación maligna o envejecidas, así como también de las células inmunes activadas, lo que detiene y controla la respuesta inmune. Lo hacen a través de la exocitosis de gránulos citotóxicos que contienen granzimas (proteínas citolíticas) y perforinas (proteínas que forman un poro en la membrana celular para el ingreso de las granzimas). Los defectos en esta vía citolítica pueden prolongar la supervivencia de las células diana, lo que aumenta la estimulación antigénica y la producción de citoquinas proinflamatorias.

LHH primarias

Las LHH primarias son trastornos raros, que presentan un defecto genético responsable de la alteración de las vías inmunoreguladoras vinculadas con el mecanismo de citotoxicidad mediada por perforinas. Se han descripto mutaciones bialélicas específicas para las LHH familiares: perforina 1 (gen *PRF1*), homólogo unc-13 D (gen *UNC13D*), sintaxina 11 (gen *STX11*) y enlace de sintaxina proteína 2 (gen *STXBP2*); todas son proteínas necesarias para el funcionamiento de la citotoxicidad celular. Otras LHH primarias se asocian con trastornos pigmentarios con defectos del tráfico y exocitosis de los lisosomas secretores, como el síndrome de Chediak-Higashi, el síndrome de Hermansky-Pudlak y el síndrome de Griscelli tipo 2; y con síndromes linfoproliferativos como los trastornos de la susceptibilidad al virus de Epstein-Barr (EBV, por sus siglas en inglés) y enfermedades linfoproliferativas ligadas al cromosoma X.

SAM y LHH secundarias

El SAM y las otras LHH secundarias son el resultado de múltiples mecanismos que contribuyen con la hiperactivación de macrófagos y linfocitos T; entre estos se encuentran los desencadenantes infecciosos, las mutaciones genéticas y un escenario de inflamación crónica. Estos factores se combinan y superan un umbral de inflamación, que el sistema inmune ya no es capaz de contrarrestar.

La hiperinflamación puede ser precipitada por una variedad de eventos que alteran la homeostasis inmunológica, y los más frecuentes son los desencadenantes infecciosos. Se han descrito infecciones virales, especialmente por el EBV, como así también por el citomegalovirus (CMV), el virus de la influenza, adenovirus, dengue, parvovirus B19 y el SARS-CoV-2. También fueron descritas bacterias, micobacterias, parásitos (como leishmaniasis y malaria) y hongos. Otros eventos que se asocian con la estimulación marcada de la inmunidad celular son la exacerbación de enfermedades reumatológicas o neoplasias, el cambio del tratamiento de estas enfermedades o la utilización de agentes biológicos y vacunas. En algunos casos, no es posible identificar el desencadenante.

La predisposición genética suele deberse a mutaciones heterocigotas o hipomórficas involucradas en la función citolítica. Por ejemplo, en más de un tercio de los pacientes con AIJs y SAM se han encontrado mutaciones heterocigotas de genes afectados en las LHH primarias, que inhibirían parcialmente la expresión de la perforina.

El escenario de inflamación crónica específica se presenta en diversas enfermedades reumatológicas o inmunológicas, generalmente durante períodos de mayor actividad de la enfermedad (al debut o en los brotes). Fue descrito especialmente en las AIJs, pero también en el lupus eritematoso sistémico (LES), la enfermedad de Kawasaki, la dermatomiositis juvenil y la enfermedad autoinflamatoria por déficit de NLRC4. Con menor frecuencia, se asociaron enfermedades inmunológicas como la inmunodeficiencia común variable y la enfermedad granulomatosa crónica, errores innatos del metabolismo, particularmente la intolerancia a la proteína lisinúrica, y neoplasias malignas como la leucemia de células T y células NK, el linfoma difuso de células B grandes y el linfoma de Hodgkin.

Vía final común

La vía final común de las LHH es la estimulación antigénica y activación incontrolada de linfocitos T y macrófagos, que promueven la hemofagocitosis y la tormenta de citoquinas. Con respecto a esta, implica la liberación excesiva de citoquinas proinflamatorias, responsables de las manifestaciones clínicas y de laboratorio que expresan el daño tisular que conduce al fallo multiorgánico progresivo. La activación linfocitaria sostenida produce grandes cantidades de interferón γ (IFN-γ), el cual estimula la activación macrofágica que a su vez promueve la hemofagocitosis, amplifica la producción de citoquinas como el factor de necrosis tumoral-α (TNF-α, por sus siglas en inglés), IFN-γ, IL-1, IL-6, IL-18, y la liberación de biomarcadores como la ferritina. De esta manera se perpetúa la presentación antigénica y la activación linfocitaria, lo que genera un círculo vicioso inflamatorio descontrolado con producción masiva y sostenida de citoquinas proinflamatorias.

Evaluación clínica

La LHH presenta la tríada clínica característica de fiebre, hepatoesplenomegalia y linfadenopatías, asociada con citopenias y alteración de biomarcadores característicos (Figura 54.1). Sin embargo, no existe un parámetro clínico o de laboratorio patognomónico que permita el diagnóstico definitivo. El cuadro es grave y potencialmente fatal, debido a la rápida progresión que conduce a la falla multiorgánica. La superposición de signos clínicos y biomarcadores con otras patologías presume un gran desafío diagnóstico.

Tradicionalmente, se han descripto dos fenotipos distintos para la LHH primaria y la LHH secundaria; sin embargo, esta dicotomía cada vez es menos precisa. Diversos estudios han comparado características demográficas, clínicas, de laboratorio e histopatológicas de la presentación inicial de la LHH primaria, el SAM y otras LHH secundarias, y concluyeron que son más las similitudes que las diferencias entre ambos grupos.

Presentación clinica

El niño con LHH primaria suele ser pequeño, menor de 18 meses, aunque se han reportado casos en adolescentes y adultos. En contraposición, el niño con LHH secundaria suele ser de mayor edad, y puede afectar a niños de todas las edades. Aunque las LHH primarias no suelen presentar un desencadenante ambiental claro, eventualmente pueden presentarlo y la infección por el EBV es el más frecuente, al igual para la forma secundaria. Como fue mencionado, la LHH secundaria suele asociarse con una enfermedad inflamatoria, inmunológica o neoplasia maligna conocida, o ser su forma clínica de presentación inicial.

El paciente típico se presenta con fiebre alta y persistente, asociada con hepatoesplenomegalia y linfadenopatías generalizadas. Luego, manifiesta signos clínicos de citopenias, diátesis hemorrágica, afectación del sistema nervioso central (SNC) y compromiso del estado general. Puede desencadenar un empeoramiento repentino, grave e impredecible, que progresa al fallo multiorgánico con disfunción hepática, afectación renal, insuficiencia respiratoria y cardíaca. Puede ser muy difícil de distinguir de la sepsis o del síndrome de disfunción multiorgánica; sin embargo, generalmente se encuentran indicios de que la gravedad de la inflamación es mayor que la esperada en los otros cuadros de pacientes críticamente enfermos (*v.* Capítulo 53).

La prevalencia de la fiebre parece ser ligeramente mayor en el SAM, aunque este dato no sería clínicamente relevante, ya que este signo se encuentra presente en casi todos los pacientes con LHH. La esplenomegalia es más frecuente en las LHH primarias, mientras que las linfadenopatías generalizadas son habituales en el SAM.

Un tercio de los pacientes puede desarrollar compromiso del SNC por infiltración de macrófagos activados; pueden presentar desde una simple confusión hasta convulsiones, meningismo, afección de pares craneales, ataxia, disartria, encefalopatía y coma. Esta afección empeora significativamente el pronóstico y puede producir secuelas permanentes. En raras ocasiones, la manifestación inicial es el compromiso del SNC, lo que obstaculiza aún más el diagnóstico temprano.

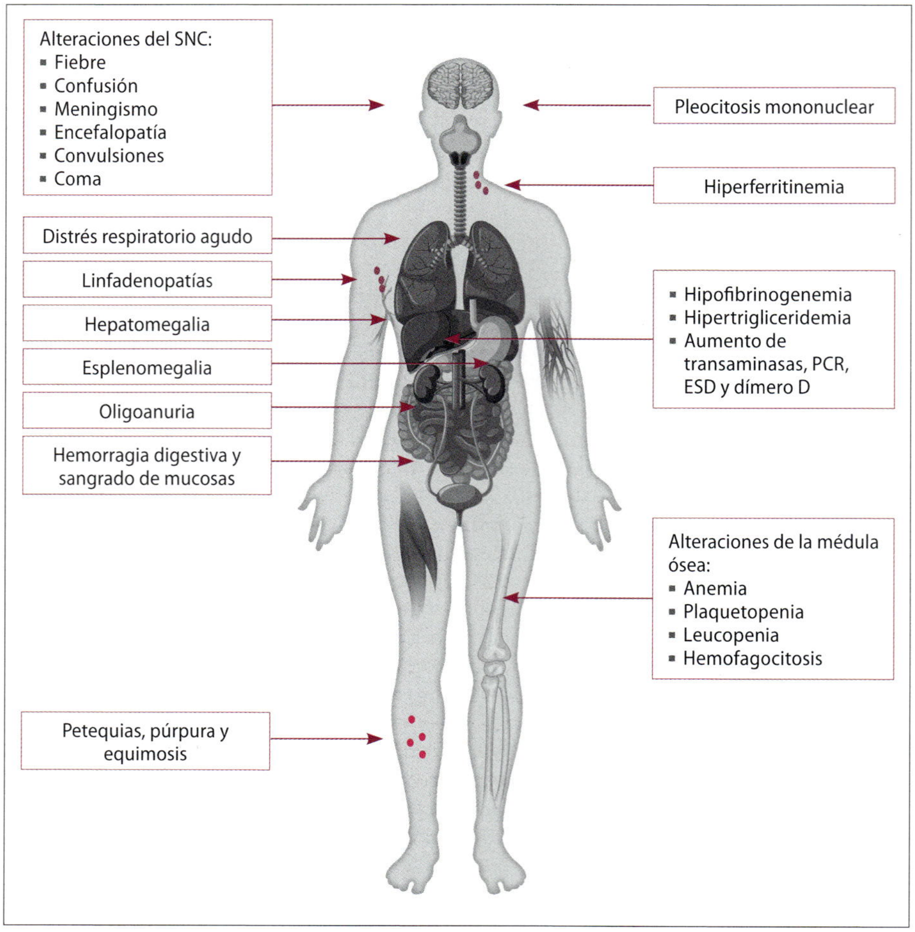

Figura 54.1 Manifestaciones clínicas, bioquímicas y hematológicas de la linfohistiocitosis hemofagocítica. SNC: sistema nervioso central; ESD: eritrosedimentación; PCR: proteína C reactiva.

Otra presentación, menos frecuente, incluye la insuficiencia hepática aguda. La ictericia es un signo más prevalente en las LHH primarias.

Cuando la enfermedad de base es conocida, se presumiría que el diagnóstico puede ser más sencillo. Sin embargo, el SAM puede ser la presentación inicial de la enfermedad, por lo que fiebre persistente, erupción y artralgias o artritis en un paciente con LHH debe sugerir la posibilidad de un debut reumatológico. Por otra parte, es importante considerar que pacientes que reciben tratamiento con fármacos biológicos, particularmente anti-IL-1 y anti-IL-6, pueden presentar una sintomatología mucho menos florida, e incluso la fiebre puede estar ausente.

Tanto las LHH primarias como secundarias experimentan una morbimortalidad significativa durante las primeras semanas de enfermedad, por lo que requieren un diagnóstico rápido y preciso.

Examenes complementarios

Luego de una correcta anamnesis y exploración física, se deben realizar los exámenes complementarios imprescindibles para el diagnóstico con el fin de evaluar el grado de compromiso de los órganos o sistemas involucrados, y para descartar infecciones y neoplasias. Posteriormente, pueden encararse estudios funcionales y genéticos.

Los datos del laboratorio suelen aparecer antes que las manifestaciones clínicas, por lo que su reconocimiento precoz es fundamental. Los signos cardinales que ayudan a confirmar el diagnóstico son los siguientes:

- Citopenias (principalmente plaquetopenia).
- Hiperferritinemia.
- Hipofibrinogenemia.
- Hipertrigliceridemia.

Estos hallazgos de laboratorio son el resultado de la activación linfocitaria y la tormenta de citoquinas. Los macrófagos activados por el INF-γ secretan continuamente ferritina, que alcanza niveles muy elevados de hiperferritinemia, en ocasiones superiores a 10 000 ng/mL. Esta determinación es de especial utilidad por ser uno de los biomarcadores más característicos y porque su descenso se correlaciona con la respuesta al tratamiento.

Los macrófagos activados también secretan activador del plasminógeno, que produce hiperfibrinolisis y la consecuente hipofibrinogenemia. El fibrinógeno es la principal proteína plasmática que actúa neutralizando la carga negativa de la superficie de los eritrocitos con implicancias hemorreológicas, por lo que su disminución incide directamente en el descenso de la eritrosedimentación (ESD). Paralelamente, otros reactantes de fase aguda aumentan como la proteína C reactiva (PCR) y los productos de degradación de la fibrina como el dímero D.

Las citopenias son el resultado de la elevación del TNF-α y de la hemofagocitosis. El TNF-α también inhibe la lipoproteinlipasa y genera hipertrigliceridemia.

Los linfocitos activados son fuente del receptor soluble de IL-2 (CD25s) y los macrófagos activados del receptor soluble 163 (CD163s). Tanto el CD25s como el CD163s han sido propuestos como biomarcadores diagnósticos y evolutivos, pero aún no se encuentran disponibles de forma rutinaria.

Otros hallazgos que pueden encontrarse son: aumento de las transaminasas, hiperbilirrubinemia, elevación de la enzima lactato deshidrogenasa (LDH), hipoproteinemia, hipoalbuminemia e hiponatremia.

Los pacientes con LHH primaria suelen mostrar citopenias e hipofibrinogenemia más profundas, y niveles más elevados de aspartato aminotransferasa (AST o GOT) y triglicéridos. Por otro lado, el SAM presenta valores más altos de ferritina, PCR y LDH, como así también mayor recuento de neutrófilos. Se ha descrito que para pacientes con SAM y AIJs, el cociente ferritina/ESD > 8012 es un parámetro mucho más sensible y específico que la determinación de la ferritina aislada. Cabe destacar que un descenso de las plaquetas o el fibrinógeno, y un aumento de la ferritina, triglicéridos, transaminasas o LDH, aunque no alcancen el valor patológico característico, pueden ser relevantes en la evolución para el diagnóstico precoz. Habida cuenta de que los pacientes con AIJs activa presentan niveles elevados de plaquetas y fibrinógeno como parte de su inflamación crónica.

La hemofagocitosis anómala, comúnmente evidenciada por la punción y aspiración de médula ósea (PAMO), puede encontrarse también en otros tejidos como el hígado, bazo, ganglios linfáticos, piel y SNC. En la PAMO se observa hipercelularidad y macrófagos activados, que fagocitan y destruyen eritrocitos, leucocitos, plaquetas y células precursoras. Aunque este hallazgo es un indicador de la excesiva activación de macrófagos, la hemofagocitosis por sí sola no es patognomónica ni necesaria para el diagnóstico de LHH, ya que puede estar ausente en etapas iniciales de la enfermedad hasta en el 40%-60% de los casos. Si la PAMO no es concluyente, se puede obtener material de otros órganos o repetir la PAMO a lo largo del tiempo.

El compromiso del SNC puede estudiarse a través del análisis del líquido cefalorraquídeo (LCR), que muestra pleocitosis mononuclear moderada e hiperproteinorraquia. La resonancia magnética de cerebro puede mostrar aumento de la señal en las imágenes ponderadas en T2 de áreas extensas, con hiperintensidad simétrica de la sustancia blanca ventricular, realce meníngeo, restricción de la difusión y progresión a la necrosis.

Como fue mencionado, es importante descartar la presencia de infección y neoplasias. Por lo que se debe considerar la realización de hemocultivos, urocultivo, serologías virales, reacción en cadena de la polimerasa para EBV y CMV, radiografía de tórax y ecografía abdominal, como cualquier otro estudio que la epidemiología o la clínica del paciente sugiera.

Los exámenes inmunológicos basados en técnicas de citometría de flujo evalúan la degranulación, la citotoxicidad de células NK y la disfunción de las perforinas. Distintos patrones han establecido diferencias entre las LHH primarias y secundarias. Los estudios genéticos que documentan mutaciones patológicas bialélicas de genes asociados con las LHH primarias son el método de referencia para confirmar el diagnóstico. Ambos tipos de pruebas tardan semanas en completarse y solamente están disponibles en centros especializados. La interpretación de los estudios genéticos no siempre es sencilla, ya que la ausencia de confirmación molecular no excluye el diagnóstico de LHH primaria, y cada vez son más los descubrimientos de mutaciones genéticas heterocigotas (de genes comprometidos con la vía citolítica) asociadas con las LHH secundarias.

Enfoque diagnóstico

El desafío más importante que presentan las LHH es el diagnóstico, debido a la superposición de signos clínicos y biomarcadores con otras patologías. Es importante considerar diagnósticos diferenciales de otras afecciones inflamatorias que no se beneficiarían con tratamientos inmunosupresores. El inicio temprano de las manifestaciones en el laboratorio obliga a tener un alto índice de sospecha y actuar con premura. El reconocimiento de patrones clínicos y de laboratorio puede valerse de distintas guías y criterios diagnósticos propuestos y validados por distintas sociedades científicas y grupos de trabajo (*v.* más adelante).

Diagnósticos diferenciales

La naturaleza inespecífica de los signos y síntomas iniciales obliga a considerar los siguientes diagnósticos diferenciales: fiebre de origen desconocido, sepsis, infecciones sistémicas, procesos oncohematológicos, hepatitis con coagulopatía, enfermedades metabólicas, meningitis o encefalitis.

La hepatoesplenomegalia y la hipofibrinogenemia pueden ser útiles para distinguir la LHH de la sepsis. Entre las infecciones atípicas que pueden provocar citopenias, elevación de los marcadores inflamatorios y otras características clínicas de la LHH, se destacan la leishmaniasis visceral, micobacterias, *Bartonella Henselae* y la brucelosis. Sin embargo, aunque se identifique microbiológicamente la infección, debe considerarse que puede tratarse de un desencadenante infeccioso y no descartar tan fácilmente la LHH.

Las enfermedades oncohematológicas que pueden presentarse con una clínica similar incluyen la histiocitosis de células de Langerhans, la enfermedad de Castleman multicéntrica, leucemias y linfomas. Siempre que el paciente presente fiebre, hepatoesplenomegalia y linfadenopatías generalizadas, es fundamental realizar la PAMO o biopsia de ganglio para descartar la presencia de neoplasias malignas, ya que el tratamiento dirigido a las LHH podría enmascarar el diagnóstico.

Se debe considerar la presencia de un error innato del metabolismo en lactantes con compromiso aislado del SNC e insuficiencia hepática aguda, como en el caso de la hemocromatosis neonatal. También deben considerarse las enfermedades por depósito, como la enfermedad de Wolman y la enfermedad de Gaucher.

El empeoramiento progresivo o la progresión inusual de los síntomas de una enfermedad común, sin respuesta al tratamiento habitual, debe alertar al médico tratante y establecer la sospecha de una LHH, que puede conducir a la falla multiorgánica.

Criterios diagnósticos

La Sociedad de Histiocitosis, desde el año 1991 ha desarrollado protocolos que ha revisado y completado en las guías HLH-2004, definiendo pautas diagnósticas y terapéuticas. De acuerdo con los criterios clínicos y de laboratorio propuestos, puede establecerse el diagnóstico de LHH con 5 de 8 criterios, o la confirmación de una prueba molecular específica (Tabla 54.1). Incluye dos criterios clínicos muy sensibles, la fiebre y la esplenomegalia, presentes en el 90%-100% de los pacientes. Entre los criterios de laboratorio, la ferritina es un marcador de alta sensibilidad y especificidad; por el contrario, como fue mencionado, la hemofagocitosis puede estar ausente en un alto porcentaje de pacientes. Los estudios de funcionalidad de las células NK y el dosaje de CD25s no se encuentran disponibles de forma rutinaria.

La guía HLH-2004 se desarrolló principalmente para LHH primarias, por lo que algunos criterios no resultaron tan útiles para el SAM. En el año 2016 un grupo colaborativo en nombre de la Organización Internacional de Ensayos de Reumatología

Tabla 54.1 Criterios diagnósticos HLH-2004 de la Sociedad de Histiocitosis

El diagnóstico de LHH se puede establecer con una prueba molecular compatible con LHH o con 5 de los 8 criterios siguientes:
1. Fiebre
2. Esplenomegalia
3. Citopenias (2 o 3 líneas afectadas en sangre periférica):
   - Hemoglobina < 9 g/dL (en neonatos hemoglobina < 10 g/dL)
   - Plaquetas < 100 000/mm³
   - Neutrófilos < 1000/mm³
4. Hipertrigliceridemia o hipofibrinogenemia:
   - Triglicéridos en ayuno ≥ 3 mmol/L (> 265 mg/dL)
   - Fibrinógeno ≤ 150 mg/dL
5. Hemofagocitosis en médula ósea, ganglios o bazo, sin evidencia de malignidad
6. Niveles bajos o ausencia de actividad de células NK
7. Ferritina ≥ 500 ng/mL
8. CD25s ≥ 2400 U/mL

LHH: linfohistiocitosis hemofagocítica.
Modificado de: Jan-Inge Henter, et al. HLH-2004: Diagnostic and therapeutic guidelines for hemophagocytic lymphohistiocytosis. Pediatr Blood Cancer 2007.

Pediátrica, la Alianza de Investigación en Artritis y Reumatología Infantil, el Grupo de Estudio Colaborativo de Reumatología Pediátrica y la Sociedad de Histiocitosis validaron nuevos criterios para el diagnóstico de SAM en el contexto de la AIJs (Tabla 54.2). Estos criterios incluyen cinco variables de laboratorio (donde la hiperferritinemia es imprescindible) y la fiebre como único parámetro clínico, preponderando que los indicadores de laboratorio aparecen antes que los síntomas clínicos. Aunque esta clasificación fue realizada principalmente con fines de investigación, se confirmó luego su gran sensibilidad y especificidad en la clínica de pacientes con AIJs conocida.

Cuando el SAM es la presentación inicial de la AIJs y la artritis aún no está presente, la distinción entre SAM y LHH primaria puede ser particularmente difícil. Para esto se elaboraron distintas escalas, entre ellas la puntuación MH publicada en el año 2017, que ayuda a identificar una LHH primaria y diferenciarla de un SAM (Tabla 54.3). Esta disquisición diagnóstica es de suma relevancia, ya que el abordaje terapéutico no es el mismo (*v.* más adelante). La puntuación MH se compone de seis variables: edad de inicio, esplenomegalia, recuento de neutrófilos, recuento de plaquetas, hemoglobina y fibrinógeno. La puntuación varía entre 0 y 123; un valor > 60 indicaría una LHH primaria y < 60 un SAM.

En los pacientes con diagnóstico conocido de AIJs bajo tratamientos con fármacos biológicos, el desafío de establecer el diagnóstico de SAM y diferenciarlo de un brote de la enfermedad de base puede ser aún más complejo. Los bloqueadores de la IL-1 e IL-6 actúan inhibiendo específicamente la fisiopatología de la enfermedad, lo que altera varias de las características del SAM. Como fue mencionado, puede haber ausencia de fiebre o valores no tan elevados de ferritina. En el año 2019 se publicó la puntuación MS, que es particularmente útil para pacientes con AIJs activa y AIJs con SAM (Tabla 54.4). Comprende siete variables: compromiso del SNC, manifestaciones hemorrágicas, artritis activa, recuento de plaquetas, fibrinógeno, LDH y ferritina; con una puntuación que varía entre -8,4 y 41,8, valores ≥ 2,1 indicarían SAM.

Todas estas herramientas son útiles para el diagnóstico, pero ninguna es aplicable a todas las circunstancias clínicas, por lo que nada reemplaza al criterio médico.

Tabla 54.2 Criterios para el diagnóstico de SAM en pacientes con AIJs

Paciente febril con sospecha o diagnóstico establecido de AIJ sistémica que presenta lo siguiente:
- Ferritina > 684 ng/mL y dos de los siguientes criterios:
  - Plaquetas ≤ 181 000/mm³
  - Aspartato aminotransferasa (AST o GOT) > 48 U/L
  - Triglicéridos > 156 mg/dL
  - Fibrinógeno ≤ 360 mg/dL

Modificado de: Angelo Ravelli, et al. 2016 Classification Criteria for Macrophage Activation Syndrome Complicating Systemic Juvenile Idiopathic Arthritis: A European League Against Rheumatism/American College of Rheumatology/Paediatric Rheumatology International Trials Organisation Collaborative Initiative. Ann Rheum Dis 2016.

Tabla 54.3 Escala MH

Criterios	Puntuación
Edad de inicio (años)	0 (> 1,6); 37 (≤ 1,6)
Esplenomegalia	0 (no); 12 (sí)
Recuento de neutrófilos (× 10⁶/mm³)	0 (> 1,4); 37 (≤ 1,4)
Recuento de plaquetas (× 10⁶/mm³)	0 (> 78); 11 (≤ 78)
Hemoglobina (g/dL)	0 (> 8,3); 11 (≤ 8,3)
Fibrinógeno (mg/dL)	0 (> 131); 15 (≤ 131)
Considerar el diagnóstico de SAM si la puntuación es < 60	

Modificado de: Francesca Minoia, et al. Development and Initial Validation of the Macrophage Activation Syndrome/Primary Hemophagocytic Lymphohistiocytosis Score, a Diagnostic Tool that Differentiates Primary Hemophagocytic Lymphohistiocytosis from Macrophage Activation Syndrome. J Pediatr 2017.

Tabla 54.4 Escala MS

Criterios	Puntuación
Afectación del SNC	0 (no); 2,44 (sí)
Manifestaciones hemorrágicas	0 (no); 1,54 (sí)
Artritis	0 (no); -1,30 (sí)
Recuento de plaquetas (× 10⁶/mm³)	x -0,003
LDH (U/l)	x 0,001
Fibrinógeno (mg/dL)	x -0,004
Ferritina (ng/mL)	x 0,0001
Considerar el diagnóstico de SAM si la puntuación es ≥ 2,1	

Modificado de: Francesca Minoia, et al. Development and initial validation of the MS score for diagnosis of macrophage activation syndrome in systemic juvenile idiopathic arthritis. Ann Rheum Dis 2019; 0: 1-6.

Tratamiento

La LHH es potencialmente mortal debido a la rápida progresión a la falla multiorgánica en ausencia de un diagnóstico y manejo adecuado, lo que la convierte en una emergencia terapéutica. Se requiere de un equipo interdisciplinario, que incluya pediatras, hematooncólogos, reumatólogos e intensivistas. Los pilares del tratamiento son los siguientes:

- Inmunosupresión, para mitigar la tormenta de citoquinas.

- Eliminación de los posibles desencadenantes.
- Sostén clínico.

Aunque el objetivo es el mismo, los protocolos difieren según se trate una LHH primaria o secundaria, y también según la patología de base.

Una vez reconocido el síndrome clínico, es fundamental iniciar sin demora la terapia específica con el cuidado de haber descartado previamente procesos malignos. Debe sopesarse el riesgo de que el paciente empeore mientras se realizan estudios, por lo que no es necesario esperar a evaluar la hemofagocitosis ni el compromiso del SNC.

El tratamiento estándar para las LHH primarias, sugerido por la Sociedad de Histiocitosis (HLH-2004), consiste en dexametasona 10 mg/m^2/día (por 2 semanas y descenso progresivo en 8 semanas) y etopósido 150 mg/m^2 (bisemanal las 2 primeras semanas y luego semanal), con una respuesta completa en más de la mitad de los pacientes. Otros esquemas incluyen corticoides, globulina antitimocitos y ciclosporina. Ante la presentación refractaria, recurrente o progresiva, o en pacientes que no toleran el tratamiento convencional, el tratamiento con mayor experiencia publicada es el alemtuzumab, anticuerpo monoclonal dirigido contra CD52.

La mayoría de las LHH primarias requieren, tarde o temprano, un trasplante de células progenitoras hematopoyéticas (TCPH) alogénico (*v.* Capítulo 74), para prevenir la recurrencia de la enfermedad potencialmente mortal. El TCPH es la única terapia curativa actual, si se dispone del donante adecuado. Estos pacientes sufren una tasa inusualmente alta de toxicidad y mortalidad relacionada con los regímenes de acondicionamiento mielosupresores, por lo que se recomiendan regímenes de intensidad reducida.

Para las LHH secundarias y el SAM no existen protocolos estandarizados. Las opciones terapéuticas más utilizadas para el SAM incluyen la administración parenteral de corticoides en altas dosis (metilprednisolona 30 mg/kg/día por 3-5 días en dosis única, máximo 1 g/día), seguidos de corticoides orales a altas dosis (2 mg/kg/día en 2 a 4 dosis con descenso progresivo), y la ciclosporina 2-5 mg/kg/día. En casos refractarios está indicado el inhibidor de IL-1, anakinra, aunque algunos grupos de trabajo lo sugieren como terapia inicial.

En los últimos años se ha ampliado el desarrollo de agentes biológicos, lo que aumenta las opciones terapéuticas y permite un enfoque más individualizado en función de la etiología, la gravedad y la farmacogenómica. Actualmente, se encuentra en evaluación el emapalumab (anticuerpo monoclonal dirigido contra el IFN-γ), el ruxotilinib (inhibidor selectivo de la quinasa de Janus, que inhibe la señalización de varias citoquinas, incluido el IFN-γ) y terapias contra la IL-18.

La eliminación del desencadenante es fundamental. En casos de infección confirmada resulta esencial el tratamiento antimicrobiano, junto con la inmunosupresión para detener la cascada inflamatoria. El rituximab suele ser un complemento útil en las LHH primarias asociadas con el EBV o en las LHH secundarias refractarias asociadas con el EBV.

Los cuidados de sostén dependen del compromiso general del paciente y de las fallas orgánicas específicas. Los pacientes en estado crítico con formas graves y fulminantes requieren cuidados intensivos con ventilación mecánica, soporte hemodinámico y múltiples transfusiones, además de tratamientos inmunosupresores agresivos. Algunos con formas moderadas o leves responden a esquemas terapéuticos más simples, siempre bajo una estricta monitorización clínica y de laboratorio.

Acceda al eBook para consultar la lista de bibliografía. Consulte las indicaciones en la retiración de tapa.

55

Síndrome inflamatorio multisistémico asociado a COVID-19

Graciela Espada • Marcela Beatriz Álvarez • Pablo Neira • Alejandro Gattari • Juan B. Dartiguelongue

A finales de abril del año 2020, durante el pico de la pandemia por COVID-19 producida por el coronavirus emergente SARS-CoV-2, desde el Reino Unido se produjo una primera alerta sobre la presencia de casos más graves en pediatría referidos desde las unidades de cuidados intensivos. Se caracterizaban por la presencia de un cuadro clínico inflamatorio multisistémico con hallazgos similares a la enfermedad de Kawasaki (*v.* Capítulo 46.2), al síndrome de *shock* tóxico y al síndrome de activación macrofágica (*v.* Capítulo 54), y se reportaron inicialmente 8 niños, de los cuales uno falleció. Esto cambiaría la mirada del pediatra sobre la afección por SARS-CoV-2 en la infancia, dado que el desenlace no siempre es favorable.

A partir de esa fecha, numerosos reportes han sido publicados con casos similares y con diferentes denominaciones: *shock* hiperinflamatorio, síndrome hiperinflamatorio con compromiso multiorgánico, síndrome inflamatorio pediátrico multisistémico (descrito bajo el acrónimo PIMS –*Pediatric Inflammatory Multisystem Syndrome*–, con o sin el sufijo TS, que hace referencia a las siglas en inglés de asociado temporalmente con infección por SARS-CoV-2), y síndrome símil Kawasaki.

La aparición creciente de este síndrome en Europa y las Américas (ya en mayo del 2020 se habían descrito más de 230 niños con este síndrome) motivó la investigación de la patogenia y los diferentes escenarios clínicos de presentación, lo que en el ámbito pediátrico representó un punto crítico en la pandemia. El rápido reconocimiento de este grupo de pacientes con enfermedad grave es fundamental para iniciar un tratamiento adecuado.

En Argentina, esta entidad ha sido descrita como SIM-C (síndrome inflamatorio mutisistémico post COVID-19) por el Ministerio de Salud de la Nación (MSAL), hacia mediados del mes de julio del año 2020. Es importante mencionar que este mismo síndrome ha sido descrito recientemente en la edad adulta. En la Tabla 55.1 puede observarse la definición de caso, que varía ligeramente según se trate de la definición elaborada por la Organización Mundial de la Salud (OMS), los Centros para el Control y la Prevención de Enfermedades (CDC, por sus siglas en inglés) y el MSAL.

Este síndrome es una entidad inflamatoria, inmunomediada y posinfecciosa (posviral), que puede asociarse con estadios de hiperinflamación e hiperferritinemia, y se desarrolla en un amplio rango etario (0-18 años). Suele suceder 2-6 semanas luego del contacto estrecho epidemiológico o la infección por SARS-CoV-2 (sintomática o asintomática). En la práctica clínica, esto se traduce en que la mayoría de los niños con diagnóstico de SIM-C poseen serologías positivas y estudios de reacción en cadena de la polimerasa (PCR, por sus siglas en inglés) negativos para SARS-CoV-2. En ocasiones, puede presentarse durante el curso agudo de la enfermedad por este virus (COVID-19).

Tabla 55.1 Definiciones de caso

CDC	OMS	MSAL*
Paciente < 21 años con fiebre de > 24 horas. **Y** Evidencia de enfermedad grave que precise hospitalización con afectación de > 2 órganos o sistemas (cardíaco, respiratorio, hematológico, gastrointestinal, dermatológico o neurológico) y signos de respuesta inflamatoria (elevación de la proteína C reactiva, ESD, fibrinógeno, PCT, dímero D, ferritina, LDH o IL-6, neutrofilia, linfopenia o descenso del valor de albúmina). **Y** Exclusión de otros diagnósticos alternativos. **Y** Evidencia de COVID-19 reciente o actual (PCR, pruebas antigénicas o serología positivas) o con contacto con caso de COVID-19 en las últimas 4 semanas.	Paciente < 19 años con fiebre > 3 días. **Y dos de los criterios siguientes:** ▪ Erupción cutánea o conjuntivitis no purulenta bilateral o signos de inflamación mucocutánea. ▪ Hipotensión o *shock.* ▪ Datos de disfunción miocárdica, pericarditis, valvulitis o anomalías coronarias (incluidos hallazgos en ECO o ↑ de troponina o pro-BNP). ▪ Evidencia de coagulopatía (alteración del TP, APTT o valores ↑ de DD). ▪ Síntomas gastrointestinales agudos (diarrea, vómitos o dolor abdominal). **Y** Valores ↑ de marcadores de inflamación (↑ de ESD, proteína C reactiva o PCT). **Y** Ninguna otra causa microbiológica evidente de inflamación, incluida la sepsis bacteriana y los síndromes de *shock* tóxico estafilocócico o estreptocócico. **Y** Evidencia de COVID-19 (PCR, pruebas antigénicas o serología positivas) o contacto probable con un caso de COVID-19.	Niños y adolescentes de 0 a 18 años con fiebre > 3 días. **Y dos de los criterios siguientes:** ▪ Erupción cutánea o conjuntivitis bilateral no purulenta o signos de inflamación mucocutánea (oral, manos o pies). ▪ Hipotensión o *shock.* ▪ Características de disfunción miocárdica, pericarditis, valvulitis o anomalías coronarias (incluidos los hallazgos ecográficos o elevación de la troponina o el pro-BNP). ▪ Evidencia de coagulopatía (elevación del TP, APTT, dímero D). ▪ Síntomas gastrointestinales agudos (diarrea, vómitos o dolor abdominal). **Y** Marcadores elevados de inflamación, como ESD, proteína C reactiva o PCT. **Y** Ninguna otra causa evidente de inflamación (incluida la sepsis bacteriana, y síndromes de *shock* tóxico estafilocócico o estreptocócico).

CDC: Centros para el Control y la Prevención de Enfermedades; OMS: Organización Mundial de la Salud; MSAL. Ministerio de Salud de la República Argentina; ESD: eritrosedimentación; PCT: procalcitonina; DD: dímero D; LDH: enzima láctico deshidrogenasa; PCR: reacción en cadena de la polimerasa; ECO: ecocardiograma.
* Definición adaptada de la OMS.

¿Cuándo sospechar la presencia de un SIM-C?

La sospecha de esta entidad se establece en todo niño febril, con antecedente epidemiológico de contacto estrecho o infección por SARS-CoV2 y los siguientes escenarios o fenotipos clínicos:

- Fenotipo símil Kawasaki.
- Fenotipo con compromiso gastrointestinal o cardiológico (también denominado no específico).
- Fenotipo grave, que desarrolla *shock* y síndrome de activación macrofágica (SAM).

Otras manifestaciones clínicas descritas con menor frecuencia son: compromiso del sistema nervioso central (alteración de la conciencia, confusión, accidente cerebrovascular), compromiso respiratorio (odinofagia, rinorrea, disnea, tos productiva) o una combinación de las anteriores.

En el fenotipo símil Kawasaki, los niños presentan mayor edad al debut que en la enfermedad de Kawasaki no relacionada a COVID-19, con una media de 10,7 años (rango 8,3-14,1 años).

En pediatría, el SIM-C que se presenta luego de la infección por SARS-CoV-2 se asocia con tasas de internación y mortalidad más de 10 veces mayores que las ocasionadas por la COVID-19.

Este síndrome ha sido descrito en niños previamente sanos pertenecientes a todas las etnias, así como también en pacientes con enfermedades respiratorias o cardíacas crónicas y en pacientes obesos. Dichas preexistencias se relacionan con una tasa de ingreso mayor a las unidades de cuidados intensivos pediátricos.

Manifestaciones clínicas

Una de las formas clínicas más características es un niño que presenta fiebre persistente con síntomas gastrointestinales (dolor abdominal, vómitos y, en ocasiones, diarrea) y compromiso mucocutáneo (erupciones cutáneas, conjuntivitis o mucositis, con edema de manos o pies). Con menor frecuencia, aparecen odinofagia y síntomas respiratorios.

Entre el tercer y el quinto día del inicio del cuadro febril y abdominal, un grupo de pacientes (30%-50%, según las diferentes series) desarrolla un cuadro de hipotensión y *shock* por afectación miocárdica aguda o hiperinflamación aguda, que requiere el ingreso a la unidad de cuidados intensivos y, en ocasiones, el uso de inotrópicos y asistencia respiratoria mecánica. A continuación, se describen las manifestaciones clínicas más características de esta entidad.

Manifestaciones gastrointestinales

Son las manifestaciones más frecuentemente observadas en el SIM-C, si bien su ausencia no descarta esta entidad. El dolor abdominal característico es de presentación temprana debido a la invasión directa del SARS-CoV-2 a los ganglios linfáticos; esto ocasiona hiperplasia folicular linfoide y vasculitis. El dolor abdominal puede ser difuso o localizado en fosa ilíaca derecha, presentarse con abdomen doloroso y tenso a la palpación, con o sin distensión abdominal, y evolucionar como un abdomen agudo. Asimismo, puede asociarse con náuseas, vómitos y, en menor medida, diarrea.

Dado que la apendicitis aguda presenta manifestaciones clínicas muy similares, ambos cuadros pueden confundirse. Los estudios por imágenes, como la ecografía abdominal y la tomografía computarizada (TC), pueden ser de utilidad para establecer el diagnóstico diferencial. Los signos ecográficos descritos en el SIM-C son: líquido libre (53%), cambios inflamatorios localizados en fosa ilíaca derecha (47%), adenopatías (47%), engrosamiento de la grasa mesentérica (37%) y de la pared intestinal (21%), que afectan el íleon terminal y el ciego. Otros hallazgos reportados son: aumento de la ecogenicidad peri portal (16%) y edema y engrosamiento de la pared de la vesícula biliar (16%). Menos frecuentemente, puede haber visceromegalias, lesiones esplénicas hipoecoicas subcorticales e infartos esplénicos. La TC abdominal es útil para excluir apendicitis o colecciones intraabdominales.

Afectación cardiovascular

Se presenta con un amplio espectro de manifestaciones, desde taquicardia, precordalgia, fatiga y dificultad respiratoria hasta hipotensión y *shock* cardiogénico (o vasopléjico). La cardiomegalia y el derrame pericárdico son los hallazgos radiológicos más frecuentes.

El ecocardiograma es uno de los estudios complementarios más importantes y debe realizarse al momento del diagnóstico. Los hallazgos más frecuentes son: disfunción del ventrículo izquierdo, disminución de la fracción de eyección, miocarditis, pancarditis, diferentes grados de derrame pericárdico y anormalidades de las arterias coronarias. Estas incluyen la presencia de refringencia temprana como signo de inflamación hasta dilataciones que por lo general son leves (Z *score*: 2-2,5), aunque pueden desarrollarse aneurismas y trombos (más raros).

Las alteraciones del electrocardiograma (ECG) suelen ser inespecíficas, e incluyen cambios en el segmento ST, prolongación del intervalo QTc, bloqueo aurículoventricular de primer y segundo grado y arritmias. En la resonancia magnética cardiaca puede observarse edema miocardio difuso, sin fibrosis ni necrosis local (únicamente reportado en 4 pacientes).

Manifestaciones cutáneas

Se observan en el 70%-80% de los pacientes con SIM-C. Las manifestaciones mucocutáneas son similares a las encontradas en la enfermedad de Kawasaki, e incluyen: inyección conjuntival (60%), eritema palmoplantar (51%), hiperemia labial (49%), lengua en fresa (23%), eritema y edema periorbitario (20%). Las características del exantema son muy diversas: puede presentar patrones morbiliformes, escarlatiniformes, urticarianos o reticulares. Luego del comienzo de la fiebre, las manifestaciones mucocutáneas aparecen con una media de 2,7 días (rango 1-7 días), y su duración varía de horas a días con una media de 5 días (rango 0-11 días). La presencia de enfermedad mucocutánea no se asocia con mayor gravedad.

Subgrupos clínicos

Durante la pandemia fueron comunicadas series de pacientes con SIM-C en varias regiones del mundo. Una de las más grandes es la del CDC, que incluye 570 pacientes reportados en 40 estados de Estados Unidos. Los autores intentaron clasificar a los pacientes en 3 subgrupos clínicos (que denominaron Clase 1, 2 y 3), de acuerdo con las características clínicas y de laboratorio comunes. Los subgrupos más frecuentes descritos fueron:

- Clase 1 (35,6%): niños con más órganos afectados (cardiovascular y gastrointestinal), con reactantes de fase aguda elevados y serología positiva para SARS-CoV-2
- Clase 3 (34,7%): niños pequeños (edad media 6 años), con compromiso mucocutáneo y menor tasa de compromiso orgánico y complicaciones. Parecen cursar un SIM-C menos grave.

Lo interesante de este artículo es que describe, además, a un subgrupo de pacientes denominados Clase 2 (29,6%) con afectación del sistema respiratorio y con síntomas como tos, dificultad respiratoria, neumonía y distrés respiratorio agudo, lo que indica que la enfermedad podría haber sido principalmente COVID-19 aguda, o bien una combinación de COVID-19 aguda y SIM-C. La tasa de positividad de la PCR para SARS-CoV-2 (sin seropositividad) en este subgrupo es significativamente mayor, con una tasa de letalidad más alta (5,3%) que los otros 2 subgrupos. Esta superposición podría resultar del desarrollo del SIM-C poco después (o en simultáneo) de la COVID-19, enfermedad aguda sintomática.

Diagnósticos diferenciales

En época de pandemia, se debe considerar el diagnóstico de SIM-C en niños que presenten fiebre alta inexplicable. Un alto grado de sospecha es esencial, ya que los pacientes con SIM-C pueden deteriorarse rápidamente y progresar hacia el colapso cardiovascular. En vista de la afectación multisistémica, el diagnóstico precoz debe anticiparse a la disfunción orgánica.

Hay algunas características clave para diferenciar al SIM-C de otras condiciones febriles comunes observadas en pacientes pediátricos. Cuando estos dos grupos de pacientes fueron comparados se observó que los pacientes con SIM-C alcanzaban temperaturas más altas (40 °C) en comparación con otras afecciones febriles (38.9 °C), así como mayor frecuencia de dolor abdominal, dolor cervical, conjuntivitis, irritación de mucosas, edema de extremidades o exantema localizado o generalizado. Asimismo, en el laboratorio de los pacientes con SIM-C se observó mayor frecuencia de linfopenia absoluta, aumento del número de plaquetas y del valor de la proteína C reactiva.

Los hallazgos clínicos y las determinaciones de laboratorio mencionadas han sido denominados banderas rojas. Frente a estas alertas, los pacientes deben ser referidos rápidamente para su evaluación clínica y cardiológica.

El SIM-C comparte características clínicas con otras enfermedades inflamatorias pediátricas (Tabla 55.2). Dentro de los diagnósticos diferenciales se deben considerar las entidades siguientes:

- Enfermedad de Kawasaki clásica (no SARS-CoV-2).
- Síndrome de *shock* por enfermedad de Kawasaki (SSEK) (*v.* Capítulo 46.2).
- Síndrome de *shock* tóxico estreptocócico o estafilocócico (SST).
- Sepsis bacteriana.
- Infecciones virales como adenovirus, enterovirus y sarampión (en niños no vacunados), entre otras.
- Miocarditis por otros microorganismos.
- Abdomen agudo.

Tabla 55.2 Diagnósticos diferenciales del SIM-C

	SIM-C	Enfermedad de Kawasaki clásica	Síndrome de *shock* tóxico	COVID-19 aguda y grave sin SIM-C
Edad de presentación	▪ Más frecuente 8-10 años	▪ Más frecuente < 5 años	▪ Más frecuente > 10 años	▪ Más frecuente en adolescentes
Etnia	▪ Hispanos, latinos, africanos	▪ Más frecuente en asiáticos	▪ Sin diferencias	▪ Sin diferencias
Etiología	▪ Síndrome posinfeccioso (SARS-CoV-2) inmunomediado	▪ No identificada	▪ Frecuentemente estafilococo y estreptococo	▪ SARS-CoV-2 y comorbilidad subyacente
Fiebre	+	+	+	+
Signos cutáneos	▪ < 50% símil Kawasaki ▪ Exantema polimorfo	▪ La mayoría con signos típicos	▪ Eritrodermia y petequias	▪ Ausencia de signos cutáneos
Inestabilidad hemodinámica	▪ Casi todos los pacientes	▪ < 5% SSEK	▪ Usualmente presente	▪ Con disfunción multiorgánica
Cardiovascular	▪ Disfunción miocárdica ▪ Miocarditis y pericarditis ▪ Aneurismas con dilatación leve	▪ Miocarditis poco común ▪ Dilataciones y aneurismas	▪ Disfunción miocárdica ▪ No son frecuentes los aneurismas	▪ Disfunción miocárdica ▪ No son frecuentes los aneurismas
Manifestaciones predominantes	▪ > 80% gastrointestinales	▪ Manifestaciones gastrointestinales no relevantes	▪ *Rash*, hipotensión	▪ Tos y distrés respiratorio
Marcadores inflamatorios	▪ RFA muy elevados ▪ Linfopenia ▪ Aumento de la troponina, pro-BNP, dímero D y ferritina	▪ Leucocitosis con neutrofilia	▪ Leucocitosis con neutrofilia	▪ Un tercio con linfopenia y neutropenia
Disfunción orgánica	▪ Disfunción multiorgánica	▪ Poco común	▪ SNC y renal	▪ Distrés respiratorio, SAM y *shock*
PCR IgM-IgG SARS-CoV-2	▪ PCR + en el 30% de los casos ▪ Serologías + en el 70% de los casos (o contacto epidemiológico)	▪ Escasos datos	▪ Sin datos	▪ PCR + en la mayoría o contacto epidemiológico
Tratamiento	▪ GGEV, corticoides ▪ Anti-IL-6, anti-IL-1	▪ GGEV, corticoides ▪ Infliximab, anti-IL-1	▪ Antibióticos ▪ GGEV	▪ Antibióticos, antivirales ▪ GGEV, corticoides, anti-IL6

RFA: reactantes de fase aguda; PCR: reacción en cadena de la polimerasa; GGEV: gammaglobulina endovenosa; SSEK: síndrome de *shock* por enfermedad de Kawasaki; SNC: sistema nervioso central; SAM: síndrome de activación macrofágica.

- Síndrome de activación macrofágica (SAM).
- Linfohistiocitosis hemofagocítica (LHH).
- Reacción de hipersensibilidad a fármacos (síndrome de Stevens Johnson).
- Enfermedades reumatológicas sistémicas (artritis idiopática juvenil sistémica, enfermedades autoinflamatorias o autoinmunes).

Laboratorio en el SIM-C

El SIM-C se caracteriza por la presencia de neutrofilia con linfopenia, anemia y, en las formas graves, plaquetopenia (a diferencia de la enfermedad de Kawasaki). Asimismo, los reactantes de fase aguda (RFA), como la eritrosedimentación (ESD) y la proteína C reactiva, se encuentran elevados. La procalcitonina también suele estar elevada.

Además del hemograma y los RFA, dentro de las determinaciones iniciales se debe incluir la urea, la creatinina y el ácido úrico (para descartar lesión renal aguda), así como el hepatograma (puede haber hiperbilirrubinemia en casos de *hidrops* vesicular). Asimismo, dado que el SIM-C se asocia con un estado protrombótico, también se debe solicitar:

- Coagulograma.
- Dosaje de fibrinógeno y dímero D (sus niveles aumentan en estados de hiperinflamación protrombóticos).

Frente a este escenario de hiperinflamación, también resulta importante la determinación de los siguientes biomarcadores cardíacos:

- Troponina ultrasensible (marcador de lesión miocárdica).
- Precursor del péptido natriurético tipo B de origen ventricular (pro-BNP, marcador de insuficiencia cardíaca), cuyos niveles se elevan considerablemente en el SIM-C.
- Enzima creatinina fosfoquinasa (CPK) total y miocárdica (CPK MB), y enzima láctico deshidrogenasa (LDH).

Los marcadores de inflamación usualmente se correlacionan con la gravedad de la enfermedad. Asimismo, es importante solicitar la PCR para SARS-CoV-2 e IgM-IgG para SARS-CoV-2, con el fin de determinar la asociación con la COVID-19.

En las formas graves de SIM-C puede haber hiponatremia (secreción inadecuada de arginina vasopresina, *v.* Capítulo 5) y acidosis metabólica (*v.* Capítulo 7).

En pacientes hiperinflamados, la caída de la ESD y del valor de fibrinógeno, junto con la presencia de citopenias y el aumento de la ferritina, las enzimas hepáticas y los triglicéridos, debe hacer pensar en el desarrollo de un SAM (complicación con alta mortalidad asociada, *v.* Capítulo 54).

COVID-19: un nuevo escenario dentro de los síndromes hiperferritinémicos

El SIM-C, una forma grave de enfermedad asociada a COVID-19, comparte hallazgos clínicos y de laboratorio con otras cuatro entidades agrupadas bajo la denominación de síndromes hiperferritinémicos. Estos incluyen:

- SAM y LHH.
- Enfermedad de Still del adulto (ASD, por sus siglas en inglés).
- Síndrome antifosfolipídico catastrófico (CPS, pos sus siglas en inglés).
- *Shock* séptico.

Todos ellos se encuentran caracterizados por la presencia de altos niveles de ferritina sérica e hiperinflamación, que amenaza la vida. Expresan la tormenta de citoquinas que ocasiona la falla multiorgánica.

Colocar al SIM-C en este grupo de entidades permite definir ciertas estrategias terapéuticas destinadas a frenar el estado de inflamación sistémica (*v.* más adelante). Sobre esta base, cabe considerar el uso de agentes antiinflamatorios e inmunomoduladores en el tratamiento de esta entidad. Entre ellos pueden mencionarse los glucocorticoides, la gammaglobulina endovenosa (GGEV) y los bloqueantes de las interleuquinas (IL) 1 y 6.

En pacientes con enfermedad grave fueron encontrados valores extremadamente altos de ciertas citoquinas, entre ellas la IL-2, IL-7, IL-10 y el TNF-α. Asimismo, se observó una elevación muy significativa de la IL-6, sobre todo en pacientes que no sobrevivieron.

Las principales características clínicas y de laboratorio de estos síndromes se describen en la Tabla 55.3.

Tabla 55.3 Características clínicas de los síndromes de hiperferritinemia

	SIM-C	*Shock* séptico	ASD	SAM y LHH
Hiperferritinemia	++	++	+++	+++
Infección como disparador	+++	+++	++	++
Fiebre	+++	+++	+++	+++
Compromiso multiorgánico	+++	+++	+++	+++
Distrés respiratorio	+++	+	+	+
Hepatoesplenomegalia	NR	Raro	++	++
Plaquetopenia	+/-	+	-	+
Anemia	+	+	+	+
Leucopenia	++	+	-	++
Función hepática anormal	++	++	++	++
Coagulopatía	++	++	+	++
ESD/PCR ↓↑	+++ (↑ESD; ↑PCR)	+++ (↑ESD; ↑PCR)	+++ (↑ESD; ↑PCR)	++ (↓ESD; ↑PCR)

ASD: enfermedad de Still del adulto; SAM: síndrome de activación macrofágica; LHH: linfohistiocitosis hemofagocítica; NR: no reportado; PCR: proteína C reactiva.

Patogenia del SIM-C

Mecanismos inmunológicos involucrados

Si bien el mecanismo patogénico de la enfermedad aún no se encuentra dilucidado, se conoce que el SIM-C está relacionado con la infección por SARS-CoV-2, pero no resulta de la infección viral aguda (asintomática o paucisintomática), sino que se trata de un fenómeno posinfeccioso que suele desarrollarse 2-6 semanas luego de la exposición al virus. Se define entonces al SIM-C como una enfermedad inmunomediada, también llamada inmunopatía del COVID. Se describen 2 tipos de respuesta inflamatoria en la infección por SARS-CoV-2:

- Respuesta inflamatoria primaria o temprana: se encuentra impulsada por la replicación viral, y es mediada por las citoquinas proinflamatorias y la respuesta antiviral del huésped, que persigue la reducción y eliminación del virus, seguida de una atenuación de la inflamación.

- Respuesta inflamatoria secundaria: comienza con la generación de la inmunidad adaptativa y la aparición de anticuerpos neutralizantes (NAb, por sus siglas en inglés). Sin embargo, en un subgrupo de pacientes estos anticuerpos no pueden neutralizar completamente al virus, por lo que se produce un fenómeno ADE (por las siglas en inglés de: mejora dependiente de anticuerpos). Durante este fenómeno, conocido en virología, se producen complejos virus-NAb que, en lugar de neutralizar al virus, facilitan su ingreso a las células e inducen la activación de diversas vías de señalización intracelular. Se genera así una mayor liberación de citoquinas proinflamatorias, junto con la potenciación de la respuesta inmune mediadas por receptores Fc, lo que confiere mayor gravedad a la enfermedad (Figura 55.1 a). Esto justificaría el uso de GGEV dirigida al bloqueo de los receptores Fc, así como de los corticoides para el manejo de estos pacientes.

Weisberg y colaboradores determinaron la producción de anticuerpos neutralizantes de tipo IgG en 3 grupos diferentes de pacientes: adultos con COVID-19 grave y distrés respiratorio (n=14), adultos recuperados de una infección leve por SARS-CoV-2 (n=19) y niños con SIM-C (n=15). Encontraron que solo el 26,7% de los niños desarrollaron anticuerpos con actividad neutralizante en comparación con el 57,9% del grupo de adultos recuperados y el 92,9% de adultos con COVID-19 grave. Esto sugeriría que los niños con SIM-C tienen una respuesta funcional de anticuerpos reducida con un nivel más bajo de actividad neutralizante.

Sin embargo, dado que el SIM-C es un síndrome hiperinflamatorio que presenta características clínicas similares a las observadas en el síndrome de *shock* tóxico, estudios recientes plantean una nueva hipótesis sobre un posible mecanismo patogénico. Se postula que es causado por superantígenos patógenos que estimulan la activación excesiva del sistema inmune adaptativo. Esto surge de la estructura similar de la proteína S (Spike) del SARS-CoV-2 a la de un superantígeno bacteriano, que puede unirse directamente a los receptores de las células T. Esta estructura no se encuentra presente en otros coronavirus de la familia del SARS, lo que puede explicar el potencial único del SARS-CoV-2 para causar tanto SIM-C como la tormenta de citoquinas observada en la COVID-19 (Figura 55.1 b).

Cabe destacar que el SARS-CoV-2 induce tanto el deterioro como la hiperactivación del sistema inmune, y conduce a cuadros de hiperinflamación tanto en la fase aguda como en la fase posinfecciosa (como en el SIM-C). Su reconocimiento permite comprender la expresión clínica de la enfermedad y realizar un abordaje terapéutico dirigido.

Curso y pronóstico de los pacientes con diagnóstico de SIM-C

Una revisión sistemática del año 2021 sobre 953 casos de SIM-C evidenció que estos pacientes presentan un curso grave de la enfermedad en el 86% de los casos, definido por la presencia de una o más de las siguientes condiciones: dilatación coronaria o aneurismas, *shock*, necesidad de ventilación mecánica, oxigenación por membrana extracorpórea (ECMO, por sus siglas en inglés), terapia de reemplazo renal, requerimientos de inotrópicos, ingreso a la terapia intensiva y muerte.

La mortalidad reportada fue del 1,9% y se observó que el 50% de los pacientes tenían entre 5-12 años de edad, y el 72,3% eran varones. Todas las muertes notificadas, excepto una, se produjeron por cuadros de *shock* o disfunción miocárdica. La ECMO se inició en el 66,7% de los casos fatales, de los cuales 5 fallecieron por infarto cerebral (de tipo hemorrágico).

Las formas más leves de SIM-C (14%) se asociaron con la presencia de exantema, menos síntomas respiratorios y síntomas superpuestos con la enfermedad de Kawasaki completa. Los factores asociados con un pronóstico grave (sobre 1080 pacientes con SIM-C) fueron:

- Mayor edad al diagnóstico (> 6 años).
- Presencia de síntomas gastrointestinales y cardiovasculares.
- Valores elevados de proteína C reactiva, ferritina, troponina, pro-BNP y dímero D.
- Presencia de linfopenia y plaquetopenia.

Estos datos clínicos y de laboratorio deben ser interpretados como una alerta para un abordaje terapéutico rápido y adecuado.

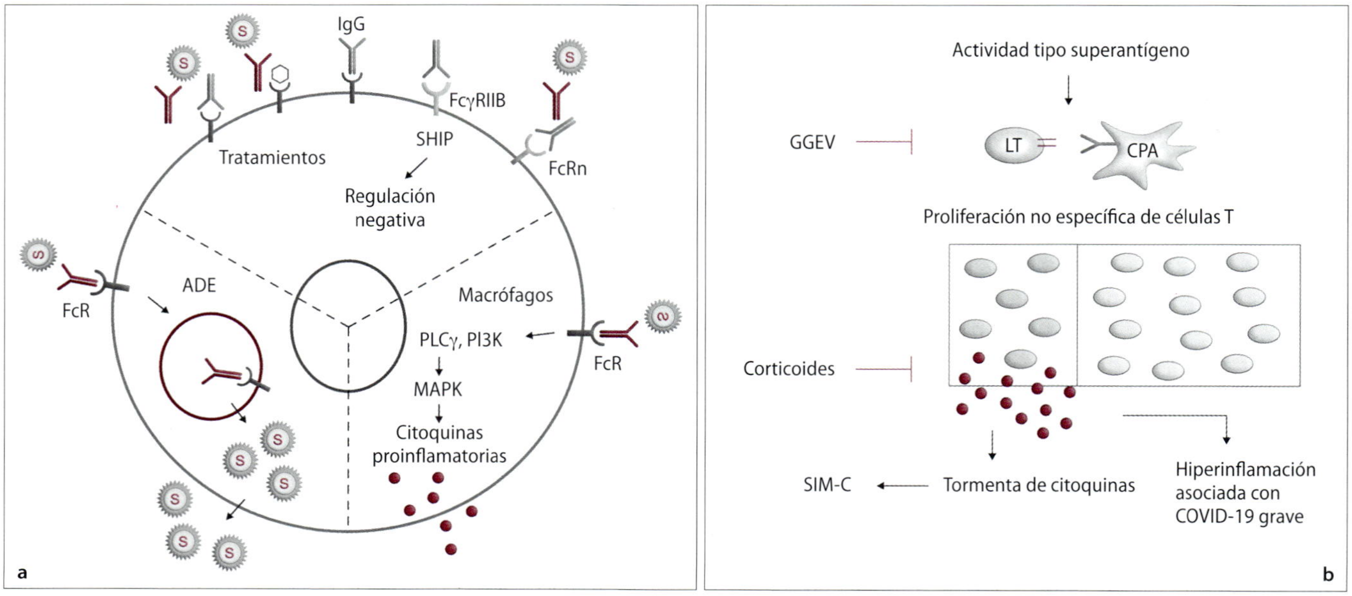

Figura 55.1 Hipótesis de la patogenia del SIM-C. **a** Complejo virus-NAb. ADE: mejora dependiente de anticuerpos. **b** Hipótesis del superantígeno. GGEV: gammaglobulina endovenosa; LT: linfocito T; CPA: célula presentadora de antígenos.

Abordaje terapéutico del SIM-C

Dado que el SIM-C es una enfermedad nueva y con una patogenia no del todo dilucidada, sumado a que su prevalencia es baja, la evidencia disponible para guiar el tratamiento es limitada. El abordaje terapéutico debe ser multidisciplinario e interdisciplinario, e incluir la participación de pediatras, infectólogos, cardiólogos, hematólogos, inmunólogos, intensivistas y reumatólogos.

Los niños con sospecha de SIM-C, así como los casos confirmados, deben manejarse en el ámbito de la internación, dado que un subgrupo de pacientes puede desarrollar un rápido deterioro que conduce al colapso cardiovascular. El abordaje terapéutico comprende el tratamiento general y el tratamiento específico. En los casos graves se recomienda establecerlo en la unidad de cuidados intensivos pediátricos (UCIP). Si bien el pronóstico de la enfermedad suele ser bueno con una supervivencia superior al 95% en diferentes series, se ha descrito una mortalidad del 1%-2% y hasta un 15% de secuelas cardiovasculares, que incluyen aneurismas o disfunción ventricular, por lo que un número importante de pacientes con SIM-C requieren la asistencia en la UCIP con ventilación mecánica y soporte hemodinámico.

Tratamiento general

Según la gravedad clínica, incluye la reanimación inmediata a través del aporte de oxígeno y el sostén hemodinámico (administración de fluidos y eventual soporte inotrópico), junto con el tratamiento antibiótico empírico y otras medidas de sostén. Como fue mencionado, si el paciente se presenta con clínica de disfunción orgánica, se recomienda que el manejo se establezca inicialmente en la UCIP.

Se debe utilizar un enfoque integral, similar al que se recomienda para los pacientes con sepsis o *shock* séptico (*v.* Capítulos 32 y 53). El carácter contagioso del SARS-CoV-2 requiere el uso de equipos de protección personal que eviten la propagación del virus, especialmente en los que poseen una PCR positiva. Debe establecerse una monitorización hemodinámica avanzada en tiempo real lo más rápido posible.

Reanimación inmediata

Oxigenoterapia

La mayoría de las series describen una afectación respiratoria que oscila entre el 20% y el 60%, por lo que el soporte respiratorio debe ser prioritario. Se pueden utilizar desde cánulas nasales de bajo o alto flujo (*v.* Capítulo 24), hasta la ventilación no invasiva o invasiva, de acuerdo con los requerimientos del paciente.

Soporte hemodinámico y drogas vasoactivas

La inestabilidad hemodinámica habitualmente se encuentra relacionada con *shock* vasopléjico o cardiogénico. La disfunción del ventrículo izquierdo se registró en aproximadamente la mitad de los pacientes con SIM-C, lo que explica la elevada frecuencia de *shock* y las necesidades de apoyo vasoactivo.

En caso de ser necesaria, la reanimación con fluidos se establece de manera similar a la sepsis y el *shock* séptico (*v.* Capítulos 32 y 53). Si bien la mayoría de los pacientes responden favorablemente a la reanimación con fluidos, distintas series pediátricas describen la necesidad de fármacos vasoactivos hasta en el 10%-60% de los casos de SIM-C. Por lo general, se recomienda el empleo de adrenalina o noradrenalina para el *shock* vasopléjico refractario a volumen, debido a la disfunción ventricular (*v.* Capítulos 32 y 53). En los niños con disfunción ventricular grave, la adición de milrinona fue útil en algunos casos como así también el levosimendán.

Tratamiento antimicrobiano

El esquema empírico inicial debe administrarse dentro de la primera hora, de manera similar a los pacientes con clínica compatible con sepsis o *shock* séptico. La selección del antibiótico empírico es la misma que en estos escenarios, y puede consultarse en el Capítulo 53. Asimismo, es fundamental establecer la búsqueda simultánea de otras causas infecciosas (diferentes del SARS-CoV-2), no solo como diagnóstico diferencial, sino también con base al reporte de coinfecciones que pueden acompañar a este cuadro. Los cultivos deben tomarse, idealmente, antes de comenzar con la antibioticoterapia (pero sin demorarla). El tratamiento antibiótico empírico debe adecuarse según el rescate microbiológico y la evolución clínica del paciente.

Otras medidas de soporte

Terapias de sustitución renal

Aunque la epidemiología y la etiología de la lesión renal aguda (LRA) pueden diferir ligeramente de otros tipos de enfermedad crítica, el tratamiento es esencialmente el mismo.

A menos que haya una situación como el *shock* séptico, en la que el tratamiento renal sustitutivo continuo es claramente superior a la diálisis peritoneal (permite una estabilidad hemodinámica y una eliminación de líquidos más precisa), ambos métodos son igualmente eficaces. Si bien un número considerable de pacientes con SIM-C (10%-70%) puede desarrollar algún grado de LRA (según distintas series), en la mayoría de los casos es transitoria y ninguno requiere tratamiento de sustitución renal.

Dada la tormenta de citoquinas presente tanto en la COVID-19 como en el SIM-C, se han propuesto otras terapias extracorpóreas (p. ej., la hemoperfusión y la citoabsorción) en pacientes internados en la UCIP para eliminar las citoquinas proinflamatorias y reducir el daño orgánico inducido por estas (*v.* Capítulo 53). Sin embargo, actualmente no hay datos que avalen su uso, son recursos de escasa disponibilidad y poseen el riesgo potencial de eliminación de fármacos terapéuticos.

Tratamiento de rescate con ECMO

Desde la declaración del SARS-CoV-2, solo un pequeño porcentaje de niños con COVID-19 han requerido el ingreso en la UCIP, y un porcentaje aun menor ha necesitado el soporte con ECMO. La COVID-19 no es una contraindicación para la ECMO en niños.

Podrán ser candidatos los pacientes con SIM-C que presenten un cuadro clínico refractario a las medidas convencionales máximas, con una situación que se prevé reversible y que no presentan contraindicaciones absolutas para la ECMO.

Tratamiento específico

Además de la GGEV y la necesidad de corticoides u otras estrategias (*v.* más adelante), el tratamiento depende del fenotipo clínico del SIM-C y de la gravedad del paciente:

- En los pacientes que se presenten con fenotipo símil Kawasaki, debe considerarse el uso de aspirina a dosis antiinflamatorias (80-100 mg/kg/día cada 6-8 horas) hasta pasadas 48 horas de la desaparición de la fiebre y con parámetros inflamatorios en descenso. Luego, se utiliza aspirina a dosis antiagregante (3-5 mg/kg/día en una única toma) hasta completar 6-8 semanas (si el paciente desarrolló aneurismas, se debe decidir la duración del tratamiento en conjunto con el cardiólogo infantil).
- Aquellos pacientes que tienen un fenotipo no específico, deben recibir aspirina en dosis antiagregante en caso de desarrollar

trombocitosis (> 700 000 plaquetas/mm^3) en una fase más tardía de la enfermedad, o bien, en caso de desarrollar aneurismas (Z *score*: 2,5-10).

- En pacientes con dímero D en aumento (igual o superior a 6 veces su valor normal), portadores de un cuadro inflamatorio grave con compromiso de la función miocárdica (fracción de eyección < 30%), presencia de aneurismas gigantes, factores de riesgo para trombosis o con desarrollo de trombos (coronarios, zonas de cateterización, etc.), se debe considerar junto con el hematólogo infantil la necesidad de anticoagulación con heparina (según el caso, en dosis profilácticas o terapéuticas, *v.* Capítulo 47.2).

Gammaglobulina endovenosa

Todos los pacientes con sospecha de SIM-C deben recibir rápidamente GGEV a 2 g/kg/dosis (dosis máxima 100 g) en una única dosis.

El tratamiento con gammaglobulina se asoció con una mejor función sistólica del ventrículo izquierdo. En pacientes con compromiso hemodinámico y mal manejo de líquidos, se puede indicar en forma fraccionada con menor velocidad de infusión. No está recomendado el uso de una segunda dosis de gammaglobulina, dada la mayor resistencia, gravedad del cuadro y el alto costo.

Cabe recordar que la determinación de las serologías virales y las serologías IgM-IgG para SARS-CoV-2 deben ser extraídas previo al pasaje de la gammaglobulina, al igual que el dosaje inicial de inmunoglobulinas G, A y M.

Corticoides

- Los glucocorticoides deben emplearse como terapia adyuvante en pacientes con enfermedad grave, o como terapia de intensificación en pacientes con enfermedad refractaria.
- Todos los pacientes con sospecha de SIM-C grave que ingresen a la UCIP con compromiso cardíaco, enfermedad grave, descompensación hemodinámica o en *shock* (requerimientos de inotrópicos, asistencia respiratoria mecánica, etc.), deben recibir desde el inicio terapia combinada con GGEV más corticoides como la metilprednisolona endovenosa (EV) 1-2 mg/kg/día, o pulsos de metilprednisolona EV 10-30 mg/kg/día (máximo 1 g/día) por 3 días.
- Los pacientes con fenotipo SAM, que evolucionen con parámetros clínicos o de laboratorio inminente de SAM o de compromiso del sistema nervioso central, deben recibir rápidamente tratamiento combinado con GGEV más pulsos de metilprednisolona EV 30 mg/kg (máximo 1 g/día) por 3-5 días. También puede utilizarse la dexametasona EV a 10 mg/m^2/día hasta la mejoría de los parámetros clínicos y de laboratorio.
- En aquellos pacientes con SIM-C hemodinámicamente compensados (manejo en sala de internación) debe considerarse el uso de pulsos de metilprednisolona EV en los que que no respondan a la GGEV y que se encuentren aún activos, con persistencia o reaparición de la fiebre, síntomas mucocutáneos o abdominales, o ante la aparición de nuevos síntomas relacionados con el SIM-C con persistencia de reactantes de fase aguda elevados o duplicación de la ferritina.

En un estudio francés de 111 pacientes con diagnóstico de SIM-C, se comparó el uso de GGEV + metilprednisolona con la GGEV sola. El tratamiento combinado se asoció con menor fracaso del tratamiento (9% contra 51%), menor uso de terapia de segunda línea, menor necesidad de apoyo hemodinámico, menor desarrollo de disfunción ventricular izquierda aguda y menor duración de la estadía en la UCIP (mediana, 4 días contra 6 días).

Resultados similares fueron observados en una publicación reciente, que incluyó 518 pacientes de Estados Unidos, donde el uso de terapia combinada (GGEV + corticoides) comparada con la GGEV sola se asoció con menor riesgo de disfunción cardiovascular e inicio de vasopresores. En contraste, en el estudio internacional BATS, que incluyó 614 pacientes, no se encontraron diferencias entre el uso de GGEV sola, el tratamiento combinado (GGEV + corticoides) o el uso de corticoides solos, con respecto al riesgo de ventilación mecánica, soporte inotrópico o muerte.

La diferencia entre los resultados obtenidos en los diferentes estudios puede estar relacionada con la inclusión de diferentes poblaciones (variantes genéticas), diferentes tiempos de inclusión de pacientes (exposición a cepas distintas de SARS-CoV-2) y variaciones en los criterios unificados para iniciar los tratamientos inmunomoduladores.

Puntos a tener en cuenta

- Se debe considerar el uso inicial de corticoides EV por sobre la vía oral, dado el compromiso gastrointestinal e inflamatorio sistémico que presentan los pacientes con SIM-C.
- Evaluar junto con el reumatólogo infantil la necesidad de utilizar agentes biológicos anti-IL-6 (tocilizumab) o anti-IL-1 (anakinra) frente a la falta de respuesta al tratamiento con corticoides (orales o EV), la persistencia de los síntomas o los parámetros de hiperinflamación.
- Luego de los pulsos de metilprednisolona EV se debe utilizar dexametasona EV a 0,3 mg/kg/día cada 8 horas hasta un máximo de 6 mg/día.
- Frente al descenso de los reactantes de fase aguda, y lograda la tolerancia a la vía oral, se puede utilizar meprednisona (descendiendo la dosis hasta su suspensión).
- Es importante remarcar que no se recomienda prolongar innecesariamente el tratamiento con corticoides.

Seguimiento de los pacientes con SIM-C

Si bien aún no se conoce el verdadero impacto a largo plazo de esta enfermedad, los niños deben tener un seguimiento estricto luego del alta para evaluar la posibilidad de progresión de aneurismas coronarios y lesiones cardíacas residuales. En una revisión sistemática de 953 pacientes con SIM-C se observó disfunción cardíaca residual (7,3%) durante el seguimiento. Dos pacientes mostraron, además, daño neurológico persistente posterior al SIM-C.

Recomendaciones para el seguimiento posalta

- El abordaje debe ser multidisciplinario (pediatra, reumatólogo y cardiólogo), por un tiempo de al menos un año posterior al diagnóstico.
- El descenso de los corticoides debe tener como objetivo su suspensión entre las 2-4 semanas luego del alta, con excepción de los casos graves de SIM-C que pueden requerir hasta 6-8 semanas. El descenso de corticoides en aquellos pacientes que desarrollaron SAM debe evaluarse en conjunto con el reumatólogo infantil.
- El ecocardiograma y el ECG se deben realizar a intervalos regulares para evaluar la función ventricular y las dimensiones de las arterias coronarias.
- La realización de un Holter (anomalías en el ECG) y de la resonancia magnética cardíaca, discutidas e indicadas siempre junto con el cardiólogo infantil, puede ser considerada 2-6 meses después del diagnóstico para evaluar la función ventricular y la presencia de edema, fibrosis difusa y cicatriz.

- ¿Cuándo volver a retomar la actividad física, dada la frecuente prevalencia de afectación miocárdica? Esta pregunta no posee aún una respuesta clara. Existe alguna similitud con la miocarditis aguda, en la que se recomienda la restricción de la actividad física durante al menos 6 meses después del diagnóstico. El cardiólogo infantil debe determinar cuándo puede comenzar con esta actividad mediante la evaluación adecuada de la función miocárdica.

Puntos clave

- El SIM-C es una presentación grave de la infección por SARS CoV-2 en niños, con una respuesta inflamatoria exagerada, con afectación prevalente del sistema digestivo y miocárdico.
- Debe considerarse como una nueva entidad con síntomas únicos, diferentes cursos clínicos y posiblemente diferentes mecanismos patogénicos.
- Distinguir el SIM-C de otras entidades infecciosas e inflamatorias graves es un gran desafío para los pediatras que asisten niños y adolescentes.
- El reconocimiento precoz de este síndrome por los cuidadores de salud facilita el diagnóstico temprano y un abordaje terapéutico inmediato, lo que mejora el pronóstico de los pacientes.

Acceda al eBook para consultar la lista de bibliografía. Consulte las indicaciones en la retiración de tapa.

Sección 9

Trastornos clínico-quirúrgicos

56

Evaluación prequirúrgica y cuidados del paciente posquirúrgico

Lucrecia Arpí • Mariela Buscio • Lorena Donato • Juan Aguirre • Inés Galvagno

La cirugía es una instancia de altísima vulnerabilidad para el paciente. La lesión quirúrgica, según su magnitud, provoca un estrés que desencadena una respuesta sistémica caracterizada por cambios endocrinológicos, metabólicos e inflamatorios. Asimismo, la anestesia altera numerosos procesos fisiológicos. Estos efectos se extienden, habitualmente, durante 3-5 días desde el procedimiento quirúrgico.

El sistema endocrino responde al estrés quirúrgico con un aumento de los niveles de adrenocorticotrofina (ACTH), cortisol, hormona de crecimiento (GH), catecolaminas, renina y arginina vasopresina (AVP). Los principales cambios metabólicos incluyen el catabolismo de hidratos de carbono, lípidos y proteínas para incrementar la producción de glucosa y proteínas de fase aguda. Por su parte, la respuesta inflamatoria genera liberación de citoquinas por los polimorfonucleares, fibroblastos y células endoteliales, y síntesis hepática de proteínas de fase aguda.

La anestesia, según su profundidad, además de suprimir el dolor, compromete diversos mecanismos de control homeostático: el reflejo de protección de la vía aérea, el control respiratorio, de la temperatura, del tono vasomotor, de la contractilidad miocárdica y la regulación del equilibrio hidroelectrolítico.

Numerosos estudios estiman que la cirugía y el período posquirúrgico son la tercera causa de muerte en el mundo, después del ataque cerebrovascular (ACV) y la isquemia miocárdica. La mortalidad es más alta en niños pequeños, ancianos y en países de bajos ingresos.

En 2008, la Organización Mundial de la Salud (OMS) y la Alianza Mundial por la Seguridad del Paciente implementaron el programa Cirugía Segura Salva Vidas y la Lista de Verificación de Seguridad Quirúrgica. Su uso redujo más de una tercera parte las complicaciones y muertes periquirúrgicas. La seguridad de los niños operados también mejoró desde que, en la última década, se instauró en el mundo la especialización de los anestesiólogos pediátricos.

Establecer el nivel de riesgo para cada paciente permite decidir si es candidato a una cirugía ambulatoria, si debe internarse, qué controles requiere, prevenir complicaciones o, si no fuera posible, diagnosticarlas y tratarlas oportunamente.

El equipo quirúrgico debe incluir siempre al pediatra, al cirujano, al anestesiólogo, a los enfermeros y, según la condición del paciente, a otros profesionales como kinesiólogos, nutricionistas, especialistas en salud mental, infectología, neumonología, cardiología, oncología, cuidados paliativos, etc.

Evaluación prequirúrgica

No hay recomendaciones basadas en la evidencia sobre qué estudios deben hacerse en la etapa prequirúrgica. Las recomendaciones se basan en opiniones de expertos.

Un punto sobre el que no hay controversia es que la evaluación prequirúrgica, efectuada en las 4-6 semanas previas a la fecha quirúrgica, permite que el paciente llegue a la cirugía en las mejores condiciones posibles y optimiza los recursos hospitalarios, ya que evita suspensiones inesperadas. En situaciones de urgencia, esta evaluación debe hacerse en el momento.

Otro punto sobre el que hay acuerdo unánime es que la anamnesis y el examen físico completos permiten establecer un diagnóstico sobre la salud integral del paciente y detectar condiciones no descubiertas previamente.

La anamnesis debe incluir todos los antecedentes personales, del embarazo, parto, crecimiento, maduración, desarrollo, inmunizaciones, enfermedades previas, alergias, internaciones, alimentación, características de la personalidad, etc. Asimismo, junto con el examen físico, debe focalizarse específicamente en las siguientes actuaciones:

- Detección de síndromes, asociaciones y malformaciones que aumentan el riesgo quirúrgico: síndrome de Williams, síndrome de Down, síndrome de Pierre Robin, hipoplasia medio facial, retrognatia o microrretrognatia aisladas, etc.
- Vía aérea superior: estridor, ronquidos, apneas, hipertrofia adenoidea o amigdalina, tiraje supraesternal, etc.
- Aparato respiratorio: antecedentes o examen clínico sugestivos de enfermedad pulmonar crónica (displasia broncopulmonar, fibrosis quística, asma, enfermedad pulmonar obstructiva crónica), prematuridad, requerimiento de asistencia respiratoria mecánica (ARM), internaciones, necesidad de oxígeno suplementario, tos o sibilancias crónicas o recurrentes, aumento del diámetro anteroposterior del tórax, dedos en palillo de tambor, taquipnea, auscultación patológica.
- Sistema cardiovascular: coloración, pulsos, presión arterial, auscultación. Muertes prematuras en la familia. En lactantes se debe estar alerta a los antecedentes de cuadros respiratorios a repetición que puedan corresponder a hiperflujo pulmonar o a signos de insuficiencia cardíaca (sudoración, retardo del crecimiento, estado hiperdinámico, etc.).
- Anemia: antecedentes alimentarios, suplementación con hierro, palidez de piel y mucosas, presencia de un soplo.
- Antecedentes familiares o personales de sangrado: presencia de petequias, hematuria, hematomas o trombosis.
- Antecedentes familiares o personales de complicaciones anestésicas o quirúrgicas.
- Riesgo de hipertermia maligna: antecedentes personales o familiares, síndrome de Evans, miopatías.
- Alergias: alimentarias o a medicamentos. Riesgo de alergia al látex (mielomeningocele, extrofia vesical, malformaciones genitourinarias, mielodisplasia, múltiples cirugías previas).
- Inmunizaciones: especialmente, vacuna antitetánica.

- Medicación recibida: aspirina (debe suspenderse 7-10 días antes de la cirugía); corticoides (los pacientes que reciben corticoides sistémicos en forma crónica deben recibir profilaxis con hidrocortisona por el riesgo de insuficiencia suprarrenal, hasta 9-12 meses después de la suspensión del tratamiento); anticonvulsivantes u otras medicaciones que causen hepatitis o plaquetopenia (valproato); anticoagulantes.

Estudios complementarios

Actualmente, no se dispone de evidencia que afirme que los estudios complementarios realizados de rutina disminuyan el riesgo quirúrgico:

- Hemograma: no es necesario realizarlo de rutina. En la Argentina, por la alta prevalencia de anemia, sobre todo en lactantes, se deben detectar antecedentes de riesgo. Cuando la cirugía no puede posponerse, no hay un valor absoluto de hemoglobina que sea indicación de transfusión; esto se decidirá en forma individualizada, teniendo en consideración la clínica, la magnitud del procedimiento y el riesgo de sangrado.
- Coagulograma: no está indicado de rutina. Tiene baja sensibilidad (un 30% de los niños con enfermedad de von Willebrand tienen KPTT o tiempo de tromboplastina parcial activado normal) y baja especificidad.
- Electrocardiograma (ECG): no está indicado de rutina. En la Argentina, un consenso de la Sociedad Argentina de Pediatría ha establecido que no es necesario en pacientes ASA I y ASA II (*v.* más adelante) sin sospecha clínica de enfermedad cardiovascular. En algunos países de Europa, se realiza en neonatos y lactantes menores de 6 meses por la posibilidad de un síndrome de QT largo o de preexcitación (Wolff-Parkinson-White) no diagnosticados.
- Pruebas de embarazo: deben realizarse en todas las mujeres en edad fértil.

Otras pruebas como el estado ácido-base, ionograma, glucemia, hepatograma, función renal, urocultivo e hisopados para *Staphylococcus aureus* resistente a la meticilina (SAMR) tampoco han mostrado ningún beneficio cuando son realizadas en forma rutinaria. El pediatra debe decidir con cada paciente si estos u otros estudios (radiografía de tórax, ecocardiograma, estudio funcional respiratorio, medición de albúmina, colesterol, triglicéridos o hemoglobina glicosilada) se encuentran indicados.

Objetivos de la visita prequirúrgica

La consulta previa al procedimiento debe servir, fundamentalmente, para efectuar las siguientes consultas y definiciones:

- Definir, junto con el resto del equipo tratante, cuál es el riesgo quirúrgico del procedimiento en el paciente en particular, y dónde atravesará el posoperatorio (ambulatorio, internación, unidad de cuidados intensivos).
- Evaluar si el paciente se encontrará en condiciones para la fecha fijada o si la cirugía debe posponerse.
- Solicitar los estudios complementarios o interconsultas que el pediatra considere pertinentes (siempre basado en los antecedentes y los signos y síntomas del paciente).
- Indicar los tratamientos requeridos en caso de que el paciente se encuentre cursando alguna patología (broncodilatadores, antibióticos, antiparasitarios, etc.).
- Definir si es necesaria una nueva consulta para evaluar los resultados de estudios solicitados, o bien valorar la respuesta al tratamiento indicado.
- Evaluar el grado de ansiedad, angustia o miedo que el paciente y la familia experimentan con respecto al procedimiento, y si es necesaria alguna intervención.
- Evacuar las dudas del niño y su familia con respecto a la cirugía; contarles cómo va a ser ese día; si fuera posible, y así lo desean, mostrarles el lugar.
- Leer juntos el Consentimiento Informado para asegurarse de que la familia lo comprende; se les puede entregar para que lo relean en su casa y tengan la oportunidad de consultar sus dudas con el cirujano.

Preparación prequirúrgica

Realizar baños, higiene de uñas y propiciar la vestimenta adecuada para ingresar al quirófano. De acuerdo con el tipo de cirugía, pueden estar indicados enemas, etc. Con respecto al ayuno, actualmente se recomienda que los pacientes ingieran líquidos claros azucarados hasta 2 horas antes de la cirugía, leche materna hasta 4 horas antes, leche de fórmula y comidas ligeras hasta 6 horas antes, y sólidos hasta 8 horas antes (*v.* Capítulo 9).

Internar al paciente el día anterior al procedimiento es un mal uso de los recursos, aumenta la ansiedad y los riesgos asociados con la internación. Es preferible citar al paciente unas horas antes de la cirugía.

Puede establecerse contacto telefónico el día anterior, para evaluar si el paciente se encuentra cursando alguna intercurrencia que justifique posponer el procedimiento: infección respiratoria aguda baja (IRAB), crisis asmática, afecciones de la piel en el sitio quirúrgico (dermatitis, impétigo, escabiosis), etc.

Riesgo quirúrgico

Para establecer el riesgo quirúrgico, se deben considerar varios factores:

- Edad.
- ASA.
- Estado nutricional.
- Magnitud de la cirugía y eventos intraoperatorios.
- Patologías, condiciones específicas y sus riesgos.
- Urgencia del procedimiento.

Teniendo en cuenta estas seis variables, el equipo tratante establecerá el nivel de riesgo. En pediatría no hay escalas de riesgo validadas, por lo que la definición está sujeta a cierto grado de subjetividad.

Edad

En pediatría, ha sido demostrado que, a menor edad, mayor es el riesgo quirúrgico. Los más vulnerables son los recién nacidos pretérmino antes de las 50 semanas de edad posconcepcional, seguido de los recién nacidos y los lactantes; luego el riesgo disminuye paulatinamente. Un recién nacido tiene seis veces más probabilidad de sufrir un paro cardíaco que un lactante (Figura 56.1 a).

ASA

Es la clasificación más utilizada en el mundo para establecer el riesgo quirúrgico (Tabla 56.1). ASA I hace referencia a pacientes sanos, sin patología, mientras que ASA IV significa incapacidad grave y aumenta significativamente el riesgo quirúrgico, al igual que la asociación de condiciones patológicas.

La mortalidad de las cirugías electivas en mayores de 12 años con ASA I es menor de 1 : 50 000, mientras que la mortalidad de los pacientes con ASA V es alrededor de 1 : 10 (Figura 56.1 b).

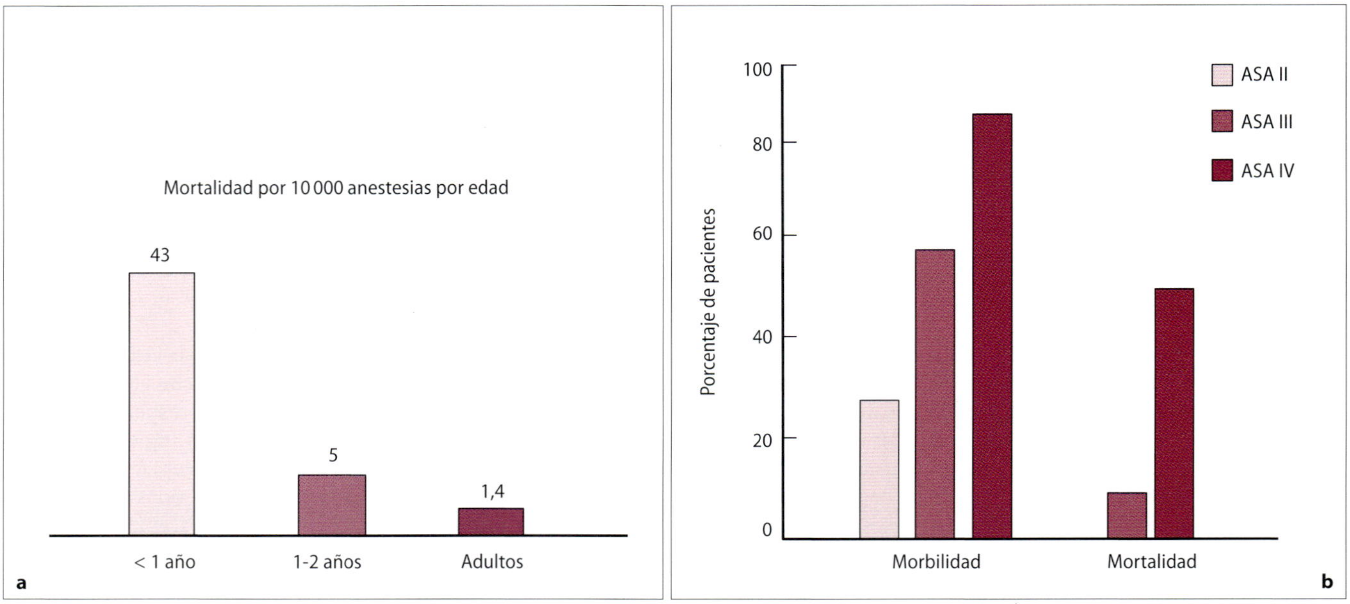

Figura 56.1 a Mortalidad por anestesia según la edad. (Modificado de Moray JP, Geiduschek JM, Ramanmoorthy C, et al. Anesthesia related cardiac arrest in children. Anesthesiology. 2000; 93; 6-14). **b** Morbilidad y mortalidad según ASA. (Modificado de: Álvarez-Pérez JA, et al. Presentación y evolución clínica de las hernias externas incarceradas en pacientes adultos; CirEsp 2005; 77 (1): 40-5).

Tabla 56.1 Clasificación de riesgo ASA

ASA I	Paciente sano.
ASA II	Enfermedad sistémica leve compensada: asma leve, diabetes con control metabólico óptimo, epilepsia controlada.
ASA III	Enfermedad sistémica grave: asma moderado o grave, diabetes o epilepsia no controladas, cáncer, prematurez, traqueotomía, enfermedad renal crónica, insuficiencia cardíaca o insuficiencia hepática moderadas, obesidad moderada.
ASA IV	Enfermedad sistémica grave descompensada: diabetes descompensada, insuficiencia renal, hepática, cardíaca o respiratoria grave, obesidad mórbida.
ASA V	Paciente moribundo, que no se espera que sobreviva: *shock* séptico, trauma grave, falla multiorgánica descompensada.

Modificado de: Clasificación de riesgo de la *American Society of Anesthesiologist* (ASA).

Estado nutricional

La morbimortalidad perioperatoria aumenta tanto con la desnutrición como con la obesidad, por lo que la malnutrición debe considerarse una comorbilidad. Ambas tienen mayor riesgo de infección posquirúrgica y peor cicatrización. En la desnutrición, la hipoalbuminemia constituye un riesgo agregado.

En los pacientes obesos, la presencia de síndrome metabólico y los antecedentes de síndrome de apnea obstructiva del sueño (SAOS) aumentan la probabilidad de complicaciones. Se debe recordar que los pacientes con obesidad son considerados ASA III y si padecen obesidad mórbida, ASA IV (*v.* Tabla 56.1).

Magnitud de la cirugía y eventos intraoperatorios

Hay intervenciones en las que la magnitud del procedimiento es obvia, como las cirugías a corazón abierto, las grandes cirugías toracicoabdominales, los trasplantes de órganos sólidos y las escoliosis extensas. Cuando no es tan evidente, hay parámetros útiles para valorar el impacto de la intervención: duración, administración de volumen, sangrados y requerimiento de transfusiones, saturación de oxígeno y presión arterial intraoperatorias, necesidad de inotrópicos, alteración de resultados de laboratorio, eventos inesperados, espasmo laríngeo, etc.

Para valorar la magnitud del procedimiento se deben leer detenidamente los partes quirúrgico y anestésico.

Patologías, condiciones específicas y sus riesgos

Diversas patologías o condiciones específicas se asocian con determinados riesgos durante el procedimiento quirúrgico:

- Infección respiratoria: apneas, laringoespasmo, broncoespasmo, atelectasia, neumonía.
- SAOS: obstrucción de la vía aérea alta y complicaciones pulmonares.
- Síndrome de Down: arritmias graves, obstrucción respiratoria, lesión medular.
- Parálisis cerebral: obstrucción de la vía aérea, complicaciones pulmonares, convulsiones, hipertermia maligna.
- Fibrosis quística: mortalidad relacionada con la enfermedad pulmonar, desnutrición, desequilibrios hidroelectrolíticos e hipertensión pulmonar.
- Síndrome de Williams: mortalidad por isquemia miocárdica, bajo gasto cardíaco y arritmias ventriculares.
- Enfermedad de células falciformes: episodios vasoclusivos, tromboembolismo pulmonar, síndrome torácico agudo.
- Insuficiencia adrenal: tanto en la insuficiencia primaria como en la secundaria (*v.* Capítulo 23) debe administrarse hidrocortisona en dosis muy superiores a la supletoria: 60 mg/m^2 una hora antes del procedimiento, 60 mg/m^2 durante el procedimiento y, luego, 60 mg/m^2/día las primeras 24 horas, repartidos en cuatro dosis por vía endovenosa. Este esquema es seguido de un descenso progresivo hasta volver a la dosis habitual en, aproximadamente, tres días.
- Hipotiroidismo o hipertiroidismo: lo ideal es que el paciente llegue eutiroideo a la cirugía. En el hipotiroidismo no controlado, hay riesgo de disfunción cardiovascular, respiratoria

e hipotermia. El tratamiento es sintomático. En pacientes con hipertiroidismo no tratado, puede desencadenarse una tormenta tiroidea; lo ideal es posponer la cirugía, si esto no fuera posible, además del tratamiento específico (antitiroideos y yodo) pueden utilizarse corticoides (hidrocortisona 60 mg/m²) y β-bloqueantes.

- Las enfermedades hematológicas deben manejarse en conjunto con el hematólogo infantil.
- Los pacientes diabéticos requieren regímenes especiales que deben ser consensuados con el subespecialista. En general, el día de la cirugía se administra la mitad de la dosis de insulina de larga duración y se coloca un flujo de glucosa de 2 mg/kg/min. Luego, la glucemia se controla modificando el flujo de glucosa y con la administración de insulina de acción rápida. Se deben evitar tanto la hiperglucemia como la hipoglucemia. Lo ideal es que el paciente llegue a la cirugía con el mejor control metabólico posible.
- Los pacientes con errores innatos del metabolismo requieren cuidados especiales que deben acordarse con el subespecialista, ya que el estrés del procedimiento puede descompensar su enfermedad.

Urgencia del procedimiento

Tanto la urgencia (una cirugía que no puede demorarse más de 24 horas) como la emergencia (se debe operar de inmediato para salvar la vida, un miembro, un órgano o una función vital) aumentan el riesgo del paciente.

Monitoreo y recuperación

Se brindará una orientación general sobre el período mínimo que debe durar el monitoreo, si bien idealmente correspondería sostenerlo hasta que el paciente recupere el estado antes de la cirugía (cardiovascular, respiratorio, neuromuscular, estado mental y diuresis). El monitoreo no sustituye la evaluación clínica cuidadosa y periódica.

Se deben monitorizar las frecuencias cardíaca y respiratoria, la presión arterial (PA) y la temperatura, idealmente con un monitor multiparamétrico; si no fuera posible, debe colocarse un oxímetro de pulso y controlar la PA y la temperatura en forma horaria.

El peso debe controlarse antes y después de la cirugía, y luego diariamente. Es excepcional que el estado clínico del paciente no lo permita, y es mucho mayor el beneficio que brinda que la incomodidad que puede ocasionar. El balance de ingresos y egresos debe realizarse, inicialmente, cada 4-6 horas, teniendo en consideración el balance neto, el ritmo diurético y cualquier pérdida agregada (vómitos, sangrados, sondas, drenajes, etc.).

Los siguientes son candidatos para ser monitorizados al menos por 24 horas:

- Recién nacidos (RN) pretérmino hasta las 50 semanas de edad posconcepcional.
- RN de término sanos hasta el mes de vida.
- Niños con más de un factor de riego (menor de un año, ASA > II, desnutrición u obesidad, cirugía mayor o con eventos intraoperatorios, patologías o condiciones que aumenten el riesgo, o cirugías de emergencia).

Los siguientes son candidatos para ser monitorizados al menos por 12 horas (incluye la primera noche):

- Niños menores de 6 meses a un año.
- Pacientes con uno de los factores de riesgo descritos.

Evaluación y cuidados posquirúrgicos inmediatos

Cuando el paciente ingresa a la sala luego del procedimiento, el pediatra debe seguir los siguientes pasos:

- Evaluar el estado hemodinámico y la mecánica ventilatoria.
- Leer detenidamente el parte quirúrgico y anestésico. Buscar complicaciones o eventos inesperados.
- Revisar al paciente en forma completa (incluyendo la boca, la piel, los genitales y los drenajes).
- Retirar vías no funcionantes (por el riesgo de que contengan restos de drogas depresoras).
- Evaluar la necesidad de aporte de oxígeno (O_2), líquidos endovenosos y la posibilidad de probar tolerancia por vía oral (*v.* Capítulo 9).
- Indicar el monitoreo, el plan de analgesia y otros tratamientos (antieméticos, antibióticos, medicación de base).
- Verificar que se haya descartado embarazo en las niñas y adolescentes en edad fértil.
- Explicar al paciente y su familia el estado actual, la evolución probable, los tratamientos instituidos y los pasos a seguir. Responder a preguntas y tranquilizar a los acompañantes.
- Compartir con el enfermero a cargo del paciente el diagnóstico, los controles necesarios, el tratamiento instituido, las posibles complicaciones y los planes de contingencia.

Complicaciones posanestésicas graves

El *shock* hipovolémico por sangrado masivo y el paro cardiorrespiratorio, afortunadamente, son emergencias infrecuentes, y tanto la clínica como el tratamiento son los mismos que en otras situaciones. El soporte vital debe establecerse de acuerdo con las normas PALS (*Pediatric Advanced Life Support*).

Apneas centrales

Se deben considerar los factores de riesgo propios del paciente y la medicación recibida. De los primeros, el más importante es la edad (RN pretérmino hasta las 50 semanas de edad posconcepcional y neonatos), y le siguen el antecedente de apneas, la anemia (en lactantes) y los síndromes con hipoventilación central (Figura 56.2).

En cuanto a la medicación recibida, tanto los opioides como las benzodiacepinas pueden ocasionar depresión respiratoria y apneas. Para su manejo, deben estar disponibles la naloxona

- **Apneas centrales**
  - Prematuros hasta la semana 50 de edad posconcepcional
  - RNT hasta el mes de vida
  - Menores de un año con Hb < 10 g/dL
  - Opioides → Naloxona (0.01 mg/kg/dosis; dosis máxima 0,4 mg)
  - Benzodiacepinas → Flumazenil (0,01 mg/kg/dosis; dosis máxima 0,2 mg)

- **Obstrucción de la vía aérea superior**
  - Niños pequeños
  - Síndrome de Down, SAOS, obesidad, PC
  - Enfermedad pulmonar crónica

  } O_2 al 100% humidificado; Dexametasona; NBZ con adrenalina racémica

- **Hipertermia maligna**
  - Antecedentes personales o familiares
  - Miopatías o distrofias musculares
  - Síndrome de Evans

  } O_2 al 100% e hiperventilación; Fluidos fríos, glucosa, bicarbonato; Dantroleno 2,5 mg/kg

Figura 56.2 Complicaciones posanestésicas graves. NBZ: nebulizada.

(antagonista de los opioides) y el flumazenil (antagonista de la benzodiacepinas) (*v.* Figura 56.2). Cuando se administra naloxona, se debe recordar que la acción de la morfina es más prolongada, por lo que a veces es necesario repetir la dosis (*v.* Figura 56.2).

Obstrucción de la vía aérea superior

Entre los factores de riesgo propios del paciente asociados con esta complicación deben considerarse la edad (el riesgo es mayor cuanto menor sea el paciente), hipoplasia mediofacial, macroglosia (síndrome de Down), retromicrognatia (Pierre Robin), parálisis cerebral (PC), SAOS, obesidad y enfermedad pulmonar crónica.

Entre los riesgos vinculados con el procedimiento, considerar ante la presencia de un catarro de vía aérea superior, laringoespasmo en la inducción anestésica o en la extubación, y procedimientos realizados sobre la vía aérea.

La gravedad puede ser variable, desde un leve estridor hasta insuficiencia respiratoria aguda. El tratamiento incluye la administración de O_2 humidificado, corticoides nebulizados (budesonide, 2 mg sin diluir) y sistémicos (dexametasona 0,15-0,3 mg/kg, máximo 8 mg), y nebulización con adrenalina racémica (0,5 mL/kg de la preparación 1 : 1000, máximo 5 mL) (*v.* Figura 56.2). Si la dificultad respiratoria persiste, el paciente debe ser evaluado por el profesional más capacitado para realizar una intubación dificultosa.

Hipertermia maligna

Se presenta en pacientes genéticamente susceptibles. Los factores de riesgo incluyen antecedentes personales o familiares de hipertermia maligna, síndrome de Evans y enfermedades neuromusculares. Los medicamentos involucrados suelen ser los anestésicos inhalatorios halogenados (halotano, isoflurano, sevoflurano) y el relajante muscular despolarizante succinilcolina.

En base a una combinación de fenómenos, se produce la liberación masiva de calcio desde el retículo sarcoplásmico de las células musculares, que conduce a la activación de los filamentos de actina y miosina. La contracción muscular sostenida aumenta el metabolismo muscular, el consumo de O_2 y de ATP, así como la producción de dióxido de carbono (CO_2) y de calor. En consecuencia, se generan acidosis láctica y destrucción celular, con liberación de potasio, mioglobina y creatina-fosfoquinasa (CPK) a la circulación. Esto puede causar mioglobinuria, lesión renal aguda, alteraciones hemodinámicas, taquicardia, hipertensión arterial, arritmias y, eventualmente, la muerte.

Si bien es frecuente que por el trauma quirúrgico los pacientes presenten algún registro febril aislado las primeras horas luego del procedimiento, esta entidad siempre debe ser tenida en cuenta por su elevada mortalidad. El diagnóstico es clínico, con apoyo en las determinaciones de laboratorio. En general, los pacientes presentan fiebre alta y persistente, sudoración, taquicardia, taquipnea, hipertonía, rigidez, mialgias, cianosis y coloración amarronada de la orina por la mioglobinuria. El análisis de laboratorio muestra acidosis mixta, aumento de la CPK, aldolasa y enzima láctico-deshidrogenasa (LDH), hiperpotasemia y aumento o disminución del calcio iónico. Las complicaciones pueden ser la lesión renal aguda o la coagulación intravascular diseminada (CID).

El tratamiento inicial incluye la administración de O_2 al 100%, líquidos y compresas frías, y expansión con solución salina al 0,9%. Luego, se administran soluciones con alto flujo de glucosa y sin potasio para asegurar una diuresis > 1 mL/kg/hora. Se indica la corrección con bicarbonato si hay acidosis metabólica grave sin hipercapnia (*v.* Capítulo 7), y tratar la hiperpotasemia (*v.* Capítulo 3).

El tratamiento específico consiste en administrar dantroleno sódico, 2,5 mg/kg/dosis en bolo endovenoso rápido, que se puede repetir. Si se confirma el diagnóstico, el paciente debe ser internado en una unidad de cuidados intensivos pediátricos (UCIP), ya que la mortalidad de esta entidad es cercana al 50%.

Complicaciones posquirúrgicas frecuentes

Náuseas y vómitos

Es la complicación más frecuente. Genera incomodidad; aumenta el dolor; retrasa la realimentación; puede ocasionar deshidratación y desequilibrios electrolíticos; aumenta la secreción de AVP y el riesgo de síndrome de secreción inadecuada de esta hormona (*v.* Capítulos 2 y 5); aumenta la presión intraabdominal, intratorácica, intracraneal e intraocular; favorece el desarrollo de sangrados, hematomas y dehiscencia de suturas, y puede prolongar la internación o causar reinternaciones.

La incidencia en niños es alta, alrededor del 30%, pero alcanza el 80% en los pacientes con factores de riesgo. Estos deben ser considerados para la profilaxis intraoperatoria y el tratamiento posterior:

- Edad mayor de 3 años.
- Antecedentes personales o familiares de vómitos en cirugías, o de cinetosis.
- Procedimientos que duren más de 30 minutos.
- Cirugías de estrabismo, oído medio, amigdalectomía, orquidopexia y hernias.
- Uso de opioides.
- Uso de algunos anestésicos, como el óxido nitroso.

En pacientes con más de dos factores de riesgo está indicado acortar el ayuno prequirúrgico, mantener la hidratación, utilizar profilaxis intraoperatoria (dexametasona, ondansetrón), no forzar la tolerancia oral posquirúrgica y reducir el uso de opioides, al recurrir a técnicas multimodales de manejo del dolor (anestesia regional, antiinflamatorios no esteroideos [AINE], técnicas no farmacológicas) (*v.* más adelante).

Los estudios demuestran que los fármacos antiserotoninérgicos son altamente efectivos, por lo que se recomiendan como tratamiento de primera elección. En la Argentina, se utiliza el ondansetrón, 0,15 mg/kg/dosis por vía oral o endovenosa, que puede repetirse a las 6-8 horas. La desventaja radica en su alto costo, pero probablemente resulte más costo-efectivo que las múltiples medidas y la prolongación de la internación, provocadas por los vómitos persistentes.

Como segunda línea de tratamiento se utiliza la metoclopramida, 0,1 mg/kg/dosis, que por sus efectos sobre el sistema nervioso central (depresión, extrapiramidalismo) y cardiovasculares no debe utilizarse en menores de un año.

En los niños con cirugías de oído medio, es especialmente útil el bloqueo de los receptores H_1 con difenhidramina (1 mg/kg cada 6 horas, máximo 50 mg). En algunos casos es útil asociar fármacos; por ejemplo, en pacientes con un componente de ansiedad marcado se puede agregar levomepromazina (0,1-0,25 mg/kg/día cada 8-12 h), que ejerce un bloqueo mixto sobre los receptores de histamina y serotonina; en los que presentan edema de fauces puede agregarse dexametasona (0,6 mg/kg/día, máximo 8 mg), que inhibe la síntesis de prostaglandinas y disminuye la secreción de serotonina (Figura 56.3). En casos refractarios, se puede asociar lorazepam (agonista del receptor GABA).

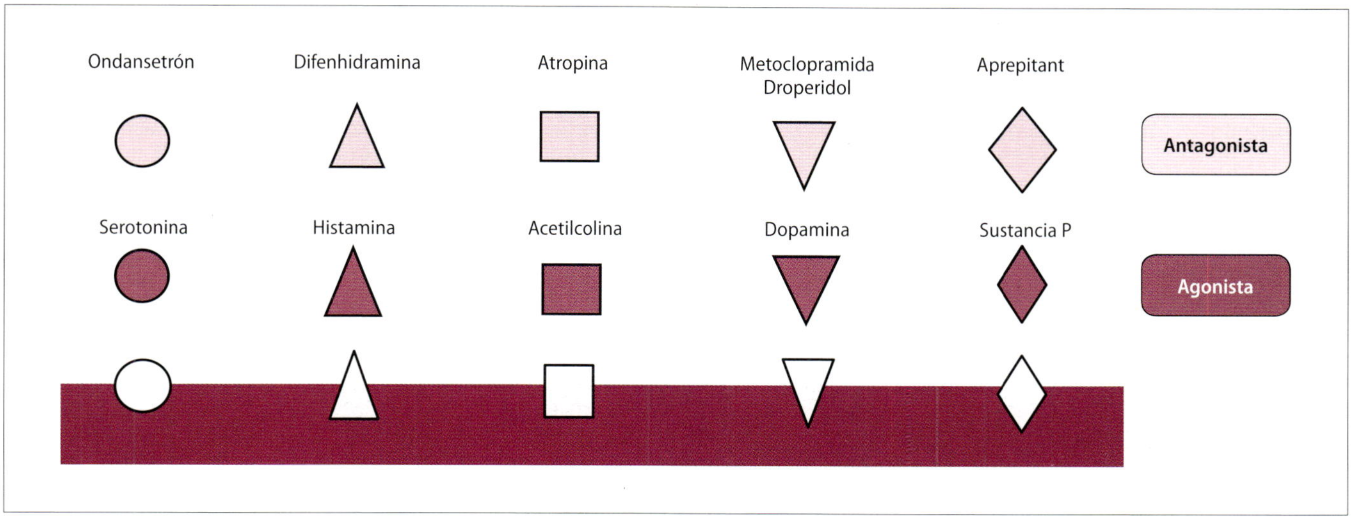

Figura 56.3 Mecanismos de acción de los antieméticos.

Hipotermia

Es una complicación frecuente, definida por una temperatura menor de 35 °C. Está reportado que hasta el 80% de los pacientes que egresan del quirófano padecen hipotermia. Es muy incómoda, y enlentece el metabolismo de los anestésicos y los relajantes musculares, por lo cual prolonga la recuperación posquirúrgica.

En los recién nacidos y los lactantes pequeños puede provocar hipotensión, bradicardia, acidosis metabólica, depresión respiratoria y apneas, por lo que debe ser prevenida y tratada adecuadamente. Según la edad, se utilizan la servocuna, la incubadora, el abrigo o fuentes adicionales de calor (estufas, lámparas, etc.).

Inestabilidad hemodinámica transitoria

Algunos pacientes presentan inestabilidad hemodinámica en las primeras horas posquirúrgicas, con taquicardia, taquipnea, extremidades frías y palidez. Suele deberse a un fenómeno de mala distribución de volumen. Habitualmente, mejora con la administración de fluidos, por lo cual, una vez descartados la hipotermia y el dolor como causas, se sugiere administrar 10-40 mL/kg de solución salina al 0,9%. Si la inestabilidad hemodinámica persiste, debe descartarse *shock* hipovolémico por sangrado oculto o falla de bomba.

Excitación

Algunos pacientes se despiertan con irritabilidad, que puede acompañarse de desorientación y delirio. Se relaciona con la ansiedad y el miedo preoperatorios, y su frecuencia disminuye con la premedicación con benzodiacepinas, especialmente midazolam. El uso de ketamina incrementa el riesgo de esta complicación. El tratamiento incluye el alivio del dolor, la contención, un ambiente tranquilo y, ocasionalmente, benzodiacepinas (*v.* más adelante).

Sangrado posoperatorio

En algunas cirugías el sangrado es frecuente. En la amigdalectomía, por ejemplo, se presenta hasta en el 10% de los pacientes, y alrededor del 1% requieren reintervención. En las cirugías traumatológicas es habitual que el paciente manche las gasas con sangre. En otras cirugías, el sangrado significativo es infrecuente.

El pediatra debe evaluar la magnitud del sangrado; usualmente se produce por la lesión traumática de una arteria superficial, y mejora con la hemostasia local adecuada. Si el sangrado es importante, se deben descartar trastornos de la coagulación o plaquetopenia. Asimismo, se debe mantener la volemia, el hematocrito y tratar la causa de la hemorragia.

Retención urinaria

Es más frecuente en adolescentes y en pacientes con altas dosis de opioides. Ocasiona mucho dolor, incomodidad y distensión abdominal. El diagnóstico es clínico. La mayoría de los pacientes logra orinar con medidas sencillas como la aplicación de paños fríos, y permitirles incorporarse o ir al baño. Cuando estas medidas no funcionan y el paciente se encuentra muy dolorido, se debe vaciar la vejiga mediante la colocación de una sonda (no debe dejarse colocada, ya que aumenta el riesgo de infección urinaria).

Tromboembolismo

Debe tenerse en cuenta en los adolescentes y en los pacientes con factores de riesgo agregados:

- Obesidad.
- Inmovilidad prolongada.
- Cirugía o traumatismo de miembros inferiores.
- Antecedente de trombosis.
- Hiperviscosidad (cardiopatías cianóticas con hematocrito elevado).
- Embarazo.
- Uso de anticonceptivos orales.
- Enfermedad inflamatoria intestinal.
- Síndrome nefrótico.

En los pacientes de alto riesgo se debe considerar, en conjunto con el hematólogo infantil, instaurar profilaxis con heparina de bajo peso molecular.

Si aparecen edema, dolor, tumefacción o cambios en la coloración de una extremidad, debe sospecharse trombosis venosa profunda. El primer estudio diagnóstico es la ecografía con doppler; en ocasiones, es necesario realizar una flebografía.

Los signos clínicos del tromboembolismo pulmonar (TEP) son dolor torácico tipo pleurítico, dificultad respiratoria de instalación aguda, tos, hemoptisis y fiebre; por tratarse de una emergencia, se requiere un alto índice de sospecha. La radiografía de tórax no suele ser diagnóstica. De acuerdo con las características del paciente y la disponibilidad, puede diagnosticarse mediante una tomografía con angiografía, o bien a través de un centellograma ventilación/perfusión. La mortalidad de esta entidad es alta. El paciente debe ingresar a UCIP e iniciar tratamiento de forma urgente (*v.* Capítulo 47.2).

Dolor posquirúrgico

Más del 80% de los pacientes operados refieren haber sufrido dolor, el 75% que el dolor fue moderado o grave y menos del 50% que el dolor fue adecuadamente aliviado. El tratamiento inadecuado del dolor afecta la calidad de vida, aumenta el riesgo de complicaciones, el tiempo de internación y la morbimortalidad.

El dolor es una experiencia sensorial y emocional desagradable, determinada por respuestas biológicas a estímulos nociceptivos y por el significado que les atribuye el paciente a esos estímulos. Por lo tanto, el dolor siempre es subjetivo. Solo el paciente sabe si le duele y cuánto le duele.

Complicaciones del dolor posoperatorio

- Respiratorias: disminución de la excursión del tórax, de la ventilación y de la tos. Esto aumenta el riesgo de atelectasias y neumonía.
- Endocrino-metabólicas: la activación simpática y del eje hipotálamo-hipófiso-suprarrenal aumenta el nivel de catecolaminas circulantes, hormonas de la adenohipófisis (ACTH, GH, FSH, LH, PRL) y la neurohipófisis (oxitocina y AVP), cortisol, aldosterona y glucagón. Estos cambios pueden ocasionar oliguria, hiperglucemia, secreción inadecuada de AVP, HTA, taquicardia, aumento de la lipólisis, del ácido láctico, del consumo de O_2 y del catabolismo proteico, así como alteraciones de la inmunidad.
- Cardiovasculares: se producen por liberación de catecolaminas. Aumentan la frecuencia cardíaca, la resistencia vascular periférica, la presión arterial, el índice cardíaco y el consumo de O_2. La disminución del flujo en la microcirculación interfiere con la cicatrización y aumenta el riesgo de trombosis.
- Digestivas: la motilidad disminuye por la activación simpática y por el reposo. Pueden desarrollarse distensión abdominal, náuseas, vómitos, constipación e íleo.
- Psicológicas: la ansiedad facilita el influjo nociceptivo y aumenta el dolor, lo cual establece un círculo vicioso. Asimismo, puede producir estrés, trastornos del sueño y de la conducta, retracción, agresividad y agitación.

Aspectos generales para el manejo del dolor

Las guías internacionales para el manejo del dolor posquirúrgico coinciden en los siguientes puntos:

- Brindar atención centrada en el paciente y la familia, adaptada individualmente, que incluya el plan de manejo del dolor y la educación para el egreso hospitalario.
- La evaluación preoperatoria adecuada debe incluir el análisis de comorbilidades médicas y psiquiátricas, el uso de medicamentos, la presencia de dolor crónico, abuso de sustancias y posoperatorios previos.
- Usar herramientas validadas para evaluar el dolor y la respuesta al tratamiento.
- Ajustar el plan de analgesia en base al alivio y la presencia de eventos adversos.
- Utilizar analgesia multimodal, es decir, una variedad de analgésicos, medicamentos adyuvantes y técnicas, combinadas con intervenciones no farmacológicas.
- Priorizar la administración oral de opioides sobre la endovenosa. No utilizar la vía intramuscular.
- Cuando sea necesario utilizar la administración parenteral de medicación, considerar la analgesia controlada por el paciente.
- Efectuar un monitoreo apropiado de la sedación, el estado respiratorio y otros eventos adversos, en pacientes que reciben opioides sistémicos.
- Utilizar paracetamol o antiinflamatorios no esteroideos como parte de la analgesia multimodal para el manejo del dolor posoperatorio, en pacientes que no posean contraindicaciones.
- Considerar el uso de gabapentina o pregabalina como componentes de la analgesia multimodal.
- Considerar la infiltración de anestésicos locales en el sitio quirúrgico, el bloqueo nervioso, las técnicas de anestesia regional periférica con dosis únicas o goteo continuo y la analgesia epidural o espinal, para procedimientos en los cuales la evidencia demuestre su eficacia.

Evaluación de la magnitud del dolor

En niños, esto suele resultar dificultoso. Incluye escuchar el relato y evaluar parámetros específicos como las frecuencias cardíaca y respiratoria, la presión arterial, la sudoración, el llanto, la expresión facial y la actividad motora. Algunas de las escalas más utilizadas en pediatría pueden verse en las Tablas 56.2 y 56.3, y en la Figura 56.4.

Tabla 56.2 Escala de dolor FLACC (*Face, Legs, Activity, Cry, Controllability*)

Categoría	Puntaje		
	0	1	2
Expresión facial	Neutra o sonrisa, contacto visual e interés por el medio.	Ceño o boca fruncidos, compungido, ojos parcialmente cerrados.	Ceño fruncido permanente, mandíbula apretada, mentón tembloroso, ojos cerrados, arrugas frontales y peribucales.
Piernas	Posición normal, relajada.	Inquietas, rígidas, flexión/extensión intermitente.	Patadas, flexión/extensión exageradas o temblor de extremidades.
Actividad	Posición normal, tranquilo, se mueve fácil y libremente.	Gira de un lado a otro o reacio a moverse, se presiona la parte del cuerpo que le duele.	Rígido, arqueado, movimientos espasmódicos. Inmóvil, movimientos a lado y lado de la cabeza.
Llanto	Sin llanto ni quejido.	Quejido suave, llanto ocasional, suspiros.	Llanto mantenido, quejido intenso, gritos, llanto "convulsivo".
Posibilidad de consolar	Tranquilo, relajado; no requiere consuelo.	Consolable con caricias o palabras; es posible distraerlo.	Difícil de consolar o distraer.

Se utiliza en niños < 5 años, o en los que no se puedan utilizar otras escalas. Se basa en una puntuación de 0 a 10.
Modificado de: Merkel SI, Voepel-Lewis T, Shayevitz JR, Malviya S. The FLACC: a behavioral scale for scoring postoperative pain in young children. PediatrNurs 1997; 23 (3): 293-7.

Tabla 56.3 Escala de dolor CRIES (*Crying, Requires O_2, Increased vital signs, Expression and Sleeplessness*)

Llanto (*crying*) El llanto de dolor es de tono altamente agudo	▪ 0: Sin llanto o llanto que no es de tono agudo ▪ 1: Llanto agudo, pero fácilmente consolable ▪ 2: Llanto agudo inconsolable
Requiere O_2 (*requires O_2*) Por saturación < 95% - niños con dolor	▪ 0: No requiere O_2 ▪ 1: Requiere < 30% de O_2 ▪ 2: Requiere > 30% de O_2
Signos vitales aumentados (*increased vital signs*) Presión arterial (PA) y frecuencia cardíaca (FC)	▪ 0: PA o FC estables o menores a las basales ▪ 1: PA o FC aumentadas < 20% de las basales ▪ 2: PA o FC aumentadas > 20% de las basales
Expresión facial (*expression*) Ceño fruncido, frente arrugada, ojos cerrados, surco naso-labial profundo	▪ 0: Sin ceño fruncido ▪ 1: Solo ceño fruncido ▪ 2: Ceño fruncido y quejido de tonalidad baja (sin llanto)
Sueño (*sleeplessness*) Basado en la hora que precede a la evaluación	▪ 0: El niño ha dormido continuamente ▪ 1: El niño ha despertado frecuentemente ▪ 2: El niño ha estado constantemente despierto

Se utiliza en niños < 1 año. Se basa en una puntuación de 0 a 10.
Modificado de: Krechel SW, Bildner J. CRIES: a new neonatal postoperative pain measurement score. Initial testing of validity and reliability. Paediatr Anaesth 1995; 5 (1): 53-61.

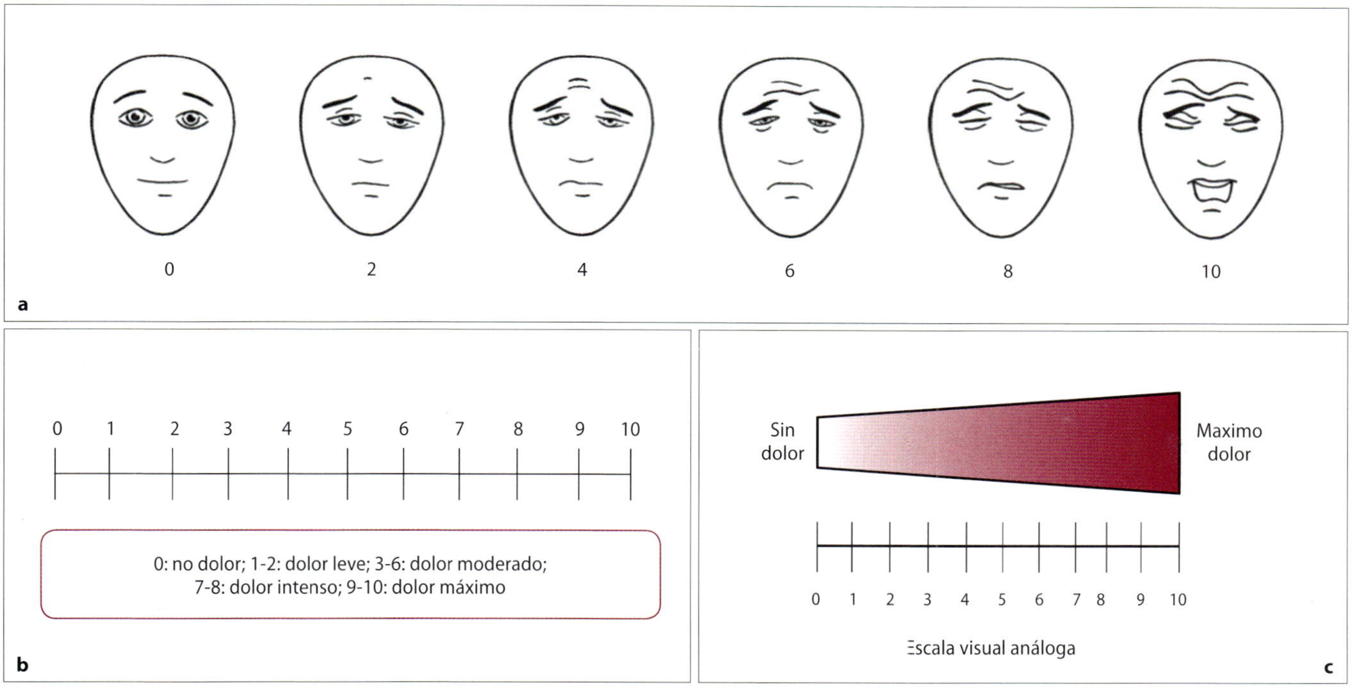

Figura 56.4 a Escala de autoevaluación con caras. Se utiliza en > 4 años. El niño indica qué cara refleja su dolor. (Modificado de: International Association for the Study of Pain. Faces Pain Scale – Revised, ©2001). **b** Escala numérica de Walco y Howite. Se utiliza en > 8 años que colaboren. **c** Escala visual análoga. Se utiliza en > 7 años. El niño indica el nivel de dolor que siente. Abajo se busca el valor correspondiente. (Modificada de la original de Scott y Huskisson, 1976).

Diseño del plan analgésico

El tratamiento debe ser horario, anticipado y multimodal. Esto permite utilizar dosis más bajas de opioides y, por lo tanto, disminuir los efectos adversos.

Procedimiento, expectativa de recuperación y dolor esperado

El plan analgésico debe diseñarse considerando los antecedentes del paciente, su patrón de respuesta al estrés y al dolor, el procedimiento y la recuperación prevista. Haber padecido dolor en experiencias previas, el miedo, la ansiedad y la falta de información disminuyen el umbral para el dolor y aumentan su intensidad.

Deben tenerse en consideración la localización, la extensión y la magnitud de la invasión quirúrgica. El dolor suele ser mayor en cirugía craneal, torácica, abdominal, de columna, grandes articulaciones, manos y pies.

Signos, síntomas, deseos y necesidades del paciente y su familia

La edad, la personalidad y las experiencias previas modifican el dolor, el modo de expresarlo y la aceptación de las opciones de tratamiento. Los más pequeños suelen presentar cambios de comportamiento, irritabilidad o llanto. Los niños mayores y adolescentes pueden expresarse y participar en la evaluación del dolor a través de escalas.

Las creencias y las experiencias del paciente y su familia influyen en la elección del tratamiento; el estoicismo y la idea de que los opioides son adictivos pueden llevar a tratamientos insuficientes. Reforzar los beneficios de la analgesia y su seguridad aumenta la aceptación familiar y la posibilidad de alivio.

Comorbilidades

La lesión renal o hepática altera el metabolismo. Se deben revisar con detalle las dosis y los intervalos de los medicamentos en estas situaciones.

Experiencia del equipo tratante

El conocimiento de las estrategias analgésicas es fundamental. La seguridad y efectividad aumentan con la experiencia. Sin embargo, resulta muy importante incorporar nuevas drogas o técnicas cuando hay evidencia de calidad que demuestre su beneficio.

Tratamiento del dolor

Existen medidas tanto farmacológicas como no farmacológicas (Tabla 56.4). Entre estas, son medidas eficaces asegurar un ambiente confortable y tranquilo, brindar la compañía que el niño prefiera y calmar la ansiedad y el miedo al comunicar qué se hará, cómo y cuándo. Las drogas para el manejo del dolor posquirúrgico se dividen en cuatro grupos:

- Antiinflamatorios no esteroideos.
- Opioides.
- Anestésicos locales.
- Medicación coadyuvante.

Antiinflamatorios no esteroideos

Se utilizan para el tratamiento del dolor leve, y combinados con opioides y otros fármacos para el tratamiento del dolor moderado o grave. Tienen efecto antiinflamatorio y no producen sedación ni depresión respiratoria. No hay evidencia de que la vía endovenosa sea más efectiva que la oral (Tabla 56.5).

Opioides

Son el pilar fundamental del tratamiento del dolor posquirúrgico moderado y grave. La dosis adecuada es aquella capaz de aliviar el dolor y evitar que el paciente sufra en el intervalo entre dosis. El efecto analgésico de los opioides no posee un techo terapéutico, es decir, no hay un límite superior de dosis.

Los recién nacidos presentan menor capacidad para metabolizar estas drogas y, asimismo, tienen alta sensibilidad al efecto depresor respiratorio, motivo por el cual se utilizan dosis menores, y deben ser monitorizados muy de cerca.

La droga más utilizada y segura de este grupo es la morfina. Los efectos adversos más frecuentes son náuseas, vómitos, prurito, constipación, retención urinaria, íleo, sedación y depresión respiratoria.

El riesgo de sedación excesiva o depresión respiratoria se asocia con dosis desproporcionadamente altas para la intensidad del dolor, o con el uso concomitante de otros depresores o sedantes. Produce liberación de histamina por los mastocitos, lo cual puede generar reacciones cutáneas (eritema y pápulas), que no implican un fenómeno alérgico. La titulación de la dosis suele ser necesaria; esta puede aumentarse del 20% al 50% en cada oportunidad, es decir, se administra la dosis completa previa junto con un 20%-50% adicional, hasta aliviar el dolor.

Tabla 56.4 Técnicas de analgesia posquirúrgica

Opioides	▪ Oral ▪ Endovenoso ▪ Epidural ▪ Local
AINE	▪ Oral ▪ Intramuscular ▪ Endovenoso
Anestésicos locales	▪ Bloqueo periférico ▪ Epidural ▪ Infiltración local
Intervenciones psicológicas	▪ Información adecuada ▪ Técnicas de relajación ▪ Estrategias cognitivas

Tabla 56.5 Dosis de AINE de uso frecuente y de paracetamol

Droga	Dosis	Dosis máxima diaria
Naproxeno	5-10 mg/kg/día cada 12 horas	20 mg/kg/día
Ibuprofeno	5-10 mg/kg/dosis cada 6-8 horas	40 mg/kg/día
Ketorolac	0,5 mg/kg/dosis cada 6 horas	2 mg/kg/día
Diclofenac	0,5-3 mg/kg/día cada 6-12 horas	150 mg/día
Dipirona	10 mg/kg/dosis cada 6 horas	-
Paracetamol	10 mg/kg/dosis cada 4-6 horas	2,6 g/día

Modificado de: Dolor agudo posquirúrgico en pediatría. Evaluación y tratamiento. Unidad de anestesiología. Rev Me Clin Condes 2007; 18 (3): 207-16.

Opioides parenterales

La vía parenteral proporciona un alivio rápido, por lo que frecuentemente es utilizada luego de grandes cirugías y frente al dolor intenso. Puede administrarse en forma intermitente o en infusión continua (Tabla 56.6). Existe un sistema de analgesia controlada por el paciente que combina una infusión basal mínima con bolos gatillados mediante un botón. Este sistema aplica un bloqueo programable, que evita la sobredosificación. Se utiliza en mayores de 5 años.

En cuanto el paciente tolere la vía oral y se haya alcanzado una buena analgesia, se pasa la morfina a vía oral, multiplicando la dosis parenteral por 2,5.

Opioides epidurales

Producen una analgesia profunda y prolongada, sin los efectos sistémicos de los opioides parenterales. Para minimizar la dosis de opioides, se utilizan junto con anestésicos locales. Hay dos formas de administración:

- Dosis única epidural o intratecal. Genera un efecto analgésico que dura hasta 24 horas.
- Infusión continua o dosis repetidas mediante catéteres epidurales, torácicos, lumbares o intratecales. Requiere bombas específicas y un equipo entrenado. Con cuidados adecuados, el catéter puede mantenerse hasta 7 días.

Opioides orales

Combinados con AINE proveen una buena analgesia, y es la vía de administración ideal, una vez que el paciente tolera la vía oral. La dosis oral es 2,5 veces la dosis endovenosa, el intervalo es el mismo y los rescates se hacen del mismo modo.

Tabla 56.6 Dosis y estrategias de administración de morfina endovenosa

Administración	RN pretérmino	RN término	Lactantes y niños
Intermitente	0,01-0,02 mg/kg cada 4 horas	0,02-0,05 mg/kg cada 4 horas	0,05-0,1 mg/kg cada 4 horas
Infusión continua	0,002-0,005 mg/kg/hora	0,005-0,01 mg/kg/hora	0,015-0,03 mg/kg/hora

Modificado de: Dolor agudo posquirúrgico en pediatría. Evaluación y tratamiento. Unidad de anestesiología. Rev Me Clin Condes 2007; 18 (3): 207-16.

Anestésicos locales

Los anestésicos locales disminuyen la conducción del impulso nociceptivo desde el sitio del estímulo hacia el sistema nervioso central, lo cual modifica la percepción del dolor.

Administración epidural

Administrados por vía epidural disminuyen el dolor sin producir sedación. Pueden usarse dosis únicas o infusión continua a través de un catéter. Dosis únicas de bupivacaína con epinefrina proveen un efecto analgésico que dura 24 horas. Puede producirse un bloqueo motor transitorio. Suelen demorar la micción, pero rara vez producen retención urinaria en bloqueos bajos. Los efectos adversos por sobredosis son bloqueo sensorial, motor y autonómico. La asociación con opioides permite reducir las dosis.

Administración regional

La infiltración local con anestésicos brinda alivio en incisiones superficiales. El bloqueo nervioso interrumpe la transmisión sensorial sin los efectos adversos de la analgesia epidural. Existen técnicas de anestesia regional para casi cualquier zona (Tabla 56.7). Pueden administrarse dosis únicas o mediante un catéter en infusión continua.

Tabla 56.7 Ejemplos de bloqueos de nervio periférico

Región	Bloqueos	Áreas afectadas
Extremidad superior	Interescalénico, infraclavicular	Hombro, brazo y codo
	Axilar	Codo, antebrazo y mano
Extremidad inferior	Plexo lumbar, femoral	Cadera, muslo y rodilla
	Ciático, tobillo	Muslo posterior, pierna y pie
Miscelánea	Ilioinguinal, iliohipogástrico, pene	Ingle, escroto y pene
	Supraorbitario, supratroclear	Frente y cuero cabelludo
	Infraorbitario	Labio y mejilla
	Auricular mayor	Otoplastia y timpanoplastia
	Intercostal	Parrilla costal

Modificado de: Dolor agudo posquirúrgico en pediatría. Evaluación y tratamiento. Unidad de anestesiología. Rev Me Clin Condes 2007; 18 (3): 207-16.

Medicación coadyuvante

Corticoides

Por su acción antiinflamatoria alivian el dolor al disminuir la compresión de estructuras nerviosas. Su uso preoperatorio previene la aparición de náuseas y vómitos. El más utilizado es la dexametasona (0,3-0,6 mg/kg/día).

Antidepresivos

Son útiles en el dolor neuropático y en la sensación de miembro fantasma posamputación. El más utilizado es la amitriptilina (75-150 mg/día). El tratamiento comienza con 10-15 mg/día, y aumenta hasta alcanzar la dosis de mantenimiento. La respuesta terapéutica demora 1-4 semanas.

Ansiolíticos y relajantes musculares

La ansiedad es frecuente, y las benzodiacepinas son los fármacos más utilizados para su tratamiento. Su efecto miorrelajante, asimismo, provee un beneficio adicional en algunos procedimientos traumatológicos. No tienen acción analgésica. La más utilizada es el diazepam (0,12-0,8 mg/kg/día, cada 6-8 h).

Antiepilépticos

Son útiles para el dolor neuropático. Se utilizan la carbamazepina (10-30 mg/kg/día), el gabapentin (5-15 mg/kg/día) y la pregabalina (desde 50 mg/día).

Oxibutinina, tolteridona o hioscina

Se utilizan para el tratamiento del espasmo vesical en el posoperatorio de cirugías urológicas, ante la presencia de catéteres ureterales, uretrales o vesicales. El más utilizado es la oxibutinina, en dosis de 5-10 mg/día por VO, cada 8 horas.

Analgesia preventiva

Es administrada antes del estímulo nociceptivo para prevenir o reducir el dolor. La evidencia disponible no proporciona datos concluyentes acerca de su eficacia.

Intervenciones psicológicas

Los factores psicológicos afectan el modo de transmisión del dolor, el comportamiento frente a este y el requerimiento de fármacos. Las estrategias deben dirigirse a reducir la ansiedad y el estrés.

Informar al paciente y a su familia sobre el curso esperado del posoperatorio disminuye el miedo y la ansiedad. Asimismo, las intervenciones cognitivas y las técnicas de relajación pueden reducir el dolor y disminuir el uso de analgésicos. Se debe seleccionar la estrategia en base al nivel cognitivo, la personalidad, las experiencias y las habilidades previas, e integrarla con el resto del plan analgésico.

Cuidados nutricionales en el paciente quirúrgico

Como fue mencionado, la malnutrición aumenta las complicaciones posquirúrgicas (infecciones, cicatrización, etc.) y el tiempo de internación. En el caso de la obesidad, se agrega el aumento del riesgo de apneas.

En condiciones ideales, los pacientes deberían llegar a las cirugías electivas bien nutridos. Cuando esto no es posible, el apoyo nutricional de los pacientes desnutridos, entre 10 y 14 días previos a la cirugía, ha demostrado beneficios. En los pacientes obesos, una reducción del 10% del peso corporal mejora el pronóstico, pero el descenso de peso no debe ser mayor del 1% semanal, ya que descensos más rápidos pueden sumar un cuadro de desnutrición aguda a la obesidad, por lo cual la postergación del procedimiento debería ser de unas doce semanas.

El soporte nutricional perioperatorio consiste en disminuir el ayuno, comenzar la alimentación oral y la movilización lo antes posible, y alcanzar los objetivos calórico-proteicos en los primeros días, con el fin de reducir el catabolismo, evitar el balance proteico negativo, restablecer la función intestinal, mantener la función inmunológica y acelerar la recuperación.

Evaluación del estado nutricional e identificación de pacientes en riesgo

La evaluación nutricional debe incluir la valoración clínica subjetiva, parámetros antropométricos, cuantificación de la ingesta y determinaciones bioquímicas.

Para determinar el riesgo de desnutrición aguda se considera un Z *score* por debajo de –2 desvíos estándar (DE) en el índice peso/talla (en lactantes) y en el índice de masa corporal (IMC) en los niños mayores. También se considera la pérdida involuntaria de peso, definida como una disminución mayor del 1% en una semana, del 5% en un mes o del 10% en seis meses. Para la desnutrición crónica, se considera un Z *score* de –2 DE en el índice talla/edad (*v.* Capítulo 18).

La ingesta se valora por el recordatorio alimentario.

De los parámetros bioquímicos, el que ha demostrado mayor validez para evaluar el estado nutricional es la albúmina menor de 3 g/dL. Por su menor vida media y por encontrarse menos influenciada por otros factores, algunos estudios recientes recomiendan monitorear la prealbúmina (precursor de la albúmina).

Aspectos fisiopatológicos y nutricionales de la intervención quirúrgica

La cirugía produce liberación de hormonas del estrés y de mediadores de la inflamación, que genera un estado hipercatabólico; esto afecta la recuperación funcional, la cicatrización y la función inmunológica.

El ayuno preoperatorio prolongado es innecesario. La mayoría de las guías internacionales recomiendan administrar líquidos claros con azúcares hasta dos horas antes de la anestesia, pecho materno hasta cuatro horas antes, y fórmulas y alimentos sólidos livianos hasta seis horas antes. Esto disminuye el catabolismo, la insulinorresistencia y la oxidación de ácidos grasos.

La ingesta posquirúrgica se debe iniciar lo antes posible, según la tolerancia y el tipo de cirugía. Diversos estudios demuestran que la alimentación, incluyendo líquidos en el primer día posoperatorio, no impacta en la cicatrización de anastomosis en el colon o el recto, y aporta grandes beneficios. Por ejemplo, reanuda la función intestinal, acorta la duración de la internación y el tiempo de recuperación, y disminuye la tasa de infecciones, de otras complicaciones y la mortalidad.

El íleo posoperatorio es frecuente. La prevención incluye evitar la sobrecarga hídrica, el reposo y el uso innecesario de opioides. Cuando son imprescindibles, deben administrarse en dosis adecuadas y suspenderlos en el momento oportuno.

Requerimientos nutricionales específicos

Energéticos

Inicialmente, debe calcularse el requerimiento calórico por edad según las tablas de RDA (*Recommended Dietary Allowance* o ingesta dietética recomendada) de la OMS. Luego, se ajusta según la evolución clínica (peso, albúmina, etc.).

Proteicos

Deben acompañarse de un adecuado aporte calórico, para no metabolizar las proteínas como fuente energética. Los requerimientos para niños en situación de estrés son los siguientes:

- 0-2 años: 2-3 g/kg/día.
- 2-13 años: 1,5-2 g/kg/día.
- 13-18 años: 1,5 g/kg/día.

Hidratos de carbono

Son la principal fuente de energía y constituyen el 50%-55% de las calorías no proteicas. En caso de alimentación parenteral, los requerimientos son estos:

- Recién nacidos: 8 mg/kg/min.
- Lactantes y niños: 5 mg/kg/min.
- Adolescentes: 2 mg/kg/min.

Lípidos

Son una excelente fuente de energía y deben constituir el 25%-30% de las calorías administradas.

Agua, minerales y electrolitos

Deben calcularse para cada paciente de acuerdo con la edad, el tamaño y la patología subyacente (*v.* Capítulos 1, 9 y 15).

Soporte nutricional

Según la Sociedad Europea de Nutrición Clínica y Metabolismo (ESPEN), la terapia nutricional es la provisión de nutrientes por vía oral (dieta, alimentos enriquecidos y suplementos), enteral (NE) o parenteral (NP) para prevenir o tratar la desnutrición. La terapia nutricional perioperatoria está indicada en los siguientes casos:

- Niños con desnutrición o riesgo nutricional.
- Si se prevé un ayuno prolongado (más de 5 días en niños mayores eutróficos; 1-3 días en RN, lactantes, desnutridos o con pérdida aguda de peso).
- Pacientes con baja ingesta (< 50% de la recomendación por más de 7 días en niños mayores eutróficos; 2-4 días en RN, lactantes, desnutridos o con pérdida aguda de peso).

Los niños operados sufren los efectos del ayuno y el estrés, por lo que siempre se deben evaluar el riesgo y la necesidad de terapia nutricional.

Vías de alimentación

Los beneficios de la nutrición enteral están ampliamente demostrados: estimula la producción de hormonas tróficas; conserva la función intestinal; mejora la función inmunitaria; disminuye el sobrecrecimiento y la translocación bacteriana, y sus complicaciones; favorece una mejor tolerancia al procedimiento; no requiere técnicas complejas; es menos costosa, y tiene menos complicaciones. Las contraindicaciones son íleo, *shock*, isquemia intestinal, fístula de alto débito y hemorragia intestinal grave.

Si los requerimientos energéticos y nutricionales no pueden cubrirse por vía oral, se deben complementar rápidamente por vía enteral (sonda nasogástrica, transpilórica o yeyunal). Si esto no resulta suficiente, se recomienda combinar nutrición enteral con parenteral. Cuando la vía enteral se encuentra contraindicada o no es tolerada, se debe recurrir a la NP (*v.* Capítulo 17).

La NP tiene complicaciones asociadas con el uso de catéteres venosos centrales (colocación, infecciones, trombosis) y metabólicas (colestasis y esteatosis hepática), que se minimizan con los cuidados adecuados.

El pediatra debe idear el plan nutricional desde el comienzo de la atención, fijar el objetivo calórico, proteico y de micronutrientes, establecer el modo de aporte y cuándo comenzará. Si prevé que será imposible alcanzar la meta por vía oral, evaluar si fuera posible la vía enteral y planificar la colocación de una sonda nasogástrica, transpilórica o yeyunal. Si no es posible, planificar el inicio de la nutrición parenteral. Se debe verificar diariamente el cumplimiento de los objetivos nutricionales y adaptar las indicaciones a la evolución del paciente. En los pacientes con desnutrición grave o con largos períodos de ayuno previo deben aumentarse progresivamente los aportes hasta llegar a cubrir los requerimientos en 3-7 días, ya que pueden presentar síndrome de realimentación, con desequilibrios electrolíticos (hipopotasemia, hipofosfatemia, etc.) que ponen en riesgo la vida (*v.* Capítulo 19).

Uso de antibióticos e infecciones en cirugía

Infección del sitio quirúrgico

Es una de las complicaciones más frecuentes (3%-30%). Puede causar desde molestias por infección superficial, dehiscencia de heridas, dolor, secuelas estéticas o funcionales hasta complicaciones graves con riesgo de vida, como mediastinitis, endocarditis o sepsis en cirugía cardiovascular. La infección del sitio quirúrgico (ISQ) es responsable del 30% de la mortalidad posoperatoria, tiene un alto impacto en los costos, aumenta el tiempo de internación y las intervenciones terapéuticas (reoperaciones, drenajes, uso de medicación, etc.).

Consiste en la infección de la herida o de cualquier tejido involucrado en el procedimiento quirúrgico (cavidades, articulaciones, huesos, meninges) durante los primeros treinta días posoperatorios; si hay implantes puede aparecer hasta doce meses después. Generalmente, involucra tejidos superficiales y afecta el cierre de la herida, aunque las infecciones graves pueden comprometer tejidos profundos. La sepsis es poco frecuente, excepto en las cirugías cardiovasculares.

Etiología

Habitualmente, es causada por gérmenes provenientes de la piel o de las vísceras del paciente. La infección exógena, menos frecuente, se produce por contaminación del sitio quirúrgico en el quirófano o durante el posoperatorio. Las prótesis pueden infectarse por vía hematógena, incluso por gérmenes que normalmente no son patógenos (por ejemplo, *Staphylococcus* coagulasa negativos) (*v.* Capítulo 36).

La mayoría de las ISQ son producidas por cocos gram positivos (*Staphylococcus aureus*, *Staphylococcus* coagulasa negativos, enterococos), bacilos gram negativos (*Escherichia coli*, *Pseudomonas aeruginosa*, *Klebsiella*, *Enterobacter*, *Proteus*) y, menos frecuentemente, por anaerobios (bacteroides del grupo *Fragilis*). En las cirugías limpias predominan los estafilococos; si la incisión involucra la axila, la ingle o el perineo, pueden aparecer gérmenes gram negativos y enterobacterias. En cirugías contaminadas predominan las bacterias del tracto respiratorio, gastrointestinal o genitourinario.

En los últimos años ha aumentado la proporción de gérmenes resistentes, como el SAMR.

Factores de riesgo

Los factores de riesgo del paciente (menor edad, desnutrición, obesidad, compromiso inmunológico, colonización, tiempo de internación y ASA) y del procedimiento (urgencia, grado de contaminación, duración y técnica quirúrgica) tienen un efecto aditivo. Optimizar la prevención y el manejo de estos factores contribuye con la reducción de la tasa de ISQ.

Tipos de cirugía según el grado de contaminación y el riesgo de infección

Limpia

Tejido no inflamado, sin traumatismo ni apertura de mucosas, con técnica correcta. Tasa de ISQ: 1%-5%. No es necesaria la profilaxis antibiótica (ATB), salvo en cirugía a corazón abierto, en neonatos con apertura de cavidad importante, inmunodeprimidos o para la colocación de implantes.

Limpia contaminada

Sin evidencia clínica de infección. Afecta los tractos respiratorio, digestivo y genitourinario, o bien hay alguna falla en la técnica quirúrgica o la intervención es muy traumática. Tasa de ISQ: 5%-15%. Se indica profilaxis ATB (Tablas 56.8-56.16).

Tabla 56.8 Profilaxis antibiótica en cirugías de ortopedia y traumatología*

Cirugías con profilaxis	Elección	Duración	Alternativas
Colocación de prótesis u osteosíntesis	Cefalotina	Monodosis o 24 horas	Alergia a β-lactámicos: vancomicina o clindamicina
Fractura expuesta grados I, II y III a; amputación programada	Cefalotina	24 horas	Alergia a β-lactámicos: clindamicina + gentamicina
Fractura expuesta grados III b-c tratamiento precoz	Clindamicina + Gentamicina	72 horas	Cefalotina
Amputación por traumatismo	Clindamicina + Gentamicina	24 horas	Cefalotina + metronidazol u ornidazol
Artrodesis posterior instrumentada (API)	Cefalotina	24 horas	Alergia a β-lactámicos: clindamicina o vancomicina

* No se recomienda profilaxis en cirugía electiva sin prótesis ni osteosíntesis, tenotomías, artroscopias ni biopsias.

Tabla 56.9 Profilaxis antibiótica en cirugías de cabeza y cuello

Procedimiento	Elección	Duración	Alternativas
Cirugía plástica: no se recomienda profilaxis en cirugía sin prótesis, material exógeno ni gran despegamiento de piel y tejido celular subcutáneo (TCS)			
Prótesis, material exógeno o gran despegamiento de piel y TCS	Cefalotina	Monodosis	Alergia a β-lactámicos: clindamicina o vancomicina
Cirugía oncológica de cabeza y cuello limpia con implante	Cefalotina	24 horas	Alergia a β-lactámicos: clindamicina
Limpia con incisión de mucosa: FLAP, injerto óseo, cirugía ortognática, fractura maxilofacial	Ampicilina-sulbactam	24 horas	Cefalotina + metronidazol u ornidazol Alergia a β-lactámicos: clindamicina
Cirugía oftalmológica: cataratas, glaucoma, vitrectomía, implante de córnea, lente intraocular y desprendimiento de retina solo gotas desde la noche previa hasta 24 horas luego de la cirugía			
Traumatismo penetrante	Ceftazidime + vancomicina	24 horas	-
Enucleación o cirugía lagrimal	Cefalotina	24 horas	-
Cirugía otorrinolaringológica: no se recomienda profilaxis en amigdalectomía; adenoidectomía; cirugía limpia de oído o limpia-contaminada como de otitis media crónica con o sin colesteatoma; colocación de tubo de timpanostomía; cirugía rinosinusal simple sin injerto			
Implante coclear o cirugía nasal compleja o con injerto	Cefalotina	Monodosis	Alergia a β-lactámicos: clindamicina o vancomicina
Mastoidectomía	Ceftazidime + clindamicina	24 horas	Alergia a β-lactámicos: clindamicina

Tabla 56.10 Profilaxis antibiótica en cirugía torácica y cardiovascular

Procedimiento	Elección	Duración	Alternativas
Cirugía torácica: no se recomienda profilaxis en colocación de tubo pleural, traumatismo de tórax ni toracoscopía			
Resección de tumor pulmonar o mediastinal. Toracotomía, drenaje pleural, quiste hidatídico o broncógeno, malformación de pared o diafragma, timectomía	Cefalotina	Monodosis	Alergia a β-lactámicos: clindamicina o vancomicina
Cirugía mamaria (exéresis de tumores, drenaje de abscesos)	Cefalotina	Monodosis	Alergia a β-lactámicos: clindamicina o vancomicina
Cirugía cardiovascular: no se recomienda profilaxis en colocación de Swan- Ganz o marcapasos transitorios, estudios hemodinámicos ni arteriografías			
Cirugía cardíaca abierta	Cefalotina	48 horas	Alergia a β-lactámicos: vancomicina o clindamicina
Cirugía cardíaca con bomba	Cefalotina	48 h + ingreso y salida de bomba	Igual esquema
Cirugía cardíaca con tórax abierto posquirúrgico	Cefalotina	48 h + PTZ + vancomicina	Igual esquema
Trasplante cardíaco o cardiopulmonar	Cefalotina	48 horas	Igual esquema
Colocación de dispositivo cardíaco	Cefalotina	48 horas	Igual esquema
Cirugía vascular abdomen, miembros inferiores, reconstrucción arterial, diálisis	Cefalotina	24 horas	Igual esquema

PTZ: piperacilina-tazobactam.

Tabla 56.11 Profilaxis antibiótica en neurocirugía

Procedimiento	Elección	Duración	Alternativas
Craneotomía, exploración endoscópica; cirugía limpia sin atravesar mucosa sinusal u oral; laminectomía; biopsia, exéresis de tumores, evacuación de hematoma en SNC	Cefuroxime o cefalotina	Monodosis	Alergia a β-lactámicos: clindamicina o vancomicina
Cirugía transesfenoidal y otras cirugías que atraviesan mucosas sinusal u oral	Cefuroxime o cefalotina	24 horas	Alergia a β-lactámicos: clindamicina o vancomicina
Colocación de sistemas de derivación de LCR o prótesis (tornillo, microplaqueta, catéter de presión intracraneana)	Cefuroxime, cefalotina	Monodosis o 24 horas	Alergia a β-lactámicos: clindamicina o vancomicina

Tabla 56.12 Profilaxis antibiótica en cirugía urológica*

Procedimiento	Elección	Duración	Alternativas
Cirugía laparoscópica o abierta limpia-contaminada con manipulación de pelvis renal o dispositivo prostético	Cefalotina	Monodosis	Alergia a β-lactámicos: gentamicina + clindamicina, o gentamicina + metronidazol u ornidazol
Trasplante renal	Cefalotina	Monodosis	Alergia a β-lactámicos: gentamicina + clindamicina; o metronidazol u ornidazol
Cirugía testicular (orquidectomía por tumor o torsión)	Cefalotina	Monodosis	Alergia a β-lactámicos: clindamicina o vancomicina

* No se recomienda profilaxis en resección endovesical de tumores ni cirugía limpia sin manipulación de pelvis renal (cistectomía, nefrectomía, hipospadias o epispadias, circuncisión, fimosis, hidrocele, descenso testicular, orquidectomía, torsión testicular).
Debe realizarse urocultivo previo. La profilaxis indicada es para pacientes con urocultivo negativo. Para pacientes con urocultivo positivo, se debe completar el tratamiento y negativizar el cultivo previo a la cirugía. Si no es posible, se recomienda iniciar el tratamiento antibiótico y operar a las 72 horas, con una dosis endovenosa de ATB preinducción.

Tabla 56.13 Profilaxis antibiótica en cirugía digestiva alta

Procedimiento	Elección	Duración	Alternativas
Cirugía esofágica (esofagostomías, acalasia, atresia, reemplazo)	Cefalotina	Monodosis	Alergia a β-lactámicos: clindamicina o vancomicina
Cirugía gastroduodenal (gastrostomía, reflujo, hernia hiatal, pilorotomía, cirugía bariátrica, derivación biliodigestiva)	Cefalotina	Monodosis	Alergia a β-lactámicos: clindamicina o vancomicina
Cirugía de intestino delgado sin obstrucción (confección o cierre de ostomías, divertículo de Meckel, anastomosis)	Cefalotina	Monodosis	Alergia a β-lactámicos: clindamicina o vancomicina
Cirugía de intestino delgado con obstrucción (reducción manual o anastomosis por invaginación, vólvulo, brida posoperatoria, miopatía o neuropatía visceral)	Ampicilina-sulbactam	Monodosis	Alergia a β-lactámicos: gentamicina + metronidazol; o gentamicina + clindamicina

Tabla 56.14 Profilaxis antibiótica en cirugía digestiva baja*

Procedimiento	Elección	Duración	Alternativas
Apendicectomía	Ampicilina-sulbactam	24 horas	Alergia a β-lactámicos: gentamicina + metronidazol; o gentamicina + clindamicina
Herniorrafia (inguinal, crural, umbilical, epigástrica)	Cefalotina	Monodosis	Alergia a β-lactámicos: clindamicina o vancomicina
Cirugía colorrectal (confección y cierre de colostomías, colectomías, megacolon o Hirshprung, malformación anorrectal o Peña)	Ampicilina-sulbactam	24 horas	Alergia a β-lactámicos: gentamicina + metronidazol; o gentamicina + clindamicina

* No se recomienda profilaxis en hernioplastia sin colocación de malla.
Las apendicitis y las peritonitis son infecciones; por lo tanto, luego de la cirugía deben recibir tratamiento antibiótico.

Tabla 56.15 Profilaxis antibiótica en cirugía hepato-biliar y esplénica*

Procedimiento	Elección	Duración	Alternativas
Cirugía biliar abierta o laparoscópica (colecistectomía complicada, derivación biliodigestiva para AVB y quiste de colédoco)	Ampicilina-sulbactam	Monodosis	Alergia a β-lactámicos: gentamicina + metronidazol u ornidazol; o gentamicina + clindamicina
Cirugía hepática (hepatectomía, biopsias, exéresis de quiste hidatídico, tumores)	Cefalotina	Monodosis	Alergia a β-lactámicos: clindamicina o vancomicina
Trasplante hepático	Piperacilina tazobactam	24 horas	Alergia a β-lactámicos: clindamicina o vancomicina
Cirugía pancreática (tumores, quistes, hiperinsulinismo)	Cefalotina	Monodosis	Alergia a β-lactámicos: clindamicina o vancomicina
Cirugía esplénica (esplenectomía total o parcial, esplenorrafia, esplenoplexia)	Cefalotina	Monodosis + profilaxis secundaria	Alergia a β-lactámicos: clindamicina o vancomicina

AVB: anormalidades de la vía biliar.
* No se recomienda profilaxis en colecistectomía laparoscópica de bajo riesgo.
Luego de realizar esplenectomía debe realizarse profilaxis secundaria de por vida: mayores de 5 años, penicilina; menores de 5 años, amoxicilina. El paciente debe poseer vacunación a día para gérmenes capsulados.

Tabla 56.16 Profilaxis antibiótica en cirugía ginecológica*

Procedimiento	Esquema de Elección	Duración total	Alternativas
Histerectomía, ooforectomía por tumor o torsión, malformación vaginal, seno urogenital	Ampicilina-sulbactam	Monodosis	Alergia a β-lactámicos: gentamicina + metronidazol u ornidazol; o gentamicina + clindamicina
Cesárea	Cefalotina	Monodosis	Alergia a β-lactámicos: clindamicina o vancomicina
Legrado para evacuación de aborto del primer trimestre	Doxicilina 200 mg vía oral 2 horas previo al procedimiento y 200 mg a las 12 horas	12 horas	Metronidazol 500 mg: monodosis vía oral 2 horas previo al procedimiento
Primer trimestre con sospecha de maniobras o legrado por aborto en segundo y tercer trimestre	Cefalotina	24 horas	Alergia a β-lactámicos: gentamicina + metronidazol u ornidazol: o gentamicina + clindamicina

* No se recomienda profilaxis en aborto sin maniobras instrumentales; parto no complicado, con o sin episiotomía; cirugía mamaria sin prótesis; colocación de DIU.

Contaminada

Herida traumática reciente (menos de 4-6 h), técnica quirúrgica incorrecta o apertura de mucosas o tejidos inflamados sin material purulento. Tasa de ISQ: 15%-40%. Se debe realizar tratamiento ATB.

Sucia

Herida traumática de más de 4-6 horas, perforación de vísceras e intervenciones realizadas sobre tejidos infectados o desvitalizados. Tasa de ISQ: 40%-60%. Se debe realizar tratamiento ATB.

Prevención y manejo de la infección del sitio quirúrgico

La prevención se basa en minimizar el inóculo microbiano. Esto se consigue, en parte, mediante el lavado de manos, la antisepsia de la piel, el uso de vestimenta adecuada, la profilaxis ATB, la esterilización del material quirúrgico, el tránsito reducido en el quirófano, y al evitar el rasurado y la internación prequirúrgica innecesaria. Asimismo, asegurar las inmunizaciones y el mantenimiento de la volemia, la temperatura corporal y la glucemia favorece las defensas del huésped.

Las medidas terapéuticas incluyen el abordaje general del paciente por un equipo interdisciplinario y el manejo local (remoción de suturas, drenaje de secreciones, desbridamiento, cierre por segunda, etc.).

No todas las ISQ requieren antibióticos; el 15% de las ISQ superficiales son tratadas con ATB innecesariamente, lo que aumenta los costos, puede generar efectos adversos evitables (por ejemplo, la colitis por *Clostridium difficile*) y favorece la aparición de resistencia bacteriana.

Profilaxis antibiótica prequirúrgica

Está indicada cuando los beneficios de la prevención superan los riesgos de reacciones adversas y la aparición de resistencia bacteriana. Debe cumplir con los siguientes criterios:

- Efectividad comprobada en disminuir ISQ.
- Debe administrarse dentro de las 2 horas previas a la cirugía; la administración posoperatoria es habitualmente innecesaria.
- El ATB debe, en lo posible, ser único, de baja toxicidad y costo, dirigirse a la flora del sitio a intervenir y alcanzar una buena concentración en el sitio quirúrgico.
- Evitar la utilización de antibióticos de amplio espectro.
- La profilaxis antibiótica prequirúrgica (PAP) no reemplaza el lavado de manos, la antisepsia ni la técnica quirúrgica adecuada. No contrarresta los riesgos de la internación previa.

Dosis y duración del antibiótico

En la mayoría de los procedimientos, la administración de una sola dosis es suficiente. A veces, si el procedimiento se prolonga, si la pérdida de sangre es > 50% de la volemia, en grandes quemados o en *bypass* cardiopulmonar, es necesaria la administración de una segunda dosis para alcanzar niveles adecuados. Asimismo, la prolongación del ATB podría ser eficaz en la colocación de implantes, prótesis o derivaciones de líquido cefalorraquídeo, en amputaciones (no > 24 h) y en cirugía cardíaca abierta (no > 48 h). Prolongar los ATB aumenta los costos, la resistencia microbiana y los efectos adversos.

El uso apropiado de la profilaxis ATB reduce la incidencia de ISQ. Sin embargo, no evita otras infecciones hospitalarias. Tampoco sustituye las buenas prácticas de control de infecciones.

Las Tablas 56.8-56.16 señalan las indicaciones específicas de ATB para distintos tipos de cirugías.

Sospecha de infección posquirúrgica

Si aparece fiebre en el período posquirúrgico, se debe revisar completamente al paciente para descartar ISQ y otras infecciones frecuentes, como bronquiolitis, otitis media aguda, neumonía e infección urinaria. La infección superficial de la herida es la ISQ más frecuente, y en general se resuelve con la apertura de la sutura y el drenaje.

En el paciente posquirúrgico de apendicitis o peritonitis que presenta fiebre sin infección de la herida debe solicitarse una ecografía, ya que las colecciones son la segunda complicación más frecuente. El tratamiento es el drenaje. Habitualmente, no hay aislamiento del germen en los hemocultivos y no debe rotarse el esquema antibiótico, ya que es una complicación que no se debe a resistencia antibiótica.

Las infecciones urinarias son frecuentes en cirugías urológicas o por el uso de sonda vesical, por lo que debe minimizarse su indicación.

También, aunque menos frecuentemente, pueden presentarse atelectasias o neumonías, que suelen ser secundarias a la inmovilización y la inhibición de la tos por el dolor. La analgesia adecuada y la asistencia kinésica respiratoria son las estrategias de prevención más eficaces.

Menos frecuentes, si bien muy graves, son las infecciones asociadas con el uso de catéteres centrales, por lo cual está demostrado que debe limitarse su uso.

Como regla general, el tratamiento debe adecuarse al foco, la epidemiología y el estado clínico del paciente.

Acceda al eBook para consultar la lista de bibliografía. Consulte las indicaciones en la retiración de tapa.

57
Supuración pleuropulmonar

Alberto Maffey

La neumonía es, junto con la bronquiolitis, la infección respiratoria que ocasiona la mayor morbimortalidad en pacientes pediátricos. La mayoría de los casos de neumonía evolucionan de manera favorable; sin embargo, algunos pacientes pueden presentar complicaciones gasométricas (insuficiencia respiratoria aguda, *v.* Capítulo 24), mecánicas (neumotórax, *v.* Capítulo 58) e infecciosas (Figura 57.1). Dentro de este último grupo se destacan la necrosis pulmonar, el absceso pulmonar y la infección del espacio pleural, conocida como supuración pleuropulmonar (SPP). Sobre esta complicación, que es la más frecuente, se hará referencia en este capítulo.

Terminología

Al estudiar las infecciones del espacio pleural, es importante definir la terminología utilizada, ya que su diferente interpretación puede ocasionar confusiones tanto en el diagnóstico como en el tratamiento.

Trasudado

Sucede cuando la pleura participa en forma refleja de procesos que ocurren en otras regiones del organismo y que afectan la ley de Starling (*v.* Capítulo 1, edema), lo cual facilita la acumulación pasiva de líquido en el espacio pleural. En este caso, la pleura no presenta signos de inflamación ni de infección, por lo que las características del líquido acumulado son similares a las del plasma (Tabla 57.1). Así, el síndrome nefrótico (*v.* Capítulo 48.3), la insuficiencia cardíaca (*v.* Capítulo 25), ciertas hepatopatías (*v.* Capítulo 71) o la migración extravascular de un catéter venoso central pueden presentar derrame pleural, que se soluciona al corregir la entidad que le da origen.

Exudado

En este caso, la pleura participa de un proceso inflamatorio o infeccioso que la involucra activamente, por lo que las características del líquido reflejan la respuesta pleural (*v.* Tabla 57.1).

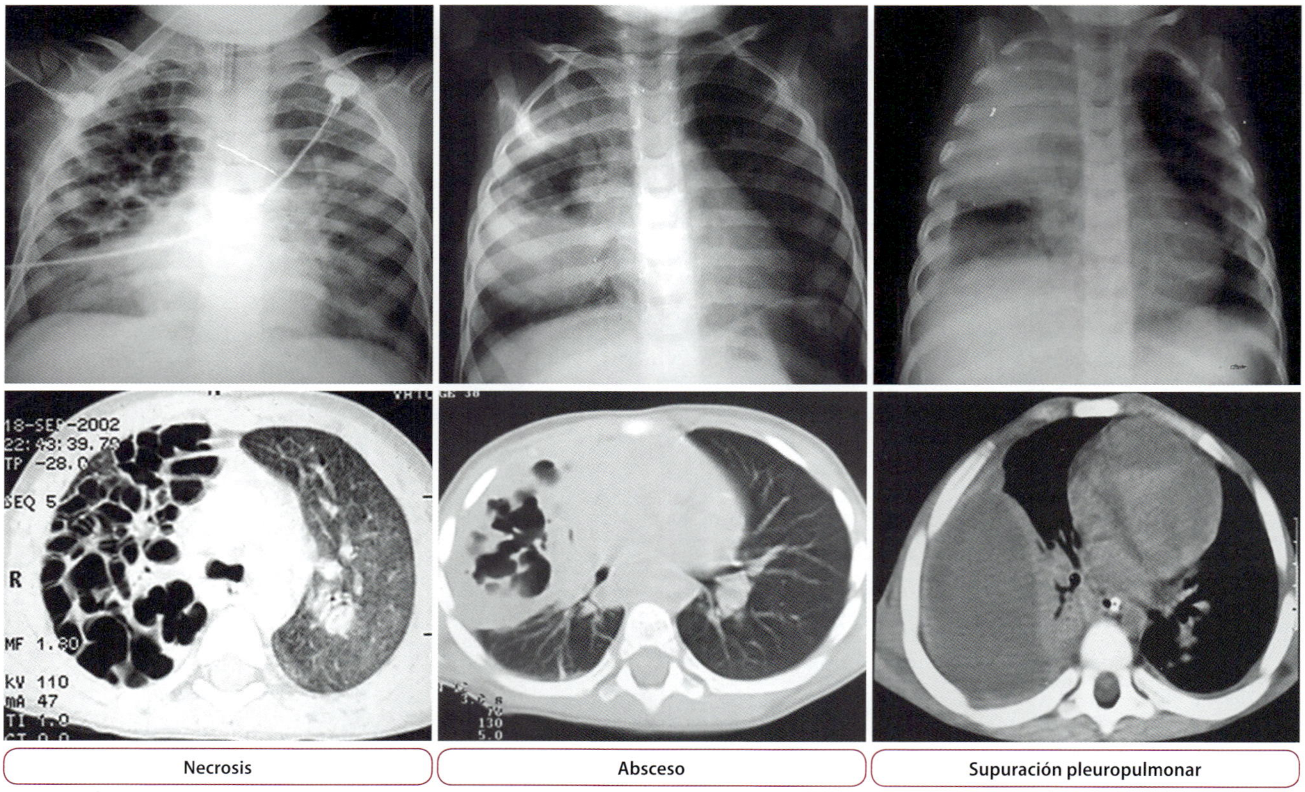

Figura 57.1 Imágenes radiológicas y tomográficas de las complicaciones infecciosas de las neumonías.

Tabla 57.1 Características bioquímicas de los trasudados y exudados

Parámetro	Trasudado	Exudado
Aspecto	Claro, fluido	Turbio, grumoso
pH	≥ 7,20	< 7,20
Proteínas (g/dL)	< 3	≥ 3
Proteínas pleurales/proteínas séricas	≤ 0,5	> 0,5
Láctico deshidrogenasa (LDH) (UI/L)	< 200	≥ 200
Glucosa (mg/dL)	≥ 60	< 60
Leucocitos por mm^3	< 1000	≥ 1000

Por definición, todas las SPP presentan características bioquímicas de exudado, pero no todos los exudados reconocen como origen una SPP. Por ejemplo, el compromiso pleural que acompaña a ciertas enfermedades del colágeno vascular (artritis idiopática juvenil, lupus eritematoso sistémico), neoplasias (linfoma) o traumatismos puede presentar características de exudado.

Derrame paraneumónico

Es todo derrame pleural que acompaña a una neumonía. Es el resultado de la diseminación de la inflamación y la infección hacia la membrana pleural. Puede tener características de trasudado o de exudado, según el estadio evolutivo en que se encuentre la infección.

Derrame pleural no complicado

El espacio pleural aún no se encuentra colonizado por bacterias, por lo que el líquido pleural presenta características bioquímicas de trasudado. Se corresponde, como se describe más adelante, con la fase inicial o exudativa de la infección.

Derrame pleural complicado

Sucede cuando el espacio pleural ha sido invadido por bacterias, y puede detectarse su presencia en el líquido pleural, el cual presenta características bioquímicas de exudado. La cavidad pleural se encuentra dividida en diferentes cavidades por septos o bandas de fibrina, que impiden la libre movilidad del líquido pleural y dificultan su remoción. Se corresponde con la fase fibrinopurulenta, un estadio más avanzado de la infección.

Empiema pleural

Se denomina así a la presencia de una colección purulenta en el espacio pleural. Su origen puede estar en el parénquima pulmonar (empiema secundario a una neumonía), pero también en el espacio retrofaríngeo, el mediastino (empiema secundario a mediastinitis), el retroperitoneo o en el abdomen (por extensión de un absceso subfrénico). El proceso afecta siempre a la pleura y al espacio pleural, pero puede presentarse o no con una infección concomitante del parénquima pulmonar.

Supuración pleuropulmonar

Se trata de una neumonía que en su evolución compromete la pleura y el espacio pleural; el origen de la infección siempre se encuentra dentro del parénquima pulmonar. Dado que en pediatría la mayoría de las infecciones del espacio pleural son el resultado de la complicación de una neumonía, el término utilizado con más frecuencia es el de SPP.

Diagnóstico

El diagnóstico de una SPP se establece sobre la base del examen físico, el cuadro clínico y las imágenes, y se confirma mediante el análisis del líquido obtenido por punción pleural o toracocentesis.

Diagnóstico clínico

Los pacientes habitualmente presentan fiebre alta y persistente, que puede prolongarse durante varios días, aun en presencia de una evolución clínica favorable. La tos, que es seca y de duración breve, intenta ser reprimida por el paciente dado que le ocasiona dolor. En efecto, la pleura parietal, a diferencia de la pleura visceral, se encuentra ricamente inervada por los nervios intercostales. Este es uno de los motivos por los cuales los pacientes con SPP pueden presentar dolor, el cual puede estar referido a tres sectores diferentes, según donde asiente la neumonía y su complicación supurativa. La mayoría de las veces el dolor se irradia a la metámera muscular correspondiente y adquiere características de lacerante o en puntada de costado. Si la infección afecta el centro frénico del diafragma, el dolor puede estar referido al hombro y al brazo homolateral, mientras que cuando está afectada la porción muscular del diafragma, el dolor puede estar referido al abdomen y acompañarse de náuseas y vómitos. Por este motivo, la SPP constituye un diagnóstico diferencial en el paciente con síntomas digestivos, y puede simular un abdomen agudo.

En el examen físico, durante la inspección los pacientes presentan taquipnea, con respiraciones cortas y superficiales debido al componente de dolor mencionado y, a diferencia de los cuadros de obstrucción bronquial, la espiración no se encuentra prolongada. En la palpación es común encontrar disminución de las vibraciones vocales y en los casos más exudativos, desplazamiento del choque de la punta hacia el lado contralateral de la lesión. En la percusión, es característica la matidez del hemitórax afectado y de la columna vertebral, mientras que la auscultación se caracteriza por la disminución o abolición del murmullo vesicular.

Diagnóstico por imágenes

Si mediante la anamnesis y el examen físico se sospecha la presencia de líquido pleural, deben solicitarse las imágenes que permitan detectar, cuantificar y estadificar su presencia en la cavidad pleural. Las de mayor utilidad son la radiografía de tórax en posición de frente y perfil y la ecografía pleural. En algunas situaciones especiales, puede ser necesario realizar una tomografía computarizada (TC) de tórax.

Radiografía de tórax

En la placa de frente, el signo más precoz que denota la acumulación de líquido en el espacio pleural es el velamiento del seno costofrénico. Cuando la acumulación de líquido progresa, se puede visualizar una línea continua que surca todo el campo pulmonar desde el vértice a la base: la línea de despegamiento pleural. Si la acumulación de líquido es masiva, se observa desplazamiento del mediastino hacia el lado contralateral. En las placas en las que se observa un velamiento difuso de todo el hemitórax, la posición que ocupa la carina es importante a la hora de plantear diagnósticos diferenciales, ya que los procesos que ocupan el espacio alveolar, como una neumonía masiva, no desplazan el mediastino, mientras que los cuadros que presentan pérdida de volumen, como las atelectasias, desplazan la carina hacia el lado en que se asienta la lesión.

Es conveniente solicitar la radiografía de tórax de frente con el paciente sentado o de pie para que, por acción de la gravedad, el líquido se acumule en el seno costofrénico. Debe solicitarse también con los brazos extendidos hacia arriba, para evitar la proyección del borde interno de la escápula sobre la playa pulmonar, que suele confundirse con la línea de despegamiento pleural (Figura 57.2). En esta posición puede observarse, además, la inclinación lateral de la columna, que revela la posición antálgica del paciente. En el perfil, la visualización de un solo diafragma es un signo sensible de presencia de líquido, pero muy inespecífico, ya que cualquier proceso que se asiente sobre este, como una neumonía o una atelectasia, puede presentarlo. Por el contrario, la visualización de los dos diafragmas permite excluir la presencia de líquido libre ocupando el espacio pleural.

En algunas ocasiones, debido al paso de aire desde el parénquima pulmonar al espacio pleural, el empiema puede estar asociado con neumotórax y conformar así un pioneumotórax, lo que se visualiza como una imagen de nivel hidroaéreo en la cavidad pleural (Figura 57.3).

Ecografía pleural

Es el examen de elección cuando se sospecha un derrame pleural. La ecografía permite detectar la presencia de pequeñas cantidades de líquido y evaluar si se encuentra libre o tabicado (Figura 57.4). Asimismo, permite evaluar las características de la membrana pleural, cuyo engrosamiento es un signo indirecto de la participación activa de la pleura, y sugiere la presencia de un exudado. A su vez, permite diferenciar un derrame pleural

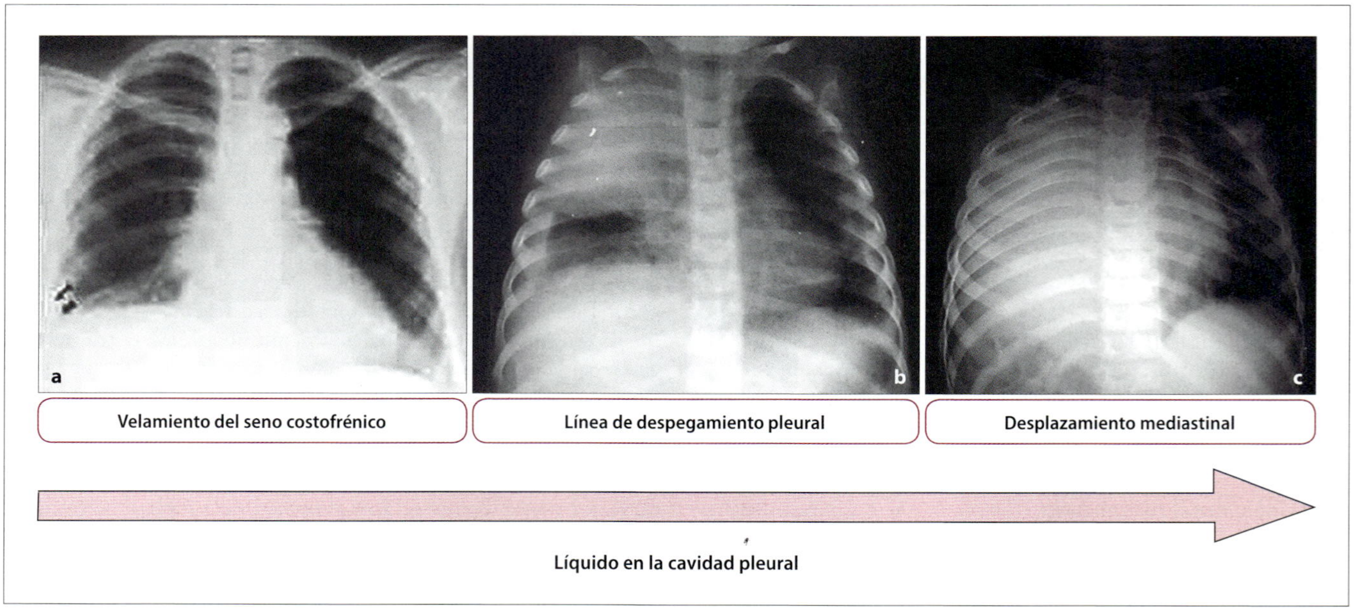

Figura 57.2 Hallazgos en la radiografía de tórax de la supuración pleuropulmonar. **a** Velamiento del seno costofrénico derecho. **b** Línea de despegamiento pleural. **c** Hemitórax derecho opaco con desplazamiento del mediastino hacia la izquierda; obsérvese la localización de la carina, que se encuentra desplazada.

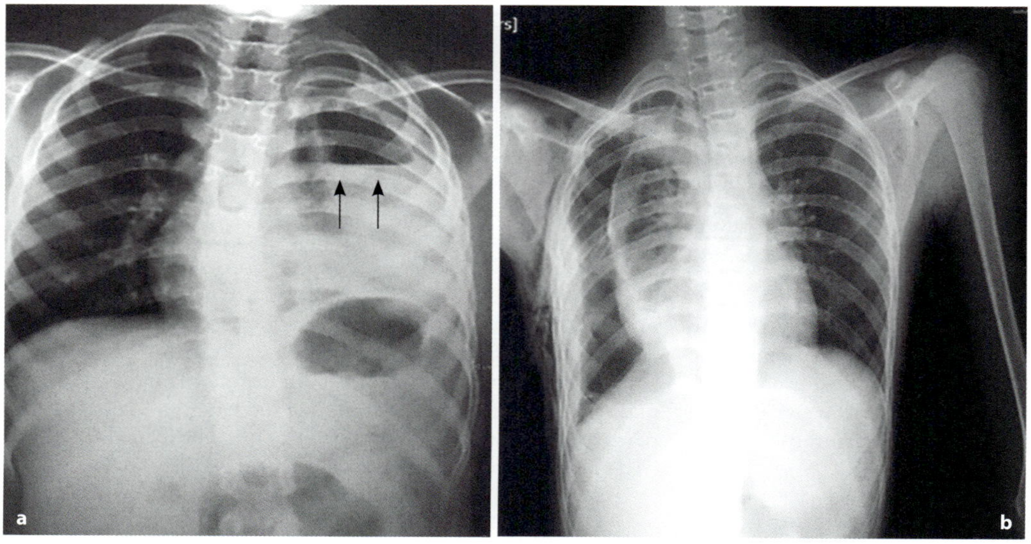

Figura 57.3 **a** Pioneumotórax. Las *flechas* indican el nivel hidroaéreo. **b** Paciente con pioneumotórax y colapso pulmonar. Obsérvese el engrosamiento de la pleura visceral y la presencia de aire en el tejido subcutáneo.

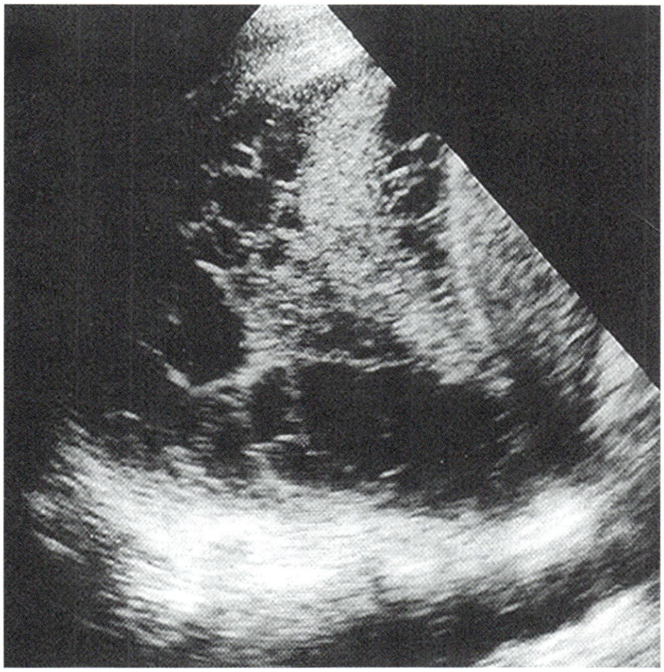

Figura 57.4 Ecografía pleural. Se observa la cavidad pleural dividida en múltiples compartimentos por bandas o septos de fibrina.

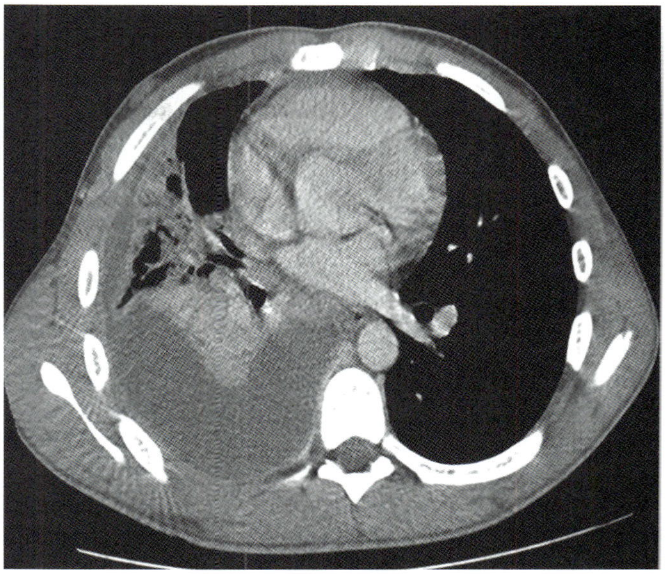

Figura 57.5 Tomografía computarizada de tórax, pulmón derecho. Se observa compromiso tanto del espacio pleural como del parénquima pulmonar, que presenta zonas de necrosis.

de una consolidación pulmonar, que en algunas oportunidades puede ser dificultoso mediante una radiografía de tórax.

La información que brinda la ecografía sobre el estado de la cavidad pleural, si se encuentra libre o tabicada por bandas o septos de fibrina en múltiples compartimentos, resulta vital para planificar la conducta terapéutica. La ecografía pleural es un estudio inocuo, que no entrega radiaciones ionizantes, y el equipo puede transportarse a la cama del paciente. Su principal desventaja radica en que la información obtenida depende de la experiencia del operador.

Tomografía computarizada de tórax

Sin duda, la TC de tórax es el método de elección para la evaluación de las infecciones del espacio pleural de evolución desfavorable. Se recomienda solicitarla con contraste endovenoso, para diferenciar con mayor claridad las zonas afectadas del parénquima, que captan el contraste, del compromiso de la pleura. La TC de tórax permite detectar dónde se encuentra localizada la neumonía inicial y realizar el diagnóstico precoz de complicaciones del parénquima, como la formación de un absceso, áreas de necrosis, bullas o atelectasias. Asimismo, es útil para diferenciar el compromiso pleural del compromiso parenquimatoso y evaluar la magnitud y extensión de cada uno (Figura 57.5). También es de gran utilidad para estimar el grado de colapso pulmonar y la gravedad del pioneumotórax. Por todos estos motivos, en pacientes con infecciones del espacio pleural que se apartan de la evolución habitual, la TC de tórax es de gran utilidad en el planeamiento de la estrategia terapéutica.

Toracocentesis

Una vez establecida por la clínica y las imágenes la presencia de líquido en el espacio pleural, debe practicarse una toracocentesis con un triple objetivo (diagnóstico, bacteriológico y terapéutico):

- Diagnóstico: permite obtener líquido pleural para analizar sus características macroscópicas (sangre, pus, linfa) y citoquímicas (pH, enzima láctico deshidrogenasa [LDH], proteínas, glucosa, celularidad), con el fin de planear la conducta terapéutica.
- Bacteriológico: permite obtener muestras representativas para realizar un examen directo (con tinción de Gram), reacción en cadena de la polimerasa (PCR, por sus siglas en inglés) para neumococo, estafilococo y bacilo de Koch, y realizar cultivos para gérmenes aerobios, anaerobios y bacilo de Koch.
- Terapéutico: muy ocasionalmente, en infecciones de reciente comienzo que se presentan con colecciones pequeñas y fluidas, la toracocentesis puede cumplir un rol terapéutico. En colecciones más voluminosas sirve también para evacuar la mayor cantidad posible de líquido y aliviar la dificultad respiratoria del paciente. No se recomienda realizar toracocentesis repetidas.

En la Tabla 57.2 se listan los estudios que se deben solicitar en el líquido obtenido por toracocentesis en pacientes con sospecha de SPP.

Tabla 57.2 Estudios a solicitar en el líquido obtenido por toracocentesis en pacientes con sospecha de SPP

Examen directo	▪ Tinción de Gram ▪ PCR
Recuento celular	▪ Polimorfonucleares ▪ Linfocitos
Examen bioquímico	▪ pH, proteínas ▪ Glucosa, LDH
Cultivos	▪ Aerobios ▪ Anaerobios, bacilo de Koch

PCR: reacción en cadena de la polimerasa; LDH: enzima láctico deshidrogenasa.

Técnica del procedimiento

Antes de realizar la toracocentesis es importante asegurarse de que la sala de procedimientos se encuentre equipada con el instrumental necesario para realizar el drenaje pleural, con un sistema de suministro de oxígeno y con un equipo para reanimación cardiorrespiratoria. Es conveniente medicar al paciente 10-30 minutos antes del procedimiento con atropina 0,01 mg/kg, por vía intravenosa o subcutánea. El paciente debe estar sentado, con los brazos extendidos hacia arriba y con el flanco del hemitórax que se punzará en hiperextensión, con el fin de ofrecer mayor apertura de los espacios intercostales y disminuir de esta manera la posibilidad de una punción traumática. Una vez realizada la antisepsia de la piel, se coloca el campo quirúrgico. El sitio de elección para la punción es el quinto o sexto espacio intercostal, al nivel de la línea axilar posterior, excepto en aquellos casos en los cuales se constate o se sospeche que el hemidiafragma se encuentra elevado. Se debe tener siempre la precaución de punzar rozando el borde superior de la costilla inferior, para evitar el traumatismo del paquete de vasos intercostales. Se utiliza aguja o trocar, según la edad del paciente, que se adapta a una jeringa con llave de tres vías que permita evacuar la mayor cantidad de líquido posible. Si el líquido no fluye en forma espontánea, se dirige la aguja hacia el fondo de saco pleural anterior y posterior sucesivamente. Dada la tendencia a la coagulación espontánea del líquido pleural, conviene colocar una o dos gotas de heparina estéril tanto en la jeringa como en los frascos de recolección de muestras para el examen bioquímico y recuento celular.

Las muestras deben enviarse para análisis citoquímico y pH, examen directo con tinción de Gram, PCR para neumococo, estafilococo y bacilo de Koch, y cultivo del líquido pleural para gérmenes aerobios, anaerobios y bacilo de Koch. El material obtenido se debe sembrar lo más precozmente posible para aumentar las posibilidades de aislamiento bacteriológico.

Las complicaciones potenciales del procedimiento son el neumotórax, hemorragias (punción del paquete intercostal), hipoxemia, laceración hepática, esplénica o pulmonar y sobreinfección del líquido pleural.

En los centros de mayor complejidad es recomendable practicar la toracocentesis en ambiente de quirófano y bajo la supervisión de un anestesiólogo.

Fases evolutivas de las supuraciones pleuropulmonares

Si bien la evolución de las SPP puede dividirse en tres fases o etapas, estas no se encuentran claramente delimitadas, sino que, por el contrario, representan un espectro continuo y dinámico de progresión de la enfermedad.

En la primera etapa o fase exudativa (3-5 días), el foco de infección del parénquima pulmonar toma contacto con la pleura visceral y, producto de la vasodilatación resultante de la inflamación pulmonar, comienza a acumularse en el espacio pleural un líquido claro, estéril, de bajo contenido celular con predominio de polimorfonucleares. Este líquido, que se remueve fácilmente por toracocentesis, presenta valores normales de pH, glucosa y proteínas y su examen directo en busca de gérmenes es negativo.

La segunda etapa o fase fibrinopurulenta (7-10 días), se caracteriza por la acumulación de una cantidad mayor de líquido con presencia de bacterias, motivo por el cual el examen directo y los cultivos del líquido pleural son positivos. En esta etapa se forma el pus: un coágulo altamente viscoso, opaco y de color amarillento, constituido por fibrina, detritos celulares y bacterias. En el área inflamada sobre ambas membranas pleurales se deposita una capa continua de fibrina, lo cual favorece la formación de tabiques interpleurales que dividen la cavidad pleural en compartimientos que hacen progresivamente más dificultosa su resolución con tubos de drenaje pleural. Como resultado de la acumulación de productos del metabolismo de células y bacterias en un medio anaeróbico, la glucosa y el pH disminuyen progresivamente. La enzima LDH, muy abundante en el citoplasma de los polimorfonucleares, se eleva a medida que estos son lisados por la acción de las endotoxinas y las enzimas liberadas por las bacterias.

La tercera etapa o fase de organización (2-3 semanas), se caracteriza por la proliferación exuberante de fibroblastos sobre ambas hojas pleurales y por la formación de una membrana rígida, ricamente vascularizada por la proliferación de vasos de neoformación, denominada *peel* o corteza pleural. Esta corteza encarcela al pulmón e impide de manera muy efectiva su reexpansión, lo que dificulta su función y favorece la aparición de complicaciones ulteriores.

La progresión de una fase a la otra depende de la virulencia del agente agresor, de las características del huésped, de la premura con que se realiza la consulta médica y de la adecuación correcta del tratamiento a la situación en que se encuentra la cavidad pleural.

Tratamiento

La SPP posee un amplio espectro de presentación clínica. Los casos más leves pueden presentarse con un derrame escaso y fluido, mientras que los casos más graves pueden presentar un pioneumotórax tabicado. Las diferentes formas de presentación se encuentran moduladas por las características del huésped, la virulencia del agente etiológico y el momento en el que se encuentra la infección, que como fue descrito transita por diferentes periodos evolutivos. Por esta razón, la planificación del tratamiento debe ser individualizada.

No obstante, los objetivos generales del tratamiento en todo paciente que presenta una infección del espacio pleural son aliviar los síntomas, remover el pus, controlar la infección y lograr la reexpansión pulmonar. Estos objetivos se logran a través del tratamiento clínico, que consiste en estabilizar al paciente y seleccionar un esquema antibiótico apropiado, y del tratamiento quirúrgico, a través de la elección del método más conveniente para remover el pus del espacio pleural.

Los pacientes con SPP requieren ser internados para su tratamiento. Aquellos que presentan formas graves o que la ecografía muestra que la cavidad pleural se encuentra tabicada, deben ser derivados de inicio a un centro de asistencia que cuente con cirujano y anestesiólogo infantil.

Tratamiento clínico

Medidas de sostén

El tratamiento inicial consiste en estabilizar al niño mediante la administración de antitérmicos, analgésicos y una adecuada hidratación. El paciente con SPP puede presentar hipoxemia, por lo que se debe realizar de rutina la oximetría de pulso, y si su valor es $\leq$ 94% se debe administrar oxígeno suplementario (*v.* Capítulo 24). Debido a que la pleura parietal se encuentra ricamente inervada por ramas de los nervios intercostales, el compromiso pleural secundario a la infección y a los tubos de drenaje provoca dolor, el cual ocasiona disminución de la movilidad del hemitórax afectado e inhibición del mecanismo de la tos, que a su vez retrasa la reexpansión pulmonar. Por esta razón, se sugiere establecer un esquema analgésico con un antiinflamatorio no esteroide (ibuprofeno 10 mg/kg/dosis cada 6 horas por vía oral, u 8 mg/kg/dosis cada 6 horas por vía endovenosa) el cual puede combinarse con morfina en dosis bajas (0,05 mg/kg/dosis cada 4 horas por vía oral, o 0,025 mg/kg/dosis cada 4 horas por vía endovenosa) o con tramadol (0,5-1 mg/kg/dosis cada 6 horas por vía oral o endovenosa). Los sedantes y analgésicos pueden producir depresión del centro respiratorio, por lo que deben ser utilizados con cautela.

Los pacientes con SPP pueden presentar deshidratación como consecuencia de la menor ingesta de líquidos y del aumento de las pérdidas insensibles por fiebre y taquipnea (*v.* Capítulo 1). En esta situación, en caso de imposibilidad o intolerancia a los líquidos por vía oral, debe considerarse la administración de fluidos endovenosos y llevar un control estricto del balance de ingresos y egresos y del peso. Ocasionalmente, los pacientes con SPP pueden desarrollar liberación no osmótica de arginina vasopresina e hiponatremia (*v.* Capítulos 2 y 5), por lo que el monitoreo del aporte hidrosalino debe ser estricto.

La infección puede ocasionar anemia (anemia de la inflamación, *v.* Capítulo 47.1). Si es grave, con inestabilidad hemodinámica o respiratoria que pongan en riesgo la vida del paciente, se debe indicar una trasfusión de glóbulos rojos desplasmatizados.

Antibióticos

Dado que la SPP es una complicación infecciosa de la neumonía, comparte su misma etiología (*v.* Capítulo 41). Por esta razón, al igual que en las neumonías, el agente etiológico varía según el grupo etario y las características anatómicas e inmunológicas del paciente.

En los neonatos es poco frecuente el desarrollo de SPP. Predominan gérmenes como el *Streptococcus agalactiae* (grupo B), *Streptococcus pneumoniae* y enterobacterias como *Escherichia coli* y *Klebsiella pneumoniae*. En este grupo etario se recomienda comenzar el tratamiento combinando ampicilina 200 mg/kg/día cada 8-12 horas, con gentamicina 5 mg/kg/día cada 24 horas o cefotaxime 150-200 mg/kg/día cada 8-12 horas.

En los niños mayores de 1 mes, el agente etiológico más frecuente es el *Streptococcus pneumoniae* y, menos frecuentemente (desde la introducción de la vacuna), el *Haemophilus influenzae* tipo b. Si hay vacunación completa para este germen, el tratamiento comienza con ampicilina; mientras que, si el estado de vacunación es incompleto o desconocido, se debe indicar cefotaxime o ceftriaxona (Tabla 57.3).

En caso de sepsis o *shock* séptico, se debe indicar ceftriaxona 80-100 mg/kg/día, o cefotaxime 150-300 mg/kg/día y cobertura empírica para *Staphylococcus aureus* con vancomicina 60 mg/kg/día.

En los últimos años, se ha incrementado en todos los grupos etarios la prevalencia del *Staphylococcus aureus* resistente a la meticilina como agente etiológico de la SPP. En los casos en que se sospeche su presencia (puerta de entrada en piel, estado tóxico, sepsis o *shock* séptico, necrosis de parénquima, neumonía bilateral), debe agregarse cobertura empírica para este germen con clindamicina, o bien con vancomicina en caso de sepsis o *shock* séptico, o si existe resistencia a la clindamicina (*v.* Tabla 57.3).

El esquema antibiótico debe ajustarse luego según el resultado de la PCR y de los cultivos obtenidos en el líquido pleural.

En pacientes que presenten riesgo de aspiración (encefalopatías, síndromes convulsivos, trastornos deglutorios, etc.) o que desarrollen un absceso de pulmón concomitante, se debe agregar al tratamiento clindamicina 40 mg/kg/día o administrar ampicilina/sulbactam 150 mg/kg/día, con el objetivo de cubrir gérmenes anaerobios.

En la Tabla 57.3 se describe la dosis y frecuencia de administración recomendada de los antibióticos comúnmente utilizados para cada germen. La duración del tratamiento antibiótico depende de múltiples factores, y debe adecuarse según la magnitud de la infección de cada paciente en particular.

Se pueden suspender los antibióticos endovenosos y continuar el tratamiento por vía oral una vez que se logre lo siguiente:

- Control de la infección (paciente afebril al menos por 48 horas y mejoría de los reactantes de fase aguda).
- Control de las complicaciones pulmonares (absceso, pioneumotórax, necrosis).
- Remoción del drenaje pleural (*v.* más adelante).
- Radiografía de tórax en resolución.
- Buena tolerancia oral al antibiótico indicado.

El antibiótico a utilizar por vía oral depende del agente etiológico documentado o sospechado; los de uso más común son la amoxicilina 80-90 mg/kg/día (para cubrir el *Streptococcus pneumoniae*) y las asociaciones amoxicilina/ácido clavulánico 90 mg/kg/día (para cubrir el *Haemophilus influenzae* tipo b o gérmenes anaerobios) y trimetoprima/sulfametoxazol 10-15 mg/kg/día (para cubrir el *Staphylococcus aureus* resistente a la meticilina). La duración total del tratamiento debe adecuarse a cada caso particular. La mayoría de los pacientes evoluciona favorablemente con un tiempo de tratamiento total de 2-4 semanas.

Cabe destacar que siempre debe interrogarse sobre el medio epidemiológico del cual proviene el paciente. En los derrames serofibrinosos con predominio linfocitario, debe sospecharse tuberculosis como etiología probable, y se debe solicitar PCR para bacilo de Koch en líquido pleural, y obtener biopsia de pleura para visualizar los granulomas característicos de la enfermedad (*v.* Capítulo 42).

Tratamiento quirúrgico

La remoción del pus del espacio pleural puede lograrse a través de diferentes técnicas: el drenaje pleural, la videotoracoscopia y la limpieza quirúrgica de la cavidad pleural, también conocida como *toilette* pleural, y la instilación de fármacos con efecto fibrinolítico, como la uroquinasa y el factor tisular de activación de plasminógeno humano. La indicación de cada uno de estos procedimientos surge del estadio evolutivo de la infección, del tratamiento realizado previamente y de la experiencia de cada centro.

¿Por qué se debe evacuar el pus? El pus ejerce un efecto deletéreo a diferentes niveles. En el espacio pleural, inextensible por la jaula torácica, puede producir efecto de masa y comprimir diferentes estructuras, como vasos sanguíneos y la vía aérea. Esto dificulta la perfusión y nutrición del parénquima pulmonar, y compromete la llegada de los antibióticos al foco infeccioso.

Tabla 57.3 Antibióticos recomendados para el tratamiento de la supuración pleuropulmonar según el agente causal

Agente etiológico	Antibiótico	Dosis	Intervalo
Streptococcus pneumoniae	Ampicilina	300 mg/kg/día	6 horas
	Ceftriaxona	80 mg/kg/día	24 horas
	Cefotaxime	150-200 mg/kg/día	8 horas
***Haemophilus influenzae* tipo b**	Ceftriaxona	80 mg/kg/día	24 horas
	Cefotaxime	150-200 mg/kg/día	8 horas
SAMS	Cefalotina	100 mg/kg/día	8 horas
SAMR	Clindamicina	40 mg/kg/día	8 horas
	Vancomicina	60 mg/kg/día	8 horas

SAMS: *Staphylococcus aureus* sensible a la meticilina; SAMR: *Staphylococcus aureus* resistente a la meticilina.

Asimismo, el pus presenta una abundante cantidad de enzimas líticas, lo cual favorece la degradación de los tejidos y la aparición de complicaciones como abscesos y necrosis pulmonar. Al ser un medio de pH ácido, también inactiva la acción de los antibióticos. Por lo expuesto, la remoción del pus constituye un componente esencial del tratamiento de las SPP.

Drenaje pleural

Los pacientes con efusiones simples, en las cuales el líquido puede desplazarse libremente por la cavidad pleural y esta no se encuentra tabicada, pueden tratarse con drenaje pleural bajo agua y antibióticos seleccionados en forma empírica, que deben ajustarse según el resultado de la PCR o del cultivo del líquido pleural.

La decisión de colocar un drenaje pleural se basa fundamentalmente en criterios clínicos, imagenológicos y en la cantidad y las características bioquímicas del líquido pleural (Figura 57.6). Si en la toracocentesis diagnóstica se obtiene pus franco y la ecografía confirma que el líquido se encuentra libre, debe colocarse un drenaje pleural sin demora. En cambio, si el líquido no impresiona purulento, la decisión de colocar un drenaje debe guiarse por el examen directo, el pH, la glucosa y la LDH del líquido pleural. Si el líquido obtenido en la toracocentesis diagnóstica inicial presenta un examen directo positivo, un pH menor de 7,20 o una glucosa menor de 40 mg/dL, la infección del espacio pleural se encuentra en fase fibrinopurulenta avanzada, y debe colocarse un drenaje pleural. Para evitar errores en la interpretación de los resultados del pH, conviene destacar que la muestra debe obtenerse en un tubo estéril con una gota de heparina también estéril, y enviarse al laboratorio en hielo seco donde debe analizarse lo más rápidamente posible.

Semiología del drenaje pleural

Una vez colocado el drenaje pleural, conviene solicitar una radiografía de tórax para verificar que se encuentre en la posición correcta y que no se ha ocasionado un neumotórax. Si se encuentra colocado correctamente en la cavidad pleural, debe oscilar con los movimientos respiratorios y transmitir las variaciones de presión que ocurren en la cavidad. Si está drenando líquido, significa que está permeable y cumpliendo con su función. Si el drenaje está oscilando pero sin drenar y el paciente está evolucionando en forma favorable, debe pensarse que el pulmón ha completado su reexpansión y que el tubo ha cumplido su función, por lo que debe retirarse.

Si el tubo no oscila y se descarta por radiología que no está acodado, es probable que se encuentre tapado por un coágulo de fibrina y debe intentarse desobstruirlo inicialmente con aire, y como segunda alternativa con solución salina al 0,9%, ya que se ha descrito que podría favorecer el ingreso de gérmenes capaces de colonizar el tubo de drenaje hacia la cavidad pleural.

El frasco de drenaje también puede burbujear. En este caso deben considerarse dos situaciones: que una fenestra del tubo de drenaje haya quedado por fuera de la cavidad pleural, o que se haya producido una fístula broncopleural. Si el paciente ha presentado burbujeo a través del drenaje, conviene ligar el tubo por 24-48 horas y luego realizar una radiografía de tórax de control antes de retirarlo, para confirmar que el pulmón no se haya colapsado.

El tubo de drenaje pleural debe permanecer colocado hasta que no cumpla función y el débito se presente claro y fluido (menos de 20 mL en 24 horas). Conviene revisar a diario la herida del drenaje y limpiarla con desinfectantes adecuados como iodo povidona. También debe cuantificarse diariamente el débito y observar sus características macroscópicas, por ejemplo, si continua purulento o comienza a aclararse.

Cabe destacar que, si la cavidad pleural se encuentra tabicada por septos de fibrina, el drenaje pleural resulta insuficiente para remover el pus, y se debe considerar practicar una videotoracoscopia o una limpieza quirúrgica a través de una toracotomía.

Videotoracoscopia

La cirugía toracoscópica videoasistida constituye, en muchos centros de avanzada, el tratamiento inicial y de elección en pacientes pediátricos afectados de una SPP. Se trata de un procedimiento único y definitivo que permite detener la progresión de la infección pleural, evacuar la colección purulenta, obtener muestras para estudios bacteriológicos y reexpandir el pulmón. El rendimiento óptimo de la videotoracoscopia se logra en colecciones pleurales que se encuentran tabicadas, que transitan la fase exudativa tardía y fibrinopurulenta precoz, ya que en estas etapas todavía no se ha formado la corteza pleural. Técnicamente, consiste en introducir el toracoscopio en la cavidad pleural y realizar dos pequeñas incisiones adicionales que permiten el pasaje del instrumental quirúrgico. Se procede luego a la lisis mecánica de las bandas de fibrina, a la eliminación del pus, al lavado profuso con solución salina al 0,9% de la cavidad pleural y a su inspección visual para comprobar la ausencia de adherencias y la

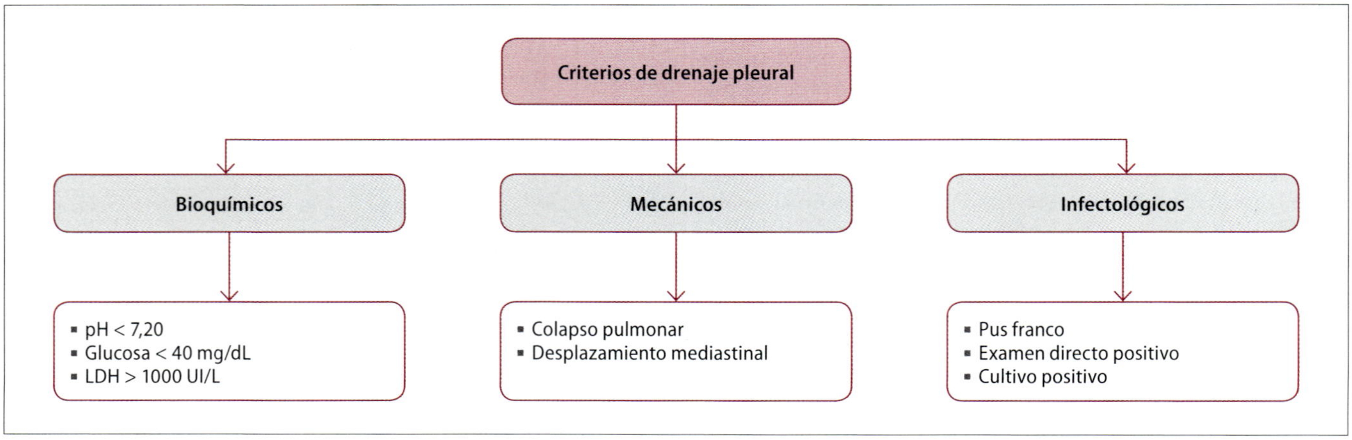

Figura 57.6 Criterios de drenaje pleural.

reexpansión pulmonar. El procedimiento finaliza con la colocación de un drenaje pleural.

Las principales ventajas de la videotoracoscopia comparada con la cirugía de limpieza o *toilette* pleural clásica son la disminución de los días de internación y del dolor posoperatorio. Se desaconseja su indicación si el parénquima pulmonar presenta necrosis y en las etapas tardías de la SPP. Su práctica requiere contar con el instrumental adecuado y personal entrenado.

Limpieza o *toilette* pleural

Se trata de un procedimiento más invasivo que la videotoracoscopia, ya que requiere una toracotomía póstero-lateral que deja una cicatriz a lo largo de la línea costal. Permite visualizar y maniobrar en forma directa sobre la cavidad pleural. Los pacientes que mejor responden a este procedimiento son los que se encuentran en la fase fibrinopurulenta. Los pacientes que se presentan en la fase tardía o de organización pueden requerir un procedimiento más complejo, denominado decorticación, para remover la corteza de fibrosis que envuelve al pulmón.

Otras modalidades terapéuticas: agentes fibrinolíticos

El extenso depósito de fibrina sobre ambas hojas pleurales que ocurre en la fase fibrinopurulenta deriva en la formación de tabiques pleurales firmes, que dividen la cavidad pleural en múltiples compartimientos, lo que dificulta su adecuado drenaje. Este concepto avala la utilización de agentes fibrinolíticos con el propósito de prevenir el depósito de fibrina y favorecer su remoción. Los fibrinolíticos más utilizados en la práctica cotidiana son la uroquinasa y el activador tisular de plasminógeno recombinante humano, conocido como alteplasa o t-PA.

La uroquinasa, enzima producida por el riñón, transforma el plasminógeno en plasmina, y activa de esta manera el sistema fibrinolítico que comienza a lisar las bandas de fibrina. Las guías de la Sociedad Británica del Tórax recomiendan el siguiente esquema terapéutico:

- En niños mayores de un año, uroquinasa 40 000 unidades diluidas en 40 mL de solución salina al 0,9%.
- En niños menores de 1 año, uroquinasa 10 000 unidades diluidas en 10 mL de solución salina al 0,9%.

Esta dosis se administra dividida en dos veces por día (con 4 horas de permanencia en el espacio pleural), durante 3 días. Si luego de administrar 6 dosis la respuesta es incompleta, pueden administrarse dosis adicionales. Si el paciente presenta molestias, puede administrarse asociada con bupivacaina (0,5 mL/kg, en una solución al 0,25%). La dosis se instila a través del drenaje pleural o de un catéter colocado en la cavidad pleural. Se cambia al paciente progresivamente de decúbito, para que la mayor parte posible de la cavidad tome contacto con la solución.

Para la alteplasa, dos esquemas de tratamiento han demostrado ser eficaces en niños mayores de 3 meses:

- Alteplasa 4 mg en 40 mL de solución salina al 0,9% intrapleural (1 hora de permanencia), una vez al día durante 3 días.
- Alteplasa 0,1 mg/kg (dosis máxima 3 mg) diluida en 10-30 mL de solución salina al 0,9% intrapleural (1 hora de permanencia), 3 veces al día durante 3 días (total 9 dosis).

El tratamiento con fibrinolíticos se encuentra contraindicado en pacientes con fístula broncopleural o presencia de burbujeo a través del drenaje, ya que el clampeo del tubo puede favorecer el desarrollo de neumotórax a tensión. Ocasionalmente, su instilación puede producir fiebre, dolor, reacciones alérgicas o un ligero sangrado intrapleural.

En la Figura 57.7 se observan los diferentes tratamientos descritos según el estadio evolutivo de la infección.

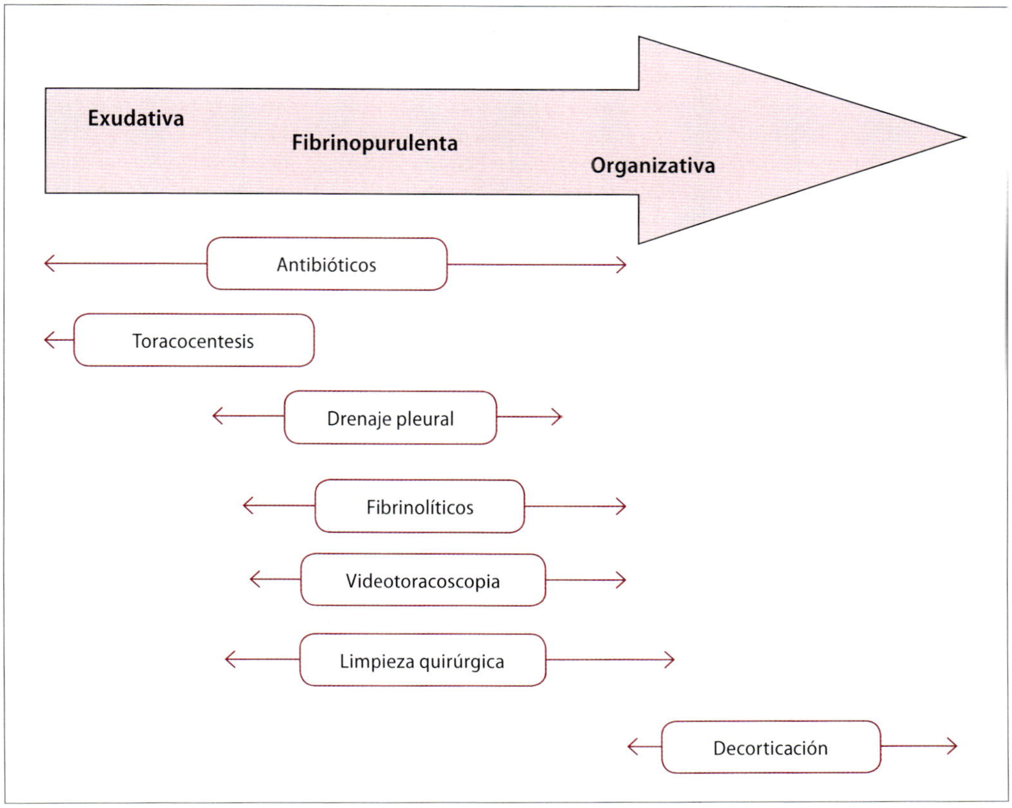

Figura 57.7 Opciones terapéuticas en pacientes con supuración pleuropulmonar según su estadio evolutivo.

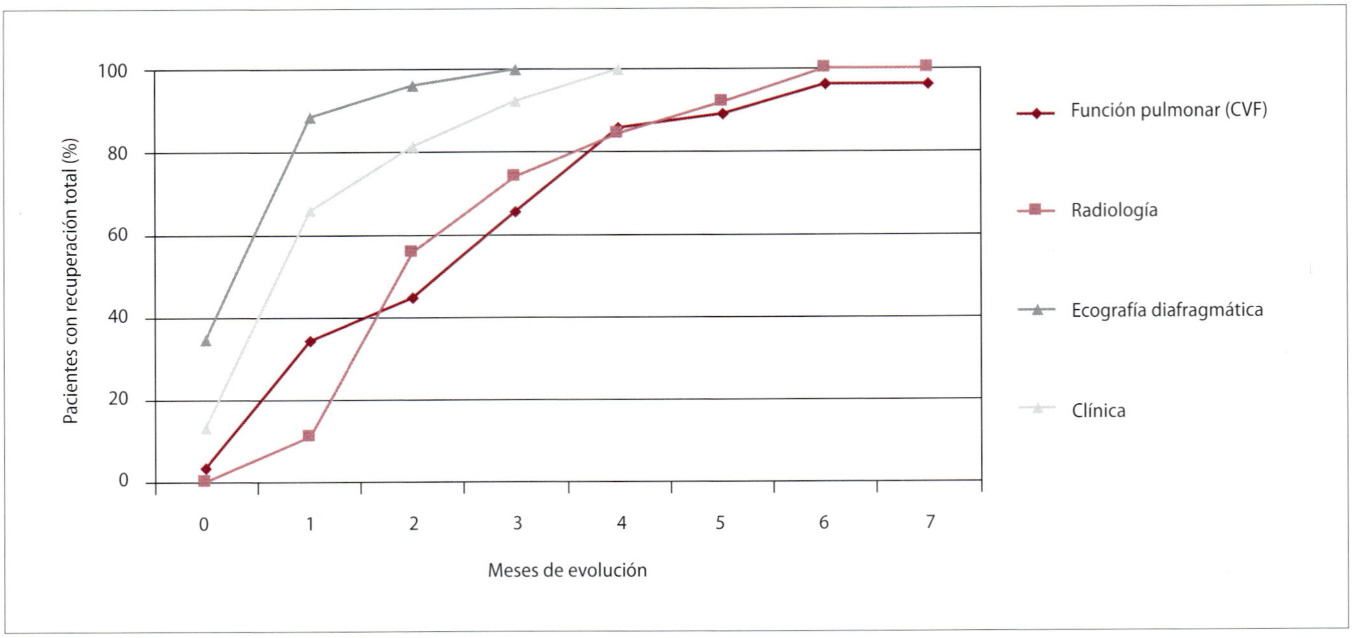

Figura 57.8 Recuperación temporal de diferentes parámetros en niños con supuración pleuropulmonar. CVF: capacidad vital forzada.

Complicaciones en el largo plazo de las SPP

A pesar de las extensas lesiones observadas en etapas iniciales y de los diferentes tratamientos posibles, la mayoría de las infecciones del espacio pleural se recuperan en forma completa. Es conveniente asegurarse la completa recuperación anatómica del cuadro mediante una radiografía de tórax a las 4-6 semanas del alta. Aquellos pacientes que pueden colaborar, deben realizar un examen funcional respiratorio, cuya completa normalización puede demorar hasta 6 meses. En una experiencia realizada en el Centro Respiratorio del Hospital de Niños Ricardo Gutiérrez de la Ciudad Autónoma de Buenos Aires, la mayoría de los pacientes con diagnóstico de SPP presentaban a los 6 meses del alta hospitalaria movilidad diafragmática, examen clínico, radiografía de tórax y examen funcional respiratorio normal (Figura 57.8). No obstante, se ha descrito que la recuperación definitiva puede demorar hasta 16 meses, y el engrosamiento pleural es el defecto radiológico residual más frecuente.

En aquellos pacientes que presentan cuadros graves, de evolución tórpida o que reconocen como etiología agentes infecciosos poco habituales, se recomienda estudiar la función de su sistema inmune.

Conceptos para recordar

- Ante un paciente que consulta por fiebre y tos, considerar la posibilidad de que presente una neumonía (*v.* Capítulo 41). Asimismo, se debe evaluar la realización del par radiográfico de tórax y buscar siempre signos sugestivos de derrame pleural, como velamiento del seno costofrénico y línea de despegamiento pleural.
- Si hay dudas diagnósticas, puede confirmarse la presencia y características del líquido con una ecografía pleural.
- Ante la presencia de líquido pleural se debe realizar una toracocentesis. Debe maximizarse el aprovechamiento del material para citoquímico, PCR y cultivo.
- Medicar inicialmente con antibióticos en forma empírica. Recordar que, si bien el *Streptococcus pneumoniae* es el agente etiológico más frecuente, los casos por *Staphylococcus aureus* resistente a la meticilina se encuentran en aumento.
- En pacientes con derrames serofibrinosos y con predominio de linfocitos, pensar en tuberculosis.
- Siempre remover el pus, ya sea a través de un drenaje pleural, videotoracoscopia o limpieza quirúrgica, lo cual depende de las condiciones del espacio pleural y de la experiencia de cada centro con cada uno de los procedimientos mencionados.
- Asegurar una expansión pulmonar completa antes del alta.
- Trabajar en equipo con el pediatra clínico, infectólogo, cirujano, radiólogo y kinesiólogo.
- No dudar en derivar al paciente a un centro de mayor complejidad si no se cuenta con los elementos adecuados para resolver su patología.
- En cuadros graves, evaluar la función del sistema inmune.

Acceda al eBook para consultar la lista de bibliografía. Consulte las indicaciones en la retiración de tapa.

58
Neumotórax

Juan B. Dartiguelongue

Es la presencia de aire en el espacio pleural, proveniente de la vía aérea o desde una abertura en la pared del tórax. Puede ser espontáneo o traumático (heridas penetrantes, barotrauma por ventilación mecánica, etc.). El neumotórax espontáneo es el más frecuente. Se lo llama primario cuando se produce en ausencia de una enfermedad o condición predisponente, mientras que el secundario se produce en el contexto de una enfermedad pleuropulmonar de base (asma, fibrosis quística, neumonía necrosante, enfermedades intersticiales o reumatológicas, tumores, etc.).

Epidemiología

La incidencia de neumotórax espontáneo es relativamente alta durante el período neonatal, especialmente en niños prematuros o con alto peso de nacimiento. La aspiración de líquido amniótico meconial, así como cualquier enfermedad pulmonar neonatal, aumentan el riesgo de neumotórax espontáneo secundario (NES). Fuera del período neonatal, el neumotórax espontáneo primario (NEP) tiene un pico de incidencia entre los 16 y los 24 años de edad, y es más frecuente en varones que en mujeres. Suele producirse en individuos de hábito longilíneo, en reposo, y afecta más frecuentemente el lado derecho.

El riesgo de recurrencia luego de un primer episodio de resolución espontánea o tratado con un tubo de avenamiento pleural (*v.* más adelante) es entre el 50% y el 60%. Este riesgo disminuye con el tratamiento quirúrgico (*v.* más adelante). La mayoría de las recurrencias suceden dentro del primer año del episodio.

Mecanismos de producción y consecuencias funcionales

La rotura de la pleura visceral es responsable de la generación del neumotórax espontáneo. Puede producirse por dos mecanismos principales, o bien por una combinación entre ambos.

Aumento de la presión transpulmonar. Este mecanismo es el responsable de la generación del NEP. Grandes esfuerzos ventilatorios, la maniobra de Valsalva, la tos o mecanismos valvulares de atrapamiento aéreo (asma, bronquiolitis) aumentan la presión alveolar, lo que produce su distensión y eventual rotura. Cuando esta se produce en los alvéolos superficiales, se forman bullas subpleurales que al romperse vuelcan su contenido aéreo directamente al espacio pleural. Mientras que el aire proveniente de la rotura de alvéolos centrales suele desplazarse en dirección centrífuga, lo que diseca el plano perivascular hasta alcanzar la pleura visceral o el hilio pulmonar.

Alteraciones de la pleura visceral. Ciertas enfermedades respiratorias y sistémicas producen lesión, inflamación o necrosis de la pleura visceral, que favorece el desarrollo de fístulas broncopleurales. Esto facilita la llegada de aire al espacio pleural y genera un NES. Pueden ser de origen infeccioso (tuberculosis, abscesos pulmonares, neumonía necrosante, etc.), tumoral, por enfermedades reumatológicas (artritis idiopática juvenil), estar asociadas con el síndrome de Marfan, o bien por endometriosis pleuropulmonar (neumotórax catamenial).

La separación de ambas hojas pleurales disocia la unidad funcional toracicopulmonar. Esto favorece la retracción elástica del parénquima pulmonar hacia su volumen de reposo, es decir, el colapso alveolar y pulmonar, que clínicamente se traduce en taquipnea y dificultad respiratoria.

El neumotórax hipertensivo o a tensión se produce cuando el aire que ingresa al espacio pleural, generalmente durante la inspiración, no puede abandonarlo por la misma vía por la que ingresó, a raíz de la generación de un mecanismo valvular unidireccional. Con cada ciclo respiratorio el aire se acumula progresivamente en el espacio pleural, lo que aumenta gradualmente la presión de este espacio. Esto potencia la retracción elástica del parénquima pulmonar (produce dificultad respiratoria grave e hipoxemia) y genera desplazamiento mediastinal.

En ocasiones (~10% de los casos), tanto el NEP como el NES pueden coexistir con un derrame pleural de mayor o menor volumen, debido a la irritación pleural por la entrada de aire en la cavidad.

Manifestaciones clínicas

La magnitud de las manifestaciones clínicas depende de la extensión y la velocidad de instauración del neumotórax. Asimismo, la presión generada en el espacio pleural, la edad del paciente y la reserva funcional respiratoria determinan el grado de afectación.

Los neumotórax pequeños (Figuras 58.1 a-c y 58.2 a) suelen ser asintomáticos y bien tolerados. En los neumotórax de mayor tamaño (Figuras 58.1 d-e y 58.2 b) el síntoma más frecuente es el dolor, que inicialmente es referido como una puntada de costado sobre la parrilla costal, y puede irradiar hacia el hombro homolateral. Suele extenderse por 24 horas y tiende a desaparecer en forma espontánea, aun cuando el neumotórax no haya resuelto. De acuerdo con la extensión del neumotórax, el dolor se acompaña de tos, taquipnea y distintos grados de dificultad respiratoria. Al examen físico hay disminución de la excursión del tórax, tiraje subcostal e intercostal, hipersonoridad a la percusión de la zona afectada y ausencia de murmullo vesicular.

El neumotórax hipertensivo (Figuras 58.1 f y 58.2 c) produce dificultad respiratoria grave y progresiva, incluso asociada con hipoxemia. El aumento marcado de la presión del espacio plural suele desviar la tráquea hacia el lado contralateral. Asimismo, el desplazamiento mediastinal puede inducir el acodamiento de las venas cava superior e inferior (por sus paredes finas y baja presión endoluminal), lo cual compromete el retorno venoso sistémico y la estabilidad hemodinámica del paciente (taquicardia, hipotensión, etc.). Este tipo de neumotórax es una emergencia respiratoria y requiere descompresión inmediata.

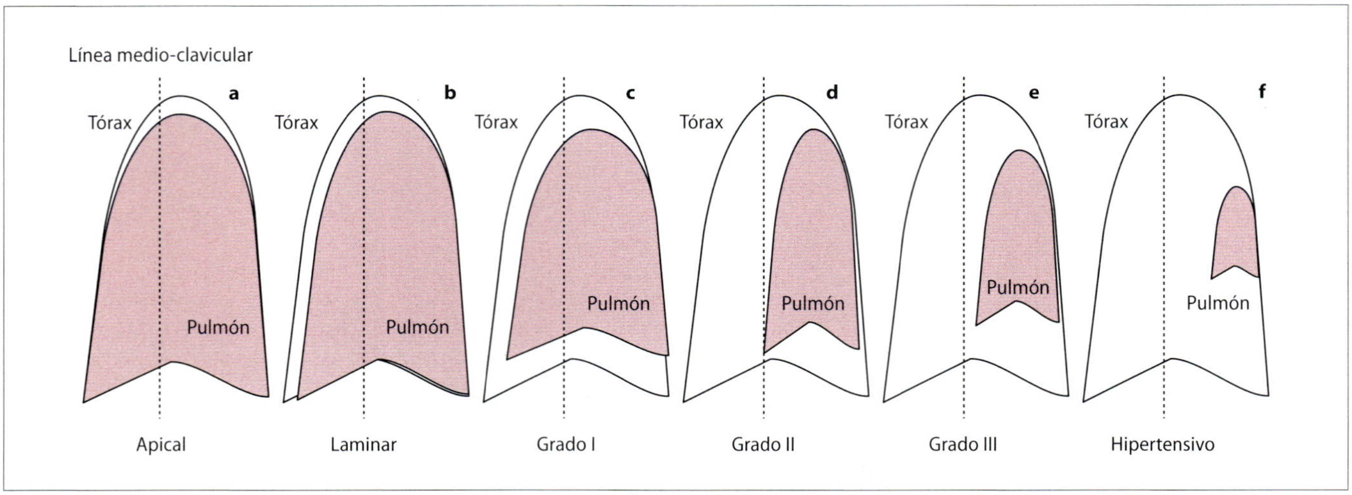

Figura 58.1 a-f Representaciones esquemáticas vistas de frente del tórax y el pulmón con diferentes grados de neumotórax.

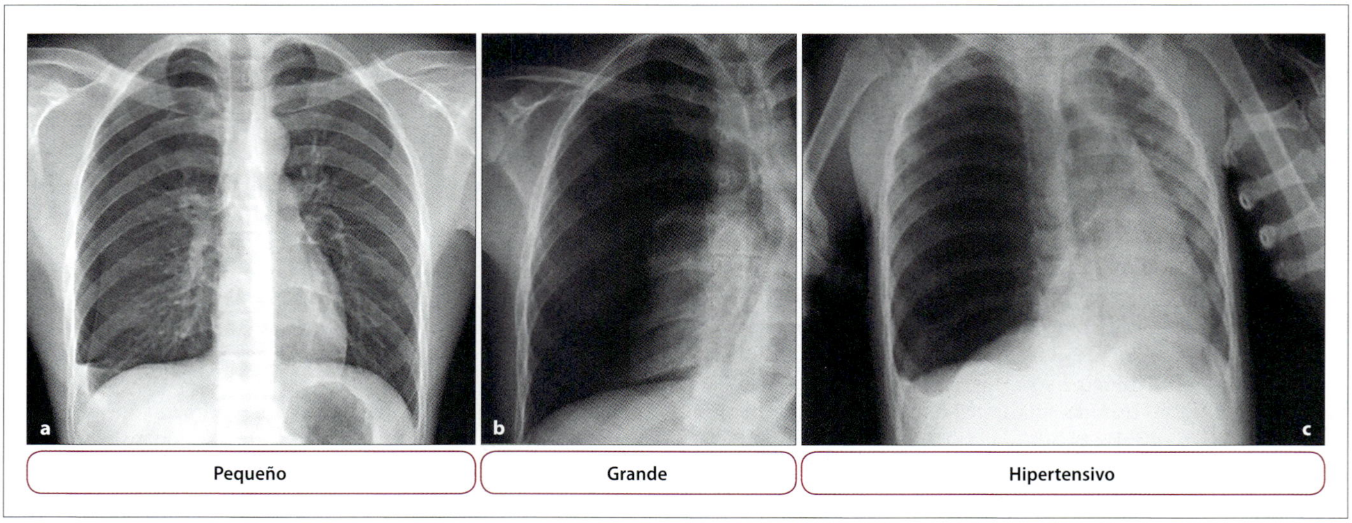

Figura 58.2 a-c Imágenes radiológicas del tórax con neumotórax de diferentes tamaños.

Diagnóstico

El diagnóstico se fundamenta en los hallazgos clínicos y en el par radiológico de tórax frente y perfil. Asimismo, debe incluir un detallado análisis de las características del paciente, para conocer si es un NEP o un NES, y si se trata de un episodio primario o una recidiva.

Radiografía de tórax

El análisis radiológico del tórax permite estimar la localización y la extensión del neumotórax (*v.* Figuras 58.1 y 58.2). Los hallazgos característicos son la presencia de aire en el espacio pleural, visible como hiperclaridad con pérdida de la trama vascular pulmonar habitual, junto con la demarcación del trayecto de la pleura visceral (línea pleural) (*v.* Figura 58.2). Asimismo, y de acuerdo con el tamaño del neumotórax, pueden observarse aplanamiento o inversión del hemidiafragma homolateral y desplazamiento contralateral de la tráquea y del mediastino (*v.* Figura 58.2). El neumotórax hipertensivo se muestra radiológicamente con exacerbación de los signos radiológicos descritos, acompañado de un colapso pulmonar completo y ensanchamiento de los espacios intercostales del lado afectado (*v.* Figura 58.2 c).

Estimación del tamaño

Actualmente, no hay consenso en la manera de cuantificar radiológicamente el tamaño del neumotórax. Existen numerosos sistemas de estimación desarrollados para adultos, en base a mediciones sobre la radiografía de tórax de frente. Un neumotórax grande puede definirse como aquel con $\geq$ 3 cm de aire entre la línea pleural del vértice pulmonar y el extremo apical del tórax (cúpula), o $\geq$ 2 cm entre la totalidad del borde pulmonar (línea pleural) y la pared torácica. Este sistema puede ser utilizado en adolescentes. En niños pequeños no se dispone de métodos estandarizados para medir el tamaño del neumotórax. Sin embargo, se acepta como neumotórax pequeño cuando ocupa < 30% de un hemitórax (apical, laminar y grado I) y como grande cuando ocupa > 30% (grado II y grado III).

Tomografía computarizada

La tomografía computarizada no es necesaria para el diagnóstico de neumotórax. Sin embargo, puede resultar de utilidad en pacientes con patologías o condiciones clínicas de base (fibrosis quística, enfermedades intersticiales, hernia diafragmática congénita, etc.) que dificultan la interpretación de las radiografías de tórax.

Tratamiento

El tratamiento depende del tamaño, la gravedad de los síntomas y la presencia o no de una enfermedad subyacente. El objetivo es la remoción del aire del espacio pleural y la reexpansión pulmonar. Todos los pacientes con NES deben ser internados para el manejo del neumotórax y de la enfermedad de base.

Neumotórax pequeños (apical, laminar y grado I) (*v.* **Figuras 58.1 y 58.2**). Con el paciente clínicamente estable, se recomienda observación y administrar oxígeno (O_2) suplementario para acelerar la absorción del neumotórax. Por lo general, el control clínico se acompaña de la reevaluación radiológica cada 12 horas, o de acuerdo con la evolución. Si el neumotórax resuelve y no hay dolor o dificultad respiratoria progresiva, el paciente puede ser egresado del hospital tras un mínimo de 24 horas de observación, con adecuado seguimiento clínico y radiológico. Si durante el período de observación el neumotórax aumenta de tamaño, se incrementa el dolor o la dificultad respiratoria, o no resuelve tras 24-48 horas, se recomienda la colocación de un tubo de drenaje bajo agua para evacuar el aire de la cavidad pleural.

Neumotórax grandes (grados II y II) (*v.* **Figuras 58.1 y 58.2**). Cuando existe dificultad respiratoria moderada o grave, hipoxemia o mucho dolor, está indicada la evacuación del aire pleural con drenaje bajo agua a través de un tubo de avenamiento pleural, además de la administración de O_2 suplementario.

Neumotórax recurrente (primario o secundario, homolateral o contralateral). Se debe favorecer la expansión pulmonar con la colocación de un tubo de drenaje bajo agua, seguido de la resolución quirúrgica mediante toracotomía o toracoscopia videoasistida (VATS). Durante el procedimiento, la pleurodesis (fusión de las pleuras visceral y parietal) suele realizarse para minimizar el riesgo de nuevas recurrencias.

Neumotórax hipertensivo. Se debe drenar el aire en forma inmediata mediante una toracostomía con aguja. La punción se efectúa en el segundo espacio intercostal de la línea medio clavicular, seguida de la introducción de un tubo de avenamiento pleural.

La administración de O_2 al 100% a un flujo 15 L/min, idealmente a través de una máscara de no reinhalación (*v.* Capítulo 24), se recomienda en todos los pacientes internados, dado que incrementa hasta cuatro veces la velocidad de absorción del aire pleural. El aumento de la presión alveolar de O_2 incrementa el gradiente de nitrógeno entre el aire pleural y los capilares pleurales, lo que favorece la absorción del primero. Por lo general, la administración de O_2 no debe extenderse más allá de 48-72 horas.

En ausencia de reexpansión pulmonar tras 48-72 horas de colocado el tubo de avenamiento pleural (algunos expertos plantean hasta cinco días), se recomienda la corrección quirúrgica del neumotórax. Diversos autores sugieren la realización previa de una broncoscopia, para descartar la presencia de alguna obstrucción bronquial que impida la expansión del parénquima pulmonar.

Para el manejo del dolor agudo, así como el relacionado con el procedimiento quirúrgico o la presencia del tubo de avenamiento pleural, se recomienda la lectura de los Capítulos 56 y 77.

Resolución y seguimiento

En pacientes que requirieron la colocación de un tubo de avenamiento pleural, una vez resuelto el neumotórax se recomienda la reevaluación radiológica a las 12-24 horas de retirado el tubo, para confirmar la resolución o detectar una recidiva precoz.

Luego de haber padecido un neumotórax, numerosos expertos recomiendan evitar deportes de contacto y grandes esfuerzos, hasta asegurarse de que el neumotórax haya resuelto por completo.

Si bien los vuelos comerciales en cabinas presurizadas no precipitan *per se* la recurrencia de un neumotórax, y dado el elevado riego de recurrencia de esta entidad, se recomienda no subir a un vuelo hasta una semana luego de la resolución completa del neumotórax. Asimismo, el buceo en aguas profundas y los vuelos en aeronaves pequeñas sin cabinas presurizadas deben ser evitados en pacientes con antecedentes de neumotórax a quienes no se les realizó pleurodesis.

Acceda al eBook para consultar la lista de bibliografía. Consulte las indicaciones en la retiración de tapa.

59

Hemorragia digestiva

Christian Germán Boggio Marzet • Marco Flavio Ottino

La hemorragia digestiva (HD) es una afección común en niños, y puede ocurrir en cualquier segmento del tracto gastrointestinal, desde la boca hasta el ano. Es fundamental que el pediatra se encuentre familiarizado con sus causas, así como con la secuencia de evaluación y de manejo.

Afortunadamente, la mortalidad por HD es baja en la población pediátrica y, aunque constituye una situación alarmante para padres y médicos, en el 80% de los casos no tiene consecuencias graves y se autolimita; sin embargo, nunca debe ser minimizada.

Durante los últimos años, se han observado una serie de mejoras en el diagnóstico y tratamiento de la HD en general, así como en el uso correcto de la endoscopia diagnóstica y terapéutica. Asimismo, los casos de HD se han beneficiado de los avances en las técnicas y equipos de radiología, así como también del desarrollo de enfoques quirúrgicos más selectivos y menos invasivos, al igual que de fármacos para la cicatrización de úlceras más eficaces, tolerables y seguros.

El espectro de causas de HD en niños varía desde un pequeño sangrado, como puede observarse en un lactante con una fisura anal, hasta un sangrado grave en un paciente con várices secundarias a una hepatopatía crónica subyacente (*v.* Capítulo 71). Es importante evaluar rápidamente al paciente con HD y diferenciar su extensión y gravedad.

En el 10% de los casos, la HD es secundaria a una enfermedad sistémica. El 10%-20% de las HD se producen por lesiones focales del esófago, estómago y duodeno; el 20%-30%, por lesiones del intestino delgado y el 50% restante por lesiones del colon, recto o ano.

Definiciones y clasificación

Según la manifestación clínica

Existen múltiples formas de clasificar las HD. El objetivo principal es identificar el sitio de sangrado y la magnitud de este, con el fin de establecer un tratamiento precoz. Según la forma de presentación, puede obtenerse una aproximación del sitio de sangrado.

Hematemesis. Es sangre expulsada con el vómito, de coloración que varía desde rojo rutilante hasta marrón oscuro, degradada por el jugo gástrico (en borra de café). Puede originarse desde el esófago hasta el duodeno y, ocasionalmente, después de tragar sangre desde una fuente en la nasofaringe u orofaringe. Si se presenta de color rojo brillante, generalmente implica una hemorragia activa del esófago, estómago o duodeno.

Melena. Es la expulsión por el recto y con las heces de sangre negra de consistencia alquitranada, untuosa y muy maloliente. Sugiere un sangrado mínimo de 50-100 mL, con presencia de la sangre en el tubo digestivo por un mínimo de 8 horas. Generalmente se debe a una HD alta aguda, pero ocasionalmente puede ser por sangrado dentro del intestino delgado o del colon ascendente. Clásicamente, se asume que cuanto más negra sea, más tiempo ha permanecido en el colon.

Hematoquecia o rectorragia. Es la expulsión de sangre roja brillante o marrón proveniente del colon, recto o de una combinación entre ambos. Puede estar mezclada con las heces o ser independiente de estas. A veces proviene de sangrados altos abundantes, que provocan la aceleración del tránsito intestinal y un mínimo contacto con los fermentos digestivos, por lo que aparece por el recto como sangre no modificada.

La rectorragia se presenta al final de la evacuación, aunque algunos autores la definen como la emisión de sangre por vía rectal, cualquiera que sea su origen digestivo.

Sangre oculta en materia fecal (SOMF). Son pequeñas pérdidas de sangre con la materia fecal eliminada por el recto, intermitentes o continuas, que no son observables macroscópicamente, y son solo detectadas por métodos de laboratorio, como el método de Guayaco o el análisis microscópico de las heces. Pueden provenir de cualquier parte del tubo digestivo.

Según el sitio confirmado de sangrado

Luego de la realización de una videoendoscopia digestiva alta (VEDA), videocolonoscopia (VCC) u otro estudio complementario, se obtiene con certeza el sitio de sangrado. Según cuál sea este, las HD pueden clasificarse de la siguiente manera:

Hemorragia digestiva alta (HDA). Es la que se origina proximal al ligamento y ángulo de Treitz (sitio de transición entre el duodeno y el yeyuno). En la práctica clínica, proviene del esófago, estómago o duodeno. Se manifiesta como hematemesis o melena.

Hemorragia digestiva media. Se origina desde el ángulo de Treitz hasta la válvula ileocecal. Se manifiesta como melena o hematoquecia.

Hemorragia digestiva baja (HDB). Se define cuando el origen del sangrado se encuentra desde la válvula ileocecal hasta el ano. Se manifiesta como hematoquecia o rectorragia.

Hemorragia digestiva de origen oscuro u oculto (HDOO). Es aquella que persiste o recurre, y cuyo origen no puede confirmarse luego de haberse realizado la VEDA y la VCC. Generalmente, el paciente consulta por anemia ferropénica crónica, pero puede tener sangrado visible.

Según la magnitud del sangrado

Existen múltiples métodos propuestos para la valoración de la gravedad de la HD. La Sociedad Argentina de Pediatría, en su consenso respecto de urgencias endoscópicas, plantea el uso de una escala de evaluación del paciente en *shock*, propuesta por la *American Heart Association* (AHA) en su curso *Pediatric Advanced Life Support* (PALS) (Tabla 59.1).

Tabla 59.1 Escala de evaluación del paciente en *shock*

Tipo de hemorragia	Leve	Moderada	Grave
Grado de compromiso hemodinámico	I	II	III-IV
Tipo de *shock*	Compensado	Descompensado	Insuficiencia cardíaca
Porcentaje estimado de pérdida de volemia	< 30%	30%-40%	> 45%
FC	Taquicardia leve < 150 lpm	Taquicardia moderada	Taquicardia grave
FR	Taquipnea leve < 40 rpm	Taquipnea moderada	Taquipnea grave
Pulsos periféricos	▪ Débiles ▪ Extremidades frías ▪ Piel marmórea ▪ Relleno capilar malo (> 2 segundos)	▪ Filiformes ▪ Extremidades frías ▪ Palidez cutáneomucosa ▪ Relleno capilar lento (> 3 segundos)	▪ Ausentes ▪ Extremidades frías ▪ Cianosis ▪ Relleno capilar prolongado (> 5 segundos)
Pulsos centrales	Fuertes	Débiles	Filiformes
Presión arterial sistólica	Normal o baja > 70 mmHg	Hipotensión franca < 70 mmHg + 2 por edad en años	Hipotensión grave < 50 mmHg
EAB	Sin alteraciones	Acidosis moderada	Acidosis grave
Renal	▪ Diuresis conservada con oliguria leve ▪ Aumento de la densidad relativa	▪ Oliguria marcada ▪ Aumento del nitrógeno ureico en sangre	▪ Anuria
Estado neurológico Sensorio	▪ Irritable ▪ Confuso	▪ Agitado ▪ Letárgico	▪ Embotado ▪ Comatoso

FC: frecuencia cardíaca; FR: frecuencia respiratoria; EAB: estado ácido-base.

En adultos, suelen utilizarse escalas como la de Glasgow-Blatchford, de Addenbrooke o de Rockall, todas aplicables a pacientes mayores de 16 años, que incluyen distintos parámetros como signos vitales, de laboratorio y antecedentes personales, cuya intención es predecir el riesgo de que el sangrado sea consecuencia de una HDA aguda. La *North American Society of Pediatric Gastroenterology, Hepatology and Nutrition* (NASPGHAN) y la *European Society of Pediatric Gastroenterology, Hepatology and Nutrition* (ESPGHAN) han propuesto una escala para estratificar la gravedad aplicada a niños. Cada ítem posee distintos puntajes, con un total de 24 puntos y un punto de corte de 8, lo que representa un alto riesgo de que los síntomas sean consecuencia de una HDA aguda (Tabla 59.2).

Según la etiología y grupo etario

Como fue mencionado, existen múltiples causas de HD en niños, algunas de ellas son leves, de resolución sencilla y sin repercusión hemodinámica o consecuencias a futuro; estas representan la mayoría de los casos. Otras son consecuencia de patologías más graves, que pueden comprometer la vida del paciente y requieren estrategias terapéuticas más complejas. En los distintos grupos etarios, estas patologías modifican drásticamente su frecuencia. En las Tablas 59.3 y 59.4 se describen las enfermedades que podrían cursar con HD alta y baja, respectivamente, en los distintos grupos etarios.

Plan de acción general en el manejo de las HD

Lo descrito hasta el momento proporciona las herramientas básicas para interpretar el cuadro del paciente que ingresa por un sangrado de origen digestivo; es menester mantener la calma y establecer un accionar ordenado al momento de la evaluación clínica. A modo didáctico, se divide el abordaje en los siguientes ítems, a sabiendas de que en la práctica clínica muchos de estos pasos son realizados en simultáneo:

- Evaluación del estado general y hemodinámico, con el objetivo de salvar la vida del paciente.
- Valoración de la edad, signos y síntomas acompañantes, antecedentes personales y familiares, con el objetivo de interpretar las posibles causas. Se debe tener en consideración que los síntomas pueden no ser causados por una HD.
- Desarrollo de la estrategia diagnóstica, priorizando estudios complementarios que permitan confirmar y descartar otros diagnósticos diferenciales.
- Desarrollo de la estrategia terapéutica, para poner fin al sangrado. En muchos casos, la conducta expectante es también una estrategia terapéutica.

Reanimación

La evaluación del estado hemodinámico representa el paso inicial. La frecuencia cardíaca y respiratoria, la presión arterial sistólica, el estado neurológico, la diuresis y la evaluación de los pulsos centrales y periféricos permiten clasificar a la HD como leve, moderada o grave, según la clasificación de la AHA-PALS (*v.* Tabla 59.1). En el caso de una HD moderada o grave (indicios o presencia de *shock* hipovolémico descompensado), se debe comenzar con las medidas de reanimación. Ningún estudio complementario o estrategia terapéutica debe demorar las medidas básicas para el abordaje de un paciente en *shock* hipovolémico:

- Asegurar la vía aérea y administrar oxígeno (O_2) suplementario.
- Colocar dos accesos venosos periféricos, preferentemente cortos y de gran calibre; de no obtenerse el primero luego de 5 minutos o 2 intentos, está indicado colocar una vía intraósea.
- Expandir con 20 mL/kg de cristaloides isotónicos (solución salina al 0,9% o Ringer lactato) lo más rápido que el acceso venoso permita (5-10 minutos). Aportar 40-60 mL/kg. En caso de que la inestabilidad hemodinámica persista, continuar con la administración de volumen, iniciar el aporte de catecolaminas de acción directa (*v.* Capítulos 32 y 53) y evaluar al paciente junto con el intensivista pediátrico.
- Monitorizar los signos vitales: saturación de O_2, presión arterial, frecuencias cardíaca y respiratoria.

Tabla 59.2 Escala de Sheffield

Categoría		Puntaje
Antecedentes personales	Enfermedad preexistente	1
	Presencia de melena	1
	Presencia de grandes cantidades de hematemesis	1
Parámetros clínicos	Frecuencia cardíaca aumentada, > 20 lpm respecto del normal para la edad	1
	Relleno capilar prolongado	4
Parámetros de laboratorio	Descenso de la hemoglobina > 2 g/dL	3
Manejo durante la resucitación	Necesidad de expansión con cristaloides	3
	Necesidad de transfusión de sangre o hemoglobina < 8 g/dL	6
	Necesidad de infusión de otro hemoderivado	4

Sensibilidad: 88,6%. Especificidad: 91%.
Modificado de: NASPGHAN-ESPGHAN.

Tabla 59.3 Causas de hemorragia digestiva alta según grupo etario

<table>
<tr><th>Neonatos</th><th>Lactantes</th><th>Niños</th><th>Adolescentes</th></tr>
<tr><td>▪ Ingesta de sangre del pezón
▪ Enfermedad hemorrágica del recién nacido</td><td>–</td><td>–</td><td>–</td></tr>
<tr><td colspan="2">▪ Alergia a la proteína de leche de vaca (APLV)
▪ Esofagitis por enfermedad por reflujo gastroesofágico (ERGE)</td><td>–</td><td>–</td></tr>
<tr><td colspan="4">▪ Gastropatía erosiva secundaria a estrés, AINE, traumatismo o quemaduras
▪ Malformaciones arteriovenosas (MAV)</td></tr>
<tr><td colspan="2">▪ Úlcera péptica (más común tipo gástrica)</td><td colspan="2">▪ Úlcera péptica (más común tipo duodenal)</td></tr>
<tr><td>–</td><td colspan="3">▪ Ingesta de cáusticos</td></tr>
<tr><td>–</td><td>–</td><td colspan="2">▪ Sangrado de várices gastroesofágicas
▪ Síndrome de Mallory-Weiss
▪ Infección por Helicobacter Pylori</td></tr>
</table>

Tabla 59.4 Causas de hemorragia digestiva baja según grupo etario

<table>
<tr><th>Neonatos</th><th>Lactantes</th><th>Niños</th><th>Adolescentes</th></tr>
<tr><td>▪ Enterocolitis necrosante (ECN)</td><td>–</td><td>–</td><td>–</td></tr>
<tr><td colspan="2">▪ Vólvulo
▪ Duplicación intestinal
▪ Invaginación-intususcepción
▪ Enfermedad de Hirschsprung (complicación)</td><td>–</td><td>–</td></tr>
<tr><td colspan="4">▪ Fisura anal
▪ Malformación arteriovenosa
▪ Diarrea infecciosa-disentería</td></tr>
<tr><td>–</td><td colspan="3">▪ Poliposis (complicación)
▪ Divertículo de Meckel
▪ Vasculitis</td></tr>
<tr><td>–</td><td>–</td><td colspan="2">▪ Enfermedad inflamatoria intestinal (EII)
▪ Hemorroides
▪ Colitis seudomembranosa</td></tr>
</table>

- De ser posible, durante la colocación de las vías periféricas, tomar muestras de sangre para hemograma (priorizar la determinación de la hemoglobina), grupo y factor, estado ácido-base, ionograma y glucemia. Asimismo, en caso de ser posible se debe determinar la función hepática y renal, el ácido láctico y realizar un coagulograma.
- Control de la hipotermia.
- Control de las alteraciones electrolíticas y del equilibrio ácido-base.
- Control de la coagulación.
- En pacientes graves, colocar sonda vesical y sonda nasogástrica desde el inicio.

Una vez compensado el paciente, es necesario definir dónde continúa su evaluación. Habitualmente, las HDB leves, que no requieren reanimación y en ausencia de vulnerabilidad social, pueden manejarse de forma ambulatoria (*v.* más adelante). El paciente posreanimación siempre debe permanecer internado para control clínico. Como fue mencionado, los casos graves pueden requerir internación en la unidad de cuidados intensivos pediátricos (UCIP). Todas las HDA deben internarse, sin importar su causa, y estudiarse de forma inmediata.

Evaluación de la causa

Falsas HD

Es muy común que en la urgencia se presenten pacientes que en un principio impresionan con una HD pero luego, al indagar más profundamente o incluso luego del examen físico, resulta que son HD falsas. Algunas causas de falsas HD son las siguientes:

- Sustancias que remedan hematemesis al vomitar: gaseosas, jarabes pediátricos, remolacha y gelatinas con colorantes rojos.
- Sustancias que dan tono melénico a las heces: hierro administrado por vía oral, bismuto, chocolate negro, morcilla, arándanos, cerezas, espinaca, carbón activado y algunas galletitas (p. ej., Oreo®).
- Sustancias que dan color rojizo a las heces: remolacha, jugos de frutas, rifampicina, difenilhidantoína y golosinas.
- Sangrados extradigestivos: provenientes de la cavidad oral, sangrado amigdalino, epistaxis, hemoptisis o cirugías otorrinolaringológicas recientes.
- Sangre deglutida por el recién nacido procedente de la madre, ya sea desde el canal de parto o desde las grietas de la areola mamaria en niños alimentados a pecho. Para poder reconocerla, es útil realizar el *test* de Apt-Downey. Consiste en centrifugar una muestra y exponer el sobrenadante al NaOH al 1%; este compuesto desnaturaliza el sobrenadante si la sangre es materna, y cambia el color de rosado a amarillo en 2 minutos. Si el color no cambia, significa que la sangre es del recién nacido, dado que la hemoglobina fetal es resistente a la desnaturalización por el NaOH al 1%.

Categorizar el sangrado

Algo que parece sencillo pero en la práctica puede ser dificultoso, sobre todo en la urgencia, es categorizar el tipo de HD que presenta el paciente: hematoquecia, hematemesis, melena o rectorragia. Esto permite enfocar sobre las distintas patologías, en función de sus formas de presentación.

La presencia de emesis o deposiciones en borra de café generalmente implica una tasa de sangrado más lenta, en comparación con la emesis o el paso por el recto de sangre de color rojo brillante.

Los pacientes hemodinámicamente descompensados o que lucen enfermos, habitualmente cursan hemorragias masivas asociadas con gastritis hemorrágicas, lesión de varices gastroesofágicas o malformaciones vasculares, enterocolitis necrosante (ECN), sangrado de úlceras pépticas o coagulación intravascular diseminada (CID).

Anamnesis

Puede resultar dificultosa en el contexto de la urgencia y debe repetirse en varias oportunidades para recabar todos los datos posibles:

- Síntomas gastrointestinales asociados: vómitos, diarrea previa, constipación previa, dolor abdominal, intervenciones quirúrgicas o endoscópicas previas.
- Síntomas extradigestivos: fiebre, tos, dificultad respiratoria, astenia, adinamia, anemia, epistaxis, gingivorragia, lesiones petequiales o purpúricas en la piel.
- Antecedentes personales: HD previa, síndrome polipósico, patología hepática o gastrointestinal previa, embarazo, discrasias sanguíneas.
- Antecedentes familiares: HD en familiares cercanos, síndrome polipósico, patología hepática o gastrointestinal, discrasias sanguíneas.

Examen físico

Con el paciente hemodinámicamente estable, se deben buscar otros signos clínicos que contribuyan con el reconocimiento de la causa de la HD:

- Se deben buscar estigmas de enfermedad hepática, como arañas vasculares, telangiectasias, hepatomegalia, esplenomegalia, ascitis, eritema palmar e ictericia (*v.* Capítulo 71).
- El examen de fauces y otorrinolaringológico es importante para descartar causas de una falsa HD.
- La inspección anal es fundamental para la evaluación de fisuras o hemorroides externas, así como lesiones perianales de enfermedad inflamatoria intestinal (EII, *v.* Capítulo 49.5). En algunos casos, el tacto rectal comprueba la presencia de un pólipo rectal.
- La evaluación cutánea puede evidenciar la presencia de síndromes purpúricos o malformaciones vasculares evidentes.
- La evaluación global del paciente en búsqueda de otros sitios de sangrado o antecedentes de estos (hematuria, gingivorragia, epistaxis, etc.) puede ser indicativo de ciertas discrasias sanguíneas (*v.* Capítulo 47.2).

Estudios complementarios

Laboratorio

Inicialmente, aporta información importante con respecto a la reanimación del paciente. Asimismo, es orientativo respecto de la posible causa de la HD. Muchas de las determinaciones siguientes pueden solicitarse en laboratorios de guardia:

- Hemograma: la presencia de una hemoglobina baja para la edad (anemia) con volumen corpuscular medio (VCM), hemoglobina corpuscular media (HCM) y concentración de hemoglobina corpuscular media (CHCM) bajos, sugiere la presencia de una anemia microcítica hipocrómica previa (anemia ferropénica), probablemente por sangrado crónico. Si la anemia se presenta con VCM, CHCM y HCM normales, sugiere un sangrado agudo (*v.* Capítulo 47.1).
- Coagulograma: es útil para establecer el diagnóstico diferencial con la CID, el déficit de vitamina K o la insuficiencia hepática en caso de hepatopatía crónica (*v.* Capítulos 49.3 y 71).
- Grupo y factor sanguíneo.
- Función hepática: enzimas alanina aminotransferasa (ALT o GPT), aspartato aminotransferasa (AST o GOT), fosfatasa alcalina (FAL) y gamma glutamil transpeptidasa (GGT). Asimismo, se deben determinar la albúmina y la bilirrubina total y conjugada.
- Función renal: urea, creatinina y ácido úrico.
- Medio interno: estado ácido-base, ionograma, glucemia y ácido láctico.
- Reactantes de fase aguda: eritrosedimentación (ESD), proteína C reactiva (PCR) y procalcitonina.

En la orina puede evaluarse la presencia de hematuria macroscópica o microscópica, una vez que el paciente orine; también resulta de utilidad la determinación de la densidad urinaria inicial.

Los estudios en materia fecal, como el parasitológico o la calprotectina, pueden diferirse. Sin embargo, en caso de ser posible, se pueden tomar muestras para cultivo de materia fecal y detección de enterotoxinas y virológico, para su posterior procesado.

Estudios por imágenes

- La radiografía directa de abdomen de pie descarta signos de perforación, cuerpos extraños y obstrucción.
- Los estudios contrastados no están indicados en el episodio agudo por su baja sensibilidad; únicamente podrían indicarse frente a sangrados crónicos (EII o tumores).
- La ecografía es de utilidad en caso de enfermedad hepática o hipertensión portal, y en algunos casos para el diagnóstico de malformaciones arteriovenosas (MAV) con doppler.
- La tomografía computarizada (TC) de abdomen o la angio-TC son de utilidad para las malformaciones vasculares, o para valorar límites y dimensiones de masas tumorales o inflamatorias.
- La resonancia magnética (RM) se ha convertido en una modalidad clave para la obtención de imágenes pediátricas, sobre todo porque no emplea radiaciones ionizantes; es la modalidad de primera línea para el estudio de patologías del intestino delgado. En general, se solicita después de obtener resultados negativos en la endoscopia, o por causas o ubicaciones indeterminadas de la hemorragia.
- Métodos isotópicos: permiten evaluar sangrados subagudos o intermitentes. Son técnicas no invasivas, útiles para la evaluación de las HDB y HDA secundarias a duplicaciones gástricas poco frecuentes. Existen dos tipos:
  - Centellograma con tecnecio-99m: detecta mucosa gástrica ectópica, como la presente en duplicaciones gástricas o en el divertículo de Meckel. Tiene un 10%-20% de falsos negativos, por lo que un estudio normal no descarta el diagnóstico.
  - Centellografía con eritrocitos marcados con tecnecio-99m: localiza sangrados siempre que sean superiores a 0,1 mL/min. Es orientativo para la endoscopia y la angiografía.

Endoscopia

Es el método de elección para identificar el sitio del sangrado, su magnitud, posibles causas y riesgo de nuevo sangrado. Asimismo, cuenta con la posibilidad de intervención terapéutica (*v.* más adelante).

Cirugía

La laparoscopia o laparotomía exploradoras rara vez se encuentran indicadas en una HD. Sus únicas indicaciones serían en los casos de sangrado masivo y de perforación intestinal, en donde estaría absolutamente contraindicada la exploración endoscópica.

Manejo de la HDA

Todo paciente que concurre a la guardia con HDA debe permanecer internado y ser estudiado a la brevedad por un subespecialista en gastroenterología infantil.

De acuerdo con los datos recabados en la anamnesis y el examen físico, y según las características y el volumen del sangrado, en la mayoría de los casos es posible presumir, previo a la endoscopia, si el sangrado es variceal (HDAV), es decir, secundario a la lesión de una várice esofágica o gástrica preexistente, o si es por cualquier otro motivo, también llamada no variceal (HDAnV).

Manejo de la HDA no variceal (HDAnV)

Superada la fase de reanimación (*v.* más atrás), se establece el tratamiento propio de la HDA.

Colocación de una sonda nasogástrica, aspiración y lavado

La aspiración nasogástrica y el lavado con solución salina están indicados para lo siguiente:

- Confirmar la presencia de sangre intragástrica.
- Determinar la tasa de hemorragia macroscópica.
- Verificar si hay hemorragia continua o recurrente.
- Despejar el campo gástrico para la visualización endoscópica posterior, mediante la extracción de coágulos.
- Prevenir la aspiración del contenido gástrico.
- Prevenir la encefalopatía hepática en pacientes con cirrosis.
- Descartar la presencia de sangre en la cámara gástrica, en caso de hemorragia masiva con hematoquecia como manifestación clínica.

Cabe recordar que el retorno de un aspirado claro o bilioso descarta la existencia de un sangrado activo en el esófago o el estómago. Sin embargo, no descarta un sangrado transpilórico; un 15%-20% de los sangrados originados más allá del píloro no llegan al estómago. La posibilidad de várices esofágicas no contraindica su realización. El mantenimiento de la sonda abierta permite monitorear la intensidad del sangrado. Para realizar un lavado como preparación para la endoscopia, se utiliza solución salina al 0,9% a temperatura ambiente (nunca fría por el riesgo de hipotermia y disminución en la oxigenación de la mucosa).

Tratamiento farmacológico de la HDAnV

Supresores de la secreción ácida

Hay evidencia de que el ácido gástrico y la pepsina alteran la formación del coágulo en la lesión sangrante. El empleo de estos fármacos tiene la finalidad de aumentar el pH por encima de 6 en forma sostenida, para optimizar los mecanismos procoagulantes. Las drogas utilizadas son las siguientes:

- Inhibidores de los receptores H_2, como la ranitidina (5-10 mg/kg/día cada 8-12 horas). Actualmente se encuentran en desuso, ya que inhiben una única vía de generación de ácido y tienen efecto de taquifilaxia, por lo que son poco útiles en tratamientos prolongados.
- Inhibidores de la bomba de protones (IBP), esquema endovenoso. Inicialmente se administra el doble de la dosis habitual en bolo y continúa inmediatamente con 3 días de doble dosis en infusión continua. Este esquema es seguido de 4 días con doble dosis, separada cada 6-8 horas. Luego, comienza el uso de la dosis habitual, separada también cada 6-8 horas.
  - Omeprazol: dosis habitual 0,3-3 mg/kg/día (dosis máxima 80 mg/día).
  - Esomeprazol: dosis habitual 0,5 mg/kg/día (o bien, en < 55 kg 10 mg; en > 55 kg 20 mg), la infusión continua en niños es de 0,1 mg/kg/h.
  - Pantoprazol: dosis habitual 1 mg/kg/dosis (o bien, en < 40 kg 0,5-1 mg/kg/dosis; en > 40 kg 20-40 mg/día) cada 12-24 h (dosis máxima 40 mg). Infusión continua en niños 0,1 mg/kg/h.

La dosificación en niños se ha extrapolado de la literatura para adultos, aunque los datos disponibles sugieren una eliminación más rápida del fármaco y una variabilidad interindividual significativa en pacientes pediátricos.

Vitamina K

La vitamina K parenteral (1-2 mg/dosis) debe administrarse empíricamente a los lactantes, incluso cuando los resultados de la coagulación estén pendientes. El hallazgo de coagulopatía con un RIN > 1,5 o KPTT anormal debe corregirse mediante la administración de plasma fresco congelado (10 mL/kg inicialmente).

Tratamiento endoscópico de la HDAnV

La VEDA o esofagogastroduodenoscopía constituye el método de elección para evaluar el origen de las HDA. Lo ideal es realizarla en las primeras 12-24 horas del inicio del evento, en las que se identifica el origen del sangrado en el 90%-95% de los casos. Cuando es realizada luego de las 72 horas, el porcentaje baja a menos de la mitad.

Es importante destacar que, sin tratamiento, el 70% de las HDAnV remite de forma espontánea. Con tratamiento médico, el 85% remite y solo un 15% requiere tratamiento endoscópico.

Aquellos pacientes que cumplan criterios de Sheffield (*score* > 8, *v.* Tabla 59.2) tienen indicación de realización de VEDA:

- En menos de 12 horas:
  - Pacientes que requieren soporte hemodinámico.
  - Hemorragia persistente.
  - Hematemesis importante.
  - Melena.
  - Sospecha de origen variceal o lesiones potencialmente quirúrgicas, como pólipos o MAV.
  - Lesiones potencialmente quirúrgicas.
- En menos de 24 horas:
  - Requerimiento de transfusión por caída de la hemoglobina a < 8 g/dL.
  - Disminución aguda de 2 g/dL en el valor de hemoglobina.
  - Pacientes estables pero con un *score* en el límite para tratamiento endoscópico.
  - Antes del egreso en todo paciente con HDA y enfermedad hepática preexistente o hipertensión portal.

La realización de la VEDA está contraindicada en los siguientes casos:

- Perforación gástrica (contraindicación absoluta).
- Trastornos de la coagulación.
- Inestabilidad hemodinámica.
- Alteración de la conciencia.
- Compromiso respiratorio.

De ser necesario realizar la VEDA, los pacientes deben estar en condiciones de tolerar la anestesia. Asimismo, todo el equipo y el personal de apoyo necesario para el éxito del procedimiento debe estar disponible, entre los que se incluye el respaldo quirúrgico.

La VEDA no solo permite localizar el punto del sangrado, sino que además puede establecer un pronóstico a través de una serie de signos endoscópicos:

- Signos directos:
  - Lesión con sangrado activo en chorro o intermitente: permite diferenciar lesiones arteriales o venosas.
  - Signos de hemostasia reciente, como coágulos sobre la lesión.
- Signos indirectos, en lesiones que no pueden ser visualizadas, pero se encuentran cerca del punto de sangrado:
  - Reflujo de sangre por el píloro.
  - Gran coágulo que ocupa el bulbo duodenal.

Se asume que la lesión está más allá de la región estudiada en caso de no ser encontrada con una VEDA adecuada. Con los signos directos e indirectos no solo se obtienen datos objetivos de la localización y características de la lesión, sino que además es posible observar la potencial causa y evaluar el riesgo de recidiva del sangrado, dato fundamental para la evolución del paciente en las horas luego de la intervención. Para esto se utiliza la escala de Forrest, también utilizada en la población adulta (Tabla 59.5). Una vez localizada la lesión, existen distintas estrategias terapéuticas intraendoscopia:

- Terapia de inyección:
  - Acción de taponamiento por efecto del volumen: solución salina al 0,9% y adrenalina diluida. La inyección de adrenalina 1 : 10 000 es la solución más utilizada. Hay varios estudios en adultos que demuestran que 30 mL son superiores a 20 mL, lo que logra disminuir el riesgo de resangrado a menos del 10%. Es un método extremadamente seguro en el estómago y el duodeno. No se recomienda el uso en el esófago por la posibilidad de complicaciones sistémicas.
  - Trombosis con agentes esclerosantes: etanol, etanolamina y polidocanol.
  - Otros agentes inyectables son la trombina, la fibrina y las gomas de cianoacrilato para sellar el sitio de sangrado.
- Terapia de cauterización:
  - Se utilizan las sondas de electrocauterio monopolar o bipolar/multipolar: cuando el extremo ejerce presión en el sitio de la hemorragia y se combina con calor o corriente eléctrica, coagula los vasos sanguíneos.
  - El Argón plasma utiliza una corriente de gas ionizado de 60 W para conducir la electricidad, sin contacto mecánico, lo que causa coagulación de tejidos superficiales, como malformaciones vasculares. Se realizan pulsos de 2-5 segundos. La coagulación con Argón plasma como método único no ha demostrado ser superior a la inyección de adrenalina.
  - En caso de sangrado arterial activo, debe efectuarse la terapia combinada (terapia de inyección + terapia de cauterización), ya que es superior al tratamiento individual. Logra mejor hemostasia y disminuye la tasa de mortalidad.
- Terapia mecánica:
  - Se utilizan dispositivos que provocan el taponamiento físico del sitio de sangrado (los clips y las bandas de ligadura). Normalmente, se desprenden días o semanas después de su colocación.

Las indicaciones para este tipo de terapias son las siguientes:

- Úlceras pépticas sangrantes.
- Lesiones esofágicas: enfermedad por reflujo gastroesofágico (ERGE), infecciones, medicamentos, ingestión de cáusticos y desgarro de Mallory-Weiss. Sin embargo, en la mayoría de estas lesiones el sangrado es autolimitado o solo requiere tratamiento médico.

Tabla 59.5 Clasificación de Forrest sobre la presentación de la HDA y su pronóstico

Clasificación de Forrest	Signos de la lesión	Riesgo de recidiva
Ia	Sangrado a chorro	80%-87%
Ib	Sangrado en napa, babeante	40%
II a-b-c	Vaso visible-coágulo-base negra	4%-44%
III	Sin sangrado ni estigmas	–

- Anormalidades vasculares: pueden ser esporádicas o en asociación con cirrosis, falla renal, daño por radiación, enfermedades del colágeno o vasculares, y telangiectasia hemorrágica hereditaria.

Otras herramientas terapéuticas

- La angiografía es útil en casos de sangrado copioso activo sin localización endoscópica precisa, así como en el sangrado crónico recurrente. Puede identificar el punto de sangrado cuando la pérdida es superior a 0,5 mL/min. Se utiliza en los casos de sospecha de malformaciones vasculares, como método diagnóstico y terapéutico. Las desventajas son que es invasiva y da frecuentemente resultados falsos negativos. Sus ventajas son la correcta identificación del sitio de sangrado y la posibilidad de utilizar el cateterismo para el tratamiento, mediante la infusión selectiva de vasopresina o embolización.
- La cirugía puede estar indicada cuando el sangrado no puede controlarse eficazmente con medicamentos o endoscopia.

Manejo de la HDA variceal (HDAV)

Es poco frecuente en niños, y suele producirse en el marco de la hepatopatía crónica y la hipertensión portal (*v.* Capítulo 71). Puede comprometer la vida del paciente, ya que se presenta como hemorragia masiva. De forma esquemática, se pueden describir las siguientes estrategias terapéuticas:

- Compensación hemodinámica, laboratorio inicial y colocación de una sonda nasogástrica para aspiración y lavado (*v.* más atrás).
- Tratamiento farmacológico del episodio agudo.
- Tratamiento endoscópico del episodio agudo.
- Profilaxis secundaria.
- Profilaxis primaria.

Tratamiento farmacológico del episodio agudo

- Inhibidores de la bomba de protones: se emplea la misma estrategia que en la HDAnV.
- Vasopresores: son reductores del flujo esplácnico por vasoconstricción de la región, con lo que disminuye la presión venosa a ese nivel. Las drogas utilizadas son la terlipresina, el octreótide y la somatostatina.
- Ante la sola sospecha de várices gastroesofágicas, se debe comenzar con drogas vasoactivas tan pronto como sea posible (idealmente, antes de la endoscopia). El consenso actual en adultos recomienda que el tratamiento se sostenga 2-5 días. El tratamiento combinado (endoscópico + farmacológico) es más efectivo que cada uno por separado.
- En el contexto de la hepatopatía crónica y la hipertensión portal, también se recomienda la administración de antibióticos endovenosos (cefotaxime 150 mg/kg/día) y medidas para mitigar la producción de amonio: neomicina 100 mg/kg/día por vía oral cada 6-8 horas por 5-10 días (dosis máxima 12 g/día), y lactulosa 1 mL/kg/día cada 6-8 horas.

Terlipresina

Tiene un importante efecto vasoconstrictor sistémico. Es un análogo sintético de la arginina vasopresina, cuyo efecto es más notorio en las arterias esplácnicas. Provoca un aumento de la resistencia vascular sistémica y de la presión arterial, así como una disminución significativa (aproximadamente del 20%) y sostenida (de hasta 4 horas) de la presión de la vena porta.

En adultos, la terlipresina puede considerarse como la primera elección. Los estudios en pediatría aún tienen que demostrar la superioridad potencial de la terlipresina sobre otros agentes vasoactivos. El perfil de efectos adversos descrito incluye convulsiones y alteraciones de la natremia. En adultos puede producir cefalea, bradicardia, hipertensión arterial, diarrea y calambres intestinales transitorios.

La dosis de terlipresina se extrapola de la utilizada en casos de *shock* por otras causas (séptico o cardiogénico). Es de 0,02 mg/kg/dosis (o 20 mcg/kg/dosis, dosis máxima 2 mg/dosis), con posibilidad de repetir cada 4-6 horas, o en infusión continua 4-20 mcg/kg/h.

Octreótide

El octreótide es la droga de elección. Es un análogo de la somatostatina. Produce vasoconstricción esplácnica selectiva y disminuye el flujo de entrada portal, con lo que reduce indirectamente el flujo sanguíneo de las varices. La forma de administración es la siguiente:

- Se inicia con un bolo endovenoso de 2 mcg/kg (dosis máxima 50 mcg), seguido de una infusión continua 1-2 mcg/kg/h. Si no hay sangrado en las siguientes 24 horas, se puede disminuir la dosis a la mitad, en intervalos de 12 horas. Si no hay reducción o persiste el sangrado, se puede incrementar la dosis cada 8 horas con un máximo de 4-5 mcg/kg/h. La dosis máxima es de 50 mcg/h.

Los efectos adversos más frecuentes en pediatría son la afectación del tracto gastrointestinal: esteatorrea, diarrea, vómitos y distensión abdominal. Otros efectos adversos son cefalea, colelitiasis, mareo, disfunción tiroidea, elevación de las transaminasas, prurito, urticaria y arritmias.

Está indicado en HDA secundaria a várices gastroesofágicas en la hipertensión portal (*v.* Capítulo 71). Asimismo, puede emplearse en la HDAnV con sangrado no arterial por esofagitis, gastritis o duodenitis. En general, las hemorragias por úlcera gastrointestinal o malformaciones vasculares no responden al tratamiento con otros vasoconstrictores.

Somatostatina

Es una hormona polipeptídica que, entre otras funciones, reduce la motilidad del tubo digestivo, el flujo sanguíneo esplácnico y la presión portal. A pesar de que no existen estudios de eficacia y seguridad en menores de 18 años, actualmente su uso se ha extendido al tratamiento de la hemorragia digestiva por ruptura de varices gastroesofágicas, en conjunto con las demás medidas (escleroterapia, cirugía), a las que complementa, pero no sustituye. El esquema utilizado es el siguiente:

- Dosis inicial: 3-5 mcg/kg en 5 minutos, seguidos de una infusión continua 3-5 mcg/kg/min. Con filtrado glomerular < 30 mL/min/1,73 m^2, se recomienda emplear la mitad de la dosis habitual (de acuerdo con la experiencia en adultos).

Los efectos adversos descritos son dolor abdominal, náuseas, hipoglucemia seguida de hiperglucemia a las 2-3 horas, sudoración y sensación de calor facial. Los más graves incluyen bloqueo auriculoventricular, arritmias, extrasístoles ventriculares y vómitos.

Tratamiento endoscópico del episodio agudo

Una vez confirmadas las varices por VEDA, se debe realizar la terapéutica endoscópica:

- Ligadura con bandas elásticas, que es la primera opción.
- Escleroterapia con polidocanol al 1%.

Si no se logra frenar el sangrado con estos métodos, o si apareciera un sangrado precoz posterior a la terapéutica endoscópica, se sugiere el taponamiento con balón. Para esto es necesario que la vía aérea se encuentre protegida con asistencia respiratoria mecánica. Existen distintos tipos de sondas, que resultan de utilidad según el sitio del sangrado:

- Sondas con balones esofágicos (Linton-Nachlas).
- Sondas con balones esofágicos y gástricos (Sengstaken-Blakemore).

Realizan la compresión directa de las várices sangrantes, lo que disminuye el flujo a través de las colaterales portosistémicas. Esta medida es útil pero transitoria, dura solo 24 horas ya que, de prolongarse, produce isquemia de la mucosa. Una vez estabilizado el paciente, se debe intentar una segunda sesión de terapéutica endoscópica.

Profilaxis secundaria

Logrado un tratamiento exitoso, el manejo continúa con la profilaxis de las várices para evitar nuevos sangrados:

- La ligadura con bandas es el método de elección. Es superior a la escleroterapia en la erradicación de las várices en forma rápida, con menor sangrado recurrente, menor recurrencia de várices y menores complicaciones. Debe realizarse cada 3-4 semanas, hasta que se erradiquen las várices. Una vez erradicadas, se realiza cada 6-12 meses.
- La escleroterapia se indica en pacientes pequeños en quienes no se puede utilizar ligadura con bandas, y en várices gástricas que se encuentran en continuidad con várices esofágicas localizadas en la unión gastroesofágica. Reduce el sangrado activo hasta en el 90% de los casos, y se debe realizar cada 2-3 semanas hasta la erradicación de las várices.

Profilaxis primaria

Para prevenir o retrasar el primer episodio de sangrado por várices en pacientes con hipertensión portal, está indicada la profilaxis primaria. Las opciones disponibles son las siguientes:

- Ligadura con bandas (método endoscópico). Se dispone de muy poca evidencia con respecto a la profilaxis primaria endoscópica en niños.
- Betabloqueantes no selectivos, como el propranolol (método farmacológico). Se administra 1-2 mg/kg/día cada 6-12 horas. Muestra su efecto cuando reduce la frecuencia cardíaca en un 25%, y puede reducir la tasa de crecimiento de várices esofágicas pequeñas. Se debe valorar su administración en forma individualizada, teniendo en cuenta que se trata de un tratamiento de duración indefinida. Asimismo, disminuye los mecanismos de compensación de la hipovolemia, como el aumento de la frecuencia cardíaca.

Manejo de la HDB

Una vez caracterizada la HDB, es necesario evaluar en qué ámbito continúa el estudio del paciente:

- Si el paciente ingresó con descompensación hemodinámica y requirió reanimación (*v.* más atrás), debe permanecer internado en sala de clínica o en la UCIP, según la gravedad y requerimientos terapéuticos. Asimismo, debe internarse todo paciente que ingrese hemodinámicamente compensado, pero que cuente con el antecedente de un sangrado importante previo.
- Si el paciente se encuentra compensado y su HDB es de tipo sangrado rectal, debe ser estudiado en forma diferida y ambulatoria, siempre que sea posible.
- Si el niño está compensado y su HDB tiene características de melena o hematoquecia, es necesario internarlo para descartar la presencia de un divertículo de Meckel mediante un centellograma con tecnecio-99m, y *a posteriori* se debe realizar la exploración endoscópica.

Exploración con VCC

La exploración endoscópica del colon habitualmente no es necesaria en el contexto de la urgencia, ni durante las primeras 24 horas. No existe la colonoscopia de urgencia como tal, esta debe realizarse cuando el paciente se encuentre hemodinámicamente estable y sin alteraciones en los niveles de hemoglobina, plaquetas o tiempos de coagulación.

Permite establecer el diagnóstico en el 40% de los casos. También permite la toma de biopsias, así como realizar intervenciones terapéuticas (polipectomías y cauterización).

Aunque poco frecuentes, existen casos puntuales en los que es conveniente la realización de la VCC en menos de 24 horas:

- Sangrado grave que genere compromiso hemodinámico.
- Hematoquecia y sangrado oculto sin causa demostrada en la VEDA o estudios por imágenes.

Por supuesto, también existen contraindicaciones para la realización de la VCC:

- Difícil exploración por imposibilidad visual, ya sea por mala preparación o por sangrado masivo.
- Comorbilidades que afectan el estado general del paciente y que aumentan el riesgo de translocación bacteriana y perforación intestinal: neutropenia, sepsis, dificultad respiratoria o falla cardiovascular.
- Inestabilidad anatómica, ya sea posquirúrgica (anastomosis recientes) o inflamatoria (megacolon tóxico o colitis fulminante).

Acceda al eBook para consultar la lista de bibliografía. Consulte las indicaciones en la retiración de tapa.

60

Abdomen agudo quirúrgico

Natalia L. González

El dolor abdominal es uno de los motivos de consulta más frecuentes en los servicios de emergencias, y responde a múltiples etiologías. La distinción más importante radica en definir si el paciente va a necesitar una intervención quirúrgica.

El dolor abdominal es un síntoma inespecífico en sí mismo, que puede deberse a afecciones del tracto digestivo, las vísceras intraabdominales o la pared, o bien, ser de origen funcional o responder a otras causas. En la mayoría de los casos se trata de un cuadro banal y autolimitado; sin embargo, el 1%-2% de los pacientes requiere una intervención quirúrgica. Se define como dolor abdominal agudo cuando su comienzo fue hace 48-72 horas.

En cuanto a la clasificación fisiopatológica, se distinguen tres tipos de dolor:

- El dolor visceral puede originarse en las vísceras abdominales (huecas o sólidas), la serosa que las recubre o en el peritoneo visceral. Es un dolor de transmisión lenta, a través de las fibras C de las vías aferentes vegetativas. Es de tipo difuso, mal localizado, y puede ser provocado por estímulos mecánicos (estiramiento, tracción o distensión), espasmos viscerales o isquemia. La sensación que trasmite este dolor es de ardor o incomodidad, el paciente no encuentra una postura antálgica, la intensidad es variable y con frecuencia se asocia con manifestaciones vagales, como ansiedad, sudoración, náuseas y palidez.
- El dolor somático, originado en el peritoneo parietal, piel y músculo (pared abdominal), es provocado por metabolitos tisulares que aparecen en la inflamación y la isquemia; es conducido por las fibras aferentes de tipo A de los nervios espinales, que son fibras de transmisión rápida. Se describe como punzante, intenso y bien localizado; genera una posición antálgica y el paciente tiende a permanecer inmóvil para no desencadenarlo.
- Por último, el dolor puede originarse en estructuras alejadas, por lo tanto, es de proyección cerebral; este dolor se denomina dolor referido. Puede ser tanto de origen somático como visceral.

La localización puede orientar acerca del origen del dolor. El dolor situado en el epigastrio puede ser originado en el hígado, páncreas, vías biliares, estómago y porción alta del intestino delgado. El dolor periumbilical puede proceder de la porción distal del intestino delgado, ciego y colon proximal. El dolor hipogástrico o suprapúbico suele ser originado en la parte distal del colon, vías urinarias y órganos pélvicos. El dolor generalizado puede encontrarse en casos de dolor referido de otros órganos no abdominales, o bien ante el compromiso inflamatorio de todo el peritoneo, como ocurre en la peritonitis generalizada. La localización sacra se relaciona con el dolor originado en el recto.

En este capítulo se revisan las causas y manejo del abdomen agudo quirúrgico en pediatría. Es importante recordar, como parte de la evaluación prequirúrgica inicial, que siempre se debe constatar el estado de inmunizaciones, sobre todo del componente antitetánico (*v.* Capítulo 56).

Clasificación y consideraciones generales para el diagnóstico

El plan de estudios puede orientarse de acuerdo con la presunción diagnóstica, que en la mayoría de los casos proviene de una anamnesis cuidadosa y un examen físico exhaustivo. La localización y características del dolor, los síntomas acompañantes y la edad del paciente son fundamentales, dado que a diferentes edades se presentan distintas etiologías (Tabla 60.1).

Los recién nacidos constituyen un grupo particular, ya que el diagnóstico se torna un desafío por lo inespecífico de la signosintomatología. Pese a esto, es posible agrupar la patología quirúrgica en dos grandes grupos: obstructiva y no obstructiva. La primera, en general secundaria a trastornos malformativos o mecánicos, presenta clínica marcada por la obstrucción al tránsito intestinal: vómitos (que pueden ser biliosos, y son más precoces cuanto más alta sea la obstrucción), ausencia de deposiciones y trastornos en la distribución del aire en las radiografías de abdomen. Son ejemplos la malrotación o vólvulo intestinal, el íleo meconial, la atresia de duodeno, la enfermedad de Hirschsprung, las malformaciones anorrectales, etc. En cuanto a las causas no

Tabla 60.1 Etiologías de abdomen agudo quirúrgico según la edad

Recién nacido	▪ Malrotación o vólvulo intestinal ▪ Atresia intestinal ▪ Íleo meconial ▪ Enfermedad de Hirschsprung ▪ Enterocolitis necrosante ▪ Gastrosquisis
Lactantes	▪ Invaginación intestinal ▪ Hernia inguinal incarcerada ▪ Apendicitis aguda
2-12 años	▪ Apendicitis aguda ▪ Colecistitis aguda ▪ Lesiones traumáticas ▪ Torsión testicular ▪ Diverticulitis de Meckel ▪ Hernia incarcerada ▪ Patología traumática ▪ Torsión ovárica o anexial
Adolescentes	▪ Torsión testicular u ovárica ▪ Patología traumática ▪ Embarazo ectópico ▪ Colecistitis aguda ▪ Torsión ovárica o anexial

obstructivas, las malformaciones graves que involucran el abdomen, como la hernia diafragmática y la gastrosquisis, suelen ser diagnosticadas desde el período prenatal o en la sala de partos, y requieren la intervención inmediata del cirujano infantil. La perforación intestinal en la enterocolitis necrosante es otro ejemplo de patología grave en este período (Figura 60.1).

Dado que muchos de los pacientes que se presentan con dolor abdominal son pequeños y no pueden colaborar con detalles acerca del tipo de dolor, su localización, intensidad, etc., es fundamental una anamnesis lo más detallada posible con la familia o cuidadores del niño. Se debe indagar acerca de la presencia de síntomas asociados, como fiebre, diarrea o constipación, vómitos, decaimiento, el medio epidemiológico, etc. Las características de los vómitos son muy importantes para definir, en caso de patología obstructiva, el nivel de la misma: vómitos gástricos sugieren una obstrucción pilórica, biliosos por encima de la ampolla de Váter y fecaloides por debajo de esta, con mayor tiempo de evolución. Asimismo, se debe indagar acerca de la presencia de sangre, tanto en el vómito como en la materia fecal (*v.* Capítulo 59).

El tipo de dolor y su periodicidad son orientadores de la patología subyacente: un dolor agudo, punzante y continuo es más sugestivo de isquemia o patología vascular (como en la torsión testicular, la isquemia intestinal, etc.); mientras que el dolor tipo cólico, con alternancia entre períodos de dolor con momentos libres, está más relacionado con patología obstructiva al tránsito intestinal (invaginación intestinal, vólvulo, etc.). En los pacientes mayores, que pueden colaborar activamente en la anamnesis, la localización y cronología del dolor pueden orientar hacia una apendicitis aguda, torsión testicular, etc.

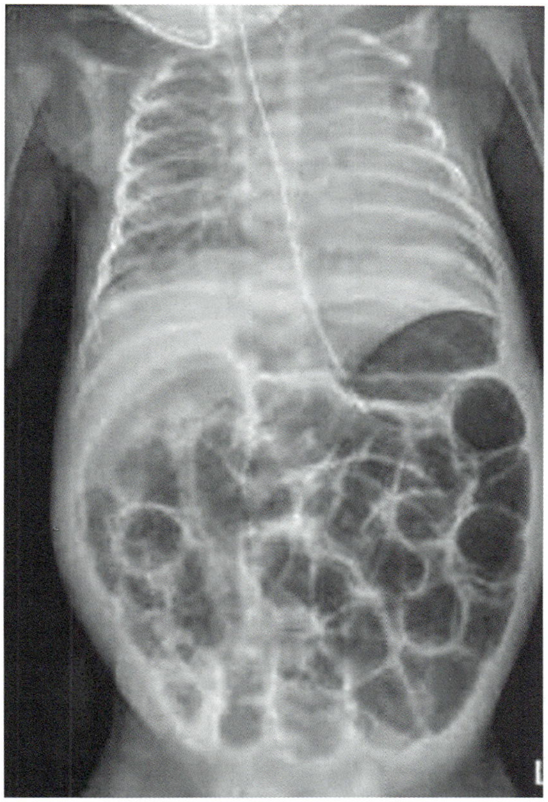

Figura 60.1 Radiografía de un paciente con enterocolitis necrosante.

Con respecto a la semiología, el examen abdominal debe ser completo e incluir lo siguiente:

- Inspección: asimetrías, hematomas, tumoraciones, etc.
- Auscultación: ruidos hidroaéreos ausentes o disminuidos sugieren íleo paralítico, mientras que ruidos aumentados o de lucha hacen referencia a una probable obstrucción mecánica.
- Percusión: timpanismo o matidez anormales, dolor ante la percusión.
- Palpación superficial y profunda.

La búsqueda activa de datos, como la reacción peritoneal (irritabilidad peritoneal), la defensa (resistencia muscular, abdomen en tabla) y el dolor irradiado a la descompresión, es fundamental para definir un diagnóstico que requiera intervención quirúrgica, como la apendicitis aguda, o para guiar los exámenes complementarios. En niños, el signo del rebote se puede evaluar solicitando al paciente toser, saltar sobre la camilla o sacudirse sobre los miembros inferiores.

Cabe destacar que, a partir de la secuencia de evaluación descrita, en la mayoría de los casos es posible definir el diagnóstico. En caso de no haberse definido la causa del dolor y ante la persistencia de la clínica, los estudios complementarios pueden solicitarse para definir una cirugía o la necesidad de tomar un tiempo de espera, con el fin de realizar una observación activa y frecuente del caso.

Apendicitis aguda

La apendicitis aguda es el cuadro de resolución quirúrgica más frecuente en la infancia. La mayor incidencia ocurre entre los 6 y 12 años; es infrecuente en menores de 2 años y resulta un desafío diagnóstico en lactantes. El riesgo de perforación en este grupo etario es muy alto (hasta el 75%), sobre todo condicionado por el retraso en el diagnóstico. Existe un predominio en varones y hay factores ambientales, genéticos, etc., que cambian la incidencia de la patología. Inicialmente, se consideraba que la enfermedad era un continuo, con una progresión de síntomas y complicaciones a medida que pasaba el tiempo. Algunas investigaciones sugieren que esto no sería tan lineal, y que los estadios anatomopatológicos clásicos no están relacionados directamente con el tiempo transcurrido entre el inicio de los síntomas y el tratamiento. Esto condiciona la aparición de complicaciones, como perforación, necrosis y formación de abscesos. El proceso puede ser reversible y resolver en forma espontánea, o bien evolucionar a las complicaciones mencionadas. Por esta razón, y considerando que la resolución quirúrgica no está exenta de morbilidad, se han propuesto tratamientos alternativos como el manejo antibiótico exclusivo o la apendicectomía de intervalo.

Manifestaciones clínicas

La clínica se caracteriza por dolor inicialmente periumbilical o epigástrico, con posterior migración a la fosa ilíaca derecha; esta progresión se denomina cronología de Murphy, y no está presente en forma constante. Inicialmente, el dolor es de tipo visceral y sordo; posteriormente, al evolucionar el proceso inflamatorio y haber participación del peritoneo, se pone en marcha el reflejo peritoneo-cutáneo de Morley y el dolor se localiza con más precisión en la fosa ilíaca derecha. Es característico en esta entidad el signo de Blumberg, que consiste en dolor a la palpación profunda en fosa ilíaca derecha que empeora ante la descompresión brusca. El dolor puede localizarse en hipogastrio, pelvis o la ingle, si el apéndice tiene localización retrocecal. En otras ocasiones, el dolor puede estar situado en la fosa ilíaca izquierda si la localización del apéndice es hacia la izquierda. El dolor empeora con los movimientos bruscos, la maniobra de Valsalva, la tos y la extensión abdominal. Asimismo, se describen síntomas inespecíficos acompañantes, como alteraciones de la motilidad intestinal (náuseas, vómitos, diarrea, constipación), fiebre o anorexia. Esta última, cuando está presente, es un dato categórico que acompaña el diagnóstico.

Diagnóstico

El diagnóstico de esta entidad es clínico, y los estudios complementarios pueden apoyarlo, pero ninguno es un estándar. La ecografía puede ser de utilidad para casos dudosos, de más tiempo de evolución, donde se sospeche un absceso o plastrón apendicular, con una sensibilidad del 89% y una especificidad del 81% al 94%; estos valores se ven influidos por la experiencia del operador (Figura 60.2). En cuanto a las determinaciones de laboratorio, la leucocitosis y un valor de proteína C reactiva (PCR) > 50 mg/dL, se asocian en forma independiente con un aumento del riesgo de perforación.

Sin embargo, persiste un número importante de cirugías que no encuentran compromiso apendicular (15%), lo que implica que se sometió a un niño a una intervención quirúrgica, con los riesgos y morbilidad que conlleva, sin hallar patología y con la extirpación de un órgano sano que, aún hoy, no se conoce su verdadera función. Para tratar de evitar esta situación, se han propuesto diversas escalas que evalúan el riesgo de padecer apendicitis aguda de acuerdo con parámetros clínicos, de imágenes y de laboratorio. Una de las más conocidas es la escala PAS (*Pediatric Appendix Score*) (Tabla 60.2).

Tabla 60.2 Escala PAS *(Pediatric Appendix Score)*

Variable	Puntaje
Anorexia	1
Náuseas o vómitos	1
Dolor migratorio	1
Dolor a la palpación en fosa ilíaca derecha	2
Signos de irritación peritoneal	2
Temperatura > 37,3 °C	1
Leucocitos > 10 000/mm³	1
Neutrófilos > 75%	1

PAS < 2: bajo riesgo de apendicitis. Se recomienda el alta y observación domiciliaria, con signos de alarma.
PAS 3-6: riesgo intermedio. Se recomienda observación hospitalaria y reevaluación posterior, o bien realizar una ecografía abdominal (según disponibilidad del centro).
PAS > 7: alto riesgo de apendicitis. Se debe consultar al cirujano infantil.

Tratamiento

La apendicectomía es el tratamiento quirúrgico de esta entidad, y ha pasado de ser una cirugía abierta convencional, a hacerse con métodos cada vez menos invasivos: abordaje por laparoscopia convencional, de puerto único, cirugía a través de orificios naturales y abordaje endoscópico. Hay muchos estudios y los resultados son dispares, pero el procedimiento realizado por laparoscopia convencional ha mostrado ventajas con respecto a la cirugía abierta, con menor tasa de infección de herida quirúrgica, menos días de internación y recuperación precoz; la desventaja es la mayor tasa de abscesos intraabdominales.

Con respecto al momento ideal para realizar el procedimiento, existe evidencia que sostiene que esperar 12-24 horas en pacientes estables no aumenta el riesgo de perforación, permite definir mejor el diagnóstico en casos dudosos y brinda la posibilidad de planificar el mejor abordaje. Otros estudios sostienen que la cirugía precoz disminuye las complicaciones. Por esta razón, el tiempo ideal del procedimiento depende del estado clínico del paciente y de la decisión del cirujano infantil.

Otro pilar del tratamiento consiste en el uso de antibióticos. El esquema de elección varía mucho de un centro a otro; pueden emplearse las asociaciones siguientes:

- Cefotaxime 150 mg/kg/día o ceftriaxona 50 mg/kg/día + metronidazol 30-40 mg/kg/día.
- Ampicilina 100-200 mg/kg/día + gentamicina 5 mg/kg/día + metronidazol 30-40 mg/kg/día.
- Ampicilina/sulbactam 150 mg/kg/día.

También pueden utilizarse otros esquemas que aseguren cobertura para gérmenes gram negativos y anaerobios. La duración del tratamiento ofrece aún más controversias. El inicio recomendado es entre 30-60 minutos antes de la incisión, y el mantenimiento posterior varía entre 24 horas y 5 días para los casos complicados. La conducta de suspender la terapia en un paciente afebril, con buena evolución clínica y parámetros de laboratorio mejorados (en el tiempo más acotado posible) parece ser la más racional.

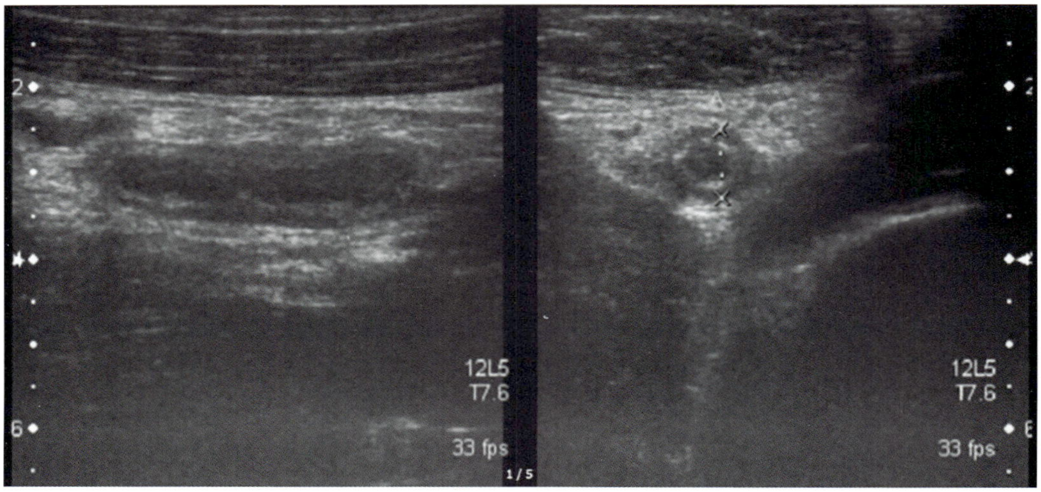

Figura 60.2 Imagen ecográfica de un paciente con apendicitis aguda.

Existe evidencia acerca del tratamiento solo con antibióticos; un metaanálisis publicado por la Revista de la Asociación Médica Estadounidense (JAMA) en el año 2017 concluye que, a pesar de ser pocos los estudios prospectivos controlados y aleatorizados, el tratamiento con antibióticos en apendicitis no complicada tiene una alta efectividad (más del 90%), con un riesgo de complicaciones similar al reportado para la apendicectomía. Sin embargo, para considerar una apendicitis como no complicada se debe sumar a la sospecha clínica una imagen que no muestre signos de perforación, absceso o líquido libre, y un valor de leucocitos < 18 000/mm^3, con inicio de síntomas no mayor a 48 horas. La presencia de un apendicolito fue un factor predictivo de fracaso del tratamiento con antibióticos hasta en el 40% de los casos. La duración del tratamiento parenteral debe ser individualizada, y siempre debe completarse el tratamiento por vía oral luego del egreso del hospital.

Como fue mencionado, si el paciente fue intervenido quirúrgicamente, el tratamiento antibiótico endovenoso debe mantenerse hasta que se encuentre afebril, se pueda alimentar adecuadamente y mejoren los parámetros de laboratorio (recuento de glóbulos blancos y PCR en descenso).

Invaginación intestinal

La invaginación intestinal o intususcepción es una de las causas más frecuentes de dolor abdominal en lactantes y niños pequeños. Suele presentarse entre los 6 y los 36 meses; en este grupo, es la primera causa de obstrucción intestinal aguda. Fuera del rango mencionado, la incidencia de esta entidad cae, aunque no desaparece, lo que obliga a considerarla siempre dentro de los diagnósticos diferenciales. En todas las series, existe una preponderancia leve del sexo masculino. La tasa más alta de complicaciones y retraso en el diagnóstico, con más chances de llegar a la resolución quirúrgica, se observa en los países en vías de desarrollo (10%), comparado con países desarrollados (1%), probablemente relacionado con la escasez de recursos.

El diagnóstico precoz es fundamental, ya que cambia el enfoque terapéutico, y el retraso en el tratamiento produce complicaciones graves que pueden poner en riesgo la vida del paciente.

La invaginación intestinal consiste en el deslizamiento de una porción de intestino proximal dentro de un segmento distal; esto implica compresión de los vasos sanguíneos en el meso del intestino atrapado. En un primer estadio, el flujo arterial, que presenta mayor presión, se mantiene estable. Sin embargo, el flujo venoso y linfático se compromete progresivamente, lo que genera congestión y edema progresivos que finalmente disminuyen la irrigación arterial. El resultado es la isquemia intestinal, que produce el dolor abdominal que acompaña a este cuadro. De no resolverse la situación en este primer momento, la isquemia produce necrosis de la mucosa intestinal, que se esfacela y progresa a la luz del intestino distal, eliminándose como la característica deposición en jalea de grosellas (presente en el 20% de los pacientes). La obstrucción intestinal produce vómitos progresivos, de gástricos a biliosos, con intolerancia a la vía oral, trastornos del medio interno y deshidratación. Si la obstrucción persiste, puede producirse traslocación bacteriana, perforación intestinal, peritonitis generalizada, *shock* y compromiso multiorgánico que puede producir la muerte.

El punto de partida para este deslizamiento intestinal puede ser una lesión estructural, como un divertículo de Meckel, linfoma, apéndice cecal, lesiones sólidas del intestino delgado, tejido linfoide normal pero hipertrofiado por la presencia de una gastroenteritis, hematoma de pared en la púrpura de Schönlein-Henoch, etc. Cuanto mayor sea la edad, más probable es que una lesión estructural propicie la invaginación (invaginación secundaria). No obstante, la etiología de la invaginación es desconocida en más del 90% de los casos en el grupo de 6 a 36 meses, y cuando se encuentra una cabeza de invaginación, suele ser secundaria a trastornos de la motilidad e hiperplasia del tejido linfoide en el contexto de una infección intestinal reciente.

La localización más frecuente es íleo-cólica (70%-75% de los casos), seguida por la íleo-ileal en el 10% de los casos.

El diagnóstico precoz puede ser un desafío, ya que al comienzo los síntomas son inespecíficos. Estos incluyen dolor abdominal tipo cólico, con marcada irritabilidad y llanto en el momento del dolor. Inicialmente, la recuperación es completa entre episodios y, a medida que progresa el cuadro, el paciente suele estar letárgico en los intervalos, con decaimiento, vómitos y diarrea escasa. La clásica descripción de dolor cólico, diarrea sanguinolenta y vómitos con masa palpable abdominal se presenta en menos del 25% de los pacientes. La semiología abdominal en un primer momento muestra un abdomen blando en los intervalos libres de dolor, y en algunos casos es posible palpar la invaginación como una masa abdominal alargada en el hemiabdomen derecho; con las horas, el cuadro progresa con defensa y reacción peritoneal, aumento de la tensión abdominal y signos peritoneales.

El diagnóstico es eminentemente clínico, y la sospecha se puede confirmar con imágenes. El estudio más reditable e inocuo es una ecografía abdominal. La radiografía simple de abdomen en posición supina puede presentar alguna alteración hasta en el 90% de los pacientes, y tiene amplia disponibilidad, pero no es suficiente para confirmar el diagnóstico e implica irradiar al paciente. La ecografía abdominal tiene una sensibilidad del 98% al 100% y una especificidad del 88% al 100% para el diagnóstico de invaginación intestinal. La imagen típica en rosquilla o diana es confirmatoria (Figura 60.3); también puede verse la imagen en seudorriñon, que corresponde a un corte longitudinal del intestino engrosado, con un centro hiperecogénico que pertenece al meso y los vasos (Figura 60.4). Un hallazgo de invaginación extensa (> 3,5 cm de longitud) es un fuerte predictor de necesidad de cirugía.

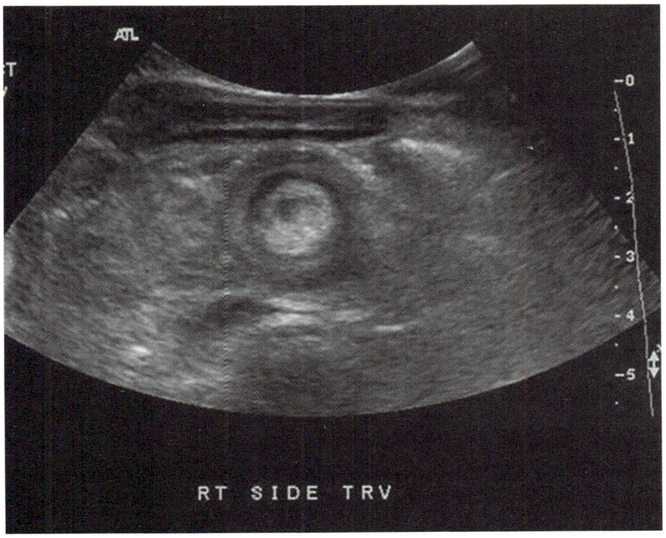

Figura 60.3 Imagen ecográfica de invaginación intestinal. Se observa una imagen en rosquilla o diana.

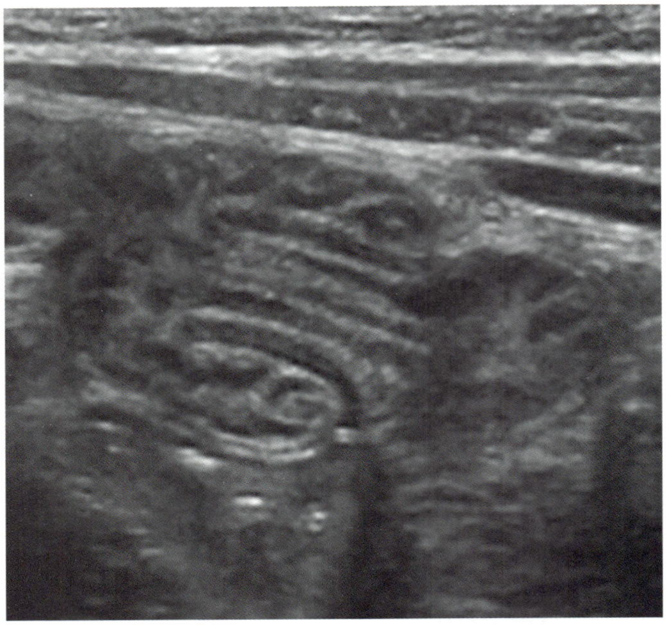

Figura 60.4 Imagen ecográfica de invaginación intestinal. Se observa una imagen en seudorriñon.

Ante la sospecha clínica y la confirmación ecográfica, se impone el tratamiento sin demora con reducción de la invaginación mediante técnicas no quirúrgicas. Esto implica la realización de un enema con solución hidrosalina o aire, y control ecográfico posterior, seguido de un período de 4-6 horas de ayuno; no hay aún evidencia que proponga un método sobre otro, y depende de la elección, la disponibilidad técnica y la experiencia de cada centro. Con esta estrategia se reducen el 95% de las invaginaciones. El mayor riesgo de recurrencia sucede en las primeras 24 horas (aproximadamente el 10% recurren en ese lapso), por eso es fundamental el control clínico estricto durante ese período. En caso de presentar signos de perforación intestinal o peritonitis, un cuadro de más de 48 horas de evolución, invaginación ileoileal, distensión abdominal importante, hemorragia rectal o *shock*, la conducta inicial es quirúrgica. Asimismo, si falla la resolución mediante enema luego de tres o más intentos, si estuviera contraindicado el enema o si la invaginación recurre luego de ser resuelta mediante el tratamiento conservador, se debe proceder a la reducción quirúrgica. La deshidratación grave, la edad atípica (mayor de 5 años o menor de 3 meses, probablemente por la presencia de una invaginación secundaria) y la hematoquecia implican mayor riesgo de falla en el procedimiento conservador.

Sumado a lo anterior, el soporte clínico es fundamental. Implica la reposición de fluidos y electrolitos para tratar la deshidratación (de estar presente), realizar las determinaciones de laboratorio necesarias y, en caso de requerirse, realizar cultivos e indicar antibióticos, con cobertura para la flora abdominal.

Torsión testicular

El escroto agudo se define como la aparición súbita de dolor y edema escrotal, que puede presentar síntomas sistémicos asociados. Posee varios diagnósticos diferenciales, entre estos, causas inflamatorias, isquémicas, traumáticas e infecciosas. Sin embargo, la torsión testicular requiere una rápida confirmación o descarte, ya que la viabilidad del tejido testicular depende de la resolución quirúrgica urgente. La incidencia anual de esta entidad es de 3,8/100000 varones menores de 18 años, y es más frecuente del lado izquierdo. Constituye del 10% al 15% de la patología escrotal aguda en la infancia. Existe una curva de presentación bimodal, con un pico en el período neonatal y otro alrededor de la pubertad.

La torsión testicular se define como una contorsión del conducto espermático sobre su eje longitudinal, que resulta en el compromiso vascular del testículo. El engrosamiento del conducto por la obstrucción inicial del flujo venoso, el edema generado y la torsión en sí misma, conducen al compromiso de la irrigación arterial. Existen dos tipos de torsión: la extravaginal y la intravaginal. Los neonatos presentan típicamente torsión extravaginal, que compromete el cordón y la túnica vaginal que lo envuelve en el conducto inguinal. Esto presenta peor pronóstico vital para el testículo (9% de viabilidad). En este grupo se recomienda la orquidopexia contralateral, ya que el riesgo de recurrencia en el otro testículo es muy elevado. La torsión intravaginal es más típica de la adolescencia. Hay un déficit de fijación del testículo a la túnica vaginal, y como esta se encuentra adherida al escroto, el testículo queda libre en su interior, con posibilidad de girar y moverse. Esto se denomina badajo de campana, y es bilateral en el 40% de los casos.

Los desafíos en el diagnóstico comienzan por la dificultad clínica de diferenciar adecuadamente entre las varias causas de escroto agudo. En la torsión, inicialmente y en forma brusca aparece dolor escrotal grave, generalmente unilateral, asociado con nauseas o vómitos. A veces se destaca el antecedente de un traumatismo o actividad física intensa. En el examen físico puede encontrarse elevación del testículo homolateral al dolor, con reflejo cremasteriano negativo. Comparar con el escroto contralateral es de utilidad, pero puede ser dificultoso por el intenso malestar que provocan las maniobras. Un diagnóstico diferencial es la torsión de hidátides, pequeñas estructuras que son resabios embriológicos de los sistemas de Müller y Wolff.

Un método de gran utilidad es la ecografía doppler color, que permite evaluar los flujos vasculares, la ecogenicidad, tamaño, forma y perfusión de ambos testículos; como todo estudio de este tipo, la disponibilidad y la pericia del observador son muy importantes. La sensibilidad y especificidad preoperatorias del doppler son del 89% y el 99%, respectivamente, con un 1% de falsos negativos.

Actualmente, existen diferentes opiniones en cuanto al abordaje quirúrgico inmediato o realizar un estudio por imágenes en primer lugar. Dado que el tiempo es el factor más importante en el pronóstico, una ecografía doppler solo debería anticipar a la cirugía si no implica un retraso en el tratamiento. Una práctica adoptada por muchos centros es el abordaje quirúrgico en todos los casos, pero varias series muestran que de esta forma solo el 51% de los pacientes presentaba una torsión testicular.

El 60% de los testículos pueden ser rescatados, mientras que en el 40% restante la cirugía finaliza en la orquidectomía. La decisión de realizar una orquidopexia o una orquidectomía debe ser tomada por el cirujano infantil, al evaluar la vitalidad del testículo. En varias series se relacionaron como factores de mejor pronóstico testicular el menor tiempo desde el inicio de los síntomas, el grado de torsión del pedículo sobre su eje y la edad (a mayor edad, mejor pronóstico; esto puede relacionarse con que un cordón más grueso tiene mayor tolerancia en el tiempo); sin embargo, la única variable que en forma independiente se relaciona con el pronóstico vital del testículo afectado es el tiempo entre el inicio de los síntomas y la cirugía. Si la liberación del testículo se produce antes de las 4 horas de iniciados los síntomas, la posibilidad de que el testículo sea viable ronda el 95%; a las 8-10 horas esta posibilidad cae al 45%-60%, y más allá de ese lapso las posibilidades son casi nulas. Por esta razón, es muy importante informar a la familia de la posibilidad de la orquidectomía intraoperatoria. En caso de evaluarse un testículo que recupera la vitalidad al liberar la torsión, se realiza la orquidopexia con material no absorbible y, en la mayoría de los casos, la fijación contralateral.

Torsión ovárica o anexial

La torsión anexial es una emergencia quirúrgica; puede ocurrir a cualquier edad en niñas y adolescentes, pero más del 50% aparece entre los 9 y los 14 años, con una edad media de 11 años. A pesar de su baja incidencia (0,5-2/10 000), representa el 2,7% de la etiología de dolor abdominal en la infancia.

La torsión aislada de ovario involucra un giro del ovario sobre su meso, mientras que la torsión de anexos involucra la trompa de Falopio con su meso y pedículo, por lo que se ve comprometido el riego venoso de todo el conjunto (ovario y porción externa de la trompa); esta situación es la más frecuente (67% de los casos). Se afecta con más frecuencia el lado derecho, por la hipermovilidad del ciego y el íleon y la ligera diferencia de longitud del mesosalpinx y el ligamento útero ovárico de ese lado, que permiten una mayor movilidad, a diferencia del lado izquierdo en que la adherencia del mesosigmoides puede dar una mayor fijación al conjunto.

El 25% de las torsiones se producen en ovarios sanos y de volumen normal. El tamaño relativamente pequeño del útero con respecto a los ovarios, y el largo relativo de los ligamentos útero ováricos permiten que ocurra la torsión. La mayoría de las torsiones (entre el 51%-84%) encuentran una patología anexial predisponente, que incluye quistes dermoides o teratomas quísticos, quistes foliculares o hemorrágicos, y, con menor frecuencia, quistes paratubarios, cistoadenomas o hidrosalpinx. El riesgo de torsión aumenta cuando la tumoración es benigna y la masa mide más de 5 cm.

Inicialmente, el compromiso es de la circulación venosa, que produce edema y aumento de tamaño del ovario. Si esta situación persiste, se compromete el flujo arterial, que al comienzo no se ve afectado por el mayor espesor de las paredes arteriales. Cuando esto ocurre, se genera isquemia y necrosis del ovario.

La clínica de esta entidad es muy inespecífica. Implica el inicio agudo de un dolor abdominal bajo o pélvico (en el 50% de las pacientes), no irradiado, localizado en general en un solo lado. Suele acompañarse de náuseas y vómitos (70% de los casos) por irritación peritoneal refleja, y anorexia. Los exámenes de laboratorio deben incluir una prueba de embarazo (si la paciente ya ha presentado la menarca), ya que uno de los diagnósticos diferenciales es el embarazo ectópico. Otros parámetros, como el recuento de leucocitos, pueden verse alterados, pero son útiles sobre todo al momento de plantear diagnósticos diferenciales.

La ecografía es la imagen de elección, siempre acompañada de estudio por señal doppler. Es posible evidenciar un ovario aumentado de tamaño, heterogéneo por la presencia de edema, asimétrico, con presencia de una masa anexial y alteraciones en la señal doppler; cabe destacar que esta señal no siempre está alterada, y la presencia de flujo no descarta la existencia de una torsión. La sensibilidad de la ausencia de flujo para diagnosticarla varía entre el 40% y el 73%, y está descrita la presencia de flujo normal en el 60% de los casos, con posterior diagnóstico de torsión; esto se explica por la doble circulación al ovario, que es detectada por el doppler.

Por todo lo mencionado, el diagnóstico de torsión anexial es intraoperatorio. Se impone con urgencia la cirugía, para definir el diagnóstico y detorsionar el anexo u ovario lo antes posible. La restitución del flujo venoso normal permite rescatar el tejido tubario y ovárico, y preservar su funcionalidad.

Hace algunos años la indicación era inexorablemente la ooforectomía en casos de torsión, y su justificación era que la causa podría ser tumoral, que existían complicaciones relacionadas con infección o trombosis pélvica a punto de partida del tejido ovárico necrótico, y posibles complicaciones de bridas por igual motivo. Existen varias series de casos publicadas donde se demuestra que nada de esto ocurre; incluso ovarios con cambios de coloración sugestivos de necrosis, han recuperado su vitalidad en períodos de hasta 6 semanas posteriores a la cirugía. La patología maligna del ovario en niñas y adolescentes es en extremo infrecuente (1,8% de los casos); el dosaje de marcadores tumorales, como la β-HCG y α-fetoproteína, puede orientar al cirujano acerca de la conducta a seguir en caso de estar aumentados. También son sugestivas de malignidad las masas de gran tamaño (más de 8 cm.); además, los procesos malignos tienden a adherirse rápidamente a los planos adyacentes, lo que fija el ovario y evita las torsiones.

El abordaje universalmente recomendado es por vía laparoscópica, ya que permite realizar diagnóstico y tratamiento con menor tasa de complicaciones. Lo que persiste en discusión es la realización de la ooforopexia en el procedimiento; varios estudios asocian un aumento de infertilidad futura en mujeres en quienes se realizó fijación ovárica por cambios en la posición del ovario luego de la cicatrización, y adherencias con las trompas. Se han probado diferentes técnicas y momentos (en la emergencia o diferido), y en la actualidad no hay consenso para su realización.

Hernia inguinal complicada

Las hernias inguinales son una patología frecuente, con una incidencia global en la infancia de 0,8%-4,4%, y su corrección quirúrgica es una de las prácticas más comunes para el cirujano infantil. Son 10 veces más frecuentes en varones que en niñas, así como en bebés prematuros; el 13% de los nacidos antes de las 32 semanas y el 30% de los menores de 1000 g desarrollan una hernia inguinal. Las niñas tienen más riesgo de patología bilateral, comparadas con los niños (25,4% vs. 12,9%), pero esto no modifica la incidencia de complicaciones. El riesgo de incarceración es del 3%-16%, pero asciende hasta el 31% en los nacidos pretérmino.

Anatómicamente, una hernia inguinal indirecta (la más frecuente en la infancia) resulta de un defecto en el cierre del proceso vaginal. Este es una prolongación del peritoneo, que guía al testículo en su camino hacia la bolsa escrotal a través del anillo inguinal profundo. En las niñas, el canal de Nuck cumple un rol similar; finaliza en los labios mayores y guía el recorrido del ovario hasta su localización definitiva en la pelvis. Ambos conductos se cierran habitualmente entre las semanas 36 y 40 de gestación, y esto explica la mayor incidencia de hernia inguinal en los pacientes nacidos pretérmino. El testículo izquierdo desciende en primer lugar, lo que justifica la mayor frecuencia de patología del lado derecho (60%).

Las hernias habitualmente son asintomáticas; pueden presentar complicaciones como incarceración (deslizamiento de un segmento de epiplón, intestino, ovario, etc. y atrapamiento secundario al edema) y, si esta situación no se resuelve, progresar al estrangulamiento, que consiste en el compromiso vascular con necrosis y perforación intestinal. Es por este motivo que toda hernia diagnosticada debe resolverse quirúrgicamente, para evitar la morbilidad de la incarceración y la mayor tasa de complicaciones relacionada a resolver la hernia con el edema e inflamación del episodio agudo.

El diagnóstico de hernia es clínico, con la palpación de una tumoración intermitente a nivel del conducto inguinal, escroto o labios mayores, que aparece o aumenta con las maniobras de Valsalva. Cuando se incarcera, la piel suprayacente se torna eritematosa, aparece edema, dolor a la palpación de la zona y la tumoración se torna irreductible. El paciente se presenta irritable, con llanto inconsolable por dolor y puede agregar síntomas de obstrucción intestinal como vómitos y distensión abdominal. Si progresa a la estrangulación, aparecen signos peritoneales, heces sanguinolentas y compromiso sistémico.

El tratamiento inicial para una hernia incarcerada es el intento de reducción manual, efectivo en el 70% al 95% de los casos. Se coloca al niño en decúbito dorsal, en posición de Trendelemburg, y se administran analgésicos y sedación en caso de requerirlo. Se acompaña esto con una maniobra de presión suave pero constante aplicada desde abajo hacia arriba y desde lateral a medial, intentando llevar la hernia con movimientos cuidados de los dedos hacia el orificio inguinal profundo. La otra mano se coloca por encima del orificio inguinal, para evitar el nuevo desplazamiento hacia afuera del intestino. Si esta maniobra es positiva, se planifica en las siguientes horas su resolución quirúrgica para evitar las complicaciones relacionadas a una cirugía con el edema que presenta la zona. Si la hernia no se puede reducir o presenta características de estrangulación, la cirugía se impone al ingreso del paciente.

Con respecto al abordaje quirúrgico, tradicionalmente se realizaba a cielo abierto, pero el avance de la técnica laparoscópica en los últimos años hace que muchos cirujanos la consideren ventajosa. Dado que muchas veces la patología es bilateral, una pregunta habitual es por qué no explorar ambos canales en el mismo acto quirúrgico. La mayoría de los autores prefieren abordar el lado contrario solo si presenta clínica, dado que aunque es muy bajo, el riesgo de complicaciones por manipular el cordón espermático existe. Esto es más notorio sobre todo si finalmente no hubo patología; se ha observado que el 1% de las atrofias testiculares, el 5,8% de las disminuciones del tamaño del testículo y hasta el 40% de los pacientes adultos con trastornos de la fertilidad, tenían como antecedente el tratamiento bilateral de una hernia.

En las niñas, entre el 15% y el 31% de los sacos herniarios contienen útero o anexos; el riesgo de incarceración se estima entre el 4% y el 15%, y el de estrangulación entre el 2% y el 33% de los ovarios herniados. A diferencia de lo que ocurre con el intestino atrapado en los varones, donde la estrangulación se produce por alteración del flujo venoso, edema y constricción por el anillo inguinal, el compromiso del ovario ocurre por torsión.

Las hernias umbilicales son muy frecuentes, pero la mayoría se resuelve en forma espontánea antes de los 2 años; es excepcional que requieran una intervención quirúrgica por complicaciones. Existen otras hernias de presentación mucho menos frecuente, como lumbares, de Spiegel o femorales, que muy raramente presentan clínica o requieren de una intervención.

Colecistitis aguda y pancreatitis aguda biliar

Poco frecuente en niños sanos, la colecistitis aparece en general en pacientes con una patología previa que predispone a la formación de cálculos biliares, como anemias hemolíticas, fibrosis quística, nutrición parenteral prolongada, resección ileal, obesidad, etc. La colecistitis alitiásica se presenta en el contexto de una enfermedad aguda grave, como quemados, politraumatizados, etc. La clínica característicamente es la de un niño con importante dolor en hipocondrio derecho, irradiado a la escápula del mismo lado, acompañado de náuseas, vómitos y, algunas veces, fiebre. Puede acompañarse de ictericia y acolia, constituyendo un síndrome coledociano. Los pilares del tratamiento son el ayuno y la administración de antibióticos para lograr la posterior resolución quirúrgica (colecistectomía).

Si se produce la migración de un cálculo desde la vesícula al colédoco y obstruye la desembocadura de este conducto en la segunda porción del duodeno, donde generalmente comparte locación con la salida del conducto pancreático principal (o de Wirsung), se pueden ocluir ambas vías y sumar al síndrome coledociano una pancreatitis biliar.

En niños, la mayoría de las pancreatitis se producen por causas infecciosas, por el uso de fármacos o por traumatismos, por lo que la causa biliar resulta más rara. El diagnóstico se define con dos o tres de los siguientes hallazgos:

- Dolor abdominal característico: grave, en cinturón, que irradia al dorso y puede inducir la postura antálgica de plegaria mahometana.
- Vómitos.
- Aumento de la amilasa o lipasa en sangre, al menos tres veces por encima del valor de referencia.
- Imágenes compatibles. La imagen inicial es la ecografía abdominal; la tomografía computarizada y la resonancia magnética se reservan para las complicaciones.

Los pilares del tratamiento son la reposición de fluidos endovenosos 1,5-2 veces las necesidades de mantenimiento diarias (*v.* Capítulo 1) durante las primeras 24 horas, el inicio temprano de la alimentación enteral y el manejo del dolor. La analgesia al inicio se puede lograr con AINE o paracetamol, y se prefiere reservar el uso de opioides para patología grave por el efecto sobre el esfínter de Oddi, si bien su uso no está contraindicado.

Cada vez se encuentra más difundido el uso en niños de la colangiopancreatografía retrógrada endoscópica (CPGRE) para el tratamiento de la patología biliopancreática; el drenaje de conductos de excreción obstruidos por cálculos o barro biliar, la evaluación por un traumatismo abdominal cerrado para diagnóstico y la colocación de *stent* son algunas de las aplicaciones. Es importante la experiencia del equipo en el procedimiento y hacer una correcta evaluación de los riesgos y beneficios, ya que se reporta un 4,7% de pancreatitis posterior a la realización de la CPGRE.

La necesidad de realizar un procedimiento quirúrgico en el contexto de la pancreatitis aguda es excepcional; puede requerirse en caso de grandes seudoquistes, lesiones importantes de conductos secundarias a traumatismos o corrección de anomalías congénitas que predisponen a la patología, como el quiste de colédoco.

Estenosis hipertrófica del píloro

Aunque típicamente el abdomen agudo se relaciona con la presencia de dolor abdominal, la estenosis hipertrófica del píloro es una entidad eminentemente pediátrica, y una de las urgencias quirúrgicas que se deben considerar. La incidencia es de 2-4 cada 1000 recién nacidos vivos en el mundo occidental, con un lento pero sostenido descenso de esta cifra en los últimos años. Así como se desconoce la causa exacta del trastorno, tampoco se ha encontrado al momento la explicación de este descenso en la incidencia. La edad de presentación es entre las 3 semanas y los 3 meses de vida, y los varones se ven más afectados que las niñas, con una relación 4-5 : 1.

El complejo muscular del píloro está formado por dos anillos musculares concéntricos, unidos entre sí por haces musculares longitudinales. En esta enfermedad y por causas aún no aclaradas, se produce un estrechamiento del canal pilórico por hipertrofia progresiva del músculo, hasta la (casi) oclusión.

La presentación típica es la de un lactante pequeño previamente sano que comienza con vómitos en chorro o proyectil, progresivos, siempre de contenido gástrico y posprandiales. El aspecto general del niño depende de su estado de hidratación, ya que al ser progresivos y perder contenido gástrico, los vómitos llevan a la deshidratación, que puede ser grave, con alcalosis metabólica hipoclorémica (*v.* Capítulo 7). Asimismo, se describen pérdida de peso y, en ocasiones, estrías de sangre en los vómitos. A la palpación abdominal puede encontrarse una tumoración en la región epigástrica, llamada oliva pilórica, que es el músculo hipertrofiado. Este signo tiene un 99% de valor predictivo para el diagnóstico, pero no se presenta en todos los casos y su ausencia no descarta la patología.

La deshidratación, los trastornos electrolíticos y la pérdida de peso son hallazgos menos graves desde que se estableció el uso de la ecografía abdominal, que hace posibles diagnósticos más precoces (Figura 60.5). Esta ha demostrado ser un método rápido, accesible e inocuo. El hallazgo de un espesor muscular mayor de 3 mm y un canal de más de 15 mm de largo es diagnóstico, y estos valores fueron validados por múltiples centros, con una sensibilidad del 98% y una especificidad del 100%. Es importante destacar que estas medidas están directamente relacionadas con las edades mencionadas, y tienen un correlato con el tamaño de los pacientes entre las 3 semanas y los 3 meses. Fuera de este rango, el diagnóstico puede requerir de una seriada gastroduodenal en niños mayores y de un tiempo de espera en pacientes más pequeños, para hacer evidente en la ecografía la hipertrofia del músculo pilórico, lo que aumenta la sensibilidad del estudio.

Una vez establecido el diagnóstico, el tratamiento es quirúrgico. Para que pueda ser llevado a cabo, es necesario, en primer lugar, compensar al paciente en su medio interno; corregir la deshidratación y los trastornos del equilibrio ácido-base son requisitos indispensables (*v.* Capítulos 1, 7 y 12). Una vez estabilizado el paciente, se realiza la piloromiotomía por vía laparoscópica; esta consiste en realizar un corte longitudinal en el músculo hipertrofiado (en el sentido del intestino) sin realizar sutura posterior. La vía laparoscópica permite una recuperación mucho más rápida, menor estancia en el hospital, menor dolor, menores complicaciones posoperatorios y mejores resultados cosméticos. Otra ventaja es el inicio de la alimentación a las 4 horas de la cirugía.

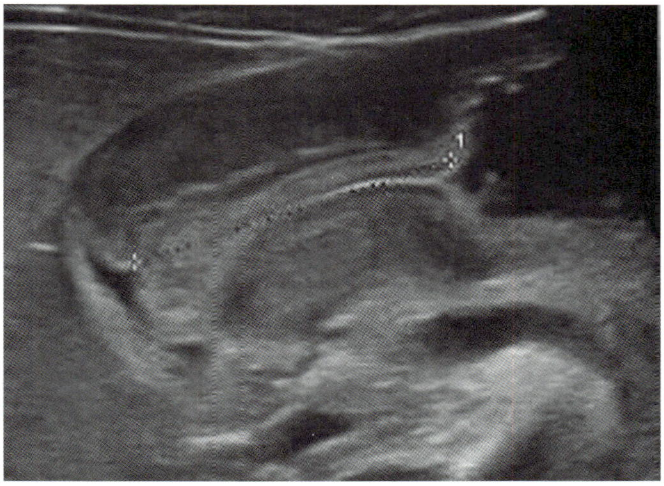

Figura 60.5 Imagen ecográfica de una estenosis hipertrófica del píloro.

Acceda al eBook para consultar la lista de bibliografía. Consulte las indicaciones en la retiración de tapa.

61

Síndrome de intestino corto

Carolina Pascual • Silvia Baleani

El síndrome de intestino corto (SIC) es una afección grave que se presenta en niños con reducción congénita o adquirida de la longitud del intestino delgado, y que produce pérdidas excesivas de líquidos y electrolitos, malabsorción de macronutrientes, vitaminas y minerales. Asimismo, disminuye la capacidad para aumentar de peso, desarrollarse o crecer, en ausencia de suplementación parenteral o enteral. El SIC es debilitante y uniformemente fatal sin tratamiento. La nutrición parenteral (NP) a largo plazo que requieren estos pacientes, se encuentra asociada con una variedad de complicaciones, tales como enfermedad hepática, infecciones asociadas a catéter, trombosis, etc.

Los avances en la atención médica, que incluyen equipos interdisciplinarios en rehabilitación intestinal, cambios en los lípidos de la NP y estrategias quirúrgicas de elongación intestinal, junto con el manejo farmacológico y la prevención de infecciones asociadas a catéter, han disminuido la mortalidad, mejorado la calidad de vida y el pronóstico general de los niños con SIC.

La incidencia de SIC es de 24,5 por 100 000 nacidos vivos, y es mayor en recién nacidos prematuros y con bajo peso al nacer (< 1500 g), con más de 7 casos por cada 1000 nacidos vivos. La prevalencia se incrementó en la última década gracias a los avances en el manejo de la NP.

El trasplante intestinal debe ser la última opción terapéutica; se encuentra reservada para aquellos pacientes en los cuales no se logra la autonomía intestinal, y las complicaciones de la NP prolongada son una constante.

Dada la complejidad y las posibles complicaciones en el manejo de estos pacientes, se recomienda su derivación temprana a centros con experiencia en la evaluación y tratamiento. Es fundamental la conformación de equipos interdisciplinarios que incluyan: pediatras, nutricionistas, gastroenterólogos, cirujanos, radiólogos intervencionistas, enfermeras, asistentes sociales y psicólogos para asistir a estos pacientes y sus familias.

Definición

El SIC es la principal causa de insuficiencia intestinal (II) crónica. La II se puede definir según criterios anatómicos, de acuerdo con la longitud del intestino remanente, como una reducción crítica de la masa intestinal por debajo del mínimo necesario para absorber los nutrientes y líquidos requeridos para un crecimiento adecuado. Asimismo, puede definirse por criterios funcionales, según los requerimientos de NP o la pérdida de energía fecal. Otra forma de definirla es la necesidad de alimentación parenteral por más de 60 días, cuya causa sea la resección intestinal con una longitud intestinal un 25% menor al total esperado para la edad.

La II grave puede ser reversible o irreversible; esto depende de una serie de factores, como la causa subyacente, la longitud del intestino remanente, la presencia de válvula ileocecal o el tratamiento utilizado para desarrollar o restaurar la capacidad intestinal. Las causas de II se describen en la Tabla 61.1.

Causas

Las causas más frecuentes de SIC son las siguientes (Tabla 61.2):

- Enterocolitis necrosante (ECN). Se produce por lesión isquémica del intestino delgado; ocurre en el período neonatal y se encuentra asociada con la prematurez (< 37 semanas de edad gestacional). Su incidencia entre los neonatos de muy bajo peso al nacer (< 1500 g) se incrementa un 3% por cada descenso de 250 g.
- Malformaciones congénitas del tubo digestivo, como atresia intestinal aislada o múltiple, gastrosquisis o aganglionosis intestinal extensa.
- Eventos de hipoxia-isquemia intestinal por vólvulo del intestino medio, o bien por cardiopatías congénitas.
- Luego del período neonatal puede ser secundario a eventos de isquemia intestinal, enfermedad inflamatoria intestinal o radioterapia.

Asimismo, el SIC puede clasificarse anatómicamente de acuerdo con la longitud del intestino remanente (Figura 61.1).

Tabla 61.1 Causas de insuficiencia intestinal

Síndrome de intestino corto	▪ Enfermedad prenatal: ▫ Atresia intestinal ▫ Gastrosquisis ▫ Síndrome de piel de manzana ▪ Enfermedad posnatal: ▫ Enterocolitis necrosante ▫ Vólvulo del intestino medio ▫ Trombosis vascular ▫ Tumor ▫ Traumatismo
Enteropatía congénita	▪ Enfermedad de inclusión de microvellosidades; atrofia de microvellosidades ▪ Displasia epitelial intestinal; enteropatía por mechones ▪ Diarrea sindrómica; síndrome tricohepatoentérico
Enfermedad intestinal neuromuscular	▪ Síndrome de pseudoobstrucción intestinal crónica ▪ Neuropatía ▪ Miopatía ▪ Mesenquimopatía ▪ Enfermedad de Hirschsprung de segmento largo; aganglionosis total o subtotal

Modificado de: Goulet O, Abi Nader E, Pigneur B, et al. Short Bowel Syndrome as the Leading Cause of Intestinal Failure in Early Life: Some Insights into the Management. Pediatr Gastroenterol Hepatol Nutr 2019; 22 (4): 303-29.

Tabla 61.2 Causas de síndrome de intestino corto por grupo etáreo

Prenatal	Neonatal	Postnatal
▪ Atresia (única o múltiple) ▪ Síndrome de piel de manzana ▪ Vólvulo de intestino medio (malrotación) ▪ Vólvulo segmentario (con conducto onfalomesentérico o bandas intraabdominales) ▪ Defectos de la pared abdominal ▪ Gastrosquisis > onfalocele ▪ Enfermedad de Hirschsprung extensa	▪ Vólvulo de intestino medio (intestino medio o segmentario) ▪ Enterocolitis necrosante ▪ Trombosis arterial ▪ Trombosis venosa	▪ Vólvulo de intestino medio (malrotación, bandas o tumores) ▪ Intususcepción complicada ▪ Trombosis arterial ▪ Enfermedad inflamatoria intestinal ▪ Resección postrauma ▪ Angioma extenso

Modificado de: Goulet O, Ruemmele F. Causes and management of intestinal failure in children. Gastroenterology 2006; 130 (2 Suppl 1): S16-28.

Fisiopatología

En el intestino delgado se absorben la mayoría de los nutrientes de la dieta. Las consecuencias funcionales de la resección intestinal dependen de la causa, el sitio anatómico, la longitud y superficie remanentes, la presencia de válvula íleocecal y colon funcionante, y la edad del paciente al momento en que se realizó la resección. Todas estas variables condicionan las manifestaciones clínicas (diarrea, síndrome malabsortivo, etc.) y los déficits de macro y micronutrientes que deben ser suplementados.

La longitud del intestino fetal al final del segundo trimestre es de aproximadamente 120 cm, y se duplica en el último trimestre de la gestación. En los recién nacidos a término es de ~250 cm, y continúa creciendo durante el primer año de vida. Por esta razón, la edad al momento de la resección determina diferencias significativas en el pronóstico, fundamentalmente en cuanto al potencial crecimiento intestinal y su posterior adaptación.

La longitud del intestino delgado (ID) remanente se mide en la cirugía a lo largo del borde antimesentérico:

- Resección corta: ID remanente > 100-150 cm.
- Resección grande: ID remanente entre 40-100 cm.
- Resección masiva: ID remanente < 40 cm.

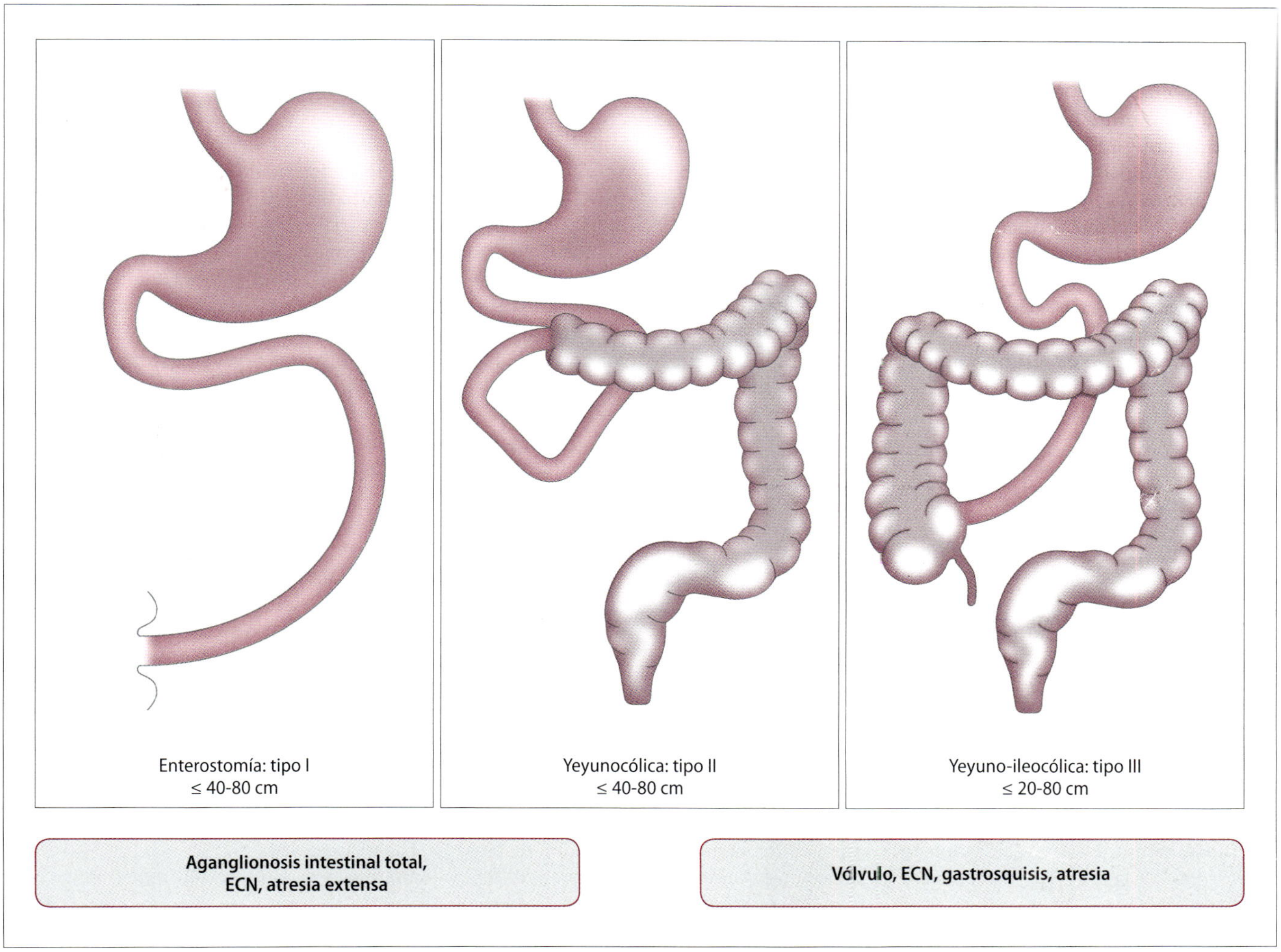

Figura 61.1 Clasificación del síndrome de intestino corto según el tipo de anastomosis y las diferentes causas de resección intestinal. Anatomía del intestino corto que provoca insuficiencia intestinal en la infancia. ECN: enterocolitis necrosante. (Modificado de: Goulet O, Abi Nader E, Pigneur B, et a . Short Bowel Syndrome as the Leading Cause of Intestinal Failure in Early Life: Some Insights into the Management. Pediatr Gastroenterol Hepatol Nutr 2019; 22 (4): 303-29).

Una longitud residual de solo 15-40 cm se ha asociado con adaptación y autonomía enteral (*v.* más adelante), junto con destete de la NP, pero existe poca información sobre el crecimiento y evolución a largo plazo.

Impacto funcional

En el yeyuno se produce la mayor absorción de macro y micronutrientes. En ausencia de un colon íntegro, la longitud mínima de ID sano para evitar el uso de NP es de aproximadamente 100 cm. Los niños con menor superficie anatómica absortiva o funcional de yeyuno presentan manifestaciones clínicas marcadas de malabsorción.

El hierro se absorbe en el duodeno y el yeyuno proximal en forma ferrosa, mediante transportadores de cationes metálicos divalentes (*v.* Capítulo 47.1). La lactosa se digiere en el yeyuno y el íleon proximal. Los ácidos biliares y la vitamina B_{12} se absorben principalmente en el íleon distal. El íleon tiene una capacidad limitada para formar quilomicrones comparado con el yeyuno, pero posee mayor capacidad adaptativa para la absorción de nutrientes en pacientes con SIC. Por el contrario, el yeyuno no puede desarrollar transportadores específicos de vitamina B_{12} y sales biliares y, en consecuencia, son mal absorbidos en pacientes con resección ileal.

Las características anatómicas de las vellosidades del yeyuno facilitan la absorción de nutrientes, mientras que el íleon es más eficiente en la absorción de agua. Asimismo, produce hormonas gastrointestinales como el enteroglucagón y el péptido YY que regulan la motilidad intestinal inducida por las grasas a través de un mecanismo de retroalimentación inhibitoria primaria (freno ileal), e inhiben la liberación de gastrina, lo que condiciona un estado de hipergastrinemia e hipersecreción de ácido clorhídrico. Por esta razón, los pacientes con resección ileal presentan hipersecreción de ácido gástrico, que conlleva a una mayor carga ácida entregada al duodeno, con la consecuente inactivación de las enzimas pancreáticas que requieren un pH alcalino para su funcionamiento.

La malabsorción de ácidos biliares por alteración del circuito entero hepático produce un exceso de bilis que alcanza el colon. Esto aumenta su desconjugación por la microbiota colónica en ácidos biliares libres, que estimulan la secreción de agua y la motilidad intestinal. Sobre esta base se produce diarrea colerética, se altera la secreción de ácidos biliares por el hígado y se promueve la colelitiasis.

Por otra parte, la pérdida de la superficie de absorción, junto con la disminución de las enzimas digestivas y de las proteínas transportadoras, produce diarrea osmótica (malabsorción de carbohidratos) y malabsorción de nutrientes. La resección ileal produce también malabsorción de grasas y vitaminas liposolubles (Tabla 61.3).

Consecuencias y evolución

Inicialmente, ante la pérdida de los mecanismos fisiológicos de regulación (hormonas, efectos de las grasas), se produce un rápido vaciamiento gástrico y el tránsito intestinal a través del yeyuno aumenta. Durante la evolución, comienza una respuesta fisiológica de adaptación con el objetivo de aumentar la superficie de absorción mucosa; esto resulta en un fenómeno de dilatación intestinal, con disminución de la motilidad y aumento del tiempo de tránsito intestinal.

De los 8-10 litros de fluidos que viajan a través el intestino diariamente, el 98% es absorbido por el intestino delgado y el resto en el colon.

Tabla 61.3 Consecuencias de la resección intestinal

Tracto gastrointestinal	Consecuencias
Boca	Aversión oral
Estómago	Hipergastrinemia, hiperacidez, reflujo gastroesofágico, vómitos, retardo del vaciamiento gástrico
Hígado	Enfermedad hepática asociada con insuficiencia intestinal (esteatohepatitis, colelitiasis, fibrosis, cirrosis)
Vesícula biliar	Colelitiasis
Resección del duodeno	Malabsorción de hierro, calcio y vitaminas del complejo B
Páncreas	Insuficiencia pancreática exócrina
Resección del yeyuno	Malabsorción de hidratos de carbono, lípidos, aminoácidos, vitaminas y minerales; sobrecrecimiento bacteriano, dilatación intestinal y enteropatía; dismotilidad del intestino delgado y diarrea crónica
Resección ileal	Malabsorción de vitamina B_{12}, sales biliares y vitaminas liposolubles; malabsorción de hidratos de carbono, lípidos, aminoácidos, vitaminas y minerales; sobrecrecimiento bacteriano, dilatación intestinal y enteropatía; dismotilidad del intestino delgado y diarrea crónica
Resección colónica	Malabsorción de agua y electrolitos; colitis eosinofílica; diarrea crónica

En la práctica clínica, se pueden distinguir tres fases en el SIC. La primera ocurre inmediatamente luego de la resección, con alteración de la motilidad intestinal que se caracteriza por diarrea y pérdida masiva de líquidos y electrolitos, lo que aumenta el riesgo de deshidratación. Poco después comienza una segunda fase de adaptación intestinal (*v.* más adelante), donde la parte restante del intestino intenta aumentar la absorción de líquidos y nutrientes; puede durar varios años, y este efecto es más pronunciado en el íleon que en el yeyuno. Este proceso idealmente debe conducir a la autonomía intestinal completa. La tercera fase es denominada estado de reposo. Se caracteriza por un grado permanente de malabsorción, y se producen alteraciones electrolíticas, cálculos renales o biliares, desmineralización ósea y deficiencias de vitaminas y minerales.

Adaptación intestinal

La adaptación intestinal o autonomía enteral (AE) es la capacidad de mantener un balance hidroelectrolítico y crecimiento pondoestatural normales, con nutrición enteral exclusiva y sin necesidad de NP. Representa el objetivo de la rehabilitación intestinal. Es un proceso que se produce de forma progresiva, con aumento de la superficie y capacidad de absorción del intestino delgado. Los factores que influyen en su desarrollo son la longitud, el segmento intestinal remanente, la presencia o no de válvula ileocecal y la funcionalidad del colon en continuidad. La presencia de la válvula ileocecal es un fuerte predictor de la adquisición de la AE y el abandono de la NP.

Fisiopatológicamente, luego de la resección intestinal se produce una disminución en la absorción de energía; como consecuencia, el intestino remanente comienza un proceso de adaptación que se inicia 48 horas después de la enterectomia y puede prolongarse por 2 a 5 años. Es una respuesta innata del intestino a la súbita disminución de la superficie absortiva, e implica cambios morfológicos y funcionales que aumentan la superficie intestinal y mejoran la absorción de electrolitos, líquidos y otros nutrientes. Estos cambios comienzan con hiperfagia compensadora, que es seguida por cambios estructurales en el intestino, como el aumento de la altura de las vellosidades y de la profundidad de las criptas, aumento del calibre intestinal y del número de enterocitos, hiperplasia del epitelio intestinal y aumento de la expresión de proteínas transportadoras epiteliales.

La nutrición enteral favorece la adaptación al estimular el trofismo intestinal, ya que la interacción directa de los nutrientes con los enterocitos es capaz de generar su hiperplasia, estimular la secreción de hormonas gastrointestinales y la secreción gástrica y pancreática (Tabla 61.4).

Rol del colon en la adaptación enteral

Después de una gran resección de intestino delgado, si el colon se encuentra conservado, al albergar la mayor parte de la microbiota intestinal juega un papel predominante en la adaptación fisiológica del intestino, y es capaz de producir factores tróficos y reducir la pérdida de energía.

Recientemente, Belza y cols. propusieron un sistema de puntuación para estimar la gravedad de la enfermedad y predecir la probabilidad de lograr la AE a los 6 meses de la resección. Se otorgó la siguiente puntuación:

- Longitud del intestino delgado > 50%: 2 puntos.
- Válvula ileocecal intacta: 1 punto.
- Bilirrubina conjugada < 2 mg/dL: 2 puntos.
- Más del 50% de nutrición enteral: 3 puntos.

Según la puntuación alcanzada, con un puntaje máximo de 8 puntos, los pacientes fueron estratificados por la gravedad de la enfermedad con la predicción correspondiente de AE:

- Puntaje 6-8: enfermedad leve (97,1% de AE).
- Puntaje 3-5: enfermedad moderada (52,9% de AE).
- Puntaje 0-2: enfermedad grave (25,7% de AE).

Tratamiento médico

Alimentación enteral

La alimentación enteral juega un rol fundamental para estimular y lograr la adaptación del intestino remanente. Por lo tanto, es fundamental lograr la tolerancia, aunque sea mínima, a través de esta vía. Asimismo, se deben reponer las pérdidas de agua y electrolitos que la alimentación enteral pudiera generar.

Durante los primeros meses luego de la resección, los pacientes sufren alteraciones hidroelectrolíticas y metabólicas múltiples, por vómitos y diarrea, por lo que la recomendación es alimentarlos con NP exclusiva e iniciar, tan pronto como sea posible, la alimentación enteral. Esta debe comenzar con mínimos volúmenes y lentos incrementos, idealmente con leche materna. De no estar disponible, se pueden utilizar fórmulas hidrolizadas extensas o elementales (a base de aminoácidos).

La leche materna contiene aminoácidos libres como la glutamina, ácidos grasos de cadena larga, inmunoglobulinas y factores de crecimiento que estimulan la adaptación intestinal. Cuando no se encuentra disponible, la primera elección son las fórmulas a base de aminoácidos. Son bien toleradas y su uso se asocia con menor duración de la NP. La mayoría de las formulaciones contiene ácidos grasos de cadena larga y mediana (fácilmente absorbibles), que promueven la adaptación intestinal. Debe administrarse inicialmente por sonda nasogástrica (SNG) y, en aquellos pacientes que la requieran por más de 2-3 meses, a través de una gastrostomía (*v.* Capítulo 90).

Tabla 61.4 Hormonas involucradas en la adaptación intestinal

Hormona	Acción
Enteroglucagón	Hiperplasia del enterocito
Análogo del glucagón tipo 2 (GLP-2), gastrina, secretina	Hiperplasia secundaria a las secreciones pancreáticas
Colecistoquinina	Hiperplasia secundaria a las secreciones pancreáticas y biliares
Factor de crecimiento epidérmico (presente en la leche humana, glándulas de Brunner y salivares)	Estimula la proliferación de la mucosa gástrica e intestinal
Factor de crecimiento insulino símil (somatomedina c)	Estimula la proliferación
Péptido YY	Disminuye la motilidad y aumenta el tiempo de contacto de los nutrientes con el epitelio

Se recomienda iniciar la alimentación enteral a un goteo de 5 mL/h (goteo trófico), que puede incrementarse lentamente de acuerdo con las pérdidas (vómitos, ostomías, catarsis). Para lograr un adecuado balance de fluidos y permitir el crecimiento adecuado, la ostomía debe estar estable (débito < 40 mL/kg/día).

Lograda la tolerancia enteral, deben administrarse suplementos de hierro y micronutrientes, vitaminas liposolubles (ADEK) y elementos traza (zinc, cobre, manganeso y selenio).

Iniciado el proceso de adaptación intestinal, se recomienda la alimentación mixta: enteral y parenteral. Esta estrategia persigue la recuperación nutricional que estos pacientes requieren, y una vez alcanzada, se sugiere comenzar el descenso paulatino de la NP junto con el aumento progresivo de la nutrición enteral. Este periodo puede durar hasta 2 años, y en algunos casos aún más.

La alimentación por vía oral debe comenzar ni bien el paciente tolere pequeños bolos de leche materna o fórmula. Luego de los 5-6 meses de vida también se recomienda iniciar el aporte de semisólidos. El comienzo temprano de la vía oral reduce el riesgo de desarrollar aversión a sólidos orales, problema de difícil abordaje en estos pacientes (*v.* más adelante).

Una vez que los niños han podido alimentarse exclusivamente por vía enteral, deben continuar el seguimiento para sostener el estado nutricional y electrolítico.

Nutrición parenteral

La alimentación parenteral ha permitido mejorar la sobrevida de estos pacientes al brindarles los requerimientos necesarios para el crecimiento. El sostén de esta terapia nutricional por tiempos prolongados conlleva mayor riesgo de sepsis, pérdida de los accesos vasculares, colestasis y enfermedad hepática asociada con la insuficiencia intestinal (EHAII), que puede conducir a la cirrosis. Esta fue, en la década del 2010, motivo de indicación de doble trasplante hepato-intestinal. Debe acompañarse de la alimentación enteral, en cuanto lo permita la tolerancia del paciente, ya que el funcionamiento del circuito entero hepático disminuye el riesgo de colestasis y estimula la adaptación intestinal.

El buen manejo de la composición de la NP es fundamental para evitar la enfermedad hepática asociada. Se requieren flujos de glucosa controlados y alta calidad de las emulsiones lipídicas (*v.* Capítulo 17). El conocimiento y el ajuste del tipo de lípidos, así como su cantidad proporcional, impacta directamente en la disminución de la prevalencia de EHAII y de la indicación de trasplante intestinal. Actualmente, se recomienda utilizar alternativamente emulsiones de aceites de soja (que incluyan triglicéridos de cadena mediana), de pescado (omega 3) y oliva. La infusión del volumen total de la bolsa de alimentación parenteral debe realizarse en 24 horas (de manera continua) al inicio del soporte, hasta alcanzar los aportes necesarios. Una vez logrado este objetivo, deben reducirse las horas de aporte para lograr periodos de 8-10 horas libres de infusión. El ciclado de la infusión en 12 o más horas debe realizarse tan pronto como sea posible.

En el Capítulo 17 se describe el cálculo del volumen, energía y composición de la NP para cada paciente. En la Tabla 61.5 se exponen las recomendaciones generales.

Opciones farmacológicas

El objetivo final del tratamiento es permitir que el intestino remanente se adapte, con el fin de reanudar la nutrición enteral completa. El tratamiento médico se enfoca en el reemplazo de fluidos, electrolitos y nutrientes, limitar la diarrea y mantener un progreso pondoestatural adecuado.

La hipersecreción ácida gástrica ocurre en más de la mitad de los pacientes después de la resección intestinal; es típicamente transitoria, pero puede durar hasta 12 meses. Los inhibidores de la bomba de protones son agentes de primera línea, y son eficaces para la supresión de la secreción ácida. Dada su asociación con el sobrecrecimiento bacteriano intestinal (SBI), se sugiere suspenderlos en cuanto sea posible. Luego de la suspensión, se debe controlar al paciente para detectar hipersecreción ácida de rebote.

Tabla 61.5 Recomendaciones para la composición de la nutrición parenteral en niños

	Inicial	Máximo
Líquidos totales	60-120 mL/kg/día (según la edad)	Evaluar según pérdidas y balance
Dextrosa (flujo)	5-7 mg/kg/minuto	12-14 mg/kg/minuto
Lípidos	1 g/kg/día	1-3 g/kg/día
Aminoácidos	1,5-2 g/kg/día	2-3 g/kg/día
Sodio	3-4 mEq/kg/día	8-10 mEq/kg/día
Potasio	1-3 mEq/kg/día	Evaluar según pérdidas
Calcio	Pretérmino: ▪ Primeros días de vida: 32-80 mg/kg/día ▪ En crecimiento: 64-140 mg/kg/día Niños: ▪ Término-6 meses: 30-60 mg/kg/día ▪ 7-12 meses: 20 mg/kg/día ▪ 1-18 años: 10-16 mg/kg/día	Considerar la relación calcio/fósforo
Fósforo	Pretérmino: ▪ Primeros días: 31-62 mg/kg/día ▪ En crecimiento: 50-108 mg/kg/día Niños: ▪ Término-6 meses: 20-40 mg/kg/día ▪ 7-12 meses: 15 mg/kg/día ▪ 1-18 años: 6-22 mg/kg/día	Considerar relación calcio/fósforo
Magnesio	Pretérmino: ▪ Primeros días de vida: 2,5-5 mg/kg/día ▪ En crecimiento: 5-7,5 mg/kg/día Niños: ▪ Término-18 años: 4-5 mg/kg/día	A evaluar según las pérdidas
Cloro	2-5 mEq/kg/día	A evaluar según las pérdidas
Zinc	▪ Prematuros: 400-500 mcg/kg/día ▪ 1-3 meses: 250 mcg/kg/día ▪ 3-12 meses: 100 mcg/kg/día ▪ > 12 meses: 50 mcg/kg/día ▪ Dosis máxima: 5 mg/día	–
Cobre	▪ Pretérmino: 40 mcg/kg/día ▪ Niños: 20 mcg/kg/día ▪ Dosis máxima: 0,5 mg/día	–
Iodo	▪ Pretérmino: 1-10 mcg/kg/día ▪ Niños: 1 mcg/kg/día	–
Selenio	▪ Pretérmino: 7 mcg/kg/día ▪ Niños: 2-3 mcg/kg/día ▪ Dosis máxima: 100 mcg/día	–
Manganeso	▪ 1 mcg/kg/día ▪ Dosis máxima: 50 mcg/día	Solo en niños con NP prolongada
Molibdeno	▪ Pretérmino: 1 mcg/kg/día ▪ Niños: 0,25 mcg/kg/día ▪ Dosis máxima: 5 mcg/día en infantes y niños	–
Cromo	▪ El aporte no debe superar los 5 mcg/día ▪ Es contaminante de las soluciones parenterales ▪ No debe darse rutinariamente	Solo necesaria en NP prolongada

La diarrea, una complicación grave y debilitante, se maneja principalmente con loperamida, un agente antimotilidad y antisecrector. Es eficaz para ralentizar la motilidad intestinal, lo que aumenta el tiempo de tránsito intestinal. La colestiramina es un polímero de intercambio aniónico no digerible; es útil en pacientes con colon remanente y diarrea colerética, dado que forma complejos insolubles con las sales biliares que luego se excretan. Sin embargo, en los niños con resecciones ileales extensas, las resinas pueden exacerbar la esteatorrea y la malabsorción de grasas, por lo que debe evitarse. Asimismo, se debe considerar que las resinas de unión a ácidos biliares pueden unirse a drogas como la loperamida, y reducir su actividad.

El SBI se trata con antibióticos como el metronidazol, la rifaximina, la neomicina, la clindamicina o la ciprofloxacina, durante 7-14 días. El uso cíclico de antibióticos (1 semana por mes) es el pilar del tratamiento. Se recomienda rotar el antibiótico utilizado para reducir el desarrollo de resistencia. Los probióticos también podrían tener un papel; sin embargo, no hay evidencia clínica con respecto a su eficacia en el SIC.

El teduglutide es un agente farmacológico hormonal que facilita la adaptación intestinal. Es un glucagón recombinante (como el análogo del péptido 2, GLP-2) que tiene la capacidad de aumentar la absorción intestinal, gracias al incremento de la altura de las vellosidades y de la profundidad de las criptas en pacientes con SIC. Se encuentra aprobado por la Unión Europea, la *Food and Drug Administration* (FDA) y la ANMAT para niños mayores de 12 meses con SIC, que se mantienen estables y dependientes de la NP después de un período posquirúrgico de adaptación intestinal, en general mayor de 2 años. Sin embargo, los efectos pueden ser reversibles y los cambios relacionados con la medicación perderse con la suspensión del tratamiento. La medicación de uso frecuente y sus dosis se describen en la Tabla 61.6.

Tabla 61.6 Medicación de uso frecuente en niños con intestino corto

Etiología	Mecanismo de acción	Droga	Dosis	Observaciones	Efectos adversos
Hipersecreción ácida gástrica	**Inhibidores de la bomba de protones**	**Lanzoprazol**	VO. 1-2 mg/kg/día cada 12-24 h (máximo 30 mg/día).	–	Dolor abdominal, constipación, diarrea, náuseas y cefalea.
		Omeprazol	VO. 1-4 mg/kg/día cada 12-24 h (máximo 40 mg/día). EV niños de 1 mes-12 años: 0,5-2 mg/kg/dosis cada 24 h. Mayores de 12 años: 40 mg/dosis cada 24 h.	–	Diarrea, náuseas, constipación, dolor abdominal, vómitos, cefalea, mareos, nefritis intersticial.
		Pantoprazol	VO o EV. 1-2 mg/kg/día cada 24 h (máximo 40 mg/día).	Contraindicado en hipersensibilidad al pantoprazol o a otros inhibidores de la bomba de protones.	Cefalea, dolor abdominal, náuseas, mareo, insomnio y diarrea.
		Esomeprazol	VO o EV. < 20 kg: 10 mg/día. > 20 kg: 20 mg/día.	–	Cefalea, somnolencia, mareos, dolor abdominal, diarrea, flatulencias, nauseas, vómitos, estreñimiento, prurito.
	Antagonistas de los receptores de histamina tipo H_2	**Famotidina**	VO o EV. 1-3 meses: 0,5 mg/kg/dosis cada 24 h (máximo 1 mg/kg/dosis). 3 meses a 1 año: 0,5-1 mg/kg/dosis cada 12 h. 1-16 años: 0,5-1 mg/kg/dosis cada 12 h (máximo 40 mg). > 16 años y adultos: 20 mg/dosis cada 12 h.	Precaución en falla renal o hepática moderada a grave. Si el filtrado glomerular es < 50 mL/min/1,73 m^2, disminuir la dosis a la mitad. Disminuye la absorción de itraconazol y sales de hierro. Espaciar una hora la administración de los antiácidos.	Cefalea, mareos, diarrea, estreñimiento. Poco frecuentes: anorexia, fatiga, náuseas, vómitos, molestias o distensión abdominal, sequedad de boca, erupción cutánea, prurito, artralgia, calambres musculares, depresión, trastornos de ansiedad, agitación, confusión y alucinaciones. Enterocolitis necrosante en recién nacidos.
Tránsito intestinal aumentado	**Antimotilidad y antisecrector de fluidos y electrolitos**	**Loperamida**	VO. < 12 años: 0,1-0,2 mg/kg/dosis cada 6-8 h (máximo 2 mg/dosis), 30 min antes de las comidas (máximo 8 mg/día). > 12 años y adultos: 2-4 mg/dosis cada 4-6 h.	Precaución en pacientes con dilatación intestinal o factor de riesgo de sobrecrecimiento bacteriano.	Sequedad de boca, náuseas, vómitos, dolores abdominales, fatiga, mareos, coma, depresión respiratoria, constipación, íleo paralítico.

▶

▶ Tabla 61.6 Medicación de uso frecuente en niños con intestino corto

Etiología	Mecanismo de acción	Droga	Dosis	Observaciones	Efectos adversos
Tránsito intestinal disminuido	**Antiemético, antinauseoso, proquinético**	**Domperidona**	VO. < 12 años: 0,1-0,4 mg/kg/dosis, se puede repetir cada 6 horas (máximo 1 mg/kg/día). > 12 años: 10-20 mg/dosis, se puede repetir hasta 4 veces por día.	Se recomienda administrar 15-30 minutos antes de las comidas. Contraindicado en insuficiencia hepática moderada-grave y con fármacos que prolongan el intervalo QT o con inhibidores potentes CYP3A4. Precaución en falla renal grave (evaluar la dosis). No recomendado con algunos macrólidos. Precaución con fármacos que inducen bradicardia e hipopotasemia y con la azitromicina.	Hiperprolactinemia. Prolongación del QT.
	Proquinético	**Eritromicina**	VO. Niños: 30-50 mg/kg/día cada 6-12 h.	Interacción con otros fármacos de metabolismo hepático.	Dolor abdominal, náuseas y vómitos. Prolongación del QT. Reacciones de hipersensibilidad. Ictericia colestásica.
Malabsorción de ácidos biliares	**Resina de intercambio iónico, inhibe la recaptación de ácidos biliares, estimula la síntesis endógena de colesterol**	**Colestiramina**	VO. Dosis inicial: ▪ < 1 año 1 g/día. ▪ 1-6 años 2 g/día. ▪ > 6 años 4 g/día. Se puede administrar en una sola dosis o dividido hasta 4 veces. Adecuar la dosis según respuesta terapéutica.	Interfiere con la absorción de vitaminas liposolubles y algunos medicamentos (fenobarbital, naproxeno, digoxina, tiroxina, micofenolato, etc.). Para su administración, mezclar el contenido del sobre con agua o jugo. Administrar 1 hora antes o 6 horas después de cualquier droga.	Estreñimiento, anorexia, osteoporosis, exantema, prurito. Acidosis hiperclorémica.
Sobrecrecimiento bacteriano	**Antibióticos**	**Metronidazol**	VO. 20-30 mg/kg/día cada 8 h por 7-14 días (máximo 2250 mg/día).	Interacciones con anticoagulantes orales, barbitúricos y cimetidina. Ajuste de dosis en pacientes con fallo hepático (50% de la dosis) y en pacientes con falla renal (filtrado glomerular < 10 mL/min/1,73 m^2).	Náuseas, vómitos, sabor metálico, cefaleas, anorexia, diarrea, boca seca, glositis, estomatitis, neuropatías, *rash*, neutropenia reversible.
		Rifaximina	VO. 200-250 mg/día cada 12 h por 7-14 días (máximo 1650 mg/día).	Usar con precaución en pacientes con insuficiencia hepática grave.	Edemas periféricos, dolor abdominal, ascitis, mareos, cefalea, anemia, reacción de hipersensibilidad.
		Neomicina	VO. 50 mg/kg/día cada 6-8 h por 7-14 días (máximo 12 g/día).	Contraindicado en pacientes con obstrucción intestinal. No debe ser usado con aminoglucósidos parenterales. Puede potenciar los efectos de los anticoagulantes orales.	Sordera irreversible parcial o total. En altas dosis: náuseas, vómitos y diarrea. Tratamiento prolongado: síndrome de malabsorción y esteatorrea.
		Clindamicina	VO. 10-25 mg/kg/día cada 6-8 h (máximo 1800 mg/día).	–	Diarrea, colitis pseudomembranosa, vómitos, reacciones de hipersensibilidad, eosinofilia, leucopenia, agranulocitosis, hepatotoxicidad.
		Ciprofloxacina	VO. 10-20 mg/kg/día cada 12 h (máximo 1500 mg/día).	Se aconseja su uso en pediatría solo en situaciones especiales. Administrar lejos de las comidas.	Artralgias, náuseas, vómitos, cefaleas, mareos, *rash*, cristaluria. Rupturas tendinosas (más frecuentemente el tendón de Aquiles) a partir de las 48 h de tratamiento.

▶

▶ **Tabla 61.6** Medicación de uso frecuente en niños con intestino corto

Etiología	Mecanismo de acción	Droga	Dosis	Observaciones	Efectos adversos
Colestasis	Agentes coleréticos	Ácido ursodesoxicólico	VO. 5-10 mg/kg/dosis cada 8 h (máximo 40 mg/kg/día).	No asociar con colestiramina. Administrar con alimentos. Los antiácidos que contienen hidróxido de aluminio disminuyen su efectividad.	Diarrea, prurito, cefalea, ansiedad.
Disminución de la capacidad de absorción intestinal	Análogos del péptido Glucagón *like* (GLP-2)	Teduglutide	SC. 0,05 mg/kg/día.	Indicación individualizada. Pacientes > 1 año. Estable tras el periodo de adaptación intestinal. Contraindicaciones: pacientes con antecedentes de neoplasia maligna en el tracto gastrointestinal, que incluye el sistema hepatobiliar y el páncreas, durante los últimos 5 años.	Dolor y distensión abdominal, nasofaringitis, gripe, infección del tracto respiratorio alto y bajo, náuseas, reacciones en el sitio de la inyección, cefalea y vómitos. Complicaciones de la gastrostomía.

Tratamiento quirúrgico

La mayoría de los niños con insuficiencia intestinal tuvieron resecciones intestinales en edades tempranas. Las primeras intervenciones deben intentar preservar la mayor longitud posible de intestino. Se deben conocer los detalles de las intervenciones y resecciones efectuadas, para evaluar el grado de compromiso de la función absortiva, establecer las estrategias de rehabilitación intestinal y tener claros los factores pronósticos. Los pacientes muchas veces cursan el proceso de rehabilitación en centros diferentes de los que fueron operados, por lo que resulta fundamentar buscar la referencia con el centro quirúrgico para acceder a esa información.

Los nutrientes administrados por vía enteral son esenciales para favorecer el proceso de adaptación intestinal descrito. Por esta razón, las estrategias quirúrgicas deben ser utilizadas idealmente para sostener este proceso. Las primeras intervenciones buscan restablecer el tránsito intestinal en aquellos pacientes que lo tuvieran interrumpido. El primer paso implica el cierre temprano del ostoma, una vez que se haya estabilizado la pérdida. Esto le permite a la mayoría de los pacientes comenzar el proceso de rehabilitación y tolerar la alimentación enteral, con el consecuente descenso progresivo de la NP. Las complicaciones, como obstrucciones o íleo, deben ser resueltas con nuevas intervenciones quirúrgicas.

Existen situaciones en las que la cirugía tiene un rol fundamental durante el proceso de rehabilitación, ya que el intestino puede elongarse o dilatarse. Asimismo, cuando existen segmentos de alto tránsito que impiden el tiempo necesario para favorecer la absorción de nutrientes, se puede realizar una segmentectomía reversa o crear válvulas para disminuir los movimientos peristálticos.

Los segmentos de intestino dilatado y con poca motilidad disminuyen la capacidad absortiva, generan enlentecimiento del tránsito, SBI y traslocación bacteriana, acidosis D-láctica (*v.* Capítulo 7), vómitos y cuadros suboclusivos. En estos casos, pueden indicarse procedimientos quirúrgicos de elongación o estrechamiento intestinal. La enteroplastia transversa en serie, conocida como cirugía de STEP (por las siglas en inglés de *Serial Enteroplasty Tranverse Procedure*) y la cirugía de elongación y reconstrucción longitudinal conocida como LILT (por las siglas en inglés de *Longitudinal Intestinal Lengthening and Tailoring*) o cirugía de Bianchi, son dos procedimientos que apuntan a aumentar la superficie absortiva y acelerar el tránsito de la porción dilatada y lenta de intestino, también conocida como clava.

La cirugía descrita por Bianchi en el año 1980 consiste en tomar el segmento de intestino remanente y abrirlo sobre su eje longitudinal. Los segmentos generados son anastomosados en sentido isoperistáltico, creando un nuevo segmento con el doble de longitud que el original. Esto disminuye el tiempo de tránsito y aumenta la longitud absortiva (Figura 61.2 a). En estos pacientes, la función hepática remanente es uno de los principales factores pronósticos. La mayor contraindicación del LILT es la enfermedad hepática en fase terminal, ya que se reportaron casos de riesgo incrementado de complicaciones hepáticas y aumento de mortalidad.

El procedimiento de STEP, introducido en el año 2003, es una alternativa que consiste en la transección en zigzag de la porción dilatada de intestino. La mayor ventaja de este método es que al no realizarse una anastomosis, se evitan todas las complicaciones que estas generan. Por lo general, es un procedimiento más sencillo que el de Bianchi y no requiere una longitud mínima del segmento dilatado (Figura 61.2 b).

La tasa de complicaciones de ambas cirugías es similar, y están descritos los sangrados, obstrucción y fugas a través de la anastomosis. Las complicaciones más graves se observan en el LILT, e incluyen necrosis, perforación y fístulas.

Trasplante

El trasplante es la última opción terapéutica de estos pacientes. Es un procedimiento quirúrgico complejo, que conlleva múltiples complicaciones en el manejo posquirúrgico, tanto inmediato como a largo plazo.

Los pacientes en los que han fracasado los múltiples intentos de nutrición enteral y parenteral son considerados con falla nutricional y deben ser referidos al centro de trasplante lo más tempranamente posible, para el manejo en conjunto y evaluar la indicación de trasplante.

A nivel mundial, se ha visto una reducción significativa del número de trasplantes intestinales en niños. Esto puede explicarse por las siguientes razones:

- Creación de equipos interdisciplinarios entrenados, que generaron guías de manejo con el foco en la rehabilitación intestinal.

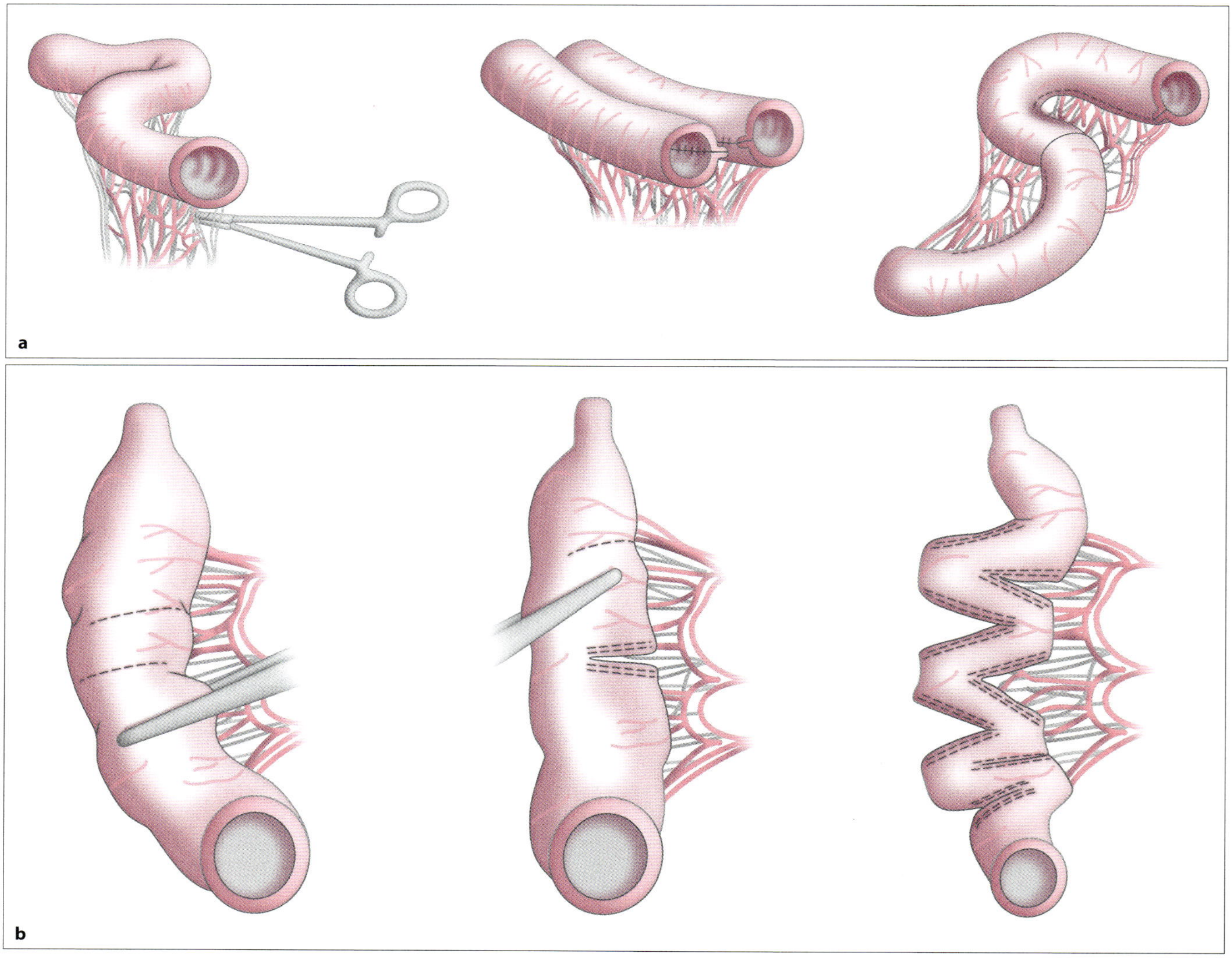

Figura 61.2 a Cirugía de Bianchi TILT. **b** Cirugía de STEP. (Modificado de: Thompson JS. Surgical rehabilitation of intestine in short bowel syndrome. Surgery 2004; 135 (5): 465-70).

- Indicación de cirugías para optimizar el tránsito intestinal (Bianchi y STEP).
- Diminución de las infecciones asociadas a catéter (gracias al uso de taurolidina y etanol).
- Utilización de teduglutide.

La indicación del trasplante debe ser realizada por el equipo interdisciplinario que maneja al paciente, junto con el centro de trasplante. Los pacientes considerados con falla nutricional y candidatos al trasplante son los que desarrollan lo siguiente:

- Complicaciones graves de la nutrición parenteral.
- Enfermedad hepática en fase terminal (ESLD, por sus siglas en inglés), a veces con indicación de doble trasplante (hepático e intestinal).
- Complicaciones frecuentes y graves asociadas con la utilización de catéteres venosos centrales (trombosis diseminadas, sepsis recurrente, etc.).
- Pobre calidad de vida.

Accesos vasculares

Los accesos venosos centrales (CVC) son fundamentales para el paciente con SIC dependiente de NP. El CVC tunelizado o semiimplantable (Hickman® o Broviac®), es el tipo de acceso central a largo plazo más frecuentemente utilizado. Esto se debe a su estabilidad, durabilidad, longevidad y accesibilidad. Asimismo, cuenta con un túnel subcutáneo que disminuye el riesgo de infección, preferentemente de silicona para permitir el sellado con etanol, con manguito de dacrón. Debe ser colocado en el hemitórax superior y poseer el menor diámetro necesario, con el menor número de lúmenes que puedan satisfacer las necesidades del paciente (*v.* Capítulo 89). Diámetros mayores y la presencia de múltiples lúmenes se han asociado con aumento de trombosis y riesgo de bacteriemia asociada al catéter (*v.* Capítulo 36). Un catéter con dos lúmenes puede ser de utilidad en los pacientes con alto débito, que requieren reposiciones de volumen o la administración de medicación (que no siempre es compatible con la composición de la NP). El manguito de dacrón inhibe la migración de los microorganismos en el tracto del catéter, estimula el crecimiento del tejido circundante e induce el sellado del catéter.

El sellado diario intraluminal puede realizarse con solución salina al 0,9% o con una solución heparinizada.

Es recomendable que las instituciones cuenten con normas estandarizadas para el manejo del CVC, con el fin de prevenir complicaciones como rupturas o infecciones, que contribuyen marcadamente con la morbimortalidad. La pérdida de sitios vasculares es una indicación de inclusión en lista de trasplante intestinal, si el paciente presenta, entre otras condiciones, trombosis de 3 de los 4 vasos siguientes: venas subclavias izquierda o derecha, vena yugular interna o vena braquiocefálica. Los pacientes que han perdido múltiples puntos de acceso venoso central (pérdida del capital venoso), deben ser derivados a un centro de trasplante intestinal para evaluación y manejo, antes de que el acceso sea tan limitado que el trasplante intestinal ya no sea una opción.

La colocación bajo guía ecográfica o radioscópica permite constatar la ubicación del CVC, y la radiografía de tórax es fundamental para descartar complicaciones (neumotórax, hemotórax). Asimismo, es útil como base de comparación ante posibles desplazamientos posteriores. No se debe utilizar un catéter sin comprobar su localización. Se deben tomar las medidas adecuadas para asegurar la fijación del catéter y educar a los pacientes y sus cuidadores sobre el mantenimiento correcto y la seguridad de este.

Los catéteres venosos centrales de inserción periférica (PICC) pueden ser el acceso de elección en ciertos escenarios, como en la traqueostomía o cuando se requiere NP por períodos cortos. Cuando el acceso venoso convencional se vuelve limitado, las técnicas de radiología intervencionista pueden ofrecer accesos centrales alternativos (o no convencionales), como la vena ácigos, transhepáticos, vertebrales, catéteres venosos colaterales o la intervención para recanalización venosa, pero solo deben intentarse por especialistas experimentados.

Es importante que cada paciente cuente con un historial de los accesos venosos que ha requerido, donde conste la fecha de colocación, sitio anatómico utilizado, fecha y causas del retiro, estudios realizados para evaluar los accesos venosos permeables u ocluidos y complicaciones relacionadas con la colocación.

Complicaciones

Enfermedad hepática asociada con insuficiencia intestinal (EHAII)

Definición y conceptos generales

Es una de las complicaciones más graves de los pacientes con II y NP prolongada. Se trata de un trastorno hepático prevenible y reversible, que continúa siendo una causa potencial de enfermedad hepática en fase terminal y una de las principales indicaciones para el trasplante de intestino, solo o combinado (hepático e intestinal).

Se la define como una disfunción hepatobiliar consecuencia de las estrategias de manejo médicas y quirúrgicas de la II, que puede progresar de manera variable a enfermedad hepática en etapa terminal, o bien estabilizarse o revertirse con la promoción de la adaptación intestinal. El diagnóstico de EHAII generalmente se realiza sobre bases clínicas, en niños que requieren NP a largo plazo para la II con evidencia bioquímica de colestasis. Dado que, como en otras enfermedades del hígado, la lesión hepática asociada con la II progresa en ausencia de síntomas, se debe sospechar incluso con cambios bioquímicos leves. La hiperbilirrubinemia conjugada de tan solo 1,2 mg/dL podría representar la única señal inicial, que, si persiste, debería impulsar las primeras intervenciones preventivas.

Se define como temprana ante la presencia de transaminasas o gamma glutamil transferasa (GGT) > 1,5 veces el límite superior de la normalidad, e hiperbilirrubinemia por debajo de 3 mg/dL. La combinación de hiperbilirrubinemia persistente > 6 mg/dL y prolongación del tiempo de protrombina indican mayor riesgo de EHAII grave y progresión a la enfermedad hepática en fase terminal, donde se observa alteración de la función hepática, hiperesplenismo e hipertensión portal. Sin embargo, cabe destacar que un aumento leve y aislado de las transaminasas y una hiper GGT moderada (≤ 4 veces el límite superior de la normalidad), pueden estar presentes en pacientes con II sin EHAII confirmada.

La evidencia histológica de colestasis se puede observar tan solo 2 semanas luego del inicio de la NP, y dentro de las 6 semanas pueden ser evidentes diversos grados de fibrosis; la esteatosis y la fibrosis hepáticas pueden persistir años después de suspendida la NP. La biopsia de hígado no suele ser necesaria para el diagnóstico, y debe limitarse a casos seleccionados para fines de estadificación o decisiones quirúrgicas. Aunque la presencia de cirrosis en la biopsia hepática no es un determinante de la supervivencia, y los niños con cirrosis pueden permanecer estables durante largos períodos de tiempo, las complicaciones de la cirrosis y la hipertensión portal son relevantes en sujetos con II.

Causas, fisiopatología y factores de riesgo

Las principales causas son las infecciones y los lípidos de la NP, por lo que se deben enfatizar los esfuerzos y estrategias terapéuticas orientadas a prevenir las infecciones y minimizar el riesgo asociado con la emulsión de lípidos, especialmente a base de soja.

La fisiopatología es posiblemente multifactorial. Los factores de riesgo de EHAII se pueden dividir en dos categorías (factores relacionados con el paciente y relacionados con la NP):

- Los factores de riesgo relacionados con el paciente incluyen el grado de maduración del hígado (prematuridad), sepsis recurrente por episodios de infección asociada a catéter, sobrecrecimiento bacteriano del intestino delgado (obstrucción, dismotilidad, falta de válvula ileocecal, alimentación por SNG), escasez de nutrición oral y enteral, y cirugía abdominal con mantenimiento prolongado de ostomas que interrumpen la circulación enterohepática.
- Los relacionados con la NP son el uso inadecuado de emulsiones lipídicas, falta de antioxidantes y presencia de fitoesteroles en la emulsión lipídica, desequilibrios de micronutrientes, la administración de cantidades excesivas de glucosa y la duración del período de infusión (Figura 61.3).

La falta de alimentación enteral da como resultado una disminución de hormonas como la colecistoquinina, motilina, gastrina y glucagón que normalmente estimulan a la vesícula biliar; esto conduce a la estasis biliar y promueve la ectasia intestinal, que se asocia con sobrecrecimiento bacteriano del intestino delgado, translocación bacteriana e infecciones recurrentes.

La sepsis es un factor de riesgo independiente para el desarrollo de colestasis. Las citoquinas proinflamatorias liberadas durante la sepsis (*v.* Capítulo 53), como el factor de necrosis tumoral α (TNF-α, por sus siglas en inglés), la interleuquina (IL) -1β y la IL-6, así como la activación de los receptores tipo Toll (TLR, por sus siglas en inglés) 2 o TLR4, afectan a los hepatocitos, las células de Kupffer, los colangiocitos, células endoteliales y células estrelladas, y conducen al desarrollo de alteraciones del flujo biliar (*v.* Figura 61.3). La inflamación asociada con estos cambios puede causar fibrosis y, finalmente, cirrosis biliar con enfermedad hepática terminal.

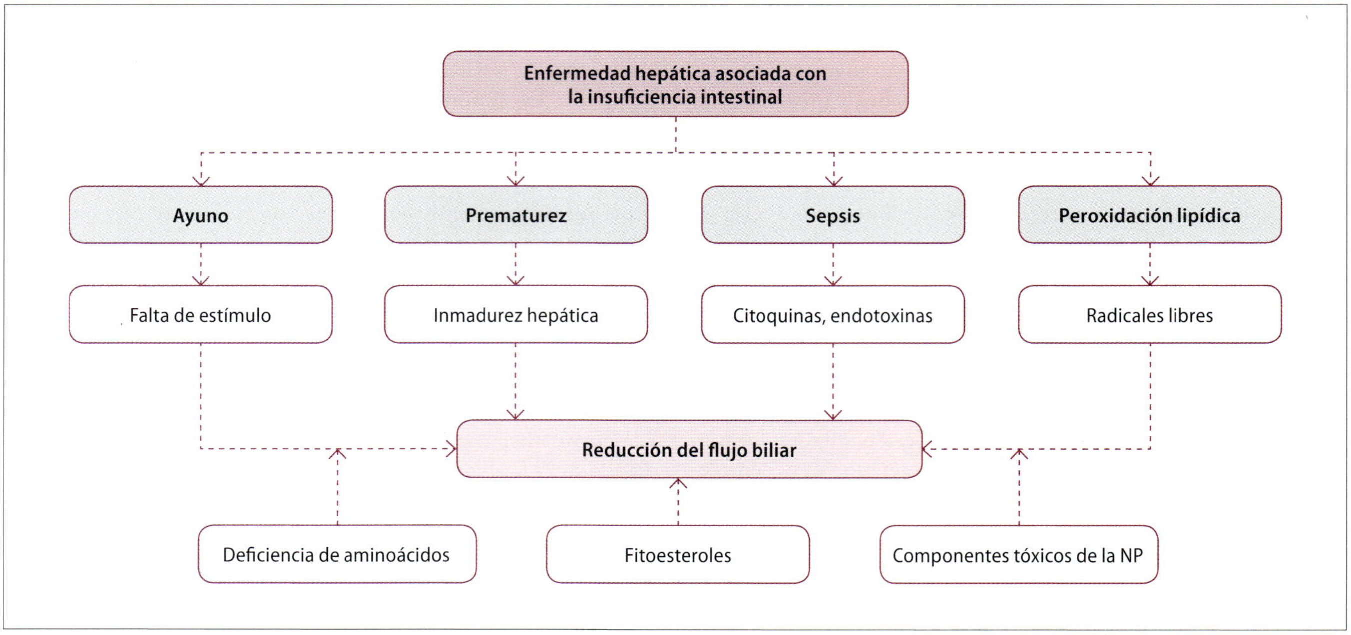

Figura 61.3 Principales causas y mecanismos de la enfermedad hepática asociada con la insuficiencia intestinal. (Modificado de: Goulet O, Joly F, Corriol O, et al. Some new insights in intestinal failure-associated liver disease. Curr Opin Organ Transplant 2009; 14: 256-61).

La prematuridad es un factor de riesgo establecido para la enfermedad hepática, con una prevalencia de hasta el 33 % en recién nacidos. Los que presentan enterocolitis necrosante grave o gastrosquisis con o sin atresia, tienen un riesgo especialmente alto de desarrollar enfermedad e insuficiencia hepática en etapa terminal temprana, debido a la combinación de prematurez, suboclusión, sepsis por gram negativos, reposo intestinal prolongado, NP continua en lugar de infusión cíclica, disminución de las reservas de glucógeno y de ácidos biliares, alteración del metabolismo del cobre (cofactor de antioxidantes), etc.

Prevención y manejo

La EHAII puede prevenirse mediante la identificación de los pacientes en riesgo y el manejo temprano apropiado, en quienes puede estar indicada la administración de ácido ursodesoxicólico. Asimismo, los pacientes con enfermedad hepática progresiva con dependencia de NP pueden requerir trasplante hepático e intestinal. Los factores de riesgo relacionados con la EHAII y sus opciones terapéuticas se describen en la Tabla 61.7.

Sobrecrecimiento bacteriano intestinal

Definición y conceptos generales

El sobrecrecimiento bacteriano intestinal es una complicación frecuente en los niños con SIC. Puede afectar el proceso de adaptación intestinal con impacto negativo nutricional, aumenta el riesgo de translocación bacteriana y sepsis y es un factor de riesgo de EHAII. Se define como la proliferación de la flora bacteriana de tipo colónica en el intestino delgado, que produce alteraciones en la digestión y absorción de nutrientes. Las especies más frecuentemente encontradas son *Streptococcus, Escherichia coli, Bacteroides* y *Lactobacillus*. Los factores predisponentes pueden ser anatómicos o funcionales:

- Factores anatómicos: ausencia de válvula ileocecal (permite la entrada al intestino delgado de bacterias colónicas), presencia de asas ciegas y estenosis.
- Factores funcionales: dilatación y enlentecimiento intestinales; tratamiento con bloqueantes de la secreción ácida y antidiarreicos como la loperamida, que tienen el potencial de alterar la flora comensal y promover el crecimiento excesivo de bacterias.

Estos factores se encuentran favorecidos por los cambios anatómicos secundarios a la resección intestinal, y por los mecanismos funcionales de adaptación intestinal.

El intestino del recién nacido es estéril; luego del nacimiento comienza la colonización por la flora del medio que lo rodea, que tiende a ser similar a la materna ya que la mayor parte de las especies se adquieren durante el nacimiento. Alrededor de los 2 años, la flora es similar a la del adulto. La composición de esta flora tiene una gran variabilidad interindividual, y contiene unas 400-500 especies distintas de bacterias. En el intestino proximal, se aíslan fundamentalmente bacterias aeróbicas y gram positivas, mientras que en dirección distal se hacen cada vez más numerosas las bacterias gram negativas y las anaerobias, que llegan a su máxima concentración en el colon. El recuento bacteriano es de 10^7-10^9 microorganismos/mL en el íleon terminal, y luego de la válvula ileocecal asciende a 10^{10}-10^{12} microorganismos/mL. La flora colónica normal tiene una relación simbiótica con el individuo, y emplea alimentos no digeribles (fibra, oligosacáridos y otros almidones resistentes) para la producción de ácidos grasos de cadena corta, que representan el sustrato energético principal de la mucosa colónica y previenen la colonización por bacterias patógenas.

Consecuencias clínicas

El SBI tiene un claro impacto negativo sobre la digestión y absorción de nutrientes, ya que las bacterias compiten por estos con

Tabla 61.7 Principales factores relacionados con la enfermedad hepática, su prevención y tratamiento

Factor de riesgo	Prevención o resolución
Falta de alimentación enteral, reposo intestinal prolongado	Maximizar la nutrición enteral para estimular el flujo de bilis, mejorar la integridad de la mucosa y preservar las hormonas gastrointestinales
Interrupción del ciclo enterohepático (enfermedad ileal o resección)	Estimular el eje enterobiliar mediante la ingestión de triglicéridos de cadena larga o leche materna, o por inyección de análogos de la colecistoquinina
Estasis intestinal con posterior sobrecrecimiento bacteriano intraluminal o translocación (endotoxemia)	Evitar el sobrecrecimiento bacteriano intraluminal causado por estasis intestinal con la administración de metronidazol, o realizar enteroplastia
Sepsis recurrente relacionada con el catéter	Evitar la sepsis relacionada con el catéter mediante el cuidado diario de este
NP continua	Administración de NP cíclica (reduce el hiperinsulinismo y la esteatosis hepática)
Ingesta inadecuada de macronutrientes, como infusión de NP con exceso de glucosa que conduce al hiperinsulinismo (desequilibrio glucosa/glucagón) y posterior esteatosis	Limitar el aporte o disminuir la velocidad de infusión de glucosa para reducir la acumulación de grasa hepática
Suministro inadecuado de aminoácidos	Utilizar aminoácidos adaptados pediátricos, proporcionar aminoácidos esenciales como cisteína, histidina, taurina y tirosina
Ingesta excesiva de ácidos grasos poliinsaturados de cadena larga, con posterior lipoperoxidación y alto contenido de fitoesteroles por emulsiones con base de aceite de soja	Usar el tipo y la cantidad adecuados de emulsión grasa, que proporciona ácidos grasos esenciales, reduce la carga de glucosa y limita la peroxidación lipídica. Utilizar emulsiones de lípidos a base de aceite de pescado: ▪ La administración diaria de lípidos intravenosos no debe sobrepasar los 2-3 g/kg ▪ Suspender los lípidos intravenosos tan pronto como ocurra trombocitopenia, hiperbilirrubinemia o aparezca ictericia
Sobrecarga de aluminio, hierro, cromo o manganeso	Adaptación de la ingesta de hierro y disminución del contenido de aluminio de la solución de NP

NP: nutrición parenteral.

los enterocitos. En el SBI, la flora desconjuga los ácidos biliares, lo que impide la formación de micelas y produce malabsorción de grasas. Clínicamente, esto se traduce en esteatorrea y déficit de vitaminas liposolubles A, D y E. Asimismo, se produce malabsorción de vitamina B_{12} y anemia megaloblástica (*v.* Capítulo 47.1). Cuando en el intestino proximal la cobalamina se une a las bacterias, se incrementan los análogos inactivos de la vitamina B_{12} y aumenta el catabolismo de esta vitamina a cobamidas inactivas, por acción de algunas bacterias (*Clostridium*, *Escherichia Coli* y *Propionibacterium*). Sin embargo, no se produce déficit de vitamina K ni de ácido fólico, dado que ambos compuestos son sintetizados por las bacterias intestinales. También se altera la absorción de hidratos de carbono, debido principalmente al consumo intraluminal y a la disminución de las disacaridasas locales (lactasa y sucrasa) por el daño de la mucosa ocasionado por las bacterias. Los carbohidratos mal digeridos son los principales responsables del meteorismo y la distensión abdominal. Por último, si bien poco frecuente, puede haber malabsorción proteica por catabolismo intraluminal y disminución de la absorción intestinal.

Además de los trastornos en la absorción, el SBI produce cambios inflamatorios de la mucosa intestinal, lo que aumenta la permeabilidad y el riesgo de translocación bacteriana y sepsis. Asimismo, la inflamación puede ocasionar úlceras anastomóticas y sangrado intestinal agudo o crónico, asociados con el desarrollo de anemia ferropénica (*v.* Capítulo 47.1).

Como fue mencionado, el SBI es un factor de riesgo para EHAII por la activación de múltiples citoquinas proinflamatorias, estimuladas por la liberación de endotoxinas bacterianas que interfieren con la función de los transportadores de membrana de los hepatocitos.

Otro aspecto para considerar es la forma de administración del soporte enteral; la alimentación continua ofrece las ventajas de una tasa óptima de digestión y absorción, pero a su vez cambia el patrón de motilidad intestinal al perder el período de ayuno y contribuir con la alteración del aclaramiento bacteriano intestinal. Asimismo, también puede resultar en sobrecarga intestinal con malestar abdominal, distensión intestinal y pérdida de la autorregulación de la ingesta que conduce a trastornos de la alimentación.

Las manifestaciones clínicas del SBI son variadas, e incluyen: retardo del crecimiento, anorexia, síntomas gastrointestinales (dolor abdominal, distensión abdominal y diarrea), malabsorción, infecciones bacterianas recurrentes y sepsis, retraso en el destete de la NP, inflamación intestinal, sangrado gastrointestinal, translocación bacteriana y endotoxemia, daño hepático y acidosis D-láctica.

Diagnóstico

El diagnóstico de SBI es un desafío. Puede establecerse de forma indirecta mediante la prueba de hidrógeno en el aire espirado, posterior a una sobrecarga oral de lactulosa (*v.* Capítulo 49.2), o bien de forma directa por aspiración y cultivo del contenido intestinal obtenido endoscópicamente. Se espera que la aplicación de técnicas moleculares modernas al estudio del microbioma del intestino delgado, junto con técnicas de muestreo innovadoras (como el muestreo de gases intestinales en tiempo real), permitan definir con mayor precisión el espectro de esta complicación.

Tratamiento

El tratamiento es muy controvertido; el objetivo es modificar la flora bacteriana y reducir el número de bacterias patógenas, al tiempo que debe mantenerse la flora bacteriana normal. No existen ensayos controlados sobre el tratamiento del SBI en SIC, por lo que las recomendaciones se establecen en función de la experiencia clínica, teniendo en cuenta que los cultivos de aspirado intestinal no identifican necesariamente a las especies responsables de los síntomas.

El tratamiento antibiótico es empírico, y debe cubrir bacterias aerobias y anaerobias. La administración repetida de antibióticos de amplio espectro puede mejorar el SBI, pero conlleva el riesgo potencial de selección de bacterias altamente resistentes, sin tratar la causa subyacente. Reanudar la alimentación enteral y realizar una cirugía sin trasplante para reducir el diámetro del intestino delgado, puede restaurar la motilidad intestinal y disminuir el SBI. En la Tabla 61.6 se describen los antibióticos utilizados para el tratamiento de esta entidad.

Complicaciones del acceso venoso central

Las complicaciones pueden ser mecánicas (oclusión, desplazamiento, ruptura o trombosis) o infecciosas. La trombosis y la infección se encuentran interrelacionadas, dado que el trombo sirve como nido para la infección.

Complicaciones mecánicas

De las complicaciones mecánicas, la oclusión es la más frecuente y la de mayor impacto en estos pacientes.

Oclusión no trombótica

La oclusión mecánica puede ser por compresión extrínseca, acodamiento, mal posicionamiento o precipitados de la infusión, como cristalización o incompatibilidad entre fármacos, incompatibilidad entre la NP y un fármaco o depósito de lípidos (*v.* Capítulo 17).

Oclusión trombótica

La trombosis recurrente produce pérdida progresiva de los accesos venosos. La trombosis relacionada con el catéter puede deberse a la formación de una vaina de fibrina alrededor de la punta, un trombo intraluminal o trombosis venosa. Puede ser total (imposibilidad de infusión o aspiración) o parcial (incapacidad para aspirar sangre, pero capacidad para enjuagar o infundir a través del catéter). También puede suceder por adherencia de la punta a la pared venosa, o por un trombo en la punta del catéter (mecanismo valvular). La oclusión del catéter trombótico y la trombosis relacionada con el CVC requieren una investigación y un tratamiento exhaustivos.

Las complicaciones asociadas con la trombosis relacionada al catéter (TRC), además de la pérdida progresiva de accesos venosos profundos, incluyen un mayor riesgo de bacteriemia asociada a catéter (BAC), embolia pulmonar, síndrome postrombótico y síndrome de vena cava superior. Hasta el 50% de los niños con CVC a largo plazo desarrollan TRC, aunque más del 50% de estas son asintomáticas.

La venografía se considera el estándar de diagnóstico para la evaluación de la permeabilidad venosa; sus limitaciones incluyen la relativa invasividad del estudio, la exposición a la radiación, la administración intravenosa de contraste y la necesidad del estudio dirigido al área anatómica de interés. Estudios de imágenes adicionales, como la tomografía computarizada (TC) y la venografía por resonancia magnética (RM), ofrecen información completa sobre la obstrucción venosa. El ecocardiograma puede ser útil para los trombos asociados con la punta del catéter. La ecografía venosa, aunque se usa ampliamente, puede no ser lo suficientemente sensible para la vigilancia o diagnóstico de oclusiones vasculares o secuelas intravasculares sutiles de los catéteres permanentes; sin embargo, se puede utilizar para el seguimiento de las lesiones establecidas a lo largo del tiempo. En la práctica, muchos centros eligen la ecografía como imagen de primera línea para evaluar la oclusión, y reservan la TC, RM o venografía tradicional cuando se requiere una mayor delimitación del acceso.

El tratamiento de la trombosis aguda y sintomática relacionada con el CVC depende de la necesidad de continuar utilizando el CVC. Puede tratarse localmente con heparina de bajo peso molecular (HBPM) o agentes fibrinolíticos, como el activador tisular de plasminógeno (alteplasa), uroquinasa o uroquinasa recombinante. La terapia anticoagulante inicial tiene como objetivo prevenir la extensión del trombo y la embolización pulmonar posterior. La HBPM generalmente se recomienda durante 6 semanas a 3 meses, según la extensión del trombo, la respuesta inicial al tratamiento y si persisten los factores trombofílicos (*v.* Capítulo 47.2). La terapia trombolítica directa debe ser muy bien evaluada frente a la anticoagulación, y realizarse solamente si el trombo compromete un órgano o un miembro en las primeras dos semanas desde el inicio de los síntomas (*v.* Capítulo 47.2).

Complicaciones infecciosas

Las infecciones relacionadas al catéter pueden ser de cuatro tipos.

En el sitio de inserción. Se presenta con eritema, induración, mayor sensibilidad o exudado en un área de 2 cm en torno al punto de exteriorización del catéter, con o sin aislamiento de un microorganismo. Puede asociarse o no con otros síntomas y signos de infección, como fiebre o pus en el sitio de salida, con o sin infección concomitante del torrente sanguíneo.

En el túnel subcutáneo (tunelitis). Se presenta con eritema, aumento de la sensibilidad o induración a más de 2 cm del sitio de salida a lo largo del trayecto subcutáneo (por dentro del manguito de dacrón) de un catéter tunelizado, junto con exudado con cultivo positivo del sitio de salida, que puede no verse a menos que se exprese mediante palpación, con o sin infección concomitante del torrente sanguíneo.

Colonización del catéter. Crecimiento significativo de un microorganismo en un cultivo cuantitativo o semicuantitativo de la punta del catéter, segmento del catéter subcutáneo o conector del catéter (*v.* Capítulo 36).

En el torrente sanguíneo. La bacteriemia asociada a catéter (BAC) es la complicación más común y potencialmente más grave. Su epidemiología, diagnóstico, manejo y prevención se describen en el Capítulo 36. Dada la preocupación por el acceso vascular a largo plazo, la mayoría de los niños con II pueden continuar recibiendo la NP y recibir tratamiento para la BAC con antibióticos a través del CVC, para eliminar la infección y salvar la vía.

Medidas de prevención para reducir el riesgo de BAC

Bloqueo (*lock*) de etanol. Es un microbicida capaz de penetrar en el *biofilm*, lo que permite la esterilización del catéter. Es efectivo frente a un amplio rango de patógenos, que incluye bacterias, micobacterias y hongos, y no existe evidencia de resistencia. *In vitro*, una concentración de etanol al 70% es eficaz para la erradicación de los patógenos como *Staphylococcus epidermidis*, *Staphylococcus aureus*, *Klebsiella pneumoniae*, *Pseudomonas aeruginosa* y múltiples especies de cándida, con una exposición de 2 horas frente a un *biofilm* establecido. La exposición prolongada al etanol al 30% o 70% no afecta la integridad estructural de los catéteres de silicona, pero no se recomienda su utilización en catéteres de poliuretano. Se recomienda la aspiración del etanol; si no se puede extraer y se produce la entrada ocasional en el torrente sanguíneo, suele ser inocua, incluso en niños pequeños, dado que el volumen infundido suele ser inferior de 1 mL y la concentración plasmática no es capaz de alcanzar valores tóxicos.

Bloqueo (*lock*) de taurolidina. Es un potente agente antiséptico derivado del aminoácido taurina. Previene la adhesión de las bacterias a las superficies biológicas, así como la formación del *biofilm*. Tiene un amplio espectro antimicrobiano, con actividad frente a gérmenes gram positivos, gram negativos y hongos; hasta el momento, no se han descrito resistencias y no es un producto tóxico. Se utiliza con un anticoagulante como el citrato.

Acidosis D-láctica e hipermetabolismo colónico

La acidosis D-láctica o D-lactoacidosis es un síndrome neurológico raro que ocurre en niños con SIC o luego de la cirugía de derivación yeyuno-ileal. Los síntomas neurológicos comienzan luego de una ingesta elevada de hidratos de carbono; los pacientes pueden presentar alteración del estado mental, dificultad para hablar y ataxia (entre otros síntomas neurológicos), e impresionan como si tuviesen una intoxicación etílica. El inicio de los síntomas se acompaña de acidosis metabólica con aumento del anión GAP, e incremento de la concentración plasmática y en materia fecal del D-lactato, con L-lactato normal. En el Capítulo 7 se describen la fisiopatología y el manejo diagnóstico y terapéutico de esta entidad.

El hipermetabolismo microbiológico del colon se produce por la llegada al colon de una gran cantidad de hidratos de carbono no digeridos, debido a la malabsorción intestinal. Puede manifestarse con distensión abdominal, con o sin náuseas, y puede empeorar con la hiperfagia o la alimentación agresiva por SNG. La acidosis D-láctica es una complicación rara del hipermetabolismo colónico, y es claramente un fenómeno diferente del SBI.

Aversión oral

La aversión oral es común entre los pacientes que desarrollan II en el período neonatal. Las habilidades motoras orales, críticas para la alimentación, se desarrollan durante los primeros tres años de vida, especialmente durante los primeros seis meses. Sin alimentación oral durante este período clave, los niños pueden desarrollar rechazo a la comida o retrasar habilidades orales-motoras. El aporte nutricional a través de sondas de gastrostomía puede potenciar la aversión oral, al reducir el apetito. Para prevenirla, se recomienda iniciar la estimulación oral lo antes posible, ya sea por succión no nutritiva o alimentación oral. El trabajo interdisciplinario con terapeutas en alimentación puede ayudar a establecer asociaciones positivas con la alimentación oral y evitar los intentos coercitivos.

Otras complicaciones

Déficit de micronutrientes

Debe tenerse en cuenta cuando se realiza la transición de la alimentación parenteral a la enteral. Se deben controlar los niveles plasmáticos de las vitaminas 25 hidroxivitamina D_2 (ergocalciferol), A, E y B_{12}, así como los niveles de folato, cobre, hierro, zinc, magnesio, fósforo y selenio.

Enfermedad ósea metabólica

Se produce por una ingesta o absorción inadecuada de calcio, fósforo y vitamina D, lo que conduce a una alteración de la mineralización ósea e hiperparatiroidismo, que estimula la resorción ósea. Se recomienda la evaluación con densidad mineral ósea (DMO) a partir de los 5 años, porque se dispone de datos de referencia a partir de esa edad, y se debe repetir cada 2 años. Asimismo, se sugiere evaluar el metabolismo fosfocálcico y los valores de vitamina D junto con subespecialistas en endocrinología infantil; particularmente en los niños con DMO baja, refractaria o con complicaciones como dolor óseo y fracturas.

Complicaciones renales

Los niños con II pueden presentar mayor riesgo de enfermedad renal crónica; entre los factores de riesgo se encuentran la prematurez, episodios de sepsis y deshidratación, disminución de la perfusión visceral o exposición a agentes nefrotóxicos que deterioran progresivamente la función renal. Se debe intentar prevenir o minimizar estos factores, así como controlar la función y morfología renal. La lesión renal en las primeras etapas de la vida puede predisponer a la hipertensión en la edad adulta, y evolucionar a la enfermedad renal crónica terminal (*v.* Capítulo 72).

Factores pronóstico y estrategias de manejo interdisciplinario

La II en los niños es una condición devastadora, dada la incapacidad del intestino para absorber los líquidos y nutrientes necesarios para sostener la vida.

El pronóstico a largo plazo se encuentra marcado por la posibilidad de lograr la autonomía intestinal, y todas las estrategias de manejo e intervenciones terapéuticas deben apuntar hacia este objetivo. Durante el proceso, la alimentación parenteral como soporte y la rehabilitación intestinal han demostrado ser los factores determinantes en la transformación de una enfermedad con altas tasas de mortalidad, en una enfermedad crónica.

Los niños poseen un altísimo potencial de adaptación. Hay reportes que estiman que el 60% de los pacientes con menos del 50% de intestino esperado para la edad y con más del 50% de colon remanente, logran la autonomía enteral. Con el colon intacto, hay niños que pueden lograr la autonomía intestinal con longitud de intestino remanente menor del 10%-20% del esperado para la edad.

La cohorte más grande de pacientes pediátricos con falla intestinal, publicada en el año 2012, reúne 270 pacientes del Consorcio de Pacientes Pediátricos atendidos en Estados Unidos entre los años 2000 y 2004. En esta publicación, se describe que el 50% de los niños logró la autonomía intestinal, el 25% requirió trasplante y el 25% falleció. Otras series más pequeñas reportaron que entre el 41% y el 78% de los niños lograron la autonomía intestinal.

La atención de estos pacientes en centros que cuenten con programas de rehabilitación intestinal, con un equipo interdisciplinario dedicado y con experiencia, consolida la capacidad para manejar proactivamente a estos niños, anticipándose a sus posibles complicaciones. Existe cada vez más evidencia de que esta estrategia mejora el pronóstico y disminuye la morbimortalidad a largo plazo.

La mortalidad ha disminuido significativamente en los últimos 15 años. Tradicionalmente, las principales causas de muerte fueron la sepsis y la enfermedad hepática asociada con la NP. Esta última se encuentra en disminución, gracias al mejor manejo de los lípidos de la NP y a las estrategias para disminuir la colestasis (*v.* Capítulo 17). Por su parte, la presencia de enfermedad hepática disminuye las posibilidades de adaptación.

Como fue mencionado, la magnitud de la resección intestinal (longitud remanente de intestino delgado) y la presencia de válvula ileocecal son dos factores pronóstico no modificables, que deben tenerse en consideración. A mayor resección y ausencia de válvula, peor pronóstico. Las cirugías de STEP y Bianchi han demostrado mejorar la calidad de vida al acortar el requerimiento de NP.

Los pacientes que requieren menos tiempo de NP son aquellos que reciben leche materna tempranamente, los que poseen mayor longitud de colon remanente y en los que la causa de la II fue una ECN. La dependencia de NP por más de dos años se asocia con peor pronóstico.

La sepsis es la causa más importante de morbimortalidad, y es un predictor independiente de la aparición de colestasis (*v.* Figura 61.3). La prevención del sobrecrecimiento bacteriano y la profilaxis de BAC mediante el bloqueo de etanol, son las principales intervenciones que han logrado reducir los episodios de sepsis.

En cuanto a los accesos venosos centrales, la colocación en manos de cirujanos entrenados y los cuidados diarios bajo estrictos protocolos, han demostrado evitar complicaciones tanto infecciosas como mecánicas.

Calidad de vida

El diagnóstico de II es un diagnóstico de alto impacto en el niño y su familia. Produce múltiples complicaciones físicas, emocionales y sociales.

Algunos reportes señalan al dolor abdominal y la presencia de diarrea como los dos factores que más estrés generan en los padres de los niños con SIC. Asimismo, las cicatrices de las cirugías y los catéteres afectan la imagen corporal, y a medida que los niños crecen las consecuencias y el deterioro en la calidad de vida aumentan progresivamente.

La NP prolongada, tanto en el hospital como en el hogar, tiene gran impacto sobre la calidad de vida. Si bien la NP domiciliaria inicialmente posee un impacto positivo y puede llegar a administrarse 10-12 horas durante la noche, resulta intrusiva, genera mucho estrés por el manejo de los dispositivos y altera el descanso de todos los convivientes. A su vez, impone graves restricciones en la vida cotidiana: dificultades para salir de vacaciones, realizar trámites o compras y compartir tiempo con pares. Por otro lado, los niños que deben permanecer internados en centros para recibir la NP suelen estar lejos de sus hogares, no comparten tiempo con sus hermanos y uno de sus dos progenitores debe acompañarlo permanentemente. Los miembros de estas familias pueden sufrir desarraigo, alteraciones vinculares, depresión y conflictividad.

En este difícil escenario, los aspectos psicosociales y comunicacionales poseen un rol fundamental. Incluir en los equipos de rehabilitación desde el inicio a psicólogos y trabajadores sociales, entre otros, es una intervención necesaria, que mejora la calidad de vida.

Acceda al eBook para consultar la lista de bibliografía. Consulte las indicaciones en la retiración de tapa.

Sección 10

El paciente oncológico pediátrico

62

Presentación clínica del cáncer en la infancia

Estanislao Díaz Pumará

El diagnóstico de cáncer en un niño, si bien es poco frecuente, representa una situación de gran disrupción para la familia, el niño, su entorno e incluso para los profesionales médicos que lo atienden. La baja frecuencia y la escasa especificidad de los signos y síntomas hacen que el diagnóstico temprano sea un verdadero desafío. Esto posee un valor crítico, dado que el inicio precoz del tratamiento muchas veces resulta en un pronóstico mejor. Con los tratamientos actuales, más de dos terceras partes de los niños con esta enfermedad pueden curarse. Sin embargo, en casos de enfermedad avanzada o diseminada, son necesarios tratamientos más agresivos y suelen obtenerse peores resultados.

Dado que el primer contacto del paciente con cáncer es con su pediatra de cabecera o con el médico de guardia, el reconocimiento de la forma de presentación de esta entidad resulta imprescindible para lograr una identificación temprana, que permita iniciar el tratamiento en los estadios precoces de su evolución.

Epidemiología

La tasa de incidencia de cáncer en la Argentina es de 120-140 casos por millón de habitantes en menores de 15 años, lo que hace que aparezcan entre 1300 y 1400 casos nuevos por año. A su vez, se trata de la segunda causa de muerte en niños de 5-15 años, luego de las lesiones no intencionales, y es la primera causa de muerte por enfermedad. Se presenta con dos picos de incidencia: el primero en la primera infancia y el segundo en la adolescencia.

Al igual que en otros países del mundo, la leucemia es la enfermedad oncológica más frecuente en niños, seguida de los tumores del sistema nervioso central (SNC) y los linfomas (Figura 62.1). Por otro lado, se debe tener en consideración que existen edades características de aparición de los diferentes tumores; p. ej., los tumores óseos en la adolescencia o el neuroblastoma y el tumor de Wilms en menores de 5 años (Figura 62.2).

La etiología general del cáncer infantil es poco conocida, y en su mayoría respondería a un mecanismo multifactorial, con posible interacción de factores genéticos y ambientales. Ciertas enfermedades genéticas confieren susceptibilidad a padecer tumores. Tal es el caso de la neurofibromatosis tipo 1 y 2, el síndrome de Down, el síndrome de Beckwith-Wiedemann y la esclerosis tuberosa, entre los más importantes. A diferencia de los tumores en adultos, una parte pequeña de estas enfermedades se explican por exposiciones ambientales conocidas, siendo las radiaciones ionizantes una de ellas. Finalmente, algunos virus se han relacionado con ciertos tumores infantiles, como la relación entre el virus de Epstein-Barr y el linfoma no Hodgkin.

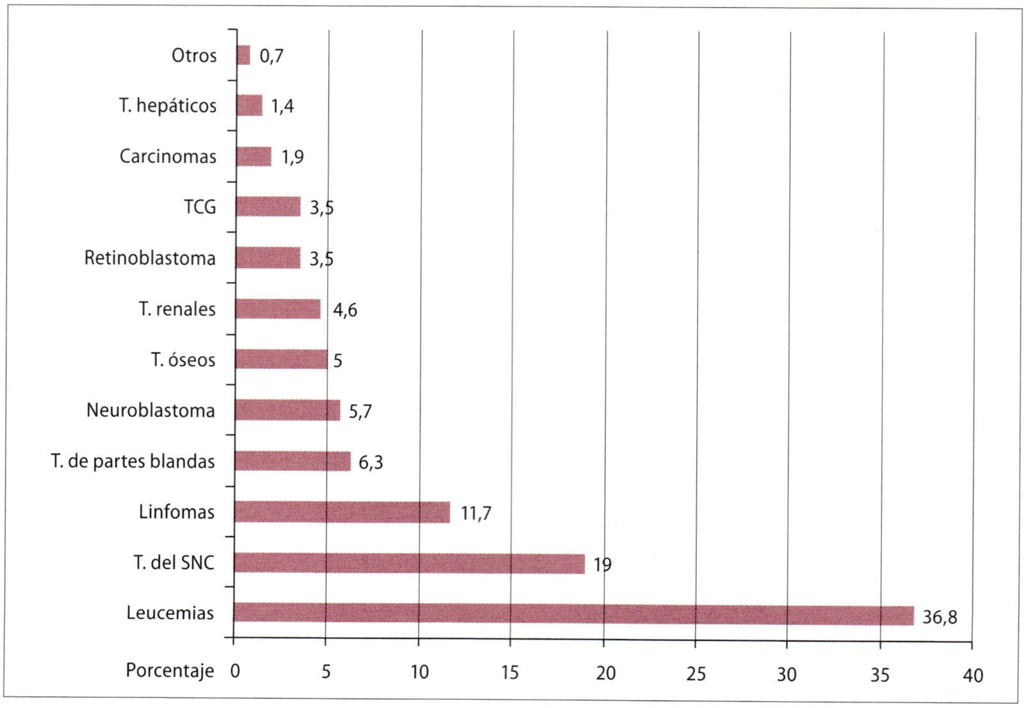

Figura 62.1 Frecuencia relativa de las neoplasias en niños. Datos de la Argentina entre los años 2000-2016. T: tumores; TCG: tumores de células germinales; SNC: sistema nervioso central.

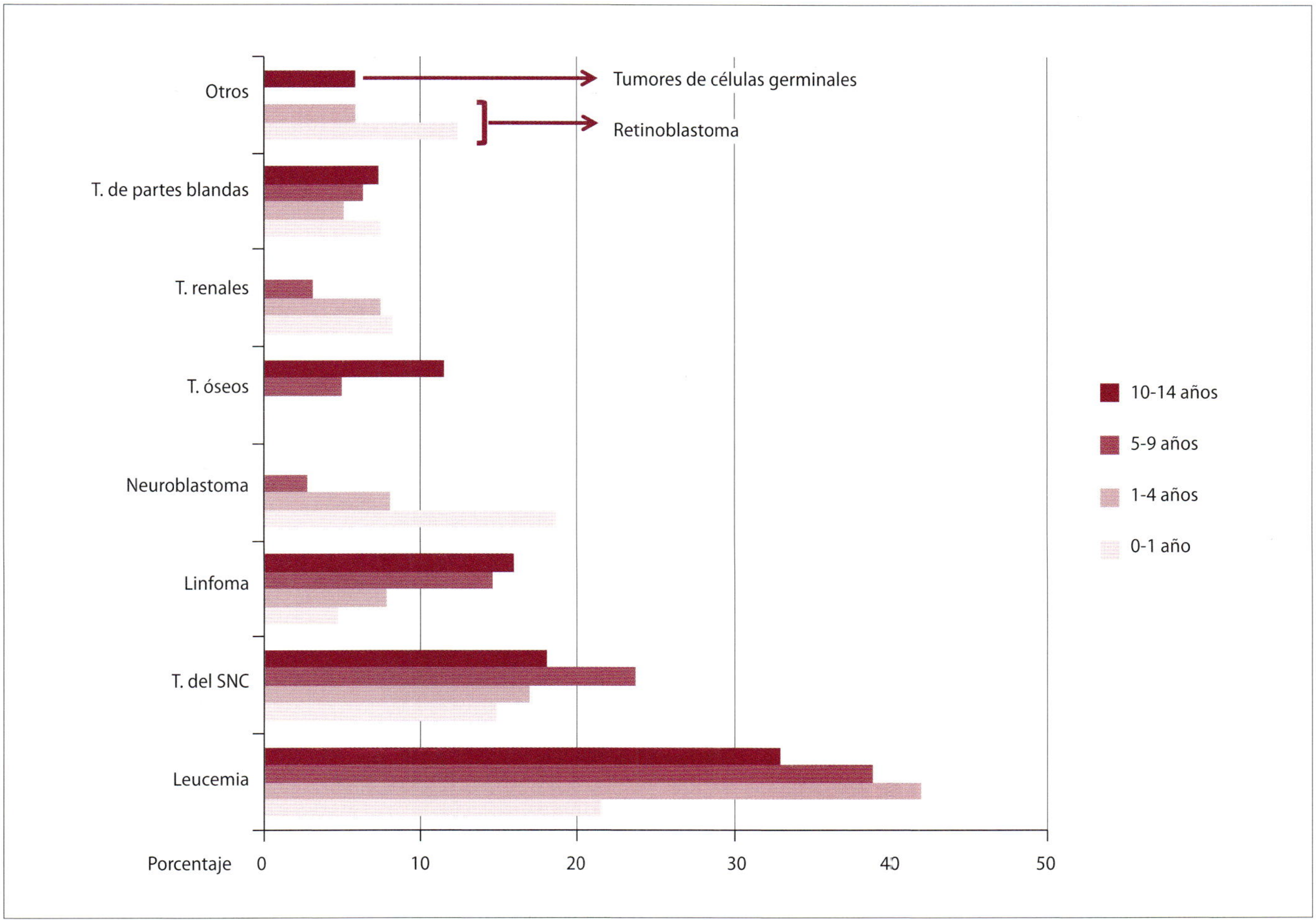

Figura 62.2 Frecuencia relativa de neoplasias según rango etario. T: tumores; SNC: sistema nervioso central.

Presentación clínica

Muchos elementos hacen que el diagnóstico del cáncer en la edad pediátrica sea un desafío:

- La baja frecuencia.
- El origen en estructuras viscerales profundas, a diferencia de los tumores epiteliales típicos de la edad adulta.
- La dificultad para que el niño describa claramente sus síntomas.
- Los síntomas inespecíficos que abarcan un amplio abanico de diagnósticos diferenciales.

Se puede dividir el tiempo y la secuencia diagnóstica de un niño en cuatro etapas:

1. Primera consulta. Desde la aparición del primer síntoma hasta la realización de la primera consulta. Este tiempo varía en función de la biología y localización de cada tumor. Los primeros síntomas pueden ser inespecíficos (fiebre, malestar general, descenso de peso, anorexia) y asemejarse a enfermedades comunes. Otro grupo de síntomas está dado por el efecto de masa, que produce compresión o invasión de órganos. El nivel de educación, información médica y creencias de los padres o cuidadores, incluso del mismo paciente, tiene una influencia directa sobre la duración de esta primera etapa.
2. Sospecha diagnóstica. Desde la primera consulta hasta la derivación a un centro especializado. La formación del pediatra de atención primaria es fundamental para minimizar los tiempos de esta etapa. Se debe evitar la realización de estudios innecesarios y generar una rápida derivación del paciente a un centro especializado, ni bien se establezca la sospecha clínica.
3. Confirmación diagnóstica. Desde que el paciente ingresa a un centro especializado hasta la confirmación diagnóstica. Su duración depende de las características institucionales y del servicio donde ingresa el paciente. Es fundamental que existan guías institucionales de manejo unificado, así como una comunicación fluida entre los distintos servicios para agilizar este proceso.
4. Inicio del tratamiento.

Leucemias

Se trata del cáncer más frecuente en pediatría. La leucemia linfoblástica aguda (LLA) constituye el 75%-80 % de los casos y, si bien puede acontecer a cualquier edad, tiene un pico de incidencia entre los 2 y los 5 años. Su etiología es desconocida, pero existen factores de riesgo bien establecidos como la exposición a radiación ionizante o ciertas enfermedades genéticas como el síndrome de Down, que aumenta 15 veces la posibilidad de padecerla. Sus manifestaciones clínicas suelen ser inespecíficas al inicio (anorexia, fatiga y malestar general). Otras están relacionadas con la infiltración de la médula ósea por blastos, provocando la afectación del desarrollo de los precursores hematopoyéticos que resulta en anemia, trombocitopenia y neutropenia, cuyos síntomas se resumen en la Tabla 62.1. Asimismo, pueden verse infiltrados órganos extramedulares, principalmente el hígado, bazo y ganglios linfáticos, los cuales pueden agrandarse y ser detectados con el examen físico. El dolor óseo puede ser intenso, despierta al paciente por la noche y se exacerba con la palpación. También puede haber tumefacción y dolor articular, con presencia de derrame. Con menor frecuencia, pueden afectarse otros órganos como el sistema nervioso central (SNC), los testículos, la piel, el riñón, los ojos e intestinos.

Una vez generada la sospecha clínica, se debe solicitar un hemograma con frotis de sangre periférica, donde pueden observarse las citopenias y las células blásticas, que en ocasiones no son circulantes o pueden ser confundidas con linfocitos reactivos o atípicos en manos no experimentadas. Por este motivo, el estudio de la médula ósea resulta esencial para establecer el diagnóstico.

El diagnóstico diferencial debe establecerse con patologías infecciosas (virus de Epstein-Barr, citomegalovirus), autoinmunes (trombocitopenia inmune, anemia hemolítica autoinmune, lupus eritematoso sistémico, síndrome activación macrofágica, etc.) y otras patologías hematológicas (anemia aplásica, mielofibrosis, etc.).

El abordaje de las principales complicaciones y emergencias oncológicas relacionadas con la leucemia se detalla en los Capítulos 63, 64 y 65.

Tumores de sistema nervioso central

Son los tumores sólidos más frecuentes en pediatría y ocupan el segundo lugar detrás de las leucemias dentro del universo del cáncer infantil. Existen más de 100 tipos histológicos descritos, dentro de los cuales los gliomas son el grupo histológico más común, que pueden ubicarse en cualquier parte del neuroeje y ser benignos o malignos. El meduloblastoma, frecuentemente ubicado en la fosa posterior, es el tumor maligno más frecuente del SNC. Ciertas enfermedades, como la neurofibromatosis o la esclerosis tuberosa, pueden predisponer a padecer este tipo de tumores.

Los niños frecuentemente desarrollan síntomas meses antes del diagnóstico, y la prolongación de este período se asocia con un aumento de la mortalidad.

La forma de presentación clínica puede dividirse en dos grandes grupos: signos y síntomas por hipertensión endocraneal (HTE) o por la localización topográfica de la lesión (signos de foco).

Tabla 62.1 Principales manifestaciones clínicas de la leucemia

Infiltración de la médula ósea	• Anemia: palidez cutáneo-mucosa, astenia, fatiga, insuficiencia cardíaca congestiva en casos graves • Trombocitopenia: petequias, equimosis, púrpura, sangrados mucosos • Leucopenia: fiebre, síntomas infecciosos, sepsis • Dolor óseo, dolor de miembros inferiores
Infiltración de órganos	• Adenomegalias • Hepatomegalia • Esplenomegalia
Otras manifestaciones clínicas	• Hiperplasia gingival • Cloroma: tumoración compuesta por blastos (frecuente en zona periorbitaria) • *Leucemia cutis*: placas o nódulos azulados • Artritis, artralgias
Síntomas por complicaciones	• Síndrome de lisis tumoral (*v.* Capítulo 63) • Hiperleucocitosis e hiperviscosidad (*v.* Capítulo 64) • Masa mediastinal: en LLA tipo T (*v.* Capítulo 65) • Coagulación intravascular diseminada (LMA promielocítica)

LLA: leucemia linfoblástica aguda; LMA: leucemia mieloide aguda.

Signos y síntomas de HTE

Suceden por obstrucción de la circulación normal del líquido cefalorraquídeo (LCR). Los más frecuentes son la cefalea y los vómitos. Lo inespecífico de estas manifestaciones hace que pueda existir un tiempo prolongado entre su instalación y el diagnóstico.

Alrededor de un tercio de los tumores del SNC se presentan con cefalea, y el tiempo promedio desde el inicio de los síntomas hasta el diagnóstico es de 26 semanas. Las características orientativas de la cefalea producida por estas lesiones (conocidas como banderas rojas) son las siguientes:

- Suele tener un patrón crónico progresivo, o con cambio del patrón de cefalea previo.
- Suele ser de predominio matinal (aunque no es excluyente).
- Se agrava con la maniobra de Valsalva.
- Despierta al niño durante la noche.
- Tiene localización occipital.
- Se presenta en niños menores de 5 años.
- Se asocia con algún hallazgo patológico al examen físico neurológico, que incluye el fondo de ojo (esto sucede en el 98% de los casos). Los más frecuentes son alteraciones del sensorio, edema de papila, compromiso de la motilidad ocular o movimientos oculares anormales, ataxia y alteración de los reflejos osteotendinosos.
- Se asocia con lesiones en piel (manchas café con leche o hipopigmentadas).

En los niños más pequeños, a los signos y síntomas de HTE pueden agregarse el aumento del perímetro cefálico y la presencia de ojos en sol naciente.

La tríada de Cushing (bradicardia, hipertensión y alteraciones respiratorias), junto con la alteración del sensorio, son signos ominosos que requieren una conducta diagnóstica y terapéutica inmediata (*v.* Capítulo 51.6).

Signos de foco

Son variados y diversos, y dependen de la localización y el efecto de masa del tumor. Los más frecuentes incluyen: convulsiones, afectación de pares craneales, disfunción endocrinológica (diabetes insípida, pubertad precoz, déficits multihormonales), síndrome cerebeloso, paresias o parestesias focales. Los signos de compresión medular constituyen una emergencia oncológica, cuyo abordaje se trata con detalle en el Capítulo 66.

Una vez establecida la sospecha clínica, la imagen de elección es la resonancia magnética (RM) de cerebro o médula espinal con y sin contraste endovenoso. El tiempo recomendado para su realización no debe superar los 7 días.

En caso de inestabilidad neurológica, se debe solicitar una tomografía computarizada (TC) sin contraste en forma urgente con el fin de identificar una hidrocefalia aguda o un sangrado, que requiera intervención neuroquirúrgica inmediata (Figura 62.3). Las medidas de sostén en este contexto incluyen la administración de dexametasona a 1-2 mg/kg (máximo 10 mg/dosis) en bolo, y continuar con una dosis de mantenimiento de 0,5-1,5 mg/kg/d cada 4-6 horas (máximo 4 mg/dosis) con el objetivo de disminuir el edema peritumoral.

Linfomas

Los linfomas son el tercer cáncer en frecuencia en la población pediátrica. Su diagnóstico precoz se asocia con muy buenas oportunidades de curación, y es una de las neoplasias infantiles

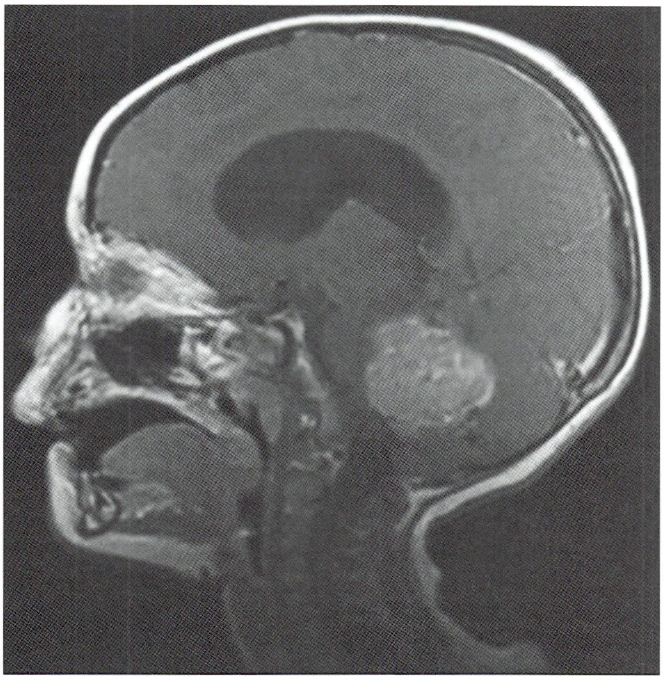

Figura 62.3 Hidrocefalia asociada con un tumor de fosa posterior.

de mejor pronóstico. El 60% son linfomas no Hodgkin (LNH), e incluyen el linfoma de Burkitt, el linfoma linfoblástico de precursores de células T o B, el linfoma difuso de células B grandes y el linfoma anaplásico de células grandes. El 40% restante corresponde al linfoma Hodgkin (LH), que es el cáncer más frecuente en adolescentes entre 15 y 19 años.

El diagnóstico puede ser un desafío, dado que no existen signos ni síntomas específicos de esta patología y los diagnósticos diferenciales son múltiples y diversos. Estos incluyen patologías infecciosas, autoinmunes y linfoproliferativas, entre otras. La forma de presentación más común es la adenomegalia o linfadenopatía que, por su frecuencia en la población pediátrica y su etiología mayormente infecciosa, obliga a realizar una meticulosa evaluación clínica. Una historia clínica adecuada y completa, junto con las características clínicas de la adenopatía, ayudan a establecer el diagnóstico en forma correcta. Los principales hallazgos semiológicos que orientan hacia la presencia de una patología maligna son los siguientes:

- Presencia de síntomas sistémicos: descenso de peso > 10% del peso corporal, sudoración nocturna, fiebre de más de una semana de duración, hepatoesplenomegalia.
- Características de las adenomegalias:
  - Localización supraclavicular, poplítea o epitroclear.
  - Adherencia a planos profundos, consistencia duro pétrea y confluencia.
  - Ausencia de dolor y de signos inflamatorios.
  - Tamaño > 2 cm, que aumenta en el transcurso de 2 semanas.
  - Sin respuesta a un ciclo antibiótico, o con persistencia luego de 4-8 semanas.

La presencia de síntomas constitucionales específicos (también llamados síntomas B), como fiebre elevada e intermitente, pérdida de peso (mayor del 10% en tres meses), sudoración nocturna y prurito generalizado, están asociados con el LH. Se presentan en alrededor de un tercio de los casos y están relacionados con la producción de citoquinas por las células tumorales. Los síntomas constitucionales generales (astenia, fiebre, pérdida de peso) pueden estar presentes en todos los tipos de linfomas.

Si bien la presentación ganglionar es la más frecuente, cabe destacar que diversos órganos, tejidos o áreas anatómicas pueden verse afectadas por esta patología: médula ósea, timo, hígado, bazo, SNC, gónadas, glándulas salivales, huesos, riñones y piel. La localización abdominal, frecuente en el LNH, puede presentarse como una invaginación intestinal en edades atípicas (mayores de 3 años), compromiso obstructivo intestinal (constipación, obstrucción intestinal) o de vías urinarias (retención aguda de orina, lesión renal aguda de origen posrenal). El compromiso torácico puede acompañarse de obstrucción de estructuras mediastinales como la vía aérea (estridor, disnea y ortopnea) o la vena cava (síndrome de vena cava superior); asimismo, puede haber derrame pleural. El síndrome de mediastino superior se describe en el Capítulo 65. En el SNC se puede observar compromiso de pares craneales, compresión medular aguda (*v.* Capítulo 66) o meningitis linfomatosa.

Resulta difícil distinguir entre el LH y el LNH únicamente en base a los hallazgos clínicos. En la Tabla 62.2 se resumen las principales diferencias que pueden orientar el diagnóstico.

Los exámenes complementarios dependen en gran medida de los diagnósticos diferenciales que se establezcan en base a la sospecha clínica de cada paciente en particular. Incluyen determinaciones generales (hemograma, enzima láctico deshidrogenasa [LDH], reactantes de fase aguda, etc.), serologías virales, estudios infectológicos específicos (tuberculosis, enfermedad por arañazo de gato), estudios inmunológicos, etc. Dentro de los estudios por imágenes se destaca la relevancia de solicitar una radiografía de tórax de frente y perfil para evaluar la presencia de ensanchamiento mediastinal. La ecografía ganglionar y la TC de tórax y abdomen en ocasiones pueden aportar información valiosa. Finalmente, el diagnóstico definitivo se establece a partir de la biopsia ganglionar o mediante el estudio de médula ósea, por lo que la derivación al subespecialista no debe demorarse en caso de que la sospecha sea alta.

Tumores abdominales y pelvianos

Las causas de masas o tumores abdominales son extensas, con un espectro que varía desde patologías benignas (malformativas, quísticas o tumorales benignas) hasta neoplasias malignas. Una historia clínica completa, que contemple la edad del paciente, los síntomas asociados y la localización de la masa, junto con estudios complementarios (laboratorio e imágenes) suelen aportar las claves diagnósticas.

En niños, los tumores malignos abdominales ocurren típicamente antes de los 5 años. El neuroblastoma y los tumores renales son frecuentemente los más diagnosticados. Otros tumores son el linfoma no Hodgkin, tumores de células germinales (TCG),

Tabla 62.2 Principales diferencias clínicas de los linfomas

	Linfoma Hodgkin	Linfoma no Hodgkin
Edad	Adolescencia (15-19 años)	Cualquier edad
Evolución	Indolente (semanas-meses)	Rápido crecimiento (días-semanas)
Localizaciones más frecuentes	Cervical, mediastinal, supraclavicular	Abdominal, mediastinal, supraclavicular
Síntomas constitucionales específicos	25%-33% (se asocian con peor pronóstico)	Infrecuentes

hepatoblastoma y rabdomiosarcoma, que toman preponderancia a mayor edad, cuando la incidencia del neuroblastoma y del tumor de Wilms es muy baja.

La forma más frecuente de presentación es como una masa abdominal indolente, que es detectada en forma fortuita por los padres o por el médico de cabecera durante un examen de rutina. Los síntomas asociados con el efecto de masa están relacionados con las estructuras comprometidas, y pueden ser dolor, constipación de reciente aparición, retención urinaria, compromiso posrenal o síntomas de compresión medular aguda (*v.* Capítulo 66). Otras manifestaciones menos frecuentes son los síntomas constitucionales (fiebre, descenso de peso, astenia, anorexia), la hipertensión arterial, hematuria o pubertad precoz por secreción hormonal específica.

Neuroblastoma

Es el tumor sólido extracraneal más frecuente en niños. Deriva de las células primordiales de la cresta neural, que migran durante la embriogénesis hacia la médula suprarrenal y los ganglios de la cadena simpática paravertebral. Como resultado, la localización más frecuente es retroperitoneal por compromiso suprarrenal (50%-65%), o en cualquier sitio de la cadena simpática paravertebral (abdomen, mediastino posterior, pelvis). En más del 90% de los casos se presenta en menores de 5 años, y la edad media al diagnóstico es entre los 15 y los 22 meses. Si bien puede presentarse clínicamente como una masa abdominal indolente, es menos frecuente que en otros tumores abdominales. La alta prevalencia de enfermedad metastásica al momento del diagnóstico (alrededor del 50%), hace que los síntomas constitucionales estén presentes en la mayoría de casos. Los más frecuentes son fiebre, pérdida de peso, irritabilidad, anorexia y síndrome de impregnación. Las metástasis óseas se manifiestan con dolores óseos y, en algunos casos, equimosis periorbitaria (ojos de mapache) o proptosis por compromiso de los huesos de la órbita. Las metástasis en médula ósea se expresan por síntomas secundarios a las citopenias. Otros hallazgos clínicos pueden ser por compromiso cutáneo (nódulos subcutáneos azulados), síntomas asociados con la secreción de catecolaminas (hipertensión, taquicardia, enrojecimiento, diarrea) y el síndrome de opsoclono-mioclono (*v.* más adelante). Finalmente, los tumores de la cadena simpática pueden producir invasión a través del foramen vertebral lateral y producir síntomas por compresión medular (*v.* Capítulo 66).

Tumor de Wilms

Es el tumor renal más frecuente y constituye alrededor del 4% de todos los cánceres en niños. Tiene un pico de incidencia entre los 2-3 años de edad. La mayoría de las veces es esporádico, pero existen asociaciones bien caracterizadas con enfermedades genéticas como el síndrome de Beckwith-Wiedemann, síndrome de Sotos, síndrome WAGR (tumor de Wilms, aniridia, malformaciones genitourinarias y retraso mental), entre otras. Su presentación más frecuente es como una masa no dolorosa y asintomática. La localización retroperitoneal hace que puedan tener gran tamaño al diagnóstico. Con menor frecuencia puede presentarse como dolor abdominal desencadenado por un golpe banal, hematuria (15%-25%) o hipertensión arterial (25%) por producción de renina por el propio tumor o por compresión del hilio renal. Se ha visto deficiencia adquirida del factor de von Willebrand o del factor VII asociadas con este tumor.

Hepatoblastoma y hepatocarcinoma

El hepatoblastoma es el tumor hepático más frecuente en niños. Se presenta mayormente como una masa abdominal sin compromiso de la función hepática ni elevación de las transaminasas. La α-fetoproteína suele estar elevada en más del 90% de los casos, y menos frecuentemente puede asociarse con pubertad precoz por aumento de la β-HCG. El hepatocarcinoma es menos frecuente y se presenta habitualmente en mayores de 10 años, asociado con infecciones virales o cirrosis.

Tumores de células germinales

Los TCG se encuentran en segundo lugar en frecuencia, detrás de los linfomas, dentro de los tumores en adolescentes (15-19 años). La criptorquidia y el síndrome de Klinefelter se han asociado con su desarrollo en varones, y el síndrome de Turner en mujeres. Los sitios de presentación extracraneales más frecuentes son las gónadas (testículos y ovarios), la pelvis, el retroperitoneo y el mediastino (*v.* más adelante). En el 20% de los casos pueden acompañarse de metástasis en pulmón, hueso, hígado o cerebro. Algunos suelen acompañarse de marcadores tumorales elevados (α-fetoproteína en tumores del seno endodérmico y β-HCG en coriocarcinoma y germinoma).

Estudios complementarios y diagnóstico

La ecografía es el estudio de imágenes inicial. Puede identificar el órgano de origen y las características principales de la lesión (presencia de quistes, hemorragia o calcificación). La TC abdominal se debe solicitar a continuación, y en todos los casos debe ser con contraste oral y endovenoso (Figura 62.4). Si se sospecha un origen maligno, la imagen debe extenderse al tórax y pelvis para poder establecer el tamaño y la extensión tumoral. Dentro de los estudios de laboratorio, además de los generales (hemograma, química analítica con parámetros de lisis tumoral, coagulograma, etc.), se deben solicitar metabolitos de catecolaminas en orina (ácido vanililmandélico y homovanílico) y marcadores tumorales (α-fetoproteína y β-HCG). La realización de estos estudios no deber demorar la derivación del paciente a un centro de referencia en el manejo de esta patología.

El diagnóstico definitivo se establece con la biopsia de la lesión; sin embargo, cabe destacar que en el tumor de Wilms, cuyos hallazgos clínicos e imagenológicos son característicos, se puede iniciar el tratamiento quimioterápico sin la necesidad de realizar previamente la biopsia.

Masas mediastinales de origen oncológico

Se trata de un grupo heterogéneo de lesiones, que en alrededor de la mitad de los casos son malignas. Su presentación clínica es variada, y puede ir desde síntomas graves con compromiso vital (compresión de estructuras cardiovasculares o respiratorias) hasta ser un hallazgo en un niño asintomático.

El mediastino se divide en tres compartimentos: anterior (entre el esternón y el pericardio), que contiene el timo y ganglios linfáticos; posterior (entre los cuerpos vertebrales y el pericardio), que contiene la aorta descendente, el esófago, ganglios y nervios autonómicos, el conducto torácico, ganglios linfáticos y la vena ácigos; y medio, que es el espacio que queda entre los dos anteriores y contiene el corazón, el pericardio y los grandes vasos. Los diagnósticos diferenciales son amplios e incluyen patología infectológica, malformativa (lesiones vasculares, quistes broncogénicos, etc.) y tumores benignos, entre otros. Si bien la localización, presentación clínica y hallazgos imagenológicos permiten orientar la etiología, para establecer el diagnóstico definitivo, es necesario –en la mayoría de los casos– recurrir a la biopsia de la lesión.

El linfoma es la neoplasia mediastinal más frecuente (alrededor del 50 %), y ocupa predominantemente el compartimiento

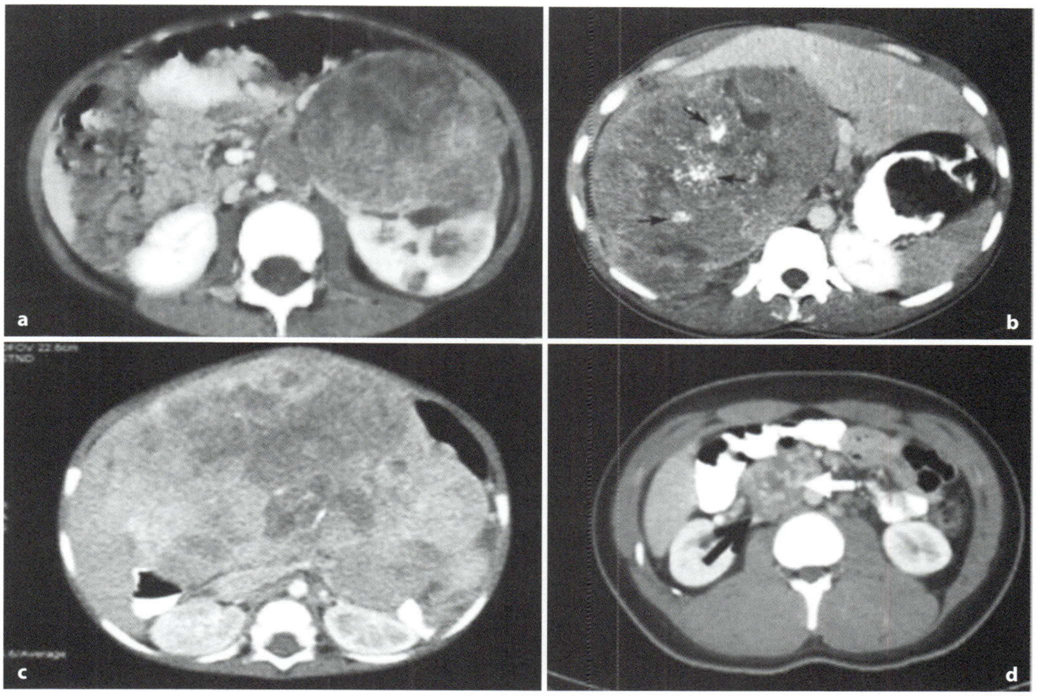

Figura 62.4 Tumores abdominales. **a** Tumor de Wilms. **b** Neuroblastoma. **c** Hepatoblastoma. **d** Tumor de células germinales (ovárico).

anterior y medio. Alrededor de dos tercios de los casos son por un LNH, que se presenta con síntomas por compresión de estructuras relacionadas: tos, estridor, dificultad respiratoria y síndrome de vena cava superior (*v.* Capítulo 65). La presencia de derrame pleural o adenopatías cervicales permite mayor accesibilidad para la toma de muestras diagnósticas.

El segundo grupo de tumores mediastinales es el de los tumores neurogénicos, que derivan de la cadena simpática paravertebral. Incluye al neuroblastoma, ganglioneuroblastoma y ganglioneuroma; las dos últimas variantes son menos agresivas que el primero. Su ubicación es en mediastino posterior, y pueden presentarse con síntomas constitucionales o compresión medular.

Por último, los TCG son los terceros en frecuencia y abarcan entre un 6%-18% de los casos. Dentro de estos, los teratomas son los más frecuentes; le siguen los no teratomatosos, que incluyen al seminoma, tumores del seno endodérmico, carcinoma embrionario y coriocarcinoma. Además de los síntomas comunes a las masas mediastinales, pueden presentarse con pubertad precoz.

En la Tabla 62.3 se resumen las principales lesiones mediastinales de acuerdo con su localización.

Tabla 62.3 Principales lesiones mediastinales según su localización

Mediastino anterior	Mediastino medio	Mediastino posterior
• Linfomas • Tumores de células germinales • Timoma • Hemangiomas • Adenoma paratiroideo • Linfangioma • Tiroides aberrante • Lipoma	• Linfomas • Quistes mesoteliales • Quistes broncogénicos • Quistes del conducto torácico • Duplicación esofágica • Hamartomas • Tumores cardíacos	• Tumores neurogénicos (neuroblastoma, ganglioneuroma, ganglioneuroblastoma) • Schwanomas, neurofibromas • Linfomas

Tumores musculoesqueléticos

Los tumores de hueso y tejidos blandos constituyen alrededor del 12 % de los tumores malignos en pediatría. El osteosarcoma (OS) y el sarcoma de Ewing (SE) son los tumores óseos más frecuentes y aparecen en la segunda década de la vida, lo que se ha relacionado con el pico de crecimiento de la adolescencia; esto sugiere una asociación con el crecimiento óseo acelerado. Por su parte, el rabdomiosarcoma es el tumor de tejidos blandos más frecuente y se origina del músculo esquelético.

Los tumores óseos suelen diagnosticarse por la presencia de dolor, con o sin una tumoración palpable, que en ocasiones puede estar acompañada de claudicación de la marcha o cojera. El OS se ubica preferentemente en la metáfisis de los huesos largos; la tibia proximal, el fémur distal y la cadera son los sitios más frecuentes. La media de edad al diagnóstico es de 16 años, y la mayoría de los casos sucede entre los 14 y los 19 años. La reacción perióstica circundante a la lesión otorga la clásica imagen radiológica, que se describe como triángulo de Codman o el aspecto en rayos de sol (Figura 62.5 a). En contraposición, el SE se presenta más frecuentemente en la diáfisis de huesos largos (tibia, peroné o fémur) y en huesos planos (un cuarto se ubica en la pelvis). Si bien lo más frecuente es el dolor y la tumoración, también se pueden observar síntomas constitucionales (fiebre, fatiga, pérdida de peso). Hasta un 20% de los SE puede tener localización extraósea. La media de edad al diagnóstico es de 15 años, y el rango de la mayoría de los pacientes es entre 12 y 18 años. Su imagen radiológica característica es la lesión osteolítica, acompañada de una reacción perióstica en catáfilas de cebolla (Figura 62.5 b).

El diagnóstico de estos tumores puede verse retrasado por considerarlos lesiones deportivas, dolores de crecimiento, cuadros infecciosos o reumatológicos. En pacientes que consultan por dolor óseo que no cede con las medidas habituales (luego de un tiempo prudencial de tratamiento), debe considerarse este diagnóstico.

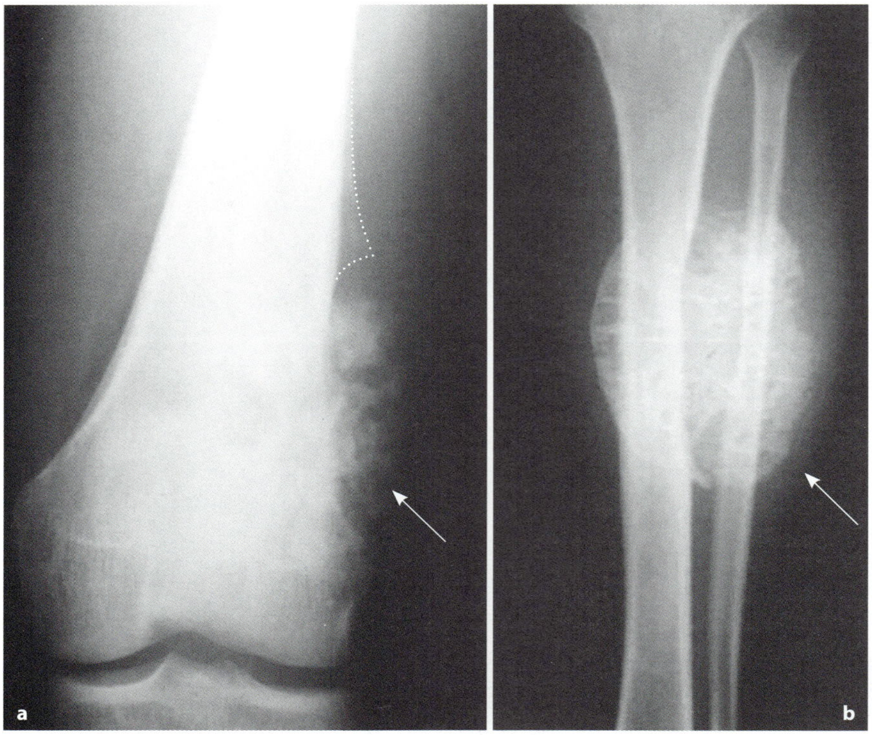

Figura 62.5 Tumores óseos. **a** Osteosarcoma de fémur distal (*flecha*) con triángulo de Codman (*línea de puntos*). **b** Sarcoma de Ewing en diáfisis tibial con imagen en catáfilas de cebolla (*flecha*).

El primer estudio complementario es la radiografía simple de frente y perfil. Luego, se debe solicitar una RM, que debe incluir la articulación proximal y distal al hueso afectado para poder evaluar correctamente la extensión de la lesión. La biopsia se requiere en todos los casos para la confirmación diagnóstica, y debe ser realizada por un equipo de ortopedistas con experiencia en patología oncológica.

Una vez confirmado el diagnóstico, se deben solicitar estudios para establecer si se trata de lesiones localizadas o si existen metástasis, cuya frecuencia es del 20%-25% al momento del diagnóstico. Las localizaciones más frecuentes son en pulmón y hueso, y también en médula ósea para el SE.

Los tumores de partes blandas se dividen entre el rabdomiosarcoma (el más frecuente) y sarcomas de partes blandas no rabdomiosarcoma, grupo heterogéneo que incluye al liposarcoma, fibrosarcoma y leiomiosarcoma, entre otros. Son de muy baja frecuencia y aparición predominante en la adolescencia.

El rabdomiosarcoma se diagnóstica en dos tercios de los casos en niños menores de 6 años. Su localización más frecuente incluye áreas de la cabeza y cuello (órbita, nasofaringe, senos y macizo facial), el tracto genitourinario (vejiga, vagina y testículos) y las extremidades. La clínica de presentación depende de su localización. Generalmente, se trata de masas no dolorosas, aunque la invasión de la cortical ósea puede generar dolor. En localizaciones parameníngeas puede producir ptosis palpebral, proptosis, afectación de pares craneales, obstrucción nasal, epistaxis, etc. La hematuria o el flujo vaginal mucosanguinoliento son manifestaciones de la localización genitourinaria. Luego de una historia clínica completa, los estudios por imágenes (radiografía, TC, RM) orientan el diagnóstico, que termina de confirmarse a través de la biopsia.

Otros cánceres de relevancia en la población pediátrica

Si bien son múltiples y exceden los alcances de este capítulo, se exponen a continuación algunas patologías que son consideradas relevantes para el pediatra, ya que la mayoría de las veces es quien, a partir de la sospecha clínica, inicia el camino hacia el diagnóstico.

Histiocitosis de células de Langerhans

Se trata de un grupo de enfermedades con manifestaciones clínicas variadas, caracterizado por la proliferación y acumulación de estas células en diversos órganos y sistemas. El pico de incidencia es entre el primer año y los 3 años de edad. La clasificación actual las divide en la afectación de un sistema (sólo un órgano o sistema comprometido al diagnóstico), que puede ser a su vez unifocal o multifocal, y la afectación multisistémica donde existen dos o más órganos o sistemas afectados. Su espectro clínico es amplio y va desde una lesión cutánea u ósea única, hasta una enfermedad sistémica de mal pronóstico. El hueso es el órgano más afectado (en orden de frecuencia: cráneo, vértebras, extremidades, pelvis y costillas) y la mayoría de las veces se trata de lesiones únicas. Estas pueden producir dolor y una tumoración palpable; radiológicamente se observa la lesión lítica en sacabocado. La proptosis y la supuración ótica crónica son manifestaciones del compromiso orbitario y mastoideo, respectivamente. Las manifestaciones cutáneas son variadas y heterogéneas, e incluyen desde una erupción similar a la dermatitis seborreica hasta lesiones eritematosas, amarronadas, maculopapulares o eccematosas, entre otras. La diabetes insípida central es otra de las formas de presentación (*v.* Capítulo 5).

En la enfermedad multifocal puede observarse compromiso del hígado, bazo, médula ósea, ganglios linfáticos, pulmón y SNC, entre otros. El diagnóstico se establece siempre mediante la biopsia de la lesión.

Retinoblastoma

Es un tumor que surge de la retina en desarrollo en niños pequeños. El 75% es esporádico; el 25% restante se asocia con mutaciones genéticas bien descriptas (gen *RB1*). La leucocoria es el signo clínico esencial para el diagnóstico, y puede ser identificada por los padres en una fotografía del niño, o bien por el pediatra en el examen de rutina. Se recomienda realizar el reflejo rojo pupilar en las visitas pediátricas rutinarias hasta los 5 años de edad. Otra manifestación es el estrabismo. El diagnóstico tardío se asocia con la extensión de la enfermedad hacia la órbita, SNC y, con menos frecuencia, en médula ósea y ganglios linfáticos.

Melanoma

Se trata del cáncer de piel más frecuente en niños. Ciertas características clínicas de las lesiones deben alertar al pediatra en relación con la sospecha diagnóstica, dado que pueden ser diferentes a las del adulto. Estas se agrupan bajo el algoritmo ABCDE modificado, que incluye: A) asimetría/amelanocítico; B) bordes irregulares o sangrado (*bleeding*); C) color de distribución despareja; D) aparición *de novo*, con un diámetro que puede ser < 6 mm; E) evolutividad (en tamaño o elevación).

Carcinoma del tiroides

Es un tumor que aparece principalmente en adolescentes. En pediatría, los nódulos tiroideos tienen mayor riesgo de malignidad en comparación con los adultos (26% contra 5%-10%). Suelen presentarse como una masa tiroidea, con o sin adenopatía acompañante. El tipo papilar representa más del 90 % de los casos, y su riesgo está aumentado en niños expuestos a radiación ionizante.

Síndromes paraneoplásicos (SPN)

Se trata de síndromes clínicos que no están directamente relacionados con la invasión o compresión directa del tumor, sino que son secundarios a mecanismos inmunes, o a la secreción de péptidos u hormonas que tienen efectos en diversos órganos y sistemas. En ocasiones pueden ser la forma de presentación, aun antes de la aparición de los síntomas propios del tumor. Pueden clasificarse en neurológicos, endocrinológicos y dermatológicos/reumatológicos.

Los neurológicos son los más descriptos y frecuentemente se expresan antes de las manifestaciones propias del tumor. La mayoría resultan de la producción de anticuerpos contra elementos tumorales que, por mimetismo molecular, terminan atacando componentes del SNC. El mejor descrito es el opsoclono-mioclono en los niños con neuroblastoma, que se caracteriza por movimientos oculares caóticos (multidireccionales, rápidos), mioclonías, ataxia, irritabilidad y alteraciones del sueño (*v.* Capítulo 51.5). Otros son las encefalitis autoinmunes (por anticuerpos anti receptor NMDA, encefalitis límbicas y encefalitis anti-Ma2), que se han visto asociadas con tumores germinales de ovario, teratomas, timomas y LH (*v.* Capítulo 51.4). Por último, la miastenia gravis se asocia más frecuente con el timoma y otros tumores tímicos (*v.* Capítulo 51.3). Dado que el mecanismo es inmunológico, el tratamiento de la mayoría de estos cuadros se basa en la inmunomodulación (corticoides, gammaglobulina, etc.).

Los SPN endocrinológicos se presentan frecuentemente luego de que el tumor ha sido diagnosticado y son causados por la producción de hormonas o péptidos por las células tumorales. El tratamiento de la masa tumoral redunda en mejoría de estos síndromes. Los tumores neuroendocrinos pueden secretar una variedad de péptidos, y los síntomas están relacionados con el efecto que estos producen. Algunos ejemplos son el feocromocitoma o el neuroblastoma, que se manifiestan con síntomas simpaticomiméticos por secreción de catecolaminas (taquicardia, sudoración, hipertensión). Otro ejemplo es la hipercalcemia por secreción de un péptido similar a la parathormona (PTHrP), que puede producirse en linfomas, carcinomas ováricos, testiculares y renales. La secreción inadecuada de arginina vasopresina (*v.* Capítulo 5) puede verse en algunos tumores primarios del SNC (astrocitoma, meduloblastoma, papiloma de plexos coroideos), como también en el neuroblastoma, linfomas, tumores germinales y el sarcoma de Ewing. Finalmente, la pubertad precoz se ha visto asociada con tumores germinales y con el hepatoblastoma.

Por último, dentro de los síndromes dermatológicos/reumatológicos se encuentra la osteoartropatía hipertrófica, caracterizada por acropaquias, periostosis de huesos tubulares y derrame sinovial; el mecanismo es desconocido y se asocia con blastomas pulmonares. El pénfigo paraneoplásico, con lesiones ampollares en piel y mucosas, se asocia con el LNH, el timoma y la enfermedad de Castleman.

Consideraciones al momento del diagnóstico

Ciertos elementos clínicos resultan de importancia al enfrentarse a un niño con diagnóstico reciente de una enfermedad oncológica. Estos poseen un impacto marcado sobre la morbilidad del tratamiento:

- Evaluación nutricional: un niño con adecuado estado nutricional tiene mejor tolerancia al tratamiento quimioterápico, menor toxicidad y menor índice de infecciones. Por todo esto, es de vital importancia que este aspecto sea meticulosamente evaluado y agresivamente tratado por el pediatra, tanto al momento del diagnóstico como en el transcurso de la enfermedad. Si el estado nutricional es adecuado, la intervención es primordialmente preventiva.
- Prevención de infecciones: las infecciones son la principal causa de morbimortalidad en pacientes con cáncer. La misma enfermedad, su tratamiento, el estado nutricional, las internaciones prolongadas, el uso de dispositivos invasivos y las transfusiones, entre otros factores, colocan a estos pacientes en un estado de gran susceptibilidad. Ciertas medidas pueden colaborar con la prevención o diagnóstico precoz de cuadros infecciosos. Conocer el estado serológico con relación a infecciones virales frecuentes (virus de Epstein-Barr, citomegalovirus, varicela, virus herpes simple, etc.) permite conocer si el paciente puede sufrir la reactivación de alguna de estas enfermedades, en el contexto de la inmunosupresión.
- Otra estrategia de vital importancia tiene que ver con la actualización del esquema de inmunizaciones y la indicación de vacunas especiales. De ser posible, esto debe realizarse al menos dos semanas antes de que el paciente comience el tratamiento quimioterápico. Si bien es posible administrar vacunas que no sean a virus vivos atenuados en el transcurso del tratamiento, se debe conocer que la respuesta puede ser subóptima hasta 3-6 meses luego de finalizado el tratamiento. Las vacunas a virus vivos atenuados están contraindicadas en estos pacientes. La protección incluye la administración de inmunizaciones a los contactos familiares.
- Se debe considerar la preservación de la fertilidad en pacientes adolescentes, dado que el tratamiento puede afectar la fertilidad futura. La posibilidad de criopreservación de tejido ovárico o de espermatozoides debe ser tenida en cuenta antes del inicio del tratamiento.

Acceda al eBook para consultar la lista de bibliografía. Consulte las indicaciones en la retiración de tapa.

63

Síndrome de lisis tumoral

Lorena Mirón

El síndrome de lisis tumoral (SLT) es la emergencia oncológica más frecuente. Sucede en pacientes con enfermedades malignas, particularmente en las de origen linfoproliferativo. Se caracteriza por una serie de alteraciones electrolíticas y metabólicas, ocasionadas por la lisis rápida y masiva de las células tumorales. Esto conduce a la liberación de diversos componentes intracelulares, como el fósforo, el potasio y los ácidos nucleicos.

Suele producirse una vez iniciado el tratamiento quimioterápico, en pacientes con leucemia linfoblástica aguda y linfomas de alto grado (particularmente el subtipo Burkitt). Sin embargo, también puede presentarse en forma espontánea y con otros tipos de tumores, particularmente cuando poseen las siguientes características:

- Alto grado de proliferación.
- Gran tamaño.
- Elevada quimiosensibilidad.

Clásicamente, el SLT fue definido como un conjunto de alteraciones metabólicas secundarias al tratamiento de una neoplasia que prolifera rápidamente. El sistema de clasificación de Hande y Garrow del año 1993 definió al SLT clínico y de laboratorio como el que tiene lugar dentro de los cuatro días de iniciada la quimioterapia. Este sistema no tuvo en consideración a los pacientes que poseían valores de laboratorio alterados antes del inicio del tratamiento, ni aquellos que desarrollaban alteraciones metabólicas luego del cuarto día.

En el año 2004, Cairo y Bishop propusieron una nueva clasificación. De acuerdo con esta, el SLT de laboratorio requiere la presencia de dos o más valores alterados al momento del diagnóstico (Tabla 63.1), o bien un aumento del 25% del valor basal de fósforo, potasio o ácido úrico (o una disminución equivalente del calcio), entre los tres días previos y los siete días posteriores al inicio de la quimioterapia. Por su parte, el SLT clínico requiere la presencia del SLT de laboratorio, sumado a una o más complicaciones clínicas, como lesión renal aguda (definida por una creatinina plasmática ≥ 1,5 veces el límite normal), arritmias, convulsiones o muerte súbita (*v.* Tabla 63.1).

En el año 2011, Howard y cols. sugirieron que la modificación del 25% de alguno de los criterios de laboratorio no debería ser considerada, a menos que el valor se encuentre por fuera del rango normal; y que dos o más alteraciones de laboratorio deberían estar presentes en forma simultánea para definir el SLT de laboratorio. Asimismo, más adelante recomendaron incluir a la hipocalcemia sintomática como criterio de SLT clínico.

En la Tabla 63.1 se muestran los criterios actuales, aceptados internacionalmente, para definir el SLT clínico y de laboratorio.

Tabla 63.1 Definición de SLT de laboratorio y clínico

Criterios de laboratorio: 2 o más alteraciones de laboratorio entre los 3 días previos y los 7 días posteriores de iniciado el tratamiento	▪ Ácido úrico ≥ 8 mg/dL* ▪ Potasio ≥ 6 mEq/L ▪ Fósforo ≥ 6,5 mg/dL
Criterios clínicos: SLT de laboratorio y al menos 1 criterio clínico	▪ Lesión renal aguda ▪ Arritmias ▪ Muerte súbita ▪ Convulsiones

Pese a que la hipocalcemia no es considerada un criterio diagnóstico de laboratorio, cualquier manifestación clínica que produzca constituye, de por sí, SLT clínico.
* Si bien la bibliografía internacional sugiere un valor de ácido úrico ≥ 8 mg/dL, la nueva tendencia sugerida por algunos autores es un valor ≥ 7 mg/dL.

Epidemiología

La incidencia y la prevalencia del SLT varían de acuerdo con las distintas enfermedades malignas y las modalidades terapéuticas. Generalmente, las enfermedades linfoproliferativas como los linfomas de alto grado (particularmente el subtipo Burkitt), la leucemia linfoblástica aguda y la leucemia mieloide aguda, así como la falta de implementación de las medidas de prevención (*v.* más adelante), se asocian con mayor frecuencia al desarrollo de SLT. Diferentes estudios muestran una incidencia que va del 4,4% al 53,6% en las enfermedades malignas hematológicas. La mayoría de estos pacientes tienen únicamente SLT de laboratorio. Sin embargo, algunos pueden progresar al SLT clínico. La mortalidad relacionada con el SLT puede alcanzar el 21,4% en pacientes con enfermedades malignas de origen hematológico.

Patogénesis

El SLT es una consecuencia directa de la lisis rápida y masiva de las células tumorales, con la liberación de productos intracelulares a la circulación. Como la carga circulante de estos compuestos aumenta rápidamente, los mecanismos de amortiguación y control homeostático se saturan, lo que conduce a las manifestaciones clínicas del SLT. Entre estos productos, el potasio, el fósforo y los ácidos nucleicos desempeñan un rol fundamental. Aunque el SLT puede presentarse espontáneamente, se produce con mayor frecuencia 48-72 horas después de iniciado el tratamiento citorreductor.

Hiperpotasemia

Es la consecuencia más peligrosa del SLT. Suele ser el primer fenómeno observado, y puede presentarse dentro de las primeras seis horas de iniciada la quimioterapia. La lisis de las células tumorales produce la salida de grandes cantidades de potasio hacia el espacio extracelular. Asimismo, el potasio plasmático puede aumentar por la coexistencia de lesión renal aguda y acidosis metabólica. Las manifestaciones clínicas iniciales incluyen compromiso neuromuscular, como debilidad y parestesias, así como alteraciones electrocardiográficas (ondas T simétricas y picudas, prolongación de los intervalos PR y QRS, etc.). Sin la intervención adecuada, pueden producirse complicaciones graves como taquicardia ventricular, fibrilación ventricular o paro cardíaco.

Hiperuricemia

Se produce por el metabolismo de los ácidos nucleicos. Las purinas son transformadas en hipoxantinas, luego en xantinas y finalmente en ácido úrico, por acción de la enzima xantina oxidasa (Figura 63.1). El ácido úrico es poco soluble en agua, particularmente en el medio ácido de los túbulos distales y el sistema colector renal (*v.* más adelante). El aumento de la producción y la excreción de ácido úrico pueden ocasionar precipitación y depósito de cristales en los túbulos renales, que conducen al desarrollo de nefropatía por ácido úrico y lesión renal aguda.

Gracias a la utilización de agentes hipouricemiantes efectivos como el alopurinol y, especialmente, el rasburicase, la hiperuricemia no es la principal complicación metabólica asociada con el SLT.

Hiperfosfatemia

La concentración de fósforo en las células malignas es cuatro veces mayor que en las células normales. Por lo tanto, la salida de fosfatos por la rotura de las células tumorales puede exceder la capacidad de excreción renal y producir hiperfosfatemia. Los síntomas de este trastorno incluyen náuseas, vómitos, diarrea, letargo y convulsiones.

Los fosfatos circulantes pueden unirse al calcio y producir hipocalcemia secundaria. La hipocalcemia grave puede producir calambres musculares, tetania y arritmias. Cuando la relación entre la concentración de calcio y de fosfatos (producto fosfocálcico) excede los 60 mg^2/dL^2, aumenta el riesgo de precipitación de complejos de fosfato de calcio en los túbulos renales, lo que puede ocasionar lesión renal aguda. Asimismo, la precipitación a nivel cardíaco puede producir arritmias. La terapia de reemplazo renal puede ser necesaria si el producto fosfocálcico es $\geq$ 70 mg^2/dL^2.

Con el uso extendido de agentes hipouricemiantes, el depósito de complejos de fosfato de calcio (nefrocalcinosis), más que la hiperuricemia, es el principal mecanismo causante de lesión renal aguda en el SLT.

Xantinuria

El alopurinol bloquea el metabolismo de las hipoxantinas y las xantinas, y aumenta sus niveles circulantes (*v.* Figura 63.1). Las xantinas son mucho menos solubles que el ácido úrico, y la alcalinización urinaria aumenta muy poco su solubilidad. Esto se debe a que el pKa (tendencia que tienen las moléculas a disociarse en solución acuosa, de acuerdo con el pH que las rodea) es mucho más alto para las xantinas (7,4) que para el ácido úrico (5,8). Para comprender mejor este fenómeno, cabe recordar que el pKa puede entenderse como el pH del medio acuoso para el cual una sustancia se encuentra mitad disociada y mitad sin disociar. Por ejemplo, a pH de 5,8 el ácido úrico se encuentra mitad como uratos y mitad como ácido úrico. A pH más ácido, una mayor proporción se encuentra como ácido úrico (insoluble, puede precipitar), mientras que a pH más alcalino predominan los uratos (base conjugada, más soluble). Lo mismo sucede para las xantinas, pero con un pKa de 7,4, es decir, su solubilidad es mucho menor, tanto al pH fisiológico de la sangre como al pH ácido de los segmentos distales del nefrón.

Por lo tanto, los pacientes con SLT que reciben alopurinol tienen mayor riesgo de precipitación de xantinas en los túbulos renales, lo que resulta en la nefropatía xantínica o la formación de cálculos de xantinas. Como los niveles circulantes de estos compuestos no se miden habitualmente, su implicancia sobre el desarrollo de lesión renal aguda no es del todo clara. A diferencia de lo que sucede con el uso de alopurinol, la concentración de xantinas no aumenta con el rasburicase (enzima urato oxidasa recombinante), cuya indicación terapéutica se prefiere en pacientes con alto riesgo de SLT (*v.* más adelante). El rasburicase promueve la degradación del ácido úrico en un componente mucho más soluble en agua, la alantoína.

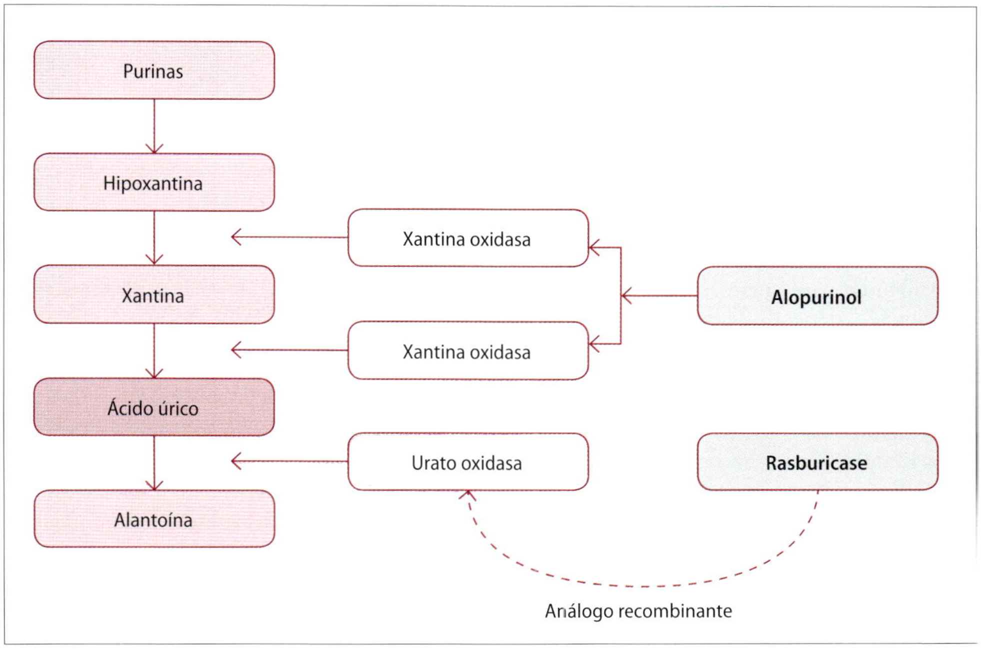

Figura 63.1 Metabolismo del ácido úrico y sitios de acción del alopurinol y el rasburicase.

Lesión renal aguda

El SLT comúnmente se asocia con el desarrollo de lesión renal aguda. En este contexto, las causas más frecuentes son depósito de sales de fosfato de calcio, precipitación de cristales de ácido úrico, cristalización de xantinas, infiltración tumoral, uropatía tumoral obstructiva, nefrotoxicidad, sepsis, hipovolemia y lesión renal preexistente. Asimismo, la lisis de las células tumorales induce la liberación de citoquinas proinflamatorias, que pueden exacerbar la lesión renal aguda e inducir un síndrome de respuesta inflamatoria sistémica, que eventualmente evoluciona hacia la falla multiorgánica.

Manifestaciones clínicas

La presentación clínica del SLT se relaciona, además de con los signos y los síntomas de la enfermedad de base, con las alteraciones metabólicas propias que caracterizan a este síndrome (hiperpotasemia, hiperfosfatemia, hipocalcemia e hiperuricemia). Incluyen náuseas, vómitos, diarrea, letargia, hematuria, insuficiencia cardíaca, arritmias, convulsiones, calambres musculares, tetania y, eventualmente, muerte súbita.

Factores de riesgo

El riesgo de SLT es mayor en pacientes tratados por enfermedades malignas de origen hematológico, aunque esto no es uniforme dentro de este grupo (Tablas 63.2 y 63.3). Es más frecuente en la leucemia linfoblástica aguda, en la leucemia mieloide aguda y en los linfomas no Hodgkin.

Como norma general, el riesgo de desarrollar SLT está asociado tanto con factores intrínsecos del tumor como con las características clínicas del paciente (*v.* Tabla 63.2).

Estratificación por riesgo

En el año 2008, un panel internacional de expertos publicó guías basadas en la evidencia para la prevención y el tratamiento del SLT, que más adelante fueron mejoradas y actualizadas. El sistema propuesto de estratificación por riesgo para el SLT tiene en cuenta el tipo de tumor, la extensión de la enfermedad, el tipo de tratamiento, la respuesta esperada al tratamiento y la función renal (Tablas 63.2-63.4). De acuerdo con este sistema, la probabilidad de padecer SLT clínico es del 1% para los pacientes de bajo riesgo, del 1% al 5% para los de riesgo intermedio y > 5% para los de alto riesgo.

Prevención

La gravedad potencial de las complicaciones del SLT requiere medidas preventivas, especialmente en pacientes con riesgo intermedio o alto. Las estrategias más importantes son la hidratación endovenosa y el uso de agentes hipouricemiantes, como el alopurinol y el rasburicase. El tipo específico de profilaxis se selecciona en base al riesgo estimado de SLT el cual, como fue mencionado, depende de las características del paciente, la enfermedad, el grado de afectación y el tratamiento específico que será administrado (*v.* Tabla 63.4).

Hidratación endovenosa

La hidratación endovenosa agresiva es el pilar de la prevención del SLT y se recomienda instaurarla antes del inicio del tratamiento, en todos los pacientes con riesgo intermedio o alto. El objetivo de la hidratación endovenosa es mejorar la perfusión renal y el filtrado glomerular, e inducir un flujo urinario alto, capaz de disminuir el riesgo de precipitación de ácido úrico y fosfato de calcio en los túbulos renales.

Tabla 63.2 Factores de riesgo de SLT

Característica	Factor de riesgo
Tipo de tumor	▪ Linfoma no Hodgkin tipo Burkitt ▪ Linfoma linfoblástico ▪ Linfoma difuso de células B gigantes ▪ Leucemia linfoblástica aguda (principalmente inmunofenotipo T) ▪ Tumores sólidos con alta quimiosensibilidad (hepatoblastoma, tumores testiculares, neuroblastoma IV)
Extensión de la enfermedad o tamaño tumoral	▪ Grandes masas tumorales tipo bulky (> 10 cm) ▪ Glóbulos blancos > 50 000/mm³ ▪ LDH pretratamiento > 2 veces el límite superior de lo normal ▪ Infiltración de órgano ▪ Compromiso de médula ósea
Función renal, estado de hidratación	▪ Nefropatía preexistente o exposición a nefrotoxinas ▪ Oliguria ▪ Deshidratación o inadecuada hidratación durante el tratamiento
Ácido úrico basal	▪ > 7,5 mg/dL
Quimiosensibilidad	▪ Varía según tipo de tumor y el tratamiento específico

LDH: enzima lactato deshidrogenasa.

Tabla 63.3 Estratificación por riesgo de SLT

Bajo riesgo	Riesgo intermedio	Alto riesgo
▪ LNH indolentes ▪ LMA con recuento de GB < 25 000/mm³ y LDH < 2 veces el VLN ▪ Linfoma de Hodgkin ▪ La mayoría de los tumores sólidos ▪ Leucemia mieloide crónica	▪ LNH grado intermedio estadios 3-4 con LDH < 2 veces el VLN ▪ Linfoma anaplásico de células grandes estadios 3-4 ▪ Linfoma linfoblástico estadios 1-2 y LDH < 2 veces el VLN ▪ Linfoma Burkitt y LDH < 2 veces el VLN ▪ LLA con recuento de GB < 100 000/mm³ y LDH < 2 veces el VLN ▪ LMA con recuento de GB entre 250 000-100 000/mm³ ▪ LMA con recuento de GB < 25 000/mm³ y LDH ≥ 2 veces el VLN ▪ Raro, tumores sólidos altamente quimiosensibles (neuroblastoma, tumores de células germinales)	▪ Linfoma linfoblástico o Burkitt estadios 3-4 o LDH ≥ 2 veces el VLN ▪ Linfoma difuso de células B gigantes estadios 3-4 con LDH ≥ 2 veces el VLN ▪ LLA con recuento de GB ≥ 100 000/mm³ o LDH ≥ 2 veces el VLN ▪ LMA con recuento de GB ≥ 100 000/mm³ ▪ Riesgo intermedio con daño renal previo o aparece daño renal ▪ Riesgo intermedio con ácido úrico, potasio o fósforo > VLN

LHN: linfoma no Hodgkin; LMA: leucemia mieloide aguda; LLA: leucemia linfoblástica aguda; LDH: enzima lactato deshidrogenasa; VLN: valor límite superior normal; GB: glóbulos blancos.

Tabla 63.4 Tratamiento preventivo recomendado según estratificación por riesgo de SLT

Bajo riesgo	Riesgo intermedio y ácido úrico basal < 8 mg/dL	Alto riesgo o ácido úrico ≥ 8 mg/dL
Monitoreo	Monitoreo	Monitoreo
Hidratación por vía oral	Hidratación endovenosa	Hidratación endovenosa
Alopurinol	Rasburicase* 0,15 mg/kg	Rasburicase* 0,2 mg/kg

* Contraindicado en pacientes con historia de deficiencia de glucosa-6-fosfato deshidrogenasa. En estos pacientes el rasburicase debe ser sustituido por alopurinol.

Sin embargo, la hidratación endovenosa puede producir sobrecarga hídrica en pacientes con lesión renal aguda o insuficiencia cardíaca (principalmente, si presentan un estado edematoso). En este marco, es primordial el monitoreo estricto de los signos vitales y del ritmo diurético. Si el paciente requiere una transfusión, debe realizarse en forma lenta y con bajos volúmenes, y puede ser necesario indicar diuréticos para mantener el flujo urinario. Antes de iniciar la hidratación endovenosa, deben corregirse las formas reversibles de lesión renal aguda, por ejemplo, la obstrucción del tracto urinario. Las recomendaciones y los controles iniciales son los siguientes:

- Comenzar con un aporte endovenoso de 3000 mL/m^2/día (o 200 mL/kg/día en pacientes ≤ 10 kg) con fluidos isotónicos (*v.* Capítulo 1).
- Controlar estrictamente el ritmo diurético y mantenerlo dentro de un rango de 80-100 mL/m^2/hora (4-6 mL/kg/hora en pacientes ≤ 10 kg, o 2 mL/kg/hora en > 10 kg).
- El volumen urinario no debe ser inferior al 65% de los ingresos hídricos, y la densidad urinaria debe ser ≤ 1010.
- La solución de hidratación inicial recomendada es la solución salina al 0,9% sin aporte de potasio, por el riesgo potencial de hiperpotasemia.

En caso de no alcanzar el flujo urinario deseado, se recomienda aumentar progresivamente el aporte de fluidos, sin exceder los 4500-5000 mL/día. De no haber respuesta, puede ser necesario el uso de diuréticos de asa como la furosemida, que no solo induce diuresis, sino también aumenta la excreción urinaria de potasio. Está contraindicada en pacientes con hipovolemia o uropatía obstructiva. La dosis de furosemida recomendada es 0,5-1 mg/kg.

La duración de la hidratación endovenosa depende de la carga tumoral, el tipo de quimioterapia indicada, la sensibilidad del tumor a las drogas, la posibilidad del paciente de ingerir líquidos por vía oral y la función renal.

Se recomienda comenzar este esquema de hidratación endovenosa 48 horas antes, y mantenerlo hasta al menos 72 horas tras el inicio del tratamiento citorreductor, o mientras se constate la presencia del SLT.

Alcalinización urinaria

El rol de la alcalinización urinaria con bicarbonato de sodio es poco claro y controversial. En el pasado, se recomendaba mantener un pH urinario de 7-8 para incrementar la solubilidad del ácido úrico y disminuir su precipitación en los túbulos renales. Actualmente, no hay evidencia que demuestre la eficacia de esta intervención, y la hidratación endovenosa *per se* es efectiva para minimizar la precipitación de este compuesto. Asimismo, la alcalinización urinaria es potencialmente riesgosa, dado que en los pacientes hiperfosfatémicos promueve el depósito de fosfato de calcio en los riñones, el corazón y otros órganos.

La alcalinización urinaria no se requiere en pacientes que reciben rasburicase, y no hay consenso en relación con su indicación en pacientes que reciben alopurinol.

Drogas hipouricemiantes

Alopurinol

Es un análogo de las xantinas que actúa como un inhibidor competitivo de la xantina oxidasa, y bloquea la conversión de los metabolitos de las purinas en ácido úrico. Demostró prevenir el desarrollo de uropatía obstructiva por la precipitación de cristales de ácido úrico en los túbulos renales. Debido a su mecanismo de acción, el alopurinol no disminuye los niveles plasmáticos preexistentes de ácido úrico. Se recomienda para la profilaxis de pacientes con riesgo bajo e intermedio de SLT (*v.* Tabla 63.4), y no se encuentra indicado para el tratamiento del SLT establecido.

Para pacientes con hiperuricemia preexistente, la enzima urato oxidasa recombinante (rasburicase) es la droga hipouricemiante de elección. Por otra parte, el alopurinol aumenta los niveles plasmáticos de las hipoxantinas y las xantinas, que pueden producir xantinuria, depósito de cristales de xantinas en los túbulos y lesión renal aguda. Como ventajas, es una droga de bajo costo y puede administrarse por vía oral.

La dosis oral es 50-100 mg/m^2 (dosis cada 8 horas; máximo 300 mg/m^2/día) o 10 mg/kg/día dividido en dosis cada 8 horas. La dosis debe ajustarse en presencia de lesión renal aguda. En pacientes con intolerancia a la vía oral, puede administrarse por vía endovenosa en dosis de 200-400 mg/m^2/día, en 1-3 dosis diarias (máximo 600 mg/día).

La profilaxis con alopurinol se inicia 24-48 horas antes de comenzar con la quimioterapia de inducción, y debe continuarse por 3-7 días, hasta que se normalicen el ácido úrico y otros valores de laboratorio que demuestran riesgo para presentar SLT (p. ej., niveles elevados de la enzima lactato deshidrogenasa [LDH]).

Rasburicase

Es un análogo recombinante de la enzima urato oxidasa, que convierte el ácido úrico en alantoína, un compuesto 5-10 veces más soluble en la orina que el ácido úrico, rápidamente excretable. Es la droga de elección en los pacientes con riesgo intermedio y alto de SLT. Rápidamente disminuye los niveles plasmáticos de ácido úrico y es efectivo tanto en la prevención como en el tratamiento de la hiperuricemia y el SLT.

La dosis recomendada es de 0,15 mg/kg en pacientes con riesgo intermedio y ácido úrico basal < 8 mg/dL, y de 0,2 mg/kg en pacientes con alto riesgo o ácido úrico ≥ 8 mg/dL (*v.* Tabla 63.4). Se administra en infusión endovenosa diluido en 50 mL de solución salina al 0,9%, en 30 minutos, una vez al día (en lisis tumoral masiva puede ser necesario administrarlo cada 12 horas). No hay dosis máxima, si bien diferentes autores concluyen que en adultos una dosis de 6 mg es suficiente para normalizar y mantener los niveles plasmáticos de ácido úrico.

La duración media de la terapia es de dos días, pero puede variar de un día a un máximo de 5-7 días. El tratamiento con alopurinol puede comenzarse una vez que los niveles plasmáticos de ácido úrico sean adecuadamente bajos o normales.

Debido a que es una droga de alto costo y baja disponibilidad, se recomienda reservar su uso para los pacientes con alto riesgo o ácido úrico ≥ 8 mg/dL; en los pacientes de riesgo intermedio puede utilizarse una única dosis inicial.

Los efectos adversos reportados son hemólisis, hemoglobinuria, metahemoglobinemia y anafilaxia. Está contraindicada en pacientes con déficit de glucosa-6-fosfato deshidrogenasa (G6PD).

Controles

Resulta fundamental establecer un control clínico y analítico adecuado en los pacientes en riesgo de SLT. Se recomiendan los siguientes:

- Balance de ingresos y egresos, cuantificación del volumen urinario, control del peso y de los signos vitales al inicio de la quimioterapia, a las 4-6 horas y luego cada 6-8 horas en pacientes de alto riesgo, y cada 8-12 horas en pacientes de riesgo intermedio.

- Determinaciones de laboratorio (ácido úrico, fósforo, potasio, calcio, urea, creatinina y LDH) al inicio de la quimioterapia, a las 4-6 horas y luego cada 6-8 horas en pacientes de alto riesgo, y cada 8-12 horas en pacientes de riesgo intermedio.

Estos controles deben mantenerse estrictamente por 72 horas, y luego se definen de acuerdo con la evolución.

Tratamiento de SLT establecido

A pesar de las medidas de prevención adecuadas, aproximadamente del 3% al 5% de los pacientes desarrollan SLT de laboratorio o clínico. Además, es importante recordar que el SLT puede presentarse espontáneamente, antes del inicio de la quimioterapia, principalmente en pacientes con linfomas no Hodgkin y leucemia aguda.

Los pacientes que se presentan con SLT clínico o que lo desarrollan durante el tratamiento quimioterápico deben ser asistidos en unidades de cuidados intensivos pediátricos, con monitoreo cardiovascular estricto y medición de electrolitos, urea, creatinina y ácido úrico cada 4-6 horas.

El manejo de estos casos requiere la combinación siguiente:

- Tratamiento específico de los trastornos electrolíticos.
- Rasburicase 0,2 mg/kg (si no fue indicada previamente), con dosis repetidas según sea necesario.
- Hidratación endovenosa con fluidos isotónicos, con o sin indicación de diuréticos de asa.
- Uso apropiado de la terapia de reemplazo renal.

Trastornos electrolíticos

Hiperpotasemia

Es la manifestación más grave del SLT. Puede causar muerte súbita por arritmias. Debe restringirse el aporte de potasio, tanto oral como endovenoso, durante el período de riesgo de SLT. Asimismo, debe establecerse un monitoreo cardiovascular continuo, con determinaciones plasmáticas frecuentes (cada 4-6 horas).

El tratamiento de la hiperpotasemia se describe en el Capítulo 3.

Hipocalcemia

Solo se trata la hipocalcemia sintomática con infusión endovenosa lenta de gluconato de calcio al 10%, a la mínima dosis requerida para resolver los síntomas (*v.* Capítulo 4). Los pacientes con hipocalcemia asintomática no requieren tratamiento, ya que el aporte de calcio favorece la precipitación de complejos de fosfato de calcio.

Hiperfosfatemia

Al igual que para el potasio, los aportes de fósforo por vía oral y endovenosa deben restringirse. Hay que asegurar una hidratación adecuada, y pueden indicarse quelantes de fósforo para disminuir la absorción intestinal. Hay dos tipos de quelantes:

- Los que contienen aluminio, como el hidróxido de aluminio. La dosis es 50-150 mg/kg/día, cuatro veces al día, con las comidas. No debe utilizarse por más de 48 horas para evitar la toxicidad acumulativa del aluminio. Asimismo, se debe evitar su uso en pacientes con lesión renal aguda.
- Los que contienen calcio, como el carbonato de calcio. La dosis es 40-50 mg/kg/día, con cada comida. Debe evitarse con niveles plasmáticos elevados de calcio, por el riesgo de cristalización de complejos de fosfato de calcio y lesión de órganos.

En los casos refractarios, la diálisis es el tratamiento de elección.

Indicaciones para la terapia de reemplazo renal

Cuando las alteraciones hidroelectrolíticas o la oligoanuria no responden al tratamiento conservador, es necesario iniciar la terapia de reemplazo renal (TRR). Tanto las indicaciones como el protocolo específico son competencia del nefrólogo pediatra, aunque es importante tener en cuenta que son similares a las de otros pacientes con otras causas de lesión renal aguda (*v.* Capítulo 48.1). Sin embargo, suelen utilizarse umbrales más bajos para los pacientes con SLT. Esto es particularmente cierto en los casos de SLT con oliguria, por la salida potencialmente rápida y la acumulación de electrolitos y metabolitos, que podrían producir muerte súbita.

Las TRR continuas, como la hemofiltración, la hemodiálisis y la hemodiafiltración, son preferidas frente a la diálisis peritoneal, ya que estas terapias resultan en mejores tasas de eliminación de fosfato y ácido úrico, y producen una mejoría clínica más rápida. Para la mayoría de los pacientes la hemodiálisis intermitente suele ser suficiente. En pacientes que desarrollan un aumento de los electrolitos con la hemodiálisis intermitente, pueden ser necesarias terapias de reemplazo renal continuas. La diálisis no debe suspenderse hasta que se normalicen la función renal y el flujo urinario.

Es importante tener en cuenta que, durante la diálisis, no se debe suspender el tratamiento de la enfermedad de base, pero se debe considerar la nefrotoxicidad de las drogas utilizadas.

Pronóstico

La identificación temprana de los pacientes de riesgo, la indicación precoz de las medidas de prevención y el tratamiento rápido de las complicaciones, como los trastornos hidroelectrolíticos, metabólicos y de la lesión renal aguda, son los principales factores que influyen en el pronóstico de los pacientes con SLT.

Acceda al eBook para consultar la lista de bibliografía. Consulte las indicaciones en la retiración de tapa.

64

Hiperleucocitosis

Juan B. Dartiguelongue

La hiperleucocitosis se define como un recuento leucocitario > 50 000 por mm^3. Sin embargo, en el contexto de las leucemias agudas, la hiperleucocitosis clínicamente significativa se considera a partir de 100 000 leucocitos por mm^3. La leucostasis (también llamada "hiperleucocitosis sintomática") es una condición fisiopatológica ocasionada por la hiperleucocitosis, caracterizada por signos y síntomas de baja perfusión e infiltración tisular, particularmente en el pulmón y el sistema nervioso central (SNC). Sin tratamiento, la mortalidad de esta entidad oscila entre el 20% y el 40% dentro de la primera semana.

Etiología

Globalmente, la hiperleucocitosis se presenta en el 10% al 30% de las leucemias linfoblásticas agudas (LLA) y en el 10% al 20% de las leucemias mieloides agudas (LMA), particularmente en los fenotipos M3, M4 y M5. La leucostasis rara vez se desarrolla en las LLA, en las cuales es más frecuente el síndrome de lisis tumoral (SLT) (*v.* Capítulo 63) y, eventualmente, la coagulación intravascular diseminada (CID) como complicaciones de la hiperleucocitosis. En las LMA, en cambio, la leucostasis es más frecuente, sobre todo cuando el recuento leucocitario supera los 100 000/mm^3.

Casi todos los niños con leucemia mieloide crónica en fase estable presentan hiperleucocitosis, con un recuento de leucocitos ~ 100 000/mm^3. En estos pacientes, el desarrollo de leucostasis es poco común, salvo en el contexto de una crisis blástica, con recuento celular elevado. Los tumores mediastinales también pueden producir hiperleucocitosis.

Fisiopatología

La hiperleucocitosis genera un aumento de la viscosidad sanguínea por incremento del volumen leucocitario. Asimismo, la agregación de las células leucémicas circulantes (blastos) y su menor deformabilidad incrementan aún más la viscosidad. Esto ocasiona un enlentecimiento del flujo sanguíneo en la microcirculación (leucostasis), cuyo impacto clínico suele ser más evidente en el pulmón y el SNC.

En las LMA, los mieloblastos son considerablemente más grandes que los linfoblastos y que los leucocitos normales, y además presentan un alto grado de adhesividad endotelial, lo que genera mayor estasis vascular. Como resultado, se producen fenómenos hemorrágicos, isquémicos, trombóticos e infiltrativos en diversos órganos y tejidos, lo cual, sumado a la destrucción periférica de los blastos circulantes, genera los signos y los síntomas característicos de la hiperleucocitosis. A su vez, la infiltración tisular y la producción de citoquinas proinflamatorias alteran la función endotelial y la microcirculación, lo que amplifica el compromiso hipóxico tisular.

Manifestaciones clínicas

Como fue mencionado, las manifestaciones de la leucostasis son más frecuentes en las LMA por la menor deformabilidad, mayor tamaño y adhesividad endotelial de los blastos circulantes, junto con la elevada producción de citoquinas. El compromiso del SNC se observa, aproximadamente, en el 40% de los casos, mientras que el respiratorio, en el 30%.

Las manifestaciones neurológicas suelen producirse por una combinación entre hiperviscosidad, isquemia y hemorragia, e incluyen las siguientes:

- Depresión del sensorio, confusión o irritabilidad.
- Cefalea, mareos o *tinnitus*.
- Visión borrosa.
- Signos de foco motor.
- Convulsiones.
- Coma.

Ante la presencia de signos y síntomas neurológicos, se sugiere realizar una tomografía computarizada o una resonancia magnética de SNC, en búsqueda de otras causas que justifiquen los hallazgos clínicos (metástasis, infiltración, sangrado, isquemia, efectos adversos de la quimioterapia, etc.).

Las manifestaciones respiratorias se producen por leucostasis pulmonar, que clínica, radiológica y gasométricamente puede presentarse como un cuadro similar al distrés respiratorio agudo del adulto. Las siguientes son las manifestaciones más frecuentes:

- Dificultad respiratoria progresiva.
- Cianosis.
- Hipoxemia.
- Hipercapnia.
- Hemorragia pulmonar.

En la radiografía de tórax pueden observarse infiltrados difusos bilaterales, con un patrón intersticio-alveolar. Estos hallazgos suelen observarse con mayor detalle en la tomografía computarizada (Figura 64.1).

Hasta el 80% de los pacientes con hiperleucocitosis que desarrollan leucostasis pueden encontrarse febriles, debido al estado inflamógeno que implica esta entidad (producción de citoquinas, eicosanoides, etc.). La CID puede manifestarse hasta en el 40% de los pacientes con hiperleucocitosis, más comúnmente en las LLA. Menos frecuentemente, se pueden producir SLT (10%), hemorragia gastrointestinal y pericárdica, isquemia miocárdica, lesión renal aguda, priapismo, isquemia de las extremidades, etc.

Diagnóstico

El diagnóstico se basa en el recuento de glóbulos blancos y en el reconocimiento de los signos y los síntomas atribuibles a leucostasis. Además de los estudios de imágenes previamente mencionados, las determinaciones de laboratorio adicionales

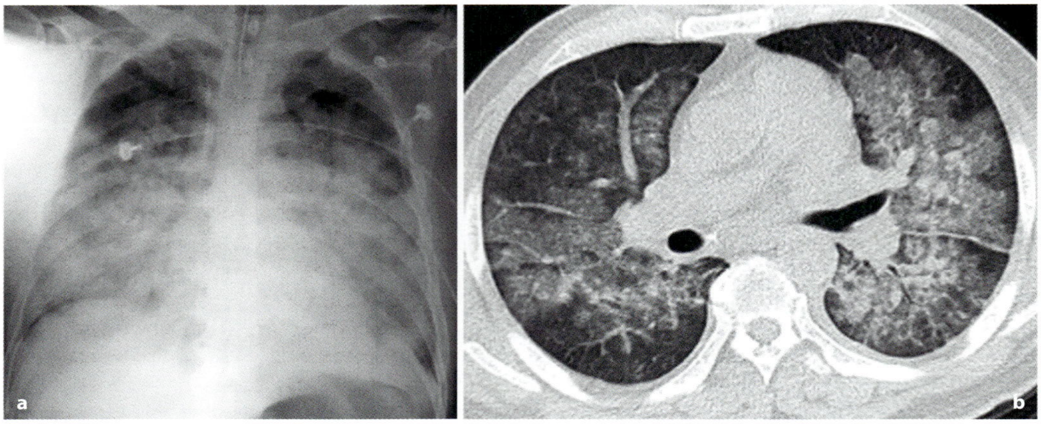

Figura 64.1 Imagen radiográfica (**a**) y tomográfica (**b**) de un paciente con leucostasis pulmonar.

incluyen el estado ácido-base, ionograma, ácido úrico, urea y creatinina plasmáticas, y el coagulograma. Eventualmente, en caso de que no se trate de una leucemia, las radiografías de tórax de frente y perfil son útiles para el diagnóstico inicial de masas mediastinales.

Tratamiento

Los pacientes con hiperleucocitosis sintomática tienen una mortalidad muy alta si el tratamiento no se instaura de inmediato. Cuando coexiste el compromiso pulmonar y neurológico, la mortalidad dentro de la primera semana es cercana al 90%.

El tratamiento se fundamenta en la estabilización rápida del paciente (posición semisentada, colocación de accesos vasculares, O_2 mediante máscara con reservorio, monitoreo y saturometría continua, etc.) y en las estrategias de citorreducción.

La quimioterapia de inducción suele ser la intervención recomendada en pacientes sintomáticos y asintomáticos, porque además de disminuir rápidamente el recuento leucocitario, induce la remisión de la leucemia. Se debe acompañar de las medidas de prevención del SLT (*v.* Capítulo 63).

En pacientes asintomáticos que no puedan comenzar la quimioterapia de inducción inmediatamente (malos accesos vasculares, lesión renal aguda, etc.), algunos autores proponen la utilización de hidroxiurea (50-100 mg/kg/día por vía oral) como estrategia de citorreducción, junto con las medidas de prevención del SLT. Esta intervención es capaz de generar una reducción del 50% al 80% de los leucocitos circulantes en un período de 24-48 horas.

En pacientes sintomáticos que no puedan comenzar inmediatamente la quimioterapia de inducción, se recomienda la realización de leucoaféresis por personal de hemoterapia entrenado, en centros con experiencia. El objetivo de esta intervención es disminuir la viscosidad sanguínea mediante la separación y la extracción del exceso de leucocitos. La indicación absoluta es la presencia de signos y síntomas atribuibles a hiperviscosidad (neurológicos, respiratorios, renales, etc.) y sus indicaciones relativas (pacientes asintomáticos) en las leucemias agudas dependen del recuento total de leucocitos:

- LMA con recuento > 100 000 por mm^3.
- LLA con recuento > 300 000 por mm^3.

Vale aclarar que la leucoaféresis es un procedimiento complejo, cuyo efecto es transitorio, requiere la colocación de un catéter venoso central de gran calibre y demanda múltiples sesiones para alcanzar la citorreducción deseada. Se recomienda utilizarlo hasta poder comenzar con la quimioterapia de inducción.

Acceda al eBook para consultar la lista de bibliografía. Consulte las indicaciones en la retiración de tapa.

65

Síndrome de mediastino superior

Juan B. Dartiguelongue

El síndrome de vena cava superior (SVCS) hace referencia a los signos y los síntomas asociados con la compresión, la obstrucción o la trombosis de la vena cava superior. Mientras que el término "síndrome de mediastino superior" (SMS) se utiliza cuando, además, existe compresión traqueal. En niños que presentan masas mediastinales, la compresión traqueal y el consecuente compromiso respiratorio usualmente coexiste con el SVCS, por lo que SVCS y SMS suelen utilizarse como sinónimos.

Etiología

Si bien en pediatría es una entidad poco frecuente, hasta el 10% de los tumores malignos de ubicación mediastinal pueden producir un SMS. Aproximadamente, el 70% de los linfomas no Hodgkin (LNH) y el 30% de los linfomas Hodgkin (LH) se presentan como masas mediastinales. El neuroblastoma, los tumores de células germinales, los sarcomas y las leucemias linfoblásticas agudas (LLA) también pueden presentarse como masas localizadas en el mediastino. En niños, hasta el 75% de las masas mediastinales producen cierto grado de compromiso respiratorio por compresión traqueal. Los LNH son los que más frecuentemente se asocian con el desarrollo de SVCS (Tabla 65.1).

Con menor frecuencia, el SVCS puede producirse por trombosis venosa en niños que se encuentran en tratamiento oncológico, por el uso de accesos vasculares centrales o como efecto secundario de la quimioterapia.

Fisiopatología

La vena cava superior es un vaso de paredes finas con baja presión endoluminal, y se encuentra rodeada por estructuras linfoides, como los ganglios perihiliares, paratraqueales y el timo. La tráquea es más complaciente y compresible en niños que en adultos y, además, el diámetro de su luz es muy pequeño. Estas características explican que ambas estructuras sean particularmente propensas a ser comprimidas por masas localizadas en el mediastino. Asimismo, la cavidad relativamente rígida formada por el esternón, la aorta, la arteria pulmonar y los ganglios linfáticos encierra a la VCS y a la tráquea en un compartimiento de expansión exigua. Esto facilita la compresión inducida por los tumores mediastinales, que conlleva a la obstrucción traqueal, la estasis vascular (con el fenómeno procoagulante asociado) y la disminución del retorno venoso proveniente de la cabeza, el cuello, la región superior del tórax y los miembros superiores, lo que origina los signos y los síntomas del SMS.

Cabe destacar que durante la anestesia general, la compresión extrínseca de la VCS y de la tráquea se acentúa, como consecuencia de la disminución del tono de los músculos respiratorios, la desaparición del movimiento caudal del diafragma y la relajación del músculo liso bronquial.

Tabla 65.1 Tumores malignos mediastinales que ocasionan SMS en orden decreciente de frecuencia

- Linfoma no Hodgkin
- Linfoma Hodgkin
- Neuroblastoma
- Tumores de células germinales
- Leucemia linfoblástica aguda
- Sarcomas

Manifestaciones clínicas

El SMS es una emergencia oncológica que puede presentarse en forma aguda o subaguda, a través de síntomas respiratorios (compresión de la vía aérea) o vasculares (compresión de la VCS). La presencia de ansiedad, confusión, letargia, cefalea, mareos, visión borrosa, disfagia y síncope es menos frecuente, y por lo general se relaciona con mayor gravedad.

Los signos y los síntomas más comunes suelen ser de origen respiratorio, e incluyen los siguientes:

- Tos.
- Disnea.
- Ortopnea.
- Ronquera.
- Estridor.
- Disminución del murmullo vesicular.
- Sibilancias.

La clínica de afectación vascular puede incluir los siguientes cuadros:

- Edema en esclavina y plétora.
- Cianosis de la cara, el cuello y los miembros superiores.
- Distensión venosa cervical y torácica (circulación colateral).
- Pulso paradojal.

Todos los signos y síntomas del SMS tienden a agravarse al colocar al paciente en decúbito supino o en posición fetal y, como fue mencionado, durante la anestesia general.

Diagnóstico

El diagnóstico es clínico y se acompaña de los estudios por imágenes. Frente a un paciente en el que se sospecha un SMS, en primer lugar se debe realizar una radiografía de tórax de frente y perfil. Mediante el par radiológico suele observarse el ensanchamiento mediastinal, ocasionado por una masa situada en el mediastino anterior y superior. Asimismo, es frecuente observar desviación de la tráquea (Figura 65.1). Los pacientes que presentan masas que abarcan más del 45% del diámetro transverso del tórax tienen más chances de ser sintomáticos que aquellos con masas que ocupan menos del 30% de este diámetro.

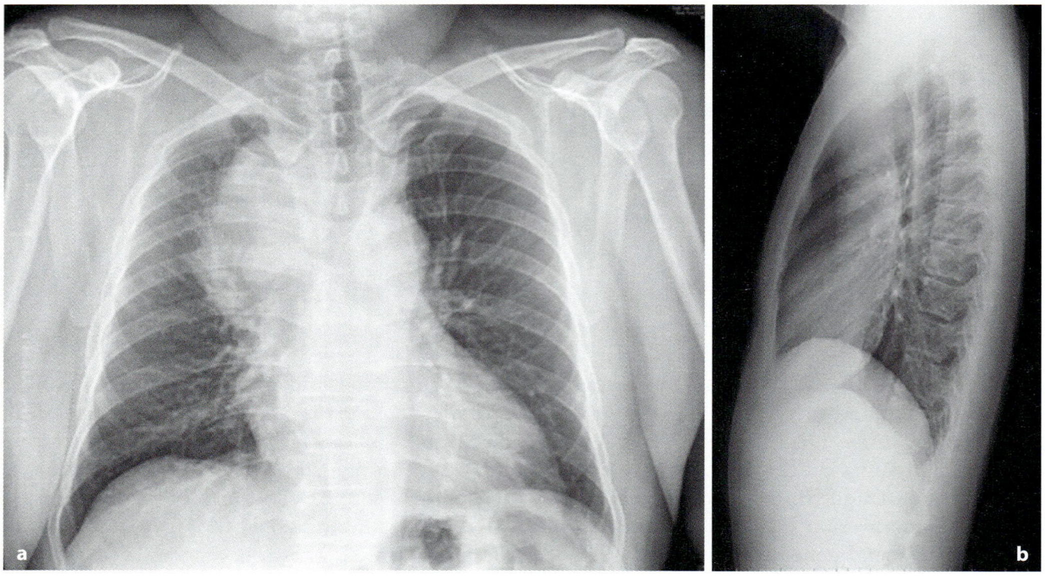

Figura 65.1 Radiografías de tórax frente (**a**) y perfil (**b**) con ensanchamiento del mediastino anterior y superior por un LNH, que produce desviación contralateral de la tráquea.

La tomografía de tórax permite comprobar con mayor precisión la extensión y la localización de la lesión, así como el grado de afectación ganglionar, de la tráquea y las estructuras vecinas. A su vez, con el uso de contraste endovenoso permite identificar el compromiso trombótico de la VCS.

La ecografía pleural resulta de utilidad si por la presentación clínica se sospecha la presencia de derrame pleural. El ecocardiograma permite evaluar con detalle el grado de afectación vascular.

Para el diagnóstico de certeza del tumor, deben realizarse pruebas específicas de acuerdo con la sospecha clínica. Por la naturaleza de este síndrome, los pacientes tienden a tener mala tolerancia a los procedimientos invasivos (biopsias mediastinales) y al efecto anestésico, por lo que previamente deben ser agotados otros recursos diagnósticos. Entre estos se encuentran las determinaciones de laboratorio (α-fetoproteína y gonadotrofina coriónica humana β para los tumores de células germinales; su mera elevación es suficiente para el diagnóstico), punción aspiración de médula ósea (linfomas, leucemias, neuroblastoma, etc.), biopsia de adenopatías periféricas, etc.

Tratamiento

Frente a un paciente con signos y síntomas de SMS, las medidas de estabilización inicial incluyen:

- Colocar en posición semisentada.
- Administrar oxígeno al 100% a través de una máscara con reservorio.
- Colocar, como mínimo, un acceso vascular periférico, preferentemente en miembros inferiores.
- Si se sospecha un LNH, comenzar con las medidas de manejo del síndrome de lisis tumoral (*v.* Capítulo 63).
- Establecer contacto con la unidad de cuidados intensivos pediátricos.

Una vez estabilizado el paciente, el objetivo del tratamiento del SMS es la reducción rápida de la masa mediastinal, con el fin de descomprimir la VCS, la tráquea y las estructuras adyacentes. De acuerdo con la gravedad y la progresión de los síntomas, puede realizarse antes que los procedimientos diagnósticos (biopsia ganglionar o mediastinal, punción de médula ósea, etc.), siempre y cuando la realización de estos procedimientos se encuentre asegurada dentro de las 48-72 horas de instaurado el tratamiento. Por lo general, se recomienda diseñar la estrategia terapéutica en conjunto con el subespecialista en oncohematología infantil. Cabe aclarar que el inicio del tratamiento con corticoides puede eliminar completamente una masa tumoral a los pocos días, lo que disminuye marcadamente las posibilidades diagnósticas.

El uso de metilprednisona (60 mg/m^2/día o 2 mg/kg/día en 2-3 tomas diarias) resulta de mucha utilidad ante la presencia de síntomas graves o rápidamente progresivos. No altera el resultado de la anatomía patológica si se utiliza por un período menor de 48 horas, tiempo dentro del cual debería alcanzarse el diagnóstico de certeza. Junto con su administración, deben instaurarse las medidas de prevención del síndrome de lisis tumoral (*v.* Capítulo 63).

Como estrategia alternativa a los corticoides, o si no hay respuesta tras su administración, se puede emplear la radioterapia empírica localizada (200-400 cGy). Para el tratamiento del edema inducido por la radiación (que empeora los signos y los síntomas del SMS), se puede utilizar un curso de corticoides.

Una vez establecido el diagnóstico histológico, se sugiere proceder de acuerdo con el protocolo oncológico correspondiente, en conjunto con el subespecialista en oncohematología infantil.

Acceda al eBook para consultar la lista de bibliografía. Consulte las indicaciones en la retiración de tapa.

66

Síndrome de compresión medular

Juan B. Dartiguelongue

El síndrome de compresión medular es una emergencia oncológica de afectación neurológica, caracterizada por la invasión tumoral del canal medular, ya sea por contigüidad, afectación primaria o metastásica. La detección precoz y el tratamiento oportuno determinan el pronóstico y el desarrollo de secuelas a corto y mediano plazo.

Etiología

La compresión medular puede presentarse en el curso de una neoplasia conocida, o bien ser su forma de presentación inicial. La incidencia oscila entre el 5% y el 25% de los niños con cáncer, y por lo general se presenta en etapas avanzadas de la enfermedad. Los sarcomas dan cuenta de la mayoría de las metástasis medulares, mientras que el neuroblastoma, los tumores de células germinales y los linfomas pueden invadir el canal medular por contigüidad. La compresión medular puede presentarse prácticamente con cualquier tipo de tumor, incluso con el tumor de Wilms y las leucemias.

Fisiopatología

La médula espinal y la cola de caballo pueden ser comprimidas por el efecto tumoral en el espacio epidural o subaracnoideo. Menos frecuentemente, puede suceder por diseminación metastásica a lo largo del cordón medular o por una formación neoplásica primaria de localización intradural.

La compresión epidural suele producirse por la extensión de un tumor de localización paravertebral a través de los forámenes intervertebrales. La compresión del plexo venoso vertebral produce edema vasogénico, hemorragia e isquemia de la médula espinal, que conduce al desarrollo de las manifestaciones clínicas iniciales de este síndrome. Los tumores de localización intradural bloquean la circulación normal del líquido cefalorraquídeo y, asimismo, comprometen el retorno venoso medular, lo que produce estasis vascular, edema e isquemia.

El compromiso metastásico de los cuerpos vertebrales y la compresión secundaria de la médula espinal son poco frecuentes en pediatría. La destrucción ósea produce inestabilidad mecánica vertebral, lo que contribuye con la compresión medular.

Manifestaciones clínicas

La velocidad de aparición de los signos y síntomas es uno de los principales determinantes de la magnitud de este síndrome. Como fue mencionado, el compromiso medular o radicular suele deberse a la compresión epidural por masas extramedulares.

La localización de las manifestaciones clínicas se correlaciona con el nivel medular en el que se produce la compresión. Incluyen las siguientes:

- Dolor: es el síntoma más frecuente. Se encuentra presente en > 90% de los casos. Suele ser progresivo, aumenta con la movilización y la maniobra de Valsalva, y precede por un tiempo variable al resto de la sintomatología neurológica. Se localiza en relacion con el nivel medular afectado (cervical, dorsal, lumbar) y puede irradiarse cuando la compresión es radicular.
- Paresia o plejia: la claudicación de la fuerza muscular puede ser progresiva, o suceder en forma paroxística en el *shock* medular, por compromiso vascular grave. Suele seguir una secuencia de afectación que involucra en primer lugar a los músculos proximales, y luego a los distales. El compromiso del tono muscular y de los reflejos osteotendinosos sigue la misma progresión que la debilidad muscular. La afectación cervical puede producir compromiso del diafragma y tetraplejia.
- Alteraciones sensitivas: están presentes en el 45% al 80% de los casos, y siguen una progresión de distal a proximal. Por lo general, aparecen luego del compromiso motor, aunque en ocasiones pueden precederlo o aparecer en forma simultánea. Incluyen parestesias, hipostesia o anestesia. Menos frecuentemente, puede encontrarse alodinia. El compromiso del cono medular característicamente genera anestesia simétrica en silla de montar.
- Compromiso de esfínteres: la afectación del cono medular suele producir compromiso del esfínter vesical o rectal, en etapas precoces de la compresión medular.
- Síndrome de Horner: la compresión tumoral de la cadena simpática paravertebral cervico-torácica (C7-D1) puede ocasionar este síndrome, caracterizado por miosis, dilatación pupilar retardada, ptosis palpebral y enoftalmos homolateral.

Diagnóstico

La historia, la anamnesis y un exhaustivo examen físico, que incluya una evaluación neurológica completa, permiten aproximar el diagnóstico y el nivel medular afectado. Asimismo, la presencia de dolor o tumefacción en las apófisis espinosas orienta acerca de la localización.

La evaluación diagnóstica se completa con la realización de una resonancia magnética (RM) con gadolinio (Figura 66.1). Es el método más sensible y específico para el diagnóstico de masas tumorales intradurales y extradurales, así como de lesiones intramedulares primarias o metastásicas. Permite establecer con precisión el nivel y la extensión de la lesión, y definir la conducta terapéutica más apropiada.

La tomografía computarizada tiene menor sensibilidad que la RM, y el centellograma óseo resulta un método muy sensible para los tumores óseos.

Tratamiento

La posibilidad de recuperación y el riesgo de secuelas neurológicas dependen de la velocidad con la que se instala el

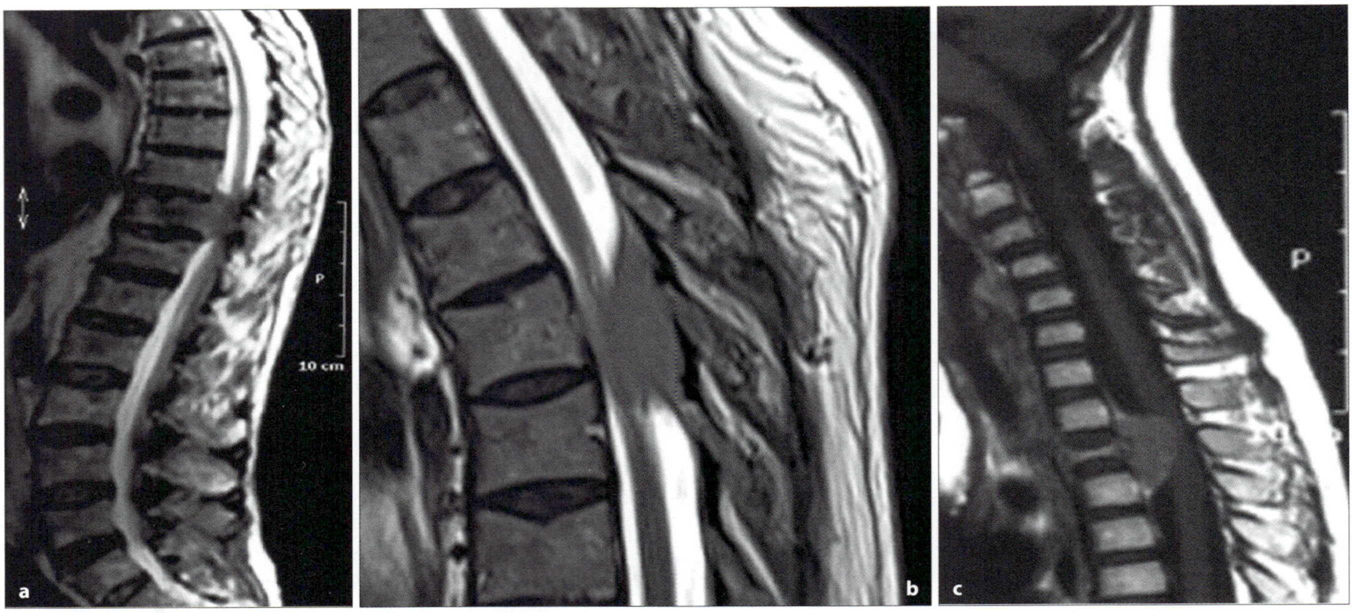

Figura 66.1 **a** Compresión medular por metástasis en el cuerpo vertebral. **b** Compresión medular a través de los forámenes intervertebrales por un linfoma no Hodgkin. **c** Compresión medular por un sarcoma de Ewing extraóseo.

tratamiento. Si la historia o el examen físico sugieren una rápida progresión del cuadro, se recomienda administrar un bolo endovenoso de dexametasona 0,5-2 mg/kg, y luego realizar la RM. La administración de corticoides debe continuar hasta la mejoría de los síntomas o la resolución de la compresión. Los fármacos opioides, los anticonvulsivantes, el gabapentin o los antidepresivos tricíclicos pueden asociarse a la dexametasona como tratamiento coadyuvante del dolor.

Si con la RM se detecta una masa en el espacio epidural que comprime la médula espinal, debe ser inmediatamente descomprimida. Esto puede lograrse mediante quimioterapia, radioterapia o cirugía. En ocasiones, estas estrategias pueden combinarse.

Quimioterapia

La quimioterapia es útil como primera opción terapéutica en aquellos pacientes en los que la compresión medular es producida por tumores quimiosensibles, como el neuroblastoma, linfomas, el sarcoma de Ewing y las leucemias. En estos casos, la quimioterapia precoz retrograda el tamaño del tumor, mejora la sintomatología y forma parte del tratamiento curativo de la enfermedad. Puede combinarse con la radioterapia.

Radioterapia

Si el diagnóstico es conocido y el tumor es radiosensible, la radioterapia puede constituir la primera opción terapéutica, particularmente en pacientes en los que el objetivo terapéutico es paliativo. Es útil para controlar el dolor, mejorar la sintomatología neurológica y estabilizar la progresión tumoral. La dosis depende del tipo de tumor.

Cirugía

Como norma general, si hay inestabilidad de la columna por destrucción o aplastamiento de los cuerpos vertebrales (los fragmentos óseos pueden comprimir la médula espinal) se sugiere la resolución quirúrgica inicial. Asimismo, ante la presencia de síntomas progresivos de compresión medular, la realización de una laminectomía descompresiva se recomienda en primera instancia cuando la naturaleza del tumor no es conocida, o cuando los síntomas progresan a pesar de la radioterapia o en un lecho previamente irradiado.

Acceda al eBook para consultar la lista de bibliografía. Consulte las indicaciones en la retiración de tapa.

Sección 11

El paciente con enfermedad crónica

67

Evaluación funcional del paciente con enfermedad crónica

Pablo Cafiero • María Paula Vitale • Silvana Napoli

El niño con enfermedad crónica: transición epidemiológica | Nueva morbilidad en pediatría

A lo largo de las últimas décadas, los cambios sociales, económicos, culturales, climáticos, epidemiológicos y demográficos han modificado notablemente la transición en salud y las perspectivas en relación con los términos "enfermedad" y "discapacidad". Las modificaciones epidemiológicas han pasado de presentar perfiles con prevalencia de causas agudas a situaciones en las que predominan enfermedades crónicas no transmisibles (ECNT).

El incremento de las ECNT (cardiovasculares, asma, ataque cerebrovascular, diabetes, etc.) ha tenido un impacto económico muy importante, tanto por los costos de su atención como por la pérdida de la productividad de las personas afectadas. A escala mundial, representan el 70% de los años de vida ajustados por discapacidad, y dos terceras partes de las muertes y carga de enfermedad.

La Organización Mundial de la Salud (OMS) define a la enfermedad crónica (EC) como aquella de larga duración y, en general, de progresión lenta. En el campo específico de la pediatría, el rápido avance en el conocimiento y la aparición de nuevas tecnologías de diagnóstico y tratamiento ha permitido, además, reducir la mortalidad en pacientes con condiciones médicas complejas. Muchas de ellas de inicio neonatal, otras de inicio luego del período neonatal, con requerimientos de procedimientos quirúrgicos o cuidados intensivos en los primeros meses o años de vida. Esto dio origen a la denominada nueva morbilidad, consecuencia de dicha supervivencia.

Las EC en la edad pediátrica se definen por requerir al menos tres meses de tratamiento médico continuo, implicar cambios en el estilo de vida (escuela, actividades, hábitos y rutinas) y requerir la adaptación continua en función del curso cambiante e impredecible entre períodos asintomáticos y períodos de crisis. En general, no se resuelven en forma espontánea, y el tratamiento médico puede disminuir ciertas complicaciones, el número de internaciones y el grado de secuelas.

El impacto que las EC generan en la vida cotidiana del niño y su familia puede analizarse poniendo el foco en las actividades que la persona puede hacer o no, y cuáles son los elementos o las circunstancias del entorno que la ayudan o empeoran sus dificultades, lo cual hace necesario considerar la evaluación funcional como nuevo factor determinante. El modelo de atención de las EC, por lo tanto, debe estar fuertemente centrado en el paciente y la familia, que considera las necesidades de la población, hace hincapié en aspectos de la promoción y prevención, con un modelo de abordaje proactivo y planificado, con base en la atención primaria de la salud, y con coordinación y complementación con centros de atención más especializados. Es clave en este proceso mantener una buena calidad de atención, asegurar el seguimiento longitudinal y la participación activa del paciente y su familia, con el objetivo de favorecer una adherencia al tratamiento apropiada.

El abordaje, por lo tanto, debe ser biopsicosocial y se debe considerar el contexto social y cultural. La propia cronificación de estas condiciones provoca un gran impacto sobre el sistema sanitario y aumenta la posibilidad de aparición de vulnerabilidades asociadas (educativas, socioemocionales, laborales, vocacionales, etc.). Esto implica un mayor riesgo de problemas de salud y desafíos complejos, con distintos niveles de impacto en la salud y en el neurodesarrollo, los cuales pueden ser observables en el corto, mediano o largo plazo.

En aquellos niños que evolucionen con enfermedades crónicas o secuelas, la expresión y el grado de impacto de estas pueden ser fluctuantes o progresivos, y se requiere de tiempo para medir el resultado. Estos resultados tardíos o alejados son un balance entre la gravedad de estas condiciones, las características del ambiente donde crece y se desarrolla el niño, el diagnóstico y el manejo de las comorbilidades asociadas, y los apoyos educativos y terapéuticos específicos, realizados en los contextos comunitarios y centrados en la familia.

Sumado a esto, el grupo de niños con condiciones crónicas complejas de inicio neonatal (prematuros extremos, malformaciones congénitas con requerimiento de corrección temprana, cardiopatías congénitas complejas, atresia de esófago, hernia diafragmática, onfalocele, gastrosquisis, etc. u otras condiciones médicas con requerimiento de tecnologías avanzadas como ventilación de alta frecuencia, óxido nítrico, oxigenación por membrana extracorpórea o protocolo de hipotermia), o de inicio posneonatal (p. ej., cáncer, inmunodeficiencias, síndromes genéticos, espina bífida, epilepsia u otras condiciones crónicas que afecten a cualquier sistema o a varios de ellos), demandan múltiples apoyos tanto educativos como terapéuticos, polifarmacia, uso crónico de tecnología o medicamentos, cuidados domiciliarios e internaciones frecuentes y a veces prolongadas.

Las EC pueden, por lo tanto, estar asociadas con limitaciones e impedimentos funcionales, referidos tradicionalmente bajo el término paraguas "discapacidad", y específicamente de discapacidad del neurodesarrollo o trastorno del neurodesarrollo cuando involucre el compromiso del sistema nervioso central (SNC) o neuromuscular, que provoca dificultades en el movimiento, la cognición, la audición, la visión, la comunicación, las emociones y la conducta.

El pensamiento médico tradicional ha puesto el mayor énfasis en el diagnóstico y el tratamiento, pero con menos atención sobre las habilidades funcionales y los determinantes contextuales. En los últimos años, el funcionamiento del individuo ha tomado tanta importancia como la cura de la propia enfermedad. Aquel describe las consecuencias que el problema de salud genera en el día a día de la persona, modelado por su ambiente, es decir, su experiencia de salud en el más amplio sentido biopsicosocial.

La categoría diagnóstica de la propia EC puede contribuir poco por sí sola a comprender el impacto, las necesidades y el correlato psicosocial de la condición que afecta al individuo. Además, niños con la misma EC pueden presentar perfiles funcionales muy diferentes, y dos niños con el mismo perfil funcional pueden tener diferentes condiciones de salud.

Las características funcionales del niño son mucho más informativas en relación con aspectos de la salud propios y su familia, y el pronóstico futuro. Además, el diagnóstico de una EC es usualmente estable, mientras que el funcionamiento puede cambiar, y, por lo tanto, su evaluación es más eficiente e inclusiva.

Esto implica que para su apropiada atención y seguimiento, las EC requieran de programas y planes que eviten la fragmentación organizacional y apunten al trabajo en redes integradas de salud y con coordinación e integración entre los distintos niveles de atención, subsistemas (público, privado, obras sociales) y subsectores (salud, desarrollo social, educación, etc.).

Una atención sanitaria eficaz requiere un buen ajuste con la perspectiva de salud propia de la persona. Tanto el funcionamiento como la participación deberían constituir un elemento clave del cuidado pediátrico y ser parte componente de los programas del sistema de salud, teniendo en cuenta que muchas veces el objetivo no es curar, pero sí mejorar las habilidades funcionales.

De lo etiológico a lo funcional: cambio de perspectiva en el concepto de salud

Para una persona con una EC, la salud podría considerarse como la capacidad de adaptarse y autogestionarse frente a los desafíos emocionales, físicos y sociales. Es decir, enfocarse en el modo de estar saludable cuando al mismo tiempo se está más o menos enfermo.

El enfoque tradicional acerca de la salud, estudia las estructuras y las funciones corporales, intenta resolver la causa de los problemas, pero destina poca atención a los aspectos de las actividades y de la participación, que son fundamentales en la consideración funcional.

Funcionamiento es un término general que abarca todas las funciones, actividades y participación del cuerpo, es decir, todo lo que una persona con un problema de salud hace o es capaz de hacer en la vida diaria. Depende de la relación entre las estructuras de su cuerpo, las funciones corporales de sus órganos y sistemas, las actividades que realiza, cuánto participa en ellas y cuáles son los factores del ambiente que la rodean.

Por ejemplo, el enfoque tradicional de un niño con parálisis cerebral (PC) consiste en definir un subtipo determinado, como la diplejia espástica, secundaria a leucomalacia periventricular, que nada dice acerca de qué actividades puede realizar. Desde esta perspectiva nos interesa describir si puede desplazarse, si usa bastones o silla, si hay rampas en su comunidad para poder llegar a donde quiera, evidenciándose entonces con claridad que para la consideración de funcionamiento, la evaluación del contexto en el que vive la persona se torna fundamental.

Los distintos ambientes pueden tener efectos distintos en un individuo con una condición de salud. Un entorno con barreras o sin facilitadores (p. ej., edificios inaccesibles) restringe el desempeño y la realización del individuo, mientras que otros entornos que sean más facilitadores pueden incrementarlo.

Diversas investigaciones referidas al funcionamiento de un individuo con condiciones crónicas encuentran que la mayoría de las preocupaciones referidas por los padres no son las que se evalúan en la consulta médica convencional. Por ejemplo, dificultades para mantener la atención, problemas para aprender, síntomas de ansiedad o depresión, dificultad para hacer amigos, dolor, coordinación de movimientos, etc. Estas características tienen valor predictivo en aspectos tales como interrupciones laborales, ausencia escolar, consultas a emergencias o afectación en las actividades de la vida diaria. Por lo tanto, son aspectos esenciales que deberían ser contemplados más frecuentemente.

Los niños con cualquier trastorno crónico tienen entre sí mucho más en común, en virtud de la cronicidad y las dimensiones de las condiciones que los afectan, que las diferencias específicas que se derivan de la naturaleza de la enfermedad. De este modo, los puntos comunes funcionales entre las condiciones proporcionan una base para desarrollar intervenciones aplicables a un gran número de niños.

Es evidente, entonces, que la evaluación médica centrada únicamente en los aspectos médico-biológicos es insuficiente para generar la información necesaria que permita determinar la prestación de asistencia sanitaria más adecuada.

La Clasificación Internacional del Funcionamiento, la Discapacidad y la Salud (CIF) de la Organización Mundial de la Salud (OMS) proporciona el marco que incorpora una perspectiva funcional del individuo y permite la descripción detallada de los componentes que determinan la salud y el funcionamiento de una persona. Integra los dominios físicos, mentales y sociales para definir la salud y la discapacidad. Propone a los profesionales mirar más allá de los impedimentos de las funciones y estructuras corporales (aunque sin descuidarlas) e incorporar objetivos funcionales, al considerar las actividades y la participación en la planificación de las intervenciones.

Esta perspectiva permite tener en cuenta el ajuste y el acople entre la persona y su entorno, y aunque los problemas pueden parecer leves, pueden provocar considerables dificultades de ajuste con el ambiente, que son los que finalmente determinan su discapacidad. Por ejemplo, el caso de un niño en edad escolar con diagnóstico de mielomeningocele que tiene marcha independiente (que puede ser considerado como leve), pero tiene dificultades en el uso pragmático del lenguaje que dificultan su comunicación e interacción social en gran medida.

Los problemas en las actividades y en la participación son de trascendencia para las personas afectadas por EC, de modo que abordar estas necesidades es precisamente lo que significa cuidado o atención centrada en la persona. Por ejemplo, desde la perspectiva tradicional se define la hipoacusia en umbral de decibelios de percepción de sonidos, en cambio desde el punto de vista funcional nos interesa saber qué es capaz de registrar con su audición, qué sonidos interpreta del ambiente (pisadas, golpes, aproximaciones, etc.) que le permiten orientarse en un lugar o detectar señales de alarma o peligro.

Para los pacientes que corren el riesgo de desarrollar problemas de funcionamiento en el contexto de una enfermedad o lesión aguda, la prestación simultánea de atención médica curativa y de rehabilitación, tomando en cuenta aspectos funcionales, también permite reducir las consecuencias graves de salud. El cuidado fragmentado o la superposición de programas de cuidado, por ejemplo, en niños con enfermedad cardiovascular y nutrición, o nutrición en contexto de enfermedad renal, también podrían mejorar considerando el funcionamiento de la persona, porque implica el uso de un lenguaje común entre diferentes disciplinas.

En suma, la evaluación funcional es más apropiada para determinar el desempeño global de un niño, va más allá de las consideraciones convencionales de la salud y permite orientar las intervenciones adecuadas y específicas en base al impacto del ambiente físico y social, y a las prioridades del niño y la familia en el contexto comunitario.

Del modelo médico tradicional al modelo social de la discapacidad

La práctica pediátrica ha sido influenciada por cambios notorios y profundos de la sociedad en los últimos decenios, entre ellos el surgimiento de políticas de inclusión e integración.

Asimismo, estos cambios han obligado a realizar modificaciones en el perfil curricular de formación del recurso humano, que ha debido reorientarse hacia el manejo integral del niño con enfermedades crónicas –desde las más prevalentes hasta las de mayor complejidad o poco frecuentes–, hacia los problemas del desarrollo, conducta, aprendizaje y desempeño escolar, y a aspectos sociales relacionados con su funcionamiento (integración, inclusión, participación) y la calidad de vida.

Si bien la especialización es consecuencia de los nuevos avances tecnológicos, nuevos desafíos se plantean en relación con el seguimiento en el mediano y largo plazo de los pacientes con complejidades médicas. La falta de coordinación de apoyos y servicios a través de sistemas fragmentados de los servicios de salud, la atención atomizada según las especialidades y subespecialidades involucradas, y la falta de un profesional que actúe como guía en el manejo clínico a través de las diferentes instancias asistenciales (ambulatoria, internación en sus diferentes modalidades, emergencia, etc.) no permiten priorizar las opciones de tratamiento, agregan estrés familiar en el momento de la toma de decisiones y afectan la relación del médico con el paciente y la familia.

En este contexto, surgió en la década de 1970 el modelo social, como una alternativa al modelo médico hegemónico, que ve a la discapacidad como una cuestión de derechos humanos, en la cual deficiencia es algo impuesto sobre la lesión; por lo tanto, se plantea que es la sociedad la que inhabilita a las personas con lesión física. Se presenta como un nuevo paradigma que ve a las personas con discapacidad como un grupo oprimido de la sociedad y según el cual la discapacidad expresa una manera hegemónica de pensar sobre el cuerpo. Surge a partir de distintos colectivos desfavorecidos que denuncian su situación de marginación y piden el reconocimiento de sus derechos civiles.

Mientras el modelo médico rehabilitador busca causas médico-científicas que provocan limitaciones individuales (problema personal, sujeto de asistencia) que deben ser rehabilitadas, el modelo social busca las causas sociales (p. ej., limitaciones en la prestación de servicios apropiados y ser tenidos en cuenta en la organización social, sujeto de derecho) al valorar y respetar las diferencias; propugnar la igualdad, la dignidad y la libertad personal, y favorecer la no discriminación, la accesibilidad universal, la autonomía (capacidad para decidir sobre la propia vida), la inclusión, la vida independiente y la calidad de vida.

El modelo social plantea la inclusión de la diferencia en la diversidad funcional como parte de la realidad humana, y la dependencia como algo creado por actitudes sociales y un entorno inaccesible. Se presenta en la actualidad como una aspiración, un reclamo o ideal que alcanzar, como un modelo en construcción a través del compromiso de toda la sociedad, y que busca intervenciones basadas en el ambiente y en la sociedad.

Este modelo se relaciona con los valores esenciales de la dignidad humana, la libertad personal y la igualdad, propician la disminución de barreras y dan lugar a la inclusión social, al plantear la necesidad de un abordaje holístico y multidimensional.

En el contexto de estos cambios culturales, sociales e históricos, la Asamblea General de las Naciones Unidas aprobó la Convención sobre los Derechos de las Personas con Discapacidad el 13 de diciembre de 2006, y se abrió la firma el 30 de marzo de 2007. Los Estados que la ratifican están jurídicamente vinculados a respetar las disposiciones que en ella se establecen.

Desde este documento y su articulado se considera que el término "discapacidad" engloba deficiencias, limitaciones en la actividad y restricciones en la participación, y denota los aspectos negativos de la interacción entre las personas con una condición de salud y factores contextuales (personales y ambientales). La discapacidad no está en la persona, sino que es resultado de interacciones entre las condiciones de salud y los factores contextuales.

La discapacidad forma parte de la condición humana y es universal, y es importante poner en consideración que las personas pueden sufrir en algún momento de su vida alguno de sus tipos, ya sea en forma transitoria o permanente. Se la considera un problema de salud pública y de derechos humanos, y una prioridad para el desarrollo. No debe ser considerada simplemente un problema biológico o social, y dada su complejidad, las intervenciones necesarias son múltiples, sistémicas y dependientes del contexto.

Tiene como marco conceptual la Clasificación Internacional del Funcionamiento, de la Discapacidad y de la Salud (CIF): la noción de enfermedad y discapacidad como sinónimos no es viable en la era de la CIF.

Se calcula que en el mundo aproximadamente mil millones de personas viven con discapacidad (el 80% viven en países en vías de desarrollo), lo que representa un 15% de la población mundial, y de los cuales 93 millones son niños. La discapacidad está creciendo por el envejecimiento poblacional y el incremento global de los problemas crónicos de la salud asociados (diabetes, enfermedades cardiovasculares, trastornos mentales, etc.). En países de ingresos bajos y medianos las enfermedades crónicas representan casi un 70% de todos los años vividos con discapacidad.

Las características propias de la experiencia de la discapacidad muestran una enorme variabilidad y se ven influenciadas y relacionadas, en cada país o región, por las tendencias en los problemas de salud, en los factores ambientales y otros factores de distinta índole (accidentes de tránsito, hábitos alimentarios, abuso de sustancias, catástrofes naturales, conflictos, violencia, contaminación ambiental, efectos del cambio climático, etc.).

El grado de afectación es desproporcionado en los países de bajos ingresos, en el quintil más pobre, en niños, mujeres y ancianos, en desplazados internos o personas sin Estado, en refugiados, migrantes y prisioneros, en personas sin trabajo o poca formación académica y en grupos minoritarios. Los grupos más excluidos están representados por los que presentan problemas de salud mental o deficiencia intelectual.

Persisten visiones estereotipadas clásicas y discriminación de género (violencia, abuso y marginalización). Los niños con discapacidad tienen más posibilidades de sufrir estigmatización y discriminación, violencia, abuso, explotación, abandono o institucionalización.

Los obstáculos y las desigualdades incluyen políticas y normas insuficientes, actitudes negativas, múltiples barreras de acceso a las prestaciones de servicios (cuidados médicos, terapias y tecnologías, empleo, servicios sociales, hogar y transporte), inadecuado financiamiento, falta de participación en las decisiones, ausencia de información relevante nacional e internacional sobre el estado del arte, y escaso apoyo a la investigación.

El grado de compromiso de las personas con discapacidad implica peores resultados sanitarios, académicos, menor participación económica, tasas más altas de pobreza y provoca discriminación, inequidades, prejuicio, mayor dependencia con participación limitada, menor autonomía e interdependencia.

Apoyar a los niños con discapacidad tiene fundamentos en los derechos humanos, económicos (adultos sanos y productivos), científicos (períodos críticos) y en los programas de desarrollo (mejores índices de supervivencia, crecimiento, desarrollo y educativos).

Por lo tanto, es fundamental organizar servicios de atención de la salud, educativos, sociales y de protección que sean inclusivos y que logren remover barreras y mejorar la accesibilidad, el financiamiento, la investigación y cambios en la legislación.

Del modelo social hacia el constructo de la diversidad funcional y neurodiversidad

El surgimiento del término "neurodiversidad" se relaciona con la aparición de grupos hacia finales de la década de 1990, que hacen foco en el respeto de la diversidad y plantean la neurodiversidad como producto de diferencias en estructuras cerebrales, que implican patrones de comportamiento considerados variaciones naturales. Este movimiento en favor de la neurodiversidad está históricamente conectado con activistas en el campo del autismo, como Judy Singer (socióloga con diagnóstico de síndrome de Asperger), quien presenta un punto de vista que hace contrapunto con grupos que consideran al autismo una enfermedad. Desde esta perspectiva, ven al modelo médico como orientado a la normalización, la reducción de síntomas y la eliminación de la condición; se proponen anticura y proneurodiversidad. Plantean que la raíz del problema son las barreras sociopolíticas, la inequidad y la falta de oportunidades, dado que los neurotípicos asumen su experiencia del mundo como única y correcta, y son intolerantes a las mínimas diferencias con los otros. Se plantea entonces un nuevo e intenso debate entre grupos, que debe ser tenido en cuenta en relación con la diversidad funcional, ya que tiene trascendencia social, pedagógica, política e ideológica.

Marco CIF

Como fue mencionado, en 2001 la OMS propuso la utilización de la Clasificación Internacional del Funcionamiento, la Discapacidad y la Salud (CIF) para describir el funcionamiento y la discapacidad desde una perspectiva biopsicosocial. En 2007, se publicó una versión de la CIF para niños y jóvenes (CIF-IA), específicamente para describir el funcionamiento en los individuos en desarrollo, que añadió y amplió las descripciones de las categorías proporcionadas en la CIF.

La CIF-IA facilita la descripción de las capacidades y las limitaciones funcionales en cada área del desarrollo, lo cual promueve un enfoque centrado en la familia y el niño; proporciona una descripción de situaciones que se relacionan con el funcionamiento humano y sus restricciones, y ofrece un marco de referencia para organizar, estructurar e interrelacionar la información, y acceder a ella fácilmente.

Su aplicación es posible, tanto como herramienta clínica como de estadística, de investigación, de educación y de potencial generación de políticas sanitarias. Implica un lenguaje común, por lo que puede ser usada por todas las disciplinas y, de este modo, permite homogeneizar los tratamientos, las estrategias de rehabilitación y la evaluación de resultados.

Es importante tener presente que esta herramienta no clasifica personas, sino que describe la situación de cada persona dentro de un conjunto de dominios relacionados con la salud.

La CIF se estructura en dos partes:

- Funcionamiento y discapacidad.
- Factores contextuales.

Cada parte, a su vez, se organiza en capítulos o componentes (Funciones y estructuras corporales, Actividad y participación, y Factores personales y ambientales) (Figura 67.1).

La interacción entre los componentes que propone la CIF es dinámica y bidireccional, de modo que las modificaciones en un componente pueden generar cambios en el resto (Figura 67.2).

Los componentes contienen dominios o capítulos que se refieren a un área de funcionamiento. Cada capítulo, a su vez, está conformado por categorías que son las unidades de clasificación. Esta clasificación contiene hasta cuatro niveles de complejidad creciente.

La clasificación utiliza un sistema alfanumérico en el cual las letras b, d, s y e representan los componentes de funciones, actividad y participación, estructuras y factores contextuales, respectivamente.

Estas letras están seguidas por un código numérico que comienza con el número del capítulo que representa el primer nivel (p. ej., b1 funciones mentales), continúa con dos dígitos que describen el segundo nivel (p. ej., b167 funciones mentales del lenguaje) y finalmente, el tercer y cuarto nivel, en el que se adicionan un dígito para cada uno (p. ej., b1671 expresión del lenguaje y b16710 expresión del lenguaje hablado).

Las categorías con sus códigos correspondientes deben completarse con un calificador: uno o más números después de un punto, que denota la gravedad del problema o el grado en que un factor es un facilitador o una barrera.

Los calificadores pueden surgir de los datos que se obtienen en la historia clínica, en exámenes complementarios o en escalas específicas diseñadas para medir dicha categoría. Por lo tanto, es muy importante elegir las herramientas más adecuadas para medir cada categoría de la manera más confiable posible.

Los calificadores surgen a partir de una escala en la que 0 significa ausencia de problema y 4 un problema total, lo que representa un 0%-4% y 96%-100% de dificultad, respectivamente. De la misma manera, para los factores ambientales, estos calificadores representan niveles de barrera o de ayuda (Tabla 67.1).

La aplicación práctica de la CIF-IA ha sido un reto en la práctica clínica, ya que toda la clasificación es extensa, exhaustiva y consta de 1685 categorías de CIF.

Diversos autores, siguiendo una rigurosa metodología especificada por la Subdivisión de Investigación del Centro Colaborador de la OMS para la Familia de las Clasificaciones Internacionales en Suiza, elaboraron Conjuntos Básicos (*Core Sets*) a fin de facilitar su utilización. Los conjuntos básicos de la CIF representan listas breves de categorías seleccionadas de la CIF, que abarcan las áreas más relevantes en una condición específica, esto facilita su aplicación en la práctica cotidiana.

En resumen, el marco CIF en sus componentes interactivos abarca aspectos físicos y no físicos, describe las condiciones en un continuo de habilidad-discapacidad y jerarquiza la experiencia de vida, sin olvidar la etiología de una condición. Destaca además la responsabilidad del entorno (tanto de la familia como de la comunidad, los recursos económicos, pautas culturales, etc.) en permitir el desarrollo de las potencialidades.

Por otra parte, ayuda a obtener información funcional de modo organizado, por lo que a nivel global debe ser aceptada como descriptores complementarios de la población, para fines de la elaboración de políticas, la investigación, la intervención y la formación. Asimismo, resulta útil para optimizar la respuesta de los sistemas de salud a las necesidades de los pacientes.

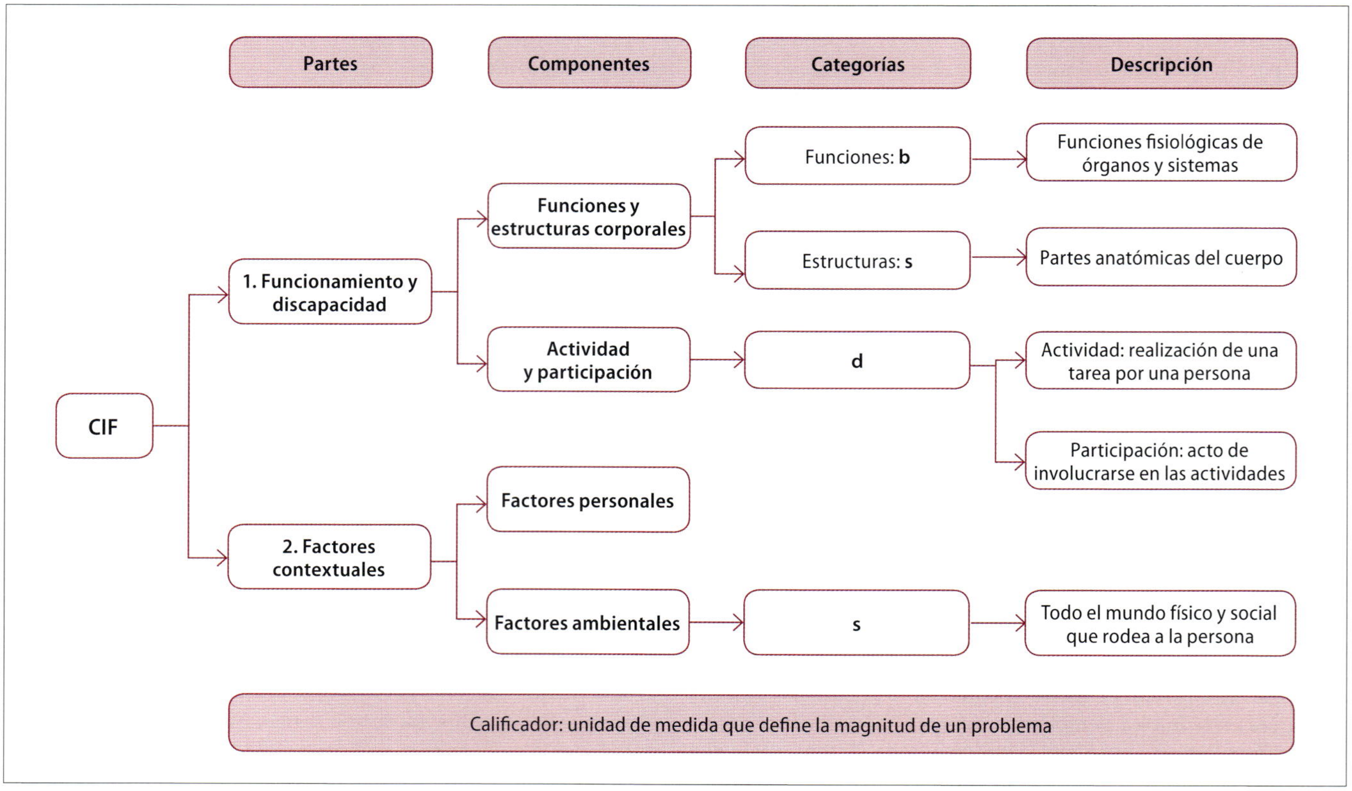

Figura 67.1 Estructura de la CIF. (Modificado de: OPS/OMS [Organización Panamericana de la Salud/Organización Mundial de la Salud]. Información y Análisis de Salud, Normas y Estándares, Componentes de la CIF).

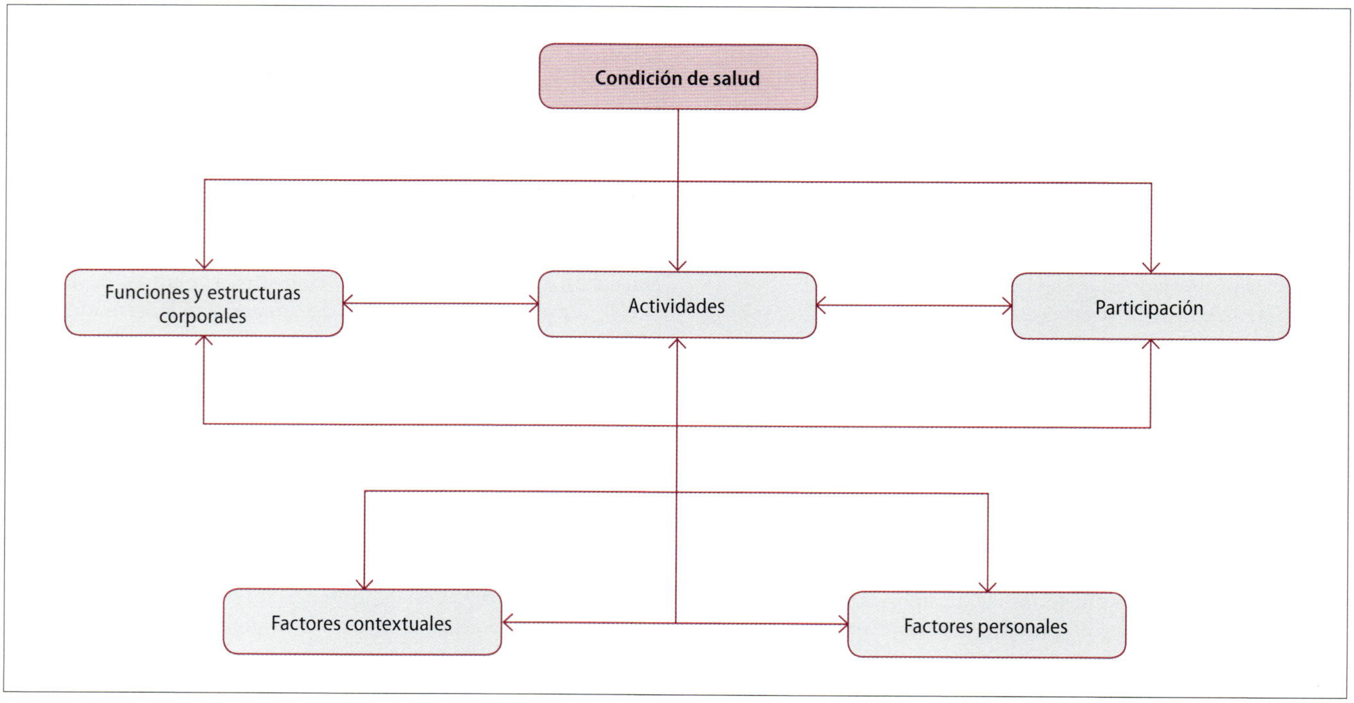

Figura 67.2 Determinantes de la salud y la discapacidad: interacción entre los componentes propuestos por la CIF. (Modificado de: Clasificación Internacional del Funcionamiento, de la Discapacidad y de la Salud [CIF]. Organización Mundial de la Salud [OMS], 2001).

Tabla 67.1 Calificadores de factores ambientales (p. ej., la escuela)

Facilitador (ayuda)		Barrera (obstáculo o problema)	
1	Poca	-1	Leve
2	Moderada	-2	Moderada
3	Mucha	-3	Mucha
4	Total	-4	Total

0: no es ni facilitador ni barrera; 8: no se cuenta con el dato (p. ej., porque no fue preguntado); 9: no aplica la categoría (p. ej., porque no va a la escuela).

Marco conceptual de la CIF: de la teoría a la práctica

Ejemplo clínico 1

Pedro concurre a su control pediátrico habitual, tiene 7 años y diagnóstico de diabetes desde los 4 años de vida. Llega a la consulta junto con sus padres. Nos cuentan que está muy bien, siguiendo la dieta, realizando los controles de insulina habituales y aplicando correctamente la medicación, aunque a veces está más rebelde y le cuesta un poco seguir esta rutina. Controlamos los resultados del laboratorio y observamos que los niveles de glucemia y la hemoglobina glicosilada son adecuados. Realizamos el control pediátrico, con peso y talla entre percentiles 50-75 (mantiene los previos). Está escolarizado en segundo grado y comenzará natación. Damos pautas de alarma y recordamos la importancia de continuar con la dieta, la actividad física y los controles. Lo citamos para control en seis meses.

Pensando en Pedro desde una perspectiva funcional, presenta una condición de salud en la que hay una limitación en la función de una estructura corporal (su páncreas no sintetiza insulina en niveles adecuados). Recibe tratamiento con insulina y generalmente tiene un buen control de la glucemia, por lo que no existen limitaciones en la capacidad asociadas con esta dificultad.

Frecuentemente participa de actividades, como los cumpleaños, en las que se le pide que no consuma alimentos ni bebidas ricas en azúcar, pero su mamá sabe que en estos lugares solo hay alimentos de estas características, y esto representa una barrera ambiental. Para que él pueda participar, su familia, que representa un facilitador de mucha ayuda, siempre lo acompaña a los cumpleaños y lleva alimentos adecuados para que él consuma.

Cuando preguntamos sobre preocupaciones, los papás comentan que desde hace unos meses les cuesta más que Pedro acepte realizar los controles de glucemia y recibir la insulina, y no quiere ir a la escuela.

La familia vive en un barrio con servicios, en una casa de material a una cuadra de la escuela. Pedro convive con ambos padres (estudios terciarios completos y trabajo formal), no tiene hermanos. Sus abuelos, tíos y primos viven cerca y son de mucha ayuda para ellos. Es muy autónomo, puede vestirse, bañarse, ir al baño y prepararse la merienda solo. Le gusta ir a comprar y sabe contar el cambio luego de pagar. Disfruta de jugar al fútbol con sus amigos de la escuela. Hay un grupo de compañeros que se burla de él porque tiene que pincharse y le dicen que está enfermo. Eso lo angustia mucho y es por esto que no quiere ir a la escuela. En este caso, la actitud que percibe de este grupo de chicos representa una barrera ambiental que limita su participación.

Controlamos que el laboratorio, el peso y la talla se encuentran dentro de los parámetros esperables. Conversamos sobre posibles estrategias para resolver este problema y así mejorar la participación de Pedro en la escuela, y evitar que esto repercuta en su funcionamiento.

Ejemplo clínico 2

Llega a la consulta Maite junto con su madre. Nació con 28 semanas de edad gestacional y pesó 800 gramos. Fue producto de un embarazo poco controlado y permaneció tres meses internada en neonatología con múltiples complicaciones. Requirió asistencia respiratoria prolongada, sistema de oxigenación por membrana extracorpórea (ECMO), múltiples transfusiones y distintos esquemas antibióticos. Se observó una hemorragia intracerebral de grado III en una imagen del SNC (disfunción de una estructura corporal) y presentó diagnóstico de retinopatía del prematuro (ROP). Presentó múltiples internaciones por infecciones respiratorias agudas bajas durante los primeros años de su vida (3-4 por año).

Actualmente tiene 4 años, utiliza una medicación inhalatoria preventiva por hiperreactividad bronquial, con regular control de las crisis. Está equipada con lentes porque presenta baja visión. La mamá está preocupada porque habla poco.

Maite caminó a los 30 meses, sus primeras palabras fueron a los 24 meses. Actualmente se desplaza sola, pero con algunas dificultades para coordinar sus movimientos. En su casa no presenta ninguna limitación en los movimientos, pero en la calle va de la mano y a una velocidad menor. Come con la mano y está comenzando a usar la cuchara. Comparte la cama con su hermano menor y tiene varios despertares a la noche. Requiere ayuda para vestirse e higienizarse. Este año dejó los pañales. Se comunica con frases cortas y comprende mejor cuando tiene ayudas visuales como gestos o en contexto. Es una niña tranquila y persistente, aunque se enoja cuando las cosas no le salen y su conducta se desregula.

Vive en la provincia de Buenos Aires, junto con su mamá, abuela y dos hermanos de 2 y 7 años. Su casa tiene una habitación que comparte con la familia, y no cuenta con servicios básicos como cloacas ni gas natural; el baño está afuera y consumen agua de pozo. Las calles y las veredas son de tierra, y en la cuadra de su casa hay un basural donde queman la basura. La mamá completó la escuela primaria y trabaja de manera informal. Maite y sus hermanos están al cuidado de su abuela, que está muy atenta a sus necesidades. Concurre al centro de salud del barrio donde tiene un pediatra de cabecera que realiza su seguimiento y conoce a la familia.

Junto con su hermano mayor, juega con los vecinos y tiene dos amigas con las que comparte a diario. Disfruta de pintar y bailar. Le encantan las carreras y jugar a la pelota, pero en general no puede participar de estos juegos porque se cansa fácilmente o se cae y se golpea.

Maite concurrió a un centro de estimulación temprana y este año comenzó el jardín en el barrio. La mamá está muy contenta porque siente que las maestras y los directivos tienen una buena actitud, están muy predispuestos y los acompañan.

A lo largo de la consulta pudimos pensar en un perfil de fortalezas y desafíos de Maite y describir las barreras y facilitadores del ambiente. Orientar la consulta desde una perspectiva funcional nos permite realizar un seguimiento de los problemas que presenta en las funciones y estructuras corporales secundarios a sus antecedentes médicos, sugerir intervenciones para mejorar la participación en las actividades de la vida diaria y en los momentos de juego, y anticiparnos a posibles desafíos.

Coda

Estudios recientes muestran cómo la evaluación funcional de pacientes con EC resulta en un plan de cuidados y tratamientos más abarcativo y completo, y refleja más claramente los problemas autopercibidos por los pacientes comparados con la evaluación médica convencional por sí sola. Los componentes de salud, las actividades, la participación y los factores medioambientales ofrecen la oportunidad de mejorar la salud en el grupo creciente de pacientes con EC, y sobre todo en el marco del nuevo constructo social de la discapacidad. Esta nueva perspectiva a lo largo del curso de la vida permite evaluar de mejor manera el impacto y el pronóstico, en el corto y largo plazo, de las condiciones crónicas, pues considera la interacción de factores del individuo, la familia, y el contexto en el que el individuo vive y se desarrolla.

El concepto de función se incluye en el campo de la salud pública, la investigación, la política y en el de la planificación de programas como un tercer indicador, que se suma y va más allá de los indicadores clásicos de salud (mortalidad y morbilidad). El funcionamiento es, por lo tanto, un indicador del impacto que tiene en la población la experiencia de salud vivida por el individuo. La OMS reconoce el tercer indicador de salud, operacionalizado con el término "funcionamiento", que indica no solo el estado de salud sino, además, el resultado de las intervenciones clínicas, los servicios ofrecidos y la propia experiencia de vida del individuo en relación con su experiencia de salud.

El modelo CIF permite considerar las influencias en distintas direcciones, al entender de mejor manera la dinámica de estas relaciones y explicar de forma más plausible sus orígenes e implicancias. La participación debe ser considerada la puerta de entrada para el aprendizaje y el desarrollo personal de los pacientes con EC.

En este sentido, y teniendo en cuenta las diferentes dimensiones de la diversidad funcional, la inclusión social junto con la completa participación de las personas con discapacidad, depende de la estructuración y la ampliación de un nuevo marco conceptual dentro del contexto social moderno, que satisfaga las normas nacionales e internacionales del bienestar, los derechos humanos, la democracia y los principios de ciudadanía, en una sociedad más inclusiva, participativa y respetuosa de los derechos humanos.

Acceda al eBook para consultar la lista de bibliografía. Consulte las indicaciones en la retiración de tapa.

68
Fibrosis quística

Viviana A. Rodríguez • Alejandro Teper

La fibrosis quística (FQ) es la enfermedad genética letal más frecuente en individuos de origen caucásico con una incidencia aproximada de 1:2500 recién nacidos. Según el programa de pesquisa neonatal para FQ de la Ciudad de Buenos Aires, la incidencia es de 1:8446 nacidos vivos.

Se caracteriza por ser una enfermedad de trasmisión autosómica recesiva con expresión genotípica y fenotípica variable. Presenta compromiso multisistémico con afectación fundamentalmente del aparato respiratorio, que implica el desarrollo de una enfermedad pulmonar crónica donde las complicaciones respiratorias son la principal causa de la morbimortalidad.

Fisiopatología

La alteración principal es consecuencia de un defecto en la proteína reguladora de la conductancia transmembrana o CFTR (por sus siglas en inglés) cuyo gen fue clonado en el año 1989. Esta alteración da como resultado la ausencia o disfunción de la proteína que regula el transporte de iones a través de la membrana apical de la superficie epitelial. Si bien el CFTR funciona principalmente como un canal de cloro, cumple además otros roles que incluyen la inhibición del transporte de sodio a través del canal epitelial de este ion, la regulación de la rectificación externa de los canales de cloro, el transporte intracelular de vesículas y la inhibición de los canales endógenos de cloruros activados por calcio. El CFTR también está implicado en el intercambio cloro/bicarbonato. La deficiencia en la secreción de bicarbonato conduce a una pobre solubilidad y agregación de las mucinas luminales, lo que facilita la obstrucción canalicular por secreciones muy espesas. Esta disfunción se traduce clínicamente en la afectación de diversos órganos y sistemas, con una expresión fenotípica variable:

- Enfermedad pulmonar crónica: en el pulmón, las secreciones espesas y viscosas se adhieren a la superficie de la vía aérea, disminuyen el aclaramiento mucociliar y favorecen la infección endobronquial por gérmenes característicos, principalmente *Staphylococcus aureus* y *Pseudomonas aeruginosa*. Como consecuencia, se desarrolla una respuesta inflamatoria exagerada con aparición de bronquiectasias y enfermedad obstructiva progresiva. Esto forma un círculo vicioso de obstrucción-infección-inflamación, que justifica la morbimortalidad de esta enfermedad (Figura 68.1).
- Insuficiencia pancreática exocrina: la obstrucción de los conductos intrapancreáticos con secreciones espesas produce autolisis del parénquima, que es reemplazado por tejido graso. Esto conduce al desarrollo de insuficiencia pancreática exócrina, con la subsecuente malnutrición, malabsorción de grasas y vitaminas liposolubles. Suele estar presente desde el nacimiento o en los primeros meses de la vida en aproximadamente el 85% de los pacientes.
- Alteración de electrolitos en el sudor: característica principal que permite hacer el diagnóstico.
- Ausencia bilateral congénita de conductos deferentes: que se encuentra presente en el 95% de los varones afectados.

Diagnóstico

El diagnóstico de FQ, llevado a cabo a través de los programas de pesquisa neonatal, es cada vez más frecuente y su principal objetivo es prevenir y reducir el daño pulmonar irreversible, optimizar el estado nutricional y mejorar la calidad de vida. El diagnóstico siempre debe confirmarse con el *test* del sudor, que continúa siendo el método de referencia (*gold standard*). Debe realizarse en centros especializados de referencia (Tabla 68.1). Actualmente, el algoritmo diagnóstico utilizado ante la sospecha de la enfermedad es el descrito en el Algoritmo 68.1.

Manifestaciones clínicas y evolución

Se describen numerosas variables que determinan el tipo de evolución y comportamiento clínico de los pacientes con FQ. Sin embargo, existe consenso en definirla como una patología grave, que se traduce en un acortamiento de la expectativa de vida. Desde su descripción inicial, las siguientes décadas constituyeron un importante avance tanto en el entendimiento de la enfermedad como en la incorporación de nuevos tratamientos.

La posibilidad de realizar el diagnóstico en edades tempranas a partir de los programas de pesquisa neonatal y la aparición de diversas estrategias terapéuticas, principalmente los potenciadores y correctores del CFTR, permitió que actualmente la sobrevida de los pacientes con FQ sea alrededor de 47 años, según datos de la CFF (*Cystic Fibrosis Foundation*, 2018).

Si bien el marcador de evolución en esta entidad es esencialmente la patología respiratoria, también la evolución clínica depende de la patología digestiva y nutricional, y de la aparición de complicaciones no respiratorias como enfermedad hepática y diabetes. Son pacientes que presentan una susceptibilidad aumentada a las infecciones endobronquiales por gérmenes característicos con una cronología de aparición peculiar, propia de la enfermedad. Esto lleva a un deterioro pulmonar progresivo, que genera bronquiectasias, fibrosis y finalmente insuficiencia respiratoria.

Según la edad, pueden presentarse distintos signos y síntomas que deben hacer sospechar la enfermedad (Tabla 68.2).

El compromiso multisistémico de la enfermedad establece la importancia de un tratamiento supervisado por un equipo interdisciplinario y de asegurar un seguimiento en un centro especializado en el manejo de esta patología. Los objetivos principales son mantener una nutrición adecuada y retrasar la infección por gérmenes específicos, que aceleran el compromiso pulmonar. Alcanzar los objetivos se asocia con mayor supervivencia y mejor calidad de vida.

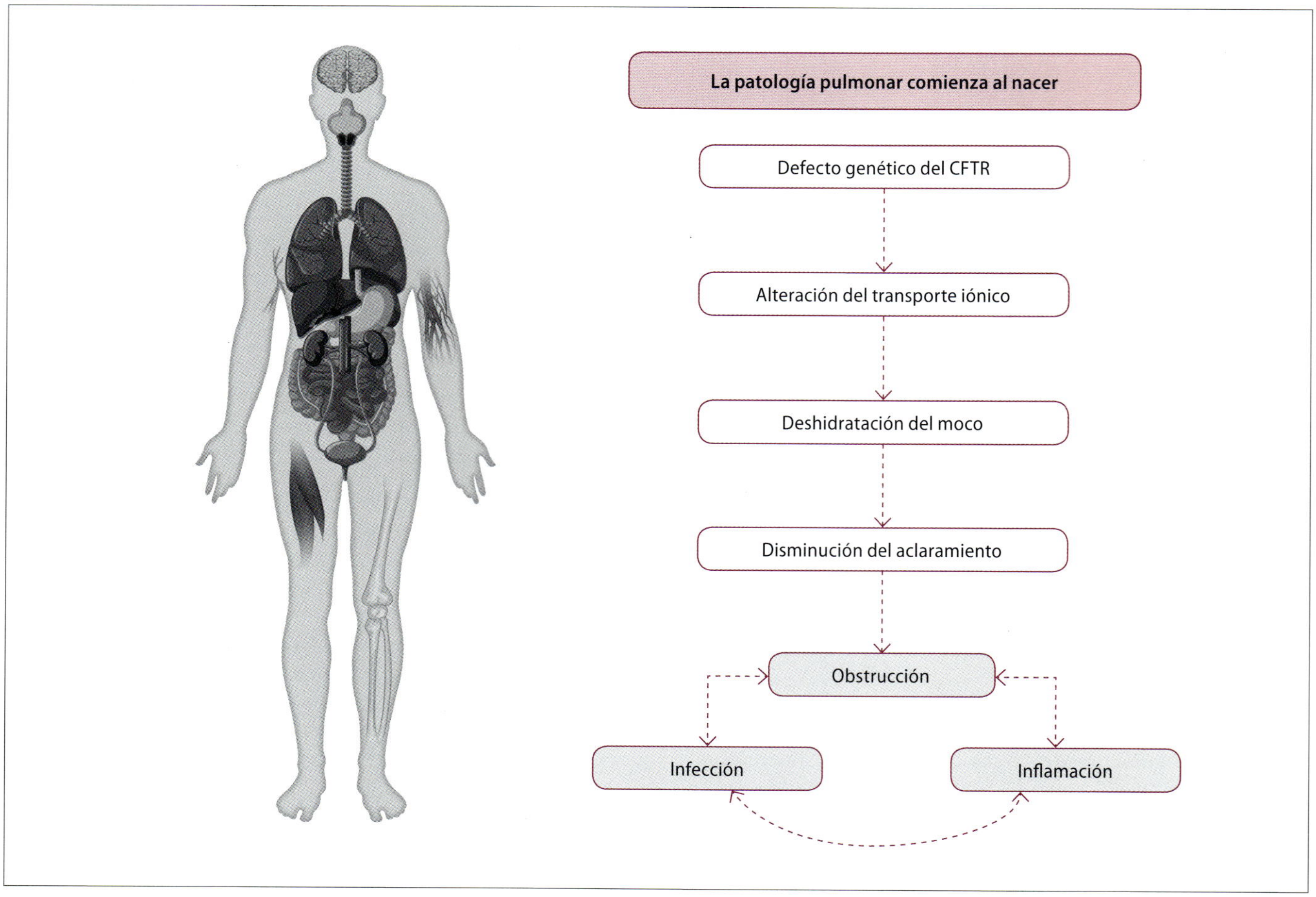

Figura 68.1 Fisiopatología del compromiso respiratorio de la fibrosis quística.

Tabla 68.1 Valores de referencia e interpretación del test del sudor

Concentración de Cl^- (mEq/L)	Resultado	Conducta
≥ 60	Patológico	Debe repetirse para confirmar el diagnóstico.
30-59	Limítrofe	Debe repetirse; ante la sospecha, derivar al especialista y realizar estudio genético.
≤ 29	Negativo	Descarta el diagnóstico; sin embargo, ante una fuerte sospecha se debe reevaluar por un especialista.

Tabla 68.2 Presentaciones clínicas de la fibrosis quística según la edad

Recién nacido	Menores de 2 años	Escolares	Adolescentes
▪ Íleo meconial (10%-15% de los casos) ▪ Asintomático (pesquisa neonatal) ▪ Tos, taquipnea ▪ Escasa ganancia de peso ▪ Ictericia prolongada	▪ Obstrucción bronquial recurrente ▪ Bronquitis crónica ▪ Atelectasias recurrentes o persistentes ▪ Escaso desarrollo pondoestatural ▪ Esteatorrea ▪ Edema, anemia, hipoproteinemia ▪ Síndrome de pérdida de sal ▪ Alcalosis metabólica (< 6 meses) ▪ Prolapso rectal	▪ Infecciones respiratorias recurrentes ▪ Bronquiectasias ▪ Tos crónica ▪ Pólipos nasales ▪ Cultivos de esputo con *Staphylococcus aureus* o *Pseudomonas aeruginosa* ▪ Escaso desarrollo pondoestatural ▪ Malabsorción	▪ Reagudizaciones respiratorias frecuentes ▪ Rinosinusopatía y pólipos ▪ Bronquiectasias ▪ Atelectasias ▪ Hemoptisis ▪ Neumotórax ▪ ABPA ▪ Infección por micobacterias atípicas ▪ Insuficiencia respiratoria progresiva

ABPA: aspergilosis broncopulmonar alérgica.

Algoritmo 68.1 Diagnóstico de la fibrosis quística

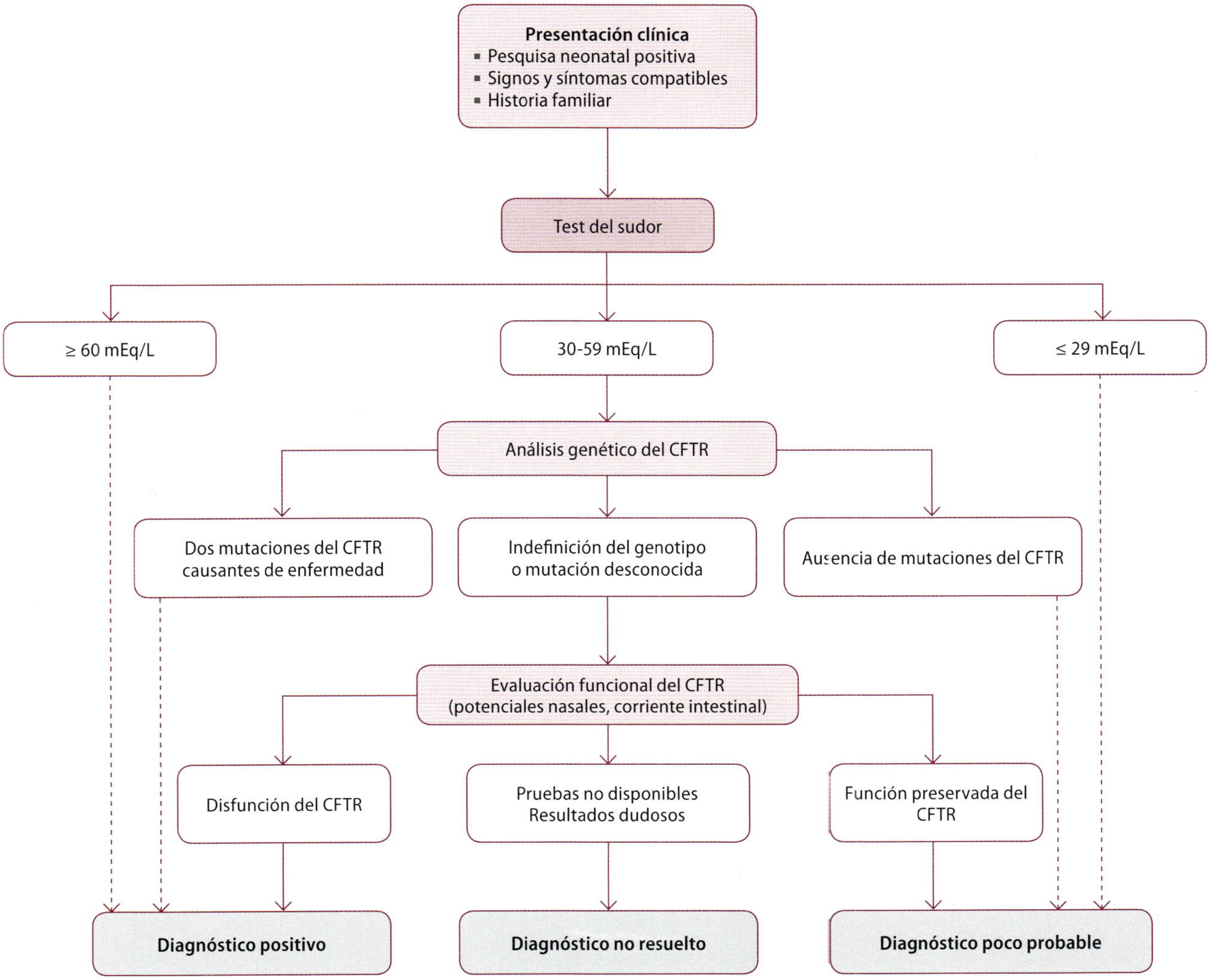

La historia natural de la enfermedad hace que los pacientes evolucionen con síntomas diarios, que se intensifican periódicamente en forma de exacerbaciones respiratorias. Estas requieren diferentes tipos de intervenciones, que deben garantizar al paciente la vuelta a su estado basal para evitar o enlentecer el deterioro progresivo de la función pulmonar.

Tratamiento

Muchos de los pacientes con FQ se caracterizan por presentar nulos o escasos síntomas con estabilidad de la función pulmonar. Sin embargo, existen otros con fenotipos más graves, que presentan manifestaciones clínicas más floridas. Con la introducción de los nuevos tratamientos se intenta enlentecer la progresión de la enfermedad. Los pilares del tratamiento son los siguientes:

- Normas de cuidado general.
- Normas de manejo nutricional.
- Normas de manejo de la patología respiratoria.

Normas de cuidado general

Una vez realizado el diagnóstico, además de explicar a los padres sobre la enfermedad y su manejo, se les debe ofrecer acceso al consejo genético y la posibilidad de estudiar a sus hermanos. Se les plantea un esquema de seguimiento por el equipo interdisciplinario, que en los pacientes menores de un año es mensual y luego, idealmente, debe ser de 4 controles al año. La periodicidad de los controles depende siempre de las características del paciente.

Durante los controles es importante tener en cuenta la implementación de todas las medidas necesarias para evitar la infección cruzada. Este es un factor muy importante para retrasar la adquisición de gérmenes temidos como, p. ej., *Pseudomonas aeruginosa*.

Finalmente, un aspecto que tranquiliza mucho a los padres y favorece la adherencia al tratamiento y el seguimiento es facilitar el contacto con los miembros del equipo tratante.

Normas de manejo nutricional

Múltiples factores influyen en el estado nutricional de un paciente con FQ: grado de suficiencia pancreática, genotipo, dietas y costumbres alimentarias, suplementos nutricionales, gravedad de la patología pulmonar y posiblemente la edad al diagnóstico.

Es necesario que se mantenga un balance energético-proteico adecuado durante la edad pediátrica para poder mantener una buena velocidad de crecimiento y favorecer el desarrollo de los distintos órganos y sistemas (Tabla 68.3). Una evaluación anual óptima del estado nutricional debe incluir la valoración de la densidad ósea, la tolerancia a la glucosa, la evaluación de parénquimas completos y la determinación de los valores de los micronutrientes.

En todos los controles y fundamentalmente durante el primer año de vida debe realizarse una buena anamnesis, examen físico, monitoreo del peso y talla, y solicitar los estudios complementarios necesarios.

Una vez obtenido el diagnóstico debe evaluarse la suficiencia pancrática para suplementar rápidamente con enzimas pancreáticas y vitaminas liposolubles en aquellos niños que presenten insuficiencia. Siempre se debe promover mantener la lactancia materna. El aporte de vitaminas, oligoelementos y minerales debe estar ajustado, siempre que sea posible, a los niveles monitorizados del paciente (Tabla 68.4-68.7).

El 85% de los pacientes presenta insuficiencia pancreática; para evaluarla, se utiliza la medición de la elastasa en materia fecal (valor normal > 200 mcg/gr). Si el resultado es patológico o el paciente presenta claros signos de insuficiencia pancreática, se debe suplementar con enzimas. La dosis de las enzimas pancreáticas debe establecerse según el contenido de grasas de los alimentos ingeridos (1000-2000 UI de lipasa/gramo de grasa), pero habitualmente se calcula según la edad y el peso:

- En lactantes se recomienda comenzar con 2000 UI de lipasa por cada 120 mL de fórmula láctea o alimentación a pecho, y entre 2000-5000 UI con cada alimentación.

Tabla 68.3 Recomendaciones dietético-calóricas

Energía y nutrientes	Recomendaciones
Energía	120%-200% de la RDA
Proteínas	12%-15% de las calorías totales de la alimentación
Lípidos	35%-45% de las calorías totales de la alimentación
Ácidos grasos esenciales	3%-5% de las calorías totales de la alimentación
Hidratos de carbono	45%-60% de las calorías totales de la alimentación

RDA: *Recomended Dietary Allowances.*

Tabla 68.4 Requerimientos de vitaminas A, E, D y K

Vitamina	0-6 meses	6-12 meses	1-3 años	3-8 años	> 8 años
A	1500 UI/día	1500 UI/día	5000 UI/día	5000-10 000 UI/día	10 000 UI/día
D	400 UI/día	400 UI/día	400-800 UI/día	400-800 UI/día	400-800 UI/día
E	25 UI/día	40-50 UI/día	80-150 UI/día	100-200 UI/día	200-400 UI/día
K	0,3-0,5 mg/kg	2,5 mg por semana o 2 veces por semana si se dan antibióticos	5 mg por semana o 2 veces por semana si se dan antibióticos o hay colestasis	0,3-0,5 mg/kg	0,3-0,5 mg/kg

Tabla 68.5 Requerimientos de calcio

Edad	0-6 meses	7-11 meses	1-3 años	4-10 años	11-17 años	18-25 años	> 25 años
Calcio (mg/día)	200	280	450	800	1150	1000	950

Tabla 68.6 Requerimientos de zinc

Edad (años)	Dosis recomendada	Período de tratamiento (meses)
Lactantes y < 2	1 mg/kg/día (máximo 15 mg/día)	6
Niños de 2 a 18	5-15 mg/día	6
Adultos > 18	15-25 mg/día	6

Tabla 68.7 Requerimientos de sal

Edad (años)	Recomendación para la población general		Recomendación para pacientes con fibrosis quística			Consideraciones
	Sodio (mg/día)	Sal (g/día)	Sodio (mg/día)	Sodio (mEq/kg/día)	Sal (g/día)	
< 1	120	0,3	200-420	1-2	0,5-1	Suplementar siempre
1-3	1000	2,5	1500	Máximo 4	Máximo 3,5	La dieta occidental puede cubrir las recomendaciones basales. Debe ajustarse según ingesta y suplementar extra si hay pérdidas hídricas
4-8	1200	3	2300	–	3,5-6	
9-19	1500	3,75	3500-6000	–	9-15	

- En niños entre 1-4 años se recomienda administrar 1000 UI de lipasa/kg para cada comida y 500 UI/kg antes de cada colación.
- En niños mayores de 4 años se recomienda comenzar con 500 UI de lipasa/kg antes de cada comida y 250 UI/kg antes de cada colación.

Un soporte nutricional temprano y agresivo, que incluya dietas no restringidas con alto contenido calórico (*v.* Tabla 68.3), sumado a un reemplazo enzimático adecuado se relaciona siempre con un mejor crecimiento y una mejor función pulmonar.

Manejo de la patología respiratoria

Se deben tener en cuenta dos aspectos fundamentales: el aclaramiento mucociliar y las infecciones pulmonares.

Las técnicas de drenaje de las secreciones pulmonares constituyen un pilar fundamental en la atención del paciente con FQ. La alteración del aclaramiento mucociliar, que normalmente constituye la primera barrera de defensa, genera la aparición precoz de obstrucción de la vía aérea por secreciones muy viscosas; esto favorece la infección por los gérmenes para los cuales estos pacientes son más susceptibles, lo que genera mayor inflamación y da inicio al círculo vicioso que caracteriza a esta entidad. Todo esto justifica la indicación de fisioterapia en forma precoz, una vez obtenido el diagnóstico y sin esperar la aparición de síntomas respiratorios. La primera línea de tratamiento deben ser los mucolíticos. Los utilizados actualmente son la dornasa alfa, la solución hipertónica al 7% y el manitol, cuyo principal objetivo es fluidificar las secreciones para facilitar su eliminación.

El tratamiento antibiótico en los pacientes con FQ está dirigido a la prevención, erradicación y control de la infección respiratoria. El tratamiento precoz e intensivo de la aparición de los primeros gérmenes como la *Pseudomonas aeruginosa*, la agresividad de los tratamientos durante las exacerbaciones, así como el tratamiento de la infección crónica han logrado disminuir la morbilidad de estos pacientes y aumentar su supervivencia en los últimos años. Con ese objetivo debe realizarse el cultivo de secreciones en cada control o cuando la clínica lo justifique para detectar en forma precoz los gérmenes que deben ser agresivamente tratados.

Exacerbación pulmonar

La evolución natural de la enfermedad es una secuencia de síntomas respiratorios leves, en la mayoría de los casos con presencia de tos y expectoración, con períodos de empeoramiento definidos como exacerbación respiratoria. El reconocimiento precoz y el manejo vigoroso de las exacerbaciones resultan cruciales para el mantenimiento de la función pulmonar, así como una buena calidad y mayor expectativa de vida. La falta de tratamiento agresivo y oportuno puede causar una caída abrupta de la función pulmonar, la que puede no ser totalmente reversible aun con el tratamiento intensivo. Si bien no suele haber consenso en la definición de exacerbación pulmonar, esta se caracteriza por empeoramiento del aspecto clínico, disminución de la función pulmonar, pérdida del apetito, disminución de peso y aparición de complicaciones como hemoptisis. La elección del tratamiento depende de las características clínicas del paciente.

Las guías actuales recomiendan el aumento de la fisioterapia respiratoria junto con la terapia antibiótica, que se basa en la bacteriología del esputo más reciente. Luego, según la gravedad del paciente, se debe determinar si el tratamiento se realizará en forma ambulatoria con medicación por vía oral e inhalada, o endovenosa en el ámbito hospitalario o en su domicilio. Dado que durante las exacerbaciones el paciente aumenta el catabolismo, debe tenerse muy en cuenta el control y soporte del aspecto nutricional.

Con respecto a la indicación antibiótica, se debe tener en cuenta la cobertura de los gérmenes más frecuentes o los resultados de los últimos cultivos del paciente (Tabla 68.8). La indicación del tratamiento antibiótico endovenoso se debe considerar en pacientes con las situaciones siguientes: exacerbación grave; resistencia bacteriana a los antibióticos administrados por vía oral o fracaso de la terapia con antibióticos orales para resolver la exacerbación; presencia de hemoptisis o neumotórax; falta de progreso de peso que no mejora luego de las medidas nutricionales indicadas; alteraciones metabólicas; síndrome ascítico edematoso; o primer aislamiento de *Pseudomonas aeruginosa* que no se ha logrado erradicar luego del tratamiento por vía oral e inhalado.

Un aspecto importante en los pacientes con FQ es considerar siempre las medidas de segregación para evitar la infección cruzada. Así, los pacientes no deben compartir consultorios, salas de espera, sala de internación ni sala de juegos. Se debe tener especial cuidado con los pacientes infectados con *Staphylococcus aureus* resistente a la meticilina (SAMR), así como con *Burkholderia cepacia* o *Pseudomonas aeruginosa* multirresistentes. Estos pacientes requieren aislamiento tanto para la atención como para la internación.

El tratamiento con antibióticos debe mantenerse hasta que los signos y síntomas que definen la exacerbación pulmonar estén resueltos, o que los parámetros tanto clínicos como funcionales se encuentren lo más cercanos a la condición basal previa.

Los requisitos necesarios para indicar un tratamiento domiciliario son la ausencia de insuficiencia respiratoria o complicaciones tales como la insuficiencia renal o la diabetes mellitus descompensada que exija controles analíticos reiterados. Siempre debe tenerse en consideración que en el hogar se disponga del tiempo e infraestructura necesarios para una administración segura y rigurosa de la medicación.

Otras complicaciones importantes desde el punto de vista respiratorio son el neumotórax, que se asocia con mal pronóstico y patología más grave, la hemoptisis masiva y la atelectasia o colapso lobar o pulmonar.

Neumotórax

Se define por la presencia de aire en la cavidad pleural, frecuentemente como consecuencia de la ruptura de una bulla subpleural a través de la pleura visceral, que puede producir compresión o colapso pulmonar (*v.* Capítulo 58). Con menor frecuencia, puede deberse a un trauma torácico, colocación de catéter o vía central, o bien ser secundario a barotrauma por ventilación mecánica. Es más frecuente en la adolescencia y en pacientes con mayor compromiso funcional, y puede considerarse un factor de mal pronóstico de la enfermedad. Los síntomas suelen ser dolor torácico, disnea, con aumento de la tos y de las secreciones como signo de exacerbación pulmonar, aunque en algunos pacientes puede ser asintomático y ser diagnosticado por un hallazgo radiográfico.

Para su evaluación puede realizarse una radiografía de tórax y, en los casos dudosos, se puede complementar con una tomografía computarizada de tórax.

Los neumotórax pequeños solo requieren internación para observación, oxígeno y antibióticos para tratar la exacerbación respiratoria. Los neumotórax con compromiso de más del 20%-30% del volumen del hemitórax afectado pueden requerir drenaje aspirativo. Habitualmente, el neumotórax resuelve a las 48-72 horas; si persiste por más de 5 días, debería discutirse la necesidad de una intervención quirúrgica teniendo en cuenta las

Tabla 68.8 Antibióticos utilizados en el tratamiento endovenoso de las exacerbaciones pulmonares

Medicamentos	Dosis	Comentarios
Amikacina	30 mg/kg/día Dosis máxima: 1500 mg/día	Monitorear la concentración plasmática
Aztreonam	150 mg/kg/día cada 8 h Dosis máxima: 8 g/día	–
Ceftazidima	300 mg/kg/día cada 8 h Dosis máxima: 9 g/día	–
Cefotaxime	150-200 mg/kg/día cada 6 h Dosis máxima: 12 g/día	–
Ciprofloxacina	VO: 30 mg/kg/día cada 12 h Dosis máxima: 1,5 g/día EV: 30 mg/kg/día cada 8 h Dosis máxima: 1,2 g/día	–
Colistina (1 mg = 30000 UI)	8 mg/kg/día cada 8 h Dosis máxima: 160 mg/día	–
Gentamicina	10 mg/kg/día cada 8-12 h Dosis máxima 400 mg/día	Monitorear la concentración plasmática
Imipenem	90-100 mg/kg/día cada 6 h Dosis máxima: 4 g/día	–
Linezolid	600 mg cada 12 h Dosis máxima: 1200 mg/día < 12 años: 30 mg/kg/día cada 8 h > 12 años: 20 mg/kg/día cada 12h	–
Meropenem	120 mg/kg/día cada 8 h Dosis máxima: 6 g/día	–
Piperacilina/tazobactam	400 mg/kg/día cada 6 h Dosis máxima: 18 g/día	–
Trimetoprima-sulfametoxazol	12 mg/kg/día cada 12 h Dosis máxima: 640 mg/día	–
Teicoplanina	10 mg/kg cada 12 h las primeras 3 dosis Continuar dosis diaria de 10 mg/kg/día	–
Vancomicina	60 mg/kg/día cada 12 h Dosis máxima: 2 g/día	Monitorear la concentración plasmática

VO: vía oral; EV: endovenoso.

complicaciones. Durante el neumotórax, se debe continuar con kinesiología y evitar las técnicas de presión espiratoria positiva.

Una vez resuelto, no se deben realizar esfuerzos físicos, viajar en avión o realizar espirometrías hasta cumplidas 2 semanas desde el episodio.

Atelectasia

Es la consecuencia de la obstrucción de la luz bronquial por un tapón mucoso, lo que da como resultado el colapso lobar o segmentario, y rara vez el colapso pulmonar total. También puede ser una manifestación en exacerbaciones pulmonares. Tiene una incidencia aproximada del 5%-10%, y es más frecuente en el pulmón derecho, en el lóbulo superior.

El tratamiento debe ser precoz y agresivo, con el objetivo de la resolución absoluta para evitar la estenosis permanente que evolucione con obliteración persistente de la luz y pérdida permanente de esa zona del pulmón. Se indica fisioterapia intensa, y se pueden utilizar dispositivos de presión positiva espiratoria e incluso aparatos de ventilación no invasiva con presión positiva; además, deben usarse mucolíticos, broncodilatadores y antibióticos inhalados o por vía oral. Si con este tratamiento no se logra resolver la atelectasia, puede considerarse realizar una fibrobroncoscopía con instilación de mucolíticos (ADNasa) y lavado de la zona.

En los pacientes con atelectasia de larga evolución y limitada a un solo lóbulo, que suelen evolucionar con broncorrea crónica que interfiere en su vida cotidiana, puede considerarse realizar una intervención quirúrgica. Los resultados de la lobectomía suelen tener impacto en la calidad de vida y en la disminución de los ingresos hospitalarios.

Hemoptisis

Se define como la expectoración de sangre desde el tracto respiratorio, y suele ser una manifestación frecuente durante las exacerbaciones pulmonares. Aproximadamente, el 50% de los pacientes la presenta en algún momento de la evolución de su enfermedad; la incidencia es aproximadamente del 10% y su frecuencia aumenta con la edad y con la gravedad de la enfermedad.

Es consecuencia de la erosión de las arterias bronquiales que vascularizan zonas de bronquiectasias, las cuales se encuentran hipertróficas, dilatadas y tortuosas. Otras causas frecuentes pueden ser: déficit de vitamina K asociado con la mala absorción de vitaminas liposolubles; fármacos que favorecen los sangrados como los AINE; y trombocitopenia o alteraciones de la coagulación secundarias al hiperesplenismo o hepatopatías. Según el volumen de sangre eliminada, se clasifica en escasa (estrías < 5 mL), leve-modera (5-240 mL) y masiva (> 250 mL en 24 horas).

La hemoptisis leve puede manejarse en forma ambulatoria con indicación de antibióticos, suspensión de los mucolíticos hasta 24 horas de resuelto el sangrado y puede continuarse con fisioterapia.

Hemoptisis masiva

La hemoptisis masiva es una complicación seria que se asocia con empeoramiento de la patología respiratoria y alta tasa de mortalidad. Constituye una urgencia clínica. Tres cuartas partes de los pacientes presentan su primer episodio luego de los 18 años, y el 35% muere al año del primer episodio de hemoptisis grave con una sobrevida estimada de 5 años. Tanto la diabetes tipo I como la infección por *Staphylococcus aureus* demostraron ser factores de riesgo para hemoptisis masiva.

Siempre se debe internar al paciente, asegurar la vía aérea e implementar la intubación endotraqueal si la ventilación estuviera comprometida. Asimismo, se debe compensar enérgicamente el aspecto hemodinámico colocando dos accesos vasculares para la administración rápida de cristaloides isotónicos (*v.* Capítulo 11). Además, se deben corregir los posibles factores desencadenantes y administrar antibióticos, dado que la mayoría de las hemoptisis masivas se desencadena por una infección. También se debe administrar vitamina K, suspender la terapia inhalada y la fisioterapia por 24 horas, que deben ser reintroducidas lo antes posible con modificación de las técnicas. Con estas medidas conservadoras, la mayoría de los episodios de hemoptisis se resuelven.

En aquellos casos donde el episodio no ceda con las medidas adoptadas, se debe proceder a localizar el sitio del sangrado y actuar sobre este. La opción terapéutica recomendada es la embolización, que no debería demorarse en caso de hemoptisis masiva luego de estabilizar al paciente. Este método se indica en la hemoptisis persistente o recurrente que interfiere en la vida del paciente. El método no está exento de riesgos, y está contraindicado en los casos en donde la arteria espinal anterior salga próxima a la arteria sangrante. Inicialmente se realiza una arteriografía bronquial para localizar el vaso sangrante, que luego se emboliza con la utilización de distintos materiales. El procedimiento es eficaz en el 75% de los casos luego de la primera embolización, en el 89% luego de la segunda y en más del 90% luego de un tercer intento. La recurrencia es frecuente, alrededor del 50%, y debería tratarse como un nuevo episodio. En aquellos casos donde persisten los sangrados por lesiones localizadas, podría plantearse la cirugía como último recurso terapéutico.

Otras complicaciones

Desde el punto de vista digestivo, una las complicaciones más comunes es el síndrome de obstrucción intestinal distal, causado por la acumulación de secreciones espesas y grasa mal absorbida en el íleon terminal. Esto debe distinguirse de un episodio de constipación, al que los pacientes con FQ son propensos. Otra complicación gastrointestinal frecuente es la cirrosis hepática que conduce a la hipertensión portal (*v.* Capítulo 71), y que suele manifestarse con episodios de hematemesis (*v.* Capítulo 59).

A medida que los pacientes tienen mejor sobrevida, las complicaciones sistémicas se vuelven más frecuentes. Estas incluyen la diabetes relacionada con la FQ (*v.* Capítulo 70), que afecta a casi la mitad de la población con insuficiencia pancreática; la enfermedad ósea, que conduce a fracturas patológicas; y la incontinencia urinaria de esfuerzo, particularmente en mujeres.

Acceda al eBook para consultar la lista de bibliografía. Consulte las indicaciones en la retiración de tapa.

69
Asma

Alejandro Teper • Carlos Kofman

El asma es una enfermedad respiratoria crónica, caracterizada por la presencia de episodios recurrentes y reversibles de dificultad respiratoria por obstrucción de la vía aérea, con inflamación persistente de las paredes bronquiales e hiperreactividad bronquial. Las manifestaciones clínicas más comunes son tos, sibilancias, disnea y sensación de opresión torácica. Numerosas células residentes e infiltrantes y sus derivados participan en la patogenia. En la actualidad, se reconoce que el asma resulta de la interacción de una predisposición genética con estímulos ambientales (alérgenos, agentes infecciosos, sustancias irritantes, temperatura y humedad del aire, etc.). Aunque la atopia es un elemento habitual en el asma, especialmente en pediatría, puede estar ausente en algunos pacientes.

El asma es una enfermedad muy frecuente y de distribución global, aunque con importantes variaciones entre regiones. Se la considera la enfermedad crónica más frecuente de la edad pediátrica, y una de las que condiciona mayor ausentismo escolar. Estudios epidemiológicos sugieren que el estilo de vida occidental (con aire acondicionado, alfombras, dietas con alimentos procesados) favorece la presencia de enfermedades alérgicas y el asma, en tanto que la exposición a animales y endotoxinas podría ser un elemento protector.

En la Argentina, el asma ocasiona más de 400 muertes anuales, de las cuales el 10% sucede en niños, jóvenes y adultos jóvenes (entre 5-39 años), y más de 15 000 internaciones por año. Esto ocurre en individuos con asma no controlada adecuadamente.

Las crisis asmáticas son consideradas la emergencia médica más frecuente en pediatría y suponen alrededor del 5% de los motivos de consulta, que pueden alcanzar cifras cercanas al 15% durante los meses de otoño e invierno. Pueden ser el debut o la primera manifestación de la enfermedad, o bien producirse en pacientes con diagnóstico establecido de asma. El manejo de esta entidad se describe en el Capítulo 30.

Fisipatogenia

La inflamación persistente es un elemento característico del asma, aunque los síntomas se presenten en forma episódica. Si bien la inflamación puede afectar a todo el epitelio respiratorio, fisiopatológicamente es más relevante en las vías aéreas de conducción pequeñas o distales. Según el endotipo (mecanismo fisiopatogénico), las células y citoquinas predominantes pueden variar y esto determinaría diferencias en la respuesta terapéutica a los agentes antiinflamatorios, así como también en el pronóstico. Hay dos endotipos reconocidos: el Th2 alto y el bajo.

En el endotipo Th2 alto las células epiteliales y especialmente las células dendríticas, entre otras funciones, tienen la capacidad de reconocer sustancias a través de receptores de superficie como los *Toll-like receptor* 4 (TLR4); esto desencadena respuestas de alarminas como la interleuquina (IL) 33, IL-25 y la linfopoyetina estromal tímica (TSLP), frente a alérgenos y gérmenes. En el asma atópico, las alarminas determinan que los linfocitos T *naive* se diferencien característicamente hacia la progenie Th2, y no a la Th1. Las citoquinas características de los linfocitos Th2 (IL-4, IL-5 e IL-13, entre otras) generan dos consecuencias principales. En primer lugar, estimulan a los linfocitos B a producir IgE específica que sensibiliza a los mastocitos y basófilos. En segundo lugar, estimulan la producción, migración, quimiotaxis y sobrevida de los eosinófilos, que infiltran la submucosa bronquial. Los mastocitos activados se pueden degranular liberando sustancias preformadas (histamina y otras) y sustancias de neoformación (leucotrienos y prostaglandinas) para generar la respuesta asmática inmediata (broncoconstricción) y la tardía (inflamación). Asimismo, las células linfoides innatas tipo 2 (ILC-2) pueden ser estimuladas por prostaglandinas e interleuquinas y ser productoras de IL-4 e IL-13. Los eosinófilos infiltrantes, por su parte, son atraídos por quimioquinas (IL-13 y otras) y liberan sustancias toxicas directas (radicales libres, proteínas catiónicas y peroxidasas) que perpetúan la inflamación y generan los cambios característicos del asma crónico (remodelación, hiperplasia del musculo liso, etc.).

En situaciones menos usuales, el mecanismo atópico no está presente y los neutrófilos son los que predominan en las vías aéreas. Este patrón se presenta como resultado de la activación de linfocitos Th17, en el cual los neutrófilos son atraídos por el factor estimulante de colonias de granulocitos y macrófagos (GM-CSF) y por el interferón gamma. Sus productos, la elastasa y la metaloproteinasa 9, causan constricción bronquial, hipersecreción e hiperreactividad bronquial.

No existe una exacta correlación entre la cantidad y la estirpe de las células predominantes con la gravedad del asma. Sin embargo, se acepta que el asma predominantemente del tipo eosinofílico responde mejor a los corticoides que el predominantemente neutrofílico.

La hiperreactividad bronquial es el correlato funcional de la inflamación de las vías aéreas. Consiste en la respuesta broncoconstrictora exagerada frente a la acción de diversos estímulos (físicos, químicos o biológicos). Esto expresa que la cantidad de estímulo requerido para producir un efecto broncoconstrictor (dosis/respuesta) es significativamente menor en los sujetos hiperreactivos. La hiperreactividad bronquial es un elemento que se presenta en prácticamente todos los sujetos asmáticos. Sin embargo, no es patognomónica del asma ya que también puede presentarse en otras situaciones clínicas (rinitis alérgica, ciertas infecciones virales o por *Mycoplasma pneumoniae*, tabaquismo, etc.). La reactividad bronquial puede medirse a través de las pruebas de desafío bronquial (prueba de metacolina, histamina, ejercicio, inhalación de aire frío).

Diagnóstico

El asma bronquial se presenta en la edad pediátrica con innumerables posibilidades de expresión clínica. Si bien la obstrucción bronquial reversible es la presentación clínica principal, los pacientes pueden mostrar diferencias sumamente variables en la edad de comienzo, en la intensidad y en la frecuencia de aparición. En muchas ocasiones, los pacientes presentan solamente síntomas poco relevantes tales como tos nocturna o leve disnea con el ejercicio. La certeza diagnóstica se complica aún más si se tiene presente que existen paralelamente numerosas entidades clínicas diferentes del asma, que pueden cursar con signos y síntomas similares.

El diagnóstico de asma es eminentemente clínico. Por lo tanto, la anamnesis y el examen físico cuidadosos constituyen sin dudas los pilares para la orientación inicial. En ocasiones, estos dos elementos son claros y suficientes para el diagnóstico preciso, pero generalmente se requiere un elevado índice de sospecha por parte del médico tratante y el recurso de exámenes complementarios para confirmar la enfermedad o establecer alguno de sus diagnósticos diferenciales.

Anamnesis

Los síntomas que usualmente despiertan la sospecha de la enfermedad son la recurrencia de episodios de dificultad respiratoria, tos, opresión torácica o sibilancias que se revierten con la administración de broncodilatadores. La historia personal de enfermedad alérgica (rinitis alérgica, dermatitis atópica o eccemas) y antecedentes familiares de asma o atopía colaboran con el diagnóstico, pero no son patognomónicos. Con frecuencia, los síntomas se presentan en forma estacional o luego de la exposición a determinados aeroalérgenos ambientales intra o extra domiciliarios. En ocasiones, los elementos desencadenantes son inespecíficos como p. ej. el humo de cigarrillo, ciertos irritantes ambientales (desodorantes, repelentes, polución ambiental) o el aire frío. El ejercicio en un ambiente frío y seco y ciertas situaciones emocionales pueden ser disparadores de síntomas agudos. Es útil tener presente que los síntomas suelen ser más evidentes durante la noche que durante el día.

Examen físico

Durante los episodios agudos de obstrucción bronquial, las sibilancias polifónicas generalizadas de predominio espiratorio y la espiración prolongada sugieren el diagnóstico. En los cuadros graves, la dificultad respiratoria se manifiesta con tiraje subcostal e intercostal, eventualmente ortopnea y aleteo nasal. En etapas avanzadas, pueden aparecer silencio auscultatorio, cianosis, trastornos del sensorio y respiración superficial (*v.* Capítulo 30).

Sin embargo, fuera de las crisis de obstrucción bronquial, el examen físico puede ser absolutamente normal. Solo algunos pacientes con asma persistente grave y de larga data presentan grados variables de aumento del diámetro anteroposterior del tórax y cierta disminución de la elasticidad de la caja torácica.

Examenes complementarios

Radiografía de tórax

Si bien puede solicitarse al comienzo de la evaluación diagnóstica para descartar malformaciones, identificar la silueta mediastinal, apreciar el parénquima pulmonar, etc., no debería indicarse en cada episodio de obstrucción bronquial, excepto que se sospechen complicaciones tales como neumonía, atelectasias, neumotórax o neumomediastino. Hallazgos radiológicos diferentes al atrapamiento aéreo y al engrosamiento de las paredes bronquiales sugieren una complicación u otro diagnóstico.

Estudios funcionales respiratorios

Son los exámenes complementarios más útiles, dado que permiten demostrar objetivamente la principal característica del asma, que es la obstrucción bronquial variable y reversible por la acción de los broncodilatadores. Luego de administrar un agonista β_2 adrenérgico de acción corta (200-400 mcg de salbutamol) por vía inhalatoria, se evalúa la respuesta broncodilatadora. Aun cuando los valores espirométricos sean normales, si el volumen espiratorio forzado en el primer segundo (VEF_1) aumenta más del 12% con respecto al valor basal, colabora con el diagnóstico de asma, con elevado grado de certeza y puede ser predictivo de respuesta terapéutica a los corticoides inhalados. Sin embargo, una respuesta negativa no permite descartar asma.

Las pruebas de función pulmonar, particularmente la espirometría, pueden ser realizadas por la mayoría de los niños mayores de 5 años. Deben realizarse al momento del diagnóstico o al inicio del tratamiento y periódicamente durante el seguimiento. Cabe destacar que la relación entre el VEF_1 y la capacidad vital forzada (CVF), que normalmente es > 0,85, y los flujos medios forzados al 25%-75% de la CVF son los parámetros más sensibles para detectar obstrucción de la vía aérea.

El monitoreo del pico flujo espiratorio (PFE) es una medida que evalúa la variabilidad diaria de la obstrucción bronquial. Es una maniobra espiratoria que implica una exhalación corta y máxima dependiente del esfuerzo, por lo que requiere del entrenamiento adecuado para su realización. El cálculo de la variación circadiana del PFE puede hacerse mediante el monitoreo domiciliario con una determinación diurna y otra nocturna durante 15 días. Una variabilidad mayor del 20% es un dato indicativo de asma.

Pruebas de provocación bronquial

Son exámenes que permiten desafiar a las vías aéreas mediante un estímulo broncoconstrictor conocido y controlado para medir la reactividad bronquial. Poseen alto valor predictivo negativo en caso de ser normales. La prueba de metacolina y la provocación por ejercicio son las más utilizadas. Están especialmente indicadas para demostrar la reactividad bronquial cuando varios estudios espirométricos hayan sido normales, o en pacientes con síntomas inespecíficos o atípicos.

Exámenes en sangre

El hemograma, el proteinograma y otros estudios bioquímicos en sangre no poseen utilidad significativa para el diagnóstico en la mayoría de los casos. Los pacientes alérgicos presentan con frecuencia recuento de eosinófilos elevados (más del 5% o más de 200 células/mm^3). Asimismo, la IgE se encuentra habitualmente elevada en los pacientes con asma atópico. La determinación de IgE específica para cierto alérgeno (IgE RAST) puede indicarse cuando las pruebas cutáneas no son practicables y en pacientes con marcada hipersensibilidad a un alérgeno específico.

Pruebas cutáneas de sensibilización alérgica

Los *prick tests* están destinados a identificar los alérgenos involucrados en el desencadenamiento de la respuesta alérgica inmediata. Más de la mitad de los niños preescolares que presentan sibilancias recurrentes se encuentran sensibilizados a algún tipo de alérgeno conocido. A pesar de ser pruebas simples y económicas, pueden arrojar resultados falsamente positivos o negativos y no son patognomónicas del asma.

Estudios de medición de la inflamación

El lavado broncoalveolar es un método invasivo de escasa utilidad clínica. El esputo inducido para evaluar la celularidad es más factible (p. ej., para el recuento diferencial de eosinófilos), y suele estar indicado para determinar el endotipo en las formas graves del asma. Permite determinar el patrón eosinofílico en el asma Th2 alto, o el neutrofílico o el paucigranulocítico en el Th2 bajo.

La fracción exhalada del óxido nítrico (FeNO) es la forma más simple de demostrar la presencia de este biomarcador producido por los eosinófilos, cuya elevación es típica de la inflamación Th2.

Otros estudios

En ocasiones, se pueden solicitar otros estudios complementarios para descartar diagnósticos diferenciales, tales como test del sudor (*v.* Capítulo 68), PPD (*v.* Capítulo 42), seriada esófago-gástrica, pHmetría esofágica, radiografías de senos paranasales, estudios inmunológicos, etc.

Clasificación

Clasificar la gravedad del asma resulta muy útil para establecer la estrategia terapéutica inicial. Se basa en la determinación de la frecuencia, magnitud y persistencia de los síntomas, así como en los resultados de las pruebas de evaluación de la función pulmonar. La clasificación más ampliamente aceptada se describe en la Tabla 69.1. Si bien resulta sumamente útil para clasificar inicialmente la gravedad, cabe destacar que en la práctica clínica la evaluación de la gravedad también se vale del análisis retrospectivo del nivel farmacológico requerido para controlar los síntomas y las exacerbaciones (*v.* más adelante).

Tabla 69.1 Clasificación del asma según los niveles de gravedad

Intermitente	▪ Síntomas menos de 2 veces por mes ▪ Exacerbaciones leves ▪ Síntomas nocturnos no menos de 2 veces por mes ▪ VEF_1 o PFE ≥ 80% y una variabilidad < 20%
Persistente leve	▪ Síntomas más de una vez por semana, pero menos de una vez por día ▪ Las exacerbaciones pueden afectar la vida y el sueño ▪ Síntomas nocturnos más de 2 veces por mes ▪ VEF_1 o PFE ≥ 80% y una variabilidad < 20%-30%
Persistente moderado	▪ Síntomas diarios ▪ Las exacerbaciones pueden afectar la actividad y el sueño ▪ Síntomas nocturnos más de una vez por semana ▪ VEF_1 o PFE 60%-80% y una variabilidad > 30%
Persistente grave	▪ Síntomas diarios ▪ Las exacerbaciones son frecuentes ▪ Síntomas nocturnos frecuentes ▪ Limitación de la actividad y el sueño ▪ VEF_1 o PFE < 60% y una variabilidad > 30%

Para cada categoría, se debe considerar uno o más de los criterios mencionados. VEF_1: volumen espiratorio forzado en el primer segundo; PFE: pico flujo espiratorio. Modificado de: Comité Nacional de Neumonología, Comité Nacional de Alergia, Comité Nacional de Emergencia y Cuidados Críticos, Comité Nacional de Familia y Salud Mental. Guía de diagnóstico y tratamiento: asma bronquial en niños ≥ 6 años. Actualización 2021. Arch Argent Pediatr 2021; 119 (4): S123-S158.

Tratamiento

El tratamiento del asma incluye dos componentes principales: no farmacológico, sustentado en la educación y las medidas de control ambiental; y el tratamiento farmacológico.

Los objetivos generales son lograr el control de los síntomas, prevenir las crisis o exacerbaciones, mantener la función pulmonar cercana a la normalidad y fomentar la realización de actividad física. Asimismo, se deben evitar los efectos adversos de la medicación y debe establecerse un seguimiento adecuado con monitoreo clínico y espirométrico de la gravedad de la enfermedad, y planes de acción concretos ante la aparición de una crisis o exacerbación (*v.* Capítulo 30).

Tratamiento no farmacológico

Educación

La educación del paciente y su familia es uno de los pilares más importantes del tratamiento del asma. Debe proveer la información necesaria y favorecer una serie de conductas que permitan establecer adecuadamente el plan de tratamiento. La información transmitida debe ser verídica y actualizada, y debe ser transmitida mediante una estrategia progresiva en las consultas iniciales y de seguimiento.

La evaluación periódica del cumplimiento y compromiso con el tratamiento son fundamentales, ya que permite definir y establecer los reajustes necesarios para el adecuado manejo de la enfermedad.

Los objetivos del tratamiento deben detallarse claramente, así como el plan de tratamiento controlador (*v.* más adelante) y los rescates durante los episodios agudos. Esta información debe idealmente plasmarse por escrito. Es fundamental realizar una explicación detallada y clara del reconocimiento de los signos de deterioro de la enfermedad y de la gravedad de una exacerbación con el fin establecer un reconocimiento precoz. Esto debe acompañarse de un plan de acción concreto como el inicio precoz de la medicación de rescate, la consulta al sistema de emergencias ante la progresión del deterioro clínico o la falta de respuesta al tratamiento broncodilatador iniciado en el hogar.

Asimismo, en el seguimiento debe evaluarse periódicamente el cumplimiento del tratamiento, el grado de control de la enfermedad, la adaptación a las recomendaciones de control ambiental y evaluar la técnica inhalatoria de la medicación. El objetivo principal de la educación es lograr una adecuada adherencia al tratamiento. El seguimiento interdisciplinario, que incluya profesionales de la salud mental, suele resultar de mucha utilidad.

Medidas de control ambiental

Se focalizan en la identificación de los desencadenantes medioambientales que inducen la inflamación e hiperreactividad bronquial. En este aspecto, la educación del paciente y su familia es fundamental, dado que puede contribuir marcadamente con la reducción de los síntomas. Los desencadenantes pueden ser el humo del cigarrillo, contaminación ambiental por combustión de biomasa, aeroalérgenos (ácaros del polvo, pólenes, etc.) o infecciones virales (principal causa de las exacerbaciones), entre otros. Los pacientes con asma moderado-grave deben recibir anualmente la vacunación antigripal. Asimismo, la vacunación antineumocóccica estaría indicada en los pacientes con formas graves de la enfermedad. Cabe destacar que existe mayor riesgo de asma en niños con sobrepeso y obesidad, por lo que se deben estimular los hábitos saludables y la realización de actividad física acorde con la edad y grado de desarrollo.

Tratamiento farmacológico controlador

Actualmente, se utilizan fármacos antiinflamatorios y broncodilatadores. Los antiinflamatorios son el tratamiento de primera línea para el asma, dado que al controlar la inflamación de la vía aérea son capaces de mitigar la hiperreactividad bronquial.

Producen una reducción significativa de los síntomas y un adecuado control del asma con una mejoría consecuente de la calidad de vida.

Los anticuerpos monoclonales como el omalizumab (anti-IgE), mepolizumab (anti-IL-5) o dupilumab (anti-IL-4) únicamente se emplean en pacientes con asma grave que no pueden alcanzar el control de la enfermedad con los tratamientos controladores convencionales en altas dosis. Su prescripción está a cargo del neumonólogo infantil.

Antiinflamatorios

Se clasifican en dos tipos: corticoides y antileucotrienos.

Corticoides

Son los fármacos más efectivos para el tratamiento. Pueden ser inhalados (CI) o sistémicos (reservados para las crisis o exacerbaciones, *v.* Capítulo 30). Los CI funcionan como excelentes antiinflamatorios de la vía aérea. Reducen las secreciones bronquiales y el edema en forma similar a los sistémicos con una tasa marcadamente menor de efectos adversos. Se recomiendan en todos los niveles de tratamiento del asma, incluso como primera opción para niños en edad escolar y adolescentes con asma intermitente, asociados con agonistas β_2 adrenérgicos a demanda (*v.* más adelante).

Siempre se debe iniciar con la dosis más baja posible de acuerdo con la clasificación que se le haya asignado al paciente (Tabla 69.2). El tratamiento debe realizarse por un tiempo prolongado no menor a 6 meses con dosis que se ajustan de acuerdo con la gravedad y la evolución. El efecto controlador aparece a las 3 semanas de iniciado el tratamiento.

Si bien existen numerosos CI (beclometasona, ciclesonide, mometasona), en la Argentina los más distribuidos son la fluticasona y el budesonide. Ambos poseen diferencias farmacodinámicas y farmacocinéticas. La fluticasona posee mayor potencia, expresada como afinidad relativa por los receptores de glucocorticoides pulmonares en comparación con la dexametasona. Dado que una fracción considerable de la dosis inhalada es deglutida, la seguridad de estos fármacos se relaciona con la magnitud de su depuración por primer paso hepático y el porcentaje del fármaco libre. La metabolización de la fluticasona por primer paso hepático es del 99%, mientras que para el budesonide es del 89%. Ambos pueden ser administrados dos veces por día.

Los efectos adversos locales pueden ser candidiasis orofaríngea, tos y disfonía (mitigados con el uso de aerocámara y el enjuague bucal). Los efectos adversos sistémicos se relacionan con la dosis empleada. Si bien diferentes publicaciones demuestran un retraso de la velocidad de crecimiento durante el primer año de tratamiento, este efecto se minimiza a largo plazo, sin modificaciones en la talla final adulta.

Tabla 69.2 Dosis diaria (en microgramos) de corticoides inhalados según la edad

	Dosis baja		Dosis moderada		Dosis alta (dosis máxima)	
	6-11 años	≥ 12 años	6-11 años	≥ 12 años	6-11 años	≥ 12 años
Budesonide	100-200	200-400	200-400	400-800	> 400 (800)	> 800 (800)
Fluticasona	50-100	100-250	100-200	> 250-500	> 200 (200)	> 500 (500)

Se recomienda no superar la dosis máxima diaria.
Modificado de: Global Initiative for Asthma. Global Strategy for Asthma Management and Prevention 2020. Disponible en: http://ginasthma.org/

Antileucotrienos

Normalmente, los leucotrienos son poderosos mediadores de la inflamación; estimulan la migración de eosinófilos y neutrófilos, poseen efecto broncoconstrictor, aumentan la permeabilidad capilar y las secreciones bronquiales. El efecto antiinflamatorio de sus inhibidores es menor que el de los CI, y son de segunda elección para todos los niveles del tratamiento.

El uso de montelukast en pacientes con asma de mal manejo, inestables a pesar del tratamiento de base, permite reducir las dosis de CI. Asimismo, disminuye el asma inducida por ejercicio y las exacerbaciones. Se administra por vía oral en una única dosis diaria. Las dosis recomendadas son las siguientes:

- 6 meses a 5 años: 4 mg (sobres granulados o comprimidos masticables).
- 6-14 años: 5 mg (comprimidos masticables).
- Mayores de 14 años: 10 mg.

Podrían producir cambios del comportamiento y otros efectos poco frecuentes como cefalea e intolerancia gastrointestinal.

Broncodilatadores

Se clasifican en dos tipos: agonistas β_2 adrenérgicos y anticolinérgicos.

Agonistas β_2 adrenérgicos

Sus efectos son la relajación del músculo liso bronquial, aumento del aclaramiento mucociliar y disminución de la permeabilidad capilar. Poseen efecto predominante sobre la musculatura lisa bronquial con escaso efecto miocárdico. De acuerdo con la duración del efecto terapéutico, se clasifican en dos grupos (Tabla 69.3):

- Broncodilatadores de acción corta (SABA, por sus siglas en inglés). Tienen una duración de acción de 3-6 horas y están representados por el salbutamol, el fenoterol y la terbutalina.
- Broncodilatadores de acción prolongada (LABA, por sus siglas en inglés). Tienen una duración de acción de 8-12 horas, y están representados por el formoterol y el salmeterol.

Los SABA se emplean para el tratamiento de las exacerbaciones, mientras que los LABA se emplean como coadyuvantes de los antiinflamatorios. No obstante, dado que el formoterol posee un comienzo de acción a los 2-5 min (*v.* Tabla 69.3)

Tabla 69.3 Indicaciones y usos del salbutamol, salmeterol y formoterol

	Salbutamol	Salmeterol	Formoterol
Comienzo de la acción	1-5 minutos	20-30 minutos	2-5 minutos
Duración de la acción	3-6 horas	12 horas	8 horas
Indicaciones	Exacerbaciones	Tratamiento controlador	Tratamiento controlador y de rescate*
Modo de uso	Según necesidad	2 veces por día	2 veces por día y según necesidad*

* El tratamiento de rescate o según necesidad se encuentra aprobado únicamente en pacientes mayores de 12 años, asociado con budesonide.
Modificado de: Comité Nacional de Neumonología, Comité Nacional de Alergia, Comité Nacional de Emergencia y Cuidados Críticos, Comité Nacional de Familia y Salud Mental. Guía de diagnóstico y tratamiento: asma bronquial en niños ≥ 6 años. Actualización 2021. Arch Argent Pediatr 2021; 119 (4): S123-S158.

puede utilizarse como tratamiento de rescate en niños mayores de 12 años, siempre asociado con budesonide (*v.* Capítulo 30). Cabe agregar que el uso de formoterol como tratamiento controlador está aprobado a partir de los 4 años.

La última actualización de la Iniciativa Global para el Asma del año 2020 recomienda el uso de un CI asociado con un agonista β_2 adrenérgico de acción corta, o bien la combinación de un CI con formoterol para el tratamiento del asma desde sus estadios iniciales (*v.* más adelante).

Si bien son fármacos muy seguros, entre los efectos adversos se pueden considerar temblor muscular, taquicardia, arritmias, hipoxemia, excitación psicomotriz, hipopotasemia y hipomagnesemia.

Anticolinérgicos

El bromuro de ipratropio es el anticolinérgico más utilizado. Tiene un efecto menos potente que el salbutamol con un comienzo de acción más tardío y una duración de acción mayor. Su principal indicación es en el tratamiento de las exacerbaciones (*v.* Capítulo 30). Puede ser una alternativa al salbutamol en pacientes con arritmias.

En pacientes ≥ 12 años con asma grave e historia de exacerbaciones frecuentes, se puede asociar al tratamiento controlador (CI en altas dosis y LABA o montelukast) el bromuro de tiotropio, cuyo efecto dura 24 horas.

Tratamiento farmacológico controlador según la gravedad

La Iniciativa Global para el Asma (GINA, por sus siglas en inglés) plantea diferentes niveles de tratamiento (Figuras 69.1 y 69.2), que pueden correlacionarse con los distintos estadios de gravedad del asma (*v.* Tabla 69.1). En efecto, la elección inicial del tratamiento se basa en la clasificación de la gravedad y, luego, debe modificarse según la respuesta terapéutica, de acuerdo con el grado de control alcanzado.

Asma intermitente (nivel 1)

Representa aproximadamente el 40% de los pacientes con asma. La indicación terapéutica para estos casos son los agonistas β_2 adrenérgicos asociados a CI en dosis bajas, según necesidad:

- En pacientes de 6-11 años se recomienda utilizar SABA (salbutamol) y CI en dosis bajas (en inhaladores separados), según necesidad.
- En pacientes ≥ 12 años se recomienda como primera opción utilizar CI (budesonide) en dosis bajas asociado con formoterol, según necesidad. Puede administrarse antes del ejercicio, en caso de ser requerirse. Como segunda opción, puede emplearse la estrategia recomendada para los 6-11 años.

Asma persistente leve (nivel 2)

Representa aproximadamente el 30% de los pacientes con asma:

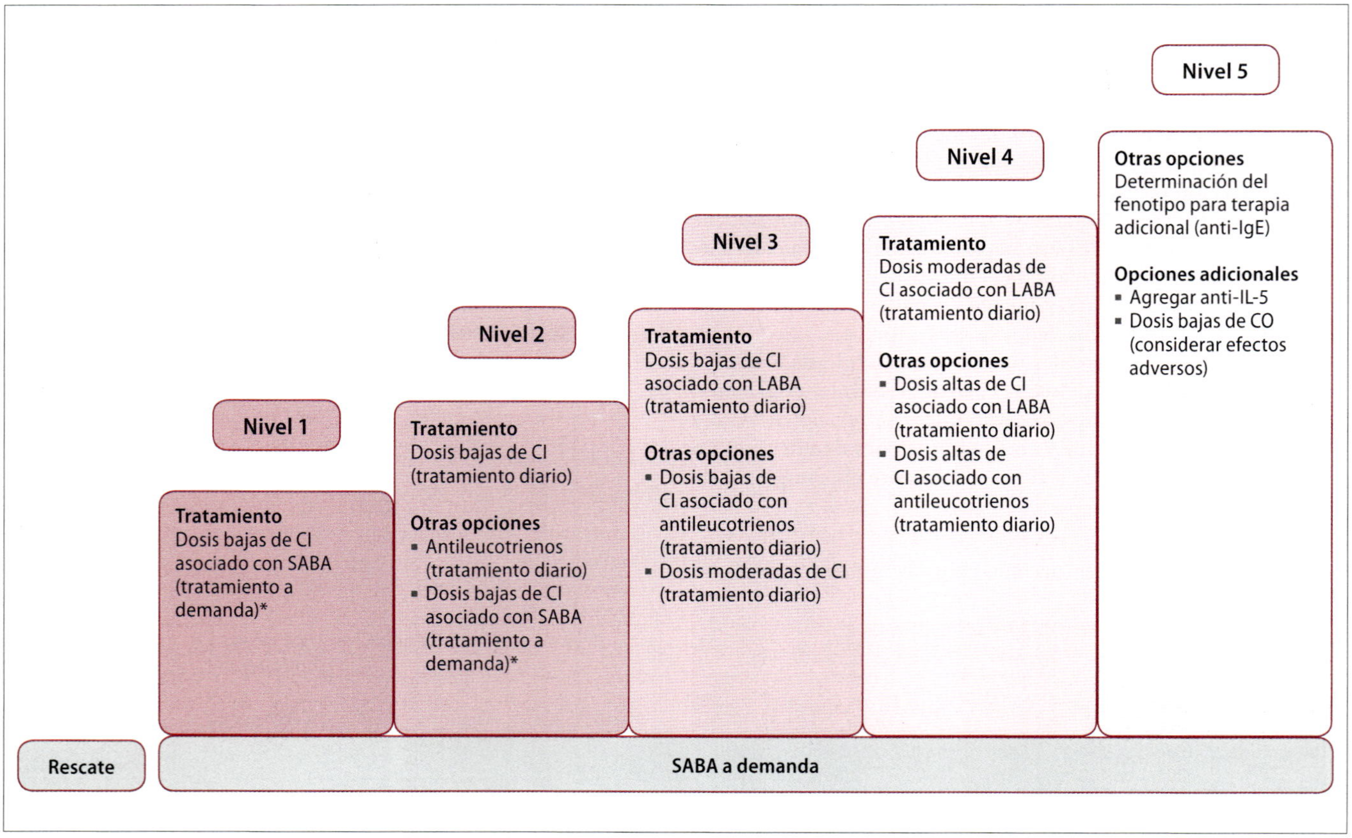

Figura 69.1 Niveles de tratamiento para niños entre 6-11 años. *: inhaladores de CI y SABA (salbutamol) separados. CI: corticoides inhalados; LABA: broncodilatadores de acción prolongada; SABA: broncodilatadores de acción corta (salbutamol); CO: corticoides orales (Modificado de: Global Initiative for Asthma. Global Strategy for Asthma Management and Prevention. 2020. Disponible en: http://ginasthma.org/).

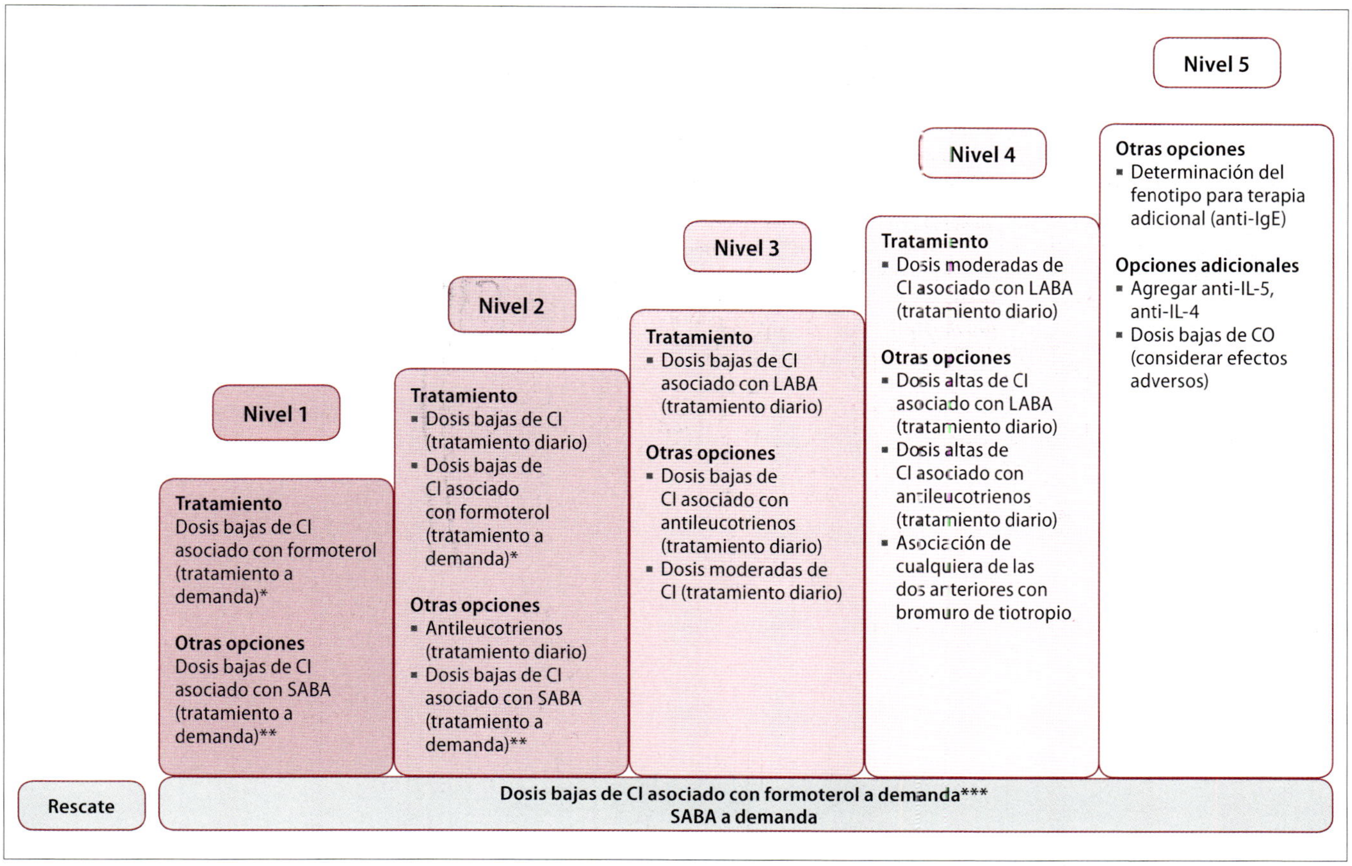

Figura 69.2 Niveles de tratamiento para niños entre ≥ 12 años. *: solo budesonide-formoterol. **: inhaladores de CI y SABA (salbutamol) combinados o separados. ***: solo budesonide-formoterol, se emplea como rescate para pacientes que reciben esta asociación como tratamiento controlador; para otros CI asociados con LABA, el rescate preferido es el salbutamol. CI: corticoides inhalados; LABA: broncodilatadores de acción prolongada; SABA: broncodilatadores de acción corta (salbutamol); CO: corticoides orales (Modificado de: Global Initiative for Asthma. Global Strategy for Asthma Management and Prevention. 2020. Disponible en: http://ginasthma.org/).

- En pacientes de 6-11 años el tratamiento inicial de elección son los CI en dosis bajas. Otras opciones son la administración de antileucotrienos (montelukast), o de CI en dosis bajas asociados con SABA (en inhaladores separados) según necesidad.
- En pacientes ≥ 12 años se recomienda utilizar CI en dosis bajas, y se agrega la posibilidad de administrar CI (budesonide) asociado con formoterol a demanda; ambas opciones poseen la misma de preferencia.

Asma persistente moderada (nivel 3)

Representa aproximadamente el 25% de los pacientes con asma:

- A partir de los 4 años, se recomienda administrar CI en dosis bajas asociados con LABA. Como segunda opción, pueden administrarse CI en dosis bajas asociados con montelukast, o dosis moderadas de CI.
- A partir de los 12 años, puede utilizarse la misma recomendación que para los mayores de 4 años, o bien empelar la combinación de fluticasona con vilanterol (indicación limitada al subespecialista en neumonología infantil).

Estos pacientes deben tener controles neumonológicos frecuentes (3 veces por año). Asimismo, los mayores de 5-6 años deberían idealmente realizar 3 espirometrías por año.

Asma persistente grave (niveles 4 y 5)

Representa aproximadamente el 5% de los pacientes con asma En estos casos, siempre se recomienda el seguimiento en conjunto con el neomonólogo infantil:

- Se recomienda el tratamiento controlador con CI en dosis moderadas asociados con LABA.
- Otras opciones incluyen CI en dosis altas asociados con LABA, o CI en dosis altas asociados con antileucotrienos. En pacientes ≥ 12 años con historia de exacerbaciones frecuentes y mal control, a estos esquemas se les puede agregar el bromuro de tiotropio.

En situaciones muy puntales (definidas por el neumonólogo infantil), se puede considerar el uso de anticuerpos monoclonales con la determinación previa de las características fenotípicas del asma. El uso de corticoides orales también puede considerarse en este grupo, teniendo en consideración sus efectos adversos.

Los controles de estos pacientes deben ser frecuentes, y deben tener evaluaciones funcionales periódicas para poder determinar la eficacia del tratamiento y ajustar su dosificación. Las medidas de educación y de control ambiental deben revisarse y ajustarse permanentemente.

Valoración de la respuesta al tratamiento

Como fue mencionado, la gravedad del asma también se evalúa retrospectivamente después de al menos 2-3 meses de indicado el tratamiento, según el nivel requerido para alcanzar el control de los síntomas y las exacerbaciones. Si el tratamiento es apropiado, se debe intentar descender hasta alcanzar la dosis mínima suficiente para lograr un adecuado control de la enfermedad. Por el contrario, en los pacientes parcialmente controlados o no controlados, se debe aumentar el nivel de tratamiento hasta alcanzar el control de la enfermedad.

El asma leve se define así como aquella que es adecuadamente controlada con el tratamiento propuesto para los niveles 1 y 2 (*v.* Figuras 69.1 y 69.2). El asma moderada como la que alcanza el control adecuado con el tratamiento propuesto para el nivel 3. Mientras que el asma grave puede definirse como aquella bien controlada con el tratamiento propuesto para los niveles 4 y 5, o bien que permanece no controlada a pesar del tratamiento en las máximas dosis disponibles con adecuada adherencia y control de morbilidades (factores ambientales y psicosociales).

Acceda al eBook para consultar la lista de bibliografía. Consulte las indicaciones en la retiración de tapa.

70
Diabetes mellitus

Miriam Tonietti • Liliana Trifone

El término diabetes mellitus se utiliza para describir un desorden metabólico complejo caracterizado por hiperglucemia crónica que resulta de un defecto en la secreción de insulina, en su acción sobre los tejidos o una combinación de ambos.

Desde el punto de vista de la etiología, la diabetes es una condición heterogénea. La mayoría de los casos pueden ser englobados en dos grandes categorías: la diabetes tipo 1 (DM1), caracterizada por la deficiencia en la secreción de insulina que en un 90% de los casos es secundaria a un mecanismo autoinmune, y la diabetes tipo 2 (DM2) que resulta de una combinación de la resistencia a la acción de la insulina y una alteración en la secreción, caracterizada por una respuesta insuficiente para compensar el grado de resistencia.

Clásicamente, la DM1 era la forma típica de presentación en la infancia y la DM2, la forma del adulto. En el presente, si bien la DM1 sigue siendo la forma más frecuente a la que se enfrenta el pediatra, la epidemia universal de obesidad de presentación temprana y los cambios en el estilo de vida han determinado que la DM2 se presente precozmente, cada vez con mayor frecuencia.

Mientras la diabetes 1 y 2 siguen siendo las formas más frecuentes, el avance en el conocimiento de los mecanismos etiopatogénicos, el desarrollo de técnicas de laboratorio que permiten la detección de la presencia de anticuerpos y de técnicas moleculares que posibilitan el diagnóstico genético, muestran qué otras formas de diabetes deben ser consideradas. Los síndromes MODY (*Maturity-Onset Diabetes of the Young*) en la etapa pediátrica son de particular importancia dado que su tratamiento difiere de los cuidados habituales en otras formas de diabetes en niños.

Fisiología del islote pancreático, secreción y función de la insulina

Dentro de los islotes pancreáticos se distinguen cuatro tipos celulares: células A o α, células B o β, células D o δ y células PP o F. Las β son alrededor del 60%, las α del 20%-25% y menos del 10% restante le corresponde a las células generadoras de somatostatina y polipéptido pancreático δ (delta y PP). Normalmente, hay contacto directo entre las células β y las demás células de los islotes, lo que genera una interacción paracrina y autocrina.

La regulación de la glucosa depende principalmente de la interacción entre las hormonas pancreáticas glucagón e insulina, secretadas por las células α y β respectivamente; sus acciones son antagónicas en el metabolismo energético y son claves para mantener un equilibrio de oferta y demanda. El glucagón aumenta los niveles plasmáticos de glucosa y la insulina los disminuye al facilitar el ingreso de glucosa al interior de las células. La insulina tiene como tejidos efectores principales al músculo esquelético, el hígado y el tejido graso, donde ejerce acciones anabolizantes, de almacenamiento de glucosa en forma de glucógeno (glucogenogénesis) o de utilización de esta en la fosforilación oxidativa. Por el contrario, el glucagón activa principalmente la glucogenólisis y la gluconeogénesis en asociación con el cortisol. Una alteración en la producción de estas dos hormonas (exceso de glucagón y déficit de insulina) puede generar diabetes mellitus.

Biosíntesis y secreción de insulina

La insulina es una hormona polipeptídica que se sintetiza como una sola cadena, la pre-proinsulina. Esta proteína sufre algunas modificaciones en su estructura y se forma así la molécula de proinsulina, que es almacenada en gránulos de secreción. Durante la maduración de estos gránulos, la proinsulina es clivada por enzimas proteolíticas que liberan la molécula de insulina y el péptido C en cantidades equimolares, además de una pequeña proporción de proinsulina sin modificar.

Resumen de las acciones de la insulina

En el hígado

- Incrementa la actividad y estimula la síntesis de la glucoquinasa, que favorece la utilización de glucosa.
- Aumenta la vía de las pentosas fosfato, que aporta NADPH al estimular a la enzima glucosa-6-fosfato deshidrogenasa.
- Aumenta la glucólisis por estimulación de la glucoquinasa, la fosfofructoquinasa-1 y la piruvato quinasa.
- Favorece la síntesis de glucógeno mediante la estimulación de la actividad de la enzima glucógeno sintasa (GS).
- Reduce la gluconeogénesis, al disminuir principalmente la síntesis de la fosfoenolpiruvato carboxiquinasa.
- Estimula la síntesis de proteínas.
- Aumenta la síntesis de lípidos, al estimular la actividad de la acetil-CoA-carboxilasa (enzima málica) y de la hidroximetilglutaril-CoA reductasa.
- Inhibe la formación de cuerpos cetónicos.

En el tejido muscular

- Estimula la entrada de glucosa (por translocación de los transportadores GLUT 4 hacia la membrana plasmática).
- Aumenta la glucólisis por estimulación de la fosfofructoquinasa-1 y de la piruvato quinasa.
- Estimula la síntesis de glucógeno al estimular la actividad de la GS.
- Favorece la entrada de aminoácidos a la célula, que estimula la síntesis proteica.
- Estimula la captación y utilización de los cuerpos cetónicos.
- Estimula la bomba Na^+/K^+ ATPasa, que favorece la entrada de potasio a las células.

En el tejido adiposo

- Estimula la captación (GLUT 4) y utilización de glucosa por el adipocito.
- Aumenta la vía de las pentosas fosfato, que aporta NADPH al estimular a la glucosa-6-fosfato deshidrogenasa.
- Favorece la captación de ácidos grasos al estimular a la enzima lipoproteinlipasa.
- Estimula la síntesis de triglicéridos e inhibe la lipólisis.

Clasificación

La clasificación etiológica está basada en la propuesta por la Asociación Americana de Diabetes (ADA), en concordancia con las otras guías internacionales (ISPAD, IDF, NICE).

Como además de la diabetes 1 y 2 se han identificado otras formas de diabetes, la clasificación más recientemente aceptada comprende la siguiente (Tabla 70.1):

- Diabetes tipo 1: destrucción autoinmune de la célula β, que conduce a la deficiencia de insulina, incluida la diabetes autoinmune del adulto (LADA, por sus siglas en inglés).
- Diabetes tipo 2: pérdida progresiva de la secreción de insulina, frecuentemente en el contexto de un estado de insulinorresistencia.
- Tipos de diabetes específicos debidos a otras causas, p. ej., las diabetes monogénicas (diabetes neonatal y MODY), las enfermedades del páncreas exocrino (la fibrosis quística y la pancreatitis), la diabetes química o inducida por drogas.
- Diabetes gestacional: diabetes con diagnóstico en el segundo o tercer trimestre del embarazo, que no fue detectada antes de la gestación.

No siempre resulta sencillo clasificar qué tipo de diabetes presenta un paciente; en muchos casos, la presentación clínica es ambigua y resulta de un solapamiento entre dos tipos de diabetes.

Los niños y adolescentes tienen características y necesidades especiales, que deben considerarse en el manejo de esta patología:

- Las dosis de insulina deben estar basadas exclusivamente en el peso corporal.
- Las consecuencias de los eventos hipoglucémicos.
- Los riesgos de complicaciones y la influencia de la pubertad.
- Los objetivos educacionales deben ajustarse a la edad y al momento de desarrollo; deben incluir a los padres y cuidadores con especial atención en la dinámica familiar.

Tabla 70.1 Presentación clínica de la diabetes en niños y adolescentes

	Diabetes mellitus tipo 1	Diabetes mellitus tipo 2	Diabetes monogénicas
Edad	4-6 años 10-14 años	Después de la pubertad	Antes de los 25 años
Peso	Normal o bajo	> 90% sobrepeso u obesidad	Normal o sobrepeso
Autoanticuerpos	Presentes	Ausentes	Ausentes
Insulinorresistencia	Poco frecuente	Presente	Ausente
Riesgo de CAD	Alto	Bajo	Bajo
Péptido C	Bajo	Detectable	Detectable
Antecedentes familiares	Bajo (10%-15%)	> 50%	Varias generaciones

CAD: cetoacidosis diabética.

Los profesionales que se dedican a la atención de niños con diabetes necesitan comprender la importancia de comprometer a los adultos de la familia en el tratamiento. Los niños más pequeños, e incluso los escolares, no pueden asumir aisladamente el cuidado de su enfermedad; incluso, no debería esperarse que los adolescentes se hagan cargo en forma independiente de todos los aspectos del cuidado. El objetivo debe ser una transición gradual en el manejo hacia un cuidado independiente al final de la adolescencia.

Epidemiología

La diabetes es una de las principales emergencias del siglo XXI. Además de los 463 millones de adultos que actualmente tienen diabetes, hay 318 millones de adultos con tolerancia alterada a la glucosa, lo que los sitúa en un alto riesgo de desarrollar la enfermedad en el futuro. La Organización Mundial de la Salud (OMS) estima que globalmente la hiperglucemia es el tercer factor de riesgo de muerte prematura, después de la hipertensión y el tabaco.

A nivel mundial, la DM1 ha aumentado en incidencia y prevalencia con un incremento estimado del 2%-3% por año. Registros y datos de Estados Unidos dan una incidencia desde el año 2001 al 2015 de 22,9 casos cada 100 000 menores de 65 años; en otras regiones de América la incidencia es similar. El mayor incremento fue entre jóvenes menores de 15 años, especialmente en aquellos menores de 5 años. Este aumento no puede ser explicado por cambios genéticos, sino por factores medioambientales sobre la predisposición genética. Las diferencias en la incidencia de diabetes en poblaciones genéticamente similares, pero socioeconómicamente diferentes y el incremento de la incidencia en individuos con bajo riesgo genético remarca la importancia del factor medioambiental.

En la mayoría de los países de occidente, la DM1 constituye más del 90% de la diabetes infantojuvenil; se estima que cada año alrededor de 98 200 niños menores de 15 años desarrollan DM1.

Diabetes tipo 1

La DM1 se caracteriza por la destrucción progresiva de las células β, lo que da lugar a una deficiencia profunda o a la ausencia total de insulina. En su forma clásica, llamada diabetes tipo 1A (DM1A), la destrucción de las células β es de origen autoinmune. Si no puede demostrarse el compromiso autoinmune (poco frecuente), se la denomina DM1B.

Fisiopatología

La DM1A resulta de una compleja interacción entre factores genéticos y desencadenantes ambientales.

En la gran mayoría de los casos, no se encuentran antecedentes familiares de la enfermedad (85%-90%); sin embargo, el riesgo de desarrollar la enfermedad es notablemente superior en familiares de individuos con DM1 que en la población general.

La DM1 pasa por diferentes etapas. La etapa 1 está determinada por la susceptibilidad genética del individuo. Los principales genes de susceptibilidad para la DM1 pertenecen al HLA de clase II, ubicados en el brazo corto del cromosoma 6. Sin embargo, estos genes de susceptibilidad no son necesarios ni suficientes para el desarrollo de la enfermedad. Alrededor del 95% de las personas de origen caucásico con DM1 presentan HLA-DR3 o HLA- DR4. No obstante, la susceptibilidad parece residir en los alelos DQ, bajo la influencia de los DR. Durante esta primera etapa, la masa de células β se encuentra intacta.

La etapa 2 se caracteriza por la aparición de factores ambientales desencadenantes, la interacción con un proceso de desregulación inmune y un proceso de insulinitis, que evoluciona a la destrucción progresiva de las células β. Durante este proceso de destrucción celular, los antígenos intracelulares son expuestos al sistema inmune, lo que genera la producción de autoanticuerpos. Durante esta etapa, no hay expresión clínica.

En la etapa 3, que puede tener una duración de meses a años, comienza la declinación gradual en la masa de células β.

Diagnóstico

La tasa de destrucción de la célula β es muy variable; es muy rápida en niños y jóvenes y más lenta en los adultos. Los niños y adolescentes pueden presentar un cuadro de cetoacidosis diabética (CAD) como primera manifestación de la enfermedad (*v.* Capítulo 20). Otros pueden comenzar de manera más insidiosa con síntomas progresivos y precipitar un cuadro de cetoacidosis por una infección o situación de estrés. Un alto porcentaje de los adultos conservan mayor masa celular β funcionante y no suelen presentarse con cuadros de cetoacidosis.

Una vez establecida la enfermedad, la posibilidad de remisión está dada por la masa celular β remanente funcional. Algunos individuos pueden presentar estadios de remisión de la enfermedad con una marcada reducción de la necesidad de insulina. Sin embargo, el déficit insulínico es posteriormente progresivo como puede demostrarse por niveles bajos o indetectables de péptido C.

Criterios diagnósticos de diabetes en niños y adolescentes

El diagnóstico de diabetes se basa en la determinación de la glucemia y en la presencia o ausencia de síntomas cardinales asociados con la hiperglucemia.

En niños y jóvenes, la diabetes se presenta con los signos y síntomas característicos de la hiperglucemia: poliuria, polidipsia, nocturia, enuresis y pérdida de peso, en general, acompañado de polifagia y visión borrosa. Algunas veces, cuando el desarrollo de la hiperglucemia ocurre en forma más solapada, se acompaña de alteraciones en el crecimiento y la predisposición a ciertas infecciones.

Si estos signos y síntomas no son oportunamente detectados, se desencadenan formas graves como la CAD o el coma.

Ante la presencia de signos o síntomas, es imprescindible la determinación inmediata de la glucemia, glucosuria y cetonuria. Si la glucemia es elevada, es importante remitir de inmediato al paciente a un centro con experiencia en el tratamiento de diabetes. Si, además, la hiperglucemia se acompaña de cetonemia o cetonuria, el tratamiento debe ser urgente para evitar la cetoacidosis. Hay situaciones en las que el diagnóstico de diabetes resulta poco claro:

- Ante la ausencia de síntomas, cuando la hiperglucemia es diagnosticada incidentalmente o en niños participantes de estudios de pesquisa.
- Ante la presencia de síntomas leves o atípicos.
- Cuando la hiperglucemia aparece en condiciones de estrés infeccioso, traumático o hemodinámico.

En estas situaciones, el diagnóstico de diabetes debe ser confirmado a través del monitoreo de la glucemia en ayunas, y la glucemia a las dos horas posteriores a la ingesta de una carga de glucosa o a través de una prueba de tolerancia oral a la glucosa (PTOG).

No debe realizarse una prueba de tolerancia a la glucosa cuando el diagnóstico ya pueda establecerse con una hiperglucemia de ayunas, casual o postprandial para no exacerbar la hiperglucemia.

Si bien es poco frecuente tener que realizar una PTOG para el diagnóstico de DM1 en niños y adolescentes, puede ser necesario llevarla a cabo para poder llegar al diagnóstico de otras formas de diabetes. En situaciones de disglucemia de causa dudosa, puede ser necesario repetir las pruebas periódicamente hasta la confirmación del diagnóstico.

Algunas guías recomiendan el uso de la hemoglobina glicosilada (HbA1c) para el diagnóstico. La HbA1c tiene la ventaja, comparada con la glucemia en ayunas y la PTOG, que no requiere ayuno, tiene mayor estabilidad preanalítica y menor variabilidad día a día durante situaciones de estrés, cambios dietarios o enfermedad intercurrente. Sin embargo, estas ventajas pueden disminuir frente a la baja sensibilidad con el punto de corte, además de la correlación imperfecta entre la HbA1c y el promedio de glucosa en algunos individuos y la limitada accesibilidad en algunas regiones del mundo.

Los criterios diagnósticos de diabetes (ADA 2021; ISPAD 2018) son los siguientes:

- Glucosa plasmática en ayunas ≥ 126 mg/dL. El ayuno se define por la ausencia de ingesta calórica al menos por 8 horas.
- Glucosa plasmática posterior a la prueba de tolerancia oral a la glucosa ≥ 200 mg/dL (2 horas posingesta de 1,75 g/kg de glucosa anhidra disuelta en agua, máximo 75 g).
- Síntomas de diabetes con una glucosa plasmática al azar ≥ 200 mg/dL (poliuria, polidipsia, nocturia, pérdida de peso, etc.).
- HbA1c ≥ 6,5% (en laboratorio con metodología certificada).

En ausencia de síntomas, las determinaciones deben confirmarse con otra medición en un día posterior.

En la historia natural de las alteraciones del metabolismo hidrocarbonado entre la homeostasis normal de la glucosa y la diabetes se describen dos estadios intermedios: la glucemia alterada en ayunas (GAA) y la tolerancia alterada a la glucosa (TAG). Estos dos estadios constituyen anormalidades diferentes en el metabolismo hidrocarbonado. La GAA representa una medida de la alteración del metabolismo de la glucosa en el estado basal, mientras que la TAG es una medida dinámica de la intolerancia hidrocarbonada frente a una carga estandarizada de glucosa. Si bien en sí mismas no constituyen entidades clínicas (algunos las denominan prediabetes), son factores de riesgo claros para el desarrollo de diabetes y enfermedad cardiovascular, muchas veces asociadas con otros componentes del síndrome metabólico (*v.* Capítulo 21).

¿Cuándo sospechar otras formas de diabetes?

La posibilidad de otros tipos de diabetes debe considerarse en un niño con autoanticuerpos negativos y alguna de las características siguientes:

- Historia familiar de diabetes de transmisión autosómica dominante.
- Diabetes que comienza antes de los 6 meses de edad.
- Presencia de hiperglucemia leve, 100-150 mg/dL, que no progresa, especialmente en jóvenes asintomáticos no obesos.
- Cuando la hiperglucemia se asocia con sordera, atrofia del nervio óptico o características sindrómicas.
- Historia de exposición a drogas tóxicas para la célula β o que causan insulinorresistencia.

Determinar el tipo de diabetes al momento del debut no es fácil. La DM1 es la forma más frecuente en niños y adolescentes, pero el aumento de DM2, la superposición de fenotipos (diabetes dobles o híbridas) y el conocimiento de las formas monogénicas genera la necesidad de establecer un modelo de estudio y diagnóstico diferencial.

Luego de llegar al diagnóstico, la diferenciación entre diabetes 1 y 2, diabetes monogénicas y otras formas de diabetes tiene importantes implicancias tanto para las decisiones terapéuticas como para las estrategias educacionales. La presencia de autoanticuerpos constituye una herramienta de diagnóstico etiológico fundamental. La presencia de anticuerpos para GAD, IA2A, anticuerpos anti-insulina y anti-Znt8 confirma el diagnóstico de DM1, ya que uno o más de estos autoanticuerpos están presentes en más del 90% de los pacientes cuando aparece o es detectada clínicamente la hiperglucemia en ayunas. Asimismo, el 99% de los niños que tienen DM1 antes de los 5 años tienen autoanticuerpos detectables con un pico de aparición a los 2 años de edad.

El dosaje de péptido C puede ser útil en la diferenciación de la diabetes; puede estar normal o elevado en la DM2 y bajo en la DM1, aunque en la fase de remisión o luna de miel puede ser normal también en la DM1. Las diferencias se acentúan a los dos años posteriores al diagnóstico, cuando es más elevado en la DM2 comparado con valores muy bajos o no detectables en la DM1.

Presentación clínica

Como fue mencionado, los jóvenes son mayormente propensos a presentarse con los síntomas cardinales de poliuria, polidipsia, nocturia, enuresis y pérdida de peso, acompañados generalmente de polifagia y visión borrosa. Los rasgos del síndrome metabólico son raros, a menos que se acompañe de obesidad (*v.* Capítulo 21). La CAD está presente en casi en el 50% de los pacientes pediátricos al debut de la DM1 (*v.* Capítulo 20).

Existen dos picos en la edad de comienzo de la enfermedad: el primero a los 4-6 años y el segundo a los 10-14 años.

Cabe destacar que la presencia de autoanticuerpos sugiere una DM1 autoinmune y una rápida declinación de la función de las células β con alto riesgo de desarrollo de otras patologías autoinmunes.

Seguimiento del control metabólico

En general, el control glucémico se realiza a través del automonitoreo capilar, que brinda información instantánea de los niveles plasmáticos de glucosa.

La frecuencia del automonitoreo está claramente asociada con la mejoría de los niveles de hemoglobina glicosilada y esto muy probablemente se deba a un mayor ajuste de la dosis de insulina con respecto al consumo de alimentos y al valor de la glucosa preprandial. Además, la detección temprana de la hipoglucemia permite realizar acciones que limiten la sobrecompensación con la mayor hiperglucemia resultante.

Recientemente, se han desarrollado sensores para la medición continua de la glucosa intersticial, que están disponibles para una proporción cada vez mayor de pacientes y permiten un monitoreo efectivo de la glucosa en tiempo real, por lo que probablemente se convierta en el estándar de monitoreo en los próximos tiempos.

La HbA1c es la medida de control glucémico con los datos más robustos de seguimiento disponibles. Los niveles elevados de HbA1c predicen complicaciones micro y macrovasculares a largo plazo.

El automonitoreo varias veces al día permite conocer los niveles de glucemia instantáneamente, y también permite identificar patrones en la variabilidad de la glucemia a lo largo del día, con lo que se pueden hacer ajustes inmediatos en los bolos de insulina y en los requerimientos de la insulina basal. Asimismo, permite detectar las hipoglucemias e hiperglucemias y contribuir con el manejo apropiado de esta enfermedad. Para alcanzar tratamientos intensivos exitosos, hay estudios que demuestran la necesidad de entre 6-10 automonitoreos glucémicos diarios. Los objetivos glucémicos deben ser individualizados, teniendo en cuenta las características clínicas del paciente y su familia.

Actualmente, han sido aprobados los sensores continuos de glucosa a partir de los 2 años de edad y a partir de los 4 años, los sensores de escaneos intermitentes. Las métricas derivadas de la información y datos de los sensores incluyen el tiempo de glucemia en rango objetivo (70-180 mg/dL), el tiempo por encima del rango objetivo (> 180-250 mg/dL) y el tiempo en rango por debajo del objetivo (54-70 mg/dL).

Tratamiento insulínico

Los niños y adolescentes con DM1 dependen del tratamiento con insulina para la supervivencia. En todos los grupos etarios, el reemplazo con insulina debe intentar reproducir de la manera más fiel posible la fisiología de la secreción de la célula β normal con el objetivo de alcanzar el mejor control metabólico. La recomendación actual es el tratamiento intensivo con múltiples dosis de insulina (esquema basal-bolo, *v.* más adelante) o la infusión continua de insulina a través de un microinfusor.

Sin embargo, aún hoy, a un siglo de las primeras aplicaciones de insulina, muchas de las insulinas disponibles tienen una farmacodinamia y una farmacocinética imperfectas: las investigaciones actuales están centradas en la producción de insulinas ultrarrápidas e insulinas inteligentes (*smart insulins*), que permitan alcanzar respuestas precisas en actividad y tiempo a los valores de glucemia elevados o bajos.

Los microinfusores que combinan la administración por bomba con un sensor continuo de la glucosa han demostrado superioridad con respecto a los esquemas de múltiples dosis con automonitoreo capilar glucémico en la reducción de la hemoglobina glicosilada, sin incremento de hipoglucemias graves, especialmente cuando son utilizados durante un tiempo superior al 60%.

Actualmente, estas herramientas de infusión cuentan con varios mecanismos de seguridad en la administración de la insulina:

- Sistemas de interrupción de la infusión cuando la glucemia alcanza un valor predefinido, y reanudación luego de un período establecido.
- Sistemas de predicción de descenso de la glucosa: aquí la insulina basal se suspende cuando un algoritmo predice que la glucemia va a descender por debajo de un determinado umbral a los 30 minutos, y reanuda la infusión una vez que la glucemia no continúa en descenso.
- Sistemas híbridos-cerrados semiautomáticos en el control de insulina basal y bolos manuales según la ingesta de hidratos de carbono.
- Páncreas artificial, que integra la medición de la glucosa con un algoritmo automático de liberación de insulina en función de la demanda glucémica, para mantener el rango de glucosa estable y minimizar el riesgo de hipoglucemia e hiperglucemia.

Numerosos estudios ya han demostrado con estos sistemas de infusión semiautomáticos y automáticos cerrados la mejoría en los niveles de hemoglobina glicosilada en niños y adultos con una marcada disminución de los riesgos de cetoacidosis e hipoglucemias.

Insulinas

Hace un siglo que la insulina está disponible para el tratamiento de la DM1, y la gran variedad de insulinas existente en el mercado actual representa años de innovación y nuevos descubrimientos. La historia comenzó con el aislamiento de extractos pancreáticos de origen animal, bovino/porcino, su purificación y concentración. Posteriormente, se desarrollaron insulinas de acción más prolongada y se avanzó hacia la producción de insulina humana por tecnología de ADN recombinante y la creación de los análogos de insulina (insulinas modificadas).

Se describen los siguientes puntos clave:

- La insulina ha estado disponible para el tratamiento de la diabetes por 100 años.
- La terapéutica con insulina ha comprendido desde extractos pancreáticos de origen animal a análogos sintéticos.
- El perfil y tiempo de acción de las insulinas ha sido modificado para mimetizar la respuesta insulínica endógena.
- La variación de la formulación de la insulina es la clave para enlentecer o aumentar su velocidad de absorción, así como su acción en la circulación una vez inyectada.

La insulina exógena está disponible actualmente como regular (o corriente), análogos de acción rápida, de acción intermedia y de acción prolongada.

Los análogos de insulina son moléculas a las que se les ha modificado su estructura aminoacídica para cambiar las propiedades farmacocinéticas y farmacodinámicas (tiempo de comienzo de acción, pico y duración de acción) comparadas con la insulina regular humana, siempre con la preservación de sus propiedades biológicas.

Insulina basal

Se refiere a la secreción constante y baja de insulina para mantener los niveles de glucemia nocturna y entre las ingestas. Es un componente esencial del reemplazo insulínico y necesario para suprimir la producción hepática de glucosa. Las insulinas basales están disponibles en formulaciones de acción intermedia y de acción prolongada; deben ser de larga duración con curva de acción aplanada.

Los nuevos análogos de insulina basal han demostrado menor variabilidad que la insulina NPH. Esta menor variabilidad ha permitido la reducción de las tasas de hipoglucemia (especialmente nocturnas) un factor importante como limitante para alcanzar los objetivos de control metabólico (Tabla 70.2).

Análogos rápidos de insulina

Los primeros análogos se crearon para mejorar la terapia insulínica prandial acelerando el proceso de absorción desde el sitio de inyección.

Todos los análogos rápidos (también llamados insulinas ultrarrápidas) varían en uno a dos aminoácidos y son óptimos para la administración del bolo de insulina preprandial, ya que resultan en un inicio de acción y un pico máximo más rápido y con una duración de acción más corta comparada con la insulina corriente o regular humana (Tabla 70.3). Son las formulaciones ideales para el esquema basal-bolo de terapia insulínica.

Las nuevas insulinas ultrarrápidas presentan un inicio de acción aún más veloz, lo que permite su administración inmediatamente al inicio de la comida o durante esta (p. ej., la insulina Fiasp); se recomienda utilizarlas al inicio de la alimentación o a los 20 minutos de comenzada.

Selección del esquema terapéutico

Una vez establecido el diagnóstico de DM1, se debe focalizar en restaurar la glucemia y enseñarle al paciente y su familia las habilidades básicas para el cuidado en el hogar. Son objetivos inmediatos del tratamiento la educación del paciente en el automanejo según su edad y nivel de desarrollo, la eliminación de la cetosis y la titulación de la dosis de insulina. La dosis total de insulina expresada en U/kg/día debe ser estimada o seleccionada luego del tratamiento inicial sobre la base de las glucemias en ayunas objetivo del paciente, pero también según la edad, el estado nutricional (índice de masa corporal: IMC), el estadio puberal y la forma de presentación inicial.

Suelen requerirse dosis mayores de 0,7-1 U/kg/día a continuación del diagnóstico, y dosis menores de 0,5 U/kg/día en pacientes que alcanzan la remisión o fase de luna de miel. En los niños menores de 5 años, que habitualmente tienen una mayor sensibilidad insulínica, la dosis suele ser menor.

En el esquema de tratamiento basal-bolo con múltiples dosis de insulina, la dosis basal puede iniciarse con una insulina intermedia NPH, según el acceso y la disponibilidad de cada centro, aunque de preferencia se inicia el tratamiento con un análogo prolongado como la insulina glargina o degludec administradas una vez al día, o bien insulina detemir dos veces al día (*v.* Tabla 70.2).

Según el objetivo metabólico usualmente recomendado de alcanzar una HbA1c menor del 7%, las cifras de glucemia deberían estar en un rango en ayunas de 70-130 mg/dL, y postprandial en un rango de 90-160 mg/dL. Las excursiones hiperglucémicas son cubiertas por las correcciones en bolo con insulina regular o, idealmente, con los análogos rápidos (*v.* Tabla 70.3), independientemente del tipo de insulina basal empleada. Para lograr el objetivo metabólico puede utilizarse la regla del 1800/DTID (dosis total de insulina diaria); este factor estima la sensibilidad a 1 unidad de insulina para mantener la euglucemia en ayuno, para un objetivo promedio de glucemia entre 100-120 mg/dL.

A esto debe sumarse el factor de corrección ante la ingesta de hidratos de carbono (HC), índice insulina/HC, que en general varía según la edad del paciente. Se denomina índice insulina/HC a la cantidad de gramos de HC que son cubiertos por 1 unidad de insulina. Este cálculo también puede ser determinado con

Tabla 70.2 Insulinas basales

Insulina	Comienzo de acción	Pico	Duración
NPH (intermedia)	1-2 horas	4-8 horas	10-12 horas
Detemir	1-2 horas	6-7 horas (poco)	12-20 horas
Degludec	1-2 horas	6-7 horas (poco)	20-24 horas
Glargina	1-2 horas	6-7 horas (poco)	18-24 horas

Tabla 70.3 Insulinas utilizadas en bolos prandiales

Insulina	Comienzo de acción	Pico	Duración
Análogos rápidos: ▪ Lispro ▪ Aspártica ▪ Glusina	10-15 minutos	30-90 minutos	3-4 horas
Regular o corriente	30-60 minutos	2-4 horas	5-7 horas

el uso de la regla del 500/DTID. La dosis debe aplicarse entre 10-15 minutos antes de la ingesta con los análogos rápidos, a excepción de la utilización de la insulina ultrarrápida Fiasp, que como fue mencionado anteriormente se puede administrar al iniciar la ingesta o durante esta.

Es importante estar alerta a la fase de remisión o luna de miel, que puede presentarse luego del inicio del tratamiento con insulina. Durante este período, la secreción endógena de insulina por las células β remanentes continúa; por lo tanto, en muchos casos hay que disminuir la dosis de insulina exógena para evitar hipoglucemias.

Los pacientes que inician el tratamiento con microinfusor continuo de insulina requieren una dosis total menor que la administrada con el tratamiento de múltiples dosis. Cuando se pasa del tratamiento con bomba de infusión al esquema convencional debe incrementarse un 20% la dosis total diaria. Sin embargo, en pacientes con buen control metabólico y baja frecuencia de hipoglucemias puede mantenerse la misma dosis basal.

Otras terapias adicionales a la insulina

La única medicación no insulínica aprobada para mejorar el control metabólico es el pramlintide (análogo de la amilina), mientras que la metformina, los análogos del GLP1, los inhibidores de la dipeptidil-peptidasa (DPP4) y los inhibidores de los transportadores de sodio-glucosa 2 (SGLT2) han sido utilizados ocasionalmente fuera de aprobación (solo el 5% de los pacientes usan esa medicación).

La metformina como tratamiento insulino sensibilizador es la droga más utilizada en la DM1, especialmente en aquellos jóvenes que tienen insulinorresistencia; sin embargo, no se ha mostrado su efectividad en pacientes menores de 18 años con sobrepeso u obesidad.

El uso de inhibidores del SGLT2 está restringido en parte por algunos reportes tempranos de aparición de cetoacidosis euglucémica en la población con DM1.

Objetivos glucémicos

Las guías ISPAD del año 2018 y ADA del año 2021 recomiendan alcanzar una HbA1c menor del 7% para los niños y jóvenes que usan análogos de insulina, sistemas avanzados de liberación de insulina y quienes realizan monitoreos glucémicos con regularidad o usan sensores continuos de glucosa.

Un valor superior al 7,5% se recomienda en niños con hipoglucemias asintomáticas o que no son capaces de reconocerlas, y en aquellos con historia de hipoglucemias graves.

Los niños menores de 5-6 años deben recibir especial consideración cuando se establecen los objetivos metabólicos, ya que son más susceptibles a los efectos de la hipoglucemia.

Para aquellos que utilizan los sensores continuos de glucosa, el tiempo en rango es considerado como una medida de control metabólico. Esta nueva métrica de evaluación representa la proporción del tiempo en que la glucosa permanece en un rango entre 70-180 mg/dL en relación con la cantidad de tiempo en que la glucemia refleja valores menores de 70 mg/dL o mayores a 180 mg/dL. Un tiempo en rango superior al 70% es considerado como óptimo.

Hipoglucemia

La hipoglucemia es la complicación aguda más frecuente asociada con el tratamiento de niños y adolescentes con DM1, y puede ocurrir en pacientes con DM2 cuando reciben tratamiento con insulina o sulfonilureas.

Desde la experiencia de síntomas menores de disconfort en las hipoglucemias leves hasta situaciones graves de convulsiones y coma, el riesgo de hipoglucemia grave o recurrente causa una gran morbilidad psicoemocional en los pacientes y sus familias. Por esta razón, las hipoglucemias asociadas con el tratamiento son el principal factor limitante para alcanzar los objetivos de control metabólico necesarios para prevenir las complicaciones microvasculares.

Recientemente, con las mejoras en los sistemas de monitoreo y el uso más racional y fisiológico de las insulinas, hay algunos datos que sugieren una reducción en la incidencia de hipoglucemias, aunque siguen siendo frecuentes. Más aún y a pesar de todos los avances en el tratamiento, muchos niños no logran alcanzar las metas de glucemia, en parte a causa del riesgo de eventos hipoglucémicos.

Con respecto a la definición, no hay un consenso sobre el valor de glucemia que defina la hipoglucemia en el niño con diabetes, ya que los umbrales de glucemia que producen síntomas, la disfunción del sistema nervioso central y de la contrarregulación hormonal tienen variación inter e intraindividual a lo largo del tiempo.

La ADA y el grupo de trabajo de la Sociedad de Endocrinología definen a la hipoglucemia como todos los episodios de una concentración anormalmente baja de glucosa que expone al individuo a un daño potencial.

Hay acuerdo general de que niveles de glucemia entre 60-70 mg/dL constituyen valores de riesgo para hipoglucemias graves, porque es en ese rango que se pone en marcha la respuesta de las hormonas contrarreguladoras. Una glucemia ≤ 70 mg/dL puede usarse como umbral para el diagnóstico y tratamiento de las hipoglucemias en niños con DM1; valores por debajo de 54 mg/dL son considerados como hipoglucemia grave.

En adultos, la gravedad de la hipoglucemia se define según la necesidad de un tercero para resolverla; este criterio no es aplicable íntegramente a los niños, que requieren de la asistencia de un adulto aun en episodios de hipoglucemia leve. En pediatría, se define como grave a todo evento de neuroglucopenia grave (convulsiones o coma), y que requiere de tratamiento parenteral para su resolución (glucagón o dextrosa endovenosa).

Se considera que la hipoglucemia es sintomática cuando el niño o cuidador reconocen los signos y síntomas y realizan el tratamiento de la hipoglucemia por vía oral, después de documentar una glucemia < 70 mg/dL. La hipoglucemia asintomática es aquella que presenta valores de glucemia < 70 mg/dL sin manifestaciones clínicas. Es importante identificar estas hipoglucemias asintomáticas, ya que su recurrencia es un factor de riesgo para la pérdida del reconocimiento clínico con el riesgo consecuente de hipoglucemias graves.

La incidencia de hipoglucemias leves o moderadas es desconocida, por no ser reconocidas o reportadas; solo suelen reportarse las graves. Hay evidencia reciente de que las tasas de hipoglucemias graves pueden estar en disminución, y que los tratamientos intensificados actuales que contemplan sistemas frecuentes o continuos de monitoreo han contribuido con este descenso.

Signos y síntomas

La hipoglucemia sintomática siempre se acompaña de signos y síntomas de activación autonómica (adrenérgica) y disfunción neurológica ocasionados por la deprivación cerebral de glucosa. Cuando la glucemia cae, los síntomas iniciales resultan de la activación del sistema nervioso autónomo e incluyen temblores, debilidad, hambre y sudoración. Estas manifestaciones ocurren con niveles de glucemia de aproximadamente 58-65 mg/dL en niños sin diabetes, umbrales más altos que en los adultos.

La hiperglucemia crónica y el pobre control glucémico pueden resultar en un desvío adaptativo del umbral de los síntomas de hipoglucemia a niveles más altos, los cuales a veces pueden ocurrir aun en el rango de la normoglucemia.

Factores de riesgo

En los niños más pequeños, las hipoglucemias pueden ocurrir más frecuentemente por la variabilidad cotidiana en la ingesta de alimentos, la actividad física y la mayor sensibilidad a la insulina.

Aunque se suponía un mayor riesgo en aquellos niños con mejor control metabólico, datos recientes del registro alemán no demostraron mayores tasas de hipoglucemias graves en niños menores de 6 años con HbA1c < 7,5% comparados con los que tenían HbA1c en rangos mayores.

Un factor de riesgo importante en los jóvenes es el consumo de alcohol. El alcohol produce una supresión de la gluconeogénesis y la glucogenólisis, y puede inducir a la pérdida del reconocimiento de la hipoglucemia. Además, la ingesta de alcohol aumenta agudamente la sensibilidad a la insulina.

En combinación con el ejercicio, el consumo de alcohol puede llevar al desarrollo de hipoglucemia grave hasta 10-12 horas después de la ingesta de alcohol o de la práctica deportiva.

La hipoglucemia facticia, por auto administración de insulina, es una causa repetida e inexplicada de hipoglucemia grave y debe ser considerada como un signo de distrés psicológico, principalmente en adolescentes.

Una de las principales herramientas para minimizar el riesgo de hipoglucemia es la educación a los pacientes y sus familias sobre los factores de riesgo para su aparición, y alertar sobre los momentos y situaciones en los que se necesita mayor monitoreo de la glucemia y cambios en los esquemas de tratamiento.

El riesgo de aparición de hipoglucemia nocturna causa gran ansiedad y temor en las familias de los niños con DM1. Se debe tener presente que durante el sueño están atenuadas las respuestas contrarreguladoras frente a la hipoglucemia y que, además, los pacientes con DM1 presentan una disminución del despertar en condiciones de hipoglucemia comparados con personas sin DM.

Un reporte de la *Juvenile Diabetes Research Foundation Continuous Glucose Monitoring* demostró la presencia de un 8,5% de noches con hipoglucemias prolongadas en niños y adultos, pero mucho más frecuente en niños. Tales hipoglucemias prolongadas pueden provocar convulsiones y aun la muerte. El mismo reporte reveló que el tiempo medio de duración de la hipoglucemia fue de 60 minutos/día; dichas hipoglucemias pueden contribuir al déficit contrarregulador y al mayor riesgo de hipoglucemia posterior.

Se debe sospechar hipoglucemia nocturna si la glucemia antes del desayuno es baja o si ocurren estados confusionales, pesadillas o convulsiones durante la noche, o bien cuando un pensamiento confusional, letargia, alteraciones en el carácter o cefaleas ocurren al despertar. Aun sin la presencia de estas manifestaciones se recomienda que padres y pacientes monitoreen los niveles de glucemia durante la noche de forma regular, especialmente en aquellos que tengan factores de riesgo.

Tratamiento de la hipoglucemia

La educación es una herramienta fundamental para contribuir con el reconocimiento de los síntomas iniciales y sutiles de la hipoglucemia, y debe dirigirse a reconocer los factores potenciales implicados en su desarrollo. El monitoreo regular ante la aparición de síntomas leves permite un tratamiento adecuado. El objetivo principal del tratamiento es restablecer la glucemia a niveles de normoglucemia o valores de 100 mg/dL.

Hipoglucemia asintomática

Cuando se encuentran valores de glucemia entre 60-70 mg/dL y el niño no presenta síntomas, una ingesta inmediata de hidratos de carbono de absorción rápida (azúcar, líquidos azucarados) es suficiente para producir la elevación de la glucemia. En niños, la cantidad de hidratos de carbono rápidos a reponer ha sido extrapolada de la dosis necesaria en el adulto, lo que resulta en un aporte de 0,3 g/kg; para un niño de 30 kg se estima alrededor de 9 g. Sin embargo, es fundamental recordar que la cantidad de hidratos requerida depende no solo del tamaño del niño, sino de otras variables tales como el tipo de insulinoterapia, la insulina activa, el tiempo e intensidad de la actividad física realizada, y de otros factores como el tipo de azúcares administrados para su corrección (tabletas de glucosa, sacarosa, azúcar de la leche). Se recomienda siempre realizar un monitoreo de la glucemia entre 10-15 minutos después para corroborar la normalización de la glucemia y si no hay respuesta o la elevación es inadecuada, repetir la ingesta. Una vez conseguida la euglucemia o con la mejoría de los síntomas se deben administrar hidratos de carbono complejos en la forma de cereales, pan o leche para prevenir la recurrencia de la hipoglucemia.

Hipoglucemia grave

En caso de hipoglucemia grave con pérdida del conocimiento o convulsiones fuera del ámbito hospitalario, el tratamiento consiste en la administración de glucagón a dosis de 0,5 mg en niños menores de 12 años y de 1 mg en los mayores de 12 años, o bien administrar de 10-30 mcg/kg de manera intramuscular o subcutánea. Debido a la inestabilidad de la solución acuosa de glucagón, la preparación debe ser administrada inmediatamente; en particular, el *kit* de emergencia disponible contiene glucagón en polvo, que debe ser reconstituido antes de la administración.

Actualmente, se ha aprobado (no todavía en la Argentina) el uso de una opción de tratamiento de glucagón intranasal, que consta de un dispositivo listo para usar y no requiere reconstitución para el tratamiento de la hipoglucemia grave en niños desde los 4 años de edad. Una dosis de 3 mg a través de la narina permite la absorción pasiva del glucagón sin necesidad de inhalación, que lo hace muy adecuado para su uso en una persona inconsciente.

En el ámbito hospitalario, se puede utilizar la infusión de glucosa endovenosa (a una concentración del 10%-30%) o glucagón. La dosis para la administración de glucosa endovenosa es de 200-500 mg/kg (recordar que el glucosado al 10% aporta 100 mg/mL). En la fase de recuperación, es esencial la observación estrecha y el monitoreo glucémico.

Son frecuentes los vómitos posteriores a una hipoglucemia grave y pueden ser causa de recurrencia. Ante hipoglucemia recurrente, el paciente requiere HC adicionales por vía oral o la administración de glucosa endovenosa al 10% a 2-5 mg/kg/min. Se deben evaluar los eventos predisponentes de la hipoglucemia grave para la prevención de futuros episodios.

Tratamiento nutricional de la DM1

El tratamiento nutricional debe consistir en intervenciones que permitan garantizar el crecimiento y el desarrollo, promover hábitos saludables y duraderos, y optimizar el control glucémico.

El manejo nutricional es uno de los pilares fundamentales del tratamiento de la diabetes y la educación nutricional es una de las herramientas.

La consejería nutricional debe adaptarse a las características culturales, étnicas y tradiciones de la familia. Asimismo, debe contemplar el planeamiento del contenido y momento oportuno de las comidas o colaciones en el contexto de las circunstancias individuales de cada niño, su estilo de vida y los perfiles de acción de la insulina indicada. Es importante involucrar y comprometer a toda la familia en los cambios basados en un estilo de vida saludable.

En relación con el balance energético, se debe tener en cuenta que, al momento del diagnóstico, el apetito y la ingesta energética son altos para compensar el catabolismo previo y la pérdida de peso. No debe dejarse de tener en cuenta la reducción de la ingesta con la recuperación del peso. El primer año después del diagnóstico es crítico educar en la promoción del mantenimiento de un peso saludable. La ingesta energética puede ser regulada por el apetito. Tener en cuenta que cuando la disponibilidad de alimentos es abundante, la ingesta excesiva contribuye con el desarrollo de obesidad.

Se deben recomendar fuentes saludables de hidratos de carbono como cereales de grano entero, legumbres (porotos, guisantes, lentejas), frutas, vegetales y productos lácteos bajos en grasa (enteros en menores de 2 años), para minimizar las excursiones glucémicas y mejorar la calidad de la dieta. Un aspecto importante es educar en los distintos tipos de hidratos de la dieta, su capacidad para producir las movilizaciones de la glucemia (índice y carga glucémica) y la oportunidad óptima de consumo.

Con respecto a las grasas dietarias, se debe estimular a la selección adecuada de grasas y disminuir el consumo de embutidos, fiambres, *snacks*, frituras, manteca, margarinas, aderezos, productos de pastelería y golosinas.

Se recomienda consumir pescado 2-3 veces por semana para incluir omega 3, junto con otras fuentes como frutas secas, aceite de soja, canola, oliva, girasol alto oleico.

La ingesta de proteínas debe ajustarse a los requerimientos de niños sanos, teniendo en cuenta la disminución en los requerimientos desde los casi 2 g/kg en la infancia temprana, a 1 g/kg a los 10 años y de 0,8-0,9 g/kg en la adolescencia tardía; se debe revisar el aporte de proteínas frente a la aparición de microalbuminuria.

En relación con el sodio, los niños con DM1 deben limitar su ingesta de manera similar a las recomendaciones para la población general. Tener en cuenta que altas ingestas de sodio son frecuentes y están asociadas con disfunción vascular.

Los niños con diabetes tienen los mismos requerimientos de vitaminas y minerales que los niños sanos. Como la diabetes es una situación que genera un mayor daño oxidativo, resulta importante la ingesta dietaria de antioxidantes. Los más importantes son el selenio, zinc, magnesio, los carotenoides y las vitaminas E y C, que se encuentran en su mayoría en las frutas, verduras, legumbres, cereales de grano entero y aceites.

Debe promoverse la calidad dietaria junto con la educación en herramientas progresivas que permitan la cuantificación de los HC en cada comida para poder optimizar la administración de los bolos de insulinas. Los métodos de conteo de hidratos de carbono permiten una mayor flexibilidad y variedad en la selección de alimentos en las personas entrenadas, de manera tal que el plan alimentario se adapte mejor a los horarios cambiantes de estudio u otras actividades. Tener en cuenta que este sistema de conteo de carbohidratos sin un uso adecuado puede traer riesgos como el aumento excesivo de peso, contribuir con la selección inadecuada de alimentos o incrementar el riesgo de hipoglucemias. El profesional debe identificar a las familias en condiciones de poder cumplirlo.

Ejercicio

El ejercicio impacta en la salud de los niños, tanto en el control metabólico como en el aspecto psicológico. Si bien tiene efectos positivos sobre la sensibilidad insulínica, la capacidad física, el manejo del peso, la interacción social, el estado anímico, el desarrollo de la autoestima y la creación de hábitos saludables, también tiene el riesgo potencial de generar tanto hipoglucemia como hiperglucemia.

Se recomienda que se realicen 60 minutos de actividad moderada o vigorosa aeróbica diaria, que incluya entrenamiento en resistencia y flexibilidad tres veces por semana.

La hiperglucemia puede ocurrir antes, durante o después del ejercicio, por lo cual se debe comprobar que no se deba al déficit insulínico, ya que el ejercicio podría ocasionar su empeoramiento con el consiguiente riesgo de desarrollar cetosis. La actividad intensa debe posponerse con hiperglucemia marcada, cetonuria moderada a intensa o cetonemia de 1,5 mmol/L.

La prevención y tratamiento de la hipoglucemia durante la actividad física incluyen la disminución de la dosis de insulina prandial, la administración de una colación antes del ejercicio o incrementar la ingesta de alimentos durante la comida previa a la actividad. Los pacientes en tratamiento con microinfusores pueden disminuir su insulina basal del 10%-50% o más, o suspender la infusión durante el ejercicio. El descenso de la dosis basal o análogos lentos del 20% después de la actividad puede disminuir la hipoglucemia inducida por el ejercicio.

Disponer de HC de acción simple o rápidos y el monitoreo de la glucosa antes, durante y después del ejercicio o el uso del sensor continuo de glucosa permiten maximizar la seguridad del ejercicio. Los objetivos metabólicos previos al ejercicio deberían ser una glucemia entre 90-250 mg/dL para actividades aeróbicas de baja y moderada intensidad (30-60 min); si el paciente está en ayunas, una ingesta de 10-15 g de HC puede resultar suficiente para prevenir la hipoglucemia. Luego de un bolo de insulina, se puede considerar la ingesta de 0,5-1 g/kg de HC por hora de ejercicio (30-60 g), similar a lo que requiere un atleta sin diabetes para optimizar su rendimiento.

Enfermedades autoinmunes asociadas

La DM1 se asocia con mayor incidencia de otras enfermedades autoinmunes; por tal motivo, se debe realizar su pesquisa luego del diagnóstico de DM1. Las dos condiciones asociadas más frecuentemente son la enfermedad tiroidea y la enfermedad celíaca (*v.* Capítulo 49.2); mucho menos frecuentes son la enfermedad de Addison, la hepatitis autoinmune, la gastritis autoinmune, la dermatomiositis y la miastenia *gravis*.

La enfermedad tiroidea autoinmune es el desorden más comúnmente asociado con la diabetes: ocurre en el 17%-30% de los pacientes. Al diagnóstico, cerca del 25% de los niños presentan anticuerpos antitiroideos, los que son predictivos de disfunción de la glándula tiroides, principalmente hipotiroidismo; el hipertiroidismo es mucho menos frecuente con una frecuencia del 0,5% de los pacientes con DM1.

La función tiroidea puede encontrarse alterada al debut de la diabetes debido a los efectos de la hiperglucemia previa, la cetosis y la pérdida de peso, entonces los estudios iniciales con función alterada deben repetirse luego de la estabilización metabólica.

La enfermedad celíaca es otro desorden inmunomediado que ocurre con mayor frecuencia en individuos con DM1 en una frecuencia del 1,6%-16,4% de los pacientes, según distintos estudios poblacionales comparado con una prevalencia del 0,3%-1% en población general. En la mayoría de los casos son diagnosticados durante los primeros cinco años, por eso se recomienda realizar la pesquisa al debut y luego con una frecuencia cada 2-5 años, o bien si aparecen manifestaciones clínicas como el aumento de la frecuencia de hipoglucemias o alteraciones en la velocidad de crecimiento.

Complicaciones

El descubrimiento de la insulina en el año 1922 transformó la DM1 de una enfermedad terminal a una enfermedad crónica pasible de tratamiento. A pesar de los avances en el tratamiento, las complicaciones agudas como la hipoglucemia y la cetoacidosis son potencialmente tratables, aun si tienen un alto riesgo de vida.

En la población pediátrica con DM1 establecida, la internación y tratamiento por CAD ocurre con una frecuencia de 1-10 cada 100 pacientes por año, y se relaciona con el 13%-19% de la mortalidad vinculada con la diabetes. La incidencia de CAD es mayor en mujeres que en hombres, y en la población de pacientes con HbA1c fuera de rango objetivo (*v.* Capítulo 20).

Las complicaciones microvasculares de la enfermedad se manifiestan primariamente como retinopatía, neuropatía y nefropatía, pero también se ven afectados otros órganos como el corazón y el sistema nervioso. La hiperglucemia es el factor de riesgo más importante para la enfermedad microvascular, y la reducción de la HbA1c a través del tratamiento intensivo se asocia con una reducción del 70% en la incidencia y progresión de la enfermedad microvascular. La variabilidad de las concentraciones de glucosa (diarias y a largo plazo), la intensidad y velocidad de glicosilación juegan un rol preponderante en las diferencias interindividuales. La DM1 durante la pubertad pareciera acelerar el desarrollo de complicaciones.

Para reducir el riesgo de nefropatía diabética es de suma importancia el buen control glucémico y de la presión arterial. Se destaca la importancia de la detección temprana de la microalbuminuria y su tratamiento. Debe realizarse anualmente a partir de los 10 años o con una evolución de cinco años, lo que ocurra antes, en una muestra de orina al azar. Si el cociente albuminuria/creatininuria es > 30 mg/g debe ser confirmado en dos muestras de tres. En aquellos que se confirme un índice de 30-299 mg/g debe iniciarse el tratamiento con un inhibidor de enzima convertidora de angiotensina I o un antagonista de los receptores de angiotensina II (*v.* Capítulo 72).

Las complicaciones macrovasculares de la DM1 incluyen la aterosclerosis y la trombosis cardíaca, de arterias periféricas y cerebrales. En contraste con las complicaciones microvasculares, el riesgo de complicaciones cardiovasculares parece no atenuarse por el mejor control glucémico. La nefropatía diabética puede manifestarse con microalbuminuria, macroalbuminuria o reducción del filtrado glomerular.

La enfermedad cardiovascular continúa siendo la mayor causa de morbilidad y mortalidad prematura. Los pacientes con DM1 pueden tener cambios neurocognitivos agudos y crónicos, que incluyen una declinación de la función cognitiva con detrimento de otras habilidades psicomotoras en la percepción visual, la atención y la flexibilidad cognitiva. Los factores de riesgo incluyen el comienzo de la diabetes en los primeros años de vida, la hiperglucemia crónica y las hipoglucemias reiteradas.

Factores de riesgo cardiovascular

Hipertensión

El tratamiento inicial de la hipertensión comprende cambios en el estilo de vida, dieta e incremento de la actividad física con un adecuado control de peso. Si el objetivo no se alcanza en 3-6 meses de iniciar estos cambios, debe considerarse la intervención farmacológica. En niños y adolescentes se debe iniciar con inhibidores de la enzima convertidora de angiotensina I o antagonistas de los receptores de angiotensina II (*v.* Capítulo 50.3).

Dislipidemia

Estudios poblacionales estiman que alrededor del 14%-45% de los niños con DM1 tienen dos o más factores de riesgo cardiovascular y la prevalencia de este riesgo se incrementa con la edad.

La evaluación de los lípidos permite identificar una proporción importante de pacientes con dislipemia. La detección inicial debe realizarse poco después del diagnóstico y si es normal, el próximo estudio debe realizarse entre los 9 y 11 años. El colesterol no HDL ha sido identificado como un predictor significativo para la presencia de aterosclerosis en niños y adolescentes. Los jóvenes con DM1 tienen una alta prevalencia de anormalidades lipídicas, especialmente en la adolescencia donde el control metabólico y otros factores de riesgo cardiovascular pueden cambiar.

La Academia Americana de Cardiología considera a la DM1 con un alto riesgo cardiovascular y recomienda no solo cambios en el estilo de vida, sino también terapia farmacológica en aquellos pacientes con elevado colesterol LDL. El plan dietario incluye la reducción de las grasas saturadas al 7% del total calórico, colesterol total diario de 200 mg/d y evitar las grasas trans.

A partir de los 10 años, si el paciente no obtuvo mejoría con el tratamiento nutricional y el control de la diabetes, debe iniciarse el tratamiento con estatinas con colesterol LDL ≥ 160 mg/dL o con LDL ≥ 130 mg/dL y factores de riesgo cardiovascular con asesoramiento de contracepción en las mujeres por los riesgos teratogénicos de esta terapia. El objetivo es alcanzar un valor de LDL ≤ 100 mg/dL .

Neuropatía diabética

La neuropatía diabética rara vez ocurre en niños prepuberales. Debe realizarse anualmente un análisis exhaustivo, además de indagar sobre la presencia de síntomas o de dolor neuropático.

Retinopatía

La retinopatía ocurre luego del comienzo puberal o después de una duración de la diabetes de 5-10 años. Actualmente, se reconoce que hay un bajo riesgo de desarrollarla antes de los 12 años de edad.

La detección de la retinopatía debe hacerse a través de un fondo de ojo con dilatación pupilar o fotografía retinal al comienzo de la enfermedad y anualmente. Se recomienda la optimización del control glucémico para enlentecer o retrasar la progresión de esta complicación.

Diabetes tipo 2

La DM2, un diagnóstico clásicamente restringido a los adultos, es reconocida cada vez con mayor frecuencia en niños y adolescentes. Es un desorden metabólico complejo, de etiología heterogénea, donde los factores de riesgo ambiental, social y del estilo de vida se suman a los efectos de la susceptibilidad genética. Hay un fuerte componente hereditario, probablemente multigénico.

La DM2 en jóvenes remeda la fisiopatología de la diabetes en adultos: insulinorresistencia y fallo celular β no autoinmune. Sin embargo, la DM2 en pediatría tiene ciertas características propias, como la pérdida rápidamente progresiva de la masa de células β y una rápida progresión al desarrollo de las complicaciones relacionadas con la hiperglucemia.

El aumento de los casos en niños y adolescentes ocurre en paralelo al aumento epidémico de la obesidad (*v.* Capítulo 21). Además, hay otras influencias genéticas y ambientales como la historia familiar de diabetes, la pubertad, el género femenino, el síndrome de ovario poliquístico y el estilo de vida sedentario, que se conjugan para incrementar el riesgo de DM2.

Homeostasis de la glucosa e índice de disposición

La glucemia se mantiene dentro de un estrecho rango gracias a un delicado balance entre la secreción de insulina y la sensibilidad para su acción; se establece una relación hiperbólica en la que la tolerancia normal a la glucosa en cada individuo resulta en una constante del producto entre la insulinosensibilidad y la secreción de insulina. Este producto, que se conoce como índice de disposición de glucosa (GDI, por sus siglas en inglés), representa un reflejo más exacto de la capacidad funcional de la célula β que la medición de la insulinemia, ya que normaliza la respuesta de secreción de las células β al grado de sensibilidad a la insulina en los tejidos periféricos. Así, en individuos con capacidad secretoria funcional normal, una disminución en la insulinosensibilidad resulta en un incremento compensatorio en la secreción de insulina, de manera tal que se mantiene la normoglucemia. El fracaso de esta respuesta compensatoria resulta en una alteración de la tolerancia a la glucosa y el desarrollo de diabetes.

La insulinorresistencia es un denominador común para el desarrollo de DM2 y representa una condición necesaria, aunque no suficiente para la progresión al estadio clínico de diabetes.

La pubertad juega un rol importante: hay un aumento de la resistencia a la acción de la insulina, cuyo resultado es la hiperinsulinemia. Diversos estudios demuestran que la disposición de glucosa estimulada por la insulina es en promedio un 30% menor en adolescentes con estadio de Tanner III y IV comparado con niños en estadio prepuberal y con adultos jóvenes. Se atribuye al aumento de la hormona de crecimiento. Es por esto que no debe sorprender que la edad pico en presentación de la DM2 coincida con la edad media de la pubertad.

Factores de riesgo para el desarrollo de DM2

Los factores de riesgo no modificables incluyen fundamentalmente factores genéticos y epigenéticos que se manifiestan clínicamente a través de una fuerte historia familiar de DM2 en familiares de primer y segundo grado; la historia de diabetes gestacional; factores étnicos y raciales; y la insulinorresistencia fisiológica de la pubertad.

Los factores modificables principales son la obesidad temprana y los estilos de vida caracterizados por una excesiva ingesta energética, bajos niveles de actividad física y el incremento del sedentarismo.

Presentación clínica

La obesidad es la característica principal de la DM2 (*v.* Capítulo 21). Casi la totalidad de los niños y jóvenes con DM2 son obesos al diagnóstico y se presentan, en general, con poliuria y polidipsia leves, glucosuria con cetonuria mínima o ausente y poca pérdida de peso. Suelen ser diagnosticados durante un examen de laboratorio en el contexto de la obesidad.

El comienzo con CAD es mucho menos frecuente que en la DM1. Según las series, entre el 5%-25% de los casos comienzan la enfermedad con cetoacidosis. Frente a este cuadro, la distinción inicial con la DM1 no resulta posible hasta meses después cuando disminuye el requerimiento de insulina para el control metabólico.

La acantosis *nigricans* y el síndrome de ovario poliquístico son desórdenes asociados con insulinorresistencia y obesidad frecuentes en pacientes con DM2.

Pesquisa de diabetes

La mayoría de los niños y adolescentes son asintomáticos al momento del diagnóstico. Como ocurre con los adultos, la DM2 subdiagnosticada es una condición de relativa frecuencia.

Consistentemente con las recomendaciones en adultos, solo los niños y adolescentes con riesgo sustancial deben realizarse pruebas de detección; la pesquisa debe repetirse cada dos años a partir de los 10 años o al comienzo de la pubertad (lo que ocurra primero) a través de la realización de una prueba de tolerancia oral a la glucosa en los pacientes con obesidad, más uno de los siguientes factores:

- Historia de familiar de primer o segundo grado con DM2.
- Etnicidad (asiáticos, indios americanos, americanos, africanos, hispanos).
- Signos de insulinorresistencia o condiciones asociadas con insulinorresistencia (acantosis *nigricans*, hipertensión arterial, dislipemia, síndrome de ovario poliquístico).

Prediabetes en adolescentes

La relevancia del concepto y los puntos de corte que definen prediabetes en adultos son menos claros en los adolescentes con obesidad.

Hay datos en jóvenes obesos que demuestran una alteración de la función de las células β relativa a la insulinosensibilidad, aun en niveles inferiores de los considerados diagnósticos de glucemia alterada en ayunas o tolerancia alterada a las 2 horas poscarga. Este estado de prediabetes es transitorio en alrededor del 60% de los niños y revierte dentro de un período de dos años cuando el efecto de la insulinorresistencia de la pubertad desaparece.

Es muy importante el efecto de la ganancia de peso como factor predictor de persistencia de la prediabetes y progresión a la diabetes.

No hay datos acerca del beneficio de usar farmacoterapia para el tratamiento de la prediabetes en adolescentes por la baja tasa de progresión. Las recomendaciones deben dirigirse a las modificaciones en el estilo de vida, disminución de la ingesta calórica y aumento de la actividad física.

Tratamiento

Los cambios en el estilo de vida son la base fundamental del tratamiento de la DM2. Se debe armar un plan alimentario y de actividad física desde el momento del diagnóstico. Las intervenciones deben dirigirse a la promoción de cambios de conducta, que incluyan aspectos nutricionales, entrenamiento físico, manejo del peso corporal y la cesación del tabaco. Estos cambios deben involucrar al joven y su familia estableciendo metas graduales y progresivas posibles, que deben luego resultar en cambios de conducta permanentes.

Las principales modificaciones dietarias se deben enfocar en estimular el consumo de agua y eliminar el uso de jugos y gaseosas azucaradas, incrementar el consumo de vegetales y frutas, reducir el consumo de comidas preenvasadas y procesadas, reducir la ingesta de alimentos refinados y adicionados con azúcares y adecuar el tamaño de las porciones, entre otras cosas.

La modificación de las costumbres familiares debe incluir la limitación de alimentos altos en calorías y grasas en el hogar, la educación para interpretar la información nutricional de los alimentos, refuerzo del modelo parental en la educación alimentaria, alentar el reforzamiento positivo de los cambios adquiridos, promover rutinas y horarios de alimentación, colaborar con la selección culturalmente aceptada de alimentos y preparaciones saludables, y la programación de eventos familiares recreativos.

En el tratamiento inicial del joven con obesidad y diabetes se debe tener en cuenta que muchas veces el tipo de diabetes es incierto en las primeras semanas de tratamiento, debido a la superposición con la DM1 (p. ej., algunos pacientes debutan con CAD); por lo tanto, la terapia debe estar dirigida hacia la compensación metabólica, independientemente del tipo de diabetes.

Ante el diagnóstico incidental de un paciente metabólicamente estable, asintomático y con una HbA1c < 8,5%, el tratamiento inicial, si la función renal es normal, es la metformina. Aquellos pacientes con marcada hiperglucemia (> 250 mg/dL) o HbA1c de 8,5% sin acidosis al diagnóstico, pero con síntomas cardinales y pérdida de peso deben ser tratados con insulina basal mientras se inicia y titula la metformina. En pacientes con cetosis o cetoacidosis debe iniciarse el tratamiento con insulina endovenosa o subcutánea para corregir rápidamente la descompensación metabólica (*v.* Capítulo 20). Una vez resuelta la descompensación, se debe iniciar el tratamiento con metformina mientras se disminuye la insulina. Se debe descartar el estado hiperosmolar hiperglucémico en los individuos que se presentan con hiperglucemia > 600 mg/dL.

Si los objetivos glucémicos no se alcanzan con metformina o insulina, se puede emplear la terapia con liraglutide (análogo de GLP1) en niños de 10 años o mayores, que no tengan antecedentes personales ni familiares de carcinoma medular de tiroides o de neoplasia endocrina múltiple tipo 2. Asimismo, en los pacientes que no alcanzan el control metabólico con insulina basal, se deben agregar múltiples dosis de insulina prandial. En los pacientes inicialmente tratados con insulina y metformina que logran las metas de control, la insulina puede reducirse 10%-30% cada 2-6 semanas. Los objetivos glucémicos deben ser individualizados y más estrictos, teniendo en cuenta los beneficios a largo plazo en jóvenes con DM2 cuando se comparan con la DM1 por su mayor prevalencia de complicaciones.

Como fue mencionado, la metformina es considerada el fármaco de elección para la mayoría de los jóvenes con DM2, desde el diagnóstico de la enfermedad. Sin embargo, se observa con mayor velocidad que en los adultos una pérdida temprana del control glucémico con la monoterapia con metformina. La insulina es la única droga aprobada para el uso en jóvenes con fracaso de la monoterapia con metformina.

El liraglutide, un análogo acetilado de GLP1 con un 97% de homología con el péptido natural, se usa por vía subcutánea a una dosis de hasta 1,8 mg/día. Asociado con metformina, con o sin insulina basal, demostró eficacia en mejorar el control metabólico.

Comorbilidades y complicaciones

Los pacientes con DM2 tienen mayor tasa de enfermedad renal, neuropatía, retinopatía e hipertensión arterial. Asimismo, hay clara evidencia del aumento de la masa del ventrículo izquierdo, disfunción diastólica y geometría cardíaca anormal, reducción de la capacidad cardiopulmonar, hiperfiltración renal, alteraciones circulatorias de miembros inferiores e hipertensión.

Algunas comorbilidades como la hipertrigliceridemia, el bajo colesterol HDL y la esteatosis hepática no están presentes en la DM1 con IMC normal, pero sí son frecuentes en la DM2.

La expectativa y calidad de vida están reducidas tanto en la DM1 como en la DM2, pero dependen de la edad de comienzo de la enfermedad, el control glucémico y la presencia de comorbilidades.

Diabetes monogénicas

Las formas monogénicas de diabetes representan un grupo heterogéneo de desórdenes en un único gen, que se caracterizan primariamente por defectos funcionales de las células β y que resultan en hiperglucemia moderada a grave. Entre estas formas monogénicas se incluyen la diabetes neonatal, la diabetes MODY y formas raras de diabetes sindrómicas.

Actualmente, se han encontrado más de 30 genes asociados con diabetes monogénicas. El conocimiento de estos defectos ha provisto un importante avance en la comprensión de las vías moleculares relevantes de la fisiología de la célula β, de la secreción y de la acción de la insulina.

Diabetes neonatal

La diabetes neonatal ocurre aproximadamente en 1 cada 90 000-160 000 nacidos vivos. Hay más de 20 causas genéticas conocidas de diabetes neonatal. Mientras que esta entidad puede ser reconocida en los primeros días de vida, hay causas más frecuentes de hiperglucemias en el recién nacido (principalmente en el pretérmino o de bajo peso), lo que dificulta el diagnóstico. Se debe considerar el diagnóstico de diabetes neonatal en lactantes con hiperglucemia dependiente de insulina con niveles de glucemia persistentemente mayores de 250 mg/dL y sin otras causas. Se debe sospechar fuertemente cuando la hiperglucemia persiste por más de 7-10 días. En aquellos niños que presentan hiperglucemia extrema (> 1000 mg/dL) no deberían demorarse los estudios genéticos. Debe notarse que algunas formas de diabetes neonatal como la 6q24 puede ser transitoria y resolverse en alrededor de tres semanas. La diabetes neonatal puede ser categorizada por sus características fenotípicas en formas transitorias, permanentes y sindrómicas.

Diabetes MODY

El término MODY se usó por primera vez en el año 1970 para describir formas heredables de diabetes, distintas de la diabetes tipo 1 y 2. Actualmente, la diabetes MODY representa un grupo creciente de desórdenes clínicamente heterogéneos, de transmisión autosómica dominante causados por mutaciones en diferentes genes involucrados en el desarrollo de la célula β y la secreción de insulina. Es la forma más frecuente de las diabetes monogénicas y representa entre el 1%-2% de los casos de diabetes.

Estos cuadros representan una superposición clínica entre las formas de diabetes tipo 1 y 2. Tradicionalmente, se describió el fenotipo clásico de MODY en sujetos menores de 25 años en los que se diagnosticó diabetes no insulinodependiente no cetósica con un familiar de primer grado afectado. Sin embargo, varios estudios han encontrado un sustancial número de casos confirmados genéticamente que no cumplen con esa definición clásica, y se estima que más del 80% de los casos de MODY no se diagnostican por pesquisa molecular.

Si bien la historia familiar no permite diferenciar la diabetes MODY de las diabetes tipo 1 y 2, se debe aumentar la sospecha de MODY en niños con un padre afectado y, especialmente, si hay 3 o más generaciones afectadas. Un padre afectado está presente en el 60%-90% de los casos de MODY comparado con el 10%-15% en niños con DM1. Por otro lado, si bien tener un padre con diabetes no ayuda a discriminar entre diabetes MODY y DM2 (en la que más del 50% de los casos tiene un padre afectado), debe sospecharse el diagnóstico de MODY si los afectados no son obesos y no poseen alteraciones metabólicas.

Se han descrito biomarcadores para identificar a los pacientes con diabetes MODY erróneamente clasificados como diabetes tipo 1 o 2. Los más consistentes con el diagnóstico de MODY incluyen la ausencia de autoanticuerpos anti-islote y péptido C detectable por 3-5 años luego del diagnóstico.

Actualmente, se han descrito 14 genes asociados con diferentes subtipos de MODY: cada uno con características en su función, forma de presentación (edad de comienzo y patrón de hiperglucemia), manifestaciones extrapancreáticas, riesgo de complicaciones y respuesta al tratamiento.

Acceda al eBook para consultar la lista de bibliografía. Consulte las indicaciones en la retiración de tapa.

71
Hepatopatía crónica e hipertensión portal

Juan B. Dartiguelongue • Ariel Cheistwer • Daniel Montero

Cirrosis hepática

La cirrosis es la vía final común de las hepatopatías crónicas. Es producida por una variedad de enfermedades hepáticas, entre las que pueden destacarse las siguientes:

- Hepatitis autoinmune.
- Enfermedades de los conductos biliares que comprometen la excreción de bilis (atresia de vías biliares, colangitis esclerosante).
- Enfermedades genéticas (glucogenosis, tirosinemia, enfermedad de Wilson, déficit de α-1 antitripsina, fibrosis quística).
- Drogas y toxinas (isoniazida, metotrexato, exceso de vitamina A).
- Esteatosis hepática no alcohólica.
- Infecciones: hepatitis B y C (excepcionales en pediatría).

Si bien el hígado cumple funciones muy diversas, responde de manera estereotipada frente a la agresión sostenida por diferentes mecanismos. Esto implica el desarrollo de necrosis y apoptosis celular con posterior fibrosis, depósito de bandas de colágeno y regeneración hepatocitaria mediante la formación de nódulos.

La cirrosis se define con base a sus características histológicas, que consisten en la destrucción difusa del parénquima hepático con necrosis y regeneración desordenada de los hepatocitos y proliferación del tejido conectivo. La destrucción y regeneración celular provoca una pérdida de la arquitectura normal del hígado con la aparición de nódulos estructuralmente anormales carentes de la anatomía vascular y biliar funcional. Este proceso es evolutivo, y progresa indefectiblemente hacia la insuficiencia hepática crónica.

De acuerdo con los datos bioquímicos (enzimas hepáticas) y la histología, la hepatopatía crónica puede presentarse activa o inactiva. Asimismo, la historia naturalmente progresiva de esta entidad (independientemente de su causa) es responsable de la morbimortalidad asociada con la hipertensión portal y sus principales complicaciones (varices gastroesofágicas y ascitis). Por su parte, la encefalopatía hepática suele ser menos frecuente en niños que en adultos.

Manifestaciones clínicas

Las manifestaciones de los pacientes con hepatopatía crónica están relacionadas con la patología de base, así como con la presencia de colestasis, hipertensión portal o cierto grado de insuficiencia hepática. En términos generales, suele haber anorexia, astenia y adinamia. Algunos de los signos clínicos comunes que pueden estar presentes son los siguientes:

- Dilatación de las venas abdominales.
- Dilatación de las venas paraumbilicales y sus prolongaciones radiales en cabeza de medusa.
- Telangiectasias y arañas vasculares.
- Eritema palmar, también llamado palma hepática: es un signo clínico bien conocido, que se observa en las eminencias tenar e hipotenar de ambas palmas (suele ser simétrico) y no produce dolor, prurito ni descamación. En raras ocasiones puede estar comprometida, también, la superficie dorsal de las falanges y de los pliegues ungueales proximales. Se produce probablemente por la falta de inactivación y depuración hepática de estrógenos con el aumento consecuente de sus niveles circulantes y de la vascularización palmar.
- *Fetor* hepático: es el aliento con olor dulce peculiar, que no tiene relación con la gravedad de la enfermedad hepática y se relaciona con la presencia de mercaptanos en el aire espirado.
- Ictericia.
- Asterixis, también llamado *flapping tremor*: se genera por pérdida intermitente del tono de los músculos antigravitatorios, sobre todo de los miembros superiores y especialmente en los antebrazos. Al extender los brazos con las manos hiperextendidas se produce la caída súbita y reiterada de estas.

La insuficiencia hepática y la colestasis se describen en los Capítulos 49.3 y 49.4, respectivamente. En este capítulo se describe la hipertensión portal y sus complicaciones en el marco de la enfermedad hepática crónica, como la gastropatía de la hipertensión portal, el síndrome ascítico edematoso, la encefalopatía hepática y los síndromes hepatopulmonar y hepatorrenal (*v.* más adelante).

Diagnóstico

El diagnóstico clínico de la hepatopatía crónica se establece con base a una anamnesis detallada y un examen físico completo. Comienza con la búsqueda de antecedentes personales y familiares, así como con la evaluación de las condiciones de vivienda, el estado de vacunación, concurrencia a jardines, escuelas, clubes, etc. Asimismo, se debe determinar el contacto con personas enfermas, el uso de medicación crónica (p. ej., tetraciclinas o ácido retinoico para el acné, tratamiento crónico por tuberculosis, anticonvulsivantes, anticonceptivos, etc.) y la existencia de tóxicos o medicamentos en el hogar. Debe valorarse también la presencia de obesidad (*v.* Capítulo 21), cansancio muscular o la realización de ejercicio físico extenuante.

Exámenes complementarios

Necrosis celular. Las lesiones agudas suelen ocasionar un aumento transitorio de las enzimas hepáticas con predominio de la alanina aminotransferasa (ALT o GPT), debido a los cambios en la permeabilidad de la membrana celular. En general, se trata de lesiones reversibles. El predominio de la aspartato aminotransferasa (AST o GOT) es indicativo de destrucción mitocondrial con un índice de lesión celular más profundo. La gamma glutamil transpeptidasa (GGT) es una enzima que se encuentra en el hepatocito y en el epitelio ductal; suele aumentar en la colestasis y su síntesis es inducida por diversos medicamentos y tóxicos.

La enzima láctico dehidrogenasa (LDH) puede aumentar por fuentes extrahepáticas, por lo que no es especifica del daño de este parénquima. Solo la fracción 5 es hepatoespecífica.

Marcadores de colestasis. El aumento de la fosfatasa alcalina se genera a expensas del aumento de su síntesis por estímulo de los ácidos biliares, que se encuentran aumentados en la colestasis. Asimismo, se produce un aumento de la bilirrubina conjugada > 2 mg/dL o un valor de bilirrubina conjugada que representa más del 20% de la bilirrubina total. El colesterol total, la GGT y la enzima 5-nucleotidasa también se encuentran por encima de su valor normal.

Marcadores de la capacidad de síntesis hepática. Se debe evaluar la capacidad de síntesis hepática mediante la determinación del tiempo de protrombina (TP), el dosaje de factor V (su síntesis es exclusivamente hepática y no depende de la vitamina K, por lo que representa el mejor marcador de la evolución del compromiso hepático) y de albúmina.

Pruebas encaminadas al diagnóstico etiológico. En caso de sospecha de hepatitis autoinmune, puede solicitarse un hemograma en búsqueda de citopenias, anticuerpos anti-LKM1, ASMA o FAN, y realizar un proteinograma electroforético en búsqueda de hipergamaglobulinemia (IgG). La pancitopenia puede acompañar al hiperesplenismo de la hipertensión portal. Asimismo, en caso de considerarse probable pueden solicitarse anticuerpos y antígenos para evaluar infecciones virales, tanto de los virus de las hepatitis como de aquellos que en su infección involucran al hígado, como el virus de Epstein-Barr (EBV, por sus siglas en inglés) o el citomegalovirus (CMV).

La ecografía abdominal con doppler aporta una valiosa información en la evaluación de la hipertensión portal (*v.* más adelante). Asimismo, permite determinar las características ecogénicas del parénquima hepático, la presencia de esplenomegalia, y la presencia y magnitud de la ascitis.

La biopsia hepática percutánea es el método de referencia para el diagnóstico de la enfermedad hepática crónica y el diagnóstico anatomopatológico de cirrosis. Provee información sobre la etiología, estadio de la enfermedad y grado de inflamación.

Hipertensión portal

La hipertensión portal (HP) es el incremento permanente de la presión venosa dentro del sistema porta por encima de 10 mmHg. Por lo general, se produce por un aumento de la resistencia al flujo a través del sistema. De acuerdo con el sitio de obstrucción, la HP se clasifica en prehepática, hepática y suprahepática (Algoritmo 71.1).

Algoritmo 71.1 Fisiopatología de la hipertensión portal y de la generación de ascitis.

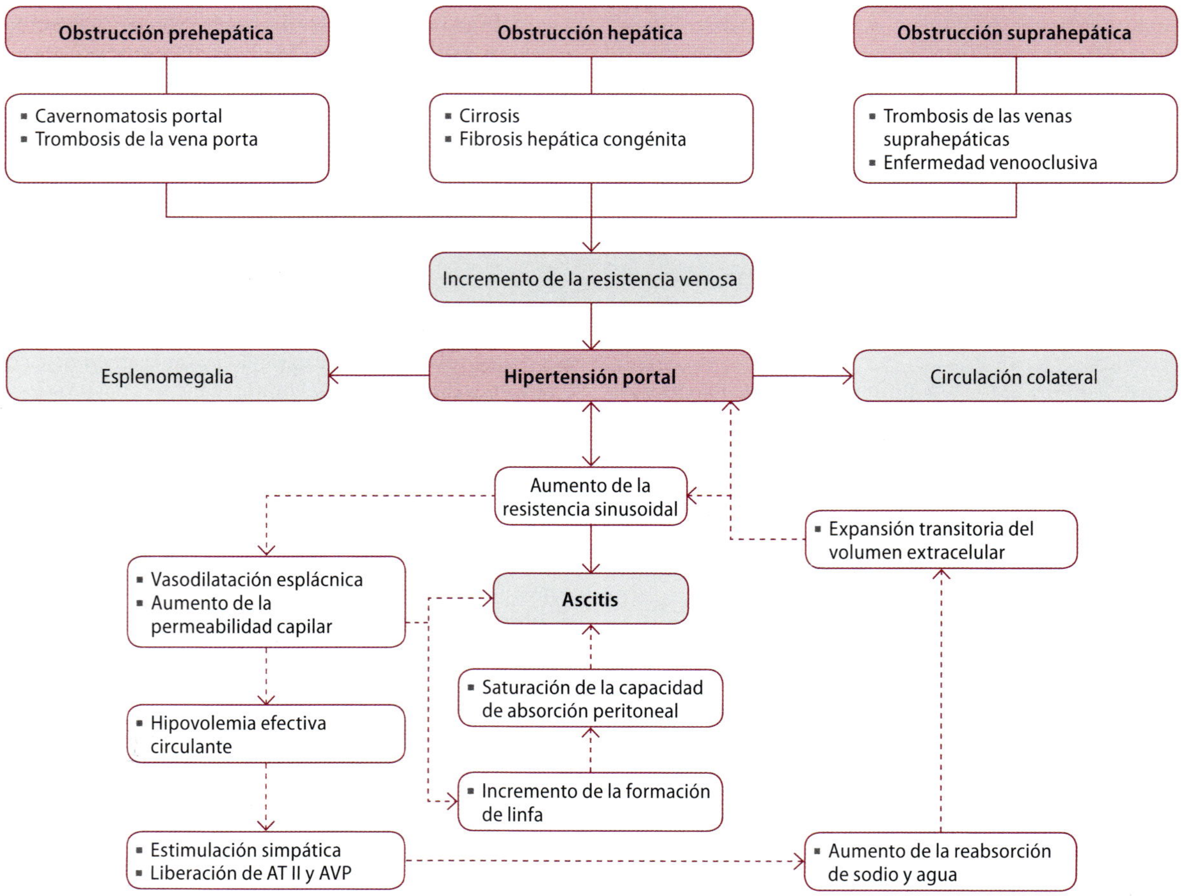

AT II: angiotensina II; AVP: arginina vasopresina.

Una de sus manifestaciones clínicas más frecuentes es el desarrollo de várices gastroesofágicas. El riesgo de sangrado por estas varices, manifestado como hematemesis o melena, aumenta cuando la presión del sistema se encuentra por encima de 12 mmHg. En el Capítulo 59 se describe con detalle el manejo de la hemorragia digestiva alta por várices gastroesofágicas. Otras manifestaciones consisten en esplenomegalia con hiperesplenismo (pancitopenia) y ascitis (cuando es de origen hepática o suprahepática).

El sistema venoso portal carece de válvulas, lo que facilita el flujo venoso retrógrado (hepatófugo) hacia la vena cava inferior, de menor presión (Figura 71.1). El flujo colateral se produce en las venas rectales (hemorroides), en la unión esofagogástrica (várices gastroesofágicas), en el espacio retroperitoneal y en el ligamento falciforme del hígado (colaterales paraumbilicales). Estas se extienden en dirección ascendente por el hemiabdomen superior y la base del tórax.

HP prehepática

La transformación cavernomatosa de la vena porta (cavernomatosis portal) da cuenta del 30% de los casos de HP en la infancia y es la principal causa de HP prehepática. Se trata del reemplazo de la estructura tubular única de la vena porta por una zona de múltiples y tortuosas colaterales, de elevada resistencia, que surgen en torno a la obstrucción portal.

La trombosis inicial de la vena porta, que suele pasar inadvertida por un período variable, puede ser idiopática, por cateterización umbilical en el período perinatal, secundaria a onfalitis o, menos frecuentemente, por cirugías o estados protrombóticos hereditarios (déficit de antitrombina III, déficit de proteína C o proteína S) y no hereditarios (síndrome de anticuerpos antifosfolípidos). Clínicamente, se caracteriza por presentar un hígado sano, sin desarrollar ascitis ni circulación colateral abdominal. Pueden producirse esplenomegalia, hiperesplenismo y hemorragia digestiva alta por ruptura de várices gastroesofágicas (*v.* Capítulo 59).

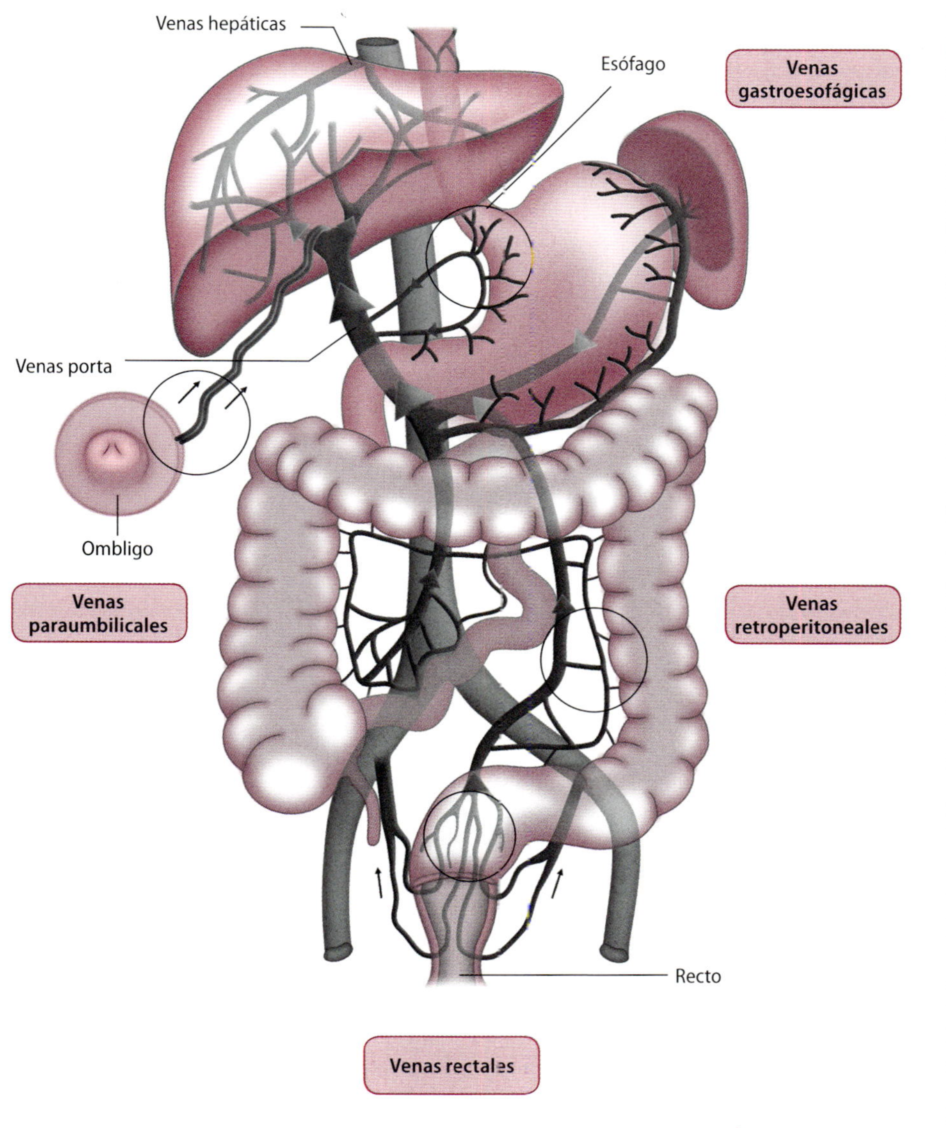

Figura 71.1 Circulación portal y sitios de impacto de la hipertensión portal sobre la circulación sistémica (anastomosis portosistémicas y circulación colateral).

HP hepática

El 50% de todos los casos de HP es producido por cirrosis hepática, vía final común de las hepatopatías crónicas. Se caracteriza por la presencia de fibrosis y formación de nódulos de regeneración. El acúmulo de ácidos biliares hepatotóxicos dentro de los hepatocitos puede ser la causa (atresia congénita de vías biliares) o la consecuencia (hepatitis autoinmune) de la cirrosis. En ambos casos, la cirrosis se acompaña de colestasis crónica (*v.* Capítulo 49.4). La cirrosis, al igual que la hepatitis crónica, produce obstrucción vascular principalmente a nivel sinusoidal.

La fibrosis hepática congénita (FHC) da cuenta del 7% de todos los casos de HP, su patrón de afectación vascular es sobre todo presinusoidal y rara vez produce ascitis.

Clínicamente, la HP hepática genera ascitis, circulación colateral, esplenomegalia y hemorragia digestiva por ruptura de várices gastroesofágicas. La hepatomegalia suele ser variable. Se encuentra presente en la atresia de vías biliares (hígado de consistencia dura, borde cortante y superficie irregular), mientras que en niños mayores con cirrosis el hígado suele ser pequeño, de consistencia dura y superficie nodular. En la FHC el hígado puede alcanzar un gran tamaño, particularmente a expensas del lóbulo izquierdo.

La ascitis por lo general se desarrolla cuando la hipertensión portal se origina a nivel sinusoidal, que aumenta la resistencia al flujo del sistema porta en el hígado (*v.* Algoritmo 71.1). Esto desencadena vasodilatación arterial esplácnica por mediadores como el óxido nítrico, el monóxido de carbono y los canabinoides endógenos, asociado con un aumento de la permeabilidad capilar. En etapas avanzadas de la cirrosis, la marcada vasodilatación esplácnica con aumento de la presión capilar e incremento de la formación de linfa excede la capacidad de absorción peritoneal, lo que aumenta el grado de ascitis. Se genera, en consecuencia, hipovolemia efectiva circulante que favorece la retención de sodio y agua (activación simpática y del sistema renina-angiotensina-aldosterona [SRAA]) y la liberación no osmótica de arginina vasopresina (AVP), que disminuye la excreción urinaria de agua y favorece el desarrollo de ascitis e hiponatremia (*v.* Capítulos 2, 5 y 6). Por otro lado, existe un efecto adicional debido a la eventual translocación bacteriana desde la luz intestinal a los linfáticos mesentéricos, que sería parcialmente responsable de la disfunción circulatoria, a través de la liberación de citoquinas proinflamatorias y óxido nítrico.

HP suprahepática

La trombosis de las venas suprahepáticas (síndrome de Budd-Chiari) da cuanta del 6% de los casos de HP en niños. Se caracteriza por la presencia de hepatomegalia dolorosa y ascitis con un hígado que puede ser sano al inicio del cuadro. Los sangrados por ruptura de várices gastroesofágicas también pueden estar presentes, fundamentalmente en la forma crónica o cirrótica de la enfermedad.

La enfermedad venooclusiva hepática o síndrome venooclusivo puede producirse luego del trasplante de células progenitoras hematopoyéticas (*v.* Capítulo 74). Es una causa poco frecuente de HP hepática (compromiso sinusoidal) o suprahepática con un amplio espectro clínico de presentación.

Complicaciones de la hepatopatía crónica y la hipertensión portal

Gastropatía de la hipertensión portal

La gastropatía de la hipertensión portal (GHP) es una lesión de la mucosa gástrica, evidenciada endoscópicamente, que se caracteriza por la aparición de lesiones con patrón en mosaico, eritema, puntos rojos o manchas, e incluso lesiones hemorrágicas difusas. Se puede diferenciar de otros tipos de gastritis por sus características endoscópicas e histológicas.

El gradiente de presión portal es probablemente el factor desencadenante de la GHP en forma independiente de la cirrosis. En efecto, los pacientes con HTP sin enfermedad hepática pueden presentar GHP; si bien cuando la cirrosis está presente, la gastropatía es más frecuente. Asimismo, el gradiente de presión portal se ha relacionado con la gravedad de la GHP y esta entidad no se encuentra descripta en pacientes con enfermedad hepática sin hipertensión portal.

El sangrado crónico es la manifestación clínica más frecuente; cursa con anemia ferropénica y melena. El sangrado agudo suele ser leve, raramente requiere transfusión de glóbulos rojos y su mortalidad es muy baja. El riesgo de hemorragia en pacientes con GHP asintomática es muy bajo, por lo tanto, no se recomienda el tratamiento profiláctico ni un seguimiento especial. En caso de sangrado, el manejo es igual que el de otros tipos de hemorragia digestiva alta (*v.* Capítulo 59).

Síndrome ascítico edematoso

Es consecuencia de la hipertensión portal, la vasodilatación esplácnica y el aumento de la permeabilidad capilar, que en conjunto favorecen el desarrollo de ascitis (*v.* Algoritmo 71.1). La hipovolemia efectiva circulante induce la retención de sodio y agua por activación simpática y del SRAA, mientras que la liberación no osmótica de AVP disminuye la excreción urinaria de agua y favorece el desarrollo hiponatremia dilucional. Ambos mecanismos potencian el desarrollo de ascitis. Con respecto a la hiponatremia, cabe destacar que si bien hay balance positivo tanto de agua como de sodio (el sodio corporal total se encuentra aumentado), el primero prima por sobre el segundo y diluye el líquido extracelular (LEC), particularmente si se aporta un exceso de agua por vía oral o parenteral (*v.* Capítulos 1 y 5). De aquí se desprende que la hiponatremia no es sinónimo de déficit corporal de sodio (*v.* Capítulo 2). En este escenario, el sodio urinario suele ser bajo (10-20 mEq/L), lo que expresa que su balance se regula en torno a la conservación del volumen del LEC, censado en el compartimiento intravascular (*v.* Capítulos 1 y 6).

Tratamiento

Depende del grado de ascitis, las manifestaciones clínicas asociadas y la presencia o ausencia de edemas periféricos. Se basa en la restricción del aporte de sodio y en la promoción de su excreción urinaria.

En caso de ascitis leve (detectada por ecografía), se debe establecer un seguimiento clínico estricto y restringir el aporte de sodio a 1-3 mEq/kg/día (o 2-3 g/día si se emplea la vía oral).

Cuando la ascitis es moderada o grave (determinada por el grado de distensión abdominal), además, debe indicarse reposo (la posición en decúbito supino disminuye la actividad del SRAA y, por lo tanto, la retención de sodio) y se debe comenzar con el tratamiento diurético:

- La espironolactona es el diurético de elección, ya que la retención de sodio se produce principalmente por hiperaldosteronismo secundario. La dosis de inicio es de 2-3 mg/kg/día cada 8-12 horas. Es importante tener en consideración que, a diferencia de otros diuréticos, la espironolactona tiene un inicio de acción a las 48-72 horas de haber sido indicado. En caso de que no haya respuesta o si la respuesta es insuficiente, puede aumentarse la dosis a 4-6 mg/kg/día. La dosis máxima inicial es de 100-200 mg/día y puede aumentarse hasta 400 mg/día.

- Ante la falta de respuesta adecuada, se puede asociar furosemida a una dosis de 2-4 mg/kg/día. La dosis máxima inicial es de 40 mg/día y puede aumentarse hasta 160 mg/día. No debe utilizarse como único diurético para evitar la alcalosis metabólica hipopotasémica capaz de empeorar la hiperamonemia (*v.* más adelante). Cuando se requiere su uso de forma prolongada, puede utilizarse en su lugar la hidroclorotiazida a 2-3 mg/kg/día. Debe realizarse una estricta evaluación clínica y del balance hidroelectrolítico, junto con el control del ionograma plasmático y de la función renal. La pérdida de peso no debe ser superior de 100 g/día en lactantes y de 500 g/día en niños mayores.

En pacientes con hipoalbuminemia, la administración de albúmina endovenosa (EV) aumenta la presión oncótica intravascular. La infusión EV de albúmina junto con furosemida se recomienda cuando hay ascitis o derrame pleural graves que se asocian con restricción respiratoria. Se administra 1 g/kg de albúmina al 20% en 3 a 6 horas, junto con 0,5 mg/kg de furosemida a la mitad y 0,5 mg/kg al final de la infusión. Se sugiere establecer un control clínico estricto durante la infusión. La vida media plasmática de la albúmina es de 18-24 horas y su eliminación de 17-21 días.

En los pocos casos de ascitis refractaria al tratamiento diurético, puede efectuarse una paracentesis evacuadora, especialmente si existe compromiso respiratorio. La extracción no debe exceder los 50 mL/kg/día, y debe acompañarse de la infusión de albúmina para disminuir el riesgo del síndrome de disfunción circulatoria posparacentesis, potencialmente grave. Se deben reponer 6-8 g de albúmina al 20% por cada litro de ascitis extraído (*v.* la técnica en el Capítulo 88). La infusión de albúmina se realiza, en general, luego de la primera hora de iniciada la paracentesis evacuadora, salvo en pacientes con síndrome de Budd-Chiari o síndrome venooclusivo, en los que se efectúa al iniciar el procedimiento. Cabe destacar que actualmente algunos autores plantean que no es necesario limitar el volumen de líquido extraído con la paracentesis evacuadora.

Peritonitis bacteriana espontanea (PBE)

Es una complicación potencialmente mortal del paciente con ascitis. Se debe sospechar en todo paciente con ascitis que desarrolla fiebre, dolor o aumento de la sensibilidad abdominal, encefalopatía hepática (*v.* más adelante), deterioro de la función renal o acidosis metabólica, leucocitosis y elevación de los reactantes de fase aguda.

El diagnóstico se establece mediante la realización de una paracentesis y el examen del líquido ascítico (*v.* Capítulo 88). Se deben tomar muestras para citoquímico y cultivo. Un recuento de leucocitos > 250/mm^3 con predominio de polimorfonucleares junto con una glucosa < 50 mg/dL tiene un alto valor predictivo para el diagnóstico. En general, es una infección por un solo germen (gram negativos o gram positivos –*Streptococcus pneumoniae*–); si aparece más de un germen, se debe sospechar una peritonitis bacteriana secundaria (perforación intestinal).

Además de tomar dos hemocultivos, se sugiere comenzar el tratamiento antibiótico empírico con cefalosporinas de tercera generación (cefotaxime 150 mg/kg/día) y, luego, adecuar el antibiótico según el rescate microbiológico, el antibiograma y la evolución clínica.

Se recomienda iniciar profilaxis secundaria en todo paciente que haya presentado un episodio de PBE. Esta profilaxis debe realizarse hasta que el paciente deje de tener ascitis o se le realice el trasplante hepático. La utilidad de la profilaxis primaria (inicio del antibiótico sin antecedentes de infección) se encuentra discutida; debe considerarse en los pacientes cirróticos con ascitis que presenten un episodio de hemorragia digestiva alta, y en aquellos que tienen menos de 1 g/dL de proteínas en el líquido ascítico. Para la profilaxis, puede empelarse trimetroprima-sulfametoxazol o quinolonas (según la edad del paciente).

Encefalopatía hepática

Es una complicación grave, que consta de un síndrome neuropsiquiátrico caracterizado por el compromiso del nivel de conciencia, afectación intelectual (que incluye el compromiso del lenguaje) y cambios en la personalidad. A su vez, se acompaña de la alteración del ciclo sueño-vigilia y es característica, aunque no específica, la presencia asterixis. Para la valoración de la encefalopatía hepática en niños mayores de 4 años y adultos se utiliza la clasificación convencional en grados (I a IV) (Tabla 71.1); en los menores de 4 años se estableció una escala de fácil aplicación (Tabla 71.2).

Desde el punto de vista fisiopatológico intervienen distintos factores como la insuficiencia hepatocelular, los cortocircuitos portosistémicos y, muchas veces, es desencadenada por las hemorragias digestivas. Al perderse la depuración hepática de diversas toxinas endógenas, el sistema nervioso central queda expuesto a sustancias neurotóxicas originadas en el intestino, que no son retiradas de la circulación por el hígado. Si bien el amonio representa el ejemplo más claro, se postula la presencia de otras neurotoxinas diferentes del amonio.

Desde el punto de vista terapéutico, se debe tener en consideración que la mayoría de los pacientes con hepatopatía crónica, por diversas razones, se encuentran desnutridos o mal nutridos; por lo tanto, resulta importante indicar una dieta alta en calorías y controlada en proteínas (0,5-1 g/kg/día). Asimismo, se debe prestar especial cuidado en la prevención y tratamiento de la hemorragia digestiva, y evitar los sedantes y la constipación. Para disminuir la producción y absorción de amonio pueden utilizarse las siguientes medidas:

Tabla 71.1 Criterios de West-Haven para la clasificación en grados de la encefalopatía hepática en niños mayores de 4 años y adultos

Grado	Nivel de conciencia	Hallazgos clínicos	Hallazgos neurológicos
I	Confusión leve	▪ Cambio de humor ▪ Conducta inapropiada ▪ Déficit de atención ▪ Dificultad para elaborar ideas ▪ Irritabilidad ▪ Alteraciones del ciclo sueño-vigilia	▪ Temblor o asterixis leve
II	Letargia	▪ Desorientación temporal ▪ Gran dificultad para las tareas mentales ▪ Cambios marcados de la personalidad	▪ Asterixis manifiesta ▪ Dificultad para hablar
II	Estupor	▪ Imposibilidad de realizar tareas mentales ▪ Desorientación en tiempo y espacio ▪ Amnesia ▪ Habla ininteligible ▪ Agitación psicomotriz	▪ Rigidez muscular ▪ *Clonus* ▪ Hiperreflexia
IV	Coma	▪ Coma	▪ Postura en descerebración

Tabla 71.2 Estadios de encefalopatía hepática en niños menores de 4 años

Estadio	Signos clínicos	Reflejos	Signos neurológicos
Temprano (I y II)	▪ Llanto intenso ▪ Inversión del ritmo de sueño ▪ Falta de atención	▪ Hiperreflexia	▪ Inestable
Intermedio (III)	▪ Somnolencia ▪ Estupor ▪ Irritabilidad	▪ Hiperreflexia	▪ Predominantemente inestable
Tardío (IV)	▪ Comatoso ▪ Con respuesta al estímulo doloroso (IVa) ▪ Sin respuesta al estímulo doloroso (IVb)	▪ Ausentes	▪ Descerebración o decorticación

Modificado de: Bucuvalas J, Yazigi N, Squires RH Jr. Acute liver failure in children. Clin Liver Dis 2006; 10 (1): 149-68.

- Antibióticos como la neomicina a 50-100 mg/kg/día cada 6-8 horas por 5-10 días. La dosis máxima es de 12 g/día. En caso de estar disponible, también puede utilizarse la rifaximina a una dosis de 10-15 mg/kg/día en niños mayores de 12 años, y de 20-30 mg/kg/día en menores de 12 años en 2-4 tomas diarias.
- Lactulosa 1 ml/kg/día cada 6-8 horas.

En caso de que sea necesario quelar el amonio (por lo general, con valores > 150-200 µmol/L) debe utilizarse el benzoato de sodio. Se emplea una dosis de carga EV de 250 mg/kg en 90-120 min, seguida de una infusión continua de 250 mg/kg en las 22 horas restantes. La infusión se mantiene hasta que el paciente tenga cifras estables de amonio, inferiores a 100 µmol/L y se observe una mejoría clínica clara. También puede emplearse el fenilacetato de sodio o su precursor, el fenilbutirato de sodio, en idéntica dosis y forma de administración. En caso de refractariedad están descritas la hemofiltración y la hemodiafiltración.

Síndrome hepatopulmonar

El síndrome hepatopulmonar (SHP) suele desarrollarse en el marco de la hepatopatía crónica y la hipertensión portal. Se caracteriza por la presencia de hipoxemia secundaria a la generación de dilataciones vasculares intrapulmonares que, fisiopatológicamente, conforman zonas de baja relación ventilación/perfusión (V/Q) e incrementan la magnitud de la admisión venosa (*v.* Capítulo 24). Asimismo, las dilataciones vasculares pueden producir anastomosis arteriovenosas que integran cortocircuitos intrapulmonares derecha-izquierda, lo que contribuye con la generación de hipoxemia (Figura 71.2). Esta entidad suele asociarse, además, con un trastorno adicional en la difusión alvéolo-arterial de oxígeno (O_2) vinculado con la magnitud de la dilatación vascular. En consecuencia, una miríada de fenómenos conduce al desarrollo de insuficiencia respiratoria.

Se produce en alrededor del 5%-25% de los pacientes con hepatopatía crónica e hipertensión portal, y su presencia empeora el pronóstico de la enfermedad.

Fisiopatología

Como fue mencionado, la hepatopatía crónica y, sobre todo, la hipertensión portal representan el escenario clínico que predispone al desarrollo del SHP. Las dilataciones vasculares del parénquima pulmonar, especialmente abundantes en las bases, se generan por una combinación de mecanismos:

- En el marco de la cirrosis hepática, los colangiocitos secretan endotelina 1 que se une con su receptor vascular pulmonar, tras lo cual estimula de manera exacerbada la liberación de óxido nítrico. Este mediador cumple un rol principal en el fenómeno de dilatación y remodelamiento vascular.
- Asimismo, el daño hepático crónico se asocia con menor aclaramiento de los vasodilatadores pulmonares, aumento de la síntesis hepática de vasodilatadores y metabolismo acelerado de los vasoconstrictores sistémicos.
- La translocación bacteriana y la consecuente liberación de toxinas estimula la síntesis y secreción de mediadores vasoactivos como el óxido nítrico, el monóxido de carbono y el factor de necrosis tumoral α que, además de inducir vasodilatación pulmonar, pueden estimular la angiogénesis del parénquima.
- Otros factores de crecimiento como el factor de crecimiento epidérmico, el factor de crecimiento derivado de las plaquetas y el factor de crecimiento placentario se encuentran aumentados en la hipertensión portal que acompaña a la cirrosis y pueden estimular la angiogénesis pulmonar.

La resultante de la dilatación del calibre vascular (que puede aumentar > 100 veces) y de las anastomosis arteriovenosas es la generación de hipoxemia mediante una alteración de la relación V/Q de tipo admisión venosa, cortocircuitos intrapulmonares y trastornos de la difusión (*v.* Figura 71.2). De los tres mecanismos, la alteración de la relación V/Q es el más importante.

Manifestaciones clínicas

Además de los hallazgos relacionados con la patología de base, el SHP se caracteriza por la presencia de dificultad respiratoria, hipoxemia, platipnea y ortodesoxia. Estas manifestaciones son muy sugestivas, pero no patognomónicas de esta entidad. Cabe destacar que existe cierta relación entre la presencia de telangiectasias y arañas vasculares con el desarrollo del SHP.

La dificultad respiratoria puede estar presente en reposo o ponerse de manifiesto con la actividad. La platipnea hace referencia a la aparición o aumento de la dificultad respiratoria al pasar a la posición vertical. La ortodesoxia, por su parte, se define como una disminución de la presión arterial de O_2 (PaO_2) > 4 mmHg o una desaturación de la hemoglobina mayor del 5% al pasar del decúbito a la posición vertical. Ambas variables mejoran al retomar la posición reclinada o el decúbito supino.

La ortodesoxia suele ser más frecuente que la platipnea. La justificación fisiopatológica de ambos fenómenos estriba sobre la mayor perfusión de las bases pulmonares al pasar a la posición vertical. En efecto, el aumento del flujo hacia las dilataciones vasculares y los cortocircuitos arteriovenosos exacerba los mecanismos responsables de generar hipoxemia (Figura 71.3). En base a su magnitud, se describen distintos grados de afectación:

- Leve: $PaO_2 \geq 80$ mmHg al respirar O_2 ambiental.
- Moderado: $PaO_2 \geq 60$ mmHg y < 80 mmHg al respirar O_2 ambiental.

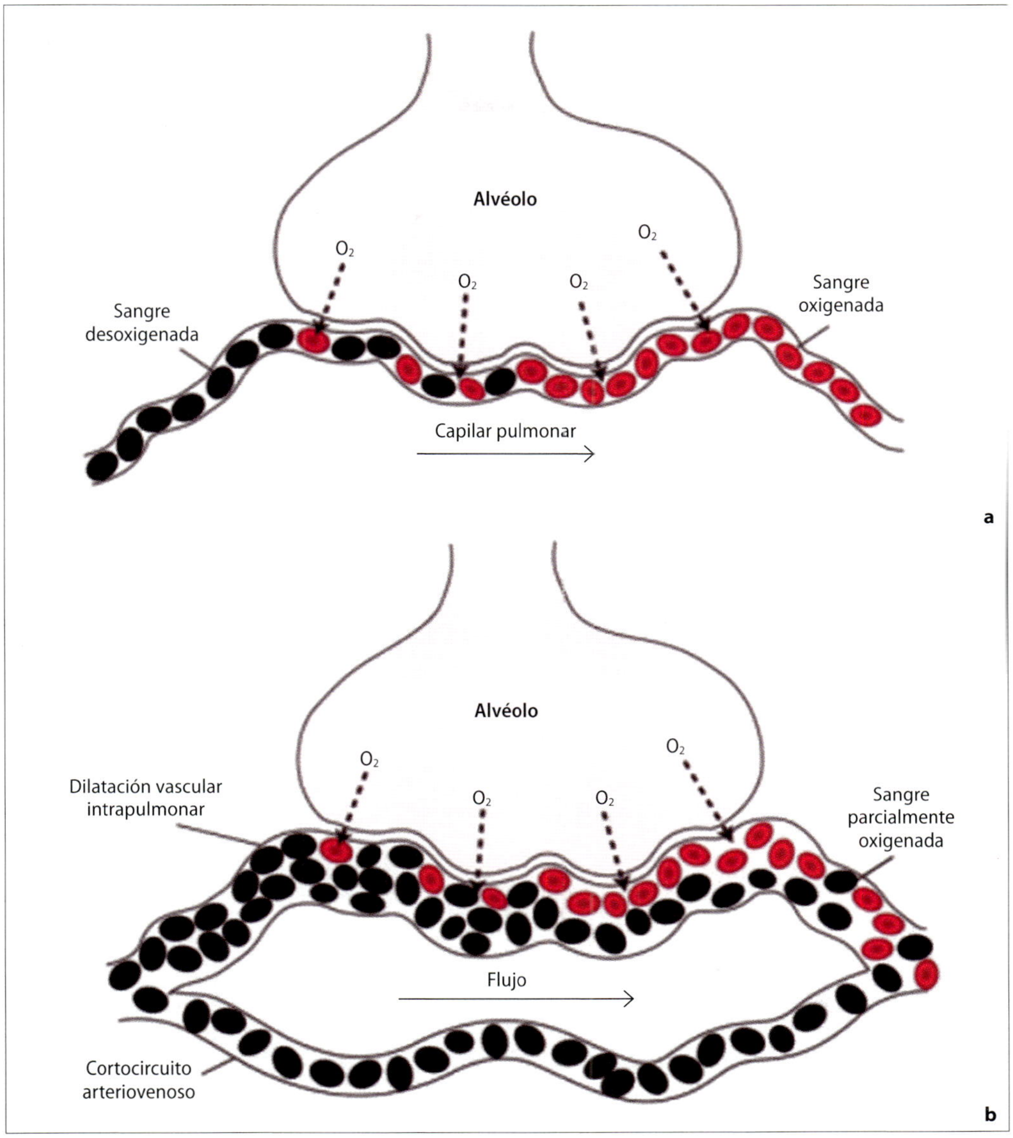

Figura 71.2 Alteraciones vasculares intrapulmonares en el síndrome hepatopulmonar. **a** Unidad alvéolo-capilar normal. **b** Las dilataciones vasculares superan la tasa de oxigenación alvéolo-capilar y aumentan la admisión venosa (alteración V/Q de tipo admisión venosa). Los cortocircuitos intrapulmonares contribuyen con la generación de hipoxemia.

- Grave: $PaO_2 \geq 50$ mmHg y < 60 mmHg al respirar O_2 ambiental.
- Muy grave: $PaO_2 < 50$ mmHg al respirar O_2 ambiental, o $PaO_2 < 300$ mmHg con la administración de O_2 al 100%.

Los pacientes con SHP, particularmente aquellos con afectación grave o muy grave, son candidatos al trasplante hepático (*v.* Capítulo 75).

Diagnóstico

La sospecha del SHP se establece en un paciente con hepatopatía crónica e hipertensión portal, que desarrolla las manifestaciones clínicas descriptas. La confirmación debe formalizarse mediante la determinación de las alteraciones vasculares intrapulmonares (dilataciones y cortocircuitos vasculares).

Para tal fin, resulta de suma utilidad la realización de un ecocardiograma transtorácico con técnica contrastada con microburbujas (generalmente, solución salina al 0,9% agitada), dado que es un método no invasivo que permite evaluar con buena sensibilidad y especificidad la presencia de cortocircuitos intrapulmonares. El procedimiento consiste en instilar las microburbujas por un acceso venoso durante la realización del ecocardiograma. Normalmente, estas burbujas se observan únicamente en las cavidades derechas, dado que son atrapadas o filtradas por la circulación pulmonar. La presencia de microburbujas en las cavidades izquierdas implica la existencia de un cortocircuito derecha-izquierda, que puede ser tanto intracardíaco como intrapulmonar. Para diferenciar el origen del cortocircuito, resulta de utilidad tener en consideración lo siguiente:

- En un cortocircuito intracardíaco, las microburbujas generalmente aparecen en la aurícula izquierda tras un ciclo cardíaco (un latido) de haber sido observadas en la aurícula derecha.
- En un cortocircuito intrapulmonar, las microburbujas generalmente aparecen en la aurícula izquierda luego de tres a ocho latidos de haber sido observadas en la aurícula derecha, si bien hay descritas apariciones más tardías.
- La ubicación del cortocircuito no puede ser determinada si las microburbujas aparen en la aurícula izquierda, luego de uno a tres latidos de haber sido observadas en la aurícula derecha.

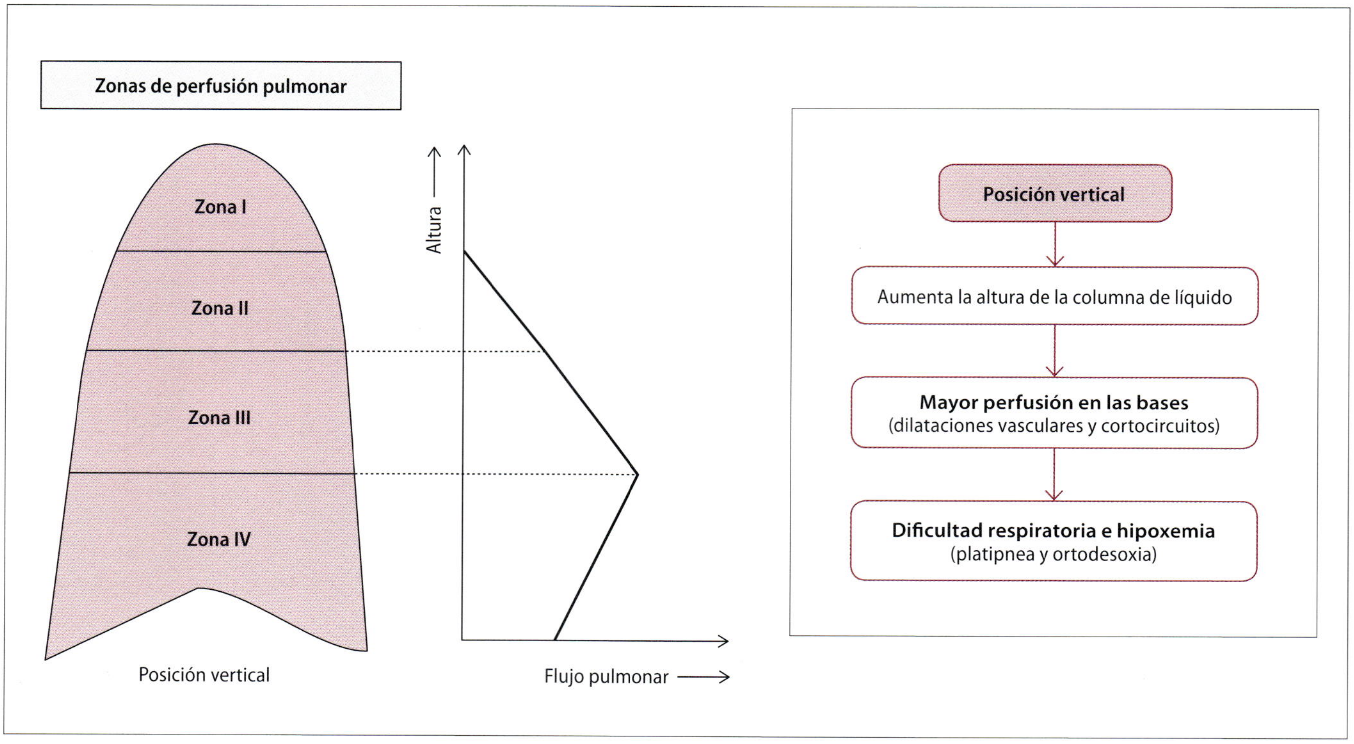

Figura 71.3 Justificación fisiopatológica de la generación de platipnea y ortodesoxia en el síndrome hepatopulmonar. La perfusión pulmonar aumenta desde los vértices hasta las bases en posición vertical (zonas de perfusión I-IV). Dado que las dilataciones vasculares y los cortocircuitos derecha-izquierda son particularmente abundantes en las bases pulmonares, la posición vertical aumenta la dificultad respiratoria y la hipoxemia. (Modificado de: Dartiguelongue JB. Fisiología pediátrica aplicada a la clínica. 1° ed. Ciudad Autónoma de Buenos Aires: Ediciones Journal, 2020).

Cabe destacar que esta técnica cobra mayor sensibilidad cuando es realizada en la posición vertical (mayor perfusión de las alteraciones vasculares intrapulmonares).

Tratamiento

El único tratamiento definitivo para los pacientes con SHP es el trasplante hepático, en particular, en las formas graves y muy graves. La hipoxemia debe ser corregida mediante el aporte de oxígeno suplementario, cuya modalidad depende de la gravedad clínica del paciente (*v.* Capítulo 24, sección de oxigenoterapia).

Síndrome hepatorrenal

El síndrome hepatorrenal (SHR) es una forma particular de lesión renal aguda (LRA) que ocurre en el marco de la cirrosis y la hipertensión portal. Si bien en este escenario la falla renal puede ser de origen multifactorial, el SHR es consecuencia de una intensa vasoconstricción renal secundaria a la disfunción circulatoria inducida por la cirrosis, cuyo pronóstico es reservado. Aunque suele ser de instalación insidiosa, puede ser precipitado por situaciones que comprometen aún más el volumen efectivo circulante. Las infecciones bacterianas como la PBE (*v.* más atrás) son factores precipitantes claramente identificados. De hecho, cerca de una tercera parte de los pacientes con PBE es capaz de desarrollar un SHR, que puede ser reversible, estable o progresivo (*v.* más adelante). Con menor frecuencia, la hemorragia digestiva puede precipitar un SHR. Asimismo, la paracentesis evacuadora sin reposición adecuada de albúmina puede desencadenar un SHR hasta en el 15% de los casos.

Fisiopatología

La vasodilatación esplácnica inducida por la hipertensión portal y la cirrosis (principalmente mediante el óxido nítrico, el monóxido de carbono y los canabinoides endógenos) es responsable del deterioro de la función renal. En respuesta a la baja perfusión tisular, la activación sostenida del SRAA y del sistema nervioso simpático junto con los mecanismos locales de respuesta a la hipoperfusión renal (angiotensina II intrarrenal, etc.) conducen a un aumento progresivo de la resistencia vascular renal, que en determinado punto pierde la capacidad de autorregulación y compromete el flujo sanguíneo renal y la tasa de filtrado glomerular (TFG), al tiempo que disminuye la excreción urinaria de sodio (< 10 mEq/L). Esta vasoconstricción renal excesiva representa un disbalance en respuesta a la extensa vasodilatación esplácnica.

Manifestaciones clínicas

Además de los hallazgos relacionados con la cirrosis y la hipertensión portal, la LRA de este síndrome presenta las siguientes características:

- Aumento progresivo de la creatinina plasmática.
- Sedimento urinario normal.
- Proteinuria en rango fisiológico o mínimamente aumentada (< 500 mg/día).
- Excreción urinaria de sodio marcadamente baja (< 10 mEq/L).
- Diuresis conservada u oliguria, según el grado de afectación.

De acuerdo con la gravedad y progresión de la LRA, se describen dos formas clínicas del SHR denominadas tipo 1 y tipo 2.

SHR tipo 1

Es la forma más grave, caracterizada por LRA progresiva que sin tratamiento puede comprometer gravemente la función renal. Por lo general, la creatinina plasmática aumenta por encima del 100% del valor normal para cada edad (*v.* Capítulo 48.1). En el 50%-70% de los casos se asocia con un defecto en la excreción unaria de agua libre, que propicia el desarrollo de hiponatremia dilucional. Asimismo, se relaciona con disfunción hemodinámica (marcada vasodilatación sistémica) e indicadores clínicos de compromiso hepático grave (ascitis, edemas periféricos, ictericia, coagulopatía, encefalopatía, etc.).

SHR tipo 2

El compromiso de la función renal es menos marcado que en el tipo 1 y, por lo general, suele ser estable. La retención urinaria de sodio (aldosterona y catecolaminas) junto con la disminución de la TFG dificultan el manejo diurético de la ascitis (ascitis refractaria). La sobrevida de estos pacientes es mejor que los que desarrollan el tipo 1. Sin embargo, cabe destacar que esta forma clínica puede transformarse rápidamente en el tipo 1, tanto de forma espontánea como inducida por factores precipitantes (infecciones bacterianas, PBE, hemorragias, etc.).

Diagnóstico

El diagnóstico del SHR se basa en criterios clínicos y es de exclusión, es decir, deben descartarse previamente otras causas de LRA en el marco de la cirrosis y la hipertensión portal (sepsis, *shock* séptico, hipoperfusión renal y necrosis tubular aguda, fármacos nefrotóxicos, glomerulonefritis, etc.). A continuación, se describen los criterios utilizados para establecer el diagnóstico:

- Enfermedad hepática aguda o crónica con insuficiencia hepática e hipertensión portal.
- Creatinina plasmática 1,5-1,9 veces el valor basal, o un aumento ≥ 0,3 mg/dL en 48 h, o un aumento > 50% del valor normal en 7 días.
- Ausencia de otras causas de LRA.
- Ausencia de mejoría sostenida de la función renal tras la suspensión de los diuréticos y la reposición del volumen intravascular.
- Ausencia de enfermedad del parénquima renal (proteinuria < 500 mg/día, menos de 50 hematíes por campo de gran aumento en el sedimento urinario).
- Ausencia de evidencia ecográfica de uropatía obstructiva o enfermedad renal parenquimatosa.

Si bien estrictamente no forman parte del diagnóstico, frecuentemente el SHR suele acompañarse de los siguientes hallazgos:

- Oliguria.
- Sodio urinario < 10 mEq/L.
- Osmolalidad urinaria > osmolalidad plasmática.
- Sodio plasmático < 130 mEq/L.

Tratamiento

El tratamiento ideal del SHR es la recuperación de la función hepática mediante el trasplante hepático, dado que sin intervención terapéutica la mortalidad de estos pacientes es muy elevada. Mientras se aguarda el trasplante deben establecerse medidas tendientes a mejorar la perfusión renal.

El manejo de los pacientes con SHR tipo 1 se basa en la administración de vasoconstrictores esplácnicos como la terlipresina en conjunto con la albúmina. Esta estrategia es capaz de disminuir indirectamente la resistencia vascular renal y mejorar el filtrado glomerular. La terlipresina es un análogo sintético de la arginina vasopresina; posee vida media más larga y actúa sobre los receptores vasculares V_1 del lecho esplácnico. Si bien la evidencia en pediatría es limitada, se recomienda administrar una dosis de 0,02 mg/kg en bolo endovenoso (dosis máxima 2 mg/dosis) 2-4 veces por día. Esta dosis debe titularse hasta obtener el efecto terapéutico deseado (adecuado ritmo diurético y reducción de la creatinina plasmática > 25%). La albúmina se administra a 1 g/kg durante los primeros dos días, seguido de 0,25-0,5 g/kg/día hasta que finalice el tratamiento. Se considera como respuesta terapéutica la normalización de la creatinina plasmática, que por lo general sucede a los 7-14 días de iniciado el tratamiento.

En caso de no contar con terlipresina, está descrito el uso de midrodrina y octeótride en combinación con la albúmina. Asimismo, en las unidades de cuidados intensivos suele emplearse la noradrenalina como vasoconstrictor, también, en combinación con la albúmina.

En pacientes seleccionados, capaces de tolerar un procedimiento quirúrgico, una alternativa terapéutica frente a la ausencia de respuesta a los vasoconstrictores es la realización de una derivación percutánea portosistémica intrahepática (DPPI), también conocida por su abreviatura TIPS (*Transjugular Intrahepatic Portosystemic Shunt*). Consiste en la creación de una comunicación vascular a través del parénquima hepático, entre la vena porta y la vena cava inferior. Este procedimiento conlleva un notable descenso del gradiente de presión portal y constituye un mecanismo eficaz en el tratamiento de las principales complicaciones derivadas de la hipertensión portal. Sin embargo, suele limitarse a mayores de 2 años, está sujeto a numerosas complicaciones y requiere el uso de medios de contraste, potencialmente riesgoso en el marco del SHR. Por esta razón, algunos autores prefieren la terapia de reemplazo renal ante la ausencia de respuesta al tratamiento médico.

Aunque también se dispone de escasa evidencia en pediatría, los pacientes con SHR tipo 2 igualmente pueden beneficiarse con el uso de vasoconstrictores y albúmina. Por lo general, no suele ser necesaria la terapia de reemplazo renal dado que la LRA tiende a ser estable y no se expresa en su mayor gravedad. Asimismo, estos pacientes suelen requerir paracentesis evacuadoras (con adecuada reposición de albúmina) para el tratamiento de la ascitis refractaria.

Prevención

Asegurar la perfusión renal es una de las medidas más importantes para prevenir el SHR. En efecto, mantener la concentración plasmática de albúmina > 2,5 g/dL permite sostener una adecuada presión oncótica que, además de mitigar el desarrollo de ascitis y edemas periféricos, asegura un volumen efectivo circulante que tiende hacia una buena perfusión renal.

Asimismo, deben evitarse las situaciones predisponentes o desencadenantes como las infecciones, la PBE, las hemorragias o las paracentesis sin reposición de albúmina. Actualmente, algunos autores proponen la infusión endovenosa de albúmina (1 g/kg) cuando se establece el diagnóstico de PBE, y al tercer día de la infección para amincrar la depleción del volumen intravascular.

Acceda al eBook para consultar la lista de bibliografía. Consulte las indicaciones en la retiración de tapa.

72
Enfermedad renal crónica

Anabella Colazo • Chris Elías Costa

La enfermedad renal crónica (ERC) es una entidad clínica secundaria a múltiples etiologías, por lo general silente en las etapas iniciales, que sin tratamiento adecuado presenta un curso progresivo que conduce a la falla irreversible de la función renal. Asimismo, constituye un factor de riesgo asociado con la enfermedad cardiovascular que, a su vez, representa la complicación más frecuente y la principal causa de muerte en estos pacientes.

Existen numerosos trastornos que incrementan el riesgo de ERC, los cuales pueden ser de origen congénito o estar genéticamente determinados. Entre estos se encuentran las enfermedades quísticas (algunas de ellas con características sindrómicas), las ciliopatías, las displasias renales, los trastornos urológicos (especialmente las uropatías obstructivas), el reflujo vésicoureteral asociado con infecciones recurrentes del tracto urinario, etc. Entre las nefropatías adquiridas que pueden evolucionar a la ERC se encuentran las diferentes glomerulopatías, que clínicamente pueden caracterizarse al formar parte de los síndromes nefrótico o nefrítico (*v.* Capítulo 48.3).

Las causas congénitas de ERC se presentan y son diagnosticadas en lactantes o durante la primera infancia, mientras que las causas adquiridas se observan más frecuentemente en niños de edad escolar o adolescentes.

Todo daño renal capaz de progresar hacia la cronicidad debe acompañarse del riesgo potencial de una reducción progresiva de la tasa de filtrado glomerular (TFG). En la Tabla 72.1 se describen los factores de riesgo más frecuentes, modificables y no modificables. Para comprender el cálculo de la TFG a través de la estimación del aclaramiento de creatinina mediante el índice de Schwartz, se sugiere consultar el Capítulo 48.1 (lesión renal aguda en la sección de diagnóstico).

La determinación de la excreción urinaria de albúmina representa un marcador más sensible que la proteinuria global en el contexto de la ERC. En efecto, su persistencia se encuentra estrechamente relacionada con el pronóstico renal. Sin embargo, cabe considerar que la albuminuria también es un marcador relevante e independiente de riesgo cardiovascular global (disfunción endotelial y remodelado arterial), y no exclusivamente de enfermedad renal.

Tabla 72.1 Variables de riesgo para la progresión de la enfermedad renal crónica

No modificables	Modificables
▪ Etiología ▪ Grado de función renal inicial ▪ Edad y sexo ▪ Etnia	▪ Albuminuria ▪ Hipertensión arterial ▪ Factores metabólicos (uricemia, calcio, fósforo) ▪ Fármacos nefrotóxicos

Epidemiología de la ERC en la población pediátrica

El conocimiento epidemiológico de la ERC en niños y adolescentes debe formar parte de la atención pediátrica. No obstante, existen muy pocos datos sobre la verdadera incidencia de la ERC en pediatría y aquellos disponibles posiblemente subestiman los valores reales, ya que en muchos casos los estadios iniciales de la enfermedad no son reconocidos.

El Registro de Estudios Colaborativos y Ensayos Renales Pediátricos en Norteamérica (NAPRTCS) y los registros europeos informan una incidencia de nuevos casos de 12,1 pacientes por millón y por año. Asimismo, la ERC es más frecuente en varones (63,3%) y en niños de etnia afroamericana. Las anomalías estructurales ocasionan más de la mitad de los casos de ERC en la infancia (57%), seguidas de las enfermedades renales quísticas y hereditarias (16%), las enfermedades vasculares (9,4%) y las glomerulopatías primarias o secundarias (5,1%).

Definición

Se define como ERC a la presencia de daño renal de más de tres meses de evolución, caracterizado por anormalidades funcionales o estructurales del riñón con o sin disminución de la TFG. Puede ser evidenciado por alteraciones en estudios de sangre y orina (anormalidades del sedimento urinario, alteraciones electrolíticas u otras alteraciones debidas a trastornos tubulares), estudios por imágenes o alteraciones histológicas.

Para identificar la presencia de ERC es necesario conocer que la TFG, como marcador estimable de la función renal, varía de acuerdo con la edad (Tabla 72.2). Asimismo, se debe determinar la magnitud de la albuminuria (cociente albuminuria/creatininuria) y aquellos factores predisponentes para el desarrollo de ERC.

Tabla 72.2 Rangos normales de tasa de filtrado glomerular (TFG) según la edad

Edad	TFG (mL/min/1,73 m^2)
Nacimiento	20,8 +/- 1,9
1-2 semanas	46,6 +/- 5,2
3-5 semanas	60,1 +/- 4,6
6-9 semanas	67,5 +/- 6,5
3-6 meses	73,8 +/- 7,2
6 meses-1 año	93,7 +/- 14
1-2 años	99,1 +/- 18,7
2-5 años	126,5 +/- 24
5-15 años	116,7 +/- 20,2

Modificado de: Dartiguelongue JB. Fisiología pediátrica aplicada a la clínica. 1° ed. Ciudad Autónoma de Buenos Aires: Ediciones Journal, 2020.

Con el diagnóstico establecido de ERC, la TFG debe repetirse en un periodo no inferior de tres meses para descartar el deterioro renal agudo por factores exógenos (diarrea, vómitos, uso de diuréticos u otros fármacos que afecten la hemodinamia glomerular como los inhibidores de la enzima convertidora de angiotensina I [IECA], AINE o antagonistas de los receptores de angiotensina II [ARAII])

Desarrollado puntualmente el concepto diagnóstico, la evolución de la ERC asienta sobre dos variables:

- Progresión a un estadio superior o más grave de deterioro de la función renal (estadios 1-5, *v.* más adelante) o magnitud de la albuminuria (cociente albuminuria/creatininuria < 30 mg/g, 30-299 mg/g o ≥ 300 mg/g).
- Porcentaje de cambio con respecto a la situación basal (> 25% de deterioro de la TFG) o más del 50% de incremento del cociente albuminuria/creatininuria.

Con el diagnóstico establecido, el siguiente paso corresponde a la categorización de su gravedad.

Clasificaciòn y riesgo

La clasificación actual de la ERC, recientemente ratificada, incluye seis estadios de compromiso de la TFG (G1-G5) (Figura 72.1). Añade, a su vez, tres categorías de albuminuria (como cociente albuminuria/creatininuria) para cada estadio definido por el valor de la TFG. De esta manera, el deterioro de la TFG se complementa con tres categorías según la magnitud de la albuminuria (*v.* Figura 72.1):

- A1, para valores óptimos o normales-altos (< 30 mg/g).
- A2, para valores moderadamente aumentados (30-299 mg/g).
- A3, para valores muy aumentados (≥ 300 mg/g).

De acuerdo con esta clasificación, la combinación del compromiso de la TFG con la albuminuria determina diferentes grados de riesgo (*v.* Figura 72.1) expresado como el riesgo relativo de padecer cinco desenlaces (mortalidad de cualquier causa, mortalidad cardiovascular, falla renal avanzada, lesión renal aguda y progresión de la ERC). Se describen así cuatro niveles de riesgo (riesgo leve, riesgo moderado, riesgo alto y riesgo muy alto) de padecer estos desenlaces, según la combinación entre la magnitud de la albuminuria y el compromiso de la TFG (*v.* Figura 72.1).

Esta clasificación se considera válida para adultos y niños mayores de dos años. Aunque la presencia de proteinuria o albuminuria elevada y persistente también condiciona una mala evolución en niños menores, en la actualidad no se dispone de suficientes datos para poder establecer un pronóstico como sucede en los adultos, por lo que el uso de esta nueva clasificación es controversial en pacientes menores de 24 meses de edad.

Rol de la proteinuria en la progresión hacia la ERC

En condiciones normales, la excreción urinaria de proteínas consiste en la escasa cantidad de proteínas filtradas (60%) y en la proteína tubular de Tamm-Horsfall (40%). Si bien exiguas, las proteínas filtradas se encuentran fundamentalmente representadas por la albumina, la que constituye aproximadamente el 20% de la proteinuria diaria.

Las lesiones estructurales y los cambios hemodinámicos del glomérulo afectan la permeabilidad de la pared capilar, lo que permite el pasaje anormal de macromoléculas y conduce a la pérdida no fisiológica de proteínas y a la lesión renal.

La magnitud de la proteinuria usualmente refleja un aumento patológico de la porosidad glomerular a partir, básicamente, de dos mecanismos:

- El pasaje transglomerular anormal de las proteínas, debido a una mayor permeabilidad de la pared capilar.
- La subsecuente alteración en la reabsorción tubular.

El concepto teórico de hiperfiltración glomerular intenta explicar este fenómeno, presente en muchas de las enfermedades renales que evolucionan hacia la ERC, a partir de la alteración estructural de las nefronas y la adaptación funcional de las unidades nefronales remanentes.

Todos estos eventos implican cambios hemodinámicos intrarrenales progresivos como vasodilatación preglomerular y aumento del flujo plasmático por nefrona, con el incremento consecuente de la presión intracapilar y la disminución de la resistencia vascular; estas acciones deletéreas afectan principalmente la

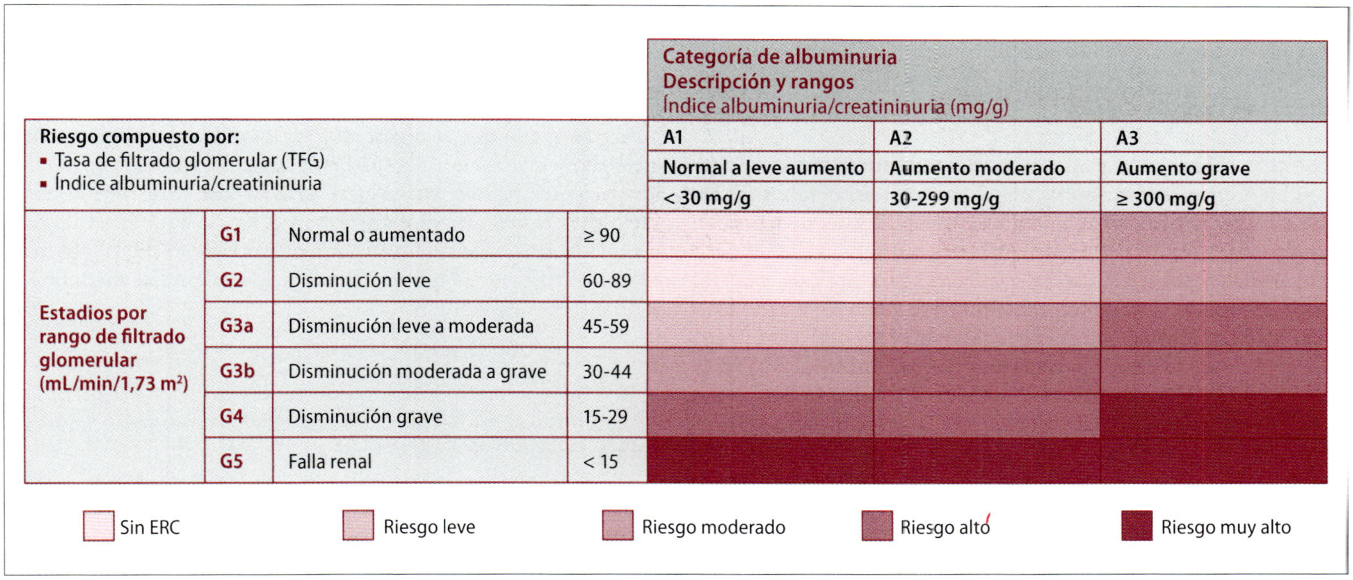

Figura 72.1 Clasificación y grados de riesgo de la enfermedad renal crónica (ERC) con base a la combinación entre la tasa de filtrado glomerular (TFG) y la albuminuria.

pared del capilar glomerular y ocurren a expensas del aumento del flujo sanguíneo renal. Se genera así un efecto sinérgico entre la presión transmural ejercida sobre la pared del capilar glomerular dilatado y los daños inducidos por una mayor presión hidrostática en su interior. Asimismo, esto es exacerbado por el incremento en la producción de diversas citoquinas, agentes vasoactivos y factores de crecimiento (angiotensina II y endotelina 1, factor de crecimiento insulina símil, factor transformador del crecimiento, factor de crecimiento de los fibroblastos [FGF] y factores de agregación plaquetaria). Dos de estos factores resultan determinantes en la evolución a la ERC. Por un lado, el FGF posee un potente efecto fibrogénico y estimula la síntesis de todas las proteínas de la matriz extracelular; por el otro, la angiotensina II ejerce un papel crítico al modificar el tamaño y selectividad del poro del capilar glomerular y promover una mayor adhesión de moléculas al endotelio (disfunción endotelial), que resulta en la generación de citoquinas proinflamatorias y estrés oxidativo. Asimismo, cabe destacar que la angiotensina II induce la vasoconstricción de la arteriola eferente, lo que aumenta aún más la presión hidrostática del capilar glomerular.

Como consecuencia de estos eventos, la hipertrofia compensadora (reactiva a la pérdida de la masa nefronal) aumenta la superficie de los glomérulos remanentes. La TFG por unidad nefronal aumenta, con un esperable incremento de la presión hidrostática glomerular que condiciona el pasaje de proteínas hacia el mesangio. Esto gatilla la proliferación de las células mesangiales con la expansión mesangial subsecuente, que induce luego la compresión extrínseca y progresiva de los capilares glomerulares e isquemia regional. Se trata del sustento fisiopatológico del desarrollo ulterior de la esclerosis glomerular y la fibrosis intersticial (Tabla 72.3).

Frente a estas alteraciones hemodinámicas e histológicas, numerosos estudios clínicos han demostrado que la magnitud de la proteinuria constituye un marcador pronóstico de gran importancia. De hecho, la mayoría de los procesos renales que evolucionan hacia la ERC se acompañan de proteinuria considerable.

Actualmente, ha cambiado el concepto tradicional de la proteinuria como marcador exclusivo de daño glomerular. Efectivamente, se encuentra demostrado que el paso anómalo de proteínas a través del túbulo proximal induce lesiones específicas. La reabsorción de estas proteínas se acompaña de cambios intracelulares que conducen a la ruptura tubular, lo que estimula la síntesis de diversas citoquinas vasoactivas, proinflamatorias y con propiedades fibrogénicas.

Aspectos relevantes y consecuencias clínicas de la ERC

Si bien las manifestaciones clínicas suelen estar relacionadas con la patología subyacente que dio origen a la ERC, se describen

Tabla 72.3 Alteraciones funcionales en un modelo de hiperfiltración renal

Cambios funcionales	Cambios histológicos
• Aumento del flujo plasmático y del filtrado glomerular por unidad nefronal. • Vasodilatación preglomerular. • Aumento de la presión hidrostática del capilar glomerular y de la fracción de filtración. • Hipertensión arterial sistémica. • Proteinuria progresiva y lesión renal.	• Alteraciones de las células epiteliales glomerulares. • Proliferación de las células y de la matriz mesangial. • Glomeruloesclerosis progresiva. • Dilatación tubular con formación de seudoquistes. • Infiltración celular del intersticio renal, seguida de fibrosis progresiva.

ciertas consecuencias o aspectos relacionados con la condición que implica su establecimiento, donde el desarrollo de hipertensión arterial (HTA), la nutrición, la regulación del metabolismo fosfocálcico y la presencia de anemia resultan aspectos fundamentales.

Asimismo, cabe destacar que el defecto de concentración urinaria que se observa en la ERC, particularmente cuando es secundaria a uropatías congénitas (su causa más frecuente), suele ser la primera manifestación clínica de la enfermedad como enuresis secundaria, nocturia o poliuria. Por lo tanto, se debe prestar particular atención a la presencia de estos indicadores. Por otra parte, la presencia de acidosis metabólica, tanto con anión GAP aumentado como hiperclorémica (*v.* Capítulo 7), puede señalar la reducción de la excreción renal de ácidos o la incapacidad para acidificar la orina (acidosis tubular renal distal o tipo I), respectivamente.

Hipertensión arterial

El desarrollo de HTA se debe, fundamentalmente, a una combinación de mecanismos fisiopatológicos. La reducción de la masa renal funcionante asociada con el compromiso túbulo-intersticial induce el desarrollo de HTA hiperrreninémica. Asimismo, la lesión renal progresiva condiciona una alteración del manejo hidroelectrolítico con la aparición potencial de estados hipervolémicos.

En todo paciente con ERC e HTA debe ponerse especial énfasis en lograr el control adecuado de la presión arterial. Para un análisis detallado del manejo y los objetivos terapéuticos de la HTA se sugiere consultar el Capítulo 50.3.

Nutrición

El estado nutricional previo al inicio de la diálisis (*v.* más adelante) es un factor de riesgo significativo de morbilidad y mortalidad; de hecho, la malnutrición proteico-energética puede ser considerada como una indicación de inicio de la terapia de reemplazo renal (TRR). Existen objetivos claros que debe reunir la dieta de esta población de pacientes, tales como disminuir la acumulación de productos nitrogenados, evitar las alteraciones metabólicas de la uremia, prevenir la desnutrición y retardar la progresión de la ERC (*v.* Capítulo 15).

Aporte calórico-proteico

Las recomendaciones para la ingesta de proteínas (RDA, *Recommended Dietary Allowances*) se encuentran basadas en el promedio del nitrógeno perdido por el individuo en una dieta libre de proteínas + 2 desvíos estándar (para cubrir el 97% de la población), a lo que se añaden 0,2 g/kg/día para salvar las deficiencias de utilización cuando la ingesta calórica es adecuada. En los pacientes pediátricos es necesario incluir el nitrógeno necesario para el crecimiento; por lo tanto, se debe medir el ingreso proteico a través de la eliminación del nitrógeno ureico (N ureico) en la orina de 24 horas, el cual puede calcularse mediante la siguiente fórmula:

Ingreso proteico (g/kg/día) = eliminación del N ureico (g/kg/día) x 0,95 x 6,25

La eliminación del N ureico se calculacomo los gramos de urea urinaria/2,14/kg en 24 horas.

Algunos autores incluyen la eliminación de urea por el tracto gastrointestinal como una tasa fija de 3,1 g/día y se lo suman a los gramos de urea urinaria eliminados en 24 horas; todo esto es dividido por 2,14 (para pasarlo a nitrógeno) y se lo multiplica luego por 6,25 para lograr el equivalente en ingesta de gramos de proteínas por día. Esta estrategia se fundamenta en que, de no incluir la constante de eliminación gastrointestinal de urea (3,1 g/día), se aportarían 9 gramos menos de proteínas por día (3,1/2,4 x 6,25).

Determinadas situaciones clínicas requieren de una intervención nutricional. Por ejemplo, cuando exista constancia de un descenso de peso > 10%, cuando el índice de masa corporal (IMC) sea > percentil 85 o < percentil 5, si el paciente presenta talla baja o al evidenciarse alteraciones metabólicas relacionadas con la desnutrición (anemia, hipoalbuminemia, etc.) (*v.* Capítulo 18). En todos estos casos, las dietas indicadas deben ser hiposódicas, normoproteicas, controladas en hidratos de carbono y bajas en grasas.

En cuanto a la meta calórica, debe aproximarse al 100% de las recomendaciones dietarias para la edad y talla (*v.* Capítulo 15); por otra parte, ante la presencia de indicadores antropométricos o signosintomatología vinculada con la desnutrición se debe alcanzar el 120% de las recomendaciones dietarias.

Aporte de sodio y potasio

Se recomienda aportar una dieta con bajo contenido de sodio (< 6 g/día) o hiposódica (2-3 g/día), y se debe intentar mantener el sodio plasmático cerca de su rango normal (135-145 mEq/L) para estimular el crecimiento. Sin embargo, no se aconseja restringir el aporte de sodio en pacientes con patologías perdedoras de sal o en pacientes con uropatías (principal causa de ERC). Este concepto resulta importante, dado que la uropatía obstructiva o la displasia renal se caracterizan por impedir el mecanismo de concentración urinaria y, ante situaciones que aumentan las pérdidas hidrosalinas (p. ej., vómitos o diarrea), los riñones son incapaces de retener agua libre y concentrar la orina. En consecuencia, los pacientes pueden continuar emitiendo orina aun cuando se encuentran deshidratados, lo que potencia el riesgo de hipovolemia y reagudización del daño renal. Asimismo, como las uropatías son una de las principales causas de ERC en pediatría, es frecuente que el pensamiento casi reflejo asocie la patología renal crónica con la necesidad de una dieta hiposódica. Resulta evidente, entonces, que se debe indicar la dieta adecuada para cada paciente y no se deben generalizar conceptos sin tener en consideración la causa de la ERC.

En cuanto a la ingesta de potasio, se debe restringir cuando la TFG sea menor de 15 mL/min/1,73 m^2, es decir, cuando el paciente se encuentra en estadio 5 de la ERC y tiene indicación de terapia de reemplazo renal (*v.* más adelante).

Aporte hídrico

Los pacientes con ERC no oligúrica deben recibir agua libre con frecuencia, dado que por lo general tienen incapacidad para concentrar la orina y, por lo tanto, tendencia a concentrar el líquido extracelular. Asimismo, el aumento de las kilocalorías metabolizadas por día contribuye con que la diuresis sea mayor. Por lo tanto, debe establecerse una estrategia de aporte que reponga las pérdidas urinarias de agua para prevenir la deshidratación y los estados hipertónicos.

Aporte de calcio y fósforo

En términos generales, deben mantenerse valores normales de calcio para evitar la osteodistrofia renal y la acidosis metabólica; para tal fin, se recomienda el aporte de carbonato de calcio 30-50 mg/kg/día repartidos en 3 tomas diarias, de las cuales alguna debe administrarse junto con las comidas para disminuir la absorción de fósforo (por quelación). Los valores de calcio y fosforo se deben adecuar según los valores de PTH y 1,25 dihidroxivitamina D_3.

Alteraciones del metabolismo fosfocálcico

Vitamina D (1,25 dihidroxivitamina D_3) y parathormona

En condiciones normales, la síntesis de 1,25 dihidroxivitamina D_3 (forma biológicamente activa de la vitamina D) es estimulada por la parathormona (PTH) mediante la estimulación de la enzima 1α-hidroxilasa tubular. La forma activa de la vitamina D estimula tanto la absorción intestinal como la reabsorción tubular de calcio y fósforo. Por su parte, la hipocalcemia y la hiperfosfatemia estimulan la síntesis y liberación de PTH, que favorece la resorción ósea, la reabsorción tubular de calcio y la excreción urinaria de fósforo y de bicarbonato.

En la ERC, la disminución de la concentración plasmática de 1,25 dihidroxivitamina D_3 reduce la absorción intestinal de calcio, lo que genera hipocalcemia y aumento de la síntesis y liberación de PTH. A su vez, cuando la TFG alcanza un valor < 60 mL/min/1,73 m^2 se desarrolla resistencia esquelética a la PTH, lo que contribuye con la hipocalcemia y el desarrollo de hiperparatiroidismo secundario. A esto se añade una menor sensibilidad a los efectos inhibitorios del calcio sobre la secreción de PTH, que favorece el hiperparatiroidismo. Por otra parte, la secreción de PTH aumenta por la hiperfosfatemia en forma independiente de la calcemia y del nivel de 1,25 dihidroxivitamina D_3 (Figura 72.2). Habitualmente, la hiperfosfatemia se observa con una TFG < 30 mL/min/1,73 m^2.

Existen niveles deseados de PTH en la ERC de acuerdo con el grado de compromiso renal (*v.* Figura 72.1):

- Grados 1, 2 y 3: PTH en valor normal.
- Grado 4 (TFG 15-29 mL/min/1,73 m^2) sin TRR: PTH 2-3 veces el valor normal.

Fosfatasa alcalina

Esta enzima refleja la gravedad del hiperparatiroidismo secundario en la ERC, especialmente su fracción ósea, y constituye un marcador de actividad osteoclástica. Aumenta cuando el recambio óseo es alto y disminuye cuando este es bajo. Frecuentemente, su valor se relaciona con el nivel sérico de PTH.

Anemia

La eritropoyesis normal depende de la disponibilidad de eritropoyetina, hierro y otros micronutrientes. A medida que la falla renal avanza, la eritropoyesis disminuye progresivamente, lo que conduce a la aparición de anemia (*v.* Capítulo 47.1). Suele ser normocítica y normocrómica, y de origen multifactorial. Entre sus causas se encuentran la deficiencia relativa de eritropoyetina, la deficiencia de hierro, la vida media acortada de los hematíes, el estado de inflamación crónica, la presencia de cuadros infecciosos eventuales, el hiperparatiroidismo y el déficit nutricional.

Es una complicación frecuente que suele presentarse cuando la TFG es < 60 mL/min/1,73 m^2 en varones y < 40 mL/min/1,73 m^2 en mujeres. El valor del hematocrito se correlaciona inversamente con la función renal, y constituye un factor de riesgo para el desarrollo de hipertrofia ventricular izquierda. De hecho, la combinación de anemia y disminución de los niveles de eritropoyetina empeora la función renal y cardíaca.

Los valores de hemoglobina recomendados en pacientes con ERC oscilan entre 11-12 g/dL. Valores superiores se asocian con mayor mortalidad y no producen una mejoría en la calidad de vida. La anemia grave es frecuente cuando la TFG es < 20-30 mL/min/1,73 m^2.

Actualmente, se sugiere indicar tratamiento con eritropoyetina con una ferritina > 100 mg/dL y una saturación de la transferrina > 20%.

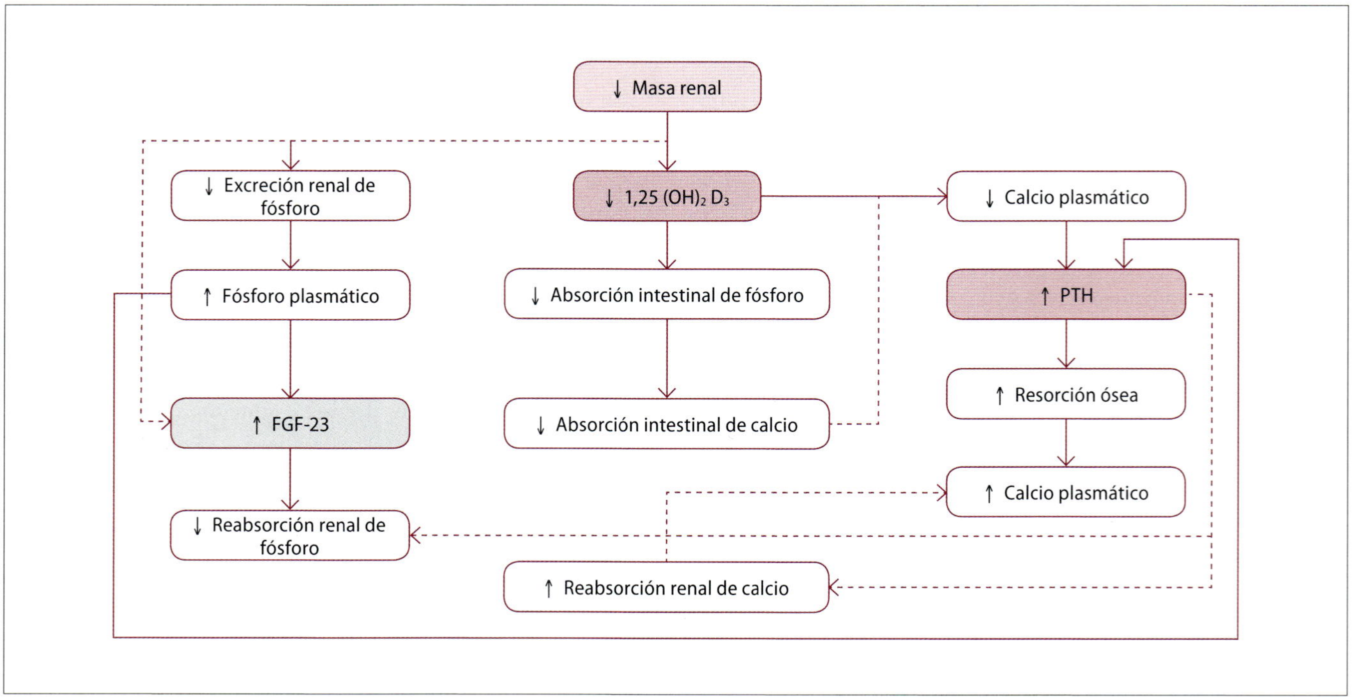

Figura 72.2 Eventos fisiopatológicos relacionados con la alteración del metabolismo fosfocálcico en el desarrollo de la enfermedad renal crónica. FGF: factor de crecimiento de los fibroblastos; 1,25 $(OH)_2$ D_3: 1,25 dihidroxivitamina D_3; PTH: parathormona.

Ingreso a la terapia de reemplazo renal

En términos generales, se sugiere iniciar la TRR en aquellos pacientes con una TFG < 15 mL/min/1,73 m^2 y manifestaciones clínicas asociada con la uremia no corregibles con el tratamiento convencional. Entre estas se encuentran, p. ej., la incapacidad para controlar la volemia o la presión arterial, el deterioro progresivo del estado nutricional, etc. Por lo tanto, cuando la TFG es < 30 mL/min/1,73 m^2 (estadio 4 de la ERC) es momento de preparar al paciente y su familia con información referente a las distintas modalidades dialíticas (diálisis peritoneal, hemodiálisis) para que se familiaricen con estas modalidades, y planificar el momento adecuado para la realización de la fístula arteriovenosa (en caso de que la modalidad elegida sea la hemodiálisis) o la colocación del catéter de diálisis peritoneal para la modalidad continua ambulatoria (DPCA).

Asimismo, determinados grupos de pacientes como los diabéticos (de larga evolución con mal control metabólico) o los portadores de una cardiopatía congénita o adquirida, podrían incluso comenzar con cifras de TFG > 15 mL/min/1,73 m^2. Entre las indicaciones clásicamente descritas en la literatura científica se pueden mencionar las siguientes:

- Indicaciones absolutas: pericarditis, neuropatía y encefalopatía avanzada, sobrecarga de volumen refractaria al tratamiento médico, HTA grave, diátesis hemorrágica, náuseas y vómitos persistentes, acidosis metabólica o hiperpotasemia refractarias al tratamiento médico.
- Indicaciones relativas: anorexia, astenia, debilidad, desnutrición, mal progreso pondoestatural, restricción proteica, disminución de la memoria y la atención, depresión, prurito grave y síndrome de pies inquietos.

En todos los casos, siempre debe iniciarse con una TFG < 8-10 mL/min/1,73 m^2.

Pronóstico

La progresión de la ERC se encuentra determinada por el tipo de patología subyacente y por la ausencia o presencia de comorbilidades como determinantes genéticos, enfermedades sindrómicas, hipertensión arterial, obesidad, dislipemia, diabetes o la etnia. Asimismo, se debe prestar especial atención al esquema de inmunizaciones, que debe ser completo y adecuado según la edad (Tabla 72.4).

Las intervenciones para retrasar la progresión de la ERC incluyen:

- El control estricto de la PA.
- Disminuir la proteinuria.
- Corregir la anemia.
- Mantener niveles normales de 1,25 dihidroxivitamina D_3.

Tabla 72.4 Conceptos generales de vacunación en la enfermedad renal crónica (ERC)

• En pacientes inmunosuprimidos, evitar el uso de vacunas a virus vivos atenuados. • La vacunas conjugadas y proteicas son preferibles a las vacunas con polisacáridos capsulares. • Los niveles de anticuerpos deberían ser controlados luego de la vacunación. • Los pacientes que reciben anticuerpos monoclonales deben aguardar 6 meses para ser vacunados. • Las vacunas triple viral, antivaricela y antigripal deben ser administradas a los pacientes susceptibles en contacto con pacientes inmunosuprimidos. • Los virus vacunales de la triple viral no se transmiten a los contactos y la transmisión del virus de la vacuna antivaricela es rara. • La vacuna oral contra la poliomielitis esta contraindicada por ser una vacuna a virus vivo (riesgo de transmisión horizontal).

De estas intervenciones, el control de la PA (*v.* Capítulo 50.3) es la única que demostró tener efecto beneficioso para retrasar la progresión de la ERC en niños.

La detección temprana de una excreción alterada de albúmina en pacientes con factores de riesgo o con hallazgos clínicos sugestivos de enfermedad renal se considera como el factor aislado más importante para determinar el avance y la progresión de la enfermedad renal. Como fue mencionado, se debe evaluar en forma conjunta la presencia de albuminuria y la caída de la TFG (*v.* Figura 72.1), dado que juntas poseen mayor valor predictivo tanto de la magnitud de la lesión renal como de su progresión. La albuminuria aislada, sin caída de la TFG ni otras alteraciones del sedimento urinario o anomalías morfológicas renales, debe ser interpretada como un biomarcador de lesión endotelial difusa y de carga ateroesclerótica. La magnitud de la albuminuria no representa únicamente un indicador de la tasa de pérdida de la función renal, sino que además posee valor predictivo para eventos cardiovasculares y cerebrovasculares. Sin la reducción terapéutica de la albuminuria, no es posible reducir significativamente el riesgo de progresión de la ERC, aun en pacientes normotensos. Estos datos sustentan la utilidad clínica de la albuminuria como marcador pronóstico de la progresión de la ERC.

Actualmente, el trasplante renal (*v.* Capítulo 76) se considera el tratamiento de elección en pacientes con enfermedad renal crónica terminal (ERCT), debido a que la sobrevida es superior entre los niños trasplantados. Asimismo, la calidad de vida es mejor luego del trasplante. En la Argentina, con la resolución del INCUCAI (Instituto Nacional Central Único Coordinador de Ablación e Implante) N° 111/05, los pacientes pediátricos pueden ser inscritos en lista de espera de trasplante renal con aclaramiento de creatinina ≤ 15 mL/min/1,73 m^2, aun sin haber iniciado el tratamiento sustitutivo renal (*v.* Capítulo 76).

Calidad de vida

Como cualquier condición crónica, la ERC impacta en la calidad de vida del paciente y su familia. Es frecuente observar estrés psicológico (p. ej., depresión) y social, tanto en los niños como en sus familias. Asimismo, la adquisición de la independencia personal suele verse afectada, y en aquellos pacientes en los que la ERC provoca retraso o alteración del crecimiento o del desarrollo puberal, se puede observar el impacto en la imagen corporal en comparación con sus pares. Para estos niños resulta más dificultoso alcanzar los hitos madurativos y del desarrollo, y suelen observarse pacientes con edad cronológica mayor que la edad madurativa y emocional (dependientes del cuidado de los padres y con dificultades para el autocuidado) o, por el contrario, pacientes de poca edad cronológica con responsabilidades de autocuidado que se adquieren en edades más avanzadas (pacientes emocionalmente más maduros de lo que se observa para su edad cronológica). Esta dificultad continúa en la adultez y los pacientes con falla renal tienen mayor tasa de desempleo y menores ingresos con menor calidad de vida comparados con la población sin ERC.

El impacto de la ERC también afecta a los hermanos del paciente, que frecuentemente se sienten dejados de lado o menos atendidos, por el tiempo empleado de los padres en la atención del niño con ERC.

El abordaje de estos pacientes debe ser integral e incluir el trabajo interdisciplinario que afronte todos estos temas junto con especialistas en salud mental y trabajadores sociales.

Acceda al eBook para consultar la lista de bibliografía. Consulte las indicaciones en la retiración de tapa.

73
Parálisis cerebral

Verónica Schiariti

La parálisis cerebral (PC) es un trastorno del neurodesarrollo de por vida, que afecta la trayectoria del desarrollo y las capacidades funcionales del niño o la niña. Definir un trastorno del neurodesarrollo como la PC plantea un gran desafío, ya que carece de un biomarcador diagnóstico específico, normalmente disponible para otros trastornos biomédicos (p. ej., la diabetes). Así, durante más de ciento cincuenta años se han propuesto varios intentos para definir la PC. En 2007, Rosenbaum y cols. revisaron y actualizaron la definición de PC, ampliando las definiciones de trabajos anteriores, y definieron la parálisis cerebral como sigue: "La PC describe un grupo de trastornos permanentes del desarrollo del movimiento y la postura, que causan limitación de la actividad, que se atribuyen a trastornos no progresivos que se manifestaron en el desarrollo del cerebro fetal o infantil. Los trastornos motores de la parálisis cerebral suelen ir acompañados de alteraciones de la sensación, la percepción, la cognición, la comunicación y el comportamiento, epilepsia y problemas musculoesqueléticos secundarios".

La definición actual de PC ayuda a diferenciar la PC de otras entidades neurológicas, lo cual destaca el impacto funcional de este trastorno. Por ejemplo, esta definición enfatiza que los trastornos subyacentes del movimiento y la postura causan limitaciones en la actividad; por lo tanto, la ausencia de limitaciones en las actividades motoras cotidianas excluye el diagnóstico de PC. La adición de un concepto o construcción funcional a la definición de PC es una contribución importante de esta definición, que guía a los profesionales a abordar no solo las disfunciones musculoesqueléticas subyacentes (deficiencias biológicas), sino también las capacidades funcionales del niño o la niña.

Prevalencia

La PC es la discapacidad física más común en la infancia. Tiene una prevalencia de aproximadamente 1 de cada 500 nacidos vivos, y se estima que a nivel mundial 17 millones de personas tienen PC. En los países occidentales, la prevalencia estimada es de 2-2,5 por cada 1000 niños, la cual se ha mantenido estable durante los últimos cuarenta años. En países de ingresos bajos y medianos la prevalencia de PC es de 2-2,8 por cada 1000 nacidos vivos. En Latinoamérica no hay registros de PC.

En general, un gran número de niños y niñas en todo el mundo, y en Latinoamérica, se ven afectados por la PC. Dada la complejidad de sus trastornos, los niños con PC utilizan a diario múltiples recursos sanitarios y educativos. Las opciones de manejo terapéutico incluyen fisioterapia, terapia ocupacional y del habla, ortesis, modalidades asistidas por dispositivos, intervenciones farmacológicas y procedimientos ortopédicos y neuroquirúrgicos. Obtener una mejor comprensión de las habilidades funcionales y los desafíos que enfrentan los niños y las niñas con PC todos los días es esencial para ayudarlos a alcanzar su potencial funcional, mejorar su calidad de vida y proporcionar los recursos adecuados (Tabla 73.1).

Etiología y diagnóstico

En los países industrializados, los factores causales de la mayoría de los casos de PC no han sido identificados, y se ha postulado que es probable que muchos factores sean de origen prenatal. En los países de escasos recursos, se ha postulado que podría haber muchos factores potencialmente prevenibles que causan la PC, como la asfixia, la meningitis y el paludismo cerebral.

El diagnóstico de la PC se basa en evaluaciones motoras estandarizadas y en la sospecha clínica, en un niño o niña que no está alcanzando los hitos motores acordes a su edad. Actualmente, en la mayoría de los casos, la PC se diagnostica en los primeros 12-18 meses de vida. El diagnóstico precoz y preciso de la PC es crucial para garantizar el acceso a intervenciones tempranas y optimizar los resultados del desarrollo. Actualmente, no existe una cura conocida.

En 2017, Novak y cols. recomendaron pautas para el diagnóstico temprano en los primeros meses de vida, el cual comienza con una historia clínica, neuroimágenes, evaluaciones neurológicas y motoras estandarizadas que muestran hallazgos anormales, indicativos de PC. Esas pautas proponen que se puede diagnosticar PC con precisión antes de los 6 meses, incluso a los 3 meses de edad corregida. Específicamente, combinando la evaluación general del movimientos (GMA, una evaluación del movimiento espontáneo del bebé) y el examen neurológico infantil de Hammersmith (HINE, un examen neurológico estandarizado). La GMA y el HINE pueden realizarse con o sin resonancia magnética cerebral, de acuerdo con los recursos locales y si el estado clínico del paciente lo permite. Los pediatras y los profesionales de la salud deben comprender la importancia de la derivación inmediata y la intervención temprana específica para PC, con el fin de optimizar la plasticidad motora y cognitiva infantil, prevenir complicaciones secundarias y mejorar el bienestar de los cuidadores.

Tabla 73.1 Parálisis cerebral: características generales

- Es un grupo de trastornos que afectan el movimiento y la postura.
- Es la discapacidad física más común en la infancia.
- Uno de cada 500 niños tiene parálisis cerebral en todo el mundo.
- Se estima que casi 17 millones de personas viven con parálisis cerebral.
- Los niños con parálisis cerebral deben recibir apoyo y modificaciones ambientales apropiadas para lograr su potencial funcional.

Presentación clínica de la parálisis cerebral

Las anomalías del sistema nervioso central (SNC) asociadas con la PC pueden producirse en los períodos prenatal, perinatal o posnatal. Los niños nacidos de término representan la mitad de todos los niños o niñas con PC. Las diversas presentaciones clínicas de la PC en niños y jóvenes reflejan las diversas causas y etiologías subyacentes.

Las presentaciones clínicas de la PC dependen de la magnitud, la extensión y la ubicación de la agresión que causa el daño irreversible al cerebro, y de la capacidad del SNC para adaptarse después de la agresión. El espectro de trastornos motores y no motores asociados y la gravedad de la presentación clínica pueden variar, desde problemas motores menores hasta múltiples problemas graves que hacen que el niño sea totalmente dependiente para sus actividades diarias. Específicamente, más del 50% de los niños con PC pueden caminar sin ayuda, mientras que el 25% no puede caminar. El 30% de los niños con PC tienen discapacidad intelectual grave. Los problemas neurológicos son comunes e incluyen deterioro sensorial de los miembros superiores (97%), deterioro de la percepción visual (20%-40%), trastornos convulsivos (35%) e hidrocefalia (9%). La discapacidad del aprendizaje y las limitaciones de la actividad están asociadas con el grado de afectación cerebral. La incontinencia urinaria es común (23,5%) en presentaciones clínicas graves.

La descripción clínica de la PC habitualmente estuvo basada en la distribución anatómica (p. ej., monoplejia, diplejia, hemiplejia, cuadriplejia) o en las anomalías musculares o del movimiento (por ejemplo, espástica, discinética, atáxica o mixta). El diagnóstico clínico de PC generalmente se confirma a la edad de 1-3 años, cuando el niño o niña no alcanza los hitos motores esperados. Sin embargo, en presentaciones clínicas menores, la PC podría no ser diagnosticada hasta que el niño alcance la edad escolar. Por el contrario, un niño con una presentación grave puede ser diagnosticado tempranamente en la infancia (6-12 meses).

Usando un enfoque basado en habilidades o capacidades, en los países de ingresos altos puede resumirse el espectro de presentación clínica de niños y niñas con PC de la siguiente manera: dos de cada tres niños con PC caminarán, tres de cada cuatro hablarán y uno de cada dos tendrá habilidades sociocognitivas al mismo nivel que las de sus compañeros. La Tabla 73.2 muestra un resumen de las capacidades de niños y niñas con PC, usando un lenguaje positivo, basado en habilidades.

Tabla 73.2 Parálisis cerebral: enfoque basado en habilidades o capacidades y en el marco de los derechos humanos

- Dos de cada 3 niños y niñas con PC pueden caminar.
- Tres de cada 4 niños y niñas con PC pueden hablar.
- Nueve de cada 10 niños y niñas con PC tienen disminución visual leve.
- Uno de cada 4 niños y niñas con PC tiene dolor crónico.
- Uno de cada 2 niños y niñas con PC tiene capacidades intelectuales típicas de la edad.
- Tres de cada 4 niños y niñas con PC no tienen epilepsia.
- Tres de cada 4 niños y niñas con PC tienen comportamientos típicos de la edad.
- Tres de cada 4 niños y niñas con PC no tienen incontinencia urinaria.
- Todos disfrutan jugar.
- Todos tienen derecho a una educación inclusiva.
- Todos tienen derecho a plena participación social.

Clasificación de las capacidades motoras y de comunicación en niños y niñas con parálisis cerebral

Se han desarrollado y validado numerosas herramientas para medir y clasificar las habilidades motoras gruesas y finas. Una de estas herramientas, la Medida de la Función Motora Gruesa (GMFM), se desarrolló para el uso clínico y evalúa el cambio en la función motora gruesa en niños y niñas con PC. Los elementos del GMFM abarcan desde actividades para acostarse hasta habilidades para caminar, correr y saltar. Además, se han desarrollado cuatro herramientas de clasificación (Tabla 73.3):

1. El Sistema de Clasificación de la Función Motora Gruesa (GMFCS), creado por Palisano y cols., propone la categorización de la función motora gruesa en base a las habilidades para caminar y sentarse y en la necesidad de asistencia. Específicamente, el GMFCS describe la función motora gruesa de niños, niñas y jóvenes con PC en un sistema de clasificación de cinco niveles. El enfoque del GMFCS es determinar las habilidades y las limitaciones en la función motora gruesa evaluando si el niño o niña puede sentarse, caminar y usar una silla de ruedas (si corresponde). El énfasis está depositado en el desempeño habitual en el hogar, la escuela y la comunidad (por ejemplo, lo que hacen los niños). Los niños que tienen problemas motores similares a los clasificados en el nivel I generalmente pueden caminar sin restricciones, pero tienden a tener limitaciones en algunas de las habilidades motoras más avanzadas. Los niños y las niñas con PC cuya función motora se ha clasificado en el nivel V generalmente tienen una capacidad muy limitada para moverse, incluso con el uso de tecnología de asistencia.
2. El Sistema de Clasificación de Habilidades Manuales (MACS), creado por Eliasson y cols., describe las habilidades motoras finas de niños, niñas y jóvenes con PC, organizadas en una clasificación de cinco niveles. Los niños clasificados en el nivel I generalmente pueden realizar tareas manuales difíciles con bastante rapidez y precisión. Los niños cuya función motora fina se ha clasificado como nivel V suelen tener muy poca capacidad para manejar objetos y requieren asistencia total.
3. La escala de Función Motora Fina Bimanual (BFMF), creada por Beckung y Hagberg, también describe las habilidades motoras finas, pero evalúa las habilidades bimanuales y asimétricas, y clasifica las habilidades en un sistema de clasificación bimanual de cinco puntos. Los niños que pueden manipular sin restricciones se clasifican como nivel I, y los niños que solo pueden sostener objetos se clasifican como nivel V.
4. El Sistema de Clasificación de Funciones de Comunicación (CFCS), creado por Hidecker y cols., ha sido desarrollado para categorizar el desempeño comunicativo diario en niños y niñas con PC. El CFCS clasifica las habilidades de comunicación en una escala de cinco puntos desde el nivel I (más capaz) al nivel V (menos capaz). Los niños que pueden enviar y recibir información con personas familiares y desconocidas de manera efectiva y eficiente se clasifican como nivel I; por el contrario, los niños que rara vez envían y reciben información, incluso con personas familiares, de manera efectiva se clasifican como nivel V.

Hasta hace poco, la mayoría de las herramientas para niños y niñas con PC se centraron en áreas motoras, de comunicación y de deglución. En su mayor parte, estas herramientas no incluyen el rol de los factores ambientales y factores personales que pueden facilitar o limitar el funcionamiento cotidiano.

Tabla 73.3 Clasificaciones de la parálisis cerebral (PC)

Tipo motor	Los tipos motores de PC incluyen espástica (85%), discinética (7%, que incluye distonía y coreoatetosis), atáxica (4%) e hipotónica (3%). Actualmente, se encuentra en discusión si la variante hipotónica es realmente PC.
Topografía	El tipo motor espástico se clasifica topográficamente como unilateral (hemiplejía, 40%-60%) que afecta a un lado del cuerpo o; bilateral, que afecta a ambos lados del cuerpo. La PC espástica bilateral incluye: diplejía (10%-36%), con miembros inferiores más afectados que miembros superiores y; cuadriplejía (24%-31%), con el tronco y las cuatro extremidades afectados. Los tipos motores predominantes discinéticos, atáxicos e hipotónicos no se clasifican topográficamente.
Gravedad motora gruesa	La predicción de la gravedad motora de la PC a partir de los 2 años de edad se establece utilizando el GMFCS, que indica el nivel de función motora gruesa y movilidad de un niño o niña, y las curvas de desarrollo de la función motora gruesa.
Otras clasificaciones funcionales	La función motora fina se clasifica mediante el Sistema de Clasificación de Habilidades Manual (MACS), la Función Motora Fina Bimanual con la escala BFMF, la función de comunicación con el Sistema de Clasificación de Funciones de Comunicación (CFCS), y las funciones deglutorias con el Sistema de Clasificación de la Capacidad de Comer y Beber (EDACS).
Perfil de funcionamiento	La descripción integral del funcionamiento y discapacidad, que incluye los factores ambientales que facilitan el funcionamiento, se describen con los Conjuntos Basicos de la CIF para niños, niñas y jóvenes con parálisis cerebral.

Nutrición y capacidades deglutorias

Los niños, las niñas y los jóvenes con PC pueden tener dificultades para ingerir los alimentos suficientes para crecer y mantenerse saludables, dado que es un desafío mover la boca para comer y beber de manera eficiente. Los movimientos implicados en morder, masticar y deglutir se ven afectados con frecuencia en la PC. En las presentaciones clínicas graves, son frecuentes las infecciones respiratorias a repetición, debido a la aspiración de comidas, bebidas o las propias secreciones. Otra condición clínica asociada con las presentaciones graves es la enfermedad por reflujo gastroesofágico. Se debe tener en consideración que los objetivos de las intervenciones nutricionales son mejorar la calidad de vida, tanto para el niño como para la familia.

En 2020, Ruiz Brunner y cols. describieron el estado nutricional de niños y niñas con PC en la Argentina, y analizaron el riesgo de desnutrición en relación con el nivel de GMFCS. Este estudio transversal recolectó datos de 321 niños (196 varones, 125 mujeres) con PC de 2 a 19 años de edad, provenientes de diecisiete centros de rehabilitación y terapéuticos, de cinco provincias argentinas. El 33,9% de los niños con niveles IV-V presentaron desnutrición grave, el 2,5% sobrepeso y el 2,8% obesidad. En comparación con los niños con niveles I-III de GMFCS, los niños con niveles IV y V presentaron una probabilidad cuatro veces mayor de exhibir desnutrición moderada y catorce veces mayor de tener desnutrición grave. El estudio demuestra la elevada prevalencia de desnutrición asociada con la PC (niveles IV y V de GMFCS) en la Argentina. Asimismo, el riesgo de desnutrición grave aumenta cuando aumenta el compromiso motor grueso.

Recientemente, se creó un sistema de clasificación funcional de las capacidades deglutorias, específico para niños y niñas con PC. Este nuevo Sistema de Clasificación de la Capacidad de Comer y Beber (EDACS), creado por Sellers y cols., describe cinco niveles distintos de capacidad para comer y beber utilizando las características clave de seguridad y eficiencia (*v.* Tabla 73.3). Los niños clasificados en el nivel I comen y beben de forma segura y eficiente. Por el contrario, los niños que no pueden comer ni beber de forma segura se clasifican en el nivel V. En los niños con EDACS nivel V se debe considerar la alimentación por sonda nasogástrica para proporcionar la nutrición.

Se pueden utilizar múltiples enfoques nutricionales en niños con PC que desarrollan retraso del crecimiento, mediante la combinación de pautas nutricionales con intervenciones motoras orales. Se deben evaluar el peso, la talla, el pliegue cutáneo, la ingesta calórica, la duración de las comidas, la posición y la seguridad. La deglución insegura se define por el antecedente de neumonía aspirativa (requerimiento de antibióticos o internación por infección respiratoria), junto con evidencia objetiva de aspiración en la videofluoroscopia de contraste.

La alimentación por gastrostomía puede reducir los episodios de aspiración, pero podría exacerbar la enfermedad por reflujo gastroesofágico. El impacto de los procedimientos antirreflujo (fundoplicatura de Nissen), en conjunto con la gastrostomía, es relativamente desconocido. La eficacia de cualquier intervención nutricional debe determinarse mediante un seguimiento nutricional periódico y regular. El modo de administración del soporte nutricional depende del estado nutricional del niño, la capacidad para consumir cantidades adecuadas de alimentos y líquidos por vía oral, y el riesgo de aspiración pulmonar. Siempre que sea posible, el tratamiento de primera línea debe incluir el apoyo nutricional por vía oral, en una posición adecuada y con apoyo físico durante las comidas. Muchos niños con PC tienen asientos personalizados y adaptados, pero pueden requerir un soporte adicional para el cuerpo y la cabeza, con el fin de mantenerlos estables y cómodos, y favorecer una deglución segura. Las modificaciones ambientales y el equipo de apoyo, junto con el uso de cubiertos fáciles de sujetar y manteles antideslizantes, pueden fomentar la independencia y ayuda a los niños y las niñas a alimentarse. Además, las texturas de los alimentos pueden ser modificadas, bajo la guía de un terapeuta nutricional especializado. Esto disminuye el riesgo de aspiración, aumenta la eficiencia alimentaria y reduce la fatiga durante las comidas. Las colaciones poco voluminosas y frecuentes también pueden ser beneficiosas.

Enfoque integral del funcionamiento en niños y niñas con parálisis cerebral

Dados los diferentes enfoques para la evaluación y el tratamiento de los pacientes con PC, y la falta de acuerdo entre la recopilación de datos y su presentación, resulta crucial la adopción de un marco común de referencia y de un lenguaje universal para optimizar la prestación de servicios basados en la mejor evidencia disponible, y para mejorar los resultados funcionales de los niños y las niñas con PC en todo el mundo.

En 2001, en un esfuerzo por estandarizar la descripción de la salud, las habilidades funcionales y las discapacidades de los individuos en el contexto de una condición de salud, la Organización Mundial de la Salud (OMS) creó la Clasificación Internacional del Funcionamiento, de la Discapacidad y de la Salud (CIF) como clasificación de referencia. La CIF enfatiza el componente funcional de la salud y la interacción dinámica con el ambiente o contexto donde la persona vive (*v.* Capítulo 67).

Conceptualmente, el funcionamiento representa lo que una persona realiza o puede realizar todos los días de su vida.

La CIF usa el modelo biopsicosocial. Como puede verse en la Figura 73.1, todos los componentes de la CIF interactúan en forma dinámica. Conceptualmente –en términos de la CIF– funcionamiento incluye los componentes de estructuras y funciones corporales, junto con áreas funcionales incluidas en los componentes de actividades y participación, como actividades de la vida diaria, jugar, ir a la escuela, salir con amigos, participar en deportes adaptados, etc. El modelo de la CIF enfatiza el rol de los factores ambientales y personales, elementos clave que pueden determinar el grado de funcionamiento o discapacidad de un individuo. La Figura 73.1 muestra ejemplos de aplicación de la CIF como marco teórico de referencia para la PC.

La CIF usa un sistema alfanumérico en el cual las letras b, s, d y e son usadas para denotar las funciones corporales, las estructuras corporales, las actividades y la participación, y factores ambientales, respectivamente (*v.* Capítulo 67). El conjunto de códigos alfanuméricos constituye el lenguaje universal de la CIF. La versión pediátrica de la CIF tiene más de mil setecientos códigos alfanuméricos, lo que resulta un desafío para su implementación en la práctica clínica. Por lo tanto, para facilitar la aplicación de la CIF se han desarrollado herramientas basadas en la CIF más cortas y fáciles de usar, los denominados "Conjuntos Básicos de la CIF", que representan listas cortas de categorías de la CIF que cubren las áreas más relevantes del funcionamiento y de la discapacidad, en una condición específica.

En 2014, Schiariti y cols. crearon las primeras herramientas basadas en la CIF para niños, niñas, y jóvenes con PC, para uso internacional, llamadas Conjuntos Básicos de la CIF para niños, niñas y jóvenes con PC. Los conjuntos básicos de la CIF para la PC ofrecen a los profesionales de la salud, de la educación y de los servicios sociales, y a los usuarios de estos servicios, un marco apropiado para explorar el funcionamiento y la discapacidad con los fines de guiar la evaluación, el tratamiento, y el planeamiento de políticas sanitarias en un contexto global. Como se muestra en la Tabla 73.4, hay cinco conjuntos básicos de la CIF para PC, un conjunto básico completo y común que cubre las edades de 0 a 18 años, y tres conjuntos básicos específicos por edad, que capturan información relevante del desarrollo funcional y de los factores contextuales. Cabe recalcar que la creación de estos instrumentos utilizó una metodología participativa, por la cual expertos internacionales en PC representaron las seis regiones de salud de la OMS y, a su vez, niños, niñas y jóvenes con PC y sus padres fueron invitados a participar de su desarrollo. Para más información sobre la creación de los conjuntos básicos para PC, ejemplos de su aplicación en la práctica clínica y acceso a casos clínicos, consulte la página educativa de la CIF, lidera por la Dra. Schiariti: http://learn.phsa.ca/shhc/icf/.

Usando el marco de la CIF, los conjuntos básicos de la CIF para PC promueven el cuidado centrado en los intereses y las necesidades del niño o niña y la familia, incorporando sus preferencias y los objetivos terapéuticos de sus padres. La mayor contribución de los conjuntos básicos de la CIF para PC en la práctica clínica es que cambia el enfoque de la evaluación de necesidades, desde uno puramente diagnóstico o basado en deficiencias físicas a un enfoque funcional integral, que incluye el desempeño en actividades de la vida diaria (jugar, compartir con amigos, ir a la escuela, etc.) y la inclusión social.

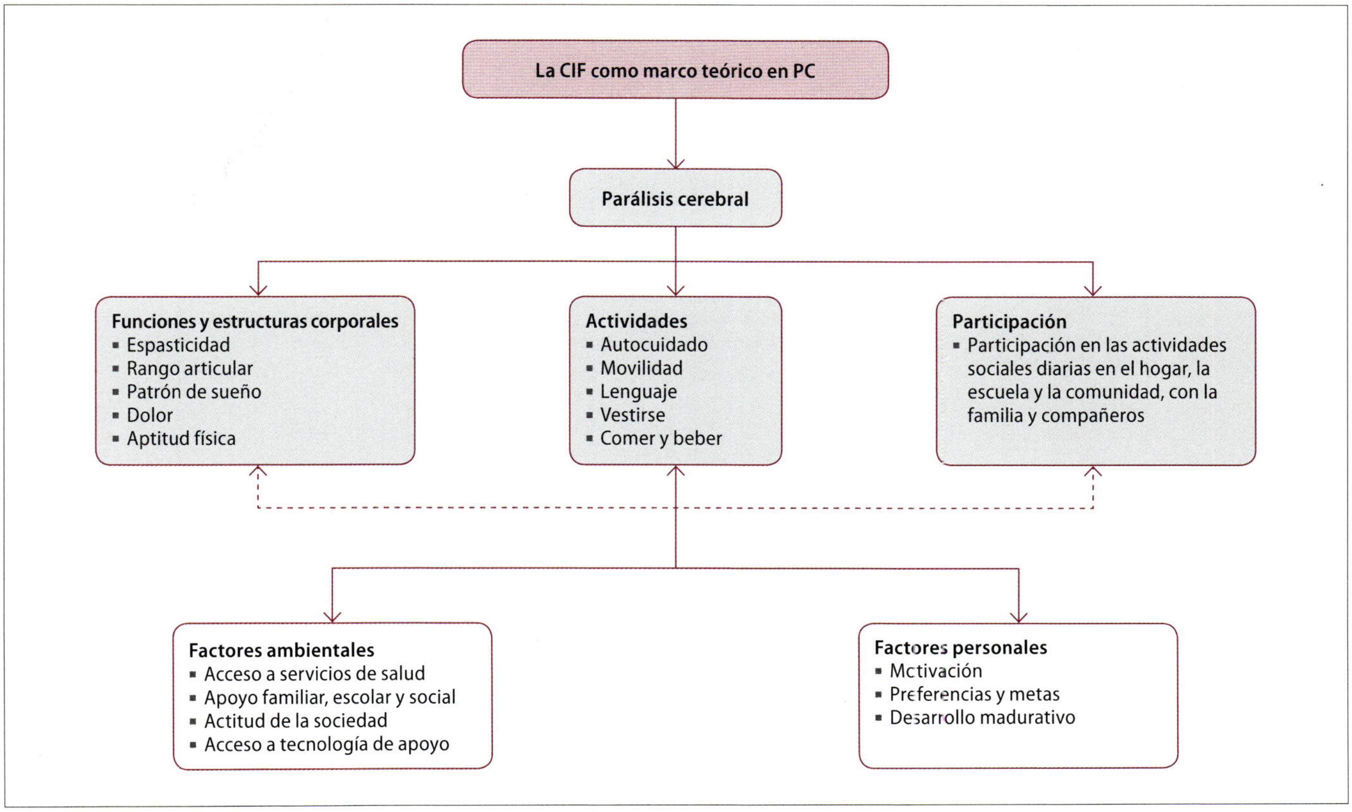

Figura 73.1 Modelo biopsicosocial de la CIF y marco teórico para la PC.

Tabla 73.4 Cinco conjuntos básicos de la CIF para niños, niñas y jóvenes con PC

Completo	▪ 0 a 18 años de edad: 135 categorías CIF
Común (breve)	▪ 0 a 18 años de edad: 25 categorías CIF
Edad (específicos)	▪ Breve (0 a 6 años): 31 categorías ▪ Breve (6 a 14 años): 35 categorías ▪ Breve (14 a 18 años): 37 categorías

La Figura 73.2 describe los pasos para aplicar los conjuntos básicos de la CIF en la práctica diaria. Esta aplicación favorece el trabajo multidisciplinario y estandariza las áreas que evaluar, al utilizar un lenguaje común entre disciplinas –las categorías CIF–, y guía la descripción completa e integral del funcionamiento en el contexto en que el niño o la niña crece y se desarrolla (la casa, la escuela y la comunidad). Los conjuntos básicos de la CIF, y la CIF en general, tienen múltiples aplicaciones. Ambos pueden utilizarse como marcos teóricos, como herramientas educativas, como herramientas de recolección de datos y como método para comparar datos sobre funcionamiento y discapacidad. En particular, los conjuntos básicos permiten la construcción de un perfil de funcionamiento que describe las fortalezas y las limitaciones funcionales de cada niño o niña con PC. En el Anexo 73.1 al final de este capítulo, se muestra un ejemplo de un perfil de funcionamiento, el cual ilustra y resume no solo el impacto de la PC en estructuras y funciones corporales, sino también el impacto sobre actividades de la vida diaria y la participación, y los factores contextuales que favorecen o impiden el funcionamiento óptimo del niño o la niña.

Intervenciones eficaces para la parálisis cerebral

Hay varias intervenciones específicas para minimizar o prevenir las deficiencias secundarias, promover el logro del potencial funcional del individuo y el bienestar de la familia. Según la revisión de Novak y cols. publicada en 2013, las siguientes intervenciones para PC han demostrado ser eficaces:

- Toxina botulínica tipo A (BoNT-A), diazepam y rizotomía dorsal selectiva para reducir la espasticidad muscular.
- Yesos seriados para mejorar y mantener el rango de movilidad del tobillo.
- Vigilancia de la cadera para mantener la integridad de la articulación.
- Terapia de movimiento inducida por restricciones, entrenamiento bimanual, terapia centrada en el contexto, entrenamiento funcional dirigido a metas u objetivos, terapia ocupacional después de la BoNT-A y programas en el hogar para mejorar el desempeño de la actividad motora y el autocuidado.
- Entrenamiento físico para mejorar el estado físico.
- Bifosfonatos para mejorar la densidad ósea.
- Cuidado de la piel para reducir el riesgo de úlceras dérmicas por decúbito.
- Anticonvulsivantes para el manejo de las convulsiones. A pesar de que no hay anticonvulsivantes específicos para la PC, la calidad de la evidencia respalda el uso de los mismos anticonvulsivantes que en poblaciones sin PC. Suelen producirse complicaciones graves por no recibir el tratamiento anticonvulsivante apropiado (*v.* Capítulo 27).

Es importante remarcar que las recomendaciones propuestas por Novak y cols. se basan en la mejor evidencia disponible hasta el momento. Pero el campo terapéutico relacionado con la PC está evolucionando, y nuevos estudios pueden proveer evidencia sobre la eficacia de diversos tratamientos, o mejorar la calidad de la evidencia de tratamientos con más de setenta años de antigüedad (p. ej., la educación conductiva). Las intervenciones integrales son más difíciles de evaluar, dado que son multifactoriales y no hay actualmente herramientas apropiadas para medir el

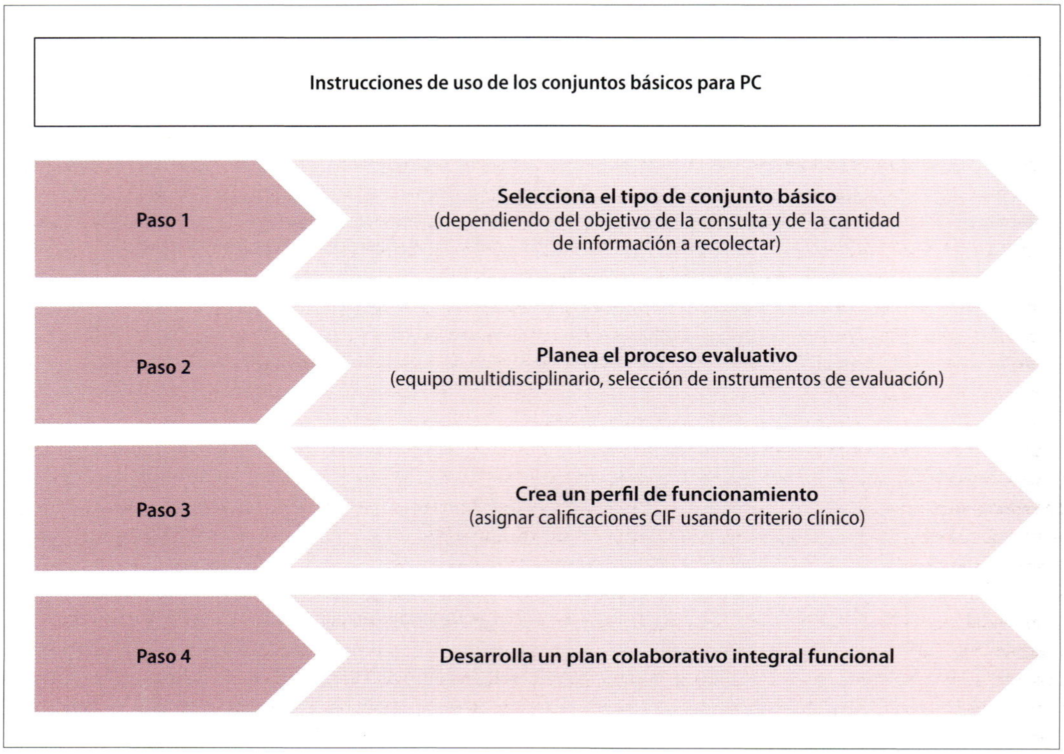

Figura 73.2 Instrucciones de uso de los conjuntos básicos de la CIF para PC.

impacto a largo plazo en niños con PC. Esto repercute en el diseño, la metodología y el rigor científico de los estudios, un tema que en el futuro puede cambiar. Consecuentemente, la evidencia puede cambiar y las recomendaciones actuales necesitarán ser revisadas.

Asimismo, el tratamiento de la espasticidad sigue evolucionando, en particular el relacionado con la toxina botulínica. Con el tiempo, los niños y las niñas con PC y aumento del tono muscular desarrollan problemas secundarios, como contracturas musculares y deformidades óseas, que deterioran su función y que necesitan cirugía ortopédica. Sin embargo, en estos niños o niñas más pequeños, retrasar la cirugía es crucial porque los resultados de las intervenciones quirúrgicas tempranas son menos predecibles, y tienen un mayor riesgo de fracaso y recaída. Dado que el tratamiento con la toxina botulínica reduce el tono muscular de forma selectiva, cuando se inicia a una edad temprana, permite un mejor control motor y un equilibrio muscular en las articulaciones, lo que resulta en una mejor amplitud de movimiento y potencial para fortalecer los músculos antagonistas. Los efectos son aún más obvios cuando la aplicación correcta de la BoNT-A se combina con otras terapias conservadoras, como fisioterapia, manejo ortopédico y yesos. En la actualidad, existe una clara evidencia de que las consecuencias del aumento persistente del tono muscular pueden limitarse aplicando un enfoque de tratamiento integrado multinivel de BoNT-A a corto plazo. No obstante, hay desafíos importantes relacionados con la terapia con BoNT-A. Por ejemplo, cómo seleccionar a los mejores candidatos para esta intervención, la definición de objetivos individuales apropiados, el momento, la dosificación y dilución, la precisión de la técnica de inyección y cómo medir los resultados. Recientemente, Multani y cols. en Australia realizaron una revisión sistemática relacionada con el tratamiento con BoNT-A en PC. De esta revisión se desprende claramente que la inyección de BoNT-A en los músculos grandes de las extremidades superiores e inferiores da como resultado una disminución de la espasticidad, entre los 3 y 6 meses del tratamiento. Estos cambios se notan mediante el uso de herramientas clínicas como la escala Ashworth modificada y la escala Tardieu modificada. La sobreactividad muscular disminuida –causada por la BoNT-A– generalmente da como resultado una mejor amplitud de movimiento en las articulaciones distales. Por un lado, esta revisión encontró que el tratamiento con BoNT-A puede resultar en una mejoría mensurable en la marcha mediante el uso de escalas observacionales de la marcha o el análisis de la marcha, en algunos niños o niñas con PC. Sin embargo, las mejoras en la función de la marcha no siempre se logran y son pequeñas en magnitud y de corta duración. Los autores proponen que algunas de las diferencias en los resultados de los ensayos clínicos con BoNT-A pueden estar relacionadas con el uso de intervenciones complementarias, como yesos seriados, ortesis, férulas nocturnas y fisioterapia intensiva. La mayoría de los resultados se informaron en términos de cambios en el tono muscular, y hubo menos estudios con metodología sólida que informaron mejoras en la función. En los estudios realizados hasta la fecha, rara vez se han informado cambios en áreas relacionadas con las actividades de la vida diaria y la participación. Por otro lado, se ha encontrado evidencia de atrofia muscular después de una inyección de BoNT-A durante tratamientos de al menos doce meses. La atrofia muscular estuvo acompañada de pérdida de elementos contráctiles en el músculo y reemplazo con grasa y tejido conectivo. Actualmente, no se sabe si estos cambios, mediados a nivel molecular, son reversibles. Por lo tanto, se propone revisar los protocolos clínicos y utilizar BoNT-A en niños y niñas con PC de forma cuidadosa, con un control mucho mayor de los efectos sobre el músculo inyectado, para evaluar los beneficios y los daños, tanto a corto como a largo plazo.

Consideraciones en el seguimiento en la comunidad y durante la internación de niños y niñas con parálisis cerebral

Es importante recalcar que todo niño o niña con PC debe realizar los controles de crecimiento y desarrollo, nutrición, audición, visión y vacunación como cualquier niño o niña de su edad, independientemente del nivel de funcionamiento o presentación clínica. Debido al riesgo elevado de luxación de cadera secundaria al aumento del tono muscular, todo niño o niña con PC debe tener un seguimiento longitudinal, y en forma ideal, ser parte de un programa de pesquisa de luxación de cadera para prevenir las complicaciones asociadas, como el dolor crónico en la edad adulta.

Siempre se debe intentar recolectar información directamente del niño o la niña, mantener contacto visual y utilizar un lenguaje apropiado para la edad cronológica. La presencia de una dificultad motora o de un trastorno grave de la comunicación no es sinónimo de gravedad, compromiso intelectual o cognitivo. En caso de que el niño o la niña presente dificultades en la comunicación, los profesionales deben recolectar información de los padres o cuidadores, pero deben tener en cuenta que las opiniones o las preferencias de los padres pueden no coincidir con las opiniones de sus hijos o hijas. El compromiso del equipo multidisciplinario de salud es con el niño o la niña y su familia, siempre respetando sus derechos.

En caso de que el niño o la niña requiera internación, lo cual puede ser frecuente en pacientes con PC y presentaciones clínicas graves, deben tenerse en cuenta las infecciones respiratorias por microaspiración de secreciones o alimentos como causa de fiebre prolongada. Las complicaciones más frecuentes relacionadas con la alimentación por sonda nasogástrica pueden incluir constipación, vómitos o regurgitación, diarrea o aumento excesivo de peso. Para tratar la constipación, se debe asegurar que la ingesta dietética de fibra y líquidos sea la adecuada. Asimismo, la suplementación con fibra puede resultar de utilidad; de lo contrario, se debe considerar el uso de medicamentos que regularicen el tránsito intestinal (lactulón, etc.).

En niños con vómitos o regurgitaciones, primero hay que asegurarse de que la sonda se encuentre colocada correctamente. Se debe considerar reducir la velocidad de infusión o administrar cantidades menos voluminosas y frecuentes. Si continúa la mala tolerancia, se puede considerar el uso de una sonda enteral o alimentación pospilórica. Si los síntomas persisten, es probable que sea necesario el tratamiento médico o quirúrgico de la enfermedad por reflujo gastroesofágico.

Es importante recalcar que los pacientes con PC pueden presentar los problemas médicos propios y comunes de la edad, como, por ejemplo, otitis media aguda, apendicitis, faringitis, etc. Por lo tanto, debe realizarse un examen físico completo y descartar estas fuentes de dolor o infección. Es fundamental confiar en el relato de los padres o cuidadores en cuanto a cambios en el estado de ánimo o irritabilidad, posiblemente secundarios a dolor muscular o fracturas espontáneas, dada la osteopenia asociada a la PC. El seguimiento en la comunidad y la continuidad de un plan terapéutico integral y a largo plazo son esenciales para evitar internaciones recurrentes.

Los derechos humanos de niños y niñas con parálisis cerebral

El rol del equipo multidisciplinario ante un niño o una niña con una condición crónica de salud, en este caso la PC, incluye no solo la prevención y la promoción de la salud, el diagnóstico precoz, la educación y la rehabilitación, sino también el rol fundamental de abogar por el cumplimiento de los derechos humanos del niño o la niña, detallados en la Convención de los Derechos del Niño de las Naciones Unidas. Específicamente, el equipo de salud debe involucrarse en fomentar que los niños y las niñas con PC tengan acceso a servicios de salud y rehabilitación adecuados, acceso a una educación inclusiva, a la recreación adaptada, a la plena participación, a ser escuchados, a la no discriminación y a la seguridad social, entre otros.

Anexo 73.1

Perfil de funcionamiento de una niña con PC utilizando el conjunto básico común de la CIF para PC

Funciones corporales			Deficiencia				
			0	1	2	3	4
b117	Funciones intelectuales						
b1301	Motivación						
b134	Funciones del sueño						
b140	Funciones de la atención						
b167	Funciones mentales del lenguaje						
b210	Funciones visuales						
b280	Sensación de dolor (G)						
b710	Funciones relacionadas con la movilidad de las articulaciones						
b735	Funciones relacionadas con el tono muscular						
b760	Funciones relacionadas con el control de los movimientos voluntarios						
Estructuras corporales			**Deficiencia**				
			0	1	2	3	4
s110	Estructura del cerebro						
Actividades y participación			**Dificultad**				
			0	1	2	3	4
d175	Resolver problemas	D					
		C					
d230	Llevar a cabo rutinas diarias (G)	D					
		C					
d350	Conversación	D					
		C					
d415	Mantener la posición del cuerpo	D					
		C					
d440	Uso fino de la mano	D					
		C					
d450	Andar (G)	D					
		C					
d460	Desplazarse por distintos lugares	D					
		C					
d530	Higiene personal relacionada con los procesos de excreción	D					
		C					
d550	Comer	D					
		C					
d710	Interacciones interpersonales básicas	D					
		C					
d760	Relaciones familiares	D					
		C					
d820	Educación escolar	D					
		C					
d920	Tiempo libre y ocio	D					
		C					

▶

▶

Factores ambientales		Facilitador					Barrera			
		+4	+3	+2	+1	0	1	2	3	4
e115	Productos y tecnología para uso personal en la vida diaria									
e120	Productos y tecnología para la movilidad y el transporte personal en espacios cerrados y abiertos									
e125	Productos y tecnología para la comunicación									
e130	Productos y tecnología para la educación									
e140	Productos y tecnología para las actividades culturales, recreativas y deportivas									
e150	Diseño, construcción, materiales de construcción y tecnología arquitectónica para edificios de uso público									
e310	Familiares cercanos									
e320	Amigos									
e460	Actitudes sociales									
e580	Servicios, sistemas y políticas sanitarias									
e585	Servicios, sistemas y políticas de educación y formación									

D hace referencia a 'desempeño'; C hace referencia a 'capacidad'.

Acceda al eBook para consultar la lista de bibliografía. Consulte las indicaciones en la retiración de tapa.

Sección 12

Cuidados clínicos del paciente trasplantado

74

Trasplante de células progenitoras hematopoyéticas

M. Fernanda Rivas Pereira

Conceptos generales

Fundamento

El trasplante de células progenitoras hematopoyéticas (TCPH) es el procedimiento que, mediante la infusión de estas células, tiene el objetivo de reconstituir el sistema hematopoyético del paciente. En general, la infusión de células madre o progenitoras hematopoyéticas (CPH) se realiza después de un régimen preparatorio con fármacos o radioterapia, denominado régimen condicionante (RC) o acondicionamiento, diseñado para que se produzcan los siguientes efectos:

- Crear espacio en la médula del receptor.
- Deprimir el sistema inmunitario del paciente, para prevenir el rechazo.
- Erradicar las células malignas de los pacientes con cáncer.

En un sentido amplio, se puede considerar al TCPH como el proceso que se inicia con el RC, el cual consiste en poliquimioterapia asociada o no con radioterapia mieloablativa (si bien en la actualidad se usan regímenes condicionantes pobremente mieloablativos, menos tóxicos, con indicaciones muy precisas y más frecuentes en adultos); continúa con la infusión de CPH (autólogas o alogénicas); seguido del período de pancitopenia profunda, en el cual hay mayor riesgo de infecciones bacterianas, requerimientos transfusionales y donde comienza, en caso de ser alogénico, la profilaxis para enfermedad injerto contra huésped (EICH), y la profilaxis antibiótica y antifúngica (Figura 74.1).

Indicaciones generales

- Tratamiento de neoplasias malignas.
- Reemplazo o modulación de un sistema hematopoyético o inmunitario ausente o disfuncionante.
- Tratamiento de enfermedades genéticas y metabólicas en las que se expresa el producto defectuoso de un gen alterado.

El TCPH busca resolver parcial o totalmente estos problemas, mediante la infusión de células hematopoyéticas provenientes de un donante con expresión génica normal. El avance en el conocimiento de los beneficios de este procedimiento hace que sus indicaciones evolucionen, las que son cada vez más variadas y frecuentes (Tabla 74.1).

Tipos de trasplante

Autólogo

Las células madre hematopoyéticas utilizadas son del propio paciente (recolectadas previamente).

Alogénico

Las células madre hematopoyéticas son de un donante emparentado o no emparentado, y pueden ser o no histoidénticos (igual complejo mayor de histocompatibilidad [HLA]). El trasplante emparentado se denomina "relacionado" o "familiar", y hay diferentes tipos según quién sea el donante:

- Hermanos HLA idénticos: implica identidad completa o total en los HLA de clase I y de clase II. Es el mejor escenario posible. Sin embargo, solo un 25%-30% de los pacientes tienen un hermano con estas características.
- Hermanos u otros familiares no totalmente idénticos.

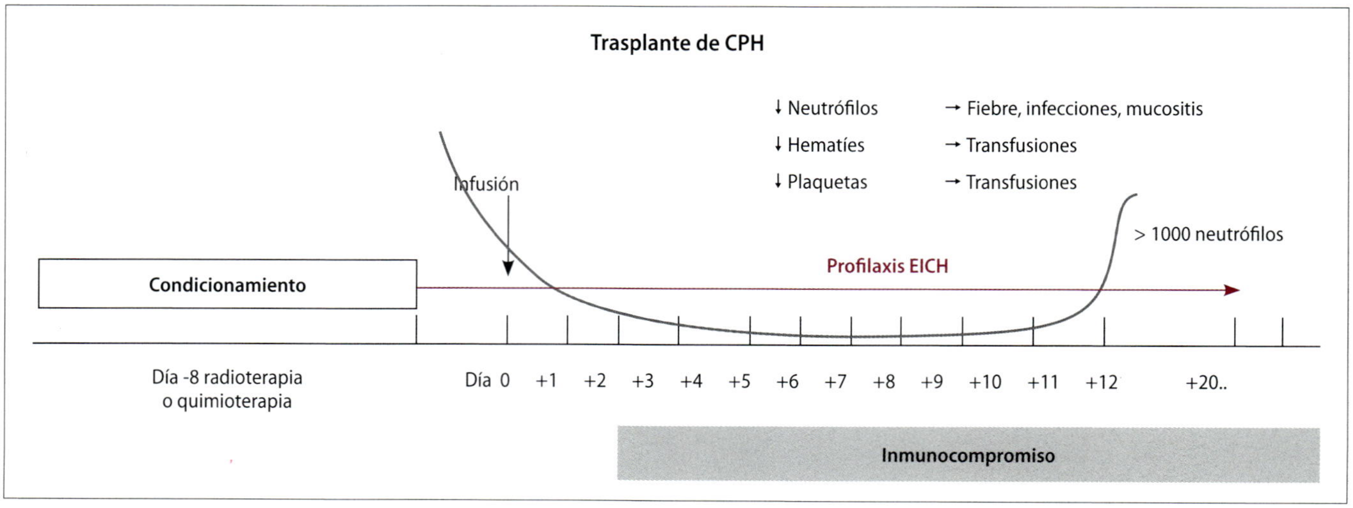

Figura 74.1 Esquema de las fases del TCPH.

Tabla 74.1 Indicaciones de trasplante autólogo y alogénico en pediatría

Neoplasias	Autólogo	Alogénico
Leucemia linfoblástica aguda de alto riesgo		+
Leucemia mieloide aguda	-/+	+
Leucemia mieloide aguda, leucemia mielomonocítica juvenil		+
Tumores sólidos: neuroblastoma, sarcoma de Ewing, tumores neuroectodérmicos primitivos, meduloblastoma, linfomas, tumores del SNC	+	
Otras patologías		
Errores innatos de la inmunidad: inmunodeficiencia combinada severa, síndrome de Wiscott-Aldrich, deficiencias T, linfohistiocitosis hemofagocítica primaria, hemoglobinuria paroxística nocturna, enfermedad granulomatosa crónica		+
Errores innatos del metabolismo: adrenoleucodistrofia, síndrome de Hurler, porfiria, osteopetrosis		+
Talasemia mayor	+/-	+
Drepanocitosis		+
Síndromes falla medular congénita: Fanconi, Blackfan-Diamond, disqueratosis congénita		+
Falla medular adquirida: aplasia medular, mielodisplasia, mielofibrosis		+

Modificado de: Sociedad Argentina de Hematología. Fantl D, et al Guías de diagnóstico y tratamiento: edición 2019. 1º ed revisada. Ciudad Autónoma de Buenos Aires: SAH, 2019.

- Singeneico o isotrasplante: el donante es un gemelo univitelino sano. Es utilizado en patologías no oncológicas como la aplasia medular, donde se observan excelentes resultados, sin el desarrollo de EICH.
- Haploidéntico: el donante es uno de los padres o un familiar del receptor, con el que comparte el 50% del sistema mayor de histocompatibilidad estudiado.

En los trasplantes de donantes no emparentados o no relacionados, los donantes son obtenidos a partir de los registros internacionales de donantes de CPH, y a pesar de poder ser idénticos en todos los *locus* del HLA investigados, pueden presentar mayor riesgo de complicaciones.

Fuentes

Las CPH pueden obtenerse de las siguientes localizaciones:

- Médula ósea (MO).
- Sangre periférica (SP).
- Cordón umbilical (CU).

Cada fuente tiene indicaciones precisas, y es beneficiosa para diferentes tipos de trasplante y de receptores.

El trasplante realizado con células provenientes de la MO posee los riesgos siguientes: tener al donante anestesiado, necesidad de múltiples punciones (sobre todo si hay discordancia de peso entre el donante y el receptor) y una salida de la neutropenia más tardía que con células de SP. Tiene menor riesgo de EICH y es de elección en enfermedades no oncológicas, como la aplasia medular.

El trasplante realizado con células provenientes de la SP se indica para receptores con enfermedades oncológicas. Su recolección es sencilla. Luego de la movilización a la sangre periférica de las CPH mediante el uso de estimulantes de colonias, se realiza el proceso de leucoaféresis, a través del cual se recolecta el número de células mononucleares $CD34^+$ necesarias por kilo de peso para realizar el trasplante. Tiene un efecto injerto contra tumor, mayor que cuando se utilizan células de MO; el injerto es más precoz, lo cual disminuye la incidencia de cuadros infecciosos graves, debido a que se acorta la neutropenia. Como desventaja presenta más predisposición al desarrollo de EICH. Es la fuente más utilizada en la actualidad.

El trasplante realizado con células provenientes del CU tiene como ventaja su disponibilidad. La sangre preseleccionada y congelada es almacenada en bancos de cordón, lista para su uso. La compatibilidad de los HLA no necesita ser tan precisa como cuando se utilizan células de la MO o SP. Presenta menor riesgo de EICH, comparado con otras fuentes. Las desventajas que limitan su uso son la falla del injerto y la menor cantidad de células madre por unidad de sangre de cordón. Esto puede ocasionar un retraso en el injerto, que implica mayor tiempo de pancitopenia grave y, por lo tanto, mayor riesgo de infecciones, requerimientos transfusionales y posibles sangrados. Otra desventaja es el almacenamiento y la viabilidad.

Trasplante autólogo

Se utiliza en el tratamiento de tumores sólidos. En primer lugar, se expone al paciente a altas dosis de quimioterapia asociada o no con radioterapia, para aumentar la destrucción de las células tumorales en áreas donde las dosis estándar de quimioterapia poseen menor penetración, como el sistema nervioso central (SNC). Luego, se infunden las CPH del paciente, almacenadas con anterioridad.

Para que el trasplante autólogo alcance su objetivo, el paciente debe encontrarse en remisión de la enfermedad, o bien haber presentado una respuesta adecuada a la quimioterapia instaurada previamente. En ausencia de estas condiciones, el trasplante aporta escasos beneficios. La meta es alcanzar porcentajes significativos de cura o remisión a largo plazo de la enfermedad, sin efectos tóxicos graves. Los trasplantes autólogos también son utilizados para restablecer el sistema inmunológico en pacientes con enfermedades autoinmunitarias graves, sin bien el trasplante alogénico es de elección.

Las indicaciones actuales para el trasplante autólogo incluyen a pacientes con ciertos tipos de linfomas, neuroblastoma, sarcoma de Ewing y tumores del SNC. Asimismo, las técnicas de este tipo de trasplante son utilizadas para incorporar un injerto de células progenitoras hematopoyéticas autólogas, modificadas genéticamente, con el fin de corregir o mejorar trastornos genéticos (por ejemplo, inmunodeficiencias, trastornos metabólicos y hemoglobinopatías).

Diversos estudios demuestran la utilidad del TCPH autólogo como vehículo de la terapia génica. Esto marca un nuevo rumbo en el tratamiento de distintas enfermedades genéticas, sin las complicaciones del TCPH alogénico. Asimismo, el trasplante autólogo presenta menor mortalidad.

Trasplante alogénico

El abordaje terapéutico del trasplante alogénico para el tratamiento del cáncer incluye la quimioterapia asociada o no con radioterapia en dosis mieloablativas, sumado a la infusión de CPH, que facilita un efecto adicional de injerto contra tumor (ICT) o injerto contra leucemia (ICL). Según la disparidad presente entre el donante y el receptor, el paciente debe recibir diferentes tipos de inmunomodulación, con el fin de que las CPH sean aceptadas por el receptor. Esto implica administrar metotrexate, inhibidores de la calcineurina (ciclosporina, tacrolimus), timoglobulina o ciclofosfamida, según el protocolo que se lleva a cabo, y de acuerdo con la disparidad donante-receptor. El objetivo de inmunomodular el trasplante es minimizar la gravedad de la EICH y preservar el injerto. Durante los últimos años, la identificación de fuentes de células madre distintas de la MO, como las de la SP y el CU, y la posibilidad de nuevos donantes, como los haploidénticos, abrió un panorama con múltiples posibilidades y utilidad clínica. Asimismo, la mayor comprensión del papel del complejo mayor de histocompatibilidad y el desarrollo de métodos moleculares de mayor precisión favorecen una elección de donantes más ajustada. Estos avances, sumados al crecimiento del número de donantes no emparentados en los bancos internacionales, al incremento de unidades de CU y a las mejoras en el procedimiento del trasplante haploidéntico y no relacionado, incrementaron las opciones para realizar TCPH en un mayor número de pacientes, con resultados cada vez más promisorios.

El soporte clínico de los pacientes trasplantados colabora activamente con la reducción de la mortalidad y mejora la sobrevida global (SG). El TCPH se ha convertido en un procedimiento seguro, y actualmente se utiliza en forma temprana en las enfermedades malignas. Las indicaciones de este tipo de trasplante pueden verse en la Tabla 74.1.

De acuerdo con la disponibilidad, los donantes se seleccionan según las siguientes características:

- Edad: se prefiere el donante más joven disponible (mayor de 10 kg).
- Estado del citomegalovirus (CMV): se prefieren parejas donante-receptor con igual condición frente al CMV.
- Compatibilidad con el tipo de sangre del donante.
- Sexo: se eligen donantes varones y mujeres nulíparas.

Evaluación pretrasplante y valoración de riesgos

Si bien el TCPH es un tratamiento potencialmente curativo para enfermedades incurables, tanto durante como luego del trasplante los pacientes pueden experimentar no solo la recurrencia de su enfermedad, sino también una serie de complicaciones clínicas y toxicidades, e incluso la muerte.

La evaluación pretrasplante es realizada por el equipo de trasplante. Debe ser estandarizada formalmente y estar definida por cada institución, de acuerdo con las normativas nacionales vigentes.

La posibilidad de realizar el trasplante depende de las características de la enfermedad, la obtención de un donante, los factores de riesgo y las comorbilidades que presente el paciente. Por este motivo, debe realizarse una historia clínica exhaustiva, que contemple todos los antecedentes patológicos, y los vinculados con la enfermedad que motiva el trasplante. Asimismo, es necesario conocer con detalle si hubo cirugías o catéteres, el estado de vacunación, el tipo de alimentación, infecciones pasadas y cualquier otra condición relevante.

Los estudios pretrasplante incluyen los estudios siguientes:

- Serologías completas.
- Química analítica plasmática, que incluya función hepática y renal.
- Tomografía computarizada de tórax y senos paranasales.
- Valoración cardiológica con electrocardiograma y ecocardiograma.
- Ecografía abdominal.
- Evaluación de la función pulmonar.
- Valoración nutricional, bucodental, infectológica, psicológica y social.

El uso del Índice de Comorbilidad para Trasplante Hematopoyético (ICTH) se encuentra validado para pediatría. Aporta datos fidedignos sobre el riesgo de mortalidad relacionada con el trasplante (MRT), según el puntaje que obtenga el paciente. El ICTH clasifica el riesgo de mortalidad en leve, moderado y grave. Asimismo, brinda información objetiva para la toma de decisiones y permite adaptar el tratamiento según las necesidades del paciente (p. ej., cambio en la elección del régimen condicionante según la comorbilidad que padezca el paciente).

La etapa desde el momento en que se conoce al paciente hasta el inicio del trasplante es un tiempo muy importante en el que se trabaja sobre las condiciones clínicas que el paciente presenta: estado nutricional y bucodentario, infecciones, requerimiento de vacunas, aspecto psicosocial, etc.

Información para el paciente y su familia

Se realiza en la etapa de valoración pretrasplante. La información transmitida debe ser consensuada, clara, lo más completa posible y adecuada para la edad y la capacidad de comprensión del paciente y sus padres. El consentimiento y el asentimiento informado se firman luego de brindar toda la información, cuando el paciente y sus padres comprendan los riesgos y los beneficios asociados con el procedimiento.

El objetivo comunicacional es que tanto el paciente como su familia logren tener claro el procedimiento completo del trasplante; las características, los estudios y los procedimientos en el donante; el RC; la infusión del trasplante; las complicaciones clínicas, y el seguimiento a largo plazo que el paciente requiere para lograr una evolución adecuada.

Internación y cuidados iniciales: días 8-7 pretrasplante

El paciente debe ser internado en un ambiente protegido, en el que se preservan ciertas condiciones necesarias para proceder con la inmunosupresión, y se toman medidas anticipatorias o preventivas:

- Habitaciones con aire filtrado a presión positiva (HEPA): se dispone de filtros especiales que retienen todas las partículas en suspensión (y con ello bacterias, hongos y virus). El aire filtrado se impulsa dentro de la habitación con una presión tal que se establece un flujo continuo desde la rejilla de entrada, situada en el techo, hasta la rejilla de salida, en la parte inferior de la puerta de la habitación. De esta forma, el flujo de aire arrastra toda partícula en suspensión hacia el exterior.
- Higiene: la única medida de eficacia probada es el lavado de manos. Debe realizarlo toda persona que entre en contacto con el paciente, durante todo el procedimiento. El empleo de barbijos quirúrgicos evita la transmisión de infecciones por la vía aérea. Los objetos de uso deben ser higienizados con diferentes antisépticos, indicados según tipos de superficies y materiales.
- Alimentación: se deben administrar alimentos inocuos, con baja carga de microorganismos, preferentemente cocidos.
- Colocación de catéter por punción de 2 o 3 lúmenes. Se recomienda el uso de parches con clorhexidina en el sitio de salida, con recambio semanal, para evitar infecciones.
- Prevención de náuseas, vómitos y gastritis: debido al alto poder emético de las drogas y la radioterapia que se emplean en el RC, antes de su inicio se debe administrar ondansetrón 0,15-0,3 mg/kg/dosis (dosis máxima 16 mg/dosis) (u otro antagonista del receptor de serotonina 5-HT3) y dexametasona

0,3-0,6 mg/kg/día. Algunos pacientes pueden requerir el uso de diversos coadyuvantes (benzodiacepinas, levomepromacina, difenhidramina, etc.) o antagonistas selectivos de la sustancia P o la neuroquinina 1 (aprepitant, fosaprepitant, etc.). El uso de inhibidores de la bomba de protones también se encuentra recomendado.

- Prevención de mucositis oral: se recomienda higiene diaria con enjuagues de clorhexidina no alcohólica. Un buen estado bucodentario previene infecciones potencialmente bacteriémicas, asociadas con la cavidad oral.
- Otras prevenciones: manejo de la hidratación endovenosa según los requerimientos del RC y las posibilidades de ingesta por vía oral.

Régimen condicionante: días 8-7 al 1 pretrasplante

Se basa en la administración de quimioterapia y radioterapia, con el propósito de erradicar o reducir el clon neoplásico que provoca las recaídas, y permitir el injerto de las células hematopoyéticas trasplantadas. Asimismo, disminuye la actividad del sistema inmunitario del paciente, capaz de inducir la falla y el rechazo del injerto.

Durante el período de infusión de las drogas, el paciente debe recibir un aporte controlado de fluidos para mantener un ritmo diurético adecuado. Según el tipo de droga utilizada, puede requerirse hiperhidratación para prevenir ciertos efectos tóxicos (p. ej., la cistitis hemorrágica con el uso de ciclofosfamida). Durante todo el RC los pacientes deben recibir las medidas de prevención de náuseas, vómitos y mucositis descritas en el apartado anterior. Los RC más utilizados en pediatría son los siguientes:

- Radioterapia corporal total (RCT) + ciclofosfamida.
- Busulfán + ciclofosfamida.
- Busulfán + melfalan.
- Carmustina (BCNU) + etopósido (Vp16) + ciclofosfamida.

En los últimos años se han ido modificando los RC, que incluyen nuevos fármacos y nuevas combinaciones en un intento de mejorar la eficacia, sin incrementar la toxicidad.

Día de infusión del TCPH: día 0 del trasplante

Se realiza a las 24-48 horas de finalizado el RC. Se utiliza el producto criopreservado y descongelado a temperatura ambiente (en ocasiones, el producto es fresco). La infusión de las células madre del donante o del propio paciente (en el caso del trasplante autólogo) se efectúa a través del catéter venoso central, de forma similar a una transfusión sanguínea. La duración de la infusión es de aproximadamente una hora (depende del volumen y la tolerancia del paciente), tiempo durante el cual se controlan los signos vitales y la aparición de posibles efectos secundarios.

Habitualmente, la infusión de CPH es bien tolerada. Si las células han estado previamente congeladas, puede haber fiebre y escalofríos, náuseas y vómitos, percepción de un olor desagradable originado por el dimetilsulfoxido (conservante empleado para la congelación), reacciones anafilácticas y hemólisis.

Prevención de infecciones

Los receptores del TCPH tienen alteración de la inmunidad innata y adaptativa, cuya magnitud depende de la enfermedad que origina la necesidad del trasplante, el tratamiento previo y el tipo de trasplante (más leve en los autólogos y más profunda y prolongada en los alogénicos). Siempre es mayor cuanta más disparidad haya entre el donante y el receptor, ya que el tipo de RC resulta más tóxico.

Durante el TCPH, el RC propicia la aparición de lesiones por apoptosis en los tejidos de alto recambio, como las mucosas. La mucositis implica la rotura de las barreras mucosas y la generación de procesos inflamatorios, que favorecen el desarrollo de infecciones graves, particularmente en el estado de inmunosupresión del trasplante.

Gran parte de las complicaciones infecciosas se encuentran causadas por microorganismos endógenos, ya sea por los que colonizan al paciente (principalmente bacterias y hongos), como por la reactivación de infecciones latentes (virales, parasitarias y micóticas).

El uso de profilaxis antibacteriana se encuentra en permanente revisión. Por lo general, se recomienda en el período de neutropenia. La monitorización periódica del CMV y del virus de Epstein-Barr (EBV) por la técnica de reacción en cadena de polimerasa (PCR) favorece la posibilidad de tratamiento en etapas subclínicas de la infección. Asimismo, la búsqueda de galactomananos en suero determina precozmente el riesgo de aspergilosis.

El uso de antifúngicos de amplio espectro, como el fluconazol, el voriconazol y el pozaconazol, se recomienda como profilaxis y prevención de la infección fúngica invasiva, según el tipo de trasplante.

El aciclovir (600 mg/m^2/dosis, 4 veces al día, máximo 800 mg/dosis) puede ser utilizado en la prevención de la reactivación de los diferentes tipos de virus herpes. La infección por *Pneumocystis jirovecii* se puede presentar en todos los pacientes trasplantados, y la profilaxis tiene carácter preceptivo. Se efectúa con trimetroprima-sulfametoxazol 5-10 mg/kg/día.

La aplicación de todos estos recursos se encuentra estrechamente relacionada con la epidemiología y la microbiología de cada centro asistencial, y debe ser analizada y decidida por el equipo de trasplante.

Prevención de EICH

En el trasplante alogénico, desde el día del trasplante (y, en ocasiones, unos días antes) se inicia la administración de una serie de fármacos inmunosupresores que intentan evitar el desarrollo de EICH. Los más empleados son la ciclosporina, el tacrolimus, el metotrexato, el micofenolato mofetil, el sirolimus y la globulina antitimocítica (ATG), los cuales suelen administrarse de a pares (por ejemplo, ciclosporina o tacrolimus + metotrexato o micofenolato). Inicialmente, la administración suele ser endovenosa, la cual se mantiene hasta que se recupera la función medular y resuelve la mucositis oral. Este tratamiento se mantiene durante un período variable, que oscila entre seis meses y dos años, según el tipo de trasplante y el estado de la enfermedad de base.

Día 1 pos-TCPH hasta el alta de la internación (aproximadamente 15-30 días)

En este período, se observan las complicaciones asociadas con la aplasia, la mucositis y las toxicidades específicas del RC. En los regímenes más aplasiantes, el paciente desarrolla anemia, plaquetopenia e infecciones, resultado de la neutropenia grave y las condiciones que las predisponen, como la mucositis, el uso de catéteres, las infecciones y las comorbilidades previas. Se deben administrar factores estimulantes de colonias con el fin de acortar los días de neutropenia. Las transfusiones de glóbulos rojos y plaquetas se emplean de acuerdo con el requerimiento clínico.

En este período, con una frecuencia que oscila entre el 3% y el 40% de los casos, se presenta el síndrome de obstrucción sinusoidal, tradicionalmente llamado enfermedad venooclusiva hepática. Este cuadro se caracteriza por hepatomegalia dolorosa, ictericia, edemas y retención hidrosalina. Es producido por el daño endotelial de los sinusoides hepáticos. Aparece con más frecuencia tras el trasplante alogénico y tras determinados RC que incluyen irradiación corporal total, ciclofosfamida y busulfán. Su incidencia disminuye si se usan regímenes no mieloablativos, y también se ha demostrado recientemente que la utilización del busulfán a dosis ajustadas disminuye la incidencia. El espectro clínico incluye desde cuadros leves, con ictericia leve y hepatomegalia dolorosa, que resuelve con restricción hídrica en pocos días, hasta cuadros graves e irreversibles, con falla hepatorrenal. Actualmente, se encuentra en revisión el uso de medicación preventiva como el ácido ursodesoxicólico, la heparina y el tratamiento con defibrotide, con resultados promisorios.

Principales complicaciones del TCPH

Se describirán las dos complicaciones más frecuentes: infecciones y EICH. Ambas son causa de MRT y de disminución de la SG.

Infecciones

Son una de las principales causas de morbimortalidad asociada al trasplante, y se describen como causa de muerte en el 20% de los pacientes. Existe asociación temporal entre los diferentes tiempos del trasplante y los agentes infecciosos, estrechamente relacionado con los cambios del sistema inmunitario y el daño tisular que sucede en los diferentes períodos.

Día 0 a 15-30 postrasplante: período de pancitopenia postrasplante precoz

El período desde la infusión hasta la salida de la neutropenia es variable. Depende del tipo de trasplante, la fuente utilizada y qué tan mieloablativo haya sido el RC.

El paciente se encuentra internado, en un ambiente protegido. Presenta la toxicidad asociada al RC, como neutropenia profunda, mucositis (que compromete todo el tubo digestivo) e inmunosupresión. Característicamente, se producen infecciones bacterianas por gérmenes que habitan la piel y el tubo digestivo. Debido al uso generalizado de catéteres y a la profilaxis antimicrobiana, prevalecen tanto las bacterias gram positivas (*Staphylococcus* spp., *Streptococcus* spp. y *Clostridium* spp.) como las gram negativas. La resistencia de gérmenes como la *Stenotrophomona maltophilia* a la mayoría de los esquemas antibióticos empíricos, hace que diferentes grupos de expertos se replanteen el uso de antibióticos profilácticos en períodos de neutropenia prolongada.

El uso de profilaxis antiviral disminuyó la incidencia de estomatitis herpética en esta etapa. Asimismo, con el uso de fluconazol y otros azoles las infecciones fúngicas localizadas (mucositis oral y esofágica), habitualmente causadas por *Candida* spp., han disminuido.

Independientemente del uso de profilaxis, una medida importante para disminuir la mortalidad por infecciones es el tratamiento precoz, por lo que ante la aparición de fiebre, aun en ausencia de un foco infeccioso, es preceptivo iniciar el tratamiento antibiótico de amplio espectro, de acuerdo con las recomendaciones del centro tratante.

Aunque cada vez es menos frecuente, la falla del injerto puede ponerse en evidencia ante la falta de recuperación de la hematopoyesis tras el trasplante (falla primaria) o la pérdida tras la recuperación inicial (falla secundaria). Esta complicación es más frecuente en pacientes con anemia aplásica previamente hipertransfundidos, y cuando se reduce de linfocitos T como profilaxis de la EICH. Se puede tratar con factores de crecimiento hematopoyéticos (G-CSF o GM-CSF) pero puede requerir de un segundo trasplante. La falla de injerto complejiza la resolución de cualquier proceso infeccioso.

Día 30 a 100 postrasplante: período intermedio postrasplante

El período postsalida de la neutropenia se encuentra condicionado por el estado de inmunocompromiso humoral y celular, sumado a la posible aparición de la EICH, la complicación más frecuente en esta etapa. El uso de corticoides en altas dosis para su tratamiento condiciona aún más la inmunosupresión.

Durante este período es cuando suelen presentarse las infecciones virales: CMV, poliomavirus (BK) y EBV. El monitoreo de la carga viral para CMV con técnicas de PCR permite instaurar precozmente el tratamiento específico con ganciclovir o sus derivados. Asimismo, una metodología similar es utilizada para la monitorización del EBV.

En menor medida, en esta etapa pueden producirse infecciones por *Pneumocystis jirovecii*, *Toxoplasma gondii* y *Aspergillus* spp.

Día 100 postrasplante en adelante: período tardío postrasplante

Habitualmente, al alejarse del período peritrasplante, el riesgo de infección disminuye. En esta fase tardía se observa una gran variabilidad individual, que depende de varios factores influenciados por la presencia y la necesidad de tratamiento de la EICH crónica (EICHcr). Es frecuente que los pacientes con EICHcr presenten hipogammaglobulinemia, junto con el déficit de respuesta inmunitaria celular. Las infecciones bacterianas por cocos gram positivos y gérmenes capsulados son frecuentes en estos pacientes, como así también las infecciones virales de la comunidad (adenovirus, herpes simple, parvovirus, varicela-zóster, etc.). Existe mayor riesgo de desarrollar infecciones fúngicas invasivas asociadas con la terapia corticoidea inmunosupresora prolongada.

En ocasiones, los pacientes se vuelven funcionalmente asplénicos después de un TCPH alogénico, por lo que se recomienda el uso de profilaxis antibiótica para gérmenes capsulados mientras dure esta condición.

Vacunación después de un trasplante

Los grupos internacionales de trasplante y enfermedades infecciosas establecieron directrices específicas para la administración de vacunas después de trasplantes autólogos y alogénicos. Esta prescripción está directamente relacionada con la recuperación del sistema inmunitario. El tiempo de recuperación inmunológica varía, pero oscila entre tres y nueve meses después de un TCPH autólogo y entre nueve y veinticuatro meses después de un TCPH alogénico sin EICH.

Es posible que los pacientes con EICHcr activa padezcan una inmunosupresión persistente durante años. Muchos centros realizan el seguimiento de la recuperación de células inmunes después de un TCPH para determinar el riesgo de infección. Las directrices generales recomiendan que los receptores de trasplante autólogo reciban vacunas a gérmenes inactivados a partir de los seis meses de la infusión de CPH, y vacunas a virus vivos veinticuatro meses después del trasplante. Los pacientes sometidos a procedimientos alogénicos pueden comenzar las vacunaciones a los seis meses después del trasplante. Sin embargo, para las vacunas inactivas se recomienda esperar hasta doce meses tras el trasplante. Las vacunas atenuadas se indican veinticuatro meses después del trasplante, y se considerará retrasarlas en aquellos pacientes que permanecen inmunosuprimidos o con EICH activa. Los familiares y los convivientes de los pacientes deben estar siempre vacunados (Tabla 74.2).

Enfermedad injerto contra huésped aguda y crónica

La EICH es la complicación más característica y grave del TCPH alogénico, y es la principal responsable de la morbimortalidad asociada con el procedimiento. Los esfuerzos centrados en las estrategias preventivas, como se describen en el apartado de prevención, intentan evitar las formas de presentación agudas que, a su vez, son las que determinan el riesgo de desarrollar la EICHcr.

Las condiciones de aparición de la EICH fueron descritas por Billingham en 1966, y permanecen vigentes. Estas favorecen la comprensión de la enfermedad:

- El injerto contiene células inmunocompetentes (linfocitos T maduros del donante presentes en el injerto).
- El receptor expresa antígenos tisulares diferentes de los del donante (mayores diferencias antigénicas entre el donante y el receptor aumentan el riesgo de EICH).
- El receptor cursa algún grado de inmunosupresión que lo hace incapaz de generar una respuesta inmunitaria que rechace las células del donante.

El receptor del trasplante sometido al RC, que a su vez desarrolla mucositis e infecciones, libera antígenos proteicos como consecuencia del daño tisular. Estos son degradados luego a péptidos de menor tamaño, que se unen a moléculas HLA de clases I y II, y son reconocidos como ajenos por los linfocitos del donante. A partir de esta instancia, se llevan adelante una serie de procesos proinflamatorios, mediados fundamentalmente por la interleuquina 2. Esto conduce a la activación, diferenciación y migración de los linfocitos T alorreactivos del donante a los órganos blanco del receptor (piel, tubo digestivo, hígado). Hacia estos órganos migran las células mononucleares, fagocitos y neutrófilos que al activarse liberan el factor de necrosis tumoral α, que ocasiona en forma directa e indirecta la citólisis que produce la lesión tisular y el daño de órganos.

Clasificaciones, grados, manifestaciones clínicas y tratamiento de la EICH aguda

Clasificaciones y grados

Según su tiempo de aparición, el grupo de trabajo de Seattle definió clásicamente a la EICH aguda (EICHa) por la presencia de síntomas de alorreactividad (*v.* más adelante) antes del día 100 postraplante, y a la EICH crónica cuando estos síntomas aparecen luego del día 100. Esta clasificación ha quedado en desuso. Actualmente, se definen cuatro categorías de la EICH:

- Clásica: inicio en los días siguientes al injerto de CPH.
- De inicio tardío: posterior al día 100, con clínica de EICHa.
- De superposición o solapamiento: aquella que presenta signos y síntomas relacionados con EICHa y EICHcr al mismo tiempo.
- Crónica: manifestaciones tardías clásicas de EICHcr.

De acuerdo con la magnitud con la que se afecta cada uno de los órganos diana la EICHa, se clasifica en estadios 0 a IV, y se considera grave cuando hay un grado III-IV (Tabla 74.3).

Manifestaciones clínicas

La incidencia de la EICHa es variable, y depende de diversos factores. La disparidad HLA entre el donante y el receptor es el desencadenante principal. También influyen la edad, que sea una donante mujer a un receptor varón, la seropositividad frente algunos virus de la familia herpes, ciertos alelos HLA y diversos factores genéticos aún no completamente dilucidados. Clínicamente, se manifiesta por daño tisular que afecta principalmente tres órganos blancos:

- Piel: es habitual que el primer síntoma sea el prurito; suele ser leve, localizado o generalizado. Luego aparece el exantema eritematoso o eritematopapuloso, que suele comenzar por las palmas, las plantas y la parte superior del tronco y el cuello. Puede extenderse por todo el cuerpo y producir una eritrodermia generalizada, con aparición de ampollas. Si estas abarcan áreas extensas, dejan la piel denudada y se asemejan a

Tabla 74.2 Esquema de vacunación pos-TCPH

Vacuna	Comentario
Neumococo	Esquema secuencial PCV 13–PPVS 23.
Hib	Vacunar en aquellos no inmunizados o con vacunación incompleta según edad.
DPT/DPaT/dT/dTpa	Aplicarse cuando correspondan; la eficacia e inmunogenicidad contra el tétano y difteria en los pacientes con cáncer es baja. Los factores de riesgo para la pérdida de la inmunidad en la leucemia linfoblástica aguda son la enfermedad avanzada y el incremento de la edad.
IPV	Única vacuna antipoliomielítica que pueden recibir estos pacientes y sus convivientes. Debe aplicarse cuando corresponda. Si un conviviente del paciente inmunosuprimido recibe Sabin debe separarse el contacto por un mes.
Hepatitis B	Aplicar al paciente oncológico con serología negativa. La respuesta inmunitaria humoral a la vacuna contra la HB podría ser reducida en aquellos que están recibiendo hemodiálisis o están inmunocomprometidos. En general se utiliza el doble de la dosis habitual pero no es posible realizar una recomendación absoluta en niños con respecto a la dosis utilizada. Debe realizarse control de anti-HBs. Se consideran títulos protectores aquellos ≥ 10 µg/mL; si la respuesta es negativa, aplicar un nuevo esquema (en aquellos inmunocomprometidos utilizar el doble de la dosis para la edad según lo mencionado) y controlar con anti-HBs luego de un mes de finalizado el esquema. Repetir estos controles anualmente mientras persista la inmunosupresión.
Hepatitis A	Vacunar cuando corresponda si el paciente no está inmunizado y es seronegativo. Debe recibir esquema de dos dosis.
Meningococo	Indicada según calendario nacional o en aquellos pacientes con asplenia funcional.
HPV	Considerar en el postratamiento.
Triple viral y varicela	Contraindicadas durante el tratamiento inmunosupresor, generalmente pueden ser administradas luego de tres meses de finalizado este, o luego de seis meses en aquellos pacientes que recibieron tratamiento con factores biológicos antitumorales.

Modificado de: Bazán V, Castellano V, Lamy P, et al. Guías de Vacunación en Huéspedes Especiales. Rev Hosp Niños (Buenos Aires) 2018; 60 (268): 96-110.

Tabla 74.3 Estadios y grados de EICHa

Órgano	Grado	Características
Piel	+	Eritema maculopapuloso < 25% de superficie corporal
	++	Eritema maculopapuloso 25%-50% de superficie corporal
	+++	Eritrodermia generalizada
	++++	Eritrodermia generalizada con vesículas y descamación
Hígado	+	Bilirrubina entre 1-3 mg/dL
	++	Bilirrubina entre 3,1-6 mg/dL
	+++	Bilirrubina entre 6,1-15 mg/dL
	++++	Bilirrubina > 15 mg/dL
Intestino	+	Diarrea 500-1000 mL/día (o 30 mL/kg)
	++	Diarrea 1000-1500 mL/día (o 60 mL/kg)
	+++	Diarrea > 1500 mL/día (o 90 mL/kg)
	++++	Dolor abdominal intenso con o sin íleo

Grado	Piel	Hígado	Intestino	AEG
Grado I	+/++	0	0	0
Grado II	+/++/+++	+	+	+
	+++ aislada		+ por biopsia	
Grado III	++/+++	++/+++	++/+++	++
Grado IV	++/+++/++++	++/+++/++++	++/+++/++++	+++

AEG: afección del estado general.
Modificado de: Sociedad Argentina de Hematología. Fantl D, et al Guías de diagnóstico y tratamiento: edición 2019. 1° ed revisada. Ciudad Autónoma de Buenos Aires: SAH, 2019.

la necrólisis epidérmica tóxica. Los cambios histológicos iniciales característicos son áreas de vacuolización en las capas basales de la epidermis.

- Hígado: produce ictericia por un mecanismo obstructivo, con un aumento marcado de la bilirrubina directa y discreto aumento de las transaminasas. La EICHa hepática puede presentarse al mismo tiempo que las lesiones de la piel, o de forma aislada. Esto dificulta el diagnóstico diferencial con otras entidades, como el síndrome sinusoidal hepático (o venooclusivo), la toxicidad por fármacos, infecciones virales (CMV u otras) o sobrecarga de hierro. Los cambios histológicos se caracterizan por áreas de necrosis de las células de los conductos biliares pequeños e infiltrado linfocítico periductal.
- Tubo digestivo: si bien la descripción característica es la aparición de diarrea acuosa (producto del daño en el intestino delgado), la afectación también puede localizarse en el tracto gastrointestinal superior, por lo que es frecuente la anorexia, con grados variables de náuseas y vómitos. La aparición de dolor abdominal grave, hemorragia digestiva alta o baja, e íleo son indicadores de gravedad.

Tratamiento

A pesar de las medidas profilácticas, la EICHa se presenta en aproximadamente el 25%-40% de los pacientes. El tratamiento inicial se realiza con corticoides en dosis altas (prednisona 2 mg/kg/día) y se nivelan los inhibidores de la calcineurina. Cuando estas medidas fracasan, existen múltiples alternativas terapéuticas, resorte del subespecialista. A pesar de los avances realizados en el último tiempo, la enfermedad injerto contra huésped continúa siendo una causa importante de mortalidad en los trasplantes alogénicos.

El soporte clínico se fundamenta en medidas que tienden a preservar el estado de hidratación, las variables del medio interno, el control de los síntomas y la nutrición. Asimismo, el octreótide puede utilizarse para disminuir la diarrea. En este contexto también se debe jerarquizar la búsqueda sistemática de reactivación de gérmenes, como el CMV.

Generalidades, clasificaciones y manifestaciones clínicas de la EICHcr

Generalidades

La EICHcr es la principal causa de mortalidad tardía no relacionada con recaída en pacientes postrasplante alogénico de CPH, y a su vez es una causa importante de morbilidad. La media de aparición de los síntomas se extiende de los 6 a 18 meses postrasplante. La EICHcr es menos frecuente en niños. El uso de células progenitoras de SP favorece su aparición, al igual que la gravedad de la EICHa previa y la diferencia antigénica donante-receptor.

Según diferentes series, la EICHcr se produce en el 15%-30% de los niños después de un TCPH de un donante familiar histoidéntico, y en el 25%-60% de los niños después de un TCPH de un donante no emparentado. Tiene una patogénesis no completamente esclarecida, en la que participarían mecanismos aloinmunes y autoinmunes.

Clasificaciones

De acuerdo con su relación con la EICHa, se clasifica de la siguiente manera:

- Progresiva: cuando las lesiones de EICHa no desaparecen y progresan a las crónicas.
- Quiescente: cuando luego de curada la EICHa, aparece la crónica.
- *De novo*: cuando se produce sin antecedente de EICHa.

De acuerdo con la extensión, se clasifica en limitada o extensa. Actualmente, se utiliza la clasificación del Instituto Nacional del Cáncer (NIH) con el fin de establecer criterios estándares de diagnóstico. Desde 2005, el NIH agrupa las manifestaciones clínicas en cuatro categorías:

- Signos diagnósticos: manifestaciones que establecen el diagnóstico sin necesidad de otra prueba.
- Signos distintivos: no son suficientes para hacer el diagnóstico. Requieren confirmación mediante otra prueba o compromiso de otro órgano.
- Signos comunes: manifestaciones que están presentes tanto en EICHa como crónica.
- Otras: no específicos de EICHcr; no pueden ser usados para definir el diagnóstico.

Para establecer el diagnóstico de EICHcr se requiere al menos una manifestación clínica diagnóstica o una manifestación clínica distintiva; más una biopsia informada como probable, prueba de laboratorio o prueba que confirme el diagnóstico, en el mismo órgano o en otro.

La clasificación del NIH que combina número, características y gravedad de los órganos comprometidos, define la clasificación de la EICHcr en leve, moderada y grave. Asimismo, resulta orientadora y unifica los criterios diagnósticos y de seguimiento, jerarquiza la necesidad de biopsiar áreas posiblemente comprometidas y brinda lineamientos sobre posibles tratamientos (Tabla 74.4). Los siguientes son factores de riesgo de padecer EICHcr:

- Incompatibilidad de HLA o donante no emparentado.
- Donante de edad avanzada.
- Donante femenino y número de hijos nacidos de la donante.
- Origen de las células madre: las células madre obtenidas a partir de SP presentan un mayor riesgo de producir la EICHcr que las que se obtienen a partir de MO, mientras que las obtenidas de sangre de CU presentan menor riesgo de producir la forma crónica de la enfermedad.
- Antecedentes de EICHa.
- No realizar disminución de linfocitos T en trasplantes dispares.

Manifestaciones clínicas

El cuadro clínico es mucho más proteiforme que la EICHa. Puede comprometer diversos órganos y sistemas. Los más frecuentemente afectados son la piel, la cavidad oral, los ojos, el tubo digestivo, el sistema musculoesquelético, el hígado y los pulmones. Puede presentarse con menor frecuencia en los sistemas hematopoyético e inmunitario, el sistema urogenital, los nervios periféricos y el SNC:

- Piel: es el órgano característicamente más comprometido. Deja de ser roja como en la EICHa y pasa a ser seca, con compromiso esclerodermiforme o, menos frecuentemente, liqueniforme. Las lesiones pueden ser superficiales y comprometer la epidermis, o bien desarrollarse en las capas dérmicas más profundas e involucrar fascias. Son típicas el liquen plano, la esclerosis morfea, la poiquilodermia y el liquen escleroso. El prurito es muy frecuente. Otras manifestaciones son la hiperpigmentación reticulada con áreas de leucomelanodermia. La forma esclerodermiforme diseminada se puede presentar como gotas o placas, con localización en el tronco y en la región proximal de las extremidades. Las lesiones tipo liquen escleroso se localizan principalmente en el cuello y la región superior del tronco, con cierta predilección por sitios con cicatriz (áreas de extracción de catéteres, infección por herpes zóster, BCG, cirugías, etc.). Las lesiones palmoplantares son comunes y pueden presentarse como eccemas, lesiones acrales eritematoedematosas, dolorosas con erosiones y también lesiones símil eritema multiforme. Existen otras manifestaciones atípicas como la leucomelanodermia, las ulceraciones, la esclerodactilia, los cambios ictiosiformes y urticariformes. También es frecuente la presencia de un patrón hiperqueratósico, que en general son placas asimétricas que se localizan en las piernas; pueden adherirse a tejidos profundos. La alopecia parcial o total, sea o no cicatrizal, el encanecimiento y la escasez de cejas, pestañas, vello púbico y cabello; las lesiones ungueales como distrofias, grietas, y onicólisis con pérdida de uñas son lesiones habituales. El compromiso de la piel del pene y de la vagina puede llevar a fimosis y constricción, respectivamente. Las manifestaciones de la EICHcr en piel y faneras son variadas y pueden ser agresivas e invalidantes, lo que altera la calidad de vida de los pacientes que la padecen.
- La boca es uno de los sitios más afectados. Presenta alteraciones de la mucosa oral y los labios, caracterizada por enantema o leucoplasia con atrofia; es frecuente el compromiso de la lengua, la mucosa yugal y las glándulas salivales. Esto favorece la xerostomía, la disgeusia y puede ser el origen de comorbilidades importantes (dolor crónico, alteración de funciones básicas como comer, hablar, el mantenimiento de la salud dental, del pH oral y la acción antiinfecciosa). Las alteraciones escleróticas que afectan la boca son la extensión de la esclerosis cutánea, que puede afectar la apertura bucal, el examen y la higiene oral. Son muy incapacitantes y alteran funciones básicas como masticar, deglutir y hablar.
- Los ojos: la signosintomatología característica es el ojo seco con fotofobia y sensación de cuerpo extraño, eritema y edema. Pueden presentar disfunción de la glándula lagrimal e inflamación conjuntival que puede progresar a la fase cicatrizal con queratoconjuntivitis, blefaritis y queratopatía. Se utilizan pruebas de tinción como la de Schirmer para evaluar la humedad ocular.
- Otras: es frecuente el compromiso del tracto gastrointestinal con anorexia, y la estrechez esofágica es la lesión patognomónica. La manifestación hepática es fundamentalmente colestática, y de no remitir con el tratamiento conduce a la fibrosis con disfunción. La afectación articular y musculoesquelética suele relacionarse con las lesiones dérmicas. Compromete fascias y resulta altamente discapacitante por limitación de la movilidad muscular y articular. El diagnóstico de bronquiolitis obliterante es un marcador de mal pronóstico.

Lo complejo y diverso de las manifestaciones clínicas resalta la importancia de la sistematización y la corroboración del diagnóstico clínico con la toma de biopsias confirmatorias. Esto permite dirigir el tratamiento, el cual se gradúa según la extensión y la gravedad de la EICHcr. Abarca desde tratamientos tópicos, en el caso de EICHcr limitada en ojos y áreas localizadas de piel, a tratamientos inmunosupresores intensivos con el uso de corticoides, inhibidores de la calcineurina y, de acuerdo con el órgano comprometido, micofenolato mofetil y otras alternativas terapéuticas (fotoféresis extracorpórea; PUVA en el caso de lesiones extensas en piel, etc.).

Tabla 74.4 Grados de EICHcr

Leve	Moderada	Grave
• 1 o 2 órganos (excepto pulmón) con índice 1	• 3 órganos con índice 1, o • Al menos 1 órgano con índice 2, o • Pulmón con índice 1	• Índice 3 en cualquier órgano, o • Índice 2 en pulmón
Tratamiento local	Tratamiento sistémico	Tratamiento sistémico

Modificado de: Sociedad Argentina de Hematología. Fantl D, et al Guías de diagnóstico y tratamiento: edición 2019. 1° ed revisada. Ciudad Autónoma de Buenos Aires: SAH, 2019.

Seguimiento a largo plazo

El seguimiento postrasplante es un desafío para el clínico pediatra. Se establece junto con el equipo de trasplante y es necesario conocer en profundidad cada una de las instancias por las que el paciente ha transitado. Las medidas preventivas generales del postrasplante incluyen las que se mencionan a continuación:

- Indicar protección solar en el postrasplante inmediato, y luego en los pacientes que han recibido RCT y presentan riesgo de padecer o están cursando una EICH.
- Favorecer la alimentación saludable y el ejercicio, debido a la mayor prevalencia de sobrepeso y obesidad, dislipidemias y enfermedades cardiovasculares.
- Completar la vacunación de acuerdo con el calendario, en los tiempos validados.

- Continuar con los controles en salud, que incluyan el control clínico, analítico, cardiológico, bucodental, respiratorio (con evaluación funcional), y paulatinamente ir logrando la inserción social y escolar, que permita un adecuado desarrollo psicoafectivo y familiar.

Luego de transitados los dos primeros años, cuando aparecen más frecuentemente las recaídas de la enfermedad que motivó el trasplante, es aún más importante jerarquizar el rol del pediatra de cabecera en el seguimiento conjunto. La mayoría de los receptores de TCPH pediátrico llegan a la vida adulta con logros académicos y laborales similares a la población no trasplantada. En estos pacientes predomina la percepción de buena calidad de vida y crecimiento personal, relacionados con la posibilidad de superar problemas derivados de la experiencia del trasplante. Sin embargo, en algunos pacientes el impacto debido a problemas físicos (infertilidad, retraso del crecimiento, alteraciones de la imagen corporal, etc.) o por requerir medicación crónica los predispone a una mayor vulnerabilidad emocional.

Es necesario jerarquizar la necesidad del seguimiento interdisciplinario, con el foco en el paciente y su familia y con el énfasis puesto en la prevención y la promoción de la salud.

Acceda al eBook para consultar la lista de bibliografía. Consulte las indicaciones en la retiración de tapa.

75
Trasplante hepático

Julián Llera

Los primeros trasplantes de hígado en niños fueron realizados por el Dr. Starzl en el año 1967 en Estados Unidos, mientras que en Europa la historia del trasplante hepático pediátrico comenzó en 1968 con el Dr. Caine, y con el Dr. Otte en 1971.

Desde entonces, y gracias a los avances de las técnicas quirúrgicas, los cuidados perioperatorios, el seguimiento a largo plazo y la aparición de nuevas posibilidades de inmunomodulación, el trasplante hepático (TH) se convirtió en el estándar de cuidado para pacientes con enfermedades hepáticas terminales agudas o crónicas, y en algunas enfermedades tumorales o desórdenes metabólicos.

Las indicaciones y los desafíos técnicos quirúrgicos del TH en pediatría son diferentes de los de los pacientes adultos, lo cual plantea situaciones especiales que tener en cuenta con este grupo etario.

El éxito demostrado y la escasez de donantes hizo necesario desarrollar otras modalidades para acceder a un injerto hepático y poder dar respuesta a la necesidad de trasplante en pacientes pediátricos. Así se desarrollaron las técnicas de donante vivo, las de reducción hepática y la utilización de un donante para más de un receptor.

Los pacientes pediátricos con TH representan un desafío para el pediatra, ya que requieren de cuidados específicos. Esto no ocurre solamente en el proceso de evaluación, cuidados pretrasplante y en el postrasplante inmediato, sino también en el seguimiento a mediano y largo plazo, por la aparición de una nueva morbilidad asociada, fundamentalmente, al uso de inmunosupresión en forma prolongada.

Enfermedades que conducen al trasplante hepático

Las patologías que con más frecuencia llevan al TH se listan en la Tabla 75.1. En pediatría, la principal indicación de TH en todas las edades es la atresia de vías biliares. Más del 80% de los niños con esta patología no sobreviven con su hígado nativo, aun aquellos que son operados antes de los dos meses de vida, pero que igualmente desarrollan deterioro progresivo con evolución a la cirrosis y aparición de hipertensión portal.

Las indicaciones de TH cambian con la edad del receptor. En niños pequeños, la principal indicación son las enfermedades colestásicas, las enfermedades metabólicas y la falla hepática aguda (FHA). En pacientes de 1-5 años, los tumores aparecen como cuarta causa de trasplante. En pacientes mayores, las causas incluyen la cirrosis no colestásica, el daño hepático secundario a drogas y la hepatitis autoinmune.

Diferentes enfermedades metabólicas conducen al TH, ya sea por evolución a la cirrosis (déficit alfa-1 antitripsina), por presentarse como FHA (galactosemia, enfermedad de Wilson), con cirrosis colestásica (fibrosis quística) o por el desarrollo de tumores (tirosinemia).

Tabla 75.1 Indicaciones de trasplante hepático en pediatría

- Colestasis:
  - Atresia de vías biliares
  - Colangitis esclerosante
  - Colestasis asociada a alimentación parenteral
  - Síndrome de Alagille
  - Colestasis intrahepática familiar progresiva
- Enfermedades metabólicas:
  - Deficiencia de α-1 antitripsina
  - Trastornos del ciclo de la urea
  - Fibrosis quística
  - Tirosinemia
  - Enfermedad hepática autoinmune del embarazo (anteriormente, hemocromatosis neonatal)
  - Enfermedad de Wilson
  - Glucogenosis
  - Acidemias orgánicas
  - Hipercolesterolemia familiar
  - Hemofilia
  - Hiperoxaluria primaria
- Tumores:
  - Hepatoblastoma
  - Hepatocarcinoma
  - Hemangioendotelioma
- Falla hepática aguda
- Otras:
  - Cirrosis criptogénica, hepatitis autoinmune, Budd-Chiari, toxicidad por drogas, fibrosis hepática congénita, enfermedad de Caroli, mitocondriopatías

Hay situaciones especiales donde se debe evaluar el trasplante combinado. Por ejemplo, pacientes con intestino corto y daño hepático por alimentación parenteral crónica, candidatos a trasplante de hígado e intestino, o pacientes portadores de oxaluria primaria o enfermedad poliquística renal, quienes deben recibir trasplantes combinados de hígado y riñón. En las dos situaciones con enfermedad renal terminal, el trasplante se realiza para no volver a depositar oxalato en el riñón trasplantado (oxaluria primaria) y por el riesgo de fibrosis hepáticas y lesiones de la vía biliar (enfermedad poliquística renal).

Hay indicaciones particulares donde el hígado no presenta fibrosis, no desarrolla hipertensión portal y además mantiene toda su función de síntesis, excepto por algún defecto enzimático, con expresión clínica que afecta la evolución del paciente, como, por ejemplo, los trastornos del ciclo de la urea o la hemofilia, donde el TH puede ser una opción.

Otro cuadro clínico que implica un desafío en la decisión de realizar el TH es la FHA. En la era previa a la vacuna de la hepatitis A, la presentación como hepatitis fulminante era la causa más frecuente de FHA en la Argentina. Esta etiología prácticamente ha desaparecido, y las causas de FHA pueden ser metabólicas, autoinmunes, por otras infecciones (hepatitis no A o B), tóxicas o proliferativas como el síndrome hemofagocítico. El principal desafío es que muchas de ellas tienen tratamiento, y la indicación de TH debe evaluarse según el balance entre esperar la respuesta al tratamiento específico y el riesgo de las complicaciones de la FHA, fundamentalmente las neurológicas (*v.* Capítulo 49.3).

Evaluación pretrasplante | Indicaciones y contraindicaciones del trasplante hepático

En la evolución de las enfermedades hepáticas pueden aparecer situaciones clínicas que ameritan considerar el TH como solución. En la Tabla 75.2 se muestran las condiciones clínicas que desencadenan esta toma de decisión.

La aparición de eventos que ponen en peligro la vida (sangrados, infecciones recurrentes, encefalopatía), o que comprometen la calidad de vida (desnutrición, falla de crecimiento, fracturas, prurito intenso, fatiga), hacen necesario poner en marcha el proceso de evaluación pretrasplante que tiene los objetivos señalados en la Tabla 75.3.

La evaluación pretrasplante es un trabajo interdisciplinario protocolizado (Tabla 75.4), en la cual se evalúa la situación clínica, nutricional, infectológica y de suficiencia de otros órganos y sistemas. Se realizan estudios vasculares para determinar los desafíos anatómicos que se deberán enfrentar en la cirugía. Es trascendente conocer la situación del receptor con respecto al citomegalovirus (CMV) y al virus de Epstein-Barr (EBV), ya que esto determina estrategias de profilaxis y de vigilancia específicas postrasplante.

Se debe investigar la presencia de dilataciones capilares pulmonares que generan cortocircuitos de sangre no oxigenada que no realiza hematosis. Esto se evidencia con disminución de la saturación de oxígeno, situación que aparece o se acentúa con el paciente de pie, y que se confirma con un ecocardiograma doppler con burbujas.

En pacientes con tumores hepáticos o aquellos con enfermedades metabólicas que asocian tumores, se debe ser muy estricto en la búsqueda del compromiso metastásico extrahepático.

En la Tabla 75.5 se presentan situaciones especiales donde luego de la evaluación surgen contraindicaciones absolutas o relativas.

Luego de definir la indicación y habiendo descartado contraindicaciones, se establece la estrategia de manejo (p. ej., la posibilidad de instaurar tratamiento que pueda retardar o eventualmente evitar el TH) y también se decide cuándo se ingresa al paciente en la lista de espera. En los casos en que sea posible realizar el trasplante con donante vivo relacionado, como se explica más adelante, se comienza con el proceso de evaluación de los potenciales donantes.

Tabla 75.2 Complicaciones en el curso de enfermedades hepáticas que indican el trasplante

- Fracaso de la cirugía de atresia de vías biliares:
  - Colestasis persistente, colangitis a repetición
- Ascitis refractaria al tratamiento
- Peritonitis bacteriana espontánea
- Hiponatremia persistente
- Hipertensión portal:
  - Hiperesplenismo grave
  - Varices esofágicas
- Síndrome hepatorrenal
- Síndrome hepatopulmonar, hipertensión portopulmonar
- Enfermedad ósea, osteodistrofia hepática:
  - Fracturas patológicas
- Mala calidad de vida:
  - Prurito intratable
  - Fatiga y astenia crónica
- Falla de crecimiento
- Daño neurológico progresivo en enfermedades metabólicas

Tabla 75.3 Metas de la evaluación pretrasplante

- Definir la indicación de trasplante
- Definir cuándo colocar en lista de espera
- Identificar tratamientos que puedan retardar o evitar el trasplante
- Sostén y tratamiento de las condiciones que impactan en el postrasplante
- Descartar contraindicaciones

Tabla 75.4 Evaluación pretrasplante

- Equipo interdisciplinario: hepatología, cirugía, terapia intensiva, infectología, hematología, cardiología, neumonología, nutrición, farmacia, hemoterapia, salud mental, servicio social
- Laboratorio: hematológico, función renal, medio interno, metabolismo fosfocálcico, coagulación, serologías (VIH, CMV, EBV, Chagas, hepatitis A, B y C)
- Imágenes: radiografía de tórax, ecografía doppler abdominal, angiografía por tomografía computarizada, eventual angiografía
- Evaluación de sistemas: ecocardiograma con burbujas, examen funcional respiratorio, función renal, evaluación hematológica, descartar estados de hipercoagulación
- Evaluación psicológica: individual y familiar
- Evaluación social

Tabla 75.5 Contraindicaciones para el TH

Absolutas	▪ Cáncer extrahepático ▪ Daño neurológico grave irreversible ▪ Sepsis activa no controlada ▪ Anomalías vasculares ▪ Falla multisistémica con estado funcional terminal de órganos que no pueden reemplazarse con un trasplante combinado
Relativas	▪ Daño neurológico moderado ▪ Enfermedad psiquiátrica ▪ Inmunodeficiencia congénita o adquirida ▪ Situación social

Manejo pretrasplante

Una vez que el paciente está en lista de espera, se mantiene un control estricto en el centro de trasplante y se establecen objetivos de sostén y optimización para el momento de la cirugía. Las metas de esta etapa se detallan en la Tabla 75.6.

Especial cuidado requiere el soporte nutricional. Muchas veces es necesario recurrir a estrategias de soporte nutricional a través de la alimentación por sonda nasogástrica, o aun con alimentación parenteral. La decisión de colocar una sonda nasogástrica debe balancearse contra el riesgo de sangrado digestivo por várices y gastropatía hipertensiva. Esta estrategia permite el goteo continuo de preparados con alta densidad calórica, que evita la distensión gástrica provocada por la ingesta oral, en pacientes que presentan hepatoesplenomegalia, distensión abdominal (por alteración del tránsito y edema de mesenterio) y, frecuentemente, ascitis. Todas estas situaciones provocan una disminución de la capacidad gástrica.

Tabla 75.6 Manejo durante la estadía en la lista de espera

- Nutrición:
  - Aporte calórico: 150% de las calorías basales para la edad
  - Fórmulas con densidad calórica mayores de 1 kcal/mL
  - Aporte proteico: no superar 1,5 g/kg/día
  - Aporte lipídico: ácidos grasos de cadena media y aporte de ácidos grasos esenciales
  - Vitaminas: A, D, E, y K como hidrosolubles
- Hipertensión portal:
  - Prevención de sangrado por várices: bandeo o esclerosis
  - Ascitis: restricción de agua y sodio, diuréticos, optimización de la presión oncótica
  - Hiperesplenismo: ácido fólico, transfusiones
- Infecciones:
  - Alto índice de sospecha y tratamiento empírico de las infecciones hasta resultado de cultivos
  - Profilaxis de peritonitis bacteriana espontánea
- Prevención del síndrome hepatorrenal:
  - Optimización de la perfusión renal: infusión de albúmina, uso cuidadoso de diuréticos
- Prevención de encefalopatía:
  - Antibióticos descontaminantes por vía oral, lactulosa
- Soporte familiar y docencia sobre los cuidados

El paciente en insuficiencia hepática tiene requerimientos calóricos aumentados y se calcula un aporte del 150% de los basales para optimizar la nutrición. Este aporte se debe lograr muchas veces con restricción del volumen y disminución del aporte de sodio, como tratamiento o prevención del síndrome ascítico edematoso. Se diseñan fórmulas con densidades calóricas de aproximadamente 1,5 kcal/mL, con concentración del preparado y agregado de ácidos grasos de cadena media y polímeros de hidratos de carbono. La implementación debe hacerse en forma progresiva para evaluar la tolerancia.

Es necesario, sobre todo en pacientes con colestasis, el aporte de vitaminas liposolubles A, D, E y K en formulaciones hidrosolubles.

Se deben asegurar los aportes de calcio y corregir todos los trastornos del medio interno. Asimismo, se debe evitar la hipopotasemia provocada por el uso de diuréticos, acompañada de alcalosis metabólica, que agrava la toxicidad neurológica del amonio al facilitar el pasaje por la barrera hematoencefálica.

Por otro lado, se ha demostrado que la persistencia de la hiponatremia, una situación frecuente en pacientes en etapa final de su enfermedad hepática (*v.* Capítulo 2), se asocia con aumento de la mortalidad mientras se encuentran en lista de espera.

En esta etapa se debe estar muy atento a la concentración de albúmina, para mantener una adecuada presión oncótica, que previene por un lado la generación de ascitis y edemas, y por el otro asegura un volumen circulante efectivo que sostiene una buena perfusión renal, principal medida de prevención de la instalación del síndrome hepatorrenal (*v.* Capítulo 71). Los pacientes que desarrollan esta situación entran en anuria, y la única forma de revertir y recuperar la función renal es a través del TH.

Se deben evitar concentraciones de albúmina menores de 2,5 g/dL. Esto se logra optimizando la nutrición e infundiendo albúmina a dosis de 1 g/kg en 4 horas, con balance estricto y utilizando furosemida 0,5 mg/kg en la mitad y al final de la infusión.

Otras indicaciones para el uso de albúmina son las siguientes: como reposición en pacientes con ascitis refractaria (aquellos que no responden a la restricción de agua y sodio y al uso de diuréticos), y a quienes se les realiza paracentesis y se extraen volúmenes importantes de líquido ascítico (50 mL/kg, equivalente a 5 litros en un adulto). Además, se utiliza la albúmina como parte del tratamiento inicial de la peritonitis bacteriana espontánea, junto con el uso de antibióticos como aminoglucósidos, piperacilina-tazobactam o ceftazidima, que cubren los gérmenes resultantes de translocación bacteriana desde la luz intestinal.

En la etapa previa al trasplante se debe hacer profilaxis de la encefalopatía hepática. Hay múltiples mecanismos que explican el compromiso neurológico, incluso diferenciando los cuadros de FHA, donde se produce edema cerebral, a diferencia del compromiso crónico donde prevalecen los falsos neurotransmisores y la acumulación de sustancias en el sistema nervioso central. En la fisiopatología del deterioro neurológico, juega un rol importante el amonio. Por esto, los pacientes deben recibir cantidades acotadas de proteínas en la dieta. Además, se indican antibióticos descontaminantes, como la rifaximina o aminoglucósidos por vía oral, que disminuyen la producción endoluminal de amonio por la acción bacteriana. Asimismo, se puede utilizar lactulosa, que al generar un medio ácido en la luz intestinal produce el pasaje del amonio del polo vascular a la luz intestinal, lo que facilita su eliminación. En casos graves que no responden, se pueden utilizar benzoato de sodio y, finalmente, la diálisis.

Se debe actualizar el calendario de vacunas, excepto aquellas con virus atenuados. Se deben resolver los eventuales focos infecciosos con impacto en el postrasplante, como el estado de las piezas dentarias, habitualmente deterioradas en pacientes con colestasis crónica.

Trasplante

Luego de ingresar al paciente a la lista de espera, se utiliza un sistema de clasificación de riesgo que en la Argentina es el PELD (*Pediatric End-stage Liver Disease*), que toma en cuenta la razón internacional normatizada (RIN), la bilirrubina total, la albúmina, la edad (menor de 1 año), y el peso y la talla (menos de 2 desviaciones estándar del percentil 50 para la edad y sexo). Asimismo, se pueden incorporar estados de excepción como la presencia del síndrome hepatopulmonar, hipertensión portopulmonar, enfermedad tumoral y trasplantes combinados de órganos, que priorizan en la lista de espera.

Con el aumento del uso del TH como alternativa para enfermedades hepáticas terminales se produjo una escasez de donantes, fundamentalmente para pacientes pediátricos. Esta necesidad fue parcialmente subsanada con el desarrollo de nuevas técnicas de trasplante, como se describe en la Tabla 75.7.

Así, las técnicas de reducción hepática permitieron, por un lado, la utilización del hígado de donantes mayores para niños pequeños a partir de la utilización de porciones del hígado. Por el otro, fueron condición necesaria para el desarrollo del trasplante con donante vivo relacionado, donde se utiliza el segmento lateral de un donante adulto (habitualmente el padre o la madre).

Se puede utilizar un hígado de donante cadavérico y dividirlo para dos receptores (una técnica que se denomina *split liver*).

Tabla 75.7 Donantes y técnicas quirúrgicas

Donante	▪ Cadavérico ▪ Vivo relacionado
Técnica quirúrgica	▪ Hígado completo ▪ Reducción hepática ▪ *Split liver* ▪ Hígado auxiliar

Otra posibilidad técnica, que se explicita más adelante, es realizar el trasplante de un hígado auxiliar entero o reducido, sin resecar el hígado nativo, en forma ortotópica o heterotópica. Esta técnica, si bien es poco utilizada, se plantea como puente terapéutico en aquellas patologías en las cuales se apuesta a la recuperación del hígado nativo, dependiendo de la etiología del daño.

Los tiempos quirúrgicos consisten en la exéresis del hígado enfermo y la colocación del injerto, que comienza con la anastomosis cava-cava o suprahepático-cava, luego la anastomosis portal y por último la reconstrucción arterial. El último tiempo quirúrgico es la anastomosis biliar. En pediatría, a diferencia de los adultos, en los cuales habitualmente se realizan anastomosis colédoco-colédoco, se utiliza la coledocoyeyunoanastomosis, con técnica de Y de Roux. En los casos de trasplante de niños con atresia de vías biliares previamente operados, se utiliza el asa en Y de Roux previamente confeccionada, para la nueva anastomosis.

A pesar de los avances técnicos y la experiencia acumulada, esta multiplicidad de anastomosis genera riesgo de morbilidad temprana en el postrasplante, habitualmente por complicaciones vasculares, y más tardíamente por las relacionadas con estenosis de la anastomosis biliar.

Postrasplante inmediato

El postrasplante inmediato se cursa en la unidad de cuidados intensivos pediátricos (UCIP). La estancia en esta unidad usualmente triplica el tiempo de estadía habitual del resto de los pacientes, y alcanza 10-15 días de promedio. En esta etapa se debe estar pendiente a los signos de funcionamiento del injerto que se detallan en la Tabla 75.8. Además, se debe vigilar la aparición de complicaciones inmediatas, como las relacionadas con las anastomosis vasculares, para lo cual es necesario el seguimiento cercano con ecografía doppler de vasos hepáticos.

En el posoperatorio inmediato comienza la inducción de la inmunosupresión, como se detalla más adelante. Con respecto a las complicaciones infectológicas, se debe estar atento a aquellas relacionadas con las intervenciones, por ejemplo, accesos venosos centrales, asistencia respiratoria mecánica y la cirugía abdominal con la presencia de drenajes. Usualmente, son infecciones de origen bacteriano.

Otro riesgo es el sangrado asociado al tiempo de recuperación del hígado en su función de síntesis de factores de la coagulación, y a la lesión propia de una gran cirugía.

Seguimiento postrasplante inicial | Primeros tres meses | Complicaciones

El éxito del TH ha permitido la expectativa de una larga sobrevida en pacientes que previamente fallecían de manera temprana por complicaciones asociadas con el compromiso hepático grave.

El avance en las técnicas quirúrgicas y el éxito en el manejo de las complicaciones iniciales han permitido focalizar la atención en el seguimiento a largo plazo.

Los hitos principales en el postrasplante cercano son el manejo de la inmunosupresión y la detección temprana y el tratamiento de las complicaciones (rechazo, infecciones, complicaciones vasculares y de la vía biliar) (Tabla 75.9).

Inmunosupresión y rechazo

La inmunosupresión es fundamental para evitar el rechazo, pero se debe administrar de forma tal de minimizar los riesgos de infecciones, toxicidad y desarrollo de enfermedades

Tabla 75.8 Parámetros iniciales de buen funcionamiento del injerto

- Estabilidad hemodinámica
- Buena respuesta neurológica
- Mejoría continua de la coagulación, mejoramiento de los factores V y VII
- Ausencia de acidosis. Aclaramiento del ácido láctico
- Descenso progresivo de las transaminasas
- Mejoría progresiva de la colestasis
- Adecuada función renal
- Permeabilidad de los vasos hepáticos en las ecografías doppler de control

Tabla 75.9 Complicaciones postrasplante

Vasculares	• Trombosis de la arteria hepática • Trombosis de la vena porta • Budd-Chiari
Vía biliar	• Estenosis de la anastomosis • Colecciones
Inmunológicas	• Rechazo: agudo, crónico, celular, humoral
Infecciosas	• Bacterianas posquirúrgicas • CMV: primoinfección o reactivación • EBV: primoinfección o reactivación
Tumorales	• Enfermedad linfoproliferativa postrasplante

linfoproliferativas. Las drogas inmunosupresoras utilizadas se muestran en la Tabla 75.10.

Se pueden describir dos fases en la inmunosupresión. Una inicial de inducción, seguida de otra de mantenimiento. Con frecuencia es necesario reinstalar estrategias similares a la inducción ante la aparición de rechazos agudos.

La inducción consiste en el uso de pulsos de esteroides en el momento del trasplante, y luego dosis decrecientes hasta pasar al mantenimiento por vía oral. Se utilizan también anticuerpos monoclonales contra el receptor de interleuquina 2 (IL-2) o estrategias de reducción linfocitaria con timoglobulina. Esto último es apropiado para pacientes con alto riesgo inmunológico, enfermedades autoinmunes de base, retrasplante por rechazo, pacientes sensibilizados o trasplantes combinados hígado-riñón. Además, permite introducir en forma más tardía los inhibidores de la calcineurina (IC) utilizados en la fase de mantenimiento de la inmunosupresión, que evitan o disminuyen los efectos tóxicos, sobre todo a nivel renal.

El mantenimiento de la inmunosupresión se realiza con IC (se prefiere el tacrolimus a la ciclosporina, por mayor potencia y menores efectos adversos), asociados con inhibidores de la proliferación como el micofenolato y la azatioprina, o con drogas que actúan inhibiendo el mTOR (*Mammalian Target Of Rapamycin* o blanco de la rapamicina en las células de mamíferos) como el sirolimus.

El rechazo es un evento frecuente y puede impactar en la sobrevida del injerto. La terminología actual define al rechazo mediado por células T (RMCT), que reemplaza al anterior rechazo celular agudo, y el rechazo mediado por anticuerpos (RMA), que reemplaza al rechazo humoral.

El RMCT habitualmente se produce en los primeros meses postrasplante, hasta en el 30% de los pacientes, y se caracteriza por el daño de los conductos biliares, el compromiso endotelial y la presencia de infiltrados de linfocitos en el espacio porta.

Tabla 75.10 Inmunosupresión

Droga	Dosis	Efectos adversos principales
Tacrolimus	0,15-0,2 mg/kg/día cada 12 horas	Nefrotoxicidad, hipertensión arterial, diabetes, cardomiopatía, hipomagnesemia, hiperpotasemia, hipofosfatemia, hipercolesterolemia
Ciclosporina	15 mg/kg/día cada 12 horas	Nefrotoxicidad, hipertensión arterial, diabetes, hipomagnesemia, hiperpotasemia, hipofosfatemia, hipercolesterolemia, temblor, convulsiones, cefalea
Sirolimus	Carga: 3 mg/m^2/dosis Mantenimiento: 1 mg/m^2/día cada 12 horas	Hiperlipemia, aftas orales, proteinuria
Micofenolato	10-15 mg/kg/día cada 12 horas	Diarrea, dolor abdominal, citopenias, hipertensión, hiperglucemia, hipomagnesemia
Corticoides	Dosis inicial 10-20 mg/dosis de metilprednisolona en la reperfusión. Luego, descenso con metilprednisona hasta 0,2-0,3 mg/kg/día por la mañana	Hipertensión arterial, hiperglucemia, aumento de peso, osteopenia, pancreatitis
Anticuerpos monoclonales: alemtuzumab (anti-CD52), basiliximab y daclizumab (antirreceptor IL-2)	–	Hipercolesterolemia, hiperglucemia
Anticuerpos policlonales: timoglobulina	–	Hipertensión arterial, citopenias, cefalea

Se expresa clínicamente con febrícula y cuadro seudogripal, y se detectan alteraciones en el hepatograma, con aumento de enzimas hepáticas y colestasis. Se confirma con la histopatología a partir de la biopsia hepática.

Habitualmente, responde bien al tratamiento, que consiste en el aumento de la inmunosupresión de base para los cuadros leves, y en el uso de pulsos de esteroides en los moderados y graves. Aquellos que no responden pasan a estrategias con reducción de linfocitos como la timoglobulina.

Los RMCT más tardíos, después del tercer mes, tienen peor pronóstico. Son factores de riesgo la menor edad, el antecedente de un RMCT temprano previo o haber llegado al trasplante como consecuencia de una enfermedad autoinmune. En la histología se ven lesiones diferentes: infiltrados plasmocitarios de la interfase y perivenulitis. El abordaje terapéutico es similar al RMCT temprano, moderado o grave.

El rechazo crónico se presenta hasta en el 16% de la población pediátrica. Muchas veces es la evolución de RMCT graves o reiterados, y finalizan con pérdida de conductos biliares y compromiso arterial, sin infiltrados celulares. El tratamiento es el retrasplante.

El rechazo mediado por anticuerpos es un evento raro, aunque el 25% de los receptores desarrollan anticuerpos específicos contra el donante (AED). Debe sospecharse en pacientes con RMCT que no responden al tratamiento. La confirmación histológica requiere de la presencia del marcador C4d (fracción del componente C3 del complemento que permanece en los tejidos por mucho tiempo) en la pared de los vasos, la presencia de AED y descartar cualquier otra etiología de compromiso hepático. No hay mucha experiencia en el manejo de este tipo de rechazo y algunas estrategias se extrapolan, p. ej., del manejo del RMA en pacientes trasplantados renales.

Los casos leves suelen responder a los pulsos de esteroides, mientras que los moderados o graves requieren de estrategias de bloqueo o aclaramiento de anticuerpos (gammaglobulina EV o plasmaféresis) o reducción de linfocitos B (rituximab, bortezomib).

Es recomendable tratar de suspender los esteroides a partir del año del trasplante, sobre todo en niños pequeños, por el efecto deletéreo sobre el crecimiento. Se sugiere mantener el tratamiento con IC (tacrolimus). Los inhibidores de mTOR son una buena alternativa en pacientes que desarrollan síndromes linfoproliferativos.

Complicaciones vasculares

Las complicaciones vasculares se ven con relativa frecuencia en pacientes pediátricos. La trombosis de la arteria hepática (incidencia aproximada del 5%) y de la vena porta (entre el 5% y el 10% de los pacientes trasplantados) son causa de pérdida del injerto cuando se presentan en el postrasplante inmediato. Esto justifica la necesidad del monitoreo continuo de su permeabilidad con ecografía doppler. Las obstrucciones vasculares más alejadas en el postrasplante producen, en el caso de la arteria, daño de la vía biliar, pues se trata de un territorio con irrigación terminal arterial e hipertensión portal cuando el compromiso es de la vena porta.

Se pueden presentar complicaciones en el drenaje venoso del hígado, dependiendo del tipo de anastomosis realizada (cava-cava o de las venas suprahepáticas del donante a la cava). El cuadro clínico es el de un síndrome de Budd-Chiari, y si no se resuelve puede ser causa de pérdida del hígado trasplantado.

Complicaciones de la vía biliar

Las complicaciones de la vía biliar (estenosis, fístulas, formación de bilomas) se observa en el 10% de los trasplantados, con un aumento claro del riesgo en pacientes que reciben hígados reducidos, por las dificultades técnicas de la anastomosis biliar. Siempre que se enfrentan complicaciones biliares se deben descartar alteraciones de la arteria hepática, por lo expuesto previamente con respecto a su irrigación. La aparición de estas complicaciones requiere de instrumentación de la vía biliar por vía percutánea (drenajes, dilataciones, colocación de *stent*).

Complicaciones infecciosas

Las infecciones son la principal causa de mortalidad del TH. Se pueden dividir en tempranas (0-3 meses), intermedias (3-6 meses) y tardías (> 6 meses).

Las tempranas suelen ser de origen bacteriano y se asocian con las maniobras quirúrgicas, mientras que en las intermedias y tardías aparecen las complicaciones virales y por gérmenes oportunistas.

Los altos niveles de inmunosupresión ameritan el uso de profilaxis para el *Pneumocystis jirovecii*, con trimetoprima-sulfametoxazol, durante los primeros 6 a 12 meses postrasplante. Se debe evaluar el uso de nistatina y utilizar aciclovir como preventivos de colonización por cándida y primoinfección o reactivación de virus del grupo herpes, respectivamente.

Especial atención se debe prestar a la situación del donante y del receptor en relación con el CMV. La primoinfección por CMV puede causar hepatitis, predispone a una respuesta inmunológica que afecta el injerto y, habitualmente, genera un compromiso más grave que cuando se trata de una reactivación en un receptor previamente seropositivo para este virus. La peor combinación es un donante positivo con un receptor negativo, situación en la que se deben utilizar estrategias de protección con ganciclovir en el postrasplante inmediato, con monitoreo periódico de las cargas virales.

El otro virus que se debe monitorear con cargas virales periódicas es el EBV por la asociación con enfermedades linfoproliferativas, como se describe en el siguiente apartado.

Seguimiento a largo plazo | Sobrevida

La sobrevida de los pacientes trasplantados en pediatría es superior al 90% al año y al 85% a los cinco años. Esto implica un seguimiento a largo plazo que requiere la atención frente a la aparición de una nueva morbilidad, asociada al uso de inmunosupresión crónica. En esta etapa cobran importancia las situaciones clínicas resumidas en la Tabla 75.11.

Enfermedades linfoproliferativas

El EBV es un virus ADN de la familia de los herpesvirus. Casi toda la población se infecta antes de la adultez, pero puede darse la situación de un niño pequeño que se trasplanta, que no cursó la enfermedad viral y hace su primoinfección postrasplante, o que un paciente con serología positiva pretrasplante haga una reactivación. El EBV infecta el linfocito B y lo inmortaliza, lo cual produce su proliferación, que en condiciones normales es controlada por los linfocitos T y los anticuerpos específicos. Los pacientes trasplantados reciben inmunosupresión que afecta específicamente la inmunidad celular, pues es la responsable de los fenómenos de rechazo del injerto. Esto perjudica los mecanismos de aclaramiento y resolución de la infección viral.

De allí la necesidad del monitoreo continuo de la presencia del EBV con serologías específicas y, sobre todo, con la medición de la carga viral en plasma, para detectar de forma temprana la proliferación viral, tomar conductas como ajustar la inmunosupresión y actuar rápidamente ante la aparición de síntomas compatibles con la enfermedad linfoproliferativa postrasplante (ELPT).

La ELPT se produce habitualmente en el año postrasplante, cuando mayor es la inmunosupresión, con una media de seis meses para los trasplantes de órganos sólidos. Los síntomas suelen ser inespecíficos, como decaimiento, fiebre, anorexia, pérdida de peso o diarrea cuando se afecta el tracto digestivo. Asimismo, puede presentarse con hepatoesplenomegalia, adenomegalias y citopenias por compromiso medular. El cuadro histopatológico de presentación puede incluir:

- Lesiones tempranas, que remedan una mononucleosis clásica. Es policlonal y suele responder a la disminución de la inmunosupresión.
- ELPT polimórfica, en la que se observa la proliferación de linfocitos B infectados con EBV, y linfocitos $CD4^+$ y $CD8^+$ que dañan los tejidos comprometidos. La disminución de la inmunosupresión no siempre permite controlar este cuadro.
- ELPT monomórfica, en la que se observan linfocitos atípicos, infectados con EBV, similares a las enfermedades malignas por células B. Si bien se puede controlar en algunos casos disminuyendo la inmunosupresión, o introduciendo nuevas drogas en la estrategia inmunosupresora, como el sirolimus, muchas veces se requiere usar quimioterapia o anticuerpos monoclonales contra CD20 (rituximab).
- Linfoma de Hodgkin clásico, que requiere tratamiento antineoplásico con quimioterapia e irradiación.

Estas dos últimas formas pueden aparecer en etapas posteriores al año postrasplante. La incidencia de ELPT es del 5%-10%, con una sobrevida promedio del 75%, pero con marcadas diferencias según el cuadro de presentación, siendo las formas monomórficas y los linfomas las de peor pronóstico.

Tabla 75.11 Seguimiento a largo plazo: desafíos

- Vigilancia de infecciones
- Vigilancia de tumores
- Salud nutricional
- Crecimiento
- Control de la presión arterial y función renal
- Vigilancia de recurrencia de enfermedad de base
- Compromiso hepático crónico: fibrosis, hepatitis autoinmune *de novo*
- Síndrome metabólico
- Inserción social
- Transición a la medicina del adulto

Nefrotoxicidad

El uso prolongado de IC (tacrolimus y ciclosporina) asocia daño renal a largo plazo. Cerca del 30% de los pacientes con TH son hipertensos a los 10 años postrasplante, un 15% tiene filtrado glomerular menor de 90 mL/min/1,73 m^2 a los 5 años postrasplante y un tercio de los niños progresan al estadio 3 de la enfermedad renal crónica (*v.* Capítulo 72) a los 15 años del TH.

Los factores de riesgo para la nefrotoxicidad son múltiples, y se asocian con otras comorbilidades relacionadas con el TH como el compromiso pretrasplante y la aparición de hipertensión arterial. Un rol especial juega el polimorfismo genético relacionado con la farmacodinamia de las drogas.

Las estrategias protectoras son múltiples. Comienzan en el cuidado pretrasplante y luego con la introducción lo más tardía posible de los IC en el posoperatorio. Se deben mantener las concentraciones plasmáticas más bajas posibles de drogas, combinando el esquema inmunosupresor con micofenolato o directamente rotando a sirolimus. Se debe mantener un alerta especial ante la aparición de hipertensión arterial y brindar nefroprotección con la utilización de inhibidores de la renina en forma precoz.

Diabetes

La diabetes con requerimiento de insulina es una complicación no tan frecuente como en pacientes adultos, pero que en forma acumulativa alcanza una frecuencia del 11% a los cinco años postrasplante.

Se debe mantener un alto nivel de alerta ante la hiperglucemia y su tratamiento precoz, ya que su evolución sin control, asociada con dislipemia, puede exacerbar el síndrome metabólico postrasplante y comprometer el injerto a largo plazo.

Hepatitis crónica. Fibrosis. Hepatitis autoinmune *de novo*

En programas que realizan biopsias por protocolo de pacientes asintomáticos, se describe el hallazgo de hepatitis o fibrosis en más del 50% de los pacientes a los 10 años. Un 15% presentan cirrosis. No es clara la conducta que adoptar con estos pacientes, y forman parte del seguimiento de los pacientes trasplantados cuando pasan a su etapa de adultos.

Se describe el desarrollo de una hepatitis autoinmune *de novo* en el postrasplante, en pacientes sin antecedentes de enfermedad inmunológica, en un 5%-10% de los trasplantados. Se asocia con la presencia de hipergammaglobulinemia, autoanticuerpos e histología de hepatitis autoinmune. La hepatitis *de novo* responde al tratamiento con esteroides.

Recaída de la enfermedad de base

Los pacientes trasplantados con enfermedades autoinmunes de base, como colangitis esclerosante primaria o hepatitis autoinmune, pueden recaer en el hígado trasplantado con tasas reportadas superiores al 30%.

Cuidado del adolescente

La adherencia a la medicación y el seguimiento son de especial importancia en el éxito del trasplante. Esto es un especial desafío durante la adolescencia, donde la falta de adherencia es la principal causa de pérdida del injerto.

Por otro lado, se debe tener en cuenta que el trasplante permite restablecer la función reproductiva normal. Por esta razón, otro tópico fundamental del cuidado a partir de la adolescencia es la anticoncepción, para evitar embarazos no deseados. Se debe instruir siempre sobre la utilización de métodos de barreras, con la posibilidad de introducir contraceptivos orales o implantables luego del año del trasplante, cuando se estabiliza el uso de inmunosupresores.

Transición

La buena sobrevida de los pacientes con TH hace que muchos de ellos lleguen a la vida adulta. Muchos pacientes adultos jóvenes con TH muestran un incremento de episodios de rechazo, pérdida del injerto y complicaciones con la medicación. Los programas de transición deben ser implementados en forma temprana, involucrar al paciente en las estrategias de autocuidado y permitir la transición sin saltos en el cuidado. Esto es lo que por definición involucra un equipo multidisciplinario, que requiere de un soporte institucional y financiero que no siempre se encuentra presente.

Situaciones especiales

La decisión de realizar un TH en pacientes con FHA plantea un desafío especial. Se debe decidir muchas veces en desconocimiento de la etiología, y definir en qué momento el daño y el compromiso funcional superan la expectativa del mantenimiento con sostén terapéutico hasta lograr la recuperación.

La FHA es una disfunción grave de la función hepática, que se instala en el transcurso de días o semanas en un paciente previamente sano. La fisiopatología del daño es multifactorial y las etiologías que lo desencadenan son múltiples, y se asocian con la edad de presentación (*v.* Capítulo 49.3). Se describen causas infecciosas, tóxicas, autoinmunes, vasculares y tumorales. En diferentes series, la etiología es desconocida en casi el 50% de los casos. Es muy importante detectar la etiología, ya que algunas de ellas tienen tratamiento específico, como las autoinmunes, la intoxicación por paracetamol, la infección por virus del grupo herpes, la enfermedad de Wilson o la galactosemia. A pesar de la búsqueda y el eventual intento terapéutico, casi el 50% de los pacientes deben ir a un TH.

En estos pacientes el trasplante parcial auxiliar de hígado es una opción válida. Se ha demostrado su utilidad en pacientes jóvenes y sobre todo en aquellos con presentación hiperfulminante, dentro de la primera semana de inicio de los síntomas, muchas veces relacionado con patologías tóxicas como sobredosis de paracetamol o ingesta de *Amanita phalloides*.

La función hepática lograda con el injerto parcial permite dar tiempo para la recuperación del hígado nativo y posteriormente suspender la inmunosupresión, que evita los riesgos del trasplante a largo plazo. Otra alternativa, fundamentalmente para enfermedades metabólicas y eventualmente como puente al TH, es el trasplante de hepatocitos. De esta forma, a través de la inyección en el sistema porta o de la siembra peritoneal, se puede recuperar la función hepática.

Comentarios finales

El TH es la opción terapéutica para pacientes con enfermedad hepática irreversible. También es una posibilidad en enfermedades con déficits enzimáticos con manifestaciones clínicas que impactan negativamente sobre la calidad de vida, o en tumores hepáticos que no pueden ser resecados.

Los adelantos en el manejo de la inmunosupresión, las técnicas quirúrgicas y el manejo de las complicaciones permiten una excelente sobrevida con muy buena calidad de vida.

La escasez de donantes sigue siendo un desafío en la realidad pediátrica. Por esta razón es necesario avanzar en la detección temprana y en el desarrollo de terapéuticas eficaces para las patologías que comprometen la función hepática, con el fin de evitar o retardar la indicación del trasplante.

Acceda al eBook para consultar la lista de bibliografía. Consulte las indicaciones en la retiración de tapa.

76
Trasplante renal

Verónica Ferraris • Claudia A. Raddavero • Jorge R. Ferraris

Los primeros trasplantes renales en la Argentina fueron realizados en niños. Entre los años 1960 y 1970 se realizaron los primeros trasplantes renales pediátricos en el Hospital de Niños Ricardo Gutiérrez de Buenos Aires y el Hospital de Clínicas José de San Martín. A partir del año 1977, luego de la sanción de la primera ley regulatoria de los trasplantes en la Argentina, comenzaron a constituirse los primeros grupos de trasplante renal pediátrico del país; el primero fue el del Departamento de Pediatría del Hospital Italiano de Buenos Aires. Actualmente, existen 13 equipos pediátricos en todo el país, lo cual indica que, al presente, el trasplante renal se considera el tratamiento de elección del niño con enfermedad renal crónica terminal (ERCT), debido a que la sobrevida es superior entre los niños trasplantados. Por otro lado, los niños pequeños (menores de seis años) tienen más probabilidades de tener un mejor crecimiento después del trasplante en comparación con los que se someten a hemodiálisis crónica o diálisis peritoneal, o se trasplantan más tarde. Asimismo, la calidad de vida es mejor luego del trasplante renal.

La sobrevida del injerto se encuentra estrechamente relacionada con los protocolos de inmunosupresión, la selección del donante, la aparición de complicaciones y la adherencia al tratamiento. El resultado suele ser mejor con un donante vivo relacionado que con un donante fallecido (Figuras 76.1 y 76.2). Esto se debe, principalmente, a la mayor compatibilidad del sistema de antígeno leucocitario humano (HLA) y a un menor tiempo de isquemia fría. A su vez, la funcionalidad del órgano es superior si el trasplante se

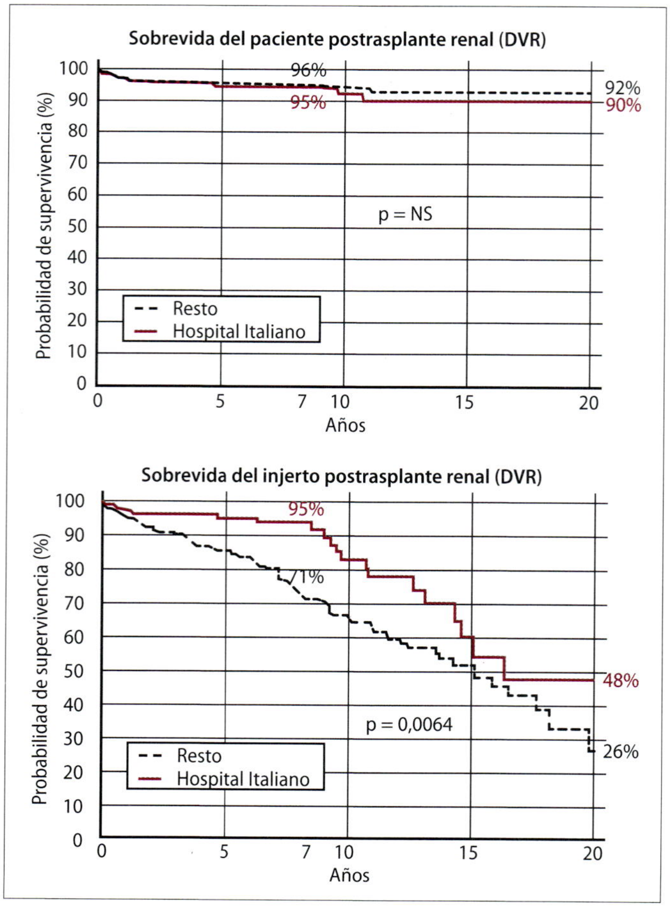

Figura 76.1 Sobrevida del paciente e injerto postrasplante con donante vivo relacionado (DVR). (Datos INCUCAI 2020).

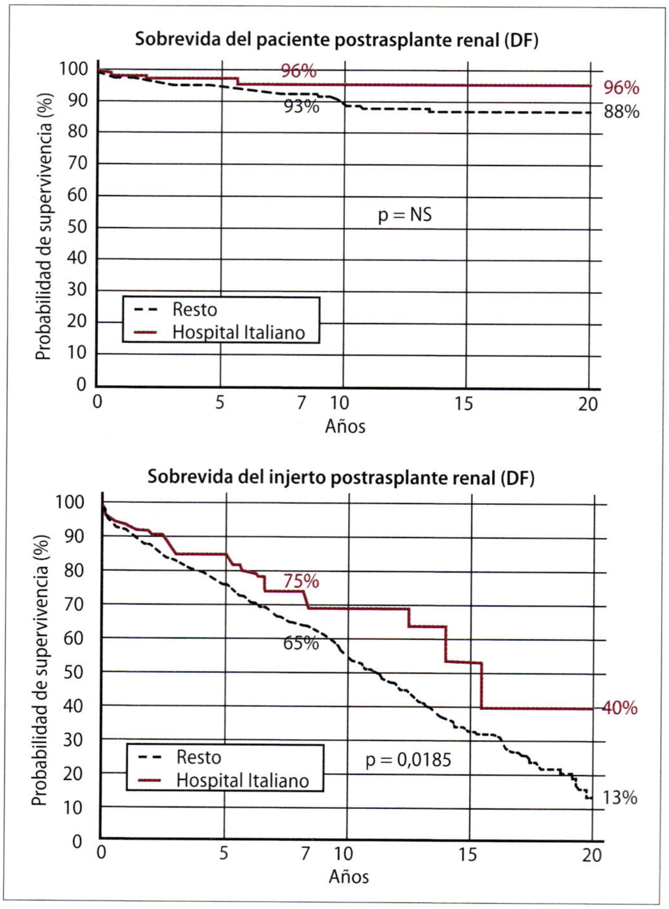

Figura 76.2 Sobrevida del paciente e injerto postrasplante con donante fallecido (DF). (Datos INCUCAI 2020).

realiza antes de requerir diálisis. Con la resolución del INCUCAI (Instituto Nacional Central Único Coordinador de Ablación e Implante) N° 111/05, los pacientes pediátricos pueden ser inscriptos en lista de espera de trasplante renal con aclaramiento de creatinina ≤ 15 mL/min/1,73 m^2 (*v.* Capítulo 72), aun sin haber iniciado el tratamiento sustitutivo renal.

Causas de enfermedad renal crónica terminal

Las causas ERCT en pediatría son diferentes a las de los adultos, y también varían según los países. La Figura 76.3 muestra las principales causas de ERCT en pacientes con trasplante renal pediátrico en el Hospital Italiano de Buenos Aires.

Cabe destacar que el síndrome urémico hemolítico (SUH) (*v.* Capítulo 48.2) es la segunda causa de ERCT en pediatría en la Argentina, una incidencia única a nivel mundial, y es infrecuente en otros países. Con respecto al SUH y el trasplante renal, vale la pena remarcar lo siguiente:

- En el 95% de los niños fue la variedad producida por shigatoxina (Stx).
- No existe recurrencia del SUH Stx positiva en el postrasplante.
- No se ha observado reactivación del SUH con inhibidores de la calcineurina.
- La sobrevida del injerto renal es muy buena y equiparable a los pacientes con uropatía o displasia.

Estudio del receptor

Al iniciar la valoración pretrasplante renal es necesario determinar, en primera instancia, si el niño se encuentra apto y en condiciones de ser sometido al procedimiento. La evaluación se encuentra orientada a reconocer y minimizar los riesgos del paciente en plan de trasplante.

El niño debe poseer un peso suficiente para poder recibir el riñón de un adulto. La mayoría de los pacientes con peso > 10 kg tienen la antropometría adecuada para el procedimiento.

Existen contraindicaciones absolutas para el trasplante renal en niños. Estas incluyen:

- Neoplasias (se requiere el alta oncológica, en general, con dos años libre de enfermedad).
- Sepsis.
- Disfunción cardíaca o pulmonar grave en un paciente que no es candidato a un trasplante multiorgánico.
- Niveles elevados de anticuerpos circulantes contra la membrana basal glomerular.
- Prueba de compatibilidad (*cross-match*) positiva (significa que el paciente tiene anticuerpos circulantes contra linfocitos T del donante).

Las contraindicaciones relativas dependen de cada equipo de trasplante:

- Daño cerebral grave del receptor.
- Pacientes con diagnóstico de ERCT y peso < 7 kg.
- Historia conocida por falta de adherencia en pacientes sin seguimiento por salud mental.

Evaluación de la enfermedad primaria

Existen enfermedades renales primarias que pueden recurrir en el riñón trasplantado. Principalmente, se trata de algunas glomerulopatías como la esclerosis focal y segmentaria. La recurrencia disminuye la sobrevida del injerto, por lo que se plantea en estos casos la realización del trasplante con donante fallecido (Tabla 76.1).

Algunas enfermedades metabólicas o sistémicas con compromiso renal y evolución a la ERCT requieren en muchos casos continuar con el tratamiento de la patología de base para evitar la recurrencia en el injerto (p. ej., enfermedad de Fabry, cistinosis, etc.).

Evaluación del aspecto urológico

Las malformaciones urológicas y la displasia renal son causas frecuentes de ERCT en la edad pediátrica. Durante la valoración pretrasplante se debe determinar si el paciente posee una vejiga continente con capacidad adecuada y de baja presión. Asimismo, se debe estudiar la anatomía de las vías urinarias para detectar anomalías que podrían predisponer a infecciones en el período postrasplante. También es preciso resolver aspectos quirúrgicos relacionados con el tracto urinario previo al trasplante para garantizar el adecuado funcionamiento del injerto y una mejor sobrevida.

Evaluación del aspecto vascular

Es importante valorar los grandes vasos abdominales, donde se llevarán a cabo las anastomosis vasculares. En primera instancia, se debe realizar mediante un estudio doppler. En casos

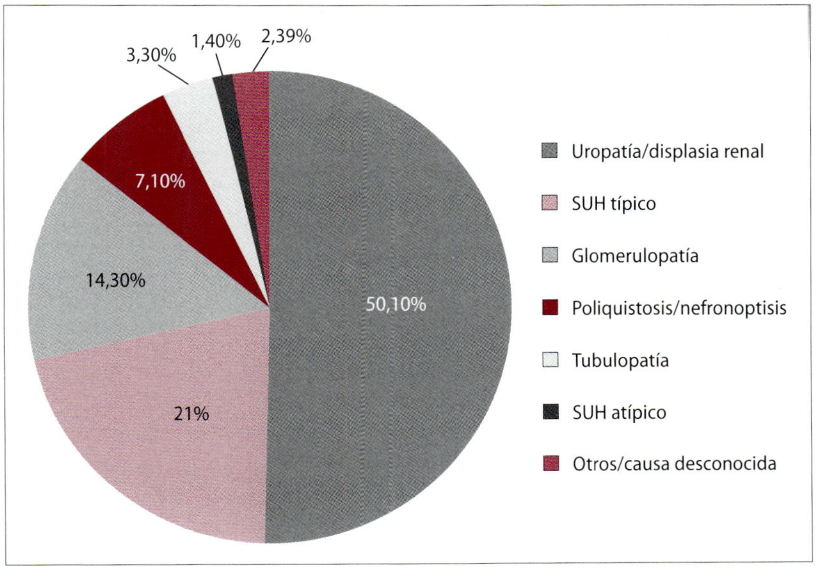

Figura 76.3 Causas de ERCT en la Argentina. SUH: síndrome urémico hemolítico. (Fuente: Trasplante renal en el Servicio de Nefrología y Trasplante Renal Pediátrico del Hospital Italiano de Buenos Aires. Períodos 1997-2017 [n: 234 pacientes]).

Tabla 76.1 Enfermedades renales que pueden recurrir en el injerto, porcentaje de recurrencia y pérdida del injerto

Enfermedad		Recidiva (%)	Pérdida del injerto (%)
Glomeruloesclerosis focal y segmentaria		30	10-50
Glomerulonefritis membrano-proliferativa	Inmunoglobulina policlonal	30	10
	Inmunoglobulinas monoclonales	66	50
	Glomerulonefritis C3	70	50
Enfermedad de depósitos densos		80-90	50
Glomerulonefritis mesangial IgA		30-60	10
Púrpura de Schönlein-Henoch		40	10
Glomerulonefritis membranosa		50	0
Glomerulonefritis por anticuerpos antimembrana basal		10	50
Síndrome urémico hemolítico atípico	Mutación factor H	75-90	80-90 (era previa a eculizumab)
	Mutación factor I	45-80	
	Mutación MCP	< 20	
	Mutación C3	40-70	
	Mutación factor B	100	
	Sin mutación	50	
Granulomatosis de Wegener y otras vasculitis (ANCA positivas)		17	< 5
Oxalosis		80-100	90
Síndrome de Alport (recurrencia de tipo anti-MB)		1	1

particulares, se pueden indicar exámenes de mayor complejidad como la angiotomografía o la angiorresonancia.

Evaluación del aspecto inmunológico

Implica conocer el grupo sanguíneo y los antígenos de HLA del futuro receptor, así como la presencia de sensibilización previa al trasplante. Esto permite identificar a los pacientes con mayor riesgo de desarrollar rechazo agudo o crónico e individualizar, en lo posible, el tratamiento inmunosupresor. Los antígenos del sistema de HLA son polimórficos, poligénicos y de expresión co-dominante. Existen dos clases de moléculas de HLA, las de clase I y las de clase II:

- Moléculas de HLA de clase I: A, B y C. Se expresan en la superficie de la mayoría de las células nucleadas y son el blanco de los linfocitos T citotóxicos.
- Moléculas de HLA de clase II: DP, DQ y DR. Se expresan en las células presentadoras de antígenos y en las células endoteliales activadas, que tienen la capacidad de estimular a los linfocitos T $CD4^+$ o *helper*.

Una vez identificadas las características del receptor, se debe buscar la compatibilidad ABO y del HLA con el posible donante. Asimismo, se debe estudiar el estado de sensibilización del receptor, que ocurre cuando desarrolla anticuerpos contra antígenos de HLA (se pueden producir por trasplantes previos, embarazo o transfusiones de hemoderivados).

En pacientes en lista de espera de trasplante renal se remite una muestra de sangre para una seroteca, con el objetivo de agilizar el proceso de estudio inmunológico frente a potenciales operativos con donante fallecido, para intentar minimizar los tiempos de isquemia. En caso de transfusiones recientes o eventos con potencial efecto de sensibilización, se debe tomar una nueva muestra de suero o revalorar al paciente ante el evento:

- PRA-CDC (*Panel Reactive Antibody - Complement Dependent Cytotoxicity*, estudio contra panel que identifica citotoxicidad dependiente de complemento): se realiza incubación del suero del receptor en un panel de linfocitos que provienen de múltiples individuos de la comunidad. Se expresa en porcentaje y demuestra la potencialidad de presentar un *cross-match* positivo contra algún donante de dicha población. Se realiza en los estudios pretrasplante para ingresar a la lista de espera.
- *Cross-match* por citometría de flujo: demuestra la presencia de aloanticuerpos anti-HLA en fase sólida. Se realiza pretrasplante renal inmediato. Es un método de tamizaje que identifica la presencia (+) o ausencia (–) de IgG contra antígenos de HLA en suero del paciente, diferenciándolos en clase I y II.
- Especificidad de anticuerpos anti-HLA por Luminex: valora la presencia en suero de IgG específica frente a cada uno de los antígenos de HLA conocidos, y permite definir la especificidad de la sensibilización.
- *Cross-match* por CDC: se incuba el suero del receptor con linfocitos T y B del donante en presencia de complemento. Permite detectar la presencia de anticuerpos específicos contra antígenos del donante en el suero del paciente, en caso de ser positivo.

Evaluación del aspecto infeccioso

Al momento del trasplante, el niño debe encontrarse libre de infección y resulta muy importante corregir las alteraciones anatómicas (sobre todo urinarias) que predisponen a dichos procesos. Es fundamental tener actualizado el calendario de vacunas, dado que aquellas con virus o bacterias vivas atenuadas se encuentran contraindicadas luego del trasplante.

Dentro de la valoración pretrasplante se deben incluir serologías para VIH, hepatitis C, hepatitis B, Chagas, VDRL, herpes 1 y 2, toxoplasmosis, virus de Epstein-Barr (EBV, por sus siglas en inglés), citomegalovirus (CMV), virus BK y arco 5 (hidatidosis). Algunos pacientes pueden ser seronegativos para el EBV, CMV y el virus BK, y requieren una vigilancia más estrecha o tratamiento profiláctico para evitar la primoinfección postrasplante (*v.* más adelante). Asimismo, se debe realizar previa inscripción en lista de espera, la prueba de PPD (prueba de tuberculina) y parasitológico seriado de materia fecal.

Evaluación de enfermedades preexistentes

Se debe realizar una valoración cardiológica completa, radiografía de tórax, apto bucal, sangre oculta en materia fecal y estudios de coagulación, que incluyan la búsqueda del anticoagulante lúpico.

Evaluación del aspecto psicosocial

Comprende la interconsulta con salud mental y servicio social. Esta etapa debe ser aprovechada para detectar la posibilidad de la falta de adherencia al tratamiento en el período postrasplante.

Finalmente, con los resultados obtenidos se realiza una valoración integral del paciente donde se determina si es apto para ser candidato a un trasplante renal.

Evaluación del donante vivo

El trasplante con donante vivo confiere algunas ventajas con respecto al trasplante con donante fallecido:

- Baja incidencia de retardo en la función del injerto (relacionada principalmente con el menor tiempo de isquemia fría).
- Mejor supervivencia del injerto a largo plazo (los donantes suelen ser más compatibles con respecto a los donantes fallecidos).
- Posibilidad de realizar un trasplante sin tratamiento de diálisis previo (permite evitar complicaciones relacionadas con la diálisis o la ERCT prolongada en el tiempo).

La valoración pretrasplante renal tiene como objetivos principales garantizar la adecuada salud física y psicosocial del potencial donante y evaluar su aptitud (Tabla 76.2). Existen contraindicaciones para la donación (Tabla 76.3).

Se debe evaluar en el potencial donante el grupo sanguíneo, estudio del HLA y *cross-match* directo donante-receptor. Debe compartir con el receptor el grupo sanguíneo, un haplotipo y tener prueba de *cross-match* con resultado negativo.

Evaluación del donante fallecido

Es importante tener en consideración las características del donante fallecido y su procuración. Idealmente, el donante debe ser menor de 50 años, presentar compatibilidad de grupo sanguíneo y compartir la mayor cantidad de antígenos de HLA con el potencial receptor. El tiempo de isquemia debe ser inferior de 24 horas. En Argentina, los estudios que realiza el INCUCAI y los datos clínicos de importancia se detallan en la Tabla 76.4.

Tabla 76.2 Estudios del donante vivo

Evaluación clínica completa	▪ Confección de la historia clínica con antecedentes personales y familiares, examen físico, control de la presión arterial
Estudio de histocompatibilidad	▪ Grupo y factor sanguíneo, HLA, *cross-match* donante-receptor
Estudios de laboratorio	▪ Hemograma completo, glucemia en ayunas y posprandial, función renal, ácido úrico, medio interno, hepatograma, coagulograma, lipidograma, proteinograma electroforético ▪ Test de embarazo ▪ Serologías para VIH 1-2, Chagas, VDRL, hepatitis C, hepatitis B, herpes simple, varicela-zóster, toxoplasmosis, CMV y EBV ▪ PSA en > 50 años ▪ PPD ▪ Orina completa ▪ Orina de 24 horas con proteinuria y microalbuminuria
Estudios por imágenes	▪ Radiografía de tórax; posibilidad de test funcional respiratorio según resultado y clínica o antecedentes ▪ Ecografía renal y de vías urinarias ▪ Doppler renal ▪ TC helicoidal abdominal y renal ▪ Angiorresonancia para valorar vasos abdominales y renales ▪ Ecografía prostática en > 50 años
Evaluación ginecológica	▪ Ecografía ginecológica, mamografía, Papanicolaou, colposcopia
Evaluación cardiológica	▪ Evaluación médica ▪ Electrocardiograma ▪ Ecocardiograma doppler color ▪ Monitoreo ambulatorio de la presión arterial
Aspecto psicosocial	▪ Entrevista con servicio social y salud mental: se debe garantizar la libre elección del potencial donante para tomar la decisión altruista de donación

CMV: citomegalovirus; EBV: virus de Epstein-Barr; PPD: prueba de tuberculina; PSA: antígeno prostático específico; TC: tomografía computarizada.

Tabla 76.3 Contraindicaciones para ser donante vivo

Evaluación psicosocial	▪ Edad < 18 años o > 70 años ▪ Incompetencia intelectual ▪ Negativa a donar en forma espontánea
Evaluación clínica	▪ Diabetes mellitus ▪ Obesidad ▪ Enfermedad cardiovascular ▪ Hipertensión arterial ▪ Enfermedad oncológica o reumatológica
Evaluación nefrológica	▪ Proteinuria > 250 mg/día ▪ Microhematuria glomerular ▪ Litiasis ▪ Alteraciones anatómicas ▪ TFG < 80 mL/min/1,73 m^2 ▪ Antecedente familiar de enfermedad poliquística autosómica dominante
Evaluación infectológica	▪ VIH positivo ▪ Antígeno de superficie de hepatitis B positivo (receptor negativo) ▪ Serología para hepatitis C positiva (receptor negativo)

TFG: tasa de filtrado glomerular.

Tabla 76.4 Estudios y datos clínicos de importancia del donante fallecido

Historia clínica exhaustiva	▪ Antecedentes personales y familiares; conductas sociales; historia de enfermedad actual; causa de muerte; paro cardíaco o bradicardia extrema; uso de drogas inotrópicas
Estudios de laboratorio	▪ Hemograma completo, función renal, medio interno, hepatograma, amilasa, CPK, GGT, LDH, FAL, coagulograma ▪ Test de embarazo ▪ Orina completa ▪ Hemocultivo, urocultivo ▪ Serologías para VIH 1-2, hepatitis C, hepatitis B, brucelosis, Chagas (2 pruebas), VDRL, HTLV 1 y 2, toxoplasmosis, CMV, idealmente EBV
Exámenes complementarios	▪ Radiografía de tórax; ecografía abdominal completa; electrocardiograma (en caso de ser necesario ecocardiograma doppler)
Estudios de histocompatibilidad	▪ Grupo y factor sanguíneo, HLA, *cross-match* donante-receptor

CPK: enzima creatina fosfoquinasa; GGT: enzima gamma glutamil transpeptidasa; LDH: enzima láctico deshidrogenasa; FAL: fosfatasa alcalina; CMV: citomegalovirus; EBV: virus de Epstein-Barr.

Las características que contraindican la donación son las siguientes:

- Infección por VIH.
- Enfermedades malignas con capacidad de metástasis.
- Sepsis o infecciones diseminadas no controladas.
- Falla multisistémica.
- Posibilidad de enfermedad secundaria a priones.
- Colagenopatías.
- Hipertensión arterial (HTA) con repercusión sistémica.
- Alcoholismo crónico; drogas de uso crónico con potencial efecto hepatotóxico o nefrotóxico.
- Inadecuada oxigenación o perfusión.

Cirugía del trasplante renal

Durante la cirugía del trasplante renal pediátrico deben participar activamente el cirujano pediátrico, el nefrólogo infantil y el anestesiólogo pediátrico, y resulta fundamental el diálogo constante entre los tres equipos.

Técnica quirúrgica

La ubicación habitual del injerto renal es heterotópica en la cavidad abdominal (en la fosa ilíaca), mayormente de localización extraperitoneal. Habitualmente, se intenta tomar el riñón izquierdo del donante para colocarlo del lado derecho del receptor por la disposición de los vasos renales para la anastomosis. Los vasos del injerto se anastomosan con los vasos ilíacos externos o los vasos ilíacos comunes y en pacientes < 15 kg al segmento terminal de la aorta y la cava.

El uréter se anastomosa a la vejiga con un mecanismo antirreflujo. Se debe dejar siempre una sonda vesical durante un máximo de siete días postrasplante.

Manejo hídrico y hemodinámico

Es de vital importancia mantener una adecuada hidratación y una adecuada presión arterial (PA) durante toda la cirugía. Invariablemente, se produce un secuestro de volumen sanguíneo por parte del injerto. Si el injerto es grande o el receptor es pequeño, este fenómeno puede ocasionar hipotensión con la consecuente isquemia del riñón, lo que disminuye la sobrevida a largo plazo del injerto. Por lo tanto, resulta indispensable mantener la PA y la presión venosa central (PVC) cuando se desligan los vasos. Esto se logra con la administración de fluidos en una cantidad aproximada del 10% del peso corporal como una combinación entre solución salina al 0,9%, coloides y sangre; en los pacientes > 40 kg, la cantidad aproximada de fluidos a infundir es del 7% del peso corporal.

Durante la anastomosis y para evitar la hipotensión luego de desligar los vasos, es recomendable administrar manitol para lograr una adecuada perfusión renal a una dosis de 1 g/kg en 30 minutos (mientras dure la anastomosis).

Lo ideal es mantener una PVC > 10 cm H_2O y una PA media ≥ 60 mmHg antes de desligar los vasos. En ocasiones, puede ser necesario administrar aminas vasoactivas para favorecer una mejor PA. La adrenalina y la noradrenalina deben ser utilizadas con precaución por su efecto vasoconstrictor, que puede ser deletéreo a nivel del trasplante; no obstante, el objetivo primordial es evitar la hipotensión para soslayar el retraso en la función del injerto.

En los casos en que la anastomosis sea en la aorta, es necesario administrar heparina (dosis 100 UI/kg) antes de la ligadura.

Analgesia

Se utiliza cada vez con más frecuencia el bloqueo epidural, tras el cual se deja permanecer el catéter para el manejo posoperatorio del dolor. Debe ser retirado a las 48 horas de la cirugía.

Indicación de nefrectomía de los riñones nativos

En caso de ser necesaria, suele realizarse en dos tiempos. Se encuentra limitada a las siguientes situaciones:

- Infección intratable del tracto urinario.
- Reflujo vésicoureteral de alto grado.
- Hipertensión arterial grave y refractaria.
- Poliuria significativa.
- Proteinuria de rango nefrótico.
- Poliquistosis autosómica dominante (para dejar lugar al riñón trasplantado).
- Disgenesia gonadal X-Y e insuficiencia renal (síndrome de Drash), ya que la frecuencia del tumor de Wilms es alta en esos riñones nativos.

Tratamiento inmunosupresor

El principal objetivo del tratamiento inmunosupresor luego del trasplante renal es la modificación de la respuesta inmune del receptor, lo que permite que el paciente acepte como propio un órgano extraño. Durante la evolución posterior, resulta fundamental encontrar un equilibrio entre la protección inmunológica del injerto y optimizar su supervivencia, limitar la toxicidad y evitar la aparición de infecciones oportunistas graves o el desarrollo de procesos oncológicos como el síndrome linfoproliferativo.

Existen diferencias farmacocinéticas y farmacodinámicas entre la población pediátrica y el paciente adulto. Esto ocurre principalmente por la biodisponibilidad de las drogas y su forma de eliminación:

- Cambios en el volumen de distribución: existe un mayor peso relativo de los órganos con respecto al peso corporal, y la proporción del agua corporal (extracelular e intracelular) es mayor cuanto menor sea la edad del paciente (*v.* Capítulo 1).
- Catabolismo de drogas: la expresión y la capacidad metabólica de las distintas vías enzimáticas encargadas de la eliminación de sustancias se modifican según la edad del paciente. Esto se traduce en cambios en el metabolismo de drogas con respecto a la población adulta. Se debe considerar la posibilidad de la generación de metabolitos activos o tóxicos, con la consiguiente necesidad de ajuste de dosis.

Los niños pequeños tienen mayor actividad del citocromo CYP3A7 y, a medida que crecen, expresan mayor cantidad de CYP3A4 y CYP3A5.

Asimismo, se ha encontrado una variación oncogénica en transportadores como la glicoproteína P y los transportadores de cationes y aniones orgánicos, que influyen en la distribución y eliminación de drogas.

El esquema inmunosupresor consta de distintas fases y los protocolos de inmunosupresión son específicos de cada centro de trasplante:

- Fase de inducción (Tabla 76.5): es la inmunosupresión intensiva administrada durante el período perioperatorio para prevenir el rechazo agudo. Difiere en casos de trasplante con donante vivo o fallecido, y también cuando se realiza el retrasplante.
- Fase de mantenimiento (Tabla 76.6): es la terapia inmunosupresora empleada para prevenir el rechazo agudo después del período perioperatorio. En general, la inmunosupresión debe ser máxima durante los primeros tres meses después del trasplante cuando es mayor el riesgo de rechazo agudo y pérdida del injerto. La inmunosupresión se reduce gradualmente hasta un nivel de mantenimiento entre 6-12 meses después del trasplante.

A continuación, se describen las principales características de las drogas utilizadas, tanto en la fase de mantenimiento como en la de inducción.

Timoglobulina. Es una inmunoglobulina de conejo anti-timocito humano purificada, que se obtiene luego de la hiperinmunización de conejos con timocitos humanos. Funciona como inmunosupresor selectivo que actúa sobre los linfocitos T y produce depleción linfocitaria. La timoglobulina reconoce a la mayoría de las moléculas involucradas en la cascada de activación de los linfocitos T durante el rechazo: CD2, CD3, CD4, CD8, CD11, CD18, CD25, HLA-DR y HLA de clase I. Los linfocitos T son eliminados de la circulación mediante un proceso lisis

Tabla 76.5 Tratamiento inmunosupresor de inducción

Inducción con donante fallecido	**Timoglobulina**	▪ Inicio del tratamiento durante la inducción anestésica ▪ Dosis 1-1,5 mg/kg/día durante 5-7 días ▪ Discontinuar cuando la creatinina plasmática sea < 2,5 mg/dL en niños < 30 kg o < 3 mg/dL en pacientes > 30 kg (tratamiento no inferior a 5 días)
	Metilprednisolona	▪ Durante la inducción anestésica: 2 mg/kg/dosis ▪ Continúa con 2 mg/kg/dosis cada 12 horas hasta el tercer día ▪ Cuarto día: 2 mg/kg/día
Inducción con donante vivo	**Tacrolimus**	▪ Primera dosis 12 horas pretrasplante: 0,1 mg/kg/dosis ▪ Luego se indican 2 tomas diarias, con dosis ajustada según los valores plasmáticos de la droga ▪ Rango terapéutico 10-15 ng/mL
	Basiliximab	▪ Niños < 35 kg: 10 mg EV 2 horas previas al trasplante ▪ Cuarto día postrasplante 10 mg EV ▪ Niños > 35 kg y adultos: 20 mg EV 2 horas previas al trasplante ▪ Cuarto día postrasplante 20 mg EV
	Metilprednisolona	▪ Igual al protocolo de donante fallecido
Inducción en retrasplante	**Tacrolimus**	▪ Primera dosis 12 horas pretrasplante: 0,1 mg/kg/dosis ▪ Luego se indican 2 tomas diarias, con dosis ajustada según los valores plasmáticos de la droga ▪ Rango terapéutico 5-10 ng/mL
	Timoglobulina	▪ Inicio del tratamiento durante la inducción anestésica ▪ Dosis 1-1,5 mg/kg/día durante 5 días
	Metilprednisolona	▪ Igual al protocolo de donante fallecido

EV: endovenoso.

Tabla 76.6 Drogas de mantenimiento

Tacrolimus	▪ Se indican 2 tomas diarias, con ajuste de dosis según el dosaje ▪ Rango terapéutico 5-10 ng/mL (10-15 ng/mL durante el primer trimestre en pacientes que hayan recibido basiliximab como inducción)
Metilprednisona	▪ A partir del quinto día postrasplante 0,5 mg/kg/día (si el peso del paciente es < 40 kg, no dar dosis menor de 20 mg/día) ▪ Descenso paulatino hasta alcanzar dosis final de 0,1 mg/kg/día a los 4 meses postrasplante
Mofetil micofenolato	▪ Dosis diaria: 300 mg/m^2/dosis cada 12 horas ▪ Inicia tratamiento en el postrasplante inmediato

dependiente del complemento y por un mecanismo de opsonización Fc-dependiente, a través del sistema de células monocitofagocitarias. Se administra por vía central (6-8 horas) y se debe premedicar con hidrocortisona, dipirona y difenhidramina. Para evitar discrasias sanguíneas, no se debe administrar sangre, hemoderivados ni soluciones lipídicas por la misma vía que la timoglobulina. Se debe suspender transitoriamente o disminuir la dosis con un recuento leucocitario < 3000/mm^3 o de plaquetas < 50 000/mm^3. Los efectos adversos son: anafilaxia; enfermedad del suero; discrasias sanguíneas; fiebre; artralgias; cefalea; hipotensión; dificultad respiratoria; erupción cutánea y mayor riesgo de infecciones oportunistas.

Basiliximab. Es un anticuerpo monoclonal quimérico (humano/murino). Compite directamente con la interleuquina 2 (IL-2) al tener afinidad por la subunidad alfa (antígeno CD25) del receptor de IL-2 de los linfocitos T, y bloquea su activación. Se administra por vía periférica. Los efectos adversos son: reacciones de hipersensibilidad; anafilaxia; mayor riesgo de enfermedad linfoproliferativa al combinar con otras drogas y mayor riesgo de infecciones oportunistas.

Glucocorticoides. Poseen acciones genómicas como principal mecanismo involucrado en el efecto inmunosupresor. Sus acciones incluyen la inhibición del procesamiento antigénico por los macrófagos e inhibición de la proliferación y diferenciación de los linfocitos B. El efecto antiinflamatorio coadyuva al efecto inmunosupresor. Sus principales efectos adversos son: insuficiencia corticosuprarrenal; miopatías; retardo del crecimiento; síndrome de Cushing; hipercatabolismo proteico; gastritis; osteoporosis; hipertensión arterial; trastornos del sistema nervioso central y cataratas.

Tacrolimus. Inhibe la formación de linfocitos citotóxicos. Asimismo, suprime la activación de las células T, la proliferación de los linfocitos *helper*, la formación de IL-2, IL-3 e interferón γ. Inhibe la expresión del receptor para IL-2. Los principales efectos adversos son: nefrotoxicidad; hipertensión; hepatotoxicidad y trastornos gastrointestinales; neurotoxicidad; hirsutismo; hiperplasia gingival; intolerancia a la glucosa o diabetes; mayor riesgo para desarrollar síndrome linfoproliferativo.

Mofetil micofenolato. Es un agente citotóxico antiproliferativo que actúa por inhibición de la deshidrogenasa de monofosfato de inosina, fundamental para la síntesis de purinas. Genera supresión de la proliferación de linfocitos y de la formación de anticuerpos por las células B. Predispone la aparición de tumores malignos e infecciones oportunistas. Se puede asociar con leucopenia, trombocitopenia, anemia y trastornos gastrointestinales. Se debe discontinuar su administración o disminuir la dosis en caso de diarrea importante, plaquetopenia o leucopenia.

Recomendaciones farmacológicas

La mayoría de las drogas poseen un margen terapéutico estrecho. Se debe conocer con detalle la farmacocinética y la farmacodinamia de todos los fármacos que recibe el paciente, para evitar interacciones que generen toxicidad o tratamientos subterapéuticos.

Cuidados del paciente en el posoperatorio inmediato

Representa un periodo crítico, donde pueden ocurrir complicaciones graves, tanto clínicas como quirúrgicas. Durante esta etapa se debe garantizar la estabilidad del paciente, optimizar la función del injerto, prevenir el rechazo agudo y también la aparición de infecciones oportunistas. Las complicaciones tempranas ponen en riesgo la sobrevida del injerto y pueden ser graves para el paciente.

El manejo posoperatorio inmediato comprende la vigilancia del estado hemodinámico, la funcionalidad renal y la aparición de posibles complicaciones, tanto médicas como quirúrgicas (Tabla 76.7).

Monitoreo clínico y hemodinámico

La valoración y los controles clínicos deben incluir lo siguiente.

Monitoreo horario del estado hemodinámico, diuresis y balance hídrico. Resulta fundamental garantizar la apropiada perfusión del riñón trasplantado en el posoperatorio inmediato, para evitar el retraso en la función del injerto y minimizar el riesgo de trombosis. Cuantificar la diuresis horaria permite valorar la funcionalidad del injerto y monitorizar el balance hídrico. Uno de los fenómenos más frecuentes en el postrasplante inmediato es la hipotensión, tanto en el quirófano como en la unidad de cuidados intensivos. La primera conducta ante este evento es la expansión con solución salina al 0,9% (*v.* Capítulo 11). Si bien la expansión insuficiente puede conducir a la hipoperfusión general y del injerto, la hiper reanimación con fluidos puede ser igualmente perjudicial. El objetivo es garantizar una adecuada perfusión del injerto con una PA media ≥ 60 mmHg y una PVC entre 7-12 cmH_2O. El aporte hídrico inicial se encuentra determinado por las pérdidas insensibles (*v.* Capítulo 1) y la reposición horaria del volumen urinario. En caso de disminución del ritmo diurético se debe determinar la necesidad, según los valores de PVC y de PA media, de expandir con fluidos isotónicos o administrar diuréticos.

Monitoreo de la función renal y del medio interno. En este periodo pueden presentarse diferentes alteraciones del medio interno, que deben ser controladas para evitar complicaciones. Asimismo, se debe prestar especial atención a la composición electrolítica de las soluciones de hidratación prescritas. En primera instancia, se deben indicar soluciones que contengan 100 mEq/L de cloruro de sodio, sin potasio. Se deben evitar soluciones más hipotónicas, dada la posibilidad de desarrollar hiponatremia sintomática. Por su parte, las soluciones isotónicas durante la fase inicial podrían asociarse con hipernatremia, dada la presencia de diuresis acuosa durante el postrasplante inmediato. Ante la presencia de acidosis metabólica en pacientes poliúricos, se puede considerar

Tabla 76.7 Exámenes complementarios postrasplante

Determinaciones de laboratorio	▪ Hemograma con recuento de plaquetas, urea, creatinina, estado ácido-base (venoso), ionograma, calcio, fósforo, magnesio y ácido úrico, cada 12 h (o según requerimientos) durante las primeras 48 h. Posteriormente, se debe programar la extracción de sangre cada 24-48 h según la evolución clínica ▪ Ionograma urinario cada 12 h: permite estimar el aporte de electrolitos durante las primeras 48 h postrasplante ▪ Dosaje de tacrolimus: se debe realizar en forma diaria a partir de las 24 h de iniciado el tratamiento, durante su valle. El objetivo del dosaje debe ser entre 8-10 ng/mL durante los primeros meses postrasplante renal
Estudios por imágenes	▪ Ecografía y doppler renal postrasplante inmediato y cada 12 horas durante las primeras 48 horas postrasplante ▪ Estudio dinámico renal a las 24-48 horas

el uso de Ringer lactato para la reposición de la diuresis; en este caso, el monitoreo debe ser estrecho dado que esta solución puede relacionarse con el desarrollo de acidosis láctica, por el aporte elevado de lactato.

Como fue mencionado, el aporte de líquidos durante las primeras 24 horas debe estar compuesto por las pérdidas insensibles y la reposición volumen por volumen de la diuresis en forma horaria. Recién luego de las 48 horas postrasplante se puede considerar el uso de un plan de hidratación parenteral con volumen fijo y control estricto, según la evolución clínica del paciente.

Profilaxis antitrombótica. Las complicaciones vasculares son más frecuentes en los receptores pediátricos, y la trombosis del injerto es una causa importante de pérdida del riñón en etapas tempranas (< 4 semanas) (*v.* más adelante). Los pacientes con mayor riesgo de trombosis que deben recibir ácido acetilsalicílico en dosis antiagregante son:

- Edad < 5 años.
- Eventos hipotensivos en el período intraoperatorio y posoperatorio inmediato.
- Discordancia de tamaño donante-receptor.
- Injerto con múltiples vasos.
- Factores protrombóticos preexistentes: formas hereditarias o adquiridas de trombofilia; síndrome nefrótico; lupus eritematoso sistémico; anticoagulante lúpico positivo.

Considerando que los eventos trombóticos constituyen el 7% de las pérdidas precoces del injerto en el paciente pediátrico, debe evaluarse la necesidad de utilizar profilaxis anticoagulante teniendo en consideración la posibilidad de sangrados en el posoperatorio inmediato de una cirugía mayor. Los datos sobre el uso de profilaxis con heparina en el trasplante renal pediátrico son limitados y no concluyentes. La profilaxis con heparina no debería afectar el tiempo parcial de tromboplastina. Asimismo, la heparina de bajo peso molecular tiene un aclaramiento menor en el paciente con caída del filtrado glomerular y no se puede neutralizar.

Detección de complicaciones

El radiorrenograma o estudio dinámico renal desempeña un papel importante al ser un método diagnóstico no invasivo, de bajo costo y que se puede repetir. Se realiza entre las 24-48 horas postrasplante. Su utilidad no se reduce a los procesos parenquimatosos del injerto como el rechazo hiperagudo o agudo, la necrosis tubular aguda (NTA) o la toxicidad por inhibidores de la calcineurina, sino que también abarca las complicaciones quirúrgicas urológicas (obstrucción, colección perirrenal, fístula urinaria) y vasculares posquirúrgicas (trombosis de la arteria y la vena renal, infarto renal, estenosis de la arteria renal, fístula arteriovenosa).

Resulta de gran importancia obtener un estudio en las primeras 24-48 horas, que sirva de base para valorar los cambios posteriores. La realización de curvas de actividad-tiempo del injerto, la aorta y la arteria ilíaca permite obtener distintos índices numéricos de perfusión y función, que son de utilidad en el posoperatorio para el seguimiento del injerto oligúrico y en la predicción de su recuperación, ya que en ocasiones ayudan a diferenciar la NTA de otro proceso sobreañadido.

El estudio de un injerto normofuncionante es similar al de un riñón nativo normal, si bien no es infrecuente que la pendiente de eliminación del renograma se encuentre discretamente disminuida como consecuencia de la falta de tono del uréter por la denervación.

Las complicaciones parenquimatosas más importantes son el rechazo hiperagudo y el rechazo agudo. En el rechazo hiperagudo, la gammagrafía muestra una zona foto-deficiente que afecta a todo el riñón, indistinguible de la oclusión de la arteria renal. En el rechazo agudo, el estudio muestra una fase vascular muy alterada, en la cual resulta difícil distinguir la silueta renal. La captación en el parénquima es lenta, heterogénea y se encuentra significativamente disminuida, mientras que la eliminación puede estar conservada, al menos parcialmente.

El efecto vasoconstrictor de los inhibidores de la calcineurina produce una alteración tanto de la fase vascular como de la fase tubular, lo que da lugar a un retraso de la eliminación y a un aumento de la retención parenquimatosa del trazador (nefrotoxicidad por inhibidores de la calcineurina). Los estudios isotópicos también pueden ser de utilidad en las complicaciones vasculares (trombosis arterial, fístulas arteriovenosas) o en las urológicas (fístulas urinarias).

Aplicaciones

- Monitorización de la recuperación posoperatoria del injerto.
- Detección precoz de las posibles complicaciones.
- Valoración de la perfusión.

Limitaciones

- Baja especificidad de los patrones de NTA, rechazo agudo y nefrotoxicidad por inhibidores de la calcineurina.
- Diagnóstico complicado cuando coexisten dos procesos distintos como causa de la disfunción renal y cuando se inicia el tratamiento antes de realizar la gammagrafía.
- No detecta colecciones perirrenales de pequeño tamaño.
- A veces no permite localizar el lugar exacto de la fístula.

Disfunción del injerto

Las causas de disfunción del injerto renal varían con el tiempo transcurrido desde el trasplante. Estos períodos generalmente se clasifican en inmediato (primera semana después de la cirugía), temprano (1-12 semanas después de la cirugía), agudo tardío (después de tres meses) y crónico tardío (años).

La lesión renal que persiste después del trasplante se denomina retraso en la función del injerto. Esta generalmente se refiere a la oliguria o al requerimiento de diálisis dentro de la primera semana postrasplante. Las principales causas de retraso en la función del injerto en niños son:

- Lesión renal aguda posisquémica (es la causa más común).
- Trombosis de la arteria o de la vena renal.
- Rechazo agudo superpuesto a NTA isquémica.
- Anomalías urológicas (es decir, pérdida de orina o hematoma).
- Rechazo hiperagudo (generalmente prevenible, es raro de ver ya que se realizó previamente el *cross-match* donante-receptor).
- Factores relacionados con el donante: inestabilidad cardiovascular durante la procuración, mayor edad del donante, etc.
- Factores relacionados con el momento del trasplante: inestabilidad hemodinámica del receptor, isquemia caliente prolongada, uso de drogas vasoconstrictoras, acidosis metabólica.

La oliguria o anuria inicial requieren un diagnóstico y tratamiento inmediato. Se deben tener en cuenta los siguientes pasos como guía para descartar los diferentes diagnósticos diferenciales:

- Comprobar la permeabilidad de la sonda vesical o del tutor ureteral: si hay obstrucción de sondas, se debe implementar el lavado con solución salina al 0,9% y solicitar la valoración por el urólogo. Si la sonda está permeable, se debe descartar la presencia de hipovolemia.
- Descartar hipovolemia (valorar signos clínicos, PVC, PA y balance hídrico): si el balance de líquidos es inadecuado o si

hay signos clínicos o hemodinámicos de contracción de volumen, se debe realizar una expansión con solución salina al 0,9% a 10-20 mL/kg y evaluar la respuesta diurética posterior. Siempre se debe descartar la posibilidad de sangrados u otras causas de inestabilidad hemodinámica. Si el balance hidroelectrolítico y la hidratación del paciente son adecuados, realizar una ecografía doppler del riñón trasplantado. La ecografía doppler puede orientar hacia los siguiente:

- Trombosis arterial o venosa del injerto: se manifiesta con alteración de la onda doppler (inversión de la diástole), ausencia o pobre vascularización del injerto. Es la complicación más grave ya que precisa de una revisión quirúrgica inmediata y casi siempre es irreversible.
- Rechazo hiperagudo: se sospecha en retrasplantes y pacientes de alto riesgo inmunológico. Sucede habitualmente en las primeras horas o incluso minutos, tras la reperfusión del órgano, e implica la trombosis masiva del injerto y su pérdida inmediata. Es excepcional desde que se realizan los estudios inmunológicos en el pretrasplante inmediato: *cross-match* donante-receptor por CDC o por citometría de flujo. La biopsia renal es concluyente en el diagnóstico.
- NTA: es la causa más probable de oliguria o anuria si la vascularización doppler del injerto es normal y no existe hipovolemia u obstrucción de la vía urinaria. La actitud es expectante; su manejo incluye el uso de diuréticos y, si es preciso, diálisis.

En caso de oliguria tardía, tras el inicio de la diuresis, las causas a excluir son las mismas que en el retraso de la función del injerto, a las que se añaden las siguientes:

- Toxicidad por medicamentos: fundamentalmente por inhibidores de la calcineurina (toxicidad aguda –*v.* más adelante–, microangiopatía trombótica).
- Rechazo agudo: la oligoanuria o el cese del descenso de la creatinina plasmática pueden indicar la presencia de un rechazo agudo celular o humoral.
- Otras causas menos frecuentes de disfunción renal como rotura del injerto, reacción anafiláctica, fístula urinaria, infección o recurrencia de la enfermedad renal primaria.

Complicaciones inmunológicas

Se denomina rechazo del injerto al proceso biológico por el cual el sistema inmunológico del receptor reconoce como ajenas a las células del órgano trasplantado y, en consecuencia, inicia una serie de procesos que tienen como finalidad la destrucción del órgano.

La incidencia del rechazo agudo del injerto durante el primer año del trasplante ha disminuido a menos del 10% con la inmunosupresión actual, constituida por tacrolimus + mofetil micofenolato + corticoides.

Clásicamente, se distinguen tres tipos de rechazo: hiperagudo, agudo y crónico (*v.* más adelante). La diferenciación de estas formas se basa en el tiempo de ocurrencia, la patogenia e histología.

Rechazo agudo (RA)

Las mejoras en la medicación inmunosupresora han resultado en una notable disminución de la incidencia del RA en pacientes pediátricos con trasplante renal. La probabilidad de RA durante los primeros 12 meses ha disminuido al 8,6% y al 16,6% en trasplante con donante vivo y con donante fallecido, respectivamente. El RA se traduce clínicamente con un deterioro de la función del injerto, que puede suceder en cualquier momento de la sobrevida de un órgano trasplantado. Se habla de RA precoz cuando ocurre en los primeros tres meses del trasplante, o RA tardío si tiene lugar más allá del primer trimestre. La presencia de RA tiene impacto negativo en la sobrevida del injerto a largo plazo, y los factores de mal pronóstico asociados con el RA son el número total de episodios, la no reversibilidad tras el tratamiento, la gravedad histológica y la aparición tardía.

Desde el punto de vista histológico y fisiopatológico, se distinguen dos tipos de RA, si bien se describen formas mixtas: el RA celular, el más frecuente (75%), que está mediado por una respuesta linfocitaria o celular y el RA humoral, menos frecuente (25%), que está mediado por anticuerpos.

El RA celular o mediado por linfocitos T se caracteriza por la infiltración del tejido por células linfomonocitarias y presenta diversos grados con diferente tratamiento y pronóstico.

El RA humoral o mediado por anticuerpos se diagnostica clásicamente por la presencia de la tríada clínico-histológica siguiente: 1) presencia de anticuerpos donante-específicos (ADE) en el suero del receptor; 2) detección de depósitos de C4d en los capilares peritubulares del injerto; y 3) presencia de inflamación más o menos grave en el órgano. Para el diagnóstico es suficiente con dos de los tres criterios.

Diagnóstico del RA

La sospecha clínica se basa en la disfunción del órgano por indicadores como la elevación progresiva de la creatinina, disminución de la diuresis y dolor a la palpación del injerto. Otros datos clínicos son la presencia de HTA, anemia, eosinofilia periférica y febrícula.

Ante estos datos clínicos se debe realizar una ecografía doppler del injerto, que puede identificar signos sugestivos de RA (injerto globuloso, hiperecogenicidad del parénquima renal, pérdida de la diferenciación córtico-medular y elevación de los índices de resistencia vascular [IR > 0,7]) y, también, permite descartar otras causas de disfunción aguda renal.

El diagnóstico es anatomopatológico por biopsia renal (punción ecodirigida con aguja gruesa del injerto). Se procede al estudio mediante microscopía óptica, inmunofluorescencia convencional y tinción para C4d, y se debe valorar la detección de poliomavirus BK en el tejido, según los casos. Simultáneamente, se debe obtener una muestra de suero del receptor para proceder al estudio de fase sólida para determinar la presencia de anticuerpos anti-HLA donante-específicos. Todo esto permite conocer la etiología del daño, su magnitud y así establecer una estrategia terapéutica adecuada.

Complicaciones quirúrgicas

Las complicaciones quirúrgicas se dividen en precoces y tardías.

Complicaciones precoces

- La trombosis vascular, ya comentada anteriormente, es la más grave.
- La hemorragia suele cursar con alteración hemodinámica y el tratamiento suele ser quirúrgico.
- El linfocele por lo general es asintomático. El diagnóstico es ecográfico y el análisis del líquido permite distinguirlo del urinoma. Solo en algunos casos, si origina complicaciones, requiere la corrección quirúrgica.
- La fístula urinaria o urinoma es una complicación grave de aparición precoz. El diagnóstico de sospecha es ecográfico y la exploración con contraste (cistografía) o isótopos es necesaria para su confirmación.
- La hidronefrosis del injerto puede ser precoz o tardía. El diagnóstico inicial es por ecografía y su tratamiento depende de la causa que la origine.

Complicaciones tardías

- La estenosis de la arteria renal suele manifestarse con HTA. El diagnóstico inicial es mediante ecografía doppler renal y se confirma por arteriografía, que a su vez es necesaria para realizar el tratamiento con angioplastia transluminal.

Otras complicaciones

Hipertensión arterial

La HTA es común después del trasplante renal en niños. Durante el primer mes postrasplante, ocurre en el 80% y el 60% de los receptores de injertos de donantes vivos y fallecidos, respectivamente. La incidencia disminuye con el paso del tiempo.

En pediatría, la HTA postrasplante se asocia con mayor riesgo de lesión crónica del injerto, disminución de la supervivencia del trasplante, complicaciones cardiovasculares, encefalopatía, secuelas neurológicas y mortalidad. Las causas de la HTA varían según el tiempo transcurrido desde el trasplante:

- Durante el período posoperatorio temprano, la HTA puede deberse a sobrecarga de líquidos, rechazo agudo o efecto adverso de agentes inmunosupresores específicos (corticoides e inhibidores de la calcineurina).
- Después de este período, las principales causas de HTA son la administración de corticoides o inhibidores de la calcineurina, estenosis de la arteria renal, riñones nativos en etapa terminal hipoperfundidos o trasplantes previos fallidos, recurrencia de la enfermedad primaria y obstrucción del tracto urinario.

El tratamiento de la HTA en el postrasplante inmediato debe ser consensuado con el equipo de trasplante, y se debe tomar como punto de corte el percentilo 99 para la edad, sexo y talla. La droga generalmente utilizada es el nitroprusiato de sodio, ya que permite una dosificación precisa con una vida media de 2 minutos (*v.* Capítulo 50.3).

Luego de los primeros días postrasplante, se debe adaptar la terapia farmacológica de acuerdo con la causa subyacente de cada paciente en particular. El objetivo de PA debe ser < percentilo 90 para la edad, sexo y talla. Los inhibidores de la enzima convertidora de angiotensina I (IECA) y los bloqueantes de los canales de calcio (*v.* Capítulo 50.3) son los antihipertensivos más comúnmente utilizados en niños después del trasplante; sin embargo, no hay ensayos clínicos que comparen las diferentes clases de medicamentos con respecto al control de la PA y la supervivencia renal. Los IECA y los antagonistas del receptor de la angiotensina II (ARA II) se desaconsejan si hay retraso en la función del injerto o NTA, y deben emplearse con precaución, especialmente si se sospecha estenosis de la arteria renal después de una ecografía doppler. En este último caso, debe realizarse una angiografía y, de estar indicado, puede realizarse con éxito una angioplastia.

Es recomendable la monitorización periódica de la presión arterial ambulatoria (MAPA) una vez por año a todos los pacientes trasplantados, ya que es un estudio muy útil para evaluar los cambios de la PA y su ritmo circadiano.

Nefrotoxicidad por inhibidores de la calcineurina

El tacrolimus (FK) y la ciclosporina (CsA) producen efectos funcionales y estructurales.

Toxicidad aguda

Los mecanismos involucrados son:

- Vasoconstricción de las arteriolas aferente y eferente.
- Disminución del flujo sanguíneo renal con caída del filtrado glomerular.
- Disminución en la generación de vasodilatadores (prostaglandinas y óxido nítrico) con mayor síntesis de vasoconstrictores (endotelina y tromboxano).

Suele ser reversible y dosis dependiente. Clínicamente, se manifiesta como retardo en la recuperación temprana del injerto, deterioro transitorio de la función renal, hiperpotasemia, hipomagnesemia e HTA que mejoran con la disminución de las dosis de CsA o FK. La biopsia puede presentar dilatación tubular, aplanamiento y necrosis de células tubulares y mitocondrias gigantes; también puede ser normal.

Toxicidad crónica

Es progresiva y los cambios son similares a la isquemia crónica. A los 36 meses postrasplante, el 15% de los pacientes presenta deterioro de la función renal secundario al uso de inhibidores de la calcineurina. La biopsia renal muestra:

- Arteriolas con nódulos hialinos.
- Vacuolización tubular.
- Glomeruloesclerosis global o focal y segmentaria.
- Atrofia tubular y fibrosis intersticial focal o en escalera.

Microangiopatía trombótica

Es producida por la acción vasoconstrictora directa sobre el capilar glomerular, por efecto dosis dependiente (puede ser inhibida con la administración de bloqueantes de los canales de calcio). Presenta progresión hacia la caída de filtrado glomerular por disminución del flujo sanguíneo renal, mediado por el aumento de la resistencia renal inducido por la endotelina 1. Es un estado hipóxico con lesión endotelial y celular.

La hipoxia induce la disrupción endotelial, genera bajos niveles de prostaciclinas y aumenta la síntesis de tromboxano A_2. Asimismo, aumenta la circulación del factor de von Willebrand. El resultado final es una mayor agregación plaquetaria con formación de trombos y depósitos de fibrina.

Otros efectos adversos del FK

Cardiomiopatía hipertrófica concéntrica

Presenta mayor incidencia en la población pediátrica, sobre todo en niños con cardiopatía preexistente y niveles elevados de tacrolimus. Es de causa desconocida y suele ser potencialmente reversible al discontinuar el tratamiento. Se presenta de forma característica con hipertrofia simétrica del ventrículo izquierdo.

Los factores de riesgo para su desarrollo son el dosaje elevado de tacrolimus; uso concomitante de corticoides; cardiopatía preexistente; bajos niveles plasmáticos de selenio; HTA; enfermedad hepática o renal; y arteritis de arterias coronarias.

En niños pequeños y en pacientes de alto riesgo se aconseja realizar un ecocardiograma y electrocardiograma pretrasplante y luego del trasplante en forma periódica (a los tres meses y posteriormente cada 9-12 meses). En caso de observarse cambios compatibles con hipertrofia miocárdica, se debe evaluar la necesidad de reducir la dosis del tacrolimus o de sustituirlo por otro fármaco inmunosupresor.

Prolongación del QTc (evidencia clase B)

Existen informes aislados de taquicardia ventricular polimórfica, sin evidencia clara que la relacione con la administración de esta medicación. El riesgo puede aumentar frente a la interacción con otras drogas que pueden prolongar el QTc o con inhibidores enzimáticos, así como en pacientes con hipomagnesemia, hipopotasemia o hiperpotasemia.

Diabetes

El FK aumenta la resistencia a la insulina y genera toxicidad sobre los islotes pancreáticos con menor síntesis de insulina. El efecto diabetogénico del tacrolimus es dosis dependiente. En pacientes estables con bajo riesgo inmunológico y perfil diabetógeno aumentado es recomendable ajustar los niveles de tacrolimus en el rango inferior.

Los factores de riesgo incluyen primer trimestre y dosajes elevados; uso concomitante de corticoides; etnia hispana o afroamericana; alto índice de masa corporal; sexo masculino; antecedente familiar de diabetes; uso de β-bloqueantes; hipomagnesemia; e infección por CMV.

Hipomagnesemia

El FK disminuye la expresión y función de los transportadores renales TRMP6, TRMP7 y MagT1 encargados de la reabsorción de magnesio. El TRMP6 también se encuentra involucrado en la reabsorción de calcio. La hipermagnesiuria y la hipercalciuria pueden conducir al desarrollo de ERC como ocurre en la hipomagnesemia familiar con hipercalciuria y nefrocalcinosis.

La hipomagnesemia grave puede producir tetania, HTA, convulsiones y arritmias cardíacas como prolongación del QTc (*v.* Capítulo 4).

Neurotoxicidad

Es dosis dependiente. Produce temblor, cefalea, alteraciones de la función motora, alteraciones sensoriales, alteraciones mentales, delirio y coma.

Infecciones

Las infecciones son un riesgo permanente en los pacientes que reciben fármacos inmunosupresores. La infección es la primera causa de muerte en niños trasplantados (28,5%), la causa más frecuente de internación luego del trasplante, y contribuye con la pérdida del injerto.

Las infecciones ocurren con mayor frecuencia en los primeros seis meses postrasplante cuando la exposición a la inmunosupresión se encuentra en su grado más alto. Las infecciones del tracto urinario (ITU) y pulmonares son frecuentes durante el período posoperatorio temprano.

El riesgo de infección por gérmenes oportunistas disminuye con el transcurso del tiempo y con la disminución progresiva de la inmunosupresión. La identificación serológica de virus (CMV, EBV) permite estratificar el riesgo de transmisión y aplicar las medidas preventivas adecuadas para cada caso. El uso de profilaxis ha contribuido con la casi desaparición de enfermedades por gérmenes oportunistas como el *Pneumocystis jirovecii* (trimetoprima-sulfametoxazol durante el primer año postrasplante) y ha mejorado el curso de otras, como las ocasionadas por el CMV (ganciclovir o valganciclovir en terapia anticipada o profilaxis universal). No obstante, la infección sigue siendo un desafío en el manejo de estos pacientes.

Infecciones del tracto urinario

Son frecuentes, especialmente en los pacientes con uropatías previas, disfunción vesical o mielomeningocele. La pielonefritis puede confundirse clínicamente con el RA (fiebre, disfunción renal, alteraciones ecográficas). El manejo adecuado de la ITU es importante, ya que los episodios repetidos pueden acelerar el deterioro de la función del injerto y, en algunos pacientes, es prudente utilizar profilaxis con antibióticos. Se debe realizar un estudio urológico si recurren para descartar la presencia de reflujo vésicoureteral sobre el injerto.

Infecciones virales

A medida que los agentes inmunosupresores y la supervivencia del injerto mejoran, las infecciones y la patología oncológica se han convertido en las principales barreras para la supervivencia después del trasplante renal.

Las infecciones virales por CMV o EBV se encuentran asociadas con síndromes y morbilidad particulares en la población inmunocomprometida. El mayor riesgo de infección invasiva se observa en receptores seronegativos que reciben injertos infectados de donantes seropositivos (infección viral latente). Este riesgo constituye el fundamento de la profilaxis anti-CMV y la monitorización del EBV en los pacientes trasplantados.

El manejo de las viremias por poliomavirus BK y EBV es más complicado, ya que no existe una terapia eficaz para estos virus, salvo la reducción de la medicación inmunosupresora.

Citomegalovirus

La infección por CMV puede presentarse como una infección primaria en pacientes seronegativos que reciben un injerto de donantes seropositivos. Asimismo, puede ocurrir en receptores seropositivos por reactivación con la misma cepa del huésped o por reinfección con la cepa del donante. Su incidencia es alta y suele ser de aparición precoz. La infección puede ser asintomática o presentarse con fiebre, leucopenia, trombocitopenia, neumonitis, hepatitis y disfunción del injerto. La incidencia de enfermedad clínicamente significativa es mayor en receptores seronegativos con infección primaria por CMV; la enfermedad suele ser más grave cuando el paciente fue tratado con timoglobulina.

Se indica tratamiento profiláctico universal con valganciclovir durante los primeros 6-12 meses, según la inmunosupresión recibida en la inducción y la seropositividad del donante y del receptor. Asimismo, se recomienda iniciar tratamiento con valganciclovir por vía oral en cuanto se produzca la positivización asintomática de la reacción en cadena de la polimerasa (PCR, por sus siglas en inglés) o la antigenemia del CMV.

Virus de Epstein-Barr

Su importancia radica en su poder oncogénico (síndrome linfoproliferativo postrasplante, –PTLD, por sus siglas en inglés–). Es posible detectar su presencia mediante PCR o carga viral en sangre; no tiene tratamiento. En la práctica clínica, la infección crónica asintomática por EBV obliga a establecer una vigilancia estrecha y, con frecuencia, a disminuir la inmunosupresión, lo que aumenta el riesgo de rechazo. El riesgo relativo para PTLD es 5,3 veces mayor en receptores menores de 6 años en comparación con niños mayores 12 años. A su vez, los receptores seronegativos para el EBV poseen una tasa 4,7 veces mayor de riesgo en comparación con los receptores seropositivos.

Poliomavirus BK

El poliomavirus BK tiene un tropismo especial por el epitelio de los túbulos renales, donde se aloja en estado latente. La enfermedad por este virus ocurre casi exclusivamente en inmunosuprimidos, pero requiere de otros factores del paciente y del escenario clínico para causar daño. Tal es así que en pacientes con trasplante de órgano sólido diferente del riñón, la progresión de viruria a viremia, y luego a nefropatía por virus BK es excepcional. La nefropatía por BK es causa de pérdida del injerto en el 7% de los trasplantes renales. Existen factores de riesgo para desarrollar esta nefropatía:

- Factores de riesgo del donante: donante cadavérico; viruria positiva para BK; anticuerpos contra BK elevados (por infección o exposición reciente); sexo femenino; HLA *mismatch*; e incompatibilidad ABO.

- Factores de riesgo del receptor: adulto mayor; niños pequeños; sexo masculino; sensibilización previa; ANCA positivos; deficiencia de vitamina D; y ausencia de anticuerpos contra BK.
- Factores postrasplante: estenosis ureteral; NTA; rechazo agudo; uso de timoglobulina; dosajes altos de inmunosupresores; y retrasplante con antecedente de pérdida renal por nefropatía por BK.

La nefropatía por virus BK se caracteriza por desarrollar viremia (carga viral en sangre > log4). La biopsia muestra inmunohistoquímica positiva para Sv40 e infiltrados inflamatorios, túbulos colectores dilatados, fibrosis intersticial y atrofia tubular. Sin embargo, la biopsia renal tiene poca sensibilidad y presenta hasta un 30% de falsos negativos, ya que las lesiones son focales y se ubican en la médula renal.

El objetivo del tratamiento es negativizar la viremia y se basa en la disminución de la inmunosupresión. La estrategia más aceptada es reducir inicialmente la dosis del antiproliferativo en un 50% seguido luego de la reducción de los inhibidores de la calcineurina en un 25%-50% para, finalmente, suspender los antiproliferativos.

Pneumocystis jirovecii

Es un organismo ubicuo y un hongo común, que es causa de enfermedad pulmonar en el huésped inmunosuprimido. Se presenta de forma aguda y puede progresar rápidamente hasta la insuficiencia respiratoria. Antes del uso de la profilaxis con trimetoprima-sulfametoxazol (TMP-SMX), la incidencia de infección era del 10%-15% en la mayoría de los programas de trasplante renal. La eficacia de la profilaxis contra la neumonía por *Pneumocystis jirovecii* prácticamente ha eliminado al organismo como causa de morbilidad significativa en el trasplante de órganos sólidos.

La dosis profiláctica habitual de TMP-SMX es 5-10 mg/kg/día, tres veces por semana. Las distintas ventajas de la profilaxis con TMP-SMX incluyen su bajo costo, baja toxicidad y demostrada eficacia en la prevención de infecciones urinarias, respiratorias y gastrointestinales comunes, así como la mayoría, pero no todas las infecciones por *Toxoplasma gondii*, especies de Listeria e *Isospora belli*. TMP-SMX también puede proporcionar cierto grado de protección contra la infección por *Nocardia* spp. La profilaxis debe continuar durante seis meses a un año postrasplante.

Problemas a largo plazo

Si bien actualmente los resultados a corto plazo del trasplante renal infantil son excelentes, el problema principal radica en la manera en que estos niños son seguidos y evolucionan en el largo plazo (Tabla 76.8). Los pacientes que recibieron un trasplante renal a una edad temprana necesitan seguimiento y tratamiento durante varias décadas. Los problemas más importantes son la función del injerto a largo plazo, el crecimiento, la maduración puberal y la fertilidad, la salud ósea, el desarrollo neurocognitivo, la adherencia a la medicación y la calidad de vida.

Tabla 76.8 Problemas a largo plazo en el trasplante renal pediátrico

- Función de injerto
- Vigilancia viral
- Vigilancia de anticuerpos anti-HLA
- Crecimiento
- Desarrollo motor
- Desarrollo neurocognitivo
- Efectos secundarios cosméticos de la medicación
- Salud ósea
- Desarrollo puberal
- Adherencia a la medicación
- Transición programada a una unidad de adultos

Rechazo crónico

La causa más importante de disfunción tardía del injerto es el rechazo crónico del trasplante, que representa un tercio de las pérdidas del injerto en pacientes pediátricos con trasplante renal. Clínicamente, se manifiesta con un progresivo deterioro funcional del injerto que se acompaña de proteinuria en rango variable, y que no puede ser atribuido a otras causas. El término incluye el rechazo crónico activo mediados por linfocitos T y el rechazo mediado por anticuerpos, arteriopatía y fibrosis intersticial o atrofia tubular, sin etiología específica. El diagnóstico es clínico y anatomopatológico, y el tratamiento es controvertido.

Crecimiento

La mayoría de los niños tiene un crecimiento deficiente en el momento del trasplante. Los datos NAPRTCS mostraron que los receptores más jóvenes (1-2 años) tuvieron un Z *score* para la talla de -2,2 desvíos estándar (DE) en el momento del trasplante, pero presentaron una recuperación sustancial del crecimiento (Z *score* de talla hasta de -1,4 DE) durante los primeros 3-4 años postrasplante y, posteriormente, exhibieron un declive en la puntuación de estatura (Z *score* de talla de -1,7 DE a los 6 años). El crecimiento después del trasplante renal es satisfactorio, pero la talla final alcanzada por la mayoría de los pacientes no es la que corresponde con la talla medio parental. La función del injerto y la exposición a los corticoides tienen un impacto en el crecimiento, y en aquellos con crecimiento deficiente, la dosis de esteroides debe minimizarse.

Especialmente en la adolescencia, la baja estatura puede tener consecuencias importantes sobre la calidad de vida y la autoestima.

Para los pacientes de menor talla, la hormona de crecimiento recombinante se ha utilizado durante más de 20 años, y la terapia ha sido eficaz para inducir el crecimiento de recuperación (*catch up growth*) en la mayoría de los pacientes. Se recomienda evaluar el crecimiento durante al menos 1 año después del trasplante, antes de comenzar o volver a iniciar la terapia con hormona de crecimiento. Un problema práctico de la terapia con esta hormona es que es cara y debe continuarse durante años, ya que el efecto positivo se detiene cuando se suspende el tratamiento.

Riesgo metabólico

Para los niños trasplantados renales a una edad temprana, evitar factores de riesgo metabólico como la obesidad (*v.* Capítulo 21), HTA, dislipidemia e intolerancia a la glucosa resulta muy importante por dos razones. En primer lugar, estos factores pueden afectar negativamente la función del injerto y, en segundo lugar, pueden conducir al desarrollo de enfermedad cardiovascular temprana, que puede perjudicar las terapias posteriores (retrasplante en la edad adulta).

El 50% de los pacientes pediátricos con trasplante renal tiene dislipidemia. El perfil habitual es el aumento del colesterol total, triglicéridos, lipoproteínas de baja y muy baja densidad (LDL y VLDL, respectivamente) y de las apoA y apoB. El tratamiento es con una dieta libre de colesterol y el aumento de la actividad física. Si fracasa, es útil la terapia farmacológica (inhibidores de la enzima HMG-CoA reductasa). El objetivo es mantener el colesterol total < 200 mg/dL y las LDL < 100 mg/dL.

Adherencia

Cumplir con las indicaciones médicas implica un verdadero desafío para los pacientes adolescentes y adultos jóvenes trasplantados. En esta población, las fallas en la adherencia alcanzan tasas del 75% y son la principal causa de pérdida del injerto en este grupo etario.

La adherencia es una habilidad que debe ser aprendida. Para ello, se requiere organización, capacidad de planificación y destreza para resolver problemas. La parte del cerebro responsable de la planificación se encuentra en desarrollo durante la adolescencia, y no alcanza su completa madurez hasta la edad adulta. Es vital recordar que los jóvenes necesitan apoyo de su entorno durante este proceso tan delicado.

No se conoce un método adecuado que permita asegurar una buena adherencia al tratamiento, pero la educación resulta un factor decisivo. El adolescente debe comprender para qué sirve la medicación que toma, cuáles son sus efectos positivos y sus efectos adversos, y la importancia de la continuidad del tratamiento. Las estrategias simples suelen dar los mejores resultados; entre estas se encuentran incluir alarmas en teléfonos celulares con el horario de la medicación, utilización de recordatorios, pastilleros donde se deben cargar en forma anticipada las dosis correspondientes a la jornada o a la semana, etc. La clave es brindar ayuda para que los pacientes sean capaces de encontrar sus propias soluciones.

Transición

En el año 1997 Patiente White definió la transición como "el pasaje planificado de los adolescentes o adultos jóvenes con enfermedades crónicas de un sistema de atención pediátrico a uno de adultos". Es importante destacar que el 90% de los niños y los adolescentes con enfermedades crónicas alcanzan la edad adulta, lo que implica un verdadero desafío para los equipos de salud. La transición es un proceso que debe ser gradual, personalizado, anticipado y consensuado. El objetivo es garantizar la preparación del adolescente o adulto joven con una condición crónica para su transferencia a un equipo de adultos. Las políticas institucionales claras favorecen una correcta y oportuna derivación en forma programada, dentro de un marco de formalidad.

En la Tabla 76.9 se enumeran las distintas etapas que debe contemplar el proceso de transición, el cual debe ser equilibrado, continuo y planificado.

Es muy importante incorporar el concepto de transición durante las etapas tempranas de la adolescencia, para poder iniciar la preparación del paciente y su familia en el proceso de transferencia. La información debe ser brindada por el equipo de tratante en forma gradual, individualizada y de acuerdo con la capacidad de entendimiento.

Tabla 76.9 Etapas del proceso de transición

Etapa inicial	Inicio del proceso de preparación para la transición
Etapa intermedia	Tanto el paciente como su familia y el equipo médico interviniente, están preparados para dar inicio al proceso de transición
Etapa final	Se produce la transferencia al servicio de adultos y el paciente se encuentra en condiciones de tener una participación activa en cuestiones que conciernen a su salud. Asimismo, puede tomar decisiones y es responsable del autocuidado

Acceda al eBook para consultar la lista de bibliografía. Consulte las indicaciones en la retiración de tapa.

Sección 13

Manejo del dolor

77

Tratamiento del dolor agudo y crónico

Martín Nallar • Gisela Delmonte

El dolor es, en la población pediátrica, un síntoma muy distresante y altamente prevalente que se presenta en pacientes con patologías agudas quirúrgicas y no quirúrgicas y, especialmente, en pacientes con enfermedades crónicas, oncológicas y no oncológicas. Impacta negativamente en el desarrollo emocional, psicológico, físico y social de niñas, niños y adolescentes.

El dolor agudo cumple una función adaptativa, de alarma, y previene la aparición de un daño potencialmente mayor. Sin embargo, si no se alivia adecuadamente, es una fuente de sufrimiento y puede producir complicaciones. El dolor persistente o crónico ya no resulta útil como alarma, y se convierte en una enfermedad en sí misma, dado que altera el bienestar físico, social y psicológico del paciente y su familia.

La identificación, evaluación y adecuado alivio del dolor debe ser un objetivo común a todo el equipo de salud, y es un derecho de los pacientes.

Para lograr este objetivo, es necesario conocer conceptos básicos de la fisiología del dolor, su evaluación en la población pediátrica, la farmacología de los analgésicos y coadyuvantes y, prioritariamente, incorporar su manejo a la práctica clínica cotidiana.

Definición

En su actualización del año 2020, la Asociación Internacional para el Estudio del Dolor (IASP) define el dolor como una experiencia sensorial y emocional desagradable, asociada o similar a la asociada con el daño tisular real o potencial. Es siempre una experiencia personal, influenciada en diversos grados por factores biológicos, psicológicos y sociales. El dolor y la nocicepción son fenómenos diferentes. No puede inferirse el dolor únicamente de la actividad en las neuronas sensoriales.

La experiencia dolorosa es multidimensional. La percepción sensorial del dolor se nutre de la transmisión fisiológica (nocicepción), modificada por componentes afectivos, cognitivos (creencias, aspectos espirituales y culturales) y conductuales.

En la población pediátrica, se debe tener en consideración que la ausencia de comunicación verbal no implica la ausencia de dolor ni la necesidad de un tratamiento analgésico.

El dolor nociceptivo (dolor normal o fisiológico) se produce por un daño somático (en piel, mucosas, huesos, articulaciones, músculos, tejido conectivo) o visceral; p. ej., una fractura o un cólico renal. El dolor neuropático (dolor patológico) es el resultado de una lesión o enfermedad del sistema somatosensorial, localizado en el sistema nervioso central o periférico; p. ej., neuropatía por vincristina, compresión de una raíz o un nervio, síndrome de Guillain-Barré o dolor de miembro fantasma. Ambas categorías de dolor, nociceptivo y neuropático, pueden ser agudos o crónicos.

Conceptos básicos de fisiología y fisiopatología del dolor

La nocicepción es el conjunto de procesos neurofisiológicos por los cuales se percibe una lesión producida por la agresión tisular. Incluye la transducción, transmisión, modulación y percepción del estímulo nociceptivo (Figura 77.1).

En la transducción, el estímulo nociceptivo se transforma en un estímulo eléctrico. Este proceso ocurre en receptores periféricos (nociceptores), terminaciones de las fibras sensoriales aferentes primarias de las neuronas de primer orden, cuyo soma se ubica en el ganglio anexo de la raíz dorsal del nervio raquídeo, que envía sus axones centrales al asta posterior de la médula espinal. Los nociceptores tienen un umbral alto de estimulación, por lo que son activados por estímulos nocivos intensos. Cuando estos estímulos persisten, los nociceptores se sensibilizan, ya que no se adaptan al estímulo, y se produce hiperalgesia por disminución del umbral de estimulación. Los nociceptores liberan neurotransmisores como la sustancia P, el péptido relacionado con el gen de la calcitonina (CGRP) y el glutamato, que producen vasodilatación, extravasación plasmática y edema. Asimismo, se liberan sustancias proinflamatorias y algogénicas en el entorno del nociceptor. Entre estas se destacan los hidrogeniones, el potasio, prostaglandinas, leucotrienos, tromboxanos, bradiquinina, serotonina, histamina, factor activador de plaquetas, etc.

La transmisión es la propagación del impulso nervioso hasta los centros del sistema nervioso central. El estímulo viaja desde el nociceptor por las aferencias primarias, arriba al soma neuronal ubicado en el ganglio anexo de la raíz dorsal del nervio raquídeo, continúa por los axones centrales hasta el asta posterior de la médula espinal (láminas I, II y V), donde hace sinapsis con las neuronas de segundo orden (neuronas de proyección, interneuronas y neuronas propioespinales) (*v.* Figura 77.1). Las neuronas de proyección transmiten el estímulo desde la médula espinal hasta los centros cerebrales superiores, relacionados con la percepción, emoción, conducta y respuesta autonómica, y activan también los sistemas descendentes moduladores, que controlan, a través de mecanismos excitatorios e inhibitorios, el estado de excitabilidad de las neuronas del asta posterior, modulando el estímulo. Los axones de las neuronas de segundo orden forman las distintas vías ascendentes: espinotalámica, espinoreticular, espinomesencefálica y espinosolitaria. Distintos centros superiores participan de la nocicepción, como la formación reticulobulbar, la formación reticulomesencefálica, diversos núcleos talámicos y la corteza somatosensorial. También están involucradas otras áreas, como la corteza cingular e insular, pertenecientes al sistema límbico, que participan en las emociones relacionadas con el dolor. Las vías descendentes se originan en la corteza somatosensorial, en la sustancia gris periacueductal del mesencéfalo, en el área dorso lateral del tegmento pontomesencefálico de la protuberancia, y en la región rostral ventro medial del bulbo.

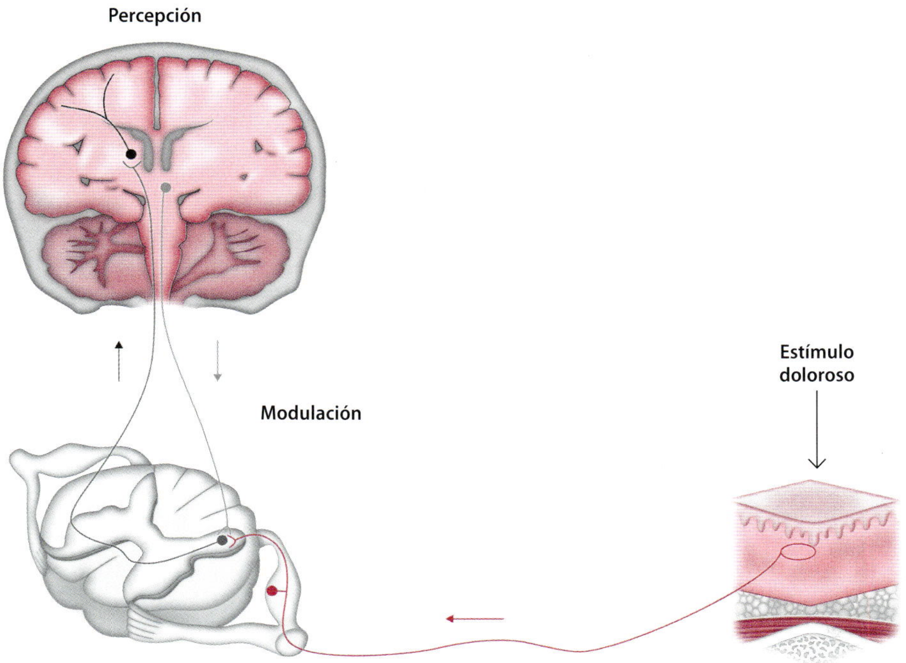

Figura 77.1 Fisiopatología del dolor. Etapas de la nocicepción.

Desde allí descienden para hacer sinapsis con las neuronas del asta posterior (*v.* Figura 77.1).

Diversas señales establecen significado y respuesta a un estímulo nociceptivo, lo que genera la manifestación del dolor. De esta manera, una misma lesión tisular puede ser percibida como poco o extremadamente dolorosa, de acuerdo con el contexto y las circunstancias. La modulación es la capacidad de modificar la transmisión del impulso nervioso por parte de los sistemas analgésicos endógenos, principalmente en el asta posterior de la médula espinal. Estos sistemas modulan la información nociceptiva en el sistema nervioso central, controlan y limitan la transmisión de estímulos y previenen el caos y la inestabilidad que se producirían si solo existiesen mecanismos excitatorios. El sistema descendente inhibitorio involucra a la serotonina y a la noradrenalina como neurotransmisores.

La percepción es el proceso por el cual la transducción, transmisión y modulación interactúan con fenómenos individuales, y así se crea la experiencia subjetiva y emocional que es el dolor.

Evaluación del dolor en pediatría

Considerando al dolor como una experiencia multifactorial, en la que intervienen aspectos físicos, sociales, psicológicos, espirituales y culturales de un niño inserto en una familia, su abordaje debe ser interdisciplinario e individualizado.

Es imprescindible diferenciar el concepto de evaluación del de medición del dolor. La evaluación es un concepto más amplio, que aporta información cualitativa y cuantitativa, mientras que la medición es parte de la evaluación, y da un valor numérico a la intensidad del dolor. Como afirma von Baeyer: "describir el dolor solamente por su intensidad es como describir la música solamente por su volumen, una gran simplificación de la complejidad de la experiencia del dolor".

La evaluación del dolor acerca a su fisiopatología y a la causa etiológica, y es esencial para poder trazar una estrategia terapéutica. Debe repetirse de manera periódica, tanto para poder mensurar la respuesta a la estrategia terapéutica como para identificar modificaciones en la progresión de la enfermedad u otros factores relacionados con esta.

La evaluación debe comenzar con una exhaustiva anamnesis, dirigida tanto al niño como a su familiar o cuidador. Es necesario identificar el desarrollo cognitivo del paciente para adecuar la anamnesis y los instrumentos usados, así como para detectar el vocabulario que tanto el niño como su familia utilizan para referirse al dolor. Se debe indagar sobre la localización del dolor, irradiación, características, factores que lo alivian y que lo agravan y, por último, se procede a evaluar su intensidad. Es indispensable preguntar sobre el impacto en la vida cotidiana del niño.

Luego se debe realizar un examen físico minucioso de todas las zonas que presentan dolor, identificando respuestas conductuales a la palpación o movilización de esas zonas, así como características de estas. Debe evaluarse si hay alteración de la funcionalidad física a causa del dolor.

Los niños pequeños suelen utilizar palabras simples para expresar dolor, y pueden señalar la parte del cuerpo que les duele. La capacidad de indicar la presencia de dolor en forma verbal aparece entre los 2 y 4 años de edad. De a poco aprenden a distinguir tres niveles de dolor: poco, más o menos y mucho. A los 5 años, pueden describir el dolor y definir su intensidad. Los niños de 7 a 10 años pueden explicar por qué les duele. Por lo tanto, en niños menores de 3 años, así como en niños con alteraciones cognitivas, se debe evaluar el dolor a través del comportamiento, siempre teniendo en cuenta que los indicadores conductuales son muy diferentes en el dolor agudo y en el dolor persistente (Tabla 77.1).

Tabla 77.1 Indicadores conductuales de dolor agudo y persistente

Indicadores conductuales de dolor agudo	▪ Expresión facial ▪ Movimientos y postura del cuerpo ▪ Imposibilidad de consuelo ▪ Llanto o gemidos
Indicadores conductuales de dolor persistente	▪ Posturas anormales ▪ Miedo a moverse ▪ Ausencia de expresión facial ▪ Falta de interés por el entorno ▪ Quietud excesiva ▪ Aumento de la irritabilidad o enojo ▪ Bajo estado de ánimo ▪ Alteración del sueño ▪ Cambios del apetito ▪ Bajo rendimiento escolar

En el dolor crónico o persistente se debe evaluar también el impacto en la calidad de vida; por lo tanto, se debe indagar sobre el sueño, el desempeño escolar, el juego, el ánimo y la alimentación (*v.* Tabla 77.1).

Para evaluar la intensidad, es importante utilizar instrumentos validados para cada etapa, dado que, de esta manera, se obtiene un valor concreto, que puede ser comprendido por cualquier otro profesional y que permite evaluar la respuesta al tratamiento analgésico.

Escalas para medición del dolor

Dentro de cada categoría, hay múltiples escalas validadas en pediatría. En este capítulo se sugiere el uso de una escala por categoría, según el criterio de los autores. El objetivo para la correcta medición del dolor es conocer y familiarizarse con al menos una escala por categoría, para poder aplicarla correctamente.

Escalas de autoevaluación

Son las más confiables para la evaluación de la intensidad en niños mayores de 3 años (Figura 77.2):

- Escala de caras revisada (FPS-R) (*v.* Figura 77.2 a).
- Escala numérica visual (mayores de 7 años) (*v.* Figura 77.2 b).

Escalas conductuales

Se basan en la observación de la respuesta conductual del paciente al dolor. Hacen referencia a expresiones no verbales como el llanto, la expresión facial, gritos, la postura física y la actitud antálgica, entre otras.

Son especialmente útiles en lactantes y niños pequeños (Figura 77.3).

- Escala de observación de la conducta del Instituto Gustave Roussy modificada (*v.* Figura 77.3 a).
- Escala FLACC (*v.* Figura 77.3 b).

Escalas fisiológicas

Hacen referencia a los cambios funcionales producidos en el organismo por la mediación neuroquímica producida como respuesta a la experiencia dolorosa. Estos indicadores incluyen aumento de la frecuencia cardíaca, aumento de la frecuencia respiratoria, aumento de la presión intracraneal, cambios en la presión arterial y disminución de los valores de saturación de oxígeno. Estas escalas son poco específicas para el dolor, por lo que son las menos utilizadas fuera del período neonatal.

Todas las escalas de medición de intensidad del dolor mencionadas puntúan la intensidad de 0 a 10, según la medición estándar de la IASP. Se describe el dolor leve como un puntaje de 1-3; el dolor moderado con un puntaje de 4-7; y el dolor grave con un puntaje mayor de 7.

En el período neonatal, se utilizan escalas específicas (PIPP, CRIES, NPS), al igual que en pacientes con daño neurológico (NCCPC-R, *Pediatric Pain Profile*, INRS).

Clasificación del dolor

Además de la clasificación fisiopatológica ya mencionada (dolor nociceptivo y neuropático), existen otras formas de clasificar el dolor, según se tenga en consideración:

- Su duración: dolor agudo, crónico, recurrente, incidental, irruptivo.
- Su etiología: relacionado con patologías oncológicas o no oncológicas.
- Su localización anatómica: cabeza, tórax, abdomen, etc. Puede resultar útil para los diagnósticos diferenciales, pero no tiene en cuenta el mecanismo involucrado.

Dolor agudo

Es aquel que dura menos de 3 semanas; en general, se asocia con una lesión tisular (traumatismo, infección aguda, etc.), es de corta duración y disminuye o desaparece al resolverse la lesión

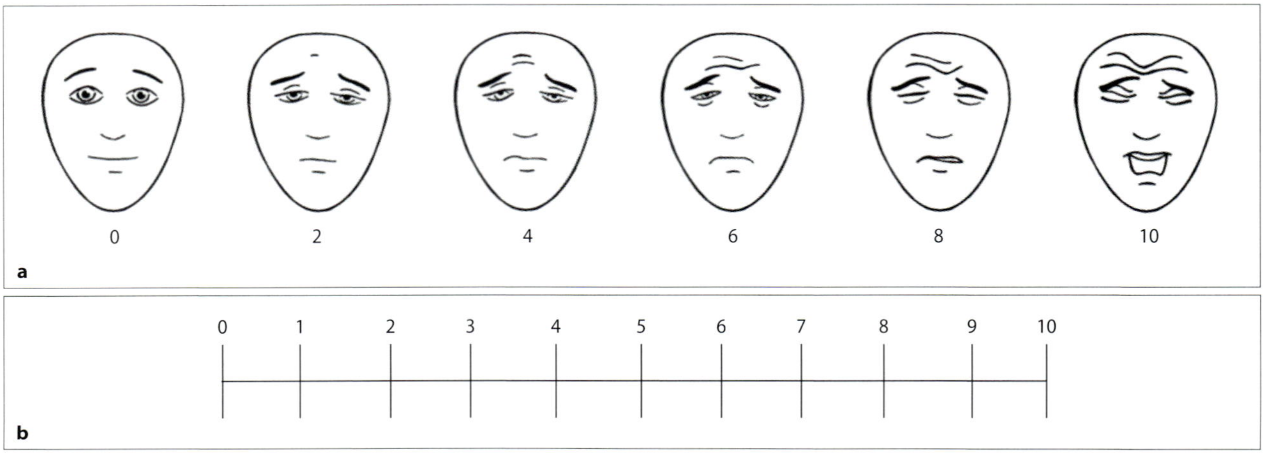

Figura 77.2 Escalas de autoevaluación. **a** Escala de caras revisada (FPS-R, reproducida con permiso). **b** Escala numérica visual. Se utiliza en mayores de 7 años.

Signos directos
1. Posición antálgica en reposo
2. Protección espontánea de zonas dolorosas
3. Actitud antálgica en el movimiento
4. Reacción a la movilización pasiva
5. Reacción al examen de zonas con dolor

Expresión voluntaria
6. Expresión voluntaria
7. Localización de zonas dolorosas

Atonía psicomotriz
8. Falta de expresividad
9. Desinterés por el mundo exterior
10. Lentitud y escasez de movimientos

a

	0	1	2
F	Sin expresión particular o sonríe	Mueca o gesto ocasional, retraído, desinteresado; parece triste o preocupado	Ceño fruncido constante, mandíbula apretada; cara angustiada: expresión de miedo o pánico
L	Posición normal o relajada	Inquieto, agitado, tenso; temblores ocasionales	Patadas, marcado aumento de la espasticidad, temblores constantes
A	Acostado en silencio, posición normal, se mueve con facilidad	Se retuerce hacia atrás y adelante, tenso, ligeramente agitado, respiraciones superficiales y suspiros intermitentes	Arqueado, rígido, agitación grave, se golpea la cabeza; aguanta la respiración, jadeo grave
C	No llora	Gime o lloriquea ocasionalmente	Llanto constante, gritos o sollozos, quejidos frecuentes, gruñidos constantes
C	Contenido, relajado	Se tranquiliza con el contacto ocasional, los abrazos o al hablarle	Difícil de consolar si se aparta del cuidador y se resiste a las medidas de atención o confort

b

Figura 77.3 Escalas conductuales. a Escala de observación de la conducta del Instituto Gustave Roussy modificada. Cada ítem evaluado se puntúa con 1 punto de un total de 10 puntos. b Escala FLACC. Se utiliza en pacientes que no tienen la capacidad verbal para expresar el dolor, principalmente en pacientes con secuelas neurológicas.

tisular. Cobra especial importancia el dolor agudo posoperatorio (*v.* Capítulo 56) y el dolor relacionado con procedimientos diagnósticos o terapéuticos (*v.* Capítulo 78).

Dolor crónico (prolongado)

Se define como aquel que dura más de 3 meses, tiempo en el que ocurre habitualmente la sensibilización central. En la población pediátrica, sin embargo, este tiempo es variable y difícil de precisar. Depende de la edad de cada paciente (un lactante puede tener un comportamiento asociado con el dolor crónico en un período corto de tiempo), por lo que en pediatría se suele utilizar la categoría de dolor prolongado.

Impacta negativamente en múltiples aspectos, como el sueño, la alimentación, la escolaridad, la actividad física, las relaciones sociales y familiares, y se asocia con emociones negativas tales como ansiedad, depresión, angustia, irritabilidad e insomnio. Esto afecta gravemente la calidad de vida de niñas, niños y adolescentes que sufren dolor prolongado.

Muchas enfermedades crónicas están asociadas al dolor crónico o persistente. Entre estas se encuentran las enfermedades reumatológicas, infecciones crónicas como el VIH, el cáncer y su tratamiento, la anemia de células falciformes, la enfermedad inflamatoria intestinal, etc. También hay situaciones en las que el dolor prolongado es la enfermedad en sí misma, como en las cefaleas, el dolor abdominal recurrente o la fibromialgia.

La IASP desarrolló en el año 2015 una clasificación de dolor crónico, incluida en la 11.ª revisión de la Clasificación Internacional de Enfermedades (ICD) de la Organización Mundial de la Salud (OMS):

- Dolor crónico primario (sin una condición crónica asociada).
- Dolor crónico secundario:
  - Dolor crónico por cáncer.
  - Dolor crónico posquirúrgico y postraumático.
  - Dolor neuropático crónico.
  - Dolor crónico orofacial y de cabeza.
  - Dolor crónico visceral.
  - Dolor crónico musculoesquelético.

Si bien estas categorías corresponden a la población adulta, muchos de estos cuadros también están presentes en la población pediátrica, y constituyen un verdadero desafío diagnóstico y terapéutico, que requiere un enfoque holístico para su abordaje.

Dolor neuropático

Las causas frecuentes de dolor neuropático en adultos (neuralgia del trigémino, neuropatía diabética, neuralgia posherpética, accidente cerebrovascular) no son las habituales en la población pediátrica. En esta, el dolor neuropático, en general, se debe a tumores que comprimen o infiltran nervios, o propios de los nervios (neurofibromas), neuropatías tóxicas (antirretrovirales, quimioterapia, metales pesados), neuropatía por radioterapia, neuropatía por VIH, neuropatías inflamatorias (síndrome de Guillain-Barré), neuropatías degenerativas, lesiones postraumáticas o posquirúrgicas (miembro fantasma) y lesiones o compresión de médula espinal.

Las características clínicas del dolor neuropático, en especial sus descriptores (dolor quemante, urente, pinchazos, electricidad, rayos), permiten pensar en su diagnóstico. Sin embargo, es necesario tener un alto índice de sospecha en pacientes en la etapa preverbal o sin lenguaje verbal, que no pueden expresar con detalle las características del dolor.

Habitualmente, el dolor neuropático se acompaña de alteraciones sensoriales en el mismo territorio anatómico: alodinia, hipoestesia o hiperestesia, hipoalgesia o hiperalgesia, disestesias, parestesias. Cuando alguna de estas alteraciones está presente en un área de dolor, se debe sospechar de dolor neuropático.

Dolor en el paciente con enfermedad oncológica

Aproximadamente, el 85% de las niñas, niños y adolescentes con cáncer sufren dolor, casi el 90% de intensidad moderada a grave, y más de la mitad lo viven como un síntoma altamente distresante. Sin embargo, en la mayoría de los casos, el dolor puede ser aliviado con las medidas adecuadas. Estos pacientes pueden experimentar dolor debido a la enfermedad (invasión, compresión u obstrucción de huesos, tejidos blandos, vísceras, sistema nervioso central o periférico), al tratamiento (quimioterapia, radioterapia o cirugía), a los procedimientos diagnósticos o terapéuticos —muchos de ellos invasivos— o a enfermedades concurrentes. Pueden presentar dolor agudo, incidental (con una causa identificable), irruptivo (exacerbación de un dolor basal, independiente del estímulo, de corta duración) o crónico, por la progresión de la enfermedad o las secuelas de su tratamiento. El mecanismo involucrado puede ser nociceptivo somático, visceral, neuropático o mixto. Este último se presenta cuando coexiste más de un mecanismo, situación frecuente en pacientes con patologías oncológicas.

El tratamiento del dolor debe ser precoz, cercano al momento del diagnóstico, y debe continuar durante toda la trayectoria de la enfermedad. Asimismo, debe incluir la prevención del dolor producido por procedimientos mediante el uso de protocolos de sedación y analgesia (*v.* Capítulo 78).

Dolor en el paciente con patología neurológica crónica

El dolor es altamente prevalente en la población de pacientes con patologías neurológicas, en especial en aquellos con parálisis cerebral, con gran impacto en la calidad de vida de estos niños y sus familias. Se trata de una población vulnerable para el dolor, si se tiene en cuenta la dificultad o imposibilidad de expresión verbal, las frecuentes condiciones clínicas asociadas que pueden acompañarse de dolor (luxaciones, fracturas patológicas, procesos odontógenos, reflujo gastroesofágico, constipación, espasticidad, distonías, dolor central, hiperalgesia visceral) y los procedimientos invasivos que son parte de su vida cotidiana. Muchas veces el equipo de salud o los cuidadores subestiman este síntoma por falsas creencias, como la indiferencia o insensibilidad al dolor cuando existe daño neurológico, o por miedo o desconocimiento en el uso de fármacos analgésicos. Consecuentemente, el dolor permanece subdiagnosticado y subtratado, lo que agrega un problema más a la complejidad de la discapacidad para el paciente y su entorno. El abordaje y tratamiento del dolor en pacientes con enfermedades neurológicas crónicas es un objetivo primordial de su cuidado integral.

Tratamiento

El dolor agudo y crónico presenta un abordaje terapéutico algo diferente, ya que, si bien comparten algunos mecanismos fisiopatológicos, su etiología puede ser distinta.

El manejo del dolor crónico requiere un enfoque a la medida de cada paciente y su contexto, con un abordaje multimodal e interdisciplinario. Debe ser tratado desde una perspectiva biopsicosocial, y no solamente como un problema biomédico. El tratamiento óptimo del dolor implica un enfoque integral, consistente en la combinación de analgésicos no opioides, analgésicos opioides, adyuvantes y estrategias no farmacológicas.

La OMS considera los siguientes principios del tratamiento farmacológico del dolor:

1. Uso de una estrategia bifásica. La estrategia bifásica del tratamiento del dolor (Figura 77.4) plantea, en función de su intensidad, dos fases:

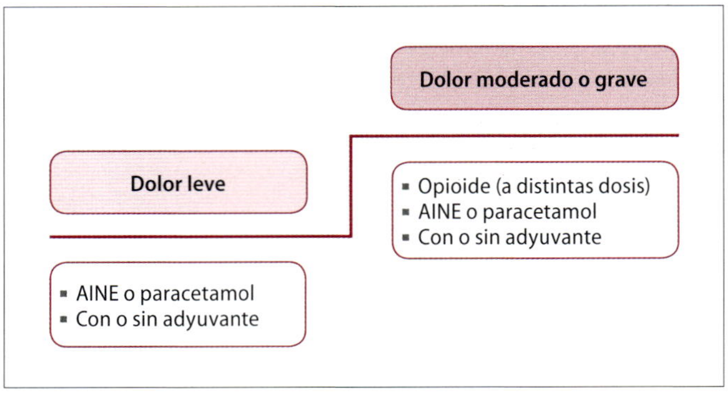

Figura 77.4 Escala analgésica bifásica de la OMS.

   - Primera fase: dolor leve; se debe considerar el uso de paracetamol o antiinflamatorios no esteroideos (AINE). En menores de 3 meses solo se puede usar paracetamol.
   - Segunda fase: dolor moderado o grave; debe considerarse el agregado de opioides. La morfina es el opioide de elección. En el tratamiento del dolor moderado se utiliza morfina a dosis más bajas, equivalentes a un opioide débil; mientras que en el dolor grave se debe utilizar a dosis plena, como un opioide fuerte. Los opioides son drogas seguras y eficaces para el alivio del dolor en niños.
   - Independientemente de la intensidad del dolor, en ambas fases se pueden agregar fármacos coadyuvantes.
2. Administración a intervalos regulares: de presentar dolor persistente, la analgesia debe administrarse a intervalos regulares, de acuerdo con la farmacocinética de la droga, y no a demanda. La única excepción son los episodios de dolor intermitentes o impredecibles.
3. Uso de la vía de administración apropiada: los fármacos deben administrarse por la vía más simple, menos dolorosa y más económica; por lo tanto, la vía oral es de elección, siempre que sea posible. Cuando no es posible utilizar la vía oral, los fármacos deben ser administrados por vía intravenosa o subcutánea (opioides). La vía intramuscular es dolorosa y la absorción es errática; por lo tanto, debe ser evitada.
4. Individualización del tratamiento: al diseñar el plan terapéutico, se deben tener en consideración las comorbilidades, otras medicaciones que el paciente reciba, las interacciones entre drogas, así como la historia individual de respuesta a otros fármacos.

AINE y paracetamol

Los antiinflamatorios no esteroides y el paracetamol son utilizados en el tratamiento del dolor leve, moderado y grave. Si bien ambos inhiben a la prostaglandina-endoperóxido sintasa (también llamada ciclooxigenasa [COX]), el paracetamol no tiene el efecto antiinflamatorio que poseen los AINE.

AINE

Estos fármacos revierten la hiperalgesia inducida por la inflamación, tanto a nivel local como en el sistema nervioso central (SNC), mediante la inhibición de la síntesis de prostaglandinas (PG) al inhibir la acción de la COX. Existen dos variantes de esta enzima:

- COX-1 (constitutiva de tejidos, incluido el SNC): sintetiza PG, con acción protectora sobre la mucosa gástrica, favorece la agregación plaquetaria y la vasoconstricción.

- COX-2 (constitutiva en algunos órganos, pero inducida por la inflamación, el trauma y la deshidratación): sintetiza PG que actúan como mediadores de la inflamación, el dolor y la fiebre. Asimismo, tiene actividad cardioprotectora.

Si bien la inhibición de la COX es el mecanismo de acción principal de los AINE, existen mecanismos de acción adicionales, tales como el efecto sobre los neutrófilos; la liberación de interleuquinas; la producción de óxido nítrico; la síntesis y regulación de la actividad de los neurotransmisores y moduladores en el asta dorsal de la médula espinal; la modulación de la transducción del dolor a través de mecanismos espinales serotoninérgicos, adrenérgicos y colinérgicos; entre otros.

Efectos adversos

Los principales a tener en cuenta son:

- Sistema gastrointestinal: gastritis, duodenitis, úlcera gástrica o duodenal, sangrados, perforación. Asimismo, pueden producir exacerbación de la enfermedad inflamatoria intestinal y enteropatía perdedora de proteínas.
- Hematológicos: disminuyen la agregación plaquetaria y prolongan tiempo de sangría.
- Renales: retención hidrosalina, lesión renal aguda o reagudización de la lesión renal crónica por necrosis tubular aguda, especialmente en situaciones de hipovolemia efectiva.
- Cardiovasculares: trombosis (infarto agudo de miocardio, accidente cerebrovascular) e hipertensión arterial.

El perfil de efectos adversos depende de la selectividad sobre la inhibición de la COX; los más gastrolesivos son los que mayor selectividad tienen por la COX-1 (ketorolac, naproxeno), y los que más efecto tienen a nivel cardiovascular son los de mayor selectividad por la COX-2 (celecoxib y diclofenac). El riesgo de efectos adversos renales es similar con los distintos tipos de AINE.

Sugerencias para el buen uso de AINE

- Emplear las mínimas dosis necesarias.
- Utilizarlos por el menor tiempo posible.
- No utilizar dos AINE combinados, ya que esto no mejora la acción terapéutica y aumenta los efectos adversos.
- Evitar, en lo posible, la asociación con corticoides.
- Realizar un control clínico periódico durante los tratamientos prolongados.
- Tener en cuenta la selectividad de la COX, tanto para el efecto analgésico o antiinflamatorio deseado como para los efectos adversos.
- Elegir el AINE con menor potencial lesivo, de acuerdo con el riesgo del paciente:
  - Pacientes con riesgo gastrointestinal (GI): utilizar ibuprofeno en bajas dosis más inhibidores de la bomba de protones (IBP) como primera opción. Alternativa: diclofenac más IBP. Evitar el ketorolac y el naproxeno.
  - Pacientes con riesgo cardiovascular (CV): utilizar ibuprofeno en bajas dosis (hasta 1200 mg/día). Segunda opción: naproxeno (hasta 750 mg/día).
  - Pacientes con alto riego CV y GI: evitar el uso de AINE.

Si bien hasta el momento no hay evidencia suficiente en pediatría para recomendar el uso de gastroprotección asociada con el uso de AINE, se sugiere el uso de inhibidores de la bomba de protones en las siguientes situaciones:

- Uso de naproxeno.
- Cualquier AINE en uso concomitante con corticoides.
- Uso de cualquier AINE reglado por más de 7 días.
- Enfermedad grave concomitante.

Dosis recomendadas

- Ibuprofeno 8-10 mg/kg cada 8 horas. Dosis máxima 1600 mg/día.
- Naproxeno 6 mg/kg cada 12 horas. Dosis máxima 750 mg/día.
- Diclofenac 1 mg/kg cada 8-12 horas. Dosis máxima 150 mg/día.

Paracetamol

Tiene como principal mecanismo de acción la inhibición central de la síntesis de prostaglandinas, por lo que su acción antiinflamatoria es escasa. También posee otros mecanismos de acción, como la activación de las vías descendentes serotoninérgicas inhibitorias del dolor.

Efectos adversos

Los principales a tener en cuenta son:

- Gastrointestinal: dispepsia.
- Hepático: aumento de las transaminasas hepáticas. Esto parecería no tener relevancia funcional. Se puede observar a partir de las 72 horas de administrado, y se mantiene hasta una semana después de la suspensión. Se produce con dosis adecuadas de paracetamol.
- Hepatotoxicidad y sobredosis: se produce por alteración de la vía metabólica habitual, lo que produce una mayor cantidad del metabolito tóxico NAPQI que agota el glutatión intracelular, incapaz de inactivarlo:
  - Los casos con riesgo de fallo hepático se relacionan más frecuentemente con la ingesta reiterada de dosis altas más que con un único episodio de sobredosis (*v.* Capítulo 49.3).
  - El daño hepático puede producirse con una dosis única de 125 mg/kg.
  - La sobredosis puede tratarse con el precursor del glutatión N-acetilcisteína, que debe ser administrada dentro de las 15 horas de la sobredosis (*v.* Capítulo 49.3).
- Renal: disminución de la función renal con el uso crónico.

Dosis recomendadas

- Utilizarlo por el menor tiempo posible.
- Dosis máxima por toma: 15 mg/kg/dosis o 650 mg/dosis.
- Dosis máxima diaria: 60 mg/kg/día (15 mg/kg cada 6 horas o 20 mg/kg cada 8 horas) o 2 g/día.
- No exceder un máximo diario de 3 gramos.

Opioides

El grupo de analgésicos opioides incluye una gran cantidad de fármacos, con diferencias farmacocinéticas y farmacodinámicas. En este capítulo se revisan las características de la morfina, dado que es la droga que el pediatra debe conocer en detalle para utilizarla de manera adecuada. Otros opioides son de uso específico por el subespecialista en dolor.

Morfina

Es un derivado del opio, agonista puro de los receptores opioides mu, así como de otros receptores opioides (kappa y delta). Al unirse a estos receptores, se produce la inhibición de la liberación de ciertos neurotransmisores presinápticos, así como la hiperpolarización postsináptica, que conduce a la limitación de la comunicación interneuronal. Esto produce el control pre y postsináptico del estímulo nociceptivo. Asimismo, los opioides tienen efecto analgésico a nivel de los nociceptores.

Al contrario de lo que sucede con los AINE y el paracetamol, la morfina no presenta dosis techo; esto significa que la dosis adecuada es la que el paciente requiere para el alivio del dolor.

Siempre que el paciente no se encuentre recibiendo opioides, se debe comenzar con la dosis de inicio, que es una dosis segura, e ir titulando esta dosis progresivamente de acuerdo con el alivio del síntoma.

Se metaboliza principalmente en el hígado por glucuronidación en dos metabolitos: morfina-6-glucurónido (M6G) y morfina-3-glucurónido (M3G). La M6G es un metabolito activo que se une a los receptores opioides, y provoca los efectos deseables y no deseables de la morfina; es de diez a cien veces más potente que la morfina y se elimina por vía renal. La M3G tiene poca afinidad por los receptores opioides; por lo tanto, posee poco efecto analgésico. También se elimina principalmente por vía renal. En pacientes con fallo renal, la excreción del metabolito activo está disminuida, por lo que es necesario reducir las dosis para evitar efectos adversos.

El efecto pico varía según la vía de administración; sucede a los 45-60 minutos en la vía oral (VO), a los 20 minutos en la vía endovenosa (EV) y a los 50-90 minutos en la vía subcutánea (SC).

Dosis de inicio

- De opioide débil:
  - VO: 0,05 mg/kg/dosis cada 4 horas.
  - EV intermitente: 0,025 mg/kg/dosis cada 4 horas.
  - EV en infusión continua: 0,015 mg/kg/hora.
- De opioide fuerte:
  - VO: 0,1 mg/kg/dosis cada 4 horas.
    - Rescates con el 50% de la dosis.
    - Aumento de la dosis: primer aumento con el 50% de la dosis, luego se aumenta de a un 25%.
  - EV intermitente: 0,05 mg/kg/dosis cada 4 horas.
    - Rescates con el 25% de dosis.
    - Aumento de la dosis: con el 25% de la dosis.
  - EV en infusión continua: 0,03 mg/kg/hora. Aumento de la dosis: con el 20% de la dosis horaria.
  - SC intermitente: 0,1 mg/kg/dosis cada 4 horas.
  - SC en infusión continua: 0,015 mg/kg/hora.

En menores de 6 meses se debe disminuir la dosis de inicio a una tercera parte. En pacientes que recibieron morfina por 7 días o más por VO, o por 3 días o más por vía EV, se debe realizar un descenso progresivo del 25% de la dosis cada 48 horas, cuando se desee retirar la droga.

Equivalencias

- De VO a EV: dividir por 2,5.
- De EV a VO: multiplicar por 2,5.
- De VO a SC: dividir por 2.
- De SC a VO: multiplicar por 2.

Recomendaciones generales sobre la vía de administración

La vía de administración de elección es la oral debido, en parte, a la farmacocinética de la morfina, ya que su curva de concentración plasmática es más estable, con menos picos y valles, lo que genera menos efectos adversos, con mayor control del dolor interdosis. Presenta buena absorción intestinal, aunque sufre un marcado efecto de primer paso hepático; por esta razón es que debe ajustarse la dosis oral respecto a la EV.

De no ser posible utilizar la vía oral y requerirse la vía endovenosa, se prefiere la infusión continua a la intermitente, por la misma justificación farmacocinética planteada para la vía oral. Si ninguna de estas opciones es posible, se debe utilizar la vía endovenosa intermitente.

Efectos adversos

Algunos efectos adversos son transitorios y desaparecen dentro de la primera semana de uso, mientras que otros son permanentes:

- Somnolencia y mareos: son efectos adversos transitorios, generalmente ceden a las 48 horas de comenzado el tratamiento o del aumento de la dosis. Es importante explicar la posibilidad de este efecto a los padres y pacientes de manera anticipada.
- Gastrointestinales:
  - Disminución de la motilidad gastrointestinal.
  - Náuseas y vómitos: son poco frecuentes. Cuando están presentes, se observan durante los primeros 5 a 7 días del inicio del tratamiento, y luego se produce tolerancia. De ser necesario, se puede indicar metoclopramida reglada (0,1 mg/kg cada 8 horas).
  - Constipación: es permanente y no se produce tolerancia; por lo tanto, se debe indicar un laxante desde el comienzo del tratamiento con opioides.
- Prurito: es poco frecuente, comienza como periorificial y luego se generaliza; no presenta *rash* ni otras lesiones asociadas. De presentarse, es indicación de rotación del opioide.
- Retención urinaria: es poco frecuente; cuando se presenta, es indicación de rotación del opioide.
- Xerostomía: el tratamiento es sintomático (caramelos ácidos, cítricos, masticar hielo o helados de agua).
- Neurotoxicidad: hiperalgesia, alodinia, mioclonías, delirio, alucinaciones, convulsiones y coma. Son poco frecuentes y dosis dependientes. De presentarse, es indicación de rotación de opioides.
- Depresión respiratoria: es un efecto dosis dependiente; por lo tanto, se produce, en general, por error en la dosificación, principalmente en pacientes vírgenes de opioides. Si el paciente presenta depresión respiratoria grave, se debe asegurar la vía aérea permeable y administrar naloxona (ampolla de 1 mL = 0,4 mg) en bolos (0,01 mg/kg) hasta revertir el cuadro, intentando mantener el efecto analgésico y evitar la abstinencia. La naloxona es de corta vida media, por lo que suele ser necesario administrar dosis repetidas.

Conceptos específicos relacionados con el uso de opioides

Es importante diferenciar ciertos conceptos que suelen generar confusión con respecto a los opioides:

- La tolerancia se produce cuando el organismo se acostumbra a cierta dosis del fármaco, y es necesario aumentarla para mantener el mismo efecto. Con los opioides se produce tolerancia al efecto analgésico y a algunos de los efectos adversos, por lo que no debe sorprender que sea necesario incrementar las dosis a lo largo del tiempo, si la causa del dolor no pudo ser revertida. Sin embargo, muchas veces la necesidad de incrementar las dosis se relaciona con la progresión de la enfermedad de base.
- La dependencia física se produce por el acostumbramiento que se genera físicamente, y que lleva al síndrome de abstinencia si la droga se suspende o se desciende bruscamente o si se utiliza un antagonista. Con los opioides se produce dependencia física, por lo que se deben descender gradualmente cuando ya no son necesarios para evitar el síndrome de abstinencia (*v.* más adelante).
- La adicción implica fenómenos conductuales y cognitivos, entre ellos un fuerte deseo de tomar el fármaco psicoactivo de forma persistente, pese a sus consecuencias nocivas, y la prioridad concedida al consumo de la droga sobre otras actividades y obligaciones.

Síndrome de abstinencia

Se produce cuando se suspenden los opioides o se desciende la dosis de manera brusca o se utiliza un antagonista. El paciente presenta síntomas neurológicos (irritabilidad, agitación, insomnio, aumento del tono muscular y temblores) y gastrointestinales (náuseas, vómitos, cólicos y diarrea). También puede presentar taquicardia, sudoración, midriasis y fiebre. El riesgo de abstinencia aumenta con la duración del tratamiento y las dosis utilizadas.

Para prevenir este síndrome, es necesario realizar el descenso progresivo como fue descrito. Para diagnosticarlo, se utilizan escalas específicas (p. ej., SOPHIA o el *score* de Finnegan).

Sugerencias para el buen uso de morfina

- No se debe utilizar de forma conjunta opioides débiles y fuertes (especialmente, evitar el uso concomitante de drogas agonistas/antagonistas como la nalbufina).
- No posee dosis máxima (techo). Debe titularse progresivamente.
- En insuficiencia hepática, se debe aumentar el intervalo entre dosis a 6 horas.
- En lesión renal aguda y crónica, se mantiene el intervalo interdosis, pero se debe ajustar la dosis al filtrado glomerular (FG): FG 10-50 mL/min/1,73 m^2: 75% de la dosis; FG < 10 mL/min/1,73 m^2: 50% de la dosis.
- Para realizar el descenso de morfina en pacientes que la han recibido por más de 7 días por VO, o más de 3 días por vía EV, se debe disminuir un 25% de la dosis cada 48 horas, sin modificar el intervalo entre dosis.

Coadyuvantes

Diferentes grupos de fármacos pueden ser utilizados como coadyuvantes. Su función primaria no es la analgesia, pero, en determinadas situaciones, sinergizan con los fármacos analgésicos primarios.

Algunos fármacos utilizados en pediatría son:

- Antidepresivos tricíclicos: amitriptilina y nortriptilina.
- Anticomiciales: gabapentina, pregabalina y carbamazepina.

Ambos grupos se utilizan para el manejo de dolor neuropático. Otros fármacos utilizados son:

- Corticoides: indicados en el tratamiento de afecciones específicas, como la reducción del edema peritumoral, la reducción de la presión intracraneana en los tumores del SNC, el tratamiento del dolor neuropático debido a la compresión de la médula espinal o de nervios periféricos, o la inflamación de serosas (pleura, pericardio, peritoneo).
- Miorrelajantes: en el caso de contractura muscular como etiología principal o secundaria del dolor. Benzodiazepinas (diazepam) o baclofeno (en el dolor asociado con espasmos musculares o espasticidad).
- Bifosfonatos: en el dolor óseo por metástasis u osteopenia grave.
- Antiespasmódicos: en el dolor cólico, una vez descartada la oclusión o suboclusión.
- Laxantes y antieméticos: para contrarrestar los efectos adversos de los opioides.

Cannabinoides

Desde hace algunos años, hay un interés creciente por el uso del cannabis medicinal en el tratamiento del dolor crónico. Actualmente, no hay evidencia suficiente para poder recomendar su uso en la población pediátrica. Solo hay modestos resultados como coanalgésico en el dolor neuropático o dolor por cáncer en la población adulta. Sin embargo, su composición y mecanismo de acción hacen de este un fármaco muy prometedor, en un futuro cercano, como coadyuvante en el tratamiento del dolor crónico.

El cannabis está compuesto por cannabinoides (el cannabidiol [CBD] y el tetrahidrocannabinol [THC] son los de mayor concentración), flavonoides y terpenos.

Los cannabinoides actúan en el sistema endocannabinoide, un sistema de comunicación intercelular cuya principal función es la regulación de la homeostasis. Este sistema incluye múltiples receptores en todo el organismo, los más conocidos son el CB1 y el CB2, que se encargan de regular múltiples funciones biológicas. Presentan una distribución específica en el SNC y otros tejidos. Sus ligandos naturales son la anandamida y el 2-AG (2-araquidonilglicerol).

Es importante tener en cuenta el riesgo de toxicidad debido a la interacción entre los cannabinoides y otras drogas, ya que el THC aumenta el metabolismo de muchos fármacos y el CBD lo disminuye.

Como toda droga de uso médico, es necesario conocer su dosis, efectos terapéuticos, efectos adversos e interacciones para poder indicar cannabinoides en forma segura y racional. Los trabajos de investigación seguramente podrán aportar estos y otros datos en un futuro cercano.

Estrategias no farmacológicas

Desde hace tres décadas, la OMS reconoce al tratamiento no farmacológico como parte integral del manejo del dolor, que debería ser aplicado especialmente desde el diagnóstico en enfermedades crónicas y complejas, y continuar durante todo el tratamiento.

En primer lugar, debe mencionarse el tratamiento psicológico y contención emocional del paciente y su familia, así como el abordaje de la problemática social que pueda acompañar la situación de dolor. La descripción detallada de los tratamientos psicológicos posibles excede los objetivos de este capítulo.

También es necesario tener en cuenta la aplicación de técnicas no farmacológicas (TNF), que tienen su origen en conocimientos ancestrales de distintas procedencias, con adaptaciones que permiten su aplicación por personas adecuadamente capacitadas y entrenadas. Estas técnicas consideran a la persona en forma holística, teniendo en cuenta sus dimensiones física, espiritual, emocional y social.

En general, las niñas, niños y adolescentes, libres de prejuicios, aceptan sin problemas la aplicación de TNF y muchas veces relatan beneficios en el alivio de los síntomas. Algunas técnicas son capaces de modificar factores que incrementan el dolor, como la ansiedad y el insomnio, y pueden ser aprendidas por los propios pacientes, sus familiares y cuidadores, lo que permite su práctica en cualquier momento.

Algunos ejemplos de TNF son la visualización guiada, imaginación, meditación con mantras, terapia de sonido con cuencos tibetanos e instrumentos de percusión, técnicas sensoperceptivas, técnicas de relajación, técnicas de respiración, digitopuntura, reflexología, expresiones creativas (p. ej., colorear mandalas).

Acceda al eBook para consultar la lista de bibliografía. Consulte las indicaciones en la retiración de tapa.

78

Sedoanalgesia para procedimientos

Estanislao Díaz Pumará • Santiago Rossi

La sedación y la analgesia durante procedimientos diagnósticos o terapéuticos que implican dolor o ansiedad se han convertido en un estándar de atención en pediatría. Su aplicación debe formar parte de las habilidades y las competencias del pediatra emergentólogo o internista. Sus principales objetivos son los siguientes:

- Mantener la seguridad del paciente en todo momento.
- Minimizar la percepción de dolor y malestar físico.
- Controlar la ansiedad y minimizar el trauma psíquico a través de la ansiólisis y la amnesia.
- Modificar la conducta del niño para facilitar la cooperación y la inmovilización durante el procedimiento.
- Regresar al paciente a su estado basal.

Numerosas sociedades científicas han publicado guías de práctica clínica que establecen las condiciones del paciente y los recursos institucionales necesarios para la administración de sedoanalgesia (SA) por parte de médicos no anestesiólogos, en unidades de emergencia e internación. Se proponen seis puntos para una SA segura:

1. Nivel de SA requerido según el paciente y el procedimiento que se llevará a cabo.
2. Categorización del paciente según el riesgo de padecer eventos adversos.
3. Equipamiento adecuado donde se efectuará el procedimiento.
4. Habilidades y competencias del pediatra que realizará la SA.
5. Recursos farmacológicos y no farmacológicos.
6. Monitoreo del paciente durante y luego del procedimiento.

Definiciones y niveles de sedación y analgesia

La analgesia es la disminución de la percepción del dolor por parte del paciente, mientras que la sedación o ansiólisis es la disminución de la aprehensión, temor o ansiedad que genera un procedimiento. Cada una de ellas puede presentarse en diferente magnitud según el tipo de procedimiento (doloroso o no doloroso) y las características propias del paciente (edad, enfermedades concomitantes, capacidad de entendimiento y colaboración, etc.). Estos elementos deben considerarse a la hora de determinar el nivel de SA buscado. El grado o profundidad de la SA es un espectro continuo que de forma esquemática se divide en cuatro niveles: SA leve (antiguamente llamada ansiólisis), moderada, profunda, y anestesia general (Tabla 78.1). Existe, por fuera de este espectro, la SA disociativa, provista por la ketamina. Se diferencia en que el paciente se encuentra en un estado de trance; con aislamiento sensorial, profunda analgesia y amnesia; con conservación de los reflejos protectores de la vía aérea y ventilación espontánea (Tabla 78.2). Sobre estas variables se sugieren las siguientes actuaciones:

- Procedimientos no dolorosos, pero que pueden generar ansiedad y requieren inmovilización (por ejemplo, estudios por imágenes): SA leve.
- Procedimientos que implican dolor leve a moderado y requieren inmovilización (por ejemplo, punción lumbar, reducción de fracturas, curación de heridas y quemaduras, punción aspiración de médula ósea, colocación de catéteres centrales de inserción periférica): SA moderada o disociativa.
- Procedimientos que implican dolor grave: SA profunda. No se recomienda realizarla en unidades de emergencia o internación general.

Como no es posible predecir con exactitud qué nivel de SA va a presentar el paciente, el pediatra debe tener los conocimientos y el equipamiento necesario para manejar las complicaciones propias de un nivel de SA mayor del que desea alcanzar.

Evaluación y categorización del paciente

Una adecuada evaluación del paciente es indispensable para la realización de una SA segura y exitosa. En la anamnesis se debe recolectar información acerca de la enfermedad actual y antecedentes patológicos de relevancia. La presencia de alergia a medicamentos o antecedente de eventos adversos asociados con SA previa (reacción paradojal con benzodiacepinas, fenómeno emergente con ketamina, etc.) son factores de riesgo para la SA. La patología hepática y renal puede afectar la metabolización y la eliminación de las drogas, por lo que este factor debe considerarse. Los niños prematuros y los lactantes menores de 6 meses son más vulnerables a los efectos de la SA sobre la ventilación y los reflejos protectores de la vía aérea, lo que resulta en una mayor propensión a padecer apnea y obstrucción o aspiración de la vía aérea. Por este motivo, en este grupo etario se debe evaluar

Tabla 78.1 Niveles de sedoanalgesia

	Leve	Moderada	Profunda	Anestesia general
Conciencia	Respuesta adecuada a estímulo verbal	Respuesta adecuada a estímulo verbal o táctil	Respuesta a estímulo repetido o doloroso	Inconciencia
Vía aérea	No afectada	No requiere intervención	Puede requerir intervención	Suele requerir intervención
Ventilación espontánea	No afectada	Adecuada	Puede ser inadecuada	Suele ser inadecuada
Función cardiovascular	No afectada	Generalmente conservada	Generalmente conservada	Puede estar alterada

Tabla 78.2 Sedoanalgesia disociativa por ketamina

Variable	Características
Analgesia	Completa
Amnesia	Total
Conciencia	Estado de trance; los ojos pueden permanecer abiertos; nistagmus; ausencia de respuesta a órdenes
Tono muscular	Estado cataléptico; tono conservado o levemente aumentado; inmóvil; clonus ocasional
Vía aérea	Conservación de reflejos protectores; eventual hipersalivación

Tabla 78.3 Tiempc de ayuno necesario para la SA en sala de internación

Alimento ingerido	Ayuno mínimo
Líquidos claros*	2 horas
Leche materna	4 horas
Leche de vaca o fórmula	6 horas
Comida ligera	6 horas

* Líquidos claros inc uye agua, te, café, jugos de fruta sin pulpa, bebidas carbonatadas.

detenidamente el riesgo/beneficio de la intervención y considerar otras modalidades no farmacológicas o tópicas para proveer SA (presencia de los padres, distracción, anestésicos tópicos, etc.).

Se debe evaluar el horario y las características de la última ingesta. Para procedimientos programados o no urgentes, el tiempo de ayuno mínimo según el tipo de alimento ingerido se resume en la Tabla 78.3. Por carecer de evidencia específica sobre este aspecto, estos tiempos son tomados de los sugeridos para la anestesia general. En el caso de procedimientos de emergencia, debe balancearse el riesgo de sedar a un paciente sin el tiempo de ayuno contra el beneficio que provee la SA. En caso de decidir realizarla, se recomienda utilizar lo mínimo necesario para obtener el efecto buscado.

El examen físico debe ser minucioso, dirigido a las características propias del paciente que puedan implicar riesgo durante la sedación. Se puede sistematizar mediante el A-B-C-D:

- A: vía aérea. Dismorfias faciales (microrretrognatia, apertura bucal < 3 cm, macroglosia), hipertrofia amigdalina, úvula no visible, cuello corto, extensión cervical limitada, estridor, desviación traqueal, obesidad, síndrome de apnea obstructiva del sueño (SAOS). Se recomienda utilizar la escala de Mallampati para evaluar el riesgo de una posible dificultad en el manejo de la vía aérea (Figura 78.1). Un puntaje ≥ 3 se considera riesgo aumentado para SA.
- B: ventilación. La presencia de dificultad respiratoria, hipoxemia, aumento de las secreciones bronquiales o enfermedad respiratoria crónica reagudizada se considera riesgo aumentado para SA.
- C: cardiovascular. La presencia de cardiopatías complejas, insuficiencia cardíaca, hiperflujo pulmonar, cianosis e inestabilidad hemodinámica aumenta el riesgo para SA.
- D: déficit neurológico. Un nivel de conciencia disminuido antes del procedimiento dificulta la evaluación del nivel de sedación. Se considera de riesgo para SA.

Finalizada esta evaluación, se debe categorizar al paciente según su riesgo frente a la SA mediante la clasificación de la Sociedad Estadounidense de Anestesiología (ASA; Tabla 78.4). Los pacientes con clasificación ASA I-II son considerados candidatos apropiados para realizar SA fuera de quirófano. Los pacientes con clasificación ASA III y los niños con anormalidades anatómicas de la vía aérea deben ser manejados por el anestesiólogo pediátrico, debido al mayor riesgo de experimentar eventos adversos graves.

La solicitud de un consentimiento informado y asentar en la historia clínica la planificación y evolución del procedimiento son prácticas recomendadas a la hora de realizar la SA.

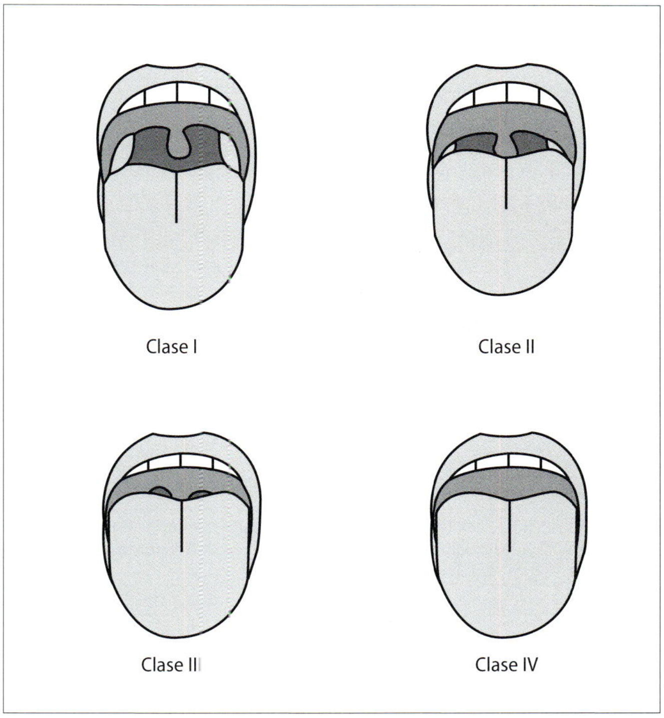

Figura 78.1 Escala de Mallampati. Evaluación del riesgo de manejo de la vía aérea. I: amígdalas, úvula y paladar blando visibles; II: visibilidad del paladar duro y blando, porción superior de amígdalas y úvula; III: visibilidad del paladar duro y blando y base de la úvula; IV: visibilidad del paladar duro.

Tabla 78.4 Clasificación del estado clínico de la Sociedad Estadounidense de Anestesia (ASA)

Clase	Descripción	Conveniencia para la SA
I	Paciente sano	Excelente
II	Enfermedad sistémica leve; condición crónica controlada	Generalmente buena
III	Enfermedad sistémica grave; condición crónica no controlada	Intermedia
IV	Enfermedad sistémica grave con riesgo de vida	Pobre
V	Paciente moribundo	Muy pobre

Equipamiento

La sala de procedimientos en la unidad de internación o el *shock room* del servicio de urgencias son los lugares recomendados para la realización del procedimiento que requiere SA. En centros de salud o consultorios, se recomienda tener, además del equipamiento, un protocolo para la activación inmediata del sistema de emergencias, un elemento que no remplaza la responsabilidad del médico de iniciar las maniobras de reanimación (*v.* más adelante). De no contar con esto, se desaconseja su realización en este ámbito.

Se debe cotejar la presencia y el funcionamiento del equipamiento necesario para el manejo de la vía aérea y la resucitación cardiopulmonar, adecuado para la edad y el peso del niño (Tabla 78.5), así como constatar la disponibilidad de las drogas necesarias para la SA y, en el caso de existir, sus antagonistas. Todo esto debe ser controlado y mantenido periódicamente.

Tabla 78.5 Equipamiento de urgencia adecuado para la realización de SA

Práctica o recurso	Insumos necesarios
Venoclisis	Guantes, lazo, gasas, antiséptico, catéteres de teflón para venoclisis y tubuladuras adecuadas, fluidos intravenosos, jeringas, cinta adhesiva
Vía aérea	Fuente de oxígeno, *set* de aspiración, máscara de oxígeno, bolsa-máscara para ventilación con presión positiva
Vía aérea avanzada	Laringoscopio completo funcionante, tubos endotraqueales de diferentes tamaños
Antagonistas farmacológicos	Naloxona, flumazenil
Drogas de emergencia	Adrenalina, dopamina, atropina, amiodarona, lidocaina, solución dextrosada, difenhidramina, hidrocortisona, midazolam
Monitoreo	Oxímetro de pulso, presión arterial no invasiva

Habilidades y competencias necesarias

El pediatra que realiza la SA debe estar avezado en el uso de las drogas utilizadas y en el monitoreo necesario. Asimismo, debe estar capacitado para el manejo correcto de las potenciales complicaciones: posicionamiento y permeabilización de la vía aérea, aspiración de secreciones y ventilación con bolsa y máscara. Se recomienda que tenga entrenamiento actualizado en cursos estandarizados de resucitación cardiopulmonar básica y avanzada.

Durante el procedimiento, debe dedicarse exclusivamente a la SA y el monitoreo del paciente, y puede asistir en breves tareas al encargado del procedimiento. Se recomienda tener la disponibilidad de un especialista en soporte vital avanzado y una unidad de cuidados intensivos a 1-5 minutos del lugar del procedimiento.

Recursos disponibles

Recursos no farmacológicos

Una gran variedad de recursos no farmacológicos han demostrado ser efectivos, utilizados en forma única o combinados con fármacos. El acompañamiento de los padres en la preparación y, eventualmente, durante el procedimiento puede disminuir la ansiedad del paciente. La lactancia materna o la administración de sucrosa por vía oral estimula la liberación de endorfinas y disminuye el malestar durante el procedimiento. La distracción con dispositivos electrónicos con juegos o videos apropiados para la edad también puede reducir la necesidad o la profundidad de la sedación farmacológica requerida.

Recursos farmacológicos

Locales

Brindan anestesia en el sitio donde se realizará la intervención dolorosa, a través de un bloqueo reversible de los canales de sodio que impide la transmisión del impulso doloroso, al afectar la despolarización de las fibras nerviosas. El dolor por procedimientos como venopunturas, colocación de accesos vasculares, punción lumbar, drenaje de abscesos o sutura de laceraciones es pasible de ser abordado con estos agentes. Se pueden asociar con recursos no farmacológicos o drogas sistémicas para SA, dado que no tendrán efecto sobre la ansiedad o el temor que genera el procedimiento. Se mencionan a continuación los más destacables:

- Crema con anestésico local (lidocaína al 2,5% + prilocaína al 2,5%; EMLA®): reduce el dolor asociado con los procedimientos dolorosos previamente mencionados. Para ser efectiva, debe colocarse en dosis adecuada (1-2 g cada 10 cm^2 de piel), ocluir con parche (gasa con cinta o adhesivos tipo Tegaderm®) para evitar la vaporización del fármaco y colocarse 45-60 minutos antes de realizar el procedimiento. Esto puede hacer que su uso se vea limitado en situaciones de urgencia, pero resulta ideal para procedimientos programados dado que su aplicación no genera dolor. Su única contraindicación es la predisposición a metahemoglobinemia o sensibilidad conocida a alguno de sus componentes.
- Infiltración subcutánea con lidocaína al 1%: su ventaja reside en el rápido inicio de acción (2-5 minutos), por lo que se prefiere para procedimientos de urgencia. Su desventaja es que, al ser inyectada, genera dolor. Esto puede disminuirse al agregar 1 mL de bicarbonato de sodio en 9 mL de lidocaína al 1%, para disminuir la sensación urente durante la aplicación (al elevar el pH de la solución). Asimismo, el dolor disminuye cuando es administrada a temperatura de 37 °C. Se recomienda aspirar en forma frecuente para evitar instilar al torrente sanguíneo, sobre todo si el área se encuentra próxima a grandes venas. La dosis máxima es de 4-5 mg/kg (0,4-0,5 mL/kg) o una dosis total de 300 mg. Su tiempo de acción es de 30-120 minutos.

Existen otras opciones: bupivacaína, lidocaína liposomal, gel de tetracaína, entre otras. Su abordaje en detalle excede el alcance de este capítulo. Las arriba mencionadas fueron seleccionadas por ser las más difundidas y disponibles en nuestro medio. Las preferencias del profesional y las normas o guías institucionales pueden orientar la elección de cada una de ellas.

Sistémicos

La elección de las drogas para la SA debe analizarse teniendo en cuenta las necesidades del paciente, las características del procedimiento (dolor, duración) y la experiencia del pediatra con cada agente farmacológico. Si se decide utilizar drogas sistémicas para procedimientos indoloros que pueden generar ansiedad y requieren inmovilización del paciente (diagnóstico por imágenes, examen físico genital en pacientes con abuso sexual, etc.), pueden utilizarse agentes predominantes o exclusivamente sedativos, ya que la analgesia no es necesaria. El midazolam y la dexmedetomedina son opciones válidas en este caso. Asimismo, se han descrito el etomidate y el propofol para estos casos, pero en muchos centros el uso de estas drogas está reservado para el anestesiólogo. Algunas de estas drogas también pueden usarse por vía intranasal (midazolam, dexmedetomedina). El hidrato de cloral es una opción por vía oral que ha tenido amplia difusión, particularmente en niños menores de 3 años. En los últimos años, algunos países lo han dejado de recomendar e incluso se ha retirado del mercado, por su potencial carcinogenicidad, resultados que son inconclusos si se trata de dosis únicas.

En procedimientos dolorosos se debe proveer de sedación y analgesia. Para tal fin, lo más adecuado es lograr una SA moderada, sobre todo en procedimientos que generan dolor moderado a grave (reducción de fracturas, punción de médula ósea, punción lumbar, etc.). La vía de elección en estos casos es la endovenosa. La utilización de una sola droga presenta menor incidencia de efectos adversos. La ketamina es la droga que reúne las propiedades de ser analgésica, sedativa y amnésica (*v.* Tabla 78.2). Tiene rápido inicio de acción y corta vida media, y presenta menor frecuencia de eventos adversos respiratorios que otras drogas (fentanilo, midazolam), al preservar los reflejos de la vía aérea. Los vómitos y los fenómenos emergentes (agitación, disforia, pesadillas, alucinaciones) son los efectos adversos más frecuentes, y suelen presentarse durante el período de recuperación. Los vómitos pueden reducirse con la administración previa de ondansetrón.

Existe controversia en relación con los beneficios de la asociación rutinaria de ketamina con atropina y midazolam. En el primer caso, se ha visto que disminuye la hipersalivación pero no el riesgo de laringoespasmo, por lo que no se aconseja en forma sistemática. Tampoco se recomienda la asociación rutinaria de midazolam para evitar el fenómeno emergente, dado el mayor riesgo de hipoxemia. Sin embargo, algunos estudios han demostrado que puede alcanzarse un efecto más rápido y con mayor satisfacción de los padres. La ketamina se encuentra contraindicada en menores de tres meses, pacientes con psicosis y antecedentes de reacciones adversas graves a esta. Son contraindicaciones relativas la inestabilidad de la vía aérea, el aumento de la presión intracraneal por lesiones cerebrales que causan hidrocefalia, el glaucoma y la enfermedad tiroidea.

El fentanilo es un opioide sintético con una potencia 75 a 125 veces mayor que la morfina, y provee una analgesia potente de corta duración. Al no tener efecto sedativo, debe combinarse con otra droga (benzodiazepinas) y esto potencia la posibilidad de presentar depresión respiratoria, apnea e hipoxemia, lo que lo transforma en una opción menos favorable para administrar SA moderada.

Como se mencionó en la sección anterior, la lista de drogas es amplia y la selección debe realizarse en función de la experiencia del pediatra y las recomendaciones o guías institucionales. En la Tabla 78.6 y el Algoritmo 78.1 se resumen las drogas y los esquemas propuestos por los autores para administrar SA.

Monitoreo del paciente

Las siguientes son las principales recomendaciones y pautas de monitoreo durante y luego del procedimiento, cuando se realiza una SA moderada:

- Preparar las diluciones en cantidades suficientes en caso de que el procedimiento se prolongue. Rotular las diluciones para minimizar errores en la administración.
- Deben registrarse en la historia clínica la evaluación previa y la clasificación de riesgo del paciente, así como su evolución durante la SA. También deben detallarse la medicación administrada y sus dosis.
- Como el paciente puede progresar a un estado de SA profunda, se debe estar entrenado y actualizado en el manejo de las complicaciones propias de esta (*v.* "Habilidades y competencias necesarias").
- Monitoreo del paciente durante el procedimiento:
  - Sensorio: evaluar la respuesta a órdenes simples (de acuerdo con el desarrollo madurativo) o a estimulación táctil.

Tabla 78.6 Drogas sistémicas de uso frecuente para sedoanalgesia en pediatría

Droga	Efecto, inicio y duración de acción	Dosis y vía de administración	Dosis máxima	Presentación	Dilución y administración	Efectos adversos	Comentario
Ketamina	Analgesia, sedación, amnesia Inicia: 1-2 min Dura: 30-60 min	1-1,5 mg/kg/dosis EV (preferible) 3-4 mg/kg/dosis IM	50 mg	Frasco ampolla 50 mg/mL	2 mL (100 mg) + 8 mL de SF: 1 mL = 10 mg: 0,1 mL/kg	Vómitos, broncorrea, laringoespasmo Fenómeno emergente: agitación, disforia, pesadillas, alucinaciones	Considerar atropina si hay hipersalivación o broncorrea Considerar midazolam si hay fenómeno emergente
Midazolam	Sedación No analgesia Inicia: 1-3 min Dura: 30-60 min	0,05-0,1 mg/kg/dosis EV lenta (2-5 min)	2 mg/dosis 6-10 mg totales	Ampolla 3 mL = 15 mg	2 mL (10 mg) + 8 mL SF: 1 mL = 1 mg: 0,05 a 0,1 mL/kg	Depresión respiratoria Efecto paradojal	Evitar en < 6 meses Antagonista: flumazenil
Hidrato de cloral	Sedación No analgesia (útil para SA leve) Inicia: 30 min Dura: 4-8 h	25-50 mg/kg/dosis Oral	500-1000 mg	Jarabe 50 mg/mL	Puro: 0,5 a 2 mL/kg	Depresión respiratoria Efecto paradojal	Sin antídoto Precaución en insuficiencia hepática y renal
Atropina	Antimuscarínico, antisialogogo	0,01 mg/kg/dosis EV	–	Ampolla 1 mg/mL	1 mL + 9 mL de SF: 1 mL = 0,1 mg: 1 mL cada 10 kg	–	–
Flumazenil	Antagonista benzodiacepinas	0,01 mg/kg/dosis EV	0,2 mg	Ampolla 0,1 mg/mL	1 mL + 9 mL de SF: 1 mL = 0,01 mg: 1 mL/kg	–	Precaución en pacientes epilépticos por riesgo de convulsiones

SA: sedoanalgesia; EV: endovenosa; IM: intramuscular; SF: solución salina al 0,9%.

Algoritmo 78.1 Esquemas sugeridos de sedoanalgesia

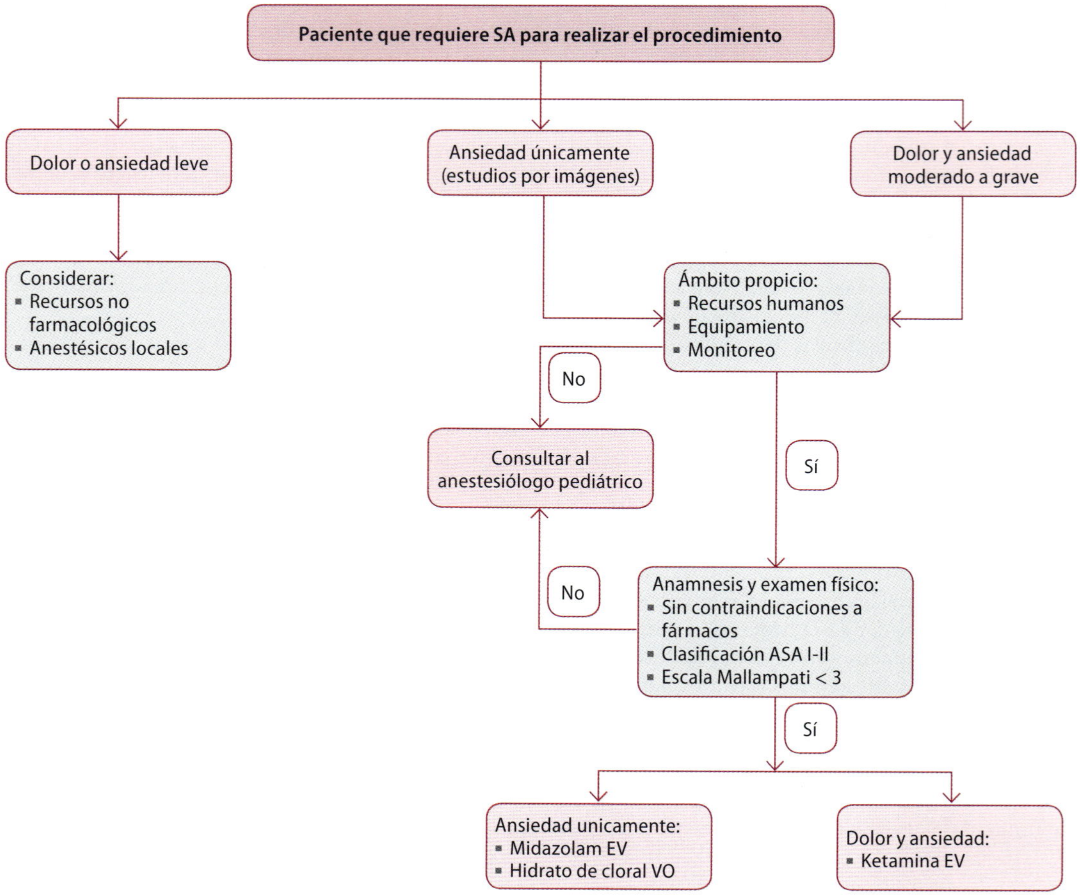

- Ventilación: observar el rostro y la boca; detectar cianosis; evaluar la expansión de la caja torácica con los movimientos ventilatorios; evaluar la frecuencia respiratoria, junto con la auscultación respiratoria y pretraqueal. La capnografía es una opción válida en caso de estar disponible.
- Oxigenación: utilizar oximetría de pulso continua, con alarma sonora.
- Hemodinámica: monitoreo de signos vitales cada 5 minutos (frecuencia cardíaca y presión arterial) una vez que se alcanza el nivel estable de SA. No se requiere monitoreo electrocardiográfica en caso de SA leve o moderada en pacientes sin patología cardiovascular.

- El efecto adverso más frecuente es la hipoxemia, habitualmente reversible con el aporte de oxígeno por máscara. La bibliografía apoya el aporte de oxígeno suplementario durante la SA moderada.
- Hay que tener en cuenta que la mayor incidencia de efectos adversos suele presentarse durante los primeros 10 minutos de iniciada la sedación y en los minutos posteriores a la finalización del procedimiento invasivo, debido al cese del estímulo doloroso.
- Se finaliza el control cuando el paciente se encuentra alerta y orientado (o con las pautas esperadas para su edad y que presentaba antes del inicio del procedimiento) y con signos vitales estables. Hasta ese momento el paciente debe permanecer en un área adecuadamente equipada, y los signos vitales deben ser registrados cada 10-15 minutos.

Puntos clave

- El pediatra puede realizar SA leve, moderada o disociativa en procedimientos que impliquen dolor leve y moderado.
- Se recomienda administrar SA a pacientes con clasificación de ASA I-II o escala de Mallampati < 3.
- El pediatra debe estar avezado en el uso de las drogas utilizadas y capacitado en el manejo de las potenciales complicaciones.
- La SA se debe realizar en un ambiente que posea el equipamiento necesario para el monitoreo durante y luego del procedimiento, así como contar con todo lo necesario para el abordaje de los posibles efectos adversos.

Acceda al eBook para consultar la lista de bibliografía. Consulte las indicaciones en la retiración de tapa.

Sección 14

Competencias de buena práctica clínica

79

Cuidados de fin de vida

Eulalia Lascar • Gisela Delmonte • Susana Ciruzzi • Eugenia Rodríguez Goñi • Laura Reyes • Martín Nallar

"Tengo 13 años. Me estoy muriendo. Les escribo a ustedes que son o se convertirán en enfermeras y médicos con la esperanza de que, al compartir mis sentimientos, algún día puedan ayudar mejor a quienes pasen por mi experiencia. A nadie le gusta hablar de estas cosas… La persona que va a morir, todavía no es vista como una persona y, por lo tanto, no se pueden comunicar con ella como tal. Es un símbolo, al que todos los seres humanos temen y de lo que todos saben".
"No huyas. Espera. Todo lo que quiero saber es que habrá alguien que me tome de la mano cuando lo necesite. Tengo miedo".

Collipp PJ. Pediatrician's Manual.
Oceanside, Nueva York: Dabor Science Publications, 1977.

Los cuidados paliativos pediátricos consisten en el cuidado activo y total del cuerpo, la mente y el espíritu del niño, y en la prestación de apoyo a la familia. Comienzan cuando se diagnostica la enfermedad y prosiguen al margen de si se logra la curación.

El equipo de salud debe evaluar y aliviar el sufrimiento físico, psicológico, social y espiritual del paciente. Para que los cuidados paliativos sean eficaces, es preciso aplicar un enfoque multidisciplinario amplio, que incluya a la familia e incorpore los recursos disponibles en la comunidad; pueden ponerse en práctica incluso si los recursos son limitados, y dispensarse en centros de atención terciaria, en centros de salud comunitarios e incluso en el propio hogar.

Los cuidados paliativos pediátricos proponen un modelo de atención para los niños con afecciones potencialmente mortales y limitantes para la vida, que los ubica, junto con sus familias, en el centro del cuidado, desde el diagnóstico y durante toda la enfermedad hasta la atención en el duelo.

Cuidar a un niño antes de su muerte puede ser un desafío que implica la toma de decisiones, a veces complejas, y el manejo de los síntomas. Reconocer que se acerca el final de la vida permite a las familias y a los profesionales focalizarse juntos en la planificación de estrategias de cuidado. Es fundamental y es vital, para el cuidado del niño en esta etapa, mantener una buena comunicación entre los servicios involucrados. Es importante asegurarse de que un plan de atención avanzada (PAA) o plan para el final de la vida haya abordado las siguientes prioridades:

- Atención de la familia.
- Estrategia de manejo de los síntomas.
- Lugar preferido de atención.
- Decisiones sobre la reanimación.
- Donación de órganos o tejidos.

Atención al final de la vida

Se pueden distinguir tres etapas en esta ruta o proceso:

1. Reconocimiento de la etapa de fin de vida.
2. Evaluación de las necesidades y deseos al final de la vida.
3. Plan anticipado para la atención al final de la vida.

Reconocimiento de la etapa de fin de vida

Es el primer paso, y posiblemente el más importante, para iniciar un buen cuidado al final de la vida. Reconocer que el niño, probablemente, ha llegado al final de su vida es necesario para poder nombrarlo dentro del propio equipo de salud, con la familia, cuidadores, otros colegas y si el niño mismo necesita saberlo. Se debe brindar al paciente y a la familia un espacio seguro, con el suficiente tiempo y oportunidad para:

- Expresar sentimientos, dudas y temores.
- Permitir la evaluación, planificación y seguimiento.
- Prepararse, prácticamente, para síntomas agudos y angustiantes.
- Elaborar un plan de cuidados realista, pero, a la vez, flexible.
- Contactar e informar a todas las personas necesarias y organizar una red de apoyo.

Determinar la etapa del final de la vida de un niño, con una afección que la limita, puede ser difícil. Es importante saber que existe una considerable imprevisibilidad de la trayectoria de la enfermedad para muchos de estos pacientes. Los niños y sus familias deben recibir apoyo en sus elecciones y objetivos de calidad de vida hasta el final.

Evaluación de las necesidades y deseos al final de la vida

- Evaluar cuidadosamente las necesidades del niño y su familia, los aspectos físicos y psicológicos, cuestiones familiares, sociales, espirituales y prácticas que pudieran favorecer una buena muerte.
- Para planificar el cuidado de manera eficaz, es necesario identificar todos los problemas desde el principio. Conocer e impartir toda la información necesaria a los tomadores de decisiones que deben estar en conocimiento de todos los hechos relevantes.
- Toma de decisiones: acordar qué decisiones puede tomar el niño, la familia y los profesionales.
- Explicar que la calidad de vida del niño podría verse afectada a medida que se acerca la muerte, y acordar cómo se manejarán esas posibilidades.
- Elaborar un plan de cuidados para el final de la vida y comunicarlo a la familia y a los servicios involucrados.
- Brindar explicaciones y llegar a un plan consensuado con la familia, considerando el eventual retiro del tratamiento de soporte vital y cualquier otro tratamiento innecesario, como medicamentos, alimentos artificiales u otros.
- Implementar el plan asegurando el acceso a medicamentos y equipos pertinentes.
- Conocer e identificar las tareas de cada miembro del equipo y de otras personas involucradas, como la familia y otros cuidadores.

Una evaluación buena y completa es clave para alcanzar una buena calidad de atención al final de la vida.

Plan anticipado para la atención al final de la vida

Un plan de atención avanzada está diseñado para:

- Comunicar los deseos del niño y la familia sobre el cuidado de este.
- Establecer un plan a seguir cuando ocurran eventos críticos o cuando la condición del niño se deteriore.
- Proporcionar un marco para discutir y documentar los deseos acordados con el niño y sus padres, con respecto a la opciones de cuidado específicas.
- Incluir decisiones sobre la interrupción del tratamiento de soporte vital, que pueden incluir una orden de no reanimar.
- Este plan debe mantener su validez aun cuando no se pueda contactar a los padres o parientes más cercanos.

Cada familia, junto con el niño o adolescente, debe recibir atención y apoyo del equipo tratante para poder decidir un plan para el final de la vida y poder lograrlo. No hay que olvidar informar que este proceso es dinámico, y que aunque sea anticipatorio, no significa que no puedan aparecer cambios en las decisiones y que resulta válido modificar opiniones.

Los siguientes son algunos puntos a tener en cuenta:

- Cuando se reconoce el acercamiento al final de la vida, la comunicación debe seguir siendo abierta y honesta con las familias.
- El primer objetivo de la planificación es el control de los síntomas físicos que acompañan el proceso. Perderlo de vista puede resultar en un fracaso del control de otros síntomas (emocionales, espirituales, sociales) que aumentan el sufrimiento del niño y la familia.
- Son múltiples los factores a tener en cuenta a la hora de desarrollar un PAA, con base en los conocimientos adquiridos durante la trayectoria de la enfermedad. Su evolución, localización y tratamientos recibidos ayudan a prevenir o esperar la aparición de ciertos síntomas. Asimismo, los testimonios adquiridos en las reuniones con la familia sobre sus recursos, la relación del equipo con la familia, sus historias y otros datos se convierten en una ayuda para diseñar el plan más adecuado para la unidad de cuidado.
- Se debe contar con un PAA por escrito, detallado y compartido con los servicios de emergencia, incluidas las decisiones sobre ingreso en áreas de cuidado crítico, medidas extraordinarias y reanimación.
- Es importante que el PAA incluya estrategias activas "por si", es decir, un plan anticipado de cuidados por si ocurre tal evento no esperado, si el deseo del niño no coincide con el de los padres en el lugar de la internación y otros ejemplos similares.
- Un PAA debe revisarse y modificarse periódicamente teniendo en cuenta los cambios que vayan apareciendo.
- Se debe establecer un plan de manejo de síntomas de 24 horas que, además, asegure el adecuado acceso a la medicación.
- Los síntomas deben ser atendidos por profesionales debidamente calificados y experimentados.
- El niño y la familia deben disponer de apoyo emocional y espiritual permanente y calificado.
- Asegurar que exista una comprensión clara de los procesos formales y los tiempos que se necesitan en la atención después de la muerte.
- Brindar a las familias tiempo y privacidad con el niño después de la muerte.

Es tarea del equipo de salud apoyar y promover que los niños y sus familias logren alcanzar sus elecciones y deseos al final de la vida.

Apoyo al duelo

El apoyo al duelo comienza luego del reconocimiento de la proximidad del final de vida y continúa después de la muerte del niño:

- Ayuda a comprender los eventos sucedidos antes y después de la muerte y a seguir las propias decisiones y deseos.
- Reconoce y apoya las necesidades de duelo de los hermanos.
- Considera las necesidades del personal de atención, incluida la finalización del apoyo por duelo.

Todas las familias deben tener acceso al apoyo en duelo, si así lo desean.

Impacto de la tarea en los cuidadores y profesionales de la salud

Si bien el cuidado de un niño al final de la vida puede parecer aterrador y emocionalmente desafiante, es, sobre todo, muy gratificante y enriquecedor para el equipo de salud y en la relación con los demás. Sin embargo, no se debe subestimar el impacto que este trabajo tiene en los cuidadores y los profesionales de la salud.

El cuidado de pacientes próximos a morir puede provocar una sensación de fracaso o sentimientos de impotencia frente a la enfermedad y las pérdidas asociadas. Los cuidadores sienten dolor, miedo de enfermarse, dudas sobre sus propias elecciones y deseos de evitar o escapar de tales sentimientos. Al mismo tiempo, se agrega que es el mismo equipo de salud que atiende a pacientes con enfermedades en etapa avanzada el que debe cuidar de sus propios miembros.

Existen algunas herramientas de buena práctica que pueden incluirse. Entre estas se destacan proporcionar un consejero profesional, sesiones de supervisión de la tarea, sesiones de discusión de casos, tutoría a personas con menos experiencia y fomentar una atmósfera compasiva donde los cuidadores puedan expresar abiertamente sus preocupaciones y necesidades.

Afortunadamente, ya existe una vasta experiencia en el tema y recursos de apoyo para mitigar el impacto, que todo equipo debe incluir en su tarea.

Como médico de cabecera, el pediatra se encuentra en una posición privilegiada para ayudar como parte del equipo de cuidados paliativos, por lo que debe tener la confianza necesaria para participar en forma adecuada.

Control de síntomas en los últimos días de vida

En los últimos días de la vida de un niño, pueden aparecer síntomas nuevos o exacerbarse los preexistentes. Algunos poseen tratamiento específico y otros requieren sostén y acompañamiento.

El manejo de los síntomas no debe limitarse solamente a enfoques farmacológicos. Debe haber un enfoque interdisciplinario con participación de varios profesionales, que aborde todos los dominios del sufrimiento del niño y de la familia (físico, psicológico, social y espiritual). Asimismo, es indispensable valorar la necesidad de estudios complementarios, así como adecuar las estrategias terapéuticas a las necesidades de cada niño y priorizar siempre la calidad de vida. En esta etapa, el juicio clínico ocupa un lugar relevante sobre los exámenes complementarios porque se basa más en la probabilidad que en la certeza.

Los síntomas que más frecuentemente se observan son astenia, ansiedad, anorexia, deterioro de la conciencia, trastornos de la ingesta y en el manejo de líquidos, dolor, hemorragias, respiración irregular y estertorosa y disnea. Los síntomas que se presenten dependen, en cierta medida, de la patología de base que presenta el paciente.

La planificación anticipada es esencial tanto para el equipo tratante como para la unidad terapéutica, el paciente y la familia. El control de síntomas y la planificación de estrategias terapéuticas deben ser individualizados para las necesidades de cada paciente.

Esta etapa es un proceso de transición desde los objetivos terapéuticos hacia los objetivos de confort, con la mira en la calidad de vida. A medida que se acerca el final de vida, el niño suele presentar signos de deterioro clínico que permiten identificarla. Los que se presentan con mayor frecuencia son los siguientes:

- Deterioro de los signos vitales.
- Pérdida del interés por el ambiente.
- Aumento de los períodos de sueño.
- Pérdida del apetito.
- Disminución del ritmo diurético y catártico.

Una planificación eficaz del manejo de los síntomas garantiza mayor confort y calidad de vida para el niño y menor sufrimiento para la familia.

Disnea

Es la sensación subjetiva de falta de aire. Es el segundo síntoma en frecuencia al final de la vida, luego del dolor. Se ha reportado una prevalencia en niños del 25%-50% durante las últimas 72 horas de vida. El tratamiento no farmacológico incluye:

- Asegurar un ambiente tranquilo y confortable mediante la aplicación de medidas simples: mantener las ventanas abiertas, evitar la presencia de muchas personas dentro de la habitación y eliminar irritantes ambientales. El uso de un ventilador puede aliviar al niño.
- Establecer un correcto posicionamiento del paciente y manejo de las secreciones.
- Enseñar ejercicios respiratorios y de relajación.

Tratamiento farmacológico

Opioides

Los opioides sistémicos mejoran la sensación subjetiva de falta de aire sin alterar la mecánica ventilatoria ni la saturación de oxígeno. El fármaco de elección es la morfina, indicada a la mitad de la dosis utilizada para tratar el dolor. La dosis recomendadas de morfina es la siguiente:

- En pacientes que no reciben opioides:
  - Vía oral (VO): 0,05 mg/kg/dosis cada 4 horas.
  - Vía endovenosa (EV) en infusión continua: 0,015 mg/kg/hora.
  - Vía subcutánea (SC) en infusión continua: 0,015 mg/kg/hora.
- En pacientes que se encuentran recibiendo opioides:
  - Aumentar un 25% de la dosis que recibe y titular la dosis hasta aliviar el síntoma.

Benzodiazepinas

Se usan en combinación con los opioides por sus efectos sedativos y ansiolíticos, con la intención de cortar el círculo vicioso de disnea-ansiedad-disnea. El midazolam es la benzodiazepina de elección. Está indicado ante la presencia de ansiedad, asociada o no con crisis de pánico. Su uso específico para el alivio de la disnea sin estos síntomas asociados no ha sido demostrado:

- Midazolam EV o SC en infusión continua: 0,03 mg/kg/hora.

Oxígeno

La utilización de oxígeno en el alivio de la disnea es controvertida. Algunos pacientes con disnea refieren alivio con el aporte de aire comprimido por cánula nasal y otros no experimentan alivio. La indicación, entonces, se debe adecuar al deseo del niño.

Dolor

Los analgésicos opioides son muy efectivos y seguros para el alivio del dolor moderado y grave. Es frecuente su uso al final de la vida cuando el dolor alcanza esta magnitud. La creencia de que el uso de opioides pueda acelerar el final de la vida suele preocupar a algunos pacientes y sus familias; por esta razón, se debe comunicar que el opioide utilizado adecuadamente no produce otro efecto que no sea el analgésico. Asimismo, es importante tener en consideración que los pacientes generalmente ya reciben opioides cuando se encuentran en esta situación. En este caso, se debe aumentar un 25% la dosis y titularla hasta aliviar el síntoma.

Se recomienda la lectura del Capítulo 77 para una descripción detallada del manejo del dolor en la edad pediátrica.

Convulsiones

Siempre deben ser tratadas, dado que generan malestar en el paciente y mucha angustia en la familia. El tratamiento es el habitual para las convulsiones.

Aumento de las secreciones respiratorias

Se debe establecer un adecuado posicionamiento del paciente y de su vía aérea y realizar aspiración orofaríngea superficial. Asimismo, se puede utilizar butilbromuro de hioscina a 0,3-0,6 mg/kg/dosis cada 6-8 horas (dosis máxima 5-10 mg/dosis cada 8 horas).

Hemorragias

Controlar con medidas de taponamiento local. Utilizar sábanas o toallas oscuras para disminuir el impacto. La hemorragia masiva con malestar del paciente es indicación de sedación paliativa (*v.* más adelante).

Nutrición e hidratación

En el final de la vida, la alimentación no es un objetivo prioritario. Es frecuente que en esta etapa el paciente no esté en condiciones de alimentarse debido a la dificultad para la ingesta o a la falta de apetito.

Con respecto al aporte hídrico, es frecuente que exista un mal manejo hidrosalino, lo que genera malestar y abundantes secreciones respiratorias. Se recomienda restringir el aporte de líquidos a dos terceras partes de las necesidades de mantenimiento diarias (*v.* Capítulo 1).

Se sabe que, en el contexto de los últimos días de vida, el menor aporte nutricional y de líquidos no modifica la evolución ni el pronóstico del niño. Solo debe considerarse aumentar el aporte si el paciente refiere sensación de sed o de apetito.

El control de síntomas al final de la vida requiere un monitoreo continuo mediante la evaluación de la respuesta terapéutica y que asegure el confort.

Sedación paliativa

La sedación paliativa es la administración deliberada de fármacos en las dosis y combinaciones requeridas para reducir la conciencia, en un paciente con enfermedad avanzada o terminal, tanto como sea necesario para aliviar uno o más síntomas refractarios, con el consentimiento explícito, implícito o delegado del paciente. Su objetivo es el alivio del síntoma y del sufrimiento.

Se denomina síntoma refractario al que no puede ser controlado adecuadamente, a pesar de los intensos esfuerzos para encontrar un tratamiento tolerable en un plazo de tiempo razonable, sin que comprometa la conciencia del paciente. Las características generales de la sedación paliativa son las siguientes:

- La sedación paliativa es una indicación médica. Requiere de una adecuada valoración e información clara. Debe estar registrada en la historia clínica e incluir tanto la justificación como todo el proceso y los resultados.
- El equipo tratante define una estrategia sistematizada en la que el paciente y su familia se encuentran involucrados en la toma de decisiones.
- Durante el procedimiento, se deben administrar las drogas y dosis adecuadas hasta alcanzar el nivel de sedación deseada.
- La indicación debe ser revisada y monitoreada periódicamente, incluyendo también a la familia, para asegurarse de que continúa siendo adecuada para alcanzar el objetivo propuesto.
- Se debe tener el consentimiento explícito, implícito o delegado del paciente y su familia.
- No tiene intencionalidad de intervenir sobre la condición pronóstica ni el tiempo de sobrevida que tuviera el paciente.
- Constituye una alternativa de tratamiento en el contexto del sufrimiento intolerable y durante el final de la vida.
- Cuando es indicada de forma adecuada, no acorta ni prolonga el tiempo de evolución natural de la enfermedad. No acorta la vida, y es imprescindible comunicarlo de ese modo a la familia.

Las drogas de elección en pediatría son las benzodiazepinas, principalmente el midazolam. En caso de no poder administrar benzodiazepinas, la levomepromazina es la droga de segunda elección. Las dosis iniciales recomendadas son las siguientes:

- Midazolam EV en infusión continua: 0,03 mg/kg/hora en pacientes que no reciben benzodiazepinas. Si el paciente recibe alguna droga de este grupo, se debe rotar a la dosis equivalente de midazolam y aumentar un 25% la dosis. Los incrementos son del 20% por hora, de acuerdo con el nivel de sedación que se desee alcanzar.
- Levomepromazina VO o SC: 0,25-1 mg/kg/día cada 6 horas.

Ejemplo clínico

Niño de 8 años (peso 20 kg) con diagnóstico de sarcoma de Ewing metastásico, en etapa de fin de vida, que presenta dolor. Se han indicado todas las medidas posibles para su control, incluyendo morfina 9 mg cada 4 horas por VO, sin alivio. Se asume el dolor como síntoma refractario, y se indica sedación paliativa del siguiente modo:

- Aumentar un 25% la dosis diaria de morfina:

  54 mg/día (9 mg x 6 tomas) + 25% de la dosis diaria (13,5 mg) = 67,5 mg/día de morfina VO

- Convertir la dosis diaria de morfina de VO a EV:

  67,5 mg/2,5 = 27 mg/día

- Por último, calcular la dosis de morfina para infusión EV continua (mg/kg/hora):

  27 mg/20 kg/24 horas = 0,056 mg/kg/hora

- Preparación del goteo EV continuo:
  - Morfina 27 mg (0,056 mg x 20 kg x 24 horas).
  - Midazolam 14,5 mg (0,03 mg x 20 kg x 24 horas).
  - Diluir en solución salina al 0,9% hasta 240 mL. Infundir a 10 mL/hora.
  - Se puede incrementar el ritmo de infusión de a 2 mL/hora (20% de la dosis horaria).

Toma de decisiones

Para comprender el proceso de toma de decisiones, es necesario revisar algunas definiciones.

Autonomía

Es el gobierno de sí mismo. Supone la capacidad de autodeterminarse, de decidir por sí, garantizando el respeto y la dignidad del paciente, conforme sus valores, principios y preferencias.

Todas las personas se presumen competentes y pueden ejercer sus derechos de forma directa, pero algunas requieren un acompañamiento (asistencia) adecuado a su capacidad de discernimiento y nivel de desarrollo madurativo individual. Es un concepto dinámico, que se analiza en cada niño en particular y en cada situación especial y conforme la gravedad de la decisión (autonomía progresiva).

La autonomía en niños está gobernada por un plexo normativo constituido por normas internacionales (Convención de los Derechos del Niño [CDN], arts. 3 y 12), normas constitucionales argentinas (art. 19 de la Constitución Nacional [CN]) y normas de derecho federal (arts. 26 y 59, 638/704 del Código Civil y Comercial [CCC]), complementadas por la normativa nacional y provincial de cada distrito del país.

Los parámetros etarios establecidos en el art. 26 del CCC son indicativos y no prescriptivos.

Interés superior del niño

Se debe garantizar el disfrute pleno y efectivo de todos sus derechos. Este principio es, además, un derecho y una regla de interpretación. Cuando se produce una colisión entre los derechos de un niño y los de un adulto, debe elegirse aquella interpretación que mejor proteja y garantice los derechos del niño.

Consentimiento informado

Es un proceso a través del cual se exponen al paciente y su familia el diagnóstico y pronóstico de la enfermedad, así como el tratamiento que se considera adecuado y las posibles alternativas terapéuticas, con los riesgos y beneficios esperados, con la finalidad de que puedan adoptar la mejor decisión. No es un mero formalismo ni se cumple con la simple firma de un formulario:

- En caso de conflicto entre el médico, la familia y el paciente, debe tenderse siempre a procurar consenso, despejando miedos, dudas y prejuicios. Solo como última y excepcional instancia, y una vez agotados todos los medios para obtener un acuerdo, puede recurrirse a la intervención judicial. Resulta de buena práctica involucrar al Comité Hospitalario de Ética para abordar los dilemas y conflictos de la práctica asistencial.
- El paciente o sus padres pueden negarse a aceptar determinado tratamiento. Solo puede desafiarse tal negativa cuando la misma sea irrazonable e injustificada (es decir, violente el adecuado balance riesgos-beneficios) y ponga en riesgo la vida del paciente.
- Dentro del concepto de progenitores, se abarca no solamente a los padres del niño, sino a todo aquel adulto que ejerza el cuidado del niño, aunque fuera de forma circunstancial y temporaria (maestros, vecinos, tíos, etc.).

Adecuación de esfuerzo terapéutico (AET)

- Es una decisión lícita en aquellas situaciones en que la praxis médica indica que el tratamiento instaurado es fútil o desproporcionado en relación con el objetivo terapéutico (cuando ya no se puede curar, el énfasis debe estar puesto fundamentalmente en el confort y el tratamiento de los síntomas), con la finalidad de respetar el mejor interés del paciente.
- Es una indicación médica tendiente a conformar los tratamientos médicos al estado evolutivo del paciente. Supone la posibilidad de ir modificando la implementación de los

procedimientos médicos de acuerdo con los objetivos terapéuticos en el decurso de una enfermedad, tomando en cuenta las valoraciones y principios del paciente.

- En la AET la muerte no se produce como consecuencia del retiro o abstención del soporte vital, sino como consecuencia de la propia evolución de la patología del paciente. El resultado es una consecuencia fatal de la trayectoria de la enfermedad que sufre el paciente, y la muerte no es evitable.
- Es lo que técnicamente se conoce como ortotanasia, y nada tiene que ver con la eutanasia (ni activa ni pasiva). La eutanasia es la conducta médica orientada a provocar la muerte del paciente, a su pedido y para evitarle sufrimientos intolerables (Tabla 79.1).
- Tampoco está relacionada con el suicidio médicamente asistido. La intención del profesional no está dirigida a provocar la muerte del paciente ni a enseñarle cómo provocársela.
- La decisión de AET debe ser encuadrada en el principio, correctamente técnico y moralmente ético, de la proporcionalidad de las acciones médicas para evitar el empecinamiento terapéutico y el tratamiento infructuoso.

Tabla 79.1 Comparación entre sedación paliativa, retiro de soporte y eutanasia

	Sedación paliativa	Retiro de soporte	Eutanasia
Objetivo	▪ Tratar el síntoma refractario ▪ Aliviar el sufrimiento intolerable	▪ Es un tipo de adecuación del esfuerzo terapéutico ▪ Suspender el tratamiento fútil ▪ Evitar el encarnizamiento	▪ Eliminar la vida
Procedimiento	▪ Fármaco sedante para controlar el síntoma ▪ Menor dosis/efecto	▪ Sedación profunda del paciente ▪ Descenso de parámetros de ARM hasta suspender	▪ Fármaco letal ▪ Máxima dosis
Decisión	Médica	Médica	La solicita el paciente
Legalidad en Argentina	Legal	Legal	Ilegal
Consentimiento	Sí	Sí	Sí

ARM: asistencia respiratoria mecánica.

Soporte vital

Es toda intervención médica, técnica, procedimiento o medicación que se administra a un paciente para retrasar el momento de la muerte, esté o no dicho tratamiento dirigido hacia la enfermedad de base o proceso biológico causal.

Futilidad

Es la intervención médica excesiva, en términos de esfuerzo y gastos, con pocas posibilidades de cambiar la evolución final del paciente. La futilidad fisiológica examina si determinado tratamiento o tecnología es eficaz para un paciente dado; mientras que la futilidad cualitativa refiere al tratamiento que no permite al paciente vivir su vida según sus objetivos, preferencias y valores.

Normativa de aplicación en la Argentina

- Ley 26742 (arts. 2 y 5), Ley 26529 (Muerte Digna - Derechos del Paciente).
- Art. 59 del Código Civil y Comercial.
- Los cuidados paliativos están contemplados en la Resolución 643/00 del Ministerio de Salud de la Nación, Resolución 201/02 del Plan Médico Obligatorio, Resolución 587/10 y Resolución 1253/E/16 que crea el Programa Nacional de Cuidados Paliativos para Pacientes Oncológicos, ambas del Ministerio de Salud de la Nación, Ley 26742 (arts. 2 y 5) y art. 59 del CCC.

Propuesta de intervención para un adecuado acompañamiento de la familia

A medida que el niño alcanza sus últimos días de vida, es frecuente observar que las necesidades de atención y acompañamiento de la familia, en términos de tiempo, aumentan significativamente. En estos momentos, aparecen con frecuencia sentimientos de angustia, soledad, ansiedad, culpa, desesperación, confusión e incredulidad.

La familia se encuentra enfrentando la irreversibilidad de la enfermedad, e intenta adaptarse a una realidad que es, además de incierta, cambiante a diario y aun, en horas. Debido a esto, el equipo de salud debe estar atento a las necesidades de la familia de reorganizarse, distribuir responsabilidades y crear redes de apoyo.

La escucha activa y la compasión son herramientas valiosas para poder comprender y acompañar a las familias, entendida la compasión como la capacidad de ponerse en contacto con los sentimientos del otro, junto con la intención de aliviar su sufrimiento. Una buena comunicación considera siempre la singularidad de cada familia.

Para llevar a cabo esta tarea, es importante considerar lo siguiente:

- Qué conocen los padres sobre la enfermedad del niño, que incluye la trayectoria, resultados y situación actual. Es el momento de completar o corregir información faltante o errónea y aclarar dudas.
- Brindar el tiempo necesario para escuchar a cada miembro de la familia.
- Transmitir la información de forma clara, gradual, honesta y cordial. No todos son capaces de asimilar la información al mismo tiempo ni del mismo modo.
- Favorecer que los padres puedan expresar sus emociones frente a lo que están escuchando y vivenciando. Pueden aparecer sentimientos de angustia, miedo, culpa y enojo.
- Respetar los silencios, a veces difíciles de tolerar para el profesional, permite a la familia procesar la información.
- No minimizar la situación, no dar expectativas falsas de curación, no utilizar frases falsas de aliento ni eufemismos.
- Indagar si hay algún familiar que, en base a la negación de la situación, estimula la continuación de tratamientos fútiles.
- Resaltar la importancia del contacto físico si el niño lo desea, de las palabras cariñosas y las caricias, así como no exigirle que se esfuerce para alimentarse o salir de la cama.
- Organizar una reunión familiar, con planeación anticipada de quiénes deben concurrir, e incluir al paciente si lo desea. El objetivo es brindar un espacio donde se sientan escuchados y acompañados para conversar sobre la situación de enfermedad, preocupaciones, planes y deseos. Esta reunión debe ser coordinada por el psicólogo, el pediatra, el trabajador social o el enfermero del equipo tratante.

- Armar un genograma que incluya tres generaciones para conocer el núcleo familiar conviviente, referentes de cuidado y familia extensa significativa.
- Registrar datos importantes, como lugar de residencia, Certificado Único de Discapacidad actualizado, obra social o beneficiario de algún programa de salud.
- Conocer la red comunitaria, institucional y social con la que cuenta el niño e identificar los recursos reales y materiales.
- Tener en cuenta si existen antecedentes de situaciones de violencia familiar, maltrato infantil, abuso sexual o consumo problemático de sustancias, entre otras.
- Prevenir la claudicación familiar, la cual consiste en la pérdida de la capacidad de cuidar, lo que propicia mayor sufrimiento en el niño. La internación en estas situaciones suele presentarse como la mejor estrategia para aliviar y reorganizar el cuidado.
- Planear con la familia y según los deseos del niño, la permanencia en el hospital o en su domicilio, si fuera posible brindarle la misma calidad de atención.

Comunicación con niños y adolescentes

Niños

- Estar atentos al lenguaje verbal y no verbal. Encontrar el momento adecuado para conversar.
- Escuchar permite identificar las necesidades y los deseos del niño; ambos varían de acuerdo con su edad evolutiva.
- Es de buena práctica utilizar objetos, muñecos, sus propios juguetes, cuentos y dibujos para que, a través de su mundo interno, represente aquello que le preocupa.
- Dar la información sobre la enfermedad, procedimientos y tratamientos de forma clara, honesta, gradual y de acuerdo con su edad evolutiva.
- Los niños saben mucho más de lo que los adultos imaginan, ya que perciben sus cambios corporales y el sufrimiento de sus padres. En algunos niños esto puede motivar actitudes protectoras, al minimizar sus síntomas o inhibir la expresión de sus emociones.
- En los últimos días u horas de vida, los niños repliegan sus energías, no muestran interés por el juego ni por el mundo exterior, están más quietos, ensimismados, no hablan o utilizan pocas palabras, dormitan. Se van aislando de su entorno. Se van despidiendo.

Adolescentes

- Escuchar y dar lugar a las preguntas. Atender a la comunicación no verbal.
- Respetar su intimidad y fomentar fuertemente su autonomía.
- El adolescente fluctúa entre la regresión a etapas anteriores y la sobreadaptación a la situación, madurando precozmente.
- Promover que participe en la toma de decisiones junto con sus padres y el equipo de salud.
- Tener en cuenta el sufrimiento que pueden ocasionar los cambios corporales que va padeciendo y que forman parte de las múltiples pérdidas que experimenta durante el proceso de su enfermedad.
- Darle tiempo para asimilar la realidad. Refugiarse en la negación le permite ir adaptándose a su nueva situación.
- Promover la expresión de sus emociones, ya que suelen mostrarse enojados, callados, irritables, angustiados y miedosos.
- Evitar el cerco de silencio, que, lejos de ayudarlos, les produce mayor soledad. Los adolescentes saben mucho más de lo que sus padres creen.
- A menudo necesitan de sus padres el permiso para morir.

Hermanos y abuelos

- Muchas veces los padres no brindan suficiente información a los hermanos y abuelos, pues creen que así evitan su sufrimiento, o los aíslan, sin considerar que igualmente todos perciben el dolor familiar.
- Instalado este cerco de silencio, es necesario explicarles a los padres las desventajas, ya que no permite que el niño enfermo, hermanos y abuelos puedan expresar sus emociones o sus dudas, y así quedan solos con lo que sienten o imaginan y sin posibilidad de facilitar una buena y sanadora despedida.
- Durante los encuentros con los padres, es posible orientarlos sobre cómo comunicarles a sus hijos la imposibilidad de la curación del hermano y la muerte cercana ante la esperable pregunta de los niños. Se recomienda hacerlo en el marco de una reunión familiar para sostener y acompañar en esta difícil tarea.
- Si los hermanos desean ingresar a la habitación del niño enfermo, son necesarias algunas explicaciones previas: en qué situación lo verán, presencia de agujas, tubos, aparatos; si está dormido, si no puede responder. Advertirles que quizás puedan escucharlos y seguramente sentir sus caricias.

Acompañamiento espiritual

- La espiritualidad en el niño acompaña su crecimiento y desarrollo del mismo modo que en las áreas física, cognitiva y socioafectiva.
- Responde al entorno, a su familia y a los demás.
- Es única, personal, subjetiva y universal. Consiste en el conjunto de pensamientos, valores, conceptos, ideas, ritos y actitudes a través de los cuales el niño o adolescente articula su vida y busca el sentido y la trascendencia.
- Espiritualidad y religión no son sinónimos.
- Algunas técnicas complementarias, como la relajación, la visualización, la oración o la meditación pueden ser herramientas útiles para que los niños desarrollen su propia espiritualidad y alcancen, algunas veces, estados expandidos de la conciencia.

El cuidado espiritual consiste en la práctica de reconocer, acoger y dar lugar al diálogo interior de aquel que sufre para que pueda dar voz a sus preguntas y dar vida a sus respuestas.

Promover el acompañamiento y la despedida como medio favorecedor del proceso de duelo

- Se sugiere indagar duelos previos en la familia. Asimismo, se debe evaluar el riesgo de duelo patológico y, si fuera necesario, realizar la derivación correspondiente. Es frecuente que los sentimientos de pérdida se actualicen y posiblemente se incrementen. Por lo tanto, es importante integrarlo al cuidado para prevenir un mayor sufrimiento.
- Duelo anticipado: imaginar el futuro sin su hijo es un proceso adaptativo normal a la pérdida futura. Consiste en aquellas reacciones cognitivas, conductuales y emocionales que se desencadenan ante la anticipación de la pérdida.
- Dar la oportunidad a la familia de anticipar las decisiones en relación al cuerpo del niño y temas relacionados con la donación de órganos.
- Asesorar y acompañar ante dificultades económicas para el acceso a trámites funerarios.

Anexo 79.1

Carta de los derechos del niño moribundo (carta de Trieste)

1. A ser considerado como "una persona" hasta su muerte, sea cual sea la edad, lugar, condición y contexto del cuidado.
2. A recibir un tratamiento eficaz, completo, calificado, integral y un cuidado continuado, para alivio del dolor y de otros síntomas físicos y psicológicos que produzcan sufrimiento.
3. A ser escuchado e informado adecuadamente sobre su enfermedad con la debida consideración a sus deseos, edad y capacidad para comprender.
4. A participar, en base a sus capacidades, valores y deseos en la elección de los cuidados y tratamientos relacionados con su vida, enfermedad y muerte.
5. A expresar sus sentimientos, deseos y expectativas y a que estos sean tomados en consideración.
6. A que se respeten sus creencias culturales, espirituales y religiosas y a recibir asistencia espiritual y soporte de acuerdo con sus deseos y elecciones.
7. A tener una vida social y relacional adecuada a su edad, condiciones y expectativas.
8. A estar rodeado por miembros de la familia y seres queridos que estén comprometidos en la organización y la provisión de su cuidado y a que estos reciban apoyo en el manejo de los problemas emocionales y económicos que puedan surgir por su situación.
9. A ser cuidado en un lugar apropiado para su edad, necesidades y deseos y que permita a la familia estar cercana y participar en su cuidado.
10. A tener acceso a servicios de cuidados paliativos pediátricos que respeten su mejor interés y a que se eviten tanto las maniobras fútiles como las excesivamente molestas y el abandono terapéutico.

La Convención de las Naciones Unidas sobre los Derechos del Niño de 1989 constituye la base para el presente documento, que se centra en la aplicación específica de los derechos de los niños con expectativa de vida limitada o moribundos.

Acceda al eBook para consultar la lista de bibliografía. Consulte las indicaciones en la retiración de tapa.

80

Abordaje interdisciplinario del maltrato infantil

Miguel Javier Indart de Arza

Se considera maltrato, abuso o negligencia infantil a cualquier acto o serie de actos u omisiones por parte de un cuidador u otra persona en función de cuidado, que resulten un daño o amenaza para una niña, niño o adolescente (NNA). Se denomina abuso a realizar amenazas y a las palabras o acciones que causen daño. Son ejemplos los cuadros de abuso físico, sexual o psicológico. Por otro lado, se denomina omisión o actos negligentes a aquellas situaciones en las que los responsables del cuidado del NNA no proporcionan en forma ocasional o permanente las necesidades básicas, o no supervisan las actividades infantiles para prevenir posibles daños. Existe una amplia gama que va desde la negligencia ocasional al abandono en las formas más extremas. Son ejemplos las lesiones no intencionales (LNI), llamadas cotidianamente accidentes, y las situaciones tales como la falta de controles médicos y odontológicos, la negligencia educacional y la exposición de niños a entornos violentos.

En este capítulo se describe el abordaje interdisciplinario de las formas de abuso desde el ámbito de la internación. En función de lo expresado, se pueden definir 4 formas básicas de abuso:

- Abuso físico.
- Abuso sexual.
- Negligencia.
- Abuso emocional o psicológico.

Este último es difícil de diagnosticar en forma aislada, ya que acompaña a toda situación de abuso físico, sexual o de negligencia, y no es tratado específicamente en este capítulo.

La Organización Mundial de la Salud plantea las estimaciones siguientes:

- 3 de 4 NNA entre los 2 y los 4 años de edad sufre regularmente castigo corporal o violencia psicológica a manos de sus padres o cuidadores.
- 1 de 5 niñas y 1 de 13 niños han sido abusados antes de los 17 años.
- 120 millones de adolescentes menores de 20 años han tenido alguna forma de contacto sexual forzado.

Abuso físico

El maltrato físico infantil afecta a millones de niños en todo el mundo. En la práctica cotidiana, los traumas infantiles intencionales motivan múltiples consultas en los servicios de emergencias y se internan con asiduidad; sin embargo, más del 75% de los abusos pasan inadvertidos por fallas en el reconocimiento de sus signos. Esto conduce a la pérdida de oportunidades para intervenir y dar respuestas preventivas a muchas de sus causas.

Se plantea la necesidad de esclarecer en todos los casos el origen del trauma, y diferenciar aquellas lesiones intencionales (LI) encontradas en el abuso físico, de las LNI (Figura 80.1). Para tal fin, resulta de utilidad el análisis de la actitud de los adultos frente al hecho, así como también las características encontradas en los NNA.

Actitud de los adultos:

- Falta de concurrencia rápida a un centro asistencial, a diferencia de las LNI que procuran concurrir rápidamente.
- Aseveración de que fueron otros los que causaron las lesiones.
- Ausencia de una explicación adecuada acerca de la naturaleza de las lesiones, con relatos contradictorios que muchas veces no corresponden al desarrollo madurativo que presentan las víctimas.
- Ausencia o disminución del componente emocional que acompaña a las LNI.
- Asistencia a la consulta en horarios inadecuados, especulando con el cansancio profesional y la escasa cantidad de gente en las salas de espera.

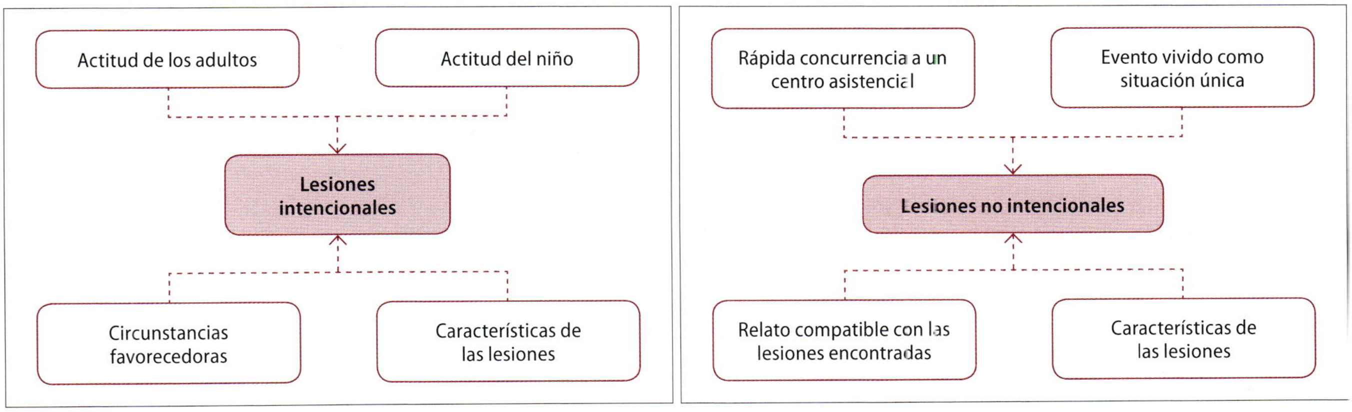

Figura 80.1 Diferencias entre las lesiones intencionales (LI) y las no intencionales (LNI).

Características encontradas en NNA:

- Presencia de un comportamiento temeroso en la entrevista.
- Se nota cierta desconfianza en el contacto con sus padres, o muestras de disconformidad en presencia de algún cuidador.
- Ausencia de expectativas o consuelo; se altera ostensiblemente en presencia del victimario.
- Estado de constante alerta.
- Hay quejas excesivas o movimientos dificultosos.
- Empleo de ropa inadecuada para la época del año, con el fin de tapar lesiones.

Circunstancias favorecedoras

- Niños menores de 4 años o cualquier NNA con necesidades especiales.
- El abuso físico de un hijo o la presencia de violencia de género incrementan la posibilidad de abuso en sus otros hermanos.

El uso de una herramienta que permite determinar cuándo una situación es sospechosa de abuso físico puede resultar de utilidad (Figura 80.2). Emplea seis preguntas: si cada una de las tres primeras y la última se contestan negativamente, y las otras se contestan positivamente, se aconseja dar intervención a un organismo de protección ante la posibilidad de ser de origen intencional (*v.* Figura 80.2).

Características de las lesiones

Es importante marcar las diferencias entre LI y LNI. Las lesiones comúnmente encontradas, que son motivo de análisis, pueden ser agrupadas de la siguiente manera:

- Lesiones en la piel.
- Lesiones traumatológicas.
- Lesiones del sistema nervioso central (SNC) y oftalmológicas.
- Lesiones abdominales y torácicas.

Muchas de ellas pueden coexistir con otras, p. ej. las lesiones en la piel con las abdominales.

Lesiones en la piel

Son las manifestaciones más comúnmente encontradas en el maltrato físico. Son secundarias a traumatismos, suelen disponerse en piel o mucosas y presentar diferentes características: petequias, equimosis, quemaduras, pápulas, hematomas, cicatrices, escoriaciones, raspaduras, mordeduras, cortes, pinchazos y alopecia traumática.

La localización es un punto a considerar para diferenciar las LNI de las LI. Las ubicadas en zonas protegidas como la nuca y la espalda son habitualmente intencionales. Sin embargo, las lesiones por maltrato físico también pueden estar en zonas expuestas.

Cuando son producidas por objetos, muchas veces tienen formas geométricas. Pueden ser por látigos, cuerdas o cordones, cinturones, hebillas, perchas o ligaduras, y suelen ser fácilmente reconocibles (Figura 80.3). Asimismo, el color de la o las lesiones (hematomas en diferentes estadios de evolución) es otro elemento a considerar. Si bien es poco sensible, se describe que generalmente se atenúa y desaparece en 14 días, pero esto depende de la intensidad del trauma y de la cantidad de sangre extravasada.

Una descripción precisa de la ubicación, tamaño y color de las contusiones, junto con el relato de los cuidadores y, de ser posible, de las víctimas, puede proporcionar información importante para la distinción entre las LI y las LNI. Siempre se debe tener en cuenta lo siguiente:

- Color de las lesiones: para descifrar su antigüedad.
- Localización: las lesiones en zonas protegidas como la nuca, espalda, nalgas, parte posterior de miembros inferiores, tórax,

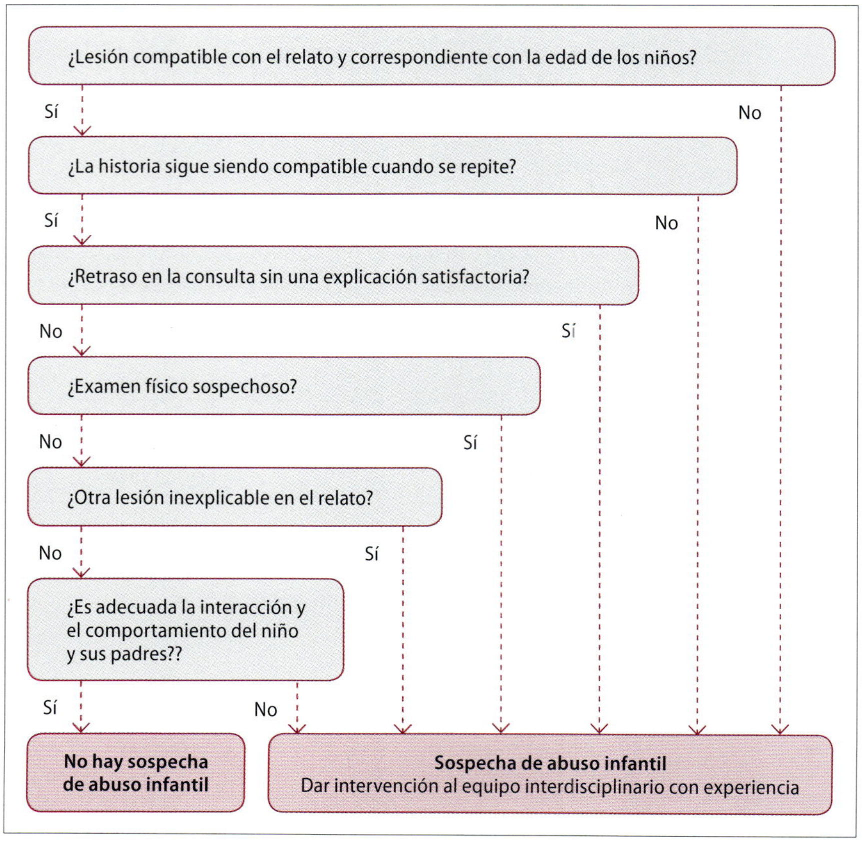

Figura 80.2 Preguntas que orientan sobre la posibilidad de abuso infantil. (Modificado de: Sittig JS, Cuno SP. Value of systematic detection of physical child abuse at emergency rooms: a cross-sectional diagnostic accuracy study. BMJ Open 2016; 6 (3): e010788).

abdomen, genitales, dorso de mano y región periauricular son zonas que habitualmente no están expuestas a un traumatismo.

- Formas: las lesiones con bordes nítidos, regulares o con formas geométricas se pueden ver en la piel, y en ocasiones reproducen la forma del elemento que produjo el trauma (dedos, nudillos, cinturones, reglas, sogas, etc.).
- Edad: se debe sospechar fuertemente maltrato ante la presencia de hematomas en cualquier localización en menores de 9 meses. Asimismo, cualquier hematoma en torso, orejas o nuca en niños menores de 4 años es sospechoso.

Todos estos aspectos deben ser relacionados con el relato que aportan los cuidadores sobre lo sucedido.

Diagnósticos diferenciales:

- Variantes normales: manchas mongólicas, muchas veces aberrantes; nevos azules; manchas café con leche; hemangiomas; venas prominentes; dermografismo intenso.
- Terapias alternativas (ventosas, digitopuntura o shiatsu, etc.).
- Enfermedades dermatológicas: celulitis infecciosa; angioedema palpebral; dermatitis de contacto; dermatitis facticias; eritema nodoso; eritema multiforme; vasculitis por hipersensibilidad; aplasia cutis.
- Síndromes hemorrágicos: hemofilia; enfermedad de von Willebrand; déficit de vitamina K; púrpura trombocitopénica inmune; síndrome urémico hemolítico; púrpura fulminante meningocócica; coagulación intravascular diseminada; síndrome de Ehlers-Danlos; púrpura de Schönlein Henoch.

Quemaduras

Son una de las manifestaciones físicas más conmovedoras del abuso físico infantil y deben ser diferenciadas de las LNI. Para esto, es necesario observar la forma (circular, lineal, por salpicadura), la profundidad (quemaduras de primer, segundo o tercer grado) y la extensión. Según el mecanismo de producción, las quemaduras pueden ser:

- Por salpicadura o derrame: generalmente producto de una LNI.
- Por inmersión: en forma de guante o calcetín; si toma extremidades inferiores o superiores generalmente son LI.
- Por contacto: son el segundo tipo más frecuente de quemaduras por abuso físico. Estas pueden ser aisladas y tener un patrón particular, que asemeja la superficie caliente del objeto productor (p. ej., la plancha) (Figura 80.4).

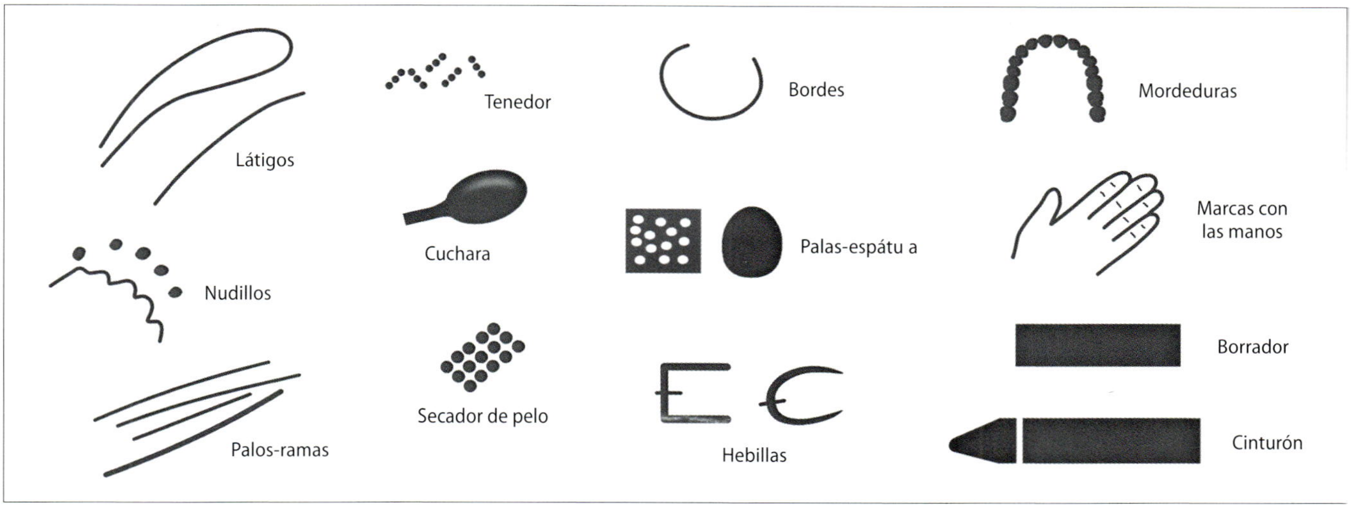

Figura 80.3 Marcas producidas por diferentes elementos usados para el abuso físico.

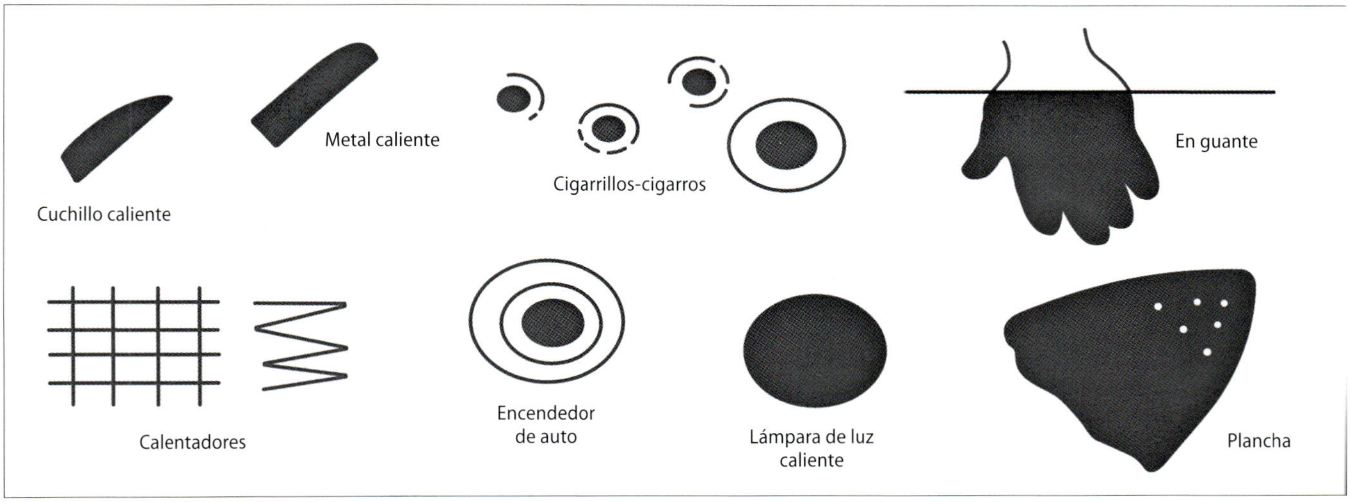

Figura 80.4 Marcas producidas por quemaduras.

Diagnósticos diferenciales:
- Quemaduras no intencionales (accidentales).
- Enfermedades dermatológicas: fotodermatitis, epidermólisis bullosa, síndrome de la piel escaldada, impétigo ampolloso, varicela y otras dermatitis ampollosas.

Mordeduras

Las mordeduras son lesiones de cuidado debido al potencial riesgo de infección que acarrean. Se debe pensar en la intencionalidad cuando se constatan las marcas de una arcada dentaria adulta en el cuerpo de un niño. Una mordedura humana de forma elíptica, que puede contener un área petequial en su interior, debe ser diferenciada entre la producida por un niño o un adulto; en este último caso, la distancia entre los caninos superiores es > 3 cm.

Diagnósticos diferenciales:
- Mordedura de perro o de otros animales.
- Automutilaciones por metabolopatías o psicopatías.

Alopecia traumática

Es la falta de pelo en un área del cuero cabelludo por arrancamiento. Se caracteriza por la combinación de zonas de pelo sano con zonas arrancadas, sin que sigan una distribución determinada. Es habitual la localización en la región occipital u occipito-parietal, sin explicación aparente.

Diagnósticos diferenciales:
- Alopecia por decúbito (lactantes).
- Tricotilomanía y enfermedades dermatológicas (tiñas, alopecia areata).

Lesión en mucosa oral y cara

Las lesiones en cara, boca y cuello, sumadas a las del cráneo, ocurren en más del 50% de los casos de maltrato físico. Es frecuente encontrarlas en labios y mucosa de la cavidad oral, asociadas con fracturas de los huesos del macizo facial (mandíbula, arcada zigomática y órbita). Asimismo, puede haber fractura o pérdida de piezas dentarias.

Lesiones traumatológicas

Acompañan frecuentemente al resto de las manifestaciones clínicas de maltrato. Las lesiones más frecuentes no son específicas de maltrato y afectan principalmente a los huesos largos. La presencia de fracturas costales, escapulares o vertebrales son elementos de elevada sospecha, así como la presencia de lesiones múltiples y el hallazgo de fracturas en diferentes estadios evolutivos (Tabla 80.1).

Tabla 80.1 Riesgo de lesión intencional según el tipo de fractura

Alto	Moderado	Bajo
• Fractura metafisaria astillada • Fractura en asa de balde • Fracturas costales, en especial de localización posterior • Fracturas escapulares • Fractura de apófisis espinosa • Fractura de esternón	• Fracturas múltiples bilaterales de diferentes datas • Desprendimientos epifisarios • Fractura y subluxación de los cuerpos vertebrales • Fracturas de cráneo complejas o múltiples • Fractura espiralada de huesos largos	• Formación subperióstica de hueso nuevo • Fractura de clavícula • Fractura diafisaria de huesos largos • Fracturas de cráneo únicas o lineales

Como ya fue mencionado, las lesiones más comunes son las de huesos largos como el húmero, fémur, tibia, cubito y radio:
- Lesiones en la diáfisis: la fractura transversa u oblicua se produce por fuerzas de flexión o de acción directa sobre el hueso. La conminuta se debe a la acción directa sobre el hueso, que produce varias porciones óseas. La fractura en espiral la provoca el ejercicio de fuerzas de torsión y tracción sobre el eje del hueso largo. Esta lesión siempre es sospechosa de maltrato, sobre todo si aparece en un lactante.
- Lesiones en la metáfisis: son más específicas de maltrato. Se trata del desprendimiento angular del borde metafisario, que genera una imagen en avulsión o fractura en esquina. Si la lesión abarca toda la metáfisis, puede dar la imagen en asa de balde, debido a que el disco metafisario a nivel de la capa esponjosa primaria (que se encuentra calcificado) es más grueso en la periferia que en el centro, lo que otorga esta imagen si se lo mira tangencialmente.
- Lesiones en la epífisis: son raras y en general se producen por arrancamiento o avulsión. En lactantes se vinculan con maltrato.
- Lesiones en el periostio: se observan en la región diafisaria de los huesos largos debido a que la unión de este con su cubierta no es muy firme. Cuando se produce un impacto directo perpendicular al eje del hueso, o una fuerza de torsión, el periostio se desprende y aparece una hemorragia subperióstica. Luego, surge de la colección hemática el engrosamiento perióstico y la calcificación consecuente.

Diagnósticos diferenciales:
- Variante normal: hueso nuevo perióstico fisiológico, sutura craneal aberrante. Trauma obstétrico.
- Enfermedades neuromusculares: insensibilidad congénita para el dolor, parálisis cerebral, mielodisplasia.
- Displasias esqueléticas: osteogénesis imperfecta, hiperostosis cortical infantil (enfermedad de Caffey), osteoporosis, osteodistrofia renal (hiperparatiroidismo secundario).
- Toxicidad: osteodistrofia por metotrexato, prostaglandinas, hipervitaminosis A.
- Infecciones: sífilis congénita, osteomielitis.
- Neoplasias y enfermedades asociadas: leucemia, neuroblastoma metastásico, histiocitosis X, osteoma osteoide, quiste óseo esencial.
- Defectos nutricionales: escorbuto, raquitismo, deficiencia de cobre.
- Síndromes genéticos: síndrome de Menkes, disostosis cleidocraneal, síndrome de Hajdu-Cheney, enfermedad de Hutchinson-Gilford, homocistinuria, hipofosfatasia, osteoporosis-seudoglioma.

Lesiones en el SNC

Los Centros para el Control y la Prevención de Enfermedades (CDC) y la Academia Americana de Pediatría han recomendado el uso del término traumatismo craneoencefálico abusivo para las lesiones causadas por sacudidas, impacto con elementos contundentes, asfixia y estrangulamiento. También incluye lesiones por dejar caer y arrojar a un niño.

La mayoría de las víctimas de traumatismos craneoencefálicos por abuso son menores de un año, a menudo entre 3-8 meses de edad, aunque se pueden encontrar en niños más grandes. Estas lesiones son la causa más común de muerte traumática y discapacidad por abuso infantil. El diagnóstico temprano es esencial, si bien suele resultar un desafío. Es posible que no se reconozcan los signos y síntomas debido a que frecuentemente hay ausencia de signos externos de traumatismo de cráneo o abuso.

Los cuidadores rara vez admiten el abuso deliberado y suelen ser evasivos, temen las repercusiones e inventan versiones como lesiones no intencionales por caídas por las escaleras, desde una cuna, cochecito o cama, o bien provocadas por otros NNA. El perpetrador suele ser un hombre entre el 65% y el 90% de los casos.

Síndrome del bebé sacudido (SBS)

Es una forma de traumatismo craneoencefálico abusivo, con un patrón de lesiones que puede incluir hemorragias retinianas y patrones regulares de lesión cerebral. Asimismo, pueden acompañarse de fracturas costales y en los extremos de los huesos largos.

El SBS se usa para describir los síntomas de una lesión cerebral consistente con sacudir vigorosamente a un lactante o un niño pequeño. Las lesiones a menudo incluyen una hemorragia subdural unilateral o bilateral, hemorragias retinianas bilaterales y lesión cerebral difusa. Si bien los niños pueden lesionarse solo con sacudidas, suele haber evidencia de un traumatismo contundente asociado.

La tríada del SBS se refiere a la encefalopatía con un hematoma subdural y hemorragias retinianas. Sin embargo, el diagnóstico de traumatismo craneoencefálico abusivo solo puede establecerse luego de un examen clínico meticuloso y tras la realización de estudios complementarios detallados, y no debe basarse únicamente en estos tres hallazgos.

Los factores de riesgo se relacionan con situaciones que involucran al niño, la familia y el cuidador. Por ejemplo, los lactantes que lloran desconsoladamente corren el riesgo de que un cuidador frustrado responda con sacudidas violentas. Los cólicos del lactante también son un factor de riesgo. El llanto de los lactantes es máximo entre las 6-8 semanas de vida, y luego disminuye. Como consecuencia, el traumatismo craneoencefálico abusivo alcanza su punto máximo durante este mismo período. Es más frecuente de observar en las situaciones siguientes:

- Niños demandantes, con discapacidad.
- Historia de violencia doméstica, familias con aislamiento social.
- Falta de experiencia en el cuidado de niños.
- Falta de atención prenatal.
- Nivel educativo bajo.
- Familias monoparentales.
- Padres jóvenes sin apoyo.

Afecta a todas las etnias y grupos socioeconómicos. Existen factores protectores, que disminuyen el riesgo de maltrato infantil, incluido el apoyo familiar y la consulta profesional de los padres. Los factores preventivos también incluyen la educación con respecto al desarrollo y la crianza del NNA, el apoyo social y el reconocimiento de los padres.

La morbimortalidad por traumatismo craneoencefálico abusivo es significativa. Aproximadamente el 65% tiene discapacidades neurológicas significativas, y entre el 5%-35% de los lactantes muere por las lesiones sufridas. La mayoría de los supervivientes tienen deterioro cognitivo y neurológico.

Las lesiones por sacudidas se producen por flexión, extensión y rotaciones rápidas y repetitivas de la cabeza y el cuello. El movimiento rápido del cerebro, que golpea contra el cráneo, puede desgarrar los vasos y provocar un hematoma subdural. Asimismo, aumenta la presión intracraneana, que resulta en un mayor daño cerebral.

Las fuerzas de cizalla lesionan los axones y provocan una lesión axonal difusa. Cuando se produce el impacto de la cabeza contra un objeto, se observan lesiones adicionales como laceraciones, hematomas y fracturas. Incluso el impacto contra objetos blandos puede provocar lesiones importantes. El traumatismo craneoencefálico abusivo suele ocasionar los siguientes hallazgos clínicos:

- Edema cerebral.
- Hemorragias retinianas.
- Hematoma subdural (es la causa principal de hematoma subdural en niños).
- Signos y síntomas del traumatismo craneal por abuso.
- Apnea.
- Fontanela abombada.
- Bradicardia.
- Colapso cardiovascular.
- Letargo, somnolencia, poca respuesta a estímulos.
- Hipotermia.
- Irritabilidad.
- Microcefalia.
- Mala alimentación.
- Vómitos.
- Convulsiones.
- Dificultad respiratoria y paro cardiorrespiratorio.

Los responsables del daño no suelen llevar al lactante o al niño al sistema de emergencias para recibir atención debido al temor por las repercusiones legales, con la esperanza de que se recupere con el tiempo. Desafortunadamente, la atención tardía a menudo tiene efectos devastadores en el pronóstico a corto y a largo plazo.

La ausencia de lesiones externas debería sugerir la posibilidad de un traumatismo craneoencefálico abusivo. Un examen físico cuidadoso, en algunos casos, puede revelar signos de una lesión por abuso. Los resultados del examen físico incluyen:

- Hematomas en cualquier parte del cuerpo de un lactante menor de 6 meses.
- Hematomas en las orejas, el cuello o el torso, especialmente en niños menores de 4 años.

Dado que muchos lactantes y niños con traumatismo craneoencefálico por maltrato son inicialmente asintomáticos o presentan síntomas leves, la detección neurológica universal para la lesión intracraneal oculta debe ser considerada en todos los pacientes en los que se sospeche maltrato físico, así como en los que posean indicadores clínicos de este tipo de lesión. Entre estos se encuentran la alteración de la conciencia, retrasos en el desarrollo, convulsiones, náuseas y vómitos.

Hemorragias retinianas

Suelen ser más graves y frecuentes en el traumatismo craneoencefálico por maltrato que en un traumatismo craneoencefálico contundente accidental. La hemorragia retiniana en el SBS afecta la mayor parte de la retina, desde la ora serrata hasta el polo posterior del ojo.

Es importante obtener una consulta oftalmológica dentro de las primeras 24 horas. Las hemorragias superficiales o de puntos pequeños suelen resolverse rápidamente, por lo que no deben ser el único hallazgo para diagnosticar un traumatismo craneal por abuso. Además, la ausencia de hemorragia retiniana confinada al polo posterior tampoco lo descarta.

Hematoma subdural

Un hematoma subdural es un hallazgo común en el traumatismo craneoencefálico abusivo. Las fuerzas de aceleración-desaceleración desplazan al cerebro dentro de los canales venosos y el cráneo, y las hemorragias ocurren en el espacio subaracnoideo y subdural por el desgarro de las venas corticales superficiales.

Las lesiones o fracturas inexplicables de la columna cervical también deben aumentar el índice de sospecha. Se pueden acompañar de fracturas óseas y las más frecuentes son las costales. El diagnóstico diferencial incluye:

- Traumatismo craneoencefálico accidental.
- Malformación arteriovenosa.
- Trastornos hemorrágicos.
- Discrasias sanguíneas.
- Hemorragia cerebelosa.
- Trastornos del tejido conectivo.
- Hematoma epidural.
- Derrame subdural infeccioso.
- Hemorragia intracraneal.
- Trastornos metabólicos, como la aciduria glutárica tipo 1 que provoca hemorragias.
- Empiema subdural.

Pronóstico

Existe una considerable morbimortalidad asociada con el traumatismo craneoencefálico por abuso. La morbilidad varía desde discapacidades de aprendizaje leves, hasta anomalías cognitivas o físicas graves y la muerte. Las complicaciones a largo plazo suelen ser: ceguera, déficit de atención, retrasos en el desarrollo, deficiencias intelectuales, sensoriales y auditivas, disfunción motora, retardo de crecimiento, dificultades de alimentación, convulsiones y dificultades educativas.

Lesiones oftalmológicas

Las lesiones oculares son manifestaciones frecuentes de maltrato físico, por lo que se recomienda realizar la consulta oftalmológica a todo paciente con sospecha de maltrato. Estas lesiones se dividen en la lesión ocular directa, producida por la acción del traumatismo sobre el ojo, y la lesión ocular indirecta.

Lesión ocular directa

Puede producir lo siguiente:

- Lesión periorbital y conjuntival: son lesiones muy comunes, entre las que se encuentran las equimosis, laceraciones, abrasiones y quemaduras. Los patrones lesionales en piel raramente se visualizan debido a la pequeña superficie comprometida. El pronóstico de la hemorragia periorbitaria es bueno si no hay otras lesiones oculares asociadas. Las hemorragias subconjuntivales son observadas normalmente en el recién nacido, pero las conjuntivales en mayores de 2 semanas de vida son sospechosas de maltrato.
- La conjuntivitis o queratitis pueden ser producidas por sustancias químicas instiladas, como una forma de maltrato. Las conjuntivitis asociadas con hematomas o contusiones de los párpados también son sospechosas.
- Las quemaduras que involucran la cara no son muy frecuentes; la lesión más común en el ojo es la quemadura de cigarrillo.
- Lesiones de la cámara anterior y el cristalino: son diversas, entre ellas la hemorragia de la cámara anterior o hipema. La lesión del cristalino es la catarata traumática.
- Lesiones de la cámara posterior: afectan la retina y el cuerpo vítreo. El desprendimiento de retina en el niño, especialmente si es bilateral, puede ser sospechoso de maltrato.

Lesión ocular indirecta

Se trata de secuelas o lesiones secundarias a los movimientos bruscos de la cabeza sobre el nervio óptico y la corteza visual, y no por la acción directa del trauma sobre el ojo. Puede llevar a la ceguera cortical unilateral o bilateral.

Diagnósticos diferenciales de las afecciones del SNC y oftalmológicas

Los NNA pueden desarrollar lesiones en el cráneo por caídas. Sin embargo, la mayoría no causan traumatismos craneoencefálicos graves. Cualquier paciente con lesiones graves relacionadas con una caída requiere un examen más detenido, y se debe considerar el diagnóstico de traumatismo craneal por abuso.

Las caídas de una cama, a menos que sea una litera, suelen ser leves, aunque algunas pueden producir fracturas del brazo, miembros inferiores, clavícula o cráneo. El traumatismo craneoencefálico grave es raro. El grado de lesión depende del tipo de piso y la distancia de la caída. Las alfombras o los pisos acolchados se asocian con una menor incidencia de lesiones importantes.

Las caídas por escaleras poseen un riesgo significativo de lesiones, especialmente si el niño está en un andador o cochecito. Aproximadamente, del 1% al 8% desarrollan hemorragias intracraneales. Si al niño lo sostuvieron y lo dejaron caer mientras bajaba o subía las escaleras, las lesiones son menos graves. Suelen predominar las lesiones únicas en la cabeza o las extremidades. Las lesiones múltiples son infrecuentes. Las lesiones en escaleras suelen ser menos graves que las caídas libres.

Las caídas verticales cortas, hasta 1,20 metros de altura, rara vez causan traumatismo craneoencefálico grave o lesiones múltiples. Un estudio observó a los niños que murieron después de una caída entre 1,50-1,80 metros y encontró que la mayoría tenía alguna evidencia de abuso. A mayor altura, mayor incidencia de fracturas y lesiones.

Cuatro variables predicen el traumatismo craneoencefálico por abuso con una precisión del 98%:

- Compromiso respiratorio agudo antes del ingreso.
- Hematomas en las orejas, el cuello y el torso.
- Hemorragias subdurales bilaterales o interhemisféricas.
- Fracturas de cráneo múltiples, bilaterales o diastásicas.

Lesiones viscerales o torácicas

Los traumatismos abdominales y torácicos son mucho menos frecuentes que las lesiones esqueléticas y craneoencefálicas en el maltrato físico (aproximadamente, el 3% de las lesiones por maltrato).

Las lesiones se producen habitualmente en la zona media del abdomen, en general son graves y luego de los traumatismos encefalocraneanos son la causa más común de muerte por maltrato, debido a las complicaciones hemodinámicas o infecciosas asociadas. En general, los traumatismos abdominales accidentales los padecen niños mayores, y se ven comprometidos los órganos huecos (como el estómago o el duodeno).

Los traumas intencionales involucran a niños más pequeños y característicamente existe un retraso en la búsqueda de atención médica. Se afectan en mayor medida los órganos macizos como el hígado, páncreas y bazo (además de las vísceras huecas), mientras que los riñones raramente están lesionados. Puede no haber signos externos vinculados con la lesión. Ante toda lesión abdominal traumática en menores de 3 años se debe sospechar maltrato. Los siguientes aspectos se deben considerar para su estudio:

- Hematoma duodenal.
- Seudoquiste pancreático.
- Pancreatitis hemorrágica.
- Ruptura gástrica, duodenal, yeyunal o ileal.
- Hematoma retroperitoneal.
- Contusión y hematoma pulmonar.

El traumatismo abdominal es más común que el torácico, y el mecanismo de producción es el impacto no penetrante, casi siempre producto de un puntapié, del golpe de puño o por aplastamiento. La parte media del abdomen es la zona más vulnerable. Si se comprimen las vísceras contra el raquis (habitualmente están fijas por su unión al mesenterio), pueden producirse lesiones en el duodeno, yeyuno, mesenterio y páncreas.

El hematoma intramural del duodeno y yeyuno proximal es la lesión abdominal más frecuente. Los niños presentan un cuadro de obstrucción intestinal alta con vómitos y dolor abdominal, con o sin distensión. A veces puede acompañarse de obstrucción al flujo biliar y de un hematoma retroperitoneal. De las afecciones pancreáticas, el traumatismo es la causa más frecuente de pancreatitis en la infancia.

La ruptura gástrica genera un cuadro de dolor abdominal y hematemesis. En la radiografía simple de abdomen puede apreciarse la presencia de neumoperitoneo y ausencia de líquido peritoneal.

Los traumatismos del hígado y bazo son menos frecuentes que las lesiones epigástricas; la región más afectada es el lóbulo hepático derecho.

De las lesiones torácicas, las más frecuentes son las fracturas costales, específicas de maltrato y localizadas en el tercio posterior y medio de las costillas. Resultan de la compresión vigorosa del tórax en un niño menor de 2 años. Este mecanismo puede producir, a su vez, contusión pulmonar, neumotórax, hemotórax, o hemoneumotórax, acompañado de un cuadro de dificultad respiratoria que variará según la edad del niño y la magnitud de la lesión.

Diagnósticos diferenciales:

- Traumatismos accidentales: en niños de edad escolar existen lesiones accidentes por caída en bicicleta, accidente de tránsito (tanto al ser arrollado por un vehículo como al colisionar con otro) o por traumatismos al practicar deportes de contacto.

Exámenes complementarios

Son realizados muchas veces para certificar el diagnóstico y también para descartarlo en un número de cuadros clínicos que pueden simular maltrato.

Estudios de laboratorio

Deben adaptarse a los hallazgos en el examen físico, así como al relato de cómo se produjo la lesión:

- Solicitar hemograma y coagulograma si el niño presenta hematomas.
- Solicitar calcio, fosforo y fosfatasa alcalina si presentan lesiones óseas.
- Solicitar hepatograma, amilasa y lipasa pancreáticas en caso de sospecha de lesiones abdominales, aún en pacientes asintomáticos.
- Solicitar ionograma, urea y creatinina ante la sospecha de rabdomiólisis, falla renal o enfermedad inducida por los cuidadores (síndrome de Munchausen por poderes, *v.* más adelante).
- Solicitar una orina completa si es necesario estudiar la función renal, y si se sospecha rabdomiólisis.
- Solicitar estudios toxicológicos si se sospecha ingestión intencional o no intencional.

Estudios por imágenes

- Cráneo: radiografía de frente y perfil, en posición de Hertz y Towne; eventual tomografía computarizada (TC) y resonancia magnética (RM).
- Miembros superiores e inferiores: radiografía comparativa de huesos largos, centellograma (de elección ante un niño menor de 3 años con sospecha de maltrato físico), eventualmente TC o RM de las zonas de la lesión (cabeza, cadera, rodilla, columna, etc.).
- Tórax: radiografía simple, eventual TC o RM.
- Abdomen: radiografía simple, ecografía y TC.

Enfermedad fabricada e inducida por cuidadores (EFIC)

Denominada anteriormente como síndrome de Munchausen por poderes, es una forma de maltrato infantil en la cual el cuidador induce o falsifica enfermedades a un NNA, con lo que genera internaciones, investigaciones médicas dolorosas y tratamientos innecesarios, que afectan las actividades sociales y educativas en forma significativa.

La denominación de síndrome de Munchausen por poderes se debió al Barón von Munchausen (1720-1797) aristócrata y militar alemán, hospitalario, buen contador de historias y fabulador. Sus relatos fantásticos fueron recopilados en libros (inclusive en una película) y en la década de 1950 Asher utilizó su nombre para definir este síndrome en adultos. Luego, Roy Meadow lo llamó síndrome de Munchausen por poderes cuando es padecido por NNA.

Su denominación actual lleva a pensar en el daño provocado en un NNA y no en las condiciones o motivaciones del adulto. Asimismo, incluye otras situaciones como simulación o enfermedad psiquiátrica de los cuidadores. En el 30% de los casos existe una enfermedad subyacente, por lo que es un error considerar que las víctimas son siempre previamente sanas.

Este cuadro polimorfo es una forma grave de abuso infantil, con altas tasas de recidiva y elevada mortalidad, e incluye a tres protagonistas:

- El NNA que sufre el abuso.
- El adulto que lo provoca.
- El o los profesionales que realizan procedimientos e indican tratamientos.

El perpetrador es una persona que se ocupa del cuidado del NNA maltratado y generalmente es la madre. Presenta al NNA como un enfermo, simula que tiene síntomas, los provoca o agrava con el fin de que sea ingresado y sometido a procedimientos diagnósticos y terapéuticos invasivos. Con frecuencia, los perpetradores se encuentran solos o con un compañero que ejerce poca influencia en la pareja, y la relación con los integrantes del equipo de salud generalmente sustituye esta carencia. Pueden poseer conocimientos sanitarios, ser enfermeras, ayudantes de clínica o cuidar personas. Esta circunstancia favorece el abuso, puesto que el entorno sanitario suele despertar inicialmente la confianza del personal. Con frecuencia, ofrecen una historia detallada y completa de la salud de sus hijos.

Los profesionales que intervienen en el curso de esta patología inicialmente suelen favorecer el mantenimiento del cuadro, por la tendencia a creer el relato de los cuidados y la investigación exhaustiva de la fuente del cuadro.

Frecuencia

En Argentina se describió el primer caso de este trastorno en el año 1981, en una madre que inducía vómitos en su hija, en el Hospital de Niños Ricardo Gutiérrez. En el Hospital Juan P. Garrahan fueron diagnosticados, en un período de 7 años, 31 casos de niños entre 7 meses y 14 años de edad, que fueron llevados a la consulta por síntomas relacionados con problemas gastrointestinales (67%), patologías neurológicas (48%), fiebre (32%), sangrados (28%) y trastornos infecciosos (12,9%). En la Unidad de Violencia Familiar del Hospital de Niños Pedro de Elizalde, en el período 2001-2017, se estudiaron 54 casos de los cuales 24 fueron confirmados; en 23 de ellos la madre fue la perpetradora, y solamente en 1 el padre fue el victimario.

Meadow no encontró ningún padre en los primeros 10 años de investigación. En la segunda década de búsqueda, publicó 15 casos de padres victimarios.

Estrategias utilizadas

El *Royal College of Pediatrics and Child Health* realizó una revisión de 605 casos, donde se identificaron seis estrategias realizadas por los perpetradores:

- Inventar historias (incluye la falsificación de exámenes complementarios).
- No dar nutrientes.
- Fabricación de signos y síntomas (fiebre, *rash*, hemorragias).
- Envenenamiento: baja o alta toxicidad.
- Sofocación, que lleva a un trastorno denominado actualmente como BRUE (*Brief Resolved Unexplained Events*).

EFIC en adolescentes

Los púberes o los adolescentes comienzan a participar de este tipo de maltrato y, en ocasiones, llegan a la adultez como portadores del síndrome y lo pueden ejercer sobre otros. A diferencia de los niños pequeños, que según las estadísticas registran la mayor parte de los casos detectados, en púberes y adolescentes el síntoma fabricado por el adulto es tomado como propio, sostenido y a veces autoprovocado. En estos casos, el relato del púber coincide con el discurso del cuidador en relación con el historial de enfermedades y con el síntoma actual.

Diagnóstico

El diagnóstico se establece a partir de la presencia de las siguientes características:

- Enfermedad recurrente o persistente de causa desconocida.
- Discrepancia entre el relato y los hallazgos clínicos o analíticos, caos bioquímico, valores incompatibles con la vida e infecciones polimicrobianas.
- Síntomas y signos que desaparecen cuando el cuidador se separa del niño.
- Síntomas extraños, inusuales, inexplicables y síndromes nunca vistos.
- Fracaso terapéutico, respuesta pobre o inexplicable al tratamiento.
- Cuidador despreocupado por el estado del niño; acepta la evolución prolongada del cuadro, así como la realización de múltiples estudios, exploraciones e incluso intervenciones quirúrgicas complicadas y molestas.
- Internaciones y estudios repetidos, sin que se llegue nunca a un diagnóstico concreto.
- Discrepancia entre la anamnesis y la exploración clínica y analítica.

La guía NICE agrega:

- Tan pronto como se resuelven los síntomas antiguos, aparecen otros nuevos.
- Las actividades diarias normales del niño se ven comprometidas más de lo esperable para una actividad médica en particular (p. ej., confinamiento a una silla de ruedas).

Manejo

No hay un abordaje específico y único. Se propone la siguiente estrategia:

- Realizar una internación programada con los siguientes objetivos:
  - Proteger al niño.
  - Interferir y evaluar el vínculo durante la internación.
  - Colocar cuidadoras hospitalarias las 24 horas, que no se separen de los NNA cuando estén en contacto con su cuidador.
- Denunciar la sospecha ante los servicios locales de protección de derechos de NNA.
- Evaluar cuidadosamente el medio donde va a permanecer el niño luego del alta. Debe estar a cargo de adultos responsables, que sean críticos con la situación y confiables.
- Investigar comorbilidades en los padres o cuidadores: psicosis, suicidio, trastornos de la personalidad.
- Evaluación de todos los convivientes, ya que puede haber otros hermanos afectados.

Abuso sexual infantojuvenil

Una definición generalmente aceptada de abuso sexual infantojuvenil (ASI) es cuando un NNA está involucrado en actividades sexuales que, por su desarrollo madurativo, no puede comprender o dar su consentimiento, y que viola las normas o los tabúes sociales. Incluye situaciones de contacto físico como caricias y diversas formas de contacto oral, genital y anal con la víctima, así como episodios sin contacto físico como el exhibicionismo o el voyerismo. También puede involucrar al niño en situaciones mixtas, como en la pornografía.

Es importante distinguir entre abuso sexual y juego sexual. El abuso sexual se produce cuando hay una asimetría de edad (más de 4 años de edad madurativa entre los participantes), con falta de consentimiento y coerción. El juego sexual se produce en ausencia de coacción, e involucra a niños de la misma edad separados por no más de 4 años, que se dedican a ver o tocar los genitales del otro por el interés o la curiosidad mutua. El juego sexual se considera un comportamiento normal, y no tiene las consecuencias psicológicas en el desarrollo ni las lesiones físicas del abuso sexual. Sin embargo, cabe destacar que un juego sexual anormal puede ser indicativo de situaciones de ASI.

Además de un juego sexual, muchos niños en edad preescolar pueden imitar comportamientos de los mayores de la familia, como un comportamiento seductor. Este comportamiento también se consideran parte del desarrollo normal.

En Estados Unidos se estima que más de 100 000 NNA son abusados sexualmente cada año. A nivel mundial, se estima que el 25% de las niñas y el 9% de los niños están expuestos a cualquier tipo de abuso sexual durante la infancia.

El número de abusos sexuales reportados subestima la verdadera prevalencia. Las razones por la que estos hechos no se denuncian son el miedo a la evaluación médica, la vergüenza, el estigma social y el deseo de privacidad.

Presentación

Las víctimas de abuso sexual pueden presentarse con una variedad de problemas médicos. Pueden ser llevados a la atención médica específica para la evaluación de un posible abuso sexual, o bien pueden presentar problemas médicos o del comportamiento no relacionados a priori con el abuso. En estos casos, el diagnóstico de abuso sexual depende, en cierta medida, de que el médico tratante lo considere como una posibilidad.

La mayoría de los indicadores de abuso sexual son inespecíficos. Los vinculados con el contacto sexual (que resultan los más específicos) incluyen sangrado rectal o genital, e infecciones de transmisión sexual (ITS) que no fueron adquiridas durante el período perinatal.

Los comportamientos que pueden indicar que un niño ha sido abusado sexualmente incluyen conductas sexuales molestas con pares (incluso con personas mayores), tener conocimientos sexuales inapropiados o juegos sexuales inadecuados para el desarrollo madurativo. Tales comportamientos se aprenden y no son una parte normal de la fantasía de la infancia.

Evaluación

La evaluación de un posible abuso sexual incluye la anamnesis, el examen físico, la recopilación de pruebas forenses y la detección de infecciones de transmisión sexual.

Siempre que sea posible, la evaluación debe ser realizada por un equipo interdisciplinario y con experiencia. Se debe realizar en un entorno seguro y programado, cuidando la intimidad de las víctimas. Se distinguen tres situaciones clínicas:

- La evaluación de emergencia, si existiera una hemorragia importante de la región genital o anal que lleve a la descompensación hemodinámica.
- La evaluación urgente, necesaria en las siguientes circunstancias:
  - El supuesto abuso ocurrió dentro de las 72 horas previas.
  - Hay síntomas genitales o anales que requieren atención.
  - Existe evidencia forense obvia en la ropa o el cuerpo del paciente, que debe ser recogida para garantizar la cadena de custodia (por el médico legista de la policía o el forense).
  - Existe el peligro de abuso continuado, o represalia por el presunto autor.
  - La víctima ha reportado ideación homicida o suicida, u otras quejas emergentes.
- La evaluación diferida y programada, realizada en todos los demás casos y efectuada por un equipo interdisciplinario. Cuando no es una urgencia, se debe programar para cuando el NNA lo pueda aceptar, y así evitar múltiples evaluaciones.

Entrevista

La obtención de una historia imparcial de un niño que puede haber sido víctima de abuso sexual suele ser la parte más importante de la evaluación, sobre todo porque los hallazgos físicos con frecuencia están ausentes.

Los NNA deben ser entrevistados por dos profesionales, sin que los padres estén presentes. Sin embargo, cuando el niño no se sienta cómodo con el examinador, puede ser necesario permitir a los padres que se queden. El examinador debe explicar a los padres la importancia de obtener la historia en las propias palabras del niño. La presencia de uno de los padres puede ser una oportunidad para observar la interacción entre padres e hijos.

Se debe fomentar una narración espontánea, y es aconsejable escribir en la historia clínica el relato textual en primera persona.

También se debe explicar a las víctimas y sus familiares la necesidad de informar lo expresado ante un organismo de protección de derechos.

Examen físico

Debe ser realizado por examinadores capacitados y con experiencia, lo antes posible luego del incidente alegado. No debe dar lugar a un trauma emocional o físico adicional, y se aconseja que sea realizado en una sola oportunidad, dado que los exámenes reiterados traumatizan aún más a la víctima. El propósito del examen físico se debe explicar a los NNA y a los padres, antes de que sea llevado a cabo.

Los padres pueden esperar que del examen físico se genere evidencia que confirme o excluya el abuso. No obstante, es importante explicar que la evidencia física rara vez está presente en los pacientes evaluados por ASI. Incluso entre los que denuncian la penetración vaginal o anal, la tasa de resultados anormales es solo del 5% al 15%. El examen físico cobra importancia en asociación con el relato y los análisis de laboratorio.

Durante el examen se puede permitir que el niño decida con qué adulto prefiere estar acompañado, a sabiendas de que el examen físico puede ser emocionalmente difícil para el niño. Las técnicas de distracción pueden ayudar a tolerar la naturaleza incómoda de la evaluación. El respeto por la intimidad, siempre que sea posible (p. ej., mediante el uso de cortinas), resulta muy importante. La colposcopia ofrece las ventajas de la ampliación y documentación fotográfica; sin embargo, no se considera esencial y no está indicada en prepúberes. Los signos hallados deben ser documentados con fotografías o dibujos detallados. Se puede utilizar el signo de Lacassagne para identificar las lesiones vaginales o anales como la ubicación de las agujas que marcan las horas del reloj (Figura 80.5).

Evaluación del aparato genital femenino

El aparato genital femenino se ve mejor con el decúbito dorsal o supino (ya sea en la mesa de examinación o en el regazo de un adulto, según la comodidad de la niña), con las caderas y rodillas giradas hacia afuera y flexionadas (posición de pata de rana). La posición mahometana o genupectoral es útil para visualizar la región anal y la porción posterior del himen (Figura 80.6).

Las niñas prepúberes (estadios de Tanner 1 o 2 para el vello púbico) no requieren un examen con espéculo, a menos que haya sangrado activo de etiología desconocida. Cuando se requiere este tipo de evaluaciones, la niña debe ser sedada adecuadamente.

El examen con espéculo puede ser necesario en las adolescentes pospuberales. Las paredes de la vagina, así como el cuello del útero, deben visualizarse para detectar cualquier evidencia de trauma y para obtener muestras de colecciones de líquido.

Examinación del himen. La visualización del himen se realiza tomando suavemente los labios menores y tirando hacia abajo y hacia afuera, cuando la paciente está acostada en posición supina. Variaciones normales en el aspecto incluyen el himen imperforado, microperforado, cribiforme y septado.

Las muescas superficiales pueden ocurrir en ausencia de abuso, mientras que las muescas profundas (> 50% del diámetro himeneal) se ven en situaciones de abuso, aunque este hallazgo es controvertido. Las laceraciones agudas, transecciones (hendiduras que se extienden a través del himen) y hematomas del himen son más específicos de trauma sexual penetrante. Sin embargo, la

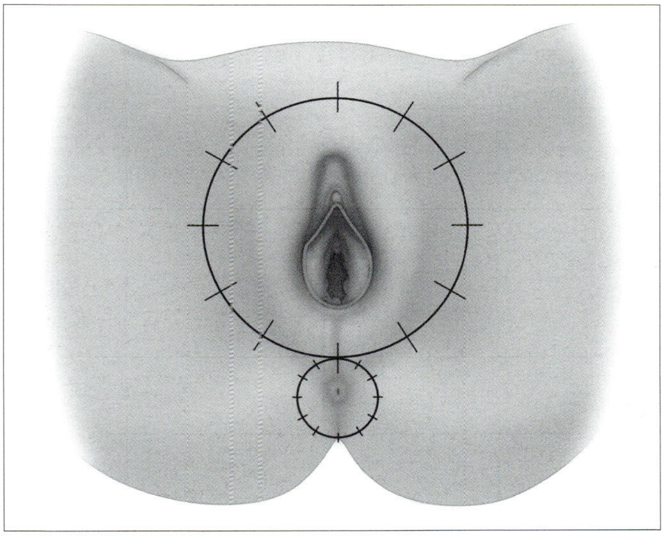

Figura 80.5 Signos de Lacassagne para identificar el lugar de las lesiones marcando las horas del reloj.

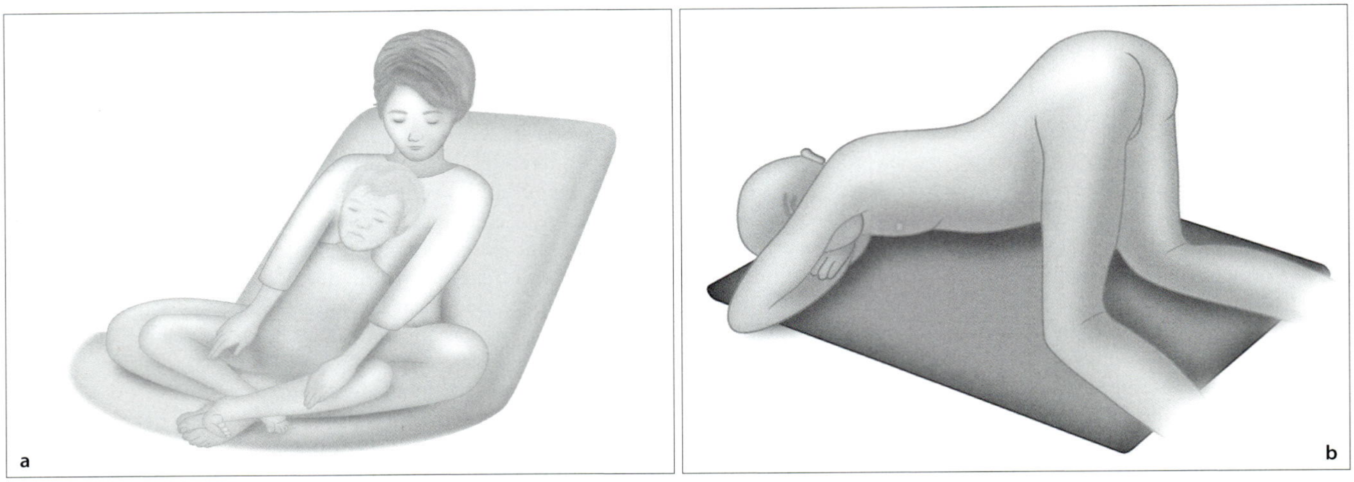

Figura 80.6 Posiciones del examen genital en situaciones de abuso sexual infantojuvenil. **a** Posición en decúbito dorsal asistida por un cuidador. **b** Posición genupectoral.

ausencia de estos hallazgos es común en las niñas que han sufrido penetración vaginal. Las medidas del orificio del himen varían ampliamente entre las niñas víctimas de abusos y las que no lo padecieron, por lo que no resultan de mucha utilidad.

Evaluación de los genitales masculinos

Pueden ser examinados de pie o con el paciente en decúbito supino. Los niños pequeños suelen estar más cómodos en el regazo de su padre, de forma similar a las niñas (*v.* Figura 80.6 a). El escroto y el pene deben ser examinados para detectar signos de trauma agudo o crónico, que incluye eritema, contusiones, marcas de mordeduras o abrasiones.

El meato uretral debe ser examinado para buscar eritema y laceraciones. Las lesiones genitales descriptas en series retrospectivas incluyen laceraciones, contusiones y quemaduras. Las lesiones del pene y del ano son mucho más comunes que las del escroto.

La presencia de flujo uretral puede indicar una infección. Se deben obtener cultivos de las secreciones anales o del pene, y las secreciones anales deben ser examinadas para para la presencia de semen si se sospecha o se informó la penetración anal en las últimas 24 horas.

Ano y región perianal

El examen del ano, tanto en hombres como en mujeres, puede llevarse a cabo con el paciente acostado en decúbito lateral y agarrando sus rodillas. El examinador separa las nalgas durante aproximadamente 30 segundos, lo que permite la relajación del esfínter y la visualización del canal anal.

La laxitud del ano puede representar un abuso. También se puede ver en la constipación, trastornos neurológicos o por la sedación. Una dilatación mayor de 20 mm es sugestiva de abuso, si no hay heces en la ampolla rectal. Cabe destacar que los cambios anorrectales raramente son indicadores definitivos de abuso. La inflamación del ano con decoloración azul es sugestiva de trauma, y puede presentarse hasta 48 horas después del evento. Es importante no confundir este hallazgo con las hemorroides. Asimismo, el eritema perianal es sospechoso de trauma; sin embargo, puede observarse en niños con encopresis, falta de higiene, oxiuros, o infección estreptocócica o estafilocócica.

Las lesiones penetrantes que causan desgarros en el recto pueden curar y dejar cicatrices, pero con el tiempo son difíciles de observar.

Clasificación de los hallazgos encontrados en situaciones de ASI

Desde la década de 1970 que se intenta realizar una clasificación de los hallazgos físicos y su relación con la ocurrencia de abuso. Se describen los siguientes grupos:

- Grupo 1: NNA no abusados, con examen físico normal.
- Grupo 2: hallazgos inespecíficos, no relacionados con abuso.
- Grupo 3: infecciones de transmisión sexual, que pueden ser transmitidas por contacto sexual si no hay clara evidencia de transmisión perinatal (aunque la transmisión no sexual es poco frecuente). Infecciones por *Neisseria gonorrhoeae*, sífilis, *Chlamydia trachomatis* o *Trichomonas vaginalis*. Infección por VIH, si la transmisión por trasfusión sanguínea ha sido descartada.
- Grupo 4: diagnóstico de contacto sexual, embarazo o semen tomado del cuerpo del NNA.

Obtención y conservación de pruebas

Dado que las leyes que rigen los procesos judiciales y el diseño de las medidas probatorias son competencia exclusiva de cada provincia, es importante que quienes intervienen en la atención de víctimas de violación o abuso sexual conozcan las exigencias de la práctica forense de su propia jurisdicción, para no invalidar la recolección de muestras para una eventual investigación penal. En la ciudad de Buenos Aires, cuando ingresa un NNA en una guardia con sospecha clara de ASI dentro de las 72 horas, se sugiere a los familiares acompañantes que realicen la denuncia policial, pero de negarse debe ser el mismo profesional el que la realice. Esto lleva a que se presente un médico de policía, quien es el responsable del levantamiento de las pruebas (en caso de existir) y de constatar las lesiones, las que se deben registrar en un protocolo unificado.

Si alguna persona trae alguna prenda, es preferible que en lo posible el médico no tenga contacto con ellas, y que se den las indicaciones al portador para su entrega a la autoridad judicial correspondiente.

Pruebas de laboratorio

La presencia de una ITS en un NNA prepúber o un adolescente puede ser una prueba de que el niño ha sido abusado sexualmente. La prevalencia de las ITS en víctimas pediátricas de abuso sexual es aproximadamente del 5%-8%. Sin embargo, esto varía de acuerdo con los hallazgos físicos, zonas geográficas y el agente infeccioso.

La mayoría de las niñas víctimas de abuso sexual con ITS tienen resultados normales o inespecíficos en el examen físico. La prevalencia de ITS en NNA prepúberes con examen físico normal es extremadamente baja.

Se recomiendan realizar pruebas en búsqueda de ITS en las siguientes circunstancias:

- Alta probabilidad de abuso sexual sobre la base de la entrevista.
- Presencia de signos o síntomas compatibles con ITS (p. ej., secreción genital).
- Presencia de una ITS en hermanos del paciente, o en otro niño del ambiente íntimo del paciente.
- Si el presunto agresor tiene una ITS, o está en alto riesgo de tenerla.
- A solicitud de los padres.
- Si existe evidencia de penetración anal o genital (p. ej., desgarros agudos).
- Si existe evidencia de eyaculación.
- En NNA pospuberales.

Como regla general, la detección del VIH se debe realizar para las mismas indicaciones y en conjunto con la detección del resto de las ITS.

Las pruebas para gonorrea, clamidia, tricomoniasis y vaginosis bacteriana se deben realizar dos semanas después del incidente, para los pacientes que no recibieron terapia profiláctica en la evaluación inicial (*v.* más adelante). La serología para VIH se debe realizar al inicio del incidente y a las 6, 12 y 24 semanas después.

En base al microorganismo sospechado, la descripción de los hechos, los síntomas y las características del examen físico, pueden obtenerse las muestras siguientes:

- *Neisseria gonorrhoeae*: muestras del margen rectal, fauces, cultivos uretrales o vaginales (las muestras cervicales no se recogen en las niñas prepúberes).
- *Chlamydia trachomatis*: cultivos de secreción rectal o vaginal.
- Sífilis: VDRL.
- VIH: prueba serológica del abusador (si es posible) y pruebas al paciente en el momento del abuso y a las 6, 12 y 24 semanas después.
- Hepatitis B: HBsAg, Anti-HBc (si no hay vacunación completa), Anti-HBs (si hay vacunación previa); hepatitis C.
- Hemograma, hepatograma y pruebas de función renal.
- Pruebas toxicológicas en caso de sospecha de intoxicación por drogas.
- Prueba de embarazo en orina o sangre (diagnóstico de embarazo previo). En caso de no poder realizar este estudio, debe iniciarse de todos modos el tratamiento con antibióticos y proveer la anticoncepción hormonal de emergencia (*v.* más adelante). En caso de embarazo, se debe proponer y articular el protocolo de interrupción legal del embarazo. Este protocolo puede consultarse en el sitio web del Ministerio de Salud de la Nación, así como su consentimiento informado.

Tratamiento del ASI

De las lesiones

Según su gravedad y con los especialistas que se requieran (médicos legistas o forenses, ginecólogos, psicólogos o psiquiatras).

Tétanos

Gammaglobulina y vacuna antitetánica (según esquema de vacunación).

Hepatitis B

Vacuna (1, 2 y 6 meses, o completar dosis faltantes según esquema).

VIH

Se debe realizar profilaxis idealmente dentro de las dos horas posteriores al hecho, y se puede hacer hasta los 5 días, si bien la eficacia disminuye progresivamente. Luego de este período, no tiene sentido iniciar el esquema antirretroviral. Se debe firmar un consentimiento antes de iniciar el tratamiento:

- Esquema básico: inhibidores nucleósidos de la transcriptasa reversa (zidovudina [AZT] + lamivudina [3TC]):
  - Adultos: AZT 200 mg cada 8 h o 300 mg cada 12 h + 3TC 150 mg cada 12 h.
  - Niños > 3 años: AZT 120 mg/m^2/dosis cada 8 h o 180 mg/m^2/dosis cada 12 h + 3TC 4 mg/kg/dosis cada 12 h.
- Esquema ampliado: esquema básico más un inhibidor de las proteasas (efavirenz [EFV]). Administrar una dosis diaria nocturna según el peso (solo en mayores de 3 años):
  - 10-15 kg: 200 mg.
  - 15-20 kg: 250 mg.
  - 20-24 kg: 300 mg.
  - 25-32,5 kg: 350 mg.
  - 32,5-40 kg: 400 mg.
  - Adolescentes o adultos: 600 mg.
- Esquema en < 3 años (lopinavir + ritonavir). Administrar cada 12 h según el peso:
  - 7-15 kg: 12 mg/kg.
  - 15-40 kg: 10 mg/kg.
  - 40 kg o más: 2 comprimidos cada 12 h.

Anticoncepción de emergencia

Se debe administrar precozmente, dentro de los 5 días posteriores al episodio, aunque pierde eficacia en la medida que pasan las horas. Se utiliza el levonorgestrel 0,75 mg, un comprimido al ingreso y otro a las 12 horas del primero (otra alternativa es indicar los dos comprimidos al ingreso).

Esquema antibiótico

Se debe administrar el triple esquema terapéutico para ITS (gonorrea, sífilis, clamidia, tricomoniasis y vaginosis bacteriana):

- Ceftriaxona intramuscular (IM) 125 mg (dosis única, máximo 2 g) + azitromicina por vía oral (VO) 20 mg/kg (dosis única, máximo 1 g) + metronidazol VO 15 mg/kg/d cada 8 h por 7 d.
- Alternativa: cefixime VO 8 mg/kg (dosis única, máximo 400 mg) + eritromicina VO 50 mg/kg/d cada 6 h por 10-14 d, o doxiciclina VO 100 mg cada 12 h durante 7 d.

Esquema monodosis en adolescentes y adultos

- Ceftriaxona IM 250 mg + azitromicina VO 1 g + metronidazol VO 2 g.
- Alternativa: cefixime VO 400 mg + doxiciclina VO 100 mg cada 12 h por 7 d (no dar en caso de embarazo).

Características de los cuadros sospechosos de negligencia

La negligencia es una falta persistente de satisfacción de las necesidades físicas o psicológicas básicas del NNA, que puede tener como resultado probable un daño grave para su salud o desarrollo.

Puede que esto sea deliberado o no. El diagnóstico de negligencia suele ser difícil de establecer, y es fundamental situar al

NNA en el centro de la valoración. En ocasiones, puede comprobarse una rápida mejoría del cuadro al colocarlo en otro medio, como puede ser la familia ampliada o la internación.

Los casos de negligencia son mucho más frecuentes que el abuso físico, sexual y psicológico combinados.

La Universidad de Harvard describe cuatro situaciones clínicas particulares, y propone intervenciones diferentes para cada una de ellas.

Fallas en la supervisión o cuidados. Cuando los padres o los cuidadores, de forma ocasional o en forma permanente, no se anticipan a los peligros ni toman precauciones para proteger a sus hijos de posibles daños. Por ejemplo, una quemadura por derrame o la ingestión de una sustancia nociva. Los traumatismos encefalocraneanos no intencionales también son situaciones comunes de este tipo de negligencia.

Hipoestimulación crónica. Cuando existe una disminución permanente de la capacidad de respuesta que necesita un niño para su desarrollo óptimo. Puede llegar a producir importantes retrasos en el desarrollo.

No se garantiza el acceso a la asistencia o al tratamiento médico adecuado. Implica una amplia gama de situaciones, desde la no administración de un tratamiento esencial (sobre todo en enfermos crónicos), a la falta repetida de concurrencia a las citas de seguimiento, necesarias para mantener la salud y el bienestar del NNA. Asimismo, abarca la falta de adherencia a los programas de promoción de la salud infantil, que incluyen:

- Inmunizaciones.
- Controles de salud.
- Salud odontológica.

Las formas extremas de negligencia pueden constituir un cuadro de abandono. Estas se ven comúnmente en pacientes con enfermedades crónicas, que necesitan un seguimiento periódico (enfermedades oncohematológicas, reumatológicas, diabéticos, enfermedades pulmonares crónicas, pacientes con padecimientos de salud mental, entre otros). En estos casos, el no garantizar la administración de tratamientos indicados y la falta de controles hace que la enfermedad avance en su evolución natural.

Muchas veces se debe recurrir a los organismos de protección de derechos, con el objetivo de restituir el derecho a la salud que está vulnerado en estos casos.

Negligencia grave en el ámbito institucional. Hace referencia a la ausencia de contacto, vínculo o afecto en NNA que se desarrollan en el ámbito institucional. Las necesidades básicas de supervivencia pueden estar satisfechas, pero la falta de respuesta de los adultos puede conducir a graves problemas tanto físicos, como cognitivos o sociales. Los NNA necesitan desarrollarse en contacto con otras personas, y si se encuentran aislados o no reciben el contacto personal adecuado pueden sufrir diversas consecuencias de esta deprivación.

Aspectos a destacar

- Un NNA debe ser considerado un sujeto de derecho. Debe informarse acerca de cada acto médico que es llevado a cabo, y contar con el consentimiento de los NNA y de sus familias mientras el cuadro lo permita.
- Los profesionales deben conocer las leyes de protección, tanto nacionales como locales, y trabajar en el resguardo de los pacientes.
- Es necesario tomar conciencia sobre la elevada incidencia de maltrato en la edad pediátrica, como de sus diferentes cuadros clínicos, los factores e indicadores de riesgo, los signos físicos y emocionales que lo vinculan, como así también de la metodología de abordaje.
- Durante la internación de un NNA, el maltrato se puede detectar y diagnosticar, pero no es el entorno ideal para abordar a un NNA maltratado, y de ser posible se lo debe derivar a un equipo interdisciplinario especializado.
- El diagnóstico, siempre que sea posible, debe ser interdisciplinario. Asimismo, en la estrategia de abordaje debe haber participación de diferentes profesionales, con diferentes miradas sobre la condición física, emocional y social de la víctima. Esta modalidad de trabajo promueve el cuidado de los que cuidan.
- Todos los profesionales involucrados en la atención del NNA con sospecha de maltrato infantil, en cualquiera de sus expresiones, deben tener compromiso, sensibilidad, respeto por la intimidad y confidencialidad, así como fundamentos teóricos basados en protocolos de trabajo.

Acceda al eBook para consultar la lista de bibliografía. Consulte las indicaciones en la retiración de tapa.

81

Seguridad del paciente y calidad de atención

Lucrecia Arpí • Nora Dackiewicz • Claudia Negrette

Donabedian (1984) define a la calidad de atención como el logro del mayor beneficio posible, con el menor riesgo para el paciente. Es evidente, entonces, que la seguridad es una de las dimensiones centrales de la calidad. Mientras que otras dimensiones dependen en gran medida de la gestión central (p. ej., la accesibilidad o la equidad), la seguridad del paciente depende de cada una de las personas que participan en el proceso.

El error siempre ha sido una preocupación en medicina. Ya en el siglo V a. C. se atribuye a Hipócrates la frase *"primun non nocere"*, es decir, "primero no dañar".

En el año 1999 el Instituto de Medicina de los Estados Unidos publicó el informe Errar es Humano, que reveló que en ese país morían entre 48 000 y 98 000 personas al año por errores en la atención médica, y que el 90% de las muertes se debían a fallas del sistema. Hasta ese momento, los errores se veían como problemas legales debidos a impericia, imprudencia o negligencia.

El riesgo de cometer errores es intrínseco a la falibilidad humana. Lamentablemente, la medicina ha sido considerada una actividad en la que no puede haber errores. Este paradigma falso ha sido nocivo, ya que ha llevado a culpar a las personas, ocultar los errores y entorpecer su estudio y prevención.

El Dr. Lucian Leape (*Harvard School of Public Health*) ha planteado lo siguiente: "Las personas incompetentes son a lo sumo el 1% del problema. El otro 99% son buenas personas, tratando de hacer un buen trabajo, que cometen errores muy simples; es el proceso que diseñaron el que favorece que esos errores se produzcan".

La medicina se ejerce en ámbitos cada vez más complejos, y los errores causan daños graves; por esta razón la seguridad es un derecho del paciente y una responsabilidad de las instituciones.

Resultado de estudios hispanoamericanos

La mayoría de los estudios publicados muestran resultados similares. A continuación, se describen dos grandes estudios multicéntricos realizados en países de habla hispana. Ambos utilizan la siguiente clasificación de errores:

1. Error diagnóstico: incluye no arribar al diagnóstico, hacer uno equivocado o su retraso injustificado.
2. Error en la valoración del estado general: incluye datos objetivos (signos vitales, nivel de conciencia, hidratación, nutrición) y subjetivos; resume la gravedad, el riesgo, la necesidad de internación, la urgencia, etc.
3. Error en la monitorización y cuidados: depende del funcionamiento del equipo (médicos, enfermeros, kinesiólogos, nutricionistas, etc.). Incluye el deterioro inadvertido del estado clínico y nutricional, las escaras, flebitis, atelectasias secundarias y dispositivos mal colocados.
4. Infección asociada al cuidado de la salud (IACS): el primer reto en seguridad de la atención de la Organización Mundial de la Salud (OMS) es "una atención limpia es una atención más segura". Esto continúa en vigencia, con fuerte hincapié en el lavado de manos.
5. Error en procedimientos o cirugías: incluye complicaciones anestésicas, sangrados, dehiscencia de heridas, cuerpos extraños, reintervenciones, retrasos, suspensiones y cirugía de sitio equivocado. El segundo reto de la OMS es "cirugía segura salva vidas", y apoya firmemente la aplicación de la lista de verificación quirúrgica.
6. Error de medicación: incluye medicamentos mal indicados, errores de dosis, vías de administración, preparación, dilución y ritmo de infusión; también implica confusión de medicamentos, duplicidad terapéutica (dos fármacos con el mismo fin), interacciones, contraindicaciones, intoxicaciones y efectos adversos. Los errores en la administración, menos frecuentes, son de alto riesgo, ya que entre el enfermero y el paciente no hay más barrera que la familia.
7. Errores en la reanimación cardiopulmonar: casi todos los estudios están hechos en situaciones de simulación, y es probable que no reflejen lo que sucede en la práctica. Constituye un desafío para el futuro.
8. Otros: caídas, confusión de historia clínica, ruptura de la confidencialidad, letra ilegible o deficiente información en el resumen y las indicaciones en el momento del alta, litigios, reclamos.

ENEAS (Estudio Nacional sobre los Efectos Adversos ligados a la Hospitalización)

Se realizó en el año 2005 en España. Se revisaron 5624 historias clínicas de pacientes dados de alta en una semana elegida al azar.

La incidencia de eventos adversos (EA) fue del 9,3%. Fue mayor en hospitales chicos, intermedia en hospitales grandes y menor en hospitales medianos. Los pacientes con mayor riesgo de sufrir EA fueron aquellos con factores de riesgo intrínsecos (edad o comorbilidad), extrínsecos (dispositivos invasivos, como sondas y catéteres) y los que permanecieron más tiempo internados.

Ya que la edad y el padecer comorbilidades son inmodificables, este estudio mostró la importancia de colocar dispositivos invasivos solo cuando son imprescindibles, retirarlos lo antes posible y limitar el tiempo de internación al mínimo indispensable:

- El 37% de los EA estuvieron relacionados con medicación, el 25% con infección y el 25% con procedimientos.
- El 20% de los EA ocurrieron antes de la admisión al hospital y el 42% eran evitables.
- La tasa de EA en servicios quirúrgicos duplicó la de los servicios clínicos.

IBEAS (Estudio Iberoamericano de Eventos Adversos)

En el año 2009 se realizó el estudio IBEAS en hospitales de Latinoamérica. Se analizaron datos de 11 555 pacientes dados de alta en una semana elegida al azar, en 58 hospitales de Méjico, Perú, Argentina, Costa Rica y Colombia.

La prevalencia de EA fue del 10,5%, los pacientes más vulnerables fueron los menores de un año y los mayores de 65 años. Los más frecuentes fueron la infección nosocomial (37%), los relacionados con procedimientos (29%), cuidados (15%, sin contar flebitis) y los errores de medicación.

En menores de 15 años llama la atención la elevada tasa de EA antes de la admisión (42%). Esto representa un llamado de atención para trabajar en prevención del error en la atención primaria de la salud (APS). Asimismo, el 60% de los EA se consideraron evitables, más del 28% causó discapacidad y el 6% la muerte.

Otros estudios

Varios estudios señalan que el 18% de los EA ocasiona el reingreso al hospital y que el 24% provoca daños graves, incluyendo la muerte. Entre el 5% y el 10% de los pacientes que ingresan a hospitales del mundo desarrollado contraen infecciones. En los países en desarrollo, el riesgo es 2-20 veces mayor. En algunos países emergentes, la proporción de pacientes afectados puede superar el 25%.

Cultura de la seguridad

Luego de más de 20 años de la publicación de Errar es Humano, y a pesar de que hay estrategias efectivas y económicas para disminuir errores, la realidad no ha cambiado. Makary afirma en su artículo publicado en el año 2016 en el *British Medical Journal* que el error médico es la tercera causa de muerte en Estados Unidos. ¿Cómo se explica? Porque no se ha logrado cambiar la cultura del error.

Nuestra forma de pensar se basa en la cultura de la culpa: buscar un culpable y castigarlo. Esto no disminuye los errores, porque cuando alguien se equivoca, en general desconoce la causa y no sabe qué hacer para evitarlo; además, el miedo hace que los errores se escondan, por lo que es imposible analizarlos y hacer cambios para prevenirlos.

Entendiendo que no tiene sentido buscar un culpable, el psicólogo británico J. Reason desarrolló el modelo del queso suizo, que hace una analogía entre los agujeros del queso con fallas latentes en las defensas del sistema. Estas fallas pueden permanecer por mucho tiempo sin que ocurran accidentes, hasta que, en algún momento, las fallas se alinean y permiten la ocurrencia del error (Figura 81.1).

Surgió así el modelo centrado en el sistema, en oposición al centrado en las personas. La seguridad debe centrarse en sistemas seguros, estandarizados, basados en la buena comunicación y que puedan ser monitoreados. Se deben modificar las condiciones de trabajo para que el cansancio o las distracciones no basten para provocar un error.

¿Qué es entonces una cultura de la seguridad? Es aquella en la que las personas y los grupos se comprometen con la seguridad, actúan para mejorarla, comunican los problemas, aprenden de los errores, modifican su comportamiento en función de lo aprendido y son recompensados por esto. Exige comunicaciones basadas en la confianza, una percepción compartida de la importancia de la seguridad y certeza en la eficacia de las medidas preventivas.

En una cultura positiva de seguridad, la preocupación por el error está integrada en la estructura organizacional, desde la primera línea hasta el nivel ejecutivo; se trabaja en equipo, con un buen liderazgo y todos se sienten seguros y cómodos discutiendo errores. Un enfoque proactivo implica no esperar el error para identificar el riesgo, sino tratar de anticiparse (Figura 81.2).

Cultura de la seguridad y liderazgo

Las medidas para evitar errores en general son simples. Algunas de ellas incluyen la higiene de manos, el control de los medicamentos de alto riesgo y la confección de una lista de verificación para las cirugías; sin embargo, si el personal no está convencido y dispuesto a adoptar estos cambios, es probable que los esfuerzos fracasen.

La cultura de la seguridad varía entre las distintas instituciones y también entre las unidades de una misma institución. El cambio debe ser en cada lugar e incluir a todos, ya que el personal de primera línea sabe cómo se hace el trabajo, puede identificar problemas, soluciones y planes para mejorar la seguridad.

Si el personal no está involucrado, no toma como propio el problema de la seguridad. La transparencia, la participación en las decisiones, el refuerzo de comportamientos seguros y un sistema de información no punitivo y centrado en los fallos del sistema, son necesarios para lograr cambios.

El liderazgo es central en una cultura de seguridad. La *Joint Commission International* en el año 2006 informó que el 50% de los eventos centinela se debieron a un liderazgo insuficiente.

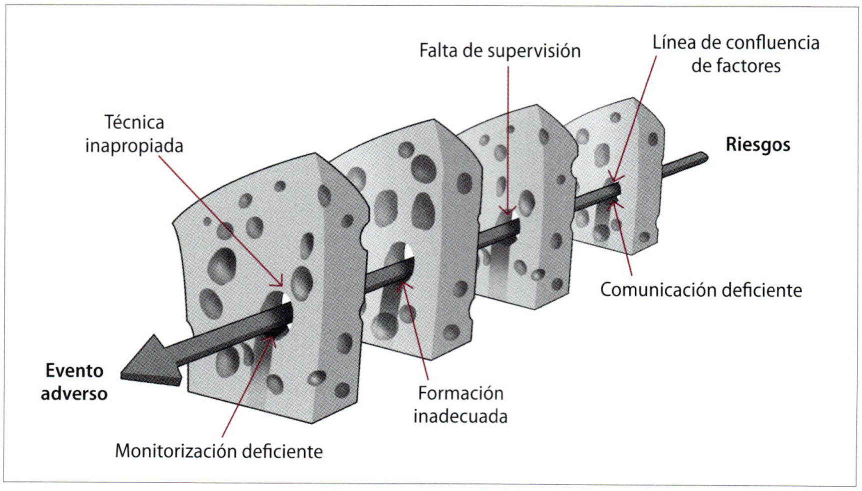

Figura 81.1 Modelo del queso suizo.

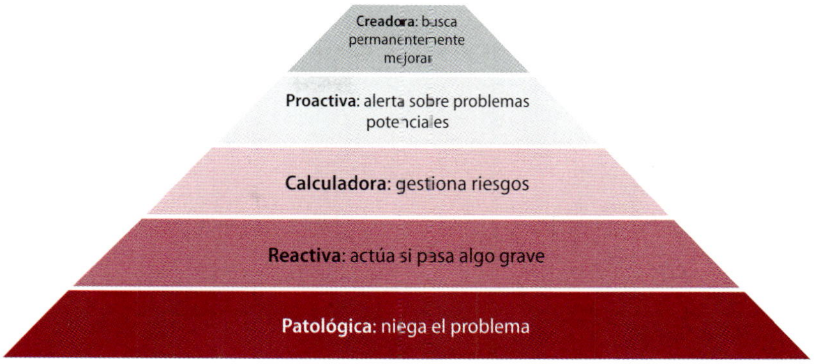

Figura 81.2 Niveles de madurez de la cultura de la seguridad. (Modificado de: Parker D. Patient Safety. NPSA 2006, Birmingham, 2006).

Se destacan los siguientes componentes principales de una cultura de seguridad:

- Liderazgo activo: los líderes crean un entorno en el que todos participan en la mejora de la seguridad. La seguridad es prioritaria en la institución.
- Seguridad psicológica: la gente confía en que sus preocupaciones serán bien recibidas y tratadas con respeto.
- Transparencia: los problemas de seguridad no se ocultan.
- Cultura de aprendizaje: todos confían en que la institución va a aprender de los problemas. Se investigan los errores y se comparten los resultados, para que todos puedan aprender y prevenir errores similares.
- Cultura justa: lo aceptable y lo no aceptable está claramente definido, y la ecuanimidad y la responsabilidad son componentes críticos. El personal sabe que no será castigado o culpado por errores basados en el sistema.
- Cultura del reporte o notificación: estimula la notificación de errores y problemas de seguridad, los analiza y busca soluciones.

El equipo y la comunicación

La *Joint Commission International* informó que la falla en la comunicación fue la causa principal de los eventos centinela entre los años 1995 y 2004; el análisis causa-raíz mostró que la comunicación inefectiva fue responsable del 70% de estos eventos.

En los sistemas de salud actuales, con la complejidad de la medicina, el rol del factor humano en la seguridad se ha vuelto determinante. Los procesos involucran múltiples interfaces entre personas muy diferentes. Durante una estadía de 4 días en un hospital, un paciente puede interactuar con 50 empleados, incluyendo médicos, enfermeros, técnicos, administrativos y otros. Por lo tanto, se ha vuelto fundamental el trabajo en equipo y la comunicación efectiva entre todas las partes, incluyendo al paciente y su familia.

Cuando la comunicación no es efectiva, la seguridad del paciente está en riesgo por varias razones: falta de información, interpretación equivocada, indicaciones poco claras, cambios de situación pasados por alto, etc.

Definición de comunicación

Comunicar, del latín *communicare*, significa compartir, poner en común. A través de la comunicación las personas intercambian ideas, pensamientos, emociones, sentimientos e información. Mientras la información es unidireccional, la comunicación es bidireccional e interactiva (*v.* Capítulo 82).

La comunicación no termina al expresar un mensaje, sino cuando el otro hace saber si el mensaje fue comprendido y si comparte o no el contenido.

El equipo de salud

El modelo clásico del equipo de salud consiste en que todos orbitan alrededor de uno (el cirujano, el subespecialista o el jefe). En este modelo, el paciente no forma parte del equipo. El nuevo paradigma plantea que el paciente no solo forma parte del equipo, sino que además es el centro, y por esta razón se llama atención centrada en el paciente (Figura 81.3). Aunque este paradigma resulte utópico, es necesario avanzar en esta dirección.

La comunicación con el paciente

- La atención centrada en el paciente supone un cambio cultural y genera resistencia.
- La participación del paciente y su familia en el cuidado ayuda a prevenir eventos adversos, mejora la calidad y la seguridad de la atención.
- Los pacientes y sus familias son expertos en su propia vida, tienen información que no puede obtenerse de otras fuentes.
- El paciente y su familia son los únicos que están presentes constantemente durante todo el proceso de atención.
- El intercambio personalizado, honesto y respetuoso entre las partes puede mejorar el diagnóstico y el tratamiento.
- Los pacientes tienen derecho a lo siguiente:
  - Saber todo lo que necesiten y deseen sobre su enfermedad.
  - Opinar y ser escuchados siempre.
  - Quejarse cuando las cosas salen mal.
- Desaparece el control profesional; es una asociación de pares (médico-paciente) que comparten objetivos, acuerdan y son aliados en el cumplimiento del tratamiento.
- Es necesario aumentar el conocimiento clínico de los pacientes para que se sientan más cómodos al participar del equipo.
- Es necesario aumentar las competencias culturales de los médicos para que puedan comunicarse con pacientes con distintas creencias, valores, nivel de educación, orientación sexual, ideología, etc.
- Las habilidades de comunicación se aprenden y deben ser enseñadas.

Cuando un médico y un paciente se encuentran, en el caso del médico resulta parte de su trabajo, mientras que para el paciente puede ser un evento crucial. Por lo tanto, es importante presentarse, explicar qué rol se desempeña en el equipo (es frecuente

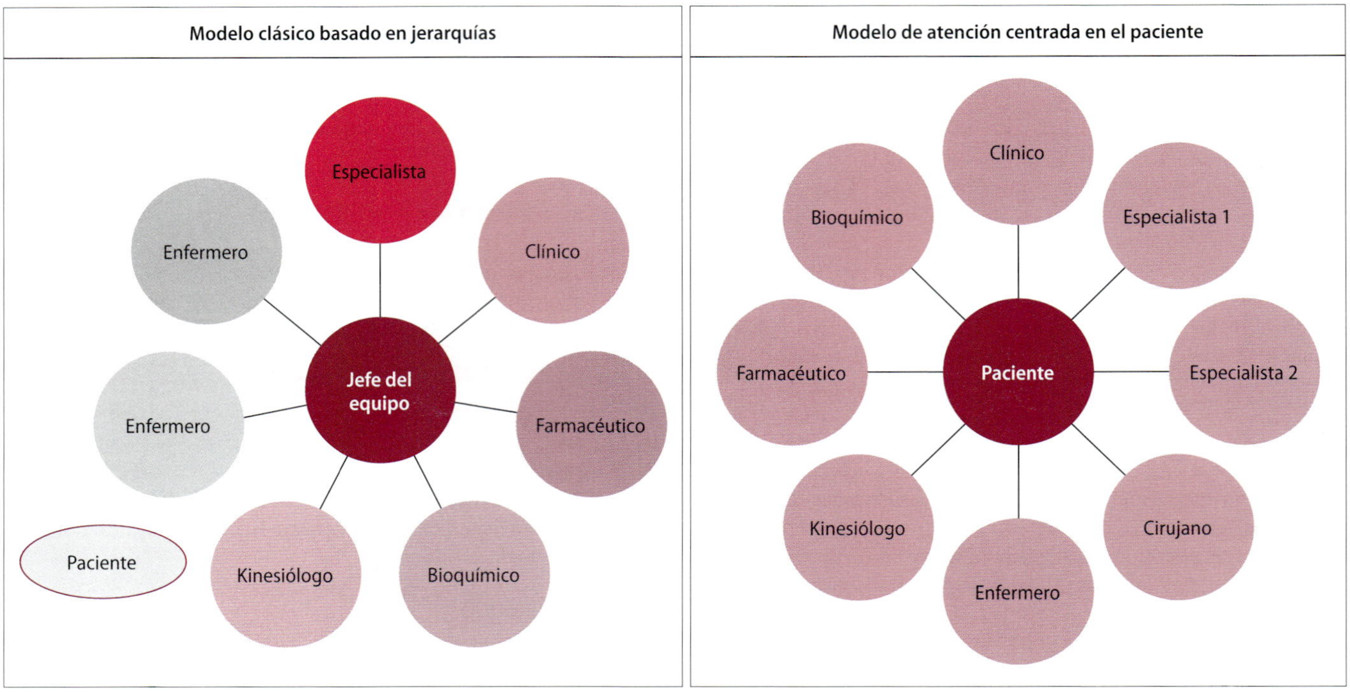

Figura 81.3 Modelos de equipos de salud.

que el paciente no sepa quién le dijo qué), escuchar atentamente sin interrumpir (no para responder, sino para comprender), usar lenguaje sencillo, dar tiempo a que procese la información, hacer preguntas abiertas, ser empático (comprender desde su perspectiva cómo ve el problema, qué quiere, puede y necesita) y dar una retroalimentación positiva.

Hay dos términos sobre los que es necesario reflexionar: interrogatorio e indicaciones. Tal vez sea más adecuado pensar en un encuentro o diálogo en lugar de un interrogatorio, y en acordar en lugar de ordenar o indicar.

Finalmente, si bien todas las instancias de comunicación con el paciente son importantes, hay tres situaciones que merecen especial atención:

1. Una mala noticia: se debe prever que el contenido emocional obstaculice la comunicación; pueden surgir negación o enojo.
2. El consentimiento informado: no es un trámite, deben transmitirse claramente los riesgos, las alternativas y dar la opción real de aceptar o no, de tomarse el tiempo para decidir y la posibilidad de cambiar de opinión.
3. El egreso de la internación: es un momento de altísimo riesgo, ya que hay una transferencia de los cuidados a la familia; de nada sirve lo que se hizo en la internación si al egreso se interrumpe el proceso de atención. Se debe asegurar que comprendan las medidas terapéuticas, los signos de alarma, qué hacer si algo sale mal, que tienen o pueden conseguir todos los elementos, que saben cuándo, dónde y con quién será la próxima consulta, que si se interrumpe el proceso hay un responsable de contactarse con la familia y dispone de los datos para hacerlo (teléfono, dirección, contacto alternativo).

Instituciones de salud

Las instituciones de salud son ámbitos de altísimo riesgo. Estar internado es 40 veces más peligroso que transitar en el tráfico habitual y 20 veces más peligroso que viajar en avión. Es necesario aceptar que hay puntos en común con otras instituciones u organizaciones que realizan actividades de alto riesgo, y adoptar algunos de sus modelos de gestión, como la capacidad de planificar la respuesta frente a las fallas y aprender de los errores.

Para que exista seguridad en las instituciones de salud debe consolidarse la fiabilidad; esto requiere de los siguientes puntos:

- Preocupación por el fracaso.
- Espíritu analítico y crítico.
- Aprovechamiento de la experiencia del error.
- Capacidad de recuperación del error.

Comunicación en las instituciones de salud

Los líderes son responsables de aplicar una modalidad de comunicación consecuente con la cultura de la seguridad de la institución. La herramienta más poderosa de la comunicación es el comportamiento. Si los líderes se comportan de un modo inconsistente, su acción niega el mensaje formal.

El trabajo en equipo y la comunicación

Un equipo es un grupo de personas con conocimientos, habilidades, experiencias y perspectivas complementarias y un propósito común, que acuerdan estrategias y asumen la responsabilidad conjunta de lograr los resultados esperados. Las relaciones se caracterizan por la confianza, el respeto y la colaboración. La comunicación efectiva mantiene unidos a los miembros, promueve la continuidad y ayuda a prevenir errores.

Los esfuerzos para mejorar la seguridad y la calidad de la atención de salud a menudo fracasan por las barreras de comunicación que existen entre el personal. Un porcentaje significativo de errores se puede atribuir a problemas de comunicación y falta de trabajo en equipo (*v.* Capítulo 82). Los profesionales de la salud tienden a trabajar de forma autónoma, a pesar de que creen formar parte de un equipo.

Barreras a la comunicación eficaz

- Complejidad de la atención.
- Toma de decisiones rápida.
- Valores personales y expectativas.
- Jerarquía.
- Cultura y etnicidad.
- Diferencias generacionales y de género.
- Rivalidades entre profesionales.
- Lenguaje y terminología.
- Niveles de preparación, calificación y posición.
- Temor a perder identidad profesional.
- Diferencias de horarios, rutinas, reglamentos, normas, pagos, recompensas y responsabilidades.

En las instituciones de salud con una cultura jerárquica, los médicos, que están en la parte superior, pueden sentir que el ambiente es de colaboración y que la comunicación es abierta, mientras que el resto del personal percibe problemas. Otra característica que atenta contra la comunicación es la tendencia a castigar al mensajero, es decir, enojarse con quien revela una realidad desagradable. Si se silencian los problemas, estos permanecen ignorados.

Comunicación de información específica acerca de los pacientes

La comunicación siempre es de dos vías y en las instituciones de la salud es extremadamente peligroso dar por sobreentendido que un mensaje fue comprendido; siempre se debe esperar la confirmación y considerar que alguien puede no advertir que no entendió o no animarse a decirlo.

Cabe recordar el papel que juega la comunicación escrita, no solo por el contenido, que puede ser confuso, sino por la forma, fundamentalmente la caligrafía (recetas, indicaciones, consentimientos informados, historias clínicas) y la dificultad agregada para quienes no pertenecen al área de la salud o no tienen el conocimiento específico.

Uno de los puntos centrales es la información crítica, es decir, la que es fundamental para tomar decisiones. En estos casos se requiere una forma estandarizada de comunicación, por varios motivos: escaso tiempo, situaciones complejas y riesgo si hay un malentendido. Para estos casos en los que no hay tiempo para hablar y empatizar, pero es necesario comunicar y actuar en forma rápida y precisa, han surgido diferentes herramientas (*v.* más adelante).

La comunicación efectiva debe ser:

- Oportuna: estar disponible en el momento necesario.
- Clara: ser fácilmente comprensible y sencilla.
- Precisa: ser concisa, sin parlamentos innecesarios.
- Completa: se debe consignar todo lo importante.

Cuando un equipo necesita comunicar información compleja en un corto tiempo, es útil emplear técnicas de comunicación estructurada. A continuación, se citan ejemplos. La limitación es que sus acrónimos se encuentran en inglés. Solo el más difundido (SBAR) está traducido al castellano.

SBAR o ISAER

Es útil para el traspaso de pacientes, para consultas o comunicar situaciones críticas. Es recomendado por el *Institute for Healthcare Improvement* y la OMS. Se traduce como ISAER:

- Identificación: quién habla (nombre, rol, lugar) y de qué paciente (nombre, edad, diagnóstico, localización).
- Situación: ¿qué ocurrió?, ¿qué le pasa al paciente?
- Antecedentes: ¿qué circunstancias llevaron a esta situación?
- Evaluación: ¿cuál piensa que es el problema?
- Recomendaciones: ¿qué se necesita?, ¿qué haría para solucionar el problema?

Ejemplo práctico:

- **I:** ¿Dr. Pérez? Soy Silvia García, enfermera de la sala 2; llamo por el paciente Pablo Gómez, de 8 meses, internado por deshidratación.
- **S:** perdió la vía.
- **A:** estaba recibiendo hidratación intravenosa.
- **E:** sigue con mucha diarrea y deshidratación grave, fue muy difícil colocar la vía.
- **R:** no le encuentro otro acceso, creo que necesita una vía central, ¿puede venir ya?

Call-out

Es útil para comunicar a todos los miembros del equipo información importante en forma simultánea. Permite anticipar pasos y asignar a un miembro del equipo una tarea concreta.

Ejemplo práctico:

Ingresa un niño politraumatizado en una guardia donde todos se conocen:

- Pediatra de guardia: Juan ¿cómo está la vía aérea?
- Juan: permeable.
- Pediatra de guardia: ¿entrada de aire?
- Juan: disminuida del lado derecho.
- Pediatra de guardia: Elena ¿puede llamar a rayos para que venga el portátil?
- Elena (enfermera): ya mismo.
- Pediatra de guardia: Inés ¿presión arterial?
- Inés (enfermera): 90-55 mmHg.

Check back (chequeo de la información)

El receptor repite la información para asegurar que recibió y comprendió el mensaje. Puede complementar a la estrategia anterior.

Ejemplo práctico:

Un paciente comienza con convulsiones:

- Pediatra de guardia: Elena, pásele 2 mg de lorazepam.
- Elena: 2 mg de lorazepam endovenoso en bolo.
- Pediatra de guardia: correcto.

Transferencia o *handoff*

Son estrategias utilizadas para la transferencia de información y responsabilidad sobre el paciente en cambios de turno, traslados de un sector a otro, derivación a otra institución o al egreso. Son momentos de altísima vulnerabilidad. Se describen dos ejemplos de técnicas para esta instancia. El primero de ellos es el *IPASS the BATON*, cuya traducción figura en la Tabla 81.1. El segundo se describe a continuación.

PEDIATRIC:

- *Problem list* (lista de problemas).
- *Expected task to be done* (tareas para hacer en el seguimiento, estudios, controles).
- *Diagnostic one-liner* (diagnostico: edad, sexo, enfermedad).
- *If / then* (posibles contingencias y plan para resolverlas).
- *Administrative data/Advance directives* (cobertura, médico y familiares de contacto).
- *Therapeutics* (medicación, dieta, oxígeno).
- *Results* (laboratorio, imágenes, cultivos, consultas).
- *Iv Access / Invasive devices* (accesos venosos, ostomías).
- *Custody and Consent Issues* (custodia, consentimiento).

Tabla 81.1 *IPASS the BATON*

I	Introducción	Identificación del que habla (incluye rol o trabajo con el paciente)
P	Paciente	Nombre, edad, sexo, ubicación
A	Apreciación (evaluación)	Problema principal, signos vitales, síntomas, diagnóstico
S	Situación actual	Estado actual, medicación, nivel de incertidumbre, cambios recientes, respuesta al tratamiento
S	Seguridad	Valores críticos de laboratorio o informes, factores socioeconómicos, alergias, alertas (caídas, aislamiento)
B	Bagaje (antecedentes)	Comorbilidades, episodios previos, medicaciones que recibía, historia familiar
A	Acciones (tomadas o que deben tomarse)	Qué acciones fueron tomadas o se requiere tomar y proveer una breva justificación
T	Tiempos (sincronización)	Explicitar los tiempos y prioridades, nivel de urgencia
O	Operador (encargado, responsable)	Responsable de cada acción (enfermera, médico o equipo) incluyendo el paciente y familia
N	Novedades (pronóstico, futuro, eventualidades)	¿Qué pasará? ¿se anticipan cambios? ¿cuál es el plan? ¿hay un plan de contingencia?

Modificado de: https://quizlet.com/220652488/teamstepps-flash-cards/; traducido por los autores.

Comunicación del error al paciente y su familia

La comunicación del error constituye un desafío, debido a la larga historia de ocultamiento y a la reacción emocional que provoca en los profesionales. Esto se contrapone con la obligación ética de ser veraces y coloca a los profesionales ante un dilema. Asumir la responsabilidad y comunicar un evento es difícil por varios motivos:

- Reacción psicológica de autopreservación.
- Resistencia a admitir la responsabilidad del error, que siempre es multicausal.
- Temor al enojo del paciente y a la autoridad.
- Peligro de perder el trabajo o la posición.
- Riesgo de demanda por mala *praxis*.
- Inseguridad por la desaprobación de los colegas.
- Miedo a la pérdida del prestigio.

Comunicarse abiertamente con el paciente es hacer lo correcto

Esta es la principal razón para hacerlo. Pero también es lo que probablemente beneficie más al paciente y al personal de salud. La confianza es una parte clave de la atención y comunicarse abiertamente es vital para mantener esa confianza.

La comunicación con el paciente luego de un evento adverso no elimina el riesgo de demandas, pero es mucho mejor comunicar y disculparse que negar. Cuando se produce un error, en general el paciente y su familia intuyen que algo ha pasado, y la mentira agrava la situación.

Decidir cuándo y cómo comunicar un error requiere algunas consideraciones:

- Cuando se ha producido un daño, o es necesaria una intervención para evitar el daño, debe haber una comunicación en el momento.
- Si se piensa que conocer el evento es perjudicial para el paciente, es aconsejable diferir la comunicación o comunicarse inicialmente solo con la familia.
- Probablemente no sea necesario comunicar un casi error que no causó daño.

La comunicación requiere honestidad, empatía y responsabilidad. Es un proceso y no hay una receta única. Diferentes pacientes, profesionales y situaciones modifican lo que se dice, cómo, quién y cuál es la respuesta. Los pacientes pueden sentirse enojados, defraudados y vulnerados. Inicialmente pueden culpar a los profesionales y subestimar cómo el sistema puede haber contribuido con el error.

Es responsabilidad del médico de cabecera explicar los hechos, brindar apoyo, ser empático, expresar pesar, pedir disculpas y acompañar al paciente y la familia durante todo el proceso. Asimismo, se debe promover un entorno de aprendizaje donde los eventos produzcan cambios para mejorar. Se debe esperar a que los pacientes y sus familias hagan el duelo, acepten lo sucedido y, a veces, accedan a participar para mejorar la atención de otros.

Debido a los efectos emocionales, la comunicación inicial suele ser difícil. Los fallos de comunicación agravan el daño y algunos creen que son la principal razón para las demandas legales.

Comunicación inicial

El paciente y su familia deben ser rápidamente informados de cualquier evento o error grave, y generalmente se hace dentro de las 24 horas.

Hay acuerdo general en que no es conveniente informar errores menores inofensivos y casi fallas (las que podrían haber causado daño, pero fueron interceptadas). Cada institución debe acordar el umbral para informar y justificar la elección; es difícil, pero es indispensable una política institucional clara.

Los errores no son incidentes aislados, sino que representan la culminación de una cadena de circunstancias, por lo que no puede hacerse un análisis profundo en forma rápida. La comunicación inicial debe limitarse a qué pasó y cómo puede afectar al paciente. Se debe reconocer el evento, lamentarse por lo ocurrido y comprometerse a investigarlo. La explicación de por qué ocurrió debe diferirse. Se debe informar que las causas se investigarán y que el resultado será compartido con ellos.

La comunicación es parte crucial de la respuesta de la institución a los eventos adversos e influye profundamente en los pacientes y sus familias.

La relación médico-paciente o paciente-enfermero suele complicarse cuando hay un error. Incluso cuando el personal de salud es compasivo, comprensivo y abierto, es frecuente que los pacientes experimenten emociones contradictorias. Las reacciones están influenciadas por el incidente y por la manera en que es abordado. El manejo inadecuado puede causar más daño, mientras que el reconocimiento abierto, la empatía, la buena comunicación y las acciones correctivas pueden reducir el trauma.

Al asumir la responsabilidad y pedir disculpas, se reconocen los sentimientos del paciente, se demuestra comprensión, se ayuda a restaurar la dignidad del paciente y el vínculo. También ayuda al profesional a lidiar con su propio trauma emocional.

Los líderes institucionales deben apoyar la comunicación con políticas y directivas claras y acordadas. Es difícil ser honesto y abierto sin apoyo institucional.

Si el evento no fue causado por un error, o no se sabe, el personal debe expresar su pesar, y discutir qué hará para mitigar el daño. Es importante que el paciente entienda que la lesión no es el resultado de un error, pero que el personal toma seriamente la lesión y está apenado por lo sucedido.

Independientemente de quién cometió el error o qué sistema falló, la responsabilidad principal de la comunicación es del médico de cabecera.

Pasos para la comunicación

Hay cinco pasos esenciales en la comunicación de eventos adversos:

1. Prepararse. La experiencia afecta la autoestima, provoca culpa, vergüenza, confusión e interfiere con la disponibilidad para ayudar a los pacientes. La comunicación sin preparación suele terminar en un pedido de perdón, o en una comunicación rápida en la que todos huyen antes de que el paciente pueda preguntar. Cuando los profesionales se preparan, pueden priorizar las necesidades del paciente sobre las propias y proporcionar mensajes más compasivos.
2. Informar lo sucedido. Determinar las causas requiere un análisis cuidadoso; se sugiere limitar la comunicación a los hechos.
3. Asumir responsabilidades. Como el paciente confía su cuidado al médico de cabecera, este debe asumir la responsabilidad, incluso cuando no haya cometido el error. Esto no significa asumir culpabilidad; habitualmente muchos factores contribuyen con el evento y están más allá del control de cualquier persona. La responsabilidad final ante un evento grave es institucional, y corresponde a la institución y sus líderes aceptarla y comunicarla al paciente y la familia.
4. Pedir disculpas. Cuando ocurre un error, lo mejor que se puede hacer es pedir disculpas. La empatía y la compasión son esenciales, independientemente de la causa. Aunque los errores en general son el resultado de fallas de los sistemas, los pacientes esperan una disculpa. Si el profesional no puede comunicarse adecuadamente, un compañero o un superior deben acompañarlo. Cabe enfatizar que disculparse no aumenta el riesgo de demandas, la experiencia indica lo contrario. Las disculpas genuinas no incluyen excusas, justificaciones ni pedidos de perdón. Pedir perdón coloca el foco en las necesidades del profesional. Una disculpa adecuada y efectiva debe centrarse solo en las necesidades del paciente.
5. Explicar qué se hará para prevenir futuros eventos. Una vez que se completa la investigación y se planean los cambios, es importante informar al paciente y la familia. Esto le da un sentido a su experiencia.

Comunicación subsiguiente

En las conversaciones de seguimiento se da una descripción más completa de lo ocurrido, las causas y los cambios necesarios para prevenir futuros incidentes. Oír hablar de un error requiere un tiempo de asimilación. Por lo tanto, se debe permitir procesar la información. En sucesivas conversaciones, progresivamente, se deben ir agregando datos.

En los casos especialmente graves o cuando el paciente y su familia están muy alterados, debe involucrarse a directivos de la institución.

Apoyo al paciente y la familia

Luego de un evento adverso, los pacientes y sus familias necesitan más apoyo. Sin embargo, a veces los profesionales pueden sentir un deseo natural de distanciarse.

Los pacientes y las familias necesitan hablar de los sentimientos relacionados con su lesión, sobre el tratamiento y el pronóstico, y deben contar con la información de contacto de las personas que están disponibles para responder sus preguntas, quejas y preocupaciones. El trauma emocional y las ansiedades sobre el futuro pueden requerir tratamiento psicológico.

Apoyo al personal de salud

Luego de un evento adverso, el personal de salud sufre un impacto emocional y funcional. Se debe proporcionar el apoyo institucional que le permita recuperarse.

Frecuentemente, son segundas víctimas no reconocidas y reciben poca comprensión o apoyo. La ausencia de apoyo puede tener un impacto nocivo y prolongado sobre la capacidad para atender pacientes. La necesidad de una estructura de apoyo para el personal no suele ser reconocida, pero es crítica si una organización va a adoptar una política de disculpa y comunicación completa.

Reporte

Reportar es el primer paso para el aprendizaje. En los hospitales comprometidos con la seguridad, el reporte conduce a una investigación para descubrir las fallas de los procesos subyacentes, con el objetivo de rediseñarlos para reducir la probabilidad de recurrencia. Pero esto solo funciona con una cultura de seguridad instalada.

Los que reportan deben saber que esto conduce a una investigación y a acciones correctivas. El sistema debe ser visto como seguro, sin riesgo de censura o sanciones disciplinarias a quienes reportan. En la Argentina, el reporte generalmente es voluntario y puede ser anónimo.

El sistema de notificación debería reunir las siguientes características:

- No ser punitivo.
- Ser confidencial: los datos no son revelados a terceros.
- Análisis por expertos: entre las metodologías de análisis se encuentran el análisis causa-raíz y la basada en el modelo de J. Reason, que identifica las barreras que fallan, las acciones inseguras, los factores contributivos y las fallas latentes.
- Tiempo: los informes y las recomendaciones son rápidamente difundidos.
- Orientación sistémica: las recomendaciones se centran en mejoras del sistema.
- Capacidad de respuesta.

Metas internacionales de seguridad del paciente

- Identificar correctamente a los pacientes.
- Mejorar la comunicación efectiva.
- Mejorar la seguridad de los medicamentos de alto riesgo.
- Garantizar cirugías en el lugar correcto, con el procedimiento correcto, al paciente correcto.
- Reducir el riesgo de infecciones asociadas al cuidado de la salud.
- Reducir el riesgo de daño al paciente por caídas.

Identificación de los pacientes

Se sugiere el uso de al menos dos identificadores (p. ej., nombre y fecha de nacimiento) para verificar la identidad de los pacientes. Ningún identificador debe ser el número de habitación, ya que este puede variar.

Es común que el personal confíe en que conoce a los pacientes para no realizar correctamente el proceso de identificación.

Los cambios de equipos llevan a que cada paciente sea atendido por un mayor número de personas, lo que aumenta las probabilidades de errores de identificación.

Una de las herramientas más utilizadas son las pulseras. Pueden ser pulseras básicas, sobre las que se puede escribir. Otras tecnologías más nuevas incluyen los códigos de barras o QR, o pulseras con chip de radiofrecuencia.

Cada institución debe buscar las soluciones de acuerdo con su realidad. Más allá de la tecnología, la planificación asegura la debida identificación del paciente antes de cualquier intervención para una atención segura.

Mejorar la comunicación efectiva

La estandarización puede mejorar la comunicación, minimizar el riesgo de errores y el tiempo que se pasa lejos del paciente. Starmer y colaboradores demostraron la eficacia del IPASS para disminuir la tasa de errores y eventos adversos prevenibles, sin afectar la duración de la sesión y el flujo de trabajo. Los pases interdisciplinarios se están empleando en forma efectiva para mejorar la comunicación y el traspaso de información importante, lo que proporciona oportunidades para que el personal haga preguntas y comentarios.

Mejorar la seguridad de los medicamentos de alto riesgo

El proceso de medicación comienza con la prescripción del médico, sigue con la validación y dispensación del farmacéutico, continúa con la administración por el enfermero y termina con el monitoreo de los efectos del medicamento. Las estrategias dirigidas a prevenir errores requieren la implementación de barreras en todas las fases de la cadena.

La prescripción debe consignarse en una orden informatizada o manual con letra clara, por nombre genérico, dosis en medidas de peso o unidades de droga activa (no gotas, mililitros o comprimidos, ya que las presentaciones varían), sin abreviaturas, con identificación del paciente, fecha, hora y nombre del médico. Las órdenes verbales deben restringirse a la mínima expresión.

Los medicamentos de alto riesgo tienen mayor probabilidad de provocar eventos adversos graves. Las instituciones deben identificar estos medicamentos, establecer procedimientos para su almacenamiento y manejo seguro, y tomar medidas de reducción de riesgos.

Ejemplos de medicamentos de alto riesgo son: electrolitos concentrados, anticoagulantes, insulina, opiáceos, ketamina, barbitúricos, quimioterápicos, inmunosupresores y medicamentos que se ven parecidos o suenan parecidos (llamados LASA, del inglés *Look-Alike / Sound-Alike*).

Las soluciones concentradas de electrolitos inyectables son particularmente peligrosas y se han asociado con muertes y lesiones graves. Si bien el cloruro de potasio es el más comúnmente involucrado, la solución salina hipertónica, el fosfato de potasio y el sulfato de magnesio también han provocado consecuencias letales.

Otras estrategias para disminuir errores de medicación

Entre estas se encuentran tener un vademécum de referencia, incorporar al farmacéutico en las áreas de internación, realizar el doble chequeo por dos personas independientes para medicamentos de alto riesgo, prevenir interrupciones y distracciones, realizar la preparación en la farmacia (unidosis), implementar la remoción de los medicamentos de alto riesgo de las áreas comunes y limitar el número de concentraciones disponibles (heparina, morfina, electrolitos). Asimismo, resulta de suma utilidad conocer los medicamentos LASA (p. ej., difenhidramina y difenilhidantoína,), la reconciliación de medicamentos en los puntos de transición y la prescripción reflexiva, es decir, no repetir o copiar indicaciones, preguntarse si el paciente necesita continuar cada medicamento y repasar para cada uno la dosis, forma farmacéutica, vía, frecuencia de administración, concentración y velocidad de infusión.

Garantizar cirugías en el lugar correcto, con el procedimiento correcto, al paciente correcto

Hasta el 25% de los pacientes quirúrgicos sufren complicaciones, y la tasa de mortalidad posterior a una cirugía mayor en el mundo es del 0,5% al 5%. En los países desarrollados, casi el 50% de los eventos adversos están relacionados con procedimientos.

La OMS lanzó en el año 2008 su segundo reto: la cirugía segura salva vidas. No hay una medida única que mejore la seguridad en la cirugía, es necesario tomar una serie de medidas por parte de todo el equipo de profesionales que trabajan en el proceso: clínicos, enfermeros, anestesiólogos, instrumentadores, cirujanos, etc.

La lista de verificación o *checklist* quirúrgica es una herramienta que permite seguir cada uno de los puntos que deben tenerse en cuenta para una cirugía segura. La lista divide la operación en tres fases: entrada, pausa quirúrgica y salida. Tiene como objetivo reforzar las prácticas de seguridad aceptadas en el ámbito quirúrgico. Es una herramienta práctica y fácil de usar, para mejorar la seguridad y reducir el número de complicaciones y muertes evitables; asimismo, puede aplicarse en cualquier quirófano. En lo posible, todas las fases deberían ser verificadas por la misma persona. La siguiente lista es la propuesta por la OMS para ser adaptada y modificada por cada institución: https://www.who.int/patientsafety/safesurgery/es/.

Reducir el riesgo de infecciones asociadas al cuidado de la salud

Las IACS son las infecciones adquiridas durante la hospitalización (*v.* Capítulo 37), pero también incluyen, aunque son mucho menos frecuentes, las adquiridas en consultorios o servicios de diagnóstico y tratamiento.

La internación expone a los pacientes al riesgo de IACS. Estas se producen por el ingreso de microrganismos a través de las manos del personal, superficies contaminadas, o debido a fallas en las buenas prácticas durante los procedimientos.

Estrategias para disminuir las IACS

Higiene de manos

Es la principal medida para reducir la morbimortalidad por IACS. Puede ser el lavado con agua y jabón o el frotado con soluciones de base alcohólica. La higiene de manos es una cuestión de actitud y hábito. Actualmente, el frotado con soluciones de base alcohólica es considerado la mejor alternativa para mejorar la adherencia.

En el año 2005, la OMS lanzó el primer reto mundial para la seguridad del paciente: una atención limpia es una atención segura. Asimismo, definió cinco momentos concretos y obligatorios para la higiene de manos, que debe realizarse en el punto de atención del paciente:

- Antes del contacto con el paciente.
- Antes de realizar una tarea aséptica.
- Después del riesgo de exposición a fluidos orgánicos.
- Después del contacto con el paciente.
- Después del contacto con el entorno, cuando se sale, sin haber entrado en contacto con el paciente.

Uso de aislamientos

El sistema elegido por cada institución obedece a consideraciones físicas, clínicas, políticas, económicas y filosóficas, y además debe ser factible.

Las guías para la aplicación de precauciones de aislamiento de los Centros para el Control y Prevención de Enfermedades (CDC) destacan el uso de elementos de protección personal antes del ingreso a las habitaciones de pacientes con aislamiento por gotas y aislamiento de contacto (*v.* Capítulo 44).

Es recomendable la disposición de un ambiente protegido para los pacientes con inmunocompromiso grave y la disposición de habitaciones especiales para aislamiento respiratorio:

- Colocación de los elementos de protección personal (EPP): 1) el camisolín es el primer EPP que debe colocarse; 2) luego, el barbijo quirúrgico o el N95; 3) en tercer lugar, las antiparras o máscaras faciales; 4) finalmente, y previa higiene de manos, los guantes.
- Retiro de los EPP: 1) los guantes son el primer elemento que debe retirarse; 2) luego, las antiparras, anteojos o máscaras; 3) en tercer lugar, el camisolín; 4) los barbijos quirúrgicos o los N95 son los últimos EPP que se retiran.

Recomendaciones para la prevención y control de infecciones producidas por enterobacterias resistentes a carbapenémicos (ERC)

Las ERC son resistentes a casi todos los antimicrobianos, se asocian con altas tasas de mortalidad (del 40% al 50%) y presentan un alto porcentaje de diseminación. Se han diseñado ocho medidas básicas para la prevención y control de las ERC:

1. Higiene de manos.
2. Aislamiento de contacto especial para microorganismos multirresistentes.
3. Educación del personal de salud.
4. Minimizar los procedimientos invasivos.
5. Establecer cohortes de pacientes y personal; si es posible, el paciente debe internarse en una habitación individual; si no es posible, se debe establecer una cohorte con los pacientes afectados y asignar personal exclusivo (por lo menos de enfermería).
6. Notificación rápida del laboratorio de microbiología.
7. Administración de antibióticos, con indicaciones definidas y por un tiempo adecuado; se debe indicar el antibiótico con menor espectro posible.
8. Detección de ERC para identificar casos no reconocidos; esta estrategia solo identifica una fracción de pacientes colonizados. Los cultivos incluyen materia fecal, hisopados anales y cultivos de heridas o de orina. Este procedimiento ha sido validado solamente para *Escherichia coli* y *Klebsiella* spp.

Prevención de bacteriemias asociadas a catéter venoso central (BACVC)

Las BACVC tienen una mortalidad que alcanza entre el 12% y el 25% (*v.* Capítulo 36). Los microorganismos más frecuentes son *Staphylococcus* coagulasa negativa (SCN), *Staphylococcus aureus* (SA), enterococos y *Candida* spp. Los bacilos gram negativos se reportan cada vez con más frecuencia.

La primera medida de prevención y control de BACVC es no utilizar un CVC cuando no sea indispensable, y retirarlo cuando deja de ser necesario. A continuación, se describen el resto de las medidas de prevención:

- Educación, formación continua y evaluación del personal que coloca y cuida los CVC. Las tasas de infección disminuyen cuando se aplican técnicas de inserción y mantenimiento estandarizadas, que enfatizan la asepsia de los cuidados.
- Sitio de inserción: en pediatría, pueden usarse tanto las extremidades superiores como las inferiores y el cuero cabelludo (en neonatos). El sitio de inserción debe evaluarse diariamente.
- Máximas barreras de protección: higienizar las manos antes y después de palpar el sitio de inserción, insertar, reemplazar o colocar una cobertura en el CVC. Los que colocan el CVC deben usar gorro, barbijo, camisolín estéril y guantes estériles. Los pacientes deben estar totalmente cubiertos durante el procedimiento, con una compresa estéril. Para la antisepsia de la piel previa a la inserción, puede utilizarse gluconato de clorhexidina al 2% o clorhexidina (concentración superior al 0,5%) en base alcohólica (70%-90%). Para cubrir el sitio de inserción puede usarse una gasa estéril y tela adhesiva, o un apósito transparente semipermeable estéril. La cobertura debe fijar el catéter y mantenerlo estable. Las coberturas deben cambiarse cuando se humedezcan, se hayan despegado o aflojado o cuando estén visiblemente sucias. Fuera de eso, la cobertura de gasa y tela adhesiva se reemplaza cada dos días, y el apósito transparente cada 7 días. El baño diario de los pacientes con paños impregnados en clorhexidina jabonosa al 2% puede disminuir las tasas de bacteriemia.
- No se recomienda el cambio rutinario de los CVC.
- Remplazo de las tubuladuras: en pacientes que no reciben sangre, derivados sanguíneos o emulsiones lipídicas, las tubuladuras deben reemplazarse cada 4-7 días. Las tubuladuras usadas para la administración de sangre, derivados sanguíneos o emulsiones lipídicas deben ser reemplazadas cada 24 horas.
- Tiempo de permanencia de soluciones: el pasaje de las soluciones que contienen lípidos debe realizarse dentro de las 24 horas. El pasaje de sangre o derivados debe completarse dentro de las 4 horas.
- Desinfección de los tapones conectores: se recomienda elegir tapones sin aguja, con una válvula que impida la salida de fluidos. La desinfección debe realizarse inmediatamente antes de acceder al sistema, con gasas o algodón embebidos en alcohol al 70% o en soluciones de clorhexidina alcohólica, al menos durante 15 segundos.
- Llaves de tres vías: su contaminación es frecuente. Debe utilizarse la menor cantidad posible y mantenerse cerradas cuando no se están utilizando.
- Preparación de soluciones y medicaciones: no se debe utilizar una misma jeringa o aguja para acceder a distintas medicaciones o soluciones. No pueden utilizarse frascos abiertos, ni unir sobrantes. Se debe utilizar una nueva jeringa y aguja para cada nuevo acceso al vial o al frasco multidosis. Los riesgos de contaminación de los viales o frascos multidosis aumentan de acuerdo con el número de veces que han sido punzados.
- Catéteres impregnados con antibióticos o antisépticos: su uso está indicado cuando se han aplicado todas las estrategias para reducir las BACVC y la tasa permanece por encima de los objetivos institucionales.
- Realizar vigilancia epidemiológica de las BACVC en los pacientes internados. Se debe expresar la tasa de BACVC por cada 1000 días de uso de CVC.
- *Bundles*, combos o paquetes de medidas: son un grupo de tres a cinco intervenciones basadas en la evidencia que, cuando se realizan juntas, tienen un mejor resultado que si se realizan de forma individual. Son fundamentales para mitigar el riesgo de IACS. Para lograr su efectividad, las tasas de cumplimiento deben ser del 90% al 100%. Elegir algunos elementos del paquete le quita efectividad. El objetivo debe ser cumplir

al 100% cada elemento del paquete para cada paciente, ya que el cumplimiento parcial es inefectivo. El proceso de implementación es clave, e incluye tres pasos: 1) identificar las barreras para el cumplimiento; 2) proporcionar una intervención educativa; 3) implementar una lista de verificación para corroborar el cumplimiento.

Prevención de neumonía asociada a ventilación mecánica (NAVM)

La NAVM es una de las principales causas de muerte por IACS. Prolonga el tiempo de asistencia respiratoria mecánica y la estadía en la unidad de cuidados intensivos y el hospital. El paquete incluye:

1. Prevenir la colonización y cumplir las medidas de higiene de manos y de aislamiento.
2. Prevenir la aspiración de secreciones hacia la vía aérea (colocar en posición semisentada y vaciar la condensación de las ramas del respirador).
3. Mantener una correcta presión del manguito del tubo endotraqueal (TET), realizar aspiración del TET solo cuando esté indicado y con técnica adecuada.
4. Mantener la higiene bucal.
5. Evaluar diariamente la posibilidad de extubación.

El objetivo es disminuir los días de ventilación mecánica.

Prevención de infecciones urinarias

Las infecciones del tracto urinario (ITU) representan un alto porcentaje de las IACS, y se relacionan con el uso de catéteres uretrales. La duración de la cateterización está directamente relacionada con el riesgo de ITU. Se recomiendan cuatro componentes para reducir el riesgo:

1. Evitar las sondas vesicales innecesarias.
2. Insertar las sondas con técnica aséptica.
3. Realizar el mantenimiento de las sondas según las recomendaciones vigentes.
4. Revisar diariamente la necesidad de la sonda vesical y retirarla si no es necesaria.

Reducir el riesgo de daño al paciente por caídas

Las caídas son un problema para los pacientes y para el sistema sanitario. Los factores de riesgo que contribuyen con las caídas en los hospitales son los siguientes:

- Intrínsecos: edad, movilidad, trastornos del equilibrio, deficiencia visual, estado mental, dificultad para la marcha, debilidad, miedo, medicamentos y necesidades especiales de higiene.
- Extrínsecos: entorno desconocido, falta de luz, lámparas fluorescentes, calzado inadecuado, suelos resbaladizos. Para los niños pequeños son las cunas inseguras y la permanencia en sillas, sillones o camillas.

Se recomienda el uso de una herramienta de valoración del riesgo de caídas para identificar a los pacientes con alto riesgo (p. ej., escala *Humpty-Dumpty* en pacientes pediátricos).

Para disminuir las caídas se deben planificar intervenciones, implementarlas y evaluarlas. Si el paciente tiene riesgo, puede colocarse un distintivo (una marca de color en la pulsera, sobre la ropa, en la puerta de la habitación, en la cama o cuna) e informar a los familiares sobre los riesgos y la prevención. La reducción de las tasas de caídas incluye múltiples intervenciones además de la valoración del riesgo, como los cambios en el entorno y los programas de educación. Con este propósito, puede ser útil lo siguiente:

- Enseñar al niño y los padres las precauciones para evitar las caídas.
- Verificar que la cama sea adecuada para la edad.
- Ubicar a los niños con alto riesgo cerca del puesto de enfermería.
- Retirar de la habitación equipos que no están en uso.
- Verificar que los laterales de las camas o cunas estén elevados.
- Mantener la cama en posición baja con frenos.
- Garantizar que nunca haya niños solos.

Prevención de lesiones por presión (LPP)

Las LPP, lesiones por decúbito, úlceras o escaras, impactan en la calidad de vida, prolongan la internación y aumentan los costos. El 95% de las LPP son evitables. La inmovilidad es el factor de riesgo primario, al que se suman el compromiso de la conciencia, la incapacidad para higienizarse, el dolor, la hipertermia, el uso de antibióticos e inmunosupresores, la desnutrición y la enfermedad crítica. Otro factor de riesgo es la incontinencia esfinteriana, por el contacto de la piel con la orina o las heces.

El modelo SSKIN (*Surface, Skin inspection, Keep [moving], Incontinence, Nutrition*) consta de cinco pasos para la prevención de las LPP:

1. Superficie: asegurar el apoyo adecuado.
2. Inspección diaria de la piel.
3. Mantener la movilidad.
4. Incontinencia: los pacientes deben estar limpios y secos.
5. Mantener una adecuada nutrición e hidratación.

Acceda al eBook para consultar la lista de bibliografía. Consulte las indicaciones en la retiración de tapa.

82

La comunicación en los equipos de salud

Pablo Cafiero • Juan B. Dartiguelongue

La comunicación es un fenómeno inherente al ser humano. Involucra a dos o más personas entre las que circulan mensajes a través de diferentes vías, en un contexto espacial e histórico, estableciendo significados e inculcando creencias. Este fenómeno, tan cotidiano como particular, modela las posibilidades de comprensión y, por lo tanto, define las relaciones humanas. Representa un acto de influencia recíproca, en el cual cada sujeto modifica su comportamiento en reacción al otro.

Mediante la comunicación se construye la realidad, pues sustenta el desarrollo de la sociedad, el arte y la cultura, al tiempo que fundamenta el consenso, el disenso y la empatía entre personas.

Aun en ausencia de palabras, la comunicación es constante e ininterrumpida. Posiciones corporales, expresiones faciales, la respiración, mímicas y gesticulaciones amplifican los canales de comunicación que permiten la interpretación del sujeto en base a su estado de ánimo, sentimientos y carácter.

La comunicación es efectiva siempre y cuando reasegure la compresión del mensaje en todas sus dimensiones. No resulta extraño que sea reconocida como uno de los factores centrales que sustentan la seguridad y la calidad del trabajo, particularmente en equipos que desempeñan actividades complejas. En el ámbito de la salud, la efectividad de la comunicación ocupa un lugar central como un proceso fundamentado en la interacción, lejos de significar una actividad meramente destinada a transmitir información.

Los modelos que revelan la comunicación desde una perspectiva que pondera la relación entre seres humanos, conciben la transmisión de mensajes de forma helicoidal, a diferencia de la representación lineal del modelo mecanicista clásico. Estos modelos resultan adecuados para definir a la comunicación en salud, donde además de transmitir mensajes lo suficientemente inteligibles se tiene en consideración a quien los recibe para la comprensión e interpretación de su significado.

Por mucho tiempo, la investigación en comunicación estuvo basada en la presencia de la palabra, en lo que se dice o se deja de decir. Sin embargo, la importancia del silencio es evidente para cualquiera que integre o haya integrado equipos de salud, particularmente cuando se trata de silencios funcionales o significativos.

La calidad de la atención médica depende directamente del funcionamiento de los equipos de trabajo; por lo tanto, este intercambio profesional efectivo funciona como el engranaje del sistema. La forma en que se comunica es tan importante como el contenido, por esa razón saber comunicar es una habilidad básica y relevante. Asimismo, estas competencias son un pilar fundamental en la formación médica y en la construcción de la relación médico-paciente, aspectos del trabajo en equipo que pueden ser aprendidos, con la mira en la seguridad y el bienestar del paciente y su familia.

Comunicación, equipos de trabajo y seguridad del paciente

Un equipo se define como dos o más personas que tienen funciones específicas, realizan tareas interdependientes, son adaptables y comparten un objetivo común. El trabajo en equipo no se reduce a trabajar en conjunto, sino que implica una filosofía organizacional sobre el aprovechamiento del talento colectivo. Para tal fin, se requiere que los profesionales posean habilidades y aptitudes para comunicar, con diferentes trasfondos, con el propósito común que conduce hacia objetivos claramente identificados.

Trabajar individualmente, con escasa e inefectiva comunicación dentro y entre los equipos que conforman una institución de salud, es uno de los principales impedimentos para generar una atención segura y de calidad. De hecho, más de la mitad de los daños graves y fallecimientos se deben al fracaso en la comunicación del trabajo en equipo, con el paciente y su familia.

Frente a esta situación, las instituciones deben promover un cambio cultural en el abordaje del error, fundamentado en la comunicación, cuyo horizonte sea promover las competencias respectivas entre los equipos, los pacientes y sus familias

Diversas estrategias pueden ser implementadas para identificar y corregir las debilidades y reducir los errores, dado que ciertos escenarios son particularmente proclives para la comunicación inefectiva. Tal es el caso de los pases de guardia, las interconsultas, la confección de indicaciones médicas y el traslado de pacientes dentro de las instituciones, entre otros. La evaluación sistemática en estos espacios mediante la confección de listas de cotejo, simulaciones, etc. resulta imprescindible para mejorar la calidad de la atención y, por ende, la seguridad del paciente, ya que permite medir el impacto en torno al error y detectar los puntos débiles a partir de los cuales el error puede amplificarse.

Asimismo, el desarrollo de la escucha activa en todas las instancias de trabajo, la generación de herramientas para la resolución de conflictos y la labor entre disciplinas son elementos claves para optimizar la comunicación en el ámbito institucional.

La escucha activa

El habla es efectiva únicamente cuando produce en el otro la escucha deseada. Para lograrlo es requisito no solo oír la palabra del otro, sino atender a lo que se expresa. Es la manifestación más evidente de la capacidad de relación interpersonal y de comprender al otro en su entorno. Implica escuchar atentamente no solo lo que se dice, sino también lo que se pretende decir, lo que se expresa corporalmente y su significado. Permite comprender el contexto, el lenguaje no verbal, percibir emociones y mejorar la información. A su vez, responde al interés sobre la narrativa ajena, que evita hipótesis precoces o indicios erróneos y propicia aquello que se quiere inducir en la otra persona.

Lograr la escucha activa requiere distintos abordajes. Por un lado, la no anticipación al mensaje del otro –prejuicio–, junto con facilitar el relato, asentir, invitar a continuar, clarificar, pedir ejemplos, compartir pensamientos, otorgar silencios funcionales y demostrar empatía favorecen el discurso y acrecientan la capacidad de comprensión.

Muchas veces la necesidad de respuestas inmediatas, el escaso aprovechamiento de los recursos lingüísticos y paralingüísticos, el apremio con que deben tomarse ciertas decisiones y la realización simultánea de tareas imposibilitan la escucha activa. Es claro que, en estos escenarios, el tiempo que se destina a la comunicación resulta insuficiente, y junto a la falta de interés por la narrativa ajena, quizá por agobio o agotamiento profesional, ocasionan quiebres en la comunicación, lo cual es origen del conflicto entre profesionales dentro de una institución.

El conflicto y la negociación

El conflicto es un fenómeno propio entre los seres humanos, frecuentemente generado por fallas en la comunicación interpersonal. Suele tener un origen bilateral y se nutre de fenómenos que subyacen –tales como recuerdos, experiencias, antipatías y prejuicios–, y afectan la transferencia y la proyección del mensaje. Puede estar influenciado por deseos, estados de ánimo, interpretaciones y expectativas. No es infrecuente que numerosos juicios sobre el otro estén basados en creencias o sucesos que no han sido verificados. Estos supuestos van moldeando las posibilidades de comprensión, limitando las interacciones y restringiendo la comunicación efectiva.

La imagen de uno mismo, y en qué medida se conoce al otro, puede ser el origen de los problemas de comprensión mutua. Por ejemplo, las personas o los grupos con imagen negativa sobre sí mismos tienden a tomar ciertos mensajes como ataques personales, mientras que, cuanto mejor se conoce a un grupo o a una persona, más fácil es interpretar lo que dice. Sin embargo, la comunicación de los profesionales de la salud frecuentemente se establece con personas no conocidas –el paciente, su familia, otros profesionales–, y esto de ninguna manera debe invalidar el diálogo ni limitar la capacidad de compresión y empatía.

La resolución del conflicto puede darse sobre diferentes estilos de negociación. En la forma competitiva el conflicto domina la escena, y lo que gana uno lo pierde el otro. La satisfacción de los intereses primordiales de cada parte excluye la posibilidad de satisfacción de los intereses de la otra, representando un estilo duro con posiciones extremas. Por lo general, se produce cuando hay ausencia de confianza entre grupos, con escasez de vínculo y objetivos comunes, que sustentan el poco interés y la distancia.

La negociación colaborativa, en cambio, intenta satisfacer los intereses prioritarios de cada una de las partes, luego de un proceso equilibrado de análisis cuidadoso de actitudes y posibilidades de resolución. Es decir, se busca el acercamiento al ideal de que ambas partes logren el acuerdo deseado. Los intereses prioritarios de cada uno, entendidos como las necesidades, las intenciones y los deseos –razones por las que se quiere o se anhela algo– pueden ser comunes, diferentes u opuestos. En base a esto, se traza la posición individual o grupal, que ubica una estrategia en el campo del conflicto. Es decir, lo que cada persona o grupo manifiesta que quiere lograr de acuerdo con la narrativa que sustenta la identidad grupal o individual. Aclarar los intereses de las partes y construir nuevas posiciones sustentables son aspectos fundamentales en este modelo de negociación. Surge entonces la relevancia de concentrarse en los intereses y no en las posiciones, dejando de lado el ego profesional y focalizando el interés en el paciente y su familia.

Multidisciplina, interdisciplina y transdisciplina

La naturaleza pluridisciplinaria de la atención médica, caracterizada por el accionar de diferentes equipos de profesionales de la salud, supone una forma de trabajo colaborativa que intenta alcanzar el mejor nivel de atención. En este escenario, resulta fundamental integrar los mensajes de los diferentes especialistas y profesionales de otras disciplinas que, en ocasiones, intervienen en la asistencia desde perspectivas parciales más focalizadas.

Para el paciente y su familia, la experiencia de un padecimiento incluye su perspectiva y forma de entender lo que ocurre, el significado que le otorga, su cultura y su contexto. Del mismo modo, el profesional y el equipo del que forma parte también se enmarcan en un contexto personal, con sus cualidades y conocimientos. Las relaciones interprofesionales suman diversas voces, perspectivas y futuras direcciones en el proceso de comunicación entre disciplinas.

Una disciplina puede definirse como la categorización organizacional del conocimiento empírico, que divide y especializa los conocimientos en los que se basan las ciencias. Tiende a ser autónoma y se encarga de delimitar las fronteras que la dividen. Utiliza su propio lenguaje y técnicas, y puede dar origen a su propia teoría.

En la interacción entre disciplinas se destacan diferentes modalidades, entre ellas la multidisciplina, la interdisciplina y la transdisciplina.

La multidisciplina es el manejo de varias disciplinas en torno a un fenómeno que las abarca o afecta, pero por separado. Por ejemplo, en una investigación multidisciplinaria los expertos de cada disciplina trabajan sobre el tema únicamente enfocándose en su área de estudio y no toman en cuenta el trabajo de los demás. Termina siendo una compilación del punto de vista de cada disciplina sobre un tema específico. Se puede estudiar el maltrato infantil, por ejemplo, desde el punto de vista del derecho, de la sociología, de la psicología, de la medicina o incluso de la historia. La multidisciplina implica la fusión temática de disciplinas que actúan por separado, al tratar un mismo problema.

La interdisciplina, en cambio, se caracteriza por la existencia de una relación recíproca entre disciplinas, que intentan identificar y resolver un mismo problema. Se refiere a la revelación de algo que se encuentra en la frontera común a varias disciplinas. Utiliza los métodos de una y los transfiere a otra, intercambiando conocimientos teóricos y prácticos. Es un modelo de cooperación, en el cual se establece un diálogo con el que interaccionan, y encuentran un punto en común para fundamentar su trabajo. Es posible distinguir tres tipos de interdisciplina:

- La interdisciplina como aplicación. Por ejemplo, los métodos de imágenes aplicados al diagnóstico médico.
- La interdisciplina como epistemología. Por ejemplo, los métodos de la lógica formal transferidos a la epistemología y a la metodología de la investigación.
- La interdisciplina como concepción de nuevas disciplinas. Por ejemplo, la transferencia de los métodos de la química y de la física, que posibilita el desarrollo de la farmacología.

Por su parte, la transdisciplina puede definirse como el proceso de construcción del conocimiento mediante numerosos trabajos teórico-empíricos, abiertos a las tendencias heterogeneizantes consustanciales a toda realidad. Se refiere a la fundamentación o explicación de las disciplinas desde lo que construyen en común. Este enfoque se concibe como un conocimiento superior emergente fruto de un movimiento dialéctico del pensamiento, que permite cruzar los linderos de diferentes áreas del conocimiento disciplinar y crear imágenes de la realidad más completas e integradas. Frente a esta orientación de la complejidad del ser humano, los procesos de salud y enfermedad se abordan desde la perspectiva de redes multicausales, donde toman cabida todos los conocimientos establecidos, como la epidemiología, la fisiología, la farmacología, la medicina social, la psicología, la antropología, las neurociencias, etc.

Comentario final

El trabajo en equipo es el sostén de las instituciones de salud. Para que la atención sea segura, empática y de calidad, resulta imprescindible fomentar el desarrollo de habilidades comunicacionales. Este compromiso asegura el diálogo y la interacción entre profesionales y disciplinas, cuyo resultado repercute invariablemente sobre el bienestar del paciente y su familia.

Acceda al eBook para consultar la lista de bibliografía. Consulte las indicaciones en la retiración de tapa.

83

Medicina basada en la evidencia y lectura crítica de la literatura

Rodolfo A. Rey

Medicina basada en la evidencia

Definiciones

La medicina basada en la evidencia (MBE) es el uso concienzudo, juicioso y explícito de la mejor evidencia clínica disponible para la toma de decisiones sobre el cuidado de los pacientes individuales durante el ejercicio de la práctica médica cotidiana. La aplicación del concepto de MBE supone integrar la experiencia individual con la mejor evidencia clínica obtenida mediante la investigación sistemática.

La experiencia individual es la competencia y el juicio que adquieren los profesionales de la salud individuales a través de la práctica clínica. La mayor experiencia se refleja especialmente en diagnósticos más acertados y en la identificación reflexionada y el uso empático de las preferencias, los derechos y los predicamentos individuales de los pacientes para tomar las decisiones clínicas.

El concepto de mejor evidencia clínica disponible se refiere a la evidencia que emana de investigaciones clínicamente relevantes, a menudo de las ciencias básicas de la medicina, pero especialmente de la investigación clínica centrada en pacientes sobre la exactitud y la precisión de pruebas diagnósticas (incluido el examen clínico), la capacidad predictiva de marcadores pronósticos, y la eficacia y la seguridad de los tratamientos y regímenes de rehabilitación y prevención.

Los buenos profesionales de la salud utilizan tanto la experiencia individual como la mejor evidencia disponible; ninguna de las dos es suficiente por separado. Sin experiencia clínica, la práctica corre el riesgo de tiranizarse por la evidencia, incluso ante evidencia externa de excelencia, ya que esta puede ser inaplicable o inapropiada para un paciente individual. Sin la mejor evidencia actual, la práctica corre el riesgo de convertirse rápidamente en desactualizada, en detrimento de los pacientes.

El conocimiento en las ciencias de la salud y su aplicación

Perspectiva histórica

El arte de curar estuvo signado, durante siglos, por lo sobrenatural y lo empírico. En épocas más recientes, el eje de las ciencias médicas estuvo representado por la anatomía y la patología. La medicina experimental, que basa los conocimientos médicos en la utilización del método científico, tuvo su verdadero comienzo durante el siglo XIX, durante el cual Francia fue un polo de desarrollo en investigación y temas médicos. Claude Bernard (1813-1878) fue un médico pensador que modernizó la enseñanza de la medicina, al introducir las ciencias básicas en la educación. Fue el comienzo de la medicina experimental, aplicada a la comprensión de los problemas observados en los enfermos. Egresado de la Sorbona, fue profesor de Fisiología y compañero de banca de Pasteur en la Academia de Medicina de Francia. C. Bernard decía: "Considero al hospital solo como el vestíbulo de la medicina científica, como el primer campo de observación en que debe entrar el médico; pero el verdadero santuario de la medicina científica es el laboratorio. Solamente de esta manera se podrán buscar explicaciones sobre los estados normales y patológicos a través del análisis experimental". El enfoque de la medicina experimental redundó en importantes avances, pero chocó con el inconveniente de suponer que el saber práctico se adquiría exclusivamente por extrapolación del conocimiento teórico o experimental.

En el siglo XX, la medicina experimental comenzó a ceder parte de su influencia a la investigación clínica, sustituyéndose los conceptos de analogía y extrapolación por los de verificación y evidencia. En efecto, la extrapolación de lo observado en modelos experimentales, si bien de utilidad, no es suficiente para generar un conocimiento aplicable en el paciente. Es necesario verificar que su aplicación en el ser humano y en el contexto propio del problema médico que generó la pregunta o la hipótesis produce los mismos resultados que los esperados a partir de la analogía con el modelo experimental y su extrapolación teórica. De ese modo, se genera evidencia aplicable al problema médico en cuestión.

Así, la investigación observacional y de intervención en seres humanos creció significativamente, pero este crecimiento no fue necesariamente acompañado por una evaluación metódica de los resultados generados. El médico escocés Archibald Cochrane publicó en 1972 el libro *Efectividad y eficiencia: reflexiones aleatorias sobre los servicios de salud*, que abogó por el uso de ensayos de control aleatorio para hacer que la medicina sea más efectiva y eficiente, y alertó sobre la falta de resúmenes con una evaluación crítica y actualizados periódicamente, de los ensayos clínicos relevantes para cada área de la salud.

En la década de 1980, la Universidad McMaster, de Hamilton, Ontario (Canadá), comenzó a aplicar principios de la epidemiología y la estadística a la enseñanza de la medicina mediante la resolución de problemas de la práctica clínica. En 1992, el Grupo de Trabajo en Medicina Basada en la Evidencia (EBMWG, *Evidence Based Medicine Working Group*) de la Universidad McMaster publicó en la revista *JAMA* (*Journal of the American Medical Association*) el artículo "Medicina basada en la evidencia: un nuevo enfoque en la enseñanza de la práctica de la medicina" (*Evidence-based medicine: a new approach to teaching the practice of medicine*), lo cual sentó las bases de lo que hoy se conoce como medicina basada en la evidencia (MBE).

Un cambio de paradigma

El paradigma anterior se basaba en los siguientes supuestos sobre el conocimiento requerido para guiar la práctica clínica:

- Las observaciones no sistemáticas de la experiencia clínica son una forma válida de construir y mantener el conocimiento sobre el pronóstico del paciente, el valor de las pruebas de diagnóstico y la eficacia del tratamiento.

- El estudio y la comprensión de los mecanismos básicos de la enfermedad y los principios fisiopatológicos son una guía suficiente para la práctica clínica.
- Una combinación de entrenamiento médico tradicional (clases de líderes de opinión, aprendizaje "al lado de la cama del paciente" con un médico experto) con sentido común es suficiente para permitir que uno evalúe nuevas pruebas y tratamientos.
- La experiencia en contenido y la experiencia clínica (resultados positivos y negativos de la propia práctica asistencial) son una base suficiente para generar información válida y pautas para la práctica clínica.

De acuerdo con este paradigma, los profesionales de la salud tienen una serie de opciones para resolver problemas clínicos que enfrentan:

- Pueden reflexionar sobre su propia experiencia clínica, reflexionar sobre la biología subyacente, ir a un libro de texto o preguntarle a un experto local.
- Las secciones "Introducción" y "Discusión" de un artículo en una revista biomédica podrían ser considerados una forma apropiada de obtener la información relevante.
- Se otorga un alto valor a la autoridad científica tradicional y adherencia a los enfoques estándar, buscándose las respuestas mediante el contacto directo con el experto local, o en afirmaciones de expertos internacionales.

El nuevo paradigma asume los siguientes postulados:

- La experiencia clínica (particularmente con respecto al diagnóstico) es crucial para convertirse en un profesional de la salud competente, dado que muchos aspectos de la práctica clínica no pueden ser probados con evidencia adecuada. Pero, al mismo tiempo, los intentos sistemáticos de registrar observaciones de manera reproducible y objetiva aumentan notablemente la confianza que se puede tener en el conocimiento sobre el pronóstico del paciente, el valor de las pruebas de diagnóstico y la eficacia del tratamiento. En ausencia de observaciones sistemáticas, se debe ser cauteloso en la interpretación de información derivada de la experiencia clínica y la intuición, ya que a veces puede ser engañoso.
- El estudio y la comprensión de los mecanismos básicos de la enfermedad son necesarios pero insuficientes como guías para la práctica clínica, y podrían dar lugar a predicciones inexactas sobre la realización de pruebas de diagnóstico y la eficacia de los tratamientos.
- Comprender ciertas reglas de evidencia es necesario para interpretar correctamente la bibliografía sobre causalidad, pronóstico, pruebas de diagnóstico y estrategias de tratamiento y prevención.

Del nuevo paradigma se deducen las siguientes actuaciones:

- Los profesionales de la salud deben consultar regularmente la bibliografía original, leer y evaluar críticamente las secciones "Métodos" y "Resultados", para resolver problemas clínicos y proporcionar atención óptima al paciente.
- Los profesionales de la salud deben estar listos para aceptar y vivir con incertidumbre, y reconocer que las decisiones a menudo se toman ante la ignorancia relativa de su verdadero impacto.
- Se le da un valor relativamente menor a la autoridad. La creencia subyacente es que los profesionales de la salud pueden adquirir las habilidades para hacer independientemente sus evaluaciones de la evidencia, y así justipreciar la credibilidad de opiniones ofrecidas por expertos. La disminución del énfasis en la autoridad no implica un rechazo de lo que uno puede aprender de la experiencia de colegas y maestros en cuanto a la historia clínica, el examen físico y los planteos diagnósticos y terapéuticos.
- Los profesionales de la salud, cuya práctica se basa en la comprensión de la evidencia subyacente, proporcionarán una atención de mayor calidad al paciente.

Controversias sobre la medicina basada en la evidencia

Entre los pioneros de la Universidad McMaster que acuñaron el concepto de MBE, David Sackett y Gordon Guyan, al prever críticas a este, señalaron lo siguiente:

- La MBE no es medicina de "libro de cocina". Dado que requiere un enfoque ascendente que integre la mejor evidencia externa con experiencia clínica individual y con la opinión de los pacientes, no puede ser un servil libro de cocina con enfoques para el cuidado individual del paciente.
- La evidencia clínica externa puede informar, pero nunca reemplazar, la experiencia clínica individual, y es esta experiencia la que decide si la evidencia externa se aplica al paciente individual y, de ser así, cómo debe integrarse en una decisión clínica.
- Algunos temen que la MBE sea secuestrada por los gerentes para reducir los costos de la atención médica. Los profesionales de la salud que practican la MBE identificarán y aplicarán las intervenciones más eficaces para maximizar la calidad de vida de pacientes individuales, lo cual puede aumentar –en lugar de disminuir– el costo de su atención.
- La MBE no se limita a ensayos clínicos aleatorizados y metaanálisis. Implica rastrear la mejor evidencia con la que responder a nuestras preguntas clínicas, es decir, los estudios hechos con el diseño más adecuado según la pregunta planteada.

Otras amenazas que tener en cuenta son estas:

- Distorsión de la MBE por intereses particulares: por ejemplo, la industria que define qué es enfermedad y estados de "preenfermedad", los editores que publican los resultados de estudios positivos pero no los negativos ("sesgo de publicación").
- Significación estadística vs. relevancia clínica: el uso de estudios y métodos de análisis que aseguran una "diferencia estadísticamente significativa" aunque esta sea clínicamente marginal, con poca o ninguna relevancia en el manejo del paciente.

Fases de la medicina basada en la evidencia

A partir de un problema que se plantea en la práctica clínica, el enfoque de la MBE se basa en la correcta formulación de la pregunta para encuadrar el problema y la búsqueda de la mejor evidencia disponible en la bibliografía analizándola críticamente, para así tomar una conducta respecto del problema clínico. En una etapa ulterior, también puede evaluarse el rendimiento de la aplicación de la MBE sobre los indicadores de calidad de salud de la población (Figura 83.1).

Elaboración de la pregunta de investigación en salud

Para poder tomar decisiones acertadas para la resolución de un problema clínico, el primer paso clave es la formulación de manera precisa de la pregunta que refleje el problema planteado.

En la investigación en salud, la pregunta puede relacionarse con aspectos diversos, como el diagnóstico, el pronóstico, el tratamiento, el daño iatrogénico, la calidad de la atención, la economía de la salud, etc. Sin embargo, existen componentes esenciales

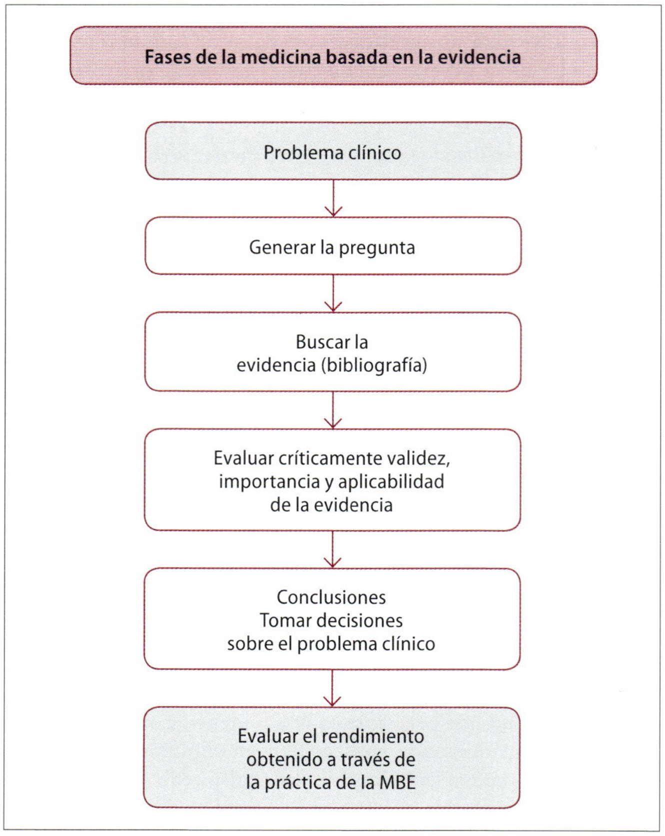

Figura 83.1 Fases de la medicina basada en la evidencia.

que deben estar presentes en toda pregunta de investigación, cualquiera sea el aspecto que se aborda. Estos son los componentes de la pregunta, siguiendo la mnemotecnia P-I-C-O:

- **P**: población.
- **I**: intervención, exposición u observación.
- **C**: comparación.
- **O**: *outcome* (resultado o desenlace) que evaluar.

En medicina, por lo general la población es el conjunto de individuos con características similares a las del paciente que generó la preocupación. Debe estar definida lo más precisamente posible, pues a ese grupo de individuos se aplicarán las conclusiones obtenidas luego de buscar la evidencia y analizarla críticamente.

La intervención, exposición u observación se refiere a qué situación estará expuesta la población, por ejemplo, a un tratamiento (intervención), a un factor de riesgo (exposición), a un procedimiento diagnóstico (exposición), etc., o la prevalencia, incidencia, etc. (observación) que ha llamado la atención para generar la pregunta.

La comparación se refiere a la intervención o exposición en la población con la cual se compara, por ejemplo, aquellos individuos que no reciben el tratamiento (o reciben otro tratamiento), los que no tienen el factor de riesgo, etc. No siempre existe una comparación, como se verá más adelante, al tratarse los estudios observacionales descriptivos.

El resultado o desenlace (*outcome*) que evaluar debe ser precisamente identificado. Significa conocer qué punto final (*end point*) será comparado, por ejemplo, entre los individuos expuestos y los no expuestos (o entre los tratados y los no tratados, etc.) y cómo será expresado el análisis de dicha comparación, a partir del cual se tomará la decisión clínica.

Con fines ilustrativos, veremos a continuación algunos ejemplos que pueden plantearse ante un(a) paciente pequeño(a) para edad gestacional al nacer (PEG) y su crecimiento en la infancia.

Supongamos que nace un varón a las 38 semanas de edad gestacional con un peso de 2150 g. Un problema que puede plantearse se refiere al pronóstico, por lo tanto la pregunta es:

- En varones, si son nacidos PEG, ¿el pronóstico de estatura al final del desarrollo puberal estará por debajo de la talla parental media, estimada en centímetros?:
  - Población: varones.
  - Exposición: PEG.
  - Comparación (implícita): adecuados para la edad gestacional.
  - Resultado que evaluar: al final de la pubertad, diferencia en centímetros con la talla parental media.

La situación también puede presentarse a la inversa: consulta un varón de 4 años por talla baja. En la anamnesis surge que el niño nació a las 38 semanas de edad gestacional con un peso de 2150 g. Así, puede generarse un problema sobre el factor de riesgo relacionado con el motivo de consulta:

- Factor de riesgo: en varones, durante la primera infancia, la talla baja puede estar relacionada con haber nacido pequeño para la edad gestacional como factor de riesgo:
  - Población: varones en primera infancia.
  - Observación: talla baja.
  - Comparación (implícita): talla normal.
  - Resultado que evaluar: aumento de probabilidad de haber nacido PEG como factor de riesgo.

También podría uno preguntarse si los niños nacidos PEG, con talla baja a los 4 años, requieren algún tratamiento para mejorar el pronóstico de talla final. En este caso, se plantea un problema de terapéutica, por lo tanto la pregunta es la siguiente:

- En niños nacidos PEG, que se presentan con talla baja entre los 3 y 6 años de edad, ¿el tratamiento con hormona de crecimiento a 0,5 mg/kg/semana hasta finalizar el crecimiento mejora la estatura al final de la pubertad en relación con la estatura parental media?:
  - Población: varones nacidos PEG con talla baja entre los 3 y 6 años de edad.
  - Intervención: hormona de crecimiento 0,5 mg/kg/semana.
  - Comparación (implícita): no tratado.
  - Resultado que evaluar: al final de la pubertad, diferencia en centímetros con la talla parental media, tratados vs. no tratados.

La pregunta debe ser lo suficientemente precisa, pero también debe ser inclusiva. Una pregunta demasiado puntual va a dar una respuesta demasiado puntual, por lo tanto su aplicabilidad será muy limitada. En el otro extremo, una pregunta demasiado vaga puede no dar respuesta al problema clínico específico. A continuación, se muestran algunos ejemplos de preguntas inadecuadas:

- Pronóstico. En varones nacidos en la maternidad Sardá de la ciudad de Buenos Aires, si son nacidos PEG, ¿el pronóstico de estatura al final del desarrollo puberal estará por debajo de la talla parental media, estimada en centímetros?:
  - Población. Los resultados de esta investigación serán aplicables solamente a los niños nacidos en la maternidad Sardá de Buenos Aires. ¿Deseamos realmente algo tan específico? ¿Hay alguna razón para pensar que niños nacidos en otras maternidades, de otras ciudades, de otros países, tengan un pronóstico diferente?
- Terapéutica. En niños nacidos PEG, ¿el tratamiento con hormona de crecimiento mejora la estatura?:

- Eficacia del tratamiento: falta precisar la población, el régimen de tratamiento y la definición de resultado que evaluar. ¿En todos los niños PEG, o en los niños PEG que no hicieron crecimiento compensatorio espontáneamente antes de los 4 años? ¿Con qué dosis hay que tratarlos? ¿Durante cuánto tiempo hay que tratarlos? ¿Cuál será un resultado satisfactorio y cuál uno no satisfactorio?

Búsqueda bibliográfica

El correcto enunciado de la pregunta, con sus componentes (población, intervención o exposición, comparación, resultado o desenlace que evaluar) son esenciales para identificar las palabras clave pertinentes para realizar la búsqueda bibliográfica en las bases de datos más frecuentemente utilizadas: la Biblioteca Nacional de Medicina (NLM, *National Library of Medicine*), a través de su buscador *PubMed* (https://pubmed.ncbi.nlm.nih.gov), la Biblioteca Cochrane (https://www.cochrane.org/es/evidence), la Biblioteca LILACS (Literatura Latinoamericana y del Caribe en Ciencias de la Salud: https://lilacs.bvsalud.org/es), etc.

Evaluación de la calidad de la evidencia

El análisis crítico de la bibliografía es fundamental para llegar a conclusiones fundamentadas para la toma de decisiones en la práctica clínica diaria. Las estrategias de análisis crítico, descritas en detalle más delante, permiten evaluar la calidad de la evidencia encontrada. Uno de los principales factores que se consideran para analizar la calidad de la evidencia hallada es la adecuación del diseño de estudio utilizado para responder a un problema o una pregunta determinados.

Nivel de evidencia

En la práctica diaria, el profesional de la salud puede encontrarse ante problemas de diferente índole: clínicos, sanitarios o sociales. Para cada tipo de pregunta que se plantee, habrá un tipo de estudio que podrá responderla con mayor calidad de evidencia.

Tomemos, por ejemplo, problemas clínicos. Muy frecuentemente, la pregunta gira en torno a un diagnóstico diferencial, a un factor de riesgo, al pronóstico de una enfermedad o condición clínica, o a la causa, la prevención o el tratamiento de un problema de salud. Si bien distintos tipos de estudios pueden aportar evidencias para resolver la pregunta y tomar una decisión clínica, algunos se adaptan mejor a ciertos problemas, y otros tipos de estudios a responder mejor otras preguntas. Distintas entidades han creado diversos puntajes de recomendaciones y niveles de evidencia, todos con una lógica parecida. En la Tabla 83.1 se ilustran algunos ejemplos.

Para resolver una pregunta sobre un tratamiento, un metaanálisis de varios ensayos clínicos controlados aleatorizados brindará el más alto nivel de evidencia y la mejor recomendación para un problema dado. Para esa misma pregunta, un estudio de casos y controles brindará una evidencia de menor nivel. En cambio, para una pregunta sobre un factor de riesgo, un estudio de casos y controles brinda un muy buen nivel de evidencia. En todos los casos, el nivel de evidencia depende de la calidad con que se hizo el estudio, y la aplicabilidad al paciente individual depende de una serie de circunstancias (*v.* "Análisis crítico de la calidad de la evidencia" más adelante).

Tabla 83.1 Ejemplo ilustrativo del grado de recomendación y nivel de evidencia que genera cada diseño de estudio clínico según el problema o pregunta que se aborda

Recomendación	Nivel de evidencia	Terapia, prevención, etiología y daño	Pronóstico	Factor de riesgo
A	1a	Metaanálisis de ECCA	Metaanálisis de estudios de cohortes prospectivos	Metaanálisis de estudios de casos y controles
	1b	ECCA	Estudio de cohorte prospectivo	Estudio de casos y controles
B	2a	Revisión sistemática de estudios de cohortes	Revisión sistemática de cohortes históricas	
	2b	Estudio de cohortes	Estudio individual de cohortes históricas consecutivas	
	3a	Revisión sistemática de estudios de casos y controles		
	3b	Estudio de casos y controles		
C	4	Series de casos	Series de casos Estudios de cohortes de mala calidad	Series de casos
D	5	Opinión de expertos sin evaluación crítica explícita, basada en fisiología o en investigación teórica		

ECCA: ensayo clínico controlado a eatorizado.

Tipos de estudios clínicos

Según su diseño, los estudios clínicos pueden clasificarse de manera simple en estudios observacionales y estudios de intervención (Algoritmo 83.1). Con el objetivo de fijar las bases de la metodología de la investigación clínica en las que se cimienta el análisis crítico de la calidad de la evidencia, a continuación se describen brevemente las características principales de los diseños de los estudios clínicos elementales más frecuentemente utilizados. No se incluyen acá los diseños de estudios preclínicos ni los utilizados en estudios de salud pública o en investigación en ciencias sociales aplicadas a la salud.

Estudios observacionales

En los estudios observacionales, el investigador observa lo que ocurre, sin intervenir en la asignación de la exposición de los individuos que participan en el estudio.

Según su temporalidad, los estudios observacionales se clasifican de la siguiente manera:

- Estudios longitudinales.
- Estudios de corte transversal.

Los estudios longitudinales se caracterizan porque, durante el período de estudio, las variables son medidas en la muestra en dos o más oportunidades. Mientras que, en los estudios de corte

Algoritmo 83.1 Diseños de estudios primarios utilizados en investigación clínica

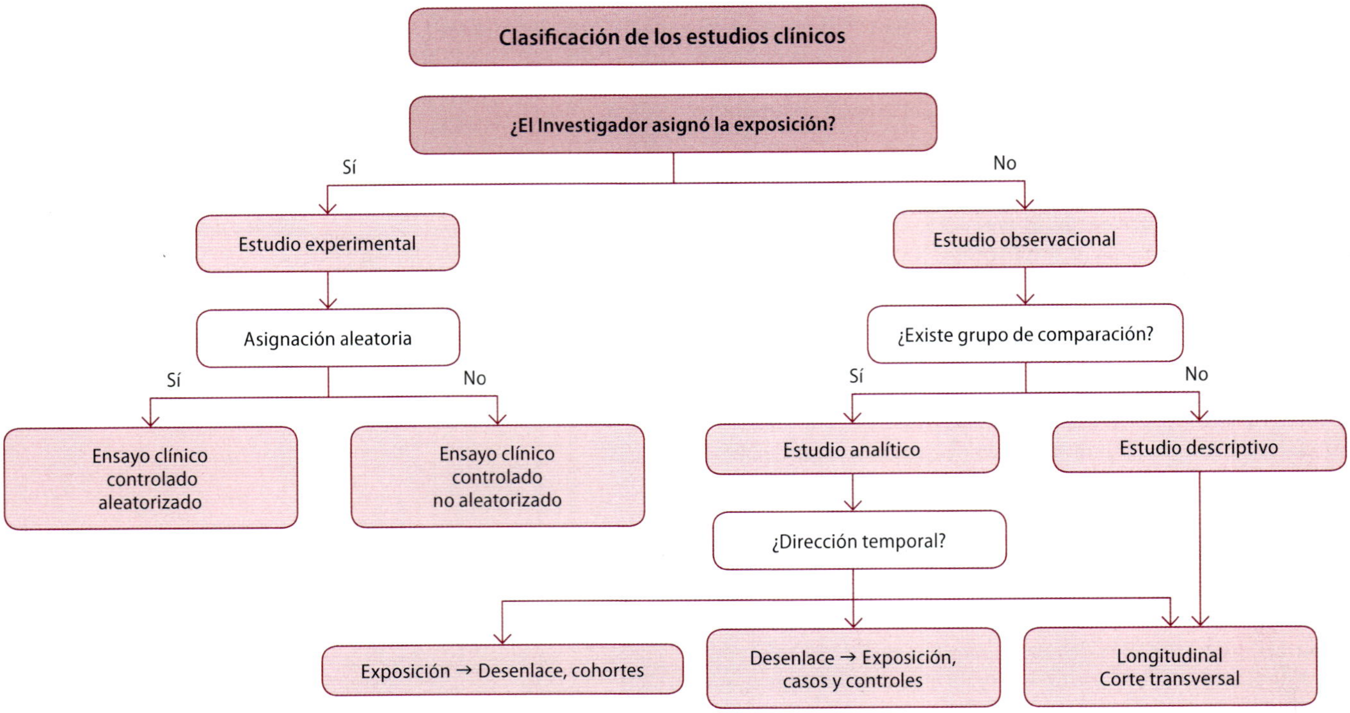

transversal, las variables son medidas en la muestra en una sola oportunidad.

Según la modalidad en que se describen y analizan los resultados, los estudios observacionales se clasifican así:

- Estudios descriptivos.
- Estudios analíticos.

En los estudios observacionales descriptivos, se describe la muestra estudiada, sin realizarse comparaciones. Por el contrario, en los estudios observacionales analíticos se analizan comparativamente los resultados de dos o más grupos, lo que permite realizar asociaciones, por ejemplo, entre una o más exposiciones (factores de riesgo) y uno o más desenlaces.

A su vez, los estudios pueden ser de dos tipos:

- Prospectivos: el estudio se diseña antes de que se midan las variables a estudiar.
- Retrospectivos: el estudio se diseña cuando las variables a estudiar ya fueron medidas.

A propósito de un caso (*case report*) y series de caso (*case series*). La guía *CARE* provee los fundamentos principales para diseñar estos estudios. Estas son sus características fundamentales:

- Son útiles cuando describen casos peculiares o series de casos inesperados (por ejemplo, por su aparición en poco tiempo en el mismo lugar).
- Permiten formular hipótesis (sobre factores de riesgo, efectos adversos, etc.).
- Nunca deben ser utilizados como única evidencia.

Estudios descriptivos de corte transversal o longitudinal (una sola cohorte). Estudian una sola población (o más frecuentemente una muestra o cohorte de esa población), en la cual describen características o variables.

En los estudios de corte transversal (*cross-sectional*), las variables estudiadas se miden una sola vez en la muestra. Por ejemplo: prevalencia de IgG (+) para SARS-CoV-2 en el personal de salud de los hospitales de la provincia de Buenos Aires en marzo de 2020. Se hace una sola determinación por individuo en algún momento del mes. Se informa la prevalencia (cantidad de individuos con prueba positiva) o proporción de prevalencia (porcentaje sobre el total estudiado).

En los estudios longitudinales (*longitudinal*), las variables estudiadas se miden dos o más veces en cada individuo. Por ejemplo: incidencia de IgG (+) para SARS-CoV-2 en el personal de salud de los hospitales de la provincia de Buenos Aires en marzo de 2020. Se hace una medición por semana y se informan la incidencia (casos nuevos cada semana del mes de marzo de 2020) o la proporción de incidencia (porcentaje de casos nuevos sobre el total de estudiados cada semana):

- Son útiles para describir patrones de distribución de variables en una población.
- No permiten establecer asociaciones ni causalidad.

La guía *STROBE* describe los pasos para realizar estudios observacionales (transversales, longitudinales, casos y controles, cohortes).

Estudios de casos y controles (Figura 83.2). Comparan la prevalencia de una exposición (por ejemplo, un factor de riesgo) entre individuos afectados por el desenlace estudiado y aquellos no afectados. Por ello, los grupos de comparación se definen en base al desenlace. Los estudios de casos y controles representan el diseño más sencillo y adecuado para estudiar factores de riesgo (o sea, antecedentes).

Por ejemplo, se desea saber si existe una asociación entre la evolución de los niños internados por bronquiolitis y el bajo peso al ingreso. Se separa a la población (o una muestra de esta) de la siguiente forma:

- Casos: son aquellos en los que ocurrió el desenlace buscado: niños con mala evolución de su bronquiolitis (requirieron internación en unidad de cuidados intensivos [UCI]).

- Controles: son aquellos en los que no ocurrió el desenlace buscado: niños sin mala evolución de su bronquiolitis (no requirieron internación en UCI).

En ambos grupos se calcula la proporción de individuos en la que estaba presente la exposición: bajo peso al ingreso. Los resultados se analizan en una tabla de 2 x 2, calculándose el *odds ratio* (OR) (Figura 83.3):

- Un OR > 1 indica que la exposición estudiada (bajo peso) es un factor de riesgo para el desenlace (necesidad de internación en UCI).
- Un OR < 1 indicaría que la exposición estudiada es un factor protector para el desenlace.
- Un OR ~ 1 indicaría que no hay asociación (ni riesgo ni protección) entre la exposición y el desenlace.

La guía *STROBE* describe los pasos para estudios de casos y controles, así como para otros diseños observacionales.

Estudios de cohortes (Figura 83.4). Comparan la incidencia de uno o más desenlaces entre los individuos expuestos (por ejemplo, a un factor de riesgo) y aquellos no expuestos. Por ello, los grupos de comparación se definen en base a la exposición. Representan el diseño más sencillo y adecuado para estudiar el pronóstico (o sea, la evolución) de una condición clínica. Por ejemplo, se desea saber si existe una asociación entre la evolución de los niños internados por bronquiolitis y el bajo peso al ingreso. Se separa a la población (o una muestra de esta) en dos o más grupos (cohortes):

- Expuestos: son aquellos en los que existe la exposición al factor de riego en estudio, es decir, niños con bronquiolitis que tienen bajo peso.
- No expuestos: son aquellos en los que no existe el factor de riego en estudio, es decir, niños con bronquiolitis que tienen peso normal o alto.

En ambos grupos se hace un seguimiento para ver si presentan el desenlace (requieren o no internación en UCI).

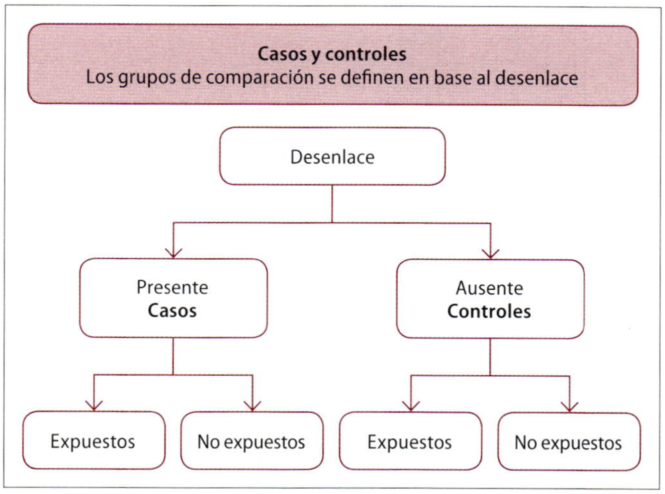

Figura 83.2 Diseño de un estudio de casos y controles.

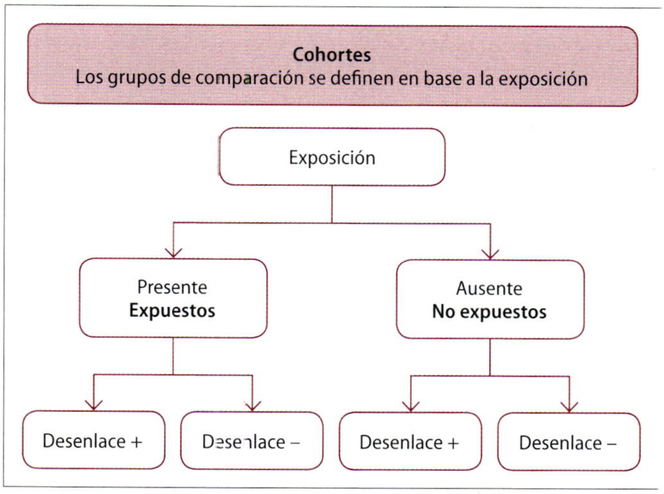

Figura 83.4 Diseño de un estudio de cohortes.

Casos y controles: *odds ratio (OR)*

	Bronq. UCI Desenlace (+) = caso	Bronq. no UCI Desenlace (–) = control	
Expuestos Bronq. bajo peso	Exp. con desenlace 26	Exp. sin desenlace 10	Total exp. Bronq. bajo peso: 36
No expuestos Bronq. peso no bajo	No exp. con desenlace 24	No exp. sin desenlace 40	Total no exp. Bronq. peso no bajo: 64
	Total con desenlace Bronq. UCI: 50	Total sin desenlace Bronq. no UCI: 50	Total Bronq. total: 100

$$\text{OR} = \frac{\text{Exp. con desenlace x no exp. sin desenlace}}{\text{Exp. sin deselace x no exp. con desenlace}} = \frac{\text{Casos exp. x controles no exp.}}{\text{Casos no exp. x controles exp.}} \quad \frac{1040}{240}$$

¿Cuántas más chances (oportunidades) tienen los pacientes que requirieron UCI por bronquiolitis de ser bajo peso?

OR (con IC 95%) >1 → Factor de riesgo
OR (con IC 95%) < 1 → Factor protector
OR (con IC 95%) 1 → Factor no asociado al desenlace

OR = 4,3 (IC 95% 1,8–11,0)
En la muestra: 4,3 veces
En la población: entre 1,8 y 11 veces

Figura 83.3 Análisis de resultados de un estudio de casos y controles mediante el cálculo del OR. Exp.: expuestos; Bronq.: broquiolitis.

Los resultados se analizan en una tabla de 2 x 2, calculándose el riesgo relativo (RR) (Figura 83.5):

- Un RR > 1 indica que el pronóstico es peor (necesidad de internación en UCI) en los individuos expuestos (bronquiolitis con bajo peso).
- Un RR < 1 indicaría que el pronóstico es mejor en los individuos expuestos.
- Un RR ~ 1 indicaría que el pronóstico es similar en los individuos expuestos y en los no expuestos (no hay asociación entre la exposición y el desenlace).

La guía *STROBE* describe los pasos para estudios de cohortes, así como para otros diseños observacionales.

Estudios experimentales (o de intervención)

En este tipo de estudios, la exposición (por ejemplo, a un tratamiento) es asignada por el investigador. En los estudios de intervención, se compara la incidencia de uno o más desenlaces entre los individuos expuestos (por ejemplo, a un tratamiento innovador) y aquellos no expuestos (por ejemplo, recibieron tratamiento convencional). Por ello, al igual que en los estudios de cohortes, los grupos de comparación se definen en base a la exposición. Difieren de aquellos en que la exposición es asignada por el investigador (en los estudios de cohortes, es debida al azar o a la elección del propio individuo).

Los estudios de intervención en humanos con al menos dos grupos se denominan "ensayos clínicos controlados". Cuando la asignación a uno u otro grupo es realizada al azar, se denominan "ensayos clínicos controlados aleatorizados" (ECCA).

Los ECCA son el diseño más adecuado para estudiar la eficacia de una intervención. En el contexto de la metodología de la investigación clínica, se utiliza el término intervención para hacer referencia a cuando el investigador asigna las exposiciones (tratamientos, métodos diagnósticos, etc.) a los grupos en estudio, preferiblemente de manera aleatoria y ciega. Aquí no se considera intervención a cualquier intervención médica (por ejemplo, una intervención quirúrgica), si la elección fue hecha por el médico tratante y/o el paciente, en lugar de haber sido hecha por el investigador del ECCA. De hecho, un ECCA es un estudio de cohortes donde la asignación fue hecha por el investigador (Figura 83.6). Si esto no se cumple, es un simple estudio de cohortes (comparar con la Figura 83.4).

La forma de analizar los resultados es similar a la de estudios de cohortes, con algunas particularidades que exceden el alcance de este capítulo.

La guía *CONSORT* describe los pasos para un ECCA.

Ejemplos de los tipos de estudios clínicos

- El 01/04/2020 se decide estudiar la proporción de trabajadores del Hospital XXXX que tienen una prueba positiva al medirse IgG para coronavirus, haciéndose una sola determinación por persona entre el 01/06/2020 y el 30/06/2020. Es un estudio observacional, de corte transversal, prospectivo.

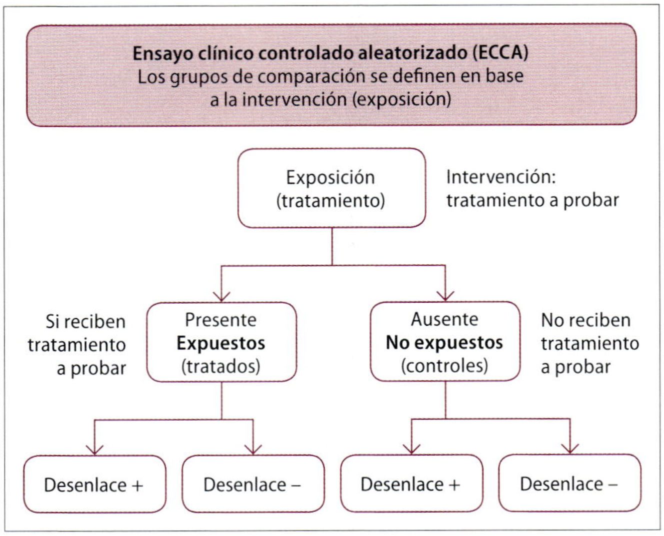

Figura 83.6 Diseño de un estudio de intervención del tipo ensayo clínico controlado aleatorizado.

Cohortes: riesgo relativo (RR)

	Bronq. UCI Desenlace (+) = caso	Bronq. no UCI Desenlace (–) = control	
Exp. Bronq. bajo peso	Exp. con desenlace 16	Exp. sin desenlace 34	Total exp. Bronq. bajo peso: 50
No exp. Bronq. peso no bajo	No exp. con desenlace 5	No exp. sin desenlace 45	Total no exp. Bronq. peso no bajo: 50
	Total con desenlace Bronq. UCI: 50	Total sin desenlace Bronq. no UCI: 50	Total Bronq. Total: 100

$$RR = \frac{\text{Tasa de eventos (incidencia) en exp.}}{\text{Tasa de eventos (incidencia) en no exp.}} = \frac{\text{Exp. con desenlace/total exp.}}{\text{No exp. con desenlace/total no exp.}} \quad \frac{0{,}32}{0{,}10}$$

¿Cuánto más riesgo tienen los niños con bronquiolitis de tener evolución desfavorable (UCI) si son bajo peso?

RR (con IC 95%) > 1 → Peor pronóstico en expuestos
RR (con IC 95%) < 1 → Mejor pronóstico en expuestos
RR (con IC 95%) 1 → Igual pronóstico en expuestos que en no expuestos

RR = 3,2 (IC 95% 1,3–8,0)
En la muestra: 3,2 veces
En la población: 1,3 a 8 veces

Figura 83.5 Análisis de resultados de un estudio de cohortes mediante el cálculo del riesgo relativo (RR). Exp.: expuestos; Bronq.: bronquilitis.

- El 01/07/2020 se decide estudiar la evolución de positividad para coronavirus en trabajadores del Hospital XXXX, habiéndose medido IgG una vez por semana por persona entre el 01/06/2020 y el 30/06/2020. Es un estudio observacional, longitudinal, retrospectivo.
- El 01/09/2019 se decide estudiar si los niños internados por bronquiolitis entre el 01/05/2019 y el 31/08/2019, que tenían un peso < percentil (Pc) 3 para la edad (exposición), tuvieron una evolución peor (por ejemplo, necesidad internación en UCI: desenlace) que los niños con peso entre el Pc 3 y el 97. Es un estudio observacional, de cohortes, retrospectivo.
- El 01/09/2019 se decide estudiar si en los niños internados por bronquiolitis entre el 01/05/2019 y el 31/08/2019, una evolución peor (por ejemplo, necesidad de internación en UCI: desenlace) se asoció en mayor medida con un peso bajo (por ejemplo, < Pc 3 para la edad: exposición) al ingreso. Es un estudio observacional, de casos y controles, retrospectivo.
- El 01/04/2020 se decide estudiar si los niños internados por COVID-19 entre el 01/05/2020 y el 31/08/2020 evolucionan mejor (desenlace) cuando reciben tratamiento con o sin hidroxicloroquina (exposición). Los pacientes reciben o no hidroxicloroquina según sorteo realizado por un centro de aleatorización externo al hospital. Es un estudio experimental (de intervención), ECCA, prospectivo.
- El 01/04/2020 se decide estudiar si los niños internados por COVID-19 entre el 01/05/2020 y el 31/08/2020 evolucionan mejor (desenlace) cuando reciben tratamiento con o sin hidroxicloroquina (exposición). Los pacientes reciben o no hidroxicloroquina según lo que acuerdan sus padres con sus médicos tratantes. Es un estudio observacional, de cohortes, prospectivo.

Análisis crítico de la calidad de la evidencia

Como ya mencionamos, existen criterios para evaluar la calidad de la evidencia publicada sobre un tema. En la sección anterior, analizamos la importancia de usar el diseño de estudio más adecuado a la pregunta o problema clínicos planteados. Además de la elección del diseño correcto, existen otros criterios en el análisis, la mayoría de ellos derivados de la correcta aplicación de cada una de las etapas de los diseños descritas en las guías respectivas.

El nuevo paradigma del enfoque y la enseñanza de la medicina, que tomó fuerza en las décadas de 1970 y 1980, como se explicara en la primera sección, tiene sin embargo raíces bien anteriores. En 1906, el premio Nobel de Literatura George Bernard Shaw, escribía en su obra *The Doctor's Dilemma*: "Ocurre excepcionalmente que un médico haga una contribución a la ciencia; pero ocurre mucho más frecuentemente que saque conclusiones desastrosas de su experiencia clínica dado que carece del conocimiento del método científico y cree, cual un rústico, que no se requiere capacitación para interpretar la evidencia".

Podría entonces suponerse que los artículos publicados en revistas médicas con comité editorial de evaluación (o comité de revisión por pares, *peer review*) son confiables, porque un comité de pares expertos los evaluó y concluyó que podían publicarse. Sin embargo, Drummond Rennie, editor en jefe de la prestigiosa revista JAMA escribió en 1986: "Un problema es que, a pesar de este sistema (de revisión por pares), cualquiera que lea revistas científicas ampliamente y críticamente debe darse cuenta de que hay escasas barreras para que algo sea publicado. Parece no haber estudio demasiado fragmentado, hipótesis demasiado trivial, citación demasiado sesgada o egoísta, diseño demasiado retorcido, metodología demasiado distorsionada, presentación de resultados demasiado inexacta, oscura o contradictoria, análisis demasiado sesgado que sirva a las propias conveniencias, argumento demasiado circular, conclusiones demasiado insignificantes o injustificadas, ni gramática y sintaxis demasiado ofensivas para que un manuscrito termine siendo publicado".

Claramente, cada lector debe contar con las herramientas para poder decidir cuán válido es lo que lee, aun en las revistas de mayor prestigio.

Guía elemental para la evaluación crítica de la bibliografía médica

Esquemáticamente, la evaluación crítica (*critical appraisal*) de un artículo se basa en tres elementos:

- Validez: requiere el análisis de la sección "Diseño y Métodos".
- Importancia: requiere el análisis de la sección "Resultados".
- Aplicabilidad.

La validez de un estudio es evaluada esencialmente leyendo críticamente la sección "Diseño y Métodos" del artículo. A continuación, se enumera un listado de preguntas típicas para analizar la validez de trabajos observacionales:

- ¿Se planteó una pregunta o problema correctamente?
- ¿Se utilizó el diseño adecuado para la pregunta planteada?
- ¿La muestra es suficiente y representativa de la población? ¿Hay un cálculo del tamaño muestral y se explica el muestreo utilizado?
- ¿La definición de los expuestos y los no expuestos está claramente explicada?
- ¿La definición de los afectados (desenlace presente) y los no afectados (desenlace ausente) está claramente explicada?
- ¿Se evitaron sesgos de selección, de memoria, de clasificación, por pérdidas en el seguimiento, etc.?
- ¿La exposición y el desenlace fueron evaluados de la misma manera en todos los grupos?
- ¿El seguimiento fue lo suficientemente prolongado? ¿Hubo un número suficiente de pacientes que llegaron al punto final?
- ¿La conclusión responde la pregunta o el problema planteados?

La importancia de un estudio es evaluada esencialmente leyendo la sección "Resultados" del artículo. A continuación, se ofrece un listado de preguntas típicas para analizar la validez de trabajos observacionales:

- ¿Se expresaron los resultados usando medidas adecuadas para responder a la pregunta?
- ¿Cuál es la precisión de los resultados? ¿Se presentan el intervalo de confianza o el desvío estándar u otra medida de dispersión adecuada?
- ¿Se ajustaron los resultados por factores confundidores?
- ¿Cuál es la trascendencia (magnitud) de los resultados? ¿Cambia un conocimiento previo, agrega nuevos conceptos o cambia conductas médicas? Las diferencias entre los grupos observadas en los resultados, además de ser estadísticamente significativas, deben ser médicamente relevantes.
- ¿La conclusión se basa en los resultados mostrados?

Como vemos, no se hace referencia a las secciones "Introducción" ni "Discusión". El lector debe poder sacar sus propias conclusiones y luego contrastarlas con las de los autores. En "Discusión", podrán encontrar explicaciones propuestas por los autores para justificar hallazgos o conclusiones diferentes de las obtenidas por el lector o por otros autores en trabajos previos.

Además de ser válido e importante, el resultado o la conclusión de un trabajo debe poder ser aplicada al paciente que generó la pregunta o problema. Para analizar la aplicabilidad, las siguientes preguntas pueden ser de ayuda:

- ¿Se parece mi paciente a los del estudio? ¿Mi paciente cumple con los criterios de inclusión/exclusión del estudio? En otras palabras, ¿mi paciente hubiera entrado en este estudio?
- ¿Puede haber habido cambios en el diagnóstico, la evolución o el manejo de la enfermedad estudiada desde que el trabajo fue realizado?

Validez y significado de las mediciones

En las ciencias de la salud, se utilizan numerosas pruebas para diagnóstico, detección, estadificación, seguimiento, vigilancia, predicción, pronóstico u otras razones. Llamamos prueba o test médico a cualquier método para recopilar información sobre el estado de salud actual o futuro de un paciente. Es imprescindible que las pruebas utilizadas en dichos casos hayan sido previamente evaluadas para asegurarse de que son exactas y precisas, y de que miden lo que pretenden medir.

Exactitud y precisión de una prueba

La exactitud es la capacidad de una medición de ser correcta, mientras que la precisión es la capacidad de una medición de dar un resultado con una mínima variabilidad o rango (se conoce también como reproducibilidad, ya que se caracteriza por dar un resultado similar cuando se repite la medición). Surge así que una medición puede ser correcta pero no precisa, o inversamente, puede ser precisa pero no correcta. Por ejemplo, si al ver un niño de 33 kg a la distancia, un pediatra afirma que el niño pesa entre 20 y 60 kg, su predicción es correcta aunque poco precisa. En cambio, si afirma que el niño debe pesar entre 30 y 31 kg, su afirmación es bastante precisa, pero inexacta. Otro ejemplo para ilustrar la precisión o reproducibilidad de un instrumento de medición puede verse en la Figura 83.7, donde se comparan cuatro métodos diferentes para la medición de la glucemia: el método A es exacto y preciso, el método B es exacto pero poco preciso, el método C es preciso pero inexacto y el método D no es ni exacto ni preciso. Cada vez que una medición difiere del valor verdadero, existe un error. Cuando el error es sistemático (p. ej., siempre sobreestima), se denomina sesgo.

Estudios de validación

Todas las herramientas o los métodos de medición deben ser validados para que su aplicación no genere conclusiones incorrectas (con errores o sesgadas). La guía STARD describe los elementos que tener en cuenta para validar herramientas o métodos de medición.

Para validar la precisión o reproducibilidad de una prueba o test, corresponde analizar:

- Variabilidad intraobservador, intramétodo o intraensayo: para ello, cada observador mide varias veces lo mismo, o con el mismo método o ensayo, se mide varias veces lo mismo. Por ejemplo, un ecografista mide varias veces el tamaño del riñón de un paciente usando un ecógrafo.
- Variabilidad interobservador, intermétodo o interensayo: para ello, varios observadores miden la misma cosa, o con varios métodos o con el mismo método pero en días diferentes, se mide la misma cosa. Por ejemplo, tres ecografistas miden el tamaño del riñón de un paciente usando un ecógrafo.

Los factores que influyen en la precisión o reproducibilidad de una medición son las características del instrumento de medición, el grado de participación del operador y la objetividad de la lectura.

Los estudios de validación evalúan además la exactitud, es decir, la capacidad de medir la verdad con respecto al método de referencia (*gold standard*). Estos estudios se realizan cuando se intenta utilizar una prueba más sencilla (menos invasiva, menos costosa, menos laboriosa) que la prueba de referencia. La exactitud de una prueba se estima mediante su sensibilidad, especificidad y valor predictivo. En condiciones ideales, una prueba debería presentar resultados verdaderos positivos (VP) y verdaderos negativos (VN), pero en la realidad suele haber además falsos positivos (FP) y falsos negativos (FN), como se ejemplifica en la Figura 83.8. Allí se ilustra esquemáticamente como VP a los individuos diabéticos con prueba positiva (glucemia en ayunas > 126 mg/dL), VN a los individuos sanos o no diabéticos con prueba negativa (glucemia en ayunas < 126 mg/dL), FP a

Exactitud y precisión de 4 métodos de glucometría

En un paciente en el que se sospechaba una hipoglucemia, se tomó una muestra de sangre. Determinada la glucemia usando el método de referencia, el resultado confirma la hipoglucemia: 37 mg/dL.
Se desea saber cuál de los nuevos cuatro tests para medir glucemia, recientemente propuestos por diferentes proveedores al laboratorio de la institución, es el más exacto y preciso. Para ello, se dividió el remanente de la muestra en 40 fracciones y se midieron 10 fracciones con cada test. Se informan los resultados de las 10 mediciones con cada test, su media y desvío estándar.

Test A 39, 37, 39, 35, 35, 37, 36, 37, 38, 37 mg/dL **Media ± desvío estándar 37 ± 1,4 mg/dL**	Exactitud y precisión
Test B 25, 51, 23, 54, 21, 40, 27, 31, 50, 49 mg/dL **Media ± desvío estándar 37 ± 13 mg/dL**	Sólo exactitud → error
Test C 55, 57, 55, 56, 54, 57, 55, 56, 54, 55 mg/dL **Media ± desvío estándar 55 ± 1,1 mg/dL**	Solo precisión → sesgo (sobreestima)
Test D 95, 27, 105, 46, 37, 115, 55, 116, 94, 25 mg/dL **Media ± desvío estándar 71 ± 37 mg/dL**	Ni exactitud ni precisión

Figura 83.7 Exactitud y precisión de una herramienta de medición: ejemplo con cuatro pruebas para medir la glucemia.

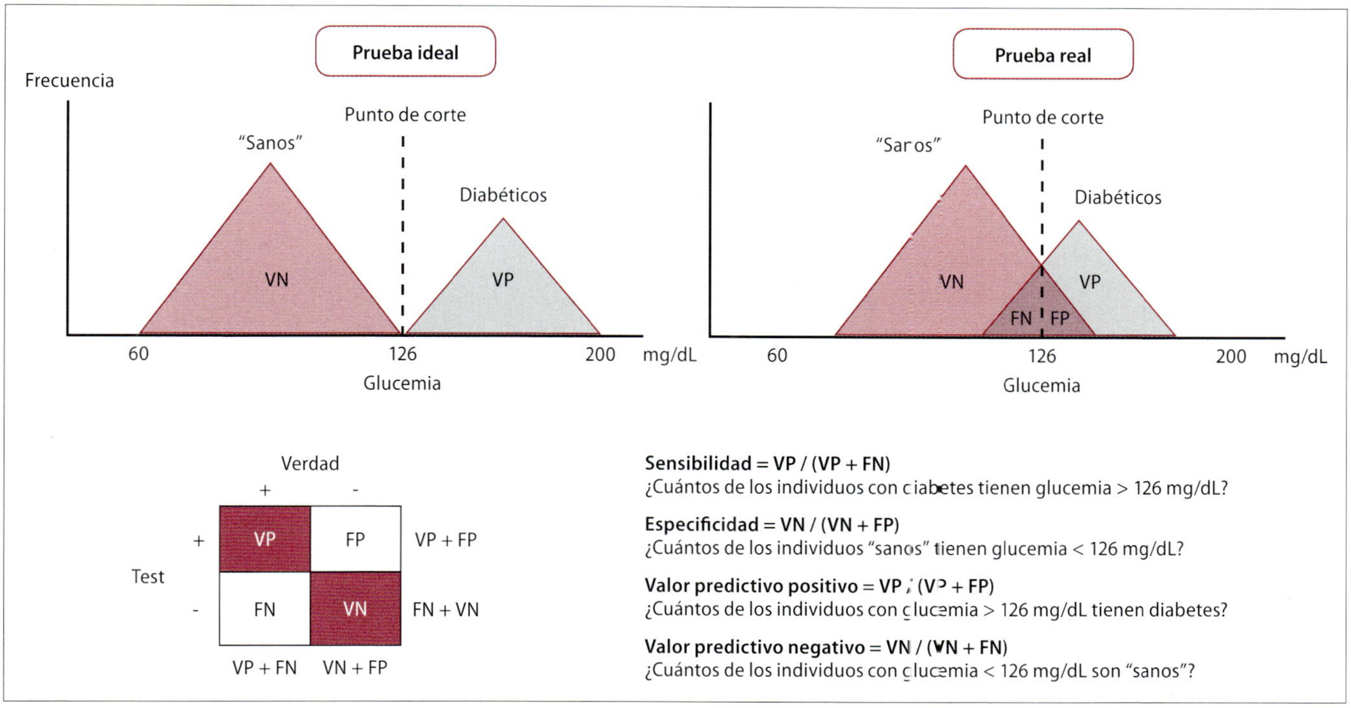

Figura 83.8 Evaluación de la validez de una prueba o test: ejemplo esquemático considerando 126 mg/dL en ayunas como punto de corte para el diagnóstico de diabetes mellitus (simplificación a los fines didácticos). VP: verdadero positivo, o sea la prueba da positivo cuando el individuo está verdaderamente afectado; VN: verdadero negativo, o sea la prueba da negativo cuando el individuo está verdaderamente sano (no afectado); FP: falso positivo, o sea la prueba da positivo cuando el individuo no está afectado; FN: falso negativo, o sea la prueba da negativo cuando el individuo está verdaderamente afectado.

los individuos sanos con prueba positiva (glucemia en ayunas > 126 mg/dL) y FN a los individuos diabéticos con prueba negativa (glucemia en ayunas < 126 mg/dL).

Los parámetros que se utilizan son los siguientes:

- Sensibilidad: mide la capacidad de detectar individuos afectados, lo cual incluye a los VP y FN. Las pruebas con alta sensibilidad son útiles para descartar enfermedad, ya que raramente dan FN. Se utilizan como pruebas de cribado (*screening*).
- Especificidad: mide la capacidad de una prueba de detectar individuos no afectados, lo que incluye a los VN y FP. Las pruebas con alta especificidad son útiles para confirmar un diagnóstico, ya que raramente dan FP.
- Valor predictivo positivo: indica qué proporción de los pacientes que tienen una prueba positiva están realmente afectados.
- Valor predictivo negativo: indica qué proporción de los pacientes con prueba negativa están realmente sanos.

Estos parámetros se ven afectados al cambiar el punto de corte aceptado para distinguir al afectado del sano. Al aumentar el punto de corte, disminuye la sensibilidad y aumenta la especificidad. Asimismo, los valores predictivos se ven afectados por la prevalencia de la afección en la población en estudio. Una prueba con una sensibilidad y una especificidad dadas tiene un valor predictivo positivo más alto en una población con una prevalencia mayor de la enfermedad en estudio que en otra población con una prevalencia menor. O sea, el valor predictivo de una prueba no es universal, sino que varía según la población en estudio.

Utilidad del rendimiento de una prueba en la práctica clínica

En la práctica diaria, el profesional de la salud se enfrenta con la necesidad de hacer diagnósticos diferenciales o estimar el pronóstico de una afección. El uso del resultado de la prueba le permite al profesional ajustar su certeza diagnóstica o pronóstica. Así, por ejemplo, supongamos que ingresa un adolescente al consultorio y el médico se pregunta qué probabilidad hay de que el paciente tenga diabetes mellitus. Una manera relativamente simple de dar una respuesta es conociendo la prevalencia de diabetes mellitus en adolescentes, digamos alrededor de 2 por 1000 (0,2%). Pero, evidentemente, el médico no se va a quedar tranquilo y enviar al adolescente a su casa solamente porque es altamente improbable que tenga diabetes, sino que va a hacer la primera prueba diagnóstica: le pregunta el motivo de consulta, a lo cual el adolescente responde que tiene poliuria y polidipsia. ¿Qué probabilidad hay ahora de que el paciente sea diabético? Se denomina probabilidad preprueba a la probabilidad del diagnóstico antes de hacer la prueba o test, y probabilidad posprueba a aquella luego de realizar la prueba. En este caso, la prueba o test es simplemente una pregunta sobre signos o síntomas, y eleva la probabilidad de que el paciente padezca de diabetes mellitus al, digamos, 20%. Ahora el médico tiene 100 veces más certeza de que el paciente puede tener diabetes mellitus, pero continúa aún con 80% de probabilidades de que el diagnóstico sea otro. No puede tomar una decisión, por lo cual seguirá aplicando más pruebas hasta llegar a un nivel de certeza tal que le permita confirmar o descartar el diagnóstico presuntivo. Dado que el paciente manifiesta estar en ayunas, decide hacer una determinación de la glucemia, que arroja un resultado de 136 mg/dL. Ahora, la probabilidad posprueba del diagnóstico de diabetes mellitus es del 98%, lo cual supera el umbral de tratamiento y el médico decide iniciar la terapéutica correspondiente. Se desprende de este ejemplo hipotético que una prueba, para ser útil en la práctica

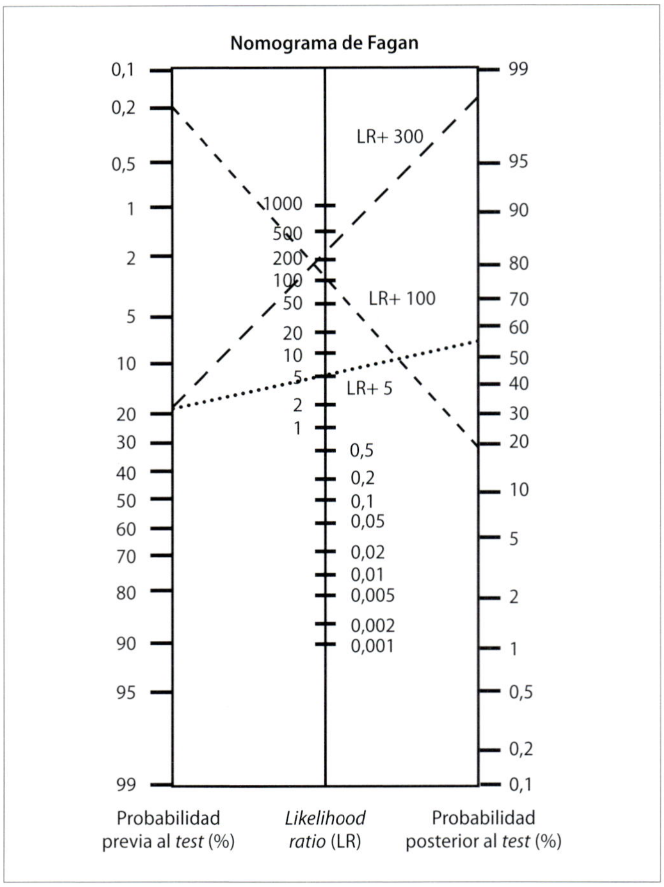

Figura 83.9 Utilidad de una prueba en base a su desempeño, valorado utilizando el nomograma de Fagan. Se ilustra usando tres ejemplos: 1) la probabilidad diagnóstica preprueba es del 0,2%; usando una prueba cuyo LR+ es 100, se logra mejorar la probabilidad diagnóstica posprueba al 20%, pero esta sigue siendo insuficiente para tomar una decisión clínica; 2) tomando esta situación como probabilidad preprueba (20%), utilizando una prueba con un LR+ de 300, se logra una probabilidad diagnóstica posprueba del 98%, lo cual es suficiente para tomar una conducta clínica; 3) si, en cambio, se hubiese solicitado una prueba con LR+ de 5, la probabilidad diagnóstica posprueba habría llegado solamente al 55%, lo que sigue siendo insuficiente para tomar una conducta.

diaria, debe cambiar la probabilidad o certeza de un diagnóstico (lo mismo es válido para un pronóstico). Si el cambio potencial que el resultado de la prueba produce es pequeño (ya sea para confirmar o descartar el diagnóstico presuntivo o para informar sobre un mejor o peor pronóstico de la afección), es altamente probable que no valga la pena someter al paciente a la prueba.

El parámetro que permite evaluar el desempeño de la prueba es la razón de verosimilitud o coeficiente de probabilidad, más frecuentemente conocido por el término inglés *likelihood ratio* (LR). El LR positivo informa sobre la relación entre los VP y los FP de una prueba, mientras el que el LR negativo informa sobre la relación entre los VN y los FN de la prueba. Las fórmulas de cálculo son las siguientes:

- LR (+) = [VP / (VP + FN)] / [FP / (VN + FP)]
- LR (–) = [FN / (VP + FN)] / [VN / (VN + FP)]

Un LR = 1 indica nula utilidad de la prueba. A medida que el LR se aleja de 1 (por ejemplo, un LR+ > 10 o un LR– < 0,1), es indicio de que la prueba tiene un mejor desempeño con fines de diagnóstico o pronóstico. Una modalidad práctica para valorar la utilidad de una prueba se logra utilizando el nomograma de Fagan (Figura 83.9).

En todos los casos, la validez y el desempeño de una prueba deben ser analizados en función del punto de corte elegido para considerar el resultado como positivo o negativo, y el estadio o gravedad de la condición o afección que presenta el paciente. En efecto, una prueba puede ser muy informativa, con sensibilidad, especificidad, valores predictivos y LR altos ante un estadio avanzado de una enfermedad, pero la misma prueba puede ser poco informativa en los estadios iniciales de la enfermedad.

Acceda al eBook para consultar la lista de bibliografía. Consulte las indicaciones en la retiración de tapa.

84

Investigación en pediatría y medicina traslacional

Rodolfo A. Rey

Investigación en pediatría

La generación de conocimientos en cualquier ámbito supone la existencia de investigación subyacente. La pediatría no es una excepción. La investigación puede ser, como hemos visto en el Capítulo 83, observacional o experimental (de intervención). Por motivos diversos, la investigación en pediatría ha adolecido de cierto retraso respecto de la investigación en otras áreas de la medicina.

Perspectiva histórica

La demora en el progreso de la medicina del desarrollo

La mayoría de los conceptos utilizados en las ciencias biomédicas se acuñaron para la biología de adultos. En la larga historia de la medicina, la pediatría es una rama relativamente reciente de la asistencia sanitaria, con aproximadamente doscientos años de existencia. A pesar de que el conocimiento de las enfermedades de la infancia aparece ya en el papiro de Ebers en 1552 a. C., en los escritos de Hipócrates en 400 a. C., Galeno en 200 d. C., Avicena en 990 d. C., hasta en *De morbis puerorum* en 1583, el primer libro impreso sobre niños de Gerónimo Mercuriale, no fue hasta finales del siglo XVIII que se hizo evidente la necesidad de una atención específica de las enfermedades de los niños. En ese momento, se crearon los primeros hospitales infantiles, primero en Europa, con el pionero Hôpital des Enfants-Malades, en París en 1802, y más tarde, en el continente americano, con el Hospital Infantil de Filadelfia en Estados Unidos en 1855 y el Hospital de Niños de Buenos Aires en Argentina en 1875. Los avances en fisiopatología y técnicas quirúrgicas aplicadas a órganos y sistemas específicos en las décadas siguientes dieron como resultado el desarrollo de especialidades médicas. Sin embargo, la pediatría no se dirige a un órgano o sistema, sino a un período del desarrollo y, por lo tanto, a excepción de las enfermedades infecciosas más prevalentes en los niños, los síndromes descritos por observadores pioneros durante el siglo XIX y la primera mitad del siglo XX se focalizaron esencialmente en la medicina del adulto.

No casualmente, también el cuerpo del adulto fue el centro de atención de los eruditos a lo largo de la historia del arte. Leonardo da Vinci en sus dibujos anatómicos y *El hombre de Vitruvio* (siglo XV), Rembrandt en *La lección de anatomía del Dr. Nicolaes Tulp* (siglo XVII) y Thomas Eakins en *La clínica de Agnew* (siglo XIX) dibujaron o retrataron los cuerpos de hombres o mujeres adultos. Por lo tanto, no es de extrañar que los estudios médicos se hayan centrado tradicionalmente en la anatomía, la histología, la fisiología y la patología del adulto. Los libros de texto de anatomía más populares, como el de Rouvière y el de Testut-Latarjet en las escuelas de origen europeo y el de Gray en América del Norte, están casi enteramente dedicados al estudio del cuerpo adulto. Lo mismo ocurre con los libros de texto de histología, fisiología y patología en medicina humana y veterinaria, odontología o incluso biología general. La embriología, la biología del desarrollo y la pediatría son materias específicas que representan una parte menor en los planes de estudios universitarios de medicina, odontología y biología. De hecho, cuando un estudiante o un médico hablan, por ejemplo, de la glándula suprarrenal, es instintivo pensar en la glándula adulta, a menos que se aclare específicamente que se trata de la suprarrenal del feto o del niño en desarrollo. Y las diferencias no son solo de tamaño…

La persistente demora en el desarrollo de la investigación clínica en pediatría

La población pediátrica es, con justicia, considerada una población vulnerable para su inclusión en estudios de investigación, más aún cuando se trata de diseños de intervención como son los que se utilizan en la investigación fármaco-clínica o de otras medidas terapéuticas. Sin embargo, el exceso de celo al utilizar dicha consideración ha hecho que la investigación en pediatría sufriera un retraso considerable respecto de la investigación médica en adultos, provocando así un efecto contrario al buscado y haciendo de la población pediátrica un grupo más desamparado en cuanto al conocimiento basado en evidencias. Muchos de los tratamientos utilizados en niños son estrictamente *off-label*, ya que no existen ensayos clínicos que los avalen en la edad específica, usándose, por ejemplo, dosis de medicamentos calculadas por kilogramo de peso en base a la dosis que se administra en el adulto, sin que existan estudios de farmacocinética o farmacodinamia que provean evidencias adecuadas a la fisiología en la infancia o la adolescencia, que bien sabemos puede diferir bastante de la del adulto.

Fases de la investigación

El conocimiento biomédico se construye en base a la conjunción del producto de la investigación preclínica, de la investigación clínica y de la investigación sanitaria (posclínica) (Figura 84.1).

Investigación preclínica

Investigación preclínica es toda aquella observación o experimentación que se realiza antes de llegar a la investigación con sujetos, datos o muestras humanas. Su objetivo es sentar las bases para la investigación clínica. Podemos distinguirla de la investigación básica debido a que la investigación preclínica presume una intención de avanzar a la investigación en humanos, en tanto que la investigación básica no necesariamente apunta a generar conocimientos aplicables a la clínica, sino que puede tener como objetivo generar conocimientos generales de la biología.

Tipos de investigación preclínica

La investigación preclínica puede realizarse *in vitro*, *ex vivo*, *in silico* o *in vivo*.

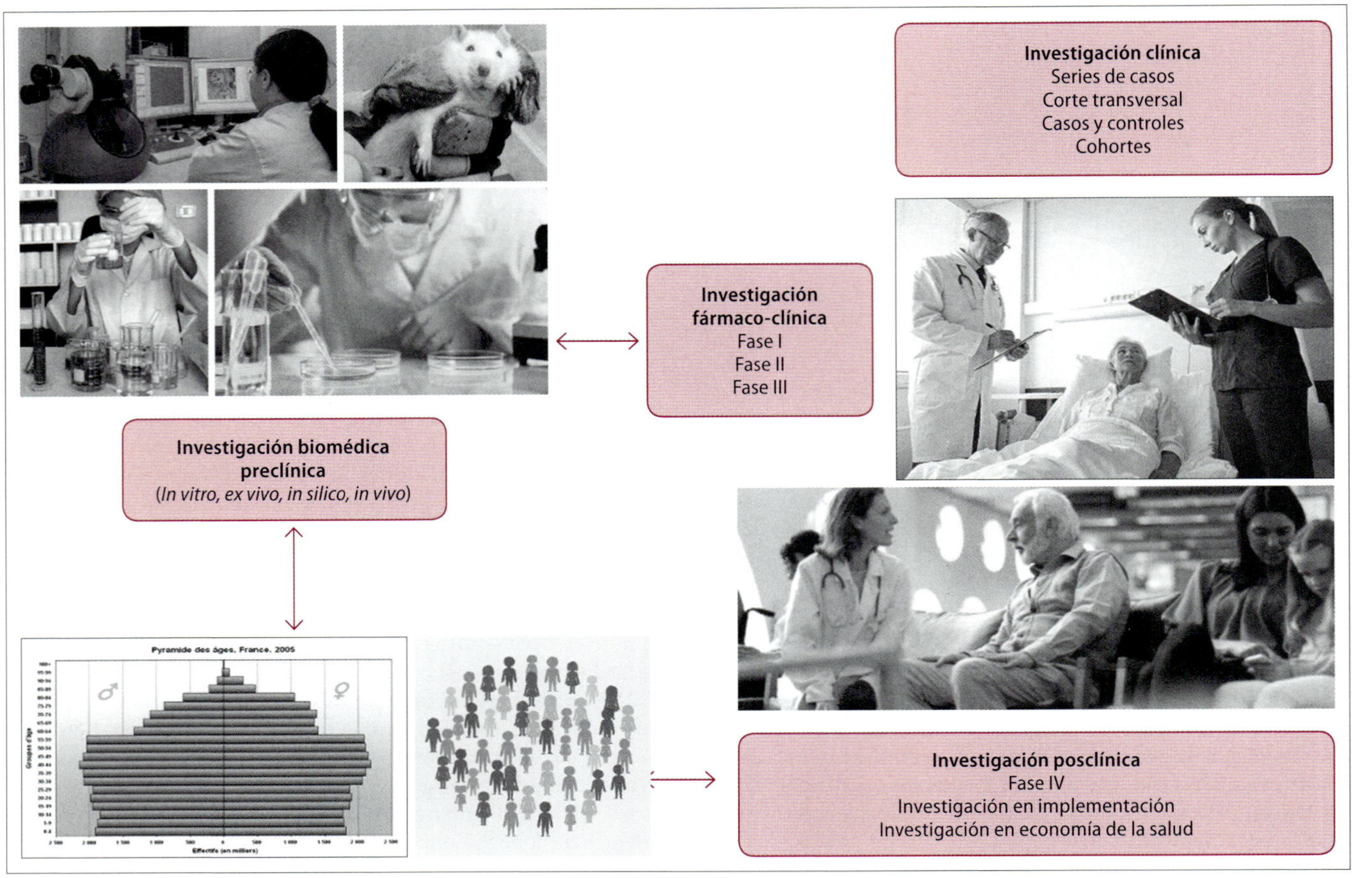

Figura 84.1 Etapas de la investigación en salud.

Investigación *in vitro*. Se basa en la realización de experimentos en tubos de ensayo, o generalmente en un ambiente controlado fuera de un organismo vivo, sin utilizar muestras biológicas humanas. Este tipo de investigación incluye los estudios en células fuera de un organismo (por ejemplo, en cultivos celulares). Muchos experimentos en biología celular son llevados a cabo en cultivos de células fuera del organismo. Este tipo de investigación es más apropiado para deducir un mecanismo de acción, ya que con menos variables, los resultados son generalmente más específicos que cuando se usa la investigación *in vivo*.

Investigación *ex vivo*. Se refiere a los experimentos o medidas realizados en tejidos biológicos en un ambiente artificial fuera del organismo, con mínimas alteraciones de las condiciones naturales. Las condiciones *ex vivo* permiten experimentos en células o tejidos de organismos bajo condiciones más controladas de lo que son posibles en experimentos *in vivo* (en el organismo intacto), a costa de alterar el medio natural. Una ventaja principal de la experimentación *ex vivo* es la realización de investigaciones que no serían posibles o éticas en sujetos vivos (humanos o animales).

Investigación *in silico*. Es aquella que se realiza usando una computadora o vía simulación computacional. Las técnicas de predicción *in silico* pueden clasificarse en diferentes métodos: modelos físicos o bioquímicos relevantes para modelar una estructura biológica (modelado molecular), técnicas para explicar los fenómenos biológicos (sistemas expertos) y métodos que se derivan de predicciones de un entrenamiento conjunto de datos determinados experimentalmente (*machine learning*).

Investigación *in vivo*. Se refiere a la que se realiza en organismos íntegros, en general animales cuando hablamos de investigación preclínica. Es más apropiada para la observación de efectos finales y totales de un experimento en el sujeto viviente, pues pone en marcha todos los mecanismos de regulación en el individuo y en su relación con el medioambiente.

Debemos aclarar, sin embargo, que el concepto de investigación preclínica con el objetivo de generar conocimientos que guiarán posteriormente la investigación clínica es una simplificación esquemática. Habitualmente, una pregunta o problema –que puede surgir de una observación en humanos o de una observación proveniente de la investigación básica– lleva a desarrollar un proyecto de investigación en el modelo más adecuado (*in vitro, ex vivo, in silico, in vivo*) del cual se obtiene un conocimiento que, aplicable a la clínica directamente o luego de investigaciones clínicas, seguramente generará nuevas preguntas, que a su vez llevarán a desarrollar nuevos proyectos de investigación. Ello constituye el círculo virtuoso de la investigación (Figura 84.2).

Investigación preclínica con fines regulatorios (fármacos o dispositivos médicos)

Cuando la investigación preclínica se realiza con fines de desarrollar fármacos, dispositivos médicos u otras herramientas para el diagnóstico o la terapéutica en humanos, esta debe ajustarse a reglamentaciones específicas. Así, por ejemplo, las agencias regulatorias –como la ANMAT en la Argentina, la FDA en Estados Unidos o la EMA en Europa– tienen exigencias antes de que un fármaco o dispositivo sea probado en humanos. Dichas pruebas

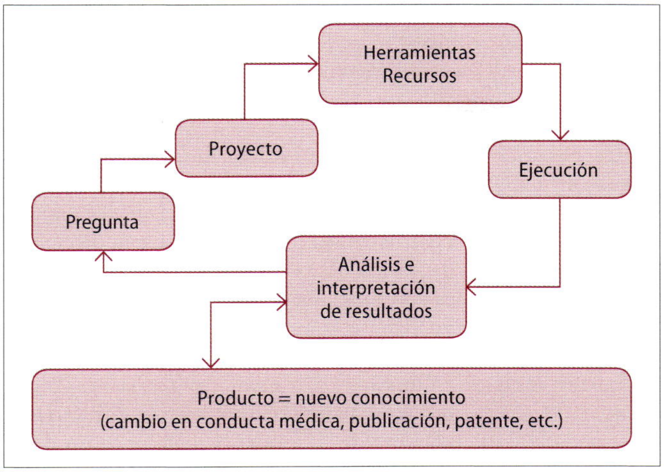

Figura 84.2 Círculo virtuoso de la investigación.

deben realizarse bajo consignas conocidas como buenas prácticas de laboratorio (BPL, o GLP por *Good Laboratory Practices*).

En la Disposición 6677/2010, que aprueba el Régimen de Buena Práctica Clínica para Estudios de Farmacología Clínica, la ANMAT regula los procedimientos de farmacología preclínica, mediante los cuales debe estudiarse la farmacodinamia general de la droga (actividad terapéutica potencial y otras acciones no buscadas, así como los mecanismos de acción posibles del producto y/o de sus metabolitos: sistemas cardiovascular, respiratorio, nervioso central, nervioso vegetativo, neuromuscular, urinario, endocrino, digestivo, etc.), farmacodinamia especial (efectos farmacodinámicos según las indicaciones propuestas, curvas dosis/efecto y tiempo/efecto), interacciones farmacodinámicas, farmacocinética (velocidad y magnitud de absorción, el modelo de distribución, biotransformación, velocidad y vías de eliminación y localización en los tejidos, a dosis única y dosis repetida, en animales normales y gestantes, etc.), toxicología aguda, subaguda a dosis repetida y crónica a dosis repetida (incluyendo efectos sobre la fertilidad, la embriotoxicidad, la teratogenicidad y la toxicidad prenatal y posnatal, actividad mutagénica, carcinogenicidad *in vivo* e *in vitro* u otros estudios como resultados de irritación local y de sensibilización según la naturaleza del producto). Un capítulo especial se dedica a los productos de origen biológico, tales como vacunas, sangre y derivados, alérgenos, terapias génicas, proteínas recombinantes y otros productos de origen animal o celular.

Los estudios de toxicología preclínica deben realizarse en tres especies, de las cuales una debe ser no roedora, y probarse por lo menos dos vías de administración, una de ellas relacionada con la propuesta para el uso humano, mientras la otra debe asegurar la absorción del fármaco.

Investigación clínica

El término "investigación clínica" se asocia habitualmente a investigación en seres humanos o investigación en salud humana. La investigación en salud humana es importante para la sociedad, ya que permite mejorar la calidad de vida, la protección de la salud y la atención de la enfermedad de sus individuos. La investigación en salud humana comprende tanto los estudios epidemiológicos como la investigación biomédica y los ensayos clínicos que evalúan una intervención preventiva, diagnóstica o terapéutica sobre la enfermedad.

A veces no es fácil identificar si lo que se está haciendo es investigación. Una definición práctica es que se está haciendo investigación cuando se busca respuesta a una pregunta para aplicarla no solo en la situación que le dio origen (por ejemplo, a un único paciente) sino que se generalizará ese conocimiento (por ejemplo, a todos los pacientes con características clínicas parecidas).

Según las normas internacionales y la legislación nacional, toda investigación que involucra seres humanos debe basarse en valores éticos fundados en el respeto por la dignidad de las personas, el bienestar y la integridad física y mental de quienes participan en ella. Por ello, toda investigación que involucre a seres humanos –ya sean intervenciones directas o el uso de muestras biológicas o datos de historias clínicas– debe ser evaluada y aprobada por un comité de ética en investigación.

Hay que distinguir un comité de ética en investigación de un comité de bioética. El comité de bioética aborda problemas éticos relacionados con un caso en particular (p. ej., si corresponde o no seguir haciendo intervenciones invasivas en un paciente). En cambio, el comité de ética en investigación evalúa proyectos de investigación, que buscan respuestas generalizables (aplicables a otros individuos o casos similares).

La mayoría de los documentos relacionados con la ética de la investigación en seres humanos se basan en la Declaración de Helsinki de la Asociación Médica Mundial. En la Argentina, el Ministerio de Salud de la Nación aprobó en 2011 la Resolución 1480/2011 Guía para Investigaciones con Seres Humanos. A su vez, cada provincia dispone de su reglamentación propia.

La investigación clínica abarca todos los tipos de diseño de investigación descritos en el Capítulo 83: estudios observacionales (a propósito de un caso, series de casos, estudios de corte transversal, estudios longitudinales, estudios de casos y controles, estudios de cohortes) y estudios de intervención, que se describen brevemente a continuación. No debe limitarse el concepto de investigación clínica a los ensayos clínicos farmacológicos o a aquellos que estudian dispositivos médicos.

Ensayos clínicos para probar fármacos o dispositivos

Los estudios clínicos cuyo objetivo es probar fármacos o dispositivos médicos deben además ajustarse a reglamentación particular (ANMAT, EMA, FDA). La mayoría de dichas reglamentaciones se basan en las guías de Buenas Prácticas Clínicas (BPC o GCP, *Good Clinical Practices*), generadas por la Conferencia Internacional de Armonización (ICH, *International Conference of Harmonization*). A nivel regional, la Organización Panamericana de la Salud ha generado guías de BPC y, en particular, se encuentra en discusión una guía para la investigación clínica en pediatría. El interés en la población pediátrica se basa en la necesidad de brindar protección adecuada a las poblaciones vulnerables, por ser más débiles y tener mayor riesgo durante la experimentación con los nuevos medicamentos. Los niños son considerados sujetos a riesgo o huérfanos terapéuticos, por ser sometidos a tratamientos que solo han sido evaluados en adultos, sin que se haya probado aún su eficacia y su seguridad en la edad pediátrica, y porque para algunas enfermedades propias de la infancia, no existen suficientes laboratorios farmacéuticos y centros productores que provean de fármacos efectivos y seguros para aquellas.

En nuestro país, la reglamentación nacional que regula los ensayos de farmacología clínica es la Disposición 6677/2010 de la ANMAT. Todos los ensayos clínicos de fases I, II y III deben tener autorización de la ANMAT para ser realizados, además de haber sido aprobados por los respectivos comités de ética en investigación. Asimismo, algunos estudios de fase IV requieren autorización previa de la ANMAT.

La fase I es la introducción inicial de un nuevo fármaco en seres humanos para determinar su metabolismo, acciones farmacológicas, efectos secundarios con dosis crecientes y, si fuera posible de obtener, evidencia temprana sobre la eficacia. Incluye el estudio de variaciones entre subpoblaciones e interacciones con ingesta de alimentos u otros fármacos. Estos estudios fundamentan el uso del producto en las fases sucesivas. Típicamente, los estudios de fase I son monitoreados muy cercanamente (dado que es la primera vez que la droga se administra a seres humanos) y pueden ser llevados a cabo en sujetos voluntarios sanos o, en alguna ocasión, en pacientes. En cada ensayo realizado en esta fase suelen participar entre veinte y cien sujetos.

En la fase II se determinan la eficacia y la seguridad de diferentes rangos de dosis. De ser posible, también, se establecen las relaciones dosis-respuesta, con el objeto de obtener sólidos antecedentes para el diseño de estudios terapéuticos ampliados. En ellos participan entre cien y trescientos pacientes, y son estudios terapéuticos exploratorios.

Los estudios de fase III son realizados en grandes y variados grupos de participantes con el objetivo de determinar tanto el balance beneficio-riesgo a corto y largo plazo de la o las formulaciones propuestas como el valor terapéutico relativo de manera general. Se exploran el tipo y el perfil de las reacciones adversas más frecuentes y las características especiales del medicamento como, por ejemplo, las interacciones clínicamente relevantes y los factores modificatorios principales del efecto, tales como la edad, etc. Suelen realizarse en más de mil pacientes. Los resultados obtenidos en los estudios llevados a cabo en la fase III proporcionan la base para la aprobación del fármaco por las agencias regulatorias. Estos son los típicos ECCA (ensayos clínicos controlados aleatorizados).

Investigación posclínica

La investigación en salud no termina con el descubrimiento de un nuevo método diagnóstico o un nuevo tratamiento aprobados por la comunidad (*v.* Figura 84.1).

Si bien algunos estudios se realizan, como hemos visto, en miles de pacientes para comprobar la eficacia y la seguridad de un método diagnóstico o un medicamento, es necesario estudiar a continuación el impacto que dichas intervenciones tienen en los indicadores de salud de la población. El ensayo clínico es una situación ideal, en la cual los investigadores ponen toda su atención en los sujetos que participan en la investigación. Pero ¿el nuevo método diagnóstico o tratamiento tendrán los mismos efectos en la vida real, cuando no haya un equipo de investigación siguiendo de cerca a los pacientes?, ¿el nuevo medicamento tendrá efectos indeseables poco frecuentes que no se hayan percibido en mil pacientes pero que se noten cuando sean millones los que lo toman?, ¿tendrá efectos no deseados en alguna subpoblación: niños, embarazadas, etnias?, ¿será costo-efectivo?, ¿mejorará, por ejemplo, un nuevo antibiótico la tasa de hospitalizaciones o muertes?

Para responder a esta serie de preguntas es necesario realizar estudios de gran magnitud, muchas veces poblacionales, a partir de registros (por ejemplo, los registros de farmacovigilancia, de gastos en salud, de indicadores de morbilidad y mortalidad, etc.). Estas investigaciones buscan comprender los efectos que produjo la implementación de nuevas intervenciones, por ello suele conocerse como investigación en implementación.

En investigación fármaco-clínica, estos estudios se conocen como de fase IV: son estudios llevados a cabo luego de aprobada la comercialización del medicamento para establecer el valor terapéutico, la aparición de nuevas reacciones adversas y/o la confirmación de la frecuencia de las conocidas y las estrategias de tratamiento.

Medicina traslacional

El término "traslacional" es un neologismo. No existe como entrada en el diccionario de la Real Academia Española. Se trata de un anglicismo, originado en la palabra *translation*, que significa 'traducción'. La medicina traslacional se refiere a la disciplina que aplica al campo de la medicina los principios de la investigación traslacional, o sea la traducción en aplicaciones concretas de los descubrimientos realizados como consecuencia de la investigación de teorías o hipótesis científicas.

Existen muchos sinónimos para medicina traslacional, por ejemplo, ciencia médica traslacional o investigación enfocada en enfermedades. Inicialmente, se la asoció con el concepto de la investigación que va de la mesada del laboratorio a la cama del paciente (*from bench to bedside*). Como veremos, eso es solo una parte de la medicina traslacional.

La Sociedad Europea de Medicina Traslacional (*European Society for Translational Medicine*, EUSTM) define a la medicina traslacional como una rama interdisciplinaria de la investigación biomédica que se apoya en tres pilares principales: la mesada del laboratorio, la atención médica y la comunidad, y cuya meta es combinar disciplinas, recursos, experiencias y técnicas para promover mejorías en la prevención, el diagnóstico y el tratamiento de enfermedades. Se basa también en la epidemiología intervencionista.

Historia del concepto de medicina traslacional

El término "investigación traslacional en medicina" apareció por primera vez en una publicación indizada en *Pubmed* en 1993 (Mulshine y cols., *Scientific basis for cancer prevention, Cancer 72* (3 Suppl): 978-83) en relación con la aplicación de la biología molecular en la identificación de biomarcadores para mejorar el éxito de las estrategias preventivas en el control del cáncer. El uso del término permaneció escaso durante la década de 1990, pero hizo una explosión en los años 2000, con más de 16 000 artículos que lo han utilizado hasta la actualidad. Asimismo, numerosas revistas científicas han sido creadas para publicar trabajos de investigación traslacional.

Sin embargo, parece difícil concebir que la aplicación de conocimientos básicos en medicina comenzara recién en la última década del siglo XX. Un análisis rápido de la historia de la investigación biomédica demuestra que, si bien el término "investigación traslacional" es de uso relativamente reciente, su práctica data de los inicios mismos de la investigación.

Una de las características de la investigación traslacional es que se trata de un proceso largo, si bien tiene tendencia a acortarse gracias a la revolución tecnológica de las últimas décadas. Veamos un ejemplo de cuando aún no recibía la denominación actual: en la década de 1940-1950, el biólogo francés Alfred Jost demostró en conejos que el testículo producía algún factor que provocaba la regresión de los conductos de Müller durante la vida fetal; en ausencia de ese presunto factor, en el conejo macho se desarrollaban el útero y las trompas de Falopio. Recién en las décadas de 1970 y 1980, la médica pediatra endocrinóloga e investigadora Nathalie Josso, discípula de Jost, y su equipo demostraron que ese factor, la hormona antimülleriana (AMH), era una glucoproteína secretada por las células de Sertoli del testículo. Hasta allí, se trataba de investigación biomédica básica sin aplicación clínica alguna. Pero vieron además que, si bien su función tenía lugar en la vida fetal, la AMH continuaba siendo producida por el testículo durante toda la infancia. Como pediatra endocrinóloga, Nathalie Josso era consciente de la falta de marcadores sanguíneos que permitieran evaluar la función testicular en niños antes de la pubertad (de hecho, la hormona testicular clásica –la testosterona– no circula en niveles detectables durante la infancia normal). Pensó entonces que la AMH podría ser útil como herramienta diagnóstica y decidió desarrollar un método de medición de AMH, para lo cual generó anticuerpos monoclonales y policlonales. Así, en 1990 publicó cómo evoluciona la AMH sérica en el niño durante la infancia y la pubertad. Dicho método de medición hormonal fue posteriormente utilizado para estudiar la función testicular en numerosas patologías, lo cual llevó a la empresa Beckman Coulter a producirlo de forma industrial para comercializarlo. Desde fines de los años 1990 hasta la actualidad, la AMH se ha consagrado como el biomarcador más útil para el diagnóstico en la patología testicular en edad pediátrica.

El descrito es un ejemplo de cómo, durante décadas, la investigación básica y la clínica estuvieron estrechamente relacionadas. Las preguntas generadas por el clínico eran investigadas en el laboratorio por los mismos profesionales de la salud –médicos, odontólogos, bioquímicos, farmacéuticos– que realizaban los experimentos y analizaban los resultados. Agencias dedicadas a financiar la investigación en salud, como los Institutos Nacionales de Salud de Estados Unidos (*National Institutes of Health*, NIH), apoyaban esencialmente grupos de investigación así constituidos. Un cambio comenzó a notarse en los Estados Unidos en la década de 1970, con el desarrollo y el crecimiento exponencial de la biotecnología y la biología molecular y su aplicación a la biología celular, la inmunología, el cáncer, la genética y la biología de las células madre, entre otras disciplinas. La investigación biomédica básica comenzó a separarse, transformándose en una disciplina en sí misma, a la que acceden pocos profesionales de la salud. La gran parte de la investigación biomédica quedó en manos de científicos altamente especializados, doctorados en disciplinas biomédicas no clínicas.

Diferentes miradas de la medicina traslacional

Si bien hay un acuerdo generalizado en que la medicina traslacional apunta a traducir en aplicaciones concretas los descubrimientos realizados en experimentos de laboratorio o en intervenciones epidemiológicas con el fin de reducir las necesidades de salud aún insatisfechas, el término puede ser interpretado de manera distinta por los diferentes actores del sistema.

Así, para muchos que se basan en el concepto de la investigación que va de la mesada del laboratorio a la cama del paciente, se trata de generar conocimientos en ciencias básicas para producir nuevas opciones de diagnósticos o tratamientos. En otras palabras, hacer medicina traslacional es traducir efectivamente el conocimiento sobre nuevos mecanismos y técnicas en nuevos enfoques de prevención, diagnóstico y terapéutica para mejorar la salud.

En cambio, los investigadores en salud pública ven a la medicina traslacional como la ciencia que asegura que los descubrimientos sobre prevención, diagnóstico y terapéutica sean realmente aplicados a la población y se implementen correctamente. Así, por ejemplo, el descubrimiento de una nueva droga es el punto final para la investigación traslacional de la mesada del laboratorio a la cama del paciente, pero es solamente el punto de inicio según el enfoque de la investigación en salud pública.

Es claro, entonces, que la investigación traslacional en medicina requiere de la participación e interacción de numerosos actores, comenzando por aquel que hace una observación en un paciente o grupo de pacientes, lo cual le genera un problema clínico que deberá traducir al investigador básico para que este, usando modelos experimentales, pueda generar un nuevo conocimiento que trate de dar respuesta al problema planteado. Este nuevo conocimiento deberá ser traducido en una aplicación clínica (preventiva, diagnóstica, predictiva, pronóstica, terapéutica) cuya aplicación a pacientes similares a los que generaron la pregunta de investigación debe ser correctamente implementada y sus resultados, analizados (Figura 84.3).

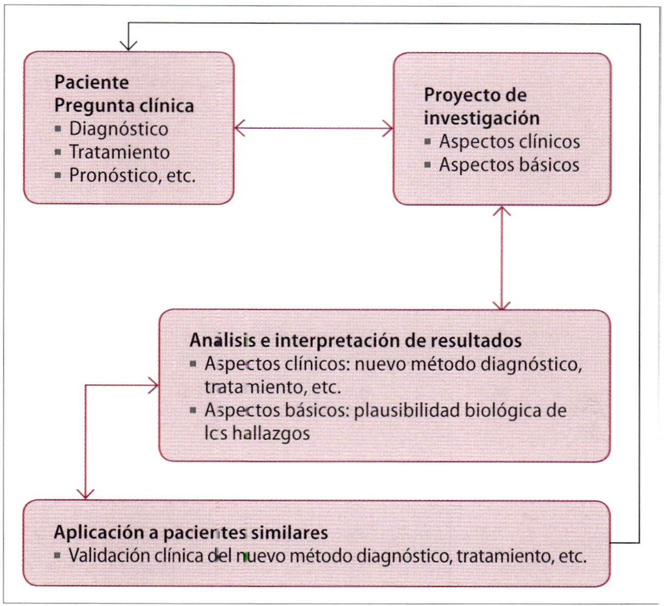

Figura 84.3 Componentes de la investigación traslacional en medicina: desde la cama del paciente a la mesada del laboratorio y de regreso al paciente y a la población.

Las brechas en la medicina traslacional

El sistema de investigaciones biomédicas y la práctica clínica evolucionaron durante años en caminos divergentes. Por un lado, los subsidios de investigación han sido otorgados a investigadores sobre la base de su producción científica en términos de cantidad y calidad de publicaciones realizadas en revistas científicas, en lugar de serlo sobre la base de los avances que estos produjeron en términos de mejorías en la calidad de la salud. Por su parte, los profesionales de la salud han concentrado su actividad en la atención de pacientes, con escasa inclinación por dedicar tiempo a la investigación básica, cada vez más compleja. Como consecuencia de todo ello, la interacción bidireccional entre la cama del paciente y la mesada del laboratorio sufrió un notable deterioro hasta el comienzo del siglo XXI.

Conscientes de ello, instituciones como el Instituto de Medicina de los Estados Unidos (*Institute of Medicine*, IOM) tomaron la iniciativa para intentar revertir la situación. La Mesa Redonda de Investigación Clínica (*Clinical Research Roundtable*) del IOM abordó el problema a partir de junio de 2000, identificando dos obstáculos o brechas traslacionales (Figura 84.4), responsables de trabar la traducción de nuevos conocimientos científicos básicos en la generación de estudios clínicos aplicables y en la generación de toma de decisiones en el área de la salud.

La primera brecha traslacional (T1) estaba asociada al enfoque usado por las agencias que financian la investigación biomédica. Los investigadores básicos solían recibir poco incentivo

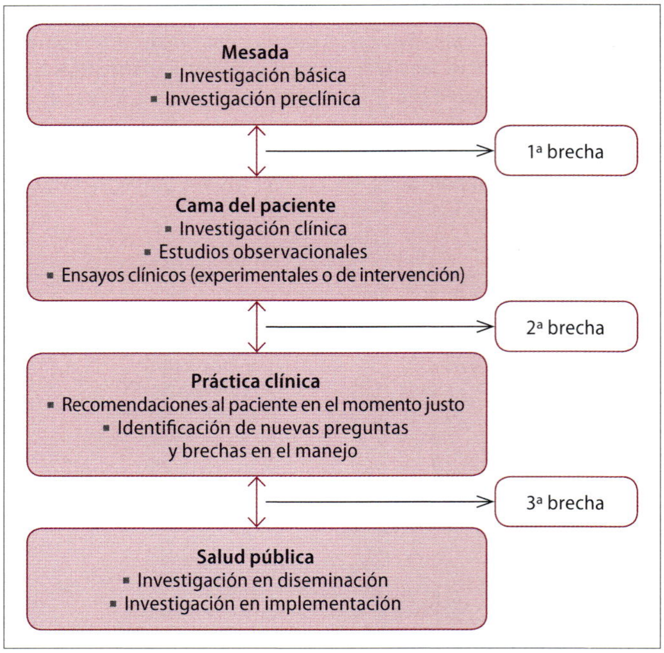

Figura 84.4 Brechas en la investigación traslacional en salud.

para generar conocimientos aplicables: la potencial producción de patentes se contrapone inicialmente a la publicación en revistas científicas, lo cual ponía en riesgo la carrera científica. Así, la investigación biomédica básica se alejó progresivamente del objetivo de generar conocimientos directamente aplicables a la salud, y los científicos dejaron de tener ideas concretas sobre las necesidades reales de la medicina. Cuando el Dr. Zerhouni se hizo cargo del NIH en 2002, notó que había una brecha creciente entre la investigación básica y la clínica, que impedía el progreso y la alejaba de su objetivo original: "NIH son las siglas de Institutos Nacionales de la Salud, no de Institutos Nacionales de la Investigación Biomédica Básica", era el grito desafiante del biólogo molecular Alan Schechter del propio NIH.

La segunda brecha traslacional (T2) afectaba la traducción de los resultados de estudios clínicos en la toma de decisiones de salud en la práctica médica diaria, lo cual impedía que los conocimientos generados en estudios clínicos resultaran en mejoras en la calidad de la salud de la población.

La Mesa Redonda de Investigación Clínica del IOM se propuso articular cuatro grandes desafíos para enfrentar los problemas detectados:

1. Incrementar la participación pública en estudios clínicos.
2. Desarrollar mejores sistemas de información para el trabajo en red (basado en la tecnología informática: historias clínicas informatizadas, etc.).
3. Generar suficientes recursos humanos adecuadamente formados en investigación (médicos, odontólogos, bioquímicos, farmacéuticos, psicólogos, enfermeros, otras carreras de la salud, biólogos, químicos, bioinformáticos, biotecnólogos, bioingenieros, etc.).
4. Orientar los recursos para financiar la investigación traslacional, clínica y de implementación.

Impacto de la investigación traslacional en salud

La concientización de los actores y las autoridades de los sistemas científicos y de la salud acerca de la importancia que tiene que quien enfrenta problemas clínicos pueda traducir su pregunta clínica al investigador básico y que, recíprocamente, este pueda traducir al clínico los hallazgos de sus investigaciones, redundó en una serie de acciones en los países centrales, tendentes a recomponer la interacción entre investigadores básicos y clínicos.

Asimismo, se ha potenciado la interacción entre los sectores académico y productivo: mientras las empresas se orientan a la validación de la efectividad de procedimientos (diagnósticos, terapéuticos) en entidades conocidas, el sector académico aporta conocimientos novedosos y creativos. La interacción beneficia a todos y, en última instancia, a la sociedad que se beneficia de la aplicación del fruto de las investigaciones.

Medicina personalizada

El Proyecto Genoma Humano, concluido en 2003, produjo una revolución en la investigación, no solo de enfermedades de transmisión monogénica poco frecuentes, sino también en la predisposición a enfermedades crónicas multifactoriales de alta prevalencia. La posibilidad de detectar el trasfondo genético de cada individuo ha permitido el desarrollo del nuevo paradigma de la medicina personalizada. Clásicamente, basado en la evidencia de estudios poblacionales, todos los pacientes con un diagnóstico determinado recibían un mismo tratamiento. Sin embargo, es claro que no todos los pacientes son igualmente respondientes, o que no todos son susceptibles de tener los mismos efectos indeseables. La observación llevó a buscar las causas de dichas diferencias entre individuos. Investigadores básicos en enzimología identificaron variantes de enzimas hepáticas (p. ej., los citocromos P450) que metabolizan un determinado fármaco más rápidamente o más lentamente. Investigadores en genética fueron capaces de asociar la velocidad de metabolización con variantes polimórficas de los genes que codifican para dichas enzimas. Esto pudo traducirse en una aplicación clínica: el estudio genético de los pacientes permite ahora, por ejemplo, identificar metabolizadores lentos, que deben recibir el fármaco en dosis menores o bien con una frecuencia más espaciada para evitar una acumulación de la droga que lleve a superar la concentración tóxica. Inversamente, el paciente identificado como metabolizador rápido deberá recibir una dosis mayor o con una frecuencia diaria aumentada para mantener niveles terapéuticos de la droga.

En otros casos, el diagnóstico de precisión de la etiología permite elegir el tratamiento más eficaz. Por ejemplo, la diabetes en la infancia ha sido clásicamente asociada con la dependencia al tratamiento con insulina. Sin embargo, el estudio genético ha permitido detectar un subgrupo de niños con diabetes neonatal con una mutación en el gen *KCNJ11*, que codifica Kir6.2, subunidad del poro del canal de K^+ sensible al adenosín-trifosfato (K_{ATP}). En estos pacientes, el tratamiento con sulfonilureas es significativamente más eficaz que el tratamiento con insulina, por lo cual el hallazgo de la mutación en un neonato o lactante cambia rotundamente la conducta terapéutica. Por su parte, estudios de fisiología básica permitieron comprender el mecanismo subyacente: se conoce la importancia fisiológica de los K_{ATP} para la secreción de insulina. Los K_{ATP} pertenecen a la superfamilia de los canales rectificadores internos del K^+ (Kir), constituidos por cuatro subunidades Kir y 4 SUR1. Tanto Kir6.2 como SUR1 son necesarios para la correcta regulación metabólica del canal. La elevación de las concentraciones de glucosa activa el metabolismo de la célula ß y produce cambios en las concentraciones intracelulares de ATP, que cierra el canal al unirse a Kir6.2, y de Mg-ADP y Mg-ATP, que estimulan la actividad del canal interactuando con SUR1. Así se despolariza la membrana, aumenta el flujo de calcio al interior y se liberan los gránulos de insulina de la célula ß. Las sulfonilureas se unen a SUR1 y cierran el K_{ATP}, por lo que se despolariza la membrana y se restablece la funcionalidad de la célula ß.

Alta complejidad

La instrumentación médica, la robótica, el desarrollo de biomarcadores mediante el uso de metodologías genómicas (secuenciadores de nueva generación), proteómicas y metabolómicas (espectrometría de masas) son áreas de notable desarrollo.

La investigación y el desarrollo en nanotecnologías han provocado avances impensados, tanto desde el punto de vista diagnóstico (p. ej., estudios por imágenes) como terapéuticos (p. ej., implantes de estructuras intraoculares).

Salud pública

La interacción de la informática médica y la bioestadística con la epidemiología y la ecoepidemiología clásicas han permitido enormes avances en la toma de decisiones en salud pública.

Medicina traslacional: condiciones para su éxito y limitaciones

El desarrollo exitoso de la investigación traslacional exige un enfoque transdisciplinario, la disponibilidad de sistemas de información que permitan transmitir grandes volúmenes de datos para el trabajo en red y de una interacción fluida entre los diferentes actores sociales y de los sistemas científicos y de salud.

Deben identificarse, asimismo, sus riesgos y limitaciones, tales como favorecer en exceso la investigación pragmática en detrimento de la investigación básica que puede producir hallazgos inesperados de alto impacto, o de exceder los límites que la sociedad desea fijarse en términos bioéticos.

El impulso de la investigación traslacional en medicina depende de quienes deciden políticas: en Europa y Estados Unidos, las agencias gubernamentales y las entidades intermedias han promovido su desarrollo. En 2006, el NIH creó el Centro Nacional para el Avance en la Ciencia Traslacional (*National Center for Advancing Translational Science*, NCATS), que apoya a más de setenta centros de investigación traslacional y clínica con el objetivo de que nuevos tratamientos lleguen a los pacientes más rápidamente. Iniciativas similares, con un importante apoyo financiero a la investigación traslacional y clínica, se han desarrollado en Gran Bretaña y otros países europeos. En 2013, el Ministerio de Ciencia, Tecnología e Innovación Productiva de la Argentina lanzó el primer programa de apoyo a la investigación traslacional de base biotecnológica, permitiendo la creación de ocho centros de medicina traslacional en hospitales públicos: Hospital de Alta Complejidad en Red El Cruce Dr. Néstor Kirchner (Florencio Varela, provincia de Buenos Aires), Hospital Nacional de Clínicas (Córdoba), Hospital Juan A. Fernández (Ciudad de Buenos Aires), Hospital Interzonal General de Agudos Eva Perón (San Martín, provincia de Buenos Aires), Hospital de Niños Dr. Ricardo Gutiérrez (Ciudad de Buenos Aires), Hospital de Gastroenterología Dr. Carlos Bonorino Udaondo (Ciudad de Buenos Aires), Hospital de Infecciosas Francisco Javier Muñiz (Ciudad de Buenos Aires) y Hospital de Pediatría Prof. Dr. Juan P. Garrahan (Ciudad de Buenos Aires).

La formación de recursos humanos es indispensable. En Europa y Estados Unidos han surgido sociedades científicas y centros especialmente dedicados a la medicina traslacional, tales como los ya mencionados EUSTM y NCATS. Las universidades han desarrollado programas de posgrado en medicina traslacional: Aalborg (Dinamarca), Helsinki (Finlandia), Imperial College London, University College London, Newcastle, Oxford y Cambridge (Reino Unido), University of California-Berkeley, University of California-San Francisco, City College New York, CUNY School of Medicine y Tulane University (Estados Unidos) son algunos ejemplos. Ello se completa con una clara convicción en la formación de grado, de modo tal que el alumno de la carrera de medicina entienda la importancia de comprender los fenómenos biológicos básicos que aprende en el ciclo biomédico. Por su parte, el docente del ciclo biomédico debe comprender que está formando a un futuro médico y el docente del ciclo clínico debe apoyarse en los conocimientos que el alumno recibió en el ciclo biomédico para construir conocimientos clínicos con base biológica y fisiopatológica.

Acceda al eBook para consultar la lista de bibliografía. Consulte las indicaciones en la retiración de tapa.

Sección 15

Guía de prácticas y procedimientos

85

Extracción de sangre arterial y venosa

Cecilia Robledo

La extracción de sangre con fines diagnósticos es una de las técnicas invasivas más frecuentemente utilizadas en el ámbito de la internación pediátrica, así como en la emergencia. Es importante recordar que puede generar dolor e incluso temor en los niños, motivo por el cual es necesario explicar claramente el procedimiento y transmitir tranquilidad al paciente y su familia con el fin de facilitar la técnica.

Las extracciones de sangre venosa pueden ser realizadas tanto por el pediatra interviniente como por el personal de enfermería. En cambio, las extracciones de sangre arterial suelen ser realizadas por el pediatra. Ambas deben ejecutarse de forma eficiente para prevenir, controlar y minimizar los posibles errores. Entre estos se encuentran el error en la preparación del paciente, durante la toma y en el transporte de la muestra. La falla de la técnica de extracción obliga a repetir la punción, lo que supone un malestar adicional para el niño y su familia.

Extracción de sangre arterial

La punción arterial es una técnica de moderada dificultad, sobre todo en lactantes y niños pequeños. Se indica con frecuencia para evaluar el estado ácido-base, la oxigenación y la ventilación. Asimismo, se utiliza para correlacionar las mediciones arteriales con técnicas menos exactas o menos invasivas (gasometría venosa o saturometría), o bien para obtener una muestra de sangre cuando se realizó una punción venosa sin éxito (Tablas 85.1 y 85.2).

Preparación

1. Explicar al niño (si es que puede comprender) y a su familia el procedimiento que se va a realizar.
2. Previo a la punción, si el tiempo lo permite, en pacientes conscientes y mayores de 3 meses se recomienda colocar un anestésico tópico sobre el sitio de punción. En menores de 3 meses se pueden considerar intervenciones no farmacológicas (*v.* Capítulo 78).
3. Asegurarse de que el sitio seleccionado no tenga signos de infección.
4. Idealmente, se debe realizar la punción en la arteria radial distal, dado que es de fácil acceso en la mayoría de los niños y el posicionamiento y sujeción de la extremidad superior es más fácil en el niño que no coopera. Asimismo, previo al procedimiento se sugiere comprobar la aptitud del flujo sanguíneo colateral mediante la prueba de Allen. Esta consiste en apretar la mano comprimiendo simultáneamente la arteria cubital y la radial. Tras esta maniobra, la mano palidecerá. Luego, se debe liberar la presión de la arteria cubital y observar la reacción de enrojecimiento. Es seguro realizar la punción radial si se enrojece toda la mano.
5. Los sitios alternativos incluyen las arterias tibial posterior y pedia. De manera excepcional, si no hay otros sitios disponibles, se podría realizar la punción en las arterias femorales o braquiales.

Tabla 85.1 Materiales necesarios para la extracción de sangre arterial o venosa

1. Bandeja
2. Guantes (deben ser estériles si se toman hemocultivos)
3. Agujas (generalmente tipo *butterfly,* entre N° 23 y N° 25)
4. Tubos de sangre de acuerdo con las determinaciones solicitadas (corroborar que no estén vencidos)
5. Contenedor para vacío tipo Vacutainer® o jeringas
6. Jeringa heparinizada (si se va a realizar la determinación del estado ácido-base o gases en sangre arterial)
7. Antisépticos para limpiar el sitio de punción: alcohol al 70%; clorhexidina al 2% en el caso de hemocultivos
8. Gasas
9. Descartador de objetos punzantes
10. Bolsas trasparentes para transporte

Tabla 85.2 Preparación y técnica para la extracción de sangre arterial y venosa

Preparación	
▪ Explicar al niño y su familia el procedimiento que se va a realizar. ▪ Si el tiempo lo permite, minimizar el dolor. ▪ En < 3 meses indicar lactancia materna o sacarosa. En > 3 meses aplicar anestésico tópico EMLA® (1 hora antes) o lidocaína al 4%. ▪ Higiene de manos; colocarse guantes de tamaño acorde. ▪ Inmovilizar al paciente con la ayuda del cuidador o un asistente.	
Técnica de extracción arterial y venosa	
De sangre arterial	**De sangre venosa**

▪ Punzar:
  ▪ Arteria radial: entre el proceso estiloides del radio y el tendón flexor carpial del radio.
  ▪ Arteria tibial posterior: posterior al maléolo medial.
  ▪ Arteria pedia: palpar el pulso en la parte media del dorso del pie, entre el primer y el segundo dedo.
▪ Insertar la aguja con el bisel hacia arriba formando un ángulo de alrededor de 30 a 45 grados.
▪ Descartar aguja en el descartador.
▪ Evitar burbujas de aire.
▪ Si la muestra no es procesada en 15 minutos debe refrigerarse.
▪ Comprimir durante 5 minutos.
	▪ Utilizar torniquetes o lazos desechables (no usar para determinaciones de ácido láctico y amonio).
	▪ Venas de primera opción: fosa cubital (cefálicas, basílica, mediana del codo y mediana del antebrazo).
	▪ Insertar la aguja con el bisel hacia arriba formando un ángulo de alrededor de 30 grados.
	▪ Se puede utilizar jeringa o Vacutainer® para el llenado de las muestras.
	▪ Asegurarse de llenar los tubos hasta el nivel indicado.
	▪ Descartar aguja en el descartador.
	▪ Comprimir durante 5 minutos.

Tienen la desventaja de presentar un menor flujo arterial colateral, son de acceso dificultoso en el paciente que no coopera y la punción de la arteria femoral puede provocar como complicación un hematoma retroperitoneal, por lo que deberían evitarse.

Técnica

1. Realizar la higiene de manos y colocarse guantes.
2. Sujetar e inmovilizar al paciente. Es aconsejable que un cuidador acompañe al paciente y ayude al que realiza la extracción con la inmovilización.
3. De acuerdo con el sitio elegido, colocar la extremidad para acercar la arteria a la superficie (Figura 85.1):
   - Arteria radial: extender ligeramente la muñeca, palpar la pulsación máxima entre el proceso estiloides del radio y el tendón flexor carpial del radio (canal de pulso).
   - Arteria tibial posterior: sujetar el pie en flexión dorsal, el pulso se palpa posterior al maléolo medial.
   - Arteria pedia: palpar el pulso en la parte media del dorso del pie entre el primer y el segundo dedo, con el pie mantenido en flexión plantar.
4. Higienizar el sitio de punción seleccionado con alcohol etílico al 70%. La limpieza debe realizarse con gasa y debe dejarse secar.
5. Insertar la aguja con el bisel hacia arriba formando un ángulo de alrededor de 30 grados a 45 grados y avanzar hacia el pulso arterial hasta obtener el flujo sanguíneo. El ángulo de entrada puede estar más cerca de 30 grados que de 45 grados, especialmente en lactantes y niños pequeños. Un ángulo de aguja demasiado pronunciado corre el riesgo de perder el destello de sangre de la arteria, más pequeña en estos pacientes.
6. En lactantes pequeños, el flujo arterial puede no parecer pulsátil. La sangre de color rojo brillante que se extrae fácilmente sugiere una muestra arterial.
7. Una vez obtenida la muestra, aplicar presión firme y constante durante 5 minutos, y a continuación colocar un apósito apretado sobre el punto de punción.
8. Evitar las burbujas de aire, dado que pueden elevar artificialmente la presión arterial de oxígeno o subestimar la presión de dióxido de carbono. Este efecto se puede mitigar al eliminar suavemente las burbujas (sin agitación) y mediante el análisis rápido de la muestra. Siempre se debe tapar la jeringa con un tapón (cono ciego). No se debe tapar con la aguja.
9. Si la muestra no es procesada dentro de los 15 minutos de tomada, debe refrigerarse.

Complicaciones

La punción arterial puede causar un hematoma local, espasmo arterial temporal y dolor transitorio.

Extracción de sangre venosa

Preparación

Los puntos 1 y 2 coinciden con la preparación de la extracción arterial.

3. Se deben preparar los tubos para las pruebas que serán solicitadas, verificar vencimientos y rotularlos.
4. Evitar punzar zonas cercanas a un acceso venoso, zonas infectadas o miembros fracturados, derivaciones arteriovenosas, lugares de hematoma o de un brazo con injerto vascular, brazos paréticos o brazos con trastornos del drenaje linfático. No se debe extraer sangre de accesos venosos periféricos colocados previamente.
5. Utilizar un torniquete o lazo si es necesario. Se recomienda que sean desechables para minimizar el riesgo de infección y contaminación cruzada del paciente y el personal sanitario. No debe utilizarse en determinaciones de ácido láctico o amonio dado que podría elevar falsamente el resultado.
6. Para seleccionar el sitio de venopunción, el brazo del paciente debe estirarse hacia abajo. Si están disponibles, las venas más prominentes de la fosa cubital, es decir, las venas cefálica, basílica, mediana del codo y mediana del antebrazo, deben ser la

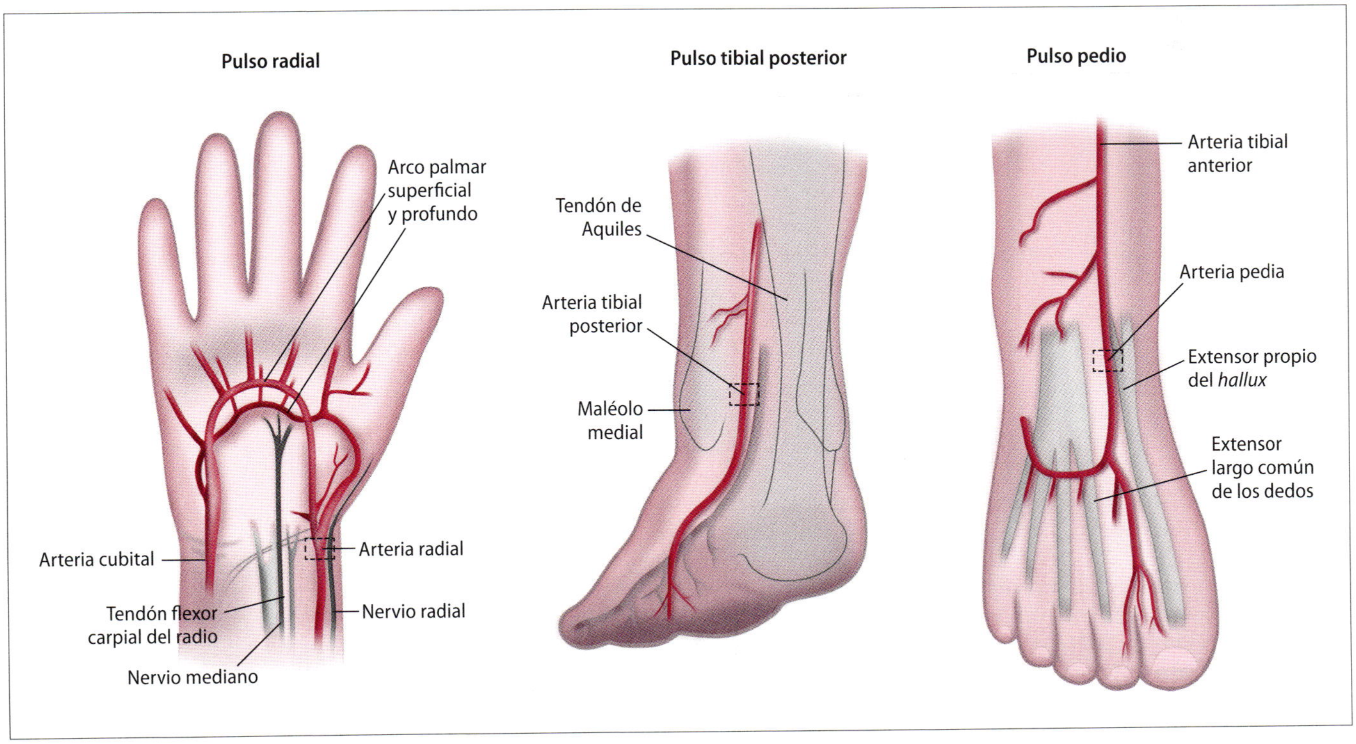

Figura 85.1 Sitios recomendados para realizar una punción arterial. Pulso radial, pulso tibial posterior y pulso pedio.

primera opción (Figura 85.2). En los niños puede no llegar a palparse ninguna vena con claridad. En estos casos se puede insertar la aguja en el centro de la fosa o hueco cubital en búsqueda de alguna de las venas que atraviesan esta estructura.

7. Solo si las venas principales no están disponibles, las venas dorsales de la mano pueden ser utilizadas como alternativa. Las venas del pie deberían utilizarse como la última opción. Se desaconseja la extracción de sangre de las venas de la muñeca.

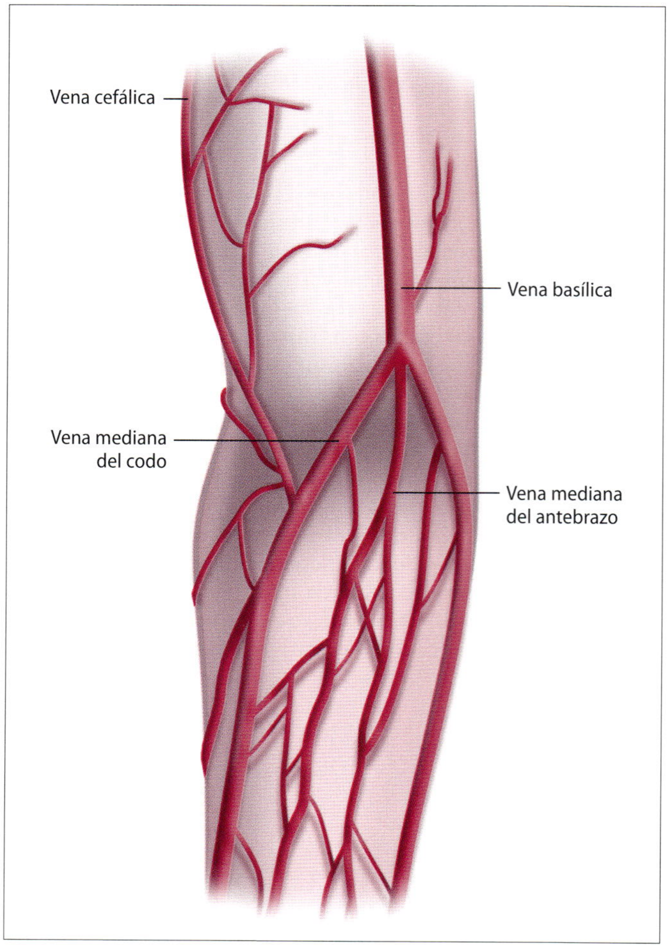

Figura 85.2 Venas del antebrazo utilizadas generalmente para la extracción de sangre venosa.

Técnica

Los puntos 1 y 2 coinciden con la técnica de extracción de sangre arterial.

3. Colocar un torniquete o lazo de 3-10 cm por encima del sitio de punción.
4. Higienizar el sitio de venopunción seleccionado con alcohol etílico al 70%. La limpieza debe realizarse con gasa y debe dejarse secar.
5. Insertar la aguja con un movimiento suave pero firme con el bisel hacia arriba formando un ángulo de alrededor de 30 grados, según la profundidad de la vena. Si no se puede localizar la vena, un ligero reposicionamiento de la aguja puede ayudar a encontrarla.
6. Una vez canalizada la vena, en caso de extracción con jeringa, aspirar suavemente y retirar el émbolo lentamente (técnica de aspiración) hasta completar los mililitros necesarios para los estudios solicitados; luego se debe retirar el torniquete y la aguja. Con la mano no dominante hacer presión con un apósito en el sitio de punción (prestar especial atención en niños con alteración de la coagulación o problemas hematológicos). No se deben llenar los tubos a través de la aguja, ya que esto podría hemolizar la muestra. La técnica correcta es retirar la aguja en un descartador y llenar los tubos con la jeringa, dejando resbalar la sangre por su pared. Un vez llenos y cerrados, se los invierte suavemente (mezcla) para permitir la homogeneización con los aditivos.
7. En caso de extracción con dispositivo Vacutainer©, conectarlo e ir cambiando los tubos. Cuando un tubo es retirado, se debe mezclar suavemente invirtiéndolo una vez, antes de conectar el siguiente tubo. Se debe evitar la mezcla vigorosa de las muestras (p. ej., agitar) para soslayar la lesión de las células sanguíneas, la hemólisis, la activación plaquetaria o la coagulación de la sangre. Luego de llenar los tubos, retirar el torniquete. El primer tubo que se debe llenar es del hemocultivo, si corresponde hacerlo.
8. Es muy importante llenar los tubos con la cantidad que figura en el tubo, ni más ni menos, porque podría alterar los resultados de los estudios solicitados.

Consideraciones en la toma de muestras para hemocultivos (HC)

Los HC deben obtenerse antes de iniciar la terapia antimicrobiana. La técnica, el número de cultivos y el volumen de sangre son los factores más importantes para la identificación de la bacteriemia. La técnica se detalla en la Tabla 85.3.

Las guías elaboradas por la *Infectious Diseases Society of America* (IDSA) proponen volúmenes de sangre muy altos para la obtención de los HC. Sin embargo, dado que la mayoría de los frascos de HC pediátricos poseen 20 mL de medio de cultivo, y como lo establecido para los medios de cultivo más utilizados es una dilución sangre/medio de 1/5, se recomienda extraer 4 mL de sangre para introducir en cada frasco de HC. Como esto puede resultar complejo o excesivo en neonatos y lactantes pequeños, se considera adecuada la extracción de 1 mL para los primeros

Tabla 85.3 Técnica para obtener hemocultivos

1. Aplicar un torniquete y palpar la vena antes de desinfectar el sitio de la venopunción.
2. Usar guantes estériles.
3. Desinfectar la zona a punzar con clorhexidina al 2% o una preparación alcohólica que contenga yodo; no se debe utilizar povidona yodada que no contenga alcohol.
4. El tapón del frasco de HC debe desinfectarse con una gasa estéril embebida con alcohol al 70%.
5. Tanto el desinfectante cutáneo como el alcohol utilizados para desinfectar los frascos de HC, deben dejarse secar durante 30-60 segundos antes de la inoculación.
6. Una vez extraída la muestra, retirar la aguja, realizar la compresión con una gasa estéril y evitar que esta contacte con la aguja.
7. No se recomienda el recambio de aguja previo a la inoculación del frasco.
8. El primer lugar donde se debe inocular la sangre es el frasco de HC.
9. En pacientes pediátricos, se aconseja realizar dos HC en botellas aeróbicas.
10. Volumen de sangre recomendado: neonatos 1 mL por tubo; lactantes 2 mL por tubo; resto de los pacientes 4 mL por tubo. Si se extraen mas de 10 mL debe utilizarse el frasco de adultos.

y 2 mL para los segundos. En caso de obtenerse más de 10 mL de sangre, deben utilizarse los frascos del adulto.

Dolor asociado con la extracción

Para disminuir el estrés y la ansiedad asociados con el procedimiento, se recomienda preparar al niño antes de la intervención mediante la descripción de los distintos pasos a seguir. Asimismo, el procedimiento debe realizarse en un ambiente tranquilo y calmo, con disponibilidad de intervenciones cognitivo-conductuales para reducir la angustia y la ansiedad. Las estrategias farmacológicas y no farmacológicas para emplear en esta instancia se describen en el Capítulo 78.

Si el paciente se encuentra internado, el procedimiento debe realizarse en un ambiente distinto de la habitación del niño.

Acceda al eBook para consultar la lista de bibliografía. Consulte las indicaciones en la retiración de tapa.

86

Colocación de accesos vasculares periféricos

Mercedes Santucho • Estanislao Díaz Pumará

Los accesos vasculares periféricos (AVP) son dispositivos ampliamente utilizados en la práctica hospitalaria. Se introducen en un vaso sanguíneo venoso con el objetivo de administrar diferentes infusiones, como fluidos de hidratación, fármacos y hemoderivados. Se trata de un catéter delgado y flexible que permanece dentro del vaso, y es introducido previamente con un mandril cortopunzante que facilita la penetración en la vena. Alrededor del 70% de los pacientes que se encuentran internados requieren un AVP (o más de uno) durante su estadía.

El médico alemán Werner Forssmann (1904-1979) introdujo, a sus 25 años, el primer acceso vascular al introducir una cánula uretral plástica en su propia vena basílica, con la cual llegó hasta la aurícula derecha. Esto constituyó el punto de partida para la utilización, años después, de agujas y cánulas metálicas rígidas para acceder al interior de los vasos sanguíneos y marcó el inicio de la era moderna de la canalización vascular. Estos dispositivos fueron adquiriendo un papel relevante en la atención hospitalaria de niños y adultos. Actualmente, se cuenta con catéteres de pequeño calibre y gran flexibilidad, resistentes a la colonización bacteriana y con bajas tasas de complicaciones trombóticas.

Los profesionales de enfermería asumen un rol importante en este proceso, más allá de la prescripción, en relación con la elección (tamaño o tipo de catéter), los cuidados y la permanencia. Asimismo, como parte fundamental del equipo de salud, participan en la toma decisiones basadas en su criterio clínico y conocimiento.

Indicaciones

La técnica relativamente sencilla y segura, junto con su bajo costo, ubican al AVP como el dispositivo de elección en pacientes que requieren infusiones endovenosas de corta duración (menor de 7 días). Debe considerarse, asimismo, el tipo de infusión que se requiere administrar, ya que algunas de ellas no son recomendables por venas periféricas. Sugerimos complementar este capítulo con la lectura del Capítulo 89, referido a catéteres venosos centrales (CVC), donde se detalla el tipo de infusiones que requieren ser administradas exclusivamente a través de estos dispositivos. En el Algoritmo 86.1 se presenta un algoritmo de toma de decisión, basado en el tiempo estimado de tratamiento y el tipo de infusiones que requiere el paciente. Cabe destacar que en esta indicación deben considerarse otros elementos, como las preferencias del paciente y su familia, la disponibilidad institucional, los antecedentes de dificultades en la obtención de accesos, etc.

Algoritmo 86.1 Indicación del acceso vascular apropiado

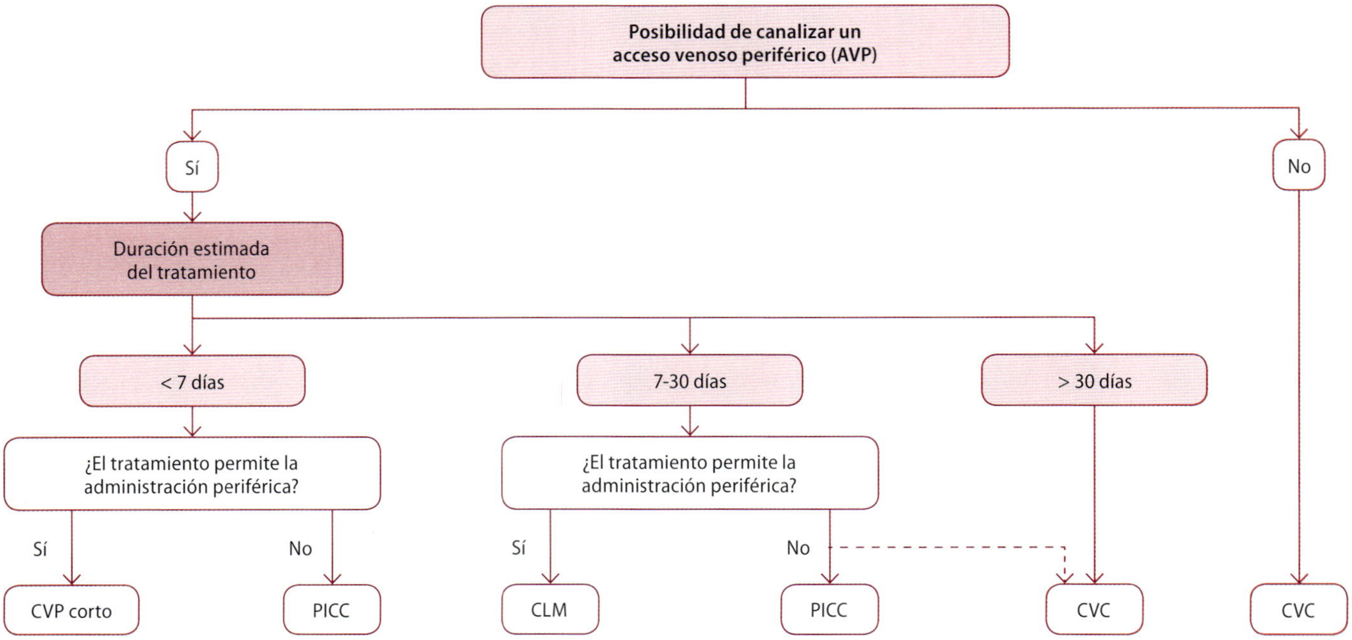

CVP: catéter vascular periférico; PICC: catéter central de inserción periférica; CLM: catéter línea media; CVC: catéter venoso central.

Recursos y materiales

El equipo que integra el recurso humano suele estar compuesto por un licenciado o licenciada en enfermería (o auxiliar de enfermería) y un colaborador. Cabe destacar que, en situaciones de emergencia, puede ser necesario que el pediatra realice la colocación del AVP, por lo que es recomendable que se familiarice con la técnica.

Materiales

- Mesa auxiliar o bandeja.
- Equipo de protección personal (EPP).
- Guantes o manoplas (no estériles).
- Solución antiséptica (clorhexidina o alcohol al 70%) y gasa estéril.
- Catéteres de diferentes calibres: el sistema de catéter sobre aguja, o catéter periférico corto, es de primera elección. Posee una cánula flexible (poliuretano o teflón) y una aguja guía de acero inoxidable (Figuras 86.1 y 86.2). Otra opción son los catéteres de acero tipo mariposa o palomita (*butterfly*, *v.* Figura 86.1 b), pero son recomendados solo para la administración de medicación. Su calibre se expresa en gauge (G), que se refiere al diámetro externo en forma inversa (a mayor número, menor es el calibre). Los más utilizados en pediatría son de entre 20-26 G, y la elección se establece según la edad del niño y el calibre de la vena a punzar. Los catéteres de línea media (*midline catheter*) han resurgido en los últimos años como AVP de duración más prolongada, y son ideales para tratamientos de entre 7-30 días que puedan administrarse por una vena periférica (*v.* Figura 86.1 c). Su técnica de colocación es más compleja (técnica de Seldinger) y no es abordada en este capítulo, pero al tener mayor longitud y llegar a venas de mayor calibre (axilar), poseen menor frecuencia de infiltración, extravasación y trombosis. En la Tabla 86.1 se resumen las principales características de estos dispositivos.

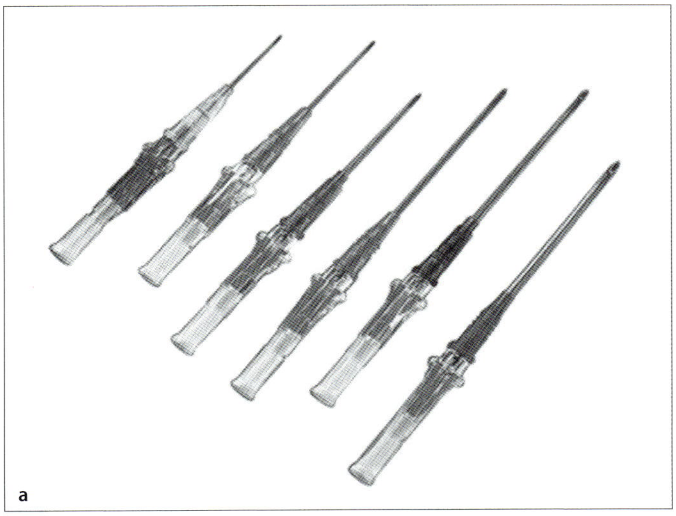

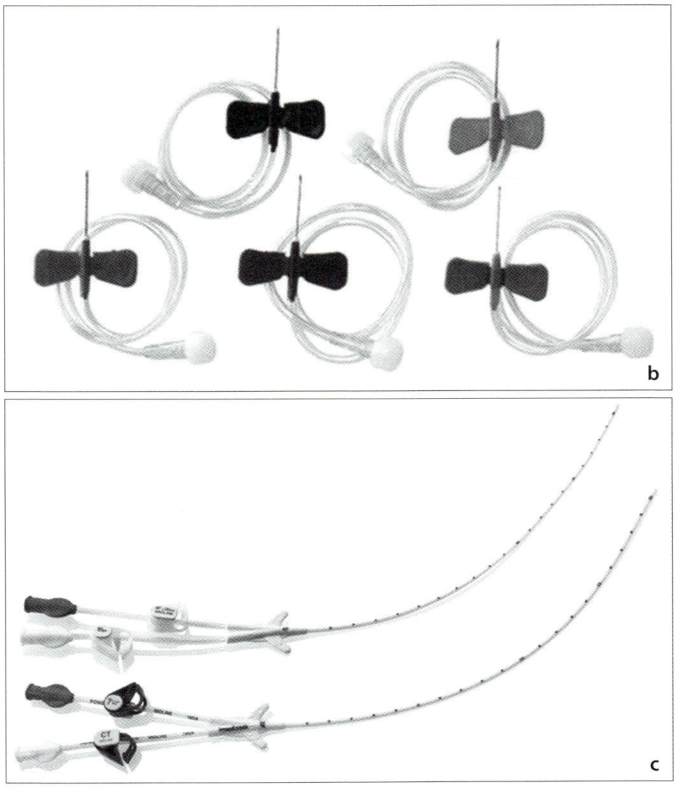

Figura 86.1 Catéteres utilizados para los AVP. **a** Catéter periférico corto (catéter sobre aguja). **b** Aguja tipo mariposa. **c** Catéter línea media.

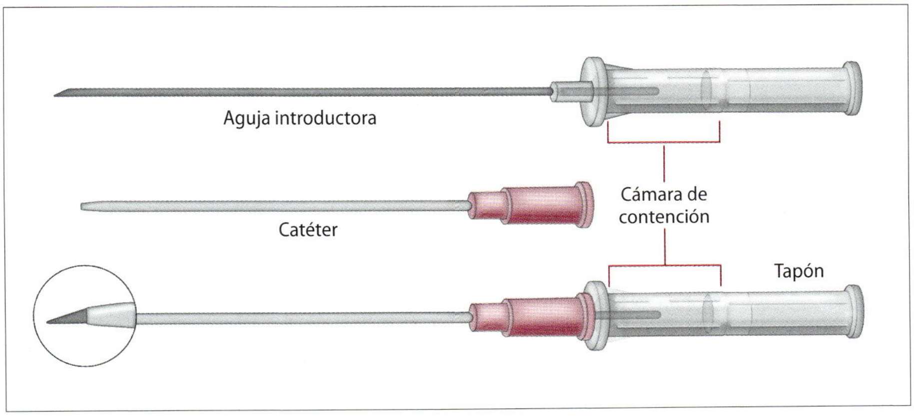

Figura 86.2 Estructura del catéter periférico corto (catéter sobre aguja).

Tabla 86.1 Catéteres utilizados como accesos venosos periféricos

	Catéter periférico corto (catéter sobre aguja)	Catéter línea media (CLM)	Catéter mariposa o palomita
Material	Teflón o poliuretano	Poliuretano o silicona	Acero inoxidable biocompatible
Calibre	14-26 Gauge	2-8 French	19-25 Gauge
Longitud	2-6 cm	4-25 cm; la punta se ubica en las venas periféricas de mayor diamétro (vena axilar)	
Inserción	Percutánea	Técnica de Seldinger (vena basílica, cefálica o mediocubital)	Percutánea
Ventajas	Fácil inserción	Mayor duración; menor flebitis y extravasación	Fácil y rápida inserción
Desventajas	Corta duración (2-3 días)	Inserción más compleja	Corta duración (< 24 h); infiltra con facilidad
Indicación	Tiempo estimado < 7 días	Tiempo estimado: 7-30 días	Administración única de medicación

- Lazo hemostático. Asimismo, de haber disponibilidad, se debe considerar la utilización de tecnología para visualización venosa (transiluminador). La evidencia no muestra resultados concluyentes a favor de estos dispositivos, por lo que la decisión sobre su uso depende de la experiencia del operador.
- Elementos para fijación (cinta hipoalergénica o apósito transparente).
- Jeringas con solución fisiológica.
- Prolongador, llave de tres vías y bionectores (previamente purgados).
- Descartador de cortopunzantes.

Técnica

Preparación del paciente

- Comprobar la identidad del paciente.
- Informar al paciente, familiar o tutor el procedimiento a realizar.
- Recurrir a la colaboración del paciente, familiar o tutor.
- Favorecer la comodidad y respetar la intimidad del paciente.
- Garantizar la asepsia del sitio a punzar.

Selección de sitios de inserción

- Venas dorsales de la mano.
- Venas cubitales medias.
- Venas basílicas.
- Venas cefálicas.
- Red venosa dorsal del pie.
- Venas epicraneales (en neonatos).

Recomendaciones

- Evitar prominencias óseas, áreas de flexión, venas del miembro inferior (en mayores de 1 año) y miembros fistulizados.
- Considerar el calibre del catéter en relación con el tamaño de la vena. Esto previene la oclusión de la luz, la interrupción del flujo a través del vaso y su daño, situaciones que pueden generar flebitis mecánica.
- Priorizar las venas distales para no limitar otras posibilidades por disminución del flujo.
- Considerar la aplicación de anestésicos locales (EMLA® o similar) en el sitio probable de inserción con el objetivo de minimizar el dolor asociado con el procedimiento (*v.* Capítulo 78).

Inserción del AVP

1. Higiene de manos.
2. Selección del catéter y del vaso sanguíneo a punzar.
3. Colocar el lazo hemostático 10-15 cm por encima del sitio de punción (Figura 86.3 a).

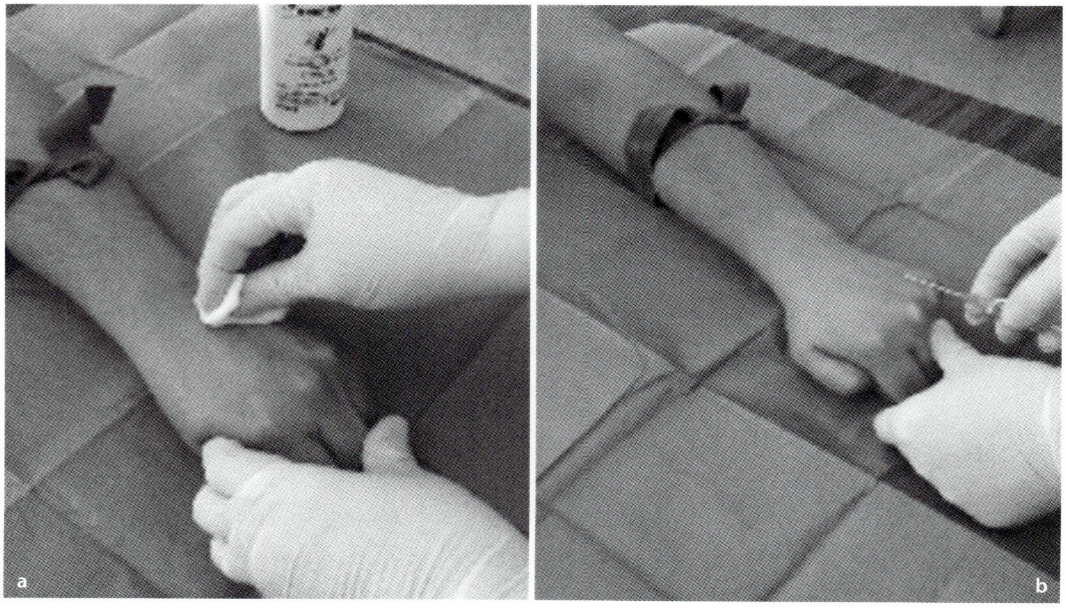

Figura 86.3 a-b Técnica de inserción del AVP.

4. Realizar antisepsia de la piel con solución de clorhexidina o alcohol al 70% (*v.* Figura 86.3 a).
5. Tomar el catéter con la mano dominante y fijar la vena elegida con mano no dominante (Figura 86.3 b).
6. Introducir el catéter, con el bisel hacia arriba, en un ángulo de entre 15°-30° respecto a la piel, según la profundidad del vaso sanguíneo. Reducir el ángulo una vez canalizada la vena para evitar atravesarla, mientras se visualiza la presencia de retorno venoso a través del reservorio que posee el catéter (*v.* Figura 86.3 b).
7. Progresar el catéter y en simultáneo retirar el mandril cortopunzante.
8. Colocar el prolongador previamente purgado en el extremo distal del catéter.
9. Realizar la fijación según protocolo.
10. Rotular el sitio con el número del catéter y la fecha de colocación.
11. Descartar los materiales y desechos en la bolsa correspondiente.
12. Higiene de manos.
13. Registrar en la hoja de enfermería.

Cuidados posteriores

- Se debe educar al paciente o acompañante con respecto al cuidado y mantenimiento del catéter (*v.* más adelante).
- Valorar el sitio de punción en busca de complicaciones a través de la escala de Maddox (Tabla 86.2).
- Permeabilizar el lumen con solución fisiológica antes y después de administrar fármacos; utilizar jeringas de 10 mL para no generar presión excesiva.

Tabla 86.2 Escala de Maddox para la valoración de flebitis en la zona de inserción de AVP

	Signos y síntomas	Conducta
0	Sin dolor, eritema, hinchazón ni cordón palpable en la zona de punción	▪ No hay signos de flebitis ▪ Observar el punto de inserción
1	Zona de punción dolorosa, sin eritema, hinchazón ni cordón palpable	▪ Posible signo de flebitis ▪ Observar el punto de inserción
2	Zona de punción dolorosa con eritema o hinchazón, sin cordón palpable	▪ Inicio de flebitis ▪ Retirar el catéter
3	Zona de punción dolorosa con eritema, hinchazón, endurecimiento o cordón venoso palpable > 6 cm por encima del sitio de inserción	▪ Etapa media de flebitis ▪ Retirar el catéter y valorar tratamiento
4	Zona de punción sensible con eritema, hinchazón, endurecimiento, cordón palpable > 6 cm por encima del sitio de inserción o secreción purulenta	▪ Estado avanzado de flebitis ▪ Retire el catéter y valorar tratamiento
5	Trombosis venosa franca con todos los signos de alarma y detención de la perfusión	▪ Tromboflebitis ▪ Retirar el catéter e iniciar tratamiento

- Administrar fármacos según recomendaciones del Centro de Información de Medicamentos (CIME).
- Evitar generar presión al infundir en lúmenes obstruidos por el riesgo de desprender coágulos.
- Mantener cuidados y cambios de curaciones según protocolos institucionales.
- Retirar el catéter ante la presencia de signos de infección o flebitis o según los protocolos de permanencia institucional. Aplicar presión del sitio para favorecer hemostasia.
- Registrar en la hoja de enfermería la colocación, la aparición de complicaciones y el retiro de catéter.

Complicaciones

La terapia intravenosa aporta múltiples beneficios en la atención de los pacientes, pero no está exenta de complicaciones. El Proceso de Atención de Enfermería (PAE) es un método sistematizado que busca brindar cuidados de calidad y permite la identificación y resolución de problemas de salud a partir de la utilización de criterios diagnósticos estandarizados, según la taxonomía *North American Nursing Diagnosis Association* (NANDA). Estos deben complementarse con protocolos y algoritmos institucionales sobre la colocación, mantenimiento y retiro del AVP. Las complicaciones más relevantes son las siguientes:

- Flebitis: pueden ser químicas (por medicamentos irritantes), físicas (por efecto mecánico del catéter) e infecciosas. Los signos y síntomas incluyen dolor, eritema, edema, aumento de la temperatura local, induración del trayecto venoso y secreción purulenta. Se recomienda la utilización de la escala de Maddox (*v.* Tabla 86.2) para categorizar la gravedad del cuadro y definir la conducta, así como intentar diferenciar, con base en los hallazgos clínicos, el tipo de flebitis. Si el AVP es retirado, se debe controlar por 48 horas la evolución de los síntomas.
- Infiltración y extravasación: puede suceder con todos los tipos AVP. Frente a la presencia de dolor, quemazón, picazón, tumefacción o edema en la zona de inserción, de la punta del catéter o en el trayecto venoso, se debe interrumpir la infusión y evaluar la presencia de esta complicación. El tratamiento depende de la gravedad, y va desde la elevación del miembro afectado hasta la resolución quirúrgica por síndrome compartimental.
- Embolismo aéreo: los síntomas son aparición súbita de disnea o dificultad respiratoria, tos, dolor torácico e hipotensión arterial. Para evitar esta complicación infrecuente, se deben purgar con solución fisiológica todos los dispositivos (tubuladuras, bionectores, prolongadores) antes de ser utilizados.
- Trombosis: muchas veces es asintomática. Pueden aparecer síntomas relacionados con la obstrucción del flujo venoso: edema, ingurgitación venosa, dolor en la zona distal a la obstrucción.

Acceda al eBook para consultar la lista de bibliografía. Consulte las indicaciones en la retiración de tapa.

87

Colocación de acceso intraóseo

Rocío Fidalgo Alvite • Juan Carlos Vassallo

La forma tradicional de administrar medicación o fluidos de emergencia es a través de un acceso vascular periférico (AVP). Sin embargo, obtener un AVP en niños que se encuentran gravemente enfermos o en paro cardiorrespiratorio (PCR) puede resultar un desafío, según las características del paciente y la experiencia del operador, lo que puede producir como consecuencia una demora en el inicio del tratamiento. En estos casos, obtener un acceso vascular rápido es esencial para salvar vidas.

La canulación intraósea es un método relativamente simple y efectivo para establecer rápidamente un acceso vascular seguro en situaciones de emergencia. Proporciona acceso a un plexo venoso de la médula ósea no colapsable, que permite la administración rápida, segura y fiable de diversos fármacos, cristaloides, coloides y hemoderivados durante la reanimación. Tiene una alta tasa de éxito en su colocación por parte de personal entrenado, escasas contraindicaciones y bajo porcentaje de complicaciones graves.

En comparación con el acceso vascular central, cuya colocación requiere de habilidades adicionales, el acceso vascular intraóseo (AVIO) se puede lograr en forma más rápida y con menor número de intentos en situaciones críticas. Además, el acceso intraóseo es equivalente al acceso endovenoso en términos de funcionalidad y para la administración de drogas y fluidos.

La canalización intraósea es un procedimiento poco frecuente dentro de la práctica habitual del pediatra. Sin embargo, cuando es necesario, debe ser realizado en forma correcta y segura. Por tal motivo, la colocación de un AVIO es un procedimiento que requiere una capacitación y entrenamiento permanente del personal que asiste a pacientes en situaciones de emergencia.

Anatomía y fisiología

La utilización del AVIO se basa en el hecho de que la cavidad medular de los huesos largos está ocupada por una rica red de capilares sinusoides que drenan a un gran seno venoso central, el cual, a través de las venas nutricias y emisarias, comunica con la circulación venosa general (Figura 87.1).

La cavidad medular se comporta como una vena no colapsable, capaz de aceptar un gran volumen de líquido y drogas y entregarlos rápidamente a la circulación central.

Indicaciones

El AVIO debe ser indicado en aquellas situaciones de emergencia donde no es posible establecer en forma rápida un acceso venoso. Entre estas se encuentran:

- PCR en niños sin otro acceso vascular.
- *Shock* descompensado (hipotensivo), si no se puede colocar un acceso endovenoso rápidamente.
- Requerimiento de tratamiento urgente con drogas o fluidos endovenosos (p. ej., trauma, estado epiléptico, etc.).

La decisión de colocar un AVIO depende de la gravedad del estado clínico del paciente y de la habilidad del operador para obtener un acceso vascular. Resulta difícil definir un período de tiempo o un número de intentos máximo, previo a la colocación de un acceso intraóseo.

En la reanimación cardiopulmonar (RCP) y el *shock* hipotensivo, el lugar de acceso elegido es el que resulte más accesible, ya que se debe disponer de un acceso vascular en un plazo menor de 90 segundos. La canulación de venas periféricas es inviable en el niño en *shock* o PCR (colapso de las venas periféricas); por lo

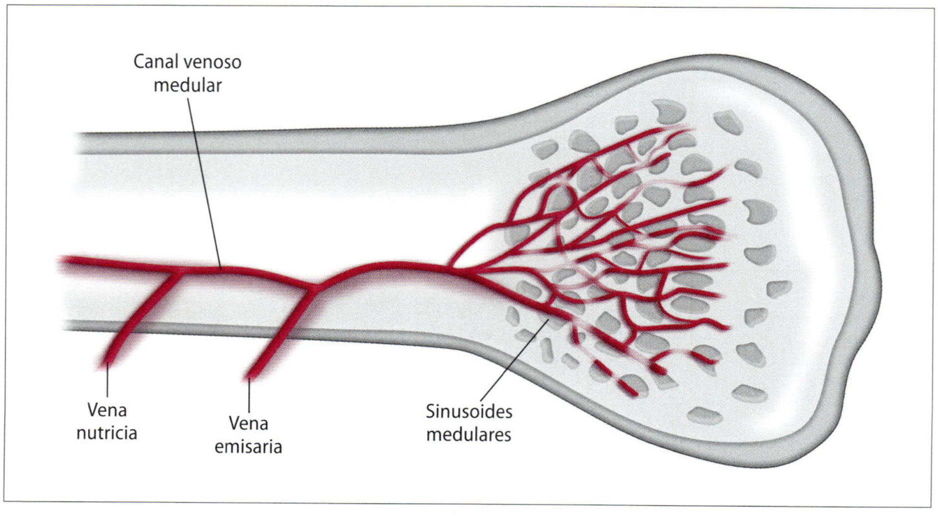

Figura 87.1 Canal venoso de la médula ósea.

tanto, el AVIO se recomienda por su rapidez y confiabilidad para establecer en poco tiempo un acceso vascular seguro.

El AVIO ha ganado popularidad en los últimos años debido a la relativa facilidad y rapidez con la que puede ser colocado, así como por la mayor tasa de éxito en la colocación (comparado con la canulación intravenosa) y el riesgo relativamente bajo del procedimiento. Sin embargo, la eficacia de la administración de fármacos por vía intraósea frente a la intravenosa en el paro cardíaco aún requiere más estudios.

Las Guías de Reanimación Cardiopulmonar y Cuidados Cardiovasculares de Emergencia de la *American Heart Association*, en base a una revisión sistemática del *International Liaison Committee on Resuscitation* (ILCOR) del año 2020, realizan las siguientes recomendaciones para la elección del acceso vascular en el manejo del PCR:

- Es razonable intentar establecer un acceso intravenoso para la administración de fármacos en el PCR.
- Se puede considerar colocar un acceso intraóseo si los intentos de acceso intravenoso han fracasado o no son factibles.
- En el caso de personal debidamente capacitado, puede considerarse el acceso venoso central si fracasan los intentos de colocación de un acceso intravenoso e intraóseo.
- Se puede considerar la administración de fármacos endotraqueales cuando no se encuentran disponibles otras vías de acceso.

Además, concluyen que se necesita más evidencia para evaluar la eficacia de los fármacos administrados por vía intravenosa en comparación con la vía intraósea (tibial y humeral).

El Consejo Europeo de Resucitación coincide en que las vías intravenosas periféricas son la primera opción para obtener un acceso vascular. Las guías proponen limitar el tiempo de colocación del AVP a 5 minutos o dos intentos. A su vez, sugieren utilizar ultrasonido para guiar la canulación. Si el profesional considera que las chances de éxito para obtener un AVP son mínimas, se debe buscar una alternativa. En pediatría, la principal alternativa es el acceso intraóseo (IO).

A pesar de los matices que existen en cuanto a las indicaciones del AVIO, se considera que la canalización intraósea es la mejor alternativa en un paciente que se encuentra en situación crítica (como es el caso del paro cardiorrespiratorio) y no cuenta con otro acceso vascular disponible.

Contraindicaciones

Existen pocas contraindicaciones absolutas para el uso del AVIO, ya que esta vía se utiliza principalmente en situaciones que ponen en peligro la vida. Por tal motivo, se debe seleccionar el sitio más acorde para evitar posibles complicaciones. Las contraindicaciones para la colocación del AVIO incluyen:

- Lesiones vasculares y fracturas cercanas al sitio de inserción: riesgo de extravasación de fluidos.
- Intentos fallidos recientes de establecer el acceso en el mismo hueso.
- Afecciones relacionadas con fragilidad ósea (p. ej., osteogénesis imperfecta, osteopenia).
- Infección de piel y partes blandas.
- Quemaduras.

Sitios de colocación del AVIO

Múltiples sitios son apropiados para la infusión intraósea. Cada uno de ellos requiere una técnica específica y el entrenamiento correspondiente. El sitio a punzar debe ser seleccionado teniendo en cuenta la edad, características y necesidades del paciente, y las posibles complicaciones.

El AVIO, generalmente, se coloca en las epífisis de los huesos largos, donde el hueso compacto (cortical) es más delgado y el hueso esponjoso (donde se encuentra la médula ósea) es más abundante.

El sitio más utilizado en pediatría es la cara anterointerna de la tibia proximal, justo por debajo de la placa epifisaria, dado que los reparos anatómicos son fáciles de identificar, presenta una superficie plana y ancha para la inserción y tiene mínimo tejido subcutáneo sobre el hueso. Además, este sitio tiene la ventaja de estar distante del tórax y la cabeza del paciente, lo que minimiza la interferencia con las maniobras de reanimación cardiopulmonar o manejo de la vía aérea.

Otros sitios para la canalización intraósea incluyen la tibia distal (por encima del maléolo interno), el fémur distal (por encima de la rodilla), la espina ilíaca anterosuperior y el húmero proximal.

Materiales

Dado que se trata de un acceso vascular de emergencia, es conveniente tener disponible un kit o equipamiento accesible que contenga todos los materiales necesarios para su colocación en forma rápida (Figura 87.2). Estos incluyen:

- Sábana enrollada (resalto).
- Guantes estériles.
- Antiparras.
- Gasas.
- Solución antiséptica.
- Aguja intraósea, aguja de aspiración de médula ósea o catéter 14 G o 16 G (Abbocath®).
- Jeringas de 10 mL.
- Solución fisiológica.
- Prolongador corto.
- Llave de tres vías.
- Pinza de hemostasia sin dientes o Kocher.
- Cinta adhesiva.
- Presurizador.
- Descartador de material cortopunzante.

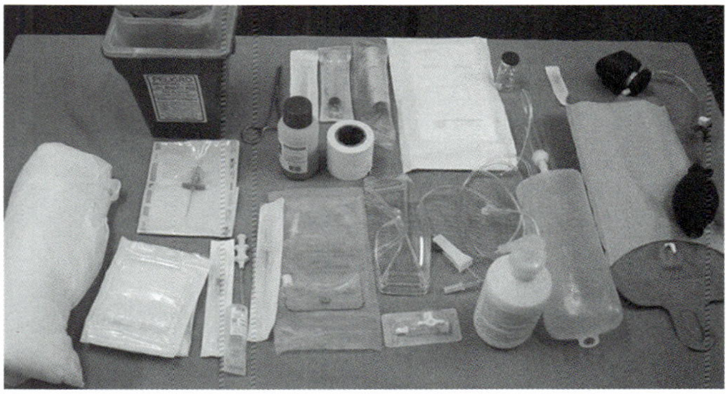

Figura 87.2 Materiales necesarios para la canalización intraósea.

Tipos de agujas

Existen en el mercado distintos dispositivos para la canalización intraósea (Tabla 87.1). Es importante seguir las instrucciones y recomendaciones del fabricante para el uso adecuado de cada uno de estos dispositivos. El personal debe estar familiarizado con el material disponible en su lugar de trabajo.

Tabla 87.1 Distintos dispositivos para la canalización intraósea

Dispositivos de inserción automática	**Mediante disparo**	Pistola para infusión IO (BIG)
	Taladro	Taladro EZ-IO
Dispositivos de inserción manual	**Con mandril o estilete**	Aguja intraósea: COOK, Jamshidi®
		Aguja para punción-aspiración de médula ósea
	Sin mandril o estilete	Catéter de canalización venosa tipo Abbocath® 14 G o 16 G

Agujas de inserción automática

Pistola para infusión intraósea (*Bone Injection Gun*, BIG)

Consta de un trocar y una cánula contenidos dentro del cilindro plástico de color rojo o azul, accionado por pistón con resorte (dentro del mango plástico blanco). Cuando se activa el dispositivo, el trocar y la cánula son impulsados a través del hueso hasta alcanzar la médula ósea (Figura 87.3). No requieren mantenimiento y son desechables (un solo uso). Se comercializa en dos versiones, para:

- Pacientes adultos (mayores de 12 años): color azul, calibre 15 G. Profundidad preestablecida de 2,5 cm.
- Pacientes pediátricos (0-12 años): color rojo, calibre 18 G. La profundidad de inserción de la aguja se debe ajustar teniendo en cuenta la edad del paciente. La edad y la profundidad recomendada se encuentran detalladas en el dispositivo. Se selecciona girando el tambor rojo:
  - 0-3 años: 0,5-1 cm.
  - 3-6 años: 1-1,5 cm.
  - 6-12 años: 1,5 cm.

Taladro de infusión intraósea (EZ-IO)

Consta de un pequeño taladro o impulsor al que se conecta una aguja estéril con un catéter. El taladro es pequeño y de elevado costo, pero es reutilizable, no estéril, fabricado en una sola pieza de policarbonato, con batería de litio no recargable que alimenta un motor eléctrico, y dispone de un gatillo con un capuchón de seguridad (Figura 87.4). Las agujas poseen un calibre único de 15 G con diferentes longitudes identificadas por un color:

- Rosa: 15 mm. Pacientes pediátricos entre 3-39 kg.
- Azul: 25 mm. Pacientes con peso > 3 kg.
- Amarillo: 45 mm. Pacientes con peso > 40 kg, pacientes que presentan un tejido celular subcutáneo grueso o para inserción humeral.

La aguja presenta marcas negras que son utilizadas como guía para evaluar la profundidad. El kit incluye, además de las agujas, un apósito adhesivo para su fijación (estabilizador) y un prolongador acodado.

Ambos dispositivos de inserción automática tienen la ventaja de poder instalarse en huesos cuya cortical es más dura. Tienen el

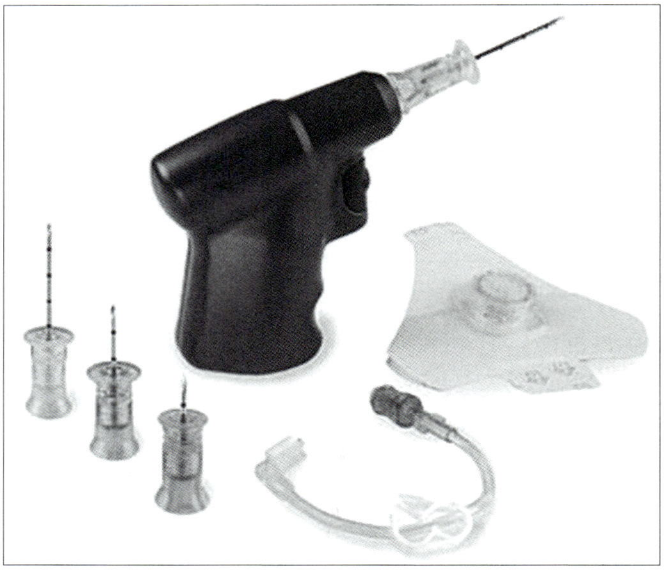

Figura 87.4 Taladro de infusión intraósea.

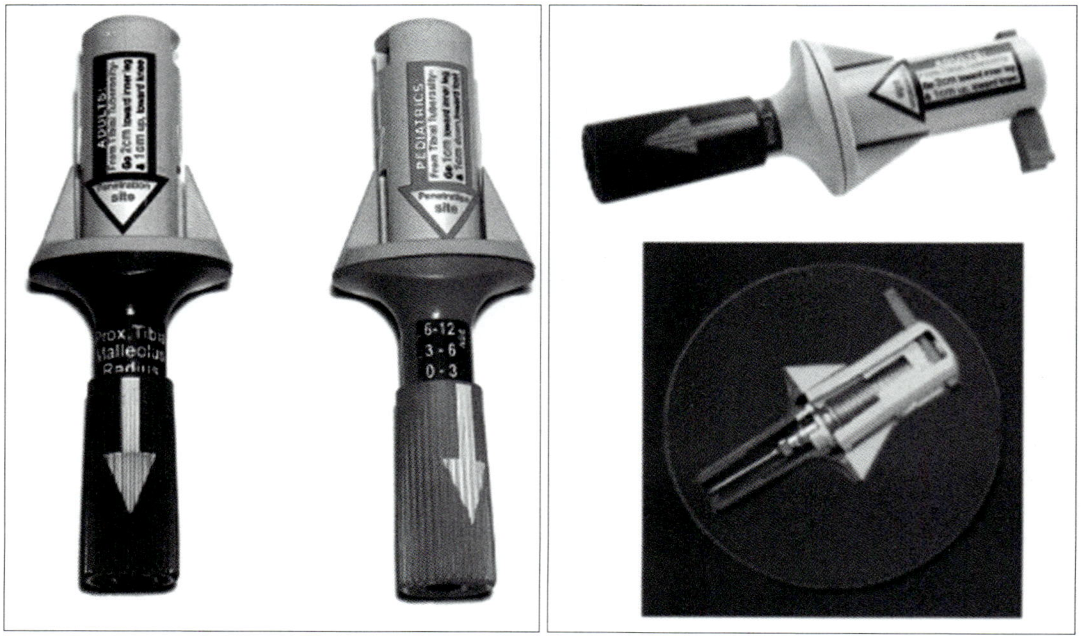

Figura 87.3 Pistola para infusión intraósea.

inconveniente de que la longitud de la aguja introducida es exactamente la que el operador ha seleccionado, sin tener en cuenta la variabilidad que puede suponer punzar unos milímetros por encima o por debajo, o los diferentes grosores del panículo adiposo subcutáneo. Por otro lado, su costo es más elevado que las agujas de colocación manual.

Agujas de inserción manual

Aguja intraósea

Existen agujas de inserción manual diseñadas específicamente para el acceso intraóseo en niños de todas las edades. Estas agujas cuentan con:

- Un mandril o estilete para evitar que la cánula se obstruya con restos de piel, partes blandas y restos óseos.
- Mangos ergonómicos para facilitar la sujeción y colocación.
- Marcas o topes de profundidad (tambor), ajustables a rosca para guiar la profundidad de inserción.

En aquellas agujas que no cuenten con topes de profundidad, la penetración va a depender de la presión que se ejerza sobre la base de la aguja (Figura 87.5). En aquellas que sí presentan tope de profundidad, una vez colocada la aguja, el tope se debe ajustar hasta el ras de la piel para estabilizar el acceso vascular (Figura 87.6). Se encuentran disponibles en el mercado agujas con diferentes calibres y longitudes.

Si no está disponible la aguja especialmente diseñada para la colocación manual del acceso intraóseo, se puede utilizar una aguja para punción-aspiración de médula ósea (PAMO). Estas agujas también poseen un mandril o estilete, presentan un mango en forma de T y pueden contar con tope de profundidad (tambor) (Figuras 87.7 y 87.8).

Agujas sin mandril

Otra alternativa consiste en utilizar un catéter de canalización intravenoso 14 G o 16 G (Abbocath®, Figura 87.9). En este caso, se debe descartar el teflón, ya que solamente se utilizará la aguja.

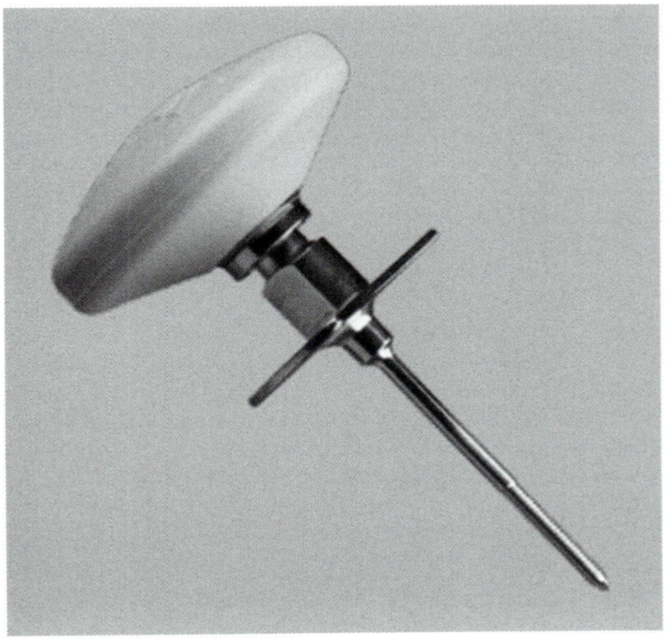

Figura 87.5 Dispositivo sin tope de profundidad.

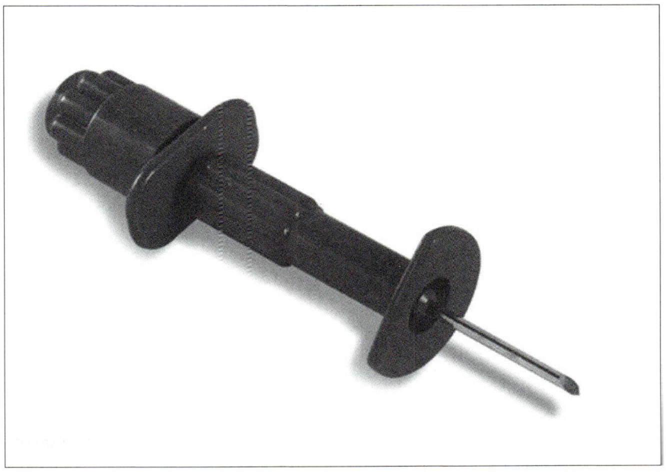

Figura 87.6 Dispositivo con tope de profundidad.

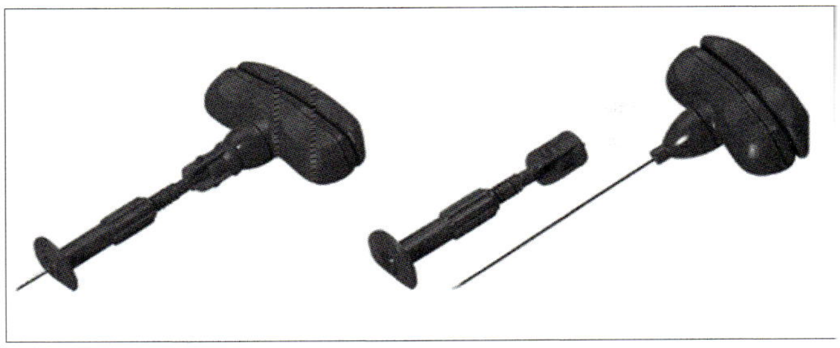

Figura 87.7 Aguja de PAMO (Illinois).

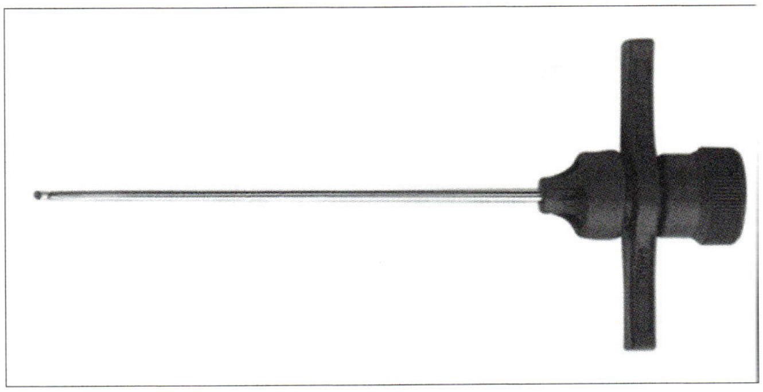

Figura 87.8 Aguja de PAMO (Jamshidi®).

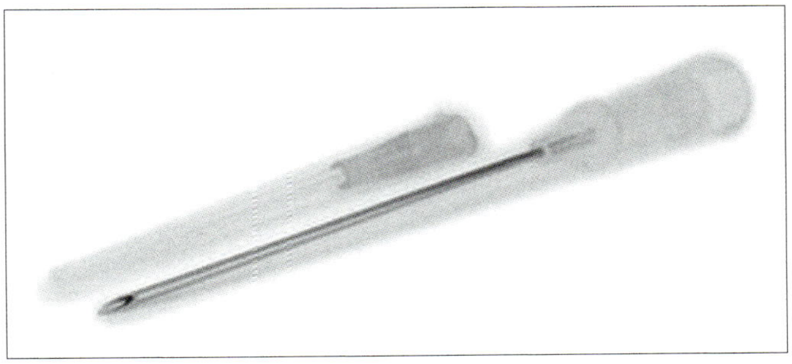

Figura 87.9 Catéter intravenoso (Abbocath®) 14 G.

Las desventajas del uso de agujas comunes sin mandril son la obstrucción de la luz con piel, partes blandas o restos óseos, y el acodamiento, principalmente cuando son de una longitud excesiva. Hay reportes de su eficacia en nuestro medio.

Procedimiento

Colocación del acceso vascular intraóseo en la tibia proximal

Preparación

- Asegurarse de que se cuente con todos los materiales necesarios.
- Explicar el procedimiento al paciente, si está consciente, y a los familiares o cuidadores que se encuentren presentes.
- Corroborar identificación del paciente.

Analgesia

En caso de que el paciente se encuentre consciente (si tiene capacidad de respuesta o puede sentir dolor), es importante generar una analgesia efectiva previa a la canalización intraósea, dado que es un procedimiento doloroso (*v.* Capítulo 78). Para esto se puede realizar una anestesia local o administrar medicación sistémica:

- Anestesia local: a través de la infiltración del sitio a punzar, con lidocaína al 1% sin epinefrina (preferentemente).
- Ketamina intramuscular (IM): requiere habilidades adicionales, como el manejo de la vía aérea. Se administra en forma intramuscular. Siempre que se utilice medicación sedoanalgésica en forma sistémica, se deben tener en cuenta los efectos adversos (sobre todo, a nivel respiratorio y hemodinámico) y tener disponible su antídoto, si existiera (Tabla 87.2).

Tabla 87.2 Dosis y características de la ketamina IM

Vía de administración	IM
Dosis	3-4 mg/kg
Dosis máxima	100 mg
Inicio de acción	5-10 min
Duración del efecto	30 min
Efectos adversos	Taquicardia, hipertensión, alucinaciones, nistagmo, laringoespasmo, disminución del reflejo tusígeno, sialorrea
Observaciones	▪ Contraindicada en menores de 3 meses, esquizofrenia, glaucoma ▪ Reducir la dosis al 50% en insuficiencia hepática

IM: intramuscular.

Posicionamiento e identificación del sitio de punción

- Para establecer el acceso en la tibia proximal, la pierna del paciente debe estar apoyada sobre una superficie firme, ligeramente flexionada y rotada hacia fuera. Para ello, se debe colocar un resalto (sábana enrollada) por debajo de la rodilla (hueco poplíteo).
- Identificar la tuberosidad anterior de la tibia (TAT): protuberancia justo por debajo de la articulación de la rodilla. Desde la TAT, desplazarse 1-2 cm (uno a dos dedos) hacia medial (hacia la cara interna) para alcanzar la parte plana de la tibia. Desde allí, desplazarse aproximadamente 1 cm hacia caudal (hacia los pies) alejándose, de esta forma, de la articulación de la rodilla y del cartílago de crecimiento (Figura 87.10 a).

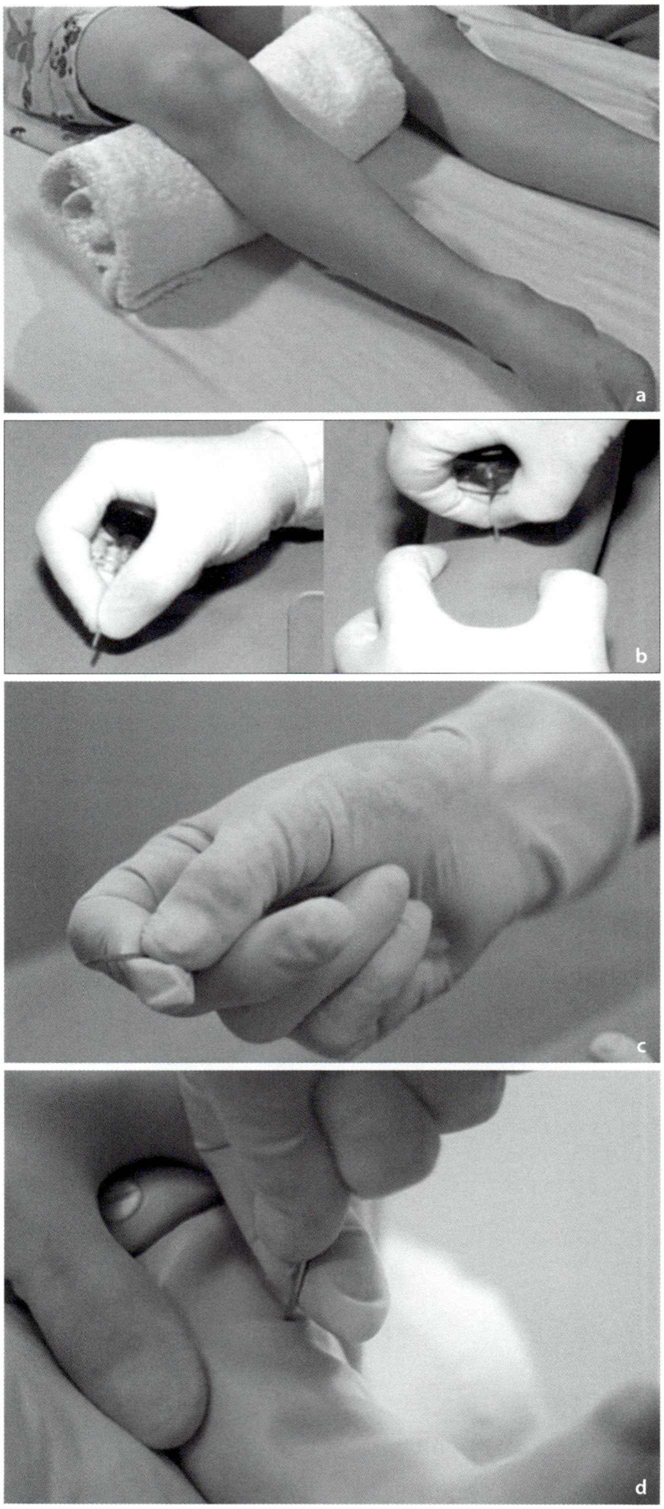

Figura 87.10 a Posicionamiento del miembro inferior. **b-g** Colocación de la aguja intraósea. **h-j** Fijación y presurización. ▶

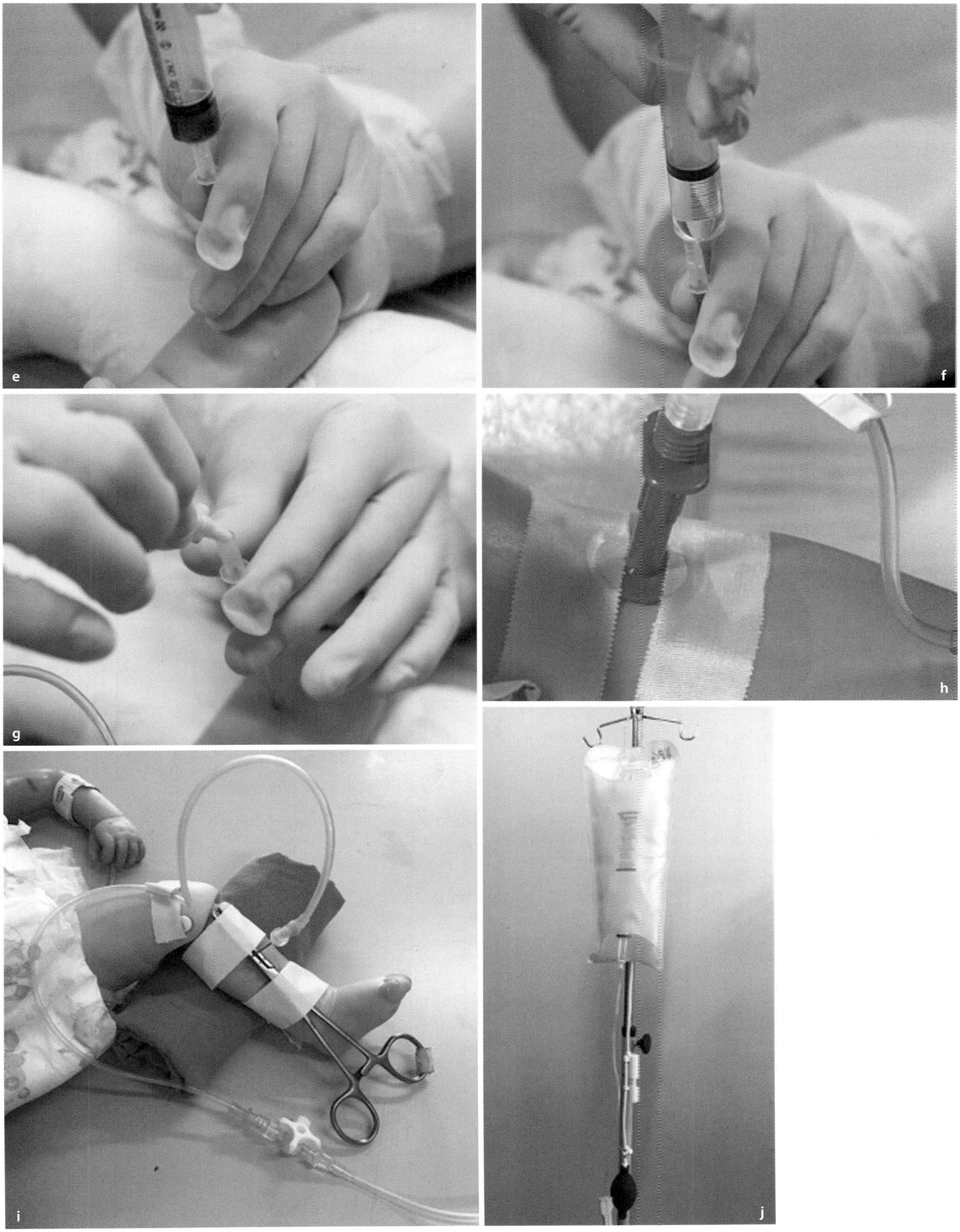

▶ **Figura 87.10 a** Posicionamiento del miembro inferior. **b-g** Colocación de la aguja intraósea. **h-j** Fijación y presurización.

Medidas de bioseguridad

- La colocación del acceso intraóseo es un procedimiento que debe realizarse con técnica estéril. Como todo procedimiento, se debe comenzar con una adecuada higiene de manos.
- Desinfectar la piel y el área circundante con gasa estéril y antiséptico (solución de clorhexidina al 2% o iodopovidona). Realizar al menos dos limpiezas (en sucio y en limpio).
- Se debe tener cerca un descartador para el material cortopunzante.

Colocación

Debido a que son más accesibles, se hará referencia al procedimiento con agujas de inserción manual:

- Aguja intraósea o de PAMO (aguja con mandril o estilete): asegurarse de que el estilete se encuentre correctamente colocado dentro de la aguja y que los biseles estén alineados. Remover la tapa de seguridad. Apoyar el mango de la aguja sobre la palma de la mano hábil y tomar la aguja firmemente, colocando el dedo índice y pulgar a lo largo de su eje para darle estabilidad (Figura 87.10 b-c).
- Aguja sin mandril (catéter venoso tipo Abbocath®) 14 G o 16 G: remover la tapa de seguridad y descartar el teflón. Sujetar firmemente la aguja apoyando la base sobre la palma de la mano, mientras el pulgar y el índice se ubican a 1-2 cm del extremo distal de la aguja. Esto permite darle mayor estabilidad a la aguja, y los dedos del operador sirven como tope para evitar una inserción excesiva. Se debe recordar que, al no tener mandril, la luz de la aguja podría obstruirse con hueso o médula ósea y podría doblarse con mayor facilidad durante la inserción.
- Con la mano no dominante, estabilizar la pierna de forma segura (no colocar la mano por debajo de la pierna para evitar lesiones).
- Insertar la aguja a través de la piel en la cara anterointerna de la tibia, 1-2 cm por debajo y hacia adentro de la TAT. Se debe orientar la aguja en sentido perpendicular (90°) al eje longitudinal o ligeramente inclinada hacia caudal (hacia los pies) para evitar lesionar la placa epifisaria. Aplicar un movimiento de rotación suave, ejerciendo una presión firme y constante contra el hueso, hasta notar una disminución repentina en la resistencia, que se produce al atravesar la cortical e ingresar en el canal medular. Evitar continuar ejerciendo presión en este punto, lo que podría empujar la aguja a través del lado opuesto del hueso. Si la aguja se coloca correctamente, debe permanecer firme y erguida sin sostén. No soltar la aguja hasta no asegurar su correcta fijación (Figura 87.10 d).
- Retirar la tapa y el estilete o mandril (si utiliza aguja IO o de PAMO) y conectar una jeringa. Si se puede aspirar médula ósea, se comprueba que la colocación es correcta. La sangre se puede utilizar para determinar la glucemia al pie de la cama o para enviar al laboratorio. Es importante aclarar que no siempre es posible aspirar material de médula ósea, aun cuando la aguja se encuentre bien colocada (Figura 87.10 e).
- Infundir un pequeño volumen (10 mL) de solución fisiológica a través de la aguja. Este debería infundirse con facilidad. Debido a que la cavidad medular no es distensible, es normal sentir cierta resistencia durante la infusión manual. Se debe comprobar si hay hinchazón o tumefacción alrededor del sitio de inserción o en la cara posterior de la pierna; esto podría suceder si la aguja está muy profunda y atraviesa el hueso cortical posterior (Figura 87.10 f).
- Si el dispositivo posee un tope a rosca, ajustarlo al ras de la piel para dar estabilidad.
- Conectar a la aguja un prolongador corto con una llave de tres vías en el extremo distal. No conectar la llave de tres vías directamente a la aguja, ya que su manipulación podría favorecer que se pierda el acceso vascular (Figura 87.10 g).

Fijación

- Algunos dispositivos cuentan con sistemas de fijación propios para estabilizar la aguja. Se debe evitar el uso de apósitos que impidan monitorear el sitio de inserción en busca de infiltración, infección o hinchazón de las extremidades.
- Si se utilizan agujas de inserción manual con tope de profundidad, este se regula hasta el ras de la piel y se puede colocar cinta adhesiva sobre el reborde para mayor seguridad.
- En caso de utilizar un catéter venoso (Abbocath®), fijar la aguja con una pinza de hemostasia sin dientes o Kocher colocada al ras de la piel, orientada en el mismo sentido que el eje longitudinal de la tibia. Luego fijar la Kocher a la pierna a ambos lados de la aguja con cinta adhesiva, cuidando siempre de dejar visible la zona de inserción de la aguja.
- Realizar la fijación del prolongador corto a la pierna con cinta adhesiva. Evitar que el prolongador quede acodado y obstruya el flujo a través del acceso vascular (Figura 87.10 h-i).

Presurización

- Para que la vía se mantenga permeable, requiere de un flujo continuo. El líquido se puede administrar con una jeringa o por infusión a presión mediante un presurizador, manguito de tensiómetro o compresión manual (Figura 87.10 j).
- Se debe recordar que si no se presuriza en forma adecuada, el acceso vascular podría taparse y perderse.
- Se debe registrar la fecha y hora de colocación.

En la Tabla 87.3 se describen los signos de una canalización intraósea exitosa.

Tabla 87.3 Signos de canalización exitosa

• Disminución de la resistencia al introducir la aguja
• La aguja se sostiene sola debido al soporte que le otorga el hueso
• Puede aspirar material de la médula ósea (recordar que puede no haber retorno, aun cuando el catéter está bien colocado)
• Infusión libre sin extravasación ni edema
• Efecto de la medicación infundida

Duración

Las agujas intraóseas deben ser utilizadas por poco tiempo; por lo general, menos de 24 horas. Antes de retirar la aguja intraósea, se debe contar con un acceso venoso seguro.

¿Qué puede infundirse por el AVIO?

Todo fluido y medicación que puede administrarse por vía intravenosa también puede administrarse por vía intraósea. Las drogas administradas por vía intraósea deben ser seguidas de la infusión de un bolo de solución fisiológica (5-10 mL) para favorecer el pasaje hacia la circulación central.

Los flujos de infusión varían en función del calibre de la aguja, el tipo de dispositivo, la zona de punción y la aplicación o no de presión externa.

Cuidados del AVIO

Tras la colocación del acceso intraóseo, se debe revisar frecuentemente el sitio de colocación en busca de signos de tumefacción o movimiento de la aguja. Asimismo, se debe corroborar que la fijación sea la adecuada y que el sistema se encuentre presurizado.

Retiro de la aguja

- Para quitar una aguja intraósea, retirar cualquier cinta o vendaje. Sujetar firmemente la pestaña de la aguja o conectar una jeringa al conector.
- Girar la jeringa y el catéter en el sentido de las agujas del reloj, mientras se extrae suavemente la aguja de la extremidad.
- Colocar un apósito oclusivo estéril sobre el sitio de inserción.

Otras localizaciones

Tibia distal

La tibia distal tiene puntos de referencia fácilmente palpables en la mayoría de los niños. La cortical es menos gruesa que en la tibia proximal y, por lo tanto, se prefiere en niños más grandes.

Para estabilizar el lugar de inserción, se debe colocar el pie del paciente en rotación externa con apoyo sobre una superficie firme. Identificar el maléolo interno. Realizar la punción sobre la superficie plana de la tibia, 1-2 cm por encima del margen superior del maléolo interno, con un ángulo de inserción de 90° o ligeramente en dirección cefálica.

Fémur distal

La identificación de los reparos anatómicos puede resultar desafiante debido a la mayor cantidad de tejido subcutáneo y músculo interpuesto.

El sitio de inserción se encuentra sobre la línea media, 1-3 cm proximal a los epicóndilos femorales. Colocar la aguja con un ángulo de inserción de 20°-30° en dirección cefálica para evitar dañar el cartílago de crecimiento.

Cabeza humeral

Para estabilizar el lugar de inserción, se debe colocar la mano del paciente encima del ombligo, con la espalda recta, el brazo lo más cercano posible al cuerpo (aducción) y el codo apoyado. De esta forma, la cabeza del húmero rota y la protuberancia mayor se mueve hacia delante. Se busca rotar el brazo para proteger tendones, nervios y vasos sanguíneos.

Luego se deben localizar dos puntos de referencia: el acromion y la apófisis coracoides. Dibujar una línea imaginaria entre los dos puntos y desplazarse dos dedos por debajo, hacia el codo. Buscar la tuberosidad mayor palpable. En ciertos pacientes, la zona donde la cabeza humeral está más cercana a la piel se encuentra un dedo anterior (hacia el pecho).

Cresta ilíaca

Posicionar al paciente en decúbito lateral. Realizar la inserción de la aguja en la cara inferior de la espina ilíaca.

Complicaciones

Las complicaciones secundarias a la colocación del AVIO son poco frecuentes (menos del 1%). Para evitarlas, es de vital importancia respetar las normas de bioseguridad, cumplir con los pasos para realizar el procedimiento en forma segura y adecuada (colocación, fijación y presurización), controlar en forma periódica el acceso vascular y limitar el tiempo de uso.

Posibles complicaciones

- Infecciones de piel, partes blandas o huesos.
- Extravasación. Síndrome compartimental.
- Fractura o fisura del hueso punzado.
- Daño del cartílago de crecimiento.
- Embolia grasa, aérea o de fragmentos óseos.

Anexo 87.1

Lista de cotejo para la colocación de un acceso vascular intraóseo en tibia proximal

Acción		Sí	No	Observaciones
Preparación previa al procedimiento				
1	Reúne y prepara el material necesario			
2	Posiciona e identifica el sitio de punción. Región pretibial, coloca el miembro inferior en flexión y rotación externa, e identifica tuberosidad anterior de la tibia			
3	Considera analgesia local o sistémica si el niño se encuentra consciente			
4	Realiza higiene de manos			
5	Se coloca el equipo de protección personal: gafas y guantes estériles			
6	Realiza la antisepsia de la zona a punzar			
Colocación de la aguja				
7	Aguja intraósea o de PAMO (aguja con mandril/estilete): deja el estilete en la aguja durante la inserción para evitar que la aguja se obstruya con hueso o tejido. Catéter venoso (Abbocath®) 14 o 16 G: descarta el teflón. Sujeta firmemente la aguja apoyando la base sobre la palma de la mano, mientras el pulgar y el índice se ubican entre 1 y 2 cm del extremo distal de la aguja			
8	Inserta la aguja a través de la piel en la cara anterointerna de la tibia, 1 a 2 cm por debajo y hacia adentro de la TAT			
9	Orienta la aguja en sentido perpendicular (90°) al eje longitudinal o ligeramente caudal (hacia los pies) para evitar lesionar la placa epifisaria			
10	Aplica un movimiento de rotación suave, ejerciendo una presión firme y constante contra el hueso, hasta notar una disminución repentina en la resistencia			
11	Retira el estilete o mandril y conecta una jeringa para aspirar. Si se obtiene muestra, se envía al laboratorio			
12	Infunde solución fisiológica			
13	Conecta un prolongador corto con la llave de tres vías en el extremo distal			
Fijación				
14	Para estabilizar la aguja, coloca tela adhesiva sobre el reborde. Si utiliza catéter venoso (Abbocath®), fija la aguja con una pinza de hemostasia o Kocher sin dientes colocada al ras de la piel, orientada en el mismo sentido que el eje longitudinal de la tibia. Luego fija la Kocher a la pierna a ambos lados de la aguja con cinta adhesiva, dejando visible la zona de inserción de la aguja			
15	Fija el prolongador corto a la pierna con cinta adhesiva			
Presurización				
16	Asegura un flujo continuo mediante un presurizador, manguito de tensiómetro o con compresión manual			

Acceda al eBook para consultar la lista de bibliografía. Consulte las indicaciones en la retiración de tapa.

88

Realización de punción lumbar, toracocentesis y paracentesis

Estanislao Díaz Pumará • Cecilia Robledo

La punción lumbar (PL), la toracocentesis y la paracentesis son procedimientos frecuentes en pediatría, y son realizados tanto con fines diagnósticos como terapéuticos. Si bien últimamente estos procedimientos tienden a ser realizados por cirujanos o neurocirujanos pediátricos, representan una habilidad relevante para el internista pediátrico. En efecto, la comprensión de sus indicaciones, contraindicaciones y técnica son fundamentales para que el procedimiento sea seguro y exitoso, al tiempo que minimiza los riesgos para el paciente.

Punción lumbar

Reseña anatomofisiológica

El líquido cefalorraquídeo (LCR) es un ultrafiltrado del plasma que se produce principalmente en los plexos coroideos situados en los ventrículos laterales, así como en el tercer y cuarto ventrículo. Asimismo, cerca del 25% se produce en el endotelio capilar del parénquima cerebral. El volumen total del LCR es de 50-70 mL en lactantes y de 150-270 mL en adultos. Cumple funciones mecánicas, protectoras y nutricionales para el cerebro y la médula espinal (ME). Su circulación se produce a través de los ventrículos laterales, el tercer y cuarto ventrículo, el espacio subaracnoideo y el canal central de la ME. Se reabsorbe en las vellosidades aracnoides para llegar al seno venoso sagital, y de allí pasa a la circulación sistémica (*v.* Capítulo 51.6).

La ME termina cerca del nivel de las vértebras lumbares 1 y 2 (L1-L2), mientras que el espacio subaracnoideo se extiende hasta el borde inferior de la segunda vértebra sacra (S2). Es por este motivo que la región lumbar (espacios L3-L4 o L4-L5) representa el lugar más seguro para obtener muestras de LCR.

Indicaciones y contraindicaciones

En la Tabla 88.1 se resumen las principales indicaciones y contraindicaciones para realizar una PL. Se sugiere establecer un examen neurológico completo previo al procedimiento. La presencia de signos clínicos sugestivos de una masa intracraneal (tumor, absceso, hematoma), o bien la posibilidad de herniación cerebral por hipertensión endocraneal (HTE) con gradiente anormal (hidrocefalia no comunicante), obligan a la realización de una imagen del sistema nervioso central (SNC) antes del procedimiento, que suele ser una tomografía computarizada (TC). En relación con la presencia de trastornos de la coagulación o plaquetopenia, los valores que implican riesgo de sangrado no son claros, y es un tema que continúa en discusión. Si los valores se encuentran alterados (*v.* Tabla 88.1), se puede considerar la consulta con el hematólogo infantil o seguir las recomendaciones institucionales de administración de hemocomponentes o hemoderivados previo al procedimiento (*v.* Capítulos 13 y 14).

Tabla 88.1 Indicaciones y contraindicaciones para la realización de la punción lumbar

Indicaciones	Contraindicaciones

Diagnósticas:
▪ Enfermedades infecciosas:
  ▪ Meningitis
  ▪ Encefalitis
▪ Enfermedades inflamatorias:
  ▪ Desmielinizantes
  ▪ Síndrome Guillain-Barré
▪ Hipertensión endocraneana idiopática
▪ Infiltración oncológica
▪ Enfermedades metabólicas
▪ Hemorragia subaracnoidea
Terapéuticas:
▪ Infusión de drogas:
  ▪ Quimioterapia
  ▪ Anestésicos
  ▪ Antibióticos
	▪ Signos de hipertensión endocraneana:
	  ▪ Glasgow < 9 o caída de 3 puntos
	  ▪ Triada de Cushing
	  ▪ Signos neurológicos focales
	  ▪ Postura en decorticación o descerebración
	  ▪ Edema de papila
	  ▪ Reflejo de ojos de muñeca
	▪ Coagulopatía:
	  ▪ Recuento plaquetario < 40 000/mm^3
	  ▪ Alteración del coagulograma o RIN > 1,4
	▪ Inestabilidad hemodinámica
	▪ Distrés respiratorio
	▪ Infección de piel y partes blandas en el sitio de punción
	▪ Anormalidades anatómicas espinales

RIN: razón internacional normatizada.

Recursos y materiales

La PL se debe realizar bajo condiciones de esterilidad. Idealmente, se requieren dos a tres operadores: el que realiza el procedimiento, un encargado de sostener al paciente y otro que colabore con el suministro de los materiales.

Los materiales necesarios son los siguientes:

- Guantes estériles y barbijo quirúrgico.
- Equipo de protección personal en función del riesgo de infección.
- Tubos estériles para la recolección de muestras.
- Campo y gasas estériles.
- Solución antiséptica: iodopovidona o alcohol con clorhexidina.
- Manómetro estéril para medición de presión de apertura.
- Agujas para punción lumbar. El calibre recomendado en niños de todas las edades es de 22 G para evitar fístulas de LCR. La longitud depende de la edad del paciente:
  - Menores de 2 años: 3,75 cm.
  - 2-12 años: 6,25 cm.
  - Mayores de 12 años: 8,75 cm.
- Las agujas atraumáticas son de preferencia sobre las convencionales, dada su menor frecuencia de cefalea posterior a la punción (Figura 88.1). A su vez, se recomiendan las agujas con estilete o mandril para evitar la formación de quistes epidérmicos subaracnoideos.
- Recursos y materiales para la realización de sedación y analgesia y sus controles correspondientes (*v.* Capítulo 78).

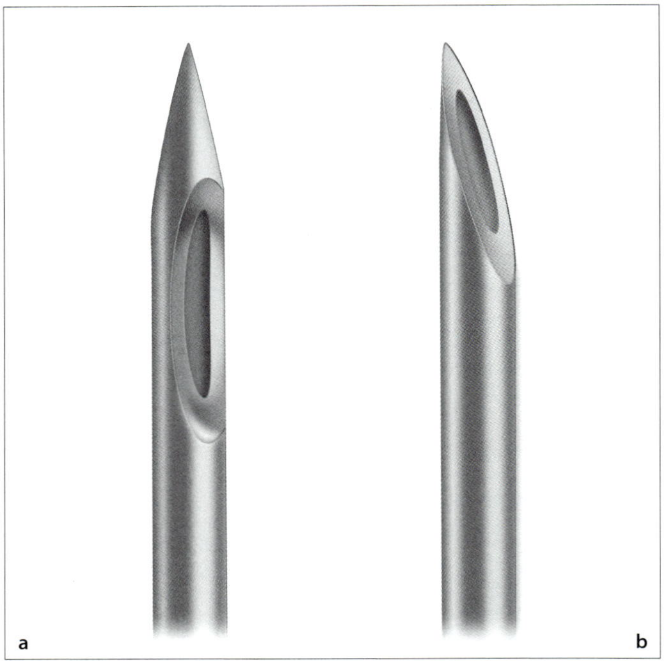

Figura 88.1 Aguja atraumática (**a**) y convencional (**b**).

Técnica

Antes de comenzar, se debe explicar a los padres y al niño (si su edad lo permite) los detalles del procedimiento y obtener el consentimiento informado.

Posición del paciente. El decúbito lateral es la posición de preferencia. Permite la medición de la presión de apertura y disminuye la cefalea pospunción. Se debe maximizar la flexión de la columna vertebral (posición fetal) para aumentar la separación entre las vértebras y alinear la columna del paciente en forma paralela a la superficie de apoyo (Figura 88.2). La posición sentada puede ser utilizada en niños con riesgo de desarrollar compromiso respiratorio por la hiperflexión del cuello, pero se debe tener en consideración que no permite la medición de la presión de apertura. La posición incorrecta del niño es una de las causas más frecuentes de fracaso del procedimiento, por lo que debe observarse en detalle.

Reparo anatómico. Se debe palpar la zona antes de realizar la antisepsia cutánea. Se traza una línea entre ambos bordes superiores de las crestas ilíacas posteriores (línea de Tuffier), que ubica en la línea media la cuarta vértebra lumbar. Los espacios intervertebrales superiores o inferiores (L3-L4 o L4-L5) son los sitios donde se puede realizar la punción (*v.* Figura 88.2).

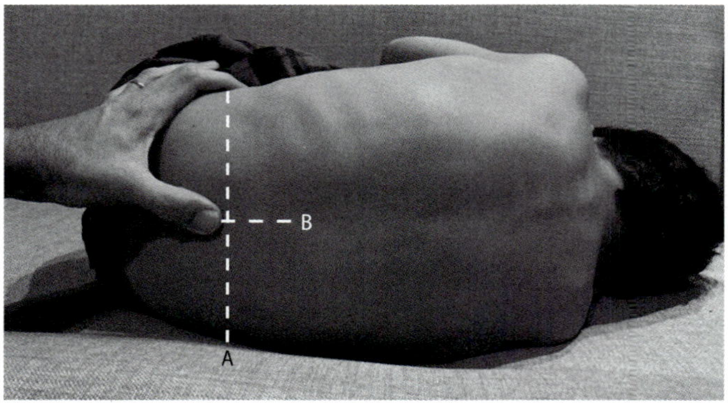

Figura 88.2 Posición recomendada y reparo anatómico para realizar la PL. A: línea de Tuffier entre ambos bordes superiores de la cresta ilíaca posterior. B: eje de la columna vertebral (apófisis espinosas).

Punción. Luego de realizar la doble antisepsia de la piel, se inserta la aguja en la línea media con una inclinación superior de 15° en dirección al ombligo. Si no se cuenta con aguja atraumática y se utiliza la aguja convencional, el bisel debe estar dirigido en forma paralela a las fibras del saco dural para separarlas y no cortarlas. Esto significa que debe tener una orientación superior en el paciente en decúbito lateral, o bien de 90° hacia la izquierda o la derecha en pacientes sentados. Se puede tomar la aguja con una mano mientras se marca el reparo anatómico con la otra, o también utilizar la técnica con dos manos sobre la aguja. Se avanza a través de los distintos planos hasta sentir el resalto que se genera al atravesar la duramadre; este puede ser sutil o estar ausente en niños de menor edad. Por este motivo, se recomienda el avance lento de la aguja y retirar el estilete varias veces para observar el retorno de LCR (método de Cincinnati). De esta forma, se evita la punción traumática al acceder al plexo venoso que se encuentra en la cara ventral del espacio subaracnoideo. Una vez que se observa el fluir del líquido, se recolecta en los tubos estériles, que en la mayoría de los casos es suficiente con 3-4 tubos con 1 mL (20 gotas) de LCR en cada uno. Se recomienda recolocar el estilete al retirar la aguja. Los valores normales en el LCR según la edad se resumen en la Tabla 88.2.

Medición de la presión de apertura. Se debe medir siempre que sea posible. El paciente debe estar en decúbito lateral e idealmente con las piernas extendidas. Se utiliza un manómetro conectado a la aguja espinal mediante una llave de tres vías. Se permite que el LCR ingrese al manómetro y se aguarda a que este alcance su mayor nivel y permanezca estable (puede haber sutiles oscilaciones por la ventilación o el latido cardíaco). Una vez medido su valor, se recolectan las muestras en los tubos estériles. Se considera como presión de apertura normal (en niños) entre 11,5-20 cm/H_2O si está relajado y con sus piernas extendidas, y puede aumentar hasta 28 cm/H_2O en caso de piernas y cuello flexionado.

Tabla 88.2 Valores normales en LCR según la edad

Edad	Glóbulos blancos/mm^3 Media (rango)	Glucosa (mg/dL) Media (rango)	Proteínas Media (rango)
Niños prematuros	9	50 (24-63)	115 (65-150)
Nacidos de término	8,2 (0-22)	52 (34-119)	90 (20-170)
0-4 semanas de vida	11 (0-35)	46 (36-61)	84 (35-189)
4-8 semanas de vida	7,1 (0-25)	46 (29-62)	59 (19-121)
> 8 semanas de vida	2,3 (0-5)	61 (45-65)	28 (20-45)

Dificultades técnicas

- Retorno hemático (PL traumática): sucede en aproximadamente el 20% de los procedimientos cuando se punza el plexo venoso que rodea a la médula espinal. Se debe esperar para ver si el LCR se aclara, y en este caso se puede tomar la muestra. Si no se observa el aclaramiento, se debe retirar la aguja y volver a punzar en un sitio diferente. Si la muestra se centrifuga en forma inmediata, el LCR será cristal de roca con un botón hemático, porque los glóbulos rojos aún tienen su membrana intacta. Esto permite diferenciarlo de la hemorragia subaracnoidea, donde el líquido poscentrifugado permanece xantocrómico por la presencia de oxihemoglobina, metahemoglobina y bilirrubina. El adecuado manejo de la sedoanalgesia ha demostrado disminuir la frecuencia de esta complicación.

- Resistencia ósea: se debe retirar la aguja hasta el tejido celular subcutáneo, se corrobora la posición del paciente y el reparo anatómico. Luego se vuelve a insertar la aguja, modificando sutilmente la angulación de ingreso.
- Mal flujo de LCR: inicialmente, se puede rotar la aguja 90° en caso de estar ocluida por fibras del saco dural. De no ser exitosa la maniobra, es probable que no se haya arribado al espacio subaracnoideo y se puede progresar. Entonces, se sugiere progresar lentamente o bien retirar la aguja hasta el tejido celular subcutáneo, corroborar la posición del paciente y volver a progresar la aguja modificando levemente la angulación. Si se retira completamente la aguja, esta debe reemplazarse.

De acuerdo con la edad del paciente, la PL es un procedimiento que implica dolor moderado y ansiedad variable, por lo que debe realizarse una adecuada seudoanalgesia sistémica o anestesia local, según lo recomendado en el Capítulo 78.

Complicaciones

La PL suele ser un procedimiento seguro y sus complicaciones son infrecuentes. Las que se producen más a menudo son las siguientes:

- Cefalea pospunción: se trata de la complicación más frecuente, y puede suceder entre el 5%-15% de los casos. El dolor suele exacerbarse en posición de pie y dura alrededor de una semana. La posición en decúbito lateral, la aguja atraumática de menor calibre o con el bisel paralelo al eje de la médula espinal, así como también la reinserción del estilete antes de retirar la aguja son las medidas que han demostrado minimizar las posibilidades de esta complicación. En efecto, el reposo prolongado no ha demostrado prevenirla. En caso de presentarse, se debe indicar buena hidratación, analgésicos orales y antieméticos si es necesario.
- Dolor local: hasta el 11% de los niños pueden presentar esta complicación. Suele ser transitorio y cede luego de pocos días con el uso de analgésicos.

Otras complicaciones menos frecuentes son la herniación cerebral (cuando se realiza la punción en pacientes con HTE con gradiente anormal), la infección, el hematoma espinal, la formación de un quiste epidérmico subaracnoideo, el daño de fibras nerviosas y la fístula de LCR.

Toracocentesis

La toracocentesis es la técnica con la que se realiza el drenaje de la cavidad pleural (espacio entre las pleuras parietal y visceral) de manera rápida y simple ingresando a través de un espacio intercostal. Consiste en la punción y aspiración de la cavidad mencionada para extraer aire o líquido con fines diagnósticos o terapéuticos.

Indicaciones

- Neumotórax hipertensivo (*v.* Capítulo 58): por lo general, ocurre en niños con ventilación mecánica o luego de un traumatismo. Es una emergencia torácica, dado que produce compromiso cardiorrespiratorio que puede poner en riesgo la vida del paciente. La toracocentesis terapéutica es uno de los pilares fundamentales del manejo de esta entidad.
- Derrame pleural de etiología desconocida: la toracocentesis se realiza con un triple objetivo: diagnóstico, microbiológico y terapéutico.
  - Diagnóstico: permite obtener líquido pleural para analizar sus características macroscópicas (sangre, pus, linfa) y citoquímicas (pH, enzima láctico deshidrogenasa [LDH], proteínas, glucosa y celularidad), con el fin de planificar la conducta terapéutica.
  - Microbiológico: permite obtener muestras representativas para realizar un examen directo (con tinción de Gram), reacción en cadena de la polimerasa (PCR, por sus siglas en inglés) para neumococo, estafilococo y bacilo de Koch, y realizar cultivos para gérmenes aerobios, anaerobios y bacilo de Koch.
  - Terapéutico: en escasas ocasiones, las infecciones de reciente comienzo que se presentan con colecciones pequeñas y fluidas, la toracocentesis puede cumplir un rol terapéutico. En colecciones más voluminosas, sirve también para evacuar la mayor cantidad posible de líquido y aliviar la dificultad respiratoria del paciente. No se recomienda realizar toracocentesis repetidas.

En la Tabla 88.3 se describen los estudios que se deben solicitar en el líquido obtenido por toracocentesis en pacientes con sospecha de supuración pleuropulmonar (*v.* Capítulo 57).

Tabla 88.3 Estudios a solicitar en el líquido obtenido por toracocentesis en pacientes con sospecha de supuración pleuropulmonar (SPP)

Examen bioquímico	▪ pH, proteínas ▪ Glucosa, LDH
Examen directo	▪ Tinción de Gram ▪ PCR
Cultivos	▪ Aerobios ▪ Anaerobios, bacilo de Koch
Recuento celular	▪ Polimorfonucleares ▪ Linfocitos

PCR: reacción en cadena de la polimerasa; LDH: enzima láctico-deshidrogenasa.

Contraindicaciones

Las contraindicaciones para la toracocentesis incluyen las siguientes:

- Líquido pleural insuficiente.
- Infección de la piel o herida en el sitio de inserción de la aguja.
- Diátesis hemorrágica grave.

Por convención, los derrames pleurales libres muy pequeños, con menos de 1 cm de distancia desde la línea del líquido pleural hasta la pared torácica (en una radiografía de tórax en decúbito), se consideran demasiado pequeños para justificar la toracocentesis, debido al bajo rendimiento del diagnóstico y el alto riesgo de neumotórax.

En relación con la presencia de trastornos de la coagulación o plaquetopenia, los valores que implican riesgo de sangrado no son claros, y es un tema que continúa en discusión. Si los valores se encuentran alterados (plaquetas < 40 000/mm^3 o RIN > 1,4), se puede considerar la consulta con el hematólogo infantil, o bien seguir las recomendaciones institucionales de administración de hemocomponentes o hemoderivados previo al procedimiento (*v.* Capítulos 13 y 14).

Ante la certeza de que el paciente va a necesitar la colocación de un tubo de avenamiento pleural, no sería necesario realizar una toracocentesis previa.

Recursos y materiales

La toracocentesis se debe realizar bajo condiciones de esterilidad. Idealmente, se requieren dos o tres operadores: aquel que realice el procedimiento, un encargado de sostener al paciente y otro que colabore con el suministro de los materiales:

- Materiales para asepsia:
  - Gasas, guantes y campo estériles, barbijo quirúrgico.
  - Equipo de protección personal de acuerdo con el riesgo de infección.
- Materiales para la técnica:
  - Trocar 16-18 G.
  - Aguja de 18 G en niños mayores y 21 G en lactantes y niños pequeños.
  - Jeringa heparinizada de 20-30 mL.
  - Llave de tres vías.
  - Tubos estériles para la recolección de la muestra.
- Monitor para frecuencia cardiaca, saturometría y presión arterial.
- Recursos y materiales para la realización de sedación o analgesia y sus controles correspondientes (*v.* Capítulo 78).

Técnica

Preparación del paciente

- Explicar al niño (si es que puede comprender) y a sus familiares el procedimiento que se va a realizar, y luego solicitar el consentimiento informado.
- Se debe obtener un acceso venoso y escoger el procedimiento de sedación y analgesia más adecuado (*v.* Capítulo 78). Si el paciente es pequeño, es necesaria una sedoanalgesia profunda; en cambio, sí es mayor, el procedimiento se puede realizar con anestesia local o asociado al bloqueo del nervio intercostal.
- La sala de procedimientos debe estar equipada con el instrumental necesario para realizar el drenaje pleural, con un sistema de suministro de oxígeno, monitoreo de signos vitales y un equipo para reanimación cardiorrespiratoria.
- Asegurarse de que el sitio seleccionado no tenga signos de infección.

Procedimiento

- Zona de punción: se localiza el derrame por examen físico, radiografía y preferentemente por ecografía. La tendencia actual es realizar este procedimiento guiado bajo ecografía.
- Existen dos formas de realizar el procedimiento:
  - Si se administra sedoanalgesia endovenosa, el paciente debería estar acostado (decúbito ventral) con el brazo elevado del lado donde se va a realizar la punción. Si el derrame es de gran tamaño y no está tabicado, el lugar de punción es el 4º-5º espacio intercostal en la línea axilar posterior (Figura 88.3 a).
  - En cambio, si se administra anestesia local con la intervención de un ayudante, el paciente debería estar sentado con el brazo del lado a punzar por encima de la cabeza y fijarlo, junto con la cabeza y la cintura escapular, generando que el flanco del hemitórax donde se va a realizar la punción esté en hiperextensión con el fin de ofrecer una mayor apertura de los espacios intercostales y disminuir la posibilidad de una punción traumática. El sitio de elección para la punción sentado es el 7° espacio intercostal, al nivel de la línea axilar posterior, justo por debajo de la punta de la escápula y siempre por encima de la novena costilla, para evitar la punción subdiafragmática (Figura 88.3 b).
- Higienizar el sitio de punción elegido con clorhexidina al 2% y colocar un campo estéril. Administrar un anestésico local formando un habón en el tejido subcutáneo. En los pacientes sin sedoanalgesia endovenosa, también debe administrarse en

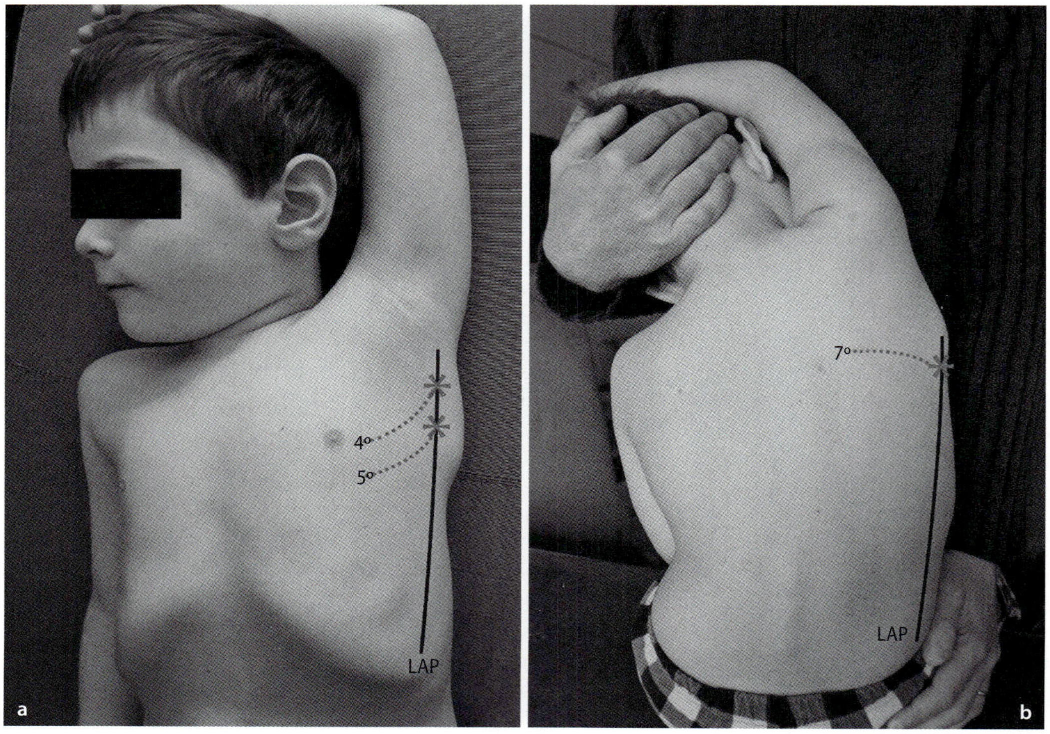

Figura 88.3 a Posición recomendada y reparo anatómico para la toracocentesis acostado: 4º-5º espacio intercostal en la línea axilar posterior (LAP). **b** Posición recomendada y reparo anatómico para la toracocentesis sentado: 7º espacio intercostal en la LAP; el mejor lugar para punzar es justo por debajo de la punta de la escápula y siempre por encima de la novena costilla, para evitar la punción subdiafragmática.

el músculo intercostal y el periostio. Se debe tener siempre la precaución de punzar rozando el borde superior de la costilla inferior, para evitar el traumatismo del paquete de vasos intercostales (Figura 88.4).

- Utilizar aguja o trocar, según la edad del paciente, y adaptar a una jeringa de 20-30 mL con una llave de tres vías que permita evacuar la mayor cantidad de líquido posible (no más de 10-20 mL/kg). Ingresar de forma perpendicular a la costilla, aspirando hasta llegar al espacio pleural. Si el líquido no fluye en forma espontánea, sucesivamente se dirige la aguja hacia el fondo de saco pleural anterior y posterior. Dada la tendencia a la coagulación espontánea del líquido pleural, conviene colocar una o dos gotas de heparina estéril tanto en la jeringa como en los frascos de recolección de muestras para el examen bioquímico y el recuento celular (*v.* Tabla 88.3).
- Las muestras deben enviarse para análisis citoquímico y pH, examen directo con tinción de Gram, PCR para neumococo, estafilococo y bacilo de Koch, y cultivo del líquido pleural para gérmenes aerobios, anaerobios y bacilo de Koch. Conviene guardar muestra por si son necesarios otros estudios más específicos. El material obtenido se debe sembrar lo más precozmente posible para aumentar las posibilidades de aislamiento bacteriológico. Si se sospecha derrame tumoral, se debe ingresar una muestra para anatomía patológica.
- Retirar la aguja y cubrir la piel con un apósito estéril.
- Realizar radiografía de tórax y control, sobre todo si el procedimiento no fue guiado por ecografía.

La técnica de drenaje de un neumotórax hipertensivo se describe en el Capítulo 58.

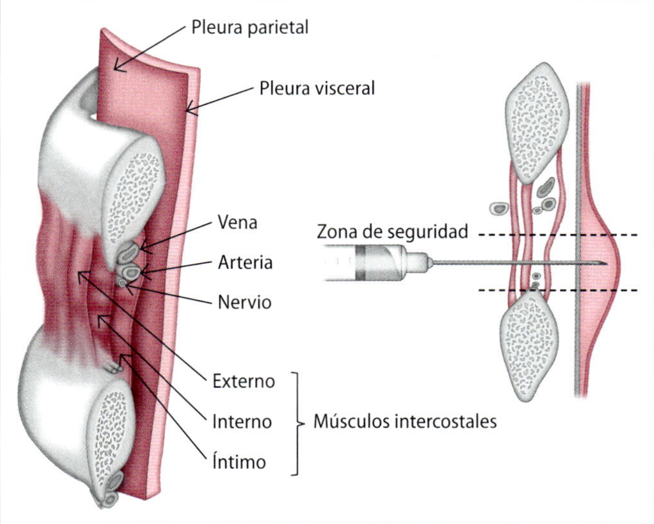

Figura 88.4 Sitio de punción recomendado para realizar la toracocentesis. Punzar rozando el borde superior de la costilla inferior, para evitar el traumatismo del paquete de vasos intercostales.

Complicaciones

Las complicaciones potenciales del procedimiento son el neumotórax, hemorragias (punción del paquete intercostal), hipoxemia, laceración hepática, esplénica o pulmonar y sobreinfección del líquido pleural.

La extracción de grandes volúmenes de líquido debe practicarse lentamente porque puede generar una rexpansión rápida del pulmón colapsado, que puede conducir al edema pulmonar con clínica de tos, disnea e hipoxemia; se trata de una complicación rara, pero potencialmente grave.

En los centros de mayor complejidad es recomendable practicar la toracocentesis en ambiente de quirófano y bajo la supervisión de un anestesiólogo.

Paracentesis

La ascitis es la acumulación patológica de líquido dentro de la cavidad peritoneal. Se produce por una alteración del equilibrio entre las presiones hidrostática y oncótica transcapilar, que regulan el desplazamiento hídrico en la circulación esplácnica, portal y hepática, así como también el flujo linfático. En niños, suele ser el resultado de una enfermedad hepática o renal, p. ej., la hipertensión portal o el síndrome nefrótico (*v.* Capítulos 71 y 48.3).

La paracentesis es un procedimiento mediante el cual se accede a la cavidad peritoneal con aguja para extraer líquido ascítico, ya sea con fines diagnósticos o terapéuticos. La detección y el tratamiento de la ascitis resulta muy importante para minimizar la morbilidad de sus complicaciones.

Indicaciones

Se sugiere realizar una paracentesis diagnóstica a todo paciente con ascitis de reciente aparición para establecer la etiología, o para descartar una peritonitis bacteriana espontánea en pacientes con ascitis preexistente cuando presentan signos de deterioro clínico como fiebre, dolor o aumento de la sensibilidad abdominal, encefalopatía hepática, leucocitosis periférica, deterioro de la función renal o acidosis metabólica. Otros autores, además, sugieren que la paracentesis debería realizarse a todo paciente con síndrome ascítico edematoso secundario a cirrosis que requiera internación, o bien previo a la administración profiláctica de antibióticos luego de un sangrado digestivo, con el objetivo de pesquisar una peritonitis bacteriana espontánea silente.

La paracentesis terapéutica se indica en ascitis a tensión y en ascitis refractarias al tratamiento diurético, para reducir la presión intraabdominal y aliviar la dificultad respiratoria (de origen restrictivo), el dolor abdominal y la saciedad precoz (*v.* Capítulo 71). En la Tabla 88.4 se describen las indicaciones de paracentesis diagnóstica y terapéuticas.

Tabla 88.4 Indicaciones de paracentesis diagnóstica y terapéutica

Indicaciones de paracentesis diagnóstica	▪ Ascitis de reciente aparición
	▪ Sospecha de peritonitis bacteriana espontánea:
	  ▪ Fiebre
	  ▪ Dolor abdominal o sensibilidad abdominal
	  ▪ Encefalopatía hepática
	  ▪ Leucocitosis periférica
	  ▪ Deterioro de la función renal o acidosis metabólica
	▪ SAESC:
	  ▪ Si requiere internación
	  ▪ Previo a la administración de antibióticos profilácticos luego de un sangrado digestivo

Indicaciones de paracentesis terapéutica	▪ Ascitis a tensión ▪ Ascitis refractaria al tratamiento diurético

SAESC: síndrome ascítico edematoso secundario a cirrosis.

Contraindicaciones

Los beneficios de la paracentesis abdominal en pacientes con indicaciones adecuadas, casi siempre superan los riesgos. Un análisis del líquido ayuda a determinar la causa de la ascitis y la probabilidad de infección bacteriana, y permite identificar la susceptibilidad a los antibióticos de cualquier microorganismo que se cultive.

No hay contraindicaciones para su realización en pacientes coagulopáticos o plaquetopénicos. Se desaconseja la administración de plasma fresco o plaquetas para revertir la alteración antes de la paracentesis, excepto cuando la coagulopatía se asocia con evidencia clínica de fibrinolisis o de coagulación intravascular diseminada.

Recursos y materiales

La paracentesis se debe realizar bajo condiciones de esterilidad. Idealmente, se requieren dos o tres operadores: aquel que realiza el procedimiento, un encargado de sostener al paciente y otro que colabore con el suministro de los materiales:

- Materiales para la asepsia:
  - Gasas, guantes y campo estériles. Barbijo quirúrgico.
  - Equipo de protección personal de acuerdo con el riesgo de infección.
- Materiales para la técnica:
  - Catéter sobre aguja (Abbocath®) N° 18, 20, 22, según el tamaño del paciente.
  - Jeringa de 20-30 mL
  - Llave de tres vías.
  - Tubos estériles para la recolección de la muestra o tubos secos con EDTA.
  - Frascos de hemocultivos.
  - Bolsas de recolección o frascos al vacío, para las paracentesis terapéuticas.
- Monitor para frecuencia cardiaca, saturometría y presión arterial.
- Recursos y materiales para la realización de sedación o analgesia y sus controles correspondientes (*v.* Capítulo 78).

Técnica

Preparación del paciente

- Explicar al niño (si es que puede comprender) y a sus familiares el procedimiento que se va a realizar, y luego solicitar el consentimiento informado.
- Se debe obtener un acceso venoso y escoger el procedimiento de sedación y analgesia más adecuado (*v.* Capítulo 78). Si el paciente es pequeño, puede ser necesaria una sedoanalgesia moderada; en cambio, sí es mayor y colabora con el procedimiento, se puede realizar con anestesia local.
- La sala de procedimientos debe estar equipada con el instrumental necesario para realizar la paracentesis, con un sistema de suministro de oxígeno, monitoreo de signos vitales y un equipo para reanimación cardiorrespiratoria.
- Asegurarse de que el sitio seleccionado no tenga signos de infección. También, evitar cicatrices porque el intestino puede estar adherido a ellas.
- La vejiga urinaria debería estar vacía para evitar la perforación.

Procedimiento

- Zona de punción: el sitio habitual de punción es a través de la pared abdominal en el cuadrante inferior izquierdo con el paciente en posición de decúbito supino. Se debe ubicar la espina ilíaca anterosuperior y elegir un sitio que sea dos dedos medial (~3 cm) y dos dedos cefálico (~3 cm) a este punto de referencia (Figura 88.5). La paracentesis se puede completar de forma segura sin la utilización rutinaria de la guía ecográfica. Sin embargo, según la experiencia o protocolos institucionales, la ecografía puede ser utilizada antes del procedimiento para identificar y marcar el sitio de punción más seguro.
- Higienizar el sitio de punción elegido con clorhexidina al 2% y colocar un campo estéril.
- Con dirección cefálica, insertar la aguja en un ángulo de 45°, mientras que con la otra mano se tira de la piel en dirección caudal hasta penetrar en la cavidad peritoneal. Esto crea un trayecto en Z cuando se libera la piel y se retira la aguja. Aplicar presión negativa continua (Figura 88.6). Este trayecto

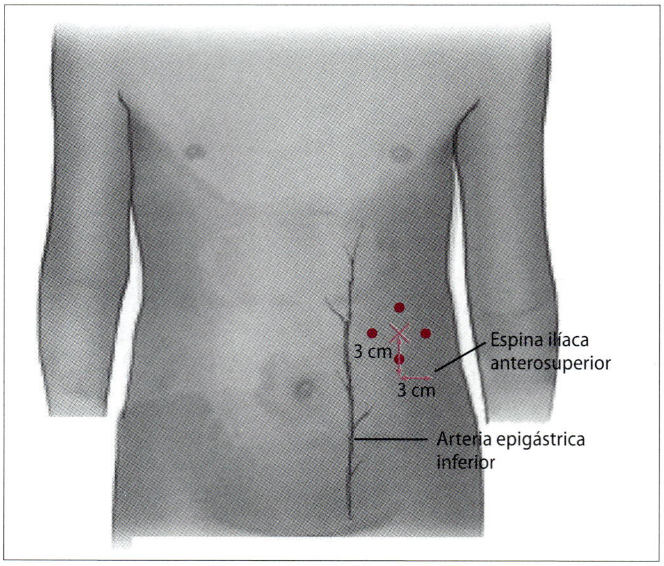

Figura 88.5 Sitio de punción recomendado para realizar la paracentesis.

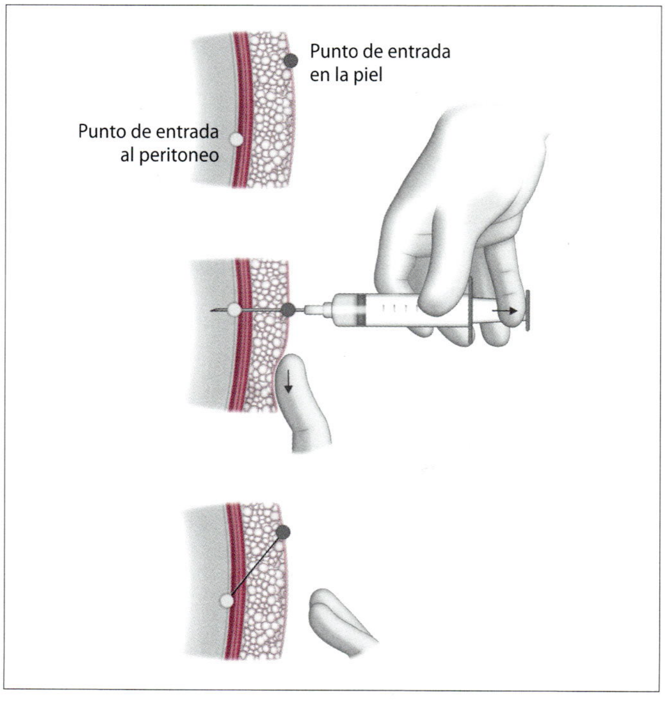

Figura 88.6 Técnica de seguimiento en Z para la inserción de la aguja durante la paracentesis.

permite que la presión intraabdominal ayude a sellar el tracto después de retirar la aguja, y disminuye el riesgo de pérdida de líquido peritoneal.

- Una vez que aparece líquido en la jeringa, retirar la aguja introductora y dejar colocado el catéter. Acoplar una llave de tres vías y aspirar lentamente hasta obtener una cantidad de líquido adecuada para citoquímico, recuento celular y cultivos (alrededor de 20-30 mL). Los componentes del líquido peritoneal a menudo pueden ayudar a definir la etiología de la ascitis (Tabla 88.5). Para obtener mayor rédito en el rescate microbiológico, se recomienda cultivar 10 mL de líquido ascítico en un frasco de hemocultivo, utilizando una nueva aguja para inocular el frasco.
- En los pocos casos de ascitis refractaria o a tensión, puede efectuarse la paracentesis evacuadora, especialmente si existe compromiso respiratorio. Con la técnica antes descrita, se conecta el catéter sobre aguja a una bolsa de recolección o frasco al vacío y se deja que drene libremente por gravedad. La evacuación debe ser lenta, a lo largo de 4-6 h, con monitoreo de los signos vitales y la presión arterial. Con el objetivo de disminuir el riesgo de síndrome de disfunción circulatoria post paracentesis, se sugiere una extracción no mayor de 50 mL/kg/día, acompañada de la infusión de albúmina al 20%. La dosis de albúmina puede calcularse a 6-8 g/L de líquido ascítico removido. La infusión de albúmina se realiza, en general, luego de la primera hora de iniciada la paracentesis evacuadora, salvo en pacientes con síndrome de Budd-Chiari o síndrome venooclusivo en los que se efectúa al iniciar el procedimiento. Cabe destacar que actualmente algunos autores plantean que no es necesario limitar el volumen de líquido extraído con la paracentesis evacuadora.
- Una vez que se ha determinado que no se necesita más líquido, la aguja debe retirarse con un movimiento de retirada rápido y suave. Si el paciente está despierto, es útil pedirle que tosa mientras se retira la aguja. Más tarde, cubrir la piel con apósito estéril.

Tabla 88.5 Características del líquido ascítico según la etiología de la ascitis

Tipo de ascitis	Características del líquido ascítico
Ascitis por hipertensión portal	▪ Fluido claro, color amarillento, < 250 células/mm^3 ▪ GASA alto
Peritonitis bacteriana espontánea	▪ > 250 células/mm^3 con predominio de polimorfonucleares, usualmente solo hay un microorganismo causante ▪ Glucosa < 50 mg/dL
Peritonitis bacteriana secundaria	▪ > 250 células/mm^3 con predominio de polimorfonucleares, fuente de infección intraabdominal tratable con cirugía, frecuentemente polimicrobiana ▪ Glucosa < 50 mg/dL
Ascitis tuberculosa	▪ Puede ser claro, quiloso o hemático ▪ GASA bajo, tinción positiva para BAAR
Ascitis quilosa	▪ Fluido lechoso, triglicéridos > 200 mg/dL, frecuentemente acompañado de células malignas ▪ GASA bajo
Insuficiencia cardíaca congestiva	▪ Fluido claro, < 250 células/mm^3 ▪ GASA alto
Ascitis pancreática	▪ Fluido claro a pajizo, amilasa > 200 UI/L ▪ GASA bajo
Coleperitoneo (bilis que difunde hacia la ascitis)	▪ Fluido teñido de café, bilirrubina de líquido ascítico > bilirrubina de suero y mayor de 6 mg/dL
Oncohematológica	▪ Generalmente hemático o quiloso (puede ser claro) ▪ GASA bajo, células neoplásicas en la citología

BAAR: bacilos ácido-alcohol resistentes.
La concentración de albúmina en suero menos la concentración de albúmina en el líquido ascítico, denominada gradiente de albúmina sérica-ascítica (GASA), puede separar de manera confiable la ascitis en 2 categorías:
GASA alto (≥ 1,1 g/dL): hipertensión portal, síndrome de Budd-Chiari, trombosis de la vena porta e insuficiencia cardíaca congestiva.
GASA bajo (< 1,1 g/dL): ascitis relacionada con malignidad, ascitis relacionada con tuberculosis, peritonitis y serositis bacterianas, pancreatitis y síndrome nefrótico.

Precauciones y complicaciones

La paracentesis suele ser un procedimiento seguro y sus complicaciones son infrecuentes. Las de mayor frecuencia de aparición son las siguientes:

- Fuga de líquido ascítico: es la complicación más común después de la paracentesis, aunque infrecuente. Las fugas suelen surgir cuando no se ha realizado correctamente una vía en Z, se empleó una aguja de gran calibre o se produjo una gran incisión en la piel. Por lo general, la cantidad de líquido disminuye durante un período de unos pocos días, si el paciente es sensible a los diuréticos.
- Sangrado: la aspiración de sangre rojo brillante es indicativa de punción arterial. El tratamiento del hemoperitoneo en esta población de pacientes puede ser una urgencia quirúrgica, sobre todo si hay inestabilidad clínica y hemodinámica.

La penetración en una víscera hueca durante la paracentesis no suele provocar complicaciones. Se debe repetir la paracentesis con material estéril.

Acceda al eBook para consultar la lista de bibliografía. Consulte las indicaciones en la retiración de tapa.

89

Tipo, clasificación y manejo de catéteres venosos centrales

Estanislao Díaz Pumará

Se define a los catéteres venosos centrales (CVC) como aquellos cuyo extremo distal se encuentra en la luz de una vena de gran flujo, frecuentemente de localización intratorácica. Se han convertido en dispositivos esenciales en el manejo del paciente pediátrico internado, y resultan de gran utilidad con fines diagnósticos y terapéuticos. Sin embargo, su colocación y presencia no se encuentran exentas de riesgos y complicaciones.

La colocación se encuentra principalmente a cargo de cirujanos, radiólogos intervencionistas o intensivistas pediátricos. Sin embargo, conocer sus características, manejo habitual y posibles complicaciones es una competencia fundamental del pediatra que trabaja en el ámbito de la internación.

Indicaciones

En los últimos años, se han expandido las indicaciones de los CVC (Tabla 89.1). La necesidad de administrar medicación intravenosa por tiempos prolongados, drogas que requieren infusión continua o que pueden producir daño tisular al extravasarse (agentes quimioterápicos, inotrópicos) y soluciones de alta osmolaridad (nutrición parenteral) son las indicaciones más frecuentes. Aquellos pacientes que presentan alguna condición que requiera aféresis o los que realizan hemodiálisis también requieren este tipo de dispositivos. Asimismo, la necesidad de monitoreo invasivo o de recolección frecuente de muestras de sangre representan indicaciones adicionales.

Tabla 89.1 Indicaciones absolutas y relativas para la colocación de un CVC

Indicaciones absolutas	▪ Infusión de drogas con potencial daño tisular: ▪ Inotrópicos ▪ Quimioterapia ▪ Infusión de soluciones de alta osmolaridad: ▪ Nutrición parenteral ▪ Concentración de dextrosa > 12,5 g% ▪ Concentración de proteínas > 5 g% ▪ Osmolaridad > 600-700 mOsm/L ▪ pH de la solución: ▪ < 5 ▪ > 9 ▪ Necesidad de monitoreo invasivo: ▪ Presión venosa central ▪ Presión de enclavamiento pulmonar ▪ Aféresis: ▪ Leucoaféresis ▪ Eritroaféresis ▪ Hemodiálisis ▪ Trasplante de células progenitoras hematopoyéticas
Indicaciones relativas	▪ Necesidad de acceso vascular > 7 días ▪ Extracciones de sangre frecuentes: ▪ ≥ dos muestras diarias ▪ Dificultad previa o actual para obtener un acceso vascular periférico: ▪ ≤ dos venas visibles o palpables ▪ Relato por cuidadores de dificultad en los accesos ▪ Comorbilidad que dificulte la colocación (obesidad, espasticidad, etc.)

En pediatría, la elección del acceso vascular apropiado es compleja. Una serie de variables deben ser tenidas en consideración: tiempo estimado de utilización, tipo de infusiones que se van a administrar, frecuencia con que será habilitado y deshabilitado, riesgos propios de la colocación y preferencias del equipo tratante, el paciente y su familia. Una mala elección puede resultar en daño para el paciente, mal aprovechamiento o deterioro del capital venoso, infecciones y necesidad de nuevos procedimientos invasivos.

Clasificación

Se describen diversas formas de nominar o clasificar a los CVC: según el vaso donde se inserta, su material, calibre, cantidad de lúmenes o, incluso, por la marca comercial más representativa. La más difundida y de mayor utilidad clínica es la relacionada con el tiempo de permanencia, que fija el límite entre los de corta y los de larga permanencia en 30 días (Tabla 89.2). No obstante, este límite puede resultar algo arbitrario y varía según los distintos autores. De hecho, algunos consideran a los catéteres centrales de inserción periférica (PICC) como de duración intermedia (4 semanas a 6 meses). La principal utilidad de esta clasificación se pone de manifiesto al momento de planificar e indicar la colocación, y de ninguna manera implica que un catéter que se encuentra en buenas condiciones y requiere seguir siendo utilizado deba ser retirado o recambiado por haberse cumplido ese tiempo.

Características

En primer lugar, se hará referencia a las características comunes, y luego, a las particulares de cada uno de los CVC, junto con sus ventajas y desventajas.

Características comunes

Material

En la actualidad, la mayoría de los CVC son de poliuretano (PUR) y silicona. Otros materiales, ya en desuso, son el polietileno y el cloruro de polivinilo. Los de PUR tienen como ventaja la mayor rigidez, lo cual facilita su inserción y les da mayor resistencia mecánica. Los de silicona son más suaves y flexibles y, por ende, más cómodos para el paciente, pero también más sensibles al quiebre por tracción. A su vez, su pared es de mayor grosor, por lo que, para un mismo calibre, la luz es menor que la de su par de PUR, lo que disminuye la velocidad de infusión. Otra ventaja de la silicona radica en la menor capacidad de migración bacteriana y menor tasa de infección. Sin embargo, los nuevos avances

Tabla 89.2 Clasificación de los CVC según tiempo de permanencia, junto con sus ventajas y desventajas

Tiempo de permanencia	Tipo de catéter	Ventajas	Desventajas
Corta permanencia (tiempo < 30 días)	Catéter no tunelizado (por punción)	▪ Fácil colocación y extracción (suele requerir quirófano)	▪ Mayor tasa de infección y trombosis
Corta permanencia o permanencia intermedia (30 días a 6 meses)	Catéter central de inserción periférica (PICC)	▪ Fácil colocación y extracción (al lado de la cama) ▪ Menor tasa de infección y trombosis	▪ Mayor tasa de infección que los de larga permanencia
Larga permanencia (tiempo > 30 días)	Catéter tunelizado (semiimplantable)	▪ Múltiples lúmenes ▪ Habilitación sin dolor	▪ Incomodidad al estar deshabilitado ▪ Colocación quirúrgica
	Catéter implantable (portal)	▪ Menor tasa de infección ▪ Comodidad al estar deshabilitado ▪ No requiere cuidados al estar deshabilitado	▪ Habilitación dolorosa ▪ Generalmente poseen un único lumen

en los catéteres de PUR han permitido lograr tasas de infección similares a los de silicona, lo que lo convierte en un material útil para catéteres de larga permanencia.

Calibre y longitud

Dependen de la edad y el peso del paciente y del vaso donde se inserte el catéter. Para el cálculo de la longitud, se utilizan reparos anatómicos y se mide la distancia con el sitio de inserción. En relación con el calibre, se mide en French (Fr [escala francesa de Charrière]), que se refiere al diámetro externo del catéter (Figura 89.1) y es la tercera parte de 1 mm (1 Fr = 0,33 mm). Clásicamente, el diámetro se selecciona según la edad; se dispone de catéteres entre 2-12 Fr. Con el advenimiento de la colocación guiada por ecografía, es posible calcular en forma más exacta el calibre, y en niños se recomienda que el catéter ocupe hasta el 50% del área del vaso (< 33% en caso de un PICC), ya que esto se asocia con una menor incidencia de trombosis, oclusión y flebitis.

Lúmenes

Existen catéteres de uno, dos, tres y hasta cuatro lúmenes. Debe considerarse que a mayor cantidad de lúmenes, menor es el calibre de cada uno de ellos por separado (*v.* Figura 89.1) y, por lo tanto, la velocidad de infusión también es menor. Esto cobra mayor relevancia en los PICC y en pacientes pequeños en los que se colocan catéteres de menor calibre. Por otro lado, se ha observado que cuanto mayor sea la cantidad de lúmenes, aumenta el riesgo de infección. Por lo tanto, la recomendación es colocar el catéter con menor número de lúmenes en función de la necesidad del paciente.

Sitio de inserción

En pediatría, la vena subclavia, la yugular interna y la femoral son las más frecuentemente utilizadas. La vena femoral es la de acceso más fácil y, por este motivo, suele ser la más elegida en casos de emergencia. Sin embargo, es una zona con más probabilidad de contaminación, sobre todo en niños que no controlan esfínteres. La vena yugular interna tiene la desventaja de ser más incómoda para el paciente y para los cuidados, en particular si el sitio de salida del catéter se encuentra en la zona del cuello, ya que es una zona con mayor movimiento y fricción. La vena subclavia es la de elección por su mayor comodidad, pero, a su vez, es la que se asocia con mayores complicaciones inmediatas luego de la colocación. Esto puede ser minimizado si la colocación se realiza bajo control ecográfico. En el caso de los PICC, la vena basílica –preferentemente–, cefálica, braquial y mediocubital pueden ser utilizadas.

Ubicación de la punta

Para todos los CVC, la recomendación es que la punta se ubique en el tercio inferior de la vena cava superior, idealmente en la unión con la aurícula derecha. En el caso de catéteres femorales, el sitio es la vena cava inferior por encima del diafragma, y también en su unión con la aurícula derecha. Esto permite que las infusiones se diluyan adecuadamente en el torrente sanguíneo y disminuye la posibilidad de trombosis. La localización de la punta debe ser confirmada durante el procedimiento quirúrgico con radioscopia. De no contar con este método, se debe realizar una radiografía de tórax inmediatamente luego del procedimiento.

Catéteres no tunelizados (por punción o percutáneo)

Es el paradigma de catéter de corta permanencia (Figura 89.2). Presenta la ventaja de ser de fácil colocación y extracción. Se inserta en forma percutánea (o por punción) guiada por reparo anatómico, o bien mediante guía ecográfica (recomendado actualmente). En adultos se puede realizar con anestesia local fuera del quirófano. En pediatría, dado que requiere la inmovilización del paciente, se realiza con mayor frecuencia en el quirófano o en la unidad de cuidados intensivos. Su desventaja radica en que son

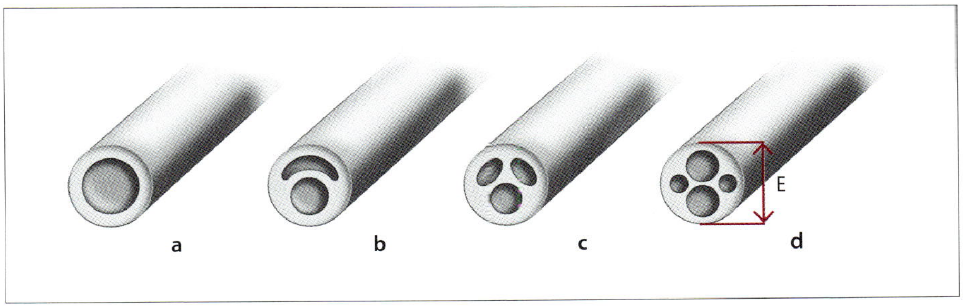

Figura 89.1 Sección transversal de catéteres. **a** Monolumen. **b** Bilumen. **c** Trilumen. **d** Cuatro lúmenes. E: calibre en French.

los que mayor tasa de infección poseen. El material es frecuentemente PUR y se recomienda que estén recubiertos de antibióticos o antisépticos por el fabricante (sulfadiazina/clorhexidina o rifampicina/minociclina), ya que esto ha demostrado disminuir la posibilidad de infección.

Catéter central de inserción periférica (PICC)

Si bien fue inicialmente utilizado en neonatos, el desarrollo tecnológico de los materiales y la evidencia de los últimos años permitieron extender su uso en pediatría, por lo que se ampliaron las indicaciones para este tipo de catéter. Cuenta con la ventaja de poder ser colocado y retirado fuera del quirófano con anestesia local o sedoanalgesia leve o moderada (*v.* Capítulo 78), en forma percutánea y por personal entrenado (enfermeros, pediatras o radiólogos intervencionistas). Se pueden utilizar las venas basílica, cefálica, braquial o mediocubital, idealmente por encima del pliegue del codo, y también la yugular externa o la safena (Figura 89.3). Sus ventajas radican en la menor frecuencia de complicaciones asociadas con la colocación y la menor tasa de infección y trombosis en relación con los catéteres no tunelizados. Esto los ha convertido en catéteres aptos para tratamientos más prologados (hasta 6 meses), tanto en la internación como en terapias ambulatorias.

Catéteres tunelizados (semiimplantables)

Inicialmente diseñados por Hickman y Broviac, son catéteres de larga permanencia, frecuentemente de silicona, cuya principal característica es que luego de ingresar por la piel, recorren

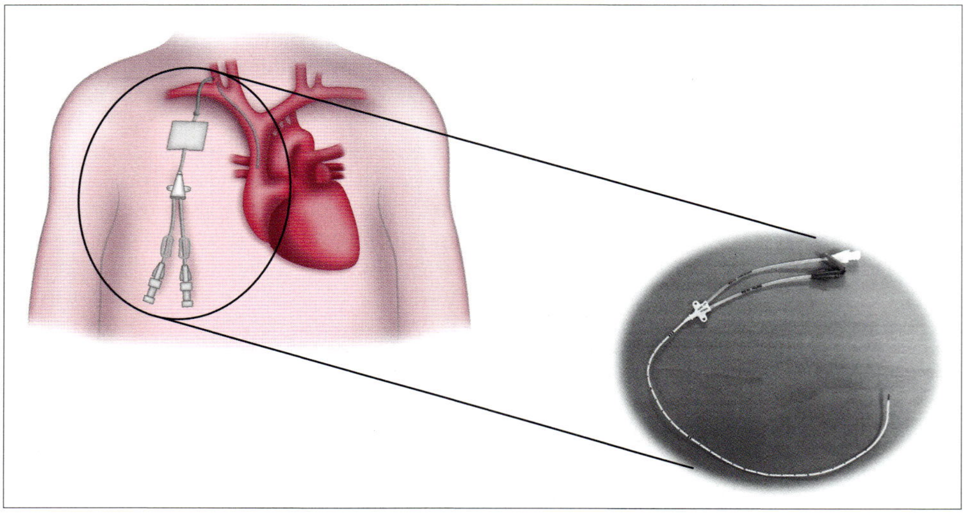

Figura 89.2 Catéter de corta permanencia, por punción o no tunelizado.

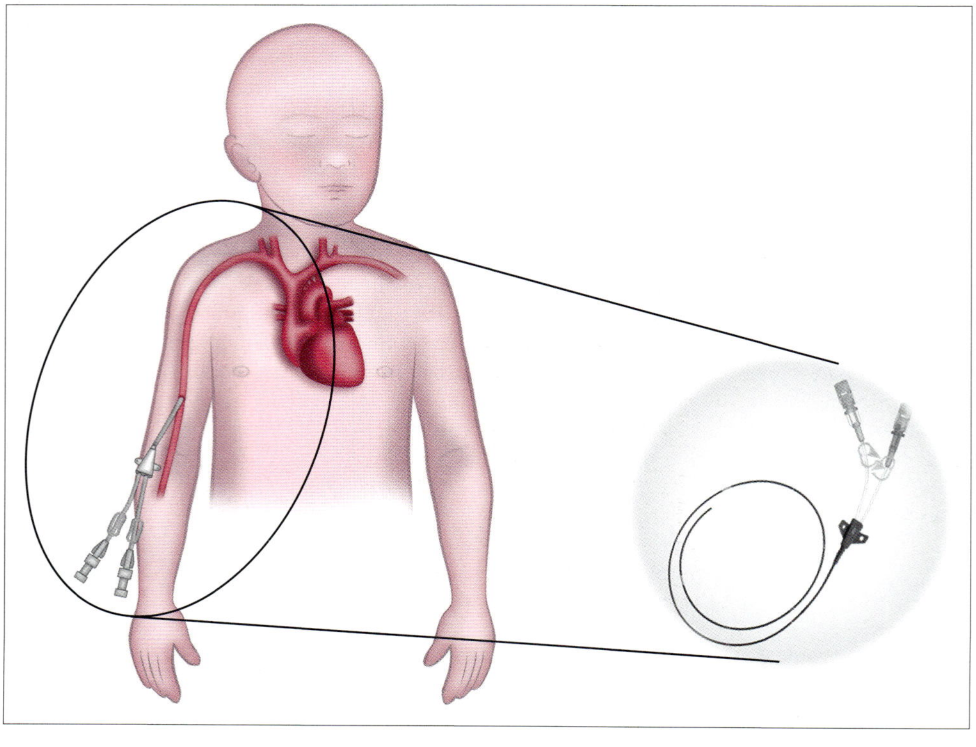

Figura 89.3 Catéter central de inserción periférica (PICC).

el tejido celular subcutáneo a través de un túnel, lo que establece una distancia entre el sitio de entrada en la piel y en la vena. Además, cuentan con una almohadilla (*cuff*) de dacrón que promueve una fibrosis a su alrededor, gracias a la cual se genera el anclaje del catéter (en alrededor de 2 semanas). Asimismo, esto representa un obstáculo para la migración bacteriana por la pared externa (Figura 89.4). Debido a estas características, posee una baja tasa de infección y resulta ideal para terapias prolongadas.

Sus principales ventajas son que puede habilitarse sin generar dolor y que puede tener múltiples lúmenes, por lo que resulta de elección para aquellas situaciones en las que se requieren múltiples infusiones en simultáneo o en aquellos pacientes que requieren habilitación y deshabilitación cotidiana. El ejemplo más frecuente de esta situación es el paciente que recibe nutrición parenteral crónica ciclada. Su desventaja es su mayor incomodidad al estar deshabilitado y la mayor frecuencia de infección en comparación con el catéter implantable.

Catéter implantable (portal)

Son catéteres de larga permanencia que tienen un reservorio de titanio o poliéster plástico con una membrana autosellante o diafragma de silicona. Se coloca en un bolsillo subcutáneo, frecuentemente en la cara anterior del tórax, y de este sale el catéter flexible de silicona o PUR que, luego de un trayecto subcutáneo, se inserta en una vena de gran calibre (Figura 89.5). Para ser habilitado, requiere una aguja angulada especial (tipo Huber), que tiene su orificio lateral y permite acceder al reservorio atravesando la piel con mínimo daño al diafragma (Figura 89.6). Es el catéter con menor tasa de infección, ya que, al ser deshabilitado, no tiene contacto con el exterior, por lo que es ideal para el uso prolongado (años). Se utiliza frecuentemente en pacientes oncológicos que infunden quimioterapia en forma intermitente o en niños con hemofilia, fibrosis quística y otras enfermedades crónicas que requieren infusiones endovenosas frecuentes. Su desventaja es que la habilitación es dolorosa y que la mayoría tiene un único lumen, que puede resultar insuficiente en pacientes que requieren múltiples infusiones simultáneas.

Colocación, habilitación, sellado y manipulación

Como fue mencionado, en pediatría, la colocación de catéteres se encuentra en manos de cirujanos, radiólogos intervencionistas o intensivistas pediátricos, por lo que el detalle de la técnica

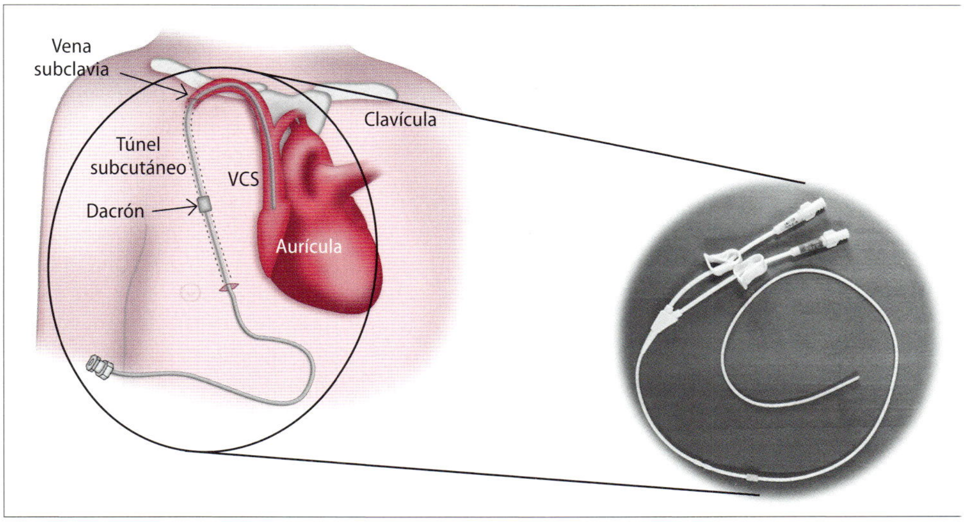

Figura 89.4 Catéter semiimplantable o tunelizado.

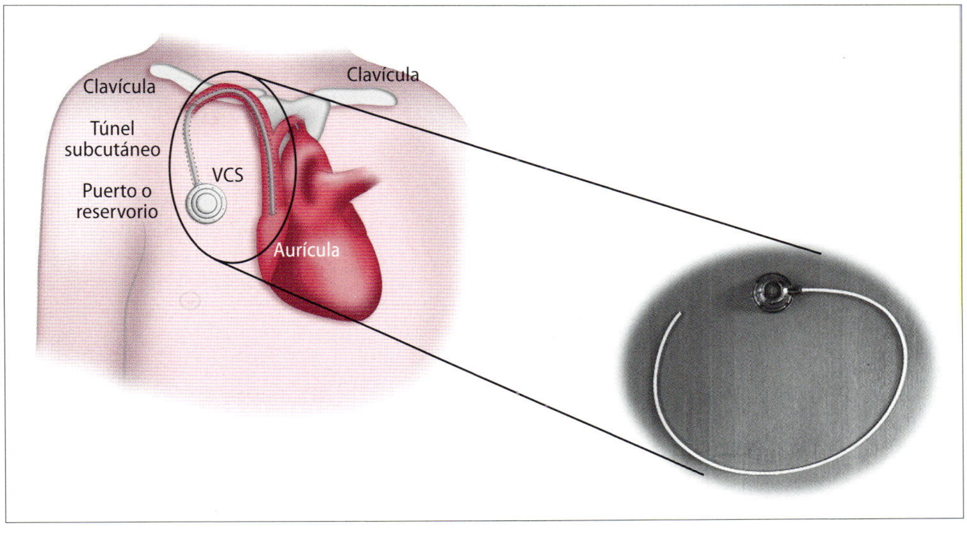

Figura 89.5 Catéter implantable, portal o permanente.

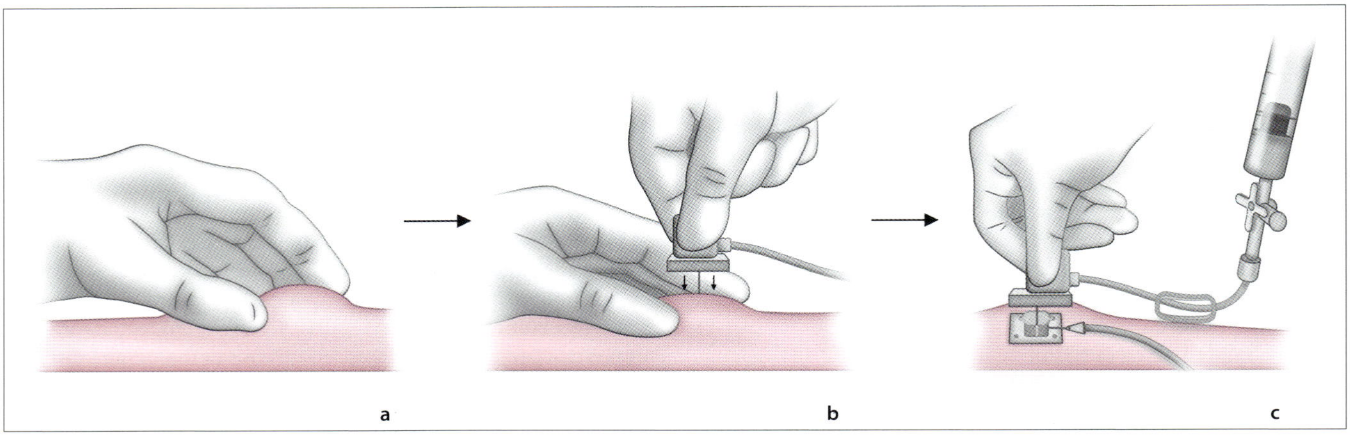

Figura 89.6 Técnica para la habilitación de un catéter implantable. **a** Se ubica anatómicamente por palpación el reservorio subcutáneo. **b** Se accede a este punzando con aguja tipo Huber. **c** Se comprueba permeabilidad mediante instilación y aspiración.

excede los alcances de este capítulo. La técnica de Seldinger (y Seldinger modificada), que utiliza una guía metálica flexible (cuerda de piano) y posterior dilatador para introducir el catéter, es la más utilizada en la actualidad (Figura 89.7). De acuerdo con la evidencia disponible, la punción del vaso bajo guía ecográfica disminuye marcadamente la tasa de complicaciones inmediatas y a largo plazo (trombosis), por lo que constituye la recomendación actual.

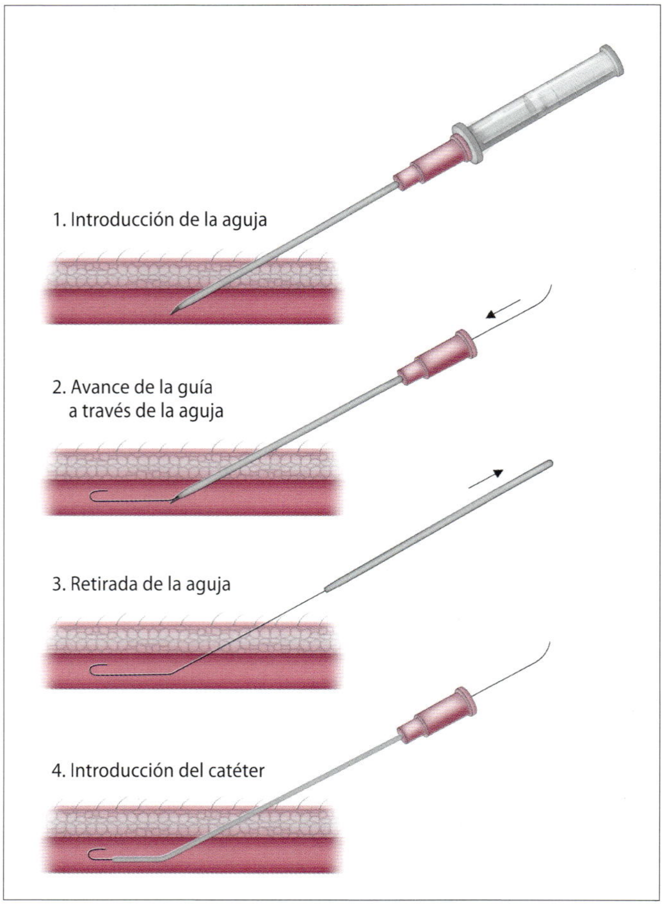

Figura 89.7 Técnica de Seldinger para inserción de CVC. Entre el paso 3 y 4, puede existir un paso adicional que consiste en la introducción de un dilatador a través de la guía, con el fin de ampliar el orificio de ingreso a la vena y facilitar la progresión del catéter a través de los tejidos.

Para la habilitación, sellado, curación y manipulación del CVC (que incluye sus bionectores), se recomienda que participen dos operadores con medidas de esterilidad estándar. En la habilitación del catéter implantable, se utiliza una aguja tipo Huber, y su calibre y longitud se deciden en función del tamaño, localización y profundidad anatómica en la que se encuentre el reservorio (*v.* Figura 89.6). Se recomienda que no quede aguja por fuera del cuerpo del paciente para evitar la tracción de esta.

En el sellado de los CVC de larga permanencia, con el objetivo de prevenir su oclusión, se recomienda dejar una solución heparinizada a una dilución de 100 U de heparina por cada mL de solución salina al 0,9%. El volumen a infundir depende del tipo de catéter. Es frecuente que en los semiimplantables figure el volumen del catéter en su extremo distal, por lo que el volumen a infundir debe ser el mismo que el indicado por el fabricante. En los catéteres implantables, si no se conoce el volumen del catéter, se recomienda infundir 3-5 mL de la solución heparinizada.

Existe una válvula diseñada por Groshong® que se encuentra ubicada cerca de la punta del catéter y permite la infusión de fluidos y la aspiración de sangre (se abre frente a presión positiva o negativa), pero cuando el catéter no está en uso (presión cero), la válvula se cierra, restringe el flujo de sangre y el embolismo aéreo. Estos catéteres pueden sellarse con solución salina al 0,9% únicamente, sin necesidad de heparinizar.

Complicaciones y prevención

Resulta de vital importancia conocer las complicaciones asociadas al uso de CVC, y el equipo de salud no debe ahorrar esfuerzos en prevenirlas, ya que acarrean una elevada morbilidad para el paciente y un alto costo para el sistema de salud.

Se dividen en inmediatas, que están asociadas con procedimiento de colocación, y a largo plazo.

Inmediatas

Incluyen, en orden decreciente de frecuencia, el neumotórax, la lesión venosa con hemotórax y el hematoma por punción arterial en el sitio de inserción. Menos frecuentemente, pueden producirse el hidrotórax (por lesión del conducto torácico), la embolia aérea y las arritmias por irritación del nódulo auriculoventricular por la punta del catéter o la guía metálica. Estas complicaciones pueden ser minimizadas con la inserción bajo guía ecográfica y el control radioscópico o electrocardiográfico del sitio de la punta. Se recomienda establecer un control clínico estricto luego de la colocación, ya que algunas de estas complicaciones pueden manifestarse hasta 24 horas luego de la colocación. Asimismo, en aquellos catéteres colocados sin guía ecográfica, cabe considerar la realización de una radiografía de tórax luego del procedimiento.

A largo plazo

La trombosis, la infección local o sistémica, el desplazamiento, la obstrucción y la fractura son las más frecuentes.

La trombosis venosa profunda (TVP) aparece como consecuencia natural por la presencia de un cuerpo extraño dentro de la vena. Es la complicación más frecuente y muchas veces subdiagnosticada. Se presenta en alrededor del 20% de los pacientes que tienen un CVC, independientemente del sitio de inserción, con excepción del PICC, que tiene menor incidencia. El cálculo del área de la luz del vaso ocupada por el catéter (mediante técnica ecográfica) es una medida que ha demostrado disminuir esta complicación. Aún no se dispone de evidencia concluyente en relación con el uso de tromboprofilaxis con heparina en la población pediátrica, pero es una medida que debe considerarse de acuerdo con las características clínicas del paciente, la experiencia individual e institucional.

La infección asociada a CVC, desarrollada en detalle en el Capítulo 36, puede ser local (sitio de inserción, túnel o bolsillo subcutáneo) o sistémica (bacteriemia asociada a catéter). Las medidas que han demostrado ser efectivas para disminuir esta complicación se resumen en la Tabla 89.3.

Finalmente, dentro de las complicaciones mecánicas, se describen las siguientes:

- Desplazamiento: cuando sucede en sentido proximal (dentro de la aurícula o ventrículo derecho) puede producir arritmias; cuando sucede en sentido distal, puede producir extravasación de las infusiones.
- Obstrucción: puede ser permanente, por la presencia de un trombo dentro de la luz del CVC, o extrínseca, como en el fenómeno de compresión transitoria entre la clavícula y el primer arco costal (*pinched off*), que se modifica con cambios de la posición corporal.
- Fractura: cuando es externa, generalmente sucede por tracción. En algunas ocasiones, la fractura puede ser reparada para conservar el catéter. Cuando esta sucede, se debe retirar inmediatamente la curación, ligar la zona externa para evitar el retorno de sangre, volver a colocar una curación estéril y consultar con el especialista. La fractura interna requiere un procedimiento hemodinámico o quirúrgico urgente para retirar los restos del catéter. Puede suceder en pacientes con el antecedente del fenómeno de obstrucción transitoria previamente mencionado.

Tabla 89.3 Medidas de prevención de infecciones asociadas a CVC

1. Utilizar catéteres con la menor cantidad de lúmenes necesarios.
2. Seleccionar adecuadamente el sitio de inserción (evitar la vena femoral en la colocación programada).
3. Utilizar la técnica de inserción guiada por ecografía.
4. Utilizar precauciones de barrera máximas durante la inserción y manipulación.
5. Fomentar la educación y entrenamiento del personal que los manipula.
6. Lavarse las manos.
7. Desinfectar los bionectores y llaves.
8. Curar adecuadamente el sitio de inserción: apósitos transparentes, semipermeables de poliuretano (o apósito impregnado con antimicrobianc). Cambio cada 7 días (o antes si se despega por sangre o sudoración).
9. Utilizar clorhexidina al 2% en alcohol al 70% como antisépitco cutáneo y de bionectores.
10. Recambiar regularmente las tubuladuras:
    - Infusiones habituales (fármacos y fluidos): cada 72-96 h.
    - Nutrición parenteral y hemoderivados: cada 24 h.
11. Remover rápidamente los catéteres que no son necesarios.
12. Remplazar dentro de las 48 horas un catetér colocado sin medidas de esterilidad adecuadas (situación de emergencia).

Finalmente, en aquellos pacientes que requieren el uso de estos dispositivos en forma crónica (p. ej., niños con insuficiencia intestinal) (*v.* Capítulo 61), es recomendable realizar estudios mediante venografía y establecer un registro meticuloso de la permeabilidad del sistema venoso con el fin de proteger su capital venoso y optimizar su uso.

Acceda al eBook para consultar la lista de bibliografía. Consulte las indicaciones en la retiración de tapa.

90

Manejo y cuidados del paciente con traqueostomía y gastrostomía

Rocío Fidalgo Alvite • Cecilia Robledo • Juan Carlos Vassallo

Manejo y cuidados del paciente con traqueostomía

La traqueostomía (TQT) es un procedimiento que consiste en la apertura quirúrgica de la pared anterior de la tráquea, entre el segundo y el tercer cartílago traqueal, con la creación de un ostoma a través del cual se introduce una cánula que se fija alrededor del cuello, lo que permite mantener la vía aérea permeable para facilitar la ventilación.

Es un procedimiento electivo, programado, adaptado a las necesidades y problemas del paciente, y de larga duración, que obliga a un manejo y seguimiento multidisciplinario entre distintas áreas de la pediatría que involucra a médicos endoscopistas, pediatras, enfermeros, kinesiólogos, fonoaudiólogos y terapistas ocupacionales, junto con la familia del paciente.

El uso de la traqueostomía se asocia con una elevada morbimortalidad, la cual es mayor en niños que en adultos, sobre todo en menores de un año. La coordinación de los cuidados, la capacitación y el apoyo clínico y psicológico de los niños y sus familias es fundamental para el cuidado del niño traqueostomizado. Comunicar y acordar junto con las familias un plan de cuidados que incluye la capacitación, el entrenamiento en habilidades, la preparación del hogar para una transición segura desde los cuidados hospitalarios y la frecuencia de controles médicos se asocian con mejores resultados.

A medida que el niño crece, es necesaria la evaluación de la permeabilidad y funcionalidad de la vía aérea y del tamaño de la cánula para asegurar el cumplimiento de las metas individualizadas. Existe escasa evidencia disponible referida a los cuidados del paciente con TQT. La mayoría de las recomendaciones se basan en consensos elaborados por expertos. La falta de evidencia genera que exista una gran variabilidad en las prácticas y que se transmitan de generación en generación sin ser sometidas a una evaluación crítica.

Indicaciones

La indicación de la TQT exige un planteamiento sosegado e individualizado para cada paciente en función de la clínica y los hallazgos endoscópicos. Las indicaciones frecuentes incluyen:

- Patología obstructiva de la vía aérea superior (congénita o adquirida, intrínseca o extrínseca). Por ejemplo, estenosis laríngea congénita o adquirida (posasistencia respiratoria mecánica prolongada [ARM prolongada]), parálisis cordal bilateral, angiomas subglóticos, membrana laríngea, dismorfias craneofaciales, malformaciones vasculares de cabeza y cuello, neurofibromas laríngeos u otros tumores.
- Requerimiento de ARM prolongada o reintubaciones frecuentes.
- Fallas de extubación o dependencia de ventilación no invasiva (VNI) con el fin de prevenir el daño laríngeo secundario a la intubación.
- Síndromes aspirativos y trastornos del segundo tiempo de la deglución (lago faríngeo). Por ejemplo, niños con parálisis cerebral o enfermedades neuromusculares congénitas o adquiridas, como atrofia muscular espinal, botulismo, síndrome de Guillain-Barré, tumores de fosa posterior y bulbo raquídeo, síndrome de hipoventilación alveolar central (enfermedad de Ondina, síndrome ROHHAD).

Al indicar la TQT se debe tener en cuenta la edad del paciente, las características de su vía aérea, la enfermedad de base, la evolución de dicha enfermedad y la necesidad o no de asistencia ventilatoria mecánica.

De acuerdo con el diagnóstico y el pronóstico clínico, los niños pueden requerir la utilización de una cánula de TQT en forma temporaria o definitiva. Habitualmente, es un procedimiento electivo que se realiza en forma programada. Se debe contar con el consentimiento informado de los padres previo a su realización.

Materiales e insumos

Todo niño traqueostomizado requiere de una serie de insumos para garantizar un cuidado adecuado, que deben estar disponibles en todo momento. Además, es importante asegurar que, una vez externado, el hogar del niño esté acondicionado y apto para recibirlo y que cuente con todos los insumos necesarios para garantizar los cuidados en el hogar.

Set o equipo de traqueostomía

- Cánula de traqueostomía del mismo tamaño que la que usa el paciente, cinta de fijación (de algodón o velcro) y gasa cortada en pantalón.
- Lubricante hidrosoluble.
- Tijera de punta redondeada.
- Gasas estériles para la higiene del ostoma.
- Tubo endotraqueal (TET) un número (0,5 mm) menor que la cánula de TQT que utiliza el niño o una cánula de TQT un número menor.
- Resalto (sábana enrollada).
- Sonda de aspiración de tamaño adecuado (diámetro del 75% de la luz de la cánula).
- Solución fisiológica estéril (ampolla de 10 mL).
- Guantes o manoplas (opcional). En el cuidado domiciliario, no es necesario el uso de guantes. Es suficiente con la higiene de manos.
- Jeringas de 1 o 2,5 mL para instilar solución fisiológica.
- Antiséptico (clorhexidina al 2%-4%).
- Bolsa autoinflable.
- Aspirador: central o aspirador eléctrico, manual para el traslado (Figura 90.1).

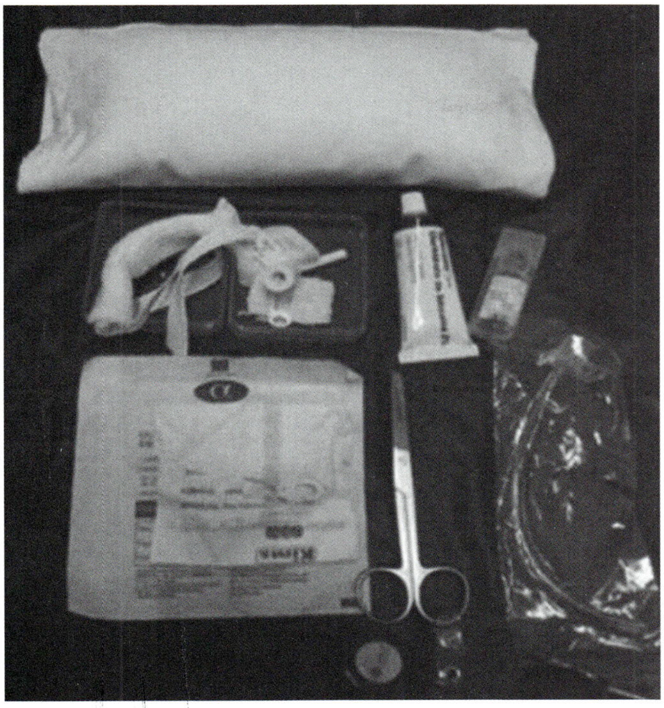

Figura 90.1 Set de traqueostomía. (Imagen tomada de: Nieto M, El Kik S, Zozula M, Fernanda Ferrari M. Cuidados del paciente con traqueostomía. Protocolo de atención pediátrica 2020. Hospital de Pediatría Prof. Dr. Juan P. Garrahan).

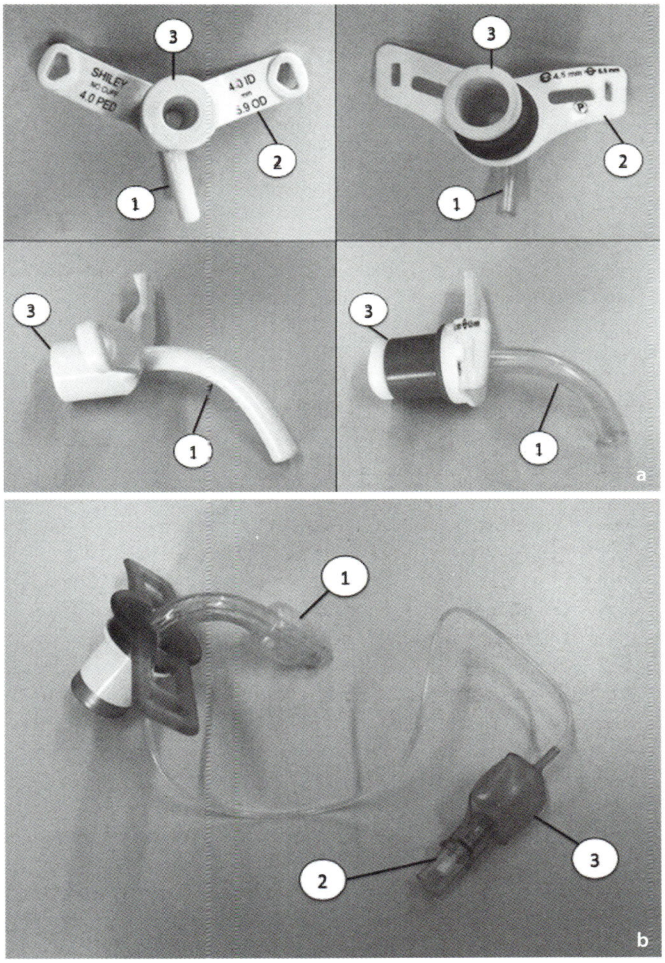

Figura 90.2 a Partes de la cánula de TQT sin balón. 1: cuerpo de la cánula. Es la parte de la cánula que se encuentra dentro de la vía aérea (tráquea). Varían en su diámetro (interno y externo) y en su longitud (pediátrica y neonatal). 2: pabellón. Aletas laterales donde se encuentra la información de la cánula (marca, diámetro interno, diámetro externo, pediátrica o neonatal). Cuenta con dos orificios en los extremos (orejuelas laterales) a través de los cuales enhebra la cinta hilera o collarín de velcro, que permite la fijación de la cánula alrededor del cuello. 3: adaptador universal de 15 mm de alto que forma cuerpo con el pabellón. Permite la adaptación a cualquier válvula fonatoria, humidificador pasivo, bolsa de reanimación autoinflable o ramas del respirador. b Partes de la cánula de TQT con balón. 1: balón traqueal o manguito interno. 2: válvula unidireccional para inflar y desinflar el balón. 3: balón externo piloto. Está conectado al balón interno de la cánula por medio de la línea de insuflación; en algunas cánulas, están impresos los datos en el balón testigo (tamaño, modelo y código de fabricación).

Cánulas de TQT: tipos y selección

Existen disponibles cánulas de TQT de diferentes tamaños, materiales y características, que permiten adaptarse a las distintas necesidades según la edad y patología del niño.

Las cánulas son dispositivos tubulares huecos hechos de material plástico (polivinilo y silicona) libres de látex, que se introducen a través del ostoma traqueal para evitar que se cierre, lo que permite la ventilación del paciente. Constan de un conector universal de 15 mm que permite la adaptación a cualquier válvula fonatoria, humidificador pasivo, bolsa de reanimación autoinflable o las ramas del respirador.

Las cánulas seguras son elaboradas de una sola pieza. Pueden disponer de un obturador o guía que favorece la maniobra de colocación de la cánula dentro de la tráquea y, por su forma redondeada, evita el daño de la mucosa traqueal al introducir la cánula. Una vez colocada la cánula, se debe remover el obturador para que el niño respire con normalidad.

Partes de la cánula de TQT

Cánula de TQT sin balón

- Cuerpo de la cánula: cilindro hueco y curvo. Es la parte de la cánula que se encuentra dentro de la vía aérea (tráquea). Varían en su diámetro (interno y externo) y en su longitud (pediátrica y neonatal).
- Pabellón: aletas laterales donde se encuentra la información de la cánula (marca, diámetro interno [ID], diámetro externo [OD], pediátrica o neonatal). Cuenta con dos orificios en los extremos (orejuelas laterales) a través de los cuales enhebra la cinta hilera o collarín de velcro, que permite la fijación de la cánula alrededor del cuello.
- Adaptador universal de 15 mm de alto que forma cuerpo con el pabellón: permite la adaptación a cualquier válvula fonatoria, humidificador pasivo, bolsa de reanimación autoinflable o ramas del respirador (Figura 90.2 a).

Cánula de TQT con balón

- Balón traqueal o manguito interno.
- Válvula unidireccional para inflar y desinflar el balón.
- Balón externo piloto: está conectado con el balón interno de la cánula por medio de la línea de insuflación; en algunas cánulas, están impresos los datos en el balón testigo (tamaño, modelo y código de fabricación) (Figura 90.2 b).

Tipos de cánula de TQT

Material

- En pediatría se utilizan las de plástico por su flexibilidad y su facilidad para el cambio y limpieza. Las más extendidas son las termosensibles de cloruro de polivinilo (PVC), Portex® y Shiley®, que se ablandan con la temperatura corporal, aunque las de silicona, Bivona®, son intrínsecamente más blandas y termoestables, por lo que no se afectan por la temperatura y ofrecen mayor resistencia a la deformación o ruptura con el paso del tiempo. Las de poliuretano son las de mayor coste.

Tamaño

- El tamaño de la cánula está definido por tres parámetros: el diámetro interno (ID) y el diámetro externo (OD), que figuran en el pabellón de la cánula, y su longitud. Todos están expresados en milímetros.
- De acuerdo con su longitud, las cánulas pueden ser neonatales o pediátricas. Las cánulas neonatales (generalmente para menores de un año) disponibles en el mercado se diferencian por su longitud entre 30-36 mm, y el ID que varía entre 2,5-4,5 mm, para los distintos fabricantes. Las cánulas pediátricas estándar tienen una longitud de 36-46 mm y un ID que varía entre 3,5-5,5 mm. También existen las cánulas pediátricas largas, cuya longitud va de 50-56 mm y el ID de 5-6,5 mm.
- El número de cánula está siempre dado por el diámetro interno expresado en milímetros. Por ejemplo, una cánula de TQT N.º 4 significa que tiene un diámetro interno de 4 mm.
- El diámetro debe ser el suficiente para minimizar el trabajo respiratorio y permitir, al mismo tiempo, el paso de aire alrededor de la cánula, lo que minimiza el riesgo del traumatismo en la pared traqueal y favorece el paso translaríngeo. La práctica más frecuente es que el diámetro externo de la cánula no sobrepase las dos terceras partes del diámetro de la tráquea, sobre todo cuando se está utilizando una válvula fonatoria.
- La longitud de la cánula debería ser tal que sobrepase al menos 2 cm el ostoma y quede a 1-2 cm de la carina (bifurcación traqueal) (Tabla 90.1).

Con y sin balón

- El balón es un globo suave de baja presión y gran volumen que rodea el extremo distal del cuerpo de la cánula. Se comunica a través de una guía de insuflado con otro globo exterior que sirve como guía o control.
- Para inflar el balón, se utiliza una jeringa con un volumen de aire indicado por el fabricante, la cual se conecta a la pequeña válvula de insuflado. Se ejerce una ligera presión que permite la apertura de la válvula unidireccional y el pasaje del aire. Se debe respetar el volumen de aire máximo con el que se puede insuflar el balón (hasta una presión no mayor de 20 cm de H_2O) para evitar que se rompa el dispositivo y que se lesione la mucosa traqueal debido a la presión ejercida por el balón. Se recomienda controlar la presión de insuflado varias veces al día. Se pueden adquirir cánulas con balón a partir del N.º 3,5-4 mm.

Tabla 90.1 Selección de la cánula de TQT

Edad	Diámetro interno de la tráquea	Número de cánula de traqueostomía
Pretérmino-1 mes	5	2,5-3
De 1-6 meses	5-6	3,5
De 6-18 meses	6-7	4,0
De 18 meses-3 años	7-8	4,5
De 3-6 años	8-9	5,0
De 6-9 años	9-10	5,5
De 9-12 años	10-13	6,0
De 12-14 años	13	7,0

Modificado de: Nieto M, El Kik S, Zozula M, Fernanda Ferrari M. Cuidados del paciente con traqueostomía. Protocolo de atención pediátrica 2020. Hospital de Pediatría Prof. Dr. Juan P. Garrahan.

Fenestradas

- Las cánulas fenestradas están provistas de orificios en la superficie externa para permitir al paciente respirar alrededor y a través del tubo, lo que facilita el paso translaríngeo del flujo aéreo y, por tanto, la fonación.

Selección de la cánula de TQT

La selección del tipo y tamaño de la cánula de TQT debe ser individualizada. Previo a la colocación de la cánula, se debe realizar una evaluación de la vía aérea. Los parámetros a tener en cuenta son:

- Edad del paciente (cánulas neonatales o pediátricas).
- Patología de base y su pronóstico.
- Estado clínico al momento de la evaluación, junto con la condición respiratoria o neurológica que justifique el uso o no de cánulas con balón.

El balón evita la fuga del aire hacia la vía aérea superior. En pediatría, se utilizan habitualmente cánulas sin balón para favorecer la fonación.

La indicación de las cánulas con balón es limitada. Se reserva, en general, para niños con ARM o ventilación con presión positiva que no pueden ser ventilados correctamente con cánulas sin balón debido a la fuga de aire, como ocurre cuando se requiere una elevada presión inspiratoria máxima. Asimismo, podría considerarse su uso en niños con trastornos deglutorios graves y crónicos con el objetivo de prevenir la aspiración.

Humidificación

En condiciones normales, la vía aérea superior funciona como filtro, calentador y humidificador del aire inspirado. En el paciente traqueostomizado, este mecanismo se ve alterado, ya que el aire inspirado ingresa directamente a la tráquea. Por lo tanto, resulta necesario calentarlo y humidificarlo por métodos artificiales.

Representa un aspecto importante dentro de los cuidados del niño con TQT y debe ser considerado en forma individual. Junto con la aspiración oportuna y el recambio periódico, permite reducir y prevenir el taponamiento de la cánula con secreciones, lo que evita la obstrucción de la vía aérea.

Tipos de humidificación

Pasiva (nariz artificial)

En aquellos pacientes que presentan respiraciones espontáneas, se utiliza un intercambiador de calor y humedad que se acopla a la entrada de la cánula de TQT (adaptador universal). Si el niño requiere ventilación mecánica, el intercambiador de calor y humedad se debe colocar entre la TQT y el respirador.

Este dispositivo preserva el calor y la humedad del aire exhalado y lo pone a disposición para la fase inspiratoria. Existen diferentes modelos; algunos de ellos disponen de una conexión para fuente de oxígeno suplementario.

Se utiliza principalmente en pacientes no ventilados, cuando no se está usando un vaporizador, durante el día, especialmente cuando hace frío o hay viento, y durante los traslados. Se deben cambiar cada 24-72 horas o antes si es necesario.

Los humidificadores pasivos generan espacio muerto adicional y aumentan la resistencia al flujo de aire. Es por ello que su indicación debe ser individualizada, teniendo en cuenta la patología de base del paciente. Su eficacia es limitada en pacientes con secreciones bronquiales espesas, debilidad muscular o que no toleran el espacio muerto adicional, lo que produce mayor esfuerzo ventilatorio (Figura 90.3 a).

Activa

El humidificador activo es un dispositivo compuesto por un calentador eléctrico y una cámara o depósito donde se almacena el agua, que permite humidificar y calentar el aire inspirado. Existen diferentes dispositivos que pueden utilizarse para la administración de oxígeno suplementario con o sin soporte ventilatorio mecánico. Es importante que el personal esté familiarizado con los dispositivos disponibles (Figura 90.3 b).

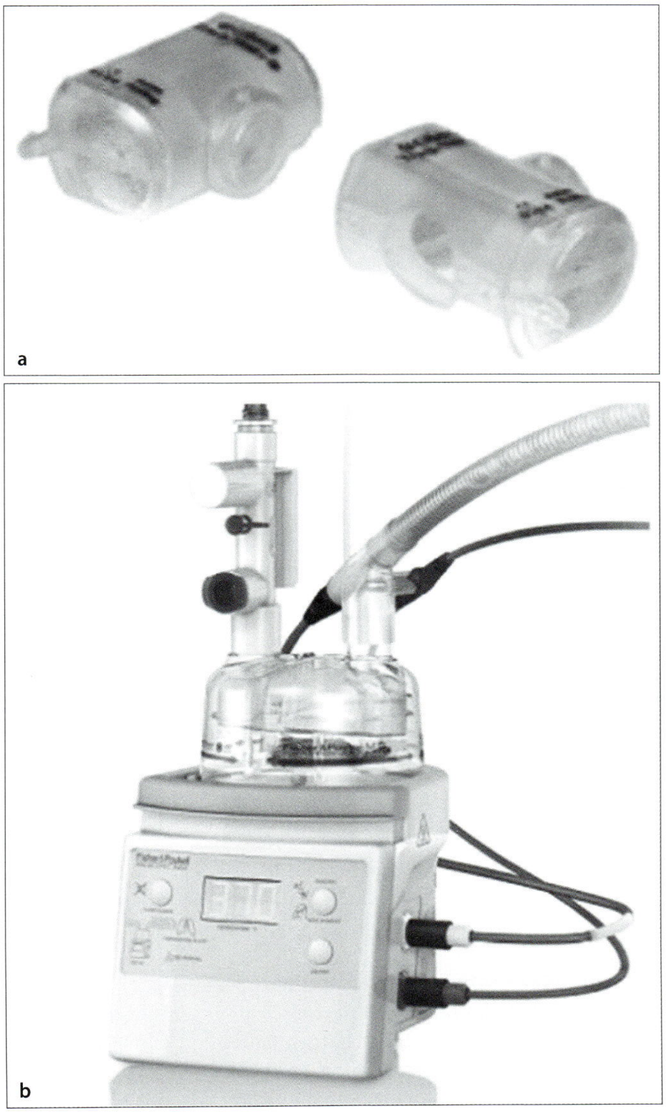

Figura 90.3 a Humidificador pasivo (nariz artificial). **b** Humidificador activo.

Aspiración de secreciones

Una de las medidas más importantes en el cuidado del niño con TQT es la aspiración de secreciones traqueales con el objetivo de mantener la vía aérea permeable. La TQT en sí misma reduce la efectividad de la tos y del aclaramiento mucociliar. Además, al actuar como cuerpo extraño, puede estimular una mayor producción de secreciones.

Durante las primeras semanas luego de una TQT, es esperable que el niño tenga una cantidad importante de mucosidad debido a la cirugía y a la reacción normal frente a la cánula.

Es importante diferenciar entre las características de las secreciones y de la respiración normal y patológica. La mucosidad normal es clara, transparente, fluida e inodora. La respiración normal de un niño con TQT es tranquila y silenciosa.

La frecuencia de aspiración depende del estado clínico y de las necesidades de cada paciente. Se recomienda verificar la permeabilidad de la cánula al despertar, antes de las comidas, antes de dormir, antes de realizar el recambio programado de la cánula y antes de un traslado.

Materiales necesarios

- Sistema de aspiración: existen distintos dispositivos para la aspiración de secreciones. El ámbito hospitalario, por lo general, cuenta con un sistema de aspiración central. En el hogar, se aconseja que los pacientes cuenten con sistemas de aspiración eléctricos y, para los traslados, sistemas portátiles con baterías o manuales, como la pipeta de Lee y el Res-Q-Vac (Figura 90.4).
- Sondas de aspiración del tamaño adecuado: de tres cuartos del diámetro de la cánula. La sonda de aspiración debe ser de extremo redondo y debe pasar con facilidad.
- Gasas estériles.
- Solución fisiológica.
- Guantes.

Técnica

La técnica de aspiración a utilizar depende del operador y el ámbito en el que se encuentre el niño. En el ámbito domiciliario, se aconseja la técnica de aspiración limpia con sonda limpia y manos limpias. En el ámbito hospitalario, fuera de las unidades críticas, y en los centros de rehabilitación, se sugiere la técnica limpia modificada: sonda estéril y guantes o manoplas. Por último, se prefiere la técnica estéril (sonda estéril y guantes estériles) en las unidades de cuidados intensivos. Se describen los pasos siguientes:

- Explicar al niño el procedimiento de acuerdo con su edad y posibilidad de comprensión.
- Acostar al niño boca arriba en una posición cómoda. Se puede utilizar un resalto (sábana enrollada) por debajo de los hombros para exponer la zona del cuello.
- Conectar la sonda de aspiración y comprobar que el sistema funcione.
- Si las secreciones son muy espesas, se puede instilar solución fisiológica en forma controlada para fluidificar las secreciones. Cargar en una jeringa pequeña solución fisiológica y dejar caer unas gotas en el orificio de la cánula. Permitir que el niño

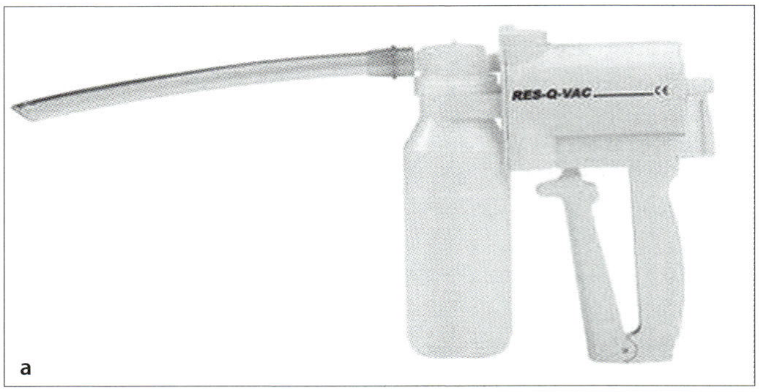

a

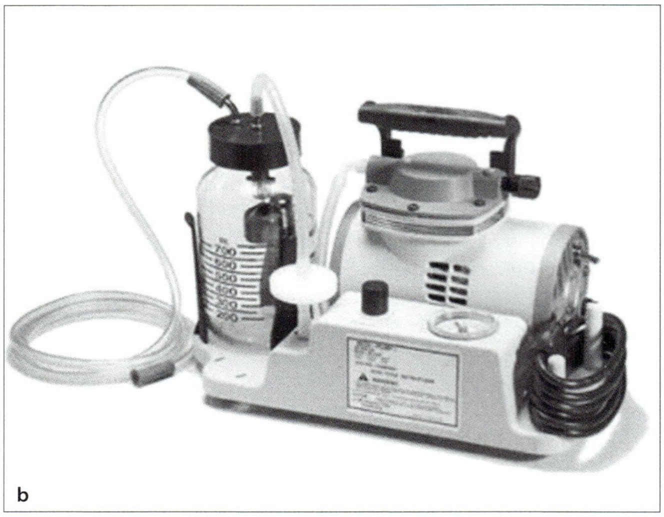
b

Figura 90.4 a Res-Q-Vac. **b** Aspirador eléctrico.

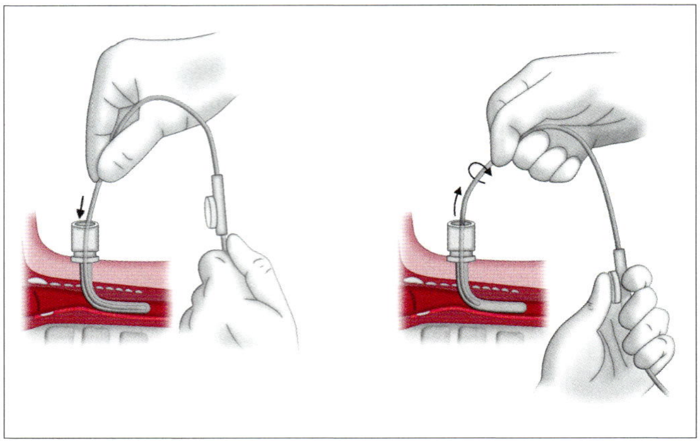

Figura 90.5 Técnica de aspiración. (Imagen tomada de: Consenso sobre el cuidado del niño con traqueostomía. Archivos Argentinos de Pediatría 2016; 114 (1): 89-95).

realice algunas respiraciones profundas para que la solución fisiológica alcance toda la extensión de la cánula. No se recomienda en forma rutinaria instilar solución fisiológica o realizar nebulizaciones antes de la aspiración de secreciones. Es importante mantener un buen estado de hidratación del paciente y, en caso de requerir aporte de oxígeno suplementario, garantizar que sea calentado y humidificado.

- Introducir la sonda de aspiración por el orificio de la cánula sin aspirar, con un movimiento suave, hasta la longitud predeterminada. Es importante no aspirar más allá de la longitud de la cánula para evitar lesionar la mucosa traqueal. Para definir la longitud de la sonda que se debe introducir, se recomienda tomar como referencia la cánula de repuesto; introducir la sonda en la cánula de repuesto y medir desde el adaptador universal hasta el extremo distal de la cánula, sin sobrepasarla. Se puede realizar una marca en la sonda para controlar la profundidad.
- Retirar la sonda aspirando (ocluir el orificio de aspiración) y realizando un movimiento de rotación entre los dedos índice y pulgar; esto permite un efecto de barrido de toda la pared interna de la cánula. La maniobra completa de aspiración debe ser rápida, entre 5-10 segundos, y con la fuerza de aspiración suficiente para extraer la mucosidad.
- Repetir el procedimiento cuantas veces sea necesario, aplicando tiempos de reposo entre cada aspiración para permitir que el paciente respire con normalidad (Figura 90.5).

Se sugiere ver en el Anexo 90.1 una lista de cotejo de aspiración de secreciones, al final de este capítulo.

Cuidados de la piel

La piel del cuello y alrededor del ostoma debe permanecer limpia y seca. Para ello, es necesario revisar y limpiar la piel varias veces al día para prevenir el desarrollo de heridas e infecciones.

Se recomienda colocar una gasa cortada en pantalón por debajo de los pabellones de la cánula y alrededor del ostoma para proteger la piel de la humedad y de las secreciones traqueales. Para realizar la gasa en pantalón, se debe tomar una gasa estéril de 10 x 10 cm y realizar un corte desde la mitad de uno de sus lados hasta el centro. Esta gasa debe cambiarse tantas veces como sea necesario, cuando está húmeda o con secreciones acumuladas.

Evaluar en forma rutinaria la piel para detectar signos de infección (edema, eritema, dolor o supuración), valorar las características de las secreciones (cantidad, coloración, olor) o cualquier cambio en el ostoma (estrechamiento, tejido de granulación). Si se observa eritema en la piel del cuello, se puede colocar una gasa o apósito hidrocoloide (DuoDERM®) para mantener la integridad cutánea. Ante signos de infección o inflamación de la zona, se deben aplicar antibióticos o antimicóticos tópicos según indicación médica. Cualquier cambio en el ostoma requiere una consulta con el especialista.

Está contraindicado el uso de polvo o talco por el riesgo de aspiración. Por otro lado, no se recomienda el uso de cremas o pomadas en forma rutinaria, ya que pueden macerar la piel y predisponer a infecciones.

Junto con el cuidado de la piel, se debe verificar que la fijación de la cánula sea correcta y segura. La cinta de fijación debe cambiarse cuando esté rota, sucia o no cumpla su función en forma confiable.

Para realizar el recambio de la fijación, se recomienda que haya dos operadores; uno sujeta la cánula y el otro corta y retira la cinta usada y enhebra la nueva en los orificios de los pabellones. La nueva cinta se debe sujetar dejando un dedo de tensión entre la piel y la sujeción.

Recambio programado de la cánula de TQT

El propósito del recambio periódico de la cánula de TQT es mantenerla limpia para evitar la formación de tapones de mucosidad con el riesgo de obstrucción de la vía aérea.

El primer recambio de la cánula es realizado por el equipo de cirujanos para asegurarse de que el ostoma se encuentre permeable y poder actuar ante posibles complicaciones.

La frecuencia del recambio de la cánula depende de la permeabilidad de la vía aérea y de las características de las secreciones bronquiales. Se recomienda realizar el recambio cada 7 días o antes si el niño lo necesita por molestias o posible obstrucción.

Idealmente, se necesitan dos operadores, aunque, si la persona es experta y el paciente colabora, lo puede realizar una sola. El niño mayor debe ser entrenado para que él mismo realice el cambio con la ayuda de un espejo. El recambio debe realizarse lejos de las comidas (media hora antes o 1-2 horas después) y preferentemente después del baño.

Materiales necesarios

- Guantes.
- Sistema y de aspiración con sonda de aspiración adecuada.
- Bolsa autoinflable.
- Oxígeno disponible.
- Cánula de TQT del mismo número que la cánula que usa el paciente.
- Cánula de TQT un número (0,5 mm) más pequeña que la que usa el paciente o un TET un número (0,5 mm) más pequeño que la cánula que usa el paciente.
- Lubricante a base de agua.
- Gasas.
- Solución fisiológica.
- Cinta de fijación (cinta hilera o velcro) y gasa en pantalón.
- Tijera de punta roma.

Técnica

- Preparar el material necesario para realizar el recambio. Realizar higiene de manos previamente.
- Explicar al niño el procedimiento de acuerdo con su edad y posibilidad de comprensión.
- Posicionar al paciente boca arriba en una posición cómoda. Se puede colocar un resalto por debajo de los hombros que permita la extensión del cuello. La posición del niño podría ser otra de acuerdo con la edad y su habilidad para cambiar la cánula por sí mismo. Se sugiere buscar la posición más confortable (Figura 90.6).
- Se puede utilizar técnica limpia (manos y cánula limpia) para el cuidado en el hogar. Se sugiere la técnica limpia modificada para el recambio en instituciones o cuando es llevada a cabo por cuidadores ajenos a la familia (manos limpias y guantes o manoplas). Se reserva la técnica estéril (guantes estériles) para los cuidados en las unidades de cuidados intensivos.
- Retirar la gasa en pantalón. Revisar la piel alrededor del ostoma y por debajo de la cinta de fijación. Limpiar la piel del ostoma con gasa y solución fisiológica o clorhexidina al 2% desde el centro hacia la periferia. Secar con gasa limpia (Figura 90.7 a).
- Evaluar la permeabilidad de la cánula y aspirar las secreciones antes del recambio cuantas veces sea necesario (Figura 90.7 b).
- Se recomienda el uso de lubricantes hidrosolubles (solución fisiológica o lidocaína jalea) para facilitar la inserción de la cánula limpia. Se desaconseja el uso de vaselina. Colocar el lubricante alrededor del ostoma o sobre la cánula limpia.
- Desatar o cortar la cinta de fijación mientras uno de los operadores sostiene la cánula de TQT para evitar la decanulación accidental (Figura 90.7 c).
- Con movimientos suaves, retirar la cánula en uso. Si es una cánula con balón, recordar desinflarlo previo a la extracción para evitar lesionar la mucosa traqueal.
- Introducir la cánula limpia en el ostoma con movimientos suaves y siguiendo la curvatura de la tráquea. Retirar el obturador en caso de estar presente para permitir que el niño respire con normalidad (Figura 90.7 d).
- Fijación: existen distintos métodos de sujeción de la cánula de TQT. La cinta hilera de algodón y los collarines con velcro son dos alternativas aceptables. Se desaconseja el uso de cintas con resistencia rudosa. La cinta se enhebra a través de los orificios del pabellón. Se debe fijar la cánula al cuello dejando la tensión de un dedo entre la cinta de fijación y la piel. La sujeción debe ser lo suficientemente firme como para evitar la decanulación accidental, pero no muy tensa como para generar lesiones en la piel. La cinta se fija con doble nudo y sin moños. Si se utiliza velcro, corroborar que no esté desgastado. El collarín debe permanecer limpio y seco y ser recambiado cuando sea necesario (Figura 90.7 e).
- Colocar una gasa previamente cortada en pantalón entre la cánula y la piel. Asegurarse de que la gasa no se doble y cubra la apertura de la cánula.
- Una vez colocada la cánula, se debe comprobar el estado clínico del niño (color, movimientos torácicos, entrada de aire). Es habitual que el niño tosa al introducir la cánula en el ostoma.
- En caso de no poder ingresar la cánula en el ostoma, se puede utilizar el TET como guía o tutor. Para ello, se debe utilizar una cánula de traqueostomía enhebrada con un TET que sobrepase 1-2 cm la longitud de la cánula. Introducir el TET en el ostoma y desplazar con firmeza la cánula sobre el TET. Si aun así no puede lograrse la canulación, se debe colocar una cánula de menor tamaño o el TET a través del ostoma, respetando el largo de la cánula de TQT, para lograr la estabilización del niño. Luego de permeabilizar la vía aérea, dilatar el ostoma con tubos de menor calibre hasta alcanzar el mismo calibre de la cánula a colocar.

Se sugiere ver en el Anexo 90.2 una lista de cotejo de recambio de TQT, al final de este capítulo.

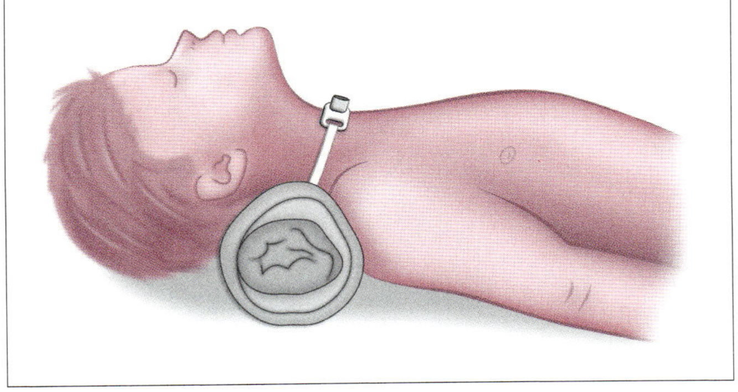

Figura 90.6 Posicionamiento del paciente.

Limpieza de la cánula de TQT

Las cánulas de TQT pueden ser higienizadas y reutilizadas. La higiene puede realizarse con detergente enzimático o detergente biodegradable de uso familiar. Se desaconseja el uso de clorhexidina o iodopovidona para su descontaminación, y no requiere proceso de esterilización:

- Lavar la cánula de TQT bajo el agua fría utilizando un cepillo o una sonda anudada, pasándola varias veces de un lado a otro para remover la mucosidad adherida en la pared interna de la cánula.

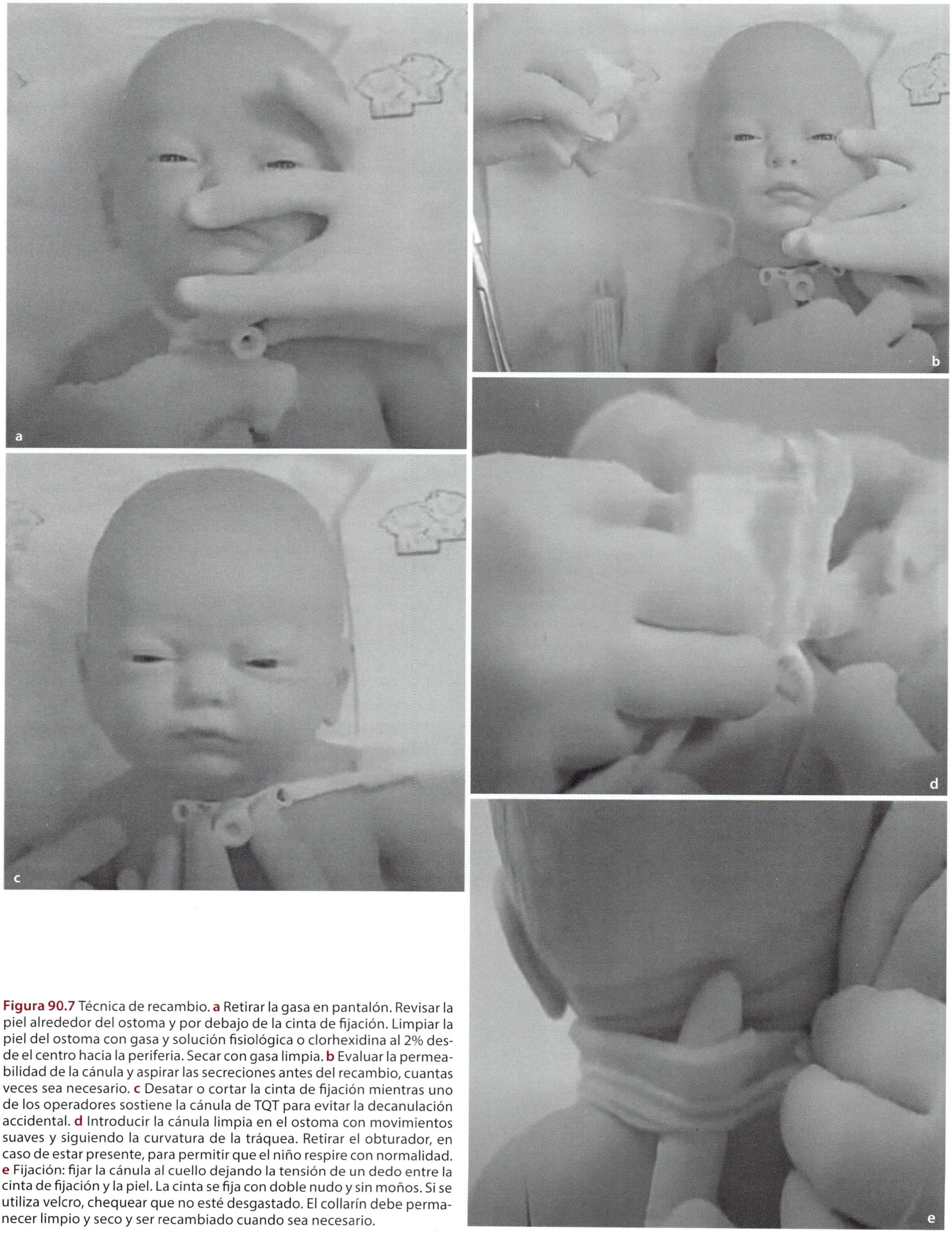

Figura 90.7 Técnica de recambio. a Retirar la gasa en pantalón. Revisar la piel alrededor del ostoma y por debajo de la cinta de fijación. Limpiar la piel del ostoma con gasa y solución fisiológica o clorhexidina al 2% desde el centro hacia la periferia. Secar con gasa limpia. b Evaluar la permeabilidad de la cánula y aspirar las secreciones antes del recambio, cuantas veces sea necesario. c Desatar o cortar la cinta de fijación mientras uno de los operadores sostiene la cánula de TQT para evitar la decanulación accidental. d Introducir la cánula limpia en el ostoma con movimientos suaves y siguiendo la curvatura de la tráquea. Retirar el obturador, en caso de estar presente, para permitir que el niño respire con normalidad. e Fijación: fijar la cánula al cuello dejando la tensión de un dedo entre la cinta de fijación y la piel. La cinta se fija con doble nudo y sin moños. Si se utiliza velcro, chequear que no esté desgastado. El collarín debe permanecer limpio y seco y ser recambiado cuando sea necesario.

- Sumergir la cánula en el detergente enzimático en una concentración del 0,8% (diluir 1 mL de detergente enzimático en 100 mL de agua) o cualquier otro detergente biodegradable común que no dañe la cánula, durante 15-20 minutos.
- Retirar y enjuagar con abundante agua segura (agua destilada o agua potable).
- Secar y guardar en un recipiente limpio y seco para el siguiente recambio.

Luego de cada limpieza, comprobar la integridad de la cánula. La vida media de la cánula depende del material, la técnica de cuidado y la utilización; por lo tanto, debe ser evaluada en forma personalizada.

Complicaciones

Las complicaciones más frecuentes que pueden comprometer la vida del niño con traqueostomía son la decanulación accidental y la obstrucción. Siempre que un niño traqueostomizado presente una descompensación súbita, en primer lugar, se debe corroborar que no se haya decanulado, y en segundo lugar, que no esté obstruida.

Decanulación

La decanulación accidental puede poner en riesgo la vida del paciente. Es por ello que es fundamental tener disponible en todo momento el set o equipo de TQT del paciente para poder actuar rápidamente. Con el fin de evitar la decanulación accidental, se recomienda asegurar la técnica de fijación y chequear periódicamente la tensión de esta.

El objetivo es mantener la permeabilidad de la vía aérea. Ante una decanulación, se debe lograr la recanulación eficaz en forma inmediata. Según el estado clínico del paciente, pueden ser necesarias maniobras de reanimación. Se describen los pasos siguientes para la recanulación:

- Colocar al paciente en decúbito dorsal con un resalto por debajo de los hombros para facilitar la extensión del cuello; esto permite que el ostoma pueda ser visualizado. Cortar la cinta hilera y retirar la cánula.
- Siempre que sea posible, es conveniente colocar una cánula limpia lubricada con lidocaína jalea. Otra alternativa es colocar el TET de menor tamaño a la cánula en uso, lubricado, controlando la longitud a introducir.
- Luego de permeabilizar la vía aérea, revalorar el estado clínico del paciente. En caso de ser necesario, administrar oxígeno suplementario o realizar ventilaciones asistidas con bolsa autoinflable. Una vez que el niño se recupere del episodio agudo, corroborar la correcta fijación y, en caso de haber utilizado el TET, colocar la cánula de TQT limpia.

Obstrucción

La cánula puede obstruirse por secreciones, por un cuerpo extraño (p. ej., un trozo de comida) o por oclusión de la apertura de la cánula por la ropa del niño o por la gasa en pantalón que protege los bordes del ostoma.

La obstrucción de la cánula puede dificultar o impedir la entrada de aire hacia los pulmones, lo que puede generar hipoxemia, bradicardia y, finalmente, paro cardiorrespiratorio. Se describen los pasos siguientes para la desobstrucción:

- Colocar al paciente en decúbito dorsal con un resalto por debajo de los hombros para facilitar la extensión del cuello. Corroborar que la cánula se encuentre dentro del ostoma.
- Evaluar el estado clínico del paciente e identificar signos de dificultad o insuficiencia respiratoria.
- Aspirar la cánula de TQT según la técnica. Instilar solución fisiológica si las secreciones son espesas.
- Administrar oxígeno a través del microhalo en caso de ser necesario.
- Luego de la aspiración efectiva, revalorar el estado clínico del paciente. Si no mejora, es posible que la cánula continúe obstruida.
- Administrar ventilaciones con bolsa autoinflable y oxígeno al 100%. Si se percibe resistencia, no hay expansión torácica y no se ausculta entrada de aire, se trata de una obstrucción de la cánula.
- Realizar el recambio de la cánula inmediatamente. Recordar desinflar el balón si lo tuviese.
- Una vez permeabilizada la vía aérea, revalorar el estado clínico del paciente. Comprobar la adecuada ventilación y oxigenación. Asistir con ventilaciones de rescate o administración de oxígeno suplementario si es necesario.

Sangrado

El sangrado por la cánula de TQT se debe frecuentemente a traumatismos causados por la aspiración de secreciones. Por lo tanto, se debe revisar la técnica de aspiración y recomendar el método de la sonda medida explicado anteriormente. Si el sangrado es leve y autolimitado, no es necesario consultar al especialista.

Granuloma

El granuloma es una reacción inflamatoria muy frecuente en el ostoma que se debe a la presencia de un cuerpo extraño, como es la cánula de TQT. El granuloma es friable y puede sangrar.

Si es plano y periférico, no se debe tomar ninguna conducta. Si obstruye la traqueostomía y dificulta el recambio de la cánula, se recomienda consultar al especialista para su exéresis.

Administración de medicación

Si un paciente con TQT requiere de medicación inhalatoria, debe ser administrada mediante una aerocámara con adaptador para traqueostomía. También se puede administrar medicación nebulizada por vía traqueal. No se aconseja instilar medicación por esta vía (Figura 90.8).

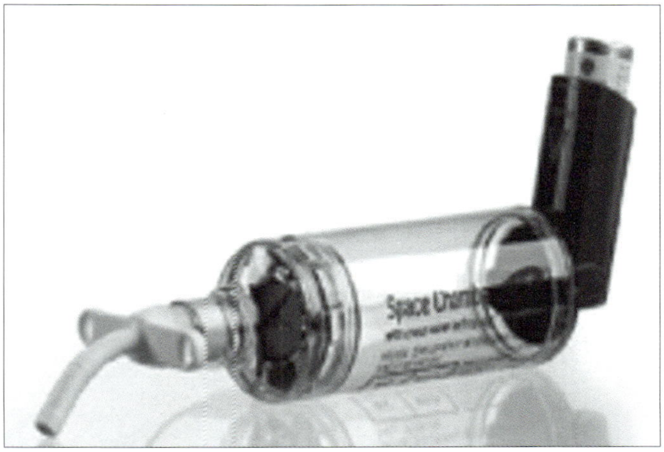

Figura 90.8 Aerocámara con adaptador para TQT.

Administración de oxígeno

Puede lograrse a través de un halo conectado al adaptador universal de la cánula. El halo debe tener un *whisper* u orificio que permita la salida del aire espirado. También puede administrarse oxígeno a través de humidificadores con puerto para este, o en caso de uso de válvula fonatoria, a través de un codo con puerto con acceso al oxígeno. Si el suministro de oxígeno por halo no es suficiente, se debe considerar el uso de ventilación con presión positiva (Figura 90.9).

En caso de necesitar asistir las ventilaciones del paciente, se debe hacer a través de la TQT mediante una bolsa autoinflable del tamaño adecuado, conectada al adaptador universal de la cánula:

- Posicionar al paciente en decúbito dorsal con un resalto por debajo de los hombros para permitir la extensión del cuello.
- Conectar la bolsa autoinflable a la TQT.
- Suministrar el volumen de aire suficiente para lograr la elevación torácica del paciente.
- Recordar que el aire ingresa directamente a la tráquea sin tener que vencer la resistencia de la vía aérea superior, por lo cual es sumamente importante medir la fuerza con que se comprime la bolsa para evitar barotrauma.
- Se recomienda abrir la válvula de seguridad o *pop-off*.

Fonación y comunicación

En los pacientes con traqueostomía, la fonación se puede lograr mediante autooclusión de la cánula o mediante la utilización de una válvula fonatoria. La válvula fonatoria consiste en un dispositivo que se acopla al adaptador universal de la cánula de TQT. Posee una válvula unidireccional que permite el pasaje de aire durante la inspiración y se mantiene cerrada durante la espiración, lo que permite el pasaje del aire exhalado alrededor del tubo de TQT y a través de las cuerdas vocales. En los pacientes que requieren cánulas con balón, debe desinflarse.

El uso de la válvula fonatoria puede verse limitado en niños pequeños, ya que la relación que existe entre el diámetro de la cánula y la tráquea no permite un adecuado pasaje del aire translaríngeo.

Debe tenerse en consideración que están contraindicadas en caso de cánulas con balón insuflado, presencia de obstrucción supraostomal, parálisis bilateral de cuerdas vocales o presencia de secreciones excesivas que no puedan manejarse adecuadamente.

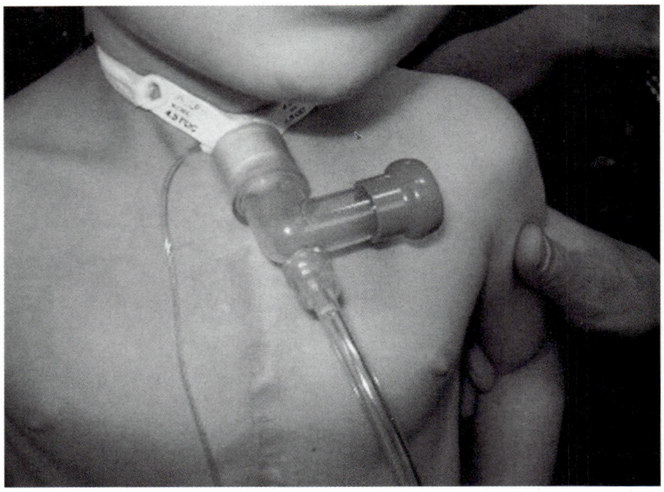

Figura 90.9 Administración de oxígeno a través de un codo que permite el uso de la válvula fonatoria. (Imagen tomada de: Pérez Ruiz E, Pérez Frías FJ, Caro Aguilera P. Cuidados del niño con traqueostomía. An Pediatr (Barc) 2010; 72 (Espec Cong 1): 41-9).

Previo a la utilización de una válvula fonatoria, se recomienda una evaluación radiológica o endoscópica de la laringe. Es muy importante valorar individualmente la tolerancia a estas y asegurarse de que no produzcan problemas añadidos.

Si por algún motivo el niño no puede utilizar una válvula fonatoria, se deben promover otros métodos que faciliten la comunicación, como el uso de pizarras, *tablets* o computadoras (Figura 90.10).

Escolarización

La escolarización de los niños con TQT representa un desafío. En la mayoría de los casos, son rechazados por los centros escolares si no van acompañados por un cuidador sanitario o un familiar que les exima de la responsabilidad de sus cuidados.

Además, las dificultades en la comunicación suelen impactar en el aprendizaje del niño y en las relaciones con sus compañeros, lo cual motiva el aislamiento social tanto del niño como de sus padres.

En el marco de la Convención de los Derechos de las Personas con Discapacidad de la Argentina (Ley 26378), se debe promover el acceso de los niños con TQT a la enseñanza obligatoria, a las actividades recreativas y a la rehabilitación, sin discriminación de ningún tipo.

Capacitación de las familias

La decisión de enviar al hogar a un niño traqueostomizado supone un gran desafío, tanto para la institución como para los padres, y exige una cuidadosa planificación. El aprendizaje que implica su manejo, junto con la ansiedad y el temor que experimentan las familias, implica la necesidad de un apoyo emocional. La educación debe iniciarse durante el período posoperatorio inmediato, además del acondicionamiento del hogar y los materiales necesarios para garantizar el cuidado del niño.

Durante la internación, se debe incentivar a los padres a participar en forma activa y supervisada de los cuidados del niño. De esta manera, podrán superar el miedo, adquirir las habilidades necesarias y ganar confianza para realizar actividades de la vida diaria como alimentarlos, higienizarlos, abrazarlos y transportarlos, y también para realizar técnicas específicas inherentes a los cuidados de la TQT: cuidado de la piel y el ostoma, aspiración, recambio de la cánula, etc.

Se debe instruir a los padres y cuidadores en la detección precoz de posibles complicaciones. Los padres deben aprender

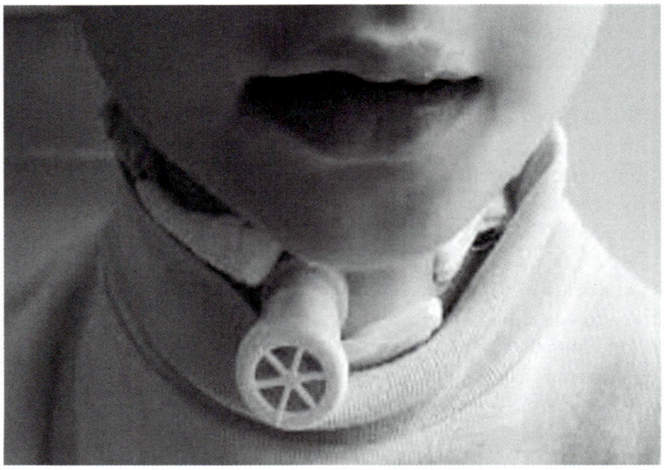

Figura 90.10 Válvula fonatoria.

a valorar cambios en las características de las secreciones de la cánula (volumen, coloración, viscosidad, olor) y síntomas de dificultad respiratoria (taquipnea, retracciones torácicas, estridor o sibilancias audibles, y cambios en la coloración cutáneo-mucosa). Además, antes del egreso hospitalario, deben ser instruidos en las maniobras de reanimación cardiopulmonar adaptadas al paciente con TQT.

Se recomienda brindar información por escrito, a través de folletos o manuales, con las medidas generales de precaución y protección.

Por otro lado, es importante garantizar el seguimiento estrecho y multidisciplinario mediante controles periódicos adaptados a las necesidades del niño.

Manejo y cuidados del paciente con gastrostomía

La gastrostomía consiste en una intervención quirúrgica que establece una comunicación entre el estómago y la pared abdominal (fístula gastrocutánea), que permite la alimentación enteral por medio de una sonda. Es el método más conveniente cuando es necesario un acceso seguro y prolongado al tubo digestivo, por más de 8-12 semanas. Asimismo, puede ser útil cuando es necesaria una descompresión gástrica distal. Puede realizarse mediante técnicas quirúrgicas abiertas o laparoscópicas, o bien por vía percutánea o radiológica.

En la actualidad, la técnica de elección es la vía endoscópica percutánea (GEP). Los estudios que comparan la gastrostomía quirúrgica con la GEP no han mostrado diferencias en la morbilidad o mortalidad. Sin embargo, la GEP es menos costosa y ahorra tiempo. La elección del procedimiento depende de los recursos y la experiencia local, las consideraciones anatómicas que puedan afectar la capacidad de colocar el tubo por vía endoscópica y de si el paciente será sometido a una cirugía por otras razones.

Las ventajas de la gastrostomía son múltiples. Es un acceso seguro y práctico que evita las lesiones nasofaríngeas derivadas de una sonda nasogástrica prolongada. Asimismo, es superior en cuanto a la eficacia nutricional y aceptabilidad dado que queda oculta bajo la ropa y no distorsiona la imagen corporal. El calibre de las sondas es superior a las nasogástricas, y es infrecuente la obstrucción. Por último, se asocia con bajas tasas de reflujo gastroesofágico y neumonía por aspiración. Las desventajas son que requiere de un procedimiento anestésico para su colocación y, si se realiza la técnica radiológica, es necesaria la instalación apropiada y conlleva una elevada irradiación del niño. También existen complicaciones locales asociadas, sobre todo, con su colocación y mantenimiento (*v.* más adelante).

Indicaciones de gastrostomía

El soporte nutricional mediante gastrostomía está indicado en niños que requieren alimentación prolongada por sonda enteral (> 8-12 semanas). La decisión de colocar una gastrostomía debe ser realizada por un equipo interdisciplinario, que debe considerar cuestiones médicas, éticas, psicológicas y de calidad de vida. Es un proceso que debe ser individualizado, adaptado a la realidad de cada paciente.

Las indicaciones son la imposibilidad de deglutir por lesiones del sistema nervioso central (SNC) o malformaciones de la boca o la faringe, imposibilidad de una alimentación adecuada por alteración intestinal o necesidad de un mayor aporte nutricional de forma crónica (Tabla 90.2). Debe realizarse siempre que el estómago no esté afectado por la enfermedad primaria y no existan fístulas gastrointestinales altas. Asimismo, el paciente debe tener un adecuado vaciamiento gastroduodenal.

Tabla 90.2 Indicaciones de gastrostomía

Indicación	Tipo de trastorno
Dificultades en la ingestión y deglución	Lesiones del SNC, trastornos ORL o esofágicos, congénitos o adquiridos
Dificultades para la digestión y absorción	Síndrome de intestino corto, esclerodermia, enfermedad inflamatoria intestinal
Enfermedades extradigestivas con aumento de los requerimientos que no se puedan cubrir por vía oral (aporte nutricional)	Enfermedad renal crónica, cardiopatías congénitas, enfermedad respiratoria grave (p. ej., fibrosis quística), pacientes críticos, enfermedad oncológica, trasplante de células progenitoras hematopoyéticas, alteraciones graves de la integridad cutánea (grandes quemados, epidermólisis bullosa grave)
Descompresión gástrica permanente	Oclusión intestinal por carcinomatosis, enteritis por radiación, pancreatitis grave
Otros	Dietas desagradables (errores innatos del metabolismo), administración de fármacos

SNC: sistema nervioso central; ORL: otorrinolaringológicos.
Modificado de: Casado Flores J, Serrano González A. Urgencias y tratamiento del niño grave. 3º ed. Madrid: Ergon, 2014; p. 1759.

Habitualmente, es un procedimiento que se realiza en forma programada, rara vez de urgencia. Se debe contar con el consentimiento informado de los padres, previo a su realización.

Contraindicaciones

Las contraindicaciones absolutas para la gastrostomía percutánea y quirúrgica son los pacientes graves, inestables desde el punto de vista hemodinámico, respiratorio o infectológico, y pacientes con alteraciones graves de la coagulación.

Son contraindicaciones relativas de la gastrostomía percutánea la diálisis peritoneal, hipertensión portal, obesidad grave, ascitis grave y cirugías abdominales previas. En estos casos, se debe evaluar individualmente al paciente y valorar la relación costo-beneficio y la técnica más adecuada.

Técnicas para la colocación de la sonda de gastrostomía

Las técnicas de gastrostomía se realizan en todos los casos bajo anestesia general y con profilaxis antibiótica previa. Esta incluye la administración de cefalotina 50 mg/kg en monodosis preinducción; en caso de alergia a betalactámicos, se puede administrar clindamicina o vancomicina.

Percutánea

Es la técnica de elección, ya sea endoscópica (GEP) o radiológica. La GEP es una técnica sencilla y segura, que ha permitido la instauración precoz del soporte nutricional en pacientes de riesgo (Figura 90.11). La inserción fluoroscópica está indicada en estenosis esofágicas graves y cuando la gastrostomía quirúrgica no sea posible.

Los métodos principales para realizarla son:

- Técnica de tracción (*pull-trough*) de Gauderer y Ponsky.
- Técnica de empuje (*push-pull*) de Sacks-Vine, usada en la colocación fluoroscópica.
- Técnica del endoscopio único (técnica de Russel), que permite colocar directamente una sonda de tipo botón. Su ventaja principal es que evita la realización de una segunda endoscopia para la retirada de una sonda de GEP. Requiere un material específico (kit introductor, botones de bajo perfil Mic-Key®).

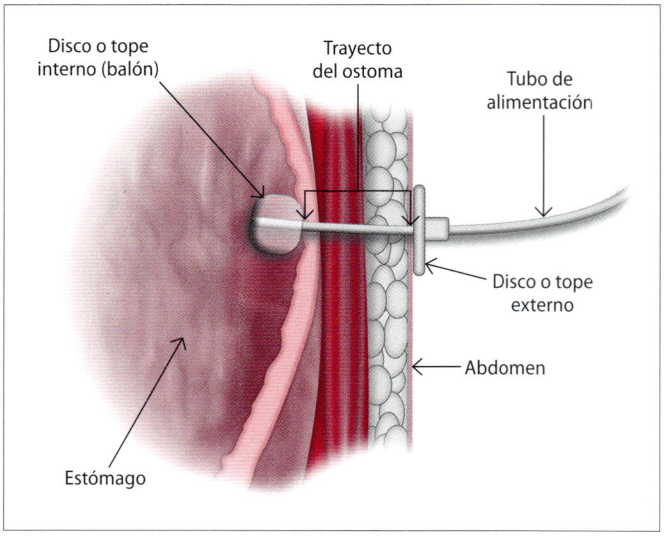

Figura 90.11 Gastrostomía con sonda GEP.

En gastrostomías de larga duración, se puede sustituir la sonda de gastrostomía a partir de los 2-3 meses por un botón. En niños, la GEP puede ser utilizada para la alimentación a las 6 horas.

Quirúrgica

La gastrostomía quirúrgica puede llevarse a cabo por vía laparoscópica o mediante un enfoque abierto. Frecuentemente, está indicada en pacientes que, además de necesitar una gastrostomía, presentan reflujo gastroesofágico grave con indicación de corrección quirúrgica (fundoplicatura).

También está indicada en los siguientes casos: lesiones esofágicas graves, traumatismos orofaciales o faríngeos, cuando es imposible el paso del endoscopio, en enfermos con escoliosis o cifosis graves, en los que presentan ascitis, en portadores de derivación ventriculoperitoneal y en casos de cirugía abdominal previa.

Para el enfoque abierto, la técnica de elección para pacientes de cualquier edad es la técnica de Stamm por su sencillez, efectividad y facilidad para retirar el dispositivo cuando ya no sea necesario, ya que se produce el cierre espontáneo de la pared gástrica y abdominal. Cuando se utiliza esta técnica, la sonda puede utilizarse pasadas las 48 horas del procedimiento.

La técnica laparoscópica se plantea en pacientes con elevado riesgo quirúrgico, que además requieren una intervención antirreflujo. Los pacientes candidatos suelen ser aquellos con miopatías.

Tipos de tubos de gastrostomía

Cuando se habla de tubos de gastrostomía (tubos G), es importante especificar el tipo de tubo. Puede ser un tubo colocado por endoscopia percutánea (GEP), un tubo G largo o un tubo de perfil bajo o botón. El tipo de botón más común se llama Mic-Key®. Asimismo, existe uno más reciente que es un tubo de perfil más bajo llamado MiniONE®.

GEP y tubos largos

Estos son tubos de una pieza que se mantienen en su lugar mediante una retención con balón inflable o por un parachoques deformable (con forma de hongo). A menudo, se utilizan tubos G durante las primeras 8-12 semanas posteriores a la cirugía (Figuras 90.12).

Tubos o botones de perfil bajo

- Botones con dispositivo interno de balón: se mantienen en su lugar mediante un balón lleno de agua. Son las sondas de gastrostomía más utilizadas una vez que el ostoma está completamente curado, generalmente en 2-3 meses. La elección de estos botones como primera sonda de gastrostomía se encuentra en aumento. Pueden ser reemplazados en el domicilio luego de la capacitación de los cuidadores (Figura 90.13).
- Botones con dispositivo interno en forma de seta: algunos cirujanos y gastroenterólogos prefieren que la primera sonda de

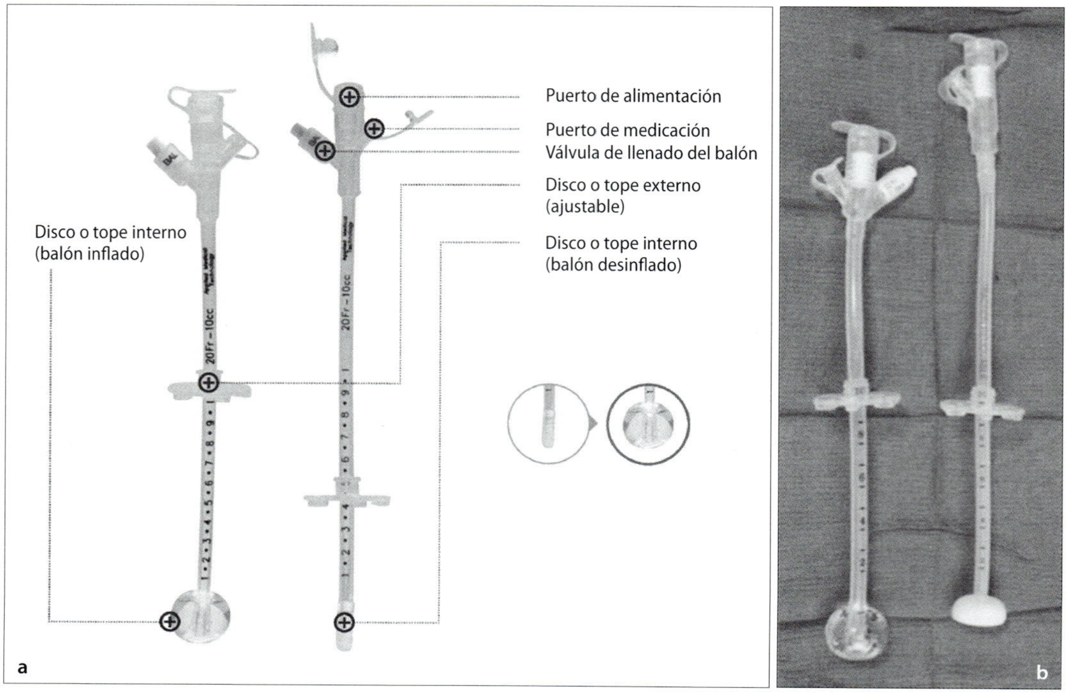

Figura 90.12 a Esquema de las partes del tubo de gastrostomía. **b** Tipos de tubo de gastrostomía. Son tubos de una pieza que se mantienen en su lugar mediante una retención con balón inflable o por un parachoques deformable (con forma de hongo).

gastrostomía sea un botón sin balón; estos son más difíciles de sacar que los botones con balón. El reemplazo de estos botones no lo pueden realizar los cuidadores. Se colocan en el consultorio o en el hospital, a veces con sedación o un analgésico tópico.

Para la administración de la medicación o alimentación, al botón se le coloca un juego de extensión que se desconecta cuando no está en uso.

Complicaciones de las gastrostomías

Las complicaciones son similares con todas las técnicas de realización. Son más frecuentes en pacientes desnutridos o con situaciones clínicas complejas (Tabla 90.3).

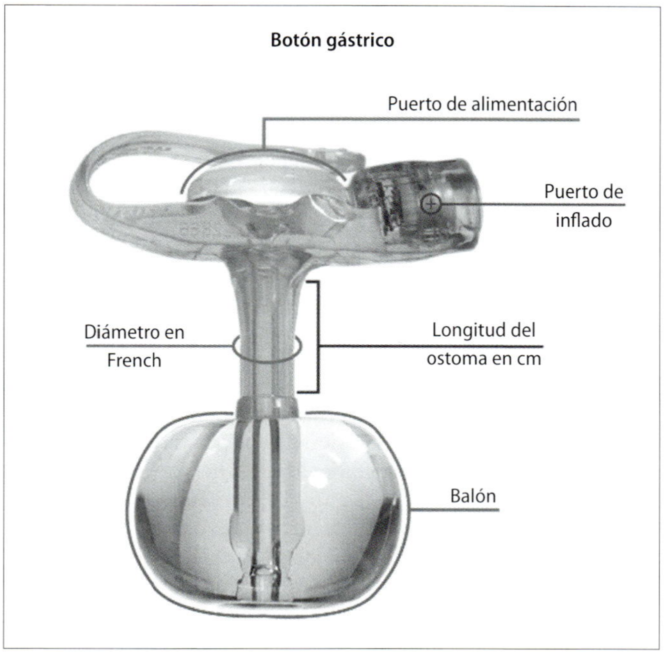

Figura 90.13 Esquema de las partes del botón de gastrostomía.

Tabla 90.3 Diagnósticos diferenciales de posibles complicaciones relacionadas con la gastrostomía

Síntomas	Posible diagnóstico relacionado con la sonda de gastrostomía
Vómitos	▪ Obstrucción de la sonda ▪ Migración de la sonda ▪ Obstrucción intestinal (adherencias)
Eritema periostoma	▪ Celulitis ▪ Fuga de contenido gástrico ▪ Tejido de granulación
Sangre en el ostoma o en la sonda	▪ Extracción accidental ▪ Trauma ▪ Tejido de granulación ▪ Ulceración de la mucosa gástrica sobre el tubo
Dolor	▪ Celulitis ▪ Síndrome de parachoque enterrado ▪ Irritación por fuga de contenido gástrico ▪ Trauma oculto ▪ Extracción accidental

Relacionadas con la colocación

Las más frecuentes o importantes son:

- Infección cutánea periostomal: en general, es limitada a la piel y al tejido celular subcutáneo. Tras la toma de cultivos por piel sana, se debe iniciar tratamiento antibiótico que cubra los gérmenes de la piel.
- Neumoperitoneo e íleo paralítico: suelen resolverse espontáneamente.
- Separación del peritoneo de la pared del estómago: ocurre cuando la fístula gastrocutánea todavía no está consolidada, y los topes de la gastrostomía se aflojan o se extrae accidentalmente. Si no se detecta a tiempo, puede causar una peritonitis.
- Fístula gastrocólica o colocutánea: se produce cuando, al realizar la GEP, se interpone el colon entre la pared abdominal y el estómago. La clínica, de aparición inmediata o tras la sustitución de la sonda inicial, cursa como obstrucción intestinal o como diarrea grave al infundir la alimentación directamente en el colon. El tratamiento consiste en retirar la sonda y permitir que cierre la fístula; en ocasiones, requiere la reparación quirúrgica.

Relacionadas con el mantenimiento

- Dermatitis erosiva, pérdidas de contenido gástrico, obstrucción o extracción accidental de la sonda de gastrostomía. Son evitables con los cuidados apropiados.
- Formación de tejido de granulación: el granuloma se debe cauterizar con nitrato de plata y proteger la piel circundante con vaselina hasta la desaparición de la lesión (Figura 90.14).
- Englobamiento del tope interno de la gastrostomía en la mucosa gástrica (síndrome del parachoques enterrado). Cuando el tope externo de la gastrostomía está muy ajustado a la pared abdominal, tira del tope interno, que puede quedar enterrado en la pared gástrica. Produce dolor abdominal, sobre todo con

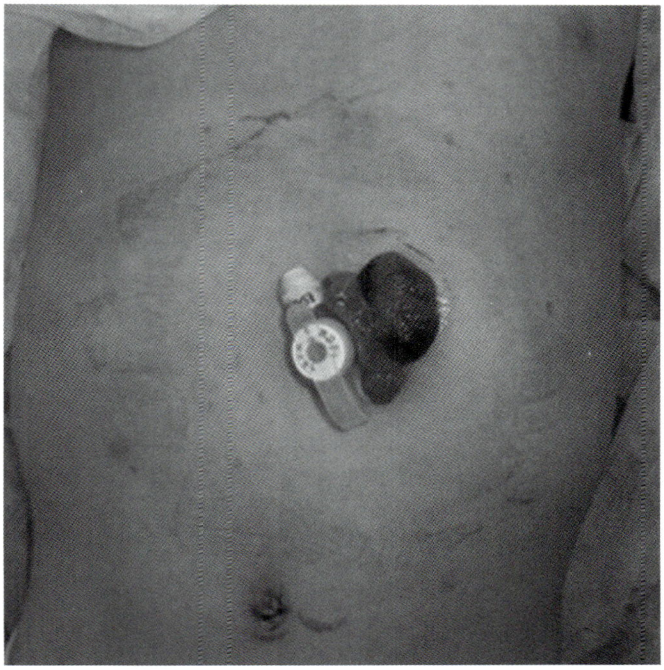

Figura 90.14 Granuloma complicación frecuente de la gastrostomía. Se debe cauterizar con nitrato de plata y proteger la piel circundante con vaselina hasta la desaparición de la lesión. (Gentileza del Dr. Horacio Bignon).

la movilización de la sonda y la infusión de nutrición y líquido. Requiere la interrupción inmediata de la alimentación y la sustitución de la sonda. En caso de duda, es conveniente realizar una gastroscopia.

Persistencia de la fístula gastrocutánea

Tras la retirada definitiva de la gastrostomía, en la mayoría de los casos, el orificio se cierra totalmente en una semana con compresión externa. En el 25% de los casos (generalmente, las que llevan más tiempo) la fístula puede permanecer abierta más de un mes y requiere el cierre quirúrgico.

Extracción accidental de la sonda o botón

La extracción accidental de la sonda de gastrostomía antes de las 3-4 semanas de su colocación es una emergencia dado que la fístula gastrocutánea no se ha formado y existe un elevado riesgo de desprendimiento o caída del estómago, con la eventual salida del contenido gástrico hacia la cavidad peritoneal que puede producir una peritonitis (Algoritmo 90.1).

Si la salida ocurre en un tiempo mayor, el ostoma puede cerrarse en 1-6 horas, por lo que se debe introducir una sonda con balón para recambio o una sonda Foley del calibre de la sonda original, y acudir rápidamente a un centro hospitalario.

El balón de la gastrostomía puede salirse porque el globo se ha desinflado o roto. Si se ha desinflado, se puede reintroducir e inflar de nuevo con agua destilada. Si se ha roto, se debe colocar una sonda nueva (puede ser una sonda de gastrostomía o una sonda Foley). Si el paciente se encuentra en el hogar y no se dispone de una nueva sonda, se debe reintroducir la sonda rota y fijarla con cinta adhesiva para evitar el cierre de la fístula antes de llegar al hospital. Se debe considerar que adquirir estas habilidades para resolver eventos infrecuentes por parte de los padres o cuidadores es difícil de lograr. Se sugiere que la capacitación de estas destrezas se realice con muñecos de simulación, de bajo costo y alto realismo, que se pueden armar y usar en los propios consultorios de seguimiento, con supervisión y acompañamiento de los profesionales.

Si una vez colocada la sonda o botón existe preocupación sobre la posibilidad de que se haya colocado en la cavidad peritoneal, debe obtenerse un estudio de contraste soluble en agua a través de la sonda o botón de gastrostomía para confirmar la posición correcta antes de iniciar la alimentación.

Cuidados de rutina

Hay tres consideraciones principales con respecto al cuidado de rutina de la sonda de gastrostomía:

1. Asegurarse de que el tope externo (disco externo) esté colocado correctamente para evitar la compresión de los tejidos entre los refuerzos internos y externos. La posición correcta se corresponde con un valor numérico en la sonda. Esta posición posiblemente deba modificarse si el paciente aumenta o desciende de peso (*v.* Figuras 90.11 y 90.12 a).
2. Mantener el sitio de gastrostomía limpio y seco y enjuagar el tubo para evitar obstrucciones.
3. Asegurar la parte externa de la sonda para evitar la extracción accidental.

La familia debe disponer de un sistema de recambio por si ocurre una extracción accidental. Luego de alrededor de 5 días de colocada la sonda, el paciente puede bañarse; puede sumergirse (bañaderas, piscinas, etc.) luego de 3-4 semanas (Tabla 90.4).

Comentarios finales

La alimentación enteral es un medio para brindar nutrición completa a quien de otra manera no lo recibiría. Un programa de alimentación enteral exitoso por gastrostomía requiere la participación de muchos profesionales de la salud, con una planificación cuidadosa para brindar un apoyo nutricional seguro (Tabla 90.5). Es necesario el enfoque en equipo, que también debe incluir al paciente, su familia o cuidadores.

Algoritmo 90.1 Manejo en la extracción accidental de la sonda de gastrostomía

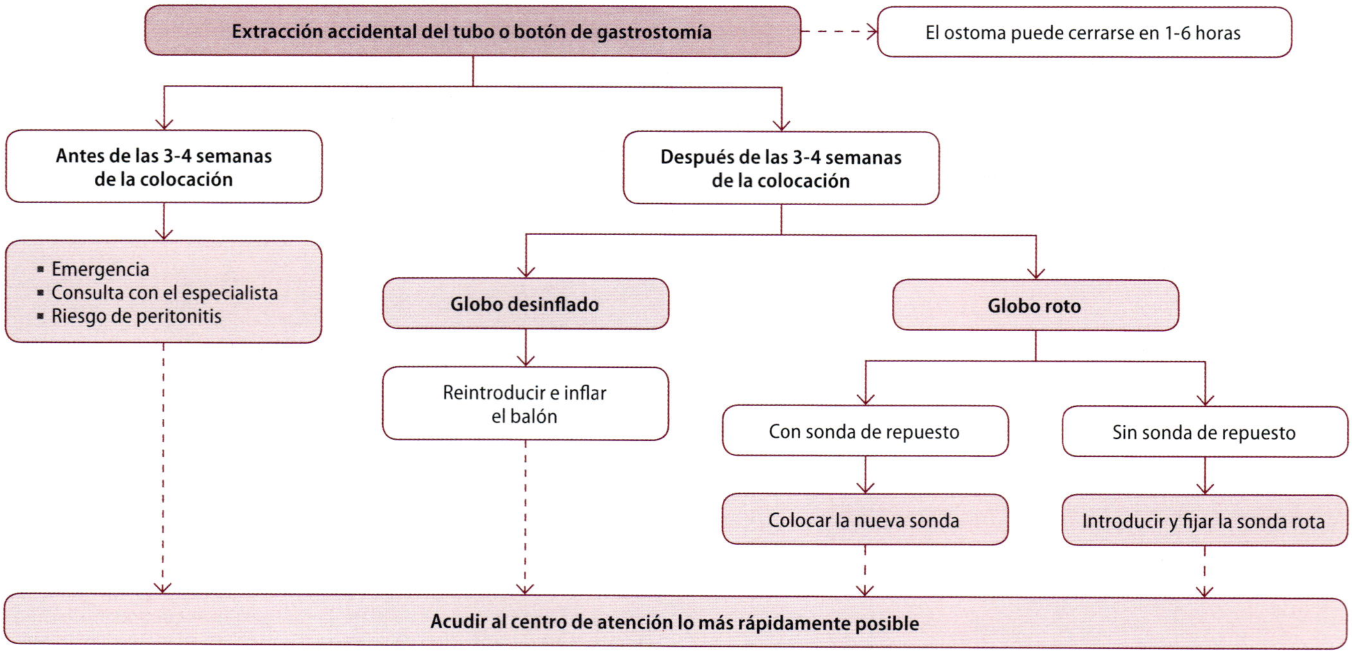

Tabla 90.4 Cuidados del paciente con sonda o botón de gastrostomía

- Previa higiene de manos, inspeccionar la piel. Higienizar a diario la parte externa de la sonda con agua tibia y jabón neutro, enjuagar y secar bien. Evitar que la zona esté húmeda.
- Higiene oral: realizar cepillado con pasta con flúor dos veces al día o limpieza con enjuague bucal con solución con flúor al 0,05%. La pasta debe escupirse y es preferible no enjuagar la boca con agua. Evitar alimentos y bebidas ricos en azúcar.
- Diariamente, el disco de la sonda debe separarse de la piel para higiene, después rotarlo 360° y movilizar la sonda en sentido anteroposterior.
- El disco debe mantenerse a 2 mm de la piel.
- Antes de cada toma comprobar la posición correcta de la sonda.
- Posición del paciente durante la comida: debe estar sentado en un ángulo de 30°-45° durante la comida y al menos entre media hora a una hora después.
- Infundir 10-20 mL de agua tras cada administración de fórmula o medicamentos, y cada 4-6 horas en caso de nutrición enteral continua.
- Se debe comprobar cada dos semanas que el volumen de agua del balón (de la sonda o botón) no haya disminuido. Para ello se debe aspirar con una jeringa a través de la entrada lateral de color, y luego rápidamente reinsertar la cantidad de agua recomendada (utilizar agua destilada o estéril). No utilizar solución fisiológica.
- Evitar poner presión en el tubo y que se traccione de este.
- Asegurar la sonda para evitar la extracción accidental. En lactantes y niños pequeños, es conveniente utilizar ropa interior de una sola pieza con corchetes para impedir que el niño tenga acceso a la sonda. En niños mayores, la sonda se puede cubrir con una gasa elástica alrededor del abdomen. Si no hay riesgo de que el niño tire de la sonda, es suficiente fijarla sobre la pared del abdomen con una cinta hipoalergénica.
- El botón deber cambiarse cada 6, 8 o 12 meses, según el uso y el daño visible.

Durante la internación, se debe incentivar a los padres a participar en forma activa y supervisada de los cuidados del paciente. Esto les permite ganar confianza, adquirir las habilidades necesarias para realizar actividades de la vida diaria y realizar las técnicas específicas inherentes a los cuidados de la gastrostomía (cuidado de la piel y el ostoma, administración de alimentación y medicación, etc.).

Se recomienda brindar información por escrito, a través de folletos o manuales, con las medidas generales de precaución y protección.

Tabla 90.5 Aspectos claves del manejo y cuidados del paciente con gastrostomía

- Si un paciente requiere alimentación enteral por mas 8-12 semanas es candidato a una gastrostomía.
- A través de un tubo de gastrostomía se puede ofrecer alimentación, medicación e hidratación.
- La fistula gastrocutánea se genera alrededor de 3-4 semanas luego del procedimiento; si la sonda se sale antes de ese tiempo es una emergencia con riesgo de peritonitis.
- Salvo que se coloque de inicio (en algunos centros), el botón se coloca a los 2-3 meses de la gastrostomía, cuando el ostoma está totalmente curado.
- Existen distintos tipos de tubos de gastrostomía; es importante saber cuál es el que tiene indicado el paciente y sus medidas, antes de hacer cualquier recambio.
- Es muy importante que la familia cuente con una sonda de repuesto (sonda de gastrostomía o sonda Foley), dado que si ocurre una extracción accidental el ostoma puede cerrarse en 1-6 horas.

Anexo 90.1

Lista de cotejo de aspiración de secreciones

Orden	Acción	Sí	No	Observaciones
1	Lavarse las manos antes del procedimiento			
2	Preparar el material necesario para el procedimiento			
3	Acostar al niño boca arriba en una posición cómoda y colocar un resalto bajo sus hombros para extender el cuello			
4	Conectar la sonda de aspiración a un aspirador			
5	Cargar en una jeringa pequeña solución fisiológica estéril y dejar caer unas gotas en la cánula para ablandar la mucosidad			
6	Introducir la sonda sin aspirar, con un movimiento suave			
7	No aspirar la cánula más allá de su largo			
8	Retirar la sonda aspirando (ocluye el orificio de aspiración) con movimientos de rotación entre el pulgar y el índice contando hasta cinco			

Anexo 90.2

Lista de cotejo de recambio de la cánula de TQT

Orden	Acción	Sí	No	Observaciones
1	Lavarse las manos antes del procedimiento			
2	Preparar el material necesario para el recambio de la cánula			
3	Posicionar al paciente boca arriba en una posición cómoda y colocar un resalto bajo sus hombros para extender el cuello			
4	Limpiar el ostoma con solución fisiológica desde el centro hacia la periferia			
5	Revisar la piel por debajo de la cinta hilera			
6	Aspirar la cánula antes de la extracción			
7	Colocar lubricante hidrosoluble (lidocaína jalea) alrededor del ostoma			
8	Desatar o cortar la cinta hilera mientras el ayudante sostiene la cabeza del niño fijando la cánula con la mano			
9	Retirar la cánula en uso y colocar la limpia introduciéndola en el ostoma con movimientos hacia abajo y de rotación de sus manos			
10	Fijar la cánula dejando la tensión de un dedo entre la cinta hilera y la piel			
11	Colocar la gasa en pantalón alrededor y por debajo de la cánula			

Acceda al eBook para consultar la lista de bibliografía. Consulte las indicaciones en la retiración de tapa.

Apéndice

91

Análisis práctico del electrocardiograma infantil

Juan B. Dartiguelongue

El electrocardiograma (ECG) es el registro gráfico desde la superficie corporal de los fenómenos eléctricos que ocurren en el miocardio. Desde un punto de vista clínico, se trata de una herramienta de gran utilidad, tanto por su fácil implementación como por la valiosa información que aporta.

El registro eléctrico se establece a través de doce derivaciones ubicadas en nueve localizaciones de la superficie corporal (Figura 91.1). Estas derivaciones (u observadores) forman dos sistemas de referencia:

- El sistema hexaxial, representado por las seis derivaciones de los miembros (aVR, aVL, aVF, DI, DII, DIII).
- El sistema horizontal, representado por las seis derivaciones precordiales (V1 a V6).

La observación desde ambos sistemas permite obtener una información espaciotemporal muy precisa acerca de las corrientes y vectores eléctricos que acontecen durante cada ciclo cardíaco.

El trazado electrocardiográfico se obtiene sobre un papel milimetrado que discurre a 25 mm por segundo, por lo que una extensión de 10 mm representa un intervalo de tiempo de 0,4 segundos. Asimismo, se encuentra calibrado de manera tal que una amplitud de onda de 10 mm representa una señal eléctrica de 1 mV. El registro obtenido es una secuencia repetitiva de ondas,

Derivaciones precordiales	Localización
V1	4° EIC línea paraesternal derecha
V2	4° EIC línea paraesternal izquierda
V3	Entre V2 y V4
V4	5° EIC línea medioclavicular izquierda
V5	5° EIC línea axilar anterior izquierda
V6	5° EIC línea axilar media izquierda

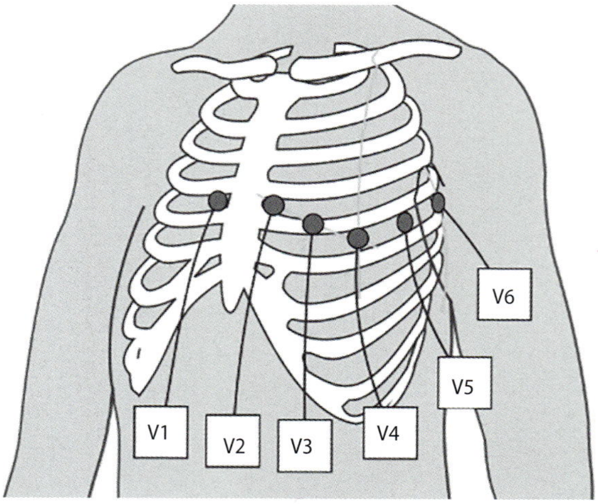

a

Derivaciones de los miembros	Localización
Rojo	Brazo derecho
Amarillo	Brazo izquierdo
Negro	Pierna derecha
Verde	Pierna izquierda

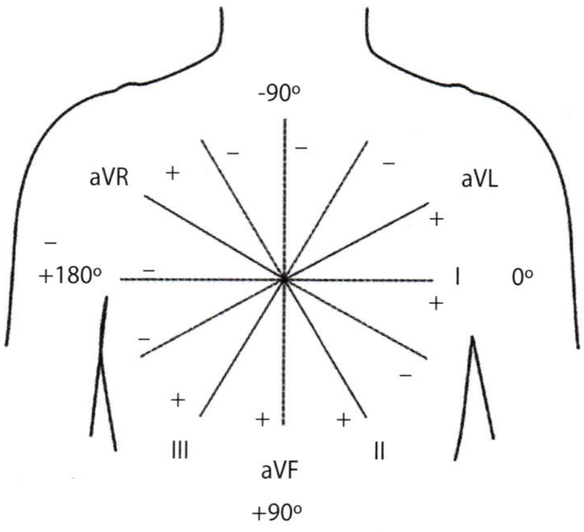

b

Figura 91.1 a Ubicación de los electrodos del sistema de derivaciones del plano horizontal. EIC: espacio intercostal. **b** Ubicación de los electrodos del sistema de derivaciones del plano frontal o hexaxial.

segmentos e intervalos que representan la despolarización sucesiva de cavidades (aurículas y ventrículos), la conducción eléctrica entre ellas y la repolarización ventricular (Figura 91.2 a).

En los niños, el ECG posee ciertas particularidades que lo diferencian de los del adulto. En primer lugar, los valores normales de las diferentes variables se modifican con la edad. Por lo general, las frecuencias cardíacas son mayores, la duración de los intervalos es menor, el eje eléctrico se encuentra orientado hacia la derecha en lactantes y niños pequeños (*v.* más adelante) y pueden encontrarse alteraciones específicas asociadas con las cardiopatías congénitas y los trastornos hidroelectrolíticos.

Sistemática de análisis electrocardiográfico

La interpretación del ECG debe incluir de forma sistemática el análisis de la frecuencia cardíaca, del ritmo, del eje eléctrico y de las características de las ondas y de la conducción. Para tal fin, se propone la regla mnemotécnica FREC (frecuencia, ritmo, eje eléctrico, características de las ondas y de la conducción).

Frecuencia

Como fue mencionado, el papel milimetrado sobre el que se registra el trazado electrocardiográfico discurre a una velocidad de 25 mm/s. Esto significa que entre dos rayas gruesas (5 mm) transcurren 0,2 segundos y que entre dos rayas delgadas (1 mm) transcurren 0,04 segundos (*v.* Figura 91.2 a). Por lo tanto, en un minuto pasan 1500 rayas delgadas y 300 rayas gruesas. De esta forma, al dividir 1500 sobre el número de rayas delgadas, o 300 sobre el número de rayas gruesas que se encuentren entre dos complejos QRS, se obtiene la frecuencia cardíaca (FC). En frecuencias cardíacas altas, es conveniente utilizar las rayas delgadas; mientras que en frecuencias cardíacas bajas, las rayas gruesas.

Una manera práctica de aplicar este concepto es encontrar en el ECG un complejo QRS que coincida con una raya gruesa. Si el próximo complejo QRS cae sobre la siguiente raya gruesa, la FC es de 300 (300 dividido 1); si cae sobre la segunda raya gruesa, la FC es de 150 (300 dividido 2), y así sucesivamente (Figura 91.2 b).

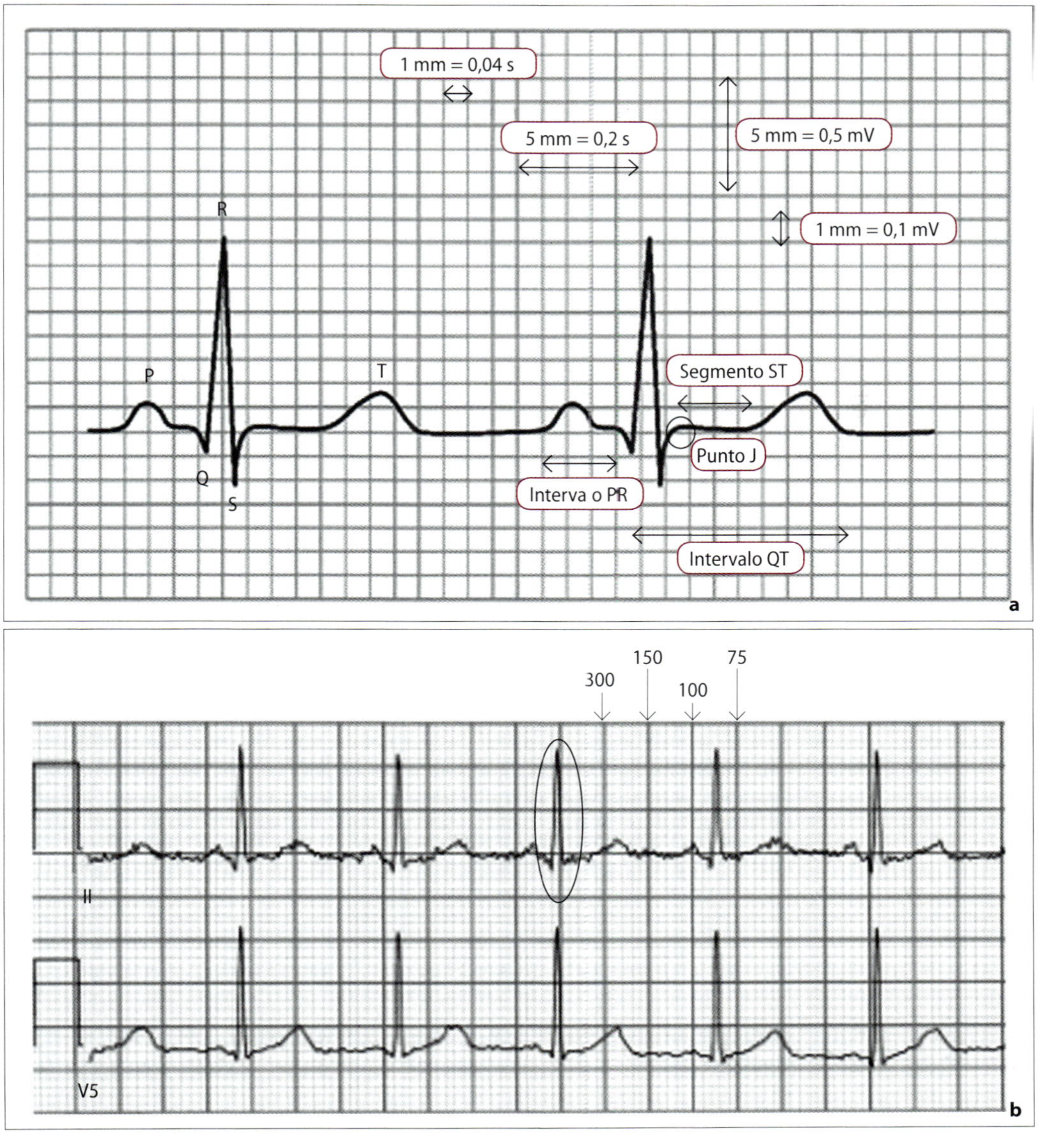

Figura 91.2 a Glosario electrocardiográfico. Onda P: representa la despolarización auricular. Complejo QRS: representa la despolarización ventricular. Onda T: representa la repolarización ventricular. Intervalo PR: representa la conducción auricular, auriculoventricular, a través de Haz de His y las fibras de Purkinje. Intervalo QT: incluye la despolarización ventricular, la repolarización precoz y la repolarización tardía. Punto J: unión del complejo QRS con la línea eléctrica de base del segmento ST. **b** Modelo práctico del cálculo de la FC a partir de un complejo QRS que coincide con una raya gruesa. En el trazado electrocardiográfico se observa en la derivación DII un complejo QRS que coincide con una raya gruesa. La FC calculada para este ECG a partir de ese punto es entre 100-75 lpm.

Ritmo

La actividad eléctrica de las células automáticas del nódulo sinusal da inicio a cada ciclo cardíaco. El ritmo sinusal es el ritmo cardíaco normal para cada edad. Para determinar electrocardiográficamente si el ritmo es sinusal, deben cumplirse cuatro criterios:

1. La onda P debe ser sinusal. Así se la define cuando se la visualiza como una deflexión positiva en las derivaciones DI y aVF (entre 0° y 90°). Esto significa que la señal eléctrica proviene desde la localización anatómica normal del nódulo sinusal, es decir, a la derecha de la desembocadura de la vena cava superior en la aurícula derecha (AD).
2. Cada onda P debe estar seguida por un complejo QRS. Esto significa que existe una correcta despolarización secuencial auriculoventricular.
3. El intervalo PR debe ser constante. Esto implica que no existe ninguna interposición eléctrica a la secuencia despolarizante que involucra a ambas aurículas, al nodo auriculoventricular (AV) y al sistema His-Purkinje.
4. La morfología de la onda P debe ser constante en cada derivación (Figura 91.3 a).

Pueden existir variaciones normales del ritmo, como p. ej. aquellas asociadas con los ciclos respiratorios. Durante la inspiración, el intervalo P-P puede acortarse, y durante la espiración, puede alargarse. Este fenómeno es conocido como arritmia sinusal (Figura 91.3 b).

La bradicardia sinusal puede observarse durante el sueño o en niños entrenados, pero también puede estar presente en el hipotiroidismo o deberse a un intervalo QT corregido (QTc) largo (*v.* más adelante).

La taquicardia sinusal puede estar ocasionada por estímulos taquicardizantes, tales como el llanto, el dolor, la ansiedad, la fiebre, fármacos y, eventualmente, el hipertiroidismo. Sin embargo, si la FC es mayor de 220 lpm en lactantes y niños pequeños (o mayor de 180 lpm en niños mayores), las ondas P son de difícil visualización y el complejo QRS es estrecho, puede tratarse de una taquicardia supraventricular (*v.* Capítulo 31).

Eje eléctrico

La despolarización de ambas aurículas y de ambos ventrículos es generada por múltiples vectores eléctricos. En el plano frontal, al vector resultante de la despolarización auricular se lo conoce como eje eléctrico auricular y al vector resultante de la despolarización ventricular se lo conoce como eje eléctrico ventricular.

El eje eléctrico indica el sentido de la despolarización, permite ubicar el corazón en el tórax y, en el caso del eje eléctrico ventricular, es orientativo en los trastornos de la conducción y en las hipertrofias ventriculares (*v.* más adelante).

Eje eléctrico auricular

El vector eléctrico resultante de la despolarización de ambas aurículas sigue una dirección hacia adelante, hacia la izquierda y hacia abajo. De esta manera, queda ubicado en el plano frontal entre las derivaciones DI y aVF (entre 0° y 90°). Así, la onda P debe ser positiva en las derivaciones DI, DII y aVF. Las causas de alteración del eje eléctrico de la onda P son las siguientes:

- Eje entre 90° y 180°: *situs inversus*, aspelnia o colocación incorrecta de electrodos.
- Eje de la onda P superior (negativo en aVF, DI, DII y DII): ritmo auricular ectópico proveniente de la región baja de la AD (Figura 91.4 a), ritmo del nodo AV.
- Eje de onda P variable: marcapasos auricular migratorio (Figura 91.4 b).

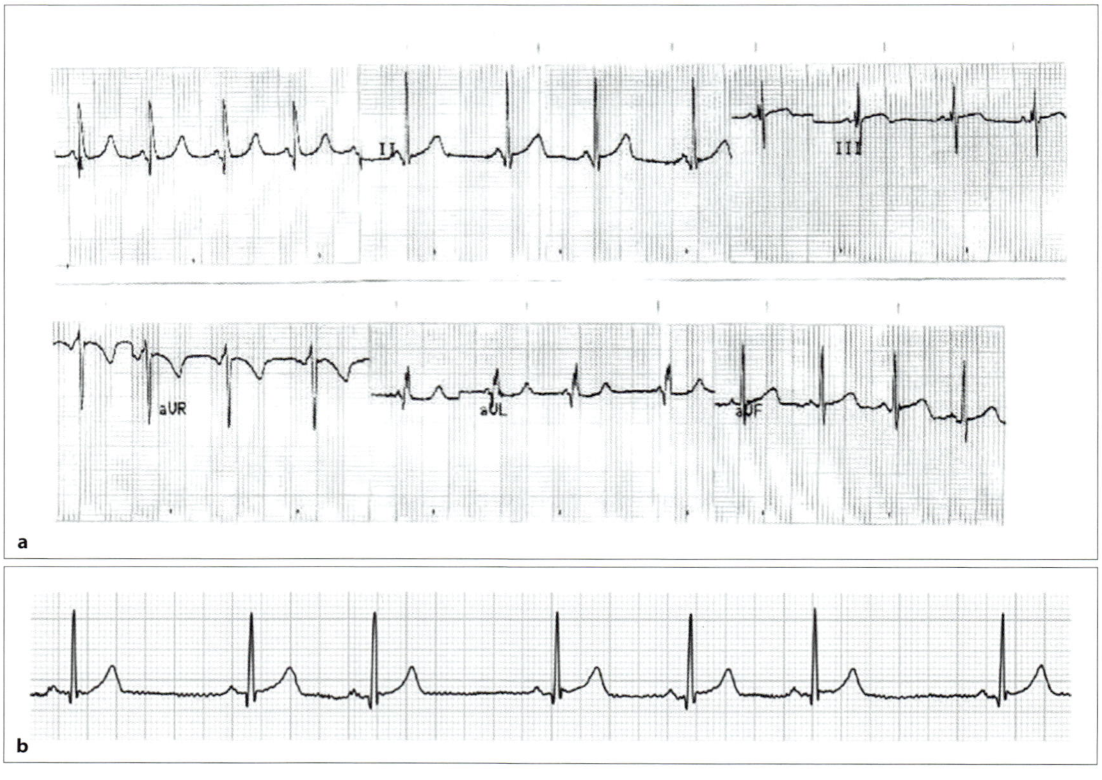

Figura 91.3 a Análisis del ritmo en un ECG que muestra las derivaciones del plano frontal. Onda P positiva en DI y aVF. Cada onda P es seguida de un complejo QRS. El intervalo PR es constante. La morfología de la onda P es constante en cada derivación. El ritmo es sinusal. **b** Arritmia sinusal.

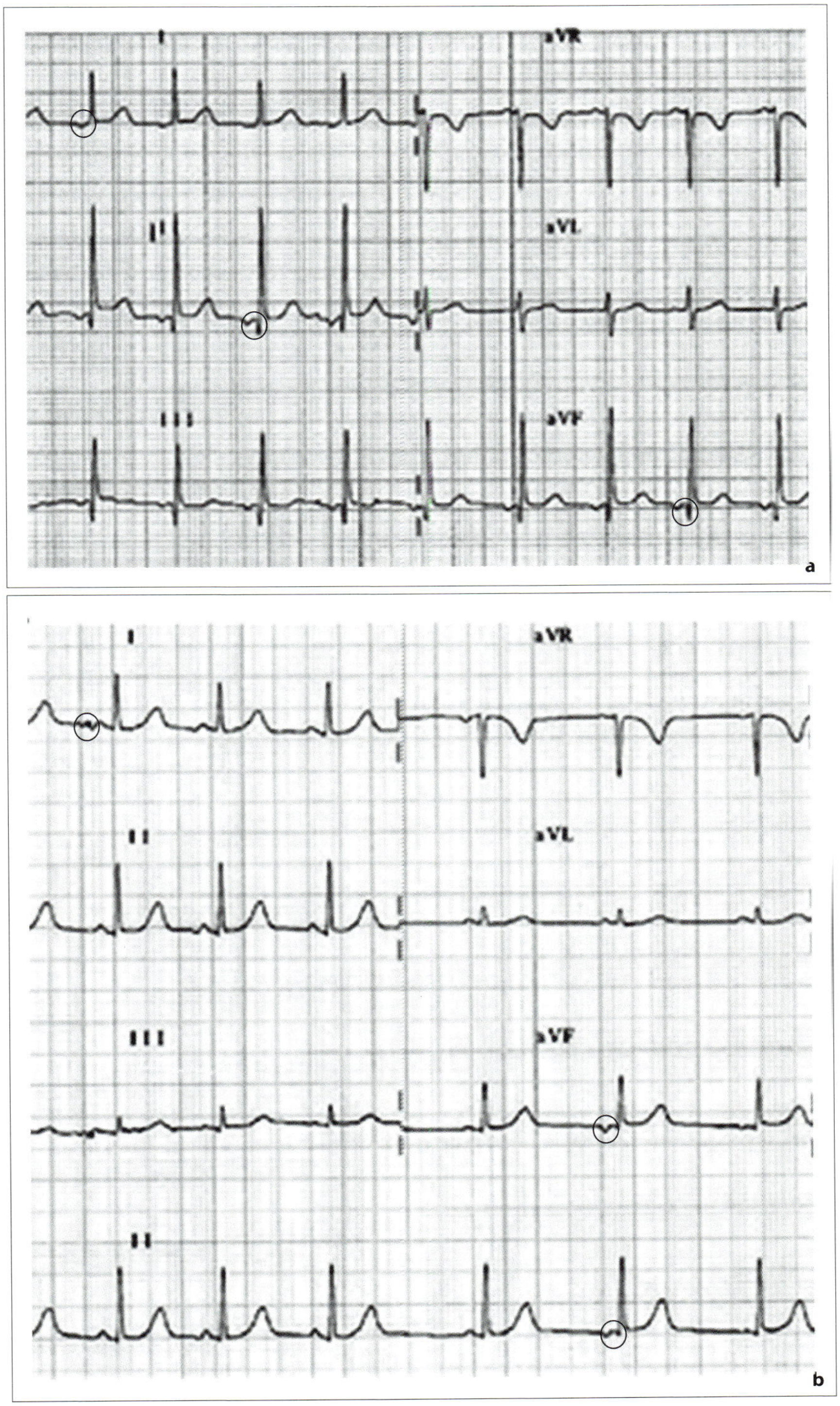

Figura 91.4 a Análisis del ritmo en un ECG. Ondas P en DI, DII y aVF negativas. Cada onda P es seguida de un complejo QRS. El intervalo PR es constante. La morfología de la onda P es constante en cada derivación. Se trata de un ritmo auricular ectópico (proveniente de células similares a las del nódulo sinusal ubicadas en la región baja de la AD). **b** Análisis del ritmo en un ECG. Ondas P en DI, DII y aVF alternantemente positivas y negativas. Cada onda P es seguida de un complejo QRS. El intervalo PR es variable. La morfología de la onda P no es constante en cada derivación. Se trata de un marcapasos migratorio (constituye una variante de la normalidad, cuya principal causa es un aumento del tono vagal).

Eje eléctrico ventricular

La dirección del vector resultante de los tres vectores principales de despolarización ventricular depende de la masa que presente cada ventrículo, de acuerdo con las distintas edades del niño.

Durante la vida intrauterina, el ventrículo derecho (VD) posee una carga de trabajo 1,3 veces superior a la del ventrículo izquierdo (VI), por lo que el espesor de su pared es mayor. Debido a esto, tanto menor sea la edad, más orientado hacia la derecha se encuentra el eje del complejo QRS. A medida que la vida posnatal avanza, el VD disminuye su carga de trabajo y el espesor de su pared, mientras que el VI aumenta su carga de trabajo y, en consecuencia, el espesor de su pared también aumenta. Esto produce que el eje del complejo QRS se desplace progresivamente hacia la izquierda hasta alcanzar valores estables (Tabla 91.1).

Tabla 91.1 Transición fisiológica de los valores normales del eje eléctrico del complejo QRS a las distintas edades posnatales

Edad	Pc 2	Pc 50	Pc 98
Recién nacido	60°	140°	170°
1 semana	75°	130°	170°
1-2 meses	30°	75°	115°
6-12 meses	0°	55°	100°
3-4 años	0°	55°	105°
8-11 años	0°	60°	120°
Adulto	0°	60°	110°

Los valores se expresan como intervalos de normalidad de acuerdo con el cálculo de percentiles.
Pc 2: percentil 2; Pc 50: percentil 50; Pc 98: percentil 98.

En el trazado electrocardiográfico, el eje del complejo QRS debe ser calculado en las derivaciones del plano frontal. Una manera sencilla de hacerlo es buscar si en alguna derivación se observa una deflexión isodifásica (onda con una deflexión positiva y una deflexión negativa de igual amplitud). En caso de encontrarla, el eje eléctrico se encuentra en la derivación perpendicular a esta. Por ejemplo, la presencia de una onda isodifásica en aVL significa que el eje eléctrico ventricular se encuentra en la derivación DII (perpendicular a aVL). De no encontrar ninguna deflexión isodifásica, se debe buscar la derivación en la que la onda R posea mayor amplitud, ya que el eje eléctrico se orienta hacia esa derivación.

En términos generales, las desviaciones del eje a la derecha o a la izquierda del rango de normalidad para cada edad se deben a dos procesos: las hipertrofias ventriculares y los bloqueos de rama. Conceptualmente, tanto las hipertrofias como los bloqueos de rama desvían el eje eléctrico hacia el lado afectado.

Hipertrofia ventricular izquierda (Figura 91.5 a)

Puede ser ocasionada por miocardiopatías hipertróficas obstructivas y no obstructivas, sobrecarga de volumen del VI (defecto ventricular septal, conducto arterioso permeable, bloqueo AV completo) y sobrecarga de presión del VI (coartación o estenosis aórticas). Al aumentar el espesor del VI, los vectores eléctricos necesarios para despolarizar su masa son de mayor intensidad, lo que produce los siguientes hallazgos electrocardiográficos:

- Ondas R de amplitud mayor al Pc 98 para la edad en V5 y V6 (Tabla 91.2).
- Ondas S de amplitud mayor al Pc 98 para la edad en V1 (*v.* Tabla 91.2).
- Desviación del eje eléctrico a la izquierda.

Hipertrofia ventricular derecha (Figura 91.5 b)

Puede ser ocasionada por sobrecarga de volumen del VD (comunicación interauricular [CIA], comunicación interventricular [CIV], retorno venoso pulmonar anómalo) y sobrecarga de presión del VD (estenosis pulmonar, tetralogía de Fallot). De manera similar al VI, al aumentar el espesor del VD, los vectores eléctricos necesarios para despolarizar su masa son de mayor intensidad, lo que produce los siguientes hallazgos electrocardiográficos:

- Ondas R de amplitud mayor al Pc 98 para la edad en V1 y V2 (*v.* Tabla 91.2).
- Ondas S de amplitud mayor al Pc 98 para la edad en V6 (*v.* Tabla 91.2).
- Desviación del eje eléctrico a la derecha.

Los criterios de voltaje dependen del tiempo normal de conducción, por lo que las variables definidas para hipertrofias pierden utilidad si coexisten con bloqueos de rama.

Tabla 91.2 Parámetros de normalidad del ECG, expresados en intervalos de acuerdo con el cálculo de percentiles para las diferentes edades desde el nacimiento

Edad	Duración (ms)		Amplitud (mm) onda R (onda S)	
	Intervalo PR	QRS	V1	V6
Nacimiento	80-120	40-75	5-26 (1-23)	0-12 (0-10)
6 meses	80-150	40-75	3-20 (1-17)	6-22 (0-10)
1 año	80-150	40-75	2-20 (1-20)	6-23 (0-7)
5 años	100-160	45-80	1-16 (2-22)	8-25 (0-5)
10 años	100-170	50-90	1-12 (3-25)	9-26 (0-4)
≥ 16 años	120-200	60-90	1-14 (3-25)	9-26 (0-5)

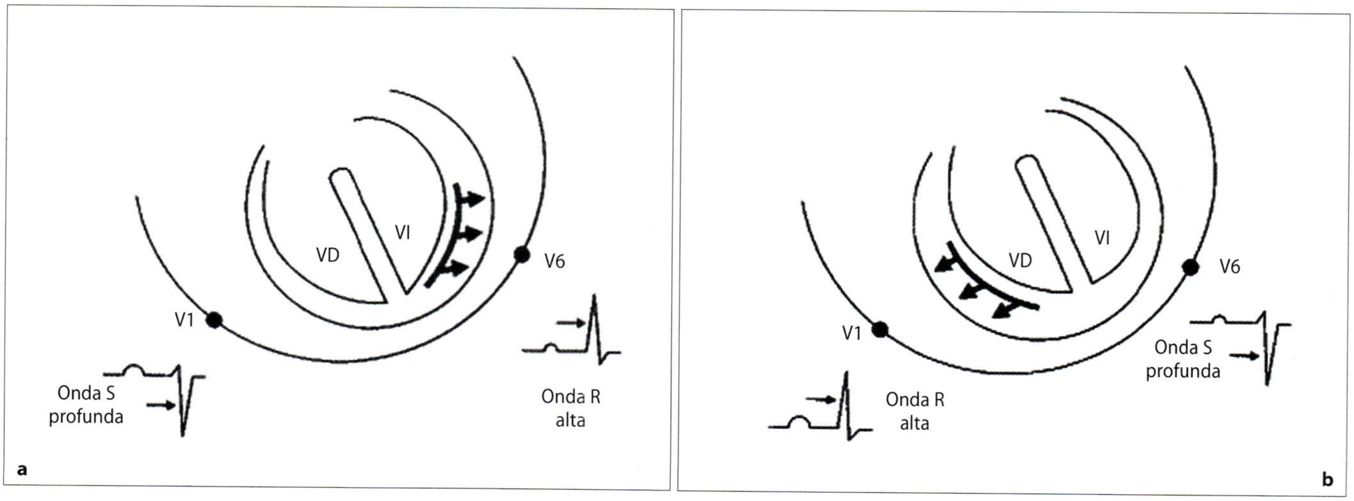

Figura 91.5 a-b El aumento del espesor ventricular requiere de vectores eléctricos de mayor intensidad para despolarizar la masa miocárdica hipertrófica. VD: ventrículo derecho; VI: ventrículo izquierdo.

Bloqueos de rama

El bloqueo de rama se debe a una interrupción en la conducción eléctrica, ya sea en la rama izquierda o derecha del haz de His. Si bien la despolarización ventricular es normal, el ventrículo cuya rama se encuentra indemne se activa eléctricamente antes que el otro. Esto produce que se observen dos complejos QRS unidos (uno por cada ventrículo), lo que otorga un aspecto de QRS ensanchado que representa la despolarización no simultánea de ambos ventrículos. Este fenómeno se observa en el ECG como dos ondas R llamadas R-R' (Figura 91.6 a). El QRS abarca tres cuadrados pequeños (0,12 segundos) o más. Además, el eje eléctrico se desvía hacia la rama bloqueada.

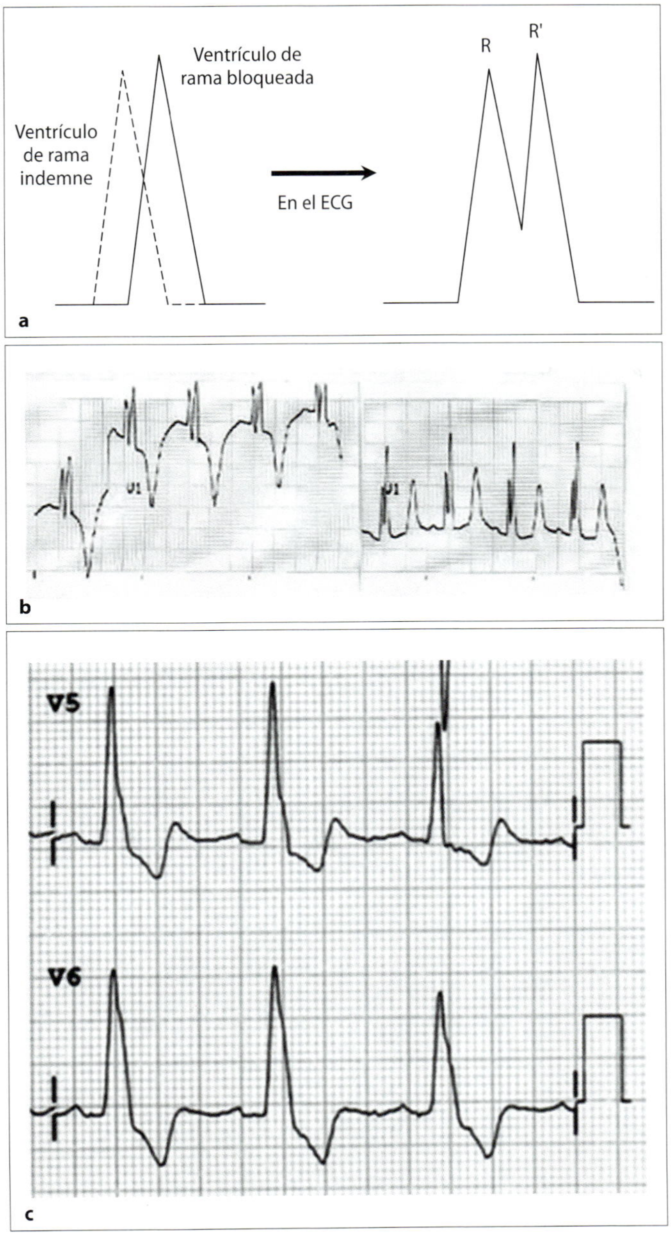

Figura 91.6 a Representación esquemática de la activación no simultánea de ambos ventrículos debida al bloqueo completo de rama, y cómo se visualiza en el ECG en forma de dos ondas R llamadas R-R'. **b** Hallazgos electrocardiográficos correspondientes con un bloqueo completo de rama derecha. **c** Hallazgos electrocardiográficos correspondientes con un bloqueo completo de rama izquierda.

Las características electrocardiográficas que definen al bloqueo completo de rama derecha (BCRD) son (Figura 91.6 b):

- Imagen R-R' en V1 y V2.
- Duración del QRS mayor de 0,12 segundos.
- Desviación del eje eléctrico hacia la derecha.

Las causas de BCRD son: miocardiopatías dilatadas, hipertensión pulmonar, estenosis pulmonar, estenosis mitral y cardiopatías congénitas (CIA, CIV, anomalía de Ebstein).

Las características electrocardiográficas que definen al bloqueo completo de rama izquierda (BCRI) son (Figura 91.6 c):

- Imagen R-R' en V5 y V6.
- Duración del QRS mayor de 0,12 segundos.
- Desviación del eje eléctrico hacia la izquierda.

El BCRI se acompaña en el 90% de los casos de hipertrofia del VI. También es frecuente en miocardiopatías dilatadas, estenosis aórticas e hipertensión arterial sistémica.

Características de las ondas y de la conducción

Onda P

Como fue mencionado, representa la despolarización auricular. Se visualiza mejor en las derivaciones DII y V1. Además de su eje (entre 0° y 90°), debe valorarse tanto su duración como su amplitud (Figura 91.7):

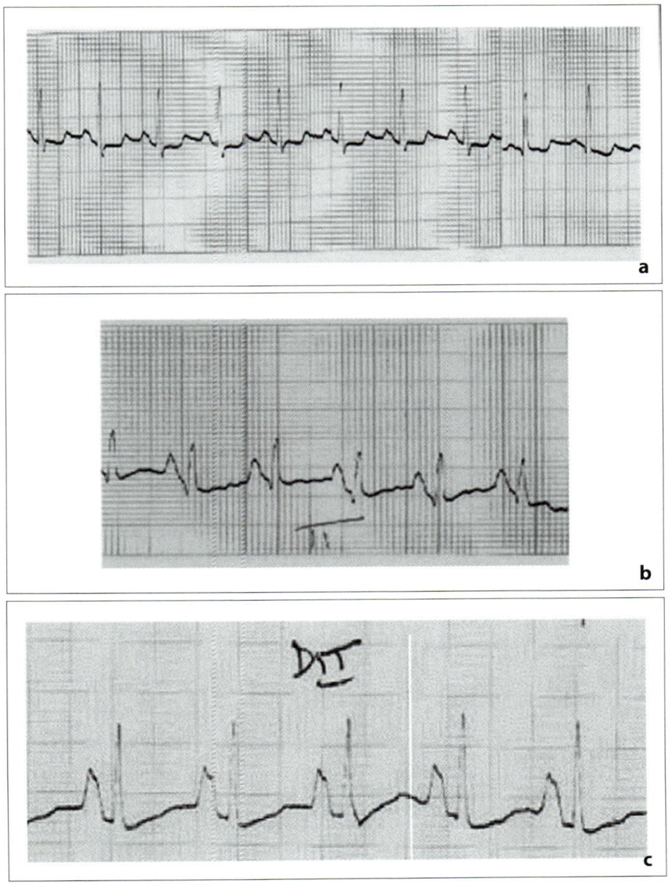

Figura 91.7 a Aumento de la duración de la onda P por sobrecarga auricular izquierda (CIV). **b** Aumento de la amplitud de la onda P por sobrecarga auricular derecha (CIA grande). **c** Aumento de la duración y de la amplitud de la onda P por sobrecarga biauricular (CIV más hipertensión pulmonar).

- Duración normal: entre 0,08 y 0,10 segundos (2-2,5 mm). Un aumento en la duración implica sobrecarga auricular izquierda (CIV, conducto arterioso permeable, estenosis aórtica).
- Amplitud normal: en niños menores de 6 meses, no debe superar los 0,3 mV (3 mm). En mayores de 6 meses, no debe superar los 0,25 mV (2,5 mm). Un aumento en su amplitud implica sobrecarga auricular derecha (hipertensión pulmonar, anomalía de Ebstein, CIA grande).

Intervalo PR

Representa el tiempo de conducción a través de las aurículas, el nodo AV, el haz de His y las fibras de Purkinje. Su duración se mide en la derivación DII desde el inicio de la onda P hasta el inicio del complejo QRS (*v.* Figura 91.2). Esta varía de acuerdo con la edad y a la FC del paciente (*v.* Tabla 91.2). Las alteraciones en la duración del intervalo PR pueden ser las siguientes:

- PR largo (Figura 91.8 a): bloqueo AV de 1° grado (por miocarditis viral o reumática, intoxicación digitálica, CIA, hiperpotasemia, hipertiroidismo, aumento del tono vagal).
- PR corto (Figura 91.8 b): marcapasos ectópico auricular, síndromes de preexcitación (Wolf-Parkinson-White, Long-Ganong-Levine).
- PR variable: bloqueo AV de 2° grado, marcapasos migratorio (*v.* Figura 91.4 b).

Tanto el bloqueo AV de 1° grado como el de 2° grado tipo Mobitz I pueden ser hallazgos en pacientes sanos (*v.* Capítulo 31).

La presencia de un intervalo PR corto puede significar electrocardiográficamente que el paciente se encuentre en riesgo de desarrollar una taquicardia supraventricular (*v.* Capítulo 31).

Complejo QRS

Representa la despolarización ventricular. Además del cálculo de su eje, deben valorarse su amplitud, duración y morfología:

- Amplitud: varía con la edad (*v.* Tabla 91.2). Puede estar aumentada en las hipertrofias ventriculares y en los trastornos de conducción, mientras que puede estar disminuida en neonatos sanos, en las miocarditis, pericarditis y el hipotiroidismo.
- Duración: varía con la edad (*v.* Tabla 91.2). Puede estar aumentada en los síndromes de preexcitación (*v.* Figura 91.8 b), en las hipertrofias ventriculares, en los bloqueos de rama (*v.* Figura 91.6), por fármacos antiarrítmicos, trastornos electrolíticos (hiperpotasemia) o en las taquiarritmias ventriculares (*v.* Capítulo 31). La duración puede disminuir en la taquicardia supraventricular (*v.* Capítulo 31).
- Morfología: Se caracteriza por la presencia de ondas R altas en V1 y V2 y ondas S profundas en V5 y V6. Puede alterarse en los bloqueos de rama completos o incompletos.

Segmento ST

El punto J representa la unión del complejo QRS con la línea eléctrica de base del segmento ST (*v.* Figura 91.2). Normalmente es isoeléctrico, pero se aceptan como variaciones de la normalidad desniveles de hasta 1 mm en las derivaciones frontales y de hasta 2 mm en derivaciones precordiales.

Las causas de elevación patológica del segmento ST son las siguientes:

- El síndrome de repolarización precoz se encuentra presente en adolescentes varones y deportistas. Se caracteriza por la presencia de un supradesnivel cóncavo del segmento ST, de hasta 4 mm, más frecuente en V4 y V5, asociado con ondas T picudas y asimétricas (Figura 91.9 a). Si bien fue considerado una variante de la normalidad durante muchos años, actualmente hay evidencia de que aumenta el riesgo de fibrilación ventricular idiopática.
- Pericarditis aguda: en su fase precoz, se produce un supradesnivel cóncavo del segmento ST en todas las derivaciones, excepto en V1 y aVR (Figura 91.9 b).
- Hiperpotasemia: por lo general es leve, y se acompaña de una onda T simétrica y picuda.
- Secundario a cambios en la repolarización: bloqueos de rama, síndrome de Wolf-Parkinson-White.
- Hipotermia.
- Isquemia miocárdica.

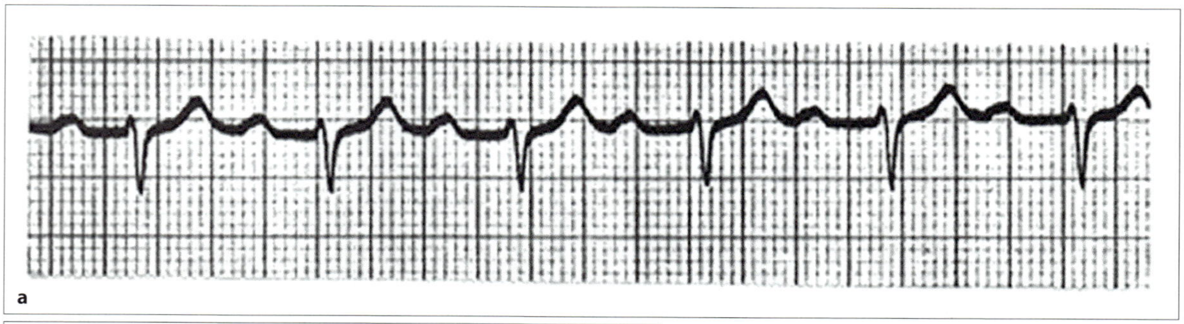

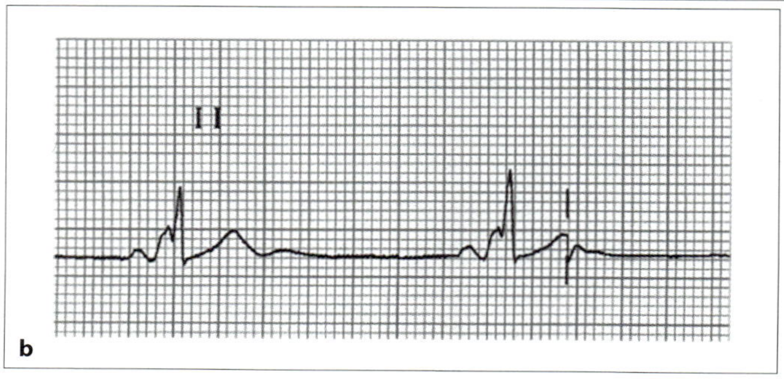

Figura 91.8 a Bloqueo AV de 1° grado. Duración del intervalo PR 280 ms. **b** Síndrome de Wolf-Parkinson-White. Se observa un PR corto con onda delta y QRS ancho.

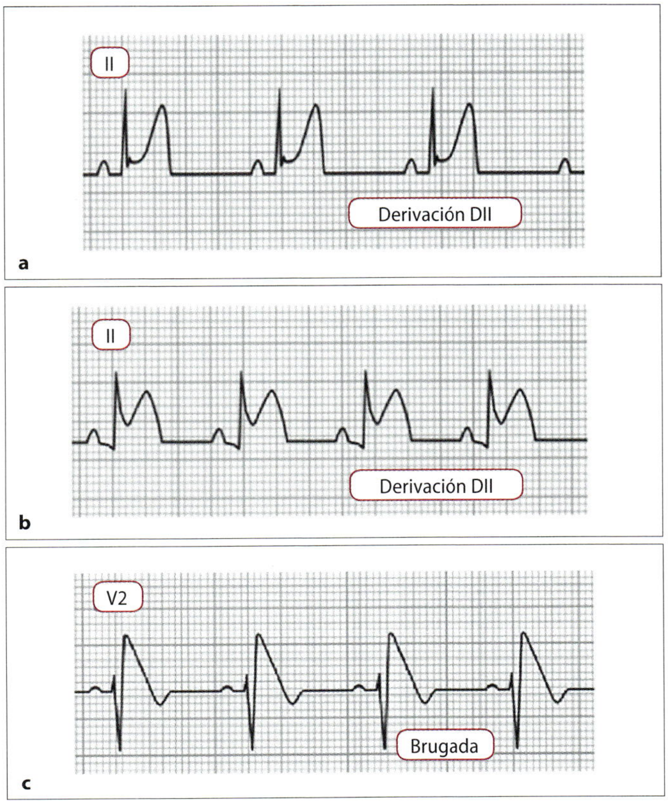

Figura 91.9 a Síndrome de repolarización precoz. **b** Pericarditis aguda. **c** Síndrome de Brugada.

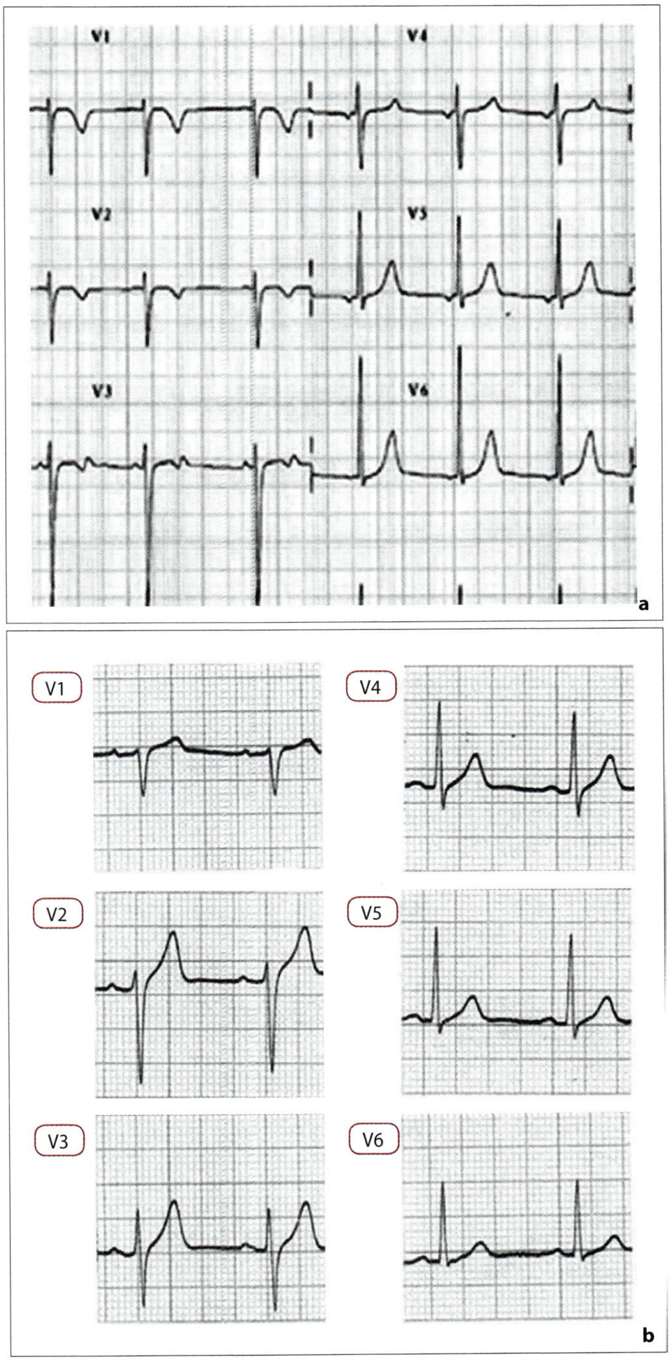

Figura 91.10 a ECG de un niño de 6 años. Las ondas T son negativas en V1 y V2 e isodifásica en V3. **b** ECG de un adolescente de 14 años. Las ondas T son positivas en todas la derivaciones precordiales.

- Síndrome de Brugada: elevación del segmento ST mayor o igual a 2 mm en las derivaciones precordiales derechas (V1 a V3), con descenso rápido y onda T negativa (Figura 91.9 c).

El descenso del segmento ST puede observarse en hipertrofias ventriculares, en la lesión miocárdica y por efecto digitálico.

Onda T

Representa la repolarización ventricular. Su eje se determina de la misma forma que el eje eléctrico ventricular y debe seguir la misma dirección del complejo QRS precedente. Además, se debe valorar su morfología, amplitud y duración:

- Morfología: es asimétrica, con una rama ascendente de inscripción lenta y una rama descendente de inscripción rápida. Es positiva en V1 durante los primeros 3-7 días de vida, para luego negativizarse de V1 a V3 hasta los 7-8 años de edad (onda T juvenil). En algunos casos, puede persistir negativa hasta la adolescencia (Figura 91.10). La persistencia de una onda T positiva de V1 a V3 más allá de los primeros 7 días de vida es patológica y puede ser un signo de hipertrofia ventricular derecha. En V5 y V6 puede ser negativa las primeras 48 horas de vida. Más allá de ese período, es un hallazgo patológico que puede sugerir sobrecarga ventricular izquierda.
- Amplitud: en las derivaciones de los miembros oscila entre 2-7 mm. En V5 su amplitud no debe ser mayor de 11 mm en menores de un año y de 14 mm en mayores de 1 año. En V6 su amplitud no debe ser mayor de 7 mm en menores de un año y de 9 mm en mayores de un año. Los factores que aumentan su amplitud son la hiperpotasemia y la hipertrofia ventricular. Los factores que disminuyen su amplitud son la hipopotasemia, el hipotiroidismo, la pericarditis, el digital, los anestésicos sistémicos y puede ser un hallazgo normal en neonatos. La inversión anormal de la onda T puede verse en alteraciones de la repolarización, miocarditis, bloqueos de conducción, isquemia y sobrecarga ventricular.
- Duración: es influida por el medio interno y por algunos fármacos. Factores que alargan su duración son la hipocalcemia, la hipomagnesemia, la hipotermia, los antidepresivos

tricíclicos y algunos antiarrítmicos. Factores que acortan su duración son la hipercalcemia, la hipermagnesemia, los β-bloqueantes y los anestésicos sistémicos.

Intervalo QTc

El intervalo QT comprende desde el inicio del complejo QRS hasta el final de la onda T (*v.* Figura 91.2), y debe ser medido en la derivación DII. Como su duración depende de la FC del paciente, normalmente se utiliza corregido (QTc) a la FC mediante la fórmula de Bazett, que divide el intervalo QT medido en segundos sobre la raíz cuadrada del intervalo R-R medido en segundos del ciclo eléctrico previo. Su valor normal es menor de 0,45 segundos en niños menores de 6 meses y entre 0,36-0,44 segundos en niños mayores de 6 meses.

Las causas de prolongación del QTc son las siguientes:

- Síndrome de QT largo congénito.
- Hipocalcemia.
- Hipopotasemia.
- Hipomagnesemia.
- Miocarditis.
- Secundario a fármacos (antiarrítmicos, macrólidos, antidepresivos tricíclicos, cisapride, antihistamínicos, etc.).

Un intervalo QTc prolongado predispone al paciente para el desarrollo de una taquicardia ventricular y muerte súbita (*v.* Capítulo 31).

Anexo 91.1

Protocolo de análisis del ECG

Fecha:	**Paciente:**		
Motivo de realización del ECG: **Frecuencia cardíaca:** **Ritmo:** **Eje eléctrico:** **Ondas y conducción:**			
Onda P (ver en DII y en V1)	Duración:	Amplitud:	–
Intervalo PR (ver en DII)	Duración:	–	–
Complejo QRS (ver en DII, V1 y V6)	Duración:	Amplitud:	Morfología:
QTc (ver en DII)	Duración:	–	–
Segmento ST (ver en DII)	Duración:	Punto J:	–
Onda T (ver en DII, V1, V5 y V6)	–	Amplitud:	Morfología:

Acceda al eBook para consultar la lista de bibliografía. Consulte las indicaciones en la retiración de tapa.

Índice de términos